中国中医药学术语集成

方剂学

（第二册）

主　　编　徐清河　林丹红

编　　委　（按姓氏笔画为序）

林丹红　林晓华　武文筠　赵　琳

钟　伶

编写人员　（按姓氏笔画为序）

孙　力　林　列　林晓华　武文筠

赵　琳　赵文竹　钟　伶　袁若华

顾　莹　黄苏萍

中医古籍出版社

五画

打虫丸 da chong wan

【英文名】Da Chong Pill

【组成】槟榔、木香、芜荑、雷丸、枳实、青皮、泽泻、鹤虱、史君。(中医方剂大辞典)

打脓散 da nong san

【英文名】Da Nong Powders

【组成】木鳖子、金银花、黄芩、黄连、黄柏、归尾、大黄、甘草节、穿山甲、芒消。(中医方剂大辞典)

打老儿丸 da lao er wan

【英文名】Da Lao Er Pill

【异名】延寿丹(中医方剂大辞典、医统);还少丹(中医方剂大辞典、一草亭)

【组成】(1)棉花子、核桃肉。(中医方剂大辞典)(2)石菖蒲、山药、川牛膝、远志、巴戟、续断、五味子、楮实子、杜仲、山茱萸、茯神、熟地、小茴香、肉苁蓉、枸杞子。(中医方剂大辞典)

打虫化积丸 da chong hua ji wan

【英文名】Da Chong Hua Ji Pill

【异名】化积丸(中医方剂大辞典、证治汇补)

【组成】大黄、槟榔、黑丑。(中医方剂大辞典)

打伤八味散 da shang ba wei san

【英文名】Da Shang Ba Wei Powders

【组成】生栀子、生南星、生草乌、生川乌、生半夏、红花、桃仁、杏仁。(中医方剂大辞典)

打虎壮元丸 da hu zhuang yuan wan

【英文名】Da Hu Zhuang Yuan Pill(药品标准－中药成方制剂标准)

【组成】沙苑子、蒺藜、天冬、蛇床子、木瓜、豹骨、川牛膝、五味子、杜仲、木香、巴戟天、枸杞子、酸枣仁、熟地黄、茯苓、地骨皮、砂仁、麦冬、地黄、远志、肉苁蓉、阿胶、覆盆子、花椒、肉桂、车前子、附子、泽泻、当归、石菖蒲、山药、制川乌、赤石脂、补骨脂。(药品标准－中药成方制剂标准 1991 年)

扑粉 pu fen

【英文名】Pu Powders

【组成】龙骨、牡蛎、糯米。(中医方剂大辞典)

扑肌散 pu ji san

【英文名】Pu Ji Powders

【组成】黑附子、牡蛎、糯米。(中医方剂大辞典)

扑汗方 pu han fang

【英文名】Pu Han Prescription

【组成】(1)牡蛎粉、枯白矾。(中医方剂大辞典)(2)牡蛎、麻黄根、赤石脂、糯米粉、煅龙骨。(中医方剂大辞典)(3)黄连、牡蛎粉、贝母、米粉。(中医方剂大辞典)(4)牡蛎、麻黄根、赤石脂、糯米粉、贝母。(中医方剂大辞典)(5)牡蛎粉、蛤粉。(中医方剂大辞典)

扑感片 pu gan pian

【英文名】Pu Gan Tablet(药品标准－中药成方制剂标准)

【组成】地胆草、苍耳草、山葡萄、紫苏油、对乙酰氨基酚、马来酸氯苯那敏。(药品标准－中药成方制剂标准 1998 年)

扑身止汗散 pu shen zhi han san

【英文名】Pu Shen Zhi Han Powders

【组成】麻黄根、牡蛎、雷丸、干姜、甘草、米粉。(中医方剂大辞典)

艾汤 ai tang

【英文名】Ai Decoction

【异名】艾叶汤(中医方剂大辞典、普济方)

【组成】(1)炒艾叶、当归、炮干姜、木香、炮诃黎勒皮。(中医方剂大辞典)(2)生艾叶、麻黄、大黄、大豆。(中医方剂大辞典)(3)苦酒、葶苈子、生艾汁。(中医方剂大辞典)

艾叶丸 ai ye wan

【英文名】Ai Ye Pill

【异名】伏龙肝丸(中医方剂大辞典、圣惠)

【组成】(1)艾叶、赤小豆、当归、阿胶。(中医方剂大辞典)(2)艾叶、赤芍、干姜、附子、陈皮、当归、川芎、吴茱萸、甘草。(中医方剂大辞典)(3)艾叶、鳖甲、当归、卷柏、白龙骨、炮附子、炮干姜、赤芍。(中医方剂大辞典)(4)炙艾叶、干姜、厚朴、益智。(中医方剂大辞典)(5)艾叶、黄连、木香、肉豆蔻、地榆、阿胶、当归。(中医方剂大辞典)(6)艾叶、干地黄、赭石、炮干姜、芎䓖、阿胶、牛角、牡蛎。(中医方剂大辞典)(7)艾叶、黄连、木香、地榆、伏龙肝、阿胶、当归、赤芍、黄芩。(中医方剂大辞典)

艾叶汤 ai ye tang

【英文名】Ai Ye Decoction

【组成】(1)防风、大戟、艾。(中医方剂大辞典)(2)艾叶、苎麻叶、槐叶、柳叶、白及、防风、白芷、升麻。(中医方剂大辞典)(3)伏道艾叶、生姜、杏仁、松节明子木。(中医方剂大辞典)(4)艾、参、苓、术、芎、归、白芍、熟地、黄芩、阿胶、陈皮、香附、前胡、杜仲、乌梅、生姜。(中医方剂大辞典)(5)炒艾叶、黄芩、黄连、茯神、桑耳、代赭、厚朴、白茅根、白芷、阿胶、白术。(中医方剂大辞典)(6)炒艾叶、白芍、熟干地黄、炮干姜、阿胶、炙甘草。(中医方剂大辞典)(7)艾叶、诃黎勒。(中医方剂大辞典)(8)艾叶、干地黄、阿胶。(中医方剂大辞典)(9)艾叶。(中医方剂大辞典)(10)艾叶、阿胶、芎䓖、当归、甘草。(中医方剂大辞典)(11)艾叶、丹参、当归、麻黄、人参、阿胶、甘草、生姜、大枣。(中医方剂大辞典)(12)艾叶、阿胶。(中医方剂大辞典)(13)艾叶、白芷、阿胶、白术、厚朴、黄连、茯神、地榆皮、赤石脂、黄芩、肉豆蔻。(中医方剂大辞典)(14)炒艾叶、芎䓖、当归、干姜、白术。(中医方剂大辞典)(15)生艾叶、阿胶、蜜。(中医方剂大辞典)(16)艾叶、桑上寄生、人参、茯神、阿胶。(中医方剂大辞典)

艾叶饮 ai ye yin

【英文名】Ai Ye Drink

【组成】(1)艾叶、炮干姜、当归、芎䓖。(中医方剂大辞典)(2)艾叶、当归、人参、生干、地黄、地榆、炮干姜、阿胶。(中医方剂大辞典)(3)艾叶、当归、黄连、龙骨、诃黎勒皮。(中医方剂大辞典)

艾叶油 ai ye you

【英文名】Ai Ye You Capsule

【组成】艾叶油。((93)浙卫药准字第01-114号)

艾叶散 ai ye san

【英文名】Ai Ye Powders

【异名】艾香散(中医方剂大辞典、圣惠)

【组成】(1)艾叶、白芍、熟干地黄、炮干姜、阿胶、炙甘草。(中医方剂大辞典)(2)白龙骨、艾叶、黄芪、地榆、枳实、白芍、熟干地黄。(中医方剂大辞典)(3)艾叶、白石脂、白术、龙骨、当归、炮干姜、炮附子、吴茱萸、阿胶、厚朴。(中医方剂大辞典)(4)艾叶、黄芩、赤芍、地榆、当归。(中医方剂大辞典)(5)艾叶、阿胶、芎䓖、炮干姜、当归、炙甘草、桑寄生。(中医方剂大辞典)(6)艾叶、五倍子、白胶香、苦楝根。(中医方剂大辞典)(7)艾叶、赤石脂、白茯苓。(中医方剂大辞典)(8)鹤虱、艾叶、榼藤子、白胶香。(中医方剂大辞典)(9)艾叶、丹参、熟干地黄、黄芪、芎䓖、忍冬、地榆。(中医方剂大辞典)(10)艾叶、阿胶、龙骨、炮附子、芎䓖、当归、熟干地黄、赤石脂、吴茱萸、硫黄、缩砂。(中医方剂大辞典)(11)艾叶、阿魏、炮干姜、当归、龙骨、黄芪、熟干地黄、炙甘草。(中医方剂大辞典)(12)艾叶、黄连、木香、当归、诃黎勒、炮干姜、龙骨。(中医方剂大辞典)(13)艾叶、当归、白芍、芎䓖、熟干地黄、续断、牛膝、桑耳、败酱。(中医方剂大辞典)(14)艾叶、黄柏、赤芍、黄连、地榆、炙甘草、炮干姜、阿胶。(中医方剂大辞典)(15)干姜、阿胶、柏叶、艾。(中医方剂大辞典)(16)艾叶、地榆、炮干姜、当归、赤石脂。(中医方剂大辞典)

艾汁方 ai zhi fang

【英文名】Ai Zhi Prescription

【组成】生艾。(中医方剂大辞典)

艾灰散 ai hui san

【英文名】Ai Hui Powders

【组成】艾。(中医方剂大辞典)

艾曲散 ai qu san

【英文名】Ai Qu Powders

【组成】艾曲、干姜、细辛、椒目、附子、桂。(中医方剂大辞典)

艾麦丸 ai mai wan

【英文名】Ai Mai Pill

【组成】艾叶、麦蘖。(中医方剂大辞典)

艾肠泥 ai chang ni

【英文名】Ai Chang Paste

【组成】藏瓜姜糟、熟地黄、生姜、艾。(中医方剂大辞典)

艾附丸 ai fu wan

【英文名】Ai Fu Pill

【组成】(1)当归、熟地、白芍、川芎、人参、石菖蒲、吴茱萸、蕲艾、肉桂、熟附子、香附。(中医方剂大辞典)(2)当归、芍药、熟地黄、生地黄、香附子、蕲艾、陈皮、藿香、白芷、牡丹皮、藁本、丁皮、木香。(中医方剂大辞典)(3)好香附子、陈艾、陈醋。(中医方剂大辞典)(4)艾叶、香附、当归、白芍、川芎、熟地、干姜、吴茱萸、木香、白芷、琥珀。(中医方剂大辞典)(5)白艾叶、枳壳、肉桂、炮附子、当归、赤芍、没药、木香、沉香。(中医方剂大辞典)(6)熟艾、香附。(中医方剂大辞典)(7)熟地、当归、白芍、艾叶、丁香、香附、木香、藿香。(中医方剂大辞典)

艾附汤 ai fu tang

【英文名】Ai Fu Decoction

【组成】炮大附子、熟白艾、川姜。(中医方剂大辞典)

艾柏饮 ai bai yin

【英文名】Ai Bai Drink

【组成】艾叶、柏子仁、山萸肉、丹皮、大生地、白莲肉、真山药、泽泻、生荷叶。(中医方剂大辞典)

艾茸丸 ai rong wan

【英文名】Ai Rong Pill

【组成】(1)白艾叶、当归、赤芍、吴茱萸、肉桂、天雄、没药、荜茇、木香、沉香。(中医方剂大辞典)(2)木瓜、甘菊花、青盐。(中医方剂大辞典)

艾茱丸 ai zhu wan

【英文名】Ai Zhu Pill

【组成】艾叶、苍术、香附子、吴茱萸、桔皮。(中医方剂大辞典)

艾姜丸 ai jiang wan

【英文名】Ai Jiang Pill

【组成】干艾叶、川白姜。(中医方剂大辞典)

艾姜汤 ai jiang tang

【英文名】Ai Jiang Decoction

【组成】艾叶、黑豆。(中医方剂大辞典)

艾胶汤 ai jiao tang

【英文名】Ai Jiao Decoction

【组成】(1)阿胶、熟地、艾叶、川芎、大枣。(中医方剂大辞典)(2)熟艾、阿胶、葱。(中医方剂大辞典)

艾胶散 ai jiao san

【英文名】Ai Jiao Powders

【组成】干姜、艾叶、胶。(中医方剂大辞典)

艾烟丸 ai yan wan

【英文名】Ai Yan Pill

【组成】黄连、杏仁、胆矾、铅丹、腻粉。(中医方剂大辞典)

艾梅饮 ai mei yin

【英文名】Ai Mei Drink

【组成】蕲艾、乌梅。(中医方剂大辞典)

艾馄饨 ai hun tun

【英文名】Ai Hun Tun Pill

【组成】干姜末、熟艾。(中医方剂大辞典)

艾硫丸 ai liu wan

【英文名】Ai Liu Pill

【组成】熟艾、炮附子、生硫黄、干姜。(中医方剂大辞典)

艾蒿酒 ai hao jiu

【英文名】Ai Hao Wine

【组成】生艾蒿。(中医方剂大辞典)

艾煎丸 ai jian wan

【英文名】Ai Jian Pill

【异名】艾附丸(中医方剂大辞典、普济方);千金丸(中医方剂大辞典、千金)

【组成】(1)吴茱萸、当归、炮干姜、厚朴、陈桔皮、茴香、牡蛎、官桂、禹余粮石、艾叶、香附子。(中医方剂大辞典)(2)伏道艾、大汉椒、当归、白芍、熟干地黄、川芎、白薇、炮附子、卷柏、泽兰。(中医方剂大辞典)(3)艾叶、干姜、当归、白芍、熟干地黄、炮附子。(中医方剂大辞典)(4)艾叶、陈桔皮、高良姜、干姜、赤芍、白芍、吴茱萸、蓬莪术、龙骨、牡蛎。(中医方剂大辞典)(5)食茱萸、当归、熟地黄、白芍、石菖蒲、川芎、人参、熟艾。(中医方剂大辞典)(6)生艾、大黄、黄连、凝水石、栝楼根、苦参、亭苈。(中医方剂大辞典)(7)艾青、干姜、附子。(中医方剂大辞典)(8)吴茱萸、当归、熟地、白芍、石菖蒲、川芎、人参、艾叶、橘红。(中医方剂大辞典)(9)威灵仙、良姜、金毛狗脊、熟艾、赤芍、附子。(中医方剂大辞典)(10)艾叶、肉苁蓉、川牛膝、甘草、桑叶、山药、牛膝、当归。(中医方剂大辞典)(11)熟艾、木香、陈桔皮、厚朴、桃仁、川椒、山茱萸、炮干姜、柏子仁、吴茱萸、炮附子、白术。(中医方剂大辞典)(12)好艾叶、薄荷、当归、地骨皮、晚蚕沙、糯米、秦艽、黄柏、桔梗、绵黄芪。(中医方剂大辞典)(13)香附子、艾叶、蔓荆子、神曲、枳壳、当归、茱萸、蓬莪术。(中医方剂大辞典)(14)白艾、薏苡根。(中医方剂大辞典)(15)北艾叶、大当归、香附子。(中医方剂大辞典)

艾煎方 ai jian fang

【英文名】Ai Jian Prescription

【组成】熟艾、好醋、熟铜末、楸根白皮、薤仁、黄连、石盐。(中医方剂大辞典)

艾煎散 ai jian san

【英文名】Ai Jian Powders

【组成】艾、茯神、青桑叶。(中医方剂大辞典)

艾煎膏 ai jian gao

【英文名】Ai Jian Plaster

【组成】艾叶、醋。(中医方剂大辞典)

艾醋汤 ai cu tang

【英文名】Ai Cu Decoction

【组成】好醋、艾。(中医方剂大辞典)

艾叶洗剂 ai ye xi ji

【英文名】Ai Ye Lotion

【组成】艾叶、雄黄、防风、花椒。(中医方剂大辞典)

艾叶煎丸 ai ye jian wan

【英文名】Ai Ye Jian Pill

【组成】(1)艾叶、白头翁。(中医方剂大辞典)(2)艾叶、当归、炮干姜。(中医方剂大辞典)

艾叶敷方 ai ye fu fang

【英文名】Ai Ye Fu Prescription

【组成】艾叶。(中医方剂大辞典)

艾汁涂方 ai zhi tu fang

【英文名】Ai Zhi Liniment

【组成】艾。(中医方剂大辞典)

艾灰饼子 ai hui bing zi

【英文名】Ai Hui Pill

【组成】艾叶、白龙骨、定粉、肉豆蔻、黄丹。(中医方剂大辞典)

艾茸敷法 ai rong fu fa

【英文名】Ai Rong Fu Fa Powders

【异名】艾叶回阳散(中医方剂大辞典、金鉴)

【组成】硫黄、雄黄、艾茸。(中医方剂大辞典)

艾蒿酝酒 ai hao yun jiu

【英文名】Ai Hao Yun Wine

【异名】艾叶酒(中医方剂大辞典、圣济总录)

【组成】白艾蒿。(中医方剂大辞典)

艾附女珍丸 ai fu nv zhen wan

【英文名】Ai Fu Nv Zhen Pill

【组成】香附、蕲艾、当归、川芎、白芍、熟地黄、黄芩、阿胶、臭椿根皮。(中医方剂大辞典)

艾附四神丸 ai fu si shen wan

【英文名】Ai Fu Si Shen Pill

【组成】破故纸、五味子、肉豆蔻、吴茱萸、炒陈艾、厚附片。(中医方剂大辞典)

艾叶油胶囊 ai ye you jiao nang

【英文名】Ai Ye You Capsule

【组成】艾叶。(贵阳中医学院学报 1988,(3))

艾附暖宫丸 ai fu nuan gong wan
【英文名】Ai Fu Nuan Gong Pill(中国中医药学主题词表)
【组成】(1)艾叶、香附、玄胡、熟地、甘草。(中医方剂大辞典)(2)南香附米、北艾叶、当归、川芎、白芍、熟地黄、玄胡索子、甘草。(中医方剂大辞典)(3)南香附子、北艾叶、当归、川芎、白芍、熟地。(中医方剂大辞典)(4)艾叶、香附、吴茱萸、大川芎、白芍、黄芪、川椒、续断、生地黄、官桂。(中医方剂大辞典)

艾迪注射液 ai di zhu she ye
【英文名】Ai Di Injection(药品标准－中药成方制剂标准)
【组成】斑蝥、人参、黄芪、刺五加。(药品标准－中药成方制剂标准1998年)

艾煎茯苓散 ai jian fu ling san
【英文名】Ai Jian Fu Ling Powders
【组成】艾、茯苓。(中医方剂大辞典)

艾附暖宫丸加减 ai fu nuan gong wan jia jian
【英文名】Jia Jian Ai Fu Nuan Gong Pill
【组成】香附、艾叶、当归、黄芪、吴萸、川芎、白芍、地黄、官桂、续断。(江苏中医1989,10(8))

艽薇汤 jiao wei tang
【英文名】Jiao Wei Decoction
【组成】秦艽、白薇、蔓荆子、白蒺藜、僵蚕、桃仁、白芍、首乌。(南京中医学院学报1993,(2))

艽蒲大黄汤 jiao pu dai huang tang
【英文名】Jiao Pu Dai Huang Decoction
【组成】秦艽、蒲黄、白茅根、大黄、车前子、黄芩、白芍、红花、山栀、甘草、花粉、竹叶。(陕西中医1988,9(6))

节泉汤 jie quan tang
【英文名】Jie Quan Decoction
【组成】党参、内金、桑螵蛸、菟丝子、酸枣。(山西中医1991,7(4))

平木汤 ping mu tang
【英文名】Ping Mu Decoction
【组成】竹茹、陈皮、苍术、香附、抚芎、神曲、半夏、生姜。(中医方剂大辞典)

平中饮 ping zhong yin
【英文名】Ping Zhong Drink
【组成】人参、白术、丹参、瓦楞子、桃仁、炮姜。(中医方剂大辞典)

平气丸 ping qi wan
【英文名】Ping Qi Pill
【组成】(1)乌梅、巴豆、丁香、砂仁。(中医方剂大辞典)(2)巴豆、黑牵牛、萝卜子、丁香皮、丁香、胡椒、肉桂、五灵脂、青桔皮、桂花、陈桔皮、缩砂仁。(中医方剂大辞典)(3)槟榔、乌梅、京三棱、桔皮、缩砂、巴豆、胡椒。(中医方剂大辞典)

平气汤 ping qi tang
【英文名】Ping Qi Decoction
【组成】(1)乌药、人参、茯神、甘草、五味子、紫苏子、木香、白芷、当归、白术、川芎。(中医方剂大辞典)(2)甘草、厚朴、干姜、生姜、大枣。(中医方剂大辞典)

平气饮 ping qi yin
【英文名】Ping Qi Drink
【异名】平气散(中医方剂大辞典、三因)
【组成】(1)人参、白术、川芎、当归、五味子、炙甘草、木瓜干、紫苏子、茯神、乌药、杏仁、桂心、白芷。(中医方剂大辞典)(2)紫苏、桑白皮、麻黄、青皮、五味子、杏仁、甘草。(中医方剂大辞典)

平气散 ping qi san
【英文名】Ping Qi Powders
【组成】(1)苍术、栀子、当归、青皮、枳壳、木香、甘草。(中医方剂大辞典)(2)青皮、鸡心槟榔、大黄、陈皮、白牵牛。(中医方剂大辞典)(3)人参、白茯苓、百合、炙甘草、白术、桔梗。(中医方剂大辞典)

平火汤 ping huo tang
【英文名】Ping Huo Decoction
【组成】熟地、生地、麦冬、玄参、菖蒲。(中医方剂大辞典)

平火散 ping huo san
【英文名】Ping Huo Powders
【组成】熟地、玄参、麦冬、生地、丹皮、山药、金钗、石斛、沙参。(中医方剂大辞典)

平水丸 ping shui wan
【英文名】Ping Shui Pill
【异名】蕤宾丸(中医方剂大辞典、千金)
【组成】商陆、甘遂、芒硝、吴茱萸、芫花。(中医方剂大辞典)

平甲煎 ping jia jian
【英文名】Ping Jia Decoction
【组成】龙胆草、栀子、柴胡、黄芩、夏枯草、枣仁、麦冬、昆布、海藻、玄参、生地、甘草。(陕西中医1991,12(11))

平亢汤 ping kang tang
【英文名】Ping Kang Decoction
【组成】生地、麦冬、枸杞子、川楝子、当归、柴胡、沙参、昆布、夏枯草、大贝母、海藻。(实用中医内科杂志1993,7(4))

平邪汤 ping xie tang
【英文名】Ping Xie Decoction
【组成】黄连、甘草、苏梗、紫菀、葛根、石膏、麦冬、贝母、茯神。(中医方剂大辞典)

平肉散 ping rou san
【英文名】Ping Rou Powders
【组成】铜绿。(中医方剂大辞典)

平血饮 ping xue yin
【英文名】Ping Xue Drink
【组成】(1)天麻、连翘、升麻、枳实、桔梗、防风、白芷、蝉蜕、柴胡、赤芍、黄芪、干葛、薄荷、人参、羌活、当归尾、赤苓、菖蒲、金银花。(中医方剂大辞典)(2)败毒散、紫草、生姜、蝉退、防风。(中医方剂大辞典)(3)紫草、犀角消毒饮。(中医方剂大辞典)

平肌散 ping ji san
【英文名】Ping Ji Powders
【组成】(1)老狗头骨、露蜂房、生发、新桑白皮。(中医方剂大辞典)(2)密陀僧、花蕊石、白龙骨、乳香、轻粉、黄丹、黄连。(中医方剂大辞典)(3)黄狗头骨、鲮鲤甲、乱发。(中医方剂大辞典)(4)密陀僧、花蕊石、白龙骨、乳香、轻粉。(中医方剂大辞典)(5)炉甘石、龙骨。(中医方剂大辞典)

平安丸 ping an wan
【英文名】Ping An Pill
【组成】(1)公丁香、桔皮、神曲、枳实、草果仁、木香、茯苓、山楂、延胡、砂仁、沉香、麦芽、肉果、白术、槟榔、青皮、香附、豆蔻仁、母丁香。(中医方剂大辞典)(2)檀香、落水沉、木香、丁香、白蔻仁、肉蔻仁、红蔻、草蔻、陈皮、炙厚朴、苍术、甘草、神曲、炒麦芽、山楂。(中医方剂大辞典)

平安丹 ping an dan
【英文名】Ping An Pellet
【组成】(1)厚朴花、牙皂、藿香叶、细辛、茅苍术、槟榔、明雄黄、灯心炭、冰片、沉香、麝香、牛黄。(中医方剂大辞典)(2)金箔、银箔、朱砂、乳香、麝香、腊月兔脑。(中医方剂大辞典)

平安饮 ping an yin
【英文名】Ping An Drink
【组成】半夏、贝母、橘红、柴胡、黄芩、草果、白术、枳壳。(中医方剂大辞典)

平安饼 ping an bing
【英文名】Ping An Lozenge
【组成】乌梅肉、轻粉。(中医方剂大辞典)

平安散 ping an san
【英文名】Ping An Powders
【异名】平胃散(中医方剂大辞典、医方类聚);千金丹(中医方剂大辞典、兰台轨范);人马平安散(中医方剂大辞典、兰台轨范)
【组成】(1)厚朴、甘草、川芎、当归、陈皮、前胡、腹皮、乌药、紫苏、桔梗、竹茹、紫菀、马兜铃、桑皮、五味子。(中医方剂大辞典)(2)厚朴、生姜、炮干姜、陈皮、川芎、木香、干地黄、炙甘草。(中医方剂大辞典)(3)雄黄、朱砂、生消、冰片、麝香、荜茇、明矾。(中医方剂大辞典)(4)熟地、炙甘草、陈皮、砂仁、木香、川芎、生姜、煨盐。(中医方剂大辞典)(5)劈砂、硼砂、雄黄、火消、当门子、冰片、飞金、西黄。(中医方剂大辞典)(6)牛黄、火消、月石、雄黄、朱砂、麝香、冰片。(中医方剂大辞典)(7)绿豆粉、滑石粉、白芷粉、麝香、冰片、薄荷油。(中医方剂大辞典)(8)辰砂、腰黄、冰片、月石、麝香、牙硝、金泊、蟾酥。(中医方剂大辞典)(9)牛黄、火消、煅月石、雄黄、原寸香、大梅片。(中医方剂大辞典)

平阳汤 ping yang tang
【英文名】Ping Yang Decoction
【组成】(1)玄参、山茱萸、沙参、地骨皮、丹皮。(中医方剂大辞典)(2)干葛、人参、白术、贝母、橘红、石膏、麦冬、柴胡、茯苓。(中医方剂大辞典)(3)桂枝、麻黄、甘草、青蒿、天花粉。(中医方剂大辞典)

平呃散 ping e san
【英文名】Ping E Powders
【组成】玄参、白术、人参、茯苓、甘菊花、麦冬、甘草。(中医方剂大辞典)

平肝丸 ping gan wan
【英文名】Ping Gan Pill
【组成】延胡索、赭石、青皮、白芍、砂仁、陈皮。

平肝汤 ping gan tang
【英文名】Ping Gan Decoction
【组成】(1)茯苓、白术、陈皮、神曲、麦冬、元参、桔梗、苏叶、人参、枳壳、黄芩。(中医方剂大辞典)(2)人参、茯苓、白芍、白术。(中医方剂大辞典)

平肝饮 ping gan yin
【英文名】Ping Gan Drink
【组成】柴胡、芍药、香附、青皮、鳖甲、槟榔、莪术、吴茱萸、甘草。(中医方剂大辞典)

平肝散 ping gan san
【英文名】Ping Gan Powders
【组成】(1)羚羊角、细辛、防风、人参、车前子、黄芩、知母、羌活、茯苓、玄参。(中医方剂大辞典)(2)陈皮、青皮、香附、白芍、山栀、黄连、黄芩、姜制半夏、甘草。(中医方剂大辞典)(3)川芎、当归、赤芍、防风、荆芥、柴胡、羌活、蝉退、菊花、蔓荆子、白芷、生地黄、胆草、夏枯草、甘草。(中医方剂大辞典)(4)当归、佩兰、郁金、桔梗、香附、玫瑰花、白芍、木香、陈皮、柴胡、枇杷叶。(中医方剂大辞典)(5)白芍、川芎、丹皮、青皮、柴胡、枳壳、薄荷、甘草。(中医方剂大辞典)

平沙丸 ping sha wan
【英文名】Ping Sha Pill

【组成】藿香叶、茅术、陈皮、枳壳、厚朴、生半夏、生甘草、滑石、苏叶、二蚕沙、草紫河车、青皮、川贝、麝香。(中医方剂大辞典)

平补丸 ping bu wan

【英文名】Ping Bu Pill

【组成】菟丝子、山茱萸、当归、益智仁、川楝肉、牛膝、葫芦巴、厚杜仲、巴戟、苁蓉、乳香。(中医方剂大辞典)

平补汤 ping bu tang

【英文名】Ping Bu Decoction

【组成】(1)熟地、麦冬、甘草、白芍、柴胡、人参、茯苓、天花粉、百合、炒黑荆芥。(中医方剂大辞典)(2)黄耆、芍药、甘草、人参、桂、当归。(中医方剂大辞典)

平补散 ping bu san

【英文名】Ping Bu Powders

【组成】白术、甘草、白姜、陈皮、茯苓、木香、肉豆蔻。(中医方剂大辞典)

平陈汤 ping chen tang

【英文名】Ping Chen Decoction

【异名】陈平散(中医方剂大辞典、灵兰要览);陈平汤(中医方剂大辞典、医级)

【组成】苍术、半夏、甘草、厚朴、陈皮、赤茯苓。(中医方剂大辞典)

平肾散 ping shen san

【英文名】Ping Shen Powders

【组成】黑丑、泽泻、当归、枸杞、白丑、苦参。(中医方剂大辞典)

平和汤 ping he tang

【英文名】Ping He Decociton

【组成】人参、当归、桔梗、白芍、紫苏、黄芪、防风、白芷、甘草、官桂、沉香、檀香、乳香、藿香。(中医方剂大辞典)

平肺丸 ping fei wan

【英文名】Ping Fei Pill

【组成】真桑白皮、贝母、防己、甘草、杏仁。(中医方剂大辞典)

平肺汤 ping fei tang

【英文名】Ping Fei Decoction

【组成】(1)麻黄、桔皮、小麦。(中医方剂大辞典)(2)黄芪、芍药、半夏、人参、甘草。(中医方剂大辞典)(3)葶苈、桑白皮、北梗、枳壳、紫苏茎叶、半夏、麻黄、甘草。(中医方剂大辞典)(4)桔梗、桑白皮、陈皮、半夏、天南星、川姜、人参。(中医方剂大辞典)(5)五味子、紫菀、陈皮、炙甘草、杏仁、半夏、紫苏子、桑白皮。(中医方剂大辞典)(6)知母、半夏、杏仁、麻黄、阿胶、贝母、桑叶、款冬花、炙甘草。(中医方剂大辞典)(7)款冬花、五味子、白茯苓、阿胶、白术、川芎、人参、熟地黄、黄芪、紫菀、甘草、杏仁、桂。(中医方剂大辞典)(8)黄芪、沉香、紫菀、人参、紫苏、杏仁、桔皮。(中医方剂大辞典)(9)天门冬、马兜铃、百部。(中医方剂大辞典)(10)人参、五味子、黄芪、桂、杏仁、白茯苓、麻黄。(中医方剂大辞典)

平肺饮 ping fei yin

【英文名】Ping Fei Drink

【组成】(1)人参、麦门冬、赤芍、槟榔、赤茯苓、陈皮、桔梗、甘草。(中医方剂大辞典)(2)陈皮、前胡、桑皮、薄荷、防风、瓜蒌仁、苏子、桔梗。(中医方剂大辞典)

平肺散 ping fei san

【英文名】Ping Fei Powders

【异名】平肺汤(中医方剂大辞典、普济方)

【组成】(1)天冬、麦冬、五味子、知母、生地、桑皮、白茯苓、甘草、橘红。(中医方剂大辞典)(2)御米壳、乌梅肉、诃子皮、人参、贝母、百合。(中医方剂大辞典)(3)人参、黄芪、五味子、桑白皮、款冬花、甘草、杏仁。(中医方剂大辞典)(4)桑斜、枸杞、水蓼、覆盆子、皂儿、茴香、荆二棱。(中医方剂大辞典)(5)猿猪肉。(中医方剂大辞典)

平泻汤 ping xie tang

【英文名】Ping Xie Decoction

【组成】芍药、茯苓、白术。(中医方剂大辞典)

平治汤 ping zhi tang

【英文名】Ping Zhi Decoction

【组成】枳壳、桔梗、防风、茯苓、瓜蒌仁、紫苏子、甘草、杏仁、半夏。(中医方剂大辞典)

平疡散 ping yang san

【英文名】Ping Yang Powders

【组成】佛手、白芨、青皮、香附、元胡、乌贼骨、玉竹、甘草。(实用中医内科杂志 1992,6(3))

平降汤 ping jiang tang

【英文名】Ping Jiang Decoction

【组成】泽泻、益母草、牛膝、钩藤、夏枯草、桑寄生、石决明、天麻、青木香。(山东中医杂志 1990,9(6))

平胃丸 ping wei wan

【英文名】Ping Wei Pill

【异名】白术和胃丸(中医方剂大辞典、内伤外辨);和中丸(中医方剂大辞典、脾胃论)

【组成】(1)炙甘草、枳壳、白术、人参、炮干姜、麦蘖。(中医方剂大辞典)(2)半夏曲、肉豆蔻、槟榔、青桔皮、沉香、木香、丁香、麝香。(中医方剂大辞典)(3)白豆蔻、枳壳、白术、人参、大麦蘖、炮干姜、炙甘草。(中医方剂大辞典)(4)菖蒲、大黄、葶苈、小草、芍药、当归、桂心、干姜、茯苓、麦门冬、芎䓖、细辛、炙甘草。(中医方剂大辞典)(5)大黄、小草、甘草、芍药、芎䓖、葶苈、杏仁。(中医方剂大辞典)(6)杏仁、丹参、苦参、葶苈、玄参、芎䓖、桂心。(中医方剂大辞典)(7)白术、厚朴、人参、陈皮。(中医方剂大辞典)(8)陈皮、厚朴、枳壳、山楂肉、甘草、苍术。(中医方剂大辞典)(9)半夏曲、沉香、肉豆蔻、槟榔、青桔皮、木香、丁香、麝香。(中医方剂大辞典)(10)厚朴、白术、陈皮、木香、生半夏、槟榔、枳实、炙甘草。(中医方剂大辞典)(11)平胃散、半夏。(中医方剂大辞典)(12)苍术、厚朴、陈皮、甘草、生姜、大枣。(太平惠民和剂局方、黑龙江省药品标准(1980年))

平胃片 ping wei pian

【英文名】Ping Wei Tablet

【组成】苍术、陈皮、厚朴、甘草

平胃丹 ping wei dan

【英文名】Ping Wei Pellet

【组成】人参、白术、薏仁、芡实、砂仁、吴茱萸。(中医方剂大辞典)

平胃汤 ping wei tang

【英文名】Ping Wei Decoction

【组成】(1)阿胶、芍药、干地黄、干姜、石膏、人参、黄芩、炙甘草。(中医方剂大辞典)(2)葶苈、官桂、马兜铃。(中医方剂大辞典)(3)炮干姜、炮附子、人参、炙甘草、白茯苓。(中医方剂大辞典)(4)红枣肉。(中医方剂大辞典)(5)人参、草果、白术、缩砂、白茯苓、红枣肉。(中医方剂大辞典)

平胃散 ping wei san

【英文名】Ping Wei Powders(中国中医药学主题词表)

【异名】八味平胃散(中医方剂大辞典、三因);参苓平胃散(中医方剂大辞典、直指附遗);加味平胃散(中医方剂大辞典、育婴秘识);天下受拜平胃散(中医方剂大辞典、岭南卫生方);受拜平胃散(中医方剂大辞典、杂类名方);神效平胃散(中医方剂大辞典、保命歌括)

【组成】(1)苍术、陈皮、厚朴、炙甘草、麦芽、砂仁。(中医方剂大辞典)(2)苍术、厚朴、陈皮、香附、半夏、白芍、白芷、苏叶、川芎、木香、山楂、神曲、砂仁、炙甘草。(中医方剂大辞典)(3)陈皮、山楂、神曲、麦芽、枳壳、苍术、厚朴、甘草、砂仁。(中医方剂大辞典)(4)苍术、厚朴、陈皮、炙甘草、香附、炒栀、半夏。(中医方剂大辞典)(5)水银、硫黄、诃子、肉豆蔻、桂、草豆蔻、炮附子。(中医方剂大辞典)(6)马芹子、白僵蚕、丁香。(中医方剂大辞典)(7)炮附子、白术、丁香。(中医方剂大辞典)(8)苍术、厚朴、陈皮、甘草、白术、防风。(中医方剂大辞典)(9)苍术、厚朴、陈皮、建曲、谷芽、砂仁、木香。(中医方剂大辞典)(10)黑豆、泽泻、当归、枸杞、白丑、黄芩。(中医方剂大辞典)(11)苍术、厚朴、广皮、甘草、山栀、茵陈、秦艽、茯苓、生地、葛根。(中医方剂大辞典)(12)茯苓、炙甘草、山药、广皮。(中医方剂大辞典)(13)漂苍术、紫川朴、真广皮、炙甘草、尖槟榔、草果仁。(中医方剂大辞典)(14)苍术、陈皮、厚朴、甘草、香附、青皮。(中医方剂大辞典)(15)红曲、炙甘草、白术。(中医方剂大辞典)(16)厚朴、射干、升麻、茯苓、芍药、枳壳、大黄、炙甘草。(中医方剂大辞典)(17)丁香、陈皮、炙甘草、白姜、肉桂。(中医方剂大辞典)(18)苍术、厚朴、陈桔皮、炙甘草。(中医方剂大辞典)(19)厚朴、炙甘草、苍术、陈皮、人参、茯苓。(中医方剂大辞典)(20)苍术、厚朴、陈皮、甘草、生姜、大枣。(太平惠民和剂局方、黑龙江省药品标准(1980年))

平胃膏 ping wei gao

【英文名】Ping Wei Plaster

【组成】平胃散。(中医方剂大辞典)

平顺散 ping shun san

【英文名】Ping Shun Powders

【组成】柴胡、甘草、乌药、白芍、香附、白芥子、川芎、砂仁。(中医方剂大辞典)

平疣汤 ping you tang

【英文名】Ping You Decoction

【组成】蒲公英、连翘、夏枯草、黄芩、紫草、赤芍、土牛膝、木贼草、白蒺藜、桑叶、生米仁。(浙江中医学院学报 1989,13(3))

平疣酊 ping you ding

【英文名】Ping You Tincture

【组成】香附、木贼、苍耳子。(中国中西医结合杂志 1993,13(7))

平疣散 ping you san

【英文名】Ping You Powders

【组成】苍术、黄柏、月石、大黄、白蒺藜、木贼、清黛、冰片、苦参、白鲜皮。(内蒙古中医药 1991,10(4))

平疮散 ping chuang san

【英文名】Ping Chuang Powders

【组成】寒水石、东丹、扫盆、硫黄、明矾、川椒、黄柏、牛烟胶、人中黄。(中医方剂大辞典)

平怒汤 ping nu tang

【英文名】Ping Nu Decoction

【组成】白芍、丹皮、当归、栀子、荆芥、天花粉、甘草、香附。(中医方剂大辞典)

平怒散 ping nu san

【英文名】Ping Nu Powders

【组成】白芍、丹皮、当归、炒栀子、牛膝、甘草、柴胡、广木香、枳壳。(中医方剂大辞典)

平热汤 ping re tang

【英文名】Ping Re Decoction

【组成】人参、黄芪、甘草、麦冬、黄芩、青皮、竹沥、白芍、茯苓、枣仁、炒栀子、天花粉、柴胡。(中医方剂大辞典)

平眩汤 ping xuan tang

【英文名】Ping Xuan Decoction

【组成】泽泻、天麻、丹参、磁石、白术、代赭石。(新中医 1991,(3))

平脏丸 ping zang wan

【英文名】Ping Zang Pill

【组成】黄连、枳壳、地榆、槐角、莲蕊、当归、侧柏叶、京墨、乳香、没药。(中医方剂大辞典)

平消片 ping xiao pian

【英文名】Ping Xiao Tablet

【组成】仙鹤草、枳壳、郁金、干漆、五灵脂、净火硝、白矾等。(陕卫药准字(1984)002号)

平疳散 ping gan san

【英文名】Ping Gan Powders

【组成】儿茶、泔石、冰片、赤石脂、乳香、青黛、青果核、青鱼胆。(中医方剂大辞典)

平祟散 ping sui san

【英文名】Ping Sui Powders

【组成】黄连末、甘草末、冰片、硼砂。(中医方剂大辞典)

平惊丸 ping jing wan

【英文名】Ping Jing Pill

【组成】炮姜、肉桂、白芍、茯神、远志、甘草、铁衣。(中医方剂大辞典)

平衄丹 ping nu dan

【英文名】Ping Nu Pellet

【组成】乌梅肉、月石、扫盆、冰片。(中医方剂大辞典)

平衄散 ping nu san

【英文名】Ping Nu Powders

【组成】乌梅、煅石膏、轻粉、月石。(中医方剂大辞典)

平喘丸 ping chuan wan

【英文名】Ping Chuan Pill

【组成】麻黄、杏仁、桂枝、冬虫夏草、香油、制马钱子、鹿茸。(中医方剂大辞典)

平喘片 ping chuan pian

【英文名】Ping Chuan Tablet

【组成】五味子、青皮、白苏子、甘草、前胡、石膏、炙蚯蚓、麻黄、苦杏仁、姜半夏、干姜、枳实、款冬花、桔梗、白果仁、黄芩。(中医方剂大辞典)

平喘宁 ping chuan ning

【英文名】Ping Chuan Ning Decoction

【组成】麻黄、黄柏、白果肉、茶叶、冰糖。(中医方剂大辞典)

平喘汤 ping chuan tang

【英文名】Ping Chuan Decoction

【组成】苏子、黄芩、枳实、栀仁、桔梗、杏仁、瓜蒌仁、桑白皮。(中医方剂大辞典)

平痢散 ping li san

【英文名】Ping Li Powders

【组成】厚朴、粟壳、木香、延胡索。(中医方剂大辞典)

平解汤 ping jie tang

【英文名】Ping Jie Decoction

【组成】香附、当归、天花粉、半夏、茯苓、神曲、麦芽、炒栀子、黄连、甘草。(中医方剂大辞典)

平瘀散 ping yu san

【英文名】Ping Yu Powders

【组成】黄柏皮、九节黄连。(中医方剂大辞典)

平嗽丸 ping sou wan

【英文名】Ping Sou Pill

【组成】知母、真川母、巴豆霜。(中医方剂大辞典)

平鲫丸 ping ji wan

【英文名】Ping Ji Pill

【组成】大鲫鱼、平胃散末。(中医方剂大辞典)

平癫汤 ping dian tang

【英文名】Ping Dian Decoction

【组成】黄芪、白芨、黄精、甘草、丹皮、阿胶、赤芍、连翘、白茅根、丹参、仙鹤草。(陕西中医 1988,9(3))

平肝饮子 ping gan yin zi

【英文名】Ping Gan Drink

【组成】防风、桂枝、枳壳、赤芍、桔梗、木香、人参、槟榔、当归、川芎、橘红、炙甘草。(中医方剂大辞典)

平和饮子 ping he yin zi

【英文名】Ping He Drink

【组成】人参、茯苓、炙甘草、升麻。(中医方剂大辞典)

平胃冲剂 ping wei chong ji

【英文名】Ping Wei Medicinal Instant Granule

【组成】黄芪、蒲公英、肉桂、丹参、乌药、百合、甘草。(北京中医学院学报 1990,13(1))

平胡饮子 ping hu yin zi

【英文名】Ping Hu Drink

【异名】柴平汤(中医方剂大辞典、医学入门)

【组成】平胃散、小柴胡汤。(中医方剂大辞典)

平胃煮散 ping wei zhu san

【英文名】Ping Wei Decoction

【组成】苍术、白术、桔皮、枣、厚朴、生姜、甘草。(中医方剂大辞典)

平律合剂 ping lv he ji

【英文名】Ping Lv Mixture

【组成】黄芪、丹参、苦参、葛根、防己。(湖南中医学院学报 1990,10(3))

平消胶囊 ping xiao jiao nang

【英文名】Ping Xiao Capsule(药品标准－中药成方制剂

标准)

【组成】郁金、仙鹤草、五灵脂、白矾、硝石、干漆、枳壳、马钱子粉。(药品标准－中药成方制剂标准 1998 年)

平淋一号 ping lin yi hao

【英文名】Ping Lin Yi Hao Granule

【组成】大黄、鲜鸡蛋。(中医药学报 1992,(6))

平喘仙丹 ping chuan xian dan

【英文名】Ping Chuan Xian Pellet

【组成】麦冬、桔梗、甘草、半夏、黄芩、山豆根、射干、白薇、乌药、苏叶、茯苓。(中医方剂大辞典)

平喘合剂 ping chuan he ji

【英文名】Ping Chuan Mixture

【组成】桔梗、生麻黄、细辛、五味子、半夏、桂枝、生石膏。(山西中医 1986,2(1))

平肌追脓散 ping ji zhui nong san

【英文名】Ping Ji Zhui Nong Powders

【组成】干姜。(中医方剂大辞典)

平阳清里汤 ping yang qing li tang

【英文名】Ping Yang Qing Li Decoction

【组成】石膏、生甘草、青子芩、白知母、小川连、生川柏。(中医方剂大辞典)

平时擦牙散 ping shi ca ya san

【英文名】Ping Shi Ca Ya Powders

【组成】青竹、食盐。(中医方剂大辞典)

平肝上清丸 ping gan shang qing wan

【英文名】Ping Gan Shang Qing Pill

【组成】知母肉、生石膏、黄连、黄芩、石斛、薄荷、茺蔚子、车前子、蔓荆子、青葙子、夏枯草、甘草。(中医方剂大辞典)

平肝止血散 ping gan zhi xue san

【英文名】Ping Gan Zhi Xue Powders

【组成】白芍、当归、荆芥、炒栀子、甘草、丹皮。(中医方剂大辞典)

平肝止痢汤 ping gan zhi li tang

【英文名】Ping Gan Zhi Li Decoction

【组成】白芍、当归、栀子、枳壳、车前子、甘草。(中医方剂大辞典)

平肝补脾汤 ping gan bu pi tang

【英文名】Ping Gan Bu Pi Decoction

【组成】当归、白芍、沙参、白术、茯苓、白豆蔻肉、木瓜、肉桂、炙甘草。(中医方剂大辞典)

平肝泻火汤 ping gan xie huo tang

【英文名】Ping Gan Xie Huo Decoction

【组成】生地、栀子、寸冬、柴胡、青皮、木通、黄芩、胡黄连、银花、滑石、枳壳、甘草、车前子。(中医方剂大辞典)

平肝降压方 ping gan jiang ya fang

【英文名】Ping Gan Jiang Ya Presciption

【组成】石决明、夏枯草、白芍、泽泻、生地、柴胡、大黄。(湖南中医杂志 1990,6(1))

平肝顺气丸 ping gan shun qi wan

【英文名】Ping Gan Shun Qi Pill

【组成】黄连、吴萸、神曲、麦芽、山楂、木香、香附、川芎、广皮、白术、枳实、栀子、莱菔子、半夏、云苓、砂仁、干姜、青皮、竹茹、炙甘草。(中医方剂大辞典)

平肝养肺汤 ping gan yang fei tang

【英文名】Ping Gan Yang Fei Decoction

【组成】生白芍、石决明、紫石英、北沙参、川贝母、炙桑皮、旋覆花、代赭石、制香附、甘枸杞、橘红、杏仁、煅牡蛎。(中医方剂大辞典)

平肝消毒饮 ping gan xiao du yin

【英文名】Ping Gan Xiao Du Drink

【组成】赤芍、生地、当归、川芎、荆芥、白菊花、防风、蝉蜕、胆草、谷精草、黄连、甘草。(中医方剂大辞典)

平肝消瘕汤 ping gan xiao jia tang

【英文名】Ping Gan Xiao Jia Decoction

【组成】白芍、当归、白术、柴胡、鳖甲、神曲、山楂、枳壳、半夏。(中医方剂大辞典)

平肝流气饮 ping gan liu qi yin

【英文名】Ping Gan Liu Qi Drink

【组成】当归、白芍、川芎、桔皮、茯苓、半夏、青皮、黄连、柴胡、香附、厚朴、栀子、炙甘草、吴茱萸。(中医方剂大辞典)

平肝救血汤 ping gan jiu xue tang

【英文名】Ping Gan Jiu Xue Decoction

【组成】当归、麦冬、川芎、三七。(中医方剂大辞典)

平肝清火汤 ping gan qing huo tang

【英文名】Ping Gan Qing Huo Decoction

【组成】车前子、连翘、枸杞子、柴胡、夏枯草、白芍、生地黄、当归。(中医方剂大辞典)

平肝清胃丸 ping gan qing wei wan

【英文名】Ping Gan Qing Wei Pill

【组成】枯芩、黄连、白芍、生地、柴胡、半夏、人参、青皮、赤茯苓、蔓荆、甘草。(中医方剂大辞典)

平肝清脑汤 ping gan qing nao tang

【英文名】Ping Gan Qing Nao Decoction

【组成】羚角粉、明天麻、嫩钩藤、白蒺藜、冬桑叶、天竺黄、鲜竹沥、京赤芍。(中医方剂大辞典)

平肝活血汤 ping gan huo xue tang

【英文名】Ping Gan Huo Xue Decoction

【组成】天麻、钩藤、夏枯草、川芎、当归、白芍、赤芍、延胡索。(辽宁中医杂志 1993,(3))

平肝舒络丸 ping gan shu luo wan

【英文名】Ping Gan Shu Luo Pill(药品标准－中药成方

制剂标准)

【异名】平肝舒络丹(药品标准－中药成方制剂标准)

【组成】柴胡、青皮、陈皮、佛手、乌药、香附、木香、檀香、丁香、沉香、广藿香、砂仁、豆蔻仁、厚朴、枳壳、羌活、白芷、铁丝威灵仙、细辛、木瓜、防风、钩藤、僵蚕、胆南星、天竺黄、桑寄生、何首乌、牛膝、川芎、地黄、龟甲、延胡索。(药品标准－中药成方制剂标准 1993年)

平肝舒络丹 ping gan shu luo dan

【英文名】Ping Gan Shu Luo Pellet

【组成】人参、熟地、乳香、没药、桔皮、香附、厚朴、玄胡索、茯苓、檀香、炙龟版、羌活、防风、紫豆蔻仁、枳壳、砂仁、藿香、木香、乌药、黄连、白术、何首乌、白及、威灵仙、佛手、木瓜、钩藤、僵蚕、柴胡、细辛、白芷、桑寄生、牛膝、沉香、青皮、天竺黄、肉桂、川芎、公丁香、胆南星。(中医方剂大辞典)

平肝舒筋汤 ping gan shu jin tang

【英文名】Ping Gan Shu Jin Decoction

【组成】柴胡、白芍、牛膝、生地、丹皮、炒栀子、当归、陈皮、甘草、神曲、秦艽、乌药、防风。(中医方剂大辞典)

平肝解痉汤 ping gan jie jing tang

【英文名】Ping Gan Jie Jing Decoction

【组成】川芎、桑叶、菊花、磁石、石决明、代赭石、白芍、白芷、牛膝、柴胡、神曲。(实用中西医结合杂志 1991,4(8))

平肝潜阳汤 ping gan qian yang tang

【英文名】Ping Gan Qian Yang Decoction

【组成】(1)酒生地、玄参、五味子、酒白芍、菊花、石决明、生牡蛎、车前子。(中医方剂大辞典)(2)生牡蛎、夏枯草、石决明、桑寄生、生地、生杜仲、黄芩、草决明、菊花、茺蔚子。(中医方剂大辞典)

平补心脾汤 ping bu xin pi tang

【英文名】Ping Bu Xin Pi Decoction

【组成】当归、熟地、白术、杜仲、枸杞、白芍、炙甘草、五味子、续断、丹皮。(中医方剂大辞典)

平补生白汤 ping bu sheng bai tang

【英文名】Ping Bu Sheng Bai Decoction

【组成】太子参、生炙黄芪、人参叶、当归、鸡血藤、首乌、枸杞子、阿胶、紫河车、补骨脂、鹿角片、炮山甲、红枣。(现代中医 1992,5(2))

平补苁蓉煎 ping bu cong rong jian

【英文名】Ping Bu Cong Rong Decoction

【组成】苁蓉、五味子、山茱萸、杜仲、茯苓、牛膝、菟丝子、薯蓣、巴戟。(中医方剂大辞典)

平补固胎汤 ping bu gu tai tang

【英文名】Ping Bu Gu Tai Decoction

【组成】淮山药、当归、杜仲、白芍、白术、熟地、益母子、炙甘草、川续断、升麻、黄芪。(中医方剂大辞典)

平补固真丹 ping bu gu zhen dan

【英文名】Ping Bu Gu Zhen Pellet

【组成】金州苍术、白茯苓、酒洗当归。(中医方剂大辞典)

平补枳术丸 ping bu zhi zhu wan

【英文名】Ping Bu Zhi Zhu Pill

【异名】平胃枳术丸(中医方剂大辞典、丹溪心法附余)

【组成】白术、白芍、陈皮、枳实、黄连、人参、木香。(中医方剂大辞典)

平补理痨煎 ping bu li lao jian

【英文名】Ping Bu Li Lao Decoction

【组成】熟地、地骨皮、麦冬、人参、北五味子、山药、白术、白芥子。(中医方剂大辞典)

平补萆薢丸 ping bu bi xie wan

【英文名】Ping Bu Bi Xie Pill

【组成】萆薢、杜仲、干木瓜、续断、牛膝。(中医方剂大辞典)

平补虚弱汤 ping bu xu ruo tang

【英文名】Ping Bu Xu Ruo Decoction

【组成】人参、白术、茯苓、炙甘草、当归、白芍、杜仲、黄芪、甘枸杞、山药、五味子、附子。(中医方剂大辞典)

平补鹿茸丸 ping bu lu rong wan

【英文名】Ping Bu Lu Rong Pill

【组成】鹿茸、肉苁蓉、干地黄、柏子仁、菟丝子、黄芪、白茯苓、桂、防风、远志、车前子、五味子。(中医方剂大辞典)

平补镇心丹 ping bu zhen xin dan

【英文名】Ping Bu Zhen Xin Pellet

【异名】平补镇心丸(中医方剂大辞典、医统);镇心丹(中医方剂大辞典、局方)

【组成】(1)桂圆肉、龙齿、茯苓、远志、枣仁、茯神、肉桂、熟地、人参、黄芪、柏子仁、辰砂、阿胶、紫石英。(中医方剂大辞典)(2)白茯苓、茯神、麦门冬、五味子、车前子、远志、天门冬、山药、熟地黄、酸枣仁、人参、龙齿、朱砂。(中医方剂大辞典)(3)熟干地黄、生干地黄、干山药、天门冬、麦门冬、柏子仁、茯神、辰砂、苦梗、石菖蒲、远志、当归、龙骨。(中医方剂大辞典)(4)酸枣仁、车前子、白茯苓、五味子、肉桂、麦门冬、茯神、天门冬、龙齿、熟地黄、山药、人参、朱砂、远志、炙甘草。(中医方剂大辞典)

平肺宁嗽饮 ping fei ning sou yin

【英文名】Ping Fei Ning Sou Drink

【组成】枯芩、黄连、牛子、桔梗、甘草、贝母。(中医方剂大辞典)

平疟养脾丸 ping nue yang pi wan

【英文名】Ping Nue Yang Pi Pill

【组成】(1)当归身、人参、陈皮、青皮、黄芩、草果、煨南星、白术、茯苓、柴胡、炙甘草。(中医方剂大辞典)(2)人参、白术、白茯苓、炙甘草、当归、川芎、陈皮、半夏曲、苍术、厚朴、柴胡、黄芩、猪苓、泽泻、草果、常山、青皮、辣桂、九肋鳖甲。(中医方剂大辞典)

平疟第一方 ping nue di yi fang

【英文名】Ping Nue Di Yi Prescription

【组成】橘红、茯苓、半夏、灵仙、柴胡、苍术、厚朴、黄芩、青皮、槟榔、炙甘草、生姜。(中医方剂大辞典)

平疟第二方 ping nue di er fang

【英文名】Ping Nue Di Er Prescription

【组成】生首乌、陈皮、茯苓、柴胡、黄芩、当归、白术、灵仙、知母、鳖甲、炙甘草、生姜。(中医方剂大辞典)

平疟第三方 ping nue di san fang

【英文名】Ping Nue Di San Prescription

【组成】人参、黄芪、白术、青蒿、知母、麦芽、当归、陈皮、柴胡、炙甘草、升麻、生首乌、生姜、大枣。(中医方剂大辞典)

平胃二陈汤 ping wei er chen tang

【英文名】Ping Wei Er Chen Decoction

【组成】苍术、陈皮、甘草、厚朴、白苓、半夏、山楂、神曲。(中医方剂大辞典)

平胃分消饮 ping wei fen xiao yin

【英文名】Ping Wei Fen Xiao Drink

【组成】半夏、白术、陈皮、厚朴、黄连、青皮、枳壳、甘草。(中医方剂大辞典)

平胃六一散 ping wei liu yi san

【英文名】Ping Wei Liu Yi Powders

【组成】苍术、厚朴、陈皮、甘草、滑石。(中医方剂大辞典)

平胃正气丸 ping wei zheng qi wan

【英文名】Ping Wei Zheng Qi Pill

【组成】沉香末、赤茯苓、江枳壳、粉桔梗、宣木瓜、净柴胡、大腹皮、广木香、老檀香、粉甘草、香谷芽、六神曲、茅山术、葛根片、姜半夏、香白芷、西香薷、紫苏叶、土藿香、楂肉炭、川厚朴。(中医方剂大辞典)

平胃四苓散 ping wei si ling san

【英文名】Ping Wei Si Ling Powders

【组成】苍术、厚朴、陈皮、甘草、白术、白茯苓、泽泻、猪苓。(中医方剂大辞典)

平胃生化汤 ping wei sheng hua tang

【英文名】Ping Wei Sheng Hua Decoction

【组成】醋炒大黄、厚朴、川芎、当归、桃仁、黑料豆、炮姜、炙甘草、麦芽。(中医方剂大辞典)

平胃加消汤 ping wei jia xiao tang

【英文名】Ping Wei Jia Xiao Decoction

【组成】平胃散。(中医方剂大辞典)

平胃发表汤 ping wei fa biao tang

【英文名】Ping Wei Fa Biao Decoction

【组成】羌活、柴胡、干葛、枳实、厚朴、半夏、广皮。(中医方剂大辞典)

平胃地榆汤 ping wei di yu tang

【英文名】Ping Wei Di Yu Decoction

【异名】平补地榆汤(中医方剂大辞典、卫生宝鉴)

【组成】(1)苍术、陈皮、厚朴、甘草、地榆。(中医方剂大辞典)(2)苍术、升麻、黑附子、地榆、陈皮、厚朴、白术、干姜、白茯苓、葛根、炙甘草、益智仁、人参、当归、曲、白芍。(中医方剂大辞典)

平胃快斑散 ping wei kuai ban san

【英文名】Ping Wei Kuai Ban Powders

【异名】平胃快斑汤(中医方剂大辞典、片玉痘疹)

【组成】苍术、厚朴、陈皮、甘草、羌活、防风、官桂、猪苓、白茯苓。(中医方剂大辞典)

平胃香连丸 ping wei xiang lian wan

【英文名】Ping Wei Xiang Lian Pill

【组成】陈皮、甘草、厚朴、木香、苍术、川连。(中医方剂大辞典)

平胃保和汤 ping wei bao he tang

【英文名】Ping Wei Bao He Decoction

【组成】(1)苍术、厚朴、广皮、甘草、莱菔子、山楂、麦芽、神曲、连翘。(中医方剂大辞典)(2)苍术、厚朴、枳实、陈皮、莱菔、山楂、香附、炙甘草。(中医方剂大辞典)

平胃保和散 ping wei bao he san

【英文名】Ping Wei Bao He Powders

【组成】平胃散、保和丸。(中医方剂大辞典)

平胃前胡汤 ping wei qian hu tang

【英文名】Ping Wei Qian Hu Decoction

【异名】前胡汤(中医方剂大辞典、圣济总录)

【组成】前胡、人参、白茯苓、炮附子、半夏、白术、枇杷叶、厚朴、诃黎勒、槟榔、肉豆蔻、陈桔皮、炮干姜、炙甘草。(中医方剂大辞典)

平胃调中散 ping wei tiao zhong san

【英文名】Ping Wei Tiao Zhong Powders

【组成】厚朴、广皮、香附、白豆蔻、益智仁、白茯苓、葛根、防风、苍术、生姜、山楂、半夏。(中医方剂大辞典)

平胃敛阴汤 ping wei lian yin tang

【英文名】Ping Wei Lian Yin Decoction

【组成】扁豆、甘草、麦冬、牛膝、白术、山药、葛根、三七、白芍、五味子、当归。(中医方剂大辞典)

平胃渗湿汤 ping wei shen shi tang

【英文名】Ping Wei Shen Shi Decoction

【组成】苍术、厚朴、猪苓、茯苓、木香、陈皮、苍耳、泽泻、甘草、茵陈。(中医方剂大辞典)

平胃滋肾汤 ping wei zi shen tang

【英文名】Ping Wei Zi Shen Decoction

【组成】熟地、元参、麦冬、石膏、青蒿。(中医方剂大辞典)

平胃蒜肚丸 ping wei suan du wan

【英文名】Ping Wei Suan Du Pill

【组成】獖猪肚、苍术、陈皮、厚朴、川椒。(中医方剂大辞典)

平顺清解饮 ping shun qing jie yin

【英文名】Ping Shun Qing Jie Drink

【组成】桔梗、甘草、山楂、僵蚕、木通、连翘、红花、牛蒡、白芷、生地、炒占米。(中医方剂大辞典)

平险如意散 ping xian ru yi san

【英文名】Ping Xian Ru Yi Powders

【组成】赤小豆、大黄、芙蓉叶、文蛤、四季葱、鼠粘、燕子窝泥。(中医方剂大辞典)

平惊通圣散 ping jing tong sheng san

【英文名】Ping Jing Tong Sheng Powders

【组成】当归、人参、黄连、茯神、远志、炙甘草、石菖蒲、朱砂。(中医方剂大辞典)

平喘止哮汤 ping chuan zhi xiao tang

【英文名】Ping Chuan Zhi Xiao Decoction

【组成】麻黄、甘草、杏仁、苏子、白果、地龙、半夏、全蝎、五味子。(陕西中医 1993,14(4))

平喘固本方 ping chuan gu ben fang

【英文名】Ping Chuan Gu Ben Prescription

【组成】石菖蒲、黄药子、当归、生黄、仙灵脾、熟女贞等。(上海中医药杂志 1991,(11))

平喘固本汤 ping chuan gu ben tang

【英文名】Ping Chuan Gu Ben Decoction

【组成】党参、五味子、冬虫夏草、胡桃肉、沉香、灵磁石、坎脐、苏子、款冬花、法半夏、橘红。(中医方剂大辞典)

平喘祛寒散 ping chuan qu han san

【英文名】Ping Chuan Qu Han Powders

【组成】人参、麦冬、肉桂、白术、吴茱萸。(中医方剂大辞典)

平痰健脾汤 ping tan jian pi tang

【英文名】Ping Tan Jian Pi Decoction

【组成】山药、扁豆、云苓、芦根、杏仁、山楂。(实用中西医结合杂志 1992,5(2))

平熄内风剂 ping xi nei feng ji

【英文名】Interior - wind subduing agents(中国中医药学主题词表)

【定义】指以平肝熄风药为主组方,治疗内风病证的方剂。(方剂学)

平安如意灵丹 ping an ru yi ling dan

【英文名】Ping An Ru Yi Ling Pellet

【组成】真蟾酥、茅术、明天麻、麻黄、雄黄、朱砂、锦纹大黄、甘草、丁香、当归。(中医方剂大辞典)

平肌贴瘰疬膏 ping ji tie luo li gao

【英文名】Ping Ji Tie Luo Li Plaster

【组成】灯心灰、乳香、黄丹、定粉。(中医方剂大辞典)

平肝开郁止血汤 ping gan kai yu zhi xue tang

【英文名】Ping Gan Kai Yu Zhi Xue Decoction

【异名】平肝止血汤(中医方剂大辞典、傅青主女科)

【组成】白芍、白术、当归、丹皮、三七根、生地、甘草、黑芥穗、柴胡。(中医方剂大辞典)

平肝降冲清肺汤 ping gan jiang chong qing fei tang

【英文名】Ping Gan Jiang Chong Qing Fei Decoction

【组成】代赭石、半夏、橘叶、桔皮、百部、杷叶、黄芩、桑白皮、葶苈子。(辽宁中医杂志 1989,(3))

平肝顺气保中丸 ping gan shun qi bao zhong wan

【英文名】Ping Gan Shun Qi Bao Zhong Pill

【组成】香附米、川芎、陈皮、白术、厚朴、枳实、黄连、神曲、麦芽、木香、栀子、莱菔子、半夏、白茯苓、砂仁、干生姜、山楂、青皮、炙甘草。(中医方剂大辞典)

平肝清热代茶饮 ping gan qing re dai cha yin

【英文名】Ping Gan Qing Re Dai Cha Drink

【组成】龙胆草、醋柴胡、川芎、甘菊、次生地。(中医方剂大辞典)

平肝熄风豁痰汤 ping gan xi feng huo tan tang

【英文名】Ping Gan Xi Feng Huo Tan Decoction

【组成】天麻、丹参、钩藤、牛膝、黄芩、桔皮、半夏、茯苓、竹茹、甘草、石菖蒲、地龙、全蝎、豨签草。(陕西中医 1993,14(8))

平调二天蜜浸膏 ping tiao er tian mi jin gao

【英文名】Ping Tiao Er Tian Mi Unguent

【组成】山药、人参、茯苓等。(中药药理与临床 1991,7(4))

平乐内服接骨胶囊 ping le nei fu jie gu jiao nang

【英文名】Ping Le Nei Fu Jie Gu Capsule

【组成】参三七、土元、龙骨、自然铜、乳香、没药、元寸。(中西医结合杂志 1987,7(9))

平胃加桂枝生姜汤 ping wei jia gui zhi sheng jiang tang

【英文名】Ping Wei Jia Gui Zhi Sheng Jiang Decoction

【组成】苍术、厚朴、陈皮、桂枝、生姜、甘草。(中医方剂大辞典)

平胃煮散加青桔皮方 ping wei zhu san jia qing ju pi fang

【英文名】Ping Wei Zhu Powders Jia Qing Ju Pi Prescription

【组成】厚朴、苍术、陈桔皮、炙甘草。(中医方剂大辞典)

灭火汤 mie huo tang

【英文名】Mie Huo Decoction

【组成】玄参、沙参、白芥子、茯苓、熟地、山茱萸、麦冬、北五味子。(中医方剂大辞典)

灭虫汤 mie chong tang

【英文名】Mie Chong Decoction

【组成】白术、槟榔、史君子、人参、楝树根、陈皮、神曲、炙甘草、黄连、百部。(中医方剂大辞典)

灭邪汤 mie xie tang

【英文名】Mie Xie Decoction

【组成】柴胡、茯苓、当归、黄芩、麦冬、射干、桔梗、甘草、半夏。(中医方剂大辞典)

灭毒丹 mie du dan

【英文名】Mie Du Pill

【组成】白花蛇、金头蜈蚣、全虫、露蜂房、龟版、雄黄、飞黄丹、辰砂、槐花米、雨前细茶、麝香、孩儿茶。(中医方剂大辞典)

灭幽灵 mie you ling

【英文名】Mie You Ling Powders

【组成】白头翁、黄连、黄柏、青黛、玄胡、田三七、党参、白芨、香附、甘草。(中国中西医结合杂志 1993,13(9))

灭疥膏 mie jie gao

【英文名】Mie Jie Plaster

【异名】硫黄膏(中医方剂大辞典、全国中药成药处方集)

【组成】硫黄粉、石灰块。(中医方剂大辞典)

灭痕散 mie hen san

【英文名】Mie Hen Powders

【组成】密陀僧、乳汁。(中医方剂大辞典)

灭痕膏 mie hen gao

【英文名】Mie Hen Plaster

【异名】灭瘢散(中医方剂大辞典、外科启玄)

【组成】(1)羊骨髓、轻粉。(中医方剂大辞典)(2)白蜜。(中医方剂大辞典)

灭滴灵 mie di ling

【英文名】Mie Di Ling Prescription

【组成】马齿苋、苦楝根皮、苦参、乌梅、槟榔、百部、石榴皮。(陕西中医 1993,14(7))

灭滴栓 mie di shuan

【英文名】Mie Di Suppository

【组成】苦参、鲜桃树叶、鲜柳树叶、贯众、蛇床子。(福建中医药 1990,21(5))

灭瘢丹 mie ban dan

【英文名】Mie Ban Pellet

【组成】轻粉、白附子、黄芩、白芷、防风。(中医方剂大辞典)

灭瘢散 mie ban san

【英文名】Mie Ban Powders

【组成】白芷、白附子、白僵蚕、鹰矢白、密陀僧。(中医方剂大辞典)

灭瘢膏 mie ban gao

【英文名】Mie Ban Plaster

【组成】(1)黄矾石、胡粉。(中医方剂大辞典)(2)矾石、安息香、狼毒、乌头、羊踯躅、附子、野葛、白芷、乌贼骨、赤石脂、皂荚、干地黄、天雄、芍药、芎藭、大黄、当归、莽草、石膏、地榆、白术、续断、鬼臼、蜀椒、巴豆、细辛。(中医方剂大辞典)(3)马齿苋、猪脂。(中医方剂大辞典)

灭澳灵 mie ao ling

【英文名】Mie Ao Ling Tablet(药品标准－中药成方制剂标准)

【组成】冬虫草、板兰根、刺五加。((87)吉卫药准字130076号)

灭螨方 mie man fang

【英文名】Mie Man Prescription

【组成】百部、苦参、蛇床子、土槿皮、黄柏、乌梅、野菊花、土茯苓。(中医杂志 1989,(8))

灭囊丸 mie nang wan

【英文名】Mie Nang Pill

【组成】石榴、树根、槟榔、秋葵、桃仁、半枝莲、雷丸、羊角。(中医药学报 1993,(1))

灭澳灵片 mie ao ling pian

【英文名】Mie Ao Ling Tablet(药品标准－中药成方制剂标准)

【组成】板蓝根、刺五加、金银花、冬虫夏草。(药品标准－中药成方制剂标准 1993年)

灭瘢救苦散 mie ban jiu ku san

【英文名】Mie Ban Jiu Ku Plaster

【异名】灭瘢散(中医方剂大辞典、痘疹传心录);救苦灭瘢散(中医方剂大辞典、景岳全书);渗湿救苦散(中医方剂大辞典、金鉴);救苦散(中医方剂大辞典、梅氏验方新编)

【组成】密陀僧、滑石、白芷。(中医方剂大辞典)

灭炎灵口服液 mie yan ling kou fu ye

【英文名】Mie Yan Ling Liquid

【组成】大黄、金银花、栀子等。(中国中药杂志,1989,14(2))

灭澳灵糖衣片 mie ao ling tang yi pian

【英文名】Mi Ao Ling Tang Yi Tablet

【组成】冬虫草、板兰根、刺五加。((90)吉卫药准字330028号)

灭脓拔毒生肌膏 mie nong ba du sheng ji gao
【英文名】Mie Nong Ba Du Sheng Ji Plaster
【组成】明雄黄、乳香、轻粉、朱砂、白矾、冰片、麻油、凡士林。(陕西中医 1991,12(6))

丙丁丸 bing ding wan
【英文名】Bing Ding Pill
【组成】附子、川乌、当归、赤芍、沉香、益智。(中医方剂大辞典)

丙字化毒丸 bing zi hua du wan
【英文名】Bing Zi Hua Du Pill
【组成】牛黄、珍珠、犀角、瓜儿、血竭、紫草、朱砂、雄黄、白鲜皮、乳香、月月红、僵蚕、蝉衣、山甲、生乳、赤芍。(中医方剂大辞典)

丙种宝月丹 bing zhong bao yue dan
【英文名】Bing Zhong Bao Yue Pellet
【组成】白薇、泽兰、当归、白芷、卷柏、桂心、藁本、川芎、石膏、桃仁、麦冬、人参、蜀椒、茯苓、桔皮、炒车前、蒲黄、赤石脂、紫石英、庵蔺子、蛇床子、覆盆子、干地黄、泡干姜、白龙骨、远志、太乙余粮、北细辛。(中医方剂大辞典)

正元丹 zheng yuan dan
【英文名】Zheng Yuan Pellet
【组成】(1)故纸、苁蓉、巴戟、芦巴、文蛤、茯苓、朱砂。(中医方剂大辞典)(2)香附、阿胶、枳壳、怀生地、熟地、当归身、川芎、白芍。(中医方剂大辞典)(3)黄精、苍术、北枣。(中医方剂大辞典)(4)附子、干姜、良姜、乌头、胡椒、荜澄茄、人参、红豆蔻、白术、桂。(中医方剂大辞典)(5)炮附子、阿魏、硫黄、远志、沉香、槟榔、木香、青橘皮、蜀椒、炮干姜、茴香子、桃仁。(中医方剂大辞典)

正元汤 zheng yuan tang
【英文名】Zheng Yuan Decoction
【组成】枇杷叶、桂、厚朴、陈桔皮。(中医方剂大辞典)

正元饮 zheng yuan yin
【英文名】Zheng Yuan Drink
【组成】红豆、人参、炮附子、茯苓、炙甘草、肉桂、川芎、山药、乌药、干葛、白术、干姜、黄芪。(中医方剂大辞典)

正元散 zheng yuan san
【英文名】Zheng Yuan Powders
【异名】正元汤(中医方剂大辞典、圣济总录、血证论、张氏医通);生料正元饮(中医方剂大辞典、三因、医碥);正阳散(中医方剂大辞典、东医宝鉴·杂病篇)
【组成】(1)人参、白术、茯苓、甘草、黄芪、薯蓣。(中医方剂大辞典)(2)人参、白茯苓、白术、黄芪、炙甘草、乌药、山药、炮附子、川芎、干葛、桂心、乌头、红豆、干姜、桔皮。(中医方剂大辞典)(3)乌头、益智、干姜、青桔皮、茴香。(中医方剂大辞典)(4)蓬莪术、金铃子。(中医方剂大辞典)(5)麻黄、陈皮、大黄、炙甘草、干姜、茱萸、官桂、芍药、炮附子、半夏。(中医方剂大辞典)

正天丸 zheng tian wan
【英文名】Zheng Tian Pill
【组成】川芎、当归、白芍、红花、生地、防风、白芷、独活、麻黄、附子等。((88)粤卫药准字 K4-06 号)

正中丸 zheng zhong wan
【英文名】Zheng Zhong Pill
【组成】五灵脂、川乌头、没药、胡椒。(中医方剂大辞典)

正气片 zheng qi pian
【英文名】Zheng Qi Tablet(药品标准-中药成方制剂标准)
【组成】土藿香油、紫苏油、木香、苍术、甘草、茯苓、陈皮、半夏、厚朴、鲜生姜。(药品标准-中药成方制剂标准 1998 年)

正气丸 zheng qi wan
【英文名】Zheng Qi Pill
【异名】香朴丸(中医方剂大辞典、活幼口议)
【组成】(1)楝实、苍术、茴香子、蜀椒、石菖蒲、知母、炮附子。(中医方剂大辞典)(2)广藿香、紫苏、厚朴、枳壳、小生地、木通、赤芍、玄参、甘草、陈皮、半夏、赤苓、草蔻仁、麦芽、山楂、神曲、独活、山栀仁、莱菔子、制军。(中医方剂大辞典)(3)藿香叶、厚朴、陈皮、半夏曲、白术、白茯苓、炙甘草、干姜、三棱。(中医方剂大辞典)(4)吴茱萸、桂、附子、干姜、厚朴、荜茇、荜澄茄、细辛、川椒、当归。(中医方剂大辞典)(5)茴香、良姜、甘草、盐。(中医方剂大辞典)

正气丹 zheng qi dan
【英文名】Zheng Qi Pellet
【组成】(1)红花、甘草、桔梗、人参、黄芪、橘红、蝉蜕、防风、嫩桃实。(中医方剂大辞典)(2)硫黄、附子、干姜、桂。(中医方剂大辞典)(3)硫黄、半夏、藿香叶、水银、炮附子。(中医方剂大辞典)

正气汤 zheng qi tang
【英文名】Zheng Qi Decoction
【异名】正气散(中医方剂大辞典、兰室秘藏、医统)
【组成】(1)黄柏、知母、炙甘草。(中医方剂大辞典)(2)蚕沙、香附、青蒿、陈皮、千金子、砂仁、薄荷。(中医方剂大辞典)(3)人参、当归、肉桂、炮姜、白术、甘草。(中医方剂大辞典)(4)玄参、麦冬、荆芥、升麻、甘草、黄芩、天花粉、蔓荆子。(中医方剂大辞典)(5)陈皮、苏叶、泽泻、山楂、苍术、藿香、厚朴、半夏、甘草。(中医方剂大辞典)(6)柴胡、前胡、川芎、白芷、半夏、麦门冬、槟榔、草果、青皮、茯苓、桂枝、甘草。(中医方剂大辞典)(7)柴胡、前胡、川芎、白芷、半夏、麦冬、槟榔、草果、青皮、茯苓、桂枝、炙甘草、白芍、陈皮。(中医方剂大辞典)(8)黄芪、人参、焦术、当归、川芎、苡仁、附子。(中医方剂大辞典)(9)霍香叶、陈桔皮、厚朴、半夏、炙甘草。(中医方剂大辞典)

正气饮 zheng qi yin

【英文名】Zheng Qi Drink

【组成】荆芥、川芎、当归、建曲、夏曲、赤芍、苍术、白术、橘红、赤首乌、枳壳、藿香叶、桂枝木。(中医方剂大辞典)

正气散 zheng qi san

【英文名】Zheng Qi Powders

【组成】(1)浙藿香、制苍术、猪苓、延胡索、广木香、川朴、姜夏、赤苓、生香附、红藤、老姜。(中医方剂大辞典)(2)藿香、陈皮、半夏、紫苏、大腹皮、厚朴、茯苓、木香、白芷、山楂、神曲、炙甘草、白芍。(中医方剂大辞典)(3)二陈汤、柴胡、干葛、紫苏、厚朴、青皮、槟榔、草果、山楂。(中医方剂大辞典)(4)苍术、陈皮、香附子、益智、茴香、炒甘草、麦芽、茯苓、厚朴、草果子、诃子、乌药、木香皮、白姜、蓬莪术、三棱、青皮、良姜、人参。(中医方剂大辞典)(5)麻黄、桂心、炙甘草、炮干姜、川大黄、青桔皮、吴茱萸、厚朴。(中医方剂大辞典)(6)厚朴、人参、甘草、半夏、陈皮、藿香。(中医方剂大辞典)(7)炙甘草、陈皮、木香、苍术、厚朴、麻黄、官桂。(中医方剂大辞典)(8)京三棱。(中医方剂大辞典)(9)苍术、陈皮、厚朴、藿香、甘草、半夏、苏叶、香附米、槟榔。(中医方剂大辞典)(10)缩沙蜜、炮附子、赤石脂、肉豆蔻、龙骨、石榴皮、炙甘草、人参、地榆、白术、吴茱萸、炮干姜。(中医方剂大辞典)(11)苍术、厚朴、川芎、柴胡、藿香、半夏、陈皮、甘草。(中医方剂大辞典)(12)陈皮、厚朴、苍术、槟榔、肉豆蔻、大腹皮、麦芽、香附子、草豆蔻、秦艽、甘草。(中医方剂大辞典)(13)麝香、茯神、人参、天门冬、鬼臼、菖蒲。(中医方剂大辞典)(14)藿香、草果、半夏、陈皮、厚朴、缩砂、甘草。(中医方剂大辞典)(15)藿香、川朴、陈皮、茯苓。(中医方剂大辞典)(16)甘草、陈皮、藿香、白术、厚朴、半夏、生姜。(中医方剂大辞典)

正心丸 zheng xin wan

【英文名】Zheng Xin Pill

【组成】天门冬、益智仁、赤黍米、薏苡仁、茯神、百合。(中医方剂大辞典)

正心汤 zheng xin tang

【英文名】Zheng Xin Decoction

【组成】(1)生地、当归、茯神、远志、石菖蒲、胆星、枣仁、麦冬、郁金、五味子、丹砂。(中医方剂大辞典)(2)人参、熟地、玄参、麦冬、菖蒲、白芥子。(中医方剂大辞典)(3)人参、茯神、当归、生地黄、羚羊角、炙甘草、酸枣仁、远志。(中医方剂大辞典)

正本丸 zheng ben wan

【英文名】Zheng Ben Pill

【组成】益智仁、盐。(中医方剂大辞典)

正舌散 zheng she san

【英文名】Zheng She Powders

【异名】茯神散(中医方剂大辞典、卫生宝鉴);通神散(中医方剂大辞典、普济方);正舌汤(中医方剂大辞典、玉案)

【组成】(1)蝎梢、茯苓。(中医方剂大辞典)(2)雄黄、荆芥。(中医方剂大辞典)(3)蝎梢、茯神、薄荷。(中医方剂大辞典)

正舌膏 zheng she gao

【英文名】Zheng She Ointment

【组成】天麻、白僵蚕、大叶薄荷、朱砂、麝香、脑子。(中医方剂大辞典)

正阳丸 zheng yang wan

【英文名】Zheng Yang Pellet

【异名】正阳丹(中医方剂大辞典)

【组成】(1)鹿茸、肉苁蓉、石南、五味子、胡芦巴、木香、石斛、韭子、牛膝、巴戟天、炮附子、白马茎。(中医方剂大辞典)(2)太阴玄精、消石、硫黄、硇砂。(中医方剂大辞典)

正阳丹 zheng yang dan

【英文名】Zheng Yang Pellet

【异名】正阳丸(中医方剂大辞典、普济方、圣济总录)

【组成】(1)苦参、人参、蒺藜、犀角、石楠乳香、没药、红花、白僵蚕、甘草。(中医方剂大辞典)(2)宣州木瓜、大豆、附子、人参、银朱。(中医方剂大辞典)(3)硫黄、阳起石、附子、干姜、桂、胡芦巴、破故纸、金铃肉、茴香、木香。(中医方剂大辞典)(4)硫黄、菖蒲、天雄、阿魏、沉香、厚朴、草豆蔻、干姜、桃仁、槟榔。(中医方剂大辞典)(5)龙齿、丹砂。(中医方剂大辞典)

正阳汤 zheng yang tang

【英文名】Zheng Yang Decoction

【组成】(1)附子、桂、炮干姜。(中医方剂大辞典)(2)白薇、玄参、川芎、桑白皮、当归、芍药、旋覆花、炙甘草、生姜。(中医方剂大辞典)

正阳散 zheng yang san

【英文名】Zheng Yang Powders

【组成】(1)炮附子、皂荚、炮干姜、炙甘草、麝香。(中医方剂大辞典)(2)麻黄、炮附子、干姜、半夏、吴萸、大黄。(中医方剂大辞典)

正金丹 zheng jin dan

【英文名】Zheng Jin Pellet

【组成】炮附子、大乌头、茴香、硫黄、巴戟、干姜、肉桂。(中医方剂大辞典)

正金油 zheng jin you

【英文名】Zheng Jin Oil(药品标准－中药成方制剂标准)

【组成】薄荷脑、薄荷油、樟脑、樟油、桉油、丁香罗勒油。(药品标准－中药成方制剂标准 1997 年)

正治汤 zheng zhi tang

【英文名】Zheng Zhi Decoction

【组成】人参、熟地、白术、炒枣仁、麦冬、茯苓、竹茹。(中医方剂大辞典)

正诚丹 zheng cheng dan

【英文名】Zheng Cheng Pellet

【异名】正诚露珠丹(中医方剂大辞典、重庆堂随笔、重订通俗伤寒论)

【组成】透明辰砂、猪猪心中血。(中医方剂大辞典)

正经汤 zheng jing tang

【英文名】Zheng Jing Decoction

【组成】(1)泽兰、当归、焦山栀、阿胶、丹皮、茜草、益母草、柴胡、琥珀、左牡蛎。(中医方剂大辞典)(2)熟干地黄、人参、桂心、半夏、白芍、牡丹皮、阿胶、麦门冬、当归、吴茱萸。(中医方剂大辞典)

正胃片 zheng wei pian

【英文名】Zheng Wei Tablet(药品标准－中药成方制剂标准)

【组成】猴耳环、木香、七叶莲、陈皮、甘草、次硝酸铋、氧化镁、氢氧化铝。(药品标准－中药成方制剂标准 1998 年)

正胃汤 zheng wei tang

【英文名】Zheng Wei Decoction

【组成】(1)半夏、川芎、旋覆花、陈皮、白茯苓、丁香。(中医方剂大辞典)(2)枇杷叶、桂、厚朴、陈桔皮。(中医方剂大辞典)

正胃散 zheng wei san

【英文名】Zheng Wei Powders

【组成】(1)人参、白术、白茯苓、新会皮、木香、广藿香、淮山药、甘草、白扁豆、缩砂仁。(中医方剂大辞典)(2)半夏、天南星。(中医方剂大辞典)(3)白水牛喉。(中医方剂大辞典)

正骨水 zheng gu shui

【英文名】Zheng Gu Liquid(药品标准－中药成方制剂标准)

【组成】九龙川、木香、风藤、土鳖虫、白木香、皂荚、五加皮、莪术、双铁线、过江龙、鸡骨香、了刁竹、降香、两面针、碎骨木、羊耳菊、虎杖、五味子藤、千斤拔、朱砂根、横经席、穿壁风、鹰不扑、草乌、薄荷脑、樟脑。(药品标准－中药成方制剂标准 1998 年)

正骨散 zheng gu san

【英文名】Zheng Gu Powders

【组成】(1)土鳖、母丁香、巴豆、没药、自然铜、麝香。(中医方剂大辞典)(2)麻黄、木贼、甘草。(中医方剂大辞典)(3)苏木、当归、白莴苣子、无名异、没药、乳香。(中医方剂大辞典)

正骨膏 zheng gu gao

【英文名】Zheng Gu Plaster(药品标准－中药成方制剂标准)

【组成】当归、木鳖子、党参、紫草、防风、延胡索、甘草、熟地黄、羌活、陈皮、防己、赤芍、枸杞子、象皮、杜仲、川牛膝、苍术、人参、豹骨、海桐皮、附子、天麻、玉竹、僵蚕、白芷、补骨脂、白术、黄芪、透骨草、锁阳、大黄、远志、淫羊藿、独活、白芍。(药品标准－中药成方制剂标准 1993 年)

正真丹 zheng zhen dan

【英文名】Zheng Zhen Pellet

【组成】硫黄、陈皮、五灵脂。(中医方剂大辞典)

正真汤 zheng zhen tang

【英文名】Zheng Zhen Decoction

【组成】炮附子、白茯苓、人参、沉香、乌药、白豆蔻、白术。(中医方剂大辞典)

正笑丹 zheng xiao dan

【英文名】Zheng Xiao Pellet

【组成】生枣仁、黄连、犀角屑、丹砂末、丹皮、生甘草、麦冬、茯神、丹参、天花粉。(中医方剂大辞典)

正容汤 zheng rong tang

【英文名】Zheng Rong Decoction

【组成】羌活、白附子、防风、秦艽、胆星、白僵蚕、半夏、木瓜、甘草、黄松节。(中医方剂大辞典)

正容散 zheng rong san

【英文名】Zheng Rong Powders

【组成】樱桃枝、紫萍、牙皂、白梅肉。(中医方剂大辞典)

正容膏 zheng rong gao

【英文名】Zheng Rong Plaster

【组成】蓖麻子、冰片。(中医方剂大辞典)

正脘散 zheng wan san

【英文名】Zheng Wan Powders

【组成】白术、川芎、木香、槟榔、甘草、大腹皮、紫苏、木瓜、陈皮、沉香、独活。(中医方剂大辞典)

正液丹 zheng ye dan

【英文名】Zheng Ye Pellet

【组成】白附子、赤箭、僵蚕、腻粉。(中医方剂大辞典)

正痛膏 zheng tong gao

【英文名】Zheng Tong Plaster

【组成】生南星、大黄、五灵脂、追风箭、白主、细辛、乳

香、没药、马钱子。(中国中医骨伤科杂志 1991,7(6))

正脾丸 zheng pi wan

【英文名】Zheng Pi Pill

【组成】大草果子。(中医方剂大辞典)

正脾散 zheng pi san

【英文名】Zheng Pi Powders

【组成】(1)紧实大苍术、粉草、南木香、桂心、吴白芷、粉姜、益智仁、陈桔皮、荆南茴香。(中医方剂大辞典)(2)蓬莪术、香附子、茴香、陈桔皮、炙甘草。(中医方剂大辞典)

正禅方 zheng chan fang

【英文名】Zheng Chan Prescription

【组成】春桑耳、夏桑子、秋桑叶。(中医方剂大辞典)

正颜丹 zheng yan dan

【英文名】Zheng Yan Pellet

【组成】白芷、独活、薄荷。(中医方剂大辞典)

正翻散 zheng fan san

【英文名】Zheng Fan Powders

【组成】石膏、栀子、甘草、防风、豨莶草。(中医方剂大辞典)

正元煮散 zheng yuan zhu san

【英文名】Zheng Yuan Decoction

【组成】楝实、木香、桂、炙甘草、茴香子。(中医方剂大辞典)

正气煮散 zheng qi zhu san

【英文名】Zheng Qi Decoction

【组成】青州枣、厚朴、甘草、陈皮、干姜。(中医方剂大辞典)

正凤髓丹 zheng feng sui dan

【英文名】Zheng Feng Sui Pellet

【异名】封髓丹(中医方剂大辞典、古今名医方论);凤髓丹(中医方剂大辞典、医钞类编)

【组成】黄柏、缩砂、甘草。(中医方剂大辞典)

正骨烫药 zheng gu tang yao

【英文名】Zheng Gu Tang Yao Hot Medicated Compress

【组成】当归、羌活、红花、白芷、乳香、没药、骨碎补、川断、防风、木瓜、川椒、透骨草。(中医方剂大辞典)

正柴胡饮 zheng chai hu yin

【英文名】Zheng Chai Hu Drink

【组成】柴胡、防风、陈皮、芍药、甘草、生姜。(中医方剂大辞典)

正铁箍散 zheng tie gu san

【英文名】Zheng Tie Gu Powders

【组成】贝母、白芷、苍耳草灰。(中医方剂大辞典)

正心降脂片 zheng xin jiang zhi pian

【英文名】Zheng Xin Jiang Zhi Tablet(药品标准－中药成方制剂标准)

【组成】羊红膻、决明子、陈皮、何首乌、黄芪、丹参、葛根、槐米。(药品标准－中药成方制剂标准 1998年)

正气人参膏 zheng qi ren shen gao

【英文名】Zheng Qi Ren Shen Ointment

【组成】人参、干木瓜、甘草、陈橘红、罂粟米、炮干姜、茯苓。(中医方剂大辞典)

正气三和散 zheng qi san he san

【英文名】Zheng Qi San He Powders

【组成】干紫苏叶、干木瓜、木香、丁香、羌活、白豆蔻、草果、川芎、川姜、白术、赤茯苓、青桔皮、木通、槟榔、陈桔皮、藿香叶、人参、红豆、甘草、大腹子、缩砂、香附子、天台乌药、肉桂、沉香。(中医方剂大辞典)

正气天香汤 zheng qi tian xiang tang

【英文名】Zheng Qi Tian Xiang Decoction

【组成】乌药、香附、陈皮、苏叶、干姜。(医学纲目)

正气天香散 zheng qi tian xiang san

【英文名】Zheng Qi Tian Xiang Powders

【组成】(1)干姜、沉香、苏叶、乌药。(中医方剂大辞典)(2)乌药、香附末、陈皮、苏叶、干姜。(中医方剂大辞典)

正气太平丸 zheng qi tai ping wan

【英文名】Zheng Qi Tai Ping Pill

【组成】当归、白芍、枳实、薄荷、广藿香、青皮、紫苏、甘草、厚朴、山楂、麦芽、槟榔、草蔻仁、制半夏、神曲、柴胡、莱菔子、山栀、黄芩、制军、车前子、木通。(中医方剂大辞典)

正气回生汤 zheng qi hui sheng tang

【英文名】Zheng Qi Hui Sheng Decoction

【组成】人参、白术、茯苓、甘草、陈皮、附子、半夏、南星。(中医方剂大辞典)

正气快斑汤 zheng qi kuai ban tang

【英文名】Zheng Qi Kuai Ban Decoction

【组成】羌活、苍术、甘草、防风、干葛、当归、桔梗、白芷、川芎。(中医方剂大辞典)

正气补虚汤 zheng qi bu xu tang

【英文名】Zheng Qi Bu Xu Decoction

【组成】人参、藿香叶、厚朴、黄芪、交趾桂、川白芷、大当归、五味子、白术、半夏、绵炮附子、熟地黄、川芎、白茯神、丁香、南木香、干姜、甘草。(中医方剂大辞典)

正气和解汤 zheng qi he jie tang

【英文名】Zheng Qi He Jie Decoction

【组成】藿香、白术、厚朴、陈皮、半夏、茯苓、白芷、桔梗、大腹皮、苏叶、甘草、柴胡、干葛。(中医方剂大

辞典）

正气活命散 zheng qi huo ming san

【英文名】Zheng Qi Huo Ming Powders

【组成】大附子、藿香叶、半夏、丁香、枇杷叶、人参、厚朴、桂。（中医方剂大辞典）

正气宽中散 zheng qi kuan zhong san

【英文名】Zheng Qi Kuan Zhong Powders

【组成】藿香、白术、厚朴、陈皮、半夏、茯苓、白芷、桔梗、大腹皮、苏叶、甘草、枳实、青皮。（中医方剂大辞典）

正气调胃散 zheng qi tiao wei san

【英文名】Zheng Qi Tiao Wei Powders

【组成】厚朴、半夏、白扁豆、藿香叶、陈皮、炙甘草、薏苡仁、白茯苓、白术。（中医方剂大辞典）

正气温中汤 zheng qi wen zhong tang

【英文名】Zheng Qi Wen Zhong Decoction

【组成】藿香、白术、厚朴、陈皮、半夏、茯苓、白芷、桔梗、大腹皮、苏叶、甘草、干姜、桂心。（中医方剂大辞典）

正气趋痛散 zheng qi qu tong san

【英文名】Zheng Qi Qu Tong Powders

【组成】肉桂、干姜、蓬术、归尾、川芎、白芷、乌药、元胡索、防风、独活、半夏、红花、白术、青皮。（中医方剂大辞典）

正阳茴香丸 zheng yang hui xiang wan

【英文名】Zheng Yang Hui Xiang Pill

【组成】茴香子、炮附子、天南星、硫黄、丁香、木香、吴茱萸、预知子、桂心。（中医方剂大辞典）

正经四物汤 zheng jing si wu tang

【英文名】Zheng Jing Si Wu Decoction

【组成】当归、白鸡冠花、白芍、白术、香附、熟地、川芎、人参、阿胶、茯苓、侧柏叶、枣仁、陈皮、蒲黄、炙甘草。（中医方剂大辞典）

正经养血汤 zheng jing yang xue tang

【英文名】Zheng Jing Yang Xue Decoction

【组成】白芍、当归、茯苓、白术、阿胶、炙甘草、川椒、五味子、姜半夏、人参、柴胡、姜。（中医方剂大辞典）

正骨顺气汤 zheng gu shun qi tang

【英文名】Zheng Gu Shun Qi Decoction

【组成】当归、川芎、白芍、苍术、厚朴、茯苓、半夏、白芷、枳壳、桔梗、干姜、桂枝、麻黄、甘草、羌活、蜜香。（中医方剂大辞典）

正骨紫金丸 zheng gu zi jin wan

【英文名】Zheng Gu Zi Jin Pill(药品标准－中药成方制剂标准)

【组成】丁香、莲子、熟大黄、儿茶、白芍、血竭、牡丹皮、当归、木香、茯苓、红花、甘草。（药品标准－中药成方制剂标准1989年）

正骨紫金丹 zheng gu zi jin dan

【英文名】Zheng Gu Zi Jin Pellet

【异名】正骨紫金丸（中医方剂大辞典、金鉴、中药制剂手册）

【组成】丁香、木香、瓜儿血竭、儿茶、熟大黄、红花、当归头、莲肉、白茯苓、白芍、丹皮、生甘草。（中医方剂大辞典）

正料消风散 zheng liao xiao feng san

【英文名】Zheng Liao Xiao Feng Powders

【组成】前胡、芎䓖、白茯、甘草、防风、荆芥、羌活、僵蚕、蝉退、厚朴、人参、合香。（中医方剂大辞典）

正清风痛宁 zheng qing feng tong ning

【英文名】Zheng Qing Feng Tong Ning Tablet

【组成】马钱子、乳香、没药、生地黄、青风藤、川乌、淫羊藿、草乌、薏苡仁、乌梢蛇等。（《卫生部药品标准》1995年）

正北芪蜂王浆 zheng bei qi feng wang jiang

【英文名】Zheng Bei Qi Feng Wang Jiang Liquid

【组成】黄芪、人参、玉竹、鲜蜂王浆等。（《内蒙古药品标准》(1990年)）

正柴胡饮冲剂 zheng chai hu yin chong ji

【英文名】Zhen Chai Hu Drink Medicinal Instant Granule Granule

【组成】柴胡、陈皮、防风、芍药、甘草、生姜。（景岳全书、京卫药准字(85)第76号）

正柴胡饮颗粒 zheng chai hu yin ke li

【英文名】Zheng Chai Hu Yin Granule(药品标准－中药成方制剂标准)

【组成】柴胡、陈皮、防风、甘草、赤芍、生姜。（药品标准－中药成方制剂标准1998年）

正元荜澄茄汤 zheng yuan bi cheng qie tang

【英文名】Zheng Yuan Bi Cheng Qie Decoction

【组成】荜澄茄、沉香、石斛、人参、赤茯苓、五味子、巴戟天、桂、白术、芎䓖、木香、肉豆蔻、炮附子、没药、陈曲。（中医方剂大辞典）

正清风痛宁片 zheng qing feng tong ning pian

【英文名】Zheng Qing Feng Tong Ning Tablet(药品标准－中药成方制剂标准)

【组成】青风藤。（药品标准－中药成方制剂标准1998年）

正清风痛宁注射液 zheng qing feng tong ning zhu she ye

【英文名】Zheng Qing Feng Tong Ning Injection(药品标准－中药成方制剂标准)

【组成】盐酸青藤碱。（药品标准－中药成方制剂标准1998年）

玉饮 yu yin

【英文名】Yu Drink

【组成】真玉、粟谷。(中医方剂大辞典)

玉女英 yu nv ying

【英文名】Yu Nv Ying Powders

【异名】滑粉散(中医方剂大辞典、中医皮肤病学简编)

【组成】(1)绿豆粉、滑石。(中医方剂大辞典)(2)青蒿汁、蛤粉。(中医方剂大辞典)

玉女砂 yu nv sha

【英文名】Yu Nv Sha Pill

【组成】辰砂、金毛狗脊、吴茱萸、菟丝子、杜仲、瓦松、熟地黄、五味子、人参、肉豆蔻、桑寄生、川萆薢、芍药、巴戟、黄芪、牡丹皮、肉苁蓉、当归、茯神、茴香、远志、山茱萸。(中医方剂大辞典)

玉女粉 yu nv fen

【英文名】Yu Nv Powders

【组成】益母草灰。(中医方剂大辞典)

玉女散 yu nv san

【英文名】Yu Nv Powders

【组成】川乌。(中医方剂大辞典)

玉女煎 yu nv jian

【英文名】Yu Nv Decoction(中国中医药学主题词表)

【组成】生石膏、熟地、麦冬、知母、牛膝。(中医方剂大辞典)

玉井散 yu jing san

【英文名】Yu Jing Powders

【组成】瓜蒌根、甘遂。(中医方剂大辞典)

玉仁膏 yu ren gao

【英文名】Yu Ren Plaster

【组成】当归、白芷、紫草、甘草。(中医方剂大辞典)

玉龙丸 yu long wan

【英文名】Yu Long Pill

【组成】(1)焰消、明矾、滑石、硫黄、白面。(中医方剂大辞典)(2)阳起石、白滑石、寒水石、硇砂、南硼砂、轻粉、粉霜。(中医方剂大辞典)(3)黄连、好酒。(中医方剂大辞典)(4)半夏。(中医方剂大辞典)

玉龙丹 yu long dan

【英文名】Yu Long Pellet

【组成】(1)明矾、没药、乳香、炉甘石、珍珠、黄丹、麝香、梅花片。(中医方剂大辞典)(2)真雄黄、寒水石。(中医方剂大辞典)

玉龙油 yu long you

【英文名】Yu Long Oil(药品标准－中药成方制剂标准)

【组成】干姜、赤芍、天南星、草乌、川乌、附子、乳香、白芷、威灵仙、细辛、五倍子、薄荷油、水杨酸甲酯、樟脑、琥珀、薄荷脑、丁香罗勒油、肉桂油、八角茴香油。(药品标准－中药成方制剂标准 1997 年)

玉龙散 yu long san

【英文名】Yu Long Powders

【异名】接骨丹(中医方剂大辞典、伤科汇纂)

【组成】(1)人中白。(中医方剂大辞典)(2)玉簪花、蛇蜕、丁香。(中医方剂大辞典)(3)硫黄、滑石。(中医方剂大辞典)

玉龙膏 yu long gao

【英文名】Yu Long Plaster

【异名】胜玉膏(中医方剂大辞典、医林改错)

【组成】(1)香油、白蔹、升麻、当归、川芎、连翘、银花、甲片、川乌、象皮、乳香、没药、轻粉、冰片、麝香、白占。(中医方剂大辞典)(2)草乌、火姜、白芷、官桂、赤芍。(中医方剂大辞典)(3)蕤仁、杏仁、硼砂、滴乳香、牙消、轻粉、脑、麝。(中医方剂大辞典)(4)白矾、胆矾、硫黄、硇砂、砒、乳香末、黄丹、朱砂。(中医方剂大辞典)(5)栝楼、零陵香、芍药、藿香叶、炙甘草、黄芪、杏仁、香白芷、清油、黄蜡、麝香、当归、乌蛇、生姜。(中医方剂大辞典)(6)白蔹、白芷、茅香、零陵香、栝楼仁、麝香。(中医方剂大辞典)(7)青蒿子、柴胡、白槟榔、鳖甲、白术、赤茯苓、木香、牡蛎、地骨皮、人参、生干地黄、当归、朱砂、豆豉心、虎头骨、肉苁蓉。(中医方剂大辞典)(8)瓜蒌、黄蜡、白芷、麻油、麝香、松脂、零香、藿香、杏仁、升麻、黄芪、赤芍、白及、白蔹、甘草。(中医方剂大辞典)

玉仙散 yu xian san

【英文名】Yu Xian Powders

【组成】(1)干姜、香附、白芍、生甘草。(中医方剂大辞典)(2)香附子、白芍、甘草。(中医方剂大辞典)(3)白矾、乌梅、杏仁、佛耳草、款冬花、知母、贝母、炙甘草。(中医方剂大辞典)

玉兰丸 yu lan wan

【英文名】Yu Lan Pill

【组成】辰砂、鹿茸、当归、附子、木瓜、柏子仁、沉香、巴戟、黄芪、肉苁蓉、茯神、川牛膝、石斛、杜仲、菟丝子、五味子、远志。(中医方剂大辞典)

玉芝丸 yu zhi wan

【英文名】Yu Zhi Pill

【组成】人参、干薄荷叶、白茯苓、白矾、南星、半夏。(中医方剂大辞典)

玉芝丹 yu zhi dan

【英文名】Yu Zhi Pellet

【异名】灵宝丹(中医方剂大辞典、圣惠)

【组成】黑铅、水银、硫黄、阳起石、代赭、消石。(中医方剂大辞典)

玉芝饮 yu zhi yin

【英文名】Yu Zhi Drink

【异名】玉芝散(中医方剂大辞典、幼幼新书)

【组成】甘草、吴石膏、藿香、山栀子。(中医方剂大辞典)

玉芝散 yu zhi san
【英文名】Yu Zhi Powders
【组成】香附子、代赭石。(中医方剂大辞典)

玉灰散 yu hui san
【英文名】Yu Hui Powders
【组成】风化石灰、韭菜。(中医方剂大辞典)

玉尘散 yu chen san
【英文名】Yu Chen Powders
【组成】(1)寒水石、马牙消、铅白霜、南硼砂。(中医方剂大辞典)(2)天南星、半夏、桔梗、桑根白皮。(中医方剂大辞典)(3)白面、箬叶灰。(中医方剂大辞典)

玉竹汤 yu zhu tang
【英文名】Yu Zhu Decoction
【组成】生黄芪、阿胶、直僵蚕、菊花、黑芝麻、蒺藜、当归须、玉竹、炙甘草。(中医方剂大辞典)

玉竹粥 yu zhu zhou
【英文名】Yu Zhu Gruel
【组成】玉竹、冰糖、粳米。(中医方剂大辞典)

玉竹膏 yu zhu gao
【英文名】Yu Zhu Concentrated Decoction(药品标准-中药成方制剂标准)
【组成】玉竹。(药品标准-中药成方制剂标准 1990年)

玉华丸 yu hua wan
【英文名】Yu Hua Pill
【组成】消石、硫黄、白矾、硼砂。(中医方剂大辞典)

玉华丹 yu hua dan
【英文名】Yu Hua Pellet
【组成】(1)矾。(中医方剂大辞典)(2)炉甘石、川黄连、童便。(中医方剂大辞典)

玉华散 yu hua san
【英文名】Yu Hua Powders
【组成】甜葶苈、桑白皮、天门冬、百部、马兜铃、半夏、紫菀、杏仁、贝母、百合、甘草、人参。(中医方剂大辞典)

玉华煎 yu hua jian
【英文名】Yu Hua Decoction
【组成】玉竹、五味子、麦冬、沙参、党参、茯苓、白术、山药、川断、牛膝。(中医方剂大辞典)

玉合丹 yu he dan
【英文名】Yu He Pellet
【组成】寒水石、白矾、黄丹、密陀僧、硫黄。(中医方剂大辞典)

玉肌丹 yu ji dan
【英文名】Yu Ji Pellet
【组成】红升丹、生石膏。(中医方剂大辞典)

玉肌散 yu ji san
【英文名】Yu Ji Powders
【组成】(1)白芷、白及、龙骨、贝母、赤石脂。(中医方剂大辞典)(2)绿豆、滑石、白芷、白附子。(中医方剂大辞典)

玉池汤 yu chi tang
【英文名】Yu Chi Decoction
【组成】桂枝、茯苓、甘草、芍药、龙骨、牡蛎、附子、砂仁。(中医方剂大辞典)

玉池散 yu chi san
【英文名】Yu Chi Powders
【组成】(1)藁本、升麻、防风、细辛、白芷、甘草节、当归、槐花、川芎、独活。(中医方剂大辞典)(2)细辛、川升麻、防风、当归、川芎、藁本、地骨皮、白芷、石膏、螺青、青盐。(中医方剂大辞典)(3)当归、藁木、地骨皮、防风、白芷、槐花、川芎、炙甘草、升麻、细辛。(中医方剂大辞典)(4)升麻、藁本、甘松、茵草、香白芷、川芎、华细辛、生干地黄、地骨皮、皂角、麝香、青盐。(中医方剂大辞典)(5)寒水石、细辛、胡椒、荆芥穗。(中医方剂大辞典)

玉关丸 yu guan wan
【英文名】Yu Guan Pill
【异名】趁邪丹(中医方剂大辞典、鸡峰)
【组成】(1)人参、枣仁、牡蛎、五倍子、枯矾、龙骨、茯神、远志肉。(中医方剂大辞典)(2)白面、枯矾、文蛤、北五味子、诃子。(中医方剂大辞典)(3)山茱萸、补骨脂、龙骨、牡蛎、白茯苓、青盐。(中医方剂大辞典)

玉红散 yu hong san
【英文名】Yu Hong Powders
【组成】(1)灵药、雄黄、白丁香、蟾酥、乳香、没药。(中医方剂大辞典)(2)寒水石、轻粉、国丹。(中医方剂大辞典)(3)白矾、朱砂、硇砂。(中医方剂大辞典)

玉红膏 yu hong gao
【英文名】Yu Hong Plaster
【组成】(1)轻粉末、飞丹、珍珠、黄柏、象皮。(中医方剂大辞典)(2)当归、白芷、甘草、紫草、血竭、轻粉、白占、麻油。(中医方剂大辞典)(3)紫草、全归、生地、象皮、乳香、没药、甘草、合欢皮。(中医方剂大辞典)(4)松香、飞丹、枯矾、川椒、轻粉。(中医方剂大辞典)

玉杖丸 yu zhang wan
【英文名】Yu Zhang Pill
【组成】大半夏、石燕子、阳起石、灵砂、龙骨、诃子、砂仁、麦门冬、原蚕蛾、桑螵蛸。(中医方剂大辞典)

玉芪方 yu qi fang
【英文名】Yu Qi Prescripton

【组成】黄芪、玉竹、山楂。(湖南中医学院学报 1988,8(2))

玉连丸 yu lian wan

【英文名】Yu Lian Pill

【组成】木香、诃子、黄连。(中医方剂大辞典)

玉连环 yu lian huan

【英文名】Yu Lian Huan Powders

【组成】白及、白蔹、密陀僧、代赭石、糯米粉、绿豆粉。(中医方剂大辞典)

玉肠散 yu chang san

【英文名】Yu Chang Powders

【组成】白石脂、当归、丁香、白术、草豆蔻、厚朴。(中医方剂大辞典)

玉灵丹 yu ling dan

【英文名】Yu Ling Pellet

【组成】香附、苏子、苏木、萝卜子、桃仁、当归、降香、红花、枳实、青皮、沉香、木香、官桂、乳香、没药、藿香、陈皮、槟榔、蓬术、白豆蔻。(中医方剂大辞典)

玉灵膏 yu ling gao

【英文名】Yu Ling Plaster

【异名】代参膏(中医方剂大辞典、随息居饮食谱);龙眼膏(中医方剂大辞典、医学碎金录)

【组成】(1)好龙眼。(中医方剂大辞典)(2)江子、赤芍、木鳖、当归、白芷、没药、乳香、黄丹、柳枝。(中医方剂大辞典)

玉阿散 yu a san

【英文名】Yu A Powders

【组成】猫屎、冰片、青黛。(中医方剂大辞典)

玉环丸 yu huan wan

【英文名】Yu Huan Pill

【组成】生地、丹参、全当归、大香附、赤芍、川芎、陈艾绒。(中医方剂大辞典)

玉环丹 yu huan dan

【英文名】Yu Huan Pellet

【组成】龙骨、莲花蕊、芡实、黄柏、石菖蒲、牡蛎、五味子。(中医方剂大辞典)

玉环煎 yu huan jian

【英文名】Yu Huan Decoction

【组成】玉竹、羚羊角、沙参、麦冬、石斛、贝母、萎皮、蛤粉、梨汁。(中医方剂大辞典)

玉枢丹 yu shu dan

【英文名】Yu Shu Pellet

【组成】(1)明矾、枪消、硼砂。(中医方剂大辞典)(2)天南星、大半夏、天花粉、玄明粉、硼砂、雄黄、麝香、生甘草。(中医方剂大辞典)(3)苦参、当归、玄参、荆芥、苍术、羌活、乌药、胡麻、藁本、苍耳子、川芎、独活、白芷、白蒺藜、防风、大风肉、甘草、麻黄、红花、牛蒡子、天麻、白僵蚕、琉璃、海风藤、薄荷、延胡索、秋石、夏枯草、犀角、旱莲草、虎骨、血竭、柴胡、苏木、蝉蜕、牛黄、麝香、广木香、沉香、檀香、乳香、没药、仙灵脾、桑螵蛸、蕤仁、大黄、桔梗、贝母、乌药、半夏。(中医方剂大辞典)

玉枢散 yu shu san

【英文名】Yu Shu Powders(药品标准－中药成方制剂标准)

【组成】麝香、冰片、朱砂、雄黄、千金子、红大戟、五倍子、山慈姑。(药品标准－中药成方制剂标准 1998年)

玉矾汤 yu fan tang

【英文名】Yu Fan Decoction

【组成】白矾。(中医方剂大辞典)

玉抱肚 yu bao du

【英文名】Yu Bao Du Hot medicated compress

【组成】(1)川乌、川椒、小茴香、破故纸、葫芦巴、官桂、良姜、马楝花、白芷、甘松、干姜、吴茱萸、川楝子、海藻、青木香、乳香、没药、好艾。(中医方剂大辞典)(2)针砂、白矾、硇砂、粉霜。(中医方剂大辞典)(3)针砂、白矾、官桂。(中医方剂大辞典)

玉乳丹 yu ru dan

【英文名】Yu Ru Pellet

【组成】钟乳粉、柏子仁、熟干地黄、当归、防风、补骨脂、黄芪、茯苓。(中医方剂大辞典)

玉乳散 yu ru san

【英文名】Yu Ru Powders

【组成】黄丹、白面、精猪肉。(中医方剂大辞典)

玉命丹 yu ming dan

【英文名】Yu Ming Pellet

【组成】硫黄、密陀僧、黄丹、寒水石、白矾、麝香。(中医方剂大辞典)

玉兔散 yu tu san

【英文名】Yu Tu Powders

【组成】鲜兔头。(中医方剂大辞典)

玉珍散 yu zhen san

【英文名】Yu Zhen Powders

【组成】石膏、炙甘草、滑石、白附子、蚌粉、白僵蚕。(中医方剂大辞典)

玉柱杖 yu zhu zhang

【英文名】Yu Zhu Zhang Pill

【异名】小接命(中医方剂大辞典);一秤金(中医方剂大辞典)

【组成】没石子、沉香、大茴香、槐子、五加皮、枸杞子、破故纸、怀熟地黄。(中医方剂大辞典)

玉柱膏 yu zhu gao

【英文名】Yu Zhu Plaster

【组成】蓬砂、龙脑、马牙消、青盐、轻粉、熊胆、杏仁、蕤仁。(中医方剂大辞典)

玉带膏 yu dai gao

【英文名】Yu Dai Plaster

【组成】(1)黄蜡、定粉、龙骨末、麝香、黄芩、黄柏、桃仁。(中医方剂大辞典)(2)龙骨、栀子仁、黄柏、黄芩。(中医方剂大辞典)

玉树油 yu shu you

【英文名】Yu Shu Oil

【组成】桉叶油。(中医方剂大辞典)

玉药丹 yu yao dan

【英文名】Yu Yao Pellet

【组成】青木香、茴香、蝎梢、阳起石、硇砂、白矾、炮黑附子。(中医方剂大辞典)

玉钥匙 yu yao shi

【英文名】Yu Yao Shi Powders

【组成】(1)焰消、硼砂、脑子、白僵蚕。(中医方剂大辞典)(2)西瓜霜、西月石、飞朱砂、僵蚕、冰片。(中医方剂大辞典)

玉泉丸 yu quan wan

【英文名】Yu Quan Pill(中国中医药学主题词表)

【组成】(1)黄连、干葛、天花粉、知母、麦门冬、人参、五味子、生地汁、莲肉、乌梅肉、当归、甘草、人乳汁、牛乳汁、甘蔗汁、梨汁、藕汁。(中医方剂大辞典)(2)麦门冬、人参、茯苓、黄芪、乌梅肉、甘草、瓜蒌根、干葛。(中医方剂大辞典)

玉泉片 yu quan pian

【英文名】Yu Quan Tablet(药品标准-中药成方制剂标准)

【组成】天花粉、葛根、人参、地黄、五味子、麦冬、茯苓、乌梅、黄芪、甘草。(药品标准-中药成方制剂标准1998年)

玉泉散 yu quan san

【英文名】Yu Quan Powders

【异名】一六甘露散(中医方剂大辞典、景岳全书);六一甘露散(中医方剂大辞典、会约);玉泉煎(中医方剂大辞典、医部全录);一六甘露饮(中医方剂大辞典、医部全录)

【组成】(1)石膏、粉甘草、朱砂。(中医方剂大辞典)(2)犀角、白芎、黄连、冰片。(中医方剂大辞典)(3)甘遂。(中医方剂大辞典)

玉饼子 yu bing zi

【英文名】Yu Bing Zi Lozenges

【组成】(1)茯苓、芒消、寒水石、山药、炙甘草、麦冬、朱砂、龙脑。(中医方剂大辞典)(2)海螵蛸、蛤粉、脑、黄蜡。(中医方剂大辞典)(3)半夏、巴豆、滑石、寒食面。(中医方剂大辞典)(4)川乌、干姜、天南星、川芎、甘草、防风、天麻、半夏。(中医方剂大辞典)(5)白胶、蓖麻子。(中医方剂大辞典)

玉津丸 yu jin wan

【英文名】Yu Jin Pill

【组成】雄黄、雌黄、硫黄、信砒、南星。(中医方剂大辞典)

玉屏散 yu ping san

【英文名】Yu Ping Powders

【组成】黄芪、防风、甘草。(中医方剂大辞典)

玉珠丸 yu zhu wan

【英文名】Yu Zhu Pill

【组成】半夏、消石。(中医方剂大辞典)

玉珠散 yu zhu san

【英文名】Yu Zhu Powders

【组成】硫黄、滑石、凝水石。(中医方剂大辞典)

玉真丸 yu zhen wan

【英文名】Yu Zhen Pill

【组成】(1)硫黄、石膏、半夏、消石。(中医方剂大辞典)(2)龙骨、菟丝子、鹿茸、韭子。(中医方剂大辞典)(3)石膏、半夏、硫黄。(中医方剂大辞典)

玉真丹 yu zhen dan

【英文名】Yu Zhen Pellet

【组成】(1)南星、防风。(中医方剂大辞典)(2)黄柏、滑石、知母。(中医方剂大辞典)

玉真汤 yu zhen tang

【英文名】Yu Zhen Decoction

【组成】阿魏、茴香、檀香、胡椒、干姜、杏仁、白粳米、白面、甘草、盐。(中医方剂大辞典)

玉真散 yu zhen san

【英文名】Yu Zhen Powders(中国中医药学主题词表)

【异名】夺命散(中医方剂大辞典);玉真丹(中医方剂大辞典、证治汇补);玉正散(中医方剂大辞典、灵验良方汇编);玉贞散(中医方剂大辞典、梅氏验方新编);白附散(中医方剂大辞典、经验奇方)

【组成】(1)生白附子、天麻、生南星、白芷、防风、生半夏、冰片、羌活。(中医方剂大辞典)(2)天虫、南星、防风、白芷。(中医方剂大辞典)(3)南星、防风、白芷、天麻、羌活、白附。(中医方剂大辞典)(4)寒水石、石膏、甘草、滑石。(中医方剂大辞典)(5)天南星、防风、没药。(中医方剂大辞典)(6)白术、半夏、椒。(中医方剂大辞典)

玉壶丸 yu hu wan

【英文名】Yu Hu Pill

【异名】白龙丸(中医方剂大辞典、百一、诚书);天花粉丸(中医方剂大辞典、奇效良方);天花丸(中医方剂大辞典、医统)

【组成】(1)白芍、当归、赤苓、枳壳、槟榔、甘草、车前子、萝卜子。(中医方剂大辞典)(2)雄黄、南星、半夏、天麻、白芷。(中医方剂大辞典)(3)白面、白矾、硫黄。(中医方剂大辞典)(4)海藻、昆布、雷丸、海带。(中医方剂大辞典)(5)大半夏、雪白南星。(中医方剂大辞典)(6)人参、瓜蒌根。(中医方剂大辞典)(7)硫黄、焰消、滑石、白矾。(中医方剂大辞典)(8)硫黄、寒水石、石膏、盆消、甘草、绿豆粉、太阴玄精石。(中医方剂大辞典)(9)乌头、硇砂、阳起石、硫黄。(中医方剂大辞典)(10)青嫩皂荚针、枳壳、胡桃仁、没药、阴地椿根白皮、乳香。(中医方剂大辞典)

玉壶丹 yu hu dan

【英文名】Yu Hu Pellet

【组成】(1)硫黄、焰消、绿豆。(中医方剂大辞典)(2)石硫黄。(中医方剂大辞典)

玉壶冰 yu hu bing

【英文名】Yu Hu Bing Distillate

【组成】荸荠粉、牛黄、冰片、琥珀、海螵蛸、朱砂、珍珠、麝香、大青盐、熊胆、玄明粉、炉甘石、硼砂、硇砂、没药、胆矾、枯矾。(中医方剂大辞典)

玉壶饮 yu hu yin

【英文名】Yu Hu Drink

【组成】生党参、花粉。(中医方剂大辞典)

玉壶散 yu hu san

【英文名】Yu Hu Powders

【组成】海藻、海带、昆布、雷丸、青盐、广术。(中医方剂大辞典)

玉振丸 yu zhen wan

【英文名】Yu Zhen Pill

【组成】巴豆、牵牛子、大黄、荞麦。(中医方剂大辞典)

玉涎丹 yu xian dan

【英文名】Yu Xian Pellet

【组成】蚶蝓、象贝。(上海中医药杂志 1959,(3))

玉脂散 yu zhi san

【英文名】Yu Zhi Powders

【组成】白石脂、当归、丁香、白术、草豆蔻、厚朴。(中医方剂大辞典)

玉脂膏 yu zhi gao

【英文名】Yu Zhi Plaster

【组成】牛油、柏油、香油、黄蜡、银朱、官粉、麝香。(中医方剂大辞典)

玉烛汤 yu zhu tang

【英文名】Yu Zhu Decoction

【组成】(1)香附、沉香、藿香、缩砂、木香、吴茱萸、莪术、桂枝、甘草。(中医方剂大辞典)(2)生黄芪、生地黄、玄参、知母、当归、香附、柴胡、甘草。(中医方剂大辞典)

玉烛散 yu zhu san

【英文名】Yu Zhu Powders

【组成】(1)当归、川芎、芍药、生地黄、大黄。(中医方剂大辞典)(2)当归、芍药、川芎、甘草、芒消、熟地黄、大黄、黄芩。(中医方剂大辞典)(3)人参、生地、川芎、朱砂、防风、细辛、石菖蒲、甘草。(中医方剂大辞典)(4)四物汤、调胃承气汤。(中医方剂大辞典)(5)四物汤、大黄、朴消、枳实、厚朴。(中医方剂大辞典)

玉浮丸 yu fu wan

【英文名】Yu Fu Pill

【组成】(1)人参、白僵蚕、白术、干姜、丁香、白豆蔻仁、麦蘖、炮附子、木香、南星、槟榔、半夏、炙甘草。(中医方剂大辞典)(2)天南星、半夏、陈皮、白术、茯苓、附子。(中医方剂大辞典)

玉粉丸 yu fen wan

【英文名】Yu Fen Pill

【组成】(1)白丁香、粉霜、硫黄、腻粉、硇砂、乳香。(中医方剂大辞典)(2)凝水石、腻粉、粉霜、白矾、半夏曲。(中医方剂大辞典)(3)矾石、生炊饼。(中医方剂大辞典)(4)南星、半夏、桔皮。(中医方剂大辞典)(5)南星、半夏、官桂。(中医方剂大辞典)(6)半夏、草乌、桂。(中医方剂大辞典)

玉粉丹 yu fen dan

【英文名】Yu Fen Pellet

【异名】玉粉丸(中医方剂大辞典、鸡峰、普济方)

【组成】(1)石燕、真轻粉、延胡索。(中医方剂大辞典)(2)伏火硫黄、白龙骨、钟乳粉、炮附子、白石脂。(中医方剂大辞典)(3)牡蛎粉、干姜末。(中医方剂大辞典)(4)粉霜、腻粉、定粉、石燕子、延胡索。(中医方剂大辞典)(5)蛤粉、硫黄。(中医方剂大辞典)

玉粉散 yu fen san

【英文名】Yu Fen Powders

【异名】红豆散(中医方剂大辞典、传家秘宝、圣济总录)

【组成】(1)定粉、蛤粉、石膏、白石脂、滑石、白龙骨、粟米粉、寒水石。(中医方剂大辞典)(2)寒水石、井泉石、脑子。(中医方剂大辞典)(3)锻熟牡蛎粉、炮裂干姜末。(中医方剂大辞典)(4)寒水石、密陀僧、滑石、腻粉、麝香。(中医方剂大辞典)(5)滑石、甘草、冰片。(中医方剂大辞典)(6)南京宫粉。(中医方剂大辞典)(7)轻粉、银朱、滑石、寒水石、孩儿茶、片脑。(中医方剂大辞典)(8)海蛤。(中医方剂大辞典)(9)胡粉、白龙骨、水磨雄黄、槠木根白皮、漏芦、白马夜眼。(中医方剂大辞典)(10)定粉。(中医方剂大辞典)(11)牡蛎。(中医方剂大辞典)(12)石膏、牡蛎。(中医方剂大辞典)(13)白矾、定粉。(中医方剂大辞典)(14)天南星、太阴玄精石、炙甘草、贝母、不灰木。(中医方剂大辞典)(15)定粉、飞白粉。(中医方剂大辞典)(16)大黑附子、红豆、炮干姜、舶上硫黄。(中医方剂大辞典)

玉粉膏 yu fen gao

【英文名】Yu Fen Plaster

【组成】矾石、硫黄。(中医方剂大辞典)

玉容丸 yu rong wan

【英文名】Yu Rong Pill

【异名】洗面玉容丸(中医方剂大辞典、饲鹤亭集方)

【组成】(1)铅粉、白芨、白蔹、干胭脂。(中医方剂大辞典)(2)白芨、白附子、石榴皮、冬瓜仁、大枣。(中医方剂大辞典)(3)甘松、山奈、细辛、白芷、白蔹、白及、防风、荆芥、僵蚕、山栀、藁本、天麻、羌活、独活、密陀僧、枯矾、檀香、川椒、菊花、红枣。(中医方剂大辞典)

玉容汤 yu rong tang

【英文名】Yu Rong Decoction

【组成】白芷、白花蛇舌草、丹参、苦参、甘草、仙灵脾、川椒。(国医论坛 1991,(5))

玉容粉 yu rong fen

【英文名】Yu Rong Powders

【组成】绿豆、荷花瓣、白滑石、香白芷、冰片、密陀僧、白附子。(中医方剂大辞典)

玉容散 yu rong san

【英文名】Yu Rong Powders

【异名】玉容粉(中医方剂大辞典、种福堂方、集验良方拔萃)

【组成】(1)绿豆粉、白菊花、白附子、白芷、食盐、冰片。(中医方剂大辞典)(2)皂角、升麻、楮实子、甘松、山奈、砂仁、天花粉、白芷、白及、糯米、白丁香、绿豆。(中医方剂大辞典)(3)白芨、白蔹、白僵蚕、钟乳粉、白附子、冬瓜子、韶脑、楮桃儿、麝香。(中医方剂大辞典)(4)牵牛、香白芷、甘松、广零陵香、栝楼根、川芎、细辛、阿胶、猪牙皂角、藿香、楮桃儿、藁本。(中医方剂大辞典)(5)白僵蚕、白附子、白芷、山奈硼砂、石膏、滑石、白丁香、冰片。(中医方剂大辞典)(6)白芷、白术、白芨、白茯苓、白扁豆、白细辛、白僵蚕、白莲蕊、白牵牛、白蔹、白鸽粪、甘松、团粉、白丁香、白附子、鹰条、防风、荆芥穗、羌活、独活。(中医方剂大辞典)(7)绿豆粉、白附子、白芷、白蔹、白僵蚕、官粉、明粉、防风、零陵香、排草香、上冰片、山奈、檀香。(中医方剂大辞典)(8)香芷、肥皂、细辛、甘松、荆芥、木贼、白丁香、杏仁、花粉、蕤仁、藿香叶、天虫、山奈、陀僧、玄明粉、轻粉、硫黄、铅粉、苏合油、冰片。(中医方剂大辞典)

玉容膏 yu rong gao

【英文名】Yu Rong Plaster

【异名】玉容西施膏(中医方剂大辞典、御药院方、东医宝鉴·杂病篇)

【组成】(1)黄芪、当归、白芍、白芷、川芎、藿香叶、零陵香、白檀、白附子、白及、白蔹、瓜蒌、杏仁、龙脑、清油。(中医方剂大辞典)(2)败龟版、胎发、猪毛、羊毛、鹅毛、鸡毛、牛油、猪板油、桐油、飞黄丹、麻油。(中医方剂大辞典)(3)香油、黄蜡、黄丹末、寒水石。(中医方剂大辞典)

玉浆散 yu jiang san

【英文名】Yu Jiang Powders

【组成】(1)滑石、炙甘草。(中医方剂大辞典)(2)白面。(中医方剂大辞典)

玉屑丸 yu xie wan

【英文名】Yu Xie Pill

【组成】(1)槐根、苦楝根、椿根白皮、天南星、半夏、威灵仙、寒食白面。(中医方剂大辞典)(2)半夏、生姜、白矾、百部。(中医方剂大辞典)

玉屑饭 yu xie fan

【英文名】Yu Xie Gruel

【组成】粱米饭、绿豆粉。(中医方剂大辞典)

玉屑散 yu xie san

【英文名】Yu Xie Powders

【异名】五马破曹(中医方剂大辞典、咽喉脉证通论)

【组成】(1)薄荷、官硼、雄黄、儿茶、冰片。(中医方剂大辞典)(2)石膏。(中医方剂大辞典)(3)葫芦壳。(中医方剂大辞典)(4)桂府滑石。(中医方剂大辞典)(5)寒水石、马牙消、贝母、知母、荷叶。(中医方剂大辞典)

玉屑膏 yu xie gao

【英文名】Yu Xie Plaster

【异名】玉屑散(中医方剂大辞典、三因、兰台轨范)

【组成】(1)轻粉、定粉、密陀僧。(中医方剂大辞典)(2)黄芪、人参。(中医方剂大辞典)(3)玉屑、密陀僧、附子、珊瑚。(中医方剂大辞典)(4)玉屑、珊瑚、木兰皮、辛夷、白附子、芎䓖、白芷、牛脂、冬瓜仁、桃仁、猪脂、白狗脂、商陆。(中医方剂大辞典)

玉绣球 yu xiu qiu

【英文名】Yu Xiu Qiu Powders

【组成】水银、枯矾、樟脑、大风子、花椒、柏油。(中医方剂大辞典)

玉黄膏 yu huang gao

【英文名】Yu Huang Plaster

【组成】当归、白芷、姜黄、甘草、轻粉、冰片、蜂白蜡。(中医方剂大辞典)

玉雪丹 yu xue dan

【英文名】Yu Xue Pellet

【异名】救苦玉雪丹(中医方剂大辞典、全国中药成药

处方集）
【组成】真犀黄、水安息、牛蒡子、车前子、青皮、当门子、苏合油、大腹绒、陈皮、赤芍、真川连、半夏曲、大豆卷、花粉、茅术、真珠子、鹅管石、淡豆豉、前胡、木通、血琥珀、广木香、土贝母、防风、辰砂、茯苓皮、大麦仁、生甘草、连翘、冰片、左秦艽、六神曲、广藿香、柴胡、槟榔、荆芥、大黄、枳壳、赤苓、枳实、桔梗、建神曲、白术、麻黄、川桂枝、寒水石、真厚朴、白螺丝、石膏。（中医方剂大辞典）

玉雪散 yu xue san
【英文名】Yu Xue Powders
【组成】僵蚕、山豆根、雄黄、玄明粉、硼砂。（中医方剂大辞典）

玉匮丸 yu kui wan
【英文名】San Kui Pill
【异名】三匮丹（中医方剂大辞典、简易方、医方类聚）
【组成】大木瓜、大附子、辰砂。（中医方剂大辞典）

玉堂丸 yu tang wan
【英文名】Yu Tang Pill
【组成】莲须、石莲肉、芡实、麦冬。（中医方剂大辞典）

玉液丸 yu ye wan
【英文名】Yu Ye Pill
【异名】玉液化痰丸（中医方剂大辞典、局方、鸡峰）
【组成】(1)橘红、枳实、桔梗、半夏、甘草、苏子、白茯卜子。（中医方剂大辞典）(2)软石膏。（中医方剂大辞典）(3)天南星、半夏、白矾、杏仁、猪牙皂角、青黛、焰消、巴豆。（中医方剂大辞典）(4)寒水石、半夏。（中医方剂大辞典）(5)百药煎、麝香、朴消、丹砂、龙脑、甘草末。（中医方剂大辞典）

玉液丹 yu ye dan
【英文名】Yu Ye Pellet
【组成】(1)硼砂。（中医方剂大辞典）(2)白矾、硫黄、消石。（中医方剂大辞典）(3)五倍子、儿茶、生甘草、苏薄荷叶、乌梅肉。（中医方剂大辞典）

玉液汤 yu ye tang
【英文名】Yu Ye Decoction（中国中医药学主题词表）
【组成】(1)天南星、半夏。（中医方剂大辞典）(2)生山药、生黄芪、知母、生鸡内金、葛根、五味子、天花粉。（中医方剂大辞典）(3)半夏。（中医方剂大辞典）(4)缩砂、薯蓣、甘草、豆蔻。（中医方剂大辞典）(5)牛膝、天麻、秦艽、防风、枸杞、蚕沙、大栗子、桔梗、当归、苍术、地黄。（中医方剂大辞典）

玉液饮 yu ye yin
【英文名】Yu Ye Drink
【组成】炙甘草、杏仁、人参、陈桔皮、五味子。（中医方剂大辞典）

玉液散 yu ye san
【英文名】Yu Ye Powders
【异名】千缗汤（中医方剂大辞典、御药院方、保命集）
【组成】(1)瓜蒌根、知母、贝母、炙甘草、人参。（中医方剂大辞典）(2)半夏、皂荚。（中医方剂大辞典）(3)团参、川芎、茯苓、官桂、知母、杏仁、葶苈、柴胡、半夏、麻黄、石膏、桔皮、白术、诃子、羌活、秦艽、甘草。（中医方剂大辞典）(4)柞树皮、白芍、当归、地榆、丹参、熟地、葛根、甘草、黄连。（中医方剂大辞典）(5)丁香、藿香、桂府滑石。（中医方剂大辞典）(6)半夏、生姜、陈粟米。（中医方剂大辞典）

玉盘散 yu pan san
【英文名】Yu Pan Powders
【组成】(1)白牵牛、甘松、香附、天花粉、藁本、白蔹、白芷、白附子、宫粉、白及、大黄、肥皂。（中医方剂大辞典）(2)糯米、黄明胶、皂角、干楮实、白及、白蔹、白芷、白术、藁本、川芎、细辛、甘松、零陵香、白檀香。（中医方剂大辞典）

玉液膏 yu ye gao
【英文名】Yu Ye Plaster
【组成】(1)香油、黄蜡。（中医方剂大辞典）(2)人参、乌梅肉、五倍子、五味子、诃子肉、玄明粉、甘草。（中医方剂大辞典）(3)紫苏、板桂、甘草、白梅肉。（中医方剂大辞典）

玉散子 yu san zi
【英文名】Yu San Zi Decoction
【组成】烂寒水石灰。（中医方剂大辞典）

玉锁丸 yu suo wan
【英文名】Yu Suo Pill
【组成】败荷叶、白茯苓、牡蛎、龙骨。（中医方剂大辞典）

玉锁丹 yu suo dan
【英文名】Yu Suo Pellet
【组成】(1)绛矾、龙骨、茴香、远志、黑牵牛、牡蛎、菟丝子。（中医方剂大辞典）(2)鸡头肉末、莲花蕊末、龙骨、乌梅肉。（中医方剂大辞典）(3)破故纸、葫芦巴、吴茱萸。（中医方剂大辞典）

玉锁匙 yu suo shi
【英文名】Yu Suo Shi Powders
【异名】开关玉锁匙（中医方剂大辞典、咽喉经验秘传）
【组成】(1)马牙消、硼砂、冰片、僵蚕、雄黄。（中医方剂大辞典）(2)僵蚕、硼砂、冰片、白芷。（中医方剂大辞典）(3)珍珠、朴消、儿茶、冰片、僵蚕、牙皂。（中医方剂大辞典）(4)明矾。（中医方剂大辞典）(5)巴豆。（中医方剂大辞典）

玉筵散 yu yan san
【英文名】Yu Yan Powders
【组成】山药、当归、桂、神曲、熟地黄、大豆卷、甘草、人参、川芎、白芍、白术、麦门冬、杏仁、柴胡、白茯苓、

阿胶、干姜、白蔹、防风、枣、桔梗。(中医方剂大辞典)

玉错散 yu cuo san

【英文名】Yu Cuo Powders

【组成】蓖麻、寒水石。(中医方剂大辞典)

玉鼠散 yu shu san

【英文名】Yu Shu Powders

【组成】新生小鼠。(中医方剂大辞典)

玉蝉散 yu chan san

【英文名】Yu Chan Powders

【组成】人参、蓖麻叶、桑叶、诃子肉、钟乳粉。(中医方剂大辞典)

玉箸消 yu zhu xiao

【英文名】Yu Zhu Xiao Powders

【组成】硇砂、白矾、马牙消、消石、黄丹、巴豆、蛇蜕。(中医方剂大辞典)

玉箸散 yu zhu san

【英文名】Yu Zhu Powders

【异名】玉柱散(中医方剂大辞典、医方类聚)

【组成】甘草、甘遂末。(中医方剂大辞典)

玉箸煎 yu zhu jian

【英文名】Yu Zhu Decoction

【组成】蛔虫。(中医方剂大辞典)

玉蕊丸 yu rui wan

【英文名】Yu Rui Pill

【异名】玉蕊丹(中医方剂大辞典、百一)

【组成】(1)白丸子、金液丹。(中医方剂大辞典)(2)天南星、半夏、白僵蚕、定粉、腻粉、水银。(中医方剂大辞典)(3)木香、茴香子、蝎梢、附子、白矾、阳起石、硫黄、硇砂。(中医方剂大辞典)(4)丹砂、硇砂、滑石、瞿麦穗、海金沙。(中医方剂大辞典)

玉蕊散 yu rui san

【英文名】Yu Rui Powders

【组成】滑石、硫黄、丁香、肉豆蔻。(中医方剂大辞典)

玉颜膏 yu yan gao

【英文名】Yu Yan Plaster

【组成】黄柏、绿豆粉、甘草、红花。(中医方剂大辞典)

玉燕膏 yu yan gao

【英文名】Yu Yan Plaster

【组成】川山甲、全蝎、白芷、黄连、全当归、黄芩、生地、赤芍、番木鳖、官桂、海藻。(中医方剂大辞典)

玉霜丸 yu shuang wan

【英文名】Yu Shuang Pill

【组成】(1)粉霜、半夏。(中医方剂大辞典)(2)砒霜、黄蜡。(中医方剂大辞典)(3)半夏、滑石、寒水石、白矾、白附子。(中医方剂大辞典)(4)天雄、磁石、朱砂、泽泻、牛膝、石斛、苁蓉、巴戟、茴香、肉桂、家韭子、菟丝子、牡蛎、紫梢花、鹿茸、白龙骨。(中医方剂大辞典)

玉霜丹 yu shuang dan

【英文名】Yu Shuang Pellet

【组成】砒、焰消、寒水石、白石脂。(中医方剂大辞典)

玉霜散 yu shuang san

【英文名】Yu Shuang Powders

【组成】石膏、寒水石。(中医方剂大辞典)

玉霜膏 yu shuang gao

【英文名】Yu Shuang Plaster

【组成】朴消、牙消、硼砂、矾石。(中医方剂大辞典)

玉螺丸 yu luo wan

【英文名】Yu Luo Pill

【组成】井泉石、丹砂、铁精、芒消、黄环、大黄、黄连、丹参、地龙。(中医方剂大辞典)

玉蟾散 yu chan san

【英文名】Yu Chan Powders

【组成】蚵皮、黄连、青黛、麝香。(中医方剂大辞典)

玉襮丸 yu bo wan

【英文名】Yu Bo Pill

【组成】半夏、白附子、天南星、龙脑、白矾。(中医方剂大辞典)

玉露丸 yu lu wan

【英文名】Yu Lu Pill

【组成】白龙骨、菟丝子、韭子。(中医方剂大辞典)

玉露汤 yu lu tang

【英文名】Yu Lu Decoction

【组成】陈茶叶、川黄连、荆芥穗、薄荷。(中医方剂大辞典)

玉露饮 yu lu yin

【英文名】Yu Lu Drink

【组成】(1)羚羊角、桑叶、制西洋参、象贝、薄荷、飞滑石、金银花、连翘、元参、淡竹沥、白僵蚕、带心麦冬、金汁。(中医方剂大辞典)(2)大白萝卜。(中医方剂大辞典)(3)人参、茯苓、甘草、芍药、川芎、当归、枳壳、桔梗。(中医方剂大辞典)(4)寒水石、石膏、滑石。(中医方剂大辞典)

玉露酒 yu lu jiu

【英文名】Yu Lu Wine

【组成】薄荷叶、绿豆粉、白沙糖、天门冬、麦门冬、天花粉、白茯苓、柿霜、硼砂、冰片。(中医方剂大辞典)

玉露散 yu lu san

【英文名】Yu Lu Powders

【异名】玉露饮(中医方剂大辞典、医学六要、活幼新书);甘露散(中医方剂大辞典、小儿药证直诀)

【组成】(1)玉竹、花粉、沙参、麦冬、石斛、贝母、杏仁、茯苓、山药、梨。(中医方剂大辞典)(2)人参、茯苓、当归、白芍、桔梗、川芎、柴胡、炙甘草。(中医方剂大辞典)(3)寒水石、滑石、甘草。(中医方剂大辞典)(4)人参、白茯苓、桔梗、芍药、甘草。(中医方剂大辞典)(5)不灰木、滑石。(中医方剂大辞典)(6)人参、茯苓、甘草、半夏、桔梗、川芎、远志、当归、芍药。(中医方剂大辞典)(7)寒水石、滑石、石膏、瓜蒌根、甘草。(中医方剂大辞典)(8)茯苓、人参、甘草、桔梗、白芷、川芎、川大黄、当归、芍药。(中医方剂大辞典)(9)寒水石、石膏、甘草。(中医方剂大辞典)(10)当归、白芍、桔梗、川芎、白茯苓、天花粉、木通、穿山甲。(中医方剂大辞典)

玉露膏 yu lu gao

【英文名】Yu Lu Plaster

【组成】(1)芙蓉叶。(中医方剂大辞典)(2)黄丹、水粉。(中医方剂大辞典)

玉露霜 yu lu shuang

【英文名】Yu Lu Shuang Powders

【组成】白术、陈皮、莲肉、薏苡仁、糯米、绿豆、陈米锅焦。(中医方剂大辞典)

玉髓丹 yu sui dan

【英文名】Yu Sui Pellet

【组成】软石膏、半夏、白矾。(中医方剂大辞典)

玉髓膏 yu sui gao

【英文名】Yu Sui Plaster

【组成】羊骨髓、轻粉。(中医方剂大辞典)

玉竹饮子 yu zhu yin zi

【英文名】Yu Zhu Drink

【组成】葳蕤、茯苓、甘草、桔梗、桔皮、紫菀、川贝母、生姜。(中医方剂大辞典)

玉竹冲剂 yu zhu chong ji

【英文名】Yu Zhu Granule

【异名】玉竹晶(药品标准－中药成方制剂标准)

【组成】玉竹。(药品标准－中药成方制剂标准 1990年)

玉华白丹 yu hua bai dan

【英文名】Yu Hua Bai Pellet

【异名】震灵丹(中医方剂大辞典、普济方)

【组成】白石脂、左顾牡蛎、阳起石、钟乳粉。(中医方剂大辞典)

玉米粉粥 yu mi fen zhou

【英文名】Yu Mi Fen Gruel

【组成】玉米粉、粳米。(中医方剂大辞典)

玉金方片 yu jin fang pian

【英文名】Yu Jin Fang Tablet(药品标准－中药成方制剂标准)

【组成】人参、海马、制何首乌干浸膏、黄精干浸膏、猕猴桃原汁干粉、猪脑粉、盐酸普鲁卡因、苯甲酸、偏重亚硫酸钾、维生素 B_1、维生素 E、磷酸三钙、维生素 C。(药品标准－中药成方制剂标准 1997 年)

玉柱杖丸 yu zhu zhang wan

【英文名】Yu Zhu Zhang Pill

【组成】茯苓、诃子、藿香、丁香、人参、木香、甘草、厚朴。(中医方剂大辞典)

玉柱杖散 yu zhu zhang san

【英文名】Yu Zhu Zhang Powders

【组成】(1)黄芪、白茯苓、人参、白术。(中医方剂大辞典)(2)全蝎、薄荷、麻黄。(中医方剂大辞典)(3)黄芪、人参、白茯苓。(中医方剂大辞典)

玉带仙膏 yu dai xian gao

【英文名】Yu Dai Xian Plaster

【异名】玉带膏(中医方剂大辞典、青囊秘传)

【组成】龙骨、宫粉、月石、梅片、元寸、黄蜡。(中医方剂大辞典)

玉钥匙散 yu yao shi san

【英文名】Yu Yao Shi Powders

【组成】僵蚕、冰片、牙消、硼砂。(中医方剂大辞典)

玉屏风丸 yu ping feng wan

【英文名】Yu Ping Feng Pill(药品标准－中药成方制剂标准)

【组成】黄芪、白术、防风。(药品标准－中药成方制剂标准 1989 年)

玉屏风散 yu ping feng san

【英文名】Yu Ping Feng Powders(中国中医药学主题词表)

【组成】(1)生黄芪、防风。(中医方剂大辞典)(2)黄芪、大当归、陈糯米。(中医方剂大辞典)(3)防风、黄芪、白术。(中医方剂大辞典)

玉桂杖丸 yu gui zhang wan

【英文名】Yu Gui Zhang Pill

【组成】厚朴、藿香、陈桔皮、神曲、诃子皮、川芎、丁香、木香、白术、甘草、人参。(中医方剂大辞典)

玉粉锭儿 yu fen ding er

【英文名】Yu Fen Lozenges

【异名】玉粉锭(中医方剂大辞典、普济方)

【组成】定粉、信石。(中医方剂大辞典)

玉容肥皂 yu rong fei zao

【英文名】Yu Rong Fei Zao Pill

【组成】白元米、肥皂、天花粉、滑石、胡桃肉、粉葛、白丁香、真粉、橄榄、北细辛、牙皂、枣肉。(中医方剂大辞典)

玉容香粉 yu rong xiang fen

【英文名】Yu Rong Xiang Powders

【组成】白果肉、杏仁、炉甘石、滑石、元寸、苏合油、冰片、铅粉。(中医方剂大辞典)

玉屑面脂 yu xie mian zhi
【英文名】Yu Xie Mian Plaster
【组成】玉屑、白附子、白茯苓、青木香、葳蕤、白术、白僵蚕、密陀僧、甘松香、乌头、商陆、石膏、黄芪、胡粉、芍药、藁本、防风、芒消、白檀、当归、土瓜根、桃仁、芎藭、辛夷、桃花、白头翁、零陵香、细辛、知母、猪脂、羊肾脂、白犬脂、鹅脂。(中医方剂大辞典)

玉屑面膏 yu xie mian gao
【英文名】Yu Xie Mian Plaster
【组成】玉屑、芎藭、土瓜根、葳蕤、桃仁、白附子、白芷、冬瓜仁、木兰、辛夷、菟丝、藁本、青木香、白僵蚕、当归、黄芪、藿香、细辛、麝香、防风、鹰屎白、猪胆、蜀水花、白犬脂、鹅脂、熊脂、商陆、猪肪脂。(中医方剂大辞典)

玉绣球丹 yu xiu qiu dan
【英文名】Yu Xiu Qiu Pellet
【组成】砒、牡蛎、白矾、钟乳粉。(中医方剂大辞典)

玉液金丸 yu ye jin wan
【英文名】Yu Ye Jin Pill(药品标准－中药成方制剂标准)
【组成】杜仲、地黄、黄芩、沙苑子、当归、艾叶、莲子、山药、肉苁蓉、砂仁、远志、山楂、益母草、甘草、白芍、羌活、麦冬、浙贝母、丹参、血余炭、菟丝子、续断、枳壳、豆蔻仁、香附、川芎、半夏曲、茯苓、款冬花、旋复花、荜茇、党参、川楝子、栀子、黄连、黄芪、白术、西红花、厚朴、琥珀、肉桂、人参、大枣、山茱萸、鹿角胶。(药品标准－中药成方制剂标准 1998 年)

玉液金丹 yu ye jin dan
【英文名】Yu Ye Jin Pellet
【组成】(1)党参、川朴、黄芩、炙甘草、琥珀、粉丹皮、沉香、川贝、川芎、香附、山药、于术、归身、砂仁、白芍、广木香、茯神、川断、橘红、菟丝子、杜仲、枳壳、益母草、血竭、山楂、大腹皮、云苓、荷叶、阿胶、艾叶、潼蒺藜、麦冬。(中医方剂大辞典)(2)杜仲、生地、黄芩、沙苑子、蕲艾、建莲子、当归、肉苁蓉、远志、山药、砂仁、山楂、益母草、甘草、白芍、羌活、麦冬、贝母、紫丹参、血余、菟丝子、续断、枳壳、紫豆蔻仁、香附、川芎、半夏曲、茯苓、款冬花、旋覆花、荜茇、党参、川楝子、栀子、黄连、黄芪、于术、藏红花、厚朴、琥珀、沉香、人参、红枣、阿胶、山茱萸、鹿角胶、覆盆子、桑螵蛸、五倍子、巴戟天、鸡血藤、旱莲草、红月季花。(中医方剂大辞典)(3)人参、归身、白术、川芎、茯苓、阿胶、甘草、蕲艾、生地、黄芪、白芍、苁蓉、麦冬、香附、川贝、广皮、川断、枳壳、杜仲、楂肉、血竭、厚朴、山药、苏叶、建莲、羌活、木香、沉香、砂仁、西珀、丹参、黄芩、菟丝子、益母草、大腹皮、潼蒺藜、麦冬。(中医方剂大辞典)

玉楂冲剂 yu zha chong ji
【英文名】Yu Zha Medicinal Instant Granule
【组成】玉竹、山楂。(中医方剂大辞典)

玉女飞花散 yu nv fei hua san
【英文名】Yu Nv Fei Hua Powders
【组成】蜀桑根。(中医方剂大辞典)

玉开金钥匙 yu kai jin yao shi
【英文名】Yu Kai Jin Yao Shi Powders
【组成】尖草乌、淮乌、麝香。(中医方剂大辞典)

玉石清胃汤 yu shi qing wei tang
【英文名】Yu Shi Qing Wei Decoction
【组成】玉竹、石膏、花粉、石斛、生地、人参、麦冬、蛤粉、山药、茯苓。(中医方剂大辞典)

玉龙软金丹 yu long ruan jin dan
【英文名】Yu Long Ruan Jin Pellet
【组成】沉香、檀香、安息香、八角、茴香、益智仁、麝香、莲子心、仙灵脾、朱砂、穿山甲、犀角、乳香、丁香。(中医方剂大辞典)

玉龙紫苦饮 yu long zi ku yin
【英文名】Yu Long Zi Ku Decoction
【组成】黄芪、煅龙牡、白术、紫草、苦参、地肤子、蝉蜕、甘草。(陕西中医 1989,10(10))

玉芝徐老丸 yu zhi xu lao wan
【英文名】Yu Zhi Xu Lao Pill
【组成】天南星、干姜、黄柏、牵牛、半夏、白矾、大黄、蛤粉。(中医方剂大辞典)

玉肌还少散 yu ji huan shao san
【英文名】Yu Ji Huan Shao Powders
【组成】白芷、白蔹、白附子、阿胶、白僵蚕、白蒺藜、白胶香。(中医方剂大辞典)

玉竹高龄酒 yu zhu gao ling jiu
【英文名】Yu Zhu Gao Ling Wine(药品标准－中药成方制剂标准)
【组成】玉竹、桑椹、白芍、茯苓、党参、菊花、甘草、制何首乌、陈皮、当归。(药品标准－中药成方制剂标准 1991 年)

玉红夹纸膏 yu hong jia zhi gao
【英文名】Yu Hong Jia Zhi Plaster
【组成】乳香、红血竭、没药、白儿茶、潮脑、银朱、铜绿、嫩松香、蓖麻仁。(中医方剂大辞典)

玉红宫糜油 yu hong gong mi you
【英文名】Yu Hong Gong Mi Oil
【组成】紫草根、黄柏、大黄、芝麻油。(安徽中医学院学报 1989,8(1))

玉佛和胃散 yu fo he wei san
【英文名】Yu Fo He Wei Powders
【组成】白芍、佛手、白芨、甘草、高良姜、元胡。(北京

中医学院学报 1993,16(1))

玉环来笑丹 yu huan lai xiao dan

【英文名】Yu Huan Lai Xiao Pellet

【组成】荔枝核、陈皮、硫黄。(中医方剂大辞典)

玉枢正气丹 yu shu zheng qi dan

【英文名】Yu Shu Zheng Qi Pellet

【组成】生地、红花、甘草、桔梗、人参、黄芪、橘红、蝉蜕、防风、嫩桃。(中医方剂大辞典)

玉茎回春散 yu jing hui chun san

【英文名】Yu jing Hui Chun Powders

【组成】淫羊藿、巴戟天、川椒、蜂房、韭子、蜈蚣、麝香、生姜、艾炷、食盐、麦面粉。(新中医 1992,(11))

玉金方胶囊 yu jin fang jiao nang

【英文名】Yu Jin Fang Capsule(药品标准－中药成方制剂标准)

【组成】人参、海马、制何首乌干浸膏、黄精干浸膏、猕猴桃原汁干粉、猪脑粉、盐酸普鲁卡因、苯甲酸、偏重亚硫酸钾、维生素 B_1、维生素 E、磷酸三钙、维生素 C。(药品标准－中药成方制剂标准 1997 年)

玉面桃花粉 yu mian tao hua fen

【英文名】Yu Mian Tao Hua Powders

【组成】杏仁、轻粉、面粉、白芷末、麝香、冰片。(中医方剂大辞典)

玉钥启荣丸 yu yao qi rong wan

【英文名】Yu Yao Qi Rong Pill

【组成】人参、白术、甘草、当归、赤石脂、川芎、茯苓、芍药、熟地、牡丹皮、没药、白芷、藁本、白薇、玄胡索、香附。(中医方剂大辞典)

玉屏止咳汤 yu ping zhi ke tang

【英文名】Yu Ping Zhi Ke Decoction

【组成】黄芪、沙参、百部、麦冬、白术、紫菀、款冬花、枳壳、射干、防风、甘草。(湖南中医学院学报 19899(3))

玉屏风合剂 yu ping feng he ji

【英文名】Yu Ping Feng Mixture

【组成】黄芪、防风。

玉屏风颗粒 yu ping feng ke li

【英文名】Yu Pin Feng Granule

【组成】黄芪、白术、防风。((93)卫药准字 Z－21 号)

玉真散胶囊 yu zhen san jiao nang

【英文名】Yu Zhen San Capsule(药品标准－中药成方制剂标准)

【组成】生白附子、防风、生天南星、白芷、天麻、羌活。(药品标准－中药成方制剂标准 1996 年)

玉容西施散 yu rong xi shi san

【英文名】Yu Rong Xi Shi Powders

【异名】玉容散(中医方剂大辞典、医统)

【组成】绿豆粉、白附子、白及、白蔹、白僵蚕、白芷、天花粉、甘松、三柰子、茅香、零陵香、防风、藁本、肥皂角。(中医方剂大辞典)

玉屑无忧散 yu xie wu you san

【英文名】Yu Xie Wu You Powders

【异名】大圣夺命雪无忧散(中医方剂大辞典、幼幼新书);无忧散(中医方剂大辞典、鸡峰);大圣玉屑无忧散(中医方剂大辞典、卫生总微);夺命无忧散(中医方剂大辞典、普济方)

【组成】(1)净硼砂、煅过寒水石、净盆消、飞青黛、苏薄荷叶、蒲黄末、川黄连、贯众末、玄参、白云苓、滑石、荆芥穗、山豆根、带壳缩砂仁、生甘草。(中医方剂大辞典)(2)玄参、荆芥穗、滑石、黄连、缩砂、白茯苓、贯众、甘草、山豆根、寒水石、硼砂。(中医方剂大辞典)

玉屑妙灵散 yu xie miao ling san

【英文名】Yu Xie Miao Ling Powders

【组成】滑石。(中医方剂大辞典)

玉屑润金丸 yu xie run jin wan

【英文名】Yu Xie Run Jin Pill

【组成】人参、知母、贝母、五味子、桑皮、地骨皮、甘草、麻黄、杏仁、罂粟壳、半夏、薄荷、桔梗。(中医方剂大辞典)

玉雪救苦丹 yu xue jiu ku dan

【英文名】Yu Xue Jiu Ku Pellet

【组成】水安息、廉珠粉、真血珀、鹅管钟乳、真西黄、梅片脑、当门子、苏合油、制川朴、寒水石、川黄连、白螺蛳壳、柴胡、淡豆豉、赤茯苓、辰砂片、茅术、前胡、藿香、大豆黄卷、防风、生白术、荆芥穗、茯苓皮、秦艽、粗桂枝、生大黄、石膏、天花粉、江枳壳、麻黄、生甘草、苦桔梗、牛蒡子、土贝母、江枳实、芍药、大麦仁、小青皮、车前车、制半曲、连翘、六神曲、建神曲、广陈皮、木通、广木香、尖槟榔、大腹绒。(中医方剂大辞典)

玉匙开关散 yu shi kai guan san

【英文名】Yu Shi Kai Guan Powders

【组成】牙皂、明矾、火消、腰黄、硼砂、僵蚕、山豆根、冰片。(中医方剂大辞典)

玉液上清丸 yu ye shang qing wan

【英文名】Yu Ye Shang Qing Pill

【组成】苏州薄荷叶、柿霜、桔梗、甘草、川芎、川百药、防风、砂仁、福建青黛、冰片、元明粉、白硼砂。(中医方剂大辞典)

玉液至宝丹 yu ye zhi bao dan

【英文名】Yu Ye Zhi Bao Pellet

【组成】桔梗、前胡、山楂、木香、茯神、红花、青皮、通草、牛蒡子、糯米、灯心。(中医方剂大辞典)

玉液春膏饮 yu ye chun gao yin

【英文名】Yu Ye Chun Gao Drink

【组成】前胡、桔梗、山楂、贯众、蝉蜕、大力子、当归、连翘、川红花、川芎、青皮、木通、陈米。(中医方剂大辞典)

玉液滋餂饮 yu ye zi cui yin

【英文名】Yu Ye Zi Cui Decocton

【组成】葛根、黄芪、玉米须、山药、熟地、山萸肉、天花粉、党参、麦冬、沙参、鲜猪胰。(广东医学(祖国医学版)1993,(14))

玉锁固真丹 yu suo gu zhen dan

【英文名】Yu Suo Gu Zhen Pellet

【组成】白龙骨、磁石、朱砂、牡蛎、紫梢花、家韭子、菟丝子、鹿茸、白茯苓、川巴戟、官桂、肉苁蓉、桑螵蛸、远志、当归、苍术、茴香、吴茱萸、川楝子、桑寄生、沉香、木香、黄芪、绵附子。(中医方剂大辞典)

玉蕊托里散 yu rui tuo li san

【英文名】Yu Rui Tuo Li Powders

【组成】黄芪、人参、白芍、当归、熟地黄、莲花蕊、乳香、没药、甘草。(中医方剂大辞典)

玉翳泻肝散 yu yi xie gan san

【英文名】Yu Yi Xie Gan Powders

【组成】当归、芍药、栀子、黄芩、连翘、知母、茺蔚子、薄荷、苦桔梗、防风、车前。(中医方剂大辞典)

玉蟾生肌散 yu chan sheng ji san

【英文名】Yu Chan Sheng Ji Powders

【组成】癞蟾。(中医方剂大辞典)

玉蟾利风丹 yu chan li feng dan

【英文名】Yu Chan Li Feng Pellet

【组成】寒水石、麻黄、全蝎、乳香、白芷、甘草、川芎、当归、罂粟壳、闹羊花、草乌、自然铜。(中医方剂大辞典)

玉露保肺丸 yu lu bao fei wan

【英文名】Yu Lu Bao Fei Pill(药品标准－中药成方制剂标准)

【组成】天冬、麦冬、石斛、地黄、熟地黄、知母、黄柏。(药品标准－中药成方制剂标准 1990 年)

玉露养肺丸 yu lu yang fei wan

【英文名】Yu Lu Yang Fei Pill

【组成】(1)枳实、桔梗、麦冬、桑皮、焦榔、法夏、酒芩、茯苓、干术、陈皮、川贝、冬花、厚朴、沉香。(中医方剂大辞典)(2)法半夏、厚朴、桔皮、槟榔、枳实、冬花、桑皮、杏仁、茯苓、米壳、浙贝、黄芩、甘草。(中医方剂大辞典)

玉露通真丸 yu lu tong zhen wan

【英文名】Yu Lu Tong Zhen Pill

【组成】半夏、人参、食茱萸、制厚朴、泽兰叶、甘草、蝉蜕、白芍、石膏、蚕蜕、白术、当归、羌活、熟地黄、白茯苓、防风、干姜、柏子仁、苍术、白薇、木香、黄芪、川牛膝、附子、白羌黄、川芎、藁本、川椒、苦梗、白芷。(中医方剂大辞典)

玉髓定喘丸 yu sui ding chuan wan

【英文名】Yu Sui Ding Chuan Pill

【组成】杏仁、枳壳、麦冬、桔梗、防风、橘红、荆芥、沙盐、淡竹叶。(中医方剂大辞典)

玉叶解毒颗粒 yu ye jie du ke li

【英文名】Yu Ye Jie Du Granule(药品标准－中药成方制剂标准)

【组成】玉叶金花、金银花、菊花、野菊花、岗梅、山芝麻、积雪草。(药品标准－中药成方制剂标准 1998 年)

玉叶解毒糖浆 yu ye jie du tang jiang

【英文名】Yu Ye Jie Du Syrup(药品标准－中药成方制剂标准)

【组成】玉叶金花、金银花、菊花、野菊花、岗梅、山芝麻、积雪草。(药品标准－中药成方制剂标准 1998 年)

玉竹麦门冬汤 yu zhu mai men dong tang

【英文名】Yu Zhu Mai Men Dong Decoction

【组成】玉竹、麦冬、沙参、生甘草。(中医方剂大辞典)

玉屏风口服液 yu ping feng kou fu ye

【英文名】Yu Ping Feng Liquid

【组成】黄芪、防风、白术。((91)津卫药 ZZ－0092－准字第 0718 号)

玉屏风袋泡茶 yu ping feng dai pao cha

【英文名】Yu Ping Feng Tea(药品标准－中药成方制剂标准)

【组成】黄芪、防风、白术。(药品标准－中药成方制剂标准 1996 年)

玉液消渴冲剂 yu ye xiao ke chong ji

【英文名】Yu Ye Xiao Ke Granule(药品标准－中药成方制剂标准)

【组成】黄芪、葛根、山药、知母、天花粉、鸡内金、五味子、太子参。(药品标准－中药成方制剂标准 1991 年)

玉女长春不老丹 yu nv chang chun bu lao dan

【英文名】Yu Nv Chang Chun Bu Lao Pellet

【异名】小芝丸(中医方剂大辞典、赤水玄珠)

【组成】牛膝根汁、苍耳根汁。(中医方剂大辞典)

玉女煎去牛膝熟地加细生地玄参方 yu nv jian qu niu xi shu di jia xi sheng di xuan shen fang

【英文名】Yu Nv Jian Qu Niu Xi Shu Di Jia Xi Sheng Di Xuan Shen Prescription

【异名】加减玉女煎(中医方剂大辞典、湿病学释义)

【组成】生石膏、知母、玄参、细生地、麦冬。(中医方剂大辞典)

古方 gu fang

【定义】泛指古典医籍中记载的方剂。(方剂学)

古瓦汤 gu wa tang

【英文名】Gu Wa Decoction

【组成】(1)屋上瓦、生白术、干地黄、生姜、桔皮、人参、甘草、黄芪、远志、桂心、当归、芍药、大枣。(中医方剂大辞典)(2)干葛、天花粉、人参、鸡肶胵。(中医方剂大辞典)

古月粉 gu yue fen

【英文名】Gu Yue Powders

【组成】胡椒。(中医方剂大辞典)

古圣散 gu sheng san

【英文名】Gu Sheng Powders

【组成】漏芦、地龙。(中医方剂大辞典)

古拜散 gu bai san

【英文名】Gu Bai Powders

【组成】荆芥穗。(中医方剂大辞典)

古墨霜 gu mo shuang

【英文名】Gu Mo Shuang Powders

【组成】灯心炭、柿霜饼、冰片。(中医方剂大辞典)

古汉养生精 gu han yang sheng jing

【英文名】Gu Hau Yang Sheng Oral Liquid(药品标准－中药成方制剂标准)

【组成】人参、黄芪、金樱子、枸杞子、女贞子、菟丝子、淫羊藿、白芍、甘草、麦芽、黄精、蜂蜜。(药品标准－中药成方制剂标准1998年)

古庵心肾丸 gu an xin shen wan

【英文名】Gu An Xin Shen Pill

【组成】熟地、生苄、山药、茯神、山茱萸肉、枸杞子、龟版、牛膝、鹿茸、当归、泽泻、黄柏、辰砂、黄连、生甘草、牡丹皮。(中医方剂大辞典)

古卿古败散 gu qing gu bai san

【英文名】Gu Qing Gu Bai Powders

【异名】荆芥散(中医方剂大辞典)

【组成】荆芥穗、干菊花、川芎、白术。(中医方剂大辞典)

古钱接骨方 gu qian jie gu fang

【英文名】Gu Qian Jie Gu Presription

【组成】古文钱、土鳖。(中医方剂大辞典)

古汉养生颗粒 gu han yang sheng ke li

【英文名】Gu Han Yang Sheng Granule(药品标准－中药成方制剂标准)

【组成】人参、黄芪、金樱子、枸杞子、女贞子、菟丝子、淫羊藿、白芍、甘草、麦芽、黄精。(药品标准－中药成方制剂标准1998年)

古楼山跌打丸 gu lou shan die da wan

【英文名】Gu Lou Shan Die Da Pill(药品标准－中药成方制剂标准)

【组成】南刘寄奴、延胡索、桂枝、乳香、骨碎补、琥珀、白芷、高良姜、续断、牛膝、香附、补骨脂、当归尾、桃仁、郁金、自然铜、没药、沉香、莪术、川芎、泽兰、红花、木瓜、杜仲、三棱、桔梗、血竭、三七、甘草、枳壳、威灵仙、豆蔻。(药品标准－中药成方制剂标准1993年)

古楼山跌打酒 gu lou shan die da jiu

【英文名】Gu Lou Shan Die Da Wine(药品标准－中药成方制剂标准)

【组成】刘寄奴、延胡索、桂枝、乳香、骨碎补、琥珀、白芷、高良姜、续断、牛膝、香附、补骨脂、当归尾、桃仁、郁金、自然铜、没药、沉香、莪术、川芎、泽兰、红花、木瓜、杜仲、三棱、桔梗、血竭、三七、甘草、枳壳、威灵仙、豆蔻。(药品标准－中药成方制剂标准1998年)

去风丹 qu feng dan

【英文名】Qu Feng Pellet

【异名】紫萍粒丹(中医方剂大辞典、普济方);紫萍一粒丹(中医方剂大辞典、袖珍);浮萍一粒丹(中医方剂大辞典、仙拈集)

【组成】紫色萍。(中医方剂大辞典)

去风散 qu feng san

【英文名】Qu Feng Powders

【组成】升麻、白芷、藁本、沉香、细辛、丁香、凝水石。(中医方剂大辞典)

去斗丸 qu dou wan

【英文名】Qu Dou Pill

【组成】红丸子、连翘丸、青木香丸。(中医方剂大辞典)

去水膏 qu shui gao

【英文名】Qu Shui Plaster

【组成】甘草、砂糖、糯米粉。(中医方剂大辞典)

去血汤 qu xue tang

【英文名】Qu Xue Decoction

【组成】赤小豆。(中医方剂大辞典)

去杖汤 qu zhang tang

【英文名】Qu Zhang Decoction

【组成】赤芍、甘草。(中医方剂大辞典)

去来汤 qu lai tang

【英文名】Qu Lai Decoction

【组成】人参、茯苓、苍术、白术、甘草、川乌、半夏。(中医方剂大辞典)

去妒丸 qu du wan

【英文名】Qu Du Pill

【组成】天门冬、赤黍米、薏苡仁。(中医方剂大辞典)

去苦散 qu ku san

【英文名】Qu Ku Powders

【组成】五灵脂、雄黄。(中医方剂大辞典)

去毒丸 qu du wan

【英文名】Qu Du Pill

【组成】(1)青绿、胡粉。(中医方剂大辞典)(2)天雄、附子、桂、白僵蚕、防风。(中医方剂大辞典)

去毒丹 qu du dan

【英文名】Qu Du Pellet

【组成】赤芍、甘草、滑石、巴豆、黑牵牛、朴消、大黄。(中医方剂大辞典)

去毒散 qu du san

【英文名】Qu Du Powders

【异名】车螯酒(中医方剂大辞典、圣济总录);车螯转毒散(中医方剂大辞典、本草纲目);转毒散(中医方剂大辞典、三因);小车螯散(中医方剂大辞典、卫济宝书);车螯散(中医方剂大辞典、医学纲目);车螯串(中医方剂大辞典、串雅内编)

【组成】(1)巴豆、薄荷末、皂荚末、麝香、鲫鱼。(中医方剂大辞典)(2)血余炭、孩儿茶、黄连、血竭、乳香、蜂房、黄丹、胆矾、鸡内金、没药。(中医方剂大辞典)(3)车螯。(中医方剂大辞典)

去烂丹 qu lan dan

【英文名】Qu Lan Pellet

【组成】龙骨、炉甘石、乳香、没药、煨石膏、滑石、白矾、铜青、白占。(中医方剂大辞典)

去疣汤 qu you tang

【英文名】Qu You Decoction

【组成】生地、银花、旱莲草、土茯苓、当归、栀子、荆芥、山药、连翘。(新医药学杂志 1976,(9))

去疣酊 qu you ding

【英文名】Qu You Tincture

【组成】苦参、百部、红花。(中医函授通讯 1991,(1))

去恶散 qu wu san

【英文名】Qu Wu Powders

【组成】雄黄、巴豆、乳香、没药。(中医方剂大辞典)

去热散 qu re san

【英文名】Qu Re Powders

【组成】吉面消、山乌豆、鸡屎子、鸡距根、水圹子、过山龙、金凉伞、白根子、紫金藤、九牛天竹、臭木待根、连义大青、落鸦爪藤。(中医方剂大辞典)

去铃丸 qu ling wan

【英文名】Qu Ling Pill

【异名】资政丸(中医方剂大辞典)

【组成】(1)川乌尖、巴豆。(中医方剂大辞典)(2)杜茴香。(中医方剂大辞典)

去屑丸 qu xie wan

【英文名】Qu Xie Pill

【组成】马钱子、朱砂、核桃仁、水银。(山东中医杂志 1989,(1))

去斑膏 qu ban gao

【英文名】Qu Ban Plaster

【组成】大枫子仁、杏仁、核桃仁、红粉、樟脑。(中医方剂大辞典)

去痒散 qu yang san

【英文名】Qu Yang Powders

【组成】当归、黄精、苦参、地肤子、透骨草、蛇床子、白鲜皮、花椒、薄荷、冰片、达可乐宁粉。(陕西中医学院学报 1989,12(2))

去痛饮 qu tong yin

【英文名】Qu Tong Drink

【组成】当归、川芎、山楂肉、鸡血藤、益母草。(陕西中医 1984,5(1))

去痛散 qu tong san

【英文名】Qu Tong Powders

【组成】白芷、梅片、飞雄黄、细辛、川芎、琥珀、朱砂、麝香。(实用中医内科杂志 1988,2(3))

去痨散 qu lao san

【英文名】Qu Lao Powders

【组成】麝香、冰片、赤石脂、红花、乳香、没药。(中医函授通讯 1993,(6))

去瘀饮 qu yu yin

【英文名】Qu Yu Drink

【组成】大黄、归尾、桃仁。(中医方剂大辞典)

去膜丹 qu mo dan

【英文名】Qu Mo Pellet

【组成】甘石、珍珠、珊瑚、冰片、朱砂、麝香、硼砂、蕤仁、胆矾、青盐、铜绿、海螵蛸、硇砂、黄丹。(中医方剂大辞典)

去腐丹 qu fu dan

【英文名】Qu Fu Pellet

【组成】(1)熟石膏、黄升。(中医方剂大辞典)(2)黄丹、熟石膏。(中医方剂大辞典)

去腐散 qu fu san

【英文名】Qu Fu Powders

【异名】千金散(中医方剂大辞典)

【组成】(1)制乳香、制没药、飞朱砂、醋制蛇含石、轻粉。(中医方剂大辞典)(2)麻虫、指甲、轻粉、灰面、蟾酥。(中医方剂大辞典)

去薪汤 qu xin tang

【英文名】Qu Xin Decoction

【组成】玄参、麦冬、天冬、生地、熟地、山茱萸、北五味子、白芍、丹皮、白芥子、甘草。(中医方剂大辞典)

去翳散 qu yi san

【英文名】Qu Yi Powders

【组成】(1)大濂珠、犀黄、当门子、真熊胆、金精石、石燕、玄精石、浮水甘石、银精石、石蟹、琥珀、冰片。(中医方剂大辞典)(2)蝉蜕、枳壳、绿豆皮、甘草。(中医方剂大辞典)(3)蕤仁、硼砂、麝香。(中医方剂大辞典)(4)甘石、珠子、硼砂、朱砂、麝香、琥珀、蟾酥、儿茶、冰片、磁粉。(中医方剂大辞典)

去三虫方 qu san chong fang

【英文名】Qu San Chong Presription

【异名】三尸虫丸(中医方剂大辞典、医方类聚)

【组成】生地黄汁、清漆、真丹、瓜子末、大黄末。(中医方剂大辞典)

去老膜丹 qu lao mo dan

【英文名】Qu Lao Mo Pellet

【组成】硇砂、龙骨、巴豆、白丁香。(中医方剂大辞典)

去星翳丸 qu xing yi wan

【英文名】Qu Xing Yi Pill

【组成】木贼草、当归、白芍、川芎、白蛇壳、蝉蜕、谷精草、菊花、草决明、石决明、金银花、白蒺藜、沙蒺藜、防风、荆芥、川连、龙胆草。(中医方剂大辞典)

去疣搽剂 qu you cha ji

【英文名】Qu You Liniment

【组成】板蓝根、马齿苋、紫草、木贼草、苦参、地肤子、蛇床子、苍术、薏仁、蜂房、白芷、北细辛。(陕西中医 1989,10(7))

去腐灵药 qu fu ling yao

【英文名】Qu Fu Ling Yao Powders

【组成】水银、火消、食盐、枯矾、朱砂、雄黄、白砒、硼砂。(中医方剂大辞典)

去翳膜丸 qu yi mo wan

【英文名】Qu Yi Mo Pill

【组成】兔子屎。(中医方剂大辞典)

去翳膜丹 qu yi mo dan

【英文名】Qu Yi Mo Pellet

【组成】甘石、珍珠、熊胆、硼砂、朱砂、铜绿、石燕、石蟹。(中医方剂大辞典)

去术平胃散 qu shu ping wei san

【英文名】Qu Shu Ping Wei Powders

【组成】厚朴、橘红、甘草。(中医方剂大辞典)

去邪如扫汤 qu xie ru sao tang

【英文名】Qu Xie Ru Sao Decoction

【组成】王不留行、泽泻、白术。(中医方剂大辞典)

去刺全目丹 qu ci quan mu dan

【英文名】Qu Ci Quan Mu Pellet

【组成】冰片、黄连、硼砂、甘草。(中医方剂大辞典)

去毒化虫汤 qu du hua chong tang

【英文名】Qu Du Hua Chong Decoction

【组成】白芍、当归、生甘草、陈皮、泽泻、茯苓、白术。(中医方剂大辞典)

去疣汤一号 qu you tang yi hao

【英文名】Qu You Yi Hao Decoction

【组成】(1)板蓝根、大青叶、薏苡仁、马齿苋、红花、皂刺。(中医函授通讯 1983,(4))(2)板兰根、大青叶、马齿苋、薏苡仁、皂刺、三棱、莪术。(中医函授通讯 1983,(4))

去桂五苓散 qu gui wu ling san

【英文名】Qu Gui Wu Ling Powders

【组成】猪苓、白术、赤茯苓、泽泻。(中医方剂大辞典)

去恶平胃散 qu wu ping wei san

【英文名】Qu Wu Ping Wei Powders

【组成】当归、川芎、桃仁、炮姜、楂炭、广皮、茅术、厚朴、木香、砂仁、苏木、降香。(中医方剂大辞典)

去恶清心汤 qu wu qing xin tang

【英文名】Qu Wu Qing Xin Decoction

【组成】当归、川芎、桃仁、炮姜、楂炭、延胡、琥珀、生熟蒲黄、丹参、牛膝、灯心、苏木、降香。(中医方剂大辞典)

去恶清肺汤 qu wu qing fei tang

【英文名】Qu Wu Qing Fei Decoction

【组成】当归、川芎、桃仁、炮姜、楂炭、延胡、苏子、桑皮、橘红、贝母、苏木、降香、童便。(中医方剂大辞典)

去积阿胶丸 qu ji e jiao wan

【英文名】Qu Ji E Jiao Pill

【组成】阿胶、赤茯苓、川黄连。(中医方剂大辞典)

去湿化痰汤 qu shi hua tan tang

【英文名】Qu Shi Hua Tan Decoction

【组成】白术、白芍、当归、白茯苓、泽泻、黑山栀、生甘草、陈皮。(中医方剂大辞典)

去湿生肌散 qu shi sheng ji san

【英文名】Qu Shi Sheng Ji Powders

【组成】茯苓、贝母、枯矾、草纸灰、雄黄、三七。(中医方剂大辞典)

去湿健脾汤 qu shi jian pi tang

【英文名】Qu Shi Jian Pi Decoction

【组成】党参、山药、云苓、薏米、牛蒡子、连翘、陈皮、泽泻、猪苓、车前子、砂仁壳、甘草。(中医方剂大辞典)

去湿清热散 qu shi qing re san

【英文名】Qu Shi Qing Re Powders

【组成】白术、苍术、泽泻、茯苓、天花粉、山栀、羌活、甘草。(中医方剂大辞典)

去湿散邪汤 qu shi san xie tang

【英文名】Qu Shi San Xie Decoction

【组成】白术、防风、荆芥、苏叶、陈皮、桔梗、甘草、茯苓。(中医方剂大辞典)

去瘀止血汤 qu yu zhi xue tang

【英文名】Qu Yu Zhi Xie Decocton

【组成】田七末、蒲黄、五灵脂、大黄。(广东医学(祖国医学版)1990,11(2))

去腐万金丹 qu fu wan jin dan

【英文名】Qu Fu Wan Jin Pellet

【组成】巴豆。(中医方剂大辞典)

去腐白玉膏 qu fu bai yu gao

【英文名】Qu Fu Bai Yu Plaster

【组成】猪板油、黄蜡、白蜡、真铅粉、龙骨、螵蛸、象牙末、凤凰退、鸡内金、乳香、没药、真轻粉、蜗牛、水银、白粉霜、冰片。(中医方剂大辞典)

去感热注射液 qu gan re zhu she ye

【英文名】Qu Gan Re Injection(药品标准－中药成方制剂标准)

【组成】芦竹根、青蒿、竹叶、柴胡、石膏。(药品标准－中药成方制剂标准 1997 年)

去腐定痛生肌散 qu fu ding tong sheng ji san

【英文名】Qu Fu Ding Tong Sheng Ji Powders

【异名】去腐散(中医方剂大辞典、药奁启秘)

【组成】生石膏、辰砂、冰片、硼砂。(中医方剂大辞典)

未药 wei yao

【英文名】Wei Yao Powders

【组成】雄精、朴消、硼砂。(中医方剂大辞典)

未央丸 wei yang wan

【英文名】Wei Yang Pill

【组成】巨胜子、巴戟、川椒、枸杞、甘菊花、菖蒲、人参。(中医方剂大辞典)

功能汤 gong neng tang

【英文名】Gong Neng Decoction

【组成】白菜、益母草、丹参、地榆。(中草药 1973,(2))

功用分类法 gong yong fen lei fa

【异名】治法分类法(方剂学)

【定义】指以治法分类方剂的一种方剂分类方法。(方剂学)

功劳去火片 gong lao qu huo pian

【英文名】Gong Lao Qu Huo Tablet

【组成】功劳木、黄柏、黄芩、栀子。(《卫生部药品标准》(1995 年))

术汤 zhu tang

【英文名】Zhu Decoction

【异名】白术汤(中医方剂大辞典、圣济总录);白术散(中医方剂大辞典、医学纲目);三味白术汤(中医方剂大辞典、景岳全书)

【组成】白术、黄芩、芍药。(中医方剂大辞典)

术酒 zhu jiu

【英文名】Zhu Wine

【组成】术。(中医方剂大辞典)

术散 zhu san

【英文名】Zhu Powders

【组成】术、桂、干地黄、泽泻、白茯苓。(中医方剂大辞典)

术酥 zhu su

【英文名】Zhu Su Ointment

【组成】肥术。(中医方剂大辞典)

术煎 zhu jian

【英文名】Zhu Decoction

【组成】好术。(中医方剂大辞典)

术膏 zhu gao

【英文名】Zhu Plaster

【组成】术、附子、甘草、羊脂、松脂、猪脂。(中医方剂大辞典)

术芍散 zhu shao san

【英文名】Zhu Shao Powders

【组成】人参、茯苓、白术、扁豆、山药、莲子肉、桔梗、柴胡、白芍、车前子、赤石脂、肉桂、细辛。(内蒙古中医药 1992,11(3))

术曲丸 zhu qu wan

【英文名】Zhu Qu Pill

【组成】神曲、大麦蘖、橘红、白术、白豆蔻仁。(中医方剂大辞典)

术米汤 zhu mi tang

【英文名】Zhu Mi Decoction

【组成】当归、茯苓、白术、苡米、橘红、半夏、莱菔、杏仁、海石、蒌仁。(中医方剂大辞典)

术后饮 zhu hou yin

【英文名】Zhu Hou Decoction

【组成】太子参、枳壳、川厚朴、大黄。(新中医 1988,(4))

术连丸 zhu lian wan

【英文名】Zhu Lian Pill

【组成】(1)土炒白术、吴茱萸汤浸炒黄连。(中医方剂大辞典)(2)白术、黄连。(中医方剂大辞典)

术芩汤 zhu qin tang

【英文名】Zhu Qin Decoction

【组成】白术、黄芩、当归。(中医方剂大辞典)

术附丸 zhu fu wan

【英文名】Zhu Fu Pill

【组成】(1)苍术、香附。(中医方剂大辞典)(2)厚朴、茯苓、干姜、白术、半夏、附子、甘草。(中医方剂大辞典)(3)白术、附子、桔皮。(中医方剂大辞典)

术附汤 zhu fu tang

【英文名】Zhu Fu Decoction

【异名】白术附子汤(中医方剂大辞典、鸡峰)
【组成】(1)生茅术、人参、厚朴、生附子、炮姜、广皮。(中医方剂大辞典)(2)人参、白术、附子、干姜。(中医方剂大辞典)(3)白术、附子。(中医方剂大辞典)(4)苍术、熟附子。(中医方剂大辞典)(5)白术、芍药、附子、甘草。(中医方剂大辞典)(6)白术、生附子。(中医方剂大辞典)(7)白术、附子、甘草。(中医方剂大辞典)(8)苍术、香附、黄柏、青皮去白、玄胡索、益智、桃仁、茴香、附子、炙甘草。(中医方剂大辞典)(9)白术、苍术、芍药、茯苓、附子、干姜。(中医方剂大辞典)(10)白术、绵附子、甘草。(中医方剂大辞典)(11)白术、附子、干姜、桂。(中医方剂大辞典)(12)附子、白术、茯苓、桂心。(中医方剂大辞典)(13)附子、白术、干姜、甘草。(中医方剂大辞典)(14)苍术、芍药、茯苓、人参、甘草、附子。(中医方剂大辞典)(15)附子、白术、人参、杜仲、甘草、官桂、川姜、当归、牛膝。(中医方剂大辞典)(16)大附子、白术、木香、肉豆蔻、甘草。(中医方剂大辞典)(17)白术、附子、桂枝、甘草。(中医方剂大辞典)

术附膏 zhu fu gao
【英文名】Zhu Fu Plaster
【组成】附子、白术、诃子、甘草。(中医方剂大辞典)

术苓汤 zhu ling tang
【英文名】Zhu Ling Decoction
【组成】(1)黄芪、防风、白茯苓、白术、麻黄根节、甘草。(中医方剂大辞典)(2)白术、茯苓。(中医方剂大辞典)(3)苍术、厚朴、山楂、防风、柴胡、木香、陈皮、茯苓。(中医方剂大辞典)(4)苍术、滑石、赤茯苓、白术、陈皮。(中医方剂大辞典)(5)白术、白茯苓。(中医方剂大辞典)

术苓散 zhu ling san
【英文名】Zhu Ling Powders
【组成】木香、厚朴、甘草、川连、苍术、陈皮。(中医方剂大辞典)

术砂散 zhu sha san
【英文名】Zhu Sha Powders
【组成】白术、砂仁、阿胶。(中医方剂大辞典)

术香散 zhu xiang san
【英文名】Zhu Xiang Powders
【组成】木香、蓬术、干漆。(中医方剂大辞典)

术桂汤 zhu gui tang
【英文名】Zhu Gui Decoction
【异名】麻黄苍术汤(中医方剂大辞典)
【组成】(1)苍术、麻黄、炒神曲、桔皮、白茯苓、泽泻、桂枝、半夏、草豆蔻仁、猪苓、黄芪、炙甘草、杏仁。(中医方剂大辞典)(2)白术、肉桂。(中医方剂大辞典)(3)白术、桂。(中医方剂大辞典)

术桂散 zhu gui san
【英文名】Zhu Gui Powders
【组成】麻黄、桂心、白术、附子、菖蒲。(中医方剂大辞典)

术豉汤 zhu chi tang
【英文名】Zhu Chi Decoction
【组成】苍术、豉、麻黄。(中医方剂大辞典)

术膏酒 zhu gao jiu
【英文名】Zhu Gao Wine
【组成】生白术、湿荆、青竹、生地黄根、生五加根。(中医方剂大辞典)

术蔻面 zhu kou mian
【英文名】Zhu Kou Mian Powders
【异名】术蔻散(中医方剂大辞典、普济方)
【组成】白术、肉豆蔻、木香。(中医方剂大辞典)

术汤浴方 zhu tang yu fang
【英文名】Zhu Tang Yu Prescription
【组成】白术。(中医方剂大辞典)

术归桂草汤 zhu gui gui cao tang
【英文名】Zhu Gui Gui Cao Decoction
【组成】白术、当归、肉桂、炙甘草。(中医方剂大辞典)

术附防风汤 zhu fu fang feng tang
【英文名】Zhu Fu Fang Feng Decoction
【组成】白术、熟附子、甘草、防风、桂、茯苓。(中医方剂大辞典)

术附姜苓汤 zhu fu jiang ling tang
【英文名】Zhu Fu Jiang Ling Decoction
【组成】生白术、附子、干姜、茯苓。(中医方剂大辞典)

术附理中丸 zhu fu li zhong wan
【英文名】Zhu Fu Li Zhong Pill
【组成】人参、炮附子、炮姜、白术、炙甘草、木香、丁香。(中医方剂大辞典)

术苓加桂汤 zhu ling jia gui tang
【英文名】Zhu Ling Jia Gui Decoction
【组成】白术、茯苓、肉桂。(中医方剂大辞典)

术苓固脾饮 zhu ling gu pi yin
【英文名】Zhu Ling Gu Pi Drink
【组成】白术、茯苓、人参、山药、芡实、肉桂、肉豆蔻。(中医方剂大辞典)

术苓调中汤 zhu ling tiao zhong tang
【英文名】Zhu Ling Tiao Zhong Decoction
【组成】白芍、猪苓、茯苓、泽泻、厚朴、陈皮、甘草、苍术、白术、山楂、香附、麦芽、神曲。(中医方剂大辞典)

术苓调脾散 zhu ling tiao pi san
【英文名】Zhu Ling Tiao Pi Powders
【组成】白术、白茯苓、真神曲、白芍、白扁豆、砂仁、香

附、厚朴、炙甘草。(中医方剂大辞典)

术香启中汤 zhu xiang qi zhong tang

【英文名】Zhu Xiang Qi Zhong Decoction

【组成】木香、人参、白术、茯苓、陈皮、半夏、枳壳、香附、缩砂、白豆蔻、甘草。(中医方剂大辞典)

术桂干姜汤 zhu gui gan jiang tang

【英文名】Zhu Gui Gan Jiang Decoction

【组成】白术、肉桂、干姜。(中医方剂大辞典)

术桂防豨汤 zhu gui fang xi tang

【英文名】Zhu Gui Fang Xi Decoction

【组成】白术、肉桂、防己、豨莶草。(中医方剂大辞典)

术桂豆苓汤 zhu gui dou ling tang

【英文名】Zhu Gui Dou Ling Decoction

【组成】肉桂、白术、茯苓、肉豆蔻。(中医方剂大辞典)

术桂草玄丹 zhu gui cao xuan dan

【英文名】Zhu Gui Cao Xuan Pellet

【组成】白术、肉桂、甘草、玄胡索。(中医方剂大辞典)

术桂加泽泻汤 zhu gui jia ze xie tang

【英文名】Zhu Gui Jia Ze Xie Decoction

【组成】白术、泽泻、肉桂。(中医方剂大辞典)

术茯车前子汤 zhu fu che qian zi tang

【英文名】Zhu Fu Che Qian Zi Decoction

【组成】白术、茯苓、车前子、泽泻、芍药、陈皮、炙甘草。(中医方剂大辞典)

本药 ben yao

【英文名】Ben Yao Prescription

【组成】川乌、草乌、淮乌、乌头、龙骨、象牙、青黛、血竭、梅片、银花、硼砂、珍珠、乳香、没药、青鱼胆、麝香、儿茶。(中医方剂大辞典)

本末丸 ben mo wan

【英文名】Ben Mo Pill

【组成】雄黄、朱砂、铅丹、风化灰、砒。(中医方剂大辞典)

世宝丸 shi bao wan

【英文名】Shi Bao Pill

【组成】附子、牛膝、肉桂、白茯苓、椒红、五味子、炒茴香、枳壳、人参、熟干地黄。(中医方剂大辞典)

世传苍术散 shi chuan cang zhu san

【英文名】Shi Chuan Cang Zhu Powders

【组成】苍术。(中医方剂大辞典)

世传通关散 shi chuan tong guan san

【英文名】Shi Chuan Tong Guan Powders

【组成】大南星。(中医方剂大辞典)

世秘资生丹 shi mi zi sheng dan

【英文名】Shi Mi Zi Sheng Pellet

【组成】归身、川芎、香附米、苍术、玄胡、蒲黄、白茯苓、桃仁、淮熟地、山茱萸、地榆、五灵脂、羌活、炙甘草、白芍、人参、陈皮、牛膝、三棱、白术、青皮、青瓜、良姜、乳香、没药、木香、天台乌药、益母草、阿胶。(中医方剂大辞典)

世传密陀僧散 shi chuan mi tuo seng san

【英文名】Shi Chuan Mi Tuo Seng Powders

【组成】密陀僧。(中医方剂大辞典)

甘醴 gan li

【英文名】Gan Li Wine

【组成】羊踯躅花、北红枣、风藤。(中医方剂大辞典)

甘瓜散 gan gua san

【英文名】Gan Gua Powders

【组成】瓜蒂、炙甘草。(中医方剂大辞典)

甘石散 gan shi san

【英文名】Gan Shi Powders

【组成】(1)炉甘石、石决明、煅龙骨、熟石膏、松花粉、枯矾、冰片。(中医方剂大辞典)(2)橡斗子、密陀僧、炉甘石、轻粉、龙骨、麝香。(中医方剂大辞典)(3)绿炉甘石、乌贼骨。(中医方剂大辞典)

甘石膏 gan shi gao

【英文名】Gan Shi Plaster

【组成】炉甘石、代赭石、黄丹、白沙蜜。(中医方剂大辞典)

甘白丹 gan bai dan

【英文名】Gan Bai Pellet

【组成】甘草、白矾。(中医方剂大辞典)

甘芎散 gan xiong san

【英文名】Gan Xiong Powders

【组成】炙甘草、白芍、焙白术、川芎、阿胶。(中医方剂大辞典)

甘豆汤 gan dou tang

【英文名】Gan Dou Decoction

【组成】(1)黑大豆、甘草。(中医方剂大辞典)(2)黑豆、甘草。(中医方剂大辞典)(3)甘草、黑豆、淡竹叶。(中医方剂大辞典)(4)大豆汁、甘草。(中医方剂大辞典)

甘豆散 gan dou san

【英文名】Gan Dou Powders

【组成】黑豆、炒生姜、甘草。(中医方剂大辞典)

甘连汤 gan lian tang

【英文名】Gan Lian Decoction

【组成】(1)甘草、炒川连、干姜。(中医方剂大辞典)(2)甘草、黄连。(中医方剂大辞典)

甘麦饮 gan mai yin

【英文名】Gan Mai Decoction

【组成】玄参、麦冬、薄荷、甘草。(中药材 1992,15(4))

甘麦散 gan mai san

【英文名】Gan Mai Powders

【组成】大麦蘖、甘草。(中医方剂大辞典)

甘松丸 gan song wan

【英文名】Gan Song Pill

【组成】甘松、黄荆实、芥菜子、赤蓼花、橡子、白僵蚕、螟蛉壳。(中医方剂大辞典)

甘松汤 gan song tang

【英文名】Gan Song Decoction

【组成】荷叶心、藁本、甘松。(中医方剂大辞典)

甘松散 gan song san

【英文名】Gan Song Powders

【组成】甘松、猪肾、芦荟、腻粉。(中医方剂大辞典)

甘松粥 gan song zhou

【英文名】Gan Song Gruel

【组成】甘松、粳米。(中医方剂大辞典)

甘矾散 gan fan san

【英文名】Gan Fan Powders

【组成】生甘草、白矾。(中医方剂大辞典)

甘和茶 gan he cha

【英文名】Gan He Tea(药品标准－中药成方制剂标准)

【组成】黄芩、苍术、赤芍、甘草、高良姜、防风、青皮、紫苏叶、荆芥、柴胡、青蒿、苦丁茶、神曲、桔梗、麦芽、山楂、救必应、水翁花、金樱根、岗梅。(药品标准－中药成方制剂标准 1994 年)

甘乳散 gan ru san

【英文名】Gan Ru Powders

【组成】白附子、川乌头、朱砂、硼砂、脑、麝。(中医方剂大辞典)

甘乳膏 gan ru gao

【英文名】Gan Ru Plaster

【组成】乳香、水飞甘石粉、龙骨、石脂、海螵蛸、凡士林。(中医方剂大辞典)

甘泽饮 gan ze yin

【英文名】Gan Ze Drink

【组成】甘草、泽泻、茯苓、通草、车前子、瞿麦、木通、扁蓄、栀子、琥珀。(中医方剂大辞典)

甘草丸 gan cao wan

【英文名】Gan Cao Pill

【组成】(1)甘草、人参、远志、麦门冬、菖蒲、泽泻、桂心、干姜、茯苓、大枣。(中医方剂大辞典)(2)炙甘草、人参、白术、芍药、黄芪、去心远志、大麦蘖。(中医方剂大辞典)(3)炙甘草、当归、干姜、人参、白术。(中医方剂大辞典)(4)炙甘草、人参、炒乌梅肉、焙枣肉、碎石膏、半夏。(中医方剂大辞典)(5)甘草。(中医方剂大辞典)(6)甘草、杏仁、黄连末。(中医方剂大辞典)(7)炙甘草、当归、芍药、炮干姜、芎藭、人参、黄芩。(中医方剂大辞典)(8)炙甘草、人参、半夏、乌悔肉、枣膏。(中医方剂大辞典)(9)防己、甘草、葶苈。(中医方剂大辞典)(10)炙甘草、桂、芦荟、蜀椒、豉、木香、柏子仁、芜荑。(中医方剂大辞典)(11)甘草、桂心、杏仁。(中医方剂大辞典)(12)甘草、犀角屑、黑豆、麝香、斑蝥。(中医方剂大辞典)(13)甘草、人参、麦门冬、乌梅肉、栝楼根、寒水石。(中医方剂大辞典)(14)甘草、人参、生干地黄、乌梅肉。(中医方剂大辞典)(15)炙甘草、瓜蒂。(中医方剂大辞典)

甘草水 gan cao shui

【英文名】Gan Cao Lotion

【组成】甘草。(中医方剂大辞典)

甘草汤 gan cao tang

【英文名】Gan Cao Decoction

【异名】三神汤(中医方剂大辞典);钩藤汤(中医方剂大辞典、普济方);阴毒甘草汤(中医方剂大辞典、活人书、普济方);甘草饮(中医方剂大辞典、圣济总录);湿液汤(中医方剂大辞典、千金翼);甘草散(中医方剂大辞典、医方类聚);阴毒汤(中医方剂大辞典、千金)

【组成】(1)甘草、当归、焦白术、薤白。(中医方剂大辞典)(2)甘草梢、五倍子、黑豆。(中医方剂大辞典)(3)甘草、白术、桂枝、炮附、秦艽。(中医方剂大辞典)(4)白药煎、白干葛、乌梅、五味子、天花粉、甘草。(中医方剂大辞典)(5)炙甘草、乌微炒梅肉、诃黎勒。(中医方剂大辞典)(6)炙甘草、麻黄。(中医方剂大辞典)(7)炙甘草、常山。(中医方剂大辞典)(8)炙甘草、钩藤、栝楼根、黄芩、独活、桂、芍药、当归、石膏、蛇蜕、麻黄。(中医方剂大辞典)(9)炙甘草、当归、人参、羊肉、芎藭、桂、芍药、生干地黄。(中医方剂大辞典)(10)锉甘草、桂、炒香豉。(中医方剂大辞典)(11)炙甘草、桂。(中医方剂大辞典)(12)炙甘草、阿胶、焙生干地黄。(中医方剂大辞典)(13)生甘草、白药。(中医方剂大辞典)(14)炙甘草、白茯苓、杏仁、人参。(中医方剂大辞典)(15)炙甘草、白茯苓、桂、杏仁。(中医方剂大辞典)(16)炙甘草、露蜂房。(中医方剂大辞典)(17)炙甘草、煅磁石、玄参、防风、五味子、牡丹皮、桂、黑豆、附子。(中医方剂大辞典)(18)炙甘草、防风、羚羊角、羌活、生干地黄、细辛、菊花、玄参、杏仁、地肤子、栀子仁、青葙子、当归、决明子、蜀椒。(中医方剂大辞典)(19)炙甘草、甘竹茹、锉芦根、新粟米。(中医方剂大辞典)(20)炙甘草、地骨皮、荠苨、葛根。(中医方剂大辞典)(21)炙甘草、人参、黄连、栀子仁。(中医方剂大辞典)(22)甘草、桂心、豉、葱白。(中医方剂大辞典)(23)甘草、生姜、五味子、人参、吴茱萸。(中医方剂大辞典)(24)炙甘草、防风、乌豆、桂、细辛、柏子仁、白茯苓、蕤仁。(中医方剂大辞典)(25)

炙甘草、地榆、当归、黄连、炒芍药。(中医方剂大辞典)(26)炙甘草、生姜、生蜜。(中医方剂大辞典)(27)炙甘草、黄连、附子、阿胶。(中医方剂大辞典)(28)炙甘草、栝楼根、麦门冬、半夏。(中医方剂大辞典)(29)甘草、蜀漆、常山、石膏、鳖甲、香豉、栀子、乌梅、淡竹叶。(中医方剂大辞典)(30)炙甘草、半夏、人参、陈桔皮。(中医方剂大辞典)(31)甘草、桂心、芎䓖、麻黄、当归、芍药、附子、独活、防己、生姜、石膏、茯神、白术、黄芩、细辛、秦艽、防风、侧子、菊花、淡竹沥、人参。(中医方剂大辞典)(32)甘草、人参、半夏、桂心、蜀椒、小麦、大枣、生姜、吴茱萸。(中医方剂大辞典)(33)炙甘草、蜀漆叶、天灵盖、黑豆、桃仁、炒乌梅肉。(中医方剂大辞典)(34)炙甘草、细辛、炮干姜、当归、桂、白茯苓、赤芍、吴茱萸、熟干地黄。(中医方剂大辞典)(35)甘草、侧子、桂、防己、附子、芎䓖、人参、麻黄、当归、赤芍、秦艽、茯神、防风、白术、黄芩、细辛、甘菊花。(中医方剂大辞典)(36)炙甘草、羌活、人参、防风、附子。(中医方剂大辞典)(37)甘草、鳖甲、升麻、当归、桂枝、蜀椒、雄黄。(中医方剂大辞典)(38)甘草、生姜、乌豆。(中医方剂大辞典)(39)甘草、芍药、桂心、阿胶、大黄。(中医方剂大辞典)(40)甘草、芍药、通草、羊肉。(中医方剂大辞典)(41)甘草、干地黄、麦门冬、麻黄、芎䓖、黄芩、栝楼根、杏仁、葛根。(中医方剂大辞典)(42)炙甘草、厚朴、干姜、当归。(中医方剂大辞典)(43)甘草、干漆、黄芩、生干地黄、赤芍、当归、龟甲。(中医方剂大辞典)(44)甘草、黄芩、川大黄、黄连、当归、川芒消。(中医方剂大辞典)(45)甘草、栀子仁、黄柏、白术。(中医方剂大辞典)(46)甘草、黄柏、苦参、当归。(中医方剂大辞典)(47)炙甘草、防风、吴茱萸、干地黄、芍药、当归、细辛、干姜。(中医方剂大辞典)(48)炙甘草、炙枳实、白术、栀子、桔梗。(中医方剂大辞典)(49)甘草、桔皮。(中医方剂大辞典)(50)甘草、升麻、当归、椒、鳖甲。(中医方剂大辞典)(51)甘草。(中医方剂大辞典)

甘草饮 gan cao yin

【英文名】Gan Cao Drink

【异名】甘草汤(中医方剂大辞典、圣济总录)

【组成】(1)半炙半生甘草、瓜蒌。(中医方剂大辞典)(2)甘草、乌梅、诃黎勒皮。(中医方剂大辞典)(3)甘草、黑豆、生姜、乌梅肉。(中医方剂大辞典)(4)炙甘草、黄芩、附子、人参、芎䓖、防风、麻黄、防己。(中医方剂大辞典)(5)甘草、蜜、粱米粉。(中医方剂大辞典)(6)炙甘草、人参、干姜、炙厚朴、白术。(中医方剂大辞典)(7)炙甘草、大黄、黄芩。(中医方剂大辞典)(8)淡豆豉、甘草。(中医方剂大辞典)(9)生甘草、葛粉、白蜜。(中医方剂大辞典)(10)甘草。(中医方剂大辞典)

甘草法 gan cao fa

【英文名】Gan Cao Fa Prescription

【异名】甘草汤(中医方剂大辞典、千金)

【组成】炙甘草。(中医方剂大辞典)

甘草油 gan cao you

【英文名】Gan Cao Oil

【组成】甘草、香油。(中医方剂大辞典)

甘草酊 gan cao ding

【英文名】Gan Cao Tincture

【组成】甘草。(实用中西医结合杂志 1990,3(3))

甘草酒 gan cao jiu

【英文名】Gan Cao Wine

【组成】炙甘草、升麻、沉香、麝香、豉。(中医方剂大辞典)

甘草散 gan cao san

【英文名】Gan Cao Powders

【异名】神效方(中医方剂大辞典、普济方);预服散(中医方剂大辞典);芍药散(中医方剂大辞典、普济方);甘草汤(中医方剂大辞典、普济方、丹溪心法附余)

【组成】(1)甘草、桂心、茯神、人参、阿胶、麦门冬、生干地黄、麻黄。(中医方剂大辞典)(2)生甘草、川升麻、射干。(中医方剂大辞典)(3)甘草、干姜、干地黄、茯苓、羊脂、当归、细辛、芍药、吴茱萸、桂心、栀子仁。(中医方剂大辞典)(4)甘草、通草、石钟乳、云母、屋上散草。(中医方剂大辞典)(5)炙大甘草。(中医方剂大辞典)(6)炙甘草、熬蝼蛄。(中医方剂大辞典)(7)微炙粉甘草、栝楼根。(中医方剂大辞典)(8)甘草、滑石、山豆根、大黄。(中医方剂大辞典)(9)炙甘草、黄芩、大豆、黄卷、粳米、麻子仁、干姜、桂心、吴茱萸。(中医方剂大辞典)(10)炙甘草、油麻。(中医方剂大辞典)(11)半生半炙甘草、炒黄连。(中医方剂大辞典)(12)甘草末、青蛙、母猪蹄甲烧作灰、救月杖。(中医方剂大辞典)(13)甘草、厚朴、人参、黄连、龙骨、白茯苓。(中医方剂大辞典)(14)甘草、乌梅肉、诃黎勒。(中医方剂大辞典)(15)甘草、赤芍、白蔹、黄芩、黄连、黄柏。(中医方剂大辞典)(16)甘草、龙骨、赤茯苓、牡蛎、生干地黄、黄芩、当归、桂心。(中医方剂大辞典)(17)甘草、地榆、蚺蛇胆、蜗牛壳、麝香、兰香根灰、人粪灰、龙脑。(中医方剂大辞典)(18)甘草、牡蛎粉、黄芩、赤芍。(中医方剂大辞典)(19)甘草、黑豆、干姜、糯米、大麻子、白茯苓、吴茱萸。(中医方剂大辞典)(20)甘草、生干地黄、干姜、当归、赤茯苓、细辛、桂心、赤芍、防风、栀子、吴茱萸。(中医方剂大辞典)

(21)甘草、干姜、白术、白茯苓、当归。(中医方剂大辞典)(22)甘草、贝齿、胡粉。(中医方剂大辞典)(23)甘草、白术、阿胶、干姜、黄芩、伏龙肝。(中医方剂大辞典)(24)甘草、葛根、桔梗、玄参、车前子、前胡、贝母、犀角屑、川升麻。(中医方剂大辞典)(25)甘草、黄芩、麦门冬。(中医方剂大辞典)(26)甘草、茯神、远志、苍术、枳实。(中医方剂大辞典)

甘草煎 gan cao jian

【英文名】Gan Cao Decoction

【组成】炙甘草、猪膏、白蜜、黄连。(中医方剂大辞典)

甘草膏 gan cao gao

【英文名】Gan Cao Plaster

【异名】甘草酒(中医方剂大辞典、杏苑)

【组成】(1)甘草、当归、胡粉、羊脂、猪脂。(中医方剂大辞典)(2)粉甘草。(中医方剂大辞典)(3)甘草末、乳香、蜡。(中医方剂大辞典)(4)生甘草、雄黄、泔淀、牛屎汁、羊肾脂、青黛。(中医方剂大辞典)(5)生甘草、川大黄、胡粉、羊髓、猪脂。(中医方剂大辞典)(6)甘草、黄芩、黄连、芎䓖、白芷、藁本、当归、附子。(中医方剂大辞典)(7)生甘草、大麦面。(中医方剂大辞典)

甘草蜜 gan cao mi

【英文名】Gan Cao Honeyed Pill

【组成】干草、白蜜。(中医方剂大辞典)

甘枳汤 gan zhi tang

【英文名】Gan Zhi Decoction

【组成】甘草、煨枳壳。(中医方剂大辞典)

甘柏散 gan bai san

【英文名】Gan Bai Powders

【组成】甘草、黄柏、白矾。(中医方剂大辞典)

甘胆丸 gan dan wan

【英文名】Gan Dan Pill

【组成】甘草、猪胆汁。(中医方剂大辞典)

甘胆汤 gan dan tang

【英文名】Gan Dan Decoction

【组成】甘草、猪胆。(中医方剂大辞典)

甘桔汤 gan jie tang

【英文名】Gan Jie Decoction

【异名】甘桔散(中医方剂大辞典、准绳·幼科);大甘桔汤(中医方剂大辞典、古方汇精)

【组成】(1)桔梗、甘草。(中医方剂大辞典)(2)甘草、桔梗、银花、去心麦冬、僵蚕、鼠粘、冬桑叶。(中医方剂大辞典)(3)桔梗、甘草、射干、炒牛蒡子、防风、玄参。(中医方剂大辞典)(4)桔梗、甘草、紫苏叶、乌梅肉。(中医方剂大辞典)(5)当归、川芎、炒薄荷、黄芩、山栀、连翘、甘草、银花、元参、防风、桔梗、荆芥、酒浸大黄。(中医方剂大辞典)(6)桔梗、前胡、牛蒡、杏仁、苏子、橘红、象贝母、羚羊角。(中医方剂大辞典)(7)甘草、桔梗、连翘、玄参、防风、牛蒡子。(中医方剂大辞典)(8)桔梗、当归、栝楼仁、汉防己、桑白皮、贝母、炒杏仁、甘草节、薏苡仁、百合、黄芪、玄参。(中医方剂大辞典)(9)甘草、桔梗、大力子、天花粉、山豆根、麦冬。(中医方剂大辞典)(10)桔梗、牛蒡、甘草。(中医方剂大辞典)(11)桔梗、甘草、杏仁泥。(中医方剂大辞典)(12)甘草、防风、荆芥、薄荷、黄芩、桔梗、玄参。(中医方剂大辞典)(13)甘草、桔梗、麦门冬。(中医方剂大辞典)(14)生甘草、芽桔梗、熟石膏、净知母、牛蒡子。(中医方剂大辞典)(15)甘草、桔梗、玄参、炒芩。(中医方剂大辞典)(16)桔梗、甘草、牛子、连翘、玄参、黄芩、山豆根。(中医方剂大辞典)(17)甘草、桔梗、山豆根、黑参、鼠粘子、荆芥、麦门冬。(中医方剂大辞典)(18)甘草、桔梗、牛蒡、荆芥、玄参、天花粉。(中医方剂大辞典)(19)生甘草、桔梗、花粉、鼠粘子、连翘、山栀仁、生黄连、生地黄。(中医方剂大辞典)(20)人参、桔梗、半生半炙甘草。(中医方剂大辞典)(21)桔梗、甘草、防风、牛蒡子、玄参、升麻、射干。(中医方剂大辞典)(22)桔梗、杏仁、炙甘草。(中医方剂大辞典)(23)薄荷、贝母、黄芩、山栀子、连翘、甘草、桔梗。(中医方剂大辞典)

甘蚕豆 gan can dou

【英文名】Gan Can Dou Prescription

【组成】甘草、大蚕豆。(中医方剂大辞典)

甘桂汤 gan gui tang

【英文名】Gan Gui Decoction

【组成】(1)茯苓、白术、官桂、甘草。(中医方剂大辞典)(2)炙甘草、官桂、五味子、黄芩、柴胡。(中医方剂大辞典)

甘粉散 gan fen san

【英文名】Gan Fen Powders

【异名】甘草散(中医方剂大辞典、普济方)

【组成】生甘草。(中医方剂大辞典)

甘理散 gan li san

【英文名】Gan Li Powders

【组成】黄芪、葛根、当归、赤芍、甘草、川芎、生地、白芷、白术、厚朴、陈皮、人参、前胡、枣子。(中医方剂大辞典)

甘菊丸 gan ju wan

【英文名】Gan Ju Pill

【组成】天南星、鸡苏、荆芥穗、细辛、川芎、防风、炙甘草、白僵蚕、菊花。(中医方剂大辞典)

甘菊汤 gan ju tang

【英文名】Gan Ju Decoction

【组成】(1)熟地、淮山、玄参、甘菊花、白芍、当归、党参、建神曲。(中医方剂大辞典)(2)决明子、甘菊、当归、川芎、赤芍、甘草、防风、荆芥、蔓荆子。(中医方剂大辞典)(3)甘菊苗叶。(中医方剂大辞典)(4)甘菊花、大黄、旋覆花、升麻、石决明、芎䓖、羌活、地骨皮、青葙子、车前子、碎石膏、木贼、黄芩、栀子仁、草决明、炙甘草、荆芥穗、防风、黄连。(中医方剂大辞典)(5)白菊花、金银花、生甘草。(中医方剂大辞典)(6)白菊花、石决明、熟军、泽泻、青葙子、赤芍、当归、没药、生草。(中医方剂大辞典)

甘菊散 gan ju san

【英文名】Gan Ju Powders

【异名】菊花散(中医方剂大辞典、普济方)

【组成】(1)甘菊花、羌活、木贼、荆芥穗、芎䓖、炙甘草、防风、黄芪、附子、蝉壳、蛇蜕、白蒺藜、旋覆花、石决明。(中医方剂大辞典)(2)甘菊花、旋覆花、密蒙花、青葙子、石决明、羌活、木贼、决明子、苍术、蝉壳、荆芥穗、炙甘草、防风、芎䓖、人参、黄芩。(中医方剂大辞典)(3)甘菊花、旋覆花、防风、石膏。(中医方剂大辞典)

甘菊膏 gan ju gao

【英文名】Gan Ju Plaster

【组成】茵草、芎䓖、炙甘草、防风、黄芩、大戟、生地黄、芍药、细辛、大黄、蜀椒、杜仲、黄芪、白芷。(中医方剂大辞典)

甘黄饮 gan huang yin

【英文名】Gan Huang Drink

【组成】生甘草、熟大黄、酒。(中医方剂大辞典)

甘甜丸 gan tian wan

【英文名】Gan Tian Pill

【组成】甘遂、甜葶苈、细辛、川椒。(中医方剂大辞典)

甘湿散 gan shi san

【英文名】Gan Shi Powders

【异名】疳湿散(中医方剂大辞典、普济方);蚺蛇胆散(中医方剂大辞典、普济方)

【组成】蚺蛇胆、青木香、石硫黄、铁精、麝香。(中医方剂大辞典)

甘葱煎 gan cong jian

【英文名】Gan Cong Decoction

【组成】甘草、大胡葱。(中医方剂大辞典)

甘葶散 gan ting san

【英文名】Gan Ting Powders

【组成】葶苈、麻黄、甘草、贝母、杏仁。(中医方剂大辞典)

甘遂丸 gan sui wan

【英文名】Gan Sui Pill

【组成】(1)甘遂、芫花、桃仁、川芎、当归、柴胡、蜀椒、吴茱萸、厚朴、桂。(中医方剂大辞典)(2)甘遂、麝香、川大黄、前胡、黄芩、木香。(中医方剂大辞典)(3)甘遂、赤芍、黄芩、真珠末、杏仁、巴豆霜。(中医方剂大辞典)(4)甘遂、雄黄、石膏、牡蛎、巴豆、丹砂、蕤仁、麝香。(中医方剂大辞典)(5)甘遂、蒜瓣、黑豆。(中医方剂大辞典)(6)郁李仁、陈桔皮、甘遂、赤茯苓、甜葶苈、瞿麦。(中医方剂大辞典)(7)甘遂、通草、细辛、附子。(中医方剂大辞典)(8)甘遂、芫花、甜葶苈、川大黄、青桔皮、大戟、川芒消、贝母、桂心、乌喙。(中医方剂大辞典)(9)甘遂、葶苈、车前子、猪苓、杏仁、芍药、泽漆叶、黄芩、鳖甲。(中医方剂大辞典)(10)甘遂、葶苈、黄连、天门冬、苦葫芦。(中医方剂大辞典)(11)甘遂、细辛、附子、木通、干姜、吴茱萸、桂。(中医方剂大辞典)(12)炒甘遂、芍药、杏仁、车前子、黄芩、猪苓、炒葶苈、鳖甲。(中医方剂大辞典)(13)甘遂、葶苈子、杏仁、巴豆。(中医方剂大辞典)

甘遂方 gan sui fang

【英文名】Gan Sui Prescription

【组成】猪肾、甘遂。(中医方剂大辞典)

甘遂汤 gan sui tang

【英文名】Gan Sui Decoction

【组成】(1)甘遂、炙甘草、黄芩、大黄。(中医方剂大辞典)(2)甘遂、生姜汁炒半夏。(中医方剂大辞典)(3)甘遂、黄芩、芒消、桂心、细辛、大黄。(中医方剂大辞典)

甘遂饼 gan sui bing

【英文名】Gan Sui Lozenges

【组成】甘遂、大麦面。(中医方剂大辞典)

甘遂散 gan sui san

【英文名】Gan Sui Powders

【异名】甘遂破结散(中医方剂大辞典、婴童百问)

【组成】(1)甘遂。(中医方剂大辞典)(2)太山赤皮甘遂。(中医方剂大辞典)(3)甘遂末、葱汁。(中医方剂大辞典)(4)甘遂、大戟、黑牵牛、槟榔、陈桔皮、木香。(中医方剂大辞典)(5)炒甘遂、木香。(中医方剂大辞典)(6)甘遂、蓬莪术、青桔皮、大戟、桂、石菖蒲、木香。(中医方剂大辞典)(7)甘遂、槟榔、木香、牵牛子、莱菔子。(中医方剂大辞典)(8)甘生遂、牵牛子、续随子、大戟、葶苈。(中医方剂大辞典)(9)甘遂、槟榔、川大黄、牵牛子、甜葶苈。(中医方剂大辞典)(10)甘遂、青桔皮、黄芩、川大黄。(中医方剂大辞典)(11)甘遂、槟榔、牛蒡子、商陆。(中医方剂大辞典)(12)甘遂、杏仁、泽泻、黄芩、泽漆、赤茯苓、郁李仁、陈桔皮、川朴消。(中医方剂大辞典)

甘缓汤 gan huan tang

【英文名】Gan Huan Decoction

【组成】人参、白术、茯苓、炙甘草、升麻、陈皮、炒苡仁、

炒芡实、木瓜、白豆蔻曲、红枣。(中医方剂大辞典)

甘硼水 gan peng shui

【英文名】Gan Peng Water

【组成】硼砂、炉甘石。(中医方剂大辞典)

甘蔗粥 gan zhe zhou

【英文名】Gan Zhe Gruel

【组成】甘蔗汁、青粱米。(中医方剂大辞典)

甘薯粳 gan shu jing

【英文名】Gan Shu Jing Paste

【组成】糯米、薯粳、白糖、芝麻。(中医方剂大辞典)

甘鳖散 gan bie san

【英文名】Gan Bie Powders

【异名】甘遂散(中医方剂大辞典、普济方)

【组成】连珠甘遂、木鳖子。(中医方剂大辞典)

甘露丸 gan lu wan

【英文名】Gan Lu Pill

【组成】(1)象牙末、飞白矾、大马蜂窠、刺猬皮、瓜儿血竭、朱砂、明雄黄、滴乳香、没药、儿茶。(中医方剂大辞典)(2)寒水石、铅霜、马牙消、龙脑、甘草。(中医方剂大辞典)(3)舶上硫黄、消石、白明矾、滑石、飞面。(中医方剂大辞典)(4)炙甘草、地黄、金粉、大黄、天门冬、防风、远志、羌活、桑根白皮、秦艽、地骨皮、玄参、羚羊角、胡黄连。(中医方剂大辞典)(5)寒水石、天竺黄、马牙消、甘草、龙脑。(中医方剂大辞典)

甘露汤 gan lu tang

【英文名】Gan Lu Decoction

【异名】观音应梦散(中医方剂大辞典、普济方);甘露饮(中医方剂大辞典、寿亲养老)

【组成】(1)干饧糟、生姜。(中医方剂大辞典)(2)焙萎蕤。(中医方剂大辞典)(3)人参、白术、升麻、附子、黄芪、丹皮。(中医方剂大辞典)(4)百药煎、白干葛、乌梅、五味子、天花粉、甘草。(中医方剂大辞典)

甘露饮 gan lu yin

【英文名】Gan Lu Drink

【组成】(1)黄芩、生地黄、天门冬、麦门冬、枇杷叶、茵陈、石斛、桔梗、甘草、枳壳。(中医方剂大辞典)(2)石膏、寒水石、甘草。(中医方剂大辞典)(3)生地、熟地、天冬、麦冬、石斛、甘草、枳壳、枇杷叶。(中医方剂大辞典)(4)大生地、鲜生地、天冬、麦冬、鲜石斛、黄芩、银花、川贝母、生炙甘草。(中医方剂大辞典)(5)寒水石、石膏、郁金、甘草、薄荷。(中医方剂大辞典)(6)生地黄、熟地、麦冬、僵蚕、银花、天冬、石斛、枳壳、粉草。(中医方剂大辞典)(7)枇杷叶、石斛、炙甘草、生地黄、黄芩、麦门冬。(中医方剂大辞典)(8)大熟地、大生地、玉竹、大麦冬、天门冬、马料豆、炙甘草。(中医方剂大辞典)(9)茯苓、泽泻、甘草、石膏、寒水石、白术、桂枝、猪苓、滑石。(中医方剂大辞典)(10)犀角、生甘草、生地、银柴胡、枳壳、麦门冬、知母、枇杷叶、黄芩、钗石斛、茵陈。(中医方剂大辞典)(11)枇杷叶、生地黄、熟地、天冬、黄芩、石斛、山豆根、犀角屑、枳壳、甘草。(中医方剂大辞典)(12)人参、白茯苓、甘草、生地、麦冬、五味子、知母、花粉、葛根。(中医方剂大辞典)(13)知母、麦冬、连翘、薄荷、桔梗、黄芩、玄参、滑石、石膏、甘草。(中医方剂大辞典)(14)天冬、麦冬、生地、熟地、茵陈、枇杷叶、黄芩、苡仁、石斛、甘草、山栀。(中医方剂大辞典)(15)麦门冬、天门冬、生地黄、熟地黄、石斛、枇杷叶、山茵陈、枳壳、黄芩、犀角屑、甘草。(中医方剂大辞典)

甘露茶 gan lu cha

【英文名】Gan Lu Tea

【组成】柴胡、厚朴、防风、山楂、枳壳、苍术、神曲、谷芽、陈皮、川乌。(中医方剂大辞典)

甘露酒 gan lu jiu

【英文名】Gan Lu Wine

【组成】圆眼肉、红枣肉、葡萄、桃仁、当归、枸杞、杜仲、熟地。(中医方剂大辞典)

甘露散 gan lu san

【英文名】Gan Lu Powders

【组成】(1)好滑石、甘草末。(中医方剂大辞典)(2)牙消、龙脑、薄荷叶、大黄、炙甘草、芎䓖、雄黄。(中医方剂大辞典)(3)炒白僵蚕、天南星。(中医方剂大辞典)(4)干猪胞。(中医方剂大辞典)(5)黄连、吴茱萸。(中医方剂大辞典)(6)藿香、茯苓、薄荷叶、川朴、桔梗、白芷、半夏、神曲、香薷、扁豆、紫苏、陈皮、朱砂、苍术、木瓜、山楂、甘草、葛根、明雄黄、大腹皮。(中医方剂大辞典)(7)甘草、不灰木。(中医方剂大辞典)(8)白滑石、泽泻、甘草、人参、茯苓、白术、木猪苓。(中医方剂大辞典)(9)寒水石、石膏、防风、荆芥、薄荷、甘草。(中医方剂大辞典)(10)熟干地黄、生干地黄、天门冬、麦门冬、枇杷叶、枳壳、苦参、石斛、山茵陈、甘草。(中医方剂大辞典)

甘露膏 gan lu gao

【英文名】Gan Lu Ointment

【异名】兰香饮子(中医方剂大辞典)

【组成】(1)半夏、熟甘草、白豆蔻仁、兰香、升麻、连翘、桔梗、生甘草、防风、酒知母、石膏。(中医方剂大辞典)(2)黄连、黄丹、铜青、当归、白丁香、白矾、没药、轻粉、鹏砂、水银、龙脑、麝香。(中医方剂大辞典)

甘氏乌膏 gan shi wu gao

【英文名】Gan Shi Wu Plaster

【组成】水银、黄连、墨。(中医方剂大辞典)

甘竹沥汤 gan zhu li tang

【英文名】Gan Zhu Li Decoction

【组成】甘竹沥、生姜、防风、炙甘草、防己、麻黄、人参、黄芩、白术、细辛、茵芋、秦艽、桂心、附子。(中医方剂大辞典)

甘竹茹汤 gan zhu ru tang

【英文名】Gan Zhu Ru Decoction

【异名】甘竹汤(中医方剂大辞典、准绳·类方)

【组成】(1)甘竹茹、人参、茯苓、甘草、黄芩。(中医方剂大辞典)(2)甘竹茹、生白米。(中医方剂大辞典)

甘李根散 gan li gen san

【英文名】Gan Li Gen Powders

【组成】甘李根、吴茱萸、半夏、人参、附子、桂心、当归、干姜、槟榔。(中医方剂大辞典)

甘松香丸 gan song xiang wan

【英文名】Gan Song Xiang Pill

【组成】半夏曲、天南星、甘松、陈桔皮。(中医方剂大辞典)

甘松香散 gan song xiang san

【英文名】Gan Song Xiang Powders

【组成】甘松香、莽草、川乌、北细辛、硫黄、香附子。(中医方剂大辞典)

甘乳药捻 gan ru yao nian

【英文名】Gan Ru Medicated Thread Drainage

【组成】甘石粉。(中医方剂大辞典)

甘草豆方 gan cao dou fang

【英文名】Gan Cao Dou Prescription

【组成】甘草、乌豆、生姜。(中医方剂大辞典)

甘草饮子 gan cao yin zi

【英文名】Gan Cao Drink

【组成】(1)炙甘草、陈桔皮、川升麻、生姜、葛根、人参。(中医方剂大辞典)(2)甘草、款冬花、豉心、生麦门冬、葱白、槟榔、桔梗、地黄汁。(中医方剂大辞典)

甘草敷方 gan cao fu fang

【英文名】Gan Cao Fu Prescription

【组成】甘草。(中医方剂大辞典)

甘草摩膏 gan cao mo gao

【英文名】Gan Cao Mo Plaster

【组成】炙甘草、防风、白术、桔梗、雷丸。(中医方剂大辞典)

甘柴合剂 gan chai he ji

【英文名】Gan Chai Mixture

【组成】甘草、柴胡。

甘菊花丸 gan ju hua wan

【英文名】Gan Ju Hua Pill

【异名】甘菊丸(中医方剂大辞典、赤水玄珠)

【组成】(1)甘菊花、人参、当归、防风、秦艽、山茱萸、白鲜皮、黄芪、汉防己、桂心、白术、白蒺藜、生干地黄、独活、薯蓣、芎䓖、细辛、苍耳子。(中医方剂大辞典)(2)菊花、决明子、车前子、丹参、防风、玄参、蕤仁、升麻、黄连、黄芩、大黄、葳蕤、细辛、炙甘草、人参。(中医方剂大辞典)(3)甘菊花、决明子、车前子、防风、蕤仁、黄连、川升麻、子芩、川大黄、玄参、葳蕤。(中医方剂大辞典)(4)甘菊花、枸杞、熟地黄、干山药。(中医方剂大辞典)

甘菊花汤 gan ju hua tang

【英文名】Gan Ju Hua Decoction

【异名】菊花汤(中医方剂大辞典、圣济总录)

【组成】(1)菊花、升麻、旋覆花、石决明、川芎、炒大黄、石膏、羌活、地骨皮、炒木贼、青葙子、黄芩、防风、栀子仁、草决明、荆芥、黄连、甘草。(中医方剂大辞典)(2)甘菊花、炙甘草、防风、山茱萸。(中医方剂大辞典)(3)菊花、地骨皮、升麻、黄连、茯神、葳蕤、防风、木通。(中医方剂大辞典)

甘菊花散 gan ju hua san

【英文名】Gan Ju Hua Powders

【组成】(1)甘菊花、赤箭、酸枣仁、旋覆花、犀角屑、防风、白鲜皮、白芷、细辛、沙参、羌活、甘草。(中医方剂大辞典)(2)甘菊花、旋覆花、人参、川升麻、防风、车前子、石膏、羚羊角屑、黄芩、决明子、杏仁、甘草。(中医方剂大辞典)(3)甘菊花、川升麻、芎䓖、细辛、防风、石膏、羚羊角屑、川大黄、黄连、甘草。(中医方剂大辞典)(4)甘菊花、茯神、犀角屑、防风、川升麻、石膏、白芷、芎䓖、甘草、牡荆子、葛根、枳壳。(中医方剂大辞典)(5)甘菊花、旋覆花、防风、芎䓖、蔓荆子、细辛、酸枣仁、葳蕤、枳壳、甘草。(中医方剂大辞典)(6)甘菊花、人参、大腹皮、半夏、木香、白术、威灵仙、枳壳、肉桂、诃黎勒皮、赤茯苓、郁李仁、甘草。(中医方剂大辞典)(7)甘菊花、谷精草、石决明。(中医方剂大辞典)(8)甘菊花、牛黄、犀角屑、铁粉、麦门冬、黄连、铅霜、人参、甘草。(中医方剂大辞典)(9)甘菊花、防风、蒺藜子、恶实、甘草。(中医方剂大辞典)(10)甘菊花、白蒺藜、木贼、防风、炙甘草、木香。(中医方剂大辞典)(11)甘菊花、白术、防风、人参、细辛、白茯苓、甘草。(中医方剂大辞典)(12)甘菊花、天麻、石膏、芎䓖、独活、防风、白术、茯神、羚羊角、杜若、黄芩、甘草。(中医方剂大辞典)

甘露饮子 gan lu yin zi

【英文名】Gan Lu Drink

【异名】甘露饮(中医方剂大辞典、局方);大甘露饮(中医方剂大辞典、咽喉经验秘传)

【组成】生干地黄、熟干地黄、天门冬、麦门冬、枇杷叶、黄芩、石斛、枳壳、甘草、山茵陈叶。(中医方剂大辞

典)

甘露神膏 gan lu shen gao

【英文名】Gan Lu Shen Ointment

【组成】甘露、蜂白蜜、人乳、人参。(中医方剂大辞典)

甘风丹荆汤 gan feng dan jing tang

【英文名】Gan Feng Dan Jing Decoction

【组成】丹皮、防风、荆芥、甘菊花。(中医方剂大辞典)

甘石创愈散 gan shi chuang yu san

【英文名】Gan Shi Chuang Yu Powders

【组成】麝香、血竭、乳香、朱砂。

甘芍附子汤 gan shao fu zi tang

【英文名】Gan Shao Fu Zi Decoction

【组成】甘草、白芍、附子。(中医方剂大辞典)

甘芍降糖片 gan shao jiang tang pian

【英文名】Gan Shao Jiang Tang Tablet

【组成】白芍、甘草等。(沪卫药(1985)179号)

甘麦大枣汤 gan mai da zao tang

【英文名】Gan Mai Da Zao Decoction

【组成】甘草、小麦、大枣。(金匮要略)

甘豆竹叶汤 gan dou zhu ye tang

【英文名】Gan Dou Zhu Ye Decoction

【组成】甘草、黑豆、淡竹叶。(中医方剂大辞典)

甘羌麻附饮 gan qiang ma fu yin

【英文名】Gan Qiang Ma Fu Drink

【组成】甘草、天麻、荆芥、羌活、防风、薄荷、黄芩、麻黄、全蝎、僵蚕、白芷、竹节附、细辛。(中医方剂大辞典)

甘枸降脂汤 gan gou jiang zhi tang

【英文名】Gan Gou Jiang Zhi Decoction

【组成】甘草、枸杞子、柴胡、泽泻、山楂、丹参、红花。(中医药学报 1989,(2))

甘草干姜汤 gan cao gan jiang tang

【英文名】Gan Cao Gan Jiang Decoction

【异名】二神汤(中医方剂大辞典、朱氏集验方);干姜甘草汤(中医方剂大辞典、外治);复阳汤(中医方剂大辞典、鸡峰)

【组成】(1)甘草、干姜、蜀椒、附子。(中医方剂大辞典)(2)炙甘草、炮川白姜。(中医方剂大辞典)(3)炙甘草、干姜。(中医方剂大辞典)

甘草大豆汤 gan cao da dou tang

【英文名】Gan Cao Da Dou Decoction

【异名】大豆甘草汤(中医方剂大辞典、金鉴)

【组成】甘草、赤皮葱、大豆。(中医方剂大辞典)

甘草石膏汤 gan cao shi gao tang

【英文名】Gan Cao Shi Gao Decoction

【组成】生地黄、细辛、熟地黄、黄连、甘草、石膏、柴胡、黄柏、知母、当归身、桃仁、荆芥穗、防风、升麻、红花、杏仁、小椒。(中医方剂大辞典)

甘草归地汤 gan cao gui di tang

【英文名】Gan Cao Gui Di Decoction

【组成】甘草、当归、生地、芍药、桔梗、玄参、丹皮、黄芩。(中医方剂大辞典)

甘草归蜡膏 gan cao gui la gao

【英文名】Gan Cao Gui La Plaster

【组成】甘草、当归、蜂蜡、香油。(中医方剂大辞典)

甘草芍药汤 gan cao shao yao tang

【英文名】Gan Cao Shao Yao Decoction

【组成】(1)炙甘草、芍药、当归、人参、白术、桔皮、大黄。(中医方剂大辞典)(2)甘草、砂仁、陈皮、山楂、炒白芍。(中医方剂大辞典)(3)甘草、芍药、白蔹、黄芩、黄连、黄柏、苦参。(中医方剂大辞典)(4)甘草、芍药、生地黄、川芎。(中医方剂大辞典)

甘草附子汤 gan cao fu zi tang

【英文名】Gan Cao Fu Zi Decoction

【异名】四物附子汤(中医方剂大辞典、外台);附子汤(中医方剂大辞典、外台);白术附子汤(中医方剂大辞典、外台);桂枝附子汤(中医方剂大辞典、三因);桂枝甘草附子汤(中医方剂大辞典、类聚方)

【组成】(1)甘草、附子、桂。(中医方剂大辞典)(2)炙甘草、附子。(中医方剂大辞典)(3)炙甘草、附子、白术、桂枝。(中医方剂大辞典)

甘草青盐丸 gan cao qing yan wan

【英文名】Gan Cao Qing Yan Pill

【组成】甘草、青盐。(中医方剂大辞典)

甘草泻心汤 gan cao xie xin tang

【英文名】Gan Cao Xie Xin Decoction

【组成】(1)炙甘草、黄芩、干姜、半夏、大枣、黄连。(中医方剂大辞典)(2)炙甘草微赤、黄芩、黄连、干姜、半夏、木通。(中医方剂大辞典)

甘草茵陈汤 gan cao yin chen tang

【英文名】Gan Cao Yin Chen Decoction

【组成】茵陈、栀子、大黄、甘草。(中医方剂大辞典)

甘草茱萸丸 gan cao zhu yu wan

【英文名】Gan Cao Zhu Yu Pill

【组成】吴茱萸、甘草、栀子、干姜、缩砂仁、肉豆蔻。(中医方剂大辞典)

甘草炮姜汤 gan cao pao jiang tang

【英文名】Gan Cao Pao Jiang Decoction

【组成】炮姜、炙甘草、北味。(中医方剂大辞典)

甘草涂敷方 gan cao tu fu fang

【英文名】Gan Cao Ointment

【组成】半生半熟甘草、矾石灰、人中白、密陀僧。(中医方剂大辞典)

甘草粉蜜汤 gan cao fen mi tang

【英文名】Gan Cao Fen Mi Decoction

【组成】甘草、粉、蜜。(中医方剂大辞典)

甘草黄芩汤 gan cao huang qin tang

【英文名】Gan Cao Huang Qin Decoction

【组成】甘草、黄芩、茯苓、半夏、石膏。(中医方剂大辞典)

甘草营实汤 gan cao ying shi tang

【英文名】Gan Cao Ying Shi Decoction

【组成】大黄、营实、白桃花、甘草。(中医方剂大辞典)

甘草甜素片 gan cao tian su pian

【英文名】Gan Cao Tian Su Tablet(药品标准－中药成方制剂标准)

【组成】甘草酸单钾盐。(药品标准－中药成方制剂标准 1998 年)

甘草麻桂汤 gan cao ma gui tang

【英文名】Gan Cao Ma Gui Decoction

【组成】甘草、麻黄、桂枝。(中医方剂大辞典)

甘草麻黄汤 gan cao ma huang tang

【英文名】Gan Cao Ma Huang Decoction

【异名】麻黄汤(中医方剂大辞典、千金翼);麻黄甘草汤(中医方剂大辞典、三因);二物汤(中医方剂大辞典、普济方);走马通圣散(中医方剂大辞典、金匮要略今释);麻甘汤(中医方剂大辞典、医学入门)

【组成】甘草、麻黄。(中医方剂大辞典)

甘草滑石散 gan cao hua shi san

【英文名】Gan Cao Hua Shi Powders

【组成】甘草、大黄、黄芪、滑石、山栀子、乳香、地椒。(中医方剂大辞典)

甘草鼠粘汤 gan cao shu nian tang

【英文名】Gan Cao Shu Nian Decoction

【组成】炒甘草、桔梗、鼠粘根。(中医方剂大辞典)

甘桔元射汤 gan jie yuan she tang

【英文名】Gan Jie Yuan She Decoction

【组成】甘草、桔梗、元参、射干。(中医方剂大辞典)

甘桔化毒汤 gan jie hua du tang

【英文名】Gan Jie Hua Du Decoction

【组成】(1)甘草、桔梗、射干、酒炒黄连、炒牛蒡子。(中医方剂大辞典)(2)甘草、桔梗、射干、连翘、炒大力子。(中医方剂大辞典)

甘桔牛蒡汤 gan jie niu bang tang

【英文名】Gan Jie Niu Bang Decoction

【组成】(1)桔梗、甘草、牛蒡、连翘、玄参、川连、栀子、豆根、酒芩、射干。(中医方剂大辞典)(2)粘子、甘草、桔梗、玄参、连翘、黄芩、麦冬。(中医方剂大辞典)

甘桔升麻汤 gan jie sheng ma tang

【英文名】Gan Jie Sheng Ma Decoction

【组成】甘草、桔梗、升麻、杏仁、当归、玄明粉。(中医方剂大辞典)

甘桔玄参汤 gan jie xuan shen tang

【英文名】Gan Jie Xuan Shen Decoction

【组成】甘草、桔梗、玄参、黄芩、贝母、天花粉、枳壳、生地。(中医方剂大辞典)

甘桔防风汤 gan jie fang feng tang

【英文名】Gan Jie Fang Feng Decoction

【组成】甘草、桔梗、防风、薄荷、荆芥、牛蒡、射干、玄参、连翘、黄芩、银花。(中医方剂大辞典)

甘桔泻肺汤 gan jie xie fei tang

【英文名】Gan Jie Xie Fei Decoction

【组成】石膏、知母、麦冬、粘子、橘红、桔梗、甘草、薄荷。(中医方剂大辞典)

甘桔柴芩汤 gan jie chai qin tang

【英文名】Gan Jie Chai Qin Decoction

【组成】生甘草、桔梗、柴胡、黄芩。(中医方剂大辞典)

甘桔射干汤 gan jie she gan tang

【英文名】Gan Jie She Gan Decoction

【组成】桔梗、甘草、射干、连翘、豆根、牛蒡、玄参、荆芥、防风。(中医方剂大辞典)

甘桔消痰饮 gan jie xiao tan yin

【英文名】Gan Jie Xiao Tan Drink

【组成】桔梗、豆根、栀子、连翘、防风、薄荷、甘草、黄连、大力子、赤芍、白芷、川芎、玄参、麦冬、淡竹叶。(中医方剂大辞典)

甘桔清金散 gan jie qing jin san

【英文名】Gan Jie Qing Jin Powders

【组成】桔梗、甘草、炒牛蒡子、连翘、诃子皮。(中医方剂大辞典)

甘桔散瘘汤 gan jie san lou tang

【英文名】Gan Jie San Lou Decoction

【组成】甘草、桔梗、枳壳、羌活、川芎、芍药、前胡、大腹皮、紫苏、黄芩、柴胡。(中医方剂大辞典)

甘桔黑豆汤 gan jie hei dou tang

【英文名】Gan Jie Hei Dou Decoction

【组成】甘草、桔梗、黑大豆。(中医方剂大辞典)

甘凉淡渗方 gan liang dan shen fang

【英文名】Gan Liang Dan Shen Prescription

【组成】白茅根、忍冬藤、麦芽、垂盆草、滑石、萹蓄、通草、猪苓、茯苓、甘草、冰糖。(中西医结合杂志 1989,9(2))

甘家松脂膏 gan jia song zhi gao

【英文名】Gan Jia Song Zhi Plaster

【异名】松脂膏(中医方剂大辞典、圣惠)

【组成】松脂、白胶香、薰陆香、当归、蜡、甘草、猪脂、羊肾脂、生地黄汁。(中医方剂大辞典)

甘菊花饮子 gan ju hua yin zi

【英文名】Gan Ju Hua Drink

【组成】甘菊花、石膏、葛根、薄荷、生姜、葱白、豉。(中医方剂大辞典)

甘菊荆芥汤 gan ju jing jie tang

【英文名】Gan Ju Jing Jie Decoction

【异名】甘菊花荆芥汤(中医方剂大辞典、御药院方)

【组成】甘菊、防风、旋覆花、芎劳、皂荚、石膏、枳壳、炙甘草、荆芥穗。(中医方剂大辞典)

甘寒补气汤 gan han bu qi tang

【英文名】Gan Han Bu Qi Decoction

【组成】人参、麦冬、黄芪、白芍、炙甘草、生地黄、牡丹皮、淡竹叶。(中医方剂大辞典)

甘遂半夏汤 gan sui ban xia tang

【英文名】Gan Sui Ban Xia Decoction

【组成】甘遂、半夏、芍药、炙甘草。(中医方剂大辞典)

甘遂承气汤 gan sui cheng qi tang

【英文名】Gan Sui Cheng Qi Decoction

【组成】甘遂、大黄、番泻叶、枳实、厚朴。(重庆中医药杂志 1988,(2))

甘遂通结汤 gan sui tong jie tang

【英文名】Gan Sui Tong Jie Decoction

【组成】甘遂末、桃仁、木香、生牛膝、川朴、赤芍、大黄。(中医方剂大辞典)

甘遂黄硝散 gan sui huang xiao san

【英文名】Gan Sui Huang Xiao Powders

【组成】甘遂、大黄、芒硝。(北京中医杂志 1992(3))

甘遂麻黄散 gan sui ma huang san

【英文名】Gan Sui Ma Huang Decoction

【组成】甘遂、麻黄、桑根白皮。(中医方剂大辞典)

甘遂槟榔散 gan sui bing lang san

【英文名】Gan Sui Bing Lang Powders

【组成】甘遂、青皮、陈皮、槟榔。(中医方剂大辞典)

甘露内消丸 gan lu nei xiao wan

【英文名】Gan Lu Nei Xiao Pill

【组成】薄荷叶、川芎、桔梗、甘草、人参、诃子。(中医方剂大辞典)

甘露回天汤 gan lu hui tian tang

【英文名】Gan Lu Hui Tian Decoction

【异名】甘露四天饮(中医方剂大辞典、痘疹活幼至宝);四天甘露饮(中医方剂大辞典、顾氏医经)

【组成】沙糖、百沸汤。(中医方剂大辞典)

甘露消毒丸 gan lu xiao du wan

【英文名】Gan Lu Xiao Du Pill(药品标准－中药成方制剂标准)

【组成】(1)滑石、茵陈、石菖蒲、木通、射干、豆蔻、连翘、黄芩、川贝母、藿香、薄荷。(药品标准－中药成方制剂标准 1994 年)(2)滑石粉、茵陈、黄芩、石菖蒲、川贝母、木通、土藿香、连翘、射干、白豆蔻、薄荷。((86)闽卫药准字 20335 号)

甘露消毒丹 gan lu xiao du dan

【英文名】Gan Lu Xiao Du Pellet

【异名】普济解疫丹(中医方剂大辞典、温热经伟);普济解毒饮(中医方剂大辞典、续名医类案);甘露消毒丸(中医方剂大辞典、中药制剂手册)

【组成】飞滑石、淡芩、茵陈、藿香、连翘、石菖蒲、白蔻、薄荷、木通、射干、川贝母。(中医方剂大辞典)

甘露解毒汤 gan lu jie du tang

【英文名】Gan Lu Jie Du Decoction

【组成】(1)猪苓、泽泻、麦冬、地骨、木通、黄芩、甘草、官桂、连翘。(中医方剂大辞典)(2)白术、茯苓、猪苓、泽泻、木通、麦冬、地骨皮、连翘、官桂、香薷。(中医方剂大辞典)

甘草梢黑豆汤 gan cao shao hei dou tang

【英文名】Gan Cao Shao Hei Dou Decoction

【异名】甘草黑豆汤(中医方剂大辞典、医方集解)

【组成】生甘草梢、黑豆。(中医方剂大辞典)

甘桔加栀子汤 gan jie jia zhi zi tang

【英文名】Gan Jie Jia Zhi Zi Decoction

【组成】桔梗、甘草、栀子。(中医方剂大辞典)

甘遂牵牛子丸 gan sui qian niu zi wan

【英文名】Gan Sui Qian Niu Zi Pill

【组成】甘遂、牵牛子、大黄。(中医方剂大辞典)

甘露消渴胶囊 gan lu xiao ke jiao nang

【英文名】Gan Lu Xiao Ke Capsule

【组成】生地、黄芪、人参、山萸肉等。((85)晋卫药准字 ZG－105)

甘草干姜人参汤 gan cao gan jiang ren shen tang

【英文名】Gan Cao Gan Jiang Ren Shen Decoction

【组成】甘草、干姜、人参、大枣。(中医方剂大辞典)

甘草小麦大枣汤 gan cao xiao mai da zao tang

【英文名】Gan Cao Xiao Mai Da Zao Decoction

【异名】甘麦大枣汤(中医方剂大辞典、金匮);大枣汤(中医方剂大辞典、本事);小麦汤(中医方剂大辞典、三因);麦甘大枣汤(中医方剂大辞典、三因);甘草汤(中医方剂大辞典、妇人良方);十枣汤(中医方剂大辞典、万氏妇科);麦枣汤(中医方剂大辞典、杏苑);枣麦甘草汤(中医方剂大辞典、会约);大枣甘草汤(中医方剂大辞典、一见知医)

【组成】甘草、小麦、大枣。(中医方剂大辞典)

甘草知母鳖甲丸 gan cao zhi mu bie jia wan

【英文名】Gan Cao Zhi Mu Bie Jia Pill

【组成】甘草、知母、鳖甲、常山。(中医方剂大辞典)

甘草桔梗升麻汤 gan cao jie geng sheng ma tang

【英文名】Gan Cao Jie Geng Sheng Ma Decoction

【组成】甘草、桔梗、升麻。(中医方剂大辞典)

甘草桔梗射干汤 gan cao jie geng she gan tang
【英文名】Gan Cao Jie Geng She Gan Decoction
【组成】生甘草、桔梗、半夏、射干。(中医方剂大辞典)
甘露解热口服液 gan lu jie re kou fu ye
【英文名】Gan Lu Jie Re Oral Liquid(药品标准－中药成方制剂标准)
【组成】金银花、蝉蜕、石膏、滑石、黄芩、大黄、赤芍、板蓝根、广藿香、羚羊角片。(药品标准－中药成方制剂标准 1994 年)
甘桔加阿胶紫菀汤 gan jie jia e jiao zi wan tang
【英文名】Gan Jie Jia E Jiao Zi Wan Decoction
【组成】甘草、桔梗、阿胶、紫菀。(中医方剂大辞典)
甘草干姜茯苓白术汤 gan cao gan jiang fu ling bai zhu tang
【英文名】Gan Cao Gan Jiang Fu Ling Bai Zhu Decoction
【异名】甘姜苓术汤(中医方剂大辞典、金匮);甘草汤(中医方剂大辞典、外台);肾着汤(中医方剂大辞典、千金);除湿汤(中医方剂大辞典、三因);苓姜术甘汤(中医方剂大辞典、类聚方);茯苓干姜白术甘草汤(中医方剂大辞典、奇正方)
【组成】甘草、白术、干姜、茯苓。(中医方剂大辞典)
东山丸 dong shan wan
【英文名】Dong Shan Pill
【组成】大黄、轻粉、竹茹、甘草、黄连、川芎、阿仙药。(中医方剂大辞典)
东风汤 dong feng tang
【英文名】Dong Feng Decoction
【组成】东瓜皮。(中医方剂大辞典)
东风散 dong feng san
【英文名】Dong Feng Powders
【组成】(1)黄芩、槟榔、枳壳、山楂、青皮、川朴、当归、白芍、炙甘草。(中医方剂大辞典)(2)苍术、地榆、当归、赤芍、黄芩、甘草、丹皮、红花、枳壳、槟榔、楂肉、厚朴、青皮。(中医方剂大辞典)
东邻饮 dong lin yin
【英文名】Dong Lin Drink
【组成】人参、白术、陈皮、贝母、茯苓、桔梗、紫苏、黄芩、前胡、粉草、桑白皮。(中医方剂大辞典)
东矾散 dong fan san
【英文名】Dong Fan Powders
【组成】生明矾、飞黄丹。(中医方剂大辞典)
东封丹 dong feng dan
【英文名】Dong Feng Pellet
【组成】皂角末、燕巢泥、千步土、秽桶下土。(中医方剂大辞典)
东流饮 dong liu yin
【英文名】Dong Liu Drink
【组成】细茶、生芝麻、生桃仁、大黄。(中医方剂大辞典)
东篱散 dong li san
【英文名】Dong Li Wine
【组成】野菊花、酒。(中医方剂大辞典)
东瓜皮散 dong gua pi san
【英文名】Dong Gua Pi Powders
【组成】东瓜皮、牛皮胶。(中医方剂大辞典)
东华玉髓 dong hua yu sui
【英文名】Dong Hua Yu Sui Oil
【组成】大风子、乳香、没药、血竭、牛黄、麝香、阿胶、琥珀、珍珠、雄黄、炙地龙、冰片、芒消。(中医方剂大辞典)
东方一号膏 dong fang yi hao gao
【英文名】Dong Fang Yi Hao Plaster
【组成】川莪术、黄柏、汉防已、宣木瓜、元胡索、郁金、生地榆、白及、冰片、生石膏、炉甘石、麻油。(中医方剂大辞典)
东方甲乙丹 dong fang jia yi dan
【英文名】Dong Fang Jia Yi Pellet
【异名】青龙丹(中医方剂大辞典)
【组成】灯草炭、青黛、犀黄、硼砂、珠粉、人中白、冰片、儿茶、道地紫雪丹、风化消。(中医方剂大辞典)
东方活血膏 dong fang huo xue gao
【英文名】Dong Fang Huo Xue Plaster
【组成】青州药耳等。(山东中医杂志 1993,12(2))
东北三宝酒 dong bei san bao jiu
【英文名】Dong Bei San Bao Wine
【组成】貂肾、海马、黄芪、狗肾、淫羊藿、大海米。((82)吉卫药准字 230219 号)
东华解毒膏 dong hua jie du gao
【英文名】Dong Hua Jie Du Plaster
【组成】五枝膏、沥青、松香、乳香、没药、轻粉、铜青、黄蜡、血竭、麝香、安息香、黄丹。(中医方剂大辞典)
东宝肝泰片 dong bao gan tai pian
【英文名】Dong Bao Gan Tan Tablet
【组成】蛋氨酸、重酒石酸胆碱、维生素。((93)吉卫药准字 430176)
东陵益母膏 dong ling yi mu gao
【英文名】Dong Ling Yi Mu Plaster
【组成】侧柏膏、益母草。
东垣泻肝汤 dong yuan xie gan tang
【英文名】Dong Yuan Xie Gan Decoction
【组成】青黛、苦参、柴胡、车前子、泽泻、木通、龙胆草、板蓝根、当归。(中医函授通讯,87(4))
东方保肝胶囊 dong fang bao gan jiao nang
【英文名】Dong Fang Bao Gan Capsule

【组成】白花蛇舌草、重楼、水红花子、砂仁、莪术。((94)卫药临字 ZL-71 号)

东实西虚泻南补北汤 dong shi xi xu xie nan bu bei tang

【英文名】Dong Shi Xi Xu Xie Nan Bu Bei Decoction

【异名】泻阳补阴汤(中医方剂大辞典、东医宝鉴·杂病篇)

【组成】黄连、黄柏、枯芩、知母、贝母、桔梗、杏仁、五味子、紫苑、当归、赤芍、生地黄、天门冬、天花粉、白术、白茯苓。(中医方剂大辞典)

厉风膏 li feng gao

【英文名】Li Feng Ointment

【组成】大风子肉、木鳖子肉、当归、细生地、防风、紫草、黄柏、玄参、麻黄、黄占、麻油。(中医方剂大辞典)

布海丸 bu hai wan

【英文名】Bu Hai Pill

【组成】昆布、海藻、枳实、陈皮、青皮、荜澄茄、青木香。(中医方剂大辞典)

布袋丸 bu dai wan

【英文名】Bu Dai Pill

【组成】夜明砂、芜荑、使君子、白茯苓、白术、人参、甘草、芦荟。(中医方剂大辞典)

布膏药 bu gao yao

【英文名】Bu Emplastrum

【组成】生地、当归、首乌、川芎、川断、红花、加皮、川草乌、茅术、良姜、官桂、香附、乌药、枳壳、陈皮、柴胡、白芷、羌独活、灵仙、麻黄、莪术、三棱、寄奴、荆芥、防风、赤芍、青皮、桃红、川军、牙皂、藁本、连翘、南星、山柰、姜半夏、海风藤、甘松、麝香、附子、冰片、洋樟、木香、肉桂、乳没药、细辛、阿魏、八角、茴香。(中医方剂大辞典)

布精起痿汤 bu jing qi wei tang

【英文名】Bu Jing Qi Wei Decoction

【组成】肥玉竹、炒薏苡仁、天门冬、麦门冬、怀牛膝、怀山药、蒸白术、白茯苓、炙黄柏、炙甘草。(中医方剂大辞典)

石干散 shi gan san

【英文名】Shi Gan Powders

【组成】(1)木香、甘遂、石干、蛤蟆。(中医方剂大辞典)(2)石干、黑丑、沉香、木香、槟榔、葶苈、琥珀、海金沙。(中医方剂大辞典)(3)石干、木香、黑丑。(中医方剂大辞典)

石子汤 shi zi tang

【英文名】Shi Zi Decoction

【组成】(1)猪肾、香蕈、葱白头、白芍。(中医方剂大辞典)(2)猪肾、香豉、葱白、粳米、当归、芍药。(中医方剂大辞典)

石韦丸 shi wei wan

【英文名】Shi Wei Pill

【组成】(1)石韦、京三棱、附子、吴茱萸、陈桔皮、蜀椒。(中医方剂大辞典)(2)石韦、蛇床子、肉苁蓉、山茱萸、细辛、礜石、远志、茯苓、泽泻、柏子仁、菖蒲、杜仲、桔梗、天雄、牛膝、续断、薯蓣、赤石脂、防风。(中医方剂大辞典)(3)石韦、滑石、木通、茅花、猪苓、黄芩、茯苓。(中医方剂大辞典)

石韦汤 shi wei tang

【英文名】Shi Wei Decoction

【组成】(1)石韦、炙徐长卿、茅根、木通、冬葵子、滑石、瞿麦穗、槟榔。(中医方剂大辞典)(2)榆白皮、石韦、黄芩、通草、大枣、葵子、白术。(中医方剂大辞典)(3)石韦、榆皮、黄芩、大枣、通草、甘草、葵子、白术、生姜。(中医方剂大辞典)(4)石韦、榆白皮、鬼箭羽、滑石、葵子、木通、甘草。(中医方剂大辞典)(5)石韦、木通、柴胡、茅根、栀子、芒消。(中医方剂大辞典)(6)石韦、瞿麦穗、虎杖、海金沙、滑石。(中医方剂大辞典)(7)石韦、瞿麦穗、冬葵子、车前子。(中医方剂大辞典)(8)石韦、鸡肠草。(中医方剂大辞典)(9)石韦、葛根、炙甘草、桑根白皮、独活、防风、冬葵子、木通、滑石。(中医方剂大辞典)(10)石韦、甘遂、木通、滑石、蒲黄、赤芍药、当归、大黄。(中医方剂大辞典)(11)石韦、赤芍药、当归、赤茯苓、瞿麦穗、冬葵子、大黄。(中医方剂大辞典)(12)石韦、赤芍药、大黄、滑石、麦门冬、甘草、升麻。(中医方剂大辞典)(13)石韦、瞿麦、滑石。(中医方剂大辞典)(14)石韦、车前子。(中医方剂大辞典)(15)石韦、瞿麦、车前子、葵子、木通、甘草、茯苓。(中医方剂大辞典)

石韦饮 shi wei yin

【英文名】Shi Wei Drink

【异名】石韦汤(中医方剂大辞典、普济方)

【组成】石韦、瞿麦穗、木通、葛根、麦门冬、黄芩、赤茯苓、冬葵子、生干地黄、滑石、炙甘草。(中医方剂大辞典)

石韦散 shi wei san

【英文名】Shi Wei Powders

【异名】石韦饮(中医方剂大辞典、赤水玄珠);长将散(中医方剂大辞典、鸡峰);石韦汤(中医方剂大辞典、校注妇人良方)

【组成】(1)石韦、黄芩、木通、榆白皮、葵子、炙甘草、瞿麦。(中医方剂大辞典)(2)石韦、瞿麦、赤芍、葵子、麻子、榆白皮、白茅根、陈桔皮。(中医方剂大辞典)(3)石韦、瞿麦、滑石、车前子、葵子、炙甘草。(中医方剂大辞典)(4)白芍、白术、滑石、葵子、木通、瞿麦、石韦、当归、甘草梢、王不留行、人参、黄芪。(中医方剂大辞典)(5)石韦、海金沙、车前子、海蛤、瞿麦。(中医方剂大辞典)(6)石韦、赤芍、白茅根、木通、瞿麦、滑石、葵子、川芒消、木香。(中医方剂大辞典)(7)石韦、木通、滑石、王不留行、甘草梢、当归、白术、瞿麦、芍药、葵子、黄芪。(中医方剂大辞典)(8)石韦、海金沙、木通、滑石。(中医方剂大辞典)(9)石韦、瞿麦、王不留行、冬葵子、车前子、当归。(中医方剂大辞典)(10)石韦、木通、瞿麦、桂府滑石、甘草。(中医方剂大辞典)(11)石韦、瞿麦、滑石、甘草、灯心。(中医方剂大辞典)(12)石韦、木通、瞿麦、炙甘草、葵子、子芩。(中医方剂大辞典)(13)石韦、瞿麦、海金沙、滑石、木通、炙甘草。(中医方剂大辞典)(14)石韦、炒原蚕蛾。(中医方剂大辞典)(15)石韦、滑石、瞿麦穗、王不留行、冬葵子。(中医方剂大辞典)(16)石韦、当归、木通、地胆、钟乳粉、车前子、瞿麦穗、蛇床子、细辛、炙露蜂房。(中医方剂大辞典)(17)石韦、当归、蒲黄、芍药。(中医方剂大辞典)(18)石韦、瞿麦穗、冬葵子、滑石。(中医方剂大辞典)(19)通草、石韦、王不留行、滑石、炙甘草、当归、白术、瞿麦、芍药、葵子。(中医方剂大辞典)(20)通草、石韦、王不留行、滑石、炙甘草、当归、白术、瞿麦、芍药、葵子。(中医方剂大辞典)(21)石韦、槟榔。(中医方剂大辞典)(22)石韦、瞿麦、滑石、车前子、葵子。(中医方剂大辞典)(23)石韦、消石、葵子、桂心、黄芪、巴戟、王不留行。(中医方剂大辞典)(24)石韦、赤芍、川大黄、麦门冬、炙甘草、川升麻、川朴消。(中医方剂大辞典)(25)石韦、滑石。(中医方剂大辞典)(26)石韦、葵子、木通、赤茯苓、车前子、瞿麦、榆白皮、滑石。(中医方剂大辞典)(27)石韦、榆白皮、黄芩、木通、赤芍、冬葵子、甘草。(中医方剂大辞典)(28)石韦、榆白皮、赤芍、黄芩、木通、葵子。(中医方剂大辞典)

石贝丸 shi bei wan

【英文名】Shi Bei Pill

【组成】石膏、贝母。(中医方剂大辞典)

石击散 shi ji san

【英文名】Shi Ji Powders

【组成】白矾、巴豆。(中医方剂大辞典)

石龙丹 shi long dan

【英文名】Shi Long Pellet

【组成】太阴元精石、龙胆草、川柏、知母、元参、川贝母、丹皮、金银花、淡竹叶、朱灯心、冬瓜子、生苡米。(中医方剂大辞典)

石灰方 shi hui fang

【英文名】Shi Hui Prescription

【组成】炒热石灰。(中医方剂大辞典)

石灰汤 shi hui tang

【英文名】Shi Hui Decoction

【组成】石灰。(中医方剂大辞典)

石灰酒 shi hui jiu

【英文名】Shi Hui Wine

【组成】(1)石灰、松脂、上曲、黍米。(中医方剂大辞典)(2)石灰。(中医方剂大辞典)

石灰散 shi hui san

【英文名】Shi Hui Powders

【组成】(1)猪贴脊血、石灰。(中医方剂大辞典)(2)石灰、地松苗汁、细辛末、旋覆根汁、葛叶汁、青蒿汁、麦门冬苗汁、莓苗汁、猪脂。(中医方剂大辞典)(3)石灰、大麻心、槲叶、桑叶、青蒿叶、刺蓟、益母草、芸薹子。(中医方剂大辞典)(4)炒陈石灰。(中医方剂大辞典)(5)风化石灰、小麦面、皂荚灰、白蔹。(中医方剂大辞典)(6)陈石灰、大黄、五倍。(中医方剂大辞典)(7)石灰、青木香、枫香、熏陆香、丁香、桔皮、阳起石、矾石。(中医方剂大辞典)(8)风化石灰、嫩韭叶。(中医方剂大辞典)(9)陈石灰、黄柏末、商陆根。(中医方剂大辞典)(10)螟蚣草、雄黄、石灰。(中医方剂大辞典)(11)五倍子、石灰。(中医方剂大辞典)(12)石灰。(中医方剂大辞典)(13)干姜、石灰。(中医方剂大辞典)

石灰煎 shi hui jian

【英文名】Shi Hui Decoction

【组成】古石灰。(中医方剂大辞典)

石灰膏 shi hui gao

【英文名】Shi Hui Plaster

【异名】石杏膏(中医方剂大辞典)

【组成】(1)炒石灰末、杏仁、猪膏。(中医方剂大辞典)(2)石灰。(中医方剂大辞典)

石花汤 shi hua tang

【英文名】Shi Hua Decoction

【组成】白石英、合欢花、鲜百部、沙参、麦冬、贝母、桑皮、苏子、杏仁、茯苓、苡仁、淡竹叶、金丝荷叶。(中医方剂大辞典)

石连散 shi lian san

【英文名】Shi Lian Powders

【组成】姜炒黄连、火煅石膏。(中医方剂大辞典)

石辛散 shi xin san

【英文名】Shi Xin Powders

【组成】寒水石、细辛、荜茇、荆芥。(中医方剂大辞典)

石麦汤 shi mai tang

【英文名】Shi Mai Decoction

【组成】石膏、麦芽。(中医函授通讯 1986,27(2))

石刻方 shi ke fang

【英文名】Shi Ke Prescription

【组成】五倍子、雄黄末、炙甘草、丁香、木香、麝香、轻粉、糯米。(中医方剂大辞典)

石英粉 shi ying fen
【英文名】Shi Ying Powders
【组成】白石英。(中医方剂大辞典)
石英酒 shi ying jiu
【英文名】Shi Ying Wine
【组成】白石英。(中医方剂大辞典)
石英煎 shi ying jian
【英文名】Shi Ying Decoction
【组成】紫石英、白石英、干地黄、石斛、柏子仁、远志、茯苓、人参、桂心、干姜、白术、五味子、苁蓉、甘草、天雄、白芷、细辛、芎䓖、黄芪、山茱萸、麦门冬、防风、薯蓣、白蜜、酥、桃仁。(中医方剂大辞典)
石茎散 shi jing san
【英文名】Shi Jing Powders
【组成】石茎、当归尾、马鞭草、炒红花、乌梅肉、炮蓬莪、三棱、苏木节、没药、琥珀、甘草。(中医方剂大辞典)
石南丸 shi nan wan
【英文名】Shi Nan Pill
【异名】石南煎丸(中医方剂大辞典、鸡峰)
【组成】(1)石南藤、乳香、没药、川乌、五灵脂、自然铜、木瓜。(中医方剂大辞典)(2)石南、续断、黄芪、狗脊、木瓜、乌药、地龙、乌头。(中医方剂大辞典)(3)石南、白术、牛膝、防风、天麻、枸杞、黄芪、桂、鹿茸。(中医方剂大辞典)(4)炙石南叶、桂、炮附子、防风、牛膝、白茯苓、熟地黄、酒浸菟丝子、薏苡仁、五加皮。(中医方剂大辞典)(5)赤芍、薏苡仁、赤小豆、当归、石南叶、牵牛子、麻黄、陈皮、杏仁、大腹皮、川芎、牛膝、五加皮、萆薢、独活、杜仲、木瓜。(中医方剂大辞典)
石南汤 shi nan tang
【英文名】Shi Nan Decoction
【异名】石南根饮子(中医方剂大辞典、准绳·疡医)
【组成】(1)石南叶、蜀椒。(中医方剂大辞典)(2)石南、干姜、黄芩、细辛、人参、桂心、麻黄、当归、芎䓖、干地黄、甘草、食茱萸。(中医方剂大辞典)(3)大戟、川乌头、顽荆叶、草乌头、石南叶、藁本、杜仲、川楝子肉、川椒。(中医方剂大辞典)
石南酒 shi nan jiu
【英文名】Shi Nan Wine
【组成】(1)石南、细辛、天雄、茵芋、山茱萸、干姜、薯蓣、防风、贯众、独活、蘼芜。(中医方剂大辞典)(2)石南叶。(中医方剂大辞典)
石南散 shi nan san
【英文名】Shi Nan Powders
【组成】(1)石南叶、仙灵脾、蛇床子。(中医方剂大辞典)(2)石南、天雄、山药、桃仁、芍药、甘菊花、炙甘草、升麻、萎蕤、黄芪、辰砂、煅石、山茱萸。(中医方剂大辞典)(3)石南叶、山芋、黄芪、天雄、山茱萸、桃花、菊花、真珠、石膏、升麻、炙甘草、萎蕤、丹砂。(中医方剂大辞典)(4)石南、薯蓣、黄芪、山茱萸、天雄、桃花、独活、薏苡仁、丹参、川升麻、炙甘草。(中医方剂大辞典)(5)炙石南、薯蓣、炮天雄、桃花、菊花、炙甘草、黄芪、山茱萸、真珠、石膏、升麻、葳蕤。(中医方剂大辞典)
石珍散 shi zhen san
【英文名】Shi Zhen Powders
【组成】(1)熟石膏、青黛、黄柏。(中医方剂大辞典)(2)生石膏、轻粉、黄柏、海螵蛸。(中医方剂大辞典)(3)煅石膏、青黛、黄柏、井泥。(中医方剂大辞典)(4)煅石膏、轻粉、青黛、黄柏末。(中医方剂大辞典)
石柏散 shi bai san
【英文名】Shi Bai Powders
【组成】煅石膏、黄柏、蛤壳粉、白芷、黄丹。(中医方剂大辞典)
石炭散 shi tan san
【英文名】Shi Tan Powders
【组成】石炭、赤鲤鱼鳞、干藕节、乱发、败蒲、棕榈皮、红蓝花、芫花。(中医方剂大辞典)
石点膏 shi dian gao
【英文名】Shi Dian Plaster
【组成】黄连、防风、当归身、甘草、蕤仁泥。(中医方剂大辞典)
石钟鸣 shi zhong ming
【英文名】Shi Zhong Ming Powders
【组成】西瓜霜、煅人中白、雄黄、朱砂、犀角、牛黄、炙珍珠、冰片、麝香。(中医方剂大辞典)
石胆丸 shi dan wan
【英文名】Shi Dan Pill
【组成】(1)石胆、波斯盐绿、石盐、硇砂、乌贼鱼骨、蕤仁、秦皮、细辛、决明子、石决明、防风、铅丹、黄连、贝齿。(中医方剂大辞典)(2)石胆、吴茱萸、天雄、芫花、柏仁、防风、荛花、炙杜仲、菖蒲、葶苈、菟丝子。(中医方剂大辞典)(3)石胆、乳香、黄丹、密陀僧。(中医方剂大辞典)(4)石胆、雄黄、腻粉。(中医方剂大辞典)(5)石胆、黄柏末、蟾酥。(中医方剂大辞典)(6)石胆、杏仁、腻粉。(中医方剂大辞典)(7)石胆、硇砂、石决明、盐绿、乌贼鱼骨、黄连、秦皮、细辛、干姜、决明子、龙脑、鸡舌香、波斯盐。(中医方剂大辞典)
石胆水 shi dan shui
【英文名】Shi Dan Water
【组成】胆矾、水。(中医方剂大辞典)

石胆散 shi dan san
【英文名】Shi Dan Powders
【组成】(1)石胆。(中医方剂大辞典)(2)胆矾、密陀僧、轻粉。(中医方剂大辞典)(3)石胆、地龙、须发、莨菪子。(中医方剂大辞典)(4)石胆、龙脑。(中医方剂大辞典)(5)石胆、白芷。(中医方剂大辞典)(6)石胆、蚺蛇胆、龙脑。(中医方剂大辞典)(7)石胆、麝香、杏仁、腻粉。(中医方剂大辞典)(8)牛膝烧灰、石胆、麝香。(中医方剂大辞典)(9)石胆、雄黄、乱发灰、人粪灰、鲫鱼。(中医方剂大辞典)(10)石胆、鲫鱼、雄黄。(中医方剂大辞典)(11)石胆、朱砂、蕤仁、真珠末、琥珀、马珂、珊瑚、紫贝、决明子。(中医方剂大辞典)(12)石胆、石盐、朱砂、盐绿、龙脑、腻粉。(中医方剂大辞典)(13)石胆、马牙消、黄连、龙脑、黄柏、角蒿。(中医方剂大辞典)(14)石胆、黄连、黄柏、茯神、铜青、芒消。(中医方剂大辞典)(15)胡桐律、黄矾、朱砂、升麻、石胆、华细辛、当归、牛膝、川芎、棘刺、地龙、乳香、麝香、龙脑。(中医方剂大辞典)(16)石胆、胡桐律、蟾酥、轻粉。(中医方剂大辞典)

石胆煎 shi dan jian
【英文名】Shi Dan Decoction
【组成】石胆、蜜、黄柏末、蟾酥。(中医方剂大辞典)

石胆膏 shi dan gao
【英文名】Shi Dan Unguentum
【组成】(1)石胆、乌贼鱼骨、乳糖、蜜、龙脑。(中医方剂大辞典)(2)石胆、蜜陀僧、蜜。(中医方剂大辞典)

石亭丸 shi ting wan
【英文名】Shi Ting Pill
【组成】硫黄、消石、百草霜。(中医方剂大辞典)

石室丹 shi shi dan
【英文名】Shi Shi Pellet
【组成】元参、麦冬、甘菊花、人参、熟地、菟丝子。(中医方剂大辞典)

石蚕散 shi can san
【英文名】Shi Can Powders
【异名】倒阳方(中医方剂大辞典)
【组成】生石蚕。(中医方剂大辞典)

石莲丸 shi lian wan
【英文名】Shi Lian Pill
【组成】(1)草乌头、天南星、川乌、五灵脂、木鳖子、踯躅花、蔓荆子、干地龙、白胶香、没药、乳香、麻黄、地榆、天麻、京墨。(中医方剂大辞典)(2)石莲肉、附子、炮干姜。(中医方剂大辞典)

石莲汤 shi lian tang
【英文名】Shi Lian Decoction
【组成】(1)石莲子、人参、杵头糠。(中医方剂大辞典)(2)人参、黄芩、黄连、石莲。(中医方剂大辞典)

石莲散 shi lian san
【英文名】Shi Lian Powders
【异名】进食丹(中医方剂大辞典、瘴疟指南)
【组成】(1)石莲。(中医方剂大辞典)(2)石莲心、浮萍。(中医方剂大辞典)(3)莲蕊、石莲肉、芡实、人参、麦门冬、茯神、远志、甘草。(中医方剂大辞典)(4)人参、石莲肉、石菖蒲。(中医方剂大辞典)(5)莲肉。(中医方剂大辞典)(6)炒石莲肉、白茯苓、丁香。(中医方剂大辞典)

石夏丸 shi xia wan
【英文名】Shi Xia Pill
【组成】半夏、滑石。(中医方剂大辞典)

石脂丸 shi zhi wan
【英文名】Shi Zhi Pill
【组成】白石脂、厚朴、当归、炮干姜、赤石脂、诃黎勒皮、陈桔皮。(中医方剂大辞典)

石脂散 shi zhi san
【英文名】Shi Zhi Powders
【组成】(1)白石脂、乌梅肉、黄连、胡粉、槟榔、诃黎勒、炙甘草。(中医方剂大辞典)(2)炒赤芍、干姜、香附子。(中医方剂大辞典)(3)赤石脂、干姜、糯米炒黄。(中医方剂大辞典)

石脂膏 shi zhi gao
【英文名】Shi Zhi Plaster
【组成】赤石脂、寒水石、大黄。(中医方剂大辞典)

石粉散 shi fen san
【英文名】Shi Fen Powders
【组成】(1)石膏、轻粉。(中医方剂大辞典)(2)煅寒水石、煅牡蛎。(中医方剂大辞典)

石黄散 shi huang san
【英文名】Shi Huang Powders
【组成】(1)熟石膏、黄柏。(中医方剂大辞典)(2)硫黄、滑石。(中医方剂大辞典)

石斛丸 shi hu wan
【英文名】Shi Hu Pill
【组成】(1)石斛、熟干地黄、麦门冬、五味子、牛膝、泽泻、肉苁蓉、防风、芎劳、独活、秦艽、人参、桂心、炙甘草、细辛、附子、黄芪、石龙芮、白芍、白茯苓。(中医方剂大辞典)(2)石斛、牛膝、肉苁蓉、杜仲、金毛狗脊、萆薢、木香、牡丹皮、人参、黄芪、山茱萸、防风、羌活、川芎、槟榔、熟干地黄。(中医方剂大辞典)(3)石斛、远志、槟榔、牛膝、桑螵蛸、桂、干姜、五味子、覆盆子、肉苁蓉、巴戟天、枳壳、柏子仁、陈桔皮、鹿茸、泽泻、白蒺藜、天雄、菟丝子。(中医方剂大辞典)(4)石斛、牛膝、泽泻、附子、桂、鹿茸、山茱萸、山芋、肉苁蓉、白茯苓、杜仲、生干地黄。(中医方剂大辞典)(5)石斛、天雄、黄芪、肉桂、鳖甲、当归、芎䓖、白术、沉香、海桐皮、牛膝、杜仲、巴戟、五味子、干漆、枳壳。(中医方剂大辞典)(6)石斛、黄芪、鹿茸、地骨皮、附子、菟丝子、山茱萸、远志、熟干地黄、菖蒲、防风、桂、玄参。(中医方剂大辞典)(7)石斛、肉苁蓉、桂、山茱萸、五味子、白茯苓、山芋、泽泻、石龙芮、人参、木香、牛膝、覆盆子、柏子仁、菟丝子、熟干地黄、鹿茸、附子、茴香子、枳壳、巴戟大、续断、木瓜、槟榔、肉豆蔻仁、防风、蒺藜子、蛇床子。(中医方剂大辞典)(8)石斛、牛膝、续断、菟丝子、石龙芮、桂、肉苁蓉、鹿茸、杜仲、白茯苓、熟干地黄、附子、巴戟天、防风、炙桑螵蛸、芎䓖、山茱萸、覆盆子、补骨脂、荜澄茄、五味子、泽泻、沉香、茴香子、薏苡仁。(中医方剂大辞典)(9)石斛、牛膝、桂心、杜仲、续断、白茯苓、菟丝子、枸杞子、五味子、山茱萸、黄芪、防风、肉苁蓉、远志、人参、天门冬、熟干地黄。(中医方剂大辞典)(10)石斛、天门冬、五味子、巴戟、牛膝、肉苁蓉、干漆、菟丝子、白术、远志、白茯苓、熟干地黄、覆盆子、薯蓣、补骨脂、人参、石龙芮、五加皮、萆薢、狗脊、石南、杜仲、天雄、鹿茸。(中医方剂大辞典)(11)石斛、肉苁蓉、菟丝子、牛膝、熟干地黄、杜仲、泽泻、枸杞子、山茱萸、桂心、白茯苓、补骨脂、覆盆子、附子、巴戟、桑螵蛸、钟乳粉、车前子、牡蛎粉、龙骨、阳起石。(中医方剂大辞典)(12)石斛、蛇床子、牛膝、桂心、菟丝子、肉苁蓉、人参、鹿茸、熟干地黄、杜仲、木香、薯蓣、白茯苓、附子、巴戟、防风、钟乳粉、干漆、泽泻、山茱萸、覆盆子、补骨脂、五味子、石龙芮、槟榔。(中医方剂大辞典)(13)石斛、牛膝、山茱萸、续断、肉苁蓉、沉香、钟乳粉、桂心、熟干地黄、白茯苓、泽泻、黄芪、菟丝子、蛇床子、薯蓣、附子、鹿茸、巴戟、杜仲、补骨脂。(中医方剂大辞典)(14)石斛、牛膝、丹参、续断、当归、附子、桂心、芎䓖、延胡索、熟干地黄、枳壳、桑寄生。(中医方剂大辞典)(15)石斛、熟干地黄、桃仁、桂心、赤茯苓、炙甘草、人参、五味子、紫菀、黄芪、白术、附子、沉香、当归、枳实。(中医方剂大辞典)(16)石斛、牛膝、狗脊、杜仲、肉苁蓉、鹿茸、附子、桂心、萆薢、羌活、木香、牡丹皮、人参、黄芪、山茱萸、防风、芎䓖、槟榔、熟干地黄。(中医方剂大辞典)(17)石斛、防风、仙灵脾、牛膝、鹿茸、天雄、桂心、羌活、当归、附子、木香、杜仲。(中医方剂大辞典)(18)石斛、牛膝、桂心、丹参、独活、赤茯苓、萆薢、薏苡仁、附子、枳壳、槟榔、白蒺藜、麻黄、楮实。(中医方剂大辞典)(19)石斛、天雄、侧子、牛膝、赤茯苓、狗脊、桂心、干姜。(中医方剂大辞典)(20)石斛、巴戟、杜仲、牛膝、桑螵蛸、鹿茸、补骨脂、龙骨。(中医方剂大辞典)(21)石斛、黄芪、桂心、白茯苓、山茱萸、薯蓣、牛膝、木香、附子、羌活、巴戟、桂心、菟丝子。(中医方剂大辞典)(22)葫芦巴、荜茇、石斛、附子、巴戟、荜澄茄、茯苓、山药、沉香、蜜炙鹿茸。(中医方剂大辞典)(23)石斛、汉椒、硫黄、杜仲、格楮、柏子仁、补骨脂、续断、鹿茸、桂心、巴戟、附子。(中医方剂大辞典)

石斛汤 shi hu tang

【英文名】Shi Hu Decoction

【组成】(1)石斛、附子、五味子、泽泻、肉苁蓉、黄芪、白茯苓、人参、槟榔。(中医方剂大辞典)(2)石斛、附子、白术、秦艽、桂。(中医方剂大辞典)(3)石斛、苍术、桔梗、陈桔皮、炙甘草、麻黄、骨碎补、桂。(中医方剂大辞典)(4)小草、石斛、黄芪、麦门冬、生地黄、白茯苓、玄参、炙甘草。(中医方剂大辞典)

石斛饮 shi hu yin

【英文名】Shi Hu Drink

【组成】石斛、当归、人参、肉苁蓉、附子、芎䓖、桂、白茯苓、熟干地黄、白术、桑螵蛸、磁石、羊肾。(中医方剂大辞典)

石斛酒 shi hu jiu

【英文名】Shi Hu Wine

【异名】石斛浸酒(中医方剂大辞典、圣济总录)

【组成】(1)石斛、黄芪、人参、防风、朱砂、杜仲、牛膝、五味子、白茯苓、山茱萸、山药、萆薢、细辛、天门冬、生姜、薏苡仁、枸杞子。(中医方剂大辞典)(2)石斛、丹参、芎䓖、杜仲、防风、白术、人参、桂心、五味子、白茯苓、陈桔皮、黄芪、薯蓣、当归、干姜、甘炙草、牛膝。(中医方剂大辞典)(3)石斛、丹参、五加皮、侧子、秦艽、杜仲、山茱萸、牛膝、桂心、干姜、羌活、芎䓖、桔皮、黄芪、白前、蜀椒、茵芋、当归、薏苡仁、防风、钟乳。(中医方剂大辞典)(4)石斛、黄芪、丹参、杜仲、牛膝、人参、五味子、白茯苓、山茱萸、薯蓣、萆薢、防风、生姜、枸杞子、天门冬、细辛、薏苡仁。(中医方剂大辞典)(5)石斛、牛黄、蜀椒、白术、细辛、秦艽、紫石英、当归、干姜、防风、杜仲、桂心、人参、黄芪、炙甘草、独活、炮附子、地黄、防已、麦门冬。(中医方剂大辞典)(6)生石斛、秦艽、远志、桔皮、白术、丹参、茯神、五加皮、桂心、牛膝。(中医方剂大辞典)

石斛散 shi hu san

【英文名】Shiu Hu Powders

【异名】内补石斛散(中医方剂大辞典、圣济总录)

【组成】(1)石斛、附子、五味子、泽泻、当归、牛膝、白茯苓、沉香、人参、桂心、磁石、黄芪、肉苁蓉、茴香子、枳实。(中医方剂大辞典)(2)人参、枣仁、茯神、远志、白芍、石斛、麦冬、炙甘草、五味子。(中医方剂大辞典)(3)柴胡、防风、北五味子、黄芪、小草、官桂、白术、石斛、炙甘草、茯苓。(中医方剂大辞典)(4)石斛、牛膝、附子、杜仲、芍药、松脂、柏子仁、石龙芮、泽泻、萆薢、云母粉、防风、山茱萸、菟丝子、细辛、桂心。(中医方剂大辞典)(5)石斛、山茱萸、肉苁蓉、牛膝、五味子、炮附子、远志、桂心、人参、茯苓、秦艽、菟丝子。(中医方剂大辞典)(6)石斛、牛膝、柏子仁、五味子、远志、木香、杏仁、肉苁蓉、炮诃子肉、青桔皮、柴胡、人参、熟地黄、茯苓、炙甘草、干姜、神曲、麦蘖。(中医方剂大辞典)(7)甘草、石斛、防风、苁蓉、山茱萸、茯苓、人参、薯蓣、桂心、牛膝、五味子、菟丝子、巴戟天、芎䓖、生地骨皮、丹参、胡麻、牛髓、生地黄汁、生姜汁、白蜜、生麦门冬汁。(中医方剂大辞典)(8)石斛、仙灵脾、苍术。(中医方剂大辞典)(9)石斛、桑螵蛸、紫菀、熬干漆、五味子、干地黄、钟乳、远志皮、炮附子。(中医方剂大辞典)(10)石斛、山茱萸、五味子、萆薢、肉苁蓉、远志、人参、桂、菟丝子、秦艽、赤茯苓、蜀椒。(中医方剂大辞典)(11)石斛、附子、独活、天门冬、桂、秦艽、乌头、人参、天雄、炮干姜、防风、细辛、杜仲、炙莽草、当归。(中医方剂大辞典)(12)石斛、肉苁蓉、麦门冬、白蒺藜、甘草、干姜、桂心、熟干地黄、续断、黄芪。(中医方剂大辞典)(13)石斛、黄芪、赤芍、桑螵蛸、鸡肶胵、白龙骨、人参、牛膝、麦门冬、熟干地黄、当归。(中医方剂大辞典)(14)石斛、山茱萸、五味子、萆薢、远志、桂心、人参、黄芪、当归、白茯苓、肉苁蓉、附子。(中医方剂大辞典)(15)石斛、麻黄、丹参、牛膝、侧子、桂心、沉香、当归、羌活、枳壳、萆薢、续断。(中医方剂大辞典)(16)石斛、牛膝、五加皮、白术、山茱萸、天麻、炙甘草、桂心、附子、薏苡仁、独活、防风。(中医方剂大辞典)(17)石斛、附子、白术、桂心、秦艽、黄芪。(中医方剂大辞典)(18)石斛、巴戟、桑螵蛸、菟丝子、杜仲。(中医方剂大辞典)

石斛露 shi hu lu

【英文名】Shi Hu Distillate

【组成】石斛。(中医方剂大辞典)

石梅膏 shi mei gao

【英文名】Shi Mei Plaster

【组成】石灰粉、乌梅肉炭、青黛、朱砂。(云南中医杂志 1981,2(4))

石淋散 shi lin san

【英文名】Shi Lin Powders

【组成】浮石、阿胶、木通、甘草。(中医方剂大辞典)

石绿散 shi lv san

【英文名】Shi Lv Powders

【组成】石绿、白芷。(中医方剂大辞典)

石葛汤 shi ge tang

【英文名】Shi Ge Decoction

【组成】石膏、葛根、生姜。(中医方剂大辞典)

石粟冒 shi su mao

【英文名】Shi Su Mao Powders

【组成】石灰、粟米。(中医方剂大辞典)

石榴丸 shi liu wan

【英文名】Shi Liu Pill

【组成】石榴皮、橡实、附子、无食子、厚朴、炮干姜。(中医方剂大辞典)

石榴汁 shi liu zhi

【英文名】Shi Liu Juice

【组成】醋石榴。(中医方剂大辞典)

石榴汤 shi liu tang

【英文名】Shi Liu Decoction

【异名】石榴根汤(中医方剂大辞典、圣济总录)

【组成】(1)酸石榴、黄连、炮干姜。(中医方剂大辞典)(2)酸石榴根。(中医方剂大辞典)(3)醋石榴根、芜荑、牵牛子。(中医方剂大辞典)

石榴浆 shi liu jiang

【英文名】Shi Liu Jiuce

【组成】新生酸石榴。(中医方剂大辞典)

石榴散 shi liu san

【英文名】Shi Liu Powders

【组成】(1)酸石榴、黄连、白矾、谷精草。(中医方剂大辞典)(2)酸石榴、白矾。(中医方剂大辞典)(3)酸石榴皮、陈桔皮、微炙甘草、炮干姜。(中医方剂大辞典)(4)酸石榴根、干漆、狼牙、鹤虱、槟榔。(中医方剂大辞典)

石榴煎 shi liu jian

【英文名】Shi Liu Decoction

【组成】酸石榴、防风、羌活、芎䓖、天麻、羚羊角屑、五加皮、仙灵脾、子芩、牛膝、附子、薏苡仁、天蓼木子、丹参、桂心、木香、竹沥、梨汁、薄荷汁、牛蒡汁、白蜜。(中医方剂大辞典)

石碱丸 shi jian wan

【英文名】Shi Jian Pill

【组成】(1)石碱、芦荟、大黄。(中医方剂大辞典)(2)海粉、三棱、蓬术、五灵脂、红花、香附、石碱、瓦龙子。(中医方剂大辞典)

石碱膏 shi jian gao

【英文名】Shi Jian Emplastrum

【组成】石碱、密陀僧、黄蜡。(中医方剂大辞典)

石膈散 shi ge san

【英文名】Shi Ge Powders

【组成】干姜、厚朴、甘草、木香、青皮、肉豆蔻、枳实、槟榔、益智、三棱、陈皮、蓬莪术、桂。(中医方剂大辞

典)

石膏丸 shi gao wan

【英文名】Shi Gao Pill

【组成】(1)石膏、乌头、消石、太阴玄精石。(中医方剂大辞典)(2)石膏、菊花、防风、葛根。(中医方剂大辞典)(3)石膏、白附子、铅霜、丹砂、龙脑。(中医方剂大辞典)(4)石膏、麦门冬、龙齿、人参、升麻、玄参、茯神、黄芩、银箔、枳壳、白蔹、赤芍、萎蕤、炙虎睛、炙甘草。(中医方剂大辞典)(5)石膏、甘菊花、附子、防风、枳壳、郁李仁。(中医方剂大辞典)(6)石膏、马牙消、太阴玄精石、硫黄、雄黄、朱砂。(中医方剂大辞典)(7)软石膏、土山药、蚌壳。(中医方剂大辞典)(8)煅石膏。(中医方剂大辞典)(9)石膏、栝楼根、乌梅肉、葛根、牡蛎粉、麦门冬、天竺黄、麻黄根、炙甘草。(中医方剂大辞典)(10)石膏、白附子、半夏、川芎、炮天南星、白僵蚕、菊花、陈皮、旋复花、天麻、全蝎。(中医方剂大辞典)(11)石膏、硫黄、消石、天南星。(中医方剂大辞典)(12)石膏、麦门冬、栝楼根、茯神、知母、黄连、枸杞根皮、白茯苓、胡粉。(中医方剂大辞典)

石膏汤 shi gao tang

【英文名】Shi Gao Decoction

【异名】石膏散(中医方剂大辞典、圣惠);三黄石膏汤(中医方剂大辞典、伤寒总病论)

【组成】(1)石膏、莎草根、天麻、藿香叶。(中医方剂大辞典)(2)石膏、滑石、白茅根、篇蓄。(中医方剂大辞典)(3)石膏、知母、白芷。(中医方剂大辞典)(4)石膏、独活、川升麻、麻黄、桂枝、赤芍、防风、细辛、甘草。(中医方剂大辞典)(5)石膏、白芍、柴胡、升麻、黄芩、甘草、白术、附子。(中医方剂大辞典)(6)石膏、大青、黄芩、升麻、芍药。(中医方剂大辞典)(7)石膏、大黄、柴胡、升麻、知母、黄芩、芍药、枳实、甘草、大青。(中医方剂大辞典)(8)石膏、白术、麻黄、桔梗、甘草、水萍、杏仁。(中医方剂大辞典)(9)石膏、黄芩、前胡、葛根、升麻、桑根白皮、荆芥穗、赤芍、柴胡。(中医方剂大辞典)(10)麻黄、钓藤、石膏、干葛、半夏曲、柴胡、甘草、枳壳、甘菊。(中医方剂大辞典)(11)石膏、知母、芍药、半夏、独活、桂、白术、防风、甘草。(中医方剂大辞典)(12)石膏、葛根、生姜。(中医方剂大辞典)(13)石膏、知母、犀角、栝楼根、土瓜根。(中医方剂大辞典)(14)石膏、地骨皮、栝楼根、麦门冬、茯神、知母、萎蕤。(中医方剂大辞典)(15)石膏、山栀子、赤茯苓、甘草、木通。(中医方剂大辞典)(16)石膏、麻黄、桑根白皮、甘草、款冬花、熟干地黄、麦门冬、桔梗。(中医方剂大辞典)(17)石膏、麻黄、何首乌、干葛。(中医方剂大辞典)(18)麦门冬、石膏、芦根。(中医方剂大辞典)(19)石膏、知母、地骨皮、甘草、人参。(中医方剂大辞典)(20)石膏、黄连、黄柏、黄芩、豉、栀子仁、麻黄、川大黄、甘草。(中医方剂大辞典)(21)石膏、地骨皮、栀子仁、淡竹叶、茯苓、小麦、香豉。(中医方剂大辞典)(22)石膏、人参、知母、赤石脂、栀子、芍药、白术、茯神、紫菀。(中医方剂大辞典)(23)石膏、麦门冬、升麻、桔梗、甘菊花、黄芪、人参。(中医方剂大辞典)(24)石膏、白秫米、常山、乌梅肉。(中医方剂大辞典)(25)石膏、荆芥穗、青竹茹。(中医方剂大辞典)(26)石膏、麻黄、杏仁、鸡子、甘草。(中医方剂大辞典)(27)石膏、龙胆、升麻、芍药、贝齿、甘草、鳖甲、黄芩、羚羊角、桔皮、当归。(中医方剂大辞典)(28)大黄、黄芩、甘草、芒消、麦门冬、石膏、桂心。(中医方剂大辞典)(29)石膏、麻黄、甘草、射干、桂心、芍药、当归、细辛。(中医方剂大辞典)(30)石膏、柴胡、虎杖、知母、芍药、山栀子仁。(中医方剂大辞典)(31)石膏、麻黄、桂、葛根、黄连、故鞋、蜀椒。(中医方剂大辞典)(32)石膏、人参、贝母、麦门冬、赤茯苓。(中医方剂大辞典)(33)石膏、葛根、芍药、贝母、百合、升麻、栀子仁、甘草。(中医方剂大辞典)(34)石膏、黄连、黄柏、黄芩、香豉、栀子、麻黄。(中医方剂大辞典)(35)石膏、葛根、栀子仁、柴胡、赤芍、甘草。(中医方剂大辞典)(36)石膏、前胡、犀角、防风、芍药、龙齿、牛黄。(中医方剂大辞典)(37)石膏、甘草、麻黄、桂、芍药。(中医方剂大辞典)(38)石膏、枳壳、茅苊、防风、菊花、旋复花、芎䓖。(中医方剂大辞典)(39)石膏、麻黄、芎䓖、勺药、桂、黄芩、甘草、人参、当归、防风、杏仁、石膏、麻黄、芎䓖、芍药、桂、黄芩、甘草、人参、当归、防风、杏仁。(中医方剂大辞典)(40)石膏、芍药、柴胡、升麻、黄芩、甘草。(中医方剂大辞典)(41)石膏、栀子、大青、升麻、芒消、豆豉、葱白、生姜。(中医方剂大辞典)(42)石膏、茯神、葳蕤、黄芩、桔皮、干蓝、五味子、麻黄、甘草、犀角屑、杏仁、栀子。(中医方剂大辞典)(43)石膏、防风、葛根、芍药、前胡、葱白、生姜。(中医方剂大辞典)(44)石膏、麻黄、黄芩、芍药、甘草。(中医方剂大辞典)

石膏饮 shi gao yin

【英文名】Shi Gao Drink

【组成】石膏、淡竹叶、常山、甘草、乌梅、粳米。(中医方剂大辞典)

石膏茶 shi gao cha

【英文名】Shi Gao Tea

【组成】(1)石膏、紫笋茶。(中医方剂大辞典)(2)石膏、淡竹叶、茅苊、木通。(中医方剂大辞典)

石膏散 shi gao san

【英文名】Shi Gao Powders

【异名】芎芷散(中医方剂大辞典、保命歌括);石膏甘草散(中医方剂大辞典、伤寒总病论);石草散(中医方剂大辞典、松峰说疫);石膏汤(中医方剂大辞典、圣济总录)

【组成】(1)麻黄、石膏、何首乌、干姜、川芎。(中医方剂大辞典)(2)石膏、石决明、荆芥、白芷、川芎、防风、旋覆花。(中医方剂大辞典)(3)石骨、川芎、白芷、葛根。(中医方剂大辞典)(4)石膏、荠苨、葛根、黄芩、麻黄、甘草。(中医方剂大辞典)(5)石膏、桂心、麻黄、杏仁、黄芩、甘草、赤芍、白术、芎䓖、香附子。(中医方剂大辞典)(6)川芎、石膏、白芷。(中医方剂大辞典)(7)石膏、麦门冬、柴胡、犀角屑、栝楼根、地骨皮、葛根、甘草。(中医方剂大辞典)(8)石膏、人参、甘草。(中医方剂大辞典)(9)石膏、赤芍、川芎。(中医方剂大辞典)(10)石膏、龙脑。(中医方剂大辞典)(11)石膏、黄芩、麦门冬、前胡、甘菊花、地骨皮、羚羊角屑、甘草。(中医方剂大辞典)(12)石膏、甘菊花、羌活、白附子、白僵蚕、玄参、黄连。(中医方剂大辞典)(13)石膏、天麻、防风、大青、白附子、僵蚕、羌活、麝香、甘草。(中医方剂大辞典)(14)石青、厚朴、麻黄、生姜、半夏、五味子、杏仁、小麦。(中医方剂大辞典)(15)石膏、甘草。(中医方剂大辞典)(16)石膏、芎䓖、甘草。(中医方剂大辞典)(17)石膏、白茯苓、葛根、甘草、黄芩、芍药。(中医方剂大辞典)(18)石膏、菊花、牛黄、枳壳、独活、柴胡、白附子、大黄、漏芦、木香、干蝎、槟榔。(中医方剂大辞典)(19)石膏、芎䓖、旋覆花、白附子、细辛、甘草。(中医方剂大辞典)(20)石膏、天南星、白僵蚕。(中医方剂大辞典)(21)石膏、麻黄、防风、羚羊角屑、独活、五加皮、肉桂、人参、芎䓖、当归、杏仁、甘草。(中医方剂大辞典)(22)石膏、麻黄、何首乌、干葛。(中医方剂大辞典)(23)石膏、蚱蝉、柴胡、川升麻、钩藤、子芩、知母、栀子仁、龙齿、赤芍、麻黄、葛根、甘草、川大黄。(中医方剂大辞典)(24)石膏、大青、黄芩、栀子、知母、葳蕤、川升麻、葛根、龙胆、川大黄、甘草。(中医方剂大辞典)(25)石膏、知母、地骨皮、甘草、人参。(中医方剂大辞典)(26)石膏、人参、龙骨。(中医方剂大辞典)(27)石膏、当归、羚羊角屑、白芍、白术、子芩、生干地黄、甘草、茯神、前胡、麦门冬。(中医方剂大辞典)(28)滑石、丹、光明朱、石膏。(中医方剂大辞典)(29)石膏、猪毛。(中医方剂大辞典)(30)石膏、牡蛎、地骨皮、白术、五味子、黄芪、麻黄根。(中医方剂大辞典)(31)生石膏、藁本、白术、甘草、白蒺藜。(中医方剂大辞典)(32)川芎、石膏、黄芩、白芷。(中医方剂大辞典)(33)石膏、麻黄、干姜、何首乌。(中医方剂大辞典)(34)滑石、石膏。(中医方剂大辞典)(35)石膏、细辛、柳根。(中医方剂大辞典)(36)石膏。(中医方剂大辞典)(37)石膏、子芩、前胡、葛根、桑根白皮、川升麻、荆芥、赤芍、柴胡。(中医方剂大辞典)(38)石膏、前胡、柴胡、甘菊花、赤茯苓、赤芍、防风、蔓荆子、黄芩、甘草、枳壳。(中医方剂大辞典)(39)石膏、麻黄、桂心、细辛、白术、赤芍、桔梗、干姜、甘草、附子、薄荷。(中医方剂大辞典)(40)石膏、麻黄、葛根、黄芪、甘菊花、栀子仁、赤勺药、甘草。(中医方剂大辞典)(41)石膏、知母、柴胡、麻黄、甘草、黄芩、赤芍、防风、赤茯苓、川升麻、甘菊花。(中医方剂大辞典)(42)石膏、葛根、赤芍、柴胡、甘草、黄芩、栀子仁。(中医方剂大辞典)(43)石膏、川乌、山茵陈、僵蚕、甘草、防风、川芎、白芷。(中医方剂大辞典)(44)石膏、龙齿、犀角屑、前胡、秦艽。(中医方剂大辞典)(45)石膏、黄芩、甘草、川大黄、葛根。(中医方剂大辞典)

石膏粥 shi gao zhou

【英文名】Shi Gao Gruel

【组成】(1)石膏、葱白、三茎豉、生姜、米。(中医方剂大辞典)(2)石膏、粳米。(中医方剂大辞典)

石膏煎 shi gao jian

【英文名】Shi Gao Decoction

【组成】(1)石膏、凝水石、滑石、郁金、犀角、黄芩、山栀子、升麻、黄连、芒消、马牙消。(中医方剂大辞典)(2)石膏、蜜、地黄汁。(中医方剂大辞典)

石燕丸 shi yan wan

【英文名】Shi Yan Pill

【组成】(1)石燕、瞿麦、桅子仁、滑石、木通、葵子、海蛤。(中医方剂大辞典)(2)石燕、真珠末、麸金石、木香、井泉石、续随子、槟榔、郁李仁。(中医方剂大辞典)

石燕丹 shi yan dan

【英文名】Shi Yan Pellet

【组成】(1)甘草、川连、木贼、归身、防风、羌活、麻黄。(中医方剂大辞典)(2)炉甘石、归身、木贼、麻黄、硼砂、石燕、琥珀、朱砂、鹰屎白、冰片、麝香。(中医方剂大辞典)(3)石燕、瞿麦、滑石、木通、海蛤。(中医方剂大辞典)

石燕酒 shi yan jiu

【英文名】Shi Yan Wine

【组成】石燕子。(中医方剂大辞典)

石燕散 shi yan san

【英文名】Shi Yan Powders

【组成】(1)石燕。(中医方剂大辞典)(2)石燕、麝香。(中医方剂大辞典)(3)石燕、赤小豆、商陆子、红蓝花。(中医方剂大辞典)

石霜膏 shi shuang gao

【英文名】Shi Shuang Plaster

【组成】风化石灰、百草霜。(中医方剂大辞典)

石黛散 shi dai san

【英文名】Shi Dai Powders

【组成】干虾蟆、石黛、甘皮。(中医方剂大辞典)

石蟹丸 shi xie wan

【英文名】Shi Xie Pill

【组成】地骨皮、枳壳、石蟹、牛膝、防风、破故纸、甘草、木贼、枸杞子、甘菊花、生地黄。(中医方剂大辞典)

石蟹散 shi xie san

【英文名】Shi Xie Powders

【组成】石蟹、乳香、滑石。(中医方剂大辞典)

石髓丸 shi sui wan

【英文名】Shi Sui Pill

【组成】牛膝、大麻、续断、大防风、巴戟、五味子、杜仲、附子、菟丝子、虎胫骨、阳起石、当归、白术、鹿茸、大芎。(中医方剂大辞典)

石韦饮子 shi wei yin zi

【英文名】Shi Wei Drink

【组成】石韦、瞿麦、木通、陈桔皮、茯苓、芍药、桑白皮、人参、黄芩。(中医方剂大辞典)

石中黄丸 shi zhong huang wan

【英文名】Shi Zhong Huang Pill

【组成】石中黄、禹余粮、桑黄、高良姜、赤芍、熟干地黄、木鳖子、木贼、地榆。(中医方剂大辞典)

石中黄散 shi zhong huang san

【英文名】Shi Zhong Huang Powders

【组成】(1)槐花头、五倍子、石中黄粉。(中医方剂大辞典)(2)石中黄。(中医方剂大辞典)

石长生丸 shi chang sheng wan

【英文名】Shi Chang Sheng Pill

【组成】石长生、升麻、鸡舌香、水银、消石、石膏、葛根、大黄、射干。(中医方剂大辞典)

石龙芮丸 shi long rui wan

【英文名】Shi Long Rui Pill

【组成】石龙芮、石斛、牛膝、续断、菟丝子、肉桂、鹿茸、肉苁蓉、杜仲、白茯苓、熟干地黄、附子、巴戟、防风、桑螵蛸、芎䓖、山茱萸、覆盆子、补骨脂、荜澄茄、五味子、泽泻、沉香、茴香子。(中医方剂大辞典)

石吊兰片 shi diao lan pian

【英文名】Shi Diao Lan Tablet(药品标准－中药成方制剂标准)

【组成】石吊兰。(药品标准－中药成方制剂标准 1995年)

石朴合剂 shi po he ji

【英文名】Shi Po Mixture

【组成】石榴皮、厚朴、赤石脂、丁香、诃子、山楂。(广西中医药 1982,(3))

石竹花汤 shi zhu hua tang

【英文名】Shi Zhu Hua Decoction

【组成】石竹花、木通、滑石、葵子、榆白皮、枳壳、百草霜。(中医方剂大辞典)

石决明丸 shi jue ming wan

【英文名】Shi Jue Ming Pill

【组成】(1)石决明、地肤子、黄连、青葙子、茺蔚子、皂荚、人参、黄芩、甘草。(中医方剂大辞典)(2)石决明、黄连、车前子、细辛、栀子、大黄、菊花。(中医方剂大辞典)(3)石决明、菟丝、五味子、熟干地黄、细辛、知母、山芋。(中医方剂大辞典)(4)石决明、黄连、秦皮、细辛、菥蓂子、蕤仁、车前子、羚羊角。(中医方剂大辞典)(5)石决明、决明子、酸枣仁、葳蕤、蕤仁、胡黄连、龙胆、青葙子。(中医方剂大辞典)(6)石决明、桂心、槐子、熟干地黄、阳起石、磁石、菟丝子、肉苁蓉。(中医方剂大辞典)(7)石决明、茺蔚子、防风、车前子、细辛、桔梗、人参、白茯苓、薯蓣。(中医方剂大辞典)(8)石决明、黄连、玄参、地骨皮、防风、栀子仁、子芩、独活、茯神、甘菊花、车前子、青葙子、枳壳、秦艽、五加皮、决明子、葳蕤、沙参、蕤仁、川大黄、茺蔚子。(中医方剂大辞典)(9)石决明、车前、细辛、人参、白茯苓、柏子仁、防风、山芋、茺蔚子。(中医方剂大辞典)(10)石决明、谷精草、白术、川芎、羌活、防风、甘草、楮子、蝉壳、草决明、蕤仁、木贼、青桔皮、蛇皮、细辛。(中医方剂大辞典)(11)石决明、车前子、防风、知母、茺蔚子、细辛、五味子、黄芩、人参、白茯苓、大黄。(中医方剂大辞典)

石决明汤 shi jue ming tang

【英文名】Shi Jue Ming Decoction

【组成】生石决明、僵蚕、防风、穿山甲、连翘、羌活、乳香、甘草、忍冬藤、黄连、归尾、大黄、花粉。(中医方剂大辞典)

石决明散 shi jue ming san

【英文名】Shi Jue Ming Powders

【异名】点眼快明散(中医方剂大辞典、圣济总录);点药石决明散(中医方剂大辞典、杂病源流犀烛)

【组成】(1)石决明、防风、人参、茺蔚子、车前子、细辛、知母、白茯苓、辽五味子、玄参、黄芩。(中医方剂大辞典)(2)石决明、枸杞子、木贼、荆芥、晚桑、谷精草、粉草、金沸草、蛇蜕、苍术、白菊花。(中医方剂大辞典)(3)石决明、蒺藜、荆芥穗、薄荷叶、人参。(中医方剂大辞典)(4)石决明、葳蕤、黄连、菥蓂子、决明子、秦皮、川升麻、犀角屑、栀子仁、甘菊花、细辛、甘草。(中医方剂大辞典)(5)石决明、车前子、白茯苓、五味子、人参、细辛、知母。(中医方剂大辞典)(6)石决明、人参、茯苓、车前子、细辛、防风、大黄、茺蔚子、桔梗。(中医方剂大辞典)(7)石决明、羌活、草决明、菊花、甘草。(中医方剂大辞典)(8)石决明、井泉、石膏、黄连、菊花、甘草。(中医方剂大辞典)(9)石决明、龙脑、腻粉、黄丹、麝香。(中医方剂大辞典)(10)石决明、乌贼鱼骨、龙脑、真珠末、斛珀。(中医方剂大辞典)

石南叶散 shi nan ye san

【英文名】Shi Nan Ye Powders

【组成】石南、藜芦、瓜丁。(中医方剂大辞典)

石南芽茶 shi nan ya cha

【英文名】Shi Nan Ya Tea

【组成】嫩石南芽。(中医方剂大辞典)

石城白药 shi cheng bai yao

【英文名】Shi Cheng Bai Yao Powders

【组成】红参、田七、白药子、重楼。((82)赣卫药准(1982)10-1号)

石钟乳丸 shi zhong ru wan

【英文名】Shi Zhong Ru Pill

【组成】(1)石钟乳、磁石、鹿茸、石斛、细辛、白茯苓、云母粉、远志。(中医方剂大辞典)(2)石钟乳、阳起石、附子、桂、硫黄、消石、盐精。(中医方剂大辞典)(3)石钟、菟丝子、五味子、蛇床子、黄芪、续断、萆薢、乌头。(中医方剂大辞典)

石钟乳汤 shi zhong ru tang

【英文名】Shi Zhong Ru Decoction

【组成】石钟乳、黄连、防风、附子、黄柏、当归、干姜、蜀椒。(中医方剂大辞典)

石胆矾丸 shi dan fan wan

【英文名】Shi Dan Fan Pill

【组成】胆矾、绿矾。(中医方剂大辞典)

石胆敷方 shi dan fu fang

【英文名】Shi Dan Paste

【组成】石胆。(中医方剂大辞典)

石亭脂丸 shi ting zhi wan

【英文名】Shi Ting Zhi Pill

【组成】(1)石亭脂、紫贝铅、盐卤。(中医方剂大辞典)(2)石亭脂、蚌粉。(中医方剂大辞典)

石亭脂散 shi ting zhi san

【英文名】Shi Ting Zhi Powders

【组成】石亭脂、当归、轻粉、脑子、槟榔。(中医方剂大辞典)

石室秘丹 shi shi mi dan

【英文名】Shi Shi Mi Pellet

【组成】苍术、白术、天南星、附子、半夏、山茨菇、大戟、麝香。(中医方剂大辞典)

石莲子汤 shi lian zi tang

【英文名】Shi Lian Zi Decoction

【组成】石莲肉、陈皮、甘草、白术、当归、川木爪、白芍、白茯苓、白扁豆、丹皮。(中医方剂大辞典)

石莲子散 shi lian zi san

【英文名】Shi Lian Zi Powders

【组成】石莲子、石菖蒲、人参。(中医方剂大辞典)

石脂馎饦 shi zhi bo tuo

【英文名】Shi Zhi Bo Tuo Cake

【组成】赤石脂、白面。(中医方剂大辞典)

石菖蒲丸 shi chang pu wan

【英文名】Shi Chang Pu Pill

【组成】(1)石菖蒲、香附子、陈桔皮、高良姜、半夏曲、远志、白豆蔻仁、蓬莪术。(中医方剂大辞典)(2)石菖蒲、柏子仁、杜仲、百部、山芋、甘草、五味子、贝母、丹参、人参、防风、白茯苓、茯神、生干地、麦门冬、远志。(中医方剂大辞典)(3)石菖蒲、肉苁蓉、附子、蜀椒。(中医方剂大辞典)(4)石菖蒲、牛膝、远志、人参、白茯苓、地骨皮、生干地黄、菟丝子、白术。(中医方剂大辞典)(5)石菖蒲、桂心。(中医方剂大辞典)

石菖蒲汤 shi chang pu tang

【英文名】Shi Chang Pu Decoction

【组成】柴胡、白芍、当归、桃仁、甘草、茯神、菖蒲、元参、白芥子。(中医方剂大辞典)

石菖蒲酒 shi chang pu jiu

【英文名】Shi Chang Pu Wine

【组成】菖蒲。(中医方剂大辞典)

石菖蒲散 shi chang pu san

【英文名】Shi Chang Pu Powders

【异名】菖蒲散(中医方剂大辞典、普济方)

【组成】(1)石菖蒲。(中医方剂大辞典)(2)石菖蒲、钟乳粉、五味子、桂心、细辛、诃黎勒皮、杏仁、干姜、陈桔皮。(中医方剂大辞典)(3)石菖蒲、甘草、白茯苓、皂角。(中医方剂大辞典)(4)石菖蒲、细辛、干姜、鸡舌香。(中医方剂大辞典)(5)菖蒲、五味子、陈桔皮、细辛、紫菀、干姜、诃黎勒、杏仁。(中医方剂大辞典)(6)石菖蒲、栝楼根、黄连。(中医方剂大辞典)

石斛浸酒 shi hu jin jiu

【英文名】Shi Hu Wine

【组成】(1)石斛、牛膝、五加皮、羌活、防风、附子、天麻、海桐皮、木香、桂心、虎胫骨、芎䓖、甘菊花、川椒。(中医方剂大辞典)(2)石斛、附子、牛膝、茵芋、桂心、芎䓖、羌活、当归、熟干地黄。(中医方剂大辞典)(3)石斛、丹参、侧子、桂心、芎䓖、干姜、五加皮、独活、牛膝、杜仲、秦艽、薏苡仁、山茱萸、陈桔皮、黄芪、白前、茵芋、当归、钟乳粉、川椒。(中医方剂大辞典)(4)石斛、天麻、仙灵脾、五加皮、牛膝萆薢、桂心、当归、鼠粘子、杜仲、附子、虎胫骨、乌蛇肉、茵芋、狗脊、丹参、川椒。(中医方剂大辞典)(5)石斛、牛膝、杜仲、丹参、熟干地黄、桂。(中医方剂大辞典)(6)石斛、牛膝、杜仲、丹参、生地黄。(中医方剂大辞典)

石淋通片 shi lin tong pian

【英文名】Shi Lin Tong Tablet

【组成】广金钱草。((91)粤卫药准字第 A19-081 号)

石硫黄丸 shi liu huang wan

【英文名】Shi Liu Huang Pill

【组成】石硫黄、桂心、礜石、附子、天雄、乌头。(中医方剂大辞典)

石硫黄汤 shi liu huang tang

【英文名】Shi Liu Huang Decoction

【组成】石硫黄、紫笋茶。(中医方剂大辞典)

石硫黄散 shi liu huang san

【英文名】Shi Liu Huang Powders

【组成】石硫黄、白矾、朱砂、水银、麝香、黄柏。(中医方剂大辞典)

石硫黄膏 shi liu huang gao

【英文名】Shi Liu Huang Plaster

【组成】石硫黄、墨。(中医方剂大辞典)

石榴皮汤 shi liu pi tang

【英文名】Shi Liu Pi Decoction

【组成】(1)安石榴皮、当归、阿胶、熟艾。(中医方剂大辞典)(2)石榴皮、香附、甘草。(中医方剂大辞典)(3)酸石榴皮、干姜、黄柏、阿胶。(中医方剂大辞典)

石榴皮散 shi liu pi san

【英文名】Shi Liu Pi Powders

【异名】石榴皮汤(中医方剂大辞典、圣济总录)

【组成】(1)酸石榴皮、干姜、黄连、诃黎勒。(中医方剂大辞典)(2)酸石榴皮、阿胶、地骨皮、黄柏、当归、芎䓖。(中医方剂大辞典)(3)酸石榴皮、龙骨、诃黎勒。(中医方剂大辞典)(4)酸石榴皮、桃符、胡粉、酒、槟榔。(中医方剂大辞典)(5)酸石榴皮。(中医方剂大辞典)

石榴皮煎 shi liu pi jian

【英文名】Shi Liu Pi Decoction

【组成】酸石榴皮、黄连、赤石脂。(中医方剂大辞典)

石榴花散 shi liu hua san

【英文名】Shi Liu Hua Powders

【组成】石榴花、石灰。(中医方剂大辞典)

石榴枝汤 shi liu zhi tang

【英文名】Shi Liu Zhi Decoction

【组成】东引石榴枝、木香、陈桔皮、吴茱萸、大黄、芍药、薏苡根。(中医方剂大辞典)

石榴根汤 shi liu gen tang

【英文名】Shi Liu Gen Decoction

【组成】(1)酸石榴根。(中医方剂大辞典)(2)酸石榴根、楝皮、槟榔。(中医方剂大辞典)

石榴根散 shi liu gen san

【英文名】Shi Liu Gen Powders

【组成】(1)酸石榴根、槟榔、腻粉、铅丹。(中医方剂大辞典)(2)东引石榴根、腻粉、陈桔皮、芍药、槟榔。(中医方剂大辞典)

石榴浸酒 shi liu jin jiu

【英文名】Shi Liu Wine

【组成】酸石榴、甜石榴、人参、苦参、沙参、丹参、苍耳子、羌活。(中医方剂大辞典)

石膏饮子 shi gao yin zi

【英文名】Shi Gao Drink

【组成】(1)石膏、茯神、犀角屑、川芒消、栀子仁、生地黄、甘草、赤小豆。(中医方剂大辞典)(2)石膏、甘草、赤芍、黄芩、柴胡、桂心、生地黄、竹茹。(中医方剂大辞典)(3)石膏、柴胡、豉、麻黄、葱白、薄荷。(中医方剂大辞典)

石膏煮散 shi gao zhu san

【英文名】Shi Gao Decoction

【组成】石膏、旋覆花、白蒺藜、甘菊花、山栀子仁、茵陈、太阴玄精石、芎䓖。(中医方剂大辞典)

石膏蜜煎 shi gao mi jian

【英文名】Shi Gao Mi Decoction

【异名】石膏煎(中医方剂大辞典、圣济总录)

【组成】石膏、蜜。(中医方剂大辞典)

石燕子丸 shi yan zi wan

【英文名】Shi Yan Zi Pill

【组成】(1)木香、槟榔、石燕子、使君子肉、郁李仁。(中医方剂大辞典)(2)石燕子、青礞、寒水石、海金沙、白丁香、硼砂、硇砂、轻粉。(中医方剂大辞典)(3)石燕子、木通、大戟、海金沙、石韦、苦楝根、猪苓、海藻、扁竹、茴香、白牵牛、海蛤、瞿麦、通草、元胡。(中医方剂大辞典)

石燕子散 shi yan zi san

【英文名】Shi Yan Zi Powders

【异名】石燕散(中医方剂大辞典、济阳纲目)

【组成】(1)石燕子、玳瑁、羚羊角、犀角。(中医方剂大辞典)(2)石燕子、茯苓、寒水石、细辛、香白芷。(中医方剂大辞典)(3)石燕子、滑石、冬葵子、续随子、海金沙。(中医方剂大辞典)

石燕子煎 shi yan zi jian

【英文名】Shi Yan Zi Decoction

【组成】石燕子、滑石、石韦、瞿麦穗。(中医方剂大辞典)

石韦大枣汤 shi wei da zao tang

【英文名】Shi Wei Da Zao Decoction

【组成】石韦、大枣。(浙江中医杂志 1993,28(3))

石韦芍药汤 shi wei shao yao tang

【英文名】Shi Wei Shao Yao Decoction

【组成】石韦、冬葵子、车前子、金钱草、枳实、牛膝、白芍、甘草。(黑龙江中医药 1989,(93))

石韦瞿麦散 shi wei qu mai san

【英文名】Shi Wei Qu Mai Powders

【组成】瞿麦、石韦、车前子、滑石、葵菜子。(中医方剂大辞典)

石中黄子散 shi zhong huang zi san

【英文名】Shi Zhong Huang Zi Powders

【组成】石中黄子、干姜、续断、决明子、甘草、地胆、龙胆、庵榈根、大黄。(中医方剂大辞典)

石母降炎汤 shi mu jiang yan tang

【英文名】Shi Mu Jiang Yan Decoction

【组成】石膏、茯苓、荆芥、知母、麦冬、玄参、甘草、升麻、天花粉。(中医方剂大辞典)

石吊兰素片 shi diao lan su pian

【英文名】Shi Diao Lan Su Tablet

【组成】石吊兰。(《中国药典》1977 年版)

石军麻桂汤 shi jun ma gui tang

【英文名】Shi Jun Ma Gui Decoction

【组成】石膏、麻黄、桂枝、炙甘草。(内蒙古中医药 1987,(4))

石连光明散 shi lian guang ming san

【英文名】Shi Lian Guang Ming Powders

【组成】炉甘石、铅粉、雄黄。(中医方剂大辞典)

石羌清热饮 shi qiang qing re yin

【英文名】Shi Qiang Qing Re Drink

【组成】石膏、羌活、板蓝根、银花、连翘。(陕西中医 1989,10(11))

石青解毒丸 shi qing jie du wan

【英文名】Shi Qing Jie Du Pill

【组成】浮水石、石膏、青黛。(中医方剂大辞典)

石林通冲剂 shi lin tong chong ji

【英文名】Shi Lin Tong Granule(药品标准－中药成方制剂标准)

【组成】金钱草。(药品标准－中药成方制剂标准 1993 年)

石英毓麟汤 shi ying yu lin tang

【英文名】Shi Ying Yu Lin Decoction

【组成】紫石英、川椒、川芎、川断、川牛膝、淫羊藿、菟丝子、枸杞子、香附、当归、赤芍、白芍、桂心、丹皮。(山东中医学院学报 1992,16(6))

石岐外感茶 shi qi wai gan cha

【英文名】Shi Qi Wai Gan Tea(药品标准－中药成方制剂标准)

【组成】岗梅、铁包金、蒲桃、臭屎茉莉、露兜簕。(药品标准－中药成方制剂标准 1990 年)

石茅粉甘汤 shi mao fen gan tang

【英文名】Shi Mao Fen Gan Decoction

【组成】石膏、茅根、花粉、甘草。(实用中医内科杂志 1987,1(1))

石知柴葛汤 shi zhi chai ge tang

【英文名】Shi Zhi Chai Ge Decoction

【组成】石膏、知母、葛根、柴胡。(辽宁中医杂志 1984,(3))

石英水煮粥 shi ying shui zhu zhou

【英文名】Shi Ying Shui Zhu Gruel

【异名】石英水粥(中医方剂大辞典、医统)

【组成】白石英、磁石。(中医方剂大辞典)

石刻安肾丸 shi ke an shen wan

【英文名】Shi Ke An Shen Pill

【组成】(1)鹿茸、赤石脂、山药、戟肉、肉果、补骨脂、煎蓉、柏子仁、菟丝子、茯苓、远志、萸肉、茅术、附子、石斛、川乌、小茴、川椒、韭菜子、青盐。(中医方剂大辞典)(2)苍术、川椒、破故纸、葫芦巴、陈皮、茴香、续断、川楝。(中医方剂大辞典)(3)苍术、川乌、附子、川楝子、巴戟、白术、陈皮、肉苁蓉、破故纸、茯苓、肉豆蔻、木香、杜仲、熟地黄、菟丝、茴香、黑牵牛、山药、晚蚕蛾、葫芦巴、肉桂、石斛、川牛膝。(中医方剂大辞典)

石砂白术汤 shi sha bai zhu tang

【英文名】Shi Sha Bai Zhu Decoction

【组成】石榴皮、砂仁、木香、甘草、党参、白术、茯苓、藿香、葛根、车前草。(陕西中医 1992,13(7))

石首鱼脑汤 shi shou yu nao tang

【英文名】Shi Shou Yu Nao Decoction

【组成】诃子、甘草、荆芥、细辛、人参、桔梗、石首鱼脑骨。(中医方剂大辞典)

石室神效膏 shi shi shen xiao gao

【英文名】Shi Shi Shen Xiao Plaster

【组成】党参、元参、生地、生黄芪、当归、麦冬、川芎、牛膝、荆芥、生甘草、银花、防风、茜草。(中医方剂大辞典)

石脂泽兰散 shi zhi ze lan san

【英文名】Shi Zhi Ze Lan Powders

【组成】泽兰、禹余粮、石膏、白芷、干地黄、石脂、肉苁蓉、鹿茸、芎藭、藁本、蜀椒、柏子仁、桂、甘草、当归、干姜、芜荑、细辛、厚朴、人参、防风。(中医方剂大辞典)

石脂神砂丹 shi zhi shen sha dan

【英文名】Shi Zhi Shen Sha Pellet

【组成】生附子、干姜、赤石脂、朱砂。(中医方剂大辞典)

石斛牛膝汤 shi hu niu xi tang

【英文名】Shi Hu Niu Xi Decoction

【组成】石斛、牛膝、木瓜、白芍、枣仁、生地、杞子、茯苓、黄柏、甘草、车前子。(中医方剂大辞典)

石斛玄参汤 shi hu xuan shen tang

【英文名】Shi Hu Xuan Shen Decoction

【组成】金钗石斛、玄参。(中医方剂大辞典)

石斛地黄煎 shi hu di huang jian

【英文名】Shi Hu Di Huang Decoction

【组成】石斛、生地黄、桃仁、桂心、甘草、大黄、紫菀、麦门冬、茯苓、淳酒。(中医方剂大辞典)

石斛防风汤 shi hu fang feng tang

【英文名】Shi Hu Fang Feng Decoction

【组成】石斛、防风、川芎、丹参、麦门冬、熟地黄、杜仲、桂心、独活。(中医方剂大辞典)

石斛苁蓉散 shi hu cong rong san

【英文名】Shi Hu Cong Rong Powders

【组成】肉苁蓉、石斛、五味子、黄芪、丹参、牛膝、附子、当归、人参、杜仲、沉香、茯苓、石南、枳实、熟地黄、桂、磁石。(中医方剂大辞典)

石斛青蒿汤 shi hu qing hao tang

【英文名】Shi Hu qing Hao Decoction

【组成】石斛、银花、麦冬、川地骨、丹皮、青蒿、连翘、黑山栀。(中医方剂大辞典)

石斛明目丸 shi hu ming mu wan

【英文名】Shi Hu Ming Mu Pill

【组成】石斛、肉苁蓉、茯苓、五味子、人参、熟地黄、菟丝子、草决明、苦杏仁、山药、蒺藜、川芎、青葙子、甘草、黄连、生地黄、天门冬、防风、枳壳、菊花、枸杞子、生磁石、生石膏。(中医方剂大辞典)

石斛夜光丸 shi hu ye guang wan

【英文名】Shi Hu Ye Guang Pill

【组成】薄荷、当归、石斛、杭芍、菊花、川芎、生地、山萸、茺蔚、胆草、丹皮、栀子、柴胡、北五味子、羌活、赭石、磁石、生草。(中医方剂大辞典)

石斛黄芪丸 shi hu huang qi wan

【英文名】Shi Hu Huang Qi Pill

【组成】石斛、肉苁蓉、五味子、黄芪、熟干地黄、诃黎勒皮、苍术、泽泻。(中医方剂大辞典)

石斛清胃散 shi hu qing wei san

【英文名】Shiu Hu Qing Wei Powders

【组成】石斛、茯苓、桔皮、枳壳、扁豆、藿香、丹皮、赤芍、甘草。(中医方剂大辞典)

石膏二川汤 shi gao er chuan tang

【英文名】Shi Gao Er Chuan Decoction

【组成】石膏、川乌、川芎、防风、荆芥川、羌活、连翘、升麻。(中医方剂大辞典)

石膏二皮汤 shi gao er pi tang

【英文名】Shi Gao Er Pi Decoction

【组成】石膏、丹皮、青皮、荆芥、防风、生地、升麻、甘草。(山东中医杂志 1989,8(5))

石膏二母汤 shi gao er mu tang

【英文名】Shi Gao Er Mu Decoction

【组成】石膏、川贝、知母、甘草。(中医方剂大辞典)

石膏三根汤 shi gao san gen tang

【英文名】Shi Gao San Gen Decoction

【组成】石膏、麻黄、桂枝、板蓝根、山豆根、芦根、桔梗、甘草。(河北中医 1984,(1))

石膏大青汤 shi gao da qing tang

【英文名】Shi Gao Da Qing Decoction

【组成】石膏、前胡、栀子仁、知母、大青、黄芩、葱白。(中医方剂大辞典)

石膏川芎汤 shi gao chuan xiong tang

【英文名】Shi Gao Chuan Xiong Decoction

【组成】石膏、川芎。(中医方剂大辞典)

石膏化瘢汤 shi gao hua ban tang

【英文名】Shi Gao Hua Ban Decoction

【组成】石膏、知母、人参、甘草、葛根。(中医方剂大辞典)

石膏升麻散 shi gao sheng ma san

【英文名】Shi Gao Sheng Ma Powders

【组成】石膏、升麻、地骨皮、羊胫骨灰。(中医方剂大辞典)

石膏六合汤 shi gao liu he tang

【英文名】Shi Gao Liu He Decoction

【组成】四物汤、石膏、知母。(中医方剂大辞典)

石膏白及膏 shi gao bai ji gao

【英文名】Shi Gao Bai Ji Plaster

【组成】煅石膏、白及末、密陀僧、轻粉、枯矾。(中医方剂大辞典)

石膏芍药汤 shi gao shao yao tang

【英文名】Shi Gao Shao Yao Decoction

【组成】石膏、芍药、前胡、葛根、柴胡、升麻、桑根白皮、荆芥穗、黄芩。(中医方剂大辞典)

石膏竹茹汤 shi gao zhu ru tang

【英文名】Shi Gao Zhu Ru Decoction

【组成】石膏、竹茹、人参、白茅根、半夏、玄明粉、桔梗、甘草、葛根。(中医方剂大辞典)

石膏杏仁汤 shi gao xing ren tang

【英文名】Shi Gao Xing Ren Decoction

【组成】石膏、杏仁、前胡、甘草、栀子仁、麻黄、紫菀、桂枝、大青、玄参、葛根。(中医方剂大辞典)

石膏羌活散 shi gao qiang huo san
【英文名】Shi Gao Qiang Huo Powders
【组成】羌活、密蒙花、木贼、香白芷、细辛、干萝卜菜子、麻子、川芎、苍术、甘菊、荆芥穗、黄芩、石膏、藁本、甘草。(中医方剂大辞典)
石膏建中汤 shi gao jian zhong tang
【英文名】Shi Gao Jian Zhong Decoction
【组成】芍药、官桂、石膏、甘草。(中医方剂大辞典)
石膏知母汤 shi gao zhi mu tang
【英文名】Shi Gao Zhi Mu Decoction
【组成】石膏、知母、桔梗、桑白皮、地骨皮、甘草。(中医方剂大辞典)
石膏泻白散 shi gao xie bai san
【英文名】Shi Gao Xie Bai Powders
【组成】石膏、知母、桑白皮、地骨皮。(中医方剂大辞典)
石膏枯矾膏 shi gao ku fan gao
【英文名】Shi Gao Ku Fan Plaster
【组成】煅石膏、枯矾、雄黄、冰片。(中医方剂大辞典)
石膏独活汤 shi gao du huo tang
【英文名】Shi Gao Du Huo Decoction
【组成】石膏、麻黄、羌活、独活、甘草、天南、青桔皮、枳壳、干姜、柴胡、益智、桂。(中医方剂大辞典)
石膏神术汤 shi gao shen zhu tang
【英文名】Shi Gao Shen Zhu Decoction
【组成】石膏、熟苍术、甘草。(中医方剂大辞典)
石膏栝楼汤 shi gao gua lou tang
【英文名】Shi Gao Gua Lou Decoction
【组成】黄连、黄芩、甘草、栝楼根、石膏。(中医方剂大辞典)
石膏柴胡汤 shi gao chai hu tang
【英文名】Shi Gao Chai Hu Decoction
【组成】石膏、柴胡。(中医方剂大辞典)
石膏理中汤 shi gao li zhong tang
【英文名】Shi Gao Li Zhong Decoction
【组成】理中汤加石膏。(中医方剂大辞典)
石膏黄芩汤 shi gao huang qin tang
【英文名】Shi Gao Huang Qin Decoction
【组成】石膏、黄芩、甘草、桑白皮、荆芥、鸡苏、桔梗。(中医方剂大辞典)
石膏黄芩散 shi gao huang qin san
【英文名】Shi Gao Huang Qin Powders
【组成】石膏、黄芩、山栀子仁、葛根、知母、人参、黄连。(中医方剂大辞典)
石膏菊花散 shi gao ju hua san
【英文名】Shi Gao Ju Hua Powders
【组成】石膏、天南星、白僵蚕、甘菊花、甘草。(中医方剂大辞典)
石膏崇命汤 shi gao chong ming tang
【英文名】Shi Gao Chong Ming Decoction
【组成】石膏、黄芩、芍药、桂、细辛、龙骨、当归、干姜、大黄、牡蛎、赤石脂、白石脂、甘草。(中医方剂大辞典)
石膏银花汤 shi gao yin hua tang
【英文名】Shi Gao Yin Hua Decoction
【组成】石膏、银花、薄荷、蝉衣、甘草。(浙江中医杂志 1988,(7))
石膏葱白汤 shi gao cong bai tang
【英文名】Shi Gao Cong Bai Decoction
【组成】豉、葱白、石膏、生姜、栀子仁、升麻、大青、芒消。(中医方剂大辞典)
石膏解毒汤 shi gao jie du tang
【英文名】Shi Gao Jie Du Decoction
【组成】石膏、生地、牛蒡、石斛、紫草、金银花、连翘、黄芩、红花、甘草、木通。(中医方剂大辞典)
石膏粳米汤 shi gao jing mi tang
【英文名】Shi Gao Jing Mi Decoction
【组成】生石膏、生粳米。(中医方剂大辞典)
石膏熟艾汤 shi gao shu ai tang
【英文名】Shi Gao Shu Ai Decoction
【组成】荆芥、木鳖子、熟艾、软石膏。(中医方剂大辞典)
石英磁石浸酒 shi ying ci shi jin jiu
【英文名】Shi Ying Ci Shi Wine
【组成】白石英、磁石。(中医方剂大辞典)
石斛麦门冬散 shi hu mai men dong san
【英文名】Shi Hu Mai Men Dong Powders
【组成】金钗石斛、麦门冬、黄芪、白芷、宫桂、白术、人参、当归、甘草、熟干地黄。(中医方剂大辞典)
石膏鼠粘子散 shi gao shu nian zi san
【英文名】Shi Gao Shu Nian Zi Powders
【组成】石膏、鼠粘子。(中医方剂大辞典)
石蜜煎点眼方 shi mi jian dian yan fang
【英文名】Shi Mi Jian Dian Yan Prescription
【组成】石蜜、朱砂、石盐、川芒消、盐绿、黄连、细辛、石决明、乌贼鱼骨。(中医方剂大辞典)
石礞半承气汤 shi meng ban cheng qi tang
【英文名】Shi Meng Ban Cheng Qi Decoction
【组成】礞石、黄芩、半夏、连翘、枳实、菖蒲、郁金、大黄、芒硝、厚朴。(内蒙古中医药 1989,(2))
石旻山人甘露饭 shi min shan ren gan lu fan
【英文名】Shi Min Shan Ren Gan Lu Paste
【异名】甘露饧(中医方剂大辞典、圣惠)
【组成】蜀朴消。(中医方剂大辞典)

石歧外感茶颗粒 shi qi wai gan cha ke li

【英文名】Shi Qi Wai Gan Cha Granule(药品标准-中药成方制剂标准)

【组成】岗梅、铁包金、蒲桃、臭屎茉莉、露兜簕。(药品标准-中药成方制剂标准1997年)

石蒲清喉消炎散 shi pu qing hou xiao yan san

【英文名】Shi Pu Qing Hou Xiao Yan Powders

【组成】石膏、蒲公英、虎杖、大青叶、赤芍、山豆根、败酱草、玄参、桔梗、大黄、甘草。(贵阳中医学院学报1991,(2))

石膏人参解肌汤 shi gao ren shen jie ji tang

【英文名】Shi Gao Ren Shen Jie Ji Decoction

【组成】石膏、麻黄、人参、桂、甘草、葛根。(中医方剂大辞典)

石膏知母竹叶汤 shi gao zhi mu zhu ye tang

【英文名】Shi Gao Zhi Mu Zhu Ye Decoction

【组成】石膏、肥知母、淡竹叶、麦冬、薄荷叶、西河柳。(中医方剂大辞典)

左龙丸 zuo long wan

【英文名】Zuo Long Pill

【组成】大怀熟地、山药、枸杞、山茱萸肉、川牛膝、菟丝子、鹿胶、龟胶。(中医方剂大辞典)

左归丸 zuo gui wan

【英文名】Zuo Gui Pill(药品标准-中药成方制剂标准)

【组成】熟地黄、菟丝子、牛膝、龟板胶、鹿角胶、山药、山茱萸、枸杞子。(药品标准-中药成方制剂标准1989年)

左归饮 zuo gui yin

【英文名】Zuo Gui Drink

【组成】(1)熟地、山药、枸杞、茯苓、枣皮、麦冬、当归、白芍、丹皮。(中医方剂大辞典)(2)熟地、山药、枸杞、炙甘草、茯苓、山茱萸。(中医方剂大辞典)

左金丸 zuo jin wan

【英文名】Zuo Jin Pill

【组成】黄连、吴茱萸。(中医方剂大辞典)

左金片 zuo jin pian

【英文名】Zhuo Jin Tablet

【组成】黄连、吴茱萸。((98)卫药准字Z-034号)

左金汤 zuo jin tang

【英文名】Zuo Jin Decoction

【组成】(1)川连、吴茱萸、制半夏、茯苓、陈皮、甘草、枳壳、竹茹、藿香。(中医方剂大辞典)(2)白术、陈皮、黄连、吴萸。(中医方剂大辞典)

左经丸 zuo jing wan

【英文名】Zuo Jing Pill

【组成】(1)生黑豆、川乌、乳香、没药、草乌。(中医方剂大辞典)(2)草乌、木鳖子、白胶香、五灵脂、当归、斑蝥。(中医方剂大辞典)

左经汤 zuo jing tang

【英文名】Zuo Jing Decoction

【组成】(1)羌活、前胡、苍术、人参、茯苓、川芎、枳壳、桔梗、甘草、官桂、附子、干木瓜、干姜。(中医方剂大辞典)(2)麻黄、桂心、黄芩、枳壳、柴胡、半夏、甘草、羌活、防风、厚朴、白姜、茯苓、小草、防己、麦冬。(中医方剂大辞典)

左金胶囊 zuo jin jiao nang

【英文名】Zhuo Jin Capsule

【组成】黄连、吴茱萸。((98)卫药准字Z-079号)

左金地骨饮 zuo jin di gu yin

【英文名】Zuo Jin Di Gu Drink

【组成】大熟地、骨碎补、钗石斛、白芍、云茯苓、蝉蜕。(中医方剂大辞典)

左金理肺汤 zuo jin li fei tang

【英文名】Zuo Jin Li Fei Decoction

【组成】川连、麻黄、甘草、大黄、吴萸、乌梅、榧子仁、蝉衣、百部、桃仁、杏仁。(安徽中医学院学报1982,(2))

左金加陈米汤 zuo jin jia chen mi tang

【英文名】Zuo Jing Jia Chen Mi Decoction

【组成】黄连、吴萸、糯米。(中医方剂大辞典)

右归丸 you gui wan

【英文名】You Gui Pill

【组成】(1)熟地、萸肉、附子、肉桂、山药、茯苓、沉香、丁香。(中医方剂大辞典)(2)大怀熟地、山茱萸、枸杞、鹿角胶、菟丝子、杜仲、当归、肉桂、制附子。(中医方剂大辞典)

右归饮 you gui yin

【英文名】You Gui Drink

【组成】(1)大熟地、菟丝子、上玉桂、生五味子、鹿茸、锁阳、熟附片、果杞、川椒、淮牛膝、淮山药、固脂。(中医方剂大辞典)(2)熟地、山药、山萸肉、菟丝、补骨脂、桂心、附子、北五味子。(中医方剂大辞典)(3)熟地、山药、山茱萸、枸杞、甘草、杜仲、肉桂、制附子。(中医方剂大辞典)

右军方 you jun fang

【英文名】You Jun Prescription

【组成】乌药、白芷、雄黄、朱砂、没药、乳香。(中医方剂大辞典)

右归饮加减汤 you gui yin jia jian tang

【英文名】You Gui Yin Jia Jian Decoction

【组成】熟地、淮山药、半夏、枸杞、萸肉、附子、肉桂、炙甘草。(中医方剂大辞典)

龙砂 long sha

【英文名】Long Sha Powders

【组成】蚕砂、甘石。(中医方剂大辞典)

龙胶 long jiao

【英文名】Long Jiao Powders

【组成】阿胶、蛤粉、辰砂。(中医方剂大辞典)

龙马丹 long ma dan

【英文名】Long Ma Pellet

【组成】马齿苋、黄柏、陈年石灰、轻粉、地龙粪、伏龙肝、黄丹、赤石脂。(中医方剂大辞典)

龙牙散 long ya san

【英文名】Long Ya Powders

【组成】龙牙、雄黄、枣膏、芍药、干地黄、胡燕屎、铜镜鼻、甘草、芎䓖、鬼督邮远志、鳖甲、狸阴、蜈蚣、鬼箭羽、乌头、羌活、露蜂房、曾青、真珠、桂心、杏仁、防风、桃奴、鬼臼、鹳骨、人参、大黄、白术。(中医方剂大辞典)

龙车散 long che san

【英文名】Long Che Powders

【组成】柴胡、甘草、白芍、茯苓、车前子、龙胆草。(中医方剂大辞典)

龙贝散 long bei san

【英文名】Long Bei Powders

【组成】地龙、川贝母、杏仁、麻黄、米壳、蜈蚣。(山东中医杂志 1992,11(1))

龙化丹 long hua dan

【英文名】Long Hua Pellet

【组成】黄丹、赤枯矾、蚯蚓粪、冰片、轻粉、烟胶、炉甘石。(中医方剂大辞典)

龙爪散 long zhua san

【英文名】Long Zhua Powders

【组成】猪蹄甲。(中医方剂大辞典)

龙凤丸 long feng wan

【英文名】Long Feng Pill

【组成】鹿茸、山药、菟丝子。(中医方剂大辞典)

龙凤散 long feng san

【英文名】Long Feng Powders

【组成】露蜂房、全蛇蜕、凤凰衣、西瓜霜、元寸香。(江苏中医 1960,(1))

龙凤膏 long feng gao

【英文名】Long Feng Plaster

【异名】龙凤丹(中医方剂大辞典、痘疹仁端录)

【组成】(1)凤凰壳、蚯蚓粪。(中医方剂大辞典)(2)乌鸡卵、地龙。(中医方剂大辞典)

龙火汤 long huo tang

【英文名】Long Huo Decoction

【组成】苁蓉、肉桂、党参、茯苓、白术、归身、白芍、木香、川断、独活、角霜、蚕沙、红枣、姜。(中医方剂大辞典)

龙石散 long shi san

【英文名】Long Shi Powders

【组成】(1)伏龙肝、滑石。(中医方剂大辞典)(2)龙骨、赤石脂、海螵蛸、白芷、黄丹、血竭、朱砂。(中医方剂大辞典)(3)龙骨、香白芷、好黄丹、软石膏。(中医方剂大辞典)(4)寒水石、生脑子、朱砂。(中医方剂大辞典)

龙生丸 long sheng wan

【英文名】Long Sheng Pill

【组成】石硫黄、胡椒。(中医方剂大辞典)

龙石膏 long shi gao

【英文名】Long Shi Plaster

【组成】乳香、没药、黄柏、龙骨、赤石脂、血竭、儿茶、樟丹、冰片、轻粉。(山东中医杂志 1993,12(1))

龙朱散 long zhu san

【英文名】Long Zhu Powders

【组成】(1)龙脑、朱砂、竹箭杆内蚛虫粪、坯子胭脂、麝香。(中医方剂大辞典)(2)马牙消、川芒消、寒水石、石膏。(中医方剂大辞典)

龙华散 long hua san

【英文名】Long Hua Powders

【组成】蛇蜕皮。(中医方剂大辞典)

龙衣粉 long yi fen

【英文名】Long Yi Powders

【组成】蛇皮。(中医方剂大辞典)

龙衣散 long yi san

【英文名】Long Yi Powders

【组成】蛇蜕、马勃、皂角子。(中医方剂大辞典)

龙连膏 long lian gao

【英文名】Long Lian Plaster

【组成】黄连、蜜、黄丹、龙涎粉。(中医方剂大辞典)

龙肝散 long gan san

【英文名】Long Gan Powders

【组成】(1)伏龙肝、铅丹、牡蛎。(中医方剂大辞典)(2)灶心土。(中医方剂大辞典)(3)伏龙肝。(中医方剂大辞典)

龙肝膏 long gan gao

【英文名】Long Gan Plaster

【组成】伏龙肝、生地汁、麦冬汁、小蓟、藕汁、姜汁。(中医方剂大辞典)

龙角丸 long jiao wan

【英文名】Long Jiao Pill

【异名】大黄丸(中医方剂大辞典、圣惠);五惊丸(中医方剂大辞典、外台)

【组成】(1)龙角、牡蛎、黄芩、蚱蝉、牛黄、川大黄。(中医方剂大辞典)(2)龙角、远志、牡蛎、大黄、黄芩。(中医方剂大辞典)

龙角散 long jiao san

【英文名】Long Jiao Powders

【组成】(1)地龙、荆芥穗、甘草、角刺。(中医方剂大辞典)(2)龙角、干姜、甘草、桂心。(中医方剂大辞典)

龙沙丸 long sha wan

【英文名】Long Sha Pill

【组成】天麻、附子、狗脊、踯躅花、藿香叶、紫葳、干蝎、地龙、藁本、白芷、枫香、白僵蚕、蒺藜子、独活、白花蛇、麻黄、萆薢、败龟、乌头。(中医方剂大辞典)

龙齿丸 long chi wan

【英文名】Long Chi Pill

【组成】(1)龙齿、虎睛、赤茯苓、铁精、人参、川大黄、独活、远志、细辛、贯众、鬼箭羽、天雄、露蜂房、桂心、钩藤皮、蚱蝉、衣中白鱼、川升麻、石膏。(中医方剂大辞典)(2)龙齿、人参、远志、茯神、铁粉、金箔、防风、甘草、银箔。(中医方剂大辞典)(3)龙齿、人参、虎睛、茯神、犀角屑、龙胆、鬼臼、桂心、防风、远志、甘草、麝香。(中医方剂大辞典)(4)龙齿、人参、远志、铁粉、防风、茯神、生干地黄、麦门冬、黄连、马牙消、麝香。(中医方剂大辞典)(5)龙齿、人参、茯神、远志、黄芩、麦门冬、黄连、甘草。(中医方剂大辞典)(6)茯神、远志、人参、龙齿、菖蒲、知母、黄柏。(中医方剂大辞典)(7)龙齿、白僵蚕、当归、芍药、钩藤、代赭、牡蛎、麝香、牛黄。(中医方剂大辞典)(8)龙齿、远志、生干地黄、白茯苓、天门冬、山芋、防风、五味子、车前子、麦门冬、地骨皮、人参。(中医方剂大辞典)(9)龙齿、铁粉、凝水石、茯神。(中医方剂大辞典)(10)牛黄、麝香、朱砂、龙骨、羚羊角、羊齿、龙齿、蛇蜕。(中医方剂大辞典)(11)龙齿、麝香、朱砂、白芥子、阿魏、水银、金箔、银箔。(中医方剂大辞典)(12)龙齿、朱砂、麝香、犀角屑、人参、茯神、赤箭、槟榔、当归、远志、防风、天麻、生干地黄。(中医方剂大辞典)(13)龙齿、黄芪、熟干地黄、人参、柏子仁、防风、独活、甘草、枳壳、白术、干姜、桂心、鳖甲、桔梗、茯神。(中医方剂大辞典)

龙齿丹 long chi dan

【英文名】Long Chi Pellet

【组成】(1)龙齿、附子、远志、酸枣、官桂、琥珀、南星、木香、紫石英、沉香、熟地黄。(中医方剂大辞典)(2)紫苏子、龙齿、石菖蒲、远志、铁粉、木香、僵蚕、橘红、白花蛇、朱砂、天麻、麻黄、天南星、人参、全蝎、龙脑、麝香。(中医方剂大辞典)

龙齿汤 long chi tang

【英文名】Long Chi Decoction

【组成】(1)龙齿、麦门冬、人参、远志、甘草。(中医方剂大辞典)(2)龙齿、人参、芍药、淡竹茹、当归、半夏曲、茯神、羌活、木香、茅根。(中医方剂大辞典)(3)龙齿、前胡、犀角、木通、黄芩、牛黄。(中医方剂大辞典)(4)龙齿、麦门冬、远志、茯神、防风、甘草、人参、羚羊角。(中医方剂大辞典)(5)麦门冬、地骨皮、人参、白茯苓、甘草、防风、紫石英、石膏、羚羊角、龙齿。(中医方剂大辞典)(6)官桂、半夏、人参、白茯苓、甘草、当归、龙齿、桔梗、茯神、远志、枳壳、黄芪。(中医方剂大辞典)(7)龙齿、大黄、枳壳、朴消、甘草。(中医方剂大辞典)

龙齿饮 long chi yin

【英文名】Long Chi Drink

【组成】(1)龙齿、石膏、大黄、龙胆、栀子仁、甘草、钩藤。(中医方剂大辞典)(2)龙齿、黄芩、防风、赤芍、白茯苓、升麻、大青、大腹皮。(中医方剂大辞典)

龙齿散 long chi san

【英文名】Long Chi Powders

【异名】龙齿汤(中医方剂大辞典、圣济总录);龙齿饮(中医方剂大辞典、圣济总录)

【组成】(1)龙齿、甘草、黄芪、麦门冬、熟干地黄、人参、桂心、干姜、阿胶。(中医方剂大辞典)(2)龙齿、人参、白鲜皮、川升麻、葳蕤、秦艽、川大黄、石膏、川芒消。(中医方剂大辞典)(3)龙齿、子芩、防风、茯神、川升麻、大青、人参、石膏。(中医方剂大辞典)(4)龙齿、蝉蜕、钩藤、羌活、茯苓、人参、天麻、防风、全蝎。(中医方剂大辞典)(5)龙齿、人齿、人参、枸杞子、破故纸、牛膝、沉香、石燕、旱莲草、青盐、小茴香、升麻、麝香、花椒、当归、桂枝。(中医方剂大辞典)(6)茯苓、龙齿、钩藤、芍药、黄芩、甘草、蚱蝉。(中医方剂大辞典)(7)麻黄、大黄、黄芩、寒水石、白石脂、石膏、赤石脂、紫石英、滑石、人参、桂心、蛇蜕皮、龙齿、甘草。(中医方剂大辞典)(8)石膏、人参、龙齿、朱砂、麝香、甘草。(中医方剂大辞典)(9)龙齿、赤茯苓、远志、茯神、半夏曲、甘草。(中医方剂大辞典)(10)蝉壳、钩藤、龙齿、茯苓、人参。(中医方剂大辞典)(11)龙齿、茯苓、白附子、蝉蜕、甘草。(中医方剂大辞典)(12)龙齿。(中医方剂大辞典)(13)羌活、龙齿、蝉壳、钩藤、茯苓、人参。(中医方剂大辞典)(14)龙齿、丁香、黄连、胡粉、赤茯苓、枳壳。(中医方剂大辞典)(15)龙齿、龙脑、桔梗、白茯苓、桂、麝香、蜣螂。(中医方剂大辞典)(16)龙齿、丹砂、铅白霜、天南星、龙脑。(中医方剂大辞典)(17)龙齿、人参、远志、白茯苓、麦门冬、丹砂、铁粉、龙脑、牛黄、麝香。(中医方剂大辞典)(18)龙齿、丹砂、牛黄、马牙、地龙、麝香。(中医方剂大辞典)(19)龙齿、钩藤、子芩、防风、犀角屑、麦门冬、川芒消。(中医方剂大辞典)(20)龙齿、犀角屑、川升麻、茯神、玄参、麦门冬、甜竹根、赤芍、马牙消、生干地黄。(中医方剂大辞典)(21)龙齿、前胡、犀角屑、牛黄、麦门冬。(中医方剂大辞典)(22)龙齿、钩藤、白茯苓、蝉壳、黄丹、甘草、铁粉、朱砂、川大黄。(中医方剂大辞典)(23)龙齿、前胡、犀角屑、木通、子芩、甘草。(中医方剂大辞典)(24)龙齿、牛黄、细辛、龙脑、犀角屑、防风、羌活、荆芥、枳壳、天竺黄、茯神、沙参、天麻、川升麻、子芩、麦门冬、羚羊角屑、甘草、甘菊花。(中医方剂大辞典)(25)龙齿、远志、茯神、防风、甘草、人参、麦门冬、羚羊角屑。(中医方剂大辞典)(26)龙齿、汉防己、麦门冬、黄芪、人参、独活、羚羊角屑、甘草、细辛、桂心、生干地黄、远志、白茯苓、杏仁。(中医方剂大辞典)(27)龙齿、麦门冬、赤芍、川升麻、川大黄、甘草。(中医方剂大辞典)(28)龙齿、川大黄、栀子仁、朴消、枳壳、甘草。(中医方剂大辞典)(29)龙齿、犀角屑、茯神、人参、牛黄、蝉壳、赤石脂、黄芩、牡蛎粉、川升麻。(中医方剂大辞典)(30)龙齿、远志、人参、茯神、熟干地、甘草、当归、白芍、麦门冬、牡蛎。(中医方剂大辞典)(31)龙齿、芦荟、朱砂、黄连、赤石脂、铁粉、牡蛎。(中医方剂大辞典)(32)龙齿、黄矾、白石脂、桂心、芎䓖、皂荚刺。(中医方剂大辞典)

龙虎丸 long hu wan

【英文名】Long Hu Pill

【组成】(1)西牛黄、巴豆霜、冰片、水飞辰砂、白信。(中医方剂大辞典)(2)白芍、陈皮、锁阳、当归、虎骨、知母、熟地黄、黄柏、龟版。(中医方剂大辞典)(3)西牛黄、巴豆霜、水飞辰砂、白石。(中医方剂大辞典)(4)龙骨、虎骨、川芎、当归、桂圆肉、熟地、砂仁、木香、山楂、破故纸、防风、广皮、酸枣仁、杜仲、菟丝子、黄芩、贯众、白蒺藜、川膝、煅石膏、神曲、川贝、木通、甘草。(中医方剂大辞典)(5)上甲、药苗、侧柏、黄柏、知母、熟地黄、芍药、锁阳、当归、陈皮、虎骨、龟版。(中医方剂大辞典)

龙虎丹 long hu dan

【英文名】Long Hu Pellet

【异名】火龙丸(中医方剂大辞典)

【组成】(1)苍术、草乌。(中医方剂大辞典)(2)草乌、苍术、白芷、乳香、没药、当归、牛膝。(中医方剂大辞典)(3)败龟版、虎骨、黄柏、干姜、锁阳、金箔、神曲。(中医方剂大辞典)(4)龙骨、虎骨、人参、朱砂、远志、酸枣仁、大天南星、猪心。(中医方剂大辞典)(5)地龙、玄胡索、松节、核桃肉、乳香、蝼蛄、蜈蚣、没药、草乌头、蝎。(中医方剂大辞典)(6)朱砂、腻粉、粉霜、礞石、白丁香、枯矾、定粉、黄丹、消石、硇砂。(中医方剂大辞典)(7)草乌头、枫香、五灵脂、木鳖子、地龙、乳香。(中医方剂大辞典)(8)龙骨、虎骨。(中医方剂大辞典)(9)黑牵牛、藿叶、天麻、牛膝、硫黄、天竺黄、细辛、半夏、附子、何首乌、羌活、独活、柴胡、川芎、桔梗、寒水石、茴香、甘松、肉桂、五灵脂、白芷、菊花、川乌、白僵蚕、砂仁、牙消、木香、水银、雄黄、麝香、地龙、白干姜、朱砂、白蒺藜、防风、乌蛇、龙脑。(中医方剂大辞典)(10)狗头骨、鼠头骨、蛇头、牛头骨、虎头骨、兔头骨、狸头骨、龙角、猢狲头骨、马头骨、天灵盖、鳖甲、龟甲、雄黄、朱砂、阿魏、麝香。(中医方剂大辞典)(11)蝙蝠、冰片。(中医方剂大辞典)(12)草乌、苍术、穿山甲、补骨脂、白芷、葱白、老姜。(中医方剂大辞典)

龙虎汤 long hu tang

【英文名】Long Hu Decoction

【组成】(1)柴胡、黄芩、半夏、石膏、黄连、黄柏、知母、山栀仁、粳米。(中医方剂大辞典)(2)鹿茸、附子、黄芪、茯神、肉苁蓉、白术。(中医方剂大辞典)

龙虎饮 long hu yin

【英文名】Long Hu Drink

【组成】鹿茸、附子、人参、萆薢、金钗石斛、杜仲、肉苁蓉、木瓜、当归、黄芪。(中医方剂大辞典)

龙虎散 long hu san

【英文名】Long Hu Powders

【组成】(1)煅龙骨、琥珀、玄武板、生鳖甲、桂枝、煅磁石、赤芍、远志肉、枣仁、左牡蛎、石菖蒲。(中医方剂大辞典)(2)明雄黄、土贝母、蓖麻仁、木鳖、大蜈蚣、蟾酥、大全蝎、大山甲、僵蚕、露蜂房、大蜘蛛、凤仙子、朱砂、轻粉、制乳香、制没药、炒铅粉、寒水石、磁石、硼砂、漂铜绿、牙皂、母丁香、樟脑、白蜡、延胡、白芷、决明、枯矾、草乌、南星、蝉蜕、蛇蜕。(中医方剂大辞典)

龙虎膏 long hu gao

【英文名】Long Hu Plaster

【组成】(1)陈小粉、土木鳖、川乌、草乌、干姜、白及、花椒。(中医方剂大辞典)(2)龙骨、虎骨、当归、桂、皂荚。(中医方剂大辞典)

龙乳膏 long ru gao

【英文名】Long Ru Plaster

【组成】龙胆草。(中医方剂大辞典)

龙肤散 long fu san

【英文名】Long Fu Powders

【组成】天南星、雄黄、甘草、天竺黄、朱砂、麝香。(中医方剂大辞典)

龙实散 long shi san

【英文名】Long Shi Powders

【组成】龙实、白矾、蜗牛壳、胡粉、牛黄。(中医方剂大辞典)

龙参丸 long shen wan

【英文名】Long Shen Pill

【组成】地龙、苦参、乌头。(中医方剂大辞典)

龙砂汤 long sha tang

【英文名】Long Sha Decoction

【组成】缩砂仁、甘草、盐。(中医方剂大辞典)

龙星丹 long xing dan

【英文名】Long Xing Pellet

【组成】牛胆南星、朱砂、片脑、牛黄、麝香、全蝎、防风、薄荷、黄芩、黄连、青黛。(中医方剂大辞典)

龙骨丸 long gu wan

【英文名】Long Gu Pill

【异名】螺皮丸(中医方剂大辞典);龙骨皮丸(中医方剂大辞典、普济方);益元丸(中医方剂大辞典、普济方);香连丸(中医方剂大辞典、局方);香连煎(中医方剂大辞典、鸡峰);龙蛎丸(中医方剂大辞典、医学入门)

【组成】(1)龙骨、艾叶、鳖头骨。(中医方剂大辞典)(2)龙骨、干姜、甘草、桂心。(中医方剂大辞典)(3)龙骨、甘草、赤石脂、乌梅肉、人参、黄芩、枳壳、赤茯苓、厚朴、黄连。(中医方剂大辞典)(4)龙骨、阿胶、赤石脂、牡蛎、干地黄、当归、甘草、蒲黄。(中医方剂大辞典)(5)龙骨、螺皮、黄芪、当归、枳壳、干姜、熟艾叶、附子。(中医方剂大辞典)(6)龙骨、恒山、附子、大黄。(中医方剂大辞典)(7)龙骨、白矾灰、铅丹。(中医方剂大辞典)(8)干姜、甘草、桂心、龙骨。(中医方剂大辞典)(9)龙骨、白茯苓、远志、防风、人参、柏子仁、犀角、生干地黄、牡蛎。(中医方剂大辞典)(10)龙骨、黄连、白石脂、白矾、干姜。(中医方剂大辞典)(11)白龙骨、胡粉、黄连、黄柏、诃黎勒、白矾、干姜、当归、木香。(中医方剂大辞典)(12)龙骨、干姜、附子。(中医方剂大辞典)(13)龙骨、雄黄、麝香、朱砂、蜗牛、橡实、牛黄、白土、青黛、诃黎勒。(中医方剂大辞典)(14)龙骨、乌贼鱼骨、白芍、侧柏、鹿茸、熟干地黄、干姜。(中医方剂大辞典)(15)龙骨、鹿茸、椒红、附子。(中医方剂大辞典)(16)龙骨、禹余粮、紫石英、人参、桂心、川乌头、川椒、桑寄生、石斛、泽泻、当归、杜仲、远志、肉苁蓉、干姜、牡蛎粉、甘草。(中医方剂大辞典)(17)龙骨、海螵蛸、生地、牡蛎、川归、白芍、川芎、白茯苓。(中医方剂大辞典)(18)龙骨、苁蓉、补骨脂、蚕砂、五味子。(中医方剂大辞典)(19)黄连、干姜、当归、赤石脂、阿胶。(中医方剂大辞典)(20)龙骨、地榆、赤石脂、没石子、艾叶、黄柏、橡实、当归、芎䓖。(中医方剂大辞典)(21)龙骨、艾叶、赤石、白矾、黄连、当归、附子。(中医方剂大辞典)(22)龙骨、苦楝子。(中医方剂大辞典)(23)龙骨、柏子仁、甘草、防风、干地黄、桂心、禹余粮、黄芪、茯苓、白石英、人参、附子、羌活、五味子、玄参、芎䓖、山茱萸、磁石、杜仲、干姜。(中医方剂大辞典)(24)禹余粮石、乌鱼骨、鹿茸、白龙骨、附子。(中医方剂大辞典)(25)糯米饭、赤石脂、龙骨、白茯苓。(中医方剂大辞典)(26)龙骨、牡蛎。(中医方剂大辞典)(27)龙骨、当归、龙胆、附子、干姜、黄连、羚羊角、赤石脂、矾石、犀角、甘草、熟艾。(中医方剂大辞典)(28)牡蛎、熟干地黄、菟丝子、白茯苓、龙骨、肉桂、白石脂、五味子。(中医方剂大辞典)(29)龙骨、远志。(中医方剂大辞典)

龙骨汤 long gu tang

【英文名】Long Gu Decoction

【异名】龙骨散(中医方剂大辞典、圣惠);茯神汤(中医方剂大辞典、鸡峰)

【组成】(1)龙骨、阿胶、干姜、黄连、粳米、石榴、附子、甘草、芍药、黄芩。(中医方剂大辞典)(2)龙骨。(中医方剂大辞典)(3)龙骨、人参、白茯苓、甘草、牡蛎、桂、熟干地黄。(中医方剂大辞典)(4)龙骨、桑根白皮、石脂、天雄、厚朴、麻黄、白芷、黄连、地榆、桂、当归、木香、白术、诃黎勒皮、黄芩、肉豆蔻。(中医方剂大辞典)(5)龙骨、当归、厚朴、赤石脂。(中医方剂大辞典)(6)龙骨、黄芪、肉苁蓉、白薇、附子、甘草。(中医方剂大辞典)(7)龙骨、当归、干姜、甘草、人参、附子。(中医方剂大辞典)(8)龙骨、附子、干姜、甘草、人参。(中医方剂大辞典)(9)龙骨、人参、茯神、赤石脂、当归、干姜、桂、甘草、白术、芍药、紫菀、防风、远志。(中医方剂大辞典)(10)龙骨、犀角、当归、阿胶、黄连、人参。(中医方剂大辞典)(11)龙骨、白茯苓、远志、当归、甘草、防风、人参、桂。(中医方剂大辞典)(12)龙骨、甘草、干姜、当归、黄连、赤石脂、附子、前胡。(中医方剂大辞典)(13)龙骨、甘草、黄连、当归、干姜。(中医方剂大辞典)(14)龙骨、黄连、干姜、赤石脂、当归、枳实、半夏、附子、人参、桂心、甘草。(中医方剂大辞典)(15)龙骨、甘草、大黄、赤石脂、石膏、桂心、寒水石、栝楼根。(中医方剂大辞典)(16)龙骨、诃黎勒皮、赤石脂、醋石榴皮、木香、使君子仁。(中医方剂大辞典)(17)龙骨、牡蛎、乌梅肉、熟艾、白头翁、干姜、女萎、黄连、当归、甘草。(中医方剂大辞典)(18)龙骨、茯苓、桂心、远志、麦门冬、牡蛎、甘草、生姜。(中医方剂大辞典)(19)龙骨、黄连、黄柏、地榆、白头翁、干姜、当归、酸石榴皮、白术。(中医方剂大辞典)(20)龙骨、远志、茯神、防风、牡蛎、甘草、大枣。(中医方剂大辞典)

龙骨饮 long gu yin

【英文名】Long Gu Drink

【组成】(1)龙骨、黄连、人参、甘草、干姜、半夏、厚朴、赤石脂。(中医方剂大辞典)(2)龙骨、青竹茹、干姜、伏龙肝、槲叶。(中医方剂大辞典)

龙骨散 long gu san

【英文名】Long Gu Powders

【异名】诃黎勒散(中医方剂大辞典、圣济总录);温中龙骨散(中医方剂大辞典、准绳·女科);明矾散(中医方剂大辞典、得效)

【组成】(1)龙骨、黄连、黄柏、当归、阿胶。(中医方剂大辞典)(2)龙骨、白薇、牡蛎、白芍、甘草、附子。(中医方剂大辞典)(3)龙骨、牡蛎粉、远志、白茯苓、柏子仁、麦门冬、寒水石、犀角屑、甘草。(中医方剂大辞典)(4)龙骨、赤茯苓、紫菀、人参、羚羊角屑、薏苡仁、麦门冬。(中医方剂大辞典)(5)龙骨、牡蛎、海螵蛸、黄柏、雄黄、滑石粉。(中医方剂大辞典)(6)龙骨、白芷、黄丹、寒水石。(中医方剂大辞典)(7)龙骨、桑螵蛸、瓜蒌根、黄连。(中医方剂大辞典)(8)龙骨、杏仁。(中医方剂大辞典)(9)明矾、龙骨、黄丹、胭脂、麝。(中医方剂大辞典)(10)龙骨、诃子肉、没石子、罂粟壳、赤石脂。(中医方剂大辞典)(11)龙骨、枯矾。(中医方剂大辞典)(12)龙骨、白及。(中医方剂大辞典)(13)龙骨、赤石脂、绵胭脂、枯矾。(中医方剂大辞典)(14)龙骨、轻粉、黄连。(中医方剂大辞典)(15)黄柏、藜芦、石膏、铜青、胆矾、麝香、龙骨。(中医方剂大辞典)(16)诃子肉、龙骨、细茶。(中医方剂大辞典)(17)龙骨。(中医方剂大辞典)(18)龙骨、轻粉、黄连。(中医方剂大辞典)(19)猯猪粪、白龙骨、轻粉、槟榔。(中医方剂大辞典)(20)乌鱼骨、赤石脂、龙骨、孩儿茶。(中医方剂大辞典)(21)龙骨、赤石脂、诃子、白术、枳壳。(中医方剂大辞典)(22)天浆子、蜈蚣、蝎尾、乌蛇肉、朱砂、脑子、麝香。(中医方剂大辞典)(23)枯矾、龙骨、胭脂胚、麝香。(中医方剂大辞典)(24)龙骨、当归、香附子、棕毛灰。(中医方剂大辞典)(25)龙骨、赤石脂、五倍子、黄丹、海螵蛸。(中医方剂大辞典)(26)白龙骨、牛黄、葛根。(中医方剂大辞典)(27)龙骨、甘草、使君子、黄芩、黄连、栝楼根。(中医方剂大辞典)(28)龙骨、赤石脂、缩砂。(中医方剂大辞典)(29)鸡肠草、牡蛎粉、龙骨、茯苓、麦门冬、桑螵蛸。(中医方剂大辞典)(30)砒霜、蟾酥、粉霜、龙骨、定粉、龙脑。(中医方剂大辞典)(31)龙骨、白石脂、胡粉、白矾、诃黎勒皮、黄连、陈桔皮、阿胶、当归、人参、厚朴。(中医方剂大辞典)(32)龙骨、生干地黄、地榆、当归、芍药、干姜、蒲黄、阿胶、牛角腮、艾叶。(中医方剂大辞典)(33)龙骨、乌贼鱼骨、鹿茸、续断、芍药、赤石脂、肉苁蓉、干地黄。(中医方剂大辞典)(34)龙骨、干姜、当归、禹余粮、阿胶、续断、牛角腮。(中医方剂大辞典)(35)龙骨、乌贼鱼骨、胡粉、铅丹。(中医方剂大辞典)(36)龙骨、赤石脂、乌贼鱼骨、牡蛎粉、肉苁蓉、龟甲、芍药。(中医方剂大辞典)(37)龙骨、寒水石、滑石、枯矾、乳香、没药、轻粉、黄丹。(中医方剂大辞典)(38)龙骨、赤芍、铅丹、胡粉。(中医方剂大辞典)(39)龙骨、人参、远志、白茯苓、肉苁蓉、蛇床子、桂、菟丝子、巴戟天、石斛。(中医方剂大辞典)(40)龙骨、黄连、黄柏、干姜、阿胶、人参、厚朴。(中医方剂大辞典)(41)龙骨、黄连、牡蛎、乌梅肉。(中医方剂大辞典)(42)龙骨、黄连、白矾、阿胶、白石脂、干姜、当归、胡粉、赤石脂、牡蛎、甘草、附子。(中医方剂大辞典)(43)龙骨、黄连。(中医方剂大辞典)(44)龙骨、枳壳、当归、黄连。(中医方剂大辞典)(45)龙骨、黄连、地榆、黄芩、乌梅肉、赤地利、鼠尾花。(中医方剂大辞典)(46)白龙骨、白石脂、黄连、胡粉、干姜。(中医方剂大辞典)(47)白龙骨、茯神、人参、胡黄连、麦门冬、茅根。(中医方剂大辞典)(48)龙骨、诃黎勒、赤石脂、密陀僧、酸石榴皮、麝香。(中医方剂大辞典)(49)龙骨、胡粉、白矾灰、黄连。(中医方剂大辞典)(50)龙骨、草豆蔻、烂蘧篨。(中医方剂大辞典)(51)白龙骨、牡蛎粉、黄芪、人参、麻黄根、熟干地黄、甘草、麦门冬。(中医方剂大辞典)(52)龙骨、牡蛎、桂心、菝葜、乌药、桑螵蛸、熟干地黄。(中医方剂大辞典)(53)龙骨、厚朴、肉豆蔻、白术、艾叶、干姜、人参、诃黎勒、当归、地榆、木香、白头翁。(中医方剂大辞典)(54)龙骨、麻黄根。(中医方剂大辞典)(55)龙骨、当归、地榆、艾叶、阿胶、熟干地黄、蒲黄、犀角屑。(中医方剂大辞典)(56)白龙骨、乌贼鱼骨、白芍、当归、禹余粮、桂心、熟干地黄、吴茱萸、干姜。(中医方剂大辞典)(57)五色龙骨、乌贼鱼骨、白芍、干姜。(中医方剂大辞典)(58)羚羊角屑、龙骨、当归、蒲黄、生干地黄。(中医方剂大辞典)(59)当归、白龙骨、干地黄、地榆、芍药、干姜、熟艾、牛角腮、蒲黄。(中医方剂大辞典)(60)龙骨、当归、芎藭、续断、熟干地黄、鹿茸、乌樟根、突厥白。(中医方剂大辞典)(61)牡蛎、伏龙肝、赤石脂、白龙骨、桂心、乌贼骨、禹余粮。(中医方剂大辞典)(62)龙骨、黄柏、半夏、灶中黄土、桂心、干姜、石韦、滑石、乌贼骨、代赭、白僵蚕。(中医方剂大辞典)(63)五色龙骨、黄柏根、代赭、赤石脂、艾、黄连。(中医方剂大辞典)(64)龙骨、川大黄、白蔹、黄芪、白及、牡蛎、雌黄、甘草、芎藭。(中医方剂大辞典)(65)龙骨、艾叶、鳖头骨。(中医方剂大辞典)(66)龙骨、木香、当归、肉豆蔻、厚朴。(中医方剂大辞典)(67)龙骨、黄连、犀角屑、黄柏、赤芍、黄芩、当归、赤地利、黄芪、茜根、鼠尾草花。(中医方剂大辞典)(68)白龙骨、当归、白矾、白石脂、附子、干姜。(中医方剂大辞典)(69)桑耳、矾石、牡蛎、龙骨。(中医方剂大辞典)(70)龙骨、赤石脂、当归、肉豆蔻、牡蒙、干姜。(中医方剂大辞典)(71)龙骨、贝齿、矾石。(中医方剂大辞典)(72)龙骨、大黄、干姜、牡蛎、滑石、赤石脂、白石脂、桂心、甘草。(中医方剂大辞典)(73)龙骨、牡蛎。(中医方剂大辞典)(74)龙骨、厚朴、赤石脂、当归、白术、吴茱萸。(中医方剂大辞典)(75)龙骨、黄连、地榆、当归、犀角屑、黄芩、阿胶。(中医方剂大辞典)(76)白龙骨、生干地黄、干姜、曲头棘针、白矾。(中医方剂大辞典)(77)龙骨、韭子、赤石脂、黄芪、桑螵蛸、远志、茯神、麦门冬、熟干地黄。(中医方剂大辞典)(78)白龙骨、甘草、续断、泽泻、牡蛎粉、附子、覆盆子、棘刺、白芍。(中医方剂大辞典)(79)龙骨、甘草、桂心、干姜。(中医方剂大辞典)

龙骨膏 long gu gao

【英文名】Long Gu Plaster

【组成】(1)龙骨、乳香、没药、陀僧、海螵蛸、肥皂子。(中医方剂大辞典)(2)真龙骨、海螵蛸、五倍子、赤石脂、虢丹、石庭脂。(中医方剂大辞典)

龙荟丸 long hui wan

【英文名】Long Hui Pill

【组成】(1)龙胆草、芦荟、当归、黑山栀、广木香、黄连、黄芩、麝香。(中医方剂大辞典)(2)柴胡、甘草、青皮、大黄、木香、草龙胆、芦荟、川芎。(中医方剂大辞典)

龙荟锭 long hui ding

【英文名】Long Hui Lozenges

【组成】柴胡、龙胆草、黄芩、青皮、胆星、芦荟、黄连、青黛、大黄、木通、菖蒲、皂角、细辛、全蝎、陈小粉。(中医方剂大辞典)

龙香丸 long xiang wan

【英文名】Long Xiang Pill

【组成】(1)龙骨、牡蛎、茴香、白茯苓。(中医方剂大辞典)(2)母丁香、麝、青黛、蟾。(中医方剂大辞典)

龙香散 long xiang san

【英文名】Long Xiang Powders

【组成】(1)白术、石胆、龙齿、陈皮、麝香。(中医方剂大辞典)(2)当归、龙骨、赤石脂、乌鱼骨、白术、香白芷、人参。(中医方剂大辞典)(3)地龙、乳香。(中医方剂大辞典)

龙泉散 long quan san

【英文名】Long Quan Powders

【组成】(1)龙泉粉、瓦粉、广茂、京三棱、昆布。(中医方剂大辞典)(2)井泉石、赤石脂。(中医方剂大辞典)

龙须汤 long xu tang

【英文名】Long Xu Decoction

【组成】牛膝、当归、白术、防风、独活、甘草、黄芪。(中医方剂大辞典)

龙须散 long xu san

【英文名】Long Xu Powders

【异名】濯热散(中医方剂大辞典、百一);甘草散(中医方剂大辞典、普济方)

【组成】白矾、五倍子、乌梅、甘草、飞罗面。(中医方剂大辞典)

龙胆丸 long dan wan

【英文名】Long Dan Pill

【异名】龙脑丸(中医方剂大辞典、得效);龙粉丸(中医方剂大辞典、小儿药证直诀);梅肉丸(中医方剂大辞典、杨氏家藏方)

【组成】(1)龙胆草、柴胡、黄芩、鳖甲、桃仁、山栀子、陈皮、当归、大黄、甘草。(中医方剂大辞典)(2)宣黄连、赤芍、草龙胆、青皮、槟榔、麝香。(中医方剂大辞典)(3)龙胆、麝香、丹砂、牛黄、胡黄连、熊胆、芦荟、丁香、木香、黄连、大黄、麒麟竭、蟾酥。(中医方剂大辞典)(4)人参、粉草。(中医方剂大辞典)(5)草龙胆、当归、黄连。(中医方剂大辞典)(6)龙胆草、川升麻、苦楝根皮、防风、赤茯苓、芦荟、油发灰、青黛、黄连。(中医方剂大辞典)(7)龙胆草、芦荟、肉豆蔻、黄连、木香、神曲、麦糵。(中医方剂大辞典)(8)黄连、龙胆草。(中医方剂大辞典)(9)龙胆、地龙粪、乌梅、龙骨、黄连。(中医方剂大辞典)(10)龙胆、熊胆、马牙消、朴消、山栀子、玄参、人参、枳壳、柴胡、当归、陈桔皮、麝香、沉香、甘草、赤茯苓。(中医方剂大辞典)(11)龙胆、昆布、海藻、马刀、海蛤、香草、大黄。(中医方剂大辞典)(12)龙胆、枳壳、地骨皮、黄芩、甘草、山栀子仁、鳖甲、桃仁。(中医方剂大辞典)(13)龙胆、青葙子、黄芩、栀子仁、苦参、黄柏、栝楼根、川升麻。(中医方剂大辞典)(14)龙胆、前胡、白鲜皮、黄连、子芩、栀子仁、川大黄、川升麻、大麻仁、鳖甲、川芒消。(中医方剂大辞典)(15)龙胆、黄连、黄芩、人参、芒消、大黄。(中医方剂大辞典)(16)龙胆、苦参、黄连、黄芩、大黄、黄柏、李子仁、栝楼、青葙子。(中医方剂大辞典)(17)龙胆、黄连、栀子、苦参、大黄、黄芩、芍药、青葙子、栝楼根、芒消。(中医方剂大辞典)(18)龙胆、柴胡、秦艽、萎蕤、升麻、枳实、玄参、旋复花、兜铃、百合、紫菀、射干、木香、防风、黄芩、栀子仁、大黄、栝楼实、沙参、贝母、凝水石、茵陈蒿、石膏、知母、青蒿、款冬花、麦门冬。(中医方剂大辞典)(19)龙胆、黄芩、人参、栀子、黄连、白芍、甘草。(中医方剂大辞典)(20)龙胆、山栀子仁、白薇、茯神、大黄、麦门冬、人参、甘草、玄参、羚羊角。(中医方剂大辞典)(21)龙胆、钩藤、犀角、黄芩、玄参、茯苓、防风、秦艽、地骨皮、大麻仁、槟榔、黄连、大黄、竺黄、琥珀、甘草、马牙消、龙齿、真珠、青黛、蜣螂、蚱蝉、金银箔、铁粉、虎睛、牛黄、丹砂。(中医方剂大辞典)(22)龙胆、升麻、麝、水银、干蝎、铁粉、熊胆、雄黄、朱砂、芦荟、胡黄连、天麻。(中医方剂大辞典)(23)栝楼根、麦门冬、龙胆、大黄、土瓜根、杏仁。(中医方剂大辞典)(24)草龙胆、白矾、天南星、半夏。(中医方剂大辞典)(25)龙胆、使君子、胡黄连、麝香、苦楝树根皮、蟾酥、臭樗根皮。(中医方剂大辞典)(26)龙胆、川大黄、人参、栀子仁、川朴消、茵陈、郁李仁。(中医方剂大辞典)(27)龙胆、定粉、乌梅肉、黄连。(中医方剂大辞典)(28)龙胆、牛黄、龙齿。(中医方剂大辞典)(29)龙胆、黄连、铅霜、牛黄、铁粉。(中医方剂大辞典)(30)龙胆、胡黄连、牛黄、川大黄、犀角屑。(中医方剂大辞典)(31)龙胆、枳壳、地骨皮、甘草、麦门冬、赤茯苓、桃仁、栀子仁。(中医方剂大辞典)(32)苦参、龙胆草、牛蒡子。(中医方剂大辞典)(33)龙胆草、赤茯苓、川黄连、胡黄连、朱砂、麝香。(中医方剂大辞典)

龙胆水 long dan shui

【英文名】Long Dan Shui Ointment

【组成】生山龙胆、生艾叶、生少柏。(中医方剂大辞典)

龙胆汤 long dan tang

【英文名】Long Dan Decoction

【异名】龙胆散(中医方剂大辞典、圣惠)

【组成】(1)龙胆、犀角、生地黄、麦门冬、升麻、甘草、牡蛎。(中医方剂大辞典)(2)龙胆、秦艽、升麻。(中医方剂大辞典)(3)龙胆、黄连、木通、柴胡、麦门冬、人参、陈桔皮、黄芩。(中医方剂大辞典)(4)龙胆、枳壳、柴胡、栀子仁、知母、地骨皮、木通、芍药、甘草、羚羊角、麦门冬、升麻。(中医方剂大辞典)(5)龙胆、萎蕤、芍药、黄芩、石膏、麻黄、升麻、甘草、葛根、桂、大青。(中医方剂大辞典)(6)防风、木贼草、密蒙花、蝉蜕、蔓荆子、龙胆草、黄连、白芷、蒺藜。(中医方剂大辞典)(7)龙胆、钩藤皮、柴胡、黄芩、桔梗、芍药、茯苓、甘草、蜣螂、大黄。(中医方剂大辞典)(8)黄连、黄芩、栀子、当归、陈皮、胆星、龙胆草、香附、玄参、青黛、木香、干姜。(中医方剂大辞典)(9)草龙胆、生犀角、升麻、茵陈、山栀、木通、黄连。(中医方剂大辞典)(10)防风、黄连、草龙胆、白僵蚕。(中医方剂大辞典)(11)龙胆草、钓藤皮、柴胡、北梗、芍药、川芎、茯苓、甘草、人参、大黄。(中医方剂大辞典)(12)龙胆。(中医方剂大辞典)(13)草龙胆。(中医方剂大辞典)(14)龙胆、当归、大黄、黄芩、栝楼根、甘草、桂、人参、牡蛎、麻黄、赤石脂、芍药。(中医方剂大辞典)(15)龙胆、冬葵子、萎蕤、大青、柴胡、赤茯苓、甘草。(中医方剂大辞典)

龙胆饮 long dan yin

【英文名】Long Dan Drink

【异名】龙脑饮(中医方剂大辞典、普济方)

【组成】(1)龙胆、犀角、升麻、大麻、甘草、鳖甲、槟榔。(中医方剂大辞典)(2)黄芩、犀角、木通、车前、黄连、黑参、栀子、大黄、芒消、龙胆草、淡竹叶、黄柏。(中医方剂大辞典)(3)龙胆、钩藤、土瓜根、茯神、甘草、桑根白皮、防风。(中医方剂大辞典)(4)龙胆、钩藤、柴胡、黄芩、桔梗、赤芍、茯神、蜣螂、大黄。(中医方剂大辞典)

龙胆散 long dan san

【英文名】Long Dan Powders

【异名】龙胆饮(中医方剂大辞典、奇效良方);龙胆汤(中医方剂大辞典、圣济总录)

【组成】(1)龙胆、葛根、桂心、葳蕤、赤芍、黄芪、石膏、麻黄、大青、川升麻、甘草。(中医方剂大辞典)(2)龙胆、麦门冬、知母、人参、甘草、柴胡。(中医方剂大辞典)(3)龙胆草。(中医方剂大辞典)(4)龙胆、芦荟、麝香、青黛、黄连、羊子肝。(中医方剂大辞典)(5)龙胆草、栀子仁、防风、川芎、玄参、荆芥、山茵陈、甘菊、楮实、甘草。(中医方剂大辞典)(6)龙胆草、防风。(中医方剂大辞典)(7)龙胆、熊胆、蜗牛、芦荟、夜明沙、麝香、青黛、丹砂、干蟾头。(中医方剂大辞典)(8)龙胆草、铁粉。(中医方剂大辞典)(9)龙胆、钩藤、柴胡、黄芩、桔梗、赤芍、茯神、甘草、蜣螂、川大黄、人参、当归。(中医方剂大辞典)(10)龙胆、木香、熊胆、蜗牛、芦荟、夜明砂、地龙、麝香、青黛、朱砂、干蟾头。(中医方剂大辞典)(11)龙胆、犀角屑、川升麻、槟榔、川大黄、甘草、鳖甲。(中医方剂大辞典)(12)龙胆、甘草、牡蛎、麦门冬、柴胡、川升麻、犀角屑。(中医方剂大辞典)(13)龙胆、木通、土瓜根、石膏、犀角、栀子仁、川大黄、茅根、川朴消。(中医方剂大辞典)(14)龙胆、川升麻、麦门冬、犀角、甘草、栀子仁。(中医方剂大辞典)

龙胆煎 long dan jian

【英文名】Long Dan Decoction

【组成】(1)龙胆、黄连、黄柏、升麻、苦竹、槐白、大青、白蜜、酥。(中医方剂大辞典)(2)龙胆、黄连、川升麻、槐白皮、大青、竹叶、蔷薇根。(中医方剂大辞典)(3)龙胆、黄连、川升麻、槐白皮、大青、苦竹叶、白蜜。(中医方剂大辞典)

龙胆膏 long dan gao

【英文名】Long Dan Plaster

【组成】(1)龙胆、胆矾、乳香。(中医方剂大辞典)(2)消梨、乌蛇胆、冬瓜。(中医方剂大辞典)(3)炉甘石、黄连、龙胆草、桑柴灰、好黄丹。(中医方剂大辞典)

龙涎散 long xian san
【英文名】Long Xian Powders
【组成】龙骨、密陀僧、花蕊石、黄柏。(中医方剂大辞典)

龙涎膏 long xian gao
【英文名】Long Xian Plaster
【组成】大螺。(中医方剂大辞典)

龙宫汤 long gong tang
【英文名】Long Gong Decoction
【组成】熟地黄、肉桂、白芥子、麻黄、鹿角霜、干姜。(中医方剂大辞典)

龙珠丸 long zhu wan
【英文名】Long Zhu Pill
【异名】龙珠丹(中医方剂大辞典、奇效良方)
【组成】长蚯蚓。(中医方剂大辞典)

龙珠丹 long zhu dan
【英文名】Long Zhu Pellet
【组成】川乌头、虎骨、牛膝、败龟、干蝎、香白芷、附子、枫香脂、踯躅花、独活、藿香叶、僵蚕、麻黄、当归、白花蛇、地龙、萆薢、金毛狗脊、天麻、凌霄花、犀角屑、没药、朱砂、牛黄、麝香、乳香、龙脑。(中医方剂大辞典)

龙珠散 long zhu san
【英文名】Long Zhu Powders
【组成】(1)珍珠末、冰片。(中医方剂大辞典)(2)真珠、南硼砂、川芎、荆芥、雄黄、炉甘石、干菊、薄荷、甘草、干山药、蔓荆子、轻粉、龙脑、麝香。(中医方剂大辞典)

龙珠膏 long zhu gao
【英文名】Long Zhu Plaster
【组成】(1)川椒、附子、巴豆、桂枝、茯苓、牡蛎、鳖甲。(中医方剂大辞典)(2)龙芽草、棘枣根、海藻、苏木。(中医方剂大辞典)

龙盐膏 long yan gao
【英文名】Long Yan Plaster
【组成】盐、龙脑、蓬砂、马牙消、硇砂、蕤仁、杏仁。(中医方剂大辞典)

龙脂丸 long zhi wan
【英文名】Long Zhi Pill
【组成】诃子、肉豆蔻、黄连、龙骨、当归、赤石脂、缩砂、木香、草豆蔻、白矾、干姜。(中医方剂大辞典)

龙脑丸 long nao wan
【英文名】Long Nao Pill
【异名】当归龙荟丸(中医方剂大辞典、丹溪心法);龙荟丸(中医方剂大辞典、医方类聚)
【组成】(1)铅白霜、绛矾、朱砂、天南星。(中医方剂大辞典)(2)龙脑、朱砂、硼砂、牛黄。(中医方剂大辞典)(3)当归、龙胆草、大栀子、黄连、黄柏、黄芩、大黄、芦荟、青黛、木香、麝香。(中医方剂大辞典)(4)龙脑、薄荷、真蒲黄、麦门冬、阿胶、甘草、人参、川当归、黄芪、木通、生干地黄、柴胡。(中医方剂大辞典)(5)龙脑、雄黄、芦荟、丁香、木香、犀角屑、铅霜、天浆子、胡黄连、蝎尾、白花蛇、蟾酥。(中医方剂大辞典)(6)龙脑、丁香、朱砂、麝香、蟾酥、牛黄、犀角、雄黄、天竺黄。(中医方剂大辞典)(7)龙脑、朱砂、牛黄、硇砂、麝香、马牙消。(中医方剂大辞典)(8)龙脑、牛黄、朱砂、赤茯苓、羚羊角屑、犀角屑、麦门冬。(中医方剂大辞典)(9)龙脑、白矾、玄明粉、蝉壳、牛黄、蛇蜕皮。(中医方剂大辞典)(10)龙脑、麝香、丹砂、牛黄、胡黄连、芦荟、丁香、木香、黄连、大黄、麒麟竭、蟾酥。(中医方剂大辞典)(11)龙脑、麝香、芦荟、熊胆、腻粉、胡黄连、使君子、青黛、香墨。(中医方剂大辞典)(12)龙脑、丹砂、芒消、麝香。(中医方剂大辞典)(13)龙脑、升麻、甘草、马牙消、玄明粉、麝香、大黄、黄芪、生地黄。(中医方剂大辞典)(14)龙脑、白芍。(中医方剂大辞典)(15)龙脑、麝香、朱砂、天南星、白附子、半夏、甘草、附子、川乌头。(中医方剂大辞典)(16)龙脑、雄黄、朱砂、麝香、阿胶、丁香、天南星、好墨、牛黄、天竺黄。(中医方剂大辞典)(17)龙脑、麝香、真珠、琥珀、牛黄、雄黄、犀角屑、白茯苓、白花蛇肉、腻粉、白附子、独活、晚蚕蛾、附子、蔓荆子、防风、乌蛇肉、麻黄、白僵蚕、干蝎、天麻、芎䓖、槟榔、白蒺藜、半夏、零陵香、藿香、丁香、朱砂、乳香、羚羊角屑、沉香、木香。(中医方剂大辞典)(18)龙脑、雄黄、麝香、朱砂、牛黄、乳香、川乌头、干蝎、白僵蚕、天麻、天南星、羌活、踯躅花、白附子、附子、白花蛇、麻黄、安息香。(中医方剂大辞典)(19)龙脑、麝香、雄黄、硫黄、朱砂、铅霜、天麻、防风、独活、桂心、白附子、天南星、阿胶、木香、人参、半夏、香墨。(中医方剂大辞典)(20)龙脑、麝香、干蝎、天南星、朱砂、阿胶、香墨、白附子、蝉壳、防风、羚羊角屑、肉桂、羌活、乌蛇肉、牛黄。(中医方剂大辞典)(21)白龙脑、朱砂、琥珀、牛黄、雄黄、附子、天麻、白僵蚕、麝香、安息香、玳瑁。(中医方剂大辞典)(22)龙脑、犀角屑、秦艽、防风、麻黄、汉防、天雄、茵芋、甘菊花、赤箭、独活、白僵蚕、桂心、芎䓖、当归、羚羊角屑、鹿角胶、乳香、乌蛇、干蝎、牛黄、麝香、朱砂。(中医方剂大辞典)(23)白龙脑、真珠、雄黄、丹砂、琥珀。(中医方剂大辞典)(24)龙脑、诃黎勒皮、皂荚。(中医方剂大辞典)(25)龙脑、丹砂、白矾、半夏。(中医方剂大辞典)(26)龙脑、铅白霜、甘草、凝水石。(中医方剂大辞典)(27)草龙脑、白矾、天南星、半夏。(中医方剂大辞典)(28)龙脑、丹砂、马牙消、麝香。(中医方剂大辞典)(29)龙脑、白花蛇、白附子、白僵蚕、半夏、天麻、干姜、干蝎、麻黄、腻粉、麝香。(中医方剂大辞典)(30)龙脑、牛黄、麝香、朱砂、熊胆、芦荟、干虾蟆灰、雄黄、胡黄连。(中医方剂大辞典)(31)龙脑、麝香、蟾酥、金箔、腻粉、天竺黄、犀角屑、胡黄连、甜葶苈、干蝎、牛黄、雄黄、熊胆、芦荟、天浆子、真珠末、青黛、田父、土蜂窠。(中医方剂大辞典)(32)龙脑、麝香、雄黄、天竺黄、胡黄连、芦荟、熊胆、青黛、腻粉、蟾酥、朱砂、蜗牛、雀儿饭瓮。(中医方剂大辞典)(33)龙脑、朱砂、铅霜、铁粉、人参、龙齿。(中医方剂大辞典)

龙脑汤 long nao tang

【英文名】Long Nao Decoction

【组成】缩砂、甘草。(中医方剂大辞典)

龙脑粉 long nao fen

【英文名】Long Nao Powders

【组成】龙脑、粟米粉。(中医方剂大辞典)

龙脑散 long nao san

【英文名】Long Nao Powders

【组成】(1)寒水石、胆矾、朱砂、乌鱼骨、龙骨、密佗僧、麝香、乳香、脑子、黄丹。(中医方剂大辞典)(2)硼砂、朱砂、滑石、石膏、甘草。(中医方剂大辞典)(3)龙脑、薄荷、僵蚕、川芎、防风、甘草、细辛。(中医方剂大辞典)(4)鲫鱼。(中医方剂大辞典)(5)龙脑、雄黄、麝香、芦荟、胡黄连、青黛、木香、丁香、牛黄、天竺黄、熊胆、犀角、干蝎、腻粉、朱砂。(中医方剂大辞典)(6)龙脑、麝香、甘草、牛蒡子、栀子仁、牛黄、马牙消、郁金。(中医方剂大辞典)(7)龙脑、牛黄、黄连、犀角屑、羚羊角屑、琥珀末、甘草、真珠末、铁粉。(中医方剂大辞典)(8)龙脑、干蝎、白矾灰、天麻、天雄、天南星、天竺黄。(中医方剂大辞典)(9)白龙脑、诃黎勒皮、人参、丁香、肉豆蔻、藿香、茅香花、沉香、甘草。(中医方剂大辞典)(10)龙脑、牛黄、雄黄、铅霜、铁粉、朱砂、麝香、天南星、天麻、麻黄、莽草、白僵蚕、干蝎、白附子、桂心、乌蛇肉、防风、柏子仁、蝉壳、独活、白胶香、仙灵脾、天雄、桑螵蛸、羚羊角屑、阿胶、甘草。(中医方剂大辞典)(11)龙脑、腻粉、寒水石、白茅根、黄连、马牙消、滑石、木通、伏龙肝。(中医方剂大辞典)(12)白龙脑、牛黄、犀角屑、羚丰角、马牙消、玄参、沉香、甘草、川升麻、硼砂。(中医方剂大辞典)(13)龙脑、朱砂、犀角屑、真珠末、白药、马牙消、黄芪、甘草。(中医方剂大辞典)(14)龙脑、石膏、滑石、朱砂、硼砂。(中医方剂大辞典)(15)龙脑、川朴消。(中医方剂大辞典)(16)龙脑、牛黄、天竺黄、赤芍、玄参、羚羊角屑、细辛、甘菊花、车前子、决明、胡黄连、柴胡、川升麻、川大黄、甘草。(中医方剂大辞典)(17)龙脑、犀角屑、羚羊角屑、人参、防风、白芷、独活、白僵蚕、麻黄、芎䓖、天麻、茯神、桂心、天门冬、牛膝、藿香、桑螵蛸、甘菊花、白附子、干蝎、牛黄、麝香、朱砂。(中医方剂大辞典)(18)龙脑、黄柏、白面、腊茶。(中医方剂大辞典)(19)大黄、甘草、半夏、金星石、禹余粮、不灰木、青蛤粉、银星石、寒水石。(中医方剂大辞典)(20)龙脑、铅霜、滑石。(中医方剂大辞典)(21)龙脑、芦荟、麝香、青黛、黄连、羊子肝。(中医方剂大辞典)(22)龙脑、麝香、白附子、牛黄、天麻、白僵蚕、干蝎、乌蛇肉、麻黄、天南星。(中医方剂大辞典)(23)龙脑、牛黄、丹砂、地龙、麝香、乳香、雄黄、鲮鲤甲、紫草、木猴梨。(中医方剂大辞典)(24)龙脑、马牙消、丹砂、干蝎。(中医方剂大辞典)(25)龙脑、鸡苏、荆芥穗、白豆蔻、甘草。(中医方剂大辞典)(26)龙脑、蔓荆实、细辛、升麻。(中医方剂大辞典)(27)石膏、滑石、白矾、真珠、焰消、麝香、龙脑。(中医方剂大辞典)(28)薄荷、山豆根、青黛、硼砂、儿茶。(中医方剂大辞典)(29)龙脑、轻粉、密佗僧、麝香、黄丹。(中医方剂大辞典)(30)辰砂、龙脑、雄黄、青黛、黄连、黄柏、玄明粉、人中白、牛黄。(中医方剂大辞典)(31)朴消、甘草、龙脑、薄荷。(中医方剂大辞典)(32)龙脑、马牙消、绿豆粉。(中医方剂大辞典)(33)龙脑、瓜蒂、赤小豆、黄连。(中医方剂大辞典)(34)龙脑、栀子仁、黄芩、麦门冬、地骨皮、川升麻、犀角屑、牛黄、川大黄、甘草。(中医方剂大辞典)(35)龙脑、黄连、蜱、天麻、熊胆、麝香、牛黄、蜗牛、蚺蛇胆、蓝叶、川大黄、雄黄、五灵脂、马兜铃、朱砂。(中医方剂大辞典)

龙脑煎 long nao jian

【英文名】Long Nao Decoction

【组成】(1)龙脑、川芒消、腻粉、蜜、黄丹。(中医方剂大辞典)(2)龙脑、盐绿、蕤仁。(中医方剂大辞典)(3)龙脑、秦皮、防风、细辛、甘草、宣黄连。(中医方剂大辞典)(4)龙脑、雄黄、蕤仁、铜绿、青盐、腻粉、黄丹。(中医方剂大辞典)(5)龙脑、腻粉、马牙消、秦皮、防风、黄连。(中医方剂大辞典)(6)白龙脑、乳香、朱砂、细辛、黄连。(中医方剂大辞典)(7)龙脑、蝎梢、水银、麝香、腻粉、丹砂、天南星、白附子。(中医方剂大辞典)

龙脑膏 long nao gao

【英文名】Long Nao Plaster

【异名】龙脑膏子(中医方剂大辞典、活人书);龙脑丸(中医方剂大辞典、圣济总录)

【组成】(1)龙脑、麝香、腻粉、郁李仁、蕤仁、黄连、古字钱、消石。(中医方剂大辞典)(2)龙脑、黄连、麝香。(中医方剂大辞典)(3)生白龙脑、腻粉、石脑油、水银、白附子、天南星。(中医方剂大辞典)(4)龙脑、沉香、檀香、苏合香、鸡舌香、零陵香、丁香、甘松、藿香、白芷、白附子、细辛、当归、芎䓖、天雄、辛夷、甘菊花、乌喙、防风、蔓荆实、杏仁、秦椒、乌麻油。(中医方剂大辞典)(5)龙脑。(中医方剂大辞典)(6)缩砂、薄荷叶、甘草、防风、川芎、桔梗、焰消、片脑、白豆蔻。(中医方剂大辞典)(7)白龙脑、蕤仁、杏仁、马牙消、腻粉。(中医方剂大辞典)(8)龙脑、白矾、蝉壳、牛黄、蛇退皮、元明粉。(中医方剂大辞典)(9)龙脑、朱砂、赤茯苓、人参、钩藤、甘草。(中医方剂大辞典)(10)龙脑、麝香、腻粉、黄连、马牙消。(中医方剂大辞典)(11)虾蟆胆、冰片。(中医方剂大辞典)(12)龙脑、麝香、腻粉、黄连末、蕤仁、井盐。(中医方剂大辞典)(13)薄荷叶、甘草、桔梗、连翘、百药煎、川芎、诃子、砂仁、大黄。(中医方剂大辞典)(14)龙脑、空青、马牙消、川大黄、黄连、野驼脂、鹅脂、熊胆。(中医方剂大辞典)(15)龙脑、杏仁。(中医方剂大辞典)(16)龙脑、马牙消。(中医方剂大辞典)(17)龙脑、椒目、杏仁。(中医方剂大辞典)(18)白龙脑、蕤仁、杏仁。(中医方剂大辞典)(19)龙脑、麝香、砒、白蔹。(中医方剂大辞典)(20)龙脑、雄雀粪。(中医方剂大辞典)

龙烟汤 long yan tang

【英文名】Long Yan Decoction

【组成】生麦门冬、木通、熟干地黄、旋覆花、大青、茯神、黄连。(中医方剂大辞典)

龙消散 long xiao san

【英文名】Long Xiao Powders

【组成】龙脑、消石。(中医方剂大辞典)

龙粉散 long fen san

【英文名】Long Fen Powders

【组成】干地龙。(中医方剂大辞典)

龙眼汤 long yan tang

【英文名】Long Yan Decoction

【组成】龙眼、丹参、人参、麦冬、茯神、黄芪、甘草、升麻、柴胡。(中医方剂大辞典)

龙眼酒 long yan jiu

【英文名】Long Yan Wine

【组成】龙眼。(中医方剂大辞典)

龙蛇汤 long she tang

【英文名】Long She Decoction

【组成】白花蛇舌草、金银花、徐长卿、板蓝根、赤芍、当归、丹参、茯苓、白术、车前子、猪苓、龙胆草。(中医研究 1991,(4))

龙蛇散 long she san

【英文名】Long She Powders

【组成】蛇蜕皮。(中医方剂大辞典)

龙旋散 long xuan san

【英文名】Long Xuan Powders

【组成】青皮、干姜、官桂、玄胡索、丁香、豆蔻、砂仁、枳壳、厚朴、香附、山楂、艾叶。(中医方剂大辞典)

龙液膏 long ye gao

【英文名】Long Ye Plaster

【组成】白茯苓。(中医方剂大辞典)

龙葱散 long cong san

【英文名】Long Cong Powders

【组成】韭菜地中蚯蚓粪、葱子。(中医方剂大辞典)

龙葵散 long kui san

【英文名】Long kui Powders

【组成】(1)龙葵根、乳香、杏仁、黄连。(中医方剂大辞典)(2)龙葵、黄连、天灵盖、龙骨、乳香、木鳖子、黄蜀葵花。(中医方剂大辞典)

龙葵膏 long kui gao

【英文名】Long Kui Plaster

【组成】龙葵根、莨菪子、胡燕窠、独颗蒜、胡荽子、鼠粪、杏仁、豉。(中医方剂大辞典)

龙蛤散 long ge san

【英文名】Long Ge Powders

【组成】龙胆草、蛤粉。(中医方剂大辞典)

龙游串 long you chuan

【英文名】Long You Chuan Powders

【组成】银花、寒水石、黄柏、甘石、青黛、百草霜。(中医方剂大辞典)

龙翔饮 long xiang yin

【英文名】Long Xiang Drink

【组成】麻黄、大枣、苍术、石膏、甘草、生姜。(中医方剂大辞典)

龙犀丸 long xi wan

【英文名】Long Xi Pill

【组成】犀角尖、川连、白矾。(中医方剂大辞典)

龙硼丹 long peng dan

【英文名】Long Peng Pellet

【组成】硼砂、青黛、山豆根、冰片。(中医方剂大辞典)

龙硼散 long peng san

【英文名】Long Peng Powders

【组成】牡黄牛屎尖、明矾、冰片、朴消、硼砂。(中医方剂大辞典)

龙睛丹 long jing dan

【英文名】Long Jing Pellet

【组成】桂圆核。(中医方剂大辞典)

龙蜕散 long tui san

【英文名】Long Tui Powders

【异名】催生龙蜕散(中医方剂大辞典、明医指掌)

【组成】蝉退、大蛇蜕、滑石、葵子。(中医方剂大辞典)

龙蛾酒 long e jiu

【英文名】Long E Wine(药品标准－中药成方制剂标

准）

【组成】雄蚕蛾、刺五加、菟丝子、淫羊藿、熟地黄、补骨脂。（药品标准－中药成方制剂标准 1991 年）

龙蜂散 long feng san

【英文名】Long Feng Powders

【组成】龙胆草、蜂房、苦参、枯矾。（山东中医杂志 1990,9(30)）

龙腾饮 long teng yin

【英文名】Long Teng Drink

【组成】芎䓖、黄芩、黄连、大黄。（中医方剂大辞典）

龙蝎饼 long xie bing

【英文名】Long Xie Bing

【组成】地龙、全蝎、路路通、生南星、半夏、白附子、细辛。（陕西中医 1989,10(5)）

龙蟠饮 long pan yin

【英文名】Long Pan Drink

【组成】人参、当归、枳壳、白豆蔻、丁香、木香、官桂、青皮、半夏、山楂、三棱、蚕砂、厚朴。（中医方剂大辞典）

龙鬓丸 long bin wan

【英文名】Long Bin Pill

【组成】硇砂、朱砂、粉霜、腻粉、白矾、黄丹。（中医方剂大辞典）

龙鳞丸 long lin wan

【英文名】Long Lin Pill

【组成】白丸子、大青鱼鳞。（中医方剂大辞典）

龙鳞散 long lin san

【英文名】Lon Lin Powders

【组成】鲤鱼皮、血余、黄虫、水蛭、川山甲、猪牙皂角、蒲黄、麒麟竭、没药、麝香、琥珀。（中医方剂大辞典）

龙麝丹 long she dan

【英文名】Long She Pellet

【组成】白矾、雄蛇蜕、硼砂、麝香。（中医方剂大辞典）

龙麝散 long she san

【英文名】Long She Powders

【组成】(1)钱子地龙、麝香、当门子。（中医方剂大辞典）(2)伏龙肝、麝香、羊胫炭皮。（中医方剂大辞典）

龙花蕊散 long hua rui san

【英文名】Long Hua Rui Powders

【组成】(1)龙花蕊、升麻、黄芩、白蒺藜、郁李仁根、地柏、地骨皮、吴蓝、龙脑、麝香。（中医方剂大辞典）(2)龙花蕊、川升麻、郁李根、生干地黄、地骨皮、白蒺藜、杏仁、细辛、龙脑、麝香。（中医方剂大辞典）

龙尾神针 long wei shen zhen

【英文名】Long Wei Shen Zhen Powders

【组成】麝香、肉桂、乳香、没药、朱砂、雄黄、白蒺藜、川乌、草乌、川芎、良姜、独活、威灵仙、白芷、天麻、羌活、细辛、藁本、白花蛇。（中医方剂大辞典）

龙骨饮子 long gu yin zi

【英文名】Long Gu Drink

【组成】龙骨根草、甘草节、当归、芍药、大黄、连翘、栝楼根、山慈姑。（中医方剂大辞典）

龙骨饼子 long gu bing zi

【英文名】Long Gu Lozenges

【组成】龙骨、乌贼鱼骨。（中医方剂大辞典）

龙骨粉膏 long gu fen gao

【英文名】Long Gu Fen Plaster

【组成】大虾蟆、乱发、猪脂。（中医方剂大辞典）

龙胆饮子 long dan yin zi

【英文名】Long Dan Drink

【异名】龙胆饮（中医方剂大辞典、诚书）；龙脑饮子（中医方剂大辞典、卫生宝鉴）

【组成】(1)青蛤粉、羌活、草龙胆、炒黄芩、蛇蜕、麻黄、谷精草。（中医方剂大辞典）(2)谷精草、川郁金、蛇退皮、炙甘草、麻黄、升麻、青蛤粉、草龙胆、黄芩、羌活。（中医方剂大辞典）

龙胆草丸 long dan cao wan

【英文名】Long Dan Cao Pill

【异名】龙胆丸（中医方剂大辞典、局方）；龙胆饮（中医方剂大辞典、诚书）

【组成】龙胆草、黄连、使君子肉、青皮。（中医方剂大辞典）

龙胆草片 long dan cao pian

【英文名】Long Dan Cao Tablet

【组成】龙胆草。((82)豫卫药准字 49037 号)

龙胆草汤 long dan cao tang

【英文名】Long Dan Cao Decoction

【组成】(1)龙胆草、菊花、蒺藜、白芷、防风、蝉蜕、黄连、木贼。（中医方剂大辞典）(2)草龙胆。（中医方剂大辞典）

龙胆草饮 long dan cao yin

【英文名】Long Dan Cao Drink

【组成】龙胆草、芍药、防风、荆芥、楮实子、蝉蜕、芍药、黄连。（中医方剂大辞典）

龙胆草散 long dan cao san

【英文名】Long Dan Cao Powders

【组成】(1)龙胆草、菊花、蒺藜、白芷、防风、黄连、蝉蜕、木贼、栀子。（中医方剂大辞典）(2)川芎、香附子、龙胆草、甘草、草决明、木贼、净菊花。（中医方剂大辞典）(3)龙胆草、防风。（中医方剂大辞典）(4)龙胆草、大青、柴胡、枳实、栝楼、黄芩、栀子仁、茵陈、川大黄、甘草。（中医方剂大辞典）

龙胆煮散 long dan zhu san
【英文名】Long Dan Decoction
【组成】龙胆、细辛、人参、防风。（中医方剂大辞典）

龙脑双丸 long nao shuang wan
【英文名】Long Nao Shuang Pill
【组成】天南星、半夏、干蝎、白僵蚕、胡粉、腻粉、麝香、龙脑。（中医方剂大辞典）

龙脑饮子 long nao yin zi
【英文名】Long Nao Drink
【组成】缩砂仁、瓜蒌根、藿香叶、石膏、甘草、大栀子仁。（中医方剂大辞典）

龙脑膏子 long nao gao zi
【英文名】Long Nao Plaster
【组成】龙脑、秦皮、黄连、甘草、马牙消。（中医方剂大辞典）

龙眼肉粥 long yan rou zhou
【英文名】Long Yan Rou Gruel
【组成】龙眼肉、红枣、粳米。（中医方剂大辞典）

龙葵根散 long kui gen san
【英文名】Long Kui Gen Powders
【组成】龙葵根、麝香。（中医方剂大辞典）

龙蜕饼子 long tui bing zi
【英文名】Long Tui Lozenges
【异名】消毒饼子(中医方剂大辞典)
【组成】蛇蜕。（中医方剂大辞典）

龙马自来丹 long ma zi lai dan
【英文名】Long Ma Zi Lai Pellet
【组成】马钱子、地龙、香油。（中医方剂大辞典）

龙马定痛丹 long ma ding tong dan
【英文名】Long Ma Ding Tong Pellet
【组成】马钱子、地鳖虫、地龙、全蝎。（辽宁中医杂志 1993,(1)）

龙丹川芎汤 long dan chuan xiong tang
【英文名】Long Dan Chuan Xiong Decoction
【组成】龙胆草、丹参、川芎。（河北中医 1984,(2)）

龙凤生精汤 long feng sheng jing tang
【英文名】Long Feng Sheng Jing Decoction
【组成】党参、黄芪、熟地、首乌、当归、枸杞子、菟丝子、淫羊藿。（北京中医学院学报 1992,15(4)）

龙凤宝胶囊 long feng bao jiao nang
【英文名】Long Feng Bao Capsule
【组成】淫羊藿、党参、黄芪、白附片等。（《广东省药品标准》1984 年）

龙火拔毒散 long huo ba du san
【英文名】Long Huo Ba Du Powders
【组成】阳起石、伏龙肝。（中医方剂大辞典）

龙芽一醉饮 long ya yi zui yin
【英文名】Long Ya Yi Zui Drink
【组成】龙芽草。（中医方剂大辞典）

龙苓春药酒 long ling chun yao jiu
【英文名】Long Ling Chun Wine(药品标准－中药成方制剂标准)
【组成】红参、鹿茸、熟地、肉苁蓉、附子、黄芪、茯苓、山药、生龙骨、远志、怀牛膝、菟丝子、五味子、当归、红曲。（药品标准－中药成方制剂标准 1993 年）

龙牡三白汤 long mu san bai tang
【英文名】Long Mu San Bai Decoction
【组成】龙骨、牡蛎、白芍、白及、白芷、枳壳、黄芪、当归、龙眼肉、百合、甘草。（实用中医内科杂志 1991,5(3)）

龙牡三石汤 long mu san shi tang
【英文名】Long Mu San Shi Decoction
【组成】龙骨、牡蛎、石膏、寒水石、滑石。（陕西中医 1988,9(4)）

龙牡壮骨药 long mu zhuang gu yao
【英文名】Long Mu Zhuang Gu Prescripton
【组成】龙骨、牡蛎、龟板等。（中药药理与临床 1989,5(4)）

龙牡复脉汤 long mu fu mai tang
【英文名】Long Mu Fu Mai Decoction
【组成】吉林参、陈阿胶、鸡子黄、生龟版、生牡蛎、花龙骨、生鳖甲、真玳瑁、生白芍、麦冬、大生地、炙甘草、大坎炁。（中医方剂大辞典）

龙牡菟韭丸 long mu tu jiu wan
【英文名】Long Mu Tu Jiu Pill
【组成】生龙骨、生牡蛎、生菟丝粉、生韭菜子粉。（中医方剂大辞典）

龙齿牛膝散 long chi niu xi san
【英文名】Long Chi Niu Xi Powders
【组成】龙齿、牛膝、藿香、虎下颌骨、防风、碎补、海桐皮、狼毒、官桂、黑附子、白附子、天南星、半夏、麻黄、肉苁蓉、天麻、干蝎、白花蛇、乌蛇、川升麻、亚麻子、蝉壳、当归、白芷、乌头、羌活、川芎、雄黄、没药、龙脑、麝香。（中医方剂大辞典）

龙齿壮胆汤 long chi zhuang dan tang
【英文名】Long Chi Zhuang Dan Decoction
【组成】人参、竹茹、五味子、远志、生枣仁、白芍、当归、龙齿。（中医方剂大辞典）

龙齿安神丹 long chi an shen dan
【英文名】Long Chi An Shen Pellet
【组成】人参、麦冬、黄连、柏子仁、龙齿、炒枣仁、甘草、北五味子。（中医方剂大辞典）

龙齿补心汤 long chi bu xin tang
【英文名】Long Chi Bu Xin Decoction
【组成】(1)龙齿、人参、熟地、当归、茯神、白茯苓、麦冬、黄芪、酸枣仁、远志、白术、甘草。(中医方剂大辞典)(2)龙齿、当归、熟地黄、北梗、酸枣仁、白茯苓、白茯神、远志、枳壳、麦门冬、半夏曲、甘草、肉桂、绵黄芪。(中医方剂大辞典)

龙齿清魂散 long chi qing hun san

【英文名】Long Chi Qing Hun Powders

【异名】龙牙清魂散(中医方剂大辞典、一盘珠)

【组成】(1)龙齿、人参、归身、远志、麦冬、桂心、茯神、细辛。(中医方剂大辞典)(2)龙齿、远志、官桂、人参、当归、茯苓、细辛、门冬、甘草、玄胡。(中医方剂大辞典)

龙齿琥珀散 long chi hu po san

【英文名】Long Chi Hu Po Powders

【组成】茯神、人参、龙齿、琥珀、赤芍、黄芪、牛膝、麦门冬、生地、当归。(中医方剂大辞典)

龙齿犀角汤 long chi xi jiao tang

【英文名】Long Chi Xi Jiao Decoction

【组成】龙齿、犀角、前胡、牛黄。(中医方剂大辞典)

龙齿镇心丹 long chi zhen xin dan

【英文名】Long Chi Zhen Xin Pellet

【组成】龙齿、远志、门冬、熟地黄、山药、茯神、麦门冬、车前子、白茯苓、桂心、地骨皮、五味子。(中医方剂大辞典)

龙虎二仙汤 long hu er xian tang

【英文名】Long Hu Er Xian Decoction

【异名】龙虎二仙丹(中医方剂大辞典、喉证指南)

【组成】龙胆草、大生地、生石膏、川黄连、真犀角、黑栀仁、板蓝根、鼠粘子、知母、僵蚕、木通、元参、甘草、黄芩、马勃、大青叶。(中医方剂大辞典)

龙虎二汁饮 long hu er zhi yin

【英文名】Long Hu Er Zhi Drink

【组成】青橄榄肉、生白萝卜。(中医方剂大辞典)

龙虎小还丹 long hu xiao huan dan

【英文名】Long Hu Xiao Huan Pellet

【组成】鹿角胶、虎掌、萆薢、肉苁蓉、熟地、金钗石斛、川续断、龟版、茯苓、山萸肉、山药、天冬、巴戟肉、沉香、枸杞。(中医方剂大辞典)

龙虎止疳散 long hu zhi gan san

【英文名】Long Hu Zhi Gan Powders

【组成】屋上白猫屎、煨石膏。(中医方剂大辞典)

龙虎化毒丹 long hu hua du dan

【英文名】Long Hu Hua Du Pellet

【组成】西牛黄、珍珠粉、当门子、梅冰片、银消、飞腰黄、飞月石、炉甘石。(中医方剂大辞典)

龙虎双降散 long hu shuang jiang san

【英文名】Long Hu Shuang Jiang Powders

【组成】大黄、天花粉、元参、滑石、银柴胡、荆芥、丹参、白芍、石膏。(中医方剂大辞典)

龙虎交加散 long hu jiao jia san

【英文名】Long Hu Jiao Jia Powders

【组成】南木香、罂粟壳、甘草、吴白芷、川芎。(中医方剂大辞典)

龙虎如意丹 long hu ru yi dan

【英文名】Long Fu Ru Yi Pellet

【组成】硇砂、朱砂、麝香、雄精、冰片、蟾酥、白降丹、五倍子、玄参、乳香、没药、雌黄、前胡、胆矾、轻粉、寒水石、明矾、紫草。(中医方剂大辞典)

龙虎寿生丹 long hu shou sheng dan

【英文名】Long Hu Shou Sheng Pellet

【组成】全蝎、天麻、僵蚕、辰砂、胆南星、白附子、白花蛇肉、防风、代赭石、铁华粉、龙脑、麝香。(中医方剂大辞典)

龙虎济阴丹 long hu ji yin dan

【英文名】Long Fu Ji Yin Pellet

【组成】黄柏、知母、龟版、熟地、陈皮、白芍、锁阳、虎骨、龙骨。(中医方剂大辞典)

龙虎救生丹 long hu jiu sheng dan

【英文名】Long Hu Jiu Sheng Pellet

【组成】水银、硫黄、丁香、半夏曲、人参、天南星、白附子。(中医方剂大辞典)

龙虎续断丸 long hu xu duan wan

【英文名】Long Hu Xu Duan Pill

【组成】地龙、虎前脚骨、萆薢、乳香、穿山甲、没药、茴香、狗脊、当归、砂仁、鹿茸、杜仲、青盐、菟丝。(中医方剂大辞典)

龙虱补肾酒 long shi bu shen jiu

【英文名】Long Shi Bu Shen Wine(药品标准－中药成方制剂标准)

【组成】龙虱、肉苁蓉、覆盆子、党参、莲须、枸杞子、杜仲、沙苑子、白术、楮实子、黄精、黄芪、牛膝、菟丝子、芡实、制何首乌、甘草、熟地黄、大枣、淫羊藿、葫芦巴。(药品标准－中药成方制剂标准 1997 年)

龙骨远志丸 long gu yuan zhi wan

【英文名】Long Gu Yuan Zhi Pill

【组成】龙骨、朱砂、远志、茯神、茯苓、石菖蒲、人参。(中医方剂大辞典)

龙骨阿胶散 long gu e jiao san

【英文名】Long Gu E Jiao Powders

【组成】龙骨、赤石脂、厚朴、楮皮、地榆、阿胶。(中医方剂大辞典)

龙骨厚朴汤 long gu hou po tang

【英文名】Long Gu Hou Po Decoction

【组成】厚朴、当归、龙骨、白术、熟艾。(中医方剂大辞典)

龙骨韭子汤 long gu jiu zi tang

【英文名】Long Gu Jiu Zi Decoction

【组成】白龙骨、韭子。(中医方剂大辞典)

龙骨海蛤散 long gu hai ge san

【英文名】Long Gu Hai Ge Powders

【组成】芫荑、龙骨、海蛤、密陀僧。(中医方剂大辞典)

龙骨黄连丸 long gu huang lian wan

【英文名】Long Gu Huang Lian Pill

【组成】龙骨、黄连、白石脂、胡粉、白矾。(中医方剂大辞典)

龙骨黄连汤 long gu huang lian tang

【英文名】Long Gu Huang Lian Decoction

【组成】龙骨、黄连、当归、干姜、甘草。(中医方剂大辞典)

龙骨救逆汤 long gu jiu ni tang

【英文名】Long Gu Jiu Ni Decoction

【组成】龙骨、桂心、甘草、茯神、人参、麦门冬、牡蛎、蜀漆。(中医方剂大辞典)

龙胆四物汤 long dan si wu tang

【英文名】long Dan Si Wu Decoction

【组成】当归、白芍、熟地黄、羌活、防风、防己、黄连、龙胆草。(中医方剂大辞典)

龙胆安神丸 long dan an shen wan

【英文名】Long Dan An Shen Pill

【组成】全当归、龙胆、黄连、全蝎、石菖蒲、茯苓。(中医方剂大辞典)

龙胆芦荟丸 long dan lu hui wan

【英文名】Long Dan Lu Hui Pill

【组成】芦荟、胡黄连、胆草、川芎、芜荑、当归、白芍、木香、甘草。(中医方剂大辞典)

龙胆良姜方 long dan liang jiang fang

【英文名】Long Dan Liang Jiang Prescription

【组成】龙胆草、甘草、良姜、白芍、蒲公英、香附。(浙江中医杂志 1990,(7))

龙胆苦参丸 long dan ku shen wan

【英文名】Long Dan Ku Shen Pill

【组成】龙胆草、苦参。(中医方剂大辞典)

龙胆泻火汤 long dan xie huo tang

【英文名】long Dan Xie Huo Decoction

【组成】胆草、升麻、柴胡、黄柏、山栀、青黛、苍耳子、羌活、川芎、白芷、甘草、生石膏。(中医方剂大辞典)

龙胆泻肝丸 long dan xie gan wan

【英文名】Long Dan Xie Gan Pill

【组成】(1)龙胆草、胡连、木通、泽泻、熟军、甘草、车前子、当归、生地、柴胡。(中医方剂大辞典)(2)龙胆草、柴胡、当归、泽泻、木通、蝉蜕、车前子、栀子、黄芩、甘草。(中医方剂大辞典)

龙胆泻肝片 long dan xie gan pian

【英文名】Long Dan Xie Gan Tablet(药品标准-中药成方制剂标准)

【组成】龙胆、柴胡、黄芩、栀子、泽泻、关木通、车前子、当归、地黄、甘草。(药品标准-中药成方制剂标准 1997年)

龙胆泻肝汤 long dan xie gan tang

【英文名】Long Dan Xie Gan Decoction

【异名】泻肝汤(中医方剂大辞典、类证治裁);七味龙胆泻肝汤(中医方剂大辞典、景岳全书);龙胆汤(中医方剂大辞典、幼幼集成、良效奇方)

【组成】(1)黄连、山栀、黄芩、柴胡、青皮、龙胆草、木通、甘草、丹皮、生地、当归、白芍。(中医方剂大辞典)(2)胆草、柴胡、黄芩、山栀、连翘、知母、麦冬、川连、人参、甘草。(中医方剂大辞典)(3)龙胆草、柴胡、黄连、川黄连、山栀、知母、甘草。(中医方剂大辞典)(4)龙胆草、知母、川连、人参、麦冬、天门冬、山栀、黄芩、柴胡。(中医方剂大辞典)(5)柴胡、青皮、龙胆草、山栀、大黄、白芍、木通、连翘、黄连、滑石。(中医方剂大辞典)(6)龙胆草、连翘、生地黄、泽泻、车前子、木通、归尾、山桅、甘草、黄连、黄芩。(中医方剂大辞典)(7)龙胆草、柴胡、泽泻、木通、车前子、赤茯苓、生地黄、当归、山栀、黄芩、甘草。(中医方剂大辞典)(8)龙胆草、人参、天冬、甘草、黄连、栀子、知母、黄芩、柴胡、五味子。(中医方剂大辞典)(9)胆草、赤芍、归尾、川芎、蒙花、黄芩、决明、蝉蜕、荆芥、甘草。(中医方剂大辞典)(10)龙胆草、归尾、黄芩、泽泻、木通、车前子、生地、生甘草。(中医方剂大辞典)(11)龙胆草、柴胡、羌活根、酒黄柏、防风根、麻黄根、苍术、猪苓、泽泻、红花、当归、黄芩、炙甘草。(中医方剂大辞典)(12)黄芩、柴胡、甘草、人参、天门冬、黄连、知母、龙胆草、山栀子、麦门冬、五味子。(中医方剂大辞典)(13)龙胆草、酒芩、泽泻、生地、柴胡、车前、青皮、山栀、甘草。(中医方剂大辞典)(14)柴胡梢、泽泻、车前子、木通、生地、当归、草龙胆。(中医方剂大辞典)(15)胆草、山栀、知母、黄连、甘草、柴胡、牛蒡、天冬、麦冬、元参。(中医方剂大辞典)(16)龙胆草、黄芩、栀子、泽泻、木通、车前子、当归、生地黄、柴胡、甘草。(中医方剂大辞典)(17)胆草、连翘、生地、泽泻、车前仁、木通、黄芩、当归、栀仁、甘草、大黄。(中医方剂大辞典)(18)龙胆草、黄芩、山栀子、木通、车前、银柴胡、甘草、当归、生地黄。(中医方剂大辞典)(19)龙胆草、天冬、黄连、黄芩、柴胡、山栀、知母、五味子。(中医方剂大辞典)(20)龙胆草、软柴胡、小青皮、怀生地、车前子、全当归、黑山栀、鲜生姜。(中医方剂大辞典)(21)龙胆草、归尾、银花、花粉、连翘、黄芩、丹皮、防风、木通、知母、甘草。(中医方剂大辞典)(22)龙胆草、柴胡、川黄连、麦门冬、陈胆星、甘草、真青黛、山栀。(中医方剂大辞典)(23)胆草、柴胡、黄芩、山栀、川连、知母、麦冬、人参、甘草。(中医方剂大辞典)(24)龙胆草、连翘、生地、黄芩、黄连、山栀、归尾、甘草、泽泻、车前子、木通、大黄。(中医方剂大辞典)(25)柴胡、山栀、知母、麦冬、黄连、人参、胆草、甘草、大黄。(中医方剂大辞典)

龙胆泻毒汤 long dan xie du tang
【英文名】Long Dan Xie Du Decoction
【组成】柴胡、龙胆草、山栀、大黄、黄连、木通、甘草。(中医方剂大辞典)

龙胆茯神丸 long dan fu shen wan
【英文名】Long Dan Fu Shen Pill
【组成】龙胆草、茯神、胡黄连、石菖蒲、远志肉、香附、陈神曲、朱砂、地骨皮、干蟾。(中医方剂大辞典)

龙胆草擦剂 long dan cao ca ji
【英文名】Long Dan Cao Liniment
【组成】龙胆草。(中医方剂大辞典)

龙胆清肝饮 long dan qing gan yin
【英文名】Long Dan Qing Gan Drink
【组成】龙胆草、黄芩、黄连、瓜蒌、麦冬、玄参、知母、芍药、羚羊角。(中医方剂大辞典)

龙胆清肝散 long dan qing gan san
【英文名】Long Dan Qing Gan Powders
【组成】龙胆草、柴胡、焦栀、黄芩、知母、川连、红花、连翘、赤芍、生地、当归、川芎、香附、青皮。(中医方剂大辞典)

龙胆截喘汤 long dan jie chuan tang
【英文名】Long Dan Jie Chuan Decoction
【组成】地龙、胆南星、杏仁、瓜蒌、枇杷叶、桔梗、川贝、防风、甘草。(中西医结合杂志 1989,9(1))

龙香犀角丸 long xiang xi jiao wan
【英文名】Long Xiang Xi Jiao Pill
【组成】熟地黄、生地黄、山药、麦门冬、犀角、真京墨、牡丹皮、五味子、鳖甲、胡黄连。(中医方剂大辞典)

龙宫救苦丹 long gong jiu ku dan
【英文名】Long Gong Jiu Ku Pellet
【组成】升麻、白芍、香附、黑姜、荆芥、橘红、蝉蜕、人参、黄芪。(中医方剂大辞典)

龙莲芡实丸 long lian qian shi wan
【英文名】Long Lian Qian Shi Pill
【组成】龙骨、莲须、芡实、乌梅肉。(中医方剂大辞典)

龙蚝理痰汤 long hao li tan tang
【英文名】Long Hao Li Tan Decoction
【组成】清半夏、生龙骨、生牡蛎、生赭石、朴消、黑脂麻、柏子仁、生杭芍、陈皮、茯苓。(中医方剂大辞典)

龙射破棺散 long she po guan san
【英文名】Long She Po Guan Powders
【组成】藿香、地丁、瓜蒌、红藤、甘草、紫草、黄芪、当归。(中医方剂大辞典)

龙脑川芎丸 long nao chuan xiong wan
【英文名】Long Nao Chuan Xiong Pill
【组成】桔梗、片脑、砂仁、白豆蔻、薄荷、川芎、防风、炙甘草、酒芩、连翘。(中医方剂大辞典)

龙脑天麻煎 long nao tian ma jian
【英文名】Long Nao Tian Ma Decoction
【组成】甜瓜子、浮萍草、川乌、地榆、黑参、天麻、生龙脑、麝香。(中医方剂大辞典)

龙脑牛黄丸 long nao niu huang wan
【英文名】Long Nao Niu Huang Pill
【组成】真槐胶、真阿胶、牛黄、水银、白花蛇肉、铅白霜、生龙脑、真麝香、真阿魏。(中医方剂大辞典)

龙脑丹砂丸 long nao dan sha wan
【英文名】Long Nao Dan Sha Pill
【异名】含化龙脑丸(中医方剂大辞典、医方类聚)
【组成】龙脑、丹砂、白茯苓、羚羊角、犀角、甘草、升麻、恶实、麦门冬、马牙消、黄药。(中医方剂大辞典)

龙脑水银丸 long nao shui yin wan
【英文名】Long Nao Shui Yin Pill
【组成】龙脑、麝香、猪牙皂荚、甘遂、腻粉、青黛、水银、巴豆。(中医方剂大辞典)

龙脑玉壶丸 long nao yu hu wan
【英文名】Long Nao Yu Hu Pill
【组成】人参、防风、赤茯苓、干蝎、白僵蚕、硼砂、白附子、天麻、麝香、天南星、玄明粉、甘草、龙脑、凝水石。(中医方剂大辞典)

龙脑甘露丸 long nao gan lu wan
【英文名】Long Nao Gan Lu Pill
【组成】寒水石、甘草、天竺黄、龙脑。(中医方剂大辞典)

龙脑地黄膏 long nao di huang gao
【英文名】Long Nao Di Huang Plaster
【组成】川大黄、甘草、麝香、雄黄、生脑子。(中医方剂大辞典)

龙脑芎辛丸 long nao xiong xin wan
【英文名】Long Nao Xiong Xin Pill
【组成】芎䓖、细辛、甘草、龙脑、天南星、秦艽、丹砂。(中医方剂大辞典)

龙脑芎犀丸 long nao xiong xi wan
【英文名】Long Nao Xiong Xi Pill
【组成】石膏、川芎、生龙脑、生犀角、山栀子、朱砂、人参、茯苓、细辛、甘草、阿胶、麦门冬。(中医方剂大

辞典)

龙脑安神丸 long nao an shen wan

【英文名】Long Nao An Shen Pill

【异名】安神丸(中医方剂大辞典、痘疹传心录);龙脑膏(中医方剂大辞典、痘科类编)

【组成】(1)大辰砂、龙脑、牛黄。(中医方剂大辞典)(2)茯神、人参、麦门冬、乌犀、朱砂、真地骨皮、甘草、桑白皮、马牙消、龙脑、牛黄、麝香、金箔。(中医方剂大辞典)

龙脑鸡苏丸 long nao ji su wan

【英文名】Long Nao Ji Su Pill

【异名】鸡苏丸(中医方剂大辞典、普济方)

【组成】(1)龙脑、鸡苏、炙甘草、乌梅肉、紫苏叶、麦门冬、白梅肉、人参、天门冬、麝香、甜消。(中医方剂大辞典)(2)鸡苏叶、黄芪、麦门冬、甘草、黄连、干地黄、人参、木通、新蒲黄、阿胶、柴胡。(中医方剂大辞典)(3)柴胡、木通、阿胶、蒲黄、人参、麦门冬、黄芪、鸡苏叶、炙甘草、生干地黄末。(中医方剂大辞典)

龙脑青金散 long nao qing jin san

【英文名】Long Nao Qing Jin Powders

【组成】青黛、硼砂、柏末、枯矾、雄黄、飞丹、冰片、铜绿。(中医方剂大辞典)

龙脑青葙丸 long nao qing xiang wan

【英文名】Long Nao Qing Xiang Pill

【组成】龙脑、青葙子、人参、车前子、白茯苓、芎䓖、羌活、细辛、天麻、防风、石决明、黄芪、牛黄、旋覆花、麝香、曾青。(中医方剂大辞典)

龙脑金水膏 long nao jin shui gao

【英文名】Long Nao Jin Shui Plaster

【组成】蕤仁、朱砂、硇砂、干胭脂、龙脑、麝香。(中医方剂大辞典)

龙脑破毒散 long nao po du san

【英文名】Long Nao Po Du Powders

【组成】(1)僵蚕、青黛、甘草、生蒲黄、马勃、冰片、麝香、西瓜霜。(中医方剂大辞典)(2)盆消、白僵蚕、甘草、青黛、马勃、蒲黄、脑子、麝香。(中医方剂大辞典)

龙脑润肌散 long nao run ji san

【英文名】Long Nao Run Ji Powders

【组成】黄丹、密陀僧、轻粉、麝香、龙脑。(中医方剂大辞典)

龙脑黄连膏 long nao huang lian gao

【英文名】Long Nao Huang Lian Plaster

【异名】光明眼药(中医方剂大辞典)

【组成】梅冰片、淡硇砂。(中医方剂大辞典)

龙脑清膈汤 long nao qing ge tang

【英文名】Long Nao Qing Ge Decoction

【组成】黍粘子、荆芥穗、鸡苏叶、甘草、瓜蒌根、桔梗、紫苏子、龙脑。(中医方剂大辞典)

龙脑硼砂散 long nao peng sha san

【英文名】Long Nao Peng Sha Powders

【组成】龙脑、南硼砂。(中医方剂大辞典)

龙蛇荠草饮 long she ji bi yin

【英文名】Long She Ji Bi Drink

【组成】龙须草、白花蛇舌草、荠菜花、川萆薢、瞿麦穗、萹蓄草、车前草、生地、木通、凤尾草、茯苓皮、生草梢。(中医杂志 1981,22(11))

龙蛇换骨丹 long she huan gu dan

【英文名】Long She Huan Gu Prescription

【组成】生草乌、生姜。(中医方剂大辞典)

龙蝎蛭胶囊 long xie zhi jiao nang

【英文名】Long Xie Zhi Capsule

【组成】地龙、全蝎、水蛭。(山东中医杂志 19933,12(6))

龙鲤宣痹丸 long li xuan bi wan

【英文名】Long Li Xuan Bi Pill

【组成】干地龙、蜣螂、全蝎、川甲、露蜂房、制川乌、明乳香、麝香。(中医方剂大辞典)

龙燕补肾酒 long yan bu shen jiu

【英文名】Long Yan Bu Shen Wine(药品标准－中药成方制剂标准)

【组成】雄蚕蛾、地龙、海燕、花椒、甜叶菊。(药品标准－中药成方制剂标准 1998 年)

龙麝青金丸 long she qing jin wan

【英文名】Long She Qing Jin Pill

【异名】龙脑青金丸(中医方剂大辞典、魏氏家藏方)

【组成】脑、麝、青黛、雄黄、朱砂、胡黄连、芦荟、腻粉。(中医方剂大辞典)

龙麝追毒丹 long she zhui du dan

【英文名】Long She Zhui Du Pellet

【异名】龙麝追毒散(中医方剂大辞典、普济方)

【组成】龙脑、麝香、轻粉、粉霜、雄黄、乳香、砒黄、巴豆。(中医方剂大辞典)

龙麝追毒散 long she zhui du san

【英文名】Long She Zhui Du Powders

【组成】龙脑、轻粉、粉霜、雄黄、乳香、没药、血竭、硫黄、麝香、巴豆。(中医方剂大辞典)

龙麝紫芝煎 long she zi zhi jian

【英文名】Long She Zi Zhi Decoction

【组成】(1)附子、川乌、草乌头、桂心、细辛、干姜、白芷、零陵香、藿香叶、白茯苓、香附子、桂花、白附子、丁香、木香、甘草、细墨备、麻黄、胡椒、脑子、麝香、甘松、米粉、糯米。(中医方剂大辞典)(2)何首乌、天麻、吴白芷、防风、羌活、炙甘草、黑附子、甘松、胡

椒、良姜、零陵香、藿香叶、肉桂、川姜、白檀、麻黄、龙脑、麝香。（中医方剂大辞典）

龙麝蚰蜒丸 long she yi chong wan

【英文名】Long She Yi Chong Qi Pill

【组成】香白芷、麻黄、藿香叶、天麻、甘草、羌活、细辛、藁本、全蝎、川芎、雄黄、白附子、脑子、麝香。（中医方剂大辞典）

龙麝聚圣丹 long she ju sheng dan

【英文名】Long She Ju Sheng Pellet

【组成】川芎、生地黄、犀角屑、羚羊角、南琥珀、南玄参、桔梗、连翘、马牙消、人参、赤茯苓、升麻、牛黄、麝香、脑子、南硼砂、铅白霜、朱砂、金箔。（中医方剂大辞典）

龙牡壮骨冲剂 long mu zhuang gu chong ji

【英文名】Long Mu Zhuang Gu Medicinal Instant Granule

【组成】龙骨、牡蛎、龟板。((90)鄂卫药准字第1324号)

龙牡壮骨颗粒 long mu zhuang gu ke li

【英文名】Long Mu Zhuang Gu Granule(药品标准－中药成方制剂标准)

【组成】黄芪、麦冬、龟板、白术、山药、龙骨、牡蛎、鸡内金、维生素D2。(药品标准－中药成方制剂标准1998年)

龙胆泻肝颗粒 long dan xie gan ke li

【英文名】Long Dan Xie Gan Granule(药品标准－中药成方制剂标准)

【异名】龙胆泻肝冲剂(药品标准－中药成方制剂标准)

【组成】龙胆、柴胡、黄芩、栀子、泽泻、关木通、车前子、当归、地黄、甘草。(药品标准－中药成方制剂标准1996年)

龙胆羚羊角汤 long dan ling yang jiao tang

【英文名】Long Dan Ling Yang Jiao Decoction

【组成】龙胆草、黄芩、干地黄、羚羊角、茯神、丹参、前仁。（中医方剂大辞典）

龙脑麝香锭子 long nao she xiang ding zi

【英文名】Long Nao She Xiang Lozenges

【组成】龙脑、麝香、轻粉、粉霜、雄黄、乳香、雌黄、巴豆。（中医方剂大辞典）

龙胆地龙起痿汤 long dan di long qi wei tang

【英文名】Long Dan Di Long Qi Wei Decoction

【组成】龙胆草、大黄、蜈蚣、地龙、当归、生地、柴胡、车前子、木通、泽泻、蛇床子、云苓。（中医杂志1990，31(8)）

戊己汤 wu ji tang

【英文名】Wu Ji Decoction

【异名】黄连戊己汤(中医方剂大辞典)

【组成】白芍、甘草、川黄连。（中医方剂大辞典）

戊己散 wu ji san

【英文名】Wu Ji Powders

【组成】干牛粪。（中医方剂大辞典）

戊戌丸 wu xu wan

【英文名】Wu Xu Pill

【组成】黄童子狗、地骨皮、前胡、黄芪、肉苁蓉、当归末、莲肉、苍术末、厚朴、桔皮末、甘草末。（中医方剂大辞典）

戊戌酒 wu xu jiu

【英文名】Wu Xu Wine

【组成】黄犬肉。（中医方剂大辞典）

戊字化毒丸 wu zi hua du wan

【英文名】Wu Zi Hua Du Pill

【组成】牛黄、升麻、生生乳、木香、朱砂、雄黄、川山甲、白鲜皮、乳香、制大黄、威灵仙、没药、血竭、贝母。（中医方剂大辞典）

可达灵片 ke da ling pian

【英文名】Ke Da Ling Tablet(药品标准－中药成方制剂标准)

【组成】延胡索。(药品标准－中药成方制剂标准1998年)

可利肝冲剂 ke li gan chong ji

【英文名】Ke Li Gan Granule(药品标准－中药成方制剂标准)

【组成】穿山甲、泽兰、白薇、枳实、五味子、北豆根。(药品标准－中药成方制剂标准1991年)

可保立苏汤 ke bao li su tang

【英文名】Ke Bao Li Su Decoction

【组成】黄芪、党参、白术、甘草、当归、白芍、枣仁、山萸、枸杞子、故纸、核桃。（中医方剂大辞典）

目炎灵 mu yan ling

【英文名】Mu Yan Ling Eye-drops Preparation

【组成】黄芩、防风、野菊花、冰片。（中西医结合眼科1990,8(4)）

卡慢舒溶液 ka man shu rong ye

【英文名】Ka Man Shu Liquid

【组成】多糖类。((89)川卫药准字－4943号)

另煎 ling jian

【英文名】Decoct separately(方剂学－英汉对照、新编实用中医文库)

【定义】指为防止某些贵重药材煎出的有效成分被其他药渣吸附，将该药另行入煎的煎药方法。（中药学）

归元汤 gui yuan tang

【英文名】Gui Yuan Decoction

【组成】熟地、附子、当归、人参、焦术、故纸、苡仁、茨

实、山药、杜仲、炮姜、防风。(中医方剂大辞典)

归元散 gui yuan san

【英文名】Gui Yuan Powders

【组成】(1)人参、白术、茯苓、远志、酸枣仁、麦门冬、黄柏、知母、芡实、莲花须、枸杞子、陈皮、川芎、升麻、甘草。(中医方剂大辞典)(2)肉桂、牵牛、当归、大黄、桃仁、全蝎。(中医方剂大辞典)

归牛散 gui niu san

【英文名】Gui Niu Powders

【组成】肉桂、牵牛、当归、大黄、桃仁、全蝎。(中医方剂大辞典)

归气汤 gui qi tang

【英文名】Gui Qi Decoction

【组成】(1)熟地、茯苓、扁豆、干姜、丁香、陈皮、藿香、炙甘草。(中医方剂大辞典)(2)麦冬、北五味子、熟地、白术。(中医方剂大辞典)

归艾饮 gui ai yin

【英文名】Gui Ai Drink

【组成】当归、川芎、艾叶、茯苓、白术、白芍、杜仲、陈皮、香附、木香、砂仁、乌药、防风、紫苏、甘草。(中医方剂大辞典)

归术汤 gui zhu tang

【英文名】Gui Zhu Decoction

【组成】当归、白术、地骨皮、白芍、丹皮、沙参、黄芪、陈皮、甘草。(中医方剂大辞典)

归术散 gui zhu san

【英文名】Gui Zhu Powders

【组成】当归、白术。(中医方剂大辞典)

归龙酒 gui long jiu

【英文名】Gui Long Wine

【组成】菊花、当归、枸杞、龙眼肉。(中医方剂大辞典)

归芍汤 gui shao tang

【英文名】Gui Shao Decoction

【组成】(1)当归、桔梗、枳壳、生白芍、木香、槟榔、炙甘草。(中医方剂大辞典)(2)当归、白芍、黄芩、黄连、陈皮、广香。(中医方剂大辞典)(3)当归、白芍、莱菔子、广木香、槟榔、枳壳、甘草、净车前、山楂。(中医方剂大辞典)(4)当归、白芍、柴胡、川朴、枳壳、槟榔、芒消、丹皮、黄芩、川连、公英、没药、阿胶、三仙。(中医方剂大辞典)(5)当归、大黄、川朴、枳壳、槟榔、芒消、黄芩、黄连、丹皮、公英、没药。(中医方剂大辞典)

归芍饮 gui shao yin

【英文名】Gui Shao Drink

【组成】(1)白芍、当归、莱菔、枳壳、槟榔、甘草。(中医方剂大辞典)(2)人参、白术、白芍、白茯苓、诃子肉、乌梅、黄连、厚朴、肉豆蔻、柴胡。(中医方剂大辞典)(3)当归、白芍、川芎、白术、人参、生地、香附、陈皮。(中医方剂大辞典)

归芍散 gui shao san

【英文名】Gui Shao Powders

【组成】当归、白芍、鹿茸、熟地黄。(中医方剂大辞典)

归芍煎 gui shao jian

【英文名】Gui Shao Decoction

【组成】当归、白芍、滑石、槟榔、枳壳、广香、甘草、莲子。(中医方剂大辞典)

归芎丸 gui xiong wan

【英文名】Gui Xiong Pill

【组成】陈皮、当归、元胡索。(中医方剂大辞典)

归芎汤 gui xiong tang

【英文名】Gui Xiong Decoction

【组成】当归、川芎、防风、荆芥、菊花、生地、玄参。(中医方剂大辞典)

归血散 gui xue san

【英文名】Gui Xue Powders

【组成】荆芥、大麦、黑豆、甘草。(中医方剂大辞典)

归花汤 gui hua tang

【英文名】Gui Hua Decoction

【异名】归杞汤(中医方剂大辞典)

【组成】当归、密蒙花、黄连、熟地、楮实子、覆盆子、枸杞子、玄参、连翘、防风、石斛草、陈皮、白芍。(中医方剂大辞典)

归芪汤 gui qi tang

【英文名】Gui Qi Decoction

【组成】(1)当归、黄芪、川芎、益母草、枳壳。(中医方剂大辞典)(2)黄芪、当归、枣仁、炙甘草、麦曲、白术、茯苓。(中医方剂大辞典)(3)黄芪、当归、白芍、川芎、炙甘草。(中医方剂大辞典)(4)黄芪、当归、糯米。(中医方剂大辞典)(5)当归身、蜜炙黄芪、酸枣仁。(中医方剂大辞典)(6)当归、黄芪。(中医方剂大辞典)(7)黄芪、当归、瓜蒌、甘草、皂角刺。(中医方剂大辞典)

归芪饮 gui qi yin

【英文名】Gui Qi Drink

【组成】当归、绵黄芪、金银花、甘草。(中医方剂大辞典)

归连丸 gui lian wan

【英文名】Gui Lian Pill

【组成】(1)黄连、黄柏、当归、黄芩、阿胶、熟艾。(中医方剂大辞典)(2)阿胶、黄连、当归、干姜、木香。(中医方剂大辞典)

归连汤 gui lian tang

【英文名】Gui Lian Decoction

【组成】(1)当归、黄连、黄芩、铜绿、皮消、白矾。(中医方剂大辞典)(2)升麻、黄连、大黄、川芎、羚羊角、红花、归尾、甘草、黄芩、金银花。(中医方剂大辞典)(3)当归尾、黄连、赤芍、防风、杏仁。(中医方剂大辞典)

归连散 gui lian san

【英文名】Gui Lian Powders

【组成】黄连、黄柏、当归、干姜。(中医方剂大辞典)

归肠汤 gui chang tang

【英文名】Gui Chang Decoction

【组成】玄参、石膏、熟地、丹皮、当归、地榆、槐花、荆芥。(中医方剂大辞典)

归肠散 gui chang san

【英文名】Gui Chang Powders

【组成】橡斗子、木贼。(中医方剂大辞典)

归尾丸 gui wei wan

【英文名】Gui Wei Pill

【组成】槟榔、秦艽、归尾、延胡索、姜炭、木香、桃仁、丹皮。(中医方剂大辞典)

归灵汤 gui ling tang

【英文名】Gui Ling Decoction

【异名】归灵内托散(中医方剂大辞典、外科大成);归灵散(中医方剂大辞典、验方新编)

【组成】川芎、当归、白芍、熟地、米仁、木瓜、防己、天花粉、金银花、白鲜皮、人参、白术、甘草、威灵仙、牛膝、土茯苓。(中医方剂大辞典)

归附丸 gui fu wan

【英文名】Gui Fu Pill

【组成】(1)当归、附子。(中医方剂大辞典)(2)归身、香附、陈皮、山楂。(中医方剂大辞典)(3)香附子、当归、鹿角。(中医方剂大辞典)(4)香附子、当归。(中医方剂大辞典)

归附汤 gui fu tang

【英文名】Gui Fu Decoction

【组成】当归、附子。(中医方剂大辞典)

归表汤 gui biao tang

【英文名】Gui Biao Decoction

【组成】羌活、青皮、黑牵牛。(中医方剂大辞典)

归苓散 gui ling san

【英文名】Gui Ling Powders

【组成】(1)当归、川芎、茯苓、厚朴。(中医方剂大辞典)(2)当归、茯苓、芍药、生甘草梢、木通、陈皮、白术、灯心。(中医方剂大辞典)

归肾丸 gui shen wan

【英文名】Gui Shen Pill

【组成】熟地、山药、山茱萸肉、茯苓、当归、枸杞、杜仲、菟丝子。(中医方剂大辞典)

归命丸 gui ming wan

【英文名】Gui Ming Pill

【组成】青桔皮、桂、半夏、乌头、附子、干姜、硫黄、槟榔、胡椒、肉豆蔻。(中医方剂大辞典)

归命丹 gui ming dan

【英文名】Gui Ming Pellet

【异名】神穴丹(中医方剂大辞典);归命丸(中医方剂大辞典、圣济总录);神穴丸(中医方剂大辞典、圣济总录)

【组成】(1)水银、牛黄、麝香、锡吝脂。(中医方剂大辞典)(2)丁香、藿香、生犀、牛黄、猪胆、鲫胆、狗胆、蝟胆、熊胆、鱼胆。(中医方剂大辞典)(3)蛇黄、朱砂、铁粉、猪猪粪、麝。(中医方剂大辞典)

归命散 gui ming san

【英文名】Gui Ming Powders

【组成】荆芥穗、白术、人参、净苍术、白茯苓、石膏、炙甘草。(中医方剂大辞典)

归命膏 gui ming gao

【英文名】Gui Ming Plaster

【组成】野生茄子。(中医方剂大辞典)

归沫汤 gui mo tang

【英文名】Gui Mo Decoction

【组成】熟地、山萸肉、玄参、天冬、女贞子、生地、百合、款冬花。(中医方剂大辞典)

归宗汤 gui zong tang

【英文名】Gui Zong Decoction

【组成】大黄、生地黄、赤芍、东山楂、青皮、木通、荆芥穗、牛蒡子。(中医方剂大辞典)

归承汤 gui cheng tang

【英文名】Gui Cheng Decoction

【组成】桃仁承气汤加当归。(中医方剂大辞典)

归参丸 gui shen wan

【英文名】Gui Shen Pill

【组成】当归、苦参、玄参、连翘、栀子、花粉、桔梗、生地、黄芩、桑叶。(中医方剂大辞典)

归参汤 gui shen tang

【英文名】Gui Shen Decoction

【组成】(1)当归、玄参、瓜蒌根、连翘、黄芩、石膏、黄柏、山栀。(中医方剂大辞典)(2)人参、当归、川芎、生地黄、白芍、薄荷、荆芥、条黄芩、升麻。(中医方剂大辞典)

归荆汤 gui jing tang

【英文名】Gui Jing Decoction

【组成】当归、荆芥穗。(中医方剂大辞典)

归荆散 gui jing san

【英文名】Gui Jing Powders

【组成】当归、荆芥穗、川升麻、川郁金、细辛、白芷、荜茇。(中医方剂大辞典)

归茸丸 gui rong wan

【英文名】Gui Rong Pill

【组成】(1)当归、牡丹皮、鹿茸、附子、地黄、人参。(中医方剂大辞典)(2)当归、鹿茸、北黄芪、沉香、灵砂、北五味子、远志肉、酸枣仁、吴茱萸、茴香、破故纸、牡蛎、熟地黄、人参、龙骨、附子、巴戟。(中医方剂大辞典)(3)鹿茸、当归。(中医方剂大辞典)

归茸酒 gui rong jiu

【英文名】Gui Rong Wine

【异名】归茸汤(中医方剂大辞典、回春)

【组成】嫩鹿茸、当归身。(中医方剂大辞典)

归茸散 gui rong san

【英文名】Gui Rong Powders

【组成】鹿茸。(中医方剂大辞典)

归须汤 gui xu tang

【英文名】Gui Xu Decoction

【组成】生杜仲、归须、穿山甲、干地龙、小茴、北细辛。(中医方剂大辞典)

归姜汤 gui jiang tang

【英文名】Gui Jiang Decoction

【异名】归姜枣汤(中医方剂大辞典、产科心法)

【组成】当归、黑姜、枣仁、大枣。(中医方剂大辞典)

归神丹 gui shen dan

【英文名】Gui Shen Pellet

【异名】大归神丹(中医方剂大辞典、丹溪心法附余);归神丸(中医方剂大辞典、袖珍方)

【组成】(1)辰朱砂、猪心。(中医方剂大辞典)(2)颗块大朱砂、金箔、真银箔、深红琥珀、酸枣仁、远志、白茯神、罗参、大当归、龙齿。(中医方剂大辞典)(3)丹参、人参、石菖蒲、远志、酸枣仁、柏子仁、天门冬、麦门冬、熟地黄、干山药、生地黄、当归、茯神、粉草、辰砂、地骨皮、五味子、白茯苓。(中医方剂大辞典)(4)颗块朱砂、猿猪心、灯心。(中医方剂大辞典)

归神汤 gui shen tang

【英文名】Gui Shen Decoction

【组成】(1)人参、白术、巴戟天、茯神、紫河车、半夏、陈皮、甘草、丹砂、菖蒲、麦冬、柏子仁、白芥子。(中医方剂大辞典)(2)人参、白术、白茯苓、当归身、酸枣仁、陈皮、龙眼肉、甘草、羚羊角末、琥珀末。(中医方剂大辞典)

归真散 gui zhen san

【英文名】Gui Zhen Powders

【组成】木香、附子、青皮、草豆蔻、牡蛎、甘草、乌药、沉香、白术、藿香、厚朴、桂各。(中医方剂大辞典)

归原散 gui yuan san

【英文名】Gui Yuan Powders

【异名】复元汤(中医方剂大辞典、古今医鉴)

【组成】人参、甘草、川芎、当归、芍药、丁香、白茯苓、白术、陈皮、桔梗、枳壳、半夏。(中医方剂大辞典)

归柴饮 gui chai yin

【英文名】Gui Chai Drink

【组成】当归、柴胡、炙甘草。(中医方剂大辞典)

归圆酒 gui yuan jiu

【英文名】Gui Yuan Wine

【组成】(1)黄芪、当归、忍冬藤、甘草、桂圆、川断、香附。(中医方剂大辞典)(2)当归、圆眼。(中医方剂大辞典)

归胶饮 gui jiao yin

【英文名】Gui Jiao Drink

【组成】阿胶、炙甘草、当归、葱白。(中医方剂大辞典)

归梢汤 gui shao tang

【英文名】Gui Shao Decoction

【组成】归梢、赤芍、莪术、桃仁、红花。(中医方剂大辞典)

归黄散 gui huang san

【英文名】Gui Huang Powders

【组成】当归、生地黄、轻粉、黄连、赤芍、杏仁。(中医方剂大辞典)

归黄膏 gui huang gao

【英文名】Gui Huang Plaster

【组成】当归、生地。(中医方剂大辞典)

归葛饮 gui ge yin

【英文名】Gui Ge Drink

【异名】归葛煎(中医方剂大辞典、医级)

【组成】当归、干葛。(中医方剂大辞典)

归紫油 gui zi you

【英文名】Gui Zi Oil

【组成】当归、紫草、冰片、麻油。(时珍国药研究 1993,4(4))

归葵汤 gui kui tang

【英文名】Gui Kui Decoction

【组成】柴胡、生甘草、蔓荆子、连翘、生地黄、当归身、红葵花、人参、黄芪、酒黄芩、防风、羌活、升麻。(中医方剂大辞典)

归脾片 gui pi pian

【英文名】Gui Pi Tablet(药品标准－中药成方制剂标准)

【组成】党参、白术、黄芪、甘草、茯苓、远志、酸枣仁、龙眼肉、当归、木香、大枣、生姜。(药品标准－中药成方制剂标准 1997 年)

归脾丸 gui pi wan

【英文名】Gui Pi Pill

【组成】黄芪、龙眼肉、酸枣仁、人参、木香、炙甘草。(中医方剂大辞典)

归脾汤 gui pi tang

【英文名】Gui Pi Decoction(中国中医药学主题词表)

【组成】(1)人参、石斛、远志肉、茯神、枣仁、白术、炮姜、木香、石菖蒲、柴胡、炙甘草、当归身、桂圆肉。(中医方剂大辞典)(2)人参、当归身、黄芪、白术、茯神、枣仁、远志、炙甘草、陈皮。(中医方剂大辞典)(3)人参、白术、茯神、黄芪、地骨皮、甘草、木香、远志、枣仁。(中医方剂大辞典)(4)人参、茯神、炒枣仁、远志、麦冬、山药、当归、广木香、黄芪、甘草。(中医方剂大辞典)(5)白术、当归、白茯苓、黄芪、龙眼肉、远志、酸枣仁、木香、炙甘草、人参。(中医方剂大辞典)(6)白术、茯苓、黄芪、龙眼肉、酸枣仁、木香、炙甘草。(中医方剂大辞典)

归脾液 gui pi ye

【英文名】Gui Pi Oral Liquid(药品标准－中药成方制剂标准)

【组成】党参、白术、黄芪、甘草、茯苓、远志、酸枣仁、龙眼肉、当归、木香、大枣。(药品标准－中药成方制剂标准 1994 年)

归脾膏 gui pi gao

【英文名】Gui Pi Concentrated Decoction(药品标准－中药成方制剂标准)

【组成】黄芪、党参、当归、龙眼肉、白术、木香、茯苓、远志、酸枣仁、甘草、大枣。(药品标准－中药成方制剂标准 1992 年)

归魂丸 gui hun wan

【英文名】Gui Hun Pill

【组成】(1)使君子、水银、香墨、芦荟、熊胆、腊茶、乳香、龙脑、蝎梢、天竺黄、青黛、丹砂、轻粉、寒食面。(中医方剂大辞典)(2)金箔、丹砂、腻粉、牛黄、青黛、白僵蚕、蝉壳、白附子、干蝎、防风、犀角、天南星、天麻、棘刚子。(中医方剂大辞典)

归魂饮 gui hun yin

【英文名】Gui Hun Drink

【组成】白芍、人参、贝母、香附、郁金。(中医方剂大辞典)

归魂散 gui hun san

【英文名】Gui Hun Powders

【组成】(1)石菖蒲、当归。(中医方剂大辞典)(2)蝎梢、蜈蚣、半条、水银粉、麝脑、花蛇肉、天南星、川乌头尖。(中医方剂大辞典)(3)石膏、寒水石、阳起石、附子、干姜、麻黄、杏仁。(中医方剂大辞典)(4)白矾、草茶。(中医方剂大辞典)

归榆汤 gui yu tang

【英文名】Gui Yu Decoction

【组成】当归、甘草、地榆、枳壳、荆芥、薄荷、柏叶。(中医方剂大辞典)

归睛散 gui jing san

【英文名】Gui Jing Powders

【组成】防风、青葙子、细辛、决明子、独活、芎䓖、赤茯苓、车前子、黄连、地肤子、蕤仁、赤芍、甘菊花、茺蔚子、生干地黄、槐子、甘草。(中医方剂大辞典)

归源汤 gui yuan tang

【英文名】Gui Yuan Decoction

【组成】(1)故纸、杜仲、赤石、车前子、茯苓、麦冬、青盐、淮膝、桔皮、当归、白芍、甘草。(中医方剂大辞典)(2)大附子。(中医方剂大辞典)

归漆丸 gui qi wan

【英文名】Gui Qi Pill

【组成】当归、干漆。(中医方剂大辞典)

归竭丸 gui jie wan

【英文名】Gui Jie Pill

【组成】当归、血竭、蓬术、白芍、五灵脂。(中医方剂大辞典)

归鳢饮 gui li yin

【英文名】Gui Li Drink

【组成】当归、熟地、川芎、乌药、红花、女贞子、钩藤、全蝎、鳢鱼头。(中医方剂大辞典)

归羊冲剂 gui yang chong ji

【英文名】Gui Yang Granule(药品标准－中药成方制剂标准)

【组成】当归、生姜、羊肉。(药品标准－中药成方制剂标准 1990 年)

归脾合剂 gui pi he ji

【英文名】Gui Pi Mixture(药品标准－中药成方制剂标准)

【组成】党参、白术、黄芪、甘草、茯苓、远志、酸枣仁、龙眼肉、当归、木香、大枣、生姜。(药品标准－中药成方制剂标准 1993 年)

归气定喘汤 gui qi ding chuan tang

【英文名】Gui Qi Ding Chuain Decoction

【组成】人参、牛膝、熟地、麦冬、枣皮、五味子、枸杞、胡桃、故纸。(中医方剂大辞典)

归气救产汤 gui qi jiu chan tang

【英文名】Gui Qi Jiu Chan Decoction

【组成】人参、熟地、白芍、茯苓、山药、白术、柴胡、砂仁。(中医方剂大辞典)

归术降胞汤 gui zhu jiang bao tang

【英文名】Gui Zhu Jiang Bao Decoction

【组成】当归、白术、柴胡、牛膝、丹皮、红花、荆芥、益母草。(中医方剂大辞典)

归术保产汤 gui zhu bao chan tang

【英文名】Gui Zhu Bao Can Decoction

【组成】当归、川芎、白芍、熟地黄、白术、炙甘草、白茯苓、陈皮、干姜、香附米。(中医方剂大辞典)

归术破瘕汤 gui zhu po jia tang

【英文名】Gui Zhu Po Jia Decoction

【异名】归术破症汤(中医方剂大辞典、寿世保元)
【组成】归尾、赤芍、白芍、青皮、乌药、香附、三棱、莪术、官桂、苏木、红花。(中医方剂大辞典)

归地阿胶汤 gui di e jiao tang
【英文名】Gui Di E Jiao Decoction
【组成】归身、熟地、阿胶、炙甘草、砂仁、竹茹。(中医方剂大辞典)

归地参术汤 gui di shen zhu tang
【英文名】Gui Di Shen Zhu Decoction
【组成】当归、熟地、阿胶珠、桑寄生、泡参、白术、茯神、炙甘草。(中医方剂大辞典)

归地养荣汤 gui di yang rong tang
【英文名】Gui Di Yang Rong Decoction
【异名】归地养营汤(中医方剂大辞典、伤寒广要)
【组成】当归、生地、鳖甲、麦冬、芍药、青蒿、阿胶、五味子、枇杷叶、灯心。(中医方剂大辞典)

归地滋血汤 gui di zi xue tang
【英文名】Gui Di Zi Xue Decoction
【组成】秦归、熟地、鹿角霜、香附、泡参、白术、桑寄生、枸杞、萸肉。(中医方剂大辞典)

归地滋阴汤 gui di zi yin tang
【英文名】Gui Di Zi Yin Decoction
【组成】当归、熟地、白芍、川芎、干姜、炙甘草、荆芥穗。(中医方剂大辞典)

归芍二陈汤 gui shao er chen tang
【英文名】Gui Shao Er Chen Decoction
【组成】当归、白芍、广皮、茯苓、炙甘草、法制半夏。(中医方剂大辞典)

归芍二黄汤 gui shao er huang tang
【英文名】Gui Shao Er Huang Decoction
【组成】黄芪、白术、苍术、当归、白芍、陈皮、熟地、生地、甘草、柴胡。(中医方剂大辞典)

归芍九味汤 gui shao jiu wei tang
【英文名】Gui Shao Jiu Wei Decoction
【组成】当归、白芍、槟榔、车前子、莱菔子、川连、枳壳、木香、甘草。(浙江中医杂志 1983,(7))

归芍大黄汤 gui shao dai huang tang
【英文名】Gui Shao Dai Huang Decoction
【组成】当归身、白芍、川大黄、丹皮。(中医方剂大辞典)

归芍五子茶 gui shao wu zi cha
【英文名】Gui Shao Wu Zi Tea
【组成】当归、白芍、川芎、白术、茯苓、泽泻、菟丝子、枸杞子、覆盆子、五味子、车前子、蛇床子、牛膝。(安徽中医学院学报 1989,8(4))

归芍天地煎 gui shao tian di jian
【英文名】Gui Shao Tian Di Decoction
【组成】天门冬、生地、当归、白芍、丹皮、山栀。(中医方剂大辞典)

归芍六君丸 gui shao liu jun wan
【英文名】Gui Shao Liu Jun Pill(药品标准－中药成方制剂标准)
【组成】当归、白术、党参、白芍、茯苓、甘草、陈皮、姜半夏。(药品标准－中药成方制剂标准 1990 年)

归芍甘麦汤 gui shao gan mai tang
【英文名】Gui Shao Gan Mai Decoction
【组成】当归、杭芍、白术、柴胡、茯神、甘草、小麦、大枣。(中医方剂大辞典)

归芍地甲汤 gui shao di jia tang
【英文名】Gui Shao Di jia Decoction
【组成】当归、赤芍、熟地、山甲、连翘、丝瓜络、黄芪、皂刺。(国医论坛 1987,(4))

归芍地黄丸 gui shao di huang wan
【英文名】Gui Shao Di huang Pill
【组成】当归、白芍、熟地黄、牡丹皮、山茱萸。

归芍地黄汤 gui shao di huang tang
【英文名】Gui Shao Di Huang Decoction
【异名】六味归芍汤(中医方剂大辞典、证因方论集要)
【组成】(1)当归、白芍、生地、丹皮、茯苓、山药、山茱萸、泽泻。(中医方剂大辞典)(2)生地、归身、白芍、枸杞、丹皮、知母、人参、甘草、地骨皮。(中医方剂大辞典)

归芍异功汤 gui shao yi gong tang
【英文名】Gui Shao Yi Gong Decoction
【异名】归芍异功散(中医方剂大辞典、类证治裁)
【组成】人参、白术、广陈皮、白芍、当归身、白茯苓、炙甘草。(中医方剂大辞典)

归芍异功散 gui shao yi gong san
【英文名】Gui Shao Yi Gong Powders
【组成】党参、当归、白芍、白术、茯苓、诃子、陈皮、厚朴、炙甘草。(陕西中医 1992,13(12))

归芍红花散 gui shao hong hua san
【英文名】Gui Shao Hong Hua Powders
【组成】当归、大黄、栀子仁、黄芩、红花、赤芍、甘草、白芷、防风、生地黄、连翘。(中医方剂大辞典)

归芍连壳饮 gui shao lian ke yin
【英文名】Gui Shao Lian Ke Drink
【组成】川芎、当归、白芍、茯苓、黄连、枳壳、甘草、木香。(中医方剂大辞典)

归芍利导汤 gui shao li dao tang
【英文名】Gui Shao Li Dao Decoction
【组成】油当归、枳壳、萝卜子、槟榔、生白芍、车前、细甘草。(中医方剂大辞典)

归芍香连丸 gui shao xiang lian wan
【英文名】Gui Shao Xiang Lian Pill

【组成】当归、芍药、苍术、地榆、神曲、厚朴、槟榔、黄连、黄芩、甘草、木香、山楂。(中医方剂大辞典)

归芍柴胡汤 gui shao chai hu tang

【英文名】Gui Shao Chai Hu Decoction

【组成】(1)归身、白芍、柴胡、生地、丹皮、地骨皮、秦艽、黄芩、广皮、甘草。(中医方剂大辞典)(2)柴胡、黄芩、广皮、甘草、当归、白芍、牡丹皮、地骨皮。(中医方剂大辞典)(3)当归、白芍、柴胡、黄芩、广皮、甘草。(中医方剂大辞典)

归芍润燥汤 gui shao run zao tang

【英文名】Gui Shao Run Zao Decoction

【组成】当归、白芍、生地、桃仁、红花、大黄、枳壳。(中医方剂大辞典)

归芍调血汤 gui sho tiao xue tang

【英文名】Gui Sho Tiao Xue Decoction

【异名】归芍活血散(中医方剂大辞典)

【组成】当归、酒赤芍、白芍、川芎、紫草、红花、木香、血竭。(中医方剂大辞典)

归芍理中丸 gui hao li zhong wan

【英文名】Gui Shao Li Zhong Pill

【组成】潞党参、漂于术、炮姜、炙甘草、当归、炒杭芍。(中医方剂大辞典)

归芍银花汤 gui shao yin hua tang

【英文名】Gui Shao Yin Hua Decoction

【组成】银花、当归、白芍、车前子、花粉、青黛、槟榔、神曲、夜明砂、谷草精。(中医杂志 1983,24(4))

归芍葛芩汤 gui shao ge qin tang

【英文名】Gui Shao Ge Qin Decoction

【组成】当归、白芍、延胡索、山楂、广木香、葛根、黄芩、川连、川朴、枳壳。(中医方剂大辞典)

归芎茜七汤 gui xiong qian qi tang

【英文名】Gui Xiong Qian Qi Decoction

【组成】黄芪、当归、川芎、党参、阿胶、赤石脂、赤芍、茜草、丹皮、三七、炮姜。(陕西中医 1991,12(5))

归红跌打丸 gui hong die da wan

【英文名】Gui Hong Die Da Pill(药品标准－中药成方制剂标准)

【组成】当归、防风、红花、制天南星、白芷、三七、黄瓜子。(药品标准－中药成方制剂标准 1990 年)

归血凉荣汤 gui xue liang rong tang

【英文名】Gui Xue Liang Rong Decoction

【组成】丹皮、地黄、芍药、麦冬、蒲黄、甘草、黄芩、茅根。(中医方剂大辞典)

归芪口服液 gui qi kou fu ye

【英文名】Gui Qi Liquid

【组成】黄芪、当归。((98)卫药准字 Z－022 号)

归芪止血汤 gui qi zhi xue tang

【英文名】Gui Qi Zhi Xue Decoction

【组成】当归、黄芪、蒲黄、香附、桂心、熟艾、白术、地榆、黄芩、炙甘草、川芎。(中医方剂大辞典)

归芪白芷汤 gui qi bai zhi tang

【英文名】Gui Qi Bai Zhi Decoction

【组成】当归、黄芪、白花蛇舌草、白芷、桂枝、川芎、苍术、半夏、陈皮、赤芍、黄芩、僵蚕、苍耳子、蜈蚣。(陕西中医 1993,14(5))

归芪调经汤 gui qi tiao jing tang

【英文名】Gui Qi Tiao Jing Decoction

【组成】当归、炙黄芪、生姜、大枣、仙灵脾、菟丝子。(中医杂志 1984,25(12))

归芪通乳汤 gui qi tong ru tang

【英文名】Gui Qi Tong Ru Decoction

【组成】黄芪、当归、王不留行、白芍、炙山甲、川芎、桃仁、炮姜、焦枳实、桔梗、甘草。(陕西中医 1991,12(12))

归连石斛汤 gui lian shi hu tang

【英文名】Gui Lian Shi Hu Decoction

【组成】油当归、小川连、鲜石斛、炒枳壳、鲜荷叶、长须生谷芽。(中医方剂大辞典)

归芩参附汤 gui qin shen fu tang

【英文名】Gui Qin Shen Fu Decoction

【组成】当归、川芎、茯苓、人参、生地、香附子、白术、黄芩、麦冬。(中医方剂大辞典)

归身生地汤 gui shen sheng di tang

【英文名】Gui Shen Sheng Di Decoction

【组成】归身、生地、知母、黄芩、柴胡、羌活、葛根、浮萍。(中医方剂大辞典)

归尾牛膝汤 gui wei niu xi tang

【英文名】Gui Wei Niu Xi Decoction

【组成】当归尾、川牛膝、木通、滑石、冬葵子。(中医方剂大辞典)

归尾泽兰汤 gui wei ze lan tang

【英文名】Gui Wei Ze Lan Decoction

【组成】归尾、泽兰、牛膝、红花、延胡索、桃仁。(中医方剂大辞典)

归附地黄丸 gui fu di huang wan

【英文名】Gui Fu Di Huang Pill

【组成】当归、川芎、白芍、熟地黄、香附子、陈皮、黄柏、知母、五味子、苍术、牡蛎、椿根皮。(中医大剂大辞典)

归麦榆草汤 gui mai yu cao tang

【英文名】Gui Mai Yu Chao Decoction

【组成】生甘草、当归、麦冬、地榆。(中医方剂大辞典)

归参补血片 gui shen bu xue pian

【英文名】Cui Shen Bu Xue Tablet(药品标准－中药成方制剂标准)

【组成】羊睾丸浸膏、枸杞子、牛鞭胶粉、当归、牛骨髓提取物、龙眼肉、猪脾脏浸膏粉、红参、猪肝脏粉、三七、何首乌、黄芪。(药品标准－中药成方制剂标准1993年)

归经两安汤 gui jing liang an tang

【英文名】Gui Jing Liang An Decoction

【组成】人参、当归、白芍、熟地、山茱萸、巴戟天、白术、麦冬、荆芥、升麻。(中医方剂大辞典)

归经佛手散 gui jing fu shou san

【英文名】Gui Jing Fu Shou Powders

【组成】当归、川芎、白术、荆芥、炒黑干姜、甘草、人参、熟地。(中医方剂大辞典)

归荆安枕汤 gui jing an zhen tang

【英文名】Gui Jing An Zhen Decoction

【组成】当归、丹皮、荆芥、山楂。(中医方剂大辞典)

归养心肾丸 gui yang xin shen wan

【英文名】Gui Yang Xin Shen Pill

【组成】生地、熟地、黄芪、白术、山药、芡实、茯神、枣仁、归身、萸肉、五味子、甘草。(中医方剂大辞典)

归养心脾汤 gui yang xin pi tang

【英文名】Gui Yang Xin Pi Decoction

【组成】人参、黄芪、白术、芡实、北五味子、甘草、生地、枣仁、茯神、当归身、山药。(中医方剂大辞典)

归姜羊肉汤 gui jiang yang rou tang

【英文名】Gui Jiang Yang Rou Decoction

【组成】羊肉、当归、生姜、黄芪。(中医方剂大辞典)

归活温经汤 gui huo wen jing tang

【英文名】Gui Huo Wen Jing Decoction

【组成】当归、羌活、独活、防风、川芎、丹参、青皮、香附、乌药、川断。(中医方剂大辞典)

归神定志丸 gui shen ding zhi wan

【英文名】Gui Shen Ding Zi Pill

【组成】川归、茯神、人参、远志、酸枣仁、龙齿、辰砂、琥珀、金银箔、真珠。(中医方剂大辞典)

归桂化逆汤 gui gui hua ni tang

【英文名】Gui Gui Hua Ni Decoction

【组成】当归、白芍、肉桂、青皮、茯苓、蒺藜、郁金、合欢花、木香、牛膝、玫瑰花、红枣、降香。(中医方剂大辞典)

归凉接命散 gui liang jie ming san

【英文名】Gui Liang Jie Ming Powders

【异名】归凉节命散(中医方剂大辞典、郑氏家传女科万全方);归凉节命饮(中医方剂大辞典、胎产秘书)

【组成】川芎、苎根、白芍、麦门冬、当归、白术、糯米、炙甘草。(中医方剂大辞典)

归麻止痛膏 gui ma zhi tong gao

【英文名】Gui Ma Zhi Tong Plaster(药品标准－中药成方制剂标准)

【组成】祖师麻、当归、铁棒锤、山莨菪、薄荷脑、冰片、樟脑、水杨酸甲酯。(药品标准－中药成方制剂标准1991年)

归脾养荣汤 gui pi yang rong tang

【英文名】Gui Pi Yang Rong Decoction

【组成】当归、川芎、白芍、生地、茯苓、陈皮、甘草、麦冬、升麻、山栀、桔梗、黄芪、白术、防风、黄连、黄柏、知母、牡丹皮、小柴胡。(中医方剂大辞典)

归掌地黄丸 gui zhang di huang wan

【英文名】Gui Zhang Di Huang Pill

【组成】归掌、生地、熟地、天冬、麦冬、枸杞子、黑大豆、何首乌、山药、茯神、黄芪、白术、石决明、草决明、蜜蒙花、谷精草、木贼、甘菊、丹皮、川芎。(中医方剂大辞典)

归芍六君子汤 gui shao liu jun zi tang

【英文名】Gui Shao Liu Jun Zi Decoction

【异名】归芍六君汤(中医方剂大辞典、成方便读)

【组成】归身、白芍、人参、白术、茯苓、陈皮、半夏、炙甘草。(中医方剂大辞典)

归芪养血糖浆 gui qi yang xue tang jiang

【英文名】Gui Qi Yang Xue Syrup(药品标准－中药成方制剂标准)

【组成】当归、香附、党参、黄芪、川芎、白芍、熟地黄、甘草、茯苓。(药品标准－中药成方制剂标准1997年)

归来轩毡道人风药 gui lai xuan zhan dao ren feng yao

【英文名】Gui Lai Xuan Zhan Dao Ren Feng Yao Pill

【组成】红曲、苍术、乌药、天花粉、何首乌、白芷、陈皮、蝉壳、川楝子、补骨脂、天南星、苏木、藁本、鹭鸶藤、黑牵牛、僵蚕、五灵脂、地龙、宣木瓜、香附子、荆芥、川芎、当归、细辛、萆薢、蚕砂、赤芍、防风、草乌、川乌、乳香。(中医方剂大辞典)

北艾汤 bei ai tang

【英文名】Bei Ai Decoction

【组成】北艾。(中医方剂大辞典)

北芪片 bei qi pian

【英文名】Bei Qi Tablet(药品标准－中药成方制剂标准)

【组成】黄芪。(药品标准－中药成方制剂标准1992年)

北芪精 bei qi jing

【英文名】Bei Qi Jing Liquid

【组成】黄芪、椴树蜜。(吉林省药品标准(1982年))

北枣丹 bei zao dan

【英文名】Bei Zao Pellet

【异名】金枣散(中医方剂大辞典、疡科纲要)

【组成】北枣、真砒。(中医方剂大辞典)

北枣散 bei zao san

【英文名】Bei Zao Powders

【组成】北枣。(中医方剂大辞典)

北亭丸 bei ting wan

【英文名】Bei Ting Pill

【组成】(1)北亭、朱砂、腻粉、牙消、巴豆。(中医方剂大辞典)(2)缩砂仁、胡椒、肉桂、厚朴、附子、川芎、当归、陈皮、干姜、炙甘草、北亭、白术、五味子、阿魏。(中医方剂大辞典)(3)北亭、阿魏、川当归、厚朴、陈桔皮、官桂、干姜、炙甘草、川芎、胡椒、缩砂、大附子、茯苓、青盐、白术、五味子。(中医方剂大辞典)

北亭散 bei ting san

【英文名】Bei Ting Powders

【组成】白矾、乳香、黄连、硇砂、全蝎。(中医方剂大辞典)

北庭丸 bei ting wan

【英文名】Bei Ting Pill

【组成】北庭、附子。(中医方剂大辞典)

北梗散 bei geng san

【英文名】Bei Geng Powders

【组成】北梗、天花粉、干葛、川升麻、川芎、赤芍、独活、柴胡、甘草。(中医方剂大辞典)

北地太守酒 bei di tai shou jiu

【英文名】Bei Di Tai Shou Wine

【组成】乌头、甘草、芎䓖、黄芩、桂心、藜芦、附子、白蔹、桔梗、半夏、柏子仁、前胡、麦门冬。(中医方剂大辞典)

北芪五加片 bei qi wu jia pian

【英文名】Bei Qi Wu Jia Tablet(药品标准-中药成方制剂标准)

【组成】黄芪、刺五加。(药品标准-中药成方制剂标准 1992 年)

北芪注射液 bei qi zhu she ye

【英文名】Bai Qi Injection

【组成】北黄芪。(中西医结合杂志 1987,7(7))

北味吴萸汤 bei wei wu yu tang

【英文名】Bei Wei Wu Yu Decoction

【组成】肉蔻霜、北味、吴萸、白术、炙甘草。(中医方剂大辞典)

北京蜂王精 bei jing feng wang jing

【英文名】Bai Jing Feng Wang Jing Liquid

【组成】蜂王浆。(中成药研究 1990,12(9))

北平太守八味散 bei ping tai shou ba wei san

【英文名】Bei Ping Tai Shou Ba Wei Powders

【组成】天门冬、干地黄、桂心、茯苓、菖蒲、五味子、远志、石韦。(中医方剂大辞典)

北京灵芝蜂王精 bei jing ling zhi feng wang jing

【英文名】Bai Jing Ling Zhi Feng Wang Jing Liquid

【组成】首乌、淫羊藿、党参、蜂王浆。(中国中西医结合杂志 1992,12(6))

叶绿油 ye lv you

【英文名】Ye Lv Oil(药品标准-中药成方制剂标准)

【组成】薄荷油、丁香油、桂皮油、薄荷脑、冬青油、桉叶油、冰片、樟脑。(药品标准-中药成方制剂标准 1994 年)

叶灵神丹 ye ling shen dan

【英文名】Yie Ling Shen Pellet

【组成】荷叶炭、生地、杭芍、当归、川芎。(中医方剂大辞典)

叶氏痫症丸 ye shi xian zheng wan

【英文名】Yie Shi Xian Zheng Pill

【组成】西牛黄、琥珀、羚羊角、降香、犀角尖、麝香、朱砂、天竺黄、雄黄、半夏曲、僵蚕、冰片、沉香、全蝎、羌活、青礞石、石菖蒲、真金箔、白附子、明天麻、胆星。(中医方剂大辞典)

叭哒杏仁粉 ba da xing ren fen

【英文名】Ba Da Xing Ren Powders

【组成】甜杏、白冰。(中医方剂大辞典)

叭哒润嗽膏 ba da run sou gao

【英文名】Ba Da Run Sou Ointment

【组成】叭哒扁杏仁。(中医方剂大辞典)

卢同散 lu tong san

【英文名】Lu Tong Powders

【组成】款冬花、井泉石、鹅管石、钟乳石、官桂、甘草、白矾、佛耳草。(中医方剂大辞典)

卢氏异方感应丸 lu shi yi fang gan ying wan

【英文名】Lu Shi Yi Fang Gan Ying Pill

【异名】卢氏感应丸(中医方剂大辞典、得效);如神木香丸(中医方剂大辞典、得效)

【组成】黄蜡、巴豆、乳香、杏仁、丁香、木香、干姜、肉豆蔻、荜澄茄、槟榔、青皮、百草霜、片子姜黄。(中医方剂大辞典)

占斯散 zhan si san

【英文名】Zhan Si Powders

【组成】(1)占斯、黄芪、细辛、木香、连翘、桔梗、芎䓖、甘草、白芍、续断、人参、独活、熟干地黄。(中医方剂大辞典)(2)占斯、甘草、细辛、栝楼根、厚朴、防风、川大黄、人参、桔梗、败酱。(中医方剂大辞典)

只金丹 zhi jin dan

【英文名】Zhi Jin Pellet

【组成】小茴香、湿生虫。(中医方剂大辞典)

出毛丸 chu mao wan

【英文名】Chu Mao Pill

【组成】雄黄、大蒜、杏仁。(中医方剂大辞典)

出虫丸 chu chong wan

【英文名】Chu Chong Pill

【组成】朱砂、麝香、牛黄、蟾酥、熊胆、蜗牛子、夜明沙。(中医方剂大辞典)

出虫膏 chu chong gao

【英文名】Chu Chong Plaster

【组成】自死虾蟆、头发。(中医方剂大辞典)

出血止汤剂 chu xue zhi tang ji

【英文名】Chu Xue Zhi Decoction

【组成】丹皮、仙鹤草、香附子、阿胶。(中医杂志 1991,32(6))

出虫芦荟散 chu chong lu hui san

【英文名】Chu Chong Lu Hui Powders

【组成】芦荟、胡黄连、雄黄、熊胆、朱砂、代赭、麝香、干蟾。(中医方剂大辞典)

出声消肺散 chu sheng xiao fei san

【英文名】Chu Sheng Xiao Fei Powders

【组成】人参、茯苓、半夏曲、甘草、橘红、干葛、黄芩、桔梗、薄荷、五味子、杏仁、连翘、犀角屑。(中医方剂大辞典)

出牙齿乌头散 chu ya chi wu tou san

【英文名】Chu Ya Chi Wu Tou Powders

【组成】川乌头、巴豆、大硼砂、硇砂、大蜘蛛、腻粉。(中医方剂大辞典)

出血热预防片 chu xue re yu fang pian

【英文名】Chu Xue Re Yu Fang Tablet

【组成】女贞子、生地、丹参、板蓝根等。(中西医结合杂志 1988,8(7))

田父丸 tian fu wan

【英文名】Tian Fu Pill

【组成】(1)田父、夜明沙、蛇蜕皮、胡黄连、牛黄、白矾灰、朱砂、麝香、莨菪子。(中医方剂大辞典)(2)田父、蛇蜕皮、母丁香、夜明沙、干漆、朱砂、麝香。(中医方剂大辞典)

田季散 tian ji san

【英文名】Tian Ji Powders

【异名】二气散(中医方剂大辞典、小儿药证直诀);二圣散(中医方剂大辞典、扁鹊心书·神方)

【组成】好硫黄、水银。(中医方剂大辞典)

田姜散 tian jiang san

【英文名】Tian Jiang Powders

【组成】生香附。(中医方剂大辞典)

田螺水 tian luo shui

【英文名】Tian Luo Shui Liniment

【组成】大田螺。(中医方剂大辞典)

田螺饮 tian luo yin

【英文名】Tian Luo Drink

【组成】田螺。(中医方剂大辞典)

田螺散 tian luo san

【英文名】Tian Luo Powders

【组成】大田螺。(中医方剂大辞典)

田螺膏 tian luo gao

【英文名】Tian Luo Plaster

【组成】(1)好大田螺。(中医方剂大辞典)(2)田螺、撮地金钱、生地黄根、田茶菊叶。(中医方剂大辞典)

田七冲剂 tian qi chong ji

【英文名】Tian Qi Medicinal Instant Granule

【组成】田七。((90)桂卫药准字第 27049 号)

田七花精 tian qi hua jing

【英文名】Tian Qi Hua Jing Medicinal instant Granule

【组成】田七花、田七叶。(《云南省药品标准》1980 年)

田七补丸 tian qi bu wan

【英文名】Tian Qi Bu Pill(药品标准 - 中药成方制剂标准)

【异名】三七补血丸(药品标准 - 中药成方制剂标准)

【组成】乌鸡、熟地黄、当归、三七、党参、女贞子、香附、白术、山药、墨旱莲。(药品标准 - 中药成方制剂标准 1993 年)

田七痛散 tian qi tong san

【英文名】Tian Qi Tong Powders

【组成】蒲黄、醋沙五灵脂、田七末、延胡索、川芎、小茴香、木香、冰片。(新中医 1985,(1))

田七颗粒 tian qi ke li

【英文名】Tian Qi Granule(药品标准 - 中药成方制剂标准)

【异名】田七冲剂(药品标准 - 中药成方制剂标准)

【组成】三七。(药品标准 - 中药成方制剂标准 1997 年)

田基黄汤 tian ji huang tang

【英文名】Tian Ji Huang Decoction

【组成】田基黄、板蓝根、紫草、升麻、浙贝母、当归、丹参、川牛膝。(安徽中医学院学报 1990,9(4))

田螺捻子 tian luo nian zi

【英文名】Tian Luo Nian Zi Medicated Thread Drainage

【组成】田螺、冰片、白砒、硇砂。(中医方剂大辞典)

田七人参茶 tian qi ren shen cha

【英文名】Tian Qi Ren Shen Tea

【组成】田七、人参。((90)桂卫药准字第 27050 号)

田七正骨水 tian qi zheng gu shui

【英文名】Tian Qi Zheng Gu Sui Liniment

【组成】田三七等。(中成药研究 1990,12(1))

田七痛经散 tian qi tong jing san

【英文名】Tian Qi Tong Jing Powders(药品标准 - 中药成方制剂标准)

【组成】三七、五灵脂、蒲黄、延胡索、川芎、木香、小茴香、冰片。(药品标准－中药成方制剂标准 1995 年)

田七跌打丸 tian qi die da wan

【英文名】Tian Qi Die Da Pill(药品标准－中药成方制剂标准)

【组成】三七、血竭、赤芍、大黄、土鳖虫、地黄、当归、红花、桃仁、乳香、没药、泽兰、苏木、枳壳、泽泻。(药品标准－中药成方制剂标准 1997 年)

田七镇痛膏 tian qi zhen tong gao

【英文名】Tian Qi Zhen Tong Ointment

【组成】三七、延胡索、大黄、生川乌、生草乌、红花。((95)湘卫药准字第 J31－020 号)

田单火牛汤 tian dan huo niu tang

【英文名】Tian Dan Huo Niu Decoction

【组成】人参、黄芪、附子、蓼子、当归、官桂、甘草、橘红。(中医方剂大辞典)

田七花叶颗粒 tian qi hua ye ke li

【英文名】Tian Qi Hua Ye Granule(药品标准－中药成方制剂标准)

【异名】田七花精(药品标准－中药成方制剂标准)

【组成】三七。(药品标准－中药成方制剂标准 1998 年)

田七痛经胶囊 tian qi tong jing jiao nang

【英文名】Tian Qi Tong Jing Capsule(药品标准－中药成方制剂标准)

【组成】三七、五灵脂、蒲黄、延胡素、川芎、木香、小茴香、冰片。(药品标准－中药成方制剂标准 1995 年)

田参氨基酸胶囊 tian shen an ji suan jiao nang

【英文名】Tian Shen An Ji Suan Capsule

【组成】人参、田七。((90)粤卫药准字第 I1－320 号)

田螺解胀敷脐方 tian luo jie zhang fu qi fang

【英文名】Tian Luo Jie Zhang Fu Qi Prescription

【组成】(1)大田螺、雄黄、甘遂末、麝香。(中医方剂大辞典)(2)大田螺、大蒜、车前子。(中医方剂大辞典)

田七跌打风湿软膏 tian qi die da feng shi ruan gao

【英文名】Tian Qi Die Da Feng Shi Ointment(药品标准－中药成方制剂标准)

【组成】三七、独活、当归尾、续断、羌活、栀子、豨莶草、五加皮、防风、白芷、海桐皮、威灵仙、连钱草、桃仁、大黄、黄柏、泽兰、忍冬、木瓜、甘草、伸筋草、骨碎补、薄荷脑、樟脑、苏木。(药品标准－中药成方制剂标准 1992 年)

田七蜂王浆口服液 tian qi feng wang jiang kou fu ye

【英文名】Tian Qi Feng Wang Jiang Liquid

【组成】田七、蜂王浆、蜂蜜。(《云南省药品标准》1988 年)

田鸡油人参蜂王浆 tian ji you ren shen feng wang jiang

【英文名】Tian Ji You Ren Shen Feng Wang Jiang Liquid

【组成】田鸡油、人参、蜂王浆。

申药 shen yao

【英文名】Shen Yao Powders

【组成】元明粉、雄精。(中医方剂大辞典)

甲乙饼 jia yi bing

【英文名】Jia Yi Pill

【组成】青黛、牡蛎粉、杏仁。(中医方剂大辞典)

甲亢片 jia kang pian

【英文名】Jia Kang Tablet

【组成】酸荞麦、家禽气管。(广西中医药 1988,11(4))

甲亢丸 jia kang wan

【英文名】Jia Kang Pill

【组成】橘红、清半夏、云苓、海藻、昆布、夏枯草、煅牡蛎、大贝、三棱、黄药子、甘草、琥珀、朱砂。(黑龙江中医药 1987,(1))

甲亢灵 jia kang ling

【英文名】Jia Kang Ling Decoction

【组成】煅龙骨、煅牡蛎、淮山药、旱莲草、夏枯草、紫丹参。(中西医结合杂志 1988,8(12))

甲亢消 jia kang xiao

【英文名】Jia Kang Xiao Decoction

【组成】太子参、黄芪、麦冬、夏枯草、五味子、浙贝母、山慈菇、生牡蛎、玄参、酸枣仁、赤芍、猫爪草。(新中医 1992,(7))

甲亢煎 jia kang jian

【英文名】Jia Kang Decoction

【组成】白芍、乌梅、木瓜、沙参、麦冬、石斛、扁豆、莲肉、柴胡、桑叶、黑山栀、昆布。(中医杂志 1987,(2))

甲灰丸 jia hui wan

【英文名】Jia Hui Pill

【组成】手指甲。(中医方剂大辞典)

甲字丸 jia zi wan

【英文名】Jia Zi Pill

【组成】黄芩、黄柏、大黄、轻粉、鹿角霜。(中医方剂大辞典)

甲香散 jia xiang san

【英文名】Jia Xiang Powders

【异名】犀角散(中医方剂大辞典、圣济总录)

【组成】甲香、犀角屑、射干、木香、熏陆香、丁香、黄连、川升麻、鳖甲、牡蛎、羚羊角屑、甘草、黄芩、黄柏、吴茱萸。(中医方剂大辞典)

甲胶煎 jia jiao jian

【英文名】Jia Jiao Decoction

【异名】甲牛酒(中医方剂大辞典、经验广集)
【组成】川山甲、牛皮胶。(中医方剂大辞典)

甲瘤丸 jia liu wan

【英文名】Jia Liu Pill
【组成】夏枯草、全当归、珍珠母、生牡蛎、昆布、丹参。(中医杂志 1981,22(2))

甲亢二号 jia kang er hao

【英文名】Jia Kan Er Hao Prescription
【组成】夏枯草、旱莲草、紫丹参、怀山药、煅龙骨、煅牡蛎。(中医方剂大辞典)

甲亢灵片 jia kang ling pian

【英文名】Jia Kang Ling Tablet(药品标准－中药成方制剂标准)
【组成】墨旱莲、丹参、夏枯草、山药、龙骨、牡蛎。(药品标准－中药成方制剂标准 1995 年)

甲煎口脂 jia jian kou zhi

【英文名】Jia Jian Kou Zhi Liniment
【组成】沉香、甲香、丁香、麝香、檀香、苏合香、熏陆香、零陵香、白胶香、藿香、甘松香、泽兰。(中医方剂大辞典)

甲煎唇脂 jia jian chun zhi

【英文名】Jia Jian Chun Zhi Lintment
【组成】甘松香、艾纳香、苜蓿香、茅香、藿香、零陵香。(中医方剂大辞典)

甲乙化土汤 jia yi hua tu tang

【英文名】Jia Yi Hua Tu Decoction
【组成】白芍、甘草。(中医方剂大辞典)

甲乙归藏汤 jia yi gui zang tang

【英文名】Jia Yi Gui Zang Decoction
【组成】真珠母、龙齿、柴胡、薄荷、生地、归身、白芍、丹参、柏子仁、夜合花、沉香、红枣、夜交藤。(中医方剂大辞典)

甲字化毒丸 jia zi hua du wan

【英文名】Jia Zi Hua Du Pill
【组成】升麻、牛黄、生生乳、雄黄、朱砂、乳香、月月红、白僵蚕、川山甲、白鲜皮、广木香、熟大黄、牡丹皮。(中医方剂大辞典)

甲肝灭合剂 jia gan mie he ji

【英文名】Jia Gan Mi Mixture
【组成】茵陈、郁金、虎杖、板蓝根、五味子、当归、川楝子、小蓟、败酱草、鸡内金、丹参、灵芝。(陕西中医 1993,14(7))

甲鱼软坚膏 jia yu ruan jian gao

【英文名】Jia Yu Ruan Jian Plaster(药品标准－中药成方制剂标准)
【组成】活鳖、莪术、乳香粉、三棱、鲜苋菜、没药粉。(药品标准－中药成方制剂标准 1997 年)

甲字提毒药捻 jia zi ti du yao nian

【英文名】Jia Zi Ti Du Medicated Thread Drainage
【组成】白血竭花、京红粉、麝香、朱砂、冰片、琥珀、轻粉。(中医方剂大辞典)

甲状腺囊肿方 jia zhuang xian nang zhong fang

【英文名】Jia Zhuang Xian Nang Zhong Prescription
【组成】猫爪草、石上柏、三棱、莪术、丹参、风粟壳、夏枯草、浙贝母、牡蛎、甘草。(中医杂志 1987,(9))

电制膏 dian zhi gao

【英文名】Dian Zhi Plster
【组成】宣黄连、大艾叶。(中医方剂大辞典)

四七汤 si qi tang

【英文名】Si Qi Decotion
【异名】四七气汤(中医方剂大辞典、喉科枕秘)
【组成】(1)苏叶、半夏、厚朴、赤茯苓、陈皮、枳实、南星、砂仁、神曲、青皮、蔻仁、槟榔、益智仁。(中医方剂大辞典)(2)紫苏、厚朴、白茯苓、半夏、槟榔。(中医方剂大辞典)(3)桃仁、银花、红花、五灵脂、香附、山楂、木通。(中医方剂大辞典)(4)半夏、厚朴、赤茯苓、紫苏叶、甘草、香附子。(中医方剂大辞典)(5)人参、茯苓、半夏、厚朴。(中医方剂大辞典)

四子汤 si zi tang

【英文名】Si Zi Decoction
【组成】车前子、牛蒡子、女贞子、青葙子。(云南中医杂志 1990,11(4))

四川丸 si chuan wan

【英文名】Si Chuan Pill
【异名】鹤顶丹(中医方剂大辞典)
【组成】大川乌、川白芷、川细辛、大川芎。(中医方剂大辞典)

四川散 si chuan san

【英文名】Si Chuan Powders
【组成】羌活、川膝、川瓜、川椒、桂枝、秦艽、苍术、虎骨、天雄、甘葛、苏叶、甘草。(中医方剂大辞典)

四五汤 si wu tang

【英文名】Si Wu Decoction
【组成】生料四君子汤、生料五积散。(中医方剂大辞典)

四仁汤 si ren tang

【英文名】Si Ren Decoction
【组成】叭嗒杏仁、火麻仁、松子仁、柏子仁。(中医方剂大辞典)

四仁膏 si ren gao

【英文名】Si Ren Plaster
【组成】桃仁、杏仁、蕤仁、郁李仁、芜荑、海螵蛸、北亭。(中医方剂大辞典)

四分散 si fen san

【英文名】Si Fen Powders

【组成】苍术、杏仁、生甘草、羌活、川乌、生大黄、熟大黄。(中医方剂大辞典)

四片金 si pian jin

【英文名】Si Pian Jin Decoction

【异名】吴茱萸汤(中医方剂大辞典、普济方);茱萸食盐汤(中医方剂大辞典、杏苑)

【组成】吴茱萸、木瓜、食盐。(中医方剂大辞典)

四斤丸 si jin wan

【英文名】Si Jin Pill

【异名】虎骨四斤丸(中医方剂大辞典、准绳·类方);虎骨木瓜丸(中医方剂大辞典、重订通俗伤寒论)

【组成】(1)木瓜、天麻、苁蓉、牛膝、乳香、黑附子、虎骨、没药。(中医方剂大辞典)(2)肉苁蓉、牛膝、天麻、干木瓜、鹿茸、熟地黄、菟丝子、五味子。(中医方剂大辞典)(3)苁蓉、天麻、牛膝、木瓜。(中医方剂大辞典)(4)天麻、牛膝、宣州干木瓜、川乌头、干蝎。(中医方剂大辞典)(5)川乌、乳香、五灵脂、天麻、自然铜、虎骨、木瓜、松香、木鳖子、没药、猴姜、苍术。(中医方剂大辞典)(6)宣州木瓜、牛膝、天麻、苁蓉、附子、虎骨。(中医方剂大辞典)(7)木瓜、苁蓉、牛膝、虎胫、炙川乌、天麻、乳香、没药(一方加菟丝、鹿茸、五味子、无乳香、没药、炙川乌)。(中医方剂大辞典)

四乌汤 si wu tang

【英文名】Si Wu Decoction

【组成】(1)乌药、当归、三棱、文术、赤芍、红花、桃仁、官桂、益母、香附。(中医方剂大辞典)(2)四物汤加乌药、香附、甘草。(中医方剂大辞典)

四六丹 si liu dan

【英文名】Si Liu Pellet

【组成】阴丹、阳丹、硼砂、白矾。(中医方剂大辞典)

四六汤 si liu tang

【英文名】Si Liu Decoction

【组成】苍耳子、苍术、薏仁、茯苓、熟地、元参。(中医方剂大辞典)

四方散 si fang san

【英文名】Si Fang Powders

【组成】生南星、生半夏、生川乌、生草乌、野芋头。(中医方剂大辞典)

四平散 si ping san

【英文名】Si Ping Powders

【组成】黄柏、血丹、胆矾、烟胶。(中医方剂大辞典)

四正丸 si zheng wan

【英文名】Si Zheng Pill

【组成】藿香、茯苓、法半夏、桔皮、厚朴、大腹皮、桔梗、香薷、甘草、白术、白芷、苏叶、枳壳、木瓜、扁豆、神曲、山楂、麦芽、槟榔、檀香。(中医方剂大辞典)

四正散 si zheng san

【英文名】Si Zheng Powders

【组成】藿香、茅术、厚朴、砂仁、茯苓、广皮、半夏、神曲、淡竹茹、姜汁。(中医方剂大辞典)

四石丸 si shi wan

【英文名】Si Shi Pill

【组成】滑石、井泉石、白石英、寒水石、硇砂、白下香、续随子仁。(中医方剂大辞典)

四石汤 si shi tang

【英文名】Si Shi Decoction

【组成】紫石英、白石英、石膏、赤石脂、独活、生姜、葛根、桂心、芎䓖、甘草、芍药、黄芩。(中医方剂大辞典)

四龙丹 si long dan

【英文名】Si Long Pellet

【组成】煅石膏、淡黄丹、乳香、没药。(中医方剂大辞典)

四龙汤 si long tang

【英文名】Si Long Decoction

【组成】龙胆草、王不留行、地龙、蛇蜕、虎杖、鱼腥草、败酱草、泽兰、穿山甲。(山东中医杂志 1993,12(2))

四仙丸 si xian wan

【英文名】Si Xian Pill

【组成】桃仁、当归、大黄、水蛭。(中医方剂大辞典)

四仙丹 si xian dan

【英文名】Si Xian Pellet

【组成】(1)密陀僧、白矾、蛤粉、龙脑香、龙眼核。(中医方剂大辞典)(2)牛黄、番木鳖、朱砂、雄黄、麝香。(中医方剂大辞典)(3)小麦、皂矾。(中医方剂大辞典)(4)杞。(中医方剂大辞典)

四仙汤 si xian tang

【英文名】Si Xian Decoction

【组成】(1)土茯苓、牛膝肉、皂角刺、五加皮。(中医方剂大辞典)(2)淫羊藿、陈皮、天门冬、甘草、生姜、大枣。(中医方剂大辞典)

四仙散 si xian san

【英文名】Si Xian Powders

【组成】(1)花椒、枯矾、盐、羊蹄根。(中医方剂大辞典)(2)甘草、紫草、通草、黄连、连翘、石莲。(中医方剂大辞典)(3)苍术、白芷、川芎、大附子。(中医方剂大辞典)

四生丸 si sheng wan

【英文名】Si Sheng Pill(中国中医药学主题词表)

【组成】(1)生半夏、生南星、生白矾、南康蚌粉。(中医方剂大辞典)(2)白附子、干姜、舶上硫黄半夏。(中医方剂大辞典)(3)白僵蚕、地龙、白附子、五灵脂、草乌。(中医方剂大辞典)(4)五灵脂、当归、骨碎补、川乌头。(中医方剂大辞典)(5)革薢、防风、狗脊、乌头。(中医方剂大辞典)(6)乌头、木鳖子、狗脊、苦参。(中医方剂大辞典)(7)草乌头、白僵蚕、苦参、黑牵牛。(中医方剂大辞典)(8)川狼毒、黑附子、海桐皮、天南星。(中医方剂大辞典)(9)半夏、天南星、白附子、大附。(中医方剂大辞典)

四生饮 si sheng yin

【英文名】Si Sheng Drink

【组成】生地黄汁、生藕汁、生刺蓟汁、生姜汁、白药子。(中医方剂大辞典)

四生散 si sheng san

【英文名】Si Sheng Powders

【组成】(1)生川草乌、竹子青、防风、红花、续断、骨碎补、赤芍、生半夏、生南星、红曲、川柏、生地、灰面。(中医方剂大辞典)(2)黄丹、明松香、生半夏、生石膏、熟石膏。(中医方剂大辞典)(3)罂粟壳、黑豆、半生半炙甘草、生姜。(中医方剂大辞典)(4)白附子、肾形沙苑蒺藜、羌活、黄芪。(中医方剂大辞典)

四白丸 si bai wan

【英文名】Si Bai Pill

【组成】白石脂、白矾、白龙骨、胡粉。(中医方剂大辞典)

四白头 si bai tou

【英文名】Si Bai Tou Pellet

【异名】玉华白丹(中医方剂大辞典)

【组成】焰硝、白矾、石膏、砒霜。(中医方剂大辞典)

四白汤 si bai tang

【英文名】Si Bai Decoction

【组成】白术、白芍、白茯、扁豆、人参、黄芪、甘草。(中医方剂大辞典)

四白散 si bai san

【英文名】Si Bai Powders

【组成】(1)黄芪、厚朴、益智仁、藿香、白术、白扁豆、陈皮、半夏、白茯苓、人参、乌药、甘草、白豆蔻仁、芍药、檀香、沉香。(中医方剂大辞典)(2)龙骨、白石脂、胡粉、白矾。(中医方剂大辞典)(3)蒺藜子、白芷、白附子、白僵蚕。(中医方剂大辞典)(4)糯米、巴豆。(中医方剂大辞典)

四汁饮 si zhi yin

【英文名】Si Zhi Drink

【组成】(1)竹沥、梨汁、萝卜汁、鲜石菖蒲汁。(中医方剂大辞典)(2)韭汁、姜汁、牛乳、竹沥。(中医方剂大辞典)(3)葡萄、蜜、生藕、生地黄。(中医方剂大辞典)

四汁散 si zhi san

【英文名】Si Zhi Powders

【组成】天花粉。(中医方剂大辞典)

四汁煎 si zhi jian

【英文名】Si Zhi Decoction

【组成】生藕汁、生葛汁、木瓜汁、生姜。(中医方剂大辞典)

四汁膏 si zhi gao

【英文名】Si Zhi Ointment

【组成】(1)梨汁、姜汁、白蜜、薄荷。(中医方剂大辞典)(2)雪梨、甘蔗、泥藕、萝卜、薄荷。(中医方剂大辞典)(3)黄连末、天花粉末、人乳汁、藕汁、生地黄汁。(中医方剂大辞典)

四玄散 si xuan san

【英文名】Si Xuan Powders

【组成】绿矾、赤小豆、猪牙皂角、明矾、葱管藜芦。(中医方剂大辞典)

四加丸 si jia wan

【英文名】Si Jia Pill

【组成】白术、猪苓、木通、赤茯苓、车前、牛蒡、黄芩、黄连。(中医方剂大辞典)

四圣丸 si sheng wan

【英文名】Si Sheng Pill

【组成】(1)黑牵牛末、大黄、皂角、朴硝、萝卜。(中医方剂大辞典)(2)何首乌、蔓荆子、苦参、荆芥穗。(中医方剂大辞典)(3)川黎椒、干熟地黄、枸杞子、荆芥穗。(中医方剂大辞典)(4)白豆蔻、肉豆蔻、草豆蔻、干姜、良姜、藿香叶、丁香枝杖。(中医方剂大辞典)(5)干蝎、胡椒、木香、青桔皮。(中医方剂大辞典)(6)乌头、地龙、赤小豆、乌药。(中医方剂大辞典)(7)兔粪、家菊花、白蒺藜、甘草。(中医方剂大辞典)(8)紫河车胶、龟甲胶、麋角胶、人参。(中医方剂大辞典)(9)珍珠、莞豆、男发、雄黄、冰片。(中医方剂大辞典)(10)山甲、骨常山、乌梅、槟榔。(中医方剂大辞典)

四圣丹 si sheng dan

【英文名】Si Sheng Pellet

【异名】地黄丸(中医方剂大辞典、普济方);四圣桃疔散(中医方剂大辞典、医方考);四圣膏(中医方剂大辞典、痘疹传心录);四圣散(中医方剂大辞典、本草纲目);四圣膏(中医方剂大辞典、赤水玄珠);四宝丹(中医方剂大辞典、疡医大全)

【组成】(1)绿豆、豌豆、赤小豆、珍珠。(中医方剂大辞典)(2)蜂房、地龙、蜣螂、广木香末、象牙、乳香、瓜儿、血竭、飞矾末、槐子、没药、提净黄蜡。(中医方剂大辞典)(3)槟榔、大黄、牵牛、炙甘草。(中医方剂大辞典)(4)牛黄、朱砂、珍珠、儿茶。(中医方剂大辞典)(5)珍珠、豌豆、头发。(中医方剂大辞典)(6)珍珠、豌豆、血余、冰片。(中医方剂大辞典)(7)

熟地黄、当归、玄参、羌活。(中医方剂大辞典)

四圣汤 si sheng tang

【英文名】Si Sheng Decoction

【组成】白芍、升麻、甘草、紫草、干葛、木通。(中医方剂大辞典)

四圣串 si sheng chuan

【英文名】Si Sheng Chuan Powders

【组成】槟榔、雷丸、芜荑、黑丑头末、生大黄。(中医方剂大辞典)

四圣饮 si sheng yin

【英文名】Si Sheng Drink

【组成】(1)藿香、良姜、陈皮、莪术。(中医方剂大辞典)(2)何首乌、白芷、青皮、陈皮。(中医方剂大辞典)

四圣散 si sheng san

【英文名】Si Sheng Powders

【异名】四圣丹(中医方剂大辞典、痘麻绀珠);四圣汤(中医方剂大辞典、赤水玄珠、叶氏女科);神效瓜蒌散(中医方剂大辞典、普济方);神效四圣散(中医方剂大辞典、医钞类编);四圣珍珠散(中医方剂大辞典、痘疹全书);四圣膏(中医方剂大辞典、金鉴)

【组成】(1)松香、铜绿、章丹、枯矾。(中医方剂大辞典)(2)草乌、白芷、山奈、当归。(中医方剂大辞典)(3)白术、川连、陈皮、甘草。(中医方剂大辞典)(4)珍珠、明雄黄、冰片、豌豆、发灰、紫草茸。(中医方剂大辞典)(5)雄黄、枯矾、松香、五倍子。(中医方剂大辞典)(6)蜈蚣、山甲、全蝎、火消。(中医方剂大辞典)(7)苍术、白术、牛膝、木瓜。(中医方剂大辞典)(8)生白矾、蓖麻子、乌梅、麝香。(中医方剂大辞典)(9)番木鳖、雄黄、朱砂、甘草。(中医方剂大辞典)(10)紫草、白芍、黄芪、木通。(中医方剂大辞典)(11)宫粉、黄丹、松香、白矾。(中医方剂大辞典)(12)白芷、枳壳、冬葵子、木通。(中医方剂大辞典)(13)人言、轻粉、巴豆、白矾、黄丹。(中医方剂大辞典)(14)紫草、黄芪、甘草、木通。(中医方剂大辞典)(15)五灵脂、桃仁、草乌、青黛。(中医方剂大辞典)(16)黄芩、白术、白芍、砂仁。(中医方剂大辞典)(17)条芩、白术、砂仁、阿胶。(中医方剂大辞典)(18)牛黄、麝香、胆矾、明矾。(中医方剂大辞典)(19)绿豆、豌豆、珍珠、油头发。(中医方剂大辞典)(20)紫草、木通、黄芪、甘草、枳壳。(中医方剂大辞典)(21)槐花、龟甲、铁锈、大黄、川山甲、五灵脂。(中医方剂大辞典)(22)荆芥穗、牛蒡子、紫河车、大黄。(中医方剂大辞典)(23)御米壳、甘草、陈皮、干姜。(中医方剂大辞典)(24)茴香、川山甲、全蝎、南木香。(中医方剂大辞典)(25)花蕊石散、黑神散、大圣散、蒲黄散、当归、牛膝、川芎、白芷、苏木、大黄、莲子肉。(中医方剂大辞典)(26)川楝子、胡椒、茴香、全蝎。(中医方剂大辞典)(27)灯心、黄连、秦皮、木贼、枣子。(中医方剂大辞典)(28)当归、甘草、芍药、黄连。(中医方剂大辞典)(29)全蝎、白僵蚕、大南星、真川乌。(中医方剂大辞典)(30)生黄瓜蒌、粉草末、没药末、乳香末。(中医方剂大辞典)(31)川乌、生白矾、红娘子、斑蝥。(中医方剂大辞典)(32)白矾、川甜消、盆消、寒水石。(中医方剂大辞典)(33)海藻、石决明、羌活、瞿麦穗。(中医方剂大辞典)(34)天浆子、朱砂、全蝎、麝香。(中医方剂大辞典)(35)槟榔、青桔皮、桑根白皮、木香。(中医方剂大辞典)(36)半夏、桑白皮、荆芥穗、陈桔皮。(中医方剂大辞典)(37)白附子、白蒺藜、羌活、黄芪。(中医方剂大辞典)(38)晋盐、葛根、槐花子、山栀子。(中医方剂大辞典)(39)山海螺、紫河车、红石膏、白石膏。(中医方剂大辞典)

四圣膏 si sheng gao

【英文名】Si Sheng Plaster

【组成】(1)鹿梨根、生姜、白矾、吴茱萸。(中医方剂大辞典)(2)银朱、铜绿、松香杭粉。(中医方剂大辞典)(3)蓍叶、独蒜、盐、川山甲。(中医方剂大辞典)(4)姜汁、葱汁、线胶。(中医方剂大辞典)(5)清油、巴豆、当归、轻粉。(中医方剂大辞典)(6)川当归、没药、大川乌。(中医方剂大辞典)(7)诃子、黄丹、蜜。(中医方剂大辞典)

四皮汤 si pi tang

【英文名】Si Pi Decoction

【组成】(1)陈皮、青皮、石榴皮、椿根白皮。(中医方剂大辞典)(2)槐白皮、柳白皮、桑白皮、桃白皮。(中医方剂大辞典)

四皮饮 si pi yin

【英文名】Si Pi Drink

【组成】绿豆、黑豆、赤小豆、新采桑白皮。(中医方剂大辞典)

四灰散 si hui san

【英文名】Si Hui Powders

【组成】(1)旧棕、老杉树皮、胎发、脐带。(中医方剂大辞典)(2)粉霜、艾人灰、矾石灰、铅灰。(中医方剂大辞典)

四虫丹 si chong dan

【英文名】Si Chong Pellet

【组成】芙蓉叶、紫地丁、千金子、桑虫、活桑、姜汁、蒜汁、葱汁。(中医方剂大辞典)

四血散 si xue san

【英文名】Si Xue Powders

【组成】益元散加当归、井泉石。(中医方剂大辞典)

四合汤 si he tang

【英文名】Si He Decoction

【组成】熟地、人参、白术、茯苓、当归、白芍、黄芪、川芎、柴胡、半夏、黄芩、炙甘草。(中医方剂大辞典)

四合饮 si he yin

【英文名】Si He Decoction

【异名】四合汤(中医方剂大辞典、杂病源流犀烛)

【组成】陈皮、半夏、茯苓、紫苏、厚朴、香附、枳壳、郁金、甘草。(中医方剂大辞典)

四色丸 si se wan

【英文名】Si Se Pill

【组成】硫黄、厚朴。(中医方剂大辞典)

四色散 si se san

【英文名】Si Se Powders

【组成】黄连、黄柏、赤小豆、绿豆粉、紫草、寒水石、漏芦。(中医方剂大辞典)

四米汤 si mi tang

【英文名】Si Mi Decoction

【组成】粱米、稻米、黍米、蜡。(中医方剂大辞典)

四阴煎 si yin jian

【英文名】Si Yin Decoction

【组成】生地、麦冬、白芍、百合、沙参、生甘草、茯苓。(中医方剂大辞典)

四红丸 si hong wan

【英文名】Si Hong Pill

【组成】(1)当归、阿胶、蒲黄、血余。(中医方剂大辞典)(2)蒲黄、泽泻、阿胶、当归。(中医方剂大辞典)

四红丹 si hong dan

【英文名】Si Hong Pellet

【组成】(1)当归炭、蒲黄炭、大黄炭、槐花炭、阿胶珠。(中医方剂大辞典)(2)大黄、红花、芥穗、香附、槐花、当归、阿胶。(中医方剂大辞典)(3)当归、地榆炭、大黄、槐花炭。(中医方剂大辞典)

四时散 si shi san

【英文名】Si Shi Powders

【组成】秦艽、独活、茯神、薯蓣。(中医方剂大辞典)

四应膏 si ying gao

【英文名】Si Ying Plaster

【组成】桐油、黄蜡、煅石膏、生大黄。(中医方剂大辞典)

四疔散 si ding san

【英文名】Si Ding Powders

【组成】蜂窠、蛇蜕。(中医方剂大辞典)

四补丸 si bu wan

【英文名】Si Bu Pill

【组成】柏子仁、何首乌、肉苁蓉、牛膝。(中医方剂大辞典)

四补丹 si bu dan

【英文名】Si Bu Pellet

【组成】何首乌、苍术、甘州枸杞、小茴香。(中医方剂大辞典)

四灵丸 si ling wan

【英文名】Si Ling Pill

【异名】大蟾丸(中医方剂大辞典、医部全录)

【组成】(1)巨胜子、生干地黄、麦门冬、白茯苓。(中医方剂大辞典)(2)大蟾、芦荟、麝香、熊胆。(中医方剂大辞典)

四灵丹 si ling dan

【英文名】Si Ling Pellet

【组成】(1)硼砂、水银、朱砂、硫黄。(中医方剂大辞典)(2)黄丹、水银、钢铁、硼砂。(中医方剂大辞典)

四灵散 si ling san

【英文名】Si Ling Powders

【组成】(1)生地、朴消、没药。(中医方剂大辞典)(2)瓜蒂、人参芦、赤小豆、甘草。(中医方剂大辞典)(3)白附子、牛膝、巴戟天、黄芪。(中医方剂大辞典)

四君丸 si jun wan

【英文名】Si Jun Pill

【组成】生干地黄、熟干地黄、当归、木瓜。(中医方剂大辞典)

四陈汤 si chen tang

【英文名】Si Chen Decoction

【组成】陈皮、陈香橼、陈枳壳、陈茶叶。(中医方剂大辞典)

四陈散 si chen san

【英文名】Si Chen Powders

【组成】陈山介、茶、陈薄荷、陈皮、陈紫苏。(中医方剂大辞典)

四妙丸 si miao wan

【英文名】Si Miao Pill(中国中医药学主题词表)

【组成】(1)枳壳。(中医方剂大辞典)(2)苍术、白芍、龟板、黄柏。(中医方剂大辞典)(3)肉豆蔻、山药、厚朴、大半夏。(中医方剂大辞典)(4)二妙丸加牛膝、苡仁。(中医方剂大辞典)(5)苍术、黄柏、当归、细生地。(中医方剂大辞典)(6)韭菜子、菟丝子、牡蛎、龙骨。(中医方剂大辞典)

四妙散 si miao san

【英文名】Si Miao Powders(中国中医药学主题词表)

【异名】四妙丸(成方便读)

【组成】(1)川黄柏、茅山苍术、向东桑皮、陈胆星。(中医方剂大辞典)(2)雄黄、生矾、川椒、硫黄。(中医方剂大辞典)(3)花粉、苦参、皂刺、土茯苓。(中医方剂大辞典)(4)当归、川芎、白术、黄芩。(中医方剂大辞典)(5)威灵仙、羊角灰、白芥子、苍耳。(中医方剂大辞典)(6)骨碎补、制生姜、乳香、当归。

（中医方剂大辞典）(7)白及、白蔹、木鳖子、桑螵蛸。（中医方剂大辞典）(8)苍术、黄柏、牛膝、苡仁。（成方便读 1904 年）

四妙煎 si miao jian

【英文名】Si Miao Decoction

【组成】槐花子、桃核仁、细茶叶、芝麻。（中医方剂大辞典）

四妙膏 si miao gao

【英文名】Si Miao Plaster

【组成】狼毒、黄芪。（中医方剂大辞典）

四苓汤 si ling tang

【英文名】Si Ling Decoction

【异名】茯苓汤（中医方剂大辞典、治疫全书）

【组成】(1)茯苓、泽泻、猪苓、陈皮。（中医方剂大辞典）(2)理中汤加猪苓、泽泻。（中医方剂大辞典）(3)白术、赤茯苓、泽泻、猪苓、白芍、酒芩、酒连。（中医方剂大辞典）

四苓散 si ling san

【英文名】Si Ling Powders

【异名】四苓汤（中医方剂大辞典、金鉴）

【组成】(1)猪苓、茯苓、泽泻、木通。（中医方剂大辞典）(2)赤茯苓、猪苓、泽泻、白术、木通、车前子。（中医方剂大辞典）(3)茯苓、白术、猪苓、泽泻、苍术、山药、芍药、山栀、陈皮、甘草、乌梅。（中医方剂大辞典）(4)白术、猪苓、茯苓、泽泻。（中医方剂大辞典）

四齿散 si chi san

【英文名】Si Chi Powders

【异名】四牙散（中医方剂大辞典、痘疹传心录）；四牙无价散（中医方剂大辞典、痘疹仁端录）

【组成】人齿、猫齿、狗齿、猪齿。（中医方剂大辞典）

四虎饮 si hu yin

【英文名】Si Hu Drink

【组成】大黄、黄连、犀角、石膏、知母、玄参、生地、青黛、马勃。（中医方剂大辞典）

四虎散 si hu san

【英文名】Si Hu Powders

【组成】(1)附子、天南星、半夏、狼毒。（中医方剂大辞典）(2)天南星、草乌头、半夏、狼毒。（中医方剂大辞典）(3)生南星、生白附子、生草乌、生川乌。（中医方剂大辞典）

四贤串 si xian chuan

【英文名】Si Xian Chuan Powders

【组成】雷丸、青皮、三棱、黑丑。（中医方剂大辞典）

四贤散 si xian san

【英文名】Si Xian Powders

【组成】枯矾、松香、五倍子、雄黄。（中医方剂大辞典）

四明丸 si ming wan

【英文名】Si Ming Pill

【组成】芎䓖、天麻、半夏、桑螵蛸、旋覆花、羌活、藁本、天南星、青桔皮、附子。（中医方剂大辞典）

四明饮 si ming yin

【英文名】Si Ming Drink

【组成】大黄、葛花、泽泻、石决明。（中医方剂大辞典）

四味丸 si wei wan

【英文名】Si Wei Pill

【异名】四生丸（中医方剂大辞典、普济方）

【组成】(1)熟干地黄、天门冬、白茯苓、远志。（中医方剂大辞典）(2)蜀椒、茴香子、附子、肉苁蓉。（中医方剂大辞典）(3)独活、干姜、山茱萸、桂。（中医方剂大辞典）(4)荷叶、艾叶、柏叶、生地黄。（中医方剂大辞典）

四味汤 si wei tang

【英文名】Si Wei Decoction

【异名】四味散（中医方剂大辞典、医学入门）

【组成】(1)当归、延胡索、血竭、没药。（中医方剂大辞典）(2)没药、当归、川芎、羌活、甘草。（中医方剂大辞典）(3)半夏、厚朴、陈桔皮、赤茯苓。（中医方剂大辞典）

四味散 si wei san

【英文名】Si Wei Powders

【组成】(1)石上薜荔、地榆、甘草节、当归。（中医方剂大辞典）(2)大鰕、猜猪干血、恶实、炙甘草。（中医方剂大辞典）(3)补骨脂、牵牛子、杏仁、郁李仁。（中医方剂大辞典）

四季丹 si ji dan

【英文名】Si Ji Pellet

【组成】麝香、乳香、没药、丁香、虫蜕、朱砂、明雄、蝉酥、毛山苍术。（中医方剂大辞典）

四奇汤 si qi tang

【英文名】Si Qi Decoction

【组成】草果、生姜、陈皮、炙甘草。（中医方剂大辞典）

四季油 si ji you

【英文名】Si Ji Oil（药品标准－中药成方制剂标准）

【异名】同仁油（药品标准－中药成方制剂标准）

【组成】水杨酸甲酯、松节油、薄荷油、肉桂油、薄荷脑、八角茴香油、樟脑。（药品标准－中药成方制剂标准 1993 年）

四物丸 si wu wan

【英文名】Si Wu Pill

【组成】(1)荔枝核、橘子核、茴香、牵牛子。（中医方剂大辞典）(2)大戟、芫花、杏仁、巴豆。（中医方剂大辞典）

四物汤 si wu tang

【英文名】Si Wu Decoction（中国中医药学主题词表）

【异名】四物方(中医方剂大辞典、普济方);地髓汤(中医方剂大辞典、圣济总录);大川芎汤(中医方剂大辞典、鸡峰)

【组成】(1)白芍、川当归、熟地黄、川芎。(中医方剂大辞典)(2)葛根汁、生地黄汁、赤蜜、麦门冬汁。(中医方剂大辞典)(3)桔梗、紫菀、炙甘草、麦门冬。(中医方剂大辞典)(4)生地黄、僵蚕、川芎、白芍、银花、当归、粉草、青果。(中医方剂大辞典)(5)当归、白芍、川芎、熟地、白果、何首乌、桑叶。(中医方剂大辞典)(6)当归、白芍、川芎、熟地、五味子、麦冬。(中医方剂大辞典)(7)贝母、紫菀、桔梗、炙甘草。(中医方剂大辞典)(8)人参、白术、黄芪、干姜、附子、炙甘草、陈皮、当归、柴胡、升麻。(中医方剂大辞典)(9)赤芍、羌活、蝉蜕、木贼、黄芩、大黄、蒙花、粉草、桔梗、蒺藜、郁金、当归、防风、龙胆草、独活、川芎、石膏、川椒、菊花、草决明、车前子、谷精草、黄连、苍术、荆芥。(中医方剂大辞典)(10)当归、川芎、芍药、山栀、熟地黄。(中医方剂大辞典)(11)当归、人参、芍药、川芎。(中医方剂大辞典)(12)当归、玄胡索、威灵仙、官桂。(中医方剂大辞典)(13)当归、赤芍、丹皮、玄胡索、宫桂。(中医方剂大辞典)(14)熟地、白芍、牡丹皮、当归。(中医方剂大辞典)(15)川芎、当归、白芍、生地、槐花、黄连、御米壳。(中医方剂大辞典)(16)甘草、陈桔皮、葱白、赤小豆。(中医方剂大辞典)

四物饮 si wu yin

【英文名】Si Wu Drink

【组成】赤沙糖、生甘草、川贝母、老姜。(中医方剂大辞典)

四物散 si wu san

【英文名】Si Wu Powders

【组成】粉霜、麝香、石灰、铅丹。(中医方剂大辞典)

四和汤 si he tang

【英文名】Si He Decoction

【组成】(1)当归。(中医方剂大辞典)(2)白面、芝麻、茴香、盐。(中医方剂大辞典)

四和膏 si he gao

【英文名】Si He Plaster

【组成】麻油、松脂、黄蜡、桂。(中医方剂大辞典)

四制丸 si zhi wan

【英文名】Si Zhi Pill

【组成】(1)半夏。(中医方剂大辞典)(2)制苍术、苍术。(中医方剂大辞典)

四金丸 si jin wan

【英文名】Si Jin Pill

【组成】(1)草乌、生姜、葱、苍术。(中医方剂大辞典)(2)肉苁蓉、牛膝、天麻、青盐。(中医方剂大辞典)

四金丹 si jin dan

【英文名】Si Jin Pellet

【组成】桔梗、防风、白矾、雄黄。(中医方剂大辞典)

四金散 si jin san

【英文名】Si Jin Powders

【异名】四圣散(中医方剂大辞典、普济方)

【组成】贯众、荆芥穗、白矾、猪牙皂荚。(中医方剂大辞典)

四疟散 si nve san

【英文名】Si Nve Powders

【组成】熟地、白术、甘草、山茱萸、人参、白芥子、柴胡、荆芥。(中医方剂大辞典)

四治汤 si zhi tang

【英文名】Si Zhi Decoction

【组成】白砂糖。(中医方剂大辞典)

四宝丸 si bao wan

【英文名】Si Bao Pill

【组成】知母、贝母、款冬花、白矾。(中医方剂大辞典)

四宝丹 si bao dan

【英文名】Si Bao Pellet

【组成】(1)使君子肉、槟榔、南星。(中医方剂大辞典)(2)黄柏、赤石脂、大贝母、青黛。(中医方剂大辞典)(3)丁子、胡黄连、巴豆霜。(中医方剂大辞典)(4)毛狗脊、萆薢、苏木节、川乌。(中医方剂大辞典)(5)雄黄、硼砂、甘草、冰片。(中医方剂大辞典)

四宝汤 si bao tang

【英文名】Si Bao Decoction

【组成】当归、生地黄、升麻、赤芍。(中医方剂大辞典)

四参汤 si shen tang

【英文名】Si Shen Decoction

【组成】玄参、麦冬、生地、天门冬、人参、沙参、丹参、茯苓、黄连、北五味子。(中医方剂大辞典)

四珍丸 si zhen wan

【英文名】Si Zhen Pill

【组成】黄芩、黄连、香附、苍术。(中医方剂大辞典)

四珍丹 si zhen dan

【英文名】Si Zhen Pellet

【组成】干大蟾、芦荟、麝。(中医方剂大辞典)

四珍膏 si zhen gao

【英文名】Si Zhen Ointment

【组成】人参、蜜、乳汁、梨汁。(中医方剂大辞典)

四柱丸 si zhu wan

【英文名】Si Zhu Pill

【异名】长生丹(中医方剂大辞典)

【组成】何首乌、石菖蒲、牛膝。(中医方剂大辞典)

四柱散 si zhu san

【英文名】Si Zhu Powders

【组成】天台乌药、高良姜、青皮、舶上茴香。(中医方剂大辞典)

四草汤 si cao tang

【英文名】Si Cao Decoction

【组成】马鞭草、鹿衔草、茜草、益母草。(广西中医药 1991,14(6))

四草饮 si cao yin

【英文名】Si Cao Drink

【组成】荷包草、平地蘑、三白草、神仙对坐草。(中医方剂大辞典)

四骨散 si gu san

【英文名】Si Gu Powders

【组成】龙骨、虎骨、豹骨、穿山甲、乳香、没药。(中医方剂大辞典)

四香汤 si xiang tang

【英文名】Si Xiang Decoction

【组成】莎草根、黑狗脊、甘松黄熟香。(中医方剂大辞典)

四香饮 si xiang yin

【英文名】Si Xiang Drink

【组成】丁香、木香、沉香、乳香、青桔皮、陈桔皮、枳实。(中医方剂大辞典)

四香散 si xiang san

【英文名】Si Xiang Powders

【组成】(1)地龙粪、寒水石、龙骨、木香、槟榔、黄柏、降真香、枫香、牡蛎、乳香、雄黄。(中医方剂大辞典)(2)茴香、广木香、沉香、香附。(中医方剂大辞典)(3)木香、沉香、乳香、甘草、川芎、胡椒、陈皮、人参、白矾、桂心、干姜、砂仁、茴香、大茄。(中医方剂大辞典)

四顺丸 si shun wan

【英文名】Si Shun Pill

【组成】理中丸、甘草。(中医方剂大辞典)

四顺汤 si shun tang

【英文名】Si Shun Decoction

【异名】四顺散(中医方剂大辞典、外科发挥)

【组成】(1)大黄、炙甘草、当归、薄荷、芍药。(中医方剂大辞典)(2)贝母、桔梗、紫菀、甘草。(中医方剂大辞典)(3)神曲、大麦蘖子、草豆蔻、甘草。(中医方剂大辞典)(4)甘草、人参、当归、附子、干姜。(中医方剂大辞典)

四顺饮 si shun yin

【英文名】Si Shun Drink

【组成】(1)当归、大黄、白芍、怀生地。(中医方剂大辞典)(2)当归、大黄、熟地黄、白芍、柴胡、川芎。(中医剂大辞典)(3)大黄、川芎、山栀仁、赤芍、朴消、当归、枳壳、炙甘草。(中医方剂大辞典)(4)大黄、川芎、枝炭、赤芍、没药、当归、枳壳、生地、香附、甘草。(中医方剂大辞典)

四顺散 si shun san

【英文名】Si Shun Powders

【组成】(1)决明子、甘菊花、附子、防风、蒺藜子、羌活、黄芩、栀子仁、黄连。(中医方剂大辞典)(2)川黄连、当归、芍药、御米壳。(中医方剂大辞典)(3)麻黄、杏仁、干姜、甘草。(中医方剂大辞典)(4)银州柴胡、真地骨皮、白桔梗、炙甘草。(中医方剂大辞典)(5)干姜、甘草、陈桔皮、杏仁。(中医方剂大辞典)(6)麻黄、杏仁、荆芥穗、炙甘草。(中医方剂大辞典)

四顺煎 si shun jian

【英文名】Si Shun Decoction

【组成】当归、赤芍、羌活、防风、连翘、炒栀、大黄、甘草、灯心。(中医方剂大辞典)

四胆丸 si dan wan

【英文名】Si Dan Pill

【组成】象胆、鲤鱼胆、熊胆、牛胆、石决明、麝香。(中医方剂大辞典)

四胜丸 si sheng wan

【英文名】Si Sheng Pill

【组成】代赭、干姜、龙骨、附子。(中医方剂大辞典)

四胜饮 si sheng yin

【英文名】Si Sheng Drink

【组成】生料五苓散、不换金正气散、小柴胡汤、草果散。(中医方剂大辞典)

四胜散 si sheng san

【英文名】Si Sheng Powders

【组成】大黄、蛇床子、熟虎、黄柏。(中医方剂大辞典)

四逆汤 si ni tang

【英文名】Si Ni Decoction(中国中医药学主题词表)

【组成】(1)干姜、附子、桂心、甘草。(中医方剂大辞典)(2)干姜、附子、桂心、甘草、白术、当归。(中医方剂大辞典)(3)甘草、干姜、附子。(中医方剂大辞典)(4)山茱萸、细辛、干姜、炙甘草、麦门冬。(中医方剂大辞典)

四逆散 si ni san

【英文名】Si Ni Powders(中国中医药学主题词表)

【组成】(1)太阴玄精石、硫黄、不灰木、盆消。(中医方剂大辞典)(2)甘草、附子、桂心、干姜。(中医方剂大辞典)(3)甘草炙、枳实、柴胡、芍药。(中医方剂大辞典)

四神丸 si shen wan

【英文名】Si Shen Pill

【异名】备急四神丸(中医方剂大辞典、圣济总录);久泻丸(中医方剂大辞典、全国中药成药处方集);四

圣丸(中医方剂大辞典、圣济总录);故纸四神丸(中医方剂大辞典、全国中药成药处方集);四神丹(中医方剂大辞典、医学入门)

【组成】(1)干姜、桂心、附子、巴豆。(中医方剂大辞典)(2)肉豆蔻、破故纸、木香、茴香。(中医方剂大辞典)(3)当归、乌梅、黄连、龙骨。(中医方剂大辞典)(4)炮附子、肉豆蔻、诃子、干姜。(中医方剂大辞典)(5)吴茱萸、大香附、荜澄茄、青木香。(中医方剂大辞典)(6)香白芷、枳壳、川百药、乌梅。(中医方剂大辞典)(7)破故纸、肉豆蔻、神曲、麦蘖。(中医方剂大辞典)(8)破故纸、肉豆蔻、木香、附子。(中医方剂大辞典)(9)枸杞子、地黄、白术、白茯苓。(中医方剂大辞典)(10)大天麻、天南星、防风、薄荷叶。(中医方剂大辞典)(11)荆芥、白僵蚕、生甘草、黑牵年。(中医方剂大辞典)(12)肉豆蔻、补骨脂、五味子、吴茱萸。(中医方剂大辞典)(13)香附米、砂仁、苍术、椿根白皮。(中医方剂大辞典)(14)甘枸杞子、黄甘菊、熟地、茯苓、女贞子。(中医方剂大辞典)(15)橘红、玄胡索、当归、川郁金。(中医方剂大辞典)(16)甘枸、茯苓、熟地、嫩血茸。(中医方剂大辞典)(17)肉豆蔻、补骨脂、五味子、吴茱萸、大枣。((83)豫卫药准字 ZZ-0107-38017 号)(18)肉豆蔻、补骨脂、五味子、吴茱萸、大枣。((82)豫卫药准字 ZZ-0107-49035 号)

四神片 si shen pian

【英文名】Si Shen Tablet(药品标准-中药成方制剂标准)

【组成】肉豆蔻、吴茱萸、补骨脂、五味子、干姜、大枣。(药品标准-中药成方制剂标准 1993 年)

四神丹 si shen dan

【英文名】Si Shen Pellet

【异名】草还丹(中医方剂大辞典);四神丸(中医方剂大辞典、医方简议)

【组成】(1)苦花子、土木香、仙人薯、晚蚕砂。(中医方剂大辞典)(2)净黄连、黄柏、白姜、当归。(中医方剂大辞典)(3)雄黄、雌黄、硫黄、朱砂。(中医方剂大辞典)(4)硼砂、阳起石、白矾、太阴玄精。(中医方剂大辞典)(5)丹砂、雄黄、雌黄、硫黄。(中医方剂大辞典)(6)熟干地黄、元参、当归、羌活。(中医方剂大辞典)

四神汤 si shen tang

【英文名】Si Shen Decoction

【异名】四柱散(中医方剂大辞典、局方);四柱饮(中医方剂大辞典、张氏医通);补虚四柱饮(中医方剂大辞典、医钞类编)

【组成】(1)生姜、草果、甘草、缩砂。(中医方剂大辞典)(2)紫苏、核桃、生姜、葱白。(中医方剂大辞典)(3)附子、五灵脂、真麝香、木香。(中医方剂大辞典)(4)附子、木香、白茯苓、人参。(中医方剂大辞典)(5)木香、人参、白茯苓、附子。(中医方剂大辞典)(6)麻黄、杏仁、炙甘草、五味子。(中医方剂大辞典)(7)独活、石膏、枳实、麻黄。(中医方剂大辞典)

四神饮 si shen yin

【英文名】Si Shen Drink

【组成】常山、槟榔、柴胡、贝母。(中医方剂大辞典)

四神散 si shen san

【英文名】Si Shen Powders

【异名】当归散(中医方剂大辞典、医方类聚);四神汤(中医方剂大辞典、元戎);芎归散(中医方剂大辞典、普济方);当归汤(中医方剂大辞典、普济方);四顺散(中医方剂大辞典、奇效良方);四等散(中医方剂大辞典、鸡峰);胜金散(中医方剂大辞典、医方类聚)

【组成】(1)香附、乌药、苏梗、甘草、抚芎、白芷、当归、白术、神曲。(中医方剂大辞典)(2)胡椒、血柏树根、甘草、细叶禾瓯根。(中医方剂大辞典)(3)款冬花、贝母、白薇、百部。(中医方剂大辞典)(4)明矾、雄黄、黄柏、轻粉。(中医方剂大辞典)(5)当归、白术、白苓、白芍、泽泻、川芎。(中医方剂大辞典)(6)当归、血竭、没药、延胡。(中医方剂大辞典)(7)铜绿、明矾、海螵蛸、硼砂。(中医方剂大辞典)(8)常山、白茯苓、槟榔、甘草。(中医方剂大辞典)(9)大黄、木鳖子、僵蚕、贝母。(中医方剂大辞典)(10)雄黄、食盐、川椒、独子皂角。(中医方剂大辞典)(11)苍耳、草乌、针砂、甘遂。(中医方剂大辞典)(12)腻粉、硫黄、铅丹、信砒。(中医方剂大辞典)(13)川大黄、寒水石、牛蒡子、芒消。(中医方剂大辞典)(14)白芍、良姜、炙甘草、香附子。(中医方剂大辞典)(15)雄黄、雌黄、硫黄、白矾。(中医方剂大辞典)(16)菊花、当归、旋覆花、荆芥穗。(中医方剂大辞典)(17)虾蟆、黄连、铅丹、麝香。(中医方剂大辞典)(18)甜葶苈、海藻、吴茱萸、陈桔皮。(中医方剂大辞典)(19)地龙、干虾蟆、藜芦、龙脑。(中医方剂大辞典)(20)附子、干姜、桂、甘草。(中医方剂大辞典)(21)黄连、黄柏、胆矾、朴消。(中医方剂大辞典)(22)干蝎、瓜蒂、赤小豆、雄黄。(中医方剂大辞典)(23)干姜、黄连、当归、黄柏。(中医方剂大辞典)(24)当归、芍药、川芎、干姜。(中医方剂大辞典)

四神煎 si shen jian

【英文名】Si Shen Decoction

【组成】生黄芪、远志肉、牛膝、石斛。(中医方剂大辞典)

四神膏 si shen gao
【英文名】Si Shen Plaster
【组成】(1)皂荚、芜荑、雄黄、青盐。(中医方剂大辞典)(2)姜汁、红糟、猪脂、食盐。(中医方剂大辞典)

四根汤 si gen tang
【英文名】Si Gen Decoction
【组成】葛根、扳蓝根、山豆根、紫草根、甘草。(山东中医杂志 1987,(6))

四根散 si gen san
【英文名】Si Gen Powders
【组成】桑木根节心、松木根节心、柏木根节心、杉木根节心、肉苁蓉、乳香、没药、五灵脂、石龙芮、麝香、天雄、木香、紫檀香、地龙。(中医方剂大辞典)

四真丸 si zhen wan
【英文名】Si Zhen Pill
【组成】当归、干地黄、北五味子、人参。(中医方剂大辞典)

四倍丸 si bei wan
【英文名】Si Bei Pill
【组成】(1)杜仲、破故纸、甘草、胡桃仁。(中医方剂大辞典)(2)人参、甘草、干姜、白术。(中医方剂大辞典)(3)白术、桔皮、半夏、木香。(中医方剂大辞典)(4)蜀椒、菟丝子、萆薢、牛膝。(中医方剂大辞典)(5)木香、硫黄、附子、茴香子。(中医方剂大辞典)

四倍汤 si bei tang
【英文名】Si Bei Decoction
【组成】人参、牡蛎、赤石脂、菖蒲。(中医方剂大辞典)

四倍散 si bei san
【英文名】Si Bei Powders
【组成】诃子、人参、白茯苓、白术。(中医方剂大辞典)

四效散 si xiao san
【英文名】Si Xiao Powders
【组成】密陀僧、麝香、片脑、铜绿。(中医方剂大辞典)

四症丸 si zheng wan
【英文名】Si Zheng Pill
【组成】清瘟解毒丸、藿香正气丸、檀香、冰片。(中医方剂大辞典)

四消丸 si xiao wan
【英文名】Si Xiao Pill
【组成】(1)生大黄、黑白丑、五灵脂、香附。(中医方剂大辞典)(2)牙皂、香附、五灵脂、黑白丑。(中医方剂大辞典)(3)生黑丑、生白丑、五灵脂、制香附、沉香。(中医方剂大辞典)

四润煎 si run jian
【英文名】Si Run Decoction
【组成】火麻仁、芝麻、桃仁、荆芥。(中医方剂大辞典)

四海丸 si hai wan
【英文名】Si Hai Pill
【组成】海带、海螵蛸、昆布、海藻、夏枯草。(中药通报 1979,(9))

四海散 si hai san
【英文名】Si Hai Powders
【组成】昆布、海藻、海浮石、海蛤粉、桔梗、僵蚕、蝉衣、玉蝴蝶、鸟不宿、山楂、甘草。(南京中医学院学报 1992,(4))

四粉散 si fen san
【英文名】Si Fen Powders
【组成】樟丹、铅粉、松香、枯矾。(陕西中医 1992,13(4))

四通汤 si tong tang
【英文名】Si Tong Decoction
【组成】桔梗、大黄、陈桔皮、紫菀。(中医方剂大辞典)

四理汤 si li tang
【英文名】Si Li Decoction
【组成】党参、白术、柴胡、白芍等。(北京中医学院学报 1991,16(1))

四黄丸 si huang wan
【英文名】Si Huang Pill
【组成】(1)宣连、大黄、山栀仁、黄芩。(中医方剂大辞典)(2)黄连、黄芩、大黄、胡连、山栀、银柴胡、青黛、甘草、香附。(中医方剂大辞典)

四黄汤 si huang tang
【英文名】Si Huang Decoction
【组成】人参、黄芪、当归、川芎、地黄、黄芩、黄连、槐花、枳壳、升麻。(中医方剂大辞典)

四黄液 si huang ye
【英文名】Si Huang Ear Drop
【组成】黄连、黄柏、黄芩、黄栀子。(中医杂志 1988,29(10))

四黄散 si huang san
【英文名】Si Huang Powders
【组成】(1)蒲黄、大黄、黄芩、黄连、麦门冬、甘草、芒消。(中医方剂大辞典)(2)大黄、黄柏、黄芩、川连、尖槟榔、老松香、熟石膏、厚朴、寒水石。(中医方剂大辞典)(3)黄连、黄柏、黄芩、大黄、乳香、没药。(中医方剂大辞典)(4)大黄末、黄柏末、雄黄末、硫黄末。(中医方剂大辞典)(5)黄连、黄柏、黄芩、大黄、寒水石、生地榆。(中医方剂大辞典)(6)雄黄、雌黄、石硫黄、白附子、川槿皮。(中医方剂大辞典)(7)荆芥、山栀、大力、黄连、黄芩、连翘、薄荷、木通、蒲黄、灯心、甘草。(中医方剂大辞典)(8)赤芍、黄芩、黄连、黄柏、大黄、防风、当归身尾、木鳖子、金银花、苦参。(中医方剂大辞典)(9)净黄连、黄柏、黄芩、大黄、滑石、五倍子。(中医方剂大辞典)(10)大黄、黄连、黄柏、黄芩、白及。(中医方剂大辞典)

四黄煎 si huang jian
【英文名】Si Huang Decoction
【组成】黄连、黄芩、大黄、地黄。(中医方剂大辞典)
四黄膏 si huang gao
【英文名】Si Huang Plaster
【组成】黄连、黄芩、土大黄、黄柏、芙蓉叶、泽兰叶。(中医方剂大辞典)
四虚丹 si xu dan
【英文名】Si Xu Pellet
【组成】鸿光、千秋、万岁、慈墨实。(中医方剂大辞典)
四兽饮 si shou yin
【英文名】Si Shou Drink
【异名】四兽汤(中医方剂大辞典、易简方);白术汤(中医方剂大辞典、嵩崖尊生)
【组成】半夏、茯苓、人参、草果、陈皮、甘草、乌梅肉、白术、生姜、大枣。(中医方剂大辞典)
四续丸 si xu wan
【英文名】Si Xu Pill
【异名】蜡煎丸(中医方剂大辞典)
【组成】云实、龙骨、附子、女萎、白术。(中医方剂大辞典)
四维散 si wei san
【英文名】Si Wei Powders
【组成】人参、制附子、干姜、炙甘草、乌梅。(中医方剂大辞典)
四雄丸 si xiong wan
【英文名】Si Xiong Pill
【组成】雄雀肝、雄鸡肝、雄蚕蛾、天雄、龙脑、白矾、木香、白马茎、硇砂、吴茱萸、莨菪子。(中医方剂大辞典)
四遏散 si e san
【英文名】Si E Powders
【组成】蝉退、蛇退、猪蹄退、蚕退、荆芥、川乌、穿山甲、粉草、防风、石决明、草决明。(中医方剂大辞典)
四等丸 si deng wan
【英文名】Si Deng Pill
【组成】川大黄、诃黎勒皮、槟榔、木香。(中医方剂大辞典)
四皓饮 si hao yin
【英文名】Si Hao Drink
【组成】大黄、川芎、甘草、荆芥。(中医方剂大辞典)
四温丹 si wen dan
【英文名】Si Wen Pellet
【组成】上瑶桂、北细辛、干姜、公丁香。(中医方剂大辞典)
四温散 si wen san
【英文名】Si Wen Powders
【异名】四温汤(中医方剂大辞典、普济方)
【组成】附子、蓬莪术、胡椒、枳实。(中医方剂大辞典)
四蜕丹 si tui dan
【英文名】Si Tui Pellet
【异名】四脱丹(中医方剂大辞典、简明医彀)
【组成】蝉蜕、蛇蜕、凤凰蜕、神仙蜕。(中医方剂大辞典)
四蜕散 si tui san
【英文名】Si Tui Powders
【组成】乌鸡子壳、蛇蜕、乌贼鱼骨、龙骨。(中医方剂大辞典)
四满丸 si man wan
【英文名】Si Man Pill
【组成】(1)蜈蚣、芫花根、踯躅花、干姜、芎䓖、桂心、人参、细辛。(中医方剂大辞典)(2)干姜、桂心、踯躅花、芎䓖、紫菀、芫花根皮、人参、细辛、炙甘草、半夏、鬼督邮、蜈蚣。(中医方剂大辞典)
四箍散 si gu san
【英文名】Si Gu Powders
【组成】黄柏、川乌、赤小豆、石精黄。(中医方剂大辞典)
四精丸 si jing wan
【英文名】Si Jing Pill
【组成】(1)茯苓、秋石、莲肉、水鸡头。(中医方剂大辞典)(2)鹿茸、肉苁蓉、山药、白茯苓。(中医方剂大辞典)
四精膏 si jing gao
【英文名】Si Jing Ointment
【组成】(1)人乳、象精、白蜜、藕汁。(中医方剂大辞典)(2)蜂蜜、熊胆、人乳、青鱼胆。(中医方剂大辞典)(3)童便、白蜜、人乳、酒酿。(中医方剂大辞典)(4)蜂蜜、羯羊胆、青鱼胆、人乳。(中医方剂大辞典)
四磨汤 si mo tang
【英文名】Si Mo Decoction
【异名】四磨饮(中医方剂大辞典、证治要诀类方)
【组成】(1)木香、枳壳、乌首、槟榔。((94)湘卫药准字第101－013号)(2)人参、槟榔、沉香、天台乌药。(中医方剂大辞典)(3)槟榔、木香、枳壳、乌药。(中医方剂大辞典)
四磨饮 si mo yin
【英文名】Si Mo Drink
【异名】四磨汤(中医方剂大辞典、症因脉治)
【组成】沉香、乌药、枳实、槟榔。(中医方剂大辞典)
四霜丸 si shuang wan
【英文名】Si Shuang Pill
【组成】巴豆霜、百草、粉霜、砒霜、乳香末。(中医方剂

大辞典)

四藤片 si teng pian

【英文名】Si Teng Tablet(药品标准-中药成方制剂标准)

【组成】异型南五味子、忍冬藤、石蒲藤、春根藤。(药品标准-中药成方制剂标准 1995 年)

四魔丹 si mo dan

【英文名】Si Mo Pellet

【组成】败龟板、番木鳖、闹羊花、苍耳子、白蜜。(中医方剂大辞典)

四魔粉 si mo fen

【英文名】Si Mo Powders

【组成】硇砂、斑蝥、江子、银油。(中医方剂大辞典)

四七气汤 si qi qi tang

【英文名】Si Qi Qi Decoction

【组成】白芷、防风、陈皮、连翘、人参、香附、川芎、当归、玄参、枳壳、甘草、桔梗、天花粉、小柴胡、鼠粘子、山栀仁。(中医方剂大辞典)

四子洗剂 si zi xi ji

【英文名】Si Zi Lotion

【组成】大枫子、川楝子、蛇床、地肤子、苦参、黄柏、土槿皮、白矾。(四川中医 1989,7(7))

四方胃片 si fang wei pian

【英文名】Si Fang Wei Tablet(药品标准-中药成方制剂标准)

【组成】海螵蛸、浙贝母、沉香、黄连、川楝子、柿霜、苦杏仁、延胡索、吴茱萸。(药品标准-中药成方制剂标准 1991 年)

四圣金丹 si sheng jin dan

【英文名】Si Sheng Jin Pellet

【组成】牙皂、细辛、荆芥穗、槐角。(中医方剂大辞典)

四佛合剂 si fu he ji

【英文名】Si Fu Mixture

【组成】四季青、佛耳草、苍耳草、黄芪、党参。(上海中医药杂志 1986,(3))

四君子丸 si jun zi wan

【英文名】Si Jun Zi Pill

【组成】缩砂仁、乌梅肉、陈桔皮、诃子。(中医方剂大辞典)

四君子汤 si jun zi tang

【英文名】Si Jun Zi Decoction

【组成】(1)人参、白术、茯苓、黄芪、川芎、陈皮、半夏、天麻、桔梗、白芷、当归、甘草。(中医方剂大辞典)(2)人参、白术、砂仁、茯苓、陈皮、厚朴、当归、甘草。(中医方剂大辞典)(3)人参、白术、茯苓、陈皮、厚朴、砂仁、苏子、桑白皮、当归、沉香、木香、炙甘草。(中医方剂大辞典)(4)人参、白术、陈皮、甘草、滑石、白茯苓、白芍、泽泻、车前子。(中医方剂大辞典)(5)人参、白术、茯苓、甘草。(中医方剂大辞典)(6)白术、人参、黄芪、茯苓。(中医方剂大辞典)

四时药茶 si shi yao cha

【英文名】Si Shi Yao Medicinal Instant Granule

【组成】川羌活、法半夏、北杏仁、漂茅术、紫川朴、尖川贝、软秦艽、明玉竹、陈建曲、正川芎、广陈皮、霍香叶、煨天麻、芽桔梗、苏扁豆、香白芷、陈枳壳、苏薄荷、北防风、结云苓、薏苡仁、白归身、京赤芍、飞滑石。(中医方剂大辞典)

四味冲剂 si wei chong ji

【英文名】Si Wei Medicinal Instant Granule

【组成】麦芽、鸡血藤、山楂、通草。(中西医结合杂志 1989,9(5))

四味胶囊 si wei jiao nang

【英文名】Si Wei Capsule

【组成】龙胆草、板蓝根、当归、元胡。(北京中医学院学报 1987,10(2))

四金匮丸 si jin kui wan

【英文名】Si Jin Kui Pill

【组成】香附、川芎、续断、白术、茯、当归、山药、白芍、青皮、砂仁、白薇、条芩、生地。(中医方剂大辞典)

四季青片 si ji qing pian

【英文名】Si Ji Qing Tablet(药品标准-中药成方制剂标准)

【组成】四季青。(药品标准-中药成方制剂标准 1990 年)

四宝花散 si bao hua san

【英文名】Si Bao Hua Powders

【组成】郁金、细辛、降香、荆芥。(中医方剂大辞典)

四物合剂 si wu he ji

【英文名】Si Wu Mixture(药品标准-中药成方制剂标准)

【组成】当归、川芎、白芍、熟地黄。(药品标准-中药成方制剂标准 1993 年)

四面楚歌 si mian chu ge

【英文名】Si Mian Chu Ge Powders

【组成】荆芥、赤芍、大柏皮、土当归、山大黄、土白芷、天南星、赤小豆、商陆干、白及、赤敛、白敛、草乌、寒水石。(中医方剂大辞典)

四顺饮子 si shun yin zi

【英文名】Si Shun Drink

【组成】地骨皮、防风、山栀子、连翘。(中医方剂大辞典)

四将军汤 si jiang jun tang

【英文名】Si Jiang Jun Decoction

【组成】甘遂、大戟、苦葶疬、大黄。(中医方剂大辞典)

四将军饮 si jiang jun yin

【英文名】Si Jiang Jun Decoction

【组成】附子、诃子、陈皮、甘草。(中医方剂大辞典)

四将军散 si jiang jun san

【英文名】Si Jiang Jun Powders

【组成】大黄、槟榔、葶苈、牵牛。(中医方剂大辞典)

四柴胡饮 si chai hu yin

【英文名】Si Chai Hu Drink

【组成】柴胡、炙甘草、生姜、当归、人参。(中医方剂大辞典)

四症神方 si zheng shen fang

【英文名】Si Zheng Shen Prescription

【组成】乳香、没药、苏木、降香、松节、川乌、自然铜、地龙、水蛭、血竭、生龙骨、土狗。(中医方剂大辞典)

四黄合剂 si huang he ji

【英文名】Si Huang Mixture

【组成】黄芪、黄芩、黄柏、黄连。(中西医结合眼科 1991,9(1))

四黄煎剂 si huang jian ji

【英文名】Si Huang Decoction

【组成】生大黄、川黄连、黄芩、川黄柏。(南京中医学院学报 1991,(3))

四磨饮子 si mo yin zi

【英文名】Si Mo Drink

【组成】沉香、乌药、南木香、枳壳。(中医方剂大辞典)

四二五合方 si er wu he fang

【英文名】Si Er Wu He Prescription

【组成】当归、白芍、川芎、熟地、覆盆子、菟丝子、五味子、车前子、牛膝、枸杞子、仙茅、仙灵脾。(中医方剂大辞典)

四七益气汤 si qi yi qi tang

【英文名】Si Qi Yi Qi Decoction

【组成】姜半夏、厚朴、茯苓、苏叶、人参、当归、川芎、广木香、菔子、炮姜。(中医方剂大辞典)

四七调气汤 si qi tiao qi tang

【英文名】Si Qi Tiao Qi Decoction

【组成】紫苏、厚朴、茯苓、半夏、枳实、砂仁、苏子、陈皮、甘草。(中医方剂大辞典)

四力维康饮 si li wei kang yin

【英文名】Si Li Wei Kang Drink

【组成】黄芪、熟地、枸杞、淫羊藿、冬虫夏草等。(安徽中医学院学报 1989,8(3))

四子明目散 si zi ming mu san

【英文名】Si Zi Ming Mu Powderss

【组成】黑豆、冬瓜子、蒺藜子、菠菜子。(中医方剂大辞典)

四子调中汤 si zi tiao zhong tang

【英文名】Si Zi Tiao Zhong Decoction

【组成】青皮、陈皮、枳实、香附、黄连、半夏、瓜蒌仁、苏子、沉香、茯苓、桃仁、白芥子、木通、芒消。(中医方剂大辞典)

四五培元粉 si wu pei yuan fen

【英文名】Si Wu Pei Yuan Powders

【组成】百合、山药、菟丝、莲肉、茯苓、谷芽、麦芽、神曲、砂仁、荷叶、芡实、米仁、扁豆于术、粳米、糯米。(中医方剂大辞典)

四六神遗散 si liu shen yi san

【英文名】Si Liu Shen Yi Powders

【组成】猪苓、泽泻、白术、赤茯苓、肉桂、枳壳、大腹皮、桑白皮、杏仁。(中医方剂大辞典)

四六痛泻汤 si liu tong xie tang

【英文名】Si Liu Tong Xie Decoction

【组成】防风、白术、白芍、山药、黄芪、陈皮、补骨脂、山茱萸、泽泻、熟地、云苓、丹皮、当归、五味子、升麻。(陕西中医 1992,13(8))

四方胃胶囊 si fang wei jiao nang

【英文名】Si Fang Wei Capsule(药品标准－中药成方制剂标准)

【组成】海螵蛸、黄连、浙贝母、川楝子、苦杏仁、柿霜、吴茱萸、沉香、延胡索。(药品标准－中药成方制剂标准 1997 年)

四生化痰丸 si sheng hua tan wan

【英文名】Si Sheng Hua Tan Pill

【组成】人参、半夏、杏仁、白矾。(中医方剂大辞典)

四生地黄汤 si sheng di huang tang

【英文名】Si Sheng Di Huang Decoction

【组成】鲜生地、生侧柏叶、焦山栀、元参心、广郁金、黑丹皮、丹参、广三七、生艾叶、生荷叶汁、陈京墨汁、童便。(中医方剂大辞典)

四白灭瘢散 si bai mie ban san

【英文名】Si Bai Mie Ban Powders

【组成】白芷、白附子、白姜蚕、鹰矢白、密陀僧。(中医方剂大辞典)

四白烧肝散 si bai shao gan san

【英文名】Si Bai Shao Gan Powders

【组成】桔梗、香白芷、白术、白芍、缩砂仁。(中医方剂大辞典)

四主二佐丸 si zhu er zuo wan

【英文名】Si Zhu Er Zuo Pill

【组成】乳香、没药、桃仁、滑石、木香、槟榔。(中医方剂大辞典)

四加生化汤 si jia sheng hua tang

【英文名】Si Jia Sheng Hua Decoction

【组成】川芎、当归、甘草、桃仁、茯苓、陈皮、木香。(中医方剂大辞典)

四圣不老丹 si sheng bu lao dan

【英文名】Si Sheng Bu Lao Pellet

【组成】透明松脂、白茯苓、黄菊花、柏子仁。(中医方剂大辞典)

四圣化霉汤 si sheng hua mei tang

【英文名】Si Sheng Hua Mei Decoction

【组成】木通、归尾、赤芍、官桂、防风。(中医方剂大辞典)

四圣快斑汤 si sheng kuai ban tang

【英文名】Si Sheng Kuai Ban Decoction

【组成】黄芪、人中黄、红花、紫草茸、麻黄、木通、牛蒡子、丝瓜、连翘、辰砂、烧人屎。(中医方剂大辞典)

四圣挑疔丹 si sheng tiao ding dan

【英文名】Si Sheng Tiao Ding Pellet

【组成】珍珠、豌豆、乱发、干胭脂。(中医方剂大辞典)

四圣保命丹 si sheng bao ming dan

【英文名】Si Sheng Bao Ming Pellet

【组成】(1)大黄、黄柏、苦参、荆芥、干蟾、栝楼根、防风、轻粉。(中医方剂大辞典)(2)大黄、黄柏、苦参、荆芥。(中医方剂大辞典)

四圣旋丁散 si sheng xuan ding san

【英文名】Si Sheng Xuan Ding Powders

【组成】巴豆仁、白僵蚕、轻粉、硇砂。(中医方剂大辞典)

四圣朝元丹 si sheng chao yuan dan

【英文名】Si Sheng Chao Yuan Pellet

【组成】人参、熟地、肉桂、川椒、小茴香、茯苓、何首乌、牛膝、干山药、杜肿、枸杞子、当归、沉香、木香、苍术。(中医方剂大辞典)

四圣紫金丹 si sheng zi jin dan

【英文名】Si Sheng Zi Jin Pellet

【组成】槐实子、荆芥穗、甘菊花、猪牙皂角。(中医方剂大辞典)

四圣解毒汤 si sheng jie du tang

【英文名】Si Sheng Jie Du Decoction

【组成】紫草、木通、枳壳、黄芪、桂枝、大黄。(中医方剂大辞典)

四对降糖药 si dui jiang tang yao

【英文名】Si Dui Jiang Tang Yao Decoction

【组成】黄芪、山药、苍术、玄参、生地、熟地、丹参、葛根。(辽宁中医杂志 1992,(8))

四皮柴附汤 si pi chai fu tang

【英文名】Si Pi Cai Fu Decoction

【组成】陈皮、大腹皮、青皮、瓜蒌皮、香附、郁金、乌药、白及、石菖蒲、木香、合欢花、川芎、炙甘草、苍术、白术、白芍、海螵蛸、柴胡、牡蛎。(陕西中医 1991,12(9))

四虫乳没汤 si chong ru mo tang

【英文名】Si Chong Ru Mo Decoction

【组成】蛰虫、全蝎、僵蚕、水蛭、乳香、没药、血竭、川芎、细辛、白芷、白芍、柴胡、甘草。(湖北中医杂志 1992,14(4))

四虫蠲痹汤 si chong juan bi tang

【英文名】Si Chong Juan Bi Decoction

【组成】全蝎、蜈蚣、地鳖虫、地龙、天麻、当归、柴胡、牛膝、薏苡仁、葛根、鹿衔草、熟地、白芍。(新中医 1990,(12))

四色断痫丸 si se duan xian wan

【英文名】Si Se Duan Xian Pill

【组成】黄连、飞朱砂、胆星、白甘遂。(中医方剂大辞典)

四时甘和茶 si shi gan he cha

【英文名】Si Shi Gan He Tea(药品标准－中药成方制剂标准)

【组成】稻芽、山楂、薄荷、柴胡、乌药、防风、陈皮、广藿香、厚朴、紫苏、荆芥、茶叶。(药品标准－中药成方制剂标准 1994 年)

四时贴护方 si shi tie hu fang

【英文名】Si Shi Tie Hu Prescription

【组成】春以柳絮、夏以竹膜、秋以新绵、冬以兔毛。(中医方剂大辞典)

四君子合剂 si jun zi he ji

【英文名】Si Jun Zi Mixture(药品标准－中药成方制剂标准)

【组成】党参、白术、茯苓、甘草、生姜、大枣。(药品标准－中药成方制剂标准 1993 年)

四君子颗粒 si jun zi ke li

【英文名】Si Jun Zi Granule(药品标准－中药成方制剂标准)

【组成】党参、白术、茯苓、甘草。(药品标准－中药成方制剂标准 1998 年)

四君归芍汤 si jun gui shao tang

【英文名】Si Jun Gui Shao Decoction

【组成】人参、白术、茯苓、炙甘草、当归、白芍。(中医方剂大辞典)

四君加味汤 si jun jia wei tang

【英文名】Si Jun Jia Wei Decoction

【组成】(1)党参、天麻、茯苓、钩藤、白术、炙甘草。(中医方剂大辞典)(2)人参、茯苓、白术、炙甘草、炮姜、附子、厚朴。(中医方剂大辞典)

四君芎归汤 si jun xiong gui tang

【英文名】Si Jun Xiong Gui Decoction

【组成】人参、白术、茯苓、当归、川芎、砂仁、炙甘草。(中医方剂大辞典)

四君防风汤 si jun fang feng tang
【英文名】Si Jun Fang Feng Decoction
【组成】党参、白术、防风、茯苓、荆芥、炙甘草。（中医方剂大辞典）

四君痛泻方 si jun tong xie fang
【英文名】Si Jun Tong Xie Prescription
【组成】党参、白术、茯苓、白芍、陈皮、防风、炙甘草。（辽宁中医杂志 1988,(6)）

四妙丹参汤 si miao dan shen tang
【英文名】Si Miao Dan Shen Decoction
【组成】生黄芪、全当归、金银花、生甘草、紫丹参。（江苏中医 1991,(11)）

四妙勇安汤 si miao yong an tang
【英文名】Si Miao Yong An Decoction
【组成】金银花、元参、当归、甘草。（中医方剂大辞典）

四妙散加味 si miao san jia wei
【英文名】Ji Wei Si Miao Powders
【组成】苍术、黄柏、苡仁、牛膝、茯苓、泽泻、车前子。（南京中医学院学报 1987,(4)）

四苓五皮汤 si ling wu pi tang
【英文名】Si Ling Wu Pi Decoction
【组成】桑白皮、陈皮、地骨皮、茯苓皮、生姜皮、大腹皮、苍术、白术、泽泻、猪苓青皮、车前子。（中医方剂大辞典）

四苓五皮饮 si ling wu pi yin
【英文名】Si Ling Wu Pi Drink
【组成】人参、白术、茯苓、甘草、麦冬、黄芩、大腹皮、桑白皮、生姜皮、茯苓皮、陈皮、猪苓、泽泻、木通、滑石、木香。（中医方剂大辞典）

四苓五皮散 si ling wu pi san
【英文名】Si Ling Wu Pi Powders
【组成】白术、泽泻、猪苓、苍术、木通、茯苓皮、五加皮、大腹皮、地骨皮、桑白皮、青皮。（中医方剂大辞典）

四苓六一散 si ling liu yi san
【英文名】Si Ling Liu Yi Powders
【组成】赤苓、猪苓、泽泻、江壳、滑石、甘草、车前。（中医方剂大辞典）

四苓新加汤 si ling xin jia tang
【英文名】Si Ling Xin Jia Decoction
【组成】猪苓、泽泻、赤茯苓、木通、滑石、灯心、连翘、甘草梢、淡竹叶。（中医方剂大辞典）

四苓解毒汤 si ling jie du tang
【英文名】Si Ling Jie Du Decoction
【组成】白术、茯苓、猪苓、泽泻、干葛、黄连、甘草、灯心。（中医方剂大辞典）

四奇毓麟丸 si qi yu lin wan
【英文名】Si Qi Yu Lin Pill
【异名】四奇种子丸（中医方剂大辞典、外治寿世方）
【组成】粉龙骨、阳起石、白芷、蓖麻子、黄春季桂、砂仁、闹杨花、参芦、枸杞子、射干香、紫梢花、北细辛、肉苁蓉、真肉桂、旱地浮萍、吴茱萸、石榴皮、川椒、真鸦片膏、锁阳、象皮。（中医方剂大辞典）

四味三炭汤 si wei san tan tang
【英文名】Si Wei San Tan Decoction
【组成】党参、白术、茯苓、车前子、川椒炭、乌梅炭、焦楂炭。（辽宁中医杂志 1990,(9)）

四味大黄汤 si wei dai huang tang
【英文名】Si Wei Dai Huang Pill
【组成】大黄、芍药、当归、炙甘草。（中医方剂大辞典）

四味乌沉汤 si wei wu chen tang
【英文名】Si Wei Wu Chen Decoction
【组成】乌药、香附、砂仁、沉香。（中医方剂大辞典）

四味止痛散 si wei zhi tong san
【英文名】Si Wei Zhi Tong Powders
【组成】枳实、白芷、桂枝、川芎。（浙江中医杂志 1992,(10)）

四味半夏丸 si wei ban xia wan
【英文名】Si Wei Ban Xia Pill
【组成】半夏、白矾、牵牛子、粉霜。（中医方剂大辞典）

四味地黄丸 si wei di huang wan
【英文名】Si Wei Di Huang Pill
【组成】熟干地黄、白术、白茯苓、菟丝子。（中医方剂大辞典）

四味芍药散 si wei shao yao san
【英文名】Si Wei Shao Yao Powders
【组成】吴白术、芍药、桔梗、香白芷。（中医方剂大辞典）

四味当归汤 si wei dang gui tang
【英文名】Si Wei Dang Gui Decoction
【异名】四味汤（中医方剂大辞典、鸡峰）
【组成】(1)当归、生姜、芍药、羊肉。（中医方剂大辞典）(2)当归、桂心、干姜、炙甘草。（中医方剂大辞典）

四味防风散 si wei fang feng san
【英文名】Si Wei Fang Feng Powders
【组成】防风、泽泻、牡蛎、桂心。（中医方剂大辞典）

四味如圣汤 si wei ru sheng tang
【英文名】Si Wei Ru Sheng Decoction
【组成】桔梗、枳壳、麦门冬、甘草。（中医方剂大辞典）

四味异功散 si wei yi gong san
【英文名】Si Wei Yi Gong Powders
【组成】松香、生矾、枯巩、银粉。（中医方剂大辞典）

四味补心丸 si wei bu xin wan
【英文名】Si Wei Bu Xin Pill

【组成】当归、朱砂、肉苁蓉、杏仁。(中医方剂大辞典)

四味阿胶丸 si wei e jiao wan

【英文名】Si Wei E Jiao Pill

【组成】黄连、茯苓、白芍、阿胶。(中医方剂大辞典)

四味拔毒散 si wei ba du san

【英文名】Si Wei Ba Du Powders

【组成】滑石、铅粉、炉甘石。(中医方剂大辞典)

四味承气汤 si wei cheng qi tang

【英文名】Si Wei Cheng Qi Decoction

【组成】大黄、枳壳、朴消、甘草。(中医方剂大辞典)

四味枳实散 si wei zhi shi san

【英文名】Si Wei Zhi Shi Powders

【组成】枳实、人参、川芎、芍药。(中医方剂大辞典)

四味茴香散 si wei hui xiang san

【英文名】Si We Hui Xiang Powders

【组成】乌药、良姜、小茴、青皮。(中医方剂大辞典)

四味茱连丸 si wei zhu lian wan

【英文名】Si Wei Zhu Lian Pill

【异名】四味萸连丸(中医方剂大辞典、医钞类编)

【组成】吴茱萸、黄连、神曲、荷叶。(中医方剂大辞典)

四味茯苓汤 si wei fu ling tang

【英文名】Si Wei Fu Ling Decoction

【组成】宣黄连、藿香叶、阿胶、白茯苓。(中医方剂大辞典)

四味香连丸 si wei xiang lian wan

【英文名】Si Wei Xiang Lian Pill

【异名】四味连香丸(中医方剂大辞典、玉案)

【组成】黄连、大黄、木香、槟榔。(中医方剂大辞典)

四味换肠丸 si wei huan chang wan

【英文名】Si Wei Huang Chang Pill

【异名】白术止痢丸(中医方剂大辞典)

【组成】白术、诃子、肉豆蔻、钟乳粉。(中医方剂大辞典)

四味消毒饮 si wei xiao du yin

【英文名】Si Wei Xiao Du Drink

【组成】人参、炙甘草、黄连、牛蒡子。(中医方剂大辞典)

四味理中丸 si wei li zhong wan

【英文名】SI Wei Li Zhong Pill

【组成】理中丸去人参、红曲。(中医方剂大辞典)

四味萸连丸 si wei yu lian wan

【英文名】Si Wei Yu Lian Pill

【异名】四味茱连丸(中医方剂大辞典、医钞类编)

【组成】黄连、吴萸、桃仁、陈皮、半夏。(中医方剂大辞典)

四味黄芩汤 si wei huang qin tang

【英文名】Si Wei Huang Qin Decoction

【组成】黄芩、当归、黑豆、茅根。(中医方剂大辞典)

四味鹿茸丸 si wei lu rong wan

【英文名】Si Wei Lu Rong Pill

【组成】鹿茸、五味子、当归身、熟地黄。(中医方剂大辞典)

四味散惊丸 si wei san jing wan

【英文名】Si Wei San Jing Pill

【组成】腻粉、滑石、青黛、乳香。(中医方剂大辞典)

四味葵根汤 si wei kui gen tang

【英文名】Si Wei Kui Gen Decoction

【组成】冬葵根、木通、阿胶。(中医方剂大辞典)

四味舒筋汤 si wei shu jin tang

【英文名】Si Wei Shu Jin Decoction

【组成】(1)秦艽、木瓜、苍术、黄柏。(中医方剂大辞典)(2)独活、当归、苍术、黄柏。(中医方剂大辞典)

四味截疟汤 si wei jie nue tang

【英文名】Si Wei Jie Nue Decoction

【组成】何首乌、羌活、山楂肉、青皮。(中医方剂大辞典)

四味藿叶汤 si wei huo ye tang

【英文名】Si Wei Huo Ye Decoction

【异名】四味藿香汤(中医方剂大辞典、济阳纲目)

【组成】藿香、人参、桔皮、半夏。(中医方剂大辞典)

四物一黄散 si wu yi huang san

【英文名】Si Wu Yi Huang Powders

【组成】当归、川芎、熟地黄、白芍、蒲黄。(中医方剂大辞典)

四物二妙丸 si wu er miao wan

【英文名】Si Wu Er Miao Pill

【组成】苍术、黄柏、羌活、白芍、威灵仙、陈皮。(中医方剂大辞典)

四物二陈汤 si wu er chen tang

【英文名】Si Wu Er Chen Decoction

【组成】(1)当归、川芎、白芍、熟地、陈皮、半夏、白茯苓、片芩、薄荷、炙甘草。(中医方剂大辞典)(2)当归、川芎、白芍、熟地黄、陈皮、半夏、茯苓、甘草、桔梗、瓜蒌。(中医方剂大辞典)

四物三补丸 si wu san bu wan

【英文名】Si Wu San Bu Pill

【组成】四物汤、黄芩、黄连、黄柏、山栀、香附、荆芥穗、龟板。(中医方剂大辞典)

四物三黄汤 si wu san huang tang

【英文名】Si Wu San Huang Decoction

【组成】当归、川芎、芍药、生地黄、羌活、防风、黄芩、龙胆草、甘菊花、黄连、玄参、薄荷。(中医方剂大辞典)

四物干姜汤 si wu gan jiang tang

【英文名】Si Wu Gan Jiang Decoction

【组成】当归、干地黄、芍药、川芎䓖、干姜、大枣。(中医方剂大辞典)

四物大黄汤 si wu dai huang tang

【英文名】Si Wu Dai Huang Decoction

【组成】当归、川芎、熟地黄、芍药、生地黄、酒浸大黄。(中医方剂大辞典)

四物五子丸 si wu wu zi wan

【英文名】Si Wu Wu Zi Pill

【组成】(1)当归、川芎、熟地黄、白芍、覆盆子、枸杞子、地肤子、菟丝子、车前子。(中医方剂大辞典)(2)菟丝子、地肤子、枸杞子、覆盆子、车前子、酸枣仁、薏苡仁、柏子仁、鹿茸、苁蓉、当归、熟地黄、沉香、茯苓、川芎、白芍。(中医方剂大辞典)

四物五苓散 si wu wu ling san

【英文名】Si Wu Wu Ling Powders

【组成】四物用赤芍、生地黄、五苓散去桂。(中医方剂大辞典)

四物止经汤 si wu zhi jing tang

【英文名】Si Wu Zhi Jing Decoction

【组成】熟地、白芍、当归、川芎、柏叶、茯苓、香附、阿胶、蒲黄、白术、枣仁、陈皮、人参、甘草。(中医方剂大辞典)

四物止痛汤 si wu zhi tong tang

【英文名】Si Wu Zhi Tong Decoction

【组成】当归、川芎、白芍、生地黄、乳香、没药。(中医方剂大辞典)

四物内托饮 si wu nei tuo yin

【英文名】Si Wu Nei Tuo Drink

【组成】当归、生地、白芍、川芎、防风、生芪、山甲、麦冬、皂角刺、元参、桔梗、甘草、荔枝壳、晚米。(中医方剂大辞典)

四物化郁汤 si wu hua yu tang

【英文名】Si Wu Hua Yu Decoction

【组成】地、芍、归、芎、桃仁、红花、香附、青黛。(中医方剂大辞典)

四物化毒汤 si wu hua du tang

【英文名】Si Wu Hua Du Decoction

【组成】归身、川芎、生地、甘草、白芍、麦冬、牛蒡、官桂、木通。(中医方剂大辞典)

四物双皮汤 si wu shuang pi tang

【英文名】Si Wu Shuang Pi Decoction

【组成】生地、生白芍、当归、川芎、桑白皮、黄芩、地骨皮、桔梗、徐长卿、白茅根、蝉蜕、生甘草。(中西医结合眼科 1989,7(1))

四物艽活汤 si wu jiao huo tang

【英文名】Si Wu Jiao Huo Decoction

【组成】当归、白芍、川芎、生地、秦艽、独活。(中医方剂大辞典)

四物龙胆汤 si wu long dan tang

【英文名】Si Wu Long Dan Decoction

【异名】龙胆汤(中医方剂大辞典、赤水玄珠)

【组成】四物汤、羌活、防风、草龙胆、防己。(中医方剂大辞典)

四物白通汤 si wu bai tong tang

【英文名】Si Wu Bai Tong Decoction

【组成】生地、当归、川芎、赤芍、白芷、生香附。(中医方剂大辞典)

四物瓜藤散 si wu gua teng san

【英文名】Si Wu Gua Teng Powders

【组成】当归、川芎、白芍、生地、木瓜、钩藤、川断、丹皮、防风。(中医方剂大辞典)

四物玄明饮 si wu xuan ming yin

【英文名】Si Wu Xuan Ming Drink

【组成】四物汤加车前子、木通。(中医方剂大辞典)

四物玄胡汤 si wu xuan hu tang

【英文名】Si Wu Xuan Hu Decoction

【组成】(1)熟地黄、当归、白芍、川芎各、玄胡索、沉香。(中医方剂大辞典)(2)当归、川芎、芍药、生地黄、玄胡索、桃仁、红花、牛膝。(中医方剂大辞典)

四物加曲汤 si wu jia qu tang

【英文名】Si Wu Jia Qu Decoction

【组成】四物汤、神曲、砂仁。(中医方剂大辞典)

四物加味汤 si wu jia wei tang

【英文名】Si Wu Jia Wei Decoction

【组成】(1)熟地、当归、白芍、羌活、独活、牛膝、川芎、炙甘草。(中医方剂大辞典)(2)四物汤、人参、吴茱、赤石脂、炮姜。(中医方剂大辞典)

四物加桂汤 si wu jia gui tang

【英文名】Si Wu Jia Gui Decoction

【组成】(1)四物汤、加肉桂、乌药、陈皮、防风、香附、红花、延胡、生姜。(中医方剂大辞典)(2)川芎、当归、芍药、地黄、桂心。(中医方剂大辞典)

四物加减汤 si wu jia jian tang

【英文名】Si Wu Jia Jian Decoction

【组成】四物汤、地骨皮、牡丹皮。(中医方剂大辞典)

四物地榆汤 si wu di yu tang

【英文名】Si Wu Di Yu Decoction

【组成】川芎、当归、白芍、地榆。(中医方剂大辞典)

四物当归汤 si wu dang gui tang

【英文名】Si Wu Dang Gui Decoction

【组成】(1)当归、桂、甘草、干姜。(中医方剂大辞典)(2)当归、人参、半夏、白蜜。(中医方剂大辞典)

四物安神汤 si wu an shen tang

【英文名】Si Wu An Shen Decoction

【组成】(1)地黄、当归、白芍、丹皮、枣仁、茯神、龙齿、远志。(中医方剂大辞典)(2)当归、白芍、生地黄、熟地黄、人参、白术、茯神、酸枣仁、黄连、栀子、麦门冬、竹茹、乌梅、辰砂。(中医方剂大辞典)

四物导赤散 si wu dao chi san

【英文名】Si Wu Dao Chi Powders

【组成】生地黄、赤芍、导赤散、条芩、山栀。(中医方剂大辞典)

四物导痰汤 si wu dao tan tang

【英文名】Si Wu Dao Tan Decoction

【组成】当归、川芎、地黄、芍药、甘草、半夏、杏仁、瓜蒌仁、橘红、茯苓、南星、黑枳实、黄芩、黄连、香附。(中医方剂大辞典)

四物红花汤 si wu hong hua tang

【英文名】Si Wu Hong Hua Decoction

【组成】四物汤、红花、苏木、木香、没药、蛰虫。(中医方剂大辞典)

四物坎离丸 si wu kan li wan

【英文名】Si Wu Kan Li Pill

【组成】生地、熟地、当归、芍药、知母、黄柏、侧柏叶、槐子、连翘。(中医方剂大辞典)

四物连附汤 si wu lian fu tang

【英文名】Si Wu Lian Fu Decoction

【组成】当归尾、赤芍、香附、黄连、丹皮、甘草。(中医方剂大辞典)

四物快斑汤 si wu kuai ban tang

【英文名】Si Wu Kuai Ban Decoction

【组成】川芎、赤芍、当归、生地、升麻、葛根、荆芥、牛蒡、连翘、紫草、地骨。(中医方剂大辞典)

四物补心汤 si wu bu xin tang

【英文名】Si Wu Bu Xin Decoction

【组成】(1)生地、白芍、川芎、当归、白术、枣仁、远志、半夏、茯神、炙甘草。(中医方剂大辞典)(2)当归、川芎、生地、白芍、茯神、半夏、桔梗、白术、陈皮、甘草。(中医方剂大辞典)

四物补肝散 si wu bu gan san

【英文名】Si Wu Bu Gan Powders

【组成】熟地黄、香附子、川芎、白芍、当归身、夏枯草、甘草。(中医方剂大辞典)

四物补经汤 si wu bu jing tang

【英文名】Si Wu Bu Jing Decoction

【组成】(1)香附、当归、白芍、熟地黄、川芎、黄芪、白茯苓、白术、黄芩、玄胡索、陈皮、砂仁、小茴、人参、阿胶、沉香、吴茱萸、粉草。(中医方剂大辞典)(2)当归、白术、香附、川芎、熟地、黄芪、陈皮、白茯苓、人参、阿胶、沉香、小茴香、茱萸、粉草。(中医方剂大辞典)(3)当归、白鸡冠花、侧柏叶、白芍、香附、熟地、白术、人参、白茯苓、川芎、枣仁、陈皮、蒲黄、甘草。(中医方剂大辞典)

四物阿胶汤 si wu e jiao tang

【英文名】Si Wu E Jiao Decoction

【组成】川芎、当归、芍药、地黄、乌梅、甘草、地榆、黄连、阿胶。(中医方剂大辞典)

四物驱风汤 si wu qu feng tang

【英文名】Si Wu Qu Feng Decoction

【组成】当归、川芎、白芍、熟地、肉桂、秦艽、枳壳、红花、冬葵子、车前子、生芝麻。(中医方剂大辞典)

四物青黛汤 si wu qing dai tang

【英文名】Si Wu Qing Dai Decoction

【组成】四物汤、青黛。(中医方剂大辞典)

四物苦楝汤 si wu ku lian tang

【英文名】Si Wu Ku Lian Decoction

【组成】四物汤、川楝肉、玄胡索、吴茱萸、青皮。(中医方剂大辞典)

四物鸢头散 si wu yuan tou san

【英文名】Si Wu Yuan Tou Powders

【组成】东海鸢头、黄牙石、莨菪、防葵。(中医方剂大辞典)

四物和真汤 si wu he zhen tang

【英文名】Si Wu He Zhen Decoction

【组成】川芎、当归、芍药、生地、白术、陈皮、香附、干姜、炙甘草。(中医方剂大辞典)

四物泻火汤 si wu xie huo tang

【英文名】Si Wu Xie Huo Decoction

【组成】当归、川芎、白芍、生地、黄芪、黄柏、黄连。(中医方剂大辞典)

四物保元汤 si wu bao yuan tang

【英文名】Si Wu Bao Yuan Decoction

【组成】白芍、川芎、生地、台党、生芪、当归、炙甘草。(中医方剂大辞典)

四物柏皮汤 si wu bai pi tang

【英文名】Si Wu Bai Pi Decoction

【组成】当归梢、赤芍、川芎、黄柏、黄连、生地黄、黄芩。(中医方剂大辞典)

四物茶调散 si wu cha tiao san

【英文名】Si Wu Cha Tiao Powders

【组成】薄荷、川芎、羌活、甘草、荆芥、白芷、细辛、防风、四物汤。(中医方剂大辞典)

四物钩藤汤 si wu gou teng tang

【英文名】Si Wu Gou Teng Decoction

【组成】当归、川芎、白芍、生地、钩藤。(中医方剂大辞典)

四物香附丸 si wu xiang fu wan

【英文名】Si Wu Xiang Fu Pill

【组成】干地黄、川芎、白芍、全当归、香附。(中医方剂大辞典)

四物绛覆汤 si wu jiang fu tang

【英文名】Si Wu Jiang Fu Decoction

【组成】细生地、生白芍、真新绛、广橘络、全当归、川芎、旋覆花、青葱管。(中医方剂大辞典)

四物桂枝汤 si wu gui zhi tang

【英文名】Si Wu Gui Zhi Decoction

【组成】桂、麻黄、附子、干姜。(中医方剂大辞典)

四物桔梗汤 si wu jie geng tang

【英文名】Si Wu Jie Geng Decoction

【组成】当归、芍药、熟地、桔梗、黄柏、川芎。(中医方剂大辞典)

四物桃仁汤 si wu tao ren tang

【英文名】Si Wu Tao Ren Decoction

【组成】当归尾、赤芍、川芎、怀生地、桃仁、独活、香附。(中医方剂大辞典)

四物胶薄贴 si wu jiao bo tie

【英文名】Si Wu Jiao Bo Emplastrum

【组成】胶、大黄、荠草、细辛。(中医方剂大辞典)

四物益母丸 si wu yi mu wan

【英文名】Si Wu Yi Mu Pill

【组成】(1)炒当归、白芍、川芎、生地、益母膏。(中医方剂大辞典)(2)当归、川芎、赤芍、木香。(中医方剂大辞典)(3)川当归、熟地黄、川芎、白芍、益母草、香附子、吴茱萸。(中医方剂大辞典)

四物凉膈散 si wu liang ge san

【英文名】Si Wu Liang Ge Powders

【组成】归身、川芎、赤芍、生地、黄芩、黄连、山栀、连翘、桔梗、生草、薄荷时、淡竹叶。(中医方剂大辞典)

四物消风汤 si wu xiao feng tang

【英文名】Si Wu Xiao Feng Decoction

【组成】当归、川芎、赤芍、干地黄、防风、荆芥穗、白鲜皮、生薏苡仁。(中医方剂大辞典)

四物消风饮 si wu xiao feng yin

【英文名】Si Wu Xiao Feng Drink

【异名】四物消风散(中医方剂大辞典、医钞类编)

【组成】(1)生地黄、归身、赤芍、荆芥、薄荷、蝉蜕、柴胡、川芎、黄芩、生甘草。(中医方剂大辞典)(2)生地、当归、荆芥、防风、赤芍、川芎、白鲜皮、蝉蜕、薄荷、独活、柴胡。(中医方剂大辞典)

四物消风散 si wu xiao feng san

【英文名】Si Wu Xiao Feng Powders

【组成】生地、当归、白芍、川芎、防风、荆芥、鲜皮、虫退、薄荷、甘草。(中医方剂大辞典)

四物润导汤 si wu run dao tang

【英文名】Si Wu Run Dao Decoction

【组成】生地、油当归、白芍、川芎、松子仁、柏子仁、肉苁蓉、甘杞子、人乳。(中医方剂大辞典)

四物调经汤 si wu tiao jing tang

【英文名】Si Wu Tiao Jing Decoction

【异名】四物调经散(中医方剂大辞典、郑氏家传女科万全方)

【组成】香附、川芎、当归、白芍、熟地、柴胡、陈皮、三棱、小茴香、莪术、白芷、黄芩、青皮、砂仁、肉桂、甘草。(中医方剂大辞典)

四物逍遥散 si wu xiao yao san

【英文名】Si Wu Xiao Yao Powders

【组成】柴胡、当归、白芍、茯苓、白术、炙甘草、川芎、生地、生姜、薄荷。(中医方剂大辞典)

四物通痹汤 si wu tong bi tang

【英文名】Si Wu Tong Bi Decoction

【组成】当归、杜仲、赤芍、川芎、片姜黄、细辛、桂枝、羌活、川断、虎杖、生地、乌梢蛇、生甘草。(浙江中医杂志 1993,28(12))

四物排风散 si wu pai feng san

【英文名】Si Wu Pai Feng Powders

【组成】南星、半夏、防风、人参、羌活、防己、牛膝、杏仁、五味子、当归、川芎、白芍、茯苓、枣仁、白术、瞿麦、枳实、白芷、天麻、甘草、熟地。(中医方剂大辞典)

四物麻仁丸 si wu ma ren wan

【英文名】Si Wu Ma Ren Pill

【组成】(1)熟地、当归、白芍、川芎、麻仁。(中医方剂大辞典)(2)当归、白芍、生地黄、川芎、麻仁、生何首乌。(中医方剂大辞典)

四物麻仁汤 si wu ma ren tang

【英文名】Si Wu Ma Ren Decoction

【组成】当归、川芎、芍药、熟地、干姜、麻仁、附子、桂、皂荚。(中医方剂大辞典)

四物鹿胶汤 si wu lu jiao tang

【英文名】Si Wu Lu Jiao Decoction

【组成】当归、鹿胶、杜仲、补骨脂、白芍、川芎、菟丝饼、川续断、熟地。(中医方剂大辞典)

四物清肺汤 si wu qing fei tang

【英文名】Si Wu Qing Fei Decoction

【组成】大熟地、当归尾、川芎、赤芍、栀子、银花、胡黄连、石决明、槐实、甘草、冬虫草。(中医方剂大辞典)

四物葵花汤 si wu kui hua tang

【英文名】Si Wu Kui Hua Decoction

【组成】四物汤加熟地黄、当归。(中医方剂大辞典)

四物款冬丸 si wu kuan dong wan

【英文名】Si Wu Kuan Dong Pill

【异名】款冬花丸(中医方剂大辞典、卫生总微)
【组成】款冬花、紫菀、伏龙肝、桂心。(中医方剂大辞典)

四物滋阴汤 si wu zi yin tang
【英文名】Si Wu Zi Yin Decoction
【组成】当归、生地黄、芍药、川芎、牛蒡子、连翘、干葛、黄芩、红花、柴胡、赤柽柳。(中医方剂大辞典)

四物解毒汤 si wu jie du tang
【英文名】Si Wu Jie Du Decoction
【组成】(1)枳壳、白术、槐角、秦艽。(中医方剂大辞典)(2)当归、白芍、生地、元参、栀子、川芎、生甘草、黄连、黄柏、黄芩。(中医方剂大辞典)

四物粱米汤 si wu liang mi tang
【英文名】Si Wu Liang Mi Decoction
【异名】粱米汤(中医方剂大辞典、圣济总录);四味粱米汤(中医方剂大辞典、圣济总录)
【组成】粱米、稻米、黍米、蜡。(中医方剂大辞典)

四物澄波散 si wu cheng bo san
【英文名】Si Wu Cheng Bo Powders
【组成】胆矾、干姜、滑石、秦皮。(中医方剂大辞典)

四和丁香散 si he ding xiang san
【英文名】Si He Ding Xiang Powders
【组成】肉豆蔻、甘草、沉香、干姜。(中医方剂大辞典)

四制川楝丸 si zhi chuan lian wan
【英文名】Si Zhi Chuan Lian Pill
【组成】川楝子。(中医方剂大辞典)

四制化痰丸 si zhi hua tan wan
【英文名】Si Zhi Hua Tan Pill
【组成】半夏。(中医方剂大辞典)

四制白术丸 si zhi bai zhu wan
【英文名】Si Zhi Bai Zhu Pill
【组成】白术、人参、山药、陈皮、茯苓、白芍、木香、砂仁、干姜、老莲肉。(中医方剂大辞典)

四制白术散 si zhi bai zhu san
【英文名】Si Zhi Bai Zhu Powders
【异名】四制仙术散(中医方剂大辞典、纲目拾遗)
【组成】白术。(中医方剂大辞典)

四制苍术丸 si zhi cang zhu wan
【英文名】Si Zhi Cang Zhu Pill
【组成】(1)苍术、川椒、小茴香、破故纸、川楝肉、何首乌、白茯苓。(中医方剂大辞典)(2)苍术。(中医方剂大辞典)

四制良姜丸 si zhi liang jiang wan
【英文名】Si Zhi Liang Jiang Pill
【组成】良姜、吴茱萸。(中医方剂大辞典)

四制抱龙丸 si zhi bao long wan
【英文名】Si Zhi Bao Long Pill
【组成】天竺黄、辰砂、胆星、雄黄、麝香。(中医方剂大辞典)

四制柏术丸 si zhi bai zhu wan
【英文名】Si Zhi Bai Zhu Pill
【异名】四制丸(中医方剂大辞典、摄生众妙方);二妙丸(中医方剂大辞典、医统);四制苍柏丸(中医方剂大辞典、医学入门)
【组成】黄柏、苍术。(中医方剂大辞典)

四制香附丸 si zhi xiang fu wan
【英文名】Si Zhi Xiang Fu Pill(药品标准－中药成方制剂标准)
【组成】香附、熟地黄、当归、川芎、白芍、白术、泽兰、陈皮、黄柏、甘草。(药品标准－中药成方制剂标准 1992年)

四制益母丸 si zhi yi mu wan
【英文名】Si Zhi Yi Mu Pill
【组成】(1)坤草、橘红、白芍、白术、当归、沉香、川芎、砂仁、生地、木香、茯苓、牛膝、乌药、甘草、人参、琥珀。(中医方剂大辞典)(2)炙甘草、川抚芎、漂白术、九蒸地黄、酒白芍、木香、益母草、艾叶、炒阿胶、茯苓、香附、当归、缩砂仁、京丹参、陈皮。(中医方剂大辞典)(3)坤草、当归、赤芍、木香、人参。(中医方剂大辞典)(4)益母草、当归、川芎、木香。(中医方剂大辞典)

四制黄芩丸 si zhi huang qin wan
【英文名】Si Zhi Huang Qin Pill
【组成】枯黄芩。(中医方剂大辞典)

四制黄柏丸 si zhi huang bai wan
【英文名】Si Zhi Huang Bai Pill
【组成】(1)黄柏、知母。(中医方剂大辞典)(2)黄柏。(中医方剂大辞典)

四制楝实丸 si zhi lian shi wan
【英文名】Si Zhi Lian Shi Pill
【组成】葫芦巴、楝子、青木香、橘核、巴戟、吴萸、青皮、茴香、柴胡、木通、川乌。(中医方剂大辞典)

四制醋附丸 si zhi cu fu wan
【英文名】Si Zhi Cu Fu Pill
【异名】四制香附丸(中医方剂大辞典、医学入门)
【组成】香附子。(中医方剂大辞典)

四制鲮鲤丸 si zhi ling li wan
【英文名】Si Zhi Ling Li Pill
【组成】归尾、大黄、荆芥、桔梗、乳香、没药、黄芩、连翘、防风、羌活、全蝎、蝉蜕、僵蚕、牛皮胶、雄黄、蜈蚣、穿山甲。(中医方剂大辞典)

四季三黄片 si ji san huang pian
【英文名】Si Ji San Huang Tablet(药品标准－中药成方制剂标准)

【组成】大黄、黄芩、栀子、黄柏。(药品标准－中药成方制剂标准 1998 年)

四季三黄丸 si ji san huang wan

【英文名】Si Ji San Huang Pill(药品标准－中药成方制剂标准)

【组成】大黄、黄柏、黄芩、栀子。(药品标准－中药成方制剂标准 1990 年)

四季润喉片 si ji run hou pian

【英文名】Si Ji Run Hou Tablet

【组成】桉叶油、薄荷脑、葡萄糖。

四季侧柏散 si ji ce bai san

【英文名】Si Ji Ce Bai Powders

【组成】侧柏。(中医方剂大辞典)

四季菜颗粒 si ji cai ke li

【英文名】Si Ji Cai Granule(药品标准－中药成方制剂标准)

【组成】四季菜。(药品标准－中药成方制剂标准 1998 年)

四季菜糖浆 si ji cai tang jiang

【英文名】Si Ji Cai Syrup

【组成】四季菜。(中成药研究 1985,(3))

四季感冒片 si ji gan mao pian

【英文名】Si Ji Gan Mao Tablet(药品标准－中药成方制剂标准)

【组成】桔梗、紫苏叶、陈皮、荆芥、大青叶、连翘、甘草、香附、防风。(药品标准－中药成方制剂标准 1997 年)

四参活血汤 si shen huo xue tang

【英文名】Si Shen Huo Xue Decoction

【组成】党参、苦参、玄参、黄芪、丹参、山楂、桃仁、降香、制附子、炙甘草。(湖北中医杂志 1989,(6))

四炒枳壳丸 si chao zhi qiao wan

【英文名】Si Chao Zhi Qiao Pill

【组成】枳壳、香附、槟榔、玄胡索、三棱、莪术。(中医方剂大辞典)

四炒健脾散 si chao jian pi san

【英文名】Si Chao Jian Pi Powders

【组成】苍术、干姜、乌头、甘草。(中医方剂大辞典)

四治黄连丸 si zhi huang lian wan

【英文名】Si Zhi Huang Lian Pill

【组成】黄连、白芍、使君子、木香。(中医方剂大辞典)

四宝六神丹 si bao liu shen dan

【英文名】Si Bao Liu Shen Pellet

【组成】马料豆、黄芪、当归、金樱子。(中医方剂大辞典)

四草化斑汤 si cao hua ban tang

【英文名】Si Cao Hua Ban Decoction

【组成】紫草、生地、茜草、坤草、白花蛇舌草、炒芥穗、连翘、赤芍、生蒲黄、大枣。(辽宁中医杂志 1991,(6))

四草定痛汤 si cao ding tong tang

【英文名】Si Cao Ding Tong Decoction

【组成】山薄荷、宝塔草、矮金屯叶、皱面藤叶。(中医方剂大辞典)

四炭阿胶汤 si tan e jiao tang

【英文名】Si Tan E Jiao Decoction

【组成】银花、生地、白芍、黄芩、阿胶、山药、陈皮、石莲。(中医方剂大辞典)

四香三米饮 si xiang san mi yin

【英文名】Si Xiang San Mi Drink

【组成】木香、丁香、檀香、藿香叶、早米、晚米、糯米。(中医方剂大辞典)

四顺附子汤 si shun fu zi tang

【英文名】Si Shun Fu Zi Decoction

【组成】生附子、白姜、甘草、人参。(中医方剂大辞典)

四顺制蛔汤 si shun zhi hui tang

【英文名】Si Shun Zhi Hui Decoction

【组成】当归、芍药、大黄、鹧鸪菜、甘草、乌梅、地丁、胡黄连、雄黄。(中医方剂大辞典)

四顺凉肝散 si shun liang gan san

【英文名】Si Shun Liang Gan Powders

【组成】荆芥、川芎、当归、防风、赤芍、甘草、汉防己。(中医方剂大辞典)

四顺理中丸 si shun li zhong wan

【英文名】Si Shun Li Zhong Pill

【组成】黑豆、香附子、干姜、生干地黄。(中医方剂大辞典)

四顺清凉饮 si shun qing liang yin

【英文名】Si Shun Qing Liang Drink

【组成】(1)当归、酒芍、瓜蒌、熟军、甘草、丹参。(中医方剂大辞典)(2)白芍、当归、生地、甘草、柴胡。(中医方剂大辞典)(3)大黄、赤芍、当归、甘草、青皮、枳壳。(中医方剂大辞典)

四顺清凉散 si shun qing liang san

【英文名】Si Shun Qing Liang Powders

【组成】大黄、川芎、山栀、赤芍、没药、归身、枳壳、香附、生地、甘草。(中医方剂大辞典)

四顺清凉膏 si shun qing liang gao

【英文名】Si Shun Qing Liang Ointment

【组成】芍药、当归、黄连、生地、甘草、大黄、黄芩。(中医方剂大辞典)

四将军饮子 si jiang jun yin zi

【英文名】Si Jiang Jun Drink

【组成】大附、诃子、陈皮、甘草。(中医方剂大辞典)

四逆双解散 si ni shuang jie san
【英文名】Si Ni Shuang Jie Powders
【异名】养阳双解散(中医方剂大辞典)
【组成】四逆理中汤、大黄、芒消。(中医方剂大辞典)
四逆承气汤 si ni cheng qi tang
【英文名】Si Ni Cheng Qi Decoction
【组成】附片、干姜、甘草、厚朴、枳实、玄明粉、大黄、乌梅、川连、川椒。(中医方剂大辞典)
四逆茱萸汤 si ni zhu yu tang
【英文名】Si Ni Zhu Yu Decoction
【组成】甘草、干姜、附子、吴茱萸、生姜、大枣。(中医方剂大辞典)
四逆排石汤 si ni pai shi tang
【英文名】Si Ni Pai Shi Decoction
【组成】柴胡、延胡索、王不留行、枳实、白芍、金钱草、郁金、茵陈、川楝子、大黄、甘草。(安徽中医学院学报 1993,12(4))
四逆理中汤 si ni li zhong tang
【英文名】Si Ni Li Zhong Decoction
【组成】条参、白术、秦艽、川芎、羊藿、白茯、干葛、桂心、附子、姜炭、甘草。(中医方剂大辞典)
四神丸加味 si shen wan jia wei
【英文名】Jia Wei Si Shen Pill
【组成】破故纸、五味子、肉豆蔻、吴茱萸、炒白术、炒白芍、炒陈皮、防风、大枣、生姜。(中医杂志 1986,27(8))
四神治痢丸 si shen zhi li wan
【英文名】Si Shen Zhi Li Pill
【组成】川连、木香、槟榔、川大黄、吴萸。(中医方剂大辞典)
四神消积丸 si shen xiao ji wan
【英文名】Si Shen Xiao Ji Pill
【组成】陈皮、川厚朴、青皮、木香、枳实、京三棱、槟榔、蓬莪术、山楂肉、半夏曲、麦芽、吴茱萸、神曲、香附米、砂仁、白芥子。(中医方剂大辞典)
四海舒郁丸 si hai shu yu wan
【英文名】Si Hai Shu Yu Pill
【组成】青木香、陈皮、海蛤粉、海带、海藻、昆布、海螵蛸。(中医方剂大辞典)
四黄夺命丹 si huang duo ming dan
【英文名】Si Huang Duo Ming Pellet
【组成】大黄、黄芩、黄连、黄柏、胆星、焦栀、知母、甘草、枯矾、竹叶。(中医方剂大辞典)
四黄苍龙汤 si huang cang long tang
【英文名】Si Huang Cang Long Decoction
【组成】黄芩、黄连、黄柏、大黄、苍术、龙胆草、甘草。(辽宁中医杂志 1992,(1))
四黄涤痰丸 si huang di tan wan
【英文名】Si Huang Di Tan Pill
【组成】川大黄、蒌仁、蛤壳、橘红、茯苓、陈胆星、茅术、天麻、浮石、蓬术、白芥子、薄荷叶、石菖蒲、沉香、青黛、半夏、川黄连、天竹黄、白蔻仁、冰片。(中医方剂大辞典)
四蒸木瓜丸 si zheng mu gua wan
【英文名】Si Zheng Mu Gua Pill
【异名】四蒸丸(中医方剂大辞典、魏氏家藏方)
【组成】威灵仙、黄芪、苍术、乌药。(中医方剂大辞典)
四壁樻朱砂 si bi gui zhu sha
【英文名】Si Bi Gui Zhu Sha Pill
【组成】针砂、硫黄、朱砂、白矾、盐。(中医方剂大辞典)
四藤一仙汤 si teng yi xian tang
【英文名】Si Teng Yi Xian Decoction
【组成】海风藤、钩藤、络石藤、鸡血藤、威灵仙。(江苏中医 1993,(4))
四加减正气散 si jia jian zheng qi san
【英文名】Si Jia Jian Zheng Qi Powders
【组成】藿香梗、厚朴、茯苓、广皮、草果、楂肉、神曲。(中医方剂大辞典)
四君子加味汤 si jun zi jia wei tang
【英文名】Si Jun Zi Jia Wei Decoction
【组成】党参、白术、藿香、木香、茯苓、炙甘草、煨姜。(中医方剂大辞典)
四君子快斑汤 si jun zi kuai ban tang
【英文名】Si Jun Zi Kuai Ban Decoction
【异名】四君快斑汤(中医方剂大辞典、赤水玄珠)
【组成】人参、黄芪、白术、茯苓、甘草、官桂、白芷、荆芥穗、防风、陈皮、白芍。(中医方剂大辞典)
四君子袋泡剂 si jun zi dai pao ji
【英文名】Si Jun Zi Tea(药品标准－中药成方制剂标准)
【组成】党参、白术、茯苓、甘草。(药品标准－中药成方制剂标准 1998 年)
四君加姜附汤 si jun jia jiang fu tang
【英文名】Si Jun Jia Jiang Fu Decoction
【组成】白术、茯苓、附子、人参、甘草、干姜。(中医方剂大辞典)
四苓合苓芍汤 si ling he ling shao tang
【英文名】Si Ling He Ling Shao Decoction
【组成】苍术、猪苓、茯苓、泽泻、白芍、黄芩、广皮、厚朴、木香。(中医方剂大辞典)
四味土木香散 si wei tu mu xiang san
【英文名】Si Wei Tu Mu Xiang Powders(中国中医药学主题词表)

【组成】土木香、珍珠杆、苦参、山奈。(中医方剂大辞典)

四味石钟乳散 si wei shi zhong ru san

【英文名】Si Wei Shi Zhong Ru Powders

【异名】吸散(中医方剂大辞典、千金);钟乳七星散(中医方剂大辞典、千金);钟乳散(中医方剂大辞典、圣惠)

【组成】钟乳、白礜石、款冬花、桂。(中医方剂大辞典)

四味鼠粘子汤 si wei shu nian zi tang

【英文名】Si Wei Shu Nian Zi Decoction

【异名】鼠粘子汤(中医方剂大辞典、幼幼集成)

【组成】鼠粘子、甘草、升麻、射干。(中医方剂大辞典)

四物加二活汤 si wu jia er huo tang

【英文名】Si Wu Jia Er Huo Decoction

【组成】四物、羌活、独活、延胡索、红花、青皮、香附、乌药、山楂、黑小豆。(中医方剂大辞典)

四物龙胆草汤 si wu long dan cao tang

【英文名】Si Wu Long Dan Cao Decoction

【组成】当归、川芎、白芍、生地、防已、防风、胆草、羌活。(中医方剂大辞典)

四物四藤合剂 si wu si teng he ji

【英文名】Si Wu Si Teng Mixture

【组成】当归、生地、赤芍、川芎、鸡血藤、海风藤、伸筋藤、络石藤、独活、桑寄生、地龙。(新中医 1977,(4))

四物加人参汤 si wu jia ren shen tang

【英文名】Si Wu Jia Ren Shen Decoction

【组成】人参、归身、川芎、白芍、生地、香附、炙甘草。(中医方剂大辞典)

四物加大黄汤 si wu jia dai huang tang

【英文名】Si Wu Jia Dai Huang Decoction

【组成】四物汤、大黄。(中医方剂大辞典)

四物加地榆汤 si wu jia di yu tang

【英文名】Si Wu Jia Di Yu Decoction

【组成】生地炭、川芎、白芍、当归身、地榆炭。(中医方剂大辞典)

四物加芩术汤 si wu jia qin zhu tang

【英文名】Si Wu Jia Qin Zhu Decoction

【异名】温六合汤(中医方剂大辞典)

【组成】四物汤、芩、术。(中医方剂大辞典)

四物加芩连汤 si wu jia qin lian tang

【英文名】Si Wu Jia Qin Lian Decoction

【异名】四物加芩连知柏汤(中医方剂大辞典、医钞类编);芩连四物汤(中医方剂大辞典、医统);四物芩连汤(中医方剂大辞典、赤水玄珠);四物加黄芩黄连汤(中医方剂大辞典、准绳·女科);四物解毒汤(中医方剂大辞典、痘疹会通)

【组成】(1)归身、白芍、知母、生地、条芩、黄连、川芎、熟地、黄柏。(中医方剂大辞典)(2)四物汤、黄芩、黄连。(中医方剂大辞典)

四物加参术汤 si wu jia shen zhu tang

【英文名】Si Wu Jia Shen Zhu Decoction

【组成】党参、白芍、白术、川芎、当归、熟地、炮姜。(中医方剂大辞典)

四物加泽兰汤 si wu jia ze lan tang

【英文名】Si Wu Jia Ze Lan Decoction

【组成】泽兰、熟地、当归、白芍、川芎、桃仁、红花。(中医方剂大辞典)

四物加荆防汤 si wu jia jing fang tang

【英文名】Si Wu Jia Jing Fang Dewcoction

【组成】当归、川芎、赤芍、生地、荆芥、防风、陈皮、甘草、香附、泽兰、山楂、红花、葱白、生姜。(中医方剂大辞典)

四物加柴胡汤 si wu jia chai hu tang

【英文名】Si Wu Jia Chai Hu Decoction

【组成】归身、川芎、白芍、生地、柴胡、人参、条芩、生草、黄连。(中医方剂大辞典)

四物加通草汤 si wu jia tong cao tang

【英文名】Si Wu Jia Tong Cao Decoction

【组成】当归、川芎、赤芍、生地、通草、桔梗、丹皮、玄参、青皮、香附、枳壳、葱白。(中医方剂大辞典)

四物加黄芩汤 si wu jia huang qin tang

【英文名】Si Wu Jia Huang Qin Decoction

【组成】四物汤、黄芩。(中医方剂大辞典)

四物加葵花汤 si wu jia kui hua tang

【英文名】Si Wu Jia Kui Hua Decoction

【组成】当归、川芎、白芍、熟地黄、葵花。(中医方剂大辞典)

四物加黑姜汤 si wu jia hei jiang tang

【英文名】Si Wu Jia Hei Jiang Decoction

【组成】熟地、当归、白芍、川芎、炮姜。(中医方剂大辞典)

四物合二陈汤 si wu he er chen tang

【英文名】Si Wu He Er Chen Decoction

【组成】归须、赤芍、川芎、生地、陈皮、法夏、茯苓、甘草、海藻、红花、香附、丹皮。(中医方剂大辞典)

四物合匀气散 si wu he yun qi san

【英文名】Si Wu He Yun Qi Powders

【组成】当归身、川芎藭、京赤芍、怀生地、南木香、京楂肉、炙甘草。(中医方剂大辞典)

四物合导赤散 si wu he dao chi san

【英文名】Si Wu He Dao Chi Powders

【组成】全当归、正川芎、杭白芍、怀生地、川木通、怀熟地、炙甘草。(中医方剂大辞典)

四物黄连薄贴 si wu huang lian bo tie
【英文名】Si Wu Huang Lian Emplastrum
【组成】黄连、黄柏、地榆、白芷。(中医方剂大辞典)

四春如忌胶囊 si chun ru ji jiao nang
【英文名】Si Chun Ru Ji Capsule
【组成】鹿茸、狗肾、羊肾、锁阳、何首乌、狗脊。((94)吉卫药准字2004号)

四顺清凉饮子 si shun qing liang yin zi
【英文名】Si Shun Qing Liang Drink
【组成】当归身、龙胆草、黄芩、桑皮、车前子、生地黄、赤芍、枳壳、炙甘草、熟大黄、防风、川芎、川黄连、木贼草、羌活、柴胡。(中医方剂大辞典)

四逆加人参汤 si ni jia ren shen tang
【英文名】Si Ni Jia Ren Shen Decoction
【组成】甘草、附子、干姜、人参。(中医方剂大辞典)

四逆加茯苓散 si ni jia fu ling san
【英文名】Si Ni Jia Fu Ling Powders
【组成】甘草、枳实、柴胡、芍药、赤茯苓。(中医方剂大辞典)

四十八候三黄散 si shi ba hou san huang san
【英文名】Si Shi Ba Hou San Huang Powders
【组成】麻黄、大黄、黄芩。(中医方剂大辞典)

四君子加竹沥汤 si jun zi jia zhu li tang
【英文名】Si Jun Zi Jia Zhu Li Decoction
【组成】白术、人参、茯苓、甘草、竹沥、姜汁。(中医方剂大辞典)

四君子加远志汤 si jun zi jia yuan zhi tang
【英文名】Si Jun Zi Jia Yuan Zhi Decoction
【组成】人参、白术、茯苓、甘草、远志。(中医方剂大辞典)

四苓散加木瓜汤 si ling san jia mu gua tang
【英文名】Si Ling Powders Jia Mu Gua Decoction
【组成】赤茯苓、猪苓、泽泻、木瓜、白术、木通、车前子、灯心。(中医方剂大辞典)

四味调经止痛散 si wei tiao jing zhi tong san
【英文名】Si Wei Tiao Jing Zhi Tong Powders
【组成】当归、玄胡索、没药、红花。(中医方剂大辞典)

四味黄芪旋覆片 si wei huang qi xuan fu pian
【英文名】Si Wei Huang Qi Xuan Fu Tablet
【组成】黄芪、旋覆花、地龙、百部。(新中医 1982,(2))

四味紫苏和胎饮 si wei zi su he tai yin
【英文名】Si Wei Zi Su He Tai Drink
【组成】苏叶、条芩、白术、甘草。(中医方剂大辞典)

四物人参知母汤 si wu ren shen zhi mu tang
【英文名】Si Wu Ren Shen Zhi Mu Decoction
【组成】归身、白芍、台党、熟地、知母、麦冬、川芎、炙甘草。(中医方剂大辞典)

四物三黄泻心汤 si wu san huang xie xin tang
【英文名】Si Wu San Huang Xie Xin Decoction
【组成】四物汤、黄芩、黄连、大黄。(中医方剂大辞典)

四物加黑小豆汤 si wu jia hei xiao dou tang
【英文名】Si Wu Jia Hei Xiao Dou Decoction
【组成】四物、荆芥、延胡、红花、泽兰、防风、秦艽、黑小豆、山楂、干姜。(中医方剂大辞典)

四物合小乌沉汤 si wu he xiao wu chen tang
【英文名】Si Wu He Xiao Wu Chen Decoction
【组成】乌药、香附、甘草。(中医方剂大辞典)

四物合小柴胡汤 si wu he xiao chai hu tang
【英文名】Si Wu He Xiao Chai Hu Decoction
【组成】当归、白芍、熟地、川芎、柴胡、甘草、黄芩、人参、半夏。(中医方剂大辞典)

四物汤合泻白散 si wu tang he xie bai san
【英文名】Si Wu Decoction And Xie Bai Powders
【组成】生地、赤白芍、当归、川芎、桑白皮、地骨皮、甘草、粳米、木麻黄、艾叶、红花、白鲜皮、蝉蜕、白蒺藜。(内蒙古中医药 1993,12(3))

四物汤倍芎归汤 si wu tang bei xiong gui tang
【英文名】Si Wu Decoction Bei Xiong Gui Decoction
【组成】四物汤、鬼箭、红花、玄胡索。(中医方剂大辞典)

四物理中各半汤 si wu li zhong ge ban tang
【英文名】Si Wu Li Zhong Ge Ban Decoction
【组成】四物汤、理中汤。(中医方剂大辞典)

四物黄柏知母汤 si wu huang bai zhi mu tang
【英文名】Si Wu Huang Bai Zhi Mu Decoction
【组成】归身、赤芍、生地、黄柏、知母、木通、川芎、生甘草。(中医方剂大辞典)

四制茱楝香壳丹 si zhi zhu lian xiang qiao dan
【英文名】Si Zhi Zhu Lian Xiang Qiao Pellet
【组成】吴茱萸、泽泻、川楝子、枳壳、木香、陈皮、青皮、茴香、石菖蒲、槟榔、桃仁、萆薢、蓬莪术、官桂、白茯苓、乳香、荔枝核、三棱。(中医方剂大辞典)

四季加减百解散 si ji jia jian bai jie san
【英文名】Si Ji Jia Jian Bai Jie Powders
【组成】柴胡、升麻、干葛、白芍、白术、防风、甘草、羌活、独活、藁本、半夏、苍术、人参、霍香。(中医方剂大辞典)

四季理脾肥儿丸 si ji li pi fei er wan
【英文名】Si Ji Li Pi Fei Er Pill
【组成】怀山药、山楂肉、使君子、神曲、白茯苓、仁米、白术、莲肉、粉草、诃皮。(中医方剂大辞典)

四金化瘀排石汤 si jin hua yu pai shi tang
【英文名】Si Jin Hua Yu Pai Shi Decoction
【组成】半枝、金钱草、鸡内金、石苇、郁金、三棱、滑石、

瞿麦、怀牛膝、海金砂、木通、茅根、甘草。(山东中医杂志 1985,(5))

四逆汤加生姜方 si ni tang jia sheng jiang fang

【英文名】Si Ni Decoction Jia Sheng Jiang Presciption

【组成】甘草、干姜、附子、生姜。(中医方剂大辞典)

四十八候贴项药方 si shi ba hou tie xiang yao fang

【英文名】Si Shi Ba Hou Tie Xiang Prescription

【组成】川乌头、白芷、地龙、五灵脂、赤小豆。(中医方剂大辞典)

四乌鲗骨一藘茹丸 si wu zei gu yi lv ru wan

【英文名】Si Wu Zei GuYi Lv Ru Pill

【异名】乌贼鱼骨丸(中医方剂大辞典、圣济总录);乌鱼骨丸(中医方剂大辞典、宣明论);乌贼藘茹丸(中医方剂大辞典、杏苑);枯骨丸(中医方剂大辞典、普济方);女科乌贼丸(中医方剂大辞典、全国中药成药处方集);乌贼丸(中医方剂大辞典、医学入门);四乌贼一藘茹二妙丸(中医方剂大辞典、全国中药成药处方集);乌鱼鲗丸(中医方剂大辞典、古方选注)

【组成】四乌鲗骨、藘茹。(中医方剂大辞典)

四君合四神加减方 si jun he si shen jia jian fang

【英文名】Si Jun He Si Shen Jia Jian Prescription

【组成】党参、于术、补骨脂、茯苓、肉蔻、吴萸、醋柴胡、五味子。(中医方剂大辞典)

四时加减柴胡饮子 si shi jia jian chai hu yin zi

【英文名】Si Shi Jia Jian Chai Hu Drink

【异名】四时加减柴胡汤(中医方剂大辞典、兰台轨苑)

【组成】柴胡、白术、大腹槟榔、陈皮、生姜、桔梗。(中医方剂大辞典)

四苓加厚朴秦皮汤 si ling jia hou po qin pi tang

【英文名】Si Ling Jia Hou Po Qin Pi Decoction

【组成】茅术、厚朴、茯苓、猪苓、秦皮、泽泻。(中医方剂大辞典)

四物加元胡干姜汤 si wu jia yuan hu gan jiang tang

【英文名】Si Wu Jia Yuan Hu Gan Jiang Decoction

【组成】芎、归、赤芍、生地、元胡、干姜。(中医方剂大辞典)

四物加天麻钩藤汤 si wu jia tian ma gou teng tang

【英文名】Si Wu Jia Tian Ma Gou Teng Decoction

【组成】熟地、当归、天麻、白芍、川芎、钩藤。(中医方剂大辞典)

四物加生姜葱白汤 si wu jia sheng jiang cong bai tang

【英文名】Si Wu Jia Sheng Jiang Cong Bai Decoction

【组成】四物汤、干姜、半夏、陈皮、甘草、香附、羌活、防风、泽兰、丹参、川断、葱白、生姜。(中医方剂大辞典)

四物加远志石斛汤 si wu jia yuan zhi shi hu tang

【英文名】Si Wu Jia Yuan Zhi Shi Hu Decoction

【组成】四物、远志、石斛、川断、陈皮、香附、山药、麦冬、山楂、生姜、大枣。(中医方剂大辞典)

四物加香附黄连汤 si wu jia xiang fu huang lian tang

【英文名】Si Wu Jia Xiang Fu Huang Lian Decoction

【组成】归尾、川芎、赤芍、香附、生地、黄连、生草、丹皮。(中医方剂大辞典)

四物加香薷厚朴汤 si wu jia xiang ru hou po tang

【英文名】Si Wu Jia Xiang Ru Hou Po Decoction

【组成】四物、丹皮、泽兰、厚朴、香薷、陈皮、甘草、丹参、麦冬、赤苓、竹茹。(中医方剂大辞典)

四物加柴胡丹皮汤 si wu jia chai hu dan pi tang

【英文名】Si Wu Jia Chai Hu Dan Pi Decoction

【组成】芎、归、赤芍、生地、柴胡、丹皮、骨皮、陈皮、柏子仁、秦艽、泽兰、麦冬、白茯苓。(中医方剂大辞典)

四物加黄芩泽泻汤 si wu jia huang qin ze xie tang

【英文名】Si Wu Jia Huang Qin Ze Xie Decoction

【组成】当归、泽泻、熟地、川芎、白芍、黄芩。(中医方剂大辞典)

四物加黄芪芍药汤 si wu jia huang qi shao yao tang

【英文名】Si Wu Jia Huang Qi Shao Yao Decoction

【组成】黄芪、桂、干姜、芍药、甘草、当归。(中医方剂大辞典)

四物合黄连解毒汤 si wu he huang lian jie du tang

【英文名】Si Wu He Huang Lian Jie Du Decoction

【组成】当归身、怀生地、杭白芍、正川芎、正雅连、川黄柏、条黄芩、黑栀仁。(中医方剂大辞典)

四君子加姜附厚朴汤 si jun zi jia jiang fu hou po tang

【英文名】Si Jun Zi Jia Jiang Fu Hou Po Decoction

【组成】四君子、生姜、附子、厚朴。(中医方剂大辞典)

四物汤加芩连姜夏方 si wu tang jia qin lian jiang xia fang

【英文名】Si Wu Decoction Jia Qin Lian Jiang Xia Prescription

【异名】四物加芩连姜夏汤(中医方剂大辞典、大生要旨)

【组成】当归、川芎、芍药、熟地黄、黄芩、黄连、半夏、生姜。(中医方剂大辞典)

四物柴胡苦楝附子汤 si wu chai hu ku lian fu zi tang

【英文名】Si Wu Chai Hu Ku Lian Fu Zi Decoction

【组成】四物汤、柴胡、苦楝、附子。(中医方剂大辞典)

四君子加芍药高良姜汤 si jun zi jia shao yao gao liang jiang tang

【英文名】Si Jun Zi Jia Shao Yao Gao Liang Jiang Decoction

【异名】四君子加白芍药高良姜汤(中医方剂大辞典、准绳·类方)

【组成】四君子、芍药、良姜。(中医方剂大辞典)

四君子汤加竹沥姜汁方 si jun zi tang jia zhu li jiang zhi fang

【英文名】Si Jun Zi Decoction Jia Zhu Li Jiang Zhi Prescription

【异名】四君子加竹沥姜汁方(中医方剂大辞典、明医指掌);四君子加姜汁竹沥方(中医方剂大辞典、成方切用)

【组成】四君子汤、竹沥、姜汁。(中医方剂大辞典)

四苓加木瓜厚朴草果汤 si ling jia mu gua hou po cao guo tang

【英文名】Si Ling Jia Mu Gua Hou Po Cao Guo Decoction

【组成】白术、猪苓、泽泻、赤苓、木瓜、厚朴、草果、半夏。(中医方剂大辞典)

四物加六君山楂神曲汤 si wu jia liu jun shan zha shen qu tang

【英文名】Si Wu Jia Liu Jun Shan Zha Shen Qu Decoction

【组成】归、芎、赤芍、地、参、术、陈、半、甘、苓、楂、曲、厚朴、生姜。(中医方剂大辞典)

四物加苦楝附子柏皮汤 si wu jia ku lian fu zi bai pi tang

【英文名】Si Wu Jia Ku Lian Fu Zi Bai Pi Decoction

【组成】当归、芍药、干地黄、芎劳、苦楝子、附子、黄柏。(中医方剂大辞典)

四物汤加熟地黄当归汤 si wu tang jia shu di huang dang gui tang

【英文名】Si Wu Decoction Jia Shu Di Huang Dang Gui Decoction

【异名】四物汤加熟地当归汤(中医方剂大辞典)

【组成】四物汤、熟地、当归。(中医方剂大辞典)

四逆散加五味子干姜汤 si ni san jia wu wei zi gan jiang tang

【英文名】Si Ni Powders Jia Wu Wei Zi Gan Jiang Decoction

【异名】四逆散加五味干姜汤(中医方剂大辞典、医统)

【组成】甘草、枳实、柴胡、芍药、五味子、干姜。(中医方剂大辞典)

四物汤加黄芩黄柏槐花方 si wu tang jia huang qin huang bai huai hua fang

【英文名】Si Wu Decoction Jia Huang Qin Huang Bai Huai Hua Prescription

【组成】当归、芍药、川芎、生地黄、酒黄芩、酒黄柏、炒槐花。(中医方剂大辞典)

四物汤加桃仁红花竹沥姜汁方 si wu tang jia tao ren hong hua zhu li jiang zhi fang

【英文名】Si Wu Decoction Jia Tao Ren Hong Hua Zhu Li Jiang Zhi Prescription

【异名】四物加桃仁红花竹沥姜汁方(中医方剂大辞典、明医指掌);四物加竹沥汤(中医方剂大辞典、医林纂要)

【组成】四物汤、桃仁、红花、竹沥、姜汁。(中医方剂大辞典)

史国公药酒 shi guo gong yao jiu

【英文名】Shi Guo Gong Wine(药品标准-中药成方制剂标准)

【组成】玉竹、鳖甲、白术、牛膝、桑寄生、蚕砂、川芎、防风、木瓜、当归、红花、甘草、羌活、独活、续断、鹿角胶、红曲。(药品标准-中药成方制剂标准 1994年)

史国公药酒丸 shi guo gong yao jiu wan

【英文名】Shi Guo Gong Yao Jiu Pill

【组成】甘草、红豆蔻、栀子、青皮、香附、红曲、藿香、细辛、川芎、砂仁、菊花、白芷、杏仁、木香、山奈、当归、桔皮、官桂、良姜、干姜、甘松、丁香、薄荷、檀香。(中医方剂大辞典)

史国公万病无忧药酒 shi guo gong wan bing wu you yao jiu

【英文名】Shi Guo Gong Wan Bing Wu You Wine

【组成】防风、秦艽、当归、萆薢、羌活、鳖甲、川牛膝、虎胫骨、白术、油松节、杜仲、晚蚕沙、苍耳子、枸杞子、干茄根。(中医方剂大辞典)

代刀丸 dai dao wan

【英文名】Dai Dao Pill

【组成】白丁香、蓖麻仁、生白砒。(中医方剂大辞典)

代刀散 dai dao san

【英文名】Dai Dao Powders

【组成】(1)皂角刺、炒黄芪、生甘草、乳香。(中医方剂大辞典)(2)草乌头、荜拨、川椒、细辛。(中医方剂大辞典)(3)穿山甲、僵蚕、枳壳、姜黄、牵牛、赤石脂、大黄、白芷、贝母。(中医方剂大辞典)(4)斑蝥、巴豆、白信石。(中医方剂大辞典)(5)金顶砒、潮脑、螺蛳肉、轻粉、巴豆仁。(中医方剂大辞典)

代杖丹 dai zhang dan

【英文名】Dai Zhang Pellet

【组成】乳香、没药、无名异、地龙、木鳖子、丁香、丹皮、肉桂、自然铜。(中医方剂大辞典)

代杖汤 dai zhang tang

【英文名】Dai Zhang Decoction

【组成】(1)土鳖、苏木、乳香、没药、木耳、川山甲、丹皮、枳壳、蒲黄、归尾、木通、甘草。(中医方剂大辞典)(2)当归、生地、制乳香、制没药、苏木、川芎、枳壳、穿山甲、甘草。(中医方剂大辞典)

代杖散 dai zhang san

【英文名】Dai Zhang Powders

【组成】野红花。(中医方剂大辞典)

代针散 dai zhen san

【英文名】Dai Zhen Powders

【组成】(1)胆星、指甲、冰片、朱砂。(中医方剂大辞典)(2)木鳖子、川乌。(中医方剂大辞典)(3)桑木灰、矿子灰、荞麦楷灰、茄科灰。(中医方剂大辞典)(4)硇砂、白矾、皂角子、牙皂、消石、黄丹、巴豆。(中医方剂大辞典)(5)巴豆、信石、明雄。(中医方剂大辞典)

代针膏 dai zhen gao

【英文名】Dai Zhen Plaster

【组成】(1)乳香、白丁香、巴豆、碱。(中医方剂大辞典)(2)枳壳、巴豆。(中医方剂大辞典)

代灸散 dai jiu san

【英文名】Dai Jiu Powders

【组成】官粉、雄黄、银朱、麝香。(中医方剂大辞典)

代灸膏 dai jiu gao

【英文名】Dai Jiu Plaster

【组成】(1)木香、附子、吴茱萸、蛇床子、马蔺花。(中医方剂大辞典)(2)南星、半夏、白芷、川乌、川椒、白及、马蔺子、乳香、没药。(中医方剂大辞典)(3)大附子、木香、吴茱萸、马蔺子、桂、蛇床子。(中医方剂大辞典)

代谷丸 dai gu wan

【英文名】Dai Gu Pill

【组成】精羊肉、陈皮、小椒、葱、人参、神曲、大麦蘖。(中医方剂大辞典)

代参膏 dai shen gao

【英文名】Dai Shen Ointment

【组成】(1)潞党参、黄芪、于潜术、桂园肉。(中医方剂大辞典)(2)黄芪、归身、玉竹、橘红。(中医方剂大辞典)(3)于术。(中医方剂大辞典)

代茶汤 dai cha tang

【英文名】Dai Cha Decoction

【组成】白术、麦门冬。(中医方剂大辞典)

代茶饮 dai cha yin

【英文名】Dai Cha Drink

【组成】枸杞子、五味子。(中医方剂大辞典)

代指膏 dai zhi gao

【英文名】Dai Zhi Plaster

【组成】雄黄、朴消。(中医方剂大辞典)

代匙散 dai shi san

【英文名】Dai Shi Powders

【组成】月石、石膏、脑荷、胆矾、粉草、僵蚕、冰片、皂角。(中医方剂大辞典)

代痛散 dai tong san

【英文名】Dai Tong Powders

【组成】(1)蟾酥、半夏、生南星、芋艿。(中医方剂大辞典)(2)生川乌、乳香、没药、草乌、何首乌、蟾酥。(中医方剂大辞典)

代赭丸 dai zhe wan

【英文名】Dai Zhe Pill

【异名】进食丸(中医方剂大辞典、局方);七味进食丸(中医方剂大辞典、普济方)

【组成】(1)代赭石、川大黄、木香、五灵脂、朱砂、鳖甲、桃仁、辣桂、巴豆肉。(中医方剂大辞典)(2)代赭、丹砂、麝香、犀角、大黄、牛黄、当归、鳖甲、巴豆、枳壳。(中医方剂大辞典)(3)代赭、牡丹皮、芍药、麝香。(中医方剂大辞典)(4)代赭、铁粉、丹砂、白附子、麝香、龙脑。(中医方剂大辞典)(5)代赭、干姜、龙骨、附子。(中医方剂大辞典)(6)代赭、木香、桂、丹砂、京三棱、杏仁、槟榔、巴豆。(中医方剂大辞典)(7)代赭、川大黄、朱砂、木香、鳖甲、赤芍、知母、杏仁、巴豆霜。(中医方剂大辞典)(8)代赭、当归、朱砂、麝香、枳壳、木香、巴豆霜。(中医方剂大辞典)(9)代赭、巴豆、黄连、丁香、五灵脂、麝香、腻粉、芦荟、桂心。(中医方剂大辞典)(10)代赭、朱砂、川大黄、木香、当归、桂心、犀角屑、巴豆霜。(中医方剂大辞典)(11)代赭、川大黄、桂心、萆薢、朱砂、当归、木香、麝香、巴豆。(中医方剂大辞典)(12)代赭、赤石脂、朱砂、巴豆、杏仁。(中医方剂大辞典)(13)代赭、马牙消、金箔、银箔、水银、巴豆、腻粉、天浆子、川大黄、蟾酥、朱砂、蝎梢、龙脑、麝香。(中医方剂大辞典)(14)代赭、黄柏、黄芪、龙骨、赤石脂、艾叶、狗头骨灰。(中医方剂大辞典)(15)代赭、铁粉、金箔、朱砂、当归、香墨、白矾。(中医方剂大辞典)(16)乱发、阿胶、代赭、干姜、马蹄、干地黄、牛角鳃。(中医方剂大辞典)

代赭散 dai zhe san

【英文名】Dai Zhe Powders

【组成】(1)代赭、附子、赤石脂、蒲黄、鹿茸、当归、干姜、芎䓖、熟干地黄。(中医方剂大辞典)(2)代赭、旋覆花、人参、甘草、半夏、陈桔皮。(中医方剂大辞典)

代赭膏 dai zhe gao

【英文名】Dai Zhe Plaster

【组成】代赭石、朱砂、人言豆。(中医方剂大辞典)

代五宝散 dai wu bao san

【英文名】Dai Wu Bao Powders

【组成】人参、轻粉、巴豆、龙脑、辰砂。(中医方剂大辞典)

代抵当丸 dai di dang wan

【英文名】Dai Di Dang Pill

【组成】(1)大黄、芒消、穿山甲、夜明砂、莪术、肉桂、当归尾、红花、桃仁。(中医方剂大辞典)(2)生地、当归、赤芍、川芎、五灵脂、大黄。(中医方剂大辞典)(3)大黄、芒消、桃仁、当归尾、生地黄、穿山甲、桂。(中医方剂大辞典)

代抵当汤 dai di dang tang

【英文名】Dai Di Dang Decoction

【组成】(1)大黄、莪术、山甲珠、红花、桃仁、丹皮、当归、牛膝、夜明砂。(中医方剂大辞典)(2)桃仁、蓬术、大黄、芒消、当归、生地。(中医方剂大辞典)(3)当归、白芍、熟地、川芎、山甲、花蕊石。(中医方剂大辞典)

代茶新饮 dai cha xin yin

【英文名】Dai Cha Xin Drink

【组成】黄芪、通草、茯苓、干姜、干葛、桑根白皮、鼠粘根、生干地黄、枸杞根、忍冬、薏苡仁、菝葜、麦门冬、萎蕤。(中医方剂大辞典)

代赭石丸 dai zhe shi wan

【英文名】Dai Zhe Shi Pill

【组成】(1)丹皮、炮姜、发灰、白芍、代赭石、地榆、生地。(中医方剂大辞典)(2)代赭石、磁石、白矾、牡蛎灰、龙骨、猬皮、皂荚刺、猪后蹄垂甲、赤石脂、川椒、木贼、蜂房。(中医方剂大辞典)

代赭石汤 dai zhe shi tang

【英文名】Dai Zhe Shi Decoction

【组成】代赭石、陈皮、桃仁、桂、吴茱萸。(中医方剂大辞典)

代赭石散 dai zhe shi san

【英文名】Dai Zhe Shi Powders

【组成】(1)代赭石。(中医方剂大辞典)(2)旋覆花、代赭石。(中医方剂大辞典)

代天宣化丸 dai tian xuan hua wan

【英文名】Dai Tian Xuan Hua Pill

【异名】代天宣化丹(中医方剂大辞典、痘疹仁端录);五瘟丹(中医方剂大辞典、痘疹仁端录);稀豆丹(中医方剂大辞典、痘疹仁端录)

【组成】(1)人中黄、黄芩、黄柏、栀子仁、黄连、苦参、荆芥穗、防风、连翘、山豆根、牛蒡子、紫苏叶。(中医方剂大辞典)(2)白术、人参、芦荟、茯苓、熟地、地骨皮、山药、黄柏、陈皮、黄连、当归、甘草、白芍、鹿角胶。(中医方剂大辞典)(3)甘草、黄芩、黄柏、山栀、黄连、连翘、山豆根、牛蒡子。(中医方剂大辞典)

代灸涂脐膏 dai jiu tu qi gao

【英文名】Dai Jiu Tu Qi Plaster

【异名】代灸明脐膏(中医方剂大辞典、普济方)

【组成】附子、马蔺子、蛇床子、木香、肉桂、吴茱萸。(中医方剂大辞典)

代劳鬼哭饮子 dai lao gui ku yin zi

【英文名】Dai Lao Gui Ku Drink

【组成】柴胡、秦艽、阿魏、桃枝、青蒿、甘草、槟榔。(中医方剂大辞典)

代赭石挨癖丸 dai zhe shi ai pi wan

【英文名】Dai Zhe Shi Ai Pi Pill

【组成】代赭石、青皮、莪术、木香、山棱、辣桂、川大黄、巴豆霜。(中医方剂大辞典)

代赭旋覆花汤 dai zhe xuan fu hua tang

【英文名】Dai Zhe Xuan Fu Hua Decoction

【组成】代赭石、旋覆花、东洋参、姜半夏、赤茯苓、荆芥炭、炙甘草。(中医方剂大辞典)

仙枣 xian zao

【英文名】Xian Zao Powders

【组成】大黑枣、胡粉。(中医方剂大辞典)

仙酒 xian jiu

【英文名】Xian Wine

【组成】(1)苍术、枸杞、当归、川芎、白芍、陈皮、天麻、晚蚕沙、五加皮、杜仲、枳壳、半夏、肉桂、防己、牛膝、桔梗、木瓜、白芷。(中医方剂大辞典)(2)天麻、当归、枳壳、枸杞、牛蒡子、牛蒡根、天麻子、牛膝、秦艽、苍术、羌活、防风、桔梗、晚蚕沙。(中医方剂大辞典)(3)牛蒡根、牛膝、秦艽、鼠粘子、枸杞子、苍术、防风、蚕沙、大麻子、桔梗、羌活。(中医方剂大辞典)

仙人饭 xian ren fan

【英文名】Xian Ren Fan Pill

【组成】黄精。(中医方剂大辞典)

仙人饮 xian ren yin

【英文名】Xian Ren Drink

【组成】粟壳、青皮、陈皮、白扁豆花、乌梅肉、砂仁、葱白。(中医方剂大辞典)

仙人散 xian ren san

【英文名】Xian Ren Powders

【组成】(1)土鳖、土狗、仙人骨、巴豆。(中医方剂大辞典)(2)地骨皮、青盐、黍粘子、细辛。(中医方剂大辞典)

仙人粥 xian ren zhou

【英文名】Xian Ren Gruel

【异名】首乌粥(中医方剂大辞典、大众医学);何首乌粥(中医方剂大辞典、长寿药粥谱)

【组成】何首乌。(中医方剂大辞典)

仙人粮 xian ren liang

【英文名】Xian Ren Liang Powders

【组成】干天门冬、杏仁。(中医方剂大辞典)

仙子散 xian zi san

【英文名】Xian Zi Powders

【组成】苦参、威灵仙、蔓荆子、何首乌、荆芥。(中医方剂大辞典)

仙乌豆 xian wu dou

【英文名】Xian Wu Dou Powders

【组成】虢丹、晋矾。(中医方剂大辞典)

仙丹膏 xian dan gao

【英文名】Xian Dan Plasters

【组成】地黄、当归、甘草、黄芪、丹皮、桂枝、麻油、黄丹。(中医方剂大辞典)

仙方膏 xian fang gao

【英文名】Xian Fang Plaster

【组成】白芷、紫荆皮、独活、石菖蒲、赤芍、高良姜、蜈蚣、刺猬皮、蛇蜕、草麻仁、鳖甲、白僵蚕、甘草、海风藤、连翘、天花粉、白及、牛蒡子、大黄、川黄连、白蔹、当归、千金子、血余、金银花、黄柏、穿山甲、防己、猪牙皂、柴胡、川贝母、桃仁、白附子、巴豆、明天麻、苦参、荆芥穗、红花、黄芪、桔梗、黄芩、牛膝、防风、全蝎、麻黄、草乌、肉桂、乌药、羌活、半夏、大戟、苏木、桃枝、槐枝、桑枝、柳枝。(中医方剂大辞典)

仙正散 xian zheng san

【英文名】Xian Zheng Powders

【组成】肉桂、当归、玄胡索、白芷、苍术、赤芍、防风、荆芥。(中医方剂大辞典)

仙术丸 xian zhu wan

【英文名】Xian Zhu Pill

【异名】平补仙术丸(中医方剂大辞典、普济方)

【组成】(1)苍术。(中医方剂大辞典)(2)苍术、枸杞子、生干地黄。(中医方剂大辞典)

仙术汤 xian zhu tang

【英文名】Xian Zhu Decoction

【组成】(1)苍术、茴香、甘草、白面、干枣、盐。(中医方剂大辞典)(2)苍术、大枣、干姜、杏仁、甘草、盐。(中医方剂大辞典)

仙术饮 xian zhu yin

【英文名】Xian Zhu Drink

【异名】仙术散(中医方剂大辞典、准绳·类方)

【组成】苍术、木贼、蝉壳、白蛇皮、白蒺藜、谷精草、防风、羌活、川芎、杏仁、甘草。(中医方剂大辞典)

仙术散 xian zhu san

【英文名】Xian Zhu Powders

【组成】(1)紫苏、苍术、谷精草、青蛤粉。(中医方剂大辞典)(2)苍术、木贼、蝉蜕、谷精草、甘草、黄芩、蛇退皮。(中医方剂大辞典)

仙圣散 xian sheng san

【英文名】Xian Sheng Powders

【组成】紫草、木通、甘草、黄芪、枳壳。(中医方剂大辞典)

仙传方 xian chuan fang

【英文名】Xian Chuan Prescription

【组成】老杉木、腻粉。(中医方剂大辞典)

仙传膏 xian chuan gao

【英文名】Xian Chuan Plaster

【组成】(1)滑石、大黄、赤石脂。(中医方剂大辞典)(2)乳香、没药、轻粉、血竭、冰片、麝香、樟脑。(中医方剂大辞典)

仙花散 xian hua san

【英文名】Xian Hua Powders

【组成】凤仙花叶、马齿苋、黄蜡、葱白、松香、五倍子、乳香。(中医方剂大辞典)

仙花膏 xian hua gao

【英文名】Xian Hua Plaster

【组成】闹羊花、苍耳子、败龟版、番木鳖。(中医方剂大辞典)

仙芪汤 xian qi tang

【英文名】Xian Qi Decoction

【组成】仙鹤草、生黄芪、当归、白术。(陕西中医 1984,5(7))

仙灵丸 xian ling wan

【英文名】Xian Ling Pill

【组成】(1)威灵仙、牛膝。(中医方剂大辞典)(2)威灵仙、没药、乳香、玄胡索、黑牵牛、破故纸、陈皮、巴豆。(中医方剂大辞典)

仙灵丹 xian ling dan

【英文名】Xian Ling Pellet

【组成】斑蝥、前胡、乳香、没药、血竭、元参、冰片、麝香。(中医方剂大辞典)

仙灵酒 xian ling jiu

【英文名】Xian Ling Wine

【组成】仙灵脾、金樱膏、川牛膝、当归身、川芎、巴戟天、菟丝子、小茴香、补骨脂、官桂、川杜仲、沉香。(中医方剂大辞典)

仙灵散 xian ling san

【英文名】Xian Ling Powders

【组成】(1)常山、甘草、槟榔、黑豆。(中医方剂大辞典)(2)滑兰榠皮、紫贝草。(中医方剂大辞典)(3)仙灵脾、威灵仙。(中医方剂大辞典)

仙灵膏 xian ling gao

【英文名】Xian Ling Plaster

【组成】地黄、当归、甘草、黄芪、丹皮、桂枝、麻油、黄丹。(中医方剂大辞典)

仙饭丸 xian fan wan

【英文名】Xian Fan Pill

【组成】上党胡麻。(中医方剂大辞典)

仙拍散 xian pai san

【英文名】Xian Pai Powders

【组成】寒水石、滑石、蛇床子、鳖甲、白微、地肤子、白

芷、白鲜皮、百部、樟脑。(中医方剂大辞典)

仙昆散 xian kun san

【英文名】Xian Kun Powders

【组成】仙灵脾、威灵仙。(中医方剂大辞典)

仙枣汤 xian zao tang

【英文名】Xiao Zao Decoction

【组成】仙鹤草、大枣、丹皮、白茅根、鸡血藤、黄芪、甘草。(重庆中医药杂志 1987,(3))

仙茅丸 xian mao wan

【英文名】Xian Mao Pill

【组成】(1)半夏曲、鹿角胶、人参、黄芪、甘枸杞、萸肉、陈皮、白术、白茯苓、川归身、甘草、薏苡、仙茅。(中医方剂大辞典)(2)仙茅、苍术、马兰花、舶上茴香、熟干地黄、柏子仁、椒红。(中医方剂大辞典)(3)仙茅、白茯苓、半夏、茴香。(中医方剂大辞典)(4)仙茅、白茯苓、山药、九节蒲。(中医方剂大辞典)(5)仙茅、苍术、枸杞子、车前子、白茯苓、柏子仁、生地黄、熟地。(中医方剂大辞典)(6)仙茅、羌活、白术、狗脊、防风、白茯苓、姜黄、菖蒲、白牵牛、威灵仙、何首乌、苍术。(中医方剂大辞典)(7)仙茅、威灵仙、羌活、青桔皮、白牵牛、白茯苓、姜黄、白术、苍术。(中医方剂大辞典)(8)仙茅、贯众、黑附子、荜拨、干姜、甘草、巴豆。(中医方剂大辞典)

仙茅酒 xian mao jiu

【英文名】Xian Mao Wine

【组成】(1)仙茅、淫羊藿、五加皮、龙眼肉。(中医方剂大辞典)(2)仙茅、淫羊霍、南五加皮。(中医方剂大辞典)(3)仙茅。(中医方剂大辞典)

仙茅散 xian mao san

【英文名】Xian Mao Powders

【组成】仙茅、陈皮、枳壳、厚朴、官桂、秦艽、当归、白茯苓、白芍、白芷、川芎、半夏、麻黄、没药、甘草、川乌、白僵蚕、乳香、川独活、全蝎、麝香。(中医方剂大辞典)

仙乳丸 xian ru wan

【英文名】Xian Ru Pill

【组成】伏翼、营实、威灵仙、牵牛子、芡实、丹砂、雄黄、铅丹、腻粉。(中医方剂大辞典)

仙炉脂 xian lu zhi

【英文名】Xian Lu Zhi Powders

【组成】胭脂、黄连、青黛、冰片。(中医方剂大辞典)

仙胜散 xian sheng san

【英文名】Xian Sheng Powders

【组成】人参、木通、紫草、生芪、防风、枳壳、甘草。(中医方剂大辞典)

仙药散 xian yao san

【英文名】Xian Yao Powders

【组成】山药。(中医方剂大辞典)

仙砂散 xian sha san

【英文名】Xian Sha Powders

【组成】川芎、当归、升麻、甘草。(中医方剂大辞典)

仙桃丸 xian tao wan

【英文名】Xian Tao Pill

【组成】生川乌、五灵脂、威灵仙。(中医方剂大辞典)

仙桃散 xian tao san

【英文名】Xian Tao Powders

【组成】防风、桃根节、香白芷、细辛、川椒。(中医方剂大辞典)

仙家酒 xian jia jiu

【英文名】Xian Jia Wine

【组成】妇人乳。(中医方剂大辞典)

仙梅丸 xian mei wan

【英文名】Xian Mei Pill

【组成】细茶、乌梅。(中医方剂大辞典)

仙菊饮 xian ju yin

【英文名】Xian Ju Drink

【组成】菊花根叶、生甘草末。(中医方剂大辞典)

仙雪丸 xian xue wan

【英文名】Xian Xue Pill

【组成】陈石灰、生熟白矾。(中医方剂大辞典)

仙授散 xian shou san

【英文名】Xian Shou Powders

【组成】苍术、麻黄、香附子、杏仁、甘草。(中医方剂大辞典)

仙鸾方 xian luan fang

【英文名】Xian Luan Prescription

【组成】大熟地、白茯苓、香附、当归、川芎、乌药、丹皮、陈皮、炒姜灰、白术、益母草、炙甘草、姜、大枣。(中医方剂大辞典)

仙掌丸 xian zhang wan

【英文名】Xian Zhang Pill

【组成】乌药、白芷、雄黄、朱砂、没药、乳香。(中医方剂大辞典)

仙鼓丹 xian gu dan

【英文名】Xian Gu Pellet

【组成】天丁、大黄、郁金、沉香、琥珀、板蓝根、鹿茸、二丑。(国医论坛 1991(4))

仙鲜散 xian xian san

【英文名】Xian Xian Powders

【组成】煅食盐、蒲黄、灯草灰、滴乳石、青黛、儿茶、冰片。(中医方剂大辞典)

仙螺胶 xian luo jiao

【英文名】Xian Luo Colloid

【组成】大田螺。(中医方剂大辞典)

仙螺膏 xian luo gao
【英文名】Xian Luo Plaster
【组成】大田螺。(中医方剂大辞典)

仙藤散 xian teng san
【英文名】Xian Teng Powders
【组成】青木香藤、陈皮、香附、甘草、乌药、木香、苏叶。(中医方剂大辞典)

仙露汤 xian lu tang
【英文名】Xian Lu Decoction
【组成】(1)麦冬、五味子、贝母、半夏、柏叶、甘草、芍药、杏仁。(中医方剂大辞典)(2)生石膏、玄参、连翘、粳米。(中医方剂大辞典)

仙露饮 xian lu yin
【英文名】Xian Lu Drink
【组成】生地、蒲黄、黄连、升麻、小蓟、旱莲草、川芎。(中医方剂大辞典)

仙露梅 xian lu mei
【英文名】Xian Lu Mei Powders
【组成】大青梅子、青盐、食盐、活蜗牛。(中医方剂大辞典)

仙人杖散 xian ren zhang san
【英文名】Xian Ren Zhang Powders
【组成】笋、甘草、麝香。(中医方剂大辞典)

仙人肢丸 xian ren zhi wan
【英文名】Xian Ren Zhi Pill
【组成】人参、沙参、玄参、紫团参、丹参、白术、牡蛎、知母、甘草、蛤蚧。(中医方剂大辞典)

仙人膏散 xian ren gao san
【英文名】Xian Ren Gao Powders
【组成】仙人掌、生石膏。(四川中医 1989,7(8))

仙术芎散 xian zhu xiong san
【英文名】Xian Zhu Xiong Powders
【组成】川芎、连翘、黄芩、山栀子、菊花、防风、大黄、当归、芍药、桔梗、藿香叶、石膏、苍术、甘草、滑石、荆芥穗、薄荷叶、缩砂仁。(中医方剂大辞典)

仙甲冲剂 xian jia chong ji
【英文名】Xian Jia Medicinal Instant Granule
【组成】柴胡、白芍、当归、仙灵脾、穿山甲等。(中医杂志 1993,34(11))

仙豆姜泥 xian dou jiang ni
【英文名】Xian Dou Jiang Ni Plaster
【组成】仙人掌、土豆、生姜、生大黄粉。(辽宁中医杂志 1991,(11))

仙灵脾丸 xian ling pi wan
【英文名】Xian Ling Pi Pill
【组成】(1)仙灵脾、威灵仙、赤茯苓、茯神、天麻、蔓荆实、香白芷、山栀子仁、大黄、益智、乌头、麝香。(中医方剂大辞典)(2)仙灵脾、羚羊角屑、独活、防风、当归、桂心、牛膝、薏苡仁、附子、五加皮、萆薢、虎胫骨。(中医方剂大辞典)(3)仙灵脾、甘菊花、黄芩、车前子、石膏、玄参、决明子、羚羊角屑、蛇蜕皮。(中医方剂大辞典)(4)仙灵脾、牛膝、芎䓖、牛黄、麻黄、乌蛇肉、天麻、白附子、天雄、防风、独活、当归、桂心、细辛、白僵蚕、莽草、朱砂、麝香。(中医方剂大辞典)(5)仙灵脾、防风、羌活、白附子、天麻、天南星、犀角屑、木香、槟榔、羚羊角屑、乳香、虎胫骨、桂心、附子、当归、牛膝、白僵蚕、鹿茸、石斛、麝香、海桐皮、干蝎、乌蛇。(中医方剂大辞典)

仙灵脾散 xian ling pi san
【英文名】Xian Ling Pi Powders
【组成】(1)仙灵脾、虎胫骨、附子、防风、蜘蛹花、牛膝。(中医方剂大辞典)(2)仙灵脾、牛膝、羌活、虎胫骨、独活、羚羊角屑、防风、桂心、酸枣仁、当归、薏苡仁、侧子。(中医方剂大辞典)(3)仙灵脾、天雄、天麻、独活、牛膝、芎䓖、石斛、肉桂、茵芋、麻黄、当归、侧子、乌蛇肉、虎胫骨、桑螵蛸、丹参、五加皮、海桐皮、防风、薏苡仁、干蝎、牛黄、麝香。(中医方剂大辞典)(4)仙灵脾、天雄、石斛、天麻、牛膝、麻黄、芎䓖、五加皮、萆薢、丹参、桂心、当归、虎胫骨、防风、羌活、槟榔。(中医方剂大辞典)(5)仙灵脾、附子、当归、萆薢、杜仲、木香。(中医方剂大辞典)(6)仙灵脾、威灵仙、芎䓖、桂心、苍耳子。(中医方剂大辞典)(7)仙灵脾、威灵仙。(中医方剂大辞典)(8)仙灵脾、射干、晚蚕沙、恶实、甘草。(中医方剂大辞典)(9)仙灵脾、防风、蔓荆子、枳壳、何首乌、苦参、荆芥穗。(中医方剂大辞典)(10)仙灵脾根、晚蚕蛾、射干、甘草。(中医方剂大辞典)(11)仙灵脾、牛膝、鬼箭羽、当归、地龙、没药、桂心、威灵仙、骨碎补。(中医方剂大辞典)(12)仙灵脾、羌活、海桐皮、牛膝、当归、芎䓖、骨碎补、延胡索、桂心、木香、桃仁、庵闾子、枳壳、槟榔、蛜蝌、麝香。(中医方剂大辞典)

仙灵脾煎 xian ling pi jian
【英文名】Xian Ling Pi Decoction
【组成】(1)仙灵脾、附子、肉桂、赤芍、牛膝、鹿角胶、萆薢、五加皮、酸枣仁、石斛、当归、木香、乳香。(中医方剂大辞典)(2)仙灵脾、黑豆、茄子根、桂心、羌活、芎䓖、败龟、虎胫骨、防风、萆薢、当归、安息香、赤箭、附子、乳香。(中医方剂大辞典)

仙灵脾酒 xian ling pi jiu
【英文名】Xian Ling Pi Wine
【组成】仙灵脾、陈桔皮、大腹、槟榔、黑豆皮、桂、豉、生姜、葱白。(中医方剂大辞典)

仙桃草膏 xian tao cao gao
【英文名】Xian Tao Cao Plaster(药品标准－中药成方制

剂标准)

【组成】仙桃草。(药品标准-中药成方制剂标准 1990年)

仙黄花膏 xian huang hua gao

【英文名】Xian Huang Hua Plaster

【组成】羊踯躅草。(中医方剂大辞典)

仙遗粮丸 xian yi liang wan

【英文名】Xian Yi Liang Pill

【组成】土茯苓、防风、木通、薏苡仁、防己、白茯苓、金银花、木瓜、白鲜皮、皂刺、白芥子、当归身。(中医方剂大辞典)

仙遗粮汤 xian yi liang tang

【英文名】Xian Yi Liang Decoction

【组成】(1)川芎、当归、防风、米仁、木瓜、木通、银花、白鲜皮、苍术、威灵仙、甘草、肥皂、人参、仙遗粮。(中医方剂大辞典)(2)仙遗粮、防风、荆芥、川芎、当归、天花粉、金银花、白蒺藜、薏苡仁、威灵仙、山栀、黄连、连翘、干葛、白芷、甘草、黄芩。(中医方剂大辞典)(3)土茯苓、防风、木瓜、木通、薏苡仁、白鲜皮、金银花、皂子。(中医方剂大辞典)

仙遗粮散 xian yi liang san

【英文名】Xian Yi Liang Powders

【组成】土茯苓、银花、灵仙、川柏、知母、白菊花、芦荟、胡黄连、羌活、独活、龙胆草、槐花。(中医方剂大辞典)

仙鹤草膏 xian he cao gao

【英文名】Xian He Cao Ointment

【组成】鲜仙鹤草。(中医方剂大辞典)

仙鹤胶囊 xian he jiao nang

【英文名】Xian He Capsule(药品标准-中药成方制剂标准)

【组成】仙鹤草、黄连、木香、蝉蜕、石菖蒲、桔梗。(药品标准-中药成方制剂标准 1998 年)

仙人杖浸酒 xian ren zhang jin jiu

【英文名】Xian Ren Zhang Jin Wine

【组成】仙人杖根。(中医方剂大辞典)

仙人炼绛雪 xian ren lian jiang xue

【英文名】Xian Ren Lian Jiang Xue

【组成】朴硝、升麻、大青、桑白皮、槐花、犀角屑、羚羊角屑、苏方木、竹叶、诃黎勒、山栀子、槟榔、朱砂。(中医方剂大辞典)

仙人掌草方 xian ren zhang cao fang

【英文名】Xian Ren Zhang Cao Prescription

【组成】仙人掌草。(中医方剂大辞典)

仙子生精汤 xian zi sheng jing tang

【英文名】Xian Zi Sheng Jing Decoction

【组成】仙灵脾、附子、菟丝子、蛇床子、黄芪、白术、熟地、枸杞子、桂枝、龙骨。(江西中医药 1991,(3))

仙方三补丸 xian fang san bu wan

【英文名】Xian Fang San Bu Pill

【组成】破故纸、白茯苓、没药。(中医方剂大辞典)

仙方万安散 xian fang wan an san

【英文名】Xian Fang Wan An Powders

【组成】黑牵牛、雷丸、大黄、管仲、槟榔。(中医方剂大辞典)

仙方万金丸 xian fang wan jin wan

【英文名】Xian Fang Wan Jin Pill

【异名】神仙金丸(中医方剂大辞典、普济方)

【组成】海浮石、川乌头、乳香、没药、巴豆。(中医方剂大辞典)

仙方内消丸 xian fang nei xiao wan

【英文名】Xian Fang Nei Xiao Pill

【组成】青皮、陈皮、苍术、桂、三棱、蓬术、干漆、芫花、草霜、附子、破故纸、皂角、黑牵牛。(中医方剂大辞典)

仙方化痰丹 xian fang hua tan dan

【英文名】Xian Fang Hua Tan Pellet

【组成】明矾、迟矾、大半夏、大南星。(中医方剂大辞典)

仙方牛黄丸 xian fang niu huang wan

【英文名】Xian Fang Niu Huang Pill

【异名】牛黄丸(中医方剂大辞典、神诊小儿)

【组成】白花蛇、天麻、全蝎、白附子、真川乌、薄荷叶、雄黄、辰砂、牛黄、麝香、脑子。(中医方剂大辞典)

仙方地黄散 xian fang di huang san

【英文名】Xian Fang Di Huang Powders

【组成】猪牙皂角、干生姜、升麻、槐角子、生干地黄、木律、华细辛、旱莲、香白芷、干荷叶、青盐。(中医方剂大辞典)

仙方夺命丹 xian fang duo ming dan

【英文名】Xian Fang Duo Ming Pellet

【组成】白茯苓、密陀僧、紫河车、白僵蚕、贯众、缩砂仁、甘草、乌鱼骨、麝香。(中医方剂大辞典)

仙方羊肉丹 xian fang yang rou dan

【英文名】Xian Fang Yang Rou Pellet

【组成】肉苁蓉、枸杞、山药、生干地黄、熟干地黄、远志、石菖蒲、破故纸、干木瓜、牛膝、木香、五味子、复盆子、沉香、茴香、韭子、龙骨、鹿茸、麝香。(中医方剂大辞典)

仙方固真丹 xian fang gu zhen dan

【英文名】Xian Fang Gu Zhen Pellet

【组成】禹余粮、石中黄、赤石脂、紫石英、石燕子、白茯苓、人参、青盐。(中医方剂大辞典)

仙方刷牙药 xian fang shua ya yao

【英文名】Xian Fang Shua Ya Drug

【组成】青盐、诃子、芝麻粹、夏蚕沙、旱莲草、皂角。(中医方剂大辞典)

仙方活命片 xian fang huo ming pian

【英文名】Xian Fang Huo Ming Tablet(药品标准－中药成方制剂标准)

【组成】金银花、穿山甲、防风、陈皮、天花粉、甘草、浙贝母、当归尾、白芷、皂角刺、乳香、没药、赤芍。(药品标准－中药成方制剂标准 1998 年)

仙方活命饮 xian fang huo ming yin

【英文名】Xian Fang Huo Ming Drink

【组成】白芷、贝母、防风、赤芍、当归尾、甘草、皂角刺、穿山甲、天花粉、乳香、没药、金银花、陈皮。(妇人良方)

仙方脑麝丸 xian fang nao she wan

【英文名】Xian Fang Nao She Pill

【组成】黄药子、白药子、天花粉、川连、广木香、沉香、麝香、片脑。(中医方剂大辞典)

仙方救命汤 xian fang jiu ming tang

【英文名】Xian Fang Jiu Ming Decoction

【组成】大黄、栀子、牡蛎、金银花、木通、连翘、乳香、牛蒡子、没药、瓜蒌、角刺、地骨皮。(中医方剂大辞典)

仙方椒苓丸 xian fang jiao ling wan

【英文名】Xian Fang Jiao Ling Pill

【组成】真川椒、白茯苓。(中医方剂大辞典)

仙方隔纸膏 xian fang ge zhi gao

【英文名】Xian Fang Ge Zhi Plaster

【异名】神应膏(中医方剂大辞典)

【组成】黄连、何首乌、草乌、当归尾、白芷、川乌、黄丹、乳香、没药、血竭。(中医方剂大辞典)

仙方鲮鲤散 xian fang ling li san

【英文名】Xian Fang Ling Li Powders

【组成】穿山甲。(中医方剂大辞典)

仙术木瓜丸 xian zhu mu gua wan

【英文名】Xian Zhu Mu Gua Pill

【组成】大木瓜、苍术、白茯苓。(中医方剂大辞典)

仙术茯苓丸 xian zhu fu ling wan

【英文名】Xian Zhu Fu Ling Pill

【组成】白术、白茯苓。(中医方剂大辞典)

仙术通神散 xian zhu tong shen san

【英文名】Xian Zhu Tong Shen Powders

【组成】防风通圣散去麻黄、芒消,加藿香、砂仁、甘菊花、苍术。(中医方剂大辞典)

仙乐雄胶囊 xian le xiong jiao nang

【英文名】Xian Le Xiong Capsule(药品标准－中药成方制剂标准)

【组成】人参、鹿茸、狗鞭、牛鞭、淫羊藿、熟地黄。(药品标准－中药成方制剂标准 1998 年)

仙甲通络汤 xian jia tong luo tang

【英文名】Xian Jia Tong Luo Decoction

【组成】威灵仙、独活、炮山甲、元胡索、五灵脂、丹皮、制没药、香附、川牛膝、川芎、炙地鳖虫。(四川中医 1993,11(1))

仙传三妙膏 xian chuan san miao gao

【英文名】Xian Chuan San Miao Plaster

【异名】三妙膏(中医方剂大辞典、膏药方集)

【组成】千金子、荆芥穗、金银花、明天麻、川大黄、上肉桂、牛蒡子、白附子、海风藤、川黄连、穿山甲、天花粉、刺猬皮、高良姜、黄芩、黄柏、红花、细辛、贝母、苦参、草乌、甘草、防风、牙皂、连翘、鳖甲、巴豆、牛膝、麻黄、苏木、乌药、僵蚕、草麻、白及、桃仁、羌活、黄芪、全蝎、防已、血余、当归、半夏、柴胡、大戟、白蔹、蜈蚣、蛇蜕、紫荆皮、石菖蒲、独活、赤芍、白芷。(中医方剂大辞典)

仙传万灵膏 xian chuan wan ling gao

【英文名】Xian Chuan Wan Ling Plaster

【组成】羌活、独活、山栀、官桂、玄参、大黄、当归、白芷、皂角、白附子、五倍子、赤芍、生地、熟地、防风、天花粉、黄连、川芎、山茨菇、连翘、红牙大戟、桔梗、白及、白蔹、苦参、川山甲、木鳖子、草麻子、杏仁、巴豆、血余、槐枝、柳枝、桑枝。(中医方剂大辞典)

仙传化毒汤 xian chuan hua du tang

【英文名】Xian Chuan Hua Du Decoction

【组成】牡蛎、大黄、山栀、金银花、木通、连翘、乳香、没药、牛蒡子、地骨皮、皂角刺、瓜蒌仁。(中医方剂大辞典)

仙传化痞丸 xian chuan hua pi wan

【英文名】Xian Chuan Hua Pi Pill

【组成】鸨鹉、五色糖、阿魏、水红花子、神曲、白术、当归、陈皮、急性子、芦荟、蓬术、青皮、甘草、枳壳、雄黄。(中医方剂大辞典)

仙传午时茶 xian chuan wu shi cha

【英文名】Xian Chuan Wu Shi Tea

【组成】茯苓片、柴胡、泽泻片、枳壳片、苏叶、防风、扁豆、赤小豆、忍冬藤、枯黄、鲜竹茹、花粉、藿香、生甘草、香薷、麦冬、双钩藤、鲜荷叶、陈茶叶。(中医方剂大辞典)

仙传化癖锭 xian chuan hua pan ding

【英文名】Xian Chuan Hua Pan Lozenges

【组成】枯矾、川连、雄黄、川柏、山栀、蛇床子、川乌、草乌。(中医方剂大辞典)

仙传玉露丸 xian chuan yu lu wan

【英文名】Xian Chuan Yu Lu Pill

【组成】大黄、黄芩、菊花、白蒺藜、栀子、石决明、蝉退、

木通、桔梗、黄柏、薄荷、玄参、川芎、芒消、甘草、泄叶。(中医方剂大辞典)

仙传生牙丹 xian chuan sheng ya dan

【英文名】Xian Chuan Sheng Ya Pellet

【组成】鼠骨、柏子仁、枸杞、山萸、血余、鹿角霜、远志、菖蒲、灵砂。(中医方剂大辞典)

仙传夺命膏 xian chuan duo ming gao

【英文名】Xian Chuan Duo Ming Plaster

【组成】驴蹄、大鲫鱼、商陆、山羊角、芫花、土木鳖、白及、番木鳖、大戟、露蜂房、白蔹、红花、元参、苏木、桃仁、蛇蜕、当归尾、黄牛角腮、巴豆肉、干蟾皮、猪悬蹄甲、南星、半夏、穿山甲、大黄、草麻仁、苍耳嫩头、金线吊虾蟆。(中医方剂大辞典)

仙传延寿丹 xian chuan yan shou dan

【英文名】Xian Chuan Yan Shou Pellet

【组成】绵纹大黄。(中医方剂大辞典)

仙传救苦汤 xian chuan jiu ku tang

【英文名】Xian Chuan Jiu Ku Decoction

【组成】大黑豆、生姜。(中医方剂大辞典)

仙传黄金丹 xian chuan huang jin dan

【英文名】Xian Chuan Huang Jin Pellet

【组成】顶上真川连、顶上真川贝、干姜、藿香叶、广陈皮、黄芩、丁香、荆芥穗、荜拨、砂仁、炒麦芽、车前子。(中医方剂大辞典)

仙传紫金膏 xian chuan zi jin gao

【英文名】Xian Chuan Zi Jin Plaster

【组成】真黄丹、川黄连、石燕、石蟹、诃子、真熊胆、冬白蜜。(中医方剂大辞典)

仙传黑虎丹 xian chuan hei hu dan

【英文名】Xian Chuan Hei Hu Pellet

【组成】苍术、草乌、生姜、葱。(中医方剂大辞典)

仙传蟠桃丸 xian chuan pan tao wan

【英文名】Xian Chuan Pan Tao Pill

【组成】棉花子、红枣、归身、牛膝、枸杞、肉苁蓉、山茱萸、菟丝子、白鱼鳔、白茯苓、破故纸、熟地、巴戟。(中医方剂大辞典)

仙灵脾冲剂 xian ling pi chong ji

【英文名】Xian Ling Pi Granule(药品标准－中药成方制剂标准)

【组成】淫羊藿浸膏。(药品标准－中药成方制剂标准 1995年)

仙灵脾浸酒 xian ling pi jin jiu

【英文名】Xian Ling Pi Wine

【异名】仙灵脾酒(中医方剂大辞典、医统);仙灵酒(中医方剂大辞典、寿世保元)

【组成】(1)仙灵脾、天麻、独活、天雄、牛膝、桂心、当归、五加皮、芎劳、石斛、茵芋、萆薢、狗脊、海桐皮、虎胫骨、鼠粘子、苍耳子、川椒。(中医方剂大辞典)(2)仙灵脾。(中医方剂大辞典)(3)仙灵脾、牛膝、附子、石南叶、杜仲。(中医方剂大辞典)(4)仙灵脾、桂心、防风、虎胫骨、羌活、萆薢、芎劳、生干地黄、海桐皮、牛膝、骨碎补、附子。(中医方剂大辞典)

仙灵脾煎丸 xan ling pi jian wan

【英文名】Xian Ling Pi Jian Pill

【组成】仙灵脾、威灵仙、牛膝、黑豆、桑根白皮、天雄、天麻、肉桂、酸枣仁、当归、虎胫骨、安息香。(中医方剂大辞典)

仙茅大益丸 xian mao da yi wan

【英文名】Xian Mao Da Yi Pill

【组成】仙茅。(中医方剂大辞典)

仙茸壮阳精 xian rong zhuang yang jing

【英文名】Xian Rong Zhuang Yang Jing Liquid

【组成】(1)鹿茸、首乌。((85)吉卫药准字 430271)(2)鹿茸、仙茅、淫羊藿、巴戟天、肉苁蓉、枸杞子、何首乌、刺五加。((93)粤卫药健字 ZJ－2004 第 Z－12号)

仙桃草冲剂 xian tao cao chong ji

【英文名】Xian Tao Cao Medicinal Instant Granule

【组成】仙桃草。(中西医结合杂志 1985,5(1))

仙鸾催生方 xian luan cui sheng fang

【英文名】Xian Luan Cui Sheng Prescription

【组成】全当归、川芎、白芷、枳壳。(中医方剂大辞典)

仙鹤六味汤 xian he liu wei tang

【英文名】Xian He Liu Wei Decoction

【组成】仙鹤草、甘草、槟榔、半夏、白毛藤、龙葵。(国医论坛 1993,(2))

仙露还魂饮 xian lu huan hun yin

【英文名】Xian Lu Huan Hun Drink

【组成】白茯苓、黄芪、川黄连、赤芍、甘草、当归、川芎、防风、陈广皮、金银花、瓜蒌、苍术、白术、黄柏、人参。(中医方剂大辞典)

仙方如圣饼子 xian fang ru sheng bing zi

【英文名】Xian Fang Ru Sheng Cake

【组成】草乌、芎䓖、半夏、天花粉、细辛、薄荷、荆芥、何首乌、防风、羌活、苍术、赤小豆、松香、甘松、藿香、晚蚕沙、菊花、白芷、甘草、赤芍、蔓荆子。(中医方剂大辞典)

仙传一块气丸 xian chuan yi kuai qi wan

【英文名】Xian Chuan Yi Kuai Qi Pill

【组成】补骨脂、干漆、干姜、姜黄、莪术、三棱、玄胡索、木香、砂仁、使君子、五灵脂、人参、白术、茴香、槟榔、肉豆蔻、丁香、丁皮、茯苓、雷丸、大黄、枳壳、巴豆、萝卜子、青皮、陈皮、皂角、芫花、牵牛、大麦芽。

（中医方剂大辞典）

仙授神效药纸 xian shou shen xiao yao zhi

【英文名】Xian Shou Shen Xiao Yao Paper

【组成】端午蕲艾、粒子红花、油乳香、没药、真象皮末、牛皮胶。（中医方剂大辞典）

仙鹤草牡蛎汤 xian he cao mu li tang

【英文名】Xian He Cao Mu Li Decoction

【组成】仙鹤草、牡蛎、茜草、山药、炒白芍、生地炭、海螵蛸、远志、升麻、香附、甘草。（内蒙古中医药 1990,9(2)）

仙方点白还黑丹 xian fang dian bai huan hei dan

【英文名】Xian Fang Dian Bai Huan Hei Pellet

【异名】点白还黑丹（中医方剂大辞典、医学启蒙）

【组成】生地黄、桑椹子、旱莲草、三膏末、母丁香、没石子、真铅粉。（中医方剂大辞典）

仙传火龙行气散 xian chuan huo long xing qi san

【英文名】Xian Chuan Huo Long Xing Qi Powders

【异名】仙传火龙行气法（中医方剂大辞典、外科百效）

【组成】生姜、食盐、麻油、大黄、牙消、头酒糟、荆芥、泽兰、瑞香草叶。（中医方剂大辞典）

仙传史国公浸酒 xian chuan shi guo gong jin jiu

【英文名】Xian Chuan Shi Guo Gong Wine

【组成】当归、虎胫骨、川羌活、川萆薢、防风、秦艽、鳖甲、川牛膝、松节、晚蚕沙、枸杞子、干茄根、苍耳子、白花蛇。（中医方剂大辞典）

仙传甘露回生丹 xian chuan gan lu hui sheng dan

【英文名】Xian Chuan Gan Lu Hui Sheng Pellet

【组成】精矾、真雄精、真硼砂、山茨菇、石莲子肉、猪牙皂、真当门子、优昙钵、紫背金牛。（中医方剂大辞典）

仙传四急保生丹 xian chuan si ji bao sheng dan

【英文名】Xian Chuan Si Ji Bao Sheng Pellet

【组成】凤仙子、龟板、通梢牛膝、桃仁钱、川芎、归身。（中医方剂大辞典）

仙传救急惊神方 xian chuan jiu ji jing shen fang

【英文名】Xian Chuan Jiu Ji Jing Shen Prescription

【异名】仙传神效方（中医方剂大辞典、良朋汇集）；仙传急惊散（中医方剂大辞典、串雅内编）；急惊散（中医方剂大辞典、仙拈集）

【组成】生白石膏、辰砂。（中医方剂大辞典）

仙柏补阳还五汤 xian bai bu yang huan wu tang

【英文名】Xian Bai Bu Yang Huai Wu Decoction

【组成】生黄芪、仙灵脾、黄柏、当归、川芎、赤芍、桃仁、红花、地龙。（中国中西医结合杂志 1993,13(12)）

仙茸壮阳口服液 xian rong zhuang yang kou fu ye

【英文名】Xian Rong Zhuang Yang Peroral Liquids（药品标准－中药成方制剂标准）

【异名】仙茸壮阳精（药品标准－中药成方制剂标准 1990年）

【组成】鹿茸、仙茅、淫羊藿、巴戟天、肉苁蓉、枸杞子、刺五加、何首乌。（药品标准－中药成方制剂标准 1990年）

仙授立刻回生丹 xian shou li ke hui sheng dan

【英文名】Xian Shou Li Ke Hui Sheng Pellet

【组成】牛黄、胆星、铅霜、橘红、蛇含石、麝香、枳实、沉香、真金箔、朱砂。（中医方剂大辞典）

仙授外伤见血主方 xian shou wai shang jian xue zhu fang

【英文名】Xian Shou Wai Shang Jian Xue Zhu Prescription

【组成】归尾、川芎、地黄、白芍、益母草、藁本、乳香、没药、川续断、苏木、白芷、甘草、生姜。（中医方剂大辞典）

仙方解毒生肌定痛散 xian fang jie du sheng ji ding tong san

【英文名】Xian Fang Jie Du Sheng Ji Ding Tong Powders

【组成】黄连、黄柏、木贼、防风、苦参、羌活、独活。（中医方剂大辞典）

外正膏 wai zheng gao

【英文名】Wai Zheng Ointment

【组成】死猫儿骨、皂荚、木鳖子、重粉。（中医方剂大辞典）

外伤散 wai shang san

【英文名】Wai Shang Powders

【组成】大黄、扁柏、栀子、桃仁、泽兰、防风、薄荷、黄芩、骨碎补、当归尾、制草乌、制川乌、天南星、制半夏、毛麝香、千打捶、血见愁、透骨消、田基黄、入地金牛。（中医方剂大辞典）

外贡丹 wai gong dan

【英文名】Wai Gong Pellet

【组成】铅粉、陶丹、乳香、没药、血竭、儿茶、三仙丹。（中医方剂大辞典）

外护丹 wai hu dan

【英文名】Wai Hu Pellet

【组成】猪胆、龙胆草。（中医方剂大辞典）

外灸方 wai jiu fang

【英文名】Wai Jiu Prescription

【组成】良姜、防己。（中医方剂大辞典）

外灸膏 wai jiu gao

【英文名】Wai Jiu Plaster

【组成】木香、附子、蛇床子、吴茱萸、胡椒、川乌头。（中医方剂大辞典）

外应散 wai ying san

【英文名】Wai Ying Powders

【组成】石楠叶、矮樟叶、西江杉片、藿香、紫金皮、藁本、独活、大蓼、白芷、紫苏、羌活。(中医方剂大辞典)

外表汤 wai biao tang

【英文名】Wai Biao Decotion

【组成】黄芪、当归、麦冬、金银花、天花粉、木通、泽泻、柴胡、黄芩、生甘草。(中医方剂大辞典)

外洗方 wai xi fang

【英文名】Wai Xi Prescription

【组成】(1)蛇床子、苦参、黄柏、百部、甘草、白鲜皮、花椒、土槿皮、苍耳子。(陕西中医 1993,14(12))(2)黄柏、黄芩、蛇床子、百部、苦参、黄连、甘草。(陕西中医 1993,14(12))(3)土茯苓、苦参、土蛇床子、花椒、乌梅、苦楝皮、黄柏、雄黄、枯矾、地肤子。(云南中医杂志 1992,3(5))(4)土茯苓、苦参、土蛇床子、乌梅、苦楝皮、百部、黄柏、地肤子、土槿皮、儿茶。(云南中医杂志 1992,3(5))

外贴散 wai tie san

【英文名】Wai Tie Powders

【组成】芸苔子、寒食面。(中医方剂大辞典)

外食散 wai shi san

【英文名】Wai Shi Powders

【组成】白矾、好染坯、血竭。(中医方剂大辞典)

外消散 wai xiao san

【英文名】Wai Xiao Powders

【组成】大黄、牡蛎、朴消。(中医方剂大辞典)

外消膏 wai xiao gao

【英文名】Wai Xiao Plaster

【组成】伏龙肝、大黄、生姜。(中医方剂大辞典)

外涂膏 wai tu gao

【英文名】Wai Tu Plaster

【组成】鼠屎、生地黄。(中医方剂大辞典)

外痹汤 wai bi tang

【英文名】Wai Bi Decoction

【组成】沙参、羚角、麻黄、杏仁、白蒺藜、丹参、五味子、菖蒲、石膏、甘草。(中医方剂大辞典)

外搽药 wai cha yao

【英文名】Wai Cha Yao Plaster

【组成】水银、苦杏仁、枫子仁、木鳖仁、当归、樟脑、胡桃肉、火麻仁。(山东中医杂志 1984,(2))

外敷膏 wai fu gao

【英文名】Wai Fu Plaster

【组成】黄连、大黄、鼠粪。(中医方剂大辞典)

外用散剂 wai yong san ji

【英文名】External Application Pulvers

【定义】是用于外用的散剂。(中药药剂学)

外用制剂 wai yong zhi ji

【英文名】External Application Preparations

【定义】是指软膏剂、膏药和橡胶膏剂等广泛用于皮肤科和外科,对皮肤起保护作用和局部治疗作用的半固体剂型。(中药药剂学-六版)

外科膏子 wai ke gao zi

【英文名】Wai Ke Plaster

【异名】鸡黄膏(中医方剂大辞典、理瀹骈文)

【组成】麻油、鸡蛋黄、头发、朱砂、银朱、黄蜡。(中医方剂大辞典)

外鹿髓丸 wai lu sui wan

【英文名】Wai Lu Sui Pill

【组成】鹿胫骨髓。(中医方剂大辞典)

外敷神膏 wai fu shen gao

【英文名】Wai Fu Shen Plaster

【组成】川大黄、朴消、麝香。(中医方剂大辞典)

外敷麻药 wai fu ma yao

【英文名】Wai Fu Ma Drug

【组成】川乌尖、草乌、蟾酥、胡椒、生南星、生半夏。(中医方剂大辞典)

外用万应膏 wai yong wan ying gao

【英文名】Wai Yong Wan Ying Plaster(药品标准-中药成方制剂标准)

【组成】木香、排草、丁香、辛夷、乳香、没药、檀香、山柰、甘松、血竭、肉桂、苏合香、儿茶、赤芍、香附、桃仁、乌药、全蝎、白附子、血余炭、红花、麻黄、三棱、防风、桂枝、白芷、僵蚕、秦艽、香加皮、大黄、莪术、栀子、当归、高良姜、威灵仙。(药品标准-中药成方制剂标准 1996年)

外用无敌膏 wai yong wu di gao

【英文名】Wai Yong Wu Di Plaster(药品标准-中药成方制剂标准)

【组成】乳香、没药、细辛、冰片、八角枫、生草乌、四块瓦、生川乌、雪上一枝蒿、桑寄生、五香血藤、独活、透骨草、伸筋草、生地黄、熟地黄、续断、红花、土茯苓、海螵蛸、当归、苏木、白栀、猴骨、重楼、海马、木鳖子、马前子、黄芪、三七、骨碎补、淫羊藿、千年健、杜仲、海风藤、刺五加、钻地风。(药品标准-中药成方制剂标准 1998年)

外用皮炎液 wai yong pi yan ye

【英文名】Wai Yong Pi Yan Ye Wine

【组成】水蛭、白矾、硫黄、菖蒲、斑蝥。(中国中西医结合杂志 1992,12(2))

外用消毒药 wai yong xiao du yao

【英文名】Wai Yong Xiao Du Drug

【组成】黍黏子、葛根、升麻、地骨皮、黄花地丁、甘草、金银花。(中医方剂大辞典)

外用紫金锭 wai yong zi jin ding

【英文名】Wai Yong Zi Jin Troche(药品标准-中药成

方制剂标准）
【组成】山慈菇、朱砂、五倍子、雄黄、红大戟、穿心莲、千金子、三七、冰片、丁香罗勒油。（药品标准－中药成方制剂标准 1996 年）

外伤止痛膏 wai shang zhi tong gao
【英文名】Wai Shang Zhi Tong Plaster（药品标准－中药成方制剂标准）
【组成】外伤止痛浸膏、松节油、水杨酸甲酯、樟脑、薄荷脑、冰片、液体石蜡。（药品标准－中药成方制剂标准 1995 年）

外伤如意膏 wai shang ru yi gao
【英文名】Wai Shang Ru Yi Bill Ointment（药品标准－中药成方制剂标准）
【组成】紫草、地榆、栀子、大黄、黄芩、黄柏、冰片。（药品标准－中药成方制剂标准 1998 年）

外证败毒散 wai zheng bai du san
【英文名】Wai Zheng Bai Du Powders
【组成】防风、甘草、前胡、赤芍、穿山甲、元参、连翘、生地、银花、蒲公英、野菊花根。（中医方剂大辞典）

外治异功散 wai zhi yi gong san
【英文名】Wai Zhi Yi Gong Powders
【异名】外贴异功散（中医方剂大辞典、喉痧症治概要）
【组成】蟹螯、真血竭、制乳香、制没药、上麝香、全蝎、大元参、上梅片。（中医方剂大辞典）

外染乌云膏 wai ran wu yun gao
【英文名】Wai Ran Wu Yun Plaster
【组成】五倍子、铜末、白矾、白盐、没石子。（中医方剂大辞典）

外洗五号方 wai xi wu hao fang
【英文名】Wai Xi Wu Hao Prescription
【组成】细辛、威灵仙、寻骨风、海桐皮、川桂枝、冰片、透骨草、五加皮、鲜木瓜、丹参、大活血、生大黄、徐长卿、樟脑。（中国中医骨伤科杂志 1991,7(6)）

外科黄连膏 wai ke huang lian gao
【英文名】Wai Ke Huang Lian Plaster
【组成】黄连、大黄、黄柏、黄芩、麻油、黄蜡。（中医方剂大辞典）

外科蟾酥锭 wai ke chan su ding
【英文名】Wai Ke Chan Su Lozenges
【组成】蟾酥、樟脑、制没药、飞朱砂、制乳香、轻粉、明雄黄、麝香、巴豆霜。（中医方剂大辞典）

外浴忍冬汤 wai yu ren dong tang
【英文名】Wai Yu Ren Dong Decoction
【组成】忍冬藤。（中医方剂大辞典）

外痔神消散 wai zhi shen xiao san
【英文名】Wai Zhi Shen Xiao Powders
【组成】红栀子、黄柏、胡黄连。（中医方剂大辞典）

外搽白灵酊 wai cha bai ling ding
【英文名】Wai Cha Bai Ling Tincture（药品标准－中药成方制剂标准）
【组成】当归尾、红花、红花夹竹桃、苏木、没药、白芷、白矾、马齿苋。（药品标准－中药成方制剂标准 1991 年）

外感风痧片 wai gan feng sha pian
【英文名】Wai Gan Feng Sha Tablet（药品标准－中药成方制剂标准）
【组成】苍耳草、狗仔花、藤苦参、山芝麻、岗梅、两面针。（药品标准－中药成方制剂标准 1996 年）

外感平安茶 wai gan ping an cha
【英文名】Wai Gan Ping An Tea（药品标准－中药成方制剂标准）
【异名】外感平安冲剂（药品标准－中药成方制剂标准）
【组成】外感平安浸膏。（药品标准－中药成方制剂标准 1993 年）

外感祛邪汤 wai gan qu xie tang
【英文名】Wai Gan Qu Xie Decoction
【组成】麻黄、桂枝、陈皮、柴胡、白芍、当归、茯苓、甘草。（中医方剂大辞典）

外感退热汤 wai gan tui re tang
【英文名】Wai Gan Tui Re Decoction
【组成】银花、连翘、淡竹叶、荆芥、牛蒡子、生甘草、芦根、板蓝根、柴胡、青蒿、石膏。（四川中医 1989,7(5)）

外障皂角丸 wai zhang zao jiao wan
【英文名】Wai Zhang Zao Jiao Pill
【组成】蛇蜕、蝉蜕、元精石、山甲、当归、生术、茯苓、谷精草、木贼草、白菊花、刺猬皮、胆草、赤芍、连翘、猜猪爪、人参、川芎、牙皂、淫羊藿。（中医方剂大辞典）

外敷一号膏 wai fu yi hao gao
【英文名】Wai Fu Yi Hao Plaster
【组成】生半夏、五倍子、生黄柏、伸筋草、麦粉。（陕西中医 1986,7(4)）

外敷生肌散 wai fu sheng ji san
【英文名】Wai Fu Sheng Ji Powders
【异名】生肌散（中医方剂大辞典）
【组成】炙乳香、炙没药、白芷、赤石脂、儿茶、龙骨、猫头骨、五倍子。（中医方剂大辞典）

外敷朴消散 wai fu pu xiao san
【英文名】Wai Fu Pu Xiao Powders
【组成】天南星、朴消、乳香、秋芙蓉叶、木鳖子、当归、无名异、黄蜀葵花。（中医方剂大辞典）

外敷接骨散 wai fu jie gu san
【英文名】Wai Fu Jie Gu Powders

【组成】骨碎补、血竭、硼砂、当归、乳香、没药、川断、自然铜、大黄、地鳖虫。(中医方剂大辞典)

外用应急软膏 wai yong ying ji ruan gao

【英文名】Wai Yong Ying Ji Ointment

【组成】黄芩、白芍、丹参、樟脑、补骨脂等。((92)卫药准字 Z-40(1))

外接回生神膏 wai jie hui sheng shen gao

【英文名】Wai Jie Hui Sheng Shen Plaster

【组成】牡蛎、干姜。(中医方剂大辞典)

外感风寒冲剂 wai gan feng han chong ji

【英文名】Wai Gan Feng Han Medicinal instant Granule

【组成】桂枝、白芍、防风、葛根、杏仁、桔梗。(《卫生部药品标准》1991)

外感风寒颗粒 wai gan feng han ke li

【英文名】Wai Gan Feng Han Granule(药品标准-中药成方制剂标准)

【组成】桂枝、白芷、防风、柴胡、荆芥穗、羌活、白芍、葛根、桔梗、杏仁、甘草、生姜。(药品标准-中药成方制剂标准 1997 年)

外感风痧冲剂 wai gan feng sha chong ji

【英文名】Wai Gan Feng Sha Medicinal Instant Granule

【组成】苍耳草、狗仔花、藤苦参、山芝麻、岗梅、两面针、蔗糖。(广西中医药 1986,9(1))

外感风痧颗粒 wai gan feng sha ke li

【英文名】Wai Gan Feng Sha Granule(药品标准-中药成方制剂标准)

【异名】外感风痧冲剂(药品标准-中药成方制剂标准)

【组成】苍耳草、狗仔花、藤苦参、山芝麻、岗梅、两面针。(药品标准-中药成方制剂标准 1996 年)

外用中耳炎粉剂 wai yong zhong er yan fen ji

【英文名】Wai Yong Zhong Er Yan Powders

【组成】黄连、枯矾。(中医函授通讯 1983,(5))

外阴创伤外洗方 wai yin chuang shang wai xi fang

【英文名】Wai Yin Chuang Shang Lotion

【组成】马齿苋、芒硝、瓦松、川椒、白蔹、苍术、防风、枳壳、侧柏叶、黄柏、苦参、土槿皮。(辽宁中医杂志 1989,(9))

外用跌打止痛膏 wai yong die da zhi tong gao

【英文名】Wai Yong Die Da Zhi Tong Plaster(药品标准-中药成方制剂标准)

【组成】土鳖虫、续断、防风、龙骨、马钱子、血竭、栀子、蒲公英、黄芩、金银花、虎杖、大黄、没药、儿茶、红花、紫花地丁、芙蓉、骨碎补、薄荷脑、水杨酸甲酯、冰片、樟脑。(药品标准-中药成方制剂标准 1998 年)

处方药 chu fang yao

【英文名】Prescribed drugs

【定义】指必须凭执业医师或执业助理医师处方才可调配、购买,在医师、药师或其他医疗专业人员监督或指导下方可使用的药品。(中药药剂学-21 世纪课程教材)

卯药 mao yao

【英文名】Mao Prescription

【组成】梅冰片、雄精、靛花、元明粉、硼砂、粉甘草、川黄连、人中白、铜青、黄柏、鸡内金、钞纸、枯矾、鹿角霜。(中医方剂大辞典)

卯戌丸 mao shu wan

【英文名】Mao Shu Pill

【组成】菟丝子、枸杞子。(中医方剂大辞典)

令行吴宫散 ling xing wu gong san

【英文名】Ling Xing Wu Gong Powders

【组成】荆芥、硼砂、冰片、制没药、制乳香、胭脂、黄芩、延胡索、薄荷。(中医方剂大辞典)

孕康 yun kang

【英文名】Yun Kang Liquid

【组成】阿胶、黄芪、当归、杜仲、党参等。(《卫生部药品标准》1992 年)

孕肝宁 yun gan ning

【英文名】Yun Gan Ning Decoction

【组成】茵陈、青蒿、金钱草、黄芪、栀子、大黄、黄芩、菟丝子、生麦芽。(江西中医药 1988,(2))

孕康灵 yun kang ling

【英文名】Yun Kang Ling Liquid

【组成】狗脊、黄芪、菟丝子、桑寄生、砂仁等。(安徽中医学院学报 1989,8(4))

孕妇全花丸 yun fu quan hua wan

【英文名】Yun Fu Quan Hua Pill

【组成】栀子、银花、川芎、黄柏、黄芩、当归、白芍、生地、黄连。(中医方剂大辞典)

孕妇金花片 yun fu jin hua pian

【英文名】Yun Fu Jin Hua Tablet(药品标准-中药成方制剂标准)

【组成】栀子、金银花、当归、白芍、川芎、地黄、黄芩、黄柏、黄连。(药品标准-中药成方制剂标准 1995 年)

孕妇金花丸 yun fu jin hua wan

【英文名】Yun Fu Jin Hua Pill(药品标准-中药成方制剂标准)

【组成】栀子、金银花、当归、白芍、川芎、地黄、黄芩、黄柏、黄连。(药品标准-中药成方制剂标准 1989 年)

孕妇清火丸 yun fu qing huo wan

【英文名】Yun Fu Qing Huo Pill(药品标准-中药成方制剂标准)

【组成】黄芩、知母、石斛、柴胡、地黄、薄荷、白芍、白术、甘草。(药品标准－中药成方制剂标准 1989 年)

孕宝口服液 yun bao kou fu ye

【英文名】Yun Bao Liquid

【组成】山药、枸杞、龙眼肉、莲子、陈皮、大枣等。(浙卫药健字(1996)第 1431 号)

孕康口服液 yun kang kou fu ye

【英文名】Yun Kang Liquid

【组成】阿胶、黄芪、党参、白术。((95)浙卫药准字:0740－1 号)

冬瓜丸 dong gua wan

【英文名】Dong Gua Pill

【组成】大冬瓜。(中医方剂大辞典)

冬瓜汤 dong gua tang

【英文名】Dong Gua Decoction

【组成】(1)冬瓜、白术、车前子、肉桂。(中医方剂大辞典)(2)常山、甘草。(中医方剂大辞典)(3)冬瓜、栝楼、茯苓、知母、麦门冬、粟米。(中医方剂大辞典)(4)冬瓜。(中医方剂大辞典)

冬瓜饮 dong gua yin

【英文名】Dong Gua Drink

【异名】冬瓜饮子(中医方剂大辞典、卫生宝鉴);黄瓜汤(中医方剂大辞典、普济方)

【组成】(1)冬瓜、黄连。(中医方剂大辞典)(2)冬瓜、麦门冬、黄连。(中医方剂大辞典)

冬瓜粥 dong gua zhou

【英文名】Dong Gua Gruel

【组成】新鲜连皮冬瓜、粳米。(中医方剂大辞典)

冬瓜羹 dong gua geng

【英文名】Dong Gua Thick Soup

【异名】冬瓜粥(中医方剂大辞典、医统)

【组成】(1)冬瓜、葱白、麻。(中医方剂大辞典)(2)冬瓜、豉心、葱白。(中医方剂大辞典)

冬花烟 dong hua yan

【英文名】Dong Hua Yan Prescription

【组成】冬花。(中医方剂大辞典)

冬花散 dong hua san

【英文名】Dong Hua Powders

【组成】冬花蕊、粟壳、桔梗、枳壳、苏子、紫菀、知母、桑皮、石膏、杏仁。(中医方剂大辞典)

冬青方 dong qing fang

【英文名】Dong Qing Prescription

【组成】新砖、冬青叶。(中医方剂大辞典)

冬青汁 dong qing zhi

【英文名】Dong Qing Juice

【组成】过冬青。(中医方剂大辞典)

冬青汤 dong qing tang

【英文名】Dong Qing Decoction

【组成】(1)冬青叶。(中医方剂大辞典)(2)冬青叶、小檗、甘草。(中医方剂大辞典)

冬青散 dong qing san

【英文名】Dong Qing Powders

【组成】冬青皮。(中医方剂大辞典)

冬金汤 dong jin tang

【英文名】Dong Jin Decoction

【组成】冬葵子、海金沙、金钱草、鸡内金、莪术、石菖蒲、川牛膝、丹参、赤芍、王不留行、石韦。(福建中医药 1991,22(6))

冬荣散 dong rong san

【英文名】Dong Rong Powders

【组成】夏枯草。(中医方剂大辞典)

冬除散 dong chu san

【英文名】Dong Chu Powders

【异名】冬阴散(中医方剂大辞典、普济方)

【组成】栾华、莎草根、丹砂、消石、石决明、石膏、白芍、夏枯草、黄连。(中医方剂大辞典)

冬葵散 dong kui san

【英文名】Dong Kui Powders

【异名】冬葵子散(中医方剂大辞典、普济方)

【组成】(1)冬葵子、滑石、粱上尘、黄芩、甘草。(中医方剂大辞典)(2)冬葵子、柏子仁、茯苓、瓜瓣。(中医方剂大辞典)

冬瓜子汤 dong gua zi tang

【英文名】Dong Gua Zi Decoction

【组成】冬瓜子、桃仁、牡丹、芒消、大黄。(中医方剂大辞典)

冬瓜子散 dong gua zi san

【英文名】Dong Gua Zi Powders

【组成】(1)冬瓜子、青葙子、牡荆子、地肤子、蔓青子、决明子、车前子、茺蔚子、白蒺藜、松子仁、桂心、蘡薁根、蕤仁、菟丝子、细辛。(中医方剂大辞典)(2)冬瓜子仁、柏子仁、白茯苓、葵子、栀子仁、枳实。(中医方剂大辞典)

冬瓜仁丸 dong gua ren wan

【英文名】Dong Gua Ren Pill

【组成】老冬瓜仁。(中医方剂大辞典)

冬瓜饮子 dong gua yin zi

【英文名】Dong Gua Yin Zi Drink

【组成】大冬瓜子、五苓散。(中医方剂大辞典)

冬瓜拨刀 dong gua bo dao

【英文名】Dong Gua Bo Dao

【组成】冬瓜、小麦面、地黄汁。(中医方剂大辞典)

冬白梅片 dong bai mei pian

【英文名】Dong Bai Mei Tablet(药品标准－中药成方制

剂标准)

【组成】天冬、麻黄、乌梅、防风、五味子、黄芩、白果仁、平贝母。(药品标准－中药成方制剂标准1991年)

冬青叶煎 dong qing ye jian

【英文名】Dong Qing Ye Decoction

【组成】冬青叶、小麦、甘草。(中医方剂大辞典)

冬青补汁 dong qing bu zhi

【英文名】Dong Qing Bu Juice

【组成】女贞子、金樱肉、红枣、桑椹、菟丝子。(中医方剂大辞典)

冬青糖浆 dong qing tang jiang

【英文名】Dong Qing Syrup

【组成】冬青。(中医方剂大辞典)

冬茄冲剂 dong qie chong ji

【英文名】Dong Qie Medicinal Instant Granule

【组成】霜冻茄秧、白糖、冬凌草、淀粉、白糊精、菠萝香糊。(中医方剂大辞典)

冬麻子粥 dong ma zi zhou

【英文名】Dong Ma Zi Gruel

【组成】(1)冬麻子。(中医方剂大辞典)(2)冬麻子、粳米。(中医方剂大辞典)(3)冬麻子、薏苡仁、粳米。(中医方剂大辞典)(4)冬麻子、葵子、米。(中医方剂大辞典)(5)冬麻子、白粱米、薄荷、荆芥。(中医方剂大辞典)

冬凌草片 dong ling cao pian

【英文名】Dong Ling Cao Tablet(药品标准－中药成方制剂标准)

【组成】冬凌草。(药品标准－中药成方制剂标准1991年)

冬葵子汤 dong kui zi tang

【英文名】Dong Kui Zi Decoction

【异名】冬葵汤(中医方剂大辞典、嵩崖尊生)

【组成】(1)冬葵子、牛膝、木通、瞿麦穗、桂。(中医方剂大辞典)(2)冬葵子、黄芩、赤茯苓、芍药、车前子。(中医方剂大辞典)(3)冬葵子、大黄。(中医方剂大辞典)(4)冬葵子、柴胡、桑白皮、白茯神、归身、白芍。(中医方剂大辞典)(5)冬葵子、猪苓、赤苓、枳实、瞿麦、车前、木通、黄芩、滑石、甘草。(中医方剂大辞典)(6)冬葵子、条芩、草梢、车前子、山栀、赤苓。(中医方剂大辞典)(7)冬葵子、杜仲、当归、白芍、陈皮、茯苓、麦冬、续断、砂仁。(中医方剂大辞典)(8)冬葵子、滑石、香薷、干木瓜。(中医方剂大辞典)(9)冬葵子汁、乳汁。(中医方剂大辞典)(10)冬葵子、滑石、香茹、木瓜。(中医方剂大辞典)

冬葵子散 dong kui zi san

【英文名】Dong Kui Zi Powders

【异名】冬葵散(中医方剂大辞典、寿世保元);蒲黄散(中医方剂大辞典、普济方);冬葵子汤(中医方剂大辞典、医明指掌、医方考)

【组成】(1)冬葵子、山栀、赤苓、车前子。(中医方剂大辞典)(2)冬葵子、滑石、栀子。(中医方剂大辞典)(3)木通、栀子、冬葵子、滑石。(中医方剂大辞典)(4)冬葵子、柴胡、桑根白皮、赤茯苓、赤芍、当归。(中医方剂大辞典)(5)冬葵子、滑石、赤茯苓、木通、茅根、石韦、子芩、川朴消。(中医方剂大辞典)(6)冬葵、赤茯苓。(中医方剂大辞典)(7)冬葵子、滑石、海蛤、蒲黄。(中医方剂大辞典)(8)冬葵子、榆白皮、滑石、阿胶。(中医方剂大辞典)(9)冬葵子、蒲黄。(中医方剂大辞典)(10)冬葵子、木通。(中医方剂大辞典)

冬葵根汁 dong kui gen zhi

【英文名】Dong Kui Gen Juice

【组成】生冬葵根、生姜。(中医方剂大辞典)

冬葵根汤 dong kui gen tang

【英文名】Dong Kui Gen Decoction

【组成】(1)冬葵根、车前草、木通、大黄。(中医方剂大辞典)(2)葵根。(中医方剂大辞典)

冬瓜洗面药 dong gua xi mian yao

【英文名】Dong Gua Xi Mian Drug

【组成】冬瓜。(中医方剂大辞典)

冬地三黄汤 dong di san huang tang

【英文名】Dong Di San Huang Decoction

【组成】麦冬、黄连、苇根汁、元参、黄柏、银花露、细生地、黄芩、生甘草。(中医方剂大辞典)

冬地百部饮 dong di bai bu yin

【英文名】Dong Di Bai Bu Drink

【组成】干地黄、天麦冬、广百部、生枇杷叶、浙贝、女贞子、旱莲草、苇根。(中医方剂大辞典)

冬虫夏草酒 dong chong xia cao jiu

【英文名】Dong Chong Xia Cao Wine

【组成】冬虫夏草、白酒。(中医方剂大辞典)

冬青槐角丸 dong qing huai jiao wan

【英文名】Dong Qing Huai Jiao Pill

【组成】冬青子、槐角子、怀生地、荆芥穗、川黄连、川归身、侧柏叶。(中医方剂大辞典)

冬茯苏贝汤 dong fu su bei tang

【英文名】Dong Fu Shu Bei Decoction

【组成】苏叶、麦冬、贝母、茯苓。(中医方剂大辞典)

冬疫五仙膏 dong yi wu xian gao

【英文名】Dong Yi Wu Xian Plaster

【组成】干姜、大黄、麻黄、白芷、细辛、甘草。(中医方剂大辞典)

冬凌草糖浆 dong ling cao tang jiang

【英文名】Dong Ling Cao Syrup

【组成】冬凌草。

冬葵萆薢散 dong kui bi xie san

【英文名】Dong Kui Bi Xie Powders

【组成】冬葵子、萆薢、白糖。(中医方剂大辞典)

冬蛤生精饮 dong ge sheng jing yin

【英文名】Dong Ge Sheng Jing Drink

【组成】麦冬、白芍、菖蒲、合欢、茯苓、淫羊藿叶、枸杞、知母、山药、蛤蚧。(辽宁中医杂志 1990,(5))

冬季补肾肾沥汤 dong ji bu shen shen li tang

【英文名】Dong Ji Bu Shen Shen Li Decoction

【组成】石斛、五味子、黄芪、熟干地黄、人参、桑螵蛸、附子、防风、白龙骨、肉苁蓉、磁石、川椒、桂心、甘草。(中医方剂大辞典)

冬病夏治消喘膏 dong bing xia zhi xiao chuan gao

【英文名】Dong Bing Xia Zhi Xiao Chuan Ointment

【组成】炙白芥子、元胡、甘遂、细辛。(新医药学杂志 1978,(5))

务成子萤火丸 wu cheng zi ying huo wan

【英文名】Wu Cheng Zi Ying Huo Pill

【异名】冠军丸(中医方剂大辞典、千金翼方);武威丸(中医方剂大辞典、千金翼方)

【组成】萤火、鬼箭、蒺藜、雄黄、雌黄、矾石、羖羊角、锻灶灰、铁锤柄。(中医方剂大辞典)

失心丸 shi xin wan

【英文名】Shi Xin Pill

【组成】郁金、大黄、黄连、干漆。(中医方剂大辞典)

失心方 shi xin fang

【英文名】Shi Xin Prescription

【组成】黄连、郁金。(中医方剂大辞典)

失肚丸 shi du wan

【英文名】Shi Du Pill

【组成】干姜、木香、巴豆、肉豆蔻。(中医方剂大辞典)

失笑丸 shi xiao wan

【英文名】Shi Xiao Pill

【异名】枳实消痞丸(中医方剂大辞典)

【组成】(1)干生姜、炙甘草、麦蘖面、白茯苓、白术、半夏曲、人参、厚朴、枳实、黄连。(中医方剂大辞典)(2)茴香、当归、金毛狗脊、芜荑。(中医方剂大辞典)

失笑散 shi xiao san

【英文名】Shi Xiao Powders(药品标准-中药成方制剂标准)

【异名】断弓弦散(中医方剂大辞典、苏沈良方);经验失笑散(中医方剂大辞典、金匮翼);失笑膏(中医方剂大辞典、中藏经·附录);夹袋散(中医方剂大辞典);牙痛失笑散(中医方剂大辞典、全国中药成药处方集)

【组成】(1)五灵脂、蒲黄。(中医方剂大辞典)(2)干漆、胡椒。(中医方剂大辞典)(3)川乌头、芎、甘草、地骨皮、细辛、白芷、高良姜。(中医方剂大辞典)(4)大腹子、硫黄。(中医方剂大辞典)(5)莨菪子、草乌头、酸枣仁。(中医方剂大辞典)(6)细辛、良姜、香白芷、荜茇。(中医方剂大辞典)(7)荆芥穗、朴消。(中医方剂大辞典)(8)槟榔、高良姜。(中医方剂大辞典)(9)荜茇、地龙、天南星、川乌头、胡椒。(中医方剂大辞典)(10)川五灵脂、蒲黄、延胡索。(中医方剂大辞典)(11)干姜、雄黄。(中医方剂大辞典)(12)玄胡索、白僵蚕、黄连、轻粉、麝香、铅白霜、硼砂、黄柏。(中医方剂大辞典)(13)荜茇、细辛、大冰片。(中医方剂大辞典)(14)蒲黄、五灵脂。(药品标准-中药成方制剂标准 1995 年)

失痛散 shi tong san

【英文名】Shi Tong Powders

【组成】滑石、黄丹、甘草、质干。(中医方剂大辞典)

失水鹿胎膏 shi shui lu tai gao

【英文名】Shi Shui Lu Tai Ointment

【组成】川芎、茯苓、鹿角胶、阿胶、鹿胎。((81)吉卫药准字第 630023 号)

失血奇效丸 shi xue qi xiao wan

【英文名】Shi Xue Qi Xiao Pill

【组成】生地、茅根、侧柏、山药、薄荷、茜草、大小蓟、蒲黄、栀子、黄芩、花蕊石、玄参、古墨、三七。(中医方剂大辞典)

失笑归竭汤 shi xiao gui jie tang

【英文名】Shi Xiao Gui Jie Decoction

【组成】炒蒲黄、五灵脂、血竭、田七粉、当归。(江苏中医 1990,11(8))

生丸 sheng wan

【英文名】Sheng Pill

【组成】知母、细辛、石膏、白姜、血竭、黄芩、绵黄芪、肉桂、没药、川当归、贝母、生地黄、防风、甘草、米、黑豆、大麻子、川椒、石斛。(中医方剂大辞典)

生人汤 sheng ren tang

【英文名】Sheng Ren Decoction

【组成】生枣仁、人参、附子、白术、菖蒲。(中医方剂大辞典)

生儿丹 sheng er dan

【英文名】Sheng Er Pellet

【组成】牡丹皮、头红花、肉桂、川当归、丁香、朱砂、马鸣退灰。(中医方剂大辞典)

生元饮 sheng yuan yin

【英文名】Sheng Yuan Drink

【组成】生地、玄参、栀子、板蓝根、蒲公英、野菊花、桔梗、当归、赤芍、花粉、贝母、土茯苓、地丁、甘草。

(中医杂志 1983,24(3))

生化丸 sheng hua wan

【英文名】Sheng Hua Pill(药品标准－中药成方制剂标准)

【组成】当归、川芎、桃仁、干姜、甘草。(药品标准－中药成方制剂标准 1989 年)

生化汤 sheng hua tang

【英文名】Sheng hua Decoction(中国中医药学主题词表)

【组成】(1)当归、川芎、丹参、桃仁、红花、姜炭。(中医方剂大辞典)(2)当归、黑姜、川芎、益母草、桃仁。(中医方剂大辞典)(3)全当归、川芎、白术、香附。(中医方剂大辞典)(4)川芎、泽兰、楂肉炭、炙甘草、黑荆芥、黑姜片、全当归、生香附、延胡索、上红花。(中医方剂大辞典)(5)当归、川芎、甘草、焦姜、桃仁、熟地。(中医方剂大辞典)(6)当归身、川芎、桃仁、炙甘草、木香、黑姜炭、白芷、穿山甲。(中医方剂大辞典)

生化膏 sheng hua gao

【英文名】Sheng Hua Ointment

【组成】当归、川芎、桃仁泥、益母草、香附、红花、泽兰、炙甘草、姜炭。(中医方剂大辞典)

生气汤 sheng qi tang

【英文名】Sheng Qi Decoction

【组成】(1)人参、白术、巴戟天、附皮、甘草、茯苓、砂仁、谷芽、炮姜。(中医方剂大辞典)(2)人参、白术、茯苓、远志、炒枣仁、熟地、山茱萸、甘草、神曲、半夏、麦冬、肉桂、菖蒲、芡实、广木香。(中医方剂大辞典)(3)盐、丁香皮、胡椒、丁香、檀香、干姜、甘草。(中医方剂大辞典)(4)檀香、丁香、丁香皮、白芷、人参、胡椒、甘草、温姜、白姜。(中医方剂大辞典)

生气散 sheng qi san

【英文名】Sheng Qi Powders

【组成】(1)丁香、白术、青皮、甘草、木香、人参。(中医方剂大辞典)(2)钟乳粉、赤石脂、阳起石。(中医方剂大辞典)

生生丹 sheng sheng dan

【英文名】Sheng Sheng Pellet

【组成】生白矾、枯白矾。(中医方剂大辞典)

生生汤 sheng sheng tang

【英文名】Sheng Sheng Decoction

【组成】人参、附子、枣仁。(中医方剂大辞典)

生生膏 sheng sheng gao

【英文名】Sheng Sheng Plaster

【组成】生大黄、当归、丹皮、白芍、玄参、白芷、地黄、升麻、肉桂、大麻油。(中医方剂大辞典)

生白丸 sheng bai wan

【英文名】Sheng Bai Powders

【组成】白附、天南星、半夏。(中医方剂大辞典)

生瓜散 sheng gua san

【英文名】Sheng Gua Powders

【异名】败花散(中医方剂大辞典)

【组成】败花果。(中医方剂大辞典)

生汁汤 sheng zhi tang

【英文名】Sheng Zhi Decoction

【组成】当归、川芎、通草、柴胡、麦冬、白术、甘草、熟地。(中医方剂大辞典)

生圣散 sheng sheng san

【英文名】Sheng Sheng Powders

【组成】桔梗汤、黄芩、枳壳、木通。(中医方剂大辞典)

生发丸 sheng fa wan

【英文名】Shen Fa Pill

【组成】(1)侧柏叶、全当归。(上海中医药杂志 1960,(5))(2)当归、菟丝子、熟地黄、川芎、白芍、何首乌、鸡血藤、血余炭、女贞子、枸杞子、旱莲草、牛膝、羌活、木瓜、桑椹子。(中医药动态 1990,(273))

生发方 sheng fa fang

【英文名】Sheng Fa Prescription

【组成】(1)莲子草汁、熊白脂、猪鬐膏、生麻油、柏白皮、山韭根、瓦衣。(中医方剂大辞典)(2)大黄、蔓荆子、白芷、防风、附子、芎䓖、莽草、辛夷、细辛、椒当归、黄芩、马鬐膏、猪膏。(中医方剂大辞典)

生发水 sheng fa shui

【英文名】Sheng Fa Water

【组成】闹羊花。(中医方剂大辞典)

生发片 sheng fa pian

【英文名】Sheng Fa Tablet

【组成】首乌、生地、女贞子、桑堪子等。(桂卫药准字(1984)01096 号)

生发灵 sheng fa ling

【英文名】Sheng Fa Ling Tincture

【组成】补骨脂、旱莲草、斑蝥、红花、川椒、干姜、70％酒精。(河南中医 1990,93))

生发饮 sheng fa yin

【英文名】Sheng Fa Drink

【组成】(1)熟地、首乌、桑椹子、女贞子、旱莲草、当归、五味子、柏子仁。(湖北中医杂志 1988,(6))(2)生地、熟地、当归、例柏叶、黑芝麻、首乌。(中医杂志 1981,22(5))

生发宝 sheng fa bao

【英文名】Sheng Fa Bao Decoction

【组成】斑蝥、人参、川芎、白芥子、肉桂、桃仁、当归、补骨脂、丹参、黄芪。(陕西中医 1992,13(7))

生发药 sheng fa yao

【英文名】Sheng Fa Prescription

【组成】蔓荆子、青箱子、莲子草、附子、头发灰。(中医方剂大辞典)

生发酊 sheng fa ding

【英文名】Sheng Fa Tincture

【组成】侧柏叶、芝麻根、杨柳梗、墨旱莲。(中医方剂大辞典)

生发散 sheng fa san

【英文名】Sheng Fa Powders

【组成】生地、熟地、女贞子、白芍、全当归、丹参、制首乌、侧柏叶、羌活。(山东中医杂志 1984,(1))

生发膏 sheng fa gao

【英文名】Sheng Fa Plaster

【异名】白屑膏(中医方剂大辞典、普济方)

【组成】(1)黄芪、当归、独活、芎䓖、白芷、芍药、芒草、辛夷、防风、生地黄、大黄、蛇衔、生薤白、麻油、马鬐膏。(中医方剂大辞典)(2)细辛、防风、续断、芎䓖、皂荚、柏叶、辛夷仁、寄生、泽兰、零陵香、蔓荆子、桑根汁、韭根汁、竹叶、松叶、乌麻油、白芷。(中医方剂大辞典)(3)蔓荆子、附子、细辛、续断、皂荚、泽兰、零陵香、防风、杏仁、藿香、白芷、松叶、石南、莽草、松膏、马鬐膏、猪脂、熊脂。(中医方剂大辞典)(4)松叶、莲子草、马鬐膏、枣根皮、韭根、蔓荆子、竹沥、猪脂、防风、白芷、辛夷仁、吴蓝、升麻、芎䓖、独活、寄生、藿香、沉香、零陵香。(中医方剂大辞典)(5)丁香、甘松香、零陵香、吴藿香、细辛、蜀椒、白芷、泽兰、大麻子、桑白皮、桑寄生、牡荆子、苜蓿、辛夷仁、杏仁、芎䓖、防风、莽草、胡麻油、竹叶、松叶、柏叶、腊猪膏、乌鸡肪、雁肪。(中医方剂大辞典)(6)乌喙、莽草、石南草、细辛、皂荚、续断、泽兰、白术、辛夷、白芷、防风、柏叶、松叶、猪脂。(中医方剂大辞典)(7)生地黄、附子、山椒、白蜡。(中医方剂大辞典)(8)妇人梳下油头发、油、丹、轻粉。(中医方剂大辞典)(9)莽草、防风、升麻、白芷、荠苨、蜣螂、驴鬐膏、豹膏、马鬐膏、熊膏、猪膏。(中医方剂大辞典)(10)马鬐膏、驴鬐膏、猪脂、熊脂、狗脂、升麻、防风、荠苨、蜣蜋、莽草、白芷。(中医方剂大辞典)

生地汤 sheng di tang

【英文名】Sheng Di Decoction

【组成】(1)生地黄、柏叶、黄芩、阿胶、甘草。(中医方剂大辞典)(2)玄参、当归、生地黄、黄芩、陈皮、甘草、薄荷、柴胡。(中医方剂大辞典)(3)生地、犀角、大黄、桃仁。(中医方剂大辞典)

生地饮 sheng di yin

【英文名】Sheng Di Drink

【组成】生地、犀角、白芍、知母、天冬、麦冬、黄芩、桔梗、当归、紫菀、甘草。(中医方剂大辞典)

生地酒 sheng di jiu

【英文名】Sheng Di Wine

【组成】生地、砂仁。(中医方剂大辞典)

生地散 sheng di san

【英文名】Sheng Di Powders

【组成】生地、当归、生姜。(中医方剂大辞典)

生地膏 sheng di gao

【英文名】Sheng Di Plaster

【组成】细生地、白蜡、麻油。(中医方剂大辞典)

生肉方 sheng rou fang

【英文名】Sheng Rou Prescription

【组成】腊月猪脂、松脂、黄蜡、清麻油。(中医方剂大辞典)

生肉膏 sheng rou gao

【英文名】Sheng Rou Plaster

【异名】生肉黄芪膏(中医方剂大辞典)

【组成】(1)楝白皮、鼠肉、薤白、当归、生地黄、腊月猪脂。(中医方剂大辞典)(2)生地黄、辛夷、独活、当归、大黄、黄芪、芎䓖、白芷、芍药、黄芩、续断、薤白。(中医方剂大辞典)(3)芒草、生地黄、当归、续断、黄芩、甘草、薤白、猪膏、大黄。(中医方剂大辞典)(4)桑薪灰。(中医方剂大辞典)(5)丹参、防风、白芷、细辛、芎䓖、黄芩、芍药、甘草、黄芪、牛膝、槐子、独活、当归。(中医方剂大辞典)(6)甘草、当归、白芷、茯蓉、蜀椒、细辛、乌喙、蛇衔、薤白、干地黄。(中医方剂大辞典)(7)黄芪、细辛、生地黄、蜀椒、当归、芍药、薤白、芎䓖、独活、茯蓉、白芷、丹参、黄芩、甘草、腊月猪脂。(中医方剂大辞典)(8)真当归、附子、甘草、白芷、芎䓖、薤白、生地黄。(中医方剂大辞典)

生朱丹 sheng zhu dan

【英文名】Sheng Zhu Pellet

【组成】白附子、石膏、龙脑、朱砂。(中医方剂大辞典)

生朱膏 sheng zhu gao

【英文名】Sheng Zhu Ointment

【组成】天麻、朱砂、僵蚕、白附子、全蝎、黑附子、麝香、蜈蚣、南星、花蛇。(中医方剂大辞典)

生血片 sheng xue pian

【英文名】Sheng Xue Tablet(药品标准 - 中药成方制剂标准)

【组成】绿矾、海螵蛸、紫河车、阿胶、肉桂。(药品标准 - 中药成方制剂标准 1998 年)

生血丸 sheng xue wan

【英文名】Sheng Xue Pill

【组成】鹿茸、黄柏、白术、山药、其它辅助剂。((88)津卫药准字 Z-20 号)

生血丹 sheng xue dan

【英文名】Sheng Xue Pellet

【组成】鹿角胶、白茯苓、干山药、柏子、牡丹皮、菟丝子、枸杞子、五味子、人参、牛膝、远志、当归、肉苁蓉、生干地黄、熟干地黄。(中医方剂大辞典)

生血汤 sheng xue tang

【英文名】Sheng Xue Decoction

【组成】(1)玉竹、当归、熟地、茯苓、白芥子、山药。(中医方剂大辞典)(2)归身、熟地、川芎、白芍、红花、泽兰、木香。(中医方剂大辞典)

生血灵 sheng xue ling

【英文名】Shen Xue Ling Liquid

【组成】黄芪、党参、当归、地黄、旱莲草、大青叶、甘草。(中西医结合杂志 1991,(1))

生肌丸 sheng ji wan

【英文名】Sheng Ji Pill

【组成】黄蜡、乳香、没药、血竭、象牙末。(中医方剂大辞典)

生肌方 sheng ji fang

【英文名】Sheng Ji Prescription

【组成】(1)田七、红花、黄柏、儿茶、血竭、乳香、没药、川连、归尾、桃仁、象胆、元麝、珍珠、冰片。(中医方剂大辞典)(2)鸡内金、槟榔、木香、黄连。(中医方剂大辞典)

生肌油 sheng ji you

【英文名】Sheng Ji Oil

【组成】全蝎、蟾蜍、小麻油、鲜蛋黄。(中医杂志 1989,(5))

生肌药 sheng ji yao

【英文名】Sheng Ji Prescription

【组成】(1)生嫩松香、真瓜儿、血竭、乳香。(中医方剂大辞典)(2)珍珠、象牙、龙骨、儿茶、花蕊石、血竭、轻粉、白芷、白蔹、朱砂、冰片。(中医方剂大辞典)(3)黄蜂巢、鱼胶。(中医方剂大辞典)(4)乳香、没药、轻粉、海螵蛸、寒水石、龙骨。(中医方剂大辞典)(5)石膏、虢丹、当归、乳香。(中医方剂大辞典)

生肌饼 sheng ji bing

【英文名】Sheng Ji Bing Prescription

【组成】风化石灰、雄黄。(中医方剂大辞典)

生肌散 sheng ji san

【英文名】Sheng Ji Powders(药品标准－中药成方制剂标准)

【组成】象皮、儿茶、赤石脂、龙骨、血竭、乳香、没药、冰片。(药品标准－中药成方制剂标准 1992 年)

生肌膏 sheng ji gao

【英文名】Sheng Ji Plaster

【异名】生肉膏(中医方剂大辞典)

【组成】(1)制乳香、制没药、儿茶、血竭、青花蛇蜕、碎琥珀、合欢皮、净轻粉、净红粉、川蜈蚣、冰片。(中医方剂大辞典)(2)川芎、生地、生山甲、白芷、独活、赤芍、生白附子、当归、木鳖子、大麻子、大黄、黄柏、苍术、苦参、白蔹、赤小豆。(中医方剂大辞典)(3)油发、松脂、黄犷油、枯矾、乳香、没药、血竭、香油。(中医方剂大辞典)(4)当归、黄芪、山慈菇、白芷、甘草、血余、天麻、独活、穿山甲、露蜂房、五倍子、天花粉、荆芥、金银花、白蔹、肉桂、牛蒡子、白芍。(中医方剂大辞典)(5)麻油、龙骨、黄占、熟猪油、赤石脂、乳香、没药、轻粉、象皮。(中医方剂大辞典)(6)轻粉、密陀僧、水粉、冰片、龙骨、银朱、赤石脂。(中医方剂大辞典)(7)鸡蛋油、轻粉、乳香、血竭、龙骨。(中医方剂大辞典)(8)生杨柳枝、清油、黄丹。(中医方剂大辞典)(9)黄丹、松脂、熏陆香、故徘帛、乱发、蜡、故青帛。(中医方剂大辞典)(10)黄芪、当归、生地黄、防风、大黄、芍药、黄芩、芎䓖、续断、附子、白芷、甘草、细辛、猪脂。(中医方剂大辞典)(11)黄丹、杏仁、蛇蜕皮、黄蜡、乱发、菜子油、皂荚。(中医方剂大辞典)(12)防风、白蔹、赤芍、当归、芎䓖、桑根白皮、杏仁、甘草、垂柳枝、乱发、黄丹、木香、丁香、麻油。(中医方剂大辞典)(13)乳香、羊肾脂、蜡、油。(中医方剂大辞典)(14)白芍、熏陆香、胡粉、干姜、油、蜡。(中医方剂大辞典)(15)槟榔、熏陆香、杏仁。(中医方剂大辞典)(16)熏陆香、松脂、黄丹、羊肾脂、生地黄汁、麻油、故徘帛。(中医方剂大辞典)(17)蛇衔草、当归、黄连、黄芪、甘草、黄芩、川大黄、续断、白芍、白及、芎䓖、莽草、白芷、附子、细辛、蜀椒、生干地黄、薤白。(中医方剂大辞典)(18)甘草、当归、白芷、椒、干地黄、细辛、续断、乌喙、肉苁蓉、薤白、蛇衔。(中医方剂大辞典)(19)大黄、芎䓖、芍药、黄芪、独活、当归、白芷、薤白、生地黄。(中医方剂大辞典)(20)广丹、白及、黄蜡、紫草、麻油。(中医方剂大辞典)

生军散 sheng jun san

【英文名】Sheng Jun Powders

【组成】大黄。(中医方剂大辞典)

生阳丹 sheng yang dan

【英文名】Sheng Yang Pellet

【组成】硫黄、附子、桂、干姜。(中医方剂大辞典)

生阳汤 sheng yang tang

【英文名】Sheng Yang Decoction

【组成】黄芪、人参、熟地、麦冬、当归、枣仁、五味子、炙甘草。(中医方剂大辞典)

生应丸 sheng ying wan

【英文名】Sheng Ying Pill

【组成】鹿茸、白术、山药、黄柏等。(中成药研究 1990,12(7))

生附汤 sheng fu tang

【英文名】Sheng Fu Decoction

【组成】(1)大附子、苍术、香附、白术、甘草、干姜、杜仲、牛膝、茯苓、厚朴、生姜、大枣。(中医方剂大辞典)(2)附子、苍术、杜仲、生干姜、白术、茯苓、牛膝、厚朴、甘草。(中医方剂大辞典)

生附散 sheng fu san

【英文名】Sheng Fu Powders

【异名】生附汤(中医方剂大辞典、得效)

【组成】(1)附子、滑石、瞿麦、木通、半夏。(中医方剂大辞典)(2)生附子。(中医方剂大辞典)

生势丹 sheng shi dan

【英文名】Sheng Shi Pellet

【组成】炒黄柏、儿茶、冰片、生甘草、大黄、乳香、没药、麝香、丹砂。(中医方剂大辞典)

生明丸 sheng ming wan

【英文名】Sheng Ming Pill

【组成】薄荷叶、川芎、缩砂仁、甘菊花。(中医方剂大辞典)

生明散 sheng ming san

【英文名】Sheng Ming Powders

【组成】白丁香、南硼砂。(中医方剂大辞典)

生乳丸 sheng ru wan

【英文名】Sheng Ru Pill

【组成】当归、生地、川芎、生白芍、通草、生麦芽、山甲、漏芦、生黄芪、鹿角霜、广木香、王不留行。(中医方剂大辞典)

生乳片 sheng ru pian

【英文名】Sheng Ru Tablet(药品标准－中药成方制剂标准)

【组成】猪鞭、穿山甲、王不留行、党参、熟地黄、山药、白芷、路路通、冬瓜子、关木通、丝瓜络、漏芦。(药品标准－中药成方制剂标准 1998 年)

生乳汁 sheng ru zhi

【英文名】Sheng Ru Oral Liquid(药品标准－中药成方制剂标准)

【组成】当归、地黄、黄芪、党参、玄参、麦冬、穿山甲、知母。(药品标准－中药成方制剂标准 1991 年)

生乳灵 sheng ru ling

【英文名】Sheng Ru Ling(药品标准－中药成方制剂标准)

【异名】生乳糖浆(中医方剂大辞典、中药制剂手册)

【组成】(1)当归、地黄、黄芪、党参、玄参、麦冬、穿山甲、知母。(药品标准－中药成方制剂标准 1992 年)(2)穿山甲、沙参、天花粉、丝瓜络、白马悬蹄、鹿角。(中医方剂大辞典)

生金丸 sheng jin wan

【英文名】Sheng Jin Pill

【组成】人参、郁金、半夏、白矾。(中医方剂大辞典)

生金汤 sheng jin tang

【英文名】Sheng Jin Decoction

【组成】生金黑豆、茯神、干姜、甘草。(中医方剂大辞典)

生金散 sheng jin san

【英文名】Sheng Jin Powders

【组成】(1)千年石灰。(中医方剂大辞典)(2)天南星、绿矾。(中医方剂大辞典)

生肤散 sheng fu san

【英文名】Sheng Fu Powders

【组成】麦冬、熟地、山茱萸、人参、肉桂、当归、忍冬藤、白术。(中医方剂大辞典)

生肥散 sheng fei san

【英文名】Sheng Fei Powders

【组成】决明、乳香、没药、海螵蛸、黄丹、血竭、赤石脂、龙骨、熊胆、轻粉、冰片、上麝香。(中医方剂大辞典)

生鱼簿 sheng yu bo

【英文名】Sheng Yu Bo Plaster

【组成】生鲤鱼、大黄、莽草、灶中黄土。(中医方剂大辞典)

生油方 sheng you fang

【英文名】Sheng You Prescription

【异名】生油汤(中医方剂大辞典、圣济总录);生油剂(中医方剂大辞典、痘治理辨)

【组成】生油。(中医方剂大辞典)

生茶散 sheng cha san

【英文名】Sheng Cha Powders

【组成】蓬莪术、茴香、生茶。(中医方剂大辞典)

生韭饮 sheng jiu yin

【英文名】Sheng Jiu Drink

【组成】(1)韭菜。(中医方剂大辞典)(2)生韭。(中医方剂大辞典)

生胃丸 sheng wei wan

【英文名】Sheng Wei Pill

【组成】良姜、白姜、丁香、胡椒。(中医方剂大辞典)

生胃丹 sheng wei dan

【英文名】Sheng Wei Pellet

【异名】生胃丸(中医方剂大辞典、瑞竹堂方)

【组成】(1)粟米、粉白、天南星、人参、白术、茯苓、陈皮、白豆蔻仁、缩砂仁、麦蘖、半夏曲、青皮、荜澄茄、石莲肉、南木香。(中医方剂大辞典)(2)人参、神曲、麦蘖、谷蘖、半夏曲、白术、白芍、川续断、川牛膝、川厚朴、丁香、防风、白豆蔻仁、山药、白茯苓、木香、沉香、香附子、缩砂仁、粟米、生姜、天南星。(中医方剂大辞典)(3)大天南星、丁香、粟米、木香、厚朴、神曲、麦蘖、橘红、防风、白术、谷蘖、缩砂仁、白

豆蔻、青皮、半夏曲、人参、沉香、甘草。(中医方剂大辞典)

生胃散 sheng wei san

【英文名】Sheng Wei Powders

【组成】四圣汤、石莲子、木香、黄芪。(中医方剂大辞典)

生香散 sheng xiang san

【英文名】Sheng Xiang Powders

【组成】白松香。(中医方剂大辞典)

生香膏 sheng xiang gao

【英文名】Sheng Xiang Plaster

【组成】(1)黄柏、螺青。(中医方剂大辞典)(2)甜瓜子。(中医方剂大辞典)

生脉片 sheng mai pian

【英文名】Sheng Mai Tablet(药品标准－中药成方制剂标准)

【异名】党参方(药品标准－中药成方制剂标准)

【组成】党参、麦冬、五味子。(药品标准－中药成方制剂标准 1997 年)

生脉饮 sheng mai yin

【英文名】Sheng Mei Liquid

【组成】(1)人参、麦冬、五味子。((93)浙卫药准字 ZZ－0108－0164－2 号)(2)人参、麦冬、五味子。((88)冀卫药准字 2981 号)

生脉散 sheng mai san

【英文名】Sheng Mai Powders

【异名】生脉汤(中医方剂大辞典、丹溪心法);参麦散(中医方剂大辞典、遵生八笺);生脉饮(中医方剂大辞典、兰台轨范);人参生脉散(中医方剂大辞典、症因脉治);定肺汤(中医方剂大辞典、医林绳墨大全);参麦五味饮(中医方剂大辞典、胎产心法)

【组成】(1)人参、麦冬、北五味子、黄芩。(中医方剂大辞典)(2)人参、麦冬、白术、阿胶、陈皮、五味子。(中医方剂大辞典)(3)麦冬、人参、五味子。(中医方剂大辞典)(4)西洋参、生地、麦冬、五味子。(中医方剂大辞典)(5)人参、炙黄芪。(中医方剂大辞典)

生津丸 sheng jin wan

【英文名】Sheng Jin Pill

【组成】(1)乌梅、薄荷叶、硼砂、柿霜、白砂糖。(中医方剂大辞典)(2)青蛤粉、白滑石。(中医方剂大辞典)

生津方 sheng jin fang

【英文名】Sheng Jin Prescription

【组成】兜铃、水芹、旋覆花、酱瓣草、薄荷叶、五倍子。(中医方剂大辞典)

生津汤 sheng jin tang

【英文名】Sheng Jin Decoction

【组成】(1)当归、甘草、麦门冬、通草、滑石、人参、细辛。(中医方剂大辞典)(2)麦门冬、黄芪、栝楼根、甘草、人参、黄连、牡蛎、地黄、知母。(中医方剂大辞典)

生津饮 sheng jin yin

【英文名】Sheng Jin Drink

【组成】(1)人参、麦冬、知母、天冬、草梢、车前子。(中医方剂大辞典)(2)黄芪、人参、生地、麦冬、五味子、当归、茯苓、炙甘草、升麻、葛根。(中医方剂大辞典)(3)生地黄、鲜生地、天冬、麦冬、菊花、淡竹叶、霜桑叶、佩兰叶、生石膏、川柏、淡秋石、生葳蕤。(中医方剂大辞典)

生津散 sheng jin san

【英文名】Sheng Jin Powders

【组成】黄柏、天花粉、黄连、山栀、白扁豆、生地、麦门冬、知母、茯苓、干葛。(中医方剂大辞典)

生姜丸 sheng jiang wan

【英文名】Sheng Jiang Pill

【组成】(1)蜈蚣、干蝎、蚕蛾、白僵蚕、朱砂、天南星、白附子、麝香、薄荷心、龙脑、水银、棘冈子。(中医方剂大辞典)(2)生姜、甘草、陈桔皮、香白芷、缩砂、胡椒、蓬莪术。(中医方剂大辞典)(3)生姜、厚朴、半夏、陈桔皮、人参、白茯苓、陈曲、大麦蘖。(中医方剂大辞典)(4)生姜。(中医方剂大辞典)(5)生姜、藜芦、乌头、桂心、黄连、云实、代赭。(中医方剂大辞典)(6)生姜、半夏、附子、藜芦。(中医方剂大辞典)

生姜丹 sheng jiang dan

【英文名】Sheng Jiang Pellet

【组成】茴香、生姜。(中医方剂大辞典)

生姜汤 sheng jiang tang

【英文名】Sheng Jiang Decoction

【异名】二仁膏(中医方剂大辞典、遵生八笺);生姜饮(中医方剂大辞典、普济方)

【组成】(1)干生姜、白面、甘草、杏仁。(中医方剂大辞典)(2)生姜汁、蜜、糯米。(中医方剂大辞典)(3)东壁土、生姜。(中医方剂大辞典)(4)生姜、甘草、桂心。(中医方剂大辞典)(5)生姜、食蜜、醍醐。(中医方剂大辞典)(6)生姜、泽泻、桂心、桔皮、甘草、茯苓、人参、大黄。(中医方剂大辞典)(7)老生姜。(中医方剂大辞典)(8)半夏、生姜。(中医方剂大辞典)(9)生姜、淡竹叶。(中医方剂大辞典)(10)生姜。(中医方剂大辞典)(11)生姜、茯苓、半夏、桔皮、甘草。(中医方剂大辞典)(12)半夏、人参、前胡、桂、赤茯苓、甘草、柴胡。(中医方剂大辞典)(13)生姜、浆水。(中医方剂大辞典)(14)杏仁、生姜、甘草、桃仁、盐花。(中医方剂大辞典)(15)生姜、丁香末、白矾、硫黄。(中医方剂大辞典)(16)生姜、升麻、射干、陈桔皮。(中医方剂大辞典)(17)生姜、草豆蔻、甘草。(中医方剂大辞典)

生姜饮 sheng jiang yin

【英文名】Sheng Jiang Drink

【组成】(1)生姜。(中医方剂大辞典)(2)生姜、大枣、甘草、草豆蔻、木通。(中医方剂大辞典)(3)生姜、半夏、橘红、藿香、丁香。(中医方剂大辞典)(4)南星、生姜、桔皮。(中医方剂大辞典)(5)生姜汁、生地黄汁。(中医方剂大辞典)

生姜酒 sheng jiang jiu

【英文名】Sheng Jiang Wine

【组成】(1)生姜。(中医方剂大辞典)(2)生姜汁、白蜜、清酒。(中医方剂大辞典)

生姜散 sheng jiang san

【英文名】Sheng Jiang Powders

【组成】(1)草豆蔻、甘草。(中医方剂大辞典)(2)生姜、蓬莪术、陈桔皮、甘草。(中医方剂大辞典)(3)生姜、陈桔皮、干木瓜。(中医方剂大辞典)(4)生姜、大豆。(中医方剂大辞典)(5)干生姜、姜黄、陈桔皮、白芷、白术、甘草。(中医方剂大辞典)

生姜粥 sheng jiang zhou

【英文名】Sheng Jiang Gruel

【组成】(1)生姜、枇杷叶。(中医方剂大辞典)(2)生姜、白面。(中医方剂大辞典)(3)母生姜。(中医方剂大辞典)

生姜煎 sheng jiang jian

【英文名】Sheng Jiang Decoction

【组成】(1)生姜、白沙蜜。(中医方剂大辞典)(2)生姜汁、蜜、生地黄汁。(中医方剂大辞典)(3)生姜、白蜜、人参。(中医方剂大辞典)(4)生姜。(中医方剂大辞典)(5)老生姜。(中医方剂大辞典)

生眉散 sheng mei san

【英文名】Sheng Mei Powders

【组成】(1)皂角针、新鹿角。(中医方剂大辞典)(2)桑寄生、南星、半夏、没药。(中医方剂大辞典)

生眉膏 sheng mei gao

【英文名】Sheng Mei Plaster

【组成】白花蛇、乌蛇、羊粪、土马鬃、半夏。(中医方剂大辞典)

生珠散 sheng zhu san

【英文名】Sheng Zhu Powders

【组成】生珠。(中医方剂大辞典)

生珠膏 sheng zhu gao

【英文名】Sheng Zhu Ointment

【组成】天麻、朱砂、僵蚕、白附子、花蛇、全蝎、黑附子、麝香、蜈蚣、南星。(中医方剂大辞典)

生铁酒 sheng tie jiu

【英文名】Sheng Tie Wine

【组成】生铁、酒。(中医方剂大辞典)

生黄散 sheng huang san

【英文名】Sheng Huang Powders

【组成】生地、茺蔚、川芎、桑白皮、当归、菊花、赤芍、薄荷、黄芩、黑参、白芷、木贼、防风、桔梗、知母、甘草。(中医方剂大辞典)

生黄膏 sheng huang gao

【英文名】Sheng Huang Ointment

【异名】牛黄膏(中医方剂大辞典、永乐大典)

【组成】雄黄、甘草末、川甜消、寒水石、脑子、绿豆粉、郁金。(中医方剂大辞典)

生银丸 sheng yin wan

【英文名】Sheng Yin Pill

【组成】(1)人参、丹砂、铅霜、锡蔺脂、朴消、升麻、蓬砂、龙脑。(中医方剂大辞典)(2)半夏、白矾、寒水石。(中医方剂大辞典)(3)生银矿、水银砂、京墨、全蝎、生犀屑、真珠末、麝香、板青、轻粉、朱砂、龙脑、粉霜、天南星。(中医方剂大辞典)

生银汤 sheng yin tang

【英文名】Sheng Yin Decoction

【组成】生银、葱白、阿胶。(中医方剂大辞典)

生银散 sheng yin san

【英文名】Sheng Yin Powders

【组成】生银、蛇黄、黑铅、天南星、磁石、铁花粉、朱砂、麝香。(中医方剂大辞典)

生液丹 sheng ye dan

【英文名】Sheng Ye Pellet

【组成】熟地、山茱萸、人参、生枣仁、茯神、北五味子、丹皮、丹参。(中医方剂大辞典)

生葛散 sheng ge san

【英文名】Sheng Ge Decoction

【组成】生葛根、小蓟根。(中医方剂大辞典)

生硫饮 sheng liu yin

【英文名】Sheng Liu Drink

【组成】生硫黄末。(中医方剂大辞典)

生筋散 sheng jin san

【英文名】Sheng Jin Powders

【异名】生力散(中医方剂大辞典、卫生总微)

【组成】木鳖子、蓖麻子。(中医方剂大辞典)

生滑汤 sheng hua tang

【英文名】Sheng Hua Decoction

【组成】蒲黄、木通、黄芩、瞿麦、滑石、甘草。(中医方剂大辞典)

生犀丸 sheng xi wan

【英文名】Sheng Xi Pill

【异名】生犀角丸(中医方剂大辞典、圣济总录、医统)

【组成】(1)犀角、牛黄、防风、白附子、乌蛇、天南星、干姜、丹砂、没药、半夏、龙脑、乳香、桂、当归、麝香。(中医方剂大辞典)(2)犀角、芎劳、羌活、白僵蚕、防风、荆芥穗、干蝎、白芷、藁本、龙脑、麝香、牛黄、鸡苏叶、天麻。(中医方剂大辞典)(3)生犀、木香、赤箭、牛膝、芎劳、天麻、荜澄茄、薏苡仁、羌活、威灵仙、酸枣仁、补骨脂、生干地黄、干薄荷、黄芪、何首乌、白花蛇、甘菊花、杜仲、厚朴、防风、蔓荆实、桂、丹砂、白附子、白芷、甘草、香墨。(中医方剂大辞典)(4)川芎、麝脑、生犀。(中医方剂大辞典)(5)犀角、真珠、防风、羌活、天竺黄、茯神、大黄、甘草、朱砂。(中医方剂大辞典)(6)荆芥穗、大黄、甘草、川芎、薄荷叶。(中医方剂大辞典)(7)犀角、枳实、射干、海藻、升麻、白附子、百合、胡黄连、蒺藜子、杏仁。(中医方剂大辞典)(8)生犀、天麻、败龟、牛黄、茯神、远志、人参、肉桂、龙齿、朱砂、麝香、龙脑、石菖蒲、金银箔、羚羊角。(中医方剂大辞典)(9)生犀、生龙脑、真麝香、红娘子、斑猫。(中医方剂大辞典)

生犀汤 sheng xi tang

【英文名】Sheng Xi Decoction

【组成】生犀角、贝齿、羚羊角、升麻。(中医方剂大辞典)

生犀饮 sheng xi yin

【英文名】Sheng Xi Drink

【异名】生犀散(中医方剂大辞典、医学集成)

【组成】(1)犀角、苍术、川连、黄土、界茶叶、金汁。(中医方剂大辞典)(2)大黄、盆消、荆芥、薄荷、甘草。(中医方剂大辞典)(3)羚羊角、地骨皮、紫菀、麦门冬、大黄、枳壳、柴胡、茯苓、赤芍、人参、桑白皮、黄芪、羌、半夏曲、鳖甲。(中医方剂大辞典)(4)生犀角、羚羊角、防风、黄芩、桔梗、知母、茯苓、人参。(中医方剂大辞典)

生犀散 sheng xi san

【英文名】Sheng Xi Powders

【异名】生犀饮(中医方剂大辞典、婴童百问);生犀汤(中医方剂大辞典、普济方);羚羊角汤(中医方剂大辞典、圣济总录)

【组成】(1)生犀、地骨皮、赤芍、柴胡根、干葛。(中医方剂大辞典)(2)犀角、桔梗。(中医方剂大辞典)(3)大黄、鳖甲、麦门冬、黄芪、秦艽、羚羊角、桑白皮、人参、茯苓、地骨皮、赤芍、柴胡、枳壳。(中医方剂大辞典)(4)生犀角、麻黄、石膏、羌活、当归、人参、甘草、葛根、赤芍。(中医方剂大辞典)(5)犀角屑、鳖甲、柴胡、知母、地骨皮、胡黄连、大黄、桃枝。(中医方剂大辞典)(6)地骨皮、秦艽、人参、羚羊角、大黄、麦门冬、枳壳、柴胡、茯苓、赤芍、桑白皮、鳖甲。(中医方剂大辞典)(7)杏仁、桔梗、茯苓、前胡、人参、半夏、五味子、甘草。(中医方剂大辞典)(8)生犀角屑、黄柏、黄连、苦参。(中医方剂大辞典)(9)犀角、地骨皮、秦艽、麦门冬、枳壳、大黄、柴胡、茯苓、赤芍、桑白皮、黄芪、人参、鳖甲、知母。(中医方剂大辞典)(10)升麻、郁金、大黄、甘草。(中医方剂大辞典)(11)五灵脂、猪牙皂角、芫花。(中医方剂大辞典)(12)大黄、山栀子、甘草、当归、连翘、防风、生犀角。(中医方剂大辞典)(13)皂角针。(中医方剂大辞典)(14)生犀。(中医方剂大辞典)

生鲈泥 sheng lu ni

【英文名】Sheng Lu Paste

【组成】生鲈鱼、砂糖。(中医方剂大辞典)

生新汤 sheng xin tang

【英文名】Sheng Xin Decoction

【组成】人参、当归、地榆、生地、三七根末。(中医方剂大辞典)

生漆丸 sheng qi wan

【英文名】Sheng Qi Pill

【组成】正料平胃散。(中医方剂大辞典)

生漆汤 sheng qi tang

【英文名】Sheng Qi Decoction

【组成】生地黄汁、大黄、犀角、桃仁。(中医方剂大辞典)

生漆膏 sheng qi gao

【英文名】Sheng Qi Ointment

【组成】阿魏、生漆、木耳、蜂蜜。(中医方剂大辞典)

生精汤 sheng jing tang

【英文名】Sheng Jing Decoction

【组成】(1)枸杞子、菟丝子、覆盆子、五味子、桑椹子、当归、熟地、首乌、党参、黄芪、仙灵脾、川断、车前子、陈皮。(中医杂志 1988,29(5))(2)枸杞子、菟丝子、覆盆子、当归、熟地、丹参、黄芪、党参、五味子、牛膝、桑椹子、陈皮等。(中医药学报 1992,(1))(3)炒韭子、菟丝子、补骨脂、淫羊藿、苁蓉、枸杞子、生地黄、熟地黄、制首乌、紫河车。(江西中医药 1986,(4))

生精饮 sheng jing yin

【英文名】Sheng Jing Drink

【组成】制首乌、制黄精、仙灵脾、枸杞子等。(中成药研究 1990,12(3))

生精散 sheng jing san

【英文名】Sheng Jing Powders

【组成】仙灵脾、巴戟天、正北芪、山萸肉、肉苁蓉、枸杞子、菟丝子、全当归、大海马、梅花茸、车前子、白茯苓、牡狗肾。(内蒙古中医药 1992,11(4))

生慧汤 sheng hui tang
【英文名】Sheng Hui Decoction
【组成】熟地、山茱萸、远志、生枣仁、柏子仁、茯神、人参、菖蒲、白芥子。(中医方剂大辞典)

生熟汤 sheng shu tang
【英文名】Sheng Shu Decoction
【异名】阴阳水(中医方剂大辞典、医林纂要)
【组成】水、食盐。(中医方剂大辞典)

生熟饮 sheng shu yin
【英文名】Sheng Shu Drink
【组成】(1)草果、肉豆蔻、川厚朴、生姜、甘草。(中医方剂大辞典)(2)厚朴、甘草、草果、生姜。(中医方剂大辞典)

生熟散 sheng shu san
【英文名】Sheng Shu Powders
【组成】草乌头。(中医方剂大辞典)

生摩膏 sheng mo gao
【英文名】Sheng Mo Ointment
【组成】甘草、防风、白术、雷丸、桔梗。(中医方剂大辞典)

生獾散 sheng huan san
【英文名】Sheng Huan Powders
【组成】生獾。(中医方剂大辞典)

生髓丹 sheng sui dan
【英文名】Sheng Sui Pellet
【组成】熟地、元参、麦冬、沙参、菊花、五味子。(中医方剂大辞典)

生力胶囊 sheng li jiao nang
【英文名】Sheng Li Capsule(药品标准－中药成方制剂标准)
【组成】人参、肉苁蓉、熟地黄、淫羊藿、枸杞子、荔枝核、沙苑子、丁香、沉香、远志。(药品标准－中药成方制剂标准 1998 年)

生力雄丸 sheng li xiong wan
【英文名】Sheng Li Xiong Pill(药品标准－中药成方制剂标准)
【组成】人参、鹿茸、淫羊藿、韭菜子、蛇床子、蜻蜓、蚕蛾、咖啡因、马钱子、蟾酥。(药品标准－中药成方制剂标准 1998 年)

生三七散 sheng san qi san
【英文名】Sheng San Qi Powders(药品标准－中药成方制剂标准)
【异名】生田七粉(药品标准－中药成方制剂标准)
【组成】三七。(药品标准－中药成方制剂标准 1998 年)

生大黄粉 sheng dai huang fen
【英文名】Shen Dai Huang Powders
【组成】生大黄。(实用中西医结合杂志 1989,2(5))

生木瓜丸 sheng mu gua wan
【英文名】Sheng Mu Gua Pill
【组成】宣州生木瓜。(中医方剂大辞典)

生木瓜汤 sheng mu gua tang
【英文名】Sheng Mu Gua Decoction
【组成】生木瓜、生姜、盐、甘草、肉豆蔻、益智仁、白芷、丁香、桂缩砂、檀香。(中医方剂大辞典)

生牛膝酒 sheng niu xi jiu
【英文名】Sheng Niu Xi Wine
【异名】单行生牛膝酒(中医方剂大辞典、千金翼)
【组成】生牛膝。(中医方剂大辞典)

生石斛酒 sheng shi hu jiu
【英文名】Sheng Shi Hu Wine
【组成】生石斛、牛膝、杜仲、丹参、生地黄。(中医方剂大辞典)

生四物汤 sheng si wu tang
【英文名】Sheng Si Wu Decoction
【组成】(1)全当归、生白芍、生地、乌梅肉、怀牛膝。(中医方剂大辞典)(2)白芍、生地、川芎、知母、黄芩、当归身。(中医方剂大辞典)(3)当归身、白芍、地黄、川大黄、花粉、皂刺、金银花。(中医方剂大辞典)

生半夏丸 sheng ban xia wan
【英文名】Sheng Ban Xia Pill
【组成】半夏、槟榔、丁香。(中医方剂大辞典)

生发软膏 sheng fa ruan gao
【英文名】Sheng Fa Ointment
【组成】雄黄、硫黄、凤凰衣、穿山甲、滑石粉、生猪板油、鲜猪苦胆。(中医方剂大辞典)

生发须膏 sheng fa xu gao
【英文名】Sheng Fa Xu Plaster
【组成】附子、荆实、松叶、柏叶、乌鸡脂。(中医方剂大辞典)

生田七粉 sheng tian qi fen
【英文名】Sheng Tian Qi Powders
【组成】三七。((92)滇卫药准字 422 第 892 号)

生半夏汤 sheng ban xia tang
【英文名】Sheng Ban Xia Decoction
【组成】半夏。(中医方剂大辞典)

生白糖浆 sheng bai tang jiang
【英文名】Sheng Bai Syrup
【组成】黄芪、党参、丹参、山萸肉、补骨脂、制首乌、鸡血藤、全当归、茜草根、焦山楂。

生地制散 sheng di zhi san
【英文名】Sheng Di Zhi Powders
【组成】生地、熟地、黄芪、麦冬、白芍、条芩、地骨皮、甘

草、枸杞。(中医方剂大辞典)

生地黄丸 sheng di huang wan

【英文名】Sheng Di Huang Pill

【异名】地黄丸(中医方剂大辞典、圣济总录)

【组成】(1)人参、防风、当归、川芎、生地黄、干白蒺藜、全蝎。(中医方剂大辞典)(2)生干地黄、知母、栝楼根、乌梅肉、麦门冬、土瓜根、五味子、甘草。(中医方剂大辞典)(3)生干地黄、天门冬、干姜、菟丝、石斛、当归、白术、甘草、肉苁蓉、芍药、人参、玄参、麦门冬、大黄、牛膝、紫菀、茯苓、防风、杏仁、麻子仁、地骨皮、椒。(中医方剂大辞典)(4)生地、黄甘菊、防风、枳壳、决明子、石决明、白芍、茯神。(中医方剂大辞典)(5)生地、黄芪、防风、鹿茸、茯神、远志、瓜蒌仁、黄芩、人参、当归、赤芍、蒲黄、戎盐、炙甘草、车前子、滑石末。(中医方剂大辞典)(6)生地黄、干漆。(中医方剂大辞典)

生地黄汤 sheng di huang tang

【英文名】Sheng Di Huang Decoction

【异名】生地黄煎(中医方剂大辞典、圣惠);地黄汤(中医方剂大辞典、圣济总录);生地黄散(中医方剂大辞典、普济方);生干地黄散(中医方剂大辞典、普济方);丹参汤(中医方剂大辞典、圣济总录);胎热地黄汤(中医方剂大辞典、幼科证治大全)

【组成】(1)川芎、生干地黄、枳壳、芍药。(中医方剂大辞典)(2)生地黄、桂心。(中医方剂大辞典)(3)生地黄、细辛。(中医方剂大辞典)(4)生地黄、甘草、黄连、桂心、大枣、淡竹叶、赤石脂。(中医方剂大辞典)(5)生地黄、生姜、大黄、芍药、茯苓、细辛、桂心、当归、甘草、黄芩、大枣。(中医方剂大辞典)(6)生地黄汁、生麦门冬汁、赤蜜、人参、白术、桂心、甘草、生地骨皮、升麻、石膏、莼心。(中医方剂大辞典)(7)生地、麦冬、升麻、犀角、秦艽、葛根、知母、生甘草、连翘、花粉、白芍。(中医方剂大辞典)(8)生干地黄、赤芍、川芎、当归、天花粉。(中医方剂大辞典)(9)生干地黄、赤芍、赤茯苓、柏叶、阿胶、当归。(中医方剂大辞典)(10)生地黄、栀子仁、小蓟根、黄芩。(中医方剂大辞典)(11)生干地黄、人参、甘草、芍药、白茯苓、芎䓖、黄芪、黄芩、木通、当归。(中医方剂大辞典)(12)生干地黄、石膏、大黄、芍药、甘草。(中医方剂大辞典)(13)生地黄、甘草、地榆。(中医方剂大辞典)(14)生地黄、黄芩、桂心、甘草、竹叶、香豉、莼心、芒消、尖鼠屎、干葛、麻黄、石膏。(中医方剂大辞典)(15)生地黄、人参、甘草、黄芪、芍药、茯苓、当归、芎䓖、黄芩、通草、大枣、淡竹叶。(中医方剂大辞典)(16)生地黄、竹叶、黄芩、黄芪、甘草、茯苓、麦门冬、升麻、前胡、知母、芍药、瓜蒌、大枣、当归、人参。(中医方剂大辞典)(17)生地黄汁、当归、甘草、白石英、人参、附子、白豆、白鸡。(中医方剂大辞典)(18)生地黄、竹沥、荆沥、羌活、防风、附子。(中医方剂大辞典)(19)生地黄、芍药、甘草、丹参、蜜、生姜汁。(中医方剂大辞典)(20)生地黄、竹叶、小麦、栝楼、大黄、人参、当归、黄芪、黄芩、通草、升麻、芍药、前胡、茯苓、甘草。(中医方剂大辞典)(21)生地、干漆、生藕汁、蓝叶、大黄、桃仁、归尾、红花。(中医方剂大辞典)(22)生地黄、赤芍、川芎、当归、天花粉、赤茯苓、泽泻、猪苓、甘草、茵陈蒿。(中医方剂大辞典)(23)生地、牛膝、丹皮、黑山栀、丹参、元参、麦冬、白芍、郁金、广三七、荷叶。(中医方剂大辞典)(24)生地、麦冬、杏仁、款冬花、陈皮、甘草。(中医方剂大辞典)(25)生地黄、川芎、枯芩、桔梗、栀子、蒲黄、阿胶、侧柏、牡丹皮、茅根、甘草、白芍。(中医方剂大辞典)(26)生地黄、赤芍、川芎、当归、瓜蒌根。(中医方剂大辞典)(27)干生地黄、赤芍、川芎、当归、瓜蒌根、甘草。(中医方剂大辞典)(28)生地黄、人参、知母、桂心、厚朴、甘草、赤小豆。(中医方剂大辞典)(29)生地黄汁、麦门冬汁、赤蜜、竹沥、石膏、人参、芎䓖、桂心、甘草、黄芩、麻黄、当归。(中医方剂大辞典)(30)生地黄、大枣、阿胶、甘草。(中医方剂大辞典)(31)生地黄、大黄、大枣、甘草、芒消。(中医方剂大辞典)(32)地黄汁。(中医方剂大辞典)(33)生地黄、黄芩、阿胶、柏叶、甘草。(中医方剂大辞典)(34)生干地黄、熟地黄、川芎、赤茯苓、枳壳、杏仁、川黄连、半夏曲、天麻、地骨皮、甘草。(中医方剂大辞典)(35)生地黄、续断、白术、甘草、紫菊叶。(中医方剂大辞典)(36)生地黄、决明子、黄芩、竹叶、川黄连、芍药。(中医方剂大辞典)(37)淡竹叶、草决明、黄芩、生干地黄、赤芍。(中医方剂大辞典)(38)生地黄、阿胶、川芎、北梗、蒲黄、甘草。(中医方剂大辞典)

生地黄饮 sheng di huang yin

【英文名】Sheng Di Huang Drink

【异名】地黄饮(中医方剂大辞典、普济方)

【组成】(1)生干地黄、大黄、升麻、贝母、麦门冬、甘草。(中医方剂大辞典)(2)生地黄、葱白、香豉、童子小便、甘草。(中医方剂大辞典)(3)生地、黄芩、阿胶、柏叶。(中医方剂大辞典)(4)生地、熟地、地骨皮、枸杞子。(中医方剂大辞典)(5)生地黄、小蓟根。(中医方剂大辞典)(6)生地黄汁、童子小便、生姜。(中医方剂大辞典)(7)生地黄汁、桂、黄芪、麦门冬、当归、甘草。(中医方剂大辞典)(8)生地黄汁、生姜汁。(中医方剂大辞典)(9)生地黄、羌活、柴胡、桂、当归、京三棱、芎䓖、地骨皮。(中医方剂大辞典)(10)生地黄、黄芩、赤芍、竹茹、蒲黄、地骨皮。(中医方剂大辞典)(11)生地黄、阿胶。(中医方剂大辞

典)(12)生地黄汁、生藕汁、生姜汁、生蜜。(中医方剂大辞典)

生地黄鸡 sheng di huang ji

【英文名】Sheng Di Huang Ji Prescription

【异名】乌鸡汤(中医方剂大辞典、内外科百病验方大全)

【组成】乌雌鸡、生地黄、饴糖。(中医方剂大辞典)

生地黄酒 sheng di huang jiu

【英文名】Sheng Di Huang Wine

【组成】生地黄、杉木节、牛蒡子、丹参、牛膝、大麻仁、防风、独活、地骨皮。(中医方剂大辞典)

生地黄散 sheng di huang san

【英文名】Sheng Di Huang Powders

【异名】地黄膏(中医方剂大辞典、圣济总录);生地黄汤(中医方剂大辞典、洁古家珍);生地黄饮子(中医方剂大辞典、洁古家珍)

【组成】(1)生干地黄、茯神、葳蕤、知母、栝楼、黄芪、地骨皮、石膏、人参、麦门冬、甘草。(中医方剂大辞典)(2)生地、黄芩、阿胶、侧柏叶。(中医方剂大辞典)(3)生地黄、黄柏、知母、防风、荆芥、升麻、干葛、天花粉、黄芩、甘草、桑白皮、白茯苓、赤芍。(中医方剂大辞典)(4)生地黄、当归、地骨皮、人参、甘草、赤芍。(中医方剂大辞典)(5)生地黄、升麻、川芎、华阴细辛、露蜂窝、防风、大皂角。(中医方剂大辞典)(6)生地黄、川芎、赤芍、生藕节、当归、芸台子、川芒消、荆芥、马齿苋。(中医方剂大辞典)(7)生地黄、麦门冬、杏仁、款冬花、陈皮、甘草。(中医方剂大辞典)(8)生干地黄、北柴胡、羌活、木香、桂心、防风、酸枣仁、羚羊角屑、白芍、白术、黄芪、川牛膝、白茯苓、当归、枳壳。(中医方剂大辞典)(9)生地黄、熟地黄、枸杞子、地骨皮、天门冬、黄芪、芍药、甘草、黄芩。(中医方剂大辞典)(10)生地黄、麦门冬、鸡苏苗、赤茯苓、玄参、甘草。(中医方剂大辞典)(11)生干地黄、白茅根、木通。(中医方剂大辞典)(12)生地黄汁、生藕汁、青蒿汁、生姜、蜜、酥、柴胡、知母、鸡苏叶、黄芩、川升麻、鹿角胶、杏仁、桑根白皮。(中医方剂大辞典)(13)生干地黄、玄参、甘草、赤芍、黄芪、木通、黄芩、当归、地骨皮、赤茯苓、川升麻、川大黄。(中医方剂大辞典)(14)生干地黄、犀角屑、黄芩、竹茹、麦门冬。(中医方剂大辞典)(15)生地、川芎、黄芩、侧柏叶、桔梗、栀子、蒲黄、阿胶、白茅根、丹皮、白芍、甘草、童便、莱菔汁。(中医方剂大辞典)(16)生干地黄、黄芩、赤芍、黄连、蒲黄、地骨皮。(中医方剂大辞典)(17)生地黄汁、当归、白芷、细辛、盐花。(中医方剂大辞典)

生地黄粥 sheng di huang zhou

【英文名】Sheng Di Huang Gruel

【组成】(1)生地黄汁、蜜、米三合、车前叶。(中医方剂大辞典)(2)生地黄汁、生姜汁、蜜、粳米、淡竹沥。(中医方剂大辞典)(3)生地黄汁、红米。(中医方剂大辞典)(4)生地黄汁、粳米、生姜。(中医方剂大辞典)(5)生地黄汁、酸枣仁。(中医方剂大辞典)

生地黄煎 sheng di huang jian

【英文名】Sheng Di Huang Decoction

【异名】生地黄汤(中医方剂大辞典、圣济总录);地黄煎(中医方剂大辞典、普济方)

【组成】(1)生地黄汁、生天门冬汁、萎蕤、细辛、甘草、芎劳、白术、生麦门冬、黄芪。(中医方剂大辞典)(2)生地黄汁、生栝楼根汁、蜜、生麦门冬汁、酥、生藕汁。(中医方剂大辞典)(3)生地黄汁、生姜汁、生麦门冬汁、牛酥、白蜜、枣肉、桂心、贝母、细辛、杏仁、菖蒲、皂荚子仁。(中医方剂大辞典)(4)生地黄汁、生地骨皮、生天门冬、生麦门冬汁、白蜜、竹叶、生姜汁、石膏、栝楼、茯神、萎蕤、知母。(中医方剂大辞典)(5)生地黄、茯苓、麦门冬、桃仁、甘草、人参、石斛、桂心、紫菀。(中医方剂大辞典)(6)生地黄汁、赤蜜、人参、茯苓、芍药、白术、甘草、生麦门冬、石膏、生萎蕤、干地黄、莼心、远志。(中医方剂大辞典)(7)生地黄、当归、黄芪、黄连、黄芩、甘草、麻黄根、黄柏、浮小麦。(中医方剂大辞典)(8)生地黄汁、生藕汁、青蒿汁、生姜、蜜、酥、柴胡、知母、鸡苏叶。(中医方剂大辞典)(9)生地黄、枣膏、白蜜、酒、濂牛酥、生姜汁、紫苏子、鹿角胶。(中医方剂大辞典)(10)生地黄、枸杞子、五味子子。(中医方剂大辞典)(11)生地黄根。(中医方剂大辞典)(12)生地黄汁。(中医方剂大辞典)(13)生地黄、黄精、白蜜。(中医方剂大辞典)(14)生地黄、黑豆、大甜石榴、晚蚕沙、海桐皮、桂、山芋。(中医方剂大辞典)(15)生地黄、刺蓟、杏仁、阿胶。(中医方剂大辞典)(16)生地黄汁、玄参汁、蜜、车前汁、升麻、细辛、芍药、栀子。(中医方剂大辞典)(17)生地黄汁、白蜜、生麦门冬汁。(中医方剂大辞典)(18)生地黄、黑豆、大甜石榴、荆芥、枸杞根、竹沥、桑根白皮、白蜜、羚羊角屑、天门冬、天麻、酸枣仁、当归、羌活、薏苡仁、蚕沙。(中医方剂大辞典)(19)生地黄、黑饧、白蜜、白沙糖、生姜汁、川升麻、鹿角胶、杏仁、酥。(中医方剂大辞典)(20)生地黄汁、赤蜜、石膏、升麻、射干、子芩、生玄参、栀子仁、葳蕤、甘草。(中医方剂大辞典)(21)生地黄汁、生天门冬汁、蜜、酥、生姜汁、贝母、五味子子、紫菀、甘草、鹿角胶、杏仁。(中医方剂大辞典)(22)生地黄汁、生姜汁、白蜜、麻黄、杏仁、白前、甘草。(中医方剂大辞典)(23)生地黄汁、生姜汁、白蜜、生麦门冬汁、酥、白沙糖、杏仁。(中医方剂大辞典)

生地黄膏 sheng di huang gao

【英文名】Sheng Di Huang Plaster

【异名】地黄膏(中医方剂大辞典、痘疹传心录)

【组成】(1)生地黄、川升麻、蓝叶、栀子仁、大黄。(中医方剂大辞典)(2)生地黄、辛夷、独活、当归、大黄、芎䓖、黄芪、白芷、芍药、黄芩、续断、猪脂、薤白。(中医方剂大辞典)(3)生地黄、柏白皮、苦竹叶、甘草。(中医方剂大辞典)(4)生地黄、黄连、白蔹、芍药、白及、苦参、升麻。(中医方剂大辞典)(5)生地黄、黄连、大黄、黄柏、甘草、白蔹、升麻。(中医方剂大辞典)(6)生地黄汁、小蓟汁、沙糖、阿胶、侧柏叶、地榆。(中医方剂大辞典)(7)露蜂房、五倍子、木香、滴乳香、轻粉。(中医方剂大辞典)(8)生地黄、蓝青叶。(中医方剂大辞典)(9)石菖蒲、北前胡、赤茯苓。(中医方剂大辞典)(10)生地黄、白蔹、白芷、黄连、升麻、黄芩、大黄。(中医方剂大辞典)

生舌仙丹 sheng she xian dan

【英文名】Sheng She Xian Pellet

【组成】人参、龙齿末、麦冬末、血竭、冰片、土狗、地虱。(中医方剂大辞典)

生肌白膏 sheng ji bai gao

【英文名】Sheng Ji Bai Plaster

【组成】白芷、干地黄、芎䓖、甘草、当归、白蔹、附子、蜀椒。(中医方剂大辞典)

生肌肉散 sheng ji rou san

【英文名】Sheng Ji Rou Powders

【组成】当归、甘草、肉苁蓉、芎䓖、芍药、蜀椒、吴茱萸、干姜、桂心、白及、黄芪、厚朴、人参。(中医方剂大辞典)

生肌药丁 sheng ji yao ding

【英文名】Sheng Ji Yao Ding Prescription

【组成】珍珠、象牙、龙骨、儿茶、花蕊石、血竭、轻粉、白芷、白蔹、朱砂、冰片。(中医方剂大辞典)

生肌神散 sheng ji shen san

【英文名】Sheng Ji Shen Powders

【组成】石灰、麒麟竭、人参、象皮、乳香、没药、木香、儿茶、轻粉。(中医方剂大辞典)

生芦根汤 sheng lu gen tang

【英文名】Sheng Lu Gen Decoction

【组成】灯心、生麦门冬、人参、生芦根。(中医方剂大辞典)

生芦根饮 sheng lu gen yin

【英文名】Sheng Lu Gen Drink

【组成】生芦根、青竹茹、粳米、生姜。(中医方剂大辞典)

生芦根粥 sheng lu gen zhou

【英文名】Sheng Lu Gen Gruel

【组成】生芦根、红米。(中医方剂大辞典)

生附子汤 sheng fu zi tang

【英文名】Sheng Fu Zi Decoction

【异名】生附子散(中医方剂大辞典、张氏医通)

【组成】黑附子、滑石、瞿麦、木通、半夏、蜜、灯心。(中医方剂大辞典)

生苎根散 sheng zhu gen san

【英文名】Sheng Zhu Gen Powders

【组成】生苎根、阿胶、黄芩、赤芍、当归。(中医方剂大辞典)

生鸡子酒 sheng ji zi jiu

【英文名】Sheng Ji Zi Wine

【组成】破生鸡子。(中医方剂大辞典)

生枣仁汤 sheng zao ren tang

【英文名】Sheng Zao Ren Decoction

【组成】杏仁。(中医方剂大辞典)

生罗卜粥 sheng luo bo zhou

【英文名】Sheng Luo Bo Gruel

【组成】萝卜。(中医方剂大辞典)

生虎骨丸 sheng hu gu wan

【英文名】Sheng Hu Gu Pill

【组成】生虎骨、金毛狗脊、五加皮、仙灵脾、牛膝、白茄根、油松节、独活。(中医方剂大辞典)

生贯众粉 sheng guan zhong fen

【英文名】Sheng Guan Zhong Powders

【组成】生贯众。(中医函授通讯 1987,(6))

生南星汤 sheng nan xing tang

【英文名】Sheng Nan Xing Decoction

【组成】生南星、知母、贝母、生地黄、阿胶、川芎、桑白皮、甘草、防风、射干、桔梗、天门冬、脑荷、杏仁、半夏、紫苏叶、白芷、白及。(中医方剂大辞典)

生脉胶囊 sheng mai jiao nang

【英文名】Sheng Mai Capsule(药品标准-中药成方制剂标准)

【组成】人参、麦冬、五味子。(药品标准-中药成方制剂标准 1993 年)

生脉颗粒 sheng mai ke li

【英文名】Sheng Mai Granule(药品标准-中药成方制剂标准)

【异名】党参方(药品标准-中药成方制剂标准)

【组成】党参、麦冬、五味子。(药品标准-中药成方制剂标准 1996 年)

生脉糖浆 sheng mai tang jiang

【英文名】Sheng Mai Syrup(药品标准-中药成方制剂标准)

【异名】党参方(药品标准-中药成方制剂标准)

【组成】党参、麦冬、五味子。(药品标准-中药成方制

剂标准 1996 年）

生姜汁煎 sheng jiang zhi jian

【英文名】Sheng Jian Zhi Decoction

【组成】(1)生姜汁、白蜜、人参、百合、牛酥。（中医方剂大辞典）(2)杏仁、生姜汁、糖、蜜、猪膏。（中医方剂大辞典）

生姜拨刀 sheng jiang bo dao

【英文名】Sheng Jiang Bo Dao Prescription

【组成】生姜、白面。（中医方剂大辞典）

生姜枣汤 sheng jiang zao tang

【英文名】Sheng Jiang Zao Decoction

【异名】四白汤（中医方剂大辞典）

【组成】白术、黄芪、茯苓、白芍。（中医方剂大辞典）

生姜浴汤 sheng jiang yu tang

【英文名】Sheng Jiang Yu Decoction

【组成】生姜。（中医方剂大辞典）

生姜煎丸 sheng jiang jian wan

【英文名】Sheng Jiang Jian Pill

【组成】生姜汁、甘草、枣膏、蜜、杏仁。（中医方剂大辞典）

生姜醋浆 sheng jiang cu jiang

【英文名】Sheng Jiang Cu Syrup

【组成】生姜、醋浆。（中医方剂大辞典）

生眉毛方 sheng mei mao fang

【英文名】Sheng Mei Mao Prescription

【组成】墙上青衣、铁生衣。（中医方剂大辞典）

生铁落饮 sheng tie luo yin

【英文名】Sheng Tie Luo Drink

【异名】生铁落汤（中医方剂大辞典、杂病源流犀烛）

【组成】(1)生铁落、生石膏、生地黄、羚羊角、青防风、白茯神、白龙齿、黑元参、真金箔。（中医方剂大辞典）(2)天冬、麦冬、贝母、胆星、橘红、远志肉、石菖蒲、连翘、茯苓、茯神、元参、钩藤、丹参、辰砂。（中医方剂大辞典）(3)生铁、石膏、龙齿、白茯苓、防风、玄参、秦艽。（中医方剂大辞典）(4)生铁落。（中医方剂大辞典）

生菖蒲酒 sheng chang pu jiu

【英文名】Sheng Chang Pu Wine

【组成】陆地菖蒲、天门冬、天雄、麻子仁、茵芋、干漆、干地黄、远志、露蜂房、苦参、黄芪、独活、石斛、柏子仁、蛇皮、大蓼子。（中医方剂大辞典）

生庵金汁 sheng an jin zhi

【英文名】Sheng An jin Juice

【组成】粪清汁、蜂蜜。（中医方剂大辞典）

生葛根汤 sheng ge gen tang

【英文名】Sheng Ge Gen Decoction

【组成】生葛根、生姜汁、竹沥。（中医方剂大辞典）

生硫黄丸 sheng liu huang wan

【英文名】Sheng Liu Huang Pill

【组成】硫黄。（中医方剂大辞典）

生硫磺散 sheng liu huang san

【英文名】Sheng Liu Huang Powders

【组成】生硫磺。（河南中医 1982,(1)）

生犀角丸 sheng xi jiao wan

【英文名】Sheng Xi Jiao Pill

【组成】犀角、麻黄、防风、石决明、当归、楮实子、枸杞子。（中医方剂大辞典）

生犀角散 sheng xi jiao san

【英文名】Sheng Xi Jiao Powders

【组成】(1)生犀角屑、防风、赤箭、羌活、麻黄、当归、人参、葛根、赤芍、秦艽、甘草、石膏。（中医方剂大辞典）(2)生犀角、酸石榴皮、枳实。（中医方剂大辞典）

生犀饮子 sheng xi yin zi

【英文名】Sheng Xi Drink

【异名】生犀角饮子（中医方剂大辞典、秘传眼科龙木论）

【组成】生犀、桔梗、羚羊角、人参、茯苓、黄芩、知母、防风。（中医方剂大辞典）

生蒲黄汤 sheng pu huang tang

【英文名】Sheng Pu Huang Decoction

【组成】生蒲黄、旱莲草、丹参、郁金、丹皮、生地、荆芥炭、川芎。（中医方剂大辞典）

生煎汁酒 sheng jian zhi jiu

【英文名】Sheng Jian Zhi Wine

【组成】生姜汁、白蜜、清酒。（中医方剂大辞典）

生嘉禾散 sheng jia he san

【英文名】Sheng Jia He Powders

【组成】白茯苓、缩砂、薏苡仁、枇杷叶、人参、白术、桑白皮、槟榔、白豆蔻、青皮、谷蘖、五味子、沉香、杜仲、丁香、藿香、随风子、石斛、半夏、大腹子、木香、甘草、陈皮、神曲。（中医方剂大辞典）

生精三号 sheng jing san hao

【英文名】Sheng Jing San Hao Decoction

【组成】淫羊藿、地肤子、菟丝子、枸杞子、巴戟天、沙苑子。（湖北中医杂志 1991(4)）

生蜜涂方 sheng mi tu fang

【英文名】Sheng Mi Liniment

【组成】蜜。（中医方剂大辞典）

生蜜粉方 sheng mi fen fang

【英文名】Sheng Mi Fen Paste

【组成】生蜜、米粉。（中医方剂大辞典）

生鲤鱼汤 sheng li yu tang

【英文名】Sheng Li Yu Decoction

【组成】生鲤鱼、干姜、吴茱萸。(中医方剂大辞典)

生熟地汤 sheng shu di tang

【英文名】Sheng Shu Di Decoction

【组成】生地、大熟地、人参、当归、白芍、阿胶、枣仁、艾、川断、桑寄生、棕榈皮、杜仲。(中医方剂大辞典)

生熟饮子 sheng shu yin zi

【英文名】Sheng Shu Yin Zi Prescription

【异名】生熟饮(中医方剂大辞典、中国医学大辞典)

【组成】(1)罂粟壳、陈皮、甘草、乌梅、淮枣、生姜、木香、诃子、黑豆、黄芪、白术、川当归。(中医方剂大辞典)(2)肉豆蔻、草果仁、厚朴、半夏、陈皮、甘草、大枣、生姜。(中医方剂大辞典)

生薯药酒 sheng shu yao jiu

【英文名】Sheng Shu Wine

【异名】山药酒(中医方剂大辞典、寿亲养老)

【组成】(1)薯药。(中医方剂大辞典)(2)生薯药。(中医方剂大辞典)

生薯药羹 sheng shu yao geng

【英文名】Shen Shu Yao Thick Soup

【组成】生薯药、薤白。(中医方剂大辞典)

生藕汁饮 sheng ou zhi yin

【英文名】Sheng Ou Zhi Drink

【组成】(1)生藕汁、生地黄汁。(中医方剂大辞典)(2)生藕汁、地黄汁、蜜、淡竹叶。(中医方剂大辞典)

生干地黄丸 sheng gan di huang wan

【英文名】Sheng Gan Di Huang Pill

【异名】干地黄丸(中医方剂大辞典、准绳·幼科)

【组成】(1)生干地黄、羚羊角屑、葳蕤、白鲜皮、黄连、黄芪、麦门冬、玄参、地骨皮、川大黄、甘草。(中医方剂大辞典)(2)生干地黄、羚羊角屑、赤茯苓、木香、甘草、诃黎勒皮、独活、麦门冬、桂心、槟榔。(中医方剂大辞典)(3)生干地黄、防风、薯蓣、茯神、山茱萸、桂心、天雄、远志、柏子仁、川椒、细辛、枳实、甘菊花、甘草。(中医方剂大辞典)(4)生干地黄、郁李仁、牛膝、防风、桂心、海桐皮、羌活、白茯苓、薏苡仁。(中医方剂大辞典)(5)生干地黄、当归、防风、酸枣仁、赤茯苓、黄芪、芎䓖、羚羊角屑、羌活、甘草、桂心。(中医方剂大辞典)(6)生干地黄、桃仁、当归、牛膝、川大黄、芎䓖、土瓜根、赤芍、桂心、川芒消、虻虫、水蛭。(中医方剂大辞典)

生干地黄汤 sheng gan di huang tang

【英文名】Sheng Gan Di Huang Decoction

【组成】生干地黄、熟干地黄、麦门冬、川当归、枳壳、杏仁、防风、甘草、赤芍。(中医方剂大辞典)

生干地黄酒 sheng gan di huang jiu

【英文名】Sheng Gan Di Huang Wine

【组成】生干地黄、杉木节、牛蒡根、丹参、牛膝、大麻仁、防风、独活、地骨皮。(中医方剂大辞典)

生干地黄散 sheng gan di huang san

【英文名】Sheng Gan Di Huang Powders

【异名】地黄散(中医方剂大辞典、保婴撮要);竹叶黄芪汤(中医方剂大辞典、普济方);干地黄散(中医方剂大辞典、普济方);生地黄散(中医方剂大辞典、东医宝鉴·外形篇)

【组成】(1)生干地黄、地骨皮、甘草、伏龙肝、川朴消。(中医方剂大辞典)(2)生干地黄、车前子、桑根白皮、紫菀、鹿角胶、赤茯苓、甘草。(中医方剂大辞典)(3)生干地黄、黄柏、黄芩、吴蓝、黄连、伏龙肝、麦门冬。(中医方剂大辞典)(4)生干地黄、赤茯苓、紫苏子、桔梗、杏仁、陈桔皮、人参、甘草。(中医方剂大辞典)(5)生干地黄、陈桔皮、甘草、白芷、酸石榴皮、牛角鳃灰、续断、人参、地榆。(中医方剂大辞典)(6)生干地黄、苦楝根、鹤虱、槟榔、酸石榴根。(中医方剂大辞典)(7)生干地黄、杏仁、麦门冬、款冬花、陈桔皮、甘草。(中医方剂大辞典)(8)生干地黄、赤芍、牡丹、犀角屑、黄芩、茜根。(中医方剂大辞典)(9)生干地黄、玄参、赤茯苓、麦门冬、川升麻、甘草。(中医方剂大辞典)(10)生干地黄、杏仁、麦门冬、五味子、川大黄、滑石。(中医方剂大辞典)(11)生干地黄、乌鸡骨。(中医方剂大辞典)(12)生干地黄、甘草、麦门冬、赤茯苓、半夏、麻黄、紫菀、五味子、柴胡、射干、黄芩、桑根白皮。(中医方剂大辞典)(13)生干地黄、赤茯苓、麦门冬、葛根、石膏、甘草。(中医方剂大辞典)(14)生干地黄、茜根、黄芩、当归、地榆、甘草。(中医方剂大辞典)(15)生干地黄、柏叶、黄芩、阿胶。(中医方剂大辞典)(16)生干地黄、麦门冬、甘草、荠苨、白茅根、兰叶。(中医方剂大辞典)(17)生干地黄、黄芩、黄连、桂心、川大黄、蛰虫。(中医方剂大辞典)(18)生干地黄、酸枣仁、羚羊角屑、白芍、柴胡、羌活、防风、桂心、牛膝、黄芪、白茯苓、当归、白术、木香、枳壳。(中医方剂大辞典)(19)生干地黄、甘草、白芷、当归、桃仁、羚羊角屑、续断、黄芩、赤芍、芎䓖、桂心。(中医方剂大辞典)(20)生干地黄、黄芪、甘草、麦门冬、赤芍、黄芩、人参、石膏、当归、半夏。(中医方剂大辞典)(21)生干地黄、川大黄、人参、黄芩、当归、远志、麦门冬、川升麻、赤芍、黄芪、赤茯苓、羚羊角屑。(中医方剂大辞典)(22)生干地黄、芎䓖、黄芩、赤芍、茅根、车前、人参、甘草。(中医方剂大辞典)(23)生干地黄、黄芩、阿胶、甘草、柏叶、犀角屑、刺蓟。(中医方剂大辞典)(24)生干地黄、鸡苏苗、赤茯苓、麦门冬、玄参、甘草。(中医方剂大辞典)(25)生干地黄、鸡苏苗、赤茯苓、射干、犀角屑、麦门冬、玄参、甘草。

(中医方剂大辞典)(26)生干地黄、芎䓖、羚羊角屑、川大黄、赤芍、枳壳、木香。(中医方剂大辞典)(27)生干地黄、蒲黄、犀角屑、黄连、黄芩、玄参、川升麻、川大黄、甘草。(中医方剂大辞典)(28)生干地黄、桑根白皮、诃黎勒、甘草、柴胡、麦门冬、人参、大麻仁。(中医方剂大辞典)(29)生干地黄、柴胡、知母、枳壳、赤芍、麦门冬、甘草、人参。(中医方剂大辞典)(30)生干地黄、白茯苓、当归、麦门冬、人参、车前子、黄芪、枳壳、白芍、甘草、酸枣仁。(中医方剂大辞典)(31)生干地黄、川升麻、柴胡、射干、子芩、茵陈、犀角屑、麦门冬、桔梗、栀子仁、葳蕤、甘草。(中医方剂大辞典)(32)生干地黄、赤芍、牡丹、犀角屑、刺蓟、柏叶。(中医方剂大辞典)(33)生干地黄、川升麻、玄参、赤芍、紫菀、柴胡、天门冬、麦门冬、贝母。(中医方剂大辞典)

生马钱子丸 sheng ma qian zi wan

【英文名】Shen Ma Qian Zi Pill

【组成】生马钱子、白花蛇、蜈蚣、乌梢蛇、地鳖虫、地龙、赤芍、生甘草。(陕西中医 1987,8(1))

生车前草饮 sheng che qian cao yin

【英文名】Sheng Che Qian Cao Drink

【组成】鲜车前草。(中医方剂大辞典)

生化六和汤 sheng hua liu he tang

【英文名】Sheng Hua Liu He Decoction

【组成】川芎、当归、黑姜、炙甘草、陈皮、藿香、砂仁、茯苓。(中医方剂大辞典)

生化夺命汤 sheng hua duo ming tang

【英文名】Sheng Hua Duo Ming Decoction

【组成】川芎、当归、干姜、甘草、桃仁、肉桂。(中医方剂大辞典)

生化安神汤 sheng hua an shen tang

【英文名】Sheng Hua An Shen Decoction

【组成】川芎、当归、干姜、甘草、茯神、枣仁、桃仁。(中医方剂大辞典)

生化补元汤 sheng hua bu yuan tang

【英文名】Sheng Hua Bu Yuan Decoction

【组成】川芎、当归、干姜、甘草、人参、黄芪、于术、茯神、枣仁、橘红、桃仁。(中医方剂大辞典)

生化消食汤 sheng hua xiao shi tang

【英文名】Sheng Hua Xiao Shi Decoction

【组成】川芎、当归、干姜、炙甘草、桃仁、神曲、麦芽。(中医方剂大辞典)

生化益气汤 sheng hua yi qi tang

【英文名】Sheng Hua Yi Qi Decoction

【组成】川芎、当归、干姜、人参、黄芪、枣仁、甘草、麻黄根、桃仁、浮小麦。(中医方剂大辞典)

生化通经汤 sheng hua tong jing tang

【英文名】Sheng Hua Tong Jing Decoction

【组成】酒、丹参、香附、土牛膝、当归尾、桃仁、红花、泽兰。(中医方剂大辞典)

生气养胃丸 sheng qi yang wei wan

【英文名】Sheng Qi Yang Wei Pill

【组成】大附子、厚朴、苍术、陈皮、白茯苓、甘草。(中医方剂大辞典)

生气救脱汤 sheng qi jiu tuo tang

【英文名】Sheng Qi Jiu Tuo Decoction

【组成】人参、附子、黄芪、熟地、麦冬、北五味子。(中医方剂大辞典)

生发一号丸 sheng fa yi hao wan

【英文名】Sheng Fa Yi Hao Pill

【组成】生熟地、当归、白芍、女贞子、菟丝子、羌活、木瓜。(中医方剂大辞典)

生发二号丸 sheng fa er hao wan

【英文名】Sheng Fa Er Hao Pill

【组成】干地黄、山药、枸杞子、女贞子、桑椹子、神曲、蚕砂。(中医方剂大辞典)

生尔发糖浆 sheng er fa tang jiang

【英文名】Sheng Er Fa Syrup(药品标准－中药成方制剂标准)

【组成】熟地黄、制何首乌、菟丝子、赤芍、当归、黄芪、桑椹、女贞子、墨旱莲、五味子。(药品标准－中药成方制剂标准 1997 年)

生地八物汤 sheng di ba wu tang

【英文名】Sheng Di Ba Wu Decoction

【异名】生地八味汤(中医方剂大辞典、医钞类编)

【组成】生地、山药、知母、麦冬、黄芩、黄连、黄柏、丹皮、荷叶。(中医方剂大辞典)

生地车前散 sheng di che qian san

【英文名】Sheng Di Che Qian Powders

【组成】木通、犀角、升麻、白芍、黄芪、紫草、地榆、生地、车前、甘草。(中医方剂大辞典)

生地化毒汤 sheng di hua du tang

【英文名】Sheng Di Hua Du Decoction

【组成】生地黄、金银花、白蒺藜、连翘、玄参、胡麻仁、白附子、何首乌、威灵仙、黄连、木通、薄荷叶、荆芥穗、甘草梢。(中医方剂大辞典)

生地升麻汤 sheng di sheng ma tang

【英文名】Sheng Di Sheng Ma Decoction

【组成】栀子、升麻、生地、青黛、石膏、黄芩、葱白。(中医方剂大辞典)

生地丹皮汤 sheng di dan pi tang

【英文名】Sheng Di Dan Pi Decoction

【组成】怀生地、牡丹皮、川贝母、麦门冬、广陈皮、炙甘草、沙参。(中医方剂大辞典)

生地丹参汤 sheng di dan shen tang

【英文名】Sheng Di Dan Shen Decoction

【组成】生地、丹参、青蒿、白芍、丹皮、桔梗、竹叶、甘草。(中医方剂大辞典)

生地四物汤 sheng di si wu tang

【英文名】Sheng Di Si Wu Decoction

【组成】(1)生地、川芎、当归、白芍、红花、桃仁、花蕊石。(中医方剂大辞典)(2)生地、归身、赤芍、川芎。(中医方剂大辞典)

生地冬芩汤 sheng di dong qin tang

【英文名】Sheng Di Dong Qin Decoction

【组成】麦冬、生地、黄芩。(中医方剂大辞典)

生地玄参汤 sheng di xuan shen tang

【英文名】Sheng Di Xuan Shen Decoction

【组成】(1)生地、麦冬、白芍、丹皮、丹参、郁金、玄参、三七。(中医方剂大辞典)(2)生地、玄参、甘草、板兰根、银花、石斛、北沙参、紫草、莲子、当归、丹参、桃仁、山萸肉、山甲、全虫、蜈蚣、大白花蛇、秦艽。(中医方剂大辞典)

生地芍药汤 sheng di shao yao tang

【英文名】Sheng Di Shao Yao Decoction

【组成】(1)生地、花粉、白芍、知母、泽泻、黄柏、木通。(中医方剂大辞典)(2)生地、白芍、当归、连翘、陈皮、甘草、白茯苓、川贝母、苡仁、百合。(中医方剂大辞典)

生地麦冬饮 sheng di mai dong yin

【英文名】Sheng Di Mai Dong Drink

【组成】生地黄、麦冬。(中医方剂大辞典)

生地芩连汤 sheng di qin lian tang

【英文名】Sheng Di Qin Lian Decoction

【异名】生地黄连汤(中医方剂大辞典、赤水玄珠)

【组成】(1)黄芩、山栀、桔梗、甘草、生地黄、黄连、柴胡、川芎、芍药、犀角。(中医方剂大辞典)(2)生地、连翘、柴胡、桔梗、知母、淡芩、川连、川芎、黑栀、生草、犀角、赤芍、大枣、茅根汁、藕汁、金墨。(中医方剂大辞典)(3)生地黄、黄连、黄芩、连翘、红花、防风、粉葛、栀仁、玄参、木通、石膏、当归、牡丹皮、白芍。(中医方剂大辞典)(4)生地黄、黄芩、黄连、犀角、茅根、甘草、人参、桔梗、山栀、当归。(中医方剂大辞典)

生地连翘散 sheng di lian qiao san

【英文名】Sheng Di Lian Qiao Powders

【组成】当归、生地、玄参、连翘、前胡、枳壳、黄芩、甘草、桔梗、粘子、花粉、白芍。(中医方剂大辞典)

生地败毒散 sheng di bai du san

【英文名】Sheng Di Bai Du Powders

【组成】生地黄、丹皮、黄芩、柴胡、牛蒡子、连翘、天花粉、玄参、金银花、桔梗、薄荷叶、黄柏、赤芍、生甘草、熟石膏、淡竹叶。(中医方剂大辞典)

生地栀子汤 sheng di zhi zi tang

【英文名】Sheng Di Zhi Zi Decoction

【组成】生地黄、栀子、葛根、薄荷叶。(中医方剂大辞典)

生地骨皮汤 sheng di gu pi tang

【英文名】Sheng Di Gu Pi Decoction

【组成】地骨皮、生地黄、玄参、麦冬、龙胆草、牛蒡子、连翘、黄芩、栀仁、赤茯苓、木通、甘草梢。(中医方剂大辞典)

生地养阴汤 sheng di yang yin tang

【英文名】Sheng Di Yang Yin Decoction

【组成】生地黄、川贝母、青黛、栀子、黄芩、万年灰、藕节炭、木通、甘草。(中医方剂大辞典)

生地益阴煎 sheng di yi yin jian

【英文名】Sheng Di Yi Yin Decoction

【组成】玄参、银花、赤芍、白茯苓、归身、甘菊、丹皮、生地、生甘草。(中医方剂大辞典)

生地黄汁汤 sheng di huang zhi tang

【英文名】Sheng Di Huang Zhi Decoction

【组成】生地黄汁、当归、甘草、白石英、人参、附子、白小豆、白鸡。(中医方剂大辞典)

生地黄汁散 sheng di huang zhi san

【英文名】Sheng Di Huang Zhi Powders

【组成】生地黄汁、生天门冬汁、白蜜、羊肾、白术、麦曲、甘草、干姜、地骨皮、桂心、杜仲、黄芪、当归、五味子。(中医方剂大辞典)

生地黄饮子 sheng di huang yin zi

【英文名】Sheng Di Huang Drink

【异名】生地黄汤(中医方剂大辞典、圣济总录)

【组成】(1)人参、生地、熟地、麦冬、天冬、石斛、五味子子、甘草、枇杷叶、茯苓。(中医方剂大辞典)(2)生地、熟地、天门冬、麦门冬、黄芪、甘草、银柴胡、黄芩、地骨皮、白芍。(中医方剂大辞典)(3)生地、赤芍、羌活、当归、甘草。(中医方剂大辞典)(4)生地、熟地、枸杞、地骨皮、黄芪、白芍、天冬、黄芩、甘草、枳壳、防风。(中医方剂大辞典)(5)生地黄汁、竹沥、独活。(中医方剂大辞典)(6)生地黄汁、藕汁、童便。(中医方剂大辞典)(7)生地黄汁、生益母草汁、生藕汁、鸡子白、童便。(中医方剂大辞典)(8)生地黄汁、童便、当归、生姜汁、酒。(中医方剂大辞典)(9)生地黄、淡竹叶、大麦、甘草。(中医方剂大辞典)(10)生地黄、柴胡、葱白、香豉、甘草、生姜、杏仁、地骨皮、赤芍。(中医方剂大辞典)(11)生地黄汁、竹沥、荆沥、防风、附子、羌活。(中医方剂大辞典)(12)生地黄、川升麻、玄参、川大黄、柴胡、贝母、麦门冬、百合、甘草。(中医方剂大辞典)(13)人参、黄芪、生地、熟地、金石斛、天冬、麦冬、枳壳、枇杷叶、泽泻、甘草。(中医方剂大辞典)(14)生地、阿胶、白芍、麦冬、地榆、茯神、小蓟根。(中医方剂大辞典)(15)生地黄、玄参、赤茯苓、麦门冬、犀角屑、甘草。(中医方剂大辞典)

生地黄煎丸 sheng di huang jian wan

【英文名】Sheng Di Huang Jian Pill

【组成】(1)童便、生地黄汁、生藕汁、生姜汁。(中医方剂大辞典)(2)生地黄汁、青蒿、生姜汁、童便、牛膝、生干地黄、桃仁、秦艽、柴胡、川大黄、鳖甲、赤茯苓、胡黄连、犀角屑、知母、枳壳、龙胆、木香、黄芩、地骨皮、桔梗、桑根白皮、赤芍、当归、麝香。(中医方剂大辞典)

生地清肺饮 sheng di qing fei yin

【英文名】Sheng Di Qing Fei Drink

【组成】(1)生地、麦冬、天冬、杏仁、川贝、米仁。(中医方剂大辞典)(2)桑皮、生地黄、天冬、前胡、桔梗、苏叶、防风、黄芩、生甘草、当归、连翘、赤苓。(中医方剂大辞典)

生地榆根汤 sheng di yu gen tang

【英文名】Sheng Di Yu Gen Decoction

【组成】生地榆根。(中医方剂大辞典)

生肉地黄膏 sheng rou di huang gao

【英文名】Sheng Rou Di Huang Plaster

【组成】生地黄、辛夷、独活、当归、大黄、芎䓖、黄芪、薤白、白芷、芍药、黄芩、续断。(中医方剂大辞典)

生肉神异膏 sheng rou shen yi gao

【英文名】Sheng Rou Shen Yi Plaster

【组成】雄黄、滑石。(中医方剂大辞典)

生肉黄芪膏 sheng rou huang qi gao

【英文名】Sheng Rou Huang Qi Plaster

【异名】黄芪膏(中医方剂大辞典、普济方)

【组成】黄芪、芍药、大黄、当归、芎䓖、独活、白芷、薤白、生地黄。(中医方剂大辞典)

生血止崩汤 sheng xue zhi beng tang

【英文名】Sheng Xue Zhi Beng Decoction

【组成】川芎、当归、黑姜、炙甘草、桃仁、荆芥、乌梅、薄黄。(中医方剂大辞典)

生血补气汤 sheng xue bu qi tang

【英文名】Sheng Xue Bu Qi Decoction

【组成】人参、白术、茯苓、当归、白芍、熟地黄、陈皮、香附、贝母、桔梗、甘草。(中医方剂大辞典)

生血补髓汤 sheng xue bu sui tang

【英文名】Sheng Xue Bu Sui Decoction

【组成】(1)当归、生地、熟地、白术、枳壳、荆芥、白芍、防风、广皮、杜仲、丹皮、川芎、干姜、牛膝、独活、茄皮、川续断、黄芪、熟艾、香附、羌活、鲜红花、甘草、云茯苓。(中医方剂大辞典)(2)生地、白芍、川芎、黄芪、杜仲、茄皮、牛膝、红花、当归、续断。(中医方剂大辞典)

生血宝颗粒 sheng xue bao ke li

【英文名】Sheng Xue Bao Granule(药品标准－中药成方制剂标准)

【组成】制何首乌、女贞子、桑椹、墨旱莲、白芍、黄芪、狗脊。(药品标准－中药成方制剂标准 1997 年)

生血润肤汤 sheng xue run fu tang

【英文名】Sheng Xue Run Fu Decoction

【组成】天冬、麦冬、生地、熟地、黄芩、黄芪、升麻、红花、瓜蒌、酒、桃仁。(中医方剂大辞典)

生血润肤饮 sheng xue run fu yin

【英文名】Sheng Xue Run Fu Drink

【异名】生血润燥饮(中医方剂大辞典、医学六要)

【组成】川归身、生地黄、熟地黄、黄芪、天门冬、麦门冬、五味子、片芩、栝楼仁、桃仁泥、酒红花、升麻。(中医方剂大辞典)

生血润燥汤 sheng xue run zao tang

【英文名】Sheng Xue Run Zao Decoction

【组成】当归、生地黄、熟地黄、红花、天门冬、麦门冬、栝楼仁、桃仁、升麻、紫石英、阿胶。(中医方剂大辞典)

生血起废汤 sheng xue qi fei tang

【英文名】Sheng Xue Qi Fei Decoction

【组成】葳蕤、山茱萸、熟地、当归、茯苓、白芥子。(中医方剂大辞典)

生肌丁香膏 sheng ji ding xiang gao

【英文名】Sheng ji Ding Xiang Plaster

【组成】丁香、没药、安息香、麝香、当归、乳香、附子、白芷、桂心、雄雀粪、芜荑仁、黄丹、麻油。(中医方剂大辞典)

生肌七宝丹 sheng ji qi bao dan

【英文名】Sheng Ji Qi Bao Pellet

【组成】没药、乳香、铅粉、桃丹、辰砂、六仙红升、川贝。(中医方剂大辞典)

生肌八宝丹 sheng ji ba bao dan

【英文名】Sheng Ji Ba Bao Pellet

【组成】(1)制甘石、煅龙骨、煅石膏、煅赤石脂、血竭、冰片、轻粉、白蜡。(中医方剂大辞典)(2)珠母、血竭、炉甘石、儿茶、煨石膏、赤石脂、陈年丝吐渣、梅片。(中医方剂大辞典)

生肌八宝散 sheng ji ba bao san

【英文名】Sheng Ji Ba Bao Powders(药品标准－中药成方制剂标准)

【组成】炉甘石、石膏、龙骨、赤石脂、血竭、冰片、轻粉、蜂蜡。(药品标准－中药成方制剂标准 1991 年)

生肌干脓散 sheng ji gan nong san

【英文名】Sheng ji Gan Nong Powders

【组成】黄连、贝母、降真香、白及、海螵蛸、五倍子、芸香、轻粉。(中医方剂大辞典)

生肌五宝丹 sheng ji wu bao dan

【英文名】Sheng Ji Wu Bao Pellet

【组成】制甘石、珍珠、轻粉、琥珀、冰片。(中医方剂大辞典)

生肌太乙膏 sheng ji tai yi gao

【英文名】Sheng Ji Tai Yi Plaster

【异名】太乙膏(中医方剂大辞典、金鉴)

【组成】真麻油、当归、生地、生草。(中医方剂大辞典)

生肌长肉膏 sheng ji zhang rou gao

【英文名】Sheng Ji Zhang Rou Plaster

【组成】(1)当归、黄芪、山茨菇、白芷、甘草、血余、天麻、独活、穿山甲、露蜂房、五倍子、天花粉、荆芥、白蔹、肉桂、金银花、白芍、牛蒡子。(中医方剂大辞典)(2)龙骨、白芷、血竭、黄丹、辰砂、石膏、樟脑。(中医方剂大辞典)(3)清油、龙骨、木香、槟榔、黄连。(中医方剂大辞典)

生肌凤雏膏 sheng ji feng chu gao

【英文名】Sheng Ji Feng Chu Plaster

【组成】鸡蛋、轻粉、乳香、血竭、龙骨末。(中医方剂大辞典)

生肌玉红膏 sheng ji yu hong gao

【英文名】Sheng Ji Yu Hong Bill Ointment(药品标准-中药成方制剂标准)

【组成】甘草、白芷、当归、紫草、虫白蜡、血竭、轻粉。(药品标准-中药成方制剂标准 1989 年)

生肌地栗粉 sheng ji di li fen

【英文名】Sheng Ji Di Li Powders

【组成】荸荠、真象牙屑、川贝、云苓。(中医方剂大辞典)

生肌收口膏 sheng ji shou kou gao

【英文名】Sheng Ji Shou Kou Plaster

【组成】乳香、没药、儿茶、血竭、轻粉、寒水石、水龙骨、韶粉、发灰、黄占、白占、麻油。(中医方剂大辞典)

生肌红玉丹 sheng ji hong yu dan

【英文名】Sheng Ji Yu Hong Pellet

【异名】生肌玉红丹(中医方剂大辞典)

【组成】黄丹、白龙骨、石膏。(中医方剂大辞典)

生肌完肤散 sheng ji wan fu san

【英文名】Sheng Ji Wan Fu Powders

【组成】大蒜、轻粉、莽草。(中医方剂大辞典)

生肌拔毒散 sheng ji ba du san

【英文名】Sheng Ji Ba Du Powders

【组成】石膏、黄丹、乳香、没药、炉甘石。(中医方剂大辞典)

生肌青龙散 sheng ji qing long san

【英文名】Sheng Ji Qing Long Powders

【组成】诃子皮、龙骨、高茶。(中医方剂大辞典)

生肌定痛散 sheng ji ding tong san

【英文名】Sheng Ji Ding Tong Powders

【异名】生肌散(中医方剂大辞典、性病,化腐);生肌散(中医方剂大辞典、全国中药成药处方集)

【组成】(1)真紫檀香、丹参、云苓、降香、远志、琥珀、血竭。(中医方剂大辞典)(2)生石膏、硼砂、辰砂、冰片。(中医方剂大辞典)(3)乳香、没药、龙骨、朱砂、雄黄、血竭、儿茶、海螵蛸、赤石脂、白及、白蔹、片脑。(中医方剂大辞典)

生肌珍珠散 sheng ji zhen zhu san

【英文名】Sheng Ji Zhen Zhu Powders(中国中医药学主题词表)

【组成】乳香、没药、血竭、儿茶、水石象皮、海蛸、龙骨、冰片、苏珠。(中医方剂大辞典)

生肌保肤膏 sheng ji bao fu gao

【英文名】Sheng Ji Bao Fu Plaster

【组成】当归、熟地黄、白术、黄芪、白芍、川芎、白及、白蔹、蓖麻子、白芷、金银花、天花粉、合欢皮、男子发、白蜡、乳香、没药、血竭、赤石脂、龙骨、没石子、麝香。(中医方剂大辞典)

生肌胃复散 sheng ji wei fu san

【英文名】Sheng Ji Wei Fu Powders

【组成】赤石脂、儿茶、冰片、滑石、白芍、甘草、大黄、蒲公英、白芷、地榆。(中国医药学报 1993,8(2))

生肌神秘散 sheng ji shen mi san

【英文名】Sheng Ji Shen Mi Powders

【组成】白升药、轻粉、铅粉、银朱、珍珠。(中医方剂大辞典)

生肌桃红散 sheng ji tao hong san

【英文名】Sheng Ji Tao Hong Powders

【异名】生鸡桃花散(中医方剂大辞典、普济方);生肌梅花散(中医方剂大辞典、奇效良方)

【组成】寒水石粉、朱砂、甘草、脑子。(中医方剂大辞典)

生肌桃花散 sheng ji tao hua san

【英文名】Sheng Ji Tao Hua Powders

【组成】(1)龙骨、花蕊石、乳香、没药、石膏、轻粉、灵草、鸡肉骨筋、大黄、赤石脂、石乳。(中医方剂大辞典)(2)轻粉、血竭、密陀僧、干胭脂、乳香。(中医方剂大辞典)

生肌蛇衔膏 sheng ji she xian gao

【英文名】Sheng Ji She Xian Plaster

【组成】蛇衔、蔷薇、续断、野葛、当归、附子、防风、黄芩、泽兰、松脂、羊肾肥脂。(中医方剂大辞典)

生肌象皮膏 sheng ji xiang pi gao

【英文名】Sheng Ji Xiang Pi Plaster

【组成】当归、血余炭、象皮、生地、龟板、生石膏、炉甘石、黄白蜡、香油。(《疡科纲要》、《天津市药品标准》(1983年))

生阴开结汤 sheng yin kai jie tang

【英文名】Sheng Yin Kai Jie Decoction

【组成】熟地、玄参、当归、生地、牛膝、麦冬、山茱萸、山药、肉苁蓉。(中医方剂大辞典)

生阴止泻丹 sheng yin zhi xie dan

【英文名】Sheng Yin Zhi Xie Pellet

【组成】熟地、山药、山茱萸、白术、肉桂、肉果、北五味子、吴茱萸、人参、薏苡仁。(中医方剂大辞典)

生阴止泻汤 sheng yin zhi xie tang

【英文名】Sheng Yin Zhi Xie Decoction

【组成】山茱萸、车前子、茯苓、白芍、肉桂、白术、甘草、山药、薏仁。(中医方剂大辞典)

生阴壮髓丹 sheng yin zhuang sui dan

【英文名】Sheng Yin Zhuang Sui Pellet

【组成】玄参、麦冬、熟地、山茱萸。(中医方剂大辞典)

生麦门冬汤 sheng mai men dong tang

【英文名】Sheng Mai Men Dong Decoction

【异名】麦门冬汤(中医方剂大辞典、圣济总录、外台)

【组成】(1)生麦门冬、甘草、桂心、人参、葱白、豉。(中医方剂大辞典)(2)生麦门冬、葱白、豉。(中医方剂大辞典)

生麦门冬煎 sheng mai men dong jian

【英文名】Sheng Mai Men Dong Decoction

【组成】(1)生麦门冬、杏仁、生地黄汁、生姜汁、白蜜、紫苏子、人参、白茯苓、五味子。(中医方剂大辞典)(2)生麦门冬汁、生地黄汁、生藕汁、生姜汁、白药。(中医方剂大辞典)

生芪灵仙汤 sheng qi ling xian tang

【英文名】Sheng Qi Ling Xian Decoction

【组成】生黄芪、当归、川芎、酒芍、生地、藁本、茯苓、苍耳、明麻、薄荷、蔓荆、西党、白菊。(中医方剂大辞典)

生附白术汤 sheng fu bai zhu tang

【英文名】Sheng Fu Bai Zhu Decoction

【组成】附子、干姜、白术、甘草。(中医方剂大辞典)

生附除湿汤 sheng fu chu shi tang

【英文名】Sheng Fu Chu Shi Decoction

【组成】附子、苍术、白术、厚朴、宣木瓜、甘草。(中医方剂大辞典)

生麦益阴煎 sheng mai yi yin jian

【英文名】Sheng Mia Yi Yin Decoction

【组成】生地炭、麦门炭、北沙参、元参炭、元武版、人中黄、熟石膏、黑料豆。(中医方剂大辞典)

生茂午时茶 sheng mao wu shi cha

【英文名】Sheng Mao Wu Shi Tea(药品标准－中药成方制剂标准)

【组成】广藿香、青蒿、白芷、甘草、川芎、山楂、独活、紫苏叶、厚朴、砂仁、大腹皮、麦芽、黄芩、枳壳、虫屎茶、陈皮、扁豆、石菖蒲、前胡、荷叶、活、干姜、防风、法半夏、香薷、葛根、桔梗、茯苓、苍术、五指柑、岗梅、柴胡。(药品标准－中药成方制剂标准 1995年)

生金牛黄汤 sheng jin niu huang tang

【英文名】Sheng Jin Niu Huang Decoction

【组成】生金、牛黄、干姜、细辛、人参、麻黄、黄连、甘草。(中医方剂大辞典)

生金滋水饮 sheng jin zi shui yin

【英文名】Sheng Jin Zi Shui Drink

【组成】生地、丹皮、当归、白芍、人参、麦冬、白术、甘草。(中医方剂大辞典)

生枸杞子酒 sheng gou qi zi jiu

【英文名】Sheng Gou Qi Zi Wine

【组成】枸杞子。(中医方剂大辞典)

生胃进食汤 sheng wei jin shi tang

【英文名】Sheng Wei Jin Shi Decoction

【组成】人参、白术、炒枣仁、远志、山药、茯苓、神曲、良姜、萝卜子、枳壳、干姜。(中医方剂大辞典)

生脉六均汤 sheng mai liu jun tang

【英文名】Sheng Mai Liu Jun Decoction

【组成】人参、五味子、麦门冬、陈皮、半夏、茯苓、白术、甘草。(中医方剂大辞典)

生脉地黄汤 sheng mai di huang tang

【英文名】Sheng Mai Di Huang Decoction

【组成】六味地黄汤、生脉饮。(中医方剂大辞典)

生脉补中汤 sheng mai bu zhong tang

【英文名】Sheng Mai Bu Zhong Decoction

【异名】麦味补中汤(中医方剂大辞典、伤寒大白)

【组成】生脉散、补中益气汤。(中医方剂大辞典)

生脉补精汤 sheng mai bu jing tang

【英文名】Sheng Mai Bu Jing Decoction

【组成】人参、麦门冬、五味子、熟地、当归、鹿茸。(中医方剂大辞典)

生脉建中汤 sheng mai jian zhong tang

【英文名】Sheng Mai Jian Zhong Decoction

【组成】人参、麦冬、五味子、白芍、桂枝、甘草。(中医方剂大辞典)

生脉注射液 sheng mai zhu she ye

【英文名】Sheng Mai Injection(药品标准－中药成方制剂标准)

【组成】红参、麦冬、五味子。(药品标准－中药成方制剂标准 1998年)

生脉保元汤 sheng mai bao yuan tang

【英文名】Sheng Mai Bao Yuan Decoction

【组成】生脉散、黄芪、甘草。(中医方剂大辞典)

生脉养心汤 sheng mai yang xin tang

【英文名】Shen Mai Yang Xin Decoction

【组成】炙黄芪、党参、生地、丹参、麦冬、当归、郁金、茯苓、川芎、半夏、柏子仁、远志、酸枣仁、五味子、炙甘草。(中医函授通讯 1991,(2))

生脉复津汤 sheng mai fu jin tang

【英文名】Shen Mai Fu Jin Decoction

【组成】党参、麦冬、五味子、苦参、丹参、赤芍、生龙骨、生牡蛎、朱茯苓、炙甘草。(江苏中医 1993,(14))

生脉活血汤 sheng mai huo xue tang

【英文名】Shen Mai Huo Xue Decoction

【组成】太子参、麦冬、五味子、当归、赤芍、丹参、朱茯苓、柏子仁、生牡蛎、炙甘草。(江苏中医 1993,(14))

生脉健脾汤 sheng mai jian pi tang

【英文名】Sheng Mai Jian Pi Decoction

【组成】黄芪、人参、炙甘草、官桂、当归、川芎、白芍、白术、茯苓、紫草、生姜、红枣、糯米。(中医方剂大辞典)

生脉袋泡茶 sheng mai dai pao cha

【英文名】Sheng Mai Tea(药品标准-中药成方制剂标准)

【组成】人参、麦冬、五味子。(药品标准-中药成方制剂标准 1996 年)

生津止渴丸 sheng jin zhi ke wan

【英文名】Sheng Jin Zhi Ke Pill

【组成】乌梅肉、檀香、白豆蔻、薄荷、甘葛、飞盐、紫苏、花粉。(中医方剂大辞典)

生津止嗽膏 sheng jin zhi sou gao

【英文名】Sheng Jin Zhi Sou Ointment

【组成】雪梨汁、藕汁、鲜地黄汁、茅根汁、麦门冬汁、萝卜汁。(中医方剂大辞典)

生津去燥汤 sheng jin qu zao tang

【英文名】Sheng Jin Qu Zao Decoction

【组成】尖生、麦冬、沙参、谷芽、酒芍、天冬、五味子、甘草。(中医方剂大辞典)

生津甘露汤 sheng jin gan lu tang

【英文名】Sheng Jin Gan Lu Decoction

【异名】清凉饮子(中医方剂大辞典、兰室秘藏);生津甘露饮(中医方剂大辞典、杏苑)

【组成】升麻、防风、生甘草、汉防己、生地黄、当归身、柴胡、羌活、炙甘草、黄芪、酒知母、酒黄芩、酒龙胆草、石膏、黄檗、红花、桃仁、杏仁。(中医方剂大辞典)

生津甘露饮 sheng jin gan lu yin

【英文名】Sheng Jin Gan Lu Drink

【组成】兰香饮子、当归、麦冬、山栀、黄连、黄柏、藿香、木香。(中医方剂大辞典)

生津四物汤 sheng jin si wu tang

【英文名】Sheng Jin Si Wu Decoction

【组成】(1)当归身、大生地、杭白芍、净知母、大麦冬、人参、正川芎、正雅连、天花粉、川黄柏、炙甘草、肥乌梅、灯心。(中医方剂大辞典)(2)川芎、归身、生地、知母、白芍、麦门冬、川连、乌梅肉、天花粉、石莲肉、川黄柏、炙甘草。(中医方剂大辞典)

生津代茶饮 sheng jin dai cha yin

【英文名】Sheng Jin Dai Cha Drink

【组成】青果、金石斛、甘菊、荸荠、麦冬、鲜芦根、桑叶、竹茹、鲜藕、黄梨。(中医方剂大辞典)

生津地黄汤 sheng jin di huang tang

【英文名】Sheng Jin Di Huang Decoction

【组成】天花粉、生地、知母、麦冬、甘草。(中医方剂大辞典)

生津利水饮 sheng jin li shui yin

【英文名】Sheng Jin Li Shui Drink

【组成】人参、麦冬、黄芪、怀生、五味子、当归、葛根、升麻、甘草、茯苓。(中医方剂大辞典)

生津补血汤 sheng jin bu xue tang

【英文名】Sheng Jin Bu Xue Decoction

【组成】当归、白芍、熟地黄、生地黄、茯苓、枳实、陈皮、黄连、苏子、贝母、砂仁、沉香。(中医方剂大辞典)

生津和胃方 sheng jin he wei fang

【英文名】Sheng Jin He Wei Prescription

【组成】大梨、藕、荷梗、橘络、甘草、生姜、莲子、元参。(中医方剂大辞典)

生津注射液 sheng jin zhu she ye

【英文名】Shen Jin Injection

【组成】沙参、麦冬、石斛、芦根、桑叶。(天津中医学院学报 1988,(3))

生津养血汤 sheng jin yang xue tang

【英文名】Sheng Jin Yang Xue Decoction

【组成】当归、川芎、白芍、生地黄、知母、黄柏、麦门冬、石莲肉、天花粉、黄连、乌梅、薄荷、甘草。(中医方剂大辞典)

生津起痿汤 sheng jin qi wei tang

【英文名】Sheng Jin Qi Wei Decoction

【组成】麦冬、甘草、玄参、甘菊花、熟地、天门冬、天花粉、贝母、金银花。(中医方剂大辞典)

生津润肺丸 sheng jin run fei wan

【英文名】Sheng Jin Ren Fei Pill

【组成】硼砂、寒水石、山豆根、五味子、甘草、枯芩、乌梅、薄荷、上冰片。(中医方剂大辞典)

生津益液汤 sheng jin yi ye tang

【英文名】Sheng Jin Yi Ye Decoction

【组成】人参、麦冬、茯苓、大枣、竹叶、浮小麦、炙甘草、栝楼根。(中医方剂大辞典)

生津葛根汤 sheng jin ge gen tang

【英文名】Sheng Jin Ge Gen Decoction

【组成】葛根、栝楼根、麦门冬、生地黄、升麻、甘草。(中医方剂大辞典)

生姜五苓汤 sheng jiang wu ling tang

【英文名】Sheng Jiang Wu Ling Decoction

【组成】生姜、猪苓、泽泻、白术、白茯苓、半夏、枳实、甘草。(中医方剂大辞典)

生姜平胃散 sheng jiang ping wei san

【英文名】Sheng Jiang Ping Wei Powders

【组成】生姜皮。(中医方剂大辞典)

生姜甘桔汤 sheng jiang gan jie tang

【英文名】Sheng Jiang Gan Jie Decoction

【组成】北梗、甘草、生姜。(中医方剂大辞典)

生姜白糖汤 sheng jiang bai tang tang

【英文名】Sheng Jiang Bai Tang Decoction

【组成】生姜、白糖。(中医方剂大辞典)

生姜生附汤 sheng jiang sheng fu tang

【英文名】Sheng Jiang Sheng Fu Decoction

【组成】附子、生姜。(中医方剂大辞典)

生姜半夏汤 sheng jiang ban xia tang

【英文名】Sheng Jiang Ban Xia Decoction

【异名】小半夏汤(中医方剂大辞典、金匮)

【组成】(1)生姜、半夏、吴茱、附子。(中医方剂大辞典)(2)半夏、生姜。(中医方剂大辞典)(3)半夏、生姜汁。(中医方剂大辞典)

生姜竹茹汤 sheng jiang zhu ru tang

【英文名】Sheng Jiang Zhu Ru Decoction

【组成】(1)竹茹、人参、葛根、生姜。(中医方剂大辞典)(2)竹茹、甘草、川芎、黄芩、当归、白术、芍药、官桂、人参。(中医方剂大辞典)

生姜附子汤 sheng jiang fu zi tang

【英文名】Sheng Jiang Fu Zi Decoction

【组成】附子。(中医方剂大辞典)

生姜和中汤 sheng jiang he zhong tang

【英文名】Sheng Jiang He Zhong Decoction

【组成】生甘草、炙甘草、酒黄芩、柴胡、桔皮、升麻、人参、葛根、藁本、白术、羌活、苍术、生黄芩。(中医方剂大辞典)

生姜泄心片 sheng jiang xie xin pian

【英文名】Sheng Jiang Xie Xin Tablet(药品标准－中药成方制剂标准)

【组成】生姜、甘草、人参、干姜、黄芩、半夏、黄连、大枣。(药品标准－中药成方制剂标准 1993 年)

生姜泄肠汤 sheng jiang xie chang tang

【英文名】Sheng Jiang Xie Chang Decoction

【组成】生姜、桔皮、青竹茹、黄芩、栀子仁、白术、桂心、茯苓、芒消、生地黄、大枣。(中医方剂大辞典)

生姜泻心汤 sheng jiang xie xin tang

【英文名】Sheng Jiang Xie Xin Decoction(中国中医药学主题词表)

【组成】生姜、甘草、人参、干姜、黄芩、半夏、黄连、大枣。(中医方剂大辞典)

生姜枳壳汤 sheng jiang zhi qiao tang

【英文名】Sheng Jiang Zhi Qiao Decoction

【组成】辣桂、生姜母、枳壳。(中医方剂大辞典)

生姜香薷汤 sheng jiang xiang ru tang

【英文名】Sheng Jiang Xiang Ru Decoction

【组成】生姜、香薷、陈桔皮。(中医方剂大辞典)

生姜益元煎 sheng jiang yi yuan jian

【英文名】Sheng Jiang Yi Yuan Decoction

【组成】益元散、生姜。(中医方剂大辞典)

生姜理中汤 sheng jiang li zhong tang

【英文名】Sheng Jiang Li Zhong Decoction

【组成】理中汤、生姜。(中医方剂大辞典)

生姜桔皮丸 sheng jiang ju pi wan

【英文名】Sheng Jiang Ju Pi Pill

【组成】(1)陈皮、半夏曲、藿香叶、白茯苓、人参。(中医方剂大辞典)(2)陈桔皮、生姜、神曲。(中医方剂大辞典)

生料平胃散 sheng liao ping wei san

【英文名】Sheng Liao Ping Wei Powders

【组成】苍术、陈皮、厚朴、草果、半夏、白芷、乌梅、藿香、前胡、草豆蔻、甘草。(中医方剂大辞典)

生料四物汤 sheng liao si wu tang

【英文名】Sheng Liao Si Wu Decoction

【组成】生干地黄、赤芍、川芎、当归、防风、黄芩。(中医方剂大辞典)

生料健脾丸 sheng liao jian pi wan

【英文名】Sheng Liao Jian Pi Pill

【组成】厚朴、半夏、白豆蔻仁、草果仁、甘草、缩砂仁。(中医方剂大辞典)

生益母草饮 sheng yi mu cao yin

【英文名】Sheng Yi Mu Cao Drink

【组成】生益母草汁、生地黄汁、生藕汁、鸡子白、童子小便。(中医方剂大辞典)

生商陆汁方 sheng shang lu zhi fang

【英文名】Sheng Shang Lu Zhi Prescription

【组成】生商陆。(中医方剂大辞典)

生液寄生散 sheng ye ji sheng san

【英文名】Sheng Ye Ji Sheng Powders

【组成】桑寄生、人参、甘草、沉香。(中医方剂大辞典)

生葛汁饮子 sheng ge zhi yin zi

【英文名】Sheng Ge Zhi Drink

【异名】生葛饮子(中医方剂大辞典、圣惠)
【组成】生葛根汁、竹沥、牛黄。(中医方剂大辞典)

生脾助阳汤 sheng pi zhu yang tang
【英文名】Sheng Pi Zhu Yang Decoction
【组成】人参、白术、甘草、肉桂、茯苓、神曲、附子。(中医方剂大辞典)

生犀天麻丸 sheng xi tian ma wan
【英文名】Sheng Xi Tian Ma Pill
【组成】(1)犀角、天麻、地榆、玄参、丁香、乌头、乌药、木香、丹砂、乳香、龙脑、麝香、牛黄、真珠、琥珀、自然铜、安息香、麻黄、白花蛇、蝎梢、天南星、防风。(中医方剂大辞典)(2)犀角、天麻、独活、人参、丁香、木香、乌药、麻黄、牛黄、龙脑、琥珀、乳香、真珠、麝香、天南星、防风、白花蛇、蝎梢、芎䓖、安息香。(中医方剂大辞典)

生犀牛黄丸 sheng xi niu huang wan
【英文名】Sheng Xi Niu Huang Pill
【组成】犀角屑、牛黄、龙脑、麝香、天南星、藿香叶、甘草末、雄黄末。(中医方剂大辞典)

生犀升麻汤 sheng xi sheng ma tang
【英文名】Sheng Xi Sheng Ma Decoction
【组成】犀角、川升麻、防风、白附子、白芷、黄芩、甘草。(中医方剂大辞典)

生犀半夏丸 sheng xi ban xia wan
【英文名】Sheng Xi Ban Xia Pill
【组成】生犀屑、半夏、白茯苓、桂心。(中医方剂大辞典)

生犀地黄汤 sheng xi di huang tang
【英文名】Sheng Xi Di Huang Decoction
【组成】连翘、葛根、元参、黄连、生地黄、荆芥穗、升麻、甘草、生犀角。(中医方剂大辞典)

生犀鸡苏丸 sheng xi ji su wan
【英文名】Sheng Xi Ji Su Pill
【组成】犀角屑、鸡苏叶、荆芥穗、天麻、细辛、独活、甘草、人参、芎䓖。(中医方剂大辞典)

生犀复明散 sheng xi fu ming san
【英文名】Sheng Xi Fu Ming Powders
【组成】芍药、黄芩、木通、桑白皮、龙胆草、防风、羌活、当归尾、大黄、枳壳。(中医方剂大辞典)

生犀香芎丸 sheng xi xiang xiong wan
【英文名】Sheng Xi Xiang Xiong Pill
【组成】生犀、荆芥穗、细辛、白芷、香附子、龙脑、薄荷叶、甘草、芎䓖。(中医方剂大辞典)

生犀葡萄酒 sheng xi pu tao jiu
【英文名】Sheng Xi Pu Tao Wine
【组成】好葡萄、酸枣仁、黄芪、天门冬、赤茯苓、生犀角、独活、大麻仁、五加皮、防风、牛膝。(中医方剂大辞典)

生精育儿汤 sheng jing yu er tang
【英文名】Sheng Jing Yu Er Decoction
【组成】红参、白术、淮山药、茯苓、熟地、枸杞、炙首乌、泽泻、丹皮、仙茅、淫羊藿、鹿角霜、当归、丹参、九香虫、海龙、海马。(云南中医杂志 1990,11(4))

生精助育汤 sheng jing zhu yu tang
【英文名】Sheng Jing Zhu Yu Decoction
【组成】菟丝子、枸杞子、杜仲、楮实子、覆盆子、淫羊藿、五味子、车前子、蛇床子、鹿角胶、韭菜子、肉苁蓉、当归、黑芝麻。(成都中医学院学报 1992,(2))

生熟二地汤 sheng shu er di tang
【英文名】Sheng Shu Er Di Decoction
【组成】生地、熟地。(中医方剂大辞典)

生熟三黄汤 sheng shu san huang tang
【英文名】Sheng Shu San Huang Decoction
【组成】生地、熟地、黄连、黄柏、黄芩、人参、苍术、白术、厚朴、当归身、陈皮、地榆、防风、泽泻、甘草、乌梅。(中医方剂大辞典)

生熟地黄丸 sheng shu di huang wan
【英文名】Sheng Shu Di Huang Pill
【组成】(1)生地、熟地、川芎、赤茯、枳壳、杏仁、黄连、半夏曲、天麻、地骨皮、甘草、黑豆。(中医方剂大辞典)(2)生地黄、熟地黄、玄参、金钗石斛。(中医方剂大辞典)(3)生地、熟地、甘菊花、杏仁、石斛、枳壳、羌活、防风、牛膝。(中医方剂大辞典)(4)生地、熟地、天冬、麦冬、当归、白芍、茯神、白术、知母、牡蛎。(中医方剂大辞典)(5)大熟地、大生地、山药、茯苓、丹皮、泽泻、当归、白芍、柏子仁、丹参、远志、自败龟版。(中医方剂大辞典)(6)生地、熟地、天麻、川芎、茯苓、当归、白芍、黑豆、石斛、玄参、地骨皮。(中医方剂大辞典)

生熟地黄汤 sheng shu di huang tang
【英文名】Sheng Shu Di Huang Decoction
【组成】(1)生地、熟地、山萸肉、麦门冬、茯苓、桑椹子、炙甘草。(中医方剂大辞典)(2)熟地、生地、天冬、麦冬、归身、花粉、沙参、元参。(中医方剂大辞典)(3)熟地、生地、天冬、麦冬、贝母、茯神、茜根、甘草。(中医方剂大辞典)(4)生地熟地、甘菊、枳壳、杏仁、淮牛膝、石斛、黑豆。(中医方剂大辞典)(5)生地、熟地、川芎、枳壳、茯苓、黄连、半夏、天麻、杏仁、甘草、骨皮、黑豆、龙胆草。(中医方剂大辞典)(6)生干地黄、熟地黄、川芎、赤茯苓、枳壳、杏仁、川黄连、半夏曲、天麻、地骨皮、甘草。(中医方剂大辞典)

生熟地黄散 sheng shu di huang san
【英文名】Sheng Shu Di Huang Powders
【组成】(1)生熟地黄、麦门冬、当归、枳壳、防风、杏仁、

赤芍、甘草。(中医方剂大辞典)(2)生地黄、熟地黄、桂心、白芷。(中医方剂大辞典)

生熟附子汤 sheng shu fu zi tang

【英文名】Sheng Shu Fu Zi Decoction

【组成】附子。(中医方剂大辞典)

生熟解毒丸 sheng shu jie du wan

【英文名】Sheng Shu Jie Du Pill

【组成】黄芩、黄连、黄柏、甘草。(中医方剂大辞典)

生熟罂粟丸 sheng shu ying su wan

【英文名】Sheng Shu Ying Su Pill

【组成】罂粟壳。(中医方剂大辞典)

生蟹足敷方 sheng xie zu fu fang

【英文名】Sheng Xie Zu Paste

【组成】生蟹足、白蔹。(中医方剂大辞典)

生髓育麟丹 sheng sui yu lin dan

【英文名】Sheng Sui Yu Lin Pellet

【组成】人参、山茱萸、熟地、桑椹、鹿茸、龟胶、鱼鳔、菟丝子、山药、当归、麦冬、北五味子、肉苁蓉、人胞、柏子仁、枸杞子。(中医方剂大辞典)

生三七粉胶囊 sheng san qi fen jiao nang

【英文名】Sheng San Qi Fen Capsule

【组成】三七。((92)滇卫药准字65Z第2039号)

生干地黄浸酒 sheng gan di huang jin jiu

【英文名】Sheng Gan Di Huang Wine

【组成】生地黄、独活、黑豆、海桐皮、生牛蒡根、桂心、大麻仁。(中医方剂大辞典)

生牛膝漱口煎 sheng niu xi shu kou jian

【英文名】Sheng Niu Xi Shu Kou Decoction

【组成】牛膝、生襄荷根、黄柏。(中医方剂大辞典)

生地黄七味汤 sheng di huang qi wei tang

【英文名】Sheng Di Huang Qi Wei Decoction

【组成】生地黄、生姜、桑根白皮、射干、干葛、紫苏、竹沥。(中医方剂大辞典)

生地黄汁饮子 sheng di huang zhi yin zi

【英文名】Sheng Di Huang Zhi Drink

【异名】地黄汤(中医方剂大辞典、圣济总录)

【组成】生地黄汁、独活、附子、淡竹沥。(中医方剂大辞典)

生地黄黄连汤 sheng di huang huang lian tang

【英文名】Sheng Di Huang Huang Lian Decoction

【组成】川芎、生地黄、当归、赤芍、栀子、黄连、黄芩、防风。(中医方剂大辞典)

生地黄涂敷方 sheng di huang tu fu fang

【英文名】Sheng Di Huang Powders

【组成】生地黄、豉、芒消。(中医方剂大辞典)

生地南星软膏 sheng di nan xing ruan gao

【英文名】Shen Di Nan Xing Ointment

【组成】生地、生南星。(中西医结合眼科1991,9(2))

生肌麒麟竭散 sheng ji qi lin jie san

【英文名】Sheng Ji Qi Lin Jie Powders

【组成】麒麟竭、诃黎勒、黄连、槟榔。(中医方剂大辞典)

生芦根五味饮 sheng lu gen wu wei zi yin

【英文名】Sheng Lu Gen Wu Wei Zi Drink

【组成】生芦根、生麦门冬、青竹茹、生姜汁、茯苓。(中医方剂大辞典)

生附四君子汤 sheng fu si jun zi tang

【英文名】Sheng Fu Si Jun Zi Decoction

【异名】生附四君汤(中医方剂大辞典、景岳全书);加味四君子汤(中医方剂大辞典、普济方)

【组成】(1)人参、白术、附子、木香、茯苓、橘红、甘草。(中医方剂大辞典)(2)四君子汤、生附子末。(中医方剂大辞典)

生津甘露饮子 sheng jin gan lu yin zi

【英文名】Sheng Jin Gan Lu Drink

【组成】藿香、柴胡、黄连、木香、白葵花、麦门冬、当归身、兰香、荜澄茄、生甘草、山栀子、白豆蔻仁、白芷、连翘、姜黄、石膏、杏仁、酒黄柏、炙甘草、酒知母、升麻、人参、桔梗、全蝎。(中医方剂大辞典)

生姜小便饮子 sheng jiang xiao bian yin zi

【英文名】Sheng Jiang Xiao Bian Drink

【组成】生地黄汁、藕汁、小便。(中医方剂大辞典)

生姜五味子汤 sheng jiang wu wei zi tang

【英文名】Sheng Jiang Wu Wei Zi Decoction

【组成】五味子、生姜、紫菀、半夏、吴茱萸、款冬花、细辛、附子、茯苓、甘草、桂心。(中医方剂大辞典)

生姜汁灌耳方 sheng jiang zhi guan er fang

【英文名】Sheng Jiang Zhi Guan Er Prescription

【组成】生姜汁。(中医方剂大辞典)

生脉饮口服液 sheng mai yin kou fu ye

【英文名】Sheng Mei Yin Liquid

【组成】党参、麦冬、五味子。((88)冀卫药准字2981号)

生葛根三味汤 sheng ge gen san wei tang

【英文名】Sheng Ge Gen San Wei Decoction

【组成】生葛根、生姜汁、竹沥。(中医方剂大辞典)

生精种子奇方 sheng jing zhong zi qi fang

【英文名】Sheng Jing Zhong Zi Qi Prescription

【异名】生精种子丸(中医方剂大辞典)

【组成】沙苑蒺藜、川续断、菟丝子、山茱萸、芡实粉、莲须、覆盆子、甘枸杞子。(中医方剂大辞典)

生发神效黑豆膏 sheng fa shen xiao hei dou gao

【英文名】Sheng Fa Shen Xiao Hei Dou Plaster

【组成】黑豆、苣藤、诃黎勒皮。(中医方剂大辞典)

生地黄煎破血丸 sheng di huang jian po xue wan
【英文名】Sheng Di Huang Jian Po Xue Pill
【异名】生地黄煎丸(中医方剂大辞典、圣惠)
【组成】生地黄汁、生牛膝汁、干漆。(中医方剂大辞典)

生血地黄百花丸 sheng xue di huang bai hua wan
【英文名】Sheng Xue Di Huang Bai Hua Pill
【组成】生地黄、生姜、藕、白沙蜜、无灰酒、干山药末、川当归、熟地黄、肉苁蓉、破故纸、阿胶、黄芪、石斛、覆盆子、白茯苓、远志、麦门冬、枸杞子。(中医方剂大辞典)

生肌乌贼鱼骨散 sheng ji wu zei yu gu san
【英文名】Sheng Ji Wu Zei Yu Gu Powders
【异名】乌贼鱼骨散(中医方剂大辞典、普济方)
【组成】乌贼鱼骨、黄连、槟榔、诃黎勒皮、白龙骨、赤石脂、麝香。(中医方剂大辞典)

生芦根八味饮子 sheng lu gen ba wei yin zi
【英文名】Sheng Lu Gen Ba Wei Drink
【组成】生芦根、生麦门冬、生姜、人参、知母、乌梅、白蜜、竹沥。(中医方剂大辞典)

生脉散加香薷方 sheng mai san jia xiang ru fang
【英文名】Sheng Mai Powders Jia Xiang Ru Prescription
【组成】人参、麦冬、五味子、香薷。(中医方剂大辞典)

生脉散合甘桔汤 sheng mai san he gan jie tang
【英文名】Sheng Mai Powders He Gan Jie Decoction
【组成】人参、麦门冬、五味子、苦梗、甘草。(中医方剂大辞典)

生津止渴益水饮 sheng jin zhi ke yi shui yin
【英文名】Sheng Jin Zhi Ke Yi Shui Drink
【组成】人参、麦冬、当归、生地、黄芪、葛根、升麻、炙甘草、茯苓、五味子。(中医方剂大辞典)

生津凉血葛根汤 sheng jin liang xue ge gen tang
【英文名】Sheng Jin Liang Xue Ge Gen Decoction
【组成】天花粉、干葛、地骨皮、归梢、木通、连翘、大力子、甘草、酒芩、柴胡、淡竹叶、人参。(中医方剂大辞典)

生姜半夏泻心汤 sheng jiang ban xia xie xin tang
【英文名】Sheng Jiang Ban Xia Xie Xin Decoction
【组成】生姜、半夏、枳壳、厚朴、人参、川连、甘草。(中医方剂大辞典)

生姜温中下气汤 sheng jiang wen zhong xia qi tang
【英文名】Sheng Jiang Wen Zhong Xia Qi Decoction
【组成】生姜、大枣、杜仲皮、萆薢、桂心、白术、甘草、附子。(中医方剂大辞典)

生料木香匀气散 sheng liao mu xiang yun qi san
【英文名】Sheng Liao Mu Xiang Yun Qi Powders
【异名】木香匀气散(中医方剂大辞典、得效)
【组成】丁香、檀香、木香、甘草、缩砂、白豆蔻仁、沉香、藿香。(中医方剂大辞典)

生萝摩汁涂敷方 sheng luo mo zhi tu fu fang
【英文名】Sheng Luo Mo Zhi Liniment
【组成】生萝摩。(中医方剂大辞典)

生精壮阳口服液 sheng jing zhuang yang kou fu ye
【英文名】Sheng Jing Zhuang Yang Liquid
【组成】九香虫、鹿茸、人参、蛤蚧、锁阳、海马、肉苁蓉、淫羊藿、枸杞、黄芪、韭菜子、柴胡、蜂王浆等。(内卫药健字(92)2-16)

生精壮阳颗粒剂 sheng jing zhuang yang ke li ji
【英文名】Sheng Jing Zhuang Yang Medicinal Instant Granule
【组成】枸杞子、菟丝子、五味子、覆盆子、车前子、淫羊藿、巴戟天、鹿角霜、黄芪、川断、龟板、枸杞子、菟丝子、五味子、覆盆子、车前子、淫羊藿、巴戟天、鹿角霜、黄芪、川断、龟板。

白丸 bai wan
【英文名】Bai Pill
【异名】醋酒白丸子(中医方剂大辞典、普济方)
【组成】(1)巴豆。(中医方剂大辞典)(2)阳起石、钟乳粉。(中医方剂大辞典)(3)半夏、附子、干姜、人参、桔梗。(中医方剂大辞典)

白丹 bai dan
【英文名】Bai Pellet
【定义】是指主要成分为汞的氯化物,呈白色的丹药。(中药药剂学)

白丹 bai dan
【英文名】Bai Pellet
【组成】(1)钟乳粉、阳起石。(中医方剂大辞典)(2)焰消、白矾、寒水石、块子砒霜。(中医方剂大辞典)

白灵 bai ling
【英文名】Bai Ling Tablet
【组成】(1)白灵片:三七、防风、当归、北黄芪、丹皮、赤芍等。(2)白灵酊:夹竹桃、当归尾、没药、白芷、白矾等。(中成药研究 1986,(7))

白药 bai yao
【英文名】Bai Yao Plaster
【组成】黄柏、黄芩、当归、赤芍、黄芪、牡丹皮、生地黄、木鳖子仁、黄连、地骨皮、桑白皮、甘草、白芷、马蓼稍叶。(中医方剂大辞典)

白散 bai san
【英文名】Bai Powders(中国中医药学主题词表)
【组成】桔梗、巴豆、贝母。(中医方剂大辞典)

白膏 bai gao
【英文名】Bai Plaster
【组成】(1)萆麻、嫩松脂、滴乳。(中医方剂大辞典)

(2)白蔹、白薇、白及、白芷、薤白、黄芪、甘松、藿香、零陵香、防风、当归、定粉、黄蜡、寒水石。(中医方剂大辞典)(3)柳白皮、白蜡、黄丹、胡粉、油、商陆根。(中医方剂大辞典)(4)白松脂、白蔹、白及、定粉、乳香、清油、黄蜡。(中医方剂大辞典)(5)油、白蜡、腻粉、南粉、密陀僧、乳香、杏仁。(中医方剂大辞典)(6)松香、铅粉、麻油。(中医方剂大辞典)(7)蓖子、野葛、蜀椒。(中医方剂大辞典)(8)天雄、乌头、莽草、羊踯躅。(中医方剂大辞典)

白丸子 bai wan zi

【英文名】Bai Pill

【组成】(1)附子、白附子、半夏、天南星、天麻、干蝎、白花蛇肉、甘菊花、羌活、防风、芎䓖、桂心、白僵蚕、白鲜皮、木香、巴豆、朱砂、雄黄、麝香。(中医方剂大辞典)(2)半夏、茯苓。(中医方剂大辞典)(3)鸡胆、黄连、黄芩、甘草。(中医方剂大辞典)(4)半夏、南星、川乌。(中医方剂大辞典)(5)白附子、南星、半夏、天麻、僵蚕、全蝎、川乌头。(中医方剂大辞典)(6)轻粉、粉霜、玄精石、滑石、硇砂、白丁香。(中医方剂大辞典)(7)龙脑、粉霜、轻粉、海蛤、寒水石、滑石、海金沙、阳起石。(中医方剂大辞典)(8)硫黄、附子、消石、钟乳、白龙骨、寒食面。(中医方剂大辞典)(9)腻粉、粉霜、滑石末、硇砂、寒水石、白丁香。(中医方剂大辞典)(10)安息香、胡桃仁、白胶香、牛黄、麝香、丹砂、芎䓖、当归、干蝎、巴豆。(中医方剂大辞典)(11)天南星、半夏、白僵蚕、干蝎、胡粉、腻粉、麝香。(中医方剂大辞典)(12)白僵蚕、霍香、天南星、腻粉、干蝎、桑螵蛸。(中医方剂大辞典)(13)白附子、天麻、雄雀粪、天南星、牛黄、干蝎、水银。(中医方剂大辞典)(14)天麻、天南星、白附子、白花蛇肉、附子、白僵蚕、腻粉、麝香。(中医方剂大辞典)(15)白附子、白僵蚕、干蝎、蝉壳、天麻、羌活、防风、侧子、麻黄。(中医方剂大辞典)(16)天麻、干蝎、附子、芎䓖、细辛、半夏、川乌头、白附子、白僵蚕、麝香、麻黄。(中医方剂大辞典)

白丸散 bai wan san

【英文名】Bai Wan Powders

【组成】生硫黄、乳香、生白矾。(中医方剂大辞典)

白及丸 bai ji wan

【英文名】Bai Ji Pill

【组成】白及末。(中医方剂大辞典)

白及片 bai ji pian

【英文名】Bai Ji Tablet(药品标准－中药成方制剂标准)

【组成】白及。(药品标准－中药成方制剂标准 1997年)

白及汤 bai ji tang

【英文名】Bai Ji Decoction

【组成】白及、茜草、生地、丹皮、牛膝、广皮、归尾。(中医方剂大辞典)

白及肺 bai ji fei

【英文名】Bai Ji Fei Prescription

【组成】白叶猪肺、白及片。(中医方剂大辞典)

白及散 bai ji san

【英文名】Bai Ji Powders

【异名】白及膏(中医方剂大辞典、朱氏集验方)

【组成】(1)白及、细辛、防风、柏子仁。(中医方剂大辞典)(2)白及、明雄。(中医方剂大辞典)(3)白及、凤凰衣、桑螵蛸。(中医方剂大辞典)(4)白及、枇杷叶、藕节、莲须、柏叶、沙参、阿胶。(中医方剂大辞典)(5)款冬花、紫菀、白及、阿胶。(中医方剂大辞典)(6)白及、飞面。(中医方剂大辞典)(7)白及、藕节。(中医方剂大辞典)(8)白及、乌骨鸡、红药子、雄黄、轻粉、红芽大戟。(中医方剂大辞典)(9)白及、白蔹、乌鱼骨、紫参、黄芩、龙骨。(中医方剂大辞典)(10)白及。(中医方剂大辞典)(11)麒麟竭、木鳖子、白及、黄连。(中医方剂大辞典)

白及锭 bai ji ding

【英文名】Bai Ji Ding

【组成】生南星、生半夏、海藻、昆布、冰片、麝香、红花、牡蛎、青盐。(中医方剂大辞典)

白及膏 bai ji gao

【英文名】Bai Ji Plaster

【组成】(1)白及面、煅石膏面、凡士林。(中医方剂大辞典)(2)白及、广胶。(中医方剂大辞典)(3)良姜、白及、沥青。(中医方剂大辞典)(4)川白芷、白及、松脂。(中医方剂大辞典)(5)白及、白蔹、白蜡、黄芪、乳香、牡丹皮、芍药、丁香、麻油。(中医方剂大辞典)

白马饮 bai ma yin

【英文名】Bai Ma Drink

【组成】(1)白马粪。(中医方剂大辞典)(2)白马尿。(中医方剂大辞典)

白丑散 bai chou san

【英文名】Bai Chou Powders

【组成】白丑、桑皮、甘草、陈皮、白术、木通。(中医方剂大辞典)

白云丸 bai yun wan

【英文名】Bai Yun Pill

【组成】大南星、川乌、白附子、半夏、滑石、石膏、麝香、龙脑。(中医方剂大辞典)

白云丹 bai yun dan

【英文名】Bai Yun Pellet

【组成】(1)轻白炉甘石、轻粉、白蜡、冰片。(中医方剂大辞典)(2)胡椒、川乌、草乌、细辛、桂枝、火消、韭

菜、葱白。(中医方剂大辞典)

白云散 bai yun san

【英文名】Bai Yun Powders

【组成】(1)多年石灰。(中医方剂大辞典)(2)人中白、川连。(中医方剂大辞典)(3)绿豆粉、寒水石、锦纹大黄、白芷。(中医方剂大辞典)

白王丹 bai wang dan

【英文名】Bai Wang Pellet

【组成】天南星、半夏、僵蚕、桂心、石菖蒲、腻粉、龙脑。(中医方剂大辞典)

白牙药 bai ya yao

【英文名】Bai Ya Yao

【组成】(1)石膏、香附子、甘松、三奈子、藿香、零陵香、沉香、川芎、细辛、防风。(中医方剂大辞典)(2)零陵香、香白芷、青盐、升麻、细辛、麝香、砂锅、石膏。(中医方剂大辞典)

白牙散 bai ya san

【英文名】Bai Ya Powders

【组成】(1)石膏、细辛、地骨皮、青盐、甘松、藿香、零陵香、白芷、藁本、磁石末、新砖末、香附子、麝香。(中医方剂大辞典)(2)酸枣仁、蘑菇、麝香。(中医方剂大辞典)(3)细辛、荜茇、防风、白芷、茯苓、川芎、升麻、甘松、香附子、石膏。(中医方剂大辞典)(4)升麻根、羌活根、龙胆根、羊颈骨。(中医方剂大辞典)(5)藁本、升麻、细辛、皂荚、石膏、檀香、麝香。(中医方剂大辞典)(6)白芷、升麻、石膏、羊胫骨灰、麝香。(中医方剂大辞典)(7)石膏、香附子、白芷、甘松、三奈子、藿香、沉香、零陵香、川芎、细辛、防风。(中医方剂大辞典)

白凤丸 bai feng wan

【英文名】Bai Feng Pill

【异名】参茸白凤丸(中医方剂大辞典)

【组成】(1)人参、鹿角胶、牡蛎、白芍、当归、甘草、鹿角霜、鳖甲、丹参、香附、天冬、桑螵蛸、熟地、乌鸡、生地、川芎、黄芪、银柴胡、芡实、山药。(中医方剂大辞典)(2)白毛乌骨雄鸡、香附、熟地黄、生地黄、当归、白芍、黄芪、牛膝、柴胡、牡丹皮、知母、川贝母、黄连、地骨皮、干姜、延胡索、茯苓、秦艽、艾叶、青蒿。(中医方剂大辞典)(3)人参、杜仲、川芎、熟地、於术、菟丝、黑艾叶、炙甘草、鹿茸、茯苓、当归、川椒、大黄芪、白芍、香附、阿胶、白绒鸡。(中医方剂大辞典)

白凤丹 bai feng dan

【英文名】Bai Feng Pellet

【组成】(1)白丝毛乌骨雄鸡、当归身、川芍、白芍、怀生地黄、山药、鹿角霜、天门冬、人参、丹参、山茱萸、木瓜、胡黄连、知母、小茴、麦门冬、怀牛膝、秦艽、银柴胡、鳖甲、生甘草。(中医方剂大辞典)(2)嫩黄芪、人参、川芎、白茯苓、当归、干姜、大附子、小茵香、白芍、肉桂、白术、胡椒、艾叶、破故纸、乌药、甘草、香附米、苍术、吴茱萸。(中医方剂大辞典)

白凤饮 bai feng yin

【英文名】Bai Feng Liquid(药品标准－中药成方制剂标准)

【组成】乌鸡、熟地黄、地黄、白芍、川牛膝、当归、冬虫夏草、黄芪、茯苓、知母、地骨皮、青蒿、秦艽、黄连、柴胡、香附、艾叶、牡丹皮、延胡索、川贝母、干姜。(药品标准－中药成方制剂标准 1998 年)

白凤散 bai feng san

【英文名】Bai Feng Powders

【组成】鸡子、矿石灰。(中医方剂大辞典)

白凤膏 bai feng gao

【英文名】Bai Feng Ointment

【组成】(1)黑嘴白鸭、大京枣、参苓平胃散、陈煮酒。(中医方剂大辞典)(2)乌嘴风头白鸭。(中医方剂大辞典)

白玉丸 bai yu wan

【英文名】Bai Yu Pill

【组成】(1)法半夏、南星、滑石、轻粉、寒食、甘草、巴豆霜。(中医方剂大辞典)(2)南星、半夏、僵蚕、白矾。(中医方剂大辞典)(3)巴豆、南星、半夏、滑石、轻粉。(中医方剂大辞典)(4)南星、白附子、茯苓、天麻、僵蚕、白芷、竺黄、半夏、石膏。(中医方剂大辞典)(5)法半夏、浮海石、川贝母、制南星。(中医方剂大辞典)

白玉丹 bai yu dan

【英文名】Bai Yu Pellet

【组成】(1)天花粉、河南真绿豆粉、苏州薄荷叶、白檀香、白石英、白硼砂、白豆蔻、玄明粉、白石膏、柿霜、白粉霜。(中医方剂大辞典)(2)滑石、枯矾。(中医方剂大辞典)(3)天南星、半夏、白僵蚕、桂心、石菖蒲、腻粉、龙脑。(中医方剂大辞典)(4)凝水石。(中医方剂大辞典)

白玉汤 bai yu tang

【英文名】Bai Yu Decoction

【组成】白玉、白术、泽泻、苁蓉、当归。(中医方剂大辞典)

白玉饼 bai yu bing

【英文名】Bai Yu Bing Pill

【组成】白附子、南星、滑石、轻粉、巴霜。(中医方剂大辞典)

白玉散 bai yu san

【英文名】Bai Yu Powders

【组成】(1)寒水石、朴消、青黛、甘草、姜黄、当归、柏末。(中医方剂大辞典)(2)壁上陈白螺蛳。(中医方剂大辞典)(3)黑牵牛、甘遂。(中医方剂大辞典)(4)白土、寒水石。(中医方剂大辞典)(5)樟脑、轻粉、石膏、红粉、冰片。(中医方剂大辞典)(6)白矾、巴豆仁。(中医方剂大辞典)(7)辰砂、桂府滑石、甘草、石膏。(中医方剂大辞典)

白玉锭 bai yu ding

【英文名】Bai Yu Lozenges

【组成】炉甘石、白当归、川芎、蔓荆子、草决明、密蒙花、柴胡、羌活、防风、薄荷、白芷、南苍术、枯芩、木贼、尖槟榔、蝉蜕、芥穗、甘草、白菊花。(中医方剂大辞典)

白玉膏 bai yu gao

【英文名】Bai Yu Plaster

【异名】秘传白玉膏(中医方剂大辞典、奇方类编);收晕白玉膏(中医方剂大辞典、三因)

【组成】(1)杏仁、川椒、清油、酒、蜡。(中医方剂大辞典)(2)铅粉、轻粉、冰片、制油。(中医方剂大辞典)(3)炉甘石、猪油。(中医方剂大辞典)(4)制乳香、制没药、儿茶、血竭、铜青、松香、黄蜡、白蜡、铅粉、甘草、雄猪油。(中医方剂大辞典)(5)铅粉、铜绿、甘石、板油。(中医方剂大辞典)(6)大鲫鱼、密陀僧、江子肉、大黄、白蔹、黄柏、甘草节。(中医方剂大辞典)(7)鲫鱼、铅粉、轻粉、象皮、真珠。(中医方剂大辞典)(8)乳香、血竭、没药、儿茶、轻粉、白蜡、定粉。(中医方剂大辞典)(9)炉甘石、白占、水粉、冰片。(中医方剂大辞典)(10)活鲫鱼、白芷、穿山甲、木鳖子、象贝母、当归。(中医方剂大辞典)(11)轻粉、冰片、潮脑、白蜡、猪板油。(中医方剂大辞典)(12)乳香、没药、铅粉、轻粉、儿茶。(中医方剂大辞典)(13)白芷、甘松、炉甘石、乳香、山奈、归尾、樟脑、五灵脂、细辛、没药、象皮、白蜡、松香、冰片、麝香、铅粉。(中医方剂大辞典)(14)土贝母、大麻子肉、江子仁。(中医方剂大辞典)(15)铅粉、轻粉、白蜡、黄蜡、樟脑。(中医方剂大辞典)(16)乳香、没药、轻粉、密陀僧、象皮、铅粉、黄蜡、白蜡。(中医方剂大辞典)(17)樟脑。(中医方剂大辞典)(18)炉甘石、白占、象牙末、轻粉。(中医方剂大辞典)(19)冰片、轻粉、乳香、没药、雄黄、阿魏、龙骨、孩儿茶、黄占、白占、香油、烛油、珍珠、水粉。(中医方剂大辞典)(20)官粉、轻粉、樟脑、乳香、白蜡、冰片。(中医方剂大辞典)(21)巴豆、蓖麻子、人发、虾蟆、活鲫鱼、麻油。(中医方剂大辞典)(22)木鳖子、蓖麻子肉、巴豆、白芷、乳香、丹皮、金银花、天花粉、白蜡、没药、赤芍、大黄、象贝母、鲜凤仙花根叶、轻粉、铅粉、鲜鲫鱼、鲜大力子根叶、麻油。(中医方剂大辞典)(23)白龙骨、煨石膏、制甘石、铅粉。(中医方剂大辞典)(24)乳香末、芸香末、铅粉、蓖麻子。(中医方剂大辞典)(25)鲜槐枝、柳枝、桃枝、桑枝、土贝、白芷、巴豆、蓖麻子、蛇蜕、蜂房、活大鲫鱼、活大虾蟆。(中医方剂大辞典)

白玉霜 bai yu shuang

【英文名】Bai Yu Shuang Prescription

【组成】白玉霜、真蟾酥。(中医方剂大辞典)

白玉露 bai yu lu

【英文名】Bai Yu Lu Wine

【异名】白玉霜药酒(中医方剂大辞典、全国中药成药处方集)

【组成】当归、肉桂、广皮、陵零香、排草、木香、公丁香、佛手、白酒、冰糖。(中医方剂大辞典)

白末药 bai mo yao

【英文名】Bai Mo Yao Powders

【组成】桔梗、白芷、甘草、川芎、山桂、细辛、川乌、续断、当归、牛膝、香附子、花椒、赤芍、泽兰叶、白杨皮。(中医方剂大辞典)

白术丸 bai zhu wan

【英文名】Bai Zhu Pill

【异名】长胎白术丸(中医方剂大辞典、妇人良方);丁香半夏丸(中医方剂大辞典、全生指迷方);桂心白术丸(中医方剂大辞典、圣惠);当归白术丸(中医方剂大辞典、圣惠);神曲白术丸(中医方剂大辞典、圣惠);大白术丸(中医方剂大辞典、外台)

【组成】(1)白术、吴茱萸、诃黎勒、附子、人参、桔梗、桂心、子姜、细辛、荜茇、甘草。(中医方剂大辞典)(2)白术、黄芪、牡蛎、人参、茯苓、乌头、干姜、芍药、当归、细辛、麦冬、桂心、前胡、甘草、防葵、鳖甲、紫菀、槟榔、桔梗。(中医方剂大辞典)(3)白术、厚朴、人参、白芷、桔皮、防风、吴茱萸、芎䓖、薯蓣、茯神、桂心、大麦糵、干姜、防葵、甘草。(中医方剂大辞典)(4)白术、干姜、人参、厚朴、桂心、细辛、茯苓、当归、茯神、积实、五味子、附子、吴茱萸、远志、旋覆花、泽泻。(中医方剂大辞典)(5)白术、白芷、干姜、石斛、五味子、细辛、桔皮、厚朴、桂心、防风、茯苓、甘草。(中医方剂大辞典)(6)白术、枳实、桂心、人参、陈皮、炙甘草、桔梗。(中医方剂大辞典)(7)白术、生地。(中医方剂大辞典)(8)人参、白术、干姜、乌梅、白芍、炙甘草。(中医方剂大辞典)(9)白术、炮姜、肉桂。(中医方剂大辞典)(10)白术、茯苓、陈皮、砂仁、神曲、五谷虫。(中医方剂大辞典)(11)白术、茯苓、半夏。(中医方剂大辞典)(12)白术、黄芩、白芍、红白葵花。(中医方剂大辞典)(13)羌活、白术、木通、黄芪、桑白皮、木香、黑牵牛、陈皮。(中医方剂大辞典)(14)白术、干姜、茯苓。(中医方剂大辞典)(15)草乌头、苍术。(中医方剂大辞典)(16)白术、芍药。(中医方剂大辞典)(17)白术、半夏、赤茯苓、干姜、肉桂、枳壳。(中医方剂大辞典)(18)白术、川芎、阿胶、地黄、当归、牡蛎、川椒。(中医方剂大辞典)(19)枳实、白术、半夏、神曲、桔皮、黄芩、白矾。(中医方剂大辞典)(20)白术、泽泻、地榆、枳实、皂角子。(中医方剂大辞典)(21)南星、半夏、白术。(中医方剂大辞典)(22)白术、诃黎勒、厚朴、山芋、丁香、木香、甘草、白茯苓、青桔皮。(中医方剂大辞典)(23)白术、丹砂、麝香、丁香、诃黎勒皮、安息香、檀香、荜茇、犀角、薰陆香、苏合香、龙脑、莎草根、石膏、木香。(中医方剂大辞典)(24)白术、人参、赤茯苓、甘草、厚朴。(中医方剂大辞典)(25)白术、牛膝、巴戟天、菟丝子、熟干地黄、桂心。(中医方剂大辞典)(26)白术、干姜、黄芪、人参、伏龙肝。(中医方剂大辞典)(27)白术、缩砂仁、干姜、丁香、白豆蔻、甘草、香附子。(中医方剂大辞典)(28)白术、半夏、干姜、人参、丁香、高良姜、木香。(中医方剂大辞典)(29)陈皮、泽泻、甘草、防己、葶苈、木香。(中医方剂大辞典)(30)干姜、白术、厚朴、赤芍、艾叶、当归、黄连、肉豆蔻。(中医方剂大辞典)(31)白术、厚朴、桔皮、藿香、甘草、白茯苓。(中医方剂大辞典)(32)白术、木香、丁香、肉豆蔻、黄连。(中医方剂大辞典)(33)白术、当归、芍药、木香。(中医方剂大辞典)(34)麦门冬、人参、地黄、白术、泽泻、茯苓、大豆、桑白皮。(中医方剂大辞典)(35)白术、白芍、木香、当归、麝香。(中医方剂大辞典)(36)白术、赤芍、当归、黄连、厚朴、黄芩、肉豆蔻、干姜。(中医方剂大辞典)(37)白术、木香、诃黎勒皮、当归、桂心、芎䓖、青桔皮、附子、干姜、蓬莪术、人参、厚朴、吴茱萸、甘草。(中医方剂大辞典)(38)白术、半夏、桔皮、干姜、丁香。(中医方剂大辞典)(39)麦门冬、人参、茯苓、白术、泽泻、生地黄、大豆卷、桑白皮。(中医方剂大辞典)(40)白术、桔皮、厚朴、人参。(中医方剂大辞典)(41)白术、厚朴、当归、陈桔皮、白茯苓、熟干地黄。(中医方剂大辞典)(42)白术、厚朴、陈桔皮、干姜、黄芪、人参、甘草、当归。(中医方剂大辞典)(43)白术、陈桔皮、人参、厚朴、甘草。(中医方剂大辞典)(44)白术、人参、枳壳、厚朴、桂心、槟榔、陈桔皮。(中医方剂大辞典)(45)白术、陈桔皮、人参、甘草、熟干地黄、当归、黄芪、干姜、厚朴。(中医方剂大辞典)(46)白术、神曲、肉豆蔻、干姜、当归、人参、桂心、木香、附子。(中医方剂大辞典)(47)白术、枳壳、黄连、当归、芜荑仁。(中医方剂大辞典)(48)白术、赤石脂、犀角屑、干姜、厚朴、龙骨、黄连、乌梅肉、当归、甘草。(中医方剂大辞典)(49)白术、干姜、人参、厚朴、桂心、细辛、赤茯苓、当归、枳壳、五味子、附子、吴茱萸、旋覆花、泽泻。(中医方剂大辞典)(50)白术、桂心、干姜。(中医方剂大辞典)(51)白术、甘草、厚朴、诃黎勒、陈桔皮、桂心、芎䓖、大麦蘖、干姜、人参。(中医方剂大辞典)(52)白术、厚朴、人参、陈桔皮、麦蘖、桂心、紫菀、贝母、甘草。(中医方剂大辞典)(53)白术、干姜、厚朴、人参。(中医方剂大辞典)(54)白术、吴茱萸、桔梗、当归、赤茯苓、干姜、桂心、附子、生干地黄、细辛、椒、甘草。(中医方剂大辞典)(55)白术、蓬莪术、木瓜、桂心、陈曲、木香、芜荑、姜屑、北亭、益智。(中医方剂大辞典)(56)白术、枳实、桂心、人参、陈桔皮、桔梗、甘草。(中医方剂大辞典)(57)白术、槟榔、姜黄、沉香、京三棱、大腹、莎草根、丁香皮、木香、丁香、桂心。(中医方剂大辞典)(58)白术、厚朴、苍术、芜荑、青桔皮、附子、甘草、干姜。(中医方剂大辞典)(59)白术、川大黄、枳壳、厚朴、鳖甲、当归、附子、干姜、防葵、食茱萸。(中医方剂大辞典)(60)白术、蓬莪术、乌药、木瓜、桂心、硼砂、生姜屑、益智子、木香、芜荑、神曲。(中医方剂大辞典)(61)白术、黄芪、牡蛎、人参、赤茯苓、川乌头、干姜、赤芍、当归、诃黎勒皮、细辛、桂心、前胡、甘草、防葵、鳖甲、紫菀、槟榔、桔梗。(中医方剂大辞典)(62)白术、干姜、青桔皮、当归、芎䓖、木香、山姜子、厚朴、桂心、附子、草豆蔻。(中医方剂大辞典)(63)白术、黄芪、牡蛎、人参、赤茯苓、川乌头、干姜、木香、当归、赤芍、桂心、甘草、防葵、鳖甲、紫菀、槟榔、桔梗、枳壳。(中医方剂大辞典)(64)白术、人参、白茯苓、甘草、厚朴。(中医方剂大辞典)(65)白术、人参、陈桔皮、桔梗、杏仁、细辛、贝母、干姜、半夏、甘草、桂心、诃黎勒皮。(中医方剂大辞典)(66)白术、五味子、陈桔皮、人参、桂心、白茯苓、沉香、厚朴、紫苏子、草豆蔻、枳实。(中医方剂大辞典)(67)白术、当归、人参、桂心、附子、木香、吴茱萸、桔梗、陈桔皮、诃黎勒、石斛、黄芪。(中医方剂大辞典)(68)白术、防葵、木香、鳖甲、桃仁、附子、神曲、槟榔、诃黎勒。(中医方剂大辞典)(69)白术、人参、细辛、陈桔皮、桂心、防风、诃黎勒皮、五味子、干姜、半夏、白茯苓、甘草、旋覆花、厚朴。(中医方剂大辞典)(70)白术、赤茯苓、附子、桂心、紫菀、诃黎勒皮、前胡、桔梗、人参、陈桔皮、槟榔、半夏。(中医方剂大辞典)(71)白术、槟榔、诃黎勒、枳壳、木香、附子、白芷、肉豆蔻、桂心、丁香、当归、干姜、缩砂、黄芪、人参、白茯苓、厚朴。(中医方剂大辞典)(72)白术、桂心、槟榔、高良姜、木香、人参、阿魏、吴茱萸、陈桔皮。(中医方剂大辞典)(73)白术、神曲、人参、干姜、陈桔皮、荜茇。(中医方剂大辞典)

白术汤 bai zhu tang

【英文名】Bai Zhu Decoction

【异名】白术散(中医方剂大辞典、普济方、保命集、三因);茯苓半夏汤(中医方剂大辞典、兰室秘藏);四君子汤(中医方剂大辞典、局方);四圣汤(中医方剂大辞典、活幼口议);人参散(中医方剂大辞典、普济方);温中汤(中医方剂大辞典、医部全录);四君汤(中医方剂大辞典、文堂集验方);三物汤(中医方剂大辞典、济阴纲目);痢下白术汤(中医方剂大辞典、医略六书)

【组成】(1)白术、人参、桂心、干姜、附子、甘草。(中医方剂大辞典)(2)羊肾、白术、生姜、玄参、泽泻、芍药、茯苓、淡竹叶、生地黄。(中医方剂大辞典)(3)白术、甘草、莎草根、草豆蔻、干姜、陈曲、麦蘖。(中医方剂大辞典)(4)白术、附子、陈桔皮、人参、桂心、芍药、枇杷叶、白茅根、芦根、枳壳。(中医方剂大辞典)(5)白术、附子、陈桔皮、人参、白茯苓、干姜。(中医方剂大辞典)(6)白术、厚朴、当归、人参、干姜、甘草。(中医方剂大辞典)(7)白术、木瓜、人参、甘草、干姜。(中医方剂大辞典)(8)白术、枳壳。(中医方剂大辞典)(9)白术、紫苏、芍药、金银花、葛根、荆芥、干姜、知母、独活、甘草、生姜。(中医方剂大辞典)(10)白术、陈皮、白茯苓、五味子、半夏、杏仁、甘草。(中医方剂大辞典)(11)白术、川芎、蔓荆子、没药、白蒺藜、黄芩、防风、五味子、菊花、甘草。(中医方剂大辞典)(12)白术、厚朴、防风、附子、橘红、白鲜皮、五加皮。(中医方剂大辞典)(13)白术、木香、青桔皮、神曲、麦蘖、人参、赤茯苓、甘草、槟榔。(中医方剂大辞典)(14)葛根汤、桂心、黄芪、白术。(中医方剂大辞典)(15)白术、当归、厚朴、半夏、甘草、人参、川芎、生姜、枳实、食茱萸。(中医方剂大辞典)(16)白术、桂心、陈桔皮、甘草、厚朴、芍药、芎䓖。(中医方剂大辞典)(17)白术、芦根、厚朴、枇杷叶。(中医方剂大辞典)(18)白术、木通、栀子仁、黄芩、赤茯苓、榆白皮。(中医方剂大辞典)(19)白术、黄芪、当归、陈皮、甘草。(中医方剂大辞典)(20)白术、防风。(中医方剂大辞典)(21)白术、五味子、半夏、白茯苓、橘红、甘草。(中医方剂大辞典)(22)白术、防风、甘草。(中医方剂大辞典)(23)炒神曲、陈皮、天麻、白术、白茯苓、麦蘖面、半夏。(中医方剂大辞典)(24)白术、黄芩、当归。(中医方剂大辞典)(25)白术、甘草、当归、陈皮、桔梗、枳壳。(中医方剂大辞典)(26)人参、白茯苓、白术、木香、甘草、黄芪、干葛。(中医方剂大辞典)(27)白术、白茯苓、半夏。(中医方剂大辞典)(28)白术、芍药、干姜、甘草。(中医方剂大辞典)(29)半夏曲、白术、槟榔、木香、甘草、茯苓。(中医方剂大辞典)(30)白术、葛根、升麻、黄芩、芍药、甘草。(中医方剂大辞典)(31)白术、五味子、茯苓、甘草、半夏。(中医方剂大辞典)(32)白术、寒水石、当归、黄芩、芍药、人参、石膏、干葛、防风、缩砂、藿香、甘草、茯苓、木香。(中医方剂大辞典)(33)白术、厚朴、桂心、桔梗、干姜、人参、当归、茯苓、甘草。(中医方剂大辞典)(34)白术、甘草、桑白皮、茯苓。(中医方剂大辞典)(35)白术、赤茯苓、人参、当归、厚朴。(中医方剂大辞典)(36)白术、干姜、白茯苓、甘草、附子。(中医方剂大辞典)(37)白术、人参、厚朴。(中医方剂大辞典)(38)白术、人参、甘草、枳壳、当归、牡蛎。(中医方剂大辞典)(39)白术、人参、麻黄、甘草、葛根、藿香、桔梗。(中医方剂大辞典)(40)白术、厚朴、草豆蔻、枳壳、白茯苓、木香、人参。(中医方剂大辞典)(41)白术、人参、杏仁、陈桔皮、甘草、厚朴、枳实、木香、当归、熟干地黄。(中医方剂大辞典)(42)白术、枇杷叶、桂心、当归、枳壳、人参、甘草、麦蘖、干姜。(中医方剂大辞典)(43)白术、赤茯苓、人参、甘草、厚朴、枳壳。(中医方剂大辞典)(44)白术、当归、桑根白皮、大黄、细辛、桂心。(中医方剂大辞典)(45)白术、麻黄、石膏、葛根、何首乌、甘草。(中医方剂大辞典)(46)白术、半夏。(中医方剂大辞典)(47)白术、陈桔皮、木香、甘草、厚朴、丁香、干姜、半夏。(中医方剂大辞典)(48)白术、厚朴、芎䓖、芍药、当归、人参、甘草、诃黎勒。(中医方剂大辞典)(49)白术、陈桔皮、桂心、白茯苓、前胡、枳实、半夏、附子、甘草。(中医方剂大辞典)(50)白术、木香、人参、白茯苓、草豆蔻、陈桔皮、桂心、枳壳、细辛、陈曲末、诃黎勒。(中医方剂大辞典)(51)白术、木瓜、甘草。(中医方剂大辞典)(52)白术、赤茯苓、人参、甘草。(中医方剂大辞典)(53)白术、甘草、厚朴、黄柏、龙骨。(中医方剂大辞典)(54)白术、甘草、附子、人参、桂心、当归、陈桔皮。(中医方剂大辞典)(55)白术、陈桔皮、甘草、白豆蔻、高良姜、茯神。(中医方剂大辞典)(56)白术、陈桔皮、干木瓜。(中医方剂大辞典)(57)白术、厚朴、黄芪、人参、白茯苓、桔梗、桂心、陈桔皮、甘草。(中医方剂大辞典)(58)白术、石膏、干姜、五味子、甘草、人参、芎䓖、麻黄。(中医方剂大辞典)(59)白术、茯苓、橘络、甘草、荆芥。(中医方剂大辞典)(60)白术、炙甘草。(中医方剂大辞典)(61)白术、生薏米。(中医方剂大辞典)(62)白术、人参、茯苓、牛膝、黄柏、苍术、当归、白芍、木瓜、柴胡、广皮。(中医方剂大辞典)(63)白术、厚朴、当归、龙骨、熟艾。(中医方剂大辞典)(64)白术、木香、益智仁、京三棱、槟榔。(中医方剂大辞典)(65)白术、赤茯苓、枳壳、人参、桔梗、桂心。(中医方剂大辞典)(66)白术、柴胡、生姜、厚朴、桂心、甘草、槟榔。(中医方剂大辞典)(67)白术、人参、桔梗、诃黎勒、桂心、陈桔皮、半夏、甘草、五味子。(中医方剂大辞典)(68)白术、五味子、甘草、石膏、干姜。(中医方剂大辞典)(69)白术、人参、荜澄茄、诃黎勒、丁香、草豆蔻、黄芪、附子、白茯苓、麦蘖、沉香、陈桔皮、木香、枳实、甘草。(中医方剂大辞典)(70)白术、防己、附子、桂心、人参、甘草、当归、芍药。(中医方剂大辞典)(71)白术、半夏、当归、厚朴、生姜屑、舶上丁香皮。(中医方剂大辞典)(72)白术、丁香、甘草、陈桔皮、木香、大腹、枳壳、诃黎勒、草豆蔻。(中医方剂大辞典)(73)白术、木香、陈桔皮、芍药、桑根白皮、木通、牵牛子。(中医方剂大辞典)(74)白术、人参、厚朴、陈桔皮、桂心。(中医方剂大辞典)(75)白术、赤茯苓、当归、桂心、桔梗、陈桔皮、吴茱萸、人参、甘草、细辛、厚朴。(中医方剂大辞典)(76)白术、人参、陈桔皮、附子、桂心、吴茱萸、干姜。(中医方剂大辞典)(77)白术。(中医方剂大辞典)

白术饮 bai zhu yin

【英文名】Bai Zhu Drink

【异名】白术散(中医方剂大辞典、济生、圣济总录)

【组成】(1)白术、乌头、桔梗、附子、细辛、干姜。(中医方剂大辞典)(2)白术、芦根、厚朴、枇杷叶。(中医方剂大辞典)(3)白术、附子、高良姜、桂、人参、干姜、藿香。(中医方剂大辞典)(4)白术、厚朴、甘菊花、人参、白芷、防风。(中医方剂大辞典)(5)白术、人参、草果仁、干姜、厚朴、肉豆蔻、桔皮、木香、麦蘖、甘草。(中医方剂大辞典)(6)白术、人参、生姜、甘草。(中医方剂大辞典)

白术酒 bai zhu jiu

【英文名】Bai Zhu Wine

【异名】术酒(中医方剂大辞典、千金翼);白术饮(中医方剂大辞典、普济方);一味白术酒(中医方剂大辞典、时方歌括);芎䓖散(中医方剂大辞典、圣济总录);芎椒白术散(中医方剂大辞典、鸡峰);安胎白术散(中医方剂大辞典、卫生宝鉴)

【组成】(1)白术。(中医方剂大辞典)(2)白术、独活。(中医方剂大辞典)(3)白术、独活、黑豆。(中医方剂大辞典)(4)白术、黑豆。(中医方剂大辞典)

白术散 bai zhu san

【英文名】Bai Zhu Powders

【异名】白术舒脾散(中医方剂大辞典、本事);白术茯苓泽泻汤(中医方剂大辞典、本事);白术汤(中医方剂大辞典、圣惠);白术香散(中医方剂大辞典、圣惠);桂心白术汤(中医方剂大辞典、圣惠)

【组成】(1)白术、黄芩。(中医方剂大辞典)(2)白术、人参、厚朴、黄连、当归、地榆、木香、榉树皮、甘草。(中医方剂大辞典)(3)白术、干姜、木香、甘草、厚朴、阿胶、神曲、当归、诃黎勒。(中医方剂大辞典)(4)白术、附子、龙骨、黄连、阿胶、干姜、赤石脂、地榆、当归。(中医方剂大辞典)(5)白术、牵牛子、木通、川大黄、陈桔皮、槟榔、川朴消。(中医方剂大辞典)(6)白术、赤茯苓、桑根白皮、楮白皮、汉防己、泽漆茎叶、射干、槟榔。(中医方剂大辞典)(7)白术、半夏、赤茯苓、人参、桂心、甘草、附子、前胡。(中医方剂大辞典)(8)白术、麻黄、赤芍、旋覆花、桂心、前胡、甘草、五味子、半夏。(中医方剂大辞典)(9)白术、陈桔皮、丁香、赤茯苓、半夏、附子、桂心、前胡、甘草。(中医方剂大辞典)(10)白术、柴胡、赤芍、陈桔皮、厚朴、赤茯苓、槟榔、桔梗、诃黎勒皮、桂心、甘草。(中医方剂大辞典)(11)白术、吴茱萸、高良姜、桂心、人参。(中医方剂大辞典)(12)白术、枳实、神曲。(中医方剂大辞典)(13)白术、木香、诃黎勒皮、桂心、甘草、丁香、人参、厚朴、陈桔皮、草豆蔻。(中医方剂大辞典)(14)白术、木香、吴茱萸、桂心、陈桔皮、荜茇、槟榔、人参、川大黄、厚朴。(中医方剂大辞典)(15)白术、人参、干姜、甘草、吴茱萸、五味子、曲末、大麦蘖、桂心。(中医方剂大辞典)(16)白术、半夏、青桔皮、赤茯苓、大腹皮、人参、枇杷叶、木香、前胡、槟榔、厚朴。(中医方剂大辞典)(17)白术、诃黎勒皮、枳壳、陈桔皮、干姜、人参、桔梗、桂心、木香、槟榔。(中医方剂大辞典)(18)白术、赤茯苓、枳壳、人参、桔梗、桂心、京三棱、槟榔。(中医方剂大辞典)(19)白术、藿香、人参、枇杷叶、高良姜、草豆蔻。(中医方剂大辞典)(20)白术、枳壳、桂心。(中医方剂大辞典)(21)白术、肉豆蔻、人参、厚朴、陈桔皮。(中医方剂大辞典)(22)白术、诃黎勒皮、半夏、甘草、桔梗、桂心、前胡、陈桔皮。(中医方剂大辞典)(23)白术、赤茯苓、当归、桂心、桔梗、陈桔皮、吴茱萸、人参、甘草、细辛、厚朴。(中医方剂大辞典)(24)白术、半夏、桂心、厚朴、陈桔皮、草豆蔻。(中医方剂大辞典)(25)白术、半夏、槟榔、桂心、陈桔皮、丁香、高良姜、木香。(中医方剂大辞典)(26)白术、桂心、陈桔皮、泽泻、诃黎勒皮。(中医方剂大辞典)(27)白术、陈桔皮、芎䓖、当归、桂心、附子、厚朴、槟榔、大腹皮、草豆蔻、川大黄、高良姜。(中医方剂大辞典)(28)白术、桂心、赤芍、当归、半夏、陈桔皮、干姜、木香、厚朴。(中医方剂大辞典)(29)白术、甘草、芎䓖、羌活、羚羊角屑、桂心、麻黄、知母、石膏。(中医方剂大辞典)(30)白术、人参、白茯苓、干木瓜、陈桔皮、甘草。(中医方剂大辞典)(31)白术、人参、甘草、陈桔皮、厚朴。(中医方剂大辞典)(32)白术、人参、当归、木香、陈桔皮。(中医方剂大辞典)(33)白术、当归、柴胡、桂心、青桔皮、桔梗、甘草。(中医方剂大辞典)(34)白术、丁香、诃黎勒、桂心、细辛、附子、枳壳、吴茱萸。(中医方剂大辞典)

(35)白术、陈桔皮、槟榔、紫苏茎叶、人参、白茯苓、木香、半夏、桂心、诃黎勒皮、厚朴。(中医方剂大辞典)(36)白术、酸枣仁、麻黄根、防风、白龙骨、黄芪。(中医方剂大辞典)(37)白术、人参、诃黎勒、陈桔皮、草豆蔻、桂心。(中医方剂大辞典)(38)白术、前胡、半夏、人参、桑根白皮、杏仁、紫菀、赤茯苓、槟榔、桂心、鳖甲、百部、枳壳、旋覆花、甘草。(中医方剂大辞典)(39)白术、甘菊花、赤茯苓、人参、前胡、大腹皮、旋覆花、半夏、石膏、附子、甘草。(中医方剂大辞典)(40)白术、藿香、桂心、枇杷叶、人参、白茯苓、肉豆蔻、厚朴、甘草。(中医方剂大辞典)(41)白术、诃黎勒、高良姜、丁香、肉桂、甘草、桔梗、人参、陈桔皮、厚朴。(中医方剂大辞典)(42)白术、附子、干姜、桂心、甘草、川大黄、木香、枳壳。(中医方剂大辞典)(43)白术、前胡、桂心、甘草、附子、五味子、干姜、诃黎勒皮、厚朴。(中医方剂大辞典)(44)白术、白茯苓、麻黄、五味子、桂心、高良姜、羌活、附子。(中医方剂大辞典)(45)白术、防葵、槟榔、郁李仁、鳖甲、吴茱萸、桃仁、诃黎勒。(中医方剂大辞典)(46)白术、木香、草豆蔻、陈桔皮、人参、肉豆蔻、益智子、干姜、白茯苓、厚朴、半夏、甘草。(中医方剂大辞典)(47)白术、人参、桂心、厚朴、吴茱萸、诃黎勒、益智子、陈桔皮、槟榔。(中医方剂大辞典)(48)枳壳、白术、桂心、豉甘草、杏仁、葛根。(中医方剂大辞典)(49)白术、陈桔皮、人参、麦蘖、附子、芎䓖、桂心、厚朴、诃黎勒。(中医方剂大辞典)(50)白术、茯神、归身、小洋参、龙骨、浮小麦。(中医方剂大辞典)(51)白术、陈桔皮、枳实、半夏、桂心、白茯苓、附子、前胡、甘草。(中医方剂大辞典)(52)白术、云苓、薏苡仁、鲜石斛、葛根、木瓜、生甘草。(中医方剂大辞典)(53)白术、白芍、人参、甘草、当归、半夏、桂心、附子、黄芪。(中医方剂大辞典)(54)广陈皮、白术、茯苓、木香、锅巴、炙甘草。(中医方剂大辞典)(55)白术、茯苓、泽泻、陈皮、姜皮、大腹皮、木香。(中医方剂大辞典)(56)人参、茯苓、白术、藿香、甘草、砂仁、山药、泽泻、肉豆蔻。(中医方剂大辞典)(57)白术、桂心、附子、防风、芎䓖、甘草。(中医方剂大辞典)(58)白术、白茯苓、桂心、厚朴、陈曲、草豆蔻、大麦蘖、木香、吴茱萸、陈桔皮、人参、槟榔。(中医方剂大辞典)(59)白术、猪苓、泽泻、山药、莲肉、白茯苓、人参、炙甘草。(中医方剂大辞典)(60)白术、白茯苓、神曲、天麻、桔皮、麦蘖、半夏、生姜。(中医方剂大辞典)(61)白术、前胡、葛根、桑根白皮、川升麻、赤芍、石膏、荆芥、子芩。(中医方剂大辞典)(62)白术、人参、肉桂、桔梗、细辛、甘草、厚朴、陈桔皮、杏仁。(中医方剂大辞典)(63)白术、紫菀、干姜、人参、熟干地黄、桂心、五味子、甘草、黄明胶、白茯苓。(中医方剂大辞典)(64)白术、前胡、防风、枳壳、赤茯苓、蔓荆子、甘草、半夏、芎䓖。(中医方剂大辞典)(65)人参、白术、甘草、木香、花粉、干葛、藿香、麦冬、白芍、白茯苓。(中医方剂大辞典)(66)人参、白术、茯苓、藿香、木香、甘草、干姜、乌梅。(中医方剂大辞典)(67)白术、麦门冬、黄芪、人参、前胡、陈桔皮、桂心、白芍、白茯苓、当归、半夏、甘草。(中医方剂大辞典)(68)川芎、归身、白术、白芍、竹茹、紫苏、前胡、木香、乌药、香附、陈皮、甘草。(中医方剂大辞典)(69)白术、人参、木香、黄芪、甘草、白茯苓、藿香、葛根。(中医方剂大辞典)(70)白术、芦根、草豆蔻、人参、陈桔皮、枇杷叶、厚朴。(中医方剂大辞典)(71)白术、川乌、桔梗、细辛、干姜、羌活、防风、肉桂、甘草。(中医方剂大辞典)(72)白术、人参、陈桔皮、大腹皮、黄芪、枳壳、甘草、诃黎勒、沉香。(中医方剂大辞典)(73)白术、陈桔皮、人参、桑根白皮、半夏。(中医方剂大辞典)(74)白术、黄芪、麦门冬、人参、桂心、陈桔皮。(中医方剂大辞典)(75)白术、人参、白茯苓、白扁豆、山药、甘草、粉葛、糯米。(中医方剂大辞典)(76)白术、干姜、桂心、人参、厚朴、陈桔皮、附子、缩砂、草豆蔻、当归、诃黎勒。(中医方剂大辞典)(77)白术、半夏、人参、白茯苓、陈桔皮、桂心、旋覆花、五味子、大腹皮、前胡、厚朴。(中医方剂大辞典)(78)白术、木香、甘草、茴香、青皮。(中医方剂大辞典)(79)白术、人参、枳壳、桂心、陈桔皮、厚朴、诃黎勒、白豆蔻。(中医方剂大辞典)(80)人参、白术、白茯苓、甘草、藿香、山药、扁豆。(中医方剂大辞典)(81)白术、草豆蔻、槟榔、甘草、桂心、桔梗、人参、前胡、诃黎勒、赤茯苓、枳实。(中医方剂大辞典)(82)白术、诃黎勒、丁香、人参、草豆蔻、黄芪、附子、白茯苓、荜澄茄、麦蘖、沉香、陈桔皮、木香、枳实、甘草。(中医方剂大辞典)(83)白术、甘草、当归、白茯苓、远志、熟干地黄、黄芩、半夏、附子、枳壳、桂心、木香。(中医方剂大辞典)(84)曲末、麦蘖末、生地黄、白术、牛膝、桑甘、姜黄、当归、生姜、桃仁、杏仁、桔皮。(中医方剂大辞典)(85)白术、附子、龙骨、黄连、阿胶、甘草、赤石脂、地榆、当归。(中医方剂大辞典)(86)白术、甘菊花、赤茯苓、人参、前胡、半夏、旋覆花、石膏、附子、大腹皮、甘草。(中医方剂大辞典)(87)白术、肉桂、干地黄、泽泻、茯苓。(中医方剂大辞典)(88)白术、芍药、甘草。(中医方剂大辞典)(89)白术、茯苓、吴茱萸、桔皮、荜茇、厚朴、槟榔、人参、大黄。(中医方剂大辞典)(90)白术、丁香、肉豆蔻、陈皮、甘草。(中医方剂大辞典)(91)茯苓、泽泻、白术、生姜、桂心、甘草。(中医方剂大辞典)(92)白术、附子、秦艽、人参、牡蛎、蜀椒、细辛、黄芩、芎䓖、牛膝、干姜、桂心、防风、茯苓、桔梗、当归、独活、柴胡、乌头、甘草、麻黄、石南、莽草、栝楼根、天雄、杜仲。(中医方剂大辞典)(93)白术。(中医方剂大辞典)(94)白术、芍药、藁本、续断、当归、虎骨、乌蛇肉。(中医方剂大辞典)(95)白术、人参、白茯苓、黄芪、山药、百合、甘草、前胡、柴胡。(中医方剂大辞典)(96)白术、人参、丁香、甘草。(中医方剂大辞典)(97)白术、芍药、茯苓。(中医方剂大辞典)(98)白术、泽泻。(中医方剂大辞典)(99)白术、茯苓、半夏、黄芩。(中医方剂大辞典)(100)木香、白术、青桔皮、黑牵牛、桑白皮。(中医方剂大辞典)(101)白术、厚朴、人参、吴茱萸、茯苓、麦蘖曲、芎䓖。(中医方剂大辞典)(102)白芷、甘草、青皮、陈皮、白茯苓、桔梗、山药、香附、干姜、白术。(中医方剂大辞典)(103)白术、芎䓖、蜀椒、牡蛎。(中医方剂大辞典)(104)牡蛎、白术、防风。(中医方剂大辞典)(105)白术、茯苓、苏叶、人参、苍术、川芎、诃子仁、甘草、腹皮、陈皮、青皮、木香、厚朴、当归、白芍、砂仁。(中医方剂大辞典)(106)人参、白术、陈皮、甘草、香薷、厚朴、藿香、乌药、茯苓、猪苓、泽泻、苍术、木瓜、干葛、竹茹。(中医方剂大辞典)(107)川芎、当归、白芍、茯苓、白术、甘草、木香、广皮、香附、乌药、前胡、紫苏、竹茹、延胡索。(中医方剂大辞典)(108)白术、砂仁、陈皮、人参、甘草、草蔻、茯苓、藿香、乌药、香附、竹茹、前胡、川芎、白芍、当归、姜、枣。(中医方剂大辞典)(109)白术、干山药、白茯苓、人参、木香、白扁豆、藿香、甘草。(中医方剂大辞典)(110)白术、人参、半夏曲、茯苓、干姜、甘草。(中医方剂大辞典)(111)白术、干紫苏、白芷、人参、川芎、诃子皮、青皮、甘草。(中医方剂大辞典)(112)白术、木香、附子、人参。(中医方剂大辞典)(113)白术、当归、地榆、木香、赤芍、甘草。(中医方剂大辞典)(114)白术、土瓜根、牡蛎粉。(中医方剂大辞典)(115)白术、木香、陈桔皮、丁香、麦门冬。(中医方剂大辞典)(116)白术、草豆蔻、丁香、当归、陈桔皮、甘草。(中医方剂大辞典)(117)白术、当归、芎䓖、干姜、青桔皮、甘草。(中医方剂大辞典)(118)白术、赤芍、紫菀、麻黄、厚朴、人参、陈桔皮、杏仁、甘草。(中医方剂大辞典)(119)白术、附子、当归、桂心、陈桔皮、人参、木香、槟榔、干姜、赤芍、芎䓖、甘草、吴茱萸、厚朴。(中医方剂大辞典)(120)白术、黄芪、五味子、石斛、防风、人参、酸枣仁、牛膝、木香、桂心、当归、白茯苓、熟干地黄、芎䓖、羚羊角屑、附子、甘草、干姜。(中医方剂大辞典)(121)白术、木香、熟干地黄、干姜、白芍、芎䓖、桃仁、人参、桂心、黄芪、当归、白茯苓。(中医方剂大辞典)(122)泽泻、白术、茯苓。(中医方剂大辞典)(123)吴白术、厚朴、桔皮、甘草。(中医方剂大辞典)(124)人参、白术、吴茱萸、阿胶、熟艾、桑寄生、茯苓、当归。(中医方剂大辞典)(125)白术、人参、旋覆花、熟地黄、当归、阿胶。(中医方剂大辞典)(126)芍药、当归、官桂、人参、白术、茯苓、粟米。(中医方剂大辞典)(127)人参、白茯苓、白术、藿香叶、木香、甘草、葛根。(中医方剂大辞典)(128)白术、生姜皮、大腹皮、白茯苓皮、陈皮、桑白皮。(中医方剂大辞典)(129)桔皮、大腹皮、茯苓、生姜、白术。(中医方剂大辞典)(130)白术、芍药、桂心、附子。(中医方剂大辞典)(131)白术、楝实、青盐。(中医方剂大辞典)(132)白术、龙骨、当归、生干地黄、黄芪、牡蛎粉。(中医方剂大辞典)(133)白术、石膏、白芍、白茯苓、麦门冬、牡蛎粉、生干地黄、人参、五味子、黄芪、甘草。(中医方剂大辞典)(134)白术、麦门冬、陈桔皮、干姜、人参、甘草。(中医方剂大辞典)(135)白术、麦门冬、厚朴、人参、陈桔皮、当归、桂心。(中医方剂大辞典)(136)白术、芎䓖、赤芍、附子、桂心、青桔皮、甘草、厚朴、石膏。(中医方剂大辞典)(137)白术、黄芩、陈桔皮。(中医方剂大辞典)(138)白术、熟干地黄、白茯苓、甘草、阿胶、当归。(中医方剂大辞典)(139)白术、草豆蔻、当归、甘草、干姜、芎䓖、厚朴。(中医方剂大辞典)(140)白术、厚朴、白茯苓、葛根、麦门冬、人参、甘草、陈桔皮。(中医方剂大辞典)(141)白术、芍药、木香、缩砂仁、黄连、陈曲、厚朴。(中医方剂大辞典)(142)白术、人参、白茯苓、黄芪、姜制半夏、山芋、桔梗、桑根白皮、白芷、五味子、甘草。(中医方剂大辞典)(143)白术、木香、青桔皮、丁香、麦蘖、人参、赤茯苓、甘草、槟榔、干姜。(中医方剂大辞典)(144)白术、芎䓖、芍药、人参、阿胶、甘草。(中医方剂大辞典)(145)白术、黄柏、白薇。(中医方剂大辞典)(146)白术、芍药、厚朴、吴茱萸、陈桔皮、细辛。(中医方剂大辞典)(147)白术、人参、诃黎勒、陈桔皮、草豆蔻、桂心。(中医方剂大辞典)(148)白术、白芷、鳖甲、苍术、防风、厚朴、桂心、人参、陈桔皮、干姜、高良姜、吴茱萸、柴胡、蜀椒、芎䓖、白茯苓、白芜荑、缩砂、附子、沉香、丁香、当归、木香。(中医方剂大辞典)(149)白术、人参、丁香、甘草、白茯苓、草豆蔻、陈桔皮、干姜、桔梗。(中医方剂大辞典)(150)白术、黄芩、赤石脂、干姜、芎䓖、艾叶、人参、阿胶、当归。(中医方剂大辞典)(151)白术、人参、葛根、赤茯苓、陈桔皮、枇杷叶、枳壳、黄芪、柴胡、麦门冬、甘草、半夏。(中医方剂大辞典)(152)白术、白茯苓、芎䓖、人参、干姜、草豆蔻、厚朴、陈桔皮、当归。(中医方剂大辞典)(153)白术、草豆蔻、益智子、枳壳、高良姜、陈桔皮。(中医方剂大辞典)

(154)白术、陈桔皮、麦门冬、芎䓖、甘草、人参、半夏、前胡、赤茯苓。(中医方剂大辞典)(155)白术、艾叶、附子、芎䓖、阿胶、桂心、白石脂、白矾灰、乌贼鱼骨、熟干地黄、吴茱萸、伏龙肝、当归。(中医方剂大辞典)(156)白术、桂心、草豆蔻、槟榔、赤茯苓、诃黎勒、陈桔皮、厚朴、人参、甘草。(中医方剂大辞典)(157)白术、石斛、黄芪、桂心、熟干地黄、续断、人参、牛膝、天门冬、肉苁蓉、白茯苓、甘草。(中医方剂大辞典)(158)白术、诃黎勒、甘草、丁香、厚朴、木香、桂心、人参、槟榔、陈桔皮、草豆蔻。(中医方剂大辞典)(159)白术、附子、石斛、蜀椒、干姜、天雄、细辛、羊踯躅、乌头、石南、桂心、防风。(中医方剂大辞典)(160)白术、人参、秦艽、当归、天雄、附子、乌头、干姜、蜀椒、防风、桂心、防已、萆薢、白蔹、桔梗、黄芪、山茱萸、麻黄、茵芋、甘草、细辛。(中医方剂大辞典)(161)白术、细辛、附子、桔梗、干姜、川乌头。(中医方剂大辞典)(162)白术、萆薢、独活、肉桂、五加皮、甘菊花、汉防己、葛根、羚羊角屑、赤芍、防风、芎䓖、杏仁、侧子、甘草、磁石、麻黄、薏苡仁。(中医方剂大辞典)

白术膏 bai zhu gao

【英文名】Bai Zhu Ointment

【异名】白术助胃丹(中医方剂大辞典、医便);助胃膏(中医方剂大辞典)

【组成】(1)上好片术。(中医方剂大辞典)(2)人参、白术、白茯苓、甘草、白豆蔻、肉豆蔻、木香、山药、砂仁。(中医方剂大辞典)(3)白术、白茯苓、人参、滑石、泽泻。(中医方剂大辞典)(4)猪皮、桑白皮、白术、黑豆。(中医方剂大辞典)(5)白术。(中医方剂大辞典)(6)白术、陈皮。(中医方剂大辞典)(7)白术、人参。(中医方剂大辞典)

白龙丸 bai long wan

【英文名】Bai Long Pill

【异名】辅龙丹(中医方剂大辞典)

【组成】(1)藁本、细辛、白芷、川芎、甘草。(中医方剂大辞典)(2)天南星、川乌、甘草、藁本、甘松、白芷、桂心、海桐皮、石膏。(中医方剂大辞典)(3)半夏、硇砂、巴豆、腻粉、粉霜、龙脑。(中医方剂大辞典)(4)石膏、川乌头、甘草、天南星、肉桂、甘菊花、防风、白僵蚕、京芎、牛膝、海桐皮、麻黄、甘松、川白芷、藁本。(中医方剂大辞典)(5)川大黄、穿山甲、雄黄、僵虫、乳香、没药。(中医方剂大辞典)(6)生军、生半夏、北辛。(中医方剂大辞典)(7)白附子、附子、半夏、天南星、麝香、凝水石、乌头、龙脑。(中医方剂大辞典)(8)鹿角霜、龙骨、牡蛎。(中医方剂大辞典)(9)乳香、没药、川乌、草乌、地龙、南星。(中医方剂大辞典)(10)南硼砂、缩砂、地栗、甘草、寒水石、白僵蚕、桂心、白茯苓。(中医方剂大辞典)(11)半夏、滑石、茯苓、白矾。(中医方剂大辞典)(12)附子、白石脂、白龙骨。(中医方剂大辞典)(13)滑石。(中医方剂大辞典)(14)白附子、明天麻、藁本、缩砂仁、荆芥穗、川羌活、细辛、川独活、薄荷叶、藿香叶、麻黄、甘松、葛根、防风、白芷、川芎、桔梗、香附子、甘草、川乌、石膏、寒水石。(中医方剂大辞典)(15)白石脂、白龙骨。(中医方剂大辞典)

白龙丹 bai long dan

【英文名】Bai Long Pellet

【组成】(1)炉甘石、玄明粉、硼砂、片脑。(中医方剂大辞典)(2)川芎、防风、滑石、草乌、两头尖、甘草、川乌、桔梗、寒水石、何首乌、茴香、广木香、地骨皮、白及、藁本、甘松、白芷、香附子、良姜、薄荷、当归、白芍、羌活川椒、广零陵香、藿香叶、全蝎、细辛、荆芥穗、甘菊花、麻黄、人参、升麻、天麻、僵蚕、干葛、蕲州白花蛇、乌梢蛇、豆粉、麝香、白面。(中医方剂大辞典)(3)枯明矾。(中医方剂大辞典)(4)芒消、朱砂、麝香、冰片。(中医方剂大辞典)(5)雷丸末、甘遂末、牵牛、龙脑、粉霜、轻粉。(中医方剂大辞典)(6)川大黄、穿山甲、雄黄、僵虫、乳香、没药。(中医方剂大辞典)

白龙汤 bai long tang

【英文名】Bai Long Decoction

【组成】桂枝、白芍、龙骨、牡蛎、甘草。(中医方剂大辞典)

白龙散 bai long san

【英文名】Bai Long Powders

【组成】(1)龙脑、马牙消、绿豆粉。(中医方剂大辞典)(2)马牙消。(中医方剂大辞典)(3)枯矾、龙骨。(中医方剂大辞典)(4)白及、水龙骨。(中医方剂大辞典)(5)枯矾、乳香。(中医方剂大辞典)(6)寒水石、乌贼鱼骨、滑石、硼砂、轻粉。(中医方剂大辞典)(7)西硼砂、铅霜、脑子、寒水石。(中医方剂大辞典)(8)柑子皮、白梅、象牙屑。(中医方剂大辞典)(9)龙骨、麝。(中医方剂大辞典)(10)乌牛粪。(中医方剂大辞典)(11)寒水石、甘草、葛粉。(中医方剂大辞典)(12)白善粉、铜绿。(中医方剂大辞典)(13)天浆子、白僵蚕。(中医方剂大辞典)(14)蛤粉、白矾、青盐。(中医方剂大辞典)

白龙膏 bai long gao

【英文名】Bai Long Plaster

【异名】验方千捶膏(中医方剂大辞典、全国中药成药处方集)

【组成】(1)蓖麻仁、没药、乳香、轻粉、铅粉、杏仁、铜绿、松香。(中医方剂大辞典)(2)麻油、大附子、穿山甲、杏仁、槐白皮。(中医方剂大辞典)(3)白及、五倍子、白蔹。(中医方剂大辞典)(4)香油、官粉、黄蜡。(中医方剂大辞典)(5)黄蜡、黄香、香油、乳香末、没药末。(中医方剂大辞典)(6)轻粉、白薇、白芷、白蔹、黄芪、商陆根、柳白皮、桑白皮、乳香、定粉、黄蜡、杏子油。(中医方剂大辞典)(7)沉香、白擅、白茯苓、木香、白附子、桔梗、白及、白蔹、白芷、白薇、白术、黄芪、川芎、甘草、防风、白芍、当归、生干地黄、瓜蒌根、杏仁、桑白皮、桃仁、木鳖子、人参、木通、独活、川升、麻槐白皮、零陵香叶、苦参、腊日澄清脂麻油、上好瓦粉。(中医方剂大辞典)(8)腻粉、乳香、湿百合根。(中医方剂大辞典)

白石方 bai shi fang

【英文名】Bai Shi Prescription

【组成】五灵、阿魏。(中医方剂大辞典)

白归汤 bai gui tang

【英文名】Bai Gui Decoction

【组成】川芎、当归、白芍。(中医方剂大辞典)

白瓜丸 bai gua wan

【英文名】Bai Gua Pill

【组成】白瓜子仁、陈桔皮、白芷、藁本、远志、杜衡、车前子、当归、云母粉、白石脂、天门冬、细辛、柏子仁、栝楼根、黄丹。(中医方剂大辞典)

白圣散 bai sheng san

【英文名】Bai Sheng Powders

【组成】(1)樟柳根、大戟、甘遂。(中医方剂大辞典)(2)大雄、山茱萸、山芋、干姜。(中医方剂大辞典)

白芍汤 bai shao tang

【英文名】Bai Shao Decoction

【组成】(1)白芍、炙甘草、莲肉、山药、扁豆、龙眼肉、青黛、麦冬。(中医方剂大辞典)(2)白芍、苡仁、钩藤、茯苓、泽泻、桂心、甘草。(中医方剂大辞典)(3)白芍、枣仁、乌梅。(中医方剂大辞典)

白芍丸 bai shao wan

【英文名】Bai Shao Pill

【组成】(1)白芍、川芎、白术、阿胶、当归、干姜、人参。(中医方剂大辞典)(2)当归、芍药、鹿茸、熟地黄。(中医方剂大辞典)

白芍汤 bai shao tang

【英文名】Bai Shao Decoction

【组成】(1)白芍、泽泻、白术、桂心、当归、干姜、甘草。(中医方剂大辞典)(2)白芍、泽泻、甘草、薄桂。(中医方剂大辞典)

白芍散 bai shao san

【英文名】Bai Shao Powders

【组成】(1)白芍、桂心、白术、人参、白茯苓、五加皮、干姜、甘草。(中医方剂大辞典)(2)白芍、犀角末。(中医方剂大辞典)(3)白芍、白茯苓、当归、白术、陈皮、香附子。(中医方剂大辞典)(4)白芍、牡蛎、熟干地黄、桂心、干姜、鹿角胶、乌贼鱼骨、黄芪、龙骨。(中医方剂大辞典)(5)白芍、牡蛎粉、熟干地黄、白术、麒麟竭、柏子仁、乌贼鱼骨、桂心、附子、黄芪、龙骨。(中医方剂大辞典)(6)白芍、干姜。(中医方剂大辞典)(7)白芍、牡蛎、熟干地黄、白芷、干姜、桂心、乌贼鱼骨、黄芪、龙骨。(中医方剂大辞典)(8)白芍、当归、附子、黄芩、白术、阿胶、生干地黄、甘草。(中医方剂大辞典)

白灰散 bai hui san

【英文名】Bai Hui Powders

【组成】(1)白石灰。(中医方剂大辞典)(2)石灰。(中医方剂大辞典)

白吊药 bai diao yao

【英文名】Bai Diao Yao Powders

【组成】水银、胆矾、食盐、火消、明矾。(中医方剂大辞典)

白地汤 bai di tang

【英文名】Bai Di Decoction

【组成】白及、地榆、生地、生大黄、刺猬皮、台乌药。(陕西中医 1986,7(7))

白华散 bai hua san

【英文名】Bai Hua Powders

【组成】蛤粉、连翘、甘草、白药子、白附子。(中医方剂大辞典)

白衣丸 bai yi wan

【英文名】Bai Yi Pill

【组成】乌贼鱼骨、白茯苓、砂仁、山豆根、甘草、僵蚕、贯众、硼砂、麝香、珍珠、象牙、脑子。(中医方剂大辞典)

白冰方 bai bing fang

【英文名】Bai Bing Prescription

【组成】白花蛇舌草、冰片、苦参、黄柏、土槿皮、蛇床子、花椒。(四川中医 1988,(4))

白米饮 bai mi yin

【英文名】Bai Mi Drink

【组成】白米、春头糠末。(中医方剂大辞典)

白米粉 bai mi fen

【英文名】Bai Mi Powders

【组成】旱白稻粳米。(中医方剂大辞典)

白杨汤 bai yang tang

【英文名】Bai Yang Decoction

【组成】白杨皮。(中医方剂大辞典)

白杨醋 bai yang cu

【英文名】Bai Yang Cu Liquid

【组成】白杨皮。(中医方剂大辞典)

白豆顶 bai dou ding

【英文名】Bai Dou Ding Pill

【组成】白扁豆、雨茶、白信、陀僧。(中医方剂大辞典)

白豆散 bai dou san

【英文名】Bai Dou Powders

【组成】(1)白蔹、赤小豆、天南星、淡豆豉。(中医方剂大辞典)(2)白豆末。(中医方剂大辞典)

白芷丸 bai zhi wan

【英文名】Bai Zhi Pill

【组成】(1)白芷、槟榔、青桔皮、巴豆。(中医方剂大辞典)(2)白芷、石斛、干姜、细辛、五味子、厚朴、肉桂、防风、茯苓、甘草、陈皮、白术。(中医方剂大辞典)(3)新白芷。(中医方剂大辞典)(4)白芷、芎䓖、天南星、羌活、藿香叶、菊花、防风、细辛、当归。(中医方剂大辞典)(5)白芷、细辛、五味子、枳壳、石决明、茺蔚子、熟干地黄、蕤仁。(中医方剂大辞典)(6)白芷、糯米。(中医方剂大辞典)(7)白芷末、葱白。(中医方剂大辞典)(8)白芷、干地黄、续断、干姜、当归、阿胶、附子。(中医方剂大辞典)

白芷汤 bai zhi tang

【英文名】Bai Zhi Decoction

【异名】白芷散(中医方剂大辞典、济阳纲目);白芷石膏三物汤(中医方剂大辞典、丹溪心法);白芷石膏汤(中医方剂大辞典、症因脉治)

【组成】(1)防风、荆芥、连翘、白芷、薄荷、赤芍、石膏。(中医方剂大辞典)(2)白芷、知母、石膏。(中医方剂大辞典)(3)白芷、鹿茸、诃黎勒、厚朴、牡丹皮、地榆、黄芪、肉豆蔻、白术、黄连、附子、代赭、桂心、黄芩、龙骨。(中医方剂大辞典)(4)白芷、白术、芎䓖、防风、羌活、麻黄、石膏、牛膝、狗脊、萆薢、薏苡仁、杏仁、附子、葛根、桂心。(中医方剂大辞典)

白芷散 bai zhi san

【英文名】Bai Zhi Powders

【异名】开结散(中医方剂大辞典、外科全生集);麦门冬散(中医方剂大辞典、医方类聚);白芷汤(中医方剂大辞典、东垣试效方);郁金散(中医方剂大辞典、兰室秘藏)

【组成】(1)白芷、牡蛎粉、上片。(中医方剂大辞典)(2)白芷、乌贼骨、白术、米仁、赤苓、芡实。(中医方剂大辞典)(3)乳香、没药、白芷、浙贝、归身。(中医方剂大辞典)(4)白芷、菖蒲、苍术、陈皮、细辛、厚朴、半夏、官桂、木通、苏梗叶、炙甘草、川芎。(中医方剂大辞典)(5)白芷、王不留行。(中医方剂大辞典)(6)白芷、防风、连翘、石膏、荆芥、赤芍、升麻、薄荷。(中医方剂大辞典)(7)白芷、硫黄、密陀僧、母丁香、白丁香。(中医方剂大辞典)(8)香白芷末、盐绿、五倍子、麝香。(中医方剂大辞典)(9)雄黄、香白芷。(中医方剂大辞典)(10)甘草节、白芷、五倍子。(中医方剂大辞典)(11)小乌豆、香白芷。(中医方剂大辞典)(12)斑蝥、蝉壳、轻粉、槟榔、香白芷、蛇床子、硫黄、樟脑。(中医方剂大辞典)(13)白芷。(中医方剂大辞典)(14)麻黄、草豆蔻、黄芪、吴茱萸、藁本、当归、羌活、熟地黄、白芷、升麻、桂枝。(中医方剂大辞典)(15)白芷、生乌头。(中医方剂大辞典)(16)白芷、血余、川芎、百草霜、川乌、草乌、雄黄、花桑皮、朱砂、全蝎、麝香、北细辛、没药、当归。(中医方剂大辞典)(17)杏仁、细辛、白芷、全蝎。(中医方剂大辞典)(18)白芷、黄连、地榆。(中医方剂大辞典)(19)白芷、防风、白茯苓、细辛、芎䓖、天雄、薯蓣、人参、杜若、桂心、白术、前胡。(中医方剂大辞典)(20)白芷、芎䓖、甘草。(中医方剂大辞典)(21)郁金、香白芷、石膏、薄荷叶、芒消。(中医方剂大辞典)(22)香芷。(中医方剂大辞典)(23)白芷、海螵蛸、胎发。(中医方剂大辞典)(24)白芷、白术、防风、栝楼、桔梗、细辛、附子、干姜、桂心。(中医方剂大辞典)(25)香白芷、荆芥。(中医方剂大辞典)(26)香白芷。(中医方剂大辞典)(27)黄连、槟榔、木香、白芷。(中医方剂大辞典)(28)白芷、郁金、阿胶、滑石。(中医方剂大辞典)(29)白芷、当归、侧柏。(中医方剂大辞典)(30)白芷末、铜绿、白僵蚕、干烟脂。(中医方剂大辞典)(31)白芷、巴戟天、高良姜。(中医方剂大辞典)

白芷膏 bai zhi gao

【英文名】Bai Zhi Plaster

【组成】(1)白芷、通草、蕤核、熏草、羊髓、当归。(中医方剂大辞典)(2)白芷、蔓荆子、附子、防风、芎䓖、茵草、细辛、黄芩、当归、蜀椒、大黄、马鬐膏。(中医方剂大辞典)(3)新鲜白芷。(中医方剂大辞典)(4)白芷、熟干地黄、当归、白蔹、芎䓖、蜀椒、附子、甘草。(中医方剂大辞典)(5)白芷、白芜荑、木兰皮、细辛、藁本、白附子、芎䓖、防风、丁香、零陵香、松花、麝香、熊脂。(中医方剂大辞典)(6)白芷、白蔹、白术、白附子、白茯苓、白及、细辛。(中医方剂大辞典)(7)白芷、细辛、木通、当归。(中医方剂大辞典)(8)白芷、生干地黄、甘草、当归、白蔹、附子、川椒。(中医方剂大辞典)(9)白芷、芎䓖、木通、当归、辛夷、细辛、莽草。(中医方剂大辞典)(10)白芷、防风、附子、白芍、当归、川椒、羌活、独活、藁本、川乌头、细辛、生姜、白僵蚕、黄蜡、猪脂。(中医方剂大辞典)(11)白芷、当归、鸡屎白。(中医方剂大辞典)

白花汤 bai hua tang

【英文名】Bai Hua Decoction

【组成】白茅根、银花、瞿麦、萹蓄、琥珀、车前草、甘草梢。(实用中医内科杂志 1998,3(1))

白花饮 bai hua yin
【英文名】Bai Hua Drink
【组成】白术、苡仁、茯苓、甘草、天花粉、柴胡、枳壳。(中医方剂大辞典)

白花油 bai hua you
【英文名】Bai Hua Oil(药品标准－中药成方制剂标准)
【组成】薄荷脑、樟脑、水杨酸甲酯、桉油、冰片、薰衣草油。(药品标准－中药成方制剂标准 1997 年)

白花膏 bai hua gao
【英文名】Bai Hua Plaster
【组成】(1)香油、青槐枝、黄蜡、定粉、净乳香、儿茶、没药、白花蛇、潮脑、麝香。(中医方剂大辞典)(2)款冬花、百合。(中医方剂大辞典)

白芥丸 bai jie wan
【英文名】Bai Jie Pill
【组成】(1)白芥子、萝卜子、山栀、川芎、三棱、莪术、桃仁、香附、山楂、神曲、青皮、黄连。(中医方剂大辞典)(2)甘遂、朱砂、风化朴消、大戟、白芥子、黑芥子。(中医方剂大辞典)

白杏膏 bai xing gao
【英文名】Bai Xing Plaster
【组成】轻粉、杏仁。(中医方剂大辞典)

白连散 bai lian san
【英文名】Bai Lian Powders
【组成】白矾、乌贼鱼骨、黄连、龙骨。(中医方剂大辞典)

白吹药 bai chui yao
【英文名】Bai Chui Yao
【组成】山豆根、薄荷、白附子、硼砂、青鱼胆、细辛、真麝香、僵蚕、上冰片。(中医方剂大辞典)

白围药 bai wei yao
【英文名】Bai Wei Yao Powders
【组成】天花粉、生南星、生半夏。(中医方剂大辞典)

白疔散 bai ding san
【英文名】Bai Ding Powders
【组成】海螵蛸、滑石、寒水石、煅石膏、青黛、冰片。(中医方剂大辞典)

白疕丸 bai bi wan
【英文名】Bai Bi Pill
【组成】苍术、白附子、桂枝、当归、西秦艽、草乌、追地风、千年健、威灵仙、川芎、钩藤、菟丝子、川牛膝、何首乌、川乌、知母、栀子、红花、白花蛇、苦参、刺蒺藜、防风、小胡麻、苍耳子、黄柏、桃仁、紫草、全虫、丹皮、荆芥、白鲜皮。(中医方剂大辞典)

白疕栓 bai bi shuan
【英文名】Bai Bi Suppository
【组成】白花蛇舌草、山豆根、丹皮、白鲜皮、丹参、蝉蜕、黄芩等。(辽宁中医杂志 1987,(11))

白沙丹 bai sha dan
【英文名】Bai Sha Pellet
【组成】八角茴香、川乌、南苍术、熟地、白茯苓、干山药。(中医方剂大辞典)

白灵丹 bai ling dan
【英文名】Bai Ling Pellet
【组成】(1)熟石膏、白蜡、梅片。(中医方剂大辞典)(2)川贝母。(中医方剂大辞典)

白灵片 bai ling pian
【英文名】Bai Ling Tablet(药品标准－中药成方制剂标准)
【组成】当归、三七、红花、牡丹皮、桃仁、防风、苍术、白芷、马齿苋、赤芍、黄芪。(药品标准－中药成方制剂标准 1991 年)

白灵药 bai ling yao
【英文名】Bai Ling Yao Powders
【组成】(1)生石膏、墨。(中医方剂大辞典)(2)炉甘石、黄连、黄柏、黄芩。(中医方剂大辞典)(3)水银、火消、绿矾、明矾。(中医方剂大辞典)

白附丸 bai fu wan
【英文名】Bai Fu Pill
【异名】真珠膏(中医方剂大辞典、幼幼新书);人参丸(中医方剂大辞典、幼幼新书)
【组成】(1)南星、半夏、白附子、白矾。(中医方剂大辞典)(2)南星、白矾、白附子。(中医方剂大辞典)(3)牛胆星、枯白矾。(中医方剂大辞典)(4)白附子、天南星、全蝎、人参、白僵蚕、朱砂、脑、麝、乳香。(中医方剂大辞典)(5)白附子、黑附子、黄狗头骨。(中医方剂大辞典)

白附丹 bai fu dan
【英文名】Bai Fu Pellet
【组成】白附子、白及、白蔹、白茯苓、密陀僧、白石脂、定粉。(中医方剂大辞典)

白附汤 bai fu tang
【英文名】Bai Fu Decoction
【组成】全蝎、白附、南星、半夏、旋覆花、菊花、天麻、川芎、橘红、僵蚕、生姜。(中医方剂大辞典)

白附饮 bai fu yin
【英文名】Bai Fu Drink
【组成】(1)白附子、南星、半夏、川乌、天麻、陈皮、南木香、全蝎、僵蚕、丁香。(中医方剂大辞典)(2)白附子、枳实、防风、全蝎、胆星、天麻、半夏、僵蚕、官桂、丁香、木香、甘草。(中医方剂大辞典)

白附散 bai fu san
【英文名】Bai Fu Powders
【组成】白附子、藿香叶。(中医方剂大辞典)

白鸡汤 bai ji tang
【英文名】Bai Ji Decoction
【组成】小豆、白鸡。(中医方剂大辞典)

白驳片 bai bo pian
【英文名】Bai Bo Pian
【组成】紫草、降香、重楼、白药子、白薇、红花、桃仁、生首乌、刺蒺藜、海螵蛸、甘草、龙胆草、苍术。(中医方剂大辞典)

白英丸 bai ying wan
【英文名】Bai Ying Pill
【组成】白英、白蔹、紫草、芒消、大黄、茵陈蒿、葶苈子、厚朴、枳壳。(中医方剂大辞典)

白英丹 bai ying dan
【英文名】Bai Ying Pellet
【组成】大黄、芒消、甘草、枳实、厚朴、玄参、麦冬、丹皮、芍药、生地。(中医方剂大辞典)

白英散 bai ying san
【英文名】Bai Ying Powders
【组成】白英、胡椒、丁子。(中医方剂大辞典)

白苓汤 bai ling tang
【英文名】Bai Ling Decoction
【组成】黄芪、防风、白茯苓、白术、麻黄根、甘草、牡蛎、小麦。(中医方剂大辞典)

白茅汤 bai mao tang
【英文名】Bai Mao Decoction
【组成】(1)白茅根、瞿麦、车前子、冬葵子、通草、鲤鱼齿。(中医方剂大辞典)(2)人参、甘草、茯苓、半夏、麦冬、茅根、芍药、五味子。(中医方剂大辞典)(3)白茅根、瞿麦、白茯苓、葵子、人参、蒲黄、桃胶、滑石、半夏、甘草、紫贝、石首鱼脑砂。(中医方剂大辞典)

白茅散 bai mao san
【英文名】Bai Mao Powders
【组成】丁香、花桑叶、人参、藿香叶、白茅根。(中医方剂大辞典)

白茅煎 bai mao jian
【英文名】Bai Mao Decoction
【组成】白茅根。(中医方剂大辞典)

白矾丸 bai fan wan
【英文名】Bai Fan Pill
【组成】(1)白矾、赤石脂、附子。(中医方剂大辞典)(2)白矾、黄丹、硫黄。(中医方剂大辞典)(3)白矾、黄芪、枳实。(中医方剂大辞典)(4)白矾、铅丹。(中医方剂大辞典)(5)白矾、铅丹、硇砂、硫黄。(中医方剂大辞典)(6)白矾灰、黄丹、蝙蝠粪、巴豆。(中医方剂大辞典)(7)白矾、铅白霜。(中医方剂大辞典)(8)白矾、熟干地黄、玄参、知母、贝母、诃黎勒皮。(中医方剂大辞典)(9)白矾、陈桔皮、桂心。(中医方剂大辞典)(10)白矾灰、田父、蛇蜕皮、青黛、鹤虱、朱砂、麝香、芦荟、莨菪子。(中医方剂大辞典)(11)白矾灰、附子、狗头骨灰。(中医方剂大辞典)(12)白矾灰、田父、蛇蜕皮、青黛、鹤虱、朱砂、麝香、芦荟、莨菪子、白扁豆、白附子、天麻。(中医方剂大辞典)(13)白矾灰、附子。(中医方剂大辞典)(14)半夏、白矾、香附。(中医方剂大辞典)(15)白矾、附子、桑黄。(中医方剂大辞典)(16)白矾、踯躅花、细辛、半夏、藜芦、丹砂、巴豆、苦参、雄黄、川大黄、川芒消、大戟、川乌头、狼毒。(中医方剂大辞典)(17)知母、贝母、款冬花、半夏、白矾。(中医方剂大辞典)(18)枯白矾、定粉、寒水石。(中医方剂大辞典)

白矾汤 bai fan tang
【英文名】Bai Fan Decoction
【组成】(1)白矾。(中医方剂大辞典)(2)白矾、干姜、藜芦、蛇床子、甘草、细辛、防风、蜀椒。(中医方剂大辞典)(3)白芍、白矾、当归、丹皮、柴胡、附子。(中医方剂大辞典)

白矾酊 bai fan ding
【英文名】Bai Fan Ding
【组成】白矾粉、酒精。(中医方剂大辞典)

白矾散 bai fan san
【英文名】Bai Fan Powders
【异名】扫涎立效丹(中医方剂大辞典、医方类聚);大安散(中医方剂大辞典、圣惠);矾石散(中医方剂大辞典、肘后方)
【组成】(1)白矾、蛇床子、黄连。(中医方剂大辞典)(2)白矾、朴消。(中医方剂大辞典)(3)白矾、巴豆。(中医方剂大辞典)(4)矾石、龙骨。(中医方剂大辞典)(5)矾石、龙骨。(中医方剂大辞典)(6)白矾、甘草。(中医方剂大辞典)(7)白矾、蟾酥、干虾蟆、雄黄、麝香、熊胆。(中医方剂大辞典)(8)白矾、闾茹、腻粉、雄黄、当归。(中医方剂大辞典)(9)白矾、马牙消、黄丹。(中医方剂大辞典)(10)白矾、石硫黄、白附子。(中医方剂大辞典)(11)矾石、桂心。(中医方剂大辞典)(12)白矾、升麻、细辛、丹砂、麝香、甘草。(中医方剂大辞典)(13)白矾。(中医方剂大辞典)(14)白矾、生姜。(中医方剂大辞典)(15)独茎羊蹄根、白矾。(中医方剂大辞典)(16)白矾灰、龙骨末、黄丹、麝香。(中医方剂大辞典)(17)白矾、蛇床子。(中医方剂大辞典)(18)白矾灰、黄矾、雄黄、盐绿、虾蟆灰、麝香、人中白、人粪灰、蚺蛇胆。(中医方剂大辞典)(19)白矾、朱砂末。(中医方剂大辞典)(20)白矾、甘草、川大黄。(中医方剂大辞典)(21)白矾、石胆、麝香、朱红、麒麟竭。(中医方剂大辞典)(22)白矾、麝香、芦荟、蚺蛇胆。(中医方剂大辞典)(23)白矾、硫黄、胡粉、黄连、雌黄、蛇床子。(中医方剂大辞典)(24)白矾、硫黄、乳香、黄连、黄蜡。(中医方剂大辞典)(25)白矾、朴消、小麦、五倍子。(中医方剂大辞典)(26)白矾、硇砂。(中医方剂大辞典)(27)白矾、黄丹、胡粉、龙骨、当归、诃黎勒、黄连、甘草。(中医方剂大辞典)(28)白矾灰、羚羊角、射茵、雄黄、麝香、干姜。(中医方剂大辞典)(29)白矾、黄药末、腻粉、麝香。(中医方剂大辞典)(30)白矾、盐花。(中医方剂大辞典)(31)白矾、没药、乳香、铜绿。(中医方剂大辞典)(32)白矾、硫黄、乳香。(中医方剂大辞典)(33)露筋草、白矾。(中医方剂大辞典)(34)雄黄、白矾。(中医方剂大辞典)(35)屋松、白矾、蜂窝。(中医方剂大辞典)(36)白矾、硼砂、朱砂。(中医方剂大辞典)(37)白矾、硇砂、马牙消。(中医方剂大辞典)(38)白矾、蚺蛇胆。(中医方剂大辞典)(39)白矾灰、杏仁、蚺蛇胆。(中医方剂大辞典)

白矾煎 bai fan jian

【英文名】Bai Fan Decoction

【组成】(1)白矾、黄柏、黄连、雄黄、熊胆、朱砂。(中医方剂大辞典)(2)白矾、铅丹、附子、屋下火煤。(中医方剂大辞典)(3)白矾、黄连、青钱、防风、朴消、地黄汁、白蜜。(中医方剂大辞典)

白矾膏 bai fan gao

【英文名】Bai Fan Plaster

【组成】(1)白矾。(中医方剂大辞典)(2)白矾灰、硫黄、铁粉、绿矾、川大黄。(中医方剂大辞典)

白果汤 bai guo tang

【英文名】Bai Guo Decoction

【组成】半夏、麻黄、款冬花、桑皮、甘草、白果、黄芩、杏仁、苏子、御米壳。(中医方剂大辞典)

白果浆 bai guo jiang

【英文名】Bai Guo Jiang

【组成】生白果仁。(中医方剂大辞典)

白虎丸 bai hu wan

【英文名】Bai Hu Pill

【异名】白虎丹(中医方剂大辞典、古今医鉴)

【组成】(1)川乌、草乌、两头尖、全蝎、细辛、香白芷、川芎、乳香、没药、白术、苍术、五灵脂、天麻、人参、防风、菊花、薄荷、独活、白僵蚕、羌活、石膏、雄黄、藁本、茯苓、青皮、大风子、陈皮、桔梗、荆芥、甘草、官桂、芍药、寒水石、白花蛇、乌梢蛇、自然铜。(中医方剂大辞典)(2)青黛、麝香、白牵牛、甘遂、寒食面、大黄、腻粉、龙脑、粉霜。(中医方剂大辞典)(3)千年古石灰。(中医方剂大辞典)

白虎丹 bai hu dan

【英文名】Bai Hu Pellet

【组成】(1)车前草、九里香、马蹄香、枸杞苗、雁稜菜。(中医方剂大辞典)(2)大黄、陈皮、青皮、丁香、广木香、槟榔、党参、巴豆霜、干姜、黄芩。(中医方剂大辞典)(3)生白矾、枯白矾。(中医方剂大辞典)

白虎汤 bai hu tang

【英文名】Bai Hu Decoction(中国中医药学主题词表)

【异名】知母石膏汤(中医方剂大辞典、女科万金方)

【组成】(1)熟石膏、金斛、知母、连翘、竹叶、粳米、玄参、山栀、淡芩、生甘草。(中医方剂大辞典)(2)石膏、知母、粳米、甘草、人参、五味子、麦门冬、山栀。(中医方剂大辞典)(3)知母、石膏、粳米。(中医方剂大辞典)(4)石膏、知母、人参、甘草。(中医方剂大辞典)(5)知母、石膏、甘草、糯米。(中医方剂大辞典)(6)知母、甘草、麻黄、粳米。(中医方剂大辞典)(7)龙骨、白石英、白茯苓、人参、桑根白皮、百合、磁石、玄参、大豆。(中医方剂大辞典)

白虎散 bai hu san

【英文名】Bai Hu Powders

【组成】(1)砒霜、铅丹。(中医方剂大辞典)(2)生石膏、辰砂。(中医方剂大辞典)

白虎膏 bai hu gao

【英文名】Bai Hu Ointment

【组成】白石膏。(中医方剂大辞典)

白金丸 bai jin wan

【英文名】Bai Jin Pill

【组成】白矾、郁金。(中医方剂大辞典)

白金丹 bai jin dan

【英文名】Bai Jin Pellet

【组成】(1)桑白皮、前胡、半夏、白术、人参、陈皮、甘遂。(中医方剂大辞典)(2)朱砂、雌黄、硫黄。(中医方剂大辞典)

白金汤 bai jin tang

【英文名】Bai Jin Decoction

【异名】白金散(中医方剂大辞典、御药院方)

【组成】桑根白皮、桔梗、甘草、紫苏叶。(中医方剂大辞典)

白金散 bai jin san

【英文名】Bai Jin Powders

【异名】比金散(中医方剂大辞典、普济方)

【组成】(1)乌贼鱼骨。(中医方剂大辞典)(2)白僵蚕、天竺黄、真牛黄、麝香、龙脑。(中医方剂大辞典)(3)天南星、朴消、白矾、甘草。(中医方剂大辞典)(4)狼毒。(中医方剂大辞典)(5)白面、九节菖蒲。(中医方剂大辞典)(6)香白芷梢。(中医方剂大辞典)(7)牛黄、白僵蚕、枳壳、附子、胆南星、茯苓、硼砂、牙消、朱砂、全蝎、麝。(中医方剂大辞典)(8)黄柏、猪胆、轻粉、香油。(中医方剂大辞典)(9)桂府

滑石。(中医方剂大辞典)

白金膏 bai jin gao

【英文名】Bai Jin Plaster

【组成】桑根白皮、柳白皮、槐白皮、萎葱白、白芷、当归、乳香、黄丹、羌活。(中医方剂大辞典)

白鱼酒 bai yu jiu

【英文名】Bai Yu Wine

【组成】衣中白鱼、竹茹。(中医方剂大辞典)

白鱼膏 bai yu gao

【英文名】Bai Yu Plaster

【异名】鸡眼膏(中医方剂大辞典、北京市中药成方选集)

【组成】(1)鲫鱼、巴豆。(中医方剂大辞典)(2)衣中白鱼。(中医方剂大辞典)

白兔丸 bai tu wan

【英文名】Bai Tu Pill

【组成】白兔粪、硇砂。(中医方剂大辞典)

白乳汤 bai ru tang

【英文名】Bai Ru Decoction

【组成】薯蓣、干姜、杏仁、甘草、白芷。(中医方剂大辞典)

白乳散 bai ru san

【英文名】Bai Ru Powders

【组成】白丁香、乳香、黄丹、白及。(中医方剂大辞典)

白油膏 bai you gao

【英文名】Bai You Plaster

【组成】真桐油、防风、白芷。(中医方剂大辞典)

白沸汤 bai fei tang

【英文名】Bai Fei Decoction

【组成】白矾、青黛、塚间贴背干石灰。(中医方剂大辞典)

白泽丸 bai ze wan

【英文名】Bai Ze Pill

【组成】阳起石、附子、钟乳粉、白檀香、滴乳香、麝香。(中医方剂大辞典)

白降丹 bai jiang dan

【英文名】Bai Jiang Pellet

【组成】(1)朱砂、雄黄、水银、硼砂、火消、食盐、白矾、皂矾。(中医方剂大辞典)(2)水银、火消、明白矾、绿皂矾、青盐、白砒、官硼砂、朱砂、明雄黄、黑铅。(中医方剂大辞典)(3)水银、净火消、白矾、朱砂、雄精、硼砂、皂矾、白砒、食盐。(中医方剂大辞典)(4)水银、净火消、白矾、皂矾、炒白盐。(中医方剂大辞典)

白珏膏 bai jue gao

【英文名】Bai Jue Plaster

【组成】银粉、密陀僧、黄蜡、乳香、没药、象皮、白蜡、轻粉。(中医方剂大辞典)

白垢散 bai gou san

【英文名】Bai Gou Powders

【组成】老粪缸边白垢。(中医方剂大辞典)

白柘汤 bai zhe tang

【英文名】Bai Zhe Decoction

【组成】白柘。(中医方剂大辞典)

白柏丸 bai bai wan

【英文名】Bai Bai Pill

【组成】白术、黄柏、生地、白芍、黄芩、地榆、香附。(中医方剂大辞典)

白柿粥 bai shi zhou

【英文名】Bai Shi Gruel

【组成】干柿。(中医方剂大辞典)

白草散 bai cao san

【英文名】Bai Cao Powders

【组成】甘草、白矾。(中医方剂大辞典)

白药丸 bai yao wan

【英文名】Bai Yao Pill

【组成】白药、黄药、玄参、射干、甘草、桔梗。(中医方剂大辞典)

白药末 bai yao mo

【英文名】Bai Yao Mo Powders

【组成】白杨皮、桔梗、赤芍、川芎、白芷、山桂、细辛、甘草、花椒、川乌、续断、牛膝、泽兰叶、当归、香附子。(中医方剂大辞典)

白药酒 bai yao jiu

【英文名】Bai Yao Wine

【组成】白茯苓、白术、花粉、山药、薏苡仁、芡实、牛膝、白豆蔻。(中医方剂大辞典)

白药散 bai yao san

【英文名】Bai Yao Powders(药品标准－中药成方制剂标准)

【组成】三七、大麻药、绵大戟。(药品标准－中药成方制剂标准 1998 年)

白带丸 bai dai wan

【英文名】Bai Dai Pill(中国中医药学主题词表)

【组成】(1)蕲艾、当归、熟地、香附、川芎、人参、白芍、白术、苍术、阿胶、黄柏、樗根皮、地榆、白茯、白石脂。(中医方剂大辞典)(2)乌贼骨、山药、芡实、炒黄柏、醋柴胡、白芍、续断、香附、白果仁、车前子、牡蛎、赤石脂。(中医方剂大辞典)(3)当归、生白芍、野党参、焦白术、茯苓、椿皮、鹿角霜、故纸、芡实、海螵蛸、香附、肉桂、陈皮、杜仲炭、续断、甘草、木通、吴萸。(中医方剂大辞典)(4)当归、白术、木香、茯苓、川芎、甘草、生地、白芍、白鸡冠花、杞子、莲肉、益智仁、枣仁、鳖甲胶、龟版胶、白木耳、檀香、鹿角胶、玫瑰花、巴戟肉、吴萸、茜草、没石子、白矾、乌梅肉。(中医方剂大辞典)(5)白芍、黄柏、茅术、高良姜、豆腐锅巴。(中医方剂大辞典)(6)乌梅炭、棕灰、椿根皮、五味子炭、熟地炭、杜仲、山药、白芍、生芪、党参、当归、菟丝子、煅龙骨、桑螵蛸、五倍子、煅明矾、牡蛎粉、金樱子、川断、料豆、乌贼骨、莲须、赤石脂、禹余粮。(中医方剂大辞典)(7)藕节、芡实、白茯苓、白茯神、山药、莲须、莲子、金樱膏。(中医方剂大辞典)(8)黄柏、椿皮、白芍、当归、香附。(中医方剂大辞典)(9)白术、茯苓、白芍、龙骨、山药、白芷、牡蛎、干姜炭、鹿角霜、榆白皮、赤石脂、陈棕炭。(中医方剂大辞典)(10)人参、白术、茯苓、艾炭、川芎、当归、白芍、煅龙骨、煅牡蛎、阿胶、山药、巴戟、熟地、杜仲炭、肉桂、黄芪、川断、香附、赤石脂、半夏、苍术、黄柏、破故纸。(中医方剂大辞典)

白带丹 bai dai dan

【英文名】Bai Dai Pellet

【组成】苍术、萸肉、白芍、黄芩、白芷、樗根皮、黄连、黄柏。(中医方剂大辞典)

白带方 bai dai fang

【英文名】Bai Dai Prescription

【组成】大熟地、当归、川芎、炒白芍、红藤、败酱草、生苡仁。(安徽中医学院学报 1989,8(2))

白带片 bai dai pian

【英文名】Bai Dai Tablet(药品标准－中药成方制剂标准)

【组成】白术、泽泻、茯苓、车前子、椿皮。(药品标准－中药成方制剂标准 1990 年)

白带散 bai dai san

【英文名】Bai Dai Powders

【组成】于术、淮药、苍术、茯苓、猪苓、党参、杜仲、故纸、天雄、干姜、黄芪、柴胡、广皮、益智、薏米、甘草、白果。(中医方剂大辞典)

白垩丸 bai e wan

【英文名】Bai E Pill

【异名】白垩丹(中医方剂大辞典、局方)

【组成】(1)白垩、禹余粮、鳖甲、乌贼骨、当归、鹊巢灰、干姜、紫石英、附子、金毛狗脊、川芎、艾叶灰、鹿茸。(中医方剂大辞典)(2)白垩、赤茯苓、生干地黄、干姜、陈桔皮。(中医方剂大辞典)(3)白垩、干姜、楮叶。(中医方剂大辞典)(4)白垩、鹿角霜、天南星、羌活、附子、川乌头、天麻、蛤粉、白附子、白僵蚕、龙脑、麝香。(中医方剂大辞典)(5)白垩、白石脂、牡蛎、禹余粮、龙骨、细辛、乌贼骨、当归、芍药、黄连、茯苓、干姜、桂心、人参、瞿麦、石韦、白芷、白蔹、附子、甘草、蜀椒。(中医方剂大辞典)(6)白垩、禹余粮、白芷、白石脂、干姜、龙骨、桂心、瞿麦、大黄、石韦、白蔹、细辛、芍药、甘草、黄连、附子、当归、茯苓、钟乳、蜀椒、黄芩、牡蛎、乌贼骨。(中医方剂大辞典)(7)白垩、龙骨、芍药、黄连、当归、茯苓、黄芩、瞿麦、白蔹、石韦、甘草、牡蛎、细辛、附子、禹余粮、白石脂、人参、乌贼骨、藁本、甘皮、大黄。(中医方剂大辞典)

白垩散 bai e san

【英文名】Bai E Powders

【异名】白善散(中医方剂大辞典、妇人良方)

【组成】白垩土、干姜。(中医方剂大辞典)

白砂丹 bai sha dan

【英文名】Bai Sha Pellet

【组成】(1)熟地黄、白茯苓、大川乌、干山药、苍术、大茴香、粉草、川椒。(中医方剂大辞典)(2)茯苓。(中医方剂大辞典)

白面丸 bai mian wan

【英文名】Bai Mian Pill

【组成】砒霜、白面。(中医方剂大辞典)

白面饼 bai mian bing

【英文名】Bai Mian Cake

【组成】白面、砂糖。(中医方剂大辞典)

白树油 bai shu you

【英文名】Bai Shu Oil(药品标准－中药成方制剂标准)

【组成】桉油、樟油、松节油。(药品标准－中药成方制剂标准 1997 年)

白砒条 bai pi tiao

【英文名】Bai Pi Medicated Thread Drainage

【组成】白砒、淀粉。(中医杂志 1986,27(2))

白香散 bai xiang san

【英文名】Bai Xiang Powders

【异名】枫香散(中医方剂大辞典、圣济总录)

【组成】(1)枫香脂、腻粉、防风。(中医方剂大辞典)(2)枫香、腻粉。(中医方剂大辞典)

白狮丹 bai shi dan

【英文名】Bai Shi Pellet

【组成】明矾、火消、硼砂、生蒲黄、甘草、僵蚕、鸡内金、薄荷叶、牙皂、冰片。(中医方剂大辞典)

白饼子 bai bing zi

【英文名】Bai Bing Zi Pill

【异名】玉饼子(中医方剂大辞典)

【组成】(1)白滑石、黄鹰条、半夏、蛤粉。(中医方剂大辞典)(2)白矾、腻粉、白面、胡粉。(中医方剂大辞典)(3)滑石末、轻粉、半夏末、南星末、巴豆。(中医方剂大辞典)

白蚀丸 bai shi wan

【英文名】Bai Shi Pill(药品标准－中药成方制剂标准)

【组成】紫草、灵芝、降香、补骨脂、丹参、红花、何首乌、

海螵蛸、牡丹皮、黄药子、苍术、甘草、蒺藜、龙胆。(药品标准－中药成方制剂标准 1996 年)

白前丸 bai qian wan

【英文名】Bai Qian Pill

【组成】白前、贝母、人参、紫菀、款冬花、桑根白皮、葶苈、杏仁。(中医方剂大辞典)

白前汤 bai qian tang

【英文名】Bai Qian Decoction

【异名】白前散(中医方剂大辞典);大白前汤(中医方剂大辞典)

【组成】(1)白前、紫菀、半夏、泽漆根、桂、人参、干姜、栝楼、白术、吴茱萸。(中医方剂大辞典)(2)白前、杏仁、紫菀、黄芩、麦门冬、紫苏茎叶、陈桔皮、大麻仁。(中医方剂大辞典)(3)白前、木通、防已、麻黄、白茯苓、厚朴、桑根白皮、紫菀。(中医方剂大辞典)(4)白前、桑白皮、生地黄、茯苓、地骨皮、麻黄、生姜。(中医方剂大辞典)(5)白前、生麦门冬、贝母、石膏、甘草、五味子、生姜、黄芩、杏仁、淡竹叶、白蜜。(中医方剂大辞典)(6)白前、紫菀、半夏、生泽漆根、桂心、人参、大枣、白术、生姜、茯苓、吴茱萸、杏仁、葶苈、栝楼。(中医方剂大辞典)(7)白前、紫菀、杏仁、厚朴、半夏、麻黄、生姜、人参、桂心、甘草、大枣。(中医方剂大辞典)(8)白前、紫菀、半夏、大戟。(中医方剂大辞典)(9)白前、细辛、川芎、五味子、麻黄、芍药、桂。(中医方剂大辞典)(10)白前、桑根白皮、生干地黄、白茯苓、地骨皮、麻黄。(中医方剂大辞典)(11)白前、昆布、厚朴、陈桔皮、附子、海藻、半夏、杏仁、甘草、小麦。(中医方剂大辞典)(12)白前、桑根白皮、麦门冬、旋覆花、木通、甘草。(中医方剂大辞典)

白前饮 bai qian yin

【英文名】Bai Qian Drink

【组成】白前、桑根白皮、桔梗、白茯苓、杏仁、甘草。(中医方剂大辞典)

白前散 bai qian san

【英文名】Bai Qian Powders

【异名】白前汤(中医方剂大辞典)

【组成】(1)白前、紫菀、半夏、大戟、麻黄、甘草。(中医方剂大辞典)(2)白前、杏仁、紫菀、桑根白皮、甘草、麦门冬、紫苏茎叶、陈桔皮。(中医方剂大辞典)(3)白前、甘草、人参、生干地黄、大麻仁、桂心、赤茯苓、黄芪、阿胶、麦门冬、桑根白皮。(中医方剂大辞典)(4)白前、旋覆花、桑根白皮、赤茯苓、汉防已、麻黄、紫菀、五味子、白蒺藜。(中医方剂大辞典)(5)白前、桑白皮、桔梗、甘草。(中医方剂大辞典)

白姜散 bai jiang san

【英文名】Bai Jiang Powders

【组成】(1)白姜、木香、官桂、陈皮、槟榔、甘草。(中医方剂大辞典)(2)白姜、良姜、穿山甲。(中医方剂大辞典)(3)白姜、附子、甘草、陈桔皮、诃黎勒皮、厚朴。(中医方剂大辞典)

白扁饮 bai bian yin

【英文名】Bai Bian Drink

【异名】巴豆灵膏(中医方剂大辞典、普济方)

【组成】白扁豆、青黛、甘草、巴豆。(中医方剂大辞典)

白神丸 bai shen wan

【英文名】Bai Shen Pill

【组成】白酒药、苍术、厚朴、生甘草、陈皮、木香、砂仁。(中医方剂大辞典)

白神散 bai shen san

【英文名】Bai Shen Powders

【组成】白梅末。(中医方剂大辞典)

白蚕丸 bai can wan

【英文名】Bai Can Pill

【组成】海藻、僵蚕。(中医方剂大辞典)

白蚕散 bai can san

【英文名】Bai Can Powders

【组成】白僵蚕、麒麟竭、没药。(中医方剂大辞典)

白盐方 bai yan fang

【英文名】Bai Yan Prescription

【组成】盐。(中医方剂大辞典)

白莲散 bai lian san

【英文名】Bai Lian Powders

【组成】花碱、桑柴灰、风化石灰、糯米。(中医方剂大辞典)

白鸭方 bai ya fang

【英文名】Bai Ya Prescription

【组成】白鸭。(中医方剂大辞典)

白胶汤 bai jiao tang

【英文名】Bai Jiao Decoction

【组成】(1)嫩白及、陈阿胶。(中医方剂大辞典)(2)白胶、干地黄、桂心、桑白皮、芎䓖、大麻仁、饴糖、紫菀、大枣、人参、大麦、生姜。(中医方剂大辞典)

白胶散 bai jiao san

【英文名】Bai Jiao Powders

【组成】(1)地黄汁、白胶香。(中医方剂大辞典)(2)白胶、人参、半夏、秦艽、紫葳、甘草。(中医方剂大辞典)

白胶煎 bai jiao jian

【英文名】Bai Jiao Decoction

【组成】白胶香。(中医方剂大辞典)

白酒煎 bai jiu jian

【英文名】Bai Jiu Decoction

【组成】绿矾、五倍子、百草霜、木香。(中医方剂大辞

典)

白粉散 bai fen san

【英文名】Bai Fen Powders

【组成】海螵蛸、白及、轻粉。(中医方剂大辞典)

白粉霜 bai fen shuang

【英文名】Bai Fen Shuang Powders

【组成】(1)铅炼水银、龙骨、炉甘石、轻粉。(中医方剂大辞典)(2)水银、食盐、明矾、火消、绿矾、朱砂、雄黄。(中医方剂大辞典)

白通汤 bai tong tang

【英文名】Bai Tong Decoction

【组成】(1)白术、木通、木瓜、前胡、柴胡、羌活、独活、花粉、金银花、风藤、牛膝、甘草、陈皮、角针、蒺藜、薄荷、米仁、苍耳子、皂角子。(中医方剂大辞典)(2)干姜、附子。(中医方剂大辞典)(3)大附子、干姜、甘草、葱白。(中医方剂大辞典)(4)葱白、干姜、附子。(中医方剂大辞典)

白梅丸 bai mei wan

【英文名】Bai Mei Pill

【组成】(1)生硫黄、白梅。(中医方剂大辞典)(2)白梅、白矾、甘草、生蓖麻。(中医方剂大辞典)

白梅汤 bai mei tang

【英文名】Bai Mei Decoction

【组成】白梅、檀香、甘草、盐。(中医方剂大辞典)

白梅饮 bai mei yin

【英文名】Bai Mei Drink

【组成】橡斗子、白梅肉。(中医方剂大辞典)

白梅散 bai mei san

【英文名】Bai Mei Powders

【组成】盐白梅、红枣、铅丹、人中白、龙脑。(中医方剂大辞典)

白黄散 bai huang san

【英文名】Bai Huang Powders

【组成】白矾、雄黄、细辛、瓜蒂。(中医方剂大辞典)

白雪丸 bai xue wan

【英文名】Bai Xue Pill

【组成】(1)乌头、附子、白附子、天南星、天麻、麻黄、甘草。(中医方剂大辞典)(2)天南星、乌头、白附子、半夏、滑石、石膏、龙脑、麝香。(中医方剂大辞典)(3)消石、硫黄、白矾。(中医方剂大辞典)

白雪丹 bai xue dan

【英文名】Bai Xue Pellet

【组成】(1)盐、矾、消、皂矾。(中医方剂大辞典)(2)白矾。(中医方剂大辞典)(3)真川贝、生半夏。(中医方剂大辞典)

白雪汤 bai xue tang

【英文名】Bai Xue Decoction

【组成】干姜末。(中医方剂大辞典)

白雪糕 bai xue gao

【英文名】Bai Xue Cake

【组成】(1)干山药、人参、茯苓、莲肉、芡实、神曲、麦芽、大米、糯米、白沙糖。(中医方剂大辞典)(2)大米、糯米、山药、芡实、莲肉。(中医方剂大辞典)

白眼药 bai yan yao

【英文名】Bai Eye-drops preparation

【组成】月石、荸荠粉、梅片、麝香。(中医方剂大辞典)

白蛇丸 bai she wan

【英文名】Bai She Pill

【组成】乌梅、竹虫蛀末、牙茶、白蛇、溲疏皮、轻粉。(中医方剂大辞典)

白蛇汤 bai she tang

【英文名】Bai She Decoction

【组成】当归、川芎、芍药、甘草、大黄、白蛇、黄芩、肉桂、桂枝、槟榔、山椒、丁子、茯苓、人参、青木香。(中医方剂大辞典)

白蛇散 bai she san

【英文名】Bai She Powders

【组成】(1)蛇退、坑厕板上浮泥。(中医方剂大辞典)(2)白花蛇、青皮、黑丑、犀角。(中医方剂大辞典)

白银汤 bai yin tang

【英文名】Bai Yin Decoction

【组成】纹银、薄荷、灯草。(中医方剂大辞典)

白鸽肉 bai ge rou

【英文名】Bai Ge Rou Decoction

【组成】白鸽子、血竭。(中医方剂大辞典)

白鸽煎 bai ge jian

【英文名】Bai Ge Decoction

【组成】白鸽。(中医方剂大辞典)

白绿丹 bai lv dan

【英文名】Bai Lv Pellet

【组成】人中白、铜绿、麝香、蚯蚓。(中医方剂大辞典)

白绿散 bai lv san

【英文名】Bai Lv Powders

【组成】白芷、铜绿。(中医方剂大辞典)

白喉汤 bai hou tang

【英文名】Bai Hou Decoction

【组成】银花藤、一点红、土牛膝、山大颜。(新中医 1985,(3))

白喉散 bai hou san

【英文名】Bai Hou Powders

【组成】(1)牛黄、珍珠梅片、琥珀、硇砂、血竭、象皮、龙骨、儿茶、乳香、没药、五倍子。(中医杂志 1957,(5))(2)天花粉、生石膏、西月石、炉甘石、象牙屑、人中白、青果炭、元明粉、梅片、青黛。(上海中医药

杂志 1959,(12))

白斑散 bai ban san

【英文名】Bai Ban Powders

【组成】细辛、白芷、雄黄。(中医方剂大辞典)

白斑膏 bai ban gao

【英文名】Bai Ban Plaster

【组成】何首乌、白鲜皮、苦参、蛇床子、甲基睾丸素、凡士林。(时珍国药研究 1993,4(2))

白斑露 bai ban lu

【英文名】Bai Ban Distillate

【组成】丙酸氯培他索、二甲基亚砜、马梅浸出波。(实用中西医结合杂志 1993,6(3))

白散子 bai san zi

【英文名】Bai Powders

【异名】白散(中医方剂大辞典)

【组成】(1)大川乌、南星、半夏、白附子、羌活、黄芩。(中医方剂大辞典)(2)牡蛎、寒水石、天南星、白僵蚕、龙骨。(中医方剂大辞典)(3)晋矾、轻粉。(中医方剂大辞典)(4)附子。(中医方剂大辞典)(5)大附子、桂府、滑石、半夏。(中医方剂大辞典)(6)白附子、大香附子、半夏、黑牵牛、大甘遂。(中医方剂大辞典)(7)栝楼根、知母、贝母、甘草。(中医方剂大辞典)(8)白药子。(中医方剂大辞典)

白葱散 bai cong san

【英文名】Bai Cong Powders

【组成】川芎、当归、生地、白芍、枳壳、厚朴、莪术、三棱、茯苓、官桂、干姜、人参、川楝肉、神曲、麦芽、青皮、茴香、木香。(中医方剂大辞典)

白雄散 bai xiong san

【英文名】Bai Xiong Powders

【组成】雄黄、白附子、皂荚。(中医方剂大辞典)

白痧药 bai sha yao

【英文名】Bai Sha Yao Powders

【组成】(1)蟾酥、冰片、牙消、硼砂、珍珠、白檀香、飞滑石。(中医方剂大辞典)(2)白胡椒、北细辛、檀香木、牙皂、焰消、明矾、蟾酥、丁香、冰片、麝香。(中医方剂大辞典)

白痧散 bai sha san

【英文名】Bai Sha Powders

【组成】生半夏、川贝母、月石、麝香、梅冰片、西牛黄、杜蟾酥。(中医方剂大辞典)

白善方 bai shan fang

【英文名】Bai Shan Prescription

【组成】鸡子、白善。(中医方剂大辞典)

白锭子 bai ding zi

【英文名】Bai Lozenges

【组成】白降丹、银黝、寒水石、人中白。(中医方剂大辞典)

白蔹丸 bai lian wan

【英文名】Bai Lian Pill

【组成】(1)鹿茸、白蔹、狗脊。(中医方剂大辞典)(2)白蔹、黄芪、木香、枳壳、玄参、乌蛇、斑蝥。(中医方剂大辞典)(3)白蔹、狼牙、藋芦、桃花、贯众、橘皮、芜荑。(中医方剂大辞典)

白蔹汤 bai lian tang

【英文名】Bai Lian Decoction

【组成】(1)白蔹、阿胶。(中医方剂大辞典)(2)白蔹、黄芩、赤芍、丹参。(中医方剂大辞典)(3)漏芦、白蔹、槐白皮、蒺藜子、五加皮、甘草。(中医方剂大辞典)

白蔹贴 bai lian tie

【英文名】Bai Lian Emplastrum

【组成】大黄、黄芩、白蔹、芍药、赤石脂。(中医方剂大辞典)

白蔹散 bai lian san

【英文名】Bai Lian Powders

【异名】赤小豆散(中医方剂大辞典);白蔹汤(中医方剂大辞典)

【组成】(1)白蔹。(中医方剂大辞典)(2)白蔹、乌头、黄芩。(中医方剂大辞典)(3)白蔹、白矾、远志、雄黄、藜芦、麝香、白芷。(中医方剂大辞典)(4)天南星、蝎、大草乌、白矾。(中医方剂大辞典)(5)白及、白蔹、络石。(中医方剂大辞典)(6)白蔹、白及、黄芩、当归、芍药、吴茱萸。(中医方剂大辞典)(7)白蔹、牡丹。(中医方剂大辞典)(8)白蔹、当归、附子、黄芩、干姜、天雄、羊踯躅。(中医方剂大辞典)(9)白蔹、白及、生油麻。(中医方剂大辞典)(10)白蔹、黄芩、莽草、地松、石灰、狗头骨。(中医方剂大辞典)(11)白蔹、甘草、玄参、木香、赤芍、川大黄。(中医方剂大辞典)(12)白蓟、川大黄、赤石脂、赤芍、莽草、黄芩、黄连、吴茱萸。(中医方剂大辞典)(13)白蔹、黄连、龙骨、乌贼鱼骨、赤石脂。(中医方剂大辞典)(14)白蔹、天雄、商陆、黄芩、干姜、踯躅花。(中医方剂大辞典)(15)鹿茸、白蔹、狗脊。(中医方剂大辞典)(16)赤小豆、黄芪、芍药、白蔹、黄芩、桂心、附子、牡蛎。(中医方剂大辞典)(17)白蔹、半夏。(中医方剂大辞典)(18)芜荑、狼牙、白蔹。(中医方剂大辞典)(19)白蔹、附子。(中医方剂大辞典)

白蔹膏 bai lian gao

【英文名】Bai Lian Plaser

【组成】(1)白蔹、白及、白蜡、黄芪、麝香、乳香、牡丹皮、芍药、丁香、麻油。(中医方剂大辞典)(2)白蔹、白石脂、杏仁。(中医方剂大辞典)(3)白蔹、矾石、白石脂、杏仁。(中医方剂大辞典)(4)白楝、甘草、青木香、芍药、大黄、玄参。(中医方剂大辞典)(5)白蔹、黄连、生胡粉。(中医方剂大辞典)(6)白蔹、白芷、芎䓖、大黄、黄连、当归、黄柏、豉、羊脂、猪脂。(中医方剂大辞典)(7)白蔹面、祛湿药膏。(中医方剂大辞典)(8)白蔹、白及、白芷、白蔹皮、石决明、牛蒡子。(中医方剂大辞典)(9)白蔹、白及、白僵蚕、当归、大黄、乳香、桃枝、柳枝、槐枝、桑枝、皂荚枝。(中医方剂大辞典)(10)白蔹、白及、白芷、突厥子。(中医方剂大辞典)(11)白蔹、羊粪、栝楼根。(中医方剂大辞典)

白蔹薄 bai lian bo

【英文名】Bai Lian Emplastrum

【异名】白蔹贴(中医方剂大辞典、外台)

【组成】(1)白蔹、大黄、黄芩。(中医方剂大辞典)(2)白蔹、黄连、大黄、黄芩、茵草、赤石脂、吴茱萸、芍药。(中医方剂大辞典)

白蔻散 bai kou san

【英文名】Bai Kou Powders

【组成】白蔻、红蔻、苍术、羌活、陈皮、厚朴、槟榔、枳壳、香附、姜皮、白术、砂仁、甘草。(中医方剂大辞典)

白蜡膏 bai la gao

【英文名】Bai La Plaster

【组成】生地、当归。(中医方剂大辞典)

白鲜汤 bai xian tang

【英文名】Bai Xian Decoction

【组成】白鲜皮、麦冬、茯苓、杏仁、细辛、白芷、桑白皮、石膏。(中医方剂大辞典)

白膏子 bai gao zi

【英文名】Bai Emplastrum

【组成】(1)牡蛎。(中医方剂大辞典)(2)北硫黄、砒霜、腊月猪脂。(中医方剂大辞典)

白膏剂 bai gao ji

【英文名】Semen emplastrums

【定义】是指药材、食用植物油与红丹炼制成膏料，摊涂于裱背材料上制成的外用制剂，为白颜色。(中药药剂学)

白膏药 bai gao yao

【英文名】Bai Emplastrum

【组成】(1)炉甘石。(中医方剂大辞典)(2)炉甘石、水龙骨、乳香、没药、川连、龙骨、官粉、麝香、冰片、轻粉、黄蜡、白蜡。(中医方剂大辞典)(3)净巴豆肉、蓖麻子、香油、蛤蟆、活鲫鱼。(中医方剂大辞典)(4)腊月猪油、嫩柳条、黄蜡、朝脑、轻粉、乳香、没药。(中医方剂大辞典)(5)光粉、甘石、白石脂、龙骨、乳香、没药、枫香、樟脑、水银、麝香、片脑、黄蜡、柏蜡、猪油。(中医方剂大辞典)(6)白及、猪脂油、芸香、樟脑、轻粉、乳香、没药、孩儿茶、片脑。(中医方剂大辞典)(7)蓖麻子。(中医方剂大辞典)(8)官粉、脂麻油。(中医方剂大辞典)(9)乳香、沥青、寒水石、轻粉。(中医方剂大辞典)

白蜜汤 bai mi tang

【英文名】Bai Mi Decoction

【异名】白蜜酒(中医方剂大辞典)

【组成】(1)白蜜、生地黄汁、酒。(中医方剂大辞典)(2)童便、蜜。(中医方剂大辞典)

白蜜饮 bai mi yin

【英文名】Bai Mi Drink

【组成】白蜜、生地黄汁。(中医方剂大辞典)

白蜜酒 bai mi jiu

【英文名】Bai Mi Wine

【组成】白蜜、酒。(中医方剂大辞典)

白蜜膏 bai mi gao

【英文名】Bai Mi Ointment

【组成】紫苏子、生姜汁、白蜜、鹿角胶、杏仁、生地黄汁。(中医方剂大辞典)

白敷药 bai fu yao

【英文名】Bai Fu Yao Paste

【组成】陈小粉、白蔹、生半夏、白芷、生南星、白及、五倍子、三奈、人中白。(中医方剂大辞典)

白鹤丹 bai he dan

【英文名】Bai He Pellet

【组成】白花蛇肉、白附子、僵蚕、天南星、天麻、轻粉。(中医方剂大辞典)

白鹤散 bai he san

【英文名】Bai He Powders

【异名】提毒散(中医方剂大辞典)

【组成】寒水石。(中医方剂大辞典)

白薇丸 bai wei wan

【英文名】Bai Wei Pill

【异名】小白薇丸(中医方剂大辞典、局方)

【组成】(1)白薇、牡丹皮、熟干地黄、木香、当归、肉豆蔻仁、远志、附子、禹余粮、肉苁蓉、芎䓖、白茯苓、细辛、石膏、独活、吴茱萸、蜀椒、黄芪、五味子、桂。(中医方剂大辞典)(2)白薇、赤芍、乌贼鱼骨。(中医方剂大辞典)(3)白薇、柏子仁、牡丹、熟干地黄、芎䓖、羌活、当归、黄芪、人参、桂、附子、石斛、白茯苓、白芍、五味子、白术、甘草、肉苁蓉。(中医方剂大辞典)(4)白薇、熟干地黄、白前、当归、附子、干漆、山茱萸、牛膝、防风、厚朴、桂心、白芷、赤石脂、柏子仁、吴茱萸、禹余粮、藁本、牡丹。(中医方剂大辞典)(5)白薇、车前子、当归、芎䓖、蛇床子、藁本、卷柏、白芷、覆盆子、桃仁、麦门冬、人参、桂心、菖蒲、细辛、干姜、熟干地黄、川椒、白茯苓、远志、白龙骨。(中医方剂大辞典)(6)白薇、知母、地骨皮、生干地黄、麦门冬、甘草、蜀漆、葳蕤、陈桔皮。(中医方剂大辞典)(7)白薇、牡蒙、藁本、当归、干地黄、芎䓖、人参、柏子仁、石斛、桂心、附子、五味子、防风、吴茱萸、甘草、牛膝、桑寄生、姜黄、禹余粮、秦椒。(中医方剂大辞典)(8)白薇、细辛、厚朴、椒、桔梗、鳖甲、防风、大黄、附子、石硫黄、牡蒙、人参、桑上寄生、半夏、白僵蚕、续断、秦艽、紫菀、杜仲、牛膝、虻虫、水蛭、紫石英、朴消、桂心、钟乳、当归。(中医方剂大辞典)(9)白薇、紫石英、泽兰、太一余粮、当归、赤石脂、白芷、芎䓖、藁本、石膏、庵闾子、卷柏、蛇床子、桂心、细辛、覆盆子、桃仁、干地黄、干姜、蜀椒、车前子、蒲黄、人参、白龙骨、远志、麦门冬、茯苓、桔皮。(中医方剂大辞典)(10)白薇、细辛、防风、人参、秦椒、白蔹、桂心、牛膝、秦艽、芜荑、沙参、芍药、五味子、白僵蚕、牡丹、蛴螬、干漆、柏子仁、干姜、卷柏、附子、芎䓖、紫石英、桃仁、钟乳、干地黄、白石英、鼠妇、水蛭、虻虫、吴茱萸、麻布叩复头。(中医方剂大辞典)(11)白薇、人参、附子、熟地、桂心、白芍、吴茱、当归、紫石英、槟榔。(中医方剂大辞典)(12)白薇、防风、白蒺藜、石榴皮、羌活。(中医方剂大辞典)(13)白薇、紫石英、琥珀、白芍、桂心、川续断、防风、山茱萸、当归、柏子仁、川乌、牡丹皮、木香、麝香。(中医方剂大辞典)(14)白薇、柏子仁、白芍、当归、桂心、附子、萆薢、白术、吴茱萸、木香、细辛、川芎、槟榔、熟地黄、牡丹皮、紫石英、人参、石斛、白茯苓、泽兰叶、川牛膝。(中医方剂大辞典)(15)白薇、地黄、牛膝、当归、山茱萸、肉桂、白术、诃子皮、石斛、附子、黄连、干姜、肉豆蔻、人参、荜茇、槟榔、茯苓、没药、麒麟竭、大黄、肉苁蓉、木香、薯蓣。(中医方剂大辞典)(16)人参、当归、白芷、赤石脂、牡丹皮、藁本、白茯苓、桂、白薇、川芎、附子、延胡索、白术、白芍、甘草、没药。(中医方剂大辞典)(17)白薇、柏子仁、附子、鳖甲、当归、黄芪、人参、桂、石斛、芍药、牡丹皮、羌活、熟干地黄、肉苁蓉、甘草、芎䓖。(中医方剂大辞典)

白薇汤 bai wei tang

【英文名】Bai Wei Decoction

【组成】(1)白薇、蜀漆叶、常山、知母、鳖甲、甘草、苦参、大黄、升麻、石膏、豉、蒜、淡竹叶、赤茯苓、龙胆、黄芩。(中医方剂大辞典)(2)白薇、细辛、龙齿、杏仁。(中医方剂大辞典)(3)白薇、紫苏、当归。(中医方剂大辞典)(4)白薇、生地、丹皮、丹参、沙参、芍药、甘草、麦冬、石斛。(中医方剂大辞典)(5)白薇、麦冬、款冬花、桔梗、百部、贝母、生地、甘草。(中医方剂大辞典)(6)白薇、当归、人参、甘草。(中医方剂大辞典)

白薇散 bai wei san

【英文名】Bai Wei Powders

【组成】(1)白薇、生地、白蒺藜、防风、石榴皮、羌活。(中医方剂大辞典)(2)白薇、白芍、苍术、当归、熟地黄、川芎、牡丹皮、泽兰叶、凌霄花。(中医方剂大辞典)(3)白薇、白芍、牡蛎、当归、益智、陈皮、熟地、甘草、香附、黄芪、人参、川芎、白矾、桑螵蛸。(中医方剂大辞典)(4)白薇、川芎、熟地黄、桂心、牡丹皮、甘草、当归、释兰叶、苍术、芍药。(中医方剂大辞典)(5)白薇、栝楼根、枳实、辛荑仁、甘草、赤芍、酸枣仁。(中医方剂大辞典)(6)白薇、白蔹、白芍。(中医方剂大辞典)(7)白薇、白龙骨、黄芪、牡蛎、附子、甘草、肉苁蓉。(中医方剂大辞典)(8)白薇、干姜、甘草、栝楼、消石。(中医方剂大辞典)(9)白薇、防风、射干、白术、当归、防己、青木香、天门冬、乌头、枳实、独活、山茱萸、葳蕤、麻黄、柴胡、白芷、莽草、蜀椒、秦艽。(中医方剂大辞典)(10)白薇、瓜蒌、枳实、辛荑、甘草、石膏、厚朴、酸枣。(中医方剂大辞典)(11)白薇、麻黄、杏仁、贝母。(中医方剂大辞典)

白薇煎 bai wei jian

【英文名】Bai Wei Decoction

【组成】东白薇、泽兰叶、穿山甲。(中医方剂大辞典)

白薇膏 bai wei gao

【英文名】Bai Wei Plaster

【组成】白薇、白蔹、白及、白附子、白芷、赤芍、胡粉、乳香、白蜡、油。(中医方剂大辞典)

白糖饮 bai tang yin

【英文名】Bai Tang Drink

【组成】白糖。(中医方剂大辞典)

白壁膏 bai bi gao

【英文名】Bai Bi Plaster

【组成】白蜡、牛脂、野猪脂、家猪脂、椰子油、粉锡、麻油。(中医方剂大辞典)

白霜丸 bai shuang wan

【英文名】Bai Shuang Pill

【组成】铅白霜、人参、茯苓、麝香。(中医方剂大辞典)

白螺散 bai luo san

【英文名】Bai Luo Powders

【组成】(1)白螺蛳、片脑。(中医方剂大辞典)(2)白螺蛳壳。(中医方剂大辞典)

白癜酊 bai dian ding

【英文名】Bai Dian Tincture

【组成】补骨脂、骨碎补、花椒、黑芝麻、石榴皮、75%的酒精。(辽宁中医杂志 1992,(2))

白癜康 bai dian kang

【英文名】Bai Dian Kang Liniment

【组成】黄芪、何首乌、姜黄、丹参、自然铜、补骨脂、白蒺藜、防风、白鲜皮。(北京中医杂志 1993,(2))

白癜膏 bai dian gao

【英文名】Bai Dian Plaster

【组成】附子、天雄、防风、乌头。(中医方剂大辞典)

白癞方 bai lai fang

【英文名】Bai Lai Prescription

【组成】苦参、露蜂房、曲。(中医方剂大辞典)

白糯丸 bai nuo wan

【英文名】Bai Nuo Pill

【组成】大白芷、真糯米。(中医方剂大辞典)

白丁香丸 bai ding xiang wan

【英文名】Bai Ding Xiang Pill

【组成】白丁香、京三棱、槟榔、白艾灰、白姜、桂心、木香、硇砂。(中医方剂大辞典)

白丁香散 bai ding xiang san

【英文名】Bai Ding Xiang Powders

【组成】(1)白丁香、贝母。(中医方剂大辞典)(2)白丁香、黑丁香、木香、密陀僧、硫黄、诃子、皮轻粉。(中医方剂大辞典)(3)白丁香、石燕子、硫黄、腻粉、密陀僧、黑丁香。(中医方剂大辞典)

白大通丸 bai da tong wan

【英文名】Bai Da Tong Pill

【组成】川乌冬、鸡苏、木瓜、天南星、甘草、官桂、荆芥、乳香、白僵蚕、藁本、羌活、桔梗、甘松、牛膝、天麻、川当归、没药、麻黄、细辛、乌蛇、软石膏、甘菊花。(中医方剂大辞典)

白山雄栓 bai shan xiong shuan

【英文名】Bai Shan Xiong Suppository

【组成】人参茎叶皂甙、鹿茸、淫羊藿、水蛭等。(中国医药学报 1991,6(2))

白及颗粒 bai ji ke li

【英文名】Bai Ji Granule(药品标准 - 中药成方制剂标准)

【组成】白及。(药品标准 - 中药成方制剂标准 1997年)

白及糖浆 bai ji tang jiang

【英文名】Bai Ji Syrup(药品标准 - 中药成方制剂标准)

【组成】白及。(药品标准 - 中药成方制剂标准 1996年)

白丸子散 bai wan zi san

【英文名】Bai Wan Zi Powders

【组成】青州白丸子、木香、丁香、橘红、天麻、全蝎、僵蚕。(中医方剂大辞典)

白马毛散 bai ma mao san

【英文名】Bai Ma Mao Powders

【组成】白马毛、龟甲、鳖甲、牡蛎。(中医方剂大辞典)

白马茎丸 bai ma jing wan

【英文名】Bai Ma Jing Pill

【组成】白马茎、赤石脂、石韦、天雄、远志、山茱萸、菖蒲、蛇床子、薯蓣、杜仲、肉苁蓉、柏子仁、石斛、续断、牛膝、栝楼根、细辛、防风。(中医方剂大辞典)

白马蹄丸 bai ma ti wan

【英文名】Bai Ma Ti Pill

【组成】白马蹄、鳖甲、鲤鱼甲、龟甲、蜀椒、磁石、甘草、杜仲、萆薢、当归、续断、芎劳、禹余粮、桑耳、附子。(中医方剂大辞典)

白马蹄散 bai ma ti san

【英文名】Bai Ma Ti Powders

【组成】(1)白马蹄、龟甲、鳖甲、牡蛎。(中医方剂大辞典)(2)白马蹄、栗子黄、桂心、蒲黄、龟壳。(中医方剂大辞典)(3)白马蹄。(中医方剂大辞典)

白云地散 bai yun di san

【英文名】Bai Yun Di Powders

【组成】云南白药、白及、地榆。(浙江中医学院学报 1985,9(4))

白牛毛散 bai niu mao san

【英文名】Bai Niu Mao Powders

【组成】纯白牛毛、朱砂、丝瓜。(中医方剂大辞典)

白平安散 bai ping an san

【英文名】Bai Ping An Powders

【组成】(1)绿豆粉、石膏、滑石、白芷、川芎、檀香、麝香、冰片、薄荷冰。(中医方剂大辞典)(2)薄荷精、冰片、煅石膏粉、飞滑石粉。(中医方剂大辞典)

白凤饮子 bai feng yin zi

【英文名】Bai Feng Drink

【组成】乌嘴白雄鸭、玄参、生地、蜗牛、地龙、古文钱、白盐梅、枇杷叶。(中医方剂大辞典)

白玉饼子 bai yu bing zi

【英文名】Bai Yu Bing Zi Pill

【组成】寒石面、白滑石、巴豆、半夏。(中医方剂大辞典)

白玉神膏 bai yu shen gao

【英文名】Bai Yu Shen Plaster

【组成】炉甘石、龙骨、真乳香、真没药、轻粉、血竭、赤石脂、生甘末、川连、枯矾、银朱、大梅片。(中医方剂大辞典)

白玉膏药 bai yu gao yao

【英文名】Bai Yu Emplastrum

【组成】白及、白蔹、白芷。(中医方剂大辞典)

白玉蟾丸 bai yu chan wan

【英文名】Bai Yu Chan Pill

【异名】白玉蟾蜍遗方(中医方剂大辞典、疡医大全)

【组成】川胡麻、川牛膝、木瓜、山栀、黄柏、苍术、明天

麻、白蒺藜、五加皮、风藤、羌活、苦参、当归、水银、车米、麝香、香蛇、代赭石、新鲜去子肉。(中医方剂大辞典)

白末眼药 bai mo yan yao

【英文名】Bai Mo Eye-drops preparation

【组成】朵梯、碗糖霜、大海螺。(中医方剂大辞典)

白术浴汤 bai zhu yu tang

【英文名】Bai Zhu Yu Decoction

【组成】白术、戎盐、矾石、黄连、黄芩、细辛、芎䓖、茵芋。(中医方剂大辞典)

白术煎丸 bai zhu jian wan

【英文名】Bai Zhu Jian Pill

【组成】白术、当归、神曲、干姜、人参。(中医方剂大辞典)

白术酿酒 bai zhu niang jiu

【英文名】Bai Zhu Niang Wine

【异名】白术酝酒(中医方剂大辞典)

【组成】白术、地骨皮、荆实、菊花。(中医方剂大辞典)

白石英丸 bai shi ying wan

【英文名】Bai Shi Ying Pill

【异名】阳起石丸(中医方剂大辞典、圣济总录)

【组成】(1)白石英、黄芪、人参、巴戟、附子、肉苁蓉、牛膝、菟丝子、吴茱萸、甘草、石斛、五味子、桂心、白茯苓。(中医方剂大辞典)(2)白石英、生干地黄、白茯苓、人参、天门冬、地骨皮。(中医方剂大辞典)(3)白石英、磁石、阳起石、熟干地黄、石斛、五味子、肉苁蓉、石南、菟丝子、五加皮、胡麻、巴戟、桂心、人参、蛇床子。(中医方剂大辞典)(4)白石英、芒消、凝水石、赤茯苓、人参、地骨皮、泽泻、苦参、甘草、麦门冬。(中医方剂大辞典)

白石英汤 bai shi ying tang

【英文名】Bai Shi Ying Decoction

【组成】(1)白石英、细辛、五味子、陈皮、钟乳粉、阿胶、桂心、人参、甘草、紫菀。(中医方剂大辞典)(2)白石英、五味子、白茯苓、附子、人参、甘草。(中医方剂大辞典)(3)白石英、人参、藿香叶、白术、芎䓖、紫石英、甘草、细辛、石斛、菖蒲、续断。(中医方剂大辞典)

白石英酒 bai shi ying jiu

【英文名】Bai Shi Ying Wine

【组成】(1)白石英、磁石、石斛、萆薢、丹参、牛膝、杜仲、防风、生干地黄、山茱萸、黄芪、附子、羌活、桂心、羚羊角屑、白茯苓、酸枣仁。(中医方剂大辞典)(2)白石英、续断、薏苡仁、茵芋、牛膝、防风、附子、石斛、桂心、羌活、枸杞子、山茱萸、生干地黄、白茯苓。(中医方剂大辞典)

白石英散 bai shi ying san

【英文名】Bai Shi Ying Powders

【组成】(1)白石英、五味子、麦门冬、干姜、白茯苓、附子、甘草、桂、阿胶、人参、陈皮。(中医方剂大辞典)(2)白石英、肉苁蓉、泽泻、韭子、白粳米。(中医方剂大辞典)(3)白石英、钟乳粉、款冬花、桂心、天门冬、桑根白皮、紫菀、人参、五味子、白茯苓。(中医方剂大辞典)(4)炼成白石英、石斛、苁蓉、茯苓、泽泻、桔皮、菟丝子。(中医方剂大辞典)

白石英粥 bai shi ying zhou

【英文名】Bai Shi Ying Gruel

【组成】白石英。(中医方剂大辞典)

白石脂丸 bai shi zhi wan

【英文名】Bai Shi Zhi Pill

【组成】(1)白石脂、厚朴、当归、干姜、赤石脂、诃黎勒皮、陈桔皮。(中医方剂大辞典)(2)白石脂、芎䓖、大蓟、伏龙肝、熟干地黄、阿胶。(中医方剂大辞典)(3)白石脂、肉豆蔻。(中医方剂大辞典)(4)白石脂、乌贼骨、禹余粮、牡蛎、赤石脂、干地黄、干姜、龙骨、桂心、石韦、白蔹、细辛、芍药、黄连、附子、当归、黄芩、蜀椒、钟乳、白芷、芎䓖、甘草。(中医方剂大辞典)

白石脂汤 bai shi zhi tang

【英文名】Bai Shi Zhi Decoction

【组成】(1)白石脂、蜀漆、附子、牡蛎。(中医方剂大辞典)(2)白石脂、龙骨、当归、桔梗、女萎、白头翁、黄连、干姜。(中医方剂大辞典)

白石脂散 bai shi zhi san

【英文名】Bai Shi Zhi Powders

【组成】(1)白石脂、乌贼鱼骨、槟榔。(中医方剂大辞典)(2)白石脂。(中医方剂大辞典)(3)白石脂、乱发、甘草。(中医方剂大辞典)(4)白石脂、赤石脂、雄黄、乳香。(中医方剂大辞典)

白龙骨丸 bai long gu wan

【英文名】Bai Long Gu Pill

【异名】阿胶丸(中医方剂大辞典、圣济总录)

【组成】(1)白龙骨、牡蛎。(中医方剂大辞典)(2)白龙骨、白善、白石膏、白矾。(中医方剂大辞典)(3)白龙骨、韭子、补骨脂、肉苁蓉、菟丝子。(中医方剂大辞典)(4)白龙骨、白石脂、鸡屎矾、黄连、胡粉、白茯苓、阿胶。(中医方剂大辞典)

白瓜子丸 bai gua zi wan

【英文名】Bai Gua Zi Pill

【组成】白瓜子、藁本、远志、杜蘅、天门冬、白芷、当归、车前子、云母粉、柏子仁、细辛、桔皮、栝蒌仁、铅丹、白石脂。(中医方剂大辞典)

白头翁丸 bai tou weng wan

【英文名】Bai Tou Weng Pill

【组成】(1)白头翁、艾叶。(中医方剂大辞典)(2)白头翁、干姜、黄连、地榆、阿胶。(中医方剂大辞典)(3)白头翁、黄丹、干姜、莨菪子、白矾。(中医方剂大辞典)(4)白头翁、当归、川大黄、羌活、苦参、独活、防风、牛膝、仙灵脾、枳壳、桂心、晚蚕蛾、乌蛇肉。(中医方剂大辞典)(5)白头翁、昆布、海藻、通草、玄参、连翘、白蔹。(中医方剂大辞典)(6)白头翁、黄连、石榴皮。(中医方剂大辞典)

白头翁汤 bai tou weng tang

【英文名】Bai Tou Weng Decoction(中国中医药学主题词表)

【组成】(1)白头翁、黄连、柏皮、椿皮。(中医方剂大辞典)(2)白头翁、厚朴、阿胶、黄连、秦皮、附子、黄柏、茯苓、芍药、干姜、当归、赤石脂、甘草、龙骨、大枣、粳米。(中医方剂大辞典)(3)白头翁、干姜、甘草、当归、黄连、秦皮、石榴皮。(中医方剂大辞典)(4)白头翁、黄柏、黄连、秦皮。(中医方剂大辞典)(5)白头翁、秦皮、黄连。(中医方剂大辞典)(6)白头翁、黄连、黄柏、陈皮。(中医方剂大辞典)(7)黄连、白头翁、酸石榴皮、犀角。(中医方剂大辞典)(8)白头翁、甘草、阿胶、黄连、柏皮、陈皮。(中医方剂大辞典)

白头翁酒 bai tou weng jiu

【英文名】Bai Tou Weng Wine

【组成】(1)白头翁、白酒。(中医方剂大辞典)(2)白头翁草。(中医方剂大辞典)(3)白头翁、甘草、牛膝、海藻、石斛、干地黄、土瓜根、附子、葛根、麻黄。(中医方剂大辞典)

白头翁散 bai tou weng san

【英文名】Bai Tou Weng Powders

【组成】(1)白头翁、黄连、茜根、苏妨木、故旧鼓皮、甘草、地榆、犀角屑。(中医方剂大辞典)(2)白头翁、黄连、酸石榴皮。(中医方剂大辞典)

白头翁煎 bai tou weng jian

【英文名】Bai Tou Weng Decoction

【组成】白头翁、牛膝、附子、桂心、羌活、赤芍、赤茯苓、人参、防风、虎胫骨、牡丹、当归、酥、生姜汁。(中医方剂大辞典)

白母丁散 bai mu ding san

【英文名】Bai Mu Ding Powders

【组成】白丁香。(中医方剂大辞典)

白芍药丸 bai shao yao wan

【英文名】Bai Shao Yao Pill

【组成】(1)白芍药、川芎、白术、阿胶、当归、干姜、人参。(中医方剂大辞典)(2)当归、芍药、鹿茸、熟地黄。(中医方剂大辞典)

白芍药汤 bai shao yao tang

【英文名】Bai Shao Yao Decoction

【组成】(1)白芍药、泽泻、白术、桂心、当归、干姜、甘草。(中医方剂大辞典)(2)白芍药、泽泻、甘草、薄桂。(中医方剂大辞典)

白芍药散 bai shao yao san

【英文名】Bai Shao Yao Powders

【组成】(1)白芍药、桂心、白术、人参、白茯苓、五加皮、干姜、甘草。(中医方剂大辞典)(2)白芍药、犀角末。(中医方剂大辞典)(3)白芍药、白茯苓、当归、白术、陈皮、香附子。(中医方剂大辞典)(4)白芍药、牡蛎、熟干地黄、桂心、干姜、鹿角胶、乌贼鱼骨、黄耆、龙骨。(中医方剂大辞典)(5)白芍药、牡蛎粉、熟干地黄、白术、麒麟竭、柏子仁、乌贼鱼骨、桂心、附子、黄耆、龙骨。(中医方剂大辞典)(6)白芍药、干姜。(中医方剂大辞典)(7)白芍药、牡蛎、熟干地黄、白芷、干姜、桂心、乌贼鱼骨、黄耆、龙骨。(中医方剂大辞典)(8)白芍药、当归、附子、黄芩、白术、阿胶、生干地黄、甘草。(中医方剂大辞典)

白地诃片 bai di he pian

【英文名】Bai Di He Tablet

【组成】白头翁、地榆、诃子、丁香。(新医药学杂志 1975,(4))

白及冲剂 bai ji chong ji

【英文名】Bai Ji Medicinal Instant Granule

【组成】白及。((92)滇卫药准字第 44Z 第 460 号)、((92)滇卫药准字 27Z 第 983 号)、((92)滇卫药准字 3Z 第 564 号)

白朱砂散 bai zhu sha san

【英文名】Bai Zhu Sha Powders

【组成】(1)朱砂、雄黄、象皮、硼砂、蟾酥、白朱砂。(中医方剂大辞典)(2)上好白雪瓷器。(中医方剂大辞典)

白华玉丹 bai hua yu dan

【英文名】Bai Hua Yu Pellet

【组成】钟乳粉、白石脂、阳起石、牡蛎。(中医方剂大辞典)

白羊心汤 bai yang xin tang

【英文名】Bai Yang Xin Decoction

【组成】白羊心、熟干地黄、防风、牡蛎、人参、远志、独活、白芍、黄芪、茯苓、甘草。(中医方剂大辞典)

白羊肉汤 bai yang rou tang

【英文名】Bai Yang Ruo Decoction

【组成】(1)白羊肉、杜仲、白茯苓、熟干地黄、牛膝、人参、黄芪、白术、桂心、磁石、龙骨、远志。(中医方剂大辞典)(2)白羊肉。(中医方剂大辞典)

白羊肾丸 bai yang shen wan

【英文名】Bai Yang Shen Pill

【组成】半夏、猪苓。(中医方剂大辞典)

白羊肾羹 bai yang shen geng

【英文名】Bai Yang Shen Thick soup

【组成】(1)白羊肾、肉苁蓉、羊脂、胡椒、陈皮、荜茇、草果。(中医方剂大辞典)(2)羊肾、肉苁蓉。(中医方剂大辞典)

白羊鲜汤 bai yang xian tang

【英文名】Bai Yang Xian Decoction

【组成】白羊鲜、蚱蝉、大黄、甘草、钓藤皮、细辛、牛黄、蛇退皮。(中医方剂大辞典)

白杨皮汤 bai yang pi tang

【英文名】Bai Yang Pi Decoction

【组成】(1)白杨皮、地骨皮、蜀椒、杏仁、苍耳子、高良姜、生干地黄、细辛。(中医方剂大辞典)(2)白杨皮、地骨皮、防风、蔓荆实、细辛、杏仁、生干地黄。(中医方剂大辞典)

白杨皮酒 bai yang pi jiu

【英文名】Bai Yang Pi Wine

【组成】白杨皮。(中医方剂大辞典)

白杨皮散 bai yang pi san

【英文名】Bai Yang Pi Powders

【组成】(1)白杨皮、地骨皮、苍耳子、川椒、盐、生地黄、杏仁、细辛。(中医方剂大辞典)(2)白杨皮、细辛、露蜂房。(中医方剂大辞典)(3)白瓜子仁、白杨皮、桃花。(中医方剂大辞典)

白芜荑散 bai wu yi san

【英文名】Bai Wu Yi Powders

【异名】芜荑散(中医方剂大辞典、普济方)

【组成】(1)白芜荑、狼牙草、白蔹。(中医方剂大辞典)(2)白芜荑、附子、白槟榔、陈桔皮、干姜、桂、零陵香、安息香、茴香子。(中医方剂大辞典)

白芷洗方 bai zhi xi fang

【英文名】Bai Zhi Lotion

【组成】白芷、新桑白皮、贝母、汉椒、紫苏。(中医方剂大辞典)

白芷摩膏 bai zhi mo gao

【英文名】Bai Zhi Mo Plaster

【组成】白芷、甘草、乌头、薤白、青竹皮。(中医方剂大辞典)

白花蛇丸 bai hua she wan

【英文名】Bai Hua She Pill

【组成】(1)白花蛇、羌活、白附子、麻黄、桂、芎䓖、干蝎、防己、附子、干姜、蜀椒、乌头。(中医方剂大辞典)(2)白花蛇、黄芩、防风、白鲜皮、甘草、枳壳、栀子仁、赤芍、川大黄、苍耳子、麦门冬、黄芪、白蒺藜、羌活、苦参。(中医方剂大辞典)(3)白花蛇、杏仁、黄芪、葫荽子、蝟皮、人参、鲤鱼皮、附子、枳壳、男儿发、肉桂、当归、皂荚树耳。(中医方剂大辞典)(4)白花蛇肉、天南星、白僵蚕、当归、桂心、萆薢、藁本、附子、白附子、天麻、羌活、芎䓖、防风、麻黄。(中医方剂大辞典)(5)白花蛇、干蝎、白僵蚕、白附子、川乌头、天南星、牛黄、防风、桂心、麻黄、鹿角胶、桑螵蛸、半夏、朱砂、雄黄。(中医方剂大辞典)(6)白花蛇、干蝎、仙灵脾、茵芋、川乌头、天南星、天雄、天麻、桂心、麻黄、鹿角胶、萆薢、桑螵蛸、雄黄、麝香。(中医方剂大辞典)(7)白花蛇、人参、玄参、沙参、丹参、苦参、枳壳、黄芩、防风、白蒺藜、漏芦、川大黄、秦艽、白鲜皮、甘草。(中医方剂大辞典)(8)防风、金银花、枸杞子、蝉蜕、苦参、荆芥穗、黄连、全蝎、牛膝、何首乌、牛蒡子、连翘、白蒺藜、细辛、胡麻、蔓荆子、漏芦、白花蛇、乌梢蛇。(中医方剂大辞典)(9)防风、荆芥穗、金银花、川芎、枸杞子、黄芩、黄连、山栀子、黄柏、全蝎、蝉蜕、漏芦、乌药、何首乌、牛膝、牛蒡子、连翘、天花粉、白蒺藜、威灵仙、细辛、毛狗脊、胡麻子、蔓荆子、槐花、苦参、生地黄、白花蛇、乌梢蛇。(中医方剂大辞典)(10)花蛇肉、龟版、穿山甲、蜂房、汞粉、朱砂。(中医方剂大辞典)(11)白花蛇、当归、川芎、白芍、生地、防风、荆芥、黄芩、连翘、胡麻子、何首乌、升麻、羌活、桔梗。(中医方剂大辞典)(12)白花蛇、白附子、天麻、牛膝、当归、何首乌、僵蚕、威灵仙、羌活、独活、防风、萆薢、荆子、苦参、甘草、石菖蒲、蝉壳、白芍、川芎、苍耳草、雷丸、赤芍、风子肉、枳壳、雄黄、皂角、乌药。(中医方剂大辞典)(13)白花蛇头、干蝎、牛黄、龙脑、丹砂、麝香。(中医方剂大辞典)(14)白花蛇、人参、蝉壳、干蝎、天麻、白僵蚕、萆薢、当归、羌活、芎䓖、白芷、乌头、附子、狼毒、生犀、龙脑、雄黄、甘草。(中医方剂大辞典)

白花蛇酒 bai hua she jiu

【英文名】Bai Hua She Wine

【组成】(1)白花蛇、乌梢蛇、升麻、紫苏、枳实、当归、香附、熟地、黄芪、天冬、丹皮、粟壳、川芎、茯苓、厚朴、枳壳、三棱、苍术、牛膝、芍药、玄胡、杏仁、红花、肉桂、逢术、防风、草果、杜仲、木香、陈皮、青皮、半夏、桔梗、荆芥、藿香、僵蚕、麦冬、人参、白芷、枫藤、麻黄、乳香、没药、核桃肉、益智仁。(中医方剂大辞典)(2)白花蛇、羌活、当归身、真天麻、真秦艽、五加皮、防风。(中医方剂大辞典)(3)白花蛇、全蝎、当归、防风、羌活、独活、白芷、天麻、赤芍、甘草、升麻。(中医方剂大辞典)

白花蛇散 bai hua she san

【英文名】Bai Hua She Powders

【组成】(1)白花蛇、大丁香。(中医方剂大辞典)(2)白花蛇、桂心、人参、羚羊角、菖蒲、川乌头。(中医方剂大辞典)(3)白花蛇、独活、丹参、蔓荆实、蒺藜子、玄参、苦参、秦艽、山芋、甘草、防风、菊花、附子、天麻、牛膝。(中医方剂大辞典)(4)白花蛇、乌蛇、干蝎、僵蚕、地龙、雄黄、蜈蚣、蝎虎、蜜蜂、丹砂、黄蜂、胡蜂、龙脑。(中医方剂大辞典)(5)白花蛇、露蜂房、苦参、防风、丹参、栀子仁、山芋、秦艽。(中医方剂大辞典)(6)白花蛇、何首乌、牛膝、蔓荆实、威灵仙、荆芥穗、旋覆花。(中医方剂大辞典)(7)白花蛇、天南星、天雄、僵蚕、干蝎、麻黄、蜂子、甘草、干姜。(中医方剂大辞典)(8)白花蛇、藁本、五加皮、牛膝、萆薢、桂、熟干地黄、木香、芸薹子、当归、甘草、威灵仙、白附子、甘菊花、蔓荆实、郁李仁、羌活、虎骨、干蝎、白芷、防风。(中医方剂大辞典)(9)白花蛇、人参、白茯苓、当归、甘草、麻黄、白附子、天麻、芎䓖、羌活、藁本、附子、细辛、干蝎、白芷、防风、白鲜皮、丹砂、麝香、牛黄。(中医方剂大辞典)(10)白花蛇肉、天南星、土蜂儿、干蝎、桑螵蛸、麻黄、赤箭、薏苡仁、酸枣仁、柏子仁、当归、桂心、羚羊角屑、牛膝、麝香。(中医方剂大辞典)(11)白花蛇、蜂房、苦参、防风、栀子仁、丹参、薯蓣、秦艽、甘菊花、玄参、白蒺藜、独活。(中医方剂大辞典)(12)白花蛇肉、白僵蚕、麝香、朱砂、羌活、秦艽、附子、桂心、当归、牛膝、芎䓖、萆薢、干蝎、防风。(中医方剂大辞典)(13)白花蛇、麻黄、天麻、何首乌、天南星、白附子、桂心、萆薢、白鲜皮、羌活、蔓荆子、白僵蚕、晚蚕蛾、防风、犀角屑、磁石。(中医方剂大辞典)(14)白花蛇、露蜂房、苦参、防风、丹参、栀子仁、薯蓣、秦艽、玄参、白蒺藜、独活。(中医方剂大辞典)(15)白花蛇、白附子、磁石、天麻、狗脊、侧子、萆薢、白僵蚕、细辛、防风、白术、芎䓖、白鲜皮、羌活、蔓荆子。(中医方剂大辞典)(16)白花蛇、天麻、槐子、羌活、防风、晚蚕沙、蔓荆子、白鲜皮、威灵仙、枳壳、甘草。(中医方剂大辞典)

白花蛇煎 bai hua she jian

【英文名】Bai Hai She Decoction

【组成】(1)白花蛇乌蛇、白蜜、生姜汁、薄荷汁、白僵蚕、干蝎、苦参、白附子。(中医方剂大辞典)(2)白花蛇、海桐皮、白芷、防风、独活、羌活、白术、附子、天南星、半夏、前胡、细辛、干蝎、桂心、汉椒、木鳖子、当归、吴茱萸、苍术。(中医方剂大辞典)

白花蛇膏 bai hua she gao

【英文名】Bai Hua She Ointment

【组成】(1)白花蛇、雄黄、白沙蜜、杏仁。(中医方剂大辞典)(2)白花蛇、天麻、狗脊。(中医方剂大辞典)

白芥子丸 bai jie zi wan

【英文名】Bai Jie Zi Pill

【组成】(1)白芥子、朱砂、阿魏、恒山。(中医方剂大辞典)(2)白芥子、安息香、麝香、乌药、桃仁、陈桔皮。(中医方剂大辞典)(3)白芥子、防风、安息香、沉香、补骨脂、槟榔。(中医方剂大辞典)

白芥子散 bai jie zi san

【英文名】Bai Jie Zi Powders

【组成】(1)白芥子。(中医方剂大辞典)(2)真白芥子、木鳖子、没药、桂心、木香。(中医方剂大辞典)

白豆蔻丸 bai dou kou wan

【英文名】Bai Dou Kou Pill

【组成】(1)白豆蔻、人参、白茯苓、诃黎勒、桂、厚朴、陈桔皮、丁香、荜茇、附子、槟榔、当归、缩砂仁、干姜、肉豆蔻仁。(中医方剂大辞典)(2)白豆蔻、木香、干姜、枳实、半夏、桂、白术、细辛、诃黎勒皮、当归。(中医方剂大辞典)(3)白豆蔻、陈桔皮、厚朴、草豆蔻、桂、白术、干木瓜、人参、半夏、砂蜜、高良姜、甘草、陈曲、麦蘖、木香、干姜、白茯苓、桃仁。(中医方剂大辞典)(4)白豆蔻、白术、干姜。(中医方剂大辞典)(5)白豆蔻、桂心、丁香、陈桔皮、诃黎勒皮、木香、吴茱萸。(中医方剂大辞典)(6)白豆蔻、干姜、白术、甘草、人参、桂心、厚朴、陈桔皮、诃黎勒皮。(中医方剂大辞典)(7)白豆蔻、白术、胡椒、当归、白龙骨、荜茇、厚朴、陈桔皮、芎䓖、人参、肉桂、白麸苓、诃黎勒、干姜。(中医方剂大辞典)(8)白豆蔻、草豆蔻、食茱萸、白术、人参、陈桔皮、桂心、干姜、甘草、神曲。(中医方剂大辞典)(9)白豆蔻、干姜、半夏、桂心、白术、木香、诃黎勒、枳实。(中医方剂大辞典)(10)白豆蔻、黄芪、赤茯苓、干姜、桂心、白术、当归、半夏、人参、附子、陈桔皮、甘草。(中医方剂大辞典)(11)白豆蔻、诃黎勒、黄芪、沉香、附子、白术、人参、肉桂、木香、枳实、厚朴。(中医方剂大辞典)(12)白豆蔻仁、缩砂仁、干葛、橘红、甘草、蜜曲律。(中医方剂大辞典)(13)白豆蔻仁、缩砂仁、人参、白术、茯苓、丁香、白姜、粉草、麦蘖、良姜。(中医方剂大辞典)(14)白豆蔻、丁香、木香、沉香、肉豆蔻、槟榔、甘草、青皮、白术、茯苓、诃子皮、人参、桂、干姜、麝香。(中医方剂大辞典)(15)白豆蔻、枳壳、陈桔皮、诃黎勒、木香、当归。(中医方剂大辞典)

白豆蔻汤 bai dou kou tang

【英文名】Bai Dou Kou Decoction

【组成】(1)白蔻、藿香、半夏、陈皮、生姜。(中医方剂大辞典)(2)黄连、葛根、天花粉、麦门冬、五味子、白豆蔻、陈皮、黄柏、甘草。(中医方剂大辞典)(3)白豆蔻、白术、人参。(中医方剂大辞典)(4)白豆蔻、诃黎勒、陈桔皮、干姜、厚朴。(中医方剂大辞典)(5)白豆蔻、半夏、槟榔、丁香、甘草、青桔皮。(中医方剂大辞典)(6)白豆蔻、人参、白术、厚朴、陈桔皮、芎䓖、白茯苓、干姜、丁香、甘草、白檀香。(中医方剂大辞典)(7)白豆蔻、人参、白术、芎䓖、白茯苓、陈

桔皮、厚朴、甘草、干姜、丁香。(中医方剂大辞典)

白豆蔻散 bai dou kou san

【英文名】Bai Dou Kou Powders

【异名】白豆蔻汤(中医方剂大辞典)

【组成】(1)白豆蔻、白术、甘草、厚朴、枳壳、桂心、陈桔皮、高良姜、白茯苓、半夏、诃黎勒皮、人参。(中医方剂大辞典)(2)白豆蔻、白术、陈桔皮、高良姜、甘草、厚朴。(中医方剂大辞典)(3)白豆蔻、茴香子、槟榔、木香、干姜、附子、吴茱萸、青桔皮、硫黄。(中医方剂大辞典)(4)白豆蔻、高良姜、青桔皮、木瓜、沉香、当归、甘草、桂心。(中医方剂大辞典)(5)白豆仁。(中医方剂大辞典)(6)白豆蔻、肉豆蔻、高良姜、木香、桂心、附子、枳壳、陈桔皮、人参、丁香、甘草。(中医方剂大辞典)(7)白豆蔻仁、缩砂仁、青皮、陈皮、甘草、香附子、蓬莪术。(中医方剂大辞典)(8)白豆蔻仁、缩砂、荜澄茄、丁香、木香、甘草、青皮、陈皮、辣桂、厚朴、香附。(中医方剂大辞典)(9)沉香、缩砂仁、白豆蔻仁、干生姜、木香、人参、白术、白茯苓、丁香。(中医方剂大辞典)(10)白豆蔻、白术、甘草、肉豆蔻仁、芍药、白茯苓、桂、陈桔皮、枳壳。(中医方剂大辞典)(11)白豆蔻、干木瓜、生糯米、干姜、甘草、缩砂仁。(中医方剂大辞典)(12)白豆蔻、桂、丁香、附子、高良姜、木香、肉豆蔻、人参、枳壳、甘草、陈桔皮。(中医方剂大辞典)(13)白豆蔻、厚朴、莎草根、甘草、缩砂蜜、青桔皮、陈桔皮、丁香、木香。(中医方剂大辞典)(14)白豆蔻仁、桂、木香、人参、曲、京三棱、陈桔皮、大麦蘖、干姜、甘草。(中医方剂大辞典)(15)白豆蔻仁、厚朴、白术、沉香、陈桔皮、甘草。(中医方剂大辞典)(16)白豆蔻、枳壳、肉桂、桔皮、诃子、当归。(中医方剂大辞典)(17)白豆蔻仁、肉豆蔻、白术、厚朴、甘草、肉桂、青皮。(中医方剂大辞典)(18)白豆蔻、黄芪、甘草、干木瓜、陈桔皮、芎䓖、人参、枇杷叶。(中医方剂大辞典)(19)白豆蔻、人参、桂心、白术、半夏、陈桔皮、枳壳、甘草。(中医方剂大辞典)(20)白豆蔻、人参、白术、黄芪、当归、附子、白茯苓、半夏、陈桔皮、甘草、干姜、芎䓖。(中医方剂大辞典)(21)白豆蔻、人参、前胡、赤麸苓、陈桔皮、诃黎勒、甘草、白术、枳壳、大腹皮。(中医方剂大辞典)(22)白豆蔻、陈桔皮、人参、白术、厚朴、芎䓖、半夏、甘草。(中医方剂大辞典)(23)白豆蔻、芎䓖、丁香、藿香、人参、白术、厚朴、白茯苓、木香、陈桔皮、桂心、附子、半夏、诃黎勒皮、高良姜、甘草。(中医方剂大辞典)(24)白豆蔻、枇杷叶、诃黎勒皮、前胡、人参、槟榔、陈桔皮、白术。(中医方剂大辞典)(25)白豆蔻、诃黎勒、白术、当归、木香、干姜、厚朴、吴茱萸、陈桔皮、甘草。(中医方剂大辞典)(26)白豆蔻、木香、青桔皮、白术、吴茱萸、诃黎勒、干姜、草豆蔻、厚朴、桂心、人参、甘草。(中医方剂大辞典)

白沉香散 bai chen xiang san

【英文名】Bai Chen Xiang Powders

【组成】川白姜、半夏曲、白茯苓、附子、诃子肉、干山药、沉香、白术、木香、人参、丁香、甘草。(中医方剂大辞典)

白附子丸 bai fu zi wan

【英文名】Bai Fu Zi Pill

【组成】(1)附子、白附子、黄狗骨头。(中医方剂大辞典)(2)天南星、天麻、半夏、川乌头、白附子。(中医方剂大辞典)(3)白附子、南星、半夏、旋覆花、甘菊、天麻、川芎、橘红、僵蚕、干姜、全蝎。(中医方剂大辞典)(4)白附子、天麻、半夏、朱砂、白僵蚕、全蝎、腻粉、麝香、金箔。(中医方剂大辞典)(5)半夏、天南星、寒水石、细辛、白茯苓、白僵蚕、肉桂、白附子、川芎、香白芷、麝香。(中医方剂大辞典)(6)白附子、蝎梢、硫黄。(中医方剂大辞典)(7)白附子、龙脑、麝香、蝎梢、天南星、白僵蚕、凝水石。(中医方剂大辞典)(8)白附子、白僵蚕、乌蛇、牛黄、干蝎、麝香、朱砂、甜葶苈、青黛、蟾酥、蜣螂、天浆子。(中医方剂大辞典)(9)白附子、白芷、杜若、赤石脂、桃花、杏仁、甜瓜子、牛膝、鸡粪白、石脂、远志、葳蕤。(中医方剂大辞典)(10)白附子、白僵蚕、腻粉、天南星、白花蛇、防风、麻黄、赤箭、麝香、白术、羚羊角屑。(中医方剂大辞典)

白附子散 bai fu zi san

【英文名】Bai Fu Zi Powders

【异名】白附散(中医方剂大辞典、准绳·类方);白附子汤(中医方剂大辞典、审视瑶函)

【组成】(1)白附子、大黄、川乌、草乌、羌活、防风、半夏、南星、天麻、白芷、细辛、麻黄、马前子、当归尾、白芍、川芎、生地、苏木、红花、骨碎补、灵仙、续断、延胡、灵脂、刘寄奴、五倍子、降香、儿茶、黄丹、石膏、松香、乳香、没药、雄黄、轻粉、龙骨、象皮、生龟版、蝉蜕身、蛇蜕、山甲、朱砂、芸香、官桂、发灰、血竭、冰、麝。(中医方剂大辞典)(2)白附子、密陀僧、茯苓、白芷、定粉。(中医方剂大辞典)(3)荆芥穗、菊花、防风、木贼、白附子、白蒺藜、粉草、制苍术、人参、羌活。(中医方剂大辞典)(4)白附子、天南星、黑附子。(中医方剂大辞典)(5)麻黄、乌头、天南星、干姜、蝎、白附子、朱砂、麝香。(中医方剂大辞典)(6)白附子、续断、防风。(中医方剂大辞典)(7)白附子、白术、天麻、白芷、防风、芦荟、丹砂、龙脑、麝香。(中医方剂大辞典)(8)白附子、木香、由跋、麝香、细辛。(中医方剂大辞典)(9)白附子、莽草、细辛、芎䓖、高良姜。(中医方剂大辞典)(10)白附子、附子、天南星、天麻、半夏、乌头、朱砂、干蝎、麻黄。(中医方剂大辞典)(11)白附子、朱砂、全蝎、附子、雄黄、羌活、石膏、麻黄、脑、麝。(中医方剂大辞典)(12)白附子、知母、细辛、芎䓖、高良姜。(中医方剂大辞典)(13)白附子、青木香、由跋、麝香。(中医方剂大辞典)

白附子膏 bai fu zi gao

【英文名】Bai Fu Zi Plaster

【异名】玉容散(中医方剂大辞典、杨氏家藏方)

【组成】(1)白附子、密陀僧、牡蛎、芎䓖、白茯苓。(中医方剂大辞典)(2)白附子、青木香、丁香、商陆根、细辛、酥、羊脂、密陀僧、金牙。(中医方剂大辞典)

白茅根汤 bai mao gen tang

【英文名】Bai Mao Gen Decoction

【异名】茅根汤(中医方剂大辞典)

【组成】(1)白茅根、瞿麦、茯苓、车前、人参、滑石、通草、麦冬、炙甘草。(中医方剂大辞典)(2)白茅根。(中医方剂大辞典)(3)白茅根、秦艽、茵陈蒿、犀角、黄芩、朴消、赤芍、大黄、麦门冬。(中医方剂大辞典)(4)滑石、芭蕉根、莲子草、白茅根。(中医方剂大辞典)(5)白茅根、麦门冬、陈桔皮、淡竹茹、赤茯苓、甘草、生姜、枇杷叶。(中医方剂大辞典)

白茅根散 bai mao gen san

【英文名】Bai Mao Gen Powders

【异名】白茅根汤(中医方剂大辞典、鸡峰)

【组成】(1)伏龙肝、禹余粮、白芍、熟地黄、地榆、白茅根、龙骨、当归、甘草、麒麟竭。(中医方剂大辞典)(2)白茅根、遽麦、鲤鱼齿、木通、车前子、冬葵子。(中医方剂大辞典)(3)白茅根、赤芍、滑石、木通、子芩、葵子、车前子、乱发灰。(中医方剂大辞典)(4)白茅根、犀角屑、刺蓟根、黄芩、桑根白皮、紫菀。(中医方剂大辞典)(5)白茅根、百合、陈桔皮、葛根、人参。(中医方剂大辞典)

白茅藤酒 bai mao teng jiu

【英文名】Bai Mao Teng Wine

【组成】白茅藤根。(中医方剂大辞典)

白矾灰散 bai fan hui san

【英文名】Bai Fan Hui Powders

【组成】(1)白矾灰、黄柏、乌贼鱼骨、龙骨。(中医方剂大辞典)(2)白矾灰、白龙脑、乌贼鱼骨、蒲黄。(中医方剂大辞典)

白矾涂方 bai fan tu fang

【英文名】Bai Fan Paste

【组成】(1)白矾、黄米粉。(中医方剂大辞典)(2)白矾。(中医方剂大辞典)

白矾煮散 bai fan zhu san

【英文名】Bai Fan Decoction

【组成】白矾、防风、细辛、附子、干姜、白术、甘草、蛇床子、藜芦、椒。(中医方剂大辞典)

白栀紫散 bai zhi zi san

【英文名】Bai Zhi Zi Powders

【组成】栀枝、紫草、云南白药。(中西医结合杂志 1989,9(11))

白虎合剂 bai hu he ji

【英文名】Bai Hu Mixture(药品标准－中药成方制剂标准)

【组成】石膏、知母、甘草、梗米皮。(药品标准－中药成方制剂标准 1991 年)

白虎骨酒 bai hu gu jiu

【英文名】Bai Hu Gu Wine

【组成】虎骨、牛膝、木瓜、蚕沙、没药、海藤、桂楠、年健、地枫、赤术、西花、桂枝、当归、川断、防风、白花蛇、鹿胶、公藤、丁香、松节、紫蔻、草蔻、广木香、良姜、官桂、红参。(中医方剂大辞典)

白果叶散 bai guo ye san

【英文名】Bai Gou Ye Powders

【组成】珍珠、银粉、雄黄、白果叶。(中医方剂大辞典)

白果蛋方 bai guo dan fang

【英文名】Bai Guo Dan Prescription

【组成】头生鸡子、白果肉。(中医方剂大辞典)

白物神散 bai wu shen san

【英文名】Bai Wu Shen Powders

【组成】土茯苓、当归、川芎、薏苡仁、牡丹皮、人参、甘草。(中医方剂大辞典)

白狗肺汤 bai gou fei tang

【英文名】Bai Gou Fei Decoction

【组成】白狗肺、紫菀、清酒、人参、乌韭、款冬花、细辛、桂心、白术、生姜、饴糖、豉、甘草、麻黄、吴茱萸。(中医方剂大辞典)

白鱼灰散 bai yu hui san

【英文名】Bai Yu Hui Powders

【组成】书中白鱼。(中医方剂大辞典)

白肤药糊 bai fu yao hu

【英文名】Bai Fu Yao Paste

【组成】板蓝根、苦参、白鲜皮、地肤子、枯矾、红花、蝉衣。(甘肃中医 1992,5(3))

白定眼药 bai ding yan yao

【英文名】Bai Ding Eye-drops preparation

【组成】可铁刺、阿飞勇、李子树胶、白锡粉。(中医方剂大辞典)

白降雪散 bai jiang xue san

【英文名】Bai Jiang Xue Powders

【异名】白降雪丹(中医方剂大辞典、疡医大全)

【组成】石膏、硼砂、焰消、胆矾、元明粉、冰片。(中医

方剂大辞典)

白树鸡粥 bai shu ji zhou

【英文名】Bai Shu Ji Gruel

【组成】白树鸡、薤白。(中医方剂大辞典)

白荆花丸 bai jing hua wan

【英文名】Bai Jing Hua Pill

【组成】白荆花、乌头、半夏、腻粉、水银、白花蛇、天南星。(中医方剂大辞典)

白茯苓丸 bai fu ling wan

【英文名】Bai Fu Ling Pill

【组成】(1)白茯苓、黄芪、薏苡仁、萆薢、山茱萸、赤芍、枳壳、白槟榔、熟干地黄、桃仁、当归。(中医方剂大辞典)(2)白茯苓、贝母、五味子、紫菀、白术、百部根、杜蘅、麦门冬、人参、麻黄、杏仁、陈桔皮、桂。(中医方剂大辞典)(3)白茯苓、石斛、肉苁蓉、酸枣仁、五味子、天雄、续断、泽泻、当归、白蒺藜、人参、羚羊角、枳壳、黄芪、五加皮、防风、细辛、独活、杜仲、甘草、熟干地黄、白槟榔、鹿角胶、云母粉、菟丝子。(中医方剂大辞典)(4)白茯苓、黄连、黄柏、羚羊角。(中医方剂大辞典)(5)白茯苓、黄柏、干姜、木瓜。(中医方剂大辞典)(6)白茯苓、人参、麦门冬、酸枣仁、甘草、朱砂、生龙脑。(中医方剂大辞典)(7)白茯苓、熟干地黄、人参、琥珀、桂心、远志、菖蒲、柏子仁。(中医方剂大辞典)(8)白茯苓、覆盆子、黄连、人参、栝蒌根、熟干地黄、鸡肶胵、萆薢、玄参、石斛、蛇床子。(中医方剂大辞典)(9)白茯苓、黄柏、干姜、木瓜、白石脂。(中医方剂大辞典)(10)白茯苓、白龙骨、远志、防风、人参、柏子仁、牡蛎、犀角屑、生干地黄。(中医方剂大辞典)

白茯苓汤 bai fu ling tang

【英文名】Bai Fu Ling Decoction

【组成】(1)白茯苓、五灵脂、白芷、黄明胶。(中医方剂大辞典)(2)白茯苓、人参、远志、龙骨、防风、甘草、犀角末、生地黄、大枣、麦门冬。(中医方剂大辞典)(3)白茯苓、泽泻、郁李仁。(中医方剂大辞典)(4)白茯苓、牛黄、犀角屑、甘草、人参、羚羊角屑、熟干地黄、白术、桂。(中医方剂大辞典)(5)白茯苓、牛黄、犀角屑、甘草、人参、羚羊角屑、熟干地黄、白术、桂。(中医方剂大辞典)(6)白茯苓、桂、附子、白芍、补骨脂、黄芪、蜀椒、肉苁蓉。(中医方剂大辞典)

白茯苓散 bai fu ling san

【英文名】Bai Fu Ling Powders

【异名】茯苓散(中医方剂大辞典、圣济总录);白茯苓汤(中医方剂大辞典、女科指掌);熟干地黄汤(中医方剂大辞典、普济方);茯苓汤(中医方剂大辞典、圣济总录)

【组成】(1)白茯苓、人参、干姜、桂心、远志、甘草。(中医方剂大辞典)(2)白茯苓、大枣、麦门冬。(中医方剂大辞典)(3)白茯苓、白术、甘草、黄芪、人参、鳖甲、熟干地黄、当归、白芍。(中医方剂大辞典)(4)白茯苓、鳖甲、黄芩、萆薢、麦门冬、酸枣仁、甘草、生干地黄、人参、黄芪、柴胡、白芍。(中医方剂大辞典)(5)白茯苓、黄芪、半夏、甘草、人参、桂心、白芍、麦门冬、陈桔皮、熟干地黄。(中医方剂大辞典)(6)白茯苓、前胡、人参、黄芪、诃黎勒皮、麦门冬、杏仁、紫菀、陈桔皮、甘草。(中医方剂大辞典)(7)白茯苓、人参、柴胡、草豆蔻、半夏、枇杷叶、厚朴。(中医方剂大辞典)(8)白茯苓、远志、半夏、石膏、黄芩、人参、桂心、熟干地黄、麦门冬。(中医方剂大辞典)(9)白茯苓、人参、白术、白芍、麻黄根、五味子、牡蛎、肉苁蓉。(中医方剂大辞典)(10)槟榔、青桔皮、桂心、厚朴、白茯苓、甘草、附子。(中医方剂大辞典)(11)白茯苓、陈桔皮、人参、白术、五味子、草豆蔻、半夏、甘草。(中医方剂大辞典)(12)白茯苓、远志、甘草、桂心、人参、白芍、防风、熟干地黄、铁粉、黄芪、麦门冬。(中医方剂大辞典)(13)白茯苓、人参、防风、桂心、远志、桔梗、枳壳、诃黎勒、白术、半夏、甘草。(中医方剂大辞典)(14)白茯苓、前胡、桂心、黄芩、白术、沉香、鳖甲、生地黄、五味子、枳实。(中医方剂大辞典)(15)熟地、人参、黄芪、枣仁、当归、白芍、远志、麦冬、肉桂、辰砂、茯神、炙甘草。(中医方剂大辞典)(16)白茯苓、龙骨、甘草、干姜、桂心、续断、附子、熟干地黄、桑螵蛸。(中医方剂大辞典)(17)白茯苓、乌梅肉、木瓜。(中医方剂大辞典)(18)白茯苓、当归、白芍、芎䓖、桂心、黄芪、人参、熟干地黄。(中医方剂大辞典)(19)白茯苓、麦门冬、草豆蔻、藿香、当归、人参、高良姜、芎䓖、甘草。(中医方剂大辞典)(20)白茯苓、熟干地黄、远志、甘草、白芍、黄芪、桂心、当归、麦门冬、人参、菖蒲、桑寄生。(中医方剂大辞典)

白药子散 bai yao zi san

【英文名】Bai Yao Zi Powders

【组成】(1)白药子、甘草。(中医方剂大辞典)(2)川升麻、白药、前胡、石膏、羚羊角屑、甘草、玄参、麦门冬、川朴消。(中医方剂大辞典)

白药子膏 bai yao zi gao

【英文名】Bai Yao Zi Plaster

【组成】白药子。(中医方剂大辞典)

白药胶囊 bai yao jiao nang

【英文名】Bai Yao Capsule(药品标准－中药成方制剂标准)

【组成】三七、大麻药、绵大戟。(药品标准－中药成方制剂标准 1998 年)

白牵牛散 bai qian niu san

【英文名】Bai Qian Niu Powders

【组成】(1)白牵牛、甘草、橘红、白术、桑白皮、木通。(中医方剂大辞典)(2)白牵牛子、青桔皮、木通。(中医方剂大辞典)

白胡椒方 bai hu jiao fang

【英文名】Bai Hu Jiao Prescription

【组成】白胡椒、五倍子、薄荷冰。(中医杂志 1993,34(10))

白砂糖方 bai sha tang fang

【英文名】Bai Sha Tang Prescription

【组成】新白砂糖。(河北中医学院学报 1987,2(2))

白带净丸 bai dai jing wan

【英文名】Bai Dai Jing Pill(药品标准-中药成方制剂标准)

【组成】茯苓、山药、龙骨、牡蛎、芡实、椿皮、杜仲、葛根、青黛、薏苡仁、续断、天花粉、粉萆薢、赤石脂、肉豆蔻。(药品标准-中药成方制剂标准 1995 年)

白扁豆丸 bai bian dou wan

【英文名】Bai Bian Dou Pill

【组成】白扁豆、绿豆、好信。(中医方剂大辞典)

白扁豆散 bai bian dou san

【英文名】Bai Bian Dou Powders

【组成】(1)白扁豆。(中医方剂大辞典)(2)白扁豆、生姜、枇杷叶、半夏、人参、白术、白茅根。(中医方剂大辞典)

白扁豆粥 bai bian dou zhou

【英文名】Bai Bian Dou Gruel

【组成】白扁豆、粳米。(中医方剂大辞典)

白栓解片 bai shuan jie pian

【英文名】Bai Shuan Jie Tablet

【组成】水蛭、郁金、川芎、丹参、地龙。(山东中医杂志 1992,11(5))

白荷花露 bai he hua lou

【英文名】Bai He Hua Distillate

【组成】鲜白荷花瓣。(中医方剂大辞典)

白蚬壳散 bai xian ke san

【英文名】Bai Xian Ke Powders

【组成】屋上白砚壳。(中医方剂大辞典)

白胶香散 bai jiao xiang san

【英文名】Bai Jiao Xiang Powders

【组成】(1)白胶香、赤石脂、枯矾、黄丹、乳香、没药、轻粉。(中医方剂大辞典)(2)白胶香。(中医方剂大辞典)(3)白胶香。(中医方剂大辞典)

白胶香膏 bai jiao xiang gao

【英文名】Bai Jiao Xiang Plaster

【组成】乳香、白胶香、沥青。(中医方剂大辞典)

白凉散煎 bai liang san jian

【英文名】Bai Liang San Decoction

【组成】蕤仁、腻粉、龙脑。(中医方剂大辞典)

白酒药曲 bai jiu yao qu

【英文名】Bai Jiu Yao Qu Pill

【组成】高良姜、草乌、吴茱萸、白芷、黄柏、桂心、干姜、香附、辣蓼、苦参、秦椒、菊花、薄荷、丁皮、益智。(中医方剂大辞典)

白粉灵丹 bai fen ling dan

【英文名】Bai Fen Ling Pellet

【组成】水银、明矾、皂矾、火消食盐、雄精、朱砂。(中医方剂大辞典)

白瓷药散 bai ci yao san

【英文名】Bai Ci Yao Powders

【组成】白瓷药。(中医方剂大辞典)

白梅饮子 bai mei yin zi

【英文名】Bai Mei Deink

【组成】白梅。(中医方剂大辞典)

白菊花散 bai ju hua san

【英文名】Bai Ju Hua Powders

【组成】白菊花、绿豆皮、谷精草、夜明砂。(中医方剂大辞典)

白菊花酒 bai ju hua jiu

【英文名】Bai Ju Hua Wine

【组成】菊花。(中医方剂大辞典)

白蛇浸酒 bai she jin jiu

【英文名】Bai She Wine

【组成】白花蛇、虎胫骨、当归、川芎、附子、桂心、熟地黄、山茱萸、萆薢、石斛、细辛、黄芪、天麻、独活、枳壳、肉苁蓉。(中医方剂大辞典)

白银锭子 bai yin ding zi

【英文名】Bai Yin Lozenges

【组成】白芷、白矾。(中医方剂大辞典)

白鹿洞方 bai lu dong fang

【英文名】Bai Lu Dong Prescription

【组成】大风肉、明天麻、川防风、汉防己、香白芷、独活、苏薄荷、全蝎、僵蚕、蝉蜕、金头蜈蚣、蕲蛇、川山甲、狗脊、白菊花、大何首乌、川当归、苦参、大川芎、赤芍、山栀仁、连翘、白苏。(中医方剂大辞典)

白清胃散 bai qing wei san

【英文名】Bai Qing Wei Powders

【组成】生石膏、生硼砂、玄明粉、冰片。(中医方剂大辞典)

白闾茹散 bai lv ru san

【英文名】Bai Lv Ru Powders

【组成】白闾茹。(中医方剂大辞典)

白雄鸡羹 bai xiong ji geng

【英文名】Bai Xiong Ji Thick soup

【组成】白雄鸡。(中医方剂大辞典)

白提毒散 bai ti du san

【英文名】Bai Ti Du Powders

【组成】轻粉、乳香、梅片、台麝、煅石膏、白降丹。(中医方剂大辞典)

白鹅膏粥 bai e gao zhou

【英文名】Bai E Gao Gruel

【组成】白鹅脂、粳米。(中医方剂大辞典)

白蓝脂方 bai lan zhi fang

【英文名】Bai Lan Zhi Prescription

【组成】白蓝、白矾、石脂、杏仁。(中医方剂大辞典)

白蒺藜丸 bai ji li wan

【英文名】Bai Ji Li Pill

【组成】(1)白蒺藜、鸡蛋。(中医方剂大辞典)(2)蒺藜子、旋覆花、皂荚、恶实、龙脑、麝香、菊花。(中医方剂大辞典)(3)白蒺藜、熟干地黄、鹿茸、白蔹、磁石、铁精、桂心、续断、巴戟、赤芍、玄参、木通、海藻、牛膝、桑寄生、泽泻、射干、肉苁蓉。(中医方剂大辞典)(4)白蒺藜、黄芪、独活、白芷、防风、薯蓣、枳实、人参、黄连、葳蕤、地骨皮、桂心。(中医方剂大辞典)(5)白蒺藜、独活、羚羊角屑、防风、枳壳、薯蓣、地骨皮、莽草、葳蕤、苦参、枫香、蝉壳。(中医方剂大辞典)(6)白蒺藜、茵芋、羌活、木香、羚羊角屑、附子、白花蛇肉、白附子、当归、干蝎、薏苡仁、槟榔、牛膝、芎䓖、牛黄、麝香、杏仁、防风、酸枣仁。(中医方剂大辞典)

白蒺藜汤 bai ji li tang

【英文名】Bai Ji Li Decoction

【组成】(1)白蒺藜、青葙子、木贼草、白芍、草决明、山栀、当归、黄连、黄芩、川芎、甘草。(中医方剂大辞典)(2)白蒺藜、防风、道人头、蛇床子、黄柏、黄芪、漏芦、羊蹄根、蒴藋根。(中医方剂大辞典)

白蒺藜散 bai ji li san

【英文名】Bai Ji Li Powders

【组成】(1)白蒺藜、桃条、柳条。(中医方剂大辞典)(2)白蒺藜、蔓荆子、茺蔚子、苍术、菊花、草决明、升麻、石决明、甘草。(中医方剂大辞典)(3)松香、黄丹、白蒺藜、白鲜皮。(中医方剂大辞典)(4)白蒺藜、菊花、蔓荆子、草决明、甘草、连翘、青葙子。(中医方剂大辞典)(5)白蒺藜。(中医方剂大辞典)(6)白蒺藜、防风、甘草、僵蚕、南星、甘菊花。(中医方剂大辞典)(7)白蒺藜、黑附子、羌活、川芎、黄芪。(中医方剂大辞典)(8)地骨皮、白蒺藜、旋覆花、山茵陈、白菊花、鼠粘子、石膏。(中医方剂大辞典)(9)白蒺藜、芎䓖、山栀子、防风、萆薢、羌活、白芷、升麻、白茯苓、远志、菖蒲、蔓荆实、细辛、茵芋、芍药、麻黄、龙骨、人参、当归、桂、白术、附子、甘草、桔梗。(中医方剂大辞典)(10)白蒺藜、香豉、鼠妇、蛰虫、川大黄、桂心、细辛。(中医方剂大辞典)(11)白蒺藜、玄参、沙参、丹参、苦参、人参、秦艽、栀子仁、甘菊花、枳壳、黄芩、乌蛇、独活、茯神、薯蓣、细辛、防风、麻黄。(中医方剂大辞典)(12)白蒺藜、白鲜皮、防风、玄参、赤芍、栀子仁、桔梗、川大黄、麦门冬、前胡、甘草、子芩。(中医方剂大辞典)(13)白蒺藜、羌活、沙参、丹参、麻黄、白术、羚羊角屑、细辛、萆薢、五加皮、五味子、生干地黄、赤茯苓、杏仁、菖蒲、枳壳、郁李仁、附子、桂心、木通、槟榔。(中医方剂大辞典)

白填鸭散 bai tian ya san

【英文名】Bai Tian Ya Powders

【组成】白公鸭。(中医方剂大辞典)

白槟榔散 bai bing lang san

【英文名】Bai Bing Lang Powders

【组成】炒槟榔、白及、黄柏、木香。(中医方剂大辞典)

白蒲黄片 bai pu huang pian

【英文名】Bai Pu Huang Tablet(药品标准－中药成方制剂标准)

【组成】白头翁、蒲公英、黄芩、黄柏。(药品标准－中药成方制剂标准 1990 年)

白蔹薄贴 bai lian bo tie

【英文名】Bai Lian Bo Emplastrum

【组成】白蔹、当归、芍药、大黄、莽草、芎䓖。(中医方剂大辞典)

白雌鸡汤 bai ci ji tang

【英文名】Bai Ci Ji Decoction

【组成】白雌鸡、泽漆、半夏、白术、甘草。(中医方剂大辞典)

白鲜皮丸 bai xian pi wan

【英文名】Bai Xan Pi Pill

【组成】白鲜皮、苦楝根、鹤虱、青桔皮、定粉、石灰。(中医方剂大辞典)

白鲜皮汤 bai xian pi tang

【英文名】Bai Xian Pi Decoction

【组成】(1)白鲜皮、粉丹皮、怀山药、薏仁米、木通、大豆黄卷、龙胆草。(中医方剂大辞典)(2)白鲜皮、茵陈蒿。(中医方剂大辞典)(3)白鲜皮、海风藤、金银花、白茯苓、肥皂子肉、苦参、五加皮、汉防已、鸭脚花根、蝉退、猪牙皂角、皂角刺、芭仁、土茯苓。(中医方剂大辞典)(4)白鲜皮、人参、白芷、防风、黄芩、知母、沙参、犀角、甘草。(中医方剂大辞典)(5)白鲜皮、桑根白皮、玄参、漏芦、升麻、犀角屑、败酱。(中医方剂大辞典)(6)白鲜皮、玄参、葛根、白前、大黄、知母、鳖甲、秦艽。(中医方剂大辞典)(7)白鲜皮、麦门冬、白茯苓、白芷、桑根白皮、石膏、细辛、杏仁。(中医方剂大辞典)(8)白鲜皮、款冬花、柴胡、车前子、枳壳、黄芩、甘草、百合、菊花、蔓荆实。(中医方剂大辞典)(9)白鲜皮、菊花、石膏、荆芥穗、桂、甘草、麻黄。(中医方剂大辞典)(10)白鲜皮、麻黄、白茯苓、防风、独活、杏仁、当归、芍药、桂。(中医方剂大辞典)(11)白鲜皮、女萎、防风、细辛、升麻、苍耳、桂、附子、五味子、菖蒲、蒺藜子、黄芪。(中医方剂大辞典)(12)白鲜皮、人参、芍药、芎䓖、知母、款冬花、百合、前胡、茯神、防风、黄芩。(中医方剂大辞典)(13)白鲜皮、大黄、甘草、芍药、茯苓、细辛、桂心。(中医方剂大辞典)

白鲜皮酊 bai xian pi ding

【英文名】Bai Xian Pi Tincture

【组成】白鲜皮、鲜生地、高粱酒。(中医方剂大辞典)

白鲜皮酒 bai xian pi jiu

【英文名】Bai Xian Pi Wine

【组成】白鲜皮、川独活。(中医方剂大辞典)

白鲜皮散 bai xian pi san

【英文名】Bai Xian Pi Powders

【异名】白鲜皮汤(中医方剂大辞典、圣济总录)

【组成】(1)白鲜皮、川大黄、大青、麦门冬、黄芩、甘草。(中医方剂大辞典)(2)白鲜皮、大青、羚羊角屑、玄参、栀子仁、子芩、大黄、地骨皮。(中医方剂大辞典)(3)白鲜皮、犀角屑、川升麻、大青、甘草。(中医方剂大辞典)(4)白鲜皮、黄芩、柴胡、大青、麦门冬、栀子仁、甘草、羚羊角屑、大黄。(中医方剂大辞典)(5)白鲜皮、百合、石膏、羚羊角屑、木通、防风、升麻、龙齿。(中医方剂大辞典)(6)白鲜皮、黄连、土瓜根、芍药、大青、栀子仁、茵陈蒿、栝楼根、柴胡、芒消、贝珠、黄芩、大黄。(中医方剂大辞典)(7)白鲜皮、防风、人参、知母、沙参、子芩。(中医方剂大辞典)(8)白鲜皮、犀角屑、钩藤、子芩、龙齿、蚱蝉。(中医方剂大辞典)(9)白鲜皮、黄芩、川升麻、地骨皮、钩藤、犀角屑、麦门冬、胡黄连、龙齿、甘草。(中医方剂大辞典)(10)白鲜皮、细辛、蚱蝉、钩藤、川大黄、蛇蜕皮、甘草、牛黄。(中医方剂大辞典)(11)白鲜皮、防风、犀角屑、黄芩、知母、沙参、人参、甘草。(中医方剂大辞典)(12)白鲜皮、子芩、川升麻、玄参、白蒺藜、桔梗、防风、前胡、百合、甘草、栀子仁、马牙消、麦门冬、茯神。(中医方剂大辞典)(13)白鲜皮、川升麻、川朴消、茵陈、黄芩、栀子仁、大青、川大黄、葛根。(中医方剂大辞典)(14)白鲜皮、附子、麻黄、白芷、白术、防风、葛根、独活、汉防己、人参、茯神、甘草、当归、石膏、桂心、杏仁。(中医方剂大辞典)(15)白鲜皮、升麻、黄芩、玄参、麦门冬、犀角屑、栀子仁、赤芍、川大黄、甘草、杏仁。(中医方剂大辞典)(16)白鲜皮、黄芩、秦艽、犀角屑、甘草、麦门冬、大青、杏仁。(中医方剂大辞典)(17)白鲜皮、栀子仁、麦门冬、川大黄、郁金、黄芩、甘草、铅霜。(中医方剂大辞典)

白蜜煎丸 bai mi jian wan

【英文名】Bai Mi Jian Pill

【组成】白蜜、腊月猪肪、胡麻油、熟干地黄。(中医方剂大辞典)

白僵蚕丸 bai jiang can wan

【英文名】Bai Jiang Can Pill

【组成】(1)胆星、僵蚕、地龙、全蝎、五灵脂。(中医方剂大辞典)(2)白僵蚕、菊花、石膏。(中医方剂大辞典)(3)白僵蚕、海荆子、白附子、干蝎、蒺藜子、腻粉。(中医方剂大辞典)(4)白僵蚕、天南星、附子、白附子、干姜、腻粉、麝香。(中医方剂大辞典)(5)白僵蚕、白附子、天南星、桑螵蛸、藿香叶、干蝎、天麻、乌蛇、麝香、天雄。(中医方剂大辞典)(6)白僵蚕、干蝎、白附子、天南星、乌蛇、朱砂。(中医方剂大辞典)(7)白僵蚕、白附子、地龙、黄丹、人中白。(中医方剂大辞典)(8)白僵蚕、当归、桂心、补骨脂、神曲、芎䓖、薯蓣、半夏、槟榔、白附子、赤芍、芫花。(中医方剂大辞典)(9)白僵蚕、蛇蜕皮灰、皂荚刺灰、虾蟆灰、防风、薄荷根、茵陈根、兰香根、蜥蜴、腰带皮灰、皮中子灰。(中医方剂大辞典)(10)白僵蚕、麝香、乌蛇、牛黄、干蝎、木香、龙骨、蝉蜕、杜仲、天麻、原蚕蛾、雄黄。(中医方剂大辞典)

白僵蚕丹 bai jiang can dan

【英文名】Bai Jiang Can Pellet

【组成】白僵蚕、全蝎、白附子、天麻、半夏、朱砂、金箔、腻粉。(中医方剂大辞典)

白僵蚕散 bai jiang can san

【英文名】Bai Jiang Can Powders

【组成】(1)僵蚕、蝉退、防风、甘草、苍耳子、白芷、川芎、茯苓、荆芥、厚朴、陈皮、人参。(中医方剂大辞典)(2)白僵蚕。(中医方剂大辞典)(3)白僵蚕、粉草、细辛、旋覆花、荆芥、木贼、黄桑叶。(中医方剂大辞典)(4)白僵蚕、天南星。(中医方剂大辞典)(5)白僵蚕、麝香。(中医方剂大辞典)(6)白僵蚕、地龙、腊茶、甘草。(中医方剂大辞典)(7)白僵蚕、蝍蛆、莨菪子。(中医方剂大辞典)(8)白僵蚕、蝉壳、芦荟、蝎尾、白附子、五灵脂、蟾头、朱砂、牛黄、麝香、雄黄、壁宫子。(中医方剂大辞典)(9)白僵蚕、天南星、蝎、桑螵蛸、桂心、藿香、川乌头、乌蛇肉、防风。(中医方剂大辞典)(10)白僵蚕、天麻、独活、麻黄、乌犀角屑、白附子、藿香、天南星、半夏、龙脑。(中医方剂大辞典)(11)白僵蚕、乌蛇肉、天麻、独活、天南星、川乌头、白附子、防风、犀角屑、蝉壳、桑螵蛸、朱砂、麝香。(中医方剂大辞典)

白僵蚕膏 bai jiang can gao

【英文名】Bai Jiang Can Plaster

【组成】白僵蚕、白鱼、白石脂、白附子、鹰屎、腊月猪脂。(中医方剂大辞典)

白鲫鱼膏 bai ji yu gao

【英文名】Bai Ji Yu Plaster

【组成】北辛、姜虫、虫退、全虫、白芷、黄柏、薄荷、蓖麻子、地榆、生地、鲫鱼、铅粉、麻油。(中医方剂大辞典)

白避瘟散 bai bi wen san

【英文名】Bai Bi Wen Powders(药品标准－中药成方制剂标准)

【组成】绿豆粉、石膏、白芷、滑石、甘油、冰片、薄荷脑。(药品标准－中药成方制剂标准1990年)

白螺壳丸 bai luo ke wan

【英文名】Bai Luo Ke Pill

【组成】螺蛳壳、滑石、苍术、山栀、香附、南星、枳壳、青皮、木香、半夏、砂仁。(中医方剂大辞典)

白簕洗剂 bai le xi ji

【英文名】Bai Le Lotion

【组成】白霸、水杨梅、三角泡。(中医方剂大辞典)

白藕汁膏 bai Ou zhi gao

【英文名】Bai Ou Zhi Ointment

【组成】黄连末、生地汁、牛乳汁、藕汁。(中医方剂大辞典)

白鹰粪散 bai ying fen san

【英文名】Bai Ying Fen Powders

【组成】鹰粪、马齿苋。(中医方剂大辞典)

白癜风丸 bai dian feng wan

【英文名】Bai Dian Feng Pill

【组成】紫草、降香、草河车、白药子、白蔹、桃仁、红花、苍术、龙胆草、海螵蛸、甘草、白蒺藜、补骨脂、白芷、乌蛇。(北京中医杂志1993,(5))

白癜风酒 bai dian feng jiu

【英文名】Bai Dian Feng Wine

【组成】苦参、露蜂房、刺猬皮。(中医方剂大辞典)

白及枇杷丸 bai ji pi pa wan

【英文名】Bai Ji Pi Pa Pill

【组成】白及、枇杷叶、藕节。(中医方剂大辞典)

白及地榆膏 bai ji di yu gao

【英文名】Bai Ji Di Yu Plaster

【组成】白及、生地榆、煅石膏、冰片。(内蒙古中医药1993,12(4))

白及莲须散 bai ji lian xu san

【英文名】Bai Ji Lian Xu Powders

【组成】白及、莲花须、柏叶、沙参。(中医方剂大辞典)

白及雄黄散 bai ji xiong huang san

【英文名】Bai Ji Xiong Huang Powders

【组成】白及、雄黄。(中医方剂大辞典)

白云平安散 bai yun ping an san

【英文名】Bai Yun Ping An Powders

【组成】滑石粉、杭白芷、绿豆粉、生月石、薄荷冰、梅片。(中医方剂大辞典)

白云换肺丸 bai yun huan fei wan

【英文名】Bai Yun Huan Fei Pill

【组成】款冬花、半夏、明矾、寒水石。(中医方剂大辞典)

白艾蒿酿酒 bai ai hao niang jiu

【英文名】Bai Ai Hao Niang Wine

【组成】白艾蒿。(中医方剂大辞典)

白玉夹纸膏 bai yu jia zhi gao

【英文名】Bai Yu Jia Zhi Plaster

【组成】麻油、制好松香、白蜡、黄蜡、轻粉、冰片、麝香、鸡蛋白。(中医方剂大辞典)

白玉美容膏 bai yu mei rong gao

【英文名】Bai Yu Mei Rong Plaster

【组成】人参、当归、黄柏、乌梅、密佗论僧、白蜂蜜、蛋清、丝瓜汁。(吉林中医1992,(3))

白玉蟾末药 bai yu chan mo yao

【英文名】Bai Yu Chan Mo Yao Powders

【组成】草乌、白术、朱砂、细辛、雄黄、白芷、防风、苍术、麻黄、川乌。(中医方剂大辞典)

白玉蟾浴汤 bai yu chan yu tang

【英文名】Bai Yu Chan Yu Decoction

【组成】苍耳子、防风、荆芥、马鞭子草、紫苏、苦参、金银花、白芷、遍地香、泽兰。(中医方剂大辞典)

白玉蟾遗方 bai yu chan yi fang

【英文名】Bai Yu Chan Yi Prescription

【组成】防风、黄连、黄柏、苦参、牛膝、草乌、麻黄、紫风藤、荆芥穗、蔓荆子、升麻、川芎、大黄、当归、藁本、山栀。(中医方剂大辞典)

白玉蟾擦药 bai yu chan ca yao

【英文名】Bai Yu Can Ca Yao Powders

【组成】白芷、草乌、南星、半夏、丢子杏仁、白及、白蔹、蛇床。(中医方剂大辞典)

白术丁香散 bai zhu ding xiang san

【英文名】Bai Zhu Ding Xiang Powdeers

【组成】丁香、白术、硫黄、肉豆蔻、人参、桂府、滑石。(中医方剂大辞典)

白术八味散 bai zhu ba wei san

【英文名】Bai Zhu Ba Wei Powders

【组成】白术、厚朴、人参、吴茱萸、麦蘖、茯苓、芎䓖、桔皮。(中医方剂大辞典)

白术八宝丹 bai zhu ba bao dan

【英文名】Bai Zhu Ba Bao Pellet

【组成】白术、人参、白茯神、远志、陈皮、白芍、神曲、麦

芽。(中医方剂大辞典)

白术木香散 bai zhu mu xiang san

【英文名】Bai Zhu Mu Xiang Powders

【组成】白术、木猪苓、茯苓、甘草、泽泻、木香、槟榔、陈皮、官桂、滑石。(中医方剂大辞典)

白术内金汤 bai zhu nei jin tang

【英文名】Bai Zhu Nei Jin Decoction

【组成】白术、鸡内金、焦山楂、山药。(山东中医杂志 1992,11(6))

白术升麻汤 bai zhu sheng ma tang

【英文名】Bai Zhu Sheng Ma Decoction

【组成】白术、黄芪、干葛、升麻、黄芩、甘草。(中医方剂大辞典)

白术甘草散 bai zhu gan cao san

【英文名】Bai Zhu Gan Cao Powders

【组成】白术、甘草梢、人参、赤芍、木通、生地、瓜蒌子、黄连。(中医方剂大辞典)

白术石斛汤 bai zhu shi hu tang

【英文名】Bai Zhu Shi Hu Decoction

【组成】白术、石斛、荆芥穗、桔梗、秦艽、白芷、白芍、黄芪、当归。(中医方剂大辞典)

白术四逆汤 bai zhu si ni tang

【英文名】Bai Zhu Si Ni Decoction

【组成】白术、附子、干姜、人参、茯苓、甘草、大枣。(中医方剂大辞典)

白术生犀散 bai zhu sheng xi san

【英文名】Bai Zhu Sheng Xi Powders

【组成】白术、桔梗、甘草、马牙消、麝香、生犀角。(中医方剂大辞典)

白术半夏丸 bai zhu ban xia wan

【英文名】Bai Zhu Bai Xia Pill

【组成】(1)白术、半夏、砂仁、白芍、当归、桃仁、黄连、神曲、陈皮、吴茱萸、僵蚕、甘草。(中医方剂大辞典)(2)半夏、白术、人参、甘草、干姜。(中医方剂大辞典)

白术半夏汤 bai zhu ban xia tang

【英文名】Bai Zhu Ban Xia Decoction

【组成】白术、丁香、赤茯苓、半夏、肉桂、陈桔皮。(中医方剂大辞典)

白术加减汤 bai zhu jia jian tang

【英文名】Bai Zhu Jia Jian Decoction

【组成】陈皮、白术、半夏、苍术、茯苓、杏仁、炙甘草、生姜。(中医方剂大辞典)

白术圣散子 bai zhu sheng san zi

【英文名】Bai Zhu Sheng Powders

【组成】御米壳、当归、肉豆蔻、缩砂、石榴皮、诃子、干姜、陈皮、白术、甘草、芍药。(中医方剂大辞典)

白术芍药汤 bai zhu shao yao tang

【英文名】Bai Zhu Shao Yao Decoction

【组成】白术、芍药、甘草。(中医方剂大辞典)

白术当归汤 bai zhu dang gui tang

【英文名】Bai Zhu Dang Gui Decoction

【组成】白术、当归、芎䓖、人参、阿胶、艾叶。(中医方剂大辞典)

白术安胃散 bai zhu an wei san

【英文名】Bai Zhu An Wei Powders

【组成】五味子、乌梅、车前子、茯苓、白术、米壳。(中医方剂大辞典)

白术防风汤 bai zhu fang feng tang

【英文名】Bai Zhu Fang Feng Decoction

【异名】白术黄芪汤(中医方剂大辞典、准绳·类方)

【组成】白术、防风、黄芪。(中医方剂大辞典)

白术妙功丸 bai zhu miao gong wan

【英文名】Bai Zhu Miao Gong Pill

【组成】白术、蓬莪茂、泽泻、当归、厚扑、破故纸、延胡索、川苦楝、槟榔、木香、半夏。(中医方剂大辞典)

白术苡仁汤 bai zhu yi ren tang

【英文名】Bai Zhu Yi Ren Decoction

【组成】白术、茅术、苡仁、茯苓、当归、赤芍、薄荷、连翘、花粉、甘草、鲜荷叶。(中医方剂大辞典)

白术沉香散 bai zhu chen xiang san

【英文名】Bai Zhu Chen Xiang Powders

【组成】沉香、人参、白茯苓、半夏曲、诃子肉、木香、川姜、白术、山药、甘草、丁香、附子。(中医方剂大辞典)

白术陈皮汤 bai zhu chen pi tang

【英文名】Bai Zhu Chen Pi Decoction

【组成】白术、陈皮、人参、附子、芍药、川归、半夏。(中医方剂大辞典)

白术附子汤 bai zhu fu zi tang

【英文名】Bai Zhu Fu Zi Decoction

【组成】(1)白术、附子、茯苓。(中医方剂大辞典)(2)白术、附子、苍术、陈皮、厚朴、半夏、茯苓、泽泻、猪苓、肉桂。(中医方剂大辞典)

白术苦参汤 bai zhu ku shen tang

【英文名】Bai Zhu Ku Shen Decoction

【组成】白术、白芍、槟榔、诃子、柴胡、青皮、苦参、鼠粘子、厚朴、陈皮、砂仁、乌药、紫草。(中医方剂大辞典)

白术和中汤 bai zhu he zhong tang

【英文名】Bai Zhu He Zhong Decoction

【组成】(1)生晒术、新会皮、焦六曲、佛手花、浙茯苓、春砂仁、五谷虫、陈仓米。(中医方剂大辞典)(2)当归、白芍、白术、白茯苓、陈皮、黄芩、黄连、甘草、木香。(中医方剂大辞典)(3)白术、陈皮、焦六曲、佛手花、茯苓、砂仁、木瓜、陈仓米、干姜、竹沥、制半夏。(中医方剂大辞典)

白术泽泻散 bai zhu ze xie san

【英文名】Bai Zhu Ze Xie Powders

【组成】白术、泽泻、陈皮、木香、槟榔、茯苓。(中医方剂大辞典)

白术枳壳丸 bai zhu zhi qiao wan

【英文名】Bai Zhu Zhi Qiao Pill

【组成】白术、枳壳。(中医方剂大辞典)

白术胡椒丸 bai zhu hu jiao wan

【英文名】Bai Zhu Hu Jiao Pill

【组成】白术、胡椒、高良姜、半夏、干姜、茯苓、陈皮。(中医方剂大辞典)

白术茯苓丸 bai zhu fu ling wan

【英文名】Bai Zhu Fu Ling Pill

【组成】(1)白茯苓、白术、天南星、白附子、白矾、半夏。(中医方剂大辞典)(2)白术、赤茯苓、干姜、肉桂、半夏、人参、枳实、肉豆蔻。(中医方剂大辞典)

白术茯苓汤 bai zhu fu ling tang

【英文名】Bai Zhu Fu Ling Decoction

【异名】白术汤(中医方剂大辞典、医略六书、普济方)

【组成】(1)白术、茯苓。(中医方剂大辞典)(2)白术、白茯苓、半夏、炒曲、麦蘖面。(中医方剂大辞典)(3)白术、茯苓、甘草。(中医方剂大辞典)(4)白术、茯苓、桔皮、当归、附子、生姜、半夏、桂、细辛。(中医方剂大辞典)

白术茯苓散 bai zhu fu ling san

【英文名】Bai Zhu Fu Ling Powders

【组成】(1)白术、白茯苓、防已、木瓜。(中医方剂大辞典)(2)白术、白茯苓。(中医方剂大辞典)

白术厚朴汤 bai zhu hou po tang

【英文名】Bai Zhu Hou Po Decoction

【组成】(1)白术、厚朴、半夏、桂心、藿香、青皮、干姜、甘草。(中医方剂大辞典)(2)白术、甘草、葛根、厚朴。(中医方剂大辞典)(3)厚朴、桔皮、人参、茯苓、生姜。(中医方剂大辞典)

白术香桂散 bai zhu xiang gui san

【英文名】Bai Zhu Xiang Gui Powders

【组成】白术、木香、肉桂。(中国中药杂志 1989,14(8))

白术姜黄汤 bai zhu jiang huang tang

【英文名】Bai Zhu Jiang Huang Decoction

【组成】姜黄、白术、羌活、甘草。(中医方剂大辞典)

白术神曲丸 bai zhu shen qu wan

【英文名】Bai Zhu Shen Qu Pill

【组成】(1)白术、神曲末、甘草、干姜、枳实。(中医方剂大辞典)(2)白术、白芍、神曲、山楂、半夏、黄芩。(中医方剂大辞典)

白术除眩汤 bai zhu chu xuan tang

【英文名】Bai Zhu Chu Xuan Deocoction

【组成】甘草、川芎、附子、白术、官桂。(中医方剂大辞典)

白术除湿汤 bai zhu chu shi tang

【英文名】Bai Zhu Chu Shi Decoction

【组成】白术、生地黄、地骨皮、泽泻、知母、赤茯苓、人参、炙甘草、柴胡。(中医方剂大辞典)

白术桂枝汤 bai zhu gui zhi tang

【英文名】Bai Zhu Gui Zhi Decoction

【组成】白术、桂枝、白芍、炙甘草、大枣、生姜。(中医方剂大辞典)

白术健脾饮 bai zhu jian pi yin

【英文名】Bai Zhu Jian Pi Drink

【组成】白术、白芍、扁豆、苡仁、白茯苓、神曲、甘草、陈皮、车前子。(中医方剂大辞典)

白术消肿散 bai zhu xiao zhong san

【英文名】Bai Zhu Xiao Zhong Powders

【组成】白术、枳实。(中医方剂大辞典)

白术调中丸 bai zhu tiao zhong wan

【英文名】Bai Zhu Tiao Zhong Pill

【组成】神曲、白术、人参、白茯苓、猪苓、泽泻、木香、官桂、甘草、干姜。(中医方剂大辞典)

白术调中汤 bai zhu tiao zhong tang

【英文名】Bai Zhu Tiao Zhong Decoction

【组成】(1)白术、人参、黄连、厚朴、白芍、山药、陈皮、泽泻、山楂、茯苓、甘草、砂仁。(中医方剂大辞典)(2)白术、茯苓、红皮、泽泻、干姜、官桂、缩砂仁、藿香、甘草。(中医方剂大辞典)

白术理中汤 bai zhu li zhong tang

【英文名】Bai Zhu Li Zhong Decoction

【组成】茯苓、白术、甘草、干姜。(中医方剂大辞典)

白术菊花散 bai zhu ju hua san

【英文名】Bai Zhu Ju Hua Powders

【组成】白术、菊花、荆芥穗、威灵仙、薄荷、木贼、黄连、黄芩、黄芪、细辛、仙灵脾、羌活、独活。(中医方剂大辞典)

白术麻黄散 bai zhu ma huang san

【英文名】Bai Zhu Ma Huang Powders

【组成】白术、干葛、麻黄。(中医方剂大辞典)

白术黄芩汤 bai zhu huang qin tang

【英文名】Bai Zhu Huang Qin Decoction

【异名】白术黄芩散(中医方剂大辞典、医方类聚)

【组成】白术、黄芩、甘草。(中医方剂大辞典)

白术黄芪汤 bai zhu huang qi tang

【英文名】Bai Zhu Huang Qi Decoction

【组成】(1)白术、黄芪、甘草。(中医方剂大辞典)(2)白术、黄芪、山茱萸、五味子、人参、茯神、半夏、前胡、山芋、桔梗。(中医方剂大辞典)

白术黄芪散 bai zhu huang qi san

【英文名】Bai Zhu Huang Qi Powders

【组成】白术、黄芪、当归、黄芩、芍药、石膏、甘草、茯苓、寒水石、官桂、人参、川芎。(中医方剂大辞典)

白术猪肚粥 bai zhu zhu du zhou

【英文名】Bai Zhu Zhu Du Gruel

【组成】白术、槟榔、生姜。(中医方剂大辞典)

白术截疟饮 bai zhu jie nue yin

【英文名】Bai Zhu Jie Nue Drink

【组成】白术、橘红、麦芽、乌梅、姜。(中医方剂大辞典)

白术藿香汤 bai zhu huo xiang tang

【英文名】Bai Zhu Huo Xiang Decoction

【组成】白术、藿香、丁香、人参、赤茯苓、半夏、陈桔皮、厚朴、甘草、前胡、槟榔。(中医方剂大辞典)

白术蠲暑饮 bai zhu juan shu yin

【英文名】Bai Zhu Juan Shu Drink

【组成】白术、川连、赤苓、生扁豆、条芩、麦冬、滑石、杏仁、生甘、青蒿、川朴、半夏、陈皮。(中医方剂大辞典)

白石英浸酒 bai shi ying jin jiu

【英文名】Bai Shi Ying Qin Wine

【组成】白石英、磁石。(中医方剂大辞典)

白龙捧疮膏 bai long peng chuang gao

【英文名】Bai Long Pang Chuang Plaster

【组成】腊猪油、白蜡、轻粉、定粉、黄蜡、朝脑、乳香、没药。(中医方剂大辞典)

白皮小豆散 bai pi xiao dou san

【英文名】Bai Pi Xiao Dou Powders

【组成】赤小豆、桑白皮、紫苏、生姜。(中医方剂大辞典)

白芍木瓜汤 bai shao mu gua tang

【英文名】Bai Shao Mu Gua Decoction

【组成】(1)白芍、木瓜、鸡血藤、威灵仙、甘草。(新中医 1980,(1))(2)白芍、木瓜、葛根、威灵仙、桑枝、川芎、鸡血藤、怀牛膝、陈皮。(山东中医杂志 1986,(1))

白芍甘草汤 bai shao gan cao tang

【英文名】Bai Shao Gan Cao Decoction

【组成】白芍、甘草。(中医方剂大辞典)

白芍茵陈汤 bai shao yin chen tang

【英文名】Bai Shao Yin Chen Decoction

【组成】白芍、西茵陈、广木香、生军、炒栀子、竹茹、猪苓、茯苓、泽泻、胆草、赤苓、甘草。(贵州医药 1981,(3))

白芍葛根汤 bai shao ge gen tang

【英文名】Bai Shao Ge Gen Decoction

【组成】白芍、葛根、炙麻黄、桂枝、甘草。(江苏中医 1990,(10))

白防活命饮 bai fang huo ming yin

【英文名】Bai Fang Huo Ming Drink

【组成】白芷、防风、乳香、没药、甘草、连翘、赤芍、穿山甲、归梢、天花粉薄、荷皂刺、贝母、金银花、陈皮。(中医方剂大辞典)

白及枳实汤 bai ji zhi shi tang

【英文名】Bai Ji Zhi Shi Decoction

【组成】白及、枳实。(山东中医杂志 1983,(4))

白冰点眼液 bai bing dian yan ye

【英文名】Bai Bing Eye-drops Preparation

【组成】白芍、冰片、葛根、苦参、赤芍、甘草。(中西医结合眼科 1992,10(2))

白芷升麻汤 bai zhi sheng ma tang

【英文名】Bai Zhi Sheng Ma Decoction

【组成】(1)白芷、升麻、桔梗、甘草、黄芪、黄芩、红花、当归、连翘、羌活、黄柏、生姜、连须、葱白。(中医方剂大辞典)(2)白芷、升麻、黄连、木通、当归、川芎、白术、茯苓。(中医方剂大辞典)(3)白芷、升麻、桔梗、生黄芩、酒黄芩、红花、甘草。(中医方剂大辞典)(4)炙甘草、升麻、桔梗、白芷、当归梢、生地黄、生黄芩、酒黄芩、连翘、黄芪、中桂、红花。(中医方剂大辞典)

白芷立效散 bai zhi li xiao san

【英文名】Bai Zhi Li Xiao Powders

【组成】白芷、防风、白蒺藜、川当归、川芎、地龙、黄连、龙胆草、甘草。(中医方剂大辞典)

白芷红枣汤 bai zhi hong zao tang

【英文名】Bai Zhi Hong Zao Decoction

【组成】白芷、石灰。(陕西中医 1992,13(5))

白芷防风膏 bai zhi fang feng gao

【英文名】Bai Zhi Fang Feng Plaster

【组成】炼油、白芷、防风。(中医方剂大辞典)

白芷护心散 bai zhi hu xin san

【英文名】Bai Zhi Hu Xin Powders

【组成】白芷、乳香、雄黄、甘草。(中医方剂大辞典)

白芷胃风汤 bai zhi wei feng tang

【英文名】Bai Zhi Wei Feng Decoction

【组成】白芷、升麻、葛根、苍术、炙甘草、当归、草豆蔻、柴胡、黄柏、藁本、羌活、蔓荆子、白僵蚕、麻黄。(中医方剂大辞典)

白芷独活汤 bai zhi du huo tang

【英文名】Bai Zhi Du Huo Decoction

【组成】白芷、独活、防风、苍术、秦艽、干葛。(中医方剂大辞典)

白芷黄芩汤 bai zhi huang qin tang

【英文名】Bai Zhi Huang Qin Decoction

【组成】白芷、黄芩。(实用中西医结合杂志 1990,3(5))

白芷黄连汤 bai zhi huang lian tang

【英文名】Bai Zhi Huang Lian Decoction

【组成】(1)白芷、黄连、地榆、当归、附子、木香、赤石脂、黄芩、芎䓖、诃黎勒皮、肉豆蔻、白术、桂。(中医方剂大辞典)(2)白芷、黄连、天雄、地榆、厚朴、桂、当归、黄芪、赤石脂、白术、诃黎勒、黄芩、龙骨、吴茱萸、芎䓖、干姜。(中医方剂大辞典)

白芷暖宫丸 bai zhi nuan gong wan

【英文名】Bai Zhi Nuan Gong Pill

【组成】禹余粮、白姜、芍药、白芷、川椒、阿胶、艾叶、川芎。(中医方剂大辞典)

白芷螵蛸丸 bai zhi piao xiao wan

【英文名】Bai Zhi Piao Xiao Pill

【组成】白芷、海螵蛸、胎发。(中医方剂大辞典)

白花蛇浸酒 bai hua she jin jiu

【英文名】Bai Hua She Wine

【组成】白花蛇、虎胫骨、当归、芎䓖、附子、桂心、熟干地黄、防风、山茱萸、萆薢、石斛、牛膝、独活、细辛、黄芪、枳壳、天麻、肉苁蓉。(中医方剂大辞典)

白花蛇煮酒 bai hua she zhu jiu

【英文名】Bai Hua She Wine

【组成】全蝎、当归、防风、羌活、芍药、升麻、白芷、天麻、独活、甘草。(中医方剂大辞典)

白花蒿油丸 bai hua hao you wan

【英文名】Bai Hua Hao You Pill

【组成】白花蒿挥发油。(江西医药 1981,(5))

白疕一号方 bai bi yi hao fang

【英文名】Bai Bi Yi Hao Prescription

【组成】生地、生槐花、山豆根、白鲜皮、草河车、大青叶、紫草、黄药子。(中医方剂大辞典)

白疕二号方 bai bi er hao fang

【英文名】Bai Bi Er Hao Prescription

【组成】土茯苓、忍冬藤、生甘草、板蓝根、威灵仙、山豆根、草河车、白鲜皮。(中医方剂大辞典)

白沙草灵丹 bai sha cao ling dan

【英文名】Bai Sha Cao Ling Pellet

【异名】万安丹(中医方剂大辞典)

【组成】当归、生地、熟地、麦门冬、天冬、赤何首乌、肉苁蓉、白芍、大茴香、白茯苓、枸杞子、山药、远志、菟丝子、粉草、白何首乌、川芎、苍术、川椒、丁香、人参、川乌。(中医方剂大辞典)

白玫瑰露酒 bai mei gui lu jiu

【英文名】Bai Mei Gui Lu Wine

【组成】白玫瑰花、玫瑰精、代代花、原高粱、冰糖。(中医方剂大辞典)

白茅根饮子 bai mao gen yin zi

【英文名】Bai Mao Gen Drink

【组成】(1)白茅根、桑根白皮、麦门冬、赤茯苓、露蜂房、红雪。(中医方剂大辞典)(2)白茅根、陈桔皮、桂心、葛根、高良姜、枇杷叶。(中医方剂大辞典)

白茅通淋汤 bai mao tong lin tang

【英文名】Bai Mao Tong Lin Decoction

【组成】白茅根、金钱草、萹蓄、滑石、瞿麦、木通、栀子、黄柏、连翘、香附、车前子、甘草。(陕西中医 1992,13(11))

白矾半夏散 bai fan ban xia san

【英文名】Bai Fan Ban Xia Powders

【组成】白矾、半夏。(中医方剂大辞典)

白虎化斑汤 bai hu hua ban tang

【英文名】Bai Hu Hua Ban Decoction

【组成】石膏、知母、生甘草、蝉蜕、麻黄、大黄、黄芩、连翘、黑参、竹叶。(中医方剂大辞典)

白虎加参汤 bai hu jia shen tang

【英文名】Bai Hu Jia Shen Decoction

【异名】化斑汤(中医方剂大辞典)

【组成】石膏、知母、粳米、甘草、山栀、麦门冬、人参、五味子、天花粉、黄连、生姜、大枣。(中医方剂大辞典)

白虎加味汤 bai hu jia wei tang

【英文名】Bai Hu Jia Wei Decoction

【组成】生石膏、知母、麦冬、半夏、生甘草、防风、荆芥、薄荷、桑白皮、葛根、竹叶。(中医方剂大辞典)

白虎地黄汤 bai hu di huang tang

【英文名】Bai Hu Di Huang Decoction

【组成】石膏、生地、当归、枳壳、大黄、木通、生甘草、泽泻。(中医方剂大辞典)

白虎快斑汤 bai hu kuai ban tang

【英文名】Bai Hu Kuai Ban Decoction

【组成】官拣参、熟石膏、大麦冬、粉葛根、绿升麻、淡竹叶、生甘草。(中医方剂大辞典)

白虎抱龙丸 bai hu bao long wan

【英文名】Bai Hu Bao Long Pill

【组成】生石青、生锦纹、生甘草、白知母、元明粉、陈仓米。(中医方剂大辞典)

白虎金黄饮 bai hu jin huang yin

【英文名】Bai Hu Jin Huang Drink

【组成】生石膏、知母、黄连、山药、花粉、沙参、生地、金银花、黄芪、黄精、枸杞、麦冬、蒲公英。(湖北中医

杂志 1993,15(2))

白虎续命汤 bai hu xu ming tang

【英文名】Bai Hu Xue Ming Decoction

【组成】小续命汤、石膏、知母、甘草。(中医方剂大辞典)

白虎葛根汤 bai hu ge gen tang

【英文名】Bai Hu Ge Gen Decoction

【组成】知母、石膏、葛根、白芷。(中医方剂大辞典)

白虎解毒汤 bai hu jie du tang

【英文名】Bai Hu Jie Du Decoction

【组成】石膏、知母、黄连、黄芩、黄柏、栀子、甘草。(中医方剂大辞典)

白虎蠲痹汤 bai hu juan bi tang

【英文名】Bai Hu Juan Bi Decoction

【组成】生石膏、知母、忍冬藤、丹皮、威灵仙、防己、豨莶草、桑枝、甘草。(中医正骨 1992,4(3))

白果定喘汤 bai guo ding chuan tang

【英文名】Bai Guo Ding Chuan Decoction

【组成】生白果、姜半夏、生桑皮、款冬花、光杏仁、苏子、橘红、片芩、麻黄、生甘草。(中医方剂大辞典)

白金佛苓汤 bai jin fu ling tang

【英文名】Bai Jin Fu Ling Decoction

【组成】人参、白术、沙参、茯苓、山药、佛手、白帆、郁金、黄连、麦芽、山楂。(吉林中医 1991,(1))

白背地锦汤 bai bei di jin tang

【英文名】Bai Bei Di Jin Decoction

【组成】白背叶、地锦草、虎杖、生地、栀子、黄芩、黄柏、当归、木通。(山东中医杂志 1992,11(5))

白益镇惊丸 bai yi zhen jing wan

【英文名】Bai Yi Zhen Jing Pill(药品标准－中药成方制剂标准)

【组成】人参、天竺黄、茯苓、天南星、酸枣仁、当归、地黄、麦冬、赤芍、黄连、薄荷、栀子、牛黄、龙骨、朱砂、青黛、关木通。(药品标准－中药成方制剂标准 1993 年)

白菖温胆汤 bai chang wen dan tang

【英文名】Bai Chang Wen Dan Decoction

【组成】白术、菖蒲、茯苓、半夏、陈皮、枳实、竹茹、天麻、菊花、钩藤、川芎、白芷、藁本、蔓荆子、葛根、焦三仙、甘草。(陕西中医 1993,14(3))

白银透罗丹 bai yin tou luo dan

【英文名】Bai Yin Tou Luo Pellet

【组成】寒食面、巴豆、天南星、半夏。(中医方剂大辞典)

白麻蘇皮散 bai ma mo pi san

【英文名】Bai Ma Mo Pi Powders

【组成】白麻蘇皮、花胭脂。(中医方剂大辞典)

白敬宇眼药 bai jing yu yan yao

【英文名】Bai Jing Yu Eye Ointment(药品标准－中药成方制剂标准)

【异名】白氏眼药(中医方剂大辞典、中药制剂手册)

【组成】(1)石决明、熊胆、珍珠、海螵蛸、炉甘石、硇砂、麝香、冰片。(药品标准－中药成方制剂标准 1991 年)(2)珍珠、麝香、熊胆、冰片、硇砂、甘石、石决明、海螵蛸。(中医方剂大辞典)

白蔻调中丸 bai kou tiao zhong wan

【英文名】Bai Kou Tiao Zhong Pill(药品标准－中药成方制剂标准)

【组成】豆蔻、草豆蔻、党参、沉香、白术、甘草、乌药、山楂、六神曲、肉桂、麦芽、白扁豆、干姜、紫苏梗。(药品标准－中药成方制剂标准 1990 年)

白蔹熁药方 bai lian xie yao fang

【英文名】Bai Lian Xie Yao Prescription

【组成】白蔹、白及、白芷、碧芦皮。(中医方剂大辞典)

白蔹薏苡汤 bai lian yi yi tang

【英文名】Bai Lian Yi Yi Decoction

【组成】白蔹、薏苡仁、芍药、桂心、牛膝、酸枣仁、干姜、甘草、附子。(中医方剂大辞典)

白蜡健骨丸 bai la jian gu wan

【英文名】Bai La Jian Gu Pill

【组成】白山芪、蛤蚧、金岗豆、五加皮、麻布芪、锁阳、何首乌、鹿角胶、和子芪、枸杞子、当归、川芎、大枣等。(内蒙古中医药 1993,12(4))

白鲜皮合剂 bai xian pi he ji

【英文名】Bai Xuan Pi Mixture

【组成】白鲜皮、五倍子、黄精、苍术、银花、野菊花、黄芩、乌梅、狼牙草、板蓝根、甘草、儿茶。(贵州医药 1982(4))

白薇十味丸 bai wei shi wei wan

【英文名】Bai Wei Shi Wei Pill

【组成】白薇、知母、地骨皮、干地黄、麦门冬、甘草、蜀漆、萎蕤、桔皮、人参。(中医方剂大辞典)

白癜风胶囊 bai dian feng jiao nang

【英文名】Bia Dian Feng Capsule(药品标准－中药成方制剂标准)

【组成】补骨脂、黄芪、红花、川芎、当归、香附、桃仁、丹参、乌梢蛇、紫草、白鲜皮、山药、干姜、龙胆、蒺藜。(药品标准－中药成方制剂标准 1998 年)

白牙药升麻散 bai ya yao sheng ma san

【英文名】Bai Ya Yao Sheng Ma Powders

【异名】白芷升麻散(中医方剂大辞典、普济方)

【组成】川芎、升麻、藁本、石膏、白芷、皂角、细辛。(中医方剂大辞典)

白牙药真珠散 bai ya yao zhen zhu san

【英文名】Bai Ya Yao Zhen Zhu Powders

【组成】真珠、白檀、石膏、乌鱼骨、白石英、浮石、朱砂、香白芷、川芎、川升麻。(中医方剂大辞典)

白术五味子汤 bai zhu wu wei zi tang

【英文名】Bai Zhu Wu Wei Zi Decoction

【组成】白术、五味子、丁香、人参、款冬花、细辛。(中医方剂大辞典)

白术当归煎丸 bai zhu dang gui jian wan

【英文名】Bai Zhu Dang Gui Jian Pill

【组成】白术、当归、木香。(中医方剂大辞典)

白石清热冲剂 bai shi qing re chong ji

【英文名】Bai Shi Qing Re Medicinal Instant Granule

【组成】葛根、薄荷、生石膏、板蓝根、白花蛇舌草。((93)卫药准字 Z-51 号)

白头翁根敷方 bai tou weng gen fu fang

【英文名】Bai Tou Weng Gen Paste

【组成】生白头翁根。(中医方剂大辞典)

白花蛇舌草汤 bai hua she she cao tang

【英文名】Bai Hua She She Cao Decoction

【组成】白花蛇舌草、过路蜈蚣、大蓟、小蓟、白茅根、车前子、云茯苓、碧玉散、败酱草、茜草根、干藕片。(云南中医杂志 1984,5(2))

白花蛇造酒方 bai hua she zao jiu fang

【英文名】Bai Hua She Zao Jiu Presciption

【组成】白花蛇、蒸米。(中医方剂大辞典)

白芥子吹鼻散 bai jie zi chui bi san

【英文名】Bai Jie Zi Chui Bi Powders

【组成】白芥子、舶上莎罗、芸苔子。(中医方剂大辞典)

白附子化痰丸 bai fu zi hua tan wan

【英文名】Bai Fu Zi Hua Tan Pill

【组成】半夏、天南星、石膏、细辛、白茯苓、肉桂、白僵蚕、白附子、川芎、白芷、麝香。(中医方剂大辞典)

白附子香连丸 bai fu zi xiang lian wan

【英文名】Bai Fu Zi Xiang Lian Pill

【异名】白附子黄连丸(中医方剂大辞典、普济方);白附香连丸(中医方剂大辞典、准绳·幼科)

【组成】黄连、木香、白附子。(中医方剂大辞典)

白虎加人参汤 bai hu jia ren shen tang

【英文名】Bai Hu Jia Ren Shen Decoction(中国中医药学主题词表)

【异名】白虎人参汤(中医方剂大辞典、金匮);人参石膏汤(中医方剂大辞典、袖珍);人参白虎汤(中医方剂大辞典、玉机微义);白虎化斑汤(中医方剂大辞典、卫生总微);化斑汤(中医方剂大辞典、丹溪心法);人参化斑汤(中医方剂大辞典、回春)

【组成】知母、石膏、甘草、粳米、人参。(中医方剂大辞典)

白虎加元麦汤 bai hu jia yuan mai tang

【英文名】Bai Hu Jia Yuan Mai Decoction

【异名】白虎加元参汤(中医方剂大辞典、治疫全书)

【组成】石膏、知母、甘草、粳米、元参、麦冬。(中医方剂大辞典)

白虎加白芷汤 bai hu jia bai zhi tang

【英文名】Bai Hu Jia Bai Zhi Decoction

【组成】白虎汤、白芷。(中医方剂大辞典)

白虎加苍术汤 bai hu jia cang zhu tang

【英文名】Bai Hu Jia Cang Zhu Decoction

【异名】苍术白虎汤(中医方剂大辞典、宣明论);白虎苍术汤(中医方剂大辞典、保婴撮要);白虎加苓汤(中医方剂大辞典、医学入门)

【组成】(1)石膏、知母、苍术、羌活、甘草。(中医方剂大辞典)(2)知母、甘草、石膏、苍术、粳米。(中医方剂大辞典)

白虎加栀子汤 bai hu jia zhi zi tang

【英文名】Bai Hu Jia Zhi Zi Decoction

【组成】白虎汤、栀子。(中医方剂大辞典)

白虎加桂枝汤 bai hu jia gui zhi tang

【英文名】Bai Hu Jia Gui Zhi Decoction(中国中医药学主题词表)

【异名】白虎加桂汤(中医方剂大辞典、千金);知母汤(中医方剂大辞典、圣济总录);加减桂枝汤(中医方剂大辞典、得效)

【组成】知母、甘草、石膏、粳米、桂。(中医方剂大辞典)

白虎加葛根方 bai hu jia ge gen fang

【英文名】Bai Hu Jia Ge Gen Prescription

【组成】麻黄、知母、葛根、石膏、甘草。(中医方剂大辞典)

白虎合六一散 bai hu he liu yi san

【英文名】Bai Hu He Liu Yi Powders

【组成】知母、石膏、甘草、粳米、滑石。(中医方剂大辞典)

白虎合解毒汤 bai hu he jie du tang

【英文名】Bai Hu He Jie Du Decoction

【异名】白虎解毒汤(中医方剂大辞典、麻科活人)

【组成】石膏、知母、天花粉、黄芩、黄连、山栀仁、生地黄、麦门冬。(中医方剂大辞典)

白茯苓陈皮丸 bai fu ling chen pi wan

【英文名】Bai Fu Ling Chen Pi Pill

【异名】缓中丸(中医方剂大辞典、卫生宝鉴)

【组成】白茯苓、陈皮、干生姜、人参。(中医方剂大辞典)

白绒止咳糖浆 bai rong zhi ke tang jiang

【英文名】Bai Rong Zhi Ke Syrup(药品标准-中药成方

制剂标准）
【组成】白绒草、枇杷叶、牛白藤、一点红、薄荷油、甘草。（药品标准－中药成方制剂标准1997年）

白酱感冒冲剂 bai jiang gan mao chong ji
【英文名】Bai Jiang Gan Mao Medicinal instant Granule
【组成】白花败酱等。（江西省药品标准(1982年)）

白鲜皮七味汤 bai xian pi qi wei tang
【英文名】Bai Xian Pi Qi Wei Decoction
【组成】白鲜皮、干葛、黄芩、郁金、豉、栀子、芒消。（中医方剂大辞典）

白癜风外用方 bai dian feng wai yong fang
【英文名】Bai Dian Feng Wai Yong Prescription
【组成】雄黄、密陀僧、白芷、白附子。（山东中医杂志1985,(3)）

白蟾鼠糖衣片 bai chan shu tang yi pian
【英文名】Bai Chan Shu Tang Yi Tablet
【组成】干白花蛇舌草、干鼠曲草、蟾酥。（中成药研究1982,(2)）

白术茯苓干姜汤 bai zhu fu ling gan jiang tang
【英文名】Bai Zhu Fu Ling Gan Jiang Decoction
【组成】白术、干姜、茯苓、细辛、桂心、干葛、甘草、陈皮、乌梅、豆豉。（中医方剂大辞典）

白芍黄芩木通汤 bai shao huang qin mu tong tang
【英文名】Bai Shao Huang Qin Mu Tong Decoction
【组成】白芍、黄芩、木通、白术、泽泻、茯苓。（中医方剂大辞典）

白芷细辛吹鼻散 bai zhi xi xin chui bi san
【英文名】Bai Zhi Xi Xin Chui Bi Powders
【组成】白芷、细辛、石膏、乳香、没药。（中医方剂大辞典）

白虎青龙各半汤 bai hu qing long ge ban tang
【英文名】Bai Hu Qing Long Ge Ban Decoction
【组成】柴胡、升麻、葛根、羌活、防风、甘草、知母、石膏、桃仁、红花、猪苓、鲮鲤甲、粳米。（中医方剂大辞典）

白虎桂枝柴胡汤 bai hu gui zhi chai hu tang
【英文名】Bai Hu Gui Zhi Chai Hu Decoction
【组成】石膏、知母、甘草、粳米、桂枝、柴胡。（中医方剂大辞典）

白虎解毒养阴汤 bai hu jie du yang yin tang
【英文名】Bai Hu Jie Du Yang Yin Decoction
【组成】石膏、知母、浙贝母、板蓝根、山豆根、紫花地丁、金银花、生地、玄参、连翘、麦冬、白芍、丹皮、薄荷、甘草、鲜橄榄。（中医方剂大辞典）

白通加猪胆汁汤 bai tong jia zhu dan zhi tang
【英文名】Bai Tong Jia Zhu Dan Zhi Decoction
【异名】白通加人尿猪胆汁汤(中医方剂大辞典)
【组成】(1)熟附子、干姜、焦术、茯苓、炙甘草、葱。（中医方剂大辞典）(2)葱白、干姜、附子、人尿、猪胆汁。（中医方剂大辞典）

白花蛇舌草注射液 bai hua she she cao zhu she ye
【英文名】Bai Hua She She Cao Injection(药品标准－中药成方制剂标准)
【组成】白花蛇舌草。（药品标准－中药成方制剂标准1998年）

白虎加人参竹叶汤 bai hu jia ren shen zhu ye tang
【英文名】Bai Hu Jia Ren Shen Zhu Ye Decoctioin
【组成】石膏、知母、粳米、甘草、人参、竹叶。（中医方剂大辞典）

白虎加元麦青萍汤 bai hu jia yuan mai qing ping tang
【英文名】Bai Hu Jia Yuan Mai Qing Ping Decoction
【组成】石膏、知母、甘草、粳米、元参、浮萍、麦冬。（中医方剂大辞典）

白虎加元麦紫苏汤 bai hu jia yuan mai zi su tang
【英文名】Bai Hu Jia Yuan Mai Zi Su Deoction
【组成】石膏、知母、甘草、粳米、元参、麦冬、紫苏。（中医方剂大辞典）

白虎加青萍地黄汤 bai hu jia qing ping di huang tang
【英文名】Bai Hu Jia Qing Ping Di Huang Decoction
【组成】浮萍、生地、石膏、知母、甘草、粳米。（中医方剂大辞典）

白虎加犀角升麻汤 bai hu jia xi jiao sheng ma tang
【英文名】Bai Hu Jia Xi Jiao Sheng Ma Decoction
【组成】白虎汤、犀角、升麻、鲜生地、黑元参。（中医方剂大辞典）

白头翁加甘草阿胶汤 bai tou weng jia gan cao e jiao tang
【英文名】Bai Tou Weng Jia Gan Cao E Jiao Decoction
【组成】白头翁、甘草、阿胶、秦皮、黄连、柏皮。（中医方剂大辞典）

白头翁加甘草阿胶苓桂汤 bai tou weng jia gan cao e jiao ling gui tang
【英文名】Bai Tou Weng Jia Gan Cao E Jiao Ling Gui Decoction
【组成】白头翁、茯苓、黄连、黄柏、秦皮、甘草、桂枝、阿胶。（中医方剂大辞典）

白虎加人参以山药代粳米汤 bai hu jia ren shen yi shan yao dai jing mi tang
【英文名】Bai Hu Jia Ren Shen Yi Shan Yao Dai Jing Mi Decoction
【组成】生石膏、知母、人参、生山药、粉甘草。（中医方剂大辞典）

白虎去石膏加首乌当归和疟饮 bai hu qu shi gao jia shou wu dang gui he nue tang

【英文名】Bai Hu Qu Shi Gao Jia Shou Wu Dang Gui He Nue Drink

【组成】知母、生甘草、鲜首乌、当归、青蒿、柴胡、青皮、草寇仁。(中医方剂大辞典)

瓜饮 gua yin

【英文名】Gua Drink

【组成】生瓜、白术、甘草、生姜。(中医方剂大辞典)

瓜丁散 gua ding san

【英文名】Gua Ding Powders

【组成】瓜丁。(中医方剂大辞典)

瓜子散 gua zi san

【英文名】Gua Zi Powders

【异名】甜瓜子散(中医方剂大辞典、圣惠);十子散(中医方剂大辞典)

【组成】(1)瓜子、白芷、当归、芎䓖、甘草。(中医方剂大辞典)(2)冬瓜子、青葙子、茺蔚子、枸杞子、牡荆子、蒺藜子、菟丝子、芜菁子、决明子、地肤子、柏子仁、牡桂、菝仁、细辛、蘡薁根、车前子。(中医方剂大辞典)(3)干姜、瓜子。(中医方剂大辞典)

瓜子锭 gua zi ding

【英文名】Gua Zi Troche(药品标准 - 中药成方制剂标准)

【组成】蛇含石、天麻、青礞石、牛黄、朱砂、僵蚕、麝香、蝉蜕。(药品标准 - 中药成方制剂标准 1991 年)

瓜石汤 gua shi tang

【英文名】Gua Shi Decoction

【组成】(1)瓜蒌、石斛、玄参、麦冬、生地、瞿麦、车前子、益母草、马尾连、牛膝。(中医方剂大辞典)(2)瓜蒌仁、滑石、南星、苍术、赤芍、陈皮、黄连、黄柏、黄芩、白芷、甘草。(中医方剂大辞典)

瓜皮散 gua pi san

【英文名】Gua Pi Powders

【组成】(1)冬瓜皮。(中医方剂大辞典)(2)冬瓜皮、牛皮胶。(中医方剂大辞典)

瓜皮煎 gua pi jian

【英文名】Gua Pi Decoction

【组成】西瓜青皮、绿豆青皮、肉蔻。(中医方剂大辞典)

瓜连丸 gua lian wan

【英文名】Gua Lian Pill

【组成】大冬瓜、黄连。(中医方剂大辞典)

瓜矾散 gua fan san

【英文名】Gua Fan Powders

【异名】瓜蒂甘遂丸(中医方剂大辞典、明医指掌)

【组成】瓜蒂、甘遂、白矾、螺壳、草乌尖。(中医方剂大辞典)

瓜砂丹 gua sha dan

【英文名】Gua Sha Pellet

【组成】朱砂。(中医方剂大辞典)

瓜桂散 gua gui san

【英文名】Gua Gui Powders

【组成】冬瓜、肉桂。(中医方剂大辞典)

瓜盐煎 gua yan jian

【英文名】Gua Yan Decoction

【组成】吴茱萸、木瓜、食盐。(中医方剂大辞典)

瓜蒂丸 gua di wan

【英文名】Gua Di Pill

【组成】瓜蒂、麝香、蟾酥、乌蛇尾、黄连、蛇蜕、熊胆。(中医方剂大辞典)

瓜蒂汤 gua di tang

【英文名】Gua Di Decoction

【组成】瓜蒂、赤小豆、丁香。(中医方剂大辞典)

瓜蒂散 gua di san

【英文名】Gua Di Powders

【异名】瓜豆散(中医方剂大辞典、普济方)

【组成】(1)瓜蒂。(中医方剂大辞典)(2)瓜蒂、雄黄、甘草、女萎。(中医方剂大辞典)(3)瓜蒂、丁香、黍米。(中医方剂大辞典)(4)赤小豆、丁香、黍米、瓜蒂、麝香、熏陆香、青布。(中医方剂大辞典)(5)丁香、瓜蒂、赤小豆。(中医方剂大辞典)(6)陈年老南瓜蒂。(中医方剂大辞典)(7)瓜蒂、生甘草、当归、乳香、金银花、青皮、白芷、没药。(中医方剂大辞典)(8)瓜蒂、白茅根、芦根。(中医方剂大辞典)(9)瓜蒂、赤小豆。(中医方剂大辞典)(10)小豆、瓜蒂、糯米。(中医方剂大辞典)(11)甜瓜蒂、赤小豆、生山栀仁。(中医方剂大辞典)(12)瓜蒂、赤小豆、雄黄。(中医方剂大辞典)(13)瓜蒂、猪牙角、细辛。(中医方剂大辞典)(14)瓜蒂、牙皂。(中医方剂大辞典)(15)麝香、皂荚、雄黄、藜芦、瓜蒂。(中医方剂大辞典)(16)甜瓜蒂、轻粉。(中医方剂大辞典)(17)瓜蒂、赤小豆、秫米。(中医方剂大辞典)(18)瓜蒂、赤小豆、人参、甘草。(中医方剂大辞典)(19)瓜蒂、黄连、杏仁、腻粉、麝香。(中医方剂大辞典)(20)瓜蒂、穿山甲鳞。(中医方剂大辞典)(21)瓜蒂、赤小豆、全蝎。(中医方剂大辞典)(22)瓜蒂、细辛、藜芦。(中医方剂大辞典)

瓜蒌丸 gua lou wan

【英文名】Gua Lou Pill

【异名】栝楼丸(中医方剂大辞典、普济方);瓜蒌实丸(中医方剂大辞典、杏苑)

【组成】(1)瓜蒌、百部、麻黄、黄芩、杏仁。(中医方剂大辞典)(2)瓜蒌根。(中医方剂大辞典)(3)瓜蒌仁、半夏、山楂、神曲。(中医方剂大辞典)(4)瓜蒌根、泽泻、土瓜根。(中医方剂大辞典)(5)瓜蒌子、枳实、陈皮。(中医方剂大辞典)(6)黄瓜蒌、白矾。

（中医方剂大辞典）

瓜蒌方 gua lou fang

【英文名】Gua Lou Prescription

【组成】瓜蒌、阿胶、沙糖。（中医方剂大辞典）

瓜蒌汤 gua lou tang

【英文名】Gua Lou Decoction

【异名】栝楼汤（中医方剂大辞典、普济方）

【组成】(1)瓜蒌仁、枳壳、青皮、苏梗、桔梗。（中医方剂大辞典）(2)瓜蒌根。（中医方剂大辞典）(3)枳壳、厚朴、薤白、瓜蒌、桂枝。（中医方剂大辞典）(4)瓜蒌、没药、甘草。（中医方剂大辞典）(5)瓜蒌根、淡竹茹。（中医方剂大辞典）(6)瓜蒌仁、桑白皮、杏仁、半夏、桔梗、紫苏子、枳壳。（中医方剂大辞典）

瓜蒌皂 gua lou zao

【英文名】Gua Lou Zao Lotion

【组成】瓜蒌瓤、钾肥皂。（山西医药杂志 1980,9(4)）

瓜蒌酒 gua lou jiu

【英文名】Gua Lou Wine

【组成】(1)瓜蒌。（中医方剂大辞典）(2)瓜蒌、穿山甲、甘草。（中医方剂大辞典）

瓜蒌散 gua lou san

【英文名】Gua Lou Powders

【异名】栝楼散（中医方剂大辞典、普济方）

【组成】(1)大瓜蒌、粉甘草、红花。（中医方剂大辞典）(2)瓜蒌、生甘草、当归、乳香、没药、金银花、白芷、青皮。（中医方剂大辞典）(3)瓜蒌、粉草、生姜。（中医方剂大辞典）(4)瓜蒌根、白僵蚕。（中医方剂大辞典）(5)瓜蒌仁、青皮、石膏、甘草、没药、归尾、皂刺、金银花、青橘叶。（中医方剂大辞典）(6)瓜蒌根、薄荷干。（中医方剂大辞典）(7)瓜蒌、川椒、甘草、乳香。（中医方剂大辞典）(8)白茯苓、天花粉、宣连白扁豆、人参、石膏、甘草节、寒水石、白术、猪苓。（中医方剂大辞典）(9)瓜蒌、贝母、荆芥。（中医方剂大辞典）(10)瓜蒌。（中医方剂大辞典）(11)黄芪、皂角刺、甘草、牛膝、黄瓜蒌。（中医方剂大辞典）(12)瓜蒌、乳香。（中医方剂大辞典）

瓜蒌煎 gua lou jian

【英文名】Gua Lou Decoction

【组成】(1)瓜蒌、当归、穿山甲、没药、乳香、甘草。（中医方剂大辞典）(2)瓜蒌、茯神、石斛、人参、肉灰蓉、甘草、黄连、当归、五味子、丹参、知母、胡麻、骨皮、葳蕤、蜜、生地黄汁、牛髓、淡竹叶、生麦门冬汁、生姜汁。（中医方剂大辞典）

瓜蒌膏 gua lou gao

【英文名】Gua Lou Ointment

【组成】瓜蒌。（中医方剂大辞典）

瓜霜散 gua shuang san

【英文名】Gua Shuang Powders

【组成】西瓜霜、人中白、辰砂、雄精、冰片。（中医方剂大辞典）

瓜子仁汁 gua zi ren zhi

【英文名】Gua Zi Ren Juice

【组成】瓜子仁、当归、蛇蜕。（中医方剂大辞典）

瓜子眼药 gua zi yan yao

【英文名】Gua Zi Eye-drops preparation

【组成】(1)炉甘石、冰片、麝香、熊胆。（中医方剂大辞典）(2)炉甘石、梅片、硼砂、牛黄、琥珀、珍珠、熊胆、麝香、黄连。（中医方剂大辞典）

瓜蒌子散 gua lou zi san

【英文名】Gua Lou Zi Powders

【组成】瓜蒌子、连翘、何首乌、皂荚子、牛蒡子、大黄、白螺壳、栀子仁、漏芦、牵牛、甘草。（中医方剂大辞典）

瓜蒌仁汤 gua lou ren tang

【英文名】Gua Lou Ren Decoction

【组成】(1)瓜蒌霜、米仁、川贝母、天门冬、金银花、麦门冬、百合、甘草、桑白皮、桔梗。（中医方剂大辞典）(2)桔梗、枳壳、瓜蒌仁、半夏。（中医方剂大辞典）

瓜蒌实丸 gua lou shi wan

【英文名】Gua Lou Shi Pill

【组成】瓜蒌实、枳壳、半夏、桔梗。（中医方剂大辞典）

瓜蒌根丸 gua lou gen wan

【英文名】Gua Lou Gen Pill

【组成】瓜蒌根。（中医方剂大辞典）

瓜蒌根汤 gua lou gen tang

【英文名】Gua Lou Gen Decoction

【组成】(1)瓜蒌根、葛根、石膏、人参、香附。（中医方剂大辞典）(2)瓜蒌根、白茯苓、甘草、麦门冬。（中医方剂大辞典）(3)瓜蒌根、麦门冬、人参、生干地黄、甘草、土瓜根、大枣。（中医方剂大辞典）

瓜蒌煎丸 gua lou jian wan

【英文名】Gua Lou Jian Pill

【组成】瓜蒌、杏仁、半夏。（中医方剂大辞典）

瓜藤缠汤 gua teng chan tang

【英文名】Gua Teng Chan Decoction

【组成】青黛、穿心莲、牛黄、白及、玄参、牡蛎、象贝母、丹参、郁金、鸡血藤、黄柏、牛膝、薏米、苍术。（中医杂志 1984,25(6)）

瓜贝去瘀汤 gua bei qu yu tang

【英文名】Gua Bei Qu Yu Decoction

【组成】瓜蒌、贝母、当归、紫菀、栀子、丹皮、青皮、穿山甲、前胡、甘草。（中医方剂大辞典）

瓜消拔毒丹 gua xiao ba du dan

【英文名】Gua Xiao Ba Du Pellet

【组成】西瓜消、雄黄、石膏、地榆、蓬砂、藜芦、乌梅肉、僵蚕、冰片、牛黄。(中医方剂大辞典)

瓜蒂二陈汤 gua di er chen tang

【英文名】Gua Di Er Chen Decoction

【组成】甜瓜蒂、姜半夏、广橘红。(中医方剂大辞典)

瓜蒂三味散 gua di san wei san

【英文名】Gua Di San Wei Powders

【组成】瓜蒂、丁香、赤小豆。(中医方剂大辞典)

瓜蒂牙消散 gua di ya xiao san

【英文名】Gua Di Ya Xiao Powders

【组成】藜芦、瓜蒂、牙消、麝。(中医方剂大辞典)

瓜蒂吹鼻散 gua di chui bi san

【英文名】Gua Di Chui Bi Powders

【组成】瓜蒂、赤小豆、秫米、丁香。(中医方剂大辞典)

瓜蒂神妙散 gua di shen miao san

【英文名】Gua Di Shen Miao Powders

【组成】瓜蒂、焰消、雄黄、川芎、薄荷叶、道人头、藜芦、天竺黄。(中医方剂大辞典)

瓜蒌大麦饼 gua lou da mai bing

【英文名】Gua Luo Da Mai Cake

【组成】瓜蒌、大麦面。(中医方剂大辞典)

瓜蒌水蛭汤 gua lou shui zhi tang

【英文名】Gua Lou Shui Zhi Decoction

【组成】瓜蒌实、水蛭、甲珠、红花、木香、橘络、桔梗、甘草。(中医正骨 1990,2(4))

瓜蒌内托散 gua lou nei tuo san

【英文名】Gua Lou Nei Tuo Powders

【组成】瓜蒌、人参、归尾、没药、甘草。(中医方剂大辞典)

瓜蒌贝母饮 gua lou bei mu yin

【英文名】Gua Lou Bei Mu Drink

【组成】瓜蒌实、土贝母、甘草。(中医方剂大辞典)

瓜蒌半夏丸 gua lou ban xia wan

【英文名】Gua Lou Ban Xia Pill

【组成】瓜蒌、杏仁、枯矾、半夏、款冬花、麻黄。(中医方剂大辞典)

瓜蒌必效散 gua lou bi xiao san

【英文名】Gua Lou Bi Xiao Powders

【组成】瓜蒌、金银花、当归、生甘草、乳香、没药。(中医方剂大辞典)

瓜蒌托里散 gua lou tuo li san

【英文名】Gua Lou Tuo Li Powders

【组成】黄瓜蒌、忍冬藤、乳香、苏木、没药、甘草。(中医方剂大辞典)

瓜蒌竹茹汤 gua lou zhu ru tang

【英文名】Gua Lou Zhu Ru Decoction

【组成】瓜蒌根、青竹茹。(中医方剂大辞典)

瓜蒌红花汤 gua lou hong hua tang

【英文名】Gua Lou Hong Hua Decoction

【组成】瓜蒌、红花。(山东中医杂志 1993,12(6))

瓜蒌杏连丸 gua lou xing lian wan

【英文名】Gua Lou Xing Lian Pill

【异名】瓜连丸(中医方剂大辞典、医学入门)

【组成】瓜蒌仁、杏仁、黄连。(中医方剂大辞典)

瓜蒌青黛丸 gua lou qing dai wan

【英文名】Gua Lou Qing Dai Pill

【组成】瓜蒌仁、青黛。(中医方剂大辞典)

瓜蒌枳壳汤 gua lou zhi qiao tang

【英文名】Gua Lou Zhi Qiao Decoction

【组成】瓜蒌、枳壳、桔梗、抚芎、苍术、香附、杏仁、片芩、贝母、砂仁、陈皮、木香。(中医方剂大辞典)

瓜蒌枳实汤 gua lou zhi shi tang

【英文名】Gua Lou Zhi Shi Decoction

【组成】(1)瓜蒌仁、枳实、贝母、桔梗、片芩、陈皮、山栀子、麦门冬、茯苓、人参、当归、苏子、甘草。(中医方剂大辞典)(2)瓜蒌、枳实、桔梗、茯苓、贝母、陈皮、片芩、山栀、当归、砂仁、木香、甘草。(中医方剂大辞典)

瓜霜退热灵 gua shuang tui re ling

【英文名】Gua Shuang Tui Re Ling

【组成】羚羊角、麝香、西瓜霜、朱砂、冰片。

瓜霜紫雪丹 gua shuang zi xue dan

【英文名】Gua Shuang Zi Xue Pellet

【组成】白犀角、羚羊角、青木香、上沉香、寒水石、石膏、灵磁石、飞滑石、玄参、升麻、飞朱砂、生甘草、公丁香、麝香、金箔、西瓜消、冰片。(中医方剂大辞典)

瓜蒌红花甘草汤 gua lou hong hua gan cao tang

【英文名】Gua Lou Hong Hua Gan Cao Decoction

【组成】瓜蒌、红花、全蝎、生甘草。(实用中西医结合杂志 1993,6(3))

瓜蒌参麦温胆汤 gua lou shen mai wen dan tang

【英文名】Guo Lou Shen Mai Wen Dan Decoction

【组成】瓜蒌、薤白、麦冬、五味子、半夏、陈皮、枳实、人参、竹茹、黄连、茯苓、丹参、炙甘草。(陕西中医 1990,11(2))

瓜蒌薤白半夏汤 gua lou xie bai ban xia tang

【英文名】Gua Lou Xie Bai Ban Xia Decoction(中国中医药学主题词表)

【组成】瓜蒌实、薤白、半夏、白酒。(金匮要略)

瓜蒌薤白白酒汤 gua lou xie bai bai jiu tang

【英文名】Gua Lou Xie Bai Bai Jiu Decoction(中国中医药学主题词表)

【组成】瓜蒌、薤白、白酒。(汉·《金匮要略》)

瓜霜退热灵胶囊 gua shuang tui re ling jiao nang

【英文名】Gua Shuang Tui Re Ling Capsule(药品标准－中药成方制剂标准)

【组成】西瓜霜、寒水石、石膏、滑石、磁石、玄参、水牛角浓缩粉、羚羊角、甘草、升麻、丁香、沉香、麝香、冰片、朱砂。(药品标准－中药成方制剂标准 1998年)

用效润肠丸 yong xiao run chang wan

【英文名】Yong Xiao Run Chang Pill

【组成】麻仁、郁李仁、陈皮、当归梢、枳壳。(中医方剂大辞典)

乐令汤 le ling tang

【英文名】Le Ling Decoction

【组成】黄芪、人参、橘红、当归、肉桂、细辛、前胡、甘草、茯苓、麦门冬、芍药、附子、熟地黄、半夏、远志。(中医方剂大辞典)

乐脉颗粒 le mai ke li

【英文名】Le Mai Granule(药品标准－中药成方制剂标准)

【组成】丹参、川芎、赤芍、红花、香附、木香、山楂。(药品标准－中药成方制剂标准 1997 年)

乐儿康糖浆 le er kang tang jiang

【英文名】Le Er Kang Syrup

【组成】太子参、茯苓等。(中成药研究 1982,(3))

乐令黄芪汤 le ling huang qi tang

【英文名】Le Ling Huang Qi Decoction

【异名】乐令建中汤(中医方剂大辞典、局方);黄芪汤(中医方剂大辞典、普济方)

【组成】(1)黄芪、人参、桔皮、当归、桂心、细辛、前胡、芍药、甘草、茯苓、麦门冬、生姜、半夏、大枣。(中医方剂大辞典)(2)黄芪、当归、乌头、桂心、生姜、蜀椒、人参、芍药、大枣、茯苓、远志、半夏。(中医方剂大辞典)

乐仔燕窝口服液 le zai yan wo kou fu ye

【英文名】Le Zai Yan Wo Peroral liquids

【组成】燕窝、山楂、山药、茯苓、莲子、薏苡仁。((92)鄂卫防食准字第 01 号)

尔可平糖浆 er ke ping tang jiang

【英文名】Er Ke Ping Syrup

【组成】麻黄、荆芥、前胡、牛蒡子、蝉蜕等。((93)卫药准字 Z－39 号)

包煎 bao jian

【英文名】Decoct drugs wrapped(方剂学－英汉对照、新编实用中医文库)

【定义】指针对某些中药药材过轻、过细或有毛等特点,入药时用纱布包裹入煎的煎药方法。(中药学)

包公藤甲素 bao gong teng jia su

【英文名】Bao Gong Teng Jia Shu Eye-drops Preparation

【异名】丁公藤甲素

【组成】包公藤甲素。

冯氏秘传膏药 feng shi mi chuan gao yao

【英文名】Feng Shi Mi Chuan Plaster

【组成】青槐嫩枝、香麻油、鸡蛋。(中医方剂大辞典)

汉椒丸 han jiao wan

【英文名】Han Jiao Pill

【组成】汉椒、猪牙皂角、干姜、甜葶苈。(中医方剂大辞典)

汉椒散 han jiao san

【英文名】Han Jiao Powders

【组成】汉椒、桂心、侧子、麻黄、当归、木香。(中医方剂大辞典)

汉防己丸 han fang ji wan

【英文名】Fan Fang Ji Pill

【异名】防己丸(中医方剂大辞典、圣济总录)

【组成】(1)汉防己、陈桔皮、甜葶苈、猪牙皂荚。(中医方剂大辞典)(2)汉防己、猪苓、栝楼根、赤茯苓、桑根白皮、白术、杏仁、郁李仁、甜葶苈。(中医方剂大辞典)(3)汉防己、苦葫芦子、泽泻、陈桔皮、甜葶苈。(中医方剂大辞典)(4)汉防己、干姜、甜葶苈、猪牙皂荚。(中医方剂大辞典)(5)汉防己、商陆、麻黄、赤芍、桑根白皮、甜葶苈、蛤蚧、杏仁。(中医方剂大辞典)

汉防己散 han fang ji san

【英文名】Han Fang Ji Powders

【异名】防己汤(中医方剂大辞典、圣济总录);防己散(中医方剂大辞典、圣济总录)

【组成】(1)汉防己、桑根白皮、木通、赤茯苓、泽漆、百合、甜葶苈、郁李仁。(中医方剂大辞典)(2)汉防己、赤茯苓、槟榔、桑根白皮、木通、猪苓、紫苏茎叶。(中医方剂大辞典)(3)汉防己、桑根白皮、泽泻、赤茯苓、木通、郁李仁、猪苓、槟榔、紫苏茎叶。(中医方剂大辞典)(4)汉防己、赤茯苓、酸枣仁、防风、桑根白皮、桂心、薏苡仁、羌活、赤芍、麻黄、羚羊角屑。(中医方剂大辞典)(5)汉防己、麻黄、赤茯苓、丹参、牛膝、独活、黄芪、防风、人参、犀角屑、木香、桂心、石膏、半夏、槟榔、杏仁、川大黄、桑根白皮、附子、枳壳。(中医方剂大辞典)(6)汉防己、桑根白皮、枳壳、赤茯苓、紫苏茎叶、木通、大腹皮、黄芩、半夏、甘草、前胡。(中医方剂大辞典)(7)汉防己、猪苓、海蛤、陈桔皮、木香、白术、桑根白皮、赤茯苓、槟榔、紫苏茎叶、木通。(中医方剂大辞典)(8)汉防己、杜若、防风、细辛、虎掌、附子、桂心、甘草、芎劳。(中医方剂大辞典)(9)汉防己、羚羊角屑、人参、荆芥、芎䓖、半夏、赤茯苓、旋覆花、防风、前胡、细辛、麦门冬、枳实、甘草。(中医方剂大辞典)(10)汉防己、茯神、白鲜皮、杏仁、白蒺藜、枳壳、黄芩、青羊角屑、羚羊角屑、沙参、秦艽、麻黄、甘草。(中医方剂大辞典)(11)汉防己、麻黄、赤芍、芎䓖、黄芩、防风、羌活、附子、当归、石膏、杏仁、半术。(中医方剂大辞典)(12)汉防己、葛根、桂心、麻黄、甘草、防风、赤芍、独活、羚羊角屑。(中医方剂大辞典)(13)汉防己、桂心、防风、甘草、生地黄。(中医方剂大辞典)(14)汉防己、海蛤、滑石、葵子、猪苓、瞿麦。(中医方剂大辞典)(15)汉防己、赤茯苓、白前、桔梗、川大黄、陈桔皮、木通、紫菀、苏茎叶、天门冬、枳壳、甘草。(中医方剂大辞典)(16)防己、猪苓、泽泻、商陆。(中医方剂大辞典)(17)汉防己、芎䓖、桂心、麻黄、附子、赤茯苓、桑根白皮、赤芍、甘草。(中医方剂大辞典)(18)栝楼、黄连、汉防己、铅丹。(中医方剂大辞典)(19)官桂、陈皮、汉防己、杏仁、紫苏、羚羊角、细辛。(中医方剂大辞典)(20)汉防己、万州黄药。(中医方剂大辞典)(21)汉防己、防风、川升麻、桂心、芎䓖、羚羊角屑、麻黄。(中医方剂大辞典)(22)汉防己、枳壳、猪苓、商陆、桑根白皮、甘草。(中医方剂大辞典)(23)汉防己、桑根白皮、木香、大腹皮、紫苏茎叶、赤茯苓。(中医方剂大辞典)(24)汉防己、当归、赤茯苓、大腹皮、前胡、木通、芍药、桑根白皮、桂心、羚羊角屑、青桔皮、槟榔、川大黄。(中医方剂大辞典)(25)汉防己、赤茯苓、桑根白皮、枳壳、槟榔、木通、大黄、紫苏茎叶、甘草。(中医方剂大辞典)(26)汉防己、麦门冬、桑根白皮、赤茯苓、枳壳、地骨皮、前胡、黄芪、甘草。(中医方剂大辞典)(27)汉防己、木通、桑根白皮、赤茯苓、甘草、大腹皮、牵牛子。(中医方剂大辞典)(28)汉防己、桑根白皮、木通、赤茯苓、郁李仁、泽漆、甜葶苈、桔皮、百合。(中医方剂大辞典)(29)汉防己、黄芪、桂心、赤茯苓、甘草、桑根白皮。(中医方剂大辞典)(30)汉防己、桑根白皮、苍术、郁李仁、羌活。(中医方剂大辞典)(31)汉防己、羚羊角屑、人参、桂心、芎䓖、半夏、赤茯苓、旋覆花、防风、白术、细辛、麦门冬、赤芍、羌活、枳实、甘草。(中医方剂大辞典)(32)汉防己、石膏、桂心、人参、前胡、白术。(中医方剂大辞典)

汉防己膏 han fang ji gao

【英文名】Han Fang Ji Plaster

【组成】汉防己、野葛、犀角屑、莽草、川乌头、吴茱萸、川椒、丹参、踯躅花、川升麻、干姜、附子、白芷、当归、桔梗、巴豆、雄黄、蛇衔、防风、鳖甲。(中医方剂大辞典)

汉桃叶片 han tao ye pian

【英文名】Han Tao Ye Tablet(药品标准－中药成方制剂标准)

【组成】汉桃叶。(药品标准－中药成方制剂标准 1993年)

汉防己煮散 han fang ji zhu san

【英文名】Han Fang Ji Decoction

【异名】防己煮散(中医方剂大辞典、外台)

【组成】汉防己、泽漆叶、石苇、泽泻、白术、丹参、赤茯苓、桔皮、桑根白皮、通草、郁李仁、生姜。(中医方剂大辞典)

立马乌 li ma wu

【英文名】Li Ma Wu Powders

【组成】定粉、瓦粉、密陀僧、龙骨、轻粉、朴消、铅白霜、韶脑、花碱、玉霜。(中医方剂大辞典)

立马消 li ma xiao

【英文名】Li Ma Xiao Powders

【组成】(1)大斑蝥、全蝎尾、蜈蚣、土狗、磁石、僵蚕、丁香、蟾酥、冰片、麝香。(中医方剂大辞典)(2)川斑蝥、蝎尾、蜈蚣、乳香、没药、真蟾酥、冰片、麝香。(中医方剂大辞典)

立止丸 li zhi wan

【英文名】Li Zhi Pill

【组成】肥皂荚、草乌头、乳香。(中医方剂大辞典)

立止散 li zhi san

【英文名】Li Zhi Powders

【组成】冬瓜皮。(中医方剂大辞典)

立正散 li zheng san

【英文名】Li Zheng Powders

【组成】人中白、枯白矾、铜绿、轻粉、麝香。(中医方剂大辞典)

立生丹 li sheng dan

【英文名】Li Sheng Pellet

【组成】母丁香、沉香、茅苍术、明雄黄。(中医方剂大辞典)

立圣丸 li sheng wan

【英文名】Li Sheng Pill

【组成】枳壳、五倍子、黄芪、槐花、槐荚、猪垂蹄甲、木贼、何首乌、皂子、臭橘、刺猬皮、皂荚针、榼藤子。(中医方剂大辞典)

立圣散 li sheng san

【英文名】Li Sheng Powders

【异名】立胜散(中医方剂大辞典、疑难急症简方)

【组成】(1)海带、白梅。(中医方剂大辞典)(2)鸡肝。(中医方剂大辞典)(3)橡斗子。(中医方剂大辞典)(4)黄连。(中医方剂大辞典)(5)蜈蚣、蝎梢、白僵蚕、瞿麦。(中医方剂大辞典)(6)干蝎梢、腻粉、干蜘蛛。(中医方剂大辞典)

立圣膏 li sheng gao

【英文名】Li Sheng Plaster

【组成】(1)巴豆、半夏。(中医方剂大辞典)(2)人乳、黄矾、白矾、石胆。(中医方剂大辞典)

立竹汤 li zhu tang

【英文名】Li Zhu Decoction

【组成】立死竹、三七茎。(中医方剂大辞典)

立行饮 li xing yin

【英文名】Li Xing Drink

【组成】官桂、干姜、广木香、玄胡索、牛膝、蓬术、归尾、山楂。(中医方剂大辞典)

立安丸 li an wan

【英文名】Li An Pill

【组成】(1)牛膝、杜仲、破故纸、黄柏、大茴香。(中医方剂大辞典)(2)故纸、川续断、木爪、革薢、杜仲、牛膝、胡桃肉。(中医方剂大辞典)(3)川椒、淡豆豉、巴豆、斑蝥。(中医方剂大辞典)(4)破故纸、续断、木瓜干、牛膝、杜仲、革薢。(中医方剂大辞典)

立安饮 li an yin

【英文名】Li An Drink

【组成】杜仲、黄柏、破故纸、人参、菟丝子、牛膝、白茯苓、当归、川芎、生地。(中医方剂大辞典)

立安散 li an san

【英文名】Li An Powders

【组成】(1)当归、官桂、玄胡索、杜仲、小茴、木香、牵牛。(中医方剂大辞典)(2)皂角、江子、半夏、杏仁。(中医方剂大辞典)(3)杜仲、橘核。(中医方剂大辞典)(4)麻黄、石膏、罂粟壳、苦葶苈、藿香、人参。(中医方剂大辞典)(5)穿山甲。(中医方剂大辞典)

立极汤 li ji tang

【英文名】Li Ji Decoction

【组成】党参、附子、当归、茯苓、白术、茅术、破故纸、杜仲、川断、独活、牛膝、红枣、生姜。(中医方剂大辞典)

立苏散 li su san

【英文名】Li Su Powders

【组成】蝎蛴、马蔺花、木香、没药、胡椒。(中医方剂大辞典)

立住散 li zhu san

【英文名】Li Zhu Powders

【组成】荆芥、盐麸子、荜茇。(中医方剂大辞典)

立应丸 li ying wan

【英文名】Li Ying Pill

【组成】(1)干姜、百草霜、巴豆、杏仁。(中医方剂大辞典)(2)白僵蚕、白矾。(中医方剂大辞典)(3)南星、白僵蚕。(中医方剂大辞典)

立应汤 li ying tang

【英文名】Li Ying Decoction

【异名】立应散(中医方剂大辞典、鸡峰);立应四物汤(中医方剂大辞典、妇科玉尺)

【组成】(1)熟地黄、当归、白芍、五灵脂、川芎。(中医方剂大辞典)(2)蔓荆子、防风、荆芥、苦参、苍耳、黄荆子、牛蒡子、胡麻仁、甘枸杞、余粮石、白芷梢、苍术、连翘、土茯苓、羌活、独活。(中医方剂大辞典)(3)大腹、木香、诃黎勒、防已、紫苏茎、羌活、芍药、干木瓜、杉木节、沉香。(中医方剂大辞典)

立应散 li ying san

【英文名】Li Ying Powders

【组成】(1)麝香、蝎梢、蜈蚣。(中医方剂大辞典)(2)大硼砂。(中医方剂大辞典)(3)草乌头、香白芷。(中医方剂大辞典)(4)玄胡索。(中医方剂大辞典)(5)高良姜、五灵脂。(中医方剂大辞典)(6)连翘、甘草、黄芩、赤芍、川当归、滑石、地胆、土蜂窠、川乌尖。(中医方剂大辞典)(7)鹅不食草、香白芷、当归、雄黄、川附子、踯躅花。(中医方剂大辞典)(8)麝香、乳香、黄柏末、黄丹、白矾、地龙粪。(中医方剂大辞典)(9)杨梅根皮、川芎、麝香。(中医方剂大辞典)(10)石榴花、干葛根、蒲黄。(中医方剂大辞典)(11)井泉石、车前子、滑石、葶苈、海金沙。(中医方剂大辞典)(12)鹅粪。(中医方剂大辞典)(13)棕灰、香附。(中医方剂大辞典)(14)香附、棕皮。(中医方剂大辞典)(15)花斑蝥、僵蚕、黑丑。(中医方剂大辞典)(16)橡斗子、甘草。(中医方剂大辞典)(17)寒水石、花蕊石、龙骨、黄丹、没药、黄药子。(中医方剂大辞典)(18)盐、生姜。(中医方剂大辞典)(19)红枣、信。(中医方剂大辞典)

立应膏 li ying gao

【英文名】Li Ying Plaster

【组成】(1)象皮、红枣、针末、黄柏末、熟皮烟、黄丹、轻粉、大风子。(中医方剂大辞典)(2)生柏叶、糯米。(中医方剂大辞典)

立灵散 li ling san

【英文名】Li Ling Powders

【组成】炉甘石、冰片、麝香、熊胆、蕤仁。(中医方剂大辞典)

立金汤 li jin tang

【英文名】Li Jin Decoction

【组成】杜仲、故纸、革薢、当归、续断、牛膝、狗脊、木瓜、炙甘草、胡桃肉。(中医方剂大辞典)

立定散 li ding san

【英文名】Li Ding Powders

【组成】大皂角、半夏、杏仁。(中医方剂大辞典)

立胜散 li sheng san

【英文名】Li Sheng Powders

【异名】立胜煎(中医方剂大辞典、中医眼科学讲义)

【组成】(1)胆矾、轻粉。(中医方剂大辞典)(2)藜芦、

猪牙皂角、白矾、雄黄、细辛、蝎梢。(中医方剂大辞典)(3)黄连、黄柏、秦皮、甘草。(中医方剂大辞典)

立神丹 li shen dan

【英文名】Li Shen Pellet

【组成】(1)香附子。(中医方剂大辞典)(2)茴香、香附子。(中医方剂大辞典)

立效丸 li xiao wan

【英文名】Li Xiao Pill

【组成】(1)桑皮、清夏、川芎、紫苏、白及、橘红、蒌仁、杏仁、麻黄、甘草、米壳。(中医方剂大辞典)(2)木香、当归、橡斗子、青蒿子、乌梅、黄连、五倍子、枳壳。(中医方剂大辞典)(3)雄黄、雌黄、没药、巴豆、乳香、木香。(中医方剂大辞典)(4)蟾酥、朱砂、龙脑、麝香。(中医方剂大辞典)(5)百药煎。(中医方剂大辞典)(6)真杏仁、蜜蜡。(中医方剂大辞典)(7)黄蜡、蛤粉。(中医方剂大辞典)(8)豆豉、川乌头、白僵蚕、石膏、地龙。(中医方剂大辞典)(9)铅丹、草乌头、巴豆。(中医方剂大辞典)

立效丹 li xiao dan

【英文名】Li Xiao Pellet

【组成】(1)朱砂、明雄黄、硼砂、梅冰、当门子、火消、荜茇、牛黄。(中医方剂大辞典)(2)黄连、槟榔、巴豆、木香、淡豉。(中医方剂大辞典)(3)艾、葱头、生姜。(中医方剂大辞典)(4)附子。(中医方剂大辞典)

立效方 li xiao fang

【英文名】Li Xiao Prescription

【异名】立效散(中医方剂大辞典、圣济总录)

【组成】(1)萵苣子、糯米。(中医方剂大辞典)(2)粳米、糯米、萵苣子、生甘草。(中医方剂大辞典)(3)雄黄、栀子仁、赤芍。(中医方剂大辞典)

立效汤 li xiao tang

【英文名】Li Xiao Decoction

【异名】立效散(中医方剂大辞典、卫生总微)

【组成】(1)生黄芪、白术、当归身、川芎、白芷、苍术、净银花、茯苓、甘草、车前子。(中医方剂大辞典)(2)常山、槟榔、茯苓、官桂、甘草、小黑豆。(中医方剂大辞典)(3)益母草、归身、知母、川芎、旱三七、陈棕灰。(中医方剂大辞典)(4)川大黄、桃柳叶、栀子仁、赤芍、朱砂、麝香、雄黄。(中医方剂大辞典)

立效饮 li xiao yin

【英文名】Li Xiao Drink

【异名】立效散(中医方剂大辞典、婴童百问)

【组成】(1)白茯苓、车前子、木通、黄连、泽泻、苍术。(中医方剂大辞典)(2)川芎、当归、玄胡索、丹皮、姜黄、大茴香、红花、桂心、秦艽、赤芍。(中医方剂大辞典)(3)木通、甘草、王不留行、竹胡荽、滑石、海金沙、山栀子、槟榔。(中医方剂大辞典)(4)黄连、细辛、玄明粉。(中医方剂大辞典)(5)当归、甘草、赤芍、酸榴皮、炒地榆、罂粟壳。(中医方剂大辞典)(6)黄连、黄芩、芒消、薄荷叶、大黄、连翘、栀子、甘草。(中医方剂大辞典)

立效散 li xiao san

【英文名】Li Xiao Powders

【异名】立效汤(中医方剂大辞典、圣济总录);槟粉散(中医方剂大辞典、普济方);立效神散(中医方剂大辞典、杂病源流犀烛);龙骨散(中医方剂大辞典、普济方)

【组成】(1)青黛、黄柏末、白矾、五倍子。(中医方剂大辞典)(2)全蝎、巴豆、皂角。(中医方剂大辞典)(3)五灵脂。(中医方剂大辞典)(4)川楝子、青皮、茴香、木通、巴豆。(中医方剂大辞典)(5)白附子、橘红。(中医方剂大辞典)(6)零陵香、荜茇。(中医方剂大辞典)(7)皂角刺、甘草、瓜蒌、乳香、没药。(中医方剂大辞典)(8)熟艾、牛皮胶。(中医方剂大辞典)(9)伏龙肝。(中医方剂大辞典)(10)酒酥、干姜。(中医方剂大辞典)(11)芦荟、白矾、枣肉、芜荑仁、甘草、朱砂、麝香、乳香。(中医方剂大辞典)(12)鼠粘子草根、柏皮。(中医方剂大辞典)(13)硼砂、龙脑、雄黄、朴消。(中医方剂大辞典)(14)青皮、陈皮、乌药、干姜、香附子、莪术、三棱。(中医方剂大辞典)(15)枯白矾、黄丹、白胶香。(中医方剂大辞典)(16)饿老鹰胆。(中医方剂大辞典)(17)蒜、杏仁。(中医方剂大辞典)(18)皂角、沉香。(中医方剂大辞典)(19)当归尾、苦参、南星、黄芩、黄柏、草乌尖。(中医方剂大辞典)(20)槟榔、生姜、桔皮、吴茱萸、紫苏、木瓜。(中医方剂大辞典)(21)乌梅肉、御米壳、白矾、甘草、夜叉头。(中医方剂大辞典)(22)川芎、川楝子、青皮、茴香、桃仁、黑牵牛。(中医方剂大辞典)(23)乱发。(中医方剂大辞典)(24)风化石灰。(中医方剂大辞典)(25)槟榔。(中医方剂大辞典)(26)藿香、蝎、麻黄、细辛。(中医方剂大辞典)(27)玄胡索、当归、官桂。(中医方剂大辞典)(28)乳香、灯花。(中医方剂大辞典)(29)山栀子。(中医方剂大辞典)(30)地龙、麝香。(中医方剂大辞典)(31)山栀子、瞿麦穗、甘草。(中医方剂大辞典)(32)龙骨。(中医方剂大辞典)(33)滑石、甘草。(中医方剂大辞典)(34)针砂、百药煎、没石子、白及、诃子肉。(中医方剂大辞典)(35)蓖麻子。(中医方剂大辞典)(36)苦参、卷柏、泽兰。(中医方剂大辞典)(37)朴消、硫黄。(中医方剂大辞典)(38)晚蚕沙、当归、女子头发、乌龙尾、旧棕叶。(中医方剂大辞典)(39)侧柏叶。(中医方剂大辞典)(40)罂粟壳、当归、芍药、榴皮、地榆、甘草。(中医方剂大辞典)(41)上春茶。(中医方剂大辞典)

(42)马鞭梢、鼠屎。(中医方剂大辞典)(43)灯草灰。(中医方剂大辞典)(44)小椒、露蜂房、青盐。(中医方剂大辞典)(45)羽涅灰、片胚子、麝香。(中医方剂大辞典)(46)百草霜、沧盐、麝香、乳香。(中医方剂大辞典)(47)生姜、大黄、甘草、黄瓜蒌。(中医方剂大辞典)(48)铁蚊龙、知母、贝母、雄黄、天雄、紫河车、大川乌、真北细辛。(中医方剂大辞典)(49)白矾、生姜、荜茇。(中医方剂大辞典)(50)陈桔皮。(中医方剂大辞典)(51)当归、莲花心、白绵子、红花茅花。(中医方剂大辞典)(52)细辛、炙甘草、升麻、防风、草龙胆。(中医方剂大辞典)(53)硫黄、辰砂。(中医方剂大辞典)(54)良姜、草乌、细辛、荆芥穗。(中医方剂大辞典)(55)当归、通草、桃仁、穿山甲、怀牛膝、制大黄、中青皮、骨碎补、乳香、没药、白芷、苏子、红花、杜仲、降香、甘草、血竭、三七、地鳖虫、石南枝头。(中医方剂大辞典)(56)真芝麻油、蜂蜜、童便、滑石。(中医方剂大辞典)(57)诃子肉、文蛤、枯矾。(中医方剂大辞典)(58)人中白、铜绿、麝香。(中医方剂大辞典)(59)蛇退。(中医方剂大辞典)(60)当归、桂心、玄胡、天麻。(中医方剂大辞典)(61)木香、胆矾、麝香。(中医方剂大辞典)(62)栝楼、乳香、没药、当归、甘草、皂角刺。(中医方剂大辞典)(63)羊踯躅花、鹅不食草、苏州薄荷、风化消、青黛、细辛、白芷、黄连、荆芥、石膏、当归。(中医方剂大辞典)(64)当归、生地、茯苓、木通、故纸、枸杞、鹿茸。(中医方剂大辞典)(65)赤小豆、赤芍、枳壳、风化消、商陆。(中医方剂大辞典)(66)香附、当归、赤芍、良姜、五灵脂。(中医方剂大辞典)(67)白芷、贝母。(中医方剂大辞典)(68)全蝎、缩砂、茴香。(中医方剂大辞典)(69)水滚子、淡茶栎根、晚祥西根。(中医方剂大辞典)(70)山楂、青皮、小茴香、枳实、苍术、香附、吴茱萸、山栀、川楝肉。(中医方剂大辞典)(71)雄黄、香白芷。(中医方剂大辞典)(72)黄丹、枯矾、京枣。(中医方剂大辞典)(73)黄连、枳壳。(中医方剂大辞典)(74)白矾、净朴消。(中医方剂大辞典)(75)大黄、黄柏、山栀、寒水石。(中医方剂大辞典)(76)定粉末、松香末、黄柏末、黄连末、枯矾末。(中医方剂大辞典)(77)牙消、雄黄、麝香。(中医方剂大辞典)(78)蒲黄、生地黄、生甘草、赤茯苓。(中医方剂大辞典)

立消丸 li xiao wan

【英文名】Li Xiao Pill

【组成】槟榔、草果、山楂肉、莱菔子、阿魏、三棱、莪术、广木香、青皮、香附。(中医方剂大辞典)

立消汤 li xiao tang

【英文名】Li Xiao Decoction

【组成】(1)银花、当归、蒲公英、玄参、苡仁、茯苓。(中医方剂大辞典)(2)蒲公英、金银花、当归、玄参。(中医方剂大辞典)

立消散 li xiao san

【英文名】Li Xiao Powders

【异名】立消膏(中医方剂大辞典、中华皮肤病学简编)

【组成】(1)生地、龙胆草、柴胡、防风、荆芥穗、槐花、青木香、升麻、牛膝。(中医方剂大辞典)(2)豆腐皮。(中医方剂大辞典)(3)草乌、白及、甘遂、良姜、甘草、麝香。(中医方剂大辞典)(4)皂角刺、朴消、黄连、冰片。(中医方剂大辞典)(5)白硼砂、灯心灰、风化消、黄柏、青黛、冰片。(中医方剂大辞典)(6)赤小豆、赤芍、生枳壳、商陆、风化朴消。(中医方剂大辞典)(7)全蝎、核桃。(中医方剂大辞典)(8)大虾蟆。(中医方剂大辞典)(9)赤小豆、风化消、赤芍、枳壳。(中医方剂大辞典)(10)赤小豆。(中医方剂大辞典)(11)龙胆草、藁本、西牛黄、白芷、地骨皮、雄黄、金银花藤。(中医方剂大辞典)(12)干马胡姜。(中医方剂大辞典)(13)赤芍、赤小豆、枳壳。(中医方剂大辞典)(14)雄黄、川山甲、生大黄、芙蓉叶、倍子。(中医方剂大辞典)

立消膏 li xiao gao

【英文名】Li Xiao Plaster

【组成】雪白盐。(中医方剂大辞典)

立通丸 li tong wan

【英文名】Li Tong Pill

【异名】青桔皮丸(中医方剂大辞典、宣明论)

【组成】京三棱、黄连、青桔皮、蓬莪术、巴豆霜。(中医方剂大辞典)

立通饮 li tong yin

【英文名】Li Tong Drink

【组成】黄芩、石膏、黄柏、山栀仁、麦冬、玄明粉、桃仁。(中医方剂大辞典)

立通散 li tong san

【英文名】Li Tong Powders

【组成】蚰蜒、矾石、白梅肉。(中医方剂大辞典)

立验丸 li yan wan

【英文名】Li Yan Pill

【组成】葶苈、贝母、杏仁、赤茯苓、紫菀、五味子、人参、桑白皮。(中医方剂大辞典)

立验散 li yan san

【英文名】Li Yan Powders

【组成】芎藭、天南星、白芷、夜明沙、猪牙皂荚、白丁香、百部、藜芦、草乌头、海金沙、砒霜、荜茇。(中医方剂大辞典)

立验膏 li yan gao

【英文名】Li Yan Plaster

【组成】活黄鳝鱼、大活蜘蛛。(中医方剂大辞典)

立患丹 li huan dan
【英文名】Li Huan Pellet
【组成】艾叶、葱头、生姜。(中医方剂大辞典)
立愈丸 li yu wan
【英文名】Li Yu Pill
【组成】朱砂、硼砂、牙消。(中医方剂大辞典)
立愈汤 li yu tang
【英文名】Li Yu Decoction
【组成】何首乌、土茯苓、天麻、当归、防风。(中医方剂大辞典)
立愈饮 li yu yin
【英文名】Li Yu Drink
【组成】草果仁、肉豆蔻、红曲、山楂、苍术、白茯苓、泽泻、厚朴、木通、益智仁、藿香、车前子。(中医方剂大辞典)
立止灵丹 li zhi ling dan
【英文名】Li Zhi Ling Pellet
【组成】当门子、川连、白芷。(中医方剂大辞典)
立效饼子 li xiao bing zi
【英文名】Li Xiao Bing Zi Pill
【组成】良姜、草乌、川芎、荜茇、胡椒。(中医方剂大辞典)
立马开关饮 li ma kai guan yin
【英文名】Li Ma Kai Guan Drink
【组成】生鸡子、生白矾。(中医方剂大辞典)
立马回疔丹 li ma hui ding dan
【英文名】Li Ma Hui Ding Pellet
【异名】回疔丹(中医方剂大辞典)
【组成】(1)蟾酥、硇砂、轻粉、白丁香、蜈蚣、雄黄、朱砂、乳香、麝香、金顶砒。(中医方剂大辞典)(2)金脚信、蟾酥、血竭、朱砂、轻粉、龙脑、麝香、没药。(中医方剂大辞典)
立止牙疼药 li zhi ya teng yao
【英文名】Li Zhi Ya Teng Yao Pill
【组成】蟾酥、细辛、荜茇、食盐。(中医方剂大辞典)
立止牙痛散 li zhi ya tong san
【英文名】Li Zhi Ya Tong Powders
【组成】没食子、生石膏、煅硼砂、玄明粉、冰片、飞朱砂。(中医方剂大辞典)
立止水泻方 li zhi shui xie fang
【英文名】Li Zhi Shui Xie Prescription
【组成】车前、泽泻、厚朴。(中医方剂大辞典)
立止头痛散 li zhi tou tong san
【英文名】Li Zhi Tou Tong Powders
【组成】大黄、全虫、朱砂、麝香、冰片。(中医方剂大辞典)
立止吐血散 li zhi tu xue san
【英文名】Li Zhi Tu Xue Powders
【组成】藕节炭、蒲黄炭、血余炭。(中医方剂大辞典)
立止吐血膏 li zhi tu xue gao
【英文名】Li Zhi Tu Xue Ointment
【组成】(1)剪草、地锦、野百合、黑木耳、白及、没石子、鲜藕节、鲜枇杷叶、鲜刮淡竹茹、鲜茭白根。(中医方剂大辞典)(2)鲜生地、生绵纹、桑叶丹皮、血见愁、杜牛膝、土三七、苏子、降香。(中医方剂大辞典)
立止咳嗽丸 li zhi ke sou wan
【英文名】Li Zhi Ke Sou Pill
【组成】麻黄、杏仁、桔梗、蒌仁、丹皮、杭芍、黄芩、黄连、栀子、花粉、茯苓、清夏、沙参、橘红、川贝、五味子、甘草、米壳。(中医方剂大辞典)
立止哮喘烟 li zhi xiao chuan yan
【英文名】Li Zhi Xiao Chuan Yan Powders
【组成】曼陀罗花、火消、川贝、法夏、泽兰、冬花。(中医方剂大辞典)
立圣芒草散 li sheng mang cao san
【英文名】Li Sheng Mang Cao Powders
【组成】芒草、琵琶叶、半夏。(中医方剂大辞典)
立生酥葵膏 li sheng su kui gao
【英文名】Li Sheng Su Kui Ointment
【组成】酥、秋葵子、白蜜、滑石、瞿麦、大豆黄卷。(中医方剂大辞典)
立圣鹤顶丹 li sheng he ding dan
【英文名】Li Sheng He Ding Pellet
【异名】立圣丹(中医方剂大辞典、普济方)
【组成】寒水石。(中医方剂大辞典)
立应绀珠丹 li ying gan zhu dan
【英文名】Li Ying Gan Zhu Pellet
【组成】茅术、全蝎、石斛、明天麻、当归、甘草、川芎、羌活、荆芥、防风、麻黄、北细辛、川乌、草乌、何首乌、明雄黄。(中医方剂大辞典)
立命开阳汤 li ming kai yang tang
【英文名】Li Ming Kai Yang Decoction
【组成】干河车、破故纸、益智仁、附子片、当归、茯苓、白术、小茴香、木香、乌药、煨姜。(中医方剂大辞典)
立竿见影方 li gan jian ying fang
【英文名】Li Gan Jian Ying Prescription
【组成】黄葵花、牡丹花、真芫荑、寸香、桑牛、巴豆、蓖麻。(中医方剂大辞典)
立除冷哮散 li chu leng xiao san
【英文名】Li Chu Leng Xiao Powders
【组成】胡椒。(中医方剂大辞典)
立侯下胎散 li hou xia tai san
【英文名】Li Hou Xia Tan Powders

【组成】皮消、大附子。(中医方剂大辞典)

立效木香散 li xiao mu xiang san

【英文名】Li Xiao Mu Xiang Powders

【组成】生干地黄、木香、麦门冬、升麻、羌活、芍药、白芷、川芎、肉桂、木通、当归、黄芪、桔梗、甘草、连翘。(中医方剂大辞典)

立效咽喉散 li xiao yan hou san

【英文名】Li Xiao Yan Hou Powders

【组成】火消、明雄黄、硼砂、僵蚕、冰片、山豆根、鸡内金。(中医方剂大辞典)

立效济众丹 li xiao ji zhong dan

【英文名】Li Xiao Ji Zhong Pellet

【组成】紫檀香、槟榔、干姜、苍术、厚朴、便香附、神曲、皮、半夏、胡椒、青皮、广木香。(中医方剂大辞典)

立消神效膏 li xiao shen xiao gao

【英文名】Li Xiao Shen Xiao Plaster

【组成】大黄、五倍子、白蔹、半枝莲、黄柏、甘草、姜黄、紫金皮、南星、白芥子、官桂、白芷、草乌、苍术、巴豆肉、蓖麻肉、蜈蚣、土狗、麻油、白凤仙梗汁、大蒜汁、葱汁、姜汁、韭菜汁、商陆、苍耳头、蛇蜕、驴蹄甲、山羊角、虾蟆干、黄牛角腮、猪蹄甲、番木鳖、山甲、苏木、归尾、芫花、大戟、大鲫鱼。(中医方剂大辞典)

立溃拔毒膏 li kui ba du gao

【英文名】Li Kui Ba Du Plaster

【组成】糯米、硇砂、斑蝥、好石灰、桑柴灰、真炭灰、皂角灰、毛竹、脂麻楷灰。(中医方剂大辞典)

立催芎归汤 li cui xiong gui tang

【英文名】Li Cui Xiong Gui Decoction

【组成】当归、川芎、益母草、朴消。(中医方剂大辞典)

立马回疔夺命散 li ma hui ding duo ming san

【英文名】Li Ma Hui Ding Duo Ming Powders

【组成】牡蛎、当归、牛蒡子、白僵蚕、大黄。(中医方剂大辞典)

立止牙痛即安丹 li zhi ya tong ji an dan

【英文名】Li Zhi Ya Tong Ji An Pellet

【异名】一粒笑(中医方剂大辞典)

【组成】蟾酥、荜茇、五灵脂、麝香。(中医方剂大辞典)

立消斗大疝气方 li xiao dou da shan qi fang

【英文名】Li Xiao Dou Da Shan Qi Prescription

【组成】沉香、紫苏、苏木、南星。(中医方剂大辞典)

立解咽喉肿塞方 li jie yan hou zhong sai fang

【英文名】Li Jie Yan Hou Zhong Sai Prescription

【组成】夏枯草花、瓮水梨肉。(中医方剂大辞典)

立消疔疮外治神效方 li xiao ding chuang wai zhi shen xiao fang

【英文名】Li Xiao Ding Chuang Wai Zhi Shen Xiao Prescription

【异名】疔疮膏(中医方剂大辞典、经验方)

【组成】松香、没药、白蜡、铜绿、黄蜡、百草霜、明乳香、麻油。(中医方剂大辞典)

玄霜 xuan shuang

【英文名】Xuan Shuang Powders

【组成】(1)黑铅。(中医方剂大辞典)(2)薄荷梗、硼砂、盆消、胆矾。(中医方剂大辞典)(3)金、寒水石、磁石、石膏、升麻、玄参、羚羊角、犀角、青木香、沉香、朴消末、芒消、麝香当门子。(中医方剂大辞典)

玄及膏 xuan ji gao

【英文名】Xuan Ji Ointment

【组成】五味子、白蜜。(中医方剂大辞典)

玄无散 xuan wu san

【英文名】Xuan Wu Powders

【组成】玄参、天门冬、桔梗、炙甘草。(中医方剂大辞典)

玄车丹 xuan che dan

【英文名】Xuan Che Pellet

【组成】玄参、车前子。(中医方剂大辞典)

玄归散 xuan gui san

【英文名】Xuan Gui Powders

【异名】元归散(中医方剂大辞典、类证治裁)

【组成】当归、玄胡索。(中医方剂大辞典)

玄冬汤 xuan dong tang

【英文名】Xuan Dong Decoction

【异名】玄麦饮(中医方剂大辞典、医学集成)

【组成】玄参、麦冬。(中医方剂大辞典)

玄白丸 xuan bai wan

【英文名】Xuan Bai Pill

【组成】黑丑、白丑、良姜、砂仁、红豆蔻、陈皮、三棱、蓬术、干姜、青皮、草豆蔻、肉桂、玄胡索、五灵脂。(中医方剂大辞典)

玄白散 xuan bai san

【英文名】Xuan Bai Powders

【组成】牵牛、生地黄、赤芍、归尾、槟榔、枳壳、莪术、黄连、大黄、香薷。(中医方剂大辞典)

玄玄膏 xuan xuan gao

【英文名】Xuan Xuan Ointment

【组成】番木鳖、两头尖、石菖蒲、五灵脂、骨碎补、穿山甲、生地、金钗草、白芷梢、赤芍、金银花、真五加皮、吴茱萸、牡丹皮、威灵仙、刘寄奴、猪牙皂角、甘松、山柰、紫苏、蛇床子、良姜、艾叶、厚朴、三棱、降香、苍术、羌活、红花、苏木、桃仁、当归尾、防风、麻黄、草乌、乌药、甘草、牛膝、藁本、汉防己、枳壳、白蔹、荆芥、续断、巴豆、猪苓、泽泻、川椒、大椒、干姜、南星、半夏、槟榔、姜黄、干漆、香附、藿香、前胡、蓬术、茵陈、巴戟、石斛、常山、独活、风藤、黄连、山栀、连翘、黄柏、蒜头、葱、千里光草、生姜、广木香、大川乌、北细辛、大茴香、小茴香、自然铜、面蒲黄、小茨菇、明天麻、官桂、僵蚕、玄胡、大黄、乳香、没药、全蝎、牙皂、雄黄、嫩白上好松香、好窑煤。(中医方剂大辞典)

玄机汤 xuan ji tang

【英文名】Xuan Ji Decoction

【组成】紫草、草河车、丹参、川芎、浮萍、刘寄奴、琥珀、地龙、丹皮、土鳖虫、威灵仙。(中医杂志 1981,22(6))

玄豆丸 xuan dou wan

【英文名】Xuan Dou Pill

【组成】玄豆、巴豆、香墨。(中医方剂大辞典)

玄应丸 xuan ying wan

【英文名】Xuan Ying Pill

【组成】沉香、木香、山茱萸、石茱萸、香附子、吴茱萸、破故纸、桔皮、赤芍、桃仁、茴香、川楝子、苍术、川椒、青盐、糯米。(中医方剂大辞典)

玄灵散 xuan ling san

【英文名】Xuan Ling Powders

【组成】(1)败龟版。(中医方剂大辞典)(2)豨莶草、茧、乳香。(中医方剂大辞典)

玄妙饮 xuan miao yin

【英文名】Xuan Miao Drink

【组成】(1)黄连、花粉、玄参、黑山栀、陈皮、桔梗、甘草、黄芩。(中医方剂大辞典)(2)川黄连、天花粉、玄参、陈皮、桔梗、山栀、淡竹叶。(中医方剂大辞典)

玄妙散 xuan miao san

【英文名】Xuan Miao Powders

【组成】玄参、丹参、沙参、茯神、柏仁、麦冬、桔梗、贝母、杏仁、夜合花、淡竹叶、灯心。(中医方剂大辞典)

玄青丸 xuan qing wan

【英文名】Xuan Qing Pill

【异名】玄青丹(中医方剂大辞典、赤水玄珠)

【组成】黄连、黄柏、大黄、甘遂、芫花、大戟、牵牛、轻粉、青黛。(中医方剂大辞典)

玄武丹 xuan wu dan

【英文名】Xuan Wu Pellet

【组成】龟版、白占。(中医方剂大辞典)

玄武豆 xuan wu dou

【英文名】Xuan Wu Dou Decoction

【组成】羊腰子、枸杞、补骨脂、大茴香小茴香、肉苁蓉、青盐、大黑豆。(中医方剂大辞典)

玄武膏 xuan wu gao

【英文名】Xuan Wu Plaster

【组成】(1)大黄、栀子、硇砂、鳖子、硼砂、雄黄、皮消、油核桃、大蒜、白花菜、黑狗脑子。(中医方剂大辞典)(2)大巴豆、木鳖子、国丹、清油、槐柳嫩枝。(中医方剂大辞典)

玄直散 xuan zhi san

【英文名】Xuan Zhi Powders

【组成】土茯苓、熟地黄、生地黄、当归、黄芪、茯苓、甘草、人参。(中医方剂大辞典)

玄英丸 xuan ying wan

【英文名】Xuan Ying Pill

【异名】玄英丹(中医方剂大辞典、普济方)

【组成】雄黄、牛黄、龙脑、白附子、白花蛇、天麻、白僵蚕、半夏、天南星、天雄、麝香、独活、干蝎、铅霜、蝉壳、芎䓖、腻粉、犀角屑、马牙消、硫黄、水银。(中医方剂大辞典)

玄英汤 xuan ying tang

【英文名】Xuan Ying Decoction

【组成】干地黄、薯蓣、茯苓、山茱萸、牡丹皮、泽泻、牛膝、车前子、桂枝、附子。(中医方剂大辞典)

玄英散 xuan ying san

【英文名】Xuan Ying Powders

【组成】川朴消、淡竹沥。(中医方剂大辞典)

玄明散 xuan ming san

【英文名】Xuan Ming Powders

【组成】蕤仁、硼砂、乌贼鱼骨、玄明粉、朱砂。(中医方剂大辞典)

玄参丸 xuan shen wan

【英文名】Xuan Shen Pill

【异名】玄门丹(中医方剂大辞典、寿世保元)

【组成】(1)玄参、干蝎、水银。(中医方剂大辞典)(2)玄参、升麻、栀子仁、黄芩、黄芪、川大黄、沉香、草蓝叶、犀角屑、木通、连翘、川芒消。(中医方剂大辞典)(3)玄参、决明子、黄芪、黄连、青葙子、露蜂房、漏芦、羚羊角屑、蕤仁、珍珠粉、雄黄、朱砂。(中医方剂大辞典)(4)玄参、羚羊角屑、川升麻、汉防已、杏仁、沙参、车前子、桑根白皮、栀子仁、大麻仁、川大黄。(中医方剂大辞典)(5)玄参、羚羊角屑、木香、羌活、白鲜皮、沙参、零陵香、槟榔、人参、赤茯苓、黄芪、白芷、马牙消、龙脑、麝香、铅霜。(中医方剂大辞典)(6)玄参、赤芍、生地黄、赤茯苓、荆芥、防风、木通、桔梗、黄芩、朱砂、青黛。(中医方剂大辞典)(7)玄参、升麻、栀子仁、黄芩、黄芪、大黄、吴蓝、犀角、木通、连翘、朴消、玄参、白僵蚕、白矾、甘草。(中医方剂大辞典)(8)玄参、天门冬、麦门冬。(中医方剂大辞典)(9)玄参、汉防已、羌活、川大黄、木香、栀子仁、赤芍、连翘、川升麻、牛蒡子。(中医方剂大辞典)

玄参汤 xuan shen tang

【英文名】Xuan Shen Decoction

【组成】(1)玄参、白薇、茯神、山栀子仁、羚羊角、石膏、人参、生地黄。(中医方剂大辞典)(2)玄参、羚羊角、升麻、射干、芍药、木通。(中医方剂大辞典)(3)玄参、白薇、白茯苓、山栀子仁、石膏、生干地黄、人参、羚羊角。(中医方剂大辞典)(4)玄参、升麻、独活、连翘、木防已、菊花。(中医方剂大辞典)(5)玄参、人参、杜仲、芍药、桂心、生姜、干地黄、白术、通草、当归、寄生、芎䓖、防风、丹皮、独活。(中医方剂大辞典)(6)玄参、黄芩、麦冬、白茯苓、丹皮、桔梗、陈皮、甘草、连翘、薄荷、柴胡、当归。(中医方剂大辞典)(7)玄参、山栀、麦冬、天花粉、桔梗、知母、薄荷、甘草、黄芩。(中医方剂大辞典)(8)生地、丹皮、甘草、玄参、牛膝、赤芍、荆芥、花粉。(中医方剂大辞典)(9)川芎、玄参、石膏、甘草、黄连、防风、黄芩、白芷、白芍、牛蒡子。(中医方剂大辞典)(10)玄参、地骨皮、升麻、前胡、酸枣仁、羚羊角屑。(中医方剂大辞典)(11)玄参、生地黄、枳壳、车前子、黄芪、当归、麦门冬、白芍、甘草。(中医方剂大辞典)(12)生地黄、玄参、五加皮、黄芩、赤茯苓、通草、石菖蒲、甘草、羚羊角、麦门冬。(中医方剂大辞典)(13)玄参、芍药、连翘、防已、射干、升麻、芒消、白蔹、大黄、杏仁、甘草。(中医方剂大辞典)(14)玄参、茅根、羌活、竹茹、木通、羚羊角、升麻、黄连、人参、苦竹叶、半夏、甘草。(中医方剂大辞典)(15)玄参、柴胡、决明子、石膏、羌活、细辛、黄芩、地骨皮。(中医方剂大辞典)(16)玄参、升麻、防风、羖羊角、秦艽、紫菀、赤芍、茯神。(中医方剂大辞典)(17)玄参、紫苏叶、木通、枳壳、防风、麦门冬、羚羊角、生干地黄。(中医方剂大辞典)

玄参饮 xuan shen yin

【英文名】Xuan Shen Drink

【组成】(1)玄参、升麻、川乌、草乌、当归、川芎、赤葛、生干地黄、赤芍、甘草、大黄。(中医方剂大辞典)(2)玄参。(中医方剂大辞典)(3)玄参、钓藤、甘草、升麻、山栀子仁、黄芩、犀角、麦门冬。(中医方剂大辞典)

玄参剂 xuan shen ji

【英文名】Xuan Shen Ji Pill

【异名】黑参剂(中医方剂大辞典、医部全录)

【组成】(1)芍药、玄参、升麻、地黄、甘草、黄芩、龙脑叶、山栀、连翘。(中医方剂大辞典)(2)生地黄、玄参、大黄。(中医方剂大辞典)

玄参酒 xuan shen jiu

【英文名】Xuan Shen Wine

【组成】玄参、磁石。(中医方剂大辞典)

玄参散 xuan shen san

【英文名】Xuan Shen Powders

【异名】玄参膏(中医方剂大辞典、圣济总录)

【组成】(1)玄参、川升麻、射干、大黄、甘草。(中医方剂大辞典)(2)玄参、牛蒡子、升麻、木香、犀角屑、甘草、桑根白皮、黑豆皮。(中医方剂大辞典)(3)玄参、桔梗、川大黄、羚羊角屑、赤芍、防风、黄芩、茺蔚子、甘草。(中医方剂大辞典)(4)玄参、甘菊花、防风、羚羊角屑、蔓荆子、赤芍、马牙消、子芩、甘草。(中医方剂大辞典)(5)玄参、麦门冬、防风、地骨皮、远志、川大黄、车前子、茺蔚子、决明子、蔓荆子、细辛、黄芩、黄连、犀角屑、甘草。(中医方剂大辞典)(6)玄参、甘菊花、地骨皮、川升麻、黄连、麦门冬、栀子仁、柴胡、甘草。(中医方剂大辞典)(7)玄参、羚羊角屑、黄芪、川升麻、大青、漏芦、地骨皮、大黄、甘草。(中医方剂大辞典)(8)玄参、黄芩、羊蹄根、芍药、白芷、丁香、木香、消石、半夏、白蔹、木鳖子、莽草。(中医方剂大辞典)(9)玄参、杏仁、甘草、赤茯苓、白术、桔梗、人参。(中医方剂大辞典)(10)玄参、射干、川升麻、百合、前胡、白蒺藜、犀角屑、枳壳、甘草、杏仁、桔梗、木通、麦门冬。(中医方剂大辞典)(11)玄参、射干、黄药。(中医方剂大辞典)(12)玄参、大黄、决明子、菊花、车前子、升麻、黄连、枳壳、栀子仁、防风、苦参。(中医方剂大辞典)(13)玄参、犀角、芒消、黄芪、沉香、木香、羚羊角、甘草。(中医方剂大辞典)(14)川大黄、玄参、朴消、白药子、甘草。(中医方剂大辞典)(15)玄参、川升麻、独活、汉防已、甘菊花、连翘、犀角屑、川大黄。(中医方剂大辞典)(16)玄参、连翘、知母、当归、雄黄、牵牛子、黑豆、黄芩、犀角屑、赤芍、石、地胆、斑蝥、空青、荏子。(中医方剂大辞典)(17)玄参、枳壳、木通、独活、犀角屑、川大黄、杏仁。(中医方剂大辞典)(18)玄参、黄芪、露蜂房、地榆、白蔹、赤芍、黄芩、川升麻、漏芦、桑根白皮、栀子仁、川大黄、川朴消。(中医方剂大辞典)(19)玄参、黄芩、当归、赤芍、麦门冬、犀角屑、甘草、远志、生干地黄、赤茯苓、川升麻、人参。(中医方剂大辞典)(20)玄参、川升麻、白鲜皮、黄连、土瓜根、麦门冬、赤芍、川大黄、大麻仁、川朴、消翳。(中医方剂大辞典)(21)玄参、紫葛、川大黄、木香、卷柏、芒消、黄药、紫檀香。(中医方剂大辞典)(22)玄参、甘草、麦门冬、前胡、枳实、人参、赤芍、生干地黄、黄芪、芎䓖、赤茯苓、黄芩、石膏。(中医方剂大辞典)(23)玄参、栀子仁、黄芩、白蔹、川升麻、连翘、犀角屑、葳蕤、木香。(中医方剂大辞典)(24)玄参、犀角屑、川芒消、大黄、黄芪、沉香、木香、羚羊角屑、甘草。(中医方剂大辞典)(25)玄参、紫雪、川升麻、沉香、犀角屑、川大黄、甘草、黄芩、葳蕤、地骨皮、栀子仁、连翘。(中医方剂大辞典)(26)玄参、川升麻、川大黄、甘草、犀角屑。(中医方剂大辞典)(27)玄参、川升麻、独活、麦门冬、黄芩、黄柏、川大黄、栀子仁、前胡、犀角屑、甘草。(中医方剂大辞典)

玄参煎 xuan shen jian

【英文名】Xuan Shen Decoction

【组成】(1)生玄参汁、生葛汁、银、寒水石、石膏、滑石、磁石、升麻、羚羊角、犀角、甘草、芒消、牛黄。(中医方剂大辞典)(2)玄参、川升麻、苦参、人参、秦艽、马牙消。(中医方剂大辞典)

玄参膏 xuan shen gao

【英文名】Xuan Shen Plaster

【组成】玄参、紫葛、黄柏、川大黄、木香、卷柏、川芒消、紫檀香。(中医方剂大辞典)

玄胡丸 xuan hu wan

【英文名】Xuan Hu Pill

【异名】玄胡索丸(中医方剂大辞典、医学纲目)

【组成】(1)玄胡、当归、青皮、雄黄、蓬莪术、槟榔、木香、荆三棱。(中医方剂大辞典)(2)玄胡索、青皮、陈皮、当归、木香、雄黄、荆三棱、生姜。(中医方剂大辞典)

玄胡饼 xuan hu bing

【英文名】Xuan Hu Bing Pill

【组成】玄胡索、猪牙皂角、青黛。(中医方剂大辞典)

玄胡散 xuan hu san

【英文名】Xuan Hu Powders

【异名】玄胡酒(中医方剂大辞典、医方考);玄椒散(中医方剂大辞典、仙拈集)

【组成】(1)玄胡索、头发灰。(中医方剂大辞典)(2)玄胡、归身、乳香、甘草。(中医方剂大辞典)(3)玄胡索。(中医方剂大辞典)(4)玄胡索、天南星、朴消、巴豆。(中医方剂大辞典)(5)玄胡索、胡椒。(中医方剂大辞典)(6)玄胡索、知母、贝母、款冬花。(中医方剂大辞典)(7)当归、川芎、赤芍、熟地、桃仁、枳壳、木香、官桂、玄胡。(中医方剂大辞典)(8)玄胡索、轻粉、石膏、枇杷叶、活田螺。(中医方剂大辞典)

玄荆汤 xuan jing tang

【英文名】Xuan Jing Decoction

【组成】玄参、荆芥。(中医方剂大辞典)

玄剑散 xuan jian san

【英文名】Xuan Jian Powders

【组成】皂角。(中医方剂大辞典)

玄桔汤 xuan jie tang

【英文名】Xuan Jie Decoction

【组成】玄参、桔梗、牛蒡子、连翘、天花粉、甘草。(中医方剂大辞典)

玄珠膏 xuan zhu gao

【英文名】Xuan Zhu Plaste

【异名】元珠膏(中医方剂大辞典、金鉴)

【组成】木鳖子肉、斑蝥、柳枝。(中医方剂大辞典)

玄素散 xuan su san

【英文名】Xuan Su Powders

【组成】百草霜、天花粉。(中医方剂大辞典)

玄桂丸 xuan gui wan

【英文名】Xuan Gui Pill

【异名】玄胡索丸(中医方剂大辞典、医学入门)

【组成】玄胡、桂、滑石、红花、红曲、桃仁。(中医方剂大辞典)

玄梅散 xuan mei san

【英文名】Xuan Mei Powders

【组成】玄胡索、乌梅。(中医方剂大辞典)

玄菟丹 xuan tu dan

【英文名】Xuan Tu Pellet

【异名】玄菟煎(中医方剂大辞典、易简方);茯菟丹(中医方剂大辞典、直指);茯菟丸(中医方剂大辞典、丹溪心法)

【组成】(1)玄参、菟丝子。(中医方剂大辞典)(2)菟丝子、白茯苓、干莲肉、五味子。(中医方剂大辞典)

玄菟散 xuan tu san

【英文名】Xuan Tu Powders

【组成】菟丝子、玄参。(中医方剂大辞典)

玄黄丹 xuan huang dan

【英文名】Xuan Huang Pellet

【组成】硫黄、青黛。(中医方剂大辞典)

玄黄散 xuan huang san

【英文名】Xuan Huang Powders

【组成】玄参、黄芪、羌活、独活、防风、前胡、柴胡、白芍、陈皮、白芷、牛子、桔梗、茯苓、甘草。(中医方剂大辞典)

玄犀饮 xuan xi yin

【英文名】Xuan Xi Drink

【组成】玄参、升麻、大黄、犀角、生地、黄芩、黄柏、甘草。(中医方剂大辞典)

玄精丸 xuan jing wan

【英文名】Xuan Jing Pill

【组成】太阴玄精、白矾、黄丹、青盐。(中医方剂大辞典)

玄精丹 xuan jing dan

【英文名】Xuan Jing Pellet

【异名】元精丹(中医方剂大辞典、医部全录)

【组成】血余、何首乌、黑脂麻、破故纸、生地黄、熟地黄、桑椹、女贞实、旱莲草、胡桃肉、胶枣肉、槐角子。

（中医方剂大辞典）

玄精汤 xuan jing tang

【英文名】Xuan Jing Decoction

【组成】盐卤水。（中医方剂大辞典）

玄霜散 xuan shuang san

【英文名】Xuan Shuang Powders

【组成】黑铅、水银、软石膏、真轻粉、明硼砂、珍珠、冰片。（中医方剂大辞典）

玄霜膏 xuan shuang gao

【英文名】Xuan Shuang Plaster

【异名】玄霜散（中医方剂大辞典）

【组成】(1)乌梅汁、红梨汁、萝卜汁、柿霜、甘蔗糖、白蜜、鲜姜汁、白茯苓、款冬花、天冬。（中医方剂大辞典）(2)乌梅、姜汁、萝卜汁、梨汁、柿霜、款冬花、紫菀。（中医方剂大辞典）(3)好糯米。（中医方剂大辞典）

玄明粉丸 xuan ming fen wan

【英文名】Xuan Ming Fen Pill

【组成】(1)罂粟壳。（中医方剂大辞典）(2)玄明粉、寒水石、黄连、辰砂、珍珠。（中医方剂大辞典）(3)玄明粉。（中医方剂大辞典）

玄胡索汤 xuan hu suo tang

【英文名】Xuan Hu Suo Decoction

【组成】玄胡索、当归、白芍、厚朴、莪术、川楝子、三棱、木香、川芎、桔梗、黄芩、甘草、槟榔。（中医方剂大辞典）

玄胡索散 xuan hu suo san

【英文名】Xuan Hu Suo Powders

【异名】元胡索散（中医方剂大辞典、米氏集验方）

【组成】(1)当归、芍药、玄胡索、蒲黄、桂皮、乳香、没药。（中医方剂大辞典）(2)玄胡索、当归、川芎、桂心、木香、赤芍、枳壳、桃仁、熟地黄。（中医方剂大辞典）(3)玄胡索、当归。（中医方剂大辞典）(4)玄胡索、斑蝥、白丁香。（中医方剂大辞典）(5)玄胡索、甘草。（中医方剂大辞典）(6)玄胡索、牛膝、当归、破故纸。（中医方剂大辞典）(7)玄胡索、甘草、白矾。（中医方剂大辞典）(8)蓬莪术、玄胡索。（中医方剂大辞典）(9)玄胡索、朴消。（中医方剂大辞典）

玄精石方 xuan jing shi fang

【英文名】Xuan Jing Shi Prescription

【组成】石膏、太阴玄精石、麻黄、甘草。（中医方剂大辞典）

玄精石散 xuan jing shi san

【英文名】Xuan Jing Shi Powders

【组成】(1)太阴玄精石、寒水石、轻粉、麝香。（中医方剂大辞典）(2)太阴玄精石。（中医方剂大辞典）(3)玄精石、黄柏。（中医方剂大辞典）(4)玄精石、甘草。（中医方剂大辞典）

玄丹升麻汤 xuan dan sheng ma tang

【英文名】Xuan Dan Sheng Ma Decoction

【组成】玄参、丹皮、升麻。（中医方剂大辞典）

玄丹麦冬汤 xuan dan mai dong tang

【英文名】Xuan Dan Mai Dong Decoction

【组成】玄参、丹参、麦冬。（中医方剂大辞典）

玄石花粉散 xuan shi hua fen san

【英文名】Xuan Shi Hua Fen Powders

【组成】石膏、白术、茯苓、天花粉、玄参。（中医方剂大辞典）

玄石紫粉丹 xuan shi zi fen dan

【英文名】Xuan Shi Zi Fen Pellet

【组成】磁石。（中医方剂大辞典）

玄母菊英汤 xuan mu ju ying tang

【英文名】Xuan Mu Ju Ying Decoction

【组成】玄参、甘菊花、知母、熟地。（中医方剂大辞典）

玄牝太极丸 xuan pin tai ji wan

【英文名】Xuan Pin Tai Ji Pill

【组成】苍术、当归、熟地、川芎、葫芦巴、芍药、磁石、黄柏、知母、五味子、巴戟、白术、枸杞、故纸、小茴、白茯、木瓜、杜仲、苁蓉、没药、阳起石。（中医方剂大辞典）

玄麦地黄汤 xuan mai di huang tang

【英文名】Xuan Mai Di Huang Decoction

【组成】玄参、麦门冬、熟地黄、白茯苓、牡丹皮、泽泻、山药、山茱萸。（中医方剂大辞典）

玄麦至神汤 xuan mai zhi shen tang

【英文名】Xuan Mai Zhi Shen Decoction

【组成】玄参、麦冬。（中医方剂大辞典）

玄麦金黄糊 xuan mai jin huang hu

【英文名】Xuan Mai Jin Huang Hu Ointment

【组成】小麦粉、如意金黄散、生石膏粉、玄明粉。（中国中西医结合杂志 1993,13(4)）

玄芩二陈汤 xuan qin er chen tang

【英文名】Xuan Qin Er Chen Decoction

【组成】陈皮、半夏、茯苓、甘草、玄参、黄芩、连翘、马兜。（中医方剂大辞典）

玄武天地煎 xuan wu tian di jian

【英文名】Xuan Wu Tian Di Decoction

【组成】天地煎、玄武胶。（中医方剂大辞典）

玄参贝母汤 xuan shen bei mu tang

【英文名】Xuan Shen Bei Mu Decoction

【组成】防风、天花粉、贝母、黄柏、白茯苓、玄参、蔓荆子、白芷、天麻、生甘草、半夏。（中医方剂大辞典）

玄参丹参饮 xuan shen dan shen yin

【英文名】Xuan Shen Dan Shen Drink

【组成】玄参、丹参、桑寄生、怀牛膝、何首乌、枸杞、杜仲、钩藤、石决明、车前子。(湖北中医杂志 1987,(5))

玄参化毒汤 xuan shen hua du tang

【英文名】Xuan Shen Hua Du Deoction

【异名】玄参解毒汤(中医方剂大辞典、幼幼集成)

【组成】(1)玄参、天花粉、连翘、黄芩、枳壳、大黄、栀子、防风、甘草、苦参、紫花地丁。(中医方剂大辞典)(2)赤芍、玄参、归尾、石膏、连翘、生地、地骨皮、红花、荆芥穗、防风、木通。(中医方剂大辞典)

玄参化毒饮 xuan shen hua du yin

【英文名】Xuan Shen Hua Du Drink

【组成】玄参、麦冬、桔梗、生甘草、连翘、升麻、荆芥穗、白僵蚕。(中医方剂大辞典)

玄参升麻汤 xuan shen sheng ma tang

【英文名】Xuan Shen Sheng Ma Decoction

【异名】阳毒元参升麻汤(中医方剂大辞典、元戎);玄参汤(中医方剂大辞典、幼科类萃);玄参甘草汤(中医方剂大辞典、杏苑)

【组成】(1)玄参、升麻、甘草、石膏、知母。(中医方剂大辞典)(2)玄参、升麻、防风、荆芥、牛蒡子、甘草。(中医方剂大辞典)(3)玄参、升麻、白芷、蝉蜕、防风、甘草、黄芪。(中医方剂大辞典)(4)玄参、升麻、葛根、芍药、甘草。(中医方剂大辞典)(5)升麻、黄连、黄芩、连翘、桔梗、鼠粘子、玄参、甘草、白僵蚕、防风。(中医方剂大辞典)(6)玄参、赤勺药、升麻、犀角、桔梗、贯众、黄芩、甘草。(中医方剂大辞典)(7)玄参、升麻、甘草。(中医方剂大辞典)

玄参甘草汤 xuan shen gan cao tang

【英文名】Xuan Shen Gan Cao Decoction

【组成】生地、归身、玄参、白芍、甘草、麦冬。(中医方剂大辞典)

玄参甘桔汤 xuan shen gan jie tang

【英文名】Xuan Shen Gan Jie Decoction

【组成】玄参、甘草、桔梗、薄荷、连翘、牛蒡子、天花粉、远志、密陀僧。(中医方剂大辞典)

玄参甘桔茶 xuan shen gan jie cha

【英文名】Xuan Shen Gan Jie Medicinal Instant Granule

【组成】玄参、麦门冬、桔梗、甘草。(中医方剂大辞典)

玄参地黄汤 xuan shen di huang tang

【英文名】Xuan Shen Di Huang Decoction

【组成】(1)怀生地、润玄参、粉丹皮、升麻、黑栀仁、炒蒲黄、生甘草。(中医方剂大辞典)(2)尖生、玄参、丹皮、黑栀、益母、甘草、炒蒲黄。(中医方剂大辞典)(3)玄参、生地黄、牡丹皮、栀子仁、甘草、升麻、白芍。(中医方剂大辞典)

玄参桔梗饮 xuan shen jie geng yin

【英文名】Xuan Shen Jie Geng Drink

【组成】玄参、黄芩、生石膏、银花、连翘、桔梗、山豆根、射干、大青叶、生甘草。(陕西中医 1984,5(3))

玄参莲枣饮 xuan shen lian zao yin

【英文名】Xuan Shen Lian Zao Drink

【组成】玄参、丹皮、炒枣仁、丹参、柏子仁、莲子心。(中医方剂大辞典)

玄参救苦膏 xuan shen jiu ku gao

【英文名】Xuan Shen Jiu Ku Ointment

【组成】大玄参、甜桔梗、净梅片、枇杷肉、生甘草。(中医方剂大辞典)

玄参清肺饮 xuan shen qing fei yin

【英文名】Xuan Shen Qing Fei Drink

【组成】玄参、银柴胡、陈皮、桔梗、茯苓、地骨皮、麦门冬、薏苡仁、人参、甘草、槟榔。(中医方剂大辞典)

玄参犀角汤 xuan shen xi jiao tang

【英文名】Xuan Shen Xi Jiao Decoction

【组成】玄参、犀角、连翘、花粉、丹皮、鲜生地。(中医方剂大辞典)

玄参解毒汤 xuan shen jie du tang

【英文名】Xuan Shen Jie Du Decoction

【异名】玄参解毒散(中医方剂大辞典、痘疹仁端录)

【组成】(1)玄参、山栀、甘草、黄芩、桔梗、葛根、生地、荆芥。(中医方剂大辞典)(2)玄参、生地、黄芩、山栀仁、桔梗、甘草、葛根、荆芥穗。(中医方剂大辞典)

玄参解毒饮 xuan shen jie du yin

【英文名】Xuan Shen Jie Du Drink

【组成】玄参、麦冬、生甘草、花粉、天冬、冬瓜子。(中医方剂大辞典)

玄参解毒散 xuan shen jie du san

【英文名】Xuan Shen Jie Du Powders

【组成】玄参、栀炭、酒芩、尖生、桔梗、甘草、荆芥、知母、竹叶、麦冬。(中医方剂大辞典)

玄驹溃疡平 xuan ju kui yang ping

【英文名】Xuan Ju Kui Yang Ping Decoction

【组成】玄驹、生黄芪、生地榆、海螵蛸、白花蛇舌草、莪术、太子参、枳实、苍术、大贝母、地龙、蒲公英、甘草。(浙江中医杂志 1993,28(10))

玄胡六合汤 xuan hu liu he tang

【英文名】Xuan Hu Liu He Decoction

【异名】四物苦楝汤(中医方剂大辞典)

【组成】四物汤、玄胡、苦楝。(中医方剂大辞典)

玄胡四物汤 xuan hu si wu tang

【英文名】Xuan Hu Si Wu Decoctio

【异名】延胡四物汤(中医方剂大辞典、金鉴)

【组成】当归、川芎、白芍、熟地、玄胡索。(中医方剂大辞典)

玄胡苦楝汤 xuan hu ku lian tang

【英文名】Xuan Hu Ku Lian Decoction

【组成】肉桂、附子、熟地黄、炙甘草、玄胡、黄柏、苦楝子。(中医方剂大辞典)

玄胡琥珀散 xuan hu hu po san

【英文名】Xuan Hu Hu Po Powders

【组成】川芎、川归、赤芍、木香、玄胡索、没药、莪术、蒲黄、牡丹皮、肉桂、生地、琥珀、枳壳、桃仁。(中医方剂大辞典)

玄菟固本丸 xuan tu gu ben wan

【英文名】Xuan Tu Gu Ben Pill

【异名】固本丸(中医方剂大辞典、竹林女科)

【组成】生地黄、熟地黄、天门冬、麦门冬、五味子、茯神、干山药、莲肉、人参、枸杞子、菟丝子。(中医方剂大辞典)

玄黄解热散 xuan huang jie re san

【英文名】Xuan Huang Jie Re Powders

【组成】半夏、花粉、甘草、人参、玄参、生地、茯苓、枳壳。(中医方剂大辞典)

玄黄辟毒散 xuan huang bi du san

【英文名】Xuan Huang Bi Du Powders

【异名】玄黄避毒丹(中医方剂大辞典、一见知医)

【组成】玄参、大黄、连翘、牛蒡、酒黄芩、酒黄连、羌活、荆芥、防风、石膏、桔梗、甘草。(中医方剂大辞典)

玄霜雪梨膏 xuan shuang xue li gao

【英文名】Xuan Shuang Xue Li Ointment

【组成】雪梨、藕汁、新鲜生地黄、麦门冬、萝卜汁、茅根汁。(中医方剂大辞典)

玄麦甘桔冲剂 xuan mai gan jie chong ji

【英文名】Xuan Mai Gan Jie Granule(药品标准－中药成方制剂标准)

【组成】玄参、麦冬、甘草、桔梗。(药品标准－中药成方制剂标准1994年)

玄参羚羊角汤 xuan shen ling yang jiao tang

【英文名】Xuan Shen Ling Yang Jiao Decoction

【组成】玄参、五加皮、生地黄、赤茯苓、羚羊角、黄芩、石菖蒲、麦门冬、通草、甘草。(中医方剂大辞典)

玄参寒水石汤 xuan shen han shui shi tang

【英文名】Xuan Shen Han Shui Shi Decoction

【组成】羚羊角、大青、玄参、升麻、寒水石、射干、芒消。(中医方剂大辞典)

玄明粉食醋散 xuan ming fen shi cu san

【英文名】Xuan Ming Fen Shi Cu Powders

【组成】玄明粉、食用醋。(陕西中医1987,8(8))

主气散 zhu qi san

【英文名】Zhu Qi Powders

【组成】陈皮、粉草、沉香、白豆蔻、人参。(中医方剂大辞典)

主肾丸 zhu shen wan

【英文名】Zhu Shen Pill

【组成】磁石、木香、青盐、石亭脂、蜀椒、羊肾。(中医方剂大辞典)

主胜丸 zhu sheng wan

【英文名】Zhu Sheng Pill

【组成】蜈蚣、饭瓮儿虫、全蝎、粉霜、朱砂、硫黄、水银、白面。(中医方剂大辞典)

主聪汤 zhu cong tang

【英文名】Zhu Cong Decoction

【组成】川芎、枸杞子、丹皮、生地、当归、龙胆草、黄柏、甘草、沙苑蒺藜、知母、白芍、连翘。(中医方剂大辞典)

兰台散 lan tai san

【英文名】Lan Tai Powders

【组成】乌梅肉、蛇黄。(中医方剂大辞典)

兰草汤 lan cao tang

【英文名】Lan Cao Decoction

【组成】兰草。(中医方剂大辞典)

兰地汤 lan di tang

【英文名】Lan Di Decoction

【组成】板蓝根、生地、寸冬、知母、桑叶、桔梗、蝉蜕。(中医药学报1980,(3))

兰香散 lan xiang san

【英文名】Lan Xiang Powders

【组成】(1)兰香。(中医方剂大辞典)(2)轻粉、兰香、密陀僧。(中医方剂大辞典)(3)兰香叶、铜青、轻粉。(中医方剂大辞典)(4)兰香、人粪、白狗粪、虾蟆、白矾、蜘蛛、蚯蚓、蜗牛子、芦荟、蚺蛇胆。(中医方剂大辞典)(5)白兰香叶、百合、黄柏、胡粉、黄蜀葵花。(中医方剂大辞典)

兰覆散 lan fu san

【英文名】Lan Fu Powders

【组成】黄连、铜绿、水银、麝香。(中医方剂大辞典)

宁脂 ning zhi

【英文名】Ning Zhi Tablet

【组成】白术、陈皮、半夏、丹参等。(中西医结合杂志1988,8(8))

宁中膏 ning zhong gao

【英文名】Ning Zhong Ointment

【组成】人参、酸枣仁、辰砂。(中医方剂大辞典)

宁气丸 ning qi wan

【英文名】Ning Qi Pill

【组成】猪牙皂荚、马兜铃、甜葶苈、槟榔、半夏。(中医方剂大辞典)

宁气汤 ning qi tang

【英文名】Ning Qi Decoction

【组成】(1)佛耳草、白茯苓、款冬花、陈皮、知母、贝母、桔梗、汉防己、猪牙皂角。(中医方剂大辞典)(2)御米壳、甘草、杏仁、紫菀、桔梗、五味子、甜葶苈、人参、半夏、桑白皮、紫苏叶、陈桔皮。(中医方剂大辞典)

宁气散 ning qi san

【英文名】Ning Qi Powders

【组成】麻黄、杏仁、石膏、御米壳、甘草。(中医方剂大辞典)

宁火丹 ning huo dan

【英文名】Ning Hou Pellet

【组成】玄参、甘草、生地、青蒿。(中医方剂大辞典)

宁心丸 ning xin wan

【英文名】Ning Xin Pill

【组成】麦冬、寒水石、白茯苓、甘草、牙消、山药、朱砂、龙脑。(中医方剂大辞典)

宁心片 ning xin pian

【英文名】Ning Xin Tablet

【组成】生地、麦冬、丹参、党参、玄参、当归、枣仁、柏子仁、五味子、远志、朱砂。(中医方剂大辞典)

宁心丹 ning xin dan

【英文名】Ning Xin Pellet

【组成】人参、茯神、朱砂、乳香、白附子、雄黄、紫石英、真珠末、桃奴、脑子、麝香、金箔。(中医方剂大辞典)

宁心汤 ning xin tang

【英文名】Ning Xin Decoction

【组成】琥珀、石菖蒲、远志、当归、小柴胡、麦冬、前胡、茯神、南星。(中医方剂大辞典)

宁心宝 ning xin bao

【英文名】Ning Xin Bao Capsule

【组成】虫草头孢菌体。((93)浙卫药准字第 0181－1 号)

宁心散 ning xin san

【英文名】Ning Xin Powders

【组成】辰砂、酸枣仁、乳香。(中医方剂大辞典)

宁心膏 ning xin gao

【英文名】Ning Xin Ointment

【组成】(1)白茯神、白茯苓、白术、山药、枣仁、寒水石、远志、甘草、辰砂、人参。(中医方剂大辞典)(2)人参、白术、白茯苓、茯神、山药、羌活、甘草、朱砂、麝香、脑子。(中医方剂大辞典)

宁生汤 ning sheng tang

【英文名】Ning Sheng Decoction

【组成】斛珀、白术、枳壳、茯苓、防风、远志、天麻、车前子、石菖蒲。(中医方剂大辞典)

宁血汤 ning xue tang

【英文名】Ning Xue Decoction

【组成】(1)仙鹤草、旱莲草、生地黄、栀子炭、白芍、白及、白蔹、侧柏叶、阿胶、白茅根。(中医方剂大辞典)(2)当归、芍药、熟地、生地、丹皮、地骨皮、沙参、白芥子、甘草、枣仁。(中医方剂大辞典)

宁血煎 ning xue jian

【英文名】Ning Xue Decoction

【组成】太子参、白术、大黄、白及、乌贼骨、煅瓦楞。(中成药研究 1991,(5))

宁志丸 ning zhi wan

【英文名】Ning Zhi Pill

【异名】宁神定志丸(中医方剂大辞典、北京市中药成方选集)

【组成】(1)枣仁、人参、黄芪、白术、茯神、当归身、莲须、远志、朱砂、益智仁、甘草、乳香。(中医方剂大辞典)(2)人参、白茯苓、茯神、柏子仁、琥珀、当归、酸枣仁、远志、乳香、朱砂、石菖蒲。(中医方剂大辞典)(3)好辰砂、人参、白茯苓、当归、石菖蒲、乳香、酸枣仁。(中医方剂大辞典)

宁志膏 ning zhi gao

【英文名】Ning Zhi Ointment

【异名】宁神膏(中医方剂大辞典、医学入门)

【组成】(1)人参、酸枣仁、辰砂。(中医方剂大辞典)(2)天麻、麻黄、荆芥穗、全蝎、薄荷、紫草、蝉蜕。(中医方剂大辞典)(3)斛珀、茯神、枣仁、丹皮、熟地、归身、川芎、白芍、半夏、麦冬、竹叶、丹参、郁金。(中医方剂大辞典)(4)人参、酸枣仁、辰砂、乳香。(中医方剂大辞典)

宁坤丸 ning kun wan

【英文名】Ning Kun Pill(药品标准－中药成方制剂标准)

【组成】益母草、党参、乌药、黄芩、白术、熟地黄、紫苏叶、牛膝、地黄、香附、白芍、沉香、阿胶、砂仁、川芎、甘草、琥珀、化橘红、当归、茯苓、木香。(药品标准－中药成方制剂标准 1993 年)

宁坤锭 ning kun ding

【英文名】Ning Kun Lozenges

【组成】雄黄、冰片、青盐、五倍子。(中医方剂大辞典)

宁沸汤 ning fei tang

【英文名】Ning Fei Decoction

【组成】麦冬、山茱萸、茯苓。(中医方剂大辞典)

宁肺丸 ning fei wan

【英文名】Ning Fei Pill

【组成】乌梅、罂粟壳。(中医方剂大辞典)

宁肺汤 ning fei tang

【英文名】Ning Fei Decoction

【组成】(1)人参、白术、当归、熟干地黄、芎䓖、白芍、甘草、麦门冬、五味子、桑白皮、白茯苓、阿胶。(中医方剂大辞典)(2)沙参、归身、尖生、麦冬、阿胶、力子、川贝、酒芍、丹参、蒌仁、桑皮、甘草。(中医方剂大辞典)(3)黄芩、桑皮、贝母、花粉、杏仁、知母、天冬、沙参、枇杷叶。(中医方剂大辞典)(4)麦冬、桔梗、甘草、天花粉、陈皮、玄参、百部。(中医方剂大辞典)(5)知母、牛蒡子、马兜铃、桔梗、杏仁、软石膏、地骨皮、甘草。(中医方剂大辞典)(6)元明粉、大梅片、硼砂、飞朱砂、飞青黛、上儿茶、苏薄荷、荆芥穗、北细辛、麝香、官白芷、生石膏。(中医方剂大辞典)

宁肺饮 ning fei yin

【英文名】Ning Fei Drink

【组成】天冬、知母、紫苏、桔梗、炙甘草。(中医方剂大辞典)

宁肺散 ning fei san

【英文名】Ning Fei Powders

【异名】宁神散(中医方剂大辞典)

【组成】(1)制半夏、茯苓、陈皮、甘草、枳实、川芎、生姜、青皮、鳖甲。(中医方剂大辞典)(2)桑白皮、葶苈子、赤茯苓、车前子、山栀仁、炙甘草。(中医方剂大辞典)(3)黄连、干姜、青黛、孩儿茶。(中医方剂大辞典)(4)御米、甘草、干姜、当归、白矾、陈皮。(中医方剂大辞典)(5)御米壳、木瓜、五味子、人参、皂角。(中医方剂大辞典)(6)川连、干姜、蒲黄、儿茶、青黛。(中医方剂大辞典)

宁肺膏 ning fei gao

【英文名】Ning Fei Ointment

【组成】枇杷叶、款冬花、紫菀、杏仁、木通、桑皮、大黄。(中医方剂大辞典)

宁波汤 ning bo tang

【英文名】Ning Bo Decoction

【组成】生地黄、木通、防风、甘草、山栀子、薄荷叶、麦门冬。(中医方剂大辞典)

宁荨丸 ning qian wan

【英文名】Ning Qian Pill

【组成】(1)生地、赤芍、木通、甘草梢、麦冬、黄柏、知母、桂心、灯心。(中医方剂大辞典)(2)生地、当归、荆芥、蝉衣、苦参、白蒺藜、知母、生石膏、紫草、桃仁、生甘草。(中医方剂大辞典)

宁胃汤 ning wei tang

【英文名】Ning Wei Decoction

【组成】牛膝、当归、山栀、侧柏叶、降香、青荷叶。(中医方剂大辞典)

宁胃散 ning wei san

【英文名】Ning Wei Powders(中医方剂大辞典)

【异名】芩莲芍药汤(中医方剂大辞典)

【组成】人参、生地、条芩、木通、甘草梢、麦冬、赤芍、淡竹叶。(中医方剂大辞典)

宁胆汤 ning dan tang

【英文名】Ning Dan Decoction

【组成】元胡、白芍、没药、丹参、当归、川楝子、全蝎、郁金、黄芩、甘草。(黑龙江中医药 1991,(3))

宁神丸 ning shen wan

【英文名】Ning Shen Pill

【异名】灵砂宁神凡(中医方剂大辞典)

【组成】白茯苓、五味子、干山药、杏仁、阿胶、熟干地黄、柏子仁、麦门冬、杜仲、百部、肉桂、川芎、当归、细辛、人参、炙甘草、贝母。(中医方剂大辞典)

宁神丹 ning shen dan

【英文名】Ning Shen Pellet

【组成】(1)防风、乌梅肉、桔梗、甜葶苈、人参、知母、紫苏叶。(中医方剂大辞典)(2)莪术、益智仁、三棱、甘草、青皮、陈皮、石莲肉、厚朴。(中医方剂大辞典)(3)莲须、石莲肉、芡实、麦冬。(中医方剂大辞典)(4)党参、陈皮、扁豆、生薏米、白术、山药、泽泻、白茯苓、炙甘草。(中医方剂大辞典)(5)天麻、人参、陈皮、白术、茯神、荆芥、僵蚕、独活、远志、防风、麦冬、黄连、枣仁、归身、南星、石膏、生地、琥珀、珍珠、牛黄、黄芩、川芎、白附子、甘草、辰砂、金箔。(中医方剂大辞典)

宁神汤 ning shen tang

【英文名】Ning Shen Decoction

【组成】(1)四物加甘草、参、神、远、枣连。(中医方剂大辞典)(2)人参、白术、茯苓、甘草、陈皮、砂仁、藿香、神曲、陈米。(中医方剂大辞典)(3)川芎、当归、炮姜、炙甘草、茯神、桃仁、人参、益智、柏子仁、陈皮。(中医方剂大辞典)(4)人参、青皮、黄芪、神曲、黄柏、当归、柴胡、升麻、苍术、炙甘草。(中医方剂大辞典)(5)人参、黄芪、白芍、陈皮、甘草、煨姜、大枣。(中医方剂大辞典)(6)异功散、山楂、神曲、厚朴、生姜。(中医方剂大辞典)

宁神灵 ning shen ling

【英文名】Ning Shen Ling Decoction

【组成】柴胡、黄芩、半夏、生龙骨、生牡蛎、大黄、生甘草、桂枝。(中医杂志 1984,25(12))

宁神饮 ning shen yin

【英文名】Ning Shen Drink

【组成】茯苓、陈皮、瓜蒌、黄芩、远志、枣仁、半夏、贝母、甘草。(中医方剂大辞典)

宁神散 ning shen san

【英文名】Ning Shen Powders

【异名】宁肺散(中医方剂大辞典)

【组成】(1)甜葶苈、木瓜、御米壳、乌梅、五味子、人参。(中医方剂大辞典)(2)御米壳、人参、苦葶苈。(中

医方剂大辞典)(3)人参、白术、当归、香附、条芩、紫苏、陈皮、砂仁、川芎、白芍、甘草。(中医方剂大辞典)

宁神膏 ning shen gao

【英文名】Ning Shen Ointment

【组成】(1)砂仁、炒麦冬、条芩、人参、当归、熟地、陈皮、紫苏、生白术、甘草、大枣、生姜。(中医方剂大辞典)(2)人参、茯苓、川芎、羌活、天麻、防风、甘草、朱砂、麝。(中医方剂大辞典)(3)茯神、朱砂、麦门冬、麝香。(中医方剂大辞典)

宁哮饮 ning xiao yin

【英文名】Ning Xiao Drink

【组成】炙麻黄、炒桃仁、沙杏仁、清半夏、五味子、苏子、远志、白果、地龙、制僵蚕、补骨脂、细辛、茯苓、黄芪、陈皮、沙参、仙灵脾、甘草。(山东中医杂志 1991,10(5))

宁眠散 ning mian san

【英文名】Ning Mian Powders

【组成】天南星、人参、白附子、干蝎、蜈蚣。(中医方剂大辞典)

宁眠膏 ning mian gao

【英文名】Ning Mian Ointment

【组成】甜消、人参、辰砂、茯苓、山药、甘草、寒水石、龙脑、麝。(中医方剂大辞典)

宁痫散 ning xian san

【英文名】Ning Xian Powders

【组成】(1)蚤休、川郁金、白矾、广木香、制香附、辰砂。(安徽中医学院学报 1982,(2))(2)槟榔、黑丑、酒大黄、制南星、皂角。(中国医药学报 1989,4(6))

宁嗽丸 ning sou wan

【英文名】Ning Sou Pill

【组成】(1)薄荷、苦杏仁、黑苏子、炙甘草、桔梗、制半夏、川贝母、广皮、茯苓、谷芽、桑白皮、川石斛。(中医方剂大辞典)(2)南沙参、桑叶、杏仁、茯苓、川贝、姜夏、前胡、薄荷、苏子、橘红、米仁、炙甘草。(中医方剂大辞典)(3)瓜蒌仁、花椒、麦面。(中医方剂大辞典)

宁嗽丹 ning sou dan

【英文名】Ning Sou Pellet

【组成】(1)麦冬、五味子、天冬、生地、桑白皮、款冬花、紫菀、桔梗、甘草、牛膝。(中医方剂大辞典)(2)苏叶、甘草、天花粉、天冬、款冬花、桔梗、生地、麦冬。(中医方剂大辞典)

宁嗽汤 ning sou tang

【英文名】Ning Sou Decoction

【组成】(1)葶苈、枯芩、米仁、石膏、甘草、桑皮、百合、花粉、栀子。(中医方剂大辞典)(2)桔梗、半夏、枳壳、陈皮、前胡、葛根、桑皮、茯苓、苏叶、杏仁、甘草。(中医方剂大辞典)(3)五味子、茯苓、桑白皮、陈皮、知母、马兜铃、川芎、麦冬、粉草。(中医方剂大辞典)(4)桑白皮、紫苏、细辛、北五味子、桔皮、半夏、茯苓、杏仁、缩砂仁、枳壳、北梗、甘草。(中医方剂大辞典)

宁嗽煎 ning sou jian

【英文名】Ning Sou Decoction

【组成】知母、杏仁。(中医方剂大辞典)

宁嗽膏 ning sou gao

【英文名】Ning Sou Ointment

【异名】如神宁嗽膏(中医方剂大辞典、寿世保元)

【组成】(1)天冬、麦冬、粟壳、陈皮、五味子、萝卜子、贝母、冬花、百合、百部、天花粉、枳壳、兜铃、紫菀。(中医方剂大辞典)(2)麻黄、杏仁、桔梗、甘草、知母、贝母、款冬花、黄芩、紫菀、黄连、香附、牛胆南星。(中医方剂大辞典)(3)天冬、杏仁、贝母、百部、百合、款冬花、紫菀、白术。(中医方剂大辞典)(4)紫苏子、生姜汁、白蜜、鹿角胶、杏仁、生地黄汁。(中医方剂大辞典)

宁嗽糖 ning sou tang

【英文名】Ning Sou Tang Powders

【组成】百合、天门冬、桂皮、胡椒、桔皮、桔梗。(中医方剂大辞典)

宁嗽露 ning sou lu

【英文名】Ning Sou Lu Decoction

【组成】炙百部、杏仁、象贝、净麻黄、山慈菇。(浙江中医杂志 1992,(11))

宁静汤 ning jing tang

【英文名】Ning Jing Decoction

【组成】人参、白术、白芍、熟地、玄参、生枣仁、白芥子、麦冬。(中医方剂大辞典)

宁心生一散 ning xin sheng yi san

【英文名】Ning Xin Sheng Yi Powders

【组成】柏子仁、石菖蒲、生龙骨、远志、茯神、磁石、生牡蛎、生龟版、枣仁、甘草。(中医方剂大辞典)

宁心安神膏 ning xin an shen gao

【英文名】Ning Xin An Shen Ointment

【组成】酸枣仁、朱砂、30%二甲基亚砜。(实用中医内科杂志 1993,7(1))

宁心补肾丸 ning xin bu shen wan

【英文名】Ning Xin Bu Shen Pill(药品标准-中药成方制剂标准)

【组成】党参、续断、沙苑子、金樱子、芡实、酸枣仁、莲须、龙骨、何首乌、核桃仁、枸杞子、续断、茯苓、补骨脂、覆盆子、山药、韭菜子、菟丝子、牛鞭、莲子、砂仁。(药品标准-中药成方制剂标准 1993 年)

宁心宝胶囊 ning xin bao jiao nang
【英文名】Ning Xin Bao Capsule
【组成】虫草头孢菌粉。(浙卫药准字(1996)第018101号)

宁心益志丸 ning xin yi zhi wan
【英文名】Ning Xin Yi Zhi Pill
【异名】人参丸(中医方剂大辞典、景岳全书)
【组成】人参、茯苓、茯神、牡蛎、枣仁、远志、益智、辰砂。(中医方剂大辞典)

宁心益气汤 ning xin yi qi tang
【英文名】Ning Xin Yi Qi Decoction
【组成】太子参、黄芪、炙甘草、五味子、当归、丹参、柏子仁、珍珠母、银花、苦参。(南京中医学院学报1993,(4))

宁心调脉汤 ning xin tiao mai tang
【英文名】Ning Xin Tiao Mai Decoction
【组成】太子参、黄精、丹参、桑寄生、麦门冬、天门冬、北五加皮、甘草、白芍、五味子、苦参、甘松。(河北中医1990,12(4))

宁红减肥茶 ning hong jian fei cha
【英文名】Ning Hong Jian Fei Tea
【组成】决明子、大黄、姜黄、金银花、红茶。

宁红葆春茶 ning hong bao chun cha
【英文名】Ning Hong Bao Chun Tea
【组成】淫羊藿、五味子、女贞子、巴戟天、菟丝子、红茶

宁坤至宝丹 ning kun zhi bao dan
【英文名】Ning Kun Zhi Bao Pellet
【组成】(1)益母草、香附、当归、川芎、台乌药、黄芩、生地、白术、茯苓、丹参、砂仁、青皮、广木香、杜仲、肉桂、党参、甘草、元胡、枸杞、柴胡、沉香。(中医方剂大辞典)(2)益母草、香附、白芍、川芎、当归、橘红、熟地、生地、黄芩、乌药、茯苓、白术、阿胶、木香、苏叶、砂仁、甘草、川牛膝、细粉、人参、沉香、琥珀。(中医方剂大辞典)(3)嫩黄芪、白术、枣仁、归身、香附、川断、条芩、甘枸杞、血余、阿胶、杜仲、茯苓、白芍、丹参、北五味子、甘草、朱砂、大生地。(中医方剂大辞典)

宁坤养血丸 ning kun yang xue wan
【英文名】Ning Kun Yang Xue Pill(药品标准－中药成方制剂标准)
【组成】人参、茯苓、白术、甘草、当归、白芍、地黄、川芎、丹参、红花、柴胡、香附、厚朴、陈皮、肉桂。(药品标准－中药成方制剂标准1989年)

宁坤养血丹 ning kun yang xue dan
【英文名】Ning Kun Yang Xue Pellet
【组成】当归、人参、茯苓、丹参、川芎、桔皮、红花、白芍、生地、甘草、白术、柴胡、肉桂、香附、厚朴。(中医方剂大辞典)

宁肤止痒饮 ning fu zhi yang yin
【英文名】Ning Fu Zhi Yang Drink
【组成】荆芥、木贼草、地肤子、白鲜皮、苦参、炒乌蛇、丹皮、赤芍、银花、茯苓。(山东中医杂志1985,(5))

宁肺止嗽散 ning fei zhi sou san
【英文名】Ning Fei Zhi Sou Powders
【异名】宁肺止嗽饮(中医方剂大辞典、胎产新书)
【组成】麦冬、知母、桔梗、紫苏、杏仁、桑白皮、甘草。(中医方剂大辞典)

宁肺生化汤 ning fei sheng hua tang
【英文名】Ning Fei Sheng Hua Decoction
【组成】川芎、当归、杏仁、知母、甘草、干姜、桔梗。(中医方剂大辞典)

宁肺清金丸 ning fei qing jin wan
【英文名】Ning Fei Qing Jin Pill
【组成】前胡、苦杏仁、天花粉、象贝、桔梗、枳壳、茯苓、桑白皮、莱菔子、瓜蒌霜、黑苏子、橘红。(中医方剂大辞典)

宁神内托散 ning shen nei tuo san
【英文名】Ning Shen Nei Tuo Powders
【组成】丹参、人参、续断、远志、茯神、甘草、柴胡、枣仁、当归、干葛、生姜、大枣。(中医方剂大辞典)

宁神化毒汤 ning shen hua du tang
【英文名】Ning Shen Hua Du Decoction
【组成】人参、归身、生地、麦冬、木通、赤芍、石菖蒲、山栀子、灯心。(中医方剂大辞典)

宁神生化汤 ning shen sheng hua tang
【英文名】Ning Shen Sheng Hua Decoction
【组成】(1)人参、当归、干姜、炙甘草、茯神、柏子仁、川芎、桃仁、益智仁、陈皮。(中医方剂大辞典)(2)川芎、当归、茯苓、枣仁、柏仁、桃仁、炮姜、炙甘草、红枣。(中医方剂大辞典)

宁神安卧丸 ning shen an wo wan
【英文名】Ning Shen An Wo Pill
【组成】人参、远志、枣仁、熟地、山茱萸、茯神、柏子仁、麦冬、陈皮。(中医方剂大辞典)

宁神导痰汤 ning shen dao tan tang
【英文名】Ning Shen Dao Tan Decoction
【组成】导痰汤、远志、菖蒲、芩、连、朱砂。(中医方剂大辞典)

宁神灵冲剂 ning shen ling chong ji
【英文名】Ning Shen Ling Granule(药品标准－中药成方制剂标准)
【组成】柴胡、黄芩、大黄、半夏、桂枝、甘草、龙骨、牡蛎。(药品标准－中药成方制剂标准1993年)

宁神补心片 ning shen bu xin pian
【英文名】Ning Shen Bu Xin Tablet(药品标准－中药成

方制剂标准）
【组成】丹参、生地黄、女贞子、熟地黄、旱莲草、珍珠母、石菖蒲、首乌藤、合欢皮、五味子。（药品标准－中药成方制剂标准 1998 年）

宁神定志丸 ning shen ding zhi wan
【英文名】Ning Shen Ding Zhi Pill（药品标准－中药成方制剂标准）
【组成】党参、茯苓、远志、石菖蒲。（药品标准－中药成方制剂标准 1991 年）

宁嗽化痰丸 ning sou hua tan wan
【英文名】Ning Sou Hua Tan Pill
【组成】(1)半夏、陈皮、人参、薄荷、麦门冬、桑白皮、贝母、黄芩、甘草、青黛、五味子、干姜。（中医方剂大辞典）(2)黄芩、冬花、桑皮、法半夏、贝母、麦冬、天冬、杏仁、阿胶、五味子、甘草。（中医方剂大辞典）

宁嗽化痰汤 ning sou hua tan tang
【英文名】Ning Sou Hua Tan Decoction
【组成】桔梗、枳壳、半夏、陈皮、前胡、干葛、茯苓、紫苏、麻黄、杏仁、桑皮、甘草。（中医方剂大辞典）

宁嗽百花膏 ning sou bai hua gao
【英文名】Ning Sou Bai Hua Ointment
【组成】乌梅、粉甘草、知母、紫菀、肉桂、杏仁霜、广陈皮、麻黄、嫩桑皮、粟壳、前胡、苏叶、款冬花。（中医方剂大辞典）

宁嗽抑火汤 ning sou yi huo tang
【英文名】Ning Sou Yi Huo Decoction
【组成】知母、瓜蒌仁、贝母、玄参、麦门冬、黄芩、天花粉、山栀仁、枳实、竹茹、桔梗。（中医方剂大辞典）

宁嗽定喘饮 ning sou ding chuan yin
【英文名】Ning Sou Ding Chuan Drink
【组成】生怀山药、甘蔗自然汁、酸石榴自然汁、生鸡子黄。（中医方剂大辞典）

宁嗽润肺丸 ning sou run fei wan
【英文名】Ning Sou Run Fei Pill
【组成】桑皮、麻黄、杏仁、阿胶、款花、乌梅肉、粟壳。（中医方剂大辞典）

宁嗽琼玉散 ning sou qiong yu san
【英文名】Ning Sou Qiong Yu Ointment
【组成】诃子肉、白桔梗、百药煎、五倍子、罂粟壳、生甘草、乌梅肉。（中医方剂大辞典）

宁心安神胶囊 ning xin an shen jiao nang
【英文名】Ning Xin An Shen Capsule（药品标准－中药成方制剂标准）
【组成】黄连、琥珀、石菖蒲、远志、茯苓、丹参、甘草、红枣、小麦、磁石、珍珠母。（药品标准－中药成方制剂标准 1993 年）

宁心志济经丹 ning xin zhi ji jing dan
【英文名】Ning Xin Zhi Ji Jing Pellet
【组成】朱砂、乳香、没药、白茯苓、白芍、当归、酸枣仁、远志、菖蒲、人参、白茯神、熟地。（中医方剂大辞典）

宁和堂暖脐膏 ning he tang nuan qi gao
【英文名】Ning He Tang Nuan Qi Plaster
【组成】香油、生姜、黄丹。（中医方剂大辞典）

宁心定魄茯神汤 ning xin ding po fu shen tang
【英文名】Ning Xin Ding Po Fu Shen Decoction
【组成】人参、当归、熟地、川芎、黄芪、白术、枣仁、柏子仁、茯神、益智仁、麦冬、陈皮、五味子。（中医方剂大辞典）

永安汤 yong an tang
【英文名】Yong An Decoction
【组成】人参、熟地、当归、芎䓖、阿胶、白术、续断、桃仁、乌贼骨、吴茱萸。（中医方剂大辞典）

永寿丹 yong shou dan
【英文名】Yong Shou Pellet
【组成】苍术、熟干地黄、天门冬、白茯苓、何首乌、地骨皮。（中医方剂大辞典）

永固孕汤 yong gu yun tang
【英文名】Yong Gu Yun Decoction
【组成】地黄、川芎、黄芩、归身尾、参、芍药、陈皮、白术、甘草、黄柏、桑上羊食藤、糯米。（中医方剂大辞典）

永盛合阿胶 yong sheng he e jiao
【英文名】Yong Sheng He E Jiao（药品标准－中药成方制剂标准）
【组成】驴皮、甘草、川芎、熟地黄、当归、白芍、茯苓、半夏、地黄、香附、玉竹、白芷、陈皮、麦冬、黄芪。（药品标准－中药成方制剂标准 1998 年）

永和公主药澡豆 yong he gong zhu yao zao dou
【英文名】Yong He Gong Zhu Yao Zao Dou Powders
【组成】白芷、白蔹、白及、白附子、白茯苓、白术、桃仁、杏仁、沉香、鹿角胶、麝香、大豆面、糯米、皂荚。（中医方剂大辞典）

必孕汤 bi yun tang
【英文名】Bi Yun Decoction
【组成】续断、沙参、杜仲、当归、香附、益母、川芎、桔皮、砂仁。（中医方剂大辞典）

必应汤 bi ying tang
【英文名】Bi Ying Decoction
【组成】延胡索、香附、艾灰、归身、砂仁、姜。（中医方剂大辞典）

必应散 bi ying san
【英文名】Bi Ying Powders
【组成】(1)延胡、香附、艾灰、归身、砂仁、生姜。（中医方剂大辞典）(2)黄牛角、白蛇蜕、猪牙皂角、穿山甲、蛸皮。(中医方剂大辞典)(3)熟地、槟榔、陈皮、草果、当归、砂仁、甘草、柴胡。(中医方剂大辞典)(4)枳壳、甘草、阿胶、黄芪、川芎。(中医方剂大辞典)

必胜丸 bi sheng wan

【英文名】Bi Sheng Pill

【组成】鲫鱼。(中医方剂大辞典)

必胜汤 bi sheng tang

【英文名】Bi Sheng Decoction

【异名】匏二(中医方剂大辞典、痧症全书);三十四号小畜方(中医方剂大辞典、杂病源流犀烛)

【组成】(1)红花、香附、桃仁、大黄、贝母、山楂、赤芍、青皮、五灵脂。(中医方剂大辞典)(2)大黄、青皮、桃仁、红花、赤芍、木通、荆芥穗、葛根、生地、牛蒡、白项地龙、紫花地丁、蝉蜕、山楂、芦根。(中医方剂大辞典)

必胜饮 bi sheng yin

【英文名】Bi Sheng Drink

【组成】(1)陈皮、厚朴、苍术、白茯苓、牛蒡子、泽泻、木通。(中医方剂大辞典)(2)半夏、枳实、石膏、杏仁、茶叶、麻黄、瓜蒌霜、甘草。(中医方剂大辞典)(3)生地、当归、川芎、蒲黄、小蓟。(中医方剂大辞典)

必胜散 bi sheng san

【英文名】Bi Sheng Powders

【异名】必效散(中医方剂大辞典、易简方);柳霜串(中医方剂大辞典、串雅内编)

【组成】(1)赤槟榔、皂角刺、大黄、白牵牛、甘草、轻粉。(中医方剂大辞典)(2)大黄、槟榔、白牵牛、粉霜。(中医方剂大辞典)(3)马勃。(中医方剂大辞典)(4)雄黄、川芎。(中医方剂大辞典)(5)白芷。(中医方剂大辞典)(6)蒲黄、螺儿青。(中医方剂大辞典)(7)蟾酥、轻粉、定粉、人中白、麝香。(中医方剂大辞典)(8)附子、高良姜。(中医方剂大辞典)(9)芎、归、芍、生地、熟地、阿胶、前胡、甘草、天冬、麦冬、陈皮、黄芪、白术、茯苓、刺蓟、马勃、醉芩。(中医方剂大辞典)(10)天南星、轻粉、甘遂、全蝎、巴豆、丹砂、麝香。(中医方剂大辞典)(11)白术、甘草、五味子、干姜。(中医方剂大辞典)(12)熟干地黄、小蓟、人参、蒲黄、当归、芎藭、乌梅。(中医方剂大辞典)

必胜膏 bi sheng gao

【英文名】Bi Sheng Plaster

【异名】拔毒膏(中医方剂大辞典、准绳·幼科);葱蜜膏(中医方剂大辞典、绛囊撮要);葱蜜掩(中医方剂大辞典、医林纂要)

【组成】(1)马齿苋、赤石脂。(中医方剂大辞典)(2)马齿苋、猪膏脂、石蜜。(中医方剂大辞典)(3)老葱。(中医方剂大辞典)

必效丸 bi xiao wan

【英文名】Bi Xiao Pill

【异名】散结丸(中医方剂大辞典、普济方)

【组成】(1)白术、川芎、熟地、全蝎、茯苓、防风、僵蚕、羌活、独活、猪苓、皂角、白蒺藜、人参、当归、龙胆草、皂角刺、荆芥、胡黄连、风子、黄连、薄荷、大黄、辰砂。(中医方剂大辞典)(2)桃仁、茴香、破故纸、延胡索、穿山甲、地胆虫。(中医方剂大辞典)(3)川黄连、大枣、干姜、肉豆蔻。(中医方剂大辞典)(4)枳壳、黄芪、萆薢、菟丝子、杜蒺藜、乌蛇。(中医方剂大辞典)(5)枳壳、黄芪。(中医方剂大辞典)(6)巴豆、丹砂、乳香、细辛、当归、槟榔、丁香、桂、龙脑。(中医方剂大辞典)

必效丹 bi xiao dan

【英文名】Bi Xiao Pellet

【组成】(1)黄连、黄芩、大黄、栀子、青黛、细辛、干姜。(中医方剂大辞典)(2)川黄连、大枣、干姜、矾。(中医方剂大辞典)

必效酒 bi xiao jiu

【英文名】Bi Xiao Wine

【组成】蒜。(中医方剂大辞典)

必效散 bi xiao san

【英文名】Bi Xiao Powders

【异名】海神散(中医方剂大辞典、杨氏家藏方);熏痔必效散(中医方剂大辞典、普济方);立应散(中医方剂大辞典、医方类聚);霜柿散(中医方剂大辞典、普济方)

【组成】(1)附子、高良姜。(中医方剂大辞典)(2)葶苈子、龙胆草、山栀仁、山茵陈、黄芩。(中医方剂大辞典)(3)干柿。(中医方剂大辞典)(4)槟榔。(中医方剂大辞典)(5)川乌头、天南星。(中医方剂大辞典)(6)棕皮、木贼、麝香。(中医方剂大辞典)(7)黄牛角鳃、鲮鲤甲、铅丹、乳香。(中医方剂大辞典)(8)鲫鱼。(中医方剂大辞典)(9)生地黄、生地胆草、生龙胆、菠薐、龙脑、牛黄。(中医方剂大辞典)(10)鳔胶。(中医方剂大辞典)(11)芥穗、防风、连翘、防己、银花、槐花、花粉、皂刺、白芷、木通、木瓜、白鲜皮、大枫藤、制苍术、甘草、番白草、大黄、土茯苓。(中医方剂大辞典)(12)川槿皮、海桐皮、大黄、百药煎、巴豆、斑蝥、雄黄、轻粉。(中医方剂大辞典)(13)麦冬、乌梅肉。(中医方剂大辞典)(14)当归、生地黄、赤茯苓、滑石、牛膝、栀子、麦门冬、枳壳、黄柏、知母、扁蓄、木通、甘草。(中医方剂大辞典)(15)川槿皮、斑蝥、半夏、木鳖子、槟榔、雄黄、白砒。(中医方剂大辞典)(16)斑蝥、荆芥穗、黑牵牛、僵蚕。(中医方剂大辞典)(17)葶苈、草龙胆、山栀子、茵陈、枳实、甘草。(中医方剂大辞典)(18)青桔皮、陈桔皮、常山、神曲、地龙、槟榔、栝楼、甘草、秦艽。(中医方剂大辞典)(19)苍术、木贼、青盐、川椒。(中医方剂大辞典)(20)白矾、大黄。(中医方剂大辞典)(21)盐豉。(中医方剂大辞典)(22)南硼砂、轻粉、麝香、斑蝥、巴豆、白槟榔。(中医方剂大辞典)

必效煎 bi xiao jian

【英文名】Bi Xiao Powders

【组成】干姜、粟壳、地榆、甘草、白芍、黑豆。(中医方剂大辞典)

必效膏 bi xiao gao

【英文名】Bi Xiao Plaster

【组成】油、铅丹、麝香、腻粉、蜡、枫香脂、丹砂、盐、白芷、乳香、当归、桂、芎䓖、藁本、细辛、密陀僧。(中医方剂大辞典)

必消散 bi xiao san

【英文名】Bi Xiao Powders

【组成】木耳菌。(中医方剂大辞典)

必救丹 bi jiu dan

【英文名】Bi Jiu Pellet

【组成】赤足蜈蚣、蝎梢、生犀尖、染坯、朱砂、麝香。(中医方剂大辞典)

必捷丸 bi jie wan

【英文名】Bi Jie Pill

【组成】斑蝥、薄荷叶。(中医方剂大辞典)

必捷散 bi jie san

【英文名】Bi Jie Powders

【组成】白花蛇、蒺藜子、蔓荆实、白附子、荜澄茄。(中医方剂大辞典)

必效饮子 bi xiao yin zi

【英文名】Bi Xiao Drink

【组成】(1)白术、甘草、罂粟壳。(中医方剂大辞典)(2)罂粟壳、木香、甘草、地榆。(中医方剂大辞典)

必用四圣散 bi yong si sheng san

【英文名】Bi Yong Si Sheng Powders

【组成】紫草茸、木通、甘草、枳壳。(中医方剂大辞典)

必效四物汤 bi xiao si wu tang

【英文名】Bi Xiao Si Wu Decoction

【组成】四物汤、蒲黄。(中医方剂大辞典)

头风散 tou feng san

【英文名】Tou Feng Powders

【组成】白芷、川芎、炙川乌、生甘草、天麻。(验方新编)

头风膏 tou feng gao

【英文名】Tou Feng Plaster(药品标准－中药成方制剂标准)

【组成】细辛、白芷、薄荷油、地黄、香附、乌药、白附子、红花、三棱、桂枝、僵蚕、香加皮、莪术、当归、威灵仙、羌活、独活、赤芍、桃仁、全蝎、血余炭、麻黄、防风、白芷、秦艽、大黄、栀子、高良姜、生川乌、生草乌。(药品标准－中药成方制剂标准 1998 年)

头瓶糁 tou ping san

【英文名】Tou Ping Powders

【组成】丁香、血竭、白芷、儿茶、草乌、山奈、甘松、荜茇、乳香、没药。(中医方剂大辞典)

头痛丸 tou tong wan

【英文名】Tou Tong Pill

【组成】乳香、白芷、柴胡、没药、川芎、黄连、黄芩、防风、薄荷、菊花、生栀子、羌活、甘草。(中医方剂大辞典)

头痛方 tou tong fang

【英文名】Tou Tong Prescription

【组成】川芎、磁石、白芷、细辛、延胡索、葛根、蜈蚣、全蝎、白芍、甘草。(实用中西医结合杂志 1992,5(10))

头痛宁 tou tong ning

【英文名】Tou Tong Ning Decoction

【组成】(1)当归、川芎、赤芍、白芷、天麻。(浙江中医杂志 1993,28(8))(2)黄芪、当归、川芎、细辛、地龙。(陕西中医 1984,5(9))(3)北三七、丹参、天麻、黄芪等。(湖北中医杂志 1993,15(5))(4)当归、川芎、红花、天麻、蒺藜、乳香、没药、蜈蚣、全蝎、细辛、黄芪。(四川中医 1990,8(8))

头痛汤 tou tong tang

【英文名】Tou Tong Decoction

【组成】(1)花椒、黄芩、柴胡、白芷、白芥子、荆芥、熟地。(贵阳中医学院学报 1988,(3))(2)羌活、白芷、川芎、半夏、黄芩、柴胡、吴萸、珍珠母、葛根、白芍、细辛、甘草。(湖北中医杂志 1983,(2))(3)蜈蚣、全虫、白芷、防风、僵蚕、半夏、川芎、白术、白附子。(湖北中医杂志 1992(2))

头痛灵 tou tong ling

【英文名】Tou Tong Ling Syrup

【组成】人参、鹿茸、麝香、天麻、乳香、没药、熟地黄、何首乌。((93)津卫药准字第 0769 号)

头痛饮 tou tong yin

【英文名】Tou Tong Drink

【组成】川芎、当归、蜈蚣。(中西医结合杂志 1991,11(1))

头痛散 tou tong san

【英文名】Tou Tong Powders

【组成】天麻、当归尾、白菊花、白芷、川芎、丹参、红花、桃仁、生地、茯苓、白芍、蔓荆子。(四川中医 1986,4

(9))

头痛舒 tou tong shu

【英文名】Tou Tong Shu Powders

【组成】当归、川芎、全蝎、天麻、胆草、白芷、柏子仁。(湖北中医杂志 1990,(2))

头痛煎 tou tong jian

【英文名】Tou Tong Decoction

【组成】川芎、羌活、细辛、白芷、赤芍、元胡、三七粉。(中医杂志 1986,27(2))

头瘟汤 tou wen tang

【英文名】Tou Wen Decoction

【组成】川芎、荆、防、桔、柴胡、黄芩、归尾。(中医方剂大辞典)

头风饼子 tou feng bing zi

【英文名】Tou Feng Bing Zi Pill

【组成】五倍子、全蝎、土狗。(中医方剂大辞典)

头风痛丸 tou feng tong wan

【英文名】Tou Feng Tong Pill(药品标准-中药成方制剂标准)

【组成】白芷、川芎、绿茶。(药品标准-中药成方制剂标准 1994 年)

头风痛膏 tou feng tong gao

【英文名】Tou Feng Tong Plaster

【组成】青黛、决明子、黄连、黄芩、桑叶、归身、红花、细生地、防风、紫苏叶、川贝母。(中医方剂大辞典)

头风摩散 tou feng mo san

【英文名】Tou Feng Mo Powders

【异名】头风散(中医方剂大辞典、千金)

【组成】大附子、盐。(中医方剂大辞典)

头号化毒丹 tou hao hua du dan

【英文名】Tou Hao Hua Du Pellet

【组成】红升丹、水银、大枣肉。(中医方剂大辞典)

头号虚痰丸 tou hao xu tan wan

【英文名】Tou Hao Xu Tan Pill

【组成】斑蝥、炮山甲。(中医方剂大辞典)

头痛灵糖浆 tou tong ling tang jiang

【英文名】Tou Tong Ling Syrup

【组成】川芎、僵蚕、延胡索、姜半夏、生白芍、蜈蚣。(浙江中医杂志 1986,(4))

头痛定糖浆 tou tong ding tang jiang

【英文名】Tou Tong Ding Syrup(药品标准-中药成方制剂标准)

【组成】石仙桃。(药品标准-中药成方制剂标准 1994 年)

头痛停糖浆 tou tong ting tang jiang

【英文名】Tou Tong Ting Syrup

【组成】丹参、当归、白芍、川芎、熟地、鸡血藤、夏枯草、珍珠母、细辛、刺蒺藜、菊花、秦艽。(中医杂志 1988,29(5))

半丁丸 ban ding wan

【英文名】Ban Ding Pill

【组成】半夏、丁香。(中医方剂大辞典)

半天丸 ban tian wan

【英文名】Ban Tian Pill

【组成】半夏、天南星、皂角、白附子、白矾。(中医方剂大辞典)

半贝丸 ban bei wan

【英文名】Ban Bei Pill

【组成】生半夏、生川贝。(中医方剂大辞典)

半贝散 ban bei san

【英文名】Ban Bei Powders

【组成】川贝母、生半夏。(中医方剂大辞典)

半瓜丸 ban gua wan

【英文名】Ban Gua Pill

【组成】半夏、瓜蒌仁、贝母、桔梗、枳壳、知母。(中医方剂大辞典)

半边散 ban bian san

【英文名】Ban Bian Powders

【组成】芫花、大戟、甘遂、大黄、土狗。(中医方剂大辞典)

半字散 ban zi san

【英文名】Ban Zi Powders

【组成】川乌、草乌、川芎、石膏、荆芥。(中医方剂大辞典)

半苏丸 ban su wan

【英文名】Ban Su Pill

【组成】半夏、紫苏叶。(中医方剂大辞典)

半杏丸 ban xing wan

【英文名】Ban Xing Pill

【组成】半夏、杏仁。(中医方剂大辞典)

半两丸 ban liang wan

【英文名】Ban Liang Pill

【组成】巴豆、大戟。(中医方剂大辞典)

半角丸 ban jiao wan

【英文名】Ban Jiao Pill

【组成】蛤蚧、人参、芸桔梗、知母、紫苏、猪牙皂角、甜葶苈、鳖甲、槟榔、白前、柴胡、汉防己、杏仁、羚羊角、郁李仁、紫菀、猪苓。(中医方剂大辞典)

半附汤 ban fu tang

【英文名】Ban Fu Decoction

【组成】生附子、半夏、生姜。(中医方剂大辞典)

半苓丸 ban ling wan

【英文名】Ban Ling Pill

【组成】神曲、半夏、猪苓。(中医方剂大辞典)

半苓汤 ban ling tang

【英文名】Ban Ling Decoction

【组成】半夏、茯苓、川连、厚朴、通草。(中医方剂大辞典)

半金丹 ban jin dan

【英文名】Bai Jin Pellet

【组成】巴豆、明雄黄、郁金。(中医方剂大辞典)

半金散 ban jin san

【英文名】Ban Jin Powders

【组成】(1)南星、木香、桔皮、全蝎、甘草。(中医方剂大辞典)(2)乌蛇肉、天麻、全蝎、僵蚕、朱砂、龙脑。(中医方剂大辞典)

半夜散 ban ye san

【英文名】Ban Ye Powders

【组成】未生毛小鼠、土鳖虫、钻粪虫、白占。(中医方剂大辞典)

半星丸 ban xing wan

【英文名】Ban Xing Pill

【组成】南星、半夏。(中医方剂大辞典)

半桂汤 ban gui tang

【英文名】Ban Gui Decoction

【组成】半夏、桂枝、甘草、生姜。(中医方剂大辞典)

半夏丸 ban xia wan

【英文名】Ban Xia Pill

【异名】皂荚丸(中医方剂大辞典、普济方);半仙丸(中医方剂大辞典、济阳纲目)

【组成】(1)半夏、南星、白矾、川乌头。(中医方剂大辞典)(2)大萝卜、半夏、朱砂、雄黄。(中医方剂大辞典)(3)半夏。(中医方剂大辞典)(4)半夏、定粉、白矾。(中医方剂大辞典)(5)半夏、藿香叶、白薇、白术、人参、干姜、甘草、丁香。(中医方剂大辞典)(6)半夏、人参、枳实、诃黎勒。(中医方剂大辞典)(7)半夏、牵牛子、青桔皮、木通。(中医方剂大辞典)(8)半夏、雄黄。(中医方剂大辞典)(9)半夏、紫菀、桑根白皮、款冬花、射干、陈桔皮、百部、五味子、细辛、赤茯苓、贝母、皂荚、杏仁。(中医方剂大辞典)(10)半夏、芎䓖、蜀椒、附子、贝母、桑根白皮、款冬花、细辛、紫菀、干姜、钟乳、杏仁。(中医方剂大辞典)(11)半夏曲、白茯苓、干姜、丁香、矾石。(中医方剂大辞典)(12)半夏、郁李仁、青桔皮、木香、槟榔。(中医方剂大辞典)(13)半夏、皂荚、生姜。(中医方剂大辞典)(14)半夏、桔梗、桂、木香、枳壳。(中医方剂大辞典)(15)半夏、前胡、赤茯苓、槟榔、陈桔皮、诃黎勒皮、枳壳、人参、桔梗、五味子、附子。(中医方剂大辞典)(16)半夏、山芋、矾石。(中医方剂大辞典)(17)半夏、伏龙肝、白矾、铅丹。(中医方剂大辞典)(18)半夏、白矾、丹砂、铅丹。(中医方剂大辞典)(19)栝楼、半夏。(中医方剂大辞典)(20)半夏、诃黎勒皮、紫菀、附子、枳壳、杏仁、黄芪、陈桔皮、肉桂、人参、甘草、款冬花。(中医方剂大辞典)(21)半夏、人参、白茯苓、麦门冬、酸枣仁、甘菊花、朱砂、龙脑。(中医方剂大辞典)(22)半夏、丁香、干姜。(中医方剂大辞典)(23)半夏、皂荚子。(中医方剂大辞典)(24)半夏、干姜、白矾、草豆蔻。(中医方剂大辞典)(25)半夏、木香、枳壳、羚羊角屑、桂心。(中医方剂大辞典)(26)半夏、陈桔皮、薯蓣、干姜、甘草、黄丹。(中医方剂大辞典)(27)半夏、诃黎勒皮、款冬花、桂心、附子、紫菀、人参、枳壳、陈桔皮、甘草、杏仁。(中医方剂大辞典)(28)半夏、白矾、朱砂、黄丹。(中医方剂大辞典)(29)半夏、天南星、干蝎、乌头。(中医方剂大辞典)(30)半夏、白矾、干姜。(中医方剂大辞典)(31)半夏、甘草。(中医方剂大辞典)(32)半夏、白矾、丁香、甘草、草豆蔻、川升麻、缩砂。(中医方剂大辞典)(33)半夏、甘草、远志、干姜、桂心、细辛、椒、附子。(中医方剂大辞典)(34)半夏、乌头、甘草。(中医方剂大辞典)(35)半夏、细辛、干姜、人参、附子。(中医方剂大辞典)(36)半夏、天南星。(中医方剂大辞典)(37)生半夏。(中医方剂大辞典)(38)半夏、瓜蒌子。(中医方剂大辞典)(39)半夏、猪苓、破故纸、沉香。(中医方剂大辞典)(40)半夏、蓖麻子、巴豆、杏仁、牛蒡子、鸡内金、皂角子。(中医方剂大辞典)(41)半夏、赤石脂、蜀椒、干姜、吴茱萸、当归、桂心、丹参、白蔹、防风、藿芦。(中医方剂大辞典)(42)半夏、干姜。(中医方剂大辞典)(43)半夏、白矾、人参。(中医方剂大辞典)(44)半夏、赤茯苓、枳壳、风化朴消。(中医方剂大辞典)(45)白矾、半夏。(中医方剂大辞典)(46)半夏、生姜。(中医方剂大辞典)

半夏曲 ban xia qu

【英文名】Ban Xia Qu Decoction

【组成】(1)白面、桔莘、杏仁、鲜辣蓼草、半夏、赤小豆、鲜青蒿、鲜苍耳草。(中医方剂大辞典)(2)生半夏。(中医方剂大辞典)

半夏汤 ban xia tang

【英文名】Ban Xia Decoction

【异名】小茯苓汤(中医方剂大辞典);人参厚朴汤(中医方剂大辞典、三因)

【组成】(1)半夏、麻黄、杜蘅、芍药、枳实、细辛、杏仁、乌梅肉、松萝、淡竹叶。(中医方剂大辞典)(2)半夏。(中医方剂大辞典)(3)半夏、黄芩、旋覆花、赤茯苓、麦门冬、桑根白皮、大腹。(中医方剂大辞典)(4)半夏、陈桔皮、白术、人参、羚羊角、吴茱萸、白茯苓。(中医方剂大辞典)(5)半夏、桂、干姜、蜀漆、甘草、人参、附子。(中医方剂大辞典)(6)半夏、槟榔。

(中医方剂大辞典)(7)半夏、桑根白皮、细辛、前胡、桔梗、甘草、贝母、柴胡、人参、诃黎勒、白术。(中医方剂大辞典)(8)半夏、葛根、桂心、麻黄、芍药、甘草。(中医方剂大辞典)(9)半夏、葶苈、麦门冬、芦根。(中医方剂大辞典)(10)半夏、皂角、甘草、生姜。(中医方剂大辞典)(11)半夏、桂、槟榔。(中医方剂大辞典)(12)半夏、黄芩、干姜、赤茯苓、人参、甘草、黄连。(中医方剂大辞典)(13)半夏、甘草、人参、厚朴。(中医方剂大辞典)(14)半夏、棘刺、麦门冬、人参、甘草。(中医方剂大辞典)(15)半夏、黄芩、甘草、干姜、桔皮、当归、人参。(中医方剂大辞典)(16)半夏、生姜、桂心、槟榔。(中医方剂大辞典)(17)半夏、茯苓、桔皮、白术、生姜、槟榔。(中医方剂大辞典)(18)生姜、半夏、石膏、小麦、吴茱萸、赤小豆、大枣、人参、甘草、桔梗、桂心。(中医方剂大辞典)(19)半夏、白术、人参、桂、甘草、陈桔皮、厚朴。(中医方剂大辞典)(20)半夏、干桑叶、干姜。(中医方剂大辞典)(21)半夏、生姜、陈桔皮、桂。(中医方剂大辞典)(22)半夏、前胡、紫菀、人参、诃黎勒、杏仁。(中医方剂大辞典)(23)半夏、杏仁、木香、桂、陈桔皮、甘草、干姜。(中医方剂大辞典)(24)半夏、白术、赤茯苓、人参、桂、甘草、附子。(中医方剂大辞典)(25)半夏、人参、柴胡、麦门冬、赤茯苓、竹茹、桂、芦根、甘草。(中医方剂大辞典)(26)半夏、赤茯苓、人参、前胡、甘草、桂、柴胡。(中医方剂大辞典)(27)半夏、栝楼实、薤白。(中医方剂大辞典)(28)半夏、生姜、茯苓、厚朴。(中医方剂大辞典)(29)半夏、甘草、陈桔皮、桂、人参、白术、大腹皮。(中医方剂大辞典)(30)半夏、吴茱萸、生姜、附子。(中医方剂大辞典)(31)半夏、生姜、桂心、桔皮。(中医方剂大辞典)(32)半夏、生姜、桂心、甘草、厚朴、人参、桔皮、麦门冬。(中医方剂大辞典)(33)半夏、生姜、前胡、茯苓、甘草、黄芩、人参、杏仁、枳实、白术、栀子。(中医方剂大辞典)(34)半夏、桂心、生姜。(中医方剂大辞典)(35)半夏、生姜、茯苓、桂心。(中医方剂大辞典)(36)半夏、宿姜、杏仁、细辛、桔皮、麻黄、石膏、射干。(中医方剂大辞典)(37)半夏、宿姜、茯苓、白术、杏仁、竹叶、桔皮、芍药、大枣。(中医方剂大辞典)(38)半夏、生姜、黄芩、茵陈、当归、前胡、枳实、甘草、大戟、茯苓、白术。(中医方剂大辞典)(39)半夏、干姜、槟榔、桂、覆花、高良姜、丁香、木香。(中医方剂大辞典)(40)半夏、干姜、麻黄、枳实、前胡、泽泻、杏仁、细辛。(中医方剂大辞典)(41)半夏、麦门冬、人参、白茯苓、桔梗、青桔皮、柴胡、防风、前胡、细辛、白芷、紫菀、款冬花、厚朴、枳壳。(中医方剂大辞典)(42)半夏、白扁豆、人参、枳壳。(中医方剂大辞典)(43)半夏、枳实、栀子、赤茯苓、芒消、细辛、白术、杏仁、淡竹叶。(中医方剂大辞典)(44)半夏、生地黄、远志、赤茯苓、黄芩、酸枣仁。(中医方剂大辞典)(45)半夏、酸枣仁、黄芩、远志、山栀子、赤茯苓、秫米。(中医方剂大辞典)(46)半夏、人参。(中医方剂大辞典)(47)半夏、人参、赤茯苓。(中医方剂大辞典)(48)半夏、生姜、芍药、茯苓、桂心、桔皮、五味子、附子、白术、甘草、大枣、大麻仁。(中医方剂大辞典)(49)半夏、甘草、人参、前胡、桂。(中医方剂大辞典)(50)半夏、桂心、干姜、甘草、人参、细辛、附子、蜀椒。(中医方剂大辞典)(51)半夏、麦门冬、吴茱萸、当归、阿胶、干姜、大枣。(中医方剂大辞典)(52)半夏、生姜、桔梗、吴茱萸、前胡、鳖甲、枳实、人参、槟榔子。(中医方剂大辞典)(53)当归、防风、黄芪、柴胡、细辛、麻黄、人参、杏仁、桂心、半夏、大枣、生姜、黄芩。(中医方剂大辞典)(54)干姜、石膏、桔梗、人参、桂心、半夏、吴茱萸、小麦、甘草、赤小豆。(中医方剂大辞典)(55)半夏、生姜、桂心、吴茱萸。(中医方剂大辞典)(56)人参、茯苓、生姜、白蜜、半夏。(中医方剂大辞典)(57)半夏、生姜、桔皮。(中医方剂大辞典)(58)半夏、桂枝、甘草。(中医方剂大辞典)(59)半夏、厚朴、赤茯苓。(中医方剂大辞典)(60)半夏、人参、白茯苓。(中医方剂大辞典)(61)半夏、枳壳、茯苓、前胡、木通。(中医方剂大辞典)(62)半夏、黄芩、百合、干姜、黄连、人参、甘草。(中医方剂大辞典)(63)半夏、木通、桃仁、附子、葛根、枳壳、黄芩、羚羊角、升麻、麻黄。(中医方剂大辞典)(64)半夏、陈桔皮、白术、枳壳。(中医方剂大辞典)(65)半夏、白茯苓、枳壳、人参、白术。(中医方剂大辞典)(66)半夏、芦根、淡竹茹、麦门冬、人参、白茯苓。(中医方剂大辞典)(67)半夏、附子、款冬花、麻黄、干姜。(中医方剂大辞典)(68)半夏、桂、甘草、槟榔、陈桔皮、枳壳。(中医方剂大辞典)(69)秫米、半夏。(中医方剂大辞典)(70)半夏、茯苓、厚朴、炙甘草、广皮。(中医方剂大辞典)(71)半夏、茯苓、炙甘草、桑白皮、广皮、泽泻、白术。(中医方剂大辞典)(72)陈皮、半夏、茯苓、子芩、枳壳、紫苏、甘草。(中医方剂大辞典)(73)白术、生姜、半夏、茯苓、泽泻。(中医方剂大辞典)(74)半夏、黄芩、远志、生地黄、秫米、酸枣仁、缩砂。(中医方剂大辞典)(75)五苓散、生姜、半夏。(中医方剂大辞典)(76)半夏、麦门冬、酸枣仁、甘草、桂心、黄芩、萆薢、人参、茯苓、远志、秫米、生姜。(中医方剂大辞典)(77)半夏、栝楼实。(中医方剂大辞典)(78)半夏曲、神曲、麦蘖、甘草、生姜、杏仁、丁香、陈皮、盐。(中医方剂大辞典)(79)半夏、干姜。(中医方剂大辞典)(80)制半夏、茯苓。(中医方剂大辞典)(81)

半夏、姜、甘草、皂角。(中医方剂大辞典)(82)南星、半夏、生姜、皂角。(中医方剂大辞典)(83)半夏、白术、茯苓、人参、桔皮、附子、木香、桂心、大腹皮、甘草。(中医方剂大辞典)(84)半夏、藿香、羌活、川芎、黑牵牛。(中医方剂大辞典)(85)半夏曲、桂、大黄、桃仁。(中医方剂大辞典)(86)半夏曲、茯苓、白术、淡桂、甘草。(中医方剂大辞典)(87)半夏、白茯苓、青皮、陈皮、枳壳、桔梗。(中医方剂大辞典)(88)茯苓、白术、杏仁、桔皮、芍药、半夏。(中医方剂大辞典)(89)半夏、陈粟米。(中医方剂大辞典)(90)半夏、黄芩、土瓜根、赤茯苓、桂、枳壳、白术。(中医方剂大辞典)(91)半夏、白薇、干姜、甘草。(中医方剂大辞典)(92)半夏、贝母、柴胡、猪牙皂荚、甘草。(中医方剂大辞典)(93)半夏、麦门冬、甘草、当归、黄芪、阿胶、人参、黄芩、旋覆花。(中医方剂大辞典)(94)半夏、人参、厚朴、陈桔皮、细辛、白茯苓、枳壳、槟榔。(中医方剂大辞典)(95)半夏、人参、甘草、栝楼根、桂、石膏、小麦、赤小豆、吴茱萸。(中医方剂大辞典)(96)半夏、射干、干姜、紫菀、桂、当归、陈桔皮、独活。(中医方剂大辞典)(97)半夏、前胡、枳实、细辛、乌梅。(中医方剂大辞典)(98)半夏、细辛、枳壳、前胡、乌梅肉。(中医方剂大辞典)(99)半夏、白术、赤茯苓、人参、甘草、附子、陈桔皮、桂。(中医方剂大辞典)(100)半夏、芎䓖、细辛、附子、干姜、人参、当归、桂、甘草、白茯苓、杏仁。(中医方剂大辞典)(101)半夏、白茯苓、糯米。(中医方剂大辞典)(102)半夏、陈桔皮、芍药、白茯苓、白术、杏仁。(中医方剂大辞典)(103)半夏、槟榔、柴胡、桔梗、人参、赤茯苓、白术、陈桔皮。(中医方剂大辞典)(104)半夏、桔梗、槟榔、桑根白皮、百部、贝母、甘草、款冬花、吴茱萸、紫菀、泽漆叶、旋覆花。(中医方剂大辞典)

半夏饮 ban xia yin

【英文名】Ban Xia Drink

【组成】(1)半夏、白茯苓、细辛、旋覆花、桔梗、赤芍、陈桔皮、甘草、熟干地黄。(中医方剂大辞典)(2)半夏、大黄、芎䓖、当归、赤芍、桂、吴茱萸、桃仁、桑寄生、槟榔。(中医方剂大辞典)(3)半夏、丁香、木香、白术、沉香、陈桔皮、草豆蔻、甘草、青桔皮。(中医方剂大辞典)(4)半夏、白术、槟榔、甘草。(中医方剂大辞典)(5)半夏、麦门冬、升麻、前胡、槟榔、陈桔皮、大黄、竹叶、生地黄。(中医方剂大辞典)(6)半夏、厚朴、糯米、陈桔皮、生姜。(中医方剂大辞典)(7)半夏、干姜、枣肉、附子、青桔皮、陈桔皮、红豆蔻、木香、草豆蔻。(中医方剂大辞典)(8)半夏、厚朴、陈桔皮、人参、白术。(中医方剂大辞典)(9)半夏、大腹皮、麦门冬、赤茯苓、白术、桔梗、青桔皮、前胡、厚朴、防风、枇杷叶。(中医方剂大辞典)

半夏酒 ban xia jiu

【英文名】Ban Xia Wine

【组成】半夏。(中医方剂大辞典)

半夏散 ban xia san

【英文名】Ban Xia Powders

【异名】豆蔻汤(中医方剂大辞典、圣济总录);半夏汤(中医方剂大辞典、圣济总录);半粟散(中医方剂大辞典、圣济总录)

【组成】(1)半夏、前胡、川大黄、甘草、川朴消。(中医方剂大辞典)(2)半夏、桂心、紫菀、细辛、五味子、甘草。(中医方剂大辞典)(3)半夏、芎䓖、细辛、桂心、川乌头。(中医方剂大辞典)(4)半夏、人参、赤芍、细辛、白术、桔梗、桂心、陈桔皮、前胡、甘草、杏仁、麻黄。(中医方剂大辞典)(5)半夏、芎䓖、人参、草豆蔻、阿胶、白术、高良姜、艾叶、厚朴、陈桔皮、甘草。(中医方剂大辞典)(6)半夏、陈桔皮、人参、芎䓖、赤茯苓、赤芍、甘草、桑根白皮、生干地黄。(中医方剂大辞典)(7)半夏、知母、桔梗、黄芪、柴胡、鳖甲、人参、赤茯苓、秦艽、麦门冬、赤芍、甘草、乌梅肉、大腹皮。(中医方剂大辞典)(8)半夏、知母、桔梗、黄芪、柴胡、鳖甲、人参、赤茯苓、秦艽、麦门冬、赤芍、甘草、乌梅肉、大腹皮。(中医方剂大辞典)(9)半夏、赤茯苓、陈桔皮、木通、人参、大腹皮、槟榔、紫苏茎叶、桂。(中医方剂大辞典)(10)半夏、前胡、防风、旋覆花、大腹皮、桂心、人参、白术、甘草、枳壳、桑根白皮、陈桔皮。(中医方剂大辞典)(11)生半夏、杏仁。(中医方剂大辞典)(12)半夏、赤茯苓、甘草、陈粳米。(中医医方剂大辞典)(13)麝香、雄黄、半夏、巴豆。(中医方剂大辞典)(14)半夏、桂心、木香。(中医方剂大辞典)(15)半夏、白蔹、牡丹、桑根白皮。(中医方剂大辞典)(16)半夏、莽草、川大黄、白蔹、川芒消。(中医方剂大辞典)(17)半夏、射干、川升麻、犀角屑、甘草。(中医方剂大辞典)(18)半夏、前胡、槟榔、杏仁、川大黄、枳壳。(中医方剂大辞典)(19)半夏、赤茯苓、人参、白术、木香、甘草、陈桔皮。(中医方剂大辞典)(20)半夏、干姜、丁香。(中医方剂大辞典)(21)半夏、陈桔皮、桂心、赤茯苓、人参、白术、细辛、甘草、干姜。(中医方剂大辞典)(22)半夏、防风、大腹皮、麦门冬、枇杷叶、赤茯苓、白术、桔梗、枳壳、前胡、人参、甘草。(中医方剂大辞典)(23)半夏、赤茯苓、诃黎勒皮、陈桔皮、附子、枳实、紫苏茎叶、皂荚、甘草。(中医方剂大辞典)(24)半夏、陈桔皮、草豆蔻。(中医方剂大辞典)(25)半夏、人参、赤茯苓、甘草、吴茱萸、诃黎勒皮。(中医方剂大辞典)(26)半夏、干姜、石膏、人参、栝楼根、桂心、甘草、吴茱萸。(中医方剂大辞典)(27)半夏、柴胡、羚羊角屑、射干、赤茯苓、桔梗、昆布、甘草、木香。(中医方剂大辞典)(28)半夏、芦根、甜葶苈。(中医方剂大辞典)(29)半夏、槟榔、前胡、枳壳、吴茱萸、人参、甘草、桔梗、桂心。(中医方剂大辞典)(30)半夏、吴茱萸、桂心、人参、甘草。(中医方剂大辞典)(31)半夏、槟榔、红豆蔻、桂心、木香、白术、陈桔皮、赤茯苓、当归、高良姜。(中医方剂大辞典)(32)半夏、人参、赤茯苓、陈桔皮、射干、桂心、草豆蔻、旋覆花、枳实。(中医方剂大辞典)(33)半夏、干姜、昆布。(中医方剂大辞典)(34)半夏、木通、桂心、赤麸苓、陈桔皮、槟榔。(中医方剂大辞典)(35)半夏、前胡、白术、甘草、枳壳、赤茯苓、黄芩、当归、茵陈。(中医方剂大辞典)(36)半夏、桔梗、大腹皮、前胡、鳖甲、枳壳、人参、槟榔、赤芍、吴茱萸。(中医方剂大辞典)(37)半夏、桔梗、前胡、吴茱萸、人参、槟榔、鳖甲、枳壳。(中医方剂大辞典)(38)半夏、川大黄、桂心、前胡、京三棱、当归、青桔皮、鳖甲、槟榔、诃黎勒皮、木香。(中医方剂大辞典)(39)半夏、麻黄、细辛、枳实、杏仁、前胡、泽泻。(中医方剂大辞典)(40)半夏、白茯苓、泽泻、桂心、甘草、麦门冬。(中医方剂大辞典)(41)半夏、前胡、紫菀、陈桔皮、人参、诃黎勒皮、杏仁。(中医方剂大辞典)(42)半夏、赤茯苓、人参、紫苏茎叶、前胡、桂心、槟榔、陈桔皮。(中医方剂大辞典)(43)半夏、黄芩、前胡、芎䓖、防风、枳壳、紫苏茎叶、羚羊角屑、甘草、旋覆花、赤茯苓、石膏、桑根白皮、独活、槟榔。(中医方剂大辞典)(44)半夏、桂心、赤茯苓、陈桔皮、人参、白术、大腹皮、桔梗、枳壳。(中医方剂大辞典)(45)半夏、桂心、赤茯苓、白术、枳实、木香、陈桔皮、甘草。(中医方剂大辞典)(46)半夏、前胡、射干、白术、桂心、人参、枳壳。(中医方剂大辞典)(47)半夏、吴茱萸、桂心、人参、白术、当归、厚朴、枳实。(中医方剂大辞典)(48)半夏、人参、白术、厚朴、陈桔皮、附子、沉香、桂心。(中医方剂大辞典)(49)半夏、赤茯苓、陈桔皮、人参、前胡、紫苏茎叶、木通、木香、白术、槟榔。(中医方剂大辞典)(50)半夏、前胡、紫苏子、陈桔皮、桂心、甘草、赤茯苓。(中医方剂大辞典)(51)半夏、前胡、紫苏子、陈桔皮、桂心、甘草、赤茯苓。(中医方剂大辞典)(52)半夏、桂心、槟榔。(中医方剂大辞典)(53)半夏、射干、牛蒡子、杏仁、羚羊角屑、木通、桔梗、昆布、槟榔、枳壳、赤茯苓、甘草。(中医方剂大辞典)(54)半夏、细辛、桔梗、杏仁、陈桔皮、麻黄、桂心、前胡、枳壳、紫菀、桑根白皮、贝母、柴胡、甘草、木通、诃黎勒皮。(中医方剂大辞典)(55)半夏、厚朴、赤茯苓、紫苏叶、诃黎勒皮、枳壳。(中医方剂大辞典)(56)半夏、红豆蔻、茅香花、人参、陈桔皮、白术。(中医方剂大辞典)(57)半夏、旋覆花、防风、赤茯苓、前胡、桑根白皮、麦门冬、枳实、甘草。(中医方剂大辞典)(58)半夏。(中医方剂大辞典)(59)半夏、桂枝、甘草。(中医方剂大辞典)(60)半夏、玄参、川升麻、犀角屑、黑豆皮、牛蒡子、甘草、木香、枳壳。(中医方剂大辞典)(61)半夏、五味子、前胡、木香、桂心、陈桔皮、甘草、赤茯苓、桔梗、麦门冬、人参、枳壳。(中医方剂大辞典)(62)半夏、鳖甲、白术、人参、黄芪、赤茯苓、桔梗、桂心、前胡、陈桔皮、甘草、木香。(中医方剂大辞典)(63)半夏、防风、大腹皮、麦门冬、枇杷叶、白茯苓、白术、桔梗、青桔皮、前胡、人参、厚朴。(中医方剂大辞典)(64)半夏、白术、赤茯苓、人参、甘草、附子、陈桔皮、桂心、木香、大腹皮、诃黎勒、前胡。(中医方剂大辞典)(65)半夏、白术、赤茯苓、鳖甲、杏仁、陈桔皮、赤芍、柴胡、大腹皮、枳壳、木香、诃黎勒。(中医方剂大辞典)(66)半夏、前胡、人参、赤芍、枳实、细辛、杏仁、甘草、麦门冬。(中医方剂大辞典)(67)半夏、芎䓖、甘草、汉防己、干姜、防风、桂心、川椒、附子。(中医方剂大辞典)(68)半夏、川大黄、乳香。(中医方剂大辞典)(69)半夏、柴胡、黄芩、赤芍、甘草、桂心、陈桔皮、大腹皮。(中医方剂大辞典)(70)半夏、麦门冬、甘草、青竹茹、葛根、陈桔皮。(中医方剂大辞典)(71)半夏、赤芍、前胡、黄芩;人参、知母、麦门冬、栝楼根、黄芪、赤茯苓、甘草。(中医方剂大辞典)(72)半夏、白术、甘草、赤茯苓、桂心、人参、诃黎勒、前胡。(中医方剂大辞典)(73)半夏、柴胡、黄芪、赤芍、人参、桂心、陈桔皮、大腹皮。(中医方剂大辞典)(74)半夏、枳壳、赤茯苓、前胡、木通、人参。(中医方剂大辞典)(75)半夏、人参、柴胡、黄芩、甘草、栝楼根。(中医方剂大辞典)(76)半夏、陈桔皮、前胡、赤茯苓、槟榔、川大黄、白术、郁李仁。(中医方剂大辞典)(77)半夏、陈桔皮、枳壳、白术、甘草、高良姜、桂心、人参。(中医方剂大辞典)(78)半夏、黄芩、人参、干姜、黄连、甘草。(中医方剂大辞典)(79)半夏、人参、木香、枳实、木通、川大黄、杏仁、百合、桑根白皮。(中医方剂大辞典)(80)半夏、黄芩、百合、干姜、黄连、甘草、人参。(中医方剂大辞典)(81)半夏、前胡、诃黎勒皮、赤芍、桂心、人参、木香、槟榔、陈桔皮。(中医方剂大辞典)(82)半夏、人参、赤茯苓、泽泻、附子、干姜、甘草、陈桔皮。(中医方剂大辞典)(83)半夏、甘草、人参、枳实、前胡、诃黎勒。(中医方剂大辞典)(84)半夏、陈桔皮、甘草、人参、葛根、麦门冬、枇杷叶。(中医方剂大辞典)(85)半夏、芦根、赤茯苓、泽泻、桂心、甘草、麦门冬。(中医方剂大辞典)(86)半夏、葛根、白术、人参、柴胡、陈桔皮、厚朴、黄芩、甘草。(中医方剂大辞典)(87)半夏、泽泻、桂心、干姜、甘草。(中医方剂大辞典)(88)半夏、乌头、防风、旋覆花、前胡、赤茯苓、桂心、白术、甘草。(中医方剂大辞典)(89)半夏、木香、人参、槟榔、桔梗、陈桔皮、前胡、赤茯苓、桂心、旋覆花、麦门冬、枇杷叶、细辛、甘草、枳壳。(中医方剂大辞典)(90)半夏、杏仁、木香、桂心、陈桔皮、甘草、干姜。(中医方剂大辞典)(91)苍耳子、半夏。(中医方剂大辞典)(92)半夏、南星、白僵蚕。(中医方剂大辞典)(93)半夏、桂、草乌头。(中医方剂大辞典)(94)半夏、陈粟米。(中医方剂大辞典)(95)半夏、天南星、朱砂、乳香、滑石、五灵脂。(中医方剂大辞典)(96)半夏、贝母、柴胡、杏仁、川升麻、桑白皮、地骨皮、款冬花、麦门冬、马兜铃、青桔皮、甘草。(中医方剂大辞典)(97)半夏、黄葵子、防风、远志、款冬花、桂心、前胡、干姜。(中医方剂大辞典)(98)半夏、白蔹。(中医方剂大辞典)(99)生姜、甘草、陈曲、草豆蔻、陈桔皮、丁香、半夏曲。(中医方剂大辞典)(100)半夏、干姜、绿矾。(中医方剂大辞典)(101)半夏、阿魏。(中医方剂大辞典)(102)半夏、藿香、羌活、芎劳、牵牛。(中医方剂大辞典)(103)半夏、厚朴、枇杷叶、肉豆蔻、母丁香、青木香。(中医方剂大辞典)(104)半夏、海藻、龙胆、昆布、土瓜根、射干、小麦面。(中医方剂大辞典)(105)半夏、黄连、黄芩、干姜、陈桔皮、人参、当归、甘草。(中医方剂大辞典)

半夏膏 ban xia gao

【英文名】Ban Xia Plaster

【组成】半夏、鲏鳑鱼脂。(中医方剂大辞典)

半夏露 ban xia lu

【英文名】Ban Xia Syrup

【组成】(1)生半夏、甘草、紫菀、陈皮酊、麻黄、远志、枇杷叶、桔梗、薄荷油。((93)浙卫药准字 0169 - 13 号)(2)橙皮酊、生半夏、远志、紫菀、枇杷叶、麻黄、桔梗、甘草。((82)苏卫药准字 1177 - 13 号)(3)橙皮酊、半夏、远志、紫菀、枇杷叶、桔梗、甘草、薄荷油。((86)闽卫药准字 20390 号)(4)半夏。((92)滇卫药准字 27Z 第 992 号)

半钱散 ban qian san

【英文名】Ban Qian Powders

【组成】大川芎、大附子。(中医方剂大辞典)

半消丸 ban xiao wan

【英文名】Ban Xiao Pill

【组成】半夏、风化消。(中医方剂大辞典)

半黄丸 ban huang wan

【英文名】Ban Huang Pill

【组成】黄芩、南星、半夏。(中医方剂大辞典)

半硫丸 ban liu wan

【英文名】Ban Liu Pill

【异名】半桃丸(中医方剂大辞典、三因);硫半丸(中医方剂大辞典、良朋汇集)

【组成】半夏、硫黄。(中医方剂大辞典)

半提丹 ban ti dan

【英文名】Ban Ti Pellet

【组成】红升丹、珍珠散。(中医方剂大辞典)

半解汤 ban jie tang

【英文名】Ban Jie Decoction

【组成】白芍、柴胡、当归、川芎、甘草、蔓荆子、半夏。(中医方剂大辞典)

半豆饮子 ban dou yin zi

【英文名】Ban Dou Drink

【组成】半夏、白豆蔻、苍术、姜、藿香、陈皮、归尾、川芎、人参、白术、甘草、猪苓、砂仁、莲子。(中医方剂大辞典)

半枝莲饮 ban zhi lian yin

【英文名】Ban Zhi Lian Drink

【组成】鼠牙半枝莲。(中医方剂大辞典)

半夏汤散 ban xia tang san

【英文名】Ban Xia Powders

【组成】半夏、青桔皮、木通、桂、吴茱萸。(中医方剂大辞典)

半夏饮子 ban xia yin zi

【英文名】Ban Xia Drink

【组成】(1)制半夏、厚朴、人参、白术、生姜、枣、粳米、桔皮。(中医方剂大辞典)(2)半夏、黄芪、人参、黄芩、麦门冬、甘草。(中医方剂大辞典)

半夏拨刀 ban xia bo dao

【英文名】Ban Xia Herbal Pieces For Decoction

【异名】半夏饦(中医方剂大辞典、普济方)

【组成】(1)大麦面、半夏、桂。(中医方剂大辞典)(2)半夏、人参。(中医方剂大辞典)

半夏根散 ban xia gen san

【英文名】Ban Xia Gen Powders

【组成】半夏根、木瓜根、乌头。(中医方剂大辞典)

半夏煮散 ban xia zhu san

【英文名】Ban Xia Decoction

【异名】半夏汤(中医方剂大辞典、圣济总录)

【组成】半夏、木通、前胡、旋覆花、陈皮、槟榔、官桂、枳壳、茯苓、白术。(中医方剂大辞典)

半夏熨方 ban xia yun fang

【英文名】Ban Xia Hot Medicated compress

【组成】半夏、生姜、芎劳、细辛、桂心、乌头。(中医方剂大辞典)

半夏糖浆 ban xia tang jiang

【英文名】Ban Xia Syrup(药品标准 - 中药成方制剂标准)

【组成】生半夏、麻黄、紫菀、桔梗、枇杷叶、远志、陈皮、甘草、薄荷油。(药品标准-中药成方制剂标准1993年)

半贝姜茶饮 ban bei jiang cha yin

【英文名】Ban Bei Jiang Cha Drink

【组成】半夏、川贝、生姜、细芽茶。(中医方剂大辞典)

半边莲合剂 ban bian lian he ji

【英文名】Ban Bian Lian Mixture

【组成】半边莲、当归、丹参、茯苓、槟榔。(中医杂志1959,(2))

半边莲煎剂 ban bian lian jian ji

【英文名】Ban Bian Lian Decoction

【组成】半边莲。(中医杂志1956,(4))

半附理中汤 ban fu li zhong tang

【英文名】Ban Fu Li Zhong Decoction

【组成】半夏、附子、人参、白术、干姜、甘草。(中医方剂大辞典)

半枫荷药酒 ban feng he yao jiu

【英文名】Ban Feng He Wine(药品标准-中药成方制剂标准)

【组成】半枫荷、走马胎、五加皮、威灵仙、川芎、海风藤、千年健、骨碎补、防风、续断、川乌、木瓜、当归、天南星、牛膝、防己、羌活、狗脊、豨莶草、蒺藜、独活、杜仲、茯苓、黄芪、桑寄生。(药品标准-中药成方制剂标准1995年)

半苓平胃散 ban ling ping wei san

【英文名】Ban Ling Ping Wei Powders

【组成】半夏、白茯苓、熟苍术、厚朴、广皮、甘草。(中医方剂大辞典)

半夏丁香丸 ban xia ding xiang wan

【英文名】Ban Xia Ding Xiang Pill

【组成】半夏、白矾、丁香。(中医方剂大辞典)

半夏二味丸 ban xia er wei wan

【英文名】Ban Xia Er Wei Pill

【异名】半夏丸(中医方剂大辞典、妇人良方)

【组成】半夏、小麦面。(中医方剂大辞典)

半夏十味汤 ban xia shi wei tang

【英文名】Ban Xia Shi Wei Decoction

【组成】半夏、干姜、吴茱萸、桂心、白术、细辛、柴胡、牡丹皮、大黄、芒消。(中医方剂大辞典)

半夏人参汤 ban xia ren shen tang

【英文名】Ban Xia Ren Shen Decoction

【组成】半夏、人参。(中医方剂大辞典)

半夏干姜汤 ban xia gan jiang tang

【英文名】Ban Xia Gan Jiang Decoction

【组成】(1)半夏、甘草、干姜。(中医方剂大辞典)(2)干姜、桂枝、半夏、苍术、生姜。(中医方剂大辞典)

半夏干姜散 ban xia gan jiang san

【英文名】Ban Xia Gan Jiang Powders

【组成】半夏、干姜。(中医方剂大辞典)

半夏天麻丸 ban xia tian ma wan

【英文名】Ban Xia Tian Ma Pill(药品标准-中药成方制剂标准)

【组成】法半夏、天麻、黄芪、人参、苍术、白术、茯苓、陈皮、泽泻、六神曲、麦芽、黄柏。(药品标准-中药成方制剂标准1989年)

半夏木通汤 ban xia mu tong tang

【英文名】Ban Xia Mu Tong Decoction

【组成】(1)半夏、木通、芦根、陈桔皮、柴胡、麦门冬、枇杷叶。(中医方剂大辞典)(2)半夏、木通、干姜、芍药、桑根白皮。(中医方剂大辞典)

半夏五香丸 ban xia wu xiang wan

【英文名】Ban Xia Wu Xiang Pill

【组成】半夏、丁香、沉香、麝香、龙脑、丹砂、藿香叶、槟榔、木香、甘草。(中医方剂大辞典)

半夏中和汤 ban xia zhong he tang

【英文名】Ban Xia Zhong He Decoction

【组成】半夏、厚朴、苍术、独活、草豆蔻、甘草。(中医方剂大辞典)

半夏化痰丸 ban xia hua tan wan

【英文名】Ban Xia Hua Tan Pill

【异名】半夏丸(中医方剂大辞典)

【组成】半夏、赤茯苓、白矾、铅白霜。(中医方剂大辞典)

半夏平胃散 ban xia ping wei san

【英文名】Ban Xia Ping Wei Powders

【异名】安中散(中医方剂大辞典)

【组成】半夏、厚朴、陈皮、甘草、苍术。(中医方剂大辞典)

半夏正气丹 ban xia zheng qi dan

【英文名】Ban Xia Zheng Qi Pellet

【组成】硫黄、半夏、藿香叶、大附子、水银、砂子。(中医方剂大辞典)

半夏甘桂汤 ban xia gan gui tang

【英文名】Ban Xia Gan Gui Decoction

【组成】桂枝、半夏、茯苓、桔梗、米仁、骨脂、干姜、泽泻。(中医方剂大辞典)

半夏左经汤 ban xia zuo jing tang

【英文名】Ban Xia Zuo Jing Decoction

【组成】半夏、干葛、细辛、白术、茯苓、桂心、防风、干姜、黄芩、小草、甘草、柴胡、麦门冬。(中医方剂大辞典)

半夏左金汤 ban xia zuo jin tang

【英文名】Ban Xia Zuo Jin Decoction

【组成】半夏、干葛、细辛、白术、茯苓、桂、柴胡、麦冬。(中医方剂大辞典)

半夏四子汤 ban xia si zi tang

【英文名】Ban Xian Si Zi Decoction

【组成】半夏、桑白皮、百合、陈皮、白芥子、莱菔子、葶苈子、瓜蒌仁、款冬花、麻黄、杏仁、川贝、麦冬、苏子、远志、大枣。(陕西中医 1993,14(4))

半夏生姜汤 ban xia sheng jiang tang

【英文名】Ban Xia Sheng Jiang Decoction

【组成】(1)半夏、生姜、人参、陈桔皮。(中医方剂大辞典)(2)半夏、陈皮、黄芩、生姜。(中医方剂大辞典)

半夏白术丸 ban xia bai zhu wan

【英文名】Ban Xia Bai Zhu Pill

【组成】白术、半夏、干姜、枳实、赤茯苓。(中医方剂大辞典)

半夏白芷散 ban xia bai zhi san

【英文名】Ban Xia Bai Zhi Powders

【组成】半夏、白芷。(中医方剂大辞典)

半夏曲芽汤 ban xia qu ya tang

【英文名】Ban Xia Qu Ya Decoction

【组成】(1)半夏、陈皮、茯苓、枳壳、槟榔、神曲、麦芽、甘草。(中医方剂大辞典)(2)半夏、陈皮、茯苓、枳壳、槟榔、神曲、麦芽、香附、厚朴、苍术、甘草。(中医方剂大辞典)

半夏百合汤 ban xia bai he tang

【英文名】Ban Xia Bai He Decoction

【组成】半夏、黄连、百合、黄芩、乌药、杭芍、香附、炙甘草、干姜、红枣。(湖北中医杂志 1985,(4))

半夏竹茹汤 ban xia zhu ru tang

【英文名】Ban Xia Zhu Ru Decoction

【组成】半夏、竹茹、茯苓、伏龙肝。(中医方剂大辞典)

半夏苍术汤 ban xia cang zhu tang

【英文名】Ban Xia Cang Zhu Decoction

【组成】半夏、苍术、当归、白芍、熟地、川芎、川朴、甘草。(中医方剂大辞典)

半夏苏子汤 ban xia su zi tang

【英文名】Ban Xia Su Zi Decoction

【组成】半夏、苏子、生姜、大枣、桔皮、桂心、甘草。(中医方剂大辞典)

半夏杏仁汤 ban xia xing ren tang

【英文名】Ban Xia Xing Ren Decoction

【组成】半夏、杏仁、枳壳、桔梗、片芩、紫苏、麻黄、甘草。(中医方剂大辞典)

半夏利膈丸 ban xia li ge wan

【英文名】Ban Xia Li Ge Pill

【异名】槟榔利膈丸(中医方剂大辞典)

【组成】(1)白术、人参、白茯苓、白矾、滑石、贝母、天南星、白附子、半夏。(中医方剂大辞典)(2)黑牵牛、皂角、槐角子、齐州半夏、青桔皮、槟榔。(中医方剂大辞典)(3)防风、半夏。(中医方剂大辞典)

半夏补心汤 ban xia bu xin tang

【英文名】Ban Xia Bu Xin Decoction

【组成】半夏、宿姜、茯苓、桂心、枳实、桔皮、白术、防风、远志。(中医方剂大辞典)

半夏芩术汤 ban xia qin zhu tang

【英文名】Ban Xia Qin Zhu Decoction

【组成】苍术、白术、半夏、南星、酒黄芩、香附、陈皮、赤苓、威灵仙、甘草。(中医方剂大辞典)

半夏肺痿汤 ban xia fei wei tang

【英文名】Ban Xia Fei Wei Decoction

【组成】半夏、母姜、桔皮、白术、桂心。(中医方剂大辞典)

半夏泻心汤 ban xia xie xin tang

【英文名】Ban Xia Xie Xin Decoction

【异名】泻心汤(中医方剂大辞典、千金)

【组成】半夏、黄芩、干姜、人参、甘草、黄连、大枣。(中医方剂大辞典)

半夏厚朴汤 ban xia hou po tang

【英文名】Ban Xia Hou Po Decoction

【组成】(1)半夏、厚朴、山栀、川黄连、广陈皮、茯苓、甘草、黑枳实、苍术、泽泻、香附子、青皮、当归、白豆蔻。(中医方剂大辞典)(2)半夏、厚朴、茯苓、生姜、干苏叶。(中医方剂大辞典)(3)红花、苏木、吴茱萸、干生姜、黄连、木香、青皮、肉桂、苍术、白茯苓、泽泻、柴胡、陈皮、生黄芩、草豆蔻仁、生甘草、京三棱、当归梢、猪苓、升麻、神曲、厚朴、半夏、桃仁、昆布。(中医方剂大辞典)

半夏枳术丸 ban xia zhi zhu wan

【英文名】Ban Xia Zhi Zhu Pill

【组成】半夏、枳实、白术。(中医方剂大辞典)

半夏草果散 ban xia cao guo san

【英文名】Ban Xia Cao Guo Powders

【组成】半夏、全青桔皮、枣子、乌梅、草果子、生姜、甘草。(中医方剂大辞典)

半夏茯苓丸 ban xia fu ling wan

【英文名】Ban Xia Fu Ling Pill

【组成】茯苓、半夏、桔皮、枳壳、人参、甘草、干姜。(中医方剂大辞典)

半夏茯苓汤 ban xia fu ling tang

【英文名】Ban Xia Fu Ling Decoction

【异名】半夏散(中医方剂大辞典、圣惠);半夏汤(中医方剂大辞典、圣济总录);茯苓半夏汤(中医方剂大辞典、赤水玄珠)

【组成】(1)半夏、秫米、茯苓。(中医方剂大辞典)(2)

半夏、生姜、茯苓、旋覆花、陈桔皮、人参、桔梗、芍药、甘草、桂心。(中医方剂大辞典)(3)半夏、茯苓、干地黄、细辛、人参、芍药、旋覆花、芎䓖、桔梗、甘草、生姜。(中医方剂大辞典)(4)熟半夏、白茯苓。(中医方剂大辞典)(5)白术、半夏、陈皮、砂仁、茯苓、炙甘草、生姜、大枣、乌梅。(中医方剂大辞典)(6)半夏、赤苓、陈皮、甘草、黄芩、生姜。(中医方剂大辞典)(7)半夏、赤茯苓、麦门冬、酸枣仁、桂、黄芩、远志、人参、甘草。(中医方剂大辞典)(8)半夏、茯苓、熟地、陈皮、细辛、苏叶、川芎、人参、芍药、桔梗、甘草。(中医方剂大辞典)(9)半夏、陈皮、白茯苓、缩砂仁、甘草。(中医方剂大辞典)(10)半夏、白茯苓、陈皮、白术、丁香、缩砂、粉草。(中医方剂大辞典)

半夏茯神散 ban xia fu shen san

【英文名】Ban Xia Fu Shen Powders

【组成】(1)半夏、茯神、天麻、胆星、远志肉、枣仁、广皮、乌药、木香、礞石。(中医方剂大辞典)(2)半夏、茯神、枣仁、远志、胆星、天麻、陈皮、木香、磁石、乌梅。(中医方剂大辞典)

半夏神曲汤 ban xia shen qu tang

【英文名】Ban Xia Shen Qu Decoction

【组成】陈皮、白术、半夏、干姜、神曲、三棱、莪术、白茯苓、山楂、枳实、砂仁、麦芽。(中医方剂大辞典)

半夏桂枝汤 ban xia gui zhi tang

【英文名】Ban Xia Gui Zhi Decoction

【组成】半夏、秫米、白芍、桂枝、炙甘草、生姜、大枣。(中医方剂大辞典)

半夏桔梗汤 ban xia jie geng tang

【英文名】Ban Xia Jie Geng Decoction

【组成】半夏、桔梗、桑根白皮、天南星。(中医方剂大辞典)

半夏栝楼丸 ban xia gua lou wan

【英文名】Ban Xia Gua Lou Pill

【组成】半夏、栝楼、杏仁、麻黄、白矾、款冬花。(中医方剂大辞典)

半夏涤痰汤 ban xia di tan tang

【英文名】Ban Xia Di Tan Decoction

【组成】半夏曲、枳实、白前、旋覆花、炒菔子、橘红、炙甘草、白茯苓。(中医方剂大辞典)

半夏麻黄丸 ban xia ma huang wan

【英文名】Ban Xia Ma Huang Pill

【组成】半夏、麻黄。(中医方剂大辞典)

半夏棋子粥 ban xia qi zi zhou

【英文名】Ban Xia Qi Zi Gruel

【组成】半夏、干姜、白面、鸡子白。(中医方剂大辞典)

半夏温肺汤 ban xia wen fei tang

【英文名】Ban Xia Wen Fei Decoction

【组成】细辛、桔皮、桂心、人参、旋覆花、甘草、桔梗、芍药、半夏、赤茯苓。(中医方剂大辞典)

半夏解毒汤 ban xia jie du tang

【英文名】Ban Xia Jie Du Decoction

【组成】黄柏、黄芩、山栀子、半夏。(中医方剂大辞典)

半夏桔皮汤 ban xia ju pi tang

【英文名】Ban Xia Ju Pi Decoction

【组成】(1)半夏、陈桔皮、厚朴、人参、白术、高良姜。(中医方剂大辞典)(2)半夏、陈桔皮、杏仁、麻黄、赤茯苓、柴胡、生姜、甘草。(中医方剂大辞典)(3)半夏、陈皮、甘草、人参、茯苓、黄芩、葛根、厚朴。(中医方剂大辞典)(4)四君子汤、陈皮、半夏、紫苏、砂仁。(中医方剂大辞典)(5)人参、白术、白茯苓、甘草、黄芩、半夏、厚朴、藿香叶、葛根、桔皮。(中医方剂大辞典)(6)半夏、桔皮、茯苓苓、人参、甘草、干姜。(中医方剂大辞典)

半夏桔皮饮 ban xia ju pi yin

【英文名】Ban Xia Ju Pi Drink

【组成】半夏、陈桔皮、甘草、桂、人参、大腹。(中医方剂大辞典)

半夏礞石丸 ban xia meng shi wan

【英文名】Ban Xia Meng Shi Pill

【组成】半夏、巴豆、杏仁、猪牙皂荚、礞石、丁香、木香、沉香、槟榔、腻粉、硇砂、粉霜。(中医方剂大辞典)

半夏藿香汤 ban xia huo xiang tang

【英文名】Ban Xia Huo Xiang Decoction

【组成】半夏、真藿香、干姜、甘草、白茯苓、广陈皮、白术。(中医方剂大辞典)

半夏露冲剂 ban xia lu chong ji

【英文名】Ban Xia Lu Granule(药品标准－中药成方制剂标准)

【组成】生半夏、枇杷叶、远志、款冬花、桔梗、麻黄、甘草、陈皮、薄荷油。(药品标准－中药成方制剂标准1991年)

半温半热汤 ban wen ban re tang

【英文名】Ban Wen Ban Re Decoction

【异名】半湿半热汤(中医方剂大辞典、济阳纲目)

【组成】半夏、茯苓、白术、前胡、枳壳、甘草、大戟、黄芩、茵陈、当归。(中医方剂大辞典)

半夏止咳糖浆 ban xia zhi ke tang jiang

【英文名】Ban Xia Zhi Ke Syrup(药品标准－中药成方制剂标准)

【组成】姜半夏、苦杏仁、款冬花、紫菀、陈皮、瓜蒌皮、麻黄、甘草。(药品标准－中药成方制剂标准1997年)

半夏茯苓饮子 ban xia fu ling yin zi

【英文名】Ban Xia Fu Ling Drink

【组成】半夏、附子、赤茯苓、白术、人参、黄桔皮、丁香。(中医方剂大辞典)

半夏羚羊角散 ban xia ling yang jiao san

【英文名】Ban Xia ling Yang jiao Powders

【组成】羚羊角、薄荷、羌活、半夏、白菊花、川乌、川芎、防风、车前子、细辛。(中医方剂大辞典)

半表半里中和汤 ban biao ban li zhong he tang

【英文名】Ban Biao Ban Li Zhong He Decoction

【组成】人参、陈皮、黄芪、当归、白术、白芷、川芎、茯苓、皂角刺、乳香、没药、金银花、甘草节。(中医方剂大辞典)

半夏千里流水汤 ban xia qian li liu shui tang

【英文名】Ban Xia Qian Li Liu Shui Decoction

【异名】半夏东流水汤(中医方剂大辞典、圣济总录);半夏汤(中医方剂大辞典、玉机微义)

【组成】(1)半夏、宿姜、酸枣仁、黄芩、茯苓、秫米、麦门冬、桂心、甘草、人参。(中医方剂大辞典)(2)半夏、宿姜、生地黄、酸枣仁、黄芩、远志、茯苓、秫米。(中医方剂大辞典)

半夏生姜大黄汤 ban xia sheng jiang dai huang tang

【英文名】Ban Xia Sheng Jiang Dai Huang Decoction

【组成】半夏、生姜、大黄。(中医方剂大辞典)

半夏白术天麻汤 ban xia bai zhu tian ma tang

【英文名】Ban Xia Bai Zhu Tian Ma Decoction

【异名】半夏茯苓天麻汤(中医方剂大辞典、卫生宝鉴);白术半夏天麻汤(中医方剂大辞典、扶寿精方);半夏天麻汤(中医方剂大辞典、杏苑);半术天麻汤(中医方剂大辞典、简明医彀)

【组成】(1)黄柏、干姜、天麻、苍术、白茯苓、黄芪、泽泻、人参、炒白术、半夏、大麦蘖面、桔皮。(中医方剂大辞典)(2)半夏、白术、天麻、茯苓、桔皮、苍术、人参、神曲、麦蘖、黄芪、泽泻、干姜、草果。(中医方剂大辞典)(3)半夏、白术、天麻。(中医方剂大辞典)(4)半夏、白术、天麻、陈皮、茯苓、甘草、生姜、大枣、蔓荆子。(中医方剂大辞典)

半夏南星白附丸 ban xia nan xing bai fu wan

【英文名】Ban Xia Nan Xing Bai Fu Pill

【组成】半夏、南星、白附。(中医方剂大辞典)

半夏茯苓陈皮汤 ban xia fu ling chen pi tang

【英文名】Ban Xia Fu Ling Chen Pi Decoction

【组成】半夏、茯苓、陈皮、生姜。(中医方剂大辞典)

半夏黄连解毒汤 ban xia huang lian jie du tang

【英文名】Ban Xia Huang Lian Jie Du Decoction

【组成】黄连、黄柏、黄芩、大栀子、半夏、厚朴、茯苓。(中医方剂大辞典)

半夏茯苓汤加丁香汤 ban xia fu ling tang jia ding xiang tang

【英文名】Ban Xia Fu Ling Decoction Jia Ding Xiang Decoction

【组成】半夏、茯苓、丁香、生姜。(中医方剂大辞典)

半夏理中续膈破寒汤 ban xia li zhong xu ge po han tang

【英文名】Ban Xia Li Zhong Xu Ge Po Han Decoction

【组成】半夏、生姜、麻黄、前胡、泽泻、竹叶、细辛、枳实、杏仁。(中医方剂大辞典)

半夏泻心汤去干姜甘草加枳实杏仁方 ban xia xie xin tang qu gan jiang gan cao jia zhi shi xing ren fang

【英文名】Ban Xia Xie Xin Decoction Qu Gan Jiang Gan Cao Jia Zhi Shi Xing Ren Prescription

【组成】半夏、黄连、黄芩、枳实、杏仁。(中医方剂大辞典)

半夏泻心汤去人参甘草干姜大枣加枳实生姜方 ban xia xie xin tang qu ren shen gan cao gan jiang da zao jia zhi shi sheng jiang fang

【英文名】Ban Xia Xie Xin Decoction Qu Ren Shen Gan Cao Gan Jiang Da Zao Jia Zhi Shi Sheng Jiang Prescription

【组成】半夏、黄连、黄芩、枳实、生姜。(中医方剂大辞典)

闪痛煎 shan tong jian

【英文名】San Tong Decoction

【组成】枳壳、桔梗、防风、乌药、当归、杏仁、半夏、木通、甘草、红花。(中医方剂大辞典)

阡张膏 qian zhang gao

【英文名】Qian Zhang Plaster

【组成】蓖麻仁、大黄、红花、白芷、木鳖仁、生地、当归、黄柏、甘草、牡丹皮、赤芍、黄芩、全蝎、蝉蜕、防风、穿山甲、白僵蚕、独活、乳香、没药、肉桂、川黄连、元参。(中医方剂大辞典)

加干散 jia gan san

【英文名】Jia Gan Powders

【组成】没药、当归、北芍药、桂、麝香、川乌、茴香。(中医方剂大辞典)

加皮酒 jia pi jiu

【英文名】Jia Pi Wine

【组成】加皮、当归、牛膝、白芍、川断、木瓜、远志。(中医方剂大辞典)

加皮露 jia pi lu

【英文名】Jia Pi Distillate

【组成】五加皮、熟干地黄、丹参、杜仲、蛇床子、干姜、地骨皮、天门冬、钟乳石、白酒、冰糖。(中医方剂大辞典)

加减散 jia jian san

【英文名】Jia Jian Powders

【组成】柴胡、黄芩、川芎、白芷、赤白芍、薄荷、全蝎、僵

蚕、牛膝、细辛、生甘草。(内蒙古中医药 1992,11(4))

加吊藤散 jia diao chen san

【英文名】Jia Diao Chen Powders

【组成】加吊藤叶、煅牡蛎、白疔散、氧化锌。(中医方剂大辞典)

加生化肾汤 jia sheng hua shen tang

【英文名】Jia Sheng Hua Shen Decoction

【组成】熟地、生地、肉桂。(中医方剂大辞典)

加连生化汤 jia lian sheng hua tang

【英文名】Jia Lian Sheng Hua Decoction

【组成】川穹、当归、白芍、川连、枳壳、茯苓、甘草、木香。(中医方剂大辞典)

加苓调脾散 jia ling tiao pi san

【英文名】Jia Ling Tiao Pi Powders

【组成】白术、茯苓、神曲、白芍、扁豆、砂仁、香附、厚朴、炙甘草。(中医方剂大辞典)

加陈二妙散 jia chen er miao san

【英文名】Jia Chen Er Miao Powders

【组成】儿茶、明矾。(云南医药 1992,10(1))

加味一贯煎 jia wei yi guan jian

【英文名】Jia Wei Yi Guan Decoction

【组成】生地、北沙参、当归、枸杞、麦冬、川楝子、郁金、白芍。(中医杂志 1985,26(8))

加味二仙汤 jia wei er xian tang

【英文名】Jia Wei Er Xian Decoction

【组成】仙茅、仙灵脾、当归、巴戟天、菖蒲、夜交藤、知母、黄柏。(陕西中医 1988,9(2))

加味二冬汤 jia wei er dong tang

【英文名】Jia Wei Er Dong Decoction

【组成】天冬、麦冬、生地、熟地、款冬、桔梗、贝母、紫菀、茯苓、甘草、沙参、瓜蒌霜。(中医方剂大辞典)

加味二母丸 jia wei er mu wan

【英文名】Jia Wei Er Mu Pill

【组成】知母、贝母、白矾、白及。(中医方剂大辞典)

加味二陈汤 jia wei er chen tang

【英文名】Jia Wei Er Chen Decoction

【组成】(1)陈皮、半夏、茯苓、甘草、桔梗、枳壳、麻黄、杏仁、桂枝。(中医方剂大辞典)(2)陈皮、法夏、白术、白茯苓、苍术、厚朴、砂仁、车前、木通、淮药、甘草。(中医方剂大辞典)(3)陈皮、法夏、茯苓、党参、炙甘草、川朴。(中医方剂大辞典)(4)陈皮、法夏、茯苓、甘草、茅术、枳壳、生姜。(中医方剂大辞典)(5)陈皮、半夏、白茯苓、白术、苍术、益智仁、炙甘草、升麻、柴胡。(中医方剂大辞典)(6)陈皮、白茯苓、半夏、甘草、黄连、吴萸。(中医方剂大辞典)(7)陈皮、茯苓、半夏曲、甘草、藿香、砂仁、白术、神曲、人参。(中医方剂大辞典)(8)陈皮、茯苓、半夏、甘草、枳实、竹茹。(中医方剂大辞典)(9)半夏、陈皮、茯苓、甘草、黄芩、枳壳、真苏子、桔梗、白豆蔻仁、山栀子仁。(中医方剂大辞典)(10)半夏、白茯苓、白术、香附、连翘、黄芩、枳实、前胡、甘草、瓜蒌仁、桔梗、麦芽、神曲、陈皮。(中医方剂大辞典)(11)陈皮、半夏、茯苓、甘草、姜黄、枳壳。(中医方剂大辞典)(12)半夏、橘红、茯苓、甘草、丁香。(中医方剂大辞典)(13)陈皮、半夏、白茯苓、甘草、丁香、胡椒。(中医方剂大辞典)(14)陈皮、半夏、人参、茯苓、黄芩、川芎、甘草、木香。(中医方剂大辞典)(15)陈皮、半夏、茯苓、白术、桔梗、石菖蒲、黄柏、知母、栀子、升麻、柴胡、甘草。(中医方剂大辞典)(16)二陈汤、南星、苍术、川芎。(中医方剂大辞典)(17)半夏、陈皮、茯苓、黄芩、甘草、川芎、细辛、黄连、薄荷、苍耳子、胆南星。(中医方剂大辞典)(18)陈皮、半夏、茯苓、甘草、酒芩、羌活、苍术。(中医方剂大辞典)(19)二陈汤、白术、山楂、川芎、苍术。(中医方剂大辞典)(20)陈皮、半夏、茯苓、甘草、黄芩、黄连、山栀子。(中医方剂大辞典)(21)南星、半夏、苍术、黄柏、陈皮、茯苓、甘草。(中医方剂大辞典)(22)陈皮、半夏、茯苓、甘草、酒芩、羌活、威灵仙、南星、香附、苍术、白术。(中医方剂大辞典)(23)陈皮、白茯苓、半夏、白术、粉草。(中医方剂大辞典)(24)半夏、白茯苓、甘草、砂仁、丁香、生姜。(中医方剂大辞典)(25)二陈汤、砂仁、青皮。(中医方剂大辞典)(26)橘红、茯苓、半夏、甘草、川芎、苍术、白术、山楂肉、砂仁、神曲、香附子、麦蘖面。(中医方剂大辞典)(27)陈皮、半夏、茯苓、甘草、栀子、黄连、川芎、白术、干姜、苍术、香附、牡荆子。(中医方剂大辞典)(28)苍术、白术、橘红、半夏、茯苓、川芎、香附、枳壳、黄连、甘草。(中医方剂大辞典)(29)陈皮、半夏、茯苓、甘草、黄连、栀子、苍术、川芎、香附、砂仁、神曲、山楂、木香。(中医方剂大辞典)(30)半夏、陈皮、茯苓、甘草、刮竹青。(中医方剂大辞典)(31)陈皮、半夏、白茯苓、当归、枳实、桔梗、杏仁、良姜、砂仁、木香、官桂、甘草。(中医方剂大辞典)(32)陈皮、半夏、白茯苓、苍术、厚朴、砂仁、山药、车前子、木通、甘草。(中医方剂大辞典)(33)陈皮、半夏、枳实、黄连、山楂、木香、青皮、白茯苓、砂仁、甘草。(中医方剂大辞典)(34)陈皮、半夏、茯苓、甘草、黄芩、黄连、薄荷。(中医方剂大辞典)(35)陈皮、半夏、茯苓、南星、香附、青皮、青黛。(中医方剂大辞典)(36)陈皮、半夏、茯苓、甘草、黄连、干葛。(中医方剂大辞典)(37)陈皮、半夏、茯苓、甘草、黄芩、羌活、红花。(中医方剂大辞典)(38)陈皮、半夏、茯苓、甘草、苍术、白术、桃仁、红花、附子。(中医方剂大辞典)(39)陈皮、半夏、茯苓、甘草、香附、木通。(中医方剂大辞典)(40)半夏、茯苓、黄连、青竹茹、生地黄、当归、陈皮、桔梗、甘草梢。(中医方剂大辞典)(41)人参、半夏、白茯苓、甘草、陈皮、紫菀、紫苏、枳壳、桑白皮、缩砂仁、白豆蔻、木香。(中医方剂大辞典)(42)茯苓、半夏、陈皮、枳实、甘草、桔梗、杏仁、贝母、瓜蒌仁、黄连。(中医方剂大辞典)(43)橘红、半夏、白茯苓、白术、香附、连翘、黄芩、枳实、前胡、甘草、瓜蒌仁、桔梗、麦蘖。(中医方剂大辞典)(44)陈皮、半夏、桔梗、川芎、白术、黄芩、薄荷、防风、甘草、白茯苓、桑白皮。(中医方剂大辞典)(45)陈皮、半夏、茯苓、甘草、香附、木通、贝母、知母。(中医方剂大辞典)(46)半夏、橘红、茯苓、甘草、黄连、黄芩。(中医方剂大辞典)(47)陈皮、半夏、白茯苓、白术、苍术、益智仁、炙甘草、升麻、柴胡。(中医方剂大辞典)(48)陈皮、半夏、茯苓、甘草、山楂、神曲、桔梗、南星、枇杷叶、黄连、竹茹。(中医方剂大辞典)(49)陈皮、半夏、茯苓、甘草、人参、白术、升麻、柴胡、青皮、芍药、川芎、砂仁、神曲。(中医方剂大辞典)(50)陈皮、半夏、白茯苓、甘草、苍术、防风、川芎、白芷。(中医方剂大辞典)(51)陈皮、杏仁、白茯苓、贝母、半夏、瓜蒌仁、桔梗、前胡、片芩、枳壳、石膏、甘草。(中医方剂大辞典)(52)当归、茯苓、川芎、白芍、白术、半夏、香附米、陈皮、甘草。(中医方剂大辞典)(53)甘草、半夏、茯苓、陈皮、南星、枳实、黄芩、白术、黄连、瓜蒌仁、桔梗、杏仁、山楂、柴胡、贝母、金沸草、姜汁、竹沥。(中医方剂大辞典)(54)半夏、陈皮、白茯苓、甘草、藿香梗、砂仁、厚朴、香附、山楂肉、红豆蔻。(中医方剂大辞典)(55)陈皮、白茯苓、半夏、甘草、黄连、吴萸。(中医方剂大辞典)(56)陈皮、茯苓、半夏曲、甘草、藿香、砂仁、白术、神曲、人参。(中医方剂大辞典)(57)陈皮、半夏、茯苓、甘草、桔梗、桑白皮、瓜蒌仁、杏仁。(中医方剂大辞典)(58)陈皮、半夏、当归、干葛、元参、黄芩、茯苓、黄连、甘草。(中医方剂大辞典)(59)陈皮、半夏、茯苓、甘草、白术、黄连、远志。(中医方剂大辞典)(60)白茯苓、陈皮、半夏、厚朴、桔梗、枳实、黄芩、贝母、苏子、甘草、肉桂。(中医方剂大辞典)(61)陈皮、半夏、茯苓、甘草、人参、白术、苍术、川芎、神曲、麦芽。(中医方剂大辞典)(62)二陈汤、僵蚕、全蝎、荆芥、天麻、菖蒲、远志、制南星。(中医方剂大辞典)(63)陈皮、半夏、甘草、茯苓、山楂、香附、川芎、苍术、砂仁。(中医方剂大辞典)(64)陈皮、半夏、白茯、甘草、厚朴、香薷、黄连、山楂、麦芽、神曲、木通、泽泻。(中医方剂大辞典)(65)二陈、苍术、白芷、黄芩、黄连、黄柏、白芍、椿根皮、萸肉。(中医方剂大辞典)(66)麦门冬、前胡、栝蒌仁、陈皮、半夏、茯苓、甘草、枳壳、桔梗、杏仁、黄芩。(中医方剂大辞典)(67)二陈汤、羌活、荆芥、防风、白芍、苍术、归身、麦冬、萆薢。(中医方剂大辞典)(68)陈皮、半夏、白茯苓、防风、天麻、连翘、甘草。(中医方剂大辞典)(69)陈皮、半夏、茯苓、生甘草、白芥子。(中医方剂大辞典)(70)陈皮、半夏、茯苓、甘草、川芎、蔓荆子、北细辛。(中医方剂大辞典)(71)半夏、茯苓、陈皮、甘草、苍术、桔梗。(中医方剂大辞典)(72)陈皮、半夏、茯苓、甘草、桔梗、枳壳、桂枝、杏仁、苍术、当归、紫苏叶、北细辛。(中医方剂大辞典)

加味二妙丸 jia wei er miao wan

【英文名】Jia Wei Er Miao Pill

【组成】(1)苍术、黄柏、归尾、苡仁、牛膝、萆薢、防己、龟版。(中医方剂大辞典)(2)苍术、黄柏、牛膝、防己、当归、川萆薢、龟版、熟地。(中医方剂大辞典)

加味二妙汤 jia wei er miao tang

【英文名】Jia Wei Er Miao Decoction

【组成】(1)防己、当归、川萆薢、黄柏、龟版、牛膝、秦艽、苍术。(中医方剂大辞典)(2)黄柏、苍术、牛膝、槟榔、泽泻、木瓜、乌药、当归尾。(中医方剂大辞典)

加味二妙散 jia wei er miao san

【英文名】Jia Wei Er Miao Powders

【组成】(1)苍术、黄柏、土茯苓、白芷、蛇床子、银花。(中医方剂大辞典)(2)黄柏、苍术、归尾、赤芍、桃仁、南星、牛膝、胆草、黄芩、连翘、羌活、红花、木通、甘草、金银花。(中医方剂大辞典)(3)苍术、黄柏、龟版、萆薢、知母。(中医方剂大辞典)(4)黄柏、苍术、藿香、茯苓、车前子、冬瓜皮、莲须、白芷。(中医方剂大辞典)

加味二黄散 jia wei er huang san

【英文名】Jia Wei Er Huang Powders

【组成】生地黄、熟地黄、旱莲草、女贞子、白术。(中医方剂大辞典)

加味十全汤 jia wei shi quan tang

【英文名】Jia Wei Shi Quan Decoction

【组成】人参、黄芪、熟地黄、当归身、茯苓、川芎、粉草、桂心、橘红、乌药、白芍、白术、五味子。(中医方剂大辞典)

加味十枣丸 jia wei shi zao wan

【英文名】Jia Wei Shi Zao Pill

【组成】芫花、大戟、甘遂、肥大枣、金银花、连翘。(时珍国药研究 1991,2(1))

加味十宣散 jia wei shi xuan san

【英文名】Jia Wei Shi Xuan Powders

【组成】人参、当归、黄芪、甘草、白芷、川芎、桔梗、厚

朴、防风、肉桂、忍冬藤。(中医方剂大辞典)

加味七子丸 jia wei qi zi wan

【英文名】Jia Wei Qi Zi Pill

【组成】菟丝子、川牛膝、麦门冬、山茱萸、原蚕蛾、五味子、蛇床子、车前子、大甘草、沙苑蒺藜子、覆盆子、补骨脂子、肉苁蓉。(中医方剂大辞典)

加味七气汤 jia wei qi qi tang

【英文名】Jia Wei Qi Qi Decoction

【组成】(1)木香、厚朴、半夏、青皮、苍术、枳壳、陈皮、茯苓、甘草。(中医方剂大辞典)(2)半夏、桂心、玄胡索、人参、甘草、乳香。(中医方剂大辞典)(3)蓬术、青皮、香附、延胡索、姜黄、草豆蔻仁、三棱、桂心、益智仁、陈皮、藿香、炙甘草。(中医方剂大辞典)

加味七味丸 jia wei qi wei wan

【英文名】Jia Wei Qi Wei Pill

【组成】熟地黄、山茱萸、牡丹皮、茯苓、怀山药、泽泻、五味子、麦冬、肉桂。(中医方剂大辞典)

加味七厘散 jia wei qi li san

【英文名】Jia Wei Qi Li Powders(药品标准-中药成方制剂标准)

【组成】血竭、红花、儿茶、土鳖虫、三七、朱砂、乳香、麝香、没药、冰片。(药品标准-中药成方制剂标准 1996年)

加味七神丸 jia wei qi shen wan

【英文名】Jia Wei Qi Shen Pill

【组成】肉豆蔻、吴茱萸、广木香、补骨脂、白术、茯苓、车前子。(中医方剂大辞典)

加味七福饮 jia wei qi fu yin

【英文名】Jia Wei Qi Fu Drink

【组成】人参、熟地、当归、白术、枸杞、甘草、肉桂、附子、枣皮、枣仁、远志。(中医方剂大辞典)

加味八正散 jia wei ba zheng san

【英文名】Jia Wei Ba Zheng Powders

【组成】(1)车前子、瞿麦、萹蓄、滑石、甘草、山栀子、木通、大黄、木香。(中医方剂大辞典)(2)车前子、瞿麦、萹蓄、滑石、生甘草、山栀仁、木通、大黄、赤茯苓、黄柏。(中医方剂大辞典)(3)萹蓄、木通、瞿麦、栀子、滑石、甘草、车前子、大黄、石苇、木香、冬葵子、沉香。(中医方剂大辞典)(4)瞿麦、萹蓄、滑石、车前子、甘草、栀子、木通、大黄、桑白皮、灯心 苦竹叶、生地黄。(中医方剂大辞典)

加味八仙汤 jia wei ba xian tang

【英文名】jia Wei Ba Xian Decoction

【组成】当归、川芎、白芍、熟地、人参、白术、茯苓、陈皮、半夏、桂枝、柴胡、羌活、防风、秦艽、牛膝、炙甘草。(中医方剂大辞典)

加味八仙膏 jia wei ba xian gao

【英文名】Jia Wei Ba Xian Plaster

【组成】人参、山药、茯苓、芡实、莲肉、糯米、粳米、冰糖、白蜜。(中医方剂大辞典)

加味八味丸 jia wei ba wei wan

【英文名】Jia Wei Ba Wei Pill

【组成】熟地黄、淮山药、牡丹皮、白茯苓、山茱萸、泽泻、五味子、牛膝、肉桂、制附子。(中医方剂大辞典)

加味八味汤 jia wei ba wei tang

【英文名】Jia Wei Ba Wei Decoction

【组成】熟地、山药、山萸肉、丹皮、云苓、泽泻、巴戟、菟丝子、远志、韭子、茵陈、附子、上元桂、芡实。(中医方剂大辞典)

加味八物汤 jia wei ba wu tang

【英文名】Jia Wei Ba Wu Decoction

【组成】(1)人参、白茯苓、小茴、熟地、白术、川芎、当归、白芍、香附、甘草、黄芩、柴胡。(中医方剂大辞典)(2)阿胶、归身、人参、炙黄芪、熟地、白术、条芩、白茯苓、白芍、炙甘草。(中医方剂大辞典)(3)人参、白术、茯苓、甘草、熟地黄、当归、川芎、白芍、黄芪、香附。(中医方剂大辞典)(4)人参、白术、茯苓、甘草、熟地黄、当归、白芍、川芎、木香、香附、青皮。(中医方剂大辞典)

加味八宝丹 jia wei ba bao dan

【英文名】Jia Wei Ba Bao Pellet

【组成】旱莲膏、何首乌、没石子、天门冬、麦门冬、莲心、茼麻子、胡桃仁、鱼鳔、鲜生地黄、熟地黄、槐角豆。(中医方剂大辞典)

加味八珍丸 jia wei ba zhen wan

【英文名】Jia Wei Ba Zhen Pill

【组成】当归、南芎、白芍、熟地黄、人参、白术、白茯苓、粉草、陈皮。(中医方剂大辞典)

加味八珍汤 jia wei ba zhen tang

【英文名】Jia Wei Ba Zhen Decoction

【异名】加味八物汤(中医方剂大辞典、会约)

【组成】(1)人参、白术、茯苓、炙甘草、当归、生地黄、黄芪、川芎、白芍、软柴胡、牡丹皮、香附米。(中医方剂大辞典)(2)黄芪、白术、甘草、防风、熟地黄、川芎、白芍、人参、知母、当归、山药、益智仁、升麻、黄柏。(中医方剂大辞典)(3)人参、白术、茯苓、甘草、当归、川芎、芍药、熟地、远志、茯神。(中医方剂大辞典)(4)八珍汤、黄芪、防风、升麻。(中医方剂大辞典)(5)白术、人参、茯苓、当归、川芎、白芍、熟地、陈皮、贝母、桔梗、何首乌、射干、黄芪、连翘、玄参、金银花、夏枯草、山慈菇、甘草。(中医方剂大辞典)(6)人参、白术、茯苓、甘草、当归、川芎、白芍、生地、防风、白芷、僵蚕、白 鲜皮、桂枝、麻黄。(中医方剂大辞典)(7)人参、白术、茯苓、当归、炙甘草、川芎、白芍、大熟地、明乳香、丹参、益母草。(中医方剂大辞典)(8)八珍汤、黄芪、附子、肉桂、防风。(中医方剂大辞典)(9)八珍汤、丹皮、生地、钓藤钩。(中医方剂大辞典)(10)八珍汤、钩藤、菖蒲、远志。(中医方剂大辞典)(11)人参、白术、茯苓、炙甘草、熟地黄、当归、川芎、白芍、诃子、瞿麦、粟壳。(中医方剂大辞典)(12)人参、茯苓、当归、生地、白术、川芎、白芍、甘草、香附、青皮。(中医方剂大辞典)

加味八珍糕 jia wei ba zhen gao

【英文名】Jia Wei Ba Zhen Cake

【组成】人参、白术、茯苓、陈皮、白扁豆、山药、莲肉、芡实、粳米、枳实、焦椰、麦芽。(内蒙古中医药 1988,(4))

加味八将丹 jia wei ba jiang dan

【英文名】Jia Wei Ba Jiang Pellet

【组成】穿山甲、全蝎、蝉衣、僵蚕、蜈蚣、五倍子、腰黄、冰片、西黄、麝香、公丁香、母丁香。(中医方剂大辞典)

加味人地汤 jia wei ren di tang

【英文名】Jia Wei Ren Di Decoction

【组成】熟地、人参、白术、附子。(中医方剂大辞典)

加味九分散 jia wei jiu fen san

【英文名】Jiu Wei Jiu Fen Powders

【组成】制马钱子、制乳香、制没药、麻黄、肉桂、全虫。(上海中医药杂志 1988,(23))

加味三才汤 jia wei san cai tang

【英文名】Jia Wei San Cai Decoction

【组成】(1)天冬、生地、沙参、丹参、柏仁、革薢、泽泻、车前、甘草。(中医方剂大辞典)(2)天冬、生地、人参、龟版、女贞子、旱莲、茯苓、丹皮、泽泻、黄柏、杜仲、牛膝、红枣。(中医方剂大辞典)

加味三仁汤 jia wei san ren tang

【英文名】Jia Wei San Ren Decoction

【组成】杏仁、白蔻仁、厚朴、半夏、秦艽、飞滑石、竹叶、丹参、通草、生苡仁、茵陈、虎杖。(浙江中医杂志 1985,(9))

加味三仙饮 jia wei san xian yin

【英文名】Jia Wei San Xian Drink

【组成】(1)焦三仙、枳壳、广陈皮、酒连、细生地、甘菊、鲜芦根、竹叶。(中医方剂大辞典)(2)焦三仙、橘红。(中医方剂大辞典)(3)焦三仙、炒槟榔、郁金。(中医方剂大辞典)(4)三仙饮、炙桑皮。(中医方剂大辞典)(5)焦三仙、竹茹、菟丝饼。(中医方剂大辞典)(6)焦三仙、毛橘红、竹茹、干青果。(中医方剂大辞典)(7)焦三仙、枳壳、槟榔炭、腹皮、厚朴、酒芩、赤茯苓、藿梗。(中医方剂大辞典)(8)焦三仙、金石斛、干青果。(中医方剂大辞典)(9)焦三仙、橘红、酒芩、厚朴、甘菊花、羚羊、竹茹、枳实。(中医方剂大辞典)

加味三生丸 jia wei san sheng wan

【英文名】Jia Wei San Sheng Pill

【组成】南星、半夏、天麻、白附子、人参。(中医方剂大辞典)

加味三生饮 jia wei san sheng yin

【英文名】Jia Wei San Sheng Drink

【组成】人参、白术、附子、南星、半夏、菖蒲、远志、生枣仁。(中医方剂大辞典)

加味三白丹 jia wei san bai dan

【英文名】Jia Wei San Bai Pellet

【组成】三白丹、滴乳石、天灵盖。(中医方剂大辞典)

加味三白散 jia wei san bai san

【英文名】Jia wei San Bai Powders

【组成】(1)白术、白芍、白茯苓、神曲、麦芽、苍术、陈皮、猪苓、泽泻、豆蔻、木香、黄连。(中医方剂大辞典)(2)白术、茯苓、白芍、厚朴、苍术、砂仁、甘草。(中医方剂大辞典)

加味三圣丸 jia wei san sheng wan

【英文名】Jia Wei San Sheng Pill

【组成】(1)白术、川连、陈皮、半夏曲、白芍。(中医方剂大辞典)(2)於术、川连、橘红、羚羊、胆星、小枳实、苏叶子、蒌皮。(中医方剂大辞典)

加味三豆饮 jia wei san dou yin

【英文名】Jia Wei San Dou Drink

【组成】生黄豆、生黑大豆、生绿豆、生甘草、金银花。(中医方剂大辞典)

加味三花汤 jia wei san hua tang

【英文名】Jia Wei San Hua Decoction

【组成】当归、川芎、天花粉、紫花丁、甘菊花。(中医方剂大辞典)

加味三补丸 jia wei san bu wan

【英文名】Jia Wei San Bu Pill

【组成】(1)黄芩、黄连、白芍。(中医方剂大辞典)(2)黄芩、黄连、黄柏、制香附、白芍。(中医方剂大辞典)(3)黄连、黄芩、黄柏、紫地丁、椿根皮。(中医方剂大辞典)

加味三妙丸 jia wei san miao wan

【英文名】Jia Wei San Miao Pill

【组成】(1)苍术、黄柏、川牛膝、当归尾、川革薢、防已、龟版。(中医方剂大辞典)(2)苍术、黄柏、牛膝、当归、防已、虎胫骨、龟版。(中医方剂大辞典)

加味三妙散 jia wei san miao san

【英文名】Jia Wei San Miao Powders

【组成】苍术、黄柏、牛膝、当归尾、萆薢、防己、黄芩、薏苡仁、海桐皮、没药、秦艽、独活、甘草。(中国中医骨伤科杂志 1991,7(2))

加味三苓散 jia wei san ling san

【英文名】Jia Wei San Ling Powders

【组成】猪苓、木通、车前子、赤茯苓、泽泻、黄芩、牛蒡子、黄连。(中医方剂大辞典)

加味三拗汤 jia wei san ao tang

【英文名】Jia Wei San Ao Decoction

【组成】(1)杏仁、陈皮、甘草、麻黄、北五味子、辣桂。(中医方剂大辞典)(2)杏仁、麻黄、生甘草、羌活、桔梗、防风、生姜。(中医方剂大辞典)(3)麻黄、杏仁、生甘草、荆芥穗、桔梗。(中医方剂大辞典)

加味三建汤 jia wei san jian tang

【英文名】Jia Wei San Jian Decoction

【组成】大川乌、绵附、天雄、木香、肉豆蔻、诃子。(中医方剂大辞典)

加味三星汤 jia wei san xing tang

【英文名】Jia Wei San Xing Decoction

【组成】(1)公英、银花、茯苓、米仁、牛膝、当归、贝母、山甲、甘草、紫花地丁。(中医方剂大辞典)(2)金银花、蒲公英、赤首乌、甘草、茄蒂、夏枯草。(中医方剂大辞典)(3)金银花、蒲公英、生甘草、玄参。(中医方剂大辞典)

加味三草汤 jia wei san cao tang

【英文名】Jia Wei San Cao Decoction

【组成】白花蛇舌草、夏枯草、白芍、党参、茯苓、丹参、川橘叶、甘草。(陕西中医 1991,12(9))

加味三黄丸 jia wei san huang wan

【英文名】Jia Wei San Huang Pill

【异名】加味三补丸(中医方剂大辞典、方症会要)

【组成】(1)大黄、黄连、黄芩、黄柏、枳壳、白芍、当归、滑石、甘草、白术、桃仁。(中医方剂大辞典)(2)黄芩、黄连、黄柏、香附、苍术。(中医方剂大辞典)

加味三黄汤 jia wei san huang tang

【英文名】Jia Wei San Huang Decoction

【组成】黄连、黄芩、黄柏、连翘、丹皮、山栀、赤芍、薄荷。(中医方剂大辞典)

加味大补汤 jia wei da bu tang

【英文名】Jia Wei Da Bu Decoction

【组成】(1)黄芪、人参、白术、白茯苓、当归、川芎、白芍、大附子、沉香、木香、川乌、牛膝、杜仲、木瓜、防风、羌活、独活、薏苡仁、肉桂、甘草。(中医方剂大辞典)(2)人参、黄芪、白术、当归、附子、防风、麻黄根、白芍。(中医方剂大辞典)

加味大造丸 jia wei da zao wan

【英文名】Jia Wei Da Zao Pill

【组成】(1)当归、川芎、熟地、天冬、五味子、杜仲、续断、山药、牛膝、故纸、小茴、丹皮、胡桃、人参。(中医方剂大辞典)(2)紫河车、生地、人参、当归、山药、杞子、知母、石斛、麦冬、银胡、龟版。(中医方剂大辞典)(3)紫河车、人参、山药、当归、熟地、天冬、麦冬、五味子、杜仲、牛膝、黄柏。(中医方剂大辞典)

加味大造汤 jia wei da zao tang

【英文名】Jia Wei Da Zao Decoction

【组成】人参、当归、麦冬、石斛、柴胡、生地、胡连、山药、枸杞、黄柏。(中医方剂大辞典)

加味上清丸 jia wei shang qing wan

【英文名】Jia Wei Shang Qing Pill

【组成】南薄荷叶、柿霜、玄明粉、硼砂、冰片、寒水石、乌梅肉、白粉。(中医方剂大辞典)

加味小承汤 jia wei xiao cheng tang

【英文名】Jia Wei Xiao Cheng Decoction

【组成】枳实、厚朴、大黄、槟榔、炙甘草、生姜。(中医方剂大辞典)

加味小胃丹 jia wei xiao wei dan

【英文名】Jia Wei Xiao Wei Pellet

【组成】南星、半夏、桃仁、杏仁、红花、陈皮、枳实、白术、白芥子、苍术。(中医方剂大辞典)

加味元冬汤 jia wei yuan dong tang

【英文名】Jia Wei Yuan Dong Decoction

【组成】元参、丹参、麦冬、北五味子。(中医方剂大辞典)

加味天水散 jia wei tian shui san

【英文名】Jia Wei Tian Shui Powders

【组成】生山药、滑石、粉甘草。(中医方剂大辞典)

加味天地散 jia wei tian di san

【英文名】Jia Wei Tian Di Powders

【组成】青木香藤、香附、紫苏、陈皮、乌药、人参、当归、白术、甘草、木香。(中医方剂大辞典)

加味天壳片 jia wei tian ke pian

【英文名】Jia Wei Tian Ke Tablet

【组成】天仙子、鸡蛋壳粉、白及、铁棒锤、甘草流浸膏。(陕西中医 1984,5(10))

加味天麻散 jia wei tian ma san

【英文名】Jia Wei Tian Ma Powders

【组成】(1)天麻、柴胡、僵蚕、半夏、南星、白茯苓、白术、黄连、钩藤、枳实、生甘草。(中医方剂大辞典)(2)天麻、白附子、天南星、半夏、干蝎、钩藤、广皮。(中医方剂大辞典)

加味天然散 jia wei tian ran san

【英文名】Jia Wei Tian Ran Powders

【组成】乳香、没药、儿茶、血竭、赤石脂、海螵蛸、冰片。(中医方剂大辞典)

加味木通汤 jia wei mu tong tang

【英文名】Jia Wei Mu Tong Decoction

【组成】(1)木通、生地黄、赤芍、条芩、甘草梢。(中医方剂大辞典)(2)木通、橘红、半夏、赤苓、贝母、桑皮、杏仁、瞿麦、牛膝、车前、灯心。(中医方剂大辞典)

加味五仙散 jia wei wu xian san

【英文名】Jia Wei Wu Xian Powders

【组成】(1)知母、贝母、款冬花、桑白皮、桔梗、芽茶。(中医方剂大辞典)(2)川贝、知母、款冬、茯苓、桔梗、桑皮、杏仁、栝楼、甘草、雨茶。(中医方剂大辞典)

加味五皮汤 jia wei wu pi tang

【英文名】Jia Wei Wu Pi Decoction

【组成】(1)桑白皮、陈皮、生姜皮、茯苓皮、大腹皮、汉防己、枳壳、猪苓、炙甘草。(中医方剂大辞典)(2)羌活、五加皮、苍术、桂枝、木通、防风、猪苓、桑白皮、甘草、生姜皮、灯草。(中医方剂大辞典)(3)五皮散、五加皮、木瓜、防己。(中医方剂大辞典)(4)大腹皮、生姜皮、桑白皮、白茯苓皮、白术、紫苏。(中医方剂大辞典)

加味五皮饮 jia wei wu pi yin

【英文名】Jia Wei Wu Pi Drink

【组成】五加皮、地骨皮、生姜皮、大腹皮、茯苓皮、姜黄、木瓜。(中医方剂大辞典)

加味五皮散 jia wei wu pi san

【英文名】Jia Wei Wu Pi Powders

【组成】陈皮、桑白皮、赤茯苓皮、生姜皮、大腹皮、姜黄、木瓜。(中医方剂大辞典)

加味五苓汤 jia wei wu ling tang

【英文名】Jia Wei Wu Ling Decoction

【组成】猪苓、泽泻、白术、赤茯苓、天花粉、干葛、香薷、黄连、甘草。(中医方剂大辞典)

加味五苓散 jia wei wu ling san

【英文名】Jia Wei Wu Ling Powders

【组成】(1)五苓散、羌活。(中医方剂大辞典)(2)白术、厚朴、干姜、猪苓、茯苓、泽泻、肉桂。(中医方剂大辞典)(3)金铃子、白术、泽泻、木通、茴香、赤茯苓、橘核仁、肉桂、槟榔、猪苓。(中医方剂大辞典)(4)漂白术、白云苓、结猪苓、宣泽泻、青化桂、藿香梗、宣木瓜、西砂仁。(中医方剂大辞典)(5)白术、茯苓、泽泻、猪苓、肉桂。(中医方剂大辞典)(6)白术、茯苓、泽泻、猪苓、肉桂、木通、瞿麦、腹皮、滑石、甘草。(中医方剂大辞典)(7)白术、茯苓、猪苓、泽泻、肉桂、木通、枳壳、槟榔、甘草、滑石、川芎、当归尾、香附。(中医方剂大辞典)(8)桂枝、白术、茯苓、猪苓、泽泻、桃仁、黑白丑。(中医方剂大辞典)(9)白术、茯苓皮、猪苓、泽泻、肉桂、生姜皮、五加皮、炒远志。(中医方剂大辞典)(10)猪苓、泽泻、白术、茯苓、桂、桃仁、红花。(中医方剂大辞典)(11)山茵陈、山栀子、白术赤、茯苓、猪苓、泽泻、黄连、甘草。(中医方剂大辞典)(12)赤苓、猪苓、泽泻、茅术、桂枝木、青木香、滑石、甘草、车前仁。(中医方剂大辞典)(13)猪苓、泽泻、白术、赤茯苓、肉桂、当归、枳壳、牛膝、木通、甘草梢。(中医方剂大辞典)(14)赤茯苓、泽泻、木猪苓、肉桂、白术、车前子。(中医方剂大辞典)(15)猪苓、赤茯苓、白术、泽泻、木香、沉香、槟榔、白豆蔻、缩砂仁。(中医方剂大辞典)

加味五宝丹 jia wei wu bao dan

【英文名】Jia Wei Wu Bao Pellet

【组成】真珠、琥珀、钟乳石、辰砂、冰片、牛黄、山慈姑、海参。(中医方剂大辞典)

加味五物汤 jia wei wu wu tang

【英文名】Jia Wei Wu Wu Decoction

【组成】瓜蒌、金银花、蒲公英、浙贝母、乳香、没药、皂角刺、当归尾、青皮、生甘草。(云南中医杂志 1982,3(3))

加味五积饮 jia wei wu ji yin

【英文名】Jia Wei Wu Ji Drink

【组成】苍术、厚朴、陈皮、甘草、芍药、人参、半夏、枳壳、香附、白芷、桔梗、麻黄、当归、川芎、茯苓、肉桂、木香。(中医方剂大辞典)

加味五积散 jia wei wu ji san

【英文名】Jia Wei Wu Ji Powders

【组成】(1)陈皮、干姜、肉桂、当归、枳壳、白茯苓、麻黄、甘草、厚朴、半夏、桔梗、白芷、芍药、苍术、川芎。(中医方剂大辞典)(2)苍术、肉桂、麻黄、陈皮、桔梗、厚朴、甘草、枳壳、茯苓、当归、芍药、干姜、白芷、半夏、川芎、木瓜。(中医方剂大辞典)(3)五积散、香附、小茴香、萸肉。(中医方剂大辞典)(4)厚朴、半夏、扬芍药、枳壳、木香、肉桂、陈皮、白姜、苍术、桔梗、香附子、茴香、粉草、人参、茯苓、川芎、当归、川白芷。(中医方剂大辞典)(5)当归、川芎、白芍、陈皮、半夏、苍术、茯苓、厚朴、羌活、独活、枳壳、桔梗、白芷、干姜、肉桂、麻黄、甘草、穿、山甲。(中医方剂大辞典)

加味五益膏 jia wei wu yi gao

【英文名】Jia Wei Wu Yi Plaster

【组成】玉竹、炙芪、白术、熟地、枸杞子。(中医方剂大辞典)

加味五淋散 jia wei wu lin san

【英文名】Jia Wei Wu Lin Powders

【组成】黑栀、赤茯苓、当归、白芍、黄芩、甘草、生地、泽泻、车前子、滑石、木通。(中医方剂大辞典)

加味五黄锭 jia wei wu huang ding

【英文名】Jia Wei Wu Huang Lozenges

【组成】黄连、黄芩、黄柏、大黄、黄丹、薄荷、羌活、防风、生地、当归、川芎、赤芍、皮消、雄黄、铜绿、枯矾。(中医方剂大辞典)

加味五痹汤 jia wei wu bi tang

【英文名】Jia Wei Wu Bi Decoction

【组成】人参、茯苓、当归、白芍、川芎、五味子、白术、细辛。(中医方剂大辞典)

加味太一膏 jia wei tai yi gao

【英文名】Jia Wei Tai Yi Plaster

【组成】肉桂、白芷、当归、玄参、赤芍、生地、大黄、土木鳖、真阿魏、轻粉、槐枝、柳枝、血余、东丹、乳香、没药。(中医方剂大辞典)

加味太乙膏 jia wei tai yi gao

【英文名】Jia Wei Tai Yi Plaster

【组成】(1)真麻油、乱发、蓖麻子、大生地、黑玄参、大黄、全当归、赤芍、白芷、肉桂、明松香、真黄丹、滴乳香、真没药。(中医方剂大辞典)(2)当归、生地黄、芍药、人参、大黄、甘草。(中医方剂大辞典)(3)黄柏、防风、元参、赤芍、白芷、生地、大黄、归身、肉桂、海藻、昆布、苍术、金银花、皂角刺、山慈姑、桂枝、土贝母、何首乌、苦参、连翘、花粉。(中医方剂大辞典)

加味太极丸 jia wei tai ji wan

【英文名】Jia Wei Tai Ji Pill

【组成】(1)黄柏、知母、破故纸、胡桃仁、砂仁、橘红、半夏。(中医方剂大辞典)(2)白僵蚕、全蝉蜕、广姜黄、川大黄、天竺黄、胆星、冰片。(中医方剂大辞典)

加味止泻方 jia wei zhi xie fang

【英文名】Jia Wei Zhi Xie Prescription

【组成】生地榆、乌梅、蚕砂、黄连、木香、葛根、白术。(四川中医 1989,7(9))

加味止喘灵 jia wei zhi chuan ling

【英文名】Jia Wei Zhi Chuan Ling Decoction

【组成】炙麻黄、杏仁、射干、五味子、白果、半夏、地龙、茶叶、生姜、葱白、甘草。(黑龙江中医药 1990,(3))

加味止嗽散 jia wei zhi sou san

【英文名】Jia Wei Zhi Sou Powders

【组成】百部、车前子、桔梗、紫菀、白前、桃仁、杏仁、罂粟壳、荆芥、炙甘草、陈皮。(湖北中医杂志 1988,(1))

加味化肾汤 jia wei hua shen tang

【英文名】Jia Wei Hua Shen Decoction

【组成】熟地、山茱萸、肉桂、巴戟天。(中医方剂大辞典)

加味化毒丹 jia wei hua du dan

【英文名】Jia Wei Hua Du Pellet

【组成】牛黄、琥珀、血竭、雄黄、辰砂、虎胫骨、鲮甲、钟乳石、犀角、乌蛇、龙脑、麝香、熟大黄、轻粉。(中医方剂大辞典)

加味化毒饮 jia wei hua du yin

【英文名】Jia Wei Hua Du Drink

【组成】汉防己、当归、忍冬花、白鲜皮、连翘、羌活、川芎、牙皂。(中医方剂大辞典)

加味化斑汤 jia wei hua ban tang

【英文名】Jia Wei Hua Ban Decoction

【组成】(1)人参、知母、石膏、甘草、黄芩、栀仁、生地、淡竹叶、豆豉。(中医方剂大辞典)(2)知母、石膏、甘草、麦冬、花粉、滑石、竹叶、粳米、干葛、薄荷、牛蒡。(中医方剂大辞典)

加味化痰丸 jia wei hua tan wan

【英文名】Jia Wei Hua Tan Pill

【组成】(1)半夏、橘红、桔梗、海蛤粉、瓜蒌仁、香附米、枳壳、连翘、枯黄芩、贝母、诃子皮、枯矾。(中医方剂大辞典)(2)人参、白术、半夏、茯苓、桔梗、枳实、香附、前胡、甘草。(中医方剂大辞典)

加味升降散 jia wei sheng jiang san

【英文名】Jia Wei Sheng Jiang Powders

【组成】白僵蚕、全蝉退、姜黄、川贝、川厚朴、麦冬、生大黄。(中医方剂大辞典)

加味升麻汤 jia wei sheng ma tang

【英文名】Jia Wei Sheng Ma Decoction

【组成】(1)升麻、白芍、甘草、羌活、防风、黄芩、黄连。(中医方剂大辞典)(2)升麻、葛根、枳壳、桔梗、橘红、桑皮、茯神、甘草、杏仁、蒌仁。(中医方剂大辞典)(3)升麻、玄参、柴胡、黄芩、干葛、赤芍、独活、甘草。(中医方剂大辞典)(4)升麻、葛根、赤芍、甘草、石膏、薄荷。(中医方剂大辞典)(5)升麻、干葛、防风、荆芥、牛蒡、连翘、桔梗、木通、赤芍、甘草、柴胡、黄芩、陈皮、蝉退、玄参。(中医方剂大辞典)(6)连翘、升麻、葛根、栀子、黄芩、桔梗、麦冬、木香、滑石、牛蒡、淡竹叶。(中医方剂大辞典)

加味升葛汤 jia wei sheng ge tang

【英文名】Jia Wei Sheng Ge Decoction

【组成】升麻、葛根、白芍、甘草、黄芩、栀子。(中医方剂大辞典)

加味乌贝散 jia wei wu bei san

【英文名】Jia Wei Wu Bei Powders

【组成】乌贼骨、大贝母、生白芍、生甘草、乳香、没药、三七粉。(浙江中医杂志 1987,(2))

加味乌头汤 jia wei wu tou tang

【英文名】Jia Wei Wu Tou Decoction

【组成】制川乌、黄芪、鸡血藤、白术、汉防己、麻黄、甘草、蜂蜜。(云南中医学院学报 1984,(2))

加味乌沉汤 jia wei wu chen tang

【英文名】Jia Wei Wu Chen Decoction

【异名】加味乌药汤(中医方剂大辞典、济阴纲目)

【组成】(1)人参、当归、白术、沉香、天台乌药、白茯苓、附子、肉桂。(中医方剂大辞典)(2)乌药、缩砂、木香、玄胡索、香附、甘草。(中医方剂大辞典)

加味乌金散 jia wei wu jin san

【英文名】Jia Wei Wu Jin Powders

【组成】川芎、远志、白术、茯神、枣仁、香附、芍药、辰砂、羌活、防风、半夏、当归、白芷、广皮、熟地、人参、麦冬、牛膝、天麻、甘草。(中医方剂大辞典)

加味乌荆丸 jia wei wu jing wan

【英文名】Jia Wei Wu Jing Pill

【组成】(1)川乌、荆芥穗、杜当归、薄荷。(中医方剂大辞典)(2)荆芥、天麻、附子、白附子、乌药、当归、川芎。(中医方剂大辞典)

加味乌药汤 jia wei wu yao tang

【英文名】Jia Wei Wu Yao Decoction

【组成】乌药、缩砂仁、木香、延胡索、香附、甘草、槟榔。(中医方剂大辞典)

加味匀气散 jia wei yun qi san

【英文名】Jia Wei Yun Qi Powders

【组成】白芷、乌药、沉香、白术、人参、陈皮、甘草。(中医方剂大辞典)

加味丹栀汤 jia wei dan zhi tang

【英文名】Jia Wei Dan Zhi Decoction

【组成】丹皮、山栀、赤芍、龙胆草、枯草、当归、生地、柴胡、木通、车前。(中医方剂大辞典)

加味风流饮 jia wei feng liu yin

【英文名】Jia Wei Feng Liu Drink

【组成】防风、荆芥、川芎、升麻、牛蒡子、花粉、白鲜皮、僵蚕、甘草、穿山甲、牛膝、何首乌、白芍、木通、五加皮。(中医方剂大辞典)

加味牛黄散 jia wei niu huang san

【英文名】Jia Wei Niu Huang Powders

【组成】牛黄、麝香、犀角屑、羚羊角屑、龙齿、防风、天麻、独活、人参、茯神、川升麻、甘草、白鲜皮、远志、天竺黄、朱砂、铁粉、麦门冬。(中医方剂大辞典)

加味六一散 jia wei liu yi san

【英文名】Jia Wei Liu Yi Powders

【组成】(1)生地、连翘、银花、六一散、苡仁、丹皮、赤芍。(中医方剂大辞典)(2)滑石、车前、甘草梢。(中医方剂大辞典)(3)生地、六一散、石决明、忍冬藤、茯神、当归、茯苓、赤芍、山栀。(中医方剂大辞典)

加味六子丸 jia wei liu zi wan

【英文名】Jia Wei Liu Zi Pill

【组成】菟丝子、五味子、枸杞、车前子、白蒺藜、黄芪、覆盆子、破故纸、麦冬、苁蓉、大甘草、牛膝、山茱萸、杜仲、熟地黄、牡蛎。(中医方剂大辞典)

加味六皮煎 jia wei liu pi jian

【英文名】Jia Wei Liu Pi Decoction

【组成】大腹皮、桑白皮、五加皮、茯苓皮、生姜皮、木瓜、桔皮、姜黄、灯草。(中医方剂大辞典)

加味六君汤 jia wei liu jun tang

【英文名】Jia Wei Liu Jun Decoction

【组成】(1)人参、白术、茯苓、甘草、半夏、陈皮、黄连、神曲、麦芽、防风。(中医方剂大辞典)(2)熟人参、冬白术、法半夏、白茯苓、全当归、小川芎、新会皮、广木香、炙甘草、纯钩藤、生姜汁、甜竹沥。(中医方剂大辞典)(3)人参、白术、茯苓、陈皮、半夏、甘草、藿香叶、枇杷叶、缩砂仁、枳壳。(中医方剂大辞典)(4)人参、白术、茯苓、陈皮、半夏、苏叶、枳壳、炙甘草、生姜、大枣。(中医方剂大辞典)(5)人参、黄芪、焦术、茯苓、半夏、附子、陈皮、甘草。(中医方剂大辞典)

加味六郁汤 jia wei liu yu tang

【英文名】Jia Wei Liu Yu Decoction

【组成】香附、山栀、苍术、神曲、川芎、当归、山甲、乳香、没药、半夏、茯苓、生姜。(中医方剂大辞典)

加味六神汤 jia wei liu shen tang

【英文名】Jia Wei Liu Shen Decoction

【组成】橘红、半夏、胆星、菖蒲、茯神、旋覆、川贝、玉金。(中医方剂大辞典)

加味火枕丸 jia wei huo xian wan

【英文名】Jia Wei Huo Xian Pill

【组成】火枕草、枯松枝、石膏、石楠叶、萆薢。(中医方剂大辞典)

加味火轮丸 jia wei huo lun wan

【英文名】Jia Wei Huo Lun Pill

【组成】肉豆蔻、附子、干姜、良姜、天雄、诃子、荜拨。(中医方剂大辞典)

加味火府汤 jia wei huo fu tang

【英文名】Jia Wei Huo Fu Decoction

【组成】木通、生地、条芩、甘草梢、麦冬、人参、赤芍、淡竹叶。(中医方剂大辞典)

加味双和汤 jia wei shuang he tang

【英文名】Jia Wei Shuang He Decoction

【组成】白芍、当归、熟地黄、黄芪、甘草、川芎、肉桂、侧柏叶。(中医方剂大辞典)

加味艾附丸 jia wei ai fu wan

【英文名】Jia Wei Ai Fu Pill

【组成】艾叶、当归、川芎、白芍、熟地、玄胡索、生甘草。(中医方剂大辞典)

加味平胃散 jia wei Ping wei san

【英文名】Jia Wei Ping Wei Powders

【组成】(1)留白广皮、白扁豆、苍术、厚朴、甘草、木通。(中医方剂大辞典)(2)苍术、厚朴、陈皮、木香、白芍、山楂肉、槟榔、泽泻。(中医方剂大辞典)(3)苍术、厚朴、陈皮、甘草、黄芩、车前子、山楂肉、泽泻、白芍、木香。(中医方剂大辞典)(4)防风、陈皮、制苍术、厚朴、木香、枳壳、白豆蔻、制香附、甘草、槟榔。(中医方剂大辞典)(5)陈皮、苍术、厚朴、炙甘草、藿香、砂仁、小茴。(中医方剂大辞典)(6)陈皮、厚朴、苍术、甘草、草果、枳壳、神曲。(中医方剂大辞典)(7)南苍术、厚朴、大腹皮、甘草、陈皮、莱菔子、山楂、麦芽、神曲。(中医方剂大辞典)(8)平胃散、腻粉。(中医方剂大辞典)(9)平胃散。(中医方剂大辞典)(10)生料平胃散、神曲、麦芽。(中医方剂大辞典)(11)苍术、厚朴、陈皮、香附、人参、炙甘草、生姜、神曲。(中医方剂大辞典)(12)苍术、陈皮、厚朴、半夏、川芎、香附、炒枳实、木香、神曲、山楂、干姜、甘草。(中医方剂大辞典)(13)苍术、厚朴、山楂肉、陈皮、青皮、炒麦芽、炒香附、砂仁、小川芎、炙甘草、生姜。(中医方剂大辞典)(14)厚朴、苍术、陈皮、甘草、人参。(中医方剂大辞典)(15)苍术、厚朴、陈皮、甘草、白术、茯苓、半夏、神曲、山楂、泽泻。(中医方剂大辞典)(16)陈皮、厚朴、神曲、南苍术、麦芽、甘草、香附米、南山楂。(中医方剂大辞典)(17)防风、升麻、枳壳、葛根、苍术、陈皮、厚朴、南山楂、麦芽、生甘草。(中医方剂大辞典)(18)苍术、厚朴、陈皮、甘草、缩砂、草果、山楂子、麦芽。(中医方剂大辞典)(19)苍术、芍药、白术、神曲、陈皮、厚朴、白芷、甘草。(中医方剂大辞典)(20)平胃散、黄连、木香、槟榔。(中医方剂大辞典)(21)苍术、厚朴、陈皮、甘草、白术、枳实、山楂、神曲、青皮、草果、砂仁。(中医方剂大辞典)(22)苍术、厚朴、陈皮、草果、槟榔、甘草。(中医方剂大辞典)(23)厚朴、陈皮、苍术、甘草、枳实、砂仁、麦芽、神曲、山楂、木香、白豆蔻。(中医方剂大辞典)(24)平胃散、神曲、山楂、香附、木香、砂仁、枳壳、肉桂、干姜。(中医方剂大辞典)(25)陈皮、苍术、厚朴、甘草、藿香、砂仁、小茴香、煨姜。(中医方剂大辞典)(26)苍术、厚朴、陈皮、甘草、扁豆、白芍、半夏、大腹皮、砂仁、生姜、大枣。(中医方剂大辞典)(27)平胃散、干葛、香附、木香、槟榔。(中医方剂大辞典)(28)苍术、陈皮、甘草、厚朴、猪苓、黄芩、泽泻、干姜、白芍、陈仓米。(中医方剂大辞典)(29)平胃散、木香、檀香、乌药、砂仁。(中医方剂大辞典)(30)苍术、厚朴、陈皮、甘草、茯苓、姜夏、香附、荷叶。(中医方剂大辞典)(31)苍术、陈皮、甘草、黄芩、黄连、槟榔、茯苓、木香、泽泻、木通。(中医方剂大辞典)

加味玉女煎 jia wei yu nv jian

【英文名】Jia Wei Yu Nv Decoction

【组成】生石膏、肥知母、麦门冬、细生地、杯牛膝、生藕节、白茅根、侧柏叶、仙鹤草、茜草根、生大黄。(上海中医药杂志 1985,(6))

加味玉泉散 jia wei yu quan san

【英文名】Jia Wei Yu Quan Powders

【组成】石膏、青蒿、香薷、扁豆、甘草、侧柏叶、荷叶。(中医方剂大辞典)

加味玉烛散 jia wei yu zhu san

【英文名】Jia Wei Yu Zhu Powders

【组成】当归、川芎、白芍、生地黄、大黄、桃仁、红花、甘草、牛膝。(中医方剂大辞典)

加味玉液汤 jia wei yu ye tang

【英文名】Jia Wei Yu Ye Decoction

【组成】人参、知母、鸡内金、五味子、山药、黄芪、葛根、天花粉。(陕西中医 1991,12(2))

加味玉露散 jia wei yu lu san

【英文名】Jia Wei Yu Lu Powders

【组成】桂枝、石膏、猪苓、泽泻、藿香、朱砂、琥珀、甘草、滑石、白术、云苓、寒水石。(中医方剂大辞典)

加味术附汤 jia wei zhu fu tang

【英文名】Jia Wei Zhu Fu Decoction

【组成】(1)白术、甘草、附子、赤茯苓。(中医方剂大辞典)(2)附子、白术、肉豆蔻、木香、甘草。(中医方剂大辞典)(3)人参、白术、茯苓、甘草、肉果、附子。(中医方剂大辞典)

加味术苓汤 jia wei zhu ling tang

【英文名】Jia Wei Zhu Ling Decoction

【组成】(1)白术、茯苓、贯众、甘草、车前子。(中医方剂大辞典)(2)苍术、厚朴、木瓜、腹皮、柴胡、陈皮、猪苓。(中医方剂大辞典)(3)人参、白术、茯苓、半夏、竹沥、附子。(中医方剂大辞典)(4)白术、茯苓、半夏、肉桂、生姜、白豆蔻。(中医方剂大辞典)

加味术桂汤 jia wei zhu gui tang

【英文名】Jia Wei Zhu Gui Decoction

【组成】白术、肉桂、甘草、人参、丁香。(中医方剂大辞典)

加味甘桔汤 jia wei gan jie tang

【英文名】Jia Wei Gan Jie Decoction

【组成】(1)桔梗、甘草、牛蒡子、射干、防风、玄参。(中医方剂大辞典)(2)桔梗、甘草、防风、荆芥、薄荷、黄芩、元参。(中医方剂大辞典)(3)甘草、桔梗、诃子、木通。(中医方剂大辞典)(4)桔梗、川芎、天花粉、麦冬、甘草、黄芩。(中医方剂大辞典)(5)桔梗、甘草、甘菊、青黛、茯苓、白附子、天花粉、白芷。(中医方剂大辞典)(6)荆芥、贝母、大力、薄荷、细辛、桔梗、甘草。(中医方剂大辞典)(7)甘草、豆根、力子、麦冬、蒌仁、桔梗、元参、连翘、荆芥。(中医方剂大辞典)(8)生甘草、苦桔梗、嫩苏梗、紫菀、白前、橘红、制香附、旋覆花。(中医方剂大辞典)(9)甘草、桔梗、桑皮、丹皮、陈皮、黄芩、白芍、乌梅肉、使君子肉。(中医方剂大辞典)(10)生甘草、苦桔梗、嫩苏梗、紫菀、白前、橘红、制香附、旋覆花。(中医方剂大辞典)(11)甘草、桔梗、川贝母、百部、白前、橘红、茯苓、旋覆花。(中医方剂大辞典)(12)甘草、桔梗、荆芥、蒡子、贝母、薄荷。(中医方剂大辞典)(13)牛蒡子、苦桔梗、生甘草、射干。(中医方剂大辞典)(14)射干、牛蒡子、元参、连翘、麦门冬、栀子、苦桔梗、甘草。(中医方剂大辞典)(15)生地、元参、桔梗、枳壳、银花、连翘、丹皮、蒲公英。(中医方剂大辞典)(16)甘草、桔梗。(中医方剂大辞典)(17)甘草、桔梗、元参、赤药、生地、防风、荆芥、薄荷、山豆根、连翘、黄芩、北细辛、羌活、独活、白芷。(中医方剂大辞典)(18)连翘、甘草、桔梗、射干、牛蒡子、黄连、黄芩。(中医方剂大辞典)(19)生地、元参、枳壳、桔梗、牛子、丹皮、防风、连翘、山甲、花、公英、甘草。(中医方剂大辞典)(20)甘草、桔梗、款冬、贝母、前胡、枳壳、白茯、五味子、麦冬。(中医方剂大辞典)(21)桔梗、甘草、升麻、连翘、防风、牛蒡子、黄芩。(中医方剂大辞典)(22)桔梗、牛蒡子、射干、荆芥、升麻。(中医方剂大辞典)

加味甘露饮 jia wei gan lu yin

【英文名】Jia Wei Gan Lu Drink

【组成】(1)熟地、生地、天冬、麦冬、枇杷叶、黄芩、茵陈、枳壳、石斛、甘草、犀角。(中医方剂大辞典)(2)生地黄、玉竹、五味子、白蜜、沙参、鲜石斛、麦冬、甘蔗汁。(中医方剂大辞典)

加味石淋汤 jia wei shi lin tang

【英文名】Jia Wei Shi Lin Decoction

【组成】金钱草、生鸡内金、木通、白芍、地龙、郁金、延胡索、川楝子、车前子、滑石、牛膝、海金砂、生地、甘草。(中医函授通讯 1992,(6))

加味石膏汤 jia wei shi gao tang

【英文名】Jia Wei Shi Gao Decoction

【组成】(1)石膏、山栀、茯苓、知母、生地黄、淡竹叶。(中医方剂大辞典)(2)煅石膏、柴胡、陈皮、甘草。(中医方剂大辞典)

加味右归饮 jia wei you gui yin

【英文名】Jia Wei You Gui Drink

【组成】大熟地、杞子、净萸肉、怀山药、泽泻、丹皮、熟附子、肉桂心、白茯苓、鹿角胶、巴戟肉、炮姜。(中医方剂大辞典)

加味左归饮 jia wei zuo gui yin

【英文名】Jia Wei Zuo Gui Drink

【组成】熟地、山茱萸、怀山药、茯苓、枸杞、肉苁蓉、细辛、炙甘草、川芎。(中医方剂大辞典)

加味左金丸 jia wei zuo jin wan

【英文名】Jia Wei Zuo Jin Pill

【组成】(1)柴胡、枳实、白芍、元胡、川楝子、青黛、竹茹、香附、黄连、吴萸、甘草。(中医方剂大辞典)(2)黄连、吴萸、青皮、木香、槟榔、川芎。(中医方剂大辞典)(3)黄连、吴茱萸、柴胡、青皮、金、香附、白芍。(中医方剂大辞典)

加味左金汤 jia wei zuo jin tang

【英文名】Jia Wei Zuo Jin Decoction

【组成】黄连、吴萸、瓦楞子、荜澄茄、蒺藜、郁金、青皮、柴胡、延胡索、木香、广皮、砂仁、佛手。(中医方剂大辞典)

加味龙石散 jia wei long shi san

【英文名】Jia Wei Long Shi Powders

【组成】(1)乳香、没药、麝香、朱砂、石雄黄、寒水石、白矾、龙脑。(中医方剂大辞典)(2)寒水石、朱砂、马牙消、铅白霜、硼砂、脑子、甘草。(中医方剂大辞典)

加味龙虎散 jia wei long hu san

【英文名】Jia Wei Long Hu Powders

【组成】苍术、全蝎、草乌、附子、天麻。(中医方剂大辞典)

加味戊己汤 jia wei wu ji tang

【英文名】Jia Wei Wu Ji Decoction

【组成】白芍、甘草、黄柏、知母。(中医方剂大辞典)

加味归芍汤 jia wei gui shao tang

【英文名】Jia Wei Gui Shao Decoction

【组成】当归、白芍、生地、麦冬、天花粉、炒栀子。(中医方剂大辞典)

加味归芎饮 jia wei gui xiong yin

【英文名】Jia Wei Gui Xiong Drink

【组成】焦术、当归、生地、川芎、升麻。(中医方剂大辞典)

加味归芪片 jia wei gui qi pian

【英文名】Jia Wei Gui Qi Tablet(药品标准－中药成方制剂标准)

【组成】当归、黄芪、党参。(药品标准－中药成方制剂标准 1992 年)

加味归宗汤 jia wei gui zong tang

【英文名】Jia Wei Gui Zong Decoction

【组成】(1)归宗汤、紫草、石膏、犀角、黄连、归尾。(中医方剂大辞典)(2)归宗汤、归尾、红花、紫草、犀角、黄连、穿山甲、地丁。(中医方剂大辞典)(3)当归尾、赤芍、元参、大黄、羌活、荆芥穗、青皮、穿山甲、生地、东山楂、牛蒡子、木通。(中医方剂大辞典)

加味归脾丸 jia wei gui pi wan

【英文名】Jia Wei Gui Pi Pill

【组成】香附、人参、酸枣仁、远志、当归、黄芪、乌药、陈皮、茯神、白术、贝母、木香、甘草。(中医方剂大辞典)

加味归脾汤 jia wei gui pi tang

【英文名】Jia Wei Gui Pi Decoction

【组成】(1)潞党参、炙黄芪、生晒术、茯神、归身、枣仁、远志、阿胶、焦山栀、丹皮、清炙甘草、广木香、龙眼肉。(中医方剂大辞典)(2)归脾汤、柴胡、丹皮、山栀。(中医方剂大辞典)(3)归脾汤、柴胡、山栀。(中医方剂大辞典)(4)人参、黄芪、茯神、甘草、白术、木香、远志、酸枣仁、龙眼肉、当归、牡丹皮、山栀。(中医方剂大辞典)(5)白术、人参、茯苓、柴胡、川芎、山栀、芍药、甘草、熟地黄、当归。(中医方剂大辞典)(6)人参、炙黄芪、白术、当归、茯苓、酸枣仁、远志肉、木香、甘草、龙眼肉、大枣、煨姜、菖蒲、桂心。(中医方剂大辞典)(7)归脾汤、朱砂、龙齿。(中医方剂大辞典)(8)归脾汤、伏龙肝。(中医方剂大辞典)(9)归脾汤、辰砂、琥珀末。(中医方剂大辞典)(10)人参、黄芪、白术、茯苓、枣仁、远志、当归、柴胡、山栀仁、枳壳、木香、炙甘草。(中医方剂大辞典)(11)人参、黄芪、当归、白术、志肉、茯神、甘草、川郁金、香附、木香、牛膝。(中医方剂大辞典)(12)人参、白术、茯神、当归、枣仁、莲肉、黄芪、远志、木香。(中医方剂大辞典)(13)人参、黄芪、白术、茯神、枣仁、远志、甘草、当归、麻黄根、牡蛎、红枣、浮麦。(中医方剂大辞典)

加味四七汤 jia wei si qi tang

【英文名】Jia Wei Si Qi Decoction

【组成】(1)半夏、厚朴、赤茯苓、香附子、紫苏、甘草。(中医方剂大辞典)(2)半夏、白茯苓、川厚朴、紫苏、桔梗、枳实、甘草。(中医方剂大辞典)(3)紫苏叶、厚朴、茯苓、半夏、白芷、木香、建菖蒲。(中医方剂大辞典)(4)半夏、白茯苓、厚朴、茯神、紫苏叶、远志、甘草。(中医方剂大辞典)(5)桂枝、白芍、半夏、白茯苓、厚朴、枳壳、甘草、人参、紫苏叶。(中医方剂大辞典)(6)紫苏叶、白茯苓、半夏、桑皮、木香、枳实、厚朴、甘草。(中医方剂大辞典)(7)白茯苓、川厚朴、苏梗、半夏、广橘红、青皮、枳实、砂仁、神曲、白豆蔻、槟榔、益智仁。(中医方剂大辞典)

加味四斤丸 jia wei si jin wan

【英文名】Jia Wei Si Jin Pill

【异名】加减四斤丸(中医方剂大辞典、准绳·类方)

【组成】(1)虎胫骨、天麻、宣木瓜、川乌、肉苁蓉、没药、乳香、川牛膝。(中医方剂大辞典)(2)苁蓉、牛膝、天麻、木瓜干、鹿茸、熟地黄、菟丝子、五味子。(中医方剂大辞典)

加味四圣散 jia wei si sheng san

【英文名】Jia Wei Si Sheng Powders

【异名】加味四圣饮(中医方剂大辞典、简明医彀)

【组成】(1)紫草茸、木通、南木香、黄芪、川芎、甘草、人参、蝉蜕。(中医方剂大辞典)(2)紫草、木通、川芎、甘草、白术、茯苓、糯米、木香。(中医方剂大辞典)(3)紫草、木通、枳壳、黄芪、桂枝、大黄。(中医方剂大辞典)(4)紫草茸、木通、南木香、黄芪、川芎、甘草。(中医方剂大辞典)

加味四圣膏 jia wei si sheng gao

【英文名】Jia Wei Si Sheng Plaster

【组成】紫河车、龟版胶、麋角胶、茯苓、天麦冬、生熟地、地骨皮。(中医方剂大辞典)

加味四生饮 jia wei si sheng yin

【英文名】Jia Wei Si Sheng Drink

【组成】生荷叶、生艾叶、生柏叶、生地黄。(中医方剂大辞典)

加味四君汤 jia wei si jun tang

【英文名】Jia Wei Si Jun Decoction

【组成】(1)人参、甘草、桂枝、白术、茯苓、半夏。(中医方剂大辞典)(2)人参、白芍、白术、茯苓、陈皮、益智仁、甘草。(中医方剂大辞典)(3)白术、茯苓、人参、谷芽、甘草、神曲、砂仁。(中医方剂大辞典)(4)人参、白术、甘草、香薷、茯苓、炮姜。(中医方剂大辞典)(5)人参、小茴香、白术、山药、肉桂、萝卜子、甘草、肉豆蔻、茯苓。(中医方剂大辞典)(6)人参、远志、山药、白术、甘草、枳壳、茯苓、菖蒲、山楂、神曲。(中医方剂大辞典)(7)人参、白术、茯苓、炙甘草、香附、砂仁。(中医方剂大辞典)(8)人参、白术、茯苓、枳壳、柴胡、黄芩、山栀仁、甘草。(中医方剂大辞典)

加味四妙丸 jia wei si miao wan

【英文名】Jia Wei Si Miao Pill

【组成】苍术、黄柏、络石藤、没药、当归、尾蚕砂、六一散、车前草、忍冬藤、蒲公英、苡仁。(江苏中医 1988,(9))

加味四妙汤 jia wei si miao tang

【英文名】Jia Wei Si Miao Decoction

【组成】(1)黄柏、生薏苡仁、苍术、牛膝、防已、萆薢、赤芍、金钱草、地龙、全蝎、泽泻。(中国中西医结合杂志 1993,13(10))(2)黄柏、苍术、川牛膝、薏苡仁、威灵仙、补骨脂、狗脊、蜈蚣。(内蒙古中医药 1991,10

(3))

加味四苓汤 jia wei si ling tang

【英文名】Jia Wei Si Ling Decoction

【组成】茯苓、白术、猪苓、柴胡梢、泽泻、青皮、陈皮、橘核。(中医方剂大辞典)

加味四苓散 jia wei si ling san

【英文名】Jia Wei Si Ling Powders

【组成】(1)白术、赤茯苓、猪苓、泽泻、海金沙、木通、车前子。(中医方剂大辞典)(2)猪苓、木通、泽泻、黄芩、黄连、赤茯苓、牛蒡子、车前子。(中医方剂大辞典)(3)茯苓、白术、猪苓、泽泻、栀、麦冬、黄芩。(中医方剂大辞典)(4)白术、茯苓、猪苓、泽泻、木通、车前、牛蒡子、黄芩。(中医方剂大辞典)(5)猪苓、泽泻、赤茯苓、木通、黄芩、黄连、车前、白芍、金银花。(中医方剂大辞典)(6)羌活、白术、泽泻、猪苓、茯苓。(中医方剂大辞典)(7)白术、白茯苓、猪苓、泽泻、木通、栀子、黄芩、白芍、甘草。(中医方剂大辞典)(8)人参、白术、赤茯苓、猪苓、泽泻、香薷、石莲肉、麦冬。(中医方剂大辞典)(9)茯苓、猪苓、泽泻、白术、黄芩、木通。(中医方剂大辞典)(10)茯苓、猪苓、泽泻、白术、滑石、栀子、甘草、灯心。(中医方剂大辞典)

加味四物汤 jia wei si wu tang

【英文名】Jia Wei Si Wu Decoction

【异名】加减四物汤(中医方剂大辞典、得效);桃红四物汤(中医方剂大辞典、金鉴);四物加桃仁红花汤(中医方剂大辞典、方症会要);加味四味汤(中医方剂大辞典、杏苑)

【组成】(1)四物汤、血余、白茅根。(中医方剂大辞典)(2)四物汤、炮姜。(中医方剂大辞典)(3)四物汤、花粉、麦冬。(中医方剂大辞典)(4)四物汤、蒲黄、瞿麦、桃仁、牛膝、滑石、甘草梢、木香、木通。(中医方剂大辞典)(5)四物汤、阿胶、地榆、血余、乌贼鱼骨。(中医方剂大辞典)(6)生地、川芎、白芍、当归、连翘、紫草茸。(中医方剂大辞典)(7)川芎、当归、生地、黄芩、川连、木香、白芍。(中医方剂大辞典)(8)四物汤、柴胡、栀子、龙胆草。(中医方剂大辞典)(9)当归、芍药、川芎、生地黄、茅根、蒲黄、牡丹皮、栀子、甘草。(中医方剂大辞典)(10)当归、赤芍、荆芥穗、防风、红花、丹皮、牛蒡子、连翘、川芎、生地黄。(中医方剂大辞典)(11)当归、白芍、生地、牡丹皮、荆芥、川芎、黄芩、黄连、地榆。(中医方剂大辞典)(12)生地、连翘、川芎、当归、赤芍、石膏、麦门冬、川黄连、木通。(中医方剂大辞典)(13)熟地黄、当归、白芍、川芎、黄芩、黄连、黄柏、甘草。(中医方剂大辞典)(14)熟地黄、当归、川芎、白芍、人参、香附、甘草。(中医方剂大辞典)(15)川芎、当归、玄胡索、乌药、白芍、小茴、熟地黄、生姜。(中医方剂大辞典)(16)熟地黄、当归、川芎、白芍、香附、砂仁。(中医方剂大辞典)(17)四物汤、菊花。(中医方剂大辞典)(18)四物汤、琥珀。(中医方剂大辞典)(19)四物汤、橘红、香附子、元胡索。(中医方剂大辞典)(20)四物汤桃仁、红花。(中医方剂大辞典)(21)四物汤、川山甲。(中医方剂大辞典)(22)四物汤、人参、茱萸。(中医方剂大辞典)(23)四物汤、桃仁、牛膝、陈皮、茯苓、甘草、白芷、龙胆草。(中医方剂大辞典)(24)生地、当归、蔓荆、黄芩、白芍、炙甘草、甘菊、川芎。(中医方剂大辞典)(25)当归身、正川芎、杭白芍、怀生地、白云苓、正雅连、南木香。(中医方剂大辞典)(26)当归、川芎、芍药、生地、山栀。(中医方剂大辞典)(27)当归、川芎、芍药、地黄、甘草、威灵仙、萆薢、椒目。(中医方剂大辞典)(28)秦归、川芎、酒芍、熟地、丹参、香附、泽兰。(中医方剂大辞典)(29)当归、川芎、熟地、白芍、白芷、羌活、川独活、蔓荆子、川乌、荆芥穗、菊花、北细辛、甘草。(中医方剂大辞典)(30)川芎、当归、白芍、熟地、黄芩、浮萍、淮山药、白术、首乌、红枣。(中医方剂大辞典)(31)当归身、熟地黄、白芍、川芎、五味子、麦门冬、人参、黄柏、黄连、知母、杜仲、牛膝、苍术。(中医方剂大辞典)(32)川芎、当归、芍药、生地、槐花、黄连、桃仁。(中医方剂大辞典)(33)当归、芍药、侧柏、川芎、生地、栀子。(中医方剂大辞典)(34)当归、川芎、芍药、地黄、胡黄连、秦艽、青蒿。(中医方剂大辞典)(35)四物汤、白术、茯苓、柴胡、丹皮。(中医方剂大辞典)(36)四物汤、柴胡、丹皮、山栀。(中医方剂大辞典)(37)归尾、川芎、赤芍、生地、肉桂、玄胡索、枳壳、香附、槟榔。(中医方剂大辞典)(38)归身、人参、川芎、赤芍、生地、桔梗、甘草、麦冬、白芷。(中医方剂大辞典)(39)当归、川芎、赤芍、生地、柴胡、升麻、麦冬、木通、黄芩、桔梗、薄荷。(中医方剂大辞典)(40)当归、白芍、川芎、熟地、陈皮、香附、丹参、丹皮。(中医方剂大辞典)(41)当归、鹿茸、白芍、香附、川芎、熟地、黄芪、白术、茯苓、黄芩、陈皮、砂仁、人参、阿胶、小茴、山萸、沉香、粉草、延胡。(中医方剂大辞典)(42)当归、白芍、生地、川芎、丹皮、柴胡。(中医方剂大辞典)(43)四物汤、天冬、麦冬、黑蒲黄、香附、杜仲、故纸、青盐、甘草。(中医方剂大辞典)(44)四物汤、黄柏、知母、黄芩、黄连、蔓荆子、北五味子。(中医方剂大辞典)(45)当归、川芎、白芍、生地黄、熟地黄、黄芪、人参、白术、陈皮、白茯苓、荆芥、甘草。(中医方剂大辞典)(46)当归、川芎、地黄、黄柏、知母、蔓荆子、黄芩、黄连、栀子。(中医方剂大辞典)(47)四物汤、黄连、黄柏、黄芩。(中医方剂大辞典)(48)当归、川芎、黄柏、知母、天花粉、熟地、桔梗、甘草。(中医方剂大辞典)(49)四物汤、炒阿胶、炒黑香附、白术、黄芩、砂仁、糯米。(中医方剂大辞典)(50)当归、川芎、白芍、熟地黄、防风、荆芥。(中医方剂大辞典)(51)当归、熟地、川芎、芍药、柳树根。(中医方剂大辞典)(52)熟地、川芎、白芍、当归、柴胡、黄芩、栀子、甘草、茯苓、木通。(中医方剂大辞典)(53)当归、白芍、生地、柴胡、酒芩、干葛、力子、连翘。(中医方剂大辞典)(54)四物汤、吴茱萸。(中医方剂大辞典)(55)蒸熟地、杭白芍、西归身、真川芎、生甘草、黑元参、剖麦冬、白桔梗、制香附。(中医方剂大辞典)(56)当归、地黄、芍药、川芎、柴胡、黄芩。(中医方剂大辞典)(57)熟地、当归、川芎、白芍、枳壳。(中医方剂大辞典)(58)当归尾、川芎、苍术、白菊花、干葛、羌活。(中医方剂大辞典)(59)黄连、槐花、川归、川芎、粟壳、生地、白芍、阿胶、艾叶。(中医方剂大辞典)(60)人参、黄芪、熟地、当归、白芍、川芎。(中医方剂大辞典)(61)当归、川芎、芍药、熟地、郁李仁、白术、丁香、桑皮、甘草、赤苓、陈皮、香附子。(中医方剂大辞典)(62)当归、川芎、芍药、熟地黄、玄胡索、蓬术、香附、砂仁、桃仁、红花。(中医方剂大辞典)(63)当归、白芍、川芎、生地、地骨皮、牡丹皮。(中医方剂大辞典)(64)当归、川芎、白术、熟地黄、白茯苓、芍药、续断、阿胶、香附、橘红、甘草。(中医方剂大辞典)(65)桃仁、红花、大黄、川芎、山楂肉、当归、白芍、生地。(中医方剂大辞典)(66)生地、当归、白芍、鲜菊叶、丹皮、生石决明、天麻。(中医方剂大辞典)(67)羌活、防风、熟地、当归、芍药、川芎、桃仁、牛膝、黄芩、黄柏。(中医方剂大辞典)(68)当归、白芍、肉苁蓉、熟地黄、白术、白茯苓、人参、川芎。(中医方剂大辞典)(69)当归、川芎、芍药、生地黄、柴胡、山栀子、牡丹皮、龙胆草。(中医方剂大辞典)(70)当归、川芎、白芍、熟地黄、香附子。(中医方剂大辞典)(71)四物汤、香附、桃仁、枳壳、缩砂、紫苏。(中医方剂大辞典)(72)川芎、当归、芍药、生地、蒲黄、阿胶、蓟根、白芷。(中医方剂大辞典)(73)当归、川芎、白芍、熟地、白芷、升麻、血余炭。(中医方剂大辞典)(74)当归、川芎、芍药、熟地、香附、五灵脂。(中医方剂大辞典)(75)当归、川芎、人参、芍药、熟地、白术、干姜。(中医方剂大辞典)(76)当归、川芎、白芍、熟地、茯神、远志、枣仁。(中医方剂大辞典)(77)当归、川芎、白芍、熟地黄、白茯苓。(中医方剂大辞典)(78)当归、川芎、赤芍、生地黄、甘草梢、杜牛膝、木通、桃仁、滑石、木香。(中医方剂大辞典)(79)四物汤、龙骨。(中医方剂大辞典)(80)当归、川芎、白芍、生地黄、木通、王不留行、花粉。(中医方剂大辞典)(81)当归、川芎、芍药、地黄、陈皮、黄芩、黄连、桃仁、红花、麻仁、甘草。(中医方剂大辞典)(82)当归、川芎、白芍、熟地黄、知母、黄柏、人参、麦门冬、五味子、桑白皮、地骨皮。(中医方剂大辞典)(83)当归、川芎、芍药、熟地黄、桔梗、黄柏。(中医方剂大辞典)(84)当归、川芎、芍药、地黄、桃仁、诃子、青皮。(中医方剂大辞典)(85)当归、川芎、生地、芍药、人参、五味子。(中医方剂大辞典)(86)当归、川芎、芍药、地黄、陈皮、甘草、桃仁、红花。(中医方剂大辞典)(87)当归、川芎、芍药、生地黄、牡丹皮、韭汁。(中医方剂大辞典)(88)当归、芍药、川芎、生地、人参、茯神、麦门冬、竹叶。(中医方剂大辞典)(89)当归、芍药、生地、川芎、茯神、熟地黄、黄连、朱砂。(中医方剂大辞典)(90)生地黄、当归、川芍、赤芍、山栀子、麦门冬、牡丹皮 元参、知母、白术、甘草、陈皮、黄柏。(中医方剂大辞典)(91)当归、川芎、芍药、生地黄、牛膝、栀子。(中医方剂大辞典)(92)当归、川芎、芍药、熟地、香附、黄芩、柴胡。(中医方剂大辞典)(93)当归、川芎、芍药、生地、山栀、升麻、秦艽、阿胶珠。(中医方剂大辞典)(94)大熟地、白芍、当归、川尊、白术、粉丹皮、元胡、甘草、柴胡。(中医方剂大辞典)(95)川芎、白芍、知母、瓜蒌仁、生地、当归、诃子、冬花、桔梗、甘草、兜铃、生姜。(中医方剂大辞典)(96)当归、川芎、芍药、熟地黄、羌活、防风、陈皮、甘草。(中医方剂大辞典)(97)四物汤、甘菊、蔓荆。(中医方剂大辞典)(98)四物汤、陈皮、红花、酒芩、苍耳。(中医方剂大辞典)(99)熟地、川芎、当归、白芍、白茯苓、生甘草、金银花、天花粉、土茯苓。(中医方剂大辞典)(100)熟地、川芎、当归、白芍、荆芥、白术。(中医方剂大辞典)(101)四物汤、黄芩。(中医方剂大辞典)(102)四物汤、桃仁、红花、丹皮、枳壳、玄胡。(中医方剂大辞典)(103)川芎、蒌仁、知母、诃皮、当归、熟地、桔梗、兜铃、款冬。(中医方剂大辞典)(104)当归、芍药、川芎、生地、黄芩、黄柏、槐花。(中医方剂大辞典)(105)当归、川芎、熟地、白芍、丹皮。(中医方剂大辞典)(106)当归、川芎、白芍、熟地黄、苡仁、葳蕤、白茯苓、山药、扁豆。(中医方剂大辞典)(107)熟地黄、川芎、白芍、当归、白茯苓、白扁豆。(中医方剂大辞典)(108)当归、川芎、芍药、熟地黄、升麻。(中医方剂大辞典)(109)当归、川芎、赤芍、熟地、木贼、防风。(中医方剂大辞典)(110)当归、川芎、芍药、生地黄、牛膝、香附、生甘草、侧柏叶。(中医方剂大辞典)(111)川芎、白芍、归身、熟地、人参、肉桂、炒白芷、五味子、云苓、生甘草。(中医方剂大辞典)(112)当归、川芎、生地、赤芍、丹皮、前胡、干葛、连翘、牛子、红花、甘草。(中医方剂大辞典)(113)当归、生地、赤芍、川芎、茵陈、栀子、木通、车前、牛子、连翘、知母、滑石、甘草。(中医方剂大辞典)(114)四物汤、附子、炮姜、官桂。(中医方剂大辞典)

加味四柱散 jia wei si zhu san

【英文名】Jia Wei Si Zhu Powders

【组成】人参、茯苓、附子、木香、诃子。(中医方剂大辞典)

加味四逆汤 jia wei si ni tang

【英文名】Jia Wei Si Ni Decoction

【组成】(1)附子、炮姜、吴萸、柿蒂、丁香、炙甘草。(中医方剂大辞典)(2)附子、杭白芍、焦白术、炮姜、官桂、人参、甘草。(中医方剂大辞典)(3)附子、干姜、人参、甘草、吴茱萸。(中医方剂大辞典)(4)附子、甘草、干姜、木香、白术、乌梅、肉豆蔻。(中医方剂大辞典)

加味四逆散 jia wei si ni san

【英文名】Jia Wei Si Ni Powders

【组成】川柴胡、炒枳实、生白芍、清炙甘草、干姜、桂枝尖、浙茯苓、干薤白、淡附片。(中医方剂大辞典)

加味四神丸 jia wei si shen wan

【英文名】Jia Wei Si Shen Pill

【组成】补骨脂、吴茱萸、五味子、肉豆蔻、花椒、生硫黄、大枣、生姜。(中医方剂大辞典)

加味四消丸 jia wei si xiao wan

【英文名】Jia Wei Si Xiao Pill(药品标准－中药成方制剂标准)

【组成】山楂、莪术、枳实、莱菔子、黄芩、槟榔、牵牛子、陈皮、枳壳、香附、青皮、栀子、大黄。(药品标准－中药成方制剂标准 1997 年)

加味失笑散 jia wei shi xiao san

【英文名】Jia Wei Shi Xiao Powders

【组成】(1)五灵脂、蒲黄、玄胡索。(中医方剂大辞典)(2)蒲黄、灵脂、木通、赤芍、没药、玄胡、姜黄、盐卤。(中医方剂大辞典)(3)蒲黄、五灵脂、延胡、丹皮、桃仁、香附、台乌。(中医方剂大辞典)

加味生化汤 jia wei sheng hua tang

【英文名】Jia Wei Sheng Hua Decoction

【异名】加参生化万安汤(中医方剂大辞典、女科秘要)

【组成】(1)川芎、当归、杏仁、桔梗、知母。(中医方剂大辞典)(2)川芎、当归、黑姜、肉桂、吴萸、砂仁、炙甘草。(中医方剂大辞典)(3)生化汤、柴胡、鳖甲。(中医方剂大辞典)(4)当归、川芎、桃仁、干姜、牛膝、炙甘草、红花、肉桂。(中医方剂大辞典)(5)川芎、当归、姜炭、炙甘草、桃仁、陈皮、大枣。(中医方剂大辞典)(6)生化汤、连翘、金银花、甘草节、乳香、没药。(中医方剂大辞典)(7)人参、黄芪、当归、川芎、麻黄根、天麻、荆芥、炙甘草、防风、枣仁。(中医方剂大辞典)(8)川芎、当归、炙甘草、干姜、桃仁、人参、枣仁。(中医方剂大辞典)(9)川芎、当归、人参、炙甘草、陈皮、杏仁。(中医方剂大辞典)(10)川芎、当归、人参、天麻、黄芪、炙甘草、荆芥、大枣。(中医方剂大辞典)(11)川芎、当归、姜炭、桃仁、人参、茯苓、炙甘草。(中医方剂大辞典)(12)川芎、当归、山药、炮姜、炙甘草。(中医方剂大辞典)(13)川芎、当归、干姜、人参、於术、茯苓、陈皮、泽泻、肉果霜、甘草、莲子。(中医方剂大辞典)(14)川芎、当归、炮姜、桃仁、炙甘草、桂枝。(中医方剂大辞典)(15)当归、人参、川芎、茯苓、桃仁、莲子、炙干姜、制肉果、诃子皮、糯米。(中医方剂大辞典)(16)川芎、当归、炙甘草、杏仁、枣仁、桔梗、人参、半夏。(中医方剂大辞典)(17)川芎、当归、肉姜、桃仁、三棱、元胡、肉桂、炙甘草。(中医方剂大辞典)(18)川芎、当归、黑姜、桃仁、炙甘草、荆芥。(中医方剂大辞典)(19)川芎、当归、黑姜、炙甘草、桃仁。(中医方剂大辞典)(20)川芎、防风、当归、炙甘草、桃仁、羌活。(中医方剂大辞典)(21)川芎、益智、当归、黑姜、炙甘草、桃仁、茯苓。(中医方剂大辞典)(22)川芎、当归、桃仁、炮姜、炙甘草、肉桂、元胡。(中医方剂大辞典)

加味生脉液 jia wei sheng mai ye

【英文名】Jia Wei Sheng Mai Drink

【组成】人参、麦冬、五味子、黄芪、附子等

加味生脉散 jia wei sheng mai san

【英文名】Jia Wei Sheng Mai Powders

【组成】(1)人参、麦冬、五味子、阿胶、白术、陈皮。(中医方剂大辞典)(2)人参、麦冬、归身、生地、炙甘草、石菖蒲、五味子。(中医方剂大辞典)(3)人参、麦门冬、五味子、杏仁、陈皮、白术。(中医方剂大辞典)(4)麦冬、人参、五味子、姜炭。(中医方剂大辞典)

加味白丸子 jia wei bai wan zi

【英文名】Jia Wei Bai Wan Zi Pill

【组成】南星、白附子、半夏。(中医方剂大辞典)

加味白术散 jia wei bai zhu san

【英文名】Jia Wei Bai Zhu Powders

【组成】(1)陈皮、半夏、人参、白茯苓、白术、山药、白扁豆、缩砂、桔梗、石莲肉、薏苡仁。(中医方剂大辞典)(2)人参、白术、茯苓、甘草、藿香、干葛、木香、枳壳、五味子、柴胡。(中医方剂大辞典)

加味白虎汤 jia wei bai hu tang

【英文名】Jia Wei Bai Hu Decoction

【组成】(1)石膏、知母、人参、甘草、黄芩、杏仁、栀子、麦冬、五味子。(中医方剂大辞典)(2)人参、石膏、知母、茯苓、麦冬、甘草、半夏、竹叶、糯米。(中医方剂大辞典)(3)石膏、知母、人参、茯苓、山药、麦冬、

石斛、甘草、粳米。(中医方剂大辞典)(4)生石膏、连翘、知母、黄连、黄柏、元参、蝉蜕。(中医方剂大辞典)(5)生地、黄芩、麦冬、人参、知母、葛根、石膏、甘草、乌梅。(中医方剂大辞典)(6)白虎汤、瓜蒌仁、枳壳、黄芩。(中医方剂大辞典)

加味白金丸 jia wei bai jin wan

【英文名】Jia Wei Bai Jin Pill

【组成】郁金、枯矾、巴豆。(中医方剂大辞典)

加味白蔻散 jia wei bai kou san

【英文名】Jia Wei Bai Kou Powders

【组成】(1)白蔻散、大黄、朴消。(中医方剂大辞典)(2)苍术、白术、羌活、白蔻、陈皮、枳壳、秦艽、厚朴、槟榔、吴萸、粉葛、甘草。(中医方剂大辞典)

加味白薇丸 jia wei bai wei wan

【英文名】Jia Wei Bai Wei Pill

【组成】白薇、赤芍、沙参、归身、川芎、甘草、黄芪、丹皮。(中医方剂大辞典)

加味白薇汤 jia wei bai wei tang

【英文名】Jia Wei Bai Wei Decoction

【组成】白薇、蒌仁、橘红、杏仁、象贝、丹皮、桑白皮、青蒿、竹茹、浮石、雪梨。(中医方剂大辞典)

加味瓜蒂散 jia wei gua di san

【英文名】Jia Wei Hua Di Powders

【组成】白茅根、芦根、瓜蒂。(中医方剂大辞典)

加味宁志丸 jia wei ning zhi wan

【英文名】Jia Wei Ning Zhi Pill

【组成】白茯苓、人参、远志、菖蒲、黄连、酸枣仁、柏子仁、当归、生地黄、木香、朱砂。(中医方剂大辞典)

加味宁神丸 jia wei ning shen wan

【英文名】Jia Wei Ning Shen Pill

【组成】(1)麻黄、桂枝、荆芥、防风、羌活、大力、沙参、川芎、赤芍、桔梗、甘草、生姜。(中医方剂大辞典)(2)麻黄、羌活、防风、紫苏、甘草、生姜、葱白。(中医方剂大辞典)

加味半硫丸 jia wei ban liu wan

【英文名】Jia Wei Ban Liu Pill

【组成】硫黄、半夏、人参、白茯苓、石膏。(中医方剂大辞典)

加味发表汤 jia wei fa biao tang

【英文名】Jia Wei Fa Biao Decoction

【组成】黄芩、山栀、白芍、丹皮、茯苓、菊花、甘草。(中医方剂大辞典)

加味地黄丸 jia wei di huang wan

【英文名】Jia Wei Di Huang Pill

【组成】(1)黄芪、党参、炒白术、甘草、陈皮、蔓荆子。(中医方剂大辞典)(2)熟地、枣皮、茯苓、山药、丹皮、泽泻、五味子、麦冬、阿胶。(中医方剂大辞典)(3)怀生地黄、怀山药、牡丹皮、白茯苓、山茱萸、破故纸、益智仁、人参、肉桂。(中医方剂大辞典)(4)熟地、淮山、茯苓、萸肉、丹皮、北五味子、麦冬、蛤蚧、泽泻。(中医方剂大辞典)(5)熟地黄、山茱萸、干山药、牡丹皮、白茯苓、泽泻、牡蛎、五味子。(中医方剂大辞典)(6)六味地黄丸、黄柏、当归、白芍、知母、麦冬、五味子。(中医方剂大辞典)(7)山药、茱萸、北五味子、泽泻、黄柏、知母、怀生地、牡丹皮、白茯苓。(中医方剂大辞典)(8)天麻、苍术、杏仁、羌活、独活、防风、白鲜皮、川芎、当归、白芍、白术、茯苓、黄芩、半夏、麻黄、甘草。(中医方剂大辞典)(9)熟地黄、山茱萸、干山药、五味子、泽泻、白茯苓、牡丹皮、鹿茸、肉桂。(中医方剂大辞典)(10)干山药、山茱萸、牡丹皮、泽泻、白茯苓、熟地黄、生地黄、柴胡、五味子。(中医方剂大辞典)(11)地黄丸、五味子、肉桂。(中医方剂大辞典)(12)熟地、山药、山茱萸、茯苓、骨碎补、补骨脂、丹皮、当归、麦冬、泽泻。(中医方剂大辞典)(13)熟地、山药、白茯、山萸、丹皮、泽泻、麦冬、五味子、乌梅。(中医方剂大辞典)(14)熟地黄、山茱萸肉、山药、泽泻、牡丹皮、白茯苓、鹿茸、牛膝。(中医方剂大辞典)(15)怀熟地黄、山茱萸、山药、牡丹皮、五味子、麦门冬、益智仁。(中医方剂大辞典)(16)熟地黄、山茱萸、山药、茯苓、牡丹皮、泽泻、当归身、枸杞子。(中医方剂大辞典)(17)熟地、黄芪、槐花、黄柏、杜仲、白芷、山茱萸、独活、山药、牡丹皮、茯苓、泽泻、白附子。(中医方剂大辞典)(18)怀熟地黄、山药、茱萸、白茯苓、丹皮、泽泻、嫩鹿茸、怀牛膝、五加皮。(中医方剂大辞典)(19)六味地黄汤、枸杞子、当归身、麦门冬、甘菊花、白芍、柴胡、北五味子。(中医方剂大辞典)(20)地黄、山茱萸肉、白茯苓、山药、杜仲、巴戟、远志、小茴香、泽泻、肉苁蓉、牡丹皮、破故纸。(中医方剂大辞典)(21)熟地、山萸、山药、丹皮、茯苓、当归、黄连、泽泻、人参。(中医方剂大辞典)(22)地黄丸、牛膝、虎胫骨、白茯苓。(中医方剂大辞典)(23)熟地、山药、枣皮、茯苓、泽泻、丹皮、枸杞、菟丝子、补骨脂、骨碎补。(中医方剂大辞典)(24)地黄、山药、山茱萸、泽泻、牡丹皮、茯苓、羌活、防风。(中医方剂大辞典)(25)怀庆元支地黄、淮山药、枣皮、白茯苓、粉丹皮、建泽泻、甘枸杞、菟丝子、真阿胶、麦冬、杜仲、北五味子。(中医方剂大辞典)(26)怀生地、茯苓、泽泻、牡丹皮、菊花、麦冬肉、当归、五味子。(中医方剂大辞典)(27)熟地、茯苓、牡丹皮、山萸肉、泽泻、当归、川芎、川楝子、使君子。(中医方剂大辞典)

加味地黄汤 jia wei di huang tang

【英文名】Jia Wei Di Huang Decoction

【组成】(1)熟地黄、山萸肉、白茯苓、泽泻、山药、牡丹皮、葳蕤。(中医方剂大辞典)(2)熟地、山萸、丹皮、川芎、山药、泽泻、归身、枸杞、菟丝子、菊花、茯苓。(中医方剂大辞典)(3)熟地黄、山药、山萸、丹皮、白茯苓、泽泻、黄柏、车前子。(中医方剂大辞典)(4)熟地、山萸、山药、白茯苓、泽泻、丹皮、黄柏、木瓜。(中医方剂大辞典)(5)熟地、山药、山茱萸、白茯苓、丹皮、人参、黄芪。(中医方剂大辞典)(6)大熟地、净萸肉、怀山药、茯苓、丹皮、泽泻、陈胆星、吴茱萸。(中医方剂大辞典)(7)六味地黄汤、柴胡、白芍、肉桂。(中医方剂大辞典)(8)熟地、枣皮、山药、茯苓、丹皮、泽泻、肉桂、北五味子。(中医方剂大辞典)(9)白术、人参、甘草、干姜、青皮、陈皮。(中医方剂大辞典)(10)熟地、山药、萸肉、丹皮、泽泻、茯苓、黄芩、藕节、黑山栀、归身。(中医方剂大辞典)(11)熟地、山药、白茯苓、山萸肉、泽泻、丹皮、白芍、五味子。(中医方剂大辞典)(12)熟地、茯苓、山茱萸、泽泻、丹皮、山药、麦冬、北五味子、肉桂。(中医方剂大辞典)(13)防风、荆芥、连翘、赤芍、当归、川芎、桔梗、黄芩、栀子、甘草、青木香、玄参、牛蒡子、大黄、芒消、紫金皮、鸡屎子、诈死子、谷藤根、芙蓉根、嫩柏根。(中医方剂大辞典)(14)大熟地、山萸肉、山药、骨碎补、泽泻、牡丹皮、白茯苓。(中医方剂大辞典)(15)熟地、山茱萸、山药、丹皮、泽泻、柴胡、麦冬、当归、白芍、肉桂、菖蒲、茯苓。(中医方剂大辞典)(16)熟地、山药、白茯、丹皮、山萸肉、泽泻、麦冬、桔梗、甘草、牛膝。(中医方剂大辞典)(17)人参、干姜、白术、川椒。(中医方剂大辞典)(18)大怀地、正怀山山茱肉、宣泽泻、粉丹皮、白云苓、建莲肉、净知母、芡实米、大麦冬、北五味子。(中医方剂大辞典)(19)熟地、山萸、山药、丹皮、泽泻、白茯苓、麦冬、沙苑蒺藜。(中医方剂大辞典)

加味芍药汤 jia wei shao yao tang

【英文名】Jia Wei Shao Yao Decoction

【组成】当归身、葱白、阿胶、茴香、破故纸、杜仲、甘草、陈皮、川续断、山药、川芎、萆薢、独活、香附、橘核、白芍。(中医方剂大辞典)

加味芎归饮 jia wei xiong gui yin

【英文名】Jia Wei Xiong Gui Drink

【组成】(1)川芎、当归、人参、吴茱萸、阿胶、蕲艾、甘草。(中医方剂大辞典)(2)当归、川芎、桃仁、红花、郁金、大黄、甜酒、童便。(中医方剂大辞典)

加味芎苏饮 jia wei xiong su yin

【英文名】Jia Wei Xiong Su Drink

【组成】川芎、陈皮、白芷、款冬花、紫苏梗叶、茯苓、术、麻黄、杏仁、甘草、桑白皮、细辛。(中医方剂大辞典)

加味芎苏散 jia wei xiong su san

【英文名】Jia Wei Xiong Su Powders

【组成】紫苏、羌活、陈皮、麦冬、川芎、白芍、干姜、生甘草。(中医方剂大辞典)

加味芎䓖汤 jia wei xiong qiong tang

【英文名】Jia Wei Xiong Qiong Decoction

【异名】加味芎归汤(中医方剂大辞典、正体类要、外科补要);芎归汤(中医方剂大辞典、慎斋遗方)

【组成】(1)川芎、当归、白芍、百合、荆芥穗。(中医方剂大辞典)(2)芎䓖、当归、芍药。(中医方剂大辞典)(3)芎䓖、当归、白术、百合、荆芥。(中医方剂大辞典)

加味百合汤 jia wei bai he tang

【英文名】Jia Wei Bai He Decoction

【组成】乌药、百合、贝母、瓜蒌皮、薤白、白蔻。(中医方剂大辞典)

加味百花丸 jia wei bai hua wan

【英文名】Jia Wei Bai Hua Pill

【组成】百合、款冬花、紫菀、百部、乌梅。(中医方剂大辞典)

加味百花膏 jia wei bai hua gao

【英文名】Jia Wei Bai Hua Plaster

【组成】紫菀、款冬花、百部。(中医方剂大辞典)

加味百顺丸 jia wei bai shun wan

【英文名】Jia Wei Bai Shun Pill

【组成】大黄、桃仁、红花、牙皂。(中医方剂大辞典)

加味托里散 jia wei tuo li san

【英文名】Jia Wei Tuo Li Powders

【组成】(1)桔梗、厚朴、白芷、人参、黄芪、当归、官桂、川芎、荆芥、黄芩、乌药、防风、连翘、香附、枳壳、天花粉。(中医方剂大辞典)(2)人参、黄芪、当归、川芎、麦门冬、知母、黄柏、芍药、金银花、柴胡、甘草。(中医方剂大辞典)

加味至宝丹 jia wei zhi bao dan

【英文名】Jia Wei Zhi Bao Pellet

【组成】鸡膝、牛胆膏、血竭、马牙消、硼砂、蝎梢、枯矾、脑子、麝香、至宝丹、沉香、白芷梢、猪牙皂角。(中医方剂大辞典)

加味西黄丸 jia wei xi huang wan

【英文名】Jia Wei Xi Huang Pill(药品标准－中药成方制剂标准)

【组成】牛黄、没药、麝香、蟾酥、乳香。(药品标准－中药成方制剂标准 1991 年)

加味达原饮 jia wei da yuan yin

【英文名】Jia Wei Da Yuan Drink

【组成】槟榔、草果、知母、黄芩、白芍、甘草、柴胡、羌活、葛根。(中医方剂大辞典)

加味贞元饮 jia wei zhen yuan yin
【英文名】Jia Wei Zhen Yuan Drink
【组成】当归身、熟地、炙甘草、党参、乌梅。(中医方剂大辞典)

加味当归散 jia wei dang gui san
【英文名】Jia Wei Dang Gui Powders
【组成】(1)当归、吴茱萸、青化桂、正川芎、黑姜炭、南木香、小茴香、炙甘草。(中医方剂大辞典)(2)当归、赤芍、川芎、甘草、大黄、麻黄、黄连、升麻、葛根。(中医方剂大辞典)(3)当归、炒芥穗、全蝎、桑寄生、钩藤、僵蚕。(中医方剂大辞典)

加味当归膏 jia wei dang gui gao
【英文名】Jia Wei Dang Gui Plaster
【组成】当归、生地、紫草、鳖子肉、麻黄、大风子肉、防风、黄柏、元参、麻油、黄蜡。(中医方剂大辞典)

加味回阳散 jia wei hui yang san
【英文名】Jia Wei Hui Yang Powders
【组成】人参、白术、山药、茯苓、甘草、附子、赤石脂、僵蚕、全蝎。(中医方剂大辞典)

加味竹叶汤 jia wei zhu ye tang
【英文名】Jia Wei Zhu Ye Decoction
【组成】(1)人参、炙甘草、阿胶、生地黄、水竹叶。(中医方剂大辞典)(2)白茯苓、麦门冬、黄芩、人参、竹叶、粳米。(中医方剂大辞典)(3)生地、白芍、地骨皮、竹叶、人参、浮小麦。(中医方剂大辞典)(4)淡竹叶、北沙参、鲜生地、麦冬、炒阿胶、炙甘草。(中医方剂大辞典)

加味竹时汤 jia wei zhu shi tang
【英文名】Jia Wei Zhu Shi Decoction
【组成】淡竹叶、北沙参、鲜生地、麦冬、炒阿胶、炙甘草。(中医方剂大辞典)

加味竹沥汤 jia wei zhu li tang
【英文名】Jia Wei Zhu Li Decoction
【组成】(1)麦冬、石斛、羚羊角、橘红、僵蚕、天麻、淡竹沥、姜汁。(中医方剂大辞典)(2)淡竹沥、黄芩、麦冬、知母、白茯苓。(中医方剂大辞典)

加味竹茹汤 jia wei zhu ru tang
【英文名】Jia Wei Zhu Ru Decoction
【组成】桔皮、半夏、茯苓、甘草、竹茹、黄连、干葛。(中医方剂大辞典)

加味华盏散 jia wei hua zhan san
【英文名】Jia Wei Hua Zhan Powders
【组成】麻黄、杏仁、苏子、前胡、橘红、甘草、桑皮、桔梗、赤茯苓。(中医方剂大辞典)

加味华盖散 jia wei hua gai san
【英文名】Jia Wei Hua Gai Powders
【组成】苏子、陈皮、赤茯苓、桑皮、麻黄、杏仁、甘草。(中医方剂大辞典)

加味交加散 jia wei jiao jia san
【英文名】Jia Wei Jiao Jia Powders
【组成】(1)生地、生姜、白芍、蒲黄、当归、桂心、延胡、红花、没药。(中医方剂大辞典)(2)当归、川芎、白芍、生地黄、苍术、厚朴、陈皮、白茯苓、半夏、羌活、独活、桔梗、枳壳、前胡、柴胡、姜、肉桂、甘草。(中医方剂大辞典)

加味冲和汤 jia wei chong he tang
【英文名】Jia Wei Chong He Decoction
【组成】紫苏叶、干葛、前胡、桔梗、枳壳、橘红、半夏、茯苓、黄连、人参、木香、甘草、蓬术。(中医方剂大辞典)

加味冰硼散 jia wei bing peng san
【英文名】Jia Wei Bing Peng Powders
【组成】(1)冰片、硼砂、风化消、山豆根、青黛、胆矾、牛黄。(中医方剂大辞典)(2)熊胆、儿茶、血竭、乳香、没药、硼砂、寒水石、青黛、冰片。(中医方剂大辞典)

加味汤泡散 jia wei tang pao san
【英文名】Jia Wei Tang Pao Powders
【组成】归尾、赤芍、黄连、杏仁、防风、铜青、薄荷叶。(中医方剂大辞典)

加味守效丸 jia wei shou xiao wan
【英文名】Jia Wei Shou Xiao Pill
【组成】(1)南星、山楂、苍术、白芷、半夏、枳实、神曲、海藻、昆布、玄明粉、吴茱萸、青皮、荔枝核。(中医方剂大辞典)(2)南星、山楂肉、苍术、白芷、半夏、橘核仁、神曲、海藻、昆布、吴茱萸、青皮、元胡索、荔枝核。(中医方剂大辞典)

加味安冲汤 jia wei an chong tang
【英文名】Jia Wei An Chong Decoction
【组成】黄芪、白术、白芍、生地、川续断、海螵鞘、茜草、生龙骨、生牡蛎、陈棕炭、阿胶、三七、血金炭。(北京中医杂志 1983,(3))

加味安胎饮 jia wei an tai yin
【英文名】Jia Wei An Tai Drink
【组成】(1)人参、陈皮、川芎、当归、柴胡、升麻、半夏、生地。(中医方剂大辞典)(2)人参、当归身、熟地、麦冬、条芩、白术、陈皮、紫苏、炙甘草。(中医方剂大辞典)(3)白术、人参、当归、熟地黄、川芎、白芍、陈皮、苏叶、黄芩、炙甘草、升麻。(中医方剂大辞典)(4)人参、川芎、条芩、白术、当归、熟地黄、紫苏、陈皮、甘草、砂仁、麦冬、甘葛。(中医方剂大辞典)(5)人参、白术、当归、香附、条芩、紫苏、陈皮、砂仁、川芎、白芍、甘草。(中医方剂大辞典)(6)安胎饮、麦冬、干葛、知母、炒栀、花粉、犀角、竹沥。(中医方剂大辞典)(7)砂仁、炒麦冬、条芩、人参、当归、熟地、陈皮、紫苏、生白术、甘草、大枣、生姜。(中医方剂大辞典)(8)白术、熟地、当归、陈皮、苏梗、川芎、甘草、砂仁。(中医方剂大辞典)

加味羊肝丸 jia wei yang gan wan

【英文名】Jia Wei Yang Gan Pill

【组成】(1)白乳羊肝、甘菊花、防风、薄荷、荆芥穗、羌活、生地黄、川芎。(中医方剂大辞典)(2)羌活、川芎、蒙花、木贼、谷精草、菟丝子、草决明、青盐、人参。(中医方剂大辞典)(3)羊肝、细辛、熟地、羌活、白菊、防风、杏仁、菟丝子、茯苓、草决明、枸杞、青葙子、地肤子、茺蔚子、决明。(中医方剂大辞典)

加味异功汤 jia wei yi gong tang

【英文名】Jia Wei Yi Gong Decoction

【组成】人参、当归、肉桂、炙甘草、茯苓、于术、生姜、大枣、广皮。(中医方剂大辞典)

加味异功散 jia wei yi gong san

【英文名】Jia Wei Yi Gong Powders

【组成】(1)人参、白术、茯苓、陈皮、山楂、谷芽、甘草、砂仁、生姜、黑枣。(中医方剂大辞典)(2)党参、陈皮、麦芽、茯苓、神曲、炙甘草。(中医方剂大辞典)(3)党参、陈皮、扁豆、生薏米、白术、山药、泽泻、白茯苓、炙甘草。(中医方剂大辞典)(4)党参、白术、茯苓、甘草、广皮、乌贼骨、续断。(中医方剂大辞典)(5)人参、白术、茯苓、甘草、陈皮、砂仁、藿香、神曲、陈米。(中医方剂大辞典)(6)人参、黄芪、白芍、陈皮、甘草、煨姜、大枣。(中医方剂大辞典)(7)异功散、山楂、神曲、厚朴、生姜。(中医方剂大辞典)(8)人参、白术、当归、川芎、陈皮、茯苓、阿胶、麦冬、炙甘草。(中医方剂大辞典)(9)人参、白术、茯苓、甘草、当归、陈皮、钩藤。(中医方剂大辞典)

加味异香散 jia wei yi xiang san

【英文名】Jia Wei Yi Xiang Powders

【组成】莪术、益智仁、三棱、甘草、青皮、陈皮、石莲肉、厚朴。(中医方剂大辞典)

加味导气汤 jia wei dao qi tang

【英文名】Jia Wei Dao Qi Decoction

【组成】木香、川楝、小茴香、吴茱萸、升麻、巴戟天、葫芦巴、川椒、炮姜。(中医方剂大辞典)

加味导赤汤 jia wei dao chi tang

【英文名】Jia Wei Dao Chi Decoction

【组成】人参、生地、条芩、木通、甘草梢、麦冬、赤芍、淡竹叶。(中医方剂大辞典)

加味导赤饮 jia wei dao chi yin

【英文名】Jia Wei Dao Chi Drink

【组成】当归尾、赤芍、葛根、寸冬、连翘、生地、龙胆草、石膏、神曲、麦芽、大白、木通、大黄、甘草。(中医方剂大辞典)

加味导赤散 jia wei dao chi san

【英文名】Jia Wei Dao Chi Powders

【组成】(1)生地、木通、甘草、归尾、柴胡、防风、荆芥、车前子、黄芩、赤芍。(中医方剂大辞典)(2)生地、木通、生甘草、连翘、黄连、滑石、赤苓、麦冬。(中医方剂大辞典)(3)薄荷叶、生地黄、木通、元参、车前子、连翘、淡竹叶、黄连。(中医方剂大辞典)(4)生地黄、川木通、川元参、连翘、川黄连、薄荷叶、竹叶。(中医方剂大辞典)(5)生地、木通、江花、赤芍、防风、荆芥、蝉蜕、甘草、归尾。(中医方剂大辞典)(6)生地、赤芍、木通、甘草梢、麦冬、黄柏、知母、桂心、灯心。(中医方剂大辞典)(7)木通、生地黄、甘草梢、条芩、栀子仁、泽泻、车前子、柴胡梢。(中医方剂大辞典)(8)生地黄、人参、麦门冬、木通、甘草、竹叶、灯心。(中医方剂大辞典)(9)生地黄、木通、防风、甘草、山栀子、薄荷叶、麦门冬。(中医方剂大辞典)

加味导痰汤 jia wei dao tan tang

【英文名】Jia Wei Dao Tan Decoction

【组成】(1)半夏、陈皮、白茯苓、甘草、枳实、黄连、川芎。(中医方剂大辞典)(2)南星、半夏、枳实、黄芩、橘红、茯苓、天麻、全蝎、黄连、甘草。(中医方剂大辞典)(3)陈皮、枳实、半夏、茯苓、南星、甘草、白芥子。(中医方剂大辞典)(4)陈皮、茯苓、枳壳、真胆星、杏仁、桔梗、桑白皮、法夏、甘草。(中医方剂大辞典)(5)大天南星、大半夏、枳实、桔梗、赤茯苓、沉香、木香、陈皮。(中医方剂大辞典)(6)茯苓、半夏、南星、枳实、黄芩、白术、陈皮、甘草、桔梗、黄连、瓜蒌仁、人参。(中医方剂大辞典)

加味导痰饮 jia wei dao tan yin

【英文名】Jia Wei Dao Tan Drink

【组成】制半夏、茯苓、陈皮、甘草、枳实、川芎、生姜、青皮、鳖甲。(中医方剂大辞典)

加味阳和汤 jia wei yang he tang

【英文名】Jia Wei Yang He Decoction

【组成】(1)鹿角片、熟地、白芥子、甘草、肉桂、炮姜、麻黄、苍耳子、五灵脂。(云南中医学院学报 1992,15(2))(2)熟地、肉桂、麻黄、鹿角胶、白芥子、姜炭、甘草、桃仁、红花、乳香、没药。(江苏中医 1993,(14))(3)熟地、白芍、鹿角胶、肉桂、麻黄、炮姜炭、炒白芥子、甘草。(江苏中医 1990,(2))(4)熟地、白芥子、鹿角胶、肉桂、姜炭、麻黄、生甘草、乌梢蛇、防已、淡附子、细辛、红花。(辽宁中医杂志 1982,(11))

加味阴阳散 jia wei yin yang san

【英文名】Jia Wei Yin Yang Powders

【异名】赴筵散(中医方剂大辞典)

【组成】(1)黄连、干姜、青黛、孩儿茶。(中医方剂大辞典)(2)川连、干姜、蒲黄、儿茶、青黛。(中医方剂大辞典)

加味防风汤 jia wei fang feng tang

【英文名】Jia Wei Fang Feng Decoction

【组成】(1)防风、片芩、人参、白及、麦门冬、生甘草、知母、炒白芍、怀生地、黄柏、黄芪、黄连、当归头。(中医方剂大辞典)(2)麻黄、防风、苍术、川芎、藁本、羌活、白芷、桔梗、芍药、甘草。(中医方剂大辞典)

加味如圣汤 jia wei ru sheng tang

【英文名】Jia Wei Ru Sheng Decoction

【组成】桔梗、甘草、黄芩、黄连、薄荷、天花粉、元参。(中医方剂大辞典)

加味如圣散 jia wei ru sheng san

【英文名】Jia Wei Ru Sheng Powders

【组成】桔梗、牛蒡子、麦门冬、甘草、玄参、荆芥、防风、生犀角、黄芩。(中医方剂大辞典)

加味如神散 jia wei ru shen san

【英文名】Jia Wei Ru Shen Powders

【组成】元明粉、大梅片、硼砂、飞朱砂、飞青黛、上儿茶、苏薄荷、荆芥穗、北细辛、麝香、官白芷、生石膏。(中医方剂大辞典)

加味妇沉汤 jia wei fu chen tang

【英文名】Jia Wei Fu Chen Decoction

【组成】乌药、缩砂、木香、延胡索、香附、甘草。(中医方剂大辞典)

加味观音散 jia wei guan yin san

【英文名】Jia Wei Guan Yin Powders

【组成】白扁豆、莲肉、人参、白茯苓、神曲、甘草、白栀、绵黄芪、木香、白术。(中医方剂大辞典)

加味红花散 jia wei hong hua san

【英文名】Jia Wei Hong Hua Powders

【组成】生地、秦归、赤芍、干荷叶、牡丹皮、红花、蒲黄。(中医方剂大辞典)

加味红绵散 jia wei hong mian san

【英文名】Jia Wei Hong Mian Powders

【组成】天麻、麻黄、荆芥穗、全蝎、薄荷、紫草、蝉蜕。(中医方剂大辞典)

加味麦冬汤 jia wei mai dong tang

【英文名】Jia Wei Mai Dong Decoction

【组成】人参、麦冬、归身、生地、菖蒲、炙甘草、五味子。(中医方剂大辞典)

加味寿星丸 jia wei shou xing wan

【英文名】Jia Wei Shou Xing Pill

【组成】天南星、母真珠、真琥珀、圆白半夏、枯矾、大朱砂。(中医方剂大辞典)

加味寿胎丸 jia wei shou tai wan

【英文名】Jia Wei Shou Tai Pill

【组成】菟丝子、桑寄生、续断、黄芪、白术、阿胶、莲房炭。(中医方剂大辞典)

加味芦荟丸 jia wei lu hui wan

【英文名】Jia Wei Lu Hui Pill

【组成】银柴胡、君子肉、黄连、胡连、芦荟、胆草、麦芽、三棱、阿魏、莪术、全蝎、芜荑、鸡内金、桔皮、枳壳、山楂、莱菔子、神曲、白术、干蟾、槟榔、黄芩、青皮、茯苓、厚朴、甘草、大青叶。(中医方剂大辞典)

加味坎离丸 jia wei kan li wan

【英文名】Jia Wei Kan Li Pill

【组成】(1)川黄柏、知母、当归、川芎、白芍、熟地黄。(中医方剂大辞典)(2)人参、味子、麦门冬、牛膝、黄芪、菟丝子、小茴香、当归、白茯苓、木香、川椒、黄柏、天门冬、肉苁蓉、山茱萸、杜仲、巴戟。(中医方剂大辞典)

加味苇茎汤 jia wei wei jing tang

【英文名】Jia Wei Wei Jing Decoction

【组成】生苡仁、栝楼仁、光桃仁、川贝母、甘草节、银花、连翘、制月石、陈芥菜卤。(中医方剂大辞典)

加味芷贝散 jia wei zhi bei san

【英文名】Jia Wei Zhi Bei Powders

【组成】天花粉、金银花、皂角刺、穿山甲、当归尾、白芷梢、瓜蒌仁、贝母、甘草节。(中医方剂大辞典)

加味苍术膏 jia wei cang zhu gao

【英文名】Jia Wei Cang Zhu Ointment

【组成】苍术、人参、生地、熟地、黄柏、远志、杜仲、川芎、胡桃肉、川椒、故纸、当归、姜汁、青盐、朱砂、旱莲草汁、白蜜。(中医方剂大辞典)

加味苍柏汤 jia wei cang bai tang

【英文名】Jia Wei Cang Bai Decoction

【组成】苍术皮、黄柏、银花、连翘、萆薢、山栀、牛膝、防己、米仁、甘草。(中医方剂大辞典)

加味苍柏散 jia wei cang bai san

【英文名】Jia Wei Cang Bai Powders

【组成】苍术、白术、知母、黄柏、黄芩、当归、芍药、生地、木瓜、槟榔、羌活、独活、木通、防己、牛膝、甘草。(中医方剂大辞典)

加味两仪膏 jia wei liang yi gao

【英文名】Jia Wei Liang Yi Ointment

【组成】党参、熟地、炒归身、黄芪。(中医方剂大辞典)

加味杜仲汤 jia wei du zhong tang

【英文名】Jia Wei Du Zhong Decoction

【组成】杜仲、狗脊、川断、当归、白芍、夜交藤、牛膝、炙甘草。(现代中医 1992,5(3))

加味扶桑饮 jia wei fu sang yin

【英文名】Jia Wei Fu Sang Drink

【组成】熟地、当归、白芍、川芎、木瓜、枣仁、牡蛎、茯

苓、广皮、甘草、金毛脊、续断。(中医方剂大辞典)

加味连壳丸 jia wei lian qiao wan

【英文名】Jia Wei Lian Qiao Pill

【组成】黄连、枳壳、厚朴、当归、木香、黄柏、荆芥、猬皮。(中医方剂大辞典)

加味连草汤 jia wei lian cao tang

【英文名】Jia Wei Lian Cao Decoction

【组成】黄连、生甘草、菖蒲、贝母、生姜汁。(中医方剂大辞典)

加味连理汤 jia wei lian li tang

【英文名】Jia Wei Lian Li Decoction

【组成】白术、人参、白茯苓、黄连、干姜、炙甘草。(中医方剂大辞典)

加味连蛤散 jia wei lian ge san

【英文名】Jia Wei Lian Ge Powders

【组成】黄连、海蛤粉、青黛、煅硼砂、枯矾、冰片、人中白。(四川中医 1990,8(2))

加味佛手散 jia wei fo shou san

【英文名】Jia Wei Fo Shou Powders

【组成】(1)当归、川芎、泡参、香附、台乌、吴萸、桑寄生、延胡。(中医方剂大辞典)(2)川芎、全当归、生黄芪、荆芥穗、泽兰叶、五灵脂、延胡索、楂炭、桂枝、蝉蜕壳、白僵蚕。(中医方剂大辞典)(3)川芎、当归、益母草、陈皮、葵子、香附。(中医方剂大辞典)(4)当归、川芎、人参。(中医方剂大辞典)(5)当归、川芎、益母草、乳香末、败龟版。(中医方剂大辞典)(6)当归、川芎、黄芪、柴胡、前胡。(中医方剂大辞典)(7)当归、川芎、荆芥。(中医方剂大辞典)(8)佛手散、蒲黄。(中医方剂大辞典)(9)佛手散、枳壳。(中医方剂大辞典)(10)川芎、当归、赤芍、生地、红花、白芷、陈皮、益母草、干姜、官桂、甘草、麝香、蒲黄、童便、鹿角屑。(中医方剂大辞典)

加味辛夷散 jia wei xin yi san

【英文名】Jia Wei Xin Yi Powders

【组成】辛夷、黄芪、人参、当归、白芍、川芎、白芷、细辛、黄芩、甘草。(中医方剂大辞典)

加味羌活汤 jia wei qiang huo tang

【英文名】Jia Wei Qiang Huo Decoction

【组成】羌活、防风、升麻、柴胡、当归、川芎、藁本、细辛、黄芩、白菊花、蔓荆子。(中医方剂大辞典)

加味羌活饮 jia wei qiang huo yin

【英文名】Jia Wei Qiang Huo Drink

【异名】加味羌活散(中医方剂大辞典、玉机微义)

【组成】羌活、前胡、人参、桔梗、炙甘草、枳壳、川芎、天麻、茯苓、蝉蜕、薄荷。(中医方剂大辞典)

加味羌活散 jia wei qiang huo san

【英文名】Jia Wei Qiang Huo Powders

【组成】(1)羌活、前胡、薄荷叶、防风、川芎、枳壳、桔梗、蝉蜕、连翘、生甘草、赤苓。(中医方剂大辞典)(2)羌活、独活、柴胡、前胡、枳壳、桔梗、人参、茯苓、川芎、升麻、芍药、甘草。(中医方剂大辞典)

加味良附片 jia wei liang fu pian

【英文名】Jia Wei Liang Fu Tablet

【组成】党参、黄芪、香附、良姜、莪术、柴胡、半夏、吴茱萸、茯苓、旋覆花、郁金、元胡、枳壳、白芍、甘草。(辽宁中医杂志 1985,(7))

加味良附散 jia wei liang fu san

【英文名】Jia Wei Liang Fu Powders

【组成】制香附、高良姜、元胡、乌贼骨、姜半夏。(四川中医 1983,1(6))

加味补中汤 jia wei bu zhong tang

【英文名】Jia Wei Bu Zhong Decoction

【组成】人参、白术、黄芪、当归、肉桂、白芍、木香、升麻、柴胡、陈皮、甘草。(中医方剂大辞典)

加味补心汤 jia wei bu xin tang

【英文名】Jia Wei Bu Xin Decoction

【组成】酸枣仁、柏子仁、朱茯苓、远志肉、桂元肉、大生地、麦冬、五味子、当归、阿胶、磁石、潼刺蒺藜、党参。(江苏中医 1959,(1))

加味补血汤 jia wei bu xue tang

【英文名】Jia Wei Bu Xue Decoction

【组成】(1)黄芪、当归、升麻、北五味子。(中医方剂大辞典)(2)生煎芪、当归、龙眼肉、真鹿角胶、丹参、明乳香、明没药、甘松。(中医方剂大辞典)(3)黄芪、当归、山药、木通。(中医方剂大辞典)(4)黄芪、当归、香附灰、莲蓬灰、粟壳灰、贯仲灰、藕节灰、陈棕灰、地榆灰。(中医方剂大辞典)(5)生黄芪、当归、没药末、白及、白芍。(中医方剂大辞典)(6)黄芪、当归、升麻、益母草。(中医方剂大辞典)(7)黄芪、当归、人参、丹皮、荆芥、益母草。(中医方剂大辞典)(8)当归、黄芪、荆芥、白术。(中医方剂大辞典)

加味补阴丸 jia wei bu yin wan

【英文名】Jia Wei Bu Yin Pill

【组成】(1)黄柏、知母、败龟版、侧柏叶、枸杞、五味子、杜仲、砂仁、炙甘草。(中医方剂大辞典)(2)黄柏、熟地黄、知母、败龟版、虎胫骨、锁阳、白芍、当归、川牛膝、杜仲、砂仁。(中医方剂大辞典)(3)熟地、生地、麦冬、五味子、当归、川芎、白术、黄芪、黄柏、知母、白芍、山药、砂仁、茯神。(中医方剂大辞典)(4)黄柏、北五味子、知母、人参、龟版、枸杞、天冬、琐阳、白芍、当归、牛膝、杜仲、故纸、沉香、熟地、干姜、山茱萸肉。(中医方剂大辞典)(5)黄柏、知母、牛膝、杜仲、巴戟、熟地、山茱萸、苁蓉、白茯苓、枸杞、远志、山药、鹿茸、龟版。(中医方剂大辞典)(6)甘州枸杞、知母、黄柏、生地黄、熟地黄、天门冬、麦门冬、干山药、杜仲汁、牛膝、当归、山茱萸、琐阳、菟丝子、人参。(中医方剂大辞典)

加味补肝散 jia wei bu gan san

【英文名】Jia Wei Bu Gan Powders

【组成】当归、生地、白芍、川芎、广皮、甘草、柴胡、山栀、黄芩。(中医方剂大辞典)

加味纯阴汤 jia wei chun yin tang

【英文名】Jia Wei Chun Yin Decoction

【组成】熟地、玄参、麦冬、山茱萸、北五味子、丹皮。(中医方剂大辞典)

加味青龙汤 jia wei qing long tang

【英文名】Jia Wei Qing Long Decoction

【组成】白茯苓、干姜、白芍、杏仁、半夏、甘草、当归、桔梗、川芎、桂枝、五味子、麻黄、陈皮。(中医方剂大辞典)

加味青金丹 jia wei qing jin dan

【英文名】Jia Wei Qing Jin Pellet

【组成】硫黄、水银。(中医方剂大辞典)

加味青娥丸 jia wei qing e wan

【英文名】Jia Wei Qing E Pill(药品标准 - 中药成方制剂标准)

【组成】补骨脂、核桃仁、巴戟天、肉苁蓉、杜仲、乳香、没药。(药品标准 - 中药成方制剂标准 1996 年)

加味青梅汤 jia wei qing mei tang

【英文名】Jia Wei Qing Mei Decoction

【组成】大青叶、岗梅根、西瓜翠衣、蒲公英、野菊花、玄参、射干、牛蒡子、赤芍、薄荷、甘草。(新中医 1990,(7))

加味还少丸 jia wei huan shao wan

【英文名】Jia Wei Huan Shao Pill

【组成】山茱萸、茯苓、杜仲、怀牛膝、苁蓉、褚实、小茴香、远志、五味子、熟地、仙茅、山药、巴戟天、枸杞、石菖蒲。(内蒙古中医药 1991,10(2))

加味苦参丸 jia wei ku shen wan

【英文名】Jia Wei Ku Shen Pill

【异名】苦参丸(中医方剂大辞典)

【组成】(1)苦参、防风、荆芥、苍耳子、胡麻子、皂刺、蔓荆子、牛蒡子、黄荆子、枸杞子、何首乌、禹余粮、蛇床子、白芷。(中医方剂大辞典)(2)苦参、荆芥、何首乌、白僵蚕、香白芷、川芎、赤芍、大黄、白花蛇。(中医方剂大辞典)

加味苦参汤 jia wei ku shen tang

【英文名】Jia Wei Ku Shen Decoction

【组成】白鲜皮、蛇床子、丹皮、苦参、黄柏、荆芥、龙胆草、枯矾。(四川中医 1993,11(5))

加味抵当丸 jia wei di dang wan

【英文名】Jia Wei Di Dang Pill

【组成】三棱、莪术、干漆、牛膝、琥珀、虻虫、肉桂、水蛭、桃仁泥、大黄。(中医方剂大辞典)

加味枇杷膏 jia wei pi pa gao

【英文名】Jia Wei Pi Pa Ointment

【组成】枇杷叶、大梨、蜜半杯、大枣、建莲肉。(中医方剂大辞典)

加味转舌膏 jia wei zhuan she gao

【英文名】Jia Wei Zhuan She Ointment

【组成】连翘、栀子、黄芩、薄荷、桔梗、玄明粉、大黄、防风、川芎、石菖蒲、甘草、犀角、柿霜、远志。(中医方剂大辞典)

加味虎潜丸 jia wei hu qian wan

【英文名】Jia Wei Hu Qian Pill

【组成】(1)人参、黄芪、芍药、黄柏、当归、山药、锁阳、枸杞子、虎胫骨、菟丝子、龟版、破故纸、杜仲、五味子、牛膝、熟地黄。(中医方剂大辞典)(2)虎潜丸去知母,加人参、黄芪、山药、枸杞、五味子。(中医方剂大辞典)(3)人参、黄芪、芍药、黄柏、当归、山药、锁阳、枸杞、虎胫骨、五味子、牛膝、熟地。(中医方剂大辞典)(4)人参、黄芪、白芍、当归、山药、锁阳、虎骨、龟版、菟丝子、破故纸、杜仲、五味子、牛膝。(中医方剂大辞典)

加味肾气丸 jia wei shen qi wan

【英文名】Jia Wei Shen Qi Pill

【异名】金匮加减肾气丸(中医方剂大辞典、保婴撮要);加味八味丸(中医方剂大辞典、医学入门);金匮肾气丸(中医方剂大辞典、冯氏锦囊);济生肾气丸(中医方剂大辞典、张氏医通);资生肾气丸(中医方剂大辞典、金鉴)

【组成】附子、白茯苓、泽泻、山茱萸、山药、车前子、牡丹皮、官桂、川牛膝、熟地黄。(中医方剂大辞典)

加味肾热汤 jia wei shen re tang

【英文名】Jia Wei Shen Re Decoction

【组成】磁石、牡蛎、生地、白术、白芍、人参、元参、甘草。(中医方剂大辞典)

加味肾着汤 jia wei shen zhe tang

【英文名】Jia Wei Shen Zhe Decoction

【组成】炮姜、茯苓、炙甘草、炒白术、炮附子、肉桂、泽泻、杜仲、牛膝。(中医方剂大辞典)

加味败毒散 jia wei bai du san

【英文名】Jia Wei Bai Du Powders

【组成】(1)人参败毒散、斑蝥、枇杷叶。(中医方剂大辞典)(2)黄芩、半夏、桔梗、薄荷、人参、独活、柴胡、羌活、枳壳、茯苓、甘草、川芎、前胡。(中医方剂大辞典)(3)薄荷、瓜蒌、白芷、乌梅、生黄、黄芩、归尾、半夏、桑白皮、茅根、灯心。(中医方剂大辞典)(4)羌活、独活、柴胡、前胡、枳实、桔梗、草果仁、槟榔、半夏、乌梅、甘草、薄荷、川芎。(中医方剂大辞典)(5)人参、羌活、独活、前胡、柴胡、川芎、桔梗、茯苓、枳壳、甘草、木瓜、苍术。(中医方剂大辞典)(6)羌活、独活、前胡、柴胡、白茯苓、人参、枳壳、桔梗、天麻、全蝎、僵蚕、白附子、地骨皮、川芎、甘草。(中医方剂大辞典)(7)荆防败毒散、牛蒡子、玄参。(中医方剂大辞典)(8)柴胡、前胡、羌活、独活、防风、荆芥、薄荷、枳壳、桔梗、川芎、天麻、地骨皮。(中医方剂大辞典)(9)羌活、独活、前胡、柴胡、川归、川芎、枳壳、桔梗、茯苓、人参、甘草、薄荷、白术、防风、荆芥、苍术、芍药、生地黄。(中医方剂大辞典)(10)前胡、柴胡、人参、甘草、羌活、独活、桔梗、茯苓、枳壳、川芎、半夏、苍术。(中医方剂大辞典)(11)羌活、独活、前胡、柴胡、枳壳、桔梗、甘草、人参、茯苓、川芎、大黄、苍术。(中医方剂大辞典)

加味芪桂汤 jia wei qi gui tang

【英文名】Jia Wei Qi Gui Decoction

【组成】黄芪、肉桂、破故纸、牛膝。(中医方剂大辞典)

加味固本丸 jia wei gu ben wan

【英文名】Jia Wei Gu Ben Pill

【组成】天麦二门冬、诃子、阿胶、知母、生地、熟地、当归、茯苓、黄柏、人参、乌梅、人乳、牛乳、梨汁。(中医方剂大辞典)

加味固本胶 jia wei gu ben jiao

【英文名】Jia Wei Gu Ben Colloid

【组成】生地、熟地、桔梗、茯苓、天冬肉、玄参、川贝、百合、阿胶、紫菀、麦冬肉、甘草。(中医方剂大辞典)

加味固阴煎 jia wei gu yin jian

【英文名】Jia Wei Gu Yin Decoction

【组成】生地炭、白芍、阿胶、生龙骨、生牡蛎、茯神、淮山药、秋石、知母、黄柏。(中医方剂大辞典)

加味和中饮 jia wei he zhong yin

【英文名】Jia Wei He Zhong Drink

【组成】陈皮、枳壳、砂仁、山楂、麦芽、川朴、泽泻、神曲、川大黄。(中医方剂大辞典)

加味和中散 jia wei he zhong san

【英文名】Jia Wei He Zhong Powders

【组成】人参、白术、白茯苓、陈皮、半夏、全蝎、天麻、细辛、薄荷、甘草。(中医方剂大辞典)

加味金龙丸 jia wei jin long wan

【英文名】Jia Wei Jin Long Pill

【组成】大枫子、伏龙肝、芎䓖、连翘、皂角刺、大黄。(中医方剂大辞典)

加味金刚丸 jia wei jin gang wan

【英文名】Jia Wei Jin Gang Pill

【组成】菟丝饼、牛膝、木瓜、肉苁蓉、杜仲、萆薢。(中医方剂大辞典)

加味金花丸 jia wei jin hua wan

【英文名】Jia Wei Jin Hua Pill

【组成】(1)黄连、黄柏、黄芩、栀子、大黄、人参、半夏、桔梗。(中医方剂大辞典)(2)黄连、黄柏、黄芩、山栀、桔梗、半夏、陈皮、人参。(中医方剂大辞典)

加味金锁匙 jia wei jin suo shi

【英文名】Jia Wei Jin Suo Shi Powders

【组成】火消、硼砂、冰片、雄黄、姜蚕、寒水石、人中白、灯草灰。(中医方剂大辞典)

加味肥儿丸 jia wei fei er wan

【英文名】Jia Wei Fei Er Pill

【组成】胡黄连、史君子、三棱、木香、莪术、香附子、青皮、陈皮、麦芽、神曲、槟榔、川黄连、芦荟。(中医方剂大辞典)

加味知母散 jia wei zhi mu san

【英文名】Jia Wei Zhi Mu Powders

【组成】黄芪、赤茯苓、子芩、麦冬、知母、甘草、山栀仁。(中医方剂大辞典)

加味泻白散 jia wei xie bai san

【英文名】Jia Wei Xie Bai Powders

【组成】(1)桑白皮、地骨皮、白茯苓、知母、黄芩、人参、甘草。(中医方剂大辞典)(2)桑皮、地骨皮、甘草、川贝母、麦冬、知母、桔梗、黄芩、薄荷。(中医方剂大辞典)(3)桑根皮、地骨皮、甘草、橘红、桔梗。(中医方剂大辞典)(4)桑白皮、地骨皮、甘草、防风、荆芥、桔梗。(中医方剂大辞典)(5)桑白皮、地骨皮、甘草、黄芩、柴胡、钩藤、苏梗、桔梗、山栀。(中医方剂大辞典)(6)桑白皮、地骨皮、桔梗、知母、陈皮、黄芩、青皮、甘草。(中医方剂大辞典)(7)桑白皮、地骨皮、桔梗、杏仁、防风、黄芩、瓜蒌仁、知母、薄荷、枳壳、橘红、甘草。(中医方剂大辞典)(8)桑白皮、苏梗、川贝母、橘红、甘草、瓜蒌皮、杏仁、地骨皮、茯苓、雪梨。(中医方剂大辞典)(9)炙桑皮、骨皮、竹叶、荆芥、力子、甘草、元参、薄荷、木通、赤芍、连翘。(中医方剂大辞典)(10)桑白皮、地骨皮、生甘草、桔梗、辛夷、黄芩、陈皮、木通。(中医方剂大辞典)

加味泻肝汤 jia wei xie gan tang

【英文名】Jia Wei Xie Gan Decoction

【组成】龙胆草、当归梢、车前子、泽泻、生地黄、芍药、黄连、黄柏、知母、防风、甘草梢。(中医方剂大辞典)

加味泻黄散 jia wei xie huang san

【英文名】Jia Wei Xie Huang Powders

【组成】防风、葛根、石膏、石斛、山栀、茯苓、甘草。(中医方剂大辞典)

加味泽兰汤 jia wei ze lan tang

【英文名】Jia Wei Ze Lan Decoction

【组成】泽兰、丹参、当归、酒芍、甘草、五灵脂、蒲黄、通草。(中医方剂大辞典)

加味泽泻汤 jia wei ze xie tang

【英文名】Jia Wei Ze Xie Decoction

【组成】泽泻、枳壳、黑丑、槟榔、赤芍、木通、赤苓、猪苓、陈皮。(中医方剂大辞典)

加味治中汤 jia wei zhi zhong tang

【英文名】Jia Wei Zhi Zhong Decoction

【组成】(1)陈皮、枳实、青皮、厚朴、白术、甘草、苍术、干姜、草果、砂仁。(中医方剂大辞典)(2)青皮、诃子、干姜、白术、茯苓、人参、砂仁、半夏、甘草。(中医方剂大辞典)(3)人参、白术、白芍、炙甘草、青皮、陈皮、干姜、苍术、升麻、柴胡、防风、白茯苓。(中医方剂大辞典)(4)人参、白术、干姜、青皮、陈皮、藿香、半夏、甘草。(中医方剂大辞典)(5)干姜、白术、青皮、陈皮、缩砂仁、人参、甘草。(中医方剂大辞典)

加味宝华散 jia wei bao hua san

【英文名】Jia Wei Bao Hua Powders

【异名】雷击散(中医方剂大辞典)

【组成】广藿香、苏荷叶、香白芷、黄郁金、荆芥穗、降香屑、鲜贯众、青防风、牙皂荚、半夏、明雄黄、北细辛、枯明矾、紫苏叶、广陈皮。(中医方剂大辞典)

加味定风珠 jia wei ding feng zhu

【英文名】Jia Wei Ding Feng Zhu Decoction

【组成】生石膏、生白芍、生牡蛎、生地、贡胶、麻仁、生龟版、生龙骨、西滑石、甘草、生鸡子黄。(中医方剂大辞典)

加味定志丸 jia wei ding zhi wan

【英文名】Jia Wei Ding Zhi Pill

【组成】(1)大远志、石菖蒲、人参、茯苓、黄芪、肉桂。(中医方剂大辞典)(2)人参、白茯神、远志、石菖蒲、酸枣仁、柏子仁。(中医方剂大辞典)(3)人参、白术、白茯、菖蒲、远志、茯神、牛黄、麦冬。(中医方剂大辞典)(4)远志、人参、白茯、菖蒲、琥珀、天花粉、郁金、贝母、瓜蒌。(中医方剂大辞典)(5)当归身、川芎、白芍、生地黄、人参、石菖蒲、远志。(中医方剂大辞典)(6)远志、人参、菖蒲、白茯苓、琥珀、郁金。(中医方剂大辞典)

加味疝气方 jia wei shan qi fang

【英文名】Jia Wei Shan Qi Prescription

【组成】吴茱萸、苦楝子、青皮、枳壳、荔枝核、山楂、炒栀子、牛膝、白芍、甘草。(江苏中医杂志 1984,5(2))

加味建中汤 jia wei jian zhong tang

【英文名】Jia Wei Jian Zhong Decoction

【组成】(1)白术、黄芪、白芍、肉桂、甘草、当归。(中医方剂大辞典)(2)桂枝、白芍、党参、黄芪、当归、炙甘草、生姜、大枣。(中医方剂大辞典)(3)白术、白芍、扁豆、黄芪、陈皮、甘草、白茯苓、丹皮、枣仁、沙参。(中医方剂大辞典)(4)桂枝、白芍、甘草、柴胡、木瓜、饴糖、生姜、大枣。(中医方剂大辞典)(5)桂心、白芍、炙甘草、吴茱萸、当归、延胡、丹皮。(中医方剂大辞典)(6)小黄芪建中汤、当归、琥珀、木香。(中医方剂大辞典)

加味降气汤 jia wei jiang qi tang

【英文名】Jia Wei Jiang Qi Decoction

【组成】当归、川芎、木香、三棱、莪术、桔梗、黄芩、甘草。(中医方剂大辞典)

加味参术汤 jia wei shen zhu tang

【英文名】Jia Wei Shen Zhu Decoction

【组成】(1)人参、天花粉、生地、白术、麦冬。(中医方剂大辞典)(2)人参、白术、甘草、肉桂、白扁豆。(中医方剂大辞典)

加味参麦饮 jia wei shen mai yin

【英文名】Jia Wei Shen Mai Drink

【组成】人参、麦冬、五味子、通草、石菖蒲、川连、甘草、白芍、灯心。(中医方剂大辞典)

加味参芪汤 jia wei shen qi tang

【英文名】Jia Wei Shen Qi Decoction

【组成】(1)黄芪、人参、荆芥、当归、天花粉、附子、牛膝、金银花、白芍、白术。(中医方剂大辞典)(2)黄芪、人参、荆芥、当归、天花粉、附子、生甘草、牛膝、金银花。(中医方剂大辞典)

加味参苏饮 jia wei shen su yin

【英文名】Jia Wei Shen Su Drink

【组成】(1)人参、苏子、沉香、桑皮、蒌皮、橘红、半夏、丹参、柏子仁、苡仁、生姜。(中医方剂大辞典)(2)人参、苏叶、前胡、小川芎、山楂肉、桔梗、白茯苓、白粉葛、陈皮、半夏、牛蒡子、甘草。(中医方剂大辞典)(3)参苏饮、五味子、杏仁。(中医方剂大辞典)(4)人参、紫苏、柴胡、陈皮、甘草、枳壳、前胡、白芷、半夏、桔梗、干葛、茯苓、青皮。(中医方剂大辞典)

加味参苏散 jia wei shen su san

【英文名】Jia Wei Shen Su Powders

【组成】附子、人参、苏木。(中医方剂大辞典)

加味参附汤 jia wei shen fu tang

【英文名】Jia Wei Shen Fu Decoction

【异名】加减参附汤(中医方剂大辞典、校法妇人良方)

【组成】大附子、大人参。(中医方剂大辞典)

加味参麦散 jia wei shen mai san

【英文名】Jia Wei Shen Mai Powders

【组成】人参、麦冬、归身、生地、炙甘草、石菖蒲、五味子。(中医方剂大辞典)

加味参茯饮 jia wei shen fu yin

【英文名】Jia Wei Shen Fu Drink

【组成】人参、茯苓、半夏、天花粉、甘草、竹沥、附子。(中医方剂大辞典)

加味参夏汤 jia wei shen xia tang

【英文名】Jia Wei Shen Xia Decoction

【组成】人参、半夏、肉桂、甘草、乳香。(中医方剂大辞典)

加味参橘饮 jia wei shen ju yin

【英文名】Jia Wei Shen Ju Drink

【组成】(1)人参、白术、砂仁、厚朴、橘红、当归、香附、甘草、生姜、竹茹。(中医方剂大辞典)(2)人参、归身、白术、半夏、橘红、藿香、炙甘草、砂仁、竹茹。(中医方剂大辞典)

加味承气汤 jia wei cheng qi tang

【英文名】Jia Wei Cheng Qi Decoction

【组成】(1)大黄、朴消、枳实、厚朴、甘草、当归、红花。(中医方剂大辞典)(2)大黄、厚朴、枳实、羌活、防风、当归、生地、朴消。(中医方剂大辞典)(3)大黄、朴消、枳实、厚朴、当归、官桂、甘草。(中医方剂大辞典)

加味春泽汤 jia wei chun ze tang

【英文名】Jia Wei Chun Ze Decoction

【组成】炒白术、茯苓、猪苓、泽泻、肉桂粉、炮姜、红参、佩兰根。(中级医刊 1986,21(8))

加味春雪膏 jia wei chun xue gao

【英文名】Jia Wei Chun Xue Ointment

【组成】黄连、方炉甘石、黄丹、乌鱼骨、乳香、当归、白丁香、麝香、轻粉、硇砂。(中医方剂大辞典)

加味封髓丹 jia wei feng sui dan

【英文名】Jia Wei Feng Sui Pellet

【组成】巴戟天、补骨脂、砂仁、菟丝子、骨碎补、益智仁、上肉桂、黄柏、生甘草、牛膝。(云南中医杂志 1984,5(4))

加味牵正散 jia wei qian zheng san

【英文名】Jia Wei Qian Zheng Powders

【组成】白附子、僵蚕、全蝎、地龙、蜈蚣、桑枝、乌蛇、麻黄、细辛。(内蒙古中医药 1991,10(4))

加味枳术丸 jia wei zhi zhu wan

【英文名】Jia Wei Zhi Zhu Pill

【组成】(1)归尾、白术、枳实、蒲黄、灵脂、没药、肉桂、泽泻、陈皮。(中医方剂大辞典)(2)白术、枳实、半夏、神曲、苍术、卜子、草蔻、黄连、葛花、泽泻。(中医方剂大辞典)(3)枳实、神曲、大麦蘖、棠球子、陈皮、人参、白术。(中医方剂大辞典)(4)白术、枳实、陈皮、半夏、神曲、麦芽、山楂肉。(中医方剂大辞典)(5)白术、枳实、人参、陈皮、甘草、当归、白芍、香附米、黄连、葛根。(中医方剂大辞典)

加味枳术汤 jia wei zhi zhu tang

【英文名】Jia Wei Zhi Zhu Decoction

【组成】(1)白术、枳实、陈皮、麦芽、山楂、茯苓、神曲、连翘、茵陈、荷叶、泽泻。(中医方剂大辞典)(2)枳壳、白术、紫苏茎叶、辣桂、陈皮、槟榔、桔梗、木香、五灵脂、半夏、茯苓、甘草。(中医方剂大辞典)

加味枳壳汤 jia wei zhi qiao tang

【英文名】Jia Wei Zhi Qiao Decoction

【组成】(1)白术、熟地黄、生地黄、枳壳、黄芩。(中医方剂大辞典)(2)枳壳、黄芩、白术。(中医方剂大辞典)

加味胡麻散 jia wei hu ma san

【英文名】Jia Wei Hu Ma Powders

【组成】胡麻、苦参、荆芥穗、何首乌、威灵仙、防风、石菖蒲、牛蒡子、甘菊花、蔓荆子、白蒺藜、甘草。(中医方剂大辞典)

加味荆芥散 jia wei jing jie san

【英文名】Jia Wei Jing Jie Powders

【组成】炒荆芥、桃仁、五灵脂、荠菜。(中医方剂大辞典)

加味草金丹 jia wei cao jin dan

【英文名】Jia Wei Cao Jin Pellet

【组成】天门冬、巴戟、远志、当归、白茯苓、泽泻、生地黄、熟地、人参、车前子、覆盆子、牛膝、山药、赤石脂、肉苁蓉、真川椒、枸杞子、柏子仁、白术、石菖蒲、地骨皮、五味子、菟丝子、杜仲。(中医方剂大辞典)

加味茵陈汤 jia wei yin chen tang

【英文名】Jia Wei Yin Chen Decoction

【组成】茵陈、木通、赤苓、泽泻、苡仁、茅术、厚朴、青皮、薄荷、车前、青荷梗。(中医方剂大辞典)

加味茜根散 jia wei qian gen san

【英文名】Jia Wei Qian Gen Powders

【组成】茜草根、生地、黄芩、侧柏炭、阿胶珠、丹皮、竹叶、白茅根、麦冬、甘草。(江西中医药 1990,(4))

加味茯苓汤 jia wei fu ling tang

【英文名】Jia Wei Fu Ling Decoction

【组成】(1)人参、半夏、陈皮、白茯苓、粉草、益智仁、香附子。(中医方剂大辞典)(2)苍术、白术、茯苓、甘草、猪苓、泽泻、升麻、肉桂、柴胡、黄芩、生草、川归、白芍。(中医方剂大辞典)

加味茯苓饮 jia wei fu ling yin

【英文名】Jia Wei Fu Ling Drink

【组成】茯苓、人参、苍术、桔皮、生姜、枳实。(中医方剂大辞典)

加味茯神散 jia wei fu shen san

【英文名】Jia Wei Fu Shen Powders

【组成】沙参、黄连、人参、甘草、菖蒲、茯神、远志、羚羊角、赤小豆。(中医方剂大辞典)

加味茯菟汤 jia wei fu tu tang

【英文名】Jia Wei Fu Tu Decoction

【组成】茯苓、菟丝、杜仲、破故纸、当归、贝母、橘红、半夏、杏仁、白术。(中医方剂大辞典)

加味茶汤方 jia wei cha tang fang

【英文名】Jia Wei Cha Tang Prescription

【组成】山药、莲肉、芡实、菱米、茯苓、酥油、白扁豆、薏苡仁、江米、小黄米、人参、白糖、白蜜。(中医方剂大辞典)

加味茶调散 jia wei cha tiao san

【英文名】Jia Wei Cha Tiao Powders

【组成】荆芥穗、薄荷、黄芩、青茶叶、生石膏、白芷、川芎。(中医方剂大辞典)

加味赴筵散 jia wei fu yan san

【英文名】Jia Wei Fu Yan Powders

【组成】良姜、草乌、荆芥穗、细辛、乳香、香白芷、真川椒、僵蚕、猪牙皂角。(中医方剂大辞典)

加味威喜丸 jia wei wei xi wan

【英文名】Jia Wei Wei Xi Pill

【组成】白茯苓、牡蛎、黄蜡。(中医方剂大辞典)

加味贵金汤 jia wei gui jin tang

【英文名】Jia Wei Gui Jin Decoction

【组成】大黄、白芷、僵蚕、川山甲、贝母。(中医方剂大辞典)

加味胃苓丸 jia wei wei ling wan

【英文名】Jia Wei Wei Ling Pill

【组成】(1)苍术、厚朴、陈皮、猪苓、泽泻、香附、神曲、白茯苓、炙甘草。(中医方剂大辞典)(2)苍术、陈皮、厚朴、甘草、白术、茯苓、肉桂、猪苓、泽泻、人参、黄连、白芍。(中医方剂大辞典)

加味胃苓汤 jia wei wei ling tang

【英文名】Jia Wei Wei Ling Decoction

【组成】陈皮、茯苓、白术、白芍、藿香、人参、厚朴、山楂、泽泻、半夏、甘草、猪苓、香附。(中医方剂大辞典)

加味咳血方 jia wei ke xue fang

【英文名】Jia Wei Ke Xue Prescription

【组成】青黛、诃子、瓜蒌仁、炒山栀、仙鹤草、白及、茅根、三七、阿胶、茜草。(四川中医 1988,6(3))

加味复元丹 jia wei fu yuan dan

【英文名】Jia Wei Fu Yuan Pellet

【组成】附子、桂心、白茯苓、巴戟、白术、萆薢、山药、破故纸、砂仁、泽泻、茴香、肉苁蓉。(中医方剂大辞典)

加味复脉汤 jia wei fu mai tang

【英文名】Jia Wei Fu Mai Decoction

【组成】人参、麦冬、五味子、当归、生地、炒枣仁、半夏、丹参、苦参、元胡、炙甘草、薤白等。(陕西中医 1993,14(8))

加味香归饮 jia wei xiang gui yin

【英文名】Jia Wei Xiang Gui Drink

【组成】橘红、白芍、当归、川芎、白茯、熟地、柴胡、甘草、人参、黄芪、枳壳、香附、陈皮、砂仁。(中医方剂大辞典)

加味香苏饮 jia wei xiang su yin

【英文名】Jia Wei Xiang Su Drink

【组成】(1)苏叶、陈皮、香附、防风、荆芥、蔓荆子、川芎、甘草、生姜。(中医方剂大辞典)(2)川芎、紫苏、羌活、防风、苍术、香附、甘草、荆芥、白芷、葛根、前胡。(中医方剂大辞典)

加味香苏散 jia wei xiang su san

【英文名】Jia Wei Xiang Su Powders

【组成】(1)香附、苏叶、藿香、陈皮、甘草、砂仁。(中医方剂大辞典)(2)香附、紫苏梗、陈皮、甘草。(中医方剂大辞典)(3)紫苏叶、陈皮、香附、甘草、荆芥、秦艽、防风、蔓荆子、川芎、生姜。(中医方剂大辞典)(4)川芎、紫苏、防风、荆芥、香附、甘草、羌活、白芷、葛根、前胡、苍术、天麻、黄芩。(中医方剂大辞典)(5)苍术、香附、陈皮、川楝肉、甘草、苏叶。(中医方剂大辞典)(6)香苏散、鹭鸶藤、木香、芍药。(中医方剂大辞典)(7)紫苏、香附子、陈皮、甘草、桑白皮、生地黄、苏木、蝉蜕、黄芩。(中医方剂大辞典)

加味香连丸 jia wei xiang lian wan

【英文名】Jia Wei Xiang Lian Pill

【组成】(1)黄连、吴茱萸、木香、白豆蔻。(中医方剂大辞典)(2)黄连、广木香、石莲肉、肉豆蔻。(中医方剂大辞典)(3)黄连、大黄、木香、槟榔。(中医方剂大辞典)(4)黄连、木香、大黄、青皮、枳壳、黄芩、白芍、甘草。(中医方剂大辞典)(5)黄连、木香、槟榔、枳壳、吴萸、黄芩、厚朴、黄柏、白芍、玄胡、当归、甘草。(中医方剂大辞典)(6)黄连、木香、槟榔、枳壳、陈皮。(中医方剂大辞典)(7)黄连、厚朴、陈皮、木香、甘草。(中医方剂大辞典)(8)香连丸、莲肉粉。(中医方剂大辞典)(9)大川黄连、广木香、真沉香、吴茱萸、肉豆蔻。(中医方剂大辞典)(10)黄连、木香、阿芙蓉。(中医方剂大辞典)

加味香连片 jia wei xiang lian pian

【英文名】Jia Wei Xiang Lian Tablet

【组成】木香、黄连、厚朴、枳实。

加味香连汤 jia wei xiang lian tang

【英文名】Jia Wei Xiang Lian Decoction

【组成】白芍、黄芩、黄连、陈皮、茯苓、木香、黄柏、乳香、没药。(中医方剂大辞典)

加味香连散 jia wei xiang lian san

【英文名】Jia Wei Xiang Lian Powders

【组成】白术、黄芩、黄连、砂仁、厚朴、薄荷、白茯苓、白芍、木香、陈皮、甘草、山楂肉、红花、扁豆、柴胡、车前子、当归。(中医方剂大辞典)

加味香附丸 jia wei xiang fu wan

【英文名】Jia Wei Xiang Fu Pill

【组成】香附、泽兰、海螵蛸、当归、川芎、白芍、怀熟地。(中医方剂大辞典)

加味香薷丸 jia wei xiang ru wan

【英文名】Jia Wei Xiang Ru Pill

【组成】香薷草、白扁豆、广皮、粉甘草、宣木瓜、白术、白茯苓、泽泻、猪苓、藿香、滑石、川连、朱砂。(中医方剂大辞典)

加味香薷饮 jia wei xiang ru yin

【英文名】Jia Wei Xiang Ru Drink

【组成】(1)香薷、山楂肉、枳实、猪苓、陈皮、甘草、白扁豆、厚朴。(中医方剂大辞典)(2)香薷、厚朴、白扁豆、甘草、柴胡、陈皮、川贝母。(中医方剂大辞典)(3)香薷、厚朴、扁豆、白术、白芍、陈皮、白茯苓、黄芩、黄连、甘草、猪苓、泽泻、木瓜。(中医方剂大辞典)(4)香薷、扁豆、厚朴、槟榔、川黄连。(中医方剂大辞典)(5)香薷、厚朴、黄连、滑石、甘草。(中医方剂大辞典)

加味修肝散 jia wei xiu gan san

【英文名】Jia Wei Xiu Gan Powders

【组成】(1)栀子、薄荷、连翘、麻黄、赤芍、羌活、当归、大黄、黄芩、菊花、木贼、白蒺藜、川芎、甘草。(中医方剂大辞典)(2)栀子、薄荷、羌活、当归、大黄、连翘、黄芩、赤芍、菊花、木贼、白蒺藜、川芎、麻黄、甘草。(中医方剂大辞典)(3)羌活、防风、桑螵蛸、栀子、薄荷、当归、赤芍、甘草、麻黄、连翘、菊花、木贼、白蒺藜、川芎、大黄、黄芩、荆芥。(中医方剂大辞典)

加味保元汤 jia wei bao yuan tang

【英文名】Jia Wei Bao Yuan Decoction

【组成】(1)人参、黄芪、肉桂、杏仁、五味子、炙甘草。(中医方剂大辞典)(2)人参、蜜炙黄芪、浮小麦、炙甘草、广桂枝、炒白芍。(中医方剂大辞典)(3)人参、炙黄芪、炙甘草、当归、白芍、麦冬、枣仁。(中医方剂大辞典)(4)人参、黄芪、炙甘草、全当归、白芍、木香、白术、官桂。(中医方剂大辞典)(5)人参、猪苓、泽泻、白术、黄芪、赤茯苓、炙甘草。(中医方剂大辞典)(6)人参、黄芪、白术、白芍、肉桂、甘草、糯米。(中医方剂大辞典)(7)人参、黄芪、甘草、归尾、赤芍、红花、黄芩、黄连、连翘、升麻、防风、荆芥、牛蒡子。(中医方剂大辞典)(8)黄芪、人参、麦门冬、知母、栀子、甘草。(中医方剂大辞典)

加味保和丸 jia wei bao he wan

【英文名】Jia Wei Bao He Pill

【组成】(1)白术、神曲、萝卜子、广皮、连翘、炙半夏、炙香附、茯苓、黄芩、黄连、炒山楂、炙厚朴、炒枳实、麦芽。(中医方剂大辞典)(2)白术、枳实、陈皮、半夏、白茯苓、苍术、川厚朴、香附、神曲、连翘、黄连、黄芩、山楂肉、麦芽、萝卜子、木香、三棱、莪术。(中医方剂大辞典)(3)保和丸、姜汁、黄连、山楂肉。(中医方剂大辞典)(4)山楂、神曲、半夏、茯苓、白术、香附、厚朴、萝卜子、陈皮、连翘、苍术、枳实、净黄连、黄芩。(中医方剂大辞典)

加味保和汤 jia wei bao he tang

【英文名】Jia Wei Bao He Decoction

【组成】鱼腥草、七叶一枝花、茯苓、生山楂、神曲、炒莱菔子、法半夏、陈皮、连翘、甘草。(浙江中医杂志 1993,28(1))

加味顺气散 jia wei shun qi san

【英文名】Jia Wei Shun Qi Powders

【组成】(1)南星、枳壳、防风、川芎、僵蚕、全蝎、木香、白术、白茯苓、当归、青皮、蓬术、陈皮、天台乌药、人参、甘草、白芍。(中医方剂大辞典)(2)天台乌药、桔梗、川白芷、川芎、炙甘草、陈皮、白术、麻黄、枳壳、天南星、大腹皮、川乌头、炮干姜、人参、木香。(中医方剂大辞典)

加味独圣散 jia wei du sheng san

【英文名】Jia Wei Du Sheng Powders

【组成】穿山甲、白芍、红曲、升麻、蟾酥、笋嫩尖。(中医方剂大辞典)

加味胜金丸 jia wei sheng jin wan

【英文名】Jia Wei Sheng Jin Pill

【组成】常山、苍术、槟榔、草果。(中医方剂大辞典)

加味胜湿汤 jia wei sheng shi tang

【英文名】Jia Wei Sheng Shi Decoction

【组成】羌活、独活、藁本、防风、蔓荆子、川芎、苍术、黄柏、荆芥、炙甘草。(中医方剂大辞典)

加味洞下丸 jia wei dong xia wan

【英文名】Jia Wei Dong Xia Pill

【组成】橘红、南星、半夏、黄芩、黄连、甘草。(中医方剂大辞典)

加味活命饮 jia wei huo ming yin

【英文名】Jia Wei Huo Ming Drink

【异名】加味活命散(中医方剂大辞典、杂病源流犀烛)

【组成】穿山、银花、大黄、归尾、陈皮、花粉、赤芍、生地、薄荷、防风、白芷、贝母、甘草节、乳香、没药、角刺。(中医方剂大辞典)

加味济川煎 jia wei ji chuan jian

【英文名】Jia Wei Ji Chuan Decoction

【组成】熟地、油归、川芎、苁蓉、牛膝、泽泻、枳壳、升麻。(中医方剂大辞典)

加味济生汤 jia wei ji sheng tang

【英文名】Jia Wei Ji Sheng Decoction

【组成】当归、川芎、枳壳、香附、大腹皮、乌药、车前、牛膝、冬葵子。(中医方剂大辞典)

加味将军汤 jia wei jiang jun tang

【英文名】Jia Wei Jiang Jun Decoction

【组成】犀牛角、羚丰角、真锦纹川军。(中医方剂大辞典)

加味养元粉 jia wei yang yuan fen

【英文名】Jia Wei Yang Yuan Powders

【组成】条参、茯苓、莲米、山药、芡实、山楂、花椒。(中医方剂大辞典)

加味养心汤 jia wei yang xin tang

【英文名】Jia Wei Yang Xin Decoction

【组成】(1)天冬、麦冬、生地、人参、丹参、龟版、当归、茯神、柏子仁、枣仁、远志、甘草、淡竹叶。(中医方剂大辞典)(2)茯苓、茯神、黄芪、半夏、归身、川芎、炙甘草、柏子仁、远志、肉桂、人参、五味子、枣仁、生姜、大枣。(中医方剂大辞典)

加味养生方 jia wei yang sheng fang

【英文名】Jia Wei Yang Sheng Prescription

【组成】牛膝、枸杞、生地、杜仲、菊花、萸肉、白芍、五加皮、桑寄生、龙眼肉、木瓜、归身、桂枝。(中医方剂大辞典)

加味养血汤 jia wei yang xue tang

【英文名】Jia Wei Yang Xue Decoction

【组成】(1)黄芪、当归、白勺、白茯苓、沙参、苡仁、百合、甘草、白术、麦冬。(中医方剂大辞典)(2)黄芪、当归、丹皮、扁豆、木瓜、苡仁、白芍、白茯苓、陈皮、甘草。(中医方剂大辞典)(3)黄芪、白术、白芍、丹皮、柴胡、陈皮、甘草、当归。(中医方剂大辞典)

加味养荣丸 jia wei yang rong wan

【英文名】Jia Wei Yang Rong Pill

【组成】(1)当归、芍药、熟地黄、白术、川芎、茯苓、人参、炙甘草、黄芩、香附、麦门冬、阿胶、贝母、陈皮、黑豆。(中医方剂大辞典)(2)当归身、白茯神、肥玉竹、杭白芍、酸枣仁、丹参、远志肉、柏子仁、川续断、橘红、杜仲、秦艽、女贞实、钩藤钩、郁金。(中医方剂大辞典)(3)当归、熟地、白芍、丹皮、香附、人参、贝母、阿胶、山药、茯苓、黄芩、川芎、白术。(中医方剂大辞典)

加味养脏汤 jia wei yang zang tang

【英文名】Jia Wei Yang Zang Decoction

【组成】养脏汤、炮附子、青皮、乌药、茯苓。(中医方剂大辞典)

加味宣风散 jia wei xuan feng san

【英文名】Jia Wei Xuan Feng Powders

【组成】(1)鸡心槟榔、桔皮、桃仁、白芷、枳壳、牵牛。(中医方剂大辞典)(2)宣风散、青皮。(中医方剂大辞典)

加味姜附汤 jia wei jiang fu tang

【英文名】Jia Wei Jiang Fu Decoction

【组成】(1)附子、干姜、人参、甘草。(中医方剂大辞典)(2)大附子、丁香、胡椒、木香、毕澄茄、沉香、炙甘草、干饴糟。(中医方剂大辞典)

加味祛风散 jia wei qu feng san

【英文名】Jia Wei Qu Feng Powders

【组成】黄柏、细辛、黄连、大黄、山栀、薄荷、甘草、麻黄、连翘、荆芥、白术、滑石、川芎、羌活、独活、天麻、熟地、桔梗、黄芩、石膏、芍药、防风。(中医方剂大辞典)

加味烂积丸 jia wei lan ji wan

【英文名】Jia Wei Lan Ji Pill(药品标准-中药成方制剂标准)

【组成】大黄、牵牛子、陈皮、木香、川木香、香附、莱菔子、山楂、槟榔、芜荑、阿魏、三棱、莪术、白术、当归、吴茱萸、厚朴、法半夏、砂仁、草果、甘草。(药品标准-中药成方制剂标准 1990 年)

加味神术汤 jia wei shen zhu tang

【英文名】Jia Wei Shen Zhu Decoction

【组成】白术、茅术、当归、茯苓、苡仁、厚朴、砂仁、半夏曲、佩兰叶、川牛膝、荷叶、生姜。(中医方剂大辞典)

加味神功丸 jia wei shen gong wan

【英文名】Jia Wei Shen Gong Pill

【异名】神功丸(中医方剂大辞典)

【组成】木香、人参、大麻仁、枳实、桃仁、诃黎勒皮、大黄。(中医方剂大辞典)

加味神香散 jia wei shen xiang san

【英文名】Jia Wei Shen Xiang Powders

【组成】砂仁、白蔻、枳实、丁香。(中医方剂大辞典)

加味除湿丸 jia wei chu shi wan

【英文名】Jia Wei Chu Shi Pill

【组成】石魁、牛膝、当归、肉苁蓉、威灵仙、苦葶苈、黄芪、川续断、苍术、陈皮、乌药、茯神、石楠叶、南星、防风、薏苡仁、川萆薢、槟榔、杏仁、牵牛、乳香、木香、沉香。(中医方剂大辞典)

加味珠黄散 jia wei zhu huang san

【英文名】Jia Wei Zhu Huang Powders

【组成】珠粉、西黄、琥珀、西瓜霜。(中医方剂大辞典)

加味桂附汤 jia wei gui fu tang

【英文名】Jia Wei Gui Fu Decoction

【组成】白术、肉桂、干姜、附子、甘草。(中医方剂大辞典)

加味桂枝汤 jia wei gui zhi tang

【英文名】Jia Wei Gui Zhi Decoction

【组成】(1)桂枝、白芍、荆芥、防风、生甘草、生姜、大枣。(中医方剂大辞典)(2)桂枝、白芍、甘草、怀牛膝、川牛膝、当归、蚕砂、秦艽、防风、红枣、生姜。(中医方剂大辞典)

加味桔梗汤 jia wei jie geng tang

【英文名】Jia Wei Jie Geng Decoction

【组成】桔梗、白及、橘红、甜葶苈、甘草节、贝母、苡仁、金银花。(中医方剂大辞典)

加味真武汤 jia wei zhen wu tang

【英文名】Jia Wei Zhen Wu Decoction

【组成】焦术、茯苓、白芍、小茴、附子、肉桂、炮姜、甘草、生姜、大枣。(中医方剂大辞典)

加味莲湖丸 jia wei lian hu wan

【英文名】Jia Wei Lian Hu Pill

【组成】条芩、砂仁、炙甘草、白术、莲子、人参。(中医方剂大辞典)

加味柴陈汤 jia wei chai chen tang

【英文名】Jia Wei Chai Chen Decoction

【组成】柴胡、黄芩、半夏、甘草、陈皮、白茯、枳壳、桔梗、杏仁、金沸草。(中医方剂大辞典)

加味柴苓汤 jia wei chai ling tang

【英文名】Jia WeI Chai Ling Decoction

【组成】柴胡、白茯苓、甘草、陈皮、防风、炒白芍、当归身、炒白术。(中医方剂大辞典)

加味柴胡汤 jia wei chai hu tang

【英文名】Jia Wei Chai Hu Decoction

【组成】(1)柴胡、黄芩、半夏、甘草、当归、川芎、白芍、熟地、香附、玄胡。(中医方剂大辞典)(2)柴胡、半夏、黄芩、陈皮、白芍、防风、荆芥、甘草。(中医方剂大辞典)(3)柴胡、人参、黄芩、山栀仁、生地黄、半夏、甘草。(中医方剂大辞典)(4)柴胡、半夏、黄芩、人参、牡丹皮、当归、红花、甘草。(中医方剂大辞典)(5)小柴胡汤、红花、牡丹皮。(中医方剂大辞典)(6)柴胡、黄芩、甘草、花粉、白芍、麦冬、山栀、大黄。(中医方剂大辞典)(7)柴胡、半夏、黄芩、茵陈、豆豉、大黄、黄连、干葛。(中医方剂大辞典)(8)柴胡、黄芩、牡蛎、半夏、枳实、甘草。(中医方剂大辞典)(9)柴胡、酒芩、荆芥穗、制半夏、甘草、川芎、香白芷、苏薄荷、防风、前胡。(中医方剂大辞典)(10)柴胡、黄芩、陈皮、甘草、山栀、丹皮。(中医方剂大辞典)(11)柴胡、黄芩、半夏、甘草、当归、川芎、白芍、熟地、何首乌、知母、麦冬、乌梅。(中医方剂大辞典)(12)人参、半夏、柴胡、黄芩、百合、知母、甘草。(中医方剂大辞典)(13)柴胡、黄芩、半夏、人参、枳壳、大黄、甘草。(中医方剂大辞典)

加味柴胡饮 jia wei chai hu yin

【英文名】Jia Wei Chai Hu Drink

【组成】柴胡、羌活、葛根、薄荷、浮萍、紫苏、甘草、当归身、生姜。(中医方剂大辞典)

加味逍遥丸 jia wei xiao yao wan

【英文名】Jia Wei Xiao Yao Pill(药品标准－中药成方制剂标准)

【组成】柴胡、当归、白芍、白术、茯苓、甘草、牡丹皮、栀子、薄荷。(药品标准－中药成方制剂标准 1990年)

加味逍遥散 jia wei xiao yao san

【英文名】Jia Wei Xiao Yao Powders

【异名】八味逍遥散(中医方剂大辞典、医学入门);八味消遥饮(中医方剂大辞典、审视瑶函);丹栀逍遥散(中医方剂大辞典、方剂学)

【组成】(1)当归、白芍、干葛、生地黄、川芎、黄芩、人参、麦门冬、柴胡、乌梅、甘草。(中医方剂大辞典)(2)当归、甘草、芍药、茯苓、白术、柴胡、丹皮、栀子、漏芦。(中医方剂大辞典)(3)当归、白术、茯苓、白芍、柴胡、薄荷、陈皮、知母、贝母、地骨皮、麦冬、香附、甘草。(中医方剂大辞典)(4)白术、白芍、白茯苓、丹皮、石斛、当归、柴胡、薄荷、陈皮、甘草。(中医方剂大辞典)(5)当归、白芍、茯苓、白术、柴胡、香附、甘草、丹皮、山栀、薄荷。(中医方剂大辞典)(6)当归、白术、柴胡、白芍、丹皮、茯苓、栀子、生甘草、灯心。(中医方剂大辞典)(7)柴胡、白术、茯苓、甘草、白芍、陈皮、当归、炒栀子、荆芥、防风、龙胆草、天花粉、玄参。(中医方剂大辞典)(8)柴胡、白芍、当归、白术、甘草、茯神、陈皮、肉桂。(中医方剂大辞典)(9)白芍、白术、白茯苓、麦门冬、生地、甘草、桔梗、地骨皮、当归、山栀仁、黄柏。(中医方剂大辞典)(10)逍遥散、远志、桃仁、苏木、红花。(中医方剂大辞典)(11)当归、芍药、茯苓、白术、柴胡、牡丹皮、山栀、甘草。(中医方剂大辞典)(12)银州柴胡、当归、生白芍、白术、茯苓、炙甘草、煨姜、薄荷、霜桑叶。(中医方剂大辞典)(13)柴胡、黄芩、薄荷、连翘、白芍、当归、茯苓、甘草、丹皮、生地。(中医方剂大辞典)(14)柴胡、白芍、当归、陈皮、甘草、白术、茯神、人参、川芎、瓜蒌、半夏。(中医方剂大辞典)(15)柴胡、白芍、当归、茯苓、白术、甘草、黄芩、半夏、白芷、陈皮、桔梗。(中医方剂大辞典)(16)柴胡、白芍、当归、白术、茯苓、甘草、知母、地骨皮、山栀、黄柏、桔梗、麦冬 生地。(中医方剂大辞典)(17)当归、柴胡、白术、白芍、茯苓、炙甘草、薄荷、山栀、生地、白茅根。(中医方剂大辞典)(18)甘草、当归、白芍、白术、茯苓、柴胡、桂皮、山栀。(中医方剂大辞典)(19)丹皮、白术、当归、赤芍、桃仁、贝母、山栀、黄芩、桔梗、青皮、甘草。(中医方剂大辞典)(20)白芍、白术、地骨皮、知母、当归、茯苓、麦冬、生地、山栀、黄柏、桔梗、甘草。(中医方剂大辞典)(21)柴胡、当归、白术、甘草、茯苓、陈皮、白芍、炒栀子、羌活。(中医方剂大辞典)(22)白芍、柴胡、当归、甘草、陈皮、茯神、白术、炒栀子、天花粉、枳壳、丹皮。(中医方剂大辞典)(23)当归、白芍、白术、茯苓、柴胡、薄荷、甘草、丹皮、香附。(中医方剂大辞典)(24)柴胡、白芍、白术、当归、茯苓、炙甘草、山栀、丹皮、蛤壳。(中医方剂大辞典)(25)软柴胡、白芍、冬白术、当归身、白茯苓、粉甘草、钩藤钩、忍冬藤、山栀丹皮。(中医方剂大辞典)(26)当归、白术、白芍、茯苓、麦冬、柴胡、砂仁、甘草。(中医方剂大辞典)(27)当归、白术、白芍、白苓、柴胡、香附、丹皮、甘草、薄荷、黄芩、夏枯、天葵。(中医方剂大辞典)(28)白芍、白术、陈皮、甘草、当归、白茯苓、薄荷、黄芩、僵蚕、柴胡。(中医方剂大辞典)(29)大当归、白芍、白茯神、白术、北柴胡、牡丹皮、苏薄荷、甘草、川黄连。(中医方剂大辞典)(30)当归、芍药、白术、茯苓、甘草、柴胡、牡丹皮、山栀子、钩藤钩。(中医方剂大辞典)(31)当归、白芍、茯苓、白术、大枣、柴胡、甘草、丹皮、栀子仁。(中医方剂大辞典)(32)白术、茯苓、牡丹皮、白芍、柴胡、陈皮、当归、山栀、贝母、天花粉、甘草、红花、羚羊角。(中医方剂大辞典)(33)白术、白芍、白茯苓、当归、薄荷、柴胡、陈皮、甘草、家芡实、丹皮、白莲须。(中医方剂大辞典)(34)白术、白芍、白茯苓、陈皮、当归、甘草、薄荷、柴胡。(中医方剂大辞典)(35)白术、白芍、薄荷、陈皮、甘草、柴胡、白茯苓、当归、白扁豆、砂仁、木香、黄芩。(中医方剂大辞典)(36)白术、白芍、当归、白茯苓、柴胡、薄荷、陈皮、白扁豆、甘草、神曲、麦芽。(中医方剂大辞典)(37)白术、白芍、白茯苓、陈皮、甘草、当归、薄荷、全蝎、僵蚕。(中医方剂大辞典)(38)白术、白芍、薄荷叶、白茯苓、当归身、牡丹皮、陈皮、柴胡、麦门冬、甘草、干葛。(中医方剂大辞典)

加味铁落饮 jia wei tie luo yin

【英文名】Jia Wei Tie Luo Drink

【组成】(1)石膏、生地、龙齿、银花、葛花、牡蛎、川连、防风、白云苓、玄参、秦艽、铁落、甘草。(中医方剂大辞典)(2)生石膏、青龙齿、辰茯神、青防风、元参、秦艽、鲜生地。(中医方剂大辞典)

加味秘元煎 jia wei mi yuan jian

【英文名】Jia Wei Mi Yuan Decoction

【组成】西党参、白术、茯苓、炙甘草、山药、枣仁、远志、五味子、芡实、金樱子、莲须、阿胶、丹皮。(中医方剂大辞典)

加味透肌汤 jia wei tou ji tang

【英文名】Jia Wei Tou Ji Decoction

【组成】防风、干葛、当归、薄荷、山楂肉、枳壳、柴胡、陈皮、甘草、川贝母、煅石膏。(中医方剂大辞典)

加味透肌散 jia wei tou ji san

【英文名】Jia Wei Tou Ji Powders

【组成】人参、黄芪、白术、芍药、川芎、甘草、茯苓、木通、陈皮、糯米、厚朴、大腹皮。(中医方剂大辞典)

加味健脾丸 jia wei jian pi wan

【英文名】Jia Wei Jian Pi Pill

【组成】(1)白术、陈皮、半夏、神曲、山楂、归身、白芍、白茯苓、川芎、黄连、香附、枳实、甘草。(中医方剂大辞典)(2)人参、白术、半夏、砂仁、茯苓、青皮、枳实、山楂、陈皮、神曲、香附子、麦芽、厚朴、苍术、甘草。(中医方剂大辞典)

加味射干汤 jia wei she gan tang

【英文名】Jia Wei She Gan Decoction

【组成】射干、生地、桔梗、连翘、黄芩、贝母、元参、甘草、荆芥、牛蒡。(中医方剂大辞典)

加味脏连丸 jia wei zang lian wan

【英文名】Jia Wei Zang Lian Pill

【组成】(1)雄猪大脏、黄连、槐花。(中医方剂大辞典)(2)川连、苦参、生川军、圆皂角仁、白芷、光桃仁。(中医方剂大辞典)(3)黄连、枳壳、大麦馅子、甘草。(中医方剂大辞典)

加味凉膈散 jia wei liang ge san

【英文名】Jia Wei Liang Ge Powders

【组成】(1)白僵蚕、蝉退、广姜黄、黄连、黄芩、栀子、连翘、薄荷、大黄、芒消、甘草、竹叶。(中医方剂大辞典)(2)黄芩、连翘、山栀仁、薄荷、桔梗、竹叶、牛蒡子、甘草。(中医方剂大辞典)(3)黄连、荆芥、石膏、山栀、连翘、黄芩、防风、枳壳、当归、生地、甘草、桔梗、薄荷、白芷。(中医方剂大辞典)(4)连翘、片芩、山栀仁、枳实、前胡、大黄、薄荷、甘草。(中医方剂大辞典)(5)大黄、黄芩、防风、荆芥、羌活、朴消、甘草、连翘、栀子仁、薄荷。(中医方剂大辞典)(6)大黄、朴消、甘草、连翘、滑石、栀子仁、黄芩、薄荷、茯苓。(中医方剂大辞典)(7)大黄、朴消、甘草、连翘、栀子仁、黄芩、薄荷、柴胡、槟榔。(中医方剂大辞典)

加味凉膈煎 jia wei liang ge jian

【英文名】Jia Wei Liang Ge Decoction

【组成】风化消、煨甘遂、葶苈子、薄荷、生锦纹、白芥子、片黄芩、焦山栀、青连翘、小枳实、鲜竹沥、生姜汁。(中医方剂大辞典)

加味消风散 jia wei xiao feng san
【英文名】Jia Wei Xiao Feng Powders
【组成】薄荷、玄参、全蝎、升麻、荆芥、紫苏、干葛、赤芍、桔梗、甘草。(中医方剂大辞典)

加味消毒饮 jia wei xiao du yin
【英文名】Jia Wei Xiao Du Drink
【异名】加味消毒饮子(中医方剂大辞典、普济方);驱风解毒散(中医方剂大辞典、古今医鉴)
【组成】(1)荆芥、防风、恶实、甘草、连翘、羌活。(中医方剂大辞典)(2)鼠粘子、甘草、荆芥、紫草、防风、糯米。(中医方剂大辞典)(3)荆芥穗、防风、牛蒡子、升麻、生甘草、赤芍、南山楂、连翘。(中医方剂大辞典)

加味消黄散 jia wei xiao huang san
【英文名】Jia Wei Xiao Huang Powders
【组成】牙消、蒲黄、冰片、牙皂、白芷。(中医方剂大辞典)

加味消瘀汤 jia wei xiao yu tang
【英文名】Jia Wei Xiao Yu Decoction
【组成】生牡蛎、鳖甲、三棱、莪术、鸡内金、青皮、茯苓、枳壳、穿山甲、柴胡、赤芍、红花、茵陈、党参。(内蒙古中医药 1993,12(4))

加味消瘰丸 jia wei xiao luo wan
【英文名】Jia Wei Xiao Luo Pill
【组成】大贝母、玄参、云茯苓、佛手片、生牡蛎、薏苡仁、莪术、炙甘草、炒枳壳、生白芍。(浙江中医杂志 1992,(8))

加味流气饮 jia wei liu qi yin
【英文名】Jia Wei Liu Qi Drink
【组成】川芎、麻黄、甘草、肉桂、干姜、半夏、茯苓、枳壳、白芷、厚朴、芍药、陈皮、苍术。(中医方剂大辞典)

加味益元散 jia wei yi yuan san
【英文名】Jia Wei Yi Yuan Powders
【组成】(1)滑石、甘草、车前子。(中医方剂大辞典)(2)益元散、加茴香、木香、槟榔。(中医方剂大辞典)

加味益气汤 jia wei yi qi tang
【英文名】Jia Wei Yi Qi Decoction
【组成】(1)人参、当归、甘草、白术、陈皮、川芎、黄芪、升麻、柴胡、石菖蒲。(中医方剂大辞典)(2)黄芪、人参、白术、陈皮、当归、柴胡、升麻、黄柏、羌活、防风、甘草。(中医方剂大辞典)(3)人参、黄芪、白术、甘草、当归、川芎、砂仁、陈皮、酸枣仁、升麻、柴胡。(中医方剂大辞典)(4)熟地、炙芪、淡附子、归身、白术、菟丝饼、人参、茯苓、升麻、川芎、净萸肉、肉桂心、煨姜、龙眼肉、黑大豆。(中医方剂大辞典)(5)人参、白术、甘草、茯苓、陈皮、半夏、柴胡。(中医方剂大辞典)(6)黄芪、人参、白术、甘草、当归、陈皮、升麻、柴胡、麦门冬、香附、羌活、防风、木香、乌药。(中医方剂大辞典)(7)黄芪、人参、白术、陈皮、当归、柴胡、升麻、茵陈、苍术、栀子、猪苓、赤茯苓、泽泻、黄连、滑石、甘草。(中医方剂大辞典)(8)黄芪、人参、白术、陈皮、当归、升麻、柴胡、木香、香附、青皮、川芎、桂枝、甘草。(中医方剂大辞典)

加味益心汤 jia wei yi xin tang
【英文名】Jia Wei Yi Xin Decoction
【组成】法半夏、茯苓、化橘红、炙甘草、炒枣仁、远志、石菖蒲、党参、枳实、松节。(中医方剂大辞典)

加味益母丸 jia wei yi mu wan
【英文名】Jia Wei Yi Mu Pill
【组成】益母草、当归、赤芍、木香。(中医方剂大辞典)

加味益母散 jia wei yi mu san
【英文名】Jia Wei Yi Mu Powders
【组成】益母草、荆芥、归尾、红花、丹皮、桃仁、山楂、蒲黄、菖蒲、甘草。(中医方剂大辞典)

加味益营煎 jia wei yi ying jian
【英文名】Jia Wei Yi Ying Decoction
【组成】当归、芍药、山药、枸杞、炙甘草、丹皮、生地、知母、麦冬、西洋参、五味子。(中医方剂大辞典)

加味调中汤 jia wei tiao zhong tang
【英文名】Jia Wei Tiao Zhong Decoction
【组成】补中益气汤、神曲、麦芽、木香。(中医方剂大辞典)

加味调中饮 jia wei tiao zhong yin
【英文名】Jia Wei Tiao Zhong Drink
【组成】(1)苍术、厚朴、陈皮、白术、山楂、干姜、神曲、草果、黄连、甘草、枳实。(中医方剂大辞典)(2)陈皮、枳实、青皮、厚朴、干姜、白术、砂仁、苍术、草果、甘草、生姜、炒萝卜。(中医方剂大辞典)

加味调经丸 jia wei tiao jing wan
【英文名】Jia Wei Tiao Jing Pill
【组成】香附、当归、白芍、生地、青皮、黄连、黄芩、川芎、杏仁、柴胡、白芷、滑石、荆芥。(中医方剂大辞典)

加味调经散 jia wei tiao jing san
【英文名】Jia Wei Tiao Jing Powders
【组成】肉桂、白芷、川芎、川归、芍药、玄胡索、牡丹皮、蒲黄、细辛、麝香。(中医方剂大辞典)

加味陷胸丸 jia wei xian xiong wan
【英文名】Jia Wei Xian Xiong Pill
【组成】黄连、半夏、栝楼实、焰消、轻粉、滑石。(中医方剂大辞典)

加味陷胸汤 jia wei xian xiong tang
【英文名】Jia Wei Xian Xiong Decoction

【组成】枳壳、桔梗、半夏、黄芩、瓜蒌子、黄连、麦门冬。(中医方剂大辞典)

加味桑菊饮 jia wei sang ju yin

【英文名】Jia Wei Sang Ju Drink

【组成】桑叶、菊花、杏仁、薄荷、桔梗、芦根、甘草、连翘、僵蚕、蝉衣、葛根、黄芩、葱白。(中医方剂大辞典)

加味通气汤 jia wei tong qi tang

【英文名】Jia Wei Tong Qi Decoction

【组成】茴香、乌药、当归、芍药、香附、山楂子、陈皮、茯苓、白术、延胡索、吴茱萸、槟榔、泽泻、木香、甘草。(中医方剂大辞典)

加味通心饮 jia wei tong xin yin

【英文名】Jia Wei Tong Xin Drink

【组成】瞿麦穗、木通、栀子、黄芩、连翘、甘草、枳壳、川楝子。(中医方剂大辞典)

加味通心散 jia wei tong xin san

【英文名】Jia Wei Tong Xin Powders

【组成】(1)瞿麦穗、木通、栀子仁、黄芩、连翘、甘草梢、川楝肉、车前、肉桂。(中医方剂大辞典)(2)瞿麦穗、木通、栀子、黄芩、连翘、甘草、枳壳、川楝子、归尾、桃仁、山楂。(中医方剂大辞典)

加味通圣散 jia wei tong sheng san

【英文名】Jia Wei Tong Sheng Powders

【组成】防风、川芎、当归、白芍、白术、甘草、连翘、薄荷、栀子、桔梗、麻黄、石膏、滑石、荆芥、黄芩、朴消、大黄、蝉退、枳壳。(中医方剂大辞典)

加味理中丸 jia wei li zhong wan

【英文名】Jia Wei Li Zhong Pill

【组成】(1)人参、白术、干姜、神曲、麦芽、砂仁、陈皮、香附、炙甘草。(中医方剂大辞典)(2)白术、人参、白茯苓、神曲、砂仁、煨干姜、炒麦芽、炙甘草。(中医方剂大辞典)

加味理中汤 jia wei li zhong tang

【英文名】Jia Wei Li Zhong Decoction

【异名】加味理中饮(中医方剂大辞典、赤水玄珠)

【组成】(1)大附子、人参、白术、干姜、肉桂、陈皮、茯苓、炙甘草。(中医方剂大辞典)(2)理中汤、炒川椒、槟榔。(中医方剂大辞典)(3)人参、白术、干姜、炙甘草、丁香、生姜。(中医方剂大辞典)(4)甘草、干姜、白术、条参、肉桂、附子、秦艽、腹皮、钩藤、川羌、怀膝、虎骨。(中医方剂大辞典)(5)人参、白术、炙甘草、干姜、陈皮、藿香、厚朴、生姜。(中医方剂大辞典)(6)人参、白术、炙甘草、干姜、陈皮、丁香、干柿蒂。(中医方剂大辞典)(7)理中汤、丁香、橘红、半夏、柿蒂。(中医方剂大辞典)(8)干姜、肉桂、白术、人参、陈皮、茯苓、甘草。(中医方剂大辞典)(9)人参、白术、干姜、炙甘草、半夏、茯苓、橘红、细辛、北五味子。(中医方剂大辞典)(10)人参、炮干姜、白术、干葛、炙甘草。(中医方剂大辞典)(11)干姜、吴术、人参、黄芪、白芍、肉桂、甘草、牡蛎、浮麦、当归。(中医方剂大辞典)(12)潞参、白术、炮姜、附子、扁豆、小半夏、归身、砂仁、焦楂、木香、粟壳、生草、乌梅炭、川朴。(中医方剂大辞典)(13)西党参、野于术、炙甘草、干姜、归身、大枣。(中医方剂大辞典)(14)人参、白术、扁豆、陈皮、干姜、炙甘草、当归、木香、白豆蔻、茯苓、白芥子。(中医方剂大辞典)(15)白术、干姜、炙甘草、丁香、白豆蔻。(中医方剂大辞典)(16)人参、白术、干姜、炙甘草、附子、丁香、木香、半夏、草豆蔻、生姜。(中医方剂大辞典)(17)人参、白术、甘草、干姜、玄胡。(中医方剂大辞典)(18)理中汤、附子、茯苓、苍术。(中医方剂大辞典)(19)淡附子、干姜、茯苓、人参、炙甘草、焦术、白蔻、肉桂心、醋延胡索、乳香。(中医方剂大辞典)(20)人参、白术、茯苓、炮姜、炙甘草、川芎、扁豆。(中医方剂大辞典)(21)人参、白术、炙甘草、炮干姜、干葛、川芎。(中医方剂大辞典)(22)大附子、干姜、甘草、槟榔、白术、人参、肉桂、川椒。(中医方剂大辞典)(23)干姜、人参、白术、肉桂、甘草、半夏、陈皮、细辛、茯苓。(中医方剂大辞典)(24)理中汤、陈皮、丁香。(中医方剂大辞典)(25)人参、白术、炮干姜、甘草、附子、丁香、柿蒂。(中医方剂大辞典)(26)人参、白术、干姜、甘草、肉桂、陈皮。(中医方剂大辞典)(27)人参、白术、白芍、白茯苓、干姜、黄连、藿香叶、木香、诃子肉、肉果、甘草。(中医方剂大辞典)

加味黄玉膏 jia wei huang yu gao

【英文名】Jia Wei Huang Yu Plaster

【组成】川黄连、黄柏、白僵蚕、乳香、香白芷、槐枝、白鲜皮、生草。(中医方剂大辞典)

加味黄芩汤 jia wei huang qin tang

【英文名】Jia Wei Huang Qin Decoction

【组成】(1)黄芩、白芍、白术、白茯苓、炙甘草、阿胶。(中医方剂大辞典)(2)黄芩、厚朴、吴茱萸、毛苍术、杭白芍、升麻、车前子、木通、大枣、甘草。(中医方剂大辞典)(3)黄芩、白芍、甘草、半夏、生姜。(中医方剂大辞典)(4)黄芩、白芍、甘草、白术、茯苓、通草。(中医方剂大辞典)(5)黄连、黄芩、白芍、甘草、滑石。(中医方剂大辞典)

加味黄芪汤 jia wei huang qi tang

【英文名】Jia Wei Huang Qi Decoction

【组成】黄芪、人参、甘草、白术、肉桂。(中医方剂大辞典)

加味推气散 jia wei tui qi san

【英文名】Jia Wei Tui Qi Powders

【组成】片姜黄、甘、桂、桔、陈皮、半夏、姜。(中医方剂大辞典)

加味控涎丸 jia wei kong xian wan

【英文名】Jia Wei Kong Xian Pill

【组成】大戟、芫花、甘遂、甜葶苈、巴豆、黑牵牛、白芥子。(中医方剂大辞典)

加味控涎丹 jia wei kong xian dan

【英文名】Jia Wei Kong Xian Pellet

【组成】甘遂、紫大戟、白芥子、木鳖子、桂。(中医方剂大辞典)

加味救肺饮 jia wei jiu fei yin

【英文名】Jia Wei Jiu Fei Drink

【组成】当归、白芍、麦冬、五味子、人参、黄芪、炙甘草、百合、款冬花、紫菀、马兜铃。(中医方剂大辞典)

加味救肺散 jia wei jiu fei san

【英文名】Jia Wei Jiu Fei Powders

【组成】麦冬、人参、炙黄芪、郁金、五味子、当归、白芍、川贝母、炙甘草、马兜铃。(中医方剂大辞典)

加味蛇胆散 jia wei she dan san

【英文名】Jia Wei She Dan Powders

【组成】蛇胆川贝散、青黛、明矾、蒲黄炭、黄芪、冰片。(中西医结合杂志 1990,10(5))

加味猪苓汤 jia wei zhu ling tang

【英文名】Jia Wei Zhu Ling Decoction

【组成】猪苓、赤茯苓、泽泻、白术、麦门冬、百药煎、黄连、大黄、炙甘草。(中医方剂大辞典)

加味脱花煎 jia wei tuo hua jian

【英文名】Jia Wei Tuo Hua Decoction

【组成】当归、牛膝、川芎、肉桂、红花、车前、朴消。(中医方剂大辞典)

加味银翘片 jia wei yin qiao pian

【英文名】Jia Wei Yin Qiao Tablet(药品标准－中药成方制剂标准)

【组成】金银花、连翘、忍冬藤、桔梗、甘草、地黄、淡豆豉、牛蒡子、淡竹叶、荆芥、栀子、薄荷。(药品标准－中药成方制剂标准 1994 年)

加味麻仁丸 jia wei ma ren wan

【英文名】Jia Wei Ma Ren Pill

【组成】(1)大黄、白芍、厚朴、当归、杏仁、麻仁、槟榔、南木香、枳壳、麝香。(中医方剂大辞典)(2)火麻仁、枳实、白芍、当归、熟军、川朴、郁李仁、杏仁。(中医方剂大辞典)

加味麻风丸 jia wei ma feng wan

【英文名】Jia Wei Ma Feng Pill

【组成】大胡麻、小胡麻、川牛膝、白蒺藜、苦参、防风、荆芥、当归、茅苍术、川断、苡仁、黄柏、浮萍、马齿苋。(中医方剂大辞典)

加味麻黄汤 jia wei ma huang tang

【英文名】Jia Wei Ma Huang Decoction

【组成】(1)麻黄、桂枝、苏叶、黄芩、芥穗、滑石、豆豉、木通、甘草、葱头、杏仁、川贝母、皂刺。(中医方剂大辞典)(2)麻黄、桂枝、杏仁、甘草、半夏、橘红、苏叶、生姜、大枣。(中医方剂大辞典)(3)麻黄、苏叶、桑白皮、甘草。(中医方剂大辞典)

加味麻黄散 jia wei ma huang san

【英文名】Jia Wei Ma Huang Powders

【异名】加味麻黄汤(中医方剂大辞典、种痘新书)

【组成】升麻、麻黄、人中黄、牛蒡子、蝉退。(中医方剂大辞典)

加味清中散 jia wei qing zhong san

【英文名】Jia Wei Qing Zhong Powders

【组成】山栀、川连、黄芩、石膏、升麻、白芷、甘草、橘红、桔梗、枳壳。(中医方剂大辞典)

加味清六丸 jia wei qing liu wan

【英文名】Jia Wei Qing Liu Pill

【组成】滑石、乳香、没药、桃仁、木香、槟榔、大黄。(中医方剂大辞典)

加味清心饮 jia wei qing xin yin

【英文名】Jia Wei Qing Xin Drink

【组成】石莲肉、白茯苓、益智仁、麦门冬、远志、人参、石菖蒲、车前子、白术、泽泻、甘草。(中医方剂大辞典)

加味清宁膏 jia wei qing ning gao

【英文名】Jia Wei Qing Ning Ointment

【组成】生地、麦冬、白花百合、桑白皮、款冬花、百部、玉竹、薄荷、贝母、山药、枇杷叶、橘红、米仁、茯苓、白芍、炙甘草、龙眼肉、大枣。(中医方剂大辞典)

加味清空汤 jia wei qing kong tang

【英文名】Jia Wei Qing Kong Decoction

【组成】川芎、柴胡、防风、羌活、麦冬、细辛、黄芩、黄连、蔓荆子、丹参、菊花、白芷。(陕西中医;1981,2(3))

加味清肺饮 jia wei qing fei yin

【英文名】Jia Wei Qing Fei Drink

【组成】人参、柴胡、杏仁、桔梗、芍药、麻黄、半夏、粟壳、甘草、五味子、旋覆花、阿胶、桑白皮、知母、乌梅。(中医方剂大辞典)

加味清胃汤 jia wei qing wei tang

【英文名】Jia Wei Qing Wei Decoction

【组成】(1)黄连、当归、升麻、生地黄、牡丹皮、白芷梢、细辛。(中医方剂大辞典)(2)升麻、黄连、丹皮、生地、当归、甘草、桔梗、牛蒡、荆芥、元参。(中医方剂大辞典)(3)升麻、当归、黄连、丹皮、生地黄、茯苓、陈皮。(中医方剂大辞典)(4)川连、升麻、丹皮、山

栀、甘草、干葛。(中医方剂大辞典)(5)升麻、川连、甘草、葛根、石膏、桑白皮、枳壳、地骨皮。(中医方剂大辞典)

加味清室汤 jia wei qing shi tang

【英文名】Jia Wei Qing Shi Decoction

【组成】柴胡、黄芩、甘草、半夏、白芍、丹皮、陈皮。(中医方剂大辞典)

加味清宫汤 jia wei qing gong tang

【英文名】Jia Wei Qing Gong Decoction

【组成】清宫汤、知母、银花。(中医方剂大辞典)

加味清凉饮 jia wei qing liang yin

【英文名】Jia Wei Qing Liang Drink

【组成】(1)当归、赤芍、炙甘草、炒大黄、炒山栀、牛蒡子。(中医方剂大辞典)(2)四顺清凉饮、川芎、柴胡。(中医方剂大辞典)(3)大熟地、黄芩、栀子、滑石、广陈皮、黄柏、木通、茯苓、甘草、大海、山豆根。(中医方剂大辞典)(4)大黄、连翘、赤药、羌活、当归、防风、栀子、荆芥、白芷、黄芩、甘草。(中医方剂大辞典)

加味清营汤 jia wei qing ying tang

【英文名】Jia Wei Qing Ying Decoction

【组成】鲜生地、鲜石斛、元参心、原麦冬、连翘、银花、天花粉、鲜竹叶、生石膏、川黄连、丹参。(中医方剂大辞典)

加味清喉煎 jia wei qing hou jian

【英文名】Jia Wei Qing Hou Decoction

【组成】润元参、大生地、粉丹皮、荆芥穗、玉桔梗、焦山栀、天花粉、牛蒡子、生甘草、南薄荷、青防风。(中医方剂大辞典)

加味清脾饮 jia wei qing pi yin

【英文名】Jia Wei Qing Pi Decoction

【组成】青皮、柴胡、川朴、黄芩、法夏、甘草、茯苓、白术、草果、槟榔、枳壳、川大黄。(中医方剂大辞典)

加味清震汤 jia wei qing zhen tang

【英文名】Jia Wei Qing Zhen Decoction

【组成】升麻、苍术、青荷叶、炙甘草、陈皮、蔓荆子、荆芥、薄荷。(中医方剂大辞典)

加味续命汤 jia wei xu ming tang

【英文名】Jia Wei Xu Ming Decoction

【组成】(1)人参、焦术、茯苓、炮姜、熟附子、北细辛、生黄芪、防风、酒拌炒归身、法夏、炙甘草、杞子、鹿胶、石菖蒲。(中医方剂大辞典)(2)麻黄、防风、龙齿、防已、附子、石膏、桂枝、陈皮、紫苏、竹沥、生姜汁、生地汁。(中医方剂大辞典)

加味绿矾丸 jia wei lv fan wan

【英文名】Jia Wei Lv Fan Pill

【组成】皂矾、苍术、厚朴、陈皮、甘草、川椒。(中医方剂大辞典)

加味琼玉膏 jia wei qiong yu gao

【英文名】Jia Wei Qiong Yu Ointment

【组成】怀生地黄、白术、白茯苓、人参、天门冬、麦门冬、枸杞子。(中医方剂大辞典)

加味椒红丸 jia wei jiao hong wan

【英文名】Jia Wei Jiao Hong Pill

【组成】真川椒、自然铜。(中医方剂大辞典)

加味款冬散 jia wei kuan dong san

【英文名】Jia Wei Kuan Dong Powders

【组成】杏仁、桑白皮、款冬花、阿胶、半夏、贝母、知母、甘草。(中医方剂大辞典)

加味葛根汤 jia wei ge gen tang

【英文名】Jia Wei Ge Gen Decoction

【组成】(1)升麻、干葛、赤芍、甘草、荆芥穗、柴胡、牛蒡子、桔梗、连翘、木通、防风。(中医方剂大辞典)(2)升麻、葛根、前胡、桔梗、山楂、青皮、木通、荆芥、抚芎、甘草、灯心。(中医方剂大辞典)(3)升麻、干葛、赤芍、甘草、桔梗、柴胡、防风、荆芥、连翘、地丁、木通、麦冬。(中医方剂大辞典)

加味葱豉汤 jia wei cong chi tang

【英文名】Jia Wei Cong Chi Decoction

【组成】(1)炒荆芥、香豉、艾叶、桑枝、广皮、葱白。(中医方剂大辞典)(2)淡豆豉、葱白、荆芥、薄荷、牛蒡子、象贝母、橘红、连翘。(中医方剂大辞典)(3)淡豆豉、葱白、桂枝、橘红、半夏、赤苓、甘草。(中医方剂大辞典)

加味越鞠丸 jia wei yue ju wan

【英文名】Jia Wei Yue Ju Pill

【组成】(1)苍术、神曲、香附、黑山栀、抚芎、针砂、山楂。(中医方剂大辞典)(2)炒栀、香附、抚芎、苍术、神曲、山楂、陈皮、半夏、草蔻。(中医方剂大辞典)(3)苍术、抚芎、香附、神曲、栀子、陈皮、白芍、黄连、山楂、白茯苓、萝卜子、连翘、枳实、当归、广木香。(中医方剂大辞典)(4)苍术、抚芎、香附、神曲、栀子、橘红、白术、黄芩、山楂。(中医方剂大辞典)

加味紫金丹 jia wei zi jin dan

【英文名】Jia Wei Zi Jin Pellet

【组成】信砒、淡豆豉、麻黄、当门子。(中医方剂大辞典)

加味紫草饮 jia wei zi cao yin

【英文名】Jia Wei Zi Cao Drink

【组成】紫草、白芍、麻黄、甘草。(中医方剂大辞典)

加味紫菀汤 jia wei zi wan tang

【英文名】Jia Wei Zi Wan Decoction

【组成】紫菀、阿胶、知母、贝母、桔梗、生甘草、人参、茯苓、五味子、牛蒡子、金银花。(中医方剂大辞典)

加味遗粮汤 jia wei yi liang tang

【英文名】Jia Wei Yi Liang Decoction

【组成】(1)仙遗粮、防风、木瓜、木通、薏苡仁、白鲜皮、金银花、皂荚子。(中医方剂大辞典)(2)川芎、当归、防风、薏苡仁、木瓜、金银花、木通、白鲜皮、苍术、威灵仙、甘草、皂荚子、仙遗粮。(中医方剂大辞典)

加味滞下丸 jia wei zhi xia wan

【英文名】Jia Wei Zhi Xia Pill

【组成】川黄连、白芍、乌梅肉、滑石、炙甘草、升麻、莲肉、白扁豆、红曲、干葛。(中医方剂大辞典)

加味温风汤 jia wei wen feng tang

【英文名】Jia Wei Wen Feng Decoction

【组成】当归、川芎、羌活、蜂房、细辛、毕茇、麻黄、附子。(中医方剂大辞典)

加味温经汤 jia wei wen jing tang

【英文名】Jia Wei Wen Jing Decoction

【组成】当归尾、赤芍、川牛膝、肉桂、莪术、破故纸、小茴香、香附、乌药、川芎、甘草、生姜。(中医方剂大辞典)

加味温养汤 jia wei wen yang tang

【英文名】Jia Wei Wen Ynag Decoction

【组成】人参、白术、麦冬、半夏、肉桂。(中医方剂大辞典)

加味温胆汤 jia wei wen dan tang

【英文名】Jia Wei Wen Dan Decoction

【异名】参胡温胆汤(中医方剂大辞典、杂病源流犀烛)

【组成】(1)陈皮、半夏、茯苓、麦冬、枳实、生甘草、竹茹、黄连。(中医方剂大辞典)(2)陈皮、半夏、茯苓、甘草、枳实、竹茹、黄芩、黄连、麦冬、芦根。(中医方剂大辞典)(3)人参、橘红、茯苓、黄连、软苗柴胡、当归身、川芎、白芍、生地黄、酸枣仁、半夏、甘草、竹茹、生姜。(中医方剂大辞典)(4)半夏、竹茹、枳实、陈皮、茯苓、甘草、酸枣仁、远志、五味子、人参、熟地黄。(中医方剂大辞典)(5)橘红、半夏、茯苓、甘草、竹茹、人参、黄连、川芎、生地、山栀、软柴胡、当归身、白芍、酸枣仁、远志。(中医方剂大辞典)(6)半夏、竹茹、陈皮、枳实、甘草、枣仁、人参、茯神。(中医方剂大辞典)(7)枳实、半夏、竹茹、橘红、白茯苓、甘草、香附、人参、柴胡、麦门冬、桔梗。(中医方剂大辞典)(8)人参、甘草、茯苓、远志、酸枣仁、熟地、枳实、陈皮、半夏、五味子、生姜。(中医方剂大辞典)

加味温脾汤 jia wei wen pi tang

【英文名】Jia Wei Wen Pi Decoction

【组成】人参、附子、干姜、甘草、当归、朴硝、大黄、乌梅、槟榔。(辽宁中医杂志 1982,(6))

加味滋阴丸 jia wei zi yin wan

【英文名】Jia Wei Zi Yin Pill

【组成】熟地黄、山茱萸肉、干山药、白茯苓、牡丹皮、泽泻、黄柏、知母、麦门冬、辽五味子。(中医方剂大辞典)

加味滋阴散 jia wei zi yin san

【英文名】Jia Wei Zi Yin Powders

【组成】当归、川芎、白芍、熟地黄、陈皮、半夏、白茯苓、甘草、升麻、柴胡、牛膝、黄柏、知母、白术、苍术。(中医方剂大辞典)

加味滋肾丸 jia wei zi shen wan

【英文名】Jia Wei Zi Shen Pill

【组成】(1)肉桂、黄连、姜黄、苦参、苦葶苈、石膏、黄柏、知母。(中医方剂大辞典)(2)黄柏、知母、五味子、青盐。(中医方剂大辞典)

加味滋肾汤 jia wei zi shen tang

【英文名】Jia Wei Zi Shen Decoction

【组成】黄柏、知母、肉桂、车前、木通、滑石。(中医方剂大辞典)

加味犀角汤 jia wei xi jiao tang

【英文名】Jia Wei Xi Jiao Decoction

【组成】荆芥、防风、炒牛蒡子、生甘草、桔梗、升麻、犀角、麦冬、栀子、黄连、煅石膏。(中医方剂大辞典)

加味犀角饮 jia wei xi jiao yin

【英文名】Jia Wei Xi Jiao Drink

【异名】加味犀角消毒饮(中医方剂大辞典、东医宝鉴·杂病篇);加味犀角汤(中医方剂大辞典、种痘新书)

【组成】(1)犀角、木通、当归、甘菊、赤芍、元参、川芎、薄荷、甘草、蔓荆子。(中医方剂大辞典)(2)牛蒡子、荆芥穗、炙甘草、防风、川升麻、犀角、麦门冬、桔梗。(中医方剂大辞典)

加味感冒丸 jia wei gan mao wan

【英文名】Jia Wei Gan Mao Pill (药品标准－中药成方制剂标准)

【异名】感冒丹(药品标准－中药成方制剂标准)

【组成】人参、黄芪、金樱子、枸杞子、女贞子、菟丝子、淫羊藿、白芍、甘草、麦芽、黄精。(药品标准－中药成方制剂标准 1998 年)

加味槐花散 jia wei huai hua san

【英文名】Jia Wei Huai Hua Powders

【组成】槐花、熟地黄、白术、青皮、荆芥穗、川芎、当归身、升麻、枳壳。(中医方剂大辞典)

加味槐角丸 jia wei huai jiao wan

【英文名】Jia Wei Huai Jiao Pill

【组成】(1)槐角、生地、当归身、黄芪、川芎、阿胶、黄连、条芩、枳壳、秦艽、防风、连翘、地榆、升麻、白芷。(中医方剂大辞典)(2)槐角、枳壳、当归、黄芩、皂角

仁、猬皮、秦艽、白芷。(中医方剂大辞典)

加味酪痰汤 jia wei lao tan tang

【英文名】Jia Wei Lao Tan Decoction

【组成】(1)陈皮、半夏、南星、枳实、山栀、黄芩、川连、石膏、桔梗。(中医方剂大辞典)(2)半夏、赤茯、甘草、陈皮、南星、苍术、羌活、枳壳、独活、防风。(中医方剂大辞典)

加味蜈蚣散 jia wei wu gong san

【英文名】Jia Wei Wu Gong Powders

【组成】川芎、羌活、蜈蚣、全蝎、鱼鳔、黄芩、马前、雄黄、蚯蚓、川乌头。(中医方剂大辞典)

加味解毒丹 jia wei jie du dan

【英文名】Jia Wei Jie Du Pellet

【组成】解毒丹、炙儿茶、人中白。(中医方剂大辞典)

加味解毒汤 jia wei jie du tang

【英文名】Jia Wei Jie Du Decoction

【组成】(1)元参、苦桔梗、麦门冬、当归尾、赤芍、生地黄、连翘、牛蒡子、丹皮、红花、生甘草、木通。(中医方剂大辞典)(2)大黄、黄连、黄芩、黄柏、栀子、赤芍、连翘、枳壳、防风、甘草。(中医方剂大辞典)(3)黄芩、黄连、黄柏、栀子、柴胡、茵陈、龙胆草、木通、滑石、升麻、甘草。(中医方剂大辞典)(4)黄芪、黄连、黄芩、黄柏、连翘、当归、炙甘草、白芍、栀子仁。(中医方剂大辞典)

加味解毒散 jia wei jie du san

【英文名】Jia Wei Jie Du Powders

【异名】加味解毒饮(中医方剂大辞典、准绳·幼科)

【组成】(1)金银花、黄连、连翘、漏芦、栀子、白芷、当归、防风、甘草。(中医方剂大辞典)(2)犀角、连翘、牛蒡子、薄荷、甘草。(中医方剂大辞典)(3)玄参、连翘、升麻、芍药、当归、羌活、生地黄、牛蒡子、茯苓、甘草、金银花、漏芦。(中医方剂大辞典)

加味解酲汤 jia wei jie cheng tang

【英文名】Jia Wei Jie Cheng Decoction

【组成】葛根、茯苓、木香、砂仁、人参、白术、陈皮、神曲、猪苓、泽泻。(中医方剂大辞典)

加味滚痰丸 jia wei gun tan wan

【英文名】Jia Wei Gun Tan Pill

【组成】大黄、黄芩、胆南星、青礞石、沉香、橘红。(中医方剂大辞典)

加味磁朱丸 jia wei ci zhu wan

【英文名】Jia Wei Ci Zhu Pill

【组成】(1)神曲、辰砂、磁石。(中医方剂大辞典)(2)磁石、赭石、清半夏、朱砂。(中医方剂大辞典)

加味蜡矾丸 jia wei la fan wan

【英文名】Jia Wei La Fan Pill

【组成】(1)黄蜡、枯白矾、乳香、没药、雄黄。(中医方剂大辞典)(2)象牙、露蜂房、僵蚕、蛇退、血竭、木香、乳香、白矾。(中医方剂大辞典)(3)黄蜡、白矾、辰砂、雄黄、陀僧。(中医方剂大辞典)

加味樗皮丸 jia wei chu pi wan

【英文名】Jia Wei Chu Pi Pill

【组成】芍药、良姜、黄柏炭、樗皮炭、归身、川芎、肉桂。(中医方剂大辞典)

加味震灵丹 jia wei zhen ling dan

【英文名】Jia Wei Zhen Ling Pellet

【组成】煅禹余粮、煅赤石脂、煅紫石英、煅代赭石、明乳香、没药、朱砂、五灵脂、熟地炭、甘杞子、龟版胶、炁气。(中医方剂大辞典)

加味橘核丸 jia wei ju he wan

【英文名】Jia Wei Ju He Pill

【组成】橘核、小茴香、川楝子、桃仁、山楂、香附、红花、琥珀、椒目、天仙藤、沉香、神曲。(中医方剂大辞典)

加味薷苓汤 jia wei ru ling tang

【英文名】Jia Wei Ru Ling Decoction

【组成】天花粉、赤茯苓、猪苓、泽泻、香薷、干葛、白术、黄连、甘草。(中医方剂大辞典)

加味缩泉饮 jia wei suo quan yin

【英文名】Jia Wei Suo Quan Drink

【组成】熟地、山药、益智仁、乌药、桑螵蛸。(上海中医药杂志 1988,(5))

加味豁痰汤 jia wei huo tan tang

【英文名】Jia Wei Huo Tan Decoction

【组成】(1)半夏、赤茯、甘草、陈皮、南星、苍术、羌活、枳壳、独活、防风。(中医方剂大辞典)(2)陈皮、半夏、南星、枳实、山栀、黄芩、川连、石膏、桔梗。(中医方剂大辞典)

加味藿香散 jia wei huo xiang san

【英文名】Jia Wei Huo Xiang Powders

【异名】加味藿香饮(中医方剂大辞典、嵩崖尊生)

【组成】霍香、甘草、桔梗、青皮、陈皮、柴胡、紫苏、半夏、白术、茯苓、白芷、厚朴、川芎、香附、夏枯草。(中医方剂大辞典)

加味露姜饮 jia wei lu jiang yin

【英文名】Jia Wei Lu Jiang Drink

【组成】人参、半夏、草果、生姜、广皮、青皮。(中医方剂大辞典)

加味蠲痹汤 jia wei juan bi tang

【英文名】Jia Wei Juan Bi Decoction

【组成】羌活、姜黄、灵仙、当归、木瓜、山药、黄芪、白芍、桑枝、葛根、防风、熟地、炙甘草。(四川中医 1993,11(4))

加剂四物汤 jia ji si wu tang

【英文名】Jia Ji Si Wu Decoction

【组成】川芎、当归、白芍、生地、槐花、黄连、御米壳。(中医方剂大辞典)

加剂除湿汤 jia ji chu shi tang

【英文名】Jia Ji Chu Shi Decoction

【组成】苍术、白术、甘草、干姜、茯苓、橘红、辣桂、厚朴。(中医方剂大辞典)

加宝平安散 jia bao ping an san

【英文名】Jia Bao Ping An Powders

【组成】牛黄、珍珠、大冰片、当门子、枯矾、荜茇、雄黄、朱砂、青盐、明矾、火消、真佛面金。(中医方剂大辞典)

加参八味丸 jia shen ba wei wan

【英文名】Jia Shen Ba Wei Pill

【组成】熟干地黄、山药、山茱萸、泽泻、赤茯苓、牡丹皮、桂、附子、元参、赤芍。(中医方剂大辞典)

加参平胃散 jia shen ping wei san

【英文名】Jia Shen Ping Wei Powders

【组成】人参、白术、苍术、厚朴、陈皮、炙甘草。(中医方剂大辞典)

加参生化汤 jia shen sheng hua tang

【英文名】Jia Shen Sheng Hua Decoction

【组成】(1)人参、桃仁、麻黄根、枣仁、浮麦。(中医方剂大辞典)(2)人参、川芎、当归、炙甘草、桃仁、炮姜。(中医方剂大辞典)(3)川芎、当归、荆芥、桃仁、人参、肉桂、炙甘草、大枣。(中医方剂大辞典)

加参瓜蒂散 jia shen gua di san

【英文名】Jia Shen Gua Di Powders

【组成】瓜蒂、人参。(中医方剂大辞典)

加参宁肺汤 jia shen ning fei tang

【英文名】Jia Shen Ning Fei Decoction

【组成】川芎、当归、人参、杏仁、桔梗、橘红、款冬、桑皮、半夏、知母。(中医方剂大辞典)

加桂芎归汤 jia gui xiong gui tang

【英文名】Jia Wei Xiong Gui Decoction

【组成】川芎、当归、官桂。(中医方剂大辞典)

加料十全汤 jia liao shi quan tang

【英文名】Jia Liao Shi Quan Decoction

【组成】黄芪、熟干地黄、当归、川芎、人参、白茯苓、炙甘草、白芍、肉桂、乌药、白术、陈皮、真北五味子。(中医方剂大辞典)

加料平胃散 jia liao ping wei san

【英文名】Jia Liao Ping Wei Powders

【组成】厚朴、桔皮、苍术、甘草、茯苓、人参。(中医方剂大辞典)

加料四物汤 jia liao si wu tang

【英文名】Jia Liao Si Wu Decoction

【组成】生干地黄、赤芍、川芎、当归、防风、黄芩。(中医方剂大辞典)

加料佛手散 jia liao fo shou san

【英文名】Jia Liao Fo Shou Powders

【组成】当归、川芎、蟹爪、龟版、肉桂、生芝麻。(中医方剂大辞典)

加料荷叶丸 jia liao he ye wan

【英文名】Jia Liao He Ye Pill

【组成】荷叶炭、当归、白芍、川芎、生地、赤芍、梅片、犀角、羚羊、旱三七。(中医方剂大辞典)

加料舒肝丸 jia liao shu gan wan

【英文名】Jia Liao Shu Gan Pill

【组成】香附、当归、枳实、醋柴胡、沉香、毛橘、川芎、郁金、醋青皮、琥珀、木香、元胡、油桂、老蔻、红花、油朴、乌药、白芍、枳壳、块苓。(中医方剂大辞典)

加减一阴煎 jia jian yi yin jian

【英文名】Jia Jian Yi Yin Decoction

【组成】(1)熟地、生地、白芍、麦冬、甘草、知母、地骨皮、黄芩、栀子。(中医方剂大辞典)(2)生地、芍药、麦冬、熟地、炙甘草、知母、地骨皮。(中医方剂大辞典)

加减一贯煎 jia jian yi guan jian

【英文名】Jia Jian Yi Guan Decoction

【组成】沙参、当归、生地黄、枸杞子、半枝莲、郁金等。(中药药理与临床 1989,5(6))

加减二陈汤 jia jian er chen tang

【英文名】Jia Jian Er Chen Decoction

【组成】(1)陈皮、苍术、茯苓、甘草、白术、枳壳、枳实、桔梗、紫苏、薄荷、香附、菖蒲、荆芥、木通、川芎、麦门冬。(中医方剂大辞典)(2)陈皮、半夏、白茯苓、附子、木香、川芎、小茴、甘草。(中医方剂大辞典)(3)橘红、半夏、白茯苓、贝母、枳实、白术、连翘、黄芩、防风、天花粉、香附、甘草。(中医方剂大辞典)(4)陈皮、半夏、白茯苓、甘草、人参、白术、竹茹、砂仁、山栀、麦冬。(中医方剂大辞典)(5)陈皮、半夏、白茯苓、苍术、白术、猪苓、泽泻、山栀子、麦门冬、黄芩。(中医方剂大辞典)(6)枯芩、川连、橘红、川贝、茯苓、桑皮、前胡、枳壳、甘草、瓜蒌。(中医方剂大辞典)(7)丁香、半夏、橘红、茯苓、炙甘草。(中医方剂大辞典)(8)陈皮、半夏、茯苓、甘草、枳实、麦门冬、竹茹、炒黄连、炒山栀、人参、白术、当归、辰砂、乌梅、竹沥。(中医方剂大辞典)(9)陈皮、制半夏、山楂肉、枳壳、柴胡、炒神曲、木香。(中医方剂大辞典)(10)法半夏、广陈皮、紫菀、诃子、桔梗、牛蒡子、五味子、炮姜、甘草。(中医方剂大辞典)(11)橘红、枳实、黄芩、白术、贝母、香附、白茯苓、天花粉、防风、连翘、甘草。(中医方剂大辞典)(12)半夏、陈皮、茯苓、甘草、黄芩、羌活、红花。(中医方剂大辞典)(13)陈皮、半夏、白茯苓、甘草、枳实、橘核、栀子、山楂。(中医方剂大辞典)(14)二陈汤、苍术、南星、黄芩、羌活、姜汁、竹沥。(中医方剂大辞典)(15)苍术、半夏、南星、白术、酒芩、香附、陈皮、茯苓、威灵仙、甘草。(中医方剂大辞典)

加减二妙散 jia jian er miao san

【英文名】Jia Jian Er Miao Powders

【组成】黄柏、苍术、苦参、明矾、紫草、长卿。(山东中医杂志 1989,8(4))

加减十皮饮 jia jian shi pi yin

【英文名】Jia Jian Shi Pi Drink

【组成】茯苓皮、大腹皮、川朴、制茅术、蒲种壳、天仙藤、冬瓜皮、陈皮、丝瓜络、炒苡仁、地骷髅。(中医方剂大辞典)

加减十全汤 jia jian shi quan tang

【英文名】Jia Jian Shi Quan Decoction

【组成】(1)川芎、川当归、白芍、熟干地黄、半夏、秦艽、人参、白术、金钗石斛、炙甘草、鹿角胶、白茯苓、黄芪、肉桂、银州柴胡。(中医方剂大辞典)(2)人参、炙甘草、熟地、枸杞、炒杜仲、炮姜、江西术、白茯苓、归身、怀牛膝、生白芍。(中医方剂大辞典)

加减七气汤 jia jian qi qi tang

【英文名】Jia Jian Qi Qi Decoction

【组成】(1)半夏、桂心、延胡索、人参、乳香、炙甘草。(中医方剂大辞典)(2)人参、桂、半夏、甘草、沉香、玄胡索、乌药、香附子。(中医方剂大辞典)(3)莪术、三棱、青皮、陈皮、香附、藿香、益智、炙甘草、桔梗 官桂、木香、槟榔、枳壳、白果、萝卜子、紫苏。(中医方剂大辞典)(4)制半夏、人参、辣桂、制厚朴、茯苓、炙甘草。(中医方剂大辞典)

加减七宝饮 jia jian qi bao yin

【英文名】Jia Jian Qi Bao Drink

【组成】恒山槟榔、草果仁、甘草、姜厚朴、乌梅、青蒿、知母。(中医方剂大辞典)

加减七宝散 jia jian qi bao san

【英文名】Jia Jian Qi Bao Powders

【组成】火消、硼砂、礞石、明雄、全蝎、枯矾、冰片。(中医方剂大辞典)

加减人参丸 jia jian ren shen wan

【英文名】Jia Jian Ren Shen Pill

【组成】人参、白术、茯苓、甘草、当归、阿胶、苏梗、桑寄生。(中医方剂大辞典)

加减八风散 jia jian ba feng san

【英文名】Jia Jian Ba Feng Powders

【组成】独活、防风、黄芪、炙甘草、玄参、苦参、芎䓖、秦艽、白术、松脂、蛇床子、黄连、芥子、天门冬、丹参、人参、防己、芍药、白敛、细辛、桂、茼藋、蒺藜子、枫香脂、麻黄、杏仁、木通、甘菊花、白芷、山茱萸、生干地黄、地骨皮、菖蒲、磁石、远志。(中医方剂大辞典)

加减八正散 jia jian ba zheng san

【英文名】Jia Jian Ba Zheng Powders

【组成】(1)八正散、茴香。(中医方剂大辞典)(2)瞿麦、扁蓄、木通、滑石、猪苓、车前子、泽泻、通草、淡竹叶、桂心、甘草梢。(中医方剂大辞典)(3)木通、滑石、瞿麦、车前子、白术、山栀子、防己、白茯苓、甘草。(中医方剂大辞典)

加减八味丸 jia jian ba wei wan

【英文名】Jia Jian Ba Wei Pill

【异名】加味八味丸(中医方剂大辞典、直指);加减八味地黄丸(中医方剂大辞典、准绳·疡医)

【组成】(1)茯苓、山药、山萸、丹皮、泽泻、五味子、麦冬、肉桂、熟地。(中医方剂大辞典)(2)熟地、枣皮、淮山药、茯苓、附子、肉桂、补骨脂、杜仲、莲芯、牡蛎、巴戟、金樱子。(中医方剂大辞典)(3)熟地、附子、肉桂、萸肉、泽泻、当归、吴茱萸、阳起石、干姜。(中医方剂大辞典)(4)干熟地黄、真山药、山茱萸、肉桂、泽泻、牡丹皮、白茯苓、北真五味子。(中医方剂大辞典)

加减八味汤 jia jian ba wei tang

【英文名】Jia Jian Ba Wei Decoction

【组成】(1)熟地、萸肉、炮附子、肉桂、山药、白芍、五味子、益智、覆盆子。(中医方剂大辞典)(2)熟地、山茱萸、丹皮、泽泻、茯苓、山药、麦冬、北五味子、肉桂。(中医方剂大辞典)

加减八物汤 jia jian ba wu tang

【英文名】Jia Jian Ba Wu Decoction

【异名】加味八珍汤(中医方剂大辞典、济阴纲目);加味八物汤(中医方剂大辞典、胎产要诀)

【组成】(1)人参、白术、茯苓、炙甘草、白芍、当归身、陈皮、香附、牡丹皮。(中医方剂大辞典)(2)人参、白术、白茯苓、甘草、当归、白芍、熟地、石斛、苡仁、远志、秦艽、陈皮。(中医方剂大辞典)(3)当归、川芎、白芍、生地黄、人参、白术、茯苓、山药、杜仲、香附、甘草、乌梅。(中医方剂大辞典)(4)人参、川芎、白术、白茯苓、白芍、陈皮、当归、甘草、香附、黄连、黄芩、山栀。(中医方剂大辞典)(5)四物、四君、黄芪、升麻、柴胡、陈皮、枳壳、桔梗。(中医方剂大辞典)(6)人参、白术、茯苓、归身、川芎、白芍、生地、炙甘草、木香、青皮、香附。(中医方剂大辞典)(7)人参、白茯苓、熟地、小茴、白术、川芎、当归、白芍、香附、甘草、黄芩、柴胡。(中医方剂大辞典)(8)人参、白术、茯苓、炙甘草、当归、川芎、白芍、陈皮、丹参、香附、丹皮。(中医方剂大辞典)

加减八珍丸 jia jian ba zhen wan
【英文名】Jia Jian Ba Zhen Pill
【组成】八珍汤去川芎、白术,加炒黄连、阿胶、木香。(中医方剂大辞典)

加减三气饮 jia jian san qi yin
【英文名】Jia Jian San Qi Drink
【组成】当归身、枸杞、杜仲、熟地、木瓜、茯苓、白芍、肉桂、独活、白芷、炙甘草、附片。(中医方剂大辞典)

加减三奇汤 jia jian san qi tang
【英文名】Jia Jian San Qi Decoction
【组成】(1)桔梗、陈皮、白茯苓、青皮、苏子、人参、桑白皮、半夏、枳实、炙甘草、杏仁。(中医方剂大辞典)(2)桔梗、半夏、陈皮、甘草、青皮、人参、杏仁、五味子、紫苏叶、桑白皮。(中医方剂大辞典)

加减三奇散 jia jian san qi san
【英文名】Jia Jian San Qi Decoction
【组成】人参、知母、贝母、半夏、杏仁、马兜铃、麻黄、天仙藤。(中医方剂大辞典)

加减三拗汤 jia jian san ao tang
【英文名】Jia Jian San Ao Decoction
【组成】(1)麻黄、杏仁、苦梗、甘草、旋覆花。(中医方剂大辞典)(2)麻黄、杏仁、桑白皮、甘草、苏子、前胡。(中医方剂大辞典)(3)麻黄、桂枝、杏仁、甘草。(中医方剂大辞典)

加减三黄丸 jia jian san huang wan
【英文名】Jia Jian San Huang Pill
【组成】大黄、黄芩、黄连、生地。(中医方剂大辞典)

加减三黄汤 jia jian san huang tang
【英文名】Jia Jian San Huang Decoction
【组成】石膏、黄芩、黄连、黄柏、炒栀子、柴胡、夏枯草、天花粉、赤芍。(中医方剂大辞典)

加减大安丸 jia jian da an wan
【英文名】Jia Jian Da An Pill
【组成】陈皮、半夏、白茯苓、白术、枳实、桔梗、苏子、甘草、莱菔子。(中医方剂大辞典)

加减天麻汤 jia jian tian ma tang
【英文名】Jia Jian Tian Ma Decoction
【组成】半夏、白术、天麻、神曲、南川芎、泽泻、陈皮、防风、茯苓、苍术、白芷、黄芪、人参、甘草。(中医方剂大辞典)

加减开邪散 jia jian kai xie san
【英文名】Jia Jian Kai Xie Decoction
【组成】甜白术、云苓、制半夏、青皮、枳壳、柴胡、山楂、草蔻仁。(中医方剂大辞典)

加减木香丸 jia jian mu xiang wan
【英文名】Jia Jian Mu Xiang Pill
【组成】木香、白芍、枳壳、槟榔、桂、大黄。(中医方剂大辞典)

加减木香散 jia jian mu xiang san
【英文名】Jia Jian Mu Xiang Powders
【异名】木香散(中医方剂大辞典、普济方)
【组成】木香、良姜、升麻、人参、槟榔、神曲、肉豆蔻、吴茱萸、缩砂仁、干姜、陈皮。(中医方剂大辞典)

加减五皮饮 jia jian wu pi yin
【英文名】Jia Jian Wu Pi Drink
【组成】(1)茯苓皮、腹皮、五加皮、桑枝、防己、苍术、建菖蒲、茵陈。(中医方剂大辞典)(2)茯苓皮、大腹皮、丝瓜络、川朴、炒车前、冬瓜皮、陈皮、炒桑皮、广木香、蒲种壳、地骷髅。(中医方剂大辞典)

加减五拗汤 jia jian wu ao tang
【英文名】Jia Jian Wu Ao Decoction
【组成】麻黄、杏仁、紫苏叶、苦梗、甘草。(中医方剂大辞典)

加减五苓汤 jia jian wu ling tang
【英文名】Jia Jian Wu Ling Decoction
【组成】柴胡、陈皮、甘草、厚朴、山楂、白茯苓、白芍、麦芽、扁豆、猪苓。(中医方剂大辞典)

加减五苓散 jia jian wu ling san
【英文名】Jia Jian Wu Ling Powders
【异名】五苓散(中医方剂大辞典、丹溪心法)
【组成】(1)留白广皮、苍术、白术、白茯苓、甘草、白扁豆、泽泻。(中医方剂大辞典)(2)白术、茯苓、泽泻、薏仁、豨莶草、肉桂。(中医方剂大辞典)(3)人参、白术、赤茯苓、香薷、泽泻、猪苓、莲肉、麦冬。(中医方剂大辞典)(4)猪苓、泽泻、白术、茯苓、阿胶。(中医方剂大辞典)(5)沉香、檀香、生熟地黄、升麻、干葛、芍药、黄芪、黄芩、羚羊角、犀角、连翘、甘草、防风。(中医方剂大辞典)(6)猪苓、泽泻、白术、茯苓、肉桂。(中医方剂大辞典)(7)猪苓、泽泻、白术、茯苓、肉桂、车前子、木通、枳壳、槟榔、甘草、滑石、灯心。(中医方剂大辞典)(8)猪苓、白茯苓、白术、板桂、泽泻、南木香、丁香、沉香、槟榔、白豆。(中医方剂大辞典)(9)赤茯苓、猪苓、泽泻、白术、茵陈。(中医方剂大辞典)(10)桂木、白术、茅术、砂壳、云苓皮、泽泻、扁豆壳、猪苓。(中医方剂大辞典)(11)茯苓、黄柏、盐泽泻、车前子、瞿麦、人中白、甘草梢、扁蓄、木通、猪苓、桂心。(中医方剂大辞典)

加减五味汤 jia jian wu wei tang
【英文名】Jia Jian Wu Wei Decoction
【组成】橘红、桔梗、紫苏、五味子、人参、麦冬、杏仁、桑皮。(中医方剂大辞典)

加减五积散 jia jian wu ji san
【英文名】Jia Jian Wu Ji Powders
【组成】(1)当归、白芍、苍术、麻黄、桔梗、羌活、荆芥、甘草、陈皮、防风、厚朴、枳壳、半夏、川芎、白芷。(中医方剂大辞典)(2)茯苓、白芷、半夏、川芎、当归、陈皮、干姜、甘草、白芍、苍术、桔梗、桂枝、麻黄、厚朴。(中医方剂大辞典)(3)陈皮、桔梗、枳壳、苍术、白芍、白芷、川芎、当归、肉桂、半夏、白茯苓、厚朴、干姜、五加皮、甘草、木瓜、牛膝、茱萸、真川乌。(中医方剂大辞典)(4)白芷、当归、川芎、陈皮、厚朴、苍术、白芍、枳壳、桔梗、半夏、官桂、麻黄、甘草、羌活、独活、牛膝。(中医方剂大辞典)

加减五痹汤 jia jian wu bi tang

【英文名】Jia Jian Wu Bi Decoction

【组成】人参、茯苓、当归、白芍、川芎、五味子、白术、细辛、甘草。(中医方剂大辞典)

加减内固丸 jia jian nei gu wan

【英文名】Jia Jian Nei Gu Pill

【组成】石斛、胡芦巴、巴戟、苁蓉、山茱萸、菟丝子、故纸、小茴、附子。(中医方剂大辞典)

加减分消丸 jia jian fen xiao wan

【英文名】Jia Jina Fen Xiao Pill

【组成】人参、萝卜子、陈皮、厚朴、猪苓、泽泻、白术、茯苓、黄连、苍术、半夏、枳实、姜黄、炙甘草、砂仁、干姜、黄芩、山楂。(中医方剂大辞典)

加减升麻汤 jia jian sheng ma tang

【英文名】Jia Jian Sheng Ma Decoction

【组成】(1)升麻、防风、桔梗、川芎、陈皮、牛蒡、连翘、山楂、柴胡、蝉退、赤芍、甘草、木通。(中医方剂大辞典)(2)升麻、粉葛、白芍、桔梗、羌活、甘草。(中医方剂大辞典)(3)升麻、赤芍、干葛、甘草、前胡、防风、桔梗、紫苏。(中医方剂大辞典)

加减升葛汤 jia jian sheng ge tang

【英文名】Jia Jian Sheng Ge Decoction

【组成】升麻、葛根、大贝母、元参、连翘、天花粉、金银花、甘草、黄芩、归尾、石膏、薄荷、芦根。(中医方剂大辞典)

加减乌金散 jia jian wu jin san

【英文名】Jia Jian Wu Jin Powders

【组成】(1)柴胡、桂枝、黄芩、厚朴、白芍、制半夏、甘草、生姜、葱白。(中医方剂大辞典)(2)厚朴、柴胡、黄芩、麻黄、陈皮、当归、川芎、桔梗、茯苓、桂枝、苍术、白芷、枳壳、羌活、草果、半夏、甘草、白芍、熟地黄。(中医方剂大辞典)(3)厚朴、柴胡、黄芩、麻黄、陈皮、当归、川芎、桔梗、茯苓、白芍、熟地、羌活、草果、半夏、甘草。(中医方剂大辞典)

加减乌药汤 jia jian wu yao tang

【英文名】Jia Jian Wu Yao Decoction

【组成】乌药、砂仁、延胡索、甘草、木香、槟榔、当归、白芍。(中医方剂大辞典)

加减乌梅方 jia jian wu mei fang

【英文名】Jia Jian Wu Mei Prescription

【组成】乌梅、党参、山药、芡实、赤石脂、炒白术、山楂、黄连、炮姜。(实用中西医结合杂志 1990,3(3))

加减乌梅汤 jia jian wu mei tang

【英文名】Jia Jian Wu Mei Decoction

【组成】乌梅炭、炮姜、川黄莲、熟附子、黄柏、肉桂、党参、川椒、当归、制白术、炙甘草。(江苏中医杂志 1986,7(8))

加减乌槟汤 jia jian wu bing tang

【英文名】Jia Jian Wu Bing Decoction

【组成】乌海、槟榔、川椒、枳实、大黄。(山东中医杂志 1992,11(4))

加减六合汤 jia jian liu he tang

【英文名】Jia Jian Liu He Decoction

【异名】加味六合汤(中医方剂大辞典、宋氏女科)

【组成】当归、白芍、川芎、熟地黄、橘红、白茯苓、炙甘草、半夏、贝母、白术、黄柏、知母、椿根皮。(中医方剂大辞典)

加减六君汤 jia jian liu jun tang

【英文名】Jia Jian Liu Jun Decoction

【组成】(1)人参、蜜炙白术、陈皮、制苍术、藿香叶、茯苓、桔梗、炙甘草。(中医方剂大辞典)(2)人参、茯苓、白芍、白术、香薷、砂仁、陈皮、半夏。(中医方剂大辞典)

加减六味丸 jia jian liu wei wan

【英文名】Jia Jian Liu Wei Pill

【组成】(1)大熟地、大生地、山药、茯苓、丹皮、泽泻、当归、白芍、柏子仁、丹参、龟板、远志。(中医方剂大辞典)(2)熟地黄、茯苓、丹皮、山茱萸、山药、莲须、芡实、菟丝子、龙骨、牡蛎、泽泻、五味子。(中医方剂大辞典)(3)六味地黄丸去泽泻、茯苓,加莲须、龙骨、线胶。(中医方剂大辞典)(4)熟地、山药、茯苓、枣皮、杜仲、枸杞、五味子。(中医方剂大辞典)(5)六味丸去山茱萸,加葳蕤。(中医方剂大辞典)

加减六物丸 jia jian liu wu wan

【英文名】Jia Jian Liu Wu Pill

【组成】栝楼根、麦门冬、知母、人参、苦参、土瓜根。(中医方剂大辞典)

加减六柱饮 jia jian liu zhu yin

【英文名】Jia Jian Liu Zhu Drink

【组成】人参、白茯苓、木香、肉豆蔻、诃子、益智仁、白芍。(中医方剂大辞典)

加减火府丸 jia jian huo fu wan

【英文名】Jia Jian Huo Fu Pill

【组成】生干地黄、木通、黄连、黄芩、赤茯苓。(中医方剂大辞典)

加减双解散 jia jian shuang jie san

【英文名】Jia Jian Shuang Jie Powders

【组成】防风、荆芥、薄荷、桔梗、麻黄、黄芩、山栀、连翘、当归、芒消、大黄、赤芍、滑石、石膏、川芎、甘草、白术。(中医方剂大辞典)

加减平阳汤 jia jian ping yang tang

【英文名】Jia Jian Ping Yang Decoction

【组成】葛根、云苓、甜白术、麦冬、川贝母、生石膏、柴胡、枳壳、橘红。(中医方剂大辞典)

加减平胃散 jia jian ping wei san

【英文名】Jia Jian Ping Wei Powders

【组成】(1)甘草、厚朴、陈皮、苍术。(中医方剂大辞典)(2)白术、厚朴、陈皮、甘草、槟榔、木香、桃仁、黄连、人参、阿胶、白茯苓。(中医方剂大辞典)(3)扁豆壳、白术、苍术、广皮、云苓、煨木香、建神曲、甘草。(中医方剂大辞典)(4)柴胡、厚朴、山楂肉、陈皮、甘草、神曲、青皮。(中医方剂大辞典)(5)炒厚朴、陈皮、甘草、炒白芍、丹皮、炒黄芩、炒神曲、柴胡、使君子肉。(中医方剂大辞典)(6)苍术、厚朴、陈皮、甘草、人参、茯苓。(中医方剂大辞典)

加减正元丹 jia jian zheng yuan dan

【英文名】Jia Jian Zheng Yuan Pellet

【组成】香附、当归身、川芎、白芍、生地、阿胶、枳壳、艾、青蒿子、山茱萸肉、银柴胡、五味子、鳖甲。(中医方剂大辞典)

加减正气散 jia jian zheng qi san

【英文名】Jia Jian Zheng Qi Powders

【组成】(1)藿香、苍术、厚朴、陈皮、砂仁、香附、半夏、甘草。(中医方剂大辞典)(2)藿香叶、半夏、厚朴、陈皮、炙甘草、白茯苓、草果子仁。(中医方剂大辞典)

加减正容汤 jia jian zheng rong tang

【英文名】Jia Jian Zheng Rong Decoction

【组成】羌活、防风、荆芥、制白附子、制南星、制半夏、秦艽、白僵蚕、制全蝎、木瓜、茯神、钩藤、蝉衣、甘草。(湖南中医学院学报 1981,(1))

加减玉容散 jia jian yu rong san

【英文名】Jia Jian Yu Rong Powders

【组成】白芷、白牵牛、防风、白丁香、甘松、白细辛、山柰、白莲蕊、檀香、白僵蚕、白及、鹰条白、白蔹、鸽条白、团粉、白附子。(中医方剂大辞典)

加减术苓汤 jia jian zhu ling tang

【英文名】Jia Jian Zhu Ling Decoction

【组成】人参、白术、茯苓、苍术、厚朴、泽泻、木通、陈皮、半夏、桑皮、白芍、紫苏。(中医方剂大辞典)

加减甘桔汤 jia jian gan jie tang

【英文名】Jia Jian Gan Jie Decoction

【组成】(1)桔梗、元参、白芷、防风、赤芍、川芎、前胡、独活、连翘、荆芥、甘草、丑牛、豆根、黄芩、射干、生地。(中医方剂大辞典)(2)桔梗、前胡、牛蒡子、杏仁、苏子、象贝母、橘红、羚羊角。(中医方剂大辞典)

加减甘露饮 jia jian gan lu yin

【英文名】Jia Jian Gan Lu Drink

【组成】(1)人参、葛根、藿香、白术、茯苓、甘草、泽泻、木香、滑石、寒水石、石膏。(中医方剂大辞典)(2)熟地黄、生地黄、天门冬、黄芩、枇杷叶、山茵陈、枳壳、金钗石斛、甘草、犀角。(中医方剂大辞典)

加减右归饮 jia jian you gui yin

【英文名】Jia Jian You Gui Drink

【组成】(1)熟地黄、杞子、肉桂、杜仲、当归、菟丝子、萸肉、怀牛膝。(中医方剂大辞典)(2)熟地、萸肉、淮山药、肉苁蓉、杞子、肉桂、制附子、油当归。(中医方剂大辞典)

加减左归饮 jia jian zuo gui yin

【英文名】Jia Jian Zuo Gui Drink

【组成】(1)大熟地、龟板胶、山萸肉、云茯苓、菟丝子、鹿角胶、怀山药。(中医方剂大辞典)(2)熟地、萸肉、淮山药、肉苁蓉、当归、杞子。(中医方剂大辞典)(3)熟地、萸肉、枸杞、茯苓、广陈皮、山药、半夏、三七、炙甘草、郁金。(中医方剂大辞典)

加减龙胆汤 jia jian long dan tang

【英文名】Jia Jian Long Dan Decoction

【组成】龙胆草、柴胡、黄芩、麦门冬、防风、桔梗、赤芍、茯苓、甘草、大黄。(中医方剂大辞典)

加减龙荟丸 jia jian long hui wan

【英文名】Jia Jian Long Hui Pill

【组成】(1)当归、川芎、陈皮、青皮、黄连、黄芩、山栀仁、木香、人参、炙甘草。(中医方剂大辞典)(2)当归、龙胆草、炒栀子仁、黄芩、大黄、芦荟、青黛、木香、柴胡、青皮、胆星、麝香。(中医方剂大辞典)

加减归芍汤 jia jian gui shao tang

【英文名】Jia Jian Gui Shao Decoction

【组成】生芪、潞参、白术、云苓、归身、白芍、秦艽、地榆、僵蚕、乌梅、胶珠、生草。(中医方剂大辞典)

加减归脾汤 jia jian gui pi tang

【英文名】Jia Jian Gui Pi Decoction

【组成】(1)人参、黄芪、枣仁、归身、白茯苓、木香、炒白芍、百合。(中医方剂大辞典)(2)人参、当归、茯苓、白术、白芍、甘草、半夏、川芎、白豆蔻、柴胡、远志、枣仁、麦冬。(中医方剂大辞典)(3)人参、龙眼肉、黄芪、甘草、白术、茯苓、木香、当归、吴萸、姜、艾、远志。(中医方剂大辞典)(4)党参、白术、炒枣仁、半夏、煅龙骨、煅牡蛎、龙眼肉、当归、白芍、远志、广陈皮、炙甘草。(中医方剂大辞典)(5)炙绵黄芪、白术、炙甘草、炒枣仁、炒远志肉、广木香、归身、茯神、党参、煅龙骨、乌贼骨。(中医方剂大辞典)

加减四七汤 jia jian si qi tang

【英文名】Jia Jian Si Qi Decoction

【组成】苏梗、陈皮、厚朴、南星、半夏、茯苓、枳实、青皮、砂仁、益智仁、白豆蔻、炒神曲、槟榔。(中医方剂大辞典)

加减四物汤 jia jian si wu tang

【英文名】Jia Jian Si Wu Decoction

【异名】增损四物汤(中医方剂大辞典、朱氏集验方);加味四物汤(中医方剂大辞典、朱氏集验方)。

【组成】(1)当归、芍药、杜仲、川芎、香附、红花、桃仁。(中医方剂大辞典)(2)当归、白芍、生地黄、黄芩。(中医方剂大辞典)(3)川芎、当归、芍药、地黄、防风、荆芥、甘草、凤尾草。(中医方剂大辞典)(4)香附、当归、川芎、枳壳、柴胡、白芍、黄芩、陈皮、三棱、莪术、熟地黄、白芷、玄胡索、小茴、白术、青皮、砂仁、肉桂、甘草。(中医方剂大辞典)(5)当归、白芍、川芎、生地、黄柏、黄芩、熟地。(中医方剂大辞典)(6)当归、川芎、白芍、生地、麦冬、紫草茸、防风、白芷、连翘、桔梗、甘草、牛蒡子、黄芪。(中医方剂大辞典)(7)当归、川芎、白芍、熟地黄。(中医方剂大辞典)(8)当归、芍药、生地、茯神、酸枣仁、远志。(中医方剂大辞典)(9)当归、川芎、生地黄、柴胡。(中医方剂大辞典)(10)生干地黄、赤芍、川芎、当归、防风、黄芩。(中医方剂大辞典)(11)当归身、熟地、白芍、肉苁蓉、火麻仁、怀牛膝。(中医方剂大辞典)(12)生地、白芍、归尾、白术、苍术、黄芩、黄柏、陈皮、牛膝、甘草梢。(中医方剂大辞典)(13)四物汤、益元散。(中医方剂大辞典)(14)川当归、川芎、白芍、黄芩、知母、香附子、生地黄、蒲黄、甘草、侧柏叶。(中医方剂大辞典)(15)四物汤、龙胆草、汉防己。(中医方剂大辞典)(16)当归、川芎、白芍、干姜、南木香、甘草。(中医方剂大辞典)(17)生地、白芍、当归、桔梗、杏仁、桑皮、陈皮、蒌仁。(中医方剂大辞典)(18)生地、白芍、当归、枸杞、牛膝、杜仲、黄柏、酸枣仁。(中医方剂大辞典)(19)川芎、当归、羌活、防风、香附、白芷、甘草、苍术、细辛。(中医方剂大辞典)(20)熟地黄、当归、川芎、白芍、山栀仁、柴胡、牡丹皮。(中医方剂大辞典)(21)川当归、川芎、熟地黄、白芍、香附子。(中医方剂大辞典)(22)生地黄、苦参、牛蒡子、薄荷、防风、当归、赤芍、天花粉、连翘、荆芥穗、川芎。(中医方剂大辞典)(23)侧柏叶、生地黄、当归、川芎、枳壳、荆芥穗、槐花、甘草。(中医方剂大辞典)(24)当归、川芎、生地、侧柏叶、枳壳、荆芥穗、槐花、甘草、地榆、条芩、防风、乌梅。(中医方剂大辞典)(25)羌活、川芎、防风、香附子、白芷、石膏、细辛、当归、熟地黄、甘草、苍术。(中医方剂大辞典)(26)人参、当归、麦门冬、生地、栀子、白芍。(中医方剂大辞典)(27)生地、当归、白芍、山栀、牡丹皮、贝母、知母、黄柏、陈皮、白术、甘草、元参、麦门冬。(中医方剂大辞典)(28)生地、当归、川芎、白芍、谷精草、白蒺藜、海螵蛸。(中医方剂大辞典)(29)当归、白芍、川芎、熟地、桃仁、红花、元胡、香附、白术、木香、黄芩。(中医方剂大辞典)(30)川芎、当归、白芍、人参、黄芪、香附。(中医方剂大辞典)(31)川当归、白芍、熟干地黄、附子。(中医方剂大辞典)(32)归尾、赤芍、川芎、生地、陈皮、半夏、人参、茯苓、干姜、香附、白芷、柴胡、丹皮、红花、益母草。(中医方剂大辞典)(33)木香、红花、丹皮、川芎、当归、秦艽、香附、益母草、熟地黄。(中医方剂大辞典)(34)熟地、白芍、当归、川芎、山栀子、山萸、山药、丹皮。(中医方剂大辞典)(35)大熟地、白芍、当归、川芎、白术、黑芥穗、山萸、续断、甘草。(中医方剂大辞典)(36)人参、甘草、茯苓、熟地黄、芍药、川芎、当归、天麻、黄芩、桔皮、栀子。(中医方剂大辞典)(37)当归、川芎、熟干地黄、白芍。(中医方剂大辞典)

加减四逆汤 jia jian si ni tang

【英文名】Jia Jian Si Ni Decoction

【组成】柴胡、芍药、甘草、枳实。(中医方剂大辞典)

加减四顺饮 jia jian si shun yin

【英文名】Jia Jian Si Shun Drink

【组成】归尾、枳壳、木通、酒炒大黄、生地、紫草茸、麦冬、干葛、滑石、连翘子、天花粉、薄荷叶。(中医方剂大辞典)

加减牛膝汤 jia jian niu xi tang

【英文名】Jia Jian Niu Xi Decoction

【组成】桂心、瓜蒌、牛膝、瞿麦、川芎、归梢、枳壳、甘草、童便、麦蘖。(中医方剂大辞典)

加减仙茅丸 jia jian xian mao wan

【英文名】Jia Jian Xian Mao Pill

【组成】仙茅、苍术、白茯苓、茴香、枸杞子、生干地黄、熟地黄、柏子仁。(中医方剂大辞典)

加减生化汤 jia jian sheng hua tang

【英文名】Jia Jian Sheng Hua Decoction

【组成】(1)川芎、麻黄根、当归、桂枝、人参、炙甘草、羌活、天麻、附子、羚羊角。(中医方剂大辞典)(2)川芎、当归、黑姜、炙甘草、防风、吴萸、白蔻、桂枝。(中医方剂大辞典)(3)川芎、当归、黑姜、砂仁、藿香、淡竹叶。(中医方剂大辞典)(4)川芎、当归、炙甘草、桃仁、茯苓、陈皮、木香。(中医方剂大辞典)(5)当归、川芎、炙甘草、桃仁、茯苓、陈皮、川连、木香。(中医方剂大辞典)(6)川芎、当归、黑姜、炙甘草、桃仁、茯苓、莲肉、诃子、生姜。(中医方剂大辞典)(7)川芎、当归、人参、白术、茯苓、青皮、炙甘草、藿香、乌梅。(中医方剂大辞典)(8)川芎、茯苓、当归、黑姜、炙甘草、桃仁、莲子。(中医方剂大辞典)(9)川芎、当归、黑姜、炙甘草、桃仁。(中医方剂大辞典)

加减生脉液 jia jian sheng mai ye

【英文名】Jia Jian Sheng Mai Liquid

【组成】人参、麦冬、黄芪、附子等。(中药药理与临床 1989,5(5))

加减生脉散 jia jian sheng mai san

【英文名】Jia Jian Sheng Mai Powders

【组成】沙参、麦冬、五味子、丹皮、细生地。(中医方剂大辞典)

加减白术散 jia jian bai zhu san

【英文名】Jia Jian Bai Zhu Powders

【组成】(1)葛根、人参、白术、茯苓、木香、知母、黄柏、甘草、五味子。(中医方剂大辞典)(2)人参、茯苓、白术、枳壳、柴胡、藿香、干葛、五味子、木香、炙甘草。(中医方剂大辞典)(3)香薷、陈皮、厚朴、苍术、乌药、砂仁、藿香、干葛、竹茹、木瓜、人参、白术、茯苓、甘草、猪苓、泽泻。(中医方剂大辞典)

加减白术膏 jia jian bai zhu gao

【英文名】Jia Jian Bai Zhu Ointment

【组成】白术、当归、黄芪、柴胡、芍药、何首乌、陈皮、炙甘草。(中医方剂大辞典)

加减白虎汤 jia jian bai hu tang

【英文名】Jia Jian Bai Hu Decoction

【组成】(1)生地、石膏、麦冬、知母、贝母、黄芩、柴胡、甘草、竹叶心、车前子。(中医方剂大辞典)(2)石膏、知母、甘草、人参、五味子、黄柏、玄参。(中医方剂大辞典)

加减白通汤 jia jian bai tong tang

【英文名】Jia Jian Bai Tong Decoction

【组成】附子、干姜、官桂、白术、草豆蔻、甘草、人参、半夏。(中医方剂大辞典)

加减瓜蒌散 jia jian gua lou san

【英文名】Jia Jian Gua Lou Powders

【组成】大瓜蒌、当归、没药、乳香、甘草、金银花、生姜。(中医方剂大辞典)

加减瓜蒂散 jia jian gua di san

【英文名】Jia Jian Gua Di Powders

【组成】瓜蒂、藜芦、硼砂、郁金。(中医方剂大辞典)

加减玄武汤 jia jian xuan wu tang

【英文名】Jia Jian Xuan Wu Decoction

【组成】白术、芍药、白茯苓、甘草。(中医方剂大辞典)

加减圣神汤 jia jian sheng shen tang

【英文名】Jia Jian Sheng Shen Decoction

【组成】人参、生黄芪、当归、金银花、白芥子、附子。(中医方剂大辞典)

加减圣效散 jia jian sheng xiao san

【英文名】Jia Jian Sheng Xiao Powders

【组成】卜子、砂仁、槟榔、陈皮、延胡索、厚朴、防风、苍术、藁本、藿香叶、柴胡、独活、石菖蒲、泽泻、枳壳、细辛、草豆蔻。(中医方剂大辞典)

加减圣愈汤 jia jian sheng yu tang

【英文名】Jia Jian Sheng Yu Decoction

【组成】党参、炙芪、归身、柴胡、熟地、白芍、炙甘草。(中医方剂大辞典)

加减发郁汤 jia jian fa yu tang

【英文名】Jia Jian Fa Yu Decoction

【组成】升麻、葛根、羌活、柴胡、细辛、香附、葱白。(中医方剂大辞典)

加减地仙丹 jia jian di xian dan

【英文名】Jia Jian Di Xian Pellet

【组成】地龙、五灵脂、乌药、白胶香、椒红、威灵仙、木瓜、赤小豆、黑豆、天仙藤、川乌、五加皮、苍术、木鳖子。(中医方剂大辞典)

加减地芝丸 jia jian di zhi wan

【英文名】Jia Jian Di Zhi Pill

【组成】生地黄、天门冬、枸杞子、甘菊、熟地黄、麦门冬、山茱萸肉、当归身、五味子。(中医方剂大辞典)

加减地黄丸 jia jian di huang wan

【英文名】Jia Jian Di Huang Pill

【组成】(1)生地黄、熟地黄、牛膝、当归、枳壳、杏仁、羌活、防风。(中医方剂大辞典)(2)熟地、山药、山萸、茯苓、丹皮、五加皮、杜仲、牛膝、金银花、远志、猪肾、紫河车。(中医方剂大辞典)(3)生地、熟地、石斛、防风、枳壳、牛膝、杏仁。(中医方剂大辞典)(4)熟地、山萸肉、真山药、芡实、丹皮、云苓、莲须、龙骨、鱼鳔。(中医方剂大辞典)(5)生地、熟地、茯苓、山药、天冬、麦冬、牛膝、枸杞、人参、萸肉、当归、何首乌、丹皮、泽泻。(中医方剂大辞典)(6)熟地、山萸、山药、茯苓、丹皮、百药煎、五味子。(中医方剂大辞典)

加减地黄方 jia jian di huang fang

【英文名】Jia Jian Di Huang Prescription

【组成】熟地、山药、山茱萸肉、丹皮、茯苓、泽泻、五味子、柴胡、芍药、肉桂。(中医方剂大辞典)

加减地黄汤 jia jian di huang tang

【英文名】Jia Jian Di Huang Decoction

【组成】(1)生地、山药、丹皮、萸肉、茯苓、杜仲、续断、五味子、阿胶。(中医方剂大辞典)(2)生地汁、丹皮、赤芍、柏叶、桃仁、茜草、白苓、化橘红、甘草、木香。(中医方剂大辞典)(3)人参、白术、肉桂、熟地、白芍、鳖甲、杜仲、牛膝、丹皮、萸肉。(中医方剂大辞典)(4)熟地黄、牡丹皮、白茯苓、山茱萸、山药、泽泻、柴胡、白芍。(中医方剂大辞典)(5)生地、黄芩、栀子仁、赤芍、郁金。(中医方剂大辞典)

加减芍药汤 jia jian shao yao tang

【英文名】Jia Jian Shao Yao Decoction

【组成】芍药、地黄、当归、川芎、木香、黄连、黄芩、阿胶、地榆、甘草。(中医方剂大辞典)

加减芎辛汤 jia jian xiong xin tang

【英文名】Jia Jian Xiong Xin Decoction

【组成】川芎、白芷、石膏、藁本、细辛、皂角、羌活、防风、荆芥、桔梗、薄荷、甘草、菊花、蔓荆子。(中医方剂大辞典)

加减托里汤 jia jian tuo li tang

【英文名】Jia Jian Tuo Li Decoction

【组成】黄芪、人参、甘草、当归、白芍、白芷、山药、陈皮、木香、肉桂、糯米。(中医方剂大辞典)

加减至宝丹 jia jian zhi bao dan

【英文名】Jia Jian Zhi Bai Pill

【组成】石膏、当归、槟榔、骨碎补、月宝砂、白蒺藜、木瓜、紫金皮、淮乌、白胶香。(中医方剂大辞典)

加减当归散 jia jian dang gui san

【英文名】Jia Jian Dang Gui Powders

【组成】(1)当归、炒黑香附、川芎、青皮、吴茱萸。(中医方剂大辞典)(2)川芎、当归、陈皮、吴茱萸、木香、香附、乌药、甘草、前胡、葱白、砂仁、紫苏。(中医方剂大辞典)(3)当归、吴茱萸、官桂、川芎、炮干姜、木香、炒小茴香、炙甘草。(中医方剂大辞典)

加减回阳汤 jia jian hui yang tang

【英文名】Jia Jian Hui Yang Decoction

【组成】潞参、附子片、干姜、白术、上元桂、当归、扁豆、半夏、蔻米、茯神、伏龙肝。(中医方剂大辞典)

加减全虫方 jia jian quan chong fang

【英文名】Jia Jian Quan Chong Prescription

【组成】(1)淡全蝎、皂角刺、苦参、白鲜皮、刺蒺藜、枳壳、威灵仙、防风、黄柏。(中医方剂大辞典)(2)全虫、干生地、当归、赤芍、白鲜皮、蛇床子、浮萍、厚朴、陈皮、炙甘草。(中医方剂大辞典)

加减冲和汤 jia jian chong he tang

【英文名】Jia Jian Chong He Decoction

【组成】(1)防风、羌活、黄芩、石膏、广皮、甘草。(中医方剂大辞典)(2)羌活冲和汤去苍术、白术。(中医方剂大辞典)(3)柴胡、升麻、黄芪、半夏、黄芩、陈皮、人参、芍药、甘草、当归、酒浸黄柏。(中医方剂大辞典)

加减守效丸 jia jian shou xiao wan

【英文名】Jia Jian Shou Xiao Pill

【异名】加减守病丸(中医方剂大辞典、幼幼集成)

【组成】苍术、南星、白芷、山楂肉、川芎、炒橘核、半夏、炒神曲、海藻、炒吴萸。(中医方剂大辞典)

加减安肾丸 jia jian an shen wan

【英文名】Jia Jian An Shen Pill

【组成】枣仁、山药、熟地、杜仲、续断、当归、石斛、白术、阿胶、故纸、酒炒白芍。(中医方剂大辞典)

加减安荣散 jia jian an rong san

【英文名】Jia Jian An Rong Decoction

【组成】人参、当归、麦冬、白术、通草、茯苓皮、生草。(中医方剂大辞典)

加减安胃汤 jia jian an wei tang

【英文名】Jia Jian An Wei Decoction

【组成】(1)藿香、吴茱萸、人参、苍术、陈皮。(中医方剂大辞典)(2)人参、藿香、丁香、吴萸、白术、半夏、砂仁、陈皮、炮姜。(中医方剂大辞典)

加减安胎饮 jia jian an tai yin

【英文名】Jia Jian An Tai Drink

【组成】(1)条参、嫩黄芪、芍药、大川芎、熟地黄、川续断、侧柏叶、阿胶、粉草、当归。(中医方剂大辞典)(2)人参、白术、麦冬、当归、熟地、天麻、防风、荆芥、陈皮、甘草、生姜。(中医方剂大辞典)(3)知母、杜仲、木香、续断、香附、陈皮、乌药、紫苏、白芍、川芎、当归、白术、酒芩。(中医方剂大辞典)(4)黄芪、甘草、人参、白术、艾叶、当归、川芎、熟地、续断、茯苓、白芍、香附、陈皮、杜仲。(中医方剂大辞典)(5)人参、熟地、白术、当归身、川芎、紫苏、陈皮、炙甘草。(中医方剂大辞典)

加减安眠汤 jia jian an mian tang

【英文名】Jia Jian An Mian Decoction

【组成】百合、生地、炙甘草、元胡、大枣、柴胡、茯神、竹茹、丹参、枣仁、远志、夜交藤、合欢花、五味子、麦芽、陈皮。(中医药学报 1985,(1))

加减安神丸 jia jian an shen wan

【英文名】Jia Jian An Shen Pill

【组成】(1)生地、黄连、犀角、甘草。(中医方剂大辞典)(2)炙黄芪、人参、归身、川芎、麦门冬、石菖蒲、木通、炙甘草、远志、寒水石。(中医方剂大辞典)

加减异功散 jia jian yi gong san

【英文名】Jia Jian Yi Gong Powders

【组成】(1)人参、白术、炙甘草、陈皮、青皮、炒枳实、炒厚朴、半夏曲、姜汁炒黄连、木香、丁香、藿香叶。(中医方剂大辞典)(2)人参、白术、白茯苓、炙甘草、陈皮、当归、黄芩、柴胡。(中医方剂大辞典)(3)人参、白术、白茯苓、京芍药、黄芪、当归、桔梗、厚朴、

紫草、炙粉草。(中医方剂大辞典)

加减导气丸 jia jian dao qi wan

【英文名】Jia Jian Dao Qi Pill

【组成】黄连、白芍、黄芩、木香、大黄、青皮、枳壳。(中医方剂大辞典)

加减导气汤 jia jian dao qi tang

【英文名】Jia Jian Dao Qi Decoction

【组成】白芍、大黄、黄连、厚朴、枳壳、炒黄芩、木香、槟榔、青皮。(中医方剂大辞典)

加减导赤散 jia jian dao chi san

【英文名】Jia Jian Dao Chi Powders

【组成】淮木通、车前子、瞿麦穗、白滑石、赤茯苓、黑栀仁、淡竹叶。(中医方剂大辞典)

加减导痰汤 jia jian dao tan tang

【英文名】Jia Jian Dao Tan Decoction

【组成】(1)半夏、南星、橘红、茯苓、苍术、白术、甘草。(中医方剂大辞典)(2)南星、半夏、陈皮、白茯苓、瓜蒌仁、枳实、桔梗、山栀子、黄芩、黄连、甘草、木香、辰砂。(中医方剂大辞典)(3)南星、半夏、白茯苓、陈皮、瓜蒌仁、枳实、桔梗、黄连、黄芩、白术、人参、当归、木香、甘草。(中医方剂大辞典)

加减阴疸汤 jia jian yin dan tang

【英文名】Jia Jian Yin Dan Decoction

【组成】人参、软柴胡、白芍、炙甘草、干姜、法夏、西党参。(中医方剂大辞典)

加减阳和汤 jia jian yang he tang

【英文名】Jia Jian Yang He Decoction

【组成】黄芪、熟地、麻黄、鹿角胶、白芥子、肉桂、炮姜炭、甘草。(吉林中医 1993,(2))

加减防风汤 jia jian fang feng tang

【英文名】Jia Jian Fang Feng Decoction

【组成】(1)防风、荆芥、桔梗、甘草、薄荷、天花粉、半夏、连翘、山栀、黄芩、瓜蒌仁。(中医方剂大辞典)(2)防风、荆芥、羌活、独活、川芎、甘草、生姜、芍药、大枣。(中医方剂大辞典)(3)防风、荆芥、羌活、独活、白芍、甘草、生姜、大枣。(中医方剂大辞典)

加减观音散 jia jian guan yin san

【英文名】Jia Jian Guan Yin Powders

【组成】(1)黄芪、人参、木香、炙甘草、石莲、扁豆、茯苓、白术、全蝎、羌活、防风、天麻。(中医方剂大辞典)(2)炒白术、白扁豆、人参、白茯苓、干山药、甘草、黄芪、神曲、麦芽、香附子。(中医方剂大辞典)

加减红绵散 jia jian hong mian san

【英文名】Jia Jian Hong Mian Powders

【组成】天麻、麻黄、全蝎、荆芥、蝉退、紫草、薄荷。(中医方剂大辞典)

加减寿星汤 jia jian shou xing tang

【英文名】Jia Jian Shou Xing Decoction

【组成】制胆南星、半夏、防风、荆芥、天麻、皂荚、香附、青皮、猪苓、泽泻、赤茯苓、白茯神、白术、细辛、麦门冬。(中医方剂大辞典)

加减寿脾煎 jia jian shou pi jian

【英文名】Jia Jian Shou Pi Decoction

【组成】党参、白术、当归、山药、干姜、莲肉、苍术、白芷、焦艾。(中医方剂大辞典)

加减运痰汤 jia jian yun tan tang

【英文名】Jia Jian Yun Tan Decoction

【组成】人参、茯神、益智仁、菖蒲、泽泻、肉桂。(中医方剂大辞典)

加减攻毒散 jia jian gong du san

【英文名】Jia Jian Gong Du Powders

【组成】羌活、独活、前胡、柴胡、当归、川芎、桔梗、茯苓、人参、甘草、薄荷叶、防风、荆芥、苍术、芍药、生地。(中医方剂大辞典)

加减苇茎汤 jia jian wei jing tang

【英文名】Jia Jian Wei Jing Decoction

【组成】水芦根、冬瓜仁、杏仁、佩兰、连翘、银花、橘白。(中医方剂大辞典)

加减芩芍汤 jia jian qin shao tang

【英文名】Jia Jian Qin Shao Decoction

【组成】白芍、黄芩、黄连、厚朴、木香、广皮。(中医方剂大辞典)

加减苍莎饮 jia jian cang sha yin

【英文名】Jia Jian Cang Sha Drink

【组成】茅术、云苓、香附、台乌、炮姜、红泽兰、秦归、川芎、白木通。(中医方剂大辞典)

加减芦荟丸 jia jian lu hui wan

【英文名】Jia Jian Lu Hui Pill

【组成】芦荟、黄连、胡黄连、枳实、青皮、青黛、山楂肉、麦芽、麝香、干虾蟆。(中医方剂大辞典)

加减两地汤 jia jian liang di tang

【英文名】Jia Jian Liang Di Decoction

【组成】生地、玄参、白芍、地骨皮、阿胶、焦艾、益母草。(中医方剂大辞典)

加减连翘饮 jia jian lian qiao yin

【英文名】Jia Jian Lian Qiao Drink

【组成】连翘、瞿麦、滑石、牛子、车前子、木通、防风、炒栀仁、黄芩、荆芥、当归、北柴胡、赤芍、蝉退、炙甘草。(中医方剂大辞典)

加减利惊丸 jia jian li jing wan

【英文名】Jia Jian Li Jing Pill

【组成】牵牛末、花青、巴豆霜。(中医方剂大辞典)

加减辛夷散 jia jian xin yi san

【英文名】Jia Jian Xin Yi Powders

【组成】辛夷仁、藁本、苍耳子、木通。(中医方剂大辞

典)

加减羌活汤 jia jian qiang huo tang

【英文名】Jia Jian Qiang Huo Decoction

【组成】(1)羌活、防风、苍术、川芎、白芷、甘草、陈皮、北细辛、生姜、葱白。(中医方剂大辞典)(2)羌活、川芎、防风、附子、熟地黄、白芷、石膏、细辛、当归、甘草、苍术。(中医方剂大辞典)(3)羌活、独活、防风、荆芥、柴胡、干葛、广皮、甘草。(中医方剂大辞典)

加减完带汤 jia jian wan dai tang

【英文名】Jia Jian Wan Dai Decoction

【组成】泡参、白芍、苍术、茵陈、甘草、荆芥、柴胡、栀子、黄柏、黄连。(中医方剂大辞典)

加减补中汤 jia jian bu zhong tang

【英文名】Jia Jian Bu Zhong Decoction

【组成】(1)生地、人参、茯苓、白术、当归、甘草、半夏、黄芪、川芎、柴胡。(中医方剂大辞典)(2)人参、黄芪、甘草、白术、砂仁、肉豆蔻、陈皮。(中医方剂大辞典)

加减补心丹 jia jian bu xin dan

【英文名】Jia Jian Bu Xin Pellet

【组成】生地、白芍、丹皮、枣仁、麦冬、茯神、远志、石斛。(中医方剂大辞典)

加减补心汤 jia jian bu xin tang

【英文名】Jia Jian Bu Xin Decoction

【组成】白茯苓、归身、远志、黄柏、知母、生地黄、陈皮、酸枣仁、麦门冬、人参、石菖蒲、白术、甘草、白芍。(中医方剂大辞典)

加减补阴丸 jia jian bu yin wan

【英文名】Jia Jian Bu Yin Pill

【组成】熟地、菟丝子、当归、白芍、锁阳、杜仲、牛膝、破故纸、枸杞、虎骨、龟板、黄柏、山药、人参、黄芪、冬加干姜。(中医方剂大辞典)

加减补益汤 jia jian bu yi tang

【英文名】Jia Jian Bu Yi Decoction

【组成】黄芪、人参、归身、炙甘草、焦术、陈皮、升麻、川椒、乌梅、吴萸、川连。(中医方剂大辞典)

加减补筋丸 jia jian bu jin wan

【英文名】Jia Jian Bu Jin Pill

【组成】当归、熟地黄、白芍、红花、乳香、白云苓、骨碎补、广陈皮、没药、丁香。(中医方剂大辞典)

加减阿胶汤 jia jian e jiao tang

【英文名】Jia Jian E Jiao Decotion

【组成】(1)炒栀子、黄芩、侧柏叶、阿胶、生地、白芍。(中医方剂大辞典)(2)阿胶、远志、干姜、人参、麻子仁、附子、甘草。(中医方剂大辞典)

加减阿胶散 jia jian e jiao san

【英文名】Jia Jian E Jiao Powders

【组成】当归、川芎、白芍、阿胶、黄芩、黄连、香薷、陈皮、枳壳、甘草、白茯、泽泻。(中医方剂大辞典)

加减鸡苏散 jia jian ji su san

【英文名】Jia Jian Ji Su Powders

【组成】薄荷、阿胶、地黄、柴胡、羚羊角、黄芪、甘草、茜根、黄芩、麦门冬、当归、伏龙肝。(中医方剂大辞典)

加减尿石汤 jia jian niao shi tang

【英文名】Jia Jian Niao Shi Decoction

【组成】金钱草、海金砂、鸡内金、滑石、木通、茯苓、猪苓、厚朴、枳实。(实用中西医结合杂志 1993,6(6))

加减青娥丸 jia jian qing e wan

【英文名】Jia Jian Qing E Pill

【组成】破故纸、小茴、胡芦巴、杜仲、胡桃肉、莲心、青盐、穿山甲。(中医方剂大辞典)

加减茅根汤 jia jian mao gen tang

【英文名】Jia Jian Mao Gen Decoction

【组成】白茅根、瞿麦、车前子、冬葵子、通草、鲤鱼齿。(中医方剂大辞典)

加减拨云散 jia jian bo yun san

【英文名】Jia Jian Bo Yun Powders

【组成】(1)木贼、荆芥、赤芍、蝉蜕、生地、木通、防风、连翘、甘草、车前子。(中医方剂大辞典)(2)防风、蝉蜕、荆芥、车前子、木贼、归尾、黄芩、青葙子、赤芍、菊花、生地。(中医方剂大辞典)(3)防风、荆芥、蝉蜕、车前子、木贼、柴胡、黄芩、青葙子、赤芍、决明、甘草。(中医方剂大辞典)(4)羌活、甘菊、木贼、白蒺藜、防风、柴胡、苍术、枳壳、川芎、甘草、荆芥、薄荷、蝉壳、石决明、密蒙花。(中医方剂大辞典)

加减虎骨散 jia jian hu gu san

【英文名】Jia Jian Hu Gu Powders

【组成】虎胫骨、没药。(中医方剂大辞典)

加减肾气丸 jia jian shen qi wan

【英文名】Jia Jian Shen Qi Pill

【组成】山茱萸、白茯苓、牡丹皮、熟地黄、五味子、泽泻、鹿角、山药、沉香、官桂。(中医方剂大辞典)

加减肾气汤 jia jian shen qi tang

【英文名】Jia Jian Shen Qi Decoction

【组成】(1)熟地、山萸、山药、茯苓、丹皮、泽泻、肉桂、熟附片、杜仲、破故纸、胡桃肉。(中医方剂大辞典)(2)大熟地、丹皮、怀牛膝、怀山药、带皮苓、车前子、陈萸肉、泽泻、地枯髅。(中医方剂大辞典)

加减肾沥汤 jia jian shen li tang

【英文名】Jia Jian Shen Li Decoction

【组成】肾、远志、麦门冬、人参、大枣、芎䓖、五味子、当归、泽泻、桂心、干姜、干地黄、黄连、桑螵蛸、龙骨、甘草。(中医方剂大辞典)

加减败毒散 jia jian bai du san

【英文名】Jia Jian Bai Du Powders

【组成】防风、荆芥、羌活、独活、前胡、升麻、干葛、赤芍、桔梗、川芎、白芷、薄荷、牛蒡子、甘草、柴胡。(中医方剂大辞典)

加减固本丸 jia jian gu ben wan

【英文名】Jia Jian Gu Ben Pill

【组成】熟地、天冬、麦冬、炙甘草、茯苓、人参、菖蒲、远志、朱砂。(中医方剂大辞典)

加减和胃汤 jia jian he wei tang

【英文名】Jia Jian He Wei Decoction

【组成】厚朴、陈皮、猪苓、泽泻、归尾、黄连、白芍、黄芩、地榆、豆蔻、升麻、甘草。(中医方剂大辞典)

加减知母汤 jia jian zhi mu tang

【英文名】Jia Jian Zhi Mu Decoction

【组成】知母、黄芪、白术、羌活、防风、明天麻、甘菊花、山茱萸肉、蔓荆子、藁本、川芎、当归、细辛、甘草。(中医方剂大辞典)

加减肥儿丸 jia jian fei er wan

【英文名】Jia Jian Fei Er Pill

【组成】(1)柴胡、厚朴、人参、干姜、川乌、巴豆霜、肉桂、黄连、川椒、甘草。(中医方剂大辞典)(2)黄芪、人参、白术、白茯苓、炙甘草、陈皮、青皮、当归、川芎、白芍、鳖甲、使君子肉、黄连、干蟾、木香。(中医方剂大辞典)

加减泻心汤 jia jian xie xin tang

【英文名】Jia Jian Xie Xin Decoction

【组成】川连、黄芩、干姜、银花、楂炭、白芍、木香汁。(中医方剂大辞典)

加减泻白散 jia jian xie bai san

【英文名】Jia Jian Xie Bai Powders

【异名】泻白散(中医方剂大辞典、赤水玄珠);加减泻白汤(中医方剂大辞典、济阳纲目、杏苑)

【组成】(1)桑白皮、地骨皮、甘草。(中医方剂大辞典)(2)桑皮、知母、橘红、黄芩、贝母、桔梗、甘草、瓜蒌、地骨皮、苏子。(中医方剂大辞典)(3)知母、陈皮、桑白皮、桔梗、地骨皮、青皮、甘草、黄芩。(中医方剂大辞典)(4)桑白皮、桔梗、地骨皮、甘草、知母、麦门冬、黄芩、五味子。(中医方剂大辞典)(5)桑白皮、地骨皮、炒甘草、人参、白茯苓、肥知母、枯黄芩。(中医方剂大辞典)(6)桑白皮、地骨皮、甘草、陈皮、青皮、五味子、人参、白茯苓。(中医方剂大辞典)

加减泻肝汤 jia jian xie gan tang

【英文名】Jia Jian Xie Gan Decoction

【组成】胆草、栀子、黄芩、泽泻、柴胡、车前、木通、生地、甘草。(中医方剂大辞典)

加减泻青丸 jia jian xie qing wan

【英文名】Jia Jian Xie Qing Pill

【组成】防风、龙胆草、山栀、大黄、黄芩、川牛膝。(中医方剂大辞典)

加减泻黄散 jia jian xie huang san

【英文名】Jia Jian Xie Huang Powders

【组成】(1)山栀子、防风、藿香、石膏、连翘、甘草、升麻。(中医方剂大辞典)(2)黄连、茵陈、黄柏、黄芩、茯苓、栀子、泽泻。(中医方剂大辞典)

加减定命丹 jia jian ding ming dan

【英文名】Jia Jian Ding Ming Pellet

【组成】蟾酥、牛黄、朱砂、炙甘草、胡黄连、麝香、使君子肉、犀角屑、当归、天麻、细松烟墨、羌活、全蝎、棘刚子、半夏、天南星、附子、虎骨、乌蛇、炮干姜、丁香、沉香、肉桂、人参、白茯苓、肉豆蔻、白术。(中医方剂大辞典)

加减定喘汤 jia jian ding chuan tang

【英文名】Jia Jian Ding Chuan Decoction

【组成】(1)麻黄、紫菀、款冬、白果肉、川朴、杏仁、苏子、半夏、甘草。(中医方剂大辞典)(2)白果仁、粟壳、麻黄、桑白皮、煅龙骨、海浮石、紫蔻仁、黄芩、甘草。(中医方剂大辞典)

加减穹合汤 jia jian qiong he tang

【英文名】Jia Jian Qiong He Decoction

【组成】人参、柴胡、黄芩、杏仁、麻黄、甘草、川芎、葛根、升麻、羌活、当归、防风、石膏。(中医方剂大辞典)

加减建中汤 jia jian jian zhong tang

【英文名】Jia Wei Jian Zhong Decoction

【组成】(1)熟地黄、白芍、炙甘草、黄芪、人参。(中医方剂大辞典)(2)黄芪、白芍、桂、甘草、半夏。(中医方剂大辞典)(3)小建中汤、柴胡、木瓜。(中医方剂大辞典)(4)人参、炙甘草、官桂、白茯苓、当归、炮附子、厚朴、龙骨、黄芪、麦门冬、白芍、生地黄。(中医方剂大辞典)

加减参麦汤 jia jian shen mai tang

【英文名】Jia Jian Shen Mai Decoction

【组成】人参、知母、麦冬、栀子、瓜蒌根、犀角、条芩、炙甘草、大枣。(中医方剂大辞典)

加减参苏饮 jia jian shen su yin

【英文名】Jia Jian Shen Su Drink

【组成】(1)苏叶、陈皮、桔梗、前胡、木香、茯苓。(中医方剂大辞典)(2)紫苏叶、前胡、粉葛、茯苓、枳壳、桔梗、甘草、生姜。(中医方剂大辞典)(3)苏叶、杏仁、橘红、枳壳、前胡、木香、桔梗、干葛、桑皮、甘草。(中医方剂大辞典)(4)人参、苏叶、干葛、去白陈皮、制半夏、白茯苓、甘草、香附、白芷、小川芎、防风。(中医方剂大辞典)(5)人参、紫苏、陈皮、茯苓、甘草、枳壳、桔梗、前胡、黄芩、生姜、薄荷叶。(中医方剂大辞典)(6)苏叶、干葛、前胡、陈皮、枳壳、桔梗、甘草。(中医方剂大辞典)(7)苏叶、人参、陈皮、川芎、羌活、防风、荆芥、桔梗、白芷、甘草。(中医方剂大辞典)(8)前胡、白芷、桔梗、枳壳、甘草、防风、人参、紫苏叶、葛根、陈皮、羌活。(中医方剂大辞典)(9)陈皮、半夏、甘草、茯苓、紫苏、葛根、前胡、桔梗。(中医方剂大辞典)

加减参紫饮 jia jian shen zi yin

【英文名】Jia Jian Shen Zi Drink

【组成】人参、紫苏、陈皮、白茯、甘草、枳壳、桔梗、前胡、黄芩。(中医方剂大辞典)

加减驻景丸 jia jian zhu jing wan

【英文名】Jia Jian Zhu Jing Pill

【组成】车前子、熟地黄、当归、楮实子、川椒、五味子、枸杞子、菟丝子。(中医方剂大辞典)

加减枳术汤 jia jian zhi zhu tang

【英文名】Jia Jian Zhi Zhu Decoction

【组成】白术、枳实、人参、广皮、甘草、熟砂仁、白茯苓。(中医方剂大辞典)

加减砂淋汤 jia jian sha lin tang

【英文名】Jia Jian Sha Lin Decoction

【组成】金钱草、生鸡内金、赤白芍、郁金、元胡、滑石、牛膝、硝石、朴硝、生甘草。(实用中医内科杂志 1988,2(3))

加减茱萸汤 jia jian zhu yu tang

【英文名】Jia Jian Zhu Yu Decoction

【组成】(1)吴茱萸、枳壳、干姜、甘草、防风、细辛、麦门冬、当归、茯苓、桂心、牡丹皮、半夏。(中医方剂大辞典)(2)吴茱萸、桔梗、干姜、炙甘草、麦门冬、半夏、防风、细辛、当归、茯苓、牡丹皮、桂心。(中医方剂大辞典)

加减茯苓丸 jia jian fu ling wan

【英文名】Jia Jian Fu Ling Pill

【组成】陈皮、半夏、白茯苓、风化消、海桐皮、片子姜黄、木瓜、薄桂、甘草、白芍、黄芪。(中医方剂大辞典)

加减茯苓汤 jia jian fu ling tang

【英文名】Jia Jian Fu Ling Decoction

【组成】赤茯苓、橘红、泽泻、桑白皮、赤芍、半夏、石膏、白术、人参。(中医方剂大辞典)

加减茯神汤 jia jian fu shen tang

【英文名】Jia Jian Fu Shen Decoction

【组成】白茯神、当归、远志、麦冬、知母、羚羊角、犀角。(中医方剂大辞典)

加减茯菟汤 jia jian fu tu tang

【英文名】Jia Jian Fu Tu Decoction

【组成】茯苓、黄芪、五味子、菟丝饼、人参、焦术、熟地。(中医方剂大辞典)

加减茹苓汤 jia jian ru ling tang

【英文名】Jia Jian Ru Ling Decoction

【组成】猪苓、赤茯苓、泽泻、白术、黄连、竹茹、干葛、天花粉、甘草。(中医方剂大辞典)

加减胃风汤 jia jian wei feng tang

【英文名】Jia Jian Wei Feng Decoction

【组成】(1)黄连、当归、川芎、白芍、苍术、薄荷、黄芩、防风、荆芥、连翘、地榆、乌梅、槐花、滑石。(中医方剂大辞典)(2)人参、白术、茯苓、当归、川芎、白芍、升麻、秦艽。(中医方剂大辞典)

加减胃苓汤 jia jian wei ling tang

【英文名】Jia Jian Wei Ling Decoction

【组成】(1)猪苓、泽泻、赤茯苓、白术、官桂、五加皮、苍术、陈皮、厚朴、甘草、木通、大腹皮、防风、生姜皮。(中医方剂大辞典)(2)茅术、砂仁、扁豆壳、防己、腹皮、生姜皮。(中医方剂大辞典)(3)厚朴、陈皮、猪苓、泽泻、归尾、川连、白术、黄芩、白芍、肉豆蔻、地榆、升麻、甘草。(中医方剂大辞典)(4)苍术、陈皮、厚朴、猪苓、泽泻、白术、白茯苓、藿香、半夏、大腹皮、山楂、萝卜子、三棱、莪术、青皮、甘草。(中医方剂大辞典)(5)苍术、陈皮、厚朴、甘草、猪苓、泽泻、白术、赤茯苓、神曲、山楂、砂仁、香附、槟榔、木瓜、大腹皮、藿香、半夏、萝卜子、三棱、莪术、青皮。(中医方剂大辞典)(6)苍术、陈皮、厚朴、猪苓、赤茯苓、泽泻、白术、大腹皮、神曲、甘草、山楂、香附、木瓜、槟榔、砂仁。(中医方剂大辞典)(7)厚朴、苍术、泽泻、茯苓、猪苓、陈皮、甘草、白术、黄连、木香、槟榔。(中医方剂大辞典)(8)猪苓、泽泻、白术、赤茯苓、官桂、五加皮、厚朴、陈皮、甘草、桑白皮、防风、藁本、羌活、人参。(中医方剂大辞典)

加减草宝汤 jia jian cao bao tang

【英文名】Jia Jian Cao Bao Decoction

【组成】黄芪、熟干地黄、白茯苓、人参、当归、白术、半夏、白芍、五味子、桂、甘草。(中医方剂大辞典)

加减思食丸 jia jian si shi wan

【英文名】Jia Jian Si Shi Pill

【组成】神曲、大麦蘖、乌梅、干木瓜、白茯苓、拣甘草。(中医方剂大辞典)

加减复脉汤 jia jian fu mai tang

【英文名】Jia Jian Fu Mai Decoction

【异名】复脉汤(中医方剂大辞典)

【组成】(1)炙甘草、干地黄、生白芍、麦冬、阿胶、麻仁。(中医方剂大辞典)(2)北沙参、龙牙燕、陈阿胶、吉林参、麦冬、大生地、生白芍、炙甘草、白毛石斛、鲜茅根。(中医方剂大辞典)

加减香苏饮 jia jian xiang su yin

【英文名】Jia Jian Xiang Su Drink

【组成】香附子、陈皮、炙甘草、紫苏、麻黄、苍术、桔梗。(中医方剂大辞典)

加减香苏散 jia jian xiang su san

【英文名】Jia Jian Xiang Su Powders

【组成】香附子、紫苏梗、陈皮、甘草。(中医方剂大辞典)

加减香连汤 jia jian xiang lian tang

【英文名】Jia Jian Xiang Lian Decoction

【组成】木香、沉香、檀香、乳香、鸡舌香、藿香、赤芍、连翘、桑寄生、当归、升麻、蜜炙黄芪、大黄。(中医方剂大辞典)

加减香苓散 jia jian xiang ling san

【英文名】Jia Jian Xiang Ling Powders

【组成】枳壳、陈皮、香附、苍术、麻黄、香薷、猪苓、泽泻、木通、滑石、车前子、三棱、莪术、川楝子、玄胡索、甘草。(中医方剂大辞典)

加减香棱丸 jia jian xiang ling wan

【英文名】Jia Jian Xiang Ling Pill

【组成】木香、丁香、三棱、枳壳、青皮、川楝肉、茴香、台乌、香附、莪术。(中医方剂大辞典)

加减香薷饮 jia jian xiang ru yin

【英文名】Jia Jian Xiang Ru Drink

【组成】(1)香薷、姜厚朴、毛苍术、陈皮、广缩砂、云茯苓、人参、生姜、甘草。(中医方剂大辞典)(2)葛根、茯苓、麦冬、香薷、橘红、花粉、厚朴、木瓜、薄荷、藿香。(中医方剂大辞典)

加减保阴煎 jia jian bao yin jian

【英文名】Jia Jian Bao Yin Decoction

【组成】生地、黄芩、白芍、柴胡、丹皮、甘草、地骨皮。(中医方剂大辞典)

加减保和丸 jia jian bao he wan

【英文名】Jia Jian Bao He Pill

【组成】(1)麦芽、楂肉、枳实、苍术、厚朴、莱菔子、陈皮。(中医方剂大辞典)(2)山楂、神曲、半夏、茯苓、陈皮、连翘、萝卜子、白术、枳实、苍术、香附、厚朴、黄芩、黄连。(中医方剂大辞典)

加减顺气散 jia jian shun qi san

【英文名】Jia Jian Shun Qi Powders

【组成】(1)天麻、僵蚕、前胡、川芎、苏子、桔梗、乌药、秦艽、枳壳、黄连、陈皮、甘草。(中医方剂大辞典)(2)天台乌药、桔梗、川白芷、川芎、甘草、陈皮、白术、麻黄、枳壳、人参、木香。(中医方剂大辞典)

加减退赤散 jia jian tui chi san

【英文名】Jia Jian Tui Chi Powders

【组成】酒黄芩、秦皮、赤芍、牡丹皮、生地、木通、炒栀子、青黛。(中医方剂大辞典)

加减胜湿丸 jia jian sheng shi wan

【英文名】Jia Jian Sheng Shi Pill

【组成】苍术、白芍、滑石、椿根皮、枳壳、甘草、茯苓、陈皮、党参、葛花、莲须。(中医方剂大辞典)

加减洗心散 jia jian xi xin san

【英文名】Jia Jian Xi Xin Powders

【组成】黄连、炒栀子、黄芩、酒大黄、桔梗、知母、元参、赤芍、归尾、荆芥。(中医方剂大辞典)

加减活命饮 jia jian huo ming yin

【英文名】Jia Jian Huo Ming Drink

【组成】西当归、炒白芍、续断、云苓、元参、金银花、蒲公英、香附、甲珠、皂荚刺、信前胡、生甘草。(中医方剂大辞典)

加减济心丹 jia jian ji xin dan

【英文名】Jia Jian Ji Xin Pellet

【组成】人参、炒枣仁、熟地、玄参、麦冬、丹皮、莲子心、茯苓。(中医方剂大辞典)

加减养心丸 jia jian yang xin wan

【英文名】Jia Jian Yang Xin Pill

【组成】当归身、醋白芍、大生地、大乌梅、干麦冬、酸枣仁、辰砂。(中医方剂大辞典)

加减养心汤 jia jian yang xin tang

【英文名】Jia Jian Yang Xin Decoction

【组成】(1)丹参、生地、归身、枣仁、远志、柏子仁、麦冬、紫菀、川贝、茯神、橘红、莲子。(中医方剂大辞典)(2)大熟地、潞党参、干麦冬、熟枣仁、五味子、大乌梅、黑地榆、炙甘草、炙黄芪、莲房、大枣。(中医方剂大辞典)

加减养胃汤 jia jian yang wei tang

【英文名】Jia Jian Yang Wei Decoction

【组成】(1)川芎、当归、藿香、甘草、茯苓、苍术、人参、半夏。(中医方剂大辞典)(2)炙甘草、白茯苓、半夏、川芎、陈皮、当归、苍术、藿香、人参。(中医方剂大辞典)

加减养荣汤 jia jian yang rong tang

【英文名】Jia Jian Yang Rong Decoction

【组成】(1)当归、黄芪、白术、白芍、熟地黄、白苓、远志肉、玉竹、石斛、橘红、五味子、甘草、人参、何首乌。(中医方剂大辞典)(2)当归、川芎、茯神、人参、枣仁、麦冬、远志、白术、黄芪、元肉、陈皮、炙甘草。(中医方剂大辞典)

加减养脏汤 jia jian yang zang tang

【英文名】Jia Jian Yang Zang Decoction

【组成】(1)白术、茯苓、广皮、炙甘草、木香、檀肉、白芍、神曲、山药、枳壳、川连、扁豆。(中医方剂大辞典)(2)木香、黄连、厚朴、甘草、归尾、赤芍、川芎、艾叶、蒲黄。(中医方剂大辞典)

加减姜黄丸 jia jian jiang huang wan

【英文名】Jia Jian Jiang Huang Pill

【组成】干姜、黄连。(中医方剂大辞典)

加减神功丸 jia jian shen gong wan

【英文名】Jia Jian Shen Gong Pill

【组成】诃黎勒、人参、牵牛、大麻仁。(中医方剂大辞典)

加减神求散 jia jian shen qiu san

【英文名】Jia Jian Shen Qiu Powders

【组成】苍术、藁本、防风、甘草、白术、川芎、陈皮、半夏、细辛、白芒、茯苓、生姜。(中医方剂大辞典)

加减追疟饮 jia jian zhui nue yin

【英文名】Jia Jian Zhui Nue Drink

【组成】生首乌、当归、生白芍、清炙甘草、青蒿脑、生鳖甲、银胡、地骨皮、醋炒青皮。(中医方剂大辞典)

加减除湿汤 jia jian chu shi tang

【英文名】Jia Jian Chu Shi Decoction

【组成】人参、白术、白茯苓、当归、川芎、赤芍、陈皮、半夏、苍术、乌药、枳壳、白芷、桔梗、黄连、黄芩、羌活、防风、甘草。(中医方剂大辞典)

加减珠粉丸 jia jian zhu fen wan

【英文名】Jia Jian Zhu Fen Pill

【组成】蛤粉、青黛、樗皮末、滑石、黄柏、干姜。(中医方剂大辞典)

加减秦艽汤 jia jian qin jiao tang

【英文名】Jia Jian Qin Jiao Decoction

【组成】黄芪、黄精、鸡血藤、秦艽、乌梢蛇、丹参、莲子心、玉竹、白人参、白芍、当归、女贞子、熟地、川连。(中医方剂大辞典)

加减秦艽散 jia jian qin jiao san

【英文名】Jia Jian Qin Jiao Powders

【组成】秦艽、前胡、黄芩、枳壳、桔梗、山栀、柴胡、葛根、紫苏、葱白、陈皮。(中医方剂大辞典)

加减桂枝汤 jia jian gui zhi tang

【英文名】Jia Jian Gui Zhi Decoction

【组成】(1)桂枝、白芍、制草、蔻米、扁豆。(中医方剂大辞典)(2)桂枝、麻黄、杏仁、半夏、生姜、甘草。(中医方剂大辞典)

加减真武汤 jia jian zhen wu tang

【英文名】Jia Jian Zhen Wu Decoction

【组成】(1)白茯苓、芍药、白术、炒五味子、附子、细辛、炮干姜。(中医方剂大辞典)(2)熟附子、茯苓、红花、黄芪、白术、人参、赤芍、当归、川芎、地锦草。(中医方剂大辞典)(3)焦白术、吴茱萸、炙附子、茯苓、延胡索、槟榔、白芍、炮姜。(中医方剂大辞典)

加减莪术散 jia jian e zhu san

【英文名】Jia Jian E Zhu Powders

【组成】当归、莪术、延胡索、熟地、枳壳、青皮、白术、黄芩、川芎、三棱、小茴、砂仁、干漆、红花、香附、甘草。(中医方剂大辞典)

加减柴芩汤 jia jian chai qin tang

【英文名】Jia Jian Chai Qin Decoction

【组成】(1)柴胡、黄芩、姜半夏、猪苓、苍术、青皮、姜炒厚朴、槟榔、草果、乌梅、甘草、泽泻。(中医方剂大辞典)(2)柴胡、黄芩、半夏、青皮、草果、苍术、槟榔、川芎。(中医方剂大辞典)

加减柴陈汤 jia jian chai chen tang

【英文名】Jia Jian Chai Chen Decoction

【组成】柴胡根、黄芩、炙甘草、当归身、青蒿根、赤茯苓、制半夏、陈皮、生姜。(中医方剂大辞典)

加减柴胡汤 jia jian chai hu tang

【英文名】Jia Jian Chai Hu Decoction

【组成】(1)柴胡、黄芩、半夏、甘草、当归、川芎、白芍、熟地、玄胡、木香、麦冬、杏仁。(中医方剂大辞典)(2)柴胡、黄芩、炒枳壳、牡蛎、制半夏、甘草、生姜、大枣。(中医方剂大辞典)(3)柴胡、黄芩、知母、炙甘草、茯苓、枳壳、神曲、萝卜子。(中医方剂大辞典)(4)柴胡、白芍、茯神、甘草、栀子、陈皮、当归、枳壳、大黄。(中医方剂大辞典)(5)柴胡、黄芩、连翘、牛蒡、桔梗、山栀、甘草、干葛、荆芥、木通。(中医方剂大辞典)(6)柴胡、黄芩、半夏、麦冬、黄连、青皮、胆草、当归、骨皮、白芍。(中医方剂大辞典)(7)柴胡、黄芩、川芎、干葛、当归、紫苏、葱白、陈皮。(中医方剂大辞典)(8)柴胡、黄芩、半夏、枳壳、赤芍、山栀子。(中医方剂大辞典)(9)柴胡、半夏、黄芩、人参、炙甘草、生熟地黄。(中医方剂大辞典)

加减柴葛汤 jia jian chai ge tang

【英文名】Jia Jian Chai Ge Decoction

【组成】柴胡、黄芩、半夏、甘草、干葛、赤芍、紫苏、川芎、山栀、苍术、续断、枳壳、木瓜。(中医方剂大辞典)

加减逍遥散 jia jian xiao yao san

【英文名】Jia Jian Xiao Yao Powders

【组成】(1)柴胡、白芍、鳖甲、生地、茯苓、白术、木香、米仁、智仁、生姜。(中医方剂大辞典)(2)白芍、白术、当归、白茯苓、柴胡、陈皮、甘草、木香、使君子肉。(中医方剂大辞典)(3)白术、白芍、白茯苓、陈皮、甘草、柴胡、当归、神曲、熟半夏、石斛。(中医方剂大辞典)(4)当归、白芍、白术、白茯、柴胡、炙甘草。(中医方剂大辞典)(5)白术、白茯苓、白芍、陈皮、甘草、柴胡、石斛。(中医方剂大辞典)(6)牡丹皮、白术、当归、芍药、桃仁、贝母、山栀、黄芩、桔梗、青皮、甘草。(中医方剂大辞典)(7)白芍、当归、甘草、白蒺藜、蕤仁、陈皮、茯苓、甘菊、柴胡、半夏。(中医方剂大辞典)(8)柴胡、白芍、白术、当归、生地、甘草、炒栀子、半夏、青皮。(中医方剂大辞典)

(9)茯苓、白芍、甘草、柴胡、茵陈、陈皮、栀子。(中医方剂大辞典)(10)柴胡、白芍、茯苓、白术、甘草、山栀、艾。(中医方剂大辞典)(11)当归、白术、柴胡、陈皮、白茯苓、丹皮、甘草、山栀、白芍。(中医方剂大辞典)(12)当归、白芍、白茯苓、丹皮、甘草、山栀。(中医方剂大辞典)(13)柴胡、炙甘草、茯苓、白术、当归、白芍、丹皮、黑山栀、煅牡蛎、薄荷、广陈皮、半夏、白芥子。(中医方剂大辞典)(14)当归、白芍、白术、茯苓、柴胡、甘草、胡黄连、麦门冬、黄芩、地骨皮、秦艽、木通、车前子、灯草。(中医方剂大辞典)(15)当归、白芍、茯苓、柴胡、炙甘草、荷叶、木耳、贝母、香附、石菖蒲。(中医方剂大辞典)(16)炒柴胡、炒杭芍、茯苓、炒橘核、炒荔枝核、当归、白术、香附、延胡索、丹参、甘草。(云南中医杂志 1992,13(2))

加减息奔丸 jia jian xi ben wan

【英文名】Jia Jian Xi Ben Pill

【组成】川乌头、干姜、人参、厚朴、黄连、紫菀、巴豆霜、桂枝、陈皮、青皮、川椒、红花、茯苓、桔梗、白豆蔻、京三棱、天门冬。(中医方剂大辞典)

加减胶艾汤 jia jian jiao ai tang

【英文名】Jia Jian Jiao Ai Decoction

【组成】阿胶、当归、川芎、白芍、地榆、艾叶、甘草。(中医方剂大辞典)

加减凉膈散 jia jian liang ge san

【英文名】Jia Jian Liang Ge Powders

【组成】(1)鲜生地、黄芩、淡竹叶、瓜蒌皮、鲜石斛、炒栀子、银花、生甘草、元参心、杏仁、象贝。(中医方剂大辞典)(2)薄荷叶、生栀子、元参、连翘、生甘草、苦桔梗、麦冬、牛蒡子、黄芩。(中医方剂大辞典)(3)连翘、栀子、薄荷叶、淡竹叶、黄芩、桔梗、甘草。(中医方剂大辞典)(4)槐花、黄芩、陈皮、甘草、白芍、当归、连翘、丹皮。(中医方剂大辞典)(5)连翘、黄芩、栀子、桔梗、黄连、薄荷、当归、生地、白芍、元参、甘草、枳壳、升麻。(中医方剂大辞典)(6)连翘、片芩、山栀仁、枳实、前胡、大黄、薄荷、甘草。(中医方剂大辞典)

加减消毒饮 jia jian xiao du yin

【英文名】Jia Jian Xiao Du Drink

【组成】(1)羌活、葛根、防风、桔梗、生甘草、荆芥、薄荷、牛蒡子、白僵蚕、连翘、马勃、靛根。(中医方剂大辞典)(2)升麻、牛蒡子、山豆根、紫草、连翘、生地黄、赤芍、川黄连、甘草。(中医方剂大辞典)

加减消毒散 jia jian xiao du san

【英文名】Jia Jian Xiao Du Powders

【组成】蒲公英、金银花、元参、赤芍、连翘、炒山甲、皂刺尖、前胡、防风、香附、生甘草。(中医方剂大辞典)

加减流气饮 jia jian liu qi yin

【英文名】Jia Jian Liu Qi Drink

【组成】(1)陈皮、青皮、紫苏叶、厚朴、枳实、川芎、甘草、人参、白术、茯苓、半夏、黄连、香附子。(中医方剂大辞典)(2)木香、枳壳、蓬术、陈皮、青皮、槟榔、三棱、苍术、草果、大腹皮、砂仁。(中医方剂大辞典)(3)陈皮、青皮、紫苏、厚朴、木通、香附子、甘草、大腹皮、草果仁、肉桂、藿香叶、白术、木瓜、茯苓、白芷、半夏、枳壳。(中医方剂大辞典)

加减润肠丸 jia jian run chang wan

【英文名】Jia Jian Run Chang Pill

【组成】大黄、黄芩、麻黄、郁李仁、杏仁、厚朴、枳壳、陈皮、当归梢、莱菔子。(中医方剂大辞典)

加减润燥汤 jia jian run zao tang

【英文名】Jia Jian Run Zao Decoction

【异名】愈风润燥汤(中医方剂大辞典、杂病源流犀烛)

【组成】当归、川芎、白芍、生地黄、熟地黄、白术、白茯苓、南星、半夏、陈皮、桃仁、红花、天麻、羌活、防风、黄芩、枣仁、黄柏、薄桂、甘草、牛膝。(中医方剂大辞典)

加减益元汤 jia jian yi yuan tang

【英文名】Jia Jian Yi Yuan Decoction

【组成】甘草、当归、白芍、川芎、陈皮、升麻、桔梗。(中医方剂大辞典)

加减益黄散 jia jian yi huang san

【英文名】Jia Jian Yi Huang Powders

【组成】(1)陈皮、青皮、诃肉、甘草、木香、肉豆蔻。(中医方剂大辞典)(2)肉豆蔻、陈皮、诃子皮、丁香、甘草。(中医方剂大辞典)

加减调中汤 jia jian tiao zhong tang

【英文名】Jia Jian Tiao Zhong Decoction

【组成】(1)人参、白术、黄芪、甘草、木香、桂枝、白茯苓、藿香、白芍、陈皮。(中医方剂大辞典)(2)人参、白术、黄芪、炙甘草、木香、官桂、白茯苓、陈皮、半夏、生姜。(中医方剂大辞典)(3)白芍、茯苓、白术、麦门冬、生地、陈皮、桔梗、乌梅、甘草。(中医方剂大辞典)

加减调中饮 jia jian tiao zhong yin

【英文名】Jia Jian Tiao Zhong Drink

【异名】加味平胃散(中医方剂大辞典、玉案)

【组成】苍术、厚朴、陈皮、甘草、白术、山楂、神曲、枳实、草果、黄连、干姜。(中医方剂大辞典)

加减通气散 jia jian tong qi san

【英文名】Jia Jian Tong Qi Powders

【组成】当归身、葱白、阿胶、茴香、破故纸、杜仲、甘草、陈皮、川续断、山药、川芎、萆薢、独活、香附、橘核、

白芍。(中医方剂大辞典)

加减通圣散 jia jian tong sheng san

【英文名】Jia Jian Tong Sheng Powders

【组成】(1)防风、连翘、川芎、白芍、当归、薄荷、荆芥穗、麻黄、栀子、桔梗、枳壳、石膏、甘草、滑石、黄芩、柴胡、黄连、黄柏、生地黄、羌活、熟地黄、锦纹大黄、芒消、皂角刺。(中医方剂大辞典)(2)防风、白鲜皮、赤芍、连翘、黄芩、牛蒡子、金银花、山栀、归尾、荆芥、槐花、僵蚕、甘草。(中医方剂大辞典)(3)防风、荆芥、连翘、赤芍、当归、川芎、桔梗、黄芩、栀子、甘草、青木香、玄参、牛蒡子、大黄、芒消、紫金皮、鸡屎子、诈死子、谷藤根、芙蓉根、嫩柏根。(中医方剂大辞典)

加减理中丸 jia jian li zhong wan

【英文名】Jia Jian Li Zhong Pill

【组成】半夏、白术、干生姜、梓朴、附子、人参、荜拨、丁香。(中医方剂大辞典)

加减理中汤 jia jian li zhong tang

【英文名】Jia Jian Li Zhong Decoction

【组成】(1)人参、干姜、白术、川椒。(中医方剂大辞典)(2)人参、白术、黄芪、甘草、木香、肉桂、茯苓、半夏、陈皮。(中医方剂大辞典)(3)白术、人参、甘草、干姜、青皮、陈皮。(中医方剂大辞典)

加减理阴煎 jia jian li yin jian

【英文名】Jia Jian Li Yin Decoction

【组成】(1)熟地、白芍、附子、五味子、炮姜、茯苓。(中医方剂大辞典)(2)熟地、当归、炮姜、制附子、白芍、炙甘草。(中医方剂大辞典)

加减黄土汤 jia jian huang tu tang

【英文名】Jia Jian Huang Tu Decoction

【组成】土炒白术、花龙骨、地榆炭、陈阿胶、黑炮姜、炙甘草、春砂仁。(中医方剂大辞典)

加减黄芩汤 jia jian huang qin tang

【英文名】Jia Jian Huang Qing Decoction

【组成】(1)荆芥穗、薄荷、黄芩、车前子、毛苍术、盐泽泻、升麻、木通、粉甘草。(中医方剂大辞典)(2)黄芩、黄连、当归、枳壳、槟榔、青皮、泽泻、山楂、槐花、白芍、甘草。(中医方剂大辞典)

加减黄芪汤 jia jian huang qi tang

【英文名】Jia Jian Huang Qi Decoction

【组成】黄芪、党参、炒白术、甘草、陈皮、蔓荆子。(中医方剂大辞典)

加减排风汤 jia jian pai feng tang

【英文名】Jia Jian Pai Feng Decoction

【组成】天麻、苍术、杏仁、羌活、独活、防风、白鲜皮、川芎、当归、白芍、白术、茯苓、黄芩、半夏、麻黄、甘草。(中医方剂大辞典)

加减排脓汤 jia jian pai nong tang

【英文名】Jia Jian Pai Nong Decoction

【组成】当归、川芎、白芍、人参、甘草、陈皮、白芷、山楂、桔梗、木通。(中医方剂大辞典)

加减银翘散 jia jian yin qiao san

【英文名】Jia Jian Yin Qiao Powders

【组成】(1)黄芩、山栀、白芍、丹皮、茯苓、菊花、甘草。(中医方剂大辞典)(2)连翘、粘子、蝉蜕、荆芥、防风、前胡、薄荷、象贝、桔梗、广郁金。(中医方剂大辞典)

加减徙薪饮 jia jian xi xin yin

【英文名】Jia Jian Xi Xin Drink

【组成】黄芩、山栀、白芍、丹皮、茯苓、菊花、甘草。(中医方剂大辞典)

加减麻仁丸 jia jian ma ren wan

【英文名】Jia Jian Ma Ren Pill

【组成】蜀大黄、人参、大麻仁、诃黎勒皮。(中医方剂大辞典)

加减麻黄汤 jia jian ma huang tang

【英文名】Jia Jian Ma Huang Decoction

【组成】(1)麻黄、桂枝、苏叶、黄芩、芥穗、滑石、豆豉、木通、甘草。(中医方剂大辞典)(2)麻黄、辣桂、甘草、杏仁、陈皮、半夏。(中医方剂大辞典)(3)麻黄、桂枝、荆芥、防风、羌活、大力、沙参、川芎、赤芍、桔梗、甘草、生姜。(中医方剂大辞典)(4)麻黄、羌活、防风、紫苏、甘草、生姜、葱白。(中医方剂大辞典)

加减清心饮 jia jian qing xin yin

【英文名】Jia Jian Qing Xin Drink

【组成】石莲肉、白茯苓、益智仁、远志、麦门冬、石菖蒲、车前子、人参、白术、泽泻、甘草。(中医方剂大辞典)

加减清肌汤 jia jian qing ji tang

【英文名】Jia Jian Qing Ji Decoction

【组成】柴胡、黄芩、生地黄、当归、地骨皮、茯苓、知母。(中医方剂大辞典)

加减清经散 jia jian qing jing san

【英文名】Jia Jian Qing Jing Decoction

【组成】熟地黄、白芍、黄芩、地骨皮、益母草、万年灰、郁金、柴胡、青蒿。(中医方剂大辞典)

加减清肺汤 jia jian qing fei tang

【英文名】Jia Jian Qing Fei Decoction

【组成】白茯苓、当归、生地、白芍、紫菀、玉竹、百合、柏叶、甘草。(中医方剂大辞典)

加减清肺饮 jia jian qing fei yin

【英文名】Jia Jian Qing Fei Drink

【组成】麦冬、桔梗、陈皮、花粉、诃子、杏仁、荆芥、黄芩、甘草。(中医方剂大辞典)

加减清胃汤 jia jian qing wei tang

【英文名】Jia Jian Qing Wei Decoction

【组成】黄连、吴萸、黄芩、陈皮、苍术、山栀、厚朴、赤苓、生姜。(中医方剂大辞典)

加减清胃饮 jia jian qing wei yin

【英文名】Jia Jian Qing Wei Drink

【组成】生石膏、栀子、黄芩、全当归、生地、生白芍、丹皮、甘草、川大黄。(中医方剂大辞典)

加减清胃散 jia jian qing wei san

【英文名】Jia Jian Qing Wei Powders

【组成】元参、连翘、生地黄、黄柏、麦冬、木通、白茯苓、天花粉、陈皮、桔梗、甘草。(中医方剂大辞典)

加减清宫汤 jia jian qing gong tang

【英文名】Jia Jian Qing Gong Decoction

【组成】黑犀角、连翘、石菖蒲、元参、银花、竹叶心、莲子心、金汁。(中医方剂大辞典)

加减清脾汤 jia jian qing pi tang

【英文名】Jia Jian Qing Pi Decoction

【组成】小柴胡汤、养胃汤、生姜、桃柳枝、地骨皮。(中医方剂大辞典)

加减清脾饮 jia jian qing pi yin

【英文名】Jia Jian Qing Pi Drink

【组成】(1)柴胡、川朴、秦艽、青蒿、姜夏、草果仁、灵仙、青皮、赤苓、通草、老姜。(中医方剂大辞典)(2)白术、茯苓、半夏、柴胡、知母、青皮、陈皮、黄芩、厚朴、草果、甘草。(中医方剂大辞典)(3)柴胡、黄芩、半夏、甘草、厚朴、青皮、槟榔、茯苓、草果、人参、白术、橘红、南苍术。(中医方剂大辞典)

加减渗湿汤 jia jian shen shi tang

【英文名】Jia Jian Shen Shi Decoction

【组成】嫩苍术、白术、赤茯苓、丁香、缩砂仁、木瓜、神曲、绵姜、陈皮、草果、厚朴、甘草。(中医方剂大辞典)

加减断下汤 jia jian duan xia tang

【英文名】Jia Jian Duan Xia Decoction

【组成】党参、熟地、艾叶、乌鲗骨、干姜、阿胶、附子。(中医方剂大辞典)

加减续命汤 jia jian xu ming tang

【英文名】Jia Jian Xu Ming Decoction

【组成】(1)麻黄、人参、桂枝、白术、当归、防己、黄芩、甘草、白芍、芎䓖、杏仁。(中医方剂大辞典)(2)麻黄、人参、黄芩、白芍、川芎、甘草、杏仁、防己、桂、防风、附子。(中医方剂大辞典)(3)秦艽、当归、川芎、续断、丹皮、钩藤、陈风、黄芪、人参、阿胶、麻黄根节。(中医方剂大辞典)(4)麻黄、防风、细辛、桂心、附子、芍药、防己、党参、川芎、甘草。(中医方剂大辞典)(5)杏仁、官桂、胆星、橘红、川芎、防风、人参、黄芩、附子、甘草。(中医方剂大辞典)(6)防风、芍药、白术、川芎、防己、桂枝、甘草、麻黄、苍术、羌活。(中医方剂大辞典)

加减葳蕤汤 jia jian wei rui tang

【英文名】Jia Jian Wei Rui Decoction

【组成】生葳蕤、生葱白、桔梗、东白薇、淡豆豉、苏薄荷、炙甘草、红枣。(中医方剂大辞典)

加减葛花汤 jia jian ge hua tang

【英文名】Jia Jian Ge Hua Decoction

【组成】葛花、鸡椇子、花粉、石斛、沙参、麦冬、茯苓、苡仁、橘红、陈贝母、杏仁、橄榄。(中医方剂大辞典)

加减葛根汤 jia jian ge gen tang

【英文名】Jia Jian Ge Gen Decoction

【组成】(1)葛根、桂枝、淡豆豉、黄芩、麻黄、连翘、滑石、木通、黄柏、甘草。(中医方剂大辞典)(2)葛根、荆芥、防风、羌活、柴胡、前胡、大力、沙参、白芍、桔梗、甘草。(中医方剂大辞典)(3)葛根、牛子、香豉、桔梗、枳壳、薄荷、马勃、蝉衣、荆芥、防风、连翘、栀子、赤芍、甘草。(中医方剂大辞典)

加减葶苈丸 jia jian ting li wan

【英文名】Jia Jian Ting Li Pill

【组成】大黄、天冬、杏仁、百合、桑白皮、木通、甜葶苈。(中医方剂大辞典)

加减紫金丹 jia jian zi jin dan

【英文名】Jia Jian Zi Jin Pellet

【组成】白茯苓、苍术、当归、熟地黄、白芍、陈皮、肉苁蓉、丁香、红花、血竭、乳香、没药。(中医方剂大辞典)

加减紫菀汤 jia jian zi wan tang

【英文名】Jia Jian Zi Wan Decoction

【组成】贝母、前胡、紫菀、白术、桑皮、甘草、黄芩、紫苏、陈皮、五味子、知母、杏仁、赤苓、当归、麻黄。(中医方剂大辞典)

加减黑神散 jia jian hei shen san

【英文名】Jia Jian Hei Shen Powders

【组成】(1)归尾、赤芍、蒲黄、桂心、炮姜、甘草、炒黑豆、川芎。(中医方剂大辞典)(2)生地、赤芍、桂心、归梢、蒲黄、鹿角屑、红花、白芷、朴消、黑豆、附米、益母草。(中医方剂大辞典)

加减黑膏汤 jia jian hei gao tang

【英文名】Jia Jian Hei Gao Decoction

【组成】(1)淡豆豉、薄荷叶、连翘壳、炙僵蚕、鲜生地、熟石膏、京赤芍、净蝉衣、鲜石斛、生甘草、象贝母、浮萍草、鲜竹叶、茅芦根。(中医方剂大辞典)(2)生地、淡豉、连翘、荆芥、甘草、葱白。(中医方剂大辞典)

加减集圣丸 jia jian ji sheng wan

【英文名】Jia Jian Ji Sheng Pill

【组成】黄连、干蟾、莪术、青皮、木香、砂仁、当归、使君子肉、夜明砂、五灵脂、神曲、山楂肉。(中医方剂大辞典)

加减痞气丸 jia jian pi qi wan

【英文名】Jia Jian Pi Qi Pill

【组成】黄芩、黄连、厚朴、半夏、益智、吴茱萸、红花、青皮、当归尾、茯苓、泽泻、神曲、广茂、昆布、桔皮、熟地黄、人参、附子、葛根、甘草、巴豆霜。(中医方剂大辞典)

加减痛风方 jia jian tong feng fang

【英文名】Jia Jian Tong Feng Prescription

【组成】生麻黄、制苍术、桂枝、防风、防己、威灵仙、制南星、鸡血藤、桃仁、红花、全蝎、雷公藤。(江苏中医 1990,(2))

加减惺惺散 jia jian xing xing san

【英文名】Jia Jian Xing Xing Powders

【异名】清神散(中医方剂大辞典);惺惺散(中医方剂大辞典)

【组成】(1)苍术、川芎、细辛、羌活、防风、白芷、栝蒌根、甘草、赤芍、桔梗、麻黄、荆芥、当归。(中医方剂大辞典)(2)苍术、川芎、细辛、羌活、防风、白芷、天花粉、甘草、赤芍、桔梗、麻黄、荆芥、当归、薄荷。(中医方剂大辞典)(3)人参、白术、白茯苓、炙甘草、防风、川芎、藿香、细辛。(中医方剂大辞典)

加减温经汤 jia jian wen jing tang

【英文名】Jia Jian Wen Jing Decoction

【组成】当归、川芎、桂心、芍药、莪术、党参、牛膝、甘草。(中医方剂大辞典)

加减温胆汤 jia jian wen dan tang

【英文名】Jia Jian Wen Dan Decoction

【组成】茯神、半夏、陈皮、枳实、当归、酸枣仁、山栀、竹茹、人参、白术、麦门冬、辰砂、黄连、竹沥、甘草。(中医方剂大辞典)

加减瑞莲丸 jia jian rui lian wan

【英文名】Jia Jian Rui Lian Pill

【组成】苍术、枸杞子、破故纸、五味子、莲肉、熟地黄。(中医方剂大辞典)

加减塌气汤 jia jian ta qi tang

【英文名】Jia Jian Ta Qi Prescription

【组成】荜拨、砂仁、青皮、陈皮、丁香、全蝎、莱菔子。(中医方剂大辞典)

加减槐花散 jia jian huai hua san

【英文名】Jia Jian Huai Hua Powders

【组成】条芩、黄连、槐花、枳壳、升麻、赤芍、生地黄、苍术、甘草、当归。(中医方剂大辞典)

加减愈风汤 jia jian yu feng tang

【英文名】Jia Jian Yu Feng Decoction

【组成】通圣散、四物汤、黄连解毒汤。(中医方剂大辞典)

加减解毒汤 jia jian jie du tang

【英文名】Jia Jian Jie Du Decoction

【组成】黄连、栀子、黄芩、柴胡、知母、葛根、羌活、防风、连翘、人参、当归、生地黄、甘草。(中医方剂大辞典)

加减槟榔汤 jia jian bing lang tang

【英文名】Jia Jian Bing Lang Decoction

【组成】(1)槟榔、香附子、陈皮、紫苏叶、木瓜、五加皮、甘草。(中医方剂大辞典)(2)槟榔、陈皮、紫苏叶、甘草。(中医方剂大辞典)

加减磁石散 jia jian ci shi san

【英文名】Jia Jian Ci Shi Powders

【组成】磁石、归尾、白芷、蛇床子、赤芍、丹皮、发灰、荆芥穗、川芎、生地、陈皮、甘草。(中医方剂大辞典)

加减镇心丹 jia jian zhen xin dan

【英文名】Jia Jian Zhen Xin Pellet

【组成】天门冬、黄芪、当归身、熟地黄、麦门冬、生干地黄、山药、白茯神、五味子、远志、人参。(中医方剂大辞典)

加减镇阴煎 jia jian zhen yin jian

【英文名】Jia Jian Zhen Yin Decoction

【组成】(1)附片、牛膝、黑铅、洋参、炙甘草、熟地。(中医方剂大辞典)(2)熟地、淮膝、泽泻、云苓、白七厘子、银花、甘草。(中医方剂大辞典)

加减薷苓汤 jia jian ru ling tang

【英文名】Jia Jian Ru Ling Decoction

【组成】猪苓、泽泻、香薷、干葛、赤茯苓。(中医方剂大辞典)

加血竭大红膏 jia xue jie da hong gao

【英文名】Jia Xue Jie Da Hong Plaster

【组成】当归、木鳖子、天台乌药、赤芍、乳香、沥青、黄丹、血竭、没药、琥珀。(中医方剂大辞典)

加诃子四柱散 jia he zi si zhu san

【英文名】Jia He Zi Si Zhu Powders

【组成】人参、白茯苓、附子、木香、诃子。(中医方剂大辞典)

加味大建中汤 jia wei da jian zhong tang

【英文名】Jia Wei Da Jian Zhong Decoction

【组成】白芍、官桂、黄芪、附子、五味子、干姜、人参、鹿茸、白茯苓、川芎、半夏、当归、陈皮、甘草。(中医方剂大辞典)

加味大承气汤 jia wei da cheng qi tang

【英文名】Jia Wei Da Cheng Qi Decoction

【组成】(1)大黄、枳壳、芒消、甘草、陈皮、红花、当归、苏木、木通、厚朴。(中医方剂大辞典)(2)川大黄、

厚朴、枳实、芒消、黄芩、滑石、栀子、黄柏。(中医方剂大辞典)

加味大青龙汤 jia wei da qing long tang

【英文名】Jiu Wei Da Qing Long Decoction

【组成】麻黄、石膏、桂枝、生姜、杏仁、紫草、石榴皮、乌梅、五味子、大枣、甘草。(四川中医 1991,9(10))

加味大醒脾散 jia wei da xing pi san

【英文名】Jia Wei Da Xing Pi Powders

【组成】人参、白术、白茯苓、橘红、丁香、南星、全蝎、天麻、白附子、山药、木香、石莲肉、石菖蒲、肉豆蔻、砂仁、甘草。(中医方剂大辞典)

加味小建中汤 jia wei xiao jian zhong tang

【英文名】Jia Wei Xiao Jian Zhong Decoction

【组成】桂心、甘草、白芍、远志。(中医方剂大辞典)

加味小承气汤 jia wei xiao cheng qi tang

【英文名】Jia Wei Xiao Cheng Qi Decoction

【组成】当归、黄芪、大黄、厚朴、莱菔子、木香、枳壳、枳实、甘草。(实用中西医结合杂志 1992,5(6))

加味小青龙汤 jia wei xiao qing long tang

【英文名】Jia Wei Xiao Qing Long Decoction

【组成】干姜、细辛、麻黄、桂枝、甘草、白芍、五味子、半夏、枳壳、桔梗、白茯苓、陈皮。(中医方剂大辞典)

加味小柴胡汤 jia wei xiao chai hu tang

【英文名】Jia Wei Xiao Chai Hu Decoction

【组成】(1)柴胡、人参、黄芩、半夏、甘草、山栀、牡丹皮。(中医方剂大辞典)(2)柴胡、人参、黄芩、川芎、白术、黄芪、当归、甘草、黄柏、知母、半夏。(中医方剂大辞典)(3)柴胡、黄芩、人参、生地黄、甘草、半夏。(中医方剂大辞典)(4)柴胡、黄芩、人参、半夏、牡蛎粉、枳壳、甘草。(中医方剂大辞典)(5)柴胡、人参、黄芩、半夏、甘草、黄连、升麻、芍药、元参。(中医方剂大辞典)(6)小柴胡、官桂、草果、槟榔。(中医方剂大辞典)(7)柴胡、黄芩、甘草、人参、生地、熟地、枳壳。(中医方剂大辞典)(8)半夏、条芩、茯苓、甘草、木香、川连、白芍、生姜、大枣。(中医方剂大辞典)(9)柴胡、黄芩、知母、潞参、鳖甲、清半夏、常山、草果、甘草、酒曲、生姜、大枣。(中医方剂大辞典)(10)柴胡、黄芩、半夏、甘草、当归、升麻、陈皮、泽泻。(中医方剂大辞典)(11)小柴胡汤、竹茹、生姜。(中医方剂大辞典)(12)小柴胡汤、当归、生地、丹皮。(中医方剂大辞典)(13)小柴胡汤、生地、山栀、枳壳。(中医方剂大辞典)(14)柴胡、白芍、茯神、麦冬、甘草、陈皮。(中医方剂大辞典)(15)柴胡、黄芩、人参、半夏、胆草、栀子、当归、白芍、甘草。(中医方剂大辞典)(16)柴胡、黄芩、人参、半夏、甘草、山栀、甘草。(中医方剂大辞典)

加味小调经散 jia wei xiao tiao jing san

【英文名】Jia Wei Xiao Tiao Jing Decoction

【组成】小调经散、红花、丹皮、牛膝。(中医方剂大辞典)

加味小陷胸汤 jia wei xiao xian xiong tang

【英文名】Jia Wei Xiao Xian Xiong Decoction

【组成】瓜蒌、半夏、黄连、枳实、白术、佛手、甘草。(吉林中医 1992,(1))

加味小续命汤 jia wei xiao xu ming tang

【英文名】Jia Wei Xiao Xu Ming Decoction

【组成】小续命汤、生姜、加萆薢、川楝子、独活、干木瓜。(中医方剂大辞典)

加味小蓟饮子 jia wei xiao ji yin zi

【英文名】Jia Wei Xiao Ji Drink

【组成】生地、小蓟、滑石、通草、淡竹叶、蒲黄、藕节、当归、山栀、甘草、车前、麦冬、陈皮、牛膝。(中医方剂大辞典)

加味五倍子汤 jia wei wu bei zi tang

【英文名】Jia Wei Wu Bei Zi Decoction

【组成】五倍子、朴硝、桑寄生、莲房、荆芥、泽兰、黄柏、金银花、紫草、熟大黄、白芷、当归尾、升麻。(广西中医药 1993,16(6))

加味天仙藤散 jia wei tian xian teng san

【英文名】Jia Wei Tian Xian Teng Powders

【组成】天仙藤、木瓜、香附、紫苏、陈皮、乌药、甘草。(中医方剂大辞典)

加味天麻胶囊 jia wei tian ma jiao nang

【英文名】Jia Wei Tian Ma Capsule(药品标准-中药成方制剂标准)

【组成】天麻、玄参、羌活、木瓜、独活、地黄、牛膝、穿山龙、杜仲、千年健、当归、鹿骨、萆薢、地枫皮、附子。(药品标准-中药成方制剂标准 1990 年)

加味六君子汤 jia wei liu jun zi tang

【英文名】Jia Wei Liu Jun Zi Decoction

【组成】(1)半夏、白茯苓、陈皮、人参、白术、砂仁、甘草。(中医方剂大辞典)(2)人参、白术、白茯苓、半夏、天麻、陈皮、僵蚕、当归、附子、川芎、甘草。(中医方剂大辞典)(3)炙党参、甘草、半夏、阿胶珠、制白术、茯苓、陈皮、黑姜、蕲艾叶。(中医方剂大辞典)(4)人参、白术、肉桂、牛膝、茯苓、炙甘草、半夏、广皮、益母草。(中医方剂大辞典)(5)人参、白术、炮姜、陈皮、半夏、茯苓、炙甘草、升麻、柴胡、肉桂。(中医方剂大辞典)(6)人参、白术、白茯苓、甘草、陈皮、半夏、黄柏、知母、滑石、石苇、琥珀。(中医方剂大辞典)(7)六君、枳实、山楂、姜黄。(中医方剂大辞典)(8)六君、枳实、神曲、砂仁。(中医方剂大辞典)(9)陈皮、半夏、苍术、人参、白术、白茯苓、炙甘草、升麻、柴胡。(中医方剂大辞典)(10)人参、白术、白茯苓、甘草、黄芪、山药、砂仁、厚朴、肉豆蔻、

（中医方剂大辞典）(11)人参、白术、茯苓、甘草、陈皮、半夏、苏子、大腹皮、木香、草果、厚朴、枳实。（中医方剂大辞典）(12)人参、白术、白茯苓、甘草、陈皮、半夏、干姜、白豆蔻、黄连、吴茱萸。（中医方剂大辞典）(13)人参、白术、茯苓、甘草、半夏、陈皮、沉香、厚朴、紫苏子、吴茱萸。（中医方剂大辞典）(14)人参、白术、茯苓、甘草、陈桔皮、半夏、竹沥、麦冬。（中医方剂大辞典）(15)人参、白术、茯苓、陈皮、半夏、厚朴、甘草。（中医方剂大辞典）(16)人参、白术、茯苓、半夏、陈皮、甘草、川芎、当归、黄芪。（中医方剂大辞典）(17)人参、白术、茯苓、甘草、陈皮、半夏、荆芥穗。（中医方剂大辞典）(18)人参、白术、白茯苓、黄芪、怀山药、砂仁、甘草。（中医方剂大辞典）(19)人参、白术、陈皮、白茯苓、半夏、干葛、山楂肉、甘草、砂仁。（中医方剂大辞典）(20)白术、人参、黄芪、白茯苓、陈皮、半夏曲、芍药、木瓜、炙甘草、大腹皮。（中医方剂大辞典）(21)人参、茯苓、半夏、白术、陈皮、炙甘草、肉果、木香。（中医方剂大辞典）(22)人参、白术、茯苓、陈皮、制半夏、炙甘草。（中医方剂大辞典）(23)六君子汤、干姜、白豆蔻、黄连、制吴茱萸。（中医方剂大辞典）(24)香附子、白术、白茯苓、陈皮、半夏、人参、木香、缩砂、甘草。（中医方剂大辞典）

加味玉屏风散 jia wei yu ping feng san

【英文名】Jia Wei Yu Ping Feng Powders

【组成】(1)黄芪、防风、白术、党参、柴胡、当归、五味子、乌梅、菖蒲、郁金。（中医杂志 1989,(10)）(2)黄芪、炒白术、防风、白茯苓、鸡内金、五味子。（中西医结合杂志 1991,11(10)）(3)石膏、茵陈、黄芪、白术、防风。（中医方剂大辞典）(4)黄芪、白术、防风、当归、苡仁、茯苓、牛膝、卑代、桂心、甘草（中医方剂大辞典）(5)生箭芪、白术、当归、桂枝、防风、黄蜡、生白矾。（中医方剂大辞典）(6)生黄芪、生白术、防风、生地、玉竹、地肤子、豨莶草、连翘壳、银花、红枣。（中医方剂大辞典）

加味归术穹散 jia wei gui zhu qiong san

【英文名】Jia Wei Gui Zhu Qiong Powders

【组成】当归、白术、生地、川芎、升麻。（中医方剂大辞典）

加味四君子丸 jia wei si jun zi wan

【英文名】Jia Wei Si Jun Zi Pill

【组成】潞党参、白术、川椒、菟丝饼、肉苁蓉、茯苓、炙甘草。（中医方剂大辞典）

加味四君子汤 jia wei si jun zi tang

【英文名】Jia Wei Si Jun Zi Decoction

【异名】加味四君汤（中医方剂大辞典、景岳全书）

【组成】(1)四君子汤、川连、苍术。（中医方剂大辞典）(2)人参、白术、茯苓、炙甘草、干姜、白芍、当归。（中医方剂大辞典）(3)人参、白术、茯苓、炙甘草、白芍、乌梅、罂粟壳。（中医方剂大辞典）(4)人参、白术、茯苓、炙甘草、白芍。（中医方剂大辞典）(5)人参、白术、茯苓、甘草、山药、当归、扁豆、芡实。（中医方剂大辞典）(6)人参、白术、茯苓、甘草、半夏、陈皮、藿香、砂仁。（中医方剂大辞典）(7)人参、白术、茯苓、砂仁、橘红、甘草。（中医方剂大辞典）(8)人参、茯苓、白术、甘草、陈皮、藿香、缩砂仁、黄芪。（中医方剂大辞典）(9)人参、白术、茯苓、甘草、陈皮、扁豆、干姜、山药。（中医方剂大辞典）(10)人参、白术、云苓、甘草、归身、川芎、黄芪、上桂、查肉。（中医方剂大辞典）(11)人参、漂白术、黑炮姜、西砂仁、白豆蔻、白云苓、上青桂、公丁香、炙甘草。（中医方剂大辞典）(12)人参、漂白术、白云苓、粉甘草、芽桔梗、大麦冬、黑栀仁、片黄芩。（中医方剂大辞典）(13)人参、漂白术、白云苓、当归身、杭白芍、炙甘草。（中医方剂大辞典）(14)茯苓、白术、人参、陈皮、木香、甘草、黄连、黄芩。（中医方剂大辞典）(15)人参、白术、甘草、当归、赤茯苓、陈皮、厚朴、缩砂、苏子、桑白皮、沉香、木香。（中医方剂大辞典）(16)人参、白术、茯苓、甘草、芍药、良姜。（中医方剂大辞典）(17)人参、炙甘草、白术、茯苓、白蔻、厚朴、陈皮、砂仁。（中医方剂大辞典）(18)人参、白术、茯苓、甘草、秦艽、黄蜡。（中医方剂大辞典）(19)人参、茯苓、生甘草、银花、牛膝、白术。（中医方剂大辞典）(20)四君子汤、黄芪、归身、熟地、砂仁、制首乌。（中医方剂大辞典）(21)人参、白术、茯苓、甘草、柴胡、枳壳。（中医方剂大辞典）(22)人参、白术、肉桂、北五味子、茯苓、甘草。（中医方剂大辞典）(23)白茯苓、白术、人参、甘草、陈皮、厚朴、莲子。（中医方剂大辞典）(24)人参、白术、白茯、炙甘草、麦冬、车前子、桂心。（中医方剂大辞典）(25)人参、白术、茯苓、炙甘草、归尾、川芎、枳壳、香附、肉桂。（中医方剂大辞典）(26)人参、白术、茯苓、甘草、川芎、当归。（中医方剂大辞典）(27)四君子汤、肉豆蔻、诃子。（中医方剂大辞典）(28)人参、白术、白茯苓、川芎、黄芪、甘草、罂粟壳。（中医方剂大辞典）(29)人参、白茯苓、白术、甘草、熟地黄。（中医方剂大辞典）(30)黄芪、升麻、人参、白术、茯苓、甘草。（中医方剂大辞典）(31)人参、白术、茯苓、甘草、川芎、当归、山栀子、连翘。（中医方剂大辞典）(32)四君子汤、陈皮、厚朴、麦门冬、竹茹。（中医方剂大辞典）(33)人参、白术、茯苓、甘草、芍药、升麻。（中医方剂大辞典）(34)人参、白术、白茯苓、甘草、黄芪、罂粟壳。（中医方剂大辞典）(35)人参、白术、黄芪、白茯苓、甘草、瓜蒌根、桔梗。（中医方剂大辞典)(36)人参、白术、白茯苓、甘草、杏仁、桑白皮、半夏曲。(中医方剂大辞典)(37)人参、白茯苓、白术、甘草、桔梗。(中医方剂大辞典)(38)人参、白茯苓、白术、甘草、黄芪、白芍、白扁豆。(中医方剂大辞典)(39)白术、白茯苓、人参、甘草、柴胡、薄荷叶、黄芩。(中医方剂大辞典)(40)人参、茯苓、白术、甘草、黄芪、白扁豆。(中医方剂大辞典)(41)泡参、白术、茯苓、甘草、秦归、酒芍。(中医方剂大辞典)(42)党参、茯苓、羌活、独活、白术、牛膝、当归、炙甘草。(中医方剂大辞典)(43)台党、当归、黄芪、白术、茯苓、半夏、陈皮、炙甘草。(中医方剂大辞典)(44)人参、白术、茯苓、甘草、常山、槟榔、乌梅。(中医方剂大辞典)(45)人参、白茯苓、苓术、炮干姜、白术、制附子、羌活、炙甘草。(中医方剂大辞典)

加味仙遗粮散 jia wei xian yi liang san

【英文名】Jia Wei Xian Yi Liang Powders

【组成】冷饭团、荆芥、防风、加皮、白鲜皮、木瓜、威灵仙、当归、生地黄、白芍、川芎、白茯苓、牛膝、杜仲、地骨皮、白芷、青藤、槐花、黄连。(中方剂大辞典)

加味生铁落饮 jia wei sheng tie luo yin

【英文名】Jia Wei Sheng Tie Luo Drink

【组成】代赭石、丹参、玄参、远志、菖蒲、茯神、川贝、胆星、橘红、麦冬、钩藤。(中医方剂大辞典)

加味生化颗粒 jia wei sheng hua ke li

【英文名】Jia Wei Sheng Hua Granule(药品标准－中药成方制剂标准)

【组成】当归、桃仁、益母草、赤芍、艾叶、川芎、炙甘草、炮姜、荆芥、阿胶。(药品标准－中药成方制剂标准 1998 年)

加味白头翁汤 jia wei bai tou weng tang

【英文名】Jia Wei Bai Tou Weng Decoction

【组成】(1)白头翁、生川柏、青子芩、鲜贯众、小川连、北秦皮、生白芍、鲜茉莉花。(中医方剂大辞典)(2)白头翁、秦皮、黄连、黄柏、白芍、黄芩。(中医方剂大辞典)(3)白头翁、生白芍、川黄连、川黄柏、北秦皮、黄芩。(中医方剂大辞典)

加味地骨皮饮 jia wei di gu pi yin

【英文名】Jia Wei Di Gu Pi Drink

【组成】生地、当归、白芍、川芎、牡丹皮、地骨皮、胡连。(中医方剂大辞典)

加味地骨皮散 jia wei di gu pi san

【英文名】Jia Wei Di Gu Pi Powders

【组成】地骨皮、桑白皮、麦门冬、银柴胡、赤芍、干葛、甘草、生犀屑。(中医方剂大辞典)

加味当归饮子 jia wei dang gui yin zi

【英文名】Jia Wei Dang Gui Drink

【异名】加味当归饮(中知方剂大辞典、疡科选粹)

【组成】当归、生地黄、升麻、防风、荆芥穗、何首乌、白芍、柴胡、川芎、羌活、黄芪、红花、苏木、甘草。(中医方剂大辞典)

加味麦门冬汤 jia wei mai men dong tang

【英文名】Jia Wei Mai Men Dong Decoction

【组成】干寸冬、野台参、清半夏、山药、生杭芍、丹参、甘草、生桃仁、大枣。(中医方剂大辞典)

加味吴茱萸汤 jia wei wu zhu yu tang

【英文名】Jia Wei Wu Zhu Yu Decoction

【组成】半夏、吴茱萸、当归、麦门冬、干姜、白茯苓、苦梗、南木香、防风、牡丹皮、甘草、官桂、北细辛。(中医方剂大辞典)

加味龟龄集酒 jia wei gui ling ji jiu

【英文名】Jia Wei Gui Ling Ji Wine(药品标准－中药成方制剂标准)

【组成】龟龄集药粉、熟地黄、肉苁蓉、薄荷脑。(药品标准－中药成方制剂标准 1998 年)

加味灵芝菌片 jia wei ling zhi jun pian

【英文名】Jia Wei Ling Zhi Jun Tablet(药品标准－中药成方制剂标准)

【组成】深层培养灵芝干膏、桑寄生干膏、香附。(药品标准－中药成方制剂标准 1993 年)

加味胡黄连丸 jia wei hu huang lian wan

【英文名】Jia Wei Hu Huang Lian Pill

【组成】胡黄连、芦荟、川黄连、肉果、桂心、人参、辰砂、使君子、木香、钩藤、龙齿、茯苓、麝香。(中医方剂大辞典)

加味香肥皂方 jia wei xiang fei zao fang

【英文名】Jia Wei Xiang Fei Zao Prescription

【组成】檀香、木香、丁香、花瓣、排草香、广零陵香、皂角、甘松、白莲蕊、山柰、自僵蚕、麝香、冰片。(中医方剂大辞典)

加味益母草膏 jia wei yi mu cao gao

【英文名】Jia Wei Yi Mu Cao Concentrated Decoction(药品标准－中药成方制剂标准)

【组成】益母草、当归、熟地黄、白芍、川芎。(药品标准－中药成方制剂标准 1989 年)

加味羚羊角散 jia wei ling yang jiao san

【英文名】Jia Wei Ling Yang Jiao Powders

【组成】(1)羚羊角、独活、归身、川芎、茯神、枣仁、米仁、防风、炙甘草、钩藤、桑寄生、人参。(中医方剂大辞典)(2)羚羊角、当归、防风、独活、茯苓、枣仁、五加皮、米仁、杏仁、甘草、木香、葱白、生姜。(中医方剂大辞典)

加味蛇床子汤 jia wei she chuang zi tang

【英文名】Jia Wei She Chang Zi Decoction

【组成】蛇床子、苦参、明矾、威灵仙、地肤子、黄柏、冰

片、白鲜皮、透骨草。(江西中医药 1990,(6))

加味痛泻要方 jia wei tong xie yao fang

【英文名】Jia Wei Tong Xie Yao Prescription

【组成】炒白术、芍药、炒陈皮、防风。(云南中医杂志 1986,7(4))

加味雄黄软膏 jia wei xiong huang ruan gao

【英文名】Jia Wei Xiong Huang Ointment

【组成】雄黄、白矾、冰片、轻粉、肤轻松软膏。(山东中医杂志 1992,11(2))

加味鼠粘子散 jia wei shu nian zi san

【英文名】Jia Wei Shu Nian Zi Powders

【组成】桔梗、射干、山豆根、防风、干葛、陈皮、荆芥、连翘。(中医方剂大辞典)

加味酸枣仁汤 jia wei suan zao ren tang

【英文名】Jia Wei Suan Zao Ren Decoction

【组成】炒枣仁、茯苓、知母、黄柏、川芎、炙甘草。(实用中医内科杂志 1992,6(3))

加味薏苡仁汤 jia wei yi yi ren tang

【英文名】Jia Wei Yi Yi Ren Decoction

【组成】薏苡仁、当归、苍术、麻黄、桂枝、白芍、茯苓、防己、甘草。(实用中西医结合杂志 1993,6(3))

加脑子收阳粉 jia nao zi shou yang fen

【英文名】Jia Nao Zi Shou Yang Powders

【组成】麻黄根、藁本、白芷、牡蛎、龙骨、米粉、脑子。(中医方剂大辞典)

加料五加皮散 jia liao wu jia pi san

【英文名】Jia Liao Wu Jia Pi Powders

【组成】五加皮饮、泽泻、生姜、大枣。(中医方剂大辞典)

加减八味丸汤 jia jian ba wei wan tang

【英文名】Jia Jian Ba Wei Wan Decoction

【组成】熟地、山茱萸、丹皮、泽泻、茯苓、山药、麦冬、北五味子、肉桂。(中医方剂大辞典)

加减三五七散 jia jian san wu qi san

【英文名】Jia Jian San Wu Qi Powders

【异名】大三五七散(中医方剂大辞典);三五七散(中医方剂大辞典)

【组成】山茱萸、干姜、茯苓、附子、细辛、防风。(中医方剂大辞典)

加减大羌活汤 jia jian da qiang huo tang

【英文名】Jia Jian Da Qiang Huo Decoction

【组成】羌活、防风、冬桑叶、苍术、川芎、麻黄、黄芩、土茯苓、生地、甘草。(江苏中医杂志 1987,8(5))

加减大补元煎 jia jian da bu yuan jian

【英文名】Jia Jian Da Bu Yuan Decoction

【组成】党参、黄芪、当归身、熟地、桂心、附片、羌活、山萸肉、乌梅肉、杜仲、枸杞。(中医方剂大辞典)

加减大建中汤 jia jian da jian zhong tang

【英文名】Jia Jian Da Jian Zhong Decoction

【组成】(1)黄芪、芍药、人参、当归、甘草、桂、半夏、熟附子。(中医方剂大辞典)(2)芍药、当归、川芎、黄芪、桂、甘草、白术。(中医方剂大辞典)

加减大承气汤 jia jian da cheng qi tang

【英文名】Jia Jian Da Cheng Qi Decoction

【组成】(1)大黄、石膏、犀牛角、芒消、枳实、杭白芍、黄连、栀子、甘草。(中医方剂大辞典)(2)生川军、风化消、枳实、煅礞石、皂荚。(中医方剂大辞典)(3)芒消、枳实、大黄、厚朴、桃仁、红花、乳香、没药、乌药、枳壳。(中医方剂大辞典)

加减大青龙汤 jia jian da qing long tang

【英文名】Jia Jian Da Qing Long Decoction

【组成】(1)麻黄、桂枝、荆芥穗、山甲片、连翘、煅石膏、淡豆豉、葛根、皂刺、黄芩、木通、甘草。(中医方剂大辞典)(2)麻黄、桂枝、荆芥穗、山甲片、连翘、薄荷、淡豆豉、葛根、皂刺、黄芩、木通、甘草。(中医方剂大辞典)(3)麻黄、桂枝、荆芥穗、山甲片、煅石膏、淡豆豉、葛根、皂刺、黄芩、木通、甘草、连翘、厚朴。(中医方剂大辞典)

加减大柴胡汤 jia jian da chai hu tang

【英文名】Jia Jian Dan Chai Hu Decoction

【组成】(1)赤芍、柴胡、枳实、大黄、黄芩、甘草。(中医方剂大辞典)(2)黄芩、白芍、枳实、厚朴、槟榔、柴胡、川芎。(中医方剂大辞典)(3)柴胡、黄芩、半夏、白芍、枳实、生姜、大黄。(湖南中医杂志 1987,(1))

加减大秦艽汤 jia jian da qin jiao tang

【英文名】Jia Jian Da Qin Jiao Decoction

【组成】羌活、独活、防风、川芎、秦艽、黄芩、白芷、熟地、当归、白术、茯苓、白芥子、白芍、生地、黄芪、忍冬藤。(浙江中医杂志 1990,(12))

加减大紫草散 jia jian da zi cao san

【英文名】Jia Jian Da Zi Cao Powders

【组成】紫草、人参、茯苓、黄芪、白术、芍药、川芎、当归、甘草、糯米。(中医方剂大辞典)

加减小白虎汤 jia jian xiao bai hu tang

【英文名】Jia Jian Xiao Bai Hu Decoction

【组成】煅石膏、知母、麦门冬、滑石、青黛、甘草。(中医方剂大辞典)

加减小青龙汤 jia jian xiao qing long tang

【英文名】Jia Jian Xiao Qing Long Decoction

【组成】(1)香羌活、半夏、苏子、广皮、细辛、桔梗、白芷、干姜、杏仁、马兜铃、前胡、薄荷。(中医方剂大辞典)(2)麻黄、桂枝、干姜、细辛、半夏、白芍、黄芩、栀子、甘草。(中医方剂大辞典)

加减小建中汤 jia jian xiao jian zhong tang

【英文名】Jia Jian Xiao Jian Zhong Decoction

【组成】人参、归身、桂枝木、白芍、南枣。(中医方剂大辞典)

加减小承气汤 jia jian xiao cheng qi tang

【英文名】Jia Jian Xiao Cheng Qi Decoction

【组成】枳实、延胡索、五灵脂、木香、竹叶、厚朴、犀牛角、通草。(中医方剂大辞典)

加减小柴胡汤 jia jian xiao chai hu tang

【英文名】Jia Jian Xiao Chai Hu Decoction

【组成】(1)柴胡、半夏、当归、秦艽、青皮、草蔻仁、独活、炒枳壳、甘草、大枣。(中医方剂大辞典)(2)柴胡、人参、竹茹、伏龙肝、黄芩、生姜、甘草。(中医方剂大辞典)(3)小柴胡汤、黄芩、芍药。(中医方剂大辞典)(4)柴胡、黄芩、半夏、甘草、五味子、干姜。(中医方剂大辞典)(5)柴胡、黄芩、地骨皮、人参、知母、半夏、茯苓、炙甘草、白芍。(中医方剂大辞典)(6)人参、北柴胡、黄芩、甘草、半夏。(中医方剂大辞典)(7)净柴胡、人参、半夏、甘草、防风。(中医方剂大辞典)(8)人参、柴胡、甘草、麦冬、生地、木通、陈皮。(中医方剂大辞典)(9)柴胡、黄芩、甘草、青蒿、丹皮、熟半夏。(中医方剂大辞典)(10)柴胡、茯苓、黄芩、甘草、陈皮、天花粉。(中医方剂大辞典)(11)鳖血、柴胡、光桃仁、归尾、粉丹皮、酒炒黄芩、杜红花、生地、益元散。(中医方剂大辞典)(12)柴胡、秦艽、赤芍、甘草、陈皮、生姜、桑枝。(中医方剂大辞典)(13)柴胡、半夏、人参、甘草、白芍、当归、黄芩。(中医方剂大辞典)(14)柴胡、黄芩、人参、丹皮、白芍、当归、谷芽、山楂。(中医方剂大辞典)

加减小续命汤 jia jian xiao xu ming tang

【英文名】Jia Jian Xiao Xu Ming Decoction

【组成】(1)桂枝、白附子、川芎、麻黄、党参、芍药、杏仁、防风、黄芩、防己、甘草、藁本、薄荷。(中医方剂大辞典)(2)麻黄、人参、黄芩、芍药、杏仁、甘草、防己、肉桂、附子。(中医方剂大辞典)(3)何首乌、川牛膝、草乌。(中医方剂大辞典)(4)麻黄、防己、人参、黄芩、桂心、甘草、白芍、川芎、杏仁、附子、防风。(中医方剂大辞典)

加减木防己汤 jia jian mu fang ji tang

【英文名】Jia Jian Mu Fang Ji Decoction

【组成】防己、桂枝、石膏、杏仁、滑石、白通草、薏仁。(中医方剂大辞典)

加减木香煮散 jia jian mu xiang zhu san

【英文名】Jia Jian Mu Xiang Decoction

【组成】木香、甘草、当归、肉豆蔻、人参、官桂、芍药、诃子、乌梅、阿胶、白茯苓、罂粟壳。(中医方剂大辞典)

加减川楝子汤 jia jian chuan lian zi tang

【英文名】Jia Jian Chuan Lian Zi Decoction

【组成】川楝子、白芍、菊花、钩藤、生牡蛎。(实用中医内科杂志 1987,1(2))

加减六君子汤 jia jian liu jun zi tang

【英文名】Jia Jian Liu Jun Zi Decoction

【组成】(1)人参、白术、白茯、甘草、黄芪、陈皮、山楂、神曲、木香、升麻、砂仁。(中医方剂大辞典)(2)四君子、二陈汤、当归、白芍、黄连。(中医方剂大辞典)(3)人参、白术、茯苓、甘草、山楂、麦芽、厚朴、陈皮、枳壳、神曲。(中医方剂大辞典)(4)人参、白术、白茯苓、白芍、陈皮、甘草、扁豆、薏仁、柴胡。(中医方剂大辞典)

加减玉竹饮子 jia jian yu zhu yin zi

【英文名】Jia Jian Yu Zhu Drink

【组成】生玉竹、川贝母、西洋参、浙苓、紫菀、蜜炙橘红、桔梗、炙甘草。(中医方剂大辞典)

加减四君子汤 jia jian si jun zi tang

【英文名】Jia Jian Si Jun Zi Decoction

【组成】(1)白茯苓、人参、白术、甘草。(中医方剂大辞典)(2)人参、白术、茯苓、枳壳。(中医方剂大辞典)(3)白茯苓、人参、白术、白扁豆、甘草、黄芪、藿香叶。(中医方剂大辞典)(4)人参、白茯苓、肉豆蔻、黄芪、甘草。(中医方剂大辞典)

加减四味饮子 jia jian si wei yin zi

【英文名】Jia Jian Si Wei Drink

【异名】清凉饮子(中医方剂大辞典、局方);四顺散(中医方剂大辞典、活人书);清凉饮(中医方剂大辞典、直指);当归汤(中医方剂大辞典、圣济总录);四顺饮子(中医方剂大辞典、鸡峰);清凉散(中医方剂大辞典、普济方);四顺清凉饮子(中医方剂大辞典、卫生总微);四顺饮(中医方剂大辞典、易荷);四配清中饮(中医方剂大辞典、疡医大全);四顺清凉饮(中医方剂大辞典、得效);四味大黄饮子(中医方剂大辞典、普济方)

【组成】当归、川大黄、赤芍、甘草。(中医方剂大辞典)

加减生四物汤 jia jian sheng si wu tang

【英文名】Jia Jian Sheng Si Wu Decoction

【组成】当归身、生地黄、生白芍、乌梅肉、知母肉、怀牛膝。(中医方剂大辞典)

加减生地黄汤 jia jian sheng di huang tang

【英文名】Jia Jian Sheng Di Huang Decoction

【组成】生地、川牛膝、粉丹皮、麦冬、煅牡蛎、煅龙骨、黑山栀、丹参、元参、白芍、真郁金、三七、荷叶。(中医方剂大辞典)

加减白头翁汤 jia jian bai tou weng tang

【英文名】Jia Jian Bai Tou Weng Decoction

【组成】白头翁、黄柏、秦皮、甘草。(内蒙古中医药 1991,10(2))

加减地骨皮散 jia jian di gu pi san

【英文名】Jia Jian Di Gu Pi Powders

【组成】知母、柴胡、甘草、半夏、地骨皮、赤茯苓、白芍、黄芪、石膏、黄芩、桔梗。(中医方剂大辞典)

加减当归饮子 jia jian dang gui yin zi

【英文名】Jia Jian Dan Gui Drink

【组成】防风、当归、柴胡、芍药、生地黄、黄芩、人参、黄连、甘草、滑石、大黄。(中医方剂大辞典)

加减吴茱萸汤 jia jian wu zhu yu tang

【英文名】Jia Jian Wu Zhu Yu Decoction

【组成】吴茱萸、麦门冬、干姜、白茯苓、牡丹皮、南木香、苦梗、甘草、当归、北细辛、防风、官桂、半夏。(中医方剂大辞典)

加减何首乌散 jia jian he shou wu san

【英文名】Jia Jian He Shou Wu Powders

【组成】何首乌、蔓荆子、石菖蒲、荆芥穗、甘菊花、枸杞子、威灵仙、苦参。(中医方剂大辞典)

加减青木香丸 jia jian qing mu xiang wan

【英文名】Jia Jian Qing Mu Xiang Pill

【组成】青木香、大腹皮、槟榔、桂心、芍药、枳实、大黄。(中医方剂大辞典)

加减固胎饮子 jia jian gu tai yin zi

【英文名】Jia Jian Gu Tai Drink

【组成】白艾、熟地、川芎、条芩、白芍、阿胶、白当归、白术、甘草。(中医方剂大辞典)

加减苍耳子散 jia jian cang er zi san

【英文名】Jia Jian Cang Er Zi Powders

【组成】苍耳子、辛夷、白芷、黄芩、菊花、桔梗、藿香、鱼腥草、薄荷、生甘草。(中医药学报 1989,(1))

加减桑螵蛸散 jia jian sang piao xiao san

【英文名】Jia Jian Shang Piao Xiao Powders

【组成】(1)桑螵蛸、鹿茸、黄芪、麦门冬、五味子、补骨脂、人参、厚杜仲。(中医方剂大辞典)(2)桑螵蛸、人参、龙骨、五味子、白果、覆盆子、人中白、龟版、黄柏。(中医方剂大辞典)

加减羚羊角散 jia jian ling yang jiao san

【英文名】Jia Jian Ling Yang Jiao Powders

【组成】(1)羚羊角、防风、麦冬、元参、知母、黄芩、牛蒡子、甘草、银花。(中医方剂大辞典)(2)羚羊角、天麻、钩藤、龙胆草、桑寄生、川牛膝、鸡血藤、僵蚕、蜈蚣、全蝎。(中医方剂大辞典)(3)羚羊角、酸枣仁、茯神、薏苡仁、五加皮、当归、川芎、葛根、木香、钩藤、白术、泽泻。(中医方剂大辞典)

加减黑逍遥散 jia jian hei xiao yao san

【英文名】Jia Jian Hei Xiao Yao Powders

【组成】生地、柴胡、白芍、丹皮、山药、茯苓、阿胶、荆芥灰、地榆。(中医方剂大辞典)

加减鼠粘子汤 jia jian shu nian zi tang

【英文名】Jia Jian Shu Nian Zi Decoction

【组成】鼠粘子、天花粉、知母、荆芥、山栀、甘草。(中医方剂大辞典)

加减薄荷煎丸 jia jian bo he jian wan

【英文名】Jia Jian Bo He Jian Pill

【组成】薄荷叶、川芎、桔梗、防风、甘草、缩砂仁、脑子、白豆蔻仁。(中医方剂大辞典)

加减藤黄饮子 jia jian teng huang yin zi

【英文名】Jia Jian Teng Huang Drink

【组成】金银花、黄芪、防风、川芎、羌活、大黄、赤芍、薄荷、连翘、麻黄、当归、石膏、黄芩、桔梗、白术、白茯苓、荆芥、甘草、山栀子、人参、滑石、芒消。(中医方剂大辞典)

加味二陈和中汤 jia wei er chen he zhong tang

【英文名】Jia Wei Er Chen He Zhong Decoction

【组成】陈皮、半夏、茯苓、甘草、苍术、厚朴、砂仁、竹茹、生姜。(中医方剂大辞典)

加味十全大补汤 jia wei shi quan da bu tang

【英文名】Jia Wei Shi Quan Da Bu Decoction

【组成】(1)人参、肉桂、地黄、川芎、白芍、茯苓、白术、黄芪、甘草、当归、乌药、香附。(中医方剂大辞典)(2)十全大补汤、柴胡、黄连。(中医方剂大辞典)(3)黄芪、人参、白术、白茯苓、甘草、当归、川芎、白芍、熟地黄、大附子、沉香、木香、乌药、牛膝、杜仲、木瓜、防风、羌活、独活、薏苡仁、桂。(中医方剂大辞典)(4)人参、当归、白术、茯苓、生甘草、黄芪、肉桂、川芎、熟地、柴胡、土茯苓。(中医方剂大辞典)(5)熟地、川芎、当归、生黄芪、白术、茯苓、甘草、肉桂、白芍、人参、金银花。(中医方剂大辞典)(6)生黄芪、人参、白术、炙甘草、归身、川芎、白芍、熟地、茯苓、远志、白芷、肉桂、净银花、防风。(中医方剂大辞典)(7)人参、白术、茯苓、甘草、当归、熟地、川芎、白芍、黄芪、肉桂、柴胡、鳖甲、青蒿、胡连。(中医方剂大辞典)(8)十全大补汤、阿胶、升麻、续断、枣仁、山萸、炮姜炭。(中医方剂大辞典)(9)人参、白术、茯苓、炙甘草、当归、白芍、川芎、熟地、黄芪、肉桂、升麻、柴胡、天麻、白附子。(中医方剂大辞典)(10)党参、黄芪、肉桂、白术、茯神、当归、川芎、白芍、熟地、阿胶、蕲艾、炙甘草。(中医方剂大辞典)(11)人参、黄芪、白术、茯苓、熟地黄、当归、川芎、芍药、肉桂、麦门冬、五味子、甘草。(中医方剂大辞典)

加味七味都气丸 jia wei qi wei du qi wan

【英文名】Jia Wei Qi Wei Du Qi Pill

【组成】生地、山药、茯苓、龙骨、牡蛎、代赭石、山萸肉、泽泻、丹皮、五味子、炙杷叶、百部。(云南中医杂志

1991,12(4))

加味七粒紫金丹 jia wei qi li zi jin dan

【英文名】Jia Wei Qi Li Zi Jin Pellet

【组成】信石末、枯矾末、淡豆豉、射干、麝香。(中医方剂大辞典)

加味八珍益母膏 jia wei ba zhen yi mu gao

【英文名】Jia Wei Ba Zhen Yi Mu Plaster(药品标准-中药成方制剂标准)

【组成】益母草、甘草、茯苓、人参、泽兰、桃仁、红花、当归、熟地黄、川芎、赤芍、丹参、炮姜、香附、白术。(药品标准-中药成方制剂标准1996年)

加味八珍猪蹄汤 jia wei ba zhen zhu ti tang

【英文名】Jia Wei Ba Zhen Zhu Ti Decoction

【组成】炙芪、党参、陈皮、白芍、当归、熟地、白术、茯苓、川芎、木通、炙甘草。(中医方剂大辞典)

加味人参白虎汤 jia wei ren shen bai hu tang

【英文名】Jia Wei Ren Shen Bai Hu Decoction

【组成】(1)人参、石膏、知母、粳米、甘草、苍术。(中医方剂大辞典)(2)人参、知母、熟石膏、葛根、天花粉、麦冬、淡竹叶、甘草。(中医方剂大辞典)

加味人参麦冬汤 jia wei ren shen mai dong tang

【英文名】Jia Wei Ren Shen Mai Dong Decoction

【组成】人参、麦冬、生地、栝楼根、炙甘草。(中医方剂大辞典)

加味人参养胃汤 jia wei ren shen yang wei tang

【英文名】Jia Wei Ren Shen Yang Wei Decoction

【组成】(1)人参、茯苓、陈皮、半夏、厚朴、苍术、藿香、当归、川芎、草果、乌梅、甘草。(中医方剂大辞典)(2)人参、白术、当归、茯苓、半夏、草果、甘草、青皮、藿香、乌梅。(中医方剂大辞典)

加味人参养荣汤 jia wei ren shen yang rong tang

【英文名】Jia Hua Ren Shen Yang Rong Decoction

【组成】人参、白术、茯苓、甘草、川芎、芍药、五味子、当归、生地、麦冬、肉桂、黄芪。(中医方剂大辞典)

加味人参款花膏 jia wei ren shen kuan hua gao

【英文名】Jia Wei Ren Shen Kuai Hua Ointment

【组成】人参、五味子、天冬、麦冬、款冬花、贝母、桑白皮、阿胶、黄芩、黄连、炙甘草、桔梗、当归。(中医方剂大辞典)

加味人参紫菀散 jia wei ren shen zi wan san

【英文名】Jia Wei Ren Shen Zi Wan Powders

【组成】人参、北五味子、紫菀茸、陈皮、贝母、紫苏叶、桑白皮、白茯苓、杏仁、甘草、川芎、半夏曲、阿胶。(中医方剂大辞典)

加味三子养亲汤 jia wei san zi yang qin tang

【英文名】Jia Wei San Zi Yang Qin Decoction

【组成】(1)白芥子、苏子、莱菔子、陈皮、桔梗、厚朴、枳实、全瓜蒌、蒲公英。(山东中医杂志1993,12(2))(2)白芥子、苏子、莱菔子、紫菀、款冬、花广地龙。(国医论坛1988,(2))

加味三才封髓丹 jia wei san cai feng sui dan

【英文名】Jia Wei San Cai Feng Sui Pellet

【组成】天冬、生地、党参、黄柏、炙甘草、砂仁、龙胆草、山栀、柴胡。(中医方剂大辞典)

加味三仁葱豉汤 jia wei san ren cong chi tang

【英文名】Jia Wei San Ren Cong Chi Decoction

【组成】鲜藿香、杏仁、苡仁、白蔻、厚朴、法半夏、白蒺藜、菊花、僵蚕、豆豉、葱白、竹叶。(中医方剂大辞典)

加味三金二石汤 jia wei san jin er shi tang

【英文名】Jia Wei San Jin Er Shi Decoction

【组成】金钱草、鸡内金、海金沙、石韦、滑石、王不留行、刘寄奴、甘草、茯苓、赤芍、瞿麦、琥珀。(国医论坛1991,(3))

加味大黄牡丹汤 jia wei dai huang mu dan tang

【英文名】Jia Wei Dai Huang Mu Dan Decoction

【组成】(1)大黄、芒硝、桃仁、连翘、丹皮、黄连、冬瓜仁、金银花、甘草。(辽宁中医杂志1991,(6))(2)双花、连翘、大黄、芒硝、丹皮、赤芍、桃仁、红花、枳壳、甘草。(山东中医杂志1985,(5))

加味千金内托散 jia wei qian jin nei tuo san

【英文名】Jia Wei Qian Jin Nei Tuo Powders

【组成】黄芪、人参、当归、白芷、防风、川朴、桔梗、官桂、瓜蒌仁、金银花、甘草。(中医方剂大辞典)

加味川芎茶调散 jia wei chuan xiong cha tiao san

【英文名】Jia Wei Chuan Xiong Cha Tiao Powders

【组成】(1)川芎、羌活、丹皮、赤芍、细辛、山栀子、甘草、鸡血藤、茶叶。(云南中医杂志1992,11(6))(2)川芎、丹参、荆芥、防风、羌活、延胡索、白芷、薄荷、细辛。(山东中医杂志1989,8(5))

加味已椒苈黄汤 jia wei ji jiao li huang tang

【英文名】Jia Wei Ji Jiao Li Huang Decoction

【组成】防己、川椒目、地鳖虫、葶苈子、车前子、泽泻、大黄、丹参、莪术。(浙江中医杂志1993,28(4))

加味五子明目丸 jia wei wu zi ming mu wan

【英文名】Jia Wei Wu Zi Ming Mu Pill

【组成】楮实子、菟丝子、车前子、五味子、枸杞子、决明子、熟地、知母、黄柏、菊花、甘草。(中医方剂大辞典)

加味五子衍宗丸 jia wei wu zi yan zong wan

【英文名】Jia Wei Wu Zi Yan Zong Pill

【组成】(1)鱼鳔胶、沙苑子、五味子、菟丝子、车前子、枸杞子、覆盆子。(实用中医内科杂志1990,4(2))(2)菟丝子、五味子、覆盆子、甘杞子、车前子、女贞

子、当归、紫河车、首乌、黄精、鹿角胶、鹿角霜、肉苁蓉、桑螵蛸。(辽宁中医杂志 1987,(11))

加味五味消毒饮 jia wei wu wei xiao du yin

【英文名】Jia Wei Wu Wei Xiao Du Drink

【组成】银花、野菊花、蒲公英、紫花地丁、冬葵子、琥珀、赤芍、大黄。(实用中西医结合杂志 1992,5(8))

加味止痛没药散 jia wei zhi tong mo yao san

【英文名】Jia Wei Zhi Tong Mo Yao Powders

【组成】没药、血竭、大黄、朴消、石决明。(中医方剂大辞典)

加味内托十宣散 jia wei nei tuo shi xuan san

【英文名】Jia Wei Nei Tuo Shi Xuan Powders

【组成】人参、黄芪、当归、牛膝、金银花、甘草、白芷、羌活、红花、木通节、川芎、皂刺、胡桃。(中医方剂大辞典)

加味化瘀消坚汤 jia wei hua yu xiao jian tang

【英文名】Jia Wei Hua Yu Xiao Jian Decoction

【组成】生地、丹皮、赤芍、公英、蚤休、夏枯草、昆布、海藻、炒三棱、炒莪术。(中医方剂大辞典)

加味牛膝逐瘀散 jia wei niu xi zhu yu san

【英文名】Jia Wei Niu Xi Zhu Yu Powders

【组成】牛膝、桂心、赤芍、桃仁、当归、木香、牡丹皮、川芎、焦艾。(中医方剂大辞典)

加味升阳除湿汤 jia wei sheng yang chu shi tang

【英文名】Jia Wei Sheng Yang Chu Shi Decoction

【组成】升麻、柴胡、羌活、防风、苍术、陈皮、神曲、泽泻、猪苓、麦芽、甘草、益智仁、半夏。(中医方剂大辞典)

加味升阳散火汤 jia wei sheng yang san huo tang

【英文名】Jia Wei Sheng Yang San Huo Decoction

【组成】升阳散火汤、羚羊角、犀角。(中医方剂大辞典)

加味升麻葛根汤 jia wei sheng ma ge gen tang

【英文名】Jia Wei Sheng Ma Ge Gen Decoction

【组成】(1)升麻、葛根、芍药、甘草、防风、桔梗、紫苏、苍术、陈皮、枳壳、柴胡。(中医方剂大辞典)(2)白粉葛、升麻、牛蒡子、川芎、苏叶、桔梗、山楂肉、赤芍、防风、甘草、生姜。(中医方剂大辞典)(3)升麻、葛根、芍药、甘草、瞿麦、土牛膝、瓜蒌根、豆豉。(中医方剂大辞典)(4)升麻、葛根、防风、淡豆豉、赤芍、桂枝、甘草。(中医方剂大辞典)(5)赤芍、栀子、藿香、升麻、葛根、生甘草、防风、石膏。(中医方剂大辞典)

加味丹栀逍遥散 jia wei dan zhi xiao yao san

【英文名】Jia Wei Dan Zhi Xiao Yao Powders

【组成】当归、白芍、茯神、白术、生栀子、丹参、钩藤、银柴胡、五味子、升麻、甘草。(广西中医药 1983,6(6))

加味乌药顺气散 jia wei wu yao shun qi san

【英文名】Jia Wei Wu Yao Shun Qi Powders

【组成】白芷、桔梗、陈皮、天台乌药、枳壳、茴香、缩砂、天南星、川芎、当归、半夏、南木香、牛膝、木瓜、槟榔、香附子、甘草、萆薢。(中医方剂大辞典)

加味乌梅四物汤 jia wei wu mei si wu tang

【英文名】Jia Wei Wu Mei Si Wu Decoction

【组成】白芍、生地、全当归、乌梅、怀牛膝。(中医方剂大辞典)

加味六一顺气汤 jia wei liu yi shun qi tang

【英文名】Jia Wei Liu Yi Shun Qi Decoction

【异名】六一顺气汤(中医方剂大辞典、医方简义)

【组成】白僵蚕、蝉蜕、大黄、芒消、柴胡、黄连、黄芩、白芍、甘草、厚朴、枳实。(中医方剂大辞典)

加味六味地黄丸 jia wei liu wei di huang wan

【英文名】Jia Wei Liu Wei Di Huang Pill

【组成】(1)怀生地、怀山药、白茯苓、山茱萸、牡丹皮、麦门冬、泽泻、菊花、枸杞、北五味子。(中医方剂大辞典)(2)地黄、天门冬、麦门冬、牛膝、鳖甲、黄柏、青蒿、五味子、橘红、枇杷叶、怀山药、山茱萸肉、泽泻、牡丹皮、白茯苓。(中医方剂大辞典)(3)熟地黄、山萸肉、怀山药、茯苓、泽泻、牡丹、鹿茸、五加皮、麝香。(中医方剂大辞典)

加味六味地黄汤 jia wei liu wei di huang tang

【英文名】Jia Wei Liu Wei Di Huang Decoction

【组成】熟地、山药、山萸、丹皮、泽泻、白茯苓、人参、麦冬、黄芪。(中医方剂大辞典)

加味六神通解散 jia wei liu shen tong jie san

【英文名】Jia Wei Liu Shen Tong Jie Powders

【组成】麻黄、甘草、石膏、黄芩、滑石、苍术、川芎、羌活、细辛。(中医方剂大辞典)

加味平补枳术丸 jia wei ping bu zhi zhu wan

【英文名】Jia Wei Ping Bu Zhi Zhu Pill

【组成】白术、白芍、陈皮、枳实、黄连、人参、木香、神曲、麦芽曲、栀子、半夏曲。(中医方剂大辞典)

加味甘麦大枣汤 jia wei gan mai da zao tang

【英文名】Jia Wei Gan Mai Da Zao Decoction

【组成】炙甘草、麦门冬、人参、小麦、大枣、白芍。(中医方剂大辞典)

加味甘草泻心汤 jia wei gan cao xie xin tang

【英文名】Jia Wei Gan Cao Xie Xin Decoction

【组成】生甘草、党参、生姜、干姜、半夏、黄连、黄芩、大枣。(中医方剂大辞典)

加味龙胆泻肝丸 jia wei long dan xie gan wan

【英文名】Jia Wei Long Dan Xie Gan Pill

【组成】当归、杭芍、生地、炒栀、胆草、醋柴、香附、姜

黄、木通、泽泻、车前、桔梗、桑枝、甘草。(中医方剂大辞典)

加味龙胆泻肝汤 jia wei long dan xie gan tang

【英文名】Jia Wei Long Dan Xie Gan Decoction

【组成】(1)柴胡、黄芩、人参、黄连、天门冬、胆草、山栀、五味子、麦冬、知母。(中医方剂大辞典)(2)龙胆草、当归、生地、泽泻、木通、苡仁、柴胡、黄芩、栀子、莲须、赤芍、甘草。(中医方剂大辞典)

加味龙麝紫金饼 jia wei long she zi jin bing

【英文名】Jia Wei Long She Zi Jin Bing Pill

【组成】生地、玄参、琥珀、犀角、羚羊角、薄荷、桔梗、升麻、凝水石、连翘、人参、牙消、赤茯苓、川芎、朱砂、诃子、牛黄、冰片、青黛、石膏、麝香、金箔。(中医方剂大辞典)

加味归身生地汤 jia wei gui shen sheng di tang

【英文名】Jia Wei Gui Shen Sheng Di Decoction

【组成】归身、生地、知母、黄芩、柴胡、羌活、葛根、浮萍、川大黄。(中医方剂大辞典)

加味归翘赤豆汤 jia wei gui qiao chi dou tang

【英文名】Jia Wei Gui Qiao Chi Dou Decoction

【组成】当归、连翘、赤小豆、土茯苓、黄芩、黄柏、泽泻、车前子、川断、牛膝、枳实。(江苏中医 1992,(1))

加味四圣解毒汤 jia wei si sheng jie du tang

【英文名】Jia Wei Si Sheng Jie Du Decoction

【组成】紫草、木通、枳壳、黄芪、桂枝、大黄。(中医方剂大辞典)

加味四妙勇安汤 jia wei si miao yong an tang

【英文名】Jia Wei Si Miao Yong An Decoction

【组成】玄参、当归、忍冬藤、生甘草、生黄芪、升麻、土茯苓、白茅根。(江苏中医杂志 1983,4(5))

加味四物二陈汤 jia wei si wu er chen tang

【英文名】Jia Wei Si Wu Er Chen Decoction

【组成】当归、川芎、生地、白芍、陈皮、半夏、茯苓、甘草、知母、黄柏、枳壳、黄芩。(中医方剂大辞典)

加味四物六君汤 jia wei si wu liu jun tang

【英文名】Jia Wei Si Wu Liu Jun Decoction

【异名】加味四物六君子汤(中医方剂大辞典、郑氏家传女科万金方)

【组成】厚朴、桔梗、白术、砂仁、红花、黄连、玄胡、陈皮、甘草、当归、香附、枳实、白茯苓、川芎、赤芍、苏叶、槟榔、半夏。(中医方剂大辞典)

加味四物安神汤 jia wei si wu an shen tang

【英文名】Jia Wei Si Wu An Shen Decoction

【组成】生地、熟地、当归、白芍、人参、白术、茯苓、竹茹、枣仁、辰砂、乌梅、栀子、麦冬、黄连、石菖蒲、远志肉。(中医方剂大辞典)

加味四物消风饮 jia wei si wu xiao feng yin

【英文名】Jia Wei Si Wu Xiao Feng Drink

【组成】当归、川芎、生地、赤芍、荆芥、防风、姜蚕、蝉蜕、川羌活、独活、柴胡、薄荷、苦参、川椒、大枣。(黑龙江中医药 1988,(5))

加味四制香附丸 jia wei si zhi xiang fu wan

【英文名】Jia Wei Si Zhi Xiang Fu Pill

【组成】香附米、当归、川芎、熟地、白芍、白术、陈皮、泽兰叶、黄柏、甘草。(中医方剂大辞典)

加味四制黄柏丸 jia wei si zhi huang bai wan

【英文名】Jia Wei Si Zhi Huang Bai Pill

【组成】黄柏、知母、人参、茯苓、白术、甘草、当归、川芎、白芍、熟地黄、山茱萸。(中医方剂大辞典)

加味史国公药酒 jia wei shi guo gong yao jiu

【英文名】Jia Wei Shi Guo Gong Yao Wine

【组成】虎骨、乌梢枕、白花蛇、晚蚕沙、白僵蚕、全蝎、清风藤、海风藤、油松节、白茄根、防风、汉防己、羌活、独活、桂枝、麻黄、川萆薢、明天麻、天南星、制半夏、威灵仙、广橘红、枳壳、制何首乌、枸杞子、生地黄、熟地黄、川芎、当归、牛膝、牡丹皮、五茄皮、杜仲、黄芪、白术。(中医方剂大辞典)

加味生化理中汤 jia wei sheng hua li zhong tang

【英文名】Jia Wei Sheng Hua Li Zhong Decoction

【组成】川芎、当归、干姜、甘草、人参、黄芪。(中医方剂大辞典)

加味生化安神汤 jia wei sheng hua an shen tang

【英文名】Jia Wei Sheng Hua An Shen Decoction

【异名】加味安神生化汤(中医方剂大辞典、女科秘要)

【组成】川芎、当归、茯苓、甘草、干姜、枣仁、桃、大枣。(中医方剂大辞典)

加味生肌玉红膏 jia wei sheng ji yu hong gao

【英文名】Jia Wei Sheng Ji Yu Hong Plaster

【组成】当归、虎杖、白芷、紫草、白蔹、甘草、黄连、地榆炭、大黄、儿茶、血竭、青黛、轻粉、黄白蜡、麻油。(中西医结合杂志 1987,(6))

加味生姜理中汤 jia wei sheng jiang li zhong tang

【英文名】Jia Wei Sheng Jiang Li Zhong Decoction

【组成】人参、白术、生姜、甘草、半夏、陈皮。(中医方剂大辞典)

加味生料五积散 jia wei sheng liao wu ji san

【英文名】Jia Wei Sheng Liao Wu Ji Powders

【组成】局方五积散、全蝎、穿山甲、麻黄、麝香。(中医方剂大辞典)

加味瓜蒌薤白汤 jia wei gua lou xie bai tang

【英文名】Jia Wei Gua Lou Xie Bai Decoction

【组成】瓜蒌、薤白、丹参、赤芍、红花、川芎、降香。(陕西中医 1983,4(4))

加味白术芍药汤 jia wei bai zhu shao yao tang

【英文名】Jia Wei Bai Zhu Shao Yao Decoction

【组成】白术、白芍、白茯苓、陈皮、甘草。(中医方剂大辞典)

加味半夏厚朴汤 jia wei ban xia hou po tang

【英文名】Jia Wei Ban Xia Hou Po Decoction

【组成】姜半夏、赤茯苓、制厚朴、紫苏叶、吴茱萸、黄连、生姜、大枣。(浙江中医杂志 1983,(8))

加味半夏茯苓汤 jia wei ban xia fu ling tang

【英文名】Jia Wei Ban Xia Fu Ling Decoction

【组成】(1)半夏、茯苓、陈皮、五味子、人参、细辛、甘草。(中医方剂大辞典)(2)半夏曲、茯苓、陈皮、五味子、人参、北细辛、羌活、桔梗、葶苈。(中医方剂大辞典)

加味托里消毒散 jia wei tuo li xiao du san

【英文名】Jia Wei Tuo Li Xiao Du Powders

【组成】人参、黄芪、当归、川芎、芍药、白芷、茯苓、金银花、甘草、连翘、乳香、没药。(中医方剂大辞典)

加味芍当芩甘汤 jia wei shao dang qin gan tang

【英文名】Jia Wei Shao Dang Qin Gan Decoction

【组成】白芍、当归、黄芩、甘草、栀子、葛根、熟军、陈皮、厚朴、枳壳、槟榔。(上海中医药杂志 1960,(6))

加味芍药甘草汤 jia wei shao yao gan cao tang

【英文名】Jia Wei Shao Yao Gan Cao Decoction

【组成】(1)川芎、赤芍、白芍、炙甘草、细辛、代赭石。(湖北中医杂志 1992(1))(2)杭白芍、炙甘草、牛膝、地龙、当归、杜仲。(云南中医杂志 1990,11(4))(3)白芍、生甘草、独活、制川乌、川芎、海桐皮。(广西中医药 1992,15(1))(4)芍药、木瓜、桂枝、甘草。(中医杂志 1985,26(6))(5)芍药、炙甘草、附子、红藤。(内蒙古中医药 1993,12(3))(6)生杭芍、生甘草、金银花、连翘、蒲公英、地丁草、丝瓜络、乳香、没药、广木香、石菖蒲、大腹皮、青皮、枳壳。(中医杂志 1959,(12))(7)白芍、炙甘草、酸枣仁、木瓜。(中医杂志 1983,24(11))

加味当归六黄汤 jia wei dang gui liu huang tang

【英文名】Jia Wei Dang Gui Liu Huang Decoction

【组成】当归六黄汤、枣仁、牡蛎、门冬、五味子、枣。(中医方剂大辞典)

加味当归芍药汤 jia wei dang gui shao yao tang

【英文名】Jia Wei Dang Gui Shao Yao Decoction

【组成】川芎、泽泻、当归、白芍、白术、茯苓、丹参、白茅根。(国医论坛 1991,(1))

加味当归补血丸 jia wei dang gui bu xue wan

【英文名】Jia Wei Dang Gui Bu Xue Pill

【组成】人参、当归、补骨脂、黄芪、鹿角胶、丹参、赤芍、胎盘粉、大枣肉、鸡血藤、桑椹、川芎、广木香、益母草。(中西医结合杂志 1985,5(6))

加味当归补血汤 jia wei dang gui bu xue tang

【英文名】Jia Wei Dang Gui Bu Xue Decoction

【组成】(1)当归、黄芪、羌活、甘草、荆芥、防风。(中医方剂大辞典)(2)黄芪、当归、炙甘草、防风、羌活、竹沥、姜汁。(中医方剂大辞典)(3)炙芪、党参、当归、干姜、附子。(中医方剂大辞典)(4)当归身、炙芪、党参、乌梅。(中医方剂大辞典)

加味当归建中汤 jia wei dang gui jian zhong tang

【英文名】Jia Wei Dang Gui Jian Zhong Decoction

【组成】当归、蜜芪、桂枝、炙甘草、生姜、白芍、胶饴、人参。(中医方剂大辞典)

加味当归活血汤 jia wei dang gui huo xue tang

【英文名】Jia Wei Dang Gui Huo Xue Decoction

【组成】当归、川芎、赤芍、桃仁、红花、防风、菊花、茺蔚子、薄荷、甘草。(中医方剂大辞典)

加味朱砂安神丸 jia wei zhu sha an shen wan

【英文名】Jia Wei Zhu Sha An Shen Pill

【组成】朱砂、黄连、甘草、生地、当归。(中医方剂大辞典)

加味行血助浆汤 jia wei xing xue zhu jiang tang

【英文名】Jia Wei Xing Xue Zhu Jiang Decoction

【组成】黄芪、防风、当归、丹皮、僵蚕、桔梗、连翘、牛蒡子。(中医方剂大辞典)

加味血府逐瘀汤 jia wei xue fu zhu yu tang

【英文名】Jia Wei Xue Fu Zhu Yu Decoction

【组成】(1)光桃仁、红花、川芎、熟地、京赤芍、柴胡、桔梗、牛膝、当归、枳壳、全蝎尾、蜈蚣、僵蚕、黄芪。(辽宁中医杂志 1989,(1))(2)当归、生地、桃仁、红花、枳壳、柴胡、川芎、牛膝、桔梗、细辛、桂枝、黄芪。(中级医刊 1990,25(1))

加味阴痛四物汤 jia wei yin tong si wu tang

【英文名】Jia Wei Yin Tong Si Wu Decoction

【组成】生地、柴胡、白芍、川芎、当归、龙胆草、山栀、丹皮。(中医方剂大辞典)

加味防己黄芪汤 jia wei fang ji huang qi tang

【英文名】Jia Wei Fang Ji Huang Qi Decoction

【组成】(1)防己、甘草、白术、黄芪、木瓜、苍术、薏苡仁、独活。(中医方剂大辞典)(2)黄芪、防己、白术、茯苓、补骨脂、五加皮、苡仁、甘草。(四川中医 1990,8(2))

加味防风通圣散 jia wei fang feng tong sheng san

【英文名】Jia Wei Fang Feng Tong Sheng Powders

【组成】防风通圣散、苦参、天麻、蝉蜕。(中医方剂大辞典)

加味丽泽通气散 jia wei li ze tong qi san

【英文名】Jia Wei Li Ze Tong Qi Powders

【组成】羌活、独活、苍术、防风、升麻、荆芥穗、葛根、甘草、细辛、麻黄、白芷、川芎、木通。(中医方剂大辞典)

加味芩连四物汤 jia wei qin lian si wu tang

【英文名】Jia Wei Qin Lian Si Wu Decoction

【组成】四物汤、黄芩、黄连、地榆、阿胶、荆芥穗、升麻、棕榈皮灰。(中医方剂大辞典)

加味芪桂五物汤 jia wei qi gui wu wu tang

【英文名】Jia Wei Qi Gui Wu Wu Decoction

【组成】黄芪、桂枝、白芍、归尾、桃仁、牛膝、生姜、大枣。(中医方剂大辞典)

加味连翘升麻汤 jia wei lian qiao sheng ma tang

【英文名】Jia Wei Lian Qiao Sheng Ma Decoction

【组成】连翘、升麻、葛根、桔梗、赤芍草梢、酒芩、酒栀子、木通、牛蒡、白滑石、麦冬。(中医方剂大辞典)

加味羌活胜湿汤 jia wei qiang huo sheng shi tang

【英文名】Jia Wei Qiang Huo Sheng Shi Decoction

【组成】羌活、独活、防风、藁本、蔓荆子、川芎、黄芩、桔梗、甘草。(中医方剂大辞典)

加味牡蛎泽泻汤 jia wei mu li ze xie tang

【英文名】Jia Wei Mu Li Ze Xie Decoction

【组成】牡蛎、泽泻、海藻、青果、玄参、桔梗、花粉、甘草。(成都中医学院学报 1990,(1))

加味补中安胎饮 jia wei bu zhong an tai yin

【英文名】Jia Wei Bu Zhong An Tai Drink

【组成】人参、白术、当归、川芎、黄芩、紫苏、陈皮、砂仁、炙甘草。(中医方剂大辞典)

加味补中益气汤 jia wei bu zhong yi qi tang

【英文名】Jia Wei Bu Zhong Yi Qi Decoction

【组成】(1)人参、白术、当归、黄芪、白芍、广陈、甘草。(中医方剂大辞典)(2)人参、黄芪、当归身、白术、升麻、柴胡、橘红、甘草、麻黄根、浮小麦、白芍、桂皮、酸枣仁。(中医方剂大辞典)(3)黄芪、人参、白术、当归、粉草、陈皮、柴胡、升麻、苍术、防风、元参、黄连、黄芩、黄柏。(中医方剂大辞典)(4)补中益气汤加白芍、熟地、知母、黄柏、茯苓、牡蛎、地骨皮。(中医方剂大辞典)(5)人参、白术、黄芪、甘草、当归、陈皮、升麻、柴胡、茯苓、车前子。(中医方剂大辞典)(6)黄芪、人参、白术、陈皮、当归、升麻、柴胡、木香、香附、青皮、川芎、甘草、桂枝。(中医方剂大辞典)(7)人参、黄芪、白术、甘草、当归、陈皮、升麻、柴胡、白芍、龙胆草、青皮、枳壳、香附子、川芎。(中医方剂大辞典)(8)人参、当归身、柴胡、黄芪、升麻、熟地、玉竹、枸杞、白术、云苓、石斛、甘草、大枣、生姜。(中医方剂大辞典)(9)黄芪、白术、广皮、升麻、柴胡、泡参、秦归、乌贼骨、茜草根。(中医方剂大辞典)(10)补中益气汤加地榆、光连。(中医方剂大辞典)(11)黄芪、人参、白术、当归、升麻、陈皮、诃子、肉蔻、北五味子、乌梅、炙甘草、糯米。(中医方剂大辞典)(12)人参、黄芪、白术、白芍、甘草、陈皮、当归、升麻、柴胡、砂仁。(中医方剂大辞典)(13)黄芪、人参、白术、甘草、当归、陈皮、柴胡、升麻、钩藤钩。(中医方剂大辞典)(14)黄芪、人参、白术、甘草、当归、陈皮、升麻、柴胡、肉豆蔻、补骨脂。(中医方剂大辞典)(15)人参、黄芪、白术、当归、炙甘草、陈皮、柴胡、升麻、杜仲、续断、淮山药、百合、五味子。(中医方剂大辞典)(16)人参、黄芪、白术、当归、熟地、白芍、陈皮、甘草、升麻、柴胡。(中医方剂大辞典)(17)人参、黄芪、白术、当归、柴胡、升麻、生草、陈皮、金银花。(中医方剂大辞典)(18)黄芪、人参、甘草、白术、当归、陈皮、升麻、柴胡、生地黄、天花粉。(中医方剂大辞典)(19)黄芪、人参、白术、白茯苓、陈皮、柴胡、升麻、白芍、当归、萝卜子、厚朴、甘草、枳实。(中医方剂大辞典)(20)人参、黄芪、白术、杜仲、牛膝、白芍、甘草、当归、升麻、陈皮、柴胡、五味子、黄柏、枸杞子。(中医方剂大辞典)(21)人参、黄芪、当归、白术、陈皮、甘草、升麻、柴胡、防风、白芷、川芎。(中医方剂大辞典)(22)黄芩、黄芪、柴胡、半夏、芍药、人参、白术、当归、甘草、升麻、陈皮。(中医方剂大辞典)(23)人参、黄芪、甘草、白术、当归、陈皮、柴胡、升麻、麦冬、天花粉、黄柏、黄芩。(中医方剂大辞典)

加味补阳还五汤 jia wei bu yang huan wu tang

【英文名】Jia Wei Bu Yang Huan Wu Decoction(中西医结合杂志 1991,11(11))

【组成】(1)黄芪、生地、桃仁、赤芍、川芎、归尾、地龙、红花、茯苓、车前子、桑椹子、枸杞子、甘草。(江苏中医 1992,(1))(2)黄芪、地龙、归尾、川芎、王不留行、赤芍、红花、桃仁、牛膝、琥珀末、皂角刺、夏枯草、生牡蛎。(浙江中医杂志 1993,28(2))(3)黄芪、当归、赤芍、地龙、川芎、丹参、桃仁、红花、全蝎、蜈蚣土鳖虫。(中西医结合杂志 1991,11(11))(4)生黄芪、当归尾、附片、赤芍、制地龙、川芎、桃仁、红花、肉桂、蜈蚣、全蝎。(湖北中医杂志 1985,(5))

加味补养心肾方 jia wei bu yang xin shen fang

【英文名】Jia Wei Bu Yang Xin Shen Prescription

【组成】酸枣仁、柏子仁、茯神、钩藤、龙齿、天竺黄、菟丝子、胆南星、白术、白豆蔻、橘络、人参、淡豆豉、鸡内金、山栀、灯心。(中医方剂大辞典)

加味补益败毒散 jia wei bu yi bai du san

【英文名】Jia Wei Bu Yi Bai Du Powders

【组成】黄芪、人参、焦术、甘草、陈皮、归身、升麻、荆芥、银花、肉桂、防风、乳香。(中医方剂大辞典)

加味补益养血汤 jia wei bu yi yang xue tang

【英文名】Jia Wei Bu Yi Yang Xue Decoction

【组成】黄芪、党参、山药、白术、茯苓、砂仁、远志、柏子仁、炒酸枣仁、狗脊、枸杞子、菟丝子、当归、丹参。

(中医方剂大辞典)

加味附子理中汤 jia wei fu zi li zhong tang

【英文名】Jia Wei Fu Zi Li Zhong Decoction

【组成】(1)人参、干姜、白术、细辛、甘草、葱白、大枣。(中医方剂大辞典)(2)党参、白术、当归、干姜、附子、木通、吴萸、肉桂、炙甘草。(中医方剂大辞典)

加味附桂地黄汤 jia wei fu gui di huang tang

【英文名】Jia Wei Fu Gui Di Huang Decoction

【组成】(1)熟地、淮药、萸肉、川栋子、丹皮、茯苓、小茴、附子、泽泻、肉桂。(中医方剂大辞典)(2)熟地、淮药、茯苓、菟丝饼、萸肉、车前、泽泻、丹皮、附子、肉桂。(中医方剂大辞典)

加味青州白丸子 jia wei qing zhou bai wan zi

【英文名】Jia Wei Qing Zhou Bai Pill

【组成】白附子、天南星、半夏、白姜、天麻、全蝎、白僵蚕、川乌。(中医方剂大辞典)

加味枇杷清肺饮 jia wei pi ba qing fei yin

【英文名】Jia Wei Pi Ba Qing Fei Drink

【组成】薏苡仁、生地黄、枇杷叶、皂刺、炮山甲、赤芍、桑白皮、知母、黄柏、丹皮、白芷、僵蚕。(中国医药学报 1991,6(6))

加味松肌透表汤 jia wei song ji tou biao tang

【英文名】Jia Wei Song Ji Tou Biao Decoction

【组成】连翘、牛蒡子、山楂肉、羌活、干葛、紫草、升麻、黄芩、桔梗、陈皮、甘草。(中医方剂大辞典)

加味苓桂术甘丸 jia wei ling gui zhu gan wan

【英文名】Jia Wei Ling Gui Zhu Gan Pill

【组成】生于术、茯苓、鹿脊骨、桂枝、竹沥、半夏、杏仁霜、细辛、甘草。(中医方剂大辞典)

加味苓桂术甘汤 jia wei ling gui zhu gan tang

【英文名】Jia Wei Ling Gui Zhu Gan Decoction

【组成】于术、桂枝、茯苓、甘草、干姜、人参、附子、威灵仙。(中医方剂大辞典)

加味明目地黄丸 jia wei ming mu di huang wan

【英文名】Jia Wei Ming Mu Di Huang Pill

【组成】(1)熟地、山药、山萸、泽泻、茯苓、当归、菊花、丹皮、枸杞。(中医方剂大辞典)(2)生地黄、人参、五味子、牛膝、麦冬、归身、甘枸杞、甘菊。(中医方剂大辞典)

加味明目流气饮 jia wei ming mu liu qi yin

【英文名】Jia Wei Ming Mu Liu Qi Drink

【组成】大黄、牛蒡子、川芎、菊花、白蒺藜、细辛、防风、元参、山栀、黄芩、甘草、蔓荆子、荆芥、木贼、草决明、苍术。(中医方剂大辞典)

加味固阳散火汤 jia wei gu yang san huo tang

【英文名】Jia Wei Gu Yang San Huo Decoction

【组成】黄芪、人参、白术、云苓、归尾、防风、升麻、木通、荆芥、甘草。(中医方剂大辞典)

加味和中益气汤 jia wei he zhong yi qi tang

【英文名】Jia Wei He Zhong Yi Qi Decoction

【组成】人参、白术、陈皮、柴胡、黄芩、半夏、升麻、当归、川芎、黄芪、枳实、甘草。(中医方剂大辞典)

加味和胃止痉汤 jia wei he wei zhi jing tang

【英文名】Jia Wei He Wei Zhi Jing Decoction

【组成】生瓦楞、刀豆子、赤芍、白芍、当归、木瓜、藕节、旋覆花、代赭石、杏仁、橘红、红花、香附、玫瑰花、砂仁、生姜。(中医方剂大辞典)

加味知柏地黄汤 jia wei zhi bai di huang tang

【英文名】Jia Wei Zhi Bai Di Huang Decoction

【组成】(1)熟地、枣皮、山药、茯苓、当归、白芍、丹皮、麦冬、知母、黄柏、泽泻、五味子。(中医方剂大辞典)(2)知母、川柏、萸肉、山药、浙苓、丹皮、泽泻、犀角汁、童便。(中医方剂大辞典)

加味金匮肾气汤 jia wei jin gui shen qi tang

【英文名】Jia Wei Jin Gui Shen Qi Decoction

【组成】熟地、淮山药、丹皮、附片、山萸肉、浙茯苓、泽泻、紫瑶桂、北五味子、童便。(中医方剂大辞典)

加味育阴止血汤 jia wei yu yin zhi xue tang

【英文名】Jia Wei Yu Yin Zhi Xue Decoction

【组成】沙参、川栋子、牡蛎、钩藤、地榆、槐花、生地、白芍、海浮石、青龙齿、白及、女贞子、仙鹤草、川贝。(中医方剂大辞典)

加味育阴润燥饮 jia wei yu yin run zao yin

【英文名】Jia Wei Yu Yin Run Zao Drink

【组成】生地、旱莲草、女贞子、红藤、蒲公英、板蓝根、黄甘菊、川贝、大青叶、枸杞、石斛、琥珀末。(中医方剂大辞典)

加味参术附姜汤 jia wei shen zhu fu jiang tang

【英文名】Jia Wei Shen Zhu Fu Jiang Decoction

【组成】人参、白术、肉豆蔻、附子、干姜。(中医方剂大辞典)

加味参术苓附汤 jia wei shen zhu ling fu tang

【英文名】Jia Wei Shen Zhu Ling Fu Decoction

【组成】人参、白术、茯苓、附子、神曲、麦芽、白芥子。(中医方剂大辞典)

加味参术苓桂汤 jia wei shen zhu ling gui tang

【英文名】Jia Wei Shen Zhu Ling Gui Decoction

【组成】人参、茯苓、麦冬、山药、白术、破故纸、苏子、肉桂。(中医方剂大辞典)

加味参归鹿茸汤 jia wei shen gui lu rong tang

【英文名】Jia Wei Shen Gui Lu Rong Decoction

【组成】党参、当归、鹿茸、茯苓、金银花、元参、藁本、甘草。(中医方剂大辞典)

加味参附正气散 jia wei shen fu zheng qi san

【英文名】Jia Wei Shen Fu Zheng Qi Powders

【组成】人参、木香、白豆蔻、川芎、干姜、甘草、藿香、茯苓、黄芪、当归、丁香、桂心、陈皮、白芷、缩砂仁、青皮、白术、附子、半夏曲、附子、枸杞子、菊花。(中医方剂大辞典)

加味参苓生化汤 jia wei shen ling sheng hua tang

【英文名】Jia Wei Shen Ling Sheng Hua Decoction

【组成】川芎、当归、干姜、甘草、茯苓、山药、肉果、诃子皮、莲子、人参、糯米。(中医方剂大辞典)

加味参苓白术散 jia wei shen ling bai zhu san

【英文名】Jia Wei Shen Ling Bai Zhu Powders

【组成】(1)人参、白术、茯苓、山药、陈皮、莲肉、当归、炙甘草、砂仁、石菖蒲、川芎。(中医方剂大辞典)(2)人参、黄芪、白术、归身、炙甘草、青皮、陈皮、柴胡、夜明砂、木香、厚桂、泽泻、鳖甲、使君子、白芍、山药。(中医方剂大辞典)(3)人参、白术、茯苓、扁豆、薏仁、桔梗、砂仁、炮姜、肉豆蔻、甘草。(中医方剂大辞典)

加味参芪术附汤 jia wei shen qi zhu fu tang

【英文名】Jia Wei Shen Qi Zhu Fu Decoction

【组成】人参、黄芪、白术、附子、木香、当归、川芎、陈皮、甘草、豆蔻、茯苓、干葛、诃子、芍药、糯米。(中医方剂大辞典)

加味枳马二仙丹 jia wei zhi ma er xian dan

【英文名】Jia Wei Zhi Ma Er Xian Pelle

【组成】马钱子、枳壳、自然铜、苏土鳖、古铜钱、碎蛇、三七、血竭、乳香、没药、虎骨、冰片、麝香。(中医方剂大辞典)

加味枳壳半夏汤 jia wei zhi qiao ban xia tang

【英文名】Jia Wei Zhi Qiao Ban Xia Decoction

【组成】枳壳、半夏、桔梗、茯苓、葶苈、防己、薄荷、紫苏、马兜铃、桑白皮、甘草。(中医方剂大辞典)

加味枳桔二陈汤 jia wei zhi jie er chen tang

【英文名】Jia Wei Zhi Jie Er Chen Decoction

【组成】陈皮、半夏、茯苓、麻黄、桂枝、细辛、杏仁、甘草、桔梗、枳壳。(中医方剂大辞典)

加味荆防败毒散 jia wei jing fang bai du san

【英文名】Jia Wei Jing Fang Bai Du Powders

【组成】(1)荆芥、防风、牛蒡子、连翘、胆星、独活、前胡、枳壳、苏子、瓜蒌、杏仁、生地黄、黄芩、黄柏、黑山栀、元参、灯心。(中医方剂大辞典)(2)羌活、独活、前胡、柴胡、人参、甘草、枳壳、桔梗、茯苓、川芎、薄荷、荆芥、防风。(中医方剂大辞典)(3)荆芥、防风、连翘、枳壳、升麻、薄荷、羌活、独活、葛根、木通、黄芩、川芎、栀仁、炙甘草、银花。(中医方剂大辞典)

加味荆防葛根汤 jia wei jing fang ge gen tang

【英文名】Jia Wei Jing Fang Ge Gen Decoction

【组成】葛根、荆芥、桔梗、象贝、防风、蝉退、枳壳、甘草、牛蒡子、杏仁、枇杷叶、浮萍。(中医方剂大辞典)

加味荆芥止崩汤 jia wei jing jie zhi beng tang

【英文名】Jia Wei Jing Jie Zhi Beng Decoction

【组成】当归、甘草、陈皮、枸杞子、熟地、白术、荆芥穗、人参、白芍。(中医方剂大辞典)

加味茱萸内消丸 jia wei zhu yu nei xiao wan

【英文名】Jia Wei Zhu Yu Nei Xiao Pill

【组成】吴茱萸、茴香、山茱萸、马兰花、川楝子、官桂、玄胡索、黑牵牛、橘红、青皮、海藻、桃仁、白蒺藜、木香。(中医方剂大辞典)

加味茯苓半夏汤 jia wei fu ling ban xia tang

【英文名】Jia Wei Fu Ling Ban Xia Decoction

【组成】陈皮、半夏、茯苓、甘草、砂仁、白术。(中医方剂大辞典)

加味胃苓半夏汤 jia wei wei ling ban xia tang

【英文名】Jia Wei Wei Ling Ban Xia Decoction

【组成】陈皮、白术、半夏、茯苓、酒芩、羌活、苍术、甘草。(中医方剂大辞典)

加味种子四物汤 jia wei zhong zi si wu tang

【英文名】Jia Wei Zhong Zi Si Wu Decoction

【组成】熟地、当归、白术、川芎、白芍、茯苓、阿胶、香附、续断、炙甘草。(中医方剂大辞典)

加味复元通气散 jia wei fu yuan tong qi san

【英文名】Jia Wei Fu Yuan Tong Qi Powders

【组成】当归、川芎、小茴、故纸、玄胡、牛膝、桂心、丹皮。(中医方剂大辞典)

加味香砂六君汤 jia wei xiang sha liu jun tang

【英文名】Jia Wei Xiang Sha Liu Jun Decoction

【组成】党参、白术、陈皮、半夏、归身、茯苓、炙甘草、木香。(中医方剂大辞典)

加味香砂生化汤 jia wei xiang sha sheng hua tang

【英文名】Jia Wei Xiang Sha Sheng Hua Decoction

【组成】当归、川芎、白术、半夏、陈皮、前胡、砂仁、藿香、炮姜、甘草。(中医方剂大辞典)

加味香砂枳术丸 jia wei xiang sha zhi zhu wan

【英文名】Jia Wei Xiang Sha Zhi Zhu Pill

【组成】白术、枳实、半夏曲、陈皮、砂仁、香附、麦芽面、木香、黄连、神曲。(中医方剂大辞典)

加味顺气化痰汤 jia wei shun qi hua tan tang

【英文名】Jia Wei Shun Qi Hua Tan Decoction

【组成】人参、白术、白芍、白茯苓、半夏、陈皮、枳实、柴胡、苏叶、黄柏、甘草。(中医方剂大辞典)

加味顺风匀气散 jia wei shun feng yun qi san

【英文名】Jia Wei Shun Feng Yun Qi Powders

【组成】白术、乌药、沉香、白芷、紫苏叶、木瓜、炙甘草、

天麻、人参、生姜、全虫、僵蚕、白附子。(内蒙古中医药 1984,(1))

加味独活寄生汤 jia wei du huo ji sheng tang

【英文名】Jia Wei Du Huo Ji Sheng Decoction

【组成】独活、桑寄生、杜仲、细辛、牛膝、秦艽、茯苓、白芍、桂心、芎䓖、防风、甘草、人参、熟地黄、当归。(中医方剂大辞典)

加味活血消痈汤 jia wei huo xue xiao yong tang

【英文名】Jia Wei Huo Xue Xiao Yong Decoction

【组成】夏枯草、紫草、丹皮、草红花、桃仁、赤白芍、泽兰叶、木通、三棱、莪术、小茴香。(中医方剂大辞典)

加味活络效灵丹 jia wei huo luo xiao ling dan

【英文名】Jia Wei Huo Luo Xiao Ling Pellet

【组成】(1)当归、柴胡、丹参、金钱草、海金砂、鸡内金、枳实、乳香、没药。(浙江中医杂志 1985,(2))(2)当归、丹参、桂枝、香附、桃仁、红花、乳香、没药、赤芍、川芎、延胡索。(浙江中医杂志 1991,(11))

加味济生肾气汤 jia wei ji sheng shen qi tang

【英文名】Jia Wei Ji Sheng Shen Qi Decoction

【组成】山萸肉、生地黄、山药、云苓、泽泻、丹皮、川牛膝、车前子、肉桂、熟附子、炮山甲、白术、浙贝母。(云南中医杂志 1993,14(3))

加味济坤大造丸 jia wei ji kun da zao wan

【英文名】Jia Wei Ji Kun Da Zao Pill

【组成】紫河车、人参、当归、生地、山药、天冬、牛膝、黄柏、杜仲、麦冬、五味子。(中医方剂大辞典)

加味养血生发汤 jia wei yang xue sheng fa tang

【英文名】Jia Wei Yang Xue Sheng Fa Decoction

【组成】生地、熟地、鸡血藤、首乌藤、黄芪、川芎、白芍、天麻、冬虫夏草、旱连草、桑椹、木瓜。(中医方剂大辞典)

加味养血凉血汤 jia wei yang xue liang xue tang

【英文名】Jia Wei Yang Xue Liang Xue Decoction

【组成】当归、赤白芍、干生地、川芎、黄柏、鸡血藤、丝瓜络、橘络、木瓜、川牛膝。(中医方剂大辞典)

加味举轻古拜散 jia wei ju qing gu bai san

【英文名】Jia Wei Ju Qing Gu Bai Powders

【组成】荆芥、生地、黄芩、当归、白芍、丹皮、茜草、枳壳、甘草。(中医方剂大辞典)

加味祛邪补气散 jia wei qu xie bu qi san

【英文名】Jia Wei Qu Xie Bu Qi Powders

【组成】诃子、豆蔻、浙贝、花粉、硼砂、麦冬、乌梅、白芷、首乌、僵蚕、丁香、芡实、紫河车、莲肉。(中医方剂大辞典)

加味桂枝甘草汤 jia wei gui zhi gan cao tang

【英文名】Jia Wei Gui Zhi Gan Cao Decoction

【组成】桂枝、炙甘草、全瓜蒌、薤白、丹参。(江苏中医 1993,(14))

加味桂枝龙牡汤 jia wei gui zhi long mu tang

【英文名】Jia Wei Gui Zhi Long Mu Decoction

【组成】桂枝、白芍、生姜、大枣、生甘草、生龙牡、炒蜂房、急性子、怀牛膝。(中医杂志 1987,(11))

加味桂枝代粥汤 jia wei gui zhi dai zhou tang

【英文名】Jia Wei Gui Zhi Dai Zhou Decoction

【组成】桂枝、杭芍、甘草、生姜、大枣、黄芪、知母、防风。(中医方剂大辞典)

加味桂枝附子汤 jia wei gui zhi fu zi tang

【英文名】Jia Wei Gui Zhi Fu Zi Decoction

【组成】桂枝、熟附片、炙甘草、生姜、大枣、酸枣仁、炙黄芪、制首乌。(河北中医 1986,(4))

加味桂枝茯苓丸 jia wei gui zhi fu ling wan

【英文名】Jia Wei Gui Zhi Fu Ling Pill

【组成】桂枝、丹皮、桃仁、芍药、吴萸、艾叶、党参、香附。(江苏中医 1993,(增刊))

加味桂枝茯苓汤 jia wei gui zhi fu ling tang

【英文名】Jia Wei Gui Zhi Fu Ling Decoction

【组成】橘核、牛膝、海藻、土鳖虫、黄芪、桂枝、茯苓、牡丹皮、桃仁、芍药。(辽宁中医杂志 1993,(2))

加味桂苓甘露饮 jia wei gui ling gan lu yin

【英文名】Jia Wei Gui Ling Gan Lu Drink

【组成】桂苓甘露饮加人参、香薷、甘草。(中医方剂大辞典)

加味桔皮竹茹汤 jia wei ju pi zhu ru tang

【英文名】Jia Wei Ju Pi Zhu Ru Decoction

【组成】赤茯苓、桔皮、枇杷叶、麦门冬、竹茹、半夏、人参、甘草。(中医方剂大辞典)

加味桃仁承气汤 jia wei tao ren cheng qi tang

【英文名】Jia Wei Tao Ren Cheng Qi Decoction

【组成】桃仁、大黄、芒消、甘草、桂枝、当归、白芍、苏木、红花。(中医方剂大辞典)

加味桃红四物汤 jia wei tao hong si wu tang

【英文名】Jia Wei Tao Hong Si Wu Decoction

【组成】(1)桃仁、当归、茜草、红花、川芎、赤芍、熟地、海螵蛸。(浙江中医杂志 1992,(7))(2)当归、川芎、赤芍、生地、防风、羌活、黄芩、蝉蜕、桃仁、红花、荆芥、甘草。(陕西中医 1984,5(3))(3)当归、川芎、赤芍、生地、桃仁、红花、蝉蜕、桔梗、枇杷叶、白蒺藜、香附、生甘草。(内蒙古中医药 1986,(4))

加味桃红承气汤 jia wei tao hong cheng qi tang

【英文名】Jia Wei Tao Hong Cheng Qi Decoction

【组成】枳实、鲜茅根、生三棱、桃仁泥、鲜生地、丹参、麦冬、车前子、通草、丹皮、滑石、生大黄。(中医杂志 1987,(3))

加味桃核承气汤 jia wei tao he cheng qi tang

【英文名】Jia Wei Tao He Cheng Qi Decoction

【组成】(1)桂枝、桃红、大黄、芒硝、甘草、木香、生山楂、益母草、丹参。(北京中医学院学报 1988,11(4))(2)大黄、桃仁、桂枝、玄明粉、甘草、玄参、生熟地、麦冬、黄芪。(中国中西医结合杂志 1992,12(2))

加味柴胡桂枝汤 jia wei chai hu gui zhi tang

【英文名】Jia Wei Chai Hu Gui Zhi Decoction

【组成】柴胡、黄芩、半夏、人参、甘草、桂枝、枳实、黄连、桔梗、瓜蒌仁。(中医方剂大辞典)

加味逍遥口服液 jia wei xiao yao kou fu ye

【英文名】Jia Wei Xiao Yao Liquid

【组成】柴胡、当归、白芍、白术、茯苓、牡丹皮、栀子、薄荷、甘草。((95 京卫药准字 Z-10 号)

加味钱氏白术散 jia wei qian shi bai zhu san

【英文名】Jia Wei Qian Shi Bai Zhu Powders

【组成】人参、白术、白茯苓、甘草、枳壳、藿香、干葛、木香、五味子、柴胡。(中医方剂大辞典)

加味钱氏异功散 jia wei qian shi yi gong san

【英文名】Jia Wei Qian Shi Yi Gong Powders

【组成】异功散加川苍术、香附子、白芷。(中医方剂大辞典)

加味健步虎潜丸 jia wei jian bu hu qian wan

【英文名】Jia Wei Jian Bu Hu Qian Pill

【组成】龟胶、鹿角胶、虎胫骨、何首乌、川牛膝、杜仲、锁阳、当归、威灵仙、黄柏、人参、羌活、干姜、白芍、白术、熟地黄、附子。(中医方剂大辞典)

加味胶艾四物汤 jia wei jiao ai si wu tang

【英文名】Jia Wei Jiao Ai Si Wu Decoction

【组成】当归、熟地、阿胶、白芍、杜仲、川芎、蕲艾。(中医方剂大辞典)

加味凉血利湿汤 jia wei liang xue li shi tang

【英文名】Jia Wei Liang Xue Li Shi Decoction

【组成】金银花、蒲公英、地丁、赤芍、生地、大青叶、黄柏、牛膝、生石膏。(中医方剂大辞典)

加味凉血退斑汤 jia wei liang xue tui ban tang

【英文名】Jia Wei Liang Xue Tui Ban Decoction

【组成】鲜生地、鲜芦根、大青叶、板兰根、金银花、连翘、桑叶、白鲜皮、赤芍、黄芩、生栀仁、滑石、甘草。(中医方剂大辞典)

加味消毒犀角饮 jia wei xiao du xi jiao yin

【英文名】Jia Wei Xiao Du Xi Jiao Drink

【组成】牛蒡子、荆芥穗、甘草、防风、升麻、犀角、麦门冬、桔梗。(中医方剂大辞典)

加味调中健脾汤 jia wei tiao zhong jian pi tang

【英文名】Jia Wei Tiao Zhong Jian Pi Decoction

【组成】白术、苍术、厚朴、陈皮、茯苓、半夏、枳实、人参、甘草。(中医方剂大辞典)

加味调中益气汤 jia wei tiao zhong yi qi tang

【英文名】Jia Wei Tiao Zhong Yi Qi Decoction

【组成】(1)人参、黄芪、白术、炙甘草、当归、生地、花粉。(中医方剂大辞典)(2)陈皮、黄柏、升麻、柴胡、人参、甘草、苍术、黄芪、川芎、蔓荆子、细辛。(中医方剂大辞典)

加味调胃承气汤 jia wei tiao wei cheng qi tang

【英文名】Jia Wei Tiao Wei Cheng Qi Decoction

【组成】大黄、玄明粉、羚羊、条芩、麦冬、生甘。(中医方剂大辞典)

加味通元二八丹 jia wei tong yuan er ba dan

【英文名】Jia Wei Tong Yuan Er Ba Pellet

【组成】黄连、当归、赤芍、生地黄、川芎、槐花、荆芥穗、乌梅肉。(中医方剂大辞典)

加味通经逐瘀汤 jia wei tong jing zhu yu tang

【英文名】Jia Wei Tong Jing Zhu Yu Decoction

【组成】桃仁、红花、赤芍、炒山甲、皂刺、地龙、麝香、乳香、没药。(内蒙古中医药 1992,11(2))

加味理中地黄汤 jia wei li zhong di huang tang

【英文名】Jia Wei Li Zhong Di Huang Decoction

【组成】(1)熟地、当归、萸肉、甘草、枸杞、炒枣仁、肉桂、五味子、破故纸、生姜、红枣、胡桃。(中医方剂大辞典)(2)熟地、当归、萸肉、枸杞、白术、炮姜、党参、炙甘草、枣仁、肉桂、破故纸、黄芪。(中医方剂大辞典)

加味黄芪五物汤 jia wei huang qi wu wu tang

【英文名】Jia Wei Huang Qi Wu Wu Decoction

【组成】生箭芪、于术、当归、桂枝尖、秦艽、广陈皮、杭芍、生姜。(中医方剂大辞典)

加味黄芪甘草汤 jia wei huang qi gan cao tang

【英文名】Jia Wei Huang Qi Gan Cao Decoction

【组成】生黄芪、生甘草、苦参、蒲公英、泽兰、丹参。(江苏中医 1990,(12))

加味黄芪建中汤 jia wei huang qi jian zhong tang

【英文名】Jia Wei Huang Qi Jian Zhong Decoction

【组成】蒲公英、黄芪、白芍、桂枝、甘草、生姜、大枣、饴糖。(实用中医内科杂志 1990,4(2))

加味黄芩芍药汤 jia wei huang qin shao yao tang

【英文名】Jia Wei Huang Qin Shao Yao Decoction

【组成】当归、条芩、芍药、黄连、砂仁、枳壳、槟榔、木香。(中医方剂大辞典)

加味黄连香薷饮 jia wei huang lian xiang ru yin

【英文名】Jia Wei Huang Lian Xiang Ru Drink

【组成】(1)黄连、香薷、厚朴、扁豆、甘草、芍药、生姜。(中医方剂大辞典)(2)香薷、黄连、扁豆、厚朴、陈

皮、法夏、茯苓、甘草。(中医方剂大辞典)

加味黄连解毒汤 jia wei huang lian jie du tang

【英文名】Jia Wei Huang Lian Jie Du Decoction

【组成】(1)黄连、黄芩、黄柏、山栀子、桔梗、甘草、金银花、车前子、木通、六神曲、蝉蜕、白僵蚕。(中医方剂大辞典)(2)黄连、黄柏、栀子、黄芩、犀角。(中医方剂大辞典)(3)黄连、条芩、黄柏、栀子、连翘、甘草、牛蒡子。(中医方剂大辞典)

加味蛇胆陈皮片 jia wei she dan chen pi pian

【英文名】Jia Wei She Dan Chen Pi Tablet(药品标准-中药成方制剂标准)

【组成】蛇胆、陈皮、地龙、朱砂、僵蚕、琥珀。(药品标准-中药成方制剂标准1998年)

加味银花甘草汤 jia wei yin hua gan cao tang

【英文名】Jia Wei Yin Hua Gan Cao Decoction

【组成】金银花、生甘草、皂角刺。(中医方剂大辞典)

加味麻杏甘石汤 jia wei ma xing gan shi tang

【英文名】Jia Wei Ma Xing Gan Shi Decoction

【组成】(1)净麻黄、生石膏、生甘草、光杏仁、甜葶苈、大红枣、制半夏。(江苏中医1965,(11))(2)麻黄、光杏仁、石青、甘草、瓜蒌仁、竹沥、半夏、广皮红、小枳实。(中医方剂大辞典)

加味麻黄射干汤 jia wei ma huang she gan tang

【英文名】Jia Wei Ma Huang She Gan Decoction

【组成】射干、地龙、蝉衣、白僵蚕、苏子、麻黄、葶苈子、紫菀、甘草、杏仁。(陕西中医1992,13(7))

加味清地退火汤 jia wei qing di tui huo tang

【英文名】Jia Wei Qing Di Tui Huo Decoction

【组成】羌活、石膏、知母、元参、豆根、紫草、红花、归尾、丹皮、犀角、大黄、蚯蚓。(中医方剂大辞典)

加味清肝开窍汤 jia wei qing gan kai qiao tang

【英文名】Jia Wei Qing Gan Kai Qiao Decoction

【组成】生芪、当归、赤芍、白芍、何首乌藤、茵陈、藿香、佩兰、杏仁、橘红、郁金、远志、菖蒲、川连、琥珀粉、羚羊粉。(中医方剂大辞典)

加味清肺降火汤 jia wei qing fei jiang huo tang

【英文名】Jia Wei Qing Fei Jiang Huo Decoction

【组成】陈皮、枯黄芩、麦冬、桑白皮、生地黄、贝母、栀仁、瓜蒌仁、天花粉、石膏、葶苈子、地骨皮、苏子。(中医方剂大辞典)

加味清咽利膈汤 jia wei qing yan li ge tang

【英文名】Jia Wei Qing Yan Li Ge Decoction

【组成】连翘、川连、元参、金银花、黄芩、桔梗、甘草、青防风、牛蒡、荆芥、朴消、薄荷头、山栀、大黄。(中医方剂大辞典)

加味清毒化斑汤 jia wei qing du hua ban tang

【英文名】Jia Wei Qing Du Hua Ban Decoction

【组成】犀角、薄荷、石膏、知母、大青叶、甘草、生地、丹皮、金银花、连翘、粳米。(中医方剂大辞典)

加味清热消痈汤 jia wei qing re xiao yong tang

【英文名】Jia Wei Qing Re Xiao Yong Decoction

【组成】金银花、连翘、野菊花、赤芍、黄芩、公英、白芷、天花粉、木通、陈皮、生甘草、山甲、皂刺。(中医方剂大辞典)

加味清热渗湿汤 jia wei qing re shen shi tang

【英文名】Jia Wei Qing Re Shen Shi Decoction

【组成】苍术、白术、黄柏、黄芩、黄连、竹叶、赤茯苓、甘草、砂仁、泽泻。(中医方剂大辞典)

加味清暑益气汤 jia wei qing shu yi qi tang

【英文名】Jia Wei Qing Shu Yi Qi Decoction

【组成】黄芪、升麻、人参、白术、神曲、陈皮、泽泻、黄柏、当归、青皮、麦冬、葛根、甘草、五味子、丹皮、生地。(中医方剂大辞典)

加味渗湿消痰饮 jia wei shen shi xiao tan yin

【英文名】Jia Wei Shen Shi Xiao Tan Drink

【组成】白术、苍术、半夏、橘红、白茯苓、白芷、香附、甘草、干姜、附子。(中医方剂大辞典)

加味葛花解酲汤 jia wei ge hua jie cheng tang

【英文名】Jia Wei Ge Hua Jie Cheng Decoction

【组成】党参、白术、茯苓、砂仁、白蔻、葛花、青皮、陈皮、猪苓、泽泻、神曲、木香、黄连、丹皮。(中医方剂大辞典)

加味葛根芩连汤 jia wei ge gen qin lian tang

【英文名】Jia Wei Ge Gen Qin Lian Decoction

【组成】生石膏、葛根、甘草、金银花、杭白芍、黄连、黄芩、全蝎、蜈蚣。(中医方剂大辞典)

加味葵子茯苓散 jia wei kui zi fu ling san

【英文名】Jia Wei Kui Zi Fu Ling Powders

【异名】加味葵子茯苓汤(中医方剂大辞典、医略六书);加味葵子散(中医方剂大辞典、类证治裁)

【组成】葵子、茯苓、滑石、芒消、甘草、肉桂。(中医方剂大辞典)

加味紫苏和胎饮 jia wei zi su he tai yin

【英文名】Jia Wei Zi Su He Tai Drink

【组成】紫苏叶、条芩、甘草、白术、陈皮、藿香、砂仁。(中医方剂大辞典)

加味黑虎保安丹 jia wei hei hu bao an dan

【英文名】Jia Wei He Hu Bao An Pellet

【组成】川芎、苍术、草乌、何首乌、白芷、荆芥、防风、麻黄、细辛、石斛、甘草、川乌、全蝎、樟脑、两头尖、豨莶草、威灵仙、白花蛇。(中医方剂大辞典)

加味程氏透脓方 jia wei cheng shi tou nong fang

【英文名】Jia Wei Cheng Shi Tou Nong Prescription

【组成】生黄芪、白花蛇舌草、玄参、皂角刺、白芷、金银

花、蒲公英、紫花地丁、当归、穿山甲、川芎、牛蒡子、辛夷、苍耳子、甘草。(浙江中医杂志 1992,(2))

加味温阳风心汤 jia wei wen yang feng xin tang

【英文名】Jia Wei Wen Yang Feng Xin Decoction

【组成】熟附片、云苓、桂枝、白芍、白术、山萸肉、炮干姜、威灵仙、全蝎、乌梢蛇、生黄芪、北五味子、薤白、巴戟天、蜈蚣、桑枝、夏枯花、甘草。(中医方剂大辞典)

加味温补通阳方 jia wei wen bu tong yang fang

【英文名】Jia Wei Wen Bu Tong Yang Prescription

【组成】山药、熟地、麻黄、炮姜、鹿角胶、桂枝、补骨脂、白术、陈曲、香附、当归、熟附子、山茱萸、木香、生黄芪、骨碎补、鸡血藤。(中医方剂大辞典)

加味滋阴大补丸 jia wei zi yin da bu wan

【英文名】Jia Wei Zi Yin Da Bu Pill

【组成】枸杞子、沙苑蒺藜、当归身、人参、黄芪、山药、山茱萸、白茯苓、牡丹皮、生地黄、熟地黄、天门冬、麦门冬、黄柏、知母、龟版、杜仲、牛膝、补骨脂、鹿角胶、菟丝子、肉苁蓉、锁阳、虎胫骨。(中医方剂大辞典)

加味滋阴润燥方 jia wei zi yin run zao fang

【英文名】Jia Wei Zi Yin Run Zao Prescription

【组成】生首乌、玉竹、大腹皮、青陈皮、枳壳、乌药、青桔叶。(中医方剂大辞典)

加味普济消毒饮 jia wei pu ji xiao du yin

【英文名】Jia Wei Pu Ji Xiao Du Drink

【组成】黄芩、黄连、陈皮、玄参、连翘、板兰根、马勃、薄荷、牛蒡子、升麻、柴胡、大贝母、银花、僵蚕、桔梗、甘草。(中医方剂大辞典)

加味犀角地黄汤 jia wei xi jiao di huang tang

【英文名】Jia Wei Xi Jiao Di Huang Decoction

【组成】(1)犀角、牛子、荆芥、甘草、防风、升麻、桔梗、麦冬、生地、黄连。(中医方剂大辞典)(2)犀角、生地、赤芍、丹皮、蒲黄。(中医方剂大辞典)(3)犀角、生地黄、芍药、牡丹皮、麦门冬、黑山栀仁。(中医方剂大辞典)(4)犀角、生地黄、芍药、桔梗、当归、陈皮、甘草、红花、牡丹皮。(中医方剂大辞典)(5)犀角、牡丹皮、生地、大黄、赤芍。(中医方剂大辞典)(6)犀角、生地、白芍、丹皮、枳壳、黄芩、桔梗、陈皮、百草霜、香附、甘草。(中医方剂大辞典)(7)犀牛角、生地黄、丹皮、白芍、滑石、酒黄芩、栀子、竹叶、木通。(中医方剂大辞典)(8)生地、丹皮、白芍、连翘、丹参、防风、川连、柴胡、牛蒡。(中医方剂大辞典)

加味疏风祛疹汤 jia wei shu feng qu zhen tang

【英文名】Jia Wei Shu Feng Qu Zhen Decoction

【组成】赤白芍、当归、茜草根、白茅根、蝉衣、浮萍、白鲜皮、刺蒺藜、金银花、生枳壳、生甘草。(中医方剂大辞典)

加味疏风凉血饮 jia wei shu feng liang xue yin

【英文名】Jia Wei Shu Feng Liang Xue Drink

【组成】生地、丹皮、紫草、黄芩、防风、秦艽、白鲜皮、白术、云苓。(中医方剂大辞典)

加味葶苈大枣汤 jia wei ting li da zao tang

【英文名】Qing Wei Ting Li Da Zao Decoction

【组成】葶苈子、大贝母、炙桑白皮、通草、车前子、炒枳实、生大黄、生地、丹参、白茅根、大枣。(江苏中医 1988,(9))

加味蒿芩清胆汤 jia wei hao qin qing dan tang

【英文名】Jia Wei Hao Qin Qing Dan Decoction

【组成】青蒿、黄芩、枳壳、竹茹、半夏、陈皮、茯苓、滑石、生甘草、青黛、柴胡、大黄、龙胆草、车前子、绵茵陈。(广东医学(祖国医学版)1987,(5))

加味解毒内托饮 jia wei jie du nei tuo yin

【英文名】Jia Wei Jie Du Nei Tuo Drink

【组成】金银花、公英、连翘、赤芍、白芷、青陈皮、山甲、皂刺。(中医方剂大辞典)

加味解毒生脉散 jia wei jie du sheng mai san

【英文名】Jia Wei Jie Du Sheng Mai Powders

【组成】西洋参、五味子、元参、生地、丹皮、天花粉、知母、黄柏、银花、麦冬、赤芍、远志、鲜茅根、川贝、犀角、羚羊粉。(中医方剂大辞典)

加味解毒散结汤 jia wei jie du san jie tang

【英文名】Jia Wei Jie Du San Jie Decoction

【组成】板兰根、马勃、薄荷、蒲公英、瓜蒌、元参、苦桔梗、生地、赤芍、草河车、郁金、蜂房。(中医方剂大辞典)

加味增液承气汤 jia wei zeng ye cheng qi tang

【英文名】Jia Wei Zeng Ye Cheng Qi Decoction

【组成】生地、玄参、麦冬、水牛角、赤芍、丹皮、大黄、芒硝。(河北中医 1987,(2))

加味藿香正气丸 jia wei huo xiang zheng qi wan

【英文名】Jia Wei Huo Xiang Zheng Qi Pill(药品标准-中药成方制剂标准)

【组成】广霍香、紫苏叶、白蓝、白术、陈皮、半夏、厚朴、茯苓、桔梗、甘草、大腹皮、大枣、生姜。(药品标准-中药成方制剂标准 1998 年)

加味藿香正气散 jia wei huo xiang zheng qi san

【英文名】Jia Wei Huo Xiang Zheng Qi Powders

【组成】(1)藿香正气散、丁香、缩砂、良姜、南木香。(中医方剂大辞典)(2)藿香叶、紫苏叶、粉甘葛、漂茅术、山查肉、云茯苓、嫩桂尖、广陈皮、大腹皮、宣木瓜、建神曲、白芍、陈香薷、煨枳壳、芽桔梗、法半夏、大麦芽、扁豆、粉甘草、泽泻、猪苓块。(中医方

剂大辞典)(3)苏叶、陈皮、茅术、葛根、蝉退、藿香梗、厚朴、半夏曲、牛蒡子、赤苓、神曲、甘草。(中医方剂大辞典)

加味蠲饮六神汤 jia wei juan yin liu shen tang

【英文名】Jia Wei Juan Yin Liu Shen Decoction

【组成】胆南星、天竺黄、半夏曲、茯神、旋覆花、竹沥、钩藤。(中医方剂大辞典)

加参生化止崩汤 jia shen sheng hua zhi beng tang

【英文名】Jia Shen Sheng Hua Zhi Beng Decoction

【组成】人参、当归身、川芎、干姜、炙甘草、白芷、荆芥穗、桃仁。(中医方剂大辞典)

加参生化理中汤 jia shen sheng hua li zhong tang

【英文名】Jia Shen Sheng Hua Li Zhong Decoction

【组成】川芎、当归、人参、姜炭、炙甘草、黄芪。(中医方剂大辞典)

加参安肺生化汤 jia shen an fei sheng hua tang

【英文名】Jia Shen An Fei Sheng Hua Decoction

【组成】川芎、人参、知母、桑白皮、当归、杏仁、甘草、桔梗、半夏、橘红。(中医方剂大辞典)

加料神异透骨膏 jia liao shen yi tou gu gao

【英文名】Jia Liao Shen Yi Tuo Gu Plaster

【组成】露蜂房、杏仁、清油、川山甲、当归、木鳖子、白胶香、虢丹、蛇蜕皮、葱、乳香、没药、男子乱发、玄参、黄芪。(中医方剂大辞典)

加料羚珀明目丸 jia liao ling po ming mu wan

【英文名】Jia Liao Ling Po Ming Mu Pill

【组成】黄连、川芎、木贼、枳壳、五味子、杏仁、人参、甘草、青葙、青盐、黄柏、蒙花、寸冬、菊花、蒺藜、山药、当归、杜仲、生地、天冬、全蝎、防风、荆芥、蔓荆子、茯苓、枸杞、石斛、草决明、菟丝子、沙苑、蝉蜕、知母、羚羊、琥珀、冰片、薄荷冰。(中医方剂大辞典)

加减二母宁嗽汤 jia jian er mu ning sou tang

【英文名】Jia Jian Er Mu Ning Sou Decoction

【组成】川贝母、天门冬、广砂、知母、蒌仁、云茯苓、麦门冬、粟壳、甘草。(中医方剂大辞典)

加减十全大补汤 jia jian shi quan da bu tang

【英文名】Jia Jian Shi Quan Da Bu Decoction

【组成】(1)地黄、芍药、当归、川芎、人参、白术、茯苓、甘草、黄芪、木瓜、牛膝、升麻、桂枝。(中医方剂大辞典)(2)人参、白术、当归、熟地、麦冬、甘草、五味子、锦地罗、茯苓、黄芪。(中医方剂大辞典)(3)党参、白术、茯苓、炙甘草、当归身、黄芪、大熟地、乌梅、白芍、制附片。(中医方剂大辞典)(4)人参、白术、茯苓、当归、炙甘草、川芎、白芍、陈皮、半夏、干姜。(中医方剂大辞典)(5)人参、白术、当归、生地、黄芪、茯苓、川芎、甘草、远志、银花。(中医方剂大辞典)(6)泡参、白术、白茯苓、黄芪、当归、熟地、肉桂、炙甘草、龙骨、乌贼。(中医方剂大辞典)

加减十味香薷汤 jia jian shi wei xiang ru tang

【英文名】Jia Jian Shi Wei Xiang Ru Decoction

【组成】香薷穗、白扁豆、厚朴、茯神、紫苏叶、甘草、陈皮、檀香、木瓜、丁香。(中医方剂大辞典)

加减七味白术散 jia jian qi wei bai zhu san

【英文名】Jia Jian Qi Wei Bai Zhu Powders

【组成】黄芪、人参、白术、藿香、茯苓、木香、葛根、乌梅、生姜。(中医方剂大辞典)

加减八味大发散 jia jian ba wei da fa san

【英文名】Jia Jian Ba Wei Da Fa Powderss

【组成】麻黄、桂枝、白芷、藁本、蔓荆子、防风、川芎、桑皮、生姜、甘草、细辛。(中医杂志 1986,27(2))

加减八味地黄汤 jia jian ba wei di huang tang

【英文名】Jia Jian Ba Wei Di Huang Decoction

【组成】怀熟地、丹皮、山茱肉、茯苓、山药、泽泻、牛膝、麦冬、五味子、肉桂。(中医方剂大辞典)

加减八物柴胡汤 jia jian ba wu chai hu tang

【英文名】Jia Jian Ba Wu Chai Hu Decoction

【组成】人参、茯苓、白芍、地黄、知母、麦冬、柴胡、炙甘草。(中医方剂大辞典)

加减八珍化毒丹 jia jian ba zhen hua du dan

【英文名】Jia Jian Ba Zhen Hua Du Pellet

【组成】大濂珠、真牛黄、真琥珀、大梅片、飞朱砂、川贝、人中白。(中医方剂大辞典)

加减人参芍药汤 jia jian ren shen shao yao tang

【英文名】Jia Jian Ren Shen Shao Yao Decoction

【组成】红参、麦冬、当归、炙甘草、白芍、黄芪、五味子。(山东中医杂志 1991,10(2))

加减人参泻心汤 jia jian ren shen xie xin tang

【英文名】Jia Jian Ren Shen Xie Xin Decoction

【组成】人参、黄连、枳实、干姜、生姜、牡蛎。(中医方剂大辞典)

加减人参养营汤 jia jian ren shen yang ying tang

【英文名】Jia Jian Ren Shen Yang Ying Decoction

【组成】(1)潞参、白术、黄芪、秦归、熟地、甘草、香附、焦艾、益母草、阿胶珠。(中医方剂大辞典)(2)当归、熟地、白芍、白苓、人参、甘草、麦冬、五味子、陈皮、半夏、枣仁、远志、肉桂、附子、制南星、天麻。(中医方剂大辞典)

加减人参黄芪汤 jia jian ren shen huang qi tang

【英文名】Jia Jian Ren Shen Huang Qi Decoction

【组成】人参黄芪汤、芍药、牡蛎粉、禹余粮。(中医方剂大辞典)

加减三才封髓汤 jia jian san cai feng sui tang

【英文名】Jia Jian San Cai Fenf Sui Decoction

【组成】天冬、地黄、人参、黄柏、甘草、肉苁蓉。(成都

中医学院学报 1990,(4))

加减三仁化湿汤 jia jian san ren hua shi tang

【英文名】Jia Jian San Ren Hua Shi Decoction

【组成】杏仁、薏苡仁、砂仁粉、厚朴、法半夏、茯苓、通草、竹叶、冬瓜仁、白鲜皮、地肤子。(云南中医学院学报 1989,12(2))

加减三花五子丸 jia jian san hua wu zi wan

【英文名】Jia Jian San Hua Wu Zi Pill

【组成】菊花、蜜蒙花、旋覆花、荆芥、夏枯草、升麻、木贼、枸杞子、菟丝子、青葙子、归须、黄芩、连翘、白茯、石斛草、羌活、藁本、黄柏、知母、防风、白芷、草决明、石决明、蔓荆子、地肤子、甘草。(中医方剂大辞典)

加减三黄二香散 jia jian san huang er xiang san

【英文名】Jia Jian San Huang Er Xiang Powders

【组成】大黄、生蒲黄、川黄柏、麝香、梅片。(中医方剂大辞典)

加减三黄石膏汤 jia jian san huang shi gao tang

【英文名】Jia Jian San Huang Shi Gao Decoction

【组成】黄芩、黄连、黄柏、山栀、石膏、知母、升麻、白芍、玄参、甘草、粳米。(中医方剂大辞典)

加减大桔皮煎丸 jia jian da ju pi jian wan

【英文名】Jia Jian Da Ju Pi Jian Pill

【组成】鹿茸、茯神、菟丝子、大附子、山茱萸、沉香、巴戟、丁香、人参、当归、阳起石、橘红、川厚朴、干姜、肉苁蓉、肉桂、肉豆蔻、牛膝、川杜仲、茴香、补骨脂。(中医方剂大辞典)

加减大造苦参丸 jia jian da zao ku shen wan

【英文名】Jia Jian Da Zao Ku Shen Pill

【组成】苦参、防风、荆芥、苍耳子、胡麻子、皂角刺、蔓荆子、牛蒡子、黄荆子、枸杞子、何首乌、禹余粮、蛇床子、香白芷。(中医方剂大辞典)

加减大黄当归散 jia jian dai huang dang gui san

【英文名】Jia Jian Dai Huang Dang Gui Powders

【组成】大黄、当归、甘草、人参、白茯、黄芪、麦冬、知母、桔梗、黄芩、连翘。(中医方剂大辞典)

加减大黄牡丹汤 jia jian dai huang mu dan tang

【英文名】Jia Jian Dai Huang Mu Dan Decoction

【组成】大黄、芒硝、姜黄、郁金、桃仁、杏仁、莱菔子、郁李仁、火麻仁。(云南中医学院学报 1987,10(4))

加减千金固胎饮 jia jian qian jin gu tai yin

【英文名】Jia Jian Qian Jin Gu Tai Drink

【组成】人参、生于术、云苓、炙甘草、黄芩、枳壳、青皮、柴胡。(中医方剂大辞典)

加减千金思食丸 jia jian qian jin si shi wan

【英文名】Jian Jia Qian Jin Si Shi Pill

【组成】乌梅肉、干生姜、小麦蘖、神曲、缩砂仁、甘草、橘红。(中医方剂大辞典)

加减川芎茶调散 jia jian chuan xiong cha tiao san

【英文名】Jia Jian Chuan Xiong Cha Tiao Powders

【组成】川芎、柴胡、羌活、白芷、薄荷、芥穗、菊花、泽泻、当归、丹参、白芍、菖蒲、郁金、首乌藤、甘草。(中医杂志 1981,22(9))

加减广茂溃坚汤 jia jian guang mao kui jian tang

【英文名】Jia Jian Guang Mao Kui Jian Decoction

【组成】厚朴、黄芩、益智、草蔻仁、升麻、红花、甘草、当归、黄连、广茂、陈皮、柴胡、泽泻、神曲、白术、茯苓、半夏、吴茱萸、青皮、姜。(中医方剂大辞典)

加减小儿化湿汤 jia jian xiao er hua shi tang

【英文名】Jia Jian Xiao Er Hua Shi Decoction

【组成】苍术、白术、陈皮、茯苓、泽泻、白鲜皮、炒麦芽、六一散。(南京中医学院学报 1993,(3))

加减天王补心丹 jia jian tian wang bu xin dan

【英文名】Jia Jian Tian Wang Bu Xin Pellet

【组成】熟地、人参、茯苓、远志、菖蒲、元参、柏子仁、桔梗、天冬、丹参、枣仁、炙甘草、麦冬、百部、杜仲、茯神、当归、五味子。(中医方剂大辞典)

加减开郁二陈汤 jia jian kai yu er chen tang

【英文名】Jia Jian Kai Yu Er Chen Decoction

【组成】苍术、香附、川芎、青皮、枳壳、槟榔、木香。(中医方剂大辞典)

加减木香流气饮 jia jian mu xiang liu qi yin

【英文名】Jia Jian Mu Xiang Liu Qi Drink

【组成】木香、青皮、香附、白芷、甘草、陈皮、莪术、三棱、川楝肉、茴香、枳实、山楂肉、半夏、茯苓、苏叶、槟榔、白术、肉桂、木通、厚朴、川芎、当归、石菖蒲、大腹皮。(中医方剂大辞典)

加减牙药麝香散 jia jian ya yao she xiang san

【英文名】Jia Jian Ya Yao She Xiang Powders

【组成】绿矾、石胆、五倍子、诃子皮、何首乌、龙骨、藿香叶、甘松、白茯苓、缩砂仁、零陵香、百药煎、细辛、生干地黄、青黛、龙脑、麝香。(中医方剂大辞典)

加减太乙金锁丹 jia jian tai yi jin suo dan

【英文名】Jia Jian Tai Yi Jin Suo Pellet

【组成】莲花蕊、五色龙骨、覆盆子、鼓子花、鸡头子。(中医方剂大辞典)

加减五叶芦根汤 jia jian wu ye lu gen tang

【英文名】Jia Jian Wu Ye Lu Gen Decoction

【组成】藿香叶、佩兰叶、鲜荷叶、薄荷叶、麦冬、芦根、天花粉、参须。(中医杂志 1987,(2))

加减止痒全虫方 jia jian zhi yang quan chong fang

【英文名】Jia Jian Zhi Yang Quan Chong Prescription

【组成】全虫、皂刺、猪牙皂角、刺蒺藜、炒槐花、炒枳壳、苦参、荆芥、蝉蜕、威灵仙、白鲜皮、紫草根。(中

医方剂大辞典)

加减少阴甘桔汤 jia jian shao yin gan jie tang

【英文名】Jia Jian Shao Ying Gan Jie Decoction

【组成】桔梗、甘草、黄芩、陈皮、瓜蒌皮、薤白、银花、玄胡、乳香。(江苏中医杂志 1987,8(9))

加减仓公下气汤 jia jian cang gong xia qi tang

【英文名】Jia Jian Cang Gong Xia Qi Decoction

【组成】白芍、陈皮、茯苓、大腹皮、川芎、当归、香附、紫苏梗、前胡、厚朴、乌药、木香。(中医方剂大辞典)

加减牛黄清心丸 jia jian niu huang qing xin wan

【英文名】Jia Jian Niu Huang Qing Xin Pill·

【组成】人参、茯神、麦冬、山药、胆星、白术、雄黄、甘草、犀角、朱砂、牛黄、冰片、麝香、金箔、羚羊角。(中医方剂大辞典)

加减升麻葛根汤 jia jian sheng ma ge gen tang

【英文名】Jia Jian Sheng Ma Ge Gen Decoction

【组成】(1)升麻、葛根、杭芍、荆芥、防风、甘草、浮萍。(中医方剂大辞典)(2)川升麻、生甘草、连翘壳、炙僵蚕、粉葛根、苦桔梗、金银花、干荷叶、薄荷叶、京赤芍、净蝉衣、陈莱菔。(中医方剂大辞典)(3)桔梗、干葛、升麻、川芎、赤芍、归尾、羌活、柴胡、甘草。(中医方剂大辞典)

加减升麻解毒汤 jia jian sheng ma jie du tang

【英文名】Jia Jian Sheng Ma Jie Du Decoction

【组成】升麻、干葛、羌活、人参、柴胡、前胡、甘草、桔梗、防风、荆芥、牛子、赤芍、连翘、木通。(中医方剂大辞典)

加减乌药顺气丸 jia jian wu yao shun qi wan

【英文名】Jia Jian Wu Yao Shun Qi Pill

【组成】乌药、麻黄、陈皮、僵蚕、川芎、枳壳、白芷、甘草、桔梗、生姜、大枣。(中医方剂大辞典)

加减乌药顺气饮 jia jian wu yao shun qi yin

【英文名】Jia Jian Wu Yao Shun Qi Drink

【组成】乌药、防风、枳壳、陈皮、僵蚕、白芷、麻黄、羌活、半夏、白姜、甘草、南星。(中医方剂大辞典)

加减丹栀逍遥散 jia jian dan zhi xiao yao san

【英文名】Jia Jian Dan Zhi Xiao Yao Powders

【组成】白芍、柴胡、茯苓、白术、丹皮、山栀、甘草、焦艾、益母草。(中医方剂大辞典)

加减丹溪安胎饮 jia jian dan xi an tai yin

【英文名】Jia Jian Dan Xi An Tai Drink

【组成】白术、当归、熟地、川芎、条芩、制半夏、人参、藿香、草果、青皮、紫苏、广皮、炙甘草、乌梅。(中医方剂大辞典)

加减六味地黄丸 jia jian liu wei di huang wan

【英文名】Jia Jian Liu Wei Di Huang Pill

【组成】(1)茯苓、熟地、泽泻、炙甘草、枸杞、萸肉、青皮、半夏、粉丹皮、煅龙骨、煅牡蛎、杜仲、白芥子。(中医方剂大辞典)(2)生地、丹皮、茯苓、泽泻、山药、当归、丹参、茜草、红花、生甘草。(中医方剂大辞典)(3)熟地、山药、茯苓、丹皮、莲须、龙骨、芡实、萸肉、鱼鳔胶。(中医方剂大辞典)

加减平疟养脾丸 jia jian ping nue yang pi wan

【英文名】Jia Jian Ping Nue Yang Pi Pill

【组成】黄芪、人参、白术、当归、白茯苓、半夏曲、黄芩、陈皮、常山、鳖甲、使君子肉、柴胡、草果仁、厚朴、神曲、肉桂、青皮、炙甘草。(中医方剂大辞典)

加减古方五汁饮 jia jian gu fang wu zhi yin

【英文名】Jia Jian Gu Fang Wu Zhi Drink

【组成】蜜柑、鲜藕、荸荠、青果、生姜。(中医方剂大辞典)

加减甘露消毒丹 jia jian gan lu xiao du dan

【英文名】Jia Jian Gan Lu Xiao Du Pellet

【组成】茵陈、山栀、黄芩、石菖蒲、藿香、白蔻、薄荷、滑石、木通、枳壳。(中医方剂大辞典)

加减龙胆泻肝汤 jia jian long dan xie gan tang

【英文名】Jia Jian Long Dan Xie Gan Decoction

【异名】加味龙胆汤(中医方剂大辞典、外科枢要);龙胆泻肝汤(中医方剂大辞典、校注妇人良方)

【组成】(1)龙胆草、青连翘、干生地、车前子、淡黄芩、生栀子、粉丹皮、泽泻、苦木通、生甘草。(中医方剂大辞典)(2)龙胆草、泽泻、车前子、木通、生地黄、当归尾、山栀、黄芩、甘草。(中医方剂大辞典)(3)龙胆草、黄芩、栀子、泽泻、木通、车前子、当归。(中医方剂大辞典)(4)胆草、黄芩、栀子、白芍、红泽兰、丹皮、鳖甲、牛膝、茅根。(中医方剂大辞典)

加减归芍地黄汤 jia jian gui shao di huang tang

【英文名】Jia Jian Gui Shao Di Huang Decoction

【组成】生地、萸肉、山药、茯苓、当归、丹皮、白芍、麦冬、五味子。(中医方剂大辞典)

加减四君寿胎丸 jia jian si jun shou tai wan

【英文名】Jia Jian Si Jun Shou Tai Pill

【组成】太子参、白术、茯苓、菟丝子、川断、桑寄生、阿胶珠、炒芩、苎麻根、甘草。(云南中医杂志 1993,11(3))

加减四味升麻汤 jia jian si wei sheng ma tang

【英文名】Jia Wei Si Wei Sheng Ma Decoction

【组成】升麻、葛根、芍药、甘草、防风、桔梗、紫苏、苍术、陈皮、枳壳、柴胡。(中医方剂大辞典)

加减四物天香汤 jia jian si wu tian xiang tang

【英文名】Jia Jian Si Wu Tian Xiang Decoction

【组成】当归、川芎、香附、陈皮、苏叶。(中医方剂大辞典)

加减四物理中汤 jia jian si wu li zhong tang

【英文名】Jia Jian Si Wu Li Zhong Decoction

【组成】杜仲、续断、白术、干姜、当归、白芍、川芎、党参、熟地、炙甘草。(云南中医杂志 1991,12(4))

加减生熟二地汤 jia jian sheng shu er di tang

【英文名】Jia Jian Sheng Shu Er Di Decoction

【组成】生地、熟地、白芍、麦冬、山萸、北五味子、炒栀子、甘草。(中医方剂大辞典)

加减半夏泻心汤 jia jian ban xia xie xin tang

【英文名】Jia Jian Ban Xia Xie Xin Decoction

【组成】法半夏、黄芩、甘草、党参、旋覆花、黄连、干姜、代赭石、大枣。(江苏中医杂志 1986,7(3))

加减半夏茯苓汤 jia jian ban xia fu ling tang

【英文名】Jia Jian Ban Xia Fu Ling Decoction

【组成】法半夏、云苓、广皮、砂仁、朴花、木香、炒蕲艾。(中医方剂大辞典)

加减芎芷香苏散 jia jian xiong zhi xiang su san

【英文名】Jia jian Xiong Zhi Xiang Su Powders

【组成】川芎、甘草、香附子、白芷、缩砂仁、陈皮、紫苏叶、萆薢、川独活、荆芥穗、干木瓜、槟榔。(中医方剂大辞典)

加减托里消毒散 jia jian tuo li xiao du san

【英文名】Jia Jian Tuo Li Xiao Du Powders

【组成】(1)托里消毒散去白芷、连翘、银花,加炮姜、木香。(中医方剂大辞典)(2)托里消毒散去白芷、连翘、银花,加肉桂、附子。(中医方剂大辞典)(3)托里消毒散去白芷、连翘、金银花加加人参、白术、藿香。(中医方剂大辞典)

加减当归六黄汤 jia jian dang gui liu huang tang

【英文名】Jia Jian Dang Gui Lu Huang Decoction

【组成】(1)生地、黄芪、白芍、白芷、炙甘草、当归、阿胶、黄芩、浮麦。(中医方剂大辞典)(2)当归身、炙黄芪、生地黄、黄芩、白栀、阿胶珠、炙甘草。(中医方剂大辞典)

加减当归龙荟丸 jia jian dang gui long hui wan

【英文名】Jia Jian Dang Gui Long Hui Pill

【组成】(1)当归、龙胆草、栀子仁、黄芩、青皮、大黄、芦荟、柴胡、木香、胆南星、麝香。(中医方剂大辞典)(2)当归、人参、川芎、胆草、山栀仁、青皮、荟芦、甘草、柴胡、半夏。(中医方剂大辞典)(3)当归、川芎、龙胆草、龙荟、黄芪、黄连、半夏曲、青皮、柴胡、人参、白茯苓、木香、炙甘草、栀子仁。(中医方剂大辞典)(4)归身、人参、炙甘草、柴胡、川芎、青皮、芦荟、木香、胆草、栀仁、半夏。(中医方剂大辞典)

加减当归地榆散 jia jian dang gui di yu san

【英文名】Jia Jina Dang Gui Di Yu Powders

【组成】御米壳、当归、地榆、黄连、芍药、甘草。(中医方剂大辞典)

加减当归补血汤 jia jian dang gui bu xue tang

【英文名】Jia Jian Dang Gui Bu Xue Decoction

【组成】当归、黄芪、三七根末、桑叶。(中医方剂大辞典)

加减当归菊连汤 jia jian dang gui ju lian tang

【英文名】Jia Jian Dang Gui Ju Lian Decoction

【组成】当归、白芷、赤茯苓、黄芩、赤芍、知母、桑螵蛸、生地黄、木通、连翘、麦门冬、菊花、防风、川芎、石膏、覆盆子、茺蔚、甘草。(中医方剂大辞典)

加减回阳救急汤 jia jian hui yang jiu ji tang

【英文名】Jia Jian Hui Yang Jiu Ji Decoction

【组成】北丽参、漂于术、葫芦巴、淡苁蓉、北枣杞、破故纸、黑熟附片、上安桂、淡吴萸、抱茯神、炮干姜、炙甘草。(中医方剂大辞典)

加减竹叶石膏汤 jia jian zhu ye shi gao tang

【英文名】Jia Jian Zhu Ye Shi Gao Decoction

【组成】青竹叶、桑叶皮、金银花、鲜苇茎、熟石膏、光杏仁、连翘壳、白莱菔、生甘草、象贝母、冬瓜子。(中医方剂大辞典)

加减血府逐瘀汤 jia jian xue fu zhu yu tang

【英文名】Jia Jian Xue Fu Zhu Yu Decoction

【组成】生地黄、桃仁、红花、当归、柴胡、赤芍、枳壳、桔梗、牛膝、连翘、泽泻、六方藤、茯苓、甘草。(云南中医杂志 1989,10(4))

加减导赤泻白散 jia jian dao chi xie bai san

【英文名】Jia Jian Dao Chi Xie Bai Powders

【组成】生地、木通、瞿麦、桑皮、桔梗、酒黄芩、赤芍、归尾、蝉蜕。(中医方剂大辞典)

加减防风通圣散 jia jian fang feng tong sheng san

【英文名】Jia Jian Fang Feng Tong Sheng Powders

【组成】防风、川芎、当归、芍药、薄荷、麻黄、连翘、黄芩、桔梗、甘草、荆芥、白术、乌药、羌活、天麻、僵蚕。(中医方剂大辞典)

加减丽泽通气汤 jia jian li ze tong qi tang

【英文名】Jia Jian Li Ze Tong Qi Decoction

【组成】辛夷、羌活、独活、升麻、防风、麻黄、葛根、炙甘草、木通、苍耳子、荆芥、细辛、川芎。(中医方剂大辞典)

加减苏子降气汤 jia jian su zi jiang qi tang

【英文名】Jia Jian Su Zi Jiang Qi Decoction

【组成】(1)真苏子、半夏曲、炙甘草、前胡、陈皮、厚朴、肉桂、大腹皮、桑白皮。(中医方剂大辞典)(2)前胡、厚朴、炙甘草、当归、肉桂、陈皮、半夏、真苏子、苍术、木香、木瓜、川楝子、茴香、破故纸。(中医方剂大辞典)

加减苏子桃仁汤 jia jian su zi tao ren tang

【英文名】Jia Jian Su Zi Tao Ren Decoction

【组成】苏子、苏木、红花、桃仁、麦冬、橘红、赤芍、竹茹、当归。(中医方剂大辞典)

加减杞菊地黄丸 jia jian qi ju di huang wan

【英文名】Jia Jian Qi Ju Di Huang Pill

【组成】枸杞子、菊花、地黄、山药、泽泻、山茱萸。((82)赣卫药准字76-10号)

加减扶元和中膏 jia jian fu yuan he zhong gao

【英文名】Jia Jian Fu Yuan He Zhong Ointment

【组成】党参、于术、茯苓、砂仁、归身、续断、香附、生芪、谷芽、鸡内金、半夏、佩兰草、生姜、大熟地、红枣肉。(中医方剂大辞典)

加减扶元益阴膏 jia jian fu yuan yi yin gao

【英文名】Jia Jian Fu Yuan Yi Yin Ointment

【组成】党参、于术、茯苓、山药、归身、女贞子、白芍、丹皮、砂仁、鹿角胶、香附、银柴。(中医方剂大辞典)

加减辛芎导痰汤 jia jian xin xiong dao tan tang

【英文名】Jia Jian Xin Qiong Dao Tan Decoction

【组成】辛芎导痰汤去细辛、川芎,加天麻、钩藤、蔓荆。(中医方剂大辞典)

加减羌活五积散 jia jian qiang huo wu ji san

【英文名】Jia Jian Qiang Huo Wu Ji Powders

【组成】当归、白芍、陈皮、半夏、茯苓、甘草、桔梗、枳壳、川芎、白芷、防风、羌活、桂枝、紫苏叶、北细辛。(中医方剂大辞典)

加减羌活胜湿汤 jia jian qiang huo sheng shi tang

【英文名】Jia Jian Qiang Huo Sheng Shi Decoction

【组成】二术、二活、二防、木通、木瓜、南星、半夏、泽泻。(中医方剂大辞典)

加减羌活桂枝汤 jia jian qiang huo gui zhi tang

【英文名】Jia Jian Qiang Huo Gui Zhi Decoction

【组成】羌活、桂枝、紫苏、厚朴、柴胡、草蔻仁、青皮、甘草。(中医方剂大辞典)

加减补天大造丸 jia jian bu tian da zao wan

【英文名】Jia Jian Bu Tian Da Zao Pill

【组成】鹿茸、枸杞子、潞党参、紫河车、远志、炒枣仁、茯神、熟地、萸肉、山药、杜仲、五味子、龙骨。(中医方剂大辞典)

加减补中和疟饮 jia jian bu zhong he nue yin

【英文名】Jia Jian Bu Zhong He Nue Drink

【组成】人参、甜于术、黄芪、当归、炙甘草、柴胡、青皮、草蔻仁、干姜、益母草。(中医方剂大辞典)

加减补中益气汤 jia jian bu zhong yi qi tang

【英文名】Jia Jian Bu Zhong Yi Qi Decoction

【组成】(1)黄芩、柴胡、陈皮、茯苓、升麻、枸杞、川芎、炙甘草、白术、归身。(中医方剂大辞典)(2)黄芪、人参、白术、陈皮、枳实、青皮、木香、麦芽、神曲、黄连、甘草。(中医方剂大辞典)(3)人参、白术、黄芪、柴胡、炙甘草、归身、白芍、川芎、陈皮、神曲、麦芽。(中医方剂大辞典)(4)人参、黄芪、白术、当归、炙甘草、陈皮、升麻、柴胡、加半夏、黄柏、茯神、枣仁、贝母、甘枸杞。(中医方剂大辞典)(5)白术、黄芪、人参、甘草、白芍、黄连、桑白皮。(中医方剂大辞典)(6)白术、白芍、黄芪、人参、当归、粟壳、炙甘草、木香、白豆蔻、升麻、陈皮、地榆、缩砂、泽泻。(中医方剂大辞典)(7)补中益气汤加木香、大附子、麦门冬、防风、羌活、乌药。(中医方剂大辞典)(8)补中益气汤加柴胡、升麻、白芍、桂枝、酸枣仁、熟附、麻黄根、浮小麦、黄芪。(中医方剂大辞典)(9)补中益气汤去柴胡、白芍、泽泻、木香、砂仁、白豆蔻、地榆、御米壳。(中医方剂大辞典)(10)黄芪、人参、白术、白茯苓、陈皮、柴胡、当归、半夏、山楂肉、枳实、厚朴、炙甘草。(中医方剂大辞典)(11)黄芪、人参、白术、当归、白茯苓、陈皮、白芍、莲肉、怀山药、炙甘草。(中医方剂大辞典)(12)黄芪、人参、白术、炙甘草、陈皮、当归、芍药、黄柏、麦门冬、五味子。(中医方剂大辞典)(13)黄芪、人参、甘草、陈皮、当归、白术、升麻、柴胡、黄连、枳实、芍药。(中医方剂大辞典)(14)人参、黄芪、归身、陈皮、白术、甘草、泽泻、黄柏、牡丹皮。(中医方剂大辞典)(15)人参、黄芪、当归身、麦冬、陈皮、炙甘草、柴胡、白术、北五味子。(中医方剂大辞典)(16)人参、黄芪、广皮、炙甘草、归身、炒白芍、防风、升麻。(中医方剂大辞典)(17)黄芪、白术、陈皮、升麻、柴胡、人参、甘草、当归身、茯苓、熟地、破故纸、牛膝、杜仲。(中医方剂大辞典)(18)人参、黄芪、柴胡、甘草、当归、白术、茯苓、升麻、陈皮。(中医方剂大辞典)(19)补中益气汤去升麻、葛根、制半夏、茯苓、麸炒枳壳。(中医方剂大辞典)(20)人参、黄芪、白术、升麻、当归、柴胡、白芍、龙骨、牡蛎、熟地。(中医方剂大辞典)(21)人参、黄芪、白术、白芍、当归身、川芎、陈皮、柴胡、白芷、茯苓、黄柏、知母、生地黄、炙甘草。(中医方剂大辞典)(22)人参、黄芪、白术、当归、升麻、陈皮、青皮、乌梅、柴胡、甘草。(中医方剂大辞典)(23)党参、黄芪、炙升麻、炙甘草、归身、熟地、乌梅、醋白芍。(中医方剂大辞典)(24)党参、白术、黄芪、炙甘草、当归身、升麻、生地、乌梅肉。(中医方剂大辞典)(25)潞党参、炙黄芪、炙甘草、炙升麻、当归身、熟地黄、醋白芍、乌梅肉。(中医方剂大辞典)(26)党参、白术、黄芪、炙甘草、当归身、升麻、熟地、乌梅肉、山萸肉。(中医方剂大辞典)(27)黄芪、人参、白术、当归、白芍、陈皮、柴胡、升麻、黄芩、黄连、木香、砂仁、茯苓、甘草。(中医方剂大辞典)(28)人参、黄芪、当归、生地、川芎、柴胡、陈皮、甘草、细辛、羌活、防风、白术。(中医方剂大辞典)(29)党参、炙芪、炙甘草、归身、升麻、乌梅。(中医方剂大辞典)(30)党参、炙芪、炙甘草、归身、熟地、白芍、乌梅、炙升麻。

(中医方剂大辞典)(31)黄芪、党参、白术、陈皮、升麻、柴胡、阿胶、焦艾、甘草。(中医方剂大辞典)(32)生地、人参、黄芪、柴胡、白芍、升麻、阿胶、山药、血余、赤石脂。(中医方剂大辞典)

加减补阴益气汤 jia jian bu yin yi qi tang

【英文名】Jia Jian Bu Yin Yi Qi Decoction

【组成】生地、人参、黄芪、柴胡、白芍、升麻、阿胶、山药、血余、赤石脂。(中医方剂大辞典)

加减补肝祛疟汤 jia jian bu gan qu nue tang

【英文名】Jia Jian Bu Gan Qi Nue Decoction

【组成】赤色鲜首乌、酒炒白芍、当归、柴胡、青皮、草蔻仁、半夏、炙甘草。(中医方剂大辞典)

加减补肾安胎饮 jia jian bu shen an tai yin

【英文名】Jia Jian Bu Shen An Tai Drink

【组成】泡参、白术、茯神、杜仲、续断、菟丝子、阿胶、蕲艾、乌贼骨、桑寄生。(中医方剂大辞典)

加减局方五苓散 jia jian ju fang wu ling san

【英文名】Jia Jian Ju Fang Wu Ling Powders

【组成】赤苓、赤芍、子芩、甘草梢、琥珀、灯心。(中医方剂大辞典)

加减陈氏木香散 jia jian chen shi mu xiang san

【英文名】Jia Jian Chen Shi Mu Xiang Powders

【组成】人参、肉桂、茯苓、半夏、白术、丁香、肉豆蔻、炙甘草、诃子肉、木香。(中医方剂大辞典)

加减附子理中汤 jia jian fu zi li zhong tang

【英文名】Jia Jian Fu Zi Li Zhong Decoction

【组成】(1)炙附子、炮姜、木香、焦槟榔、吴茱萸、枳实、广陈皮、厚朴、丁香、桂心。(中医方剂大辞典)(2)淡附子、元党参、炮姜、制香附、泽泻、白芍、天仙藤、川椒。(中医方剂大辞典)(3)白术、附子、干姜、茯苓、厚朴。(中医方剂大辞典)

加减青州白丸子 jia jian qing zhou bai wan zi

【英文名】Jia Jian Qing Zhou Bai Pill

【组成】(1)半夏、南星、川乌、天麻、全蝎。(中医方剂大辞典)(2)白附子、天南星、半夏、川姜、天麻、白僵蚕、干蝎、川乌头。(中医方剂大辞典)

加减青蒿鳖甲汤 jia jian qing hao bie jia tang

【英文名】Jia Jian Qing Huao Bie Jia Decoction

【组成】青蒿梗、鳖甲、生地、丹皮、地骨皮、芍药、麦冬、茯神。(中医方剂大辞典)

加减肾气大补汤 jia jian shen qi da bu tang

【英文名】Jia Jian Shen Qi Da Bu Decoction

【组成】熟地、萸肉、怀山药、茯苓、丹皮、泽泻、制附、肉桂、牛膝、黄芪、归身、栀子、菟丝饼。(中医方剂大辞典)

加减金豆解毒汤 jia jian jin dou jie du tang

【英文名】Jia Jian Jin Dou Jie Du Decoction

【组成】金银花、绿豆衣、甘草、明矾、陈皮、蝉蜕、僵蚕。(中医方剂大辞典)

加减金匮肾气丸 jia jian jin gui shen qi wan

【英文名】Jia Jian Jin Gui Shen Qi Pill

【异名】加减济生肾气丸(中医方剂大辞典、内科摘要)

【组成】(1)炒熟地、粉丹皮、泽泻、茯苓、山药、淡附片、安桂、山萸肉炭、车前子、牛膝炭、莱菔子。(中医方剂大辞典)(2)白茯苓、附子、川牛膝、桂、泽泻、车前子、山茱萸、山药、牡丹皮、熟地黄。(中医方剂大辞典)

加减金锁固精汤 jia jian jin suo gu jing tang

【英文名】Jia Jian jin Suo Gu Jing Decoction

【组成】紫蔻、金樱子、海金砂、焦术、龙骨、牡蛎、罂粟壳、五倍子、竹叶。(中医方剂大辞典)

加减参苓白术丸 jia jian shen ling bai zhu wan

【英文名】Jia Jian Shen Ling Bai Zhu Pill

【组成】人参、白术、白茯苓、炙甘草、黄芪、白芍、官桂、陈皮、山药、莲肉、使君子肉、鳖甲、神曲、夜明砂、龙胆草、天南星。(中医方剂大辞典)

加减参苓白术散 jia jian shen ling bai zhu san

【英文名】Jia Jian Shen Ling Bai Zhu Powders

【组成】(1)人参、砂仁、莲肉、白茯苓、土白术、炙甘草、肉果、诃子、干姜。(中医方剂大辞典)(2)泡参、扁豆、焦术、茯苓、茅苍术、砂仁、炙升麻、广皮。(中医方剂大辞典)(3)泡参、茯神、白术、甘草、木香、砂仁、淮药、扁豆。(中医方剂大辞典)(4)人参、茯苓、山药、白术、陈皮、莲肉、当归、防风、白扁豆、薏苡仁、枳实。(中医方剂大辞典)(5)白术、茯苓、山药、甘草、薏苡仁、白扁豆、陈皮、麦门冬。(中医方剂大辞典)

加减枳术二陈汤 jia jian zhi zhu er chen tang

【英文名】Jia Jian Zhi Zhu Er Chen Decoction

【组成】枳实、白术、陈皮、半夏、茯苓、甘草。(中医方剂大辞典)

加减栀子五物汤 jia jian zhi zi wu wu tang

【英文名】Jia Jian Zhi Zi Wu Wu Decoction

【组成】葛根、柴胡、香薷、石膏、栀子、前胡、黄芩、葱白、麦冬、陈皮、知母、甘草。(中医方剂大辞典)

加减荆防四物汤 jia jian jing fang si wu tang

【英文名】Jia Jian Jing Fang Si Wu Decoction

【组成】防风、荆芥、生地、当归、芍药、川芎、地肤子、白鲜皮、生甘草。(山东中医杂志 1988,7(2))

加减荆防败毒散 jia jian jing fang bai du san

【英文名】Jia Jian Jing Fang Bai Du Powders

【组成】荆芥、防风、羌活、川芎、柴胡、前胡、枳壳、桔梗、白芷、连翘、蒲公英、神曲。(浙江中医杂志 1993,28(8))

加减胃苓五皮汤 jia jian wei ling wu pi tang

【英文名】Jia Jian Wei Ling Wu Pi Decoction

【组成】胃苓汤、桑白皮、大腹皮、茯苓皮、生姜皮、五加皮。(中医方剂大辞典)

加减香砂养胃汤 jia jian xiang sha yang wei tang

【英文名】Jia Jian Xiang Sha Yang Wei Decoction

【组成】木香、砂仁、厚朴、陈皮、茯苓、炒黑姜、草果、木瓜、麦芽、神曲、半夏、车前子、泽泻。(中医方剂大辞典)

加减追疔夺命汤 jia jian zhui ding duo ming tang

【英文名】Jia Jian Zhui Ding Duo Ming Decoction

【组成】防风、赤芍、连翘、羌活、独活、细辛、青皮、僵蚕、蝉蜕、青木香、甘草节、金银花、紫河车、独脚莲。(中医方剂大辞典)

加减独活寄生汤 jia jian du huo ji sheng tang

【英文名】Jia Jian Du Huo Ji Sheng Decoction

【组成】秦艽、防风、川芎、当归、独活、桑寄生、熟地黄、白芍、桂心、茯苓、杜仲、牛膝、人参、甘草、木瓜。(中医方剂大辞典)

加减活血住痛散 jia jian huo xue zhu tong san

【英文名】Jia Jian Huo Xue Zhu Tong Powders

【组成】当归、山甲、木瓜、牛膝、乳香、没药、独活、羌活、枳壳、小茴、甘草、淮乌、川芎、白芷、人参、大茴、血竭、肉桂、麝香、生姜。(中医方剂大辞典)

加减活络效灵丹 jia jian huo luo xiao ling dan

【英文名】Jia Jian Huo Luo Xiao Ling Pellet

【组成】丹参、赤芍、桃仁、乳香、没药、槐花、花蕊石。(江苏中医杂志 1985,(9))

加减神仙既济丸 jia jian shen xian ji ji wan

【英文名】Jia Jian Shen Xian Ji Ji Pill

【组成】拣参、嫩鹿茸、肉苁蓉、枸杞子、茱萸、怀山药、辽五味子、石菖蒲、嫩黄芪、川巴戟、川黄柏、知母、柏子仁、怀熟地黄、菟丝子、天门冬、当归、麦门冬、远志、小茴香、白茯神、怀生地黄、川杜仲、川牛膝。(中医方剂大辞典)

加减神效活络丹 jia jian shen xiao huo luo dan

【英文名】Jia Jian Shen Xiao Huo Luo Pellet

【组成】胆星、防风、前胡、羌活、川芎、全蝎、橘红、苍术、川郁金、白附子、当归、乌药、香附、茯神、石菖蒲、麻黄、牛黄、川附子、钩藤、苏合油、天麻、麝香、冰片、白芷、僵蚕、生地、杭芍、羚羊角。(中医方剂大辞典)

加减除湿胃苓汤 jia jian chu shi wei ling tang

【英文名】Jia Jian Chu Shi Wei Ling Decoction

【组成】苍术、厚朴、陈皮、滑石块、炒白术、猪苓、炒黄柏、炒枳壳、泽泻、赤苓、炙甘草。(中医方剂大辞典)

加减桂麻各半汤 jia jian gui ma ge ban tang

【英文名】Jia Jian Gui Ma Ge Ban Decoction

【组成】麻黄、桂枝尖、防风、荆芥穗、皂角刺、淡豆豉、独活、草乌、连翘、酒黄芩、木通、粉甘草。(中医方剂大辞典)

加减桃仁四物汤 jia jian tao ren si wu tang

【英文名】Jia Jian Tao Ren Si Wu Decoction

【组成】(1)当归、川芎、赤芍、生地、桃仁、红花、白芷、郁金、藁本、辛夷、炙桑白皮、醋香附、生甘草。(中西医结合杂志 1989,9(2))(2)当归、赤芍、桃仁、乳香、没药、续断、杜仲、枳壳、木香、泽兰、甘草。(时珍国药研究 1993,4(4))(3)当归、赤白芍、川芎、桃仁、红花、三棱、莪术、苡米仁、板蓝根、牡蛎、代赭石、磁石、金钱草。(云南中医杂志 1991,12(6))(4)当归、赤芍、桃仁、乳香、没药、续断、杜仲、枳壳、木香、泽兰、甘草。(中西医结合眼科 1990,8(3))

加减桃仁承气汤 jia jian tao ren cheng qi tang

【英文名】Jia Jian Tao Ren Cheng Qi Decoction

【组成】(1)桃仁、桂枝、芒消、川军、郁金、生地、芍药。(中医方剂大辞典)(2)桃仁、大黄、甘草、半桂。(中医方剂大辞典)(3)大黄、桃仁、细生地、丹皮、泽兰、人中白。(中医方剂大辞典)

加减柴胡二陈汤 jia jian chai hu er chen tang

【英文名】Jia Jian Chai Hu Er Chen Decoction

【组成】小柴胡汤、二陈汤。(中医方剂大辞典)

加减柴胡四物汤 jia jian chai hu si wu tang

【英文名】Jia Jian Chai Hu Si Wu Decoction

【组成】柴胡、太子参、黄芩、白芍、甘草、半夏、当归、川芎、生地、生姜、大枣。(江苏中医 1990,11(6))

加减柴胡桂姜汤 jia jian chai hu gui jiang tang

【英文名】Jia Jian Chai Hu Gui Jiang Decoction

【组成】柴胡、茅术、川芎、黄芩、牡蛎、花粉、甘草、桂枝、干姜。(中医方剂大辞典)

加减钱氏白术散 jia jian qian shi bai zhu san

【英文名】Jia Jian Qian Shi Bai Zhu Powders

【组成】人参、白术、白茯、甘草、枳壳、藿香、干葛、木香、五味子、柴胡。(中医方剂大辞典)

加减健脾阳和膏 jia jian jian pi yang he gao

【英文名】Jia Jian Jian Pi Yang He Ointment

【组成】党参、于术、茯苓、枇杷叶、陈皮、厚朴、木香、草豆蔻、三仙、桔梗、苍术、紫苏叶。(中医方剂大辞典)

加减射干鼠粘汤 jia jian she gan shu nian tang

【英文名】Jia Jian She Gan Shu Nian Decoction

【组成】射干、山豆根、白僵蚕、鼠粘子、紫草茸、紫菀、桔梗、石膏、诃子、木通、升麻、蝉蜕、甘草。(中医方剂大辞典)

加减消风百解散 jia jian xiao feng bai jie san
【英文名】Jia Jian Xiao Feng Bai Jie Powders
【组成】川芎、白芷、陈皮、苍术、紫苏、麻黄、桂枝、甘草。(中医方剂大辞典)

加减调中益气汤 jia jian tiao zhong yi qi tang
【英文名】Jia Jian Tiao Zhong Yi Qi Decoction
【组成】(1)人参、白术、白茯苓、陈皮、槟榔、山楂、青皮、柴胡、苍术、黄芩、升麻、半夏。(中医方剂大辞典)(2)补中益气汤去白术,加藁本、苍术、川芎、蔓荆、细辛、黄柏。(中医方剂大辞典)

加减调胃承气汤 jia jian tiao wei cheng qi tang
【英文名】Jia Jian Tiao Wei Cheng Qi Decoction
【组成】大黄、黄连、甘草。(中医方剂大辞典)

加减通窍活血汤 jia jian tong qiao huo xue tang
【英文名】Jia Jian Tong Qiao Huo Xue Decoction
【组成】川芎、牛膝、云苓、黄精、丹皮、桃仁、红花、土鳖虫、石菖蒲、白芷、细辛、薄荷。(陕西中医 1991,12(11))

加减黄芩知母汤 jia jian huang qin zhi mu tang
【英文名】Jia Jian Huang Qin Zhi Mu Decoction
【组成】黄芩、知母、桑白皮、天花粉、杏仁、焦山栀、川贝、桔梗、生甘草、煅牡蛎、元参、郁金。(中医方剂大辞典)

加减黄芪建中汤 jia jian huang qi jian zhong tang
【英文名】Jia Jian Huang Qi Jian Zhong Decoction
【组成】(1)白术、白茯苓、桔梗、人参、秦艽、北柴胡、防风、白芍、甘草、当归、泽泻、生干地黄、熟地、地骨皮、豆蔻、槟榔、缩砂仁、猪苓、黄芪。(中医方剂大辞典)(2)黄芪、秦艽、防风、柴胡、归身、白芍、熟地黄、地骨皮、肉豆蔻、炙甘草、砂仁、槟榔、猪苓、桔梗、白茯苓、白术、人参。(中医方剂大辞典)(3)黄芪、官桂、甘草、白芍、人参、当归。(中医方剂大辞典)

加减黄连阿胶汤 jia jian huang lian a jiao tang
【英文名】Jia Jian Huang Lian E Jiao Decoction
【组成】黄连、阿胶、黄芩、炒生地、生白芍、炙甘草。(中医方剂大辞典)

加减黄连解毒丸 jia jian huang lian jie du wan
【英文名】Jia Jian Huang Lian Jie Du Pill
【组成】黄连、当归、芍药、大黄、黄芩、滑石、黑牵牛。(中医方剂大辞典)

加减菊花茶调散 jia jian ju hua cha tiao san
【英文名】Jia Jian Ju Hua Cha Tiao Powders
【组成】菊花、川芎、白芷、细辛、蜈蚣、全蝎、僵蚕、钩藤、白芍、甘草。(山东中医杂志 1992,11(2))

加减麻杏石甘汤 jia jian ma xing shi gan tang
【英文名】Jia Jian Ma Xing Shi Gan Decoction
【组成】净麻黄、熟石膏、象贝母、鲜竹叶、光杏仁、射干、炙僵蚕、白莱菔汁、生甘草、连翘壳、薄荷叶、京元参。(中医方剂大辞典)

加减清心莲子汤 jia jian qing xin lian zi tang
【英文名】Jia Jian Qing Xin Lian Zi Decoction
【组成】石莲肉、西洋参、麦冬、地骨皮、黄芩、焦山栀、生甘草、车前子。(中医方剂大辞典)

加减清心莲子饮 jia jian qing xin lian zi yin
【英文名】Jia Jian Qing Xin Lian Zi Drink
【组成】川连、生地、当归、志肉、茯神、枣仁、石莲肉、黄柏、麦冬、甘草。(中医方剂大辞典)

加减清毒拨翳汤 jia jian qing du bo yi tang
【英文名】Jia Jian Qing Du Bo Yi Decoction
【组成】生地、甘菊、归尾、川芎、柴胡、红花、草决明、木贼、白蒺藜、黄芩、牛蒡子、连翘、生甘草。(中医方剂大辞典)

加减清毒活血汤 jia jian qing du huo xue tang
【英文名】Jia Jian Qing Du Huo Xue Decoction
【组成】紫草、当归、前胡、牛蒡子、生地、白芍、连翘、桔梗、黄芩、黄连、甘草、山楂肉、怀牛膝。(中医方剂大辞典)

加减清热导滞汤 jia jian qing re dao zhi tang
【英文名】Jia Jian Qing Re Dao Zhi Decoction
【组成】当归、白芍、槟榔、厚朴、陈皮、枳壳、连翘、黄芩、黄连、山楂肉、广木香、牛蒡子、甘草、熟大黄。(中医方剂大辞典)

加减清热除湿膏 jia jian qing re chu shi gao
【英文名】Jia Jina Qing Re Chu Shi Ointment
【组成】连翘、胆草、焦三仙、赤苓、防风、桑皮、赤小豆、菊花、茵陈、条芩、僵蚕、甘草。(中医方剂大辞典)

加减清膈化痰丸 jia jian qing ge hua tan wan
【英文名】Jia Jian Qing Ge Hua Tan Pill
【组成】陈皮、贝母、半夏曲、天南星、白茯苓、天花粉、片芩、香附子、枳实、苍术、海石、桔梗。(中医方剂大辞典)

加减银花复明汤 jia jian yin hua fu ming tang
【英文名】Jia Jian Yin Hua Fu Ming Decoction
【组成】金银花、蒲公英、桑白皮、天花粉、黄芩、龙胆草、白花蛇舌草、生地、大黄、木通、炒枳壳、甘草。(河北中医 1986,(5))

加减散花去癫汤 jia jian san hua qu dian tang
【英文名】Jia Jian San Hua Qu Dian Decoction
【组成】生白芍、当归、麦冬、焦栀、元参、辰茯神、杜牛膝、川柴胡、生甘草、白芥子、鲜石菖蒲、当门子。(中医方剂大辞典)

加减散肿溃坚汤 jia jian san zhong kui jian tang
【英文名】Jia Jian San Zhong Kui Jian Decoction

【组成】知母、黄柏、皂角刺、金银花、天花粉、马齿苋、黄芩、黄连、升麻、山甲、连翘、桔梗。(中医方剂大辞典)

加减葛根麻黄汤 jia jian ge gen ma huang tang

【英文名】Jia Jian Ge Gen Ma Huang Decoction

【组成】葛根、麻黄、生姜、防风、芍药、白术、人参、芎䓖、黄芩、防己、桂枝、甘草、附子。(中医方剂大辞典)

加减葱白香豉汤 jia jian cong bai xiang chi tang

【英文名】Jia Jian Cong Bai Xaing Chi Decoction

【组成】葱白香豉汤去葱白、加萎蕤、白薇、青木香、桔梗、甘草、薄荷、白蜜。(中医方剂大辞典)

加减普济消毒饮 jia jian pu ji xiao du yin

【英文名】Jia Jian Pu Ji Xiao Du Drink

【组成】(1)生当归、生地黄、生黄芩、马勃、板兰根、南薄荷、生栀子、川大黄、天花粉、怀牛膝、元明粉(孕妇勿用)。(中医方剂大辞典)(2)青连翘、苏薄荷、炒牛蒡、马勃、荆芥穗、白僵蚕、大青叶、玄参、金银花、桔梗、生甘草。(中医方剂大辞典)(3)荆芥穗、酒黄芩、马勃、苍术、山栀子、升麻、鼠粘子、桔梗、薄荷、连翘、紫花地丁、独活、甘草。(中医方剂大辞典)

加减温脾祛疟汤 jia jian wen pi qu nue tang

【英文名】Jia Jian Wen Pi Qu Nue Decoction

【组成】甜白术、云苓、肉桂、甘草、白蔻仁、制半夏、青皮、炒枳壳。(中医方剂大辞典)

加减滋阴清肺汤 jia jian zi yin qing fei tang

【英文名】Jia Jian Zi Yin Qing Fei Decoction

【组成】鲜生地、细木通、薄荷叶、金银花、京玄参、川雅连、冬桑叶、连翘壳、鲜石斛、甘中黄、大贝母、鲜竹叶、鲜芦根。(中医方剂大辞典)

加减犀角地黄汤 jia jian xi jiao di huang tang

【英文名】Jia Jian Xi Jiao Di Huang Decoction

【组成】(1)犀角、木通、生地黄、芍药、红花、紫草、茯苓、车前草、地骨皮、甘草。(中医方剂大辞典)(2)犀角、生地黄、当归、黄连、苦参、枳壳、桔梗、赤芍、红花。(中医方剂大辞典)

加减疏风清上散 jia jian shu feng qing shang san

【英文名】Jia Jian Shu Feng Qing Shang Powders

【组成】防风、荆芥、川芎、白芷、柴胡、黄芩、山栀、甘草。(中医方剂大辞典)

加减疏肝溃坚汤 jia jian shu gan kui jian tang

【英文名】Jia Jian Shu Gan Kui Jian Decoction

【组成】夏枯草、柴胡、赤白芍、当归、山甲片、青皮、制乳没、桃仁、红花、牡蛎。(浙江中医学院学报 1979,(4))

加减解毒活血汤 jia jian jie du huo xue tang

【英文名】Jia Jian Jie Du Huo Xue Decoction

【组成】连翘、柴胡、葛根、生地、当归、赤芍、桃仁、红花、川朴、甘草。(中医方剂大辞典)

加减膈下逐瘀汤 jia jian ge xia zhu yu tang

【英文名】Jia Jian Ge Xia Zhu Yu Decoction

【组成】当归、赤芍、红花、枳壳、玄胡索、五灵脂、黑胡椒、丹皮、香附、益母草。(成都中医学院学报 1993,(4))

加减薏苡败酱汤 jia jian yi yi bai jiang tang

【英文名】Jia Jian Yi Yi Ban Jiang Decoction

【组成】太子参、败酱草、苡仁、泽泻、云苓、黄芩、丹皮、柴胡、瓜蒌壳、赤芍。(湖南中医杂志 1989,(6))

加减藿朴夏苓汤 jia jian huo pu xia ling tang

【英文名】Jia Jian Huo Pu Xia Ling Decoction

【组成】藿香、川朴花、半夏、茯苓、杏仁、米仁、大豆卷、泽泻、红花。(中医方剂大辞典)

加减藿香正气丸 jia jian huo xiang zheng qi wan

【英文名】Jia Jian Huo Xiang Zheng Qi Pill

【组成】藿香、大厚朴、荆芥穗、茅苍术、香薷、槟榔、羌活、青防风、建神曲、独活、香白芷、枳壳、陈皮、泽泻、猪苓、滑石、宣木瓜、甘草、苏梗、法半夏、葛根、香附、白术、青皮、蔓荆子。(中医方剂大辞典)

加减藿香正气散 jia jian huo xiang zheng qi san

【英文名】Jia Jian Huo Xiang Zheng Qi Powders

【组成】(1)藿香、白芷、川芎、紫苏叶、半夏、苍术、白术、白茯苓、陈皮、厚朴、甘草。(中医方剂大辞典)(2)藿香、厚朴、陈皮、甘草、半夏、白术、茯苓、苏叶、干姜。(中医方剂大辞典)

加味不换金正气散 jia wei bu huan jin zheng qi san

【英文名】Jia Wei Bu Huan Jin Zheng Qi Powders

【组成】苍术、橘红、半夏曲、藿香叶、厚朴、甘草、白茯苓、川芎、木香。(中医方剂大辞典)

加味香砂六君子汤 jia wei xiang sha liu jun zi tang

【英文名】Jia Wei Xiang Sha Lu Jun Zi Decoction

【组成】泡参、云苓、白术、木香、砂仁、秦归、川芎、陈皮、半夏。(中医方剂大辞典)

加味麻杏石甘糖浆 jia wei ma xing shi gan tang jiang

【英文名】Jia Wei Ma Xing Shi Gan Syrup

【组成】麻黄、杏仁、生石膏、百部、葶苈、大枣、甘草、饴糖。(江西中医药 1960,(10))

加味越婢加半夏汤 jia wei yue bi jia ban xia tang

【英文名】Jia Wei Yue Pi Jia Ban Xia Decoction

【组成】麻黄、石膏、生山药、麦冬、清半夏、牛蒡子、元参、甘草、大枣、生姜。(中医方剂大辞典)

加减二陈合四物汤 jia jian er chen he si wu tang

【英文名】Jia Jian Er Cheng He Si Wu Decoction

【组成】二陈汤、四物汤去地黄、南星、青皮、香附、真青黛。(中医方剂大辞典)

加减大黄牡丹皮汤 jia jian dai huang mu dan pi tang
【英文名】Jia Jian Dai Huang Mu Dan Pi Decoction
【组成】党参、白术、吴茱萸、大黄、丹皮、元胡、川楝子、荔核、槟榔、生龟板、杭芍、木香、没药、乳香、冬瓜子、甘草。(中医杂志 1958,(11))

加减千金牡丹皮饮 jia jian qian jin mu dan pi yin
【英文名】Jia Jian Qian Jin Mu Dan Pi Drink
【组成】丹皮、米仁、瓜蒌仁、银花、草河车。(中医方剂大辞典)

加减不换金正气散 jia jian bu huan jin zheng qi san
【英文名】Jia Jian Bu Huan Jin Zheng Qi Powders
【组成】(1)藿香、苍术、厚朴、陈皮、砂仁、白芷、半夏、茯苓、甘草、人参、神曲。(中医方剂大辞典)(2)苍术、陈皮、厚朴、藿香、半夏、枳实、白术、白茯苓、白豆蔻、甘草、黄连。(中医方剂大辞典)

加减代赭旋覆花汤 jia jian dai zhe xuan fu hua tang
【英文名】Jia Jian Dai Zhe Xuan Fu Hua Decoction
【组成】旋覆花、代赭石、浮海石、姜半夏、白茯苓、炒苏子、炙甘草、炙白前、化橘红、老姜。(中医方剂大辞典)

加减定血黑逍遥散 jia jian ding xue hei xiao yao san
【英文名】Jia Jian Ding Xue Hei Xiao Yao Powders
【组成】生地、柴胡、白芍、当归、白术、山栀、茯神、丹皮、麦冬。(中医方剂大辞典)

加减星附六君子汤 jia jian xing fu liu jun zi tang
【英文名】Jia Jian Xing Fu Liu Jun Zi Decoction
【组成】制南星、竹节、白附子、人参、白术、茯苓、炙甘草、姜半夏、广皮。(中医方剂大辞典)

加减香附旋覆花汤 jia jian xiang fu xuan fu hua tang
【英文名】Jia Jian Xiang Fu Xuan Fu Hua Decoction
【组成】香附、旋覆花、炙苏子、光杏仁、桔梗、制半夏、桃仁、红花、当归、赤芍、柴胡、云茯苓、薏苡仁、延胡。(江苏中医 1988,(3))

加减香砂六君子汤 jia jian xiang sha liu jun zi tang
【英文名】Jia Jian Xiang Sha Liu Jun Zi Decoction
【组成】(1)木香、砂仁、陈皮、制半夏、茯苓、白术、甘草。(江苏中医 1993,(14))(2)焦白术、人参、葛根、淡豆豉、广缩砂、陈皮、姜厚朴、木香、甘草。(中医方剂大辞典)

加减柴芍六君子汤 jia jian chai shao liu jun zi tang
【英文名】Jia Jian Chai Shao Liu Jun Zi Decoction
【组成】柴胡、赤芍、西党参、淮山药、茯苓、陈皮、百合、川楝子、三七粉、炙甘草。(湖南中医杂志 1993,9(6))

加味小柴胡合四物汤 jia wei xiao chai hu he si wu tang
【英文名】Jia Wei Xiao Chai Hu He Si Wu Decoction
【组成】小柴胡汤、四物汤、桃仁、红花、乳香、没药。(中医方剂大辞典)

加味乌须固齿补肾方 jia wei wu xu gu chi bu shen fang
【英文名】Jia Wei Wu Xu Gu Chi Bu Shen Prescription
【组成】当归、川芎、熟地黄、川牛膝、枸杞子、香附子、旱莲草、胡桐律、牙皂角、荆芥穗、细辛、青盐。(中医方剂大辞典)

加味平肝解毒退翳丸 jia wei ping gan jie du tui yi wan
【英文名】Jia Wei Ping Gan Jie Du Tui Yi Pill
【组成】拣白芍、兔粪、夜明砂、白扁豆、谷精草、山药、蝉蜕、粉草、草决明、黄连、生地、芡实、麦冬、蜜蒙花、人参、白豆蔻、木贼、青葙子、白茯苓。(中医方剂大辞典)

加味四味紫苏和胎饮 jia wei si wei zi su he tai yin
【英文名】Jia Wei Si Wei Zi Su He Tai Drink
【组成】紫苏、黄芩、白术、炙甘草、藿香叶、陈皮、砂仁。(中医方剂大辞典)

加味生化补中益气汤 jia wei sheng hua bu zhong yi qi tang
【英文名】Jia Wei Sheng Hua Bu Zhong Yi Qi Decoction
【组成】川芎、当归、干姜、炙甘草、人参、桃仁、茯苓。(中医方剂大辞典)

加味连翘升麻葛根汤 jia wei lian qiao sheng ma ge gen tang
【英文名】Jia Wei Lian Qiao Sheng Ma Ge Gen Decoction
【组成】连翘、升麻、葛根、赤芍、桔梗、甘草梢、酒芩、酒栀子、木通、麦冬、牛蒡子、白滑石。(中医方剂大辞典)

加味炙甘草汤注射液 jia wei zhi gan cao tang zhu she ye
【英文名】Jia Wei Zhi Gan Cao Tang Injection
【组成】炙甘草、生姜、党参、生地、桂枝、阿胶、麦门冬、大枣、黄酒、酸枣仁、柴胡、茯苓、白术。(中国中西医结合杂志 1993,13(7))

加味活血透肌解毒汤 jia wei huo xue tou ji jie du tang
【英文名】Jia Wei Huo Xue Tou Ji Jie Du Decoction
【组成】玄参、黄芩、川芎、红花、连翘、山楂肉、花粉、石膏、归尾、桔梗、牛蒡子、陈皮、甘草。(中医方剂大辞典)

加味桂枝芍药知母汤 jia wei gui zhi shao yao zhi mu tang
【英文名】Jia Wei Gui Zhi Shao Yao Zhi Mu Decoction
【组成】桂枝、芍药、生甘草、麻黄、白术、知母、防风、附子、生姜。(时珍国药研究 1991,2(4))

加味益气养血救脱汤 jia wei yi qi yang xue jiu tuo tang
【英文名】Jia Wei Yi Qi Yang Xue Jiu Tuo Decoction
【组成】酸枣仁、制何首乌、玉竹、熟附子、菟丝子、炙黄芪、炒白术、归身、丹参、柏子仁、砂仁、益智仁、覆盆子、鸡血藤、竹茹、红花。(中医方剂大辞典)

加味救肺饮加郁金汤 jia wei jiu fei yin jia yu jin tang

【英文名】Jia Wei Jiu Fei Ying Jia Yu Jin Decoction

【组成】加味救肺饮加郁金末。(中医方剂大辞典)

加味清热凉血驱敏汤 jia wei qing re liang xue qu min tang

【英文名】Jia Wei Qing Re Liang Xue Qu Min Decoction

【组成】鲜茅根、大青叶、青黛、龙胆草、黄芩、黄柏、川军、白鲜皮、黄连、干生地、丹皮、赤芍。(中医方剂大辞典)

加味薏苡附子败酱散 jia wei yi yi fu zi bai jiang san

【英文名】Jia Wei Yi Yi Fu Zi Ban Jiang Powders

【组成】制附子、薏苡仁、败酱草、鹿角霜、海螵蛸、金樱子。(山东中医杂志 1984,(4))

加参宁肺止嗽生化汤 jia shen ning fei zhi sou sheng hua tang

【英文名】Jia Shen Ning Fei Zhi Sou Sheng Hua Decoction

【组成】川芎、知母、诃子皮、瓜蒌仁、生地、当归、兜铃、桔梗、甘草、款冬花。(中医方剂大辞典)

加减二十四味流气饮 jia jian er shi si wei liu qi yin

【英文名】Jia Jian Er Shi Si Wei Liu Qi Drink

【组成】陈皮、半夏、升麻、干葛、甘草、泽泻、茯苓、苍术、厚朴、木香、羌活、独活、防风、荆芥、薄荷、黄芩、川芎、当归、生地、白芍、黄芪、青皮、木通、白芷。(中医方剂大辞典)

加减大黄桂枝柴胡汤 jia jian dai huang gui zhi chai hu tang

【英文名】Jia Jian Dai Huang Gui Zhi Chai Hu Decoction

【组成】大黄、桂枝、桃仁、当归、柴胡、黄芩、党参、黄芪、川芎、甘草、大枣、半夏。(云南中医杂志 1989,10(4))

加减统旨木香顺气散 jia jian tong zhi mu xiang shun qi san

【英文名】Jia Jian Tong Zhi Mu Xiang Shun Qi Powders

【组成】木香、香附、苍术、厚朴、陈皮、甘草、砂仁、枳壳。(中医方剂大辞典)

加减益胃升阳渗湿汤 jia jian yi wei sheng yang shen shi tang

【英文名】Jia Jian Yi Wei Sheng Yang Shen Shi Decoction

【组成】人参、白术、黄芪、茯苓、益智仁、苍术、泽泻、附子、炮姜、炙甘草、升麻、防风。(中医方剂大辞典)

加减理脾清热除湿膏 jia jian li pi qing re chu shi gao

【英文名】Jia Jian Li Pi Qing Re Chu Shi Ointment

【组成】党参、于术、茯苓、砂仁、陈皮、建曲、石斛、扁豆、白芍、灶心土、薏苡仁、益元散。(中医方剂大辞典)

加减滋阴益肾暖精丸 jia jian zi yin yi shen nuan jing wan

【英文名】Jia Jian Zi Yin Yi Shen Nuan Jing Pill

【组成】原生地、山萸肉、淮山药、盐杜仲、沙苑蒺藜、白茯苓、骨碎补、远志肉、当归身、炒杭芍、金毛狗、益智子、怀牛膝、石莲蕊、广橘红、穞豆皮。(中医方剂大辞典)

加减犀角地黄茅花汤 jia jian xi jiao di huang mao hua tang

【英文名】Jia Jian Xi Jiao Di Huang Mao Hua Decoction

【组成】犀角、生地黄、茅花、丹皮、枳壳、黄芩、栀仁、连翘、黄连、麦冬、当归尾、甘草。(中医方剂大辞典)

加减麻黄连翘赤小豆汤 jia jian ma huang lian qiao chi xiao dou tang

【英文名】Jia Jian Ma Huang Lian Qiao Chi Xiao Dou Decoction

【组成】麻黄、连翘、赤小豆、生石膏、杏仁、桑白皮、白术、益母草、蝉蜕、前子、炙甘草、生姜、红枣。(广西中医药 1993,16(2))

加脑子白豆蔻薄荷煎丸 jia nao zi bai dou kou bo he jian wan

【英文名】Jia Nao Zi Bai Dou Kou Bo He Jian Pill

【组成】薄荷叶、川芎、桔梗、甘草、防风、缩砂仁、加脑子、白豆蔻仁。(中医方剂大辞典)

加减小柴胡合龙胆泻肝汤 jia jian xiao chai hu he long dan xie gan tang

【英文名】Jia Jian Xiao Chai Hu He Long Dan Xie Gan Decoction

【组成】柴胡、人参、青皮、车前、龙胆草、栀子、半夏、黄芩、甘草、白芍、归梢。(中医方剂大辞典)

加味四角地黄合生脉注射液 jia wei si jiao di huang he sheng mai zhu she ye

【英文名】Jia Wei Si Jiao Di Huang He Sheng Mai Injection

【组成】水牛角、生地、赤芍、丹皮、玄参、红参、麦冬、五味子。(中国医药学报 1990,5(6))

对金丸 dui jin wan

【英文名】Dui Jin Pill

【组成】(1)牙消、礞石、大黄、枯芩、鲜南星。(中医方剂大辞典)(2)苍术、厚朴、粉草、白茯苓、陈皮、半夏、枳壳、小红枣、生姜。(中医方剂大辞典)

对金饮 dui jin yin

【英文名】Dui Jin Drink

【组成】(1)陈皮、甘草、苍术。(中医方剂大辞典)(2)黄连、槐花、苍术、甘草、白术、厚朴、枳壳、陈皮、藿香、当归、升麻。(中医方剂大辞典)

对金散 dui jin san

【英文名】Dui Jin Powders

【组成】(1)陈皮、苍术、厚朴。(中医方剂大辞典)(2)

大黄、黄芩。(中医方剂大辞典)

对姜丸 dui jiang wan

【英文名】Dui Jiang Pill

【组成】半夏、天南星、干姜。(中医方剂大辞典)

对口仙方 dui kou xian fang

【英文名】Dui Kou Xian Prescription

【异名】对口背痈仙方(中医方剂大辞典)

【组成】鲫鱼。(中医方剂大辞典)

对金饮子 dui jin yin zi

【英文名】Dui Jin Drink

【异名】节金饮子(中医方剂大辞典、普济方)

【组成】(1)平胃散、桑白皮。(中医方剂大辞典)(2)平胃散、五苓散、草豆蔻。(中医方剂大辞典)(3)厚朴、苍术、炙甘草、陈皮。(中医方剂大辞典)(4)净陈皮、苍术、人参、厚朴、炙甘草、黄芩、黄芪。(中医方剂大辞典)

弘济膏 hong ji gao

【英文名】Hong Ji Plaster

【组成】雄黑豆。(中医方剂大辞典)

奶豆膏 nai dou gao

【英文名】Nai Dou Ointment

【组成】瓜蒌瓤、蜜、人参、铅白霜、陈槐花、瓜蒌子。(中医方剂大辞典)

奶刺汤 nai ci tang

【英文名】Nai Ci Decoction

【组成】奶汁草、漏芦、全瓜蒌、紫地丁、六月雪、露蜂房、皂角刺、郁金、赤芍、归尾、王不留行、丝瓜络、鹿角霜。(浙江中医学院学报 1989,13(3))

奶脾汤 nai pi tang

【英文名】Nai Pi Decoction

【组成】柴胡、郁金、香附、青皮、陈皮、赤芍、白芍、当归、丹参、穿山甲、法夏、王不留行、路路通、鹿角霜、蒲公英、甘草。(贵阳中医学院学报 1989,(3))

幼泻宁冲剂 you xie ning chong ji

【英文名】You Xie Ning Granule(药品标准－中药成方制剂标准)

【组成】白术、炮姜、车前草。(药品标准－中药成方制剂标准 1991 年)

幼婴延龄解毒丹 you ying yan ling jie du dan

【英文名】You Ying Yan Ling Jie Du Pellet

【组成】胞衣余带、甘草、净黄连、朱砂。(中医方剂大辞典)

驭中汤 yu zhong tang

【英文名】Yu Zhong Decoction

【组成】黄芪、人参、白术、茯苓、当归、炙甘草、陈皮、薏仁、肉桂、生姜、大枣。(中医方剂大辞典)

台苗羹 tai miao geng

【英文名】Tai Miao Thick Soup

【组成】羊肉、草果、良姜。(中医方剂大辞典)

圣汤 sheng tang

【英文名】Sheng Decoction

【组成】鼠尾草、豉、生姜、栀子仁、桃皮。(中医方剂大辞典)

圣酒 sheng jiu

【英文名】Sheng Wine

【异名】紫酒(中医方剂大辞典、普济方)

【组成】大豆。(中医方剂大辞典)

圣力丸 sheng li wan

【英文名】Sheng Li Pill

【组成】葶苈、郁李仁、杏仁、汉防已、陈桔皮、茯苓、紫苏。(中医方剂大辞典)

圣力散 sheng li san

【英文名】Sheng Li Powders

【组成】(1)草乌头、白及、白蔹、木鳖子、地龙、金毛狗脊、麝香、黄丹。(中医方剂大辞典)(2)半两字古文钱。(中医方剂大辞典)

圣丸子 sheng wan zi

【英文名】Sheng Pill

【异名】白矾丸(中医方剂大辞典、圣惠)

【组成】(1)榼藤子、猪牙皂角、白螺皮、没药、皂角刺、槐角。(中医方剂大辞典)(2)寒水石、白矾、水蓼、雄黄、光明砂、黄丹、砒霜、鸡子皮灰、大黄。(中医方剂大辞典)

圣化丹 sheng hua dan

【英文名】Sheng Hua Pellet

【组成】防风、荆芥、羌活、独活、胡麻、金毛狗、苦参、牙皂、当归、蝉退、姜蚕、全蝎、白芷、何首乌、苍耳草。(中医方剂大辞典)

圣功丸 sheng gong wan

【英文名】Sheng Gong Pill

【组成】(1)血竭、蟾酥、雄黄、朱砂、冰片、乳香、没药、轻粉、真麝香。(中医方剂大辞典)(2)腻粉、定粉或加蛤粉。(中医方剂大辞典)

圣功丹 sheng gong dan

【英文名】Sheng Gong Pellet

【组成】(1)青果炭、凤凰衣、儿茶、川贝母、黄柏、薄荷叶、冰片。(中医方剂大辞典)(2)硼砂、蒲黄、人中白、马勃、儿茶、甘草节、僵蚕、冰片、麝香。(中医方剂大辞典)

圣功散 sheng gong san

【英文名】Sheng Gong Powders

【异名】圣效方(中医方剂大辞典、医统)

【组成】(1)南木香、槟榔。(中医方剂大辞典)(2)五积散、真麝香。(中医方剂大辞典)(3)苦楝根皮、鹤虱。(中医方剂大辞典)(4)干姜、倍子、诃黎勒、甘草。(中医方剂大辞典)(5)蜀葵子。(中医方剂大辞典)(6)防风、苍术、荆芥穗、陈皮、炙甘草、川芎、厚朴、牛蒡子、人参、川白芷、缩砂仁、柴胡、紫草、黄芩、黄芪、赤芍、当归、蝉蜕、枳壳、木通、赤茯苓、桔梗、肉桂、木香。(中医方剂大辞典)

圣术丸 sheng zhu wan
【英文名】Sheng Zhu Pill
【组成】白术。(中医方剂大辞典)

圣术煎 sheng zhu jian
【英文名】Sheng Zhu Decoction
【组成】白术、干姜、肉桂、陈皮。(中医方剂大辞典)

圣石丹 sheng shi dan
【英文名】Sheng Shi Pellet
【组成】礞石、不灰石、母丁香、木香、人参、白茯苓、半夏、真阳起石、阿魏、巴豆、杏仁。(中医方剂大辞典)

圣石散 sheng shi san
【英文名】Sheng Shi Powders
【组成】络石草。(中医方剂大辞典)

圣白丸 sheng bai wan
【英文名】Sheng Bai Pill
【组成】半夏、丁香。(中医方剂大辞典)

圣白散 sheng bai san
【英文名】Sheng Bai Powders
【组成】附子、白附子、半夏、麻黄、石膏、麝香、白芷。(中医方剂大辞典)

圣灰散 sheng hui san
【英文名】Sheng Hui Powders
【组成】(1)初出窑石灰矿。(中医方剂大辞典)(2)地龙粪。(中医方剂大辞典)

圣红丸 sheng hong wan
【英文名】Sheng Hong Pill
【组成】巴豆、杏仁、铅丹、白面。(中医方剂大辞典)

圣红散 sheng hong san
【英文名】Sheng Hong Powders
【组成】天南星、丹砂。(中医方剂大辞典)

圣应膏 sheng ying gao
【英文名】Sheng Ying Plaster
【组成】槐枝、巴豆仁、木鳖子仁、当归。(中医方剂大辞典)

圣灵丸 sheng ling wan
【英文名】Sheng Ling Pill
【组成】木猪苓、京三棱、青皮、白茯苓、白术、麦蘖、川白姜、黑牵牛、泽泻。(中医方剂大辞典)

圣灵丹 sheng ling dan
【英文名】Sheng Ling Pellet
【组成】(1)炒苦葶苈、炒防己、广木香、茯苓、木通、人参。(中医方剂大辞典)(2)珍珠、犀黄、冰片、钟乳石、琥珀、硼砂、飞面。(中医方剂大辞典)(3)人参、木香、汉防己、槟榔、木通、苦葶苈、茯苓。(中医方剂大辞典)(4)川乌、草乌、麻黄、生地黄、自然铜、五灵脂、虎胫骨、广木香、乳香、没药、干酸木瓜、甜瓜子、沉香、败龟版。(中医方剂大辞典)(5)乳香、乌梅、白莴苣子、白米。(中医方剂大辞典)(6)苦葶苈、人参、白术、茯苓、汉防己、槟榔、木通。(中医方剂大辞典)

圣灵散 sheng ling san
【英文名】Sheng Ling Powders
【组成】泽兰叶、石膏、白茯苓、卷柏、柏子仁、防风、厚朴、细辛、人参、藁本、干姜、五味子、白芷、川椒、白术、当归、芜荑、炙甘草、川芎、生干地黄、官桂、黄芪、芍药、白薇、桔梗、川乌、阿胶、丹参、吴茱萸。(中医方剂大辞典)

圣妙散 sheng miao san
【英文名】Sheng Miao Powders
【组成】甘遂、白牵牛、白槟榔。(中医方剂大辞典)

圣枣丸 sheng zao wan
【英文名】Sheng Zao Pill
【组成】木香、丁香、硇砂、粉霜、轻粉、干漆、芫花、青桔皮、朱砂、巴豆霜。(中医方剂大辞典)

圣枣子 sheng zao zi
【英文名】Sheng Zao Zi Powders
【组成】(1)木香、乳香、没药、肉豆蔻。(中医方剂大辞典)(2)佛耳草、天南星、半夏、甘草、款冬花、钟乳粉、桂、井泉石。(中医方剂大辞典)

圣枣散 sheng zao san
【英文名】Sheng Zao Powders
【组成】大枣。(中医方剂大辞典)

圣明散 sheng ming san
【英文名】Sheng Ming Powders
【组成】羌活、青盐、蜀椒、恶实、苍术、蔓荆实、木贼。(中医方剂大辞典)

圣和丸 sheng he wan
【英文名】Sheng He Pill
【组成】广皮、青皮、三棱、蓬术、干姜、高良姜、香附、查肉、神曲。(中医方剂大辞典)

圣制汤 sheng zhi tang
【英文名】Sheng Zhi Decoction
【组成】黑附子、生姜。(中医方剂大辞典)

圣金丸 sheng jin wan
【英文名】Sheng Jin Pill
【组成】半夏、威灵仙。(中医方剂大辞典)

圣金丹 sheng jin dan
【英文名】Sheng Jin Pellet

【组成】(1)蔓菁子、蛇退皮、蝉壳、羌活、川芎、木贼、炙甘草、石决明、密蒙花、青葙子、石膏、青皮、枸杞子、白蒺藜、防风、苍术。(中医方剂大辞典)(2)白僵蚕、半夏、乌蛇头、青黛、蟾酥。(中医方剂大辞典)

圣金散 sheng jin san

【英文名】Sheng Jin Powders

【组成】(1)淡秋石、淡黄芩、川雅连、滴乳香、真西黄、灯心炭、薄荷头、大梅片。(中医方剂大辞典)(2)石膏、黄芩。(中医方剂大辞典)(3)御米壳、凤眼草、甘草、陈皮、缩砂。(中医方剂大辞典)(4)黄药子、青黛。(中医方剂大辞典)(5)荷叶、百草霜、冰片、灯心灰、西黄、人中白、玄明粉、甘草、硼砂、蒲黄。(中医方剂大辞典)

圣治丸 sheng zhi wan

【英文名】Sheng Zhi Pill

【组成】真仙居野术、真川厚朴、白檀香、真降香、新会皮。(中医方剂大辞典)

圣柳散 sheng liu san

【英文名】Sheng Liu Powders

【组成】苍术、连翘、炙甘草、大黄、人参、赤茯苓、黄芩、桔梗、白术、枳壳、南木香、益智、白芷、苦参。(中医方剂大辞典)

圣草散 sheng cao san

【英文名】Sheng Cao Powders

【组成】覆盆子叶。(中医方剂大辞典)

圣药丸 sheng yao wan

【英文名】Sheng Yao Pill

【组成】川芎、当归、瓜蒌根、蝉壳、川椒、蛇蜕皮、甘草、蔓荆子、楮实子、密蒙花、枸杞子、木贼、地骨皮、薄荷叶、羌活、白蒺藜、干菊花、川黄连、荆芥穗。(中医方剂大辞典)

圣星丹 sheng xing dan

【英文名】Sheng Xing Pellet

【组成】天南星、牛黄、麝香、龙脑、辰砂。(中医方剂大辞典)

圣饼子 sheng bing zi

【英文名】Sheng Bing Zi Pill

【异名】青饼子(中医方剂大辞典、妇人良方)

【组成】(1)石燕子、粉霜、腻粉、硇粉、延胡索、鹰屎白、白面、丹砂。(中医方剂大辞典)(2)黄芩、苍术、菊花、木贼、旋覆花、蝉壳、防风、草决明、青葙子、甘草、蔓荆实、恶实、羌活、桑叶、子、芎䓖、真珠、蛇蜕皮。(中医方剂大辞典)(3)川芎、香附子、藁本茸、甘草、小椒、苍术、薄荷叶、蝉壳、蛇退皮。(中医方剂大辞典)(4)甘遂、大戟、黑牵牛、轻粉、粉霜、巴豆、水银。(中医方剂大辞典)(5)丹砂、铁粉、牛黄、甜消、麝香、龙脑、蓬砂、白芷、犀角、白僵蚕、芎䓖、雌黄、天雄、乌头、附子、天南星、狐肝。(中医方剂大辞典)(6)木贼草、甘草、菊花、川芎、川椒、连翘。(中医方剂大辞典)(7)神曲、腻粉。(中医方剂大辞典)(8)抱灵居士、痰宫霹雳。(中医方剂大辞典)(9)黄丹、定粉、船上硫黄、密陀僧。(中医方剂大辞典)(10)石决明、川椒、车前子、楮实子、羌活、牛蒡子、青葙子、木通、苍术、木贼、独活、白蒺藜、蛇退皮、地肤子、太阴玄精石、滑石、寒水石、云母石、磁石、草决明、荆芥、甘草、甘菊花、旋覆花、蝉退、密蒙花。(中医方剂大辞典)(11)川芎、防风、白芷、甘草、半夏、天南星、川乌头、天麻、干生姜。(中医方剂大辞典)(12)天南星、半夏、防风、干姜、炙甘草、细辛、白附子、朴消、太阴石、川芎、白僵蚕、陈皮、川乌头、薄荷叶。(中医方剂大辞典)(13)黄连末、巴豆。(中医方剂大辞典)(14)黄丹、砒、寒水石。(中医方剂大辞典)(15)大黄、黑牵牛头末、硇砂、山栀子、轻粉。(中医方剂大辞典)(16)大戟子、甘遂末、牵牛。(中医方剂大辞典)(17)粉霜、硇砂、腻粉、石燕子、玄胡索、巴豆霜。(中医方剂大辞典)(18)川乌头、天南星、干姜、甘草、川芎、防风、天麻。(中医方剂大辞典)(19)轻粉、粉霜、石燕子、延胡索。(中医方剂大辞典)(20)天南星、白附子、五灵脂、全蝎、蝉退、青黛、麝香。(中医方剂大辞典)(21)青黛、杏仁。(中医方剂大辞典)

圣济汤 sheng ji tang

【英文名】Sheng Ji Decoction

【组成】茯苓、防风、麦冬、黄芩。(中医方剂大辞典)

圣济茶 sheng ji cha

【英文名】Sheng Ji Tea

【组成】百部、毛脚鸡、何首乌、人参。(中医函授通讯 1993,(5))

圣神汤 sheng shen tang

【英文名】Sheng Shen Decoction

【组成】人参、生黄芪、当归、金银花、白芥子、肉桂、白术。(中医方剂大辞典)

圣神散 sheng shen san

【英文名】Sheng Shen Powders

【组成】(1)淮乌、白芷、赤芍、白及、枇杷叶、芙蓉叶、韭根、韭菜。(中医方剂大辞典)(2)淮乌、白芷、赤芍、白及、秋叶、枇杷叶、韭菜根。(中医方剂大辞典)

圣蚕丸 sheng can wan

【英文名】Sheng Can Pill

【组成】白僵蚕、天南星、防风、半夏、白附子、人参、藿香。(中医方剂大辞典)

圣核子 sheng he zi

【英文名】Sheng He Zi Powders

【组成】雄黄、信、皂角子、巴豆、耳塞、麝香。(中医方

剂大辞典)

圣效丹 sheng xiao dan

【英文名】Sheng Xiao Pellet

【组成】当归、木香、好朱砂、桂心、甘遂、京三棱、鳖甲、麝香、蕤仁、巴豆。(中医方剂大辞典)

圣效散 sheng xiao san

【英文名】Sheng Xiao Powders

【组成】(1)石膏、荆芥穗。(中医方剂大辞典)(2)黄芩、北细辛、甘草、熟地黄、大黄、山栀子、赤芍、当归尾、牛蒡子、桑白皮、菊花。(中医方剂大辞典)(3)黄柏、川山甲、槟榔、木香、鸡内金。(中医方剂大辞典)(4)炉甘石、黄连、海螵蛸、青盐、白矾、虢丹、轻粉。(中医方剂大辞典)(5)赤石脂、白龙骨、阿胶、诃梨勒皮、木香、干姜、黄连、炙甘草。(中医方剂大辞典)(6)马棘叶。(中医方剂大辞典)

圣烟筒 sheng yan tong

【英文名】Sheng Yan Tong Powders

【组成】(1)蓖麻子。(中医方剂大辞典)(2)巴豆。(中医方剂大辞典)

圣涂散 sheng tu san

【英文名】Sheng Tu Powders

【组成】凌霄花、万州黄根。(中医方剂大辞典)

圣粉散 sheng fen san

【英文名】Sheng Fen Powders

【组成】黄柏、密陀僧、黄丹孩儿茶、乳香、轻粉、麝香。(中医方剂大辞典)

圣散子 sheng san zi

【英文名】Sheng San Zi Powders

【异名】催生圣散子(中医方剂大辞典、普济方);圣泽汤(中医方剂大辞典、鸡峰)

【组成】(1)闹羊花根、缸岸、人牙、雄黄、牛黄、蟾酥、朱砂、麝香。(中医方剂大辞典)(2)御米壳、甘草、赤石脂、乌鱼骨、肉豆蔻、拣丁香、诃子皮、干姜。(中医方剂大辞典)(3)草乌头、川芎、当归、藁本、防风、桂、天南星、雄黄、白芷、干姜。(中医方剂大辞典)(4)硇砂、川大黄、麦糵、干漆、扁蓄、茴香、槟榔、瞿麦。(中医方剂大辞典)(5)胆矾、龙胆草。(中医方剂大辞典)(6)黄蜀葵子、赤小豆。(中医方剂大辞典)(7)附子、伏龙肝、牡蛎。(中医方剂大辞典)(8)草豆蔻、木猪苓、石菖蒲、高良姜、独活、附子、麻黄、厚朴、藁本、芍药、枳壳、柴胡、泽泻、白术、细辛、防风、藿香、半夏、甘草、茯苓。(中医方剂大辞典)(9)泽兰、石膏、芎䓖、当归、芜荑、芍药、甘草、干姜、桂心、细辛、卷柏、柏子仁、茱萸、防风、南椒、厚朴、茯苓、白芷、白术、人参、丹参、藁本、五味子、黄芪、乌头、白薇。(中医方剂大辞典)

圣惠丸 sheng hui wan

【英文名】Sheng Hui Pill

【组成】朱砂、雄黄、藜芦、莽草、鬼臼、肥巴豆肉、麝香、青色大虾蟆、斑蝥。(中医方剂大辞典)

圣惠散 sheng hui san

【英文名】Sheng Hui Powders

【组成】人中白、绵。(中医方剂大辞典)

圣脾散 sheng pi san

【英文名】Sheng Pi Powders

【组成】香附子、小黑豆、甘草。(中医方剂大辞典)

圣愈汤 sheng yu tang

【英文名】Sheng Yu Decoction(中国中医药学主题词表)

【组成】(1)人参、黄芪。(中医方剂大辞典)(2)四物汤、人参、黄芪。(中医方剂大辞典)(3)四物汤、柴胡、人参、黄芪。(中医方剂大辞典)(4)生地黄、熟地黄、川芎、人参、当归身、黄芪。(中医方剂大辞典)

圣箬皮 sheng ruo pi

【英文名】Sheng Ruo Pi Emplastrum

【组成】新箬皮、乳香、当归、白盐、好醋。(中医方剂大辞典)

圣僧丸 sheng seng wan

【英文名】Sheng seng Pill

【组成】羌活、川芎、防风、木贼、甘草、苍术、青皮、菊花、石膏、蒺藜、枸杞子、蛇退、石决明。(中医方剂大辞典)

圣僧散 sheng seng san

【英文名】Sheng seng Powders

【组成】(1)香白芷、甘草。(中医方剂大辞典)(2)青盐、铜青、真胆矾、黄丹、南硼砂、硇砂、麝香、片脑、轻粉、白矾、蕤仁、炉甘石。(中医方剂大辞典)

圣蟾散 sheng chan san

【英文名】Sheng Chan Powders

【组成】蟾酥。(中医方剂大辞典)

圣方痔药 sheng fang zhi yao

【英文名】Sheng Fan Zhi Yao Powders

【组成】白矾、血俞、石竹、胡椒。(中医方剂大辞典)

圣佛催生散 sheng fu cui sheng san

【英文名】Sheng Fu Cui Sheng Powders

【组成】川芎、当归、益母草、制香附、陈皮、冬葵子。(中医方剂大辞典)

圣灵接骨丹 sheng ling jie gu dan

【英文名】Sheng Ling Jie Gu Pellet

【异名】圣灵丹(中医方剂大辞典)

【组成】生半夏、生南星、生川草乌、白细辛、胡椒、蟾酥。(中医方剂大辞典)

圣灵解毒丸 sheng ling jie du wan

【英文名】Sheng Ling Jie Du Pill

【组成】(1)犀黄、珍珠、滴乳石、琥珀、川连、雄黄、银花、木通、胆草、滑石、杏仁、甘草、僵蚕、甲片。(中医方剂大辞典)(2)犀角、生大黄、黄连、黄芩、黄柏、银花、生甘草、连翘、天花粉、生地、鲜土茯苓、归尾、赤芍、飞雄黄、全蝎。(中医方剂大辞典)

圣妙寸金散 sheng miao cun jin san

【英文名】Sheng Miao Cun Jin Powders

【异名】胜妙寸金散(中医方剂大辞典、圣济总录);寸金散(中医方剂大辞典、妇人良方)

【组成】败笔头。(中医方剂大辞典)

圣济感冒灵 sheng ji gan mao ling

【英文名】Sheng Ji Gan Mao Ling Tablet

【组成】三叉苦、岗梅、野菊花、金盏银盘。((86)粤卫药准字 A29－010 号)

圣济鳖甲丸 sheng ji bie jia wan

【英文名】Sheng Ji Bie Jia Pill(药品标准－中药成方制剂标准)

【组成】鳖甲、常山、草果、莪术、六神曲、厚朴、半夏、柴胡、青皮、麦芽、制何首乌、山楂、陈皮、三棱、黄芩。(药品标准－中药成方制剂标准 1993 年)

圣效透肌散 sheng xiao tou ji san

【英文名】Sheng Xiao Tou Ji Powders

【组成】桑皮、荆芥、雄黄、粉霜、蒺藜、当归、硇砂、豆蔻、穿山甲、轻粉、海金沙。(中医方剂大辞典)

圣骏黑神丸 sheng jun hei shen wan

【英文名】Sheng Jun Hei Shen Pill

【组成】防风、川乌、好墨、川附子、檀香、麦子、藿香叶、白茅、何首乌、干姜、白僵蚕、全蝎、天南星、白附子、阿胶、细辛、白芷、香附子、川芎、皂角灰、半夏、草豆蔻、白术、缩砂仁、麝香、龙脑、白甘草。(中医方剂大辞典)

圣授夺命丹 sheng shou duo ming dan

【英文名】Sheng Shou Duo Ming Pellet

【组成】五倍子、山慈姑、川墨、续随子、五灵脂、板蓝根、红牙大戟。(中医方剂大辞典)

丝瓜汤 si gua tang

【英文名】Si Gua Decoction

【异名】丝瓜化毒汤(中医方剂大辞典、痘疹仁端录);丝瓜散(中医方剂大辞典、准绳·幼科)

【组成】(1)丝瓜、升麻、芍药、桔梗、甘草。(中医方剂大辞典)(2)丝瓜小小蔓延藤丝。(中医方剂大辞典)(3)丝瓜、升麻、芍药、甘草、黑豆、赤小豆、犀角。(中医方剂大辞典)(4)丝瓜、升麻、酒芍药、生甘草、黑豆、山楂、赤小豆、犀角。(中医方剂大辞典)(5)丝瓜。(中医方剂大辞典)

丝瓜酒 si gua jiu

【英文名】Si Gua Wine

【组成】丝瓜根。(中医方剂大辞典)

丝风散 si feng san

【英文名】Si Feng Powders

【组成】(1)干丝瓜。(中医方剂大辞典)(2)丝瓜、槐花。(中医方剂大辞典)

丝瓜散 si gua san

【英文名】Si Gua Powders

【异名】丝朱散(中医方剂大辞典、大生要旨);丝瓜稀痘(中医方剂大辞典、梅氏验方新编)

【组成】(1)丝瓜、朱砂。(中医方剂大辞典)(2)芜荑、蛇床子、硫黄、潮脑、枯矾、川椒。(中医方剂大辞典)(3)干丝瓜。(中医方剂大辞典)(4)丝瓜根。(中医方剂大辞典)

丝瓜叶膏 si gua ye gao

【英文名】Si Gua Ye Plaster

【组成】丝瓜叶、韭菜叶、连须葱。(中医方剂大辞典)

丝瓜络汤 si gua luo tang

【英文名】Si Gua Luo Decoction

【组成】丝瓜络、夏枯草、甘草。(湖南中医杂志 1986,(1))

丝瓜根绿豆汤 si gua gen lv dou tang

【英文名】Si Gua Gen Lv Dou Decoction

【组成】丝瓜根,绿豆、冰糖。(中国中西医结合杂志 1992,12(12))

皮矾散 pi fan san

【英文名】Pi Fan Powders

【组成】地骨皮、白矾。(中医方剂大辞典)

皮金膏 pi jin gao

【英文名】Pi Jin Plaster

【组成】广东羊皮金纸。(中医方剂大辞典)

皮炎平 pi yan ping

【英文名】Pi Yan Ping Ointment

【组成】地塞米松、薄荷。((88)粤卫药准字第 K4－04 号)

皮炎酊 pi yan ding

【英文名】Pi Yan Tincture

【组成】朱砂、水银、硼砂、火硝、食盐、皂矾。(湖南中医杂志 1993,9(3))

皮炎膏 pi yan gao

【英文名】Pi Yan Plaster

【组成】炉甘石、黄连末、冰片。(中医方剂大辞典)

皮枯膏 pi ku gao

【英文名】Pi Ku Plaster

【组成】青黛、黄柏、煅石膏、烟膏、枯矾粉。(中医方剂大辞典)

皮脂酊 pi zhi ding

【英文名】Pi Zhi Tincture

【组成】百部、紫草、诃子、楮叶、水杨酸石碳酸。(中西医结合杂志 1985,5(5))

皮脂散 pi zhi san

【英文名】Pi Zhi Powders

【组成】青黛、黄柏、熟石膏、烟膏。(中医方剂大辞典)

皮脂膏 pi zhi gao

【英文名】Pi Zhi Plaster

【组成】青黛、黄柏末、煅石膏、烟胶。(中医方剂大辞典)

皮癣水 pi xuan shui

【英文名】Pi Xuan Liniment

【组成】土槿皮、紫荆皮、苦参、苦楝根皮、生地榆、千金子、斑蝥、蜈蚣、樟脑。(中医方剂大辞典)

皮癣汤 pi xuan tang

【英文名】Pi Xuan Decoction

【组成】生地、当归、赤芍、黄芩、苦参、苍耳子、白藓皮、地肤子、生甘草。(中医方剂大辞典)

皮癣膏 pi xuan gao

【英文名】Pi Xuan Plaster

【组成】黄柏、白芷、轻粉、煅石膏、蛤粉、五倍子、硫黄、雄黄、铜绿、章丹、枯矾、胆矾。(中医方剂大辞典)

皮炎油膏 pi yan you gao

【英文名】Pi Yan Ointment

【组成】生黄柏、白芷、生南星、雄黄、明矾。(中医杂志 1990,31(9))

皮炎洗方 pi yan xi fang

【英文名】Pi Yan Lotion

【组成】银花、蒲公英、防风、牛蒡子、薄荷、白鲜皮、地肤子、苦参、紫草、丹皮、生甘草。(中国中西医结合杂志 1993,13(11))

皮湿一号膏 pi shi yi hao gao

【英文名】Pi Shi Yi Hao Plaster

【异名】皮湿一膏(中医方剂大辞典)

【组成】地榆粉、煅石膏、枯矾、凡士林。(中医方剂大辞典)

皮湿二号膏 pi shi er hao gao

【英文名】Pi Shi Er Hao Plaster

【异名】皮湿二膏(中医方剂大辞典)

【组成】地榆粉、密陀僧、凡士林。(中医方剂大辞典)

皮鞋轻粉散 pi xie qing fen san

【英文名】Pi Xie Qing Fen Powders

【组成】旧皮鞋面。(中医方剂大辞典)

皮肤病血毒丸 pi fu bing xue du wan

【英文名】Pi Fu Bing Xue Du Pill(药品标准－中药成方制剂标准)

【组成】茜草、桃仁、荆芥穗、蛇蜕、赤芍、当归、白茅根、地肤子、苍耳子、地黄、连翘、金银花、苦地丁、土茯苓、黄柏、皂角刺、桔梗、益母草、苦杏仁、防风、赤茯苓、白芍、蝉蜕、牛蒡子、牡丹皮、白鲜皮、熟地黄、大黄、忍冬藤、紫草、土贝母、川芎、甘草、白芷、天葵子。(药品标准－中药成方制剂标准 1993 年)

发珍 fa zhen

【英文名】Fa Zhen Tincture

【组成】生晒参、当归、枸杞子、丹参、黄芪、川芎、何首乌、菟丝子等。(浙卫药准字(1990)L0002－1号)

发火汤 fa huo tang

【英文名】Fa Huo Decoction

【组成】柴胡、甘草、茯神、炒枣仁、当归、陈皮、神曲、炒栀子、白芥子、白术、广木香末、远志。(中医方剂大辞典)

发机汤 fa ji tang

【英文名】Fa Ji Decoction

【组成】人参、黄芪、当归、白芍、茯苓、薏仁、白术、半夏、陈皮、肉桂。(中医方剂大辞典)

发灰丸 fa hui wan

【英文名】Fa Hui Pill

【组成】小儿胎发。(中医方剂大辞典)

发灰汤 fa hui tang

【英文名】Fa Hui Decoction

【组成】乱发、车前子、大黄、桂、当归、滑石、冬瓜子、木通。(中医方剂大辞典)

发灰饮 fa hui yin

【英文名】Fa Hui Drink

【组成】头发。(中医方剂大辞典)

发灰酒 fa hui jiu

【英文名】Fa Hui Wine

【组成】妇人油头发。(中医方剂大辞典)

发灰散 fa hui san

【英文名】Fa Hui Powders

【组成】(1)乱发、麝香。(中医方剂大辞典)(2)乱发灰。(中医方剂大辞典)(3)蔓荆子、乱发灰、蛇蜕皮。(中医方剂大辞典)(4)乱发。(中医方剂大辞典)(5)发灰、人中白、麝香。(中医方剂大辞典)(6)头发。(中医方剂大辞典)(7)乱发、故絮灰、黄连、干姜。(中医方剂大辞典)

发动汤 fa dong tang

【英文名】Fa Dong Decoction

【组成】人参、茯苓、黄芪、防风、半夏、羌活。(中医方剂大辞典)

发汗散 fa han san

【英文名】Fa Han Powders

【组成】(1)芍药、黄芩、葛根。(中医方剂大辞典)(2)绿豆粉、麻黄、甘草。(中医方剂大辞典)(3)雄黄、辰砂、火消、麝香、金箔。(中医方剂大辞典)

发声汤 fa sheng tang
【英文名】Fa Sheng Decoction
【组成】枇杷叶、贝母、茯苓、百部、苏叶、麦冬、甘草、玄参、桑白皮。(中医方剂大辞典)

发声散 fa sheng san
【英文名】Fa Sheng Powders
【组成】(1)瓜蒌、白僵蚕、桔梗、甘草。(中医方剂大辞典)(2)瓜蒌皮、白僵蚕、甘草。(中医方剂大辞典)(3)升麻、桔梗、川芎、桑白皮、甘草、羌活、马兜铃。(中医方剂大辞典)

发补丹 fa bu dan
【英文名】Fa Bu Pellet
【组成】紫河车、乳香、山甲、人参、生附子、蚵皮、晕死鸡、元米。(中医方剂大辞典)

发际散 fa ji san
【英文名】Fa Ji Powders
【组成】五倍子末、雄黄末、枯矾末。(中医方剂大辞典)

发表丸 fa biao wan
【英文名】Fa Biao Pill
【组成】甘草、麻黄、升麻、葛根、苍术。(中医方剂大辞典)

发表汤 fa biao tang
【英文名】Fa Biao Decoction
【组成】(1)穿甲、钩藤、川椒、桂枝、地肤子、秦艽、寸香、肉桂、附子、虎骨、柑树叶。(中医方剂大辞典)(2)麻黄、苍术、人参、当归、船上丁香皮、甘草。(中医方剂大辞典)(3)川羌、干葛、猪苓、白术、麻黄、白茯苓、泽泻、桂心、苏叶、苍术。(中医方剂大辞典)

发表散 fa biao san
【英文名】Fa Biao Powders
【组成】葛根、西芎、黄芩、甘草。(中医方剂大辞典)

发郁汤 fa yu tang
【英文名】Fa Yu Decoction
【组成】丹皮、柴胡、羌活、葛根、远志、菖蒲、葱白、细辛。(中医方剂大辞典)

发泡膏 fa pao gao
【英文名】Fa Pao Ointment
【组成】越没里膏、芫菁。(中医方剂大辞典)

发毒散 fa du san
【英文名】Fa Du Powders
【组成】地龙、防风。(中医方剂大辞典)

发背膏 fa bei gao
【英文名】Fa Bei Plaster
【组成】(1)青娘子、红娘子、斑蝥、蓬砂、蕤仁。(中医方剂大辞典)(2)白蜜。(中医方剂大辞典)

发疮膏 fa chuang gao
【英文名】Fa Chuang Plaster
【组成】羊髓、甘草、胡粉、大黄、猪脂。(中医方剂大辞典)

发疱膏 fa pao gao
【英文名】Fa Pao Plaster
【组成】葛上亭长。(中医方剂大辞典)

发散煎 fa san jian
【英文名】Fa San Decoction
【组成】羌活、防风、前胡、柴胡、干葛、紫苏、半夏、陈皮、枳实。(中医方剂大辞典)

发越汤 fa yue tang
【英文名】Fa Yue Decoction
【组成】葛根、茯苓、甘草、麦冬、玄参、生地、柴胡。(中医方剂大辞典)

发痘散 fa dou san
【英文名】Fa Dou Powders
【组成】生黄芪、甘草、当归、桔梗、荆芥、防风。(中医方剂大辞典)

发痛汤 fa tong tang
【英文名】Fa Tong Decoction
【组成】三棱、蓬术、青皮、陈皮、藿香、川芎、白芷、甘草。(中医方剂大辞典)

发朦丸 fa meng wan
【英文名】Fa Meng Pill
【组成】黄连、神曲、阿魏、胡黄连、鸡肝、芦荟。(中医方剂大辞典)

发汗灵方 fa han ling fang
【英文名】Fa Han Ling Prescription
【组成】苍术、羌活、白矾。(中医方剂大辞典)

发汗豉粥 fa han chi zhou
【英文名】Fa Hua Chi Gruel
【组成】豉、荆芥、麻黄、葛根、栀子仁、石膏、葱白、生姜、粳米。(中医方剂大辞典)

发背熏药 fa bei xun yao
【英文名】Fa Bei Xun Yao Powders
【组成】雄黄、朱砂、血竭、没药、麝香。(中医方剂大辞典)

发背膏药 fa bei gao yao
【英文名】Fa Bei Emplastrum
【组成】滴乳香、净没药、鲜油血竭、白色儿茶、上好银朱、定粉、上好黄丹、上铜绿。(中医方剂大辞典)

发汗桂心散 fa han gui xin san
【英文名】Fa Han Gui Xin Powders
【组成】桂心、柴胡、甘草、葛根、赤茯苓、泽泻、赤芍、麻黄。(中医方剂大辞典)

发汗麻黄汤 fa han ma huang tang
【英文名】Fa Han Ma Huang Decoction
【组成】麻黄、葛根、栀子、葱、香豉。(中医方剂大辞

典)

发汗解热丸 fa han jie re wan

【英文名】Fa Han Jie Re Pill(药品标准－中药成方制剂标准)

【组成】麻黄、羌活、防风、苍术、细辛、川芎、白芷、荆芥穗、薄荷、当归、甘草。(药品标准－中药成方制剂标准 1992 年)

发阳通阴汤 fa yang tong yin tang

【英文名】Fa Yang Tong Yin Decoction

【组成】人参、茯苓、白术、黄芪、肉桂、熟地、当归、白芍、柴胡、甘草、白芥子、荆芥。(中医方剂大辞典)

发表攻里散 fa biao gong li san

【英文名】Fa Biao Gong Li Powders

【组成】老人牙、牛虱、桑虫、川山甲、虎骨、鹿角、蜈蚣、败龟版、蜂房、官桂、麝香、牛黄、蜒蚰、血余、鸡鹅卵壳。(中医方剂大辞典)

发表附子散 fa biao fu zi san

【英文名】Fa Biao Fu Zi Powders

【组成】附子、桂心、麻黄、白术、吴茱萸。(中医方剂大辞典)

发表消毒汤 fa biao xiao du tang

【英文名】Fa Biao Xiao Du Decoction

【组成】防风、荆芥、羌活、独活、连翘、花粉、牛蒡、甘草。(中医方剂大辞典)

发表清里汤 fa biao qing li tang

【英文名】Fa Biao Qing Li Decoction

【组成】连翘、银花、鲜生地、鲜石斛、粘子、蝉蜕、广郁金、薄荷、天花粉、川连、水芦根笋。(中医方剂大辞典)

发表渗湿汤 fa biao shen shi tang

【英文名】Fa Biao Shen Shi Decoction

【组成】苍术、秦艽、槟榔、桂枝、茯苓、车前、怀膝、川膝、川羌、独活、天雄、干葛、防已、甘草、生姜。(中医方剂大辞典)

发表雄黄散 fa biao xiong huang san

【英文名】Fa Biao Xiong Huang Powders

【组成】雄黄、防风、草乌。(中医方剂大辞典)

发背神验方 fa bei shen yan fang

【英文名】Fu Bei Shen Yan Prescription

【组成】狗白粪。(中医方剂大辞典)

发背对口膏 fa bei dui kou gao

【英文名】Fa Bei Du Kou Plster

【异名】五全膏(中医方剂大辞典)

【组成】番木鳖、土木鳖、篦麻仁。(中医方剂大辞典)

发脑内消散 fa nao nei xiao san

【英文名】Fa Nao Nei Xiao Powders

【组成】消石、木通、紫檀香、甜葶苈、白敛、莽草、大黄。(中医方剂大辞典)

发疹紫草散 fa zhen zi cao san

【英文名】Fa Zhen Zi Cao Powders

【异名】发斑紫草散(中医方剂大辞典、普济方);紫草散(中医方剂大辞典、明医杂著);紫草仪毒散(中医方剂大辞典、景岳全书)

【组成】紫草、甘草、糯米、黄芪。(中医方剂大辞典)

发散醒醒散 fa san xing xing san

【英文名】Fa San Xing Xing San

【组成】人参、白术、白茯苓、炙甘草、桔梗、天花粉、细辛。(中医方剂大辞典)

发毒攻里五香连翘饮 fa du gong li wu xiang lian qiao yin

【英文名】Fa Du Gong Li Wu Xiang Lian Qiao Drink

【组成】沉香、木香、麝香、丁香、乳香、连翘、射干、升麻、桑寄生、独活、甘草、大黄、木通。(中医方剂大辞典)

司肾丸 si shen wan

【英文名】Si Shen Pill

【组成】鹿茸、菟丝子、胡芦巴、杜仲、肉桂、知母、黄柏、熟地黄、地骨皮、赤石脂、山药、龙骨。(中医方剂大辞典)

司马灵通膏 si ma ling tong gao

【英文名】Si Ma Ling Tong Plaster

【组成】当归、赤芍、地骨、木香、白芷、蜂房、佗僧、木鳖子、杏仁、黄丹、巴豆、血竭、轻粉、乳香、没药、血余、沥青、白胶香、香油。(中医方剂大辞典)

司马温公解毒膏 si ma wen gong jie du gao

【英文名】Si Ma Wen Gong Jie Du Plaster

【组成】乳香、木鳖子、杏仁、篦麻子、巴豆、槐枝、柳枝、桃枝、黄丹、半夏。(中医方剂大辞典)

辽源七厘散 liao yuan qi li san

【英文名】Liao Yuan Qi Li Powders(药品标准－中药成方制剂标准)

【组成】血竭、红花、三七、当归、乳香、没药、土鳖虫、方海、骨碎补、大黄、儿茶、降香、冰片。(药品标准－中药成方制剂标准 1992 年)

辽东都尉所上丸 liao dong du wei suo shang wan

【英文名】Liao Dong Du Wei Suo Shang Pill

【组成】恒山、大黄、巴豆、天雄、苦参、白薇、干姜、人参、细辛、狼牙、龙胆、沙参、元参、丹参、芍药、附子、牛膝、茯苓、牡蒙、藿芦。(中医方剂大辞典)

边臣十八味 bian chen shi ba wei

【英文名】Bian Chen Shi Ba Wei Wine

【组成】归尾、乌药、枳实、苏木、丹皮、石斛、秦艽、赤芍、银花、桃仁、红花、紫草、猴姜、大黄、乳香、没药、甘草。(中医方剂大辞典)

边城十二味饮 bian cheng shi er wei yin
【英文名】Bian Cheng Shi Er Wei Drink
【组成】归尾、蒲黄、红花、苏木、桃仁、丹皮、乳香、没药、紫苏、生地黄、赤芍、酒大黄。(中医方剂大辞典)

母鸡汤 mu ji tang
【英文名】Mi Ji Decoction
【组成】(1)黄雌鸡、当归、熟地、黄芪、白术、桂心。(中医方剂大辞典)(2)人参、黄芪、白术、白茯苓、麻黄根、牡蛎。(中医方剂大辞典)

母鸡散 mu ji san
【英文名】Mu Ji Powders
【组成】肥母鸡。(中医方剂大辞典)

母姜酒 mu jiang jiu
【英文名】Mu Jiang Wine
【异名】生姜膏(中医方剂大辞典)
【组成】母姜汁、酥、牛髓、油、桂心、秦椒、防风、芎䓖、独活。(中医方剂大辞典)

母蛎散 mu li san
【英文名】Mu Li Powders
【组成】母蛎粉。(中医方剂大辞典)

母丁香丸 mu ding xiang wan
【英文名】Mu Ding Xiang Pill
【组成】母丁香、丁香、吴茱萸、硫黄、石胆、麝香。(中医方剂大辞典)

母丁香膏 mu ding xiang gao
【英文名】Mu Ding Xiang Ointment
【组成】五灵脂、丁香、母丁香。(中医方剂大辞典)

母猪蹄汤 mu zhu ti tang
【英文名】Mu Zhu Ti Decoction
【组成】母猪蹄、通草。(中医方剂大辞典)

母乳多颗粒 mu ru duo ke li
【英文名】Mu Ru Duo Granule(药品标准-中药成方制剂标准)
【组成】黄芪、漏芦、羊乳根、王不留行、梗通草。(药品标准-中药成方制剂标准 1998 年)

母乳泉口服液 mu ru quan kou fu ye
【英文名】Mu Ru Quan Liquid
【组成】龙眼肉、大枣、章鱼等。

纠胎汤 jiu tai tang
【英文名】Jiu Tai Decoction
【组成】人参、升麻、当归、川芎、枳壳、黄芩、续断、菟丝子、炙甘草。(山东中医杂志 1991,10(1))

六画

戎盐丸 rong yan wan
【英文名】Rong Yan Pill
【异名】加减三黄丸(中医方剂大辞典、医部全录)
【组成】戎盐、黄芩、黄柏、大黄、人参、肉桂、甘草。(中医方剂大辞典)

戎盐方 rong yan fang
【英文名】Rong Yan Prescription
【组成】戎盐、槟榔、青皮、肉桂、川楝子、益智、蓬莪术、墨、巴豆、肉豆蔻、丁香、木香、胡椒。(中医方剂大辞典)

戎盐汤 rong yan tang
【英文名】Rong Yan Decoction
【组成】(1)戎盐、黄芪、茯苓、甘草、高良姜、芍药、泽泻、肉桂、吴茱萸、乌喙。(中医方剂大辞典)(2)戎盐、地骨皮、细辛、生地黄。(中医方剂大辞典)

戎盐散 rong yan san
【英文名】Rong Yan Powders
【异名】戎盐涂敷方(中医方剂大辞典、圣济总录)
【组成】(1)戎盐、附子、雄黄。(中医方剂大辞典)(2)戎盐、皂荚、细辛。(中医方剂大辞典)(3)戎盐、甘草、蒲黄、白矾、龙骨、鹿角胶。(中医方剂大辞典)(4)戎盐、大黄、蔄茹。(中医方剂大辞典)

戎盐涂敷方 rong yan tu fu fang
【英文名】Rong Yan Powders
【组成】戎盐、附子。(中医方剂大辞典)

戍己丸 shu ji wan
【英文名】Shu Ji Pill
【组成】(1)熟地、萸肉、当归、麦冬、苡仁、牛膝、白芥子、元参、丹参、北五味。(中医方剂大辞典)(2)甘草、木香、罂粟壳、乌梅、赤芍药。(中医方剂大辞典)(3)真吴茱萸、黄连。(中医方剂大辞典)(4)茴香、甘草、胡椒、人参、白术、朱砂、白茯苓、香附子。(中医方剂大辞典)

戍骨丹 shu gu dan
【英文名】Shu Gu Pellet
【组成】白色狗屎、麝香。(中医方剂大辞典)

巩堤丸 gong di wan
【英文名】Gong Di Pill
【组成】熟地黄、菟丝子、白术、五味子、益智仁、补骨脂、附子、茯苓、韭菜子。(中医方剂大辞典)

地丁汤 di ding tang
【英文名】Di Ding Decoction
【组成】紫花地丁、连翘、蒲公英、黄柏、黄芩、薏苡仁、苍术。(中医方剂大辞典)

地丁饮 di ding yin
【英文名】Di Ding Drink
【组成】(1)紫花地丁、菊花、银花、连翘、栀子、半枝莲、蒲公英、蚤休、甘草。(中医方剂大辞典)(2)紫花地丁。(中医方剂大辞典)(3)紫花地丁、白矾、甘草、

银花。(中医方剂大辞典)

地丁散 di ding san

【英文名】Di Ding Powders

【组成】(1)紫花地丁、当归、大黄、赤芍、金银花、甘草。(中医方剂大辞典)(2)紫花地丁、庶虫、棘针、露蜂房、蛇蜕皮、粟米、黍米、火麻仁、黑大豆、赤小豆、血余、折牛卷、射生箭、熟红帛、蚕退纸、朝生花。(中医方剂大辞典)

地丁膏 di ding gao

【英文名】Di Ding Plaster

【组成】蒲公英、紫花地丁。(中医方剂大辞典)

地干丸 di gan wan

【英文名】Di Gan Pill

【组成】槐角、当归、黄芪、生地黄、川芎、阿胶、黄连、连翘、黄芩、枳壳、秦艽、防风、地榆、升麻、白芷。(中医方剂大辞典)

地马汤 di ma tang

【英文名】Di Ma Decoction

【组成】地锦草、马鞭草、马齿苋、辣蓼。(江西中医药 1960,(7))

地六汤 di liu tang

【英文名】Di Liu Decoction

【组成】熟地黄、肉苁蓉、麦冬、白芍、生地黄、柏子仁。(中医方剂大辞典)

地龙丸 di long wan

【英文名】Di Long Pill

【组成】(1)全蝎、地龙、蛇蜕、香附、防风、亚麻子、川乌头、原蚕沙、荆芥、苍术。(中医方剂大辞典)(2)地龙、麝香。(中医方剂大辞典)(3)川楝子肉、全蝎、好面、补骨脂、茴香、胡芦巴、自然铜、水蛭、败龟、络石藤、无名异、槟榔、竹黄、红曲、穿山甲、地龙、古钱。(中医方剂大辞典)(4)地龙、牵牛子、苦参、乌头。(中医方剂大辞典)(5)地龙、甜瓜子、自然铜、乳香、骨碎补、赤芍、五灵脂、当归、没药。(中医方剂大辞典)

地龙片 di long pian

【英文名】Di Long Tablet

【组成】地龙。(中医方剂大辞典)

地龙水 di long shui

【英文名】Di Long Liquid

【组成】地龙。(中医方剂大辞典)

地龙汤 di long tang

【英文名】Di Long Decoction

【组成】(1)蚯蚓。(中医方剂大辞典)(2)蚯蚓、葱。(中医方剂大辞典)(3)地龙、麝香。(中医方剂大辞典)

地龙饮 di long yin

【英文名】Di Long Drink

【组成】地龙。(中医方剂大辞典)

地龙油 di long you

【英文名】Di Long Oil

【组成】地龙、香油。(中医方剂大辞典)

地龙酒 di long jiu

【英文名】Di Long Wine

【组成】地龙。(中医方剂大辞典)

地龙散 di long san

【英文名】Di Long Powders

【组成】(1)地龙、附子、蒺藜、赤小豆。(中医方剂大辞典)(2)地龙、虎睛、人参、金箔、朱砂、雄黄、竹黄、赭石、铅霜、铁粉。(中医方剂大辞典)(3)地龙、蜴蜥、川芎、肉桂、干姜、苏木、木香、蒲黄、赤芍、牡丹、水蛭、桃仁。(中医方剂大辞典)(4)猪脂膏、蚯蚓。(中医方剂大辞典)(5)甘草、地龙。(中医方剂大辞典)(6)地龙、穿山甲、朱砂。(中医方剂大辞典)(7)地龙、盐。(中医方剂大辞典)(8)当归、肉桂、地龙、麻黄、苏木、独活、黄柏、甘草、羌活、桃仁。(中医方剂大辞典)(9)地龙粪。(中医方剂大辞典)(10)郁金、甘草、僵蚕、地龙、全蝎、牙消。(中医方剂大辞典)(11)地龙、滑石、腻粉、麝香、自然铜、绿豆粉。(中医方剂大辞典)(12)葱叶、地龙。(中医方剂大辞典)(13)地龙、黄矾、白矾、绿矾、巴豆、胆矾、人粪灰。(中医方剂大辞典)(14)地龙、干姜、当归、砂仁。(中医方剂大辞典)(15)地龙、茶叶、僵蚕。(中医方剂大辞典)(16)地龙、郁金、棕榈、侧柏叶、地黄、血余。(中医方剂大辞典)(17)地龙、延胡索、荜茇。(中医方剂大辞典)(18)地龙、谷精草、乳香。(中医方剂大辞典)(19)地龙、半夏、茯苓。(中医方剂大辞典)

地龙膏 di long gao

【英文名】Di Long Plaster

【异名】地龙散(中医方剂大辞典、普济方)

【组成】(1)雄黄、地龙粪、小麦。(中医方剂大辞典)(2)地龙、白梅肉、朴消。(中医方剂大辞典)(3)地龙。(中医方剂大辞典)(4)地龙、黄连、巴豆、蜜蜡、小油。(中医方剂大辞典)(5)地龙、茴香。(中医方剂大辞典)

地仙丸 di xian wan

【英文名】Di Xian Pill

【组成】(1)枸杞子、神曲、菊花、熟地黄、肉桂、肉苁蓉。(中医方剂大辞典)(2)萆薢、防风、蒺藜、狗脊、乌药、附子、白附子、赤小豆、地龙、骨碎补、茴香、羌活、天南星、松香、肉苁蓉、牛膝、何首乌、花椒、覆盆子、木鳖子。(中医方剂大辞典)

地仙丹 di xian dan

【英文名】Di Xian Pellet

【异名】秘传地仙丹(中医方剂大辞典、良朋汇集)
【组成】(1)远志、茯苓、熟地黄、地骨皮、麦冬、苣胜。(中医方剂大辞典)(2)枸杞叶、枸杞花、枸杞子、地骨皮。(中医方剂大辞典)(3)地龙、五灵脂、乌药、白胶香、威灵仙、木瓜、赤小豆、黑豆、天仙藤、草乌头、五加皮、木鳖子、苍术、花椒。(中医方剂大辞典)

地仙饮 di xian yin
【英文名】Di Xian Drink
【异名】地仙散(中医方剂大辞典、不居集)
【组成】地骨皮、防风、薄荷、甘草、乌梅。(中医方剂大辞典)

地仙酒 di xian jiu
【英文名】Di Xian Wine
【组成】蔷薇根。(中医方剂大辞典)

地仙散 di xian san
【英文名】Di Xian Powders
【组成】(1)地骨皮、防风、人参、甘草。(中医方剂大辞典)(2)地骨皮、防风、甘草。(中医方剂大辞典)(3)地骨皮、防风、甘草、麦冬。(中医方剂大辞典)(4)地骨皮、防风、人参、鸡苏、甘草。(中医方剂大辞典)

地仙煎 di xian jian
【英文名】Di Xian Decoction
【异名】地仙膏(中医方剂大辞典、衡要)
【组成】山药、杏仁、牛乳。(中医方剂大辞典)

地芝丸 di zhi wan
【英文名】Di Zhi Pill
【异名】万寿地黄丸(中医方剂大辞典、御药院方);地黄丸(中医方剂大辞典、脉因证治)
【组成】(1)生地黄、天冬、枳壳、菊花。(中医方剂大辞典)(2)生地黄、熟地黄、麦冬、天冬、枸杞、山茱萸、当归、知母、龙胆。(中医方剂大辞典)

地耳散 di er san
【英文名】Di Er Powders
【组成】地踏菜。(中医方剂大辞典)

地血散 di xue san
【英文名】Di Xue Powders
【组成】(1)茜草、当归、白芍、乌梅、柴胡、知母。(中医方剂大辞典)(2)茜草根、大豆、黄药子、甘草。(中医方剂大辞典)

地芩饮 di qin yin
【英文名】Di Qin Drink
【组成】生地黄、黄芩。(中医方剂大辞典)

地连丸 di lian wan
【英文名】Di Lian Pill
【组成】生地黄、藕、牛乳。(中医方剂大辞典)

地连散 di lian san
【英文名】Di Lian Powders
【组成】地骨皮、河子。(中医方剂大辞典)

地罗汤 di luo tang
【英文名】Di Luo Decoction
【组成】玄参、麦冬、锦地罗、甘草、桔梗、贝母。(中医方剂大辞典)

地金丸 di jin wan
【英文名】Di Jin Pill
【组成】生地黄、木香、菟丝子、牛膝、神曲、何首乌、杏仁、鹿茸、五味子、肉苁蓉、茯苓、覆盆子、山茱萸、巴戟天。(中医方剂大辞典)

地金汤 di jin tang
【英文名】Di Jin Decoction
【组成】生地黄、藕节。(中医方剂大辞典)

地肤丸 di fu wan
【英文名】Di Fu Pill
【组成】地肤子、蒺藜、青葙子、茺蔚子、菟丝子、决明子、车前草、大黄、萤火虫、细辛、黄连。(中医方剂大辞典)

地肤汤 di fu tang
【英文名】Di Fu Decoction
【异名】地肤子汤(中医方剂大辞典、千金);地肤子散(中医方剂大辞典、玉机微义)
【组成】(1)地肤草、车前子、知母、黄芩、茯苓、赤芍、枳实、升麻、通草、炙甘草。(中医方剂大辞典)(2)地肤草、知母、猪苓、瞿麦、黄芩、升麻、通草、海藻、天葵子、枳实。(中医方剂大辞典)

地肤饮 di fu yin
【英文名】Di Fu Drink
【异名】地肤汤(中医方剂大辞典、圣济总录);地肤草汤(中医方剂大辞典、医方考)
【组成】(1)地肤子、知母、猪苓、瞿麦、黄芩、升麻、木通、冬葵子、海藻。(中医方剂大辞典)(2)地肤草。(中医方剂大辞典)

地肤酒 di fu jiu
【英文名】Di Fu Wine
【组成】地肤子。(中医方剂大辞典)

地肤散 di fu san
【英文名】Di Fu Powders
【组成】地肤子、地榆根、黄芩。(中医方剂大辞典)

地肤煎 di fu jian
【英文名】Di Fu Decoction
【组成】地肤子。(中医方剂大辞典)

地柏散 di bai san
【英文名】Di Bai Powders
【组成】地柏枝、玄参、升麻、牛蒡子、犀角。(中医方剂

大辞典)

地虎汤 di hu tang

【英文名】Di Hu Decoction

【组成】地龙、虎杖、木通、车前子、黄芪、穿山甲、丹参、女贞子、乌药、王不留行、金樱子、甘草。(山东中医杂志 1992,11(5))

地骨酒 di gu jiu

【英文名】Di Gu Wine

【组成】地骨皮。(中医方剂大辞典)

地骨散 di gu san

【英文名】Di Gu Powders

【组成】(1)地骨皮、生地黄、玄参、甘草、木通、黄芩。(中医方剂大辞典)(2)地骨皮、黄芩、人参、黄芪、玉竹、麦冬、甘草、赤芍、柴胡。(中医方剂大辞典)(3)柴胡、地骨皮、桑白皮、枳壳、前胡、黄芪、茯苓、五加皮、人参、甘草、肉桂、白芍。(中医方剂大辞典)

地骨膏 di gu gao

【英文名】Di Gu Ointment

【组成】地黄、当归、芍药、枸杞、天冬、麦冬、川芎、牡丹皮、莲子、知母、地骨皮、人参、甘草。(中医方剂大辞典)

地胆丸 di dan wan

【英文名】Di Dan Pill

【组成】地胆、斑蝥、牛黄、青娘子、豆黄。(中医方剂大辞典)

地胆散 di dan san

【英文名】Di Dan Powders

【组成】地胆、地锦草。(中医方剂大辞典)

地胆膏 di dan gao

【英文名】Di Dan Plaster

【组成】地胆、细辛、白芷。(中医方剂大辞典)

地蚤汤 di zao tang

【英文名】Di Zao Decoction

【组成】蚤休、地丁草、虎杖、当归、川楝子、玄胡索、川芎。(江苏中医杂志 1983,(1))

地黄丸 di huang wan

【英文名】Di Huang Pill

【异名】九味地黄丸(中医方剂大辞典、明医指掌);菊花丸(中医方剂大辞典、普济方);明目地黄丸(中医方剂大辞典、原机启微);补骨脂丸(中医方剂大辞典、医学入门);补肝肾地黄丸(中医方剂大辞典、奇效良方);补肾地黄丸(中医方剂大辞典、幼幼新书);生地黄丸(中医方剂大辞典、鸡峰);地黄煎丸(中医方剂大辞典、圣济总录)

【组成】(1)菖蒲、蜂蜜、生地黄。(中医方剂大辞典)(2)生地黄、生姜、黑芝麻、熟地黄、旋覆花、干椹子。(中医方剂大辞典)(3)生地黄、黄芪、防风、远志、栝楼、茯神、黄芩、鹿茸、人参、石韦、当归、赤芍、甘草、蒲黄、戎盐、车前子、滑石。(中医方剂大辞典)(4)生地黄、菟丝子、白芷、牡荆子、冬葵子、当归、川芎、茯苓、败酱、蒲黄。(中医方剂大辞典)(5)熟地黄、枳壳、黄芪、桑寄生、蔓荆子。(中医方剂大辞典)(6)生地黄、生姜、蜂蜜、柴胡、前胡、栀子仁、天冬、百部、桔梗、木通、甘草、牛蒡子、紫苏子、人参、肉桂、木香、川芎、当归、射干。(中医方剂大辞典)(7)熟地黄、山茱萸、萆薢、当归、续断、川芎、黄芪、五味子、狗脊、细辛、白茯苓、牛膝、木瓜。(中医方剂大辞典)(8)地黄、苦杏仁、石斛、牛膝、防风、枳壳。(中医方剂大辞典)(9)熟地黄、泽泻、牡丹皮、牛膝、山茱萸、茯苓、鹿茸、山药。(中医方剂大辞典)(10)熟地黄、山茱萸肉、山药、泽泻、牡丹皮、茯苓。(中医方剂大辞典)(11)地黄、苦杏仁、核桃瓤、麻油、丁香、木香、人参、牛膝、茯苓、沉香、安息香、没食子、诃子皮、柳枝皮、食盐、麻油、白松脂、龙脑、蜂蜜、酥。(中医方剂大辞典)(12)地黄、苦杏仁、巴豆、盐、血余。(中医方剂大辞典)(13)地黄、泽泻、山茱萸、萆薢、山药、牛膝、白术、乌头、蛴螬、干漆、狗脊、车前子、茵芋。(中医方剂大辞典)(14)地黄、生姜、蒲黄、当归。(中医方剂大辞典)(15)地黄、栝楼根、牛脂、羊脂、蜂蜜、黄连。(中医方剂大辞典)(16)地黄、栀子、甘草。(中医方剂大辞典)(17)地黄、大黄、茯苓、当归、柴胡、苦杏仁。(中医方剂大辞典)(18)熟地黄、当归、山药、山茱萸、枸杞、巴戟天、麦冬、菊花、五味子。(中医方剂大辞典)(19)地骨皮、石斛、苦杏仁、防风、枳实、地黄、牛膝。(中医方剂大辞典)(20)熟地黄、山药、山茱萸、牡丹皮、茯苓、泽泻、香附。(中医方剂大辞典)(21)熟地黄、蒺藜、川芎、人参、当归。(中医方剂大辞典)(22)熟地黄、当归、赤芍、石斛、藁本、夏枯草、楮实子、青葙子、蔓荆子、决明子、龙胆、白芍、黄芩、远志、黄芪。(中医方剂大辞典)(23)人参、熟地黄、鹿茸、山药、茯苓、牡丹皮、山茱萸。(中医方剂大辞典)(24)山药、山茱萸、熟地黄、独活、续断、茯苓、牡丹皮、泽泻。(中医方剂大辞典)(25)生地黄、黄芪、防风、远志、茯神、鹿茸、黄芩、栝楼、人参、石韦、当归、赤芍。(中医方剂大辞典)(26)熟地黄、肉桂、防风、乌头、川芎、桃仁、牛膝、石斛、干姜。(中医方剂大辞典)(27)地黄、茯苓、玄参、泽泻、山药、山茱萸、肉桂、芍药、附子。(中医方剂大辞典)(28)地黄、砒石、蜜蜡。(中医方剂大辞典)(29)生地黄、苦杏仁、甘草、贝母、麻黄。(中医方剂大辞典)(30)菊花、木贼、苍术、地黄、枸杞子、荆芥。(中医方剂大辞典)(31)地黄、槐角、黄柏、杜仲、白芷、山药、山茱萸、独活、泽泻、牡丹、茯苓、黄芩、白附子。(中医方剂大辞典)

(32)生地黄、生姜、延胡索、当归、川芎、白芍、人参、桃仁、木香、没药、香附。(中医方剂大辞典)(33)天冬、麦冬、玄参、甘草、薄荷叶。(中医方剂大辞典)(34)黄芩、生地黄、决明子。(中医方剂大辞典)(35)玄参、熟地黄、当归、黄连、大黄、犀角、木贼、蒺藜、蝉蜕、谷精草、羌活、防风、甘草、生地黄、木通。(中医方剂大辞典)(36)熟地黄、当归、川芎、肉桂、菟丝子、花椒、补骨脂、蒺藜、胡芦巴、杜仲、白芷、石菖蒲、磁石。(中医方剂大辞典)(37)熟地黄、黄连、枳壳。(中医方剂大辞典)(38)熟地黄、茯苓、当归、山茱萸、川楝肉、牡丹皮、山药、川芎、使君子。(中医方剂大辞典)(39)生地黄、蒺藜、菟丝子、枳壳、槟榔、乌蛇。(中医方剂大辞典)(40)牛膝、附子、干姜。(中医方剂大辞典)(41)地黄、王瓜、黄连。(中医方剂大辞典)(42)生地黄、干漆、肉苁蓉、蛇床子、菟丝子、肉桂、远志、人参、牛膝、石斛、补骨脂。(中医方剂大辞典)(43)生地黄、花椒、牛膝、杏仁、附子、鹿角胶、菟丝子、肉苁蓉。(中医方剂大辞典)(44)生地黄、肉桂、大黄、赤芍、茯苓、王不留行、甘草。(中医方剂大辞典)(45)熟地黄、生地黄、当归、牛膝、石斛、菟丝子、车前子、防风、枳壳、杏仁。(中医方剂大辞典)(46)地黄、菟丝子、鹿角霜、茯苓、柏子仁、附子。(中医方剂大辞典)(47)熟地黄、肉苁蓉、天冬、石斛、当归、防风、茯苓、川芎、远志、黄芪、甘草、芍药、人参、细辛、巴戟天。(中医方剂大辞典)(48)生地黄、柴胡、秦艽、黄芩、赤芍。(中医方剂大辞典)(49)熟地黄、黄连、决明子、没药、羌活、肉桂、朱砂。(中医方剂大辞典)(50)熟地黄、牛膝、石斛、肉苁蓉、茵芋、防风、芍药、五味子、肉桂、附子、薏苡仁。(中医方剂大辞典)(51)熟地黄、肉苁蓉、茯苓、泽泻、桂枝、附子、五味子、黄芪。(中医方剂大辞典)(52)熟地黄、山茱萸、芜荑、白芍、赭石、干姜、厚朴、僵蚕。(中医方剂大辞典)(53)熟地黄、牛膝、山药、覆盆子、枸杞子。(中医方剂大辞典)(54)生地黄、人参、白芍、当归、甘草。(中医方剂大辞典)(55)生地黄、当归、阿胶、黄芪、艾叶、生姜。(中医方剂大辞典)(56)生地黄、黄芪、人参、荆芥、黄芩、甘草、栀子仁、薄荷叶。(中医方剂大辞典)(57)熟地黄、泽兰、肉苁蓉、山药、石斛、厚朴、蛇床子、侧柏叶、艾叶、续断、卷柏、五味子。(中医方剂大辞典)(58)熟地黄。(中医方剂大辞典)(59)熟地黄、柏子仁、青皮、诃子皮、杜仲、木香、茯苓、菖蒲、赤石脂、五加皮、菟丝子、秦艽、海浮石、艾叶、当归、牛角腮灰。(中医方剂大辞典)(60)生地黄、地骨皮、麦冬、柴胡、枳壳、赤芍、黄连、羚羊角、桃仁、百合、桔梗、郁李仁、玄参、槟榔、茯神。(中医方剂大辞典)(61)生地黄、山药、人参、枸杞根、茯苓。(中医方剂大辞典)(62)生地黄、茯苓、防风、独活、枸杞子、山药。(中医方剂大辞典)(63)熟地黄、黄芪、山茱萸、桑白皮、黄连、羚羊角、肉桂、当归、赭石、川芎、乌头。(中医方剂大辞典)(64)熟地黄、花椒。(中医方剂大辞典)

地黄汁 di huang zhi

【英文名】Di Huang Juice

【组成】生地黄。(中医方剂大辞典)

地黄汤 di huang ang

【英文名】Di Huang Decoction

【异名】凉血地黄汤(中医方剂大辞典、胎产心法);生地黄汤(中医方剂大辞典、此事难知);地黄煎(中医方剂大辞典、圣济总录);地黄散(中医方剂大辞典、景岳全书);地黄茵陈汤(中医方剂大辞典、幼幼发挥)

【组成】(1)芍药、甘草、丹参。(中医方剂大辞典)(2)生地黄、牛膝、川芎、肉桂、朴消、当归、蒲黄。(中医方剂大辞典)(3)熟地黄、当归、艾叶、川芎、阿胶、杜仲、五加皮。(中医方剂大辞典)(4)熟地黄、泽兰叶、白茯苓、人参、五味子、附子、当归、禹余粮。(中医方剂大辞典)(5)地黄、当归、黄芪、阿胶、艾叶。(中医方剂大辞典)(6)生地黄、艾叶、黄芩、当归、地榆、灶心土、侧柏叶、生姜、蒲黄。(中医方剂大辞典)(7)生地黄、黄芩、当归、侧柏叶、艾叶。(中医方剂大辞典)(8)生地黄、芍药、升麻、木通、甘草、大黄、知母、人参、茯苓、当归、黄芩、黄芪、小麦、天花粉、前胡。(中医方剂大辞典)(9)生地黄、射干、升麻、黄连、芒消、白蔹、栀子仁、大黄、甘草、当归。(中医方剂大辞典)(10)生地黄、竹茹、玄参、鸡苏苗、茯苓、升麻、麦冬。(中医方剂大辞典)(11)生地黄、芍药、白术、黄柏、地榆。(中医方剂大辞典)(12)黄芩、生地黄。(中医方剂大辞典)(13)熟地黄、人参、石韦、滑石、王不留行、冬葵子、车前子、肉桂、甘遂、木通。(中医方剂大辞典)(14)赤芍、川芎、当归、天花粉、猪苓、茯苓、泽泻、甘草、茵陈、生地黄。(中医方剂大辞典)(15)生地黄、甘草、茯苓、人参、当归、羊肉。(中医方剂大辞典)(16)生地黄、蜂蜜、青蒿。(中医方剂大辞典)(17)熟地黄、黄芪、肉桂、甘草、当归、芍药、黄精、黄芩、麦冬。(中医方剂大辞典)(18)赤芍、当归、肉桂、茯苓、山药、白芷梢、甘草、生地黄。(中医方剂大辞典)(19)生地黄、柴胡、石膏、栀子仁、木通。(中医方剂大辞典)(20)熟地黄、当归、芍药、川芎、牛膝、三柰、杜仲。(中医方剂大辞典)(21)熟地黄、芍药、甘草、麻黄、肉桂、栝楼、葛根、独活、防风。(中医方剂大辞典)(22)生地黄、川芎、半夏、甘草、天南星、芍药、白芷、茯苓、桔梗、前胡、知母、人参。(中医方剂大辞典)(23)地黄、黄明胶、藕。(中医方剂大辞典)(24)生地黄、茯苓、玄参、石菖蒲、人参、黄芪、远志、甘草。(中医方剂大辞典)(25)生地黄、地骨皮、赤茯苓、甘草、大黄、玄参、黄芩、当归、麦冬、广藿香、升麻、紫菀、桑白皮。(中医方剂大辞典)(26)麦冬、生地黄、人参、茯苓、芍药、玉竹、石膏、远志、甘草、白术。(中医方剂大辞典)(27)生地黄、麻黄、黄芩、茯苓、升麻、龙胆、大黄、黄连、桑白皮、甘草。(中医方剂大辞典)(28)川芎、黄芩、赤芍、牡蛎、生地黄、牛膝、陈皮、车前子、甘草、黄芪、人参、滑石、当归、黄连、香附、露蜂房、蒲黄。(中医方剂大辞典)(29)熟地黄、麦冬、甘草、蒺藜子、干姜、肉桂、续断。(中医方剂大辞典)(30)生地黄、麦冬、羚羊角、槟榔、牛膝、黄芩、甘草、丹参、枳壳、茯苓。(中医方剂大辞典)(31)川芎、当归、白芍、熟地黄、人参、茯苓、白术、甘草、苍术、陈皮、香附、黄芪、麦冬、杜仲、黄芩、大枣。(中医方剂大辞典)(32)生地黄、桑白皮、磁石、枳壳、羌活、防风、黄芩、木通、甘草。(中医方剂大辞典)(33)生地黄、茯苓、柴胡、射干、甘草、麦冬、半夏、麻黄、紫菀、五味子、黄芩、桑白皮。(中医方剂大辞典)(34)生地黄、甘草、大黄、升麻、车前子。(中医方剂大辞典)(35)生地黄、芍药、牡丹皮、玄参。(中医方剂大辞典)(36)防风、羌活、黄芩、黄连、地黄、当归、人参、茯苓。(中医方剂大辞典)(37)生地黄、藕、虻虫、桃仁、蓝叶、水蛭、干漆、大黄。(中医方剂大辞典)(38)淡竹茹、生地黄、肉桂。(中医方剂大辞典)(39)生地黄、赤芍、当归、川芎。(中医方剂大辞典)(40)生地黄、淡豆豉、人参、粟米、茯苓、知母、麦冬、前胡、甘草。(中医方剂大辞典)(41)生地黄、升麻、白蔹、栀子仁、黄连、黄柏、当归、赤芍、射干、大黄、甘草。(中医方剂大辞典)(42)生地黄、苦竹茹、大蓟、黄芩、淡豆豉、升麻、黄连、栀子仁。(中医方剂大辞典)(43)生地黄、柳枝、黑大豆。(中医方剂大辞典)(44)生地黄、葱白、白茅根。(中医方剂大辞典)(45)生地黄、当归、生姜、酒、人尿。(中医方剂大辞典)(46)地黄、牛膝、当归、川芎、卷柏、防风、肉桂、牵牛子。(中医方剂大辞典)(47)生地黄、升麻、玄参、芍药、柴胡、麦冬、贝母、竹叶、蜂蜜。(中医方剂大辞典)(48)生地黄、芍药、淡豆豉、葱白、生姜、甘草。(中医方剂大辞典)(49)熟地黄、山药、枸杞子、茯苓、山茱萸、丝饼。(中医方剂大辞典)(50)地黄、猪牙皂、木瓜、独活、当归、川芎、大黄、黄芩、黄连、甘草、茯苓。(中医方剂大辞典)(51)芍药、生地黄、当归、川芎、羌活、防风、柴胡、荆芥穗、甘草、黄芩、黄连、黄柏、藁本、蔓荆子、红花、细辛。(中医方剂大辞典)(52)生地黄、紫菀、知母、白术、陈皮、麦冬、当归、天冬、甘草、黄芩、犀角。(中医方剂大辞典)(53)熟地黄、当归、防风、蝉蜕、羌活、元参、大黄、黄连、蒺藜、沙苑子、犀角、甘草、谷精草、木贼。(中医方剂大辞典)(54)地黄、甘草、麻黄。(中医方剂大辞典)(55)生地黄、桑白皮。(中医方剂大辞典)(56)熟地黄、附子、当归、人参、柴胡、茯苓、川芎、肉苁蓉、黄芪、芍药。(中医方剂大辞典)(57)熟地黄、萆薢、附子、干漆、麻黄、细辛、防风、羌活、当归、花椒。(中医方剂大辞典)(58)生地黄、竹沥、独活。(中医方剂大辞典)

地黄饮 di huang yin

【英文名】Di Huang Drink

【异名】地黄煎(中医方剂大辞典、直指);地黄饮子(中医方剂大辞典、宣明论);五汁汤(中医方剂大辞典、普济方)

【组成】(1)生地黄、熟地黄、何首乌、当归、牡丹皮、玄参、蒺藜、僵蚕、红花、甘草。(中医方剂大辞典)(2)熟地黄、当归、人参、白术、茯苓、乌药、沉香、青皮、甘草、肉桂。(中医方剂大辞典)(3)生地黄、当归、酒、生姜、人尿、人参。(中医方剂大辞典)(4)生地黄。(中医方剂大辞典)(5)生地黄、人尿。(中医方剂大辞典)(6)生地黄、人参、当归、桑寄生、芍药、茯苓、桔梗、肉桂、钩藤、甘草。(中医方剂大辞典)(7)地黄、生姜。(中医方剂大辞典)(8)生地黄、麦冬、蜂蜜、竹沥、石膏、人参、川芎、黄芩、当归、肉桂、麻黄、甘草。(中医方剂大辞典)(9)生地黄、鹿角胶。(中医方剂大辞典)(10)生地黄、王不留行、牡丹皮、赤芍、萆薢、麦冬、续断、牛膝、阿胶、蛴螬。(中医方剂大辞典)(11)地黄、鸡肉。(中医方剂大辞典)(12)熟地黄、巴戟天、山茱萸、肉苁蓉、附子、石斛、五味子、肉桂、茯苓、麦冬、远志、菖蒲。(中医方剂大辞典)(13)生地黄、蜂蜜。(中医方剂大辞典)(14)藕、生地黄、大蓟根、牛蒡根、蜂蜜、生姜。(中医方剂大辞典)

地黄饼 di huang bing

【英文名】Di Huang Tablet

【异名】地黄饼子(中医方剂大辞典、御药院方)

【组成】地黄。(中医方剂大辞典)

地黄酒 di huang jiu

【英文名】Di Huang Wine

【异名】地黄汤(中医方剂大辞典、准绳·女科);地黄饮(中医方剂大辞典、产孕集)

【组成】(1)熟地黄、枸杞、何首乌、薏苡仁、当归、檀香、龙眼肉。(中医方剂大辞典)(2)生地黄、黄柏、苦参、丹参、萆薢、菊花、银花、牡丹皮、赤芍、当归、枸杞子、蔓荆子、茯苓、秦艽、独活、威灵仙、桑枝、乌蛇。(中医方剂大辞典)(3)熟地黄、附子、茵芋、羌活、防风、川芎、石斛、丹参、牛蒡根、牛膝、杜仲、桂枝、火麻仁。(中医方剂大辞典)(4)生地黄、蒲黄、生姜。(中医方剂大辞典)(5)生地黄、酒、桃仁。(中医方剂大辞典)(6)生地黄、酒、桃仁、牡丹、肉桂。(中医方剂大辞典)(7)生地黄。(中医方剂大辞典)(8)地黄、糯米、曲。(中医方剂大辞典)(9)生地黄、生姜、酒。(中医方剂大辞典)(10)生地黄、益母草。(中医方剂大辞典)(11)生地黄、白杨树皮、生姜、大豆。(中医方剂大辞典)(12)生地黄、苦杏仁、大麻仁、糯米、曲。(中医方剂大辞典)(13)地黄、曲、米。(中医方剂大辞典)(14)生地黄、酒。(中医方剂大辞典)

地黄散 di huang san

【英文名】Di Huang Powders

【异名】地黄汤(中医方剂大辞典、准绳·女科);仙传齿药(中医方剂大辞典、济阳纲目);西岳华峰方(中医方剂大辞典、医统);陈希夷刷牙药(中医方剂大辞典、御药院方);西岳莲华峰神传齿药(中医方剂大辞典、三因);生地黄饮(中医方剂大辞典);干姜地黄散(中医方剂大辞典、张氏医通);内消散(中医方剂大辞典)

【组成】(1)生地黄、赤芍、薄荷、牡丹皮、桔梗、甘草、地苏木。(中医方剂大辞典)(2)生地黄、当归、熟地黄、大黄、谷精草、黄连、蒺藜、木通、犀角、玄参、木贼、羌活、甘草。(中医方剂大辞典)(3)生地黄、地骨皮、升麻、牛膝、羌活、川芎、藁本、细辛、胡桐泪。(中医方剂大辞典)(4)生地黄、大黄、朴消、没药。(中医方剂大辞典)(5)生地黄、阿胶、蒲黄。(中医方剂大辞典)(6)生地黄、蛤蜊粉、郁金、甘草。(中医方剂大辞典)(7)大黄、冰片。(中医方剂大辞典)(8)猪牙皂、生姜、升麻、熟地黄、木律、墨旱莲、槐角、细辛、荷叶、戎盐。(中医方剂大辞典)(9)地黄、黄芪、阿胶、川贝母、桑白皮、蒲黄、人参、天冬、麦冬、甘草、赤芍、当归。(中医方剂大辞典)(10)地黄、麦冬、地骨皮、茯苓、石膏、甘草、葛根、栀子仁。(中医方剂大辞典)(11)何首乌、仙女乔、赤芍、牡丹皮、黄连、生地黄。(中医方剂大辞典)(12)地龙、黄瓜。(中医方剂大辞典)(13)地黄、当归、黄芪、阿胶、艾叶。(中医方剂大辞典)(14)熟地黄、磁石、防风、羌活、黄芪、白芍、木通、肉桂、人参。(中医方剂大辞典)(15)生地黄、冰片、薄荷、甘草。(中医方剂大辞典)(16)生地黄、芍药、土当归、甘草。(中医方剂大辞典)(17)生地黄、当归、生姜。(中医方剂大辞典)(18)生地黄、熟地黄、枸杞子、地骨皮。(中医方剂大辞典)(19)生地黄、防风、细辛、薄荷叶、地骨皮、藁本、当归、茵草叶、荆芥穗。(中医方剂大辞典)(20)熟地黄、陈皮。(中医方剂大辞典)(21)地黄、麦冬、地骨皮、黄芩、茯神、酸枣仁、白鲜皮、沙参、甘草、羚羊角。(中医方剂大辞典)(22)生地黄、升麻、诃子、盐、火麻仁、粟米、朱砂。(中医方剂大辞典)(23)生地黄、甜瓜子、蒲黄、肉桂、赤芍、川大黄、当归、桃仁。(中医方剂大辞典)(24)熟地黄、当归、木香、白术、干漆、肉桂、枳壳、槟榔。(中医方剂大辞典)(25)生地黄、犀角、赤芍、蜀葵根、冬葵子、黄芩、甘草、当归、木通。(中医方剂大辞典)(26)生地黄、鹿角胶。(中医方剂大辞典)(27)生地黄、赤芍、侧柏叶、阿胶、当归、茯苓。(中医方剂大辞典)(28)生地黄、黄芩、白芍、阿胶、当归、灶心土。(中医方剂大辞典)(29)生地黄、海螵蛸。(中医方剂大辞典)(30)生地黄。(中医方剂大辞典)(31)玄胡索、当归、蒲黄、川芎、地黄、赤芍、泽兰、天麻、地榆、蓬莪术、肉桂、滑石。(中医方剂大辞典)(32)黄柏、升麻、生地黄、蔷薇根。(中医方剂大辞典)(33)桃仁、红花、牛膝、肉桂、生地黄、白芷、蒲黄、赤芍、当归、川芎、香附、甘草、牡丹皮、陈皮、荷叶蒂。(中医方剂大辞典)(34)生地黄、黄明胶。(中医方剂大辞典)(35)地黄、升麻、戎盐、芦荟、防风。(中医方剂大辞典)(36)熟地黄、当归、地骨皮、枳实、柴胡、秦艽、知母、鳖甲。(中医方剂大辞典)(37)绿豆、滑石、生地黄、甘草。(中医方剂大辞典)(38)地黄、厚朴、葛根、人参、茯苓、藿香、黄芪、白术、丁香、诃子。(中医方剂大辞典)(39)生地黄、枣叶、栀子仁、黄芩、陈皮。(中医方剂大辞典)(40)生地黄、熟地黄、当归、黄连、木通、玄参、甘草、防风、羌活、犀角、蝉蜕、木贼、谷精草、蒺藜、沙苑子、大黄。(中医方剂大辞典)(41)生地黄、五加皮、牛膝。(中医方剂大辞典)(42)淡豆豉、地黄。(中医方剂大辞典)(43)生地黄、蒲黄、地骨皮、黄芩、芍药、竹茹。(中医方剂大辞典)(44)地黄、干姜。(中医方剂大辞典)(45)地黄。(中医方剂大辞典)(46)地黄、肉桂、干姜、川芎、甘草、当归、芍药。(中医方剂大辞典)(47)地黄、冰片、薄荷。(中医方剂大辞典)(48)生地黄、熟地黄。(中医方剂大辞典)(49)生地黄、白芷、延胡索、白胶、赤芍、肉桂、白术、刘寄奴、龟版、丹参、当归、荷叶。(中医方剂大辞典)(50)熟地黄、干姜、赤石脂。(中医方剂大辞典)(51)生地黄、生姜、黑大豆、当归。(中医方剂大辞典)(52)熟地黄、白芷、石榴皮、陈皮、甘草。(中医方剂大辞典)(53)生地黄、生姜。(中医方剂大辞典)(54)生地黄、牛膝、蒲黄、川芎、当归、肉桂、刘寄奴、延胡索、芍药、乌头、蓬莪术。(中医方剂大辞典)(55)熟地黄、当归、羌活、苦参、续断。(中医方剂大辞典)(56)熟地黄、当归、羌活、独活。(中医方剂大辞典)(57)生地黄、细辛、白芷、皂荚。(中医方剂大辞典)

地黄粥 di huang zhou

【英文名】Di Huang Gruel

【异名】生地粥(中医方剂大辞典、病机沙篆);生地黄粥(中医方剂大辞典、圣济总录)

【组成】(1)地黄。(中医方剂大辞典)(2)生地黄、粟米、粳米、诃子、食盐。(中医方剂大辞典)(3)生地黄、粳米、酥。(中医方剂大辞典)(4)生地黄、糯米。(中医方剂大辞典)(5)生地黄、生姜、粳米。(中医方剂大辞典)(6)生地黄。(中医方剂大辞典)

地黄煎 di huang jian

【英文名】Di Huang Decoction

【异名】地黄膏(中医方剂大辞典、摄生众妙方);生地黄煎(中医方剂大辞典、普济方);地黄蒸丸(中医方剂大辞典、医学从众录);地黄煎丸(中医方剂大辞典、妇人良方);生地黄汤(中医方剂大辞典、圣济总录)

【组成】(1)生地黄、麦冬、川芎、生姜。(中医方剂大辞典)(2)生地黄、麦冬。(中医方剂大辞典)(3)生地黄。(中医方剂大辞典)(4)生地黄、藕节、蜂蜜。(中医方剂大辞典)(5)生地黄、鹿角胶、生姜、蜂蜜、酒。(中医方剂大辞典)(6)生地黄、藕、生姜、酥、人参、阿胶。(中医方剂大辞典)(7)生地黄、生姜、藕、火麻仁。(中医方剂大辞典)(8)生地黄、熟地黄。(中医方剂大辞典)(9)生地黄、干漆、牛膝。(中医方剂大辞典)(10)生地黄、苦杏仁、薄荷、藕、梨、酒、蜂蜜、生姜、柴胡、木香、人参、茯苓、山药、柏子仁、远志、白术、桔梗、枳实、秦艽、麝香、熟地黄。(中医方剂大辞典)(11)生地黄、大黄。(中医方剂大辞典)(12)生地黄、大蓟、苦杏仁、阿胶。(中医方剂大辞典)(13)生地黄、苦参、酥、食盐、生姜。(中医方剂大辞典)(14)生地黄、生姜、蜂蜜、酥、苦杏仁、紫苏子、甘草、川贝母、茯苓、紫菀、竹叶。(中医方剂大辞典)(15)地黄、麦冬、生姜、天冬、玄参、柴胡、茯苓、射干、牛乳、蜂蜜、酥、黄芪、肉桂、人参、五味子、款冬花、紫菀、川贝母、苦杏仁。(中医方剂大辞典)(16)生地黄、生姜、麦冬。(中医方剂大辞典)(17)生地黄、补骨脂、人参。(中医方剂大辞典)(18)生地黄、苦杏仁、紫苏、麦冬、天冬、莱菔子、五味子、桔梗、桑白皮、旋覆花、川贝母。(中医方剂大辞典)(19)生地黄、栝楼、牛脂、蜂蜜、黄连。(中医方剂大辞典)(20)生地黄、蜂蜜、生姜、白沙糖、升麻、苦杏仁、人参。(中医方剂大辞典)(21)生地黄、铅丹、猪牙皂、蜂蜜。(中医方剂大辞典)(22)生地黄、蜂蜜。(中医方剂大辞典)(23)生地黄、生姜、蜂蜜。(中医方剂大辞典)(24)生地黄、酥、蜂蜜、大枣、牛髓、羊髓、苦杏仁、生姜、天冬、麦冬、黄芪、紫菀、桔梗、甘草、五味子、百部、狗脊、丹参、牛膝、杜仲、防风、地骨皮、桑白皮、肉桂、羌活、肉苁蓉、茯苓、薏苡仁。(中医方剂大辞典)(25)生地黄、生姜、酥、蜂蜜、苦杏仁。(中医方剂大辞典)(26)生地黄、蜂蜜、芒消。(中医方剂大辞典)(27)生地黄、麦冬、天冬、玉竹、细辛、甘草、川芎、白术、黄芪、升麻。(中医方剂大辞典)(28)生地黄、苦杏仁、牛髓、阿胶、生姜、山药、酥、蜂蜜。(中医方剂大辞典)(29)生地黄、酥、蜂蜜。(中医方剂大辞典)(30)生地黄、防风、黄芪、鹿角胶、当归、丹参、桑寄生、狗脊、牛膝、羊髓。(中医方剂大辞典)(31)生地黄、牛蒡根、铅丹、苦杏仁、铅霜、玄精石。(中医方剂大辞典)(32)生地黄、酥、生姜、蜂蜜、鹿角胶。(中医方剂大辞典)(33)生地黄、藕、生姜、蜂蜜。(中医方剂大辞典)(34)生地黄、麦冬、生姜、紫菀、川贝母、款冬花、甘草。(中医方剂大辞典)(35)生地黄、甘草、豉心、葱白、酥、藕、蜂蜜。(中医方剂大辞典)(36)地黄、天冬、酒、生姜、蜂蜜、鹿髓、牛膝、大枣、石斛、黄芪、茯神、枳壳、川芎、甘草。(中医方剂大辞典)(37)地黄、茯神、知母、玉竹、天花粉、竹沥、生姜、蜂蜜、地骨皮、石膏、麦冬。(中医方剂大辞典)(38)生地黄、葛根、玄参、大黄、升麻、栀子仁、麻黄、犀角、石膏、芍药。(中医方剂大辞典)(39)生地黄、淡竹叶、生姜、车前草、干蓝、丹参、玄参、茯苓、石膏、赤蜜。(中医方剂大辞典)(40)生地黄、生姜、枸杞根、牡荆沥、竹沥、酥、人参、天冬、茯苓、栀子仁、大黄。(中医方剂大辞典)

地黄膏 di huang gao

【英文名】Di Huang Ointment

【异名】生肌膏(中医方剂大辞典、圣惠)

【组成】(1)生地黄、茜草。(中医方剂大辞典)(2)生地黄、松香、乳香、羊肾、酥、蜜蜡。(中医方剂大辞典)(3)生地黄、当归、牡丹皮、白芍、枸杞、知母、人参、甘草、地骨皮。(中医方剂大辞典)(4)生地黄。(中医方剂大辞典)(5)生地黄、胡桐泪、麝香、白矾。(中医方剂大辞典)(6)大黄、黄柏、黄连、黄芩、赤芍、当归、绿豆、木芙蓉叶、薄荷、生地黄、蜂蜜。(中医方剂大辞典)(7)生地黄、乳香、松香、羊肾、麻油、苦杏仁、蜜蜡、石盐。(中医方剂大辞典)(8)地黄、当归、芍药、甘杞子、天冬、川芎、麦冬、莲子、牡丹皮、知母、地骨皮、人参、甘草。(中医方剂大辞典)(9)生地黄、黄连、黄柏、寒水石。(中医方剂大辞典)(10)生地黄、猪脂膏。(中医方剂大辞典)(11)栀子仁、绿豆、甘草。(中医方剂大辞典)(12)生地黄、木香。(中医方剂大辞典)(13)郁金、豆粉、甘草、芒消、生地黄、蜂蜜。(中医方剂大辞典)(14)石膏、藿香、蚌粉、白芷、雄黄、生地黄。(中医方剂大辞典)(15)生地黄、乌骨鸡。(中医方剂大辞典)(16)生地黄、白及、白蔹、甘草、白芷、猪脂膏。(中医方剂大辞典)(17)生地黄、黑大豆。(中医方剂大辞典)(18)生地黄、藤黄、升药、冰片、广丹。(中医

方剂大辞典)(19)生地黄、粟米。(中医方剂大辞典)(20)生地黄、黄连、黄柏、石膏、当归、红花。(中医方剂大辞典)

地黄醴 di huang li

【英文名】Di Huang Solution

【组成】熟地黄、沉香、枸杞。(中医方剂大辞典)

地硫汤 di liu tang

【英文名】Di Liu Decoction

【组成】地肤子、五方草、生大黄、硫黄、明矾、白鲜皮。(陕西中医 1986,7(10))

地榆丸 di yu wan

【英文名】Di Yu Pill

【组成】(1)地榆、赤石脂、厚朴、白术、干姜、龙骨、黄连、当归、艾叶、乌梅、甘草。(中医方剂大辞典)(2)白术、黄柏、生地黄、白芍、地榆、黄芩、香附。(中医方剂大辞典)(3)防风、乌梅、枳壳、阿胶、甘草、荆芥穗、黄连、生地黄、当归、槐花、白术、灶心土、地榆。(中医方剂大辞典)(4)地榆、当归、阿胶、黄连、诃子、木香、乌梅。(中医方剂大辞典)(5)乌头、甜参、地榆、麝香。(中医方剂大辞典)(6)地榆、草豆蔻、黄芪、枳壳。(中医方剂大辞典)(7)地榆、龙骨、赤石脂、没食子、艾叶、黄柏、橡实壳。(中医方剂大辞典)

地榆丹 di yu dan

【英文名】Di Yu Pellet

【异名】地榆丸(中医方剂大辞典、卫生总微)

【组成】地榆、黄连、干蓝叶、升麻、川楝子、苦楝皮。(中医方剂大辞典)

地榆水 di yu shui

【英文名】Di Yu Solution

【组成】地榆。(中医方剂大辞典)

地榆汤 di yu tang

【英文名】Di Yu Decoction

【异名】地榆饮(中医方剂大辞典、圣济总录);地榆甘草汤(中医方剂大辞典、杂病源流犀烛);地榆散(中医方剂大辞典、医方类聚)

【组成】(1)地榆、芍药、木香、甘草、阿胶、干姜。(中医方剂大辞典)(2)地榆、当归、生姜、艾叶、赤石脂。(中医方剂大辞典)(3)地榆、当归、阿胶、黄芪、艾叶、龙骨。(中医方剂大辞典)(4)地榆、侧柏叶、蒲黄、石榴皮、甘草、生地黄、熟地黄。(中医方剂大辞典)(5)地榆、艾叶、枳壳、黄芪、防风、龙骨、桑耳。(中医方剂大辞典)(6)地榆、甘草。(中医方剂大辞典)(7)地榆、诃黎勒、甘草、当归、侧柏叶、茜草根、芍药、茯苓。(中医方剂大辞典)(8)地榆、椿皮、石榴皮。(中医方剂大辞典)(9)地榆、椿皮、黄连、当归、陈皮、枳壳、桂、桔梗、大腹皮、甘草。(中医方剂大辞典)(10)地榆、甘草、石榴皮、阿胶、厚朴、白石脂、赤芍、龙骨。(中医方剂大辞典)(11)地榆、厚朴、当归、艾叶、吴茱萸、高良姜。(中医方剂大辞典)(12)地榆、黄连、黄芩、犀角、升麻、茜草根。(中医方剂大辞典)(13)地榆、黄连、木香、白术、甘草、阿胶。(中医方剂大辞典)(14)地榆、侧柏叶、蟹爪、竹茹、漏芦、茯苓、蒲黄、灶心土、干姜、芍药、当归、肉桂、甘草。(中医方剂大辞典)(15)地榆、甘草、干姜、葛根、罂粟壳、当归、芍药、茯苓。(中医方剂大辞典)(16)地榆、卷柏。(中医方剂大辞典)(17)苍术、地榆。(中医方剂大辞典)(18)地榆、厚朴、诃子。(中医方剂大辞典)(19)地榆、黄柏、黄连、黄芩、马蔺子、茜草根。(中医方剂大辞典)

地榆饮 di yu yin

【英文名】Di Yu Drink

【组成】(1)地榆、甘草、金银花。(中医方剂大辞典)(2)地榆、当归、艾叶、人参、生地黄、肉桂。(中医方剂大辞典)(3)地榆、赤石脂。(中医方剂大辞典)(4)地榆、甘草、赤芍、枳壳。(中医方剂大辞典)(5)地榆、甘草、芍药、当归、枳壳。(中医方剂大辞典)(6)地榆、甘草、芍药、当归。(中医方剂大辞典)(7)地榆、黄柏、黄连、马芹子、黄芩、蔓菁根。(中医方剂大辞典)(8)地榆、石榴皮、当归。(中医方剂大辞典)

地榆散 di yu san

【英文名】Di Yu Powders

【异名】地榆苦酒煎(中医方剂大辞典、金鉴);地榆汤(中医方剂大辞典、圣济总录);阿胶散(中医方剂大辞典、普济方)

【组成】(1)地榆、当归、龙骨、艾叶、蒲黄、牛角䚡、阿胶、生地黄。(中医方剂大辞典)(2)地榆、甘草、槐花。(中医方剂大辞典)(3)地榆。(中医方剂大辞典)(4)地榆、桑耳、甘草、赤芍、熟地黄、灶心土、艾叶、黄芪。(中医方剂大辞典)(5)地榆、石榴皮、木贼。(中医方剂大辞典)(6)地榆、白矾。(中医方剂大辞典)(7)地榆、石榴皮、黄芩、枳壳、赤石脂、甘草。(中医方剂大辞典)(8)地榆、黄柏、马蔺子、荔枝根。(中医方剂大辞典)(9)地榆、黄连、赤石脂、人参、苦杏仁、赤芍。(中医方剂大辞典)(10)地榆、厚朴、黄连、阿胶。(中医方剂大辞典)(11)地榆、石榴皮、龙骨、赤石脂、黄连。(中医方剂大辞典)(12)地榆、石榴皮、龙骨、当归、黄芪、阿胶、黄连、赤石脂、乌梅。(中医方剂大辞典)(13)地榆、茯苓、黄柏。(中医方剂大辞典)(14)枳壳、诃子、甘草、地榆、黄芩、赤芍、白芍、罂粟壳。(中医方剂大辞典)(15)地榆、诃子、赤芍、橡实。(中医方剂大辞典)(16)地榆、罂粟壳、陈皮、藿香、黄连、甘草、苍术。

(中医方剂大辞典)(17)地榆、干姜、当归、龙骨、川芎、艾叶、阿胶、熟地黄、蒲黄、牛角䚡、白术、海螵蛸。(中医方剂大辞典)(18)石榴皮、莲房、甘草、罂粟壳。(中医方剂大辞典)(19)地榆、灶心土、茯苓、熟地黄、侧柏叶、蒲黄、白芍、甘草、鹿角胶、当归、肉桂、川芎、干姜、漏芦、蟹爪。(中医方剂大辞典)(20)地榆、黄芪、枳壳、槟榔、当归、黄芩、赤芍。(中医方剂大辞典)(21)地榆、甘草、赤芍、侧柏叶、茜草根、诃子、当归、黄连。(中医方剂大辞典)(22)地榆、椿皮、狼牙、黄芩。(中医方剂大辞典)(23)地榆、椿皮、白术、当归。(中医方剂大辞典)(24)地榆、木香、玉竹、当归、黄芩。(中医方剂大辞典)(25)地榆、赤芍、生地黄、龙骨、黄芩、水苏。(中医方剂大辞典)(26)地榆、当归、白芍、黄芩、黄连、栀子、犀角、薤白。(中医方剂大辞典)(27)地榆、白芍、阿胶、甘草、艾叶、小蓟。(中医方剂大辞典)(28)地榆、当归、阿胶、菖蒲、诃子、乌梅、木香。(中医方剂大辞典)(29)地榆、侧柏叶、甘草、蓝实、黄芩、大蓟。(中医方剂大辞典)(30)地榆、龙骨、陈皮、人参、石榴皮、黄芩、厚朴。(中医方剂大辞典)(31)地榆、黄连、侧柏叶、黄柏、黄芩、龙骨、赤石脂、火炭母草、阿胶、犀角。(中医方剂大辞典)(32)地榆、黄连、犀角、茜草根、黄芩、栀子仁。(中医方剂大辞典)(33)地榆、椿皮、石榴皮。(中医方剂大辞典)(34)熟地黄、黄芪、白术、当归、白芍、炮姜、地榆、茯苓、甘草。(中医方剂大辞典)(35)乌梅、五倍子、槐花、枳壳、黄连、地榆、荆芥、白芷。(中医方剂大辞典)(36)地榆、干姜、当归、砂仁。(中医方剂大辞典)(37)地榆、乌梅、柏根白皮、甘草、当归。(中医方剂大辞典)(38)椿皮、地榆。(中医方剂大辞典)(39)地榆、葛根、茯苓、赤芍、干姜、当归、甘草、罂粟壳。(中医方剂大辞典)(40)地榆、荆芥、蒴藋、苦参。(中医方剂大辞典)(41)地榆、诃子、甘草。(中医方剂大辞典)(42)地榆、白蔹、附子、当归、川芎、白芷、芍药。(中医方剂大辞典)(43)地榆、黄芪、枳壳、槟榔、川芎、黄芩、赤芍、槐花、羌活、白蔹、露蜂房、甘草。(中医方剂大辞典)(44)地榆、黄连、茜草根、黄芩、茯神、栀子仁。(中医方剂大辞典)(45)何首乌、肉桂、地榆、白芷。(中医方剂大辞典)(46)地榆、诃子、槐花、黄连。(中医方剂大辞典)(47)地榆、肉桂、草豆蔻、黄连、槟榔、当归、肉豆蔻、阿胶、木香、乌头、丁香、枳壳、高良姜。(中医方剂大辞典)

地榆膏 di yu gao

【英文名】Di Yu Ointment

【组成】地榆。(中医方剂大辞典)

地槐丸 di huai wan

【英文名】Di Huai Pill

【组成】生地榆、生槐花、明矾、龙骨。(新中医 1978,(3))

地锦汤 di jin tang

【英文名】Di Jin Decoction

【组成】荠菜叶、千针草、酸草子、地锦。(中医方剂大辞典)

地魄汤 di po tang

【英文名】Di Po Decoction

【组成】甘草、半夏、麦冬、芍药、五味子、玄参、牡蛎。(中医方剂大辞典)

地鳖散 di bie san

【英文名】Di Bie Powders

【组成】地鳖、麝香。(中医方剂大辞典)

地髓汤 di sui tang

【英文名】Di Sui Decoction

【异名】苦杖散(中医方剂大辞典、景岳全书);牛膝膏(中医方剂大辞典、景岳全书)

【组成】牛膝。(中医方剂大辞典)

地髓散 di sui san

【英文名】Di Sui Powders

【组成】生地黄、香附、茜草根、地骨皮、菴蕳子、白茅根。(中医方剂大辞典)

地髓煎 di sui jian

【英文名】Di Sui Jian Decoction

【组成】生地黄、鹿角胶、生姜、蜂蜜、酒。(中医方剂大辞典)

地龙饼子 di long bing zi

【英文名】Di Long Bing Zi Pill

【组成】地龙、蛤壳、硫、乌头、穿山甲。(中医方剂大辞典)

地龙浸液 di long jin ye

【英文名】Di Long Solution

【组成】地龙。(中医方剂大辞典)

地龙粪散 di long fen san

【英文名】Di Long Fen Powders

【组成】(1)地龙粪、人参、龙骨、乌梅、蜗牛壳。(中医方剂大辞典)(2)炭灰、地龙粪、红蓝花。(中医方剂大辞典)

地松涂方 di song tu fang

【英文名】Di Song Liniment

【组成】漆姑草、芒消。(中医方剂大辞典)

地肤子丸 di fu zi wan

【英文名】Di Fu Zi Pill

【组成】(1)地肤子、决明子、南沙参、羚羊角、秦皮、菊花、枳壳、大黄。(中医方剂大辞典)(2)地肤子、蓝实、蒺藜、车前子、甜瓜子、茺蔚子、青葙子、细辛、萤火、决明子、黄连、覆盆子、生地黄、菟丝子。(中医方剂大辞典)(3)地肤子、大黄、柏子仁、蕤仁、决明子、甜瓜子、青葙子、蒺藜、茺蔚子、蓝实、菟丝子、黄连、细辛、肉桂、萤火。(中医方剂大辞典)(4)地肤子、决明子。(中医方剂大辞典)(5)地肤子、决明子、南沙参、秦皮、人参、菊花、羖羊角、枳壳、大黄。(中医方剂大辞典)

地肤子汤 di fu zi tang

【英文名】Di Fu Zi Decoction

【组成】(1)地肤苗、车前子、知母、黄芩、茯苓、白芍、枳壳、升麻、通草、甘草。(中医方剂大辞典)(2)地肤子、瞿麦、冬葵子、知母、黄芩、猪苓、海藻、陈皮、升麻、通草、大黄。(中医方剂大辞典)

地肤子散 di fu zi san

【英文名】Di Fu Zi Powders

【异名】地肤子汤(中医方剂大辞典、普济方)

【组成】(1)地肤子。(中医方剂大辞典)(2)地肤子、瞿麦、冬葵子、知母、黄芩、升麻、木通、大黄、猪苓。(中医方剂大辞典)(3)地肤子、枸杞子、营实。(中医方剂大辞典)(4)地肤子、乌蔹莓、白头翁。(中医方剂大辞典)

地骨皮丸 di gu pi wan

【英文名】Di Gu Pi Pill

【组成】(1)地骨皮、黄芪、桑白皮、栀子、马兜铃。(中医方剂大辞典)(2)地骨皮、龙胆、黄芩、枳壳、木香、赤芍、猪苓、蛤壳、紫参、大黄、郁李仁。(中医方剂大辞典)(3)地骨皮、牛膝、菟丝子、枳壳、远志、熟地黄。(中医方剂大辞典)(4)地骨皮、白芷、升麻、防风、赤芍、柴胡、生地黄、大黄、黄芩、枳壳、川芎、知母、玉竹、槟榔、细辛、菊花、藁本、牵牛子、芒消、犀角、黄连、甘草。(中医方剂大辞典)(5)地骨皮、龙胆、枳壳、黄芩、甘草、栀子、鳖甲、桃仁。(中医方剂大辞典)(6)地骨皮、槟榔、桔梗、麦冬、茯神、百合、诃子、人参、甘草、熟地黄、赤芍。(中医方剂大辞典)(7)地骨皮、龙胆、黄芩、紫参、黄芪、枳壳、木香、猪苓、大黄、郁李仁、蛤壳。(中医方剂大辞典)(8)地骨皮、生地黄、牛膝、覆盆子、黄芪、五味子、桃仁、菟丝子、蒺藜。(中医方剂大辞典)(9)地骨皮、柴胡、黄芩、生地黄、麻黄根、麦冬、犀角、知母、升麻、牡蛎、人参、茯苓、甘草。(中医方剂大辞典)

地骨皮汤 di gu pi tang

【英文名】Di Gu Pi Decoction

【异名】地骨皮散(中医方剂大辞典、鸡峰)

【组成】(1)地骨皮、生地黄、前胡、茯神、麦冬、知母、人参、甘草。(中医方剂大辞典)(2)地骨皮、知母、柴胡、枳壳、鳖甲、茯苓、虎骨。(中医方剂大辞典)(3)地骨皮、升麻、犀角、玄参、常山。(中医方剂大辞典)(4)地骨皮、知母、桔梗、甘草、前胡。(中医方剂大辞典)(5)地骨皮、人参、甘草、柴胡、葛根、麦冬。(中医方剂大辞典)(6)地骨皮、柳枝、细辛、防风、苦杏仁、生地黄、食盐、蔓荆子。(中医方剂大辞典)(7)知母、鳖甲、常山、地骨皮、竹叶、石膏。(中医方剂大辞典)(8)地骨皮、当归、川芎、知母、麦冬、甘草。(中医方剂大辞典)(9)生地黄、麦冬、黄芪、山药、五味子、地骨皮、淡竹叶。(中医方剂大辞典)(10)地骨皮、当归、食盐、白矾。(中医方剂大辞典)(11)地骨皮、防风、食盐、细辛、蔓荆子、苦杏仁、独活、青葙子、当归。(中医方剂大辞典)(12)柴胡、地骨皮。(中医方剂大辞典)(13)地骨皮、黄连、鳖甲、柴胡、犀角、桃枝、大黄、知母。(中医方剂大辞典)(14)地骨皮、百部、芍药、茯苓。(中医方剂大辞典)(15)地骨皮、白术、石膏、桑白皮、苦杏仁。(中医方剂大辞典)(16)地骨皮、黄芪、桔梗、栀子、竹茹、犀角、甘草。(中医方剂大辞典)(17)地骨皮、防风、食盐、细辛、苦杏仁、蔓荆子、生地黄、白杨树皮。(中医方剂大辞典)(18)地骨皮、白杨树皮、生地黄、花椒、苦杏仁、食盐、苍耳。(中医方剂大辞典)(19)地骨皮、细辛、生地黄、戎盐。(中医方剂大辞典)(20)地骨皮、菊花、升麻、黄连、防风、木通、玉竹、大黄、甘草、蕤仁。(中医方剂大辞典)(21)地骨皮。(中医方剂大辞典)(22)地骨皮、菊花、升麻、黄连、防风、决明子、细辛、竹叶。(中医方剂大辞典)(23)地骨皮、茺蔚子、防风、黄芩、玄参、大黄、细辛、芒消。(中医方剂大辞典)(24)地骨皮、知母、柴胡、当归、秦艽、鳖甲、甘草、枳壳。(中医方剂大辞典)(25)地骨皮、芍药、桑白皮、白茅根、甘草、柴胡、石膏。(中医方剂大辞典)(26)地骨皮、茯苓、麦冬、柴胡、赤芍、甘草。(中医方剂大辞典)(27)地骨皮、细辛、柴胡、甘草、人参、茯苓。(中医方剂大辞典)(28)地骨皮、鳖甲、当归、秦艽、柴胡、知母、川贝母。(中医方剂大辞典)(29)地骨皮、天花粉、黄连、土瓜根、麦冬、车前子、知母。(中医方剂大辞典)(30)地骨皮、天花粉、黄连、麦冬、黄芩、茯神、远志、甘草、石膏。(中医方剂大辞典)(31)地骨皮、黄连、柴胡、当归、泽泻、黄芩、甘草、枳实。(中医方剂大辞典)(32)地骨皮、柴胡、甘草、黄连。(中医方剂大辞典)(33)地骨皮、白前、石膏、苦杏仁、桑白皮。(中医方剂大辞典)(34)地骨皮、防风、甘草。(中医方剂大辞典)

地骨皮饮 di gu pi yin

【英文名】Di Gu Pi Drink

【组成】(1)生地黄、南沙参、牡丹皮、地骨皮、党参、白芍、甘草。(中医方剂大辞典)(2)熟地黄、当归、白芍、川芎、牡丹皮、地骨皮。(中医方剂大辞典)(3)地骨皮、茯苓、瞿麦、赤芍、生地黄、栀子、甘草、大黄、柴胡、木通、人参、木香、青皮。(中医方剂大辞典)(4)地骨皮、土瓜根、天花粉、芦根、麦冬、大枣。(中医方剂大辞典)(5)地骨皮、麦冬、酸枣仁。(中医方剂大辞典)(6)柴胡、地骨皮、知母、甘草、鳖甲、黄芩、人参、茯苓。(中医方剂大辞典)

地骨皮散 di gu pi san

【英文名】Di Gu Pi Powders

【异名】地骨皮枳壳散(中医方剂大辞典、元戎);黄芪汤(中医方剂大辞典、圣济总录);地骨散(中医方剂大辞典、鸡峰);地骨皮汤(中医方剂大辞典、圣济总录)

【组成】(1)地骨皮、牡丹皮、生地黄、知母、黄芩、石斛、北沙参、鳖甲。(中医方剂大辞典)(2)石膏、黄芩、知母、生地黄、羌活、茯苓、地骨皮。(中医方剂大辞典)(3)地骨皮、柴胡、知母、黄芩、人参、甘草。(中医方剂大辞典)(4)地骨皮、柴胡、黄芩、陈皮、甘草。(中医方剂大辞典)(5)知母、柴胡、甘草、地骨皮、茯苓、半夏。(中医方剂大辞典)(6)地骨皮、石膏、黄连、麦冬、甘草、生地黄。(中医方剂大辞典)(7)地骨皮、柴胡、人参、羚羊角、甘草。(中医方剂大辞典)(8)地骨皮、茯神、天花粉、黄连、石膏、甘草、麦冬、黄芩、远志。(中医方剂大辞典)(9)地骨皮、天花粉、石膏、黄连、甘草。(中医方剂大辞典)(10)地骨皮、当归、升麻、寒水石、肉桂、川芎、黄药子、沉香、麝香。(中医方剂大辞典)(11)地骨皮、郁李仁、升麻、藁本、蜂房、苦杏仁。(中医方剂大辞典)(12)地骨皮、独活、莽草、细辛、附子、苦杏仁。(中医方剂大辞典)(13)地骨皮、石膏、井泉石、甘草。(中医方剂大辞典)(14)地骨皮、升麻、玄参、甘草、防风、黄芩、茯苓、羌活、桑白皮、决明子、石膏、柴胡。(中医方剂大辞典)(15)地骨皮、赤芍、桑白皮、白茅根、甘草、柴胡。(中医方剂大辞典)(16)柴胡、地骨皮、薄荷。(中医方剂大辞典)(17)地骨皮、茯苓、麻黄、白芍、黄芩、川芎、前胡、升麻、甘草。(中医方剂大辞典)(18)地骨皮、黄芩、人参、黄芪、玉竹、麦冬、甘草、赤芍、柴胡。(中医方剂大辞典)(19)当归、黄芪、秦艽、知母、枳壳、地骨皮、甘草。(中医方剂大辞典)(20)地骨皮、天花粉、芦根、人参、麦冬、茯苓、生地黄、黄芩。(中医方剂大辞典)(21)地骨皮、黄芪、人参、鳖甲、甘草。(中医方剂大辞典)(22)地骨皮、茯苓、柴胡、黄芩、生地黄、知母、石膏、羌活、麻黄。(中医方剂大辞典)(23)地骨皮、凤眼根皮。(中医方剂大辞典)(24)地骨皮、茯苓、柴胡、黄芩、生地黄、知母、石膏。(中医方剂大辞典)(25)地骨皮、百合、黄芪、茯苓、人参、赤芍、枳壳、桑白皮、柴胡、甘草、麦冬、犀角、苦杏仁、鳖甲、白前。(中医方剂大辞典)(26)地骨皮、黄芪、甘草、麦冬、肉桂、鳖甲。(中医方剂大辞典)(27)地骨皮、半夏、桔梗、人参、茯苓、白术、陈皮、柴胡、甘草。(中医方剂大辞典)(28)地骨皮、麦冬、甘草。(中医方剂大辞典)(29)地骨皮、黄芩、黄连、大黄、木香、羚羊角、甘草。(中医方剂大辞典)(30)地骨皮、泽泻、麦冬、栀子、犀角、黄芩、甘草。(中医方剂大辞典)(31)地骨皮、枳壳、大黄、赤芍、柴胡、鳖甲、麦冬、甘草。(中医方剂大辞典)(32)地骨皮、防风、赤芍、葛根、羚羊角、大黄。(中医方剂大辞典)(33)地骨皮、知母、麦冬、竹沥、蜂蜜。(中医方剂大辞典)(34)地骨皮、玉竹、人参、黄芪、麦冬、黄芩、茯神、甘草。(中医方剂大辞典)(35)人参、地骨皮、柴胡、黄芪、生地黄、茯苓、知母、石膏。(中医方剂大辞典)(36)生地黄、地骨皮、细辛、五倍子。(中医方剂大辞典)(37)地骨皮、秦艽、柴胡、枳壳、知母、当归、鳖甲、川芎、甘草。(中医方剂大辞典)(38)人参、白术、茯苓、前胡、地骨皮、当归、陈皮、甘草、半夏、桔梗。(中医方剂大辞典)(39)地骨皮、生地黄。(中医方剂大辞典)(40)地骨皮、大黄、黄芩、麦冬、黄芪、甘草。(中医方剂大辞典)(41)地骨皮、知母、柴胡、甘草、半夏、人参、茯苓。(中医方剂大辞典)(42)地骨皮、小麦、火麻仁、绯帛、棘针、半夏、血余。(中医方剂大辞典)(43)地骨皮。(中医方剂大辞典)(44)地骨皮、当归、升麻、肉桂、甘草、川芎、紫矿、寒水石、天仙子。(中医方剂大辞典)(45)柴胡、地骨皮、木香、麻黄、甘草、升麻、天花粉、人参、茯苓、木通。(中医方剂大辞典)(46)地骨皮、麦冬、柴胡、升麻、赤芍、甘草、射干、石膏、龙胆。(中医方剂大辞典)(47)地骨皮、玉竹、玄参、黄芪、黄芩、麦冬、升麻、甘草。(中医方剂大辞典)(48)地骨皮、黄芪、柴胡、紫菀、犀角、土瓜根。(中医方剂大辞典)(49)地骨皮、黄芪、柴胡、人参、茯苓、甘草。(中医方剂大辞典)(50)地骨皮、玄参、黄芪、泽泻、麦冬、地黄、玉竹、人参。(中医方剂大辞典)(51)地骨皮、五倍子。(中医方剂大辞典)(52)地骨皮、羌活、防风、沙苑子、甘草。(中医方剂大辞典)(53)地骨皮、柴胡。(中医方剂大辞典)(54)地骨皮、荆芥、石膏、蕲蛇、天南星。(中医方剂大辞典)(55)地骨皮、紫苏叶、桑白皮、甘草。(中医方剂大辞典)(56)地骨皮、防风、甘草。(中医方剂大辞典)(57)地骨皮、麦芽、猪牙皂、戎盐。(中医方剂大辞典)(58)地骨皮、秦艽、柴胡、枳壳、知母、当归、鳖甲。(中医方剂大辞典)(59)地骨皮、柴胡、琥珀、赤芍、土瓜根、木通、黄芩、青蒿、当归、大黄、牡丹、甘草。(中医方剂大辞典)(60)地骨皮、柴胡、茯苓、桑白皮、五加皮、人参、黄芪、甘草、肉桂、白芍、前胡、枳壳。(中医方剂大辞典)

地骨皮露 di gu pi lu

【英文名】Di Gu Pi Distillate

【组成】地骨皮。(中医方剂大辞典)

地扁竹散 di bian zhu san

【英文名】Di Bian Zhu Powders

【组成】射干。(中医方剂大辞典)

地菘苗散 di song miao san

【英文名】Di Song Miao Powders

【组成】地松苗、石灰、旋覆苗、葛叶、青蒿、麦冬。(中医方剂大辞典)

地黄小煎 di huang xiao jian

【英文名】Di Huang Xiao Decoction

【组成】地黄、蜂蜜、猪脂、麻油。(中医方剂大辞典)

地黄汁汤 di huang zhi tang

【英文名】Di Huang Zhi Decoction

【组成】(1)地黄、黄芩、大黄、甘草、栀子。(中医方剂大辞典)(2)大黄、生地黄、芒消。(中医方剂大辞典)

地黄花粥 di huang hua zhou

【英文名】Di Huang Hua Gruel

【组成】地黄花。(中医方剂大辞典)

地黄饮子 di huang yin zi

【英文名】Di Huang Drink

【异名】生地黄饮子(中医方剂大辞典、得效);地黄饮(中医方剂大辞典);生津地黄饮子(中医方剂大辞典、证治宝鉴)

【组成】(1)生地黄、牡丹皮、天冬、黄芩、地骨皮、白芍。(中医方剂大辞典)(2)生地黄、熟地黄、枸杞子、地骨皮、黄芩、天冬、芍药、黄芪、甘草。(中医方剂大辞典)(3)生地黄、赤芍、羌活、当归、甘草。(中医方剂大辞典)(4)人参、生地黄、熟地黄、黄芪、天冬、麦冬、枳壳、石斛、枇杷、泽泻、甘草。(中医方剂大辞典)(5)地黄、藕、生姜。(中医方剂大辞典)(6)生地黄、生姜、诃子、蜂蜜。(中医方剂大辞典)(7)生地黄、芦根、麦冬、人参、蜂蜜、陈皮、生姜。(中医方剂大辞典)

地黄酒酥 di huang jiu su

【英文名】Di Huang Jiu Su Wine

【组成】地黄、火麻仁、苦杏仁、曲末。(中医方剂大辞典)

地黄罨方 di huang yan fang

【英文名】Di Huang Yan Fang Powders

【组成】生地黄、生姜。(中医方剂大辞典)

地黄馎饦 di huang bo tuo

【英文名】Di Huang Bo Tuo Paste Pill

【异名】地黄面(中医方剂大辞典、本事)

【组成】地黄。(中医方剂大辞典)

地黄煎丸 di huang jian wan

【英文名】Di Huang Jian Pill

【异名】生地黄膏(中医方剂大辞典、杂病源流犀烛);地黄丸(中医方剂大辞典、朱氏集验方);琥珀地黄丸(中医方剂大辞典、妇人良方)

【组成】(1)生地黄、生姜、干漆、肉桂、桃仁、当归、生地黄、牡丹皮、牛膝、大黄、水蛭、虻虫。(中医方剂大辞典)(2)地黄、生姜、青蒿、血竭、没药、延胡索、凌霄花、红花。(中医方剂大辞典)(3)生地黄、小蓟、赤沙糖、地榆、阿胶、侧柏。(中医方剂大辞典)(4)生地黄、酒、肉苁蓉、巴戟天、鹿茸、桑螵蛸、附子、黄芪、肉豆蔻、五味子、蛇床子、石斛、补骨脂、牛膝、青木香、陈皮、枳壳、荜澄茄、沉香。(中医方剂大辞典)(5)地黄、鹿茸、人参、茯神、防风、甘草。(中医方剂大辞典)(6)生地黄、天冬、牛髓、生姜、牛酥、蜂蜜、酒、大枣、黄芪、石斛、人参、山药、茯神、柏子仁、山茱萸、肉桂、五味子、防风、枸杞子、枳壳、厚朴、生姜、白术、干姜、赤石脂、甘草、远志、细辛。(中医方剂大辞典)(7)生地黄、熟地黄、牛膝、苦杏仁、诃黎勒皮。(中医方剂大辞典)(8)生地黄、黑脂麻、牛膝、威灵仙、黄精、鹿角胶、肉桂、附子、干漆、补骨脂。(中医方剂大辞典)(9)生地黄、黑脂麻、牛膝、肉桂、黄精、附子、干漆、肉苁蓉、补骨脂、鹿角胶、菟丝子。(中医方剂大辞典)(10)生地黄、酒、巴戟天、肉苁蓉、鹿茸、桑螵蛸、五味子、蛇床子、石斛、附子、补骨脂、枳壳、黄芪、牛膝、菟丝子、石龙芮、陈皮、沉香、鹿角胶。(中医方剂大辞典)(11)生地黄、酒、肉苁蓉、枸杞子、巴戟天、山药、鹿茸、山茱萸、五味子、茯神、续断、补骨脂、远志、蛇床子、附子、石斛、覆盆子、黄芪、川芎、木香、肉桂、牛膝、菟丝子、人参、沉香。(中医方剂大辞典)(12)生地黄、大麻仁、牛髓、蜂蜜、酒、大枣、天冬、鹿角胶、石斛、覆盆子、酸枣仁、肉苁蓉、人参、附子、牛膝、茯苓、五味子、熟地黄、补骨脂、干漆、肉桂、杜仲、菟丝子。(中医方剂大辞典)(13)生地黄、黄连、黄芩、枳壳、大黄、人参。(中医方剂大辞典)(14)生地黄、附子。(中医方剂大辞典)(15)生地黄、熟地黄、薄荷、甘草、栀子、冰片。(中医方剂大辞典)(16)生地黄、生姜、蒲黄、当归、延胡索、琥珀。(中医方剂大辞典)(17)地黄、山药、鹿角胶、山茱萸、牛膝、肉苁蓉、菟丝子、巴戟天、茯苓、虎骨、附子、干漆、牡丹皮、泽泻、续断、生地黄、熟地黄、甘草。(中医方剂大辞典)(18)生地黄、熟地黄、山药、黄芪、远志、五味子、牛膝、柏子仁、大枣、巴戟天、干漆、枸杞子、石菖蒲、肉桂。(中医方剂大辞典)(19)生地黄、熟地黄、甘草、酒、菟丝子、鹿角胶、蒺藜、牛膝、干漆、茯苓、槟榔、枳壳、萆薢、覆盆子。(中医方剂大辞典)

地黄膏子 di huang gao zi

【英文名】Di Huang Soft Extract

【异名】地髓煎丸(中医方剂大辞典)
【组成】熟地黄、蜂蜜。(中医方剂大辞典)

地黄敷方 di huang fu fang
【英文名】Di Huang Plaster
【异名】地黄膏(中医方剂大辞典、圣济总录)
【组成】(1)生地黄、芥子。(中医方剂大辞典)(2)生地黄。(中医方剂大辞典)

地萹蓄散 di bian xu san
【英文名】Di Bian Xu Powders
【组成】萹蓄。(中医方剂大辞典)

地榆合剂 di yu he ji
【英文名】Di Yu Mixture
【组成】地榆、黄连、黄柏。(中医方剂大辞典)

地榆饮子 di yu yin zi
【英文名】Di Yu Yin Zi Decoction
【组成】(1)地榆、当归、酸石榴皮、黍米、薤白。(中医方剂大辞典)(2)香附、地榆。(中医方剂大辞典)

地榆油膏 di yu you gao
【英文名】Di Yu You Plaster
【组成】地榆、冰片、麻油。(中医方剂大辞典)

地榆绢煎 di yu juan jian
【英文名】Di Huang Juan Decoction
【组成】地榆、绢。(中医方剂大辞典)

地锦草片 di jin cao pian
【英文名】Di Jin Cao Tablet(药品标准－中药成方制剂标准)
【异名】血见愁片(药品标准－中药成方制剂标准)
【组成】地锦草。(药品标准－中药成方制剂标准 1995年)

地蜘蛛散 di zhi zhu san
【英文名】Di Zhi Zhu Powders
【组成】地蜘蛛。(山西医药杂志 1988,17(3))

地髓煎丸 di sui jian wan
【英文名】Di Sui Jian Pill
【组成】生地黄、牛膝。(中医方剂大辞典)

地王止血散 di wang zhi xue san
【英文名】Di Wang Zhi Xue Powders
【异名】地黄赤茯散(中医方剂大辞典、不知医必要)
【组成】海螵蛸、生地黄、茯苓。(中医方剂大辞典)

地白庆药液 di bai qing yao ye
【英文名】Di Bai Qing Yao Ye Liniment
【组成】地榆、白及。(中国中西医结合杂志 1993,13(12))

地龙三仙饮 di long san xian yin
【英文名】Di Long San Xian Drink
【组成】地龙、杏仁、远志、菖蒲、冬花、黄芩、焦三仙、怀山药、橘红、紫花。(陕西中医 1993,14(9))

地龙粉霜丹 di long fen shuang dan
【英文名】Di Long Fen Shuang Pellet
【组成】粉霜、地龙粪、百草霜、轻粉、铅丹、甘草、冰片、黄柏、胡粉。(中医方剂大辞典)

地龙提取液 di long ti qu ye
【英文名】Di Long Extract Injection
【组成】地龙。(中国中西医结合杂志 1992,12(12))

地龙粪饼子 di long fen bing zi
【英文名】Di Long Fen Bing Zi Plaster
【组成】地龙、栀子、牛蒡。(中医方剂大辞典)

地麦甘桔汤 di mai gan jie tang
【英文名】Di Mai Gan Jie Decoction
【组成】生地、麦冬、甘草、桔梗。(广西中医药 1982,(6))

地肤大黄汤 di fu dai huang tang
【英文名】Di Fu Dai Huang Decoction
【异名】大黄散(中医方剂大辞典、圣惠)
【组成】地肤子、大黄、知母、黄芩、茯苓、芍药、枳实、升麻、通草、甘草。(中医方剂大辞典)

地肤子洗剂 di fu zi xi ji
【英文名】Di Fu Zi Lotion
【组成】地肤子、防风、独活、荆芥、白芷、赤芍、花椒、桑白皮、苦参。(中医方剂大辞典)

地肤子煎剂 di fu zi jian ji
【英文名】Di Fu Zi Jian Lotion
【组成】地肤子、蛇床子。(中医方剂大辞典)

地肤白鲜汤 di fu bai xian tang
【英文名】Di Fu Bai Xian Decoction
【组成】地肤子、白鲜皮、土茯苓、荆芥、防风、蝉蜕、浮萍、秦艽。(黑龙江中医药 1992,(2))

地肤通仁汤 di fu tong ren tang
【英文名】Di Fu Tong Ren Decoction
【组成】地肤子、薏苡仁、鲜茅根、木通、车前子、蒲公英、茯苓、泽泻、六一散、黄柏。(陕西中医 1990,11(2))

地参菊花汤 di shen ju hua tang
【英文名】Di Shen Ju Hua Decoction
【组成】熟地黄、玄参、菊花、石膏、升麻、蜂蜜。(中医方剂大辞典)

地苓芍桂汤 di ling shao gui tang
【英文名】Di Ling Shao Gui Decoction
【组成】熟地黄、茯苓、白芍、肉桂。(中医方剂大辞典)

地柏清肠汤 di bai qing chang tang
【英文名】Di Bai Qing Chang Decoction
【组成】生地黄、侧柏叶、金银花、茜草、赤芍、夏枯草、血见愁、紫葳花。(中医方剂大辞典)

地骨白皮汤 di gu bai pi tang
【英文名】Di Gu Bai Pi Decoction

【组成】地骨皮、白杨树皮、食盐、白矾。(中医方剂大辞典)

地骨皮饮子 di gu pi yin zi

【英文名】DI Gu Pi Yin Zi Decoction

【组成】地骨皮、生地黄、人参、麦冬、龙骨、黄芪。(中医方剂大辞典)

地胆甘草散 di dan gan cao san

【英文名】Di Dan Gan Cao Powders

【组成】雄黄、干姜、龙胆、石决明、续断、庵蔄、细辛、大黄、地胆草、甘草。(中医方剂大辞典)

地黄二至丸 di huang er zhi wan

【英文名】Di Huang Er Zhi Pill

【组成】生地黄、女贞子、泽泻、山药、当归、牛膝、旱莲草、丹皮、川断、桑枝。(中医方剂大辞典)

地黄人参汤 di huang ren shen tang

【英文名】Di Huang Ren Shen Decoction

【组成】生地黄、人参、熟地黄、枇杷叶、甘草、黄芪、天冬、麦冬、泽泻、石斛。(中医方剂大辞典)

地黄大补丸 di huang da bu wan

【英文名】Di Huang Da Bu Pill

【组成】龟甲、黄柏、知母、人参、生地黄。(中医方剂大辞典)

地黄干漆丸 di huang gan qi wan

【英文名】Di Huang Gan Qi Pill

【组成】地黄、鹿角胶、甘草、生地黄、干漆、乌骨鸡、覆盆子、萆薢、槟榔、枳壳。(中医方剂大辞典)

地黄门冬汤 di huang men dong tang

【英文名】Di Huang Men Dong Decoction

【组成】地黄、麦冬、五味子、蜂蜜、大黄、朴消。(中医方剂大辞典)

地黄门冬酒 di huang men dong jiu

【英文名】Di Huang Men Dong Wine

【组成】天冬、地黄。(中医方剂大辞典)

地黄五味丸 di huang wu wei wan

【英文名】Di Huang Wu Wei Pill

【组成】生地黄、熟地黄、五味子。(中医方剂大辞典)

地黄双桂汤 di huang shuang gui tang

【英文名】Di Huang Shuang Gui Decoction

【组成】熟地黄、桂枝、紫猺桂、芍药、当归、茯苓。(中医方剂大辞典)

地黄加减汤 di huang jia jian tang

【英文名】Di Huang Jia Jian Decoction

【组成】熟地黄、山茱萸、山药、泽泻、牡丹皮、茯苓、知母、黄柏、麦冬。(中医方剂大辞典)

地黄石斛丸 di huang shi hu wan

【英文名】Di Huang Shi Hu Pill

【组成】生地黄、石斛、巴戟天、牛膝、肉苁蓉、肉桂、补骨脂、鹿角胶、菟丝子、木香、附子、枸杞子、鹿茸。(中医方剂大辞典)

地黄艾叶汤 di huang ai ye tang

【英文名】Di Huang Ai Ye Decoction

【异名】艾叶汤(中医方剂大辞典、普济方)

【组成】熟地黄、艾叶、人参、地榆、干姜、阿胶、当归。(中医方剂大辞典)

地黄当归汤 di huang dang gui tang

【英文名】Di Huang Dang Gui Decoction

【组成】(1)熟地黄、赤石脂、当归、木占斯、地榆、黄连、茯苓、乌头、黄芩、桑耳、乌蔹莓、麻黄、黄芪。(中医方剂大辞典)(2)地黄、蜂蜜、当归、白术。(中医方剂大辞典)

地黄竹茹汤 di huang zhu ru tang

【英文名】Di Huang Zhu Ru Decoction

【组成】生地黄、青竹茹、黄芩、当归、甘草、芍药、川芎、桂、釜月下焦黄土。(中医方剂大辞典)

地黄羊脂煎 di huang yang zhi jian

【英文名】Di Huang Yang Zhi Decoction

【组成】生地黄、生姜、羊脂、蜂蜜。(中医方剂大辞典)

地黄肉桂汤 di huang rou gui tang

【英文名】Di Huang Rou Gui Decoction

【组成】党参、熟地黄、半夏、当归、吴茱萸、肉桂。(中医方剂大辞典)

地黄芍药汤 di huang shao yao tang

【英文名】Di Huang Shao Yao Decoction

【组成】生地黄、芍药、当归、独活、细辛、肉桂、吴茱萸、干姜、甘草。(中医方剂大辞典)

地黄芎䓖丸 di huang xiong qiong wan

【英文名】Di Huang Xiong Qiong Pill

【组成】熟地黄、川芎、茯苓、人参、当归、柴胡、大蓟、桑寄生、厚朴、龙骨、阿胶、白石脂、黄芪、甘草。(中医方剂大辞典)

地黄余粮汤 di huang yu liang tang

【英文名】Di Huang Yu Liang Decoction

【组成】熟地黄、禹余粮、五味子。(中医方剂大辞典)

地黄沉香丸 di huang chen xiang wan

【英文名】Di Huang Chen Xiang Pill

【组成】沉香、鹿茸、肉苁蓉、牛膝、附子、菟丝子、黄芪、蒺藜子、巴戟天、川芎、石斛、木香、山茱萸、羌活、补骨脂、蛇床子、人参、楝实、桂、槟榔、茴香子、骨碎补、安息香。(中医方剂大辞典)

地黄阿胶散 di huang e jiao san

【英文名】Di Huang E Jiao Powders

【组成】地黄、牛皮胶、生姜。(中医方剂大辞典)

地黄金粉散 di huang jin fen san

【英文名】Di Huang Jin Fen Powders

【组成】地黄、飞罗面。(中医方剂大辞典)

地黄金粉煎 di huang jin fen jian

【英文名】Di Huang Jin Fen Decoction

【组成】生地黄、天雄、桂心、当归、川芎、桃仁。(中医方剂大辞典)

地黄青娥汤 di huang qing e tang

【英文名】Di Huang Qing E Decoction

【组成】熟地黄、山茱萸、怀山药、泽泻、粉丹皮、云茯苓、枸杞果、甘菊花、五味子、麦门冬、补骨脂、胡桃肉。(中医方剂大辞典)

地黄养血汤 di huang yang xue tang

【英文名】Di Huang Yang Xue Decoction

【组成】熟地黄、当归、柴胡、茯苓、白芍、蔓荆、枣仁、丹皮、炙甘草、远志肉、川芎、黄芪、升麻。(中医方剂大辞典)

地黄益母汤 di huang yi mu tang

【英文名】Di Huang Yi Mu Decoction

【组成】生地黄、益母草。(中医方剂大辞典)

地黄通经丸 di huang tong jing wan

【英文名】Di Huang Tong Jing Pill

【组成】生地黄、虻虫、水蛭、桃仁。(中医方剂大辞典)

地黄鹿茸丸 di huang lu rong wan

【英文名】Di Huang Lu Rong Pill

【组成】(1)鹿茸、续断、山药、白艾、五味子、白薇、卷柏、阿胶、黄芪、泽兰、厚朴、熟地黄、肉苁蓉。(中医方剂大辞典)(2)熟地黄、赤芍药、当归、赤茯苓、桃胶、鹿茸、血余。(中医方剂大辞典)

地黄黄芩汤 di huang huang qin tang

【英文名】Di Huang Huang Qin Decoction

【组成】射干、甘草、枳实、升麻、干地黄、黄芩、犀角、前胡。(中医方剂大辞典)

地黄黄连汤 di huang huang lian tang

【英文名】Di Huang Huang Lian Decoction

【组成】川芎、生地、当归、赤芍、栀子、黄芩、黄连、防风。(中医方剂大辞典)

地黄滋阴汤 di huang zi yin tang

【英文名】Di Huang Zi Yin Decoction

【组成】熟地黄、茯苓、麦冬、萸肉、牛膝、北味。(中医方剂大辞典)

地黄紫苏煎 di huang zi su jian

【英文名】Di Huang Zi Su Decoction

【组成】生地黄、生姜、玄参、天门冬、麦门冬、紫苏子、牛蒡、杏仁、蜂蜜、真酥。(中医方剂大辞典)

地黄雄黄散 di huang xiong huang san

【英文名】Di Huang Xiong Huang Powders

【异名】地黄豆豉汤(中医方剂大辞典、治痘全书);地黄雄黄饮(中医方剂大辞典、痘治理辨)

【组成】生地黄、淡豆豉、猪脂、雄黄、麝香。(中医方剂大辞典)

地黄膏子丸 di huang gao zi wan

【英文名】Di Huang Gao Zi Pill

【组成】血竭、沉香、木香、广茂、玄胡、蛤蚧、人参、当归、川楝、芍药、川芎、续断、白术、全蝎、柴胡、茴香、没药。(中医方剂大辞典)

地黄薄荷汤 di huang bo he tang

【英文名】Di Huang Bo He Decoction

【组成】生地黄、薄荷叶。(中医方剂大辞典)

地黄糟裹方 di huang zao guo fang

【英文名】Di Huang Zao Guo Emplastrum

【组成】生地黄、酒糟。(中医方剂大辞典)

地奥心血康 di ao xin xue kang

【英文名】Di Ao Xin Xue Kang

【组成】甾体总皂甙。((91)卫药准字 Z-51 号)

地榆大黄汤 di yu dai huang tang

【英文名】Di Yu Dai Huang Decoction

【组成】生地榆、制大黄、白茅根、川萆薢、瞿麦、石榴皮、丹皮、黄柏、石韦、白槿花、琥珀、甘草。(浙江中医杂志 1987,(1))

地榆芍药汤 di yu shao yao tang

【英文名】Di Yu Shao Yao Decoction

【组成】苍术、地榆、卷柏、芍药。(中医方剂大辞典)

地榆防风散 di yu fang feng san

【英文名】Di Yu Fang Feng Powders

【异名】地榆防风汤(中医方剂大辞典、何氏济生论)

【组成】地榆、防风、地丁香、马齿苋。(中医方剂大辞典)

地榆油糊剂 di yu you hu ji

【英文名】Di Yu You Paste

【组成】生地榆、地榆炭、大黄、海螵蛸、川黄柏、冰片、熟石膏。(天津中医学院学报 1993,(2))

地榆苦酒煎 di yu ku jiu jian

【英文名】Di Yu Ku Jiu Decoction

【组成】(1)地榆。(山东中医杂志 1991,10(3))(2)生地榆、乌贼骨、益母草、黄芪、枳壳、当归、陈醋。(陕西中医 1989,10(5))

地榆败毒散 di yu bai du san

【英文名】Di Yu Bai Du Powders

【组成】西党参、羌活、独活、柴胡、前胡、甘草、茯苓、枳壳、抚芎、桔梗、地榆、紫竹根、生姜。(中医方剂大辞典)

地榆黄连散 di yu huang lian san

【英文名】Di Yu Huang Lian Powders

【组成】地榆、黄连、木香、当归。(中医方剂大辞典)

地榆槐角丸 di yu huai jiao wan

【英文名】Di Yu Huai Jiao Pill

【组成】当归、川芎、白芍、生地黄、黄连、条芩、黄柏、栀子、连翘、地榆、槐角、防风、荆芥、枳壳、茜根、侧柏叶、茯神、陈皮。(中医方剂大辞典)

地榆解热汤 di yu jie re tang

【英文名】Di Yu Jie Re Decoction

【组成】当归、生地、地榆、天花粉、黄芩、甘草、苏叶、大黄。(中医方剂大辞典)

地榆樗皮丸 di yu chu pi wan

【英文名】Di Yu Chu Pi Pill

【组成】地榆、樗根白皮、白芍药、阿胶、当归、乌梅肉、木瓜、枳壳、茯苓、肉豆蔻、甘草、木香、绵姜、金樱子、人参。(中医方剂大辞典)

地鳖紫金丹 di bie zi jin dan

【英文名】Di Bie Zi Jin Pellet

【组成】(1)青皮、黄芩、赤苓、乌药、红花、赤芍、血竭、朱砂、自然铜、土狗、土鳖、猴骨、虎骨、牛膝、灵仙、灵脂、木香、寸香、香附、肉桂、枳壳、丹皮、桃仁、贝母、寄奴、广皮、苏木、远志、当归、桂枝、木通、三棱、莪术、秦艽、加皮、续断、杜仲、骨脂、碎补、羌活、葛根、蒲黄、泽泻、松节、枸杞、韭菜子、硼砂。(中医方剂大辞典)(2)地鳖、硼砂、血竭、自然铜、乌药、土狗、元胡索、当归、桃仁、威灵仙、川牛膝、麝香、香附、木香、川续断、五加皮、猴骨、苏木、贝母、广皮、泽兰、五灵脂、菟丝子。(中医方剂大辞典)

地黄叶猪肾羹 di huang ye zhu shen geng

【英文名】Di Huang Ye Zhu Shen Thick Soup

【组成】生地黄叶、猪肾、豆豉、生姜、葱白。(中医方剂大辞典)

地黄生姜煎丸 di huang sheng jiang jian wan

【英文名】Di Huang Sheng Jiang Jian Pill

【组成】生姜、生地黄、蜂蜜、麦门冬、牛胫骨内髓、茯神、甘草、石斛、黄连、栝楼根、五味子、知母、人参、当归、丹参、肉苁蓉、地骨皮、胡麻仁、萎蕤、生竹根。(中医方剂大辞典)

地黄石英酒丸 di huang shi ying jiu wan

【英文名】Di Huang Shi Yin Jiu Pill

【组成】生地黄、石英、无灰清酒。(中医方剂大辞典)

地黄麦门冬煎 di huang mai men dong jian

【英文名】Di Huang Mai Men Dong Decoction

【组成】生地黄、麦门冬、生姜、酥、蜂蜜。(中医方剂大辞典)

地榆降血饮子 di yu jiang xue yin zi

【英文名】Di Yu Jiang Xue Yin Zi Decoction

【组成】苏子降气汤、地榆、麦门冬。(中医方剂大辞典)

地下明珠注射液 di xia ming zhu zhu she ye

【英文名】Di Xia Ming Zhu Injection

【组成】地下明珠。(中草药 1977,(6))

地罗甘桔玄冬汤 di luo gan jie xuan dong tang

【英文名】Di Luo Gan Jie Xuan dong Decoction

【组成】玄参、麦冬、锦地罗、甘草、桔梗、贝母。(中医方剂大辞典)

地黄龙牡榴梅散 di huang long mu liu mei san

【英文名】Di Huang Long Mu Liu Mei Powders

【组成】生地黄、龙骨、牡蛎、石榴皮、乌梅肉、陈棕皮、百草霜、阿胶、陈京墨、山药、人参。(中医方剂大辞典)

地黄芍药芩柏汤 di huang shao yao qin bai tang

【英文名】Di Huang Shao Yao Qin Bai Decoction

【组成】甘草、生地黄、黄芩、黄柏、玄参、芍药。(中医方剂大辞典)

地骨皮鼠粘子汤 di gu pi shu nian zi tang

【英文名】Di Gu Pi Shu Nian Zi Decoction

【组成】鼠粘子汤、地骨皮。(中医方剂大辞典)

地骨白皮五味饮子 di gu bai pi wu wei yin zi

【英文名】Di Gu Bai Pi Wu Wei Yin Zi Decoction

【组成】地骨白皮、知母、麦门冬、竹沥、蜂蜜。(中医方剂大辞典)

朽木汤 xiu mu tang

【英文名】Xiu Mu Decoction

【组成】朽木。(中医方剂大辞典)

朴沉汤 po chen tang

【英文名】Po Chen Decoction

【组成】厚朴、沉香、丁香、附子、高良姜、白术、藿香叶、木香、甘草。(中医方剂大辞典)

朴附丸 po fu wan

【英文名】Po Fu Pill

【组成】(1)厚朴、附子、干姜、陈皮。(中医方剂大辞典)(2)花椒、茴香、青盐、附子、厚朴、生姜。(中医方剂大辞典)(3)厚朴、附子、神曲、干姜。(中医方剂大辞典)(4)厚朴、干姜、甘草、补骨脂、茴香、附子、肉豆蔻。(中医方剂大辞典)(5)白艾叶、附子、吴茱萸、厚朴。(中医方剂大辞典)(6)厚朴、附子、茴香。(中医方剂大辞典)(7)厚朴、附子、肉枣、生姜、肉豆蔻、诃子、川白姜、人参。(中医方剂大辞典)(8)厚朴、附子、生姜。(中医方剂大辞典)(9)厚朴、生姜、附子、干姜。(中医方剂大辞典)(10)厚朴、附子、甘草、干姜。(中医方剂大辞典)

朴附丹 po fu dan

【英文名】Po Fu Pellet

【组成】厚朴、附子、赤石脂、龙骨、诃子、乌梅肉。(中医方剂大辞典)

朴附汤 po fu tang

【英文名】Po Fu Decoction

【组成】附子、厚朴。(中医方剂大辞典)

朴栀散 po zhi san

【英文名】Po Zhi Powders

【组成】栀子、朴消。(中医方剂大辞典)

朴香丸 po xiang wan

【英文名】Po Xiang Pill

【组成】厚朴、附子、木香。(中医方剂大辞典)

朴姜汤 po jiang tang

【英文名】Po Jiang Decoction

【组成】厚朴、高良姜、陈皮、人参、草豆蔻。(中医方剂大辞典)

朴消丸 po xiao wan

【英文名】Po Xiao Pill

【组成】(1)朴消、芒消、消石、犀角屑、椒目、莨菪子、甜葶苈、杏仁。(中医方剂大辞典)(2)朴消。(中医方剂大辞典)(3)朴消、大黄、杏仁、葶苈子。(中医方剂大辞典)(4)朴消、芒消、马牙消、乌头、椒目、葶苈子、莨菪子、杏仁。(中医方剂大辞典)(5)朴消、当归、薏苡仁、大黄、代赭、牛膝、桃仁。(中医方剂大辞典)

朴消汤 po xiao tang

【英文名】Po Xiao Decoction

【组成】(1)朴消、豉、栀子仁。(中医方剂大辞典)(2)朴消、大黄、芍药、当归、木香。(中医方剂大辞典)(3)荆芥、薄荷、朴消、白矾。(中医方剂大辞典)(4)朴消、柴胡、芍药、旋覆花、桑根白皮、生姜、大腹、槟榔、紫苏茎叶。(中医方剂大辞典)(5)大黄、朴消、黄芩、山栀子仁、大青、龙胆、苦参。(中医方剂大辞典)

朴消散 po xiao san

【英文名】Po Xiao Powders

【异名】白花散(中医方剂大辞典、卫生宝鉴)

【组成】(1)朴消、海金沙、皂角。(中医方剂大辞典)(2)朴消。(中医方剂大辞典)(3)朴消、黄丹。(中医方剂大辞典)(4)五倍子、朴消。(中医方剂大辞典)(5)朴消、衣中白鱼、食盐。(中医方剂大辞典)(6)朴消。(中医方剂大辞典)(7)朴消。(中医方剂大辞典)(8)朴消、硼砂、白矾。(中医方剂大辞典)(9)朴消、朱砂、龙脑、乌贼鱼骨、黄柏、黄连。(中医方剂大辞典)(10)朴消、犀角屑、栀子仁、赤芍、黄芩、陈皮、大黄、柴胡。(中医方剂大辞典)(11)大黄、牡蛎、朴消。(中医方剂大辞典)(12)朴消、紫雪、白盐、冰片。(中医方剂大辞典)(13)朴消、紫雪、白盐。(中医方剂大辞典)

朴消煎 po xiao jian

【英文名】Po Xiao Jian Decoction

【组成】朴消、芒消、寒水石、石膏、金。(中医方剂大辞典)

朴消膏 po xiao gao

【英文名】Po Xiao Plaster

【组成】(1)朴消。(中医方剂大辞典)(2)朴消、黄连。(中医方剂大辞典)(3)朴消、猪胆。(中医方剂大辞典)

朴黄丸 po huang wan

【英文名】Po Huang Pill

【组成】(1)大黄、厚朴。(中医方剂大辞典)(2)陈皮、厚朴、大黄、木香。(中医方剂大辞典)(3)大黄、厚朴、木香、槟榔。(中医方剂大辞典)

朴黄汤 po huang tang

【英文名】Po Huang Decoction

【组成】(1)厚朴、黄连、鸡金、枳实、茯苓。(中医方剂大辞典)(2)厚朴、大黄、陈皮、广木香、制香附、川连。(中医方剂大辞典)(3)大黄、厚朴。(中医方剂大辞典)

朴麝散 pu she san

【英文名】Pu She Powders

【组成】朴消、麝香、甘草、淡竹叶、黄芩、芦根、栀子。(中医方剂大辞典)

朴蘖丸 po nie wan

【英文名】Po Nie Pill

【组成】厚朴、白术、麦蘖。(中医方剂大辞典)

朴沉化郁丸 po chen hua yu wan

【英文名】Po Chen Hua Yu Pill(药品标准－中药成方制剂标准)

【组成】香附、延胡索、枳壳、檀香、木香、片姜黄、柴胡、厚朴、丁香、沉香、高良姜、青皮、陈皮、甘草、豆蔻、莪术、砂仁、肉桂。(药品标准－中药成方制剂标准 1995年)

朴附二陈汤 po fu er chen tang

【英文名】Po Fu Er Chen Decoction

【组成】二陈汤、厚朴、香附。(中医方剂大辞典)

朴实六合汤 po shi liu he tang

【英文名】Po Shi Liu He Decoction

【组成】四物、厚朴、枳实。(中医方剂大辞典)

朴果四皮饮 po guo si pi yin

【英文名】Po Guo Si Pi Drink

【组成】川朴、广皮、猪苓、浙苓皮、大腹皮、草果仁、青皮。(中医方剂大辞典)

朴消大黄煎 pu xiao dai huang jian

【英文名】Pu Xiao Dai Huang Decoction

【组成】大黄、朴消。(中医方剂大辞典)

朴消牛膝汤 pu xiao niu xi tang

【英文名】Pu Xiao Niu Xi Decoction

【组成】杜牛膝、朴消。(中医方剂大辞典)

朴消急救饮 pu xiao ji jiu yin

【英文名】Pu Xiao Ji Jiu Yin Decoction

【组成】苍术、陈皮、厚朴、甘草、肉桂、朴消。(中医方剂大辞典)

朴消荡胞汤 pu xiao dang bao tang

【英文名】Pu Xiao Dang Bao Decoction

【异名】大荡胞汤(中医方剂大辞典、医学正印);荡胞散(中医方剂大辞典、圣惠)

【组成】朴消、牡丹、当归、大黄、桃仁、细辛、厚朴、桔梗、赤芍药、人参、茯苓、桂心、甘草、牛膝、桔皮、虻虫、水蛭、附子。(中医方剂大辞典)

权木丸 quan mu wan

【英文名】Quan Mu Pill

【组成】南康蛤粉、猪苓、泽泻、平胃散。(中医方剂大辞典)

芋粥 yu zhou

【英文名】Yu Gruel

【异名】芋艿粥(中医方剂大辞典)

【组成】芋头、粳米、糖。(中医方剂大辞典)

芋艿丸 yu nai wan

【英文名】Yu Nai Pill(药品标准-中药成方制剂标准)

【组成】鲜芋艿。(药品标准-中药成方制剂标准 1991 年)

芍甘汤 shao gan tang

【英文名】Shao Gan Decoction

【组成】白芍、甘草。(中医方剂大辞典)

芍苓汤 shao ling tang

【英文名】Shao Ling Decoction

【组成】泽泻、茯苓、猪苓、白术、木通、黄连、黄芩、芍药。(中医方剂大辞典)

芍药丸 shao yao wan

【英文名】Shao Yao Pill

【异名】芒消丸(中医方剂大辞典、千金方)

【组成】(1)芍药、黄芪、鳖甲、人参、柴胡、茯苓、甘草、干姜。(中医方剂大辞典)(2)芍药、白鸡冠花、陈槐花。(中医方剂大辞典)(3)芍药、当归、川芎、人参、甘草。(中医方剂大辞典)(4)芍药、大黄、鳖甲、麻仁、防葵、陈曲、白术。(中医方剂大辞典)(5)芍药、铁、蚱蝉、当归、大黄、石膏、肉桂、人参、银屑、川芎、龙骨、细辛、黄芩、牛黄。(中医方剂大辞典)(6)芍药、艾叶、地榆、当归、白术、龙骨、干姜。(中医方剂大辞典)(7)芍药、阿胶、乌贼骨、当归。(中医方剂大辞典)(8)芍药、地龙、大黄、威灵仙、木鳖子。(中医方剂大辞典)(9)芍药、桔梗、细辛、花椒、肉桂、干姜、附子。(中医方剂大辞典)(10)芍药、木香、枳壳、槟榔、大黄。(中医方剂大辞典)(11)芍药、人参、茯苓、厚朴、陈皮、木香、肉桂、桔梗。(中医方剂大辞典)(12)芍药、茯苓、大黄、半夏、肉桂、胡椒。(中医方剂大辞典)(13)芍药、大黄、肉桂、茯苓、柴胡。(中医方剂大辞典)(14)芍药、茯苓、大黄、柴胡、鳖甲、肉桂、人参。(中医方剂大辞典)(15)芍药、芒消、黄芩、大黄、杏仁。(中医方剂大辞典)(16)白芍、当归、黄连、黄芩、木香、甘草、槟榔、桃仁、肉桂。(中医方剂大辞典)(17)芍药、当归、白术、鳖甲、诃黎勒、干姜、人参、豆蔻、雄雀屎、郁李仁。(中医方剂大辞典)

芍药汤 shao yao tang

【英文名】Shao Yao Decoction

【异名】大黄散(中医方剂大辞典、普济方);芍药饮(中医方剂大辞典、圣济总录);黄芩芍药汤(中医方剂大辞典、明医指掌)

【组成】(1)芍药、白术、厚朴、白豆蔻、桂心、干姜、甘草、木香。(中医方剂大辞典)(2)芍药、当归、黄芩、黄连、伏龙肝。(中医方剂大辞典)(3)芍药、附子、人参、甘草。(中医方剂大辞典)(4)芍药、熟地黄、当归、防风、秦艽、羌活、防己、川芎、白术、桂心、甘草。(中医方剂大辞典)(5)芍药、防风、麻黄、葛根、黄芩、防己、桂心、干姜、白术、人参、独活、川芎、竹沥、升麻、牛膝、石膏、陈皮、羚羊角、五加皮。(中医方剂大辞典)(6)芍药、荆芥、石膏、甘草。(中医方剂大辞典)(7)芍药、茯苓、人参、地黄、甘草。(中医方剂大辞典)(8)芍药、桂心、当归、半夏、茯苓、花椒、生姜、蜂蜜。(中医方剂大辞典)(9)赤芍、桔梗、杏仁。(中医方剂大辞典)(10)白芍、地黄、牡蛎、桂心。(中医方剂大辞典)(11)芍药、生姜、厚朴、甘草、当归、白术、人参、薤白。(中医方剂大辞典)(12)芍药、细辛、桂心、甘草、当归、吴茱萸、独活、地黄、生姜、桃仁。(中医方剂大辞典)(13)芍药、黄连、甘草、黄芩、桂心、栝楼。(中医方剂大辞典)(14)芍药、牡丹皮、玄参、川芎、茯苓、干姜、甘草、白薇、麦冬。(中医方剂大辞典)(15)芍药、五味子、川芎、牡丹皮、玄参、当归、人参、麦冬、茯苓、生地黄、白薇、甘草。(中医方剂大辞典)(16)赤芍、川芎、牡丹皮、玄参、当归、人参、五味子、麦冬、茯苓、白薇、熟地黄、甘草。(中医方剂大辞典)(17)芍药、知母、甘草、肉桂、黄芩、生地黄、黄芪、人参。(中医方剂大辞典)(18)芍药、牡丹皮、人参、川芎、茯苓、干姜、甘草、白薇、麦冬、熟地黄。(中医方剂大辞典)(19)赤芍、延胡索、枳壳、牛膝、石斛、附子。(中医方剂大辞典)(20)赤芍、葛根、麻黄、甘草、石膏、人参、当归。(中医方剂大辞典)(21)芍药、当归、麻黄、防风、独活、白僵蚕、牛膝、附子、桂心。(中医方剂大辞典)(22)芍药、当归、独活、防风、川芎、人参、桂心、玄参。(中医方剂大辞典)(23)芍药、防风、石膏、木通、麻黄、甘菊花、葛根、甘草、前胡。(中医方剂大辞典)(24)白芍、山楂、桔梗、茶叶、甘草、生姜。(中医方剂大辞典)(25)生地、白芍、玄参、麦冬、槐花、地榆、木耳、甘草。(中医方剂大辞典)(26)白芍、生地、黄芩、牡丹皮、甘草。(中医方剂大辞典)(27)白芍、郁金、降香、花蕊石、甘草、侧柏叶。(中医方剂大辞典)(28)白芍、薏苡仁、茯苓、地骨皮、银花、百合、山药、建莲。(中医方剂大辞典)(29)白芍、紫朴、白术、黄芩、当归、知母、人参、木香、砂仁、薤白。(中医方剂大辞典)(30)白芍。(中医方剂大辞典)(31)白芍、木香、薄桂、泽泻、甘草。(中医方剂大辞典)(32)芍药、桂心、甘草。(中医方剂大辞典)(33)白芍、甘草、忍冬、茯苓、黄芩、薏苡仁。(中医方剂大辞典)(34)芍药、黄芪、白芷、人参、川芎、当归、生地黄、甘草、茯苓。(中医方剂大辞典)(35)芍药、知母、当归、红蓝花、荷叶。(中医方剂大辞典)(36)赤芍、白茅根、瞿麦、桃仁、知母、桂心、芒消、当归。(中医方剂大辞典)(37)芍药、生地黄、甘草、丹参。(中医方剂大辞典)(38)赤芍、桑白皮、木通、百合、槟榔、郁李仁、甘遂。(中医方剂大辞典)(39)赤芍、桃仁、枳壳、百合、当归、茯苓、牵牛子、槟榔。(中医方剂大辞典)(40)芍药、川芎、当归、防风、桂心、甘草、生地黄、枳壳、白术。(中医方剂大辞典)(41)芍药、人参、厚朴、生姜、肉豆蔻、甘草、当归、枳壳。(中医方剂大辞典)(42)芍药、侧柏叶。(中医方剂大辞典)(43)白芍、当归、槟榔、厚朴、甘草。(中医方剂大辞典)(44)白芍、泽泻、薄桂、甘草。(中医方剂大辞典)(45)芍药、木香、当归、枳壳、黄芩、槟榔、黄连、甘草。(中医方剂大辞典)(46)芍药、栀子、黄连、石膏、连翘、薄荷、甘草。(中医方剂大辞典)(47)白芍、泽泻、甘草、大茴、薄荷、木香、吴茱萸、生姜。(中医方剂大辞典)(48)人参、赤芍、桔梗、地骨皮、杏仁、木香、槟榔、甘草。(中医方剂大辞典)(49)芍药、白术、甘草、茯苓、黄芪。(中医方剂大辞典)(50)芍药、黄芩、茯苓。(中医方剂大辞典)(51)芍药、当归、黄连、槟榔、木香、甘草、大黄、黄芩、肉桂。(中医方剂大辞典)(52)赤芍、牡丹皮、桂心、当归、芸薹子。(中医方剂大辞典)(53)川芎、当归、白芍、熟地黄、人参、白术、甘草、陈皮、香附、前胡、柴胡、紫苏、黄芪、杜仲、大枣。(中医方剂大辞典)(54)芍药、牡丹皮、玄参、川芎、茯苓、熟地黄、白蔹、甘草、当归、五味子、麦冬、人参。(中医方剂大辞典)(55)赤芍、黄芪、附子、当归、续断、桂心、羌活、花椒。(中医方剂大辞典)(56)芍药、当归、黄芪、生地黄、茯苓、人参、甘草。(中医方剂大辞典)(57)赤芍、犀角、木通、石膏、升麻、甘草、芒消、玄参、麦冬。(中医方剂大辞典)(58)赤芍、羚羊角、玄参、防风、黄芩、蔓荆实、菊花。(中医方剂大辞典)(59)芍药、川芎、黄芩、大黄、甘草、黄连。(中医方剂大辞典)(60)芍药、白茯苓、决明子、玄参、羚羊角、前胡、萎蕤、秦皮、甘草、人参、苦参。(中医方剂大辞典)(61)赤芍、大黄、当归、川芎、桂心、人参、细辛、桃白皮、真珠、雄黄。(中医方剂大辞典)(62)赤芍、桑白皮、瞿麦穗、大黄、榆白皮、防葵、麻子仁。(中医方剂大辞典)(63)当归、人参、肉桂、生姜、甘草、芍药。(中医方剂大辞典)(64)赤芍、黄芩、当归、柴胡、肉桂、甘草。(中医方剂大辞典)(65)芍药、牡丹皮、莎草根、高良姜、木香、附子。(中医方剂大辞典)(66)芍药、枳实、大黄、升麻、当归。(中医方剂大辞典)(67)芍药、桔梗、桃仁、黄芩、柴胡、升麻、大黄、八角莲、甘草、杏仁、麝香。(中医方剂大辞典)(68)芍药、甘草、大黄。(中医方剂大辞典)(69)芍药、肉桂、黄芪、茯苓、当归、生地黄、甘草、人参、麦冬。(中医方剂大辞典)(70)赤芍、芒消、杏仁、大麻仁、大黄、当归。(中医方剂大辞典)(71)芍药、地骨皮、柴胡、甘草、石膏、当归、鳖甲、白术。(中医方剂大辞典)(72)芍药、当归、生地黄、黄芪、茯苓、石斛。(中医方剂大辞典)(73)芍药、黄芪、干姜、甘草、桂心、当归。(中医方剂大辞典)(74)芍药、黄芪、桂心、甘草、干姜、熟地黄、阿胶。(中医方剂大辞典)(75)赤芍、防己、枳壳、独活、防风、桂心、葛根、半夏。(中医方剂大辞典)(76)芍药、桂心、黄芪。(中医方剂大辞典)(77)赤芍、黄柏、地榆。(中医方剂大辞典)(78)赤芍、赤石脂、大腹皮、三棱、桑白皮、肉豆蔻、桃仁、桂心、附子、白术、木香、枳壳、当归、麻黄、黄连。(中医方剂大辞典)(79)赤芍、车前草、木通。(中医方剂大辞典)(80)芍药、柴胡、茯苓、人参、麦冬、藿香叶、白芷、生芦根、甘草。(中医方剂大辞典)(81)芍药、黄芩、羚羊角、甘草、大青叶、升麻、黄柏。(中医方剂大辞典)

芍药饮 shao yao yin

【英文名】Shao Yao Drink

【组成】(1)芍药、甘草、阿胶、艾叶、当归、生地黄。(中医方剂大辞典)(2)赤芍、当归、柴胡、麦冬、黄芩、茯苓、白术、甘草、鳖甲、常山。(中医方剂大辞典)(3)芍药、牡丹皮、熟地黄、黄芪、甘草、茯苓、青葙子、白附子、防风、山栀子、细辛、枳实、荆芥穗。(中医方剂大辞典)(4)赤芍、川芎、附子、甘草。(中医方剂大辞典)(5)赤芍、麻黄、天冬、杏仁。(中医方剂大辞典)

芍药散 shao yao san

【英文名】Shao Yao Powders

【异名】当归散(中医方剂大辞典);白薇散(中医方剂大辞典、圣济总录)

【组成】(1)赤芍、牛膝、桂心、当归、木香、牡丹皮、延胡索、人参、甘草、川芎、桃仁。(中医方剂大辞典)(2)赤芍、黄芪、附子、当归、续断、桂心、羌活、虎骨、蜀椒、大黄、乌头。(中医方剂大辞典)(3)赤芍、麻黄、甘草、葛根、麦冬、石膏、黄芩、柴胡。(中医方剂大辞典)(4)芍药、防风、麻黄、黄芩、防已、桂心、白术、人参、川芎、独活、升麻、牛膝、石膏、桔皮、五加皮、羚羊角、杏仁、葛根。(中医方剂大辞典)(5)吴茱萸、黄连、赤芍。(中医方剂大辞典)(6)赤芍、肉桂、甘草。(中医方剂大辞典)(7)赤芍、白芍、川芎、当归、甘草、大黄、木鳖子。(中医方剂大辞典)(8)天竹黄、芍药、川芎、当归、桂心、甘草、黄芩。(中医方剂大辞典)(9)赤芍、黄芪、犀角、槟榔、甘草。(中医方剂大辞典)(10)赤芍、人参、白术、黄芩、大黄、当归。(中医方剂大辞典)(11)赤芍、桂心、川芎、黄芩、薯蓣。(中医方剂大辞典)(12)赤芍、半夏、当归、桂心、草豆蔻、甘草、川椒。(中医方剂大辞典)(13)白芍、生地黄、牡蛎粉、桂心、甘草、石膏。(中医方剂大辞典)(14)赤芍、当归、续断、白芷、生地黄、黄芩、甘草、牛膝、蒲黄。(中医方剂大辞典)(15)白芍、黄芪、甘草、人参、熟地、附子、桂心、干姜、当归、前胡、枳壳、诃子。(中医方剂大辞典)(16)芍药、大黄、白蔹、莽草。(中医方剂大辞典)(17)芍药、牡蛎、地黄、白术、干姜、海螵蛸、附子、桂心、黄芪、龙骨。(中医方剂大辞典)(18)芍药、通草、肉桂、昆布、白蔹、附子、黄芪、人参、海藻、木占斯。(中医方剂大辞典)(19)白薇、芍药。(中医方剂大辞典)(20)赤芍、黄连、蛇床子。(中医方剂大辞典)(21)香附、肉桂、延胡索、白芍。(中医方剂大辞典)(22)芍药、桂枝。(中医方剂大辞典)(23)芍药、大黄、甘草、当归、芒消。(中医方剂大辞典)(24)芍药、枳壳、甘草、地榆、黄柏、川乌。(中医方剂大辞典)(25)芍药、川芎、蛰虫。(中医方剂大辞典)(26)芍药、血余炭。(中医方剂大辞典)(27)赤芍、沤麻头、川芎、当归、茯神、甘草、陈皮、乱发灰。(中医方剂大辞典)(28)芍药、白术、黄芩、陈皮、木香、丁香。(中医方剂大辞典)(29)白芍、牡蛎、熟地黄、木贼、乌贼骨、干姜。(中医方剂大辞典)(30)芍药、当归、川芎、干姜。(中医方剂大辞典)(31)赤芍、黄芪、附子、当归、续断、桂心、羌活、虎骨、蜀椒、乌头。(中医方剂大辞典)

芍药膏 shao yao gao

【英文名】Shao Yao Emplastrum

【组成】芍药、大黄、黄芪、独活、白芷、当归、薤白、生地、猪脂。(中医方剂大辞典)

芍药饮子 shao yao yin zi

【英文名】Shao Yao Drink

【组成】赤芍、茯苓、甘草、汉防己、槟榔。(中医方剂大辞典)

芍药浸酒 shao yao jin jiu

【英文名】Shao Yao Wine

【组成】芍药、黄芪、生地、艾叶。(中医方剂大辞典)

芍甘冰胡汤 shao gan bing hu tang

【英文名】Shao Gan Bing Hu Decoction

【组成】白芍、甘草、冰片、白胡椒。(黑龙江中医药 1992,(1))

芍甘注射液 shao gan zhu she ye

【英文名】Shao Gan Injection

【组成】芍药、甘草。(上海中医药杂志 1983,(4))

芍甘活络汤 shao gan huo luo tang

【英文名】Shao Gan Huo Luo Decoction

【组成】白芍、炙甘草、当归、乳香、没药、羌活、香附、延胡索、威灵仙、丹参。(江苏中医 1988,(6))

芍草枳实汤 shao cao zhi shi tang

【英文名】Shao Cao Zhi Shi Decoction

【组成】生白芍、生甘草、枳实。(新中医 1990,(12))

芍药干姜汤 shao yao gan jiang tang

【英文名】Shao Yao Gan Jiang Decoction

【组成】芍药、干姜、白术、桂枝。(中医方剂大辞典)

芍药木香汤 shao yao mu xiang tang

【英文名】Shao Yao Mu Xiang Decoction

【组成】白芍、木香、干姜、艾叶、甘草、吴茱萸。(中医方剂大辞典)

芍药化毒汤 shao yao hua du tang

【英文名】Shao Yao Hua Du Decoction

【组成】白芍、当归、连翘、红花、苦参。(中医方剂大辞典)

芍药六合汤 shao yao liu he tang

【英文名】Shao Yao Liu He Decoction

【组成】当归、白芍、川芎、熟地黄。(中医方剂大辞典)

芍药甘草汤 shao yao gan cao tang

【英文名】Shao Yao Gan Cao Decoction

【异名】戊己汤(中医方剂大辞典、症因脉治);芍药汤(中医方剂大辞典、蒿崖尊生)

【组成】(1)芍药、地黄、黄芪、甘草、人参、茯苓、麦冬、生姜。(中医方剂大辞典)(2)芍药、甘草。(中医方剂大辞典)(3)芍药、甘草、石膏、荆芥。(中医方剂大辞典)(4)桂枝、甘草、芍药、白术、附子。(中医方剂大辞典)

芍药地黄汤 shao yao di huang tang

【英文名】Shao Yao Di Huang Decoction

【异名】犀角地黄汤(中医方剂大辞典、千金);地黄汤(中医方剂大辞典、伤寒总病论);解毒汤(中医方剂大辞典、卫生总微);解毒散(中医方剂大辞典、杨氏

家藏方)

【组成】(1)芍药、地黄、丹皮、犀角。(中医方剂大辞典)(2)川芎、当归、白芍、生地、丹皮、柴胡、桔梗、黑荆芥、山栀、泽兰、香附、甘草、陈皮。(中医方剂大辞典)(3)芍药、生地黄、黄芩、牡丹皮。(中医方剂大辞典)

芍药地榆汤 shao yao di yu tang

【英文名】Shao Yao Di Yu Decoction

【组成】苍术、地榆、犀角、黄连、侧柏叶、黄柏、当归、黄芩、生地、火炭母草、芍药、阿胶、卷柏。(中医方剂大辞典)

芍药防风汤 shao yao fang feng tang

【英文名】Shao Yao Fang Feng Decoction

【组成】(1)赤芍、陈皮、升麻、防风、桔梗、川芎、枳壳、厚朴、甘草。(中医方剂大辞典)(2)白芍、陈皮、升麻、防风、桔梗、川芎、枳实、厚朴、甘草、白芷、香附。(中医方剂大辞典)

芍药补气汤 shao yao bu qi tang

【英文名】Shao Yao Bu Qi Decoction

【异名】补气汤(中医方剂大辞典、兰室秘藏)

【组成】黄芪、白芍、桔皮、泽泻、甘草。(中医方剂大辞典)

芍药连梅汤 shao yao lian mei tang

【英文名】Shao Yao Lian Mei Decoction

【组成】白芍、甘草、黄连、乌梅、茯苓、山药、葛根、炮姜、焦曲、山楂、麦芽、白术、枳壳。(吉林中医 1992,(1))

芍药虎骨散 shao yao hu gu san

【英文名】Shao Yao Hu Gu Powders

【组成】芍药、生地黄、虎骨。(中医方剂大辞典)

芍药和中汤 shao yao he zhong tang

【英文名】Shao Yao He Zhong Decoction

【组成】苍术、白术、厚朴、白芍、泽泻、猪苓、茯苓、甘草、肉桂。(中医方剂大辞典)

芍药知母汤 shao yao zhi mu tang

【英文名】Shao yao Zhi Mu Decoction

【组成】肉桂、知母、防风、芍药、甘草、麻黄、附子。(中医方剂大辞典)

芍药枳术丸 shao yao zhi zhu wan

【英文名】Shao Yao Zhi Zhu Pill

【组成】白术、赤芍、枳实、陈皮。(中医方剂大辞典)

芍药枳实散 shao yao zhi shi san

【英文名】Shao Yao Zhi Shi Powders

【组成】白术、枳实、赤芍、莲仁、陈皮。(中医方剂大辞典)

芍药柏皮丸 shao yao bai pi wan

【英文名】Shao Yao Bai Pi Pill

【组成】(1)白芍、黄柏、当归、黄连、枳壳。(中医方剂大辞典)(2)芍药、黄柏、当归、黄连。(中医方剂大辞典)(3)芍药、黄柏。(中医方剂大辞典)(4)白芍、黄柏、当归。(中医方剂大辞典)

芍药栀豉汤 shao yao zhi chi tang

【英文名】Shao Yao Zhi Chi Decoction

【组成】芍药、当归、栀子、豆豉。(中医方剂大辞典)

芍药香连汤 shao yao xiang lian tang

【英文名】Shao Yao Xiang Lian Decoction

【组成】白芍、香附、甘草、黄连、灯草、柴胡、莲子心、栀子。(中医方剂大辞典)

芍药香附丸 shao yao xiang fu wan

【英文名】Shao Yao Xiang Fu Pellet

【组成】芍药、香附、苍术、黄芩、甘草。(中医方剂大辞典)

芍药香附汤 shao yao xiang fu tang

【英文名】Shao Yao Xiang Fu Decoction

【组成】芍药、香附、干姜、甘草、丁子、砂仁。(中医方剂大辞典)

芍药健脾汤 shao yao jian pi tang

【英文名】Shao Yao Jian Pi Decoction

【组成】山药、扁豆、石斛、萎蕤、沙参、白芍、陈皮、白茯、山楂、神曲、花粉。(中医方剂大辞典)

芍药润燥丹 shao yao run zao dan

【英文名】Shao Yao Run Zao Pellet

【组成】白芍、山药、炒栀子、芡实。(中医方剂大辞典)

芍药黄土汤 shao yao huang tu tang

【英文名】Shao Yao Huang Tu Decoction

【组成】甘草、白术、附子、阿胶、地黄、黄芩、芍药、黄土。(中医方剂大辞典)

芍药黄芩汤 shao yao huang qin tang

【英文名】Shao Yao Huang Qin Decoction

【组成】白芍、甘草、黄芩、黄连、枳壳、橘红、茯苓。(中医方剂大辞典)

芍药黄芪散 shao yao huang qi san

【英文名】Shao Yao Huang Qi Powders

【组成】芍药、黄芪、川芎。(中医方剂大辞典)

芍药黄连汤 shao yao huang lian tang

【英文名】Shao Yao Huang Lian Decoction

【组成】(1)黄连、当归、芍药、甘草。(中医方剂大辞典)(2)芍药、当归、黄连、大黄、肉桂、甘草。(中医方剂大辞典)(3)芍药、黄连、麦冬、天花粉、甘草、黄芩。(中医方剂大辞典)

芍药清肝散 shao yao qing gan san

【英文名】Shao Yao Qing Gan Powders

【组成】白术、川芎、防风、甘草、荆芥、桔梗、羌活、芍药、柴胡、前胡、薄荷、黄芩、山栀、知母、滑石、石膏、

大黄、芒消。(中医方剂大辞典)

芍药蒺藜煎 shao yao ji li jian

【英文名】Shao Yao Ji Li Decoction

【组成】龙胆草、栀子、黄芩、木通、泽泻、芍药、生地、白蒺藜。(中医方剂大辞典)

芍药槟榔散 shao yao bing lang san

【英文名】Shao Yao Bing Lang Powders

【组成】赤芍、槟榔。(中医方剂大辞典)

芍药甘草附子汤 shao yao gan cao fu zi tang

【英文名】Shao Yao Gan Cao Fu Zi Decoction

【异名】芍药附子甘草汤(中医方剂大辞典)

【组成】芍药、甘草、附子。(中医方剂大辞典)

芍药四物解肌汤 shao yao si wu jie ji tang

【英文名】Shao Yao Si Wu Jie Ji Decoction

【组成】芍药、黄芩、升麻、葛根。(中医方剂大辞典)

芍药汤加芒消方 shao yao tang jia mang xiao fang

【英文名】Shao Yao Decoction And Mang Xiao Presctiption

【组成】白芍、当归、黄连、黄芩、木香、桂心、槟榔、甘草、大黄、芒消。(中医方剂大辞典)

芍药芩连葛根汤 shao yao qin lian ge gen tang

【英文名】Shao Yao Qin Lian Ge Gen Decoction

【组成】甘草、芍药、黄芩、黄连、葛根。(中医方剂大辞典)

芍药枣仁柴胡汤 shao yao zao ren chai hu tang

【英文名】Shao Yao Zao Ren Chai Hu Decoction

【组成】芍药、甘草、何首乌、酸枣仁、柴胡、牡丹皮。(中医方剂大辞典)

芍药桂苓胶地汤 shao yao gui ling jiao di tang

【英文名】Shao Yao Gui Ling Jiao Di Decoction

【组成】芍药、生地、茯苓、阿胶、生姜、桂枝、甘草。(中医方剂大辞典)

芨柏散 ji bai san

【英文名】Ji Bai Powders

【组成】白及、黄柏。(中医方剂大辞典)

芨榆液 ji yu ye

【英文名】Ji Yu Ye Decoction

【组成】白及、地榆。(河北中医学院学报 1989,4(1))

芨竭散 ji jie san

【英文名】Ji Jie Powders

【组成】白及粉、血竭粉。(浙江中医杂志 1980,(5))

芒消丸 mang xiao wan

【英文名】Mang Xiao Honeyed Pill

【组成】(1)芒消、大黄、杏仁。(中医方剂大辞典)(2)芒消、大黄、半夏、代赭、甘遂、杏仁。(中医方剂大辞典)

芒消汤 mang xiao tang

【英文名】Mang Xiao Decoction

【组成】(1)芒消、枳壳、厚朴。(中医方剂大辞典)(2)芒消、黄连、黄芩、甘草、栀子仁、大黄。(中医方剂大辞典)(3)芒消、冬葵子、滑石。(中医方剂大辞典)(4)芒消、生地黄、白术、甘草、豉、白茯苓、石膏。(中医方剂大辞典)(5)木防己、白术、鬼臼、芒消、芍药、当归、大黄、蜈蚣、蜥蝎、甘草。(中医方剂大辞典)(6)芒消、桂心、通草、甘草、白术、李核仁、大枣。(中医方剂大辞典)(7)芒消、乌梅、桑白皮、芍药、杏仁、麻仁、大黄。(中医方剂大辞典)(8)芒消、丹砂、当归、芍药、土瓜根、水蛭、大黄、桃仁。(中医方剂大辞典)(9)芒消。(中医方剂大辞典)

芒消散 mang xiao san

【英文名】Mang Xiao Powders

【组成】(1)芒消、蒲黄、川芎、桂、鬼箭羽、生地黄、桃仁。(中医方剂大辞典)(2)芒消、赤茯苓。(中医方剂大辞典)(3)芒消、大黄、赤茯苓、木通、黄芩、甘草。(中医方剂大辞典)(4)芒消、大黄、栀子仁、甘草、黄芩。(中医方剂大辞典)(5)芒消、黄连、黄芩、枳壳、栀子仁、钩藤、大黄、甘草。(中医方剂大辞典)(6)芒消、前胡、枇杷叶、葛根、大黄、半夏。(中医方剂大辞典)(7)大黄、生地黄、芒消。(中医方剂大辞典)

芒消紫丸 mang xiao zi wan

【英文名】Mang Xiao Zi Honeyed Pill

【异名】芒消丸(中医方剂大辞典、普济方)

【组成】芒消、大黄、半夏、代赭、甘遂、巴豆、杏仁。(中医方剂大辞典)

芒果止咳片 mang guo zhi ke pian

【英文名】Mang Guo Zhi Ke Tablet(药品标准－中药成方制剂标准)

【组成】芒果叶干浸膏、合成鱼腥草素、扑尔敏。(药品标准－中药成方制剂标准 1991 年)

芒消甘草汤 mang xiao gan cao tang

【英文名】Mang Xiao Gan Cao Decoction

【组成】芒消、甘草。(中医方剂大辞典)

芒消猪胆膏 mang xiao zhu dan gao

【英文名】Mang Xiao Zhu Dan Plaster

【组成】乳香、没药、芒消、滑石、猪胆汁。(中医方剂大辞典)

芝麻酒 zhi ma jiu

【英文名】Zhi Ma Wine

【组成】芝麻。(中医方剂大辞典)

芝麻仁汤 zhi ma ren tang

【英文名】Zhi Ma Ren Decoction

【组成】麻仁。(中医方剂大辞典)

芎汤 xiong tang

【英文名】Xiong Decoction

【组成】川芎。(中医方剂大辞典)

芎乌散 xiong wu san

【英文名】Xiong Wu Powders

【组成】川芎、乌药。(中医方剂大辞典)

芎术丹 xiong zhu dan

【英文名】Xiong Zhu Powders

【组成】川芎、枳壳、甘草、茯苓、桔梗、乌药、苍术、威灵仙、陈皮、羌活、白芷、当归、黄芩、苍耳子、秦艽、白术、杜仲、熟地、香附、海风藤、牛膝、木瓜、防风、红花、苡仁、荆芥、川乌、草乌、白花蛇。(中医方剂大辞典)

芎术汤 xiong zhu tang

【英文名】Xiong Zhu Decoction

【异名】芎术散(中医方剂大辞典、得效)

【组成】(1)川芎、白术、人参、当归、茯苓、升麻、黄芪、陈皮、甘草、中桂。(中医方剂大辞典)(2)川芎、白术。(中医方剂大辞典)(3)川芎、白术、附子、甘草、桂心。(中医方剂大辞典)(4)川芎、苍术、麻黄、芍药、炙甘草、白芷、石膏、荆芥穗。(中医方剂大辞典)(5)川芎、半夏、白术、炙甘草。(中医方剂大辞典)

芎术散 xiong zhu san

【英文名】Xiong Zhu Powders

【组成】(1)川芎、苍术、香附、白芷。(中医方剂大辞典)(2)川芎、甘草、升麻、香附子、白芷、羌活、苍术、人参、当归、白芍。(中医方剂大辞典)(3)川芎、白术、天麻、防风、荆芥穗、细辛、甘草。(中医方剂大辞典)

芎牛汤 xiong niu tang

【英文名】Xiong Niu Decoction

【组成】川芎、牛膝、茺蔚子、制香附、滁菊花、桂枝、生甘草、双钩藤。(中医杂志 1985,26(1))

芎归丸 xiong gui wan

【英文名】Xiong Gui Pill

【异名】川归丸(中医方剂大辞典)

【组成】川芎、当归、黄芪、神曲、地榆、槐花、阿胶、荆芥穗、木贼、头发。(中医方剂大辞典)

芎归汤 xiong gui tang

【英文名】Xiong Gui Decoction

【异名】川芎汤(中医方剂大辞典);立效散(中医方剂大辞典)

【组成】(1)川芎、当归。(中医方剂大辞典)(2)当归身、川芎、香附、枳壳、滑石。(中医方剂大辞典)(3)当归、川芎、人参、紫苏、干葛。(中医方剂大辞典)(4)川芎、当归、赤芍、防风、羌活。(中医方剂大辞典)(5)川芎、当归、白芷、甘草、胆草。(中医方剂大辞典)(6)当归、川芎、白芍、续断、荆芥穗。(中医方剂大辞典)(7)当归尾、川芎。(中医方剂大辞典)(8)当归、川芎、陈皮。(中医方剂大辞典)(9)川芎、当归、葱白、生姜。(中医方剂大辞典)

芎归饮 xiong gui yin

【英文名】Xiong Gui Decoction

【组成】(1)川芎、当归、防风。(中医方剂大辞典)(2)川芎、当归、细辛、辣桂、石菖蒲、白芷。(中医方剂大辞典)(3)川芎、当归、红花、桃仁。(中医方剂大辞典)(4)当归、川芎。(中医方剂大辞典)

芎归散 xiong gui san

【英文名】Xiong Gui Powders

【组成】(1)川芎、当归、熟地、白芍、人参、陈皮、甘草、山药。(中医方剂大辞典)(2)川芎、当归。(中医方剂大辞典)(3)川芎、山药、当归、白芍、炙甘草。(中医方剂大辞典)(4)川芎、当归、生地黄、青盐、石膏、细辛。(中医方剂大辞典)(5)官桂、当归、川芎、香附、白姜、木香、甘草。(中医方剂大辞典)

芎仙丸 xiong xian wan

【英文名】Xiong Xian Pill

【组成】川芎、白芍、威灵仙。(中医方剂大辞典)

芎皮散 xiong pi san

【英文名】Xiong Pi Powders

【组成】川芎、青皮。(中医方剂大辞典)

芎朴丸 xiong po wan

【英文名】Xiong Po Pill

【组成】川芎、厚朴、白术。(中医方剂大辞典)

芎当散 xiong dang san

【英文名】Xiong Dang Powders

【组成】川芎、当归。(中医方剂大辞典)

芎防汤 xiong fang tang

【英文名】Xiong Fang Decoction

【组成】川芎、薄荷、防风、白芷、羌活、藁本、法夏、甘草。(中医方剂大辞典)

芎芷丸 xiong zhi wan

【英文名】Xiong Zhi Pill

【组成】芎䓖、白芷、桔皮、桂心、枣肉。(中医方剂大辞典)

芎芷汤 xiong zhi tang

【英文名】Xiong Zhi Decoction

【组成】(1)川椒、川芎、白芷、防风、干姜。(中医方剂大辞典)(2)川芎、白芷、白菊花、甘草、白芍、茯苓、藁本、石膏。(中医方剂大辞典)

芎芷散 xiong zhi san

【英文名】Xiong Zhi Powders

【异名】芷芎散(中医方剂大辞典、得效)

【组成】(1)川芎、白芷、石菖蒲、苍术、陈皮、细辛、防风、半夏、木通、紫苏、甘草。(中医方剂大辞典)(2)

川芎、白芷。(中医方剂大辞典)(3)白芷、石菖蒲、苍术、陈皮、细辛、厚朴、半夏、辣桂、木通、紫苏、炙甘草、川芎。(中医方剂大辞典)(4)川芎、白芷、荆芥穗、煅石膏。(中医方剂大辞典)

芎苏饮 xiong su yin

【英文名】Xiong Su Drink

【组成】(1)人参、紫苏、半夏、茯苓、陈皮、甘草、枳桔、川芎、柴胡、木香、葛根、姜、枣。(中医方剂大辞典)(2)川芎、苏叶、枳壳、前胡、葛根、木香、桔梗、甘草、陈皮、半夏。(中医方剂大辞典)(3)川芎、紫苏叶、炒枳壳、桔梗、前胡、法半夏、白云苓、木香、陈皮。(中医方剂大辞典)

芎苏散 xiong su san

【英文名】Xiong Su Powders

【异名】十味芎苏散(中医方剂大辞典、增补内经拾遗);芎芷香苏散(中医方剂大辞典、准绳);芎苏饮(中医方剂大辞典、郑氏家传女科万金方)

【组成】(1)防风、苏叶、干葛、川芎、羌活、前胡、麻黄、桂枝、甘草。(中医方剂大辞典)(2)川芎、苏叶、陈皮、槟榔、香附、大腹皮、羌活、木通、猪苓、泽泻、香草。(中医方剂大辞典)(3)川芎、陈皮、芍药、白术、苏叶、干葛、黄芩、前胡、麦门冬、甘草。(中医方剂大辞典)(4)川芎、枳壳、桔梗、陈皮、半夏、苏叶、柴胡、干葛、茯苓、甘草、苍术。(中医方剂大辞典)(5)紫苏叶、川芎、白芍、白术、麦门冬、陈皮、干葛、炙甘草。(中医方剂大辞典)(6)川芎、苏叶、枳壳、桔梗、柴胡、半夏、陈皮、白茯苓、干葛、炙甘草。(中医方剂大辞典)

芎连散 xiong lian san

【英文名】Xiong Lian Powders

【组成】川芎、连翘、羌活、柴胡、防风、黄芩、木贼、荆芥穗、菊花、旋覆花、地骨皮、炙甘草、石膏。(中医方剂大辞典)

芎辛丸 xiong xin wan

【英文名】Xiong Xin Pill

【组成】(1)川芎、细辛、甘草。(中医方剂大辞典)(2)川芎、防风、僵蚕、独活、天麻、桔梗、细辛、白附子、羌活、炙甘草、薄荷、荆芥穗。(中医方剂大辞典)(3)川芎、苍术、细辛、蝉壳、荆芥穗、菊花、蕤仁。(中医方剂大辞典)(4)栀子、甘草、细辛、桂心、芎藭。(中医方剂大辞典)

芎辛汤 xiong xin tang

【英文名】Xiong Xin Decoction

【异名】大芎辛汤(中医方剂大辞典、得效)

【组成】(1)川芎、细辛、防风、当归、石膏、白芷、羌活、苍术、香附、甘草。(中医方剂大辞典)(2)川芎、细辛、炙甘草、生姜。(中医方剂大辞典)(3)细辛、川芎、蔓荆子、甘草、白芷、防风。(中医方剂大辞典)(4)川芎、细辛、炙甘草。(中医方剂大辞典)(5)川芎、细辛、甘草、白芷。(中医方剂大辞典)(6)附子、乌头、天南星、干姜、炙甘草、川芎、细辛。(中医方剂大辞典)

芎辛散 xiong xin san

【英文名】Xiong Xin Powders

【异名】芎辛汤(中医方剂大辞典、医略六书)

【组成】(1)川芎、细辛、苍术、甘草、干姜。(中医方剂大辞典)(2)川芎、细辛、防风、桔梗、白芷、甘草、羌活、桑白皮。(中医方剂大辞典)(3)细辛、川芎、甘草。(中医方剂大辞典)(4)川芎、苍术、甘草、细辛。(中医方剂大辞典)(5)川芎、白附子、细辛、滑石、槐芽。(中医方剂大辞典)

芎辛煎 xiong xin jian

【英文名】Xiong Xin Jian Pill

【组成】桔梗、川芎、甘草、防风、细辛、麝香。(中医方剂大辞典)

芎羌散 xiong qiang san

【英文名】Xiong Qiang Powders

【组成】(1)川芎、当归、羌活、旋覆花、细辛、蔓荆子、石膏、藁本、荆芥穗、半夏、防风、熟地黄、甘草。(中医方剂大辞典)(2)荆芥穗、牛蒡子、木贼、苍术。(中医方剂大辞典)

芎附汤 xiong fu tang

【英文名】Xiong Fu Decoction

【组成】(1)川芎、附子、茯苓、羌活、独活、柴胡、前胡、桔梗、枳壳、甘草、人参、木香。(中医方剂大辞典)(2)芎藭、附子。(中医方剂大辞典)

芎附饮 xiong fu yin

【英文名】Xiong Fu Powders

【异名】芎香散(中医方剂大辞典、普济方);莎芎散(中医方剂大辞典、医学入门);芎附散(中医方剂大辞典、赤水玄珠)

【组成】川芎、香附。(中医方剂大辞典)

芎附散 xiong fu san

【英文名】Xiong Fu Powders

【异名】芎附汤(中医方剂大辞典、简明医彀)

【组成】(1)川芎、附子、黄芪、白术、防风、当归、熟地黄、桂心、柴胡、炙甘草。(中医方剂大辞典)(2)附子、川芎。(中医方剂大辞典)

芎枳丸 xiong zhi wan

【英文名】Xiong Zhi Pill

【组成】川芎、枳壳。(中医方剂大辞典)

芎栀汤 xiong zhi tang

【英文名】Xiong Zhi Decoction

【组成】川芎、山栀子。(中医方剂大辞典)

芎胡散 xiong hu san

【英文名】Xiong Hu Powders

【异名】柴胡饮(中医方剂大辞典、郑氏家传女科万金方)

【组成】人参、柴胡、陈皮、枳壳、桔梗、紫苏、半夏、茯苓、干葛、川芎、甘草。(中医方剂大辞典)

芎荆散 xiong jing san

【英文名】Xiong Jing Powders

【组成】川芎、蔓荆子。(中医方剂大辞典)

芎草散 xiong cao san

【英文名】Xiong Cao Powders

【组成】川芎、荆芥、甘草。(中医方剂大辞典)

芎茶汤 xiong cha tang

【英文名】Xiong Cha Decoction

【组成】川芎。(中医方剂大辞典)

芎香散 xiong xiang san

【英文名】Xiong Xiang Powders

【组成】川芎、藿香叶、黄芪、天麻、槐花、蔓荆子、白芷、木香、甘草。(中医方剂大辞典)

芎活汤 xiong huo tang

【英文名】Xiong Huo Decoction

【组成】川芎、半夏、茯苓、独活、陈皮、枳壳、白术、甘草。(中医方剂大辞典)

芎活散 xiong huo san

【英文名】Xiong Huo Powders

【异名】芎活汤(中医方剂大辞典、济阴纲目)

【组成】川芎、羌活。(中医方剂大辞典)

芎桂散 xiong gui san

【英文名】Xiong Gui Powders

【组成】(1)牛膝、茯苓、桂心、川芎、防风、人参、附子、当归、川乌头、羌活、甘草、白术。(中医方剂大辞典)(2)川乌头、川芎、桂心、炙甘草、干姜。(中医方剂大辞典)(3)生地黄、生姜、川芎、肉桂、芍药。(中医方剂大辞典)

芎夏汤 xiong xia tang

【英文名】Xiong Xia Decoction

【组成】川芎、半夏、茯苓、青皮、陈皮、枳壳、白术、炙草。(中医方剂大辞典)

芎粉丸 xiong fen wan

【英文名】Xiong Fen Pill

【组成】川芎、天花粉、轻粉、雄黄、辰砂、麝香。(中医方剂大辞典)

芎菊汤 xiong ju tang

【英文名】Xiong Ju Decoction

【组成】芎䓖、防风、麻黄、前胡、独活、菊花、枳壳、甘草、细辛、石膏。(中医方剂大辞典)

芎菊散 xiong ju san

【英文名】Xiong Ju Powders

【组成】(1)薄荷、菊花、甘草、川芎、防风、白芷。(中医方剂大辞典)(2)芎䓖、菊花、白芷、细辛、石膏、防风、炙甘草。(中医方剂大辞典)(3)芎䓖、甘菊花、羌活、防风、细辛、白僵蚕、草决明、旋覆花、蝉蜕、密蒙花、天麻、荆芥穗、炙甘草。(中医方剂大辞典)

芎黄丸 xiong huang wan

【英文名】Xiong Huang Pill

【组成】川芎、大黄。(中医方剂大辞典)

芎黄汤 xiong huang tang

【英文名】Xiong Huang Decoction

【组成】(1)川芎、黄芩、甘草、葱白、香豉。(中医方剂大辞典)(2)荆芥穗、全蝎、乌头、川芎、细辛、雄黄。(中医方剂大辞典)(3)羌活、川芎、大黄、甘草。(中医方剂大辞典)(4)大黄、荆芥穗、贯芎、防风。(中医方剂大辞典)(5)川芎、黄芩、甘草。(中医方剂大辞典)

芎黄散 xiong huang san

【英文名】Xiong Huang Powders

【组成】(1)大黄、芎䓖、荞麦粉。(中医方剂大辞典)(2)川芎、地黄、当归、山药、芍药、沉香、粉草。(中医方剂大辞典)(3)川芎、地黄、山薯蓣、当归、芍药、炙甘草。(中医方剂大辞典)(4)牵牛、大黄、川芎。(中医方剂大辞典)(5)川芎、大黄、黄芩、何首乌、当归、黄连、白芷。(中医方剂大辞典)(6)川芎、大黄、郁李仁。(中医方剂大辞典)

芎麻汤 xiong ma tang

【英文名】Xiong Ma Decoction

【组成】川芎、天麻。(中医方剂大辞典)

芎葛汤 xiong ge tang

【英文名】Xiong Ge Decoction

【组成】川芎、干葛、桂枝、细辛、枳壳、人参、芍药、麻黄、防风、炙甘草。(中医方剂大辞典)

芎粟散 xiong su san

【英文名】Xiong Su Powders

【组成】川芎、罂粟。(中医方剂大辞典)

芎犀丸 xiong xi wan

【英文名】Xiong Xi Pill

【组成】(1)石膏、龙脑、朱砂、犀角、人参、茯苓、川芎、阿胶、细辛、麦门冬、甘草、山栀子。(中医方剂大辞典)(2)犀角、芎䓖、桔梗、炙甘草、鸡苏叶、丹砂、细辛、天麻、白芷、防风。(中医方剂大辞典)

芎犀散 xiong xi san

【英文名】Xiong Xi Powders

【组成】川芎、犀角、独活、蝎梢、人参、天麻。(中医方剂大辞典)

芎䓖丸 xiong qiong wan

【英文名】Xiong Qiong Pill

【组成】(1)芎䓖、菊花、荆芥、薄荷、甘草、苍术。(中医方剂大辞典)(2)芎䓖、白芷、生地黄、桃仁、干姜、炙甘草、蒲黄、芍药、牡丹、桂心、牛膝、人参、当归。(中医方剂大辞典)(3)芎䓖、白芷、陈皮、黄连。(中医方剂大辞典)(4)芎䓖、细辛、蝉壳、甘菊花、荆芥穗、苍术、蕤仁、犀角、羚羊角。(中医方剂大辞典)(5)芎䓖、枸杞子、荆芥穗、甘草、苍术、细辛、蝉蜕、石膏、旋覆花、菊花、羌活。(中医方剂大辞典)(6)芎䓖、桂心、当归、干姜、厚朴、枳壳、槟榔。(中医方剂大辞典)(7)芎䓖、黄芪、防风、山栀子、枳壳、生地黄、羌活、白芷、苦参、白附子。(中医方剂大辞典)(8)芎䓖、龙骨、白茯苓、紫石英、防风、厚朴、细辛、铁精、炙甘草、枳实、丹参、桂、蜀椒、人参、大黄、干姜、附子、菖蒲、白芥子、吴茱萸、禹余粮、远志。(中医方剂大辞典)(9)芎䓖、当归、桂心、黄芪、沉香、安息香、附子、白芷、麒麟竭、丁香、木香、枳壳、羌活、赤芍。(中医方剂大辞典)(10)芎䓖、防葵、白蔹、桂心、川椒、吴茱萸。(中医方剂大辞典)(11)芎䓖、防风、五加皮、肉桂、犀角、茯苓、羌活、附子、当归、牛膝、海桐皮、石斛、麻黄。(中医方剂大辞典)(12)鹿茸、当归、蒲黄、阿胶、芎䓖、白术、地黄。(中医方剂大辞典)(13)芎䓖、乌头、防葵、蜀椒、白薇、桂心、白芷、茱萸、干姜。(中医方剂大辞典)(14)芎䓖、黄芪、牛黄、蛰虫、麝香、当归、芍药。(中医方剂大辞典)(15)川芎。(中医方剂大辞典)(16)芎䓖、细辛、白芷、覆盆子、五味子、人参、白茯苓、羌活、肉桂、柏子仁、蔓荆子、甘菊花、枸杞子、车前子、炙甘草。(中医方剂大辞典)

芎蝎汤 xiong xie tang

【英文名】Xiong Xie Decocton

【组成】川芎、蔓荆子、全蝎、红花、葛根、龙胆草。(山东中医杂志 1991,10(4))

芎蝎散 xiong xie san

【英文名】Xiong Xie Powders

【组成】川芎、荜茇、蝎梢、细辛、半夏。(中医方剂大辞典)

芎归滴丸 xiong gui di wan

【英文名】Xiong Gui Drop Pill

【组成】川芎、当归。(中草药 1993,24(11))

芎䓖饮子 xiong qiong yin zi

【英文名】Xiong Qiong Drink

【组成】(1)芎䓖、艾叶、阿胶、糯米、熟地黄、大枣、竹茹、生姜。(中医方剂大辞典)(2)芎䓖、白术、薏苡仁、桂心、附子、羚羊角、前胡、赤茯苓、麻黄、汉防己、羌活、赤芍、人参、丹参、甘草。(中医方剂大辞典)

芎䓖煮散 xiong qiong zhu san

【英文名】Xiong Qiong Decoction

【组成】芎䓖、羌活、白芷、甘草、干姜、旋覆花、吴茱萸。(中医方剂大辞典)

芎牛琥珀汤 xiong niu hu po tang

【英文名】Xiong Niu Hu Po Decoction

【组成】川芎、牛膝、琥珀、蔓荆子、僵蚕、生石决明。(吉林中医 1988,(3))

芎术除眩汤 xiong zhu chu xuan tang

【英文名】Xiong Zhu Chu Xuan Decoction

【组成】川芎、白术、生附、官桂、甘草。(中医方剂大辞典)

芎术香苏散 xiong zhu xiang su san

【英文名】Xiong Zhu Xiang Su Powders

【组成】川芎、香附、紫苏、甘草、苍术、陈皮。(中医方剂大辞典)

芎术香连丸 xiong zhu xiang lian wan

【英文名】Xiong Zhu Xiang Lian Pill

【组成】阿胶、白术、乳香、木香、枳壳、干姜、黄连、砂仁、川芎。(中医方剂大辞典)

芎归二术汤 xiong gui er zhu tang

【英文名】Xiong Gui Er Zhu Decoction

【组成】白术、苍术、川芎、当归、人参、茯苓、薏苡仁、皂角针、厚朴、防风、木瓜、木通、穿山甲、独活、金银花、甘草、精猪肉、土茯苓。(中医方剂大辞典)

芎归二陈汤 xiong gui er chen tang

【英文名】Xiong Gui Er Chen Decoction

【组成】川芎、当归、半夏、陈皮、茯苓、甘草。(中医方剂大辞典)

芎归人参散 xiong gui ren shen san

【英文名】Xiong Gui Ren Shen Powders

【组成】川芎、当归、人参、阿胶、大枣。(中医方剂大辞典)

芎归内托散 xiong gui nei tuo san

【英文名】Xiong Gui Nei Tuo Powders

【组成】川芎、当归、陈皮、茯苓、天花粉、桔梗、银花、黄芪、甘草。(中医方剂大辞典)

芎归加桂汤 xiong gui jia gui tang

【英文名】Xiong Gui Jia Gui Decoction

【组成】当归、川芎、桂枝。(中医方剂大辞典)

芎归四虫散 xiong gui si chong san

【英文名】Xiong Gui Si Chong Powders

【组成】川芎、当归、白芷、细辛、全蝎、僵蚕、地龙、蜈蚣、荜茇。(浙江中医杂志 1993,28(10))

芎归芍药汤 xiong gui shao yao tang

【英文名】Xiong Gui Shao Yao Decoction

【组成】川芎、当归、芍药、桂枝、防风、枳实、羌活、甘草、干葛、麻黄、侧子。(中医方剂大辞典)

芎归百草饮 xiong gui bai cao yin

【英文名】Xiong Gui Bai Cao Decoction

【组成】当归、川芎、人参、甘草、干姜、百草霜。(中医方剂大辞典)

芎归托里散 xiong gui tuo li san

【英文名】Xiong Gui Tuo Li Powders

【组成】川芎、当归、白芍、木香、白芷、茯苓、人参、辣桂、丁香、甘草。(中医方剂大辞典)

芎归血余散 xiong gui xue yu san

【英文名】Xiong Gui Xue Yu Powders

【组成】血余炭、川芎、当归、木香、桃仁、安息香、雄黄、全蝎、鲤鱼头。(中医方剂大辞典)

芎归安心汤 xiong gui an xin tang

【英文名】Xiong Gui An Xin Decoction

【组成】当归、川芎、生地、人参、丹皮、蒲黄、荷叶。(中医方剂大辞典)

芎归均气饮 xiong gui jun qi yin

【英文名】Xiong Gui Jun Qi Decoction

【组成】归身、川芎、赤芍、麦冬、人参、荆芥穗、防风、青皮、木香、官桂、甘草。(中医方剂大辞典)

芎归苏苓汤 xiong gui su ling tang

【英文名】Xiong Gui Su Ling Decoction

【组成】当归、川芎、枳壳、茯苓、砂仁、苏叶。(中医方剂大辞典)

芎归两和汤 xiong gui liang he tang

【英文名】Xing Gui Liang He Decoction

【组成】川芎、当归、荆芥、蒺藜、桃仁、黑草。(中医方剂大辞典)

芎归补中汤 xiong gui bu zhong tang

【英文名】Xiong Gui Bu Zhong Decoction

【异名】芎归寄生汤(中医方剂大辞典、医学正印)

【组成】(1)艾叶、阿胶、川芎、五味子、黄芪、当归、白术、芍药、人参、杜仲、炙甘草。(中医方剂大辞典)(2)当归、川芎、茯苓、黄芪、黄芩、甘草、陈皮、阿胶、白术、续断、桑寄生、香附、砂仁。(中医方剂大辞典)

芎归补血汤 xiong gui bu xue tang

【英文名】Xiong Gui Bu Xue Decoction

【组成】生地黄、天门冬、川芎、牛膝、白芍、炙甘草、白术、防风、熟地黄、当归。(中医方剂大辞典)

芎归阿胶汤 xiong gui e jiao tang

【英文名】Xiong Gui E Jiao Decoction

【组成】芎藭、阿胶、当归、竹茹。(中医方剂大辞典)

芎归枣仁汤 xiong gui zao ren tang

【英文名】Xiong Gui Zao Ren Decoction

【组成】当归、川芎、防风、枣仁。(中医方剂大辞典)

芎归明目丸 xiong gui ming mu wan

【英文名】Xiong Gui Ming Mu Pill

【组成】川芎、当归、白芍、地黄、牛膝、甘草、杞子、天冬、甘菊。(中医方剂大辞典)

芎归泻肝汤 xiong gui xie gan tang

【英文名】Xiong Gui Xie Gan Decoction

【组成】归尾、川芎、青皮、枳壳、香附、红花、桃仁。(中医方剂大辞典)

芎归定喘汤 xiong gui ding chuan tang

【英文名】Xiong Gui Ding Chuan Decoction

【组成】天冬、川芎、当归、熟地、黄芪、人参、陈皮、甘草、香附、防风、腹皮、五味子、桔梗、杏仁、桑皮、马兜铃。(中医方剂大辞典)

芎归保元汤 xiong gui bao yuan tang

【英文名】Xiong Gui Bao Yuan Decoction

【组成】人参、甘草、黄芪、当归、川芎。(中医方剂大辞典)

芎归独活汤 xiong gui du huo tang

【英文名】Xiong Gui Du Huo Decoction

【组成】川芎、丹皮、续断、木瓜、丹参、秦艽、独活、当归、香附、牛膝、陈皮、甘草、赤芍、茯苓。(中医方剂大辞典)

芎归首乌饮 xiong gui shou wu yin

【英文名】Xiong Gui Shou Wu Decoction

【组成】川芎、当归、首乌、青皮、草蔻仁、柴胡、枳壳、甘草。(中医方剂大辞典)

芎归养荣汤 xiong gui yang rong tang

【英文名】Xiong Gui Yang Rong Decoction

【组成】(1)当归、川芎、白芍、熟地黄、黄柏、知母、人参、枸杞子、麦门冬、甘草。(中医方剂大辞典)(2)当归、川芎、白芍、熟地、黄柏、知母、枸杞子、麦冬、甘草。(中医方剂大辞典)(3)川芎、白芍、熟地、当归、蔓荆子、细辛、人参。(中医方剂大辞典)

芎归桂朴汤 xiong gui gui po tang

【英文名】Xiong Gui Gui Po Decoction

【组成】(1)川芎、当归、桂枝、厚朴、枳实、广皮、半夏、茯苓、天麻、菊花、生姜。(中医方剂大辞典)(2)当归、川芎、肉桂、厚朴、枳壳、红花、葵子、脂麻。(中医方剂大辞典)

芎归胶艾汤 xiong gui jiao ai tang

【英文名】Xiong Gui Jiao Ai Decoction

【异名】胶艾汤(中医方剂大辞典、金匮);当归散(中医方剂大辞典、普济方);胶艾四物汤(中医方剂大辞典、医学入门);阿胶蕲艾汤(中医方剂大辞典、明医指掌);艾叶地黄汤(中医方剂大辞典、产孕集)

【组成】(1)川芎、当归、阿胶、粉草。(中医方剂大辞典)(2)芎藭、阿胶、甘草、艾叶、当归、芍药、地黄。(中医方剂大辞典)

芎归益母丸 xiong gui yi mu wan

【英文名】Xiong Gui Yi Mu Pill

【组成】益母草、当归、川芎。(中医方剂大辞典)

芎归调血饮 xiong gui tiao xue yin

【异名】芎归补血汤(中医方剂大辞典、回春);芎归补血饮(中医方剂大辞典、履霜集)

【英文名】Xiong Gui Tiao Xue Drink

【组成】当归、川芎、白术、茯苓、熟地黄、陈皮、乌药、香附、干姜、益母草、牡丹皮、甘草。(中医方剂大辞典)

芎归理中汤 xiong gui li zhong tang

【英文名】Xiong Gui Li Zhong Decoction

【组成】(1)理中汤、川芎、当归。(中医方剂大辞典)(2)芎䓖、当归、党参、白术、炮姜、枳实、桃仁。(中医方剂大辞典)

芎归寄生散 xiong gui ji sheng san

【英文名】Xiong Gui Ji Sheng Powders

【组成】川芎、当归、桑寄生。(中医方剂大辞典)

芎归疏肝汤 xiong gui shu gan tang

【英文名】Xiong Gui Shu Gan Decoction

【组成】川芎、当归、香附、青皮、王不留行、延胡、蒲公英、鹿角霜、麦芽、柴胡、漏芦、夏枯草、路路通、枇杷叶。(中医方剂大辞典)

芎归愈痛汤 xiong gui yu tong tang

【英文名】Xiong Gui Yu Tong Decoction

【组成】人参、茯苓、半夏、柴胡、陈皮、枳实、当归、川芎、木香、砂仁、香附、甘草。(中医方剂大辞典)

芎归鳖甲散 xiong gui bie jia san

【英文名】Xiong Gui Bie Jia Powders

【异名】芎归鳖甲饮(中医方剂大辞典、准绳);芎归鳖甲汤(中医方剂大辞典、证治汇补)

【组成】(1)人参、青皮、黄芪、鳖甲、当归、茯苓、白术、厚朴、香附、抚芎、砂仁、山楂、枳实、甘草。(中医方剂大辞典)(2)当归、川芎、芍药、青皮、陈皮、茯苓、半夏、鳖甲。(中医方剂大辞典)

芎芍辛钩汤 xiong shao xin gou tang

【英文名】Xiong Shao Xin Gou Decoction

【组成】川芎、白芍、细辛、钩藤。(江苏中医 1992,(1))

芎当泻心汤 xiong dang xie xin tang

【英文名】Xiong Dang Xie Xin Decoction

【异名】芎归泻心汤(中医方剂大辞典、胎产心法)

【组成】归尾、川芎、延胡索、蒲黄、牡丹皮、桂心。(中医方剂大辞典)

芎芷正气散 xiong zhi zheng qi san

【英文名】Xiong Zhi Zheng Qi Powders

【组成】藿香、白术、厚朴、陈皮、半夏、茯苓、白芷、桔梗、大腹皮、苏叶、甘草、葱白、川芎。(中医方剂大辞典)

芎芷石膏汤 xiong zhi shi gao tang

【英文名】Xiong Zhi Shi Gao Decoction

【组成】川芎、白芷、石膏、菊花、羌活、藁本。(中医方剂大辞典)

芎芷细辛汤 xiong zhi xi xin tang

【英文名】Xiong Zhi Xi Xin Decoction

【组成】川芎、白芷、细辛、全蝎、蜈蚣。(吉林中医 1993,(2))

芎芷香苏散 xiong zhi xiang su san

【英文名】Xiong Zhi Xiang Su Powders

【异名】芎芷香苏灵散(中医方剂大辞典、医钞类编)

【组成】(1)川芎、白芷、紫苏叶、赤芍、陈皮、甘草、荆芥、香附、秦艽、葱白。(中医方剂大辞典)(2)川芎、白芷、香附、苏叶、陈皮、甘草、枳壳。(中医方剂大辞典)(3)川芎、白芷、苏叶、香附、陈皮、防风、羌活、甘草。(中医方剂大辞典)(4)香苏散、川芎、白芷。(中医方剂大辞典)(5)香附、紫苏、陈皮、川芎、白芷、甘草。(中医方剂大辞典)(6)川芎、白芷、香附、羌活、紫苏、桔皮、甘草、薄荷。(中医方剂大辞典)

芎芷透毒汤 xiong zhi tou du tang

【英文名】Xiong Zhi Tou Du Decoction

【组成】川芎、佩兰、藿香、紫草、银花、灯芯、白芷、菖蒲、木香、红花、绿豆、生草。(中医方剂大辞典)

芎芷藿苏散 xiong zhi huo su san

【英文名】Xiong Zhi Huo Su Powders

【组成】川芎、白芷、细辛、干葛、甘草、紫苏叶、藿香、半夏、陈皮、苍术、枳壳、桔梗、淡豆豉。(中医方剂大辞典)

芎苏五苓饮 xiong su wu ling yin

【英文名】Xiong Su Wu Ling Decoction

【组成】(1)抚芎、防风、泽泻、香附、木通、苏叶、猪苓、茯苓、羌活、甘草、生姜。(中医方剂大辞典)(2)抚芎、苏叶、陈皮、羌活、木通、香附、猪苓、泽泻、甘草、茯苓、生姜。(中医方剂大辞典)

芎苏泻白散 xiong su xie bai san

【英文名】Xiong Su Xie Bai Powders

【组成】川芎、紫苏、防风、桑白皮、地骨皮、荆芥、甘草。(中医方剂大辞典)

芎苏香葛散 xiong su xiang ge san

【英文名】Xiong Su Xiang Ge Powders

【组成】紫苏叶、香附、茯苓、干葛、藿香、半夏、前胡、陈皮、川芎、白芷、防风、甘草、苍术、羌活。(中医方剂大辞典)

芎苏柴陈汤 xiong su chai chen tang

【英文名】Xiong Su Chai Chen Decoction

【组成】川芎、紫苏、柴胡、黄芩、半夏、甘草、陈皮、茯苓。(中医方剂大辞典)

芎辛导痰汤 xiong xin dao tan tang

【英文名】Xiong Xin Dao Tan Decoction

【组成】川芎、细辛、南星、陈皮、茯苓、半夏、枳实、甘草。(中医方剂大辞典)

芎辛益气汤 xiong xin yi qi tang

【英文名】Xiong Xin Yi Qi Decoction

【组成】黄芪、人参、甘草、升麻、川芎、白术、桔皮、当归、柴胡、蔓荆子、细辛。(中医方剂大辞典)

芎辛菊花散 xiong xin ju hua san

【英文名】Xiong Xin Ju Hua Powders

【组成】川芎、羌活、白芷、防风、荆芥、薄荷、细辛、甘草、菊花。(中医方剂大辞典)

芎菊上清丸 xiong ju shang qing wan

【英文名】Xiong Ju Shang Qing Pill

【组成】大黄、栀子、川芎、防风、桔梗、白菊花、黄芩、荆芥、滑石、甘草、薄荷、黄柏。(中医方剂大辞典)

芎菊上清片 xiong ju shang qing Pian

【英文名】Xiong Ju Shang Qing Tablet(药品标准－中药成方制剂标准)

【组成】川芎、菊花、薄荷、连翘、蔓荆子、荆芥穗、防风、白芷、羌活、藁本、桔梗、黄连、黄芩、栀子、甘草。(药品标准－中药成方制剂标准 1993 年)

芎菊止痛汤 xiong ju zhi tong tang

【英文名】Xiong Ju Zhi Tong Decoction

【组成】川芎、菊花、姜蚕、生地、防风、白芷、夜交藤、水蛭、甘草。(陕西中医 1992,13(9))

芎菊茶调散 xiong ju cha tiao san

【英文名】Xiong Ju Cha Tiao Powders

【组成】(1)薄荷、羌活、芥穗、白芷、防风、细辛、菊花、甘草、川芎。(中医方剂大辞典)(2)荆芥、防风、川芎、甘菊、细辛、白芷、茅术、薄荷、生草。(中医方剂大辞典)

芎䓖三棱汤 xiong qiong san leng tang

【英文名】Xiong Qiong San Leng Decoction

【组成】芎䓖、白芷、三棱、桑白皮、白术、生地黄、牡丹皮、桂、甘草、黄芩、当归、芍药。(中医方剂大辞典)

芎䓖天麻丸 xiong qiong tian ma wan

【英文名】Xiong Qiong Tian Ma Pill

【组成】芎䓖、天麻。(中医方剂大辞典)

芎䓖补中汤 xiong qiong bu zhong tang

【英文名】Xiong Qiong Bu Zhong Decoction

【异名】芎归补中汤(中医方剂大辞典、回春);芎归补血汤(中医方剂大辞典、叶氏女科)

【组成】干姜、阿胶、芎䓖、五味子、黄芪、当归、白术、赤芍、木香、人参、杜仲、炙甘草。(中医方剂大辞典)

芎䓖补血汤 xiong qiong bu xue tang

【英文名】Xiong Qiong Bu Xue Decoction

【组成】川芎、白术、阿胶、白芍、杜仲、人参、黄芪、木香、五味、甘草、大枣。(中医方剂大辞典)

芎䓖附子汤 xiong qiong fu zi tang

【英文名】Xiong Qiong Fu Zi Decoction

【组成】附子、芎䓖、生姜。(中医方剂大辞典)

芎䓖前胡汤 xiong qiong qian hu tang

【英文名】Xiong Qiong Qian Hu Decoction

【组成】芎䓖、前胡、黄芩、芍药、蒲黄、桃仁、当归、桂、甘草、大黄、生地黄。(中医方剂大辞典)

芎归六君子汤 xiong gui liu jun zi tang

【英文名】Xiong Gui Liu Jun Zi Decoction

【组成】当归、芎䓖、人参、白术、茯苓、甘草、橘红、半夏。(中医方剂大辞典)

芎归四君子汤 xiong gui si jun zi tang

【英文名】Xiong Gui Si Jun Zi Decoction

【组成】人参、茯苓、白术、甘草、川芎、当归。(中医方剂大辞典)

芎归加古拜汤 xiong gui jia gu bai tang

【英文名】Xiong Gui Jia Gu Bai Decoction

【组成】当归、川芎、秦艽、炮姜、荆芥穗。(中医方剂大辞典)

芎归加黑豆汤 xiong gui jia hei dou tang

【英文名】Xiong Gui Jia Hei Dou Decoction

【组成】当归、川芎、黑小豆。(中医方剂大辞典)

芎术姜栀二陈汤 xiong zhu jiang zhi er chen tang

【英文名】Xiong Zhu Jiang Zhi Er Chen Decoction

【组成】川芎、干姜、苍术、栀子、陈皮、半夏、茯苓、甘草。(中医方剂大辞典)

芎龙汤与地黄汤 xiong long tang yu di huang tang

【英文名】Xiong Long Decoction and Di Huang Decoction

【组成】(1)川芎、地龙、牛膝、玄胡、葛根等。(中国医药学报 1990,5(5))(2)生地黄、精明、党参、黄芪、扁豆等。(中国医药学报 1990,5(5))

芎䓖当归加芍药汤 xiong qiong dang gui jia shao yao tang

【英文名】Xiong Qiong Dang Gui Jia Shao Yao Decoction

【组成】川芎、当归、芍药。(中医方剂大辞典)

吉利散 ji li san

【英文名】Ji Li Powders

【组成】(1)当归、川芎、枳壳、陈皮、香附、厚朴、木香、苏木末、刘寄奴、落得打、三七、乳香、没药、萹蓄。(中医方剂大辞典)(2)当归、赤芍、香附、羌活、薄荷、枳壳、广皮、紫苏、五灵脂、人中黄、延胡索、川芎、乌药、白芷、防风、甘草。(中医方剂大辞典)

吉祥丸 ji xiang wan

【英文名】Ji Xiang Honeyed Pill

【组成】(1)熟地黄、鹿角霜、白芍药、党参、当归、杜仲、茯苓、菟丝子、甘草、官桂、川芎、花椒。(中医方剂大辞典)(2)天麻、五味子、覆盆子、桃花、柳絮、白

术、芎䓖、牡丹、桃仁、菟丝子、茯苓、楮实子、地黄、桂心。(中医方剂大辞典)

吉祥油 ji xiang you

【英文名】Ji Xiang Oil

【组成】雄黄、明矾、花椒、松香、猪板油、江青布。(中医方剂大辞典)

老龙丸 lao long wan

【英文名】Lao Long Pill

【异名】苍龙丸(中医方剂大辞典、普济方);老奴丸(中医方剂大辞典、奇效良方)

【组成】母丁香、紫梢花、肉苁蓉、菟丝子、蛇床子、巴戟天、淫羊藿、茯苓、远志、八角茴香、灯草、毕澄茄、胡桃肉、车前子、萆薢、洋金花、牡蛎、韭菜子、木通、干漆、山茱萸、补骨脂、全蝎、桑螵蛸、龙骨、熟地黄、当归、沉香、木香、蜘蛛。(中医方剂大辞典)

老乐康 lao le kang

【英文名】Lao Le Kang Liquid

【组成】人参、黄芪、枸杞、淫羊藿。((91)陕卫药健字01001号)

老军散 lao jun san

【英文名】Lao Jun Powders

【组成】大黄、甘草。(中医方剂大辞典)

老君丹 lao jun dan

【英文名】Lao Jun Pellet

【组成】(1)老君须、天葵、乳香、没药、红曲、防风、红花、栀子、当归、川芎、草果、血竭、儿茶、土茯苓、金银花、芥子。(中医方剂大辞典)(2)粉霜、蜈蚣、全蝎、僵蚕、穿山甲、朱砂、雄黄、三七、蟾酥、乳香、没药、防风、荆芥、牛黄。(中医方剂大辞典)

老鸡丸 lao ji wan

【英文名】Lao Ji Pill

【组成】胡黄连、银柴胡、人参、黄芪、熟地黄、川芎、远志、肉苁蓉、秦艽、甘草、当归、山药、白术、五味、天冬、麦冬。(中医方剂大辞典)

老疟丸 lao nue wan

【英文名】Lao nue Pill

【组成】常山、草果。(中医方剂大辞典)

老疟丹 lao nue dan

【英文名】Lao Nue Pellet

【组成】(1)川芎、桃仁、红花、当归、苍术、白术、白芷、黄柏、甘草。(中医方剂大辞典)(2)桃仁、鳖甲、常山、豆豉。(中医方剂大辞典)

老疟饮 lao nue yin

【英文名】Lao Nue Drink

【异名】痎疟饮(中医方剂大辞典、古今医鉴)

【组成】苍术、草果、桔梗、青皮、陈皮、高良姜、白芷、茯苓、半夏、枳壳、炙甘草、肉桂、干姜、紫苏叶、川芎。(中医方剂大辞典)

老姜丸 lao jiang wan

【英文名】Lao Jiang Pill

【组成】生姜、净茴香、戎盐。(中医方剂大辞典)

老鸭果 lao ya guo

【英文名】Lao Ya Guo Decoction

【组成】白鸭肉。(中医方剂大辞典)

老痰丸 lao tan wan

【英文名】Lao Tan Pill

【组成】天门冬、黄芩、海粉、橘红、连翘、桔梗、香附、青黛、芒消、瓜蒌。(中医方剂大辞典)

老蔻丸 lao kou wan

【英文名】Lao Kou Pill

【组成】老蔻、贡桂、丁香、当归、半夏、陈皮、莱菔子、木香、油朴、青皮、牵牛子、砂仁、莪术、三棱、甘草、枳壳、草果、槟榔、乌药、川芎、神曲、山楂、白术、大黄。(中医方剂大辞典)

老膜散 lao mo san

【英文名】Lao Mo Powders

【组成】(1)珍珠、熊胆、朱砂、密陀僧、蕤仁、丁香、荸荠、硇砂。(中医方剂大辞典)(2)硇砂、龙骨、巴豆、丁香。(中医方剂大辞典)

老子乳丹 lao zi ru dan

【英文名】Lao Zi Ru Pellet

【异名】太乙神丹(中医方剂大辞典)

【组成】蜂蜜、人乳汁。(中医方剂大辞典)

老柏皮散 lao bai pi san

【英文名】Lao Bai Pi Powders

【组成】老柏白皮、乌梅、细辛、地肤子。(中医方剂大辞典)

老鹳草膏 lao guan cao gao

【英文名】Lao Guan Cao Concentrated Decoction(药品标准-中药成方制剂标准)

【组成】老鹳草。(药品标准-中药成方制剂标准1998年、中医方剂大辞典)

老年心衰汤 lao nian xin shuai tang

【英文名】Lao Nian Xin Shuai Decoction

【组成】人参、黄芪、丹参、川芎、赤芍、葶苈子、麦冬、附子、桂枝、茯苓、泽泻、甘草、淫羊藿。(山东中医杂志1993,12(6))

老年止崩汤 lao nian zhi beng tang

【英文名】Lao Nian Zhi Beng Decoction

【组成】阿胶、熟地、当归、冬瓜仁、红花。(湖北中医杂志1987,(3))

老年白带方 lao nian bai dai fang

【英文名】Lao Nian Bai Dai Prescription

【组成】黄柏、五味子、杜仲、山茱萸、补骨脂、牡蛎、香

附、砂仁、花椒、川芎、茯苓、车前子、艾叶、阿胶、白芍。(中医方剂大辞典)

老年延寿丹 lao nian yan shou dan

【英文名】Lao Nian Yan Shou Pellet

【组成】茯神、酸枣仁、当归、龙眼肉、茯苓、人参、麦冬、熟地黄、远志、香附。(中医方剂大辞典)

老年咳喘片 lao nian ke chuan pian

【英文名】Lao Nian Ke Chuan Tablet(药品标准-中药成方制剂标准)

【组成】黄芪、白术、防风、甘草、黄精、淫羊藿、补骨脂。(药品标准-中药成方制剂标准 1994 年)

老君长命丹 lao jun chang ming dan

【英文名】Lao Jun Chang Ming Pellet

【组成】茯苓、甘草、花椒、干姜、白面。(中医方剂大辞典)

老君神白散 lao jun shen bai san

【英文名】Lao Jun Shen Bai Powders

【组成】白术、附子、桔梗、细辛、甘草。(中医方剂大辞典)

老君益寿散 lao jun yi shou san

【英文名】Lao Jun Yi Shou Powders

【组成】天门冬、白术、防风、干姜、生地黄、熟地黄、细辛、桔梗、天雄、远志、肉苁蓉、泽泻、石斛、肉桂、柏子仁、云母粉、石韦、杜仲、牛膝、茯苓、菖蒲、五味子、蛇床子、菊花、山茱萸、附子。(中医方剂大辞典)

老翁神杖散 lao weng shen zhang san

【英文名】Lao Weng Shen Zhang Powders

【组成】桦寄生、夜明砂。(中医方剂大辞典)

老鹳草软膏 lao guan cao ruan gao

【英文名】Lao Guan Cao Ointment(中国中医药学主题词表)

【组成】老鹳草、乙醇、羟苯乙酯、羊毛脂、凡士林。(中国药典一二部)

老君神明白散 lao jun shen ming bai san

【英文名】Lao Jun Shen Ming Bai Powders

【异名】老君神明白术散(中医方剂大辞典、圣惠);老君神明散(中医方剂大辞典、活人书);神明白散(中医方剂大辞典、圣济总录);神明白术散(中医方剂大辞典、普济方)

【组成】白术、附子、乌头、桔梗、细辛。(中医方剂大辞典)

老范志万应神曲 lao fan zhi wan ying shen qu

【英文名】Lao Fan Zhi Wan Ying Shen Qu Tablet(药品标准-中药成方制剂标准)

【组成】砂仁、广藿香、青皮、木香、乌药、青蒿叶、黄柏、枳实、麸皮、使君子、白曲、槟榔、甘草、柴胡、泽泻、苍术、车前子、诃子肉、黄芩、香薷、茯苓皮、枳壳、小麦、陈皮、栀子、姜黄、香附子、防风、山楂、薄荷、荆芥、赤小豆。(药品标准-中药成方制剂标准 1998 年)

老范志万应神曲袋泡剂 lao fan zhi wan ying shen qu dai pao ji

【英文名】Lao Fan Zhi Wan Ying Shen Qu Tea

【组成】老范志万应神曲成品。(福建省药品标准(1991 年))

西五散 xi wu san

【英文名】Xi Wu Powders

【组成】西瓜霜:西瓜、芒消、冰片、朱砂。五倍子散:五倍子、硇砂、黄连、冰片。(山东中医杂志 1992,11(2))

西瓜膏 xi gua gao

【英文名】Xi Gua Concentrated Decoction(药品标准-中药成方制剂标准)

【组成】西瓜、陈皮、石膏、清半夏、紫苏子、百合、甘草、苦杏仁、阿胶、五味子。(药品标准-中药成方制剂标准 1996 年)

西瓜霜 xi gua shuang

【英文名】Xi Gua Frosting(中国中医药学主题词表)

【异名】咽喉独圣散(中医方剂大辞典、疡科纲要)

【组成】(1)西瓜霜、冰片。(中医方剂大辞典)(2)西瓜。(中医方剂大辞典)

西来方 xi lai fang

【英文名】Xi Lai Prescription

【组成】硼砂、葶苈子、海金沙、乳香、没药、牙皂、槟榔、陈皮、三棱、莪术、木香。(中医方剂大辞典)

西黄丸 xi huang wan

【英文名】Xi Huang Pellet

【组成】乳香、没药、麝香、牛黄、雄精。(中医方剂大辞典)

西清汤 xi qing tang

【英文名】Xi Qing Decoction

【组成】桂枝、栀子、苏子、桑皮、杏仁、橘红、半夏、茯苓、蒺藜、郁金、生姜。(中医方剂大辞典)

西羚丹 xi ling dan

【英文名】Xi Ling Pill(药品标准-中药成方制剂标准)

【异名】西羚丸(药品标准-中药成方制剂标准)

【组成】黄柏、栀子、黄芩、黄连、大黄、甘草、地黄、玄参、川芎、玄明粉、龙胆、冰片、水牛角浓缩粉、羚羊角。(药品标准-中药成方制剂标准 1996 年)

西羚片 xi ling pian

【英文名】Xi Ling Tablet(药品标准-中药成方制剂标准)

【组成】黄柏、栀子、黄芩、黄连、大黄、甘草、地黄、玄

参、川芎、玄明粉、龙胆、冰片、水牛角浓缩粉、羚羊角。(药品标准－中药成方制剂标准 1996 年)

西硼散 xi peng san

【英文名】Xi Peng Powders

【组成】草乌、硼砂。(中医方剂大辞典)

西台金丹 xi tai jin dan

【英文名】Xi Tai Jin Pellet

【组成】熟地、川芎、白芍、条芩、藁本、玄胡、茯苓、赤石脂、没药、丹皮、白薇、人参、香附、桂心、甘草。(中医方剂大辞典)

西汉古酒 xi han gu jiu

【英文名】Xi Han Gu Wine(药品标准－中药成方制剂标准)

【组成】鹿茸、蛤蚧、狗鞭、柏子仁、枸杞子、松子仁、黄精。(药品标准－中药成方制剂标准 1990 年)

西洋参酒 xi yang shen jiu

【英文名】Xi Yang Shen Wine

【组成】西洋参。(中医方剂大辞典)

西洋药酒 xi yang yao jiu

【英文名】Xi Yang Wine

【组成】红豆蔻、肉豆蔻、白豆蔻、高良姜、肉桂、公丁香。(中医方剂大辞典)

西黄胶囊 xi huang jiao nang

【英文名】Xi Huang Capsule(药品标准－中药成方制剂标准)

【组成】牛黄、麝香、乳香、没药。(药品标准－中药成方制剂标准 1998 年)

西风暴雨方 xi feng bao yu fang

【英文名】Xi Feng Bao Yu Prescription

【组成】天冬、玉竹、麦冬、泽泻、生地、防风、磁石、荆芥、黄芪、当归、白芍、木通、栀子、苍术、茯苓、前仁、雄黄。(中医方剂大辞典)

西圣复煎丸 xi sheng fu jian wan

【英文名】Xi Sheng Fu Jian Pellet

【异名】西圣丸(中医方剂大辞典、仙拈集)

【组成】乳香、没药、儿茶、丁香、阿魏、白花蛇、血竭、白面、蜂蜜、香油。(中医方剂大辞典)

西州续命汤 xi zhou xu ming tang

【英文名】Xi Zhou Xu Ming Decoction

【异名】大续命汤(中医方剂大辞典、千金)

【组成】(1)麻黄、生姜、当归、石膏、川芎、桂心、甘草、黄芩、防风、芍药、杏仁。(中医方剂大辞典)(2)麻黄、石膏、川芎、生姜、黄芩、炙甘草、芍药、桂心、郁李仁、防风、杏仁、当归。(中医方剂大辞典)(3)麻黄、干姜、附子、防风、桂心、白术、人参、川芎、当归、炙甘草、杏仁。(中医方剂大辞典)(4)麻黄、石膏、桂心、当归、甘草、川芎、干姜、黄芩、杏仁。(中医方剂大辞典)

西来甘露饮 xi lai gan lu yin

【英文名】Xi Lai Gan Lu Drink

【异名】天萝水(中医方剂大辞典、文堂集验方)

【组成】丝瓜藤。(中医方剂大辞典)

西洋十宝散 xi yang shi bao san

【英文名】Xi Yang Shi Bao Powders

【组成】血竭、雄黄、红花、儿茶、辰砂、乳香、当归尾、没药、当门子、梅片。(中医方剂大辞典)

西洋参胶囊 xi yang shen jiao nang

【英文名】Xi Yang Shen Capsule

【组成】西洋参。((87)京卫药准字第 067 号)

西域黄灵膏 xi yu huang ling gao

【英文名】Xi Yu Huang Ling Eplastrum

【组成】麻油、白蜡、黄蜡。(中医方剂大辞典)

西黄化毒丹 xi huang hua du dan

【英文名】Xi Huang Hua Du Pellet

【组成】牛黄、琥珀。(中医方剂大辞典)

西黄清醒丸 xi huang qing xing wan

【英文名】Xi Huang Qing Xing Pill(药品标准－中药成方制剂标准)

【组成】藏青果、黄芩、金果榄、栀子、防己、槟榔、木香、甘草、薄荷冰、冰片。(药品标准－中药成方制剂标准 1992 年)

西王母四童散 xi wang mu si tong san

【英文名】Xi Wang Mu Si Tong Powders

【异名】王母四童散(中医方剂大辞典、圣惠);龟台王母四童散(中医方剂大辞典、遵生八笺)

【组成】胡麻、天门冬、茯苓、山术、黄精、核桃仁。(中医方剂大辞典)

西瓜霜润喉片 xi gua shuang run hou pian

【英文名】Xi Gua Shuang Run Hou Tablet

【组成】西瓜霜、冰片、薄荷素油、薄荷脑。(中国药典一二部)

西洋参口服液 xi yang shen kou fu ye

【英文名】Xi Yang Shen Liquid

【组成】西洋参。((93)浙卫药健字 0023－7 号)

西洋参生脉液 xi yang shen sheng mai ye

【英文名】Xi Yang Shen Sheng Mai Decoction

【组成】西洋参、麦冬、五味子。(山东中医杂志 1991,10(4))

西洋参蜂王浆 xi yang shen feng wang jiang

【英文名】Xi Yang Shen Feng Wang Jiang Liquid

【组成】西洋参、蜂王浆。(中药药理与临床 1992,8(3))

西川石刻安肾丸 xi chuan shi ke an shen wan

【英文名】Xi Chuan Shi Ke An Shen Pellet

【异名】西蜀石刻安肾丸(中医方剂大辞典、医统)

【组成】青盐、鹿茸、柏子仁、石斛、附子、川乌、巴戟、肉桂、菟丝子、苁蓉、韭子、葫芦巴、杜仲、破故纸、石枣、远志、赤石脂、茯苓、茯神、茴香、苍术、川楝子、川椒、山药。(中医方剂大辞典)

西王母玉壶赤丸 xi wang mu yu hu chi wan

【英文名】Xi Wang Mu Yu Hu Chi Pellet

【组成】雄黄、附子、藜芦、丹砂、白礜石、巴豆。(中医方剂大辞典)

西岳真人灵飞散 xi yue zhen ren ling fei san

【英文名】Xi Yue Zhen Ren Ling Fei Powders

【异名】灵飞散(中医方剂大辞典、千金翼)

【组成】云母粉、茯苓、钟乳粉、柏子仁、人参、续断、桂心、菊花、地黄。(中医方剂大辞典)

西洋参虫草口服液 xi yang shen chong cao kou fu ye

【英文名】Xi Yang Shen Chong Cao Liquid

【组成】西洋参、冬虫夏草。((89)粤卫药准字第 Z-12号)

西川罗赤脚仙还少丹 xi chuan luo chi jiao xian huan shao dan

【英文名】Xi Chuan Luo Chi Jiao Xian Huan Shao Pellet

【异名】还少丸(中医方剂大辞典、杨氏家藏方);还少丹(中医方剂大辞典、卫生宝鉴);滋阴大补丸(中医方剂大辞典、医学正传);真人还少丹(中医方剂大辞典、中国医学大辞典)

【组成】山药、牛膝、山茱萸、茯苓、五味子、肉苁蓉、石菖蒲、巴戟、远志、杜仲、楮实、茴香、枸杞子、熟地黄。(中医方剂大辞典)

亚圣膏 ya sheng gao

【英文名】Ya Sheng Plaster

【组成】象皮、驴甲、鸡子清、木鳖子、蛇蜕、蝉蜕、血余、穿山甲、槐枝、榆枝、艾枝、柳枝、桑枝、黄丹、黄蜡、麻油。(中医方剂大辞典)

亚硫酸氢钠穿心莲内酯注射液 ya liu suan qing na chuan xin lian nei zhi zhu she ye

【英文名】Ya Liu Suan Qing Na Chuan Xin Lian Nei Zhi Injection

【组成】亚硫酸氢钠、穿心莲内酯。((85)粤卫药准字第 I1-254 号)

再生丸 zai sheng wan

【英文名】Zai Sheng Pellet

【组成】(1)巴豆、朱砂、麝香、川乌、大黄。(中医方剂大辞典)(2)蜈蚣、干蝎、蚕蛾、僵蚕、丹砂、天南星、附子、麝香、当门子、薄荷心、龙脑、水银、棘刚子。(中医方剂大辞典)

再生丹 zai sheng dan

【英文名】Zai Sheng Pellet

【组成】(1)沉香、木香、槟榔、大茴香、小茴香、木通、川山甲、全蝎、通草、灯草、红花。(中医方剂大辞典)(2)桔梗、硼砂、山豆根、甘草、牛黄、荆芥。(中医方剂大辞典)(3)急性子、知母、硼砂、枯矾、五灵脂、雄黄、硇砂、郁金、青盐、麝香、古石灰、黄牛胆。(中医方剂大辞典)

再生汤 zai sheng tang

【英文名】Zai Shen Decoction

【组成】当归、党参、黄芪、何首乌、阿胶、白术、山药、枸杞子、白芍、白及、仙鹤草、龟板、黄精、生地、熟地、陈皮、地骨皮、栀子。(实用中西医结合杂志 1991,4(6))

再生散 zai sheng san

【英文名】Zai Sheng Powders

【组成】(1)土鳖、山豆根、人中白、辰砂。(中医方剂大辞典)(2)人齿、蝎蛸尾。(中医方剂大辞典)(3)乌蛇、天麻、天南星、干蝎、麝香、腻粉、丹砂、牛黄、白附。(中医方剂大辞典)

再仙丹 zai xian dan

【英文名】Zai Xian Pellet

【组成】八角茴香、小茴香、麦冬、茯神、地骨皮、防风、远志、人参、龙齿、羚羊角、炙甘草、石膏、紫石英。(中医方剂大辞典)

再攻饮 zai gong yin

【英文名】Zai Gong Drink

【组成】大黄、芒消、防风、赤芍、荆芥、当归、川芎、滑石、苍术、薄荷、连翘、乳香、石膏、桔梗、枳实、没药、厚朴、黄芩、栀仁、天丁。(中医方剂大辞典)

再苏丸 zai su wan

【英文名】Zai Su Pellet

【组成】大戟、甘遂、大麦面、巴豆、干姜、桂、大黄。(中医方剂大辞典)

再苏丹 zai su dan

【英文名】Zai Su Pellet

【组成】(1)熟地、山萸、玄参、麦冬、五味子、柴胡、菖蒲、茯苓、白芥子。(中医方剂大辞典)(2)川乌、草乌、五灵脂。(中医方剂大辞典)

再苏散 zai su san

【英文名】Zai Su Powders

【组成】白矾、地龙。(中医方剂大辞典)

再造丸 zai zao wan

【英文名】Zai Zao Pill

【组成】(1)蕲蛇肉、丁香、玄参、熟地、青皮、何首乌、黄芪、香附、大黄、骨碎补、红曲、细辛、香附、三七、豆蔻仁、川芎、甘草、黄连、葛根、麻黄、檀香、天竺黄、地龙、乳香、防风、片姜黄、茯苓、桑寄生、藿香、赤芍、全蝎、附子、萆薢、沉香、天麻、草豆蔻、没药、当归、神曲、虎骨、穿山甲、白术、肉桂、白芷、羌活、人参、毛橘红。(中医方剂大辞典)(2)真蕲蛇、两头尖、山羊血、虎胫骨、龟版、乌药、当门子、天竺黄、黄芪、没药、制乳香、细辛、麻黄、赤芍、炙甘草、青皮、羌活、白芷、熟地、天麻、血竭、防风、附片、骨碎补、犀角、玄参、沉香、制首乌、葛根、藿香、白僵蚕、牛黄、川连、川芎、穿山甲、辰砂、桂心、萆薢、于术、地龙、红曲、广三七、母丁香、制香附、全蝎、全当归、威灵仙、川大黄、片姜黄、白茯苓、梅冰片、桑寄生、草蔻仁、白蔻仁、制松香。(中医方剂大辞典)(3)蕲蛇、檀香、细辛、牛黄、地龙、香附、旱三七、青皮、红曲、防风、犀角、山羊血、熟地、丁香、天竺黄、玄参、姜黄、乳香、蔻仁、首乌、川芎、甘草、赤芍、两头尖、桑寄生、葛根、骨碎补、辰砂、虎胫、萆薢、龟版、冰片、黄芪、茯苓、川连、生军、藿香、麻黄、全蝎、附子、僵蚕、山甲、沉香、天麻、当归、白术、草蔻、桂、麝香、人参、没药、灵仙、羌活、白芷、血竭、白芍、乌药。(中医方剂大辞典)(4)人参、白术、茯苓、甘草、熟地、当归、川芎、赤芍、黄芪、首乌、肉桂、附子、麻黄、防风、灵仙、白芷、细辛、羌活、葛根、桑寄生、天麻、僵蚕、乳香、没药、丁香、藿香、海南香、香附、青皮、乌药、松香、草蔻仁、白蔻仁、萆薢、骨碎补、玄参、川连、大黄、天竺黄、红花、姜黄、朱砂、琥珀、血竭、胆星、蕲蛇、龟版、虎膝、犀角、全蝎、地龙、冰片、麝香。(中医方剂大辞典)(5)玳瑁、片脑、蜈蚣、水蛭、麻黄。(中医方剂大辞典)

再造丹 zai zao dan

【英文名】Zai Zao Pellet

【组成】(1)黄连、田螺。(中医方剂大辞典)(2)生漆、松香、雄黄、蛇蜕、川乌、草乌、人参、天麻。(中医方剂大辞典)

再造汤 zai zao tang

【英文名】Zai Zao Decoction

【组成】(1)黄芪、人参、桂枝、甘草、熟附、羌活、细辛、川芎、白术、芍药。(中医方剂大辞典)(2)甘草。(中医方剂大辞典)

再造膏 zai zao gao

【英文名】Zai Zao Emplastrum

【组成】(1)细辛、黄芪、杜仲、羌活、茯苓、怀牛膝、防风、甘草、白芍、川芎、人参。(中医方剂大辞典)(2)官桂、杜仲、牛膝、续断、甘草、大茴香、菟丝子、天麻、熟地、苁蓉、补骨脂、生地、小茴香、蛇床子、紫梢花、木香、芙蓉叶、附子、龙骨、海马、羊腰子。(中医方剂大辞典)

再造散 zai zao san

【英文名】Zai Zao Powders

【异名】再造饮(中医方剂大辞典、赤水玄珠)

【组成】(1)黄芪、人参、桂枝、甘草、熟附子、细辛、羌活、防风、川芎、生姜。(中医方剂大辞典)(2)苦参、干漆、甘草、山甲。(中医方剂大辞典)

再合宁心丹 zai he ning xin dan

【英文名】Zai He Ning Xin Pellet

【组成】茯苓、山药、防风、羌活、川芎、香附、僵蚕、天麻、甘草、全蝎。(中医方剂大辞典)

再造至宝丹 zai zao zhi bao dan

【英文名】Zai Zao Zhi Bao Pellet

【组成】大风肉、白蒺藜、防风、苦参、荆芥、胡麻、当归、天麻、黄连、乌药、棕灰、雄黄、海风藤、人参、官桂、甘草、天竺黄、檀香、麝香。(中医方剂大辞典)

再造还明丸 zai zao huan ming wan

【英文名】Zai Zai Huan Ming Pill

【组成】山药、木贼草、枸杞子、龙衣、望月砂、丹参、茯神、蝉衣、谷精草。(中医方剂大辞典)

再造紫金丹 zai zao zi jin dan

【英文名】Zai Zao Zi Jin Pellet

【组成】元麝、冰片、西黄、文蛤、朱砂、千金霜、茅菇、雄黄、大戟肉。(中医方剂大辞典)

再障生血片 zai zhang sheng xue pian

【英文名】Zai Zhang Sheng Xue Tablet(药品标准-中药成方制剂标准)

【组成】菟丝子、红参、鸡血藤、阿胶、当归、女贞子、黄芪、益母草、熟地黄、白芍、制何首乌、淫羊藿、黄精、鹿茸、党参、麦冬、仙鹤草、白术、枸杞、墨旱莲、补骨脂。(药品标准-中药成方制剂标准1998年)

耳膏 er gao

【英文名】Er Plaster

【组成】乳香、蓖麻子、通草、附子、磁石、巴豆、杏仁、桃仁、松香、蜜、菖蒲。(中医方剂大辞典)

耳疖散 er jie san

【英文名】Er Jie Powders

【组成】生姜、雄黄。(中医方剂大辞典)

耳赤散 er chi san

【英文名】Er Chi Powders

【组成】轻粉、麝香、银朱、冰片。(沈阳药学院院报1990,(3))

耳鸣丸 er ming wan

【英文名】Er Ming Pill

【组成】大黄、山茱萸、茯苓、泽泻、黄连、矮脚苦蒿、黄柏、栀子、黄芩、当归、龟版、熟地黄、山药、五味子、芦荟、磁石、木香、青黛。(中医方剂大辞典)

耳底油 er di you

【英文名】Er Di Oil

【异名】治耳油(中医方剂大辞典、全国中药成药处方集)

【组成】核桃仁、冰片、麝香。(中医方剂大辞典)

耳底散 er di san

【英文名】Er Di Powders

【异名】耳底白龙散(中医方剂大辞典)

【组成】白矾、铅丹、龙骨、麝香。(中医方剂大辞典)

耳炎灵 er yan ling

【英文名】Er Yan Ling Powders

【组成】(1)枯矾、黄柏、黄连、猪胆汁粉、冰片。(陕西中医 1992,13(6))(2)大黄、黄芩、黄连、黄柏、苦参、冰片面、香油、液体石蜡。(中药通报 1981,(10))(3)蒲公英、一枝蒿、乌蔹莓、川杜鹃、牛膝、熟大黄、红锁梅、虎耳草。(甘肃中医 1992,5(4))

耳炎散 er yan san

【英文名】Er Yan Powders

【组成】猪胆汁、朴消、轻粉、冰片、白矾、黄连、樟脑。(中医方剂大辞典)

耳桃煎 er tao jian

【英文名】Er Tao Decoction

【组成】木耳、核桃仁。(中医方剂大辞典)

耳脓散 er nong san

【英文名】Er Nong Powders

【组成】水龙骨、海螵蛸、青黛、白矾、五倍子、烩黄鱼齿、薄荷、冰片、黄连、蛀竹屑、石榴花瓣。(中医方剂大辞典)

耳疳散 er gan san

【英文名】Er Gan Powders

【组成】(1)五倍子、黄连、铅丹、枯矾、龙骨、海螵蛸。(中医方剂大辞典)(2)麝香、白矾。(中医方剂大辞典)(3)白矾、麝香、胭脂胚、陈皮。(中医方剂大辞典)

耳眩汤 er xuan tang

【英文名】Er Xuan Decoction

【组成】泽泻、白术、丹参、磁石、代赭石、天麻。(陕西中医 1989,10(11))

耳聋丸 er long wan

【英文名】Er Long Pill

【组成】(1)龙胆草、大黄、黄芩、生地黄、柴胡、泽泻、木通、当归、车前子、黄柏、甘草、生栀子、芦荟、木香。(中医方剂大辞典)(2)巴豆、全蝎、麝香、石菖蒲。(中医方剂大辞典)

耳炎药膏 er yan yao gao

【英文名】Er Yan Bill Ointment(药品标准-中药成方制剂标准)

【组成】猪胆膏、盐酸小檗碱、冰片、樟脑、枯矾。(药品标准-中药成方制剂标准 1991 年)

耳聋神丹 er long shen dan

【英文名】Er Long Shen Pellet

【组成】鼠脑、龙齿、朱砂、冰片、乳香、麝香、樟脑。(中医方剂大辞典)

耳底八宝油 er di ba bao you

【英文名】Er Di Ba Bao Oil

【组成】核桃仁、油菜子油、虾蟆、牛胆。(中医方剂大辞典)

耳脓独龙丹 er nong du long dan

【英文名】Er Nong Du Long Pellet

【组成】川乌。(中医方剂大辞典)

耳聋左慈丸 er long zuo ci wan

【英文名】Er Long Zuo Ci Pill

【组成】磁石、泽泻、山茱萸、生地黄、菊花、牡丹皮。

耳聋治肺汤 er long zhi fei tang

【英文名】Er Long Zhi Fei Decoction

【组成】炙麻黄、菖蒲、防己、杏仁、葶苈子、甘草。(中医杂志 1988,29(10))

耳聋故纸丸 er long gu zhi wan

【英文名】Er Long Gu Zhi Pill

【组成】补骨脂。(中医方剂大辞典)

耳聋烧肾散 er long shao shen san

【英文名】Er Long Shao Shen Powders

【组成】磁石、附子、巴戟天、花椒。(中医方剂大辞典)

耳聋通窍丸 er long tong qiao wan

【英文名】Er Long Tong Qiao Pill(药品标准-中药成方制剂标准)

【组成】龙胆、黄柏、大黄、栀子、石菖蒲、当归、芦荟、黄芩、黄连、磁石、木香、路路通。(药品标准-中药成方制剂标准 1997 年)

耳聋鼠胆丹 er long shu dan dan

【英文名】Er Long Shu Dan Pellet

【组成】活鼠、川乌、细辛、胆矾。(中医方剂大辞典)

耳聋开窍神效丹 er long kai qiao shen xiao dan

【英文名】Er Long Kai Qiao Shen Xiao Pellet

【组成】磁石、穿山甲。(中医方剂大辞典)

列节浸酒 lie jie jin jiu

【英文名】Lie Jie Wine

【组成】列节、防风、茵芋、黄芪、羌活、肉桂、海桐皮、虎骨、牛膝、附子、生地黄、川芎、当归、枸杞子、白芷、龟版、野料豆、五加皮、酸枣仁。(中医方剂大辞典)

夺门丹 duo men dan

【英文名】Duo Men Pellet

【组成】柞木枝、当归、川芎、人参。(中医方剂大辞典)

夺天丹 duo tian dan

【英文名】Duo Tian Pellet

【组成】龙骨、驴肾、人参、当归、白芍、补骨脂、菟丝子、杜仲、白术、鹿茸、山药、五味子、熟地黄、山茱萸、黄芪、附子、茯苓、柏子仁、砂仁、地龙。(中医方剂大

辞典)

夺关散 duo guan san

【英文名】Duo Guan Powders

【组成】牙皂、细辛、明雄、白芥子、寸香、僵蚕。(中医方剂大辞典)

夺郁汤 duo yu tang

【英文名】Duo Yu Decoction

【组成】苍术、藿香、香附、陈皮、砂仁、苏梗、生姜、草蔻仁、省头草。(中医方剂大辞典)

夺命丸 duo ming wan

【英文名】Duo Ming Pill

【异名】夺命丹(中医方剂大辞典、灵验良方汇编)

【组成】(1)沉香、广木香、乳香、丁香、苦葶苈、皂角、巴豆。(中医方剂大辞典)(2)牡丹皮、干漆、黑附子、当归、大黄。(中医方剂大辞典)(3)半夏、莲子肉、龙骨、白茯苓、远志、白矾。(中药方剂大辞典)(4)大戟、甘遂、苦葶苈、泽泻。(中药方剂大辞典)

夺命丹 duo ming dan

【英文名】Duo Ming Pellet

【异名】二乌丸(中医方剂大辞典、医学入门);星斗丸(中医方剂大辞典、如宜方);通天再造丹(中医方剂大辞典);辟厉夺命丹(中医方剂大辞典、易简方便);夺命丸(中医方剂大辞典、济阳纲目);飞龙夺命丹(中医方剂大辞典、保婴撮要);蟾蜍丸(中医方剂大辞典、外科理例);万灵夺命丹(中医方剂大辞典、奇方类编);救生夺命丹(中医方剂大辞典、医方类聚);来苏丸(中医方剂大辞典、丹溪心法附余);来苏丹(中医方剂大辞典、袖珍)

【组成】(1)吴茱萸、泽泻。(中医方剂大辞典)(2)南星、蟾酥、干蝎、白附子、麝香、青黛。(中医方剂大辞典)(3)白僵蚕、寒水石、贯众、缩砂仁、紫河车、山豆根、干胭脂、马屁勃、地栗沙、飞罗面、金星凤尾草、麝香。(中医方剂大辞典)(4)朱砂、麝香、血竭、牛黄、龙脑、没药、熊胆、粉霜、青黛、使君子。(中医方剂大辞典)(5)川乌、苍术。(中医方剂大辞典)(6)白矾、黄丹。(中医方剂大辞典)(7)蛤蟆、蝉壳、蛇退皮。(中医方剂大辞典)(8)乳香、琥珀、天南星、防风、白僵蚕、麝香、茯神、酸枣仁、远志、芸苔子、蝉壳、全蝎、天麻、白附子、天浆子、蜈蚣、木鳖子。(中医方剂大辞典)(9)牛黄、蟾酥、辰砂、天麻、麝香、乌蛇、青黛、独角仙、桑螵蛸、夜行将军、脑子。(中医方剂大辞典)(10)附子、牡丹皮、干漆。(中医方剂大辞典)(11)狼牙草、萹竹、苦参、雷丸、鹤虱、薏苡仁。(中医方剂大辞典)(12)朱砂、金箔、腻粉、黄蜡、巴豆。(中医方剂大辞典)(13)西牛黄、雄黄、天虫、全蝎、明天麻、珍珠粉、血珀、原麝、天竺黄、蜈蚣、防风、白芷、蝉蜕、青礞石、陈胆星、朱砂。(中医方剂大辞典)(14)川连、麻黄、黄柏、黄芩、大黄。(中医方剂大辞典)(15)土鳖、当归、大黄、红花、桃仁、自然铜、古文钱、乳香、没药、朱砂、儿茶、骨碎补、血竭、雄黄、黄麻根灰、麝。(中医方剂大辞典)(16)当归、桃仁、血竭、地鳖虫、儿茶、乳香、没药、自然铜、红花、大黄、朱砂、骨碎补、麝香。(中医方剂大辞典)(17)西牛黄、青黛、甘草、郁金、明天麻、白僵蚕、白附子、全蝎、茯神、蝉蜕、陈胆星、钩藤钩、桔梗、朱砂。(中医方剂大辞典)(18)番木鳖、穿山甲、甘草、朱砂。(中医方剂大辞典)(19)附子、牡丹皮、大黄。(中医方剂大辞典)(20)蛇蜕、蚕故子、发灰、乳香。(中医方剂大辞典)(21)牡丹皮、官桂、赤芍、桃仁、芒消。(中医方剂大辞典)(22)川乌、雄黄。(中医方剂大辞典)(23)巴豆、大黄、郁金、雄黄、乳香、朱砂、黄丹、轻粉、麝香、蟾酥。(中医方剂大辞典)(24)轻粉、麝香、白砒、白矾、辰砂、血竭、蟾酥、铜绿、寒水石、乳香、没药、雄黄、蜗牛。(中医方剂大辞典)(25)朱砂、雄黄。(中医方剂大辞典)(26)草乌、首乌、没药、黄芩、禹余粮、威灵仙、蒺藜、菖蒲、天麻、蓖麻子、雷丸、花椒、荆芥、胡麻、麻黄、牛蒡子、白花蛇、赤芍、全蝎、乌梢蛇、乳香、东米、蜈蚣、羌活、风藤、木鳖子、苍术、丢子、皂荚。(中医方剂大辞典)(27)苦参、桔梗、升麻、当归、白芍、连翘、荆芥、防风、羌活、苍术、独活、茯苓、黄芩、川芎、蛇床子、薄荷、大黄、白芷、陈皮、半夏、干葛、枳壳、甘草、山栀、芒消。(中医方剂大辞典)(28)麻黄、升麻、山豆根、红花子、大力子、连翘、蝉衣、紫草、人中黄。(中医方剂大辞典)(29)信石、白矾、白附子、南星、半夏。(中医方剂大辞典)(30)天麻、白芷、川乌、草乌、雄黄。(中医方剂大辞典)(31)裘、麝香、孩儿茶、金丝黄矾、朱砂。(中医方剂大辞典)(32)南星、半夏、珍珠、巴豆、朱砂、金箔、银箔、轻粉、麝香。(中医方剂大辞典)(33)巴豆、黄丹、朱砂、雄黄、乳香、郁金、大黄、轻粉、蟾酥、飞罗面。(中医方剂大辞典)(34)人参、南星、半夏、独活、荆芥穗、远志、川芎、酸枣仁、白附子、白芷、桔梗、甘草、石菖蒲、白茯苓、白术、天麻、全蝎、防风、羌活、茯神、川乌、僵蚕、细辛、蝉蜕、辰砂、雄黄、麝香、金箔、银箔。(中医方剂大辞典)(35)蟾酥、轻粉、白矾、寒水石、铜绿、乳香、没药、麝香、朱砂、蜗牛。(中医方剂大辞典)(36)釜底墨、灶突墨、梁上倒挂尘、牛黄、黄芩、麻黄、小麻奴、辰砂、黄连、雄黄、真珠、寒水石。(中医方剂大辞典)(37)紫河车、密陀僧、砂仁、贯众、僵蚕、乌鱼骨、茯苓、麝香。(中医方剂大辞典)(38)金头蜈蚣、麝香、轻粉、朱砂。(中医方剂大辞典)(39)朱砂、干胭脂、蟾酥。(中医方剂大辞典)(40)血竭、蟾酥、铜绿、明矾、朱砂、轻粉、大黄、麻黄、麝香、海羊。(中医方剂大辞典)(41)没药、血竭、巴豆。(中医方剂大辞典)(42)吴茱萸。(中医方剂大辞典)(43)丁香、巴豆、杏子。(中医方剂大辞典)(44)马草节、拣丁香、广木香、槟榔、藿香。(中医方剂大辞典)(45)白僵蚕、寒水石、贯众、缩砂仁、山豆根、紫河车、胭脂、马屁勃、白茯苓、乌贼鱼骨、磁石、乌芋、南硼砂、象牙末、甘草、飞罗面、金星凤尾草、麝香。(中医方剂大辞典)(46)朱砂、蝎梢、牛黄、轻粉、水银、麝香、梅花龙脑、青黛、天南星、皂角子。(中医方剂大辞典)(47)郁金、辰砂、巴豆、麝香。(中医方剂大辞典)(48)朱砂、胆矾、血竭、铜绿、白矾、雄黄、蟾酥、轻粉。(中医方剂大辞典)(49)常山、前胡。(中医方剂大辞典)(50)朱砂、麻黄、蝉蜕、紫草、红花子、穿山甲、蟾酥。(中医方剂大辞典)(51)巴豆、半夏、天南星、乳香、硇砂、信实、黄丹、麝香、花斑蝥。(中医方剂大辞典)(52)蟾酥、朱砂、轻粉、白矾、寒水石、铜绿、麝香、海羊。(中医方剂大辞典)(53)大黄、牡蛎、生姜、没药、乳香。(中医方剂大辞典)(54)荷叶、生地黄、牡丹皮。(中医方剂大辞典)(55)白矾、滑石。(中医方剂大辞典)(56)大黄、白僵蚕。(中医方剂大辞典)(57)黄连、井泉石、寒水石、白矾、五倍子、诃子、铅白霜、黄丹。(中医方剂大辞典)(58)乳香、没药。(中医方剂大辞典)

夺命汤 duo ming tang

【英文名】Dou Ming Decoction

【组成】(1)皂角、甘草。(中医方剂大辞典)(2)吴茱萸、肉桂、泽泻、白茯苓。(中医方剂大辞典)(3)银花、草河车、赤芍、细辛、蝉蜕、黄连、僵蚕、防风、泽兰、羌活、独活、青皮、甘草。(中医方剂大辞典)

夺命饮 duo ming yin

【英文名】Duo Ming Yin Decoction

【异名】夺命汤(中医方剂大辞典、华氏医方汇编)

【组成】(1)当归、白芷、僵蚕、明天麻、蝉蜕、大黄、桃仁、羌活、防风、南星、麻黄。(中医方剂大辞典)(2)川连、石膏、犀尖、羚羊角、原地、丹皮、赤芍、青黛、马勃、沙参、大贝、连翘、元参、金汁。(中医方剂大辞典)

夺命散 duo ming san

【英文名】Duo Ming Powders

【异名】牛黄夺命散(中医方剂大辞典、保婴集);定命散(中医方剂大辞典);青礞石散(中医方剂大辞典、种福堂方);霹雳散(中医方剂大辞典、普济方);夺命丹(中医方剂大辞典、医统);全蝎延胡散(中医方剂大辞典、直指);无价散(中医方剂大辞典、万方类纂);牛黄散(中医方剂大辞典、幼科发挥)

【组成】(1)白附子、黑附子、南星、天麻、防风、半夏、麻黄、朱砂、全蝎。(中医方剂大辞典)(2)蛇头、蜈蚣、全蝎、麻黄、草乌头、朱砂、牛黄、龙脑。(中医方剂大辞典)(3)人粪、麝香。(中医方剂大辞典)(4)芫花。(中医方剂大辞典)(5)五灵脂、莴苣菜、地黄花、黄丹、白矾、染胭脂、麝。(中医方剂大辞典)(6)蜈蚣、轻粉、朱砂、麝香、白附子、牛黄、水银、蟾酥、天南星、真珠、巴豆霜。(中医方剂大辞典)(7)蜈蚣、瓜蒂、藜芦。(中医方剂大辞典)(8)升麻、糯米、紫草、甘草、木通。(中医方剂大辞典)(9)川乌尖、附子尖、蝎梢、石绿。(中医方剂大辞典)(10)朴消、白矾、天南星。(中医方剂大辞典)(11)朱砂、寒水石、麝香。(中医方剂大辞典)(12)人参、木香、当归、雄黄、乳香、没药、益母草、朱砂、槟榔。(中医方剂大辞典)(13)蜈蚣、麝。(中医方剂大辞典)(14)乌梅、老茄子、芙蓉叶、青地松、威灵仙、过山龙、马鞭草、苍耳草、益母草、甘草、草乌、赤小豆。(中医方剂大辞典)(15)桃仁、甘草、人参、鳖甲、知母、天灵盖、青蒿、柴胡、阿魏、葱白。(中医方剂大辞典)(16)铜青、朱砂、腻粉、蝎尾、麝香。(中医方剂大辞典)(17)黑豆、乌鸡粪、马牙消、龙胆。(中医方剂大辞典)(18)乳香、没药。(中医方剂大辞典)(19)紫蝴蝶根、黄芩、甘草、桔梗。(中医方剂大辞典)(20)白矾、僵蚕、硼砂、皂角。(中医方剂大辞典)(21)白扁豆。(中医方剂大辞典)(22)大黄、麦蘖、槟榔、茴香、瞿麦、地萹蓄。(中医方剂大辞典)(23)白矾、南硼砂、猪牙皂角。(中医方剂大辞典)(24)胆矾、牙消、甘草、青黛。(中医方剂大辞典)(25)栀子、黑附子、干姜、甘草、茯苓、白术。(中医方剂大辞典)(26)紫菀花、雄黄。(中医方剂大辞典)(27)胆矾、白僵蚕、乌龙尾、天南星。(中医方剂大辞典)(28)天南星、白附子、天麻、朱砂、黑附子、防风、半夏、全蝎、蜈蚣、麝香、僵蚕。(中医方剂大辞典)(29)紫河车、薄荷叶、象牙、硼砂、甘草、茶。(中医方剂大辞典)(30)大黄、牡蛎、龙脑。(中医方剂大辞典)(31)红蛭、大黄、黑牵牛。(中医方剂大辞典)(32)槟榔、大黄、黑牵牛、白牵牛。(中医方剂大辞典)(33)青礞石。(中医方剂大辞典)(34)全蝎、蛇含石、铁孕粉、赭石。(中医方剂大辞典)(35)玄胡索、干蝎。(中医方剂大辞典)(36)赤脚蜈蚣、瓜蒂、藜芦、葱白。(中医方剂大辞典)(37)乌头尖、附子、蝎梢、雄黄、蜈蚣、硇砂、粉霜、轻粉、麝香、乳香、信、脑子。(中医方剂大辞典)(38)甜葶苈、香白芷、天南星、半夏、巴豆。(中医方剂大辞典)

夺命煎 duo ming jian

【英文名】Duo Ming Decoction

【组成】牛李子。(中医方剂大辞典)

夺命膏 duo ming gao

【英文名】Duo Ming Plaster

【组成】麻油、石蟹、防风、蛤蚧、灯心灰、蜈蚣、全蝎、血竭、黄连、当归。(中医方剂大辞典)

夺真丹 duo zhen dan

【英文名】Duo Zhen Pellet

【组成】半夏、丁香、槟榔、木香、藿香、附子、缩砂仁、胡椒、草豆蔻。(中医方剂大辞典)

夺痒散 duo yang san

【英文名】Duo Yang Powders

【组成】花椒、滑石。(中医方剂大辞典)

夺魂汤 duo hun tang

【英文名】Duo Hun Decoction

【组成】人参、枣仁、白芍、茯神、附子。(中医方剂大辞典)

夺魂散 duo hun san

【英文名】Duo Hun Powders

【组成】白僵蚕、蛇含石、白附子、生银、生金、牛黄、乌梢蛇头、白茯苓、天麻、天南星、半夏、蜈蚣、犀角、脑子、麝。(中医方剂大辞典)

夺魄散 duo po san

【英文名】Duo Po Powders

【组成】生姜、白面、半夏。(中医方剂大辞典)

夺命方丹 duo ming fang dan

【英文名】Duo Ming Fang Pellet

【组成】麝香、大黄、黑牵牛、甘遂、泽泻、香附子。(中医方剂大辞典)

夺命坐丹 duo ming zuo dan

【英文名】Duo Ming Zuo Pellet

【异名】白虎丸(中医方剂大辞典)

【组成】寒水石。(中医方剂大辞典)

夺命金丹 duo ming jin dan

【英文名】Duo Ming Jin Pellet

【组成】天南星、天竺黄、天麻、防风、白附子、白僵蚕、朱砂、蝉蜕、麝香、天浆子、蜈蚣、牛黄、蝎梢、干蟾。(中医方剂大辞典)

夺天造化丸 duo tian zao hua wan

【英文名】Duo Tian Zao Hua Pill

【组成】针砂、大麦粉、红花、木香、泽泻、当归、赤芍、生地黄、牛膝、苏子、麦冬、川贝、陈皮、枳壳、香附、山楂、神曲、青皮、丹皮、地骨皮、五加皮、秦艽、川芎、乌药、玄胡、木通。(中医方剂大辞典)

夺关将军散 duo guan jiang jun san

【英文名】Duo Guan Jiang Jun Powders

【组成】大黄、杏仁、地龙、桃仁、车前。(中医方剂大辞典)

夺命川附汤 duo ming chuan fu tang

【英文名】Duo Ming Chuan Fu Decoction

【组成】川附。(中医方剂大辞典)

夺命五毒丹 duo ming wu du dan

【英文名】Duo Ming Wu Du Pellet

【异名】夺命丹(中医方剂大辞典、种痘新书)

【组成】牛黄、朱砂、雄黄、冰片、蟾酥。(中医方剂大辞典)

夺命回生散 duo ming hui sheng san

【英文名】Duo Ming Hui Sheng Powders

【组成】拣丁香、川芎、白姜、神曲、木香、肉桂、罗参、大草果、诃子、砂仁、莪术、粉草、巴豆。(中医方剂大辞典)

夺命红枣丹 duo ming hong zao dan

【英文名】Duo Ming Hong Zao Pellet

【组成】当门麝、梅花片、杜蟾酥、巴豆霜、月石、山豆根、老姜粉。(中医方剂大辞典)

夺命更生散 duo ming geng sheng san

【英文名】Duo Ming Geng Sheng Powders

【组成】干葛、知母、荆芥、防风、细辛、独莲、白芷、青木香、泽兰、甘草。(中医方剂大辞典)

夺命返魂散 duo ming fan hun san

【英文名】Duo Ming Fan Hun Powders

【组成】大黄、栀子、连翘、巴豆、杏仁、药麸、苦丁香、信、牵牛头末。(中医方剂大辞典)

夺命还真丹 duo ming huan zhen dan

【英文名】Duo Ming Huan Zhen Pellet

【异名】神效夺命还真丹(中医方剂大辞典、解围元薮)

【组成】天麻、人参、木香、白术、菟丝子、藁本、独活、川芎、白僵蚕、黄芩、全蝎、半夏、熟地黄、蔓荆子、甘草、桂、生地黄、地骨皮、薄荷叶、黄连、菊花、防风、茴香、知母、杜仲、茯苓、柴胡、桔梗、陈皮、枳壳、石膏、当归、羌活、白芍药、麻黄、细辛、蛤蚧、金箔。(中医方剂大辞典)

夺命抽刀散 duo ming chou dao san

【英文名】Duo Ming Chou Dao Powders

【组成】干姜、良姜、糯米、石菖蒲。(中医方剂大辞典)

夺命神效膏 duo ming shen xiao gao

【英文名】Duo Ming Shen Xiao Plaster

【组成】大黄、土鳖子、当归、川芎、赤芍、生地黄、麻黄、细辛、白芷、荆芥、防风、苍术、羌活、川乌、草乌、甘草、五灵脂、白芍、虎骨、防己、甘遂、海藻、大戟、芫花、白凤仙根、白蔹、附子、乌药、南星、半夏、香附、肉桂、苍耳子、申姜、艾叶、角刺、枳壳、三棱、蓬术、卜子、巴豆、五倍子、独活、桃仁、红花、苏木、川断、连翘、栀子、苦参、干姜、蓖麻、甲片、全蝎、僵蚕、蜂房、山柰、甘松、皂荚、半支莲、过山龙、水红花子、玄参、紫金皮、蛇衣、蜈蚣、蛤蟆、血余、大蒜、葱头、生姜、桃头、柳头、槐头、桑头、阿魏、木香、丁香、乳香、没药、血竭、潮脑、麝香。(中医方剂大辞典)

夺命神蛇散 duo ming shen she san
【英文名】Duo Ming Shen She Powders
【组成】白花蛇、黑梢蛇、蕲艾、地龙、川芎、当归、天麻、蔓荆子、银花、细辛、沙参、甘菊、甘草、胡麻、草乌、木笔子、菖蒲。(中医方剂大辞典)

夺命轻粉散 duo ming qing fen san
【英文名】Dou Ming Qing Fen Powders
【组成】铁渣、轻粉、麝香。(中医方剂大辞典)

夺命追魂散 duo ming zhui hun san
【英文名】Duo Ming Zhui Hun Powders
【组成】麝香、蜈蚣、雄黄、湿生虫。(中医方剂大辞典)

夺命通关散 duo ming tong guan san
【英文名】Duo Ming Tong Guan Powders
【组成】(1)踯躅花、川芎、细辛、龙脑、薄荷。(中医方剂大辞典)(2)皂角、细辛。(中医方剂大辞典)

夺命救生散 duo ming jiu sheng san
【英文名】Duo Ming Jiu Sheng Powders
【组成】桑白皮、白茯苓、杏仁、枳壳、人参、桃仁、陈皮、秦艽、白芷、麻黄、柴胡、甘草、附子、桂心、槟榔、肉豆蔻、当归、麝。(中医方剂大辞典)

夺命救痢饮 duo ming jiu li yin
【英文名】Duo Ming Jiu Li Decoction
【组成】枳实、大黄、槟榔、甘草、当归、白芍、车前子、黑料豆、荞麦。(中医方剂大辞典)

夺命象皮丸 duo ming xiang pi wan
【英文名】Duo Ming Xiang Pi Pill
【组成】象皮、稳小鹅、大附子、黄花地丁、人参、血竭、沉香、麝香、冰片、马槟榔、牛黄、黄芪、细辛、射干、官桂、鹿茸、辰砂、琐琐葡萄、木香、白附子、仙茅、甘草。(中医方剂大辞典)

夺命紫金丹 duo ming zi jin dan
【英文名】Duo Ming Zi Jin Pellet
【组成】琥珀、钟乳石、珍珠、冰片、西牛黄、朱砂。(中医方剂大辞典)

夺命雄朱丹 duo ming xiong zhu dan
【英文名】Duo Ming Xiong Zhu Pellet
【组成】雄黄、胆矾、枯白矾、铜绿、轻粉、朱砂、血竭、蟾酥、黄丹。(中医方剂大辞典)

夺命箸头散 duo ming zhu tou san
【英文名】Duo Ming Zhu Tou Powders
【组成】胆矾、草乌、绿矾、雄黄。(中医方剂大辞典)

夺命褐散子 duo ming he san zi
【英文名】Duo Ming He Powders
【组成】甜葶苈、芫花、郁李仁、地榆。(中医方剂大辞典)

夺命大青金丹 duo ming da qing jin dan
【英文名】Duo Ming Da Qing Jin Pellet
【组成】天竺黄、墨、麝香、朱砂、水银、锡。(中医方剂大辞典)

夺命将军一枝花 duo ming jiang jun yi zhi hua
【英文名】Duo Ming Jiang Jun Yi Zhi Hua Decoction
【组成】血山七花。(中医方剂大辞典)

压气散 ya qi san
【英文名】Ya Qi Powders
【组成】木香、人参、茯苓、藿香、枳壳、陈皮、炙甘草、附子。(中医方剂大辞典)

压得平 ya de ping
【英文名】Ya De Ping Tablet
【组成】田七花、钩藤、茯苓、萝芙木总碱、淀粉。(广西中医药 1983,6(5))

压惊丸 ya jing wan
【英文名】Ya Jing Pellet
【组成】紫石英、代赭石、蛇黄、铁粉、朱砂、龙齿、附子、远志。(中医方剂大辞典)

压惊汤 ya jing tang
【英文名】Ya Jing Decoction
【异名】压风汤(中医方剂大辞典、傅青主女科·女科)
【组成】茯苓、白术、神曲、甘草、半夏、辰砂、陈皮、砂仁。(中医方剂大辞典)

压掌散 ya zhang san
【英文名】Ya Zhang Powders
【组成】麻黄、甘草、银杏。(中医方剂大辞典)

压热饮子 ya re yin zi
【英文名】Ya Re Drink
【组成】(1)犀角、大黄、知母、茯苓、麦冬、甘草、人参、生地、归尾、赤芍、蒺藜、红花、牛膝、香附。(中医方剂大辞典)(2)犀角、大黄、知母、人参、茯苓、黄芩、黑参、麦门冬、甘草。(中医方剂大辞典)

压气木香丸 ya qi mu xiang wan
【英文名】Ya Qi Mu Xiang Pellet
【异名】木香丸(中医方剂大辞典、普济方)
【组成】木香、丁香、白豆蔻、肉豆蔻、吴茱萸、沉香、青皮、麝香。(中医方剂大辞典)

压热抱龙丸 ya re bao long wan
【英文名】Ya Re Bao Long Pellet
【组成】天南星、雄黄、朱砂、牛黄、天竺黄、麝香。(中医方剂大辞典)

压热神白膏 ya re shen bai gao
【英文名】Ya Re Shen Bei Plaster
【组成】大黄、白蔹、黄柏、南星、赤小豆、黑蛤粉。(中医方剂大辞典)

压惊茯神散 ya jing fu shen san
【英文名】Ya Jing Fu Shen Powders
【组成】茯神、升麻、犀角、代赭、钩藤、大黄。(中医方

剂大辞典)

压惊犀角饮子 ya jing xi jiao yin zi

【英文名】Ya Jing Xi Jiao Drink

【组成】犀角、升麻、代赭、吊藤皮、防风、大黄。(中医方剂大辞典)

厌生方 yan sheng fang

【英文名】Yan Sheng Prescription

【组成】血管鹅毛。(中医方剂大辞典)

厌食方 yan shi fang

【英文名】Yan Shi Prescription

【组成】沙参、桑叶、乌梅、陈皮、炒麦芽、甘草。(辽宁中医杂志 1993,(5))

厌食糖浆 yan shi tang jiang

【英文名】Yan Shi Syrup

【组成】山楂、麦芽、山药、苡仁、神曲、鸡内金、槟榔、甘草。(湖北中医杂志 1992,14(6))

厌红温胃饮 yan hong wen wei yin

【英文名】Yan Hong Wen Wei Powders

【组成】百草霜。(中医方剂大辞典)

有名漏浆散 you ming lou jiang san

【英文名】You Ming Lou Jiang Powders

【组成】人参、菟丝、楂肉、黄芪、桑皮、归身、川芎、白芷。(中医方剂大辞典)

有腐生肌散 you fu sheng ji san

【英文名】You Fu Sheng Ji Powders

【组成】石膏、月石、辰砂、冰片。(中医方剂大辞典)

灰煎 hui jian

【英文名】Hui Decoction

【组成】石灰、桑白皮、柞栎灰。(中医方剂大辞典)

灰水膏 hui shui gao

【英文名】Hui Shui Plaster

【组成】木炭灰。(中医方剂大辞典)

灰米膏 hui mi gao

【英文名】Hui Mi Plaster

【组成】米、碱。(中医方剂大辞典)

灰皂散 hui zao san

【英文名】Hui Zao Powders

【组成】石灰、楠皂、自然水、黄丹。(中医方剂大辞典)

灰矿散 hui kuang san

【英文名】Hui Kuang Powders

【组成】石灰、紫矿。(中医方剂大辞典)

灰草散 hui cao san

【英文名】Hui Cao Powders

【组成】荔枝、草纸、白茅根。(中医方剂大辞典)

灰韭散 hui jiu san

【英文名】Hui Jiu Powders

【组成】石灰、韭菜、苎麻、小秦王草。(中医方剂大辞典)

灰浆膏 hui jiang gao

【英文名】Hui Jiang Plaster

【组成】天南星、半夏、草乌。(中医方剂大辞典)

灰弹散 hui dan san

【英文名】Hui Dan Powders

【组成】石灰、鸡子白。(中医方剂大辞典)

灰糖水 hui tang shui

【英文名】Hui Tang Decotion

【组成】石灰。(中医方剂大辞典)

灰藋涂方 hui diao tu fang

【英文名】Hui Diao Paste

【异名】灰藋膏(中医方剂大辞典、准绳·疡科)

【组成】灰藋、雄黄、朱砂、轻粉、麝香、蛤蟆灰、石硫黄、白矾。(中医方剂大辞典)

存安曲 cun an qu

【英文名】Cun An Qu Cake

【组成】山楂、川芎、羌活、苍耳子、荆芥、麻黄、茶叶、苍术、陈皮、紫苏、白芷、防风、葛根、厚朴。(中医方剂大辞典)

存阴汤 cun yin tang

【英文名】Cun Yin Decoction

【组成】熟地黄、茯苓、山药、车前子、白术、甘草、泽泻。(中医方剂大辞典)

存命汤 cun ming tang

【英文名】Cun Ming Decoction

【组成】羌活、防风、川芎、大黄、半夏、川乌、草乌、全蝎、僵蚕、蜈蚣、蝉蜕、天南星、天麻、白芷、白附子、甘草、琥珀、朱砂。(中医方剂大辞典)

存注丹 cun zhu dan

【英文名】Cun Zhu Pellet

【组成】白芍、白术、生地黄、麦冬、柏子仁、菖蒲、甘草、柴胡、天花粉、青皮。(中医方剂大辞典)

达生丹 da sheng dan

【英文名】Da Sheng Pellet

【组成】当归、青皮、阿胶、沉香、山药、川芎、菟丝子、熟地黄、黄芩、白术、川贝母、艾叶、杜仲、续断、麦冬、桔皮、芥穗、厚朴、枳壳、羌活、黄芪、砂仁、甘草、木香、人参、茯苓、白芍、鹿茸、龙涎香、苏叶。(中医方剂大辞典)

达生汤 da sheng tang

【英文名】Da Sheng Decoction

【组成】当归、川芎、益母草、车前子、甘草、冬葵子、白术、大腹皮、牛膝、枳壳、木香、生姜。(中医方剂大辞典)

达生散 da sheng san

【英文名】Da Sheng Powders

【组成】(1)人参、白术、甘草、当归、白芍、紫苏、陈皮、大腹皮。(中医方剂大辞典)(2)大腹皮、人参、甘草、紫苏梗、紫苏叶、陈皮。(中医方剂大辞典)(3)当归、白芍、大腹皮、陈皮、甘草、紫苏、黄杨树梢、葱。(中医方剂大辞典)(4)大腹皮、人参、陈皮、白术、芍药、紫苏、甘草、当归。(中医方剂大辞典)(5)白芍、黄芩、紫苏、枳壳、陈皮、甘草、当归、川芎、人参、大腹皮。(中医方剂大辞典)(6)苏梗、当归、白术、川芎、白芷、陈皮、大腹皮、枳壳、川贝母、甘草。(中医方剂大辞典)(7)苏梗、当归、白芍、陈皮、川芎、甘草、大腹皮。(中医方剂大辞典)(8)车前子、秋葵子、白芷、枳壳。(中医方剂大辞典)

达肺草 da fei cao

【英文名】Da Fei Herb(药品标准－中药成方制剂标准)

【组成】苦杏仁、麻黄、诃子肉、栀子、青黛、白及、商陆、浮海石、蛤壳、仙鹤草、矮地茶、百部、瓜蒌仁。(药品标准－中药成方制剂标准 1991 年)

达郁汤 da yu tang

【英文名】Da Yu Decoction

【组成】(1)桂枝、鳖甲、甘草、茯苓、干姜、砂仁。(中医方剂大辞典)(2)升麻、玄参、葛根、青蒿、黄芪。(中医方剂大辞典)(3)升麻、柴胡、川芎、香附、桑皮、橘叶、蒺藜。(中医方剂大辞典)

达原饮 da yuan yin

【英文名】Da Yuan Drink

【组成】(1)黄芩、甘草、白芍、知母、厚朴、槟榔、草果、生姜、大枣。(中医方剂大辞典)(2)槟榔、厚朴、草果、知母、芍药、黄芩、甘草。(中医方剂大辞典)

达营汤 da ying tang

【英文名】Da Ying Decoction

【组成】三棱、莪术、赤芍、大黄。(中医方剂大辞典)

达肺膏药 da fei gao yao

【英文名】Da Fei Ointment

【组成】生半夏、生南星、甘遂、冬虫夏草、麻黄、地龙、百部、肉桂、沉香、冰片、铅粉等。(新中医 1988,(5))

达气和中汤 da qi he zhong tang

【英文名】Da Qi He Zhong Decoction

【组成】姜皮、大腹皮、苏叶、黄芩、白术、砂仁、陈皮、人参。(中医方剂大辞典)

达气养营汤 da qi yang ying tang

【英文名】Da Qi Yang Ying Decoction

【组成】人参、黄连、归身、白芍、川芎、茯苓、木香、白豆蔻。(中医方剂大辞典)

达原败毒散 da yuan bai du san

【英文名】Da Yuan Bai Du Powders

【组成】白芍、槟榔、羌活、独活、柴胡、前胡、桔梗、茯苓、厚朴、牡丹皮、枳壳、薄荷叶、草果、甘草、川芎、牛膝。(中医方剂大辞典)

达原解毒汤 da yuan jie du tang

【英文名】Da Yuan Jie Du Decoction

【组成】生地黄、玄参、白芷、麦冬、浙贝母、金银花、牛蒡子、山豆根、槟榔、射干、丹皮、厚朴、甘草、草果、牛膝。(中医方剂大辞典)

戌药 xu yao

【英文名】Xu Yao Powders

【组成】硼砂、元明粉、青盐。(中医方剂大辞典)

戌油膏 xu you gao

【英文名】Xu You Emplastrum

【组成】木鳖子。(中医方剂大辞典)

戌毒丹 xu du dan

【英文名】Xu Du Pellet

【组成】番八。(中医方剂大辞典)

成膏 cheng gao

【英文名】Cheng Unguentum

【组成】麻油、黄丹。(中医方剂大辞典)

成炼钟乳粉 cheng lian zhong ru fen

【英文名】Cheng Lian Zhong Ru Powders

【组成】钟乳石。(中医方剂大辞典)

成炼钟乳散 cheng lian zhong ru san

【英文名】Cheng Lian Zhong Ru Powders

【组成】钟乳石。(中医方剂大辞典)

百一膏 bai yi gao

【英文名】Bai Yi Plaster

【组成】莨菪子、麻油、血余、铅丹、蜜蜡、帛子、松香、丁香、棘针、印成盐、柴胡、紫菀、驴耳塞。(中医方剂大辞典)

百二散 bai er san

【英文名】Bai Er Powders

【异名】护心散(中医方剂大辞典、仙传外科集验方);不二散(中医方剂大辞典、赤水玄珠)

【组成】甘草、绿豆粉、朱砂。(中医方剂大辞典)

百五散 bai wu san

【英文名】Bai Wu Powders

【组成】五倍子、百草霜。(中医方剂大辞典)

百中汤 bai zhong tang

【英文名】Bai Zhong Decoction

【组成】樗白皮、黄连、枳壳、芜荑、生姜、淡豆豉、葱白。(中医方剂大辞典)

百中饮 bai zhong yin

【英文名】Bai Zhong Drink

【异名】大百中饮(中医方剂大辞典、汉药神效方)

【组成】土茯苓、杜仲、甘草、黄连、槟榔、人参、牛膝、大黄、肉桂、黄芩、沉香、川芎。(中医方剂大辞典)

百中散 bai zhong san

【英文名】Bai Zhong Powders

【组成】(1)罂粟壳。(中医方剂大辞典)(2)罂粟壳、厚朴。(中医方剂大辞典)(3)萆薢。(中医方剂大辞典)(4)黄葵花、白芷、延胡索、槟榔、郁金、蚯蚓、红花、虾蟆、白米、牛肉、蜘蛛。(中医方剂大辞典)

百风汤 bai feng tang

【英文名】Bai Feng Decoction

【异名】省风汤(中医方剂大辞典)

【组成】独活、川芎、防风、当归、肉桂、茯苓、附子、细辛、天麻、全蝎、甘草。(中医方剂大辞典)

百生方 bai sheng fang

【英文名】Bai Sheng Prescription

【组成】茯苓、贯众、甘草。(中医方剂大辞典)

百当膏 bai dang gao

【英文名】Bai Dang Ointment

【组成】朱砂、轻粉、水银、铅、牛黄、龙脑、铅霜、粉霜、阳起石、蜜蜡、巴豆、蝎、半夏。(中医方剂大辞典)

百岁丸 bai sui wan

【英文名】Bai Sui Pill

【组成】漏篮子、阿胶、木香、黄连、罂粟壳、乳香。(中医方剂大辞典)

百岁酒 bai sui jiu

【英文名】Bai Sui Wine

【组成】蜜炙黄芪、生地黄、茯苓、龟版胶、肉桂、茯神、麦门冬、熟地黄、羌活、川芎、党参、当归、陈皮、防风、白术、五味子、枸杞子、大枣、冰糖。(中医方剂大辞典)

百伤饮 bai shang yin

【英文名】Bai Shang Drink

【组成】葛根、香附、升麻、青皮、陈皮、谷芽、麦芽、桔梗、紫苏、砂仁、甘草、神曲、赤芍、麻黄、枳壳。(中医方剂大辞典)

百全丸 bai quan wan

【英文名】Bai Quan Pill

【组成】何首乌、天南星、白附子、铅丹。(中医方剂大辞典)

百合丸 bai he wan

【英文名】Bai He Pill

【组成】(1)百合、百药煎、苦杏仁、诃子、薏苡仁。(中医方剂大辞典)(2)百合、紫菀、肉桂、麦冬、皂荚、川贝母、五味子、干姜、苦杏仁、诃子、甘草。(中医方剂大辞典)

百合丹 bai he dan

【英文名】Bai He Pellet

【异名】百合丸(中医方剂大辞典、卫生总微)

【组成】(1)桑白皮、木通、朴消、苦杏仁、大黄、天冬、百合。(中医方剂大辞典)(2)大黄、天冬、苦杏仁、百合、木通、桑白皮、葶苈、石膏。(中医方剂大辞典)

百合汤 bai he tang

【英文名】Bai He Decoction

【组成】(1)百合、黄芪、麦冬、茯苓、人参、防风、木通、桑白皮、枳壳、蒺藜、酸枣仁、石膏、薏苡。(中医方剂大辞典)(2)百合、旋覆花、桑白皮、木通、前胡、茯苓、防己、槟榔、天蓼子、半夏、郁李仁、桃仁、防风、防葵、木香、陈皮。(中医方剂大辞典)(3)百合、人参、甘草、葶苈、桑白皮、款冬花。(中医方剂大辞典)(4)百合、人参、紫苏梗、紫苏叶、猪苓、桑白皮、大腹皮、茯苓、甘草、陈皮、马兜铃、麦门冬、枳壳。(中医方剂大辞典)(5)百合、枳壳、麻黄、乌头、款冬花、昆布、川贝母、当归、五味子、紫菀、白石脂、黄连、黄芩、肉桂、旋覆花。(中医方剂大辞典)(6)百合、知母、鳖甲、柴胡、葛根、桑白皮。(中医方剂大辞典)(7)百合、紫菀、川贝母、白芍、当归、前胡、茯苓、桔梗、紫苏叶。(中医方剂大辞典)(8)百合、升麻、黄芩、牡丹皮、生地黄、鳖甲、桔梗、北沙参、甘草。(中医方剂大辞典)(9)百合、乌药。(中医方剂大辞典)(10)百合、川芎、当归、白芍、荆芥。(中医方剂大辞典)(11)枣仁、生地黄、当归、黄芪、防己、紫苏子、瓜蒌、桑白皮、川贝母、百合、薏苡仁、牡丹皮、甘草、桔梗。(中医方剂大辞典)(12)川贝母、瓜蒌、枳壳、桑白皮、百合。(中医方剂大辞典)(13)柴胡、人参、黄芩、甘草、知母、百合、陈皮、生地黄。(中医方剂大辞典)(14)当归、川芎、白芍、生地黄、桔梗、黄芩、柴胡、地骨皮、百合、麦冬、黄芪、远志、枣、蔓荆子。(中医方剂大辞典)(15)百合。(中医方剂大辞典)(16)百合、紫菀、白术、人参、茯苓、青皮、甘草、麦冬。(中医方剂大辞典)

百合饮 bai he yin

【英文名】Bai He Drink

【组成】(1)百合、茯苓、麋角、麦冬、肉苁蓉、黄芪、薏苡仁。(中医方剂大辞典)(2)百合、人参、淡豆豉、粳米、陈皮、薤白、生姜。(中医方剂大辞典)

百合散 bai he san

【英文名】Bai He Powders

【组成】(1)百合、桑白皮、天花粉、葶苈、甘草。(中医方剂大辞典)(2)百合、桔梗、川贝母、赤芍、紫菀、桑白皮、前胡、茯苓、甘草。(中医方剂大辞典)(3)百合、紫苏子、桑白皮、紫菀、甘草、款冬花、防己、川贝母、苦杏仁、人参、茯苓、麻黄、桔梗。(中医方剂大辞典)(4)百合。(中医方剂大辞典)(5)百合、柴胡、桑白皮、苦杏仁、陈皮、麻黄、茯苓、甘草、紫苏梗、紫苏叶。(中医方剂大辞典)(6)百合、苦杏仁、木通、麦冬、甘草、麻黄、紫菀、黄芩、葶苈。(中医方剂大辞典)(7)百合、天花粉、牡蛎、栀子、麦冬、甘草。(中医方剂大辞典)(8)百合、紫菀、苦杏仁、前胡、麦门冬、甘草。(中医方剂大辞典)(9)百合、葶苈、桑白皮、郁李仁、大腹皮、防己、茯苓、紫苏梗、紫苏叶、陈皮。(中医方剂大辞典)(10)百合、葛根、麻黄、麦冬、黄芩、前胡、石膏、甘草。(中医方剂大辞典)(11)百合、桑皮、前胡、桔梗、芍药、赤苓、川贝母、橘红、甘草。(中医方剂大辞典)(12)川芎、赤芍、当归、百合、生地黄、侧柏叶、荆芥、犀角、牡丹皮、黄芩、黄连、栀子、郁金、大黄。(中医方剂大辞典)(13)百合、紫菀、川贝母、白芍、前胡、茯苓、桔梗、甘草。(中医方剂大辞典)(14)百合。(中医方剂大辞典)(15)百合、人参、川贝母、茯苓、苦杏仁、甘草、山药、鹿角胶。(中医方剂大辞典)(16)百合、黄柏、白及、蓖麻子。(中医方剂大辞典)(17)百合、紫菀、麦冬、桔梗、桑白皮、甘草。(中医方剂大辞典)

百合粥 bai he zhou

【英文名】Bai He Gruel

【组成】百合、蜂蜜。(中医方剂大辞典)

百合煎 bai he jian

【英文名】Bai He Decoction

【组成】百合。(中医方剂大辞典)

百年乐 bai nian le

【英文名】Bai Nian Le Liquid

【组成】人参、黄芪、碧血草等。(桂卫药准字(1988)37033号)

百问方 bai wen fang

【英文名】Bai Wen Prescription

【组成】石硫黄。(中医方剂大辞典)

百寿丸 bai shou wan

【英文名】Bai Shou Pill

【组成】山楂、滑石、苍术、胆南星、天竺黄、木香、砂仁、神曲、麦芽、钩藤、薄荷、僵蚕、茯苓、桔梗、甘草、陈皮、朱砂、牛黄。(中医方剂大辞典)

百寿散 bai shou san

【英文名】Bai Shou Powders

【组成】黄连、朱砂。(中医方剂大辞典)

百应丸 bai ying wan

【英文名】Bai Ying Pill

【组成】麦芽、神曲、丁香树皮、桂皮、延胡索、砂仁、肉豆蔻、三棱、蓬莪术、雄黄、青皮、枳壳、槟榔、代赭石、木香。(中医方剂大辞典)

百花丸 bai hua wan

【英文名】Bai Hua Pill

【组成】(1)款冬花、五味子、紫菀、天花粉、牡丹皮、桔梗、陈皮、麦冬、前胡、百合、玄参、沙参、薄荷、蒲黄、苦杏仁、柿霜、川贝母。(中医方剂大辞典)(2)防风、人参、肉苁蓉、生地黄、羚羊角、麦冬、天门冬、芍药、独活、干姜、白术、丹参、山茱萸、甘草、茯神、升麻、黄芪、菊花、地骨皮、石斛、牛膝、五加皮、山药、秦艽、川芎、肉桂、防己、生姜、黄芩、附子、石膏、寒水石。(中医方剂大辞典)(3)款冬花、百合。(中医方剂大辞典)

百花汤 bai hua tang

【英文名】Bai Hua Decoction

【组成】苦杏仁、生姜、蜂蜜。(中医方剂大辞典)

百花散 bai hua san

【英文名】Bai Hua Powders

【异名】五金膏(中医方剂大辞典、医方类聚);葵花散(中医方剂大辞典、得效)

【组成】(1)百花巢、蛇床子、零陵香、藿香叶。(中医方剂大辞典)(2)黄柏、桑白皮。(中医方剂大辞典)(3)黄蜀葵花、黄柏、黄连、栀子、郁金。(中医方剂大辞典)(4)川乌。(中医方剂大辞典)

百花煎 bai hua jian

【英文名】Bai Hua Decoction

【组成】(1)蜂蜜、酸石榴、生姜。(中医方剂大辞典)(2)蜂蜜、生地黄、生姜、黄牛乳、藕、秦艽、茯苓、柴胡、柿饼、苦杏仁、黄明胶。(中医方剂大辞典)

百花膏 bai hua gao

【英文名】Bai Hua Plaster

【组成】(1)透骨草、忍冬藤、蒲公英、天名精、九龙藤、天麻、墨旱莲、半枝莲、地杨梅、防风草、苍耳、梨头草、地锦草、旱辣蓼、大小青、薄荷、灵芝草、鱼腥草、三七草、血见愁、淡竹叶、南天竹、枸杞、橘树头、枳椇叶、五加叶、接骨木、石楠头、蜈蚣、篇蓄、马齿苋、积血草、蛇床、雪山林、景天、太湖葱。(中医方剂大辞典)(2)蜂蜜。(中医方剂大辞典)(3)熟地黄、生地黄、川芎、茯苓、马鞭草、荆芥、肉桂、白芍、当归、枳壳、牡丹皮。(中医方剂大辞典)(4)熟地黄、生地黄、当归、川芎、白芍、人参。(中医方剂大辞典)

百劳丸 bai lao wan

【英文名】Bai Lao Pill

【异名】仲景百劳丸(中医方剂大辞典、慎柔五书)

【组成】当归、乳香、没药、人参、大黄、虻虫、水蛭。(中医方剂大辞典)

百劳散 bai lao san

【英文名】Bai Lao Powders

【组成】(1)天仙藤、当归、川芎、芍药、茯苓、人参、黄芪、知母、川贝母、黄芩、五味子、地骨皮、柴胡、甘草、白芷、桔梗。(中医方剂大辞典)(2)罂粟壳、乌梅。(中医方剂大辞典)

百劳煎 bai lao jian

【英文名】Bai Lao Decoction

【组成】苦杏仁。(中医方剂大辞典)

百两金 bai liang jin

【英文名】Bai Liang Powders

【组成】补骨脂、茴香、吴茱萸、川楝、木香、乳香、麝香。(中医方剂大辞典)

百足散 bai zu san

【英文名】Bai Zu Powders

【组成】蜈蚣、甘草。(中医方剂大辞典)

百补丸 bai bu wan

【英文名】Bai Bu Pill

【组成】柏根白皮。(中医方剂大辞典)

百补汤 bai bu tang

【英文名】Bai Bu Decoction

【组成】(1)阿胶、地榆、陈皮、川芎、当归、白芍、熟地。(中医方剂大辞典)(2)当归、芍药、地黄、白术、人参、茯苓、山药、甘草。(中医方剂大辞典)

百补酒 bai bu jiu

【英文名】Bai Bu Wine(药品标准－中药成方制剂标准)

【组成】鹿角、知母、党参、山药、黄芪、茯苓、芡实、枸杞子、菟丝子、金樱子肉、熟地黄、牛膝、天冬、麦冬、楮实子、黄柏、山茱萸、五味子、龙眼肉。(药品标准－中药成方制剂标准 1990 年)

百补膏 bai bu gao

【英文名】Bai Bu Ointment

【组成】玉竹、枸杞、龙眼肉、核桃肉、女贞子。(中医方剂大辞典)

百灵丸 bai ling wan

【英文名】Bai Ling Pill

【组成】(1)黑铅、水银、天南星、白附子、干蝎、天麻、蝉壳、麝香、牛黄。(中医方剂大辞典)(2)芫花、蒺藜、地龙、茴香、地丁。(中医方剂大辞典)(3)猪牙皂、麝香、冰片、射干、牛蒡子、玄参、桔梗、滑石、雄黄、甘草。(中医方剂大辞典)

百灵丹 bai ling dan

【英文名】Bai Ling Pellet

【组成】(1)胡黄连、川黄连、当归、白术、神曲、芦荟、阿魏、木香、厚朴、炙甘草、三棱、史君子肉、五谷虫、虾蟆、麝香、槟榔、莪术、公鸡肫皮。(中医方剂大辞典)(2)赤石脂、雄黄、乳香、没药、蜈蚣、冰片、珍珠、麝香。(中医方剂大辞典)(3)红枣、枯矾、黄丹、松香、官粉、银朱。(中医方剂大辞典)

百灵汤 bai ling tang

【英文名】Bai Ling Decoction

【组成】罂粟壳、陈皮、木通、乌梅、甘草、黄连。(中医方剂大辞典)

百灵粉 bai ling fen

【英文名】Bai Ling Powders

【组成】锅底烟。(中医方剂大辞典)

百灵散 bai ling san

【英文名】Bai Ling Powders

【组成】罂粟壳、陈皮、木通、乌梅、车前子、甘草、黄连。(中医方剂大辞典)

百灵膏 bai ling gao

【英文名】Bai Ling Plaster

【组成】(1)槐花子、松柏、乳香、腻粉。(中医方剂大辞典)(2)生地黄、熟地黄、赤芍、白芍、白芷、两头尖、木鳖、蓖麻、巴豆、穿山甲、桐油。(中医方剂大辞典)

百枝膏 bai zhi gao

【英文名】Bai Zhi Ointment

【组成】(1)人参、防风、天麻、茯神、酸枣仁、琥珀、石菖蒲、麝香、白附子。(中医方剂大辞典)(2)人参、防风、天麻、麦门冬、白附子、白僵蚕、羌活、石菖蒲、朱砂、麝香。(中医方剂大辞典)

百杯丸 bai bei wan

【英文名】Bai Bei Pill

【组成】(1)砂仁、高茶、诃子、麝香、樟脑。(中医方剂大辞典)(2)丁香、橘红、小茴香、三棱、蓬莪术、砂仁、白豆蔻、干姜、生姜、炙甘草。(中医方剂大辞典)(3)沉香、丁香、砂仁、白豆蔻、红豆蔻、葛根、陈皮、炙甘草、生姜。(中医方剂大辞典)(4)生姜、红皮、蓬莪术、干姜、益智、丁香、炙甘草、三棱、砂仁、木香、茴香、白豆蔻。(中医方剂大辞典)

百杯散 bai bei san

【英文名】Bai Bei Powders

【组成】甘遂、陈皮、葛花。(中医方剂大辞典)

百枣丹 bai zao dan

【英文名】Bai Zao Pellet

【组成】黑枣、白砒、川黄连、煅月石、黄柏、芦荟、上片。(中医方剂大辞典)

百果酒 bai guo jiu

【英文名】Bai Guo Wine

【组成】香橼、佛手、核桃肉、龙眼肉、莲肉、橘饼、柏子仁、松子、红枣、黑糖。(中医方剂大辞典)

百和汤 bai he tang

【英文名】Bai He Decoction

【组成】生地黄、当归、白及、骨碎补、鹿茸、续断、首乌、炙甘草。(中医方剂大辞典)

百和香 bai he xiang

【英文名】Bai He Xiang Wine

【组成】沉水香、甲香、丁子香、鸡骨香、兜娄婆香、熏陆香、檀香、熟捷香、炭末、零陵香、藿香、桂皮、白渐香、青木香、松香、雀头香、苏合香、安息香、麝香、燕香。(中医方剂大辞典)

百沸汤 bai fei tang
【英文名】Bai Fei Decoction
【组成】吴茱萸、木瓜、食盐。(中医方剂大辞典)

百宝丸 bai bao wan
【英文名】Bai Bao Pill
【组成】枳实。(中医方剂大辞典)

百宝丹 bai bao dan
【英文名】Bai Bao Powders(药品标准－中药成方制剂标准)
【组成】金铁锁、重楼、生草乌、三七。(药品标准－中药成方制剂标准 1998 年)

百宝散 bai bao san
【英文名】Bai Bao Powders
【组成】皂荚、皂荚刺针。(中医方剂大辞典)

百草丸 bai cao wan
【英文名】Bai Cao Pill
【组成】百草霜、黄芩、栀子、黄连、槐花、地榆。(中医方剂大辞典)

百草油 bai cao you
【英文名】Bai Cao Oil(药品标准－中药成方制剂标准)
【组成】甘草、黄芩、黄柏、大黄、厚朴、陈皮、草果、豆蔻、柴胡、白芷、青蒿、大皂角、细辛、紫草、沉香、诃子、艾叶、薄荷油、丁香罗勒油、肉桂油、广藿香油。(药品标准－中药成方制剂标准 1997 年)

百草散 bai cao san
【英文名】Bai Cao Powders
【组成】四方草木茎叶。(中医方剂大辞典)

百草煎 bai cao jian
【英文名】Bai Cao Decoction
【组成】百草。(中医方剂大辞典)

百草膏 bai cao gao
【英文名】Bai Cao Plaster
【异名】百草霜(中医方剂大辞典、外科大成)
【组成】(1)薄荷、玉丹、川贝母、灯草灰、柿霜、甘草、天花粉、冰片、百草霜。(中医方剂大辞典)(2)羊屎。(中医方剂大辞典)(3)百草。(中医方剂大辞典)

百草霜 bai cao shuang
【英文名】Bai Cao Shuang Plaster
【组成】百草霜、苍术、黄柏、滑石、冰片、樟脑、鸡蛋清。(陕西中医 1991,12(6))

百咳方 bai ke fang
【英文名】Bai Ke Prescription
【组成】百部、射干、枳实、天冬、麦冬、川贝、紫菀、鸡苦胆。(山东中医杂志 1989,8(3))

百咳汤 bai ke tang
【英文名】Bai Ke Decoction
【组成】半夏、陈皮、茯苓、枳实、竹茹、杏仁、苏叶、甘草、白芥子、葶苈子、大黄。(内蒙古中医药 1989,(2))

百咳饮 bai ke yin
【英文名】Bai Ke Drink
【组成】枇杷叶、羊齿、天冬、露蜂房、甘草。(赤脚医生杂志 1978,(12))

百药长 bai yao chang
【英文名】Bai Yao Chang Wine
【组成】当归、川芎、白芍、怀地黄、白术、茯苓、天门冬、麦门冬、牛膝、杜仲、破故纸、茴香、五味子、枸杞子、陈皮、半夏、苍术、厚朴、枳壳、香附、砂仁、官桂、羌活、独活、白芷、防风、乌药、秦艽、何首乌、萆薢、干茄根、蚕砂、干姜、红枣、烧酒。(中医方剂大辞典)

百药散 bai yao san
【英文名】Bai Yao Powders
【组成】百药煎。(中医方剂大辞典)

百点膏 bai dian gao
【英文名】Bai Dian Eye-drops Preparation
【组成】蕤仁、当归、甘草、防风、黄连。(中医方剂大辞典)

百钟丸 bai zhong wan
【英文名】Bai Zhong Pill
【组成】(1)干葛、连、枳实、青皮、陈皮、神曲、麦蘖、雷丸、三棱、莪术、益智、槟榔、牵牛、木香、杏仁、萝卜子、葛花。(中医方剂大辞典)(2)青皮、陈皮、神曲、三棱、蓬莪术、麦蘖、萝卜子、枳实、雷丸、益智仁、牵牛。(中医方剂大辞典)

百顺丸 bai shun wan
【英文名】Bai Shun Pill
【组成】大黄、牙皂角。(中医方剂大辞典)

百顺散 bai shun san
【英文名】Bai Shun Powders
【组成】(1)桑寄生、苏梗、茯苓、陈皮、人参、大腹皮。(中医方剂大辞典)(2)芎䓖、羌活、防风、木通、荆芥、甘草、大力子、菊花、白芷、麻黄。(中医方剂大辞典)

百顺膏 bai shun gao
【英文名】Bai Shun Plaster
【组成】虾蟆。(中医方剂大辞典)

百神散 bai shen san
【英文名】Bai Shen Powders
【组成】天雄、附子、茵芋、踯躅、细辛、乌头、干姜、菖蒲、炙甘草、石南叶、防风、白术、独活。(中医方剂大辞典)

百损丸 bai sun wan
【英文名】Bai Sun Pill
【组成】破故纸、骨碎补、杜仲、川牛膝、川续断、肉苁

蓉、黑豆、当归、鸡血藤膏、三七、血琥珀、麒麟竭、沉香。(中医方剂大辞典)

百倍丸 bai bei wan

【英文名】Bai Bei Pill

【组成】龟版、虎骨、肉苁蓉、牛膝、木鳖子、乳香、没药、骨碎补、自然铜、补骨脂。(中医方剂大辞典)

百效丸 bai xiao wan

【英文名】Bai Xiao Pill

【组成】(1)贝母、厚朴、血竭、柴胡、肉桂、巴豆、玄参、肉豆蔻、知母、麝香、冰片、神金、辰砂。(中医方剂大辞典)(2)黄柏、苦参、连翘、川牛膝、何首乌、当归、生地黄、牡丹皮、防风、防己、荆芥、紫苏叶。(中医方剂大辞典)(3)草乌头、马钱子、当归、麻黄、僵蚕、穿山甲、甘草。(中医方剂大辞典)(4)生地黄、乌头、大豆。(中医方剂大辞典)(5)大黄、黑牵牛、橘红、青皮。(中医方剂大辞典)

百效汤 bai xiao tang

【英文名】Bai Xiao Decoction

【组成】升麻、葛根、白芷、酒芩、桔梗、防风、薄荷、石膏、甘草、天花粉、细辛。(中医方剂大辞典)

百效饮 bai xiao yin

【英文名】Bai Xiao Drink

【组成】茯苓、玄参、银花、防风、荆芥、连翘、黄柏、大黄、芒消、蝉蜕、天花粉、龙胆、猪苓、泽泻、甘草。(中医方剂大辞典)

百效散 bai xiao san

【英文名】Bai Xiao Powders

【组成】大黄、牙皂、当归、全蝎、黄土、神曲、天麻、僵蚕、赤金、朱砂。(中医方剂大辞典)

百效膏 bai xiao gao

【英文名】Bai Xiao Plaster

【组成】(1)白芷、官桂、当归、玄参、大黄、赤芍、木鳖子、血余、生地黄。(中医方剂大辞典)(2)藿香、艾绒、蓖麻子、生草乌、荆芥、乌药、桂枝、蜂房、藁本、秦艽、全蝎、枳壳、灵仙、桃仁、黄芩、玄参、木香、独活、杏仁、肉桂、麻黄、白鲜皮、南星、归尾、檀香、僵蚕、附子、牙皂、竹节、香附、莱菔子、生地黄、苍术、羌活、紫荆皮、贝母、牛膝、白蔹、骨碎补、防风、赤芍、清风藤、苏木、细辛、五加皮、川芎、蝉退、良姜、大风子、连翘、丁香、甘草、山栀、鳖甲、白及、续断、红花、紫丁皮、半夏、白芷、苦参、生血余、蜈蚣、蛇退、槐枝、桃枝、柳枝、桑枝、榆枝、松香、百草霜。(中医方剂大辞典)

百部丸 bai bu wan

【英文名】Bai Bu Pill

【组成】(1)百部粉、小雌鸡。(中医方剂大辞典)(2)百部、升麻、桂、五味子、炙甘草、紫菀、桑根白皮。(中医方剂大辞典)(3)百部、款冬花、天门冬、贝母、桔梗、紫菀。(中医方剂大辞典)(4)天门冬、杏仁、黄芪、百部根、瓜蒌根、紫苏、紫菀、马兜铃、黑参、肉桂。(中医方剂大辞典)(5)百部、黄芩、桂心、五味子、炙甘草、紫菀、干姜、生地黄、茜根。(中医方剂大辞典)(6)百部根、升麻、桂心、五味子、甘草、紫菀、干姜。(中医方剂大辞典)(7)百部、麻黄、杏仁。(中医方剂大辞典)(8)百部、生地黄。(中医方剂大辞典)(9)百部、细辛、贝母、炙甘草、紫菀、桂、白术、麻黄、五味子、杏仁。(中医方剂大辞典)

百部汤 bai bu tang

【英文名】Bai Bu Decoction

【组成】(1)百部、款冬花、紫菀、贝母、知母、白薇、杏仁。(中医方剂大辞典)(2)百部、款冬花、紫菀、五味子、人参、半夏、前胡、麻黄、桂、杏仁。(中医方剂大辞典)(3)百部、生姜、细辛、贝母、炙甘草、杏仁、紫菀、桂心、白术、麻黄、五倍子。(中医方剂大辞典)(4)地骨皮、麦冬、天冬、知母、玄参、瓜蒌仁、百部根、百合、地茄根。(中医方剂大辞典)(5)百部、桔梗、茯苓、百合、桑白皮、甘草。(中医方剂大辞典)(6)百部、薏苡仁、百合、麦门冬、桑白皮、茯苓、沙参、黄芪、地骨皮。(中医方剂大辞典)(7)白薇、紫菀、百部、玄参、麦冬、甘草、五味子、大力子、白芥子。(中医方剂大辞典)

百部饮 bai bu yin

【英文名】Bai Bu Drink

【组成】(1)桔梗、甘草、茯苓、贝母、百部、玉竹、沙参、麦冬、苏梗。(中医方剂大辞典)(2)百部根、百合、木通、赤芍药、枳壳、茯苓、柴胡。(中医方剂大辞典)

百部洗 bai bu xi ji

【英文名】Bai Bu Lotion

【组成】生草乌、百部、槿皮、白鲜皮、威灵仙、猪牙皂。(中医方剂大辞典)

百部酒 bai bu jiu

【英文名】Bai Bu Wine

【异名】百部酊(中医方剂大辞典、中医皮肤病学简编)

【组成】百部、酒精。(中医方剂大辞典)

百部散 bai bu san

【英文名】Bai Bu Powders

【异名】百部汤(中医方剂大辞典、圣济总录)

【组成】(1)百部、桑皮、百合、茯苓、桔梗。(中医方剂大辞典)(2)款冬花、百部、知母、贝母。(中医方剂大辞典)(3)金毛狗脊、黑狗脊、蛇床子、马兜铃根、硫黄、秦艽、百部。(中医方剂大辞典)(4)百部、款冬花、贝母、白薇。(中医方剂大辞典)(5)百部、乌头、牛膝、白术。(中医方剂大辞典)(6)百部、款冬花、杏仁、炙甘草。(中医方剂大辞典)(7)百部、贝母、紫菀、葛根、石膏。(中医方剂大辞典)(8)百部、枳壳、麦门冬、木通、天门冬、紫菀、贝母、赤茯苓、炙甘草。(中医方剂大辞典)(9)百部、细辛、贝母、炙甘草、紫菀、桂心、白术、麻黄、杏仁、五味子。(中医方剂大辞典)(10)百部、赤茯苓、百合、桑根白皮、木通、炙甘草、柴胡、枳壳、赤芍药、郁李仁。(中医方剂大辞典)(11)百部、桔梗、射干、升麻、天门冬、木通、炙甘草、沙参、大黄。(中医方剂大辞典)(12)百部、款冬花、麻黄、杏仁。(中医方剂大辞典)

百部煎 bai bu jian

【英文名】Bai Bu Decoction

【组成】生百部汁、生地黄汁、生姜汁、百合汁、蜜、枣。(中医方剂大辞典)

百部膏 bai bu gao

【英文名】Bai Bu Plaster

【组成】(1)百部、款冬、百合、沙参、麦冬、五味、紫菀、贝母、杏仁、白蜜。(中医方剂大辞典)(2)百部、白鲜皮、蓖麻子、鹤虱、黄柏、当归、生地黄、黄蜡、明雄黄、麻油。(中医方剂大辞典)(3)百部。(中医方剂大辞典)

百病丹 bai bing dan

【英文名】Bai Bing Pill

【组成】沉香、木香、郁金、延胡索、当归、甘草、丁香、大黄、朱砂、硼砂、巴豆。

百病汤 bai bing tang

【英文名】Bai Bing Decoction

【组成】黄芪、黄芩、钩藤、蚱蝉、炙甘草、蛇蜕、牛黄。(中医方剂大辞典)

百消丸 bai xiao wan

【英文名】Bai Xiao Pill

【组成】(1)大黄、五灵脂、香附、黑白丑、三棱、槟榔、莪术、牙皂、山楂、神曲、甘草、麦芽、枳实、厚朴。(中医方剂大辞典)(2)二丑、五灵脂、香附子、大黄。(中医方剂大辞典)(3)黑丑、香附、五灵脂。(中医方剂大辞典)

百消散 bai xiao san

【英文名】Bai Xiao Powders

【组成】血龟版。(中医方剂大辞典)

百粉丸 bai fen wan

【英文名】Bai Fen Pill

【组成】黄柏、知母、蛤粉、牡蛎、山药。(中医方剂大辞典)

百祥丸 bai xiang wan

【英文名】Bai Xiang Pill

【异名】南阳丸(中医方剂大辞典)

【组成】红芽大戟。(中医方剂大辞典)

百粒丸 bai li wan

【英文名】Bai Li Pill

【组成】(1)红椒、胡椒、附子、丁香、干姜、麦蘖。(中医方剂大辞典)(2)黄连、厚朴、吴茱萸。(中医方剂大辞典)

百蛇煎 bai she jian

【英文名】Bai She Decoction

【组成】蛇床子、百部、苦参、白鲜皮、鹤虱、川椒、枯矾、公英、地丁、黄柏。(内蒙古中医药.1990,9(4))

百御丸 bai yu wan

【英文名】Bai Yu Pill

【组成】茅术、甘草、半夏、茯苓、扁豆、厚朴、麦芽、香附、山楂炭、广藿香、神曲、陈皮、枳壳、黄芩、防风、桔梗、苏叶、薄荷。(中医方剂大辞典)

百椒汤 bai jiao tang

【英文名】Bai Jiao Decoction

【组成】百部、川椒、苦参、明矾。(湖北中医杂志 1981,(3))

百解丸 bai jie wan

【英文名】Bai Jie Pill

【组成】辰砂、硇砂、巴豆、黄蜡。(中医方剂大辞典)

百解汤 bai jie tang

【英文名】Bai Jie Decoction

【组成】前胡、柴胡、葶苈、半夏、麻黄、羌活、独活、桔梗、人参、陈桔皮、白术、枳壳、炙甘草、茯苓、芎䓖、石膏、杏仁。(中医方剂大辞典)

百解散 bai jie san

【异名】败毒散(中医方剂大辞典)

【组成】(1)升麻、葛根、赤芍、黄芩、连翘、麻黄、薄荷、半夏、荆芥、金银花、甘草。(中医方剂大辞典)(2)升麻、白芍、甘草、葛根、麻黄、薄桂、川芎、黄芩、白芷。(中医方剂大辞典)(3)贝母、麦门冬、升麻、赤芍药、炙甘草。(中医方剂大辞典)(4)干葛、升麻、赤芍药、黄芩、麻黄、薄桂、甘草。(中医方剂大辞典)(5)防风、麻黄、白芷、白芍药、川乌、甘菊、荆芥穗、干姜。(中医方剂大辞典)(6)前胡、柴胡、人参、白术、茯苓、羌活、桔梗、川芎、甘草、陈皮。(中医方剂大辞典)(7)柴胡、前胡、羌活、独活、桔梗、枳壳、人参、茯苓、甘草、川芎、陈皮、杏仁。(中医方剂大辞典)(8)前胡、柴胡、知母、贝母、牡丹皮、桔梗、羌活、独活、荆芥穗、黄芩、茵陈、山栀、升麻、麻黄、大黄、麦门冬、杏仁、紫菀、玄参、秦艽。(中医方剂大辞典)

百蕊片 bai rui pian

【英文名】Bai Rui Tablet(药品标准－中药成方制剂标准)

【组成】百蕊草。(药品标准－中药成方制剂标准 1992

年）

百霜丸 bai shuang wan

【英文名】Bai Shuang Pill

【异名】百灵丸（中医方剂大辞典、奇效良方）

【组成】百草霜。（中医方剂大辞典）

百嚼丸 bai jue wan

【英文名】Bai Jue Pill

【组成】(1)川芎、皂角、槐角、甘菊花、荆芥穗。（中医方剂大辞典）(2)槐角、槐花、桔梗、薄荷叶、蝉蜕、荆芥穗、炙甘草、枳壳、僵蚕、川芎、羌活、防风、白芷、茯苓、天麻、细辛、藁本、白附子、细松烟墨。（中医方剂大辞典）

百日还丹 bai ri huan dan

【英文名】Bai Ri Huan Pellet

【组成】佛茄子、樟柳根。（中医方剂大辞典）

百日咳方 bai ri ke fang

【英文名】Bai Ri Ke Prescription

【组成】(1)百部、冬花、半夏、陈皮、沙参、麦冬、粟壳。（陕西中医 1987,8(8)）(2)当归、桃仁、冬瓜仁、枳壳、桔梗、仙鹤草、儿茶、麻黄、杏仁、法半夏、陈皮。（湖南中医杂志 1989,(1)）(3)麦冬、天冬、沙参、野百合、瓜蒌仁、肥百部、秋桔梗、木蝴蝶、橘红、枇杷叶。（中国中西医结合杂志 1993,13(4)）

百日咳片 bai ri ke pian

【英文名】Bai Ri Ke Tablet（药品标准－中药成方制剂标准）

【组成】禽胆。（药品标准－中药成方制剂标准 1991 年）

百日咳饮 bai ri ke yin

【英文名】Bai Ri Ke Drink

【组成】百部、沙参、川贝、白前。（中医杂志 1958,(11)）

百日咳散 bai ri ke san

【英文名】Bai Ri Ke Powders

【组成】沙参、桔红、炙冬花、炙杷叶、川贝、半夏、百部、白冰糖。（四川中医 1989,7(9)）

百令胶囊 bai ling jiao nang

【英文名】Bai Ling Capsule

【组成】冬虫夏草。（(91)卫药准字 Z－81 号）

百发神针 bai fa shen zhen

【英文名】Bai Fa Shen Zhen Prescription

【组成】乳香、没药、附子、血竭、川乌、草乌、檀香、降香、贝母、麝香、丁香、蕲艾绵。（中医方剂大辞典）

百合饮子 bai he yin zi

【英文名】Bai He Drink

【组成】桑白皮、通草、百合、白茅根。（中医方剂大辞典）

百合洗方 bai he xi fang

【英文名】Bai He Lotion

【组成】百合。（中医方剂大辞典）

百花煎丸 bai hua jian wan

【英文名】Bai Hua Jian Pill

【组成】人参、紫菀、阿胶、百部、款冬花、山药、天门冬、麦门冬、贝母、甘草、杏仁、蜡。（中医方剂大辞典）

百应神膏 bai ying shen gao

【英文名】Bai Ying Shen Plaster

【异名】百应膏（中医方剂大辞典、理沦）

【组成】南星、大黄、桃仁、羌活、半夏、草乌、川乌、红花、独活、当归。（中医方剂大辞典）

百灵藤粥 bai ling teng zhou

【英文名】Bai Ling Teng Gruel

【组成】百灵藤。（中医方剂大辞典）

百灵藤煎 bai ling teng jian

【英文名】Bai Ling Teng Decoction

【组成】百灵藤。（中医方剂大辞典）

百果仙胶 bai guo xian jiao

【英文名】Bai Guo Xian Colloid

【组成】核桃仁、鹿胶、榛子、松子仁、瓜子仁、贡冰糖、黄酒。（中医方剂大辞典）

百咳宁丸 bai ke ning wan

【英文名】Bai Ke Ning Pill

【组成】大戟、芫花、甘遂。（赤脚医生杂志 1978,(3)）

百咳宁片 bai ke ning pian

【英文名】Bai Ke Ning Tablet（药品标准－中药成方制剂标准）

【组成】白果、青黛、平贝母。（药品标准－中药成方制剂标准 1991 年）

百草霜丸 bai cao shuang wan

【英文名】Bai Cao Shuang Pill

【异名】针头丸（中医方剂大辞典、医方类聚、普济方）

【组成】百草霜、巴豆、杏仁。（中医方剂大辞典）

百草霜方 bai cao shuang fang

【英文名】Bai Cao Shuang Prescription

【组成】百草霜、盐。（中医方剂大辞典）

百草霜散 bai cao shuang san

【英文名】Bai Cao Shuang Powders

【组成】(1)细面、百草霜。（中医方剂大辞典）(2)百草霜、生姜、姜黄。（中医方剂大辞典）(3)石灰、刺蓟、马齿、韭、百草霜。（中医方剂大辞典）(4)百草霜、黄丹。（中医方剂大辞典）

百草霜膏 bai cao shuang gao

【英文名】Bai Cao Shuang Plaster

【组成】百草霜、蛴螬。（中医方剂大辞典）

百药煎散 bai yao jian san

【英文名】Bai Yao Jian Powders

【组成】百药煎、硼砂、甘草。(中医方剂大辞典)

百段锦散 bai duan jin san

【英文名】Bai Duan Jin Powders

【组成】五苓散、清心莲子饮。(中医方剂大辞典)

百部洗方 bai bu xi fang

【英文名】Bai Bu Lotion

【组成】百部、苦参、蛇床子、雄黄、狼毒。(中医方剂大辞典)

百部根方 bai bu gen fang

【英文名】Bai Bu Gen Prescription

【组成】百部藤根。(中医方剂大辞典)

百部根汤 bai bu gen tang

【英文名】Bai Bu Gen Decoction

【异名】百部饮(中医方剂大辞典、玉机微义)

【组成】百部根、生姜、细辛、甘草、贝母、白术、五味子、桂心、麻黄。(中医方剂大辞典)

百部根饮 bai bu gen yin

【英文名】Bai Bu Gen Drink

【组成】百部根、天门冬、紫菀、贝母、干葛、白前、桔皮、生姜、葱白、豉。(中医方剂大辞典)

百部根酒 bai bu gen jiu

【英文名】Bai Bu Gen Wine

【异名】百部酒(中医方剂大辞典、本草纲目)

【组成】百部根。(中医方剂大辞典)

百病饮子 bai bing yin zi

【英文名】Bai Bing Drink

【组成】大黄、炙甘草、芍药。(中医方剂大辞典)

百疾消散 bai ji xiao san

【英文名】Bai Ji Xiao Powders

【组成】葱头、生姜、茶叶。(中医方剂大辞典)

百蕊胶囊 bai rui jiao nang

【英文名】Bai Rui Capsule(药品标准-中药成方制剂标准)

【组成】百蕊草。(药品标准-中药成方制剂标准 1998年)

百一快斑汤 bai yi kuai ban tang

【英文名】Bai Yi Kuai Ban Decoction

【组成】羌活、防风、荆芥、升麻、桔梗、牛子、连翘、干葛、甘草、虫退。(中医方剂大辞典)

百一羌活饼 bai yi qiang huo bing

【英文名】Bai Yi Qiang Huo Tablet

【组成】羌活、芎藭、僵蚕、鸡苏、干蝎。(中医方剂大辞典)

百子平咳汤 bai zi ping ke tang

【英文名】Bai Zi Ping Ke Decoction

【组成】百部、葶苈子、白芥子、莱菔子、青黛、地龙、蝉蜕、桑白皮、僵蚕、枳实、天竺黄、甘草。(中药通报 1991,(1))

百子附归丸 bai zi fu gui wan

【英文名】Bai Zi Fu Gui Pill

【组成】阿胶、蕲艾叶、当归、川芎、熟地黄、白芍药、香附。(中医方剂大辞典)

百子建中丸 bai zi jian zhong wan

【英文名】Bai Zi Jian Zhong Pill

【组成】香附、艾叶、砂仁、熟地黄、白芍药、玄胡索、五味子、杜仲、阿胶、白术。(中医方剂大辞典)

百天宁咳汤 bai tian ning ke tang

【英文名】Bai Tian Ning Ke Decoction

【组成】炙百部、鲜侧柏叶、天竹黄、杏仁、前胡、葶苈子、生甘草、陈胆星、广地龙、鲜胡荽、大枣。(中医函授通讯 1981,22(12))

百日咳一号 bai ri ke yi hao

【英文名】Bai Ri Ke Yi Hao Decoction

【组成】沙参、百部、杏仁、白芥子、白前、白果、青黛、川贝、紫菀、板蓝根、葶苈子。(浙江中医杂志 1987(1))

百日咳合剂 bai ri ke he ji

【英文名】Bai Ri Ke Mixture

【组成】紫花地丁、石胡荽、积雪草、枇杷叶、金钱草、万毒虎、一点红、忍冬藤、百部、冰糖。(福建中医药 1982,(2))

百日咳新药 bai ri ke xin yao

【英文名】Bai Ri Ke Xin Yao Powders

【组成】(1)象牙末、牛黄、黄连、熊胆、梅片、人参、珍珠、朱砂、象皮、麝香。(中医方剂大辞典)(2)麻黄、山栀、北细辛、五爪红、葶苈子、杏仁、北五味、桑皮、清半夏、石膏、紫菀、黄芩、甘草、覆花。(中医方剂大辞典)

百日咳糖浆 bai ri ke tang jiang

【英文名】Bai Ri Ke Syrup

【组成】(1)炙百部、炙紫菀、炙枇杷叶、炙前胡、冰糖。(上海中医药杂志 1960,(4))(2)天冬、麦冬、百部根、瓜蒌仁、法半夏、竹茹、猪胆膏。(新中医 1986,(12))

百令养元液 bai ling yang yuan ye

【英文名】Bai Ling Yang Yuan Liquid

【组成】发酵虫草菌粉、生晒参、大枣等。(浙卫药健字(1995)0102-1号)

百岁铁娃丹 bai sui tie wa dan

【英文名】Bai Sui Tie Wa Pellet

【组成】当归、枳实、神曲、山楂、全蝎、麦芽。(中医方剂大辞典)

百合二母汤 bai he er mu tang

【英文名】Bai He Er Mu Decoction

【组成】百合、知母、贝母、麦冬、茯苓、天花粉、前胡、陈皮、白术、黄芩、桔梗、五味子、生地黄、甘草。(中医方剂大辞典)

百合五味汤 bai he wu wei tang

【英文名】Bai He Wu Wei Decoction

【组成】百合、五味、半夏、甘草、丹皮、芍药。(中医方剂大辞典)

百合地黄汤 bai he di huang tang

【英文名】Bai He Di Huang Decoction

【异名】百合汤(中医方剂大辞典、伤寒全生集)

【组成】百合、生地黄。(中医方剂大辞典)

百合安神汤 bai he an shen tang

【英文名】Bai He An Shen Decoction

【组成】百合、牡蛎、代赭石、夜交藤、生地、酸枣仁、知母、白芍。(陕西中医 1993,14(10))

百合鸡子汤 bai he ji zi tang

【英文名】Bai He Ji Zi Decoction

【异名】鸡子汤(中医方剂大辞典、活人书)

【组成】百合、鸡子黄。(中医方剂大辞典)

百合固金丸 bai he gu jin wan

【英文名】Bai He Gu Jin Pill

【组成】百合、生熟地黄、玄参、地骨皮、川贝、兜铃、当归、紫菀、白芍、沙参、寸冬、桔梗、炙甘草。(中医方剂大辞典)

百合固金汤 bai he gu jin tang

【英文名】Bai He Gu Jin Decoction

【组成】熟地黄、生地黄、当归、白芍、甘草、桔梗、玄参、贝母、麦冬、百合。(中医方剂大辞典)

百合国金丸 bai he guo jin wan

【英文名】Bai He Guo Jin Pill

【组成】百合、地黄、熟地黄、麦冬、玄参、川贝母、当归、白芍、桔梗、甘草。(中国药典－一二部)

百合知母汤 bai he zhi mu tang

【英文名】Bai He Zhi Mu Decoction

【组成】百合、知母。(中医方剂大辞典)

百合茅根汤 bai he mao gen tang

【英文名】Bai He Mao Gen Decoction

【组成】苏百合、桑皮、通草、鲜茅根。(中医方剂大辞典)

百合前胡汤 bai he qian hu tang

【英文名】Bai He Qian Hu Decoction

【组成】百合、前胡、麻黄、葛根、麦门冬、石膏。(中医方剂大辞典)

百合消胀汤 bai he xiao zhang tang

【英文名】Bai He Xiao Zhang Decoction

【组成】白术、芡实、茯苓、百合、山药、肉桂、人参。(中医方剂大辞典)

百合逍遥散 bai he xiao yao san

【英文名】Bai He Xiao Yao Powders

【组成】百合、当归、白芍、柴胡、云苓、白术、薄荷、甘草。(现代中医 1992,5(3))

百合滑石散 bai he hua shi san

【英文名】Bai He Hua Shi Powders

【异名】滑石散(中医方剂大辞典、活人书)

【组成】百合、滑石。(中医方剂大辞典)

百合紫菀汤 bai he zi wan tang

【英文名】Bai He Zi Wan Decoction

【组成】百合、紫菀、柴胡、杏仁、茯苓、炙甘草。(中医方剂大辞典)

百花定喘丸 bai hua ding chuan wan

【英文名】Bai Hua Ding Chuan Pill

【组成】冬花、丹皮、陈皮、黄芩、桔梗、天门冬、生紫菀、麦冬、杏仁、北沙参、麻黄、花粉、前胡、薄荷、石膏、百合、五味子。(中医方剂大辞典)

百花定喘片 bai hua ding chuan pian

【英文名】Bai Hua Ding Chuan Tablet(药品标准－中药成方制剂标准)

【组成】牡丹皮、桔梗、北沙参、百合、石膏、天冬、麦冬、麻黄、陈皮、苦杏仁、前胡、紫菀、款冬花、五味子、黄芩、天花粉、薄荷脑。(药品标准－中药成方制剂标准 1997 年)

百花拔毒散 bai hua ba du san

【英文名】Bai Hua Ba Du Powders

【组成】黄柏、草乌头。(中医方剂大辞典)

百劳猪肚丸 bai lao zhu du wan

【英文名】Bai Lao Zhu Du Pill

【组成】茅山苍术、陈皮、厚朴、仙茅、杏仁、骨碎补、北五味、枸杞子、白果肉、百劳花、生地黄、红枣肉、核桃肉、莲子肉。(中医方剂大辞典)

百补构精丸 bai bu gou jing wan

【英文名】Bai Bu Gou Jing Pill

【组成】熟地黄、山药、五味子、苁蓉、牛膝、山茱萸、泽泻、茯苓、远志、巴戟天、赤石脂、石膏、柏子仁、杜仲。(中医方剂大辞典)

百补保真丸 bai bu bao zhen wan

【英文名】Bai Bu Bao Zhen Pill

【组成】当归、川芎、白芍、熟地黄、生地黄、天冬、麦冬、知母、白术、陈皮、香附。(中医方剂大辞典)

百补养原丸 bai bu yang yuan wan

【英文名】Bai Bu Yang Yuan Pill

【组成】党参、熟地黄、焦冬术、茯苓、杜仲、杞子、芡实、牡蛎、龙骨、当归、白芍、肉桂心、附子、橘红、半夏、川贝母、炙甘草、砂仁。(中医方剂大辞典)

百补济阴丸 bai bu ji yin wan

【英文名】Bai Bu Ji Yin Pill

【组成】香附、当归、熟地黄、杜仲炭、续断、山药、茯苓、丹皮、泽泻、山萸、巴戟肉、苁蓉、补骨脂、青盐、大茴香。(中医方剂大辞典)

百补增力丸 bai bu zeng li wan

【英文名】Bai Bu Zeng Li Pill

【组成】六神曲、桔皮、白芍、麦芽、苍术、谷芽、山楂、枳壳、半夏、川芎、厚朴、香附、茯苓、甘草、鹿角霜、泽泻、人参、大黄炭、棕板炭、山药、川附片、荷叶、栀子、侧柏炭、山茱萸、当归、大小蓟、茅根、丹皮、白术、肉桂、茜草、紫河车、黄芪、黄芩、党参。(中医方剂大辞典)

百补增力丹 bai bu zeng li dan

【英文名】Bai Bu Zeng Li Pellet

【组成】麦芽、陈皮、苍术、茯苓、神曲、山药、芡实、甘草、山楂。(中医方剂大辞典)

百灵藤酿酒 bai ling teng niang jiu

【英文名】Bai Ling Teng Niang Wine

【组成】百灵藤、神曲、糯米。(中医方剂大辞典)

百药煎油膏 bai yao jian you gao

【英文名】Bai Yao Jian You Plaster

【组成】百药煎、白矾。(中医方剂大辞典)

百咳静糖浆 bai ke jing tang jiang

【英文名】Bai Ke Jing Syrup

【组成】陈皮、麦冬、前胡、百部、半夏等。(豫卫药审字(1991)6号)

百部清金汤 bai bu qing jin tang

【英文名】Bai Bu Qing Jin Decoction

【组成】百部、骨皮、人参、麦冬、桔梗、生地黄、丹皮、芍药、茯苓、甘草。(中医方剂大辞典)

百部黄连膏 bai bu huang lian gao

【英文名】Bai Bu Huang Lian Ointment

【组成】百部、黄连、白及、麻黄、矮脚茶、甘草、芦根。(中草药1978,(9))

百部紫菀丸 bai bu zi wan wan

【英文名】Bai Bu Zi Wan Pill

【组成】百部、紫菀、款冬花、桔梗、贝母。(中医方剂大辞典)

百部蜈蚣汤 bai bu wu gong tang

【英文名】Bai Bu Wu Gong Decoction

【组成】炙百部、蜈蚣、川贝母、炙冬花、鸡苦胆。(光明中医1989,(1))

百病钦丹丸 bai bing qin dan wan

【英文名】Bai Bing Qin Dan Pill

【组成】铅丹、朱砂、铁、牛黄、雄黄、细辛、独活、蜂房、人参、防已、肉桂、甘草、花椒、蜣螂、蛇蜕、芡实、茯苓。(中医方剂大辞典)

百旋龙赭汤 bai xuan long zhe tang

【英文名】Bai Xuan Long Zhe Decoction

【组成】百部、旋覆花、地龙、代赭石、大贝母、黄芩、天冬、麦冬、炙枇杷叶。(江苏中医杂志1985,(6))

百日咳注射液 bai ri ke zhu she ye

【英文名】Bai Ri Ke Injection

【组成】百部、白及、白前、前胡、冬花、紫菀、车前子、甜葶苈、川贝母、射干、生甘草。(新医药学杂志1977(12))

百灵藤牛膝煎 bai ling teng niu xi jian

【英文名】Bai Ling Teng Niu Xi Decoction

【组成】百灵藤、牛膝、附子、赤箭、仙灵脾、何首乌、鹿角胶、乳香。(中医方剂大辞典)

百梅止咳冲剂 bai mei zhi ke chong ji

【英文名】Bai Mei Zhi Ke Granule(药品标准-中药成方制剂标准)

【组成】百部、岗梅、东风桔、陈皮、枇杷叶、桑白皮、甘草、薄荷油、氯化铵。(药品标准-中药成方制剂标准1991年)

百合乌药合丹饮 bai he wu yao he dan yin

【英文名】Bai He Wu Yao He Dan Drink

【组成】百合、乌药、白檀香、丹参、砂仁。(北京中医学院学报1990,13(4))

百合五味姜附汤 bai he wu wei jiang fu tang

【英文名】Bai He Wu Wei Jiang Fu Decoction

【组成】百合、五味、芍药、甘草、茯苓、半夏、干姜、附子。(中医方剂大辞典)

百合固金口服液 bai he gu jin kou fu ye

【英文名】Bai He Gu Jin Liquid

【组成】百合、地黄、熟地黄、麦冬、川贝母等。((98)卫药准字Z-026号)

百合桔梗鸡子汤 bai he jie geng ji zi tang

【英文名】Bai He Jie Geng Ji Zi Decoction

【组成】百合、桔梗、五味、鸡子白。(中医方剂大辞典)

百花如意酣春酝 bai hua ru yi han chun yun

【英文名】Bai Hua Ru Yi Han Chun Yun Wine

【组成】沉香、玫瑰花、蔷薇露、梅花蕊、桃花瓣、韭菜花、核桃肉、白酒浆、烧酒。(中医方剂大辞典)

百花活血跌打膏 bai hua huo xue die da gao

【英文名】Bai Hua Huo Xue Die Da Plaster(药品标准-中药成方制剂标准)

【组成】山柰、荆芥、白芷、干姜、黑老虎根、防风、骨碎补、老鹳草、香加皮、川乌、草乌、马钱子、红花、水杨酸甲酯、薄荷脑、冰片、樟脑、白胶香、乳香、肉桂油、丁香油、麝香草脑、颠茄流浸膏。(药品标准-中药成方制剂标准1997年)

百草血余棕灰散 bai cao xue yu zong hui san

【英文名】Bai Cao Xue Yu Zong Hui Powders

【组成】陈棕灰、百草霜、头发灰。(中医方剂大辞典)

死鼠膏 si shu gao

【英文名】Si Shu Plaster

【组成】死鼠、乱发、松脂、黄丹。(中医方剂大辞典)

死人枕煎 si ren zhen jian

【英文名】Si Ren Zhen Decoction

【组成】死人枕。(中医方剂大辞典)

死蛇鼠膏 si she shu gao

【英文名】Si She Shu Plaster

【组成】死蛇腹中鼠。(中医方剂大辞典)

夹攻饮 jia gong yin

【英文名】Jia Gong Decoction

【组成】大黄、芒消、苍术、乳香、瞿麦、篇蓄、滑石、没药、木通、栀仁、石膏、水灯芯、桔梗、银花、皂角刺。(中医方剂大辞典)

夹纸膏 jia zhi gao

【英文名】Jia Zhi Plaster

【组成】(1)乳香、没药、洋樟、炉甘石、当归、轻粉、白占、黄占、猪油。(中医方剂大辞典)(2)冰片、麝香、铜绿、水银。(中医方剂大辞典)(3)乳香、没药、制甘石、铅粉、轻粉、梅片、白占。(中医方剂大辞典)(4)石膏、炉甘石、龙骨、轻粉、寒水石、松香。(中医方剂大辞典)(5)麻油、水龙骨、黄占、白占、铅粉、铜青。(中医方剂大辞典)(6)紫草、当归、生地黄、黄柏、白芷、冬青桑、花椒、黄白占、飞丹、密陀僧、血竭、轻粉、银粉、铜绿、乳没药、冰片。(中医方剂大辞典)(7)樟脑、铜绿。(中医方剂大辞典)(8)甲片、生地黄、当归、葱叶、菜油。(中医方剂大辞典)(9)炉甘石、血竭、黄占、乌贼骨、青果核、大黄、朱砂、龙骨、白占。(中医方剂大辞典)(10)黄蜡、黄丹、铅粉、轻粉、乳香、没药、冰片、黄蜡、黄丹、铅粉、轻粉、乳香、没药、冰片、麻油。(中医方剂大辞典)(11)紫草、当归、生地黄、黄柏、白芷、苍术、松香、白蜡、黄蜡、飞丹、密陀僧、血竭、轻粉、樟脑、铜绿、炉甘石、明矾。(中医方剂大辞典)(12)定粉、糠青、红土。(中医方剂大辞典)(13)黄丹、轻粉、儿茶、没药、雄黄、血竭、五倍子、银朱、枯矾。(中医方剂大辞典)(14)百草霜、血余炭。(中医方剂大辞典)(15)松香、黄丹、蓖麻子。(中医方剂大辞典)(16)乳香、血竭、没药、郁金、麝香、牡蛎、黄连、黄柏、大黄、黄丹、轻粉。(中医方剂大辞典)

夹盐散 jia yan san

【英文名】Jia Yan Powders

【组成】鼓子草根、大麦、食盐。(中医方剂大辞典)

夹棍神方 jia gun shen fang

【英文名】Jia Gun Shen Prescripition

【组成】肥皂子。(中医方剂大辞典)

夹棍软骨神方 jia gun ruan gu shen fang

【英文名】Jia Gun Ruan Gu Shen Prescription

【组成】川乌、草乌、猪牙皂、蓖麻子、飞面、狗油。(中医方剂大辞典)

臣药 chen yao

【英文名】Minister drug(方剂学-(英汉对照)新编实用中医文库)

【定义】指辅助君药加强治疗主病或主证作用,或针对重要的兼病或兼证起起主要治疗作用的药物。(方剂学)

托药 tuo yao

【英文名】Tuo Yao Emplastrum

【组成】木鳖子、香附、半夏、黄连、冰片、天南星。(中医方剂大辞典)

托中散 tuo zhong san

【英文名】Tuo Zhong Powders

【组成】黄芪、甘草。(中医方剂大辞典)

托外膏 tuo wai gao

【英文名】Tuo Wai Emplastrum

【组成】黄芪、白芷、大黄、当归、续断、薤白、松脂、猪脂、生地黄、蜡。(中医方剂大辞典)

托邪饮 tuo xie yin

【英文名】Tuo Xie Drink

【组成】党参、归身、白芷、防风、荆芥穗、桔梗、桔皮、甘草、川芎。(中医方剂大辞典)

托里汤 tuo li tang

【英文名】Tuo Li Decoction

【异名】乳香散(中医方剂大辞典、续本事);内消散(中医方剂大辞典、医方类聚);香粉散(中医方剂大辞典、外科精义)

【组成】(1)人参、黄芪、当归、防风、青皮、生地。(中医方剂大辞典)(2)乳香、绿豆粉。(中医方剂大辞典)

托里散 tuo li san

【英文名】Tuo Li Powders

【异名】托里快斑汤(中医方剂大辞典、片玉痘疹);托里护心散(中医方剂大辞典、明医指掌);内托散(中医方剂大辞典)

【组成】(1)人参、当归、黄芪、川芎、防风、桔梗、甘草、白芷、厚朴、紫草茸、肉桂、红花。(中医方剂大辞典)(2)人参、黄芪、当归、甘草、川芎、肉桂、丁香、陈皮。(中医方剂大辞典)(3)大黄、牡蛎、瓜蒌、皂角、朴消、连翘、当归、金银花、赤芍、黄芩。(中医方剂大辞典)(4)黄芪、木香、赤芍药、蝉蜕、肉桂。(中医方剂大辞典)(5)蜈蚣、当归、川乌、白术、白芷、川芎、麻黄。(中医方剂大辞典)(6)甘草、黄芪、桔梗、青皮。(中医方剂大辞典)(7)栝楼、甘草。(中医方剂大辞典)(8)乌头、茯苓、干姜、麻黄、炙甘草、杏仁、五味子、桂心。(中医方剂大辞典)(9)瓜蒌、忍冬草、乳香、苏木、没药、甘草。(中医方剂大辞典)

(10)人参、黄芪、当归、白术、陈皮、熟地黄、茯苓、芍药、炙甘草。(中医方剂大辞典)(11)甘草、当归、天罗、栝楼、皂角刺。(中医方剂大辞典)(12)栝楼、鬼腰带皮、皂角刺、射干、天罗瓜、茴香、木鳖、汉椒。(中医方剂大辞典)(13)蜈蚣、当归、地黄、炙甘草、厚朴、白术、白芷、川芎、川乌、黑豆、麻黄。(中医方剂大辞典)(14)人参、黄芪、当归、川芎、白芍、甘草、白芷、防风、桔梗、连翘、陈皮。(中医方剂大辞典)(15)威灵仙、当归、牡丹皮、芍药、黄芪、桂心、大黄。(中医方剂大辞典)(16)羌活、防风、防风梢、藁本、当归身、当归梢、连翘、黄芩、黄芪、人参、炙甘草、甘草、陈皮、苏木、五味子、黄柏、防己、桔梗、栀子、生地黄、大黄、黄连、猪苓、麦门冬。(中医方剂大辞典)(17)人参、黄芪、当归、甘草、制乳香、制没药、山甲、牛皮胶。(中医方剂大辞典)(18)人参、黄芪、当归、川芎、桔梗、白芷、厚朴、甘草、防风、紫草、桂心、木香、生姜、红枣。(中医方剂大辞典)(19)黄芪、当归、白芍、续断、云苓、香附子、枸杞子、甲珠、银花、甘草。(中医方剂大辞典)(20)穿山甲、麝香、鹅翎管、雄黄。(中医方剂大辞典)(21)瓜蒌、当归、黄芪、白芍、甘草、熟地、天花粉、金银花、皂刺。(中医方剂大辞典)(22)陈皮、贝母、桔梗、人参、黄芪、甘草、当归、川芎、连翘、山楂、肉桂、白芍。(中医方剂大辞典)(23)人参、黄芪、当归、川芎、白术、茯苓、甘草、芍药、黄芩、肉桂。(中医方剂大辞典)(24)官桂、黄芪、人参、甘草、白芷、防风、川芎、当归、桔梗、厚朴、木香、蝉蜕。(中医方剂大辞典)(25)人参、当归、黄芪、川芎、防风、桔梗、白芷、甘草、厚朴、肉桂。(中医方剂大辞典)(26)人参、黄芪、白术、陈皮、当归身、芍药、熟地黄、茯苓。(中医方剂大辞典)(27)人参、黄芪、当归、川芎、白术、茯苓、芍药、厚朴、白芷、甘草。(中医方剂大辞典)(28)防风、羌活、甘草、牛蒡子、升麻、桔梗、荆芥穗、官桂、干葛、连翘、归尾。(中医方剂大辞典)

托里煎 tuo li jian

【英文名】Tuo Li Powders

【组成】黄芪、茯苓、甘草、乳香。(中医方剂大辞典)

托毒丸 tuo du wan

【英文名】Tuo Du Pill

【组成】羌活、前胡、薄荷、金银花、黄芩、桔梗、乌药、粉草、独活、川芎、枳壳、连翘、柴胡、天麻、茯神。(中医方剂大辞典)

托毒汤 tuo du tang

【英文名】Tuo Du Decoction

【组成】白芷、薄荷、防风、赤芍、蒺藜、荆芥、角刺、金银花、连翘、生地、甘草。(中医方剂大辞典)

托毒饮 tuo du yin

【英文名】Tuo Du Drink

【组成】当归尾、金银花、天花粉、连翘、赤芍、皂角刺、僵蚕、蝉蜕、芒消、穿山甲、大黄、蜈蚣。(中医方剂大辞典)

托毒散 tuo du san

【英文名】Tuo Du Powders

【组成】附子、当归、麻黄、甘草、桂枝、川芎、羌活、石韦、龙胆草。(中医方剂大辞典)

托胎丸 tuo tai wan

【英文名】Tuo Tai Pill

【组成】杜仲、续断、山药。(中医方剂大辞典)

托养丸 tuo yang wan

【英文名】Tuo Yang Pill

【组成】硫黄、水银、附子、木香、大黄。(中医方剂大辞典)

托珠丹 tuo zhu dan

【英文名】Tuo Zhu Pellet

【组成】车前子、菟丝子。(中医方剂大辞典)

托杨梅方 tuo yang mei fang

【英文名】Tuo Yang Mei Prescription

【组成】威灵仙、蝉蜕、大黄、麻黄、甘草。(中医方剂大辞典)

托里千金散 tuo li qian jin san

【英文名】Tuo Li Qian Jin Powders

【组成】人参、当归、木香、厚朴、甘草、香附、川芎、白芍、白芷、桔梗、糯米、鸡汁、笋。(中医方剂大辞典)

托里六倍散 tuo li liu bei san

【英文名】Tuo Li Liu Bei Powders

【组成】黄芪、赤小豆、川芎、白蔹、栝楼、当归。(中医方剂大辞典)

托里内补散 tuo li nei bu san

【英文名】Tuo Li Nei Bu Powders

【组成】(1)人参、当归、官桂、川芎、防风、白芷、桔梗、黄芪、炙甘草、厚朴、木香、白芍。(中医方剂大辞典)(2)人参、当归、川芎、白芍、甘草、白芷、防风、白术、茯苓、官桂、黄芪、金银花。(中医方剂大辞典)

托里化毒汤 tuo li hua du tang

【英文名】Tuo Li Hua Du Decoction

【组成】人参、黄芪、茯苓、金银花、甘草、当归、白术、牛蒡子、白芷、连翘、陈皮。(中医方剂大辞典)

托里化毒散 tuo li hua du san

【英文名】Tuo Li Hua Du Powders

【组成】何首乌、当归、甘草、没药、乳香、茄蒂、人参、黄芪。(中医方剂大辞典)

托里无忧散 tuo li wu you san

【英文名】Tuo Li Wu You Powders

【组成】黄芪、人参、甘草、僵蚕、白芷、桔梗、当归、川芎、占米、大枣。(中医方剂大辞典)

托里生肌汤 tuo li sheng ji tang

【英文名】Tuo Li Sheng Ji Decoction

【组成】洋参、石斛、丹参、川芎、川贝、黄芪、归身、白芍、茺蔚子。(中医方剂大辞典)

托里生肌散 tuo li sheng ji san

【英文名】Tuo Li Sheng Ji Powders

【异名】芎蒡散(中医方剂大辞典、圣济总录);生肌散(中医方剂大辞典、普济方)

【组成】川芎、黄芪、白芷、赤芍、桂心、人参、丁香、当归。(中医方剂大辞典)

托里冲和汤 tuo li chong he tang

【英文名】Tuo Li Chong He Decoction

【组成】人参、黄芪、白术、陈皮、当归、甘草。(中医方剂大辞典)

托里回生散 tuo li hui sheng san

【英文名】Tuo Li Hui Sheng Powders

【组成】黄芪、当归、连翘、甘草、官桂、人屎、大力子。(中医方剂大辞典)

托里地脉散 tuo li di mai san

【英文名】Tuo Li Di Mai Powders

【组成】当归、蜈蚣、赤芍、甘草。(中医方剂大辞典)

托里当归汤 tuo li dang gui tang

【英文名】Tuo Li Dang Gui Decoction

【组成】当归、黄芪、人参、熟地、川芎、芍药、炙甘草、柴胡。(中医方剂大辞典)

托里完趾汤 tuo li wan zhi tang

【英文名】Tuo Li Wan Zhi Decoction

【组成】人参、黄芪、远志、金银花、茯苓、牛膝、石斛。(中医方剂大辞典)

托里快斑汤 tuo li kuai ban tang

【英文名】Tuo Li Kuai Ban Decoction

【组成】当归、黄芪、川芎、木香、青皮、牛蒡子、紫草、连翘、木通、防风、桂枝、蝉蜕。(中医方剂大辞典)

托里护心丸 tuo li hu xin wan

【英文名】Tuo Li Hu Xin Pill

【组成】白矾、黄蜡、雄黄、朱砂、琥珀。(中医方剂大辞典)

托里连翘散 tuo li lian qiao san

【英文名】Tuo Li Lian Qiao Powders

【组成】柏叶、黄芪、萱草根、乳香、甘草、连翘。(中医方剂大辞典)

托里定痛散 tuo li ding tong san

【英文名】Tuo Li Ding Tong Powders

【异名】托里定痛汤(中医方剂大辞典、金鉴)

【组成】归身、熟地、乳香、没药、川芎、白芍、肉桂、粟壳。(中医方剂大辞典)

托里建中汤 tuo li jian zhong tang

【英文名】Tuo Li Jian Zhong Decoction

【组成】(1)人参、白术、茯苓、半夏、炮姜、甘草、熟附子。(中医方剂大辞典)(2)人参、白术、茯苓、半夏、炮姜、甘草。(中医方剂大辞典)

托里败毒散 tuo li bai du san

【英文名】Tuo Li Bai Du Powders

【组成】黄芪、甘草、赤芍、金银花、茜草、何首乌、僵蚕、白及、皂角刺、贝母、栝楼、穿山甲、鼠粘子、蝉蜕。(中医方剂大辞典)

托里举斑汤 tuo li ju ban tang

【英文名】Tuo Li Ju Ban Decoction

【组成】(1)升麻、柴胡、当归、白芍、白芷、山甲、防风、浮萍草、炙甘草。(中医方剂大辞典)(2)白芍、当归、升麻、白芷、柴胡、山甲。(中医方剂大辞典)

托里养荣汤 tuo li yang rong tang

【英文名】Tuo Li Yang Rong Decoction

【组成】人参、黄芪、当归、芍药、川芎、白术、五味子、麦门冬、甘草、熟地黄、生姜、大枣。(中医方剂大辞典)

托里复煎散 tuo li fu jian san

【英文名】Tuo Li Fu Jian Powders

【组成】防风、地骨皮、茯苓、黄芩、白芍、人参、白术、黄芪、肉桂、甘草、防己、当归、苍术。(中医方剂大辞典)

托里茯苓汤 tuo li fu ling tang

【英文名】Tuo Li Fu Ling Decoction

【组成】防风、桔梗、芍药、五味子、川芎、甘草、麦门冬、桂心、熟地黄、当归、黄芪、茯苓。(中医方剂大辞典)

托里健中汤 tuo li jian zhong tang

【英文名】Tuo Li Jian Zhong Decoction

【异名】托里温中汤(中医方剂大辞典、保婴撮要)

【组成】(1)人参、白术、茯苓、半夏、炮姜、甘草、熟附子。(中医方剂大辞典)(2)人参、白术、茯苓、半夏、炮姜、炙草。(中医方剂大辞典)

托里流气饮 tuo li liu qi yin

【英文名】Tuo Li Liu Qi Drink

【组成】(1)人参、黄芪、当归、川芎、白芍、乌药、甘草、防风、白芷、厚朴、茯苓、紫苏、桔梗、青皮、黄芩。(中医方剂大辞典)(2)人参、黄芪、当归、川芎、白芍、甘草、防风、厚朴、乌药、官桂、木香。(中医方剂大辞典)

托里消毒汤 tuo li xiao du tang

【英文名】Tuo Li Xiao Du Decoction

【组成】黄芪、白术、茯苓、陈皮、赤芍、当归、桔梗、防风、荆芥、连翘、炙甘草。(中医方剂大辞典)

托里消毒散 tuo li xiao du san

【英文名】Tuo Li Xiao Du Powders

【异名】托里消毒饮(中医方剂大辞典、回春);托里消毒汤(中医方剂大辞典、疡科心得集);消毒托里散(中医方剂大辞典、医学六要)

【组成】(1)保元汤、当归、芍药、茯苓、白术、忍冬、白芷、连翘。(中医方剂大辞典)(2)人参、黄芪、当归、川芎、芍药、白术、陈皮、茯苓、金银花、连翘、白芷、甘草。(中医方剂大辞典)(3)黄芪、白术、茯苓、陈皮、防风、连翘、白芍、当归、桔梗、荆芥、牛蒡子、炙甘草。(中医方剂大辞典)(4)人参、川芎、白芍、黄芪、当归、白术、茯苓、金银花、白芷、甘草、皂角针、桔梗。(中医方剂大辞典)(5)黄芪、花粉、防风、当归、川芎、白芷、桔梗、厚朴、穿山甲、皂角刺、金银花、陈皮。(中医方剂大辞典)(6)黄芪、白芷、连翘、羌活、川芎、当归尾、赤芍、防风、桔梗、柴胡、皂角、金银花、甘草。(中医方剂大辞典)

托里益中汤 tuo li yi zhong tang

【英文名】Tuo Li Yi Zhong Decoction

【异名】托里和中汤(中医方剂大辞典、医学入门)

【组成】人参、白术、陈皮、半夏、茯苓、炮姜、木香、炙草。(中医方剂大辞典)

托里益气汤 tuo li yi qi tang

【英文名】Tuo Li Yi Qi Decoction

【组成】(1)白术、人参、茯苓、贝母、陈皮、香附、芍药、当归、熟地、桔梗、甘草。(中医方剂大辞典)(2)银花、玄参、人中黄、芦根、黄芪、柴胡、升麻。(中医方剂大辞典)

托里益青汤 tuo li yi qing tang

【英文名】Tuo Li Yi Qing Decoction

【异名】托里抑青汤(中医方剂大辞典、医学入门)

【组成】人参、白术、茯苓、半夏、芍药、柴胡、陈皮、甘草。(中医方剂大辞典)

托里益黄汤 tuo li yi huang tang

【英文名】Tuo Li Yi Huang Decoction

【组成】(1)人参、白术、陈皮、茯苓、半夏、炮姜、丁香、炙甘草。(中医方剂大辞典)(2)人参、白术、半夏、陈皮、川芎、香附、山栀、苍术、甘草。(中医方剂大辞典)

托里透脓汤 tuo li tou nong tang

【英文名】Tuo Li Tou Nong Decoction

【组成】人参、白术、穿山甲、白芷、升麻、甘草、当归、黄芪、皂角刺、青皮。(中医方剂大辞典)

托里排脓汤 tuo li pai nong tang

【英文名】Tuo Li Pai Nong Decoction

【组成】(1)黄芪、人参、白术、当归、白芍、银花、连翘、茯苓、陈皮、贝母、白芷、桔梗、桂心、甘草。(中医方剂大辞典)(2)当归、白芍、人参、白术、茯苓、连翘、金银花、浙贝母、黄芪、陈皮、肉桂、桔梗、牛膝、白芷、甘草、生姜。(中医方剂大辞典)

托里排脓散 tuo li pai nong san

【英文名】Tuo Li Pai Nong Powders

【异名】木香散(中医方剂大辞典、圣济总录)

【组成】木香、黄芪、白蔹、占斯、芎藭、当归、细辛、桔梗、赤芍、槟榔、败酱、甘草、桂心、羌活、白芷。(中医方剂大辞典)

托里清中汤 tuo li qing zhong tang

【英文名】Tuo Li Qing Zhong Decoction

【组成】(1)人参、白术、桔梗、陈皮、半夏、茯苓、麦门冬、五味子、甘草。(中医方剂大辞典)(2)人参、白术、陈皮、茯苓、半夏、桔梗、甘草。(中医方剂大辞典)

托里清肝散 tuo li qing gan san

【英文名】Tuo Li Qing Gan Powders

【组成】人参、黄芪、当归、川芎、芍药、白术、茯苓、金银花、白芷、甘草、连翘、柴胡、山栀。(中医方剂大辞典)

托里清补汤 tuo li qing bu tang

【英文名】Tuo Li Qing Bu Decoction

【组成】人参、黄芪、当归、川芎、厚朴、防风、桔梗、白芍、白芷、木香、牛蒡子、地丁、黄芩、甘草。(中医方剂大辞典)

托里黄芪汤 tuo li huang qi tang

【英文名】Tuo Li Huang Qi Decoction

【组成】(1)黄芪、炙甘草、栝楼根。(中医方剂大辞典)(2)栝楼、黄芪、炙甘草。(中医方剂大辞典)(3)黄芪、甘草。(中医方剂大辞典)

托里黄芪散 tuo li huang qi san

【英文名】Tuo Li Huang Qi Powders

【组成】人参、白术、茯苓、芍药、桔梗、黄芪、甘草。(中医方剂大辞典)

托里温中汤 tuo li wen zhong tang

【英文名】Tuo Li Wen Zhong Decoction

【异名】托里温中散(中医方剂大辞典、医林纂要)

【组成】(1)白术、茯苓、木香、丁香、半夏、陈皮、羌活、益智、干姜、人参、白蔻、甘草、附子、生姜、大枣。(中医方剂大辞典)(2)沉香、丁香、益智仁、茴香、陈皮、木香、甘草、羌活、干姜、附子、生姜。(中医方剂大辞典)

托里温经汤 tuo li wen jing tang

【英文名】Tuo Li Wen Jing Decoction

【组成】人参、苍术、白芍、甘草、白芷、当归、麻黄、防风、葛根、升麻。(中医方剂大辞典)

托里越鞠汤 tuo li yue ju tang

【英文名】Tuo Li Yue Ju Decoction

【组成】人参、白术、陈皮、半夏、山栀、川芎、香附、苍

术、炙草。(中医方剂大辞典)

托里解毒汤 tuo li jie du tang

【英文名】Tuo Li Jie Du Decoction

【组成】(1)升麻、生芪、银花、蝉衣、紫草、葛根、炙草、绿豆、马勃、红花。(中医方剂大辞典)(2)银花、当归、黄芪、花粉、连翘、黄芩、赤芍、大黄、牡蛎、甘草、枳壳、皂刺。(中医方剂大辞典)(3)当归、赤芍、川芎、生地黄、连翘、黄芩、防风、黄连、荆芥穗、苦参、羌活、薏苡仁、皂角子、防己、木瓜、甘草、土茯苓。(中医方剂大辞典)(4)川芎、当归、黄芩、白芷、连翘、花粉、金银花、甘草、青皮、皂刺。(中医方剂大辞典)

托痘花蛇散 tuo dou hua she san

【英文名】Tuo Dou Hua She Powders

【组成】白花蛇、丁香。(中医方剂大辞典)

托补消炎汤 tuo bu xiao yan tang

【英文名】Tuo Bu Xiao Yan Decoction

【组成】银花、地丁、鱼腥草、千里光、黄芪、党参、连翘、川连、甘草。(四川中医 1986,4(6))

托里金银地丁散 tuo li jin yin di ding san

【英文名】Tuo Li Jin Yin Di Ding Powders

【组成】金银花、黄连、当归、紫花地丁、芍药、黄芪、人参、甘草、桔梗、大黄、乳香、白檀香、没药、连翘、黄芩、栀子、玄参、麦门冬、前胡、甘草。(中医方剂大辞典)

托里排脓消毒散 tuo li pai nong xiao du san

【英文名】Tuo Li Pai Nong Xiao Du Powders

【组成】大黄、当归、枳壳、桔梗、天花粉、绵头漏芦、甘草。(中医方剂大辞典)

托里救苦神应丸 tuo li jiu ku shen ying wan

【英文名】Tuo Li Jiu Ku Shen Ying Pill

【组成】川乌附、乌头、当归、没药、白芷、陈皮、甘草、蝉蜕、皂角、姜黄。(中医方剂大辞典)

托毒清热安胎汤 tuo du qing re an tai tang

【英文名】Tuo Du Qing Re An Tai Decoction

【组成】当归、川芎、白芍、桔梗、甘草、柴胡、前胡、防风、荆芥、白芷、干葛、紫草、白术、黄芩。(中医方剂大辞典)

扫云丹 sao yun dan

【英文名】Sao Yun Pellet

【组成】草乌。(中医方剂大辞典)

扫风丸 sao feng wan

【英文名】Shao Feng Pill

【组成】大枫子、苦参、蒺藜、防风、小胡麻、苍耳子、玉米、荆芥、桂枝、白芷、菟丝子、川牛膝、首乌、苍术、当归、地风、草乌、钩藤、天麻、千年健、知母、白附子、西秦艽、白花蛇、威灵仙、木瓜、肉桂、磁石、栀子、川乌。(上海中医药杂志 1985,(1))

扫气汤 sao qi tang

【英文名】Sao Qi Decoction

【组成】黄连、玄参、沙参、当归、麦冬、丹皮、瓜蒌。(中医方剂大辞典)

扫风丸 sao feng wan

【英文名】Sao Feng Pellet

【组成】大风子、苡仁、荆芥、苦参、白蒺藜、小胡麻、苍耳子、防风、白花蛇、苍术、白附子、桂枝、当归、秦艽、白芷、草乌、威灵仙、川芎、钩藤、木瓜、菟丝子、肉桂、天麻、川牛膝、何首乌、千年健、青礞石、川乌、知母、栀子。(中医方剂大辞典)

扫风汤 sao feng tang

【英文名】Sao Feng Decoction

【组成】荆芥、防风、半夏、陈皮、天花粉、茯苓、黄芩、苏叶。(中医方剂大辞典)

扫虫汤 sao chong tang

【英文名】Sao Chong Decoction

【组成】人参、白术、大黄、白薇、百部、甘草、乌梅。(中医方剂大辞典)

扫虫煎 sao chong jian

【英文名】Sao Chong Decoction

【组成】(1)陈皮、半夏、茯苓、枳实、槟榔、使君子肉、干姜、花椒、苦楝根皮、乌梅。(中医方剂大辞典)(2)青皮、小茴香、槟榔、乌药、细榧肉、吴茱萸、乌梅、甘草、朱砂、雄黄。(中医方剂大辞典)

扫红煎 sao hong jian

【英文名】Sao Hong Decoction

【组成】甘菊花、黄连、防风、荆芥、白芷、红花、当归、芒消、白矾。(中医方剂大辞典)

扫疠丹 sao li dan

【英文名】Sao Li Pellet

【组成】苍术、熟地、玄参、苍耳子、车前子、金银花、薏仁。(中医方剂大辞典)

扫毒丸 sao du wan

【英文名】Sao Du Pill

【组成】玄参、青黛、茯苓、赤芍、黄芩、白蒺藜、荆芥、防风、生地黄、木通、桔梗、朱砂。(中医方剂大辞典)

扫疥灵 sao jie ling

【英文名】Shao Jie Ling Powders

【组成】防风、防已、地肤子、苦参、黄柏、百部、蛇床子、艾叶、槟榔、雄黄、土槿皮、枯矾、蜂房。(内蒙古中医药 1991,10(4))

扫疥散 sao jie san

【英文名】Sao Jie Powders

【组成】大黄、蛇床子、黄连、狗脊、黄柏、苦参、硫黄、水银、雄黄、黄丹、轻粉、大风子、木鳖子。(中医方剂

大辞典）

扫胃汤 sao wei tang

【英文名】Sao Wei Decoction

【组成】石膏、甘菊花、青蒿、茯苓、甘草、陈皮、柴胡、厚朴、槟榔。（中医方剂大辞典）

扫雪散 sao xue san

【英文名】Sao Xue Powders

【异名】扫虫散（中医方剂大辞典、外科全生集）

【组成】独核肥皂、巴豆。（中医方剂大辞典）

扫雪膏 sao xue gao

【英文名】Sao xue Plaster

【组成】松树厚皮、黄丹、寒水石、枯矾、黄连、大黄、白胶香、轻粉。（中医方剂大辞典）

扫痛丸 sao tong wan

【英文名】Sao Tong Pill

【组成】川乌、鹤虱、良姜。（中医方剂大辞典）

扫雾丹 sao wu dan

【英文名】Sao Wu Pellet

【异名】开疆扫雾丹（中医方剂大辞典、眼科秘诀）

【组成】丹头、冰片、麝香、熊胆、蕤仁。（中医方剂大辞典）

扫霞散 sao xia san

【英文名】Sao Xia Powders

【组成】炉甘石、石燕子、硇砂、硼砂、飞丹、黄连、乳香、没药、熊胆、冰片、麝香、珍珠、珊瑚、血竭、归须、石蟹、轻粉、白丁香。（中医方剂大辞典）

扫翳散 sao yi san

【英文名】Sao Yi Powders

【组成】防风、羌活、川芎、甘草、蒺藜、决明子、柴胡、玄参、白芷、荆芥、瞿麦、木贼、木通、赤芍、栀子、生地、天花粉、夏枯草、薄荷、谷精草、五灵脂、菊花、蝉蜕、白皮、大黄。（中医方剂大辞典）

扫癞丹 sao lai dan

【英文名】Sao Lai Pellet

【组成】(1)莨菪子。（中医方剂大辞典）(2)黄芪、当归、金银花、白术、茯苓、麦门冬、白芍、熟地黄、玄参、山茱萸、川芎、甘草、荆芥、天花粉、防风。（中医方剂大辞典）

扫云开光散 sao yun kai guang san

【英文名】Sao Yun Kai Guang Powders

【组成】炉甘石、海螵蛸、硼砂、乳香、没药、麝香、东丹、血竭、朱砂、珍珠。（中医方剂大辞典）

扫尽曹家百万兵 sao jin cao jia bai wan bing

【英文名】Sao Jin Cao Jia Bai Wan Bing

【组成】大风子肉、枯矾、樟脑、蛇蜕、蜂房。（中医方剂大辞典）

扩冠冲剂 kuo guan chong ji

【英文名】Kuo Guan Medicinal Instant Granule

【组成】(1)黄芪、党参、人参、没药、木贼、姜黄、葛根、山楂、当归、鸡血藤、郁金、三七。(2)生地、麦冬、玄参、人参、没药、木贼、山楂、当归、鸡血藤、郁金、三七。（中西医结合杂志 1987,7(6)）

扩冠祛瘀灵 kuo guan qu yu ling

【英文名】Kuo Guan Qu Yu Ling Pill

【组成】瓜蒌、枳实、葛根、元胡。（中医杂志 1989,(6)）

扬肺利湿汤 yang fei li shi tang

【英文名】Yang Fei Li Shi Decoction

【组成】桔梗、天花粉、白术、茯苓、桑白皮、茵陈、猪苓、黄芩。（中医方剂大辞典）

邪滞双解散 xie zhi shuang jie san

【英文名】Xie Zhi Shuang Jie Powders

【组成】川芎、当归、建曲、夏曲、苍术、谷芽、白芍、藿香、云苓、丹参、生地、葱、黑麦。（中医方剂大辞典）

过气丸 guo qi wan

【英文名】Guo Qi Pill

【组成】大蒜、附子、赤小豆、白花、商陆根、沉香、木香、车前子。（中医方剂大辞典）

过关散 guo guan san

【英文名】Guo Guan Powders

【组成】栀子、车前子、木通、甘草、瞿麦、茯苓、人参、滑石、大黄、萹蓄。（中医方剂大辞典）

过夜消 guo ye xiao

【英文名】Guo Ye Xiao Pill

【组成】冰片、牛黄、硼砂、雄黄、儿茶、山豆根、胆矾、陈霜梅。（中医方剂大辞典）

过期饮 guo qi yin

【英文名】Guo Qi Drink

【组成】(1)熟地黄、当归、白芍、川芎、肉桂、炮姜、附子、香附、艾叶。（中医方剂大辞典）(2)熟地黄、白芍、当归、香附、川芎、红花、桃仁、蓬莪术、木通、甘草、肉桂。（中医方剂大辞典）

过街笑 guo jie xiao

【英文名】Guo Jie Xiao Powders

【组成】木香、麝香。（中医方剂大辞典）

过岗龙片 guo gang long pian

【英文名】Guo Gang Long Tablet（药品标准－中药成方制剂标准）

【组成】过岗龙。（药品标准－中药成方制剂标准 1991 年）

过敏感煎 guo min gan jian

【英文名】Guo Min Gan Decoction

【组成】防风、黄芪、乌梅、首乌、地肤子、地龙、丹皮、甘草。（陕西中医 1986,7(4)）

过敏性紫癜方 guo min xing zi dian fang

【英文名】Guo Min Xing Zi Dian Prescription

【组成】丹参、白茅根、仙鹤草、蝉蜕、生地、紫草、丹皮、赤芍、甘草。(山东中医杂志 1993,12(3))

至仁丹 zhi ren dan

【英文名】Zhi Ren Pellet

【组成】人参、白术、黄芪、茯苓、半夏、肉桂、薏苡、甘草。(中医方剂大辞典)

至仁汤 zhi ren tang

【英文名】Zhi Ren Decoction

【组成】白术、黄芪、白芍、天花粉、茯苓、车前子、防风、甘草、肉桂、益智仁。(中医方剂大辞典)

至圣丸 zhi sheng wan

【英文名】Zhi Sheng Pill

【组成】(1)木香、胡黄连、黄连、陈桔皮、龙胆草、五灵脂、川楝子、芜荑仁、蟾酥、芦荟。(中医方剂大辞典)(2)丁香、青皮、木香、厚朴、橘红、使君子、肉豆蔻。(中医方剂大辞典)(3)附子、牛膝、海桐皮、肉苁蓉、防风、萆薢、狗脊、黄芪、蒺藜子、茴香、威灵仙、续断、木香、骨碎补、木鳖子、乳香、没药。(中医方剂大辞典)(4)臭橘、枳壳、黄连。(中医方剂大辞典)(5)使君子、肉豆蔻、丁香、陈曲、雄黄、熊胆、麝香、诃黎勒皮。(中医方剂大辞典)(6)厚朴、黄柏、当归。(中医方剂大辞典)

至圣丹 zhi sheng dan

【英文名】Zhi Sheng Pellet

【组成】(1)全蝎、蝉退、天麻、制附子、辰砂、僵蚕、制南星、麝香、防风。(中医方剂大辞典)(2)鸦胆子。(中医方剂大辞典)

至圣汤 zhi sheng tang

【英文名】Zhi Sheng Decoction

【组成】当归、芍药、干姜、莪茂、桂心、地黄、蒲黄、黑豆。(中医方剂大辞典)

至圣散 zhi sheng san

【英文名】Zhi Sheng Powders

【异名】夺命散(中医方剂大辞典、幼幼新书)

【组成】(1)黄连、铜绿、白矾、腻粉、麝香、乳香。(中医方剂大辞典)(2)枇杷叶、半夏。(中医方剂大辞典)(3)全蝎、蚕蛾、天浆子、白附子、辰砂、麝香。(中医方剂大辞典)(4)白芷、甘草。(中医方剂大辞典)(5)白蚬壳、蜜陀僧、无名异。(中医方剂大辞典)(6)干蝎。(中医方剂大辞典)

至圣膏 zhi sheng gao

【英文名】Zhi Sheng Emplastrum

【异名】汤火至圣膏(中医方剂大辞典、景岳全书)

【组成】(1)鸡子黄。(中医方剂大辞典)(2)朱砂、天南星、铁粉、蝎梢、续随子、脑麝。(中医方剂大辞典)(3)夜合花白皮、蒴藋、大黄、当归、白敛、槐白皮、白芷、细辛、杏仁、天麻、芎劳、槐枝、柳枝、败龟、虎骨、附子、乳香、麝香、砒霜、自然铜、腻粉、牛黄、定粉、铅丹、清油。(中医方剂大辞典)

至灵散 zhi ling san

【异名】透顶散(中医方剂大辞典、杨氏家藏方);细辛散(中医方剂大辞典、朱氏集验方)

【英文名】Zhi Ling Powders

【组成】(1)土茯苓、白花蛇、防风、荆芥、薄荷、金银花、皂角刺、牙皂、白鲜皮、当归、五加皮、地骨皮、川芎、薏苡仁、人参、黄芩、牛膝、木通、甘草。(中医方剂大辞典)(2)雄黄、细辛。(中医方剂大辞典)(3)面。(中医方剂大辞典)

至明膏 zhi ming gao

【英文名】Zhi Ming Eye-drops Preparation

【组成】黄连、当归、蕤仁、龙脑、硼砂、青盐。(中医方剂大辞典)

至宝丸 zhi bao wan

【英文名】Zhi Bao Pill

【组成】(1)牛角、羊角、穿山甲、皂刺、大黄。(中医方剂大辞典)(2)香附、熟地黄、当归、杜仲、川芎、人参、茯苓、牡丹皮、延胡索、乳香、没药、赤石脂、白术、白芍、鹿角胶。(中医方剂大辞典)(3)阿魏、芦荟、天竺黄、胡黄连、雄黄、山甲、沉香、草乌、硇砂、没药。(中医方剂大辞典)(4)螺青、京墨、巴豆、五灵脂、轻粉、脑、使君子、麝、白面。(中医方剂大辞典)(5)金银箔、升麻、子芩、犀角、蜣螂、栀子、龙齿、铁粉、麦冬、大黄、朱砂。(中医方剂大辞典)

至宝丹 zhi bao dan

【英文名】Zhi Bao Pellet

【异名】戌粮至宝丹(中医方剂大辞典、痘疹仁端录);至宝膏(中医方剂大辞典、幼幼新书)

【组成】(1)人参、木香、砂仁、茯苓、香附、桔梗、黄芪、山药、莪术、甘松、琥珀、山楂、朱砂、远志、益智仁、滑石、甘草、珍珠。(中医方剂大辞典)(2)蛇含石、白附子、胆星、朱砂。(中医方剂大辞典)(3)犀角、朱砂、琥珀、玳瑁、牛黄、麝香。(中医方剂大辞典)(4)蜗牛、儿茶、松树皮、冰片。(中医方剂大辞典)(5)犀牛黄、天麻、麝香、桔梗、僵蚕、橘红、全蝎、半夏、蝉衣、郁金、茯神、薄荷、远志、枳壳、甘草。(中医方剂大辞典)(6)雄鼠骨、细辛、沉香、破故纸、石膏、骨碎补、当归、旱莲草、香白芷、生地、升麻、没石子。(中医方剂大辞典)(7)鹿茸、大石燕、熟地、苁蓉、穿山甲、枸杞、朱砂、附子、天冬、琐阳、破故纸、当归、紫梢花、凤仙花子、青盐、海马、淫羊藿、砂仁、丁香、地骨、杜仲、牛膝、细辛、甘菊、甘草。(中医方剂大辞典)(8)牛黄、琥珀、乳香、没药、珍珠、天竺黄、生矾、枯矾、雄黄、青鱼胆、白粉霜、麝香、白砒。(中医方剂大辞典)(9)牛黄、麝香、全蝎、白僵蚕、朱砂、真佛金。(中医方剂大辞典)(10)早米饭。(中医方剂大辞典)(11)麻黄、防风、荆芥、薄荷、当归、赤芍、大黄、芒消、川芎、黄芩、桔梗、连翘、白术、栀子、石膏、甘草、滑石、全蝎、细辛、天麻、白附子、羌活、僵蚕、川连、独活、黄柏。(中医方剂大辞典)(12)川乌、草乌、蝉退、全蝎、熊胆、铜绿、荆芥穗、僵蚕、血竭、牙皂、信、蜈蚣、麝香、朱砂。(中医方剂大辞典)(13)当归、生地、白芍、栀子、黄连、薄荷、白菊花、防风、白芷、荆芥、黄芩、连翘、细辛、炉甘石、冰片、熊胆、琥珀、象牙、珍珠、乳香、没药、麝香。(中医方剂大辞典)(14)木香、沉香、狗宝、硼砂、雄黄、朱砂、鸦片、冰片、麝香、牛黄、金箔。(中医方剂大辞典)(15)人参、白茯苓、木香、砂仁、朱砂、远志、桔梗、滑石、香附、甘草、蓬莪、黄芪、山药、甘松、山楂、益智仁。(中医方剂大辞典)(16)滑石、甘草、木香、陈皮、莪术、三棱、茯神、白术、山药、远志、青皮、甘松、益智仁、麝香。(中医方剂大辞典)(17)戌腹粮。(中医方剂大辞典)(18)草乌。(中医方剂大辞典)(19)辰砂、生犀、玳瑁、雄黄、琥珀、人参、牛黄、麝香、龙脑、天南星、银箔、金箔、安息香、龙齿。(中医方剂大辞典)(20)玳瑁、雄黄、丹砂、安息香、白芥子。(中医方剂大辞典)(21)犀角、玳瑁、琥珀、丹砂、雄黄、牛黄、安息香。(中医方剂大辞典)(22)乌犀、玳瑁、琥珀、朱砂、雄黄、牛黄、龙脑、麝香、安息香、金银箔。(中医方剂大辞典)

至宝汤 zhi bao tang

【英文名】Zhi Bao Decoction

【组成】天麻、胆星、白附子、陈皮、僵蚕、钩藤、白术、茯苓、甘草。(中医方剂大辞典)

至宝饮 zhi bao yin

【英文名】Zhi Bao Drink

【组成】(1)桃仁、当归、川芎、红花、乌药、苏木、青皮、大黄。(中医方剂大辞典)(2)桔梗、前胡、山楂、川芎、当归、连翘、木香、茯神、红花、青皮、牛蒡、木通。(中医方剂大辞典)

至宝散 zhi bao san

【英文名】Zhi Bao Powders

【组成】(1)乳香、麝香、官桂。(中医方剂大辞典)(2)虎睛、牛黄、铁粉、犀角、白附子、天竺黄、人参、青黛、朱砂、大黄、细松烟墨、龙脑、麝香。(中医方剂大辞典)

至宝锭 zhi bao ding

【英文名】Zhi Bao Lozenges

【异名】小儿至宝锭(中医方剂大辞典、全国中药成药处方集)

【组成】桔皮、山楂、麦芽、白附子、全蝎、蝉蜕、天麻、羌活、钩藤、槟榔、僵蚕、贝母、紫苏叶、薄荷、藿香、胆南星、白芥子、滑石、神曲、茯苓、牛黄、麝香、冰片、朱砂、雄黄、琥珀。(中医方剂大辞典)

至真散 zhi zhen san

【英文名】Zhi Zhen Powders

【异名】夺命丹(中医方剂大辞典、景岳全书);玉真散(中医方剂大辞典、本事方);夺命散(中医方剂大辞典、理伤续断方);胡氏夺命散(中医方剂大辞典、永类钤方);定风散(中医方剂大辞典、卫生宝鉴);神助散(中医方剂大辞典、杨氏家藏方);防风散(中医方剂大辞典、三因方)

【组成】天南星、防风。(中医方剂大辞典)

至慈汤 zhi ci tang

【英文名】Zhi Ci Decoction

【组成】人参、荆芥、甘草、柴胡、当归、茯苓、陈皮、麦冬、元参、天花粉。(中医方剂大辞典)

至灵胶囊 zhi ling jiao nang

【英文名】Zhi Ling Capsule

【组成】冬虫夏草。(山西省药品标准(1990 年)

至妙疟丹 zhi miao nue dan

【英文名】Zhi Miao Nue Pill

【异名】至妙丹(中医方剂大辞典、圣济总录)

【组成】砒霜、寒水石。(中医方剂大辞典)

至圣一醉膏 zhi sheng yi zui gao

【英文名】Zhi Sheng Yi Zui Ointment

【组成】天麻、没药、乳香、附子、安息香、麻黄、脑子。(中医方剂大辞典)

至圣木星饮 zhi sheng mu xing yin

【英文名】Zhi Sheng Mu Xing Drink

【组成】朱砂、郁金。(中医方剂大辞典)

至圣太一散 zhi sheng tai yi san

【英文名】Zhi Sheng Tai Yi Powders

【组成】犀角、仙灵脾、真珠、滑石、胡黄连、恶实、人参、地丁草、茯苓、蚕沙、甜消、板兰根、郁金、大黄、牛黄、血竭、木通、栀子仁、马牙消、苍术、荆芥穗、芍药、延胡索、玳瑁、琥珀、炙甘草。(中医方剂大辞典)

至圣宁心丹 zhi sheng ning xin dan

【英文名】Zhi Sheng Ning Xin Pellet

【组成】(1)人参、防风、天麻、蝎梢、龙脑、茯神、甘草、枣仁、朱砂、麝香。(中医方剂大辞典)(2)代赭石、全蝎、白附子、朱砂、琥珀、南星、防风、乌蛇、天麻、麝。(中医方剂大辞典)

至圣夺命丹 zhi sheng duo ming dan

【英文名】Zhi Sheng Duo Ming Pellet

【组成】人参、白术、天麻、南星、全蝎、防风、羌活、细辛、独活、荆芥穗、茯神、川乌、半夏、僵蚕、酸枣仁、远志、川芎、白附子、白芷、桔梗、甘草、石菖蒲、蝉

蜕、雄黄、金箔、银箔、麝香、茯苓。(中医方剂大辞典)

至圣来复丹 zhi sheng lai fu dan

【英文名】Zhi Sheng Lai Fu Pellet

【组成】灵脂、青皮、硫黄、消石、陈皮、太阴玄精石。(中医方剂大辞典)

至圣青金丹 zhi sheng qing jin dan

【英文名】Zhi Sheng Qing Jin Pellet

【异名】青金丹(中医方剂大辞典、苏沈良方);至圣丹(中医方剂大辞典、局方);至圣青金丸(中医方剂大辞典、圣济总录)

【组成】青黛、雄黄、龙脑、熊胆、胡黄连、麝香、蟾酥、水银、铅霜、白附子、芦荟、朱砂、腻粉。(中医方剂大辞典)

至圣保元丸 zhi sheng bao yuan wan

【英文名】Zhi Sheng Bao Yuan Pill(药品标准-中药成方制剂标准)

【组成】胆南星、僵蚕、全蝎、蜈蚣、猪牙皂、天麻、天竺黄、青礞石、钩藤、羌活、防风、麻黄、薄荷、陈皮、茯苓、甘草、琥珀粉、牛黄、冰片、珍珠、朱砂。(药品标准-中药成方制剂标准 1989 年)

至圣保元丹 zhi sheng bao yuan dan

【英文名】Zhi Sheng Bao Yuan Pellet

【组成】胆南星、天麻、天竺黄、防风、琥珀、人工牛黄。((90)京卫药准字 ZZ-2065 第 62 号)

至圣保命丸 zhi sheng bao ming wan

【英文名】Zhi Sheng Bao Ming Pill

【组成】全蝎、朱砂、天麻、白附子、蝉蜕、麝香、防风、僵蚕、金箔。(中医方剂大辞典)

至圣保命丹 zhi sheng bao ming dan

【英文名】Zhi Sheng Bao Ming Pellet

【异名】紫金锭子(中医方剂大辞典、幼科发挥)

【组成】(1)南星、半夏、薄荷、青黛、全蝎、天麻、白附子、僵蚕、防风、郁金、甘草、麝香、朱砂。(中医方剂大辞典)(2)胆星、僵蚕、白附子、全蝎、天麻、防风、辰砂、麝香、珍珠、琥珀、金箔。(中医方剂大辞典)(3)防风、白附子、天南星、白僵蚕、朱砂、雄黄、甘草、麝香、金箔、全蝎。(中医方剂大辞典)(4)麻油、巴豆、黄丹、黄蜡。(中医方剂大辞典)(5)全蝎、南星、蚯蚓、朱砂、轻粉、螺蛳。(中医方剂大辞典)

至圣既济丹 zhi sheng ji ji dan

【英文名】Zhi Sheng Ji Ji Pellet

【组成】硫黄、白矾、半夏。(中医方剂大辞典)

至圣黑龙膏 zhi sheng hei long gao

【英文名】Zhi Sheng Hei Long Emplastrum

【组成】米粉、乳香、没药。(中医方剂大辞典)

至圣缠金丹 zhi sheng chan jin dan

【英文名】Zhi Sheng Chan Jin Pellet

【组成】朱砂、巴豆、黄蜡。(中医方剂大辞典)

至宝三鞭丸 zhi bao san bian wan

【英文名】Zhi Bao San Bian Pill

【组成】海狗鞭、梅鹿鞭、广狗鞭、鹿茸、海马、蛤蚧、人参、肉桂、山茱萸、巴戟天、何首乌、杜仲等。(山东省药品标准(1986 年)

至宝三鞭酒 zhi bao san bian jiu

【英文名】Zhi Bao San Bian Wine(药品标准-中药成方制剂标准)

【组成】鹿鞭、海狗鞭、狗鞭、蛤蚧、海马、鹿茸、人参、肉桂、沉香、龙骨、阳起石、覆盆子、补骨脂、桑螵蛸、菟丝子、远志、炙淫羊藿、蛇床子、牛膝、花椒。(药品标准-中药成方制剂标准 1998 年)

至宝三鞭精 zhi bao san bian jing

【英文名】Zhi Bao San Bian Jing Liquid(药品标准-中药成方制剂标准)

【组成】鹿鞭、海狗鞭、广狗鞭、蛤蚧、海马、鹿茸、人参、肉桂、沉香、龙骨、阳起石、覆盆子、补骨脂、桑螵蛸、菟丝子、远志、蛇床子、牛膝、淫羊藿、川椒。(药品标准-中药成方制剂标准 1998 年)

至宝玉连膏 zhi bao yu lian gao

【英文名】Zhi Bao Yu Lian Emplastrum

【组成】黄连、黄柏、黄芩、大黄、生地黄、赤芍、川椒、杏仁、白芷、桂、皂角、当归尾、葱白、发、槐枝、柳枝、榆枝、桑枝、栀枝、柏枝、桃枝。(中医方剂大辞典)

至宝回生丹 zhi bao hui sheng dan

【英文名】Zhi Bao Hui Sheng Pellet

【组成】麝香、丁香、硫黄、吴茱萸、肉桂。(中医方剂大辞典)

至宝灵芝酒 zhi bao ling zhi jiu

【英文名】Zhi Bao Ling Zhi Wine(药品标准-中药成方制剂标准)

【组成】灵芝、人参、白术、茯苓、肉桂、陈皮、当归、白芍、地黄、黄芪、五味子、远志、甘草。(药品标准-中药成方制剂标准 1997 年)

至宝金丝膏 zhi bao jin si gao

【英文名】Zhi Bao Jin Si Eye-drops Preparation

【组成】当归、羌活、生地黄、黄柏、秦皮、蔓荆子、川芎、黄芩、赤芍、山栀、宣连、大黄、细辛。(中医方剂大辞典)

至宝健脾丸 zhi bao jian pi wan

【英文名】Zhi Bao Jian Pi Pill

【组成】半夏、枳实、山药、白术、香附、山楂、藿香、黄连、厚朴、麦芽、神曲、萝卜子、陈皮、茯苓、白扁豆、白芍、粉草、人参、滑石、砂仁、木香。(中医方剂大辞典)

至宝得生丹 zhi bao de sheng dan

【英文名】Zhi Bao De Sheng Pellet

【组成】秦归、益母草、木香、柴胡、川芎、白芍。(中医方剂大辞典)

至效十精丹 zhi xiao shi jing dan

【英文名】Zhi Xiao Shi Jing Pellet

【组成】人参、沉香、鹿茸、朱砂、琥珀、附子、酸枣仁、当归、菟丝子、柏子仁。(中医方剂大辞典)

至效石绿散 zhi xiao shi lv san

【英文名】Zhi Xiao Shi Lv Powders

【组成】石绿、腻粉。(中医方剂大辞典)

至效独乌膏 zhi xiao du wu gao

【英文名】Zhi Xiao Du Wu Emplastrum

【组成】独活、草乌、南星、肉桂。(中医方剂大辞典)

至验金针散 zhi yan jin zhen san

【英文名】Zhi Yan Jin Zhen Powders

【组成】皂角刺。(中医方剂大辞典)

至圣保命金丹 zhi sheng bao ming jin dan

【英文名】Zhi Sheng Bao Ming Jin Pellet

【组成】贯众、生地黄、大黄、青黛、板兰根、朱砂、蒲黄、薄荷、珠子、龙脑、麝香、牛黄。(中医方剂大辞典)

至圣麝香饼子 zhi sheng she xiang bing zi

【英文名】Zhi Sheng She Xiang Tablet

【组成】天麻、玄参、地榆、附子、白花蛇、朱砂、麝香。(中医方剂大辞典)

至宝琥珀锭子 zhi bao hu po ding zi

【英文名】Zhi Bao Hu Po Lozenges

【组成】炉甘石、府丹、硼砂、琥珀、硇砂、珍珠、朱砂、明矾、熊胆、轻粉、海螵蛸、雄黄、乳香、没药、冰片、麝香。(中医方剂大辞典)

至宝三鞭胶囊 zhi bao san bian jiao nang

【英文名】Zhi Bao San Bian Capsule(药品标准－中药成方制剂标准)

【组成】鹿鞭、海狗鞭、广狗鞭、海马、鹿茸、蛤蚧、人参、何首乌、阳起石、补骨脂、巴戟天、沉香、山茱萸、肉桂、小茴香、地黄、熟地黄、芡实、菟丝子、蛇床子、覆盆子、石菖蒲、枸杞子、知母、白芍、杜仲、甘草、山药、泽泻、牛膝、狗脊、远志、肉苁蓉、茯苓、白术、牡丹皮、当归、黄芪、淫羊藿、甘松、花椒、龙骨、桑螵蛸。(药品标准－中药成方制剂标准 1997 年)

至圣真人全功饮 zhi sheng zhen ren quan gong yin

【英文名】Zhi Sheng Zhen Ren Quan Gong Drink

【组成】款冬花、罂粟壳、陈皮、甘草。(中医方剂大辞典)

夷则丸 yi ze wan

【英文名】Yi Ze Pill

【异名】海浮石丸(中医方剂大辞典、家塾丸)

【组成】海浮石、大黄、桃仁。(中医方剂大辞典)

此君丹 ci jun dan

【英文名】Ci Jun Pellet

【组成】淡竹。(中医方剂大辞典)

贞元饮 zhen yuan yin

【英文名】Zhen Yuan Drink

【异名】正元饮(中医方剂大辞典、证治宝鉴)

【组成】熟地黄、甘草、当归。(中医方剂大辞典)

贞元散 zhen yuan san

【英文名】Zhen Yuan Powders

【组成】甘草、桔梗、人参、白芍、黄芪、茯苓、木通、红花、白术、生地黄、白芷、升麻、陈皮、天花粉。(中医方剂大辞典)

贞芪扶正冲剂 zhen qi fu zheng chong ji

【英文名】Zhen Qi Fu Zhen Medicinal Instant Granule

【组成】女贞子、黄芪。((89)吉卫药准字 430180)

贞芪扶正胶囊 zhen qi fu zheng jiao nang

【英文名】Zhen Qi Fu Zheng Capsule

【组成】黄芪、女贞子等。(甘卫药准字(94)1104－1号)

贞芪扶正颗粒 zhen qi fu zheng ke li

【英文名】Zhen Qi Fu Zheng Granule(药品标准－中药成方制剂标准)

【组成】黄芪、女贞子。(药品标准－中药成方制剂标准 1998 年)

贞芪扶正口服液 zhen qi fu zheng kou fu ye

【英文名】Zhen Qi Fu Zheng Liquid

【组成】女贞子、黄芪。((89)川卫药准字－5033 号)

当风散 dang feng san

【英文名】Dang Feng Powders

【组成】龙脑、雄黄、干姜、细辛、玄明粉、马牙消。(中医方剂大辞典)

当术散 dang zhu san

【英文名】Dang Zhu Powders

【组成】苍术、当归。(中医方剂大辞典)

当归丸 dang gui wan

【英文名】Dang Gui Pill

【异名】神效丸(中医方剂大辞典、袖珍、圣济总录);黑丸(中医方剂大辞典、千金);蜀椒丸(中医方剂大辞典、圣济总录);当归没药丸(中医方剂大辞典、妇人良方);当归灵没丸(中医方剂大辞典、医级)

【组成】(1)当归、大黄、干姜、肉桂、玄参、芍药、花椒、杏仁、细辛、茯苓、黄芩。(中医方剂大辞典)(2)当归、胡椒、黄连、厚朴、阿胶、干姜。(中医方剂大辞典)(3)当归、黄连、乌梅。(中医方剂大辞典)(4)当归、黄连、乌梅肉、阿胶。(中医方剂大辞典)(5)当归、白术、川楝子、干姜、肉桂、附子、木香。(中医方剂大辞典)(6)当归、杜仲、丹参、郁李仁、赤芍、石斛、牛膝、酸枣仁、防风、槟榔、萆薢、肉桂。(中医方剂大辞典)(7)当归、生地黄、泽兰、防风、黄芪、续断、肉桂、人参、地骨皮、芍药。(中医方剂大辞典)(8)当归、干漆、川芎。(中医方剂大辞典)(9)当归、黄连、龙骨、人参、没石子、鹿角灰、豆豉。(中医方剂大辞典)(10)当归、槟榔、赤芍、牡丹皮、延胡索。(中医方剂大辞典)(11)当归、鳖甲、大黄、白术、胡椒、诃子皮、槟榔、枳壳、荜茇。(中医方剂大辞典)(12)当归、琥珀、庵蕳子、益母草、吴茱萸、肉桂、花椒、牛膝、水蛭、川芎、延胡索、没药。(中医方剂大辞典)(13)当归、石斛、柏子仁、紫石英、鹿茸、鳖甲、卷柏叶、牛膝。(中医方剂大辞典)(14)当归、硇砂、肉桂、没药、蓬莪术。(中医方剂大辞典)(15)何首乌、草乌、苦参、赤土、荆芥。(中医方剂大辞典)(16)当归、鳖甲、琥珀、牡丹、桃仁、大黄、庵闾子、牛膝、赤芍、川芎、肉桂、虻虫、水蛀。(中医方剂大辞典)(17)当归、川芎、赤芍、蓬莪术、熟地黄、三棱、神曲、百草霜。(中医方剂大辞典)(18)当归、茯苓、枳实、肉桂、大黄、巴豆。(中医方剂大辞典)(19)当归、延胡索、没药、血竭、硇砂。(中医方剂大辞典)(20)当归、人参、芍药、川芎、甘草。(中医方剂大辞典)(21)当归、芍药、鸡冠花、槐花。(中医方剂大辞典)(22)当归、天雄、干姜、酸枣仁、黄芪、地骨皮、川芎、地黄、肉桂、防风、附子、白术、甘草、厚朴、秦艽、大枣、吴茱萸、花椒叶。(中医方剂大辞典)(23)当归、赤芍、川芎、熟地黄、黄芪、三棱、神曲、百草霜。(中医方剂大辞典)(24)当归、吴茱萸、花椒、细辛、干姜、附子、狼毒、豉、巴豆。(中医方剂大辞典)(25)苍术、陈皮、前胡、荆芥穗、高良姜、蓬莪术、当归、熟地黄、白芍、蒲黄、干姜、甘草、刘寄奴、泽兰、木香。(中医方剂大辞典)(26)当归、花椒、附子、杏仁、狼毒、巴豆、豉、细辛。(中医方剂大辞典)(27)犀角、人参、白术、当归、芍药、木香、茯苓、丁香、牛膝、肉苁蓉、天麻、脑麝。(中医方剂大辞典)(28)当归、芍药。(中医方剂大辞典)(29)当归、鳖甲、琥珀、川芎、桃仁、牛膝、水蛭、虎杖、肉桂、大黄、柴胡、虻虫、牡丹皮、麝香。(中医方剂大辞典)(30)当归、戎盐。(中医方剂大辞典)(31)当归、川芎、虻虫、乌头、丹参、干漆、人参、牡蛎、玉瓜根、水蛭、桃仁。(中医方剂大辞典)(32)当归、葶苈、附子、吴茱萸、大黄、黄芩、肉桂、干姜、牡丹、川芎、细辛、花椒、柴胡、厚朴、牡蒙、甘草、虻虫、水蛭。(中医方剂大辞典)(33)桔梗、葶苈、藜芦、厚朴、杏仁、附子、肉桂、人参、沙参、特生礜石。(中医方剂大辞典)(34)人参、当归、大黄、肉桂、瞿麦、赤芍、茯苓、葶苈。(中医方剂大辞典)(35)当归、甘草、黄连、大黄。(中医方剂大辞典)(36)当归、芍药、附子、白术、干姜、厚朴、阿胶、乌梅。(中医方剂大辞典)(37)当归、川芎、赤芍、苦楝子、硇砂、蒲黄。(中医方剂大辞典)(38)当归、芍药、白芍、生地黄、熟地黄、防风、芥子、荆芥、何首乌、玉竹、黄芪、甘草。(中医方剂大辞典)(39)芫花。(中医方剂大辞典)(40)当归、黄连、大黄、甘草、紫草。(中医方剂大辞典)(41)赤石脂、当归、牡丹皮、人参、延胡索、白术、白芍、甘草、茯苓、白薇、川芎、白芷、藁本、肉桂、没药、乳香。(中医方剂大辞典)(42)当归、大黄、肉桂、赤芍、葶苈、人参、甘遂。(中医方剂大辞典)(43)当归、香附、蒺藜、芍药。(中医方剂大辞典)(44)当归、水蛭、桃仁。(中医方剂大辞典)(45)当归、白术、甘草、肉桂、人参、桑白皮、干姜、细辛。(中医方剂大辞典)(46)当归、黄连、龙骨、人参、没食子、鹿角、豆豉。(中医方剂大辞典)(47)当归、川芎、赤芍、川楝子、硇砂、蒲黄。(中医方剂大辞典)(48)当归、人参、白芍、川芎、甘草、白术。(中医方剂大辞典)(49)当归、芍药、吴茱萸、大黄、干姜、附子、细辛、牡丹皮、川芎、虻虫、水蛭、肉桂、厚朴、桃仁。(中医方剂大辞典)(50)当归、芍药、地榆、卷柏、肉桂、龙骨、鹿茸、人参、蒲黄、阿胶、厚朴、石斛、枳壳、熟地黄、茯苓。(中医方剂大辞典)(51)当归、没药、五灵脂。(中医方剂大辞典)

当归片 dang gui pian

【英文名】Dang Gui Tablet(药品标准－中药成方制剂标准)

【组成】当归。(药品标准－中药成方制剂标准 1998年)

当归汤 dang gui tang

【英文名】Dang Gui Decoction

【异名】甘草饮(中医方剂大辞典、广济方);当归芎劳汤(中医方剂大辞典、圣济总录);当归饮(中医方剂大辞典、圣济总录);保命当归汤(中医方剂大辞典、洁古家珍);当归散(中医方剂大辞典、普济方)

【组成】(1)当归、茯苓、桔梗、陈皮、高良姜、槟榔、生姜。(中医方剂大辞典)(2)当归、细辛、肉桂、甘草、白矾。(中医方剂大辞典)(3)当归、桔梗、芍药、厚朴、陈皮、人参、高良姜、桃仁、生姜。(中医方剂大辞典)(4)当归、干姜、赤芍、黄芪、花椒、半夏、人参、青皮、附子、甘草、厚朴、肉桂。(中医方剂大辞典)(5)当归、青木香、槟榔、麝香。(中医方剂大辞典)(6)当归、厚朴、生姜、阿胶、芍药、甘草、黑豆、干姜、茯苓、乌梅。(中医方剂大辞典)(7)当归、陈皮、细辛、甘草、生姜、大黄、鹤虱。(中医方剂大辞典)(8)当归、川芎、熟地黄。(中医方剂大辞典)(9)当归、黄芩、甘草、川芎、黄连、细辛、干姜。(中医方剂大辞典)(10)当归、枳壳、赤芍、槟榔、木香、桔梗、附子、白术、诃子。(中医方剂大辞典)(11)当归、人参、芍药、酸枣仁、黄芩、白鲜皮、甘草。(中医方剂大辞典)(12)当归、黄芪、牛膝、枳壳、川芎、羌活、人参、附子、芍药、木香、槟榔、桔梗、牡丹、沉香、甘草、地骨皮、半夏、肉桂、蓬莪术、陈皮、柴胡、熟地黄、荆芥、鳖甲。(中医方剂大辞典)(13)当归、芍药、肉桂、桃仁。(中医方剂大辞典)(14)当归、肉桂、荷叶。(中医方剂大辞典)(15)当归、干漆、棕榈、红花、甘草、鲤鱼皮、白芍、牡丹、紫葳、芫花、香墨。(中医方剂大辞典)(16)当归、大黄、干姜、吴茱萸、雄黄、肉桂、芍药、甘草、细辛、生地黄。(中医方剂大辞典)(17)当归、干姜、厚朴、川芎。(中医方剂大辞典)(18)当归、芍药、木通。(中医方剂大辞典)(19)当归、黄芪、芍药、肉桂、川芎、甘草、人参、柴胡。(中医方剂大辞典)(20)当归、芍药、吴茱萸、麦冬、甘草、白芷、生地黄、肉桂、续断、川芎、干姜。(中医方剂大辞典)(21)当归、犀角屑、黄芩、黄连。(中医方剂大辞典)(22)当归、高良姜、厚朴、桃仁、肉桂。(中医方剂大辞典)(23)当归、人参、干姜、茯苓、厚朴、木香、肉桂、桔梗、芍药、甘草。(中医方剂大辞典)(24)当归、厚朴、黄连、肉豆蔻、甘草。(中医方剂大辞典)(25)当归、石榴皮、地榆、大豆黄、糯米、甘草。(中医方剂大辞典)(26)当归、白芷、紫葛、川芎、白茅根、芫荽。(中医方剂大辞典)(27)当归、白术、人参、黄芪、诃子、甘草。(中医方剂大辞典)(28)当归、柴胡、黄芩、细辛、大黄、升麻、五味子、紫菀、牛黄、杏仁。(中医方剂大辞典)(29)当归、龙骨、甘草、大黄、芍药、干姜、石膏、肉桂、赤石脂、黄芩、细辛。(中医方剂大辞典)(30)当归、人参、干姜、木香、桃茎白皮、槐白皮、丁香、阿胶、甘草、龙骨、黄连、麝香。(中医方剂大辞典)(31)当归、防风、甘草、远志、猪苓、茯神、肉桂、黄芪、人参、川芎、白术、芍药、熟地黄、五味子、酸枣仁。(中医方剂大辞典)(32)当归、白术、干姜、陈皮、人参、青皮、甘草。(中医方剂大辞典)(33)当归、肉桂、甘草、干姜。(中医方剂大辞典)(34)当归、肉桂、吴茱萸、细辛、木通、甘草、干姜。(中医方剂大辞典)(35)当归、肉桂、甘草。(中医方剂大辞典)(36)当归、升麻、知母、玉竹、黄芩、麦冬、肉桂、芍药、干姜、石膏、茯苓、甘草、白术、麻黄。(中医方剂大辞典)(37)当归、肉桂、麦冬、大黄、茵陈、黄芩、黄芪、干姜、茯苓、芍药、黄连、石膏、人参、甘草。(中医方剂大辞典)(38)当归、赤芍、禹余粮、血竭、黄柏、地榆、生姜、生地黄。(中医方剂大辞典)(39)当归、甘草、干姜。(中医方剂大辞典)(40)当归、桔梗、陈皮、肉桂、人参、赤芍、鹤虱、槟榔、朴消。(中医方剂大辞典)(41)当归、肉桂、干姜、木香、草豆蔻、陈皮、白术、熟地黄、川芎。(中医方剂大辞典)(42)当归、甘草、干姜、川芎、白术。(中医方剂大辞典)(43)当归、川芎、艾叶、苎麻根、鹿角胶。(中医方剂大辞典)(44)当归、川芎、侧柏、阿胶、桑寄生、艾叶、淡竹茹、续断。(中医方剂大辞典)(45)当归、大黄、白芷、防风、乌头。(中医方剂大辞典)(46)当归、侧柏叶、薤白、禹余粮。(中医方剂大辞典)(47)当归、防风、黄芪、柴胡、细辛、麻黄、人参、杏仁、肉桂、半夏、黄芩。(中医方剂大辞典)(48)当归、生地黄、防风、山茱萸、黄芪、牛膝、枳壳、白术、人参、甘草、羚羊角、芍药。(中医方剂大辞典)(49)当归、川芎、肉桂、牡丹皮、牛膝、芍药、延胡索、麦芽、没药、琥珀。(中医方剂大辞典)(50)当归、红蓝花、延胡索、紫葳、琥珀、牡丹皮、姜黄、牡蒙、鬼箭羽、血竭、桃仁、庵蕳子、藕节、肉桂。(中医方剂大辞典)(51)当归、牛膝、桃仁、牡丹皮、大黄、川芎、土瓜根、赤芍、朴消、肉桂、虻虫、水蛭。(中医方剂大辞典)(52)当归、甘草、肉桂、木贼、大黄、三棱、威灵仙、生地黄、王不留行、槟榔、延胡索、赭石、乌头、鳖甲、红花。(中医方剂大辞典)(53)当归、麻黄、肉桂、川芎、黄芩、干姜、杏仁、石膏、甘草。(中医方剂大辞典)(54)当归、生地黄、艾叶、甘草、川芎、芍药、阿胶、人参。(中医方剂大辞典)(55)当归、干姜、白术、川芎、甘草、白艾、附子、龙骨。(中医方剂大辞典)(56)当归、赭石、黄连、桑白皮、附子、陈皮、黄芩、白术、厚朴、木通、地榆、桃仁。(中医方剂大辞典)(57)当归、干姜、地黄、柏枝皮、小蓟、羚羊角、阿胶、芍药、白术、黄芩、甘草、蒲黄、竹茹、灶心土、发灰。(中医方剂大辞典)(58)当归、人参、肉桂、黄芩、甘草、芍药、芒消、大黄、生姜、泽泻。(中医方剂大辞典)(59)当归、肉桂、干姜、附子。(中医方剂大辞典)(60)当归、甘草、柑皮、附子、干姜。(中医方剂大辞典)(61)陈皮、当归、熟地黄、白芍、阿胶、桃胶、茯苓、人参、芒消、香附子、甘草。(中医方剂大辞典)(62)当归、吴茱萸、肉桂、人参、甘草、芍药、大黄、茯苓、枳实、干姜。(中医方剂大辞典)(63)当归、茯苓、黄芪、紫菀、高良姜、干姜、肉苁蓉、鹿茸、肉桂、昆布、陈皮、甘草、桃仁、地骨皮、法曲、麦芽、乌头、大枣。(中医方剂大辞典)(64)当归、肉桂、甘草、川芎、芍药、地黄。(中医方剂大辞典)(65)当归、川芎、黄芩、芍药、甘草、竹茹。(中医方剂大辞典)(66)当归、干姜、肉桂、甘草、糖、牡丹、白芷、附子、芍药、人参、地黄。(中医方剂大辞典)(67)当归、生姜、芍药、羊肉。(中医方剂大辞典)(68)当归、桔梗、吴茱萸、肉桂、芍药、大黄。(中医方剂大辞典)(69)当归、芍药、地黄、艾叶、甘草、阿胶、生姜、陈皮。(中医方剂大辞典)(70)当归、甘草、川芎、芍药、地榆。(中医方剂大辞典)(71)当归、芍药、厚朴、半夏、肉桂、甘草、黄芪、人参、干姜、花椒。

(中医方剂大辞典)(72)当归、生姜、大枣。(中医方剂大辞典)(73)当归、干姜、芍药、阿胶、黄芩。(中医方剂大辞典)(74)甘草、当归、川芎、人参、阿胶、葱白。(中医方剂大辞典)(75)当归、芍药、茯苓、甘草、栀子。(中医方剂大辞典)(76)当归、桑耳、萆薢、牛膝、射干、川芎、附子、厚朴、肉桂、干姜、陈皮。(中医方剂大辞典)(77)当归、白芷、防风、白鲜皮、白术、川芎、杏仁、甘草、菊花、乌头、人参。(中医方剂大辞典)(78)当归、顽荆、藁本、蔓荆子、白芷、川芎、丁香。(中医方剂大辞典)(79)当归、甘草、赤芍、葛根、细辛、黄柏、麻黄、苦参、白芷、肉桂、花椒、防风。(中医方剂大辞典)(80)当归、赤芍、禹余粮、血竭、黄柏、地榆、生地黄。(中医方剂大辞典)(81)当归、甘草、川芎、远志、麦冬、芍药、茯苓、生地黄、黄芩、肉桂、五味子。(中医方剂大辞典)(82)当归、白芍、人参、甘草、桔梗、陈皮。(中医方剂大辞典)(83)当归、续断、干姜、麦冬、川芎、肉桂、白芍、吴茱萸、黄芪、甘草、白芷、熟地黄。(中医方剂大辞典)(84)小蓟、当归、阿胶、续断、竹茹、川芎、生地黄、地榆、釜下焦土、马通。(中医方剂大辞典)(85)川芎、当归、白芍、熟地黄、人参、茯苓、白术、甘草、麦冬、黄芪、川断、黄芩、陈皮、香附、砂仁。(中医方剂大辞典)(86)当归、干姜、熟地黄、柏根白皮、小蓟、羚羊角、阿胶、白术、芍药、黄芩、甘草。(中医方剂大辞典)(87)当归、黄连、黄芩、生地黄、甘草、柴胡、白芍。(中医方剂大辞典)(88)淡竹叶、灯心草、当归、大枣、竹猥绥、麦冬、乌梅、甘草、野葡萄藤。(中医方剂大辞典)(89)当归、黄连、赤石脂、干姜、龙骨、石榴皮、厚朴。(中医方剂大辞典)(90)秦艽、当归、人参、干漆、茯苓、白术、前胡、鳖甲、木香、乌头、甘草。(中医方剂大辞典)(91)当归、干姜、甘草、黄芪、人参、花椒、半夏、青皮、附子、厚朴、肉桂。(中医方剂大辞典)(92)当归、麦冬、川芎、茯苓、甘草、大蓟、柴胡。(中医方剂大辞典)(93)当归、人参、生姜、黄芪、淡豉、猪肾、粳米、薤白。(中医方剂大辞典)(94)当归、豚卵。(中医方剂大辞典)(95)当归、黄芪、生地黄、麦冬、甘草、黄连、白芍、浮小麦。(中医方剂大辞典)(96)人参、当归、甘草、黄芪、黄连、桂枝。(中医方剂大辞典)(97)当归、赤芍、独活、防风、茯苓、黄芩、秦艽、杏仁、甘草、肉桂。(中医方剂大辞典)(98)当归、黄连。(中医方剂大辞典)(99)当归、独活、白芷、地榆、矾石。(中医方剂大辞典)(100)当归、玄参、辛夷、栀子、贝母、柴胡。(中医方剂大辞典)(101)当归、泽泻、川芎、红花、桃仁、牡丹皮、苏木。(中医方剂大辞典)(102)当归、菊花、地丁。(中医方剂大辞典)(103)当归、白矾、肉桂、细辛、甘草。(中医方剂大辞典)(104)当归、川芎、桃仁、大黄、桂、芍药、牡丹皮。(中医方剂大辞典)(105)独活、当归、芍药、防风、川芎、玄参、肉桂。(中医方剂大辞典)(106)当归、芍药、肉桂。(中医方剂大辞典)(107)当归、赤芍、鳖甲、柴胡、大黄、甘草、桃仁。(中医方剂大辞典)(108)当归、川芎、芍药、桂、生地黄、牛膝、独活、刘寄奴。(中医方剂大辞典)(109)当归、肉桂、甘草、黄芩、芍药、人参、干姜、大黄。(中医方剂大辞典)(110)当归、牛膝、木通、滑石、冬葵子、瞿麦。(中医方剂大辞典)(111)当归、黄连、黄柏、地骨皮。(中医方剂大辞典)(112)当归、大黄、生地黄。(中医方剂大辞典)(113)当归、肉桂、川芎、陈皮、生姜、吴茱萸、芍药。(中医方剂大辞典)(114)当归、甘草。(中医方剂大辞典)(115)当归、甘草、芍药、茯苓、肉桂。(中医方剂大辞典)(116)当归、肉桂、甘草、白矾。(中医方剂大辞典)

当归饮 dang gui yin

【英文名】Dang Gui Drink

【异名】当归散(中医方剂大辞典、圣济总录、得效)

【组成】(1)牛膝、蒲黄、当归、黄连、生地黄、麦冬、木通、侧柏叶、栀子仁。(中医方剂大辞典)(2)当归、芍药、川芎、生地黄、牡丹皮、黄连、麦冬、地骨皮、黄芩、栀子、柴胡、生甘草。(中医方剂大辞典)(3)当归、白芍、川芎、生地黄、蒺藜、黄芪、防风、荆芥、何首乌、甘草。(中医方剂大辞典)(4)黄连、火麻仁、当归。(中医方剂大辞典)(5)当归、赤芍、白术、甘草、桂皮。(中医方剂大辞典)(6)苏木、生地黄、当归、大黄、赤芍。(中医方剂大辞典)(7)当归、白芍、人参、甘草、滑石、柴胡、黄芩、大黄、薏苡。(中医方剂大辞典)(8)当归、芍药、牡丹皮、生地黄、人参、黄芪、大黄、升麻、连翘。(中医方剂大辞典)(9)当归、防风、独活、麻黄、细辛、附子。(中医方剂大辞典)(10)当归、防风、肉桂、人参、川芎、玄参、独活。(中医方剂大辞典)(11)当归、败酱、续断、芍药、生地黄、竹茹、川芎。(中医方剂大辞典)(12)当归、牛膝、苏木、肉桂、牡丹皮、芍药、川芎、艾叶、生地黄、延胡索、桃仁。(中医方剂大辞典)(13)当归、鬼箭羽。(中医方剂大辞典)(14)当归、川芎、阿胶、白术。(中医方剂大辞典)(15)当归、葱白。(中医方剂大辞典)(16)当归、人参、生姜、厚朴、陈皮、大枣。(中医方剂大辞典)(17)当归、肉豆蔻、厚朴、甘草、芍药、枳壳、茯苓、人参。(中医方剂大辞典)(18)当归、肉桂、干漆、虻虫、水蛭、芍药、细辛、黄芩、玉竹、甘草。(中医方剂大辞典)(19)当归、熟地黄、川芎、白芍、黄芩、白术。(中医方剂大辞典)(20)当归、赤芍、艾叶、地榆、龙骨、黄芪、厚朴、黄芩、干姜、甘草。(中医方剂大辞典)(21)何首乌、白鲜皮、蒺藜、甘草、当归、生地黄、白芍、人参、黄芪、川芎。(中医方剂大辞典)(22)当归、白芍、熟地黄、川芍、白术、黄芩、地榆、阿胶。(中医方剂大辞典)(23)当归、白芍、人参、甘草、桔梗、陈皮。(中医方剂大辞典)(24)当归、黄连、生地黄、熟地黄、郁金、杏仁、栀子、黄柏、赤芍。(中医方剂大辞典)

当归贴 dang gui tie

【英文名】Dang Gui Emplastrum

【组成】(1)当归、黄芩、黄连、大黄、莽草、白芷、白蔹、白及。(中医方剂大辞典)(2)当归、蛴螬、丹参、附子、蜡蜜、栀子、肉桂、阿胶。(中医方剂大辞典)

当归饼 dang gui bing

【英文名】Dang Gui Suppository

【组成】当归、杏仁、白芷、桂、芸薹子。(中医方剂大辞典)

当归粉 dang gui fen

【英文名】Dang Gui Powders

【组成】当归、胡粉。(中医方剂大辞典)

当归酒 dang gui jiu

【英文名】Dang Gui Wine

【组成】(1)当归、酒。(中医方剂大辞典)(2)肉桂、当归、木香、白芷。(中医方剂大辞典)(3)当归、猪肉。(中医方剂大辞典)(4)当归、芍药。(中医方剂大辞典)

当归散 dang gui san

【英文名】Dang Gui Powders

【异名】当归饮子(中医方剂大辞典、圣惠);地榆当归散(中医方剂大辞典、圣惠);当归汤(中医方剂大辞典、圣惠);当归芍药汤(中医方剂大辞典、圣惠);地龙散(中医方剂大辞典、圣惠);补损当归散(中医方剂大辞典、千金);五味当归散(中医方剂大辞典、千金);当归头散(中医方剂大辞典、儒门事亲)

【组成】(1)当归、赤芍、川芎、鬼箭羽、牛李子、木香、牡丹、延胡索、桂枝、槟榔、桃仁。(中医方剂大辞典)(2)当归、羌活、附子、防风、薏苡仁、麻黄、茵芋、羚羊角、菖蒲、阿胶、干蝎、木香、牛膝、柏子仁、川芎、桂枝、麝香、乌蛇。(中医方剂大辞典)(3)当归、白豆蔻、木香、白术、高良姜、白芍、甘草、厚朴、吴茱萸。(中医方剂大辞典)(4)当归、白芍、木通、熟地黄、牡蛎、苍术。(中医方剂大辞典)(5)当归、赤芍、水蛭、虻虫、小儿胎发、瓷药、芫花、延胡索。(中医方剂大辞典)(6)当归、骨碎补、牛膝、赤芍、桃仁、琥珀、川芎。(中医方剂大辞典)(7)当归、生地黄、石韦、栀子、赤芍、茯苓、王不留行、瞿麦、麦冬、木香。(中医方剂大辞典)(8)当归、黄芩、紫葛、白茅根、朴消、甘草。(中医方剂大辞典)(9)当归、白芍、地榆、龙骨、黄连、艾叶、甘草、黄芩、厚朴、干姜。(中医方剂大辞典)(10)当归、犀角、黄芩、黄连、地榆、白术。(中医方剂大辞典)(11)当归、熟地黄、鹿茸、白胶、艾叶、葶苈根、附子、黄芩。(中医方剂大辞典)(12)当归、赤芍、刘寄奴、川芎、红花、桂枝、延胡索、没药。(中医方剂大辞典)(13)当归、龙骨、地榆、艾叶、阿胶、牛角腮、熟地黄、川芎、白芍、干姜、黄芪、侧柏叶。(中医方剂大辞典)(14)当归、赤芍、桂枝、大黄、桃仁。(中医方剂大辞典)(15)当归、白芍、川芎、黄芪、防风、人参、熟地黄、甘草、茯苓。(中医方剂大辞典)(16)当归、鬼箭羽、红花。(中医方剂大辞典)(17)当归、胡椒、蓬莪术、白术、木香。(中医方剂大辞典)(18)当归、鬼箭羽、白术、木香、桂枝、大黄。(中医方剂大辞典)(19)当归、赤芍、桔梗、白术、干漆、牛膝、桂枝、木香、大黄。(中医方剂大辞典)(20)当归、黄芪、细辛、黄芩、龙骨、桂枝、赤芍。(中医方剂大辞典)(21)当归、枳壳、赤芍、大黄。(中医方剂大辞典)(22)当归、麻黄、羌活、酸枣仁、人参、杜仲、桂枝。(中医方剂大辞典)(23)当归、干姜、赤芍、川芎、甘草、熟地黄、艾叶。(中医方剂大辞典)(24)当归、白芍、茯苓、枳壳、白术、鳖甲、甘草。(中医方剂大辞典)(25)当归、罂粟壳、甘草、地榆、木通、乌梅、陈皮、诃子、木香。(中医方剂大辞典)(26)当归、鳖甲、川芎、桂枝、蓬莪术、吴茱萸、赤芍、木香、槟榔、陈皮、大黄、桃仁。(中医方剂大辞典)(27)当归、槟榔、吴茱萸、桂枝、蓬莪术、白术。(中医方剂大辞典)(28)当归、吴茱萸、桂枝。(中医方剂大辞典)(29)当归、赤芍、刘寄奴、没药、枳壳、延胡索。(中医方剂大辞典)(30)当归、赤芍、黄芪、人参、蒺藜、枳实、鸡骨香、桂枝、薏苡仁、附子。(中医方剂大辞典)(31)当归、甘草、芒消、黄连、黄药子、大黄、蒲公英、玄参。(中医方剂大辞典)(32)当归、延胡索、大黄、铅霜、桃仁、虻虫、木通、水蛭。(中医方剂大辞典)(33)当归、小蓟、赤芍、生地黄、羚羊角。(中医方剂大辞典)(34)当归、川芎、陈皮、鸡舌香、吴茱萸。(中医方剂大辞典)(35)当归、木香、桂枝、川芎、鹿角胶、干姜、龙骨、续断、附子。(中医方剂大辞典)(36)当归、虎骨、附子、桂枝、羚羊角、防风、草薢、牛膝、羌活、川芎、琥珀、水蛭。(中医方剂大辞典)(37)当归、川芎、黄芩、熟地黄、灶心土。(中医方剂大辞典)(38)当归、牡丹皮、芍药、延胡索、川芎、桂、黄芩、甘草、水蛭。(中医方剂大辞典)(39)当归、黄芪、栝楼、木香、黄连。(中医方剂大辞典)(40)当归、白芍、人参、甘草、桔梗、陈皮。(中医方剂大辞典)(41)当归、龙骨、熟地黄、地榆、阿胶、白芍、干姜、蒲黄、艾叶、牛角腮。(中医方剂大辞典)(42)当归、阿胶、熟地黄、艾叶、甘草、白芍、川芎、干姜。(中医方剂大辞典)(43)当归、续断、川芎、陈皮。(中医方剂大辞典)(44)当归、阿胶、甘草。(中医方剂大辞典)(45)当归、阿胶、艾叶、川芎。(中医方剂大辞典)(46)当归、川芎、桑寄生、艾叶、阿胶。(中医方剂大辞典)(47)当归、川芎、阿胶、人参、茯苓、艾叶。(中医方剂大辞典)(48)当归、甘草、阿胶、人参。(中医方剂大辞典)(49)罂粟、干姜、当归。(中医方剂大辞典)(50)当归、血竭、禹余粮、赤芍、黄柏、地榆、熟地黄。(中医方剂大辞典)(51)当归、三棱、鳖甲、槟榔、茯苓、赤芍、桑白皮、大黄、郁李仁、牵牛、桂枝、枳壳。(中医方剂大辞典)(52)党参、当归、白芍、甘草、桔梗、陈皮、豆蔻。(中医方剂大辞典)(53)附子、桂、当归、白术、甘草。(中医方剂大辞典)(54)龙胆、当归。(中医方剂大辞典)(55)当归、香附、生地黄、白芷、盐、皂角、草乌、生姜。(中医方剂大辞典)(56)当归、川芎、白芍、黄芩、白术、山茱萸。(中医方剂大辞典)(57)当归、芍药、黄连、枳壳。(中医方剂大辞典)(58)当归、川芎、白药、陈皮、木香、香附、乌药、吴茱萸、砂仁、白术、甘草、前胡、紫苏、葱白、生姜。(中医方剂大辞典)(59)当归、木香、茯苓、桂枝、槟榔、赤芍、牡丹皮、陈皮、木通、白术。(中医方剂大辞典)(60)当归、茯苓、枳壳、白芍、川芎、姜、木香、甘草。(中医方剂大辞典)(61)当归、川芎、鳖甲、吴茱萸、桃仁、赤芍、肉桂、槟榔、青皮、木香、大黄、蓬莪术。(中医方剂大辞典)(62)当归、川芎、白芍、白术、补骨脂、小茴香、甘草、砂仁。(中医方剂大辞典)(63)当归、白芍、人参、甘草、桔梗、陈皮、半夏、茯苓。(中医方剂大辞典)(64)当归、白芷、羌活、甘草、栀子、牛蒡。(中医方剂大辞典)(65)当归、白芍、人参、玉竹、羌活、防风、甘草。(中医方剂大辞典)(66)当归、尖生、知母、滑石、川贝母、黄芩、瓜蒌、大黄、芍药、甘草。(中医方剂大辞典)(67)当归、川芎、桑寄生、淡豆豉、阿胶、葱白。(中医方剂大辞典)(68)当归、荆芥。(中医方剂大辞典)(69)肉桂、当归、芍药、干姜、地黄、蒲黄、甘草、黑豆。(中医方剂大辞典)(70)当归、甘草、铅丹。(中医方剂大辞典)(71)当归、芫花。(中医方剂大辞典)(72)当归、龙骨、香附、棕毛灰。(中医方剂大辞典)(73)当归、白芍、香附。(中医方剂大辞典)(74)当归、蒺藜。(中医方剂大辞典)(75)当归、玄胡索、没药、红花。(中医方剂大辞典)(76)当归、甘草、山栀子、木鳖子。(中医方剂大辞典)(77)当归、穿山甲、蒲黄、朱砂、麝香。(中医方剂大辞典)(78)当归、芍药、延胡索、不灰木、熟地黄、大黄、桂枝、甘草。(中医方剂大辞典)(79)当归、黄连、桂枝、赤石脂、人参、干姜、龙骨、白头翁、甘草、附子。(中医方剂大辞典)(80)官桂、当归。(中医方剂大辞典)(81)当归、鲫鱼。(中医方剂大辞典)(82)当归、赤芍、刘寄奴、延胡索、牛膝、没药。(中医方剂大辞典)(83)延胡索、当归、蒲黄、川芎、滑石、地黄、天麻、肉桂、泽兰、蓬莪术、赤芍、地榆。(中医方剂大辞典)(84)当归、桂、牡丹皮、附子。(中医方剂大辞典)(85)当归、桔梗、枳壳、陈皮、赤芍、桂、人参、木香。(中医方剂大辞典)(86)当归。(中医方剂大辞典)(87)当归、木香、干姜、肉豆蔻、诃子、黄连。(中医方剂大辞典)(88)当归、黄连、龙骨。(中医方剂大辞典)(89)当归、石斛、天冬、庵闾子、地肤子、肉苁蓉、白蔹、覆盆子、甘草、五味子、桂、牛膝、附子、钟乳石。(中医方剂大辞典)(90)当归、甘草、人参、生地黄、茯苓、杏仁。(中医方剂大辞典)(91)当归、鹤虱、陈皮、人参、槟榔、枳壳、芍药、桂。(中医方剂大辞典)(92)当归、木香、官桂、甘草、人参。(中医方剂大辞典)(93)当归、赤芍、黄连。(中医方剂大辞典)(94)轻粉、当归、防己、龙胆。(中医方剂大辞典)(95)当归、芍药、续断、生地黄、白芷、黄芩、甘草、牛膝。(中医方剂大辞典)(96)当归、乌头、芍药、延胡索、三棱、蓬莪术、川芎。(中医方剂大辞典)(97)当归、芍药、蓬莪术、陈曲、麦芽、陈皮、三棱、大腹皮、木通。(中医方剂大辞典)(98)当归、桂、白龙骨、白术、鹿角胶、附子。(中医方剂大辞典)(99)当归、桑白皮、续断、芍药、川芎、干姜。(中医方剂大辞典)(100)当归、阿胶、蒲黄、熟地黄、龙骨、川芎、牛角腮。(中医方剂大辞典)(101)当归、桑寄生、续断、赤芍。(中医方剂大辞典)(102)当归、桂、芍药、人参、枳实、蒺藜、鸡骨草、木通、黄芪。(中医方剂大辞典)(103)当归、干姜。(中医方剂大辞典)(104)当归、防己、龙胆。(中医方剂大辞典)(105)乳香、没药、茴香、当归、自然铜。(中医方剂大辞典)(106)当归、阿胶、甘草、葱白。(中医方剂大辞典)(107)当归、甘草。(中医方剂大辞典)(108)川芎、当归、蒺藜、白芷、甘草、人参、荆芥、防风、羌活。(中医方剂大辞典)(109)当归、川芎、荆芥、葛根、乌药、独活、赤芍、白芎、升麻、羌活、甘草、防风、枳壳、红花、苏木。(中医方剂大辞典)(110)当归、黄芪、细辛、肉桂、陈皮、姜、砂仁、甘草。(中医方剂大辞典)(111)甘草、桔梗、陈皮、当归。(中医方剂大辞典)(112)当归、官桂、川芎、白姜、香附、木香、甘草。(中医方剂大辞典)(113)当归、生地黄、赤芍、川芎、甘草、菊花、木贼、黄芩、大黄、蒺藜、木通、栀子。(中医方剂大辞典)(114)当归、防风、蒺藜、牡丹皮。(中医方剂大辞典)(115)当归、木香、人参、甘草、肉桂、补骨脂、小茴香。(中医方剂大辞典)(116)当归、牡丹皮、芍药、延胡索、川芎、桂、黄芩、生地黄、甘草、水蛭、紫葳。(中医方剂大辞典)(117)当归、川芎、熟地黄、防风、黄芪、芍药、甘草。(中医方剂大辞典)(118)当归、牡丹、牛膝、姜黄、大黄、虻虫、生地黄、琥珀、芒消、桃仁、肉桂、蒲黄、虎杖。(中医方剂大辞典)(119)当归、桂枝、木香、茯苓、木通、槟榔、赤芍、牡丹皮、陈皮、白术。(中医方剂大辞典)(120)当归、赤芍、苦参、赤土。(中医方剂大辞典)(121)木香、桂枝、木瓜、茯苓、当归、陈皮、白术、赤芍、木通、牡丹皮、槟榔、紫苏。(中医方剂大辞典)(122)当归、赤芍、生地黄、黄连、红花、石膏。(中医方剂大辞典)(123)当归、赤芍、刘寄奴、枳壳、玄胡索、没药。(中医方剂大辞典)(124)人参、桔梗、茯苓、玄参、黄芩、大黄、羚羊角。(中医方剂大辞典)(125)当归、赤芍、川芎、大黄、甘草。(中医方剂大辞典)(126)当归、赤芍、肉桂、蒲黄、延胡索、血竭。(中医方剂大辞典)(127)川芎、当归、羌活、防风、赤芍、桂、甘草、枣仁、牛蒡、羚羊角。(中医方剂大辞典)(128)当归、黄芪、人参、细辛、龙骨、桂枝、赤芍、甘草。(中医方剂大辞典)(129)当归、桂枝、甘草、木香、茯苓。(中医方剂大辞典)(130)当归、羌活、延胡索。(中医方剂大辞典)(131)当归、白芷、川芎、蒲黄。(中医方剂大辞典)(132)人参、当归。(中医方剂大辞典)(133)肉桂、牵牛、大黄、桃仁、全蝎。(中医方剂大辞典)(134)川芎、菊花、当归、荆芥、羌活、熟地黄、防风、葛根、芍药。(中医方剂大辞典)(135)当归、没药、芍药、木香、白芷、川乌、川芎、生地黄、郁金。(中医方剂大辞典)(136)香附、当归、赤芍、熟地黄、玄胡索、白术、枳壳、黄芩、青皮、三棱、川芎、砂仁、干漆、红花、甘草。(中医方剂大辞典)(137)当归、附子、桂枝、泽兰、川芎、槟榔、甘草、花椒。(中医方剂大辞典)(138)当归、牛膝、细辛、丁香、木香。(中医方剂大辞典)(139)当归、蒲黄、芸薹子、生姜、酒、生地黄、腻粉。(中医方剂大辞典)(140)当归、赤芍、大黄、川芎、麻黄、甘草。(中医方剂大辞典)(141)当归、桂枝、败蒲、没药、赤芍、骨碎补、桃仁、大黄。(中医方剂大辞典)(142)当归、花椒、泽泻、川芎、附子。(中医方剂大辞典)(143)当归、甘草、川芎、肉苁蓉、白芍、吴茱萸、花椒、干姜、桂枝、白及、黄芪、厚朴、人参。(中医方剂大辞典)(144)当归、防风、羌活、麻黄、细辛、附子。(中医方剂大辞典)(145)当归、乌梅、阿胶、干姜、白术、甘草、赤芍、附子、厚朴。(中医方剂大辞典)(146)当归、甘草、黄连、黄柏、干姜、阿胶、石榴皮。(中医方剂大辞典)(147)当归、黄芩、芍药、川芎、白术。(中医方剂大辞典)(148)当归未。(中医方剂大辞典)(149)人参、当归、白术、甘草、藿叶、桂。(中医方剂大辞典)(150)地榆、陈皮、罂粟壳、当归、赤芍、甘草、肉豆蔻、黄连。(中医方剂大辞典)(151)当归、黄连、干姜、黄芪、甘草。(中医方剂大辞典)(152)当归、桂枝、花椒、附子、泽兰、川芎、甘草、没药、乳香。(中医方剂大辞典)(153)夏枯草、当归、白芍、干姜。(中医方剂大辞典)(154)牡丹皮、川芎、蒲黄、桂、大豆。(中医方剂大辞典)(155)当归、干姜、芍药、阿胶、黄芩。(中医方剂大辞典)(156)当归、白术、细辛、桂枝、大黄、朴消。(中医方剂大辞典)(157)当归、黄连、黄柏、干姜。(中医方剂大辞典)(158)当归、人参、附子、干姜、甘草。(中医方剂大辞典)(159)当归、黄芩、芍药、蝟皮、牡蛎。(中医方剂大辞典)(160)川芎、当归、没药、乳香、苏木。(中医方剂大辞典)(161)当归、桂枝、花椒、附子、泽兰、川芎、甘草。(中医方剂大辞典)(162)泽兰、当归、芍药、白芷、川芎、肉桂、续断、牛膝、川乌、花椒、桔梗、甘草、白杨皮、细辛。(中医方剂大辞典)(163)当归、人参、桂枝、干姜、白术、茯苓、甘草、川芎、陈皮、细辛、白芍。(中医方剂大辞典)(164)当归、白芍、香附、棕毛皮。(中医方剂大辞典)(165)生地黄、桃仁、川芎、白芷、蒲黄、当归、牛膝、甘草、芍药、牡丹、干姜、人参、桂、水蛭、虻虫。(中医方剂大辞典)(166)黄连、当归、赤芍、杏仁。(中医方剂大辞典)(167)当归、地榆、甘草、赤石脂、乌梅、栀子、白术、黄芩、干姜。(中医方剂大辞典)(168)当归、阿胶、人参、黄芩、甘草、龙骨。(中医方剂大辞典)(169)当归、茯苓、桔梗、陈皮、人参、高良姜、槟榔、桂枝、吴茱萸。(中医方剂大辞典)(170)当归、木香、槟榔、麝香。(中医方剂大辞典)(171)当归、槟榔、陈皮、赤芍、桂枝、干姜、吴茱萸、人参。(中医方剂大辞典)(172)当归、牡丹、牛膝、姜黄、大黄、虻虫、生地黄、琥珀、虎杖、桃仁、芒消、肉桂、水蛭、蒲黄。(中医方剂大辞典)(173)当归、桂枝、干姜、豆蔻、木香、附子。(中医方剂大辞典)(174)当归、茯苓、桔梗、陈皮、高良姜。(中医方剂大辞典)(175)当归、赤芍、黄芩、灶心土、阿胶、干姜。(中医方剂大辞典)(176)当归、桂枝、川芎、干姜、陈皮、槟榔。(中医方剂大辞典)(177)当归、干姜、陈皮、艾叶、白术、附子、厚朴、木香。(中医方剂大辞典)(178)当归、黄芩、葵子、车前子、榆白皮。(中医方剂大辞典)(179)当归、木香、三棱、槟榔、桂枝、陈皮、吴茱萸、郁李仁、桃仁。(中医方剂大辞典)(180)当归、细辛、防风、桂枝、独活、麻黄、附子、川芎、薏苡仁。(中医方剂大辞典)(181)当归、升麻、乌头、天冬、五味子、赤芍、远志、独活、麻黄、防风、川芎、干姜、秦艽、桂枝、大豆、石斛、甘草、人参、茯苓、紫菀、石膏、黄芪、杏仁。(中医方剂大辞典)(182)当归、干姜、甘草、赤芍、黄芪、花椒、厚朴、半夏、人参、桂枝、陈皮、附子。(中医方剂大辞典)

(183)当归、干姜、羊肉、陈皮、白术、荜茇。(中医方剂大辞典)(184)当归、栀子、桃茎白皮、附子、赤芍、蓬莪术、桂枝、吴茱萸。(中医方剂大辞典)(185)当归、乱发灰、猪苓、蛤壳、防己、甘遂、蒲黄、赤芍。(中医方剂大辞典)(186)当归、桔梗、赤芍、陈皮、鹤虱、人参、桂枝、槟榔。(中医方剂大辞典)(187)当归、樗树皮、黄连、地榆、艾叶、石榴皮、阿胶。(中医方剂大辞典)(188)当归、桔梗、陈皮、赤芍、枳壳、桂枝、人参、槟榔、木香。(中医方剂大辞典)(189)当归、黄芩、地榆、黄连、甘草、犀角。(中医方剂大辞典)(190)当归、羚羊角、乌头、黄芩、赤芍、远志、独活、五味子、防风、川芎、麻黄、秦艽、桂枝、石斛、人参、茯苓、黄芪、五加皮、石膏、杏仁、甘草。(中医方剂大辞典)(191)当归、木香、桂枝、枳壳、附子、干姜。(中医方剂大辞典)(192)当归、防风、麻黄、白术、甘草、茯苓、附子、生地黄、山茱萸、黄芩、桂枝、大黄。(中医方剂大辞典)(193)当归、羊桃根、桂枝、白蔹、木香、丁香、榆白皮、防己。(中医方剂大辞典)(194)当归、桂枝、地龙、僵蚕、威灵仙、漏芦、川芎、白芷。(中医方剂大辞典)(195)当归、麻黄、桂枝、川芎、海桐皮、干姜、杏仁、独活、甘草。(中医方剂大辞典)(196)当归、细辛、升麻、防风、藁本、莽草、川芎、白杨枝。(中医方剂大辞典)(197)当归、桂枝、甘草、白矾。(中医方剂大辞典)(198)当归、黄芩、干姜、白芍、阿胶。(中医方剂大辞典)(199)当归、栀子、木香、犀角、豉、黄芪、枳壳。(中医方剂大辞典)

当归煎 dang gui jian

【英文名】Dang Gui Decoction

【组成】(1)当归、没药、麝香、乳香、桂枝、朱砂、黄芪、漏芦、铜、丁香、木香、芎䓖、血竭、槟榔、云母、沉香、甘草、白蔹、白芷、密陀僧、赤芍、野驼腊、黄犬脂、生地黄。(中医方剂大辞典)(2)当归、牡蛎、阿胶、白芍、续断、地榆、茯苓、荆芥。(中医方剂大辞典)(3)熟地黄、当归、白芍、川芎、甘草。(中医方剂大辞典)(4)当归、赤芍、牡蛎、熟地黄、阿胶、白芍、续断、地榆。(中医方剂大辞典)

当归膏 dang gui gao

【英文名】Dang Gui Plaster

【组成】(1)当归、芍药、生地黄、薏仁、茯苓、白术、莲肉、山药、陈皮、人参、甘草、枸杞。(中医方剂大辞典)(2)当归、生地、紫草、麻黄、木鳖子、大风子、防风、黄柏、玄参、麻油、蜂蜡。(中医方剂大辞典)(3)当归、香油。(中医方剂大辞典)(4)当归、川芎、木鳖子、穿山甲、蓖麻子、龟甲、油头发、白蔹、白及、白芷、草乌、四物汤、败毒散、香油。(中医方剂大辞典)(5)新发、当归、生地黄、甘草。(中医方剂大辞典)(6)当归、阿魏、绯帛、胎头发、铅丹、麻油。(中医方剂大辞典)(7)当归、甘草、胡粉、羊脂、猪脂。(中医方剂大辞典)(8)当归、白芷、乌鸡粪、鹰屎白。(中医方剂大辞典)(9)当归、细辛、芎䓖、防风、附子、白芷。(中医方剂大辞典)(10)当归、射干、升麻、附子、蜂蜜。(中医方剂大辞典)(11)当归、续断、细辛、木通、白芷、芎䓖、甘草、花椒、牛膝、附子。(中医方剂大辞典)(12)当归、麻油、生地黄、黄蜡。(中医方剂大辞典)

当合丸 dang he wan

【英文名】Dang He Pill

【组成】百草霜、赤小豆、葶蓬草子、蝮蛇。(中医方剂大辞典)

当飞胶囊 dang fei jiao nang

【英文名】Dan Fei Capsule

【组成】当药、水飞蓟。((92)冀卫药准字第5592号)

当归含丸 dang gui han wan

【英文名】Dang Gui Han Pill

【组成】当归、杏仁。(中医方剂大辞典)

当归饮子 dang gui yin zi

【英文名】Dang Gui Drink

【组成】(1)当归、川芎、阿胶、淡豆豉、桑寄生、葱白。(中医方剂大辞典)(2)当归、白芍、川芎、生地黄、蒺藜、防风、荆芥穗、何首乌、黄芪、甘草。(中医方剂大辞典)(3)当归、柴胡、人参、半夏、白芍、黄芩、甘草。(中医方剂大辞典)(4)当归、大黄、柴胡、人参、黄芩、甘草、芍药、滑石。(中医方剂大辞典)(5)当归、生地黄、蒺藜、荆芥、赤芍、连翘、金银花、僵蚕。(中医方剂大辞典)

当归须散 dang gui xu san

【英文名】Dang Gui Xu Powders

【组成】当归、红花、桃仁、甘草、赤芍、乌药、香附、苏木、肉桂。(中医方剂大辞典)

当归洗汤 dang gui xi tang

【英文名】Dang Gui Lotion

【异名】当归汤(中医方剂大辞典、千金)

【组成】当归、独活、白芷、地榆、败酱草、白矾。(中医方剂大辞典)

当归煮散 dang gui zhu san

【英文名】Dang Gui Decoction

【组成】当归、鳖甲、肉桂、木香、桔梗、桃仁、吴茱萸。(中医方剂大辞典)

当归煎丸 dang gui jian wan

【英文名】Dang Gui Jian Pill

【组成】(1)当归、附子、没药、硇砂、血竭、禹余粮、延胡索、柴胡、鳖甲、人参、生地黄、芍药、磁石、牡丹皮、木香、泽兰。(中医方剂大辞典)(2)当归、槟榔、赤

芍、牡丹皮、延胡索。(中医方剂大辞典)

当归膏子 dang gui gao zi

【英文名】Dang Gui Plaster

【组成】当归、生地黄。(中医方剂大辞典)

当归摩膏 dang gui mo gao

【英文名】Dang Gui Mo Plaster

【组成】当归、细辛、桂、生地黄、乌头、白芷、川芎、朱砂、干姜、乌头、松脂、猪脂。(中医方剂大辞典)

当门吹鼻丹 dang men chui bi dan

【英文名】Dang Men Chui Bi Pellet

【组成】麝香、冰片、金粉、轻粉、朱砂、白矾、猪牙皂、细辛、枪消、金箔、银箔、金不换叶。(中医方剂大辞典)

当归一味散 dang gui yi wei san

【英文名】Dang Gui Yi Wei Powders

【组成】当归。(中医方剂大辞典)

当归一物汤 dang gui yi wu tang

【英文名】Dang Gui Yi Wu Decoction

【组成】当归。(中医方剂大辞典)

当归二香汤 dang gui er xiang tang

【英文名】Dang Gui Er Xiang Decoction

【组成】当归、沉香、降香。(中医方剂大辞典)

当归二黄汤 dang gui er huang tang

【英文名】Dang Gui Er Huang Powders

【异名】当归二黄散(中医方剂大辞典、济阴纲目、圣济总录)

【组成】当归、黄芪、麻黄根。(中医方剂大辞典)

当归十味丸 dang gui shi wei wan

【英文名】Dang Gui Shi Wei Pill

【异名】十味丸(中医方剂大辞典、圣济总录)

【组成】当归、细辛、甘草、肉桂、吴茱萸、人参、花椒、陈皮、干姜、桑白皮。(中医方剂大辞典)

当归人参汤 dang gui ren shen tang

【英文名】Dang Gui Ren Shen Decoction

【组成】当归、肉桂、木香、甘草、人参。(中医方剂大辞典)

当归人参散 dang gui ren shen san

【英文名】Dang Gui Ren Shen Powders

【组成】当归、白术、黄芩、芍药、大黄、茯苓、陈皮、人参、黄芪、川芎、厚朴、官桂、甘草、枳壳。(中医方剂大辞典)

当归干姜汤 dang gui gan jiang tang

【英文名】Dang Gui Gan Jiang Decoction

【组成】当归、干姜、附子、人参、甘草、细辛、芍药。(中医方剂大辞典)

当归大黄丸 dang gui dai huang wan

【英文名】Dang Gui Dai Huang Pill

【组成】当归、大黄。(中医方剂大辞典)

当归大黄汤 dang gui dai huang tang

【英文名】Dang Gui Dai Huang Decoction

【异名】当归汤(中医方剂大辞典、张文仲方、圣济总录)

【组成】(1)芍药、干姜、茯苓、桂枝心、当归、大黄、芒消、阿胶、甘草、人参、麻黄、地黄、虻虫、水蛭、大枣、桃仁。(中医方剂大辞典)(2)当归、芍药、桂枝心、干姜、茱萸、人参、大黄。(中医方剂大辞典)(3)大黄、甘草、当归、赤芍、半夏、川芎。(中医方剂大辞典)(4)当归、大黄、生地黄、甘草。(中医方剂大辞典)(5)当归、大黄、陈皮、甘草。(6)当归、大黄、黄连、甘草。(中医方剂大辞典)

当归川芎汤 dang gui chuan xiong tang

【英文名】Dang Gui Chuan Xiong Decoction

【组成】当归、川芎、熟地黄、白芍、延胡索、红花、香附、青皮、泽兰、牡丹、桃仁。(中医方剂大辞典)

当归川芎散 dang gui chuan xiong san

【英文名】Dang Gui Chuan Xiong Powders

【组成】(1)当归、川芎、甘草、黄芩、薄荷、砂仁。(中医方剂大辞典)(2)当归、川芎、柴胡、白术、芍药、牡丹、茯苓、蔓荆子、甘草、山栀。(中医方剂大辞典)

当归元参饮 dang gui yuan shen yin

【英文名】Dang Gui Yuan Shen Drink

【组成】当归、白芍、生地黄、玄参、牡丹皮、车前子、茺蔚子。(中医方剂大辞典)

当归木香丸 dang gui mu xiang wan

【英文名】Dang Gui Mu Xiang Pill

【组成】当归、蓬莪术、木香、人参、桂枝、牵牛。(中医方剂大辞典)

当归木香汤 dang gui mu xiang tang

【英文名】Dang Gui Mu Xiang Decoction

【组成】(1)山楂核、当归、川芎、木通、小茴香、川楝、青皮、猪苓、泽泻、木香、栀子。(中医方剂大辞典)(2)青皮、五加皮、海桐皮、桑白皮、陈皮、地骨皮、丁香、牡丹皮、棕榈、当归、木香、赤芍药。(中医方剂大辞典)

当归木香散 dang gui mu xiang san

【英文名】Dang Gui Mu Xiang Powders

【组成】木香、当归、肉豆蔻、官桂、甘草、人参、白术、白芍、罂粟壳、茯苓、枳壳、陈皮、阿胶。(中医方剂大辞典)

当归止血汤 dang gui zhi xue tang

【英文名】Dang Gui Zhi Xue Decoction

【组成】当归、香附、生地黄、白芍、牡丹皮、紫苏子、甘草、陈皮。(中医方剂大辞典)

当归止痛汤 dang gui zhi tong tang

【英文名】Dang Gui Zhi Tong Decoction

【组成】白术、人参、苦参、升麻、葛根、苍术、防风、知母、泽泻、猪苓、当归、甘草、黄芩、茵陈、羌活。(兰室秘藏)

当归内补丸 dang gui nei bu wan

【英文名】Dang Gui Nei Bu Pill

【组成】熟地黄、茯苓、当归、黄芪、川芎、肉桂、白芍、肉苁蓉、白术、甘草。(中医方剂大辞典)

当归化毒汤 dang gui hua du tang

【英文名】Dang Gui Hua Du Decoction

【组成】升麻、当归、麻仁、枳壳、红花、生地黄、桃仁、槟榔。(中医方剂大辞典)

当归六黄汤 dang gui liu huang tang

【英文名】Dang Gui Liu Huang Decoction

【异名】六黄汤(中医方剂大辞典、兰室秘藏、周慎斋遗书)

【组成】(1)黄连、黄芩、黄柏、黄芪、地黄、当归、栀子、小麦。(中医方剂大辞典)(2)当归、生地黄、熟地黄、黄柏、黄芩、黄连、黄芪。(中医方剂大辞典)(3)当归、黄连、黄芩、黄柏、黄芪、生地黄、熟地黄、知母。(中医方剂大辞典)(4)当归、熟地黄、生地黄、黄连、黄芩、黄柏、黄芪、防风、麻黄、麦。(中医方剂大辞典)(5)当归、黄柏、黄芩、麦冬、黄连、生地黄、熟地黄。(中医方剂大辞典)

当归龙荟丸 dang gui long hui wan

【英文名】Dang Gui Long Hui Pill

【组成】(1)当归、龙胆、栀子、黄连、青皮、黄芩、大黄、芦荟、青黛、柴胡、木香、麝香。(中医方剂大辞典)(2)当归、龙胆、芦荟、甘草、菊花、黄芩、荆芥、生地黄、赤芍。(中医方剂大辞典)(3)当归、大黄、龙胆、芦荟、黄连、青黛、黄芩、木香、黄柏、栀子。(中医方剂大辞典)(4)当归、龙胆、柴胡、青黛、胆南星、大黄、芦荟、麝香、栀子、黄芩、黄连、黄柏、木香。(中医方剂大辞典)

当归龙荟片 dang gui long hui pian

【英文名】Dang Gui Long Hui Tablet(药品标准－中药成方制剂标准)

【组成】青黛、芦荟、龙胆、黄芩、木香、栀子、大黄、当归、黄柏、黄连。(药品标准－中药成方制剂标准1995年)

当归龙胆汤 dang gui long dan tang

【英文名】Dang Gui Long Dan Decoction

【异名】羌活退翳散(中医方剂大辞典、兰室秘藏)

【组成】防风、石膏、柴胡、羌活、五味子、升麻、甘草、黄连、黄芪、黄芩、黄柏、当归、龙胆、芍药。(中医方剂大辞典)

当归龙胆散 dang gui long dan san

【英文名】Dang Gui Long Dan Powders

【组成】白芷、当归、羊胫骨、生地黄、麻黄、草豆蔻、龙胆、升麻、黄连。(中医方剂大辞典)

当归龙骨丸 dang gui long gu wan

【英文名】Dang Gui Long Gu Pill

【组成】当归、芍药、黄连、梁槐子、艾叶、龙骨、黄柏、茯苓、木香。(中医方剂大辞典)

当归四圣散 dang gui si sheng san

【英文名】Dang Gui Si Sheng Powders

【组成】当归、芍药、罂粟壳、甘草、茯苓、黄芪。(中医方剂大辞典)

当归四逆汤 dang gui si ni tang

【英文名】Dang Gui Si Ni Decoction

【组成】(1)当归、肉桂、白芍、细辛、甘草、通草、吴茱萸。(中医方剂大辞典)(2)附子、肉桂、白芍、柴胡、当归、吴茱萸、川楝子、小茴香、泽泻。(中医方剂大辞典)(3)当归、附子、肉桂、茴香、柴胡、芍药、茯苓、玄胡索、川楝子、泽泻。(中医方剂大辞典)(4)当归、桂枝、芍药、细辛、甘草、通草、大枣。(中医方剂大辞典)(5)当归、桂枝、细辛、葱白、白芍、甘草、通草、绍酒。(中医方剂大辞典)

当归失笑散 dang gui shi xiao san

【英文名】Dang Gui Shi Xiao Powders

【组成】当归、蒲黄、五灵脂。(中医方剂大辞典)

当归白术汤 dang gui bai zhu tang

【英文名】Dang Gui Bai Zhu Decoction

【异名】当归茵陈汤(中医方剂大辞典、杏苑)

【组成】(1)白术、当归、桂枝、附子、生姜、甘草、芍药、人参、黄芪。(中医方剂大辞典)(2)白术、茯苓、当归、黄芩、茵陈、前胡、枳实、甘草、杏仁、半夏。(中医方剂大辞典)(3)当归、川芎、白术、黄连、黄芩、木通、厚朴、白芍、陈皮、熟地黄、甘草。(中医方剂大辞典)

当归立效散 dang gui li xiao san

【英文名】Dang Gui Li Xiao Powders

【组成】当归、大黄、乳香。(中医方剂大辞典)

当归地黄丸 dang gui di huang wan

【英文名】Dang Gui Di Huang Pill

【组成】(1)当归、熟地黄、川芎、鹅卵矾、黄芪。(中医方剂大辞典)(2)当归、熟地黄、川芎、白芍、牡丹、延胡索、人参、黄芪。(中医方剂大辞典)(3)熟地黄、山茱萸、山药、泽泻、牡丹、茯苓、当归、鹿茸、牛膝。(中医方剂大辞典)

当归地黄汤 dang gui di huang tang

【英文名】Dang Gui Di Huang Decoction

【异名】当归地黄散(中医方剂大辞典、杂病源流犀烛)

【组成】(1)熟地黄、当归、白芍、川芎、秦艽、钩藤、天麻、防风。(中医方剂大辞典)(2)当归、熟地黄、生地黄、白芍、人参、白术、茯苓、黄芪、黄柏、知母、陈皮、甘草。(中医方剂大辞典)(3)当归、白芍、熟地黄、人参、甘草、陈皮、桂。(中医方剂大辞典)(4)当归、熟地黄。(中医方剂大辞典)(5)当归、芍药、川芎、白术、染槐子、黄药子、生地黄、甘草、茯苓、黄芩、龙骨。(中医方剂大辞典)(6)当归、白芍、白术、苍术、黄芪、熟地黄、陈皮、甘草、柴胡、生地黄。(中医方剂大辞典)

当归地黄饮 dang gui di huang yin

【英文名】Dang Gui Di Huang Drink

【组成】当归、熟地黄、山药、杜仲、牛膝、山茱萸、炙甘草。(中医方剂大辞典)

当归地黄膏 dang gui di huang gao

【英文名】Dang Gui Di Huang Ointment

【组成】当归、地黄。(中医方剂大辞典)

当归芍药汤 dang gui shao yao tang

【英文名】Dang Gui Shao Yao Decoction

【组成】(1)白芍、当归、茯苓、泽泻、白术、黄芩、甘草、黄连、木香、槟榔。(中医方剂大辞典)(2)当归、芍药、人参、肉桂、生姜、甘草、大枣、地黄。(中医方剂大辞典)(3)当归、川芎、芍药、熟地黄、黄芪、香附、柴胡。(中医方剂大辞典)(4)当归、生地黄、川芎、赤芍、牡丹皮、人参、甘草、天花粉、麦冬、泽泻、干姜、香附、陈皮、蒲黄。(中医方剂大辞典)(5)当归、白术、赤芍、茯苓、泽泻、黄芩、辛夷花、菊花、地龙、甘草、薄荷、川芎。(中医方剂大辞典)(6)当归、白芍、枳壳、山楂、厚朴、陈皮、木香、甘草、黄芩。(中医方剂大辞典)(7)当归、白芍、熟地黄、川芎、柴胡、升麻、防风。(中医方剂大辞典)(8)当归、川芎、芍药、生地黄、黄连、木香。(中医方剂大辞典)(9)当归、芍药、白术、牡丹、桃仁、栀子、甘草、青皮。(中医方剂大辞典)(10)白芍、当归、茯苓、泽泻、川芎、甘草。(中医方剂大辞典)(11)当归、人参、白芍、茯苓、甘草、木香、枳壳、干姜、陈皮、乌梅。(中医方剂大辞典)(12)当归、白芍、熟地黄、干姜。(中医方剂大辞典)(13)柴胡、炙甘草、生地黄、陈皮、熟地黄、黄芪、苍术、当归、白芍、白术。(中医方剂大辞典)(14)当归、芍药。(中医方剂大辞典)

当归芍药饮 dang gui shao yao yin

【英文名】Dang Gui Shao Yao Drink

【组成】当归、赤芍、生地黄、防风、黄芩、栀子、牛蒡子、连翘、大黄、白芷、红花、甘草。(中医方剂大辞典)

当归芍药散 dang gui shao yao san

【英文名】Dang Gui Shao Yao Powders

【异名】当归芍药汤(中医方剂大辞典、济生);当归茯苓散(中医方剂大辞典、普济方)

【组成】(1)当归、白芍、川芎、茯苓、泽泻、陈皮、砂仁、白术、甘草、香附、木香、乌药、紫苏、葱白。(中医方剂大辞典)(2)当归、芍药、茯苓、白术、泽泻、川芎。(中医方剂大辞典)

当归百合汤 dang gui bai he tang

【英文名】Dang Gui Bai He Decoction

【组成】当归、熟地黄、麦冬、川芎、沙参、甘草、香附、橘红、桔梗、小麦、大枣。(中医方剂大辞典)

当归百解散 dang gui bai jie san

【英文名】Dang Gui Bai Jie Powders

【组成】当归、赤芍、大黄、川芎、升麻、薄荷、干葛、麻黄、黄芩、甘草、枳壳、皂角刺。(中医方剂大辞典)

当归血竭丸 dang gui xue jie wan

【英文名】Dang Gui Xue Jie Pill

【组成】当归、血竭、蓬莪术、芍药、五灵脂。(中医方剂大辞典)

当归羊肉汤 dang gui yang rou tang

【英文名】Dang Gui Yang Rou Decoction

【异名】羊肉汤(中医方剂大辞典、济生、普济方)

【组成】(1)羊肉、当归、山药、白术、砂仁、杜仲、白糯米。(中医方剂大辞典)(2)当归、人参、黄芪、生姜。(中医方剂大辞典)

当归导气汤 dang gui dao qi tang

【英文名】Dang Gui Dao Qi Decoction

【组成】(1)当归、甘草、芍药、青皮、槐花、生地黄。(中医方剂大辞典)(2)甘草、当归、芍药、木香、槟榔、青皮、槐花、泽泻、生地黄。(中医方剂大辞典)

当归导滞汤 dang gui dao zhi tang

【英文名】Dang Gui Dao Zhi Decoction

【组成】(1)当归、白芍、莱菔子、车前子、枳壳、槟榔、甘草。(中医方剂大辞典)(2)大黄、当归。(中医方剂大辞典)(3)大黄、当归、麝香、丹皮、桃仁、红花、白芍、乳香、没药、生地黄、桂枝、柴胡、黄芩、枳壳、甘草。(中医方剂大辞典)

当归导滞散 dang gui dao zhi san

【英文名】Dang Gui Dao Zhi Powders

【异名】当归导气散(中医方剂大辞典、医学发明、张氏医通)

【组成】大黄、当归、麝香。(中医方剂大辞典)

当归防风散 dang gui fang feng san

【英文名】Dang Gui Fang Feng Powders

【组成】当归、防风、川芎、生地黄、白芷、羌活、人参。(中医方剂大辞典)

当归红花汤 dang gui hong hua tang

【英文名】Dang Gui Hong Hua Decoction

【组成】当归、红花。(中医方剂大辞典)

当归红花饮 dang gui hong hua yin

【英文名】Dang Gui Hong Hua Drink

【组成】当归、红花、葛根、连翘、牛蒡子、甘草、桔梗。(中医方剂大辞典)

当归红花酊 dang gui hong hua ding

【英文名】Dang Gui Hong Hua Tincture

【组成】当归、红花、乙醇。(中医方剂大辞典)

当归赤芍汤 dang gui chi shao tang

【英文名】Dang Gui Chi Shao Decoction

【组成】当归、延胡索、桃仁、红木香、赤芍、红花、枳壳、地榆、金银花、山楂、藕节。(中医方剂大辞典)

当归连翘汤 dang gui lian qiao tang

【英文名】Dang Gui Lian Qiao Decoction

【组成】(1)当归、黄连、甘草、连翘、黄柏。(中医方剂大辞典)(2)当归、连翘、防风、黄芩、荆芥、白芷、芍药、生地黄、山栀、白术、人参、阿胶、地榆、甘草。(中医方剂大辞典)(3)当归、连翘、白芷、大黄、甘草。(中医方剂大辞典)

当归连翘饮 dang gui lian qiao yin

【英文名】Dang Gui Lian Qiao Drink

【组成】当归、生地黄、川芎、连翘、防风、荆芥、白芷、羌活、黄芩、山栀、枳壳、甘草、细辛。(中医方剂大辞典)

当归连翘散 dang gui lian qiao san

【英文名】Dang Gui Lian Qiao Powders

【组成】(1)当归、连翘、大黄、山栀、芍药、金银花。(中医方剂大辞典)(2)当归、连翘、黄芩、山栀、荆芥、防风、款冬花、忍冬藤、大黄、升麻、生姜。(中医方剂大辞典)(3)当归、连翘、栀子、芍药、忍冬藤、黄芩。(中医方剂大辞典)(4)当归、连翘、前胡、甘草、枳壳、桔梗、黄芩、玄参、生地黄、鼠粘子、天花粉、白芍。(中医方剂大辞典)

当归没药丸 dang gui mo yao wan

【英文名】Dang Gui Mo Yao Pill

【组成】(1)当归、没药、天仙子、干姜、苍术、芍药、熟地黄、川芎。(中医方剂大辞典)(2)没药、丁香、木香、桂、血竭、延胡索、干漆、牡丹皮、当归、肉豆蔻、槟榔、安息香、乳香。(中医方剂大辞典)

当归羌活汤 dang gui qiang huo tang

【英文名】Dang Gui Qiang Huo Decoction

【组成】(1)当归、川芎、白芍、羌活、独活、甘草。(中医方剂大辞典)(2)党参、当归、秦艽、独活、钩藤、白芍、羌活、甘草。(中医方剂大辞典)(3)当归、羌活、半夏、陈皮、川芎、甘草、红花、黄芩、芍药、桔梗、细辛、贝母、姜。(中医方剂大辞典)

当归补中汤 dang gui bu zhong tang

【英文名】Dang Gui Bu Zhong Decoction

【组成】当归、川芎、阿胶、艾叶、甘草、人参、黄芪、杜仲、白术、白芍、五味子。(中医方剂大辞典)

当归补血丸 dang gui bu xue wan

【英文名】Dang Gui Bu Xue Pill(药品标准－中药成方制剂标准)

【组成】当归、黄芪。(药品标准－中药成方制剂标准 1989年)

当归补血汤 dang gui bu xue tang

【英文名】Dang Gui Bu Xue Decoction

【组成】(1)黄芪、当归、熟地黄。(中医方剂大辞典)(2)当归、黄芪、荆芥、人参、白术、生地黄。(中医方剂大辞典)(3)当归、生地黄、川芎、白芍、防风、荆芥、藁本、黄芩、柴胡、蔓荆子。(中医方剂大辞典)(4)黄芪、当归。(中医方剂大辞典)(5)黄芪、当归、生地黄、甘草。(中医方剂大辞典)(6)熟地黄、当归、川芎、牛膝、白芍、甘草、白术、防风、生地黄、天冬。(中医方剂大辞典)(7)黄芪、当归、防风、羌活、荆芥、甘草。(中医方剂大辞典)(8)荆芥、当归、生地黄、熟地黄、川芎、赤芍、黄芪、陈皮。(中医方剂大辞典)(9)当归、黄芪、生姜、大枣。(中医方剂大辞典)(10)糯米、当归、黄芪。(中医方剂大辞典)(11)薄荷、羌活、茺蔚子、柴胡、蒺藜、菊花、防风、甘草、生地黄、当归、白芍、川芎。(中医方剂大辞典)(12)当归、黄芪、柴胡、白芍。(中医方剂大辞典)(13)当归、川芎、白芍、熟地黄、防风、连翘、羌活、独活、乳香、没药、白芷、续断、杜仲。(中医方剂大辞典)(14)红花、黄芪、当归、独活。(中医方剂大辞典)(15)当归、芍药、生地黄、熟地黄、人参、白术、茯苓、麦冬、栀子、陈皮、甘草、朱砂、乌梅、炒米。(中医方剂大辞典)(16)当归、黄芩、茯苓。(中医方剂大辞典)

当归补血散 dang gui bu xue san

【英文名】Dang Gui Bu Xue Powders

【组成】当归、川芎、白芍、防风、细辛、菊花、甘草、车前子、蒺藜、白术、羌活、茺蔚子、薄荷、大黄。(中医方剂大辞典)

当归补血精 dang gui bu xue jing

【英文名】Dan Gui Bu Xue Jing Syrup

【组成】当归、黄芪、党参、川芎、熟地、白芍。((82)桂卫药准字第27019号)

当归阿胶汤 dang gui e jiao tang

【英文名】Dang Gui E Jiao Decoction

【组成】当归、白芍、熟地、茯苓、阿胶、麦冬、栝楼、甘草。(中医方剂大辞典)

当归阿胶散 dang gui e jiao san

【英文名】Dang Gui E Jiao Powders

【组成】当归、阿胶、龙骨、地榆、蒲黄、地黄、黄牛角䚡、艾叶。(中医方剂大辞典)

当归附子汤 dang gui fu zi tang

【英文名】Dang Gui Fu Zi Decoction

【组成】(1)当归、炒盐、全蝎、升麻、甘草、柴胡、黄柏、附子、干姜、高良姜。(中医方剂大辞典)(2)川芎、当归、熟地黄、芍药、附子、阿胶、地榆、甘草、干姜、乌梅、赤石脂。(中医方剂大辞典)

当归苦参丸 dang gui ku shen wan

【英文名】Dang Gui Ku Shen Pill(药品标准－中药成方制剂标准)

【异名】归参丸(药品标准－中药成方制剂标准)

【组成】当归、苦参。(药品标准－中药成方制剂标准1991年)

当归拈痛丸 dang gui nian tong wan

【英文名】Dan Gui Nian Tong Pill

【组成】当归、防风、苦参、羌活、猪苓、茵陈蒿、黄芩、党参、甘草、升麻、知母、粉葛根、炒白术、炒苍术、泽泻。(医学启源、江苏省药品标准1982年)

当归拈痛汤 dang gui nian tong tang

【英文名】Dang Gui Nian Tong Decoction

【异名】拈痛汤(中医方剂大辞典、兰室秘藏);当归止痛汤(中医方剂大辞典、便览)

【组成】(1)苦参、槟榔、当归、茵陈、独活、木通、防己、黄柏、紫苏叶、苍术、知母、木瓜。(中医方剂大辞典)(2)当归、羌活、苍术、防风、白术、黄芩、泽泻、黄柏、猪苓。(中医方剂大辞典)(3)羌活、防风、升麻、葛根、白术、苍术、当归、人参、甘草、苦参、黄芩、知母、茵陈、猪苓、泽泻。(中医方剂大辞典)

当归拈痛散 dang gui nian tong san

【英文名】Dang Gui Nian Tong Powders

【组成】(1)当归、苦参、人参、猪苓、泽泻、羌活、黄芩、苍术、白术、茵陈、葛根、升麻、防风、知母、茯苓、甘草。(中医方剂大辞典)(2)当归、防风、黄芪、甘草、黄柏、玄参、人参、茯苓、白术、苍术、干葛、升麻、知母、茵陈、羌活。(中医方剂大辞典)

当归和血汤 dang gui he xue tang

【英文名】Dang Gui He Xue Decoction

【组成】当归、川芎、白芍、生地黄、熟地黄、香附、鳖甲、丹皮、丹参、川断、秦艽、红花。(中医方剂大辞典)

当归和血饮 dang gui he xue yin

【英文名】Dang Gui He Xue Drink

【组成】熟地黄、当归、白芍、川芎、连翘、牡丹皮、荆芥、防风。(中医方剂大辞典)

当归和血散 dang gui he xue san

【英文名】Dang Gui He Xue Powders

【组成】(1)川芎、青皮、槐花、荆芥、熟地黄、白术、当归、升麻。(中医方剂大辞典)(2)当归、白芍、川芎、桔梗、秦艽、黑姜。(中医方剂大辞典)

当归泽兰丸 dang gui ze lan wan

【英文名】Dang Gui Ze Lan Pill

【组成】香附、当归、白芍、熟地黄、生地黄、泽兰叶、艾叶、白术、黄芩、川芎。(中医方剂大辞典)

当归泽兰汤 dang gui ze lan tang

【英文名】Dang Gui Ze lan Decoction

【组成】当归、泽兰、白芍、川芎、熟地黄、延胡索、红花、香附、牡丹皮、桃仁。(中医方剂大辞典)

当归注射液 dang gui zhu she ye

【英文名】Dang Gui Injection

【组成】当归。(中国药典1995年)

当归治痛饮 dang gui zhi tong yin

【英文名】Dang Gui Zhi Tong Drink

【组成】当归、羌活、猪苓、泽泻、黄芩、苦参、升麻、茯苓、白术、甘草、木通、人参、苍术、知母、防风。(中医方剂大辞典)

当归建中汤 dang gui jian zhong tang

【英文名】Dang Gui Jian Zhong Decoction

【组成】当归、桂枝、芍药、黄芪。(中医方剂大辞典)

当归建中散 dang gui jian zhong san

【英文名】Dang Gui Jian Zhong Powders

【组成】当归、白芍、桂枝、黄芪。(中医方剂大辞典)

当归承气汤 dang gui cheng qi tang

【英文名】Dang Gui Cheng Qi Decoction

【组成】(1)当归、大黄、甘草、芒消。(中医方剂大辞典)(2)当归、大黄、芒消、枳实、甘草、厚朴。(中医方剂大辞典)(3)大黄、甘草、芒消、当归。(中医方剂大辞典)

当归枳壳汤 dang gui zhi qiao tang

【英文名】Dang Gui Zhi Qiao Decoction

【异名】土八(中医方剂大辞典、痧症令书);四十八号同人方(中医方剂大辞典、杂病源流犀烛)、匏三(中医方剂大辞典、痧症全书);三十五号家人方(中医方剂大辞典、杂病源流犀烛)

【组成】(1)当归、山楂、枳壳、红花、赤芍、青皮、茜草、连翘、丹参、续断。(中医方剂大辞典)(2)当归、枳壳、赤芍、山楂、莱菔子、紫朴。(中医方剂大辞典)

当归荆芥散 dang gui jing jie san

【英文名】Dang Gui Jing jie Powders

【组成】荆芥穗、川芎、人参、当归、桔梗、附子、柴胡、防风、丁香、白芍、蒲黄、鳖甲、白芷、牛膝、白薇、肉桂、半夏、羌活、杏仁、木香、茯苓、续断、槟榔、没药、肉苁蓉、柏子仁、地骨皮。(中医方剂大辞典)

当归茴香散 dang gui hui xiang san

【英文名】Dang Gui Hui Xiang Powders

【组成】当归、茴香、附子、高良姜。(中医方剂大辞典)

当归茱萸汤 dang gui zhu yu tang

【英文名】Dang Gui Zhu Yu Decoction

【组成】当归、吴茱萸、小茴香、甘草、木香。(中医方剂

大辞典)

当归厚朴汤 dang gui hou po tang

【英文名】Dang Gui Hou Po Decoction

【组成】当归、厚朴、官桂、高良姜。(中医方剂大辞典)

当归钩藤汤 dang gui gou teng tang

【英文名】Dang Gui Gou Teng Decoction

【组成】当归、钩藤、秦艽、丹皮、防风、青皮、黄芩、柴胡、甘草。(中医方剂大辞典)

当归独活汤 dang gui du huo tang

【英文名】Dang Gui Du Huo Decoction

【组成】贝母、葛根、丹皮、防风、防已、川芎、甘草、泽泻、肉桂、当归、人参、茯苓、独活、石膏。(中医方剂大辞典)

当归活血丸 dang gui huo xue wan

【英文名】Dang Gui Huo Xue Pill

【组成】当归、赤芍、桂枝、延胡索、秦艽、牡丹皮、乳香、牛膝。(中医方剂大辞典)

当归活血汤 dang gui huo xue tang

【英文名】Dang Gui Huo Xue Decoction

【异名】当归活血散(中医方剂大辞典、医方考、治痘全书);桃花散(中医方剂大辞典、奇效良方)

【组成】(1)当归、赤芍、川芎、牛膝、紫苏、生地黄、乌豆、蒲黄、桂枝、乳香、没药。(中医方剂大辞典)(2)当归、红花、桃仁、山楂、甘草、牡丹皮。(中医方剂大辞典)(3)当归、川芎、白藓皮、金银花、白芍、蒺藜、防风、大贝、荆芥、白芷、青皮、甘草、地肤子。(中医方剂大辞典)(4)当归、升麻、槐花、青皮、荆芥、熟地黄、白术、川芎。(中医方剂大辞典)(5)当归、黄芪、没药、川芎、苍术、熟地黄、生地黄、赤芍、蒺藜、红花、香附、牛膝。(中医方剂大辞典)(6)当归、川芎、赤芍、生地黄、红花、紫草、黄芩、黄连、大黄。(中医方剂大辞典)(7)当归、杜仲、赤芍、白芷、威灵仙、肉桂。(中医方剂大辞典)(8)当归、芍药、抚芎、桃仁、红花、牡丹皮、香附、乌药、枳壳、青皮、官桂、干姜、甘草。(中医方剂大辞典)(9)当归、川芎、荆芥、薄荷、芍药、红花、甘草、牡丹皮、桔梗、防风、山栀、黄芩、连翘、白芷。(中医方剂大辞典)(10)当归、赤芍、甘草、红花、桂枝、干姜、枳壳、生地黄、人参、柴胡、桃仁。(中医方剂大辞典)(11)当归、川芎、赤芍、红花、紫草、生地黄。(中医方剂大辞典)

当归活血饮 dang gui huo xue yin

【英文名】Dang Gui Huo Xue Drink

【组成】(1)当归、红花、黄芩、连翘、人参、地骨皮、牵牛子、甘草。(中医方剂大辞典)(2)苍术、当归、川芎、薄荷、黄芪、熟地黄、防风、羌活、甘草、白芍。(中医方剂大辞典)

当归活血散 dang gui huo xue san

【英文名】Dang Gui Huo Xue Powders

【组成】(1)赤芍、生地黄、当归、桃仁、红花、香附、川芎、牡丹皮、玄胡索、莪术、三棱、青皮。(中医方剂大辞典)(2)当归、赤芍、川芎、紫草、红花、木香、血竭。(中医方剂大辞典)(3)当归、没药、乳香、白芍。(中医方剂大辞典)(4)当归、黄芪、没药、川芎、羌活、苍术、麻黄、熟地黄。(中医方剂大辞典)

当归活血煎 dang gui huo xue jian

【英文名】Dang Gui Huo Xue Decoction

【组成】当归、黄芪、没药、川芎、苍术、荆芥、薄荷、熟地黄、羌活、菊花、麻黄。(中医方剂大辞典)

当归养心汤 dang gui yang xin tang

【英文名】Dang Gui Yang Xin Decoction

【组成】当归、麦冬、升麻、甘草、人参、生地黄。(中医方剂大辞典)

当归养血丸 dang gui yang xue wan

【英文名】Dang Gui Yang Xue Pill(中国中医药学主题词表)

【组成】当归、白芍、地黄、黄芪、阿胶、牡丹皮、香附、茯苓、杜仲、白术。(中国药典一二部)

当归养血汤 dang gui yang xue tang

【英文名】Dang Gui Yang Xue Decoction

【异名】当归养荣汤(中医方剂大辞典、痘疹全书、杂病源流犀烛)

【组成】(1)当归、尖生、鲜斗、川贝母、瓜蒌、丹参、麦冬、栀子、黄连、甘草。(中医方剂大辞典)(2)当归、白芍、熟地黄、茯苓、贝母、瓜蒌、枳实、陈皮、厚朴、香附、川芎、紫苏子、沉香、黄连。(中医方剂大辞典)(3)当归、熟地黄、生地黄、金银花、黄芪、穿山甲、黄柏、知母、栀子、黄芩、蝉蜕、甘草。(中医方剂大辞典)(4)当归、秦艽、天冬、五灵脂、大腹皮、云皮、川芎、延胡索、茯苓、熟地黄、牡丹皮、甘草。(中医方剂大辞典)(5)当归、川芎、生地黄、麦冬、木通、甘草、淡竹叶、栀子仁、灯心草。(中医方剂大辞典)

当归养血膏 dang gui yang xue gao

【英文名】Dan Gui Yang Xue Ointment

【组成】(1)当归、白芍、茯苓、地黄、驴皮胶、黄芪、党参、甘草、川芎。((86)浙卫药准字 0087-2号)(2)当归、党参、茯苓、熟地黄、川芎、阿胶。((91)皖卫药准字 568号)

当归养荣汤 dang gui yang rong tang

【英文名】Dang Gui Yang Rong Decoction

【组成】(1)当归、条参、延胡索、熟地黄、茯苓、陈皮、仙皮、黄芪、白术、薄荷、淫羊藿、五加皮。(中医方剂大辞典)(2)防风、白芷、白芍、熟地黄、当归、川芎、羌活。(中医方剂大辞典)(3)当归、人参、黄芪、熟

地黄、白术、川芎、白芍、五味子、麦冬、远志、甘草、茯苓、牡丹皮、砂仁。(中医方剂大辞典)

当归秦艽散 dang gui qin jiao san

【英文名】Dang Gui Qin Jiao Powders

【组成】白术、茯苓、秦艽、当归、川芎、芍药、熟地黄、陈皮、半夏、炙甘草。(中医方剂大辞典)

当归桂枝汤 dang gui gui zhi tang

【英文名】Dang Gui Gui Zhi Decoction

【组成】(1)当归、桂枝、白芍、甘草、姜、大枣。(中医方剂大辞典)(2)当归、川芎、白芍、黄芪、官桂、甘草、苍术、黄柏。(中医方剂大辞典)(3)人参、当归、川芎、白芍、黄芪、苍术、黄柏、炙甘草。(中医方剂大辞典)

当归桃仁汤 dang gui tao ren tang

【英文名】Dang Gui Tao Ren Decoction

【组成】(1)当归、桃仁。(中医方剂大辞典)(2)当归、桃仁、红花、牡丹皮、山楂、泽兰叶。(中医方剂大辞典)

当归柴胡汤 dang gui chai hu tang

【英文名】Dang Gui Chai Hu Decoction

【异名】当归汤(中医方剂大辞典、经效方、普济方)

【组成】(1)当归、芍药、桔梗、槟榔、枳壳、桂枝、柴胡、青木香。(中医方剂大辞典)(2)柴胡、半夏、当归、甘草。(中医方剂大辞典)

当归胶艾汤 dang gui jiao ai tang

【英文名】Dang Gui Jiao Ai Decoction

【组成】川芎、当归、茯苓、白术、人参、杜仲、阿胶、艾叶、大黄、灶心土、甘草。(中医方剂大辞典)

当归凉血汤 dang gui liang xue tang

【英文名】Dang Gui Liang Xue Decoction

【异名】当归凉血饮(中医方剂大辞典、痘疹全书、片玉痘疹)

【组成】红花、地骨皮、生地黄、黄芩、牛蒡、人参、当归、黄芪、连翘、甘草。(中医方剂大辞典)

当归消毒散 dang gui xiao du san

【英文名】Dang Gui Xiao Du Powders

【组成】荆芥、牛蒡子、甘草、防风、当归、赤芍。(中医方剂大辞典)

当归流气饮 dang gui liu qi yin

【英文名】Dang Gui Liu Qi Drink

【组成】陈皮、半夏、茯苓、甘草、槟榔、紫苏、川芎、防风、枳壳、乌药、桔梗、青皮、枳实、木香、香附。(中医方剂大辞典)

当归流浸膏 dang gui liu jin gao

【英文名】Dang Gui Liu Jin Ointment

【组成】当归。(中医方剂大辞典)

当归润燥汤 dang gui run zao tang

【英文名】Dang Gui Run zao Decoction

【组成】(1)细辛、甘草、灸草、熟地黄、柴胡、黄柏、知母、石膏、桃仁、当归、蓖麻子、防风、荆芥、升麻、红花、杏仁、辣椒。(中医方剂大辞典)(2)当归、芍药、川芎、桃仁、熟地黄、生地黄、火麻仁。(中医方剂大辞典)(3)当归、白芍、红花、木瓜、秦艽、丹参、牛膝、川断、独活、橘饼、大枣。(中医方剂大辞典)

当归浸膏片 dang gui jin gao pian

【英文名】Dang Gui Jin Gao Tablet

【组成】当归。((82)甘卫药准字第195-4号)

当归益血膏 dang gui yi xue gao

【英文名】Dang Gui Yi Xue Concentrated Decoction(药品标准-中药成方制剂标准)

【组成】当归、熟地黄、白芍、川芎、党参、黄芪、阿胶、茯苓、甘草。(药品标准-中药成方制剂标准 1997年)

当归益荣丸 dang gui yi rong wan

【英文名】Dang Gui Yi Rong Pill

【组成】当归、川芎、黄连、芦荟、使君子肉。(中医方剂大辞典)

当归益荣散 dang gui yi rong san

【英文名】Dang Gui Yi Rong Powders

【组成】当归、黄芩、牡蛎、赤芍、防风、龙骨、陈皮、蛇床子、白芷、黄芪、川芎、生地黄、升麻、甘草。(中医方剂大辞典)

当归调中汤 dang gui tiao zhong tang

【英文名】Dang Gui Tiao Zhong Decoction

【组成】大黄、当归、甘草、芒消、芍药。(中医方剂大辞典)

当归调血汤 dang gui tiao xue tang

【英文名】Dang Gui Tiao Xue Decoction

【组成】当归、川芎、白芍、黄连、黄芩、桃仁、升麻。(中医方剂大辞典)

当归调经丸 dang gui tiao jing wan

【英文名】Dan Gui Tiao Jing Pill

【组成】当归、川芎。((92)滇卫药准字 923Z 第 530 号)

当归黄芪汤 dang gui huang qi tang

【英文名】Dang Gui Huang Qi Decoction

【组成】(1)当归、黄芪、芍药、生姜。(中医方剂大辞典)(2)当归、黄芪、地黄、川芎、地骨皮、芍药。(中医方剂大辞典)(3)黄芪、当归、熟地黄、白芍、人参、牡丹皮、茯苓、白术、甘草、肉桂。(中医方剂大辞典)(4)当归、黄芪、芍药、地黄、白术、桂枝、甘草、枣。(中医方剂大辞典)(5)白芍、厚朴、陈皮、川芎、当归、甘草、生地、黄连、黄柏、柴胡、茯苓。(中医方剂大辞典)(6)黄芪、当归、人参、桔梗、芍药、甘草。(中医方剂大辞典)

当归黄芪饮 dang gui huang qi yin

【英文名】Dang Gui Huang Qi Drink

【异名】当归黄芪散(中医方剂大辞典、产宝、济阴纲目)

【组成】当归、白芍、黄芪、人参、升麻。(中医方剂大辞典)

当归黄连丸 dang gui huang lian wan

【英文名】Dang Gui Huang Lian Pill

【组成】(1)芍药、当归、黄连、黄柏。(中医方剂大辞典)(2)当归、黄连、木香、吴茱萸、茯苓、厚朴、诃黎勒。(中医方剂大辞典)(3)黄连、当归、乌梅。(中医方剂大辞典)

当归黄连汤 dang gui huang lian tang

【英文名】Dang Gui Huang Lian Decoction

【组成】(1)当归、黄连、生地黄、金银花、花粉、牛蒡子、荆芥、僵蚕、丹皮、灯心草。(中医方剂大辞典)(2)当归、黄连、茯苓、地榆、犀角、甘草、厚朴。(中医方剂大辞典)

当归黄精膏 dang gui huang jing gao

【英文名】Dang Gui Huang Jing Concentrated Decoction(药品标准-中药成方制剂标准)

【组成】当归、黄精。(药品标准-中药成方制剂标准 1993年)

当归银花汤 dang gui yin hua tang

【英文名】Dang Gui Yin Hua Decoction

【组成】当归、银花、生地黄、甘草。(中医方剂大辞典)

当归鹿茸散 dang gui lu rong san

【英文名】Dang Gui Lu Rong Powders

【组成】当归、鹿茸、熟地黄、葵子、蒲黄、续断。(中医方剂大辞典)

当归清营汤 dang gui qing ying tang

【英文名】Dang Gui Qing Ying Decoction

【组成】当归、生地黄、山栀、赤苓、白芍、柴胡、川芎、甘草、贝母、牡丹皮、花粉、连翘。(中医方剂大辞典)

当归寄生汤 dang gui ji sheng tang

【英文名】Dang Gui Ji Sheng Decoction

【组成】当归、川芎、艾叶、白术、人参、续断、桑寄生、熟地黄。(中医方剂大辞典)

当归续断丸 dang gui xu duan wan

【英文名】Dang Gui Xu Duan Pill

【组成】当归、川芎、续断、干姜、阿胶、甘草、白术、吴茱萸、附子、白芷、肉桂、白芍、熟地黄。(中医方剂大辞典)

当归续断膏 dang gui xu duan gao

【英文名】Dang Gui Xu Duan Plaster

【组成】当归、续断、骨碎补、肉桂、附子、泽兰、芍药、白及、牛膝、羌活、川芎、木香、血竭、生地黄、僵蚕、白附子、沉香、丁香、栝楼、乌蛇肉、白蔹、白芷、玄参、杏仁、桃仁。(中医方剂大辞典)

当归葱白汤 dang gui cong bai tang

【英文名】Dang Gui Cong Bai Decoction

【组成】当归、人参、厚朴、葱白、阿胶、芎䓖。(中医方剂大辞典)

当归黑豆汤 dang gui hei dou tang

【英文名】Dang Gui Hei Dou Decoction

【组成】当归、黑豆、生地黄、麦冬、黄柏、知母、山栀、条芩、白薇、竹叶、炙甘草。(中医方剂大辞典)

当归腊茶散 dang gui la cha san

【英文名】Dang Gui La Cha Powders

【组成】茶、川百药。(中医方剂大辞典)

当归温疝汤 dang gui wen shan tang

【英文名】Dang Gui Wen Shan Decoction

【组成】当归、白芍、附子、肉桂、延胡索、小茴香、川楝子、泽泻、吴茱萸、茯苓。(中医方剂大辞典)

当归蒺藜煎 dang gui ji li jian

【英文名】Dang Gui Ji Li Decoction

【组成】当归、熟地黄、芍药、何首乌、甘草、防风、川芎、荆芥穗、白芷、白蒺藜。(中医方剂大辞典)

当归蒲延散 dang gui pu yan san

【英文名】Dang Gui Pu Yan Powders

【组成】当归、桂枝、芍药、血竭、蒲黄、延胡索。(中医方剂大辞典)

当归蒲梗汤 dang gui pu geng tang

【英文名】Dang Gui Pu Geng Decoction

【组成】薄荷、桔梗、知母、黑参、赤芍、黄芩、生地黄、菊花、茺蔚子、当归、桑白皮、防风、川芎、白芷、甘草。(中医方剂大辞典)

当归解毒汤 dang gui jie du tang

【英文名】Dang Gui Jie Du Decoction

【组成】生地黄、当归、麻仁、紫草、大黄、枳壳、连翘。(中医方剂大辞典)

当归鹤虱散 dang gui he shi san

【英文名】Dang Gui He Shi Powders

【组成】当归、鹤虱、陈皮、人参、槟榔、枳实、芍药、桂枝。(中医方剂大辞典)

当紫芷酒液 dang zi zhi jiu ye

【英文名】Dang Zi Zhi Wine

【组成】全当归、紫草、白芷、95%酒精。(山西中医 1990,6(2))

当归玄胡索汤 dang gui xuan hu suo tang

【英文名】Dang Gui Xuan Hu Suo Decoction

【组成】当归、延胡索、五灵脂、蒲黄、赤芍、肉桂、红花。(中医方剂大辞典)

当归红枣颗粒 dang gui hong zao ke li

【英文名】Dang Gui Hong Zao Granule(药品标准-中药

成方制剂标准

【组成】当归、红枣。(药品标准－中药成方制剂标准 1997年)

当归拈痛合剂 dang gui nian tong he ji

【英文名】Dang Gui Nian Tong Mixture(药品标准－中药成方制剂标准)

【组成】当归、羌活、甘草、黄芩、茵陈、党参、苦参、升麻、葛根、苍术、白术、泽泻、猪苓、防风、知母。(药品标准－中药成方制剂标准 1997年)

当归郁李仁汤 dang gui yu li ren tang

【英文名】Dang Gui Yu Li Ren Decoction

【异名】郁李仁汤(中医方剂大辞典、医级)

【组成】郁李仁、皂角仁、枳实、秦艽、火麻仁、当归、生地黄、苍术、大黄、泽泻。(中医方剂大辞典)

当归南枣颗粒 dang gui nan zao ke li

【英文名】Dang Gui Nan Zao Granule(药品标准－中药成方制剂标准)

【组成】当归、大枣、何首乌。(药品标准－中药成方制剂标准 1997年)

当归调经冲剂 dang gui tiao jing chong ji

【英文名】Dang Gui Tiao Jing Granule(药品标准－中药成方制剂标准)

【异名】当归补血冲剂(药品标准－中药成方制剂标准)

【组成】当归、熟地黄、川芎、党参、白芍、甘草、黄芪。(药品标准－中药成方制剂标准 1995年)

当归腹宁滴丸 dang gui fu ning di wan

【英文名】Dang Gui Fu Ning Drop Pill

【组成】当归挥发油。(甘肃省药品标准(1988年))

当飞利肝宁胶囊 dang fei li gan ning jiao nang

【英文名】Dan Fei Li Gan Ning Capsule(药品标准－中药成方制剂标准)

【组成】水飞蓟、当药。(药品标准－中药成方制剂标准 1998年)

当归贝母苦参丸 dang gui bei mu ku shen wan

【英文名】Dang Gui Bei Mu Ku Shen Pill

【异名】苦参丸(中医方剂大辞典、金匮、三因)

【组成】当归、贝母、苦参。(中医方剂大辞典)

当归生姜羊肉汤 dang gui sheng jiang yang rou tang

【异名】小羊肉汤(中医方剂大辞典、千金);当归汤(中医方剂大辞典、圣济总录)

【英文名】Dang Gui Sheng Jiang Yang Rou Decoction

【组成】当归、生姜、羊肉。(中医方剂大辞典)

当归芍药和疟汤 dang gui shao yao he nue tang

【英文名】Dang Gui Shao Yao He Nue Decoction

【组成】当归、白芍、益母草、炮姜、青皮、柴胡、草豆蔻、甘草。(中医方剂大辞典)

当归保命承气汤 dang gui bao ming cheng qi tang

【英文名】Dang Gui Bao Ming Cheng Qi Decoction

【组成】当归、大黄、玄明粉、甘草、枳实、厚朴。(中医方剂大辞典)

当归桃仁承气汤 dang gui tao ren cheng qi tang

【英文名】Dang Gui Tao Ren Cheng Qi Decoction

【组成】桃仁、大黄、当归、甘草、肉桂、芒消。(中医方剂大辞典)

当归寄生注射液 dang gui ji sheng zhu she ye

【英文名】Dang Gui Ji Sheng Injection(药品标准－中药成方制剂标准)

【组成】当归、槲寄生。(药品标准－中药成方制剂标准 1998年)

当归黄芩芍药汤 dang gui huang qin shao yao tang

【英文名】Dang Gui Huang Qin Shao Yao Decoction

【组成】当归、黄芩、芍药、黄连、白术、枳壳、茯苓、陈皮、生地黄、甘草、木香、乌梅。(中医方剂大辞典)

当归补血加葱白汤 dang gui bu xue jia cong bai tang

【英文名】Dang Gui Bu Xue Jia Cong Bai Decoction

【组成】当归、黄芪、葱白。(中医方剂大辞典)

当归拈痛合苏子降气汤 dang gui nian tong he su zi jiang qi tang

【英文名】Dang Gui Nian Tong and Su Zi Jiang Qi Decoction

【组成】人参、白术、苦参、秦艽、知母、黄芩、当归、羌活、莱菔子、升麻、葛根、茵陈、苍术、紫苏子。(中医方剂大辞典)

当归四逆加吴茱萸生姜汤 dang gui si ni jia wu zhu yu sheng jiang tang

【英文名】Dang Gui Si Ni Jia Wu Zhu Yu Sheng Jiang Decoction

【组成】当归、芍药、甘草、通草、桂枝、细辛、生姜、吴茱萸、大枣。(中医方剂大辞典)

当归补血汤加防风连翘方 dang gui bu xue tang jia fang feng lian qiao fang

【英文名】Dang Gui Bu Xue Decoction and Fang Feng Lian Qiao Prescription

【组成】当归、防风、黄芪、连翘。(中医方剂大辞典)

光明丸 guang ming wan

【英文名】Guang Ming Pill

【组成】(1)当归、川芎、羌活、生地黄、防风、薄荷、决明子、金沸草、蝉蜕、蒺藜、蛇蜕、密蒙花、木贼、黄连。(中医方剂大辞典)(2)生地黄、白芷、羌活、独活、甘草、薄荷、防风、荆芥、木贼、菊花、决明子、黄连、黄芩、黄柏、大黄、连翘、桔梗、当归、川芎。(中医方剂大辞典)(3)朱砂、常山、苦杏仁。(中医方剂大辞典)

光明丹 guang ming dan

【英文名】Guang Ming Pellet

【异名】金光明丹(中医方剂大辞典);光明散(中医方剂大辞典、经验奇方)

【组成】(1)铅丹、雌黄。(中医方剂大辞典)(2)炉甘石、朱砂、硼砂、轻粉、乳香、没药、胆矾、铜绿、冰片、麝香。(中医方剂大辞典)(3)炉甘石、老港濂珠、山蟹、石燕、海螵蛸。(中医方剂大辞典)(4)炉甘石、珍珠、玛瑙、雄黄、麝香、冰片。(中医方剂大辞典)(5)川芎、当归、白芍、生地黄、防风、羌活、菊花、谷精草、荆芥、决明子、蜜蒙花、绿豆、蔓荆、金沸草、望月砂、羚羊角、犀角。(中医方剂大辞典)(6)炉甘石、朱砂、硇砂、麝香、冰片。(中医方剂大辞典)

光明汤 guang ming tang

【英文名】Guang Ming Lotion

【组成】白矾、铜绿、干姜、苦杏仁、甘草。(中医方剂大辞典)

光明油 guang ming you

【英文名】Guang Ming Eye-drops Preparation

【组成】蜗牛、蚕蜕、冰片、油菜子油。(中医方剂大辞典)

光明散 guang ming san

【英文名】Guang Ming Powders

【组成】(1)炉甘石、珍珠。(中医方剂大辞典)(2)水银、铅锡、白矾、炒盐、炒消。(中医方剂大辞典)(3)白蔹、赤蔹、井泉石、铅丹、龙骨。(中医方剂大辞典)(4)当归、广藿香、细辛、两头尖、白芷、白矾、全蝎、石膏、何首乌、薄荷、黄连、川芎、甘草、皂荚。(中医方剂大辞典)(5)白矾、黄连、铜青、苦杏仁、当归。(中医方剂大辞典)(6)秦皮、黄柏、黄连、甘草、五倍子。(中医方剂大辞典)(7)黄连、当归、淡竹叶、赤芍、枣。(中医方剂大辞典)(8)夜明砂、蚌粉、苍术、海螵蛸、铅丹。(中医方剂大辞典)(9)鲤鱼胆。(中医方剂大辞典)(10)苍术、海蛤壳、木贼。(中医方剂大辞典)(11)炉甘石、黄连。(中医方剂大辞典)(12)珍珠、地栗粉、朱砂、硼砂、麝香、冰片、海螵蛸、熊胆、甘石。(中医方剂大辞典)(13)黄连、黄柏、黄芩、炉甘石、冰片、朱砂、荸荠。(中医方剂大辞典)

光明砂丸 guang ming sha wan

【英文名】Guang Ming Sha Pill

【组成】朱砂、古子花、雄黄、槟榔、桃仁、金箔、紫石英、远志。(中医方剂大辞典)

光明眼药 guang ming yan yao

【英文名】Guang Ming Eye-drops Preparation

【组成】(1)牛黄、珊瑚、冰片、玛瑙、蕤仁、炉甘石、熊胆、珍珠、青叶胆、麝香、荸荠。(中医方剂大辞典)(2)熊胆、冰片、胆矾、脑砂、白矾、五灵脂、老鸦翅。(中医方剂大辞典)(3)海螵蛸、西玉石、甘石、熊胆、冰片、野荸荠粉、朱砂。(中医方剂大辞典)

光明散子 guang ming san zi

【英文名】Guang Ming San Zi Eye-drops Preparation

【组成】甘石、硼砂、冰片。(中医方剂大辞典)

光明水眼药 guang ming shui yan yao

【英文名】Guang Ming Shui Eye-drops Preparation

【组成】甘石、琥珀、地栗粉、麝香、熊胆、元明粉、冰片、硼砂、朱砂、海螵蛸。(中医方剂大辞典)

光明夜灵散 guang ming ye ling san

【英文名】Guang Ming Ye Ling Powders

【组成】石决明、夜明砂、猪肝。(中医方剂大辞典)

光明洗眼方 guang ming xi yan fang

【英文名】Guang Ming Xi Yan Eye-drops Preparation

【组成】古青钱、黄连、苦杏仁、艾叶。(中医方剂大辞典)

光明眼药水 guang ming yan yao shui

【英文名】Guang Ming Eye-drops Preparation

【组成】(1)乌梅、铜绿、当归、甘石、苦参、胆矾、新针。(中医方剂大辞典)(2)胆矾、戎盐、白矾、乌梅、花椒、木贼、丁香、冰片、绣花针。(中医方剂大辞典)

光明燥眼药 guang ming zao yan yao

【英文名】Guang Ming Zao Eye-drops Preparation

【组成】炉甘石、地栗粉、冰片。(中医方剂大辞典)

光明拨云锭子 guang ming bo yun ding zi

【英文名】Guang Ming Bo-Yun Eye-drops Preparation

【组成】炉甘石、硼砂、冰片、海螵蛸、麝香、珍珠、血竭、乳香、没药。(中医方剂大辞典)

吐风散 tu feng san

【英文名】Tu Feng Powders

【组成】全蝎、瓜蒂、赤小豆。(中医方剂大辞典)

吐血丹 tu xue dan

【英文名】Tu Xue Pellet

【组成】阿胶、天冬、川贝、茯苓、杏仁。(中医方剂大辞典)

吐血散 tu xue san

【英文名】Tu Xue Powders

【组成】藕节、炒蒲黄、血余炭。(中医方剂大辞典)

吐乳散 tu ru san

【英文名】Tu Ru Powders

【组成】扁豆、蔻米、砂仁、法夏。(中医方剂大辞典)

吐泻丸 tu xie wan

【英文名】Tu Xie Pill

【组成】肉豆蔻、滑石。(中医方剂大辞典)

吐津丸 tu jin wan

【英文名】Tu Jin Pill

【组成】雄黄、巴豆、木香、白矾、公丁香、肉桂、胡椒、五灵脂。(中医方剂大辞典)

吐涎散 tu xian san

【英文名】Tu Xian Powders

【组成】(1)鹤虱、酒、醋。(中医方剂大辞典)(2)腻粉、猪牙皂荚。(中医方剂大辞典)

吐蛊散 tu gu san

【英文名】Tu Gu Powders

【组成】白矾、建茶、常山、马兜铃根、雄黄、刺猬皮、桑枝、蒜、鸡翅下血、败鼓皮、甘草。(中医方剂大辞典)

吐痰丹 tu tan dan

【英文名】Tu Tan Pellet

【组成】雄黄、胆矾、滑石。(中医方剂大辞典)

吐痰散 tu tan san

【英文名】Tu Tan Powders

【组成】(1)瓜蒂、丁香、赤小豆。(中医方剂大辞典)(2)牙皂、玄胡索、瓜蒂、青黛、矾。(中医方剂大辞典)

吐疟妙方 tu nue miao fang

【英文名】Tu Nue Miao Prescription

【组成】千岁蘽、常山。(中医方剂大辞典)

吐血神效方 tu xue shen xiao fang

【英文名】Tu Xue Shen Xiao Prescription

【组成】生地、参三七、芦根、陈金墨、鲜茅根、紫苏叶、青黛、川贝母、梨、枳壳、青皮、甘蔗汁、藕节。(中医方剂大辞典)

吐血猪肺汤 tu xue zhu fei tang

【英文名】Tu Xue Zhu Fei Decoction

【组成】猪肺。(中医方剂大辞典)

吐血紫云膏 tu xue zi yun gao

【英文名】Tu Xue Zi Yun Ointment

【组成】紫草、生地、云苓、麦冬、白果肉。(中医方剂大辞典)

吐泻肚痛散 tu xie du tong san

【英文名】Tu Xie Du Tong Powders(药品标准－中药成方制剂标准)

【组成】木香、厚朴、白芍、茯苓、甘草、广藿香、赤石脂、朱砂、丁香。(药品标准－中药成方制剂标准 1997 年)

吐血除根奇方 tu xue chu gen qi fang

【英文名】Tu Xue Chu Gen Qi Prescription

【组成】童子鸡。(中医方剂大辞典)

吐泻肚痛胶囊 tu xie du tong jiao nang

【英文名】Tu Xie Du Tong Capsule(药品标准－中药成方制剂标准)

【组成】木香、厚朴、白芍、茯苓、甘草、广藿香、赤石脂、朱砂、丁香。(药品标准－中药成方制剂标准 1997 年)

吃疔虎 chi ding hu

【英文名】Chi Ding Hu Plaster

【组成】朴消、雄黄、戎盐、麝香、冰片。(中医方剂大辞典)

吃力伽丸 chi li jia wan

【英文名】Chi Li Jia Pill

【组成】白术、朱砂、麝香、诃子、香附子、沉香、木香、丁香、安息香、檀香、荜茇、犀角、乳香、苏合香、冰片。(中医方剂大辞典)

吃药即效散 chi yao ji xiao san

【英文名】Chi Yao Ji Xiao Powders

【组成】白芷、川贝母。(中医方剂大辞典)

吸筒 xi tong

【英文名】Xi Tong Plaster

【组成】五倍子、白矾。(中医方剂大辞典)

吸入剂 xi ru ji

【英文名】Inhalation Dosage Forms

【定义】是指供呼吸道吸入用的制剂。(中药药剂学)

吸针丸 xi zhen wan

【英文名】Xi Zhen Pill

【组成】磁石。(中医方剂大辞典)

吸烟散 xi yan san

【英文名】Xi Yan Powders

【组成】朱砂、硫黄、甘松、木香、石膏、沉香、赤石脂、生地黄、当归、明矾、樟脑、杉梢叶灰、茶。(中医方剂大辞典)

吸毒仙膏 xi du xian gao

【英文名】Xi Du Xian Ointment

【组成】吸铁石、忍冬藤、当归、天花粉、夏枯草、香油。(中医方剂大辞典)

吸毒竹筒 xi du zhu tong

【英文名】Xi Du Zhu Tong Plaster

【组成】苍术、白蔹、乌柏皮、厚朴、艾叶、茶芽、白及、白蒺藜。(中医方剂大辞典)

吸药仙丹 xi yao xian dan

【英文名】Xi Yao Xian Dan Powders

【组成】苍术、白蔹、乌柏皮、厚朴、艾叶、好茶芽、白及、白蒺藜。(中医方剂大辞典)

吸药如神散 xi yao ru shen san

【英文名】Xi Yao Ru Shen Powders

【组成】雄黄、佛耳草、鹅管石、款冬花、甘草、寒水石、青礞石、白附子、枯矾、孩儿茶。(中药大辞典)

岁桃浆 sui tao jiang

【英文名】Sui Tao Paste

【组成】核桃仁。(中医方剂大辞典)

吕雪丹 lv xue dan

【英文名】Lv Xue Pellet

【组成】冰片、硼砂。(中医方剂大辞典)

吕祖仙膏 lv zu xian gao

【英文名】Lv Zu Xian Plaster

【组成】山药、碎火石。(中医方剂大辞典)

吕祖一枝梅 lv zu yi zhi mei

【英文名】Lv Zu Yi Zhi Plaster

【异名】一枝梅(中医方剂大辞典、同寿录)

【组成】朱砂、银朱、五灵脂、麝香、蓖麻、雄黄、巴豆。(中医方剂大辞典)

吕祖发背方 lv zu fa bei fang

【英文名】Lv Zu Fa Bei Prescription

【组成】栝楼、乳香。(中医方剂大辞典)

吕祖奇灵膏 lv zu qi ling gao

【英文名】Lv Zu Qi Ling Plaster

【组成】巴豆、血余炭、蓖麻、葱白、苍耳子、穿山甲、天南星、半夏、川乌、当归、草乌、生地黄、马钱子、金银花、生姜、蜈蚣、全蝎、蟾蜍、鲫鱼、肉桂。(中医方剂大辞典)

吕祖塞鼻丹 lv zu sai bi dan

【英文名】Lv Zu Sai Bi Pellet

【组成】沉香、木香、乳香、硼砂、皂荚、高良姜、细辛、当归、巴豆、花椒、麝香、朱砂、雄黄、血竭、硇砂、枣。(中医方剂大辞典)

吕祖师如意丸 lv zu shi ru yi wan

【英文名】Lv Zu Shi Ru Yi Pill

【组成】人中白、神曲、琥珀、厚朴、柴胡、天竺黄、白芷、香附、苍术、紫苏、秦艽、半夏、青皮、广砂肉、薄荷、木香、木通、陈皮、防风、川芎、茯苓、车前、羌活、枳壳、广藿香、槟榔、乌药、山楂、黄芩、金樱子、草果、麦芽、香茹、沉香、飞滑石、川贝母、蒲黄、红花、白附子、密蒙花、郁金、甘草、化矾。(中医方剂大辞典)

吕祖师铁拐杖 lv zu shi tie guai zhang

【英文名】Lv Zu Shi Tie Guai Zhang Pill

【组成】天冬、熟地黄、茯苓。(中医方剂大辞典)

吕祖发背灵宝膏 lv zu fa bei ling bao gao

【英文名】Lv Zu Fa Bei Ling Bao Ointment

【组成】瓜蒌、乳香。(中医方剂大辞典)

吕祖师清瘟神方 lv zu shi qing wen shen fang

【英文名】Lv Zu Shi Qing Wen Shen Prescription

【组成】细辛、白芷、藜芦、延胡索、川芎、猪牙皂、朱砂、雄黄。(中医方剂大辞典)

吕祖紫金夺命膏 lv zu zi jin duo ming gao

【英文名】Lv Zu Zi Jin Duo Ming Plaster

【组成】黄连、全蝎、穿山甲、黄芩、黄柏、当归、白芷、赤芍、马钱子、生地黄、肉桂、海藻。(中医方剂大辞典)

吕洞宾仙传化毒汤 lv dong bin xian chuan hua du tang

【英文名】Lv Dong Bin Xian Chuan Hua Du Decoction

【组成】防风、甘草、白芷、茯苓、川贝母、黄芩、连翘、白芍、天花粉、金银花、半夏、乳香、没药。(中医方剂大辞典)

吕洞宾仙传芦吸散 lv dong bin xian chuan lu xi san

【英文名】Lv Dong Bin Xian Chuan Lu Xi Powders

【组成】款冬花、鹅管石、陈皮。(中医方剂大辞典)

吊药 diao yao

【英文名】Diao Yao Powders

【组成】(1)赤芍、麝香、没药、乳香。(中医方剂大辞典)(2)鹅腿草、山大黄、野南星。(中医方剂大辞典)

吊伤散 diao shang san

【英文名】Diao Shang Powders

【组成】阿魏、冰片、当归、栀子、南星、草乌、乳香、没药、肉桂、桃仁、泽兰叶、大黄、红花。(中医正骨 1990,2(4))

吊肠丸 diao chang wan

【英文名】Diao Chang Pill

【组成】黄柏。(中医方剂大辞典)

吊肾丹 diao shen dan

【英文名】Diao Shen Pellet

【组成】大黄、小茴香、黑牵牛、破故纸、牛蒡子。(中医方剂大辞典)

吊筋药 diao jin yao

【英文名】Diao Jin Powders(药品标准－中药成方制剂标准)

【组成】栀子、红花、苦杏仁、桃仁、芥子。(药品标准－中药成方制剂标准 1991 年)

吊痰膏 diao tan gao

【英文名】Diao Tan Ointment

【组成】皂角。(中医方剂大辞典)

早夺汤 zao duo tang

【英文名】Zao Duo Decoction

【组成】人参、黄芪、当归、远志、甘草、金银花、大黄、石膏、柴胡、白术、天花粉。(中医方剂大辞典)

早搏一方 zao bo yi fang

【英文名】Zao Bo Yi Prescription

【组成】葛根、瓜蒌、郁金、泽兰、灵磁石、珍珠母、刘寄奴、当归、炙甘草。(中西医结合杂志 1984,4(9))

早起避秽丹 zao qi bi hui dan

【英文名】Zao Qi Bi Hui Pellet

【异名】避秽丹(中医方剂大辞典、仙拈集)

【组成】苍术、白术、广皮、厚朴、甘草、白蒺藜、丹参。(中医方剂大辞典)

同气散 tong qi san
【英文名】Tong Qi Powders
【组成】五谷虫、人中白、黄连、薄荷、细辛、硼砂、青黛、冰片。(中医方剂大辞典)

同归汤 tong gui tang
【英文名】Tong Gui Decoction
【组成】白术、玄参、熟地、北五味、荆芥、贝母。(中医方剂大辞典)

同春丸 tong chun wan
【英文名】Tong Chun Pill
【异名】八味茴香丸(中医方剂大辞典、医学入门);茴香丸(中医方剂大辞典、便览);回春丸(中医方剂大辞典、便览)
【组成】茯苓、白术、山楂、枳实、八角茴香、茱萸、橘核、荔枝核。(中医方剂大辞典)

同仁安神丸 tong ren an shen wan
【英文名】Tong Ren An Shen Pill(药品标准－中药成方制剂标准)
【组成】黄连、甘草、熟地黄、地黄、当归、黄芪、酸枣仁、龙齿、茯苓、柏子仁、远志、朱砂。(药品标准－中药成方制剂标准 1996 年)

同仁大活络丸 tong ren da huo luo wan
【英文名】Tong Ren Da Huo Luo Pill(药品标准－中药成方制剂标准)
【组成】蕲蛇、乌梢蛇、铁丝威灵仙、全蝎、僵蚕、草乌、天麻、麻黄、羌活、细辛、防风、豹骨、官桂、丁香、附子、赤芍、血竭、没药、乳香、地龙、甘草、龟甲、白术、当归、何首乌、熟地黄、骨碎补、茯苓、玄参、人参、绵马、贯众、广藿香、沉香、熟大黄、青皮、豆蔻、黄芩、香附、葛根、松香、黄连、乌药、木香、天南星、牛黄、安息。(药品标准－中药成方制剂标准 1998 年)

同仁乌鸡白凤丸 tong ren wu ji bai feng wan
【英文名】Tong Ren Wu Ji Bai Feng Pill(药品标准－中药成方制剂标准)
【组成】乌鸡、人参、白芍、丹参、香附、当归、牡蛎、鹿角、桑螵蛸、甘草、青蒿、天冬、熟地黄、地黄、川芎、黄芪、银柴胡、芡实、山药。(药品标准－中药成方制剂标准 1998 年)

同仁牛黄清心丸 tong ren niu huang qing xin wan
【英文名】Tong Ren Niu Huang Qing Xin Pill(药品标准－中药成方制剂标准)
【组成】当归、川芎、甘草、山药、黄芩、白芍、麦冬、白术、六神曲、蒲黄、大枣、阿胶、茯苓、人参、防风、干姜、柴胡、肉桂、白蔹、桔梗、大豆黄卷、苦杏仁、牛黄、麝香、水牛角浓缩粉、羚羊角、冰片。(药品标准－中药成方制剂标准 1998 年)

同仁乌鸡风口服液 tong ren wu ji feng kou fu ye
【英文名】Tong Ren Wu Ji Feng Liquid
【组成】乌鸡、人参、山药、熟地黄等。((94)卫药准字 Z－07)

团鱼丸 tuan yu wan
【英文名】Tuan Yu Pill
【组成】贝母、前胡、知母、杏仁、柴胡、团鱼。(中医方剂大辞典)

团鱼汤 tuan yu tang
【英文名】Tuan Yu Decoction
【组成】羊肉、草果。(中医方剂大辞典)

团参丸 tuan shen wan
【英文名】Tuan Shen Pill
【组成】(1)人参、黄芪、麦冬。(中医方剂大辞典)(2)人参、草龙胆、防风、枳壳、茯苓、甘草、黄芪、黄连、鳖甲。(中医方剂大辞典)(3)阿胶、皂儿黄、人参。(中医方剂大辞典)(4)团参、白术、山芋、枣、陈仓米、甘草、草豆蔻。(中医方剂大辞典)

团参汤 tuan shen tang
【英文名】Tuan Shen Decoction
【组成】(1)团参、川麻、甘草。(中医方剂大辞典)(2)罗参、白术、白茯苓、黄芪、当归、甘草、生姜。(中医方剂大辞典)

团参散 tuan shen san
【英文名】Tuan Shen Powders
【异名】团参饮子(中医方剂大辞典、证治汇补)
【组成】(1)干姜、苍术、天仙藤、甘草、川乌、北白芍药、细辛、麻黄。(中医方剂大辞典)(2)人参、黄芪、百合、飞罗粉。(中医方剂大辞典)(3)人参、款冬花、紫菀。(中医方剂大辞典)(4)白术、人参、五味子、甘草。(中医方剂大辞典)(5)人参、桑白皮、大腹皮、陈皮、麦冬、吴茱萸、槟榔、芫花、附子、泽泻、半夏曲、桂心、杏仁、枳实、白术、诃子。(中医方剂大辞典)

团参饮子 tuan shen yin zi
【英文名】Tuan Shen Drink
【组成】(1)团参、胆星、半夏、甘草、麦冬、杏仁、辽五味、阿胶、紫菀、百部、旋覆花、桑叶。(中医方剂大辞典)(2)人参、紫菀茸、阿胶、百合、细辛、款冬花、杏仁、天冬、半夏、桑叶、五味子、甘草。(中医方剂大辞典)

团参太一丹 tuan shen tai yi dan
【英文名】Tuan Shen Tai Yi Pellet
【组成】人参、酸枣仁、栀子仁、阿胶、天南星、甘草、玄精石、麝香、脑子、朱砂、金箔。(中医方剂大辞典)

团参阿胶煎 tuan shen e jiao jian
【英文名】Tuan Shen E Jiao Jian Decoction
【组成】人参、阿胶、五味子、紫菀。(中医方剂大辞典)

团参黄芪散 tuan shen huang qi san
【英文名】Tuan Shen Huang Qi Powders

【异名】团参汤(中医方剂大辞典、永类钤方)
【组成】人参、黄芪、甘草。(中医方剂大辞典)

回元汤 hui yuan tang
【英文名】Hui Yuan Decoction
【组成】黄芪、当归、益母草、干姜。(中医方剂大辞典)

回元饮 hui yuan yin
【英文名】Hui Yuan Drink
【组成】熟地黄、萸肉、北五味、麦冬、甘菊、川芎、立参、山药、当归、玉竹、鸱枭脑。(中医方剂大辞典)

回正散 hui zheng san
【英文名】Hui Zheng Powders
【组成】人参、白薇、茯苓、白术、半夏、白芥子、陈皮、甘草。(中医方剂大辞典)

回令丸 hui ling wan
【英文名】Hui Ling Pill
【组成】川楝子、小茴。(中医方剂大辞典)

回生丸 hui sheng wan
【英文名】Hui Sheng Pill
【异名】回生丹(中医方剂大辞典、普济方)
【组成】(1)麻黄、桑根白皮、续随子、白药子、没药、乳香、桔梗、白芷、钟乳、当归、人参、木香、茯苓、沉香、苦参。(中医方剂大辞典)(2)巴豆、雄黄。(中医方剂大辞典)(3)熟地黄、山药、知母、丹皮、枸杞、茯神、泽泻、黄柏、山萸、杜仲。(中医方剂大辞典)(4)地黄、萸肉、枸杞、菟丝子、牛膝、山药、茯苓、白芍、莲肉、麦冬、天冬、北五味、枣仁、园肉、莲须、玄参、骨皮、女贞子、龟甲胶、鳖甲胶、鳔胶、猪脊髓、黄牛肉、紫河车膏。(中医方剂大辞典)

回生丹 hui sheng dan
【英文名】Hui Sheng Pellet
【异名】神仙活命丹(中医方剂大辞典);妇科黑豆丸(中医方剂大辞典、全国中药成药处方集);人参回生丹(中医方剂大辞典、饲鹤亭集方);仙传保产回生丹(中医方剂大辞典、卫生鸿宝);回生保产至宝丹(中医方剂大辞典、经验各种秘方辑要);回生丸(中医方剂大辞典、女科指掌);回生至宝丹(中医方剂大辞典、玉案)
【组成】(1)贯众、甘草、板兰根、干葛、甜消、川军、牛黄、珠子粉、犀角、薄荷、朱砂、麝香、肉桂、青黛、龙脑、金箔。(中医方剂大辞典)(2)地鳖、自然铜、乳香、血竭、朱砂、巴豆霜、当门子。(中医方剂大辞典)(3)生军、黑豆、人参、姜黄、茅术、茯苓、当归、香附、川芎、桃仁、地榆、广皮、白芍、良姜、熟地黄、蒲黄、蓬术、红花、没药、苏木、益母膏、乌药、乳香、青皮、木瓜、玄胡、萸肉、牛膝、木香、五灵脂、三棱、甘草。(中医方剂大辞典)(4)番木鳖、麻黄、生草、僵蚕、乳香、没药、蜈蚣、全蝎、雄黄、朱砂、川山甲、羌活、白芷、生草、当归、川乌、草乌、闹羊花、虎骨。(中医方剂大辞典)(5)金银花、玄参、蒲公英、川芎、甘草、花粉、柴胡。(中医方剂大辞典)(6)五加皮、川牛膝、当归、炙甘草、木耳、黄麻、鹿角胶、川山甲、自然铜、骨碎补。(中医方剂大辞典)(7)梅片、麝香、硼砂、提牙消。(中医方剂大辞典)(8)黄芪、白术、青皮、木瓜、当归、川芎、香附、地榆、蒲黄、茯苓、桃仁、熟地黄、怀牛膝、山萸肉、三棱、五灵脂、甘草、荆芥穗、桔皮、白芍、乌药、乳香、没药、木香、僵蚕、蝉蜕、姜黄、红曲。(中医方剂大辞典)(9)黑豆、蒲黄、当归、桂心、赤芍药、干姜、茄种。(中医方剂大辞典)(10)五倍子。(中医方剂大辞典)(11)大黄、苏木、黑豆、红花、米醋、人参、当归、川芎、香附、延胡索、苍术、蒲黄、茯苓、桃仁、川牛膝、炙甘草、地榆、羌活、橘红、白芍、木瓜、青皮、乳香、没药、益母草、木香、白术、乌药、良姜、马鞭草、秋葵子、熟地黄、三棱、五灵脂、山萸肉。(中医方剂大辞典)(12)附子、人参、天麻、紫河车、全蝎、山药、朱砂、珍珠、天竺黄、钩藤、琥珀、牛黄、茯苓、金箔。(中医方剂大辞典)(13)蟾酥、血竭、乳香、没药、胡黄连、无月闲来丹、轻粉、麝香、朱砂、冰片。(中医方剂大辞典)(14)天麻、防风、白附子、雄黄、辰砂、人参、冰片、麝香、僵蚕、茯苓、木香、桂、肉豆蔻、半夏曲。(中医方剂大辞典)(15)丁香、干姜。(中医方剂大辞典)(16)青皮、陈皮、三棱、莪术、连翘、木香、甘遂、商陆、泽泻、木通、干漆、萝卜子、赤茯苓、桑白皮、椒目、胡椒、黑牵牛。(中医方剂大辞典)(17)大黄、苏木、红花、黑豆、当归、川芎、熟地黄、茯苓、苍术、香附米、乌药、玄胡索、桃仁、蒲黄、牛膝、白芍、甘草、陈皮、木香、三棱、五灵脂、羌活、地榆、山萸、人参、白术、青皮、木瓜、良姜、乳香、没药。(中医方剂大辞典)(18)葱管藜芦、青礞石、雄猪胆。(中医方剂大辞典)(19)石膏、白矾。(中医方剂大辞典)(20)金脚信、硇砂、乳香、半夏、红丹、巴豆肉、明雄黄、南星、南硼砂、大斑蝥。(中医方剂大辞典)(21)石灰。(中医方剂大辞典)(22)乳香、硼砂、釜煤、没药、水银、礞石、轻粉、巴豆。(中医方剂大辞典)(23)天麻、白附子、僵蚕、桃胶、天南星。(中医方剂大辞典)

回生汤 hui sheng tang
【英文名】Hui Sheng Decoction
【组成】南沙参、麦冬、茯苓、生地黄、当归、犀角尖、黄连、黄芩、山栀子、丹皮、知母、滑石、甘草、蝉蜕壳、僵蚕、钗石斛、玄明粉、黄蜜。(中医方剂大辞典)

回生饮 hui sheng yin
【英文名】Hui Sheng Drink
【组成】(1)大黄、栀子、牡蛎、银花、连翘、木香、乳香、没药、牛蒡子、栝楼、皂角刺、地骨皮。(中医方剂大辞典)(2)黄连、黄柏、黄芩、山栀、苦参、车前子、芍药、青皮、陈皮、乌药、枳壳、桃仁。(中医方剂大辞典)

回生酒 hui sheng jiu

【英文名】Hui Sheng Wine

【组成】扛板归。(中医方剂大辞典)

回生散 hui sheng san

【英文名】Hui Sheng Powders

【组成】(1)沙参。(中医方剂大辞典)(2)胆矾、草乌头。(中医方剂大辞典)(3)陈皮、藿香叶。(中医方剂大辞典)(4)甘遂、黑牵牛、郁李仁、槟榔、大黄、大戟。(中医方剂大辞典)(5)天南星。(中医方剂大辞典)(6)皂矾。(中医方剂大辞典)(7)半夏、藿香、牙皂。(中医方剂大辞典)(8)生白丑、熟白丑、桔梗、五加皮、甘草、熟白鲜皮、生白鲜皮、连翘、花粉、银花、薄荷、皂角子、山栀、山豆根。(中医方剂大辞典)(9)番木鳖、川山甲、血竭、乳香、没药。(中医方剂大辞典)(10)急性子、硇砂、朱砂、雄黄、硼砂、沉香、木香、丁香、麝香。(中医方剂大辞典)(11)防风、白芷、黄芪。(中医方剂大辞典)(12)人牙、麝香。(中医方剂大辞典)

回生锭 hui sheng ding

【英文名】Hui Sheng Lozenges

【组成】人参、白术、茯苓、山药、桔梗、甘草、胆星、赤石脂、辰砂、乳香、礞石、牛黄、麝香。(中医方剂大辞典)

回生膏 hui sheng gao

【英文名】Hui Sheng Plaster

【组成】(1)明矾、黄丹、干姜。(中医方剂大辞典)(2)川贝母、猫儿眼睛草、夏枯草、芝麻油。(中医方剂大辞典)(3)人乳、藕汁、蜜、酒、便。(中医方剂大辞典)

回光丸 hui guang wan

【英文名】Hui Guang Pill

【组成】九里光花、菊花、黄连、黄柏、当归、玄参、苦参。(中医方剂大辞典)

回光散 hui guang san

【英文名】Hui Guang Powders

【组成】荆芥、黄连、赤芍、谷精草、菊花、木贼、桔梗、牛蒡子、前胡、独活、甘草。(中医方剂大辞典)

回阳丸 hui yang wan

【英文名】Hui Yang Pill

【组成】(1)牡蛎、干姜。(中医方剂大辞典)(2)明矾、火消、胡椒、黄丹。(中医方剂大辞典)

回阳丹 hui yang dan

【英文名】Hui Yang Pellet

【组成】(1)干姜、牡蛎。(中医方剂大辞典)(2)川乌、牡蛎、不灰木、良姜、白芍药、麝香。(中医方剂大辞典)(3)川乌、草乌、地龙、灵脂、南星、脑子、麝香。(中医方剂大辞典)(4)羌活、全蝎、升麻根、甘松、草乌头、水蛭、大椒、三柰子、荜茇、杜矾、柴胡、川乌、黄盐、破故纸、蒜、虻虫。(中医方剂大辞典)(5)硫黄、木香、荜澄茄、附子、干姜、桂心、干蝎、吴茱萸。(中医方剂大辞典)(6)沉香、木香、鹿茸、大茴、小茴、青皮、栀子、补骨脂、木通、生地黄、熟地黄、肉苁蓉、地龙、石菖蒲、葫巴、大海马、人参。(中医方剂大辞典)(7)胞羊、官桂、丁香、人参、木香。(中医方剂大辞典)(8)白及、胡椒。(中医方剂大辞典)

回阳膏 hui yang gao

【英文名】Hui Yang Plaster

【组成】(1)香附、丁香、桂心、硫黄、当门子。(中医方剂大辞典)(2)白矾、黄丹、干姜、丁香、胡椒。(中医方剂大辞典)(3)肉桂、草乌、姜、南星、白芷、赤芍。(中医方剂大辞典)

回阳汤 hui yang tang

【英文名】Hui Yang Decoction

【异名】回阳酒(中医方剂大辞典、疡科选粹);托里回阳汤(中医方剂大辞典、保婴撮要)

【组成】(1)干姜、附子、人参、白术、黄芪、当归、陈皮、炙甘草、柴胡、升麻。(中医方剂大辞典)(2)附子、人参、当归、川芎、赤芍药、茯苓、五味子、细辛、车前子、甘草。(中医方剂大辞典)(3)干姜、益智仁、川乌、青皮、附子。(中医方剂大辞典)(4)延胡索、半夏、甘遂、陈桔皮、附子、麻黄、槟榔、天南星。(中医方剂大辞典)(5)当归、白术、附子、干姜、熟地黄、黄芪、乌梅。(中医方剂大辞典)(6)附子、人参、黄芪、当归、川芎、茯苓、枸杞、陈皮、萸肉、木香、甘草、紫草、厚朴、苍术、红花、独活、皂角、姜。(中医方剂大辞典)(7)附子、人参、白术、干姜、木香。(中医方剂大辞典)

回阳酒 hui yang jiu

【英文名】Hui Yang Wine

【异名】回阳汤(中医方剂大辞典、寿世保元)

【组成】鹿茸、附子、黄芪、当归。(中医方剂大辞典)

回阳散 hui yang san

【英文名】Hui Yang Powders

【异名】天南星散(中医方剂大辞典、普济方)

【组成】(1)朱砂、血竭、乳香、没药、雄黄、红粉、梅片、银砂、轻粉、麝香。(中医方剂是大辞典)(2)姜、肉桂、赤芍、南星、草乌、白芷。(中医方剂大辞典)(3)附子。(中医方剂大辞典)(4)丁香、干姜、乳香、没药、胡椒。(中医方剂大辞典)(5)硫黄、胡椒。(中医方剂大辞典)(6)附子、甘草、人参、细辛、桔梗、厚桂、茯苓、独活、半夏。(中医方剂大辞典)(7)附子、天南星、木香、人参、硫黄、朱砂、麝香。(中医方剂大辞典)(8)苍术、炙甘草、白术、陈皮、木香、附子。(中医方剂大辞典)(9)硫黄、寒水石、消石。(中医方剂大辞典)(10)乌头、益智子、桔皮、桂心、麻黄、干姜。(中医方剂大辞典)(11)天南星。(中医方剂大辞典)

回苏散 hui su san

【英文名】Hui Su Powders

【组成】犀角粉、羚羊角粉、麝香、牛黄、冰片、龙涎香、珍珠粉、琥珀、朱砂、薄荷冰。(中医方剂大辞典)

回疔丹 hui ding dan

【英文名】Hui Ding Pellet

【组成】蟾酥、银朱、雄黄。(中医方剂大辞典)

回疔饮 hui ding yin

【英文名】Hui Ding Drink

【组成】苍耳子、甘草。(中医方剂大辞典)

回疔散 hui ding san

【英文名】Hui Ding Powders

【组成】蜂巢、蛇蜕。(中医方剂大辞典)

回乳方 hui ru fang

【英文名】Hui Ru Prescription

【组成】(1)麦芽、瓜蒌、枳壳、青皮、苏梗、桔梗、当归、益母草、蒲公英、金银花、连翘、丹皮。(中医方剂大辞典)(2)麦芽、枳壳。(中医方剂大辞典)

回乳汤 hui ru tang

【英文名】Hui Ru Decoction

【组成】麦芽、当归、赤芍、红花、牛膝。(中医方剂大辞典)

回命散 hui ming san

【英文名】Hui Ming Powders

【异名】开关圣散(中医方剂大辞典、直指小儿);圣散子(中医方剂大辞典、普济方);开关如圣散(中医方剂大辞典、婴童百问);开关左右散(中医方剂大辞典、医林纂要)

【组成】蜈蚣、蝎。(中医方剂大辞典)

回毒散 hui du san

【英文名】Hui Du Powders

【组成】大黄、白芷、木香、没药、穿山甲、木香、人参。(中医方剂大辞典)

回毒膏 hui du gao

【英文名】Hui Du Plaster

【组成】麻油、番木鳖、头发、飞丹。(中医方剂大辞典)

回春丸 hui chun wan

【英文名】Hui Chun Pill

【组成】茯苓、白术、山楂、大茴香、吴茱萸、荔枝核、枳实、橘子核。(中医方剂大辞典)

回春丹 hui chun dan

【英文名】Hui Chun Pill(药品标准－中药成方制剂标准)

【组成】麝香、牛黄、天麻、全蝎、僵蚕、川贝母、半夏、钩藤、胆南星、木香、豆蔻、檀香、陈皮、沉香、枳壳、甘草、天竺黄、清宁、朱砂。(药品标准－中药成方制剂标准 1990 年)

回春方 hui chun fang

【英文名】Huo Chun Prescription

【组成】茯苓、半夏、厚朴、苍术、陈皮、砂仁、炙甘草、干姜、藿香、乌梅、姜。(中医方剂大辞典)

回春仙 hui chun xian

【英文名】Hui Chun Xian Liquid

【组成】何首乌、黄芪、当归、川芎、大黄、山楂等。(中医药学报 1988,(3))

回春酒 hui chun jiu

【英文名】Hui Chun Wine(药品标准－中药成方制剂标准)

【组成】淫羊藿、当归、五加皮、茯苓、地骨皮、苍术、熟地黄、杜仲、生地黄、天冬、西红花、牛膝、肉苁蓉、附片、甘草、花椒、丁香、木香。(药品标准－中药成方制剂标准 1990 年)

回春散 hui chun san

【英文名】Hui Chun Powders

【组成】白矾、黄丹、胡椒、焰消。(中医方剂大辞典)

回脉散 hui mai san

【英文名】Hui Mai Powders

【组成】大黄、白芷、没药、木香、山甲。(中医方剂大辞典)

回津丸 hui jin wan

【英文名】Hui Jin Pill

【组成】白芍药、白术、泽泻、茯苓、川芎、当归、五味子、乌梅。(中医方剂大辞典)

回逆散 hui ni san

【英文名】Hui Ni Powders

【组成】附子、干姜、甘草。((86)闽卫药准字 20406 号)

回音饮 hui yin yin

【英文名】Hui Yin Drink

【组成】甘草、桔梗、乌梅、乌药。(中医方剂大辞典)

回首散 hui shou san

【英文名】Hui Shou Powders

【异名】回头散(中医方剂大辞典、金匮翼)

【组成】乌药顺气散、羌活、独活、木瓜。(中医方剂大辞典)

回神膏 hui shen gao

【英文名】Hui Shen Plaster

【组成】生姜、红糟、猪脂、盐。(中医方剂大辞典)

回素散 hui su san

【英文名】Hui Su Powders

【组成】泽泻。(中医方剂大辞典)

回脓散 hui nong san

【英文名】Hui Nong Powders

【组成】当归、大黄、炙山甲、黑丑、角针、蜈蚣、僵蚕、乳香、没药。(中医方剂大辞典)

回疳散 hui gan san

【英文名】Hui Gan Powders

【组成】鹿角、白矾、头发。(中医方剂大辞典)

回浆散 hui jiang san

【英文名】Hui Jiang Powders

【异名】回浆饮(中医方剂大辞典、医学集成)

【组成】(1)何首乌、白芍、黄芪、人参、甘草、白术、茯苓、生姜。(中医方剂大辞典)(2)何首乌、白芍、炙芪、炙甘草、人参、白术、茯苓、淮山药、苡仁。(中医方剂大辞典)

回稍散 hui shao san

【英文名】Hui Shao Powders

【组成】白芷、茯苓、半夏、当归、川芎、甘草、肉桂、白芍、枳壳、麻黄、陈皮、桔梗、厚朴、干姜、苍术、姜黄。(中医方剂大辞典)

回魂散 hui hun san

【英文名】Hui Hun Powders

【组成】人参、茯苓、甘草、僵蚕、朱砂、白附子、全蝎、蝉壳。(中医方剂大辞典)

回魂煎 hui hun jian

【英文名】Hui Hun Decoction

【组成】天南星、白附子、乌蛇、蜈蚣、棘刚子、干蝎、水银、丹砂、腻粉、麝香、犀角、乳香、金薄、牛黄、龙脑。(中医方剂大辞典)

回蒸膏 hui zheng gao

【英文名】Hui Zheng Plaster

【组成】芝麻油、胎发、穿山甲、白矾、黄蜡、飞丹、松香、轻粉、乳香、没药、燕窝泥、五灵脂、麝香、密陀僧。(中医方剂大辞典)

回痹方 hui bi fang

【英文名】Hui Bi Prescription

【组成】良姜、三柰、肉桂、丁香、草蔻仁。(中医方剂大辞典)

回燕膏 hui yan gao

【英文名】Hui Yan Plaster

【组成】(1)穿山甲、五灵脂、头发。(中医方剂大辞典)(2)穿山甲、全蝎、白芷、黄连、黄柏、黄芩、当归、生地黄、赤芍药、官桂、海藻、番木鳖、麻油、下飞丹、黄蜡、白占、粉心、乳香、没药、阿魏、轻粉、麝香、血竭、燕窝泥、雄黄、朱砂、雄鼠屎。(中医方剂大辞典)

回澜汤 hui lan tang

【英文名】Hui Lan Decoction

【组成】荆芥、枳壳、人参、蚶子。(中医方剂大辞典)

回澜饮 hui lan yin

【英文名】Hui Lan Drink

【组成】丹参、桃仁、茯苓、茺蔚子、生地黄、怀牛膝、飞滑石、白薇。(中医方剂大辞典)

回癫汤 hui dian tang

【英文名】Hui Dian Decoction

【组成】人参、白术、茯神、山药、薏仁、肉桂、附子、半夏。(中医方剂大辞典)

回心草片 hui xin cao pian

【英文名】Hui Xin Cao Tablet

【组成】回心草。(中国中西医结合杂志 1992,12(7))

回生神丹 hui sheng shen dan

【英文名】Hui Sheng Shen Pellet

【组成】人参、白术、薏仁、肉桂、茯苓、半夏、南星、附子。(中医方剂大辞典)

回生神膏 hui sheng shen gao

【英文名】Hui Sheng Shen Plaster

【组成】牡蛎、炼粉、干姜。(中医方剂大辞典)

回阳煮散 hui yang zhu san

【英文名】Hui Yang Decoction

【组成】天南星、附子。(中医方剂大辞典)

回声饮子 hui sheng yin zi

【英文名】Hui Sheng Drink

【组成】皂角、萝卜。(中医方剂大辞典)

回春胶囊 hui chun jiao nang

【英文名】Hui Chun Capsule(药品标准－中药成方制剂标准)

【组成】海马、蛤蚧、仙茅、鹿鞭、牛鞭、狗肾、阳起石、肉苁蓉、五味子、鹿角胶、韭菜子、淫羊藿、刺五加浸膏、黄柏。(药品标准－中药成方制剂标准 1997 年)

回香草散 hui xiang cao san

【英文名】Hui Xiang Cao Powders

【组成】回香草、高良姜。(中医方剂大辞典)

回疮锭子 hui chuang ding zi

【英文名】Hui Chuang Lozenges

【异名】回疮锭(中医方剂大辞典、中国医学大辞典)

【组成】草乌头、蟾酥、巴豆、麝香。(中医方剂大辞典)

回天大补膏 hui tian da bu gao

【英文名】Hui Tian Da Bu Ointment

【组成】人参、白术、茯苓、当归、白芍、川芎、生地黄、熟地黄、二冬、知母、香附、红花、山药、龟胶、阿胶、鳖胶、玄参、丹皮、柴胡、人乳、牛乳、羊乳、梨汁、柿霜。

（中医方剂大辞典）

回天再造丸 hui tian zai zao wan

【英文名】Hui Tian Zai Zao Pill

【组成】蕲蛇、两头尖、山羊血、细辛、龟版、乌药、黄芪、母丁香、乳香、麻黄、甘草、青皮、熟地黄、犀角、没药、赤芍、羌活、白芷、虎胫骨、血竭、全蝎、防风、天麻、熟附子、当归、骨碎补、香附、玄参、首乌、大黄、威灵仙、葛根、沉香、白蔻仁、藿香、冬白术、红曲、川萆薢、牛黄、草蔻仁、川连、茯苓、姜黄、僵蚕、松香、川芎、三七、桑寄生、冰片、当门麝、辰砂、桂心、天竺黄、地龙、穿山甲。（中医方剂大辞典）

回风外解汤 hui feng wai jie tang

【英文名】Hui Feng Wai Jie Decoction

【组成】柴胡、薄荷、前胡、桔梗、枳壳、葛根、豆豉、广皮、茯苓、白术、姜皮、荷叶。（中医方剂大辞典）

回风养脏汤 hui feng yang zang tang

【英文名】Hui Feng Yang Zang Decoction

【组成】沙参、苏子、枳壳、前胡、桑叶、茯苓、白术、苡仁、橘红、贝母、荷叶蒂。（中医方剂大辞典）

回生再造丸 hui sheng zai zao wan

【英文名】Hui Sheng Zai Zao Pill

【组成】安息香、人参、蕲蛇、当归、川芎、川连、羌活、防风、玄参、藿香、白芷、茯苓、麻黄、天麻、川萆薢、姜黄、炙甘草、肉桂、白蔻仁、首乌、料豆、琥珀、黄芪、大黄、草蔻仁、雄鼠粪、穿山甲、全蝎、灵仙、葛根、桑寄生、细辛、赤芍、乌药、青皮、于术、僵蚕、乳香、没药、辰砂、骨碎补、香附、天竺黄、附片、龟版、沉香、母丁香、木香、胆星、红花、犀角尖、厚朴、地龙、松香、冰片、犀牛黄、血竭、虎骨。（中医方剂大辞典）

回生再造丹 hui sheng zai zao dan

【英文名】Hui Sheng Zai Zao Pellet

【组成】川芎、当归、羌活、独活、木瓜、角茴、小茴香、肉桂、甘草、乌药、川乌、虎骨、自然铜。（中医方剂大辞典）

回生再造饮 hui sheng zai zao yin

【英文名】Hui Sheng Zai Zao Drink

【异名】回春再造散（中医方剂大辞典、外科百效）；回春再造丹（中医方剂大辞典、秘传打损扑跌药方）

【组成】五铢钱、木香、自然铜、麝香。（中医方剂大辞典）

回生夺命丹 hui sheng duo ming dan

【英文名】Hui Sheng Duo Ming Pellet

【组成】羌活、藁本、防风、苍术、独活、白芷、乌药、防己、川乌、桔梗、柴胡、黄芩、薄荷、甘松、白芍、大黄、白蒺藜、天南星、川续断、五加皮、海风藤、大腹皮、仙灵脾、皂角刺、天麻、细辛、蔓荆子、川萆薢、红花、玄参、草乌、苦参。（中医方剂大辞典）

回生至圣丹 hui sheng zhi sheng dan

【英文名】Hui Sheng Zhi Sheng Pellet

【组成】甘草、金银花、玄参、蒲公英、天花粉、川芎。（中医方剂大辞典）

回生至宝丹 hui sheng zhi bao dan

【英文名】Hui Sheng Zhi Bao Pellet

【组成】胆星、雄黄、琥珀、朱砂、冰片、全蝎、巴豆霜、麝香。（中医方剂大辞典）

回生至神汤 hui sheng zhi shen tang

【英文名】Hui Sheng Zhi Shen Decoction

【组成】人参、肉桂、白术、姜汁、葱。（中医方剂大辞典）

回生保命丹 hui sheng bao ming dan

【英文名】Hui Sheng Bao Ming Pellet

【组成】当归、川芎、白芷、槐花、乳香、没药、轻粉、朱砂、雄黄、牛黄、血竭、孩儿茶、丁香。（中医方剂大辞典）

回生养胃丹 hui sheng yang wei dan

【英文名】Hui Sheng Yang Wei Pellet

【组成】苍术、莲肉、猪肚、南星、半夏、橘红、粟米、人参、白术、茯苓、厚朴、蓬术、荜澄茄、砂仁、三棱、白豆蔻、谷芽、麦芽、甘草、丁香、木香、沉香。（中医方剂大辞典）

回生消毒散 hui sheng xiao du san

【英文名】Hui Sheng Xiao Du Powders

【异名】消毒散（中医方剂大辞典）

【组成】牛蒡子、蟾酥、地龙、僵蚕、贝母、防风、荆芥。（中医方剂大辞典）

回生起死丹 hui sheng qi si dan

【英文名】Hui Sheng Qi Si Pellet

【组成】丁香、干姜。（中医方剂大辞典）

回生救急散 hui sheng jiu ji san

【英文名】Hui Sheng Jiu Ji Powders

【组成】天南星、黄芩、天竺黄、木香、柴胡、白附子、莲子心、荆芥穗、天麻、川乌、桔皮、薄荷、葛根、山川柳、滑石、大黄、玄参、牛蒡子、僵蚕、桔梗、黄连。（中医方剂大辞典）

回生第一丹 hui sheng di yi dan

【英文名】Hui Sheng Di Yi Pellet

【组成】血竭、土鳖虫、乳香、当归、自然铜。（中医方剂大辞典）

回生第一散 hui sheng di yi san

【英文名】Hui Sheng Di Yi Powders（药品标准－中药成方制剂标准）

【异名】回生第一丹（药品标准－中药成方制剂标）

【组成】土鳖虫、当归尾、乳香、血竭、自然铜、麝香、朱砂。（药品标准－中药成方制剂标准 1991 年）

回生续命丹 hui sheng xu ming dan
【英文名】Hui Sheng Xu Ming Pellet
【组成】(1)川乌、草乌、五灵脂、木鳖子、骨碎补、威灵仙、金毛狗、自然铜、地龙、乌药、青皮、陈皮、茴香、乳香、红娘子、没药、麝香、牵牛、禹余粮。(中医方剂大辞典)(2)川乌、草乌、自然铜、地龙、乌药、青皮、陈皮、茴香、乳香、红娘子、没药、禹余粮。(中医方剂大辞典)(3)川乌、草乌、自然铜、地龙、乌药、青皮、禹余粮。(中医方剂大辞典)

回阳三建汤 hui yang san jian tang
【英文名】Hui Yang San Jian Decoction
【组成】附子、人参、黄芪、当归、川芎、茯苓、枸杞、陈皮、萸肉、木香、甘草、紫草、厚朴、苍术、红花、独活。(中医方剂大辞典)

回阳大附散 hui yang da fu san
【英文名】Hui Yang Da Fu Powders
【组成】大附子、人参、前胡、桔梗、木香。(中医方剂大辞典)

回阳五龙散 hui yang wu long san
【英文名】Hui Yang Wu Long Powders
【组成】草乌、干姜、赤芍、白芷、南星、肉桂。(湖北中医杂志 1991,(5))

回阳化毒汤 hui yang hua du tang
【英文名】Hui Yang Hua Du Decoction
【异名】回灵化毒汤(中医方剂大辞典、痘疹全书)
【组成】人参、官桂、茯苓、白术、附子、甘草。(中医方剂大辞典)

回阳升陷汤 hui yang sheng xian tang
【英文名】Hui Yang Sheng Xian Decoction
【组成】黄芪、干姜、当归、桂枝、甘草。(中医方剂大辞典)

回阳发表汤 hui yang fa biao tang
【英文名】Hui Yang Fa Biao Decoction
【组成】附子、桂、人参、泽泻、半夏、干姜、天南星、炙甘草。(中医方剂大辞典)

回阳正气饮 hui yang zheng qi yin
【英文名】Hui Yang Zheng Qi Drink
【组成】人参、附子、生芪、白术、当归、枣仁、炙甘草、麻黄根。(中医方剂大辞典)

回阳玉龙膏 hui yang yu long gao
【英文名】Hui Yang Yu Long Plaster
【异名】回阳玉龙丹(中医方剂大辞典、疡科选粹);玉龙膏(中医方剂大辞典、理沦)
【组成】草乌、南星、姜、白芷、赤芍药、肉桂。(中医方剂大辞典)

回阳生肌散 hui yang sheng ji san
【英文名】Hui Yang Sheng Ji Powders
【组成】(1)人参、鹿茸、雄黄、乳香、琥珀、红粉。(中医方剂大辞典)(2)干姜。(中医方剂大辞典)

回阳返本汤 hui yang fan ben tang
【英文名】Hui Yang Fan Ben Decoction
【组成】(1)附子、干姜、人参、肉桂、麦门冬、五味、茯苓、甘草、童便。(中医方剂大辞典)(2)人参、白术、干姜、丁香、甘草、陈皮、半夏、附子、茯苓、神曲、白豆蔻、沉香。(中医方剂大辞典)(3)附子、干姜、甘草、人参、麦门冬、五味子、茶、陈皮。(中医方剂大辞典)(4)人参、黄芪、鹿茸、当归、川芎、肉桂、甘草、山楂、附子、大枣。(中医方剂大辞典)

回阳固精丸 hui yang gu jing wan
【英文名】Hui Yang Gu Jing Pill
【组成】人参、黄芪、肉桂、巴戟、锁阳、山药、故纸、小茴香、菟丝、川芎、杜仲、附子。(中医方剂大辞典)

回阳软坚汤 hui yang ruan jian tang
【英文名】Hui Yang Ruan Jian Decoction
【组成】肉桂、白芥子、姜、熟地黄、僵蚕、橘红、三棱、麻黄、莪术、丝瓜。(中医方剂大辞典)

回阳急救汤 hui yang ji jiu tang
【英文名】Hui Yang Ji Jiu Decoction
【组成】附子、干姜、人参、甘草、肉桂、陈皮。(中医方剂大辞典)

回阳急救散 hui yang ji jiu san
【英文名】Hui Yang Ji Jiu Powders
【异名】五香感应散(中医方剂大辞典、感证辑要)
【组成】吴茱萸、丁香、桂心、硫黄、当门子。(中医方剂大辞典)

回阳救产汤 hui yang jiu chan tang
【英文名】Hui Yang Jiu Chan Decoction
【组成】(1)人参、当归、肉桂、干姜、炙甘草、白术。(中医方剂大辞典)(2)人参、当归、川芎、荆芥、桂、益母草。(中医方剂大辞典)

回阳救阴丹 hui yang jiu yin dan
【英文名】Hui Yang Jiu Yin Pellet
【组成】人参、黄芪、当归、茯神、枣仁、北五味。(中医方剂大辞典)

回阳救阴汤 hui yang jiu yin tang
【英文名】Hui Yang Jiu Yin Decoction
【组成】麦冬、萸肉、金银花、当归、熟地黄、人参、白术、肉桂。(中医方剂大辞典)

回阳救急丹 hui yang jiu ji dan
【英文名】Hui Yang Jiu Ji Pellet
【组成】鹿茸、人参、小茴香、故纸、附子、肉桂、吴萸、沉香、麝香、官桂。(中医方剂大辞典)

回阳救急汤 hui yang jiu ji tang
【英文名】Hui Yang Jiu Ji Decoction

【异名】回阳急救汤(中医方剂大辞典、寿世保元);回阳返本汤(中医方剂大辞典、镐京直指)
【组成】附子、干姜、人参、甘草、白术、肉桂、陈皮、五味子、茯苓、半夏。(中医方剂大辞典)
回阳救急酒 hui yang jiu ji jiu
【英文名】Hui Yang Jiu Ji Wine
【组成】丁香、肉桂、樟脑。(中医方剂大辞典)
回阳救胃汤 hui yang jiu wei tang
【英文名】Hui Yang Jiu Wei Decoction
【组成】人参、熟地黄、麦冬、黄芪、当归、萸肉、白术、金银花、远志、肉桂、茯苓、五味子。(中医方剂大辞典)
回阳救逆剂 hui yang jiu ni ji
【英文名】Restoring yang from collapse agents(中国中医药学主题词表)
【定义】指益温热药物为主组成,治疗阳气衰微、阴寒内盛,甚或阴盛格阳、戴阳的危重病证的方剂。(方剂学)
回阴散痉汤 hui yin san jing tang
【英文名】Hui Yin San Jing Decoction
【组成】巴戟天、茯苓、山药、防风、栀子、白芍、当归、白术、甘草。(中医方剂大辞典)
回乳四物汤 hui ru si wu tang
【英文名】Hui Ru Si Wu Decoction
【组成】川芎、当归、白芍、熟地黄、麦芽。(中医方剂大辞典)
回毒即消丹 hui du ji xiao dan
【英文名】Hui Du Ji Xiao Pellet
【组成】金银花、甘草、人参、黑参。(中医方剂大辞典)
回春泻痢膏 hui chun xie li gao
【英文名】Hui Chun Xie Li Plaster
【组成】诃子、粟壳、赤石脂、龙骨、乳香、没药。(中医方剂大辞典)
回春健脾丹 hui chun jian pi dan
【英文名】Hui Chun Jian Pi Pellet
【组成】人参、茯苓、薏仁、山药、陈皮、白芥子。(中医方剂大辞典)
回春凉膈散 hui chun liang ge san
【英文名】Hui Chun Liang Ge Powders
【组成】连翘、黄芩、黄连、山栀、桔梗、薄荷、当归、生地黄、枳壳、赤芍、甘草。(中医方剂大辞典)
回春脱疳散 hui chun tuo gan san
【英文名】Hui Chun Tuo Gan Powders
【组成】黑铅、水银、寒水石、轻粉、硼砂。(中医方剂大辞典)
回急保生丹 hui ji bao sheng dan
【英文名】Hui Ji Bao Sheng Pellet
【组成】红凤仙子、白凤仙子、龟版、怀牛膝、桃仁、川芎、白归。(中医方剂大辞典)
回音必含片 hui yin bi han pian
【英文名】Hui Yin Bi Tablet
【组成】乌梅等。(浙江省药品标准(1993 年))
回浆合宜散 hui jiang he yi san
【英文名】Hui Jiang He Yi Powders
【组成】白芍、防风、米仁、甘草、茯苓、山楂、扁豆、大枣。(中医方剂大辞典)
回鹘五神散 hui hu wu shen san
【英文名】Hui Hu Wu Shen Powders
【组成】芫花独根、木香、青木香、商陆、乌臼根。(中医方剂大辞典)
回力再春胶囊 hui li zai chun jiao nang
【英文名】Hui Li Zai Chun Capsule
【组成】附子、枸杞子、白术等。(中成药研究 1993,(7))
回生夺命神丹 hui sheng duo ming shen dan
【英文名】Hui Sheng Duo Ming Pellet
【组成】羌活、白蒺藜、藁本、天南星、防风、川续断、苍术、五加皮、独活、海风藤、白芷、大腹皮、乌药、仙灵脾、防已、皂角刺、川乌、天麻、桔梗、细辛、柴胡、蔓荆子、黄芩、川萆薢、薄荷、甘松、白芍、大黄、红花、玄参、草乌、苦参、白术、胡麻、人参、砂仁、礞石、蕤仁、沉香、茯苓、木香、檀香、降香、安息香、乳香、没药、川芎、牛膝、红花、香蛇、血竭、僵蚕、松脂、云母石、冰片、鹅管石、磁石、肉茯苓、原蚕蛾、桑螵蛸、蟾酥、麝香、人牙、白花蛇。(中医方剂大辞典)
回生第一仙丹 hui sheng di yi xian dan
【英文名】Hui Sheng Di Yi Xian Pellet
【组成】土鳖虫、自然铜、乳香、血竭、朱砂、巴豆、麝香。(中医方剂大辞典)
回阳生肌药捻 hui yang sheng ji yao nian
【英文名】Hui Yang Sheng Ji Medicated Thread Drainage
【组成】人参、鹿茸、雄精、乳香、琥珀、红粉。(中医方剂大辞典)
回春如意胶囊 hui chun ru yi jiao nang
【英文名】Hui Chun Ru Yi Capsule(药品标准 - 中药成方制剂标准)
【组成】鹿茸、熟地黄、狗肾、锁阳、羊肾、菟丝子、山药、何首乌、槐米、巴戟天、枸杞子、肉苁蓉、黄精、黄芪、狗脊、补骨脂。(药品标准 - 中药成方制剂标准 1993 年)
回疮金银花汤 hui chuang jin yin hua tang
【英文名】Hui Chuang Jin Yin Hua Decoction
【异名】回疮金银花散(中医方剂大辞典、活法机要);金银花汤(中医方剂大辞典、脉因证治);回毒银花

散(中医方剂大辞典、外科正宗);回疮银花汤(中医方剂大辞典、观聚方要补)

【组成】金银花、黄芪、甘草。(中医方剂大辞典)

回疮蟾酥锭子 hui chuang chan su ding zi

【英文名】Hui Chuang Chan Su Lozenges

【组成】天南星、款冬花、巴豆、黄丹、白信、独活、斑蝥。(中医方剂大辞典)

回生保命玉咽丹 hui sheng bao ming yu yan dan

【英文名】Hui Sheng Bao Ming Yu Yan Pellet

【组成】犀黄、青黛、硼砂、儿茶、梅片、天竺黄、珠粉、甘石、煅中白。(中医方剂大辞典)

回生保命黑龙丹 hui sheng bao ming hei long dan

【英文名】Hui Sheng Bao Ming Hei Long Pellet

【组成】五灵脂、川芎、生地黄、高良姜、当归、百草霜、硫黄、血珀、乳香、花蕊石。(中医方剂大辞典)

回生救苦上清丹 hui sheng jiu ku shang qing dan

【英文名】Hui Sheng Jiu Ku Shang Qing Pellet

【组成】僵蚕、生硝尖、煅硝尖、硼砂、明矾、熟矾、海螵蛸、冰片。(中医方剂大辞典)

回生第一丹胶囊 hui sheng di yi dan jiao nang

【英文名】Hui Sheng Di Yi Dan Capsule(药品标准-中药成方制剂标准)

【组成】土鳖虫、当归、乳香、血竭、自然铜、麝香、朱砂。(药品标准-中药成方制剂标准1994年)

回阳无价至宝丹 hui yang wu jia zhi bao dan

【英文名】Hui Yang Wu Jia Zhi Bao Pellet

【组成】川楝子、乌药、川牛膝、熟地黄、蛇床子、茯神、穿山甲、肉苁蓉、巴戟、五味子、人参、泽泻、大茴香、槟榔、乳香、沉檀香、凤眼草、鹿茸、仙灵脾、甘草、破故纸、菟丝子、葫芦巴、莲心。(中医方剂大辞典)

曲末酒 qu mo jiu

【英文名】Qu Mo Wine

【组成】曲末。(中医方剂大辞典)

曲末粥 qu mo zhou

【英文名】Qu Mo Gruel

【异名】曲米粥(中医方剂大辞典、医统)

【组成】神曲、青粱米。(中医方剂大辞典)

曲术丸 qu zhu wan

【英文名】Qu Zhu Pill

【异名】椒曲丸(中医方剂大辞典、普济方)

【组成】(1)缩砂、陈皮、苍术、神曲。(中医方剂大辞典)(2)神曲、苍术。(中医方剂大辞典)(3)神曲、苍术、陈皮。(中医方剂大辞典)(4)神曲、白术、干姜、肉桂、吴茱萸、花椒。(中医方剂大辞典)

曲术汤 qu zhu tang

【英文名】Qu Zhu Decoction

【组成】白术、神曲、甘草。(中医方剂大辞典)

曲术散 qu zhu san

【英文名】Qu Zhu Powders

【组成】神曲、白术。(中医方剂大辞典)

曲米丸 qu mi wan

【英文名】Qu Mi Pill

【组成】神曲、大麦蘖、厚朴、洪术。(中医方剂大辞典)

曲附丸 qu fu wan

【英文名】Qu Fu Pill

【组成】香附米、神曲、川芎、栀子、滑石、山楂、红曲、青黛、桃仁。(中医方剂大辞典)

曲直汤 qu zhi tang

【英文名】Qu Zhi Decoction

【组成】萸肉、知母、乳香、没药、当归、丹参。(中医方剂大辞典)

曲鱼膏 qu yu gao

【英文名】Qu Yu Plaster

【组成】大黄、黄芩、莽草、巴豆、野葛、牡丹、踯躅、芫花、蜀椒、皂荚、附子、藜芦。(中医方剂大辞典)

曲香散 qu xiang san

【英文名】Qu Xiang Powders

【组成】赤曲、藿香叶、丁香、肉豆蔻。(中医方剂大辞典)

曲桂汤 qu gui tang

【英文名】Qu Gui Decoction

【组成】陈曲、桂、百合、麻黄、黄连、枳壳、白石脂、桑根白皮、地骨皮、附子、款冬花、羚羊角屑、旋覆花、杏仁、黄芩。(中医方剂大辞典)

曲蘖丸 qu nie wan

【英文名】Qu Nie Pill

【异名】曲芽丸(中医方剂大辞典、济阳纲目)

【组成】(1)曲、大麦蘖、附子、当归、桂心、花椒、黄连、吴茱萸、乌梅肉、干姜。(中医方剂大辞典)(2)麦蘖、曲、附子、桂心、乌梅肉、人参、茯苓。(中医方剂大辞典)(3)神曲、麦蘖、黄连、巴豆。(中医方剂大辞典)

曲蘖汤 qu nie tang

【英文名】Qu Nie Decoction

【组成】(1)麦蘖、神曲、半夏、甘草、茯苓、陈皮、生姜、盐。(中医方剂大辞典)(2)陈曲、大麦蘖、寒食干饭、雄鼠粪。(中医方剂大辞典)

曲蘖散 qu nie san

【英文名】Qu Nie Powders

【组成】法曲、杏仁、麦蘖。(中医方剂大辞典)

曲囊丸 qu nang wan

【英文名】Qu Nang Pill

【组成】地黄、蛇床子、薯蓣、牡蛎、天雄、远志、杜仲、鹿茸、五味子、桂心、鹿药草、石斛、车前子、菟丝子、雄

鸡肝、肉苁蓉、未连蚕蛾。(中医方剂大辞典)

曲末索饼子 qu mo suo bing zi

【英文名】Qu Mo Suo Bing Zi Tablet

【异名】曲末索饼(中医方剂大辞典、医统)

【组成】曲末、白面、生姜、白羊肉。(中医方剂大辞典)

曲术香棱丸 qu zhu xiang leng wan

【英文名】Qu Zhu Xiang Leng Pill

【组成】荆三棱、莪术、陈皮、香附子、白豆蔻、沉香、缩砂仁、荜澄茄、木香、川姜、乌药、枳壳、槟榔、干葛、半夏曲、神曲、干葛花。(中医方剂大辞典)

曲麦二陈汤 qu mai er chen tang

【英文名】Qu Mai Er Chen Decoction

【组成】陈皮、半夏、茯苓、甘草、黄连、山楂、麦芽、神曲、栝楼仁、枳实。(中医方剂大辞典)

曲麦补中汤 qu mai bu zhong tang

【英文名】Qu Mai Bu Zhong Decoction

【组成】补中益气汤、神曲、麦芽。(中医方剂大辞典)

曲麦枳术丸 qu mai zhi zhu wan

【英文名】Qu Mai Zhi Zhu Pill

【组成】白术、陈皮、枳实、桔梗、山楂、神曲、麦芽、枳壳。(中医方剂大辞典)

曲蘖二姜丸 qu nie er jiang wan

【英文名】Qu Nie Er Jiang Pill

【组成】高良姜、干姜、神曲、麦蘖、枳壳、肉豆蔻。(中医方剂大辞典)

曲蘖枳术丸 qu nie zhi zhu wan

【英文名】Qu Nie Zhi Zhu Pill

【组成】(1)白术、黑枳实、陈皮、半夏、神曲、麦芽、山楂肉。(中医方剂大辞典)(2)枳实、大麦蘖、神曲、白术。(中医方剂大辞典)

曲麦山楂地骨知母汤 qu mai shan zha di gu zhi mu tang

【英文名】Qu Mai Shan Zha Di Gu Zhi Mu Decoction

【组成】神曲、山楂、麦芽、知母、地骨皮。(中医方剂大辞典)

虫牙散 chong ya san

【英文名】Chong Ya Powders

【组成】雄黄、荜茇、冰片。(中医方剂大辞典)

虫枳串 chong zhi chuan

【英文名】Chong Zhi Chuan Powders

【组成】青蛤粉、代赭石。(中医方剂大辞典)

虫积丸 chong ji wan

【英文名】Chong Ji Pill

【组成】槟榔、牵牛、雷丸、苦楝皮、大黄、皂角、三棱、蓬术。(中医方剂大辞典)

虫糖散 chong tang san

【英文名】Chong Tang Powders

【组成】五谷虫、黑糖。(中医方剂大辞典)

虫心痛汤 chong xin tong tang

【英文名】Chong Xin Tong Decoction

【组成】黄芪、白术、半夏、芜荑、苍术、乌梅、槟榔、丹皮。(中医方剂大辞典)

虫牙漱方 chong ya shu fang

【英文名】Chong Ya Shu Prescription

【组成】芫花、细辛、川椒、雷丸、鹤虱、蕲艾、小麦、茶。(中医方剂大辞典)

虫草鸭精 chong cao ya jing

【英文名】Chong Cao Ya Jing Syrup

【组成】冬虫夏草。((92)川卫药宣字第07-010号)

虫草菌冲剂 chong cao jun chong ji

【英文名】Chong Cao Jun Medicinal Instant Granule

【组成】虫草菌。(中西医结合杂志1987,7(1))

虫草金钱龟精 chong cao jin qian gui jing

【英文名】Chong Cao Jin Qian Gui Jing Liquid

【组成】虫草、钱龟、巴戟、元肉。(中成药研究1991,(8))

网变煎剂 wang bian jian ji

【英文名】Wang Bian Decoction

【组成】黄芪、党参、熟地、女贞子、枸杞子、当归、白芍、桃仁、红花、鸡血藤、熟附子、巴戟天、茺蔚子、路路通、菟丝子、密蒙花、升麻、柴胡、甘草。(山东中医杂志1987,(5))

肉丹 rou dan

【英文名】Rou Pellet

【组成】羊肉、鹿茸、白术、神曲、附子、肉果、缩砂仁、生姜、陈仓米。(中医方剂大辞典)

肉汁汤 rou zhi tang

【英文名】Rou Zhi Decoction

【组成】白芷、甘草、羌活、蜂房、黄芩、赤芍、当归。(中医方剂大辞典)

肉汤丸 rou tang wan

【英文名】Rou Tang Pill

【组成】铜青、皂角、大黄。(中医方剂大辞典)

肉红膏 rou hong gao

【英文名】Rou Hong Plaster

【组成】猪脂油、黄蜡、银朱、花椒。(中医方剂大辞典)

肉枣丸 rou zao wan

【英文名】Rou Zao Pill

【异名】黑枣散(中医方剂大辞典、普济方);胜金散(中医方剂大辞典、普济方)

【组成】肉枣、麝香。(中医方剂大辞典)

肉果饮 rou guo yin

【英文名】Rou Guo Yin Decoction

【组成】厚朴、肉豆蔻、生姜。(中医方剂大辞典)

肉果散 rou guo san

【英文名】Rou Guo Powders

【组成】米囊皮、肉果、木香、陈皮、甘草。(中医方剂大辞典)

肉桂丸 rou gui wan

【英文名】Rou Gui Pill

【组成】肉桂。(中医方剂大辞典)

肉桂汤 rou gui tang

【英文名】Rou Gui Decoction

【组成】肉桂、诃黎勒皮、巴豆。(中医方剂大辞典)

肉桂粉 rou gui fen

【英文名】Rou Gui Powders

【组成】肉桂。(内蒙古中医药 1983,(1))

肉桂酒 rou gui jiu

【英文名】Rou Gui Wine

【组成】肉桂。(中医方剂大辞典)

肉桂散 rou gui san

【英文名】Rou Gui Powders

【异名】八味黑神散(中医方剂大辞典、卫生家宝产科备要);乌金散(中医方剂大辞典、产乳备要)

【组成】(1)肉桂、赤芍、陈皮、前胡、附子、当归、白术、高良姜、人参、吴茱萸、厚朴、木香。(中医方剂大辞典)(2)黑豆、肉桂、当归、芍药、干姜、地黄、甘草、蒲黄。(中医方剂大辞典)(3)肉桂、当归、蒲黄、牛膝、鬼箭羽、虻虫、琥珀、赤芍、桃仁、水蛭、大黄。(中医方剂大辞典)(4)肉桂、麻黄、海桐皮、乌头、黑豆、五加皮、防风、牛膝、附子、松节、道人头。(中医方剂大辞典)

肉桂膏 rou gui gao

【英文名】Rou Gui Plaster

【组成】川乌、草乌、海藻、当归、甘草、白及、甘遂、白芷、细辛、芫花、半夏、肉桂、红花、大戟、虎骨、麻黄、五倍子。(中医方剂大辞典)

肉核油 rou he you

【英文名】Rou He Oil

【组成】防风、荆芥、首乌、花粉、苦参、冷饭团、肥皂核肉、猪脂油。(中医方剂大辞典)

肉豆蔻丸 rou dou kou wan

【英文名】Rou Dou Kou Pill

【异名】七味肉豆蔻丸(中医方剂大辞典);肉附丸(中医方剂大辞典、百一)

【组成】(1)木香、缩砂仁、白龙骨、诃子肉、赤石脂、枯白矾、肉豆蔻。(中医方剂大辞典)(2)诃黎勒皮、龙骨、木香、丁香、肉豆蔻仁、缩砂仁、赤石脂、白矾灰。(中医方剂大辞典)(3)破故纸、肉豆蔻。(中医方剂大辞典)(4)肉豆蔻、槟榔、轻粉、黑牵牛。(中医方剂大辞典)(5)肉豆蔻、赤石脂、钟乳粉、石斛、干姜、附子、椒、当归、茯苓、龙骨、人参、诃子皮、桂。(中医方剂大辞典)(6)肉豆蔻、丁香。(中医方剂大辞典)(7)肉豆蔻、木香、诃黎勒、密陀僧、人参、白茯苓。(中医方剂大辞典)(8)肉豆蔻、生姜、木香、人参、青皮、白术。(中医方剂大辞典)(9)肉豆蔻仁、人参、陈皮、木香、槟榔、赤芍药、柴胡、枳壳、厚朴、桂、高良姜、吴茱萸。(中医方剂大辞典)(10)肉豆蔻、陈米、榄子。(中医方剂大辞典)(11)肉豆蔻、木香、蝎梢、陈皮、附子、干姜、胡椒。(中医方剂大辞典)(12)肉豆蔻、半夏、巴豆。(中医方剂大辞典)(13)肉豆蔻、木香、桂、沉香、益智子、荜澄茄、胡椒、青桔皮、附子。(中医方剂大辞典)(14)肉豆蔻、诃黎勒、吴茱萸、防风、厚朴、川芎、苍术、藿香叶、独活、石硫黄。(中医方剂大辞典)(15)肉豆蔻、干姜、陈皮、半夏、桂、吴茱萸、厚朴、乌头、白茯苓。(中医方剂大辞典)(16)肉豆蔻、人参、天雄、当归、大腹、地榆、京三棱、黄连、白术、木香、白茯苓、桂、黄芩、干姜、赤石脂、桃仁。(中医方剂大辞典)(17)肉豆蔻、硫黄、干姜、附子、龙骨。(中医方剂大辞典)(18)肉豆蔻、附子。(中医方剂大辞典)(19)肉豆蔻、丁香、甘草、陈皮、高良姜、藿香叶。(中医方剂大辞典)(20)肉豆蔻、桂心、干姜、诃黎勒皮。(中医方剂大辞典)(21)肉豆蔻、胡黄连、砒霜、巴豆。(中医方剂大辞典)(22)肉豆蔻、人参、木香、诃黎勒皮、麝香、朱砂。(中医方剂大辞典)(23)肉豆蔻、附子、白石脂。(中医方剂大辞典)(24)肉豆蔻、诃黎勒、白梅肉、黄连、白矾。(中医方剂大辞典)(25)肉豆蔻、人参、白术、陈皮、高良姜、桂心、胡椒、甘草。(中医方剂大辞典)(26)肉豆蔻、木香、丁香、当归、京三棱、神曲、陈皮、麝香、桃仁、安息香、麦蘖。(中医方剂大辞典)(27)肉果、诃子、木香、枯矾、白龙骨、赤石脂、砂仁、白扁豆、猪苓、山楂肉、泽泻、厚朴、白豆蔻。(中医方剂大辞典)(28)肉豆蔻、诃黎勒、黄连、赤石脂、木香、蟾头。(中医方剂大辞典)(29)肉豆蔻、黑附子、川姜、桂、硫黄、白术、当归、诃子皮、川乌头、红豆蔻。(中医方剂大辞典)

肉豆蔻丹 rou dou kou dan

【英文名】Rou Dou Kou Pellet

【组成】(1)木香、肉豆蔻、青皮、黑牵牛。(中医方剂大辞典)(2)肉豆蔻、使君子、青皮、牵牛、芦荟、麝香。(中医方剂大辞典)

肉豆蔻方 rou dou kou fang

【英文名】Rou Dou Kou Fang Powders

【异名】肉豆蔻散(中医方剂大辞典、普济方)

【组成】肉豆蔻、藿香。(中医方剂大辞典)

肉豆蔻汤 rou dou kou tang

【英文名】Rou Dou Kou Decoction

【组成】(1)肉豆蔻、草果子、石菖蒲、木瓜、良姜、干姜、厚朴、甘草。(中医方剂大辞典)(2)肉豆蔻、甘草。

(中医方剂大辞典)(3)肉豆蔻、人参、桂、吴茱萸。(中医方剂大辞典)(4)肉豆蔻仁、高良姜、枇杷叶、厚朴、桂、吴茱萸。(中医方剂大辞典)(5)肉豆蔻、石莲肉、茴香、丁香、生姜、人参、枇杷叶。(中医方剂大辞典)

肉豆蔻饮 rou dou kou yin

【英文名】Rou Dou Kou Yin Decoction

【组成】肉豆蔻、高良姜、白芷、人参、赤茯苓、槟榔。(中医方剂大辞典)

肉豆蔻散 rou dou kou san

【英文名】Rou Dou Kou Powders

【异名】肉蔻散(中医方剂大辞典、直指);白豆蔻散(中医方剂大辞典、普济方);豆蔻散(中医方剂大辞典、圣济总录)

【组成】(1)肉豆蔻、木香。(中医方剂大辞典)(2)苍术、茴香、肉桂、川乌、诃子皮、干姜、厚朴、陈皮、肉豆蔻、甘草。(中医方剂大辞典)(3)肉豆蔻、诃黎勒皮、木香、白术、甘草、荜茇、干姜。(中医方剂大辞典)(4)肉豆蔻、白枯矾。(中医方剂大辞典)(5)诃子、木香、肉豆蔻。(中医方剂大辞典)(6)肉豆蔻。(中医方剂大辞典)(7)肉豆蔻、罂粟壳、甘草、生姜。(中医方剂大辞典)(8)肉豆蔻、大诃子肉、青皮、附子、厚朴。(中医方剂大辞典)(9)白豆蔻肉、肉豆蔻、甘草、川芎、陈皮、枇杷叶、黄芪、干木瓜、人参。(中医方剂大辞典)(10)肉豆蔻、当归、蜜陀僧、诃黎勒、黄连、枳壳、龙骨、干姜。(中医方剂大辞典)(11)肉豆蔻、草豆蔻、木香、诃黎勒、甘草。(中医方剂大辞典)(12)肉豆蔻、黄连、诃黎勒、甘草、白术、干姜、赤茯苓、厚朴。(中医方剂大辞典)(13)肉豆蔻、生姜、白面。(中医方剂大辞典)(14)肉豆蔻仁、枳壳、芜荑、吴茱萸、木香、高良姜、生姜。(中医方剂大辞典)(15)肉豆蔻仁、黑附子、缩砂、木香。(中医方剂大辞典)(16)肉豆蔻、诃黎勒。(中医方剂大辞典)(17)肉豆蔻、干姜、厚朴、朱砂、龙骨、诃黎勒、茅香、枳壳。(中医方剂大辞典)(18)肉豆蔻、附子。(中医方剂大辞典)(19)肉豆蔻、青皮、当归、黄牛角䚡、厚朴、地榆、黄连、干姜。(中医方剂大辞典)(20)肉豆蔻、大黄。(中医方剂大辞典)(21)肉豆蔻、桂心、人参、甘草。(中医方剂大辞典)(22)肉豆蔻、丁香、桂心、人参、白茯苓、枇杷叶、黄芪、陈皮、甘草。(中医方剂大辞典)(23)肉豆蔻、人参、藿香、白茯苓、厚朴、白术、干姜、诃黎勒、木香、甘草。(中医方剂大辞典)(24)肉豆蔻、槟榔、人参、桂心。(中医方剂大辞典)(25)肉豆蔻、鹿角屑、定粉、密陀僧。(中医方剂大辞典)(26)肉豆蔻、厚朴、甘草、诃子、干姜、陈皮。(中医方剂大辞典)(27)肉豆蔻、木香、甘草、干姜、厚朴。(中医方剂大辞典)(28)肉豆蔻、芜荑、高良姜、桂心、木香、白术、吴茱萸、桃仁、厚朴。(中医方剂大辞典)(29)肉豆蔻、胡椒、荜茇、甘草。(中医方剂大辞典)(30)肉豆蔻、白术、高良姜、桂心、甘草、枇杷叶、吴茱萸、厚朴。(中医方剂大辞典)(31)肉豆蔻、人参、厚朴。(中医方剂大辞典)(32)肉豆蔻、黄连、木香。(中医方剂大辞典)(33)肉豆蔻、白术、木香、半夏、丁香、青皮、蓬莪术、附子、川芎、甘草、当归、桂心、干姜、厚朴。(中医方剂大辞典)

肉豆蔻膏 rou dou kou gao

【英文名】Rou Dou Kou Ointment

【组成】肉豆蔻、人参、白术、甘草、丁香、木香、藿香。(中医方剂大辞典)

肉苁蓉丸 rou cong rong wan

【英文名】Rou Cong Rong Pill

【异名】四味肉苁蓉丸(中医方剂大辞典、景岳全书);四神丸(中医方剂大辞典、医林集要);苁蓉丸(中医方剂大辞典、鸡峰);羊肾丸(中医方剂大辞典、得效);补肾丸(中医方剂大辞典、三因)

【组成】(1)肉苁蓉、磁石、威灵仙、槟榔、肉豆蔻、木香、桂、蜀椒、牛膝、远志、黄芪、补骨脂、茴香子、硇砂、附子、生姜、沉香。(中医方剂大辞典)(2)肉苁蓉、巴戟天、石斛、牛膝、附子、羌活、桔梗、远志、萆薢、独活、枳壳、黄芪、熟干地黄、当归、海桐皮。(中医方剂大辞典)(3)肉苁蓉、白术、龙骨、牡蛎、杜仲、胡桃肉、附子、巴戟天、远志、丁香、鹿角胶、杏仁。(中医方剂大辞典)(4)肉苁蓉、泽泻、熟地黄、五味子、巴戟天、地骨皮、人参、栝楼根、韭子、甘草、牡丹皮、桑螵蛸、赤石脂、磁石、龙骨、禹余粮。(中医方剂大辞典)(5)肉苁蓉、泽泻、五味子、巴戟天、当归、地骨皮、磁石、人参、赤石脂、韭子、白龙骨、甘草、牡丹皮、熟干地黄、禹余粮、桑螵蛸。(中医方剂大辞典)(6)肉苁蓉、附子、白蒺藜、桑螵蛸、五味子、龙骨、黄芪、菟丝粉、石斛。(中医方剂大辞典)(7)肉苁蓉、石斛、磁石、鹿茸、桂、巴戟天、杜仲、木香、覆盆子。(中医方剂大辞典)(8)肉苁蓉、山芋、熟地黄、菟丝子、五味子、杜仲、泽泻、覆盆子、山茱萸、远志、续断、桂、附子、甘草、白茯苓、石斛、鹿茸、人参、蛇床子、巴戟天。(中医方剂大辞典)(9)肉苁蓉、獭肝、柴胡、秦艽、巴戟天、黄芪、人参、白茯苓、熟干地黄、泽泻、附子、远志、山芋、蒺藜子、石斛、厚朴、五味子、桂、桃仁、丁香、木香、当归、芍药、陈桔皮、赤石脂、槟榔、白术、干姜、郁李仁、甘草、牡丹皮、蜀椒、山茱萸、川芎、牡蛎。(中医方剂大辞典)(10)肉苁蓉、蛇床子、远志、五味子、防风、附子、菟丝子、巴戟、杜仲。(中医方剂大辞典)(11)肉苁蓉、附子、巴戟、茴香子、石斛、补骨脂、桂心、川椒、麋茸、木香、牛膝、五味子、泽泻、槟榔、丁香、黄芪、熟干地黄、人参、诃黎勒皮、山茱萸、白术、干姜、朱砂、麝香。(中医方剂大辞典)(12)肉苁蓉、熟地黄、钟乳粉、天雄、天冬、五味子、桂心、人参、干姜、白术、远志、杜仲、巴戟、牛膝、山茱萸、覆盆子、甘草、花椒、菟丝子。(中医方剂大辞典)(13)肉苁蓉、远志、巴戟、菟丝子、五味子、桂心、蛇床子、附子、牛膝、鹿角胶、山茱萸、熟干地黄。(中医方剂大辞典)(14)肉苁蓉、熟地黄、麦门冬、泽泻、五味子、桂心、巴戟、地骨皮、当归、磁石、黄芪、人参、鸡肶胵、赤石脂、韭子、白龙骨、甘草、禹余粮、牡丹、桑螵蛸。(中医方剂大辞典)(15)肉苁蓉、石菖蒲、磁石、附子、巴戟、菟丝子、鹿茸、石斛、桂心、桑螵蛸、杜仲、牡蛎粉、补骨脂、熟地黄。(中医方剂大辞典)(16)肉苁蓉、磁石、神曲、青盐、雀儿、菟丝子。(中医方剂大辞典)(17)肉苁蓉、山药、巴戟、车前子、黄芪、覆盆子、菟丝子、山茱萸、熟地黄、人参、牛膝、续断、犀角屑、菊花。(中医方剂大辞典)(18)肉苁蓉、菟丝子、山药、牛膝、巴戟、杜仲、续断、白茯苓、枸杞子、五味子、蛇床子、山茱萸、茯神、远志、柏子仁。(中医方剂大辞典)(19)肉苁蓉、熟地黄、钟乳粉、五味子、龙骨、山茱萸、车前子、桂心、人参、牛膝、枸杞子、远志、白茯苓、黄芪、杜仲、防风、薯蓣、石菖蒲、附子、石斛、菟丝子。(中医方剂大辞典)(20)肉苁蓉、熟地黄、五味子、菟丝子。(中医方剂大辞典)(21)肉苁蓉、石斛、麋角胶、枸杞、远志、续断、熟地黄、天雄、干姜、菟丝子。(中医方剂大辞典)(22)肉苁蓉、黄芪、熟地黄、巴戟、枳壳、白蔹、五味子、白术、牛膝、附子、牡蛎粉、泽泻、干姜、菟丝子。(中医方剂大辞典)(23)乌梅肉、恒山、附子、桂心、虎头骨、桃仁、香豉、麝香、肉苁蓉。(中医方剂大辞典)(24)肉苁蓉、赤石脂、石韦、天雄、远志、石菖蒲、薯蓣、杜仲、山茱萸、白马茎、石斛、柏子仁、续断、牛膝、蛇床、石南、细辛、防风、菟丝子、熟地黄。(中医方剂大辞典)(25)肉苁蓉、鹿茸、白龙骨、泽泻、附子、补骨脂、山茱萸、椒红、菟丝子。(中医方剂大辞典)(26)山茱萸、肉苁蓉、楮实、枸杞、地肤子、狗脊、五味子、覆盆子、菟丝子、山药、故纸、远志、石菖蒲、萆薢、杜仲、熟地、石斛、白茯苓、牛膝、泽泻、柏子仁。(中医方剂大辞典)(27)肉苁蓉、菟丝子、熟地黄、黄芪、巴戟、防风、鹿角胶、五味子、菖蒲、山茱萸、牛膝、附子、泽泻、干姜。(中医方剂大辞典)(28)肉苁蓉、附子、牛膝、菟丝子、鹿茸。(中医方剂大辞典)(29)肉苁蓉、牛膝、葫芦巴、花椒、楝实、茴香子、青盐。(中医方剂大辞典)(30)山茱萸、干姜、巴戟天、芍药、泽泻、桂心、菟丝子、黄芪、地黄、远志、蛇床子、石斛、当归、细辛、苁蓉、牡丹、人参、甘草、附子、菖蒲、羊肾、防风、茯苓。(中医方剂大辞典)(31)肉苁蓉。(中医方剂大辞典)(32)肉苁蓉、菟丝子、蛇床子、五味子、远志、续断、杜仲。(中医方剂大辞典)(33)肉苁蓉、熟地黄、白茯苓、人参、菟丝子、白石英、五味子、乌贼鱼骨。(中医方剂大辞典)(34)肉苁蓉、石斛、白术、五味子、桂、巴戟天、防风、人参、白茯苓、泽泻、山茱萸、熟干地黄、磁石。(中医方剂大辞典)(35)肉苁蓉、菟丝子、白茯苓、山芋、人参、熟干地黄、桂、防风、芍药、黄芪、羊肾、附子、羌活、泽泻。(中医方剂大辞典)(36)肉苁蓉、熟地黄、山芋、石斛、牛膝、桂、黄芪、附子、黄连、甘草、细辛、槟榔。(中医方剂大辞典)(37)肉苁蓉、鹿茸、附子、萆薢、龙骨、山茱萸、补骨脂。(中医方剂大辞典)(38)肉苁蓉、白茯苓、黄芪、泽泻、牡蛎、五味子、龙骨、当归。(中医方剂大辞典)

肉苁蓉汤 rou cong rong tang

【英文名】Rou Cong Rong Decoction

【组成】(1)肉苁蓉、麻仁、茯苓、半夏、甘草、桂枝。(中医方剂大辞典)(2)肉苁蓉、附子、人参、干姜炭、当归、白芍。(中医方剂大辞典)(3)肉苁蓉、地黄、大枣、乌头、甘草、豁心、紫菀、五味子、生姜、石膏、麦门冬。(中医方剂大辞典)

肉苁蓉散 rou cong rong san

【英文名】Rou Cong Rong Powders

【异名】苁蓉散(中医方剂大辞典、魏氏家藏方)

【组成】(1)肉苁蓉、麋茸、牛膝、石斛、远志、菟丝子、石龙芮、雄蚕蛾、五味子、蛇床子、天雄、巴戟。(中医方剂大辞典)(2)肉苁蓉、白芍药、甘草、干姜、当归、川椒、桂心、黄芩、白及、黄芪、吴茱萸、人参、厚朴。(中医方剂大辞典)(3)肉苁蓉、干姜、地脉、菟丝子、巴戟、远志、人参、甘草、麦门冬、石韦、白芍药、桂心、川芎、熟干地黄、山茱萸、五味子、当归、附子、白茯苓。(中医方剂大辞典)(4)肉苁蓉、熟地黄、白茯苓、白芍药、桂心、牛膝、麦门冬、白石英、附子、黄芪、牡蛎、磁石、五味子、人参、续断、萆薢、地骨皮。(中医方剂大辞典)(5)肉苁蓉、石斛、枸杞子、远志、续断、原蚕蛾、菟丝子、天雄、熟干地黄。(中医方剂大辞典)(6)肉苁蓉、五味子、韭子、熟地黄、蛇床子、续断、车前子、当归、天雄、桑螵蛸、天冬、白石英、白龙骨、鹿茸、菟丝子、磁石。(中医方剂大辞典)(7)肉苁蓉、黄芪、五加皮、牡蛎粉、熟地黄、枸杞子、白茯苓、石斛、五味子、当归、白术、牛膝。(中医方剂大辞典)(8)肉苁蓉、熟地黄、石斛、防风、附子、黄芪、白茯苓、人参、牛膝、白术、五味子、桂心。(中医方剂大辞典)(9)肉苁蓉、菟丝子、牛膝、附子、杜仲、白茯苓、防风、桂心、巴戟、续断、枸杞子、五味子、蛇床子、山茱萸。(中医方剂大辞典)(10)肉苁蓉、菟丝子、钟乳粉、蛇床子、远志、续断、天雄、鹿茸、石龙芮。(中医方剂大辞典)(11)肉苁蓉、石斛、五味子、黄芪、丹参、牛膝、肉桂、附子、当归、人参、沉香、白茯苓、石南、杜仲、枳实、熟干地黄、磁石。(中医方剂大辞典)

肉苁蓉粥 rou cong rong zhou

【英文名】Rou Cong Rong Gruel

【组成】肉苁蓉、粳米、鹿角胶、羊肉。(中医方剂大辞典)

肉苁蓉臛 rou cong rong huo

【英文名】Rong Cong Rong Huo

【组成】肉苁蓉、葱白、糯米、羊肉。(中医方剂大辞典)

肉鹿茸丸 rou lu rong wan

【英文名】Rou Lu Rong Pill

【组成】鹿茸、菟丝子、茯苓、肉苁蓉、紫菀、蛇床子、黄芪、桑螵蛸、阳起石、沙苑蒺藜、大黑附子、官桂。(中医方剂大辞典)

肉豆蔻散子 rou dou kou san zi

【英文名】Rou Dou Kou San Zi Powders

【组成】肉豆蔻、干姜、白术、诃黎勒、荜茇、木香、陈桔皮。(中医方剂大辞典)

肉苁蓉煎丸 rou cong rong jian wan

【英文名】Rou Cong Rong Jian Pill

【组成】肉苁蓉、牛膝、巴戟天、附子、茴香子、葫芦巴、桂、木香、肉豆蔻、青皮、白附子、山芋、干蝎。(中医方剂大辞典)

肉果四神丸 rou guo si shen wan

【英文名】Rou Guo Si Shen Pill

【组成】肉豆蔻、吴茱萸、诃子、干姜。

肉果理中汤 rou guo li zhong tang

【英文名】Rou Guo Li Zhong Decoction

【组成】人参、白术、干姜、肉果、炙甘草。(中医方剂大辞典)

肉桂三棱散 rou gui san leng san

【英文名】Rou Gui San Leng Powders

【组成】三棱、木香、神曲、陈皮、半夏、肉桂。(中医方剂大辞典)

肉桂理中丸 rou gui li zhong wan

【英文名】Rou Gui Li Zhong Pill

【组成】理中丸、肉桂。(中医方剂大辞典)

肉蔻四神丸 rou kou si shen wan

【英文名】Rou Kou Si Shen Pill(药品标准－中药成方制剂标准)

【异名】肉果止泻丸(药品标准－中药成方制剂标准)

【组成】补骨脂、木香、肉豆蔻、罂粟壳、诃子肉、白芍、干姜、白术、吴茱萸。(药品标准－中药成方制剂标准 1990 年)

肉苁蓉牛膝丸 rou cong rong niu xi wan

【英文名】Rou Cong Rong Niu Xi Pill

【组成】黄狗脊骨、肉苁蓉、肉桂、附子、干姜、蛇床子、牛膝、五味子、胡椒、阳起石、鹿茸。(中医方剂大辞典)

肉豆蔻猪肝丸 rou dou kou zhu gan wan

【英文名】Rou Dou Kou Zhu Gan Pill

【组成】肉豆蔻、草豆蔻、诃黎勒、缩砂、陈皮。(中医方剂大辞典)

竹八 zhu ba

【英文名】Zu Ba Decoction

【异名】三十二号随象方(中医方剂大辞典、杂病源流犀烛)

【组成】大黄、茵陈、连翘、瓜蒌、枳实、桃仁、青皮、赤芍、银花、酒芩、山栀。(中医方剂大辞典)

竹六 zhu liu

【英文名】Zhu Liu Decoction

【异名】三十号井象方(中医方剂大辞典、杂病源流犀烛)

【组成】苏木、红花、泽兰、桃仁、乌药、桔梗、川芎、牛膝。(中医方剂大辞典)

竹节丸 zhu jie wan

【英文名】Zhu Jie Pill

【组成】竹节、雷丸、锡屑、桔皮。(中医方剂大辞典)

竹节霜 zhu jie shuang

【英文名】Zhu Jie Frostihg

【组成】新竹节上霜。(中医方剂大辞典)

竹龙散 zhu long san

【英文名】Zhu Long Powders

【异名】竹笼散(中医方剂大辞典、保命集)

【组成】五灵脂、黑豆。(中医方剂大辞典)

竹叶汤 zhu ye tang

【英文名】Zhu Ye Decoction

【异名】竹叶石膏汤(中医方剂大辞典、赤水玄珠);竹叶防风汤(中医方剂大辞典、活人书);竹叶麦冬汤(中医方剂大辞典、顾氏医径)

【组成】(1)苦竹叶、柴胡、蛇衔、黄连、芒消、细辛。(中医方剂大辞典)(2)淡竹叶、犀角屑、木通、黄芩、玄参、黄连、车前子、大黄、栀子仁、芒消。(中医方剂大辞典)(3)甘竹叶、大麻仁、赤秫米、鹿脚、白茯苓、薤白。(中医方剂大辞典)(4)青竹叶、白茯苓、地骨皮、栝楼根、桂、甘草、麦门冬。(中医方剂大辞典)(5)竹叶、麦门冬、白茯苓、栝楼实、地骨皮、生姜、甘草、大枣、小麦。(中医方剂大辞典)(6)淡竹叶、柴胡、犀角、芍药、黄芩、大黄、栀子仁。(中医方剂大辞典)(7)苦竹叶、小麦、石膏。(中医方剂大辞典)(8)竹叶、石膏、人参、麦门冬、半夏、甘草。(中医方剂大辞典)(9)竹叶、石膏、麦冬、半夏、人参、甘草。(中医方剂大辞典)(10)小麦、竹叶、生姜。(中医方剂大辞典)(11)竹叶。(中医方剂大辞典)(12)淡竹叶、赤茯苓、石膏、小麦、甘草、栝楼根、麦门冬、芦根。(中医方剂大辞典)(13)竹叶、石膏、麦门冬、半夏、人参、甘草、陈桔皮、生姜。(中医方剂大辞典)(14)淡竹叶、茯苓、石膏、小麦、栝楼。(中医方剂大辞典)(15)竹叶、小麦、生姜、桂心、大枣、芍药、干地黄、茯苓、升麻、当归、甘草。(中医方剂大辞典)(16)淡竹叶、小麦、生姜、大枣、茯苓、麦门冬、枳实、芍药、人参、黄芪、前胡、干地黄、升麻、射干、黄芩、芎䓖、甘草。(中医方剂大辞典)(17)竹叶、粳米、麦门冬、半夏、人参、当归、生姜。(中医方剂大辞典)(18)竹叶、小麦、麦门冬、知母、茯苓、石膏、芍药、栝楼泽泻、人参、甘草。(中医方剂大辞典)(19)甘草、枣、半夏、芍药、前胡、黄芩、小麦、人参、粳米、知母、麦门冬、栝楼、生姜、竹叶。(中医方剂大辞典)(20)竹叶、地骨皮、生地黄、石膏、茯神、萎蕤、知母、生姜、生麦门冬、栝楼根。(中医方剂大辞典)(21)小麦、地骨白皮、竹叶、麦门冬、茯苓、甘草、生姜、栝楼根、大枣。(中医方剂大辞典)(22)竹叶、小麦、知母、石膏、黄芩、麦门冬、人参、生姜、甘草、栝楼根、半夏、茯苓。(中医方剂大辞典)(23)竹叶、人参、甘草、半夏、石膏、麦门冬、生姜。(中医方剂大辞典)(24)竹叶、小麦、甘草、黄芩、栝楼根、泽泻、茯苓、知母、白术、大黄、桂心、生姜、人参、麦门冬、半夏、当归。(中医方剂大辞典)(25)竹叶、小麦、柴胡、黄芩、茯苓、人参、麦门冬、甘草。(中医方剂大辞典)(26)竹叶、甘草、茯苓、人参、小麦、生姜、大枣、半夏、麦门冬。(中医方剂大辞典)(27)生淡竹叶、麦门冬、甘草、生姜、茯苓、大枣、小麦。(中医方剂大辞典)(28)竹叶、甘草、白术、大黄。(中医方剂大辞典)(29)竹叶、麦门冬、小麦、生地黄、生姜、干枣、麻黄、甘草。(中医方剂大辞典)(30)当归、川芎、黄芩、熟地、麦冬、白芍、茯苓、竹叶。(中医方剂大辞典)(31)茯神、麦冬、黄芩、知母、竹叶。(中医方剂大辞典)(32)淡竹叶、麦冬肉、黄芩、人参、茯苓、防风、知母。(中医方剂大辞典)(33)麦门冬、茯苓、黄连、人参、淡竹叶。(中医方剂大辞典)(34)竹叶、半夏、甘草、厚朴、小麦、生姜、当归、麦门冬、人参、桂心、黄芩。(中医方剂大辞典)(35)竹叶、小麦、人参、黄芩、前胡、芍药、甘草、干地黄、当归、桂心、黄芪、麦门冬、龙骨、牡蛎、赤蛸蝤、大枣。(中医方剂大辞典)(36)淡竹叶、小麦、干地黄、黄芪、人参、甘草、芍药、石膏、通草、升麻、黄芩、前胡、大枣、麦门冬。(中医方剂大辞典)(37)淡竹叶、小麦、干地黄、人参、黄芩、前胡、升麻、麦门冬、生姜、黄芪、芍药、大枣、桂心、远志、当归、甘草。(中医方剂大辞典)(38)白茯苓、麦门冬、黄芩、淡竹叶、灯心。(中医方剂大辞典)(39)生竹叶、甘草、黄芩、大黄、栀子、茯苓、干地黄。(中医方剂大辞典)(40)人参、白术、当归、川芎、甘草、陈皮、黄芩、枣仁、麦冬、远志、生地、竹叶。(中医方剂大辞典)(41)麦冬、茯苓、黄芩、人参、淡竹叶。(中医方剂大辞典)(42)白茯苓、防风、麦门冬、条芩、知母、淡竹叶。(中医方剂大辞典)(43)竹叶、小麦、甘草、石膏、茯苓、半夏、前胡、知母、黄芩、人参、生姜、大枣。(中医方剂大辞典)(44)淡竹叶、黄芩、升麻、木通、车前子、黄连、玄参、芒消、栀子、大黄。(中医方剂大辞典)(45)竹叶、小麦、生姜、甘草、人参、附子、肉桂、当归、芍药、白术、桔皮。(中医方剂大辞典)(46)竹叶、防风、黄芩、栀子仁、白茯苓、当归、麦门冬。(中医方剂大辞典)(47)白茯苓、麦门冬、黄芩。(中医方剂大辞典)(48)麦门冬、小麦、竹叶、生姜、石膏、茯苓。(中医方剂大辞典)(49)淡竹叶、黄连、青钱、大枣、车前子。(中医方剂大辞典)(50)竹叶、桔皮。(中医方剂大辞典)(51)竹叶、葛根、防风、桔梗、桂枝、人参、甘草、附子、大枣、生姜。(中医方剂大辞典)(52)苦竹叶。(中医方剂大辞典)(53)竹叶、白茯苓、珍珠小半夏、生姜。(中医方剂大辞典)(54)防风、黄芩、麦门冬、白茯苓。(中医方剂大辞典)(55)生干地黄、芍药、黄芪、茯苓、泽泻、甘草、麦门冬。(中医方剂大辞典)(56)石膏、知母、麦门冬、甘草。(中医方剂大辞典)(57)淡竹叶、人参、芍药、黄芩、石膏、麦门冬、甘草。(中医方剂大辞典)(58)竹叶、生地黄、黄芩、人参、芍药、知母、甘草、赤茯苓、升麻、黄芪、栝楼根、麦门冬。(中医方剂大辞典)(59)黄芩、黄连、升麻、甘草。(中医方剂大辞典)

竹叶饮 zhu ye yin

【英文名】Zhu Ye Drink

【异名】竹叶饮子(中医方剂大辞典、千金方衍义);竹叶汤(中医方剂大辞典、普济方)

【组成】(1)竹叶、麦、地骨白皮。(中医方剂大辞典)(2)竹叶、麦门冬、大枣、甘草、半夏、粳米、生姜。(中医方剂大辞典)(3)竹叶、紫苏子、紫菀、白前、百部、甘草、生姜。(中医方剂大辞典)(4)竹叶、犀角屑、升麻、干葛、黄芩、麦门冬。(中医方剂大辞典)

竹叶酒 zhu ye jiu

【英文名】Zhu Ye Wine

【组成】淡竹叶。(中医方剂大辞典)

竹叶散 zhu ye san

【英文名】Zhu Ye Powders

【组成】(1)青竹叶、灶中黄土。(中医方剂大辞典)(2)苦竹笋叶。(中医方剂大辞典)(3)淡竹叶、黄连、黄

柏。(中医方剂大辞典)

竹叶粥 zhu ye zhou

【英文名】Zhu Ye Gruel

【异名】苦竹叶粥(中医方剂大辞典、圣济总录)

【组成】(1)甜竹叶、粟米。(中医方剂大辞典)(2)竹叶、石膏、沙糖、折粳米。(中医方剂大辞典)

竹叶煎 zhu ye jian

【英文名】Zhu Ye Decoction

【组成】竹叶、大枣、古字钱、黄连。(中医方剂大辞典)

竹叶膏 zhu ye gao

【英文名】Zhu Ye Plaster

【组成】(1)生竹叶、生姜、白盐。(中医方剂大辞典)(2)小网虾。(中医方剂大辞典)

竹皮汤 zhu pi tang

【英文名】Zhu Pi Decoction

【异名】竹皮散(中医方剂大辞典、奇效良方)

【组成】(1)青竹皮、甘草、芎䓖、黄芩、当归、芍药、白术、人参、桂心。(中医方剂大辞典)(2)竹皮、甘草、人参、赤茯苓、麻黄、桂、五味子、木通。(中医方剂大辞典)(3)青竹、乱发。(中医方剂大辞典)(4)竹皮、细辛、甘草、生姜、通草、人参、茯苓、麻黄、桂心、五味子。(中医方剂大辞典)(5)生竹皮、紫菀、饴糖、生地黄汁。(中医方剂大辞典)(6)青竹茹。(中医方剂大辞典)

竹麦饮 zhu mai yin

【英文名】Zhu Mai Drink

【组成】竹叶、小麦、石膏。(中医方剂大辞典)

竹豆汤 zhu dou tang

【英文名】Zhu Dou Decoction

【组成】新青竹、乌豆。(中医方剂大辞典)

竹沥丸 zhu li wan

【英文名】Zhu Li Pill

【组成】白术、厚朴、甘草、附子、犀角、全蝎。(中医方剂大辞典)

竹沥水 zhu li shui

【英文名】Zhu Li Liquid(药品标准－中药成方制剂标准)

【组成】竹沥油、白矾。(药品标准－中药成方制剂标准 1998 年)

竹沥曲 zhu li qu

【英文名】Zhu Li Paste Pill

【组成】生半夏、白芥子。(中医方剂大辞典)

竹沥汤 zhu li tang

【英文名】Zhu Li Decoction

【异名】竹沥饮(中医方剂大辞典、医略六书);竹沥葛根汤(中医方剂大辞典、幼幼新书);小竹沥汤(中医方剂大辞典、三因);竹沥饮子(中医方剂大辞典、医方类聚)

【组成】(1)竹沥、麻黄、附子、防己、干姜、白术、葛根、甘草、防风、桂心。(中医方剂大辞典)(2)钩藤、茯神、黄芩、升麻、白鲜皮、沙参、龙齿、蚱蝉、石膏、寒水石、甘竹沥。(中医方剂大辞典)(3)朱砂、麝香。(中医方剂大辞典)(4)威灵仙、附子、桔梗、防风、蔓荆子、枳壳、川芎、当归。(中医方剂大辞典)(5)升麻、防风、附子、白术、甘草、秦艽、葛根、黄芩、麻黄、防己、细辛、干姜、桂、茯苓、杏仁。(中医方剂大辞典)(6)竹沥、黄芩、防己、茵芋、桑寄生、羚羊角、大黄、甘草、白薇、麻黄、白鲜皮。(中医方剂大辞典)(7)秦艽、甘草、防风、当归、茵芋、乌头、干姜、细辛、人参、黄芩、桂、天雄、防己、白茯苓、白术。(中医方剂大辞典)(8)竹沥、防风、升麻、羌活、桂、芎䓖、羚羊角屑、麻黄、杏仁。(中医方剂大辞典)(9)防风、麦门冬、黄芩、升麻、石膏、栀子仁。(中医方剂大辞典)(10)竹沥、甘草、秦艽、细辛、黄芩、白术、桂、防己、干姜、麻黄、葛根、防风、附子、升麻。(中医方剂大辞典)(11)竹沥、川大黄、黄连、苦参、黄芩、栀子仁、石灰、木兰皮、黄柏。(中医方剂大辞典)(12)竹沥、荆沥、生姜汁、白蜜、葛根汁。(中医方剂大辞典)(13)淡竹沥、葛根汁、牛黄。(中医方剂大辞典)(14)秦艽、防风、独活、附子。(中医方剂大辞典)(15)淡竹沥、石膏、芍药、白术、栀子仁、人参、知母、茯神、赤石脂、紫菀、生地黄。(中医方剂大辞典)(16)防风、麻黄、芍药、防己、桂心、黄芩、白术、附子、羚羊角、竹沥、甘草、人参、穹䓖、独活、升麻、生姜、石膏。(中医方剂大辞典)(17)竹沥、防己、升麻、桂心、芎䓖、羚羊角、麻黄、防风。(中医方剂大辞典)(18)麻黄、防风、芎䓖、防己、附子、人参、芍药、黄芩、甘草、桂心、生姜、石膏、杏仁、竹沥、羚羊角、生葛汁。(中医方剂大辞典)(19)竹沥、生葛汁、生姜汁。(中医方剂大辞典)(20)竹沥、黄芩、木防己、羚羊角、大黄、茵芋、麻黄、白薇、桑寄生、萆薢、甘草、白术。(中医方剂大辞典)(21)竹沥、防风、黄芩、麦门冬、茯苓。(中医方剂大辞典)(22)茯苓、竹沥。(中医方剂大辞典)(23)淡竹沥、防风、葛根、菊花、细辛、芍药、白术、当归、桂心、通草、防己、人参、甘草、附子、茯苓、玄参、秦艽、生姜、枫寄生。(中医方剂大辞典)(24)秦艽、甘草、防风、当归、茵芋、乌头、干姜、细辛、人参、黄芩、桂心、天雄、木防己、茯苓、白术。(中医方剂大辞典)

竹沥饮 zhu li yin

【英文名】Zhu Li Drink

【异名】防己汤(中医方剂大辞典、医统);竹沥汤(中医方剂大辞典、医部全录)

【组成】(1)防己、防风、桑寄生、人参、当归、川芎、独

活、竹沥、茯苓、甘草。(中医方剂大辞典)(2)竹沥。(中医方剂大辞典)(3)淡竹沥、粳米。(中医方剂大辞典)

竹沥粥 zhu li zhou

【英文名】Zhu Li Gruel

【组成】粟米。(中医方剂大辞典)

竹沥膏 zhu li gao

【英文名】Zhu Li Concentrated Decoction(药品标准-中药成方制剂标准)

【组成】竹沥油、饴糖。(药品标准-中药成方制剂标准 1992 年)

竹茹丸 zhu ru wan

【英文名】Zhu Ru Pill

【组成】(1)竹茹、羊脂、蜜。(中医方剂大辞典)(2)当归、白术、青木香、蚕蜕、黑棕刷、穿山甲、地榆、竹茹、川芎、茯苓、粉草、血余、牡蛎、绵子、熟地、赤石脂。(中医方剂大辞典)(3)黄连。(中医方剂大辞典)

竹茹丹 zhu ru dan

【英文名】Zhu Ru Pellet

【组成】竹茹、枇杷叶、人参、半夏、紫菀、天南星。(中医方剂大辞典)

竹茹汤 zhu ru tang

【英文名】Zhu Ru Decoction

【异名】葛根竹茹汤(中医方剂大辞典、医学入门);竹茹麦冬汤(中医方剂大辞典、盘珠集);竹茹饮子(中医方剂大辞典、圣惠);竹皮汤(中医方剂大辞典、千金翼);青竹茹汤(中医方剂大辞典、摄生众妙方)

【组成】(1)橘红、干葛、甘草、麦冬、生姜。(中医方剂大辞典)(2)人参、桔皮、白术、麦冬、甘草、白茯苓、厚朴。(中医方剂大辞典)(3)陈皮、竹茹。(中医方剂大辞典)(4)竹茹、桔皮、甘草、半夏、赤茯苓、麦冬、人参、枇杷叶。(中医方剂大辞典)(5)竹茹、桂、甘草、桔梗、犀角、黄芪、栝楼根。(中医方剂大辞典)(6)青竹茹、人参、续断、桔梗、五味子、紫菀、桑根白皮、前胡、麦冬、赤小豆、甘草、熟地。(中医方剂大辞典)(7)竹茹、前胡、茯苓、人参、甘草、贝母、桑根白皮、赤小豆、柴胡、麦冬。(中医方剂大辞典)(8)生竹茹、生地、黄芩、蒲黄、芍药、麦冬。(中医方剂大辞典)(9)青竹茹、芍药、芎䓖、当归、桂、甘草、黄芩。(中医方剂大辞典)(10)竹茹、甘草、乌梅。(中医方剂大辞典)(11)青竹茹、生地。(中医方剂大辞典)(12)青竹茹、黄芩、蒲黄、伏龙肝。(中医方剂大辞典)(13)青竹茹、木通、甘草、连翘、芦根、蒲黄。(中医方剂大辞典)(14)淡竹茹、人参、前胡、甘草、芦根、葛根、半夏。(中医方剂大辞典)(15)青竹茹、葛根、半夏、麦冬、陈皮。(中医方剂大辞典)(16)干葛、甘草、半夏。(中医方剂大辞典)(17)青竹茹、麦冬、前胡、桔皮、芦根。(中医方剂大辞典)(18)青竹茹、黄芩、枳壳、甘草、麦冬、茅根、栝楼根、赤芍、栀子仁。(中医方剂大辞典)(19)竹茹、桔皮、半夏、生姜、紫苏、甘草。(中医方剂大辞典)(20)竹茹、干地黄、人参、芍药、桔梗、芎䓖、当归、甘草、桂心。(中医方剂大辞典)(21)竹茹、生姜、甘草、前胡、茯苓、桔皮。(中医方剂大辞典)(22)青竹茹、生姜、半夏、茯苓、桔皮。(中医方剂大辞典)(23)竹茹、甘草、当归、芎䓖、黄芩、桂心、白术、人参、芍药。(中医方剂大辞典)(24)熟半夏、陈皮、苏梗、广藿香、子芩、枳壳、白芍、茯苓、竹茹。(中医方剂大辞典)(25)竹茹、陈皮、柿蒂、楂肉。(中医方剂大辞典)(26)竹茹、干葛、陈皮、半夏、甘草、藿香。(中医方剂大辞典)(27)桔皮、半夏、甘草、竹茹、山栀、枇杷叶。(中医方剂大辞典)(28)桔梗、竹茹、枳实、萝卜子、苏子、白芥子、青皮、杏仁、竹沥、桑白皮。(中医方剂大辞典)(29)人参、麦冬、茯苓、炙草、小麦、竹茹。(中医方剂大辞典)(30)竹茹、半夏、粳米、干葛。(中医方剂大辞典)(31)芦根、青竹茹、桔皮、前胡、生姜、大腹皮、槟榔。(中医方剂大辞典)(32)竹茹、赤小豆、麦冬、大枣、桔梗、北柴胡、川续断、桑白皮、甘草、麻黄、五味子。(中医方剂大辞典)

竹茹饮 zhu ru yin

【英文名】Zhu Ru Drink

【异名】竹茹散(中医方剂大辞典、鸡峰)

【组成】(1)竹茹、子芩、蒲黄、伏龙肝、生藕汁。(中医方剂大辞典)(2)竹茹、桔皮、生姜、人参、芦根、粳米。(中医方剂大辞典)(3)竹茹、生姜、黄芩、栀子仁。(中医方剂大辞典)(4)人参、白术、茯苓、干葛、麻黄、甘草、麦冬。(中医方剂大辞典)

竹茹酒 zhu ru jiu

【英文名】Zhu Ru Wine

【组成】竹茹、好酒。(中医方剂大辞典)

竹茹散 zhu ru san

【英文名】Zhu Ru Powders

【组成】(1)羚羊角、竹茹、黄芩、山栀子仁、苏叶、黑参、杏仁、木通、茯苓、朴硝、甘草、大黄。(中医方剂大辞典)(2)菊花、黄芩、人参、大黄、甘草。(中医方剂大辞典)(3)竹茹、人参、茯苓、黄芪、当归、生地。(中医方剂大辞典)(4)苦竹茹、伏龙肝、石膏、甘草、麦冬、黄芩。(中医方剂大辞典)(5)竹茹、麦冬、茯苓、栀子、黄芩、甘草、石膏。(中医方剂大辞典)(6)甜竹茹、当归、芎䓖、黄芩、甘草。(中医方剂大辞典)(7)苦竹茹、生地、茜根、百合、杏仁、黄芪、甘草。(中医方剂大辞典)(8)竹茹、白芍、芎䓖、桂心、生地、当归、甘草。(中医方剂大辞典)(9)竹茹、白芍、当归、茜根、羚羊角屑、甘草、生地、麦冬、鹿角胶。(中医方剂大辞典)(10)竹茹、陈皮、葛根、人参、芦根、枇杷叶。(中医方剂大辞典)(11)竹茹、犀角屑、生地、甘草、伏龙肝、朴硝。(中医方剂大辞典)(12)竹茹、陈皮、人参、麦冬、甘草、芦根。(中医方剂大辞典)

竹茹醋 zhu ru cu

【英文名】Zhu Ru Liquid

【组成】生竹茹。(中医方剂大辞典)

竹药膏 zhu yao gao

【英文名】Zhu Yao Plaster

【组成】真麻油、青木香、竹茹、杏仁。(中医方剂大辞典)

竹屑散 zhu xie san

【英文名】Zhu Xie Powders

【异名】竹蛀散(中医方剂大辞典、普济方)

【组成】蛀竹屑、坯子、麝香、白矾。(中医方剂大辞典)

竹根汤 zhu gen tang

【英文名】Zhu Gen Decoction

【组成】(1)甘竹根。(中医方剂大辞典)(2)竹根。(中医方剂大辞典)(3)竹根、麦冬、甘草、大枣、粳米、小麦。(中医方剂大辞典)

竹蚛散 zhu zhong san

【英文名】Zhu Zhong Powders

【组成】竹蚛粪、白矾、雄黄、魔香。(中医方剂大辞典)

竹黄汤 zhu huang tang

【英文名】Zhu Huang Decoction

【组成】黄芪、黄芩、当归、川芎、甘草、芍药、石膏、人参、麦冬、半夏、笛竹、淡竹叶。(中医方剂大辞典)

竹叶饮子 zhu ye yin zi

【英文名】Zhu Ye Drink

【组成】(1)竹叶、麦冬、小麦、生地、地骨皮、黄芪、麻黄、甘草、石膏。(中医方剂大辞典)(2)竹叶、干葛、地骨白皮、荠苨、甘草。(中医方剂大辞典)

竹叶椒片 zhu ye jiao pian

【英文名】Zhu Ye Jiao Tablet

【组成】竹叶椒。(广西中药材标准(1990年)(89)卫药证Z-4号)

竹皮大丸 zhu pi da wan

【英文名】Zhu Pi Da Pill

【组成】生竹茹、石膏、桂枝、甘草、白薇。(中医方剂大辞典)

竹沥饮子 zhu li yin zi

【英文名】Zhu Li Drink

【异名】竹沥汤(中医方剂大辞典、圣济总录)

【组成】(1)竹沥、荆沥、消梨汁、陈酱汁。(中医方剂大辞典)(2)竹沥、人乳、陈酱油。(中医方剂大辞典)(3)竹沥、羚羊角屑、石膏、茯神、麦冬、独活。(中医方剂大辞典)

竹茹饮子 zhu ru yin zi

【英文名】Zhu Ru Drink

【异名】竹茹汤(中医方剂大辞典、普济方、圣济总录)

【组成】(1)青竹茹、人参、乌梅肉。(中医方剂大辞典)(2)竹茹、人参、茯苓、黄芪、甘草。(中医方剂大辞典)(3)竹茹、人参、芦根、黄芩、栀子仁。(中医方剂大辞典)(4)竹茹、子芩、升麻、木通、赤芍、黑木耳。(中医方剂大辞典)

竹根饮子 zhu gen yin zi

【英文名】Zhu Gen Drink

【组成】竹根、生茅根、芦根、菝葜、石膏、乌梅、生姜、小麦、竹沥、白蜜。(中医方剂大辞典)

竹叶归芪汤 zhu ye gui qi tang

【英文名】Zhu Ye Gui Qi Decoction

【异名】竹叶黄芪汤(中医方剂大辞典、医钞类编)

【组成】竹叶、当归、黄芪、白术、人参、甘草、麦门冬。(中医方剂大辞典)

竹叶玉女煎 zhu ye yu nv jian

【英文名】Zhu Ye Yu Nv Decoction

【组成】生石膏、干地黄、麦冬、知母、牛膝、竹叶。(中医方剂大辞典)

竹叶石膏汤 zhu ye shi gao tang

【英文名】Zhu Ye Shi Gao Decoction

【异名】六味竹叶石膏汤(中医方剂大辞典、景岳全书)

【组成】(1)竹叶、洋参、麦冬、梨皮、绿豆、花粉、生草、石膏、风斛、知母、蔗汁、黑豆、玉竹、灯心。(中医方剂大辞典)(2)竹叶、红花、生地、煅石膏、花粉、陈皮、甘草、黄连、僵蚕、连翘、玄参、牛蒡子、桑皮。(中医方剂大辞典)(3)竹叶、石膏、知母、花粉、麦冬、甘草。(中医方剂大辞典)(4)沙参、麦冬、半夏、石膏、甘草、竹叶、粳米、生姜。(中医方剂大辞典)(5)石膏、知母、甘草、粳米。(中医方剂大辞典)(6)竹叶、石膏、人参、麦冬、甘草、生粳米。(中医方剂大辞典)(7)竹叶、石膏、人参、麦冬、半夏、甘草。(中医方剂大辞典)(8)煅石膏、连翘、黄芩、花粉、甘草梢、薄荷、柴胡。(中医方剂大辞典)(9)竹叶、石膏。(中医方剂大辞典)(10)石膏、生地、桔梗、红花、薄荷、竹叶、黄芩、陈皮、甘草。(中医方剂大辞典)(11)麦冬、知母、石膏、人参、粳米、灯心、生姜、竹叶。(中医方剂大辞典)(12)石膏、知母、麦冬、甘草、茯苓、人参、竹叶、粘米。(中医方剂大辞典)(13)淡竹叶、软石膏、大黄、陈皮、藿香叶。(中医方剂大辞典)(14)知母、石膏、揀冬、竹叶。(中医方剂大辞典)(15)石膏、揀冬、竹叶、人参、半夏、知母、甘草。(中医方剂大辞典)(16)石膏、知母、麦冬、甘草、竹叶、人参。(中医方剂大辞典)(17)石膏、人参、甘草、麦冬、淡竹叶、糯米。(中医方剂大辞典)(18)石膏、法半夏、人参、甘草、麦冬、淡豆豉、糯米。(中医方剂大辞典)(19)石膏、知母、竹叶、粳米、麦冬、玄参、薄荷、西河柳。(中医方剂大辞典)(20)蝉蜕、鼠粘子、荆芥穗、玄参、甘草、麦冬、干葛、薄荷叶、知母、西河柳、竹叶。(中医方剂大辞典)(21)石膏、知母、麦冬、木通。(中医方剂大辞典)(22)竹叶、石膏、甘草、人参、麦冬。(中医方剂大辞典)(23)淡竹叶、石膏、桔梗、木通、薄荷、甘草。(中医方剂大辞典)(24)竹叶、石膏、半夏、麦冬、人参、甘草、粳米。(中医方剂大辞典)

竹叶芍药汤 zhu ye shao yao tang

【英文名】Zhu Ye Shao Yao Decoction

【组成】竹叶、赤芍、甘草、阿胶、当归。(中医方剂大辞典)

竹叶灯心汤 zhu ye deng xin tang

【英文名】Zhu Ye Deng Xin Decoction

【组成】竹叶、灯心。(中医方剂大辞典)

竹叶安胎饮 zhu ye an tai yin

【英文名】Zhu Ye An Tai Drink

【组成】(1)生地、当归、黄芩、麦冬、枣仁、甘草、人参、陈皮、竹叶、竹茹。(中医方剂大辞典)(2)当归、白术、人参、川芎、甘草、陈皮、黄芩、枣仁、远志、麦冬、竹叶、生地。(中医方剂大辞典)

竹叶导赤散 zhu ye dao chi san

【英文名】Zhu Ye Dao Chi Powders

【组成】生地、木通、连翘、大黄、栀子、黄芩、黄连、薄荷。(中医方剂大辞典)

竹叶防风汤 zhu ye fang feng tang

【英文名】Zhu Ye Fang Feng Decoction

【组成】淡竹叶、防风、人参、桂枝、桔梗、前胡、陈皮、茯苓。(中医方剂大辞典)

竹叶麦冬汤 zhu ye mai dong tang

【英文名】Zhu Ye Mai Dong Decoction

【组成】竹叶、麦门冬、知母、甘草、山栀仁。(中医方剂大辞典)

竹叶泻经汤 zhu ye xie jing tang

【英文名】Zhu Ye Xie Jing Decoction

【组成】柴胡、栀子、羌活、升麻、炙草、赤芍、草决明、茯苓、车前子、黄芩、黄连、大黄、青竹叶、泽泻。(中医方剂大辞典)

竹叶茯苓汤 zhu ye fu ling tang

【英文名】Zhu Ye Fu Ling Decoction

【组成】(1)淡竹叶、茯苓、生地黄、丹参、玄参、干蓝、车前草、石膏。(中医方剂大辞典)(2)茯苓、条芩、麦冬、防风、人参、竹叶。(中医方剂大辞典)

竹叶黄芩汤 zhu ye huang qin tang

【英文名】Zhu Ye Huang Qin Decoction

【组成】竹叶、黄芩、茯苓、生姜、麦门冬、甘草、大黄、芍药、生地黄。(中医方剂大辞典)

竹叶黄芪汤 zhu ye huang qi tang

【英文名】Zhu Ye Huang Qi Decoction

【组成】(1)淡竹叶、黄芩、前胡、生姜、芍药、小麦、黄芪、茯苓、枳实、麦门冬、栀子、大枣、芎䓖、知母、干地黄、人参、石膏、升麻、炙甘草。(中医方剂大辞典)(2)竹叶、黄芪、小麦、芍药、甘草、石膏、人参、升麻、茯苓、桂心、当归、干枣、五味子、生姜、干地黄、麦门冬、知母。(中医方剂大辞典)(3)淡竹叶、人参、黄芪、生地黄、当归、麦冬、白芍、甘草、石膏、黄芩。(中医方剂大辞典)(4)竹叶、黄芪、当归、麦冬、人参、甘草。(中医方剂大辞典)(5)黄芪、甘草、黄芩、川芎、当归、白芍、人参、半夏、石膏、麦冬、生地、淡竹叶。(中医方剂大辞典)(6)淡竹叶、芍药、麦门冬、半夏、川芎、黄芪、人参、当归、甘草、石膏、生地黄。(中医方剂大辞典)(7)生地黄、黄芪、当归、淡竹叶、川芎、甘草、黄芩、白芍、人参、半夏、石膏。(中医方剂大辞典)(8)淡竹叶、生地黄、黄芪、麦门冬、当归、川芎、人参、甘草、黄芩、芍药、石膏。(中医方剂大辞典)(9)淡竹叶、黄芪、甘草、黄芩、麦门冬、芍药、当归、人参、石膏、芎䓖、半夏、生地黄。(中医方剂大辞典)(10)竹叶、黄芪、芍药、当归、大黄、升麻、黄芩、前胡、知母、麦门冬、炙甘草。(中医方剂大辞典)(11)淡竹叶、小麦、黄芪、升麻、地黄、芍药、当归、通草、知母、大枣、黄芩、生姜、茯苓、芎䓖、前胡、枳实、麦门冬、炙甘草。(中医方剂大辞典)

竹叶常山汤 zhu ye chang shan tang

【英文名】Zhu Ye Chang Shan Decoction

【异名】竹叶恒山汤(中医方剂大辞典、普济方);备急竹叶常山汤(中医方剂大辞典、金匮翼)

【组成】常山、淡竹叶、小麦。(中医方剂大辞典)

竹叶清心汤 zhu ye qing xin tang

【英文名】Zhu Ye Qing Xin Decoction

【组成】淡竹叶、黄芩、栀子、甘草、黄连、薄荷、连翘、石菖蒲。(中医方剂大辞典)

竹皮逍遥散 zhu pi xiao yao san

【英文名】Zhu Pi Xiao Yao Powders

【组成】青竹皮、人参、知母、黄连、甘草、滑石、生地黄、韭白、柴胡、犀角。(中医方剂大辞典)

竹衣麦冬汤 zhu yi mai dong tang

【英文名】Zhu Yi Mai Dong Decoction

【异名】竹衣麦门冬汤(中医方剂大辞典、景岳全书)

【组成】竹衣、竹茹、竹沥、麦冬、甘草、陈皮、茯苓、桔

梗、杏仁。(中医方剂大辞典)

竹沥二陈汤 zhu li er chen tang

【英文名】Zhu Li Er Chen Decoction

【组成】(1)陈皮、半夏、茯苓、甘草、白术、人参、竹沥、姜汁。(中医方剂大辞典)(2)半夏、白茯苓、广皮、甘草、竹沥。(中医方剂大辞典)

竹沥化痰丸 zhu li hua tan wan

【英文名】Zhu Li Hua Tan Pill

【组成】(1)半夏、白矾、皂角、生姜、胆南星、青皮、陈皮、黄芩、神曲、山楂、麦芽、莱子、苏子、杏仁、茯苓、香附。(中医方剂大辞典)(2)海浮石、白术、陈皮、瓜蒌子、南星、茯苓、黄连、法半夏、百部草、南楂、香附、玄参、熟军、莱菔子、枳实、苏子、黄芩、杏仁、贝母。(中医方剂大辞典)(3)天冬、枳实、麦冬、云苓、沙参、瓜蒌子、川贝母、桔梗、桔皮、苏叶、竹茹、薄荷、甘草、桂枝。(中医方剂大辞典)

竹沥石膏汤 zhu li shi gao tang

【英文名】Zhu Li Shi Gao Decoction

【组成】竹沥、石膏、赤茯苓、栀子仁、升麻、玄参、生地黄、知母。(中医方剂大辞典)

竹沥四物汤 zhu li si wu tang

【英文名】Zhu Li Si Wu Decoction

【组成】川芎、当归、芍药、熟地黄、竹沥。(中医方剂大辞典)

竹沥达痰丸 zhu li da tan wan

【英文名】Zhu Li Da Tan Pill(中国中医药学主题词表)

【组成】黄芩、半夏、大黄、橘红、甘草、沉香。(药品标准－中药成方制剂标准 1989 年)

竹沥导痰丸 zhu li dao tan wan

【英文名】Zhu Li Dao Tan Pill

【组成】(1)橘红、白茯苓、半夏、枳壳、黄芩、甘草、萝卜子、天花粉、桔梗、当归、竹沥、神曲、贝母。(中医方剂大辞典)(2)橘红、枳壳、黄芩、半夏、甘草、白茯苓、白芥子、神曲、川贝母、花粉。(中医方剂大辞典)

竹沥导痰汤 zhu li dao tan tang

【英文名】Zhu Li Dao Tan Decoction

【组成】导痰汤、竹沥。(中医方剂大辞典)

竹沥泄热汤 zhu li xie re tang

【英文名】Zhu Li Xie Re Decoction

【异名】竹沥汤(中医方剂大辞典、圣济总录)

【组成】(1)竹沥、麻黄、大青、栀子、人参、玄参、升麻、茯苓、知母、石膏、生姜、芍药、生葛。(中医方剂大辞典)(2)竹沥、麻黄、石膏、生姜、芍药、大青、栀子仁、升麻、茯苓、玄参、知母、生葛。(中医方剂大辞典)

竹沥枳术丸 zhu li zhi zhu wan

【英文名】Zhu Li Zhi Zhu Pill

【异名】竹沥枳实丸(中医方剂大辞典、中国医学大辞典)

【组成】(1)半夏、南星、枳实、条芩、陈皮、苍术、山楂、芥子、白茯苓、黄连、当归。(中医方剂大辞典)(2)白术、苍术、枳实、陈皮、白茯苓、半夏、南星、黄连、条芩、当归、山楂、白芥子、白芍、人参、木香。(中医方剂大辞典)

竹沥涤痰汤 zhu li di tan tang

【英文名】Zhu Li Di Tan Decoction

【组成】(1)川贝、天竺黄、羚羊角、桑皮、瓜蒌仁、石决明、杏仁、旋覆花。(中医方剂大辞典)(2)栝楼仁、桑皮、川贝、光杏仁、旋覆花、飞滑石、石决明、天竺黄。(中医方剂大辞典)

竹沥解疫煎 zhu li jie yi jian

【英文名】Zhu Li Jie Yi Decoction

【组成】黄连、黄芩、栀子、胆草、僵蚕、胆星、蒌仁、川贝、橘红、半夏。(中医方剂大辞典)

竹茹二陈汤 zhu ru er chen tang

【英文名】Zhu Ru Er Chen Decoction

【组成】竹茹、陈皮、半夏、白茯苓、甘草。(中医方剂大辞典)

竹茹石膏汤 zhu ru shi gao tang

【英文名】Zhu Ru Shi Gao Decoction

【异名】青龙白虎汤(中医方剂大辞典、疫喉浅论·新补会厌论)

【组成】(1)竹茹、石膏。(中医方剂大辞典)(2)陈皮、半夏、石膏、茯苓、竹茹。(中医方剂大辞典)(3)橘红、半夏、石膏、白茯苓、竹茹、甘草。(中医方剂大辞典)(4)半夏、赤苓、陈皮、竹茹、甘草、石膏。(中医方剂大辞典)(5)竹茹、石膏、黄芩、陈皮、半夏。(中医方剂大辞典)(6)陈皮、石膏、竹茹、茯苓、甘草。(中医方剂大辞典)

竹茹龙胆汤 zhu ru long dan tang

【英文名】Zhu Ru Long Dan Decoction

【组成】白芍、龙胆草、半夏、茯苓、茵陈、竹茹、白术。(中医方剂大辞典)

竹茹地黄汤 zhu ru di huang tang

【英文名】Zhu Ru Di Huang Decoction

【组成】青竹茹、生地黄、蒲黄。(中医方剂大辞典)

竹茹阿胶汤 zhu ru e jiao tang

【英文名】Zhu Ru E Jiao Decoction

【组成】青竹茹、阿胶、当归、黑山栀、生地黄、白芍药、川芎、明天麻、石决明、陈皮、焦术。(中医方剂大辞典)

竹茹柿蒂汤 zhu ru shi di tang

【英文名】Zhu Ru Shi Di Decoction

【异名】竹茹汤(中医方剂大辞典、一盘珠)

【组成】(1)竹茹、柿蒂、人参、橘红、生姜、丁香。(中医方剂大辞典)(2)竹茹、柿蒂、陈皮、半夏、甘草。(中医方剂大辞典)

竹茹浸膏片 zhu ru jin gao pian

【英文名】Zhu Ru Jin Gao Tablet

【组成】竹茹外皮。(中医方剂大辞典)

竹茹寄生汤 zhu ru ji sheng tang

【英文名】Zhu Ru Ji Sheng Decoction

【组成】竹茹、桑寄生、阿胶、艾叶、芍药、白术。(中医方剂大辞典)

竹茹温胆汤 zhu ru wen dan tang

【英文名】Zhu Ru Wen Dan Decoction

【组成】柴胡、枳实、半夏、竹茹、陈皮、茯苓、桔梗、香附、甘草、人参、麦冬、黄连。(中医方剂大辞典)

竹茹紫菀汤 zhu ru zi wan tang

【英文名】Zhu Ru Zi Wan Decoction

【组成】紫菀、天冬、桔梗、甘草、杏仁、桑皮、竹茹。(中医方剂大辞典)

竹篠下气汤 zhu xiao xia qi tang

【英文名】Zhu Xiao Xia Qi Decoction

【组成】甘竹篠、石膏、生姜、陈皮、甘草。(中医方剂大辞典)

竹红菌素软膏 zhu hong jun su ruan gao

【英文名】Zhu Hong Jun Su Bill Ointment(药品标准－中药成方制剂标准)

【组成】竹红菌。(药品标准－中药成方制剂标准 1998年)

竹茹麦门冬汤 zhu ru mai men dong tang

【英文名】Zhu Ru Mai Men Dong Decoction

【异名】竹茹麦冬汤(中医方剂大辞典、赤水玄珠)

【组成】淡竹茹、麦冬。(中医方剂大辞典)

竹沥磨犀角饮子 zhu li mo xi jiao yin zi

【英文名】Zhu Li Mo Xi Jiao Yin Zi Decoction

【异名】竹沥饮(中医方剂大辞典、普济方)

【组成】竹沥、犀角。(中医方剂大辞典)

舌化丹 she hua dan

【英文名】She Hua Pellet

【组成】朱砂、血竭、硼砂、乳香、没药、雄黄、蟾酥、轻粉、冰片、麝香。(中医方剂大辞典)

舌舔散 she tian san

【英文名】She Tian Powders

【组成】玄明粉、川贝母、陈皮、蛤壳。(中医方剂大辞典)

先煎 xian jian

【英文名】Decoct first

【定义】指为了煎出某些中药的有效成分或降低其毒烈性,将此部分药先入煎后再纳入其他药同煎的煎药方法。(中药学)

先期丸 xian qi wan

【英文名】Xian Qi Pill

【组成】枇杷叶、白芍药、生地黄、熟地黄、青蒿子、五味子、甘草、山茱萸肉、黄柏、续断、阿胶、杜仲。(中医方剂大辞典)

先期汤 xian qi tang

【英文名】Xian Qi Decoction

【组成】生地黄、当归、白芍药、黄柏、知母、条芩、黄连、川芎、阿胶、艾叶、香附、炙甘草。(中医方剂大辞典)

先锋散 xian feng san

【英文名】Xian Feng Powders

【组成】硼砂、瓜蒂、片脑、大戟。(中医方剂大辞典)

先解汤 xian jie tang

【英文名】Xian Jie Decoction

【组成】羌活、栀子、柴胡、白芍、半夏、茯苓、甘草。(中医方剂大辞典)

先天一气丹 xian tian yi qi dan

【英文名】Xian Tian Yi Qi Pellet

【组成】水中金、滑石、甘草、益智仁、人参、木香、砂仁、香附、甘松、莪术、桔梗、黄芪、山药、茯神、茯苓、远志肉、牛黄、天竺黄、麝香、朱砂。(中医方剂大辞典)

先天一气汤 xian tian yi qi tang

【英文名】Xian Tian Yi Qi Decoction

【组成】皂角树皮、猪肉、茯苓。(中医方剂大辞典)

先天一气酒 xian tian yi qi jiu

【英文名】Xian Tian Yi Qi Wine

【组成】铅。(中医方剂大辞典)

先天大造丸 xian tian da zao wan

【英文名】Xian Tian Da Zao Pill

【组成】(1)紫河车、熟地黄、当归、茯苓、人参、枸杞、菟丝子、肉苁蓉、黄精、白术、何首乌、牛膝、骨碎补、仙茅、巴戟、破故纸、远志、木香、青盐、丁香、黑枣肉。(中医方剂大辞典)(2)棉花子、杜仲、芡实、茯苓、薏苡仁、破故纸、山药、枸杞子、虎骨、石斛。(中医方剂大辞典)(3)紫河车、人参、当归、麦冬、柴胡、生地黄、胡黄连、山药、石斛、杞子、黄柏。(中医方剂大辞典)(4)紫河车、山药、人参、当归、麦冬、五味子、黄柏、天冬、生地黄。(中医方剂大辞典)

先天归一汤 xian tian gui yi tang

【英文名】Xian Tian Gui Yi Decoction

【组成】人参、白术、白茯苓、甘草、川芎、当归、生地黄、白芍、砂仁、香附、陈皮、牛膝、半夏、牡丹皮。(中医方剂大辞典)

先天补胎丸 xian tian bu tai wan

【英文名】Xian Tian Bu Tai Pill

【组成】人参、黄芪、当归、白芍、川芎、熟地黄、砂仁、白术、黄芩、杜仲炭、续断、山药、艾炭、丹皮、菟丝子、甘草、广皮、香附、枣肉、丝绵炭。(中医方剂大辞典)

先天青龙散 xian tian qing long san

【英文名】Xian Tian Qing Long Powders

【组成】灯草炭、儿茶、梅片、紫雪丹、薄荷、蒲黄、风化消、硼砂、青黛、人中白。(中医方剂大辞典)

先天真一丹 xian tian zhen yi dan

【英文名】Xian Tian Zhen Yi Pellet

【组成】白虎首经粉、阴炼秋石、乳粉、山药、石菖蒲、苍术、旱莲草、枸杞子、珍珠、菊花蕊、甘草。(中医方剂大辞典)

年分散 nian fen san

【英文名】Nian Fen Powders

【组成】雄黄、南星、半夏、川乌、草乌、朱砂、白天麻。(中医方剂大辞典)

年代分类法 nian dai fen lei fa

【定义】是按产生年代对方剂进行分类的方法。(方剂学)

年大将军洗痛方 nian da jiang jun xi tong fang

【英文名】Nian Da Jiang Jun Xi Tong Prescription

【组成】威灵仙、荆芥、防风、木香、当归、乌药、木瓜、桂枝、红花、川续断。(中医方剂大辞典)

朱子丸 zhu zi wan

【英文名】Zhu Zi Pill

【组成】生地黄汁、羊肾脂。(中医方剂大辞典)

朱连散 zhu lian san

【英文名】Zhu Lian Powders

【组成】雄黄、朱砂、黄连、乳香、冰片、麝香。(中医方剂大辞典)

朱沉煎 zhu chen jian

【英文名】Zhu Chen Decoction

【组成】朱砂、沉香、藿香叶、滑石、丁香。(中医方剂大辞典)

朱君散 zhu jun san

【英文名】Zhu Jun Powders

【组成】人参、白术、白茯苓、甘草、辰砂、灯心、钩藤、麝香。(中医方剂大辞典)

朱附丸 zhu fu wan

【英文名】Zhu Fu Pill

【组成】(1)附子、酸枣仁、朱砂、茯神。(中医方剂大辞典)(2)附子、朱砂、巴豆。(中医方剂大辞典)

朱附丹 zhu fu dan

【英文名】Zhu Fu Pellet

【组成】附子、朱砂、茯神。(中医方剂大辞典)

朱鸡蛋 zhu ji dan

【英文名】Zhu Ji Dan

【组成】朱砂、鸡蛋清。(中医方剂大辞典)

朱明丸 zhu ming wan

【英文名】Zhu Ming Pill

【组成】乔麦、大黄。(中医方剂大辞典)

朱金汤 zhu jin tang

【英文名】Zhu Jin Pill

【组成】代赭石。(中医方剂大辞典)

朱珀散 zhu po san

【英文名】Zhu Po Powders

【组成】滑石、朱砂、琥珀、甘草。(中医方剂大辞典)

朱珀膏 zhu po gao

【英文名】Zhu Po Ointment

【组成】西珀、桂心、辰砂、香白芷、防风、当归、广木香、丁香、木通。(中医方剂大辞典)

朱砂丸 zhu sha wan

【英文名】Zhu Sha Pill

【异名】丹砂丸(中医方剂大辞典、圣济总录、圣惠、普济方);朱砂定惊丸(中医方剂大辞典、摄生众妙方);朱砂丹(中医方剂大辞典、鸡峰)

【组成】(1)朱砂、雄黄、干蟾、菖蒲、漏芦、麝香。(中医方剂大辞典)(2)朱砂、麝香、熊胆、芦荟、蜗牛、使君子、五灵脂、胡黄连。(中医方剂大辞典)(3)朱砂、铅霜、铁粉、马牙消。(中医方剂大辞典)(4)朱砂、川大黄、桂心、牛黄、云母粉、半夏、黄连、雄黄、雷丸、代赭、真珠末、干姜、矾石、巴豆。(中医方剂大辞典)(5)朱砂、牛黄、干蝎、腻粉、蚕蛾、铅霜、麝香、龙脑、天浆子。(中医方剂大辞典)(6)朱砂、麝香、干蝎、白僵蚕、胡黄连、熊胆、牛黄。(中医方剂大辞典)(7)朱砂、川升麻、雄黄、杏仁、鬼臼、甘草、射干、麝香。(中医方剂大辞典)(8)朱砂、豉、皂荚、砒霜、巴豆。(中医方剂大辞典)(9)朱砂、青羊胆。(中医方剂大辞典)(10)朱砂、铁粉、远志、人参、茯神、牛黄、龙脑、虎睛、琥珀、金箔、银箔。(中医方剂大辞典)(11)朱砂、太阴玄精、牛黄、紫石英、白石英、天南星、金箔、龙脑、麝香、不灰木。(中医方剂大辞典)(12)朱砂、人参、鬼箭羽、雄黄、赤小豆。(中医方剂大辞典)(13)朱砂、羚羊角屑、人参、白茯苓、甘草。(中医方剂大辞典)(14)朱砂、龙脑、牛黄、龙齿、天竺黄、金银箔、虎睛、马牙消、麝香、犀角屑、人参、茯神、川升麻、羚羊角屑、天麻、麦门冬、独活、甘菊花、子芩、甘草。(中医方剂大辞典)(15)朱砂、犀角、铅霜、天南星、半夏、白附子、细辛、桂心、白僵蚕、干蝎、乌蛇、巴豆。(中医方剂大辞典)(16)朱砂、雄黄、牛黄、龙脑、干蝎、腻粉、水银、硇砂。(中医方剂大辞典)(17)朱砂、牛黄、麝香、天麻、天南星、干蝎、白附子、干姜、巴豆。(中医方剂大辞典)(18)朱砂、腻粉、麝香、雄黄、巴豆。(中医方剂大辞典)(19)朱砂、人参、龙脑、马牙消、麝香、牛黄、天竹黄、麦门冬、犀角屑、茯神、升麻、子芩、甘草。(中医方剂大辞典)(20)朱砂、天竹黄、牛黄、人参、茯神、柴胡、腻粉、黄芪、麝香、黄芩、麦门冬、甘草。(中医方剂大辞典)(21)朱砂、牛黄、麝香、蚕蛾、干蝎、天麻、白附子、龙脑、羌活。(中医方剂大辞典)(22)朱砂、蜥蜴、白僵蚕、天南星。(中医方剂大辞典)(23)朱砂、牛黄、麝香、干蝎、天麻、白附子、白僵蚕、干姜。(中医方剂大辞典)(24)朱砂、龙齿、犀角屑、天麻、秦艽、川升麻、羚羊角屑、防风、茯神、黄芩、铁粉、麦门冬、远志、汉防己、铅霜。(中医方剂大辞典)(25)朱砂、阿魏、大蝙蝠血、蟾酥。(中医方剂大辞典)(26)光明朱砂、桃仁、麝香。(中医方剂大辞典)(27)朱砂、牛膝、常山。(中医方剂大辞典)(28)朱砂、青黛、黄连、郁金、夜明砂、麝香、熊胆。(中医方剂大辞典)(29)朱砂、蜀常山。(中医方剂大辞典)(30)朱砂、丁香、麝香、人参、犀角屑、黄芪、石膏、五灵脂、牛黄、甘草。(中医方剂大辞典)(31)朱砂、乳香、白附子、铅霜、赤箭、独活、桑螵蛸、阿胶、附子、琥珀、桂心、麝香。(中医方剂大辞典)(32)朱砂、硇砂、半夏、木香、当归、巴豆、朱砂、硇砂、半夏、木香、当归、巴豆。(中医方剂大辞典)(33)朱砂、腻粉、粉霜。(中医方剂大辞典)(34)朱砂、砒霜、巴豆、麝香、乳香、阿魏、安息香。(中医方剂大辞典)(35)朱砂、蛤粉、巴豆、硫黄、乌头末、麝香、砒霜。(中医方剂大辞典)(36)朱砂、雄黄、附子、桂心、巴豆。(中医方剂大辞典)(37)朱砂、雄黄、麝香、附子、巴豆。(中医方剂大辞典)(38)朱砂、白矾、藜芦、附子、雄黄、蜈蚣、巴豆。(中医方剂大辞典)(39)益母草、沉香、小茴、白芍、香附、防风、五味子、白术。(中医方剂大辞典)(40)朱砂、白茯苓。(中医方剂大辞典)(41)朱砂、南星、巴豆仁、全蝎、龙胆草。(中医方剂大辞典)(42)朱砂、雄黄、苦参、荆芥穗、天麻、麻黄、牛蒡子、面粉、槐角子。(中医方剂大辞典)(43)寒水石、甘草、马牙消、朱砂。(中医方剂大辞典)(44)南星、白矾、巴豆、杏仁、赭石、朱砂、半夏。(中医方剂大辞典)(45)枯白矾、黄丹。(中医方剂大辞典)(46)朱砂、巴豆霜。(中医方剂大辞典)(47)朱砂、人参、茯苓、阿魏、吴白术、蜀当归。(中医方剂大辞典)(48)黄丹、白面、巴豆。(中医方剂大辞典)(49)腊月牛胆南星末、朱砂、麝香、甘草。(中医方剂大辞典)(50)朱砂、归身、白芍、侧柏叶、川芎、陈皮、甘草、黄连。(中医方剂大辞典)(51)铁粉、天竺黄、金银箔、人参、脑子、生麝香、轻粉、真犀角、海金沙、朱砂。(中医方剂大辞典)(52)好信。(中医方剂大辞典)(53)朱砂、当门子、石燕子、木香、使君子、诃子。(中医方剂大辞典)(54)朱砂、乳香。(中医方剂大辞典)(55)朱砂、马牙消、川灵脂、芦荟、麝、脑。(中医方剂大辞典)(56)朱砂。(中医方剂大辞典)(57)黑附子、桂心、白姜、巴豆。(中医方剂大辞典)(58)朱砂、巴豆、杏仁、半夏。(中医方剂大辞典)(59)黄牛胆、天南星、朱砂、麝香。(中医方剂大辞典)(60)朱砂、乳香、半夏。(中医方剂大辞典)(61)朱砂、麝香、干蝎、豆豉、巴豆。(中医方剂大辞典)(62)朱砂、人言、黄丹。(中医方剂大辞典)(63)轻粉、雄黄、桑白皮、半夏、郁金、甜葶苈。(中医方剂大辞典)(64)丁香、白术、天南星、白茯苓、人参。(中医方剂大辞典)(65)硫黄、白矾、雄黄、麝香、穿山甲、甘草、肥皂、蜗牛。(中医方剂大辞典)(66)杏仁、巴豆。(中医方剂大辞典)(67)朱砂、天南星、巴豆霜。(中医方剂大辞典)(68)半夏、辰砂、杏仁。(中医方剂大辞典)(69)朱砂、粉霜、腻粉、硇砂、白丁香、巴豆霜、干漆末、青桔皮。(中医方剂大辞典)(70)砒霜、杏仁、巴豆、木鳖子、黄蜡、黄丹、朱砂、乳香。(中医方剂大辞典)(71)朱砂、硇砂、麝香、雄黄、黄丹、腻粉、巴豆。(中医方剂大辞典)(72)天灵盖、柴胡、白术、麝香、槟榔。(中医方剂大辞典)(73)朱砂、白僵蚕、新罗白附子、天南星、麝香、干蝎。(中医方剂大辞典)(74)朱砂、雄黄、麝香、槟榔、大南星、白附子、蝎梢、巴豆霜。(中医方剂大辞典)(75)硼砂、朱砂、麝香、梅花脑、脑子、牙消、甘草、寒水石。(中医方剂大辞典)(76)通明朱砂、龙胆、黄连、铅霜、铁粉、牛黄。(中医方剂大辞典)(77)辰锦砂。(中医方剂大辞典)(78)朱砂、巴豆、麝香、雄黄、硫黄。(中医方剂大辞典)(79)朱砂、雄黄、鬼臼、莽草、巴豆、蜈蚣。(中医方剂大辞典)(80)朱砂、青黛、麝香、粉霜、芦荟、雄黄、田父灰、蛇蜕皮、胡黄连、虎睛、牛黄、蟾酥。(中医方剂大辞典)(81)朱砂、阿魏、乳香、砒霜、麝香、豉。(中医方剂大辞典)(82)朱砂、麝香、恒山、川升麻、苦参、猢狲脑盖、鳖甲、乌梅肉、柴胡、虎头骨、乌猫粪、驴轴垢、木香、白术、川大黄、地骨皮、巴豆。(中医方剂大辞典)(83)砒霜、朱砂、雄黄、阿魏、麝香、虎头骨、蛇骨、恒山、猢狲头骨、天灵盖。(中医方剂大辞典)(84)朱砂、砒霜、马牙消、猢狲头骨、麝香。(中医方剂大辞典)(85)朱砂、麝香、砒霜、恒山、虎头骨、猢狲头骨、虎晴、乳香、安息香、阿魏、巴豆、雄黄。(中医方剂大辞典)(86)朱砂、木香、槟榔、丁香、乳香、阿魏、皂荚、麝香、肉豆蔻、巴豆。(中医方剂大辞典)(87)朱砂、硼砂、巴豆、硫黄、芫花、礞石。(中医方剂大辞典)(88)朱砂、肉桂、巴豆、禹余粮、紫石英。(中医方剂大辞典)(89)朱砂、桂心、附子、麝香、桃仁、巴豆。(中医方剂大辞典)(90)朱砂、硫黄、巴豆、蟾头灰。(中医方剂大辞典)(91)朱砂、龙脑、雄黄、寒水石、腻粉、槟榔。(中医方剂大辞典)(92)朱砂、雄黄、夜明砂、黄连、鳖甲、干虾蟆、槟榔。(中医方剂大辞典)

朱砂丹 zhu sha dan

【英文名】Zhu Sha Pellet

【组成】(1)朱砂、磁石。(中医方剂大辞典)(2)朱砂、牛黄。(中医方剂大辞典)(3)天门冬。(中医方剂大辞典)(4)消石、砒、腻粉、粉霜、黄丹、朱砂、乳香、桂府、滑石。(中医方剂大辞典)(5)朱砂、麝香、山豆根、巴豆、雄黄、黄丹、斑蝥、苦药子、续随子、没药、蜈蚣。(中医方剂大辞典)(6)辰砂、石膏、白附子、生脑子。(中医方剂大辞典)(7)朱砂、铁粉、干蝎、天麻、半夏、白姜、白附子、金箔。(中医方剂大辞典)(8)巴豆霜、干蝎、天南星、朱砂、木鳖子。(中医方剂大辞典)(9)朱砂、马牙消、消石。(中医方剂大辞典)

朱砂汤 zhu sha tang

【英文名】Zhu Sha Decoction

【组成】猪心、朱砂。(中医方剂大辞典)

朱砂顶 zhu sha ding

【英文名】Zhu Sha Powders

【异名】白玉顶(中医方剂大辞典)

【组成】(1)南星、半夏、滑石、巴霜。(中医方剂大辞典)(2)白信、朱砂、绿豆粉。(中医方剂大辞典)

朱砂散 zhu sha san

【英文名】Zhu Sha Powders

【异名】丹砂散(中医方剂大辞典、圣济总录);三黄散(中医方剂大辞典、圣济总录);阳痫散(中医方剂大辞典、直指小儿)

【组成】(1)朱砂。(中医方剂大辞典)(2)朱砂、白茯苓、人参、山药、甘草。(中医方剂大辞典)(3)白僵蚕、脑、麝、天南星、朱砂、轻粉。(中医方剂大辞典)(4)朱砂、天麻、僵蚕、天南星、白花蛇、麝、蜈蚣。(中医方剂大辞典)(5)朱砂、滑石、犀角、黄芩、车前子、甘草。(中医方剂大辞典)(6)朱砂、白附子、附子、天南星、天麻、干蝎、半夏。(中医方剂大辞典)(7)朱砂、乌贼鱼骨、白腻滑石。(中医方剂大辞典)(8)白石英、朱砂。(中医方剂大辞典)(9)朱砂、白马夜眼、丁香、地榆。(中医方剂大辞典)(10)朱砂、铅霜、犀角屑、黄芩、车前子、甘草、滑石、朴硝。(中医方剂大辞典)(11)朱砂、雄黄、大黄、石决明、胡黄连、神曲。(中医方剂大辞典)(12)朱砂、牛黄。(中医方剂大辞典)(13)朱砂、白蔹、杏仁、露蜂房、桂心、牛黄。(中医方剂大辞典)(14)朱砂、牛黄、天竺黄、腻粉、麝香。(中医方剂大辞典)(15)朱砂、牛黄、麝香、干蝎、雀儿饭瓮。(中医方剂大辞典)(16)朱砂、远志、马牙硝、腻粉、牛黄、龙脑、麝香、铁粉。(中医方剂大辞典)(17)朱砂、雀儿饭瓮、蝎尾、附子、晚蚕蛾。(中医方剂大辞典)(18)朱砂、龙齿、硝石。(中医方剂大辞典)(19)朱砂、铁粉、牛黄、虎睛、雄黄、龙骨、蛇蜕、麝香。(中医方剂大辞典)(20)朱砂、黄连、黄柏、陈皮。(中医方剂大辞典)(21)朱砂、丁香皮、藿香、茴香、香附子、甘松、白芷、升麻、黄丹、白檀香、猪牙皂荚、石膏、寒水石、零陵香。(中医方剂大辞典)(22)朱砂、雄黄、干姜、晚蚕子纸、莨菪子、甘草、蜘蛛、麝香、猪脂、麻仁脂、犁铧上铁皮。(中医方剂大辞典)(23)朱砂、贝齿、衣中白鱼、干姜、腻粉。(中医方剂大辞典)(24)朱砂、紫檀、漏芦、雄黄、雌黄、白蔹、石胆、紫石英、牛黄、阿魏、犀角屑、龙骨、石膏、硝石。(中医方剂大辞典)(25)朱砂、磁石、黑铅。(中医方剂大辞典)(26)朱砂、麝香、雄黄、天南星、附子、丁香、藿香、白花蛇、桂心、防风、蝉壳、芎䓖、蔓荆子、天麻、白僵蚕、麻黄、川乌。(中医方剂大辞典)(27)朱砂、川乌、细辛、踯躅花、干姜、白术、瓜蒌根。(中医方剂大辞典)(28)朱砂、太阴玄精、犀角屑、铅霜、紫石英、人参、赤茯苓、防风、诃黎勒皮。(中医方剂大辞典)(29)朱砂、牛黄、龙脑、麝香、茯神、人参、犀角屑、防风、铅霜、麦门冬、真珠末、羚羊角屑、子芩、玄参、天竺黄、甘菊花、升麻、甘草。(中医方剂大辞典)(30)光明砂、地骨白皮、车前子、龙脑香、决明子。(中医方剂大辞典)(31)朱砂、硼砂、玄明粉、冰片。(中医方剂大辞典)(32)辰砂、丝瓜近蒂。(中医方剂大辞典)(33)朱砂、滑石、甘草、代赭石、寒水石。(中医方剂大辞典)(34)朱砂、海蛤、石膏、细辛、川升麻、防风、寒水石、芎䓖、槟榔、生地黄。(中医方剂大辞典)(35)朱砂、天竺黄、牛黄、铅霜、麝香、甘草、铁孕粉。(中医方剂大辞典)(36)朱砂、腻粉、麝香、芦荟、胡黄连、蝎梢、白附子、金箔、僵蚕、赤足蜈蚣、甘草。(中医方剂大辞典)(37)朴消、寒水石、朱砂、甘草。(中医方剂大辞典)

朱砂煎 zhu sha jian

【英文名】Zhu Sha Decoction

【异名】丹砂膏(中医方剂大辞典、普济方)

【组成】(1)朱砂、白蜜、黄丹。(中医方剂大辞典)(2)黄连、黄柏、秦皮、细辛、白芷、乳香、朱砂、冰片、蜂蜜。(中医方剂大辞典)(3)龙脑、乳香、朱砂、细辛、白芷、黄连、秦皮。(中医方剂大辞典)(4)明朱砂、硼砂、蕤仁、海螵蛸、脑子。(中医方剂大辞典)(5)朱砂、马牙硝、黄连末、杏仁、青盐。(中医方剂大辞典)(6)朱砂、琥珀、黄丹、黄柏、黄连、蕤仁、马牙硝。(中医方剂大辞典)(7)朱砂、蕤仁、胡粉、龙脑。(中医方剂大辞典)

朱砂膏 zhu sha gao

【英文名】Zhu Sha Plaster

【组成】(1)朱砂、胡粉、水银。(中医方剂大辞典)(2)朱砂、银朱、章丹、官粉、松香、黄蜡、香油。(中医方剂大辞典)(3)银朱、朱砂、官粉。(中医方剂大辞典)(4)枣仁、人参、赤苓、西珀、朱砂、乳香。(中医方剂大辞典)(5)葱、当门子、樟脑、梅花冰片、蓖麻子、乳香、没药、朱砂。(中医方剂大辞典)(6)麻油、飞丹、水银、朱砂、黄蜡。(中医方剂大辞典)(7)朱砂、白僵蚕、白附子、天南星、干蝎。(中医方剂大辞典)(8)朱砂、硼砂、粉霜、牙硝、脑子、麝香。(中医方剂大辞典)(9)腊月猪脂、黄蜡、铅丹、自然铜、密陀僧、朱砂。(中医方剂大辞典)(10)朱砂、硼砂、焰硝、金、银箔、寒水石、脑子、石膏、粉草。(中医方剂大辞典)(11)朱砂、牙硝、硼砂、玄明粉、麝香、金箔、银箔、附子、枳壳、川芎、粉草、人参、黄芩、薄荷叶。(中医方剂大辞典)(12)朱砂、蜗牛、轻粉。(中医方剂大辞典)(13)人参、茯神、防风、山药、甘草、黄芪、麦门冬、朱砂、麝香。(中医方剂大辞典)(14)朱砂、人参、蝎梢、白僵蚕、天仙子、天南星。(中医方剂大辞典)(15)桃仁、红花头、朱砂、滴乳。(中医方剂大辞典)(16)朱砂、人参、茯苓、蝎梢、硼砂、牛黄、脑、麝、金银箔。(中医方剂大辞典)(17)朱砂、甘草、龙脑、人参。(中医方剂大辞典)(18)附子、天南星、半夏、天麻、琥珀、全蝎、赤足蜈蚣、白僵蚕、朱砂、麝香。(中医方剂大辞典)(19)朱砂、马牙硝、甜硝、甘草、硼砂、脑、麝。(中医方剂大辞典)(20)朱砂、人参、茯苓、甘草、脑、麝。(中医方剂大辞典)(21)朱砂、硼砂、马牙硝、珍珠末、玄明粉、脑麝。(中医方剂大辞典)(22)朱砂、乳香。(中医方剂大辞典)(23)朱砂、硼砂、甘草、牙硝、麝香、龙脑。(中医方剂大辞典)(24)朱砂、粉霜、轻粉、水银、砂子、乳香、牙硝。(中医方剂大辞典)(25)朱砂、金末、牛黄、麝香、生脑子、硼砂、生犀、玳瑁、真珠末、琥珀、羚羊角、苏合香、铁液粉、安息香、人参、远志、茯苓、甘草。(中医方剂大辞典)

朱峰散 zhu feng san

【英文名】Zhu Feng Powders

【组成】墙丁、大贝、银朱、朱砂。(中医方剂大辞典)

朱粉丹 zhu fen dan

【英文名】Zhu Fen Pellet

【组成】(1)巴豆、粉草、硇砂、朱砂、砒。(中医方剂大辞典)(2)巴豆、粉霜、硇砂。(中医方剂大辞典)

朱粉散 zhu fen san

【英文名】Zhu Fen Powders

【异名】鲇鱼丸(中医方剂大辞典、普济方)

【组成】(1)枯白矾、干胭脂、轻粉、麝香。(中医方剂大辞典)(2)丹砂、蛤粉。(中医方剂大辞典)(3)朱砂。(中医方剂大辞典)(4)朱砂、轻粉、僵蚕、蝎。(中医方剂大辞典)(5)诃子核、枯白矾、黄丹。(中医方剂大辞典)

朱黄丹 zhu huang dan

【英文名】Zhu Huang Pellet

【组成】(1)朱砂、天竺黄、干全蝎、天浆子、人参、胡黄连、青黛、龙脑。(中医方剂大辞典)(2)慎火草。(中医方剂大辞典)

朱黄散 zhu huang san

【英文名】Zhu Huang Powders

【组成】明朱砂、京牛黄、犀牛角、羚羊角。(中医方剂大辞典)

朱雀丸 zhu que wan

【英文名】Zhu Que Pill

【组成】茯神、沉香。(中医方剂大辞典)

朱雀丹 zhu que dan

【英文名】Zhu Que Pellet

【组成】沙参、栀子仁、知母、天门冬、黄柏、何首乌、甘草、生姜。(中医方剂大辞典)

朱雀汤 zhu que tang

【英文名】Zhu Que Decoction

【组成】(1)甘遂、芫花、大戟。(中医方剂大辞典)(2)雄雀、赤小豆、茯苓、人参、大枣、紫石英、远志、紫苑、丹参、小麦、甘草。(中医方剂大辞典)

朱银丸 zhu yin wan

【英文名】Zhu Yin Pill

【异名】水银丸(中医方剂大辞典、普济方)

【组成】水银、白附子、蝎、南星、朱砂、天浆子、牛黄、芦荟、铅霜、脑、麝、直僵蚕。(中医方剂大辞典)

朱雄丸 zhu xiong wan

【英文名】Zhu Xiong Pill

【组成】(1)朱砂、雄黄、茯苓。(中医方剂大辞典)(2)辰砂、明雄黄、附子。(中医方剂大辞典)(3)雄黄、朱砂、蓖麻子、蛇蜕。(中医方剂大辞典)

朱犀散 zhu xi san

【英文名】Zhu Xi Powders

【异名】朱砂散(中医方剂大辞典、疮疡经验全书)

【组成】犀角、麝香、朱砂。(中医方剂大辞典)

朱竭膏 zhu jie gao

【英文名】Zhu Jie Plaster

【组成】血竭、银朱、轻粉、乳香、没药。(中医方剂大辞典)

朱蜜丸 zhu mi wan

【英文名】Zhu Mi Pill

【组成】白蜜、朱砂粉。(中医方剂大辞典)

朱墨丸 zhu mo wan

【英文名】Zhu Mo Pill

【组成】朱砂、京墨。(中医方剂大辞典)

朱魏丹 zhu wei dan
【英文名】Zhu Wei Pellet
【组成】辰砂、阿魏。(中医方剂大辞典)
朱黛散 zhu dai san
【英文名】Zhu Dai Powders
【组成】青黛、土朱砂、软滑石、荆芥穗。(中医方剂大辞典)
朱麝丹 zhu she dan
【英文名】Zhu She Plaster
【组成】朱砂、全蝎、蜈蚣、麝香当门子。(中医方剂大辞典)
朱麝散 zhu she san
【英文名】Zhu She Powders
【组成】(1)人参、朱砂、牛黄、胆南星、天竺黄、牙硝、铁粉、麝。(中医方剂大辞典)(2)青黛、干地龙、麝香、朱砂。(中医方剂大辞典)
朱衣使者 zhu yi shi zhe
【英文名】Zhu Yi Pill
【组成】砒霜、绿豆末、黑豆末。(中医方剂大辞典)
朱砂饼子 zhu sha bing zi
【英文名】Zhu Sha Tablet
【组成】(1)朱砂、巴豆、水银。(中医方剂大辞典)(2)天南星、附子、白僵蚕、白花蛇。(中医方剂大辞典)
朱砂消丸 zhu sha xiao wan
【英文名】Zhu Sha Xiao Pill
【组成】新蟾蜍、朱砂、巴豆。(中医方剂大辞典)
朱千户膏药 zhu qian hu gao yao
【英文名】Zhu Qian Hu Plaster
【组成】赤芍、白芍、白芷、川当归、杜当归、紫荆皮、桐油。(中医方剂大辞典)
朱氏洗心散 zhu shi xi xin san
【英文名】Zhu Shi Xi Xin Powders
【组成】生地、枯黄芩、麦冬、归尾、知母、薄荷叶、甘草。(中医方剂大辞典)
朱珀安神丹 zhu po an shen dan
【英文名】Zhu Po An Shen Pill(药品标准－中药成方制剂标准)
【异名】朱珀安神丸(药品标准－中药成方制剂标准)
【组成】珍珠、白芍、红参、川芎、茯苓、黄芪、陈皮、甘草、琥珀、丹参、当归、远志、白术、地黄、六神曲、牡蛎、朱砂。(药品标准－中药成方制剂标准 1996年)
朱珀镇神丹 zhu po zhen shen dan
【英文名】Zhu Po Zhen Shen Pellet
【组成】胆南星、朱砂、琥珀、黄连、竺黄、远志、节蒲、茯神、枣仁、甘草、金箔。(中医方剂大辞典)
朱珀镇惊散 zhu po zhen jing san
【英文名】Zhu Po Zhen Jing Powders
【组成】僵蚕、天麻、全蝎、木通、犀角、薄荷、大黄、蝉蜕、柴胡、粉草、枳实、槟榔、赤芍、川连、天竺黄、菖蒲、川贝、羌活、钩藤、橘红、前胡、胆星、生地、灯心、梅片、辰砂、麝香、牛黄、琥珀。(中医方剂大辞典)
朱贲琥珀散 zhu ben hu po san
【英文名】Zhu Ben Hu Po Powders
【异名】琥珀煮散(中医方剂大辞典、圣济总录)
【组成】琥珀、没药、木香、当归、芍药、白芷、羌活、干地黄、延胡索、川芎、土瓜根、牡丹皮、白术、桂。(中医方剂大辞典)
朱砂一粒丹 zhu sha yi li dan
【英文名】Zhu Sha Yi Li Pellet
【组成】炒牙皂、炒乳香、炒没药、醋郁金、广木香、紫蔻、陈皮、甘草、真牛黄、麝香、巴豆霜、朱砂。(山东中医杂志 1982,(3))
朱砂人牙散 zhu sha ren ya san
【英文名】Zhu Sha Ren Ya Powders
【组成】人牙、山甲、朱砂、桑虫、麝香。(中医方剂大辞典)
朱砂三棱丸 zhu sha san leng wan
【英文名】Zhu Sha San Leng Powders
【组成】石三棱、荆三棱、鸡爪三棱、蓬术、枳壳、川楝子、茴香、青皮、当归、槟榔、丁香、木香、巴豆、肉豆蔻、朱砂。(中医方剂大辞典)
朱砂万亿丸 zhu sha wan yi wan
【英文名】Zhu Sha Wan Yi Pill
【组成】野大黄、干姜、寒食面、巴豆霜。(中医方剂大辞典)
朱砂万应丸 zhu sha wan ying wan
【英文名】Zhu Sha Wan Ying Pill
【组成】朱砂末、硇砂末、巴豆、蜡。(中医方剂大辞)典
朱砂水银煎 zhu sha shui yin jian
【英文名】Zhu Sha Shui Yin Pill
【组成】朱砂、水银、巴豆、粉霜、代赭石、萎葱。(中医方剂大辞典)
朱砂守病丸 zhu sha shou bing wan
【英文名】Zhu Sha Shou Bing Pill
【异名】太上老君守病丸(中医方剂大辞典、普济方)
【组成】(1)朱砂、硼砂、血竭、黄蜡、巴豆、轻粉、硇砂。(中医方剂大辞典)(2)人言、巴豆、芫花。(中医方剂大辞典)(3)朱砂、硼砂、橘红、粉霜、轻粉、龙骨、白胶香、琥珀、硇砂、雄黄、石脑油、千口土。(中医方剂大辞典)
朱砂安神丸 zhu sha an shen wan
【英文名】Zhu Sha An Shen Pill(药品标准－中药成方制剂标准)
【组成】朱砂、黄连、地黄、当归、甘草。(药品标准－中

药成方制剂标准 1995 年)

朱砂安神片 zhu sha an shen pian

【英文名】Zhu Sha An Shen Tablet(药品标准 - 中药成方制剂标准)

【组成】朱砂、黄连、地黄、当归、甘草。(药品标准 - 中药成方制剂标准 1993 年)

朱砂红丸子 zhu sha hong wan zi

【英文名】Zhu Sha Hong Pill

【组成】朱砂、白术、白蔹、附子、白芷、白僵蚕、木香、白及、茯苓、密陀僧、钟乳粉。(中医方剂大辞典)

朱砂沉香丸 zhu sha chen xiang wan

【英文名】Zhu Sha Chen Xiang Pill

【组成】丁香、木香、沉香、乳香、麝香、荆三棱、广茂、牵牛、黄连、雷丸、鹤虱、黄芩、大黄、陈皮、青皮、雄黄、甘草、熊胆、赤小豆、丁香、轻粉、巴豆。(中医方剂大辞典)

朱砂指甲散 zhu sha zhi jia san

【英文名】Zhu Sha Zhi Jia Powders

【组成】人手指甲、朱砂、南星、独活。(中医方剂大辞典)

朱砂莲心散 zhu sha lian xin san

【英文名】Zhu Sha Lian Xin Powders

【组成】莲子心、朱砂。(中医方剂大辞典)

朱砂柴胡丸 zhu sha chai hu wan

【英文名】Zhu Sha Chai Hu Pill

【组成】朱砂、柴胡。(中医方剂大辞典)

朱砂铁粉散 zhu sha tie fen san

【英文名】Zhu Sha Tie Fen Powders

【组成】朱砂、铁粉、腻粉。(中医方剂大辞典)

朱砂透红丸 zhu sha tou hong wan

【英文名】Zhu Sha Tou Hong Pill

【组成】蜈蚣、血竭、麝香、轻粉、蟾酥、粉霜、朱砂。(中医方剂大辞典)

朱砂凉脑丸 zhu sha liang nao wan

【英文名】Zhu Sha Liang Nao Pill

【组成】黄芩、黄连、山栀子、连翘、桔梗、甘草、人参、薄荷叶、朱砂。(中医方剂大辞典)

朱砂凉膈丸 zhu sha liang ge wan

【英文名】Zhu Sha Liang Ge Pill

【组成】(1)黄连、黄柏、黄芩、大黄、天花粉、滑石、薄荷。(中医方剂大辞典)(2)黄连、山栀子、人参、茯苓、朱砂、脑子。(中医方剂大辞典)

朱砂消痰饮 zhu sha xiao tan yin

【英文名】Zhu Sha Xiao Tan Drink

【组成】牛黄、胆南星、朱砂、麝香。(中医方剂大辞典)

朱砂莲胶囊 zhu sha lian jiao nang

【英文名】Zhu Sha Lian Capsule(药品标准 - 中药成方制剂标准)

【组成】朱砂莲。(药品标准 - 中药成方制剂标准 1997 年)

朱砂黄连丸 zhu sha huang lian wan

【英文名】Zhu Sha Huang Lian Pill

【组成】朱砂、宣连、生地。(中医方剂大辞典)

朱砂鹿茸丸 zhu sha lu rong wan

【英文名】Zhu Sha Lu Rong Pill

【组成】龙齿、鹿茸、鹿角胶。(中医方剂大辞典)

朱砂琥珀丸 zhu sha hu po wan

【英文名】Zhu Sha Hu Po Pill

【组成】猿猪心、当归、麦门冬、朱砂、龙齿、琥珀、人参、熟地、茯苓、酸枣仁。(中医方剂大辞典)

朱砂斑蝥丸 zhu sha ban mao wan

【英文名】Zhu Sha Ban Mao Pill

【组成】皂角末、巴豆、朱砂、硇砂、干蝎、全斑蝥、红娘子、水蛭。(中医方剂大辞典)

朱砂解毒丸 zhu sha jie du wan

【英文名】Zhu Sha Jie Du Pill

【组成】朱砂、龙骨、雄黄。(中医方剂大辞典)

朱砂滚涎丸 zhu sha gun xian wan

【英文名】Zhu Sha Gun Xian Pill

【异名】朱砂滚痰丸(中医方剂大辞典、松崖医径)

【组成】朱砂、白矾、赤石脂、硝石。(中医方剂大辞典)

朱砂滚痰丸 zhu sha gun tan wan

【英文名】Zhu Sha Gun Tan Pill

【异名】朱衣滚痰丸(中医方剂大辞典、金鉴)

【组成】大黄、黄芩、沉香、礞石、朱砂。(中医方剂大辞典)

朱砂鹤顶丹 zhu sha he ding dan

【英文名】Zhu Sha He Ding Pellet

【异名】鹤顶丹(中医方剂大辞典、普济方)

【组成】半夏、杏仁、山豆、宿蒸饼、干胭脂。(中医方剂大辞典)

朱桔元青露 zhu ju yuan qing lu

【英文名】Zhu Ju Yuan Qing Distillate

【组成】陈皮、元青汁、烧酒。(中医方剂大辞典)

朱雀交泰丸 zhu que jiao tai wan

【英文名】Zhu Que Jiao Tai Pill

【组成】茯神、沉香、黄连、肉桂。(中医方剂大辞典)

朱僧热翳方 zhu seng re yi fang

【英文名】Zhu Seng Re Yi Prescription

【组成】蝉壳、蒺藜、防风、羌活、木贼、川芎、细辛、秦皮、枳实、荆芥、藁本、干菊、甘草。(中医方剂大辞典)

朱氏神效吹药 zhu shi shen xiao chui yao

【英文名】Zhu Shi Shen Xiao Powders

【组成】青皮、知母、白癣皮、陈皮、茯苓、蒺藜、川槿皮、地骨皮、白术、甘菊、角刺、厚朴、麦门冬、麻黄、干葛、三奈、儿茶、血竭、螵蛸、没药、硼砂、石蟹、石燕、玄明粉、金精石、银精石、铜青、青礞石、桑皮灰、朱砂、磁石、龙骨、轻粉、熊胆、明雄黄、胆矾、飞丹、甘石、乳香。(中医方剂大辞典)

朱翰林白术煎 zhu han lin bai zhu jian

【英文名】Zhu Han Lin Bai Zhu Pill

【异名】白术煎(中医方剂大辞典、普济方)

【组成】木香、三棱、莪术、白术、枳壳、茯苓、当归、延胡索、人参、熟地、丹皮、粉草。(中医方剂大辞典)

朱氏阿魏消痞膏 zhu shi a wei xiao pi gao

【英文名】Zhu Shi A Wei Xiao Pi Plaster(药品标准－中药成方制剂标准)

【组成】朱氏阿魏消痞膏药肉、阿魏、肉桂、乳香、白芷、没药、麝香。(药品标准－中药成方制剂标准 1992 年)

朱砂金银饰物汤 zhu sha jin yin shi wu tang

【英文名】Zhu Sha Jin Yin Shi Wu Decoction

【组成】党参、当归、枣仁、柏子仁、茯神、远志、石菖蒲、半夏、龙齿、牡蛎、朱砂、金银饰物。(中医方剂大辞典)

传尸丸 chuan shi wan

【英文名】Chuan Shi Pill

【异名】鳗鱼丸(中医方剂大辞典、仙拈集)

【组成】鳗鲡鱼。(中医方剂大辞典)

传信散 chuan xin san

【英文名】Chuan Xin Powders

【组成】旋覆花、茯苓、桔皮、桑白皮、犀角屑、紫苏茎、豉、生姜、大枣。(中医方剂大辞典)

传春散 chuan chun san

【英文名】Chuan Chun Powders

【组成】梅花蕊、桃花蕊、丝瓜、朱砂、甘草。(中医方剂大辞典)

传尸将军丸 chuan shi jiang jun wan

【英文名】Chuan Shi Jiang Jun Pill

【组成】大黄、麝香、管仲、牙皂、桃仁、槟榔、雷丸、鳖甲、茱萸。(中医方剂大辞典)

传尸神授丸 chuan shi shen shou wan

【英文名】Chuan Shi Shen Shou Pill

【组成】天灵盖、虎粪内骨、鳖甲、安息香、桃仁、青蒿、豉、葱白、桃、柳、李、桑、麝香、枫叶、童子小便、槟榔。(中医方剂大辞典)

休疟饮 xiu nue yin

【英文名】Xiu Nue Drink

【组成】人参、白术、当归、何首乌、炙甘草。(中医方剂大辞典)

伏龙汤 fu long tang

【英文名】Fu Long Decoction

【组成】杏仁、诃子、陈皮、枳壳、阿胶、麻黄、青黛。(中医方剂大辞典)

伏龙浆 fu long jiang

【英文名】Fu Long Jiang Wine

【组成】伏龙肝。(中医方剂大辞典)

伏龙散 fu long san

【英文名】Fu Long Powders

【组成】(1)伏龙肝、黄柏、冰片。(中医方剂大辞典)(2)伏龙肝。(中医方剂大辞典)

伏虎丹 fu hu dan

【英文名】Fu Hu Pellet

【组成】生地黄、蔓荆子、僵蚕、五灵脂、踯躅花、南星、白胶香、草乌头。(中医方剂大辞典)

伏虎散 fu hu san

【英文名】Fu Hu Powders

【组成】黄芪、当归、生地黄、麦门冬、地榆、三七、防风。(中医方剂大辞典)

伏铁饮 fu tie yin

【英文名】Fu Tie Drink

【组成】常山、铁。(中医方剂大辞典)

伏疽散 fu ju san

【英文名】Fu Ju Powders

【组成】南星、土贝、朴消、石灰、冰片。(中医方剂大辞典)

伏梁丸 fu liang wan

【英文名】Fu Liang Pill

【组成】(1)洋参、于术、枳壳、半夏。(中医方剂大辞典)(2)黄连、厚朴、人参、黄芩、桂、干姜、巴豆霜、川乌头、红豆、菖蒲、茯神、丹参。(中医方剂大辞典)(3)厚朴、茯苓、枳壳、白术、三棱、半夏、人参。(中医方剂大辞典)(4)青皮、巴豆、羌活。(中医方剂大辞典)

伏暑汤 fu shu tang

【英文名】Fu Shu Decoction

【组成】人参、白术、茯苓、香薷、泽泻、猪苓、莲肉、麦门冬。(中医方剂大辞典)

伏翼丸 fu yi wan

【英文名】Fu Yi Pill

【组成】蜘蛛、蛇蜕皮、蝙蝠、麝香、鳖甲。(中医方剂大辞典)

伏翼散 fu yi san

【英文名】Fu Yi Powders

【组成】伏翼。(中医方剂大辞典)

伏牛花丸 fu niu hua wan

【英文名】Fu Niu Hua Pill

【组成】伏牛花、女萎、细辛、卷柏、威灵仙、附子、羖羊角、木虻、硇砂。(中医方剂大辞典)

伏牛花散 fu niu hua san

【英文名】Fu Niu Hua Powders

【组成】伏牛花、山茵陈、桑寄生、白牵牛、川芎䓖、僵蚕、蝎梢、荆芥穗。(中医方剂大辞典)

伏龙肝丸 fu long gan wan

【英文名】Fu Long Gan Pill

【组成】(1)伏龙肝、朱砂、麝香。(中医方剂大辞典)(2)伏龙肝、豉。(中医方剂大辞典)

伏龙肝汤 fu long gan tang

【英文名】Fu Long Gan Decoction

【异名】伏龙散(中医方剂大辞典、外科大成);伏龙肝饮(中医方剂大辞典、济阳纲目);伏龙肝散(中医方剂大辞典、普济方、鸡峰、大全良方、圣惠)

【组成】(1)伏龙肝、地黄、干姜、牛膝、阿胶、炙甘草。(中医方剂大辞典)(2)伏龙肝、地黄、阿胶、发灰、甘草、干姜、黄芩、地榆、牛膝。(中医方剂大辞典)(3)伏龙肝、竹茹、芍药、当归、黄芩、芎䓖、甘草、生地黄。(中医方剂大辞典)(4)伏龙肝、细辛、芎䓖、桂、白芷、干姜、芍药、炙甘草、吴茱萸。(中医方剂大辞典)(5)伏龙肝、生地黄、生姜、甘草、艾叶、赤石脂、桂心。(中医方剂大辞典)(6)伏龙肝、炙甘草、干姜、黄柏、黄芩、牛膝根、头发屑、阿胶。(中医方剂大辞典)(7)釜下土。(中医方剂大辞典)(8)伏龙肝、桑寄生、续断、芎䓖、龙骨、当归、阿胶、干姜、炙甘草。(中医方剂大辞典)(9)伏龙肝、禹余粮、赤芍药、生地黄、地榆、白茅根、龙骨、当归、炙甘草、麒麟竭。(中医方剂大辞典)(10)伏龙肝、炙甘草、干姜、生地黄、黄芩、牛膝、乱发。(中医方剂大辞典)

伏龙肝饮 fu long gan yin

【英文名】Fu Long Gan Drink

【组成】(1)伏龙肝。(中医方剂大辞典)(2)甘草、川芎、伏龙肝、黄芩、赤芍药。(中医方剂大辞典)

伏龙肝散 fu long gan san

【英文名】Fu Long Gan Powders

【异名】伏龙散(中医方剂大辞典、博济);黄土酒(中医方剂大辞典、圣济总录)

【组成】(1)伏龙肝、赤石脂、余粮、当归、熟地黄、川断、附子、艾炭、侧柏叶。(中医方剂大辞典)(2)伏龙肝、黄柏。(中医方剂大辞典)(3)灶心黄土、雄黄、麝。(中医方剂大辞典)(4)灶心黄土、鸡子。(中医方剂大辞典)(5)伏龙肝、百草霜、白芷。(中医方剂大辞典)(6)伏龙肝、朱砂、山药、麝香。(中医方剂大辞典)(7)伏龙肝、交道中土。(中医方剂大辞典)(8)伏龙肝、石燕。(中医方剂大辞典)(9)伏龙肝、人参、麝香、生姜。(中医方剂大辞典)(10)壁土、地炉中土、伏龙肝。(中医方剂大辞典)(11)伏龙肝。(中医方剂大辞典)(12)伏龙肝、鳖头骨、百药煎。(中医方剂大辞典)(13)附子、续断、人参、干姜、桂心、甘草、伏龙肝、赤石脂、生地黄。(中医方剂大辞典)(14)鲫鱼、头发、伏龙肝、巴豆。(中医方剂大辞典)(15)芎䓖、生地黄、阿胶、当归、续断、地榆、刺蓟根、伏龙肝、青竹茹。(中医方剂大辞典)(16)伏龙肝、蒲黄。(中医方剂大辞典)(17)伏龙肝、白矾、僵蚕、甘草。(中医方剂大辞典)(18)棕榈、伏龙肝、梁上尘。(中医方剂大辞典)(19)伏龙肝、干姜。(中医方剂大辞典)(20)伏龙肝、当归、龙骨、阿胶、蒲黄、艾叶、地黄、牛角䚡、芎䓖。(中医方剂大辞典)(21)伏龙肝、甘草、赤石脂、芎䓖、桂心、当归、地黄、艾叶、麦门冬、干姜。(中医方剂大辞典)(22)伏龙肝、麒麟竭、棕榈、地榆、龙骨、当归、白芍药、地黄、禹余粮。(中医方剂大辞典)(23)伏龙肝、赤石脂、龙骨、牡蛎、乌贼鱼骨、禹余粮、桂心、白术、牛角䚡。(中医方剂大辞典)(24)生地黄、刺蓟、麦门冬、伏龙肝。(中医方剂大辞典)(25)伏龙肝、桂心、当归、赤芍药、白芷、芎䓖、炙甘草、细辛、生地黄、阿胶。(中医方剂大辞典)(26)伏龙肝、生地黄、芎䓖、赤芍药、当归、桂心、白芷、细辛、炙甘草。(中医方剂大辞典)(27)伏龙肝、当归、赤芍药、黄芩、犀角屑、生地黄、刺蓟。(中医方剂大辞典)(28)伏龙肝、生地黄、鹿角胶、当归、桂心、白芍药、白芷、麦门冬、细辛、炙甘草。(中医方剂大辞典)(29)伏龙肝、生地黄、柏叶、茜根、阿胶、黄芩、黄连、炙甘草。(中医方剂大辞典)

伏龙肝膏 fu long gan gao

【英文名】Fu Long Gan Plaster

【组成】(1)伏龙肝、鸡子、地龙粪。(中医方剂大辞典)(2)伏龙肝、楮木白汁、猪脂、小蒜。(中医方剂大辞典)(3)生地黄、刺蓟汁、白蜜、麦门冬、伏龙肝。(中医方剂大辞典)

伏翼粪丸 fu yi fen wan

【英文名】Fu Yi Fen Pill

【组成】伏翼粪、斑蝥、皂荚子。(中医方剂大辞典)

伏火二气丹 fu huo er qi dan

【英文名】Fu Huo Er Qi Pellet

【组成】硫黄、黑锡、水银、丁香、干姜。(中医方剂大辞典)

伏火太阳丹 fu huo tai yang dan

【英文名】Fu Huo Tai Yang Pellet

【组成】硫黄、丹砂。(中医方剂大辞典)

伏火四神丹 fu huo si shen dan

【英文名】Fu Huo Si Shen Pellet

【组成】辰砂、雄黄、雌黄、硫黄。(中医方剂大辞典)

伏火雄黄丸 fu huo xiong huang wan
【英文名】Fu Huo Xiong Huang Pill
【组成】雄黄、锦纹、皂角。(中医方剂大辞典)
伏龙肝汤丸 fu long gan tang wan
【英文名】Fu Long Gan Tang Pill
【组成】黑楂肉、黑糖。(中医方剂大辞典)
伏痫散冲剂 fu xian san chong ji
【英文名】Fu Xian San Medicinal Instant Granule
【组成】杜仲、巴戟、钩藤、甘草、白芍、远志、麦冬、天冬、黄芩、丹参、长春花、田三七、柴胡、竹茹、石菖蒲、郁金、藏红花、人中白、朱砂、琥珀、全蝎、蜈蚣、珠贝。(新中医 1992,(10))
伏火四神玉粉丹 fu huo si shen yu fen dan
【英文名】Fu Huo Si Shen Yu Fen Pellet
【异名】白金丹(中医方剂大辞典)
【组成】握雪礐石、寒水石、阳起石、砒霜。(中医方剂大辞典)
伏火玄石柜灵砂丹 fu huo xuan shi gui ling sha dan
【英文名】Fu Huo Xuan Shi Gui Ling Sha Pellet
【组成】朱砂、磁石。(中医方剂大辞典)
伏火水银硫黄紫粉丹 fu huo shui yin liu huang zi fen dan
【英文名】Fu Huo Shui Yin Liu Huang Zi Fen Pellet
【组成】硫黄、水银、针砂、太阴玄精。(中医方剂大辞典)
优降脂 you jiang zhi
【英文名】You Jiang Zhi Capsule
【组成】何首乌、山楂、决明子、五灵脂等。(中国中西医结合杂志 1993,13(7))
优福宁胶囊 you fu ning jiao nang
【英文名】You Fu Ning Capsule
【组成】狼毒。(药品标准-中药成方制剂标准 1998 年)
伐木丸 fa mu wan
【英文名】Fa Mu Pill(药品标准-中药成方制剂标准)
【组成】苍术、六神曲、皂矾。(药品标准-中药成方制剂标准 1991 年)
伐木汤 fa mu tang
【英文名】Fa Mu Decoction
【组成】栀子、白芍、当归、甘菊花、女贞子、地骨皮、丹皮、青黛、金钗、石斛。(中医方剂大辞典)
伐毛丹 fa mao dan
【英文名】Fa Mao Pellet
【组成】乳香、硇砂。(中医方剂大辞典)
伐邪汤 fa xie tang
【英文名】Fa Xie Decoction
【组成】石膏、人参、半夏、柴胡、麦冬、茯苓、甘草、厚朴、枳壳。(中医方剂大辞典)
伐阴汤 fa yin tang
【英文名】Fa Yin Decoction
【组成】缩砂、桂、生姜、甘草。(中医方剂大辞典)
伐铁散 fa tie san
【英文名】Fa Tie Powders
【组成】川芎、白芷、当归、蚖青、乳香、没药。(中医方剂大辞典)
伐肝补脾汤 fa gan bu pi tang
【英文名】Fa Gan Bu Pi Decoction
【组成】黄连、芍药、柴胡、青皮、白术、人参、茯苓、炙甘草。(中医方剂大辞典)
仲吕丸 zhong lv wan
【英文名】Zhong Lv Pill
【异名】如神丸(中医方剂大辞典、家塾方)
【组成】大黄、甘遂、牵牛子。(中医方剂大辞典)
仲景胃灵丸 zhong jing wei ling wan
【英文名】Zhong Jing Wei Ling Pill
【组成】肉桂、延胡索、牡蛎、小茴香、砂仁、高良姜、白芍、炙甘草。(中国药典-一二部)
仲景胃灵片 zhong jing wei ling Pian
【英文名】Zhong Jing Wei Ling Tablet(药品标准-中药成方制剂标准)
【组成】肉桂、延胡索、牡蛎、小茴香、砂仁、高良姜、白芍、炙甘草。(药品标准-中药成方制剂标准 1998 年)
仲菟归母味龟汤 zhong tu gui mu wei gui tang
【英文名】Zhong Tu Gui Mu Wei Gui Decoction
【组成】炒杜仲、菟丝子、当归、知母、五味子、龟板。(甘肃中医 1993,6(3))
任督两滋汤 ren du liang zi tang
【英文名】Ren Du Liang Zi Decoction
【组成】白术、人参、肉桂、茯苓、白果、黑豆、杜仲、巴戟天。(中医方剂大辞典)
伤丸 shang wan
【英文名】Shang Pill
【组成】淮牛膝、三七、当归、落得打、杜仲、骨碎补、血竭、山羊血、自然铜、儿茶、甜瓜子、厚朴、乳香、木瓜、肉桂、川断、红花、朱砂、原寸香。(中医方剂大辞典)
伤膏 shang gao
【英文名】Shang Emplastrum
【组成】三七、生地、钻地风、肉桂、独活、郁金、千年健、牛膝、木香、秦艽、虎骨、姜黄、金毛脊、透骨草、红花、丁香、地骨皮、自然铜、刘寄奴、延胡、当归、川乌、桃仁、桑白皮、五加皮、寻骨风、松节、草乌、桔梗、乳香、没药、砂仁。(中医方剂大辞典)

伤中汤 shang zhong tang

【英文名】Shang Zhong Decoction

【组成】(1)白术、当归、茯苓、陈皮、甘草、芍药、香附、菖蒲、生姜、红枣。(中医方剂大辞典)(2)生地黄、桑白皮、生姜、白胶、麻子仁、芎劳、紫菀、麦种、饴糖、桂心、人参、甘草。(中医方剂大辞典)

伤心汤 shang xin tang

【英文名】Shang Xin Decoction

【组成】茯神、黄芩、远志、地黄、甘草、阿胶、半夏、附子、桂心、生姜、石膏、麦冬、大枣。(中医方剂大辞典)

伤可贴 shang ke tie

【英文名】Shang Ke Tie Plaster(药品标准－中药成方制剂标准)

【组成】大黄、氧化钙、小蓟、牛西西、黄柏、呋喃西林、对羟基苯甲酸乙酯。(药品标准－中药成方制剂标准1998年)

伤疖膏 shang jie gao

【英文名】Shang Jie Plaster(药品标准－中药成方制剂标准)

【组成】黄芩、连翘、生天南星、白芷、冰片、薄荷脑、水杨酸甲酯。(药品标准－中药成方制剂标准1991年)

伤油膏 shang you gao

【英文名】Shang Emplastrum

【组成】血竭、红花、乳香、没药、儿茶、琥珀、冰片、香油。(中医方剂大辞典)

伤药方 shang yao fang

【英文名】Shang Yao Prescription

【组成】当归、方八、五灵脂、党参、辰砂、乳香、草乌、僵蚕、地龙、甲片、白胶香。(中医方剂大辞典)

伤药膏 shang yao gao

【英文名】Shang Yao Emplastrum

【组成】乳香、没药、血竭、羌活、独活、续断、甲珠、香附、木瓜、川芎、自然铜、川乌、草乌、南星、荆芥皮、白芷、泽兰、小茴香、桂、麝香。(中医方剂大辞典)

伤寒汤 shang han tang

【英文名】Shang Han Decoction

【组成】桂枝、甘草、陈皮、葛根。(中医方剂大辞典)

伤湿丸 shang shi wan

【英文名】Shang Shi Pill(药品标准－中药成方制剂标准)

【组成】蔓九节、骨碎补、黄毛耳草。(药品标准－中药成方制剂标准1994年)

伤痛酊 shang tong ding

【英文名】Shang Tong Tincture(药品标准－中药成方制剂标准)

【组成】芙蓉叶、徐长卿、两面针、朱砂根、雪上一枝蒿、薄荷脑、樟脑、肉桂油。(药品标准－中药成方制剂标准1993年)

伤痛舒 shang tong shu

【英文名】Shang Tong Shu Plaster(药品标准－中药成方制剂标准)

【组成】生川乌、生草乌、枫茄花、马钱子、红花、丹皮、甘松、官桂、兜茶、白芷、丁香、川芎、木香、降香、干姜、南细辛、苏木、高良姜、薄荷脑、冰片、苯甲醇、樟脑、冬青油、二甲基亚砜、桂皮醛。(药品标准－中药成方制剂标准1998年)

伤煎散 shang jian san

【英文名】Shang Jian Powders

【组成】地骨皮、黄芪、白芍、黄芩、白术、茯苓、人参、当归、肉桂、甘草、防已、防风。(中医方剂大辞典)

伤痹通 shang bi tong

【英文名】Shang Bi Tong Pill

【组成】麝香、乳香、没药。

伤友擦剂 shang you ca ji

【英文名】Shang You Liniment(药品标准－中药成方制剂标准)

【组成】防已、细辛、桂枝、荆芥、樟脑。(药品标准－中药成方制剂标准1998年)

伤风咳茶 shang feng ke cha

【英文名】Shang Feng Ke Tea(药品标准－中药成方制剂标准)

【组成】苦杏仁、菊花、桑叶、荆芥、桔梗、薄荷、芦根、甘草、连翘、紫苏叶。(药品标准－中药成方制剂标准1994年)

伤科敷药 shang ke fu yao

【英文名】Shang Ke Fu Yao Powders(药品标准－中药成方制剂标准)

【异名】伤科敷散(药品标准－中药成方制剂标准)

【组成】地黄、栀子、大黄、石膏、泽兰、当归尾、桃仁、赤芍、白芷、红花、黄芩、十大功劳、地骨皮、藁本、蒲黄、生天南星、山柰。(药品标准－中药成方制剂标准1992年)

伤湿涂膜 shang shi tu mo

【英文名】Shang Shi Membranae

【组成】白芷、薄荷脑、徐长卿、金果榄、莪术、桂枝、颠茄流浸膏、邻苯二甲酸二丁酯、聚乙烯醇缩甲乙醛、丙酮、雪上一枝蒿、乙醇、樟脑。(中医方剂大辞典)

伤痛宁片 shang tong ning pian

【英文名】Shang Tong Ning Tablet

【组成】乳香、没药、延胡索、细辛、香附、山奈、白芷。(中医方剂大辞典)

伤痛宁膏 shang tong ning gao

【英文名】Shang Tong Ning Plaster(药品标准－中药成

方制剂标准）

【组成】黄柏、红花、延胡索、白芷、儿茶、樟脑、薄荷脑、冰片、水杨酸甲酯。（药品标准－中药成方制剂标准 1993 年）

伤筋药水 shang jin yao shui

【英文名】Shang Jin Tincture

【组成】草乌、川乌、羌活、独活、半夏、栀子、大黄、木瓜、路路通、蒲黄、樟脑、苏木、赤芍、红花、天南星、白酒、米醋。（中医方剂大辞典）

伤风停胶囊 shang feng ting jiao nang

【英文名】Shang Feng Ting Capsule（药品标准－中药成方制剂标准）

【组成】麻黄、荆芥、白芷、苍术、陈皮、甘草。（药品标准－中药成方制剂标准 1997 年）

伤后清脑汤 shang hou qing nao tang

【英文名】Shang Hou Qing Nao Decoction

【组成】何首乌、钩藤、菊花、石膏、全蝎、旋覆花、赭石、生地、白芍、当归、川芎、石斛、磁石、香附。（中医方剂大辞典）

伤科七味片 shang ke qi wei Pian

【英文名】Shang Ke Qi Wei Tablet（药品标准－中药成方制剂标准）

【组成】马钱子、红花、延胡索、丁香、大黄、血竭、三七。（药品标准－中药成方制剂标准 1991 年）

伤科八厘散 shang ke ba li san

【英文名】Shang Ke Ba Li Powders（药品标准－中药成方制剂标准）

【组成】土鳖虫、乳香、没药、血竭、半夏、当归、巴豆霜、砂仁、雄黄、甜瓜子。（药品标准－中药成方制剂标准 1992 年）

伤科十宝丹 shang ke shi bao dan

【英文名】Shang Ke Shi Bao Pellet

【组成】梅片、麝香、乳香、没药、红花、血竭、辰砂、雄黄、儿茶、归尾。（中医方剂大辞典）

伤科万花油 shang ke wan hua you

【英文名】Shang Ke Wan Hua Oil（药品标准－中药成方制剂标准）

【组成】黄连、赤芍、大黄、防风、白芷、独活、羌活、天南星、川芎、白及、三棱、威灵仙、莪术、乌药、乳香、香附、骨碎补、山慈菇、桃仁、蛇床子、苍耳子、蓖麻子、水翁花、陈皮、青皮、柚皮、栀子、砂仁、泽兰、卷柏、墨旱莲、刘寄奴、荷叶、金银花、野菊花、红花、蜡梅花、蒲黄、木棉皮、牡丹皮、苏木、油松节、宽筋藤、胡椒。（药品标准－中药成方制剂标准 1998 年）

伤科壮骨膏 shang ke zhuang gu gao

【英文名】Shang Ke Zhuang Gu Plaster（药品标准－中药成方制剂标准）

【组成】豹骨、大黄、羌活、土鳖虫、木鳖子、川乌、白及、透骨草、续断、穿山甲、连翘、铁丝威灵仙、秦艽、木瓜、当归、香加皮、海桐皮、防风、白芷、升麻、红花、白蔹、草乌、苍术、杜仲、川芎、独活、细辛、牛膝、钩藤、防己、血竭。（药品标准－中药成方制剂标准 1998 年）

伤科接骨片 shang ke jie gu pian

【英文名】Shang Ke Jie Gu Tablet（药品标准－中药成方制剂标准）

【组成】红花、土鳖虫、朱砂、马钱子粉、没药、三七、海星、鸡骨、冰片、自然铜、乳香、甜瓜子。（药品标准－中药成方制剂标准 1998 年）

伤科紫金丹 shang ke zi jin dan

【英文名】Shang Ke Zi Jin Pellet

【组成】没药、木香、丁香、枳壳、延胡、青皮、血竭、血余炭、儿茶、当归。（中医方剂大辞典）

伤科跌打丸 shang ke die da wan

【英文名】Shang Ke Die Da Pill（药品标准－中药成方制剂标准）

【组成】大黄、白芍、地黄、当归、制川乌、香附、蒲黄、三棱、防风、红花、莪术、续断、郁金、五灵脂、乌药、牡丹皮、柴胡、三七、木香、枳壳、青皮、延胡索。（药品标准－中药成方制剂标准 1991 年）

伤科跌打片 shang ke die da pian

【英文名】Shang Ke Die Da Tablet（药品标准－中药成方制剂标准）

【组成】制川乌、三棱、莪术、青皮、香附、当归、三七、续断、牡丹皮、蒲黄、防风、胡索、五灵脂、红花、郁金、白芍、木香、乌药、柴胡、枳壳、大黄、地黄。（药品标准－中药成方制剂标准 1991 年）

伤损神效散 shang sun shen xiao san

【英文名】Shang Sun Shen Xiao Powders

【组成】马钱子、枳壳。（中医方剂大辞典）

伤寒应验方 shang han ying yan fang

【英文名】Shang Han Ying Yan Prescription

【组成】绿豆粉、麻黄。（中医方剂大辞典）

伤寒通用膏 shang han tong yong gao

【英文名】Shang Han Tong Yong Emplastrum

【组成】麻黄、柴胡、升麻、党参、当归、赤芍、甘草、朱砂、雄黄。

伤湿止痛膏 shang shi zhi tong gao

【英文名】Shang Shi Zhi Tong Plaster

【组成】(1)川乌、草乌、当归、山茶。(2)芸香、薄荷脑、冰片、樟脑、冬绿油、丁香。

伤湿宝珍膏 shang shi bao zhen gao

【英文名】Shang Shi Bao Zhen Plaster（药品标准－中药成方制剂标准）

【组成】麝香、大黄、细辛、高良姜、白芷、甘松、肉桂、独活、零棱香、香加皮、辛夷、青皮、牡丹皮、桂枝、川芎、木香、乳香、没药、丁香、檀香、荆芥、白胡椒、姜、山柰、颠茄流浸膏、芸香浸膏、樟脑、薄荷脑、水杨酸甲酯。(药品标准－中药成方制剂标准 1998 年)

伤湿祛痛膏 shang shi qu tong gao

【英文名】Shang Shi Qu Tong Plaster(药品标准－中药成方制剂标准)

【组成】生川乌、生草乌、麻黄、苍术、当归、白芷、干姜、山柰、八角茴香、薄荷脑、冰片、樟脑、水杨酸甲酯。(药品标准－中药成方制剂标准 1993 年)

伤湿解痛膏 shang shi jie tong gao

【英文名】Shang Shi Jie Tong Plaster(药品标准－中药成方制剂标准)

【组成】独活、白芷、生川乌、生草乌、桂皮、芥子、王不留行、生天南星、半夏、姜黄、苍术、香加皮、艾叶、红花、薄荷脑、冰片、樟脑、颠茄流浸膏、芸香浸膏、水杨酸甲酯、二甲苯麝香、盐酸苯海拉明。(药品标准－中药成方制剂标准 1991 年)

伤湿镇痛膏 shang shi zhen tong gao

【英文名】Shang Shi Zhen Tong Plaster(药品标准－中药成方制剂标准)

【组成】大血藤、续断、生草乌、苍术、生川乌、白芷、虎杖、独活、生天南星、牛膝、五加皮、寻骨风、川芎、吴茱萸、干姜、防风、当归、延胡索、樟脑、颠茄浓浸膏、薄荷脑、水杨酸甲酯。(药品标准－中药成方制剂标准 1990 年)

伤痛万应酊 shang tong wan ying ding

【英文名】Shang Tong Wan Ying Tincture

【组成】麝香、草乌、半夏、冰片等。(中成药研究 1993,(11))

伤痛宁硬膏 shang tong ning ying gao

【英文名】Shang Tong Ning Ying Plaster

【组成】黄柏、红花、元胡。

伤风咳嗽吞剂 shang feng ke sou tun ji

【英文名】Shang Feng Ke Sou Granule

【组成】桔皮、苦杏仁、黄芩、枳壳、桔梗、茯苓、前胡、麻黄、甘草、半夏、紫苏。(中医方剂大辞典)

伤风感冒冲剂 shang feng gan mao chong ji

【英文名】Shang Feng Gan Mao Granule(药品标准－中药成方制剂标准)

【组成】防风、羌活、荆芥、白芷、桔梗、浙贝母、紫苏叶、陈皮、苦杏仁、薄荷油。(药品标准－中药成方制剂标准 1998 年)

伤水张南川消癖膏 shang shui zhang nan chuan xiao pi gao

【英文名】Shang Shui Zhang Nan Chuan Xiao Pi Emplastrum

【组成】香油、桃、榆、椿、槐、柳、柏枝、楮、猪鬃、血余炭、水红花穗、黄连、黄芩、黄柏、栀子、大黄、连翘、川乌、两头尖、川芎、防风、荆芥、木鳖子、薄荷、苍术、苦参、穿山甲、当归尾、蓖麻仁、阿魏、血竭、芦荟、硼砂、硇砂、乳香、没药、胡黄连、儿茶、轻粉、雄黄、天竺黄、蜈蚣、潮脑、麝香。(中医方剂大辞典)

伤科回生第一仙丹 shang ke hui sheng di yi xian dan

【英文名】Shang Ke Hui Sheng Di Yi Pellet

【组成】土鳖虫、自然铜、乳香、血竭、辰砂、当归、麝香。(中医方剂大辞典)

伊痛舒 yi tong shu

【英文名】Yi Tong Shu Injection

【组成】麦冬、黄芩、羌活、独活、防风、苍术、当归、川芎、白芷、蔓荆子、细辛、干姜、菊花、甘草。(安徽中医学院学报 1985,4(4))

伊痛舒注射液 yi tong shu zhu she ye

【英文名】Yi Tong Shu Injection

【组成】细辛、当归、川芎、羌活、独活、防风、白芷。(药品标准－中药成方制剂标准 1998 年)

华佗散 hua tuo san

【英文名】Hua Tuo Powders

【组成】炙乳没、南星、刘寄奴、肉桂、细辛、牙皂、丁香、急性子、大茴香、三柰、羌独活、当归、川续、广皮、落得打。(中医方剂大辞典)

华佗膏 hua tuo gao

【英文名】Hua Tuo Plaster

【组成】蜡梅花、麻油、樟脑、水杨酸、苯甲酸等。(沪卫药准字(1995)193002 号)

华宝露 hua bao lu

【英文名】Hua Bao Lu Liquid

【组成】蜂精、人参、仙灵脾、五味子等。(安徽中医学院学报 1989,8(1))

华林散 hua lin san

【英文名】Hua Lin Powders

【组成】当归、茯苓、白芍、蜈蚣、丹参、乳香、柴胡、甘草。(陕西中医 1992,13(10))

华盖丹 hua gai dan

【英文名】Hua Gai Pellet

【组成】黑铅。(中医方剂大辞典)

华盖汤 hua gai tang

【英文名】Hua Gai Decoction

【组成】麻黄、杏仁、炙甘草、鹿角胶、半夏。(中医方剂大辞典)

华盖饮 hua gai yin

【英文名】Hua Gai Drink

【组成】赤茯苓、桑白皮、橘红、苏子、干葛、桔梗、杏仁、

麻黄。(中医方剂大辞典)

华盖散 hua gai san

【英文名】Hua Gai Powders

【异名】华盖汤(中医方剂大辞典、圣济总录)

【组成】(1)麻黄、杏仁、茯苓、陈皮、桑皮、前胡、苏子、桔梗、甘草、生姜。(中医方剂大辞典)(2)杏仁、僵蚕、力子、防风、甘草、苏子、瓜蒌、川贝、连翘、荆芥、前胡、麻黄。(中医方剂大辞典)(3)糯米。(中医方剂大辞典)(4)紫苏子、赤茯苓、陈皮、桑白皮、杏仁、麻黄、枳壳、生姜、半夏。(中医方剂大辞典)(5)赤茯苓、桑白皮、橘红、苏子、干葛、桔梗、杏仁、麻黄、生姜。(中医方剂大辞典)(6)知母、人参、茯苓、紫苏、乌梅、杏仁、白桑皮、麻黄、甜葶苈、甘草、五味子。(中医方剂大辞典)(7)苍术、桔梗、厚朴、杏仁、陈皮、乌梅、麻黄、甘草。(中医方剂大辞典)(8)阿胶、黄芩、人参。(中医方剂大辞典)(9)甜葶苈、苦葶苈、茯苓、人参、细辛、干姜、桔梗、杏仁、紫菀、款冬花、炙甘草、陈皮。(中医方剂大辞典)(10)麻黄、苍术、陈皮、官桂、杏仁、甘草。(中医方剂大辞典)(11)赤茯苓、甜葶苈、桑根白皮、大黄。(中医方剂大辞典)(12)黄芪、人参、桑根白皮、防风、茯苓、甘草。(中医方剂大辞典)(13)桑白皮、神曲、桔梗、人参、百合、炙甘草、杏仁。(中医方剂大辞典)(14)麻黄、甘草、杏仁。(中医方剂大辞典)(15)紫苏子、麻黄、杏仁、陈皮、炙甘草、桑白皮、赤茯苓。(中医方剂大辞典)

华山参片 hua shan shen pian

【英文名】Hua Shan Shen Tablet

【组成】华山参、乙醇。(中国药典一二部)

华龙糊剂 hua long hu ji

【英文名】Hua Long Paste

【组成】雄黄、地龙。(陕西中医 1986,7(9))

华佗赤散 hua tuo chi san

【英文名】Hua Tuo Chi Powders

【组成】丹砂、蜀椒、蜀漆、干姜、细辛、黄芩、防己、桂心、茯苓、人参、沙参、桔梗、女萎、乌头、雄黄、吴茱萸、麻黄、代赭。(中医方剂大辞典)

华冠肝灵 hua guan gan ling

【英文名】Hua Guan Gan Ling Capsule

【组成】鹿茸、川楝子、青皮、玄参、鹿角霜、大黄。

华盖煮散 hua gai zhu san

【英文名】Hua Gai Zhu Powders

【组成】款冬花、知母、贝母、紫菀、桔梗、木香、甜葶苈、杏仁、防己、蝉壳。(中医方剂大辞典)

华蟾素片 hua chan su pian

【英文名】Hua Chan Su Tablet

【组成】干蟾皮。(药品标准－中药成方制剂标准 1997 年)

华山五子丹 hua shan wu zi dan

【英文名】Hua Shan Wu Zi Pellet

【组成】当归、川芎、生地黄、熟地黄、川乌、白术、苍术、甘松、益智仁、五灵脂、桔梗、人参、茯苓、白豆蔻、天麻、陈皮、麻黄、滑石、川椒、甘草、白芷、木香、丁香、沉香、乳香、没药、牛黄。(中医方剂大辞典)

华山石刻散 hua shan shi ke san

【英文名】Hua Shan Shi Ke Powders

【组成】鸡肠草、旱莲草、茜草根、蚕砂、白矾、青盐、皂荚、诃子。(中医方剂大辞典)

华山参滴丸 hua shan shen di wan

【英文名】Hua Shan Shen Drop Pill

【组成】华山参 。((90)卫药准字第 Z－05 号)

华山碑记丸 hua shan bei ji wan

【英文名】Hua Shan Bei Ji Pill

【组成】杏仁、葶苈子、大黄、牙皂、石榴皮、灵脂、芫花、甘遂、大戟、江子霜、淡豆豉、三棱。(中医方剂大辞典)

华山碑记丹 hua shan bei ji dan

【英文名】Hua Shan Bei Ji Pellet

【组成】三棱、灵脂、甘遂、葶苈、牙皂、青皮、神曲、乌梅、陈皮、枳壳、木香、豆豉、大黄、芫花、巴豆霜、大戟、石榴。(中医方剂大辞典)

华佗风痛定 hua tuo feng tong ding

【英文名】Hua Tuo Feng Tong Ding Tablet

【异名】风湿灵片

【组成】红鱼眼、九层风、山风、两面针等。(桂卫药准字(1985)39068)

华佗再造丸 hua tuo zai zao wan

【英文名】Hua Tuo Zai Zao Pill

【组成】川芎、吴茱萸、冰片。(中国药典－一二部)

华佗延寿酒 hua tuo yan shou jiu

【英文名】Hua Tuo Yan Shou Wine

【组成】枸杞子、黄精、天冬、苍术、松叶、狗脊。(药品标准－中药成方制剂标准 1998 年)

华佗顺生丹 hua tuo shun sheng dan

【英文名】Hua Tuo Shun Sheng Pellet

【组成】朱砂、乳香。(中医方剂大辞典)

华佗累效散 hua tuo lei xiao san

【英文名】Hua Tuo Lei Xiao Powders

【组成】乳香、硇砂、轻粉、橄榄核、黄丹。(中医方剂大辞典)

华容口服液 hua rong kou fu ye

【英文名】Hua Rong Liquid

【组成】何首乌、太子参、当归、丹参、桑椹、杜仲、枸杞子、肉苁蓉、黑芝麻、黄芪、山药等。(浙卫药准字

(1993)L-1728号)

华佗风痛宝片 hua tuo feng tong bao pian

【英文名】Hua Tuo Feng Tong Bao Tablet

【组成】红鱼眼、九层风、三叶青、藤山风、两面针、三七茎叶。(药品标准-中药成方制剂标准1998年)

华佗救脱阳方 hua tuo jiu tuo yang fang

【英文名】Hua Tuo Jiu Tuo Yang Prescription

【组成】葱白、附子、白术、干姜、木香。(中医方剂大辞典)

华蟾素口服液 hua chan su kou fu ye

【英文名】Hua Chan Su Liquid

【组成】干蟾皮等。(卫生部药品标准保护第一分册(1996))

华蟾素注射液 hua chan su zhu she ye

【英文名】Hua Chan Su Injection

【组成】干蟾皮。(药品标准-中药成方制剂标准1998年)

华陀风痛宝胶囊 hua tuo feng tong bao jiao nang

【英文名】Hua Tuo Feng Tong Bao Capsule

【组成】红鱼眼、九层风、三叶青、藤山风、两面针、三七茎叶。(药品标准-中药成方制剂标准1998年)

延仁汤 yan ren tang

【英文名】Yan Ren Decoction

【组成】人参、当归、白术、熟地、麦冬、山茱萸、甘草、陈皮。(中医方剂大辞典)

延生丹 yan sheng dan

【英文名】Yan Sheng Pellet

【组成】辰砂、木香、没药、硇砂、白术、人参、沉香、附子、胡芦巴。(中医方剂大辞典)

延生方 yan sheng fang

【英文名】Yan Sheng Prescription

【异名】延生第一方(中医方剂大辞典、古今医鉴)

【组成】初生脐带、辰砂、生地、当归。(中医方剂大辞典)

延生膏 yan sheng gao

【英文名】Yan Sheng Plaster

【异名】回生膏(中医方剂大辞典、经验广集)

【组成】脐带、朱砂、甘草。(中医方剂大辞典)

延年丸 yan nian wan

【英文名】Yan Nian Pill

【异名】枸杞子丸(中医方剂大辞典、圣济总录)

【组成】(1)白术、白茯苓、甘菊花、耐冬叶。(中医方剂大辞典)(2)菟丝子、枸杞子、覆盆子、车前子、巴戟天、远志、生干地黄、细辛、白术、菖 蒲、何首乌、地骨皮、牛膝、续断、菊花。(中医方剂大辞典)

延年草 yan nian cao

【英文名】Yan Nian Cao Tablet

【异名】延年散(中医方剂大辞典、遵生八笺)

【组成】(1)白盐花、茴香、青皮、甘草。(中医方剂大辞典)(2)青桔皮、甘草、盐。(中医方剂大辞典)

延寿丸 yan shou wan

【英文名】Yan Shou Pill

【异名】平补干地黄丸(中医方剂大辞典、普济方)

【组成】(1)鹿茸、沉香、苁蓉、菟丝子、杜仲、当归、胡芦巴、补骨脂、枳实、石莲、续断、枸杞子、五味子、川巴戟、胡桃仁。(中医方剂大辞典)(2)蜗牛、蚯蚓、蛇蜕皮、麝香、蟾头、使君子、没石子。(中医方剂大辞典)(3)牛膝、熟地黄、枳壳、地骨皮、菟丝子。(中医方剂大辞典)

延寿丹 yan shou dan

【英文名】Yan Shou Pellet

【组成】(1)白茯苓、蜂蜜。(中医方剂大辞典)(2)干山药、人参、白茯苓、牛膝、杜仲、龙骨、川续断、鹿茸、当归、山药、五味、熟地黄、石菖蒲、楮实子、破故纸、麦门冬、枸杞。(中医方剂大辞典)(3)何首乌、牛膝、菟丝子、白茯苓、破故纸、生地黄、赤茯苓。(中医方剂大辞典)(4)天门冬、远志、山药、巴戟、赤石脂、车前子、菖蒲、柏子仁、泽泻、川椒、熟地、生地、枸杞、茯苓、覆盆子、牛膝、杜仲、菟丝子、苁蓉、当归、地骨、人参、五味子。(中医方剂大辞典)(5)松脂、茯苓、甘菊花、柏子仁。(中医方剂大辞典)(6)天南星、白附子、蛇黄、辰锦生朱、当门子。(中医方剂大辞典)(7)牛膝、菟丝子、远志、地骨皮、石菖蒲、甘菊花、熟干地黄。(中医方剂大辞典)(8)辰锦砂、腻粉、铁焰粉、白附、蛇黄、附子、天南星、羌活、巴豆、牛膝、蝎梢、生金、生银、麝香、牛黄。(中医方剂大辞典)(9)五味子、菟丝子、牛膝、杜仲、川归、山药、天门冬、麦门冬、生地黄、熟地黄、肉苁蓉、人参、白茯苓、茴香、泽泻、地骨皮、鹿茸、菖蒲、花椒、巴戟、远志、覆盆子、枸杞子、柏子仁。(中医方剂大辞典)(10)人参。(中医方剂大辞典)(11)白术、青皮、生地、厚朴、姜汁、杜仲、故纸、广皮、川椒、青盐、黑豆、巴戟肉、茯苓、茴香、肉苁蓉。(中医方剂大辞典)(12)贝母、白芷、苡仁、车前子、川连、赤芍、木通、山栀。(中医方剂大辞典)

延寿片 yan shou pian

【英文名】Yan Shou Tablet(药品标准-中药成方制剂标准)

【组成】何首乌、稀莶草、菟丝子、杜仲、女贞子、桑叶、忍冬藤、桑椹、黑芝麻、地黄、金樱子、墨旱莲、黑豆、牛膝。(药品标准-中药成方制剂标准1990年)

延寿酒 yan shou jiu

【英文名】Yan Shou Wine

【组成】(1)黄精、天门冬、松叶、苍术、枸杞子。(中医

方剂大辞典)(2)烧酒、龙眼、桂花、白糖。(中医方剂大辞典)

延寿散 yan shou san

【英文名】Yan Shou Powders

【异名】鸡舌香散(中医方剂大辞典、全婴方、普济方)

【组成】(1)鸡舌香、朱砂、五灵脂、黄芪。(中医方剂大辞典)(2)牡丹皮、附子、柴胡、秦艽、鳖甲。(中医方剂大辞典)

延寿膏 yan shou gao

【英文名】Yan Shou Ointment

【组成】白羯羊胆、马牙消、朱砂。(中医方剂大辞典)

延附汤 yan fu tang

【英文名】Yan Fu Decoction

【组成】延胡索、附子、木香。(中医方剂大辞典)

延胡丸 yan hu wan

【英文名】Yan Hu Pill

【组成】延胡索、青皮、陈皮、木香、当归、雄黄、生姜、三棱。(中医方剂大辞典)

延胡散 yan hu san

【英文名】Yan Hu Powders

【组成】(1)延胡索、郁金、干葛、官桂、青皮、枳壳。(中医方剂大辞典)(2)延胡索、胡椒。(中医方剂大辞典)(3)延胡索、当归。(中医方剂大辞典)

延真膏 yan zhen gao

【英文名】Yan Zhen Ointment

【组成】人参、白术、白茯、山药、枸杞、莲肉、何首乌、山萸肉、肉苁蓉、当归、生地、熟地、天冬、麦冬、远志。(中医方剂大辞典)

延息汤 yan xi tang

【英文名】Yan Xi Decoction

【组成】(1)人参、百合、甘草、熟地、山茱萸、牛膝、五味、茯苓。(中医方剂大辞典)(2)人参、熟地、山茱萸、牛膝、破故纸、胡桃、陈皮、炮姜、百合。(中医方剂大辞典)

延龄丹 yan ling dan

【英文名】Yan Ling Pellet

【异名】妙应丹(中医方剂大辞典、局方);乌龙丸(中医方剂大辞典)

【组成】(1)乌龙、鹿茸、巴戟、沉香、石莲子、远志、茴香、石燕子、故纸、何首乌、熟地、床子、芡实肉、归身、川芎、白芍、生地、天冬、麦冬、马蔺花、冬青子、楮实子、丁香、枸杞子、金樱子。(中医方剂大辞典)(2)牛膝、苁蓉、金铃子、补骨脂、川茴香、鹿茸、益智仁、檀香、晚蚕蛾、没药、丁香、青盐、川山甲、沉香、香附子、姜黄、薯蓣、木香、巴戟、甘草、乳香、白术、青皮、苍术。(中医方剂大辞典)(3)熟地黄、川芎、防风、槟榔、芜荑、蝉蜕、柏子仁、马牙消、人参、黄芪、白蔹、川椒、鲤鱼鳞、晚蚕砂、当归、木香、附子、石膏、泽兰、藁木、厚朴、甘草、白姜、红花、吴茱萸。(中医方剂大辞典)

延龄汤 yan ling tang

【英文名】Yan Ling Decoction

【组成】甘草、白术、荆芥。(中医方剂大辞典)

延龄酒 yan ling jiu

【英文名】Yan Ling Wine

【组成】枸杞子、龙眼肉、当归、白术、大黑豆。(中医方剂大辞典)

延龄散 yan ling san

【英文名】Yan Ling Powders

【组成】(1)泽乌头、皂角、地黄、细辛、青盐、石胆、白矾、麝香。(中医方剂大辞典)(2)桑寄生、当归、石斛、川芎、地黄、续断、牛膝、人参、泽兰、独活、防风、木香、五味子、细辛、官桂。(中医方剂大辞典)(3)钩藤、消石、甘草。(中医方剂大辞典)

延龄膏 yan ling gao

【英文名】Yan Ling Ointment

【组成】虾蟆、鹤骨、丁香、枣叶、鳗鲡、木香、猪牙皂角、麝香。(中医方剂大辞典)

延嗣酒 yan si jiu

【英文名】Yan Si Wine

【组成】生地、熟地、天冬、麦冬、仙灵脾、当归、枸杞。(中医方剂大辞典)

延寿饮子 yan shou yin zi

【英文名】Yan Shou Drink

【组成】木香、黄芪、御米壳、甘草、当归、青皮、诃子。(中医方剂大辞典)

延胡索丸 yan hu suo wan

【英文名】Yan Hu Suo Pill

【异名】炼阴丹(中医方剂大辞典、普济方)

【组成】(1)延胡索、当归、沉香、木香、白术、芎䓖、青桔皮、附子、吴茱萸、桂、京三棱、篷莪术。(中医方剂大辞典)(2)延胡索、三棱、赤芍药、当归、旋覆花、麒麟、乌贼鱼骨、泽兰叶、滑石。(中医方剂大辞典)(3)延胡索、青皮、葫芦巴、海藻、昆布、马蔺花、茴香子、楝实肉、木香、巴戟。(中医方剂大辞典)

延胡索汤 yan hu suo tang

【英文名】Yan Hu Suo Decoction

【组成】(1)延胡索、当归、桂枝、干姜。(中医方剂大辞典)(2)延胡索、当归、白芍、厚朴、莪术、川楝子、三棱、木香、川芎、桔梗、黄芩、甘草、槟榔。(中医方剂大辞典)(3)当归、延胡索、蒲黄、赤芍药、官桂、姜黄、乳香、没药、木香、甘草。(中医方剂大辞典)(4)延胡索、芎䓖、牛膝、当归、人参、干地黄。(中医方剂大辞典)(5)延胡索、当归、芍药、芎䓖、桂、甘草。

(中医方剂大辞典)(6)延胡索、桂、芍药、白茯苓、熟干地黄、鳖甲、续断、芎䓖、羌活、附子、人参、木香。(中医方剂大辞典)

延胡索散 yan hu suo san

【英文名】Yan Hu Suo Powders(中国中医药学主题词表)

【异名】延胡散(中医方剂大辞典、济阴纲目);延胡索饮(中医方剂大辞典、圣济总录)

【组成】(1)肉桂、延胡。(中医方剂大辞典)(2)延胡索、茴香、甘草、蓬术。(中医方剂大辞典)(3)釜底墨、延胡索、刘寄奴、桂心、庵闾子。(中医方剂大辞典)(4)延胡索、蒲黄、肉桂。(中医方剂大辞典)(5)延胡索。(中医方剂大辞典)(6)延胡索、当归、没药。(中医方剂大辞典)(7)延胡索、乳香、木香。(中医方剂大辞典)(8)延胡索、当归、琥珀、蒲黄、赤芍药、桂心、红蓝花。(中医方剂大辞典)(9)延胡、当归、川芎、赤芍、生地、丹参、红花、香附、乌药、熟艾、砂仁、生蒲黄。(中医方剂大辞典)(10)延胡索、铅白霜。(中医方剂大辞典)(11)延胡索、当归、蒲黄、芎䓖、生干地黄、赤芍药、泽兰、蓬莪术、天麻、桂、滑石、地榆。(中医方剂大辞典)(12)延胡索、橘核、人参、乳香、地龙。(中医方剂大辞典)(13)延胡索、荆三棱、蓬莪术、当归。(中医方剂大辞典)(14)延胡索、当归、桂心。(中医方剂大辞典)(15)延胡索、干漆、旱莲子、桂心、当归。(中医方剂大辞典)(16)延胡索、刘寄奴、当归、红兰花子。(中医方剂大辞典)(17)延胡索、当归、芎䓖、木香、桃仁、赤芍药、桂心、熟干地黄、枳实。(中医方剂大辞典)(18)延胡索、白术、当归、桂心、赤芍药、芎䓖、附子、木香、琥珀、桃仁。(中医方剂大辞典)(19)延胡索、桂心、没药、黄芪、当归、白蔹、桑寄生、熟干地黄。(中医方剂大辞典)(20)延胡索、橘子仁、蒲黄、虎胫骨、芸苔子、桂心、牵牛子、当归。(中医方剂大辞典)(21)当归、延胡索、赤芍药、蒲黄、桂、乳香、没药。(中医方剂大辞典)(22)茯神、益智、防风、人参、桑寄生、藿香叶、甘草、沉香、熟干地黄。(中医方剂大辞典)(23)归尾、延胡、五灵脂、蒲黄、赤芍、桂心、红花。(中医方剂大辞典)

延龄煮散 yan ling zhu san

【英文名】Yan Ling Zhu Powders

【组成】茯神、益智、防风、人参、桑寄生、藿香叶、甘草、沉香、干地黄。(中医方剂大辞典)

延乌二陈汤 yan wu er chen tang

【英文名】Yan Wu Er Chen Decoction

【组成】延胡索、乌药、香附、砂仁、半夏、陈皮、茯苓、甘草。(中医方剂大辞典)

延生护宝丹 yan sheng hu bao dan

【英文名】Yan Sheng Hu Bao Pellet

【组成】菟丝子、肉苁蓉、家韭子、蛇床子、晚蚕蛾、木香、白龙骨、鹿茸、桑螵蛸、莲实、莲花蕊、芦巴、丁香、乳香、麝香。(中医方剂大辞典)

延生护宝液 yan sheng hu bao ye

【英文名】Yan Sheng Hu Bao Liquid

【组成】雄蚕蛾、人参、鹿茸等。(辽宁药健字(90) Z-19号)

延年半夏汤 yan nian ban xia tang

【英文名】Yan Nian Ban Xia Decoction

【组成】清半夏、大白梗、前胡、吴茱萸、制鳖甲、党参、生姜。(陕西中医 1993,14(2))

延年却病方 yan nian que bing fang

【英文名】Yan Nian Que Bing Pill

【组成】菟丝子。(中医方剂大辞典)

延年护命丹 yan nian hu ming dan

【英文名】Yan Nian Hu Ming Pellet

【组成】没药、乳香、轻粉、蓬莪术、三棱、芫花、鳖甲、黑牵牛、陈皮、大黄。(中医方剂大辞典)

延年益嗣丹 yan nian yi si dan

【英文名】Yan Nian Yi Si Pellet

【组成】人参、天冬、麦冬、熟地黄、生地黄、茯苓、地骨皮。(中医方剂大辞典)

延年断汗汤 yan nian duan han tang

【英文名】Yan Nian Duan Han Decoction

【组成】黄芪、人参、白茯苓、芍药、肉桂、甘草、牡蛎粉。(中医方剂大辞典)

延寿内固丹 yan shou nei gu dan

【英文名】Yan Shou Nei Gu Pellet

【组成】辰砂、黑附子、白术、没药、木香、胡芦巴、硇砂、人参。(中医方剂大辞典)

延寿水仙丹 yan shou shui xian dan

【英文名】Yan Shou Shui Xian Pellet

【异名】软朱砂(中医方剂大辞典)

【组成】人参、木通、白及。(中医方剂大辞典)

延寿补益汤 yan shou bu yi tang

【英文名】Yan Shou Bu Yi Decoction

【组成】人参、黄芪、白术、杜仲、牛膝、白芍、甘草、当归、陈皮、柴胡、五味子、知母、熟地。(中医方剂大辞典)

延寿固本丹 yan shou gu ben dan

【英文名】Yan Shou Gu Ben Pellet

【组成】益智仁、远志、五味子、蛇床子、肉苁蓉、木香、莲蕊、菟丝子、沉香。(中医方剂大辞典)

延寿固精丸 yan shou gu jing wan

【英文名】Yan Shou Gu Jing Pill

【组成】菟丝子、肉苁蓉、熟地、蛇床子、牛膝、柏子仁、桂心、五味子、远志、青盐。(中医方剂大辞典)

延寿瓮头春 yan shou weng tou chun

【英文名】Yan Shou Weng Tou Chun Wine

【异名】神仙延寿酒(中医方剂大辞典、寿世保元)

【组成】天门冬、破故纸、肉苁蓉、粉草、牛膝、杜仲、附子、川椒、淫羊藿、羯羊脂、当归、红花、白芍、生地黄、苍术、熟地黄、白茯苓、甘菊花、五加皮、地骨皮、缩砂、白豆蔻、木香、丁香。(中医方剂大辞典)

延寿获嗣酒 yan shou huo si jiu

【英文名】Yan Shou Huo Si Wine

【组成】生地、覆盆子、山药、芡实、茯神、柏子仁、沙苑、萸肉、肉苁蓉、麦冬、牛膝、鹿茸。(中医方剂大辞典)

延胡丁香丸 yan hu ding xiang wan

【英文名】Yan Hu Ding Xiang Pill

【异名】丁香疝气丸(中医方剂大辞典、兰室秘藏)

【组成】羌活、当归、茴香、延胡索、麻黄根节、肉桂、丁香、木香、甘草、乌头、防己、蝎。(中医方剂大辞典)

延胡木金散 yan hu mu jin san

【英文名】Yan Hu Mu Jin Powders

【组成】柴胡、木香、郁金。(浙江中医杂志 1988,(3))

延胡止痛散 yan hu zhi tong san

【英文名】Yan Hu Zhi Tong Powders

【组成】延胡。(中医方剂大辞典)

延胡生化汤 yan hu sheng hua tang

【英文名】Yan Hu Sheng Hua Decoction

【组成】川芎、当归、桃仁、炮姜、炙草、延胡。(中医方剂大辞典)

延胡枳实散 yan hu zhi shi san

【英文名】Yan Hu Zhi Shi Powders

【组成】延胡索、枳实、白及、广三七。(湖北中医杂志 1992(1))

延龄广嗣丸 yan ling guang si wan

【英文名】Yan Ling Guang Si Pill

【组成】(1)杞子、线鱼胶、菟丝子、制首乌、茯苓、楮实子。(中医方剂大辞典)(2)鹿角胶、巴戟肉、大熟地、海马、淡苁蓉、杜仲、潞党参、五味子、怀山药、白茯苓、大茴香、金樱子、胡芦巴、淫羊藿、沉香、枸杞子、蛇床子、白檀香、肉桂、菟丝子、川楝子、山萸肉、附子、乳香、怀牛膝、补骨脂、没药。(中医方剂大辞典)

延龄广嗣酒 yan ling guang si jiu

【英文名】Yan Ling Guang Si Wine

【组成】红花、淫羊藿、羯羊油、杜仲、天冬、肉苁蓉、人参、砂仁、破故纸、牛膝、白豆蔻、附子、川椒、枸杞子、甘草、地骨皮、生地、熟地、当归、茯苓、甘菊花、五加皮、白术、苍术、丁香、木香、沉香、白芍、麦冬。(中医方剂大辞典)

延龄长春丹 yan ling chang chun dan

【英文名】Yan Ling Chang Chun Pellet

【组成】鹿茸、海马、蛤蚧、龟板、生晒参、大海米、羊藿叶、蛇床子等。(江西中医药 1990,(1))

延龄护宝丸 yan ling hu bao wan

【英文名】Yan Ling Hu Bao Pill

【组成】禹余粮石、龙骨、人参、桂、赤石脂、紫石英、熟地黄、杜仲、桑寄生、续断、香白芷、芎䓖、当归、远志、金钗石斛、白茯苓、阿胶、牡蛎、五味子、艾叶。(中医方剂大辞典)

延龄固本丸 yan ling gu ben wan

【英文名】Yan Ling Gu Ben Pill

【组成】人参、肉桂、当归、韭菜子、枸杞、茯神、山药、菟丝饼、山萸肉、蛇床子、牛膝、熟地、何首乌、肉苁蓉、大附子、鸽子蛋、黄狗肾、车前子、黑驴肾、鹿茸。(中医方剂大辞典)

延龄固本丹 yan ling gu ben dan

【英文名】Yan Ling Gu Ben Pellet

【异名】延龄固本丸(中医方剂大辞典、仙拈集)

【组成】天门冬、麦门冬、生地黄、熟地黄、山药、牛膝、杜仲、巴戟、五味子、枸杞子、山茱萸、白茯苓、人参、木香、柏子仁、川椒、石菖蒲、远志、泽泻、肉苁蓉、覆盆子、车前子、菟丝子、地骨皮。(中医方剂大辞典)

延龄育子丸 yan ling yu zi wan

【英文名】Yan Ling Yu Zi Pill

【异名】延龄育子方(中医方剂大辞典、医方考)

【组成】天门冬、麦门冬、生地黄、熟地黄、人参、枸杞子、菟丝子、川巴戟、川牛膝、白术、白茯苓、白茯神、鹿角胶、鹿角霜、柏子仁、山药、山茱萸、肉苁蓉、莲蕊、沙苑蒺藜、酸枣仁、北五味子、石斛、远志。(中医方剂大辞典)

延龄育子方 yan ling yu zi fang

【英文名】Yan Ling Yu Zi Prescription

【组成】腽脑脐、桑白皮、楮实子、山楂、麦芽、神曲、补骨脂、巨胜子、甘枸杞子、生地黄、熟地黄、麦门冬、白术、白茯苓、菟丝子、人参、柏子仁、山药、山茱萸、肉苁蓉、远志、何首乌、鹿角霜、巴戟、石菖蒲、当归、五味子、牛膝、沙苑蒺藜、黄连、酸枣仁。(中医方剂大辞典)

延龄益寿丹 yan ling yi shou dan

【英文名】Yan Ling Yi Shou Pellet

【组成】(1)茯神、远志肉、白芍、当归、党参、黄芪、白术、茯苓、桔皮、香附、广木香、广砂仁、桂圆肉、枣仁、石菖蒲、甘草。(中医方剂大辞典)(2)何首乌、当归、知母、川芎、杜仲、白茯苓、青盐、茯神、远志、川椒、牛膝、朱砂、蜜、姜汁、黄柏、破故纸、小茴香、天门冬、麦门冬、核桃肉、旱莲、石菖蒲、生地黄、熟

地黄、石乳、川巴戟、山精。(中医方剂大辞典)

延龄聚宝丹 yan ling ju bao dan

【英文名】Yan Ling Ju Bao Pellet

【组成】何首乌、生地黄、熟地黄、白茯苓、莲蕊、桑椹子、甘菊花、槐角子、五加皮、天门冬、麦门冬、苍术、石菖蒲、苍耳子、黄精、肉苁蓉、甘枸杞、人参、白术、当归、天麻、防风、牛膝、杜仲、甘草、沙苑白蒺藜。(中医方剂大辞典)

延寿酒药仙方 yan shou jiu yao xian fang

【英文名】Yan Shou Jiu Yao Xian Prescription

【异名】养寿丹(中医方剂大辞典)

【组成】当归、人参、白茯苓、草乌、乌药、杏仁、何首乌、川椒、川乌、五加皮、肉苁蓉、枸杞子、砂仁、木香、牛膝、枳壳、干姜、虎骨、川芎、香附子、白芷、厚朴、陈皮、白术、独活、羌活、麻黄、官桂、白芍药、半夏、生地熟地、天麦门冬、五味子、防风、细辛、沉香、苍术、小茴香、破故纸、核桃仁、甘草、红枣肉、酥油、白沙糖。(中医方剂大辞典)

延龄广嗣仙方 yan ling guang si xian fang

【英文名】Yan Ling Guang Si Xian Prescription

【异名】延龄广嗣丸(中医方剂大辞典、中国医学大辞典)

【组成】怀生地、何首乌、旱莲草、鹿衔草、山药、白茯苓、当归、青盐、石菖蒲、菟丝子、补骨脂、五加皮、骨碎补、牛膝、甘草、杜仲、枸杞子、蛇床子、槐角子、金樱子、覆盆子、黄连、泽泻。(中医方剂大辞典)

延龄长春胶囊 yan ling chang chun jiao nang

【英文名】Yan Ling Chang Chun Capsule(药品标准-中药成方制剂标准)

【组成】鹿茸、鹿鞭、狗鞭、猪睾丸、大海米、狗骨、海马、蛤蚧、熟地黄、龟甲胶、黄精、制何首乌、山茱萸、人参、蛇床子、淫羊藿、钟乳石。(药品标准-中药成方制剂标准1998年)

延龄种子仙方 yan ling zhong zi xian fang

【英文名】Yan Ling Zhong Zi Xian Pill

【组成】当归、牛膝、生地黄、熟地黄、片芩、麦门冬、天门冬、山茱萸、知母、黄柏、五味、川芎、山药、龟版、芍药、人参。(中医方剂大辞典)

延年益寿不老丹 yan nian yi shou bu lao dan

【英文名】Yan Nian Yi Shou Bu Lao Pellet

【组成】何首乌、赤茯苓、白茯苓、山药、牛膝、枸杞子、杜仲、破故纸、菟丝子。(中医方剂大辞典)

自生饮 zi sheng yin

【英文名】Zi Sheng Drink

【组成】当归、川芎、枳壳、益母草、白芷、火麻仁。(中医方剂大辞典)

自汗汤 zi han tang

【英文名】Zi Han Decoction

【组成】(1)黄芪、人参、白术、茯苓、当归、白芍、熟地、五味、肉桂、甘草、枣。(中医方剂大辞典)(2)黄芪、白术、山药、熟地、枣仁、五味、牡蛎、玉竹。(中医方剂大辞典)

自沸汤 zi fei tang

【英文名】Zi Fei Decoction

【组成】白矾、青黛、冢间贴背干、石灰。(中医方剂大辞典)

自适汤 zi shi tang

【英文名】Zi Shi Decoction

【组成】黄芪、白芍、当归、茯苓、陈皮、半夏、羌活、甘草、柴胡、桔梗。(中医方剂大辞典)

自汗主方 zi han zhu fang

【英文名】Zi Han Zhu Decoction

【组成】黄芪、人参、白术、麻黄根、知母、酸枣仁、白茯苓、柏子仁、牡蛎、龙骨、熟地黄。(中医方剂大辞典)

自制坤方 zi zhi kun fang

【英文名】Zi Zhi Kun Decoction

【组成】生地、丹皮、麦冬、犀角、白芍、薄荷、石斛、煅中黄、元参、银花、川贝母、海蛰。(中医方剂大辞典)

自制乾方 zi zhi qian fang

【英文名】Zi Zhi Qian Decoction

【组成】犀角、海藻、生地、秦艽、赤芍药、钩藤、元参、海蛰、银花、中黄、川贝母、飞滑石。(中医方剂大辞典)

自然铜散 zi ran tong san

【英文名】Zi Ran Tong Powders

【组成】(1)自然铜、乳香、没药、当归、羌活。(中医方剂大辞典)(2)黄柏、自然铜、细辛、胡椒。(中医方剂大辞典)(3)自然铜、密陀僧、甘草、黄柏。(中医方剂大辞典)(4)乳香、没药、苏木、降真香、川乌、松明节、地龙、真血竭、龙骨、自然铜、土狗。(中医方剂大辞典)

自然铜膏 zi ran tong gao

【英文名】Zi Ran Tong Plaster

【组成】自然铜、硼砂末、凡士林。(中医方剂大辞典)

自拟降压汤 zi ni jiang ya tang

【英文名】Zi Ni Jiang Ya Decoction

【组成】菊花、白芍、玄参、牛膝、黄芩、石决明、甘草。(中医方剂大辞典)

自拟前胡汤 zi ni qian hu tang

【英文名】Zi Ni Qian Hu Decoction

【组成】前胡、桑叶、知母、麦冬、黄芩、金银花、杏仁、甘草。(中医方剂大辞典)

自制三仙丹 zi zhi san xian dan

【英文名】Zi Zhi San Xian Pellet

【组成】水银、明白矾、火消。(中医方剂大辞典)

自制坚阴汤 zi zhi jian yin tang

【英文名】Zi Zhi Jian Yin Decoction

【组成】川连、秦皮、川柏炭、白芍、白头翁、车前子。(中医方剂大辞典)

自制离骨丹 zi zhi li gu dan

【英文名】Zi Zhi Li Gu Pellet

【组成】刺猬皮。(中医方剂大辞典)

自制霹雳丸 zi zhi pi li wan

【英文名】Zi Zhi Pi Li Pill

【组成】桂枝、川椒、良姜、雄黄、附子、薤白头、槟榔、五灵脂、干姜、苡仁、茴香、丁香、防风、防已、乌药、木香、荜澄茄、草果、吴萸、菖蒲、细辛。(中医方剂大辞典)

自焚急救汤 zi fen ji jiu tang

【英文名】Zi Fen Ji Jiu Decoction

【组成】栀子、白芍。(中医方剂大辞典)

自拟藕节地黄汤 zi ni ou jie di huang tang

【英文名】Zi Ni Ou Jie Di Huang Decoction

【组成】生藕节、生地黄、玄参、麦冬、甘草。(中医方剂大辞典)

自制四逆承气汤 zi zhi si ni cheng qi tang

【英文名】Zi Zhi Si Ni Cheng Qi Decoction

【组成】附片、干姜、甘草、厚朴、枳实、玄明粉、大黄、乌梅、川连、川椒。(中医方剂大辞典)

自制吹鼻通关散 zi zhi chui bi tong guan san

【英文名】Zi Zhi Chui Bi Tong Guan Powders

【组成】猪牙皂角、丝瓜子、细辛、干蟾酥。(中医方剂大辞典)

自制芙蓉截流丸 zi zhi fu rong jie liu wan

【英文名】Zi Zhi Fu Rong Jie Liu Pill

【组成】膏烟、陈米饭。(中医方剂大辞典)

自制经验大枣汤 zi zhi jing yan da zao tang

【英文名】Zi Zhi Jing Yan Da Zao Decoction

【组成】麦冬、石菖蒲、浮小麦、枣仁、茯神、天冬、柏子仁、大枣、甘草、白芍、玄参、黄芩、竹茹、当归。(中医方剂大辞典)

自制保赤扶元散 zi zhi bao chi fu yuan san

【英文名】Zi Zhi Bao Chi Fu Yuan Powders

【组成】人参须、熟枣仁、益智仁、白芍、真于术、白茯苓。(中医方剂大辞典)

血安 xue an

【英文名】Xue An Capsule(药品标准－中药成方制剂标准)

【组成】棕榈子。((82)苏卫药准字 1230－1 号)

血灵 xue ling

【英文名】Xue Ning Liquid

【组成】当归。(中成药研究 1992,(6))

血宝 xue bao

【英文名】Xue Bao Capsule

【组成】熟地黄、当归、漏芦、丹参、鹿茸、紫河车、人参、刺五加、水牛角、何首乌等。(卫生部药品标准(1993))

血竭 xue jie

【英文名】Xue Jie Draconis

【组成】(1)血竭。((92)滇卫药准字 27Z 第 993 号)
(2)血竭红素、安息香酸。((92)滇卫药准字第 1332 号－26Z)

血马散 xue ma san

【英文名】Xue Ma Powders

【组成】血竭、制马钱子、制乳香、没药、木瓜、独活、木通、木防己、蜈蚣。(浙江中医杂志 1990,(6))

血见宁 xue jian ning

【英文名】Xue Jian Ning Pill

【组成】大蓟根膏、白及粉、槛木叶膏。(中医方剂大辞典)

血风汤 xue feng tang

【英文名】Xue Feng Decoction

【异名】血风散(中医方剂大辞典、万氏家抄方)

【组成】秦艽、羌活、防风、白芷、川芎、芍药、当归、地黄、白术、茯苓。(中医方剂大辞典)

血风散 xue feng san

【英文名】Xue Feng Powders

【组成】烟胶、红土、水龙骨。(中医方剂大辞典)

血宁片 xue ning pian

【英文名】Xue Ning Tablet(药品标准－中药成方制剂标准)

【组成】落花生种皮。(药品标准－中药成方制剂标准 1991 年)

血宁汤 xue ning tang

【英文名】Xue Ning Decoction

【组成】生大黄、白及、地榆炭、生地炭、旱莲草、生甘草、海螵蛸、花蕊石、三七。(实用中医内科杂志 1989,3(2))

血宁散 xue ning san

【英文名】Xue Ning Powders

【组成】花蕊石、大黄炭、白及、甘草、田三七。(时珍国药研究 1992,3(2))

血灰散 xue hui san

【英文名】Xue Hui Powders

【组成】石灰、猪血。(中医方剂大辞典)

血余丸 xue yu wan

【英文名】Xue Yu Pill

【组成】血余、阿胶。(中医方剂大辞典)

血余散 xue yu san

【英文名】Xue Yu Powders

【组成】(1)血余炭、真坎炁、血珀、腰黄、花龙骨、上梅片。(中医方剂大辞典)(2)血余、生蒲、生地黄、赤茯苓、甘草。(中医方剂大辞典)(3)血余、鸡冠花根、柏叶。(中医方剂大辞典)(4)血余、猪脂。(中医方剂大辞典)(5)血余、人中白、麝香。(中医方剂大辞典)(6)血余、大麻根。(中医方剂大辞典)(7)血余。(中医方剂大辞典)

血余膏 xue yu gao

【英文名】Xue Yu Onitment

【组成】血余、猪毛、羊毛、鸡毛、鹅毛、猪板油、桐油、麻油、白川占、龙脑香、麝香。(中医方剂大辞典)

血郁汤 xue yu tang

【英文名】Xue Yu Decoction

【组成】(1)香附、牡丹皮、赤曲、川通草、穿山甲、降真香、苏木、山楂肉、大麦芽、红花。(中医方剂大辞典)(2)桃仁、红花、青黛、川芎、香附。(中医方剂大辞典)

血复康 xue fu kang

【英文名】Xue Fu Kang Tablet

【组成】当归、黄芪、首乌、熟地、灵芝等。(湖北中医杂志 1983,(3))

血结膏 xue jie gao

【英文名】Xue Jie Onitment

【组成】槐枝、柳枝、香油、当归、白芷、细辛、知母、木鳖仁、五倍子、松香、乳香、没药、明雄、真血竭、轻粉、麝香。(中医方剂大辞典)

血脉通 xue mai tong

【英文名】Xue Mai Tong Medicinal Instant Granule

【组成】海藻、贝母、黄芪、肉桂、地龙、元胡。(中西医结合杂志 1989,9(2))

血晕饮 xue yun yin

【英文名】Xue Yun Drink

【组成】归尾、川芎、山楂、益母、五灵脂。(中医方剂大辞典)

血栓通 xue shuan tong

【英文名】Xue Shuan Tong Injection

【组成】田七块根。(中国中医眼科杂志 1992,2(1))

血栓解 xue shuan jie

【英文名】Xue Shuan Jie Tablet

【组成】水蛭、郁金。(实用中医内科杂志 1987,1(2))

血脂宁 xue zhi ning

【英文名】Xue Zhi Ning Capsule

【组成】山楂、首乌、决明子、桔皮、猪胆汁粉。(中医杂志 1985,26(5))

血脂平 xue zhi ping

【英文名】Xue Zhi Ping Tablet

【组成】首乌、蒲黄等。(南京中医学院学报 1986,(2))

血崩丸 xue beng wan

【英文名】Gu Beng Pill

【组成】煅龙骨、赤石脂、血余、蒲黄灰、棕灰、蒲节灰、艾叶灰、乌梅灰、柏叶灰、莲房灰、明矾、旧黄绢灰、木贼灰、当归、桃仁、乌贼骨灰、白芍、党参、山药、新棉花灰、赤松皮灰。(中医方剂大辞典)

血淋散 xue lin san

【英文名】Xue Lin Powders

【组成】无患子、白沙糖。(中医方剂大辞典)

血痢汤 xue li tang

【英文名】Xue Li Decoction

【组成】白术、条芩、苍术、黄连、干姜、黄柏、当归、滑石、乌梅。(中医方剂大辞典)

血愈片 xue yu pian

【英文名】Xue Yu Tablet

【组成】血见愁、地榆。(新医药学杂志 1978,(5))

血溢汤 xue yi tang

【英文名】Xue Yi Decoction

【组成】黄药、甘草。(中医方剂大辞典)

血痹汤 xue bi tang

【英文名】Xue Bi Decoction

【组成】人参、黄芪、肉桂、当归、川芎、代赭石、羌活。(中医方剂大辞典)

血瘀散 xue yu san

【英文名】Xue Yu Powders

【组成】血余。(中医方剂大辞典)

血竭丸 xue jie wan

【英文名】Xue Jie Pill

【组成】(1)鳖甲、人参、当归、木香、青皮、枳壳、三棱、没药、血竭、槟榔、半夏。(中医方剂大辞典)(2)没药、当归、乳香、血竭、甜瓜子。(中医方剂大辞典)

血竭散 xue jie san

【英文名】Xue Jie Powders

【异名】五味血竭散(中医方剂大辞典、便览);血竭汤(中医方剂大辞典、伤科方书);没药散(中医方剂大辞典、朱氏集验方);夺命散(中医方剂大辞典、云岐子保命集);夺命丹(中医方剂大辞典、校注妇人良方);血没散(中医方剂大辞典、赤水玄珠)

【组成】(1)血竭、熊胆、麝香。(中医方剂大辞典)(2)血竭、发灰、茅根、韭根。(中医方剂大辞典)(3)血竭、大黄、自然铜。(中医方剂大辞典)(4)蛤蚧、诃子、血竭。(中医方剂大辞典)(5)寒水石、龙骨、蒲黄、血竭、枯矾。(中医方剂大辞典)(6)人参、血竭、款冬花、鹅管石、甘草。(中医方剂大辞典)(7)血竭、石胆、乳香、五灵脂、密陀僧。(中医方剂大辞典)(8)真血竭。(中医方剂大辞典)(9)血竭、牡蛎灰、发灰。(中医方剂大辞典)(10)血竭、没药。(中医方剂大辞典)(11)血竭。(中医方剂大辞典)(12)硇砂、血竭、没药、桂、木香、朱砂、海马、干漆、虻虫、龙脑、水蛭、当归、硼砂、阿魏。(中医方剂大辞典)(13)血竭、铅丹。(中医方剂大辞典)(14)青州枣、干地黄、血竭。(中医方剂大辞典)(15)当归、桂心、芍药、蒲黄、麒麟竭、延胡索。(中医方剂大辞典)

血竭膏 xue jie gao

【英文名】Xue Jie Ointment

【组成】(1)血竭、轻粉、干胭脂、密陀僧、乳香、没药。(中医方剂大辞典)(2)真铫丹、乳香、没药。(中医方剂大辞典)(3)当归、白芷、大黄、黄连、黄柏、木鳖子、皂角、汉椒、苦参、杏仁、露蜂房、乳香、没药、血竭、乱发、黄丹、麻油。(中医方剂大辞典)(4)大黄。(中医方剂大辞典)

血醒散 xue xing san

【英文名】Xue Xing Powders

【组成】生地黄、苎根。(中医方剂大辞典)

血鳖串 xue bie Chuan

【英文名】Xue Bie Chuan Powders

【组成】沉香、木香、红花、大茴、小茴、槟榔、扁蓄、瞿麦、巴霜。(中医方剂大辞典)

血癥丸 xue zheng wan

【英文名】Xue Zheng Pill

【组成】血竭、干漆、没药、琥珀屑、三棱、莪术、水红子、鸡内金、阿魏、归尾、蛰虫、槟榔、泽兰、硇砂、桃仁、生卷柏。(中医方剂大辞典)

血立停粉 xue li ting fen

【英文名】Xue Li Ting Powders

【组成】榆树内皮。(中国药理学通报 1986,(2))

血宁二号 xue ning er hao

【英文名】Xue Ning Er Hao Syrup

【组成】炙黄芪、茯苓、生熟地、旱莲草、当归、侧柏叶等。(北京中医学院学报 1990,13(1))

血宁冲剂 xue ning chong ji

【英文名】Xue Ning Medicinal Instant Granule

【组成】大黄、黄芩、黄连。(中医急症通讯 1985,(1))

血宁胶囊 xue ning jiao nang

【英文名】Xue Ning Capsule

【组成】三七根。(吉林中医 1991,(2))

血宁糖浆 xue ning tang jiang

【英文名】Xue Ning Syrup

【组成】生地、丹皮、旱莲草、贯众炭、蒲黄炭。(湖北中医杂志 1993,(6))

血再生片 xue zai sheng pian

【英文名】Xue Zai Sheng Tablet

【组成】丹参、当归等。(鄂卫药准字(1982)第000022号)

血压平片 xue ya ping pian

【英文名】Xue Ya Ping Tablet(药品标准－中药成方制剂标准)

【组成】毛冬青、钩藤、墨旱莲、升麻、谷精草、夏枯草、牛膝、槐米、桑寄生、黄芩、黄精、珍珠层粉。(药品标准－中药成方制剂标准 1992 年)

血安胶囊 xue an jiao nang

【英文名】Xue An Capsule(药品标准－中药成方制剂标准)

【组成】棕榈。(药品标准－中药成方制剂标准 1998 年)

血尿胶囊 xue niao jiao nang

【英文名】Xue Niao Capsule(药品标准－中药成方制剂标准)

【组成】棕榈子、菝葜、薏苡仁。(药品标准－中药成方制剂标准 1998 年)

血宝胶囊 xue bao jiao nang

【英文名】Xue Bao Capsule(药品标准－中药成方制剂标准)

【组成】熟地黄、当归、漏芦、丹参、党参、鸡血藤、附子、桂枝、枸杞子、仙鹤草、川芎、黄芪、补骨脂、制何首乌、虎杖、牛西西、连翘、赤芍、女贞子、牡丹皮、狗脊、刺五加、鹿茸、紫河车、阿胶、白术、陈皮、人参、水牛角、牛髓。(药品标准－中药成方制剂标准 1993 年)

血复生片 xue fu sheng pian

【英文名】Xue Fu Sheng Tablet(药品标准－中药成方制剂标准)

【组成】黄芪、当归、白芍、熟地黄、川芎、女贞子、墨旱莲、茯苓、山药、天花粉、牡丹皮、泽泻、川牛膝、草、大黄、猪脾粉。(药品标准－中药成方制剂标准 1997 年)

血脂宁丸 xue zhi ning wan

【英文名】Xue Zhi Ning Pill(中国中医药学主题词表)

【组成】决明子、山楂荷叶、制何首乌、白糖。(中国药典－一二部)

血脂灵片 xue zhi ling pian

【英文名】Xue Zhi Ling Tablet

【组成】何首乌、决明子、泽泻、山楂。(浙卫药标(85)103 号)

血通三号 xue tong san hao

【英文名】Xue Tong San Hao Tablet

【组成】葛根、丹参、何首乌、红花、川芎、赤芍、珍珠母、降香。(广西中医药 1987,10(1))

血通胶丸 xue tong jiao wan

【英文名】Xue Tong Jiao Pill

【组成】水蛭、大黄、首乌等。(辽宁中医杂志 1993,(11))

血崩宁方 xue beng ning fang

【英文名】Xue Beng Ning Prescription

【组成】黄芪、当归、阿胶、赤芍、红花、川芎、丹皮、炮姜、血余炭。(山东中医杂志 1990,9(1))

血管三号 xue guan san hao

【英文名】Xue Guan San Hao Medicinal Instant Granule

【组成】双花、连翘、当归、赤芍、桃仁、红花、川芎、川牛膝、丹皮、元胡、桂枝、蜈蚣。(中医药学报 1988,(1))

血塞通片 xue sai tong pian

【英文名】Xue Sai Tong Tablet(药品标准-中药成方制剂标准)

【组成】三七总皂甙。(药品标准-中药成方制剂标准 1998 年)

血分椒仁丸 xue fen jiao ren wan

【英文名】Xue Fen Jiao Ren Pill

【异名】血分丸(中医方剂大辞典、病机沙篆)

【组成】椒仁、甘遂、续随子、附子、郁李仁、黑牵牛、五灵脂、当归、吴茱萸、延胡索、芫花、石膏、信砒、胆矾、斑蝥、芫青。(中医方剂大辞典)

血宁口服液 xue ning kou fu ye

【英文名】Xue Ning Liquid

【组成】白及、杏仁、白术、厚朴、何首乌、青皮、五味子、人参、薄荷、藿香、丁香等。(山西省药品标准(1995年))

血府逐瘀丸 xue fu zhu yu wan

【英文名】Xue Fu Zhu Yu Pill(药品标准-中药成方制剂标准)

【组成】柴胡、当归、地黄、赤芍、红花、桃仁、枳壳、甘草、川芎、牛膝、桔梗。(药品标准-中药成方制剂标准 1989 年)

血府逐瘀汤 xue fu zhu yu tang

【英文名】Xue Fu Zhu Yu Decoction(中国中医药学主题词表)

【组成】当归、生地、桃仁、红花、枳壳、赤芍、柴胡、甘草、桔梗、川芎、牛膝。(中医方剂大辞典)

血实柴胡汤 xue shi chai hu tang

【英文名】Xue Shi Chai Hu Decoction

【组成】柴胡、黄芩、广皮、甘草、当归、白芍药、丹皮、大黄。(中医方剂大辞典)

血美安胶囊 xue mei an jiao nang

【英文名】Xue Mei An Capsule

【组成】猪蹄甲、生地黄、赤芍。((94)卫药准字 Z-48号)

血栓心脉宁 xue shuan xin mai ning

【英文名】Xue Shuan Xin Mai Ning Capsule(药品标准-中药成方制剂标准)

【组成】川芎、水蛭、麝香、牛黄、槐花米、人参皂甙、蟾酥。((91)吉卫药准字 630069 号)

血脂平胶囊 xue zhi ping jiao nang

【英文名】Xue Zhi Ping Capsule

【组成】刺梨、徐长卿等。(黔卫药准字(1995)92 号)

血速升颗粒 xue su sheng ke li

【英文名】Xue Su Sheng Granule(药品标准-中药成方制剂标准)

【组成】黄芪、当归、阿胶、鸡血藤、淫羊藿、山楂。(药品标准-中药成方制剂标准 1998 年)

血崩神效方 xue beng shen xiao fang

【英文名】Xue Beng Shen Xiao Prescription

【组成】地榆、甘草、川芎、茯苓、地黄、白术、当归、白芍、黄芩、阿胶、麦冬。(中医方剂大辞典)

血康口服液 xue kang kou fu ye

【英文名】Xue Kang Liquid(中国中医药学主题词表)

【组成】肿节风浸膏粉、乙醇。(中国药典-一二部)

血虚柴胡汤 xue xu chai hu tang

【英文名】Xue Xu Chai Hu Decoction

【组成】柴胡、黄芩、广皮、甘草、人参、黄芪、当归、白芍药。(中医方剂大辞典)

血滞刀环汤 xue zhi dao huan tang

【英文名】Xue Zhi Dao Huan Decoction

【组成】玄参、红柴、黄芩、白术、茱萸、白芍、川芎、青皮、桔梗、艾叶、生地、全当归、甘草、香附。(中医方剂大辞典)

血塞通胶囊 xue sai tong jiao nang

【英文名】Xue Sai Tong Capsule(药品标准-中药成方制剂标准)

【组成】三七总皂甙。(药品标准-中药成方制剂标准 1998 年)

血塞通颗粒 xue sai tong ke li

【英文名】Xue Sai Tong Granule(药品标准-中药成方制剂标准)

【组成】三七总皂甙。(药品标准-中药成方制剂标准 1998 年)

血竭大红膏 xue jie da hong gao

【英文名】Xue Jie Da Hong Ointment

【组成】当归、木鳖子、赤芍药、天台乌药、小油、琥珀、乳香、黄丹、沥青、没药、血竭。(中医方剂大辞典)

血竭生肌散 xue jie sheng ji san

【英文名】Xue Jie Shen Ji Powders

【组成】石膏、轻粉、赤石脂、血竭、龙骨、乳香、樟脑、黄丹、麝香。(陕西中医 1988,9(12))

血竭冰硼散 xue jie bing peng san

【英文名】Xue Jie Bing Peng Powders

【组成】净硼砂、真血竭、真儿茶、甘草、明雄黄、玄胡粉、直僵蚕、大梅片、上麝香。(中医方剂大辞典)

血竭药酒方 xue jie yao jiu fang

【英文名】Xue Jie Yao Jiu Prescription

【组成】血竭、当归、红花、桂枝、甘松、川七、元胡、七叶一枝花、苏木、鸡血藤、川乌、土鳖虫。(实用中西医结合杂志 1992,5(7))

血竭香附散 xue jie xiang fu san

【英文名】Xue Jie Xiang Fu Powders

【组成】血竭、没药、归身、石决明、香附米、夏枯草、熟军、青箱子、木贼、生草。(中医方剂大辞典)

血竭破经丹 xue jie po jing dan

【英文名】Xue Jie Po Jing Pellet

【组成】大黄、硼砂。(中医方剂大辞典)

血竭破棺丹 xue jie po guan dan

【英文名】Xue Jie Po Guan Pellet

【组成】乳香、血竭、箭头砂。(中医方剂大辞典)

血翳泻心汤 xue yi xie xin tang

【英文名】Xue Yi Xie Xin Decoction

【组成】大黄、薄荷、车前子、黄连、黄芩、赤芍、连翘、荆芥、菊花。

血府逐瘀胶囊 xue fu zhu yu jiao nang

【英文名】Xue Fu Zhu Yu Capsule(药品标准－中药成方制剂标准)

【组成】桃仁、当归、枳壳、川芎、柴胡、红花、牛膝、赤芍、地黄、桔梗、甘草。(药品标准－中药成方制剂标准 1991 年)

血栓通注射液 xue shuan tong zhu she ye

【英文名】Xue Shuan Tong Injection(药品标准－中药成方制剂标准)

【组成】三七。(药品标准－中药成方制剂标准 1998 年)

血塞通注射液 xue sai tong zhu she ye

【英文名】Xue Sai Tong Injection(药品标准－中药成方制剂标准)

【组成】三七总皂甙。(药品标准－中药成方制剂标准 1998 年)

血余固本九阳丹 xue yu gu ben jiu yang dan

【英文名】Xue Yu Gu Ben Jiu Yang Pellet

【组成】血余、赤何首乌、白何首乌、淮山药、赤茯苓、白茯苓、破故纸、菟丝子、枸杞子、生地黄、苍术、熟地黄、龟版、当归、牛膝。(中医方剂大辞典)

血府逐瘀口服液 xue fu zhu yu kou fu ye

【英文名】Xue Fu Zhu Yu Liquid

【组成】当归、牛膝、红花、赤芍、生地黄、桃仁、甘草、柴胡、桔梗、川芎。((93)吉卫药准字 Z－30 号)

血栓心脉宁胶囊 xue shuan xin mai ning jiao nang

【英文名】Xue Shuan Xin Mai Ning Capsule(药品标准－中药成方制剂标准)

【组成】川芎、槐米、丹参、水蛭、毛冬青、牛黄、麝香、人参、冰片、蟾酥。(药品标准－中药成方制剂标准 1998 年)

向荣汤 xiang rong tang

【英文名】Xiang Rong Decoction

【组成】当归、白芍、生地、麦冬、白芥子、茯苓、贝母、柴胡。(中医方剂大辞典)

向骨膏 xiang gu gao

【英文名】Xiang Gu Emplastrum

【组成】生地黄、骨碎补、蒲黄、当归、白面、赤小豆、白及、败姜。(中医方剂大辞典)

向胜破笛丸 xiang sheng po di wan

【英文名】Xiang Sheng Po Di Pill

【异名】响圣破笛丸(中医方剂大辞典、直指附遗)

【组成】连翘、桔梗、甘草、薄荷叶、诃子、砂仁、大黄、川芎、百药煎。(中医方剂大辞典)

行气丸 xing qi wan

【英文名】Xing Qi Pill

【组成】木香、槟榔、丁香、枳壳、甘松、使君子、神曲、麦芽、三棱、莪术、青皮、陈皮、香附、胡黄连。(中医方剂大辞典)

行气剂 xing qi ji

【英文名】Qi-promoting agents(中国中医药学主题词表)

【定义】指具有疏畅气机作用,治疗气机郁滞证的方剂。(方剂学)

行气散 xing qi san

【英文名】Xing Qi Powders

【异名】行气香苏饮(中医方剂大辞典、喉科紫珍集)

【组成】(1)紫苏、陈皮、香附、乌药、枳壳、桔梗、厚朴、半夏、大黄、甘草。(中医方剂大辞典)(2)紫苏、香附、陈皮、甘草、木瓜、乌药、槟榔、苏木、羌活、苍术。(中医方剂大辞典)

行水丸 xing shui wan

【英文名】Xing Shui Pill

【组成】胡芦巴、故纸、缩砂仁、荜澄茄、真川椒、乌梅肉、木香、牵牛、巴豆肉。(中医方剂大辞典)

行水汤 xing shui tang

【英文名】Xing Shui Decoction

【组成】熟地、巴戟天、茯神、芡实、肉桂。(中医方剂大辞典)

行水膏 xing shui gao

【英文名】Xing Shui Emplastrum

【组成】苍术、生半夏、防已、黄芩、黄柏、苦葶苈、甘遂、红芽大戟、芫花、木通、生白术、龙胆草、羌活、大黄、黑丑头、芒消、黑山栀、桑白皮、泽泻、川芎、当归、赤芍、黄连、川郁金、苦参、知母、商陆、枳实、连翘、槟榔、郁李仁、大腹皮、防风、细辛、杏仁、胆南星、茵陈、白丑头、花粉、苏子、独活、青皮、广陈皮、藁木、瓜蒌仁、柴胡、地骨皮、白鲜皮、丹皮、灵仙、旋覆花、生蒲黄、猪苓、牛蒡子、马兜铃、白芷、升麻、川楝子、地肤子、车前子、杜牛膝、香附子、莱菔子、土茯苓、川萆薢、生甘草、海藻、昆布、瞿麦、扁蓄、水鳖仁、萆麻仁、干地龙、土狗、山甲、发团、浮萍、延胡、厚朴、附子、乌药、龟版、飞滑石、生姜、韭白、葱白、榆白、桃枝、大蒜头、杨柳枝、槐枝、桑枝、苍耳草、益母草、诸葛菜、车前草、马齿苋、黄花地丁、凤仙草、菖蒲、花椒、白芥子、皂角、赤小豆、铅粉、提净松香、金陀僧、生石膏、陈壁土、明矾、轻粉、官桂、木香、牛胶。(中医方剂大辞典)

行军散 xing jun san

【英文名】Xing Jun Powders

【异名】武候行军散(中医方剂大辞典、感证辑要);诸葛行军散(中医方剂大辞典、方剂学)

【组成】(1)麻黄、干姜、白芷、甘草、细辛。(中医方剂大辞典)(2)西牛黄、当门子、真珠、梅片、硼砂、明雄黄、火消、飞金。(中医方剂大辞典)

行经丹 xing jing dan

【英文名】Xing Jing Pellet

【组成】斑蝥、杏仁。(中医方剂大辞典)

行药方 xing yao fang

【英文名】Xing Yao Prescription

【组成】(1)巴豆肉、生大黄、明雄黄、广木香。(中医方剂大辞典)(2)大黄、白牵牛、槟榔、甘草、轻粉。(中医方剂大辞典)

行健汤 xing jian tang

【英文名】Xing Jian Decoction

【组成】黄芪、人参、茯苓、白术、甘草、当归、白芍、青蒿梗、广皮、砂仁、料豆、木香、大枣、姜。(中医方剂大辞典)

行瘀煎 xing yu jian

【英文名】Xing Yu Decoction

【组成】接骨木、红花、当归、芍药、桂枝、山楂子、栀仁、川芎、苏木、甘草。(中医方剂大辞典)

行气下乳汤 xing qi xia ru tang

【英文名】Xing Qi Xia Ru Decoction

【组成】生地、当归、川芎、白术、茯苓、制香附、陈皮、红花、穿山甲、木香。(中医方剂大辞典)

行气开痹饮 xing qi kai bi yin

【英文名】Xing Qi Kai Bi Drink

【组成】羌活、川芎、防风、苍术、秦艽、红花、肉桂、细辛、续断。(中医方剂大辞典)

行气活血汤 xing qi huo xue tang

【英文名】Xing Qi Huo Xue Decoction

【组成】(1)葛根、草河车、白芷、郁金、枳壳、生甘草、红花、泽兰、赤芍、白芍、五味子。(中医方剂大辞典)(2)青皮、羌活、归身、红花、苏木、生地、杜仲、木香、陈皮、丹皮、木通、川芎、甘草。(中医方剂大辞典)

行气香苏散 xing qi xiang su san

【英文名】Xing Qi Xiang Su Powders

【异名】行气香苏饮(中医方剂大辞典、古今医鉴)

【组成】(1)香附、紫苏、台乌、陈皮、川芎、当归、制乳香、制没药、苍术、枳壳、甘草。(中医方剂大辞典)(2)紫苏、柴胡、陈皮、香附、乌药、川芎、羌活、枳壳、苍术、麻黄、甘草。(中医方剂大辞典)

行气逐痰汤 xing qi zhu tan tang

【英文名】Xing Qi Zhu Tan Decoction

【组成】厚朴、苍术、陈皮、槟榔、腹皮、枳壳、苏叶、赤芍、官桂、炭姜、甘草。(中医方剂大辞典)

行气排石汤 xing qi pai shi tang

【英文名】Xing Qi Pai Shi Decoction

【组成】橘核、荔枝核、小茴香、金钱草、生内金、海金砂、琥珀粉。(实用中任内科杂志 1988,2(2))

行气整肠汤 xing qi zheng chang tang

【英文名】Xing Qi Zheng Chang Decoction

【组成】木香、厚朴、大腹皮、榔片、莱菔子、枳壳。(辽宁中医杂志 1990(9))

行血定痛丸 xing xue ding tong wan

【英文名】Xing Xue Ding Tong Pill

【组成】玄胡、滑石、红花、官桂、红曲、桃仁。(中医方剂大辞典)

行血祛风汤 xing xue qu feng tang

【英文名】Xing Xue Qu Feng Decoction

【组成】苏木、水蛭、丹参、地龙、炙山甲。(河南中医 1992,(6))

行血破瘀汤 xing xue po yu tang

【英文名】Xing Xue Po Yu Decoction

【异名】行血消瘀汤(中医方剂大辞典、医钞类编)

【组成】三七、当归、玄胡、乳香、没药、血竭、苏木、灵脂、赤芍、红花。(中医方剂大辞典)

行血救骨膏 xing xue jiu gu gao

【英文名】Xing Xue Jiu Gu Ointment

【组成】当归、金银花、桃仁、杏仁、续断、天花粉、苏木、红花、刘寄奴、白芷、大黄、荆芥、白术、败酱、沙参、黄连、黄柏、黄芪、丹参、木鳖仁、皂角、南星、三棱、蓬术、牡丹皮、露蜂房、生地黄、熟地黄、姜黄、连翘、泽兰、大风子仁、羌活、赤芍药、草麻子、白及、白蔹、五灵脂、两头尖、白芍药、苦参、紫金皮、地榆、射干、乌药、川芎、五加皮、阿魏、乳香、没药、血竭、蒲黄、麝香。(中医方剂大辞典)

行血解毒汤 xing xue jie du tang

【英文名】Xing Xue Jie Du Decoction

【组成】人参、白术、黄芪、归尾、生地、熟地、羌活、独活、茯苓、川芎、陈皮、炙草、苏木、红花、金银花、乳香、没药、杏仁泥、桃仁泥。(中医方剂大辞典)

行军万应膏 xing jun wan ying gao

【英文名】Xing Jun Wan Ying Ointment

【组成】生白附子、生川乌、生草乌、木鳖子、金银花、茅苍术、赤芍药、连翘、条芩、生首乌、大风子肉、白芷、火麻仁、蓖麻仁、干姜、当归尾、川椒、血余、骨碎补、大蜈蚣、白僵蚕、青防风、北细辛、蝉衣蜕、生南星、生半夏、马前子、川黄柏、川独活、荆芥穗、红花、西茜、蛇床子、孩儿茶、姜黄、粉草、猪油、麻油、桐油。(中医方剂大辞典)

行协助浆汤 xing xie zhu jiang tang

【英文名】Xing Xie Zhu Jiang Decoction

【组成】黄芪、防风、丹皮、当归、桔梗、僵蚕、川芎、连翘、陈皮、甘草、糯米。(中医方剂大辞典)

行经红花汤 xing jing hong hua tang

【英文名】Xing Jing Hong Hua Decoction

【异名】红花汤(中医方剂大辞典、叶氏女科)

【组成】当归尾、赤芍药、紫葳、刘寄奴、牛膝、玄胡索、红花、苏木、桃仁、青皮、香附、桂心。(中医方剂大辞典)

行经活血汤 xing jing huo xue tang

【英文名】Xing Jing Huo Xue Decoction

【组成】羌活、独活、当归、牛膝、茯苓、秦艽、熟地、杜仲、红花。(中医方剂大辞典)

行经腹痛方 xing jing fu tong fang

【英文名】Xing Jing Fu Tong Prescription

【组成】真蕲艾、红花、当归、益母草。(中医方剂大辞典)

行湿补中汤 xing shi bu zhong tang

【英文名】Xing Shi Bu Zhong Decoction

【组成】人参、白术、白茯苓、苍术、陈皮、厚朴、黄芩、麦冬、泽泻。(中医方剂大辞典)

行湿流气散 xing shi liu qi san

【英文名】Xing Shi Liu Qi Powders

【组成】苍术、羌活、薏苡仁、防风、白茯苓、川乌。(中医方剂大辞典)

行气和血却风汤 xing qi he xue que feng tang

【英文名】Xing Qi He Xue Que Feng Decoction

【组成】二防、黄芩、薄荷、陈皮、当归、枳实、槟榔、牛膝、茵陈、瓜、荆芥、羌活、生姜。(中医方剂大辞典)

行湿补气养血汤 xing shi bu qi yang xue tang

【英文名】Xing Shi Bu Qi Yang Xue Decoction

【组成】人参、白术、白茯苓、当归、川芎、苏梗、白芍药、陈皮、厚朴、大腹皮、木通、莱菔子、木香、海金沙、甘草。(中医方剂大辞典)

行湿滋筋养血汤 xing shi zi jin yang xue tang

【英文名】Xing Shi Zi Jin Yang Xue Decoction

【组成】当归、川芎、白芍、生地黄、人参、白术、白茯苓、威灵仙、防己、红花、牛膝、黄连、黄柏、知母、甘草、苍术。(中医方剂大辞典)

后下 hou xia

【英文名】Decoct later(方剂学-(英汉对照)、新编实用中医文库)

【定义】指为了不致挥散或破坏某些不耐煎煮中药的有效成分,入药时待他药煎煮将成时再投入的煎药方法。(中药学-六版教材)

后辛汤 hou xin tang

【英文名】Hou Xin Decoction

【组成】柴胡、郁金、广皮、当归、茯苓、栀子皮、蒺藜、枳壳、合欢花、佛手。(中医方剂大辞典)

后调汤 hou tiao tang

【英文名】Hou Tiao Decoction

【组成】阿胶、荆芥、巴戟天、山药、白芍、当归、甘草、山茱萸。(中医方剂大辞典)

后喘汤 hou chuan tang

【英文名】Hou Chuan Decoction

【组成】天冬、甘草、槟榔、桔梗、山栀、大黄、黄芩、桑皮、知母。(中医方剂大辞典)

后七宝丸 hou qi bao wan

【英文名】Hou Qi Bao Pill

【组成】巴豆、丁子、大黄。(中医方剂大辞典)

后天和疟饮 hou tian he nue yin

【英文名】Hou Tian He Nue Drink

【组成】白术、云苓、半夏、枳壳、甘草、青皮、柴胡、草豆蔻。(中医方剂大辞典)

后天青龙散 hou tian qing long san

【英文名】Hou Tian Qing long Powders

【组成】灯草炭、粉儿茶、梅片、紫雪丹、风化消、硼砂、青黛、人中白、珍珠、西黄。(中医方剂大辞典)

舟车丸 zhou che wan

【英文名】Zhou Che Pill

【异名】舟车神祐丸(中医方剂大辞典、医学纲目);净腑丸(中医方剂大辞典、金鉴);神祐丸(中医方剂大辞典、女科切要)

【组成】(1)大黄、甘遂、大戟、芫花、青皮、槟榔、陈皮、木香、牵牛头、轻粉。(中医方剂大辞典)(2)大黄、甘遂、牵牛、芫花、陈皮、木香、大戟。(中医方剂大辞典)

创伤散 chuang shang san

【英文名】Chuang Shang Powders

【组成】关白附、白附子、制川乌、三七、山药、冰片、麝香、白芷。(药品标准-中药成方制剂标准 1998

年）

创伤膏 chuang shang gao

【英文名】Chuang Shang Plaster

【组成】天麻、羌活、桂枝、独活、白芷、防风、苍术、木瓜、五加皮、透骨草、艾叶、土鳖虫、川椒、威灵仙、川乌、草乌、秦艽、地风藤、千年健、乳香、没药、杜仲、儿茶、续断、血竭、自然铜、当归、赤芍、红花、鸡血藤、海风藤、青风藤、全蝎、毛姜、荆芥、生地、牛膝、麻黄、象皮、冰片、蜂蜡、香油。（山东中医学院学报 1992,16(4)）

创灼膏 chuang zhuo gao

【英文名】Chuang Zhuo Bill Ointment

【组成】炉甘石、石膏、甘石膏粉、白及、冰片。（药品标准－中药成方制剂标准 1992 年）

创愈膏 chuang yu gao

【英文名】Chuang Yu Plaster

【组成】官粉、大黄、黄连、黄芩、黄柏、干姜粉、樟脑、冰片、来苏儿。（中西医结合杂志 1990,10(10)）

创伤一号 chuang shang yi hao

【英文名】Chuang Shang Yi Hao Powders

【组成】生赤小豆、生大黄、生栀子、冰片。（中西医结合杂志 1986,6(11)）

创伤湿敷液 chuang shang shi fu ye

【英文名】Chuang Shang Shi Fu Ye Lotion

【组成】川椒、红花、艾叶、伸筋草、透骨草、桂枝、木瓜、泽兰、牛膝、当归、川芎、苏木、鸡血藤、防风、草乌。（贵州医药 1989,13(2)）

全功散 quan gong san

【英文名】Quan Gong Powders

【组成】天花粉、防风、黄芩、升麻、羌活、荆芥穗、川芎、牛蒡子、郁金、紫草、甘草、枳壳、木通、猪苓、赤茯苓、黄连、缩砂仁、陈皮、糯米、当归、麦门冬。（中医方剂大辞典）

全目饮 quan mu yin

【英文名】Quan Mu Drink

【组成】白蒺藜、菊花、栀子、荆芥、防风、当归、白芍、半夏、甘草。（中医方剂大辞典）

全甲散 quan jia san

【英文名】Quan Jia Powders

【组成】穿山甲、生漆。（中医方剂大辞典）

全生丸 quan sheng wan

【英文名】Quan Sheng Pill

【组成】白芷、槐米、穿山甲、僵蚕、蜈蚣、全蝎。（中医方剂大辞典）

全生汤 quan sheng tang

【英文名】Quan Sheng Decoction

【组成】天麻、蝉蜕、防风、羌活、远志、川芎、桔梗、甘草、牛蒡子。（中医方剂大辞典）

全生饮 quan sheng yin

【英文名】Quan Sheng Drink

【组成】(1)麝香、蛇蜕、血余、蝉蜕。（中医方剂大辞典）(2)藕汁、梨汁、茅根汁、韭汁、生地黄汁、刺刺菜汁、萝卜汁、白蜜、竹沥、生姜汁、童便。（中医方剂大辞典）

全生散 quan sheng san

【英文名】Quan Sheng Powders

【组成】黄芪、当归、金银花、茯苓、薏仁、牛膝、地榆、白术、草薢、天南星、生地黄。（中医方剂大辞典）

全生锭 quan sheng ding

【英文名】Quan Sheng Lozenges

【组成】人参、辰砂、白术、茯苓、茯神、五灵脂、赤石脂、山药、乳香、麝香、金箔。（中医方剂大辞典）

全圣散 quan sheng san

【英文名】Quan Sheng Powders

【组成】地胆、滑石、朱砂。（中医方剂大辞典）

全母汤 quan mu tang

【英文名】Quan Mu Decoction

【组成】白术、人参、熟地黄、肉桂、炮姜、丁香、山药。（中医方剂大辞典）

全虫方 quan chong fang

【英文名】Quan Chong Prescription

【组成】全虫、皂刺、猪牙皂角、刺蒺藜、槐花、威灵仙、苦参、白鲜皮、黄柏。（中医方剂大辞典）

全羊丸 quan yang wan

【英文名】Quang Yang Pill

【组成】羊羔、白茯苓、枸杞子、牛膝、地黄、山萸、沙蒺藜、山药、当归、杜仲、巴戟、虎胫骨、故纸、小茴、肉苁蓉、青盐。（中医方剂大辞典）

全虫散 quan chong san

【英文名】Quan Chong Powders

【组成】(1)全蝎、白矾、冰片。（中医方剂大辞典）(2)全虫、玄胡、杜仲。（中医方剂大辞典）

全阳方 quan yang fang

【英文名】Quan Yang Prescription

【异名】全阳汤(中医方剂大辞典、中医皮肤病学简编)

【组成】金银花、黄柏、肉桂、当归、熟地黄、山茱萸、北五味、土茯苓。（中医方剂大辞典）

全形散 quan xing san

【英文名】Quan Xing Powders

【组成】番木鳖子、冰片。（中医方剂大辞典）

全身丹 quan shen dan

【英文名】Quan Shen Pellet

【组成】红花、土鳖虫、制乳香、桃仁、沉香、姜黄、漆渣、自然铜、桂枝、肉桂、蓬莪术、骨碎补、醉仙桃、田三

七、茜草根、当归、乌药、三棱、血竭、广木香、八棱麻、枳壳、制川乌、制草乌。(中医方剂大辞典)

全身汤 quan shen tang

【英文名】Quan Shen Decoction

【组成】人参、白术、茯苓、半夏、附子、神曲。(中医方剂大辞典)

全身饮 quan shen yin

【英文名】Quan Shen Drink

【异名】全身汤(中医方剂大辞典、医学集成)

【组成】人参、黄芪、巴戟天、半夏、附子。(中医方剂大辞典)

全肺汤 quan fei tang

【英文名】Quan Fei Decoction

【组成】玄参、甘草、金银花、天花粉、茯苓、白芍、麦冬。(中医方剂大辞典)

全带汤 quan dai tang

【英文名】Quan Dai Decoction

【组成】人参、白术、茯苓、熟地黄、当归、杜仲、炮姜。(中医方剂大辞典)

全龟片 quan gui pian

【英文名】Quan Gui Tablet(药品标准－中药成方制剂标准)

【组成】乌龟。(药品标准－中药成方制剂标准 1990年)

全指散 quan zhi san

【英文名】Quan Zhi Powders

【组成】诃子、半夏、银朱。(中医方剂大辞典)

全胃汤 quan wei tang

【英文名】Quan Wei Decoction

【组成】白术、白芍药、白茯苓、人参、陈皮、川芎、炙甘草、黄芪、当归、半夏、山楂、生姜、大枣。(中医方剂大辞典)

全活汤 quan huo tang

【英文名】Quan Huo Decoction

【组成】白术、苍术、肉桂、薏仁、车前子、人参。(中医方剂大辞典)

全真丸 quan zhen wan

【英文名】Quan Zhen Pill

【异名】保安丸(中医方剂大辞典)

【组成】(1)黑牵牛头末、大黄、南木香、陈皮、甘草、皂角。(中医方剂大辞典)(2)大黄、黑牵牛。(中医方剂大辞典)(3)大黄、枳实、槟榔、黑牵牛。(中医方剂大辞典)

全真丹 quan zhen dan

【英文名】Quan Zhen Pellet

【组成】高良姜、干姜、吴茱萸、大附子、陈皮、青皮。(中医方剂大辞典)

全鸭丸 quan ya wan

【英文名】Quan Ya Pill

【组成】十大功劳、地骨皮、雪根、百劳花、老鸭。(中医方剂大辞典)

全消饮 quan xiao yin

【英文名】Quan Xiao Drink

【组成】当归、黄芪、红花、生地黄、荆芥叶、贝母、茯苓、黄柏、地骨皮、菊花根。(中医方剂大辞典)

全趾饮 quan zhi yin

【英文名】Quan Zhi Drink

【组成】牛膝、石斛、金银花、玄参、菊花、当归、茯苓、甘草。(中医方剂大辞典)

全鹿丸 quan lu wan

【英文名】Quan Lu Pill

【组成】(1)人参、故纸、鹿角胶、当归、牛膝、黄柏、锁阳、杜仲炭、小茴香、菟丝子、香附、鹿茸、黄芪、青盐、桂圆肉、冬虫草、秋石、楮实子、鹿角、茯苓、芦巴子、天冬、麦冬、甘草、怀牛膝、琥珀、制没药、枸杞子、党参、益母草膏、花椒、覆盆子、老鹳草膏、鹿肉、鹿尾、巴戟肉、牛乳、净鹿肾、远志肉、紫河车、苁蓉、川芎、陈皮、白术、沉香、木香、生地、续断、砂仁、生枣仁、炒枣仁、黄芩、桑枝、木瓜、山药、五味子、熟地、红花。(中医方剂大辞典)(2)黄柏、菟丝子、枸杞子、金樱子、五味子、车前子、桑白皮、楮实子。(中医方剂大辞典)(3)当归、知母、天门冬、怀熟地、人参、白茯苓、金樱子、芡实肉、牛膝、莲肉、山药、黄柏、生地、白芍、麦门冬、枸杞子、茯神、杜仲、白术、莲须、山茱萸、女贞实、覆盆子、柏子仁、肉苁蓉、黄芪、骨碎补、五味子、桑椹子、陈皮、菟丝子。(中医方剂大辞典)(4)雄鹿、秋石、五味子、车前子、金樱子、菟丝子、黄柏。(中医方剂大辞典)(5)中鹿、人参、黄芪、白术、茯苓、当归、川芎、生地黄、熟地黄、天门冬、麦门冬、陈皮、炙甘草、破故纸、续断、杜仲、牛膝、枸杞子、巴戟天、胡芦巴、山药、芡实子、菟丝子、五味子、覆盆子、楮实子、锁阳、肉苁蓉、秋石、川椒、小茴香、青盐、沉香。(中医方剂大辞典)

全鹿膏 quan lu gao

【英文名】Quan Lu Ointment

【组成】鹿肉、杞子。(中医方剂大辞典)

全痘汤 quan dou tang

【英文名】Quan Dou Decoction

【组成】人参、白术、牛蒡子、茯神、陈皮、当归、通草、甘草、荆芥、金银花。(中医方剂大辞典)

全鼻散 quan bi san

【英文名】Quan Bi Powders

【组成】玄参、甘草、金银花、当归、麦冬、人参、丹砂末。(中医方剂大辞典)

全蝎丸 quan xie wan

【英文名】Quan Xie Pill

【组成】(1)全蝎、蜈蚣、雄黄、白矾、象皮、乳香、没药。(中医方剂大辞典)(2)全蝎。(中医方剂大辞典)(3)全蝎、川椒、巴豆、菖蒲、松脂。(中医方剂大辞典)(4)全蝎、胡椒、木香、狼毒、当归、茴香、槟榔。(中医方剂大辞典)

全蝎汤 quan xie tang

【英文名】Quan Xie Decoction

【组成】天麻、防风、白胶、甘草、全蝎、苏木、南星。(中医方剂大辞典)

全蝎饼 quan xie bing

【英文名】Quan Xie Bing Tablet

【组成】全蝎、白僵蚕、酸枣仁、茯神、天花粉、苦梗、天麻、远志肉、羌活、甘草。(中医方剂大辞典)

全蝎散 quan xie san

【英文名】Quan Xie Powde

【组成】(1)全蝎、朱砂、干胭脂、薄荷。(中医方剂大辞典)(2)全蝎、琥珀、朱砂。(中医方剂大辞典)(3)全蝎、紫苏叶。(中医方剂大辞典)(4)鸡心槟榔、明硫黄、生虢丹、全蝎。(中医方剂大辞典)(5)全蝎、川楝子、茴香、桃仁、青皮。(中医方剂大辞典)(6)脑子、血蝎、南硼砂、乳香、全蝎。(中医方剂大辞典)(7)全蝎、薄荷叶。(中医方剂大辞典)(8)全蝎、蜈蚣、麝香、辰砂。(中医方剂大辞典)(9)蛇头、蜈蚣、蝎、草乌、麻黄、朱砂、龙脑、麝香。(中医方剂大辞典)(10)蝎尾、蜈蚣、麝香、脑子、川乌尖、南星、花蛇肉。(中医方剂大辞典)(11)全蝎、附子尖、麝香、脑子、薄荷、麻黄、半夏、生姜。(中医方剂大辞典)(12)蜈蚣、全蝎、消、良姜、乳香、麝香。(中医方剂大辞典)(13)全蝎、僵蚕、甘草、赤芍药、桂枝、麻黄、川芎、黄芩、天麻、天南星。(中医方剂大辞典)(14)全蝎、天南星、人参、蛇蜕。(中医方剂大辞典)(15)蝎、大石榴。(中医方剂大辞典)(16)朱砂、半夏、天麻、巴豆霜、南星、全蝎、大黄、黄连。(中医方剂大辞典)(17)活蝎、麻油。(中医方剂大辞典)(18)全蝎、蝉蜕。(中医方剂大辞典)(19)钩藤、人参、全蝎、天麻、犀、甘草。(中医方剂大辞典)(20)全蝎、僵蚕、白附子、南星、甘草、天麻、朱砂、川芎。(中医方剂大辞典)(21)全蝎、僵蚕、南星、防风、天麻、琥珀、甘草、朱砂、川芎、附子、薄荷叶。(中医方剂大辞典)(22)全蝎、朱砂、硼砂、冰片、麝香。(中医方剂大辞典)(23)蝎梢。(中医方剂大辞典)(24)全蝎、花椒、防风、荆芥、细辛、独活。(中医方剂大辞典)(25)全蝎、僵蚕、朱砂、麝香。(中医方剂大辞典)(26)全蝎、川芎、黄芩、僵蚕、赤芍药、甘草、朱砂、南星、天麻。(中医方剂大辞典)(27)全蝎、白附子、朱砂、白僵蚕、麝香。(中医方剂大辞典)(28)全蝎、麝香、砂糖、朱砂。(中医方剂大辞典)(29)全蝎、白僵蚕、蝉蜕。(中医方剂大辞典)(30)全蝎、僵蚕、南星、大黄、白附子、防风、天麻、甘草、朱砂、川芎、薄荷叶。(中医方剂大辞典)(31)川乌、草乌、麻黄、川芎、防风、羌活、地龙、雄黄、全蝎。(中医方剂大辞典)(32)瓜蒂散、全蝎。(中医方剂大辞典)

全蝎膏 quan xie gao

【英文名】Quan Xie Plaster

【异名】全蝎散(中医方剂大辞典、杂病源流犀烛)

【组成】全蝎、土狗、五倍子、地龙。(中医方剂大辞典)

全鳖丸 quan bie wan

【英文名】Quan Bie Pill

【组成】(1)生地黄、熟地黄、知母、贝母、杏仁、款冬、沙参、丹皮、紫菀、青蒿、前胡、柴胡。(中医方剂大辞典)(2)当归、生地黄、熟地黄、牡丹皮、杜仲、益母草、地骨皮、天冬、白芍、麦门冬、贝母、牛膝、白茯苓、续断、陈皮、甘草、五味子。(中医方剂大辞典)(3)知母、贝母、杏仁、柴胡、川芎、当归、明阿胶。(中医方剂大辞典)

全体神膏 quan ti shen gao

【英文名】Quan Ti Shen Plaster

【组成】当归、生地黄、续断、牛膝、甘草、地榆、茜草、小蓟、木瓜、杏仁、人参、皂角、川芎、刘寄奴、桑木枝、红花、白术、黄芪、柴胡、荆芥、黄丹、乳香、没药、自然铜、花蕊石、血竭、白蜡、海螵蛸。(中医方剂大辞典)

全龟胶囊 quan gui jiao nang

【英文名】Quan Gui Capsule(药品标准－中药成方制剂标准)

【组成】乌龟。(药品标准－中药成方制剂标准 1998年)

全元百补丸 quan yuan bai bu wan

【英文名】Quan Yuan Bai Bu Pill

【组成】香附、当归、川芎、熟地、茯苓、玄胡索、白术、甘草、益母草叶。(中医方剂大辞典)

全天麻胶囊 quan tian ma jiao nang

【英文名】Quan Tian Ma Capsule

【组成】天麻。(中国药典－一二部)

全生止逆汤 quan sheng zhi ni tang

【英文名】Quan Sheng Zhi Ni Decoction

【组成】麦冬、焦栀、茯神、枣仁、黄芩、百合、茯苓、石菖蒲、香附、广皮、白芍、生地、天冬、辰砂、竹叶。(中医方剂大辞典)

全生白术散 quan sheng bai zhu san

【英文名】Quan Sheng Bai Zhu Powders

【组成】人参、白术、茯苓皮、甘草、当归、川芎、紫苏、陈

皮、生姜。（中医方剂大辞典）

全生至宝丹 quan sheng zhi bao dan

【英文名】Quan Sheng Zhi Bao Pellet

【组成】(1)人参、黄毛鹿茸、白术、当归、白芍、桔皮、首乌、黄芪、茯苓、麦冬、山药、远志肉、杜仲炭、巴戟肉、木瓜、补骨脂、牛膝、五味子、熟地、山萸肉、杞子、川芎、甘草、二仙胶。（中医方剂大辞典）(2)芡实、山药、黑芝麻、小黄米、薏仁、白糖、肉桂。（中医方剂大辞典）

全生虎骨散 quan sheng hu gu san

【英文名】Quan Sheng Hu Gu Powders

【组成】当归、赤芍药、续断、白术、藁本、虎骨、乌蛇肉。（中医方剂大辞典）

全生保安散 quan sheng bao an san

【英文名】Quan Sheng Bao An Powders

【组成】麻黄、羌活、防风、升麻、生地黄、黄柏、川芎、藁本、干葛、苍术、黄芩、茯苓、柴胡、红花、细辛、苏木、白术、陈皮、甘草、当归、黄连、连翘、吴茱萸。（中医方剂大辞典）

全生活血汤 quan sheng huo xue tang

【英文名】Quan Sheng Huo Xue Decoction

【组成】(1)黄芪、熟地黄、生地黄、川柏、升麻。（中医方剂大辞典）(2)生地黄、当归、白芍、川芎、熟地、独活、炙草、防风、人参。（中医方剂大辞典）(3)红花、蔓荆子、细辛、生地黄、熟地黄、藁本、川芎、防风、羌活、独活、炙甘草、柴胡、当归、葛根、白芍药、升麻。（中医方剂大辞典）

全生茯苓散 quan sheng fu ling san

【英文名】Quan Sheng Fu Ling Powders

【组成】车前子、赤茯苓、葵子、条芩、血余。（中医方剂大辞典）

全生救难汤 quan sheng jiu nan tang

【英文名】Quan Sheng Jiu Nan Decoction

【组成】人参、白术、附子、炙甘草。（中医方剂大辞典）

全阴救胃汤 quan yin jiu wei tang

【英文名】Quan Yin Jiu Wei Decoction

【组成】玄参、茯苓、桃仁、葛根、人参、麦冬。（中医方剂大辞典）

全杜仲胶囊 quan du zhong jiao nang

【英文名】Quan Du Zhong Capsule(药品标准－中药成方制剂标准)

【组成】杜仲。（药品标准－中药成方制剂标准 1997年）

全鸡拔毒膏 quan ji ba du gao

【英文名】Quan Ji Ba Du Plaster(药品标准－中药成方制剂标准)

【组成】鸡骨、蓖麻子、冰片、铜绿、黄柏、紫花地丁、蒲公英、乳香、没药、血余炭、柳枝、轻粉。（药品标准－中药成方制剂标准 1998 年）

全宝赴筵膏 quan bao fu yan gao

【英文名】Quan Bao Fu Yan Plaster

【组成】大黄、黄芪、地龙、当归、龙骨、海藻、乳香、没药、脑子、江子、麝香、粉霜、硇砂、穿山甲、轻粉。（中医方剂大辞典）

全真一气汤 quan zhen yi qi tang

【英文名】Quan Zhen Yi Qi Decoction

【组成】熟地黄、制麦门冬、鸡腿白术、牛膝、五味子、制附子。（中医方剂大辞典）

全鹿大补丸 quan lu da bu wan

【英文名】Quan Lu Da Bu Pill(药品标准－中药成方制剂标准)

【组成】全鹿干、红参、熟地黄、地黄、山茱萸、枸杞子、菟丝子、杜仲、芡实、黄芪、川芎、山药、女贞子、肉苁蓉、巴戟天、白术、茯苓、补骨脂、制何首乌、白芍、当归、莲子、麦冬、牛膝、陈皮、大青盐、沙苑子、菊花、砂仁、龟板、天冬、酸枣仁。（药品标准－中药成方制剂标准 1990 年）

全痘散火汤 quan dou san huo tang

【英文名】Quan Dou San Huo Decoction

【组成】玄参、黄芩、甘草、栀子、桔梗、生地黄、荆芥、当归。（中医方剂大辞典）

全蝎生皮散 quan xie sheng pi san

【英文名】Quan Xie Sheng Pi Powders

【异名】全蝎散(中医方剂大辞典、外科真诠)

【组成】全蝎、黄芪、金银花、甘草、麦冬。（中医方剂大辞典）

全蝎地龙丸 quan xie di long wan

【英文名】Quan Xie Di Long Pill

【组成】僵蚕、地龙、全蝎、穿山甲、黑小豆、赤足蜈蚣、草乌。（中医方剂大辞典）

全蝎观音散 quan xie guan yin san

【英文名】Quan Xie Guan Yin Powders

【组成】(1)全蝎、天麻、防风、羌活、白芷、黄芪、甘草、赤茯苓、人参、缩砂仁、扁豆。（中医方剂大辞典）(2)石莲肉、白扁豆、人参、神曲、全蝎、羌活、天麻、防风、木香、白芷、甘草、黄芪、茯苓。（中医方剂大辞典）

全蝎乳香散 quan xie ru xiang san

【英文名】Quan Xie Ru Xiang Powders

【组成】川乌头、马蔺子、全蝎、穿山甲、乳香、苍术。（中医方剂大辞典）

全蝎注射液 quan xie zhu she ye

【英文名】Quan Xie Injection

【组成】全蝎。（中国中西医结合杂志 1993,13(8)）

全蝎星香散 quan xie xing xiang san

【英文名】Quan Xie Xing xiang Powders

【组成】南星、木香、全蝎。(中医方剂大辞典)

全蝎韭糖汁 quan xie jiu tang zhi

【英文名】Quan Xi Jiu Tang Zhi Medicinal Instant Granule

【组成】全蝎、新鲜韭菜、红糖。(四川中医 1991,9(11))

全蝎僵蚕蛋 quan xie jiang can dan

【英文名】Quan Xi Jiang Can Dan Powders

【组成】全蝎、僵蚕、生鸡蛋。(中医杂志 1960,(3))

会毒散 hui du san

【英文名】Hui Du Powders

【组成】贝母、大黄、角刺、山甲、槐角、连翘。(中医方剂大辞典)

会脓散 hui nong san

【英文名】Hui Nong Powders

【组成】(1)黄芪、归尾、川山甲、大黄、白芷、蜂房、连翘、蜈蚣。(中医方剂大辞典)(2)白芷、僵蚕、川山甲、大黄、乳香、没药。(中医方剂大辞典)(3)穿山甲、僵蚕、白芷、大黄、乳香、没药、五灵脂。(中医方剂大辞典)

会仙救苦丹 hui xian jiu ku dan

【英文名】Hui Xian Jiu Ku Pellet

【组成】甘草、寒水石、乌鱼骨、僵蚕、缩砂仁、茯苓、贯众、麝香、南硼砂、象牙。(中医方剂大辞典)

会厌逐瘀汤 hui yan zhu yu tang

【英文名】Hui Yan Zhu Yu Decoction

【组成】桃仁、红花、甘草、桔梗、生地黄、当归、玄参、柴胡、枳壳、赤芍。(中医方剂大辞典)

会阴熏洗方 hui yin xun xi fang

【英文名】Hui Yin Lotion

【组成】马齿苋、芒消、瓦松、川椒、白蔹、苍术、防风、枳壳、侧柏叶、黄柏、苦参、土槿皮。(山东中医杂志 1989,8(6))

会通灵应膏 hui tong ling ying gao

【英文名】Hui Tong Ling Ying Plaster

【组成】(1)杏仁、玄参、蛇蜕、蜂房、木鳖仁、蓖麻仁、五倍子。(中医方剂大辞典)(2)玄参、马钱子、蓖麻子、五倍子、杏仁、蛇脱、蜂房、男子发、麻油。(中医方剂大辞典)

会稽赖分常山汤 hui ji lai fen chang shan tang

【英文名】Hui Ji Lai Fen Chang Shan Decoction

【异名】常山汤(中医方剂大辞典、中藏经)

【组成】常山、石膏、甘竹叶、糯米。(中医方剂大辞典)

合剂 he ji

【英文名】Mixture(中国中医药学主题词表)

【定义】是指药材用水或其他溶剂,采用适宜方法提取,经浓缩制成的内服液体剂型。(中药药剂学 - 六版)

合口散 he kou san

【英文名】He Kou Powders

【组成】山鳅。(中医方剂大辞典)

合手香 he shou xiang

【英文名】He Shou Xiang Pill

【组成】大风子、水银、杏仁、桐油、核桃仁、木鳖、潮脑、人言。(中医方剂大辞典)

合光丹 he guang dan

【英文名】He Guang Pellet

【组成】辰砂、乳香、天南星、金箔。(中医方剂大辞典)

合囟散 he xin san

【英文名】He Xin Powders

【组成】防风、柏子仁、白及。(中医方剂大辞典)

合阴汤 he yin tang

【英文名】He Yin Decoction

【组成】柴胡、茯苓、甘草、天花粉、枳壳、神曲、白芍。(中医方剂大辞典)

合欢丸 he huan wan

【英文名】He Huan Pill

【组成】当归、熟地黄、茯苓、白芍、酸枣仁、远志肉、香附、炙甘草。(中医方剂大辞典)

合欢饮 he huan yin

【英文名】He Huan Drink

【异名】合欢皮散(中医方剂大辞典、灵验良方汇编)

【组成】合欢皮、白蔹。(中医方剂大辞典)

合明散 he ming san

【英文名】He Ming Powders

【组成】(1)楮实子、覆盆子、车前子、石斛、沉香、青盐。(中医方剂大辞典)(2)蛤粉、石决明、甘草。(中医方剂大辞典)

合治汤 he zhi tang

【英文名】He Zhi Decoction

【组成】熟地黄、山茱萸、麦冬、车前子、元参。(中医方剂大辞典)

合香丸 he xiang wan

【英文名】He Xiang Pill

【组成】鸡舌香、芎䓖、藿香、甘松、当归、桂花、桂心、白芷、零陵香、木香、肉豆蔻、槟榔、丁香、麝香。(中医方剂大辞典)

合掌丸 he zhang wan

【英文名】He Zhang Pill

【异名】合手香(中医方剂大辞典、全国中药成药处方集);合掌香(中医方剂大辞典、全国中药成药处方集)

【组成】(1)大风子、红矾、胡桃、硫黄、红枣、水银。(中医方剂大辞典)(2)大风子、樟冰、花椒、槟榔、枯矾、雄黄、水银。(中医方剂大辞典)(3)大风子、水银、雄黄、海螵蛸、枯矾、番木鳖、川椒。(中医方剂大辞典)(4)大风子肉、核桃肉、水银、天麻子肉、番打麻末、樟脑、枯矾、细茶、麝香、苦实。(中医方剂大辞典)

合掌丹 he zhang dan

【英文名】He Zhang Pellet

【组成】蛇床子、藁本、硫黄、石亭脂、麝香。(中医方剂大辞典)

合掌散 he zhang san

【英文名】He Zhang Powders

【组成】(1)吴萸、升底、潮脑、西丁、铜绿、胡椒、扫盆。(中医方剂大辞典)(2)硫黄、铁锈、红砒。(中医方剂大辞典)(3)樟脑、水银、蛇床、白芷、花椒、白矾、大风子。(中医方剂大辞典)(4)槟榔、硫黄。(中医方剂大辞典)(5)闾茹、蛇床子、苦参、硫黄、雄黄、轻粉。(中医方剂大辞典)(6)羌活、独活、硫黄、轻粉。(中医方剂大辞典)(7)马兜铃子、白矾、硫黄。(中医方剂大辞典)(8)槟榔、全蝎、白芷、草乌、地龙、青箱子、海桐皮、白矾、硫黄、麝香。(中医方剂大辞典)

合掌膏 he zhang gao

【英文名】He Zhang Plaster

【组成】川乌、草乌、斑蝥、巴豆、细辛、胡椒、明矾、干姜、麻黄。(中医方剂大辞典)

合痢汤 he li tang

【英文名】He Li Decoction

【组成】白头翁、川黄连、炮姜、炙甘草、黄芩、川楝子、秦皮、厚朴、陈皮、元胡、白术、苡仁。(陕西中医 1988,9(8))

合魂丹 he hun dan

【英文名】He Hun Pellet

【组成】人参、茯神、枣仁、熟地黄、莲子心、巴戟天。(中医方剂大辞典)

合德丸 he de wan

【英文名】He De Pill

【组成】苍术、地黄。(中医方剂大辞典)

合霉散 he mei san

【英文名】He Mei Powders

【组成】广木香、鸡冠花与子、茅术、川乌、生大黄、熟大黄、杏仁、羌活、生甘草、东壁土。(中药通报.1958,4(12))

合口收功散 he kou shou gong san

【英文名】He Kou Shou Gong Powders

【组成】血竭、乳香、没药、轻粉、龙骨、赤石脂、朱砂、海螵蛸。(中医方剂大辞典)

合欢保元膏 he huan bao yuan gao

【英文名】He Huan Bao Yuan Ointment

【组成】人参、当归、白术、枸杞子、大附子、川椒。(中医方剂大辞典)

众生丸 zhong sheng wan

【英文名】Zhong Sheng Pill

【组成】蒲公英、紫花地丁、黄芩、岗梅、赤芍、天花粉、玄参、当归、防风、柴胡、皂角刺、人工牛黄、白芷、胆南星、虎杖、夏枯草、板蓝根。(药品标准－中药成方制剂标准 1998 年)

众仙丸 zhong xian wan

【英文名】Zhong Xian Pill

【组成】贯众、仙茅、荜茇、附子、巴豆、干姜、甘草。(中医方剂大辞典)

众妙丸 zhong miao wan

【英文名】Zhong Miao Pill

【组成】川芎、吴茱萸、破故纸、人参、火砂、蜜砂、北五味子、大附子、钟乳粉、肉豆蔻、白茯苓、鹿茸、菟丝子。(中医方剂大辞典)

杀虫丸 sha chong wan

【英文名】Sha Chong Pill(药品标准－中药成方制剂标准)

【组成】槟榔、雷丸、使君子仁、苦楝皮、鹤虱、牵牛子、大黄、木香。(药品标准－中药成方制剂标准 1994 年)

杀虫丹 sha chong dan

【英文名】Sha Chong Pellet

【组成】(1)生葱。(中医方剂大辞典)(2)楝树根、黄连、乌梅肉、吴茱萸、栀子、白薇、白术、茯苓、甘草、鳖甲。(中医方剂大辞典)

杀虫散 sha chong san

【英文名】Sha Chong Powders

【组成】(1)獭皮。(中医方剂大辞典)(2)雄黄。(中医方剂大辞典)(3)白芜荑、藜芦、雌黄、麝香、青矾、雄黄、苦参、附子。(中医方剂大辞典)

杀虫膏 sha chong gao

【英文名】Sha Chong Plaster

【组成】桃树皮、李树皮、梅树皮、桑树皮、石榴皮、青蒿、苦楝根、生蓝叶、葱白、黑丑头、大黄、槟榔、三棱、蓬术、雷丸、芜荑、使君子、木香、甘遂、皂角、五灵脂、雄黄、明矾、轻粉、朱砂。(中医方剂大辞典)

杀鬼丸 sha gui wan

【英文名】Sha Gui Pill

【异名】杀鬼五邪丸(中医方剂大辞典、普济方)

【组成】(1)朱砂、雄黄、龙骨、犀角、鬼臼、赤小豆、鬼箭羽、芫青、桃仁。(中医方剂大辞典)(2)虎骨、丹砂、真珠、雄黄、雌黄、鬼臼、曾青、女青、皂荚、桔梗、芜荑、白芷、芎䓖、白术、鬼箭、鬼督邮、藜芦、菖蒲。(中医方剂大辞典)(3)雄黄、朱砂、鬼臼、督邮、雌黄、马兜铃、皂荚、虎骨、阿魏、甲香、羚羊角、桃白皮、白胶香、菖蒲、羚羊角、腊蜜、硫黄。(中医方剂大辞典)(4)雄黄、雌黄、牯羊骨、虎头骨、龙骨、鳖甲、鲮鲤甲、刺猬皮、樗鸡、川芎、白蒺藜、鬼臼、禹余粮、雄鸡头。(中医方剂大辞典)

杀鬼丹 sha gui dan

【英文名】Sha Gui Pellet

【组成】虎骨、桃枭、斧头木、雄黄、桃仁、朱砂、犀角、木香、白术、鬼箭羽、麝香。(中医方剂大辞典)

杀疥药 sha jie yao

【英文名】Sha Jie Plaster

【异名】杀疥散(中医方剂大辞典、中国皮肤病学简编、三因)

【组成】羊蹄根、生姜、白矾、硫黄、草乌头。(中医方剂大辞典)

杀疳丸 sha gan wan

【英文名】Sha Gan Pill

【组成】(1)青黛、蝉壳、朱砂、雄黄、胡黄连、瓜蒂、田父、蛇蜕皮、腻粉、熊胆、芦荟、麝香、蟾酥、皂荚。(中医方剂大辞典)(2)雄黄、麝香、牛黄、芦荟、朱砂、胡黄连、密陀僧、龙骨、青黛、金箔、肉豆蔻、蟾酥。(中医方剂大辞典)(3)没石子、麝香、芦荟、瓜蒂、蟾头、鹤虱、青黛、腻粉。(中医方剂大辞典)(4)蜗牛壳、麝香、芦荟、雄黄、豆蔻、丁香、黄连、鹤虱、定粉、白矾、密陀僧、没药、艾叶、地龙、熊胆、蟾酥。(中医方剂大辞典)

杀疳散 sha gan san

【英文名】Sha Gan Powders

【组成】防风、龙脑、牡蛎、五味子、白芷、细辛。(中医方剂大辞典)

杀蛆药 sha qu yao

【英文名】Sha Qu Yao

【组成】皂矾。(中医方剂大辞典)

杀九虫散 sha jiu chong san

【英文名】Sha Jiu Chong Powders

【组成】藿芦、贯众、干漆、狼牙。(中医方剂大辞典)

杀虫神丹 sha chong shen dan

【英文名】Sha Chong Shen Pellet

【组成】鬼箭羽、鳖甲、地栗粉、何首乌、熟地、六曲、白薇、人参、柴胡、鹿角霜、地骨皮、沙参。(中医方剂大辞典)

杀虫芜荑散 sha chong wu yi san

【英文名】Sha Chong Wu Yi Powders

【组成】芜荑、葶苈子、白矾、吴茱萸。(中医方剂大辞典)

杀虫神妙丸 sha chong shen miao wan

【英文名】Sha Chong Shen Miao Pill

【组成】苦楝根皮、川楝子、石榴皮、使君子、芜荑仁、槟榔、铅锡灰、轻粉、莪术、巴豆、三棱、青皮、榧子、蛤粉、鸡子黄。(中医方剂大辞典)

杀虫硫黄散 sha chong liu huang san

【英文名】Sha Chong Liu Huang Powders

【组成】硫黄。(中医方剂大辞典)

杀虫雄黄散 sha chong xiong huang san

【英文名】Sha Chong Xiong Huang Powders

【组成】雄黄、金星石、银星石、紫石英、白石英、玄精石、马牙硝、白矾。(中医方剂大辞典)

杀鬼破胎汤 sha gui po tai tang

【英文名】Sha Gui Po Tai Decoction

【组成】水蛭、丹皮、当归、大黄、厚朴、红花、牛膝、生地、桃仁。(中医方剂大辞典)

杀鬼烧药方 sha gui shao yao fang

【英文名】Sha Gui Shao Yao Prescription

【异名】杀鬼雄黄丸(中医方剂大辞典、圣惠)

【组成】雄黄、丹砂、雌黄、羚羊角、芜荑、虎骨、鬼臼、鬼箭羽、野丈人、石长生、猪屎、马悬蹄、青羊脂、菖蒲、白术、蜜蜡。(中医方剂大辞典)

杀鬼麝香丸 sha gui she xiang wan

【英文名】Sha Gui She Xiang Pill

【异名】杀鬼丸(中医方剂大辞典、圣惠)

【组成】麝香、雄黄、光明砂、鬼箭羽、犀角、木香、白术、天灵盖、虎骨、桃仁。(中医方剂大辞典)

杀疳保童丸 sha gan bao tong wan

【英文名】Sha Gan Bao Tong Pill

【组成】青黛、熊胆、黑狗胆、麝香、芦荟、鲤鱼胆、蟾头灰、蜗牛、水银。(中医方剂大辞典)

杀虫青葙子散 sha chong qing xiang zi san

【英文名】Sha Chong Qing Xiang Zi Powders

【组成】青箱子、雄黄、硫黄、芜荑、雷丸、苦参、狼牙、藜芦。(中医方剂大辞典)

肌瘤内消丸 ji liu nei xiao wan

【英文名】Ji Liu Nei Xiao Pill

【组成】山慈菇、夏枯草、射干、海藻、生首乌、远志等。(中国医药学报 1990,5(2))

肋软骨炎方 lei ruan gu yan fang

【英文名】Lei Ruan Gu Yan Prescription

【组成】柴胡、当归、延胡、炮穿山甲、桃仁、红花、丹参、桂枝、银花、郁金。(新中医 1987,(2))

饧煎 xing jian

【英文名】Xing Syrup

【组成】饧、干枣。(中医方剂大辞典)

各半散 ge ban san

【英文名】Ge Ban Powders

【异名】五斗安神各半散(中医方剂大辞典、普济方)

【组成】室女发、茴香。(中医方剂大辞典)

各等倍奇汤 ge deng bei qi tang

【英文名】Ge Deng Bei Qi Decoction

【组成】大黄、杜仲、当归、牛膝、地黄、白芷、黄连、槟榔、芍药、川芎、忍冬、甘草、木瓜、沉香、桑寄生、土茯苓。(中医方剂大辞典)

多子酒 duo zi jiu

【英文名】Duo Zi Wine

【异名】百子酒(中医方剂大辞典、仙拈集)

【组成】枸杞、桂圆肉、核桃肉、白米、糖。(中医方剂大辞典)

多子锭 duo zi ding

【英文名】Duo Zi Lozenges

【组成】党参、杜仲、苁蓉、知母、黄柏、远志、泽泻、黄芪、龟板、牛膝、蛇床子、甘草、首乌、山药、熟地、生地、天冬、山萸肉、朱寸冬、大茴香、五味子、枸杞子。(中医方剂大辞典)

多皮饮 duo pi yin

【英文名】Duo Pi Drink

【组成】地骨皮、五加皮、桑白皮、干姜皮、大腹皮、白鲜皮、粉丹皮、赤苓皮、冬瓜皮、扁豆皮、槿皮。(中医方剂大辞典)

多宜散 duo yi san

【英文名】Duo Yi Powders

【组成】防风、白芷、龙涎香、细辛、薄荷脑。(中级医刊 1983,18(12))

多效散 duo xiao san

【英文名】Duo Xiao Powders

【组成】诃子肉、五倍子。(中医方剂大辞典)

多黑散 duo hei san

【英文名】Duo Hei Powders

【组成】似锦、倚松子、豫香、铜钱。(中医方剂大辞典)

多尿煎剂 duo niao jian ji

【英文名】Duo Niao Decoction

【组成】生黄芪、西洋参、元参、麦冬、五味子、菟丝子、泽泻、生地黄。(陕西中医 1993,14(11))

多味地黄丸 duo wei di huang wan

【英文名】Duo Wei Di Huang Pill

【组成】熟地黄、麦冬、山茱萸、牡丹皮、五味子、山药。

争先汤 zheng xian tang

【英文名】Zheng Xian Decoction

【组成】桂枝、麻黄、石膏、麦冬、茯苓、半夏。(中医方剂大辞典)

争功散 zheng gong san

【英文名】Zheng Gong Powders

【异名】热疟争攻散(中医方剂大辞典、普济方)

【组成】知母、贝母、柴胡、常山、甘草、山栀子、槟榔、蝉蜕、地骨皮。(中医方剂大辞典)

凫茈散 fu zi san

【英文名】Fu Zi Powders

【组成】凫茈。(中医方剂大辞典)

凫葵粥 fu kui zhou

【英文名】Fu Kui Gruel

【组成】凫葵、米。(中医方剂大辞典)

旬效散 xun xiao san

【英文名】Xun Xiao Powders

【组成】雀脑、川芎、金钗、石斛、木贼、人蛔虫。(中医方剂大辞典)

匈奴露宿丸 xiong nu lu su wan

【英文名】Xiong Nu Lu Su Pill

【异名】露宿丸(中医方剂大辞典、千金方衍义)

【组成】(1)甘草、大黄、甘遂、芫花、大戟、葶苈子、苦参、消石、巴豆。(中医方剂大辞典)(2)礜石、桔梗、皂荚、干姜、附子、吴茱萸。(中医方剂大辞典)(3)礜石、桂心、附子、干姜。(中医方剂大辞典)

刘老丸 liu lao wan

【英文名】Liu Lao Pill

【组成】粳米、黄连、桔皮、干漆。(中医方剂大辞典)

刘刺史丸 liu ci shi wan

【英文名】Liu Ci Shi Pill

【组成】肉苁蓉、覆盆子、蛇床子、菟丝子、乌贼骨、五味子、当归、川芎、白芍、防风、黄芩、艾叶、牡蛎。(中医方剂大辞典)

刘寄奴散 liu ji nu san

【英文名】Liu Ji Nu Powders

【组成】(1)刘寄奴、王不留行、大黄、金银花、木鳖子。(中医方剂大辞典)(2)刘寄奴、甘草、地龙。(中医方剂大辞典)(3)赤石脂、无名异、风化石灰、寒水、磁石、王不留行、刘寄奴、地松、地榆、黄柏皮。(中医方剂大辞典)(4)刘寄奴。(中医方剂大辞典)(5)刘寄奴、当归、延胡索、蒲黄、肉桂、红蓝花、木香、生地黄、桑寄生、赤芍药、大黄、苏枋木。(中医方剂大辞典)(6)刘寄奴、麝香、当归、芎䓖、桂心、牛膝、益母草、羌活、生地黄、延胡索。(中医方剂大辞典)(7)刘寄奴、红蓝花、益母草。(中医方剂大辞典)(8)刘寄奴、当归、赤芍药、吴茱萸、姜黄。(中医方剂大辞典)(9)刘寄奴、当归、桂心、芎䓖、牛膝、琥珀。(中医方剂大辞典)

刘寄奴汤 liu ji nu tang

【英文名】Liu Ji Nu Decoction

【组成】(1)刘寄奴、赤芍药、茯苓、芎䓖、当归、艾叶。(中医方剂大辞典)(2)刘寄奴、五倍子。(中医方剂大辞典)(3)刘寄奴、知母、当归、鬼箭羽、桃仁。(中医方剂大辞典)(4)刘寄奴、桔梗、当归、生姜、桂、桔皮、芍药、赤茯苓。(中医方剂大辞典)(5)刘寄奴、甘草。(中医方剂大辞典)

刘寄奴饮 liu ji nu yin

【英文名】Liu Ji Nu Drink

【组成】刘寄奴、当归、炙甘草。(中医方剂大辞典)

刘氏毒镖膏 liu shi du biao gao

【英文名】Liu Shi Du Biao Plaster

【组成】乳香、没药、轻粉、血竭、甘草、芙蓉草、汗三七、五倍子、彰丹、朱砂、麝香、红花、小燕、咸鸭蛋、香油。(中医方剂大辞典)

刘氏跌打损伤膏 liu shi die da sun shang gao

【英文名】Liu Shi Die Da Sun Shang Plaster

【组成】当归、三棱、莪术、独活、白芷、川芎、羌活、红花、川牛膝、防风、肉桂、杜仲、续断、防己、五加皮、骨碎补、赤芍药、刘寄奴、秦艽、葱头、土鳖虫、头发、龙骨、乳香、没药、血竭、麝香。(中医方剂大辞典)

齐州荣姥方 qi zhou rong lao fang

【英文名】Qi Zhou Rong Lao Prescription

【组成】白姜石、牡蛎、枸杞根皮、钟乳、白石英、桔梗。(中医方剂大辞典)

齐济除痫丸 qi ji chu xian wan

【英文名】Qi Ji Chu Xian Pill

【组成】干紫河车、生晒参、水牛角浓缩粉、玳瑁、菖蒲、僵蚕、全蝎、水蛭、地龙、胆星、檀香、益智仁、硼砂、蜈蚣。(山东中医杂志 1992,11(6))

齐峰川椒散 qi feng chuan jiao san

【英文名】Qi Feng Chuan Jiao Powders

【异名】齐峰花椒散(中医方剂大辞典、医统)

【组成】花椒、樟脑、赤小豆、缩仁、明矾。(中医方剂大辞典)

齐墩果酸片 qi dun guo suan pian

【英文名】Qi Dun Guo Suan Tablet

【组成】女贞子、连翘、青叶胆等。(湘卫药准字(84)02-07)

充脊汤 chong ji tang

【英文名】Chong Ji Decoction

【组成】山茱萸、熟地、山药、芡实、北五味、金樱子、白术。(中医方剂大辞典)

充德丸 chong de wan

【英文名】Chong De Pill

【组成】艾、萑菌、丁香、诃黎勒、桑根白皮、肉豆蔻、益智子、熏陸香、麝香。(中医方剂大辞典)

充髓丹 chong sui dan

【英文名】Chong Sui Pellet

【组成】熟地、山茱萸、金钗、石斛、地骨皮、沙参、牛膝、五味子、茯苓。(中医方剂大辞典)

充髓汤 chong sui tang

【英文名】Chong Sui Decoction

【组成】熟地、玄参、金钗、石斛、牛膝、女贞子。(中医方剂大辞典)

交加丸 jiao jia wan

【英文名】Jiao Jia Pill

【组成】(1)生地黄、川芎、延胡、当归、芍药、木香、没药、香附、老姜。(中医方剂大辞典)(2)苍术、黄柏皮。(中医方剂大辞典)(3)生地黄、生姜、白芍药、人参、当归、麦冬、琥珀、阿胶、蒲黄。(中医方剂大辞典)

交加散 jiao jia san

【英文名】Jiao Jia Powders

【异名】定风散(中医方剂大辞典、医级)

【组成】(1)附子、石膏、羌活、防风、广皮、连翘、葛根、豆豉、薄荷、藿香、姜皮、荷叶。(中医方剂大辞典)(2)五积散、桔梗、羌活、独活、防风、木通、米仁。(中医方剂大辞典)(3)当归、川芎、白芍药、生地黄、苍术、厚朴、陈皮、白茯苓、羌活、独活、桔梗、枳壳、前胡、柴胡、干姜、肉桂、甘草。(中医方剂大辞典)(4)青皮、陈皮、川芎、白芍、枳壳、当归、干姜、官桂、茯苓、苍术、半夏、厚朴、人参、羌活、独活、柴胡、甘草、薄荷。(中医方剂大辞典)(5)生姜、生地黄、白芍药、延胡索、当归、桂心、红花、没药、蒲黄。(中医方剂大辞典)(6)生地黄、生姜。(中医方剂大辞典)(7)当归、荆芥穗。(中医方剂大辞典)

交合汤 jiao he tang

【英文名】Jiao He Decoction

【组成】人参、熟地黄、黄连、肉桂。(中医方剂大辞典)

交肾汤 jiao shen tang

【英文名】Jiao Shen Decoction

【组成】熟地黄、枣皮、山药、茯神、黄连、肉桂。(中医方剂大辞典)

交和散 jiao he san

【英文名】Jiao He Powders

【组成】嘉和散、五隔宽中散、生姜、大枣。(中医方剂大辞典)

交济汤 jiao ji tang

【英文名】Jiao Ji Decoction

【组成】(1)小续命汤、排风汤、人参顺气汤、乌药顺气散、槟榔、石菖蒲、生姜。(中医方剂大辞典)(2)排风汤、小续命汤、鸡心槟榔、生姜。(中医方剂大辞典)(3)人参、熟地黄、山茱萸、麦门、柏子仁、龙骨、黄连、肉桂、当归、黄芪。(中医方剂大辞典)(4)白术、苍术、肉桂、破故纸、菟丝子、广木香、甘草、熟地。(中医方剂大辞典)

交济散 jiao ji san
【英文名】Jiao Ji Powders
【组成】生地黄、生姜。(中医方剂大辞典)
交泰丸 jiao tai wan
【英文名】Jiao Tai Pill
【组成】(1)文蛤、熟地黄、五味子、远志肉、牛膝、蛇床子、茯神、柏子仁、菟丝子、肉苁蓉、青盐、狗脑骨。(中医方剂大辞典)(2)白蔻仁、角沉香、郁金、白芥子、降香、朱砂、没食子。(中医方剂大辞典)(3)消石、硫黄、五灵脂、青皮、陈皮。(中医方剂大辞典)(4)石菖蒲、乳香、远志。(中医方剂大辞典)(5)水银、生硫黄。(中医方剂大辞典)(6)干姜、巴豆霜、人参、肉桂、柴胡、小椒、白术、厚朴、酒煮苦楝、白茯苓、砂仁、川鸡头、知母、吴茱萸、黄连、皂角、紫菀。(中医方剂大辞典)(7)沉香、木香、青皮、陈皮、京三棱、蓬莪术、枳壳、神曲、大麦蘖、槟榔、麝香、阿魏。(中医方剂大辞典)(8)黄连、肉桂心。(中医方剂大辞典)(9)黄连、枳实、白术、吴茱萸、当归、大黄。(中医方剂大辞典)
交泰丹 jiao tai dan
【英文名】Jiao Tai Pellet
【组成】(1)地黄、山茱萸、山药、牡丹皮、远志肉、泽泻、石菖蒲、茯神、龙骨、龟版。(中医方剂大辞典)(2)黑铅、硫黄、水银、天浆子、蜈蚣、朱砂、附子、铁液粉、全蝎、蛇肉、麝香、槐枝、柳枝。(中医方剂大辞典)
交泰散 jiao tai san
【英文名】Jiao Tai Powders
【组成】(1)大南星。(中医方剂大辞典)(2)藿香叶、陈皮、肉豆蔻、半夏、青皮、酸木瓜、甘草、石菖蒲。(中医方剂大辞典)
交感丸 jiao gan wan
【英文名】Jiao Gan Pill
【组成】香附、茯苓、琥珀。(中医方剂大辞典)
交感丹 jiao gan dan
【英文名】Jiao Gan Pellet
【异名】七情交感丹(中医方剂大辞典、不居集)
【组成】(1)香附子、茯神、黄连、桂心、菊花。(中医方剂大辞典)(2)菟丝子、茯神。(中医方剂大辞典)(3)苍术、川椒红、小茴香。(中医方剂大辞典)(4)茯神、香附子。(中医方剂大辞典)
交感汤 jiao gan tang
【英文名】Jiao Gan Decoction
【组成】茯神、香附、甘草。(中医方剂大辞典)
交藤丸 jiao teng wan
【英文名】Jiao Teng Pill
【组成】(1)血竭、马蔺根、乌头、人参、黄丹、何首乌、甘草。(中医方剂大辞典)(2)交藤根、茯苓、牛膝。(中医方剂大辞典)
交加地黄丸 jiao jia di huang wan
【英文名】Jiao Jia Di Huang Pill
【组成】生地黄、生姜、玄胡索、当归、川芎、白芍、没药、木香、桃仁、人参、香附子。(中医方剂大辞典)
交感地黄煎丸 jiao gan di huang jian wan
【英文名】Jiao Gan Di Huang Jian Pill
【异名】交感地黄丸(中医方剂大辞典、女科百问)
【组成】生地黄、生姜、延胡索、当归、琥珀、蒲黄。(中医方剂大辞典)
衣鱼散 yi yu san
【英文名】Yi Yu Powders
【组成】衣鱼。(中医方剂大辞典)
衣中白鱼摩方 yi zhong bai yu mo fang
【英文名】Yi Zhong Bai Yu Mo Prescription
【组成】衣中白鱼。(中医方剂大辞典)
产后丸 chan hou wan
【英文名】Chan Hou Pill
【异名】人参回生丹(中医方剂大辞典)
【组成】人参、蒲黄、甘草、白术、赤茯苓、羌活、青皮、桃仁、陈皮、木瓜、熟地、白芍、当归、怀牛膝、良姜、川芎、京三棱、乌药、元胡索、山萸肉、广木香、苍术、五灵脂、乳香、香附、地榆、没药。(中医方剂大辞典)
产灵丸 chan ling wan
【英文名】Chan Ling Pill
【异名】产灵丹(药品标准－中药成方制剂标准)
【组成】人参、白术、当归、川芎、苍术、何首乌、荆芥穗、防风、麻黄、川乌、草乌、白芷、细辛、八角茴香、木香、两头尖、桔梗、血竭、甘草。(药品标准－中药成方制剂标准 1995 年)
产灵丹 chan ling dan
【英文名】Chan Ling Pellet
【组成】当归、首乌、竹节、香附、白术、木香、细辛、川乌、草乌、大茴香、川芎、防风、白芷、芥穗、桔梗、麻黄、苍术、炙甘草。(中医方剂大辞典)
产宝丸 chan bao wan
【英文名】Chan Bao Pill
【组成】(1)大黄、苏木、红花、黑豆、当归、川芎、香附、熟地、玄胡、苍术、蒲黄、赤茯苓、桃仁、三棱、牛膝、地榆、甘草、五灵脂、羌活、陈皮、广木香、赤芍、山茱萸、人参、木瓜、青皮、白术、乳香、没药、良姜、乌药、饭锅粑。(中医方剂大辞典)(2)川芎、当归、茯苓、厚朴。(中医方剂大辞典)
产宝汤 chan bao tang
【英文名】Chan Bao Decoction
【组成】桂心、姜黄。(中医方剂大辞典)

产宝散 chan bao san
【英文名】Chan Bao Powders
【组成】伏龙肝。(中医方剂大辞典)

产后补丸 chan hou bu wan
【英文名】Chan Hou Bu Pill
【组成】党参、山药、黄芩、木香、白术、延胡索、香附、琥珀、紫苏、化橘红、当归、茯苓、益母草、地黄、砂仁、川芎、乌药、熟地黄、血竭、木瓜、牛膝、沉香、甘草、赤芍、阿胶。(药品标准-中药成方制剂标准 1997 年)

产后康膏 chan hou kang gao
【英文名】Chan Hou Kang Concentrated Decoction
【组成】黄芪、党参、当归、丹参、益母草、神曲、陈皮、香附、乌药、木香、生地黄、熟地黄、砂仁、杜仲、泽泻、甘草、白芍、山楂、谷芽、麦芽。(药品标准-中药成方制剂标准 1998 年)

产后益母丸 chan hou yi mu wan
【英文名】Chan Hou Yi Mu Pill(药品标准-中药成方制剂标准)
【组成】益母草、当归、川芎、赤芍、香附、延胡索、熟地黄、红花、桃仁。(药品标准-中药成方制剂标准 1995 年)

产后逐瘀片 chan hou zhu yu pian
【英文名】Chan Hou Zhu Yu Tablet(药品标准-中药成方制剂标准)
【异名】益母片(药品标准-中药成方制剂标准)
【组成】益母草、当归、川芎、炮姜。(药品标准-中药成方制剂标准 1998 年)

产后救生丸 chan hou jiu sheng wan
【英文名】Chan Hou Jiu Sheng Pill
【组成】百草霜、川芎、丹参、炮姜、天麻、飞罗面、茯神、柴胡、熟地、当归、阿胶珠、麦冬、广木香、凤眼草、京墨、远志、红花饼。(中医方剂大辞典)

产后理血丹 chan hou li xue dan
【英文名】Chan Hou Li Xue Pellet
【组成】附子、丹皮、干漆。(中医方剂大辞典)

产妇安颗粒 chan fu an ke li
【英文名】Chan Fu An Granule(药品标准-中药成方制剂标准)
【组成】当归、川芎、红花、桃仁、甘草、干姜、益母草。(药品标准-中药成方制剂标准 1997 年)

产复康冲剂 chan fu kang chong ji
【英文名】Chan Fu Kang Medicinal Instant Granule
【组成】(1)益母草、当归、黄芪、制首乌、桃仁、蒲黄、熟地黄、香附。((90)粤卫药准字第 K7-028 号)(2)人参、当归、何首乌、桃仁、益母草、香附、白术、黄芪、熟地黄、昆布。

产复康颗粒 chan fu kang ke li
【英文名】Chan Fu Kang Granule
【组成】益母草、当归、人参、黄芪、何首乌、桃仁、蒲黄、熟地黄、香附、昆布、白术、黑木耳。(中国药典--一二部)

产难如圣散 chan nan ru sheng san
【英文名】Chan Nan Ru Sheng Powders
【组成】紫苏叶、当归。(中医方剂大辞典)

产瘢土龙汤 chan tui tu long tang
【英文名】Chan Tui Tu Long Decoction
【组成】紫苏、陈皮、川芎、荆芥、厚朴、茯苓、甘草。(中医方剂大辞典)

产后尿潴留方 chan hou niao zhu liu fang
【英文名】Chan Hou Niao Zhu Liu Prescription
【组成】黄芪、党参、焦白术、丹参、王不留行、穿山甲、凌霄花、金钱草、茯苓、车前子、当归、陈皮、柴胡、桔梗、升麻、杏仁、甘草。(河北中医 1987,(4))

产妇安口服液 chan fu an kou fu ye
【英文名】Chan Fu An Oral Liquid(药品标准-中药成方制剂标准)
【组成】当归、川芎、红花、桃仁、甘草、干姜、益母草。(药品标准-中药成方制剂标准 1997 年)

产科消炎合剂 chan ke xiao yan he ji
【英文名】Chan Ke Xiao Yan Mixture
【组成】当归、川芎、赤白芍、茺蔚子、连翘、蒲公英、鸭跖草、鹿茸草、生甘草。(上海中医药杂志 1980,(5))

产后化瘀消炎方 chan hou hua yu xiao yan fang
【英文名】Chan Hou Hua Yu Xiao Yan Prescription
【组成】紫丹参、桂、红花、桃仁、京三棱、蓬莪术、延胡索、紫地丁、金银花、连翘、生蒲黄、五灵脂、大红藤、鸡血藤。(中医杂志 1989,(7))

亥药 hai yao
【英文名】Hai Yao Pill
【异名】回生丹(中医方剂大辞典)
【组成】巴豆、生矾。(中医方剂大辞典)

亥骨饮 hai gu yin
【英文名】Hai Gu Drink
【组成】猪脊骨、大枣、炙甘草、干姜。(中医方剂大辞典)

庆云散 qing yun san
【英文名】Qing Yun Powders
【组成】覆盆子、五味子、天雄、石斛、白术、桑寄生、天门冬、菟丝子、紫石英。(中医方剂大辞典)

庆世丹 qing shi dan
【英文名】Qing Shi Pellet
【组成】何首乌、生地黄、熟地黄、菊花、车前子、地骨

皮、茯神、远志、石菖蒲、牛膝、肉苁蓉、山药、巴戟天、枸杞子、柏子仁、酸枣仁。(中医方剂大辞典)

庆余辟瘟丹 qing yu bi wen dan

【英文名】Qing Yu Bi Wen Pill(药品标准－中药成方制剂标准)

【组成】羚羊角、香附、大黄、土藿香、玄精石、玄明粉、朱砂、木香、川乌、五倍子、苍术、苏合香、半夏、玳瑁、雄黄、黄连、滑石、猪牙皂、厚朴、肉桂、郁金、茯苓、茜草、金银花、黄芩、柴胡、黄柏、紫苏叶、升麻、白芷、天麻、川芎、紫河车、干姜、丹参、桔梗。(药品标准－中药成方制剂标准 1997 年)

闭白丸 bi bai wan

【英文名】Bi Bai Pill

【组成】龙骨、螵蛸、牡蛎、赤石脂。(中医方剂大辞典)

闭血汤 bi xue tang

【英文名】Bi Xue Decoction

【组成】人参、白术、三七根、北五味子。(中医方剂大辞典)

闭毒散 bi du san

【英文名】Bi Du Powders

【组成】大黄、玄参、芒消、白蔹、射干、木香、黄芩。(中医方剂大辞典)

闭真丸 bi zhen wan

【英文名】Bi Zhen Pill

【组成】龙骨、诃子、缩砂、朱砂。(中医方剂大辞典)

闭管丸 bi guan wan

【英文名】Bi Guan Pill

【组成】胡连、槐花、穿山甲、石决明。(中医方剂大辞典)

闭精丸 bi jing wan

【英文名】Bi Jing Pill

【组成】牡蛎、菟丝子、龙骨、五味子、白茯苓、韭子、白石脂、桑螵蛸。(中医方剂大辞典)

闭精散 bi Jing san

【英文名】Bi Jing Powders

【组成】黄芪、远志、人参、当归、泽泻、白芍药、炙甘草、龙骨。(中医方剂大辞典)

闭关止渴汤 bi guan zhi ke tang

【英文名】Bi Guan Zhi Ke Decoction

【组成】石膏、玄参、麦冬、熟地、青蒿。(中医方剂大辞典)

问命丹 wen ming dan

【英文名】Wen Ming Pellet

【组成】踯躅花、蝎尾、麝香。(中医方剂大辞典)

问命散 wen ming san

【英文名】Wen Ming Powders

【异名】定命散(中医方剂大辞典、普济方)

【组成】(1)瓜蒂、细辛、干地龙、白矾灰、藜芦。(中医方剂大辞典)(2)藜芦、麝香。(中医方剂大辞典)(3)蜈蚣、僵蚕。(中医方剂大辞典)

灯心汤 deng xin tang

【英文名】Deng Xin Decoction

【组成】灯心、干柿。(中医方剂大辞典)

灯心散 deng xin san

【英文名】Deng Xin Powders

【异名】灯心汤(中医方剂大辞典、奇效良方)

【组成】(1)灯心、鳖甲。(中医方剂大辞典)(2)灯心。(中医方剂大辞典)

灯花丸 deng hua wan

【英文名】Deng Hua Pill

【组成】灯花、乳香。(中医方剂大辞典)

灯花散 deng hua san

【英文名】Deng Hua Powders

【组成】灯花、朱砂。(中医方剂大辞典)

灯花膏 deng hua gao

【英文名】Deng Hua Plaster

【异名】花火膏(中医方剂大辞典、婴童百问);火花膏(中医方剂大辞典、赤水玄珠)

【组成】灯花、硼砂、朱砂。(中医方剂大辞典)

灯苍丸 deng cang wan

【英文名】Deng Cang Pill

【组成】半夏、硫黄、白善土。(中医方剂大辞典)

灯心竹叶汤 deng xin zhu ye tang

【英文名】Deng Xin Zhu Ye Decoction

【组成】竹叶、灯心。(中医方剂大辞典)

灯台叶颗粒 deng tai ye ke li

【英文名】Deng Tai Ye Granule(药品标准－中药成方制剂标准)

【组成】灯台叶。(药品标准－中药成方制剂标准 1997 年)

灯盏花素片 deng zhan hua su pian

【英文名】Deng Zhan Hua Su Tablet

【组成】灯盏花素。(滇卫药准字(92)6X 第 856 号)

灯盏花颗粒 deng zhan hua ke li

【英文名】Deng Zhan Hua Granule(药品标准－中药成方制剂标准)

【组成】灯盏细辛。(药品标准－中药成方制剂标准 1998 年)

灯心止血糖浆 deng xin zhi xue tang jiang

【英文名】Deng Xin Zhi Xue Syrup

【异名】血得康糖浆(鄂卫药准字(1982)189 号)

【组成】川灯心草等。(鄂卫药准字(1982)189 号)

灯盏花注射液 deng zhan hua zhu she ye

【英文名】Deng Zhan Hua Injection

【组成】灯盏花。

灯盏花素注射液 deng zhan hua su zhu she ye

【英文名】Deng Zhan Hua Su Injection

【组成】灯盏花素。(药品标准－中药成方制剂标准 1998年)

灯盏细辛注射液 deng zhan xi xin zhu she ye

【英文名】Deng Zhan Xi Xin Injection(药品标准－中药成方制剂标准)

【组成】灯盏细辛。(药品标准－中药成方制剂标准 1998年)

冲服 chong fu

【英文名】Infuse for oral use

【定义】指对某些入水即化或汁液性药材,入药时用煎好的其他药液或开水冲服的煎药方法。(中药学－六版教材)

冲剂 chong ji

【英文名】Medicinal Instant Granules(中国中医药学主题词表)

【定义】是将药材提取物加适量赋形剂或部分药物细粉制成的干燥颗粒状或块状制剂。(中药药剂学)

冲关散 chong guan san

【英文名】Chong Guan Powders

【组成】赤茯苓、人参、陈皮、木通、槟榔、青皮、炙甘草。(中医方剂大辞典)

冲和丸 chong he wan

【英文名】Chong He Pill

【组成】陈皮、半夏、枳壳、厚朴、神曲、杏仁、黄芩、桔梗。(中医方剂大辞典)

冲和丹 chong he dan

【英文名】Chong He Pellet

【组成】羌活、川芎、苍术、防风、白芷、芥穗、薄荷、细辛、甘草、黄芩、生地。(中医方剂大辞典)

冲和汤 chong he tang

【英文名】Chong He Decoction

【异名】加减防风通圣散(中医方剂大辞典);中和汤(中医方剂大辞典、准绳·疡医)

【组成】(1)生姜、草果仁、炙甘草、半夏曲、白盐。(中医方剂大辞典)(2)山萸肉、枣仁、当归、白芍、人参、茯神、甘草、蒺藜、红枣、橘饼。(中医方剂大辞典)(3)羌活、苍术、防风、黄连、川芎、白芷、细辛、甘草。(中医方剂大辞典)(4)柴胡、黄芪、当归、半夏、人参、升麻、桔皮、炙甘草、黄柏、芍药、黄芩。(中医方剂大辞典)(5)人参、黄芪、白术、当归、白芷、茯苓、川芎、皂角刺、乳香、没药、金银花、陈皮、甘草节。(中医方剂大辞典)(6)通圣散、防风、荆芥、薄荷、炙甘草、苍术。(中医方剂大辞典)(7)炙甘草、黄芩、柴胡、人参、半夏。(中医方剂大辞典)

冲和饮 chong he yin

【英文名】Chong He Drink

【组成】苍术、人参、前胡、桔梗、枳壳、麻黄、陈皮、川芎、白芷、半夏、当归、薄桂、白芍药、赤茯苓、干姜、厚朴、炙甘草。(中医方剂大辞典)

冲和散 chong he san

【英文名】Chong He Granule

【组成】紫荆皮、赤芍、独活、石菖蒲、白芷。(药品标准－中药成方制剂标准 1994年)

冲和膏 chong he gao

【英文名】Chong He Plaster

【组成】(1)紫荆皮、乳香、甘草、白芷、没药。(中医方剂大辞典)(2)赤芍、白芷、防风、独活、龙脑、石菖蒲。(中医方剂大辞典)

冲和仙膏 chong he xian gao

【英文名】Chong He Xian Plaster

【异名】赶毒散(中医方剂大辞典、验方新编);冲和散(中医方剂大辞典、古方汇精);冲和赶毒散(中医方剂大辞典、大生要旨);阴阳散(中医方剂大辞典、外科枢要);黄云膏、仙膏、冲和膏(中医方剂大辞典、外科理例)

【组成】紫荆皮、独活、赤芍药、白芷、木蜡。(中医方剂大辞典)

冲和饮子 chong he yin zi

【英文名】Chong He Drink

【组成】人参、黄芪、麦门冬、芍药、柴胡、防风、荆芥、白茯苓、白术、桔梗、连翘、当归、天花粉。(中医方剂大辞典)

冲脉饮子 chong mai yin zi

【英文名】Chong Mai Drink

【组成】黄芪、人参、白术、生地黄、茯苓、当归、白芍、川芎、柴胡、青皮、宣木瓜、皂角子、甘草。(中医方剂大辞典)

冲和灵宝饮 chong he ling bao yin

【英文名】Chong He Ling Bao Drink

【组成】(1)羌活、防风、川芎、生地黄、细辛、黄芩、柴胡、甘草、干葛、白芷、石膏。(中医方剂大辞典)(2)羌活、防风、川芎、生地黄、细辛、黄芩、柴胡、知母、干葛、石膏。(中医方剂大辞典)

冲和神功丸 chong he shen gong wan

【英文名】Chong He Shen Gong Pill

【组成】大黄、诃子、麻子仁、人参。(中医方剂大辞典)

冲和顺气汤 chong he shun qi tang

【英文名】Chong He Shun Qi Decoction

【异名】升麻白芷汤(中医方剂大辞典、古今医鉴)

【组成】葛根、升麻、防风、白芷、黄芪、人参、甘草、芍药、苍术。(中医方剂大辞典)

冲和健脾丸 chong he jian pi wan

【英文名】Chong He Jian Pi Pill

【组成】白术、白豆蔻、人参、白茯苓、山楂肉、石斛、甘草。(中医方剂大辞典)

冲和资生丸 chong he zi sheng wan

【英文名】Chong He Zi Sheng Pill

【组成】白术、茯神、枣仁、当归、莲肉、人参、黄芪、陈皮、砂仁、楂肉、神曲、麦芽粉、白蔻仁、远志、益智、木香。(中医方剂大辞典)

冲虚至宝丹 chong xu zhi bao dan

【英文名】Chong Xu Zhi Bao Pellet

【组成】(1)广木香、沉香、狗宝、白硼砂、雄黄、朱砂、鸦片、冰片、麝香、牛黄、金箔。(中医方剂大辞典)(2)阿芙蓉、麝、射干、朱砂、狗宝。(中医方剂大辞典)

决水汤 jue shui tang

【英文名】Jue Shui Decoction

【组成】车前子、茯苓、王不留行、肉桂、赤小豆。(中医方剂大辞典)

决明丹 jue ming dan

【英文名】Jue Ming Pellet

【异名】决明散(中医方剂大辞典、良朋汇集)

【组成】决明子、密蒙花、青箱子、车前子、黄连、羚羊角。(中医方剂大辞典)

决明丸 jue ming wan

【英文名】Jue Ming Pill

【异名】退膜丸(中医方剂大辞典、普济方)

【组成】(1)石决明、车前子、五味子、细辛、大黄、茯苓、知母、茺蔚子、黑参、防风、黄芩。(中医方剂大辞典)(2)青箱子、防风、枳壳、茺蔚子、细辛、枸杞子、泽泻、生地黄、石决明、土当归、宣连、车前子、麦门冬。(中医方剂大辞典)(3)石决明、川芎、黄柏、苍术。(中医方剂大辞典)(4)决明子、车前子、菊花、川芎、宣连、当归、大黄、子芩。(中医方剂大辞典)(5)决明子、青葙子、苍术、木贼、川芎、羌活、防风、甘草、楮实、菊花、蝉壳、石膏、蛇皮、仙灵脾、谷精草。(中医方剂大辞典)(6)决明子、牛黄、蕤仁。(中医方剂大辞典)(7)石决明、茺蔚子、车前子、防风、细辛、桔梗、人参、白茯苓、山萸。(中医方剂大辞典)(8)决明子、车前子、山栀子仁、枸杞子、熊胆汁、黄连、牵牛子、甘草、牛胆汁、猪胆汁。(中医方剂大辞典)(9)草决明、菥蓂子、甘草、细辛、京芎、菊花、荆芥穗、木贼、旋覆花、苍术。(中医方剂大辞典)(10)决明子、蕤仁、茯神、桔梗、麦门冬、黄连、青箱子、枳壳、防风、玄参、犀角、槟榔、升麻、生地黄、龙胆、沙参、紫菀、百合。(中医方剂大辞典)(11)石决明、车前子、黄连。(中医方剂大辞典)(12)石决明、菊花、细辛、熟地黄、人参、地肤子、五味子、兔肝、防风。(中医方剂大辞典)(13)决明子、青箱子、茺蔚子、车前子、地肤子、五味子、枸杞子、细辛、麦门冬、生地黄、赤茯苓、桂、泽泻、甜葶苈、防风、川芎。(中医方剂大辞典)(14)石决明、黄连、车前子、细辛、枳壳、栀子仁、大黄、黄芩、羚羊角。(中医方剂大辞典)(15)决明子、天雄、柏子仁、熟地黄、菟丝子、枸杞子。(中医方剂大辞典)(16)石决明、石胆、光明砂、芒消、空青、黄连、青葙子、决明子、蕤仁、防风、鲤鱼胆、细辛。(中医方剂大辞典)

决明汤 jue ming tang

【英文名】Jue Ming Decoction

【异名】决明子汤(中医方剂大辞典、圣济总录)

【组成】(1)决明子、钩藤、牡丹皮、升麻、羚羊角、芍药、大黄。(中医方剂大辞典)(2)石决明、人参、川芎、细辛、五味子、赤茯苓。(中医方剂大辞典)(3)石决明、细辛、防风、车前子、人参、白茯苓、大黄、桔梗、茺蔚子。(中医方剂大辞典)(4)决明子、大黄、栀子仁、子芩、升麻、芍药、柴胡、枳壳、竹叶、石膏、杏仁、甘草。(中医方剂大辞典)(5)决明子、升麻、枳实、柴胡、黄芩、芍药、栀子、竹叶、车前草、甘草。(中医方剂大辞典)(6)决明子、地骨皮、玄参、黄连、桔梗、柴胡、茯神、山栀子仁、羚羊角屑。(中医方剂大辞典)

决明散 jue ming san

【英文名】Jue Ming Powders

【异名】决明汤(中医方剂大辞典、圣济总录);瓜蒌散(中医方剂大辞典、普济方);决明子散(中医方剂大辞典、济阳纲目)

【组成】(1)决明子、菊花、防风、车前子、川芎、细辛、栀子仁、玄参、蔓荆子、白茯苓、山茱萸、生地黄。(中医方剂大辞典)(2)石决明、人参、茯苓、大黄、车前子、细辛、防风、茺蔚子、桔梗。(中医方剂大辞典)(3)黄芩、菊花、木贼草、决明子、石膏、赤芍、川芎、羌活、甘草、蔓荆子、石决明。(中医方剂大辞典)(4)石决明、枸杞子、木贼、荆芥穗、桑叶、羌活、谷精草、粉草、旋覆花、蛇蜕、苍术、菊花。(中医方剂大辞典)(5)大黄、黄芩、木贼、赤芍、山栀仁、菊花、粉草。(中医方剂大辞典)(6)草决明、青葙子、干葛、槐花、败荷叶。(中医方剂大辞典)(7)桔梗、羚羊角、大黄、紫决明、当归、川芎、瞿麦、生地黄、木贼、羌活、防风、赤芍、石决明、青葙子、车前子、蝉蜕、白芷、细辛、蔓荆子、蒺藜、香附子、玄参。(中医方剂大辞典)(8)川芎、井泉石、仙灵脾、槐花、花椒、蛤粉、石决明、防风、荆芥、羌活、苍术、菊花、黄芩、杜蒺藜、木贼、地骨皮、薄荷、甘草。(中医方剂大辞典)(9)玄参、黄芩、防风、川芎、蝉蜕、地骨皮、前胡、甘草、苍术、木贼、草决明。(中医方剂大辞典)(10)

寒水石、甘草、胭脂。(中医方剂大辞典)(11)石决明、乳香、龙胆、大黄。(中医方剂大辞典)(12)石决明、细辛、防风、车前子、人参、白茯苓、大黄、茺蔚子、桔梗。(中医方剂大辞典)(13)决明子、秦皮、菊花、细辛、羚羊角、赤芍、麦冬、升麻、黄芩、黄连、朴消、甘草。(中医方剂大辞典)(14)石决明、麦冬、菊花、白附子、枸杞子、沉香、秦皮、巴戟天、桂、牛膝、栀子仁、羌活。(中医方剂大辞典)(15)决明子、车前子、青葙子、萎蕤、黄连、川芎、甘草、羚羊角、枳壳。(中医方剂大辞典)(16)决明子、瓜蒌根、赤芍、甘草。(中医方剂大辞典)(17)石决明、草决明、丹丞明、青箱子、白芷、甘草、黄柏、黄连、谷精草、龙骨、蔓菁草、枳实、牡蛎、枸杞子、蛇皮、羌活、白蒺藜、蝉蜕、白附子、黄芪、鱼子、虎睛。(中医方剂大辞典)(18)石决明、草决明、青箱子、蛇蜕、细辛、井泉石、甘草。(中医方剂大辞典)(19)决明子、黄芩、柴胡、大黄、升麻、栀子仁、羚羊角屑、甘草、石膏。(中医方剂大辞典)(20)石决明、车前子、人参、菊花、槐子、熟地黄、茺蔚子、防风。(中医方剂大辞典)(21)马蹄决明。(中医方剂大辞典)(22)石决明、谷精草。(中医方剂大辞典)(23)石决明、冰片。(中医方剂大辞典)(24)石决明、草决明、防风、赤芍、柴胡、白芷、菊花、川芎、羌活、蒺藜、红花、当归、栀子。(中医方剂大辞典)(25)石决明、草决明、羌活、荆芥、栀子、木通、赤芍、麦冬、地黄。(中医方剂大辞典)(26)石决明、葛花、泽泻、木贼、大黄。(中医方剂大辞典)(27)决明子。(中医方剂大辞典)

决明煎 jue ming jian

【英文名】Jue Ming Jian Decoction

【异名】决明膏(中医方剂大辞典、圣济总录)

【组成】马蹄决明、蕤仁、芦荟、秦皮、黄柏、马珂、乌贼鱼骨、紫贝、盐绿、鲤鱼胆。(中医方剂大辞典)

决经汤 jue jing tang

【英文名】Jue Jing Decoction

【组成】陈皮、白茯苓、枳壳、川芎、赤芍、苏叶、槟榔、桔梗、白术、半夏、当归、香附、厚朴、甘草、红花、黄连、柴胡、砂仁、生姜。(中医方剂大辞典)

决津煎 jue jin jian

【英文名】Jue Jin Jian Decoction

【异名】决阴煎(中医方剂大辞典、叶氏女科)

【组成】当归、泽泻、牛膝、肉桂、熟地黄、乌药。(中医方剂大辞典)

决效方 jue xiao fang

【英文名】Jue Xiao Prescription

【组成】巴豆、鸡子。(中医方剂大辞典)

决效散 jue xiao san

【英文名】Jue Xiao Powders

【组成】贯众、白芷。(中医方剂大辞典)

决流汤 jue liu tang

【英文名】Jue Liu Decoction

【组成】黑丑、甘遂、肉桂、车前子。(中医方剂大辞典)

决明子丸 jue ming zi wan

【英文名】Jue Ming Zi Pill

【异名】决明丸(中医方剂大辞典、医统)

【组成】(1)决明子、菊花、秦皮、黄连、车前子、地骨皮、羚羊角屑、黄芩、萎蕤、山栀子、生地黄、秦艽、青葙子、白茯苓、升麻。(中医方剂大辞典)(2)决明子、细辛、青葙子、蒺藜子、茺蔚子、川芎、升麻、独活、羚羊角、防风、菊花、黄连、玄参、枸杞子。(中医方剂大辞典)(3)决明子、秦皮、菊花、升麻、黄芩、车前子、白茯苓、秦艽、赤芍药、地骨皮、栀子仁、黄连、青葙子、萎蕤、牵牛子、蕤仁、大黄、甘草。(中医方剂大辞典)(4)决明子、地肤子、麦冬、玄参、车前子、赤茯苓、远志、青葙子、茺蔚子、蔓荆实、地骨皮、柏子仁、山芋、人参、黄芩、防风、大黄、细辛、甘草、黄连。(中医方剂大辞典)(5)决明子、防风、黄连、车前子、升麻、黄芩、大黄、玄参、萎蕤。(中医方剂大辞典)(6)决明子、地肤子、车前子、黄连、人参、玄参、槐子、青葙子、地骨皮、升麻、白茯苓、沙参、苦参。(中医方剂大辞典)(7)决明子、蕤仁、地肤子、白茯苓、黄芩、防风、麦冬、泽泻、茺蔚子、杏仁、枸杞子、五味子、青葙子、桂、细辛、车前子、菟丝子、熟地黄。(中医方剂大辞典)(8)决明子、车前子、苦参、黄连、黄芩、大黄、菥蓂子、人参。(中医方剂大辞典)(9)决明子、天雄、犀角屑、天南星、白花蛇肉、独活、川芎、白附子、升麻、白术、白僵蚕、防风、蔓荆子、当归、细辛、酸枣仁、萆薢、牛黄、朱砂、麝香。(中医方剂大辞典)(10)决明子、槐子、覆盆子、青葙子、地肤子、车前子。(中医方剂大辞典)(11)决明子、菊花、生地黄、车前子、防风、蔓荆子、川芎、栀子仁、细辛、白茯苓、玄参、薯蓣。(中医方剂大辞典)

决明子方 jue ming zi fang

【英文名】Jue Ming Zi Prescription

【组成】决明子。(中医方剂大辞典)

决明子汤 jue ming zi tang

【英文名】Jue Ming Zi Decoction

【组成】(1)决明子、石膏、升麻、栀子仁、地肤子、茺蔚子、苦竹叶、干蓝叶、芒消、车前草、冬瓜子。(中医方剂大辞典)(2)决明子、柴胡、黄连、防风、升麻、苦竹叶、甘草、菊花、细辛。(中医方剂大辞典)

决明子散 jue ming zi san

【英文名】Jue Ming Zi Powders

【异名】决明散(中医方剂大辞典、圣济总录)

【组成】(1)决明子、车前子、栀子仁、防风、黄连。(中医方剂大辞典)(2)决明子、升麻、地骨皮、柴胡、葳蕤、玄参、犀角屑、甘草。(中医方剂大辞典)(3)决明子、蔓荆子。(中医方剂大辞典)(4)决明子、地肤子、细辛、白芷、桂心、车前子、柏子仁、防风、花椒。(中医方剂大辞典)(5)决明子、菊花、青葙子、羚羊角屑、川芎、犀角屑、玄参、黄芩、茯神、栀子仁、甘草。(中医方剂大辞典)(6)决明子、黄连、升麻、枳壳、玄参、黄芩、车前子、栀子仁、地肤子、人参。(中医方剂大辞典)(7)决明子、升麻、枳壳、柴胡、栀子仁、车前子、细辛、防风、黄连、甘草。(中医方剂大辞典)(8)决明子、车前子、茺蔚子、黄连、防风、赤茯苓、人参、菥蓂子、远志、蔓荆子、菊花、白芷、秦皮、玄参、枳壳、蕤仁、细辛。(中医方剂大辞典)(9)决明子、栀子仁、地肤子、茺蔚子、蓝叶、朴消、升麻、石膏。(中医方剂大辞典)(10)决明子、升麻、黄柏、秦皮、芒消蕤仁、黄连、甘草。(中医方剂大辞典)(11)黄芩、菊花、木贼、决明子、石膏、赤芍药、川芎、羌活、石决明、甘草、蔓荆子。(中医方剂大辞典)

决明子粥 jue ming zi zhou

【英文名】Jue Ming Zi Gruel

【组成】决明子、粳米、冰糖、白菊花。(中医方剂大辞典)

决水转石汤 jue shui zhuan shi tang

【英文名】Jue Shui Zhuan Shi Decoction

【组成】沙参、麦冬、枳壳、橘红、黄芩、炙桑皮、知母、杏仁、紫花、川贝母、款冬花、炙甘草。(陕西中医 1992,13(11))

决明子点方 jue ming zi dian fang

【英文名】Jue Ming Zi Dian Prescription

【组成】决明子、蕤仁、象胆、秦皮、黄柏、盐绿、鲤鱼胆、马珂、乌贼骨、贝齿。(中医方剂大辞典)

决明车前散 jue ming che qian san

【英文名】Jue Ming Che Qian Powders

【组成】石决明、茺蔚子、防风、菊花、车前子、人参。(中医方剂大辞典)

决明甘草汤 jue ming gan cao tang

【英文名】Jue Ming Gan Cao Decoction

【组成】草决明、甘草。(中医方剂大辞典)

决明鸡肝散 jue ming ji gan san

【英文名】Jue Ming Ji Gan Powders

【组成】决明子、鸡肝。(中医方剂大辞典)

决明夜灵散 jue ming ye ling san

【英文名】Jue Ming Ye Ling Powders

【异名】决明夜光散(中医方剂大辞典、明医杂著)

【组成】石决明、夜明砂、猪肝。(中医方剂大辞典)

决明降脂片 jue ming jiang zhi pian

【英文名】Jue Ming Jiang Zhi Tablet(药品标准-中药成方制剂标准)

【组成】决明子、茵陈、何首乌、桑寄生、维生素 C、维生素 B、烟酸。(药品标准-中药成方制剂标准 1993 年)

决明洗眼方 jue ming xi yan fang

【英文】Jue Ming Xi Yan Prescription

【组成】蕤仁、秦皮、黄连、萤火虫、决明子。(中医方剂大辞典)

决明消翳散 jue ming xiao yi san

【英文名】Jue Ming Xiao Yi Powders

【组成】荆芥、蝉衣、桑叶、蕤仁、木贼草、石决明、谷精草、白菊花、青葙子。(中医方剂大辞典)

决明益阴丸 jue ming yi yin wan

【英文名】Jue Ming Yi Yin Pill

【组成】羌活、独活、黄连、防风、黄芩、当归、五味子、石决明、草决明、甘草、黄柏、知母。(中医方剂大辞典)

决壅顺流汤 jue yong shun liu tang

【英文名】Jue Yong Shun Liu Decoction

【组成】大黄、木通、瓜蒌实、厚朴、青皮、枳实、瞿麦、车前子。(中医方剂大辞典)

决壅破饮丸 jue yong po yin wan

【英文名】Jue Yong Po Yin Pill

【组成】半夏、桔梗、枳实、天南星、青皮、麦蘖。(中医方剂大辞典)

冰片散 bing pian san

【英文名】Bing Pian Powders

【组成】(1)冰片、硼砂、雄黄、蜜炙柏、砂、鹿角霜、枯矾、甘草、靛花、黄连、玄明粉、鸡内金。(中医方剂大辞典)(2)牛脑、孩儿茶。(中医方剂大辞典)(3)冰片、硼砂、雄黄、黄柏、靛花、甘草、鸡内金、人中白、黄连、硼粉、铜青、蒲黄。(中医方剂大辞典)(4)冰片、明矾、黄柏、小麦面。(中医方剂大辞典)(5)生石膏、冰片。(中医方剂大辞典)

冰六散 bing liu san

【英文名】Bing Liu Powders

【组成】六一散、橄榄核、冰片。(中医方剂大辞典)

冰沁散 bing xin san

【英文名】Bing Xin Powders

【组成】冰片、黄柏、白矾、灯草。(中医方剂大辞典)

冰玉散 bing yu san

【英文名】Bing Yu Powders

【组成】生石膏、月石、冰片、僵蚕。(中医方剂大辞典)

冰石散 bing shi san

【英文名】Bing Shi Powders

【组成】煅石膏、冰片。(中医方剂大辞典)

冰白散 bing bai san

【英文名】Bing Bai Powders

【组成】(1)人中白、冰片、铜绿、杏仁、黄柏、枯矾。(中医方剂大辞典)(2)冰片、人中白、儿茶、甘草、玄明粉、鸡内金。(中医方剂大辞典)(3)人中白、冰片、铜绿、杏仁。(中医方剂大辞典)

冰瓜散 bing gua san

【英文名】Bing Gua Powders

【组成】西瓜青皮。(中医方剂大辞典)

冰台散 bing tai san

【英文名】Bing Tai Powders

【组成】冰片、何树皮。(中医方剂大辞典)

冰灰散 bing hui san

【英文名】Bing Hui Powders

【异名】冰炭散(中医方剂大辞典、嵩崖尊生)

【组成】栀仁、白芷。(中医方剂大辞典)

冰肌散 bing ji san

【英文名】Bing Ji Powders

【组成】柴胡、前胡、黄芩、山栀、连翘、泽泻、黄连、黄柏、犀角、地骨皮、丹皮。(中医方剂大辞典)

冰池散 bing chi san

【英文名】Bing Chi Powders

【组成】黑豆、马牙消、脑子、青黛。(中医方剂大辞典)

冰豆膏 bing dou gao

【英文名】Bing Dou Plaster

【组成】巴豆、冰片。(中医方剂大辞典)

冰苋散 bing xian san

【英文名】Bing Xian Powders

【组成】冰片、苋菜根、薄荷、黄柏、月石、儿茶、人中白、山豆根、胡黄连、枯矾、青黛、龙骨、乌梅肉。(中医方剂大辞典)

冰芦散 bing lu san

【英文名】Bing Lu Powders

【组成】芦甘石、冰片。(中医方剂大辞典)

冰芦膏 bing lu gao

【英文名】Bing Lu Plaster

【组成】炉甘石、冰片。(中医方剂大辞典)

冰青散 bing qing san

【英文名】Bing Qing Powders

【异名】碧丹(医方剂大辞典、疡科心得集·家用膏丹丸散方)

【组成】(1)儿茶、甘草、青黛、灯草灰、滴乳石、珍珠、牛黄、朱砂、黄柏、人中白、冰片、川连。(中医方剂大辞典)(2)川连、儿茶、青黛、灯心灰、西黄、冰片、人中白。(中医方剂大辞典)

冰炉散 bing lu san

【英文名】Bing Lu Powders

【组成】炉甘石、龙衣、冰片。(中医方剂大辞典)

冰柏丸 bing bai wan

【英文名】Bing Bai Pill

【组成】硼砂、黄柏、薄荷叶。(中医方剂大辞典)

冰砂丹 bing sha dan

【英文名】Bing Sha Pellet

【组成】硼砂、冰片。(中医方剂大辞典)

冰香散 bing xiang san

【英文名】Bing Xiang Powders

【组成】(1)苦瓜霜、硼砂、朱砂、冰片、胆矾、雄黄精、人中黄、麝香、僵蚕。(中医方剂大辞典)(2)炉甘石、乳香、没药、冰片、麝香。(中医方剂大辞典)

冰壶丸 bing hu wan

【英文名】Bing Hu Pill

【组成】牛黄、真珠、人参、白茯苓、安息香、胡黄连、龙胆、麦门冬、远志、丹砂、玳瑁、犀角、龙脑、龙齿、铁粉、甜消、金箔、银箔。(中医方剂大辞典)

冰壶汤 bing hu tang

【英文名】Bing Hu Decoction

【组成】高良姜。(中医方剂大辞典)

冰壶散 bing hu san

【英文名】Bing Hu Powders

【组成】(1)不灰木、玄精石、金星石、银星石、马牙消、炙甘草、消石。(中医方剂大辞典)(2)良姜。(中医方剂大辞典)

冰消散 bing xiao san

【英文名】Bing Xiao Powders

【组成】皮消、冰片。(中医方剂大辞典)

冰梅丸 bing mei wan

【英文名】Bing Mei Pill

【组成】(1)冰片、薄荷叶、孩儿茶、乌梅肉、硼砂、诃子、白沙糖。(中医方剂大辞典)(2)青梅、明矾、桔梗、白芷、防风、猪牙皂角。(中医方剂大辞典)(3)南星、半夏、皂角、白矾、盐、桔梗、防风、朴消。(中医方剂大辞典)(4)青时梅、梅片、川雅连、西瓜霜、硼砂、青黛、薄荷、甘草、荆芥穗、象贝、僵蚕、黄芩、雄精、半夏。(中医方剂大辞典)(5)干葛、苏叶、白豆蔻、甘草、薄荷、藿香、桔梗、人参、乌梅肉、白硼砂、麦冬、花粉、橘红。(中医方剂大辞典)

冰梅散 bing mei san

【英文名】Bing Mei Powders

【组成】青盐、朴消、猪牙皂、白矾、甘草、桔梗、青梅、南星、半夏。(中医方剂大辞典)

冰黄酊 bing huang ding

【英文名】Bing Huang Tincture

【组成】冰片、黄柏、薄荷、青黛。(辽宁中医杂志 1993,(3))

冰黄散 bing huang san

【英文名】Bing Huang Powders

【异名】止痛散(中医方剂大辞典、疡医大全);冰王散

（中医方剂大辞典、杂病源流犀烛）

【组成】(1)牙消、硼砂、雄黄、冰片、麝香。（中医方剂大辞典）(2)冰片、人中白、蒲黄、黄柏、甘草、青黛、川连、薄荷、月石、朴消、枯矾。（中医方剂大辞典）(3)炉甘石、冰片、轻粉、乳香、孩儿茶、血竭、没药。（中医方剂大辞典）(4)土消、大黄。（中医方剂大辞典）

冰黄膏 bing huang gao

【英文名】Bing Huang Plaster

【组成】黄连、冰片、麝香、轻粉、硫黄。（中医方剂大辞典）

冰硫散 bing liu san

【英文名】Bing Liu Powders

【组成】硫黄、樟冰、川椒、生矾。（中医方剂大辞典）

冰蛤散 bing ge san

【英文名】Bing Ge Powders

【组成】龙骨、蛤粉、梅片。（中医方剂大辞典）

冰蛳散 bing si san

【英文名】Bing Si Powders

【组成】大田螺、白砒、冰片、硇砂。（中医方剂大辞典）

冰硼散 bing peng san

【英文名】Bing Peng Powders

【异名】竹一（中医方剂大辞典、痧证全书）；二十五号震象方（中医方剂大辞典、杂病源流犀烛）；金丹（中医方剂大辞典）

【组成】(1)薄荷、黄芩、川连、甘草、元明粉、青黛、洋儿茶、西豆根、黄柏、硼砂、梅片。（中医方剂大辞典）(2)硼砂、玄明粉、冰片。（中医方剂大辞典）(3)冰片、硼砂、胆矾、灯心灰。（中医方剂大辞典）(4)月石、梅片、西黄、僵蚕、青黛。（中医方剂大辞典）(5)冰片、硼砂、僵蚕、牙消、蒲黄、胆矾。（中医方剂大辞典）(6)硼砂、风化霜、僵蚕、薄荷叶、生矾、冰片、滴乳石、人中白。（中医方剂大辞典）(7)冰片、硼砂。（中医方剂大辞典）(8)硼砂、天竺黄、朱砂、玄明粉。（中医方剂大辞典）(9)冰片、朱砂、玄明粉、硼砂。（中医方剂大辞典）(10)冰片、硼砂、山豆根。（中医方剂大辞典）(11)石膏、硼砂、僵蚕、梅片。（中医方剂大辞典）(12)冰片、硼砂、石膏、元明粉。（中医方剂大辞典）(13)硼砂、冰片、僵蚕。（中医方剂大辞典）

冰榴散 bing liu san

【英文名】Bing Liu Powders

【组成】干石榴皮、冰片。（山东中医杂志 1984,(4)）

冰竭散 bing jie san

【英文名】Bing Jie Powders

【组成】(1)冰片、血竭、大黄。（中医急症通讯 1992,(3－4)）(2)冰片、全蝎、菜油。（浙江中医杂志 1991,(7)）

冰熊散 bing xiong san

【英文名】Bing Xiong Powders

【组成】辰砂、冰片、熊胆。（中医方剂大辞典）

冰霜散 bing shuang san

【英文名】Bing Shuang Powders

【组成】寒水石、牡蛎、朴消、青黛、轻粉。（中医方剂大辞典）

冰螺散 bing luo san

【英文名】Bing Luo Powders

【组成】田螺、白砒、冰片、硇砂。（中医方剂大辞典）

冰黛散 bing dai san

【英文名】Bing Dai Powders

【组成】(1)黄连、青黛、冰片。（陕西中医 1993,14(10)）(2)青黛、冰片、朱砂、硼砂、乌贼骨。（湖北中医杂志 1989(5)）

冰麝散 bing she san

【英文名】Bing She Powders

【组成】黄柏、黄连、玄明粉、鹿角霜、甘草、明矾、硼砂、冰片、麝香。（中医方剂大辞典）

冰雪饮子 bing xue yin zi

【英文名】Bing Xue Drink

【组成】糯米。（中医方剂大辞典）

冰膏似雪 bing gao si xue

【英文名】Bing Gao Si Xue Powders

【组成】黄连、黄柏、黄药子、苦参、朴消。（中医方剂大辞典）

冰片鸡蛋油 bing pian ji dan you

【英文名】Bing Pian Ji Dan Oil

【异名】蛋黄油（中医方剂大辞典）

【组成】鸡蛋黄油、冰片。（中医方剂大辞典）

冰片枯矾液 bing pian ku fan ye

【英文名】Bing Pian Ku Fan Ye Lotion

【组成】冰片、枯矾、氯化钠。（中国中西医结合杂志 1993,13(7)）

冰片破毒散 bing pian po du san

【英文名】Bing Pian Po Du Powders

【组成】朴消、僵蚕、甘草、青黛、马屁勃、蒲黄、麝香、冰片。（中医方剂大辞典）

冰冻血愁汤 bing dong xue chou tang

【英文名】Bing Dong Xue Chou Decoction

【组成】乌贼骨、大黄炭、苎麻根、生地炭、黄连。（四川中医 1989,7(4)）

冰连滴耳剂 bing lian di er ji

【英文名】Bing Lian Di Er Liquid

【组成】黄连、枯矾、冰片、明矾等。

冰梅上清丸 bing mei shang qing wan

【英文名】Bing Mei Shang Qing Pill

【组成】冰片、白药煎、玄明粉、西砂仁、薄荷、生草粉、桔梗、诃子肉、月石、柿霜。(中医方剂大辞典)

冰硼咽喉散 bing peng yan hou san

【英文名】Bing Peng Yan Hou Powders(药品标准-中药成方制剂标准)

【组成】冰片、硼砂、玄明粉、青黛、生石膏。(药品标准-中药成方制剂标准1998年)

冰硼利喉散 bing peng li hou san

【英文名】Bing Peng Li Hou Powders

【组成】人中白、王瓜消、枯白矾、青黛、元明粉、薄荷叶、僵蚕、黄连、硼砂、冰片。(中医方剂大辞典)

冰糖乌梅汤 bing tang wu mei tang

【英文名】Bing Tang Wu Mei Decoction

【组成】冰糖、乌梅肉。(中医方剂大辞典)

冰霜梅苏丸 bing shuang mei su wan

【英文名】Bing Shuang Mei Su Pill

【组成】(1)乌梅肉、柿霜、桂圆、薄荷叶、紫苏叶、白糖。(中医方剂大辞典)(2)乌梅肉、苏叶、葛根、薄荷。(中医方剂大辞典)(3)花粉、葛根、苏叶、柿霜、薄荷、山楂、乌梅肉。(中医方剂大辞典)

冰霜痱子粉 bing shuang fei zi fen

【英文名】Bing Shuang Fei Zi Powders(药品标准-中药成方制剂标准)

【组成】滑石粉、碳酸钙粉、冰片、薄荷脑、龙涎香精。(药品标准-中药成方制剂标准1997年)

冰翳还睛丸 bing yi huan jing wan

【英文名】Bing Yi Huan Jing Pill

【组成】人参、五味子、防风、知母、细辛、黄芩、桔梗、车前子、黑参、生地黄、茺蔚子。(中医方剂大辞典)

冰麝上清丸 bing she shang qing wan

【英文名】Bing She Shang Qing Pill

【组成】儿茶、梅片、麝香、山豆根、桔梗、诃子、黄连、薄荷、玄参、甘草、风化消。(中医方剂大辞典)

冰麝无价散 bing she wu jia san

【英文名】Bing She Wu Jia Powders

【组成】猪粪、冰片、麝香。(中医方剂大辞典)

冰麝痧药丸 bing she sha yao wan

【英文名】Bing She Sha Yao Pill

【组成】冰片、麝香、蟾酥、丁香、朱砂、雄黄、煅西月石。(中医方剂大辞典)

冰黄肤乐软膏 bing huang fu le ruan gao

【英文名】Bing Huang Fu Le Ointment

【组成】大黄、姜黄、硫黄、冰片等。((98)卫药准字Z-031号)

冰硼散金钥匙方 bing peng san jin yao shi fang

【英文名】Bing Peng San Jin Yao Shi Prescription

【组成】火消、白月石、冰片。(中医方剂大辞典)

汗斑粉 han ban fen

【英文名】Han Ban Powders

【组成】密陀僧、雄黄、硫黄、蛇床子、轻粉。(中医方剂大辞典)

汗斑散 han ban san

【英文名】Han Ban Powders

【组成】(1)扫盆、蛇床子、密陀僧、雄黄。(中医方剂大辞典)(2)密佗僧、硫黄。(中医方剂大辞典)

汗斑肥皂 han ban fei zao

【英文名】Han Ban Fei Zao Pill

【组成】硫黄、雄黄、白砒、明矾、密陀僧、肥皂。(中医方剂大辞典)

汗斑擦剂 han ban ca ji

【英文名】Han Ban Liniment

【组成】密陀僧、硫黄、白附子。(中医方剂大辞典)

江鳔丸 jiang biao wan

【英文名】Jiang Biao Pill

【异名】左龙丸(中医方剂大辞典、金鉴)

【组成】江鳔、野鸽粪、雄黄、白僵蚕、蜈蚣、天麻。(中医方剂大辞典)

江蝈围药 jiang guo wei yao

【英文名】Jiang Guo Wei Yao Pill

【组成】大黄、半夏、黄药、江蝈、白梅。(中医方剂大辞典)

江南度世丸 jiang nan du shi wan

【英文名】Jiang Nan Du Shi Pill

【组成】花椒、人参、细辛、甘草、茯苓、真珠、大黄、干姜、丹砂、野葛、桂心、雄黄、鬼臼、麝香、乌头、牛黄、附子、紫菀、巴豆、蜈蚣。(中医方剂大辞典)

江侯秘传药酒 jiang hou mi chuan yao jiu

【英文名】Jiang Hou Mi Chuan Wine

【组成】五加皮、牛膝、杜仲、当归、生地黄、地骨皮。(中医方剂大辞典)

江南三十六疰丸 jiang nan san shi liu zhu wan

【英文名】Jiang Nan San Shi Liu Zhu Pill

【组成】雄黄、麦冬、皂荚、莽草、鬼臼、巴豆。(中医方剂大辞典)

汤剂 tang ji

【英文名】Decoction(中国中医药学主题词表)

【定义】指将药物煎煮或浸泡去渣取汁制成的液体剂型。(中药药剂学)

汤粥 tang zhou

【英文名】Tang Gruel

【组成】羊肉。

汤泡饮 tang pao yin

【英文名】Tang Pao Drink

【组成】粟壳、乌梅、甘草、蜜。(中医方剂大辞典)

汤泡散 tang pao san
【英文名】Tang Pao Powders
【异名】金莲子散(中医方剂大辞典、普济方)
【组成】当归、赤芍、黄连、蝉蜕。(中医方剂大辞典)

汤脚散 tang jiao san
【英文名】Tang Jiao Powders
【组成】地椒、蒺藜子、莽草、荆芥穗。(中医方剂大辞典)

汤火止痛散 tang huo zhi tong san
【英文名】Tang Huo Zhi Tong Powders
【组成】大黄、当归。(中医方剂大辞典)

汤火神验方 tang huo shen yan fang
【英文名】Tang Huo Shen Yan Plaster
【异名】毛粉散(中医方剂大辞典、洞天奥旨)
【组成】猪毛。(中医方剂大辞典)

汝言化痰丸 ru yan hua tan wan
【英文名】Ru Yan Hua Tan Pill
【组成】瓜蒌、杏仁、海粉、桔梗、连翘、五倍子、香附、蛤粉、瓦楞子、风化消。(中医方剂大辞典)

壮元丸 zhuang yuan wan
【英文名】Zhuang Yuan Pill
【组成】(1)山茱萸肉、杜仲、破故纸、龟版、鹿茸、菟丝子、远志、头二蚕沙、人参、茯苓、大附子。(中医方剂大辞典)(2)巴豆、神曲、半夏、雄黄、白曲。(中医方剂大辞典)

壮元丹 zhuang yuan dan
【英文名】Zhuang Yuan Pellet
【组成】牛膝、苁蓉、熟地黄、川芎、覆盆子、石斛、菟丝子、当归、续断、巴戟、白茯苓、山茱萸肉、枸杞子、肉桂、五味子、防风、杜仲。(中医方剂大辞典)

壮元酒 zhuang yuan jiu
【英文名】Zhuang Yuan Wine
【组成】天雄、白蔹、茵芋、蜀椒、羊踯躅、乌头、附子、干姜。(中医方剂大辞典)

壮气丸 zhuang qi wan
【英文名】Zhuang Qi Pill
【组成】(1)茴香、巴戟、破故纸、胡芦巴、玄胡索、仙茅、附子、金铃子、桂、木香。(中医方剂大辞典)(2)白术、干姜、半夏、当归、桂心、豆仁、丁香、甘草。(中医方剂大辞典)

壮气汤 zhuang qi tang
【英文名】Zhuang Qi Decoction
【组成】人参、麦冬、甘草、百合、贝母。(中医方剂大辞典)

壮水汤 zhuang shui tang
【英文名】Zhuang Shui Decoction
【组成】(1)熟地、生地、荆芥、三七根末。(中医方剂大辞典)(2)熟地、山茱萸、车前子、甘草、茯苓、白芍、肉桂。(中医方剂大辞典)

壮火丹 zhuang huo dan
【英文名】Zhuang Huo Pellet
【组成】人参、巴戟天、白术、熟地、山茱萸、肉苁蓉、枸杞、附子、肉桂、破故纸、茯苓、北五味、炒枣仁、柏子仁、山药、芡实、龙骨。(中医方剂大辞典)

壮本丹 zhuang ben dan
【英文名】Zhuang Ben Pellet
【组成】杜仲、肉苁蓉、巴戟、破故纸、茴香、青盐。(中医方剂大辞典)

壮血片 zhuang xue pian
【英文名】Zhuang Xue Tablet(药品标准－中药成方制剂标准)
【组成】当归、黑老虎、何首乌、五指毛桃、骨碎补、白术、鸡血藤、甘草。(药品标准－中药成方制剂标准 1991年)

壮阳丸 zhuang yang wan
【英文名】Zhuang Yang Pill
【组成】肉苁蓉、仙茅、蛇床子、山药、五味子、补骨脂、茯神、紫梢花、杜仲、韭菜子、雄鸡肝、鳖肝、海狗肾。(中医方剂大辞典)

壮阳丹 zhuang yang dan
【英文名】Zhuang Yang Pellet
【组成】(1)肉苁蓉、五味子、蛇床子、菟丝子、杜仲、牛膝、黄柏、知母、胡桃肉。(中医方剂大辞典)(2)肉苁蓉、五味子、蛇床子、远志、莲蕊、菟丝子、益智仁、山药、沉香。(中医方剂大辞典)(3)仙茅、蛇床子、五味子、白茯苓、苁蓉、山药、杜仲、韭子、故纸、巴戟、熟地、山茱萸、菟丝子、海狗肾、紫梢花。(中医方剂大辞典)(4)熟地黄、巴戟、破故纸、仙灵脾、桑螵蛸、阳起石。(中医方剂大辞典)

壮阳汤 zhuang yang tang
【英文名】Zhuang Yang Decoction
【组成】蛇床子、地骨皮。(中医方剂大辞典)

壮阳灵 zhuang yang ling
【英文名】Zhuang Yang Ling Wine
【组成】仙灵脾、仙茅、菟丝子、石榴叶、枸杞子、丹参、黄精。(中医药研究 1989,(6))

壮阳膏 zhuang yang gao
【英文名】Zhuang Yang Emplastrum
【组成】甘遂、甘草、大附子、阿芙蓉、母丁香、蟾酥、麝香。(中医方剂大辞典)

壮体丹 zhuang ti dan
【英文名】Zhuang Ti Pellet
【组成】熟地、元参、麦冬、北五味、山茱萸、牛膝。(中医方剂大辞典)

壮肾散 zhuang shen san
【英文名】Zhuang Shen Powders
【组成】仙灵脾、远志、巴戟、杜仲、破故纸、肉苁蓉、青盐、大茴香、小茴香。(中医方剂大辞典)
壮金丹 zhuang jin dan
【英文名】Zhuang Jin Pellet
【组成】人参、黄芪、茯苓、山药、百合、二冬、紫菀、五味。(中医方剂大辞典)
壮骨丸 zhuang gu wan
【英文名】Zhuang Gu Pill(药品标准－中药成方制剂标准)
【组成】虎骨、芡实、酸枣仁、枸杞子、五味子、川芎、当归、石斛、龟甲、附片、杜仲、黄柏、羌活、独活、防风、木瓜、白芍、怀牛膝、白术、苍术、党参、沙参、黄芪、补骨脂、山药、薏苡仁、防己、珍珠草、桂枝、紫地榆。(药品标准－中药成方制剂标准1998年)
壮骨丹 zhuang gu dan
【英文名】Zhuang Gu Pellet
【组成】赤曲、芸香。(中医方剂大辞典)
壮骨酒 zhuang gu jiu
【英文名】Zhuang Gu Wine
【组成】淫羊藿、鹿茸、牛膝、杜仲、薏苡仁、木瓜、枸杞子、五加皮、苍术、制川乌、羌活、红曲、独活、蕲蛇、防风、白芷、丁香、肉桂、木香、檀香、砂仁、佛手、青皮、陈皮、乌药、当归、白芍、熟地黄、人参、川芎、乳香、没药、松节油、麝香、红花、紫草、丹皮、玉竹、白酒等。(广东省药品标准(1982年))
壮骨散 zhuang gu san
【英文名】Zhuang Gu Powders
【组成】杜仲、蒟篓。(中医方剂大辞典)
壮原汤 zhuang yuan tang
【英文名】Zhuang Yuan Decoction
【异名】壮元汤(中医方剂大辞典、风劳臌膈)
【组成】人参、白术、茯苓、破故纸、桂心、大附子、干姜、砂仁、陈皮。(中医方剂大辞典)
壮脑散 zhuang nao san
【英文名】Zhuang Nao Powders
【组成】胡椒、丁子、肉豆蔻、干姜、胡荽子、小茴香。(中医方剂大辞典)
壮脾丸 zhuang pi wan
【英文名】Zhuang Pi Pill
【组成】(1)砂仁、陈皮、神曲、茯苓、苍术、白术、山楂、麦芽、香附、青皮、三棱、莪术、厚朴、白豆仁、人参。(中医方剂大辞典)(2)獖猪肚、肉豆蔻、禹余粮、砂仁、神曲、橘红、附子、白术、木香、丁香。(中医方剂大辞典)(3)丁香、附子、诃子、荜茇、白术、茯苓、肉苁蓉、人参、干姜、荜澄茄、乌药、陈皮、沉香、厚朴、神曲、艾、砂仁、炙甘草。(中医方剂大辞典)
壮脾汤 zhuang pi tang
【英文名】Zhuang Pi Decoction
【组成】附子、白术、人参、干姜、砂仁、肉豆蔻、丁香、厚朴。(中医方剂大辞典)
壮腰煎 zhuang yao jian
【英文名】Zhuang Yao Decoction
【组成】黄芪、鹿角霜、白术、当归、骨碎补、螃蟹、枸杞、蛰虫、没药、生麦芽。(辽宁中医杂志)
壮血药酒 zhuang xue yao jiu
【英文名】Zhuang Xue Wine(药品标准－中药成方制剂标准)
【组成】当归、黑老虎、何首乌、五指毛桃、骨碎补、白术、鸡血藤、甘草。(药品标准－中药成方制剂标准1991年)
壮骨药酒 zhuang gu yao jiu
【英文名】Zhuang Gu Wine(药品标准－中药成方制剂标准)
【组成】豹骨、乳香、没药、当归、牛膝、天南星、天麻、血竭、肉桂、熟地黄等。(药品标准－中药成方制剂标准1998年)
壮土固金丸 zhuang tu gu jin wan
【英文名】Zhuang Tu Gu Jin Pill
【组成】党参、砂仁、白芍、茯苓、桔梗、广皮、炙黄芪、莲肉、五味子、薏米、玄参、山药、川贝、紫菀、兜铃、百合、寸冬、清夏、当归、款冬、炙草。(中医方剂大辞典)
壮元补身酒 zhuang yuan bu shen jiu
【英文名】Zhuang Yuan Bu Shen Wine(药品标准－中药成方制剂标准)
【组成】地黄、山茱萸、山药、枸杞子、菟丝子、女贞子、肉苁蓉、续断、狗肾、白芍。(药品标准－中药成方制剂标准1990年)
壮气四物汤 zhuang qi si wu tang
【英文名】Zhuang Qi Si Wu Decoction
【组成】四物汤、木香、青皮、陈皮、枳壳、甘草。(中医方剂大辞典)
壮气收肠方 zhuang qi shou chang fang
【英文名】Zhuang Qi Shou Chang Proved Recipe
【组成】黄芪、白芷、防风、厚朴、当归、川芎、蔓荆子、桔梗、木香、人参、肉桂。(中医方剂大辞典)
壮气收肠汤 zhuang qi shou chang tang
【英文名】Zhuang Qi Shou Chang Decoction
【组成】黄芪、人参、当归、川芎、广木香、金银花、川连、升麻。(中医方剂大辞典)
壮气益血汤 zhuang qi yi xue tang
【英文名】Zhuang Qi Yi Xue Decoction

【异名】壮气益母汤(中医方剂大辞典、胎产辑萃)
【组成】生地黄、人参、当归、代赭、木香。(中医方剂大辞典)

壮水制阳汤 zhuang shui zhi yang tang
【英文名】Zhuang Shui Zhi Yang Decociton
【组成】白麻骨、沙参、麦冬、当归、牛膝、元参、山栀、丹皮、绿豆皮、莲心、枯芩、条芩、黄柏、泽泻、白芍、仙茅、秦艽。(中医方剂大辞典)

壮水明目丸 zhuang shui ming mu wan
【英文名】Zhuang Shui Ming Mu Pill
【组成】熟地黄、泽泻、山茱萸、茯苓、川芎、牡丹皮、当归、山药、生地黄、蔓荆子、甘菊花、黄连、柴胡、五味子。(中医方剂大辞典)

壮火益土汤 zhuang huo yi tu tang
【英文名】Zhuang Huo Yi Tu Decoction
【组成】淡附子、淡干姜、倭硫黄、制茅术、带皮苓、炒苡仁、煨肉果、小茴香、菟丝子。(中医方剂大辞典)

壮火温脾汤 zhuang huo wen pi tang
【英文名】Zhuang Huo Wen Pi Decoction
【组成】白术、炙甘草、山药、陈皮、芡实、制附子、茯苓。(中医方剂大辞典)

壮尔神冲剂 zhuang er shen chong ji
【英文名】Zhuang Er Shen Medicinal Instant Granule
【组成】刺五加、野玫瑰、淫羊藿。

壮阳固齿散 zhuang yang gu chi san
【英文名】Zhuang Yang Gu Chi Powders
【组成】旱莲草、花椒、石膏、青盐、小茴香、白芷、升麻。(中医方剂大辞典)

壮阳注射液 zhuang yang zhu she ye
【英文名】Zhuang Yang Injection
【组成】鲜狗睾丸。(江西中医学院学报 1993,(男性病专辑))

壮阳复春灵 zhuang yang fu chun ling
【英文名】Zhuang Yang Fu Chun Ling Tablet
【组成】雄蚕蛹、刺五加、枸杞子、淫羊藿、熟地、大海米等。(中成药研究 1988,(7))

壮阳春胶囊 zhuang yang chun jiao nang
【英文名】Zhuang Yang Chun Capsule(药品标准-中药成方制剂标准)
【组成】肉苁蓉、锁阳、菟丝子、车前子、枸杞子、野玫瑰果、制何首乌。(药品标准-中药成方制剂标准 1998 年)

壮阳种子丹 zhuang yang zhong zi dan
【英文名】Zhuang Yang Zhong Zi Pellet
【异名】壮阳种子丸(中医方剂大辞典、回生集)
【组成】熟地、枸杞、牛膝、远志、山药、山茱萸、巴戟、白茯苓、五味子、石菖蒲、楮实子、肉苁蓉、杜仲、茴香。(中医方剂大辞典)

壮阳衍宗丸 zhuang yang yan zong wan
【英文名】Zhuang Yang Yan Zong Pill
【组成】鳖头、仙灵脾、肉苁蓉、覆盆子、五味子、菟丝子、车前子、枸杞子。(四川中医 1989;8(1))

壮阳健威丸 zhuang yang jian wei wan
【英文名】Zhuang Yang Jian Wei Pill(药品标准-中药成方制剂标准)
【异名】参茸大补丸(药品标准-中药成方制剂标准)
【组成】人参、肉苁蓉、鹿茸、鹿角胶、沉香、杜仲、茯苓、远志、肉桂、甘草、山药、枸杞子、锁阳、附子、制何首乌、黄狗肾。(药品标准-中药成方制剂标准 1995 年)

壮阳益肾酒 zhuang yang yi shen jiu
【英文名】Zhuang Yang Yi Shen Wine
【组成】蛤蚧、海马、鹿茸、赤参、枸杞子、淫羊藿、五味子。(吉林中医 1991,(1))

壮阳益精散 zhuang yang yi jing san
【英文名】Zhuang Yang Yi Jing Powders
【组成】蛤蚧、枸杞子、菟丝子、仙茅、淫羊藿、五味子、黄精、蛇床子、龟板、柴胡、白芍。(实用中西医结合杂志 1993,6(5))

壮阳起痿丸 zhuang yang qi wei wan
【英文名】Zhuang Yang Qi Wei Pill
【组成】潞党参、白术、甘枸杞、冬虫、熟地黄、阳起石、净韭子、炙鳖甲、生龟板、杜仲、制锁阳、仙灵脾、当归身、川续断、肉苁蓉、破故纸、紫河车、炙甘草、菟丝子。(新中医 1989,(2))

壮阳通络饮 zhuang yang tong luo yin
【英文名】Zhuang Yang Tong Luo Drink
【组成】淫羊藿、菟丝子、枸杞子、田三七、当归、麝香等。(安徽中医学院学报 1992,11(2))

壮胆星朱丹 zhuang dan xing zhu dan
【英文名】Zhuang Dan Xing Zhu Pellet
【组成】朱砂、胆星、石菖蒲、牛黄、麝香、猪心。(中医方剂大辞典)

壮胆镇惊丸 zhuang dan zhen jing wan
【英文名】Zhuang Dan Zhen Jing Pellet
【组成】橘红、枳实、当归、熟地黄、天门冬、白茯苓、远志、甘草、白石英。(中医方剂大辞典)

壮骨木瓜丸 zhuang gu mu gua wan
【英文名】Zhuang Gu Mu Gua Pill
【组成】豹骨、铁丝威灵仙、木瓜、川乌、牛膝、当归。((93)京卫药准字 ZZ-3136 第 317 号)

壮骨木瓜酒 zhuang gu mu gua jiu
【英文名】Zhuang Gu Mu Gua Wine(药品标准-中药成方制剂标准)

【组成】玉竹、栀子、木瓜、当归、羌活、独活、陈皮、香加皮、川芎、秦艽、川牛膝、红花、寄生、千年健、豹骨汁。(药品标准－中药成方制剂标准 1998 年)

壮骨去湿丹 zhuang gu qu shi dan

【英文名】Zhuang Gu Qu Shi Pellet

【组成】薏仁、芡实、茯苓、肉桂、牛膝、萆薢。(中医方剂大辞典)

壮骨关节丸 zhuang gu guan jie wan

【英文名】Zhuang Gu Guan Jie Pill(中国中医药主题词表)

【组成】狗脊、淫羊藿、独活、骨碎补、木香、鸡血藤、川断、熟地。((94)粤卫药准字第 K4－03 号)

壮真五和丸 zhuang zhen wu he wan

【英文名】Zhuang Zhen Wu He Pill

【组成】香附、乌药、防己、归身、白芍、熟地、续断、甘草、秦艽、藿香、茯苓、山药、砂仁。(中医方剂大辞典)

壮筋束骨丸 zhuang jin shu gu wan

【英文名】Zhuang Jin Shu Gu Pill

【组成】熟地、鸡血藤、制乳香、鹿角胶、炮山甲、杜仲炭、鹿衔草、淫羊藿、桂枝、制马钱子、麻黄、骨碎补。(山东中医杂志 1992,11(6))

壮筋补骨丹 zhuang jin bu gu dan

【英文名】Zhuang Jin Bu Gu Pellet

【组成】当归、川芎、白芍、熟地黄、无名异、杜仲、续断、五加皮、骨碎补、桂枝、三七、龙骨、刘寄奴、土元、自然铜、黄芪、虎骨、破故纸、菟丝饼、党参、木瓜。(中医方剂大辞典)

壮筋养血汤 zhuang jin yang xue tang

【英文名】Zhuang Jin Yang Xue Decoction

【组成】白芍、当归、川芎、川断、红花、生地、牛膝、丹皮、杜仲。(中医方剂大辞典)

壮筋续骨丹 zhuang jin xu gu dan

【英文名】Zhuang Jin Xu Gu Pellet

【组成】(1)羌活、独活、防风、当归、红花、香附、枳壳、青皮、花粉、土鳖虫、白术、荆芥、桂枝、木瓜、甘草、续断、五加皮、杜仲、川芎、神曲、麦芽、柴胡、黄芩。(中医方剂大辞典)(2)当归、川芎、白芍、熟地黄、杜仲、川断、五加皮、骨碎补、桂枝、三七、黄芪、虎骨、破故纸、菟丝饼、党参、木瓜、刘奇奴、地鳖虫。(中医方剂大辞典)(3)川芎、羌活、独活、防风、玄胡、当归、红花、香附、陈皮、丹皮、生地、牛膝、乌药、青皮、枳壳、麦芽、白术、桂枝、桃仁、神曲、杜仲、柴胡、木瓜、黄芩、荆芥、加皮、续断、苏木、甘草、木通。(中医方剂大辞典)

壮腰补肾丸 zhuang yao bu shen wan

【英文名】Zhuang Yao Bu Shen Pill(药品标准－中药成方制剂标准)

【组成】熟地黄、山药、泽泻、茯苓、肉苁蓉、红参、麦冬、菟丝子、车前子、菊花、远志、白术、龙骨、牡蛎、续断、当归、黄芪、首乌藤、藤合欢、五味子。(药品标准－中药成方制剂标准 1990 年)

壮腰健身丸 zhuang yao jian shen wan

【英文名】Zhuang Yao Jian Shen Pill(药品标准－中药成方制剂标准)

【组成】女贞子、黄精、熟地黄、金樱子、狗脊、制何首乌、千斤拔。(药品标准－中药成方制剂标准 1997 年)

壮腰健肾丸 zhuang yao jian shen wan

【英文名】Zhuang Yao Jian Shen Pill(药品标准－中药成方制剂标准)

【组成】(1)狗脊、金樱子、黑老虎、桑寄生、鸡血藤、千斤拔、牛大力、菟丝子、女贞子。(广东省药品标准(1982 年))(2)狗脊、鸡血藤、金樱子、桑寄生、黑老虎根、千斤拔。((91)京卫药准字 ZZ－2524 第 264 号)

壮腰健肾片 zhuang yao jian shen pian

【英文名】Zhuang Yao Jian Shen Tablet(药品标准－中药成方制剂标准)

【组成】狗脊、黑老虎、千斤拔、桑寄生、鸡血藤、金樱子、女贞子、牛大力、菟丝子。(药品标准－中药成方制剂标准 1997 年)

壮腰健肾汤 zhuang yao jian shen tang

【英文名】Zhuang Yao Jian Shen Decoction

【组成】熟地、杜仲、山芋、枸杞子、补骨脂、红花、羌活、独活、肉苁蓉、菟丝子、当归。(中医方剂大辞典)

壮腰消痛液 zhuang yao xiao tong ye

【英文名】Zhuang Yao Xiao Tong Oral Liquid(药品标准－中药成方制剂标准)

【组成】枸杞子、淫羊霍、巴戟天、穿山龙、地龙、威灵仙、狗脊、川牛膝、豨莶草、乌梅、鹿角胶、鹿衔草、木瓜、没药、海龙、杜仲。(药品标准－中药成方制剂标准 1991 年)

壮腰镇痛方 zhuang yao zhen tong fang

【英文名】Zhuang Yao Zhen Tong Prescription

【组成】白花蛇、桑寄生、杜仲、狗肾、川断、当归、川芎、延胡、梧桐花、木香。(江苏中医 1991,(12))

壮精固本丸 zhuang jing gu ben wan

【英文名】Zhuang Jing Gu Ben Pill

【组成】枸杞子、地黄、砂仁、锁阳、人参、茯苓、菟丝子、沙苑、蒺藜、归身、鹿角胶、天门冬、麦门冬、山药、五味子、山茱萸、泽泻。(中医方剂大辞典)

壮阳春口服液 zhuang yang chun kou fu ye

【英文名】Zhuang Yang Chun Oral Liquid(药品标准－

中药成方制剂标准）
【组成】鹿鞭、牛鞭、刺五加、蛇床子、鹿茸。（药品标准－中药成方制剂标准 1998 年）

壮阳暖下药饼 zhuang yang nuan xia yao bing
【英文名】Zhuang Yang Nuan Xia Yao Tablet
【组成】附子、神曲、干姜、大枣、桂心、五味子、菟丝子、肉苁蓉、蜀椒、羊髓、酥、蜜、黄牛乳、白面。（中医方剂大辞典）

壮阳固本地黄丸 zhuang yang gu ben di huang wan
【英文名】Zhuang Yang Gu Ben Di Huang Pill
【组成】熟地黄、山茱萸、山药、茯苓、鹿茸、补骨脂、五味子、枸杞、紫河车、鹿角胶、肉桂、附子。（中医方剂大辞典）

壮骨麝香止痛膏 zhuang gu she xiang zhi tong gao
【英文名】Zhuang Gu She Xiang Zhi Tong Plaster（药品标准－中药成方制剂标准）
【组成】豹骨流浸膏、麝香、伤湿止痛流浸膏、水杨酸甲酯、薄荷脑、冰片、樟脑、芸香浸膏、颠茄流浸膏。（药品标准－中药成方制剂标准 1997 年）

壮神益志保孕汤 zhuang shen yi zhi bao yun tang
【英文名】Zhuang Shen Yi Zhi Bao Yun Decoction
【组成】茯神、当归、酸枣仁、人参、远志、山药、黄芪、鹿角胶、白术、砂仁、甘草、龙眼肉、大枣。（中医方剂大辞典）

壮胃清温热调滞气汤 zhuang wei qing wen re tiao zhi qi tang
【英文名】Zhuang Wei Qing Wen Re Tiao Zhi Qi Decoction
【组成】鸡腿白术、茯苓、陈皮、香附子、山楂、木香、紫苏梗、黄连、当归、木通。（中医方剂大辞典）

守中丸 shou zhong wan
【英文名】Shou Zhong Pill
【异名】五芝地仙金髓丸（中医方剂大辞典）
【组成】（1）茯苓、麦门冬、白术、人参、甘菊花、山芋、枸杞子、生地黄。（中医方剂大辞典）（2）防风、荆芥、苦参、连翘、当归、胡麻、牙皂、蔓荆子、蒺藜、牛蒡子、白芷、甘草、朱砂、羌活、独活、陈皮、黄芩、胡黄连、山栀、升麻、天麻、乳香、没药、牛黄、麝香、冰片。（中医方剂大辞典）

守田膏 shou tian gao
【英文名】Shou Tian Plaster
【组成】半夏。（中医方剂大辞典）

守灵散 shou ling san
【英文名】Shou Ling Powders
【组成】茯苓、丁香、诃子、桔梗、白芍、羌活、甘草。（中医方剂大辞典）

守胃散 shou wei san
【英文名】Shou Wei Powders
【组成】人参、白术、茯苓、山药、白扁豆、葛根、天南星、甘草、藿香、防风、天麻。（中医方剂大辞典）

守宫丸 shou gong wan
【英文名】Shou Gong Pill
【组成】（1）守宫、天南星、腻粉。（中医方剂大辞典）（2）守宫、天南星、腻粉、白附子。（中医方剂大辞典）

守宫膏 shou gong gao
【英文名】Shou Gong Ointment
【组成】守宫、珍珠、麝香、樟脑。（中医方剂大辞典）

守神丸 shou shen wan
【英文名】Shou Shen Pill
【组成】金箔、腻粉、人参。（中医方剂大辞典）

守效丸 shou xiao wan
【英文名】Shou Xiao Pill
【组成】苍术、南星、白芷、山楂、川芎、枳核、半夏。（中医方剂大辞典）

守效散 shou xiao san
【英文名】Shou Xiao Powders
【组成】砒石、丁香、松香、轻粉、川乌、白矾、蜈蚣。（中医方剂大辞典）

守病丸 shou bing wan
【英文名】Shou Bing Pill
【组成】（1）朱砂、硇砂、雷丸、血竭、硼砂、磁石、轻粉、雄黄、白砒、巴豆、木鳖子。（中医方剂大辞典）（2）朱砂、雄黄、硼砂、轻粉、巴霜、硇砂、乳香。（中医方剂大辞典）（3）巴豆、皂荚、枣。（中医方剂大辞典）（4）磁石、硼砂、硇砂、麝香、朱砂、巴豆霜。（中医方剂大辞典）

守瘿丸 shou ying wan
【英文名】Shou Ying Pill
【组成】通草、杏仁、牛蒡子、吴射干、昆布、诃黎勒、海藻。（中医方剂大辞典）

守中金丸 shou zhong jin wan
【英文名】Shou Zhong Jin Pill
【组成】干姜、甘草、苍术、桔梗。（中医方剂大辞典）

守阳碧云膏 shou yang bi yun gao
【英文名】Shou Yang Bi Yun Plaster
【组成】铅粉、铜绿、乳香、没药、冰片。（中医方剂大辞典）

守病缠疾丹 shou bing chan ji dan
【英文名】Shou Bing Chan Ji Pellet
【异名】十三丸（中医方剂大辞典、普济方）
【组成】巴豆、雄黄、金脚信、密蜡、轻粉、粉霜。（中医方剂大辞典）

宅中汤 zhai zhong tang
【英文名】Zhai Zhong Decoction

【组成】天冬、紫河车、人参、茯神、黄芪、当归、白芍、丹参、柏仁、远志、莲子。(中医方剂大辞典)

安土汤 an tu tang

【英文名】An Tu Decoction

【组成】白芍、白术、柴胡、茯苓、甘草、苍术、神曲、炮姜。(中医方剂大辞典)

安土散 an tu san

【英文名】An Tu Powders

【组成】白术、茯苓、车前子、薏苡仁、赤小豆、通草、柴胡、石斛。(中医方剂大辞典)

安中丸 an zhong wan

【英文名】An Zhong Pill

【组成】甘松、益智、丁香、香附、蓬莪术、木香、麝香、人参、白术、木香、广藿香、甘草、枇杷叶、半夏、陈皮、丁香、槟榔、肉豆蔻。(中医方剂大辞典)

安中片 an zhong pian

【英文名】An Zhong Tablet(药品标准－中药成方制剂标准)

【组成】桂枝、延胡索、牡蛎、小茴香、砂仁、高良姜、甘草。(药品标准－中药成方制剂标准 1991 年)

安中汤 an zhong tang

【英文名】An Zhong Decoction

【组成】(1)草果、陈皮、姜、良姜、益智、蓬莪术、三棱、炙甘草、神曲、麦芽。(中医方剂大辞典)(2)黄芩、当归、川芎、人参、生地黄、甘草、芍药、生姜、麦冬、五味子、大枣、火麻仁。(中医方剂大辞典)(3)茯苓、陈皮、猪苓、滑石、淡豆豉、石斛、黄连、栀子、西瓜、淡竹叶、枇杷。(中医方剂大辞典)(4)白术、当归、党参、炙甘草、陈皮、砂仁、麦芽、生姜、大枣。(中医方剂大辞典)

安中散 an zhong san

【英文名】An Zhong Powders

【异名】安中汤(中医方剂大辞典、奇效良方)

【组成】(1)熟地黄、巴戟天、龙骨、远志、茯苓、乌头、五味子、山药、肉苁蓉、川续断、蛇床子、菟丝子。(中医方剂大辞典)(2)小麦、干姜、炙甘草、神曲。(中医方剂大辞典)(3)延胡索、高良姜、干姜、茴香、肉桂、牡蛎、甘草。(中医方剂大辞典)

安气汤 an qi tang

【英文名】An Qi Decoction

【组成】人参、五味子、麦冬、酸枣仁、山药、茯苓、阿魏。(中医方剂大辞典)

安心丸 an xin wan

【英文名】An Xin Pill

【组成】附子、全蝎。(中医方剂大辞典)

安心汤 an xin tang

【英文名】An Xin Decoction

【组成】(1)荷叶、生地黄、牡丹皮、当归、川芎、蒲黄。(中医方剂大辞典)(2)麦冬、山药、川芎、茯苓、犀角、桔梗、柴胡、紫菀、黄芩、白术、白芍、防风、阿胶、当归、茯神、大豆黄卷、神曲、生地黄、人参、甘草、干姜、朱砂。(中医方剂大辞典)(3)远志、甘草、人参、茯神、当归、芍药、麦冬、大枣。(中医方剂大辞典)

安平饮 an ping yin

【英文名】An Ping Drink

【组成】桃仁、红花、山楂、当归、益母草。(中医方剂大辞典)

安东散 an dong san

【英文名】An Dong Powders

【组成】苏罗子、瓦楞子、香橼、木瓜、蛤壳。(中医方剂大辞典)

安乐片 an le pian

【英文名】An Le Tablet(药品标准－中药成方制剂标准)

【组成】柴胡、当归、川芎、茯苓、钩藤、首乌藤、白术、甘草。(药品标准－中药成方制剂标准 1990 年)

安乐散 an le san

【英文名】An Le Powders

【组成】人参、麦冬、当归、甘草、通草、滑石、细辛、灯心。(中医方剂大辞典)

安宁饮 an ning yin

【英文名】An Ning Drink

【组成】玄参、生地黄、麦冬、白薇、骨碎补、天冬。(中医方剂大辞典)

安幼汤 an you tang

【英文名】An You Decoction

【组成】当归、荆芥、玄参、陈皮、熟地黄、麦冬、甘草、生地黄、黄连、牡丹皮、川贝母。(中医方剂大辞典)

安老汤 an lao tang

【英文名】An Lao Decoction

【异名】安老丹(中医方剂大辞典、辨证录)

【组成】人参、黄芪、熟地黄、白术、当归、山茱萸、阿胶、荆芥穗、甘草、香附、木耳炭。(中医方剂大辞典)

安贞汤 an zhen tang

【英文名】An Zhen Decoction

【组成】党参、炮姜、当归、半夏、茯苓、白术、厚朴、砂仁、桑皮、杏仁、紫苏子、陈香橼皮。(中医方剂大辞典)

安虫丸 an chong wan

【英文名】An Chong Pill

【异名】苦楝丸(中医方剂大辞典、小儿药证直诀)

【组成】(1)黄柏、苦参、槟榔、杨梅皮、黄连、黄芩、莪术。(中医方剂大辞典)(2)木香、槟榔、使君子肉、白芜荑仁、贯众、苦楝根白皮、虾蟆、夜明砂。(中医方剂大辞典)(3)干漆、雄黄、巴豆霜。(中医方剂大辞典)(4)莪术、木香、黄连、青皮、槟榔、使君子、芜荑仁、雷丸、苦楝根皮。(中医方剂大辞典)

安虫饮 an chong yin

【英文名】An Chong Drink

【组成】黄连、乌梅、炮姜、山楂、厚朴、芍药、使君子肉、枳实、陈皮、川楝子。(中医方剂大辞典)

安虫散 an chong san

【英文名】An Chong Powders

【异名】鹤虱散(中医方剂大辞典、普济方)

【组成】(1)胡粉、槟榔、川楝子、鹤虱、白矾、干漆、雄黄、巴豆霜。(中医方剂大辞典)(2)干漆、鹤虱、雷丸。(中医方剂大辞典)(3)胡粉、鹤虱、川楝子、槟榔、白矾。(中医方剂大辞典)

安全散 an quan san

【英文名】An Quan Powders

【组成】人参、白术、白附子、胆南星、天麻、朱砂、当归、乳香、没药、吊藤、僵蚕、全蝎、茯苓、羌活、防风、甘草、麝香。(中医方剂大辞典)

安冲汤 an chong tang

【英文名】An Chong Decoction

【组成】白术、黄芪、龙骨、牡蛎、生地黄、白芍、海螵蛸、茜草、续断。(中医方剂大辞典)

安志丸 an zhi wan

【英文名】An Zhi Pill

【组成】人参、茯苓、茯神、酸枣仁、当归、远志、柏子仁、琥珀、乳香、石菖蒲、朱砂。(中医方剂大辞典)

安志膏 an zhi gao

【英文名】An Zhi Ointment

【组成】(1)人参、酸枣仁、朱砂、乳香。(中医方剂大辞典)(2)朱砂、酸枣仁、人参、茯神、琥珀、乳香。(中医方剂大辞典)

安体散 an ti san

【英文名】An Ti Powders

【组成】茯苓、苍术、荆芥、防风、黄芩、当归、蒲公英、半夏。(中医方剂大辞典)

安肾丸 an shen wan

【英文名】An Shen Pill

【异名】三昧安肾丸(中医方剂大辞典、医学入门)

【组成】(1)肉苁蓉、石斛、桃仁、补骨脂、白术、山药、蒺藜、乌头、萆薢、巴戟天。(中医方剂大辞典)(2)补骨脂、葫芦巴、茴香、川楝子、续断、桃仁、杏仁、山药、茯苓。(中医方剂大辞典)(3)熟地黄、牡丹皮、附子、石斛、补骨脂、山药、肉桂、蒺藜、巴戟天、肉苁蓉、茯苓、泽泻、萆薢、白术。(中医方剂大辞典)(4)肉桂、乌头、桃仁、蒺藜、巴戟天、山药、茯苓、肉苁蓉、石斛、萆薢、白术、补骨脂。(中医方剂大辞典)(5)青盐、补骨脂、山药、石斛、茯苓、菟丝子、巴戟天、杜仲、肉苁蓉、蒺藜。(中医方剂大辞典)(6)补骨脂、茴香子、乳香。(中医方剂大辞典)(7)乌头、萆薢、茴香、杜仲、花椒、当归、木瓜、柏子仁、菟丝子、熟地黄、川楝子、泽泻、远志、巴戟天、牛膝、肉苁蓉、胡芦巴、山茱萸、茯苓、蛇床子、补骨脂、苍术。(中医方剂大辞典)(8)大安肾丸、磁石、石菖蒲、羌活。(中医方剂大辞典)(9)肉桂、乌头、蒺藜、巴戟天、薯蓣、茯苓、石斛、萆薢、白术、肉苁蓉、补骨脂。(中医方剂大辞典)(10)青盐、鹿茸、柏子仁、石斛、乌头、附子、巴戟天、肉桂、菟丝子、韭菜子、肉苁蓉、胡芦巴、杜仲、远志、石枣、补骨脂、赤石脂、茯苓、茯神、川楝子、苍术、花椒、茴香。(中医方剂大辞典)(11)鹿角霜、白术、肉桂、当归、续断、独活、牛膝、生地黄、菟丝子、巴戟天、大枣、桑枝。(中医方剂大辞典)

安肾汤 an shen tang

【英文名】An Shen Decoction

【组成】(1)鹿茸、葫芦巴、补骨脂、韭菜子、茴香、附子、苍术、茯苓、菟丝子。(中医方剂大辞典)(2)熟地黄、山药、枸杞、茯苓、牛膝、山茱萸。(中医方剂大辞典)

安和散 an he san

【英文名】An He Powders

【组成】(1)苍术、厚朴、陈皮、川芎、红花、半夏、香附。(中医方剂大辞典)(2)木香、当归、川芎、前胡、柴胡、青皮、桔梗、甘草、茯苓。(中医方剂大辞典)

安肺汤 an fei tang

【英文名】An Fei Decoction

【组成】(1)当归、川芎、芍药、熟地黄、麦冬、白术、茯苓、五味子、麦冬、桑白皮、甘草、阿胶。(中医方剂大辞典)(2)人参、茯苓、白术、甘草、当归、芍药、川芎、麦冬、五味子、桑白皮、阿胶、生姜。(中医方剂大辞典)

安肺散 an fei san

【英文名】An Fei Powders

【组成】(1)麦冬、桔梗、生地、白芍、茯苓、紫苏、款冬花、天冬、紫菀、黄芩、熟地黄、山茱萸、玄参、贝母。(中医方剂大辞典)(2)款冬花、五味子、乌梅、紫菀、甘草、罂粟壳。(中医方剂大辞典)(3)麻黄、甘草、罂粟壳。(中医方剂大辞典)

安肺膏 an fei gao

【英文名】An Fei Ointment

【组成】牙皂、冬虫夏草、甘草、生半夏、生南星、葶苈子、茯苓、化橘红、生川乌、珍珠粉、沉香末、冰片、蛤蚧。(浙江中医杂志 1993,28(1))

安定汤 an ding tang

【英文名】An Ding Decoction

【组成】黄芪、白术、当归、酸枣仁、远志、茯神、甘草、熟地黄、半夏、麦冬、柏子仁、玄参。(中医方剂大辞典)

安经丸 an jing wan

【英文名】An Jing Pill

【组成】香附、牡蛎、木香、木通、石燕、丁香。(中医方剂大辞典)

安经汤 an jing tang

【英文名】An Jing Decoction

【组成】当归、川芎、白芍、生地黄、阿胶、艾叶、黄芩、甘草、香附、黄柏、知母、黄连。(中医方剂大辞典)

安荣汤 an rong tang

【英文名】An Rong Decoction

【组成】(1)萍蓬草根、人参、白术、当归、川芎、黄芩、黄连、桂枝、木香、甘草。(中医方剂大辞典)(2)当归、熟地黄、丹参、山药、白芍、牡丹皮、阿胶、续断、甘草。(中医方剂大辞典)(3)熟地黄、当归、白芍、川芎、阿胶、附子、白术、条芩、砂仁、糯米、桑寄生。(中医方剂大辞典)

安荣散 an rong san

【英文名】An Rong Powders

【异名】安荣汤(中医方剂大辞典、宋氏女科)

【组成】(1)麦冬、通草、滑石、当归、灯心草、甘草、人参、细辛。(中医方剂大辞典)(2)当归、白芍、人参、麦冬、石斛、通草、栀子。(中医方剂大辞典)(3)柴胡、当归、白芍、生地黄、熟地、黄芩、知母、杜仲、续断、山药、麦冬、荆芥、金银花。(中医方剂大辞典)(4)丹参、龙骨、大枣、小蒜、茯苓、当归、人参、火麻仁、阿胶、赤小豆。(中医方剂大辞典)(5)麦冬、滑石、当归、灯心草、人参、茯苓、白芍、甘草梢、黄芩、知母、香附、木通、黄柏、川芎。(中医方剂大辞典)(6)白芍、当归、生地黄、熟地黄、黄芩、槐角、地榆、皂角、秦艽、防风、黄柏、甘草、赤石脂。(中医方剂大辞典)

安胃丸 an wei wan

【英文名】An Wei Pill

【组成】(1)半夏、花椒、陈皮、茯苓、乌梅、生姜。(中医方剂大辞典)(2)白术、干姜、大麦、陈皮、青皮、茯苓、砂仁、木香。(中医方剂大辞典)(3)青州白丸子、金液丹、全蝎、麝香。(中医方剂大辞典)(4)神曲、当归、人参、白术、干姜。(中医方剂大辞典)(5)人参、白术、茯苓、木香、槟榔、枇杷叶、广藿香、半夏曲、陈皮、甘草、丁香、肉豆蔻。(中医方剂大辞典)

安胃片 an wei pian

【英文名】An Wei Tablet(中国中医药学主题词表)

【组成】延胡索、白矾、海螵蛸。(中国药典——二部)

安胃宁 an wei ning

【英文名】An Wei Ning Powders

【组成】丁香、鸡内金、木香、瓦楞子、砂仁、海螵蛸、颠茄、鸡蛋壳。(四川中医 1988,(9))

安胃汤 an wei tang

【英文名】An Wei Decoction

【异名】安胃饮(中医方剂大辞典、明简医彀)

【组成】(1)苏木、红花、丁香、延胡索、郁金、肉桂、沉香、大黄。(中医方剂大辞典)(2)花椒、乌梅、黄连、人参、枳实、干姜。(中医方剂大辞典)(3)高良姜、木香、草果、陈皮、人参、茯苓、白术、胡椒、丁香、甘草。(中医方剂大辞典)(4)当归、白芍、陈皮、香附、白术、半夏、茯苓、广藿香、神曲、砂仁、甘草。(中医方剂大辞典)(5)人参、白术、茯苓、山药、当归、陈皮、半夏、莲子、甘草。(中医方剂大辞典)(6)五味子、甘草、炙甘草、乌梅、枣。(中医方剂大辞典)(7)人参、白术、川芎、白芷、当归、茯苓、陈米。(中医方剂大辞典)(8)黄连、五味子、乌梅、甘草、炙甘草、升麻梢。(中医方剂大辞典)

安胃饮 an wei yin

【英文名】An Wei Drink

【异名】安胃散(中医方剂大辞典、医学从众录)

【组成】(1)藿香、苏梗、厚朴、砂仁、竹如、半夏、陈皮、茯苓、生姜。(中医方剂大辞典)(2)半夏、青黛、赤石脂。(中医方剂大辞典)(3)陈皮、山楂、麦芽、木通、泽泻、黄芩、石斛。(中医方剂大辞典)

安胃散 an wei san

【英文名】An Wei Powders

【组成】(1)茯苓、白术、车前子、五味子、乌梅、罂粟壳。(中医方剂大辞典)(2)丁香、吴茱萸、草豆蔻、人参、甘草、黄芪、柴胡、升麻、柏子仁、陈皮、当归、苍术。(中医方剂大辞典)(3)人参、白术、木香、槟榔、丁香、半夏曲、肉豆蔻、橘红、广藿香、茯苓、青皮、甘草。(中医方剂大辞典)(4)人参、广藿香、丁香、陈皮。(中医方剂大辞典)(5)五灵脂、茯苓、丁香、朱砂、人参、木香。(中医方剂大辞典)

安胆汤 an dan tang

【英文名】An Dan Decoction

【组成】柴胡、天花粉、栀子、甘草、白芍、牡丹皮。(中医方剂大辞典)

安脉汤 an mai tang

【英文名】An Mai Decoction

【组成】人参、白术、当归、阿胶、甘草、陈皮、芎䓖、菟丝子、黄芪、杜仲。(中医方剂大辞典)

安胎丸 an tai wan

【英文名】An Tai Pill

【异名】湖莲丸(中医方剂大辞典)

【组成】(1)黄连、乌梅、炮姜、山楂、厚朴、芍药、使君子肉、枳实、陈皮、川楝子。(中医方剂大辞典)(2)白术、黄芩、神曲。(中医方剂大辞典)(3)川续断、杜仲、山药、当归、阿胶、白芍、熟地黄、砂仁、黄芩、甘草、川芎、艾叶、白术。(中医方剂大辞典)(4)人参、白术、甘草、陈皮、川芎、当归、白芍、紫苏叶、黄芩、香附、杜仲、续断、砂仁。(中医方剂大辞典)(5)茯苓、黄芩、白术、香附、益母草、延胡索、红花、没药。(中医方剂大辞典)(6)生地黄、当归、白芍、白术、陈皮、黄芩、川续断、杜仲、麦冬。(中医方剂大辞典)

安胎方 an tai fang

【英文名】An Tan Prescription

【组成】菟丝子、炙黄芪、桑寄生、阿胶、川断、党参、白术、黄芩。(陕西中医学院学报 1993,16(1))

安胎汤 an tai tang

【英文名】An Tai Decoction

【组成】槐花、贝母、当归、川芎。(中医方剂大辞典)

安胎饮 an tai yin

【英文名】An Tai Drink

【异名】安胎散(中医方剂大辞典、医学正传、三因);安胎万全饮(中医方剂大辞典、万氏女科、胎产心法)

【组成】(1)熟地黄、当归、茯苓、甘草、川芎、白术、半夏、阿胶、地榆、白芍。(中医方剂大辞典)(2)泽兰叶、黄芩、沙参、白芍、砂仁、地骨皮、麦冬、甘草。(中医方剂大辞典)(3)黄芪、生地黄、当归、茯苓、泽泻、升麻、金银花、黄芩、黄连、木香、范制面。(中医方剂大辞典)(4)生地黄、当归、麦冬、白芍、阿胶、杜仲、续断、黄芩、枳壳、砂仁。(中医方剂大辞典)(5)当归、白芍、茯苓、橘红、香附、黄芩、大腹皮。(中医方剂大辞典)(6)黄芪、杜仲、茯 苓、黄芩、白术、阿胶、续断、甘草、糯米。(中医方剂大辞典)(7)生地黄、紫苏梗、白术、黄芩、当归、栀子、木香、香附、茯苓、杜仲。(中医方剂大辞典)(8)当归、川芎、白芍、熟地黄、茯苓、阿胶、炙甘草、艾叶、白术。(中医方剂大辞典)(9)人参、当归、白术、熟地黄、川芎、甘草、紫苏、陈皮、黄芩。(中医方剂大辞典)(10)陈皮、茯苓、广藿香、砂仁、当归、紫苏、甘草、白术、黄芩、大腹皮。(中医方剂大辞典)(11)人参、当归、熟地黄、黄芩、川芎、白术、陈皮、紫苏、甘草、枣。(中医方剂大辞典)(12)当归、川芎、白芍、熟地黄、生地黄、白术、砂仁、陈皮、紫苏梗、杜仲、续断、阿胶、黄芩。(中医方剂大辞典)(13)白术、茯苓、地榆、甘草、熟地黄、当归、川芎、白芍、艾叶、黄芪、阿胶。(中医方剂大辞典)(14)当归、葱白。(中医方剂大辞典)(15)当归、熟地黄、茯苓、半夏、黄芩、川芎、白芍、阿胶、甘草。(中医方剂大辞典)(16)白术、陈皮、甘草、人参、川芎、当归、生地黄、柴胡、半夏、升麻。(中医方剂大辞典)(17)熟地黄、白芍、川芎、当归、艾叶、阿胶、茯苓。(中医方剂大辞典)(18)白术、当归、紫苏、黄芩、川芎、白芍、砂仁、香附、人参、陈皮、炙甘草、苎根。(中医方剂大辞典)(19)陈皮、白术、当归、生地黄、砂仁、香附、白芍、黄芩、川芎。(中医方剂大辞典)(20)当归、川芎、益母草、砂仁、续断、桑寄生、陈皮、黄芩、白术、甘草。(中医方剂大辞典)(21)茯苓、当归、川芎、芍药、地黄、甘草、白术、阿胶、地骨皮、黄芩。(中医方剂大辞典)(22)紫苏、当归、白术、黄芩、川芎、陈皮、香附、白芍、甘草、大腹皮、砂仁。(中医方剂大辞典)(23)固胎饮子、茯苓、桑寄生。(中医方剂大辞典)(24)地榆、甘草、茯苓、熟地黄、当归、川芎、白术、半夏、黄芪、白芍。(中医方剂大辞典)(25)川芎、枳壳、熟地黄、糯米。(中医方剂大辞典)(26)艾叶、川续断、杜仲、香附、牡蛎、黄芩、地榆、黄芪、川芎、当归、白芍、熟地黄、人参、茯神、白术。(中医方剂大辞典)(27)人参、茯苓、白术、甘草、当归、白芍、熟地黄、川芎、陈皮、紫苏、葛根、前胡、大腹皮、砂仁、竹茹、生姜、大枣。(中医方剂大辞典)(28)川芎、阿胶、艾叶、当归、人参、炙甘草、茯苓、黄芪、麦冬。(中医方剂大辞典)(29)四物汤、砂仁、陈皮、茯苓。(中医方剂大辞典)(30)香附子。(中医方剂大辞典)(31)白术、人参、当归、白芍、熟地、丹参、陈皮、甘草、缩砂、紫苏、条芩。(中医方剂大辞典)(32)条芩、白术、人参、归身、生地、陈皮、白芍、灸草、砂仁。(中医方剂大辞典)(33)人参、当归、黄芩、大腹皮、川芎、芍药、香附、紫苏、砂仁、陈皮、甘草。(中医方剂大辞典)(34)白术、条芩、陈皮、阿胶、桑寄生、甘草、艾、当归、枳壳、砂仁、独活、白芍。(中医方剂大辞典)(35)大腹皮、人参、陈皮、白茯、白芍、紫苏、砂仁、香附、甘草。(中医方剂大辞典)(36)当归、黄芩、白芍、川芎、白术。(中医方剂大辞典)

安胎散 an tai san

【英文名】An Tai Powders

【异名】安胎饮(中医方剂大辞典、妇科玉尺);缩砂汤(中医方剂大辞典、妇人良方);小安胎饮(中医方剂大辞典、得效);独圣散(中医方剂大辞典、景岳全书)

【组成】(1)当归、赤芍、川芎、茯苓、甘草、人参、黄芩、砂仁、香附、紫苏、陈皮、大腹皮。(中医方剂大辞典)(2)砂仁、当归、川芎。(中医方剂大辞典)(3)熟地黄、艾叶、白芍、川芎、黄芪、阿胶、当归、甘草、地榆。(中医方剂大辞典)(4)紫苏叶、桔梗、枳实、大腹皮、贝母、知母、当归、五味子、甘草、石膏、桑白皮。(中医方剂大辞典)(5)人参、川芎、黄芩、当归、白芍、黄芪、白术、熟地黄、炒阿胶、炙甘草。(中医方剂大辞典)(6)阿胶、人参、茯苓、当归、生地黄、川芎、甘草、小茴香、八角茴香。(中医方剂大辞典)

(7)川芎、当归、白芍、茯苓、甘草、黄芪、白术、阿胶、地榆、艾叶。(中医方剂大辞典)(8)砂仁。(中医方剂大辞典)(9)当归、川芎、白芍、熟地黄、白术、茯苓、黄芪、甘草、阿胶、地榆、半夏、艾叶、生姜。(中医方剂大辞典)(10)白术、黄芩、白芍。(中医方剂大辞典)(11)白术、黄芩、续断、白芍、当归、砂仁、甘草。(中医方剂大辞典)(12)川芎、当归、白芍、人参、白术、茯苓、甘草、黄芩、陈皮、紫苏、砂仁、阿胶、香附、艾叶、紫草。(中医方剂大辞典)(13)白术、当归、黄芩、炙甘草。(中医方剂大辞典)

安胎煎 an tai jian

【英文名】An Tai Decoction

【组成】当归、益母草、川芎。(中医方剂大辞典)

安胎膏 an tai gao

【英文名】An Tai Plaster

【组成】母鸡、生地黄、川芎、当归、杜仲、续断、白术、黄芩、香附、山药、党参、黄芪、熟地黄、白芍、麦冬、知母、苍术、陈皮、枳壳、半夏、羌活、防风、白芷、柴胡、紫苏子、广藿香、栀子、泽泻、甘草、砂仁、薄荷、细辛、葱白、益母草、生姜、竹茹、忍冬藤、地骨皮、桑叶、菊花、侧柏叶、艾叶。(中医方剂大辞典)

安养汤 an yang tang

【英文名】An Yang Decoction

【组成】人参、百部、山药、甘草、麦冬、五味子、白术、茯神。(中医方剂大辞典)

安宫散 an gong san

【英文名】An Gong Powders

【组成】(1)附子、阿胶、五味子、黄芪、山药、当归、熟地黄、赤芍、木香、甘草、生姜、糯米。(中医方剂大辞典)(2)安息香、没药、甘草、当归、附子、乌梅、白芍、乳香。(中医方剂大辞典)

安神丸 an shen wan

【英文名】An Shen Pill

【异名】七味安神丸(中医方剂大辞典、景岳全书);黄连安神丸(中医方剂大辞典)

【组成】(1)黄连、当归、麦冬、茯苓、甘草、朱砂、龙脑。(中医方剂大辞典)(2)黄连、当归、酸枣仁、茯神、炙甘草、远志、菖蒲。(中医方剂大辞典)(3)人参、茯神、麦冬、山药、龙脑、龙齿、朱砂、甘草、寒水石、金箔。(中医方剂大辞典)(4)人参、缩砂、香附、蓬术、青皮、陈皮、神曲、麦曲、枳壳。(中医方剂大辞典)(5)犀角、人参、茯苓、菖蒲、朱砂、雄黄。(中医方剂大辞典)(6)琥珀、人参、远志、天麻、花蛇肉、白附子、麻黄、羌活、乌头、蝉蜕、木香、珍珠、僵蚕、全蝎、朱砂、金箔、银箔、麝香。(中医方剂大辞典)(7)犀角、雄黄、人参、茯苓、车前子。(中医方剂大辞典)(8)马牙消、茯苓、麦冬、山药、甘草、寒水石、龙脑、朱砂。(中医方剂大辞典)(9)合欢花、生地黄、玄参、女贞子、合欢皮、丹参、夜交藤、桑椹子。(中医方剂大辞典)(10)使君子、汞、香细墨、芦荟、熊胆、朱砂、茶、天竺黄、青黛、蝎梢、乳香、龙脑、轻粉、寒食面。(中医方剂大辞典)(11)朱砂、黄连、生地黄、当归、甘草、白参、白术、茯神、酸枣仁、麦冬。(中医方剂大辞典)(12)黄连、当归、茯神、石菖蒲、全蝎。(中医方剂大辞典)(13)龙脑、麝香、朱砂、芒消、牛黄、人参、犀角、茯苓、地骨皮、甘草、麦冬。(中医方剂大辞典)(14)黄连、龙胆、当归、石菖蒲、茯神、全蝎。(中医方剂大辞典)(15)朱砂、当归。(中医方剂大辞典)(16)生地黄、酸枣仁、柏子仁、茯神、麦冬、黄连、当归、五味子、甘草、朱砂。(中医方剂大辞典)(17)附子、人参、白术、陈皮、归身、朱砂、铁衣、茯神、远志、半夏、薄荷、花粉、胆星、黄连。(中医方剂大辞典)(18)茯苓、茯神、白术、甘草、山药、寒水石、朱砂。(中医方剂大辞典)(19)人参、天麻、防风、山药、地黄、炙甘草、琥珀、全蝎、僵蚕、朱砂、金箔。(中医方剂大辞典)(20)当归、人参、茯苓、酸枣仁、生地黄、川黄连、橘红、胆星、黄柏、麦冬、朱砂。(中医方剂大辞典)(21)黄连、石菖蒲、远志、当归、麦冬、栀子、茯神。(中医方剂大辞典)(22)当归、人参、茯苓、酸枣仁、生地黄、黄连、陈皮、胆南星、天竺黄、牛黄、珍珠、琥珀。(中医方剂大辞典)(23)牛黄、黄连、当归、栀子。(中医方剂大辞典)(24)茯神、芦荟、琥珀、黄连、茯苓、胆南星、远志、甘草、虾蟆、石菖蒲、使君子。(中医方剂大辞典)(25)龙骨、诃子肉、砂仁。(中医方剂大辞典)(26)人参、柏子仁、当归、麦冬、酸枣仁、生地黄、远志、石菖蒲、玄参、贝母、黄连、五味子。(中医方剂大辞典)(27)人参、半夏、酸枣仁、茯神、当归、橘红、赤芍、五味子、甘草。(中医方剂大辞典)

安神丹 an shen dan

【英文名】An Shen Pellet

【组成】朱砂、乳香、酸枣仁、人参、远志。(中医方剂大辞典)

安神宁 an shen ning

【英文名】An Shen Ning Syrup(药品标准－中药成方制剂标准)

【组成】刺五加、灵芝、五味子。(药品标准－中药成方制剂标准 1990 年)

安神汤 an shen tang

【英文名】An Shen Decoction

【异名】安神散(中医方剂大辞典、御药院方)

【组成】(1)人参、石莲、莲须、麦冬、茯神、远志、甘草、芡实。(中医方剂大辞典)(2)人参、半夏、酸枣仁、茯神、当归、橘红、赤芍、五味子、甘草。(中医方剂大辞典)(3)人参、当归、生地黄、麦冬、黄连、栀子、甘草、石菖蒲。(中医方剂大辞典)(4)甘草、炙甘草、防风、柴胡、升麻、生地黄、知母、黄柏、羌活、黄芪。(中医方剂大辞典)(5)茯苓、甘草、犀角、人参、远志、菖蒲、白鲜皮、石膏。(中医方剂大辞典)

安神饮 an shen yin

【英文名】An Shen Drink

【组成】(1)人参、柏子仁、黄芪、阿胶、当归、茯神、肉桂、炙甘草。(中医方剂大辞典)(2)茯神、酸枣仁、远志、麦冬、当归、乳香、益智。(中医方剂大辞典)

安神剂 an shen ji

【英文名】Tranquilizing agents(中国中医药学主题词表)

【定义】指凡以安神药为主组成,具有安神定志作用,治疗神志不安病证的方剂。(方剂学)

安神散 an shen san

【英文名】An Shen Powders

【组成】(1)全蝎、胆南星。(中医方剂大辞典)(2)蝉蜕。(中医方剂大辞典)(3)人参、白术、茯苓、甘草、朱砂、天麻、茯神、全蝎、荆芥穗。(中医方剂大辞典)(4)款冬花、佛耳草、钟乳石、白矾、甘草。(中医方剂大辞典)(5)人参、茯苓、半夏、甘草、陈皮、枳实。(中医方剂大辞典)(6)罂粟壳、人参、陈皮、甘草。(中医方剂大辞典)(7)人参、茯苓、朱砂、珍珠、甘草、蝉蜕、麝香、犀角。(中医方剂大辞典)(8)犀角、雄黄、人参、车前子、茯苓。(中医方剂大辞典)(9)黄芪、甘草、茯苓、人参、石莲。(中医方剂大辞典)(10)全蝎、蜈蚣、轻粉、乌头、天南星、麝香、龙脑。(中医方剂大辞典)(11)人参、茯苓、甘草、朱砂、茯神、天竺黄、寒水石。(中医方剂大辞典)(12)茯神、生地黄、酸枣仁、远志、当归、白芍、人参、炙甘草、朱砂。(中医方剂大辞典)(13)朱砂、铁粉、茯苓。(中医方剂大辞典)(14)人参、酸枣仁、茯神、甘草、当归、麦冬、白芍、柏子仁、灯心草、莲肉。(中医方剂大辞典)(15)人参、黄连、甘草。(中医方剂大辞典)(16)人参、茯苓、远志、丁香、木香、官桂、益智、肉豆蔻、槟榔、诃子、橘、川芎、蓬莪茂、干姜、白术、附子、厚朴、黄芪、半夏、当归、三棱、神曲、麦芽。(中医方剂大辞典)(17)人参、茯苓、远志、天麻、白附子、麦冬、全蝎、莲肉、茯神、朱砂。(中医方剂大辞典)(18)茯神、茯苓、人参、石菖蒲、赤小豆。(中医方剂大辞典)(19)人参、茯苓、甘草、枳壳、附子、干姜、山药、陈皮。(中医方剂大辞典)(20)天水散、朱砂。(中医方剂大辞典)(21)人参、茯神、黄连、甘草、远志、石菖蒲、柏子仁、生地黄、赤芍、木通。(中医方剂大辞典)(22)干漆、雄黄、麝香。(中医方剂大辞典)

安神膏 an shen gao

【英文名】An Shen Ointment

【组成】朱砂、全蝎、人参、茯苓、天麻、附子、川芎、乳香、麝香、坯子。(中医方剂大辞典)

安眠丸 an mian wan

【英文名】An Mian Pill

【组成】川芎、酸枣仁、知母、琥珀、白芍、夜合花、牡蛎、龙骨、百合、紫苏。(成都中医学院学报 1978,(7月复刊号))

安眠汤 an mian tang

【英文名】An Mian Decoction

【组成】夜交藤、合欢花、酸枣仁、龙齿、茯神、麦冬、石斛、珍珠母、白芍、夏枯草、朱砂、琥珀。(中医方剂大辞典)

安眠散 an mian san

【英文名】An Mian Powders

【组成】(1)款冬花、乌梅、佛耳草、麦门冬、陈皮、甘草、御米壳。(中医方剂大辞典)(2)罂粟壳、杏仁、乌梅、甘草。(中医方剂大辞典)(3)佛耳草、知母、贝母、款冬花、桔梗、陈皮、茯苓、防己、猪牙皂。(中医方剂大辞典)

安息丸 an xi wan

【英文名】An Xi Pill

【组成】(1)附子、胡芦、白茯苓、安息香、桃仁、肉苁蓉、木香。(中医方剂大辞典)(2)安息香、丁香、胡黄连、麝香、雄黄、肉豆蔻、金银箔。(中医方剂大辞典)

安息膏 an xi gao

【英文名】An Xi Plaster

【组成】安息香、花蕊石、血竭、乳香、麝香。(中医方剂大辞典)

安脏汤 an zang tang

【英文名】An Zang Decoction

【组成】人参芦鞭、瓜蒂、甘草、荆芥。(中医方剂大辞典)

安脐散 an qi san

【英文名】An Qi Powders

【组成】(1)羚羊角、乱发、蜈蚣。(中医方剂大辞典)(2)瓜蒂、胆南星、白蔹、赤小豆。(中医方剂大辞典)(3)白石脂。(中医方剂大辞典)

安脑丸 an nao wan

【英文名】An Nao Pill(药品标准-中药成方制剂标准)

【组成】人工牛黄、猪胆汁粉、朱砂、冰片、水牛角浓缩粉、珍珠、黄芩、黄连、栀子、雄黄、郁金、石膏、赭石、珍珠母、薄荷脑。(药品标准-中药成方制剂标准 1997年)

安脑片 an nao pian

【英文名】An Nao Tablet(药品标准-中药成方制剂标

准)

【组成】牛黄、猪胆汁粉、朱砂、冰片、水牛角浓缩粉、珍珠、黄芩、黄连、栀子、雄黄、郁金、石膏、赭石、珍珠母、薄荷脑。(药品标准－中药成方制剂标准1998年)

安脑汤 an nao tang

【英文名】An Nao Decoction

【组成】枸杞子、制何首乌、丹参、龙骨、牡蛎、龟板、当归、赤芍、石菖蒲、天麻、郁金、怀牛膝、山药、蜈蚣、甘草。(湖南中医学院学报1988,8(2))

安营饮 an ying yin

【英文名】An Ying Drink

【组成】白术、当归、麦冬、茯苓、通草、甘草、灯心草、黄芩、竹叶。(中医方剂大辞典)

安营散 an ying san

【英文名】An Ying Powders

【组成】生地黄、通草、人参、紫菀、灯心草、当归、车前子、麦冬。(中医方剂大辞典)

安崩汤 an beng tang

【英文名】An Beng Decoction

【组成】人参、黄芪、白术、三七。(中医方剂大辞典)

安豚丹 an tun dan

【英文名】An Tun Pellet

【组成】人参、白术、肉桂、山药、巴戟天、蛇床子、附子、茯苓、远志、甘草。(中医方剂大辞典)

安惊丸 an jing wan

【英文名】An Jing Pill

【组成】(1)辰砂、轻粉。(中医方剂大辞典)(2)远志、生姜、铁、朱砂、人参、茯神、全蝎、胆南星、白附子、花蛇头、麝香。(中医方剂大辞典)

安斑汤 an ban tang

【英文名】An Ban Decoction

【组成】紫草、木通、蝉蜕、防风、甘草。(中医方剂大辞典)

安斑散 an ban san

【英文名】An Ban Powders

【组成】升麻、茯苓、羌活、黄芪、人参、枳壳、桔梗、炙甘草。(中医方剂大辞典)

安厥汤 an jue tang

【英文名】An Jue Decoction

【组成】人参、玄参、茯苓、白薇、麦冬、生地黄、天花粉、栀子、白芍、柴胡、甘草。(中医方剂大辞典)

安喘片 an chuan pian

【英文名】An Chuan Tablet(药品标准－中药成方制剂标准)

【组成】野马追、天仙子、蝉蜕、牡荆油、盐酸克仑特罗、马来酸氯苯那敏。(药品标准－中药成方制剂标准1998年)

安蛔丸 an hui wan

【英文名】An Hui Pill

【组成】人参、白术、干姜、甘草、花椒、乌梅。(中医方剂大辞典)

安蛔汤 an hui tang

【英文名】An Hui Decoction

【组成】人参、白术、茯苓、干姜、乌梅、花椒。(中医方剂大辞典)

安蛔散 an hui san

【英文名】An Hui Powders

【组成】乌梅、黄连、花椒、广藿香、槟榔、胡粉、白矾。(中医方剂大辞典)

安脾丸 an pi wan

【英文名】An Pi Pill

【组成】半夏、槟榔、雄黄。(中医方剂大辞典)

安脾散 an pi san

【英文名】An Pi Powders

【组成】(1)高良姜、木香、草果、胡椒、白茯苓、白术、丁香、人参、陈皮、炙甘草。(2)白术、白豆蔻、香附、人参、甘草。(中医方剂大辞典)

安然汤 an ran tang

【英文名】An Ran Decoction

【组成】白豆蔻、紫苏子、藿香、胆南星、陈皮。(中医方剂大辞典)

安痘汤 an dou tang

【英文名】An Dou Decoction

【组成】玄参、当归、连翘、白芍、牡丹皮、荆芥、菊花、升麻、天花粉。(中医方剂大辞典)

安痛散 an tong san

【英文名】An Tong Powders

【组成】五灵脂、延胡索、苍术、高良姜、当归。(中医方剂大辞典)

安寐丹 an mei dan

【英文名】An Mei Pellet

【组成】人参、丹参、麦冬、甘草、茯神、酸枣仁、菖蒲、当归、五味子。(中医方剂大辞典)

安魂汤 an hun tang

【英文名】An Hun Decoction

【组成】(1)龙眼肉、酸枣仁、龙骨、牡蛎、半夏、茯苓、赭石。(中医方剂大辞典)(2)酸枣仁、茯神、远志、当归、胆南星。(中医方剂大辞典)

安魂散 an hun san

【英文名】An Hun Powders

【组成】桔梗、甘草、青黛、百部、山豆根、人参、茯苓、天花粉。(中医方剂大辞典)

安睡丹 an shui dan

【英文名】An Shui Pill

【组成】白芍、地黄、当归、甘草、熟地黄、山茱萸、枸杞、菊花。(中医方剂大辞典)

安睡散 an shui san

【英文名】An Shui Powders

【组成】朱砂、乳香、血竭、麝香、人参、酸枣仁、胆南星、白附子、蜈蚣、全蝎。(中医方剂大辞典)

安嘈汤 an cao tang

【英文名】An Cao Decoction

【组成】栀子、黄连、苍术、陈皮、法半夏、香附、甘草。(中医方剂大辞典)

安嗽片 an sou pian

【英文名】An Sou Tablet(药品标准－中药成方制剂标准)

【组成】浙贝母、桔梗、百部、甘草、半夏、陈皮、前胡。(药品标准－中药成方制剂标准 1993 年)

安嗽汤 an sou tang

【英文名】An Sou Decoction

【组成】五味子、茯苓、陈皮、知母、川芎、桑白皮、麦冬、马兜铃、粉草。(中医方剂大辞典)

安嗽膏 an sou gao

【英文名】An Sou Ointment

【组成】天冬、杏仁、贝母、百部、百合、款冬花、紫菀、白术。(中医方剂大辞典)

安嫩汤 an nen tang

【英文名】An Nen Decoction

【组成】杏仁、浙贝母、款冬花、白前、鱼腥草、干地龙、桔梗、炙甘草。(江苏中医 1993,(14))

安露饮 an lu yin

【英文名】An Lu Drink

【组成】生地黄、丹参、益母草、海螵蛸、茜草根、旱莲草、炒蕲艾。(中医方剂大辞典)

安髓散 an sui san

【英文名】An Sui Powders

【组成】(1)川芎、白芷、香附。(中医方剂大辞典)(2)川芎、香附、白附子、甘草、白芷、相草、牡蛎。(中医方剂大辞典)

安心煮散 an xin zhu san

【英文名】An Xin Zhu Powders

【组成】远志、白芍、姜、茯苓、知母、紫菀、赤石脂、石膏、麦冬、肉桂、麻黄、黄芩、玉竹、人参、甘草。(中医方剂大辞典)

安石榴汤 an shi liu tang

【英文名】An Shi Liu Decoction

【组成】干姜、黄柏、石榴、阿胶。(中医方剂大辞典)

安阳膏药 an yang gao yao

【英文名】An Yang Plaster(药品标准－中药成方制剂标准)

【组成】生川乌、生草乌、木瓜、白芷、阿魏、木鳖子、乳香、没药、三棱、莪术、血竭、大黄、乌药、关木通、当归、肉桂、白蔹、连翘、赤芍、白及、儿茶。(药品标准－中药成方制剂标准 1996 年)

安坤颗粒 an kun ke li

【英文名】An Kun Granule(药品标准－中药成方制剂标准)

【组成】牡丹皮、栀子、当归、白术、白芍、茯苓、女贞子、墨旱莲、益母草。(药品标准－中药成方制剂标准 1998 年)

安和饮子 an he yin zi

【英文名】An He Drink

【组成】罂粟壳、木香、甘草、地榆。(中医方剂大辞典)

安胃胶囊 an wei jiao nang

【英文名】An Wei Capsule(药品标准－中药成方制剂标准)

【组成】延胡索、白矾、海螵蛸。(药品标准－中药成方制剂标准 1991 年)

安胎合剂 an tai he ji

【英文名】An Tai Mixture

【组成】(1)党参、白术、淮山药、制首乌、炒杜仲、菟丝子、桑寄生、续断。(湖北中医杂志 1986,(2))(2)菟丝子、党参、白术、淮山药、续断、桑寄生、熟地、甘草。(江西中医药 1987,(2))

安胎主膏 an tai zhu gao

【英文名】An Tai Zhu Plaster

【组成】党参、当归、熟地黄、酒黄芩、山药、白术、川芎、白芍、陈皮、紫苏梗、香附、杜仲、续断、贝母。(中医方剂大辞典)

安胎饮子 an tai yin zi

【英文名】An Tai Drink

【异名】安胎饮(中医方剂大辞典、验方新编)

【组成】莲子、苎麻、糯米。(中医方剂大辞典)

安度利可 an du li ke

【英文名】Haloperidol Decanoate

【组成】癸酸氟哌啶醇。

安神药袋 an shen yao dai

【英文名】An Shen Yao Dai Powders

【组成】薄荷叶、白菊花、淡竹叶、冬桑叶、青蒿、佩兰叶、夜交藤、生石膏、龙骨、牡蛎、代赭石、白芷、川芎、甘松、蔓荆子、青木香、蚕砂、陈皮、苍术、藁本、细辛、石菖蒲、牙皂、冰片。(四川中医 1989,7(9))

安神胶囊 an shen jiao nang

【英文名】An Shen Capsule

【组成】枣仁、知母、川芎、五味子、茯苓、麦冬、首乌、丹参。(陕西中医 1988,9(7))

安神糖浆 an shen tang jiang

【英文名】An Shen Syrup(药品标准－中药成方制剂标

准)

【组成】灵芝、白术、女贞子、合欢皮、首乌藤、仙鹤草、墨旱莲、甘草。(药品标准－中药成方制剂标准1992年)

安络痛片 an luo tong pian

【英文名】An Luo Tong Tablet(药品标准－中药成方制剂标准)

【组成】安络小皮伞菌乙醇提取物、安络小皮伞菌粉。(药品标准－中药成方制剂标准1991年)

安络痛酊 an luo tong ding

【英文名】An Luo Tong Tincture(药品标准－中药成方制剂标准)

【组成】安络痛浸膏。(药品标准－中药成方制剂标准1998年)

安络痛酒 an luo tong jiu

【英文名】An Luo Tong Wine

【组成】鬼毛针菌丝。(中草药1979,10(1))

安康颗粒 an kang ke li

【英文名】An Kang Granule(药品标准－中药成方制剂标准)

【组成】红参、银耳、当归、山药、猪脊髓、鹿茸、山楂。(药品标准－中药成方制剂标准1998年)

安息香丸 an xi xiang wan

【英文名】An Xi Xiang Pill

【异名】雄黄丸(中医方剂大辞典、普济方)

【组成】(1)安息香、阿魏、乳香、朱砂、雄黄、龙脑、麝香、砒霜、密陀僧、巴豆。(中医方剂大辞典)(2)安息香、石菖蒲、当归、肉桂、丁香、朱砂、没药、川芎、花椒、天麻、乌蛇肉、附子、牛膝、天南星、全蝎、防风、麝香、木香。(中医方剂大辞典)(3)安息香、乳香、白胶香、地龙、桃仁、没药、胡桃仁。(中医方剂大辞典)(4)安息香、沉香、木香、丁香、藿香、八角茴香、香附、砂仁、甘草。(中医方剂大辞典)(5)安息香、茯苓、肉桂、槟榔、白术、甘草、诃子、厚朴、陈皮、干姜。(中医方剂大辞典)(6)安息香、补骨脂、阿魏。(中医方剂大辞典)(7)安息香、胡桃瓤、酒、磁石、沉香、肉苁蓉、巴戟天、桂、萆薢、附子、酸枣仁、蒺藜子、补骨脂、鹿茸、桃仁、天麻。(中医方剂大辞典)(8)安息香、五灵脂、麻黄、附子、巴豆。(中医方剂大辞典)(9)安息香、肉苁蓉、白附子、羌活、当归、木香、天麻、肉桂、沉香、槟榔、全蝎、白花蛇、川芎、桃仁、阿魏、硫黄。(中医方剂大辞典)(10)安息香、铅丹。(中医方剂大辞典)(11)安息香、乳香、麻黄、核桃仁、浮萍。(中医方剂大辞典)(12)安息香、桃仁、虎杖、附子、杜仲、山茱萸、吴茱萸、柏子仁、木香、当归、延胡索、泽兰、艾叶、干姜、牡丹皮、黄芪、肉桂、肉苁蓉、厚朴。(中医方剂大辞典)(13)肉桂、炮诃子、阿魏、茯苓、当归片、炮干姜、肉豆蔻、川芎、丁香皮、缩砂仁、炒五味子、巴戟、益智子、白豆蔻、硇砂、香附、炒茴香、胡椒、高良姜、木香、沉香、乳香、丁香。(中医方剂大辞典)(14)安息香、天雄、硫黄、阳起石、附子、钟乳石、白矾、木香、蛇床子、龙骨。(中医方剂大辞典)(15)安息香、沉香、肉苁蓉、鹿茸、补骨脂、附子、巴戟天、丁香、肉桂、牛膝、鸡舌香。(中医方剂大辞典)(16)安息香、补骨脂、牛膝、鹿茸、肉桂、附子。(中医方剂大辞典)(17)朱砂、虎头骨、猕猴骨、砒石、天灵盖、阿魏、安息香。(中医方剂大辞典)

安息香汤 an xi xiang tang

【英文名】An Xi Xiang Decoction

【组成】(1)安息香、麝香、天灵盖、秦艽、鳖甲、当归、柴胡。(中医方剂大辞典)(2)安息香、天灵盖、青木香、阿魏、甘草。(中医方剂大辞典)(3)安息香。(中医方剂大辞典)

安息香散 an xi xiang san

【英文名】An Xi Xiang Powders

【组成】(1)安息香、阿胶、黄连、桃茎白皮、花椒。(中医方剂大辞典)(2)安息香、附子、虎骨。(中医方剂大辞典)

安息香煎 an xi xiang jian

【英文名】An Xi Xiang Decoction

【组成】安息香、苏合香、檀香、广藿香、甘草、胆南星。(中医方剂大辞典)

安息香膏 an xi xiang gao

【英文名】An Xi Xiang Ointment

【组成】安息香、桃仁、蓬莪术、使君子、全蝎、阿魏、茴香。(中医方剂大辞典)

安嗽糖浆 an sou tang jiang

【英文名】An Sou Syrup(药品标准－中药成方制剂标准安嗽糖浆)

【组成】浙贝母、甘草、百部、桔梗、前胡、姜半夏、陈皮、氯化铵、盐酸麻黄碱、薄荷脑。(药品标准－中药成方制剂标准1998年)

安儿至宝汤 an er zhi bao tang

【英文名】An Er Zhi Bao Decoction

【组成】人参、白术、茯苓、巴戟天、附子、麦芽、枳壳、槟榔、车前子、白豆蔻、扁豆、莱菔子。(中医方剂大辞典)

安中归气汤 an zhong gui qi tang

【英文名】An Zhong Gui Qi Decoction

【组成】当归、羌活、独活、厚朴、半夏曲、麦芽、苍术、陈皮、罂粟壳、甘草、川续断、桔梗、茴香、川芎、胆南星、槟榔、芍药、熟地黄。(中医方剂大辞典)

安中调气丸 an zhong tiao qi wan

【英文名】An Zhong Tiao Qi Pill

【组成】陈皮、半夏、茯神、白术、枳实、苏子、川芎、当归、白芍、木香、炙甘草、香附、神曲、黄连、白豆蔻、莱菔子。(中医方剂大辞典)

安心绝梦汤 an xin jue meng tang

【英文名】An Xin Jue Meng Decoction

【组成】人参、麦冬、茯神、白术、菟丝子、熟地黄、玄参、芡实、山药、五味子、丹参、莲子心、酸枣仁、沙参、当归、陈皮。(中医方剂大辞典)

安尔眠糖浆 an er mian tang jiang

【英文名】An Er Mian Syrup(药品标准－中药成方制剂标准)

【组成】丹参、首乌藤、大枣。(药品标准－中药成方制剂标准1994年)

安宁保婴散 an ning bao ying san

【英文名】An Ning Bao Ying Powders(药品标准－中药成方制剂标准)

【组成】琥珀、珍珠层粉、蛇胆汁、胆南星、茯苓、黄芩提取物、水牛角浓缩粉、白附子、防风、蜜环粉、钩藤、冰片、甘草。(药品标准－中药成方制剂标准1998年)

安冲调经汤 an chong tiao jing tang

【英文名】An Chong Tiao Jing Decoction

【组成】山药、白术、甘草、莲子、续断、熟地黄、椿皮、牡蛎、海螵蛸。(中医方剂大辞典)

安阳固本膏 an yang gu ben gao

【英文名】An Yang Gu Ben Plaster(药品标准－中药成方制剂标准)

【组成】乌药、白芷、木通、当归、赤芍、大黄、续断、椿皮、川牛膝、杜仲、附子、锁阳、红花、巴戟天、艾叶、香附、肉桂、益母草、金樱子、血竭、乳香、没药、儿茶。(药品标准－中药成方制剂标准1992年)

安阳精制膏 an yang jing zhi gao

【英文名】An Yang Jing Zhi Emplastrum(中国中医药学主题词表)

【组成】川乌、草乌、乌药、白蔹、白芷、白及、木鳖子、关木通、木瓜、三棱、莪术、当归、赤芍、肉桂、大黄、连翘、血竭、阿魏、乳香、没药、儿茶、薄荷脑、水杨酸甲酯、冰片。(中国药典－一二部)

安妊进食汤 an ren jin shi tang

【英文名】An Ren Jin Shi Decoction

【组成】黄芩、白芍、白术、砂仁。(中医方剂大辞典)

安卧如神汤 an wo ru shen tang

【英文名】An Wo Ru Shen Decoction

【异名】安睡如神汤(中医方剂大辞典、医学集成)

【组成】茯苓、茯神、白术、山药、寒水石、酸枣仁、远志、炙甘草、朱砂、人参。(中医方剂大辞典)

安坤赞育丸 an kun zan yu wan

【英文名】An Kun Zan Yu Pill

【组成】(1)益母草、香附、黄芩、甘草、白芍、赤芍、贝母、血竭、丹参、陈皮、川芎、阿胶、红花、生地黄、熟地黄、麦芽、当归、乳香、没药、砂仁、木香、茯苓、牡丹皮、杜仲、艾、白术、麦冬。(中医方剂大辞典)(2)桑寄生、鹿茸、乳香、血余炭、艾、紫河车、蚕绵炭、熟地黄、杜仲、茯苓、龙眼肉、鸡血藤、香附、山茱萸、鹿角胶、锁阳、鳖甲、酸枣仁、白薇、琥珀、延胡索、白芍、甘草、鸡冠花、枸杞子、没药、人参、乌药、牛膝、补骨脂、当归、黄柏、阿胶、天冬、红花、黄芪、菟丝子、龟甲、秦艽、牛膝、肉苁蓉、鹿尾、南沙参、续断、川芎、沉香、泽泻、丹参、黄芩、赤石脂、于术、木香、生地黄、紫苏叶、柴胡、陈皮、肉果、白术、青蒿、陈红、远志、藁本、砂仁、红花。(中医方剂大辞典)(3)桑寄生、乳香、艾叶、熟地黄、杜仲、香附、山茱萸、鳖甲、没药、琥珀、白芍、乌药、当归、红花、龟甲、泽泻、砂仁、柴胡、陈皮、远志、酸枣仁、木香、川芎、沉香、鹿茸。(中医方剂大辞典)

安枕无忧散 an zhen wu you san

【英文名】An Zhen Wu You Powders

【组成】陈皮、半夏、茯苓、枳实、竹茹、麦冬、龙眼肉、石膏、人参、甘草。(中医方剂大辞典)

安肺宁嗽丸 an fei ning sou wan

【英文名】An Fei Ning Sou Pill

【组成】桑叶、儿茶、硼砂、苏子、甘草。(中医方剂大辞典)

安肺桔梗汤 an fei jie geng tang

【英文名】An Fei Jie Geng Decoction

【组成】杏仁、瓜蒌、枳壳、桔梗、当归、黄芪、浙贝母、川贝母、桑白皮、防己、百合、薏苡仁、地骨皮、葶苈、五味子、甘草。(中医方剂大辞典)

安络痛药酒 an luo tong yao jiu

【英文名】An Luo Tong Wine(药品标准－中药成方制剂标准)

【组成】安络小皮伞菌。(药品标准－中药成方制剂标准1991年)

安络痛胶囊 an luo tong jiao nang

【英文名】An Luo Tong Capsule(药品标准－中药成方制剂标准)

【组成】安络痛浸膏。(药品标准－中药成方制剂标准1998年)

安络解痛片 an luo jie tong pian

【英文名】An Luo Jie Tong Tablet

【组成】安络小皮伞菌丝体。(闽卫药准字(1985)597号)

安荣养胎汤 an rong yang tai tang

【英文名】An Rong Yang Tai Decoction

【组成】人参、白术、当归、熟地黄、杜仲、阿胶、艾叶、条

芩、黄柏、白芍、炙甘草。(中医方剂大辞典)

安胃化痰汤 an wei hua tan tang

【英文名】An Wei Hua Tan Decoction

【组成】陈皮、黄连、半夏、当归、贝母、枳实、麦冬、甘草、白术、茯神、紫苏梗、旋覆花、枇杷叶。(中医方剂大辞典)

安胃白术散 an wei bai zhu san

【英文名】An Wei Bai Zhu Powders

【组成】白术、茯苓、广藿香、厚朴、半夏、甘草、陈皮。(中医方剂大辞典)

安胃行血汤 an wei xing xue tang

【英文名】An Wei Xing Xue Decoction

【组成】芎䓖、当归、人参、桃仁、姜炭、炙草、霍香、砂仁、姜。(中医方剂大辞典)

安胃和中汤 an wei he zhong tang

【英文名】An Wei He Zhong Decoction

【组成】山楂、槟榔、草果、广藿香、白豆蔻、半夏、南星、厚朴、紫苏梗。(中医方剂大辞典)

安胃和脾散 an wei he pi san

【英文名】An Wei He Pi Powders

【组成】苍术、厚朴、枣、白术、白茯苓、白术、青皮、木香、广藿香叶、泽泻、缩砂仁、槟榔、甘草、陈皮。(中医方剂大辞典)

安胃定胎散 an wei ding tai san

【英文名】An Wei Ding Tai Powders

【组成】白术、陈皮、砂仁、茯苓、当归、广藿香。(中医方剂大辞典)

安胃醒脾汤 an wei xing pi tang

【英文名】An Wei Xing Pi Decoction

【组成】茯苓、白术、滑石、砂仁、木香、生姜、枣。(中医方剂大辞典)

安胃癌胶囊 an wei ai jiao nang

【英文名】An Wei Ai Capsule

【组成】甘草黄酮类化合物。((90)卫药证字 2－72 号)

安胎止血汤 an tai zhi xue tang

【英文名】An Tan Zhi Xue Decoction

【组成】熟地、白芍、党参、淮山药、菟丝子、桑寄生、杜仲、归身、山萸肉、阿胶、旱莲草、苎麻根、生甘草。(云南中医杂志 1993,14(1))

安胎止呕汤 an tai zhi ou tang

【英文名】An Tai Zhi Ou Decoction

【组成】白参、炒白术、砂仁、橘红、当归、炒香附、厚朴、竹茹、甘草、沙参、石斛、生姜。(吉林中医 1984,(3))

安胎止痛汤 an tai zhi tong tang

【英文名】An Tai Zhi Tong Decoction

【异名】止痛汤(中医方剂大辞典、准绳·女科)

【组成】当归、阿胶、生地黄、黄连、芍药、鸡子、秫米。(中医方剂大辞典)

安胎四物汤 an tai si wu tang

【英文名】An Tai Si Wu Decoction

【组成】当归、川芎、白芍、熟地黄、地榆、续断、木香、前胡、丹参、紫苏、阿胶、砂仁、艾叶。(中医方剂大辞典)

安胎四物饮 an tai si wu yin

【英文名】An Tai Si Wu Drink

【组成】当归、白芍、熟地黄、川芎、肉桂、厚朴、枳壳、槟榔。(中医方剂大辞典)

安胎白术汤 an tai bai zhu tang

【英文名】An Tai Bai Zhu Decoction

【组成】白术、陈皮、厚朴、甘草、芍药、川芎。(中医方剂大辞典)

安胎白术散 an tai bai zhu san

【英文名】An Tai Bai Zhu Powders

【组成】(1)白术、橘红、人参、前胡、川芎、麦冬、茯苓、甘草、半夏。(中医方剂大辞典)(2)白术、川芎、吴茱萸、甘草。(中医方剂大辞典)

安胎达生散 an tai da sheng san

【英文名】An Tai Da Sheng Powders

【组成】紫苏、陈皮、川芎、人参、白芍、甘草、当归、大腹皮、生姜、葱白。(中医方剂大辞典)

安胎当归丸 an tai dang gui wan

【英文名】An Tai Dang Gui Pill

【组成】干姜、当归、川芎、阿胶。(中医方剂大辞典)

安胎当归汤 an tai dang gui tang

【英文名】An Tai Dang Gui Decoction

【组成】当归、阿胶、川芎、人参、大枣、艾。(中医方剂大辞典)

安胎当归饮 an tai dang gui yin

【英文名】An Tai Dang Gui Drink

【组成】当归、桑寄生、川芎、阿胶。(中医方剂大辞典)

安胎如圣丹 an tai ru sheng dan

【英文名】An Tai Ru Sheng Pellet

【组成】鲤鱼。(中医方剂大辞典)

安胎如圣饮 an tai ru sheng yin

【英文名】An Tai Ru Sheng Drink

【组成】黄芩、白术、当归、砂仁、枳壳、甘草、大腹皮、陈皮、桑树上羊儿藤。(中医方剂大辞典)

安胎如胜饮 an tai ru sheng yin

【英文名】An Tai Ru Sheng Drink

【组成】当归、白术、黄芩、白芍、砂仁、茯苓、川续断、炙甘草。(中医方剂大辞典)

安胎扶元饮 an tai fu yuan yin

【英文名】An Tai Fu Yuan Drink

【组成】枳壳、香附、续断、白术、丹参、前胡、黄芩、阿胶、苏梗、广皮、砂仁。(中医方剂大辞典)

安胎利水汤 an tai li shui tang

【英文名】An Tai Li Shui Decoction

【组成】东洋参、于术、大腹皮、砂仁、茯苓皮、紫苏梗、天仙藤、冬葵子。(中医方剂大辞典)

安胎补火汤 an tai bu huo tang

【英文名】An Tai Bu Huo Decoction

【组成】熟地黄、枸杞、菟丝子、正关鹿膏、补骨脂、续断、当归、川芎、芍药、山药、茯神、乌药。(中医方剂大辞典)

安胎和气饮 an tai he qi yin

【英文名】An Tai He Qi Decoction

【异名】达生散(中医方剂大辞典、女科切要);安胎和气散(中医方剂大辞典、胎产新书)

【组成】(1)当归、白芍、生地黄、川芎、黄芩、白术、砂仁。(中医方剂大辞典)(2)白芍、木香、益智仁、砂仁、香附、紫苏、甘草。(中医方剂大辞典)(3)黄芩、熟地黄、当归、川芎、白芍、人参、甘草、砂仁、陈皮、紫苏叶、炮姜。(中医方剂大辞典)(4)白术、陈皮、白芍、木香。(中医方剂大辞典)(5)当归、白芍、白术、黄芩、紫苏叶、炙甘草、砂仁。(中医方剂大辞典)(6)陈皮、苍术、厚朴、甘草、桔梗、枳壳、香附、木香、当归、熟地黄、白术、黄芩。(中医方剂大辞典)(7)桔梗、广藿香、陈皮、苍术、砂仁、黄芩、益智仁、枳壳、厚朴、甘草、紫苏叶、小茴香。(中医方剂大辞典)

安胎和气散 an tai he qi san

【英文名】An Tai He Qi Powders

【异名】安胎和气饮(中医方剂大辞典、奇效良方);安和饮(中医方剂大辞典、医钞类编)

【组成】(1)诃子、白术、陈皮、高良姜、木香、白芍、陈米、甘草。(中医方剂大辞典)(2)白术、陈皮、白芍、黄芩、当归、茯苓、香附、川芎、炙甘草。(中医方剂大辞典)

安胎和伤汤 an tai he shang tang

【英文名】An Tai He Shang Decoction

【组成】生地、白芍、白术、当归、枳壳、朱砂、茯神、续断、木香、甘草。(中医方剂大辞典)

安胎枳实散 an tai zhi shi san

【英文名】An Tai Zhi Shi Powders

【组成】枳实、艾叶、阿胶、前胡、芍药、石韦。(中医方剂大辞典)

安胎顺气饮 an tai shun qi yin

【英文名】An Tai Shun Qi Drink

【组成】紫苏、陈皮、白术、当归、川芎、人参、甘草、生姜、葱白、砂仁、木香。(中医方剂大辞典)

安胎顺血汤 an tai shun xue tang

【英文名】An Tai Shun Xue Decoction

【异名】安胎顺血散(中医方剂大辞典、胎产新书)

【组成】诃子。(中医方剂大辞典)

安胎独圣丹 an tai du sheng dan

【英文名】An Tai Du Sheng Pellet

【组成】砂仁、人参、黄芪、川芎、当归、白芍、甘草、防风、白芷、桔梗、官桂、木香。(中医方剂大辞典)

安胎独圣散 an tai du sheng san

【英文名】An Tai Du Sheng Powders

【组成】砂仁。(中医方剂大辞典)

安胎神应丸 an tai shen ying wan

【英文名】An Tai Shen Ying Pill

【异名】加味神应丸(中医方剂大辞典)

【组成】补骨脂、肉豆蔻、山茱萸、白扁豆、熟地黄、当归、白术、木香、山药、杜仲、生姜、大枣、神曲。(中医方剂大辞典)

安胎凉膈饮 an tai liang ge yin

【英文名】An Tai Liang Ge Drink

【组成】知母、麦冬、人参、芦根、葛根、栀子、竹茹、葱白。(中医方剂大辞典)

安胎益母丸 an tai yi mu wan

【英文名】An Tai Yi Mu Pill(药品标准－中药成方制剂标准)

【组成】益母草、香附、川芎、当归、续断、艾叶、白芍、白术、杜仲、党参、茯苓、砂仁、阿胶、黄芩、陈皮、熟地黄、甘草。(药品标准－中药成方制剂标准 1997年)

安胎调气饮 an tai tiao qi yin

【英文名】An Tai Tiao Qi Drink

【组成】人参、白术、炙甘草、熟地黄、当归、续断、杜仲、陈皮、砂仁。(中医方剂大辞典)

安胎铁罩散 an tai tie zhao san

【英文名】An Tai Tie Zhao Powders

【异名】安胎织罩散(中医方剂大辞典、准绳·女科)

【组成】白药子、白芷。(中医方剂大辞典)

安胎寄生汤 an tai ji sheng tang

【英文名】An Tai Ji Sheng Decoction

【组成】桑寄生、白术、茯苓、甘草。(中医方剂大辞典)

安胎鲤鱼粥 an tai li yu zhou

【英文名】An Tai Li Yu Gruel

【组成】鲤鱼、苎麻根、糯米。(中医方剂大辞典)

安宫牛黄丸 an gong niu huang wan

【英文名】An Gong Niu Huang Pill

【组成】牛黄、郁金、犀角、黄连、朱砂、梅片、麝香、珍珠、栀子、雄黄、金箔衣、黄芩。(中医方剂大辞典)

安宫牛黄片 an gong niu huang pian

【英文名】An Gong Niu Huang Tablet(药品标准－中药

成方制剂标准)
【组成】人工牛黄、水牛角浓缩粉、麝香、珍珠、朱砂、雄黄、黄连、黄芩、栀子、郁金、冰片。(药品标准－中药成方制剂标准 1997 年)

安宫牛黄散 an gong niu huang san
【英文名】An Gong Niu Huang Pill
【组成】牛黄、水牛角浓缩粉、麝香、珍珠、朱砂、雄黄、黄连、黄芩、栀子、郁金、冰片。(中国药典－一二部)

安宫降压丸 an gong jiang ya wan
【英文名】An Gong Jiang Ya Pill(药品标准－中药成方制剂标准)
【组成】郁金、黄连、栀子、黄芩、天麻、珍珠母、黄芪、白芍、党参、麦冬、五味子、川芎、牛黄、水牛角、冰片。(药品标准－中药成方制剂标准 1993 年)

安神止痛汤 an shen zhi tong tang
【英文名】An Shen Zhi Tong Decoction
【组成】琥珀、莲子、党参、白芍、生地黄、山药、黄芪、酸枣仁、三七、延胡索、乳香、没药、茯神、远志、甘草、钩藤。(中医方剂大辞典)

安神化痰汤 an shen hua tan tang
【英文名】An Shen Hua Tan Decoction
【组成】茯神、远志、陈皮、半夏、苦杏仁、石菖蒲、麦冬、桔梗、甘草。(中医方剂大辞典)

安神生化汤 an shen sheng hua tang
【英文名】An Shen Sheng Hua Decoction
【组成】川芎、柏子仁、人参、当归、茯神、桃仁、姜、甘草、益智、陈皮。(中医方剂大辞典)

安神代茶饮 an shen dai cha yin
【英文名】An Shen Dai Cha Drink
【组成】龙齿、石菖蒲。(中医方剂大辞典)

安神补气丸 an shen bu qi wan
【英文名】An Shen Bu Qi Pill(药品标准－中药成方制剂标准)
【异名】安神补气浓缩丸(药品标准－中药成方制剂标准)
【组成】茯苓、远志、黄芪、党参、熟地黄、柏子仁、酸枣仁、五味子、朱砂。(药品标准－中药成方制剂标准 1998 年)

安神补心丸 an shen bu xin wan
【英文名】An Shen Bu Xin Pill
【组成】(1)首乌藤、合欢皮、五味子、丹参、地黄、石菖蒲、珍珠母。((80)京卫药准字第 1153 号)(2)丹参、五味子、石菖蒲、安神膏。(3)丹参、五味子、石菖蒲、合欢皮、菟丝子、墨旱莲、地黄、女贞子、首乌藤、珍珠母。((81)豫卫药准字 ZZ－0201－49010 号)

安神补心汤 an shen bu xin tang
【英文名】An Shen Bu Xin Decoction
【组成】当归、川芎、白芍、生地黄、白术、茯神、远志、酸枣仁、麦冬、黄芩、玄参、甘草。(中医方剂大辞典)

安神补脑液 an shen bu nao ye
【英文名】An Shen Bu Nao Oral Liquid(药品标准－中药成方制剂标准)
【组成】鹿茸、制何首乌、淫羊藿、干姜、甘草、大枣、维生素。(药品标准－中药成方制剂标准 1991 年)

安神妙香丸 an shen miao xiang wan
【英文名】An Shen Miao Xiang Pill
【组成】朱砂、松香、鹤虱、人参、茯苓、狗脊、贯众、雄黄、蜡、蜜、乳香、禹余粮。(中医方剂大辞典)

安神固精丸 an shen gu jing wan
【英文名】An Shen Gu Jing Pill
【组成】莲子肉、当归、金樱子、芡实、茯神、龙骨、锁阳、牡蛎、肉桂、黄连、远志、酸枣仁、莲须、生地黄、黄柏、知母。(中医方剂大辞典)

安神定志丸 an shen ding zhi wan
【英文名】An Shen Ding Zhi Pill
【组成】(1)党参、茯苓、柏子仁、远志、酸枣仁、茯神、当归、琥珀、石菖蒲、乳香。(中医方剂大辞典)(2)地黄、龙眼肉、当归、于术、川芎、菖蒲、茯神、远志、酸枣仁、黄芪、白芍、党参、甘草。(中医方剂大辞典)(3)茯苓、茯神、人参、远志、石菖蒲、龙齿。(中医方剂大辞典)(4)远志、人参、茯苓、菖蒲、琥珀、天花粉、郁金、川贝母、瓜蒌。(中医方剂大辞典)(5)人参、茯苓、茯神、远志、白术、石菖蒲、酸枣仁、麦冬、牛黄、朱砂。(中医方剂大辞典)(6)人参、远志、茯神、龙齿、酸枣仁、当归、琥珀、朱砂、麦冬、金箔、银箔、甘草、天竺黄、生地黄。(中医方剂大辞典)

安神定志方 an shen ding zhi fang
【英文名】An Shen Ding Zhi Formla
【组成】金银薄、石膏、龙齿、铁精、地骨皮、茯神、黄芩、生地黄、升麻、茯苓、玄参、人参、虎睛、牛黄、生姜、麦冬、枳实、甘草、紫薇、芍药、远志、柏子仁、白藓皮。(中医方剂大辞典)

安神定智汤 an shen ding zhi tang
【英文名】An Shen Ding Zhi Decoction
【组成】益智、远志、当归、白芍、黄芪、天冬、龙骨、芡实、泽泻、茯神、石斛、甘草。(中医方剂大辞典)

安神宝颗粒 an shen bao ke li
【英文名】An Shen Bao Granule(药品标准－中药成方制剂标准)
【组成】酸枣仁、枸杞子、合欢花。(药品标准－中药成方制剂标准 1998 年)

安神复元汤 an shen fu yuan tang
【英文名】An Shen Fu Yuan Decoction

【组成】黄芪、人参、当归、柴胡、升麻、黄连、黄芩、黄柏、知母、防风、蔓荆子、麦冬、茯神、酸枣、川芎、甘草、枸杞。(中医方剂大辞典)

安神复睡汤 an shen fu shui tang

【英文名】An Shen Fu Shui Decoction

【组成】龙眼肉、当归、熟地黄、白芍、益智、酸枣仁、川芎、远志。(中医方剂大辞典)

安神养心丸 an shen yang xin wan

【英文名】An Shen Yang Xin Pill(药品标准－中药成方制剂标准)

【组成】熟地黄、琥珀、当归、白术、川芎、黄芪、甘草、党参、酸枣仁、石菖蒲、白芍、远志、茯苓。(药品标准－中药成方制剂标准 1995 年)

安神养血汤 an shen yang xue tang

【英文名】An Shen Yang Xue Decoction

【组成】茯神、酸枣仁、当归、远志、桔梗、芍药、地黄、陈皮、甘草、桂圆肉。(中医方剂大辞典)

安神养志丸 an shen yang zhi wan

【英文名】An Shen Yang Zhi Pill

【组成】当归、生地黄、酸枣仁、黄连、玄参、白术、人参、甘草、胆南星。(中医方剂大辞典)

安神益志汤 an shen yi zhi tang

【英文名】An Shen Yi Zhi Decoction

【组成】柴胡、人参、麦冬、知母、五味子、竹茹、茯苓、远志、生地黄、当归、甘草、黄连。(中医方剂大辞典)

安神益脑丸 an shen yi nao wan

【英文名】An Shen Yi Nao Pill(药品标准－中药成方制剂标准)

【组成】当归、茯苓、何首乌、酸枣仁、女贞子、合欢皮、黄精、远志、墨旱莲、朱砂、桑叶。(药品标准－中药成方制剂标准 1995 年)

安神健脑灵 an shen jian nao ling

【英文名】An Shen Jian Nao Ling Capsule

【组成】酸枣仁、知母、川芎、茯神、五味子、麦冬、首乌、丹参。(中成药研究 1986,(8))

安神健脑液 an shen jian nao ye

【英文名】An Shen Jian Nao Decoction

【组成】人参、麦冬、枸杞等。((85)京卫药准字第 111 号)

安神清镇丹 an shen qing zhen dan

【英文名】An Shen Qing Zhen Pellet

【组成】犀角、朱砂、干漆、穿山甲、轻粉、三七、牛黄、青蒿、甘遂、大黄、麝香。(中医方剂大辞典)

安神温胆丸 an shen wen dan wan

【英文名】An Shen Wen Dan Pill(药品标准－中药成方制剂标准)

【组成】制半夏、陈皮、竹茹、酸枣仁、枳实、远志、五味子、人参、熟地黄、茯苓、朱砂、甘草、大枣。(药品标准－中药成方制剂标准 1991 年)

安神犀角丸 an shen xi jiao wan

【英文名】An Shen Xi Jiao Pill

【组成】犀角、车前子、茯苓、雄黄。(中医方剂大辞典)

安神滚痰丸 an shen gun tan wan

【英文名】An Shen Gun Tan Pill

【组成】礞石、风化消、朱砂、沉香、珍珠。(中医方剂大辞典)

安神镇心丸 an shen zhen xin wan

【英文名】An Shen Zhen Xin Pill

【组成】石菖蒲、远志、人参、茯神、川芎、山药、麦冬、铁粉、天麻、半夏、胆南星、茯苓、细辛、朱砂。(中医方剂大辞典)

安神镇惊丸 an shen zhen jing wan

【英文名】An Shen Zhen Jing Pill

【异名】万氏家抄方、百益镇惊丸(中医方剂大辞典、全国中药成药处方集)

【组成】(1)当归、白芍、川芎、生地黄、茯苓、贝母、远志、酸枣仁、麦冬、黄连、陈皮、甘草、朱砂。(中医方剂大辞典)(2)天竺黄、人参、茯神、胆南星、酸枣仁、麦冬、当归、生地黄、赤芍、薄荷、木通、黄连、栀子、朱砂、牛黄、龙骨、青黛。(中医方剂大辞典)(3)人参、白术、白茯苓、天麻、胆星、橘红、麦冬、甘草、桔梗、僵蚕、木香、朱砂、全蝎、麝香、酸枣仁。(中医方剂大辞典)

安神醒心丸 an shen xing xin wan

【英文名】An Shen Xing Xin Pill

【组成】胆南星、川连、人参、远志、朱砂、琥珀、酸枣仁。(中医方剂大辞典)

安息香煎丸 an xi xiang jian wan

【英文名】An Xi Xiang Jian Pill

【组成】安息香、木香、沉香、诃子、肉桂、茯苓、肉豆蔻、砂仁、芍药、荜澄茄、茴香、益智、五味子、白豆蔻仁、川芎、当归、丁香、蓬莪术、三棱、香附、槟榔、硇砂、阿魏。(中医方剂大辞典)

安息活血丹 an xi huo xue dan

【英文名】An Xi Huo Xue Pellet

【组成】吴茱萸、安息香、柏子仁、山茱萸、延胡索、桃仁、虎杖、当归、杜仲、附子、木香、泽兰叶、干姜、肉桂、艾、黄芪、丹皮、肉苁蓉、厚朴。(中医方剂大辞典)

安脑牛黄片 an nao niu huang pian

【英文名】An Nao Niu Huang Tablet(药品标准－中药成方制剂标准)

【组成】牛黄、朱砂、冰片、石膏、金银花、连翘、栀子、黄芩、知母、郁金、钩藤、雄黄、黄连、珍珠、辛夷、大青

叶、石菖蒲、水牛角。(药品标准-中药成方制剂标准1990年)

安康心宝丸 an kang xin bao wan

【英文名】An Kang Xin Bao Pill(药品标准-中药成方制剂标准)

【组成】苏合香、沉香、蟾酥、冰片、人参、麦冬、檀香、丁香、乳香、香附、荜茇、石菖蒲、诃子肉。(药品标准-中药成方制剂标准1998年)

安惊保命丹 an jing bao ming dan

【英文名】An Jing Bao Ming Pellet

【组成】脑子、朱砂、全蝎、僵蚕。(中医方剂大辞典)

安喘至圣丹 an chuan zhi sheng dan

【英文名】An Chuan Zhi Sheng Pellet

【组成】人参、牛膝、熟地黄、山茱萸、枸杞子、麦冬、五味子、核桃、生姜。(中医方剂大辞典)

安替可胶囊 an ti ke jiao nang

【英文名】An Ti Ke Capsule

【组成】蟾皮、当归。((95)卫药证字Z-97号)

安蛔理中汤 an hui li zhong tang

【英文名】An Hui Li Zhong Decoction

【组成】(1)人参、白术、乌梅、花椒、干姜、茯苓、生姜。(中医方剂大辞典)(2)人参、白术、干姜、茯苓、乌梅。(中医方剂大辞典)(3)花椒、干姜、白术、人参、附子、炙甘草、丁香。(中医方剂大辞典)

安痛口服液 an tong kou fu ye

【英文名】An Tong Liquid

【组成】青木香、木防己、北细辛。(中医急症通讯1990,(9-10))

安奠二天汤 an dian er tian tang

【英文名】An Dian Er Tian Decoction

【组成】人参、熟地黄、白术、山药、甘草、山茱萸、杜仲、枸杞、扁豆。(中医方剂大辞典)

安魂定魄丹 an hun ding po dan

【英文名】An Hun Ding Po Pellet

【组成】黑铅、汞、硫黄。(中医方剂大辞典)

安魂琥珀丹 an hun hu po dan

【英文名】An Hun Hu Po Pellet

【组成】天麻、川芎、防风、细辛、白芷、羌活、川乌、荆芥、僵蚕、薄荷叶、全蝎、甘草、藿香、朱砂、麝香、珍珠、琥珀。(中医方剂大辞典)

安嗽化痰丸 an sou hua tan wan

【英文名】An Sou Hua Tan Pill(药品标准-中药成方制剂标准)

【组成】浙贝母、知母、玄参、麦冬、百合、苦杏仁、款冬花、紫菀、罂粟壳。(药品标准-中药成方制剂标准1992年)

安阳虎骨药酒 an yang hu gu yao jiu

【英文名】An Yang Hu Gu Wine(药品标准-中药成方制剂标准)

【组成】制川乌、桑枝、五加皮、威灵仙、虎骨、独活、佛手、木瓜、法半夏、川芎、甘草、杜仲、白芷、细辛、补骨脂、青皮、砂仁、八角茴香、枳壳、黄芪、羌活、防风、红花、苍术、桔梗、白术、千年健、鹿茸、桂枝。(药品标准-中药成方制剂标准1991年)

安胎桑寄生散 an tai sang ji sheng san

【英文名】An Tai Sang Ji Sheng Powders

【组成】(1)桑寄生、熟地黄、木通、赤茯苓、炙甘草、当归、白芷、知母、远志、陈皮。(中医方剂大辞典)(2)桑寄生、川芎、白术、当归、茯苓、甘草。(中医方剂大辞典)

安神补心颗粒 an shen bu xin ke li

【英文名】An Shen Bu Xin Granule

【组成】丹参、五味子、石菖蒲、安神膏。((98)卫药准字Z-081号)

安神熟地黄散 an shen shu di huang san

【英文名】An Shen Shu Di Huang Powders

【组成】熟地黄、人参、黄芪、龙齿、远志、桂枝、茯神、炙甘草、当归。(中医方剂大辞典)

安眠补脑糖浆 an mian bu nao tang jiang

【英文名】An Mian Bu Nao Syrup(药品标准-中药成方制剂标准)

【组成】红参、甘草、五味子、麦冬、大枣、桑椹、远志、枸杞子、柏子仁、制何首乌。(药品标准-中药成方制剂标准1995年)

安胎万全神应散 an tai wan quan shen ying san

【英文名】An Tai Wan Quan Shen Ying Powders

【异名】安胎万全汤(中医方剂大辞典、仙拈集);安胎万全神应汤(中医方剂大辞典、产科心法)

【组成】当归、川芎、白芍、熟地、白术、黄芩、黄芪、杜仲、砂仁、阿胶、茯苓、甘草。(中医方剂大辞典)

安胎加味八物汤 an tai jia wei ba wu tang

【英文名】An Tai Jia Wei Ba Wu Decoction

【组成】人参、黄芩、阿胶、桑寄生、茯苓、芍药、续断、白术、当归、艾叶。(中医方剂大辞典)

安胎易产紫苏饮 an tai yi chan zi su yin

【英文名】An Tai Yi Chan Zi Su Drink

【组成】苏梗、人参、广皮、甘草、当归、川芎、白芍、条芩、白术、枳壳、大腹皮、砂仁。(中医方剂大辞典)

安胎养血益母丸 an tai yang xue yi mu wan

【英文名】An Tai Yang Xue Yi Mu Pill

【组成】益母草、当归、川芎、生地黄、白芍、壳砂、白术、黄芩、人参、阿胶。(中医方剂大辞典)

安神镇心琥珀丸 an shen zhen xin hu po wan

【英文名】An Shen Zhen Xin Hu Po Pill

【组成】琥珀、珍珠、牛黄、天竹黄、铁粉、光明砂、金箔、银箔、龙齿、腻粉、麝香、犀角、蜂房、龙胆、川升麻、天冬、钩藤、茯神、菖蒲、远志、麦冬、人参、白藓皮、黄芩、蚱蝉、干蝎、甘草。(中医方剂大辞典)

并祛丹 bing qu dan

【英文名】Bing Qu Pellet

【组成】黄芪、白术、茯苓、菊花、炙甘草、羌活、防风。(中医方剂大辞典)

并提汤 bing ti tang

【英文名】Bing Ti Decoction

【异名】兼提汤(中医方剂大辞典、辨证录)

【组成】熟地、巴戟、白术、人参、黄芪、山萸肉、枸杞、柴胡。(中医方剂大辞典)

并补两天丸 bing bu liang tian wan

【英文名】Bing Bu Liang Tian Pill

【异名】两天丸(中医方剂大辞典)

【组成】橘红、牛膝、白术、砂仁、萸肉、龙骨、莲肉、鹿胶、木瓜、人参、枸杞、白茯苓、藿香、杜仲、山药、川附。(中医方剂大辞典)

关氏肝保 guan shi gan bao

【英文名】Guan Shi Gan Bao Powders

【组成】白芍、延胡索、木香等。(安徽中医学院学报 1993,12(3))

关节炎丸 guan jie yan wan

【英文名】Guan Jie Yan Pill

【组成】穿山龙、老鹳草。

关节炎膏 guan jie yan gao

【英文名】Guan Jie Yan Plaster

【组成】辣椒面、干姜、白芷、马钱子、樟脑、冰片、冬青油。(药品标准－中药成方制剂标准 1998 年)

关节止痛膏 guan jie zhi tong gao

【英文名】Guan Jie Zhi Tong Plaster(药品标准－中药成方制剂标准)

【组成】辣椒流浸膏、颠茄流浸膏、薄荷油、水杨酸甲酯、樟脑、碘、碘化钾、盐酸苯海拉明。(药品标准－中药成方制剂标准 1991 年)

关节风痛丸 guan jie feng tong wan

【英文名】Guan Jie Feng Tong Pill

【组成】豨莶草、狗脊、伸筋草、秦艽、鸡血藤、防己、老鹳草、桑枝、五加皮、独活。(药品标准－中药成方制剂标准 1992 年)

关节克痹丸 guan jie ke bi wan

【英文名】Guan Jie Ke Bi Pill

【组成】川乌、虎杖、草乌、黄芩、独活、秦艽、片姜黄、苍术、麻黄、意苡仁、牛膝、海桐皮、桑枝、桂枝、生姜。(药品标准－中药成方制剂标准 1998 年)

关节解痛膏 guan jie jie tong gao

【英文名】Guan Jie Jie Tong Plaster

【组成】辣椒、白芷、细辛、姜黄、肉桂、生川乌、生草乌、骨碎补、五加皮、红花、天南星、半夏、羊花、防风、独活、羌活、桑枝、海风藤、芥子、防己、凤仙、透骨草、伸筋草、威灵仙、冰片、薄荷脑、水杨酸甲酯、樟脑、麝香草酚、二甲苯麝香、颠茄流浸膏、盐酸苯海拉明。(药品标准－中药成方制剂标准 1995 年)

关节镇痛膏 guan jie zhen tong gao

【英文名】Guan Jie Zhen Tong Plaster

【组成】辣椒、肉桂、秦艽、细辛、桂枝、当归、荆芥、赤芍、丁香、生附子、姜黄、羌活、生草乌、独活、白芷、川芎、防风、青木香、红花、生川乌、薄荷脑、水杨酸甲酯、冰片、樟脑、颠茄流浸膏。(药品标准－中药成方制剂标准 1993 年)

关夫子快脾散 guan fu zi kuai pi san

【英文名】Guan Fu Zi Kuan Pi Powders

【组成】厚朴、黄连、黄芩、当归、杏仁、木香、草豆蔻、半夏、升麻、吴萸、木通、腹皮、枳壳、甘草、柴胡、泽泻、神曲、陈皮、青皮。(中医方剂大辞典)

关节炎汤一号 guan jie yan tang yi hao

【英文名】Guan Jie Yan Yi Hao Decoction

【组成】赤芍、白芍、桂枝、生地、熟地、细辛、当归、秦艽、姜黄、独活、桑寄生、桑枝、防风、薏苡仁。(中医方剂大辞典)

关节炎汤二号 guan jie yan tang er hao

【英文名】Guan Jie Yan Er Hao Decoction

【组成】黄芪、党参、白术、制附片、白芍、桂枝、生地、熟地、细辛、独活、桑寄生、十大功劳叶、牛膝。(中医方剂大辞典)

羊毛饼 yang mao bing

【英文名】Yang Mao Tablet

【组成】羊毛。(中医方剂大辞典)

羊心汤 yang xin tang

【英文名】Yang Xin Decoction

【组成】羊心、甘草、远志、防风、生干地黄、芍药、牡蛎、人参、羚羊角。(中医方剂大辞典)

羊甲散 yang jia san

【英文名】Yang Jia Powders

【组成】羊前蹄甲、防风、皂角、蛇床子、莲蓬壳、杜仲。(中医方剂大辞典)

羊矢散 yang shi san

【英文名】Yang Shi Powders

【组成】(1)山羊矢。(中医方剂大辞典)(2)羊矢、干胭脂。(中医方剂大辞典)

羊皮面 yang pi mian

【英文名】Yang Pi Powders

【组成】羊皮、羊舌、羊腰子、蘑菇、糟姜。(中医方剂大辞典)

羊肉丸 yang rou wan

【英文名】Yang Rou Pill

【组成】川楝子、续断、茯苓、茴香、补骨脂、附子、葫芦巴、桃仁、杏仁。(中医方剂大辞典)

羊肉方 yang rou fang

【英文名】Yang Rou Prescription

【组成】(1)羊肉、大蒜。(中医方剂大辞典)(2)羊肉、胡粉、胡黄连、大枣。(中医方剂大辞典)(3)羊肉、肉苁蓉、莳萝、附子、干姜、胡椒、荜茇、诃黎勒、芜荑。(中医方剂大辞典)

羊肉汤 yang rou tang

【英文名】Yang Rou Decoction

【组成】(1)肥羊肉、茯苓、黄芪、干姜、甘草、独活、桂心、人参、麦门冬、生地黄、大枣。(中医方剂大辞典)(2)羊肉、大蒜、香豉。(中医方剂大辞典)(3)肥羊肉、当归、桂心、芍药、甘草、生姜、芎䓖、干地黄。(中医方剂大辞典)(4)血羊脯、生姜、桂皮、干姜。(中医方剂大辞典)(5)精羊肉、当归、芎䓖。(中医方剂大辞典)(6)生羊肉、生姜、当归、川芎、人参、白术、附子、肉豆蔻。(中医方剂大辞典)(7)当归、生姜、精羊肉、桔皮。(中医方剂大辞典)(8)乌药、延胡、防风、当归、甘草、桃仁、川芎、香附、陈皮、桔梗、苍术、木香、赤芍、葱白、生姜、黄羊肉汁。(中医方剂大辞典)(9)羊肉、当归、川芎、生姜。(中医方剂大辞典)(10)白羊肉、黄芪、防风、桂、当归、芎䓖、大枣、生姜。(中医方剂大辞典)(11)羊肉、桂、当归、吴茱萸、黄芪、芎䓖。(中医方剂大辞典)(12)羊肉、葱。(中医方剂大辞典)(13)当归、牡蛎、芍药、龙骨、桂枝、黑附子。(中医方剂大辞典)(14)肥羊肉、当归、甘草、芍药。(中医方剂大辞典)

羊肉饮 yang rou yin

【英文名】Yang Rou Drink

【组成】羊肉、白茯苓、黄芪、当归、桂、麦门冬、甘草、大黄。(中医方剂大辞典)

羊肉饼 yang rou bing

【英文名】Yang Rou Tablet

【组成】羊肉、白面、生姜汁。(中医方剂大辞典)

羊肉粥 yang rou zhou

【英文名】Yang Rou Gruel

【组成】(1)白羊肉、粳米、生地黄、桂。(中医方剂大辞典)(2)羊肉、黄芪、人参、白茯苓、大枣、粳米。(中医方剂大辞典)

羊肉羹 yang rou geng

【英文名】Yang Rou Thick Soup

【组成】羊肉、萝卜、草果、陈皮、良姜、荜茇、胡椒、葱白。(中医方剂大辞典)

羊肉臛 yang rou huo

【英文名】Yang Rou Gruel

【组成】(1)羊肉、面。(中医方剂大辞典)(2)章陆根、羊肉。(中医方剂大辞典)

羊血方 yang xue fang

【英文名】Yang Xue Prescription

【组成】羊血、葱白、白面。(中医方剂大辞典)

羊花散 yang hua san

【英文名】Yang Hua Powders

【组成】天南星、半夏、闹羊花、川乌、草乌。(中医方剂大辞典)

羊肝丸 yang gan wan

【英文名】Yang Gan Pill

【异名】明目羊肝丸(中医方剂大辞典、同寿录);活命羊肝丸(中医方剂大辞典、医学入门);观音梦授方(中医方剂大辞典、得效);罗汉应梦丸(中医方剂大辞典、普济方);神授羊肝丸(中医方剂大辞典、济阳纲目)

【组成】(1)夜明砂、当归、蝉壳、木贼。(中医方剂大辞典)(2)白羯羊肝、熟地黄、车前子、麦门冬、菟丝子、蕤仁、决明子、泽泻、地肤子、防风、黄芩、白茯苓、五味子、枸杞子、茺蔚子、杏仁、细辛、苦葶苈、桂心、青箱子。(中医方剂大辞典)(3)羯羊肝、甘菊花、柏子仁、羌活、细辛、官桂、白术、五味子、黄连。(中医方剂大辞典)(4)羊肝、白矾。(中医方剂大辞典)(5)黄连末、白羊子肝。(中医方剂大辞典)(6)甘菊、木贼、蝉退、草决明、蕤仁、蒙花、花椒、防风。(中医方剂大辞典)(7)羊肝、黄连、当归、蕤仁。(中医方剂大辞典)(8)白蒺藜、菊花、石决明、生地、楮实子、槐角、五味子、黄连、当归尾、防风、荆芥穗、甘草、川芎、蕤仁。(中医方剂大辞典)(9)羊肝、当归、川芎、夏枯草、甘菊、柏子仁。(中医方剂大辞典)(10)当归、熟地黄、茯苓、柴胡、黄芩、草决明、蔓荆子、茯神、知母、黄柏、赤芍、白芍、苍术、香附、玄参、牛膝、菟丝子、龙胆草、青葙子、枸杞子、石决明、麦门冬。(中医方剂大辞典)(11)羯羊肝、细辛、熟地、羌活、独活、北五味、菊花、草决明、杏仁、枸杞子、青箱子、茺蔚子、当归、萎蕤仁、麦门冬、地肤子。(中医方剂大辞典)(12)白乳羊肝、黄连、甘菊花、防风、薄荷、荆芥、羌活、当归、川芎、柴胡、槟榔、苍术。(中医方剂大辞典)(13)白乳羊肝、黄连、甘菊、防风、薄荷、荆芥、羌活、当归、川芎。(中医方剂大辞典)(14)大木贼草、九节黄连、南康蚌粉。(中医方剂大辞典)(15)黄连、杏仁、白羊子肝。(中医方剂大辞典)

羊肝方 yang gan fang

【英文名】Yang Gan Prescription

【组成】羊子肝、硇砂。(中医方剂大辞典)

羊肝饼 yang gan bing

【英文名】Yang Gan Tablet

【组成】黑羯羊肝、白术、牡蛎、真黄蜡。(中医方剂大辞典)

羊肝散 yang gan san

【英文名】Yang Gan Powders

【组成】(1)羊肝。(中医方剂大辞典)(2)谷精草、胡黄连、甘草、地骨皮、芦荟。(中医方剂大辞典)(3)青羊肝、人参、羌活、白术、蛤粉。(中医方剂大辞典)(4)青葙子、黄菊花、黄连、黄芩、苍术、白术、栀子、羌活、蝉壳。(中医方剂大辞典)(5)砂仁、肉豆蔻。(中医方剂大辞典)(6)谷精草、甘菊花、木贼、甘草、黄连。(中医方剂大辞典)(7)蝉蜕末。(中医方剂大辞典)(8)砂仁、白芍、良姜、厚朴、桔皮、胡椒、破故纸、丁香、白术、木香、吴茱萸、肉豆蔻、官桂。(中医方剂大辞典)

羊肝粥 yang gan zhou

【英文名】Yang Gan Gruel

【组成】羊肝、葱子。(中医方剂大辞典)

羊肝煎 yang gan jian

【英文名】Yang Gan Decoction

【异名】羊肝羹(中医方剂大辞典、医统)

【组成】羊肝、羊脊膂肉、陈曲末、枸杞根。(中医方剂大辞典)

羊肚方 yang du fang

【英文名】Yang Du Prescription

【组成】羊肚、陈皮、豉、葱白、盐。(中医方剂大辞典)

羊角丸 yang jiao wan

【英文名】Yang Jiao Pill

【组成】(1)羚羊角、虎脑骨、生地黄、白茯苓、酸枣仁、当归、桂心、防风、黄芪。(中医方剂大辞典)(2)蛤蚧、人参、芸囗、桔梗、知母、紫苏、猪牙皂角、甜葶苈、鳖甲、槟榔、白前、柴胡、汉防己、杏仁、羚羊角、郁李仁、紫菀、猪苓。(中医方剂大辞典)

羊角散 yang jiao san

【英文名】Yang Jiao Powders

【组成】(1)山羊角。(中医方剂大辞典)(2)桂心、羊角。(中医方剂大辞典)(3)羊角。(中医方剂大辞典)

羊肾丸 yang shen wan

【英文名】Yang Shen Pill

【组成】(1)鹿茸、菟丝子、茴香。(中医方剂大辞典)(2)羊肾。(中医方剂大辞典)(3)大鸡头、家韭子、牡蛎、半夏、木猪苓。(中医方剂大辞典)(4)熟地黄、杜仲、石斛、菟丝子、黄芪、川续断、桂心、磁石、川牛膝、沉香、五加皮、山药。(中医方剂大辞典)(5)天南星、半夏、茴香子、附子、白附子、干姜、木香。(中医方剂大辞典)(6)羊肾、艾叶、肉苁蓉、木香、肉豆蔻、丁香。(中医方剂大辞典)(7)羊肾、人参、白茯苓、白术、桂心、熟干地黄、肉苁蓉、当归、蛇床子、枳壳、薯蓣、黄芪、泽泻、山茱萸、白芍药、吴茱萸、菟丝子、鹿茸、远志、附子、牡丹、石斛、牛膝、诃黎勒。(中医方剂大辞典)

羊肾方 yang shen fang

【英文名】Yang Shen Prescription

【组成】羊肾、白面。(中医方剂大辞典)

羊肾汤 yang shen tang

【英文名】Yang Shen Decoction

【异名】小羊肾汤(中医方剂大辞典、鸡峰)

【组成】(1)磁石、桂、甘草、五味子、白茯苓、牛膝。(中医方剂大辞典)(2)羊肾、羚羊角屑、熟干地黄、人参、麦门冬、茯神、五味子、桂心、附子、续断、黄芪、当归、干姜、芎䓖。(中医方剂大辞典)(3)羊肾、远志、白芍药、熟干地黄、黄芪、白茯苓、人参、防风、独活、甘草、羚羊角屑。(中医方剂大辞典)(4)磁石、肉苁蓉、白茯苓、桂心、石菖蒲、附子、五味子、当归、芎䓖、石斛、桑螵蛸、杜仲、熟干地黄。(中医方剂大辞典)(5)人参、白芍药、麦门冬、熟干地黄、当归、杜仲、芎䓖、远志、白茯苓、石斛、五味子、黄芪、桂心、续断、磁石。(中医方剂大辞典)(6)羊肾、芎䓖、茯苓、人参、附子、桂心、牡丹皮、磁石、当归、干地黄、大枣、牡荆子。(中医方剂大辞典)(7)羊肾。(中医方剂大辞典)

羊肾酒 yang shen jiu

【英文名】Yang Shen Wine

【组成】生羊腰、沙苑蒺藜、桂圆肉、淫羊藿、仙茅、薏仁。(中医方剂大辞典)

羊肾散 yang shen san

【英文名】Yang Shen Powders

【组成】(1)羊肾。(中医方剂大辞典)(2)吴茱萸、食茱萸、山茱萸、川芎、黑牵牛、白牵牛。(中医方剂大辞典)

羊肾粥 yang shen zhou

【英文名】Yang Shen Gruel

【组成】(1)枸杞叶、米、羊肾、葱头。(中医方剂大辞典)(2)白羊肾、肉苁蓉、葱白、薤白、粳米。(中医方剂大辞典)(3)白羊肾、羊髓、白粳米。(中医方剂大辞典)

羊肾羹 yang shen geng

【英文名】Yang Shen Thick Soup

【组成】(1)羊肾、生山芋、葱白、生姜。(中医方剂大辞典)(2)白羊肾、肉苁蓉、葱白、羊肺。(中医方剂大辞典)(3)羊肾、肉苁蓉、生薯蓣、羊髓、薤白、葱白、粳米。(中医方剂大辞典)(4)羊肾、羊肉、嫩枸杞叶、葱白、粳米、生姜。(中医方剂大辞典)(5)黄芪、羊肾、杜仲、磁石、肉苁蓉。(中医方剂大辞典)

羊乳丸 yang ru wan
【英文名】Yang Ru Pill
【组成】秦艽、柴胡、地骨皮、山茱萸肉、黄芪、地黄。(中医方剂大辞典)
羊乳饮 yang ru yin
【英文名】Yang Ru Drink
【组成】羊乳。(中医方剂大辞典)
羊乳膏 yang ru gao
【英文名】Yang Ru Plaster
【组成】甘草、白羊乳、羊胰。(中医方剂大辞典)
羊肺汤 yang fei tang
【英文名】Yang Fei Decoction
【组成】(1)钟乳、牡蛎、桂心、射干、桃仁、贝母、桔皮、百部根、五味子、生姜、白石英、半夏、款冬花、甘草、厚朴、羊肺。(中医方剂大辞典)(2)款冬花、紫菀、干姜、细辛、桂心、甘草、五味子、白前、食茱萸、羊肺。(中医方剂大辞典)
羊肺散 yang fei san
【英文名】Yang Fei Powders
【组成】羊肺、白术、苁蓉、通草、干姜、芎䓖。(中医方剂大辞典)
羊肺羹 yang fei geng
【英文名】Yang Fei Thick Soup
【异名】羊肉羹(中医方剂大辞典、医学入门)
【组成】(1)羊肺、羊肉。(中医方剂大辞典)(2)羊肺、精羊肉、粳米、葱白、生姜、盐、醋。(中医方剂大辞典)(3)羊肺。(中医方剂大辞典)
羊荚项 yang jia xiang
【英文名】Yang Jia Drink
【组成】羊肉、熟皂荚、黑锡。(中医方剂大辞典)
羊胃汤 yang wei tang
【英文名】Yang Wei Decoction
【组成】羊胃、白术。(中医方剂大辞典)
羊骨汤 yang gu tang
【英文名】Yang Gu Decoction
【组成】(1)羊脊骨、豉、白粟米、薤白。(中医方剂大辞典)(2)羊骨、牛地黄、白术、桂心、麦门冬、人参、芍药、生姜、甘草、茯苓、厚朴、阿胶、桑白皮、大枣、饴糖。(中医方剂大辞典)
羊骨饮 yang gu yin
【英文名】Yang Gu Drink
【组成】羊脊骨、磁石、白术、黄芪、干姜、白茯苓、桂。(中医方剂大辞典)
羊骨散 yang gu san
【英文名】Yang Gu Powders
【组成】羊胫骨、升麻、生地黄、黄连、梧桐木律、龙胆草。(中医方剂大辞典)
羊骨粥 yang gu zhou
【英文名】Yang Gu Gruel
【组成】(1)羊骨、陈皮、良姜、草果、生姜、盐。(中医方剂大辞典)(2)羊骨。(中医方剂大辞典)
羊须散 yang xu san
【英文名】Yang Xu Powders
【组成】羖羊须、荆芥、干枣。(中医方剂大辞典)
羊须膏 yang xu gao
【英文名】Yang Xu Plaster
【组成】羖羊须。(中医方剂大辞典)
羊胆丸 yang dan wan
【英文名】Yang Dan Pill(中国中医药学主题词表)
【组成】羊胆干膏、百部、白及、浙贝母、甘草。(中医方剂大辞典)
羊胆膏 yang dan gao
【英文名】Yang Dan Plaster
【组成】(1)羊胆、片脑。(中医方剂大辞典)(2)羯羊胆。(中医方剂大辞典)(3)羊胆、猪脂、细辛。(中医方剂大辞典)
羊屎散 yang shi san
【英文名】Yang Shi Powders
【组成】山羊屎。(中医方剂大辞典)
羊屎膏 yang shi gao
【英文名】Yang Shi Plaster
【组成】干羊屎。(中医方剂大辞典)
羊脊粥 yang ji zhou
【英文名】Yang Ji Gruel
【异名】羊脊髓粥(中医方剂大辞典、医便)
【组成】大羊脊骨、青粱米。(中医方剂大辞典)
羊脊羹 yang ji geng
【英文名】Yang Ji Think Soup
【组成】白羊脊骨、粱米、羊肾。(中医方剂大辞典)
羊脂汤 yang zhi tang
【英文名】Yang Zhi Decoction
【组成】羊脂、当归、干姜、黄柏、黄连。(中医方剂大辞典)
羊脂粥 yang zhi zhou
【英文名】Yang Zhi Gruel
【组成】(1)羊脂、阿胶、白蜡、蜂蜜。(中医方剂大辞典)(2)羊脂、粳米、葱白、生姜、椒豉。(中医方剂大辞典)(3)羊脂、猪脂、黄牛脂、葱、薤、汉椒、生姜、莳萝末。(中医方剂大辞典)
羊脂煎 yang zhi jian
【英文名】Yang Zhi Jian Pill; Yang Zhi Jian Plaster
【组成】(1)羊脂、牛髓、川椒、桂心、人参、五味子、芎䓖、干姜、生干地黄、远志、生姜汁、当归、生地黄、吴茱萸。(中医方剂大辞典)(2)乱发、黄连、乌梅肉、

酢、白蜡、羊脂、蜜。(中医方剂大辞典)

羊脂膏 yang zhi gao

【英文名】Yang Zhi Plaster

【组成】麝香、大蒜。(中医方剂大辞典)

羊脏方 yang zang fang

【英文名】Yang Zang Prescription

【组成】羊肝、羊肚、羊肾、羊心、羊肺、胡椒、荜茇、豉、葱白、牛酥。(中医方剂大辞典)

羊脏散 yang zang san

【英文名】Yang Zang Powders

【组成】羊脏头、皮消、槐枝、柳枝、防风、荆芥、川椒。(中医方剂大辞典)

羊脏羹 yang zang geng

【英文名】Yang Zang Thick Soup

【组成】羊肝、羊肚、羊肾、羊心、羊肺、牛酥、胡椒、荜茇、豉、陈皮、良姜、草果、葱。(中医方剂大辞典)

羊脑方 yang nao fang

【英文名】Yang Nao Prescription

【组成】羊脑、龟甲、生地黄。(中医方剂大辞典)

羊脑玉 yang nao yu

【英文名】Yang Nao Yu Powders

【组成】羊脑炉甘石。(中医方剂大辞典)

羊脑煎 yang nao jian

【英文名】Yang Nao Decoction

【组成】柏白皮、榆白皮、桑白皮、杏仁、甘草、羊脑髓。(中医方剂大辞典)

羊脑膏 yang nao gao

【英文名】Yang Nao Emplastrum

【组成】(1)羊脑髓。(中医方剂大辞典)(2)羊脑、胡桃脂、发灰、胡粉。(中医方剂大辞典)

羊酒方 yang jiu fang

【英文名】Yang Jiu Prescription

【组成】大黄、麻黄、蝉退、羊肉。(中医方剂大辞典)

羊羔酒 yang gao jiu

【英文名】Yang Gao Wine

【组成】米、肥羊肉、曲、杏仁、木香。(中医方剂大辞典)

羊粪酒 yang fen jiu

【英文名】Yang Fen Wine

【组成】羊粪、好酒。(中医方剂大辞典)

羊睛方 yang jing fang

【英文名】Yang Jing Prescription

【组成】熟羊眼睛。(中医方剂大辞典)

羊蜜方 yang mi fang

【英文名】Yang Mi Prescription

【异名】羊蜜膏(中医方剂大辞典、饮膳正要)

【组成】熟羊脂、熟牛髓、白蜜、熟猪脂、生姜汁、生地黄。(中医方剂大辞典)

羊靥丸 yang ye wan

【英文名】Yang Ye Pill

【组成】羊靥、人参、昆布、木通、海藻、海蛤、杏仁、恶实。(中医方剂大辞典)

羊蹄散 yang ti san

【英文名】Yang Ti Powders

【组成】(1)白矾、羊蹄根。(中医方剂大辞典)(2)羊蹄根。(中医方剂大辞典)

羊藿散 yang huo san

【英文名】Yang Huo Powders

【组成】云羊藿、木鳖仁、北细辛。(中医方剂大辞典)

羊髓粥 yang sui zhou

【英文名】Yang Sui Gruel

【组成】(1)羊髓、羊脊骨、米。(中医方剂大辞典)(2)羊髓、羊肾、葱白、生姜、粳米、肉苁蓉。(中医方剂大辞典)

羊髓煎 yang sui jian

【英文名】Yang Sui Decoction

【异名】甘草汤(中医方剂大辞典、普济方)

【组成】羊髓、白蜜、甘草。(中医方剂大辞典)

羊髓膏 yang sui gao

【英文名】Yang Sui Emplastrum

【组成】(1)羊髓、熏陆香。(中医方剂大辞典)(2)羖羊胫骨髓、丹砂、鸡子白。(中医方剂大辞典)(3)羊髓、柏白皮、生地黄、蛇衔草、黄芩、栀子仁、苦竹叶。(中医方剂大辞典)(4)羊髓、大黄、甘草、胡粉。(中医方剂大辞典)

羊子肝散 yang zi gan san

【英文名】Yang Zi Gan Powders

【组成】蕤仁、防风、香豉、井泉石。(中医方剂大辞典)

羊头肉方 yang tou rou fang

【英文名】Yang Tou Rou Prescription

【异名】羊头脍(中医方剂大辞典、圣济总录)

【组成】白羊头。(中医方剂大辞典)

羊头蹄煎 yang tou ti jian

【英文名】Yang Tou Ti Decoction

【组成】白羊头、羊蹄、胡椒、荜茇、干姜、葱白、香豉。(中医方剂大辞典)

羊肉发药 yang rou fa yao

【英文名】Yang Rou Thick Soup

【组成】威灵仙、蝉衣、川芎、当归、麻黄。(中医方剂大辞典)

羊肉食方 yang rou shi fang

【英文名】Yang Rou Shi Prescription

【组成】羊肉、仓米。(中医方剂大辞典)

羊肉索饼 yang rou suo bing

【英文名】Yang Rou Suo Cake

【组成】(1)羊肉、白面、陈桔皮、生姜汁。(中医方剂大辞典)(2)白面、鸡子、生姜汁、羊肉。(中医方剂大辞典)

羊肉腤臜 yang rou an za

【英文名】Yang Rou An Za Thick Soup

【组成】羊肉。(中医方剂大辞典)

羊肝生方 yang gan sheng fang

【英文名】Yang Gan Sheng Prescription

【组成】青羊肝。(中医方剂大辞典)

羊肝夹子 yang gan jia zi

【英文名】Yang Gan Cake

【组成】蝉壳、黄连、甘草、菊花、蛇蜕皮。(中医方剂大辞典)

羊肝饆饠 yang gan bi luo

【英文名】Yang Gan Bi Luo Prescription

【组成】白羊肝、肉豆蔻、干姜、食茱萸、芜荑仁、荜茇、薤白。(中医方剂大辞典)

羊肝饺子 yang gan jia zi

【英文名】Yang Gan Cake

【组成】羊肝、芜荑、薤白。(中医方剂大辞典)

羊肚食方 yang du shi fang

【英文名】Yang Du Shi Prescription

【异名】羊肚羹(中医方剂大辞典、饮膳正要)

【组成】羊肚、粳米、葱白、豉、蜀椒、生姜。(中医方剂大辞典)

羊肾饆饠 yang shen bi luo

【英文名】Yang Shen Cake

【组成】羊肾、附子、桂心、干姜、胡椒、肉苁蓉、大枣、面。(中医方剂大辞典)

羊肾馄饨 yang shen hun tun

【英文名】Yang Shen Thick Soup

【组成】五味子、山茱萸、干姜、川椒、桂心。(中医方剂大辞典)

羊骨煎丸 yang gu jian wan

【英文名】Yang Gu Jian Pill

【组成】(1)羊脊骨、附子、槟榔、黄芪、枳壳、沉香、蜀椒、桂、木香。(中医方剂大辞典)(2)羊脊骨、沉香、木香、槟榔、桂、人参、牛膝、白茯苓、山芋、郁李仁、附子、白术、丁香、肉苁蓉、石斛、阿魏。(中医方剂大辞典)

羊胫灰丸 yang jing hui wan

【英文名】Yang Jing Hui Pill

【异名】理脾丸(中医方剂大辞典、得效)

【组成】厚朴、羊胫。(中医方剂大辞典)

羊胫灰散 yang jing hui san

【英文名】Yang Jing Hui Powders

【异名】鹿角散、羊胫散(中医方剂大辞典、医碥)

【组成】(1)地骨皮、羊胫灰、石膏、升麻。(中医方剂大辞典)(2)羊胫骨、鹿角。(中医方剂大辞典)

羊桃根散 yang tao gen san

【英文名】Yang Tao Gen Powders

【组成】(1)羊桃根、桑白皮、木通、大戟。(中医方剂大辞典)(2)羊桃根、消石、天灵盖、寒水石、白敛。(中医方剂大辞典)

羊脊骨汤 yang ji gu tang

【英文名】Yang Ji Gu Decoction

【组成】羊脊骨。(中医方剂大辞典)

羊脊骨粥 yang ji gu zhou

【英文名】Yang Ji Gu Gruel

【组成】羊脊骨、肉苁蓉、菟丝子、葱白、粳米。(中医方剂大辞典)

羊脊骨羹 yang ji gu geng

【英文名】Yang Ji Gu Thick Soup

【异名】羊骨粥(中医方剂大辞典、圣剂总录)

【组成】(1)羊脊骨、肉苁蓉、草果、荜茇。(中医方剂大辞典)(2)羊脊骨、羊肾、羊肉、葱白、粟米。(中医方剂大辞典)(3)羊脊骨、葱白、粳米。(中医方剂大辞典)(4)羊脊骨、米。(中医方剂大辞典)

羊羔补酒 yang gao bu jiu

【英文名】Yang Gao Bu Wine(药品标准－中药成方制剂标准)

【组成】糯米、苦杏仁、羔羊肉、木香、红花。(药品标准－中药成方制剂标准 1998 年)

羊脂涂方 yang zhi tu fang

【英文名】Yang Zhi Paste

【组成】铁屎、羊脂、猪粪。(中医方剂大辞典)

羊痫疯丸 yang xian feng wan

【英文名】Yang Xian Feng Pill

【组成】郁金、白矾、黄连、磁石、大黄、橘红、栀子、神曲、黄柏、黄芩、金礞石、沉香、白芥子。(中医方剂大辞典)

羊踯躅丸 yang zhi zhu wan

【英文名】Yang Zhi Zhu Pill

【组成】羊踯躅花、白矾、矾石、肉苁蓉。(中医方剂大辞典)

羊蹄根酒 yang ti gen jiu

【英文名】Yang Ti Gen Wine

【组成】(1)羊蹄根、土槿皮、川乌、槟榔、百部、海桐皮、白藓皮、苦参、蛇床子、千金子、地肤子、番木鳖、蛇衣、大枫子、蜈蚣末、白信、斑蝥。(中医方剂大辞典)(2)羊蹄根、酒精。(中医方剂大辞典)

羊蹄根散 yang ti gen san

【英文名】Yang Ti Gen Powders

【组成】羊蹄根、枯白矾。(中医方剂大辞典)

羊肉大黄汤 yang rou dai huang tang

【英文名】Yang Rou Dai Huang Decoction

【组成】大黄、川芎、威灵仙、蝉蜕、麻黄、土茯苓、羊肉。(中医方剂大辞典)

羊肉天真丸 yang rou tian zhen wan

【英文名】Yang Rou Tian Zhen Pill

【组成】羊肉、人参、苁蓉、山药、当归、黄芪、白术、天冬。(中医方剂大辞典)

羊肉当归汤 yang rou dang gui tang

【英文名】Yang Rou Dang Gui Decoction

【组成】(1)肥羊肉、当归、白芍药、龙骨、附子、熟干地黄、白术、桂心、芎䓖、黄芪、人参。(中医方剂大辞典)(2)肥羊肉、当归、生姜、黄芪。(中医方剂大辞典)(3)当归、干姜、桔皮、黄芪、芍药、芎䓖、桂心、独活、防风、人参、吴茱萸、甘草、地黄、茯苓、生姜、大枣、羊肉。(中医方剂大辞典)(4)羊肉、当归、黄芩、芎䓖、甘草、防风、芍药、生姜。(中医方剂大辞典)

羊肉杜仲汤 yang rou du zhong tang

【英文名】Yang Rou Du Zhong Decoction

【组成】羊肉、杜仲、紫菀、五味子、细辛、款冬花、人参、厚朴、芎䓖、附子、萆薢、甘草、黄芪、当归、桂心、白术、生姜、大枣。(中医方剂大辞典)

羊肉扶羸丸 yang rou fu lei wan

【英文名】Yang Rou Fu Lei Pill

【组成】精羊肉、白姜、川椒、肉豆蔻、木香、附子、神曲。(中医方剂大辞典)

羊肉补真丸 yang rou bu zhen wan

【英文名】Yang Rou Bu Zhen Pill

【组成】羊肉、当归、白术、神曲、丁香、茴香、肉豆蔻、缩砂仁、干姜、肉桂、糯米。(中医方剂大辞典)

羊肉面棋子 yang rou mian qi zi

【英文名】Yang Rou Mian Granule

【组成】小麦面、肉豆蔻、荜茇、胡椒、蜀椒。(中医方剂大辞典)

羊肉桂心汤 yang rou gui xin tang

【英文名】Yang Rou Gui Xin Decoction

【组成】羊肉、桂心、当归、干姜、甘草、吴茱萸、人参、芎䓖、干地黄。(中医方剂大辞典)

羊肉黄芪汤 yang rou huang qi tang

【英文名】Yang Rou Huang Qi Decoction

【组成】(1)羊肉、黄芪、白茯苓、白芍药、当归、续断、五味子、萆薢、桂心、熟干地黄、麦门冬。(中医方剂大辞典)(2)羊肉、黄芪、大枣、茯苓、甘草、当归、桂心、芍药、麦门冬、干地黄。(中医方剂大辞典)

羊肝明目丸 yang gan ming mu wan

【英文名】Yang Gan Ming Mu Pill

【组成】(1)黄连、甘菊、龙胆、石决、人参、当归、熟地、枸杞、麦冬、牛膝、青盐、黄柏、柴胡、防风、羌活、肉桂、羯羊肝。(中医方剂大辞典)(2)羚羊角、菊花、五味、青葙子、牡丹皮、蒺藜、蜜蒙花、黄芪、远志、天门冬、麦门冬、芍药、菟丝子、酸枣仁、杜仲、茯苓、白术、山药、人参、羊肝、泽泻、当归、地黄、香附。(中医方剂大辞典)

羊肝退翳丸 yang gan tui yi wan

【英文名】Yang Gan Tui Yi Pill

【组成】怀生地、熟地黄、白茯神、山药、枸杞、明砂、木贼草、蜜蒙花、青葙子、草决明、黄连、黑羊肝。(中医方剂大辞典)

羊肝猪胆丸 yang gan zhu dan wan

【英文名】Yang Gan Zhu Dan Pill

【组成】羊肝。(中医方剂大辞典)

羊角补中汤 yang jiao bu zhong tang

【英文名】Yang Jiao Bu Zhong Decoction

【组成】补中益气汤、木香、茴香、羯羊角。(中医方剂大辞典)

羊肾苁蓉羹 yang shen cong rong geng

【英文名】Yang Shen Cong Rong Thick Soup

【组成】羊肾、肉苁蓉。(中医方剂大辞典)

羊肾补肾汤 yang shen bu shen tang

【英文名】Yang Shen Bu Shen Decoction

【组成】羊肾、磁石、白术、黄芪、茯苓、干姜、桂心。(中医方剂大辞典)

羊桃淋蘸方 yang tao lin zhan fang

【英文名】Yang Tao Lin Liniment

【组成】羊桃、蒴藋、白蒺藜、苍耳、海桐皮、柳树蠹、商陆、蓖麻茎叶、水蓣。(中医方剂大辞典)

羊痫疯癫丸 yang xian feng dian wan

【英文名】Yang Xian Feng Dian Pill(药品标准－中药成方制剂标准)

【组成】清半夏、厚朴、天竺黄、羌活、郁金、橘红、天南星、天麻、香附、延胡索、细辛、枳壳、三棱、青皮、降香、芥子、沉香、莪术、乌药、防风、羚羊角。(药品标准－中药成方制剂标准 1994 年)

羊蹄草合剂 yang ti cao he ji

【英文名】Yang Ti Cao He Decoction

【组成】羊蹄草、茜茜、崩大碗、白花蛇舌草、金银花、鬼针草、旱莲草。(中医方剂大辞典)

羊蹄根涂方 yang ti gen tu fang

【英文名】Yang Ti Gen Paste

【组成】羊蹄根、生姜、硫黄。(中医方剂大辞典)

羊肉生地黄汤 yang rou sheng di huang tang

【英文名】Yang Rou Sheng Di Huang Decoction

【组成】羊肉、生地黄、桂心、当归、甘草、芎䓖、人参、芍药。(中医方剂大辞典)

兴阳丹 xing yang dan
【英文名】Xing Yang Pellet
【组成】栗当。(中医方剂大辞典)
兴阳宝丸 xing yang bao wan
【英文名】Xing Yang Bao Pill
【组成】当归、熟地、山萸肉、仙灵脾、蜈蚣、露蜂房、九香虫、远志、菖蒲、肉苁蓉、覆盆子、巴戟天、韭子、乌贼骨、鸡内金、柴胡、赤芍、牛膝、水蛭、白花蛇舌草、甘草。(时珍国药研究 1990,1(1))
兴血饮浸膏 xing xue yin jin gao
【英文名】Xing Xue Yin Unguentum
【组成】人参、党参、黄芪、当归、山萸肉、丹皮、苦参、地龙、阿胶、鹿角胶等。(中国实验临床免疫学杂志 1992,4(2))
兴阳振痿汤 xing yang zhen wei tang
【英文名】Xing Yang Zhen Wei Decoction
【组成】黄芪、丹参、当归、淫羊藿、巴戟天、川断、枸杞子、制首乌、蛇床子、丁香、菟丝子、沉香。(山东中医杂志 1992,11(6))
米饮 mi yin
【英文名】Mi Drink
【组成】杵头糠。(中医方剂大辞典)
米壳散 mi qiao san
【英文名】Mi Qiao Powders
【组成】米壳、当归、乳香、没药、血竭、甘草、川芎。(中医方剂大辞典)
米莲散 mi lian san
【英文名】Mi Lian Powders
【组成】糯米、莲子心。(中医方剂大辞典)
米粉丹 mi fen dan
【英文名】Mi Fen Pellet
【组成】巴豆、粉霜、硇砂、朱砂、砒霜。(中医方剂大辞典)
米粉散 mi fen san
【英文名】Mi Fen Powders
【组成】白占米。(中医方剂大辞典)
米黄散 mi huang san
【英文名】Mi Huang Powders
【组成】白术、苍术、陈皮、白芍药、神曲、麦芽、山楂、茯苓、石膏、厚朴、藿香、甘草。(中医方剂大辞典)
米猪肚 mi zhu du
【英文名】Mi Zhu Du Decoction
【组成】肥猪肚、江米。(中医方剂大辞典)
米糖膏 mi tang gao
【英文名】Mi Tang Plaster
【组成】花椒、荆芥、防风、米糖。(中医方剂大辞典)
米羹皮散 mi geng pi san
【英文名】Mi Geng Pi Powders
【组成】米囊皮、辟臭蔓、厚朴、甘草、陈皮、羌活。(中医方剂大辞典)
米油补泻散 mi you bu xie san
【英文名】Mi You Bu Xie Powders
【组成】羌活、辛荑、沙苑子、王不留行。(云南中医杂志 1992,13(6))
许真君如意丹 xu zhen jun ru yi dan
【英文名】Xu Zhen Jun Ru Yi Pellet
【组成】党参、茯苓、附子、肉桂、淡姜、川连、川乌、川椒、槟榔、厚朴、柴胡、当归、桔梗、紫菀、吴萸、木香、菖蒲、牙皂、巴霜。(中医方剂大辞典)
祁门蛇药片 qi men she yao pian
【英文名】Qi Men She Yao Tablet(药品标准－中药成方制剂标准)
【组成】紫葳根皮、半边莲、大蓟、杏香、兔儿风、青木香、射干。(药品标准－中药成方制剂标准 1998 年)
军门丹 jun men dan
【英文名】Jun Men Pellet
【组成】紫藤香、五倍子、牡蛎、白占、三七、半夏、血竭、乳香、象皮。(中医方剂大辞典)
军门方 jun men fang
【英文名】Jun Men Prescription
【组成】当归、大黄、韭菜子、生蒲黄、熟蒲黄、茜草根、桃仁、红花、陈皮、厚朴、枳壳、甘草。(中医方剂大辞典)
军白散 jun bai san
【英文名】Jun Bai Powders
【组成】大黄、栀子、黄柏、白矾。(吉林中医 1986,(1))
军柏散 jun bai san
【英文名】Jun Bai Powders
【组成】生军、生黄柏、生栀子、生黄芩。(中华中医药伤科杂志 1988,4(1))
军持露 jun chi lu
【英文名】Jun Chi Distillate
【组成】(1)熊胆、冰片。(中医方剂大辞典)(2)没药、乳香、儿茶、轻粉。(中医方剂大辞典)
军门一笑膏 jun men yi xiao gao
【英文名】Jun Men Yi Xiao Plaster
【组成】白芷、萆薢、防风、罂粟壳、甘松、羌活、三奈、独活、藁本、高良姜、官桂、大茴香、秦艽、小茴香、麻黄、威灵仙、花椒、附子、草乌、天南星、干姜、穿山甲、大黄、杨花、半夏、老葱、老姜、松香、土硫黄、密陀僧、木香、乳香、没药、潮脑、麝香。(中医方剂大辞典)
军门立效散 jun men li xiao san
【英文名】Jun Men Li Xiao Powders

【组成】(1)麻黄、陈香橼、甘草、天花粉、瓜蒌、金银花、黄芩、棉花核。(中医方剂大辞典)(2)皂角刺、乳香、天花粉、甘草节、花椒。(中医方剂大辞典)

军中一捻金 jun zhong yi nian jin

【英文名】Jun Zhong Yi Nian Jin Powders

【异名】草蝎经进方(中医方剂大辞典、永类钤方)

【组成】(1)矿石灰、韭菜。(中医方剂大辞典)(2)金樱叶、桑叶、苎叶。(中医方剂大辞典)

军中跌打丸 jun zhong die da wan

【英文名】Jun Zhong Die Da Pill

【异名】跌打丸(中医方剂大辞典、中医伤科学讲义)

【组成】当归、土鳖虫、川芎、血竭、没药、麻黄、自然铜、乳香。(中医方剂大辞典)

军中第一仙方 jun zhong di yi xian fang

【英文名】Jun Zhong Di Yi Xian Prescription

【组成】狗头、指甲灰、血余炭、松香。(中医方剂大辞典)

异功丸 yi gong wan

【英文名】Yi Gong Pill

【组成】(1)半夏、大腹子、人参、茯苓、甘草、生姜、白术、紫苏叶、乌梅肉。(中医方剂大辞典)(2)泽泻、猪苓、桂心、茯苓、白术、人参、辰砂。(中医方剂大辞典)

异功汤 yi gong tang

【英文名】Yi Gong Decoction

【组成】(1)羌活、防风、全蝎、天麻、枳实、黄芩、黄连、胆星、橘红、茯神。(中医方剂大辞典)(2)麻黄、苍术、白术、芎䓖、甘草。(中医方剂大辞典)(3)雄鼠粪、山栀子、枳壳。(中医方剂大辞典)

异功散 yi gong san

【英文名】Yi Gong Powders(中国中医药学主题词表)

【异名】犀灰散(中医方剂大辞典、疠疡机要)

【组成】(1)天麻、赤箭、松黄、鬼臼、安息香、羌活、款冬花、天蓼花、侧枯叶、苍耳、苦参、何首乌、细辛、防风、蔓荆实、藁本、牛膝、地骨皮、甘草、乳香、天门冬、麦门冬、丹砂、萆薢、木香、虎骨、当归、天南星、干蝎、乌蛇、白花蛇、麻黄、雄黄、附子、芎䓖、白僵蚕、桂、鸡舌香。(中医方剂大辞典)(2)潞参、白术、云苓、陈皮、炙草、蔻米。(中医方剂大辞典)(3)斑猫、血竭、没药、乳香、金蝎、玄参、麝香。(中医方剂大辞典)(4)人参、白术、当归、陈皮、半夏、厚朴、茯苓、丁香、木香、豆蔻、附子。(中医方剂大辞典)(5)白术、茯苓、黄芪、当归、陈皮、半夏、木香、丁香、豆蔻、诃子、肉桂、人参。(中医方剂大辞典)(6)龙骨、薄荷叶、蛇床子、轻粉。(中医方剂大辞典)(7)当归、川芎、人参、黄芪、白术、白茯苓、诃子、大附子、半夏、厚朴、肉桂、丁香。(中医方剂大辞典)(8)腹皮、当归、木通、乳香、没药、沉香、木香、丁香、甘草。(中医方剂大辞典)(9)人参、白术、白茯、甘草、陈皮、当归、黄芩、柴胡。(中医方剂大辞典)(10)白术、人参、陈皮、白茯苓、甘草、木香、诃子、肉果。(中医方剂大辞典)(11)人参、白术、白茯苓、陈皮、苍术、香附、抚芎、神曲、炙草。(中医方剂大辞典)(12)人参、白术、白茯苓、甘草、陈皮、山药、莲肉、木香、青皮、诃子、泽泻、升麻、车前子。(中医方剂大辞典)(13)人参、白术、茯苓、甘草、白扁豆、薯蓣。(中医方剂大辞典)(14)黄柏皮、白矾、黄连、脑子、麝香、荆芥穗、甘草。(中医方剂大辞典)(15)泽泻、猪苓、陈皮、白术、茯苓、人参、辰砂。(中医方剂大辞典)(16)浮小麦。(中医方剂大辞典)(17)牡丹、芍药、白芷、干姜、当归、陈皮、官桂、玄胡索、乌药、川芎、苦梗。(中医方剂大辞典)(18)盆消、甘草、诃子肉、白僵蚕、贯众、马勃、蛇蜕、硼砂、玄精石。(中医方剂大辞典)(19)藿香、白术、人参、白茯苓、陈皮、木香、肉豆蔻、甘草。(中医方剂大辞典)(20)人参、茯苓、白术、陈皮、甘草。(中医方剂大辞典)(21)黄牛角䚡、蛇蜕皮、猪牙皂荚、鲮鲤甲。(中医方剂大辞典)(22)人参。(中医方剂大辞典)(23)陈粳米、厚朴、诃黎勒、槟榔、甘草。(中医方剂大辞典)

异圣散 yi sheng san

【英文名】Yi Sheng Powders

【组成】蹄甲、金星石、银星石、青礞石。(中医方剂大辞典)

异香丹 yi xiang dan

【英文名】Yi Xiang Pellet

【组成】白芷、藿香叶、香叶、木香、桂花、香附子、甘松、丁香、鸡心、槟榔、白豆蔻仁、榆柑干、当归。(中医方剂大辞典)

异香散 yi xiang san

【英文名】Yi Xiang Powders

【组成】(1)无名异、地骨皮、麝香、没药、乳香。(中医方剂大辞典)(2)没药。(中医方剂大辞典)(3)三棱、莪术、青皮、陈皮、半夏曲、藿香、苦楝根、益智仁、枳壳、香附子、缩砂仁、丁香、甘草。(中医方剂大辞典)(4)石莲肉、蓬莪术、京三棱、益智仁、甘草、青皮、陈皮、厚朴。(中医方剂大辞典)

异效丸 yi xiao wan

【英文名】Yi Xiao Pill

【组成】人参、白术、甘草、栝楼、枳壳、赤茯苓、木香、陈桔皮、干姜。(中医方剂大辞典)

异效散 yi xiao san

【英文名】Yi Xiao Powders

【组成】(1)桃根白皮、黄柏、芜荑仁、黄连、厚朴、木香、丁香、槟榔、无食子、楝根白皮。(中医方剂大辞典)(2)芫青、麒麟竭。(中医方剂大辞典)(3)京三棱、白术、甘草、麦蘖、陈曲、高良姜、肉豆蔻、青桔皮、陈桔皮、草豆蔻。(中医方剂大辞典)

异香膏子 yi xiang gao zi

【英文名】Yi Xiang Plaster

【组成】黄腊、斑蝥、巴豆肉、草乌、南星、皂角、麻油、猪脂、白胶香、吴茱萸、蛇床子、槟榔、雄黄、川椒、藜芦、白芷、黄柏、剪草、苦参、白矾、闾茹。(中医方剂大辞典)

异方红丸子 yi fang hong wan zi

【英文名】Yi Fang Hong Pill

【组成】沉香、硇砂、使君子、蓬莪术、京三棱、朱砂、木香、槟榔、肉豆蔻、丁香、巴豆、黑牵牛、荜澄茄。(中医方剂大辞典)

异方油煎散 yi fang you jian san

【英文名】Yi Fang You Jian Powders

【组成】川乌、白芍药、五加皮、牡丹皮、海桐皮。(中医方剂大辞典)

异方黄芪丸 yi fang huang qi wan

【英文名】Yi Fang Huang Qi Pill

【组成】黄芪、茴香、乌头、苦楝、乌药、沙苑、白蒺藜、赤小豆、防风、椒、地龙、狼毒、海桐皮、威灵仙、陈皮。(中医方剂大辞典)

异功快斑汤 yi gong kuai ban tang

【英文名】Yi Gong Kuai Ban Decoction

【组成】人参、黄芪、甘草、白术、木香、归身、桂心、陈皮、诃子、丁香、白茯苓、大枣、生姜。(中医方剂大辞典)

异功敌暑丸 yi gong di shu wan

【英文名】Yi Gong Di Shu Pill

【组成】黄连、陈仓米。(中医方剂大辞典)

异环磷酰胺 yi huan lin xian an

【英文名】Yi Huan Lin Xian An Injection

【组成】异环磷酰胺。

异香四神散 yi xiang si shen san

【英文名】Yi Xiang Si Shen Powders

【组成】香附子、乌药、甘草。(中医方剂大辞典)

异香鳖甲散 yi xiang bie jia san

【英文名】Yi Xiang Bie Jia Powders

【组成】鳖甲、牛膝、熟地黄、人参、大黄、附子、三棱、茯苓、羌活、枳壳、肉桂、厚朴、五味子、木香、当归、白术、白芍药、肉豆蔻。(中医方剂大辞典)

异类有情丸 yi lei you qing wan

【英文名】Yi Lei You Qing Pill

【组成】鹿角霜、鹿茸、龟版、虎胫骨。(中医方剂大辞典)

异授金兔丹 yi shou jin tu dan

【英文名】Yi Shou Jin Tu Pellet

【组成】兔皮。(中医方剂大辞典)

异汉防己甲素 yi han fang ji jia su

【英文名】Yi Han Fang Ji Jia Su Powders

【组成】十大功劳叶。(中西医结合杂志 1991,(2))

异方神仙济阴丹 yi fang shen xian ji yin dan

【英文名】Yi Fang Shen Xian ji Yin Pellet

【异名】异方济阴丹(中医方剂大辞典、丹溪心法附余)

【组成】香附子、三棱、蓬术、陈皮、青皮、败姜、官桂、当归、赤芍药、生地黄、熟地黄、泽泻、片姜黄、丹皮、干姜、川芎、刘寄奴、泽兰、人参、蒲黄、木香、白术、玄胡索。(中医方剂大辞典)

异功拔毒千金托里散 yi gong ba du qian jin tuo li san

【英文名】Yi Gong Ba Du Qian Jin Tuo Li Powders

【组成】人参、甘草节、黄芩、黄连、栀子、黄柏、贝母、生地黄、连翘、羌活、防风、白芷、天花粉、南星、陈皮、赤芍、木通节、金银花、黄芪、归尾、山楂肉、川山甲、川续断、荆芥穗、天丁、川松节、乳香、没药。(中医方剂大辞典)

异功散加当归川芎汤 yi gong san jia dang gui chuan xiong tang

【英文名】Yi Gong San Jia Dang Gui Chuan Xiong Decoction

【组成】人参、白术、茯苓、炙草、陈皮、归身、川芎。(中医方剂大辞典)

导药 dao yao

【英文名】Dao Yao Suppository

【组成】戎盐、皂荚、细辛。(中医方剂大辞典)

导散 dao san

【英文名】Dao San Suppository

【组成】皂荚、吴茱萸、当归、花椒、细辛、矾石、五味子、大黄、戎盐、干姜。(中医方剂大辞典)

导气丸 dao qi wan

【英文名】Dao Qi Pill

【组成】(1)半夏、南木香、赤茯苓、紫苏叶、白附子。(中医方剂大辞典)(2)大黄、蝎梢、青皮、胡椒、陈皮、黑牵牛、茴香、干姜、甘草、阿魏。(中医方剂大辞典)(3)京三棱、青皮、萝卜子、皂角、黑牵牛。(中医方剂大辞典)(4)姜黄、香附子、缩砂、甘草、广茂、丁皮、甘松、木香、荆三棱、白檀、藿香叶。(中医方剂大辞典)(5)牵牛。(中医方剂大辞典)(6)槟榔、牵牛子、赤茯苓、半夏。(中医方剂大辞典)(7)槟榔、厚朴、三棱、蓬术、吴茱萸、青皮、黄芩、赤芍、楂肉、菖蒲。(中医方剂大辞典)(8)木香、槟榔、火麻仁、枳壳。(中医方剂大辞典)(9)青木香、萝卜子、茴香、槟榔、牵牛。(中医方剂大辞典)(10)青皮、莪

术、三棱、槟榔、干姜、茱萸、附子、赤芍、胡椒、石菖蒲。(中医方剂大辞典)

导气丹 dao qi dan

【英文名】Dao Qi Pellet

【组成】陈皮、生姜、木香、荜澄茄、牵牛。(中医方剂大辞典)

导气汤 dao qi tang

【英文名】Dao Qi Decoction(中国中医药学主题词表)

【异名】导气散(中医方剂大辞典、傅青主男女科)

【组成】(1)川楝子、木香、茴香、吴茱萸。(中医方剂大辞典)(2)槟榔、枳壳、厚朴、白木香、山楂、神曲、紫苏、甘草、砂仁。(中医方剂大辞典)(3)槟榔、枳壳、黄连、厚朴、芍药、甘草、山楂、神曲、升麻。(中医方剂大辞典)(4)黄芪、甘草、青皮、升麻、柴胡、当归、泽泻、陈皮、红花、五味子。(中医方剂大辞典)(5)芍药、当归、大黄、黄芩、黄连、木香、槟榔。(中医方剂大辞典)

导气饮 dao qi yin

【英文名】Dao Qi Yin Drink

【组成】羌活、独活、木瓜、薏苡仁、青皮、陈皮、桑白皮、大腹皮、枳壳、槟榔、青木香、紫苏、甘草、大腹子、木通、赤茯苓。(中医方剂大辞典)

导气散 dao qi san

【英文名】Dao Qi Powders

【组成】(1)三棱、莪术、甘草、益智、青皮、陈皮、厚朴、石莲。(中医方剂大辞典)(2)虎头王字骨、荜茇、人参、厚朴、羚羊角屑。(中医方剂大辞典)

导火汤 dao huo tang

【英文名】Dao Huo Decoction

【组成】玄参、生地黄、车前子、甘草、泽泻。(中医方剂大辞典)

导水丸 dao shui wan

【英文名】Dao Shui Pill

【组成】(1)大黄、黄芩、滑石、黑牵牛、木香、槟榔、郁李仁、白芥子。(中医方剂大辞典)(2)人参、木香、丁香、槟榔、青皮、陈皮、香白芷、郁李仁、杜仲、桔梗、大戟、泽泻、黑牵牛、木通、樟柳根、桑根白皮、大黄、干漆、甘遂、榆根白皮。(中医方剂大辞典)

导水饼 dao shui bing

【英文名】Dao Shui Plaster

【组成】水银粉、巴豆肉、硫黄。(中医方剂大辞典)

导水散 dao shui san

【英文名】Dao Shui Powders

【异名】导水汤(中医方剂大辞典、医学集成)

【组成】(1)王不留行、泽泻、白术。(中医方剂大辞典)(2)当归、瞿麦、车前子、滑石、赤茯苓、泽泻、猪苓、木通、石莲子、山栀子、黄连、黄柏、知母、甘草。(中医方剂大辞典)(3)滑石、木通、泽泻、车前、朴消、大黄、通草、灯心。(中医方剂大辞典)

导赤丸 dao chi wan

【英文名】Dao Chi Pill(中国中医药学主题词表)

【组成】连翘、栀子、黄连、关木通、滑石、大黄。((93)京卫药准字 ZZ-0129 第206号)

导赤片 dao chi pian

【英文名】Dao Chi Tablet

【组成】大黄、滑石粉、茯苓、生地黄、栀子、木通。(中医方剂大辞典)

导赤丹 dao chi dan

【英文名】Dao Chi Pellet

【组成】(1)薄荷、麦冬、木通、黄连、生地黄、桔梗、甘草。(中医方剂大辞典)(2)黄连、生地黄、大黄、黄芩、甘草、滑石、连翘、栀子、玄参。(中医方剂大辞典)

导赤汤 dao chi tang

【英文名】Dao Chi Decoction

【组成】木通、滑石、甘草梢、黄柏、茯苓、生地黄、枳壳、白术、栀子。(中医方剂大辞典)

导赤饮 dao chi yin

【英文名】Dao Chi Drink

【组成】(1)生地黄、木通、甘草、人参、麦冬、车前、滑石、柴胡。(中医方剂大辞典)(2)生地黄、赤茯苓、木通、麦冬。(中医方剂大辞典)

导赤散 dao chi san

【英文名】Dao Chi Powders(中国中医药学主题词表)

【异名】实热导赤散(中医方剂大辞典、普济方);导赤汤(中医方剂大辞典、外科证治全书)

【组成】(1)木通、赤茯苓、麦冬、车前子、生地黄、人参、甘草。(中医方剂大辞典)(2)山栀仁、五灵脂、草豆仁、蒲黄。(中医方剂大辞典)(3)木通、甘草、车前子、瞿麦、滑石、赤茯苓、淡竹叶、山栀。(中医方剂大辞典)(4)生地黄、木通、甘草、防风、薄荷叶、朱砂。(中医方剂大辞典)(5)木通、甘草、栀子、黄柏、生地黄、知母。(中医方剂大辞典)(6)人参、木通、麦冬、生地黄、甘草。(中医方剂大辞典)(7)茯苓、猪苓、泽泻、桂枝、白术、甘草、滑石、山栀。(中医方剂大辞典)(8)黄连、麦冬、半夏、地骨皮、茯神、赤芍药、木通、生地黄、黄芩、甘草。(中医方剂大辞典)(9)黄连、黄芩、车前子、木通、滑石、大黄、枳壳。(中医方剂大辞典)(10)木通、生地黄、甘草、麦冬、灯草。(中医方剂大辞典)(11)牛蒡子、榆子、槐子、生地黄、黄芩。(中医方剂大辞典)(12)生地黄、木通、黄芩、赤茯苓、甘草。(中医方剂大辞典)(13)赤芍药、羌活、防风、大黄、甘草。(中医方剂大辞典)(14)生地黄、木通、黄芩、甘草。(中医方剂大辞典)

(15)生地黄、黄芩。(中医方剂大辞典)(16)生地黄、甘草、木通。(中医方剂大辞典)(17)车前子、木通、淡竹叶、甘草、生地黄。(中医方剂大辞典)(18)麦冬、木通、生地黄、甘草、竹叶、车前、赤茯苓。(中医方剂大辞典)(19)木通、生地黄、牡丹皮、犀角末、甘草、竹叶。(中医方剂大辞典)(20)生地黄、木通、茯苓、山栀、甘草。(中医方剂大辞典)(21)生地黄、栀子、木通、甘草、灯心、淡竹根。(中医方剂大辞典)(22)生地黄、木通、黄芩、甘草、竹叶、赤茯苓、麦冬。(中医方剂大辞典)(23)当归、白芍、生地黄、川芎、甘草、半夏、陈皮、白茯苓、樗白皮、青黛、滑石。(中医方剂大辞典)(24)生地黄、木通、甘草、淡竹叶、犀角、薄荷、连翘。(中医方剂大辞典)

导利散 dao li san

【英文名】Dao Li Powders

【组成】五苓散、灯心。(中医方剂大辞典)

导饮丸 dao yin wan

【英文名】Dao Yin Pill

【组成】(1)苍术、白茯苓、独活、黄连、吴茱萸。(中医方剂大辞典)(2)木香、茴香、槟榔、青皮、陈皮、黑牵牛、甘遂、大戟、干姜。(中医方剂大辞典)(3)京三棱、蓬莪术、青皮、陈皮、白术、槟榔、枳壳、木香、白茯苓、半夏。(中医方剂大辞典)(4)青皮、陈皮、京三棱、广茂、黄连、枳壳、大黄、黄柏、香附子、黑牵牛。(中医方剂大辞典)

导泻汤 dao xie tang

【英文名】Dan Xie Decoction

【组成】大黄、槐花、桂枝。(陕西中医 1990,11(6))

导经汤 dao jing tang

【英文名】Dao Jing Decoction

【组成】香附、乌药、当归、木香、甘草。(中医方剂大辞典)

导经散 dao jing san

【英文名】Dao Jing Powders

【组成】皂角、乳香、没药。(中医方剂大辞典)

导毒丹 dao du dan

【英文名】Dao Du Pellet

【组成】紫草、瓜蒌。(中医方剂大辞典)

导便栓 dao bian shuan

【英文名】Dao Bian Suppositories(药品标准－中药成方制剂标准)

【组成】猪胆膏、醋酸洗必泰。(药品标准－中药成方制剂标准 1998 年)

导热汤 dao re tang

【英文名】Dao Re Decoction

【组成】当归、白芍、柴胡、黄芩、丹皮、甘草、天花粉。(中医方剂大辞典)

导热散 dao re san

【英文名】Dao Re Powders

【组成】侧柏叶、山栀、车前子、灯心、黄芩、滑石、乌梅、竹叶、大黄、猪苓、泽泻、蒲黄、赤茯苓、甘草。(中医方剂大辞典)

导黄汤 dao huang tang

【英文名】Dao Huang Decoction

【组成】葛根、花粉、山栀、连翘、木通、茵陈、萆薢、茯苓、泽泻、车前。(中医方剂大辞典)

导滞丸 dao zhi wan

【英文名】Dao Zhi Pill

【组成】黑牵牛、槟榔、青皮、木香、胡椒、三棱、丁香皮。(中医方剂大辞典)

导滞汤 dao zhi tang

【英文名】Dao Zhi Decoction

【异名】导气汤(中医方剂大辞典、医方集解)

【组成】(1)黄芩、黄连、木香、当归、赤芍、槟榔、山楂、大黄。(中医方剂大辞典)(2)四物、蒲黄、甘草梢、泽兰叶、姜皮、牛膝、红花、瞿麦、陈皮。(中医方剂大辞典)(3)香附、玄胡、当归、木香、泽泻、红花、牛膝、桃仁、苏木。(中医方剂大辞典)(4)大黄、厚朴、槟榔、陈皮、甘草、青皮、当归、白芍。(中医方剂大辞典)(5)芍药汤、去桂和甘草、加枳壳。(中医方剂大辞典)

导滞散 dao zhi san

【英文名】Dao Zhi Powders

【组成】(1)大黄、当归、麝。(中医方剂大辞典)(2)苍术、陈皮、枳壳、厚朴、山楂肉、神曲、香附、黄芩。(中医方剂大辞典)(3)当归、大黄。(中医方剂大辞典)

导痹汤 dao bi tang

【英文名】Dao Bi Decoction

【组成】黄芪、当归、人参、白茯苓、龙齿、远志、甘草、桂、半夏、枳实、桔梗、茯神。(中医方剂大辞典)

导痰丸 dao tan wan

【英文名】Dao Tan Pill

【异名】导饮丸(中医方剂大辞典、丹溪治法心要)

【组成】(1)黑丑、枳实、橘红、朴消、生矾、枯矾、牙皂。(中医方剂大辞典)(2)黑牵牛、白矾、猪牙皂角、半夏、南星。(中医方剂大辞典)(3)枯白矾、僵蚕。(中医方剂大辞典)(4)半夏、甘遂、百药煎、僵蚕、全蝎。(中医方剂大辞典)(5)天南星、半夏、白明矾、生姜、猪牙皂角、紫苏子、莱菔子、麦蘖、糖球子。(中医方剂大辞典)(6)吴茱萸、茯苓、黄连、滑石、苍术。(中医方剂大辞典)(7)天南星、半夏、皂角、生姜。(中医方剂大辞典)

导痰汤 dao tan tang

【英文名】Dao Tan Decoction(中国中医药学主题词表)

【组成】(1)旋覆花、半夏、陈皮、荆芥、五味子、前胡、白芍药、杏仁、桔梗、茯苓、甘草。(中医方剂大辞典)(2)僵蚕、瓜蒌、牛蒡子、陈皮、银花、薄荷、泽泻。(中医方剂大辞典)(3)半夏、南星、橘红、枳壳、甘草、赤茯苓、海石、生姜。(中医方剂大辞典)(4)陈皮、半夏、白茯苓、白术、香附、青皮、黄芩、瓜蒌仁、砂仁、黄连、甘草。(中医方剂大辞典)(5)神曲、枳实、大黄。(中医方剂大辞典)(6)台芎、香附、陈皮、苏叶、干姜。(中医方剂大辞典)(7)白茯苓、桂心、半夏、生姜、橘红、枳壳、甘草。(中医方剂大辞典)(8)半夏、天南星、枳实、橘红、赤茯苓。(中医方剂大辞典)(9)黄连、白术、陈皮、滑石、黄芩、木通、桃仁、甘草。(中医方剂大辞典)(10)半夏、陈皮、木香、当归、独活、五加皮、白术、牛膝、川芎、竹茹、生姜。(中医方剂大辞典)(11)半夏、南星、橘红、枳实、茯苓、人参、菖蒲、竹茹、甘草。(中医方剂大辞典)(12)南星、半夏、陈皮、茯苓、瓜蒌仁、枳实、桔梗、山栀、黄芩、黄连、甘草、木香、辰砂。(中医方剂大辞典)(13)雄黄、贝母、陈皮、茯苓、桔梗、细辛、菖蒲、瓜蒌、薄荷、蝉蜕、天麻、郁金、甘草。(中医方剂大辞典)(14)半夏、南星、枳实、赤苓、橘红、炙甘草、白芥。(中医方剂大辞典)(15)半夏、南星、枳实、赤苓、橘红、炙甘草、竹沥、姜汁。(中医方剂大辞典)

导源饮 dao yuan yin

【英文名】Dao Yuan Decoction

【组成】白茯苓皮、车前子、大腹皮、通草、木通、薏苡仁、天仙藤、桑皮、郁李仁、冬瓜子、木香、赤石脂、甜葶苈、杏仁、当归。(中医方剂大辞典)

导源煎 dao yuan jian

【英文名】Dao Yuan Decoction

【组成】党参、白术、桔梗、防风、荆芥、薄荷、干姜。(中医方剂大辞典)

导聚散 dao ju san

【英文名】Dao Ju Powders

【组成】当归、赤芍、桂心、青皮、香附、木香。(中医方剂大辞典)

导膈饮 dao ge yin

【英文名】Dao Ge Yin Decoction

【组成】紫苏、枳实、陈皮、栝楼仁、葛根、香附、茯苓、炙甘草。(中医方剂大辞典)

导癥囊 dao zheng nang

【英文名】Dao Zheng Nang Suppository

【组成】花椒、皂角、细辛。(中医方剂大辞典)

导水饮子 dao shui yin zi

【英文名】Dao Shui Drink

【组成】吴茱萸、黄连、茯苓、苍术、滑石。(中医方剂大辞典)

导赤甘露 dao chi gan lu

【英文名】Dao Chi Gan Distillate

【组成】犀角、木通、知母、石斛、银柴、甘草、黄芩、麦冬。(中医方剂大辞典)

导经散子 dao jing san zi

【英文名】Dao Jing Powders

【组成】皂角灰、蛤粉。(中医方剂大辞典)

导气抑留汤 dao qi yi liu tang

【英文名】Dao Qi Yi Liu Decoction

【组成】香附子、萝卜子、乌药、苏子、厚朴、桔梗、羌活、防风、半夏、茯苓、甘草。(中医方剂大辞典)

导气枳壳丸 dao qi zhi ke wan

【英文名】Dao Qi Zhi Ke Pill

【组成】枳壳、木通、青皮、陈皮、桑白皮、萝卜子、白牵牛、黑牵牛、莪术、茴香、荆三棱。(中医方剂大辞典)

导气枳实丸 dao qi zhi shi wan

【英文名】Dao Qi Zhi Shi Pill

【组成】枳实、荆三棱、蓬莪术、青皮、陈皮、神曲、麦蘖、沉香、槟榔。(中医方剂大辞典)

导气除湿汤 dao qi chu shi tang

【英文名】Dao Qi Chu Shi Decoction

【组成】羌活、当归、枳实、大黄。(中医方剂大辞典)

导气除燥汤 dao qi chu zao tang

【英文名】Dao Qi Chu Zao Decoction

【组成】茯苓、滑石、知母、泽泻、黄柏。(中医方剂大辞典)

导气通瘀锭 dao qi tong yu ding

【英文名】Dao Qi Tong Yu Lozenges

【组成】巴豆、斑蝥、麝香。(中医方剂大辞典)

导气清利汤 dao qi qing li tang

【英文名】Dao Qi Qing Li Decoction

【组成】猪苓、泽泻、白术、人参、藿香、柏子仁、半夏、陈皮、白茯苓、甘草、木通、栀子、黑牵牛、槟榔、枳壳、大黄、厚朴、麝香。(中医方剂大辞典)

导气槟榔散 dao qi bing lang san

【英文名】Dao Qi Bing Lang Powders

【组成】槟榔、木香、木通、桑根白皮、牵牛子、郁李仁、大黄。(中医方剂大辞典)

导气醒脾汤 dao qi xing pi tang

【英文名】Dao Qi Xing Pi Decoction

【组成】条参、黄芪、砂仁、官桂、六曲、茯苓、当归、白术、青皮、陈皮、腹皮、甘草。(中医方剂大辞典)

导水茯苓汤 dao shui fu ling tang

【英文名】Dao Shui Fu Ling Decoction

【异名】茯苓导水汤(中医方剂大辞典、金鉴)

【组成】泽泻、赤茯苓、白术、麦门冬、紫苏、木瓜、槟榔、

陈皮、砂仁、木香、大腹皮。(中医方剂大辞典)

导水消肾丸 dao shui xiao shen wan

【英文名】Dao Shui Xiao Shen Pill

【组成】苍术、木通、肉桂、牵牛、木香。(中医方剂大辞典)

导宁纯阳丹 dao ning chun yang dan

【英文名】Dao Ning Chun Yang Pellet

【组成】苍术、莲肉、猪肚、无灰酒、南星、半夏、陈皮、谷芽、厚朴、白术、麦芽、甘草、人参、茯苓、白豆蔻、三棱、莪术、缩砂、荜澄茄、木香、丁香、沉香、粟米。(中医方剂大辞典)

导赤五苓散 dao chi wu ling san

【英文名】Dao Chi Wu Ling Powders

【组成】茯苓、猪苓、泽泻、白术、官桂、生地黄、木通、甘草。(中医方剂大辞典)

导赤化毒汤 dao chi hua du tang

【英文名】Dao Chi Hua Du Decoction

【异名】导神化毒汤(中医方剂大辞典、片玉痘疹)

【组成】木通、麦冬、甘草、朱砂、灯心、栀子、酸枣仁。(中医方剂大辞典)

导赤地榆汤 dao chi di yu tang

【英文名】Dao Chi Di Yu Decoction

【组成】地榆、当归、赤芍药、黄连、黄芩、槐花、阿胶、荆芥穗、甘草。(中医方剂大辞典)

导赤各半汤 dao chi ge ban tang

【英文名】Dao Chi Ge Ban Decoction

【异名】导赤泻心各半汤(中医方剂大辞典、寒温条辨);导赤泻心汤(中医方剂大辞典、张氏医通)

【组成】(1)生地黄、木通、甘草、黄连、麦冬、山栀、犀角、黄芩、知母、滑石。(中医方剂大辞典)(2)生地黄、木通、黄连、甘草、黄芩、山栀、犀角。(中医方剂大辞典)(3)生地黄、木通、甘草、黄连、麦冬、犀角。(中医方剂大辞典)(4)生地黄、木通、甘草、黄连、麦冬、山栀、赤茯苓、车前子、灯心。(中医方剂大辞典)(5)黄连、黄芩、甘草、犀角、麦冬、滑石、山栀、茯神、知母、人参。(中医方剂大辞典)

导赤承气汤 dao chi cheng qi tang

【英文名】Dao Chi Cheng Qi Decoction

【组成】赤芍、生地黄、大黄、黄连、黄柏、芒消。(中医方剂大辞典)

导赤通气散 dao chi tong qi san

【英文名】Dao Chi Tong Qi Powders

【异名】导赤通气汤(中医方剂大辞典、麻科活人)

【组成】木通、生地黄、甘草、人参、麦冬、石菖蒲、当归、灯心。(中医方剂大辞典)

导赤清心汤 dao chi qing xin tang

【英文名】Dao Chi Qing Xin Decoction

【组成】生地黄、茯神、木通、麦冬、粉丹皮、益元散、淡竹叶、莲子心、灯心、童便、朱砂。(中医方剂大辞典)

导赤解毒汤 dao chi jie du tang

【英文名】Dao Chi Jie Du Decoction

【组成】(1)木通、生地黄、麦冬、茯神、人参、甘草、山栀仁、石菖蒲、灯心。(中医方剂大辞典)(2)木通、防风、甘草、麦冬、连翘、升麻、赤芍、地骨皮、葛根、天花粉、生地黄、灯心。(中医方剂大辞典)

导泻解毒汤 dao xie jie du tang

【英文名】Dao Xie Jie Du Decoction

【组成】大黄、粳米、赤芍、牡蛎。(陕西中医 1993,14(11))

导滞定功丸 dao zhi ding gong wan

【英文名】Dao Zhi Ding Gong Pill

【组成】大椒、木香、蝎梢、巴豆。(中医方剂大辞典)

导滞香连丸 dao zhi xiang lian wan

【英文名】Dao Zhi Xiang Lian Pill

【组成】木香、黄连、白术、茯苓、巴豆。(中医方剂大辞典)

导滞通经汤 dao zhi tong jing tang

【英文名】Dao Zhi Tong Jing Decoction

【异名】导气通经汤(中医方剂大辞典、杏苑)

【组成】(1)陈皮、桑白皮、白术、木香、茯苓。(中医方剂大辞典)(2)五苓散去猪苓和官桂、加木香、陈皮。(中医方剂大辞典)

导痰千缗汤 dao tan qian min tang

【英文名】Dao Tan Qian Min Decoction

【组成】半夏、南星、陈皮、茯苓、皂角、枳实。(中医方剂大辞典)

导痰小胃丹 dao tan xiao wei dan

【英文名】Dao Tan Xiao Wei Pellet

【异名】竹沥化痰丸(中医方剂大辞典、回春)

【组成】天南星、半夏、陈皮、枳实、白术、苍术、桃仁、杏仁、红花、大戟、白芥子、芫花、甘遂、黄柏、大黄。(中医方剂大辞典)

导痰开关散 dao tan kai guan san

【英文名】Dao Tan Kai Guan Powders

【组成】牙皂、僵蚕、白矾、牛膝根。(中医方剂大辞典)

导痰消风散 dao tan xiao feng san

【英文名】Dao Tan Xiao Feng Powders

【组成】陈皮、半夏、甘草、白芷、全蝎、羌活、防风、荆芥、升麻、细辛、芦荟。(中医方剂大辞典)

导痰消滞汤 dao tan xiao zhi tang

【英文名】Dao Tan Xiao Zhi Decoction

【组成】南星、半夏、枳实、橘红、厚朴、石菖蒲、竹沥、生姜。(中医方剂大辞典)

导痰调经汤 dao tan tiao jing tang
【英文名】Dao Tan Tiao Jing Decoction
【组成】秦归、丹参、橘红、建菖蒲、竹茹、泽兰。(中医方剂大辞典)
导痰救苦丹 dao tan jiu ku dan
【英文名】Dao Tan Jiu Ku Pellet
【组成】大黄、牙皂。(中医方剂大辞典)
寻气丸 xun qi wan
【英文名】Xun Qi Pill
【组成】甘遂、石燕子、斑蝥。(中医方剂大辞典)
寻虫散 xun chong san
【英文名】Xun Chong Powders
【组成】白丑、黑丑、雷丸、槟榔、广木香。(中医方剂大辞典)
寻伤丸 xun shang wan
【英文名】Xun Shang Pill
【组成】乳香、没药、苏木、川乌、松节、自然铜、降香、地龙、水蛭、血竭、龙骨、土狗。(中医方剂大辞典)
寻经丸 xun jing wan
【英文名】Xun Jing Pill
【组成】红花、当归、川芎、白芍药、甘草、官桂、桃仁、大黄、血竭、地胆。(中医方剂大辞典)
寻积丸 xun ji wan
【英文名】Xun Ji Pill
【组成】巴豆、黄连、生面。(中医方剂大辞典)
寻痛丸 xun tong wan
【英文名】Xun Tong Pill
【组成】(1)棕榈皮、皂角子、当归、乳香、没药、川山甲、木香、麝香。(中医方剂大辞典)(2)五灵脂、草乌、杏仁、沉香、木香、麝香。(中医方剂大辞典)(3)草乌、乳香、没药、五灵脂、生麝香。(中医方剂大辞典)(4)杜仲、当归、玄胡索。(中医方剂大辞典)
寻常煮散 xun chang zhu san
【英文名】Xun Chang Decoction
【组成】独活、汉防已、麻黄、茯苓、丹参、牛膝、磁石、黄芪、防风、人参、犀角、升麻、青木香、桂心、石膏、吴茱萸、生姜、半夏、槟榔、杏仁、大黄。(中医方剂大辞典)
寻痛住痛散 xun tong zhu tong san
【英文名】Xun Tong Zhu Tong Powders
【组成】乳香、没药、淮乌、川乌、川芎、山甲、木香、虎骨、自然铜、赤芍、紫荆皮、当归、小茴、大茴、沉香、白术、桔梗、牛膝、乌药、枳壳、甘草、香附、降香节。(中医方剂大辞典)
寻痛舒筋丸 xun tong shu jin wan
【英文名】Xun Tong Shu Jin Pill
【组成】五灵脂、两头尖、草乌头、乳香、没药。(中医方剂大辞典)
寻骨风注射液 xun gu feng zhu she ye
【英文名】Xun Gu Feng Injection
【组成】马兜铃根提取物。(中成药研究 1993,(1))
尽秽丹 jin hui dan
【英文名】Jin Hui Pellet
【组成】大黄、滑石、厚朴、地榆、槟榔。(中医方剂大辞典)
艮宫除害丹 gen gong chu hai dan
【英文名】Gen Gong Chu Hai Pellet
【组成】珍珠、地虱婆、玛瑙、手指甲、珊瑚、马勃、琥珀、蚯蚓、辰砂、蚕茧、麝香、梅片。(中医方剂大辞典)
阮氏上清丸 ruan shi shang qing wan
【英文名】Ruan Shi Shang Qing Pill(药品标准-中药成方制剂标准)
【组成】儿茶、马槟榔、薄荷叶、乌梅、硼砂、诃子、山豆根、冰片、甘草。(药品标准-中药成方制剂标准 1998年)
阮氏桃花汤 ruan shi tao hua tang
【英文名】Ruan Shi Tao Hua Decoction
【组成】赤石脂、粳米、干姜。(中医方剂大辞典)
阵王丹 zhen wang dan
【英文名】Zhen Wang Pellet
【组成】大黄、石灰。(中医方剂大辞典)
阵痛片 zhen tong pian
【英文名】Zhen Tong Tablet
【组成】猪苓、茯苓、泽泻、白术、桂枝、木防己。(中西医结合杂志 1986,6(2))
阳丹 yang dan
【英文名】Yang Pellet
【组成】黄连、黄柏、大黄、麻黄、川芎、白芷、黄芩、防风、龙胆草、细辛、千里光、脑荷、当归、连翘、羌活、荆芥、木贼、栀子、白菊花、生地黄、赤芍药、苦参、苍术、炉甘石、麝香、片脑。(中医方剂大辞典)
阳旦汤 yang dan tang
【英文名】Yang Dan Decoction
【异名】阳旦散(中医方剂大辞典、普济方)
【组成】大枣、桂枝、芍药、生姜、甘草、黄芩。(中医方剂大辞典)
阳和丸 yang he wan
【英文名】Yang He Pill
【组成】(1)肉桂、白芥子、附子、麻黄、干姜。(中医方剂大辞典)(2)肉桂、麻黄、炮姜炭。(中医方剂大辞典)
阳和汤 yang he tang
【英文名】Yang He Decoction(中国中医药学主题词表)
【组成】熟地、肉桂、麻黄、鹿角胶、白芥子、姜炭、生甘

草。(中医方剂大辞典)

阳和膏 yang he gao

【英文名】Yang He Emplastrum

【组成】(1)紫苏、牛蒡、萆薢、薄荷、苍耳、白凤仙、青葱、上肉桂、乳没、丁香油、苏合油、檀香、琥珀、当门子。(中医方剂大辞典)(2)官桂、甘松、山柰、丁香、乳香、没药、上玉桂、牛蒡子。(中医方剂大辞典)

阳春药 yang chun yao

【英文名】Yang Chun Yao Capsule

【组成】淫羊藿、菟丝子、制何首乌、熟地、枸杞子、鹿茸、黄芪、肉苁蓉、阳起石、水貂鞭胶、羊鞭胶、广狗肾脏。(中西医结合杂志 1984,4(2))

阳春酒 yang chun jiu

【英文名】Yang Chun Wine

【组成】人参、白术、熟地、当归身、天门冬、枸杞、柏子仁、远志。(中医方剂大辞典)

阳消散 yang xiao san

【英文名】Yang Xiao Powders

【组成】乳没、白芷、僵蚕、方八、青黛、冰片、银朱、大黄。(中医方剂大辞典)

阳粉散 yang fen san

【英文名】Yang Fen Powders

【组成】麻黄、藁本、白芷、米粉。(中医方剂大辞典)

阳液方 yang ye fang

【英文名】Yang Ye Prescription

【组成】黄米、曲细、糯米。(中医方剂大辞典)

阳七贤散 yang qi xian san

【英文名】Yang Qi Xian Powders

【组成】黑铅、汞、土硫。(中医方剂大辞典)

阳春玉液 yang chun yu ye

【英文名】Yang Chun Yu Oral Liquid(药品标准－中药成方制剂标准)

【组成】鹿茸、鹿角胶、龟甲、党参、淫羊藿、黄芪、巴戟天、枸杞子、天冬、蛇床子、熟地黄。(药品标准－中药成方制剂标准 1992 年)

阳春胶囊 yang chun jiao nang

【英文名】Yang Chun Capsule(药品标准－中药成方制剂标准)

【组成】水貂鞭粉、羊鞭胶、狗肾胶、鹿茸、首乌、山药、菟丝子、枸杞子、淫羊藿、黄芪、熟地黄、阳起石、肉苁蓉。(药品标准－中药成方制剂标准 1998 年)

阳起石丸 yang qi shi wan

【英文名】Yang Qi Shi Pill

【组成】(1)阳起石、钟乳粉。(中医方剂大辞典)(2)阳起石、鹿茸、韭子、菟丝子、天雄、肉苁蓉、覆盆子、石斛、桑寄生、沉香、原蚕蛾、五味子。(中医方剂大辞典)(3)阳起石、鹿茸。(中医方剂大辞典)(4)阳起石、韭子、肉苁蓉、青盐、鹿茸、钟乳粉、菟丝子、沉香、原蚕蛾、山茱萸、桑螵蛸、山药。(中医方剂大辞典)(5)阳起石、白芷、黄蜡、生砒。(中医方剂大辞典)(6)阳起石、远志、山芋、巴戟天、附子、龙骨、肉苁蓉、蛇床子、牛膝、杜仲、赤石脂、牡蛎、石斛、黄芪、续断、五味子、菟丝子、地骨皮、五加皮、萆薢、卷柏。(中医方剂大辞典)(7)阳起石、太阴玄精石、消石、附子。(中医方剂大辞典)(8)阳起石、吴茱萸、熟地黄、牛膝、干姜、白术。(中医方剂大辞典)(9)阳起石、乌犀角、防风、羚羊角、石决明、麦门冬、虎睛、真珠末、甘菊花、川升麻、空青、葳蕤、细辛、车前子、蔓荆子、人参、芎劳、赤芍药、青葙子、槐子、蕤仁、黄芩、前胡、决明子、汉防己、黄连、茺蔚子、枳实、川大黄、甘草。(中医方剂大辞典)(10)阳起石、硫黄、水银、黄丹。(中医方剂大辞典)(11)阳起石、白矾灰、钟乳粉、硫黄、龙脑、硇砂、砒霜。(中医方剂大辞典)(12)远志、阳起石、沉香、五味、鹿茸、酸枣仁、桑螵蛸、白龙骨、白茯苓、钟乳粉、天雄、菟丝子。(中医方剂大辞典)

阳起石汤 yang qi shi tang

【英文名】Yang Qi Shi Decoction

【组成】(1)阳起石、白茯苓、人参、甘草、赤石脂、龙骨、伏龙肝、生地黄、附子、续断。(中医方剂大辞典)(2)阳起石、甘草、续断、干姜、人参、桂心、附子、赤石脂、龙肝、生地黄。(中医方剂大辞典)

阳起石散 yang qi shi san

【英文名】Yang Qi Shi Powders

【组成】阳起石。(中医方剂大辞典)

阳铁箍散 yang tie gu san

【英文名】Yang Tie Gu Powders

【组成】(1)细辛、川乌、草乌、官桂、白芥子、川椒、降香末、陈小粉、生半夏、生南星。(中医方剂大辞典)(2)降香末、大黄、乳没、赤小豆、黄芩、方八、生南星、山慈姑、陈小粉。(中医方剂大辞典)

阳燧锭子 yang sui ding zi

【英文名】Yang Sui Lozenges

【异名】阳燧锭(中医方剂大辞典、金鉴)

【组成】蟾酥、朱砂、川乌、草乌、直僵蚕。(中医方剂大辞典)

阳光益肾精 yang guang yi shen jing

【英文名】Yang Guang Yi Shen Jing Liquid

【组成】雄蚕蛾、人参、鹿茸、驴肾。((93)鄂卫药健字 Z－15 号)

阳和二陈丸 yang he er chen wan

【英文名】Yang He Er Chen Pill

【组成】橘红、半夏、茯苓、甘草、白芥子、肉桂、麻黄、炮姜。(中医杂志 1959,(8))

阳和二陈汤 yang he er chen tang

【英文名】Yang He Er Chen Decoction

【组成】半夏、广橘红、白芥子、茯苓、甘草、上猺桂、炮姜、麻黄。(中医方剂大辞典)

阳和化坚汤 yang he hua jian tang

【英文名】Yang He Hua Jian Decoction

【组成】鹿角胶、僵蚕、白芥子、甘草、上猺桂、炮姜、麻黄。(中医方剂大辞典)

阳和化癌汤 yang he hua ai tang

【英文名】Yang He Hua Ai Decoction

【组成】鹿角胶、土贝、白芥子、甘草、上猺桂、炮姜炭、麻黄、胡桃肉。(中医方剂大辞典)

阳和生化汤 yang he sheng hua tang

【英文名】Yang He Sheng Hua Decoction

【组成】当归、炙草、炮姜、川芎、丹参、桃仁。(中医方剂大辞典)

阳和至宝膏 yang he zhi bao gao

【英文名】Yang He Zhi Bao Ointment

【异名】痰块膏(中医方剂大辞典、千金珍秘方选)

【组成】紫苏、鲜牛蒡、白凤仙、连根青葱、萆薢、薄荷、苍耳草、青防风、荆芥、红花子、木香、附子、当归、天麻、穿山甲、陈皮、白芷、川芎、连翘、白芥子、官桂、乌药、草乌、僵蚕、天南星、桂枝、大黄、白蔹、赤芍、生半夏、青皮、蒲公英、青木香、陶丹、制肉桂、炙乳没、琥珀、芸香、丁香油、苏合油、当门子。(中医方剂大辞典)

阳和启脾膏 yang he qi pi gao

【英文名】Yang He Qi Pi Ointment

【组成】党参、白术、黄芪、鹿角、当归、香附、白芍、川芎、独活、附子、干姜、阿魏、桔皮、川椒、草果仁、麻油、黄丹、肉桂、沉香、丁香。(中医方剂大辞典)

阳和救急汤 yang he jiu ji tang

【英文名】Yang He Jiu Ji Decoction

【组成】大熟地、鹿角胶、白芥子、上猺桂、附子、炮姜、人参、当归。(中医方剂大辞典)

阳和救绝汤 yang he jiu jue tang

【英文名】Yang He Jiu Jue Decoction

【组成】人参、白术、茯苓、半夏、广橘红、僵蚕、甘草、上猺桂、炮姜、麻黄。(中医方剂大辞典)

阳和犀角丸 yang he xi jiao wan

【英文名】Yang He Xi Jiao Pill

【组成】桂心、麻黄、炭姜、犀角、乳没、麝香。(中医方剂大辞典)

阳和解凝膏 yang he jie ning gao

【英文名】Yang He Jie Ning Emplastrum(中国中医药学主题词表)

【组成】牛蒡草、凤仙、透骨草、生川乌、桂枝、大黄、当归、生草乌、生附子、地龙、僵蚕、赤芍、白芷、白蔹、白及、川芎、续断、防风、荆芥、五灵脂、木香、香橼、陈皮、肉桂、乳香、没药、苏合香、麝香。(中国药典一二部)

阳毒内消膏 yang du nei xiao gao

【英文名】Yang Du Nei Xiao Ointment

【异名】阳毒内消散(中医方剂大辞典、徐评外科正宗);阳消药(中医方剂大辞典、经验方)

【组成】白及、姜黄、铜绿、南星、甲片、樟脑、轻粉、胆矾、青黛、梅片、当门子。(中医方剂大辞典)

阳毒升麻汤 yang du sheng ma tang

【英文名】Yang Du Sheng Ma Decoction

【异名】升麻汤(中医方剂大辞典、圣济总录)

【组成】(1)升麻、犀角屑、射干、人参、甘草。(中医方剂大辞典)(2)升麻、犀角屑、射干、黄芩、人参、甘草。(中医方剂大辞典)

阳春口服液 yang chun kou fu ye

【英文名】Yang Chun Oral Liquid(药品标准－中药成方制剂标准)

【组成】人参、鹿茸、淫羊藿、山茱萸、菟丝子、乌鸡、阳起石。(药品标准－中药成方制剂标准 1993 年)

阳春白雪膏 yang chun bai xue gao

【英文名】Yang Chun Bai Xue Ointment

【组成】白茯苓、怀山药、芡实仁、莲肉、陈仓米、糯米、白砂糖。(中医方剂大辞典)

阳起圣灵丹 yang qi sheng ling dan

【英文名】Yang Qi Sheng Ling Pellet

【组成】当归、枳壳、川芎、虎骨、牛膝、木瓜、生地、桑寄生、补骨脂、天花粉、乌药、麻黄、陈皮、山药、苍术、自然铜、赤芍、僵蚕、白芷、桔梗、黄芩、红花、黄芪、甘草、阳起石、龙泉香、防风、荆芥、连翘、风藤。(中医方剂大辞典)

阳病开关散 yang bing kai guan san

【英文名】Yang Bing Kai Guan Powders

【组成】柴胡、桔梗、秦艽、麦门冬、芍药、木香、泽泻、木通、甘草、当归、桑白皮、地骨皮。(中医方剂大辞典)

阳痧救急膏 yang sha jiu ji gao

【英文名】Yang Sha Jiu Ji Ointment

【组成】苍术、藿香、陈皮、枳壳、山楂、麦芽、神曲、黄芩、半夏、厚朴、羌活、防风、荆芥、川芎、白芷、杏仁、香附、乌药、青皮、大腹皮、槟榔、草果、木瓜、郁金、细辛、香薷、白术、车前子、黄连、大黄、猪苓、木通、泽泻、莱菔子、紫苏、柴胡、干葛、薄荷、吴茱萸、川乌、甘草、滑石、生姜、薤白、葱白、大蒜头、菖蒲、凤仙、白芥、川椒、佛手。(中医方剂大辞典)

阴丹 yin dan

【英文名】Yin Pellet

【组成】炉甘石、铜青、硇砂、没药、青盐、乳香、熊胆、密陀僧、黄连、龙胆草、白丁香、海螵蛸、白矾、轻粉、硼砂、雄黄、牙消、黄丹、血竭、朱砂、铅白霜、粉霜、鹰条、胆矾。(中医方剂大辞典)

阴旦汤 yin dan tang

【英文名】Yin Dan Decoction

【组成】芍药、甘草、干姜、黄芩、桂心、大枣。(中医方剂大辞典)

阴华散 yin hua san

【英文名】Yin Hua Powders

【组成】净桶白垢、铜绿、冰片。(中医方剂大辞典)

阴阳丸 yin yang wan

【英文名】Yin Yang Pill

【组成】绿豆、胡椒。(中医方剂大辞典)

阴阳丹 yin yang dan

【英文名】Yin Yang Pellet

【组成】阴丹、阳丹、硼砂、白矾。(中医方剂大辞典)

阴阳汤 yin yang tang

【英文名】Yin Yang Decoction

【异名】阴阳水(中医方剂大辞典、医方集解)

【组成】(1)黄芪、白茯苓、白术、山楂肉、甘草、木通、砂仁、杏仁。(中医方剂大辞典)(2)滚水、冷水。(中医方剂大辞典)

阴阳散 yin yang san

【英文名】Yin Yang Powders

【异名】赴筵散(中医方剂大辞典、医统)

【组成】(1)麻黄、绿豆粉、川芎、白芷、石膏、甘草、苏叶。(中医方剂大辞典)(2)黄连、干姜。(中医方剂大辞典)(3)川连、干姜、蒲黄。(中医方剂大辞典)

阴红汤 yin hong tang

【英文名】Yin Hong Decoction

【组成】鹿角胶、产妇油发、没药。(中医方剂大辞典)

阴疟丸 yin nue wan

【英文名】Yin Nue Pill

【组成】鳖甲丸、川芎、当归、赤芍。(中医方剂大辞典)

阴挺丹 yin ting dan

【英文名】Yin Ting Pellet

【组成】黄柏、雄黄、五味子、枯矾、龙骨。(中医方剂大辞典)

阴疮膏 yin chuang gao

【英文名】Yin Chuang Plaster

【组成】米粉、芍药、黄芩、牡蛎、附子、白芷。(中医方剂大辞典)

阴痫方 yin xian fang

【英文名】Yin Xian Prescription

【组成】黑附子、天南星、半夏、白附子。(中医方剂大辞典)

阴湿汤 yin shi tang

【英文名】Yin Shi Decoction

【组成】白术、白茯苓、苍术、藿香叶、甘草、橘红、厚朴、半夏、附子、生姜。(中医方剂大辞典)

阴六贤散 yin liu xian san

【英文名】Yin Liu Xian Powders

【组成】黑铅、汞。(中医方剂大辞典)

阴安肤泰 yin an fu tai

【英文名】Yin An Fu Tai Liniment

【组成】苦参、野菊花、土茯苓。

阴铁箍散 yin tie gu san

【英文名】Yin Tie Gu Powders

【组成】降香末、大黄、乳香、赤小豆、没药、黄芩、方八、生南星、山慈菇、陈小粉。(中医方剂大辞典)

阴虚冲剂 yin xu chong ji

【英文名】Yin Xu Medicinal Instant Granule

【组成】北沙参、麦冬、石斛、川楝子、玉竹、白芍、甘草、蜂蜜。(上海中医药杂志 1985,(5))

阴道冲剂 yin dao chong ji

【英文名】Yin Dao Medicinal Instant Granule

【组成】苍术、百部、蛇床子、黄柏、苦参、连翘、荆芥、枯矾、土槿皮。(江苏中医杂志 1985,(8))

阴道栓剂 yin dao shuan ji

【英文名】Yin Dao Suppository

【组成】蛇床子、百部、黄连、苦参、枯矾等。(山东中医杂志 1991,10(3))

阴分生阳汤 yin fen sheng yang tang

【英文名】Yin Fen Sheng Yang Decoction

【组成】白术、白芍、当归、甘草、苍术、陈皮。(中医方剂大辞典)

阴伏紧灵丹 yin fu jin ling dan

【英文名】Yin Fu Jin Ling Pellet

【组成】硫黄、盐花。(中医方剂大辞典)

阴阳二气丹 yin yang er qi dan

【英文名】Yin Yang Er Qi Pellet

【组成】天门冬、麦门冬、五味子、黄柏、人中白、玄参、青黛、甘草、枯矾、辰砂、泽泻、冰片。(中医方剂大辞典)

阴阳二气散 yin yang er qi san

【英文名】Yin Yang Er Qi Powders

【组成】黑铅。(中医方剂大辞典)

阴阳二血丸 yin yang er xue wan

【英文名】Yin Yang Er Xue Pill

【组成】鹿血、兔血、乳香、没药、雄黄、黄连、朱砂、麝香。(中医方剂大辞典)

阴阳双补剂 yin yang shuang bu ji

【定义】指以补阴药配伍补阳药组方,治疗阴阳两虚证

的方剂。(方剂学)

阴阳至圣丹 yin yang zhi sheng dan

【英文名】Yin Yang Zhi Sheng Pellet

【组成】(1)人参、冰片、乳香、血竭、三七末、儿茶、川倍子、藤黄、贝母、轻粉。(中医方剂大辞典)(2)金银花、生地、当归、川芎、牛膝、丹皮、麦冬、生甘草、荆芥、防风、黄芪、茜草根、玄参、麻油、广木香、黄丹、没药、乳香、血竭、象皮、麝香。(中医方剂大辞典)

阴阳两救汤 yin yang liang jiu tang

【英文名】Yin Yang Liang Jiu Decoction

【组成】熟地、附子、人参、菟丝子、枸杞、茯神、远志、干河车、炮姜炭。(中医方剂大辞典)

阴阳抗痫丸 yin yang kang xian wan

【英文名】Yin Yang Kang Xian Pill

【组成】郁金、白矾、钩藤、僵蚕、栀子、胆南星、半夏、蜈蚣、代赭石、地龙、磁石、天竺黄、朱砂、皂角、广角、硼砂、守宫。(内蒙古中医药 1989,(1))

阴阳和合汤 yin yang he he tang

【英文名】Yin Yang He He Decoction

【组成】白术、人参、甘草、柴胡、白芍、枳壳。(中医方剂大辞典)

阴阳兼治汤 yin yang jian zhi tang

【英文名】Yin Yang Jian Zhi Decoction

【组成】人参、白术、甘草、陈皮、柴胡、熟地、白芥子。(中医方剂大辞典)

阴阳兼培丸 yin yang jian pei wan

【英文名】Yin Yang Jian Pei Pill

【组成】熟地、枣皮、淮药、茯苓、鹿角胶、附子、杜仲、枸杞、淮牛膝、北五味、当归、白芍、菟丝子。(中医方剂大辞典)

阴毒内消膏 yin du nei xiao gao

【英文名】Yin Du Nei Xiao Onitment

【异名】阴毒内消散(中医方剂大辞典、徐评外科正宗)

【组成】樟脑、轻粉、川乌、甲片、阿魏、腰黄、乳香、没药、牙皂、当门子、良姜、丁香、白胡椒、肉桂。(中医方剂大辞典)

阴蚀黄连膏 yin shi huang lian gao

【英文名】Yin Shi Huang Lian Ointment

【组成】乳香粉、青黛面、黄连膏。(中医方剂大辞典)

阴病开关散 yin bing kai guan san

【英文名】Yin Bing Kai Guan Powders

【组成】当归、赤芍药、肉桂、白芷、甘草、木香、制枳壳、天南星。(中医方剂大辞典)

阴崩固经丸 yin beng gu jing wan

【英文名】Yin Beng Gu Jing Pill

【组成】艾叶、鹿角霜、伏龙肝、干姜。(中医方剂大辞典)

阴痒外洗方 yin yang wai xi fang

【英文名】Yin Yang Wai Xi Fomula

【组成】荆芥、防风、地肤子、蛇床子。(陕西中医学院学报 1993,16(3))

阴痧急救膏 yin sha ji jiu gao

【英文名】Yin Sha Ji Jiu Onitment

【组成】生附子、白附子、川乌、官桂、生半夏、生南星、白术、干姜、木瓜、蚕砂、吴茱萸、苍术、草乌、独活、故纸、良姜、延胡、灵脂、草蔻仁、川芎、防风、桂枝、细辛、酒芍、当归、陈皮、厚朴、荜澄茄、乌梅、炙甘草、巴戟、益智仁、大茴、姜黄连、乌药、麦冬、五味子、肉蔻仁、雄黄、朱砂、矾、檀香、木香、丁香、砂仁、乳香、没药。(中医方剂大辞典)

阴湿化痰汤 yin shi hua tan tang

【英文名】Yin Shi Hua Tan Decoction

【组成】橘红、桔梗、枳实、川芎、白芍药、半夏、茯苓、甘草、黄连、黄芩、苍术、神曲、山楂、贝母。(中医方剂大辞典)

阴湿蠲痛汤 yin shi juan tong tang

【英文名】Yin Shi Juan Tong Decoction

【组成】苍术、羌活、茯苓、泽泻、白术、陈皮、防己、木通、黄柏、牛膝、槟榔、大腹皮、甘草。(中医方剂大辞典)

阴虚胃痛片 yin xu wei tong pian

【英文名】Yin Xu Wei Tong Tablet(药品标准-中药成方制剂标准)

【组成】北沙参、白芍、川楝子、石斛、玉竹、甘草、麦冬。(药品标准-中药成方制剂标准 1998 年)

阴安肤泰洗液 yin an fu tai xi ye

【英文名】Yin An Fu Tai Lotion

【组成】野菊花、苦参、土茯苓。

阴虚生内热方 yin xu sheng nei re fang

【英文名】Yin Xu Sheng Nei Re Prescription

【异名】阴虚生内热汤(中医方剂大辞典、杂病源流犀烛)

【组成】当归、白芍、川芎、白术、苍术、黄柏、陈皮、玄参、甘草、沙参、麦门冬、天花粉、栀子。(中医方剂大辞典)

阴虚胃痛颗粒 yin xu wei tong ke li

【英文名】Yin Xu Wei Tong Granule(药品标准-中药成方制剂标准)

【组成】北沙参、麦冬、石斛、川楝子、玉竹、白芍、甘草。(药品标准-中药成方制剂标准 1998 年)

防己丸 fang ji wan

【英文名】Fang Ji Pill

【异名】人参丸(中医方剂大辞典、普济方)

【组成】(1)防己、杏仁、木香。(中医方剂大辞典)(2)

汉防己、牵牛子、马兜铃、甜葶苈。(中医方剂大辞典)(3)防己、大黄、芍药、槟榔、牛膝、薏苡仁、生地黄、枳壳、麦门冬、木香、桂、茯神。(中医方剂大辞典)(4)防己、杏仁、苦葶苈、陈桔皮、赤茯苓、郁李仁、紫苏叶。(中医方剂大辞典)(5)防己、赤茯苓、牵牛子、白术、玄参、杏仁、海蛤、泽泻、郁李仁。(中医方剂大辞典)(6)防己、附子、半夏、斑蝥、防风、天南星、麻黄。(中医方剂大辞典)(7)防己、白前、五味子、紫菀、桑根白皮、马兜铃、麻黄、桔梗、柴胡、大腹皮、赤茯苓、陈桔皮、炙甘草、杏仁。(中医方剂大辞典)(8)防己、陈桔皮、大戟、苦葶苈。(中医方剂大辞典)(9)防己、海蛤、葶苈、杏仁、甘遂。(中医方剂大辞典)(10)防己、桑根白皮、葶苈子、郁李仁、木通、赤茯苓、百合、泽漆。(中医方剂大辞典)(11)防己、白蔹、桔梗、干姜、白茯苓、防风、大黄、牛膝、远志、银箔、桂、人参。(中医方剂大辞典)(12)甜葶苈、杏仁、贝母、甘草、防己。(中医方剂大辞典)

防己汤 fang ji tang

【英文名】Fang Ji Decoction

【异名】防己饮(中医方剂大辞典、圣济总录)

【组成】(1)防己、秦艽、葛根、桂、陈桔皮、麻黄、炙甘草、杏仁。(中医方剂大辞典)(2)防己、百合、郁李仁、木通、吴茱萸、陈桔皮、当归、赤茯苓。(中医方剂大辞典)(3)防己、大腹皮、郁李仁、大麻仁、槟榔、陈桔皮、桑根白皮、炙甘草、诃黎勒。(中医方剂大辞典)(4)防己、炙甘草、黄芪、麻黄、白术。(中医方剂大辞典)(5)防己、白术、桂、茵芋、丹参、五加皮、牛膝、细辛、炙甘草。(中医方剂大辞典)(6)防己、竹沥、防风、升麻、桂、麻黄、芎䓖、羚羊角。(中医方剂大辞典)(7)防己、麻黄、附子、芎䓖、桂、黄芩、芍药、人参、炙甘草、防风、杏仁。(中医方剂大辞典)(8)防己、桂、麻黄、葛根、炙甘草、防风、芍药。(中医方剂大辞典)(9)汉防己、赤茯苓、百合、郁李仁、桑白皮。(中医方剂大辞典)(10)防己、大戟、木香、赤茯苓、海蛤、犀角屑、胡椒、白术、葶苈、防风、木通、桑根白皮、紫苏、陈桔皮、牵牛子、诃黎勒、郁李仁、白槟榔、大黄、麝香。(中医方剂大辞典)(11)木防己、茯苓、桑白皮、桂心、芎䓖、炙甘草、大枣、芍药、麻黄。(中医方剂大辞典)(12)防己、茯苓、白术、桂心、生姜、乌头、人参、甘草。(中医方剂大辞典)(13)苍术、川柏、防己、苡仁、独活、赤苓、防风、萆薢、豨莶草、车前子。(中医方剂大辞典)(14)桑白皮、大豆、防己、桔皮、赤茯苓、麻黄、生姜、旋覆花、杏仁、紫苏茎叶。(中医方剂大辞典)(15)桑白皮、防己、茯苓、紫苏、木香、砂仁、姜皮。(中医方剂大辞典)(16)防己、芍药、枳实、独活、防风、桂心、生姜、葛根、半夏。(中医方剂大辞典)(17)黄芪、白术、防己、防风、甘草、大青。(中医方剂大辞典)(18)防己、诃子、麻黄、杏仁。(中医方剂大辞典)(19)防己、甘草、黄芪、生姜、白术、人参。(中医方剂大辞典)(20)防己、白术、甘草。(中医方剂大辞典)(21)防己、麻黄、薄桂、赤芍药、赤茯苓、苍术、炙甘草。(中医方剂大辞典)(22)防己、桑白皮、紫苏茎叶、赤茯苓、木香。(中医方剂大辞典)(23)防己、白芷。(中医方剂大辞典)(24)汉防己、升麻、天麻、川芎、桂心、羚羊角屑、麻黄。(中医方剂大辞典)(25)汉防己、防风、桂心、附子、威灵仙、麻黄。(中医方剂大辞典)(26)防己、人参、桂心、茯苓。(中医方剂大辞典)(27)防己、防风、芎䓖、附子、炙甘草、当归、陈桔皮、赤小豆。(中医方剂大辞典)(28)防己、枳壳、桑根白皮、芎䓖、萎蕤、当归、葶苈、木香。(中医方剂大辞典)(29)防己、白药子。(中医方剂大辞典)(30)防己、猪苓、郁李仁、槟榔、木通、紫苏叶、枳壳、赤茯苓、炙甘草。(中医方剂大辞典)(31)防己、白术、枳壳、独活、防风、桂、芍药、葛根、半夏。(中医方剂大辞典)

防己饮 fang ji yin

【英文名】Fang Ji Drink

【异名】防己散(中医方剂大辞典、普济方)

【组成】(1)汉防己、黄柏、忍冬花、萆薢、木瓜、茯苓、泽泻、木通、石斛、苡仁。(中医方剂大辞典)(2)防己、木通、槟榔、生地黄、黄芩、川芎、白术、苍术、甘草、黄柏、牛膝、木瓜、苡仁。(中医方剂大辞典)(3)汉防己、当归、苍术、黄柏、茵陈、泽泻、牛膝。(中医方剂大辞典)(4)白术、木通、防己、槟榔、川芎、甘草、犀角、苍术、黄柏、生地黄。(中医方剂大辞典)(5)防己、葶苈、赤茯苓、陈桔皮、玄参、黄芩、泽漆、杏仁、猪苓、白术、大豆、桑根白皮。(中医方剂大辞典)(6)防己、赤茯苓、桑根白皮、羌活、苍术、郁李仁。(中医方剂大辞典)(7)防己、桑根白皮、桂、麻黄、白茯苓。(中医方剂大辞典)

防己散 fang ji san

【英文名】Fang Ji Powders

【异名】栝楼根散、栝楼散(中医方剂大辞典、圣济总录)

【组成】(1)防己、海蛤、滑石、木香。(中医方剂大辞典)(2)防己、诃黎勒、郁李仁、白术、槟榔、吴茱萸。(中医方剂大辞典)(3)防己。(中医方剂大辞典)(4)防己、乌蛇、独活、秦艽、黄芪、丹参、乌头、松脂、人参、苦参、白术、桂、芍药、芎䓖、黄连、蒺藜子、白茯苓、天门冬、葛根、干姜、蜀椒、玄参。(中医方剂大辞典)(5)汉防己、葶苈。(中医方剂大辞典)(6)木防己、栝楼、铅丹、黄连。(中医方剂大辞典)(7)防己、防风、甘草、桂。(中医方剂大辞典)(8)防己、羌活、当归、防风、白芍、川芎、米仁、甘草、羚羊角。(中医方剂大辞典)(9)防己、人参。(中医方剂大辞典)(10)汉防己、麻黄、赤茯苓、丹参、牛膝、独活、黄芪、防风、人参、犀角屑、木香、桂心、石膏、半夏、大黄、杏仁、桑白皮、附子、枳壳。(中医方剂大辞典)(11)防风、羌活、防己、麻黄、黄松木节、桂心、荆芥穗、羚羊角屑、桑寄生、甘草、薏苡仁。(中医方剂大辞典)(12)汉防己、朴消、犀角屑、黄芩、黄芪、升麻。(中医方剂大辞典)(13)防己、人参、白茯苓、鬼臼、鬼箭羽、附子、曲。(中医方剂大辞典)

防己膏 fang ji gao

【英文名】Fang Ji Plaster

【组成】汉防己、茵芋。(中医方剂大辞典)

防风丸 fang feng wan

【英文名】Fang Feng Pill

【异名】天麻丸(中医方剂大辞典、普济方)

【组成】(1)防风、酸枣仁、蔓荆子、槟榔、晚蚕沙、薏苡仁、附子、汉防己、独活、秦艽、芎䓖、藁本、牡丹、甘菊花、五加皮、熟地黄、大麻仁。(中医方剂大辞典)(2)防风、茯神、人参、麦门冬、天麻、白鲜皮、薏苡仁、小草、犀角屑、天竺黄、牛黄。(中医方剂大辞典)(3)防风、犀角屑、茯神、远志、人参、僵蚕、白附子、芎䓖、朱砂、羌活、桂心、当归、麦门冬。(中医方剂大辞典)(4)防风、茯神、天门冬、芎䓖、白芷、人参。(中医方剂大辞典)(5)防风、秦艽、石斛、丹参、薏苡仁、前胡、桔皮、杜仲、附子、白术、桂心、麻仁。(中医方剂大辞典)(6)防风、桂心、通草、茯神、远志、甘草、人参、麦门冬、白石英。(中医方剂大辞典)(7)防风、桔梗、人参、菖蒲、半夏、丹参、厚朴、干姜、紫菀、杜衡、秦艽、白蔹、牛膝、沙参。(中医方剂大辞典)(8)芎䓖、蜀椒、贝母、防风、当归、白芷、皂荚、白术。(中医方剂大辞典)(9)防风、茯神、人参、天门冬、黄连、豉、白术。(中医方剂大辞典)(10)防风。(中医方剂大辞典)(11)全蝎、白附子、天麻、白茯苓、僵蚕、甘草、防风。(中医方剂大辞典)(12)天麻、防风、人参、全蝎、僵蚕、粉草、朱砂、雄黄、麝香。(中医方剂大辞典)(13)天麻、防风、人参、川芎、全蝎、甘草、僵蚕、朱砂、雄黄、牛胆南星。(中医方剂大辞典)(14)防风、枳壳、白术。(中医方剂大辞典)(15)防风、连翘、桑根白皮、牡丹皮、白头翁、黄柏、豉、独活、秦艽、海藻。(中医方剂大辞典)(16)防风、钟乳粉、牛黄、白术、熟地黄、炙甘草。(中医方剂大辞典)(17)防风、苍耳、苦参、蒺藜子、枳壳。(中医方剂大辞典)(18)防风、蝉壳、猪牙皂荚、天麻。(中医方剂大辞典)(19)防风、玄参、决明子、车前子、茯神、地骨皮、枳壳、龙齿、甘菊花、苦参、大黄、麦门冬。(中医方剂大辞典)(20)防风、山芋、萎蕤、赤芍药、车前子、秦皮、泽泻、芎䓖、山栀子仁、白茯苓、独活、白槟榔、甘菊花、羚羊角。(中医方剂大辞典)(21)防风、细辛、五味子、茺蔚子、黄芩、桔梗、车前子、知母、人参、玄参。(中医方剂大辞典)(22)防风、决明子、人参、车前子、黄连、菊花、槐实、蓝实。(中医方剂大辞典)(23)防风、黄连、生地黄、蔓荆实、柑皮、萎蕤、茯神、大黄、炙甘草。(中医方剂大辞典)(24)防风、芎䓖、黄芪、白术、五味子、续断、陈桔皮、石硫黄。(中医方剂大辞典)(25)防风、羌活、茯神、牛膝、桂、人参、枳壳、五加皮、芍药、丹参、薏苡仁、玄参、麦门冬、生地黄、磁石、槟榔、松子仁、大黄、木香。(中医方剂大辞典)(26)防风、白茯苓、细辛、白术、附子、桂、泽泻、炙甘草、紫菀、芍药、牛膝、栝楼根、山茱萸、熟地黄、半夏、独活、山芋、黄芪。(中医方剂大辞典)(27)防风、炙甘草、羌活、独活、桔梗、芎䓖、白芷。(中医方剂大辞典)(28)防风、桔梗、丹砂、天麻、细辛、独活、秦艽、芎䓖、木香、天南星、由跋、炙甘草、茯苓、藿香叶。(中医方剂大辞典)(29)防风、酸枣仁、槟榔、薏苡仁、独活、甘菊花、芎䓖、藁木、大麻仁。(中医方剂大辞典)(30)防风、僵蚕、干蝎、白附子、五灵脂、羌活、天麻、天浆子、牛黄。(中医方剂大辞典)(31)防风、白茯苓、酸枣仁、肉苁蓉、五味子、桂、石斛、人参、山茱萸、槟榔、熟地黄。(中医方剂大辞典)(32)防风、川芎、天麻、炙甘草、朱砂。(中医方剂大辞典)(33)防风、秦艽、石斛、薏苡仁、白术、芎䓖、杜仲、附子、大麻仁、萆薢、丹参、桂心、牛膝、独活、槟榔。(中医方剂大辞典)(34)防风、黄芩、茺蔚、玄参、大黄、知母、人参、赤茯苓、甘草。(中医方剂大辞典)

防风丹 fang feng dan

【英文名】Fang Feng Pellet

【组成】(1)全蝎、白附子。(中医方剂大辞典)(2)羌活、防风、枳实、川芎、甘草、大黄。(中医方剂大辞典)

防风汤 fang feng tang

【英文名】Fang Feng Decoction

【异名】防风散(中医方剂大辞典、袖珍小儿);羌活酒(中医方剂大辞典、普济方);防风饮(中医方剂大辞典);解毒防风汤(中医方剂大辞典、小儿豆疹);黄芪散(中医方剂大辞典、普济方)

【组成】(1)黄芪、白芍药、防风、甘草、当归、生地黄。(中医方剂大辞典)(2)防风、麻黄、独活、秦艽、黄芩、石膏、当归、白术。(中医方剂大辞典)(3)防风、地骨皮、黄芪、芍药、枳壳、荆芥穗、牛蒡子。(中医方剂大辞典)(4)苍术、防风、当归、羌活。(中医方剂大辞典)(5)防风、羌活、独活、川芎。(中医方剂大辞典)(6)防风、泽泻、桂心、杏仁、干姜、炙甘草。

(中医方剂大辞典)(7)黄芩、人参、炙甘草、麦门冬、川芎、防风。(中医方剂大辞典)(8)石斛、熟地黄、杜仲、丹参、防风、川芎、麦门冬、桂枝、独活。(中医方剂大辞典)(9)防风、当归、泽泻、威灵仙、炙甘草、黄连、虎杖、石韦、天门冬、白石脂、槐实、地榆、石膏、生地黄、大黄、黄芩、犀角、消石。(中医方剂大辞典)(10)防风、白茯苓、升麻、贝母、蒺藜子、大黄、炙甘草。(中医方剂大辞典)(11)防风、黄芪、炙甘草、人参、连翘、山栀子仁。(中医方剂大辞典)(12)防风、升麻、黄芩、芍药、石膏、葛根、芎䓖、羌活。(中医方剂大辞典)(13)防风、独活、黄芪、羚羊角、枳壳、乌头、旋覆花、生地黄、桂。(中医方剂大辞典)(14)防风、芎䓖、吴茱萸、天雄、人参、山芋、秦艽、狗脊、白蔹、干姜、干漆、桂。(中医方剂大辞典)(15)防风、羚羊角、地榆、赤芍药、茯神、鳖甲、熟地黄、枳壳。(中医方剂大辞典)(16)防风、人参、远志、桂、独活、炙甘草、茯神、细辛、干姜、白术、酸枣仁。(中医方剂大辞典)(17)防风、麻黄、石膏、黄芩、芎䓖、当归、杏仁、桂、熟地黄、炙甘草。(中医方剂大辞典)(18)防风、芎䓖、麻黄、独活、桂、前胡、五味子、附子、杏仁、人参、茯神、细辛、甘菊花、黄芪、山茱萸、炙甘草。(中医方剂大辞典)(19)防风、炙甘草、黄芩、当归、赤茯苓、秦艽、葛根、桂、杏仁、麻黄。(中医方剂大辞典)(20)防风、芎䓖、黄芪、五味子、人参、茯神、独活、羚羊角、前胡、细辛、酸枣仁、炙甘草。(中医方剂大辞典)(21)防风、地骨皮、王不留行、山栀子仁、荆芥穗、恶实、炙甘草、人参、生地黄。(中医方剂大辞典)(22)防风、桂、生地黄、赤芍药、当归、吴茱萸、干姜、细辛。(中医方剂大辞典)(23)防风、柴胡、黄连、当归、枳壳、大黄、天雄、地骨皮、桑根白皮、羌活、芎䓖、石膏、旋覆花、桂、菊花。(中医方剂大辞典)(24)防风、威灵仙、赤芍药、牡丹皮、乌头。(中医方剂大辞典)(25)防风、柴胡、白芷、桔梗、木通、当归、羌活、麻黄、附子、炙甘草。(中医方剂大辞典)(26)防风、蔓荆子、细辛、升麻、地骨皮、赤茯苓、芎䓖。(中医方剂大辞典)(27)防风、当归、芎䓖、细辛、附子。(中医方剂大辞典)(28)防风、菊花、升麻、独活、知母、黄芩、玄参、藁本、大黄、栀子、前胡、桔梗、炙甘草、麦门冬、生地黄。(中医方剂大辞典)(29)防风、茺蔚、五味子、知母、桔梗、玄参、车前子、大黄、细辛、黄芩。(中医方剂大辞典)(30)防风、赤茯苓、芎䓖、枳壳、麻黄、前胡、细辛、石膏。(中医方剂大辞典)(31)防风、炙甘草、黄芩、桂、当归、白茯苓、秦艽、葛根、杏仁。(中医方剂大辞典)(32)防风、独活、羌活、柴胡、白术、炙甘草、麻黄、芎䓖、荆芥穗、菊花。(中医方剂大辞典)(33)防风、犀角、知母、黄芩、玄参、桔梗、羚羊角、大黄。(中医方剂大辞典)(34)防风、地骨皮、远志、人参、黄芪、白茯苓、知母、大黄。(中医方剂大辞典)(35)防风、甘菊花、羌活、藁本、石膏、旋覆花、蔓荆实、甘草。(中医方剂大辞典)(36)防风、芎䓖、白鲜皮、细辛、炙甘草、独活、陈桔皮。(中医方剂大辞典)(37)防风、芎䓖、炙甘草、白茯苓、独活、前胡、人参、细辛。(中医方剂大辞典)(38)防风、白鲜皮、独活、陈桔皮、芎䓖、炙甘草、细辛。(中医方剂大辞典)(39)防风、甘菊花、芎䓖、赤芍药、黄芩、羚羊角、细辛、枳壳、黄连、炙甘草、石膏、人参。(中医方剂大辞典)(40)防风、甘菊花、萎蕤、旋覆花、升麻、决明子、秦皮、黄连、栀子仁、麦门冬、炙甘草。(中医方剂大辞典)(41)防风、远志、黄芩、人参、桔梗、细辛、芍药。(中医方剂大辞典)(42)防风、防葵、泽泻、白术、杏仁、黄芪、麻黄、独活、赤茯苓、大豆、赤小豆、桑根白皮、陈桔皮、泽漆、麦门冬、猪苓、大戟。(中医方剂大辞典)(43)防风、大枣、桂、麻黄、当归、槟榔、犀角、赤茯苓。(中医方剂大辞典)(44)防风、桑根白皮、甘草。(中医方剂大辞典)(45)防风、麻黄、半夏、秦艽、独活、当归、远志、炙甘草、防己、人参、黄芩、升麻、芍药、石膏。(中医方剂大辞典)(46)防风、麻黄、桂、牛膝、丹参、五加皮、杜仲、芎䓖、附子、细辛、当归、芍药、羌活、续断。(中医方剂大辞典)(47)防风、芎䓖、炙甘草、人参、茯神、独活、前胡、细辛、菊花。(中医方剂大辞典)(48)防风、白术、附子、白鲜皮、黄芪、桂、薏 苡仁。(中医方剂大辞典)(49)防风、麦门冬、山芋、大黄、桂、白术、白附子、牛膝、半夏、芎䓖、肉苁蓉、黄芪、远志、干姜、炙甘草。(中医方剂大辞典)(50)防风、薏苡仁、麻黄、白术、芎䓖、细辛、羌活、茵芋、牛膝、狗脊、萆薢、侧子、杏仁、赤箭、桂。(中医方剂大辞典)(51)防风、桂心、知母、白术、生姜、芍药、炙甘草、附子。(中医方剂大辞典)(52)防风、芎䓖、白芷、牛膝、狗脊、萆薢、白术、羌活、葛根、附子、杏仁、麻黄、生姜、石膏、薏苡仁、桂心。(中医方剂大辞典)(53)防风、赤石脂、石膏、人参、生姜、白石脂、寒水石、龙骨、茯苓、桂心、紫石。(中医方剂大辞典)(54)防风、炙甘草、黄芩、茯苓、当归、杏仁、秦艽、生姜、干枣、麻黄。(中医方剂大辞典)(55)防风、白术、桂心、蜀椒、黄芩、细辛、芍药、人参、炙甘草、麻黄、石膏、大枣。(中医方剂大辞典)(56)防风、白术、桂、细辛、赤芍药、黄芩、炙甘草、麻黄、石膏。(中医方剂大辞典)(57)防风、黄芪、犀角、升麻、漏芦、秦艽、乌蛇、芒消、枳壳。(中医方剂大辞典)(58)羌活、防风、枳实、川芎、甘草、大黄。(中医方剂大辞典)(59)防风。(中医方剂大辞典)(60)防风、人参、黄芪、当归、生地、白芍、黄芩、黄连、黄柏、知母、麦冬、白及、百合、甘草。(中医方剂大辞典)(61)防风、荆芥、蔓荆子、川芎、白芷、黄芩、木贼、羌活、金银花。(中医方剂大辞典)(62)羌活、独活、荆芥、防风、芍药、甘草。(中医方剂大辞典)(63)防风、当归、麻黄、石膏、川芎、白芍、秦艽、羚羊角、黄芩、甘草。(中医方剂大辞典)(64)防风、独活、白芍、川芎、人参、当归、甘草。(中医方剂大辞典)(65)防风、羌活、桂枝、当归、川芎、赤苓、秦艽、甘草。(中医方剂大辞典)(66)防风、白芷、甘草、赤芍、川芎、当归、雄猪蹄。(中医方剂大辞典)(67)防风、木香、厚朴、白芍、甘草、苍术、砂仁、陈皮、麦芽。(中医方剂大辞典)(68)防风、柴胡、白术、木香、木通、厚朴、陈皮、甘草。(中医方剂大辞典)(69)防风、益母草、苦参、蒺藜子、荆芥穗、蔓荆实、枳壳。(中医方剂大辞典)(70)防风、五加皮、附子、萆薢、薏苡仁、桂、牛膝、独活、赤茯苓、当归、杜仲、海桐皮、木香、枳壳。(中医方剂大辞典)(71)防风、麻黄、石韦、络石、桑根白皮、大腹皮、芎䓖、生地黄、附子、白术、桂、羌活、牡丹皮、射干、草豆蔻、桃仁。(中医方剂大辞典)(72)防风、白术、白鲜皮、桂、黄芪、薏苡仁。(中医方剂大辞典)(73)防风、独活、防己、秦艽、黄芪、芍药、白术、芎䓖、远志、石膏、升麻、石斛、牛膝、丹参、陈桔皮、炙甘草、厚朴、天门冬、薏苡仁、羚羊角、五加皮、熟地黄、麻黄、地骨皮、人参、茯神。(中医方剂大辞典)(74)防风、芎䓖、麻黄、独活、桂、升麻、羚羊角。(中医方剂大辞典)(75)防风、防己、升麻、桂、麻黄、芎䓖、羚羊角。(中医方剂大辞典)(76)防风、赤芍药、独活、黄芩、枸杞、芎䓖、防己、白术、乌头、炙甘草、茵芋、麻黄、生姜、细辛、桂、白茯苓。(中医方剂大辞典)(77)防风、荆芥、羌活、桂枝、薄荷、甘草。(中医方剂大辞典)(78)防风、川芎、黄芩、桔梗、甘草、大力子。(中医方剂大辞典)(79)荆芥、木通、石菖蒲、防风、桔梗、山楂、郁金。(中医方剂大辞典)(80)防风、葛根、柴胡、桂枝、甘草、白芍药。(中医方剂大辞典)(81)防风、葛根。(中医方剂大辞典)(82)防风、当归、赤茯苓、杏仁、秦艽、葛根、羌活、桂枝、甘草。(中医方剂大辞典)(83)防风、荆芥、葛根。(中医方剂大辞典)(84)防风、独活、当归、川芎、秦艽、赤芍药、黄芩、炙甘草、细辛、杏仁。(中医方剂大辞典)(85)防风、藁本、独活、细辛、甘草、阿胶。(中医方剂大辞典)(86)防风、羌活、黄芪、五加皮、牛膝、丹参、酸枣仁、桂、赤芍药、麻黄、槟榔、当归、木通。(中医方剂大辞典)(87)防风、麻黄、芎䓖、防己、附子、人参、芍药、黄芩、桂、杏仁、炙甘草、羚羊角、石膏。(中医方剂大辞典)(88)防风、桔梗、炙甘草、旋覆花、厚朴。(中医方剂大辞典)(89)防风、羌活。(中医方剂大辞典)(90)防风、白术、知母、生姜、半夏、芍药、杏仁、甘草、芎䓖、桂心。(中医方剂大辞典)(91)防风、麻黄、秦艽、独活、当归、远志、甘草、防己、人参、黄芩、升麻、芍药、石膏、麝香、生姜、半夏。(中医方剂大辞典)(92)防己、蜀椒、细辛、桂心、麻黄、石膏、独活、防风、黄芩、茵芋、葛根、芎䓖、芍药、甘草、生姜、茯苓、乌头。(中医方剂大辞典)(93)防风、麻黄、芎䓖、人参、芍药、当归、茯苓、半夏、甘草、鳖甲、生姜、桂心、杏仁、赤小豆、贝子、乌梅、大枣、吴茱萸、犀角、羚羊角、桔皮、薤白。(中医方剂大辞典)(94)防风、当归、芍药、人参、甘草、干姜、独活、葛根。(中医方剂大辞典)(95)防风、白术、防己、干姜、炙甘草、附子、桂心、蜀椒。(中医方剂大辞典)(96)防风、猪肾、芎䓖、桔皮、泽泻、桂心、石斛、生姜、丹参、茯苓、通草、半夏、干地黄。(中医方剂大辞典)(97)防风、炙甘草、天南星、生姜。(中医方剂大辞典)(98)防风、芍药、羌活、熟地黄、炙甘草。(中医方剂大辞典)(99)防风、鼠粘子、荆芥穗、人参、炙甘草、天麻。(中医方剂大辞典)(100)防风、川芎、甘草、枇杷叶。(中医方剂大辞典)(101)防风、川芎、大黄、白芷、黄芩、甘草、细辛、薄荷叶。(中医方剂大辞典)(102)防风、升麻、独活、羌活、芍药、甘草。(中医方剂大辞典)(103)防风、白术、芍药、当归、人参、牛膝、杜仲、黄芪、熟地黄、粉草、川芎、羌活。(中医方剂大辞典)(104)防风、独活、当归、赤茯苓、秦艽、赤芍药、黄芩、桂心、杏仁、炙甘草。(中医方剂大辞典)

防风饮 fang feng yin

【英文名】Fang Feng Drink

【异名】防风饮子(中医方剂大辞典、奇效良方)

【组成】(1)防风、白术、芎䓖、白芷、牛膝、狗脊、萆薢、葛根、人参、羌活、薏苡仁、杏仁、麻黄、石膏、桂。(中医方剂大辞典)(2)防风、人参、桔皮、白术、茯神、生姜。(中医方剂大辞典)(3)四君子汤、防风、羚羊角、犀角、苡仁、大黄、川芎、当归、牛膝、杏仁、麻黄、麦冬、半夏、生姜。(中医方剂大辞典)(4)人参、当归、黄芪、甘草、防风、黄柏、蔓荆子、细辛。(中医方剂大辞典)(5)防风、升麻、桂、白石脂、当归、槟榔、桑根白皮、干木瓜、人参、黄连、羌活、芎䓖、天雄、黄芩、远志。(中医方剂大辞典)(6)防风、龙骨、升麻、赤芍药、黄芩、葛根、石膏。(中医方剂大辞典)(7)防风、当归、麻黄、白术、赤茯苓、附子、山茱萸、黄芩、人参、炙甘草、大黄、熟地黄。(中医方剂大辞典)

防风饼 fang feng bing

【英文名】Fang Feng Tablet

【组成】防风、鸡冠花、续断、甘草、天麻、人参。(中医方剂大辞典)

防风酒 fang feng jiu

【英文名】Fang Feng Wine

【组成】(1)防风、天麻、黍米、枸杞根、好面曲。(中医方剂大辞典)(2)防风、白术、茱萸、山芋、附子、天雄、细辛、独活、秦艽、茵芋、杏仁、紫巴戟、桂、麻黄、生姜、磁石、薏苡仁、生地黄。(中医方剂大辞典)(3)防风、独活、女萎、桂心、茵芋、石斛。(中医方剂大辞典)

防风散 fang feng san

【英文名】Fang Feng Powders

【异名】防风麻黄散(中医方剂大辞典、校注妇人良方);菊花防风散(中医方剂大辞典、圣济总录);防风汤(中医方剂大辞典、普济方);圆翳防风散(中医方剂大辞典、金鉴)

【组成】(1)防风、秦艽、赤茯苓、独活、芎劳、人参、当归、汉防己、白鲜皮、白薇、麻黄、石膏、炙甘草。(中医方剂大辞典)(2)防风、独活、牛膝、茵芋、芎劳、丹参、赤芍药、炙甘草、细辛、泽漆、汉防己、麻黄、石膏、桂心、白茯苓、乌头。(中医方剂大辞典)(3)防风、葛根、细辛、当归、甘菊花、汉防己、羚羊角屑、桂心、秦艽、茯神、桑寄生、炙甘草。(中医方剂大辞典)(4)防风、枳壳、柴胡、延胡索、桂心、木香、当归、红蓝花、白术、鳖甲、芎劳、赤芍药、大黄、牛膝。(中医方剂大辞典)(5)防风、五加皮、薏苡仁、羌活、附子、酸枣仁、芎劳、大黄、羚羊角屑、当归、枳实、炙甘草。(中医方剂大辞典)(6)防风、茯神、独活、远志、人参、龙齿、秦芎、菖蒲、石膏、牡蛎、禹余粮、蛇蜕皮、桂心、炙甘草。(中医方剂大辞典)(7)防风、人参、茯苓、远志、细辛、羚羊角屑、生地黄、赤芍药、沙参、白术、酸枣仁、桂心、独活、炙甘草、当归。(中医方剂大辞典)(8)防风、赤芍药、葛根、黄芩、茵芋、白术、桂心、麻黄、炙甘草、人参、汉防己、石膏。(中医方剂大辞典)(9)防风、五加皮、羌活、赤芍药、薏苡仁、羚羊角屑、附子、牛膝、炙甘草。(中医方剂大辞典)(10)防风、酸枣仁、芎劳、当归、牛膝、狗脊、萆薢、薏苡仁、杏仁、人参、葛根、羌活、麻黄、石膏、桂心。(中医方剂大辞典)(11)防风、羌活、当归、天南星、天麻、白僵蚕、麻黄、桂心、芎劳、乌蛇肉、桑螵蛸、麝香、朱砂。(中医方剂大辞典)(12)防风、石膏、麻黄、细辛、黄芩、升麻、当归、汉防己、桂心、芎劳、羌活、赤茯苓、甘草。(中医方剂大辞典)(13)防风、柏子仁、白及。(中医方剂大辞典)(14)防风、枳壳、赤芍药、半夏、甘菊花、川芎、石膏、甘草、前胡。(中医方剂大辞典)(15)防风、独活、芎劳、赤茯苓、当归、葛根、桂心、麻黄、附子、细辛、汉防己、甘草。(中医方剂大辞典)(16)防风、麻黄、乌头、干姜、肉桂、羌活、细辛、当归、干蝎。(中医方剂大辞典)(17)防风、沙参、犀角屑、川升麻、木通、羌活、秦艽、枳壳、炙甘草、茯神、龙齿、前胡。(中医方剂大辞典)(18)防风、薏苡仁、羌活、细辛、当归、仙灵脾、芎劳、肉桂、附子、牛膝、骨碎补、枳实。(中医方剂大辞典)(19)防风、当归、羌活、川椒、天雄、赤箭、白术、干姜、细辛、乌头、前胡、白芷、莽草、麻黄、山茱萸、丹参、人参。(中医方剂大辞典)(20)防风、白术、芎劳、白芷、牛膝、狗脊、萆薢、薏苡仁、杏仁、侧子、当归、羌活、麻黄、石膏、桂心。(中医方剂大辞典)(21)防风、升麻、黄芩、赤芍药、蔓荆子、石膏、葛根、甘草。(中医方剂大辞典)(22)防风、茯神、羚羊角屑、芎劳、人参、细辛、桂心、枳实、半夏、天麻、山茱萸、龙齿、菊花、甘草。(中医方剂大辞典)(23)防风、当归、麻黄、泽泻、天门冬、附子、生地黄、白术、山茱萸、黄芩、炙甘草、桂心。(中医方剂大辞典)(24)防风、炙甘草、独活、当归、赤茯苓、秦艽、茵芋、桂心、杏仁。(中医方剂大辞典)(25)赤芍、防风、麻黄、薄荷、炙草、赤茯苓、苍术。(中医方剂大辞典)(26)防风、荆芥、黄芩、石膏、栀仁、薄荷、赤芍、连翘、生地黄、甘草。(中医方剂大辞典)(27)防风、白术、芎劳、细辛、羌活、茵芋、牛膝、狗脊、萆薢、薏苡仁、麻黄、侧子、杏仁、赤箭、桂心。(中医方剂大辞典)(28)防风、羌活、升麻、桂心、芎劳、羚羊角、麻黄、杏仁、薏苡仁。(中医方剂大辞典)(29)防风、麻黄、白术、黄芩、赤芍药、桂心、汉防己、芎劳、人参、炙甘草、附子、杏仁。(中医方剂大辞典)(30)防风、赤芍药、葛根、独活、茵芋、炙甘草、芎劳、细辛、白术、麻黄、羚羊角屑、人参、石膏、汉防己、乌头。(中医方剂大辞典)(31)防风、羚羊角屑、独活、赤箭、当归、杏仁、秦艽、麻黄、桂心、前胡、炙甘草。(中医方剂大辞典)(32)防风、木通、麦门冬、升麻、炙甘草、虎杖、石膏、葛根。(中医方剂大辞典)(33)防风、人参、赤茯苓、贝母、前胡、半夏、芎劳、木香、天麻、羌活、桂心、甘菊花、细辛、附子、麻黄、藁本、桑根白皮、杏仁。(中医方剂大辞典)(34)防风、麻黄、人参、芎劳、附子、桂心、羚羊角屑、黄芪、赤茯苓、酸枣仁、白术、独活、甘草、桑根白皮。(中医方剂大辞典)(35)防风、麻黄、半夏、白术、赤茯苓、芎劳、杏仁、麦门冬、当归、大黄、甘草、犀角屑。(中医方剂大辞典)(36)防风、细辛、白茯苓、柏子仁、桃仁、山茱萸、蔓荆子、枳壳、甘草。(中医方剂大辞典)(37)白术、白芍、红花、金银花、防风、荆芥、苡仁、白茯苓、连翘、陈皮、甘草。(中医方剂大辞典)(38)防风、桔梗、厚朴、甘草、石膏、干葛。(中医方剂大辞典)(39)荆芥穗、当归、川芎、防风、赤芍药、防己、栀子。(中医方剂大辞典)(40)羌活、防风、枳实、川芎、粉草、大黄、赤芍。(中医方剂大辞典)(41)防风、羌活、白芷、当归、黄芪、甘草。(中医方剂大辞典)(42)山药、白茯苓、白附、甘草、全蝎、人参、防风。(中医方剂大辞典)(43)防风、龙骨、远志、铁精、紫石英、丹砂、熟地黄、人参、干姜、细辛、附子、白茯苓。(中医方剂大辞典)(44)乌头、防风、白芷、川芎、草乌头、细辛、苍术。(中医方剂大辞典)(45)防风、荆芥穗、吴白芷、白茯苓、蔓荆子、威灵仙、何首乌、川芎、苦参、白牵牛。(中医方剂大辞典)(46)防风、轻粉、荆芥、密陀僧、乳香。(中医方剂大辞典)(47)防风、葛根、芎䓖、地黄、麻黄、甘草、桂心、独活、汉防己、杏仁。(中医方剂大辞典)(48)防风、蜀椒、麦门冬、天雄、附子、人参、当归、五味子、干姜、乌头、细辛、白术、柴胡、山茱萸、莽草、麻黄、桔梗、白芷。(中医方剂大辞典)(49)防风、白芷、白术。(中医方剂大辞典)(50)防风、泽泻、细辛、附子、薯蓣、茯苓、天雄、白术、桂心、干姜。(中医方剂大辞典)(51)防风、桂心、天雄、细辛、朱砂、干姜、人参、乌头、附子、莽草、茯苓、当归。(中医方剂大辞典)(52)茺蔚子、防风、桔梗、五味子、知母、黑参、大黄、细辛、芒消、车前子、黄芩。(中医方剂大辞典)(53)防风、羌活、黄药子、白药子、僵蚕、硼砂、大黄、荆芥、细辛、川芎、红内消、郁金、山豆根、甘草、牙消、薄荷叶。(中医方剂大辞典)(54)防风、鹤虱。(中医方剂大辞典)(55)防风、羌活、薄荷、当归、大黄、栀子、川芎、蝉退、粉草。(中医方剂大辞典)(56)羌活、荆芥、防风、枳壳、僵蚕、薄荷。(中医方剂大辞典)(57)防风、藁本、羌活、地骨皮、荆芥穗。(中医方剂大辞典)(58)防风、粉草、川芎、荆芥、牛蒡子、连翘。(中医方剂大辞典)(59)防风、当归、赤芍药、牛蒡子、荆芥穗、蝉壳、地黄、白芷、甘草、白附子、白僵蚕、何首乌、乌蛇肉、紫参。(中医方剂大辞典)(60)麻黄、牵牛、炙甘草、杏仁、防风、半夏、芍药、辣桂、白芷、防己、当归、川芎、羌活、独活、槟榔。(中医方剂大辞典)(61)川芎、人参、防风。(中医方剂大辞典)(62)厚朴、陈皮、炙甘草、藁本、独活、防风、桔梗、苍术。(中医方剂大辞典)(63)防风、川芎、白芷、菊花、甘草。(中医方剂大辞典)(64)防风、防己、葛根、秦艽、当归、川芎、乌药、甘草、羌活、独活、白术、杏仁、黄芩、白芍、前胡、川断、菊花、天虫。(中医方剂大辞典)(65)防风、炙甘草、柴胡、连翘、山栀子。(中医方剂大辞典)(66)防风、黄芪、炙甘草、人参。(中医方剂大辞典)(67)防风、天麻、陈桔皮。(中医方剂大辞典)(68)防风、母猪肉。(中医方剂大辞典)(69)防风、牵牛子。(中医方剂大辞典)(70)防风、人参、白术、独活、草豆蔻、天麻、芎䓖、白芷、赤茯苓、细辛、高良姜、青桔皮、炙甘草、京三棱、厚朴。(中医方剂大辞典)(71)防风、白附子、地骨皮、麝香、丹砂、腻粉、白术、马牙消、桂、赤茯苓。(中医方剂大辞典)(72)防风、白茯苓、白芷、桔梗、远志、炙甘草、人参、芎䓖、当归、黄芪、附子、桂心、赤小豆、厚朴。(中医方剂大辞典)(73)防风、猪苓、泽泻、赤茯苓、麻黄、泽漆、白术、大戟、黄芪、独活、杏仁。(中医方剂大辞典)(74)防风、甘菊花、牛蒡子、白附子、前胡、石膏。(中医方剂大辞典)(75)黄柏、牡丹、桂心、防风。(中医方剂大辞典)(76)防风、石膏、小荆子、栀子仁、荠苨、枸杞子、白蒺藜、炙甘草。(中医方剂大辞典)(77)防风、甘菊花、赤芍药、石膏、葛根、柴胡、蔓荆子、炙甘草、杏仁。(中医方剂大辞典)(78)防风、犀角屑、羚羊角屑、大黄、前胡、黄芩、玄参、地骨皮、炙甘草。(中医方剂大辞典)(79)防风、黄芩、葳蕤、黄连、炙甘草、栀子仁。(中医方剂大辞典)(80)防风、黄连、决明子、黄芩、炙甘草、大黄、木通、甘菊花、赤芍药。(中医方剂大辞典)(81)防风、芎䓖、升麻、犀角屑、羚羊角屑、赤芍药、前胡、细辛、秦皮、朱砂、炙甘草、牛黄。(中医方剂大辞典)(82)防风、羌活、槐白皮、黄芩、地骨皮、当归、升麻。(中医方剂大辞典)(83)防风、龙胆、生地黄、沉香、升麻。(中医方剂大辞典)(84)防风、黄芩、人参、炙甘草、芎䓖、天门冬。(中医方剂大辞典)(85)防风、菊花、蒺藜子、恶实。(中医方剂大辞典)(86)防风、黄芪、旋覆花、枳壳、羌活、独活、枇杷叶、蒺藜子。(中医方剂大辞典)(87)防风、芎䓖、荆芥穗、黄芪、蒺藜子、人参、恶实、炙甘草。(中医方剂大辞典)(88)防风、羌活、甘菊花、白附子、山芋、藁本、附子、蒺藜子、麝香。(中医方剂大辞典)(89)防风、芎䓖、山芋、人参、白术、远志、独活、桂、茯神、莽草、天雄。(中医方剂大辞典)(90)防风、泽泻、牡蛎、桂。(中医方剂大辞典)(91)防风、山茱萸、羚羊角屑、枳实、黄芪、白茯苓、羌活、黄芩、当归、麦门冬、五味子、薏苡仁。(中医方剂大辞典)(92)防风、五加皮、萆薢、薏苡仁、杜仲、牛膝、海桐皮、桂心、枳壳、赤芍药、续断、鼠粘子、黄芪、熟地黄、羚羊角屑。(中医方剂大辞典)(93)防风、天麻、海桐皮、附子、沉香、桂心、芎䓖、白术、白茯苓、山茱萸、熟地黄、枳壳。(中医方剂大辞典)(94)防风、独活、白茯苓、人参、干姜、附子、五加皮、炙甘草、当归、桂心、芎䓖。(中医方剂大辞典)(95)防风、细辛、赤茯苓、柏子仁、桃仁、桂心、枳实、赤芍药、山茱萸、炙甘草、酸枣仁、鳖甲。(中医方剂大辞典)(96)防风、羌活、黄芪、五加皮、牛膝、丹参、酸枣仁、桂心、赤茯苓、麻黄、槟榔、当归、附子、枳壳。(中医方剂大辞典)(97)防风、赤茯苓、芎䓖、白蒺藜、麻黄、桂心、海桐皮、当归、人参、白术、独活、细辛、杏仁。(中医方剂大辞典)(98)防风、泽泻、牡蛎、苍术、桂心。(中医方剂大辞典)(99)防风、枳壳、麻黄、茯神、芎䓖、前胡、细辛、石膏、虎掌、黄芩、炙甘草。(中医方剂大辞典)(100)防风、地龙、漏芦。(中医方剂大辞典)(101)防风、杏仁、白僵蚕、炙甘草。(中医方剂大辞典)(102)防风、天麻、白僵蚕、白附子、乌蛇、人参、白茯苓、枳壳、羌活、厚朴、独活、蝉壳、白蒺藜、芎䓖、蔓荆实、犀角、羚羊角、当归、槟榔、大麻仁、郁李仁、木香、牛黄。(中医方剂大辞典)(103)防风、麻黄、芍药、防己、桂心、黄芩、白术、附子、羚羊角屑、甘草、人参、芎䓖、独活、升麻、石膏。(中医方剂大辞典)(104)防风、羌活、甘草。(中医方剂大辞典)(105)菊花、防风、甘草、威灵仙、黄连、牛蒡子。(中医方剂大辞典)(106)防风。(中医方剂大辞典)(107)防风、羚羊角屑、黄芩、人参、枳壳、炙甘草、半夏。(中医方剂大辞典)(108)防风、升麻、桂心、羚羊角屑、麻黄、羌活、芎䓖、杏仁。(中医方剂大辞典)(109)防风、升麻、羚羊角屑、羌活、石膏。(中医方剂大辞典)(110)防风、葛根、芎䓖、生地黄、麻黄、甘草、桂心、独活、汉防己、蔓荆子、藁本、杏仁。(中医方剂大辞典)

防风粥 fang feng zhou

【英文名】Fang Feng Gruel

【组成】(1)防风。(中医方剂大辞典)(2)防风、葱白、粳米。(中医方剂大辞典)

防风膏 fang feng gao

【英文名】Fang Feng Plaster

【组成】(1)当归、防风、黄蜡、黄丹。(中医方剂大辞典)(2)防风、藁本、辛夷、芍药、当归、白芷、牛膝、商陆、细辛、密陀僧、芎䓖、独活、萎蕤、木兰皮、蕤仁、杏仁、丁香、鸡舌香、零陵香、真珠屑、麝香、油、獐鹿髓、牛髓、蜡。(中医方剂大辞典)

防附汤 fang fu tang

【英文名】Fang Fu Decoction

【组成】防风、僵蚕、白附子、川芎、荆芥、雄黄、全蝎、朱砂、麝香。(中医方剂大辞典)

防苓汤 fang ling tang

【英文名】Fang Ling Decoction

【组成】土茯苓、茯苓、防己、防风、木瓜、黄芪、当归、羊蹄、蕺菜百丛。(中医方剂大辞典)

防疟方 fang nue fang

【英文名】Fang Nue Prescription

【组成】何首乌、苍术、半夏、橘红、人参、白茯苓、藿香叶、白豆蔻仁。(中医方剂大辞典)

防俭饼 fang jian bing

【英文名】Fang Jian Tablet

【组成】栗子、红枣、胡桃、柿饼。(中医方剂大辞典)

防毒汤 fang du tang

【英文名】Fang Du Decoction

【组成】黄芪、党参、五味子、补骨脂、炒白术、麦冬、当归、茯苓、陈皮、清半夏。(陕西中医 1990,11(11))

防胎汤 fang tai tang

【英文名】Fang Tai Decoction

【组成】炙黄芪、西党参、炒白术、归身、杭白芍、菟丝子、川贝、炙甘草、川芎、干生姜、炒艾叶、羌活、荆芥、枳壳、厚朴。(陕西中医 1989,10(8))

防疫丹 fang yi dan

【英文名】Fang Yi Pellet

【组成】(1)牛黄、麝香、蟾酥、梅片、大黄、甘草、细辛、朱砂、白矾、薄荷冰。(中医方剂大辞典)(2)法夏、陈皮、佩兰叶、粉甘草、苏叶、苍术、白芷、广藿香、厚朴、神曲、香附、槟榔、砂仁、茯苓、薄荷冰。(中医方剂大辞典)

防栓汤 fang shuan tang

【英文名】Fang Shuan Decoction

【组成】当归、黄芪、赤芍、川芎、丹参、地龙麻、首乌、草决明、山楂。(辽宁中医杂志 1990,(11))

防桔汤 fang jie tang

【英文名】Fang Jie Decoction

【组成】防风、麦冬、玄参、桔梗、甘草、天花粉、黄芩。(中医方剂大辞典)

防眩汤 fang xuan tang

【英文名】Fang Xuan Decoction

【组成】熟地、当归、白芍、焦术、川芎、枣皮、半夏、人参、天麻、陈皮。(中医方剂大辞典)

防粘汤 fang zhan tang

【英文名】Fang Zhan Decoction

【组成】当归、川朴、枳壳、桃仁、红花、香附、干姜、大黄、神曲、炒麦芽、焦山楂、炒莱菔子。(陕西中医 1992,13(5))

防葵丸 fang kui wan

【英文名】Fang Kui Pill

【组成】(1)防葵、人参、诃黎勒皮、大黄、桑菌、郁李仁。(中医方剂大辞典)(2)防葵、肉豆蔻、木香、大黄、鳖甲、京三棱、枳壳、麝香。(中医方剂大辞典)(3)防葵、牛黄、巴豆、滑石、腻粉、蛇蜕皮、朱砂、麝香。(中医方剂大辞典)(4)防葵、没药、干漆、硇砂、水蛭、狗胆、姜黄、芫花。(中医方剂大辞典)(5)防葵、芎䓖、赤茯苓、鳖甲、桃仁、枳壳、木香、大黄、当归、干姜、桂心、细辛、桔梗、京三棱。(中医方剂大辞典)(6)防葵、芫花、干姜、鳖甲、硼砂。(中医方剂大辞典)(7)防葵、鳖甲、炙甘草、大黄、京三棱、桃仁。(中医方剂大辞典)(8)防葵、柴胡、木香、桃仁、鳖甲、桂心、大黄、当归、京三棱、赤芍药、槟榔、郁李仁。(中医方剂大辞典)(9)防葵、当归、旋覆花、桔皮、诃黎勒皮、吴茱萸、桂心、桔梗、杏仁、大附子、大黄。(中医方剂大辞典)(10)防葵、当归、枳实、厚朴、楮实、人参、黄芪、茯神、白术、诃黎勒皮、郁李仁、柴胡、大麻仁、芍药、桔皮、防风、紫菀、薏苡仁、鳖甲、三棱根、桂心、仙鼠、附子、干姜、炙甘草、地黄、大黄、五味子、槟榔、牛膝。(中医方剂大辞典)(11)防葵、柴胡、赤茯苓、桂、木香、鳖甲、槟榔、桔梗、郁李仁、大黄、当归、京三棱、五味子。(中医方剂大辞典)(12)防葵、牡丹、桂心、黄柏、滑石、豉。(中医方剂大辞典)(13)防葵、当归、桔梗、桂心、诃黎勒皮、附子、陈桔皮、大黄、吴茱萸、鳖甲、杏仁。(中医方剂大辞典)

防葵方 fang kui fang

【英文名】Fang Kui Prescription

【异名】防葵丸(中医方剂大辞典、普济方)

【组成】防葵、桂心、木香、吴茱萸、鳖甲、桔梗、大黄、当归、京三棱、赤芍药、五味子、槟榔、郁李仁。(中医方剂大辞典)

防葵饮 fang kui yin

【英文名】Fang Kui Drink

【组成】防葵、鳖甲、松萝、甘草。(中医方剂大辞典)

防葵散 fang kui san

【英文名】Fang Kui Powders

【组成】(1)防葵、木香、柴胡、黄芩。(中医方剂大辞典)(2)防葵、柴胡、大黄、桑根白皮、炙甘草。(中医方剂大辞典)(3)防葵、郁李仁、桂心、鬼箭羽、桃仁、大黄、当归、吴茱萸、枳实。(中医方剂大辞典)(4)防葵、木香、大黄、白术、当归、赤芍药、牛膝、桂心、桃仁。(中医方剂大辞典)(5)防葵、桔梗、朴消、大黄、桃仁、木香。(中医方剂大辞典)(6)防葵、京三棱、桂心、赤芍药、鳖甲、当归、诃黎勒皮、大黄、枳壳。(中医方剂大辞典)(7)防葵、诃黎勒皮、白术、郁李仁、吴茱萸、桂心、枳实、木香、槟榔。(中医方剂大辞典)(8)防葵、京三棱、蓬莪术、诃黎勒、槟榔、赤茯苓、人参、白术、桂心、枳壳、白豆蔻、木香、大黄、丁香、附子、郁李仁、鳖甲。(中医方剂大辞典)(9)防葵、代赭、人参、铅丹、钩藤、茯神、雷丸、虎头骨、远志、僵蚕、猪齿、防风、卷柏、升麻、附子、虎掌、朱砂、牡丹、牛黄、龙齿、蚱蝉、蛇蜕皮、白蔹、白马眼睛。(中医方剂大辞典)(10)防葵、人参、贯众、远志、茯神、犀角屑、天雄、防风、桂心、甘草。(中医方剂大辞典)(11)防葵、人参、贯众、防风、桂心。(中医方剂大辞典)(12)防葵、代赭、人参、钩藤、茯神、雷丸、虎骨、远志、桂心、防风、白僵蚕、生猪齿、卷柏、莨菪子、光明砂、升麻、附子、牡丹、龙齿、牛黄、蚱蝉、蛇蜕皮、白马眼睛、白蔹。(中医方剂大辞典)

防喘汤 fang chuan tang

【英文名】Fang Chuan Decoction

【组成】冬虫夏草、黄芪、大枣、猪肺。(中医方剂大辞典)

防温汤 fang wen tang

【英文名】Fang Wen Decoction

【组成】羌活、苍术、防风、赤茯苓、猪苓、泽泻、木通、白术、官桂。(中医方剂大辞典)

防犀饮 fang xi yin

【英文名】Fang Xi Drink

【组成】防己、朴消、犀角、黄芩、黄芪、升麻。(中医方剂大辞典)

防腐汤 fang fu tang

【英文名】Fang Fu Decoction

【组成】豆豉、甘草。(中医方剂大辞典)

防风合剂 fang feng he ji

【英文名】Fang Feng Mixture

【组成】防风、荆芥、炮甲珠、槐角。(时珍国药研究 1992,3(2))

防风饮子 fang feng yin zi

【英文名】Fang Feng Drink

【组成】(1)蔓荆子、黄芪、黄连、炙甘草、防风、葛根、细辛。(中医方剂大辞典)(2)黄芪、附子、甘草、苍术、陈皮、羌活、防风、桔梗。(中医方剂大辞典)(3)防风、羌活、白附、甘草、川芎、白茯苓、全蝎、人参。(中医方剂大辞典)(4)细辛、蔓荆子、葛根、防风、当归、炙甘草、黄连、人参。(中医方剂大辞典)(5)防风、炙甘草、连翘、栀子。(中医方剂大辞典)

防风补煎 fang feng bu jian

【英文名】Fang Feng Bu Decoction

【组成】防风、细辛、芎䓖、白鲜皮、独活、甘草、桔皮、大枣、甘竹叶、蜜。(中医方剂大辞典)

防风根汤 fang feng gen tang

【英文名】Fang Feng Gen Decoction

【组成】防风根、于术、当归、姜黄、黄芪、桑枝。(中医方剂大辞典)

防风浴汤 fang feng yu tang

【英文名】Fang Feng Yu Decoction

【组成】(1)防风、羊桃根、石南、秦艽、茵草、蒺藜子、蛇床子、白及、枳壳、苦参、升麻。(中医方剂大辞典)(2)荆芥穗、苦参、地骨皮、白牵牛、赤小豆、白蒺藜、防风、白僵蚕、香白芷、蓖麻叶、杉木、蒴藋叶、鳖子、当归、独活、吴茱萸。(中医方剂大辞典)(3)防风、蒴藋、羊桃根、石南、秦艽、升麻、苦参、茵芋、白蒺藜、蛇床子、白矾、枳壳。(中医方剂大辞典)

防风煮散 fang feng zhu san

【英文名】Fang Feng Zhu Powders

【组成】(1)柴胡、大黄、元参、木通、酸枣仁、大腹子、虎骨、芍药、五加皮、麻黄、黄芪、当归、牛膝、羌活、防风、丹参、海桐皮、官桂、木香、鳖甲。(中医方剂大辞典)(2)防风、茯苓、萎蕤、白术、桔皮、丹参、细辛、甘草、升麻、黄芩、大枣、射干、酸枣仁。(中医方剂大辞典)

防惊冲剂 fang jing chong ji

【英文名】Fang Jing Medicinal Instant Granule

【组成】枳实、菊花等。(山东中医学院学报 1992,16(4))

防粘连汤 fang zhan lian tang

【英文名】Fang Zhan Lian Decoction

【组成】乌药、川楝子、厚朴、元胡、当归、赤芍、枳壳、炒莱菔子、大黄、芒消。(河北中医 1987,(6))

防己地黄汤 fang ji di huang tang

【英文名】Fang Ji Di Huang Decoction

【组成】防己、桂枝、防风、甘草。(中医方剂大辞典)

防己竹沥汤 fang ji zhu li tang

【英文名】Fang Ji Zhu Li Decoction

【组成】防己、麻黄、防风、升麻、桂、芎䓖、独活、羚羊角。(中医方剂大辞典)

防己关节丸 fang ji guan jie wan

【英文名】Fang Ji Guan Jie Pill(药品标准-中药成方制剂标准)

【组成】防己、白术、茯苓、甘草、肉桂、党参、制川乌。(药品标准-中药成方制剂标准 1993 年)

防己苡仁汤 fang ji yi ren tang

【英文名】Fang Ji Yi Ren Decoction

【组成】木防己、杜赤豆、萆薢、大豆卷、茵陈、晚蚕沙、苍术、宣木瓜、川柏、木通。(中医方剂大辞典)

防己枳壳汤 fang ji zhi qiao tang

【英文名】Fang Ji Zhi Qiao Decoction

【组成】防己、枳壳、桑根白皮、当归、木香、紫苏茎、槟榔。(中医方剂大辞典)

防己茯苓汤 fang ji fu ling tang

【英文名】Fang Ji Fu Ling Decoction

【异名】防己加茯苓汤(中医方剂大辞典、赤水玄珠);茯苓汤(中医方剂大辞典、鸡峰);防己汤(中医方剂大辞典、圣济总录);木防己汤(中医方剂大辞典、外台)

【组成】(1)木防己、茯苓、泽泻、甘草、苍术、滑石、黄柏、猪苓。(中医方剂大辞典)(2)汉防己、赤茯苓、桑白皮、桂心、甘草、赤芍药、麻黄。(中医方剂大辞典)(3)防己、黄芪、桂枝、茯苓、甘草。(中医方剂大辞典)

防己宣痹汤 fang ji xuan bi tang

【英文名】Fang Ji Xuan Bi Decoction

【组成】防己、木瓜、地龙、穿山甲、灵仙、木通、苡仁、赤苓、丝瓜络、飞滑石、秦艽、桑枝。(中医方剂大辞典)

防己桂枝汤 fang ji gui zhi tang

【英文名】Fang Ji Gui Zhi Decoction

【组成】桂枝、川萆薢、独活、秦艽、川牛膝、白茄根、木防己、赤芍、苍术、没药、当归、桑枝。(中医方剂大辞典)

防己黄芪汤 fang ji huang qi tang

【英文名】Fang Ji Huang Qi Decoction(中国中医药学主题词表)

【异名】黄芪防己汤(中医方剂大辞典、杂病源流犀烛);白术煎(中医方剂大辞典、仙拈集);逐湿汤(中医方剂大辞典、永乐大典);汉防己汤(中医方剂大辞典、活人书);防己汤(中医方剂大辞典、圣济总录);木防己汤(中医方剂大辞典、外台)

【组成】(1)防己、炙甘草、白术、黄芪。(中医方剂大辞典)(2)防己、黄芪、白术、甘草、生姜、大枣。(金匮)

防己麻黄汤 fang ji ma huang tang

【英文名】Fang Ji Ma Huang Decoction

【组成】防己、麻黄、厚朴、独活、芎䓖、石膏、秦艽、牛膝、桑寄生、桂、葛根、炙甘草。(中医方剂大辞典)

防己葶苈丸 fang ji ting li wan

【英文名】Fang Ji Ting Li Pill

【组成】(1)防己、葶苈、杏仁。(中医方剂大辞典)(2)汉防己、木通、贝母、苦葶苈、杏仁。(中医方剂大辞典)(3)葶苈、黑牵牛、白术、防己、郁李仁、桑白皮、茯苓、羌活、桔皮、泽泻。(中医方剂大辞典)

防己槟榔丸 fang ji bing lang wan

【英文名】Fang Ji Bing Lang Pill

【组成】防己、槟榔、郁李仁、葶苈。(中医方剂大辞典)

防风一字散 fang feng yi zi san

【英文名】Fang Feng Yi Zi Powders

【组成】川乌、川芎、荆芥、羌活、防风。(中医方剂大辞典)

防风干葛汤 fang feng gan ge tang

【英文名】Fang Feng Gan Ge Decoction

【组成】防风、荆芥、干葛、升麻、广皮、甘草、白芷。(中医方剂大辞典)

防风天麻丸 fang feng tian ma wan

【英文名】Fang Feng Tian Ma Pill

【异名】防风天麻汤(中医方剂大辞典、医学六要)

【组成】防风、天麻、升麻、白附子、定风草、细辛、川芎、人参、丹参、苦参、玄参、紫参、蔓荆子、威灵仙、穿山甲、何首乌、蜈蚣。(中医方剂大辞典)

防风天麻散 fang feng tian ma san

【英文名】Fang Feng Tian Ma Powders

【异名】防风天麻汤(中医方剂大辞典、医学六要)

【组成】(1)防风、天麻、川芎、白芷、甘草、川乌、麻黄。

（中医方剂大辞典）（2）防风、川芎、天麻、羌活、白芷、草乌头、白附子、荆芥穗、当归、甘草、滑石。（中医方剂大辞典）

防风天麻膏 fang feng tian ma gao

【英文名】Fang Feng Tian Ma Ointment

【组成】防风、天麻、人参、炙甘草、僵蚕、全蝎、白附子、朱砂、牛黄、麝香。（中医方剂大辞典）

防风木香汤 fang feng mu xiang tang

【英文名】Fang Feng Mu Xiang Decoction

【组成】防风、木香。（吉林中医 1988,(4)）

防风木通汤 fang feng mu tong tang

【英文名】Fang Feng Mu Tong Decoction

【组成】防风、木通。（中医方剂大辞典）

防风止痉汤 fang feng zhi jing tang

【英文名】Fang Feng Zhi Jing Decoction

【组成】防风、全蝎、僵蚕、当归、鸡血藤、地龙。（浙江中医学院学报 1993,17(1)）

防风牛蒡汤 fang feng niu bang tang

【英文名】Fang Feng Niu Bang Decoction

【组成】防风、山栀、石膏、黄芩、苍术、木通、甘草、牛蒡子。（中医方剂大辞典）

防风升麻汤 fang feng sheng ma tang

【英文名】Fang Feng Sheng Ma Decoction

【组成】（1）防风、升麻、青皮、生地黄、牡丹皮、当归、细辛。（中医方剂大辞典）（2）防风、升麻、半夏、苍术、石膏、黄芩、白芍、甘草、枳实。（中医方剂大辞典）（3）升麻、防风、山栀、甘草、麦冬、荆芥穗、木通、葛根、薄荷叶、玄参、连翘、牛蒡子。（中医方剂大辞典）（4）防风、升麻、山栀、麦门冬、木通、甘草节。（中医方剂大辞典）

防风平胃散 fang feng ping wei san

【英文名】Fang Feng Ping Wei Powders

【组成】苍术、厚朴、广皮、甘草、防风。（中医方剂大辞典）

防风石膏汤 fang feng shi gao tang

【英文名】Fang Feng Shi Gao Decoction

【组成】（1）干葛石膏汤、防风。（中医方剂大辞典）（2）防风、石膏、干葛、白芷。（中医方剂大辞典）

防风归芎汤 fang feng gui xiong tang

【英文名】Fang Feng Gui Xiong Decoction

【组成】川芎、当归、防风、荆芥、羌活、白芷、细辛、蔓荆子、丹参、乳香、没药、桃仁、苏木、泽兰叶。（中医方剂大辞典）

防风四苓散 fang feng si ling san

【英文名】Fang Feng Si Ling Powders

【组成】四苓散、防风。（中医方剂大辞典）

防风四物汤 fang feng si wu tang

【英文名】Fang Feng Si Wu Decoction

【组成】四物汤、防风、川芎。（中医方剂大辞典）

防风白术汤 fang feng bai zhu tang

【英文名】Fang Feng Bai Zhu Decoction

【组成】防风、炒白术、茯苓、当归、大腹皮。（中医方剂大辞典）

防风立效散 fang feng li xiao san

【英文名】Fang Feng Li Xiao Powders

【组成】（1）防风、防己、荆芥、白鲜皮、连翘、槐花、苍术、皂角针、风藤、木通、白芷、天花粉、木瓜、金银花、翻白草、甘草、土茯苓、大黄。（中医方剂大辞典）（2）柴胡、升麻、牛蒡子、全蝎、石膏、葛、赤芍药、甘草、北防风、郁金、薄荷叶、半夏、赤茯苓、北细辛、川芎、羌活、桔梗、荆芥。（中医方剂大辞典）

防风半夏丸 fang feng ban xia wan

【英文名】Fang Feng Ban Xia Pill

【组成】防风、半夏、天麻、芎藭、白芷、独活、人参、茯苓。（中医方剂大辞典）

防风发表汤 fang feng fa biao tang

【英文名】Fang Feng Fa Biao Decoction

【异名】荆防发表汤（中医方剂大辞典、痘疹定论）

【组成】防风、干葛、红花、枳壳、桔梗、苏梗、川芎、荆芥、当归、陈皮、甘草、杏仁、山楂肉。（中医方剂大辞典）

防风芍药汤 fang feng shao yao tang

【英文名】Fang Feng Shao Yao Decoction

【组成】防风、芍药、黄芩。（中医方剂大辞典）

防风芎归汤 fang feng xiong gui tang

【英文名】Fang Feng Xiong Gui Decoction

【组成】生地、当归、川芎、甘草、防风。（中医方剂大辞典）

防风百解散 fang feng bai jie san

【英文名】Fang Feng Bai Jie Powders

【组成】麻黄、甘草、防风、苍术。（中医方剂大辞典）

防风至宝汤 fang feng zhi bao tang

【英文名】Fang Feng Zhi Bao Decoction

【组成】当归、川芎、白芍药、防风、羌活、天麻、僵蚕、白芷、青皮、陈皮、乌药、牛膝肉、南星、半夏、黄连、黄芩、山栀、连翘、麻黄、甘草。（中医方剂大辞典）

防风当归丸 fang feng dang gui wan

【英文名】Fang Feng Dang Gui Pill

【组成】防风、当归。（中医方剂大辞典）

防风当归汤 fang feng dang gui tang

【英文名】Fang Feng Dang Gui Decoction

【组成】（1）防风、当归、赤茯苓、独活、秦艽、赤芍药、黄芩、杏仁、甘草、桂心、生姜。（中医方剂大辞典）（2）金银花、山茨菇、青木香、当归、赤芍、白芷、防风、荆芥、连翘、升麻、羌活、独活、甘草、大黄。（中医方剂

大辞典)

防风当归散 fang feng dang gui san

【英文名】Fang Feng Dang Gui Powders

【异名】防风当归饮(中医方剂大辞典、证治汇补);防风当归汤(中医方剂大辞典、医学正传)

【组成】(1)防风、甘草节、赤芍药、绵黄芪、当归、白芷、左缠藤、皂角刺、肉桂、大黄。(中医方剂大辞典)(2)防风、当归、川芎、地黄。(中医方剂大辞典)

防风冲和汤 fang feng chong he tang

【英文名】Fang Feng Chong He Decoction

【异名】加减冲和汤(中医方剂大辞典)

【组成】(1)羌活、防风、白术、川芎、白芷、生地黄、黄芩、细辛、甘草。(中医方剂大辞典)(2)防风、白术、生地、羌活、黄芩、白芷、甘草、川芎。(中医方剂大辞典)

防风羊角汤 fang feng yang jiao tang

【英文名】Fang Feng Yang Jiao Decoction

【异名】防风羚羊角汤(中医方剂大辞典、医略六书)

【组成】防风、赤芍、桂心、羚羊角、川芎、羌活、当归、酸枣仁、牛蒡子。(中医方剂大辞典)

防风导赤散 fang feng dao chi san

【英文名】Fang Feng Dao Chi Powders

【组成】(1)生地黄、木通、防风、甘草、黄芩、赤芍、羌活。(中医方剂大辞典)(2)导赤散、防风。(中医方剂大辞典)

防风如神散 fang feng ru shen san

【英文名】Fang Feng Ru Shen Powders

【组成】防风、枳壳。(中医方剂大辞典)

防风芒消方 fang feng mang xiao fang

【英文名】Fang Feng Mang Xiao Prescription

【组成】防风、芒消。(山东中医杂志 1983,(3))

防风苍术汤 fang feng cang zhu tang

【英文名】Fang Feng Cang Zhu Decoction

【组成】(1)防风、苍术、石膏、炙甘草、川芎、黄芩。(中医方剂大辞典)(2)麻黄、防风、苍术、白术。(中医方剂大辞典)(3)防风、苍术、桔梗、陈皮、桃仁、白芷、川芎、当归、枳壳、厚朴。(中医方剂大辞典)

防风赤芍汤 fang feng chi shao tang

【英文名】Fang Feng Chi Shao Decoction

【组成】汉防已、木防已、赤芍药、秦艽肉、苡米仁、宣木瓜、川续断、杜牛膝。(中医方剂大辞典)

防风羌活汤 fang feng qiang huo tang

【英文名】Fang Feng Qiang Huo Decoction

【组成】(1)防风、羌活、秦艽、荆芥、薄荷、赤芍、连翘、栀子、滑石、甘草、玉竹。(中医方剂大辞典)(2)羌活、防风、荆芥、柴胡、干葛、甘草。(中医方剂大辞典)(3)防风、羌活、细辛、黄芩、白芷、南星、半夏、白术、藁本、甘草。(中医方剂大辞典)(4)防风、羌活、连翘、升麻、夏枯草、牛蒡、川芎、黄芩、甘草、昆布、海藻、僵蚕。(中医方剂大辞典)(5)防风、羌活、枳壳、桔梗、川芎、白芍、炙甘草、白茯苓、陈皮、半夏、白术、荆芥。(中医方剂大辞典)

防风羌活散 fang feng qiang huo san

【英文名】Fang Feng Qiang Huo Powders

【组成】(1)防风、羌活、荆芥、独活、黄芪、牛蒡子、山栀、甘草、木通、苍术、车前子、天花粉。(中医方剂大辞典)(2)防风、羌活、全蝎、薄荷、荆芥。(中医方剂大辞典)

防风败毒饮 fang feng bai du yin

【英文名】Fang Feng Bai Du Drink

【组成】升麻、葛根、防风、赤芍、甘草。(中医方剂大辞典)

防风败毒散 fang feng bai du san

【英文名】Fang Feng Bai Du Powders

【组成】(1)荆芥、防风、羌活、独活、川芎、枳壳、陈皮、葛根、甘草。(中医方剂大辞典)(2)生地、防风、连翘、升麻、荆芥穗、牛蒡子、玄参、酒柏、人参、桔梗、甘草。(中医方剂大辞典)

防风泻白散 fang feng xie bai san

【英文名】Fang Feng Xie Bai Powders

【组成】防风、桑白皮、地骨皮、甘草。(中医方剂大辞典)

防风泻肝散 fang feng xie gan san

【英文名】Fang Feng Xie Gan Powders

【组成】防风、远志、桔梗、羚羊角、甘草、赤芍药、细辛、人参、黄芩。(中医方剂大辞典)

防风枳实汤 fang feng zhi shi tang

【英文名】Fang Feng Zhi Shi Decoction

【异名】防风枳实散(中医方剂大辞典、普济方);防风汤(中医方剂大辞典、千金)

【组成】防风、枳实、茯神、麻黄、细辛、芎䓖、前胡、生姜、半夏、杏仁、竹沥。(中医方剂大辞典)

防风柏子散 fang feng bai zi san

【英文名】Fang Feng Bai Zi Powders

【组成】防风、柏子仁、百合、川乌、朗黎树根皮。(中医方剂大辞典)

防风荆芥汤 fang feng jing jie tang

【英文名】Fang Feng Jing Jie Decoction

【组成】防风、荆芥、苍耳子、大枣、生姜。(湖北中医杂志 1991,(5))

防风荆芥散 fang feng jing jie san

【英文名】Fang Feng Jing Jie Powders

【组成】(1)荆芥穗、莎草根、炙甘草、甘菊花、芎䓖、白芷、羌活、防风。(中医方剂大辞典)(2)当归、川乌

头、羌活、防风、栝楼根、荆芥穗、木贼、炙甘草、乌贼鱼骨。(中医方剂大辞典)

防风茯苓汤 fang feng fu ling tang

【英文名】Fang Feng Fu Ling Decoction

【组成】(1)防风、茯苓、桂心、炙甘草、半夏、干姜、人参。(中医方剂大辞典)(2)防风、赤茯苓、萎蕤、白术、陈桔皮、丹参、细辛、炙甘草、升麻、黄芩、射干。(中医方剂大辞典)

防风复元散 fang feng fu yuan san

【英文名】Fang Feng Fu Yuan Powders

【组成】防风、麻黄、人参、白芷、当归、枸杞、秦艽、桔梗、黄芩、甘草、羌活、独活、细辛、半夏、防己、茯苓、芍药、前胡、苍术、藿香、官桂、香附、生地、熟地。(中医方剂大辞典)

防风独活汤 fang feng du huo tang

【英文名】Fang Feng Du Huo Decoction

【组成】防风、独活、秦艽、黄芪、芍药、人参、茯神、白术、芎䓖、山茱萸、薯蓣、桂、天门冬、麦门冬、厚朴、羚羊角、升麻、炙甘草、丹参、牛膝、五加皮、石斛、地骨皮、远志、附子、陈桔皮、麻黄、甘菊花、薏苡仁、石膏、熟地黄。(中医方剂大辞典)

防风胜金汤 fang feng sheng jin tang

【英文名】Fang Feng Sheng Jin Decoction

【异名】三十七号无妄方(中医方剂大辞典、杂病源流犀烛);匏五(中医方剂大辞典、痧书)

【组成】防风、乌药、玄胡索、桔梗、枳壳、卜子、槟榔、金银花、山楂、连翘、赤芍。(中医方剂大辞典)

防风胜湿汤 fang feng sheng shi tang

【英文名】Fang Feng Sheng Shi Decoction

【组成】(1)防风、川芎、苏叶、前胡、泽泻、陈皮、厚朴、杏仁、腹皮、茯苓。(中医方剂大辞典)(2)防风、荆芥、苍术、白芷、羌活、川芎。(中医方剂大辞典)(3)防风、荆芥、葛根、白芷、桔梗、甘草。(中医方剂大辞典)

防风神术汤 fang feng shen zhu tang

【英文名】Fang Feng Shen Zhu Decoction

【组成】防风、苍术、甘草、石膏。(中医方剂大辞典)

防风秦艽汤 fang feng qin jiao tang

【英文名】Fang Feng Qin Jiao Decoction

【组成】防风、秦艽、当归、川芎、生地、白芍、赤茯苓、连翘、槟榔、甘草、栀子、地榆、枳壳、槐角、白芷、苍术。(中医方剂大辞典)

防风桔梗汤 fang feng jie geng tang

【英文名】Fang Feng Jie Geng Decoction

【组成】(1)牛蒡、防风、荆芥、麦冬、花粉、桔梗、茯苓、白芍、天冬、黄芩、玄参、柴胡、百合、山豆根。(中医方剂大辞典)(2)防风、半夏、枳壳、陈皮、桔梗。(中医方剂大辞典)(3)桔梗、防风、甘草、人参、腹皮、苏子、杏仁、麦冬、诃子。(中医方剂大辞典)

防风柴胡汤 fang feng chai hu tang

【英文名】Fang Feng Chai Hu Decoction

【组成】柴胡、防风、玉竹、黄芩、栀子、薄荷、赤芍、连翘、荆芥、甘草、滑石。(中医方剂大辞典)

防风消毒饮 fang feng xiao du yin

【英文名】Fang Feng Xiao Du Drink

【组成】荆芥、防风、牛蒡子、甘草、枳壳、桔梗、石膏、苏叶、百部、马兜铃、葶苈、桑皮。(中医方剂大辞典)

防风消毒散 fang feng xiao du san

【英文名】Fang Feng Xiao Du Powders

【组成】防风、枯芩、薄荷、羌活、升麻、天花粉、桔梗、半夏、川芎、荆芥、甘草。(中医方剂大辞典)

防风通气汤 fang feng tong qi tang

【英文名】Fang Feng Tong Qi Decoction

【组成】羌活、独活、防风、炙甘草、藁本、川芎、蔓荆子。(中医方剂大辞典)

防风通圣丸 fang feng tong sheng wan

【英文名】Fang Feng Tong Sheng Pill(中国中医药学主题词表)

【异名】防风通圣大蜜丸(药品标准－中药成方制剂标准)

【组成】防风、荆芥穗、薄荷、麻黄、大黄、芒消、栀子、滑石、桔梗、石膏、川芎、当归、白芍、黄芩、连翘、甘草、白术。(药品标准－中药成方制剂标准 1996 年)

防风通圣散 fang feng tong sheng san

【英文名】Fang Feng Tong Sheng Powders(中国中医药学主题词表)

【异名】通圣散(中医方剂大辞典、伤寒标本)

【组成】(1)防风、川芎、当归、芍药、大黄、薄荷叶、麻黄、连翘、芒消、石膏、黄芩、桔梗、滑石、甘草、荆芥、白术、栀子。(中医方剂大辞典)(2)防风、荆芥、当归、羌活、独活、僵蚕、甘草、滑石、黄柏、白术、桔梗、薄荷、山栀、川芎。(中医方剂大辞典)(3)防风、薄荷、力子、麻黄、黑栀、甘草、荆芥、桔梗、连翘、石膏、元参、木通。(中医方剂大辞典)(4)北防风、荆芥、白附、白芷、白蒺藜、僵蚕、苍术、白鲜皮、灵仙、苦参、元参、赤芍、川芎、川连、焦栀、槟榔、银花、牛子、大黄、芒消、枯芩、生石膏、炙甘草、灯心。(中医方剂大辞典)(5)防风、当归、川芎、芍药、大黄、芒消、连翘、薄荷、麻黄、桔梗、石膏、黄芩、白术、山栀、荆芥、甘草、滑石、白芷、蒺藜、鼠粘子。(中医方剂大辞典)(6)防风、川芎、石膏、滑石、当归、赤芍、甘草、大黄、荆芥穗、薄荷叶、麻黄、白术、山栀子、连翘、黄芩、桔梗、牛蒡、人参、半夏。(中医方剂大辞典)

防风黄芩丸 fang feng huang qin wan

【英文名】Fang Feng Huang Qin Pill

【组成】条芩、防风。(中医方剂大辞典)

防风黄连汤 fang feng huang lian tang

【英文名】Fang Feng Huang Lian Decoction

【组成】黄连、大黄、防风、远志、茯神。(中医方剂大辞典)

防风黄芪汤 fang feng huang qi tang

【英文名】Fang Feng Huang Qi Decoction

【组成】(1)防风、黄芪。(中医方剂大辞典)(2)防风、蛇床子、黄芪、木通、荆芥、荠草。(中医方剂大辞典)

防风麻黄汤 fang feng ma huang tang

【英文名】Fang Feng Ma Huang Decoction

【异名】防风汤(中医方剂大辞典、圣济总录)

【组成】防风、麻黄、独活、秦艽、当归、防己、甘草、人参、黄芩、升麻、芍药、远志、石膏、麝香、半夏。(中医方剂大辞典)

防风散结汤 fang feng san jie tang

【英文名】Fang Feng San Jie Decoction

【异名】防风散结散(中医方剂大辞典、医钞类编)

【组成】(1)玄参、前胡、赤芍药、黄芩、桔梗、防风、贝母、苍术、白芷、陈皮、天花粉。(中医方剂大辞典)(2)防风、羌活、白芍药、归尾、红花、苏木、茯苓、苍术、独活、前胡、黄芩、炙草、防己。(中医方剂大辞典)

防风散痧汤 fang feng san sha tang

【英文名】Fang Feng San Sha Decoction

【组成】防风、陈皮、细辛、金银花、荆芥、枳壳。(中医方剂大辞典)

防风葛根汤 fang feng ge gen tang

【英文名】Fang Feng Ge Gen Decoction

【组成】(1)防风、甘葛、茯苓、麦门冬、芍药、黄芩、犀角、甘草。(中医方剂大辞典)(2)葛根、麻黄、芍药、防风、桂枝。(中医方剂大辞典)(3)防风、葛根、川芎、生地黄、杏仁、麻黄、桂心、独活、甘草、防己。(中医方剂大辞典)(4)防风、葛根、白芷、花粉、薄荷、贝母、玉竹、知母、甘草、石膏。(中医方剂大辞典)

防风煮肝散 fang feng zhu gan san

【英文名】Fang Feng Zhu Gan Powders

【组成】防风、黄连、谷精草、黄芩、甘草、天南星、蛤粉。(中医方剂大辞典)

防风雄黄丸 fang feng xiong huang wan

【英文名】Fang Feng Xiong Huang Pill

【组成】赤芍药、防风、香白芷、川乌头、麻黄、白蒺藜、雄黄、白僵蚕、细辛、天麻、川芎、甘草、干姜、藿香叶、甘松。(中医方剂大辞典)

防风温胆汤 fang feng wen dan tang

【英文名】Fang Feng Wen Dan Decoction

【组成】半夏、枳壳、茯苓、桔皮、防风、甘草。(中医方剂大辞典)

防风解毒汤 fang feng jie du tang

【英文名】Fang Feng Jie Du Decoction

【异名】防风败毒散(中医方剂大辞典、麻科活人)

【组成】(1)防风、连翘、薄荷、前胡、木通、荆芥、力子、枳壳、甘草。(中医方剂大辞典)(2)防风、地骨皮、生黄芪、白芍、荆芥穗、大力子。(中医方剂大辞典)(3)防风、荆芥、桔梗、牛蒡子、连翘、甘草、石膏、薄荷、枳壳、川芎、苍术、知母。(中医方剂大辞典)(4)防风、薄荷、荆芥、石膏、知母、桔梗、甘草、牛蒡、连翘、木通、枳壳、淡竹叶。(中医方剂大辞典)

防风解温汤 fang feng jie wen tang

【英文名】Fang Feng Jie Wen Decoction

【组成】防风、桔梗、桑叶、连翘、杏仁、芍药、丹皮、甘草。(中医方剂大辞典)

防风蔓荆丸 fang feng man jing wan

【英文名】Fang Feng Man Jing Pill

【组成】防风、蔓荆实、羚羊角、玄参、山栀子仁、萎蕤、麻仁、芍药、朴消、黄连、枳壳、菊花、麦门冬。(中医方剂大辞典)

防风藁本汤 fang feng gao ben tang

【英文名】Fang Feng Gao Ben Decoction

【组成】防风、藁本、生地、薄荷、连翘、荆芥、蝉蜕、红花、甘草、牛蒡子、元明粉、紫草。(中医方剂大辞典)

防芷鼻炎片 fang zhi bi yan pian

【英文名】Fang Zhi Bi Yan Tablet(药品标准－中药成方制剂标准)

【组成】苍耳子、野菊花、鹅不食草、白芷、防风、墨旱莲、白芍、胆南星、甘草、蒺藜。(药品标准－中药成方制剂标准 1991 年)

防芪分湿汤 fang qi fen shi tang

【英文名】Fang Qi Fen Shi Decoction

【组成】黄芪、白术、茯苓、薏仁、防风、柴胡、天花粉、桂枝、麻黄。(中医方剂大辞典)

防芪地黄汤 fang qi di huang tang

【英文名】Fuang Qi Di Huang Decoction

【组成】汉防己、生黄芪、生地、淮山药、山萸肉、泽泻、土茯苓、丹皮、丹参、卫矛。(辽宁中医杂志 1991,(9))

防芪抵脂汤 fang qi di zhi tang

【英文名】Fang Qi Di Zhi Decoction

【组成】防己、黄芪、党参、白术、泽泻、大黄、水蛭、桃仁、生姜、大枣、甘草。(辽宁中医杂志 1992,(11))

防独神术汤 fang du shen zhu tang

【英文名】Fang Du Shen Zhu Decoction

【组成】白术、黄柏、防风、独活。(中医方剂大辞典)

防桂术苓散 fang gui zhu ling san

【英文名】Fang Gui Zhu Ling Powders

【组成】白术、茯苓、防风、巴戟天、肉桂、桂枝、天花粉、黄芪。(中医方剂大辞典)

防病牛黄汤 fang bing niu huang tang

【英文名】Fang Bing Niu Huang Decoction

【组成】牛黄、芍药、杏仁、蜣螂、蜂房、黄芩、人参、葛根、甘草、蚱蝉、芒消、川芎、桂心、大黄、当归、石膏。(中医方剂大辞典)

防衰抗老剂 fang shuai kang lao ji

【英文名】Fang Shuai Kang Lao Agent

【组成】黄芪、黄芩、补骨脂等。(山西中医 1993,9(3))

防衰益寿丸 fang shuai yi shou wan

【英文名】Fang Shuai Yi Shou Pill(药品标准－中药成方制剂标准)

【组成】人参、党参、五味子、当归、远志、黄芪、白术、枸杞子、甘草、山茱萸、玉竹、龙眼肉、白及、银耳、熟地黄、淡菜、松子仁、丹参、沉香、三七、鹿角、龟甲、莲子、核桃仁、淫羊藿、山药、陈皮、砂仁、黄柏、黄连、沙苑子、黄芩、墨旱莲、枳实、石菖蒲、巴戟天、鱼鳔、海参、何首乌、大枣、地黄、牛黄、肉桂、鹿筋、黄精、补骨脂。(药品标准－中药成方制剂标准 1998 年)

防脱生发灵 fang tuo sheng fa ling

【英文名】Fang Tuo Sheng Fa Ling Liquid

【组成】大黄、苦参、黄芪。((93)黔卫药准字 L 第 29 号)

防盗止汗汤 fang dao zhi han tang

【英文名】Fang Dao Zhi Han Decoction

【组成】麦冬、生枣仁、熟地、山茱萸、黄连、人参、丹参、茯神、肉桂。(中医方剂大辞典)

防葛二陈汤 fang ge er chen tang

【英文名】Fang Ge Er Chen Decoction

【组成】防风、干葛、半夏、白茯苓、甘草、广皮。(中医方剂大辞典)

防葛平胃散 fang ge ping wei san

【英文名】Fang Ge Ping Wei Powders

【组成】防风、葛根、苍术、厚朴、广皮、甘草。(中医方剂大辞典)

防葛石膏汤 fang ge shi gao tang

【英文名】Fang Ge Shi Gao Decoction

【组成】防风、葛根、石膏、知母、广皮、甘草。(中医方剂大辞典)

防风加葛根汤 fang feng jia ge gen tang

【英文名】Fang Feng Jia Ge Gen Decoction

【组成】防风、干葛、甘草、黄芩、山栀、广皮。(中医方剂大辞典)

防风当归饮子 fang feng dang gui yin zi

【英文名】Fang Feng Dang Gui Drink

【异名】防风当归饮(中医方剂大辞典、医学入门)

【组成】防风、当归、大黄、柴胡、人参、黄芩、甘草、芍药、滑石。(中医方剂大辞典)

防风钩藤钩丸 fang feng gou teng gou wan

【英文名】Fang Feng Gou Teng Gou Pill

【组成】防风、瓜蒌根、黄芪、羌活、白芍、犀角屑、甘草、蛇蜕、钩藤钩、麻黄。(中医方剂大辞典)

防风蔓荆子丸 fang feng man jing zi wan

【英文名】Fang Feng Man Jing Zi Powders

【组成】防风、黄连、地黄、蔓荆子、甘皮、萎蕤、甘草、茯神、大黄。(中医方剂大辞典)

防风芍药甘草汤 fang feng shao yao gan cao tang

【英文名】Fang Feng Shao Yao Gan Cao Decoction

【组成】防风、芍药、甘草。(中医方剂大辞典)

防风松肌败毒汤 fang feng song ji bai du tang

【英文名】Fang Feng Song Ji Bai Du Decoction

【组成】防风、薄荷、蝉蜕、杏仁、白芍、丹皮、连翘、桔梗、甘草。(中医方剂大辞典)

防风荆芥甘草汤 fang feng jing jie gan cao tang

【英文名】Fang Feng Jing Jie Gan Cao Decoction

【组成】防风、荆芥、甘草。(中医方剂大辞典)

防风通圣三黄丸 fang feng tong sheng san huang wan

【英文名】Fang Feng Tong Sheng San Huang Pill

【组成】防风、白芍、滑石、川芎、芒消、大黄、栀子、桔梗、荆芥、石膏、麻黄、连翘、当归、薄荷、甘草、白术。(中医方剂大辞典)

防风黄芩二物汤 fang feng huang qin er wu tang

【英文名】Fang Feng Huang Qin Er Wu Decoction

【组成】防风、黄芩。(中医方剂大辞典)

防风葛根石膏汤 fang feng ge gen shi gao tang

【英文名】Fang Feng Ge Gen Shi Gao Decoction

【组成】防风、干葛、知母、石膏、甘草。(中医方剂大辞典)

防饥救生四果丹 fang ji jiu sheng si guo dan

【英文名】Fang Ji Jiu Sheng Si Guo Pellet

【组成】栗子、红枣、胡桃、柿饼。(中医方剂大辞典)

防毒气防瘟疫灵药 fang du qi fang wen yi ling yao

【英文名】Fang Du Qi Fang Wen Yi Pill

【组成】明雄黄、鬼箭羽、丹参、赤小豆。(中医方剂大辞典)

防己椒目葶苈大黄丸 fang ji jiao mu ting li dai huang wan

【英文名】Fang Ji Jiao Mu Ting Li Dai Huang Pill

【组成】防己、椒目、葶苈、大黄。(中医方剂大辞典)

防风通圣散加蝎尾方 fang feng tong sheng san jia xie

wei fang
【英文名】Fang Feng Tong Sheng Powders and Xie Wei Prescription
【组成】防风通圣散、蝎尾。(中医方剂大辞典)

收火汤 shou huo tang
【英文名】Shou Huo Decoction
【组成】熟地、山茱萸、茯苓、肉桂。(中医方剂大辞典)

收舌散 shou she san
【英文名】Shou She Powders
【组成】黄连、人参、菖蒲、白芍。(中医方剂大辞典)

收伤油 shou shang you
【英文名】Shou Shang You Emplastrum
【组成】麻油、椰子油、乳香、没药、小麦。(中医方剂大辞典)

收血汤 shou xue tang
【英文名】Shou Xue Decoction
【组成】(1)熟地黄、生地黄、荆芥、三七、当归、黄芪。(中医方剂大辞典)(2)生地黄、熟地黄、当归、黄芪、白术、干姜、侧柏、山漆。(中医方剂大辞典)

收肌饮 shou ji yin
【英文名】Shou Ji Drink
【组成】熟地、白术、山茱萸、人参、当归、甘草、菊花、肉桂、天花粉。(中医方剂大辞典)

收汗丹 shou han dan
【英文名】Shou Han Pellet
【组成】(1)人参、当归、黄芪、桑叶、五味子、麦冬。(中医方剂大辞典)(2)玄参、生地、荆芥、五味子、桑叶、白芍、苏子、白芥子。(中医方剂大辞典)(3)人参、黄芪、麦冬、熟地黄、枣仁、五味子、当归、甘草。(中医方剂大辞典)

收汗汤 shou han tang
【英文名】Shou Han Decoction
【组成】黄芪、当归、五味子、桑叶。(中医方剂大辞典)

收汗散 shou han san
【英文名】Shou Han Powders
【组成】陈蒲扇。(中医方剂大辞典)

收阳汤 shou yang tang
【英文名】Shou Yang Decoction
【组成】人参、桑叶、麦冬、玄参、青蒿。(中医方剂大辞典)

收阳粉 shou yang fen
【英文名】Shou Yang Powders
【组成】藁本、麻黄根、白芷、米粉。(中医方剂大辞典)

收阴散 shou yin san
【英文名】Shou Yin Powders
【异名】收胎散(中医方剂大辞典、女科旨要)
【组成】当归、白芍、川芎、熟地黄、人参、白术、枳壳、升麻、陈皮、沉香、肉桂、吴茱萸、甘草。(中医方剂大辞典)

收束散 shou shu san
【英文名】Shou Shu Powders
【组成】山药、莲须、益智仁。(中医方剂大辞典)

收肛散 shou gang san
【英文名】Shou Gang Powders
【异名】收肠散(中医方剂大辞典、证治宝鉴)
【组成】(1)鳖头。(中医方剂大辞典)(2)熊胆、儿茶、冰片。(中医方剂大辞典)(3)陈皮、枳壳。(中医方剂大辞典)(4)五倍子、浮萍、诃子、龙骨、木贼。(中医方剂大辞典)

收官散 shou guan san
【英文名】Shou Guan Powders
【组成】白胡椒、附片、元桂、白芍、党参。(陕西中医 1984,5(1))

收泪散 shou lei san
【英文名】Shou Lei Powders
【组成】(1)炉甘石、海螵蛸、冰片。(中医方剂大辞典)(2)炉甘石、海螵蛸、龙骨、荸荠、硼砂、蕤仁、梅片。(中医方剂大辞典)

收毒散 shou du san
【英文名】Shou Du Powders
【组成】(1)盐霜梅、皂荚。(中医方剂大辞典)(2)白芷、木鳖子、草乌、天南星、大黄。(中医方剂大辞典)

收带汤 shou dai tang
【英文名】Shou Dai Decoction
【组成】白术、杜仲、人参、荆芥。(中医方剂大辞典)

收珠散 shou zhu san
【英文名】Shou Zhu Powders
【组成】血竭、冰片、乳香、没药。(中医方剂大辞典)

收脓散 shou nong san
【英文名】Shou Nong Powders
【异名】收脓膏(中医方剂大辞典、秘传外科方)
【组成】海金沙、乳香、白及、雄黄。(中医方剂大辞典)

收痔丸 shou zhi wan
【英文名】Shou Zhi Pill
【组成】阿胶、黄连、贯众、盈尺皂角、猬皮、蜂房、蛇蜕、皂角刺、穿山甲、猪后蹄垂甲、当归、川芎、槐花。(中医方剂大辞典)

收痔散 shou zhi san
【英文名】Shou Zhi Powders
【组成】(1)五倍子。(中医方剂大辞典)(2)轻粉、冰片、文蛤、荔枝草。(中医方剂大辞典)

收痒丹 shou yang dan
【英文名】Shou Yang Pellet

【组成】龙骨、皂角刺、冰片、鼠胆。(中医方剂大辞典)

收惊汤 shou jing tang

【英文名】Shou Jing Decoction

【组成】当归、山茱萸、白芍、五味子、附子。(中医方剂大辞典)

收衄散 shou nu san

【英文名】Shou Nu Powders

【组成】轻粉、乌梅。(中医方剂大辞典)

收湿粉 shou shi fen

【英文名】Shou Shi Powders

【组成】铅粉、松香、白矾、五倍子。(中医方剂大辞典)

收膜汤 shou mo tang

【英文名】Shou Mo Decoction

【异名】收脂汤(中医方剂大辞典、辨证录)

【组成】黄芪、人参、白术、白芍、当归、升麻。(中医方剂大辞典)

收膜散 shou mo san

【英文名】Shou Mo Powders

【组成】乌梅、五倍子、绿矾。(中医方剂大辞典)

收干药捻 shou gan yao nian

【英文名】Shou Gan Medicated Thread Drainage

【组成】轻粉、甘石粉、雄精。(中医方剂大辞典)

收口掺药 shou kou can yao

【英文名】Shou Kou Can Yao Powders

【组成】龙骨、厚象皮、熟石膏、儿茶、轻粉、乳香、没药、琥珀、白螺蛳壳。(中医方剂大辞典)

收功后药 shou gong hou yao

【英文名】Shou Gong Hou Yao Decoction

【组成】人参、当归、生地黄、乳香、没药、肉桂、木香、麝香、青皮、陈皮、白芷、良姜、麻黄、米壳、甘草。(中医方剂大辞典)

收阳温粉 shou yang wen fen

【英文名】Shou Yang Wen Powders

【组成】白术、藁本、川芎、白芷。(中医方剂大辞典)

收黑虎汤 shou hei hu tang

【英文名】Shou Hei Hu Decoction

【组成】玄参、柴胡、甘草。(中医方剂大辞典)

收干生肌膏 shou gan sheng ji gao

【英文名】Shou Gan Sheng Ji Plaster

【组成】收干生肌药粉、祛湿药膏。(中医方剂大辞典)

收口八宝散 shou kou ba bao san

【英文名】Shou Kou Ba Bao Powders

【组成】珍珠、牛黄、冰片、象牙、枯矾、铜绿、银朱、轻粉、枯盐、鸡金、金箔。(中医方剂大辞典)

收口生肌散 shou kou sheng ji san

【英文名】Shou Kou Sheng Ji Powders

【组成】象皮、龙骨、乳香、没药、轻粉、朱砂、冰片。(中医方剂大辞典)

收口红宝膏 shou kou hong bao gao

【英文名】Shou Kou Hong Bao Plaster

【组成】松香、大麻仁、银朱、乳香、没药、轻粉。(中医方剂大辞典)

收功万全汤 shou gong wan quan tang

【英文名】Shou Gong Wan Quan Decoction

【组成】黄芪、人参、白术、茯苓、当归、川芎、白芍、熟地黄、肉桂、白芷、陈皮、甘草、防风。(中医方剂大辞典)

收功尽根丸 shou gong jin gen wan

【英文名】Shou Gong Jin Gen Pill

【组成】白矾、雄黄、文蛤、乌梅、冰片。(中医方剂大辞典)

收功补漏丸 shou gong bu lou wan

【英文名】Shou Gong Bu Lou Pill

【组成】白茯苓、赤茯苓、没药、补骨脂。(中医方剂大辞典)

收功拔毒散 shou gong ba du san

【英文名】Shou Gong Ba Du Powders

【组成】升药、血竭、石膏。(中医方剂大辞典)

收血双解散 shou xue shuang jie san

【英文名】Shou Xue Shuang Jie Powders

【组成】柴胡、肉苁蓉、栀子、天冬、麦冬、黄芩、胆草、羌活、故纸、香附、黄柏、甘草。(中医方剂大辞典)

收汗生阳汤 shou han sheng yang tang

【英文名】Shou Han Sheng Yang Decoction

【组成】人参、麦冬、五味子、黄芪、当归、熟地黄、枣仁、甘草。(中医方剂大辞典)

收阴养胃煎 shou yin yang wei jian

【英文名】Shou Yin Yang Wei Decoction

【组成】人参、乌梅、麦冬、白芍、山药、首乌、伏龙肝、粳米。(中医方剂大辞典)

收毒外消膏 shou du wai xiao gao

【英文名】Shou Du Wai Xiao Plaster

【异名】内消膏(中医方剂大辞典、普济方)

【组成】黄明胶、虢丹。(中医方剂大辞典)

收带六合丸 shou dai liu he wan

【英文名】Shou Dai Liu He Pill

【异名】益气固肠丸(中医方剂大辞典);发带丸(中医方剂大辞典、简明医彀)

【组成】白术、苍术、茯苓、陈皮、当归、白芍、熟地黄、半夏、椿根、白皮、牡丹皮、黄柏、防风、甘草、升麻。(中医方剂大辞典)

收涩导效散 shou se dao xiao san

【英文名】Shou Se Dao Xiao Powders

【组成】干姜、白矾、硼砂。(中医方剂大辞典)

收湿解毒汤 shou shi jie du tang

【英文名】Shou Shi Jie Du Decoction

【组成】明矾、黄柏、苦参、蒲公英。(辽宁中医杂志 1990,(10))

收干生肌药粉 shou gan sheng ji yao fen

【英文名】Shou Gan Sheng Ji Powders

【组成】乳香、没药、琥珀、血竭、儿茶、水飞甘石。(中医方剂大辞典)

收肠养血和气丸 shou chang yang xue he qi wan

【英文名】Shou Chang Yang Xue He Qi Pill

【异名】收肠丸(中医方剂大辞典、嵩崖尊生)

【组成】白术、当归、白芍、川芎、槐角、山药、莲肉、人参、龙骨、五倍子、赤石脂。(中医方剂大辞典)

迅行汤 xun xing tang

【英文名】Xun Xing Decoction

【组成】王不留行、猪苓、茯苓、黄芩、白术。(中医方剂大辞典)

迅补丸 xun bu wan

【英文名】Xun Bu Pill

【组成】舶上硫黄、阳起石、钟乳粉、矾石、川乌头。(中医方剂大辞典)

迅雷散 xun lei san

【英文名】Xun Lei Pill

【组成】熟附片、淡干姜、吴茱萸、母丁香、上上紫油桂心、乌梅、细辛、贯众、太子参。(中医方剂大辞典)

如玉散 ru yu san

【英文名】Ru Yu Powders

【异名】红玉散(中医方剂大辞典、东医宝鉴.外形篇)

【组成】白芷、藿香、牙皂、甘松、三奈、水泽、白丁香、天花粉、白茯苓、杏仁、细辛、密陀僧、樟脑、白及。(中医方剂大辞典)

如圣丸 ru sheng wan

【英文名】Ru Sheng Pellet

【异名】如圣丹(中医方剂大辞典、寿世保元)

【组成】(1)大黄末、蜗牛、白矾末、陈白梅皮、马勃。(中医方剂大辞典)(2)牛黄、犀角屑、朱砂、雄黄、麝香、人参、白茯苓、龙齿、钩藤、羌活、蝉壳、甘草。(中医方剂大辞典)(3)樟脑、牛黄、桔梗、甘草。(中医方剂大辞典)(4)全蝎、连翘、天麻、防风、荆芥、川芎、白芷、当归、黄柏、羌活、桔梗、大黄、滑石、石膏、白术、麻黄、苦参、僵蚕、蝉蜕、芍药、山栀、枳壳、细辛、皂角刺、大风子肉、独活、人参、郁金、芒消、黄连。(中医方剂大辞典)(5)草血竭、羊膻草、桔梗、苍术、甘草。(中医方剂大辞典)(6)地胆、斑蝥、盐豉、轻粉。(中医方剂大辞典)(7)僵蚕、南星、马屁勃。(中医方剂大辞典)(8)大蒜、淡豆豉、地榆。(中级方剂大辞典)(9)马兜铃、山栀子、红芍药、没药、当归、定风草、防风、乳香、五灵脂、玄胡索、干漆。(中医方剂大辞典)(10)陈皮、干姜、巴豆、甘草、三棱、莪术、芫花。(中医方剂大辞典)(11)黄柏、黄芩、黄连、防风、白僵蚕、全蝎、轻粉。(中医方剂大辞典)(12)川百药煎。(中医方剂大辞典)(13)白芜荑、黄连、神曲、麦糵。(中医方剂大辞典)(14)杏仁。(中医方剂大辞典)(15)猪悬蹄、穿山甲、蛔皮、红样儿。(中医方剂的辞典)(16)草乌头、黄连、官桂、干姜、桔梗、茯苓、川椒、茱萸、柴胡、厚朴、干地黄、菖蒲、紫菀、防风、人参、鳖甲、大芎、枳壳、贝母、甘草、甘遂、巴豆。(中医方剂大辞典)(17)石燕子。(中医方剂大辞典)(18)干姜、槐花、宣连。(中医方剂大辞典)(19)胡黄连、白芜荑、川黄连、使君子、麝香、干虾蟆。(中医方剂大辞典)(20)枳壳、威灵仙、陈桔皮、续断、白矾、当归、干姜、附子、生干地黄、连翘、槐荚子。(中医方剂大辞典)(21)草乌头、枫香脂、赤小豆、踯躅花、威灵仙、地龙、仙灵脾、蒺藜子、干蝎、白僵蚕、天南星、防风。(中医方剂大辞典)(22)干姜、高良姜、胡椒、蜀椒。(中医方剂大辞典)(23)乌头、绿豆。(中医方剂大辞典)(24)巴豆、丁香、乌梅、干漆、滑石。(中医方剂大辞典)(25)豉、斑蝥。(中医方剂大辞典)(26)巴豆、黑豆、砒霜。(中医方剂大辞典)

如圣丹 ru sheng dan

【英文名】Ru Sheng Pellet

【异名】火龙丹(中医方剂大辞典、普济方);辰砂丹(中医方剂大辞典、普济方)

【组成】(1)人言、雄黄、黄丹。(中医方剂大辞典)(2)干蟾、蝉壳、蚺蛇胆、大枣、黄丹、定粉、麝香。(中医方剂大辞典)(3)枯矾、蛇床子。(中医方剂大辞典)

如圣水 ru sheng shui

【英文名】Ru Sheng Liquid

【组成】干艾叶、黄连。(中医方剂大辞典)

如圣汤 ru sheng tang

【英文名】Ru Sheng Decoction

【异名】如圣散(中医方剂大辞典、外科理例·附方)

【组成】(1)桔梗、甘草、牛蒡子、麦门冬。(中医方剂大辞典)(2)荆芥、防风、桔梗、甘草、连翘。(中医方剂大辞典)(3)紫草、升麻、葛根、白芍、甘草、木通、猴梨。(中医方剂大辞典)(4)川升麻、赤芍药、甘草、紫草、白术、陈皮。(中医方剂大辞典)(5)白芍药、川升麻、甘草、紫草、干葛、木通。(中医方剂大辞典)(6)桔梗、甘草、陈皮、半夏。(中医方剂大辞典)(7)鲤鱼皮、当归、地黄、阿胶、白芍药、川芎、川续断、甘草。(中医方剂大辞典)(8)人参、当归、滴乳、甘草、乌梅、罂粟壳、大北枣、缩砂仁、大丁香、白豆蔻、陈生姜。(中医方剂大辞典)

如圣饮 ru sheng yin
【英文名】Ru Sheng Drink
【异名】如圣散(中医方剂大辞典、奇效良方、百一)
【组成】(1)羌活、秦艽、川芎、白芍、当归、白芷、黄芩、人参、半夏、甘草。(中医方剂大辞典)(2)鼠粘子、甘草、荆芥、桔梗、防风、麦门冬、竹叶。(中医方剂大辞典)(3)羌活、防风、柴胡、枳壳、甘草、川芎、人参、白术、白芷、芍药。(中医方剂大辞典)(4)甘草、桔梗、麦冬、牛蒡、玄参、荆芥、防风。(中医方剂大辞典)(5)罂粟壳、桔皮、白艾、当归、甘草、乌梅。(中医方剂大辞典)(6)当归、地榆、缩砂仁、赤石脂、陈皮、石榴皮、诃子肉、甘草、罂粟壳、干姜。(中医方剂大辞典)(7)生甘草、桔梗。(中医方剂大辞典)(8)麻黄、甘草、桂、杏仁。(中医方剂大辞典)(9)甘草、柴胡、常山、乌梅。(中医方剂大辞典)

如圣饼 ru sheng bing
【英文名】Ru Sheng Tablet
【组成】(1)乳香、没药、木香、血竭、当归、麝香。(中医方剂大辞典)(2)密陀僧、诃子、硫黄、轻粉、石燕。(中医方剂大辞典)(3)寒食面、铅丹、白矾、轻粉、硫黄。(中医方剂大辞典)

如圣散 ru sheng san
【英文名】Ru Sheng Powders
【异名】如金散(中医方剂大辞典、惠直堂方);皂针散(中医方剂大辞典、普济方);备急如圣散(中医方剂大辞典、卫生宝鉴);如神散(中医方剂大辞典、圣济总录);车螯散(中医方剂大辞典、圣济总录)
【组成】(1)板蓝根、甘草、井泉石、乳石、丁香。(中医方剂大辞典)(2)金星石、银星石、禹余石、寒水石、不灰木、半夏、大黄、蛤粉。(中医方剂大辞典)(3)龙骨、虎骨、黄丹、朱砂、腻粉、麝香、乳香。(中医方剂大辞典)(4)萆薢、贯众。(中医方剂大辞典)(5)蛇蜕、谷精草、黑附子末、蝉壳、石决明、定粉。(中医方剂大辞典)(6)车螯、皂角、硇砂、朱砂、乳香。(中医方剂大辞典)(7)箭竿内蛀末、麝香、腻粉。(中医方剂大辞典)(8)苍术、川乌、草乌、白术、川芎、白芷、防风、细辛、蝎梢、雄黄。(中医方剂大辞典)(9)川乌、草乌、白芷、细辛、防风、全蝎、天麻、白术、川芎、麻黄、苍术。(中医方剂大辞典)(10)水银、胡粉、蛇床子、黄连。(中医方剂大辞典)(11)露蜂房、甘草。(中医方剂大辞典)(12)鹿茸、黄连、厚朴。(中医方剂大辞典)(13)麝香。(中医方剂大辞典)(14)羌活、黄芩、防风、当归、明麻、麻黄、竹沥、荆芥、甘草、僵蚕。(中医方剂大辞典)(15)茯苓、桂枝、防风、羌活、香附子、栀子、甘草、川芎、紫苏、薄荷、升麻、陈皮。(中医方剂大辞典)(16)紫草、前胡、牛子、赤芍、升麻、木通、干葛、甘草。(中医方剂大辞典)(17)枳壳、小茴、盐砖。(中医方剂大辞典)(18)牛蒡子、苏梗、薄荷、甘菊、金银花、川贝、连翘、枳壳、桔梗、乌药。(中医方剂大辞典)(19)使君子肉、胡黄连、黄连、山楂肉、薄荷、白术、荆芥穗、陈皮、灯芯。(中医方剂大辞典)(20)鸡粪、雌黄、雄黄、明矾、皮消、胎矾。(中医方剂大辞典)(21)片脑、白矾、火消、胆矾。(中医方剂大辞典)(22)鹿角、茺蔚草、乳香、没药、当归、麻黄。(中医方剂大辞典)(23)人参、常山、丁香、甘草。(中医方剂大辞典)(24)羌活、苍术、防风、五倍子、黄柏。(中医方剂大辞典)(25)白术、黄芩、当归、枳壳、黑豆、大腹皮、砂仁、甘草、桑寄生。(中医方剂大辞典)(26)羌活、防风、川芎、白芷、柴胡、芍药、甘草、当归、乌药、半夏、黄芩。(中医方剂大辞典)(27)甘草、皂角。(中医方剂大辞典)(28)青黛、盆消、牙消、井盐、片脑。(中医方剂大辞典)(29)雄黄、藜芦、白研、猪牙皂角。(中医方剂大辞典)(30)北柴胡、茯苓、甘草、熟地、人参、当归、鳖甲、胡黄连、沉香、知母、桑寄生、干葛。(中医方剂大辞典)(31)莪术、天台乌药、白术。(中医方剂大辞典)(32)萆薢、贯众。(中医方剂大辞典)(33)鸡心槟榔、大腹子、甘草、地榆、陈皮。(中医方剂大辞典)(34)腊月野狸、大枣、枳壳、甘草、猪牙皂角。(中医方剂大辞典)(35)桔梗、甘草、阿胶。(中医方剂大辞典)(36)人中白、铜绿、麝香。(中医方剂大辞典)(37)白芷、川乌、防风、细辛、雄黄、草乌。(中医方剂大辞典)(38)五倍子、片脑、黄连、芦甘石。(中医方剂大辞典)(39)草乌、苍术、葱汁、黄柏、生姜。(中医方剂大辞典)(40)仙术、川芎、防风、白芷、细辛、川芎、草乌、天麻、雄黄。(中医方剂大辞典)(41)生白矾、沥青末、轻粉。(中医方剂大辞典)(42)蛇床子、轻粉。(中医方剂大辞典)(43)黄蜀花、当归。(中医方剂大辞典)(44)川乌、防风、白芷、川芎、草乌头、苍术、细辛。(中医方剂大辞典)(45)松脂、轻粉。(中医方剂大辞典)(46)绵黄芪、连翘、鸽粪、大黄、糯米、犀角屑。(中医方剂大辞典)(47)海金沙、滑石。(中医方剂大辞典)(48)蛇蜕皮。(中医方剂大辞典)(49)白附子、僵蚕、全蝎、人参、草乌、牙消、丁香、腻粉、天竺黄、天南星、龙齿、郁金、樟脑、麝香。(中医方剂大辞典)(50)铅霜、真牛黄、太阴玄精石、朱砂。(中医方剂大辞典)(51)石膏、黄芩。(中医方剂大辞典)(52)蛇床子、黄柏、苦参、闾茹、白矾、狗脊、藜芦、剪刀草、轻粉、胡粉。(中医方剂大辞典)(53)石蟹。(中医方剂大辞典)(54)牛膝、肉苁蓉、葫芦、巴戟、南木香、破故纸、桂心、山药、荜澄茄、附子、川乌、黑牵牛、蚖青、川楝子。(中医方剂大辞典)(55)威灵仙、防风、荆芥、防已、麻黄、杏仁、细辛、川芎、白芷。

(中医方剂大辞典)(56)马蔺花、麦门冬、甜葶苈、白茅根、车前子、檀香、连翘。(中医方剂大辞典)(57)鲤鱼皮、阿胶、芎藭、当归、青竹茹、生姜、地黄。(中医方剂大辞典)(58)五倍子、麝香、雄黄。(中医方剂大辞典)(59)焰消、青黛、郁金、薄荷叶、川芎、硼砂。(中医方剂大辞典)(60)大丁香、密陀僧、粉霜、硫黄、硇砂、白丁香。(中医方剂大辞典)(61)细辛、芜荑、剪刀草、藜芦、白矾、硫黄。(中医方剂大辞典)(62)赤小豆、川乌头、草乌头、乳香、芸台子。(中医方剂大辞典)(63)蛇蜕、皂子、马勃。(中医方剂大辞典)(64)大枣、铅丹、硇砂、腻粉。(中医方剂大辞典)(65)苍术、白芷、细辛、川芎、两头尖、川乌、天麻、全蝎、白术、防风。(中医方剂大辞典)(66)麻黄、盆消、麝香、脑子。(中医方剂大辞典)(67)顽荆子、苦参、玄参、紫参、厚朴、荆芥、沙参、陈皮、麻黄、蔓荆子、防风、白芷、威灵仙、桃枝、柳枝。(中医方剂大辞典)(68)蚕沙。(中医方剂大辞典)(69)川江子。(中医方剂大辞典)(70)川芎、桔梗、薄荷叶、甘草、盆消。(中医方剂大辞典)(71)细辛、鸡肠草、旱莲子、茴香、白矾、诃子、晚蚕沙、青盐、皂角、茜根、麻糁。(中医方剂大辞典)(72)地胆草、栝楼根、莴苣子。(中医方剂大辞典)(73)生过蚕纸。(中医方剂大辞典)(74)人参、白术、干姜、丁香、砂仁、檀香、桔梗、胡椒、甘草。(中医方剂大辞典)(75)棕榈、乌梅、干姜。(中医方剂大辞典)(76)白猬皮、鸡冠花、皂荚针、栝楼、胡桃、槐花、不蛀皂荚、黄芪、枳壳、白矾、绿矾。(中医方剂大辞典)(77)风化石灰、铅丹、腻粉、石硫黄。(中医方剂大辞典)(78)栝楼、杏仁、甘草、皂荚。(中医方剂大辞典)(79)赤芍、防风、天麻。(中医方剂大辞典)(80)僵蚕。(中医方剂大辞典)(81)白僵蚕、天南星。(中医方剂大辞典)(82)胡粉、麝香、甜瓜蒂。(中医方剂大辞典)(83)蛤粉、青葙子、石决明。(中医方剂大辞典)(84)桂、郁金、马牙硝、甘草。(中医方剂大辞典)(85)臭橘、萆薢。(中医方剂大辞典)(86)郁李仁。(中医方剂大辞典)(87)枫香脂。(中医方剂大辞典)(88)白瓷。(中医方剂大辞典)(89)胡麻、天麻、乳香、松脂、款冬花、旋复花、苍耳、人参、玄参、沙参、苦参、紫参、丹参、松花、茯苓、木香、丁香、胡麻子花。(中医方剂大辞典)(90)狐心肝、乌鸦、丹砂、龙脑、麝香、牛黄、犀角、琥珀、真珠、金箔、铝箔。(中医方剂大辞典)

如圣膏 ru sheng gao

【英文名】Ru Sheng Unguentum

【异名】如圣散(中医方剂大辞典、胎产秘书)

【组成】(1)车脂辇油、磁石。(中医方剂大辞典)(2)蓖麻子、雄黄。(中医方剂大辞典)(3)巴豆、蓖麻子、麝香。(中医方剂大辞典)(4)清油、巴豆、当归、轻粉、黄蜡。(中医方剂大辞典)(5)蓖麻子。(中医方剂大辞典)(6)巴豆、密陀僧、天南星、附子、乳香、没药、木香、当归。(中医方剂大辞典)(7)研乳香、研没药、当归、血竭、川芎、黄丹、清麻油、槐枝白皮、水杨树白皮、葱、苦参、川楝子肉。(中医方剂大辞典)(8)寒水石、防风、细辛、薄荷、川芎、白芷、独活、黄芩、蓖麻子。(中医方剂大辞典)(9)附子、硫黄。(中医方剂大辞典)(10)当归、地黄、玄参、大黄、白芷、续断、赤芍、官桂、蓬术、黄丹。(中医方剂大辞典)(11)良姜、吴茱萸、金毛狗脊、木鳖子、白胶香、败龟壳、牛膝、当归。(中医方剂大辞典)(12)荞麦梗灰、茄梗灰、桑柴灰、矿灰、炭灰、黑豆梗灰。(中医方剂大辞典)(13)菜油、黄蜡、沥青、黄丹、羊筒骨内髓。(中医方剂大辞典)(14)黄连、赤石脂、羊肪脂、硇砂、白矾、熊胆、龙脑、牙消、麝香、乳香、炉甘石、白沙蜜。(中医方剂大辞典)(15)芫花根。(中医方剂大辞典)(16)蔷薇根、乳香、阿魏、铅丹、柳枝、清油。(中医方剂大辞典)

如冰散 ru bing san

【英文名】Ru Bing Powders

【组成】(1)无名异、苦杖、白芷。(中医方剂大辞典)(2)朴消、蛤粉、寒水石、白芷、脑子。(中医方剂大辞典)

如金丸 ru jin wan

【英文名】Ru Jin Pill

【组成】(1)甘草、乌梅、罂粟壳、陈皮。(中医方剂大辞典)(2)川黄连。(中医方剂大辞典)

如垩散 ru e san

【英文名】Ru E Powders

【组成】白芷、苓苓香叶、甘草、寒水石、草乌、石胆、砒霜、铅白霜、硼砂。(中医方剂大辞典)

如胜散 ru sheng san

【英文名】Ru Sheng Powders

【组成】白矾、川乌、黄连。(中医方剂大辞典)

如神丸 ru shen wan

【英文名】Ru Shen Pill

【组成】(1)钢铁、大黄、荞麦粉、没药。(中医方剂大辞典)(2)阿片、黄柏、黄连、木香、面粉、沉香、乳香。(中医方剂大辞典)(3)芫花、甘草、大戟、大黄。(中医方剂大辞典)(4)天南星、羌活、白芷、甘草、京三棱、干姜、附子、半夏。(中医方剂大辞典)(5)硫黄、消石。(中医方剂大辞典)(6)樗根皮。(中医方剂大辞典)(7)乌蛇、大黄、防风、黄芪、枳壳、刺猬皮、陈皮、土蒺藜、秦艽。(中医方剂大辞典)(8)蜗牛、白矾、马勃、陈白梅肉、大黄。(中医方剂大辞典)(9)乌头、干漆、干姜、桂枝、硇砂、巴豆。(中医方剂

大辞典)(10)阿片、黄连、沉香、砂仁、黄柏、甘草。(中医方剂大辞典)

如神丹 ru shen dan

【英文名】Ru Shen Pellet

【组成】巴豆、蓖麻子。(中医方剂大辞典)

如神汤 ru shen tang

【英文名】Ru Shen Decoction

【组成】(1)黄芩、黄连、木通、白芷、丁子香、木香、升麻、茯苓、防风、连翘、大黄、枳壳、沉香、乳香、熏陆香、地黄、土茯苓、白鲜皮、甘草。(中医方剂大辞典)(2)生茅草根。(中医方剂大辞典)(3)厚朴、半夏、枳壳、白芍、木香、桂心、陈皮、干姜、桔梗、香附、茴香、苍术、甘草、人参、白茯苓、川芎䓖、当归、白芷、木瓜、桃仁。(中医方剂大辞典)(4)玄胡索、当归、桂心、杜仲。(中医方剂大辞典)(5)半夏子、丁香。(中医方剂大辞典)(6)狗脊、吴茱萸、山茱萸、木鳖子。(中医方剂大辞典)(7)生料五积散、桃仁。(中医方剂大辞典)(8)厚朴、高良姜、甘草。(中医方剂大辞典)(9)茆根、桑白皮。(中医方剂大辞典)(10)罂粟壳、当归、丁香、白术、乳香。(中医方剂大辞典)

如神饮 ru shen yin

【英文名】Ru Shen Drink

【组成】(1)蒲黄、艾叶、升麻、黄芩、地榆、归身、柴胡、血见愁、黄连、山栀、紫荆皮。(中医方剂大辞典)(2)常山、草果、甘草、厚朴、陈皮、乌梅、生姜。(中医方剂大辞典)

如神散 ru shen san

【英文名】Ru Shen Powders

【异名】如圣散(中医方剂大辞典、丹溪心法附余);如圣散(中医方剂大辞典、普济方);缩舌膏(中医方剂大辞典、普济方)

【组成】(1)松叶、凤仙花茎叶并子。(中医方剂大辞典)(2)粟壳、杏仁、五味、枯矾。(中医方剂大辞典)(3)细辛、白芷、川乌、草乌、川芎、白术、当归、苍术、牛膝、天麻、鳔胶、穿山甲、白花蛇、朱砂、雄黄。(中医方剂大辞典)(4)猪苓、泽泻、赤苓、赤芍、青皮小茴、故纸、川楝、木通、车前子、石苇、腹皮、官桂、槟榔、香附、急性子、红花子。(中医方剂大辞典)(5)何首乌、当归、陈皮、煨生姜。(中医方剂大辞典)(6)松香末、白矾。(中医方剂大辞典)(7)白芷、川芎、防风、细辛、雄黄、草乌、两头尖、苍术。(中医方剂大辞典)(8)白芍、当归、吴茱萸、黄连。(中医方剂大辞典)(9)麻叶。(中医方剂大辞典)(10)香附子、陈皮、神曲、麦蘖、肉豆蔻、苍术、乌药、甘草。(中医方剂大辞典)(11)阿胶、栀子、车前子、黄芩、甘草。(中医方剂大辞典)(12)木通、黄芩、甘草。(中医方剂大辞典)(13)陈江茶、箬叶。(中医方剂大辞典)(14)皂角、海亦儿、北枣。(中医方剂大辞典)(15)梅花片脑。(中医方剂大辞典)(16)胆矾。(中医方剂大辞典)(17)蛤粉、甘草、干葛。(中医方剂大辞典)(18)肥赤马肉。(中医方剂大辞典)(19)苦瓠子、苦葫芦子、黄黍米、安息香。(中医方剂大辞典)(20)蜈蚣、蝎、辰砂。(中医方剂大辞典)(21)干姜、草乌、白芷。(中医方剂大辞典)(22)独头蒜、楼葱、腻粉、凌霄花。(中医方剂大辞典)(23)天南星、草乌、矾石。(中医方剂大辞典)(24)附子、白术、干姜、甘草。(中医方剂大辞典)(25)大黄。(中医方剂大辞典)(26)香附子、赤芍。(中医方剂大辞典)(27)白僵蚕、白矾、藜芦、玄参、雄黄、乳香。(中医方剂大辞典)

如神膏 ru shen gao

【英文名】Ru Shen Unguentum

【组成】(1)阿魏、朴消、硫黄、甘草、甘遂、麝香、青皮。(中医方剂大辞典)(2)斑蝥、巴豆。(中医方剂大辞典)(3)蓖麻子、杏仁、印子盐、芎䓖、防风、松脂、蜡、油。(中医方剂大辞典)

如雪汤 ru xue tang

【英文名】Ru Xue Decoction

【组成】朴消、黑豆皮、木香、大黄。(中医方剂大辞典)

如智丸 ru zhi wan

【英文名】Ru Zhi Pill

【异名】如意丹(中医方剂大辞典)

【组成】木香、硫黄、密佗僧、附子。(中医方剂大辞典)

如智散 ru zhi san

【英文名】Ru Zhi Powders

【组成】萎蕤、川芎、青皮、肉桂、木鳖子、当归、羌活、秦艽、柴胡、乌梅、黄芪、甘草。(中医方剂大辞典)

如意丸 ru yi wan

【英文名】Ru Yi Pill

【组成】(1)黄连、青皮、川乌、枳壳、巴豆、干姜、蓬莪术。(中医方剂大辞典)(2)生地黄、熟地黄、天门冬、麦门冬、川椒、胡芦巴、补骨脂、苁蓉、杜仲、白茯苓、小茴香、菟丝子、川楝肉、地龙、石菖蒲、枸杞、远志、青盐、山栀、川山甲、甘菊花。(中医方剂大辞典)(3)黑牵牛、官桂、丁香、木香、白豆蔻、缩砂仁、人参、白茯苓、南木香、香附子、干山药、甘草。(中医方剂大辞典)(4)沉香、木香、丁香、荜澄茄、使君子、辣桂、川白姜、桃仁、五灵脂、硇砂、雄黄、没药、大戟、牵牛、巴豆、三棱、蓬莪术、肉豆蔻。(中医方剂大辞典)(5)枳壳、槟榔、橘红、半夏、蓬术、三棱、干姜、黄连、巴豆。(中医方剂大辞典)(6)硇砂、木香、丁香、荜澄茄、牵牛子、附子、桂、干姜、大黄、巴豆、陈皮、香墨、青橘、蓬莪、京三棱、筒子漆。(中医方剂大辞典)(7)硇砂、巴豆、大枣、丁香、腻粉。(中医方剂大辞典)(8)威灵仙、附子、硇砂、巴豆、蓬莪术、木香。(中医方剂大辞典)(9)草乌头、五灵脂、茴香子、青桔皮、陈桔皮、木鳖子、芸薹子、防风、巴豆、斑蝥、木香。(中医方剂大辞典)(10)硇砂、木香、陈丁香、附子、桂、荜澄茄、干姜、大黄、巴豆、陈桔皮、牵牛子、香墨、青桔皮、蓬莪术、京三棱、筒子漆。(中医方剂大辞典)(11)天麻、钩藤、僵蚕、蝉衣、麻黄、细辛、桂枝、琥珀、沙参、薄荷、槟榔、胡黄连、雄黄、川贝母、枳壳、胆南星、广木香、沉香、全蝎、法夏、杏仁、白附子、防风、天竺黄、使君子、蟾酥、牵牛子、熟大黄、冰片、西牛黄、芥子、广陈皮、麝香、云黄连、朱砂。(中医方剂大辞典)(12)茅苍术、飞雄黄、麝香、蟾酥、大黄、天麻、飞朱砂、甘草、公丁香、麻黄。(中医方剂大辞典)

如意丹 ru yi dan

【英文名】Ru Yi Pellet

【组成】(1)川乌、槟榔、人参、柴胡、吴茱萸、川椒、白姜、白茯苓、黄连、紫菀、厚朴、肉桂、当归、桔梗、皂角、石菖蒲、巴豆。(中医方剂大辞典)(2)硫黄、赤茯苓、陈皮、猪苓、白术、泽泻。(中医方剂大辞典)(3)川五倍、明雄精、炙山甲、蜈蚣、全蝎、蝉蜕、真云麝、上梅冰。(中医方剂大辞典)(4)苍术、厚朴、甘草、木通、莪术、陈皮、三棱、枳壳。(中医方剂大辞典)(5)青礞石、硼砂、款冬花、薄荷叶、黄芩、玄明粉、桔梗、大黄。(中医方剂大辞典)(6)丁香、滴乳香。(中医方剂大辞典)

如意汤 ru yi tang

【英文名】Ru Yi Decoction

【组成】(1)防风、紫苏、当归、枳壳、桃仁、木香、荆芥、玄明粉、山楂。(中医方剂大辞典)(2)荆芥穗、防风、薄荷叶、白芷、黄柏、黄连、地骨皮、贯众。(中医方剂大辞典)

如意饮 ru yi yin

【英文名】Ru Yi Drink

【组成】人参、黄芪、麦冬、贝母、归身、陈皮、川芎、黄芩、家菊、麦芽、甘草。(中医方剂大辞典)

如意油 ru yi you

【英文名】Ru Yi Oil

【组成】防己、荆芥、香附、细辛、苦杏仁、沉香、藿香、桂枝、乳香、甘草、木香、丁香、大黄、血竭、冰片、棉油、樟脑油、薄荷油、檀香油、丁香油。(中医方剂大辞典)

如意酒 ru yi jiu

【英文名】Ru Yi Wine

【组成】大如意草。(中医方剂大辞典)

如意散 ru yi san

【英文名】Ru Yi Powders

【异名】如意膏(中医方剂大辞典、梅氏验方新编)

【组成】(1)生南星、生大黄、生半夏、朴消。(中医方剂大辞典)(2)生军、陈皮、南星、芙蓉叶、白芷、花粉、白及、姜黄、五倍、毛菇、甘草、血竭、小朴、枯小粉。(中医方剂大辞典)(3)吴茱萸、牛蒡子、荆芥、牡蛎、轻粉、信砒。(中医方剂大辞典)(4)如意草。(中医方剂大辞典)(5)生南星、生半夏、郁金、生大黄、姜黄、白芷、苍术。(中医方剂大辞典)(6)干漆、黑狗脊、轻粉、僧黄芪。(中医方剂大辞典)(7)百合、黄芪、当归、茯神、人参、五味子、甘草、柏子仁、白茯苓。(中医方剂大辞典)

如意膏 ru yi gao

【英文名】Ru Yi Ointment

【组成】(1)半夏、赤茯苓、枳壳、朴消。(中医方剂大辞典)(2)半夏、南星。(中医方剂大辞典)(3)蓖麻子、三七粒、丹砂。(中医方剂大辞典)

如圣饮子 ru sheng yin zi

【英文名】Ru Sheng Drink

【组成】人参、款冬花、罂粟壳、乌梅。(中医方剂大辞典)

如圣金锭 ru sheng jin ding

【英文名】Ru Sheng Jin Lozenges

【组成】硫黄、川芎、腊茶、薄荷、川乌、消石、生地。(中医方剂大辞典)

如圣饼子 ru sheng bing zi

【英文名】Ru Sheng Tablet

【组成】(1)雄黄、人言、乳香。(中医方剂大辞典)(2)苍术、川芎、白芷、草乌。(中医方剂大辞典)(3)沉香、安息香、木香、丁香、藿香叶、乳香、半夏、桂心。(中医方剂大辞典)(4)防风、天麻、半夏、天南星、干姜、川乌、川芎、甘草。(中医方剂大辞典)

如圣黑膏 ru sheng hei gao

【英文名】Ru Sheng Hei Plaster

【异名】如胜膏(中医方剂大辞典、袖珍小儿)

【组成】豆豉、龙胆草、芫荑。(中医方剂大辞典)

如圣煎丸 ru sheng jian wan

【英文名】Ru Sheng Jian Pill

【异名】金铁如圣煎丸(中医方剂大辞典、普济方)

【组成】麻黄、桑根白皮、桃心、柳心、黑豆、童子小便、河水、天南星、天雄、干蝎、天麻、天蓼花、麝香、腻粉、乳香。(中医方剂大辞典)

如神饼子 ru shen bing zi

【英文名】Ru Shen Tablet

【组成】乌鱼骨、木贼、朱砂、南鹏砂。(中医方剂大辞典)

如意仙丹 ru yi xian dan

【英文名】Ru Yi Xian Pellet

【组成】真鸦片、沉香、朱砂、木香、京牛黄、麝香。(中医方剂大辞典)

如圣针头丸 ru sheng zhen tou wan

【英文名】Ru Sheng Zhen Tou Pill

【组成】木香、巴豆、淡豆豉。(中医方剂大辞典)

如圣围毒膏 ru sheng wei du gao

【英文名】Ru Sheng Wei Du Plaster

【组成】三梅片、川黄柏、生蒲黄、生人中白、生甘草、元明粉、西月石、川黄连、薄荷叶、净青黛、枯白矾。(中医方剂大辞典)

如圣青金丸 ru sheng qing jin wan

【英文名】Ru Sheng Qing Jin Pill

【组成】龙脑、麝香、香墨、腻粉、白面、使君子、金箔、银箔、青黛。(中医方剂大辞典)

如圣青金丹 ru sheng qing jin dan

【英文名】Ru Sheng Qing Jin Pellet

【组成】青黛、瓜蒂、朱砂、轻粉、蝉壳、雄黄、芦荟、胡黄连、熊胆、麝香。(中医方剂大辞典)

如圣金刀散 ru sheng jin dao san

【英文名】Ru Sheng Jin Dao Powders

【异名】金刀散(中医方剂大辞典、集验良方)

【组成】松香末、枯矾、生矾。(中医方剂大辞典)

如圣柘黄丸 ru sheng zhe huang wan

【英文名】Ru Sheng Zhe Huang Pill

【组成】柘黄、百齿霜。(中医方剂大辞典)

如圣胜金锭 ru sheng sheng jin ding

【英文名】Ru Sheng Sheng Jin Lozenges

【组成】(1)朴消、川芎、硫黄、贯众、薄荷叶、荆芥穗、嫩茶。(中医方剂大辞典)(2)硫黄、川芎、腊茶、薄荷、川乌、消石、生地黄。(中医方剂大辞典)

如圣消惊丸 ru sheng xiao jing wan

【英文名】Ru Sheng Xiao Jing Pill

【组成】羚羊角屑、犀角末、麝香、牛胆囊、天南星、天麻、人参、白茯苓、白僵蚕、全蝎、朱砂、龙脑。(中医方剂大辞典)

如圣救苦散 ru sheng jiu ku san

【英文名】Ru Sheng Jiu Ku Powders

【组成】金银花、香附子、御米壳、甘草、黑豆黄。(中医方剂大辞典)

如圣黄芪汤 ru sheng huang qi tang

【英文名】Ru Sheng Huang Qi Decoction

【组成】黄芪、乌梅、知母、甘草、款冬花、秦艽、贝母、半夏、糯米、桑白皮、桃仁、鳖甲、人参、柴胡。(中医方剂大辞典)

如圣黑丸子 ru sheng hei wan zi

【英文名】Ru Sheng Hei Pill

【组成】白及、当归、白蔹、南星、百草霜、芍药、牛膝、川乌、赤小豆、骨碎补。(中医方剂大辞典)

如至千金散 ru zhi qian jin san

【英文名】Ru Zhi Qian Jin Powders

【组成】海金沙、生郁金、滑石。(中医方剂大辞典)

如金解毒散 ru jin jie du san

【英文名】Ru Jin Jie Du Powders

【异名】如金解毒汤(中医方剂大辞典、医钞类编)

【组成】桔梗、甘草、黄连、黄芩、黄柏、山栀。(中医方剂大辞典)

如神千金方 ru shen qian jin fang

【英文名】Ru Shen Qian Jin Iiniment

【组成】好信石、明白矾、好黄丹、蝎梢、草乌。(中医方剂大辞典)

如神开骨膏 ru shen kai gu gao

【英文名】Ru Shen Kai Gu Ointment

【组成】(1)乳香、朱砂。(中医方剂大辞典)(2)乳香。(中医方剂大辞典)

如神木香丸 ru shen mu xiang wan

【英文名】Ru Shen Mu Xiang Pill

【组成】木香、硇砂、蓬术、胡椒、半夏、干漆、缩砂仁、桂心、青皮、附子、三棱、白姜。(中医方剂大辞典)

如神化毒汤 ru shen hua du tang

【英文名】Ru Shen Hua Du Decoction

【组成】官桂、白芍、甘草、青皮、木香、枳壳、山楂、连翘。(中医方剂大辞典)

如神白虎汤 ru shen bai hu tang

【英文名】Ru Shen Bai Hu Decoction

【组成】(1)石膏、知母、甘草、糯米、人参、麦门冬、五味子、山栀、天花粉。(中医方剂大辞典)(2)石膏、知母、甘草、人参、山栀、麦门冬、五味子。(中医方剂大辞典)

如神托里散 ru shen tuo li san

【英文名】Ru Shen Tuo Li Powders

【组成】苍耳根、兔耳草根、金银藤、五味子根。(中医方剂大辞典)

如神定喘汤 ru shen ding chuan tang

【英文名】Ru Shen Ding Chuan Decoction

【组成】黄芩、川连、栀子仁、桔梗、花粉、赤苓、贝母、牛蒡子、瓜蒌仁、杏仁、麦冬、生石膏。(中医方剂大辞典)

如神救苦散 ru shen jiu ku san

【英文名】Ru Shen Jiu Ku Powders

【异名】如圣救苦散(中医方剂大辞典、杂病治例)

【组成】(1)御米壳、陈皮、壁虎、乳香、没药、甘草。(中医方剂大辞典)(2)御米壳、陈皮、虎骨、乳香、没药、甘草。(中医方剂大辞典)

如神断痫丸 ru shen duan xian wan

【英文名】Ru Shen Duan Xian Pill

【组成】黄连、白茯神、石菖蒲、胆星、珍珠、铁花粉、朱砂、甘遂。(中医方剂大辞典)

如神鳖甲汤 ru shen bie jia tang

【英文名】Ru Shen Bie Jia Decoction

【组成】鳖甲、乌梅肉、桂心、柴胡、知母、牡蛎。(中医方剂大辞典)

如童老奴丸 ru tong lao nu wan

【英文名】Ru Tong Lao Nu Pill

【组成】稍花、灯心灰、蛇床子、车前、苁蓉、菟丝子、马蔺花、大茴、韭子、荜澄茄、故纸、川楝、淫羊藿、枸杞、胡桃肉、茯苓、母丁香、远志、泽泻、川附、巴戟、蜘蛛、柏仁、桑蛸、萸肉。(中医方剂大辞典)

如意大力丸 ru yi da li wan

【英文名】Ru Yi Da Li Pill

【组成】蒺藜、当归、大生地、牛膝、木瓜、杜仲、枸杞、骨碎补、熊掌骨、虎胫骨、甜瓜子、乳香、没药、黄柏、菟丝子、龟板、白茯苓、知母、续断、大熟地。(中医方剂大辞典)

如意长生酒 ru yi chang sheng jiu

【英文名】Ru Yi Chang Sheng Wine

【组成】当归、羌活、木瓜、党参、生地黄。

如意定喘丸 ru yi ding chuan wan

【英文名】Ru Yi Ding Chuan Pill(药品标准－中药成方制剂标准)

【组成】蛤蚧、蟾酥、黄芪、地龙、麻黄、党参、苦杏仁、白果、枳实、天冬、五味子、麦冬、紫菀、百部、枸杞子、熟地黄、远志、葶苈子、洋金花、石膏、甘草。(药品标准－中药成方制剂标准 1991 年)

如意定喘片 ru yi ding chuan pian

【英文名】Ru Yi Ding Chuan Tablet(药品标准－中药成方制剂标准)

【组成】蛤蚧、蟾酥、黄芪、地龙、麻黄、党参、苦杏仁、白果、枳实、天冬、五味子、麦冬、紫菀、百部、枸杞子、熟地黄、远志、葶苈子、洋金花、石膏、甘草。(药品标准－中药成方制剂标准 1991 年)

如意金黄散 ru yi jin huang san

【英文名】Ru Yi Jin Huang Powders

【组成】(1)天花粉、川黄柏、姜黄、白芷、广陈皮、甘草、苍术、南星、厚朴、石菖蒲、川郁金、生半夏。(中医方剂大辞典)(2)天花粉、黄柏、大黄、姜黄、白芷、紫厚朴、陈皮、甘草、苍术、天南星。(中医方剂大辞典)

如意铁箍散 ru yi tie gu san

【英文名】Ru Yi Tei Gu Powders

【组成】大黄、陈皮、南星、白及、姜黄、白芷、毛菇、厚朴、花粉、甘草、血竭、芙蓉叶、五倍子、陈小粉。(中医方剂大辞典)

如意通圣散 ru yi tong sheng san

【英文名】Ru Yi Tong Sheng Powders

【异名】麻黄赤芍汤(中医方剂大辞典);如意通圣汤(中医方剂大辞典、蒿崖尊生)

【组成】(1)当归、陈皮、麻黄、甘草、川芎、御米壳、丁香。(中医方剂大辞典)(2)罂粟壳、丁香、麻黄、赤芍、防风、荆芥、当归、川芎、羌活、独活、白芷、甘草、黄芩、威灵仙、草乌、桔梗、葛根。(中医方剂大辞典)

如意紫沉煎 ru yi zi chen jian

【英文名】Ru Yi Zi Chen Pill

【组成】沉香、木香、朱砂、硇砂、使君子、荜澄茄、荆三棱、莪术、肉豆蔻、槟榔、母丁香、巴豆、牵牛粉。(中医方剂大辞典)

如圣加枳实汤 ru sheng jia zhi shi tang

【英文名】Ru Sheng Jia Zhi Shi Decoction

【组成】甘草、桔梗、枳实。(中医方剂大辞典)

如圣加吴茱萸汤 ru sheng jia wu zhu yu tang

【英文名】Ru Sheng Jia Wu Zhu Yu Decoction

【组成】甘草、桔梗、吴茱萸。(中医方剂大辞典)

如妙辰砂化痰丸 ru miao chen sha hua tan wan

【英文名】Ru Miao Chen Sha Hua Tan Pill

【组成】胆星、天麻、全蝎、僵蚕、白附子、滑石、蝉蜕、人参、川乌、玄明粉、防风、天竺黄、石菖蒲、桔梗、青黛、枯矾、礞石、雄黄、硼砂、朱砂、巴霜、轻粉、冰片、麝香、水银、硫黄、石菖蒲、薄荷、荆芥。(中医方剂大辞典)

如圣加人参藿香杏仁汤 ru sheng jia ren shen huo xiang xing ren tang

【英文名】Ru Sheng Jia Ren Shen Huo Xiang Xing Ren Decoction

【组成】甘草、桔梗、人参、藿香、杏仁。(中医方剂大辞典)

妇二号 fu er hao

【英文名】Fu Er Hao Plaster

【组成】雄黄、白矾、杏仁、乳香、没药、冰片。(黑龙江医药 1978,(6))

妇宁丸 fu ning wan

【英文名】Fu Ning Pill

【组成】柴胡、薄荷、当归、枳壳、木香、丹皮、牛膝、杭芍、香附、郁金、栀子、王不留行、橘叶、路路通、山楂。(湖北中医杂志 1984,(1))

妇宁栓 fu ning shuan

【英文名】Fu Ning Suppository(药品标准－中药成方制剂标准)

【组成】苦参、黄柏、黄芩、莪术、蛤壳粉、红丹、儿茶、乳香、没药、猪胆粉、冰片。(药品标准－中药成方制

剂标准 1998 年)

妇更饮 fu geng yin

【英文名】Fu Geng Drink

【组成】生地、紫草、仙灵脾、桑寄生、当归、钩藤、香附、生麦芽。(中医杂志 1984,24(4))

妇良片 fu liang pian

【英文名】Fu Liang Tablet(药品标准－中药成方制剂标准)

【组成】当归、熟地黄、续断、白芍、山药、白术、地榆、白芷、牡蛎、海螵蛸、阿胶、血余炭。(药品标准－中药成方制剂标准 1996 年)

妇乳乐 fu ru le

【英文名】Fu Ru Le Powders

【组成】川乌、商陆、大黄、王不留行、樟脑。(江苏中医杂志 1992,(2))

妇宝丸 fu bao wan

【英文名】Fu Bao Pill

【异名】四制香附丸(中医方剂大辞典、墨宝斋集验方)

【组成】香附。(中医方剂大辞典)

妇宝丹 fu bao dan

【英文名】Fu Bao Pellet

【异名】妇科妇宝丹(中医方剂大辞典)

【组成】艾附暖宫丸、阿胶。(中医方剂大辞典)

妇炎平 fu yan ping

【英文名】Fu Yan Ping Liquid

【组成】苦参、败酱草、蒲公英、莪术、制乳香、制没药、苡仁、神曲、陈皮、三棱。(山东中医杂志 1989,8(4))

妇炎康 fu yan kang

【英文名】Fu Yan Kang Tablet

【组成】丹参、当归、芡实、玄胡索、赤芍、土茯苓、川楝子、三棱、莪术、山药、香附。(吉卫药字 I98612 号)

妇炎散 fu yan san

【英文名】Fu Yan Powders

【组成】大黄、黄柏、姜黄、白芷、厚朴、红花、红藤、二乌、泽兰、当归。(贵阳中医学院学报 1986,(4))

妇康丸 fu kang wan

【英文名】Fu Kang Pill(药品标准－中药成方制剂标准)

【组成】白术、党参、茯苓、苍术、川芎、熟地黄、川牛膝、蒲黄、香附、乳香、木瓜、延胡索、高良姜、没药、青皮、地榆、当归、乌药、白芍、桃仁、益母草、羌活、山茱萸、三棱、木香、陈皮、五灵脂、甘草、大黄。(药品标准－中药成方制剂标准 1996 年)

妇康片 fu kang pian

【英文名】Fu Kang Tablet

【组成】益母草、熟地黄、当归、川芎、酒白芍、茯苓、炒白术、延胡索、蜜甘草、人参、阿胶。(中医方剂大辞典)

妇康栓 fu kang shuan

【英文名】Fu Kang Suppositories(药品标准－中药成方制剂标准)

【组成】核桃馏油、甘油。(药品标准－中药成方制剂标准 1998 年)

妇舒丸 fu shu wan

【英文名】Fu Shu Pill(药品标准－中药成方制剂标准)

【组成】当归、川芎、党参、白术、熟地黄、香附、白芍、黄芩、茯苓、牡丹皮、陈皮、白薇、甘草、续断、杜仲、菟丝子、桑寄生、砂仁、延胡索、肉桂、阿胶、荆芥、艾叶。(药品标准－中药成方制剂标准 1997 年)

妇露丹 fu lu dan

【英文名】Fu Lu Pellet

【组成】土茯苓、蛇床子、乌梅等。(中国医药学报 1993,8(增刊))

妇宁康片 fu ning kang pian

【英文名】Fu Ning Kang Tablet(药品标准－中药成方制剂标准)

【组成】人参、枸杞子、当归、熟地黄、赤药、山茱萸、知母、黄柏、牡丹皮、石菖蒲、远志、茯苓、菟丝子、淫羊藿、巴戟天、蛇床子、狗脊、五味子。(药品标准－中药成方制剂标准 1998 年)

妇宁颗粒 fu ning ke li

【英文名】Fu Ning Granule

【组成】益母草、党参、地黄、当归、白术、香附、茯苓等。((95)卫药准字 Z－29 号)

妇乐冲剂 fu le chong ji

【英文名】Fu Le Medicinal Instant Granule

【组成】土鳖虫、怀牛膝、大黄、桃仁、当归、红花。(中成药研究 1993,(1))

妇乐颗粒 fu le ke li

【英文名】Fu Le Granule(药品标准－中药成方制剂标准)

【组成】忍冬藤、大血藤、甘草、大青叶、蒲公英、牡丹皮、赤芍、川楝子、延胡索、大黄。(药品标准－中药成方制剂标准 1998 年)

妇炎平散 fu yan ping san

【英文名】Fu Yan Ping Powders(药品标准－中药成方制剂标准)

【组成】苦参、珍珠层粉、盐酸小檗碱、苦木、冰片、硼酸、蛇床子、薄荷脑、枯矾。(药品标准－中药成方制剂标准 1998 年)

妇炎康片 fu yan kang pian

【英文名】Fu Yan Kang Tablet

【组成】当归、莪术、赤芍、苦参、丹参、川楝、元胡、黄

柏。(中国中药杂志 1991,16(1))

妇宝金丸 fu bao jin wan

【英文名】Fu Bao Jin Pill(药品标准-中药成方制剂标准)

【异名】妇宝金丹(药品标准-中药成方制剂标准)

【组成】当归、川芎、白芍、地黄、熟地黄、益母草、黄芪、党参、白术、苍术、茯苓、阿胶、何首乌、补骨脂、桂枝、益智仁、吴茱萸、赤石脂、杜仲炭、海螵蛸、牡蛎、蛇床子、枯矾、椿皮、木瓜、威灵仙、秦艽、羌活、独活、白芷、藁本、续断、川牛膝、柴胡。(药品标准-中药成方制剂标准 1998 年)

妇宝金丹 fu bao jin dan

【英文名】Fu Bao Jin Pellet

【组成】当归、牡丹皮、杜仲炭、枣仁、延胡索、海螵蛸。

妇宝胶囊 fu bao jiao nang

【英文名】Fu Bao Capsule

【组成】当归、川芎、桃仁、红花、艾叶、延胡、山楂、益母草、生地、熟地、白芍、党参、丹参、香附、沉香、鸡血藤、茯苓、甘草。(中成药 1993,(1))

妇宝颗粒 fu bao ke li

【英文名】Fu Bao Granule(药品标准-中药成方制剂标准)

【组成】地黄、忍冬藤、续断、杜仲叶、麦冬、莲房、川楝子、白芍、延胡索、甘草、侧柏叶、红藤。(药品标准-中药成方制剂标准 1998 年)

妇定冲剂 fu ding chong ji

【英文名】Fu Ding Medicinal Instant Granule

【组成】川断、生地、忍冬藤、元胡、麦冬、白芍。(中成药研究 1988,(3))

妇科一号 fu ke yi hao

【英文名】Fu Ke Yi Hao Prescription

【组成】大红袍、见血飞、大杨梅根、小柿子、大伸筋、当归、白芍、贯众、艾叶。(云南中医杂志 1982,3(2))

妇科金丹 fu ke jin dan

【英文名】Fu Ke Jin Pellet

【组成】(1)元胡、黄芪、人参、生阿胶、白薇、生白芍、甘草、茯苓、制没药、当归、黄柏、生鹿角、制松香、制乳香、杜仲炭、故纸、益母膏、锁阳、小茴香、菟丝子、血余炭、艾炭、红白鸡冠花、生山药、川芎、丹皮、熟地、白芷、白术、藁本、黄芩、红花、陈皮、砂仁、广木香、续断、青蒿、肉桂、苏叶、益母草、煅赤石脂。(中医方剂大辞典)(2)当归、杭芍、白术、柴胡、阿胶、蛇床子、吴萸、椿根皮、海螵蛸、艾炭、黄芩、益母草、灵仙、藁本、秦艽、茯苓、牡蛎、木瓜、益智仁、香附、远志、黄芪、甘草、补骨脂、青皮、黑郁金、法半夏、使君子、白芷、羌活、菖蒲、川牛膝、川芎、杜仲炭、苍术、川续断、首乌、桂枝、玄胡、党参、丹皮、胡连、独活、黄连、绿七爪、白矾。(中医方剂大辞典)

妇康宁片 fu kang ning pian

【英文名】Fu Kang Ning Tablet(药品标准-中药成方制剂标准)

【组成】白芍、香附、当归、三七、艾叶、麦冬、党参、益母草。(药品标准-中药成方制剂标准 1989 年)

妇人归附丸 fu ren gui fu wan

【英文名】Fu Ren Gui Fu Pill

【组成】香附子、当归、鹿角。(中医方剂大辞典)

妇女止痛酒 fu nv zhi tong jiu

【英文名】Fu Nv Zhi Tong Wine

【组成】小红花、茶香根、刮金板、香附子、小血藤、月月红、对月草、茴香根、血当归、茜草根、女儿茶、益母草、三月记根。(中医方剂大辞典)

妇女乌发丹 fu nv wu fa dan

【英文名】Fu Nv Wu Fa Pellet

【组成】侧柏叶、核桃、榧子。(中医方剂大辞典)

妇女更期丸 fu nv geng qi wan

【英文名】Fu Nv Geng Qi Pill

【组成】人参、党参、当归、白芍、柴胡、女贞子、旱莲草、郁金、香附、菖蒲、茯苓、川芎、丹参、丹皮、王不留行、黄芩、陈皮、半夏、干姜、薄荷。(中药药理与临床 1991,7(1))

妇女抽筋丸 fu nv chou jin wan

【英文名】Fu Nv Chou Jin Pill

【组成】海螺、线麻炭、杜仲、红花、川芎、牛膝、桂枝。(中医方剂大辞典)

妇女香身丹 fu nv xiang shen dan

【英文名】Fu Nv Xiang Shen Pellet

【组成】沉香、大黄、藿香、红花、檀香、青木香、甘松、细辛、槟榔、香附、甘草、白芷、当归、麝香、芎劳、豆蔻、藁本、防风、龙脑、公丁香。(中医方剂大辞典)

妇女养血丸 fu nv yang xue wan

【英文名】Fu Nv Yang Xue Pill

【组成】当归、香附、川芎、肉桂、木香、熟地黄、白芍、砂仁、山药、川贝母、阿胶珠、茯苓、炮姜、党参、黄芪、续断、白术、知母、甘草、地骨皮、艾叶炭、杜仲炭、柴胡。(中医方剂大辞典)

妇女养营丸 fu nv yang ying wan

【英文名】Fu Nv Yang Ying Pill

【组成】熟地黄、二泉胶、香附、全当归、黄芪、杜仲、于术、茯苓、白芍药、砂仁、川芎、陈皮、益母膏、艾绒、甘草。(中医方剂大辞典)

妇女调经膏 fu nv tiao jing gao

【英文名】Fu Nv Tiao Jing Plaster

【组成】益母草、延胡索、穿山甲、香附、南红花、巴豆、川芎、丹皮、柴胡、生地、干姜、苍术、吴茱萸、透骨

草、木香、荆芥、小茴香、蕲艾、边桂、薄荷、防风。(中医方剂大辞典)

妇女紫金丹 fu nv zi jin dan

【英文名】Fu Nv Zi Jin Pellet

【组成】砂仁、枳壳、乌药、广木香、陈皮、延胡索、红豆蔻、蓬莪术、京三棱、槟榔。(中医方剂大辞典)

妇女痛经丸 fu nv tong jing wan

【英文名】Fu Nv Tong Jing Pill

【组成】延胡索、蒲黄炭、五灵脂、丹参。(中医方剂大辞典)

妇月康胶囊 fu yue kang jiao nang

【英文名】Fu Yue Kang Capsule(药品标准－中药成方制剂标准)

【组成】当归、川芎、甘草、桃仁、干姜、益母草、红花、徐长卿。(药品标准－中药成方制剂标准 1998 年)

妇宝宁坤丸 fu bao ning kun wan

【英文名】Fu Bao Ning Kun Pill

【组成】人参、熟地、香附、苏叶、生地、驴次胶、当归、橘红、牛膝、白术、沉香、川芎、乌药、砂仁、黄芩、琥珀、茯苓、木香、炙甘草、白芍、益母草。(中医方剂大辞典)

妇宝胜金丹 fu bao sheng jin dan

【英文名】Fu Bao Sheng Jin Pellet

【组成】(1)人参、白术、茯苓、炙草、当归、白芍、熟地、川芎、白薇、肉桂、藁本、白芷、丹皮、没药、元胡、赤石脂、香附。(中医方剂大辞典)(2)人参、当归、白芍、赤芍、川芎、白芷、熟地、茯苓、桂心、牛膝、丹皮、藁本、血珀、朱砂、白薇、赤石脂、白石脂、乳香、没药、粉草、香附。(中医方剂大辞典)

妇宝胶归丸 fu bao jiao gui wan

【英文名】Fu Bao Jiao Gui Pill

【组成】生地、香附、芍药、山萸肉、丹皮、杜仲、续断、茯苓、白术、黄芩、椿皮、荆芥。(中医方剂大辞典)

妇宝调经汤 fu bao tiao jing tang

【英文名】Fu Bao Tiao Jing Decoction

【组成】当归、熟地、芍药、川芎、香附、大腹皮、吴茱萸、紫金皮、肉苁蓉、茯苓、甘草。(中医方剂大辞典)

妇炎平胶囊 fu yan ping jiao nang

【英文名】Fu Yan Ping Capsule(药品标准－中药成方制剂标准)

【组成】苦参、蛇床子、苦木、珍珠层粉、冰片、盐酸小檗碱、枯矾、薄荷脑、硼酸。(药品标准－中药成方制剂标准 1998 年)

妇炎灵胶囊 fu yan ling jiao nang

【英文名】Fu Yan Ling Capsule(药品标准－中药成方制剂标准)

【组成】紫珠叶、硼酸、苦参、樟脑、仙鹤草、白矾、百部、冰片、蛇床子、苯扎溴铵。(药品标准－中药成方制剂标准 1998 年)

妇炎净冲剂 fu yan jing chong ji

【英文名】Fu Yan Jing Medicinal Instant Granule

【组成】桃仁、三棱、莪术、地鳖虫、丹参、蒲黄、红藤、蒲公英、败酱草、泽泻、荔枝核、延胡索。(上海中医药杂志 1987,(3))

妇炎净胶囊 fu yan jing jiao nang

【英文名】Fu Yan Jing Capsule(中国中医药学主题词表)

【组成】苦玄参、地胆草、当归、鸡血藤、两面针。(中国药典一二部)

妇科十味片 fu ke shi wei pian

【英文名】Fu Ke Shi Wei Tablet(药品标准－中药成方制剂标准)

【组成】香附、川芎、当归、元胡、白术、甘草、红枣、白芍、赤芍、熟地黄、碳酸钙。(药品标准－中药成方制剂标准 1998 年)

妇科七号片 fu ke qi hao pian

【英文名】Fu Ke Qi Hao Tablet

【组成】败酱草、黄茶、柴胡、苡仁、赤芍、川楝子、陈皮。(中医杂志 1986,27(8))

妇科万应膏 fu ke wan ying gao

【英文名】Fu Ke Wan Ying Plaster(药品标准－中药成方制剂标准)

【组成】苏木、川芎、青皮、白蔹、干姜、石楠藤、葫芦巴、泽兰、小茴香、茺蔚子、九香虫、艾叶、白芷、拳参、红花、当归、桉油。(药品标准－中药成方制剂标准 1997 年)

妇科千金片 fu ke qian jin pian

【英文名】Fu Ke Qian Jin Tablet(药品标准－中药成方制剂标准)

【组成】千斤拔、单面针、金樱根、穿心莲、功劳木、党参、鸡血藤、当归。(药品标准－中药成方制剂标准 1998 年)

妇科五淋丸 fu ke wu lin wan

【英文名】Fu Ke Wu Lin Pill

【异名】妇科分清丸(中医方剂大辞典、中国药典)

【组成】(1)当归、生地、川芎、滑石、木通、甘草、栀子、白芍、石苇、黄连、海金砂。(中医方剂大辞典)(2)当归、川芎、生地、白芍、木通、柏子、茯苓、石苇、甘草、琥珀、海金砂、黄连。(中医方剂大辞典)

妇科分清丸 fu ke fen qing wan

【英文名】Fu Ke Fen Qing Pill(中国中医药学主题词表)

【组成】当归、白芍、川芎、地黄、栀子、黄连、石韦、海金沙、甘草、关木通、滑石。(中国药典－一二部)

妇科乌金丸 fu ke wu jin wan

【英文名】Fu Ke Wu Jin Pill(药品标准－中药成方制剂标准)

【组成】香附、蚕茧、当归、肉桂、没药、红花、益母草、五灵脂、大黄、乳香、苏木、乌药、木香、莪术、桃仁、黑豆、延胡索。(药品标准－中药成方制剂标准 1991年)

妇科止血灵 fu ke zhi xue ling

【英文名】Fu Ke Zhi Xue Ling Tablet

【组成】熟地、五味子、杜仲炭、续断、白芍、山药、煅牡蛎、海螵蛸、地榆、蒲黄炭、寄生。(吉林中医 1986,(3))

妇科止带片 fu ke zhi dai pian

【英文名】Fu Ke Zhi Dai Tablet(药品标准－中药成方制剂标准)

【组成】椿皮、五味子、黄柏、龟板、茯苓、阿胶、山药。(药品标准－中药成方制剂标准 1989 年)

妇科毛鸡酒 fu ke mao ji jiu

【英文名】Fu Ke Mao Ji Wine(药品标准－中药成方制剂标准)

【组成】干毛鸡、党参、猪脚筋、红花、羌活、炮姜、厚朴、白芷、半枫荷、黄芪、川芎、白芍、当归、枸杞子、山药、大枣、鸡脚。(药品标准－中药成方制剂标准 1996 年)

妇科双效丸 fu ke shuang xiao wan

【英文名】Fu Ke Shuang Xiao Pill

【组成】青黛、黄丹、儿茶、蛇床子、黄柏、乳香、硼砂、没药、雄黄、硫磺、冰片、白矾。(新医药学杂志 1977(3))

妇科白凤片 fu ke bai feng pian

【英文名】Fu Ke Bai Feng Tablet(药品标准－中药成方制剂标准)

【组成】乌鸡、艾叶、牛膝、柴胡、干姜、白芍、牡丹皮、香附、延胡索、知母、茯苓、黄连、秦艽、当归、黄芪、青蒿、地黄、熟地黄、川贝母、地骨皮。(药品标准－中药成方制剂标准 1995 年)

妇科白带丸 fu ke bai dai wan

【英文名】Fu Ke Bai Dai Pill

【组成】太子参、牡蛎、鳖甲、瞿麦、莲子、芡实、龙骨、豆腐。(中医方剂大辞典)

妇科白带片 fu ke bai dai pian

【英文名】Fu Ke Bai Dai Tablet(药品标准－中药成方制剂标准)

【组成】白术、苍术、陈皮、荆芥、党参、甘草、柴胡、山药、车前子、白芍。(药品标准－中药成方制剂标准 1996 年)

妇科白带膏 fu ke bai dai gao

【英文名】Fu Ke Bai Dai Concentrated Decoction(药品标准－中药成方制剂标准)

【组成】白术、苍术、党参、陈皮、山药、甘草、荆芥、车前子、柴胡、白芍。(药品标准－中药成方制剂标准 1989 年)

妇科宁坤丸 fu ke ning kun wan

【英文名】Fu Ke Ning Kun Pill(药品标准－中药成方制剂标准)

【组成】益母草、黄芩、地黄、木香、香附、党参、川芎、砂仁、阿胶、熟地黄、紫苏叶、白术、甘草、茯苓、柏子仁、陈皮、当归、琥珀、白芍、川牛膝、乌药、沉香。(药品标准－中药成方制剂标准 1991 年)

妇科回生丸 fu ke hui sheng wan

【英文名】Fu Ke Hui Sheng Pill(药品标准－中药成方制剂标准)

【组成】人参、白术、苍术、茯苓、甘草、青皮、陈皮、熟地黄、当归、白芍、川芎、桃仁、红花、木香、香附、乌药、延胡索、三棱、蒲黄、五灵脂、苏木、乳香、没药、牛膝、大黄、地榆、米醋、山茱萸、黑豆、高良姜、羌活。(药品标准－中药成方制剂标准 1989 年)

妇科回生丹 fu ke hui sheng dan

【英文名】Fu Ke Hui Sheng Pellet

【组成】大黄、红花、苏木、黑豆、黄酒、醋、当归、川芎、熟地、茯苓、苍术、香附、乌药、元胡、桃仁、蒲黄、川牛膝、白芍、广皮、木香、三棱、五灵脂、地榆、羌活、山萸、人参、青皮、白术、木瓜、良姜、没药、乳香、甘草。(中医方剂大辞典)

妇科补益丸 fu ke bu yi wan

【英文名】Fu Ke Bu Yi Pill

【异名】人参玉液金丹(中医方剂大辞典、全国中药成药处方集)

【组成】人参、生地、香附、山楂、黄芪、黄芩、沉香、橘红、益母草、甘草、白芍、羌活、阿胶、当归、丹参、腹皮、杜仲、茯苓、山药、白术、菟丝子、川芎、血余、续断、枳壳、莲子、厚朴、麦冬、砂仁、木香、苏叶、琥珀、苁蓉、蕲艾、贝母、沙苑。(中医方剂大辞典)

妇科养坤丸 fu ke yang kun wan

【英文名】Fu Ke Yang Kun Pill(药品标准－中药成方制剂标准)

【组成】熟地黄、甘草、地黄、川芎、当归、延胡索、黄芩、郁金、木香、杜仲、香附、白芍、蔓荆子、砂仁。(药品标准－中药成方制剂标准 1989 年)

妇科养荣丸 fu ke yang rong wan

【英文名】Fu Ke Yang Rong Pill(药品标准－中药成方制剂标准)

【异名】妇科养荣浓缩丸(药品标准－中药成方制剂标准)

【组成】当归、白术、熟地黄、川芎、白芍、香附、益母草、

黄芪、杜仲、艾叶、麦冬、阿胶、甘草、陈皮、茯苓、砂仁。(药品标准-中药成方制剂标准1998年)

妇科调经丸 fu ke tiao jing wan

【英文名】Fu Ke Tiao Jing Pill

【组成】益母草、五灵脂、香附、白芷、当归、官桂、陈皮、白薇、延胡索、藁本、川芎、甘草、白芍、没药、茯苓、鹿角胶、白术、党参、熟地、砂仁、丹皮、阿胶、黄芩。(中医方剂大辞典)

妇科调经片 fu ke tiao jing pian

【英文名】Fu Ke Tiao Jing Tablet(药品标准-中药成方制剂标准)

【组成】当归、川芎、香附、白术、白芍、赤芍、延胡索、熟地黄、大枣、甘草。(药品标准-中药成方制剂标准1991年)

妇科通经丸 fu ke tong jing wan

【英文名】Fu Ke Tong Jing Pill(中国中医药学主题词表)

【组成】巴豆、干漆、香附、红花、大黄、沉香、木香、莪术、三棱、郁金、黄芩、艾叶、鳖甲、硇砂、穿山甲。(中国药典--一二部)

妇科得生丸 fu ke de sheng wan

【英文名】Fu Ke De Sheng Pill(药品标准-中药成方制剂标准)

【组成】益母草、白芍、当归、羌活、柴胡、木香。(药品标准-中药成方制剂标准1994年)

妇科得生丹 fu ke de sheng dan

【英文名】Fu Ke De Sheng Pellet

【组成】益母草、白芍、当归、羌活、木香、柴胡。(中医方剂大辞典)

妇科散瘀丸 fu ke san yu wan

【英文名】Fu Ke San Yu Pill

【组成】黄芪、附子、桃仁、川芎、五灵脂、小茴、炮姜、郁金、没药、当归、沉香、白芍、藏红花、吴茱萸、姜黄、炙甘草。(中医方剂大辞典)

妇痛宁滴丸 fu tong ning di wan

【英文名】Fu Tong Ning Dripping Pill(药品标准-中药成方制剂标准)

【组成】当归油。(药品标准-中药成方制剂标准1998年)

妇女救苦金丹 fu nv jiu ku jin dan

【英文名】Fu Nv Jiu Ku Jin Pellet

【组成】元胡、山药、熟地、黄芪、人参、白芍、甘草、茯苓、当归、鹿角、川断、阿胶、杜仲、茴香、故纸、菟丝、蕲艾、血余炭、没药、乳香、红鸡冠花、白鸡冠花、石脂、黄柏、益母膏、川芎、丹皮、白术、白芷、黄芩、红花、陈皮、砂仁、木香。(中医方剂大辞典)

妇孕一号新方 fu yun yi hao xin fang

【英文名】Fu Yun Yi Hao Prescription

【组成】紫石英、川断、淮山药、当归、白芍、柴胡、钩藤、甘草。(南京中医学院学报1992,(2))

妇血宁糖衣片 fu xue ning tang yi pian

【英文名】Fu Xue Ning Tang Yi Tablet

【组成】动物蹄角。

妇炎康口服液 fu yan kang kou fu ye

【英文名】Fu Yan Kang Liquid

【组成】大黄、金银花等。(中成药研究1990,12(4))

妇科花蕊石散 fu ke hua rui shi san

【英文名】Fu Ke Hua Rui Shi Powders

【组成】花蕊石、硫黄。(中医方剂大辞典)

妇康宝口服液 fu kang bao kou fu ye

【英文名】Fu Kang Bao Oral Liquid(药品标准-中药成方制剂标准)

【组成】熟地黄、川芎、白芍、艾叶、当归、甘草、阿胶。(药品标准-中药成方制剂标准1996年)

妇得康泡沫剂 fu de kang pao mo ji

【英文名】Fu De Kang Bubble Bath(药品标准-中药成方制剂标准)

【组成】苦参。(药品标准-中药成方制剂标准1998年)

妇科白凤口服液 fu ke bai feng kou fu ye

【英文名】Fu Ke Bai Feng Oral Liquid(药品标准-中药成方制剂标准)

【组成】乌鸡、艾叶、牛膝、柴胡、干姜、白芍、牡丹皮、香附、延胡索、知母、茯苓、黄连、秦艽、当归、黄芪、青蒿、地黄、熟地黄、川贝母、地骨皮。(药品标准-中药成方制剂标准1997年)

好乳汤 hao ru tang

【英文名】Hao Ru Decoction

【组成】人参、人乳、桔梗、枇杷叶。(中医方剂大辞典)

好槐枝汤 hao huai zhi tang

【英文名】Hao Huai Zhi Decoction

【组成】槐枝、秦皮、黄连、蕤仁、马牙消、黄柏、山栀子、古字钱、淡竹叶、食盐。(中医方剂大辞典)

观音丸 guan yin wan

【英文名】Guan Yin Pill

【组成】(1)血竭、熊胆、人参、蛇蜕、木贼、苍术、威灵仙、鹰爪、黄连、地骨皮、蔓荆子、茺蔚子、车前子、川芎、当归、羌活、蝉蜕、石决明、蚕蜕纸。(中医方剂大辞典)(2)半夏、乌梅肉、母丁香、巴豆。(中医方剂大辞典)

观音针 guan yin zhen

【英文名】Guan Yin Zhen Plaster

【组成】麝香、冰片、硫黄。(中医方剂大辞典)

观音灸 guan yin jiu

【英文名】Guan Yin Jiu Plaster

【组成】(1)麝香、西丁。(中医方剂大辞典)(2)硫黄、全蝎、蝉酥、矾红土、火硝、飞黄丹、潮脑。(中医方剂大辞典)

观音茶 guan yin cha

【英文名】Guan Yin Tea

【组成】黑芝麻、藕粉、山药、粘黄米、白糖、莲肉。(中医方剂大辞典)

观音散 guan yin san

【英文名】Guan Yin Powders

【组成】(1)扁豆、白术、茯苓、人参、神曲、麦芽、香附子。(中医方剂大辞典)(2)人参、白术、茯苓、陈皮、扁豆、莲肉、藿香叶、薏苡仁、丁香、甘草。(中医方剂大辞典)(3)人参、白术、扁豆、茯苓、冬瓜子仁、酸枣仁、甘草、藿香、枳壳、紫苏叶、木香、石莲肉、黄芪。(中医方剂大辞典)(4)木香、黄连。(中医方剂大辞典)(5)人参、白术、冬瓜子、天南星。(中医方剂大辞典)(6)白术、人参、甘草、干葛、藿香叶、白扁豆、茯苓、罂粟子、黄芪、木香。(中医方剂大辞典)(7)辰砂、乳香、人参、滑石。(中医方剂大辞典)(8)全蝎、天麻、防风、白芷、黄芪、甘草、茯苓、人参、扁豆。(中医方剂大辞典)

观音露 guan yin lu

【英文名】Guan Yin Distillate

【组成】(1)蝌蚪、滴乳香、没药、蟾酥、寸香、芒消。(中医方剂大辞典)(2)甘草、威灵仙。(中医方剂大辞典)(3)小蛤蟆骨、皮消。(中医方剂大辞典)

观音全蝎散 guan yin quan xie san

【英文名】Guan Yin Quan Xie Powders

【组成】(1)全蝎、天麻、防风、羌活、白芷、甘草、扁豆、黄芪、砂仁、赤茯苓。(中医方剂大辞典)(2)黄芪、人参、木香、炙草、石莲肉、扁豆、茯苓、白芷、全蝎、防风、羌活、天麻。(中医方剂大辞典)

观音妙济散 guan yin miao ji san

【英文名】Guan Yin Miao Ji Powders

【组成】僵蚕、全蝎、轻粉、朱砂。(中医方剂大辞典)

观音救生散 guan yin jiu sheng san

【英文名】Guan Yin Jiu Sheng Powders

【组成】桂心。(中医方剂大辞典)

观音救苦丹 guan yin jiu ku dan

【英文名】Guan Yin Jiu Ku Pellet

【组成】(1)茯苓、木瓜、麦冬、生地、当归、藿香、菖蒲、茅术、半夏、腹皮、白矾、陈皮、防风、黄芩、杏仁、山栀、柴胡、木通、香附、桔梗、泽泻、远志、砂仁、川芎、油朴、羌活、独活、青黛、川连、雄黄、甘草、黄柏、神曲、枳壳、广木香、青木香、苏梗、广郁金。(中医方剂大辞典)(2)麝香、白矾、雄黄、辰砂、乳香、没药、全 蝎、真血竭、山甲、蟾酥、僵蚕。(中医方剂大辞典)(3)火硝、白矾、黄丹、朱砂、明雄。(中医方剂大辞典)(4)苏叶、羌活、川芎、甘草、黄芩、防风、白芷、生地、细辛、苍术、陈皮、葛根、香附子。(中医方剂大辞典)(5)杏霜、干姜、良姜、白豆蔻、木香、元胡、五灵脂、乳香、没药、巴霜。(中医方剂大辞典)

观音救苦方 guan yin jiu ku fang

【英文名】Guan Yin Jiu Ku Prescription

【组成】木香、黄连。(中医方剂大辞典)

观音救苦散 guan yin jiu ku san

【英文名】Guan Yin Jiu Ku Powders

【组成】(1)川芎、藿香、葱芦、丹皮、元胡索、朱砂、雄黄、白芷、牙皂。(中医方剂大辞典)(2)人参、当归、滑石、甘草、粟壳。(中医方剂大辞典)

观音救苦锭 guan yin jiu ku ding

【英文名】Guan Yin Jiu Ku Lozenges

【组成】火硝、黄丹、皂矾、雄黄、朱砂。(中医方剂大辞典)

观音救苦膏 guan yin jiu ku gao

【英文名】Guan Yin Jiu Ku Plaster

【组成】绿豆粉、黄柏、黄连。(中医方剂大辞典)

观音救命散 guan yin jiu ming san

【英文名】guan Yin Jiu Ming Powders

【组成】木香、川连。(中医方剂大辞典)

观音救急丹 guan yin jiu ji dan

【英文名】Guan Yin Jiu ji Pellet

【异名】感应救急丹(中医方剂大辞典、全国中药成药处方集)

【组成】朱砂、雄精、荜茇、大梅片、真佛金、当门子、明矾、月石、牙硝。(中医方剂大辞典)

观音普济丹 guan yin pu ji dan

【英文名】Guan Yin Pu Ji Pellet

【异名】乌金丸(中医方剂大辞典、卫生鸿宝)

【组成】陈徽墨、百草霜、天麻、广木香、飞面。(中医方剂大辞典)

观音救苦神膏 guan yin jiu ku shen gao

【英文名】Guan Yin Jiu Ku Shen Ointment

【组成】大黄、甘遂、蓖麻子、当归、鳖子、三棱、生地、川乌、黄柏、大戟、巴豆、肉桂、麻黄、皂角、白芷、羌活、枳实、香附、芫花、天花粉、桃仁、厚朴、杏仁、槟榔、细辛、全蝎、五倍子、川山甲、独活、玄参、防风、黄连、蛇蜕、蜈蚣。(中医方剂大辞典)

观音人参胡桃汤 guan yin ren shen hu tao tang

【英文名】Guan Yin Ren Shen Hu Tao Decoction

【组成】人参、胡桃肉。(中医方剂大辞典)

观音救苦甘露饮 guan yin jiu ku gan lu yin

【英文名】Guan Yin Jiu Ku Gan Lu Drink

【组成】观音柳、滑石、谷芽、神曲、苍术、茯苓、柴胡、厚

朴、黄芩、枳壳、葛根、苏叶、姜半夏、陈皮、芍药、楂肉、乌药、香附、木香、甘草、陈茶叶。(中医方剂大辞典)

欢喜散 huan xi san

【英文名】Huan Xi Powders

【组成】防风、人参、甘草、天麻、前胡、细辛、柴胡、白茯苓、桔梗、枳壳、川芎。(中医方剂大辞典)

那如注射液 na ru zhu she ye

【英文名】Na Ru Injection

【组成】草乌总生物碱、荜茇挥发油等。(内蒙古药品标准(1985年))

那如·苏木珠尔(蒙药)na ru su mu zhu er(Meng Yao)

【英文名】Na Ru· Su Mu Zhu Er Powders

【组成】草乌、诃子、荜茇。(内蒙古中医药1986,(2))

羽白散 yu bai san

【英文名】Yu Bai Powders

【组成】白矾。(中医方剂大辞典)

羽泽丸 yu ze wan

【英文名】Yu Ze Pill

【组成】天南星、半夏。(中医方剂大辞典)

羽泽散 yu ze san

【英文名】Yu Ze Powders

【组成】(1)生矾、枯矾。(中医方剂大辞典)(2)生矾、茶牙末。(中医方剂大辞典)(3)枯矾、血余灰。(中医方剂大辞典)(4)生矾、硝。(中医方剂大辞典)(5)生矾。(中医方剂大辞典)(6)矾。(中医方剂大辞典)(7)生矾、胡椒。(中医方剂大辞典)(8)生矾、地肤子。(中医方剂大辞典)(9)枯矾、雄黄。(中医方剂大辞典)(10)生矾、银珠。(中医方剂大辞典)(11)生矾、甘草。(中医方剂大辞典)(12)生矾、硼砂。(中医方剂大辞典)(13)枯矾、硇砂。(中医方剂大辞典)(14)枯矾、石膏。(中医方剂大辞典)(15)枯矾末。(中医方剂大辞典)(16)生矾末。(中医方剂大辞典)(17)白矾。(中医方剂大辞典)(18)枯矾。(中医方剂大辞典)(19)枯矾、白僵蚕。(中医方剂大辞典)(20)枯矾末、陈酽醋。(中医方剂大辞典)

羽皇散 yu huang san

【英文名】Yu Huang Powders

【组成】鹅不食草、谷精、白蒺藜、旋复花、蝉蜕、川芎、龙胆、决明、羊胆。(中医方剂大辞典)

买子木汤 mai zi mu tang

【英文名】Mai Zi Mu Decoction

【组成】买子木、当归、桃仁、红雪、赤芍药、桃枝。(中医方剂大辞典)

孙武散 sun wu san

【英文名】Sun Wu Plaster

【组成】荜茇、生半夏、南星、肉桂、乳香、没药、胡椒、川乌、三七、蟾酥、草乌、丁香、麝香、花蕊石、风茄子。(中医方剂大辞典)

孙思邈真人丸 sun si miao zhen ren wan

【英文名】Sun Si Miao Zhen Ren Pill

【组成】牙皂、苦参、蒺藜、防风、当归、荆芥穗、蔓荆子、牛蒡子、胡麻、黄柏、白花蛇、丢子、麝香。(中医方剂大辞典)

孙思邈真人煎 sun si miao zhen ren jian

【英文名】Sun Si Miao Zhen Ren Decoction

【组成】防风、苦参、薄荷、芍药、黄芩、连翘、山栀、知母、柴胡、大黄、麻黄、天麻、半夏、花粉、甘草、紫苏、香附、白芷、当归、羌活。(中医方剂大辞典)

孙真人五汁膏 sun zhen ren wu zhi gao

【英文名】Sun Zhen Ren Wu Zhi Ointment

【组成】蔗汁、梨汁、藕汁、萝卜汁、姜汁。(中医方剂大辞典)

孙真人红枣丹 sun zhen ren hong zao dan

【英文名】Sun Zhen Ren Hong Zao Pellet

【组成】巴豆霜、杜蟾酥、当门麝、冰片、山豆根、硼砂、老姜粉。(中医方剂大辞典)

孙真人活命神丹 sun zhen ren huo ming shen dan

【英文名】Sun Zhen Ren Huo Ming Shen Pellet

【组成】麝香、月石、冰片、山豆根、蟾酥、生姜、新江子仁、地龙。(中医方剂大辞典)

孙真人透骨小灵丹 sun zhen ren tou gu xiao ling dan

【英文名】Sun Zhen Ren Tou Gu Xiao Ling Pellet

【组成】蟾酥、雄黄、硇砂、轻粉、血竭、辰砂、麝香。(中医方剂大辞典)

驯龙汤 xun long tang

【英文名】Xun Long Decoction

【组成】龙齿、真珠母、羚羊角、杭菊、生地、当归、白芍、薄荷、沉香、续断、独活、红枣、钩藤钩。(中医方剂大辞典)

驯龙驭虎汤 xun long yu hu tang

【英文名】Xun Long Yu Hu Decoction

【组成】龙齿、琥珀、真珠母、生地、玉竹、瓜蒌皮、石斛、柏子霜、白芍、薄荷、莲子、沉香。(中医方剂大辞典)

驰源散 chi yuan san

【英文名】Chi Yuan Powders

【组成】猪荷草、旱莲草、雪里青、水萍。(中医方剂大辞典)

红丹 hong dan

【英文名】Hong Pellet

【定义】是指主要成分为汞的氧化物,呈红色的丹药。(中药药剂学)

红油 hong you

【英文名】Hong Oil

【异名】红油膏(中医方剂大辞典、中医皮肤病学简编)

【组成】美丽胡枝子。(中医方剂大辞典)

红粉 hong fen

【英文名】Hong Powders

【组成】(1)红粉、乳香、没药、儿茶、珍珠。(中医方剂大辞典)(2)水银、焰消、白矾、朱砂。(中医方剂大辞典)(3)水银、白矾、消石、朱砂。(中医方剂大辞典)

红袍 hong pao

【英文名】Hong Pao Powders

【异名】铜绿散(中医方剂大辞典)

【组成】铜绿、腰黄、冰片。(中医方剂大辞典)

红雪 hong xue

【英文名】Hong Xue Powders

【异名】红雪煎(中医方剂大辞典、圣济总录);红雪通中散(中医方剂大辞典、局方);通中散(中医方剂大辞典、圣惠);神仙红雪(中医方剂大辞典、鸡峰)

【组成】(1)朴消、羚羊角、升麻、黄芩、枳壳、人参、淡竹叶、甘草、木香、槟榔、葛根、大青叶、桑白皮、蓝叶、木通、栀子、朱砂、苏木、麝香。(中医方剂大辞典)(2)朴消、升麻、桑白皮、犀角、羚羊角、朱砂、诃子、槟榔、栀子、苏木。(中医方剂大辞典)(3)升麻、大青叶、桑白皮、犀角、羚羊角、诃子、槟榔、苏木、栀子、槐花、淡竹叶。(中医方剂大辞典)

红膏 hong gao

【英文名】Hong Plaster

【组成】(1)广丹、轻粉、蓖麻、松香、巴豆、硇砂。(中医方剂大辞典)(2)朱砂、麝香、牛黄、雄黄。(中医方剂大辞典)

红丸子 hong wan zi

【英文名】Hong Pill

【异名】鹤顶丹(中医方剂大辞典、圣济总录);朱粉丹(中医方剂大辞典、卫生总微)

【组成】(1)白矾、半夏、雄黄、朱砂。(中医方剂大辞典)(2)天麻、防风、冬瓜、全蝎、白附子、天南星、半夏、朱砂、雄黄、麝香。(中医方剂大辞典)(3)三棱、莪术、芫花、桃仁、苦杏仁、朱砂、乌梅、巴豆。(中医方剂大辞典)(4)糯米、石榴、底胭脂、苦杏仁、穿山甲。(中医方剂大辞典)(5)蓬莪术、三棱、陈皮、青皮、胡椒、干姜、阿魏、绿矾。(中医方剂大辞典)(6)蓬莪术、三棱、胡椒、青皮、阿魏。(中医方剂大辞典)(7)三棱、蓬莪术、青皮、陈皮、干姜、胡椒。(中医方剂大辞典)(8)郁李仁、坯子胭脂、麝香。(中医方剂大辞典)(9)朱砂、全蝎、轻粉、巴豆。(中医方剂大辞典)(10)牛膝、川乌、天南星、细辛、何首乌、桔梗、桂皮、当归、自然铜、白蔹、赤芍、骨碎补、没药、羌活、赤小豆。(中医方剂大辞典)(11)茯苓、泽泻、半夏曲、滑石、甘草、朱砂。(中医方剂大辞典)(12)巴豆、木香、乳香、槐花、抚丹、蜜蜡。(中医方剂大辞典)

红升丹 hong sheng dan

【英文名】Hong Sheng Pellet

【异名】大红升(中医方剂大辞典、疡科遗编)

【组成】水银、朱砂、雄黄、皂矾、白矾、消石。(中医方剂大辞典)

红丹汤 hong dan tang

【英文名】Hong Dan Decoction

【组成】红花、丹参、生山楂。(实用中西医结合杂志 1989,2(2))

红玉散 hong yu san

【英文名】Hong Yu Powders

【组成】(1)石膏、铅丹、血竭、轻粉、冰片。(中医方剂大辞典)(2)白矾、铅丹、水龙骨、海螵蛸。(中医方剂大辞典)(3)轻粉、血竭、珍珠、甘草、黄连、铅粉。(中医方剂大辞典)(4)铅粉、铅丹、松香。(中医方剂大辞典)(5)白矾、朱砂。(中医方剂大辞典)(6)寒水石、铅丹。(中医方剂大辞典)

红玉膏 hong yu gao

【英文名】Hong Yu Plaster

【异名】千捶膏(中医方剂大辞典)

【组成】(1)黄丹、轻粉、乳香、没药、白蜡、黄蜡、猪板油。(中医方剂大辞典)(2)乳香、没药、蓖麻、木鳖子、当归、血余炭、儿茶、血竭、白蜡、蜜蜡、柳枝、铅丹、麻油、芸香。(中医方剂大辞典)(3)当归、红花、赤芍、白及、防风。(中医方剂大辞典)(4)蓖麻子、松香、天南星、半夏、乳香、银朱、没药。(中医方剂大辞典)(5)黄蜡、白蜡、乳香、没药、樟冰、血竭、轻粉、象皮、儿茶、熟猪油。(中医方剂大辞典)(6)阿魏、藤黄、乳香、没药、蓖麻子、松香、银朱、血竭。(中医方剂大辞典)(7)蛇蜕、蜈蚣、发、蜜黄蜡、油菜子油。(中医方剂大辞典)(8)麻油、柏油、管仲、象皮、血余炭、朱砂、儿茶、轻粉、没药、花椒、樟脑、乳香、血竭。(中医方剂大辞典)(9)葳蕤、人参、五味子、龟版胶、当归、生地黄、茯神、川牛膝、莲须、枸杞、朱砂。(中医方剂大辞典)(10)鸡子、发、蜜蜡、黄丹。(中医方剂大辞典)(11)芸香、没药、当归、血余炭、蓖麻、乳香、木鳖子、麻油。(中医方剂大辞典)

红末子 hong mo zi

【英文名】Hong Mo Zi Powders

【组成】独活、何首乌、天南星、白芷、羌活、当归、骨碎补、苏木、牛膝、赤芍、红花、川芎、细辛、川乌、桔梗、

降真香、枫香、血竭、乳香、没药。(中医方剂大辞典)

红龙散 hong long san

【英文名】Hong Long Powders

【组成】(1)海金沙、朱砂、脑、麝香、滑石。(中医方剂大辞典)(2)朱砂、五灵脂、茯神、萆薢、全蝎、脑、麝香。(中医方剂大辞典)(3)龙脑、朱砂、龙齿、天南星、铅霜。(中医方剂大辞典)(4)朴消、朱砂、全蝎、龙脑。(中医方剂大辞典)

红白丹 hong bai dan

【英文名】Hong Bai Pelllet

【组成】砒朱、鸡子白、雄黄、朱砂。(中医方剂大辞典)

红白散 hong bai san

【英文名】Hong Bai Powders

【异名】红绵散(中医方剂大辞典、本事)

【组成】(1)人中白、玄明粉、朱砂。(中医方剂大辞典)(2)朱砂、白矾。(中医方剂大辞典)(3)铅粉、红碱。(中医方剂大辞典)(4)白矾、胭脂。(中医方剂大辞典)

红曲酒 hong qu jiu

【英文名】Hong Qu Wine

【组成】红曲。(中医方剂大辞典)

红肉膏 hong rou gao

【英文名】Hong Rou Plaster

【组成】朱砂、乳香、白矾、铅丹、巴豆、砒石。(中医方剂大辞典)

红阳膏 hong yang gao

【英文名】Hong Yang Plaster

【组成】麻油、黄占。(中医方剂大辞典)

红豆丸 hong dou wan

【英文名】Hong Dou Pill

【组成】(1)丁香、胡椒、砂仁、红豆。(中医方剂大辞典)(2)麦芽、半夏、砂仁、神曲、硇砂、甘草、青皮、陈皮、郁金、红豆、广藿香、金樱子、蓬术、高良姜、荜茇、丁香。(中医方剂大辞典)

红豆散 hong dou san

【英文名】Hong Dou Powders

【组成】(1)丁香、木香、砂仁、红豆、干姜、桂枝、陈皮、青皮、桔梗、胡椒。(中医方剂大辞典)(2)麻黄根、瓜蒂、羌活、连翘、红豆。(中医方剂大辞典)

红花丸 hong hua wan

【英文名】Hong Hua Pill

【组成】红花子。(中医方剂大辞典)

红花汤 hong hua tang

【英文名】Hong Hua Decoction

【异名】丝七(中医方剂大辞典、痧症全书);二十三号中孚方(中医方剂大辞典、杂病源流犀烛)

【组成】(1)红花、琥珀、白芍、麝香、没药、当归、桂枝、桃仁、苏木。(中医方剂大辞典)(2)升麻、前胡、桔梗、山楂、木通、荆芥、川芎、甘草、灯心草、红花、蝉蜕。(中医方剂大辞典)(3)红花、蒲黄、青皮、香附、川贝母、枳壳。(中医方剂大辞典)(4)芦花、茅香花、红花、槐花、鸡冠花。(中医方剂大辞典)(5)红花子、紫草茸、蝉蜕。(中医方剂大辞典)(6)红花子。(中医方剂大辞典)

红花油 hong hua you

【英文名】Hong hua Oil

【组成】红花。(山西医药杂志 1983,12(6))

红花酊 hong hua ding

【英文名】Hong Hua Tincture

【组成】(1)红花、当归、赤芍、紫草、乙醇。(中医方剂大辞典)(2)藏红花、酒精。(中医方剂大辞典)

红花酒 hong hua jiu

【英文名】Hong Hua Wine

【组成】红花。(中医方剂大辞典)

红花散 hong hua san

【英文名】Hong Hua Powders

【异名】红花汤(中医方剂大辞典、叶氏女科)

【组成】(1)红花、白矾。(中医方剂大辞典)(2)土鳖虫、古钱、乳香、没药、苏木节、巴霜。(中医方剂大辞典)(3)红花、当归、没药、苏木、甲珠、金银花、甘草。(中医方剂大辞典)(4)黄芪、当归、红花、生地黄、荆芥、川贝母、茯苓、黄柏、菊花。(中医方剂大辞典)(5)红花、冰片、肉桂、朱砂、白芷、大黄、当门麝、乳香、儿茶、当归、血竭、雄黄、没药。(中医方剂大辞典)(6)红花、忍冬、黄芩、连翘、槟榔、木通、桔梗、大黄。(中医方剂大辞典)(7)当归、没药、红花、肉桂、赤芍、苏木、青皮。(中医方剂大辞典)(8)红花。(中医方剂大辞典)(9)红花、黄芩、苏木、天花粉。(中医方剂大辞典)(10)红花、连翘、当归、生地黄、紫草、大黄、甘草、赤芍。(中医方剂大辞典)(11)红花、苏木、当归。(中医方剂大辞典)(12)荷叶、牡丹皮、当归、红花、蒲黄。(中医方剂大辞典)(13)红花、荷叶、姜黄。(中医方剂大辞典)(14)红花、诃子、朴消。(中医方剂大辞典)

红花膏 hong hua gao

【英文名】Hong Hua Plaster

【组成】水红花科、麝香、阿魏、血竭、没药、赤芍、当归。(中医方剂大辞典)

红连膏 hong lian gao

【英文名】Hong Lian Plaster

【组成】红花、黄连、黄柏、生大黄、栀子、冰片、医用凡士林。(辽宁中医杂志 1992,(8))

红吹药 hong chui yao

【英文名】Hong Chui Yao Powders

【组成】煅石膏、石膏、冰片、朱砂。(中医方剂大辞典)
红吹散 hong chui san
【英文名】Hong Chui Powders
【组成】朱砂、硼砂、元明粉、海螵蛸、煅石膏、西瓜霜、冰片。(中医方剂大辞典)
红灵丹 hong ling dan
【英文名】Hong Ling Pellet
【异名】八宝红灵丹(中医方剂大辞典、痧证汇要)
【组成】(1)雄黄、朱砂、礞石、消石、硼砂、麝香、洋片、佛金。(中医方剂大辞典)(2)雄黄、乳香、硼砂、青礞石、没药、三梅、消石、朱砂、麝香。(中医方剂大辞典)
红灵药 hong ling yao
【英文名】Hong Ling Yao Powders
【组成】滑石、轻粉、煅石膏。(中医方剂大辞典)
红灵酒 hong ling jiu
【英文名】Hong Ling Wine
【组成】当归、红花、花椒、肉桂、樟脑、细辛、干姜。(中医方剂大辞典)
红灵散 hong ling san
【英文名】Hong Ling Powders(中国中医药学主题词表)
【组成】麝香、雄黄、朱砂、硼砂、金礞石、硝石、冰片。(中国药典－一二部)
红鸡膏 hong ji gao
【英文名】Hong Ji Plaster
【组成】(1)降香、全当归、穿山甲、血竭、乳香、没药、红公鸡。(中医方剂大辞典)(2)苏木、降香、当归、川芎、红花、海藻、海带、夏枯草、昆布、连翘、赤芍、三棱、莪术、槟榔、枳壳、木香、瓜蒌、穿山甲、皂角刺、金银花、玄参、香附、橘红、川贝母、胆南星、半夏、陈皮、青皮、桔梗、牡蛎、樟丹、香油。(中医方剂大辞典)
红英丹 hong ying dan
【英文名】Hong Ying Pellet
【组成】雄黄、朱砂、石硫黄、乌头、丁香、虎骨、铅丹、赤小豆、麝香。(中医方剂大辞典)
红枣丸 hong zao wan
【英文名】Hong Zao Pill
【组成】大枣。(中医方剂大辞典)
红枣散 hong zao san
【英文名】Hong Zao Powders
【组成】大枣、雄黄、白矾、犀牛黄、冰片、铜绿、麝香。(中医方剂大辞典)
红枣膏 hong zao gao
【英文名】Hong Zao Ointment
【组成】大枣、乌梅、苦杏仁。(中医方剂大辞典)
红雨丹 hong yu dan
【英文名】Hong Yu Pellet
【组成】柴胡、黄芩、石膏、甘草、牡丹皮、生姜、玄参、芍药。(中医方剂大辞典)
红矾丸 hong fan wan
【英文名】Hong Fan Pill
【组成】砒石、香附、猪苓、泽泻、艾叶。(中医方剂大辞典)
红矾散 hong fan san
【英文名】Hong Fan Powders
【组成】大枣、白矾。(中医方剂大辞典)
红轮散 hong lun san
【英文名】Hong Lun Powders
【组成】朴消、寒水石、麝香、冰片、朱砂、甘草。(中医方剂大辞典)
红炉雪 hong lu xue
【英文名】Hong Lu Xue Powders
【组成】滑石、礞石、硼砂、牛黄、朱砂、柿霜、青黛、冰片。(中医方剂大辞典)
红炉散 hong lu san
【英文名】Hong Lu Powders
【组成】铅丹、炉甘石、血竭、象皮、松香、龙骨、氧化锌。(中医方剂大辞典)
红净药 hong jing yao
【英文名】Hong Jing Yao Lotion
【组成】大枣、皂矾、苦杏仁、胆矾、白果。(中医方剂大辞典)
红油膏 hong you gao
【英文名】Hong You Plaster
【组成】(1)凡士林、九一丹、铅丹。(中医方剂大辞典)(2)红信、棉子油、蜜蜡。(中医方剂大辞典)
红柿粥 hong shi zhou
【英文名】Hong Shi Gruel
【组成】柿子。(中医方剂大辞典)
红药子 hong yao zi
【英文名】Hong Yao Zi Plaster
【组成】朱砂、乳香、硼砂、雄黄、砒石、白矾、麝香、虢丹。(中医外科学讲义)
红药片 hong yao pian
【英文名】Hong Yao Pill(药品标准－中药成方制剂标准)
【组成】三七、川芎、白芷、当归、土鳖虫、红花。(药品标准－中药成方制剂标准1998年)
红药膏 hong yao gao
【英文名】Hong Yao Plaster
【组成】石膏、樟丹、凡士林。(中医方剂大辞典)
红香粉 hong xiang fen
【英文名】Hong Xiang Powders
【组成】红粉、冰片、薄荷脑、香脂。(中医方剂大辞典)

红狮丹 hong shi dan

【英文名】Hong Shi Pellet

【组成】鹅不食草、细辛、硼砂、麝香、滑石、朱砂、通草、鸡内金、壁钱、青黛、白矾、冰片。(中医方剂大辞典)

红桃丹 hong tao dan

【英文名】Hong Tao Pellet

【组成】(1)石灰、猫骨、白碱、银朱。(中医方剂大辞典)(2)石灰、银朱、糯米。(中医方剂大辞典)

红桃散 hong tao san

【英文名】Hong Tao Powders

【组成】(1)天南星、全蝎、白附子、轻粉。(中医方剂大辞典)(2)石膏、寒水石、脑、麝香。(中医方剂大辞典)(3)石灰、朱砂。(中医方剂大辞典)

红莲散 hong lian san

【英文名】Hong Lian Powders

【组成】朱砂、麝香、樟脑、天南星。(中医方剂大辞典)

红铅散 hong qian san

【英文名】Hong Qian Liniment

【异名】香矾散、红矾散(中医方剂大辞典、普济方)

【组成】绿矾。(中医方剂大辞典)

红秫散 hong shu san

【英文名】Hong Shu Powders

【组成】红秫黍根、萹蓄、灯心草。(中医方剂大辞典)

红倩丹 hong qian dan

【英文名】Hong Qian Pellet

【组成】赤石脂、干姜、肉豆蔻。(中医方剂大辞典)

红消散 hong xiao san

【英文名】Hong Xiao Powders

【组成】(1)樟水、银朱。(中医方剂大辞典)(2)蜈蚣、血竭、雄黄、乳香、没药。(中医方剂大辞典)(3)红内消、秦艽、苍耳子、小丁香、石韦、天花粉、天冬、羌活、炙甘草、当归。(中医方剂大辞典)

红粉丹 hong fen dan

【英文名】Hong Fen Pellet

【组成】龙脑、天南星、朱砂、胭脂、天竹黄。(中医方剂大辞典)

红粉散 hong fen san

【英文名】Hong Fen Powders

【组成】(1)轻粉、胭脂。(中医方剂大辞典)(2)朱砂、槟榔、轻粉。(中医方剂大辞典)(3)蜜陀僧、龙骨、铅粉、铅丹。(中医方剂大辞典)

红粉霜 hong fen shuang

【英文名】Hong Fen Plaster

【异名】三仙红升丹(中医方剂大辞典、集成良方三百种);三仙升(中医方剂大辞典、经验方);三仙丹(中医方剂大辞典、疡医大全);红升丹(中医方剂大辞典、疡科心得集、家用膏丹丸散方);小升丹(中医方剂大辞典、疡医大全);红粉(中医方剂大辞典、集验良方)

【组成】水银、消石、白矾。(中医方剂大辞典)

红浆水 hong jiang shui

【英文名】Hong Jiang Eye-drops Preparation

【组成】胭脂、铁浆。(中医方剂大辞典)

红娘丸 hong niang wan

【英文名】Hong Niang Pill

【组成】红娘子、福矾、全蝎、石灰。(中医方剂大辞典)

红雪汤 hong xue tang

【英文名】Hong Xue Decoction

【组成】红雪、赤马通、人尿、生地黄。(中医方剂大辞典)

红雪散 hong xue san

【英文名】Hong Xue Powders

【组成】(1)黄柏、黄连、铅丹、轻粉。(中医方剂大辞典)(2)红雪、赤芍、茜草根、肉桂、生地黄、红兰花。(中医方剂大辞典)

红眼宁 hong yan ning

【英文名】Hong Yan Ning Decoction

【组成】桑叶、菊花、大青叶、荆芥、薄荷、当归、生地、川芎、草决明、桃仁、红花、甘草。(陕西中医 1989,10(3))

红眼药 hong yan yao

【英文名】Hong Yan Yao Eye-drops Preparation

【组成】朱砂、硼砂、炉甘石、海螵蛸、冰片。(中医方剂大辞典)

红眼消 hong yan xiao

【英文名】Hong Yan Xiao Presciption

【组成】大黄、丹参、草决明、野菊花、硫酸锌。(中国医药学报 1990,5(4))

红铜片 hong tong pian

【英文名】Hong Tong Pian Lozenges

【组成】石硫黄、白矾、砒石、代赭石。(中医方剂大辞典)

红绵丹 hong mian dan

【英文名】Hong Mian Pellet

【组成】全蝎、朱砂、牛黄、蜈蚣、天南星、冰片、麝香、蛇含石。(中医方剂大辞典)

红绵散 hong mian san

【英文名】Hong Mian Powders

【异名】红棉散(中医方剂大辞典、普济方);天麻散(中医方剂大辞典、奇效良方)

【组成】(1)僵蚕、天麻、天南星、苏木。(中医方剂大辞典)(2)全蝎、人参、茯苓、天麻、麻黄、朱砂。(中医方剂大辞典)(3)天麻、麻黄、全蝎、补骨脂。(中医方剂大辞典)(4)麻黄、天麻、全蝎、炙甘草、人参、白术。(中医方剂大辞典)(5)麻黄、全蝎、炙甘草、大黄、白附子、苏木、天麻。(中医方剂大辞典)(6)柳絮、麋角、蛤壳、朱砂、紫石英、龙脑、白石英、寒水石。(中医方剂大辞典)(7)麻黄、全蝎、天麻、甘草。(中医方剂大辞典)(8)龙骨、白矾、海螵蛸、胭脂、飞丹、冰片。(中医方剂大辞典)(9)全蝎、天麻、蝉蜕、薄荷、甘草、紫草、防风、荆芥、羌活、僵蚕。(中医方剂大辞典)(10)全蝎、麻黄、紫草、荆芥、蝉蜕、天麻、甘草、薄荷。(中医方剂大辞典)(11)海螵蛸、白矾、麝香、胭脂。(中医方剂大辞典)(12)全蝎、天麻、苏木、麻黄、荆芥、朱砂、僵蚕、胆南星、葛根、胭脂。(中医方剂大辞典)(13)人参、天麻、僵蚕、麻黄、全蝎、炙甘草、朱砂。(中医方剂大辞典)(14)全蝎、麻黄、僵蚕、川芎、白芷、天麻、甘草、苏木、桔梗。(中医方剂大辞典)(15)天麻、荆芥、炙甘草、麻黄、全蝎。(中医方剂大辞典)(16)天麻、白附子、全蝎、僵蚕、大黄、麻黄、炙甘草、朱砂、苏木、天南星。(中医方剂大辞典)(17)白矾、胭脂、炉甘石、麝香。(中医方剂大辞典)(18)天麻、人参、白附子、苏木、防风、羌活、荆芥、麻黄、全蝎、僵蚕、红花、紫草、茯苓、朱砂、麝香、天南星、甘草。(中医方剂大辞典)(19)全蝎、天麻、天南星、麻黄、人参、白附子、朱砂。(中医方剂大辞典)(20)砒石、胭脂、麝香。(中医方剂大辞典)(21)朱砂、郁金、轻粉、芒消、麝香。(中医方剂大辞典)

红椒丸 hong jiao wan

【英文名】Hong Jiao Pill

【组成】(1)花椒、干姜、款冬花、紫菀、礜石、附子、细辛、皂荚。(中医方剂大辞典)(2)银朱、人参、木香、香附、花椒。(中医方剂大辞典)

红棉散 hong mian san

【英文名】Hong Mian Powders(药品标准－中药成方制剂标准)

【组成】炉甘石、胭脂粉、枯矾、冰片。(药品标准－中药成方制剂标准1989年)

红散子 hong san zi

【英文名】Hong Powders

【组成】(1)代赭石。(中医方剂大辞典)(2)铅丹。(中医方剂大辞典)(3)全蝎、防风、桔梗、茯苓、甘草、白芷、天南星、麝香、龙脑、朱砂。(中医方剂大辞典)(4)天南星、桔梗、防风、白芷、全蝎、麝香、银朱、樟脑、甘草。(中医方剂大辞典)(5)蔓陀罗子、草乌、麒麟竭、蓖麻子。(中医方剂大辞典)(6)半夏、白附子、附子、细辛、全蝎、薄荷、广藿香、僵蚕、天南星、芎䓖、羌活、防风。(中医方剂大辞典)(7)茜草根。(中医方剂大辞典)

红蛤丸 hong ge wan

【英文名】Hong Ge Pill

【组成】海藻、牡蛎、浙贝母、蛤粉、白芥子、玄参、夏枯草、桔梗、香附、甘草、红娘子、糯米。(内蒙古中医药1990,9(4))

红缎膏 hong duan gao

【英文名】Hong Duan Plaster

【组成】花椒、韭菜子、蛇床子、附子、肉桂、大蒜。(中医方剂大辞典)

红蓝散 hong lan san

【英文名】Hong Lan Powders

【组成】(1)红蓝花、黄柏、鳢鱼、黄芩、雄黄、麝香。(中医方剂大辞典)(2)川芎、当归、蒲黄。(中医方剂大辞典)

红蔻散 hong kou san

【英文名】Hong Kou Powders

【组成】红蔻、苍术、羌活、陈皮、厚朴、槟榔、枳壳、香附、生姜、白术、砂仁、甘草、玄明粉、酒军、乌药。(中医方剂大辞典)

红蜡丸 hong la wan

【英文名】Hong La Pill

【组成】朱砂、粉霜、石硫黄、巴豆。(中医方剂大辞典)

红膏药 hong gao yao

【英文名】Hong Gao Yao Plaster

【异名】外科至宝千捶膏(中医方剂大辞典);红膏(中医方剂大辞典、普济方)

【组成】(1)松香、铅丹、银朱。(中医方剂大辞典)(2)蓖麻子、松香、绛丹、麝香。(中医方剂大辞典)(3)银朱、蓖麻子、松香、铅丹、轻粉。(中医方剂大辞典)(4)松香。(中医方剂大辞典)(5)铅丹、乳香、没药、儿茶、血竭、朱砂、樟脑、水银、麝香、片脑、蜜蜡、水牛油、猪油。(中医方剂大辞典)(6)蜜蜡、香油、铅丹。(中医方剂大辞典)(7)松香、川芎、三柰、白芷、黄连、黄柏、乳香、没药、儿茶、血竭、轻粉。(中医方剂大辞典)(8)松香、樟脑、白芷、大贝、轻粉、银朱、蜈蚣、冰片。(中医方剂大辞典)(9)沥青、铅丹、蜜蜡、小油、银朱。(中医方剂大辞典)(10)沥青、白胶香、蜜蜡。(中医方剂大辞典)

红颜酒 hong yan jiu

【英文名】Hong Yan Wine

【异名】不老汤(中医方剂大辞典)

【组成】核桃仁、大枣、蜂蜜、酥、苦杏仁。(中医方剂大辞典)

红潮散 hong chao san

【英文名】Hong Chao Powders

【组成】红罗、轻粉、樟脑。(中医方剂大辞典)

红薯粥 hong shu zhou

【英文名】Hong Shu Gruel

【组成】番薯、粳米、白沙糖。(中医方剂大辞典)

红燕丹 hong yan dan

【英文名】Hong Yan Pellet

【组成】石燕、朱砂、红曲。(中医方剂大辞典)

红霞散 hong xia san

【英文名】Hong Xia Powders

【组成】雀瓮、僵蚕、全蝎、麝香、朱砂。(中医方剂大辞典)

红藤煎 hong teng jian

【英文名】Hong Teng Decoction

【组成】草红藤、地丁、乳香、没药、连翘、大黄、延胡索、牡丹皮、甘草、金银花。(中医方剂大辞典)

红藤汤 hong teng tang

【英文名】Hong Teng Decoction

【组成】红藤、败酱草、蒲公英、桃仁、赤芍。(陕西中医 1993,14(6))

红小豆散 hong xiao dou san

【英文名】Hong Xiao Dou Powders

【组成】红小豆、威灵仙、香附、生大黄、鲜猪苦胆。(山东中医杂志 1990,9(3))

红千捶膏 hong qian chui gao

【英文名】Hong Qian Chui Plaster

【组成】松香、银朱、蓖麻子、乳香、没药、麝香。(中医方剂大辞典)

红内消散 hong nei xiao san

【英文名】Hong Nei Xiao Powders

【组成】(1)何首乌。(中医方剂大辞典)(2)何首乌、当归、颠茄片、甘草、羌活、黄芩、麝香。(中医方剂大辞典)(3)蜈蚣、乳香、血竭、雄黄、浙贝母、穿山甲、没药、朱砂、麝香。(中医方剂大辞典)(4)何首乌、远志、茯苓、川芎、北梗、苦参、赤小豆、赤芍、蔓荆子、威灵仙、甘草。(中医方剂大辞典)

红水眼药 hong shui yan yao

【英文名】Hong Shui Eye-drops Preparation

【组成】胡椒、荜茇、干姜、回回黑呵子、诃子皮、银朱、海螵蛸、牡丹皮、丁香、芦荟、硼砂。(中医方剂大辞典)

红玉饮子 hong yu yin zi

【英文名】Hong Yu Drink

【组成】胭脂、绿豆。(中医方剂大辞典)

红玉铤子 hong yu ting zi

【英文名】Hong Yu Lozenges

【组成】砒石、铅丹、鲁土。(中医方剂大辞典)

红玉锭子 hong yu ding zi

【英文名】Hong Yu Lozenges

【组成】胭脂、白矾、轻粉、砒石、铅丹、樟脑、麝香。(中医方剂大辞典)

红芍药散 hong shao yao san

【英文名】Hong Shao Yao Powders

【组成】(1)紫菀、桔梗、芍药、苍术。(中医方剂大辞典)(2)红芍药、大黄、甘草、地黄。(中医方剂大辞典)

红肉药捻 hong rou yao nian

【英文名】Hong Rou Medicated Thread Drainage

【组成】红粉、肉桂、雄黄、珍珠。(中医方剂大辞典)

红血药捻 hong xue yao nian

【英文名】Hong Xue Yao Medicated Thread Drainage

【组成】红粉、利马锥、轻粉、血竭、乳香、蟾酥。(中医方剂大辞典)

红衣大炮 hong yi da pao

【英文名】Hong Yi Da Pao Powders

【组成】莪术、槟榔、釜脐墨、鹤虱、雷丸、使君子、木香、黑白丑头。(中医方剂大辞典)

红豆蔻丸 hong dou kou wan

【英文名】Hong Dou Kou Pill

【组成】(1)红豆蔻、木香、砂仁、槟榔、诃子、广藿香、陈皮、胡椒、荜澄茄、茴香。(中医方剂大辞典)(2)红豆蔻、荜茇、肉桂、白术、当归、人参、附子、白豆蔻、干姜、陈皮、花椒。(中医方剂大辞典)

红豆蔻散 hong dou kou san

【英文名】Hong Dou Kou Powders

【异名】红豆蔻汤(中医方剂大辞典、圣济总录)

【组成】(1)红豆蔻、木香、当归、肉桂、高良姜、川芎、诃子、草豆蔻、附子、陈皮、白术、神曲。(中医方剂大辞典)(2)红豆蔻、白术、肉桂、厚朴、人参、陈皮、诃子、黄芪、当归。(中医方剂大辞典)

红花子汤 hong hua zi tang

【英文名】Hong Hua Zi Decoction

【异名】紫草散(中医方剂大辞典、杨氏家藏方)

【组成】(1)水红花子。(中医方剂大辞典)(2)水红花子、紫草茸、麻黄、升麻。(中医方剂大辞典)

红花煎剂 hong hua jian ji

【英文名】Hong Hua Decoction

【组成】红花。(中医正骨 1990,2(4))

红阿胶丸 hong e jiao wan

【英文名】Hong E Jiao Pill

【组成】阿胶、木香、人参、麝香、菌桂、龙脑、虎骨、海桐皮、麻黄、黄芪、白藓皮、附子、茯苓、当归、白芷、半夏、川芎、蝉壳、犀角、天南星、僵蚕、羚羊角、防风、白花蛇、乌蛇、全蝎、桔梗、干姜、天麻。(中医方剂大辞典)

红定眼药 hong ding yan yao

【英文名】Hong Ding Yan Yao Eye-drops Preparation

【组成】珍珠、枇杷叶、李树胶、可铁刺、没药、血竭、咱

甫兰、扁豆、炼酥铜、珊瑚。(中医方剂大辞典)

红参煎剂 hong shen jian ji

【英文名】Hong Shen Decoction

【组成】红参。(实用中西医结合杂志 1990,3(2))

红药贴膏 hong yao tie gao

【英文名】Hong Yao Emplastrum(中国中医药学主题词表)

【组成】三七、白芷、土鳖虫、川芎、当归、红花、冰片、樟脑、水杨酸甲酯、薄荷脑、颠茄流浸膏、硫酸软骨素、盐酸苯海拉明。(中国药典－一二部)

红粉纱条 hong fen sha tiao

【英文名】Hong Fen Sha Tiao Plaster

【组成】(1)红粉、利马锥、冰片、凡士林。(中医方剂大辞典)(2)红粉、朱砂、玉红膏。(中医方剂大辞典)

红粉药捻 hong fen yao nian

【英文名】Hong Fen Medicated Thread Drainage

【组成】红粉。(中医方剂大辞典)

红粉霜丹 hong fen shuang dan

【英文名】Hong Fen Shuang Pellet

【组成】消石、白矾、硼砂、水银、皂矾。(中医方剂大辞典)

红黑二散 hong hei er san

【英文名】Hong Hei Er Powders

【组成】当归、川芎、白芷、陈皮、赤芍、牡丹皮、茴香、桂枝、松香、当归、生地黄、草乌、自然铜、苍术、良姜、骨碎补、杜独活、柘木炭、松香。(中医方剂大辞典)

红椹咽方 hong shen yan fang

【英文名】Hong Shen Yan Fang Pill

【组成】桑椹。(中医方剂大辞典)

红蓝花汤 hong lan hua tang

【英文名】Hong Lan Hua Decoction

【异名】红蓝花散(中医方剂大辞典、鸡峰)

【组成】(1)红花、紫葛、芍药。(中医方剂大辞典)(2)红花、生地黄、诃子。(中医方剂大辞典)(3)红花、苏木。(中医方剂大辞典)(4)红花、木通、牡丹皮、当归、土瓜、甘草。(中医方剂大辞典)

红蓝花酒 hong lan hua jiu

【英文名】Hong Lan Hua Wine

【组成】红花。(中医方剂大辞典)

红蓝花散 hong lan hua san

【英文名】Hong Lan Hua Powders

【组成】(1)红花、当归、琥珀、没药、肉桂、蒲黄。(中医方剂大辞典)(2)红花、荷叶。(中医方剂大辞典)(3)红花、当归、乌蔹莓、赤芍、蒲黄、肉桂。(中医方剂大辞典)(4)红花、琥珀、大黄、瞿麦、当归、肉桂、延胡索、赤芍、姜黄、牛膝、桃仁、蓬莪术。(中医方剂大辞典)(5)红花、蓖麻子、天花粉、生地黄、甘草、菰根。(中医方剂大辞典)(6)红花、硇砂、肉桂、庵闾子、生地黄。(中医方剂大辞典)(7)红花、甘菊花、当归、川芎、蓬莪术、赤芍、鬼箭羽、肉桂、牛膝、刘寄奴、茯苓、桃仁、羚羊角。(中医方剂大辞典)(8)红花、柴胡、当归、生地黄、赤芍、鬼箭羽、虎杖、大腹皮、麦冬、玉瓜根、地骨皮、枳壳、甘草。(中医方剂大辞典)(9)红花、柴胡、羚羊角、赤芍、桑根皮、槟榔、紫苏梗、紫苏叶、红雪、甘草。(中医方剂大辞典)(10)红花、荷叶。(中医方剂大辞典)(11)红花、男子发、墨、血竭、蒲黄。(中医方剂大辞典)(12)红花、灶心台、乱发灰、竹茹。(中医方剂大辞典)(13)红花、灶心台、甘草。(中医方剂大辞典)(14)红花、大黄、诃子、羚羊角、黄芩、大蓟。(中医方剂大辞典)(15)红花、犀角屑、茅根、麦冬、灶心土。(中医方剂大辞典)(16)红花、当归、蒲黄、肉桂、鲤鱼鳞、没药。(中医方剂大辞典)

红蓝花煎 hong lan hua jian

【英文名】Hong Lan Hua Decoction

【组成】红花、血竭、硇砂、当归、鲤鱼鳞、青蛙、肉桂。(中医方剂大辞典)

红避瘟散 hong bi wen san

【英文名】Hong Bi Wen Powders

【组成】排草香、零陵香、甘松、白芷、丁香、玫瑰花、木香、檀香、姜黄。(中医方剂大辞典)

红卫蛇药片 hong wei she yao pian

【英文名】Hong Wei She Yao Tablet(药品标准－中药成方制剂标准)

【组成】黄药子、重楼、八角莲、雄黄。(药品标准－中药成方制剂标准 1997 年)

红龙止血汤 hong long zhi xue tang

【英文名】Hong Long Zhi Xue Decoction

【组成】红龙须、地榆炭、槐花炭、大蓟、茅草根、山药。(浙江中医杂志 1993,28(11))

红白痢症丸 hong bai li zheng wan

【英文名】Hong Bai Li Pill

【组成】(1)木香、黄芩、甘草、白芍、黄连。(中医方剂大辞典)(2)诃子、乌梅、茶叶、鸦胆子、木香。(中医方剂大辞典)

红芪口服液 hong qi kou fu ye

【英文名】Hong Qi Liquid

【组成】红芪。((94)甘卫药发第 201 号)

红花升麻散 hong hua sheng ma san

【英文名】Hong Hua Sheng Ma Powders

【组成】升麻、芍药、干葛、红花、苏木、黄芩、麻黄、甘草。(中医方剂大辞典)

红花乌头酒 hong hua wu tou jiu

【英文名】Hong Hua Wu Tou Wine

【组成】红花、桃仁、当归、血竭、乳香、没药、川乌、草乌、徐长卿、甘草、生姜。(河南中药 1988,4(4))

红花四物汤 hong hua si wu tang

【英文名】Hong Hua Si Wu Decoction

【组成】(1)熟地黄、当归、白术、丹参、白芍、香附、红花、川芎。(中医方剂大辞典)(2)当归、川芎、白芍、熟地黄、红花。(中医方剂大辞典)

红花当归丸 hong hua dang gui wan

【英文名】Hong Hua Dang Gui Pill

【组成】马鞭草、刘寄奴、当归、赤芍、牛膝、川芎、香附、牡丹皮、甘草、红花、白芷、肉桂、紫葳、苏木、枳壳。(中医方剂大辞典)

红花当归汤 hong hua dang gui tang

【英文名】Hong Hua Dang Gui Decoction

【异名】红花当归散(中医方剂大辞典、局方);凌霄花散(中医方剂大辞典、玉机微义);红花归尾散(中医方剂大辞典、医统);调经活血汤(中医方剂大辞典、郑氏家传女科万金方)

【组成】(1)红花、当归、牛膝、苏木、川芎、枳壳、莪术、赤芍、三棱、芫花。(中医方剂大辞典)(2)红花、当归、芍药、玄参、茯苓、半夏、陈皮、山楂、厚朴、甘草。(中医方剂大辞典)(3)红花、当归、红曲、赤芍、牡丹皮、青皮、桃仁、郁金、茶子心、泽兰、栀子。(中医方剂大辞典)

红花当归饮 hong hua dang gui yin

【英文名】Hong Hua Dang Gui Drink

【组成】红花、当归、赤芍、牛膝、紫葳、肉桂、甘草、白芷、苏木、刘寄奴。(中医方剂大辞典)

红花当归散 hong hua dang gui san

【英文名】Hong Hua Dang Gui Powders

【组成】(1)当归、红花、桃仁、延胡索、川芎、小茴香、郁金。(中医方剂大辞典)(2)红花、当归、川芎、赤芍、熟地黄、黄芩、香附、玄胡索、厚朴、小茴香、柴胡、陈皮、莪术、三棱、牛膝、甘草、生姜。(中医方剂大辞典)(3)红花、当归、肉桂、牛膝、赤芍、紫葳、苏木。(中医方剂大辞典)(4)当归、川芎、赤芍、熟地黄、香附、枳壳、玄胡索、厚朴、小茴香、柴胡、陈皮、三棱、莪术、牛膝。(中医方剂大辞典)(5)柴胡、陈皮、当归、川芎、赤芍、熟地黄、小茴香、枳壳、三棱、干漆、玄胡索、厚朴、香附、黄芩、白术、红花、甘草。(中医方剂大辞典)

红花血竭丸 hong hua xue jie wan

【英文名】Hong Hua Xue Jie Pill

【组成】没药、当归、乳香、血竭、琥珀。(中医方剂大辞典)

红花苍柏丸 hong hua cang bai wan

【英文名】Hong Hua Cang Bai Pill

【组成】红花、牛膝、生地黄、黄柏、苍术、天南星、矮脚苦蒿、川芎。(中医方剂大辞典)

红花苏木汤 hong hua su mu tang

【英文名】Hong Hua Su Mu Decoction

【组成】苏木、红花、桃仁、穿山甲、延胡索、牡丹皮、红曲、香附、番降香、麦芽、通草、山楂、蒲黄、赤芍。(中医方剂大辞典)

红花注射液 hong hua zhu she ye

【英文名】Hong hua Injection(药品标准－中药成方制剂标准)

【组成】红花。(药品标准－中药成方制剂标准 1998年)

红花胜金散 hong hua sheng jin san

【英文名】Hong Hua Sheng Jin Powders

【组成】红花、菊花、枳壳、茯苓、川芎、羌活、羚羊角、当归、款冬花、篷莪术、红芍、乌蛇、肉桂。(中医方剂大辞典)

红花活血汤 hong hua huo xue tang

【英文名】Hong Hua Huo Xue Decoction

【组成】当归、川芎、桃仁、红花、苏木、乳香、没药。(中医方剂大辞典)

红花桃仁汤 hong hua tao ren tang

【英文名】Hong Hua Tao Ren Decoction

【组成】(1)红花、桃仁、赤芍、当归。(中医方剂大辞典)(2)红花、桃仁、牡丹皮、山楂、赤芍、泽兰、当归、红曲。(中医方剂大辞典)(3)红花、桃仁、赤芍、当归、秦艽、独活。(中医方剂大辞典)(4)红花、桃仁、当归、赤芍、泽兰、山楂、牡丹皮、栀子。(中医方剂大辞典)(5)大黄、枳壳、厚朴、桃仁、红花、赤芍、当归。(中医方剂大辞典)(6)生地黄、当归、红花、防风、猪苓、苍术、泽泻、麻黄、黄柏、木香。(中医方剂大辞典)(7)黄柏、生地黄、泽泻、苍术、当归、防己、防风、猪苓、麻黄、红花、桃仁。(中医方剂大辞典)

红花桃仁煎 hong hua tao ren jian

【英文名】Hong Hua Tao Ren Decoction

【组成】红花、当归、桃仁、香附、延胡索、赤芍、川芎、乳香、丹参、青皮、生地黄。(中医方剂大辞典)

红花散瘀汤 hong hua san yu tang

【英文名】Hong Hua San Yu Decoction

【组成】当归、皂角刺、红花、苏木、僵蚕、连翘、石决明、穿山甲、乳香、贝母、大黄、牵牛。(中医方剂大辞典)

红花跌打丸 hong hua die da wan

【英文名】Hong Hua Die Da Pill(药品标准－中药成方制剂标准)

【组成】红花、大黄、枳实、当归尾、香附、青皮、骨碎补、郁金、陈皮、白及、莪术、蒲黄、牡丹皮、防风、乌药、

三棱、续断、川乌、五灵脂、威灵仙、砂仁、木香、赤芍、田七。(药品标准－中药成方制剂标准 1997年)

红香止痛酊 hong xiang zhi tong ding

【英文名】Hong Xiang Zhi Tong Tincture

【组成】桃仁、红花、当归、乳香、生天南星、生半夏等。((98)卫药准字 Z－O28 号)

红砂消痞丸 hong sha xiao pi wan

【英文名】Hong Sha Xiao Pi Pill

【组成】红花、卷柏、大黄、苍术、枳壳、神曲、青皮、柴胡、赤芍、草决明、海金砂。(中医杂志 1960,(6))

红铅造化丹 hong qian zao hua dan

【英文名】Hong Qian Zao Hua Pellet

【组成】红铅、人参、茯苓、山药、炙甘草、白矾、朱砂、寒食面、麝香、冰片、乳粉。(中医方剂大辞典)

红粉生肌膏 hong fen sheng ji gao

【英文名】Hong Fen Sheng Ji Plaster

【组成】红粉、朱砂、大黄、川芎、芍药、黄芪、独活、当归、白芷、薤白、生地黄。(中医方剂大辞典)

红黄霹雳散 hong huang pi li san

【英文名】Hong Huang Pi Li Powders

【组成】白术、薏仁、芡实、人参、茵陈、芥子、半夏、泽泻、附子、黄芩。(中医方剂大辞典)

红雪通中散 hong xue tong zhong san

【英文名】Hong Xue Tong Zhong Powders

【组成】大青叶、消石、朱砂、桑白皮、羚羊角、苏木、栀子、槐花、升麻、淡竹叶、诃子、大腹皮、槟榔。(中医方剂大辞典)

红绵龙骨散 hong mian long gu san

【英文名】Hong Mian Long Gu Powders

【组成】白矾、龙骨、麝香、红绵灰。(中医方剂大辞典)

红蓝花饮子 hong lan hua yin zi

【英文名】Hong Lan Hua Drink

【组成】红花、灶心土、犀角、竹茹、白茅根、麦冬。(中医方剂大辞典)

红霞鹤项方 hong xia he xiang fang

【英文名】Hong Xia He Xiang Prescription

【异名】红霞鹤顶丹(中医方剂大辞典)

【组成】血竭、儿茶、乳香、没药、银朱、铅粉。(中医方剂大辞典)

红藤败酱汤 hong teng bai jiang tang

【英文名】Hong Teng Bai Jiang Decoction

【组成】红藤、败酱草、蒲公英、紫花地丁、野菊花、金银花。(陕西中医 1987,8(11))

红色正金软膏 hong se zheng jin ruan gao

【英文名】Hong Se Zheng Jin Bill Ointment(药品标准－中药成方制剂标准)

【组成】薄荷脑、薄荷油、肉桂油、樟脑、樟油、桉油、丁香罗勒油。(药品标准－中药成方制剂标准 1995年)

红茴香注射液 hong hui xiang zhu she ye

【英文名】Hong Hui Xiang Injection

【组成】红茴香根皮。((93)浙卫药准字 0199－1 号)

红菌香注射液 hong jun xiang zhu she ye

【英文名】Hong Jun Xiang Injection(药品标准－中药成方制剂标准)

【组成】红茴香。(药品标准－中药成方制剂标准 1998年)

红核妇洁洗液 hong he fu jie xi ye

【英文名】Hong He Fu Jie Lotion

【组成】山楂核。((98)卫药准字 Z－019 号)

红景天口服液 hong jing tian kou fu ye

【英文名】Hong Jing Tian Liquid

【组成】红景天。

红色小儿疳积散 hong se xiao er gan ji san

【英文名】Hong Se Xiao Er Gan Ji Powders

【组成】绛矾、枯矾、海螵蛸。(中医杂志 1959,(3))

红花白芷防风饮 hong hua bai zhi fang feng yin

【英文名】Hong Hua Bai Zhi Fang Feng Drink

【组成】红花、白芷、防风、威灵仙。(中医方剂大辞典)

约阴丸 yue yin wan

【英文名】Yue Yin Pill

【组成】当归、白术、芍药、生地、茯苓、地榆、黄芩、白石脂北五味。(中医方剂大辞典)

约营煎 yue ying jian

【英文名】Yue Ying Decoction

【组成】(1)苍术、白芍、甘草、续断、地榆、黄芩、槐花、荆芥、升麻、乌梅。(中医方剂大辞典)(2)生地、芍药、甘草、续断、地榆、黄芩、槐花、荆芥穗、乌梅。(中医方剂大辞典)

约精丸 yue jing wan

【英文名】Yue Jing Pill

【组成】(1)黄连、生地、归身、炙甘草、酸枣仁、茯神、远志肉、人参、石莲子肉。(中医方剂大辞典)(2)白龙骨、新韭子。(中医方剂大辞典)

七画

弄舌散 nong she san

【英文名】Nong She Powder

【组成】蛇皮、牛黄、朱砂、麝香。(中医方剂大辞典)

麦饼 mai bing

【英文名】Mai Emplastrum

【组成】大麦、甘草。(中医方剂大辞典)

麦天汤 mai tian tang

【英文名】Mai Tian Decoction

【组成】麦冬、天麻、白术、半夏、神曲、陈皮。(中医方剂大辞典)

麦斗金 mai dou jin

【英文名】Mai Dou Jin Powders

【组成】(1)土鳖、生半夏、巴豆、朱砂、乳香、没药。(中医方剂大辞典)(2)古老钱、朱砂、自然铜、乳香、没药。(中医方剂大辞典)

麦斗散 mai dou san

【英文名】Mai Dou Powders

【组成】土鳖、巴豆、半夏、乳香、没药、自然铜。(中医方剂大辞典)

麦石汤 mai shi tang

【英文名】Mai Shi Decoction

【组成】大麦、滑石、石膏。(中医方剂大辞典)

麦冬丸 mai dong wan

【英文名】Mai Doug Pill

【组成】(1)麦冬、茯苓、黄芩、石膏、玉竹、人参、龙胆草、升麻、枳实、生姜、栝楼根、枸杞根。(中医方剂大辞典)(2)麦冬、何首乌、熟地、红花、当归、鹿茸。(中医方剂大辞典)

麦冬汤 mai dong tang

【英文名】Mai Dong Deccoction

【组成】(1)麦冬、尖生、当归、赤芍、瓜蒌。(中医方剂大辞典)(2)石膏、知母、白芍、茯苓、山栀、竹茹、麦冬、白术、扁豆、人参、陈皮、乌梅、莲肉、甘草。(中医方剂大辞典)(3)麦冬、人参、茯神、生地、黄芩、犀角、炙甘草、莲子。(中医方剂大辞典)(4)薄荷、麦冬、甘草、生地、黄连、黄芪、蒲黄、阿胶、人参、木通、柴胡。(中医方剂大辞典)(5)石膏、麦冬、茯苓、白芍、栀子、香薷、白术、扁豆、人参、陈皮、知母、甘草、莲肉、乌梅。(中医方剂大辞典)(6)青蒿、葱白、蓝叶、苦楝根。(中医方剂大辞典)(7)人参、茯苓、麦冬。(中医方剂大辞典)(8)麦冬、甘草、竹叶、粳米、人参、黄芪、当归、柴胡、知母。(中医方剂大辞典)

麦冬饮 mai dong yin

【英文名】Mai Dong Drink

【组成】麦冬、黄芪、当归、人参、五味子、生地。(中医方剂大辞典)

麦冬散 mai dong san

【英文名】Mai Dong Powders

【组成】(1)黄芪、黄芩、麦冬、升麻、赤茯苓、赤芍药、玄参、当归、甘草、知母、天花粉、生地。(中医方剂大辞典)(2)麦冬、淡竹叶、黄芩、柴胡、知母、川芎、白芍、川断、茯苓、白术、参、甘草、陈皮、黄连、防风、大枣。(中医方剂大辞典)(3)麦冬、干葛、甘草、山楂、黄连、花粉、生地。(中医方剂大辞典)(4)麦冬、子芩、赤苓、茯神、赤芍、陈皮、人参、苦梗、桑寄、甘草、旋覆花、生地。(中医方剂大辞典)

麦奴丸 mai nu wan

【英文名】Mai Nu Pill

【异名】黑奴丸(中医方剂大辞典、外台);水解丸(中医方剂大辞典、千金)

【组成】小麦、麻黄、大黄、黄芩、芒消、釜底墨、灶突墨、梁上尘。(中医方剂大辞典)

麦奴汤 mai nu tang

【英文名】Mai Nu Decoction

【组成】大麦奴、麦门冬、桂心、葱白、人参、炙甘草。(中医方剂大辞典)

麦皮膏 mai pi gao

【英文名】Mai Pi Plaster

【组成】麦皮、熊白。(中医方剂大辞典)

麦曲散 mai qu san

【英文名】Mai Qu Powders

【组成】大麦曲、清酒。(中医方剂大辞典)

麦汤散 mai tang san

【英文名】Mai Tang Powders

【异名】参汤散(中医方剂大辞典、小儿痘疹方论);麦煎散(中医方剂大辞典、医方大成);地骨皮散(中医方剂大辞典、普济方);参黄散(中医方剂大辞典、外科启玄);麦汤饮(中医方剂大辞典、痘疹仁端录)

【组成】(1)炒地骨皮、炙甘草、滑石、麻黄、人参、知母、羌活、熟大黄、甜葶苈。(中医方剂大辞典)(2)麻黄、知母、煅石膏、葶苈、地骨皮、杏仁、滑石。(中医方剂大辞典)(3)知母、人参、茯苓、杏仁、肉桂、石膏、滑石、甜葶苈、炙甘草、地骨皮、麻黄。(中医方剂大辞典)(4)麻黄、滑石、甘草、杏仁、大黄、北葶苈、地骨皮。(中医方剂大辞典)(5)地骨皮、炙甘草、滑石、麻黄、人参、熟地、知母、甜葶苈、羌活。(中医方剂大辞典)(6)滑石、石膏、知母、贝母、麻黄、杏仁、甘草、甜葶苈、人参、北地骨皮。(中医方剂大辞典)

麦豆汤 mai dou tang

【英文名】Mai Dou Decoction

【组成】小麦、小豆。(中医方剂大辞典)

麦豆饮 mai dou yin

【英文名】Mai Dou Drink

【组成】大麦仁、绿豆。(中医方剂大辞典)

麦芽片 mai ya pian

【英文名】Mai Ya Tablet(药品标准－中药成方制剂标准)

【组成】麦芽粉。(药品标准－中药成方制剂标准 1993年)

麦芽煎 mai ya jian
【英文名】Mai Ya Decoction
【组成】麦芽。(中医方剂大辞典)

麦花散 mai hua san
【英文名】Mai Hua Powders
【组成】大麦面、醋芫花。(中医方剂大辞典)

麦灵丹 mai ling dan
【英文名】Mai Ling Pellet
【组成】鲜蟾酥、活蜘蛛、定心草、飞罗面。(中医方剂大辞典)

麦饯散 mai jian san
【英文名】Mai Jian Powders
【异名】麦硫散(中医方剂大辞典、嵩崖尊生)
【组成】小麦、硫黄、白砒、烟胶、川椒、生枯矾。(中医方剂大辞典)

麦参汤 mai shen tang
【英文名】Mai Shen Decoction
【组成】人参、生蒲黄、麦冬、当归、甘草、生地、黄柏。(中医方剂大辞典)

麦面散 mai mian san
【英文名】Mai Mian Powders
【组成】小麦面。(中医方剂大辞典)

麦麸散 mai fu san
【英文名】Mai Fu Powders
【组成】麦麸。(中医方剂大辞典)

麦菟散 mai tu san
【英文名】Mai Tu Powders
【组成】菟丝子、麦门冬。(中医方剂大辞典)

麦黄汤 mai huang tang
【英文名】Mai Huang Decoction
【组成】车前子、麦门冬、生地黄。(中医方剂大辞典)

麦兜散 mai dou san
【英文名】Mai Dou Powders
【组成】半两钱、自然铜、地鳖虫。(中医方剂大辞典)

麦葱汤 mai cong tang
【英文名】Mai Cong Decoction
【组成】小麦、葱白。(中医方剂大辞典)

麦煎汤 mai jian tang
【英文名】Mai Jian Decoction
【组成】黄芪、白术、牡蛎、麻黄节。(中医方剂大辞典)

麦煎饮 mai jian yin
【英文名】Mai Jian Drink
【组成】黄芪、白术、甘草、牡蛎、麻黄根、软柴胡、芍药、地骨皮、茯苓、浮麦。(中医方剂大辞典)

麦煎散 mai jian san
【英文名】Mai Jian Powders
【异名】麦煎汤(中医方剂大辞典、鸡峰)
【组成】(1)知母、地骨皮、赤芍药、炙甘草、石膏、葶苈子、白茯苓、杏仁、人参、滑石、麻黄。(中医方剂大辞典)(2)知母、乌梅肉、地骨皮、柴胡、大麦。(中医方剂大辞典)(3)鳖甲、人参、白茯苓、玄参、干葛、炮干姜、生川乌头、秦艽、柴胡。(中医方剂大辞典)(4)知母、贝母、麻黄、人参、石膏、甜葶苈、茯苓、地骨皮、杏仁、滑石、柴胡、甘草、桔梗、燕大黄、干葛。(中医方剂大辞典)(5)赤茯苓、当归、干漆、醒炙、醋炙鳖甲、常山、煨大黄、柴胡、白术、生干地黄、石膏、甘草。(中医方剂大辞典)(6)人参、白茯苓、苦桔梗、杏仁、白术、柴胡、炙桑白皮、麻黄、知母、贝母、炒葶苈、甘草。(中医方剂大辞典)(7)麻黄、炒贝母、知母、燕大黄、羌活、甜葶苈、炒地骨皮、煅石膏、炙甘草、滑石。(中医方剂大辞典)(8)醋炙花肋鳖甲、银州柴胡、秦艽、炮川乌、干漆、干葛、宣连、官桂、炮黑附子、石菖蒲、石斛、沉香、木香。(中医方剂大辞典)

麦蘖丸 mai nie wan
【英文名】Mai Nie Pill
【组成】(1)炒麦蘖、人参、炒枳壳、白术、炙厚朴、炮干姜、桂、炒陈曲、炙甘草、食茱萸。(中医方剂大辞典)(2)麦蘖、曲、炮附子、桂心、炒乌梅肉、人参、白茯苓。(中医方剂大辞典)

麦蘖汤 mai nie tang
【英文名】Mai Nei Decoction
【组成】(1)炒麦蘖、炒陈曲、炙厚朴、槟榔、紫苑、鳖甲、当归、大黄炒。(中医方剂大辞典)(2)炒麦芽、川芎、炙白芍药、熟地、当归。(中医方剂大辞典)

麦蘖散 mai nie san
【英文名】Mai Nie Powders
【组成】(1)炒大麦蘖、干姜。(中医方剂大辞典)(2)大麦芽。(中医方剂大辞典)(3)大麦蘖、甘草。(中医方剂大辞典)(4)麦蘖、芎藭、白芷、茴香子、乌药、莎草根、桔梗、缩砂、陈桔皮、红豆、蓬莪茂、桂、厚朴、人参、白术、木香、诃黎勒皮、苍术。(中医方剂大辞典)(5)麦蘖、前胡、甘草、白术、槟榔、人参、厚朴。(中医方剂大辞典)(6)大麦蘖、鹤虱、白槟榔、陈桔皮、糯米、牵牛子、楝根。(中医方剂大辞典)

麦门冬丸 mai men dong wan
【英文名】Mai Men Dong Pill
【组成】(1)麦门冬、芎藭、厚朴、枳壳、芍药、赤茯苓、大黄、槟榔、诃藜勒。(中医方剂大辞典)(2)麦门冬、木通、人参、五味子、黄芪、羌活、防风、生干地黄、黄芩、桑上寄生、茯神、天雄、升麻、泽兰、枳壳、大黄、当归。(中医方剂大辞典)(3)麦门冬、昆布、干姜、细辛、川椒、海蛤、桂心。(中医方剂大辞典)(4)麦门冬、茯苓、黄连、石膏、萎蕤、人参、龙胆、黄芩、升麻、枳实、枸杞子、栝楼根、生姜、茅根、粟米。(中医方剂大辞典)(5)麦门冬、赤茯苓、黄连、黄芩、石膏、萎蕤、人参、升麻、龙胆、栝楼根、枳壳、生姜、枸杞根皮。(中医方剂大辞典)(6)麦门冬、土瓜根、山茱萸、鹿茸、牛膝、狗脊、茯神、人参、黄连、菟丝子、龙骨、牡蛎。(中医方剂大辞典)(7)麦门冬、干地黄、蜀升麻、黄芩、栝楼、苦参、人参、黄连、黄柏。(中医方剂大辞典)(8)麦门冬、大黄、苦参、萎蕤、栀子、五加皮、黄芩、生犀屑、芍药、升麻、大青、甘草。(中医方剂大辞典)(9)麦门冬、泽泻、茺蔚子、枸杞子、细辛、生干地黄、枳壳、石决明、黄连。(中医方剂大辞典)(10)麦门冬、黄连。(中医方剂大辞典)(11)干姜、麦门冬、昆布、海藻、细辛、海蛤、蜀椒、桂心。(中医方剂大辞典)(12)麦门冬、虎睛、龙齿、金箔、银箔、石膏、升麻、枳实、生姜、白茯苓、人参、玄参、萎蕤、芍药、甘草、远志、柏子仁、薤白、牛黄。(中医方剂大辞典)(13)麦门冬、地骨皮、山芋、山茱萸、蔓荆实、人参、防风、沙参、芍药、枳壳、升麻、赤茯苓、甘菊花、玄参、羌活、龙胆。(中医方剂大辞典)(14)麦门冬、龙脑、甘草、犀角屑、粉霜、朱砂、马牙消、生干地黄、子芩、赤茯苓、牛黄。(中医方剂大辞典)(15)麦门冬、人参、黄芪、黄连、青蒿子、桑根白皮、柴胡、地骨皮、枳壳。(中医方剂大辞典)(16)麦门冬、昆布、黄芪、大黄、陈桔皮、杏仁、甘草。(中医方剂大辞典)(17)麦门冬、柴胡、枳壳、刺蓟、桑寄生、甘草。(中医方剂大辞典)(18)麦门冬、冬黄芪、茯神、栝楼根、子芩、人参、赤芍药、蒲黄、甘草、车前子、木通、生干地黄、滑石、石韦、当归。(中医方剂大辞典)(19)麦门冬、栝楼根、知母、黄芩、甘草、黄连、铁粉。(中医方剂大辞典)(20)麦门冬、栝楼根、大麻仁、大黄、苦参粉、铁粉、鸡膍胵黄皮、黄芩、泽泻、龙齿、土瓜根、知母、石膏、银箔。(中医方剂大辞典)(21)麦门冬、瓜蒌根、黄连。(中医方剂大辞典)(22)麦门冬、五加皮、犀角屑、川大黄、赤芍药、黄芩、大青、甘草、苦参。(中医方剂大辞典)(23)五味子、生甘草、麦门冬。(中医方剂大辞典)(24)熟地黄、麦门冬、车前子。(中医方剂大辞典)

麦门冬汁 mai men dong zhi

【英文名】Mai Men Dong Juice

【组成】生麦门冬汁、生地黄汁、生藕汁、冷熟水、白药。(中医方剂大辞典)

麦门冬汤 mai men dong tang

【英文名】Mai Men Dong Decoction

【异名】麦冬汤(中医方剂大辞典、兰台轨范)

【组成】(1)麦门冬、京枣、竹叶、甘草。(中医方剂大辞典)(2)麦冬、人参、生地、阿胶、条芩、白芍、地骨皮、甘草、大枣。(中医方剂大辞典)(3)麦门冬、款冬花、人参、紫菀、桂心、甘草。(中医方剂大辞典)(4)麦门冬、赤茯苓、生干地黄、石膏、升麻、人参、知母、芎䓖、山栀子仁、小麦、黄芪、甘草、枳实、芍药、黄芩、前胡。(中医方剂大辞典)(5)麦门冬、栝楼根、知母、人参、藜芦、龙胆、粟米。(中医方剂大辞典)(6)生麦门冬、黄芪、防风、桑寄生、甘草、木通、黄芩、赤芍药。(中医方剂大辞典)(7)麦门冬、大黄、防己、玄参、葛根、木通、青竹茹、滑石、甘草、木香。(中医方剂大辞典)(8)麦门冬、荠苨、吴蓝、甘草、黄芩、茅根、生干地黄。(中医药方剂大辞典)(9)麦门冬、赤茯苓、鳖甲、甘草。(中医方剂大辞典)(10)麦冬、黄芩、茯苓、淡竹叶。(中医方剂大辞典)(11)麦冬、天门冬、远志、当归、白芍药、生地黄、人参、黄芪、牡丹皮、阿胶、藕节、炙草。(中医方剂大辞典)(12)人参、白术、白茯苓、陈皮、半夏、麦门冬、甘草、小茴香、乌梅。(中医方剂大辞典)(13)麦冬、人参、白术、陈皮、川芎、半夏、当归、肉桂、乌梅、大附子、甘草、茯苓。(中医方剂大辞典)(14)麦门冬、人参、甘菊、赤芍药、赤茯苓、升麻、甘草、石膏。(中医方剂大辞典)(15)当归、芍药、麦门冬、生地黄。(中医方剂大辞典)(16)麦门冬、防风、白茯苓、人参。(中医方剂大辞典)(17)麦门冬、黄芩、黄芪、芍药、赤茯苓、甘草、木通、桑寄生、防风、人参。(中医方剂大辞典)(18)麦门冬、熟干地黄、白茯苓、甘草、芍药。(中医方剂大辞典)(19)麦门冬、甘草、白茯苓、人参。(中医方剂大辞典)(20)麦门冬、白茯苓、赤芍药、当归、人参、甘草。(中医方剂大辞典)(21)麦门冬、半夏、贝母、青桔皮、干姜、甘草。(中医方剂大辞典)(22)麦门冬、人参、白茯苓、陈桔皮、甘草。(中医方剂大辞典)(23)麦门冬、桑白皮、生地黄、干地黄、半夏、紫苑、桔梗、淡竹茹、麻黄、五味子、甘草。(中医方剂大辞典)(24)麦门冬、白茯苓、人参、防风、芎䓖、当归、紫苑、桂、甘草、紫石英。(中医方剂大辞典)(25)麦门冬、知母、蒲黄、黄芩、木通、升麻、大黄。(中医方剂大辞典)(26)黄连、麦门冬。(中医方剂大辞典)(27)麦门冬、豉、人参、桑根白皮、桂、甘草。(中医方剂大辞典)(28)生麦门冬、葛根、芦根、石膏、生犀角、萎蕤、荠苨、芍药、淡竹叶、甘草。(中医方剂大辞典)(29)麦门冬、黄芪、芍药、生干地黄、前胡、黄芩、升麻、远志、栝楼、当归、小麦。(中医方剂大辞典)(30)麦门冬、石膏、地骨皮、栀子仁、甘草。(中医方剂大辞典)(31)甘草、黄芩、大黄、麦门冬、芒硝、栀子。(中医方剂大辞典)(32)麦门冬、犀角、萎蕤、荠苨、赤芍药、石膏、甘草、红雪。(中医方剂大辞典)(33)生麦门冬、生地黄、甘草、荠苨、干姜、茅根、香豉。(中医方剂大辞典)(34)生麦门冬、萎蕤、石膏、生地黄汁、葱白、干葛、豉心。(中医方剂大辞典)(35)麦门冬、栝楼根。(中医方剂大辞典)(36)麦门冬、旋覆花、木通、大青、茯神、黄连。(中医方剂大辞典)(37)麦门冬、旋覆花、木通、黄芩、茯神、大黄。(中医方剂大辞典)(38)麦门冬、大黄、黄芩、桔梗、玄参、细辛、芒硝。(中医方剂大辞典)(39)麦门冬、青竹茹、茅根、甘草、生姜、人参。(中医方剂大辞典)(40)麦门冬、升麻、葛根、丁香、零陵香、藿香。(中医方剂大辞典)(41)麦门冬、白术、甘草、牡蛎、芍药、阿胶、大枣。(中医方剂大辞典)(42)生麦门冬、萎蕤、秦皮、赤茯苓、大黄、升麻。(中医方剂大辞典)(43)麦门冬、赤茯苓、甘草、黄芩、大黄、赤芍药。(中医方剂大辞典)(44)麦门冬、甘草、半夏。(中医方剂大辞典)(45)麦门冬、黄芩、柴胡、升麻、芍药、甘草。(中医方剂大辞典)(46)麦门冬、人参、甘草、黄芩、干地黄、阿胶、生姜、大枣。(中医方剂大辞典)(47)生麦门冬、栝楼根、茅根、竹茹、小麦、乌梅。(中医方剂大辞典)(48)麦门冬、桔梗、甘草。(中医方剂大辞典)(49)麦门冬、栝楼仁、人参、陈桔皮、厚朴。(中医方剂大辞典)(50)麦门冬、犀角屑、杏仁、常山、甘草、糯米。(中医方剂大辞典)(51)麦门冬、赤茯苓、人参、白术、桂、陈桔皮、甘草、地骨皮、黄芪。(中医方剂大辞典)(52)麦门冬、茯神、防风、地骨皮、人参、龙齿、远志、甘草、羚羊角、石膏、紫石英。(中医方剂大辞典)(53)麦门冬、淡竹叶、半夏、甘草。(中医方剂大辞典)(54)麦门冬、榆白皮、苦参、黄连、地骨皮、黄芩、龙胆。(中医方剂大辞典)(55)麦门冬、前胡、人参、黄芪。(中医方剂大辞典)(56)麦门冬、赤茯苓、人参、桑根白皮、陈桔皮。(中医方剂大辞典)(57)麦门冬、甘草、白茯苓、羌活、旋覆花、玄参、白术、芍药、柴胡、人参、升麻、当归、桑根白皮、胡黄连、熟干地黄、木香。(中医方剂大辞典)(58)麦门冬、桂、干姜、甘草、阿胶、人参、生干地黄。(中医方剂大辞典)(59)麦门冬、赤茯苓、芎䓖、郁李仁、甘草。(中医方剂大辞典)(60)麦门冬、甘草、白茯苓、栝楼根。(中医方剂大辞典)(61)麦门冬、芍药、黄芩、栀子仁、石膏、犀角。(中医方剂大辞典)(62)麦门冬、龙齿、玄参、栀子仁、茅根、木通、赤芍药。(中医方剂大辞典)(63)麦门冬、土瓜根、小麦、黄芩。(中医方剂大辞典)(64)麦门冬、乌梅。(中医方剂大辞典)(65)麦门冬、葛根、人参、前胡、犀角、桔梗、芦根。(中医方剂大辞典)(66)麦门冬、赤茯苓、栝楼实、地骨皮、甘草。(中医方剂大辞典)(67)麦门冬、白茯苓、栝楼根、地骨皮、甘草。(中医方剂大辞典)(68)麦门冬、黄连、冬瓜。(中医方剂大辞典)(69)麦门冬、知母、凝水石、青竹茹。(中医方剂大辞典)(70)麦门冬、乌梅。(中医方剂大辞典)(71)麦门冬、知母、泽泻、甘草、粳米、竹叶、小麦。(中医方剂大辞典)(72)芦根、苎根、石膏、生姜、栝楼、小麦、生麦门冬。(中医方剂大辞典)(73)麦门冬、甘草、枳实、黄芩、人参、龙骨。(中医方剂大辞典)(74)黄芩、黄连。(中医方剂大辞典)(75)麦门冬、葛根、升麻、赤芍药、茯苓、甘草、石膏。(中医方剂大辞典)(76)麦门冬、桑白皮、生地黄、紫菀茸、桔梗、淡竹叶、五味子、甘草、贝母、天门冬。(中医方剂大辞典)(77)半夏、竹茹、陈皮、茯苓、麦门冬参。(中医方剂大辞典)(78)麦门冬、干葛、人参、赤芍药、升麻、赤茯苓、甘草、石膏末。(中医方剂大辞典)(79)麦门冬、远志、人参、黄芩、生地黄、茯神、石膏、甘草。(中医方剂大辞典)(80)麦冬、防风、茯苓、人参。(中医方剂大辞典)(81)麦门冬、桔皮、半夏、白茯苓、白术、人参、甘草、小麦。(中医方剂大辞典)(82)麦门冬、生芦根、竹茹、白术、甘草、茯苓、桔皮、人参、萎蕤。(中医方剂大辞典)(83)麦门冬、香白芷、半夏、竹叶、甘草、钟乳粉、桑白皮、紫苑、人参。(中医方剂大辞典)(84)麦门冬、紫苑、甘草、桂枝。(中医方剂大辞典)(85)麦门冬、升麻、知母、甘草、鳖甲、柴胡、前胡、桃仁、枳壳、栀子、芦根、乌梅肉、人参。(中医方剂大辞典)(86)麦门冬、茯神、菊花、人参、甘草。(中医方剂大辞典)(87)麦门冬、半夏、人参、甘草、粳米、大枣。(中医方剂大辞典)

麦门冬饮 mai men dong yin

【英文名】Mai Men Dong Drink

【异名】麦门冬汤(中医方剂大辞典、圣济总录)

【组成】(1)生麦门冬汁、生藕汁、生姜汁、生地黄汁、益母草汁、白蜜。(中医方剂大辞典)(2)麦门冬、紫菀、杏仁、桑根白皮、桔梗、甘草。(中医方剂大辞典)(3)麦门冬、人参、甘草、阿胶、黄芩、熟干地黄、乌梅。(中医方剂大辞典)(4)麦门冬、人参、白茯苓、阿胶、甘草。(中医方剂大辞典)(5)麦门冬、白茯苓、人参、龙齿、远志、甘草、防风、地骨皮、羚羊角。(中医方剂大辞典)(6)麦门冬、白茯苓、人参、远志、防风、赤芍药、陈桔皮。(中医方剂大辞典)(7)生麦门冬、甘竹沥、小麦、知母、芦根、生地黄。(中医方剂大辞典)(8)麦门冬、栝楼根、知母、甘草、五味子、生干地黄、人参、葛根、茯神。(中医方剂大辞典)(9)麦门冬、龙齿、山栀子仁、玄参、芍药、木通、人参、茅根。(中医方剂大辞典)(10)麦门冬、黄芩、甘草、人参、玄参、金银花。(中医方剂大辞典)(11)麦门冬、人参、生地黄、茯神、黄芩、甘草、犀角屑。(中医方剂大辞典)(12)麦门冬、柴胡、防风、半夏、赤茯苓、犀角。(中医方剂大辞典)(13)麦门冬、生地黄、甘草、荠苨、玄参、茅根、香豉、青竹茹、生姜。(中医方剂大辞典)(14)麦门冬、木通、赤芍药、葵子、滑石、芒硝。(中医方剂大辞典)(15)麦门冬、地骨白皮、小麦。(中医方剂大辞典)(16)川芎、当归、芍药、生地、麦门冬、知母、黄柏、五味子、桑皮。(中医方剂大辞典)(17)麦门冬、甜竹叶、生姜、小麦。(中医方剂大辞典)(18)麦门冬、人参、桔皮、生姜、羚羊角。(中医方剂大辞典)(19)麦门冬、米。(中医方剂大辞典)(20)麦门冬。(中医剂大辞典)(21)生麦门冬、生地黄、小蓟、伏龙肝末。(中医方剂大辞典)(22)麦门冬、龙胆、甘草、黄芩、葛根。(中医方剂大辞典)(23)生麦门冬、陈粟米、鸡子、淡竹叶。(中医方剂大辞典)

麦门冬散 mai men dong san

【英文名】Mai Men Dong Powders

【组成】(1)麦门冬、生地黄、白芍药、蒲黄。(中医方剂大辞典)(2)麦门冬、甘草、栀子仁、吴蓝、大青。(中医方剂大辞典)(3)麦门冬、人参、葛根、茅根、甘草。(中医方剂大辞典)(4)麦门冬、杏仁、赤芍药、川升麻、贝母、甘草。(中医方剂大辞典)(5)麦门冬、石膏、甘草。(中医方剂大辞典)(6)麦门冬、杏仁、甘草、贝母、款冬花、紫菀。(中医方剂大辞典)(7)麦门冬、栀子仁、犀角屑、知母、甘草、黄芩。(中医方剂大辞典)(8)韭子、麦门冬、菟丝子、车前子、泽泻。(中医方剂大登典)(9)桔梗、牛蒡子、麦门冬、甘草。(中医方剂大辞典)(10)麦门冬、半夏、人参、茯苓、甘草、陈皮。(中医方剂大辞典)(11)生地黄、生麦门冬、生姜、白药、蒲黄、白蜜。(中医方剂大辞典)(12)麦门冬、桔梗、赤芍药、甘草、前胡、防风、旋覆花、白蒺藜、升麻、白术、半夏、杏仁、五味子、菊花、栝楼根、蔓荆子、地骨皮。(中医方剂大辞典)(13)麦冬、竹茹、黄芩、人参、甘草、茯神、当归、熟地、白芍、于术、川芎、知母、银柴胡、黄芪、黑蒲黄。(中医方剂大辞典)(14)麦门冬、半夏曲、人参、茯苓、甘草。(中医方剂大辞典)(15)麦门冬、赤茯苓、黄芩、茅根、甘草、芦根、犀角屑。(中医方剂大辞典)(16)麦门冬、龙骨、当归、黄芪、甘草。(中医方剂大辞典)(17)麦门冬、羚羊角屑、人参、甘草、蒲黄。(中医方剂大辞典)(18)麦门冬、赤芍药、黄芩、栀子仁、石膏、犀角屑、甘草。(中医方剂大辞典)(19)麦门冬、知母、枳壳、人参、黄芩、大腹皮。(中医方剂大辞典)(20)人参、赤茯苓、麦冬、天冬、熟地、白茅根、生地、甘草。(中医方剂大辞典)(21)麦冬、石膏、甘草。(中医方剂大辞典)(22)麦门冬、钟乳粉、理石、土瓜根、蛴螬、干枣。(中医方剂大辞典)(23)麦门冬、防风、玄参、地骨皮、远志、大黄、车前子、茺蔚子、决明子、蔓荆实、细辛、黄芩、黄连、犀角屑、甘草。(中医方剂大辞典)(24)麦门冬、石韦、五味子、白茯苓、菟丝子、生干地黄、桂。(中医方剂大辞典)(25)麦门冬、甘草、石膏、地骨皮、栀子。(中医方剂大辞典)(26)麦门冬、芎䓖、陈桔皮、白茯苓、当归。(中医方剂大辞典)(27)麦门冬、人参、陈桔皮、赤茯苓、甘草、阿胶。(中医方剂大辞典)(28)麦门冬、川升麻、黄芩、人参、栀子仁、柴胡、犀角屑、茯神、栝楼根、知母、甘草。(中医方剂大辞典)(29)麦门冬、柴胡、人参、赤芍药、陈桔皮、桑寄生、桔梗、甘草、旋覆花、赤茯苓、子芩、生干地黄。(中医方剂大辞典)(30)麦门冬、赤茯苓、知母、黄芪、白茅根、人参、甘草。(中医方剂大辞典)(31)麦门冬、石膏、知母、茅根、葛根、玄参、川升麻、甘草、赤芍药、麻黄、川大黄、子芩、人参、赤茯苓、远志。(中医方剂大辞典)(32)麦门冬、半夏、甘菊花、麻黄、阿胶、人参、当归、甘草。(中医方剂大辞典)(33)麦门冬、生干地黄、荠苨、犀角屑、黄芩、川椒、白茅根、蓝叶、甘草。(中医方剂大辞典)(34)麦门冬、羚羊角屑、赤芍药、桑根白皮、柴胡、生干地黄、赤茯苓、甘草、黄芪。(中医方剂大辞典)(35)麦门冬、黄芪、黄芩、川升麻、知母、甘草、玄参、栝楼根、赤芍药、当归、赤茯苓。(中医方剂大辞典)(36)麦门冬、前胡、黄芩、川升麻、远志、黄芪、赤芍药、生干地黄、栝楼根、当归。(中医方剂大辞典)(37)麦门冬、当归、玄参、甘草、赤芍药、生干地黄、蓝叶、地骨皮、犀角屑。(中医方剂大辞典)(38)麦门冬、紫葛、木通、黄芪、川升麻、犀角屑、甘草。(中医方剂大辞典)(39)麦门冬、滑石、木通、赤芍药、葵子、川芒硝。(中医方剂大辞典)(40)麦门冬、白茅根、栝楼根、黄芩、甘草、芦根、人参、地骨皮、石膏。(中医方剂大辞典)(41)麦门冬、栝楼根、知母、黄芪、甘草、牡蛎。(中医方剂大辞典)(42)麦门冬、地骨皮、栝楼根、人参、芦根、黄芪、甘草、黄芩、茅根、石膏。(中医方剂大辞典)(43)麦门冬、栝楼根、黄芩、牡蛎、黄连、金箔、银箔。(中医方剂大辞典)(44)麦门冬、川升麻、黄连、柴胡、赤茯苓、黄芩、生干地黄、人参、栝楼根、甘草。(中医方剂大辞典)(45)黄丹、栝楼根、麦门冬、甘草、赤茯苓。(中医方剂大辞典)(46)麦门冬、茅根、栝楼根、芦根、石膏、甘草。(中医方剂大辞典)(47)麦门冬、枇杷叶、石膏、川升麻、子芩、甘草、赤茯苓、枳壳。(中医方剂大辞典)(48)麦门冬、半夏、陈桔皮、白茯苓、甘草、枇杷叶、人参。(中医方剂大辞典)(49)麦门冬、桑叶、生姜、粱米。(中医方剂大辞典)(50)麦门冬、赤茯苓、木通、川大黄、黄芩、川朴硝、枳壳、桑根白皮、紫苏茎叶。(中医方剂大辞典)(51)麦门冬、半夏、人参、甘草、前胡、五味子。(中医方剂大辞典)(52)麦门冬、赤茯苓、车前草、川芒硝、川升麻、黄芩、葵根、甘草、木通。(中医方剂大辞典)(53)麦门冬、子芩、白茅根、玄参、犀角屑、川升麻、葛根、柴胡、荠苨、石膏、地骨皮、甘草。(中医方剂大辞典)(54)麦门冬、玄参、石膏、黄芩、枳实、前胡、甘草、栝楼根、赤芍药、栀子仁。(中医方剂大辞典)(55)麦门冬、地榆、葳蕤、赤芍药、茯苓、余甘子、甘草、黄芩、玄参。(中医方剂大辞典)(56)麦门冬、葳蕤、石膏、葛根、甘草。(中医方剂大辞典)(57)麦门冬、川大黄、黄芩、地骨皮、玄参、葳蕤、犀角屑、甘草。(中医方剂大辞典)(58)麦门冬、黄芪、黄芩、栝楼根、甘草、地骨皮。(中医方剂大辞典)(59)麦门冬、川升麻、地骨皮、川大黄、黄芩、前胡、赤茯苓、陈桔皮、枳壳。(中医方剂大辞典)(60)麦门冬、麻黄、川大黄、桔梗、豉、甘草。(中医方剂大辞典)(61)麦门冬、桔梗、紫菀、五味子、麻黄、续断、贝母、桑根白皮、甘草。(中医方剂大辞典)(62)麦门冬、百合、麻黄、葛根、柴胡、桔梗、木通、甘草、羚羊角屑、石膏、赤茯苓。(中医方剂大辞典)(63)麦门冬、白术、酸枣仁、甘草、黄芪、人参、白茯苓、芎䓖、桂心、半夏、陈桔皮。(中医方剂大辞典)(64)麦门冬、茯神、黄芩、熟干地黄、甘草、人参、黄芪。(中医方剂大辞典)(65)麦门冬、甘草、半夏、紫菀、桑根白皮、木通、五味子、桔梗、陈桔皮。(中医方剂大辞典)(66)麦门冬、葛根、麻黄、黄芩、川大黄、川朴消。(中医方剂大辞典)(67)麦门冬、子芩、葛根、川升麻、柴胡、玄参、犀角屑、赤芍药、甘草、知母、马牙消。(中医方剂大辞典)(68)麦门冬、枳壳、川升麻、赤芍药、黄芩、知母、赤茯苓、柴胡、甘草、栀子仁、桑根白皮、地骨皮。(中医方剂大辞典)(69)麦门冬、甘草、黄芪、赤茯苓、射干、川升麻。(中医方剂大辞典)(70)麦门冬、防风、羚羊角屑、茯神、赤芍药、柴胡、枳壳、白术、黄芪、芎䓖、甘草、酸枣仁。(中医方剂大辞典)(71)麦门冬、当归、黄芩、黄芪、熟干地、蒲黄、人参、白芍药、阿胶。(中医方剂大辞典)(72)麦门冬、人参、白术、黄芪、诃黎勒、白茯苓、陈桔皮、甘草。(中医方剂大辞典)(73)麦门冬、前胡、人参、黄芪、槟榔、茯神。(中医方剂大辞典)(74)麦门冬、人参、白茯苓、酸枣仁、前胡、甘草、地骨皮、生干地黄。(中医方剂大辞典)(75)麦门冬、榆白皮、苦参、地骨皮、黄连、黄芩、龙胆、生干地黄、甘草。(中医方剂大辞典)(76)麦门冬、木香、川大黄、汉防已、葛根、滑石、玄参、木通、甘草。(中医方剂大辞典)(77)麦门冬、羚羊角屑、防风、赤茯苓、决明子、赤芍药、甘草、蕤仁、地骨皮。(中医方剂大辞典)(78)麦门冬、五味子、人参、葛根、甘草、石膏、芎䓖、桑根白皮。(中医方剂大辞典)(79)麦门冬、人参、麻黄、栀子仁、生干地黄、赤茯苓、甘草、木香、黄芩。(中医方剂大辞典)(80)麦门冬、麻黄、赤茯苓、知母、犀角屑、地骨皮、黄芩、赤芍药、白鲜皮、甘草、杏仁。(中医方剂大辞典)(81)麦门冬、子芩、葛根、前胡、知母、玄参、赤芍药、犀角屑、槟榔、甘草、川升麻。(中医方剂大辞典)(82)麦门冬、柴胡、杏仁、石膏、麻黄、赤茯苓、紫菀、吴蓝、甘草。(中医方剂大辞典)(83)麦门冬、茯神、甘草、木通、犀角屑、川升麻、川朴硝、防风、独活、人参、酸枣仁。(中医方剂大辞典)(84)麦门冬、紫石英、紫菀、白茯苓、人参、桂心、甘草。(中医方剂大辞典)(85)麦门冬、茵陈、栀子仁、川升麻、黄芩、川大黄、大青、川芒硝。(中医方剂大辞典)(86)麦门冬、葛根、柴胡、贝母、川升麻、百合、栀子仁、甘草。(中医方剂大辞典)(87)麦门冬、柴胡、芦根、人参、葛根。(中医方剂大辞典)(88)麦门冬、前胡、陈桔皮、甘草、生干地黄、人参。(中医方剂大辞典)(89)麦门冬、甘草、地骨皮、豉、知母、土瓜根。(中医方剂大辞典)(90)麦门冬、赤茯苓、半夏、人参、陈桔皮、茅根、甘草、枇杷叶、前胡。(中医方剂大辞典)(91)麦门冬、赤芍药、黄连、甘草、知母、黄芩、猪苓、栝楼。(中医方剂大辞典)(92)麦门冬、枳壳、黄芩、大青、黄连、川芒硝、犀角屑、升麻、小草、甘草。(中医方剂大辞典)(93)麦门冬、寒水石、川升麻、犀角屑、生干地黄、天竺黄、麻黄根、甘草。(中医方剂大辞典)(94)麦门冬、白茯苓、紫菀、甘草、赤小豆、紫石英、桂心、人参。(中医方剂大辞典)(95)麦门冬、茯神、木通、犀角屑、川升麻、防风、甘草、独活、玄参、川朴硝、汉防已。(中医方剂大辞典)(96)麦门冬、石膏、柏子仁、甘草、桂心。(中医方剂大辞典)(97)麦门冬、赤芍药、黄芩、石膏、栀子仁、犀角屑、川朴硝、地骨皮、甘草。(中医方剂大辞典)(98)麦门冬、栀子仁、枳壳、黄芩、川芒硝、甘草。(中医方剂大辞典)(99)麦门冬、犀角屑、竹茹、黄芩、石膏、川大黄、川朴硝、甘草。(中医方剂大辞典)(100)麦门冬、五味子、人参、甘草、石膏。(中医方剂大辞典)(101)麦门冬、芦根、人参、葛根、陈桔皮。(中医方剂大辞典)(102)麦门冬、人参、葛根、桔梗、前胡、半夏、贝母、甘草。(中医方剂大辞典)(103)麦门冬、川升麻、柴胡、赤芍药、石膏、苦竹叶、甘草、豉。(中医方剂大辞典)(104)麦门冬、石钟乳、通草、理石。(中医方剂大辞典)(105)麦门冬、桔梗、半夏、贝母、升麻、蔓荆子、甘草、前胡、防风、款冬花、桑白皮、杏仁、白术、五味子、赤芍药、菊花。(中医方剂大辞典)(106)麦门冬、芦根、葛根、犀角屑、漏芦、甘草。(中医方剂大辞典)(107)麦门冬、犀角屑、川芒硝、防风、甘草、旋覆花。(中医方剂大辞典)(108)麦门冬、钩藤、黄芩、赤芍药、川升麻、茯神、川大黄。(中医方剂大辞典)(109)麦门冬、厚朴、白茯苓、人参、陈桔皮、茅香、干木瓜。(中医方剂大辞典)(110)麦门冬、甘草、人参、陈桔皮、厚朴。

(中医方剂大辞典)(111)麦门冬、淡竹茹、甘草、茅根、人参、陈桔皮。(中医方剂大辞典)(112)麦门冬、厚朴、人参。(中医方剂大辞典)

麦门冬粥 mai men dong zhou

【英文名】Mai Men Dong Gruel

【异名】门冬粥(中医方剂大辞典、遵生八笺)

【组成】(1)麦门冬、粳米。(中医方剂大辞典)(2)生麦门冬、白粳米、薏苡仁、地黄、生姜汁。(中医方剂大辞典)

麦门冬煎 mai men dong jian

【英文名】Mai Men Dong Jian Decoction

【组成】(1)生麦门冬汁、青蒿汁、生地黄汁、童便、桃仁、麝香、朱砂。(中医方剂大辞典)(2)麦门冬、人参、黄芪、白茯苓、山茱萸、山药、桂心、黑豆。(中医方剂大辞典)(3)新麦门冬。(中医方剂大辞典)(4)麦门冬、杏仁、生姜汁、酥、蜜。(中医方剂大辞典)(5)生麦门冬汁、生地黄汁、酥、生姜汁、白砂糖、白蜜、贝母、五味子、赤茯苓、射干、杏仁。(中医方剂大辞典)(6)麦门冬汁、生地黄汁、蜜、栝楼根、地骨皮、黄芪、葳蕤、知母、寒水石、犀角屑、川升麻、甘草、石膏、淡竹叶。(中医方剂大辞典)

麦门冬膏 mai men dong gao

【英文名】Mai Men Dong Plaster

【组成】(1)生麦门冬、葳蕤、鼠李皮、石膏、凝水石、沙参、青葙子、露蜂房、竹沥、牛酥、杏仁油、生地黄汁。(中医方剂大辞典)(2)麦门冬、橘红。(中医方剂大辞典)

麦冬饮子 mai dong yin zi

【英文名】Mai Dong Drink

【组成】麦冬、黄芪、当归、生地、人参、五味子、阿胶。(中医方剂大辞典)

麦门冬饮子 mai men dong yin zi

【英文名】Mai Men Dong Drink

【组成】(1)麦门冬、生地黄。(中医方剂大辞典)(2)生麦门冬汁、生刺蓟汁、生地黄汁。(中医方剂大辞典)(3)麦门冬、甜竹叶、生姜、小麦。(中医方剂大辞典)(4)麦门冬、芦根、人参。(中医方剂大辞典)(5)麦门冬、栝楼、竹叶、茯苓、升麻、生芦根、甘草。(中医方剂大辞典)

麦冬二陈汤 mai dong er chen tang

【英文名】Mai Dong Er Chen Decoction

【组成】麦门冬、陈皮、半夏、白茯苓、白术、当归、黄芩、甘草。(中医方剂大辞典)

麦冬升麻汤 mai dong sheng ma tang

【英文名】Mai Dong Sheng Ma Decoction

【组成】麦冬、升麻。(中医方剂大辞典)

麦冬平肺饮 mai dong ping fei yin

【英文名】Mai Dong Ping Fei Drink

【异名】麦冬清肺饮(中医方剂大辞典、杂病源流犀烛)

【组成】人参、麦门冬、赤芍、槟榔、赤茯苓、陈皮、桔梗、甘草。(中医方剂大辞典)

麦冬甘草汤 mai dong gan cao tang

【英文名】Mai Dong Gan Cao Decoction

【组成】麦门冬、甘草、竹叶。(中医方剂大辞典)

麦冬甘露饮 mai dong gan lu yin

【英文名】Mai Dong Gan Lu Drink

【组成】麦冬、黄芩、元参、花粉、甘草、蒌仁、竹叶。(中医方剂大辞典)

麦冬竹叶汤 mai dong zhu ye tang

【英文名】Mai Dong Zhu Ye Decoction

【异名】麦门冬竹叶汤(中医方剂大辞典、普济方)

【组成】麦门冬、小麦、麻黄、甘草、石膏。(中医方剂大辞典)

麦冬导赤散 mai dong dao chi san

【英文名】Mai Dong Dao Chi Powders

【异名】麦门冬导赤汤(中医方剂大辞典、片玉痘疹)

【组成】木通、麦冬、甘草、栀子仁。(中医方剂大辞典)

麦冬参术散 mai dong shen zhu san

【英文名】Mai Dong Shen Zhu Powders

【组成】麦门冬、白术、陈皮、人参、甘草、厚朴。(中医方剂大辞典)

麦冬茯苓汤 mai dong fu ling tang

【英文名】Mai Dong Fu Ling Decoction

【组成】麦冬、茯苓。(中医方剂大辞典)

麦冬茺蔚饮 mai dong chong wei yin

【英文名】Mai Dong Chong Wei Drink

【组成】麦门冬、茺蔚子、桔梗、防风、玄参、知母、黄芩、天门冬。(中医方剂大辞典)

麦冬养荣汤 mai dong yang rong tang

【英文名】Mai Dong Yang Rong Decoction

【组成】(1)人参、麦冬、五味、当归、白芍、知母、陈皮、黄芪。(中医方剂大辞典)(2)潞党参、麦冬、归身、生地、生白芍、白知母、北五味、青盐陈皮、清炙草、大红枣。(中医方剂大辞典)

麦冬黄连汤 mai dong huang lian tang

【英文名】Mai Dong Huang Lian Decoction

【组成】赤茯苓、枣仁、麦冬、黄连、胡麻、远志、枳壳、木通、甘草。(中医方剂大辞典)

麦冬麻仁汤 mai dong ma ren tang

【英文名】Mai Dong Ma Ren Deoction

【组成】麦冬、火麻仁、生白芍、何首乌、乌梅肉、知母。(中医方剂大辞典)

麦冬清肺汤 mai dong qing fei tang

【英文名】Mai Dong Qing Fei Decoction

【组成】麦冬、知母、贝母、黄芩、杏仁、天花粉、枳壳、陈

皮、丹皮、楂肉、桔梗。(中医方剂大辞典)

麦冬熟地汤 mai dong shu di tang

【英文名】Mai Dong Shu Di Decoction

【组成】熟地、麦冬。(中医方剂大辞典)

麦味地黄丸 mai wei di huang wan

【英文名】Mai Wei Di Huang Pill

【组成】麦冬、生地、茯苓、五味子、郁金、白芍、乌药、丹皮、泽泻、萸肉、山药、归身。(中医方剂大辞典)

麦味地黄片 mai wei di huang pian

【英文名】Mai Wei Di Huang Tablet(药品标准-中药成方制剂标准)

【组成】麦冬、五味子、熟地黄、山茱萸、牡丹皮、山药、茯苓、泽泻。(药品标准-中药成方制剂标准 1991年)

麦蘖人参丸 mai nie ren shen wan

【英文名】Mai Nie Ren Shen Pill

【组成】大麦蘖、人参、枳壳、白术、甘草、木香、干姜。(中医方剂大辞典)

麦门冬人参汤 mai men dong ren shen tang

【英文名】Mai Men Dong Ren Shen Decoction

【组成】麦门冬、人参、甘草、栝楼根、生干地黄、王瓜根。(中医方剂大辞典)

麦门冬茯苓饮 mai men dong fu ling yin

【英文名】Mai Men Dong Fu Ling Drink

【异名】麦门冬茯苓饮子(中医方剂大辞典、医学纲目)

【组成】麦门冬、赤茯苓、知母、芎䓖、酸枣仁、陈桔皮、槟榔、甘草。(中医方剂大辞典)

麦门冬理中汤 mai men dong li zhong tang

【英文名】Mai Men Dong Li Zhong Decoction

【异名】麦门冬汤(中医方剂大辞典、圣济总录)

【组成】生麦门冬、生姜、白术、甘草、人参、茯苓、桔皮、竹茹、生芦根、莼心、萎蕤、廪米。(中医方剂大辞典)

麦门冬清肺汤 mai men dong qing fei tang

【英文名】Mai Men Dong Qing Fei Decoction

【组成】天门冬、麦门冬、知母、贝母、杏仁、款冬花、甘草、桔梗、马兜铃、地骨皮。(中医方剂大辞典)

麦味地黄口服液 mai wei di huang kou fu ye

【英文名】Mai Wei Di Huang Oral Liquid(药品标准-中药成方制剂标准)

【组成】麦冬、五味子、熟地黄、山茱萸、牡丹皮、山药、茯苓、泽泻。(药品标准-中药成方制剂标准 1992年)

麦门冬五膈下气丸 mai men dong wu ge xia qi wan

【英文名】Mai Men Dong Wu Ge Xia Qi Pill

【异名】含化麦门冬丸(中医方剂大辞典、圣惠);麦门冬丸(中医方剂大辞典、普济方)

【组成】麦门冬、椒、远志皮、附子、细辛、甘草、干姜、桂心、人参、百部、白术、黄芪、杏仁。(中医方剂大辞典)

寿生丹 shou sheng dan

【英文名】Shou Sheng Dan Honeyed Pill

【组成】人参、天麻、防风、僵蚕、蝉蜕、全蝎、雄黄、胆星、牛黄、甘草、独角仙、白花蛇肉、麝、代赭石。(中医方剂大辞典)

寿而康 shou er kang

【英文名】Shou Er Kang Tablet

【组成】(1)仙灵脾、肉苁蓉、人参叶。(中国医药学报 1987,2(5))(2)制首乌、制黄精、人参叶。(中国医药学报 1987,2(5))

寿字香 shou zi xiang

【英文名】Shou Zi Xiang Powders

【组成】青蒿子、贡云香、红枣皮、广木香、芸茴香、广草、上广皮、紫降香、线桃草、川芎、淡水香、净川松、真苍术、广锦纹、当归、北细辛、连翘心、官桂、香白芷。(中医方剂大辞典)

寿星丸 shou xing wan

【英文名】Shou Xing Pill

【组成】(1)天南星、朱砂、琥珀。(中医方剂大辞典)(2)蛇含石、石燕、代赭石、朱砂、铁粉、雄黄、五灵脂、乳香、川乌、天浆子、乌蛇肉、蛇皮、蛇头、僵蚕、蝉蜕、天麻、蜂房、蜈蚣、全蝎、白附子、南星、羌活、川芎、麝香、脑子。(中医方剂大辞典)(3)姜远志、人参、黄芪、白术、甘草、当归、生地、白芍、茯苓、陈皮、肉桂、胆星、琥珀、朱砂、五味子。(中医方剂大辞典)

寿星散 shou xing san

【英文名】Shou Xing Powders

【组成】(1)腊月牛胆南星、枯矾、朱砂。(中医方剂大辞典)(2)大南星。(中医方剂大辞典)

寿星锭 shou xing ding

【英文名】Shou Xing Lozenges

【组成】防风、人参、白术、茯苓、远志、茯神、川芎、僵蚕、白芷、莲实、甘草、藿香叶、天麻、附子、桔梗、南星、羌活、琥珀、钩藤、辰砂、全蝎、蝉蜕、麝香、金箔、山药。(中医方剂大辞典)

寿胎丸 shou tai wan

【英文名】Shou Tai Pill

【组成】菟丝子、桑寄生、川续断、真阿胶。(中医方剂大辞典)

寿脾煎 shou pi jian

【英文名】Shou Pi Jian Decotion

【异名】摄营煎(中医方剂大辞典);寿脾汤(中医方剂大辞典、会约);参姜寿脾煎(中医方剂大辞典、顾氏

医经）

【组成】白术、当归、山药、炙甘草、枣仁、远志、干姜、莲肉、人参。（中医方剂大辞典）

寿星补汁 shou xing bu zhi

【英文名】Shou Xing Bu Juice

【组成】山药、党参、首乌、熟地、甘草、干姜、黄芪、桂皮、白术、茯苓、麦冬、山楂。（中西医结合杂志 1989,9(4)）

寿星补汁口服液 shou xing bu zhi kou fu ye

【英文名】Shou Xing Bu Zhi Liquid

【组成】山药、茯苓、何首乌、当归、白术、甘草、干姜、麦冬、桂枝、白芍、地黄、山楂、党参。（(93)浙卫药健字 0029-1号）

戒止丸 jie zhi wan

【英文名】Jie Zhi Pill

【组成】荆芥、白芷、防风、苦参、壬子、蒺藜、胡麻、牛蒡子、当归、红花、川芎、闹羊花。（中医方剂大辞典）

戒烟丸 jie yan wan

【英文名】Jie Yan Pill

【组成】党参、玉竹、粟壳、橘红、沉香、黄芪、茯苓、炮姜、杜仲、肉桂、枣仁、制半夏、益智仁、覆花、红枣。（中医方剂大辞典）

戒烟方 jie yan fang

【英文名】Jie Yan Fang Ointment

【组成】炒杜仲、川贝母、甘草。（中医方剂大辞典）

戒烟膏 jie yan gao

【英文名】Jie Yan Ointment

【组成】明党参、云茯苓、黄芪、潞党参、玉竹、炮姜炭、罂粟壳、杜仲、橘红、枸杞、旋覆花、甘草、法半夏、益智仁、枣仁。（中医方剂大辞典）

戒鸦片烟瘾方 jie ya pian yan yin fang

【英文名】Jie Ya Pian Yan Yin Fang Wine

【组成】潞党参、金樱子、粟壳、莱菔子、韭菜子、半夏、阳春砂仁、广陈皮、陈酒、倭芙蓉灰。（中医方剂大辞典）

进食丸 jin shi wan

【英文名】Jin Shi Pill

【组成】(1)丁香、肉豆蔻、木香、巴豆、五灵脂。（中医方剂大辞典）(2)牵牛、巴豆。（中医方剂大辞典）(3)肉豆蔻仁、厚朴、丁香、木香、荜澄茄、良姜、五味子、生姜。（中医方剂大辞典）(4)木香、枳壳、当归、代赭石、朱砂、巴豆霜。（中医方剂大辞典）

进食丹 jin shi dan

【英文名】Jin Shi Pill

【组成】木香、丁香、肉豆寇、黄桔皮、人参、藿香、白术、神曲、麦蘖、莪、槟榔、半夏。（中医方剂大辞典）

进食散 jin shi san

【英文名】Jin Shi Powders

【异名】理脾散（中医方剂大辞典、普济方）

【组成】(1)青皮、陈皮、草豆蔻、甘草、诃子、高良姜、川乌头、肉桂。（中医方剂大辞典）(2)神曲、麦芽、砂仁、山楂。（中医方剂大辞典）(3)白扁豆、石莲肉、人参、茯苓、神曲、甘草、白芷、木香、黄芪。（中医方剂大辞典）(4)青皮、陈皮、甘草、肉桂、附子、草果子、诃子、良姜、白姜。（中医方剂大辞典）(5)半夏曲、肉豆寇、草果仁、高良姜、麦蘖、附子、丁香、厚朴、陈皮、人参、青皮、甘草。（中医方剂大辞典）

进食煎 jin shi jian

【英文名】Jin Shi Jian Paste Pill

【组成】木香、枳壳、当归、朱砂、麝香、巴豆。（中医方剂大辞典）

进食平胃丸 jin shi ping wei wan

【英文名】Jin Shi Ping Wei Honeyed Pill

【组成】厚朴、甘草、苍术、陈皮、茯苓。（中医方剂大辞典）

进食四物汤 jin shi si wu tang

【英文名】Jin Shi Si Wu Decoction

【组成】白芍、川芎、香附、砂仁、陈皮、枳实、槟榔、乌药、青皮、莲肉、白豆蔻、青木香。（中医方剂大辞典）

进退四物汤 jin tui si wu tang

【英文名】Jin Tui Si Wu Decoction

【组成】熟地、当归、酒白芍、川芎。（中医方剂大辞典）

进退黄连汤 jin tui huang lian tang

【英文名】Jin Tui Huang Lian Decoction

【组成】黄连、干姜、人参、桂枝、半夏、大枣。（中医方剂大辞典）

进退大承气汤 jin tui da cheng qi tang

【英文名】Jin Tui Da Cheng Qi Decoction

【组成】大黄、厚朴、积实、芒硝。（中医方剂大辞典）

远邪汤 yuan xie tang

【英文名】Yuan Xie Decoction

【组成】人参、苍术、茯苓、柴胡、苏叶、生甘草、玄参、荆芥、黄芩、白菊、天花粉。（中医方剂大辞典）

远志丸 yuan zhi wan

【英文名】Yuan Zhi Pill

【组成】(1)远志、山芋、肉苁蓉、牛膝、石斛、天雄、巴戟天、人参、山茱萸、泽泻、菟丝子、茯神、覆盆子、续断、生干地黄、桂、鹿茸、甘草、附子、牡丹皮、白茯苓、五味子、杜仲、蛇床子、楮实、黄芪。（中医方剂大辞典）(2)远志、人参、白茯苓、山芋、凝水石。（中医方剂大辞典）(3)远志、人参、白茯苓、柏子仁、车前子、决明子、细辛、茺蔚子。（中医方剂大辞典）(4)远志、黄芪、白茯苓、桂心、麦门冬、人参、当归、白术、钟乳粉、独活、柏子仁、阿胶、菖蒲、熟干地黄、薯蓣。(中医方剂大辞典)(5)远志、茯神、石菖蒲、黄芪、熟干地黄、人参、薯蓣、麦门冬、龙齿、紫石英。(中医方剂大辞典)(6)远志、白术、龙骨、牛黄、紫葳、虎睛、人参、茯神、防风、桂心、麦门冬、甘草、熟干地黄。(中医方剂大辞典)(7)白茯苓、麦门冬、远志、石菖蒲、人参、益智仁。(中医方剂大辞典)(8)远志、牡蛎、白茯苓、人参、干姜、辰砂、肉苁蓉。(中医方剂大辞典)(9)远志、茯神、益智仁。(中医方剂大辞典)(10)人参、茯神、芦荟、琥珀、蔓荆子、川芎、生地黄、熟地黄、茺蔚子、蝉壳、车前子、细辛、白蒺藜、远志、全蝎。(中医方剂大辞典)(11)远志、山药、地黄、天门冬、龙齿、白茯苓、茯神、地骨皮、辣桂。(中医方剂大辞典)(12)远志、茯神、黄芪、熟地黄、人参、石菖蒲、当归。(中医方剂大辞典)(13)远志、石菖蒲、茯神、白茯苓、人参、龙齿。(中医方剂大辞典)(14)酸枣仁、远志、白附子、人参、石菖蒲、白茯苓、天南星、龙骨、麦门冬、天麻、半夏曲、铁粉、辰砂。(中医方剂大辞典)(15)远志、麦门冬、赤石脂、熟干地黄、人参、茯神、甘草、白术、薯蓣。(中医方剂大辞典)(16)远志、人参、苦参、马头骨灰、茯苓、菖蒲、朱砂、铁粉。(中医方剂大辞典)(17)续断、薯蓣、远志、蛇床子、肉苁蓉。(中医方剂大辞典)(18)远志、石菖蒲、茯神、天竺黄、酸枣仁、朱砂、犀角屑、龙齿。(中医方剂大辞典)(19)远志、山药、熟地黄、天门冬、龙齿、麦门冬、五味子、车前子、白茯苓、茯神、地骨皮、桂心。(中医方剂大辞典)(20)人参、白茯苓、川姜、牡蛎、远志。(中医方剂大辞典)(21)远志、南星、白附子、白茯苓、人参、酸枣仁、金箔、朱砂。(中医方剂大辞典)(22)远志、菖蒲、龙齿、茯神、黄芪、人参、赤石脂、干地黄、麦门冬。(中医方剂大辞典)(23)麦冬、石菖蒲、甘菊、远志、杞子、熟地。(中医方剂大辞典)(24)远志、人参、熟地、黄芪、当归、白术、阿胶、柏子仁、萸肉、麦冬。(中医方剂大辞典)(25)远志、酸枣仁、黄芪、石菖蒲、茯神、茯苓、人参、龙齿、麦门冬、五味子。(中医方剂大辞典)(26)远志、茯苓、细辛、菟丝子、木兰、续断、人参、菖蒲、龙骨、当归、芎䓖、茯神。(中医方剂大辞典)(27)朱砂、远志、人参、茯苓、茯神、甘草、白石英、紫石英、干山药、龙齿。(中医方剂大辞典)(28)远志、茯神、石菖蒲、黄芪、熟干地黄、人参。(中医方剂大辞典)(29)远志、山芋、人参、白茯苓、金箔、银箔。(中医方剂大辞典)(30)远志、山芋、柏子仁、巴戟天、续断、杜仲、菟丝子、荆实、山茱萸、五味子、肉苁蓉、牛膝。(中医方剂大辞典)(31)远志、桂、杜仲、枳壳、白茯苓。(中医方剂大辞典)(32)远志、麦门冬、人参、熟干地黄、地榆、甘草。(中医方剂大辞典)(33)远志、人参、山芋、防风、玄参、苦参、铁粉、乌头。(中医方剂大辞典)

远志汤 yuan zhi tang

【英文名】Yuan Zhi Decoction

【异名】远志散(中医方剂大辞典、普济方)

【组成】(1)远志肉、茯神、白芍药、熟半夏、广皮、枣仁、人参、钩藤。(中医方剂大辞典)(2)远志、黄芪、当归、麦冬、石斛、酸枣仁、人参、茯神、甘草。(中医方剂大辞典)(3)远志、人参、石菖蒲、羌活、细辛、麻黄、赤芍药、白术。(中医方剂大辞典)(4)远志、龙齿、人参、茯神、桂、芍药、黄芪、麦门冬。(中医方剂大辞典)(5)远志、赤芍药、黄芩、白茯苓、人参、防风、独活、甘草、熟干地黄。(中医方剂大辞典)(6)远志、赤茯苓、犀角屑、人参、知母、芍药、黄芩、前胡、麦门冬。(中医方剂大辞典)(7)远志、天门冬、麦门冬、阿胶、当归、藕节、甘草、大黄、芎䓖、桂、没药、麻黄、核桃仁、牡丹皮、柴胡。(中医方剂大辞典)(8)远志、菖蒲。(中医方剂大辞典)(9)远志、白茯苓、犀角、知母、芍药、黄芩、前胡。(中医方剂大辞典)(10)远志、人参、赤茯苓、犀角、桔梗、前胡、防风、麦门冬、黄芪、大腹皮。(中医方剂大辞典)(11)远志、人参、甘草、当归、桂心、麦门冬、芍药、茯苓、生姜、大枣。(中医方剂大辞典)(12)远志、干姜、铁精、桂心、黄芪、紫石英、防风、当归、人参、茯苓、甘草、芎䓖、茯神、羌活、麦门冬、半夏、五味子、大枣。(中医方剂大辞典)(13)远志、当归、炙甘草、桂心、芎䓖、黄芪、人参、麦门冬、茯苓、干地黄、生姜、大枣。(中医方剂大辞典)(14)远志、茯苓、独活、甘草、芍药、当归、桂肉、麦门冬、生姜、人参、附子、黄芪。(中医方剂大辞典)(15)远志肉、枣仁、茯神、丹参、石菖蒲、牛膝、广皮、杜仲、益母草。(中医方剂大辞典)

远志饮 yuan zhi yin

【英文名】Yuan Zhi Drink

【组成】高丽参、淮山、龙齿、石菖蒲、正茯神、远志。(中医方剂大辞典)

远志酊 yuan zhi ding

【英文名】Yuan Zhi Tincture

【组成】远志。((91)闽卫药准字 80 号)

远志酒 yuan zhi jiu

【英文名】Yuan Zhi Wine

【组成】远志。(中医方剂大辞典)

远志散 yuan zhi san

【英文名】Yuan Zhi Powders

【异名】远志汤(中医方剂大辞典、圣济总录)

【组成】(1)远志、白术、桂心、茵芋、天雄、龙脑、菖蒲、附子、生干地黄、细辛、甘草、杨上寄生。(中医方剂大辞典)(2)远志、茯神、独活、甘草、白芍药、当归、桂心、麦门冬、人参、附子、黄芪、羚羊角。(中医方剂大辞典)(3)远志、白芍药、桂心、天门冬、麦门冬、阿胶、当归、没药、藕节、甘草、川大黄、生干地黄、柴胡、桃仁。(中医方剂大辞典)(4)远志、白术、肉桂、人参、鳖甲、天门冬、杜仲、川椒、牛膝、白茯苓、薯蓣、山茱萸、柏子仁、生干地黄、石斛、黄芪、甘草。(中医方剂大辞典)(5)远志、防风、桂心、茯神、甘草、独活、犀角屑、人参、石膏、秦艽、黄芩、麦门冬。(中医方剂大辞典)(6)远志、白茯苓、独活、白芍药、当归、麦门冬、人参、羚羊角屑、黄芪、桂心、甘草。(中医方剂大辞典)(7)远志、龙齿、杨上寄生、石菖蒲、细辛、人参、防风、生干地黄、黄芪、甘草。(中医方剂大辞典)(8)远志、五味子、蛇床子。(中医方剂大辞典)(9)五倍子、远志。(中医方剂大辞典)(10)远志、人参、龙齿、茯神、紫石英、赤石脂、当归、桂心、甘草、白术、白芍药、紫菀、防风、麦门冬。(中医方剂大辞典)(11)远志、人参、菖蒲、白茯苓、决明子、薯蓣、桂心、熟干地黄。(中医方剂大辞典)(12)远志、生干地黄、枳壳、旋覆花、甘草、麦门冬、半夏、赤茯苓。(中医方剂大辞典)(13)远志、菖蒲、铁精、桂心、黄芪、防风、当归、人参、甘草、熟干地黄、芎䓖、茯神、独活、紫石英、五味子、麦门冬、半夏。(中医方剂大辞典)(14)远志、干姜、莲花、蛇床子、五味子。(中医方剂大辞典)(15)白术、白茯苓、人参、朱砂、川芎、羌活、防风、当归、白芍药、熟干地黄、宣粉葛、远志肉。(中医方剂大辞典)(16)远志、黄连、白茯苓、菖蒲、人参。(中医方剂大辞典)(17)远志。(中医方剂大辞典)(18)远志、黄芪、芍药、五味子、黄芩、赤茯苓、牡荆实、秦艽、乌头、天雄、细辛、山茱萸、菊花、防风、狗脊、桂、芎䓖、芫荑、菖蒲、萎蕤、白敛、山芋、附子、龙胆、厚朴、蜀椒、巴戟天。(中医方剂大辞典)(19)远志、人参、细辛、白茯苓、黄芪、桂、熟干地黄、菖蒲、白术、防风。(中医方剂大辞典)(20)远志、人参、赤小豆、附子、细辛、桂、干姜、防风、龙齿、熟干地黄、菖蒲、黄芪、白茯苓、白术。(中医方剂大辞典)(21)远志、防风、甘草、麦门冬、羚羊角屑、酸枣仁、桑寄生、独活、桂心、当归、茯神。(中医方剂大辞典)(22)远志、麦门冬、薯蓣、葛根、甘草、石膏、麻黄、川升麻。(中医方剂大辞典)

远志煎 yuan zhi jian

【英文名】Yuan Zhi Jian Decoction

【组成】(1)远志、茯神、羚羊角屑、甘草、芜荑、蝎梢。(中医方剂大辞典)(2)薯蓣、远志、熟地黄、天门冬、茯神、龙齿、地骨皮、防风、茯苓、麦门冬、人参、桂、五味子、车前子。(中医方剂大辞典)(3)远志、羚羊角屑、茯神、甘草、龙骨、杏仁、紫菀、防风、龙胆、蚱蝉、百合、牛黄、麝香、川升麻、川大黄、酥、蜜。(中医方剂大辞典)

远志膏 yuan zhi gao

【英文名】Yuan Zhi Ointment

【组成】(1)远志肉。(中医方剂大辞典)(2)远志。(中医方剂大辞典)(3)羚羊角、羌活、防风、朱砂、白附、天麻、蝎梢、麝香、牛黄、独活、金箔、茯苓、远志、僵蚕、蝉退、人参。(中医方剂大辞典)(4)远志、干防风。(中医方剂大辞典)

远彻膏 yuan che gao

【英文名】Yuan Che Plaster

【组成】穿山甲、五灵脂。(中医方剂大辞典)

远疟汤 yuan nue tang

【英文名】Yuan Nue Decoction

【组成】人参、山茱萸、鳖甲、当归、白术、熟地、山药、附子、柴胡、白芥子。(中医方剂大辞典)

远桔汤 yuan jie tang

【英文名】Yuan Jie Decoction

【组成】远志、石菖蒲、枣仁、桔梗、荆芥、蝉蜕、贝母、玄参、甘草。(中医方剂大辞典)

远志饮子 yuan zhi yin zi

【英文名】Yuan Zhi Yin Zi Decoction

【异名】远志引子(中医方剂大辞典、金匮翼)

【组成】(1)远志、枣仁、茯神、人参、黄芪、当归、麦冬、石斛、甘草。(中医方剂大辞典)(2)远志、当归、防风、黄芪、白术、甘草。(中医方剂大辞典)(3)远志、茯神、桂心、人参、酸枣仁、黄芪、当归、甘草。(中医方剂大辞典)

远志煮散 yuan zhi zhu san

【英文名】Yuan Zhi Zhu Powders

【组成】远志、射干、杏仁、大青、茯神、葛根、甘草、麦门冬、芍药、桂心、石膏、知母、升麻。(中医方剂大辞典)

远志糖浆 yuan zhi tang jiang

【英文名】Yuan Zhi Syrup(药品标准－中药成方制剂标准)

【组成】远志流浸膏、浓氨溶液。(药品标准－中药成方制剂标准 1996 年)

远年大风煎 yuan nian da feng jian

【英文名】Yuan Nian Da Feng Jian Decoction

【组成】升麻、川芎、枳壳、陈皮、天麻、黄连、黄芩、前胡、连翘、地骨皮、麻黄、全蝎、薄荷、木香、壬子。(中医方剂大辞典)

远志平肝丸 yuan zhi ping gan wan

【英文名】Yuan Zhi Ping Gan Pill

【组成】白附子、石菖蒲、远志、白茯神、人参、麦门冬、川芎、山药、半夏曲、铁粉、辰砂、北细辛。(中医方剂大辞典)

远志茯神丸 yuan zhi fu shen wan
【英文名】Yuan Zhi Fu Shen Paste Pill
【组成】人参、茯神、远志、菖蒲。(中医方剂大辞典)

远志葱蜜饼 yuan zhi cong mi bing
【英文名】Yuan Zhi Cong Mi Bing Emplastrum
【组成】生葱、黄蜜、大远志肉。(中医方剂大辞典)

远睛补肝丸 yuan jing bu gan wan
【英文名】Yuan Jing Bu Gan Honeyed Pill
【组成】白芍、熟地、当归、天冬、五味子、炙甘草、白术、白茯苓、官桂、车前子、白菊花、青葙子、玄参、川芎、羌活、防风、人参、地骨皮、黄芩、柴胡、细辛、决明子、苦参、黄连。(中医方剂大辞典)

远菊二天散 yuan ju er tian san
【英文名】Yuan Ju Er Tian Powders
【组成】生远志、菊花、天麻、川芎、天竺黄、柴胡、石菖蒲、僵蚕。(辽宁中医杂志 1987,(2))

运脾饮 yun pi yin
【英文名】Yun Pi Yin Decoction
【组成】香附、半夏、苍术、厚朴、陈皮、甘草、茯苓、草豆蔻、山楂、泽泻、神曲。(中医方剂大辞典)

运脾散 yun pi san
【英文名】Yun Pi Powders
【组成】缩砂、白术、人参、藿香、肉果、丁香、神曲、甘草。(中医方剂大辞典)

运痰丸 yun tạn wan
【英文名】Yun Tan Pill
【组成】沉香化痰丸、参、术、茯苓、甘草。(中医方剂大辞典)

运痰汤 yun tan tang
【英文名】Yun Tan Decoction
【组成】人参、半夏、茯苓、陈皮、益智仁、肉桂。(中医方剂大辞典)

运动创伤膏 yun dong chuang shang gao
【英文名】Yun Dong Chuang Shang Plaster
【组成】山乌龟、刘寄奴、红花、乳香、没药。((82)湘卫药准字(1982)31-001)

运脾消食汤 yun pi xiao shi tang
【英文名】Yun Pi Xiao Shi Decoction
【组成】白术、茯苓、陈皮、佛手、砂仁、三仙。(中西医结合杂志 1990,10(7))

贡菊冲剂 gong ju chong ji
【英文名】Gong Ju Medicinal Instant Granule
【组成】贡菊。

攻火汤 gong huo tang
【英文名】Gong Huo Decoction
【组成】大黄、石膏、炒栀子、当归、厚朴、甘草、白芍。(中医方剂大辞典)

攻坚散 gong jian san
【英文名】Gong Jian Powders
【组成】夏枯草、玄参、生牡蛎、昆布、姜半夏、海藻、青皮、陈皮、三棱、莪术。(中医方剂大辞典)

攻毒丸 gong du wan
【英文名】Gong Du Paste Pill
【组成】有子蜂房。(中医方剂大辞典)

攻毒汤 gong du tang
【英文名】Gong Du Decoction
【组成】鲫鱼、丹雄鸡头、穿山甲、生姜、鲜笋尖头。(中医方剂大辞典)

攻毒散 gong du san
【英文名】Gong Du Powders
【组成】(1)油核桃、蝎子。(中医方剂大辞典)(2)干姜。(中医方剂大辞典)

攻积丸 gong ji wan
【英文名】Gong Ji Plaster
【组成】川乌、吴萸、官桂、干姜、黄连、橘红、槟榔、茯苓、枳实、菖蒲、桔梗、延胡、半夏、巴仁、皂角。(中医方剂大辞典)

攻寒汤 gong han tang
【英文名】Gong Han Decoction
【组成】高良姜、桂心、甘草。(中医方剂大辞典)

攻痹汤 gong bi tang
【英文名】Gong Bi Decoction
【组成】车前子、茯苓、薏仁、肉桂、木通、白术、王不留行。(中医方剂大辞典)

攻克二号 gong ke er hao
【英文名】Gong Ke Er Hao Pill
【组成】丹参、红花、党参、芫花、五味子、苍术、云苓、黑附子、五加皮。(黑龙江医药 1976,(5-6))

攻积饮子 gong ji yin zi
【英文名】Gong Ji Drink
【组成】桃仁、红花、三棱、莪术、赤芍、丹皮、归尾、香附、生地、大蓟、红曲、甘草。(中医方剂大辞典)

攻风败毒散 gong feng bai du san
【英文名】Gong Feng Bai Du San Decoction
【组成】藁本、芫花、羌活、防风、川乌、草乌、山乌豆、骨碎补。(中医方剂大辞典)

攻邪遏流汤 gong xie e liu tang
【英文名】Gong Xie E Liu Decoction
【组成】升麻、当归、黄芩、瓜蒌、金银花、炙甘草、连翘、秦艽、苍耳、马蔺根、牛膝、牵牛。(中医方剂大辞典)

攻坚败毒膏 gong jian bai du gao
【英文名】Gong Jian Bai Du Ointment
【组成】当归、熟地、生地、白芍药、赤芍药、南星、半夏、三棱、蓬术、木鳖、两头尖、川山甲、巴豆仁、肉桂、五灵脂、桃仁、续断、玄参、玄胡索、蓖麻子仁、白芷、羌活、独活、大黄、红花、川乌、草乌、苏木、川芎、防风、杏仁。(中医方剂大辞典)

攻里消毒饮 gong li xiao du yin

【英文名】Gong Li Xiao Du Drink

【组成】瓜楼、连翘、牛蒡子、当归、白芍药、川大黄、芒消、甘草。(中医方剂大辞典)

攻补两益汤 gong bu liang yi tang

【英文名】Gong Bu Liang Yi Decoction

【组成】榧子、白薇、雷丸、神曲、槟榔、使君子、白术、人参。(中医方剂大辞典)

攻补兼施剂 gong bu jian shi ji

【英文名】Combinating reinforcing-reducing agents(中国中医药学主题词表)

【定义】指以攻下药配合补益药组成,治疗里实正虚之大便秘结证的方剂。(方剂学)

攻逐水饮方 gong zhu shui yin fang

【英文名】Gong Zhu Shui Yin Prescription

【组成】人参、黄芪、女贞子、菟丝子、补骨脂、肉桂、肉苁蓉、枸杞子、白术、苍术、茯苓、扁豆。(中医函授通讯 1991,(2))

攻温固脉煎 gong wen gu mai jian

【英文名】Gong Wen Gu Mai Jian Decoction

【组成】熟地、当归、洋参、紫草、泽兰、大黄、芒消、白僵蚕、全蝉蜕、白蜜、黄酒、黄连、黄芩、栀子。(中医方剂大辞典)

攻消和解软坚汤 gong xiao he jie ruan jian tang

【英文名】Gong Xiao He Jie Ruan Jian Decoction

【组成】山甲、僵蚕、当归、赤芍、青皮、陈皮、乳香、没药、连翘、全瓜蒌、花粉、牡蛎、金银花、蒲公英、甘草、夏枯草、金桔叶。(江苏中医 1965,(12))

坏涎丸 huai xian wan

【英文名】Huai Xian Pill

【组成】(1)半夏、粉霜、铅白霜、巴豆霜、雄黄、蝎梢。(中医方剂大辞典)(2)硇砂、寒水石、密陀僧、定粉、龙脑、水银、半夏。(中医方剂大辞典)(3)雄黄、朱砂、水银、铅霜、甘草。(中医方剂大辞典)(4)白矾、天竺黄、半夏、金箔、朱砂、皂荚子。(中医方剂大辞典)

坏痰丸 huai tan wan

【英文名】Huai Tan Wster-paste Pill

【组成】皂角、枯白矾。(中医方剂大辞典)

坎中丹 kan zhong dan

【英文名】Kan Zhong Powders

【组成】硫黄、赤石脂。(中医方剂大辞典)

坎水汤 kan shui tang

【英文名】Kan Shui Decoction

【组成】石膏、玄参、甘草、天花粉、炒栀子、车前子。(中医方剂大辞典)

坎炁丹 kan qi dan

【英文名】Kan Qi Pill

【组成】坎炁、人乳粉、熟地、人参、枸杞子。(中医方剂大辞典)

坎宫锭 kan gong ding

【英文名】Kan Gong Lozenges

【组成】胡黄连、芙蓉叶、儿茶、熊胆、西黄、辰砂、川贝母、梅花冰片、麝香、陈京墨。(中医方剂大辞典)

坎离丸 kan li wan

【英文名】Kan Li Pill

【组成】(1)黑豆、红枣。(中医方剂大辞典)(2)知母、黄柏、菊花、熟地、白芍、川芎、枸杞、当归。(中医方剂大辞典)(3)龙骨、远志、白茯神、石菖蒲、龟甲、酸枣仁、当归身、人参、麦门冬、天门冬、生地黄、熟地黄、山茱萸、川黄柏、五味子、柏子仁、山药、甘枸杞子、知母。(中医方剂大辞典)(4)天门冬、黄柏、当归、牛膝、麦门冬、知母、白芍、山药、菟丝子、川芎、生地、熟地、枸杞子、茯神、杜仲。(中医方剂大辞典)(5)黄柏、熟糯米。(中医方剂大辞典)(6)苍术、破故纸、五味子、川芎、川柏皮。(中医方剂大辞典)(7)全当归、白芍、川芎、厚黄柏、知母、熟地黄。(中医方剂大辞典)(8)黄柏、知母。(中医方剂大辞典)(9)知母、黄柏、黄连。(中医方剂大辞典)(10)苍术、麦门冬、天门冬、茯神、远志、沉香、鹿茸、胡芦巴、川巴戟、当归、人参、枸杞子、雀脑、川芎、陈皮。(中医方剂大辞典)(11)酸枣仁、菟丝子、柏子仁、五味子、薏苡仁、覆盆子、人参、枸杞子、鹿茸、牛膝、肉苁蓉、当归、杜仲、远志、地黄、茯神、沉香、附子、龙骨、朱砂、麝香。(中医方剂大辞典)(12)生地、丹皮、山药、山萸肉、茯苓、知母、泽泻、黄柏、杜仲炭。(中医方剂大辞典)(13)白术、细辛、川芎、草决明、羌活、当归、五味、防风、官桂、菊花、元参、白茯苓、地骨皮、青箱子、车前子、甘草、人参、苦参、黄芩。(中医方剂大辞典)(14)熟地、山萸肉、山药、牡丹皮、茯苓、芡实、莲须、知母、黄柏、远志肉、龙骨、牡蛎粉。(中医方剂大辞典)

坎离丹 kan li dan

【英文名】Kan Li Pill

【组成】(1)伏火灵砂、阳起石、磁石、钟乳粉、龙齿。(中医方剂大辞典)(2)明雄黄、明矾。(中医方剂大辞典)(3)辰砂、酸枣仁、附子、乳香。(中医方剂大辞典)

坎离汤 kan li tang

【英文名】Kan Li Decoction

【组成】荜澄茄、石菖蒲、白术、茯苓、木香、甘草、半夏、

紫苏子。(中医方剂大辞典)

坎离砂 kan li sha

【英文名】Kang Li Sha Powders

【组成】乳香、肉桂、川乌、没药、麻黄、马钱子、丁香、草乌、小茴香。(中医方剂大辞典)

坎离膏 kan li gao

【英文名】Kan Li Ointment

【组成】(1)黄柏、知母、生地黄、熟地黄、天门冬、麦门冬、杏仁、胡桃仁、蜂蜜。(中医方剂大辞典)(2)血竭、冰片、轻粉、水银、大风子肉、白占。(中医方剂大辞典)

坎粒砂 kan li sha

【英文名】Kan Li Sha Powders

【异名】坎离砂(中医方剂大辞典)

【组成】防风、透骨草、川芎、当归、生铁屑、米醋。(中医方剂大辞典)

坎宫锭子 kan gong ding zi

【英文名】Kan Gong Lozenges

【异名】坎宫锭(中医方剂大辞典、疡科捷径)

【组成】京墨、胡黄连、熊胆、麝香、儿茶、冰片、牛黄。(中医方剂大辞典)

坎气潜龙汤 kan qi qian long tang

【英文名】Kan Qi Qian Long Decoction

【组成】净坎气、青龙齿、珍珠母、生白芍、大生地、生牡蛎、磁朱丸、东白薇。(中医方剂大辞典)

坎宫回生丹 kan gong hui sheng dan

【英文名】Kan Gong Hui Sheng Powders

【组成】血竭、细辛、雄精、牙皂、大梅片、硼砂、麝香、郁金、生附片。(中医方剂大辞典)

坎离互根汤 ba li hu gen tang

【英文名】Kan Li Hu Gen Decoction

【组成】生石膏、玄参、生淮山药、甘草、野台参、鲜白茅根、生鸡子黄。(中医方剂大辞典)

坎离交济丹 kan li jiao ji dan

【英文名】Kan Li Jao Ji Honeyed Pill

【组成】熟地、生地、茯神、远志、阿胶、鸡子黄、炙甘草、莲肉。(中医方剂大辞典)

坎离两补汤 kan li liang bu tang

【英文名】Kan Li Liang Bu Decoction

【组成】人参、熟地、菟丝子、生地、麦冬、丹皮、炒枣仁、北五味子、茯苓、桑叶、山药、白术。(中医方剂大辞典)

坎离既济丸 kan li ji ji wan

【英文名】Kan Li Ji Ji Pill

【异名】坎离丸(中医方剂大辞典、类证治裁)

【组成】(1)人参、生地、熟地、天冬、麦冬、萸肉、白芍、知母、川柏、肉桂、苁蓉、枸杞子、五味子、山药、茯苓、茯神、丹皮、泽泻、枣仁、远志。(中医方剂大辞典)(2)熟地、当归、白芍药、牡丹皮、知母、天门冬、黄柏、麦门冬。(中医方剂大辞典)(3)熟地黄、生地黄、天门冬、麦门冬、山茱萸、山药、甘枸杞、肉苁蓉、黄柏、知母、当归、白芍药、白茯苓、牡丹皮、泽泻、五味子、拣参、远志。(中医方剂大辞典)(4)当归、南川芎、白芍、熟地黄、生地黄、天门冬、麦门冬、五味子、山药、山茱萸、牛膝、黄柏、知母、龟版。(中医方剂大辞典)

坎离既济丹 kan li ji ji dan

【英文名】Kan Li Ji Ji Honeyed Pill

【组成】(1)川连、肉桂、炙甘草。(中医方剂大辞典)(2)肉苁蓉、生地、麦冬、山萸、杞子、五味、川柏、归身、白芍、天冬、熟地、远志、茯苓、茯神、丹皮、枣仁、人参、泽泻。(中医方剂大辞典)

坎离既济汤 kan li ji ji tang

【英文名】Kan Li Ji Ji Decoction

【组成】黄柏、知母、生地。(中医方剂大辞典)

均药 jun yao

【英文名】Jun Yao Powders

【组成】栀子、薄荷叶、连翘、赤小豆、升麻、鸡内金。(中医方剂大辞典)

均气丸 jun qi wan

【英文名】Jun Qi Pill

【组成】(1)木香、胡椒、干姜、乌头、茴香子、荜澄茄、青桔皮、陈桔皮、蓬莪术、桂、牵牛。(中医方剂大辞典)(2)茴香子、木香、桂、桃仁、京三棱、青桔皮、莱菔子、槟榔、沉香、厚朴。(中医方剂大辞典)(3)牡丹皮、当归、木香、京三棱、半夏、青桔皮、枳实、槟榔。(中医方剂大辞典)

均气汤 jun qi tang

【英文名】Jun Qi Decoction

【组成】白术、天台乌药、人参、青桔皮、甘草、白芷、白茯苓。(中医方剂大辞典)

均气散 jun qi san

【英文名】Jun Qi Powders

【组成】(1)桑白皮、陈皮、桔梗、甘草、赤茯苓、藿香叶、木通。(中医方剂大辞典)(2)木香、桔梗、广茂、木通、枳壳、青皮、京三棱、甘草。(中医方剂大辞典)

均气八仙汤 jun qi ba xian tang

【英文名】Jun Qi Ba Xian Decoction

【组成】麻黄、杏仁、石膏、桔梗、片茶、贝母、生甘草、知母。(中医方剂大辞典)

杜仲丸 du zhong wan

【英文名】Du Zhong Pill

【异名】青娥丸(中医方剂大辞典、直指);青蛾丸(中医方剂大辞典、普济方);肾气丸(中医方剂大辞典、仙

拈集);千金保孕丸(中医方剂大辞典、医统);杜续丸(中医方剂大辞典、医学入门)

【组成】(1)杜仲、远志、熟干地黄、桂心、白茯苓、枳壳、牛膝、菟丝子、羌活。(中医方剂大辞典)(2)杜仲、续断、丹参、萆薢、芎䓖、虎胫骨、桂心、附子、牛膝、赤芍药、海桐皮、干蝎。(中医方剂大辞典)(3)杜仲、石斛、干地黄、干姜。(中医方剂大辞典)(4)杜仲、龟版、黄柏、知母、枸杞子、五味子、当归、芍药、黄芪、故纸。(中医方剂大辞典)(5)杜仲、防风、附子、石菖蒲、桔梗、秦艽、细辛、肉桂、厚朴、半夏、沙参、熟地黄、蜀椒、干姜。(中医方剂大辞典)(6)莲肉、龙骨、益智仁、破故纸、茴香、牛膝、白茯神、杜仲、菟丝子、桃仁。(中医方剂大辞典)(7)杜仲、川续断。(中医方剂大辞典)(8)杜仲、牛膝、菟丝子、续断、木瓜、萆薢、金毛狗脊。(中医方剂大辞典)(9)五加皮、萆薢、山茱萸、杜仲、阿胶、金毛狗脊、防风、川芎、细辛、鹿角屑、当归、生干地黄。(中医方剂大辞典)(10)杜仲、补骨脂、胡桃仁。(中医方剂大辞典)(11)杜仲。(中医方剂大辞典)(12)杜仲、防风、附子、石菖蒲、桔梗、秦艽、细辛、厚朴、桂、半夏、熟干地黄、沙参、蜀椒、干姜。(中医方剂大辞典)(13)杜仲、肉苁蓉、巴戟天、楮实、五味子、茴香子、远志、山茱萸、白茯苓、山芋、牛膝。(中医方剂大辞典)(14)杜仲、干漆、牛膝、巴戟天、桂、五加皮、狗脊、山茱萸、防风、附子、独活、山芋。(中医方剂大辞典)(15)杜仲、牛膝、萆薢、酸枣仁、当归、防风、丹参、赤芍药、桂、肉苁蓉、石斛、附子、郁李仁、槟榔。(中医方剂大辞典)(16)杜仲、萆薢、细辛、丹参、鹿角胶、当归、羌活、桂心、槟榔、郁李仁、酸枣仁、大麻仁。(中医方剂大辞典)(17)杜仲、干姜、萆薢、羌活、天雄、川椒、桂心、芎䓖、防风、秦艽、川乌头、细辛、五加皮、石斛、续断、当归、五味子、槟榔。(中医方剂大辞典)

杜仲汤 du zhong tang

【英文名】Du zhong Decoction

【组成】(1)杜仲、牡蛎、麻黄根、黄芪、白术、肉苁蓉、白茯苓、芍药、甘草、人参。(中医方剂大辞典)(2)杜仲、萆薢、桂、白术、甘草、附子。(中医方剂大辞典)(3)杜仲、桂、羌活、椒、秦艽、石斛、栝楼根、续断、五加皮、牡丹皮、芍药、当归。(中医方剂大辞典)(4)杜仲、生地黄汁。(中医方剂大辞典)(5)川杜仲。(中医方剂大辞典)(6)肉桂、乌药、杜仲、生地、赤芍、丹皮、归尾、胡索、桃仁、川断。(中医方剂大辞典)(7)杜仲、人参、炙阿胶、芎䓖、当归、艾叶。(中医方剂大辞典)(8)杜仲、桂、甘草。(中医方剂大辞典)

杜仲饮 du zhong yin

【英文名】Du Zhong Drink

【组成】杜仲、芎䓖、附子。(中医方剂大辞典)

杜仲酒 du zhong jiu

【英文名】Du Zhong Wine

【组成】(1)杜仲、丹参、芎䓖、桂心、细辛。(中医方剂大辞典)(2)杜仲。(中医方剂大辞典)(3)杜仲、干姜、萆薢、羌活、天雄、蜀椒、桂、芎䓖、防风、秦艽、甘草、细辛、五加皮、石斛、续断、地骨皮、桔梗。(中医方剂大辞典)(4)杜仲、干姜、熟干地黄、萆薢、羌活、天雄、蜀椒、桂、芎䓖、秦艽、乌头、细辛、五加皮、石斛、续断、栝楼根、地骨皮、桔梗、甘草、防风。(中医方剂大辞典)(5)杜仲、独活、附子、仙灵脾、牛膝。(中医方剂大辞典)(6)杜仲、蛇床、当归、芎䓖、干姜、附子、秦艽、石斛、桂心、蜀椒、细辛、茵芋、天雄、独活、防风。(中医方剂大辞典)(7)杜仲、干地黄、当归、乌头、芎䓖。(中医方剂大辞典)(8)桑寄生、杜仲、鹿茸、桂心。(中医方剂大辞典)(9)杜仲、干姜、萆薢、羌活、天雄、蜀椒、桂心、芎䓖、防风、秦艽、乌头、细辛、五加皮、石斛、续断、栝楼根、地骨皮、桔梗、甘草。(中医方剂大辞典)(10)杜仲、石南、羌活、大附子。(中医方剂大辞典)(11)杜仲、丹参、芎䓖。(中医方剂大辞典)

杜仲散 du zhong san

【英文名】Du Zhong Powders

【组成】(1)杜仲、枳壳、马芹子、萆薢、续断、橘子仁、牛膝、牵牛子。(中医方剂大辞典)(2)杜仲、蛇床子、五味子、熟干地黄、桂心、巴戟、菟丝子、牛膝、肉苁蓉、鹿茸、车前子、石龙芮。(中医方剂大辞典)(3)杜仲、丹参、生干地黄、甘草、当归、赤茯苓、芎䓖、续断、五加皮、羚羊角屑、牛膝、桂心、枳壳。(中医方剂大辞典)(4)杜仲、牡蛎、麻黄根、白术、白茯苓、黄芪、白芍药、甘草、人参、肉苁蓉。(中医方剂大辞典)(5)杜仲、附子、石斛、槟榔、当归、牛膝、桂心、丹参、木香、青桔皮、白茯苓、茴香子。(中医方剂大辞典)(6)杜仲、蛇床子、五味子、干地黄、木防己、菟丝子、苁蓉、巴戟天、远志。(中医方剂大辞典)(7)杜仲、牡蛎。(中医方剂大辞典)(8)肉桂、乌药、杜仲、赤芍、当归、丹皮、桃仁、续断、玄延索。(中医方剂大辞典)(9)杜仲、阿胶、防风、狗脊、川芎、芍药、细辛、五加皮、萆薢、杏仁。(中医方剂大辞典)(10)杜仲、肉桂、牡丹皮。(中医方剂大辞典)(11)杜仲、五加皮、当归、赤芍药、芎䓖、人参、萆薢。(中医方剂大辞典)(12)杜仲、防风、川芎、川断、独活、甘草、归尾、小茴香、陈皮、生地、白芍、泽兰、延胡索。(中医方剂大辞典)(13)杜仲、黄芪、牡蛎、麻黄根。(中医方剂大辞典)(14)杜仲、熟干地黄、桂心、附子、五味子、续断、芎䓖、石斛、当归、萆薢、牛膝、木香。(中医方剂大辞典)

杜劳方 du lao fang
【英文名】Du Lao Prescription
【组成】枇杷叶、红莲子、梨、大枣、炼白蜜。(中医方剂大辞典)

杜松散 du song san
【英文名】Du Song San Decoction
【组成】杜松子、桂枝、枳壳、茴香、甘草。(中医方剂大辞典)

杜若丸 du ruo wan
【英文名】Du Ruo Hineyed Pill
【组成】杜若、藿香、白术、桔皮、干姜、木香、人参、厚朴、瞿麦、桂心、薄荷、女萎、茴香、吴茱萸、鸡舌香。(中医方剂大辞典)

杜若散 du ruo san
【英文名】Du Ruo Powders
【组成】杜若、防风、赤茯苓、山茱萸、蔓荆子、茵芋、天雄、飞廉、石膏、藁本、甘草、芎䓖。(中医方剂大辞典)

杜痔丸 du zhi wan
【英文名】Du Zhi Honeyed Pill
【组成】地骨皮、生地、黄芩、丹皮、槐花、焦苍术、焦黄柏、甘草。(中医方剂大辞典)

杜隙汤 du xi tang
【英文名】Du Xi Decoction
【组成】人参、当归、穿山甲。(中医方剂大辞典)

杜蘅丸 du heng wan
【英文名】Du Heng Honeyed Pill
【组成】(1)杜蘅、半夏、白薇、桔梗、附子、牛膝、石菖蒲、蜀椒、细辛、厚朴、沙参、防风、干姜、桂。(中医方剂大辞典)(2)杜蘅、防风、白茯苓、附子、白薇、牛膝、半夏、沙参、秦艽、川椒、桂心、菖蒲、藁本、细辛、蛇床子。(中医方剂大辞典)

杜蘅汤 du heng tang
【英文名】Du Heng Decoction
【组成】杜蘅、松萝、瓜蒂。(中医方剂大辞典)

杜蘅散 du heng san
【英文名】Du Heng Powders
【组成】(1)杜蘅、蛇衔、地榆、生干地黄、干姜、川椒、桂心、当归、芎䓖、人参、肉苁蓉、甘草、赤芍药、附子。(中医方剂大辞典)(2)杜蘅、豉、人参、瓠子、松萝、赤小豆。(中医方剂大辞典)

杜牛膝丸 du niu xi wan
【英文名】Du Niu Xi Hoenyed Pill
【组成】杜牛膝、甜肉桂、瞿麦穗、当归尾、白通草、冬葵子、飞滑石。(中医方剂大辞典)

杜仲冲剂 du zhong chong ji
【英文名】Du Zhong Granule(药品标准－中药成方制剂标准)
【组成】杜仲、杜仲叶。(药品标准－中药成方制剂标准1995年)

杜仲药酒 du zhong yao jiu
【英文名】Du Zhong Wine(药品标准－中药成方制剂标准)
【组成】杜仲、白芍、五加皮、狗脊、熟地黄、桂枝、党参、骨碎补、白术、金樱子、女贞子、鸡血藤、淫羊藿、川牛膝、茯苓、当归、菟丝子。(药品标准－中药成方制剂标准1997年)

杜仲浸酒 du zhong jin jiu
【英文名】Du Zhong Wine
【异名】杜仲酒(中医方剂大辞典、普济方)
【组成】杜仲、桂心、丹参、当归、菴蕳子、芎䓖、牛膝、桑寄生、附子、熟干地黄、川椒。(中医方剂大辞典)

杜记独角膏 du ji du jiao gao
【英文名】Du Ji Du Jiao Plaster(药品标准－中药成方制剂标准)
【组成】独角莲、全蝎、巴豆霜、蜈蚣、密陀僧、黄连、当归、五倍子、大黄、三棱、厚朴、生川乌、香附、白芷、猪牙皂、红大戟、黄柏、羌活、桃仁、莪术、生地黄、独活、麻黄、木瓜、天花粉、枳实、细辛、杏仁、蕲蛇、芫花、生草乌、肉桂、槟榔、玄参、防风、蓖麻子、甘遂、穿山甲。(药品标准－中药成方制剂标准1998年)

杜仲木香散 du zhong mu xiang san
【英文名】Du Zhong Mu Xiang Powders
【组成】杜仲、木香、官桂。(中医方剂大辞典)

杜仲平压片 du zhong ping ya pian
【英文名】Du Zhong Ping Ya Tablet(药品标准－中药成方制剂标准)
【组成】杜仲叶。(药品标准－中药成方制剂标准1996年)

杜仲壮骨丸 du zhong zhuang gu wan
【英文名】Du Zhong Zhuang Gu Pill(药品标准－中药成方制剂标准)
【组成】杜仲、白术、乌梢蛇、人参、桑枝、金铁锁、三七、木瓜、狗骨胶、细辛、续断、石楠藤、川芎、附片、淫羊藿、当归、黄芪、大血藤、秦艽、防风、威灵仙、独活、豹骨、寻骨风。(药品标准－中药成方制剂标准1998年)

杜仲独活汤 du zhong du huo tang
【英文名】Du Zhong Du Huo Decoction
【组成】独活、生姜、麻黄、桂心、芍药、甘草、葛根、栝楼子、防风、杜仲、附子、杏仁、干地黄。(中医方剂大辞典)

杜煎鹿角胶 du jian lu jiao jiao
【英文名】Du Jian Lu Jiao Colloid

【组成】鹿角、黄精、熟地、杞子、樱子、天冬、麦冬、牛膝、楮实、菟丝子、桂圆肉。(中医方剂大辞典)

杜仲壮骨胶囊 du zhong zhuang gu jiao nang

【英文名】Du Zhong Zhuang Gu Capsule(药品标准－中药成方制剂标准)

【组成】杜仲、人参、三七、细辛、乌梢蛇、金铁锁、川芎、当归、秦艽、独活、白术、狗骨胶、桑枝、石楠藤、淫羊藿、木瓜、续断、附片、大血藤、威灵仙、寻骨风、黄芪、防风。(药品标准－中药成方制剂标准 1997 年)

杜仲补天素丸 du zhong bu tian su wan

【英文名】Du Zhong Bu Tian Su Pill(药品标准－中药成方制剂标准)

【组成】杜仲、菟丝子、肉苁蓉、远志、当归、莲子、泽泻、牡丹皮、白芍、淫羊藿、黄芪、熟地黄、山药、茯苓、白术、陈皮、砂仁、女贞子、金樱子、山茱萸、巴戟天、柏子仁、党参、枸杞子、甘草。(药品标准－中药成方制剂标准 1997 年)

杜仲补天素片 du zhong bu tian su pian

【英文名】Du Zhong Bu Tian Su Tablet(药品标准－中药成方制剂标准)

【组成】杜仲、菟丝子、肉苁蓉、远志、当归、莲子、泽泻、牡丹皮、白芍、淫羊藿、黄芪、熟地黄、山药、茯苓、白术、陈皮、砂仁、女贞子、金樱子、山茱萸、巴戟天、柏子仁、党参、枸杞子、甘草。(药品标准－中药成方制剂标准 1997 年)

杜仲补腰合剂 du zhong bu yao he ji

【英文名】Du Zhong Bu Yao Mixture(药品标准－中药成方制剂标准)

【组成】杜仲、党参、当归、枸杞子、牛膝、补骨脂、熟地黄、菟丝子、香菇、猪腰子。(药品标准－中药成方制剂标准 1998 年)

杜仲威灵仙散 du zhong wei ling xian san

【英文名】Du Zhong Wei Ling Xian Powders

【组成】杜仲、威灵仙。(中医方剂大辞典)

杜翰林枳实丸 du han lin zhi shi wan

【英文名】Du Han Lin Zhi Shi Paste Pill

【组成】枳实、赤茯苓、人参、槟榔、白术、黑牵牛。(中医方剂大辞典)

杜仲双降袋泡剂 du zhong shuang jiang dai pao ji

【英文名】Du Zhong Shuang Jiang Tea(药品标准－中药成方制剂标准)

【组成】杜仲、苦丁茶。(药品标准－中药成方制剂标准 1997 年)

杠板归糖浆 gang ban gui tang jiang

【英文名】Gang Ban Gui Syrup

【组成】杠板归、蔗糖、苯甲酸。(赤脚医生杂志 1975,(3))

杖丹 zhang dan

【英文名】Zhang Dan

【组成】(1)松香、葱。(中医方剂大辞典)(2)大黄、黄连、黄芩、栀子、白芷、芒消、南星。(中医方剂大辞典)

杖丹膏 zhang dan gao

【英文名】Zhang Dan Plaster

【组成】猪板油、黄占、轻粉、水银、冰片。(中医方剂大辞典)

杖伤丸 zhang shang wan

【英文名】Zhang Shang Pill

【组成】乳香、没药、血竭、孩儿茶、自然铜、川木鳖、人中白、孩儿胎、地龙、土木鳖、无名异。(中医方剂大辞典)

杖疮丹 zhang chuang dan

【英文名】Zhang Chuang Pellet

【组成】刘寄奴、马鞭草。(中医方剂大辞典)

杖疮膏 zhang chuang gao

【英文名】Zhang Chuang Plaster

【组成】(1)当归、黄蜡、白蜡、香油。(中医方剂大辞典)(2)密佗僧、香油。(中医方剂大辞典)

杖丹膏药 zhang dan gao yao

【英文名】Zhang Dan Plaster

【组成】(1)甘草、肉桂、蛇蜕、蝉蜕、露蜂房、连翘、白芷、白及、白蔹、白术、苍术、人参、玄参、苦参、芍药、南星、升麻、厚朴、栀子、百合、金银花、天花粉、川归、川芎、穿山甲、羌活、独活、黄连、黄芩、黄柏、大黄、生地黄、红花、苏木、柴胡、鳖甲、青木香、何首乌、防风、荆芥穗、藿香、云母石、蕊石、乱发、干蟾、凤凰胎、桃枝、柳枝、桑枝。(中医方剂大辞典)(2)葱汁、姜汁、密佗僧、香油、乳香、没药、儿茶、血竭、麝香。(中医方剂大辞典)

杖疮珍珠散 zhang chuang zhen zhu san

【英文名】Zhang Chuang Zhen Zhu Powders

【组成】珍珠、乳香、海螵蛸、琥珀、象皮、没药、龙骨、儿茶、轻粉、爪儿竭。(中医方剂大辞典)

杖疮白蜡膏药 zhang chuang bai la gao yao

【英文名】Zhang Chuang Bai La Plaster

【异名】白腊膏(中医方剂大辞典、洞天奥旨)

【组成】真白蜡、猪骨髓、潮脑。(中医方剂大辞典)

杉木汤 shan mu tang

【英文名】Shan Mu Decoction

【组成】杉木节、桔叶、大腹槟榔、童便。(中医方剂大辞典)

杉木煎 shan mu jian

【英文名】Shan Mu Lotion

【组成】杉木。(中医方剂大辞典)

杉节汤 shan jie tang

【英文名】Shan Jie Decoction

【组成】青皮、陈皮、天台乌药、鸡心槟榔、宣木瓜、干杉木节、半夏、枳壳、缩砂仁、赤茯苓、丁香、茴香、大腹皮、紫苏子、罗卜子、北梗、甘草。(中医方剂大辞典)

杉节散 shan jie san

【英文名】Shan Jie Powders

【组成】杉木节、楮皮纸。(中医方剂大辞典)

杉叶汤 shan ye tang

【英文名】Shan Ye Decoction

【组成】杉叶、芎䓖、细辛。(中医方剂大辞典)

杉木节汤 shan mu jie tang

【英文名】Shan Mu Jie Decoction

【组成】(1)杉木节、茴香子、瞿麦、赤茯苓、木香、槟榔、木通、紫苏、猪苓。(中医方剂大辞典)(2)杉木节、柳蠹蚛、蒴藋枝。(中医方剂大辞典)

杉木节散 shan mu jie san

【英文名】Shan Mu Jie Powders

【组成】杉木节、苏枋木、醋。(中医方剂大辞典)

杉果芯散 shan guo xin san

【英文名】Shan Guo Xin Powders

【组成】杉树果实、杉树嫩芯。(时珍国药研究 1992,3(2))

杉木乌金膏 shan mu wu jin gao

【英文名】Shan Mu Wu Jin Plaster

【组成】杉木炭。(中医方剂大辞典)

杉节木香汤 shan jie mu xiang tang

【英文名】Shan Jie Mu Xiang Decoction

【组成】杉木节、木香、乌药、青桔皮、沉香、茴香子、槟榔、紫苏。(中医方剂大辞典)

极效膏 ji xiao gao

【英文名】Ji Xiao Plaster

【组成】川乌、草乌、玄参、大黄、生地、杏仁、当归、赤芍、金银花、白芷。(中医方剂大辞典)

极品阿胶 ji pin e jiao

【英文名】Ji Pin E Jiao

【组成】驴皮、当归、熟地黄、黄芪、麦冬、茯苓。

极熟豉酒 ji shu chi jiu

【英文名】Ji Shu Chi Wine

【组成】香豉。(中医方剂大辞典)

极验黄龙散 ji yan huang long san

【英文名】Ji Yan Huang Long Powders

【组成】地龙、陈皮、蒲黄。(中医方剂大辞典)

极验溶胶汤 ji yan rong jiao tang

【英文名】Ji Yan Rong Jiao Decoction

【组成】川山甲、牛皮胶。(中医方剂大辞典)

杧果叶冲剂 mang guo ye chong ji

【英文名】Mang Guo Ye Medicinal Instant Granule

【组成】杧果叶。(中成药研究 1982(1))

杞元膏 qi yuan gao

【英文名】Qi Yuan Ointment

【组成】龙眼肉、枸杞子、黑豆。(中医方剂大辞典)

杞头汤 qi tou tang

【英文名】Qi Tou Decoction

【组成】枸杞头。(中医方剂大辞典)

杞苓丸 qi ling wan

【英文名】Qi Ling Pill

【组成】白茯苓、枸杞、当归、青盐、菟丝子。(中医方剂大辞典)

杞实粥 qi shi zhou

【英文名】Qi Shi Thick soup

【组成】芡实、枸杞子、粳米。(中医方剂大辞典)

杞圆膏 qi yuan gao

【英文名】Qi Yuan Ointment

【组成】枸杞子、圆眼肉。(中医方剂大辞典)

杞菊丸 qi ju wan

【英文名】QI Ju Pill

【组成】(1)甘菊花、枸杞。(中医方剂大辞典)(2)甘菊花、枸杞、川芎、薄荷叶、苍术。(中医方剂大辞典)

杞菊散 qi ju san

【英文名】Qi Ju Powders

【组成】枸杞子、菊花。(中医方剂大辞典)

杞蓉片 qi rong pian

【英文名】Qi Rong Tablet(药品标准－中药成方制剂标准)

【组成】枸杞子、肉苁蓉、锁阳、蛇床子、女贞子、五味子、金樱子、淫羊藿、菟丝子。(药品标准－中药成方制剂标准 1997 年)

杞宝胶囊 qi bao jiao nang

【英文名】Qi Bao Capsule

【组成】枸杞多糖。(沪卫药准字(1994)Z－21－025号)

杞菊六味丸 qi ju liu wei wan

【英文名】Qi Ju liu Wei Pill

【组成】熟地、丹皮、白菊、茯苓、萸肉、杞子、淮药、泽泻。(中医方剂大辞典)

杞菊地黄丸 qi ju di huang wan

【英文名】Qi Ju Di Huang Pill

【组成】(1)枸杞子、菊花、山茱萸、牡丹皮、山药、茯苓、泽泻。((91)闽卫药准字 48 号)(2)枸杞子、菊花。((92)滇卫药准字(92)3Z 第 524 号)(3)枸杞子、菊花、山药、茯苓、泽泻、山茱萸、牡丹皮、熟地黄。

((94)豫卫药准字 ZZ-3529-49092 号、(91)鲁卫药准字 714-107 号、(81)川卫药准字-1347 号)(4)枸杞子、菊花、熟地黄、山药、山茱萸、泽泻。((85)津卫药准字第 626 号)(5)枸杞子、菊花、熟地黄、山茱萸。((92)京卫药准字 ZZ-0143 第 097 号)(6)枸杞子、菊花、熟地黄、山茱萸、泽泻、茯苓、牡丹皮。((82)粤卫药准字第 A22-004 号)

杞菊地黄片 qi ju di huang pian

【英文名】Qi Ju Di Huang Table(药品标准-中药成方制剂标准)

【组成】枸杞子、菊花、熟地黄、山茱萸、牡丹皮、山药、茯苓、泽泻。(药品标准-中药成方制剂标准 1991 年)

杞菊首乌饮 qi ju shou wu yin

【英文名】Qi Ju Shou Wu Decoction

【组成】枸杞、首乌、山楂、丹参、菊花、陈皮。(陕西中医 1993,14(3))

杞菊地黄胶囊 qi ju di huang jiao nang

【英文名】Qi Ju Di Huang Capsule(药品标准-中药成方制剂标准)

【组成】枸杞子、茯苓、牡丹皮、山药、熟地黄、山茱萸、菊花、泽泻。(药品标准-中药成方制剂标准 1991 年)

杞菊地黄口服液 qi ju di huang kou fu ye

【英文名】Qi Ju Di Huang Oral Liquid(药品标准-中药成方制剂标准)

【组成】枸杞子、菊花、熟地黄、山茱萸、牡丹皮、山药、茯苓、泽泻。(药品标准-中药成方制剂标准 1996 年)

杨皮汤 yang pi tang

【英文名】Yang Pi Decoction

【组成】白杨皮、莽草、羌活、独活、杜仲、防风、蒺藜、夏枯草、荆芥穗、地椒、威灵仙、白矾。(中医方剂大辞典)

杨花散 yang hua san

【英文名】Yang Hua Powders

【组成】南星、草乌、闹羊花、半夏。(中医方剂大辞典)

杨林丸 yang lin wan

【英文名】Yang Lin Pill

【组成】厚朴、山楂、麦芽、陈皮、砂仁、豆蔻、朱砂、巴豆。(云南中医学院学报 1990,13(4))

杨枝汤 yang zhi tang

【英文名】Yang Zhi Decoction

【组成】白杨木东枝。(中医方剂大辞典)

杨树酒 yang shu jiu

【英文名】Yang Shu Wine

【组成】杨树根。(中医方剂大辞典)

杨梅散 yang mei san

【英文名】Yang Mei Powders

【组成】(1)杨梅。(中医方剂大辞典)(2)杨梅青、消石、地龙。(中医方剂大辞典)(3)黄柏、杨梅皮、胡椒。(中医方剂大辞典)

杨梅煎 yang mei jian

【英文名】Yang Mei Decoction

【组成】熟杨梅。(中医方剂大辞典)

杨树花片 yang shu hua pian

【英文名】Yang Shu Hua Tablet

【组成】杨树花。(内蒙古中医药 1988,(2))

杨梅疮酒 yang mei chuang jiu

【英文名】Yang Mei Chuang Wine

【组成】无灰酒、小磨麻油。(中医方剂大辞典)

杨上寄生散 yang shang ji sheng san

【英文名】Yang Shang Ji Sheng Powders

【组成】(1)杨上寄生、白术、桂心、茵芋、防风、柏子仁、石菖蒲、细辛、附子、干姜、羌活、甘草。(中医方剂大辞典)(2)杨上寄生、菖蒲、细辛、附子、干姜、天雄、桂心、白术、远志、甘草。(中医方剂大辞典)

杨木汁涂方 yang mu zhi tu fang

【英文名】Yang Mu Zhi Liniment

【组成】杨木嫩枝。(中医方剂大辞典)

杨树皮煎汤 yang shu pi jian tang

【英文名】Yang Shu Pi Decoction

【组成】鲜杨树皮。(中医杂志 1987,(6))

杨梅一剂散 yang mei yi ji san

【英文名】Yang Mei Yi Ji Powders

【组成】麻黄、大黄、威灵仙、金银花、羌活、白芷、蝉蜕、皂角刺、川山甲、防风。(中医方剂大辞典)

杨梅七帖散 yang mei qi tie san

【英文名】Yang Mei Qi Tie Powders

【组成】细叶野艾根、土茯苓、生猪油、直僵蚕、蝉蜕、肥皂核肉、皂荚子。(中医方剂大辞典)

杨梅疮丸药 yang mei chuang wan yao

【英文名】Yang Mei Chuang Water-paste pill

【组成】白花蛇、露蜂房、全蝎、蜈蚣、龟版、雄黄、飞丹、槐花米、雨前细茶、孩儿茶、辰砂、麝香。(中医方剂大辞典)

杨梅疮药酒 yang mei chuang yao jiu

【英文名】Yang Mei Chuang Wine

【组成】大虾蟆、大黄、穿山甲、金银花、白芷、甘草。(中医方剂大辞典)

杨梅疮冲喉药丸 yang mei chuang chong hou yao wan

【英文名】Yang Mei Chuang Chong Hou Pill

【组成】生地、熟地、元参、麦冬、白芍、知母、钗斛、土茯苓、连翘、牛子、银花、丹皮、泽泻、女贞子、沙参、山

豆根、甘草。(中医方剂大辞典)

却风散 que feng san

【英文名】Que Feng Powders

【组成】天南星、巴豆、大半夏、白僵蚕、全蝎。(中医方剂大辞典)

却忿散 que fen san

【英文名】Que Fen Powders

【组成】柴胡、半夏、甘草、薄荷、黄芩、神曲、当归、茯苓、白芍、炒栀子。(中医方剂大辞典)

却金丹 que jin dan

【英文名】Que Jin Pellet

【组成】附子、陈皮、白术、当归、丹砂、铁粉、茯神、远志、半夏、人参、薄荷、天花粉、南星。(中医方剂大辞典)

却毒汤 que du tang

【英文名】Que Du Decoction

【组成】五倍子、花椒、防风、侧柏叶、枳壳、葱白、苍术、甘松、马齿苋、甘草、皮消。(中医方剂大辞典)

却毒散 que du san

【英文名】Que Du Powders

【组成】麻黄、蜀椒、乌头、白术、防风、桔梗、桂、干姜。(中医方剂大辞典)

却蛔散 que hui san

【英文名】Que Hui Powders

【组成】苦楝皮、鹤虱、密陀僧、白槟榔。(中医方剂大辞典)

却暑丹 que shu dan

【英文名】Que Shu Pellet

【组成】(1)黄芩、甘草、朱砂。(中医方剂大辞典)(2)泽泻、赤苓、白术、炙草、黄芩、猪苓、朱砂、滑石。(中医方剂大辞典)(3)漂白术、白茯苓、洁猪苓、宣泽泻、青化桂、黄芩、正川连、镜辰砂、炙甘草。(中医方剂大辞典)

却暑汤 que shu tang

【英文名】Que Shu Decoction

【组成】五苓散、黄连、甘草、朱砂。(中医方剂大辞典)

却暑饮 que shu yin

【英文名】Que Shu Drink

【组成】良姜、藿香、槟榔、木瓜、紫苏、赤茯苓。(中医方剂大辞典)

却暑散 que shu san

【英文名】Que Shu Powders

【异名】冰黄散(中医方剂大辞典、局方)

【组成】赤茯苓、甘草、寒食面、生姜。(中医方剂大辞典)

却痛散 que tong san

【英文名】Que Tong Powders

【组成】(1)高良姜、巴豆。(中医方剂大辞典)(2)雌雄蜈蚣、乌贼鱼骨、甘草、脑子、麝香。(中医方剂大辞典)(3)五灵脂、蒲黄、当归、肉桂、石菖蒲、木香、胡椒、川乌头。(中医方剂大辞典)

却老苁蓉丸 que lao cong rong wan

【英文名】Que Lao Cong Rong Pill

【组成】肉苁蓉、山芋、五味子、菟丝子、赤石脂、泽泻、熟干地黄、山茱萸、巴戟天、覆盆子、石斛。(中医方剂大辞典)

却邪补气散 que xie bu qi san

【英文名】Que Xie Bu Qi Powders

【组成】白芷、防风、桔梗、山楂、肉桂、川芎、人参、黄芪、甘草、慈菇。(中医方剂大辞典)

却狂至神丹 que kuang zhi shen dan

【英文名】Que Kuang Zhi Shen Decoction

【组成】人参、白术、半夏、天南星、附子。(中医方剂大辞典)

却病延寿丹 que bing yan shou dan

【英文名】Que Bing Yan Shou Decoction

【组成】人参、白术、牛膝、白芍药、白茯苓、陈皮、山楂肉、当归、小甘草。(中医方剂大辞典)

却老乌须健阳丹 que lao wu xu jian yang dan

【英文名】Que Lao Wu Xu Jian Yang Decoction

【组成】(1)赤白何首乌、牛膝、赤茯苓、白茯苓、菟丝子、故纸。(中医方剂大辞典)(2)赤茯苓、白茯苓、白首乌、赤首乌、牛膝、枸杞、当归、茯神、菟丝子、破故纸。(中医方剂大辞典)

劫风酒 jie feng jiu

【英文名】Jie Feng Wine

【组成】防风、秦艽、川萆薢、当归、晚蚕沙、虎胫骨、人参、枸杞、豨莶草、苍耳子、茄根、海风藤、桑寄生、鳖甲、川牛膝、苍术、陈皮、明天麻、羌活、杜仲、生地、川芎、白芍、木瓜、五加皮、南星、贝母、半夏、薄桂、甘草节、木香。(中医方剂大辞典)

劫风膏 jie feng gao

【英文名】Jie Feng Ointment

【组成】威灵仙。(中医方剂大辞典)

劫劳散 jie lao san

【英文名】Jie Lao Powders

【异名】劫劳汤(中医方剂大辞典、景岳全书)

【组成】(1)白芍、茯苓、当归、贝母、黄芪、甘草、熟地、枣仁、阿胶。(中医方剂大辞典)(2)人参、黄芪、甘草、当归、芍药、地黄、阿胶、紫菀。(中医方剂大辞典)(3)白芍药、黄芪、甘草、人参、当归、半夏、白茯苓、熟地黄、五味子、阿胶。(中医方剂大辞典)(4)地骨皮、前胡、荆芥、香附子、苍术、甘草、麻黄、白芷、川芎、桔梗、当归、肉桂、石膏、陈皮、天仙藤。

(中医方剂大辞典)

劫敏汤 jie min tang

【英文名】Jie Min Decoction

【组成】黄芪、乌梅、诃子肉、干地龙、柴胡、防风、豨莶草、蜂蜜。(浙江中医杂志 1988,(11))

劫营饮 jie ying yin

【英文名】Jie Ying Drink

【组成】白芷、当归、赤芍、羌活、川芎、陈皮、法夏、独活、苍术、茯苓、厚朴、防风、枳壳、桔梗、甘草、生姜、苏叶、葱白。(中医方剂大辞典)

劫喘丸 jie chuan wan

【英文名】Jie Chuan Pill

【组成】椒目、苏子、地龙、五味子、淫羊藿。(实用中医内科杂志 1991,5(2))

劫痰方 jie tan fang

【英文名】Jie Tan Pill

【组成】青黛、辰砂、雌黄、雄黄、明矾、信石。(中医方剂大辞典)

劫嗽丸 jie sou wan

【英文名】Jie Sou Honeyed Pill

【组成】诃子仁、百药煎、荆芥穗。(中医方剂大辞典)

劫嗽方 jie sou fang

【英文名】Jie Sou Decoction

【组成】诃子、五味子、风化消、五倍子、甘草。(中医方剂大辞典)

劫瘴消毒散 jie zhang xiao du san

【英文名】Jie Zhang Xiao Du Powders

【组成】百丈光、苦花子、金脑香、大小青、紫金藤、生蓝叶、水圹根、乌苞根、嫩柏根、青王X、山乌豆、鸡屎子、晚祥西、狸咬柴、土木香、臭木待根。(中医方剂大辞典)

豆酒 dou jiu

【英文名】Dou Wine

【组成】大豆。(中医方剂大辞典)

豆甘汤 dou gan tang

【英文名】Dou Gan Decoction

【组成】黑豆、甘草。(中医方剂大辞典)

豆叶饮 dou ye yin

【英文名】Dou Ye Drink

【组成】大豆叶。(中医方剂大辞典)

豆灰散 dou hui san

【英文名】Dou Hui Powders

【组成】黄豆。(中医方剂大辞典)

豆竹汤 dou zhu tang

【英文名】Dou Zhu Decoction

【组成】生大豆、青竹算子。(中医方剂大辞典)

豆麦饮 dou mai yin

【英文名】Dou Mai Drink

【组成】大豆、小麦、吴茱萸、蒲黄。(中医方剂大辞典)

豆麦粥 dou mai zhou

【英文名】Dou Mai Gruel

【组成】绿豆、糯米、小麦。(中医方剂大辞典)

豆花散 dou hua san

【英文名】Dou Hua Powders

【组成】白扁豆花。(中医方剂大辞典)

豆花羹 dou hua geng

【英文名】Dou Hua Thick Soup

【组成】小豆花。(中医方剂大辞典)

豆苏汤 dou su tang

【英文名】Dou Su Decoction

【组成】黑豆、紫苏茎叶、乌梅。(中医方剂大辞典)

豆连散 dou lian san

【英文名】Dou Lian Powders

【组成】赤小豆、黄连。(中医方剂大辞典)

豆角膏 dou jiao gao

【英文名】Dou Jiao Plaster

【组成】赤豆、皂角。(中医方剂大辞典)

豆附丸 dou fu wan

【英文名】Dou Fu Pill

【组成】(1)肉豆蔻、附子、良姜、诃子、干姜、赤石脂、阳起石、龙骨、白矾、白茯苓、桂心、细辛。(中医方剂大辞典)(2)肉豆蔻、附子。(中医方剂大辞典)

豆附散 dou fu san

【英文名】Dou Fu Powders

【组成】大肉豆蔻、附子。(中医方剂大辞典)

豆青膏 dou qing gao

【英文名】Dou Qing Plaster

【组成】白降丹、巴豆油、青黛、羊毛脂、凡士林。(中医方剂大辞典)

豆坯散 dou pei san

【英文名】Dou Pei Powders

【组成】绿豆粉、虾蟆灰、胭脂。(中医方剂大辞典)

豆乳散 dou ru san

【英文名】Dou Ru Powders

【组成】肉豆蔻、乳香。(中医方剂大辞典)

豆油汁 dou you zhi

【英文名】Dou You Juice

【组成】绿豆。(中医方剂大辞典)

豆卷散 dou juan san

【英文名】Dou Juan Powders

【组成】大豆黄卷、板兰根、贯中、甘草。(中医方剂大辞典)

豆参散 dou shen san

【英文名】Duo Shen Powders

【组成】赤小豆、苦参。(中医方剂大辞典)

豆姜汤 dou jiang tang
【英文名】Dou Jiang Decoction
【组成】黑豆、生姜。(中医方剂大辞典)
豆桂丸 dou gui wan
【英文名】Dou Gui Pill
【组成】巴豆、桂、淀花、阿魏、安息香。(中医方剂大辞典)
豆根汤 dou gen tang
【英文名】Dou Gen Decoction
【组成】麦门冬、山豆根、桔梗、知母、天花粉、元参、荆芥、射干、连翘、牛蒡子、薄荷。(中医方剂大辞典)
豆根散 dou gen san
【英文名】Dou Gen Powders
【组成】山豆根。(中医方剂大辞典)
豆真丸 dou zhen wan
【英文名】Dou Zhen Pill
【组成】女青、兰草、白百合、丹砂、犀角、马先蒿、皂角、茼茹、巴豆。(中医方剂大辞典)
豆粉丸 dou fen wan
【英文名】Dou Fen Pill
【组成】川芎、细辛、甘草、白芷、豆粉、薄荷、石膏、朴硝。(中医方剂大辞典)
豆粉散 dou fen san
【英文名】Dou Fen Powders
【组成】绿豆粉。(中医方剂大辞典)
豆粉膏 dou fen gao
【英文名】Dou Fen Plaster
【组成】绿豆粉。(中医方剂大辞典)
豆豉丸 dou chi wan
【英文名】Dou Chi Pill
【组成】湿豉。(中医方剂大辞典)
豆豉汤 dou chi tang
【英文名】Dou Chi Decoction
【组成】豆豉。(中医方剂大辞典)
豆豉饮 dou chi yin
【英文名】Dou Chi Drink
【组成】豉。(中医方剂大辞典)
豆豉散 dou chi san
【英文名】Dou Chi Powders
【组成】豆豉。(中医方剂大辞典)
豆豉膏 dou chi gao
【英文名】Dou Chi Plaster
【异名】葱涎膏(中医方剂大辞典)
【组成】(1)豆豉、天南星、白敛、赤小豆。(中医方剂大辞典)(2)黑豆、田螺、葱。(中医方剂大辞典)(3)豆豉。(中医方剂大辞典)
豆淋酒 dou lin jiu
【英文名】Dou Lin Wine
【异名】紫汤(中医方剂大辞典)
【组成】羌活、黑豆。(中医方剂大辞典)
豆蛤散 dou ge san
【英文名】Dou Ge Powders
【组成】黄柏、枯矾、铜绿、烟膏、金佗僧、蛤粉、青黛、生石膏、黄豆炭。(中医方剂大辞典)
豆蒸丸 dou zheng wan
【英文名】Dou Zheng Pill
【组成】原蚕蛾、羊靥、猪靥、安息香、犀角屑、没药、人参、甘草、何首乌、大黄、远志、角蒿、蒲公草、苍耳、地锦、益母草、土马骔、杞子。(中医方剂大辞典)
豆酱散 dou jiang san
【英文名】Dou Jiang Powders
【组成】豆酱。(中医方剂大辞典)
豆蔻丸 dou kou wan
【英文名】Dou Kou Pill
【组成】(1)肉豆蔻、南木香、缩砂仁、白龙骨、诃子肉、赤石脂、枯白矾。(中医方剂大辞典)(2)肉豆蔻、丁香、木香、胡粉、川乌。(中医方剂大辞典)(3)肉豆蔻、草豆蔻、草乌头。(中医方剂大辞典)(4)肉豆蔻、木香、青皮、黑牵牛。(中医方剂大辞典)(5)肉豆蔻、丁香、良姜、藿香叶。(中医方剂大辞典)(6)肉豆寇、槟榔、桂、青桔皮、半夏、附子、干姜、白术、京三棱。(中医方剂大辞典)(7)肉豆寇、木香、丹砂、人参、诃黎勒、麝香。(中医方剂大辞典)(8)草豆蔻、白术、人参、陈桔皮、半夏。(中医方剂大辞典)(9)肉豆蔻。(中医方剂大辞典)(10)肉豆蔻、草豆蔻、缩砂仁、母丁香、木香、沉香、墨、地榆、枇杷叶。(中医方剂大辞典)(11)肉豆蔻、桂、青桔皮、附子、半夏、干姜。(中医方剂大辞典)(12)肉豆蔻仁、京三棱、蓬莪术、青桔皮、陈桔皮、桂、槟榔、木香、牵牛子。(中医方剂大辞典)(13)肉豆蔻、附子、蓬莪术、天麻、木香、槟榔、干蝎、硇砂。(中医方剂大辞典)(14)白豆蔻、枳壳、陈桔皮、诃黎勒、桂、当归。(中医方剂大辞典)(15)肉豆蔻、羌活、防风、桔梗、陈桔皮、独活、薏苡仁、人参、草豆蔻、芎劳、甘草、木香。(中医方剂大辞典)(16)草豆蔻、乳香。(中医方剂大辞典)(17)木香、枯矾、黄连、豆蔻。(中医方剂大辞典)(18)木香、诃子、白豆蔻、白术、赤石脂、炙甘草。(中医方剂大辞典)(19)草豆蔻、吴茱萸、益智仁、青皮、姜黄、麦芽、神曲、半夏、甘草。(中医方剂大辞典)(20)肉豆蔻、木香、缩砂、白术、诃子。(中医方剂大辞典)(21)木香、赤石脂、干姜、砂仁、厚朴、肉豆蔻。(中医方剂大辞典)(22)肉豆蔻、丁香、陈皮、良姜、藿香。(中医方剂大辞典)
豆蔻汤 dou kou tang
【英文名】Dou Kou Decoction

【异名】草豆蔻散(中医方剂大辞典、局方);豆蔻散(中医方剂大辞典、圣济总录)

【组成】(1)甘草、干姜、桂心、白豆蔻。(中医方剂大辞典)(2)肉豆蔻仁、附子、缩砂仁、木香、白术、芎䓖。(中医方剂大辞典)(3)草豆蔻仁、杜茴香、大盐、干生姜、甘草。(中医方剂大辞典)(4)白豆蔻、丁香、白术、厚朴、人参、干姜、甘草、陈桔皮、槟榔。(中医方剂大辞典)(5)肉豆蔻、甘草、厚朴、干姜。(中医方剂大辞典)(6)肉豆蔻、乌头、白术。(中医方剂大辞典)(7)肉豆蔻、葫芦巴、茴香子、丁香、沉香。(中医方剂大辞典)(8)肉豆蔻、赤茯苓、高良姜、附子、草豆蔻、藿香、陈桔皮、人参、桂、槟榔。(中医方剂大辞典)(9)白豆蔻、桂、木香、人参、陈曲、京三棱、陈桔皮、大麦芽、干姜、甘草。(中医方剂大辞典)(10)肉豆蔻、赤茯苓、当归、陈桔皮、厚朴、毕拨、桂、芍药、白术、槟榔、诃黎勒、桔梗。(中医方剂大辞典)(11)草豆蔻、木香、甘草、干姜、高良姜、陈桔皮、缩砂。(中医方剂大辞典)(12)草豆蔻、桂、生姜、附子、甘草、丁香。(中医方剂大辞典)(13)草豆蔻、桂、陈桔皮、高良姜、甘草、陈粟米。(中医方剂大辞典)(14)草豆蔻仁、人参、甘草。(中医方剂大辞典)(15)草豆蔻、陈桔皮、枳壳、半夏、干姜、人参。(中医方剂大辞典)(16)丁香枝杖、甘草、白面、肉豆蔻仁。(中医方剂大辞典)(17)草豆蔻肉、生姜、甘草。(中医方剂大辞典)(18)草豆蔻、丁香、小豆、人参、木香、高良姜、槟榔、陈桔皮。(中医方剂大辞典)

豆蔻饮 dou kou yin

【英文名】Dou Kou Drink

【组成】(1)陈米、肉豆蔻、五味子、赤石脂。(中医方剂大辞典)(2)肉豆蔻、葫芦巴、茴香子、丁香、沉香。(中医方剂大辞典)

豆蔻顶 dou kou ding

【英文名】Dou Kou Pill

【组成】豆蔻、红信、朱砂、佗僧。(中医方剂大辞典)

豆蔻饼 dou kou bing

【英文名】Dou Kou Honeyed Pill

【组成】罂粟壳、白芍药、黄芪、陈皮、青皮、木香、诃子、肉豆蔻、人参、羌活、当归。(中医方剂大辞典)

豆蔻散 dou kou san

【英文名】Dou Kou Powders

【异名】豆蔻汤(中医方剂大辞典、圣济总录)

【组成】(1)肉豆蔻、草果子、缩砂、甘草、肉桂、陈皮。(中医方剂大辞典)(2)豆蔻、丁香、硫黄、白滑石。(中医方剂大辞典)(3)肉豆蔻、缩砂、诃黎勒、铅丹、胡粉、龙骨、白矾、天仙子。(中医方剂大辞典)(4)肉豆蔻、青桔皮、木香、陈粟米。(中医方剂大辞典)(5)肉豆蔻、红豆蔻、草豆蔻、白豆蔻、细辛、丁香、桂、甘草、人参、赤茯苓。(中医方剂大辞典)(6)草豆蔻、干姜、甘草、高良姜、陈桔皮。(中医方剂大辞典)(7)肉豆蔻、甘草、厚朴。(中医方剂大辞典)(8)肉豆蔻。(中医方剂大辞典)(9)肉豆蔻、木香、厚朴、人参、赤茯苓、桂、甘草、青桔皮、诃黎勒、槟榔。(中医方剂大辞典)(10)草豆蔻、茴香子、木香、陈曲、麦芽、厚朴、干姜、陈桔皮。(中医方剂大辞典)(11)草豆蔻、大麦糵子、神曲、杏仁、甘草、干姜。(中医方剂大辞典)(12)肉豆蔻、麻黄、木香、吴白术、吴茱萸、附子、干姜、桂心、蝍蛆、诃黎勒、槟榔、青桔皮、茯苓、川乌、良姜、天麻、葛根、乳香、小椒、当归。(中医方剂大辞典)(13)肉豆蔻、官桂、川芎、香附子、零陵香、陈皮、甘草。(中医方剂大辞典)(14)肉豆蔻、麻黄、木香、蝍蛆、吴茱萸、白术、干姜、大黄、诃黎勒、茯苓、甘草、附子、青桔皮、桂心、槟榔、当归。(中医方剂大辞典)(15)草豆蔻。(中医方剂大辞典)(16)肉果、龙骨、木香、砂仁、山楂、五倍子、赤石脂、藿香、白术、人参。(中医方剂大辞典)(17)肉豆蔻、自然铜、槟榔、板蓝根、蛀桑子、甘草、乌梅、乌头、金毛狗脊、红花、红芍药、茅香、甘柿蒂、川楝子、香附子、苦丁香、官桂、乳香。(中医方剂大辞典)(18)大肉豆蔻。(中医方剂大辞典)(19)肉豆蔻、木香、丁香、白术、白茯苓、甘草、藿香叶。(中医方剂大辞典)(20)肉豆蔻、胡粉、龙骨、白矾。(中医方剂大辞典)(21)肉豆蔻、木香、人参、厚朴、赤茯苓、桂、炙甘草、槟榔、诃黎勒、青皮、陈皮、郁李仁、半夏。(中医方剂大辞典)(22)陈皮、甘草、诃子、使君子、半夏、没石子、厚朴、木香、肉豆蔻。(中医方剂大辞典)(23)肉豆蔻、青皮、陈皮、木香、白术、甘草、草果。(中医方剂大辞典)(24)肉豆蔻、罂粟壳、石榴皮、黄连。(中医方剂大辞典)(25)肉豆蔻、罂粟壳、橘红、香附子、甘草、川姜。(中医方剂大辞典)(26)肉豆蔻、罂粟壳、木香、白术、人参、黄芪、甘草、白茯苓。(中医方剂大辞典)(27)陈粟米、肉豆蔻、五味子、赤石脂。(中医方剂大辞典)(28)肉豆蔻、厚朴、陈桔皮、良姜、干姜。(中医方剂大辞典)(29)草豆蔻、肉豆蔻仁、陈皮、陈粟米、甘草、干姜。(中医方剂大辞典)(30)肉豆蔻、胡黄连、使君子、青黛、楝根、芜荑、夜明砂、麝。(中医方剂大辞典)

豆蔻粥 dou kou zhou

【英文名】Dou Kou Gruel

【组成】肉豆蔻、粳米。(中医方剂大辞典)

豆牛子散 dou niu zi san

【英文名】Dou Niu Zi Powders

【组成】豆牛子、麝香。(中医方剂大辞典)

豆青软膏 dou qing ruan gao

【英文名】Dou Qing Ointment

【组成】巴豆油、白降丹、青黛。(中医方剂大辞典)

豆蔻子汤 dou kou zi tang

【英文名】Dou Kou Zi Decoction

【组成】豆蔻子、生姜、人参、甘草。(中医方剂大辞典)

豆蔻拔刀 dou kou ba dao

【英文名】Dou Kou Ba Dao Agent

【组成】草豆蔻仁、高良姜、生姜汁、羊肉。(中医方剂大辞典)

豆蔻煮散 dou kou zhu san

【英文名】Dou Kou Zhu Powders

【组成】(1)人参、黄芪、干木瓜、诃黎勒皮、肉豆蔻、白术、高良姜、陈桔皮、木香、甘草、白茯苓。(中医方剂大辞典)(2)草豆蔻仁、白术、白茯苓、高良姜、白豆蔻仁、人参、甘草、丁香、陈桔皮。(中医方剂大辞典)

豆卷腹皮汤 dou juan fu pi tang

【英文名】Dou Juan Fu Pi Decoction

【组成】大豆黄卷、枳实、白术、茯苓、白蔻仁、厚朴、姜渣、大腹皮、桔皮白、木香。(中医方剂大辞典)

豆根紫草散 dou gen zi cao san

【英文名】Dou Gen Zi Cao Powders

【组成】山豆根、紫草、白花蛇舌草、丹参、赤芍、白茅根、五味子、虎杖、黄芩、黄芪。(陕西中医 1989,10(3))

豆淋发表汤 dou lin fa biao tang

【英文名】Dou Lin Fa Biao Decoction

【组成】全归、白术、苏叶、蒲黄、干姜、川芎、川羌、茯苓、丹皮、陈皮、熟地、薄荷、甘草。(中医方剂大辞典)

豆蔻木香丸 dou kou mu xiang wan

【英文名】Dou Kou Mu Xiang Pill

【组成】商枳壳、益智、玄胡、雷丸、荆三棱、蓬莪术、白豆蔻仁、缩砂仁、青皮、当归、木香、胡椒、白术、陈皮、牵牛、半夏。(中医方剂大辞典)

豆蔻分气饮 dou kou fen qi yin

【英文名】Dou Kou Fen Qi Drink

【组成】藿香叶、草豆蔻仁、青皮、甘草、丁香、肉豆蔻、乌梅。(中医方剂大辞典)

豆蔻平胃散 dou kou ping wei san

【英文名】Dou Kou Ping Wei Powders

【组成】苍术、陈皮、厚朴、甘草、白豆蔻、人参、茯苓。(中医方剂大辞典)

豆蔻四神丹 dou kou si shen dan

【英文名】Dou Kou Si Shen Pellet

【组成】龙骨、豆蔻、硫黄、附子、干姜、桂。(中医方剂大辞典)

豆蔻白术丸 dou kou bai zhu wan

【英文名】Dou Kou Bai Zhu Pill

【组成】白术、附子、肉豆蔻。(中医方剂大辞典)

豆蔻附子散 dou kou fu zi san

【英文名】Dou Kou Fu Zi Powders

【组成】肉豆蔻仁、附子、缩砂、木香。(中医方剂大辞典)

豆蔻苓砂汤 dou kou ling sha tang

【英文名】Dou Kou Ling Sha Decoction

【组成】白蔻、杏仁、甘草、砂仁、芍药、丹皮、茯苓、桔皮。(中医方剂大辞典)

豆蔻固肠丸 dou kou gu chang wan

【英文名】Dou Kou Gu Chang Pill

【组成】木香、赤石脂、干姜、缩砂、厚朴、肉豆蔻。(中医方剂大辞典)

豆蔻香连丸 dou kou xiang lian wan

【英文名】Dou Kou Xiang Lian Pill

【异名】豆蔻木香丸(中医方剂大辞典、普济方)

【组成】黄连、肉豆蔻、南木香。(中医方剂大辞典)

豆蔻理中丸 dou kou li zhong wan

【英文名】Dou Kou Li Zhong Pill

【组成】人参、白术、干姜、甘草、肉豆蔻。(中医方剂大辞典)

豆蔻桔红散 dou kou ju hong san

【英文名】Dou Kou Ju Hong Powders

【组成】丁香、木香、白豆蔻仁、人参、白术、厚朴、神曲、干姜、半夏曲、陈桔皮、甘草、藿香叶。(中医方剂大辞典)

豆蔻燥肠丸 dou kou zao chang wan

【英文名】Dou Kou Zao Chang Pill

【组成】附子、赤石脂、硫黄、良姜、肉豆蔻、干姜。(中医方剂大辞典)

豆蔻藿香汤 dou kou huo xiang tang

【英文名】Dou Kou Huo Xiang Decoction

【组成】藿香叶、桂花、甘松、陈皮、干姜、川芎、白芷、白术、益智、肉豆蔻、缩砂仁、人参、红豆、茯苓、官桂、五灵脂、枇杷叶、芍药、苍术、甘草、桔梗、当归、木香、厚朴。(中医方剂大辞典)

豆蔻子八味散 dou kou zi ba wei san

【英文名】Dou Kou Zi Ba Wei Powders

【组成】豆蔻子、丁香、细辛、附子、干姜、人参、黄芪、赤石脂。(中医方剂大辞典)

豆蔻草果饮子 dou kou cao guo yin zi

【英文名】Dou Kou Cao Guo Drink

【组成】肉豆蔻、草果、槟榔、绵黄芪、白茯苓、白芍药、白术、甘草、陈皮、半夏曲。(中医方剂大辞典)

豆淋酒煎附子丸 dou lin jiu jian fu zi wan

【英文名】Dou Lin Jiu Jian Fu Zi Pill

【异名】石南丸(中医方剂大辞典、圣济总录)

【组成】黑豆、附子、石南、牛膝、防风、石斛、肉桂、萆薢、麻黄、羌活、海桐皮、赤茯苓、茵芋、独活、天麻、当归、乌蛇。(中医方剂大辞典)

丽仁降糖片 li ren jiang tang pian

【英文名】Li Ren Jiang Tang Tablet

【组成】荔枝核。

丽泽通气汤 li ze tong qi tang

【英文名】Li Ze Tong Qi Decoctoion

【异名】丽泽通气散(中医方剂大辞典、医学六要)

【组成】黄芪、苍术、羌活、独活、防风、升麻、葛根、炙甘草、麻黄、川椒、白芷。(中医方剂大辞典)

丽泽通气散 li ze tong qi san

【英文名】Li Ze Tong Qi Powders

【组成】川羌活、川独活、漂白术、北防风、绿升麻、荆芥穗、粉干葛、香白芷、正川芎、淮木通、净麻黄、北细辛、炙甘草。(中医方剂大辞典)

克坚酒 ke jian jiu

【英文名】Ke Jian Wine

【组成】水红花。(中医方剂大辞典)

克坚膏 ke jian gao

【英文名】Ke Jian Plaster

【组成】木鳖子、川山甲、川乌、甘遂、甘草、当归。(中医方剂大辞典)

克应丸 ke ying wan

【英文名】Ke Ying Pill

【组成】熟地黄、赤芍药、当归、赤石脂、龙骨、牡蛎、茯苓、牡丹皮、川芎、艾叶。(中医方剂大辞典)

克热宝 ke re bao

【英文名】Ke Re Bao Decoction

【组成】柴胡、黄芩、大黄、粉葛、薄荷、淡竹叶、银花、连翘、七叶一枝花、板蓝根、知母、石膏。(四川中医 1989,7(7))

克效汤 ke xiao tang

【英文名】Ke Xiao Decoction

【组成】(1)地骨皮、柴胡、防风、黄芩、甘草、葛根。(中医方剂大辞典)(2)甘草、桑耳、枳壳、大黄、麦门冬、槐实、白芷、鸡苏叶、百合、黄芪、白前、连翘、槟榔、姜黄。(中医方剂大辞典)

克效散 ke xiao san

【英文名】Ke Xiao Powders

【组成】(1)官桂、硇砂、赤小豆、粳米、斑蝥。(中医方剂大辞典)(2)地骨皮、防风、人参、黄芩、甘草、葛根。(中医方剂大辞典)(3)芫花、狼毒。(中医方剂大辞典)(4)龙脑薄荷叶、白僵蚕、玄胡索。(中医方剂大辞典)(5)五倍子。(中医方剂大辞典)

克银丸 ke yin wan

【英文名】Ke Yin Pill(药品标准－中药成方制剂标准)

【组成】土茯苓、白鲜皮、北豆根、拳参。(药品标准－中药成方制剂标准 1992 年)

克银方 ke yin fang

【英文名】Ke Yin Prescription

【组成】(1)土茯苓、北豆根、草河车、白癣皮、丹皮、白茅根、忍冬藤。(光明中医 1988,(3))(2)玄参、生地、丹参、北豆根、麻仁、苦参、首乌。(光明中医 1988,(3))

克痫散 ke xian san

【英文名】Ke Xian Powders

【组成】大黄、全蝎、川芎、半夏、礞石、沉香、海浮石、南星、牵牛子、建曲、白花蛇。(陕西中医 1990,11(7))

克痞丸 ke pi wan

【英文名】Ke Pi Pill

【组成】丁香、藿香、官桂、茯苓、甘草、小茴香、干姜、桔梗。(中医方剂大辞典)

克痛酊 ke tong ding

【英文名】Ke Tong Tincture(药品标准－中药成方制剂标准)

【组成】黑老虎根、香附、广藿香、豆豉姜、香加皮、花椒、九里香、鸡骨香、石菖蒲、高良姜、莪术、三棱、细辛、两面针、双眼龙、降香、黄芩、栀子、樟脑、薄荷脑。(药品标准－中药成方制剂标准 1998 年)

克尔利片 ke er li pian

【英文名】Ke Er Li Tablet

【组成】蟾酥、雄黄、朱砂。((93)陕卫药准字(1993)00101号)

克泻灵片 ke xie ling pian

【英文名】Ke Xie Ling Tablet(药品标准－中药成方制剂标准)

【组成】苦豆草总生物碱。(药品标准－中药成方制剂标准 1998 年)

克泻敏丸 ke xie min wan

【英文名】Ke Xie Min Pill(药品标准－中药成方制剂标准)

【组成】铁扫帚。(药品标准－中药成方制剂标准 1998 年)

克咳胶囊 ke ke jiao nang

【英文名】Ke Ke Capsule(药品标准－中药成方制剂标准)

【组成】麻黄、罂粟壳、甘草、苦杏仁、莱菔子、桔梗、石膏。(药品标准－中药成方制剂标准 1998 年)

克效饼子 ke xiao bing zi

【英文名】Ke Xiao Honeyed Pill

【组成】(1)甘遂、荞面、黑牵牛。(中医方剂大辞典)(2)甘草、绿豆末、荷叶、淀粉、龙脑、麝香、金箔、信砒、朱砂。(中医方剂大辞典)

克痒敏酊 ke yang min xu

【英文名】Ke Yang Min Spirit

【组成】山乌龟、黄柏、三叉苦、白芷、重楼、细辛、毛麝香、荆芥、两面针、苦参、虎杖、蛇床子、九里香、冰片、薄荷脑、山苍子、钻骨风、地榆、水杨酸甲酯。(药品标准－中药成方制剂标准 1998 年)

克伤痛擦剂 ke shang tong ca ji

【英文名】Ke Shang Tong Liniment

【组成】当归、红花、川芎、丁香、生姜、樟脑、松节油。

克明亮眼药 ke ming liang yan yao

【英文名】Ke Ming Liang Eye-Drops Prearation

【组成】牛黄、珊瑚、玛瑙、蕤仁霜、熊胆、冰片、珍珠、海螵蛸、麝香、黄连、甘石粉。(中医方剂大辞典)

克泻灵冲剂 ke xie ling chong ji

【英文名】Ke Xie Ling Medicinal Instant Granule

【组成】苡仁、六一散、黄芩、槟榔、鱼腥草、厚朴、花粉、葛根、黄连、木香、大黄。(上海中医药杂志 1990,(11))

克泻敏颗粒 ke xie min ke li

【英文名】Ke Xie Min Granule

【组成】铁扫帚。(药品标准－中药成方制剂标准 1998 年)

克效圣饼子 ke xiao sheng bing zi

【英文名】Ke Xiao Sheng Pill

【组成】(1)陈皮、巴豆、香附子、广术、京三棱。(中医方剂大辞典)(2)安息香、南乳香、丁香、木香、川姜、石三棱、高良姜、荆三棱、蓬莪术、粉霜、干漆、硇砂。(中医方剂大辞典)

克银癣软膏 ke yin xuan ruan gao

【英文名】Ke Yin Xuan Ointment

【组成】红粉、秦皮乙醇流浸膏、川槿皮乙醇流浸膏、补骨脂乙醇流浸膏、亲水性软膏基质。(中医方剂大辞典)

克痢痧胶囊 ke li sha jiao nang

【英文名】Ke Li Sha Capsule(药品标准－中药成方制剂标准)

【组成】白芷、苍术、石菖蒲、细辛、荜茇、鹅不食草、猪牙皂、雄黄、丁香、硝石、白矾、冰片。(药品标准－中药成方制剂标准 1998 年)

克痢痧微丸 ke li sha wei wan

【英文名】Ke Li Sha Micro Pill(药品标准－中药成方制剂标准)

【组成】雄黄、白芷、细辛、荜茇、石菖蒲、苍术、猪牙皂、鹅不食草、丁香、硝石、白矾、冰片。(药品标准－中药成方制剂标准 1998 年)

克伤痛气雾剂 ke shang tong qi wu ji

【英文名】Ke Shang Tong Aerosol

【组成】当归、川芎、红花等。((96)卫药准字 Z－17 号)

克痤隐酮乳膏 ke cuo yin tong ru gao

【英文名】Ke Cuo Yin Tong Cream(药品标准－中药成方制剂标准)

【组成】丹参酮粉、甲氧苄啶、维生素 A、维生素 E。(药品标准－中药成方制剂标准 1998 年)

克癃灵注射液 ke long ling zhu she ye

【英文名】Ke Long Ling Injection

【组成】硫酸铝、浮海石、川楝子、延胡索。(实用中西医结合杂志 1991,4(12))

克效交泰圣饼子 ke xiao jiao tai sheng bing zi

【英文名】Ke Xiao Jiao Tai Sheng Plaster

【组成】巴豆、黄连。(中医方剂大辞典)

汞升膏 gong sheng gao

【英文名】Gong Sheng Plaster

【组成】银朱。(中医方剂大辞典)

汞硫散 gong liu san

【英文名】Gong Liu Powders

【组成】硫黄、水银。(中医方剂大辞典)

汞蛭油 gong zhi you

【英文名】Gong Zhi You Plaster

【组成】汞、干水蛭。(中医方剂大辞典)

芙蓉丸 fu rong wan

【英文名】Fu Rong Pill

【组成】哑芙蓉、乳香、没药、孩儿茶、鹿茸、官桂、玄胡索、乌药、陈皮、五加皮、粉草。(中医方剂大辞典)

芙蓉丹 fu rong dan

【英文名】Fu Rong Pill

【组成】附子、朱砂。(中医方剂大辞典)

芙蓉酒 fu rong jiu

【英文名】Fu Rong Wine

【组成】金银花、蜈蚣、荆芥、灵仙、首乌、石膏、甘菊、蒺藜、芙蓉叶、胡麻、苦参、天麻、连翘、杜仲、黄柏、川芎、大力子、当归、防风、羌活、独活、白术、人参、甘草、苍耳子、黄芪、细辛。(中医方剂大辞典)

芙蓉散 fu rong san

【英文名】Fu Rong Powders

【组成】(1)秋芙蓉叶。(中医方剂大辞典)(2)芙蓉叶。(中医方剂大辞典)

芙蓉膏 fu rong gao

【英文名】Fu Rong Plaster

【组成】(1)蓖麻子、冰片。(中医方剂大辞典)(2)紫荆皮、南星、芙蓉叶、独活、白芷、赤芍药。(中医方剂大辞典)(3)山布瓜根、芙蓉叶、紫荆皮、凌霄根皮、天南星、天布瓜、鸡屎根、背子蜈蚣。(中医方剂大辞典)(4)芙蓉叶、黄荆子。(中医方剂大辞典)(5)

料炭灰、桑柴灰、荞麦秸灰、独角仙、红娘子、糯米、石灰。(中医方剂大辞典)(6)芙蓉叶、大黄、番泻叶、黄连、黄柏、冰片。(中医方剂大辞典)(7)木芙蓉。(中医方剂大辞典)(8)芙蓉叶、榆面、生大黄、皮硝。(中医方剂大辞典)(9)赤小豆、芙蓉叶、香附、菊花叶、白及。(中医方剂大辞典)

芙朴合剂 fu po he ji

【英文名】Fu Po Mixture

【组成】木芙蓉叶、厚朴。(浙江中医学院通讯 1979,5(1))

芙蓉软膏 fu rong ruan gao

【英文名】Fu Rong Ointment

【组成】芙蓉叶。(中医方剂大辞典)

芙蓉敷方 fu rong fu fang

【英文名】Fu Rong Powders

【组成】芙蓉叶。(中医方剂大辞典)

芙蓉内托散 fu rong nei tuo san

【英文名】Fu Rong Nei Tuo Powders

【组成】芙蓉花、人参、当归、川芎、白芷、穿山甲、杏仁、连翘、土鳖子。(中医方剂大辞典)

芙蓉海马丹 fu rong hai ma dan

【英文名】Fu Rong Hai Ma Pill

【组成】熟地、山药、枸杞、萸肉、茴香、巴戟、苁蓉、淫羊藿、茯神、续断、杜仲、故纸、胡桃肉、桂心、海马、阿芙蓉、蛤蚧。(中医方剂大辞典)

芙蓉截流丸 fu rong jie liu wan

【英文名】Fu Rong Jie Liu Pill

【组成】清膏烟、陈米饮。(中医方剂大辞典)

芙朴感冒冲剂 fu po gan mao chong ji

【英文名】Fu Po Gan Mao Medicinal instant granule

【组成】芙蓉叶、厚朴、牛蒡子、陈皮。(浙卫药准字(85)0549－1)

芙朴感冒胶囊 fu po gan mao jiao nang

【英文名】Fu Po Gan Mao Capsule(药品标准－中药成方制剂标准)

【组成】木芙蓉叶、厚朴、陈皮、牛蒡子。(药品标准－中药成方制剂标准 1998 年)

芙朴感冒颗粒 fu po gan mao ke li

【英文名】Fu Po Gan Mao Granule(药品标准－中药成方制剂标准)

【异名】芙朴感冒冲剂(药品标准－中药成方制剂标准)

【组成】芙蓉叶、厚朴、陈皮、牛蒡子。(药品标准－中药成方制剂标准 1998 年)

芙蓉抗流感片 fu rong kang liu gan pian

【英文名】Fu Rong Kang Liu Gan Tablet

【组成】木芙蓉叶。(中成药研究 1982,(9))

芫花丸 yuan hua wan

【英文名】Yuan Hua Pill

【异名】破积丸(中医方剂大辞典、外台);消化丸(中医方剂大辞典、外台)

【组成】(1)芫花、干漆、狼牙根、桔梗、藜芦、槟榔、巴豆。(中医方剂大辞典)(2)芫花、木通、青桔皮、胡椒、大黄、桂、楝实、茴香子。(中医方剂大辞典)(3)芫花、雄黄、川大黄、鳖甲、京三棱、桃仁。(中医方剂大辞典)(4)芫花、当归、硇砂、蓬莪术、桂心、川大黄。(中医方剂大辞典)(5)芫花、香墨、釜下墨、当归、姜黄、威灵仙、砒黄。(中医方剂大辞典)(6)芫花、滑石、川大黄。(中医方剂大辞典)(7)芫花、巴豆、硇砂。(中医方剂大辞典)(8)芫花、川乌头、干姜、木香、蓬莪术、刘寄奴、桂心、当归、没药。(中医方剂大辞典)(9)芫花、青桔皮、川大黄。(中医方剂大辞典)(10)芫花、硇砂、香墨、釜底墨、当归、桂心。(中医方剂大辞典)(11)芫花、川乌头、防葵、硇砂、巴豆、麝香。(中医方剂大辞典)(12)芫花、朱砂、硇砂、川大黄、麝香、桃仁。(中医方剂大辞典)(13)芫花、大戟、甘遂、木香、巴豆。(中医方剂大辞典)(14)芫花、大戟、甘遂、川大黄、青桔皮。(中医方剂大辞典)(15)芫花、甘遂、甜葶苈、川大黄、枳壳、大戟、郁李仁、海藻、桂心、杏仁、巴豆。(中医方剂大辞典)(16)芫花、甘遂、黄连、麻黄、杏仁、附子、巴豆。(中医方剂大辞典)(17)芫花、巴豆、桂心、杏仁、桔梗。(中医方剂大辞典)(18)芫花、硼砂、干姜、京三棱。(中医方剂大辞典)(19)芫花、椒目、半夏、川大黄、细辛、桔梗、川乌头、赤芍药、赤茯苓、桂心、吴茱萸、木香。(中医方剂大辞典)(20)芫花、川乌头、附子、青桔皮、干姜、巴豆。(中医方剂大辞典)(21)芫花、川大黄、甜葶苈、甘遂、黄芩、白术。(中医方剂大辞典)(22)芫花、蓬莪术、神曲、麦蘖、京三棱、鳖甲、白术、萆薢、麝香。(中医方剂大辞典)(23)芫花、大黄、雄黄、黄芩。(中医方剂大辞典)(24)芫花、大黄、葶苈子、甘遂、黄芩、巴豆、硝石。(中医方剂大辞典)(25)芫花、蜀椒、大黄、细辛、桔梗、乌头、茱萸、芍药、茯苓、龙胆、半夏。(中医方剂大辞典)(26)芫花、大黄、甘遂、黄连、麻黄、杏仁、甘草、附子、巴豆。(中医方剂大辞典)(27)芫花、牵牛。(中医方剂大辞典)(28)大巴豆、葶苈子、大黄、桂枝、芫花、杏仁。(中医方剂大辞典)

芫花方 yuan hua fang

【英文名】Yuan Hua Pill

【组成】芫花、木通、青桔皮、胡椒、辣桂。(中医方剂大辞典)

芫花汤 yuan hua tang

【英文名】Yuan Hua Decoction

【组成】(1)芫花、大黄、甘遂、甘草、大戟。(中医方剂大辞典)(2)芫花、大黄。(中医方剂大辞典)

芫花线 yuan hua xian

【英文名】Yuan Hua Medicated Thread

【组成】(1)芫花根、大戟根、金顶玉梅花、五爪龙、鸽粪。(中医方剂大辞典)(2)芫花、皂矾、地胡椒。(中医方剂大辞典)(3)芫花、壁钱。(中医方剂大辞典)(4)芫花。(中医方剂大辞典)

芫花散 yuan hua san

【英文名】Yuan Hua Powders

【组成】(1)芫花、吴萸、秦艽、白僵蚕、柴胡、川乌、巴戟。(中医方剂大辞典)(2)芫花、细辛、川椒、蕲艾、小麦、细茶。(中医方剂大辞典)(3)陈芫花、甘草。(中医方剂大辞典)(4)芫花、大麦面。(中医方剂大辞典)(5)芫花根。(中医方剂大辞典)(6)芫花、肉豆蔻、槟榔。(中医方剂大辞典)(7)芫花、吴茱萸、芸苔子。(中医方剂大辞典)(8)芫花、硇砂、当归、硫黄、没药。(中医方剂大辞典)(9)芫花、当归、姜黄、肉桂、蓬莪术、凌霄花。(中医方剂大辞典)(10)芫花、当归、木香。(中医方剂大辞典)(11)芫花、牡丹、鳖甲、没药、干漆、当归、木香、川大黄、芎䓖、青桔皮、干姜、赤芍药、桂心。(中医方剂大辞典)(12)芫花、硇砂、没药、当归、延胡索、红蓝花子、水蛭。(中医方剂大辞典)(13)芫花、川乌头、鬼箭羽、虻虫、水蛭、桃仁。(中医方剂大辞典)(14)芫花、独活、蔓荆子、防风、吴茱萸、蛇床子、柳蚛屑、荆芥、鬼箭羽。(中医方剂大辞典)(15)芫花。(中医方剂大辞典)(16)芫花、狼牙、雷丸、桃仁、白芜荑。(中医方剂大辞典)(17)芫花、泽泻、郁李仁、牵牛子、甜葶苈、滑石、汉防己、海蛤、甘遂、瞿麦、槟榔、大戟。(中医方剂大辞典)(18)芫花、桂心、干姜、陈桔皮、细辛、前胡、赤茯苓、诃藜勒皮。(中医方剂大辞典)(19)芫花、吴茱萸、醋糟。(中医方剂大辞典)(20)芫花、桔梗、紫菀、大戟、乌头、附子、天雄、白术、荛花、狼毒、五加皮、莽草、王不留行、栝楼根、栾荆、踯躅、麻黄、白芷、荆芥、茵芋、石斛、车前子、人参、石长生、石南、萆薢、牛膝、蛇床子、菟丝子、狗脊、苁蓉、秦艽、藜芦、薯蓣、细辛、当归、薏苡仁、干地黄、芎䓖、杜仲、厚朴、黄芪、干姜、芍药、山茱萸、桂心、吴茱萸、黄芩、防己、五味子、柏子仁、远志、蜀椒、独活、牡丹、桔皮、通草、柴胡、藁本、菖蒲、茯苓、续断、巴戟天、食茱萸。(中医方剂大辞典)(21)芫花、狼牙、雷丸、桃仁。(中医方剂大辞典)

芫花煎 yuan hua jian

【英文名】Yuan Hua Decoction

【组成】芫花、干姜、白蜜。(中医方剂大辞典)

芫花膏 yuan hua gao

【英文名】Yuan Hua Plaster

【组成】猪脂、芫花。(中医方剂大辞典)

芫荽酒 yan sui jiu

【英文名】Yan Sui Wine

【组成】芫荽。(中医方剂大辞典)

芫菁丸 yuan jing wan

【英文名】Yuan Jing Pill

【组成】(1)芫菁、牛膝、硇砂、藕节、桂心、水银。(中医方剂大辞典)(2)芫菁、地胆、斑蝥、生犀角屑、黑豆黄、牛黄、蜈蚣。(中医方剂大辞典)(3)斑蝥、豉、芫青、地胆、蜈蚣、犀角、牛黄、生大豆黄。(中医方剂大辞典)

芫菁酒 yuan jing jiu

【英文名】Yuan Jing Wine

【组成】芫菁、巴豆、斑蝥、附子、踯躅、细辛、乌头、干姜、桂心、蜀椒、天雄、黄芩。(中医方剂大辞典)

芫菁散 yuan jing san

【英文名】Yuan Jing Powders

【组成】(1)芜青、斑蝥、葛上亭长、桂。(中医方剂大辞典)(2)芫菁、海藻、地胆、昆布、雄黄、狸骨、牡蛎、木香。(中医方剂大辞典)

芫花饼子 yuan hua bing zi

【英文名】Yuan Hua Cake

【组成】芫花、桑白皮、陈桔皮、吴茱萸、马兜铃、白牵牛。(中医方剂大辞典)

芫花根丸 yuan hua gen wan

【英文名】Yuan Hua Gen Pill

【异名】芫根丸(中医方剂大辞典、圣济总录)

【组成】芫花根皮、贝母、款冬花、百部根、杏仁、五味子、蜈蚣、桑根白皮、麻黄、皂荚、紫菀。(中医方剂大辞典)

芫花根散 yuan hua gen san

【英文名】Yuan Hua Gen Powders

【组成】芫花根、桂心、黄柏、干漆、桃仁。(中医方剂大辞典)

芫花根膏 yuan hua gen gao

【英文名】Yuan Hua Gen Plaster

【组成】芫花根、猪牙皂荚、白矾、黑豆。(中医方剂大辞典)

芫花粗散 yuan hua cu san

【英文名】Yuan Hua Cu Powders

【组成】芫花、原蚕沙、生地黄、生姜、蜀椒、当归、牛膝、桑根白皮、艾叶、白芷。(中医方剂大辞典)

芫花萜膜 yuan hua tie mo

【英文名】Yuan Hua Tie Mo Membranae

【组成】芫花酯甲。

芫花煎丸 yuan hua jian wan

【英文名】Yuan Hua Jian Pill

【组成】(1)芫花、硇砂、牛膝、当归、赤芍药、青桔皮、虻虫、木香、水蛭、川大黄、桂心、琥珀。(中医方剂大辞典)(2)芫花、硼砂、京三棱、鳖甲、青桔皮。(中医方剂大辞典)(3)芫花、木香、附子、琥珀、桃仁、当归、硇砂、干漆、京三棱。(中医方剂大辞典)

芫花莪术丸 yuan hua e zhu wan

【英文名】Yuan Hua E Zhu Pill

【组成】芫花、半夏、南星、莪术。(中医方剂大辞典)

芫根白皮丸 yuan gen bai pi wan

【英文名】Yuan Geng Bai Pi Pill

【组成】芫花根白皮、半夏、射干、百部、五味子、干姜、紫菀、款冬花、白茯苓、皂荚、细辛、贝母。(中医方剂大辞典)

芜荑丸 wu yi wan

【英文名】Wu Yi Pill

【组成】(1)芜荑、陈桔皮、附子、莎草根、木香、白术。(中医方剂大辞典)(2)芜荑、羊子肝。(中医方剂大辞典)(3)芜荑、黄连、蚺蛇胆。(中医方剂大辞典)(4)胡黄连、芦荟、龙胆草、川芎、芜荑、当归身、白芍药、木香、炙甘草。(中医方剂大辞典)(5)芜荑、黄连、神曲、麦芽。(中医方剂大辞典)(6)鹤虱、黄连、雷丸、莱菔子、香附子、神曲、麦蘖、芜荑、使君子、芦荟。(中医方剂大辞典)(7)黄连、黄柏、甘草、青桔皮、龙胆草、干蟾、胡黄连、白芜荑仁、使君子、青黛、麝香。(中医方剂大辞典)(8)芜荑、京三棱、白术、槟榔、川楝子、木香、熊胆、芦荟、硇砂、黄连。(中医方剂大辞典)(9)芜荑、乌梅肉、黄连、厚朴、补骨脂、肉苁蓉、巴戟天、附子、鹿茸、陈桔皮。(中医方剂大辞典)(10)白芜荑。(中医方剂大辞典)(11)芜夷仁。(中医方剂大辞典)(12)芜荑仁、吴茱萸、干姜、枳壳、黄连。(中医方剂大辞典)(13)芜荑、黄连、吴茱萸、干姜、枳壳、缩砂蜜。(中医方剂大辞典)

芜荑丹 wu yi dan

【英文名】Wu Yi Dan Pill

【组成】白芜荑、鳖甲、蜗牛皮、磁石、蚺蛇胆、黄连。(中医方剂大辞典)

芜荑汤 wu yi tang

【英文名】Wu Yi Decoction

【组成】(1)芜荑。(中医方剂大辞典)(2)芜夷、陈桔皮。(中医方剂大辞典)

芜荑酒 wu yi jiu

【英文名】Wu Yi Wine

【组成】生地、独活、丹参、白附、甘遂、赤脂、干姜、芜荑、麦冬、芫花、苏子、柏子仁、苁蓉、茯神、金牙、薯蓣、白术、蔓荆子、杜仲、石楠、白芷、人参、乌头、山茱萸、狼毒、川椒、防风、细辛、牛膝、寒水石、麻黄、当归、柴胡、乌药、牡蛎、枸杞子、桔梗、狗脊、天雄、石斛、桂心。(中医方剂大辞典)

芜荑散 wu yi san

【英文名】Wu Yi Powders

【组成】(1)芜荑、藜芦、姜黄、青矾、雄黄、苦参、沙参、附子。(中医方剂大辞典)(2)芜荑、剪草、蛇床、黄连、硫黄、雄黄、五倍子、海桐皮、轻粉。(中医方剂大辞典)(3)鸡心槟榔、芜荑、木香。(中医方剂大辞典)(4)干漆、雷丸、芜荑。(中医方剂大辞典)(5)白芜荑、槟榔、吴茱萸、硫黄。(中医方剂大辞典)(6)锡沙、芜荑、槟榔。(中医方剂大辞典)(7)芜荑仁。(中医方剂大辞典)(8)雄黄、白芜荑、吴茱萸、白矾。(中医方剂大辞典)(9)干漆、白芜荑。(中医方剂大辞典)(10)芜荑、子芩、黄柏、阿胶、赤芍药、厚朴、人参、地榆、当归。(中医方剂大辞典)(11)芜荑、藜芦、熏黄、青矾、雄黄、苦参、附子。(中医方剂大辞典)(12)白芜荑、皂荚、青盐。(中医方剂大辞典)(13)芜荑仁、狼牙、槟榔、石榴根皮。(中医方剂大辞典)(14)狼牙、芜荑。(中医方剂大辞典)

芜菁散 wu jing san

【英文名】Wu Jing Powders

【组成】芜菁子、练胡麻。(中医方剂大辞典)

芜蒌粥 wu lou zhou

【英文名】Wu Lou Gruel

【组成】赤豆、米。(中医方剂大辞典)

芜槟丸 wu bing wan

【英文名】Wu Bing Pill

【组成】白芜荑、槟榔。(中医方剂大辞典)

芜荑仁散 wu yi ren san

【英文名】Wu Yi Ren Powders

【组成】芜荑仁、狼牙草、白蔹。(中医方剂大辞典)

芜荑煎丸 wu yi jian wan

【英文名】Wu Yi Jian Pill

【组成】芜荑仁、人参、木香、陈桔皮、丁香、乳香、肉苁蓉、附子、缩砂、香附子、枳实、白术、厚朴、肉桂、荜茇、辛荑。(中医方剂大辞典)

芜菁子散 wu jing zi san

【英文名】Wu Jing Zi Powders

【组成】芜菁子。(中医方剂大辞典)

芜菁子粥 wu jing zi zhou

【英文名】Wu Jing Zi Gruel

【组成】芜菁子、米。(中医方剂大辞典)

芜荑消疳汤 wu yi xiao gan tang

【英文名】Wu Yi Xiao Gan Decoction

【组成】雄黄、芜荑、生大黄、芦荟、川黄连、胡黄连、黄芩。(中医方剂大辞典)

芜荑黄连丸 wu yi huang lian wan

【英文名】Wu Yi Huang Lian Pill

【组成】芜荑仁、黄连。(中医方剂大辞典)

苇叶汤 wei ye tang

【英文名】Wei Ye Decoction

【组成】苇叶、桃仁、瓜子、薏苡仁。(中医方剂大辞典)

苇苓汤 wei ling tang

【英文名】Wei Ling Decoction

【组成】石韦、土茯苓、蒲公英、地丁、通草、生蒲黄、五灵脂、甘草。(吉林中医 1992,(2))

苇茎汤 wei jing tang

【英文名】Wei Jing Decoction

【异名】千金苇茎汤(中医方剂大辞典、金匮)

【组成】(1)桃仁、葶苈、参、茜草根、杏仁、川贝、广郁金、鲜水芦根。(中医方剂大辞典)(2)锉苇、薏苡仁、桃仁、瓜瓣。(中医方剂大辞典)

苇茎排脓汤 wei jing pai nong tang

【英文名】Wei Jing Pai Nong Decoction

【组成】苇茎、桃仁、冬瓜仁、桔梗、甘草、鱼腥草、柴胡、银花。(中医方剂大辞典)

苇连芪如柏汤 wei lian qi ru bai tang

【英文名】Wei Lian Qi Ru Bai Decoction

【组成】石韦、连翘、黄芪、知母、黄柏。(内蒙古中医药 1985,(1))

苇茎汤复方煎剂 wei jing tang fu fang jian ji

【英文名】Wei Jing Fu Fang Decoction

【组成】苇茎、冬瓜子、忍冬花、鱼腥草、半枝莲、白花蛇舌草。(中医药学报 1990,(6))

芸苔饮 yun tai yin

【英文名】Yun Tai Drink

【组成】芸苔子、莴苣子。(中医方剂大辞典)

芸苔散 yun tai san

【英文名】Yun Tai Powders

【组成】(1)甘遂、木鳖子、芸苔子。(中医方剂大辞典)(2)芸苔子、红花、五灵脂、延胡索、三棱、莪术。(中医方剂大辞典)(3)芸苔子、生地黄。(中医方剂大辞典)(4)官桂、没药、芸苔子、良姜。(中医方剂大辞典)(5)芸苔子、当归、桂心、赤芍药。(中医方剂大辞典)(6)荆芥、藕节、芸苔子、川芒硝、马齿苋。(中医方剂大辞典)(7)芸苔子、蓬莪术、茴香、青桔皮、甘草、木香。(中医方剂大辞典)(8)芸苔、黄芪、川大黄、羊桃根、消石、半夏、白蔹、莽草、丁香、木香、没药、白芷、赤芍药。(中医方剂大辞典)

芸苔膏 yun tai gao

【英文名】Yun Tai Plaster

【组成】芸苔子。(中医方剂大辞典)

芸香丸 yun xiang wan

【英文名】Yu Xiang Pill

【组成】鹿角、芸苔子。(中医方剂大辞典)

芸苔子丸 yun tai zi wan

【英文名】Yun Tai Zi Pill

【组成】芸苔子、葶苈、杏仁、紫菀、马兜铃、皂荚、甘草、白前、防己、人参。(中医方剂大辞典)

芸苔子散 yun tai zi san

【英文名】Yun Tai Zi Powders

【组成】(1)芸苔子、川大黄、没药、蒲黄、水蛭、腻粉、生地黄汁、生姜汁、酒。(中医方剂大辞典)(2)芸苔子、桑叶、龙葵、牛李子。(中医方剂大辞典)(3)芸苔、当归。(中医方剂大辞典)(4)芸苔子、白芥子、陈皮。(中医方剂大辞典)(5)芸苔子、天南星、草乌头。(中医方剂大辞典)

芸苔食方 yun tai shi fang

【英文名】Yun Tai Shi Prescription

【异名】芸苔散(中医方剂大辞典、圣济总录)

【组成】芸苔。(中医方剂大辞典)

芸苔涂方 yun tai tu fang

【英文名】Yun Tai Plaster

【组成】芸苔叶。(中医方剂大辞典)

芸苔菜方 yun tai cai fang

【英文名】Yun Tai Cai Decoction

【组成】芸苔菜子、黄酒。(中医方剂大辞典)

芸苔熨方 yun tai yun fang

【英文名】Yun Tai Hot Medicated Compress

【组成】芸苔。(中医方剂大辞典)

芰实花散 zhi shi hua san

【英文名】Zhi Shi Hua Powders

【组成】芰实花、糯米花、黯子花、乌菱、麝香、胡桃、不蚛皂荚。(中医方剂大辞典)

苿苡汤 fu yi tang

【英文名】Fu Yi Decoction

【组成】(1)车前子、麦门冬、当归、川芎、木通、滑石、细辛、甘草。(中医方剂大辞典)(2)车前子、细辛、黄连、黄芩、大黄、甘草、茯苓。(中医方剂大辞典)

苣子膏 ju zi gao

【英文名】Ju Zi Plaster

【组成】莴苣菜子、桑白皮、榆白皮。(中医方剂大辞典)

苣胜丹 ju sheng dan

【英文名】Ju Sheng Dan Pill

【组成】苣胜、当归、生干地黄、芍药、胡粉。(中医方剂大辞典)

苣根散 ju gen san

【英文名】Ju Gen Powders

【组成】莴苣根、韭根、蒜、黄丹、麝香。(中医方剂大辞典)

芷贝散 zhi bei san

【英文名】Zhi Bei Powders

【组成】白芷、贝母。(中医方剂大辞典)

芷归散 zhi gui san

【英文名】Zhi Gui Powders

【组成】白芷、当归。(中医方剂大辞典)

芷芎散 zhi xiong san

【英文名】Zhi Xiong Powders

【组成】白芷、川芎。(中医方剂大辞典)

芷芩散 zhi qin san

【英文名】Zhi Qin Powders

【组成】白芷、酒黄芩。(中医方剂大辞典)

芷砂散 zhi sha san

【英文名】Zhi Sha Powders

【组成】白芷、朱砂。(中医方剂大辞典)

芷梅汤 zhi mei tang

【英文名】Zhi Mei Decoction

【组成】乌梅肉、甘草、百药煎、白芷、白檀。(中医方剂大辞典)

芷桂川芎汤 zhi gui chuan xiong tang

【英文名】Zhi Gui Chuan Xiong Decoction

【组成】川芎、白芷、桂枝。(中医方剂大辞典)

芷葛二妙丸 zhi ge er miao wan

【英文名】Zhi Ge Er Miao Pill

【组成】苍术、黄柏、白芷、葛根、秦艽、独活。(中医方剂大辞典)

苋枣散 xian zao san

【英文名】Xian Zao Powders

【组成】白苋菜梗炭、儿茶、红枣炭、硼砂、人中白、冰片。(中医方剂大辞典)

苋茶散 xian cha san

【英文名】Xian Cha Powders

【组成】苋菜、铜青、枯矾、轻粉、雄黄、鸡内金、麝香、孩儿茶。(中医方剂大辞典)

苋菜汤 Xian cai tang

【英文名】Xian Cai Decoction

【组成】马齿苋、螺蛳。(中医方剂大辞典)

苋萝散 xian luo san

【英文名】Xian Luo Powders

【组成】马齿苋、萝种。(中医方剂大辞典)

苋菜根敷方 Xian cai gen fu fang

【英文名】Xian Cai Gen Paste

【组成】苋菜根。(中医方剂大辞典)

苋甲二仙种子膏 xian jia er xian zhong zi gao

【英文名】Xian Jia Er Xian Zhong Zi Plaster

【组成】活甲鱼、黄丹、红苋菜、麻油、新鲜桃条、柳条、桑条、榆条、槐条。(中医方剂大辞典)

花丁散 hua ding san

【英文名】Hua Ding Powders

【组成】紫花地丁、蝉蜕、贯众、丁香、乳香。(中医方剂大辞典)

花火膏 hua huo gao

【英文名】Hua Huo Plaster

【异名】灯花散(中医方剂大辞典、三因)

【组成】灯花。(中医方剂大辞典)

花龙丸 hua long wan

【英文名】Hua Long Pill

【异名】混元丹(解围元薮、中医方剂大辞典)

【组成】(1)苍术、黄柏、龟壳、牛膝、当归、萆薢、防己、茄根皮。(中医方剂大辞典)(2)苍术、黄柏、灵壳、牛膝、当归、蓖麻、防己、茄根皮。(中医方剂大辞典)

花叶丸 hua ye wan

【英文名】Hua Ye Pill

【组成】枇杷叶、款冬花、紫菀、杏仁、鹿茸、桑白、木通、大黄。(中医方剂大辞典)

花叶散 hua ye san

【英文名】Hua Ye Powders

【组成】黄蜀葵、桑叶。(中医方剂大辞典)

花叶膏 hua ye gao

【英文名】Hua Ye Plaster

【组成】鲜侧柏叶、瓦花。(中医方剂大辞典)

花光散 hua guang san

【英文名】Hua Guang Powders

【组成】玳瑁屑、蓝实、安息香、丹砂、琥珀、牛黄、人参、麝香、贯众。(中医方剂大辞典)

花曲散 hua qu san

【英文名】Hua Qu Powders

【组成】红花、神曲。(中医方剂大辞典)

花红片 hua hong pian

【英文名】Hua Hong Tablet(药品标准－中药成方制剂标准)

【组成】一点红、白花蛇舌草、地桃花、白背桐、桃金娘根、菥蓂、鸡血藤。(药品标准－中药成方制剂标准1997年)

花红散 hua hong san

【英文名】Hua Hong Powders

【组成】龙骨、乳香、粉霜、光粉、轻粉、麝香、脑子、黄丹。(中医方剂大辞典)

花鸠丸 hua jiu wan

【英文名】Hua Jiu Pill

【组成】花鸠、羊肝、细辛、防风、桂、黄连、牡蛎、甘菊花、蒺藜子、白茯苓、瞿麦穗、羌活、蔓荆子、蕤仁、决明子。(中医方剂大辞典)

花草汤 hua cao tang

【英文名】Hua Cao Decoction

【组成】生甘草、金银花、当归、玄参、花粉、白矾、附子。(中医方剂大辞典)

花草膏 hua cao gao

【英文名】Hua Cao Plaster

【组成】羯羊胆。(中医方剂大辞典)

花香散 hua xiang san

【英文名】Hua Xiang Powders

【组成】罂粟壳、陈皮、粉草、厚朴、青皮、白姜。(中医方剂大辞典)

花粉片 hua fen pian

【英文名】Hua Fen Tablet

【组成】蜜源花粉。((85)苏卫药准字 1779－1 号)

花粉散 hua fen san

【英文名】Hua Fen Powders

【组成】(1)花粉、胡连、黄芩、僵蚕、鲜皮、大黄、牛黄、滑石。(中医方剂大辞典)(2)生地、麦冬、干葛、花粉、北味、甘草、粳米。(中医方剂大辞典)(3)天花粉。(中医方剂大辞典)

花粉煎 hua fen jian

【英文名】Hua Fen Decoction

【组成】花粉。(中医方剂大辞典)

花蛇丸 hua she wan

【英文名】Hua She Pill

【组成】僵蚕、白附子、南星、朱砂、全蝎、花蛇肉。(中医方剂大辞典)

花蛇酒 hua she jiu

【英文名】Hua She Wine

【异名】一品花蛇酒(中医方剂大辞典、增补内经拾遗)

【组成】白花蛇肉。(中医方剂大辞典)

花椒油 hua jiao you

【英文名】Hua Jiao Oil

【组成】红点花椒、芝麻油。(中医方剂大辞典)

花蛛散 hua zhu san

【英文名】Hua Zhu Powders

【组成】蜘蛛、冰片、轻粉、熊胆、枯矾。(中医方剂大辞典)

花锦散 hua jin san

【英文名】Hua Jin Powders

【组成】锦地罗、金银花、当归、天花粉、甘草。(中医方剂大辞典)

花鞭膏 hua bian gao

【英文名】Hua Bian Plaster

【组成】水红花、马鞭草、当归、生地、白芍、玄胡、灵脂、乌药、木香、红花、没药。(中医方剂大辞典)

花露膏 hua lu gao

【英文名】Hua Lu Plaster

【组成】蝉蜕、白蜜。(中医方剂大辞典)

花叶洗剂 hua ye xi ji

【英文名】Hua Ye Lotion

【组成】野菊花、千里光、土荆芥、食盐。(中医方剂大辞典)

花红颗粒 hua hong ke li

【英文名】Hua Hong Granule(药品标准－中药成方制剂标准)

【组成】一点红、白花蛇舌草、鸡血藤、桃金娘根、白背桐、地桃花、菥蓂。(药品标准－中药成方制剂标准 1998 年)

花苁蓉丸 hua cong rong wan

【英文名】Hua Cong Rong Pill

【组成】花苁蓉、泽泻、五味子、紫巴戟天、地骨皮、磁石、人参、赤石脂、韭子、龙骨、甘草、牡丹皮、干地黄、禹余粮、桑螵蛸、栝楼。(中医方剂大辞典)

花乳石散 hua ru shi san

【英文名】Hua Ru Shi Powders

【组成】(1)花乳石、防风、川芎、甘菊、甘草、牛蒡子、白附子。(中医方剂大辞典)(2)花乳石、乳香、夜明沙、胆矾、地龙。(中医方剂大辞典)

花胭脂丸 hua yan zhi wan

【英文名】Hua Yan Zhi Pill

【组成】花胭脂、白龙骨、白矾灰、白石脂。(中医方剂大辞典)

花粉胶囊 hua fen jiao nang

【英文名】Hua Fen Capsule

【组成】花粉。(江西中医药 1989,(1))

花粉配方 hua fen pei fang

【英文名】Hua Fen Prescription

【组成】花粉、沙参、板蓝根、麻黄、杏仁、石膏、甘草。(实用中西医结合杂志 1991,4(9))

花桑枝煎 hua sang zhi jian

【英文名】Hua Sang Zhi Decoction

【组成】花桑枝、海桐皮、仙灵脾、五加皮、牛蒡根、附子、牛膝、天麻、羌活、桂心、萆薢、羚羊角屑、虎胫骨、酸枣仁、当归、木香、乳香、槟榔。(中医方剂大辞典)

花蕊石丸 hua rui shi wan

【英文名】Hua Rui Shi Pill

【组成】地骨皮、百部、百合、天冬、麦冬、薏苡仁、花蕊石、寒水石、胡黄连、熊胆。(中医方剂大辞典)

花蕊石散 hua rui shi san

【英文名】Hua Rui Shi Powders

【异名】花蕊石丹(中医方剂大辞典、救伤秘旨);花蕊散(中医方剂大辞典、杂病源流犀烛)

【组成】(1)花蕊石、辰砂、黄连、甘草、龙脑。(中医方剂大辞典)(2)花蕊石、草乌、南星、白芷、羌活、乳香、没药、轻粉、龙骨。(中医方剂大辞典)(3)乳香、没药、羌活、紫苏、细辛、草乌、蛇含石、厚朴、白芷、降香、当归、苏木、檀香、龙骨、南星、轻粉、麝香、花蕊石。(中医方剂大辞典)(4)花蕊石。(中医方剂大辞典)(5)花蕊石、黄柏皮、黄连。(中医方剂大辞典)(6)花蕊石、黄蜀葵花、龙骨、乌贼鱼骨、栀子仁、草龙胆、郁金、胡粉、大黄。(中医方剂大辞典)(7)花蕊、土赤硫黄。(中医方剂大辞典)

花红冲服剂 hua hong chong fu ji

【英文名】Hua Hong Medicinal Instant Granule

【组成】一点红、白背桐、鸡血藤、十大功劳、白花蛇舌草、两面针、千斤拔、薄荷油、糖粉。(中草药 1974,(1))

花柳败毒丸 hua liu bai du wan

【英文名】Hua Liu Bai Du Pill

【组成】朴硝、桃仁、赤芍、全蝎、浙贝母、血竭、金银花、野大黄、茯苓、炮山甲、车前子、蜈蚣。(中医方剂大辞典)

花柳解毒丸 hua liu jie du wan

【英文名】Hua Liu Jie Du Pill

【组成】金银花、白鲜皮、土茯苓、薏苡仁、防风、木通、木瓜、皂角、归尾、红花、大黄。(中医方剂大辞典)

花蛇全蝎散 hua she quan xie san

【英文名】Hua She Quan Xie Powders

【组成】全蝎、细辛、藁本、羌活、川芎、防风、白花蛇。(中医方剂大辞典)

花蛇续命汤 hua she xu ming tang

【英文名】Hua She Xu Ming Decoction

【组成】白花蛇、全蝎、独活、天麻、附子、人参、防风、肉桂、白术、藁本、白附子、赤箭、川芎、细辛、甘草、白僵蚕、半夏、白茯苓、麻黄。(中医方剂大辞典)

花斑癣特灵 hua ban xuan te ling

【英文名】Hua Ban Xuan Te Ling Liniment

【组成】雌黄、石硫黄、煅明矾、蜜陀僧、红砒石、轻粉、蛇床子、海浮石。(中医方剂大辞典)

花藤薜荔汤 hua teng bi li tang

【英文名】Hua Teng Bi Li Decoction

【组成】薜荔、金银花、生黄芪、甘草。(中医方剂大辞典)

花粉精口服液 hua fen jing kou fu ye

【英文名】Dollen Essence Oral Liqiuid

【组成】蜂花粉、Vc、蜂蜜。((91)陕卫药准字第 00605 号)

花蕊石止血散 hua rui shi zhi xue san

【英文名】Hua Rui Shi Zhi Xue Powders(药品标准－中药成方制剂标准)

【组成】花蕊石。(药品标准－中药成方制剂标准 1992 年)

芹菜粥 qin cai zhou

【英文名】Qin Cai Gruel

【组成】芹菜、粳米。(中医方剂大辞典)

芥子丸 jie zi wan

【英文名】Jie Zi Pill

【组成】芥子。(中医方剂大辞典)

芥子酒 jie zi jiu

【英文名】Jie Zi Wine

【组成】白芥子。(中医方剂大辞典)

芥子散 jie zi san

【英文名】Jie Zi Powders

【组成】(1)白芥子、橘红、胆星、香附、枯芩、青黛、麻黄、杏仁、苏梗、桑皮、贝母、萝卜子。(中医方剂大辞典)(2)芥子。(中医方剂大辞典)

芥子膏 jie zi gao

【英文名】Jie Zi Plaster

【组成】(1)芥菜子。(中医方剂大辞典)(2)白芥子、芸薹子、木鳖子、白胶香、胡桃。(中医方剂大辞典)(3)白芥子。(中医方剂大辞典)

芥子薄 jie zi bu

【英文名】Jie Zi Hot Medicated Compress

【组成】白芥子。(中医方剂大辞典)

芥朱丸 jie zhu wan

【英文名】Jie Zhu Pill

【组成】青萍、荆芥、苦参、土朱、白花蛇。(中医方剂大辞典)

芥饮子 jie yin zi

【英文名】Jie Drink

【组成】刺芥。(中医方剂大辞典)

芥草膏 jie cao gao

【英文名】Jie Cao Plaster

【组成】芥草、当归、白芷、防己、蜀椒、吴茱萸、丹参、芎䓖、商陆根、沉香、木香、零陵草、鸡舌香、犀角屑、附子。(中医方剂大辞典)

芥菜卤 jie cai lu

【英文名】Jie Cai Lu Drink

【组成】百年芥菜卤。(中医方剂大辞典)

芥子涂方 jie zi tu fang

【英文名】Jie Zi Paste

【组成】芥子。(中医方剂大辞典)

芥子竹沥汤 jie zi zhu li tang

【英文名】Jie Zi Zhu Li Decoction

【组成】淡竹沥、黄荆沥、生姜汁、陈绍酒、白芥子。(中医方剂大辞典)

芥牛杏郁合剂 jie niu xing yu he ji

【英文名】Jie Niu Xing Yu Mixture

【组成】白芥子、牛蒡子、杏仁、郁金、桑皮、木蝴蝶、冰糖、款冬花、麦冬、枳壳、百部。(中医杂志 1959,(1))

苁蓉丸 cong rong wan

【英文名】Cong Rong Pill

【组成】(1)苁蓉、磁石、熟地黄、山茱萸花、桂心、山药、牛膝、茯苓、黄芪、泽泻、鹿茸、远志、石斛、覆盆子、五味子、萆薢、破故纸、巴戟、龙骨、菟丝子、杜仲、姜汁、附子。(中医方剂大辞典)(2)肉苁蓉、鳖甲、绵黄芪、何首乌。(中医方剂大辞典)(3)苁蓉、巴戟、枸杞子、菊花、川楝子。(中医方剂大辞典)(4)乌头。(中医方剂大辞典)(5)肉苁蓉、天雄、白马茎、蚕蛾、雀卵、菟丝子。(中医方剂大辞典)(6)肉苁蓉、牛膝、熟干地黄、麦门冬、山茱萸、枳壳、五味子、远志、石斛、人参。(中医方剂大辞典)(7)肉苁蓉、石钟乳、五味子、菟丝子、蛇床子、山芋、泽泻、石斛、甘菊花、细辛、续断、鹿茸、防风、秦艽、黄芪、干姜、柏子仁。(中医方剂大辞典)(8)肉苁蓉、山芋、续断、人参、独活、牛膝、山茱萸、陈曲、杜仲、巴戟天、菟丝子、熟干地黄、桑寄生。(中医方剂大辞典)(9)肉苁蓉、黄芪、桂、杜仲、牛膝、山茱萸、韭子。(中医方剂大辞典)(10)肉苁蓉、菟丝子、牛膝、白术、细辛、何首乌、续断、枸杞子、山芋、菖蒲、车前子、巴戟天、菊花、补骨脂、远志、地骨皮、覆盆子、熟干地黄。(中医方剂大辞典)(11)肉苁蓉、磁石、鹿茸、桂、熟干地黄、巴戟天、附子、远志、地骨皮、黄芪、牛膝、五味子、白茯苓、晚蚕蛾。(中医方剂大辞典)(12)肉苁蓉、胡芦巴、干姜、牛膝、茴香子、木香。(中医方剂大辞典)(13)肉苁蓉、牛膝、天麻、何首乌、黄芪、木瓜、狗脊、续断、萆薢。(中医方剂大辞典)(14)肉苁蓉、黄芪、牛膝、车前子、萆薢、白茯苓、地骨皮、黄连、槟榔、山芋、菟丝子、蒺藜子、人参、白芍药、泽泻、桑螵蛸、枳壳、生干地黄。(中医方剂大辞典)(15)肉苁蓉、乌梅肉、桃仁、常山、豉、升麻、桂、甘草。(中医方剂大辞典)(16)肉苁蓉、天雄、石斛、当归、桂、蜀椒、牛膝、陈桔皮、干姜。(中医方剂大辞典)(17)肉苁蓉、狗脊、萆薢、葫芦巴、白豆蔻、乌头、防风、牛膝。(中医方剂大辞典)(18)肉苁蓉、牛膝、菟丝子。(中医方剂大辞典)(19)肉苁蓉、菟丝子、桑螵蛸、干地黄、鹿茸。(中医方剂大辞典)(20)苁蓉、五味子、山茱萸。(中医方剂大辞典)(21)菟丝子、肉苁蓉、鹿茸、干地黄。(中医方剂大辞典)(22)肉苁蓉、山茱萸、石斛、磁石、石龙芮、杜仲、附子、菟丝子、巴戟、鹿茸、熟干地黄、菖蒲、天麻、干蝎。(中医方剂大辞典)(23)熟地黄、菟丝子、川当归、紫巴戟、肉苁蓉、北五味、人参、嫩鹿茸、白茯苓、龙齿、嫩黄芪、石莲肉。(中医方剂大辞典)(24)钟乳粉、萆薢、苁蓉、地黄、薏苡仁、菟丝子。(中医方剂大辞典)(25)肉苁蓉、熟地、山药、石斛、牛膝、官桂、槟榔、附子、黄芪、黄连、细辛、甘草。(中医方剂大辞典)(26)肉苁蓉、贡沉香。(中医方剂大辞典)(27)苁蓉、熟地黄、白茯苓、菟丝子、附子、当归、白石英、五味子、禹余粮、人参、乌贼鱼骨。(中医方剂大辞典)(28)苁蓉、附子、牛膝、鹿茸、菟丝子。(中医方剂大辞典)(29)苁蓉、菟丝子、天雄、麋角屑、枸杞子、石斛、远志、续断、干姜、干熟地黄。(中医方剂大辞典)(30)当归、生干地黄、肉苁蓉、杨芍药、胡粉。(中医方剂大辞典)(31)苁蓉、巴戟天、菊花、枸杞子。(中医方剂大辞典)(32)肉苁蓉、山茱萸、石龙芮、石菖蒲、菟丝子、川羌活、鹿茸、磁石、石斛、附子、全蝎、麝香。(中医方剂大辞典)(33)苁蓉、楮实子、枸杞子、地肤子、金毛狗脊、五味子、覆盆子、菟丝子、干山药、补骨脂、远志、石菖蒲、萆薢、杜仲、熟干地黄、石斛、白茯苓、牛膝、泽泻、柏子仁、山茱萸。(中医方剂大辞典)(34)肉苁蓉、木香、羌活、芎䓖、桂、青桔皮、白茯苓、当归、黄芪、防风、白术、五味子、香子、腽肭脐、槟榔、人参、附子。(中医方剂大辞典)

苁蓉丹 cong rong dan

【英文名】Cong Rong Honeyed Pill

【异名】鳖甲丸(中医方剂大辞典、普济方)

【组成】肉苁蓉、鳖甲、黄芪、何首乌、当归。(中医方剂大辞典)

苁蓉汤 cong rong tang

【英文名】Cong Rong Decoction

【组成】(1)肉苁蓉、枸杞、菟丝子、当归、杜仲、料豆、茯苓、牛膝、甘草、红枣、生姜。(中医方剂大辞典)(2)肉苁蓉、白茯苓、五味子、牛膝、五加皮、地骨皮、防风、黄芪、泽泻、桂、磁石。(中医方剂大辞典)(3)肉苁蓉、菟丝子、人参、黄芪、木香、附子、补骨脂。(中医方剂大辞典)

苁蓉饮 cong rong yin

【英文名】Cong Rong Drink

【组成】苁蓉、当归、地黄、桃仁、陈皮、麻仁、郁李仁、柏子仁。(中医方剂大辞典)

苁蓉散 cong rong san

【英文名】Cong Rong Powders

【组成】(1)肉苁蓉、生地黄、慎火草、楮子、干漆、甘草、远志、五味子。(中医方剂大辞典)(2)苁蓉、续断、天雄、阳起石、白龙骨、五味子、蛇床子、干地黄、牡蛎、桑寄生、天门冬、白石英、车前子、地肤子、韭子、菟丝子、地骨皮。(中医方剂大辞典)(3)肉苁蓉、续断、远志、菖蒲、茯苓。(中医方剂大辞典)(4)肉苁蓉、白术、巴戟、麦门冬、茯苓、甘草、牛膝、五味子、杜仲、车前子、干姜、生地。(中医方剂大辞典)(5)木香、肉豆蔻、肉苁蓉。(中医方剂大辞典)(6)肉苁蓉、巴戟天、槟榔、萆薢、麦门冬、犀角、羚羊角、陟厘、黄芩、茺蔚子、枸杞子、人参、玄参、木香、菟丝子、槐子、决明子、丹参。(中医方剂大辞典)(7)肉苁蓉、滑石、黄连、井泉石、土马鬃、豉。(中医方剂大辞典)

苁蓉粥 cong rong zhou

【英文名】Cong Rong Gruel

【组成】(1)白羊肉、肉苁蓉、粳米、鹿角胶、葱白、鸡子。(中医方剂大辞典)(2)肉苁蓉、米。(中医方剂大辞典)

苁蓉膏 cong rong gao

【英文名】Cong Rong Plaster

【组成】肉苁蓉、半夏、熟干地黄、当归、蜀椒、细辛、乌喙、蛇衔草、白芷、甘草、桂、薤白、猪脂。(中医方剂大辞典)

苁蓉羹 cong rong geng

【英文名】Cong Rong Thick Soup

【组成】肉苁蓉、白羊肾、葱白、羊肺。(中医方剂大辞典)

苁蓉牛膝丸 cong rong niu xi wan

【英文名】Cong Rong Niu Xi Pill

【组成】(1)肉苁蓉、川牛膝、天麻、木瓜、枸杞子、黄芪、真虎骨、青盐。(中医方剂大辞典)(2)肉苁蓉、牛膝、补骨脂、巴戟天、羌活、附子、蜀椒。(中医方剂大辞典)

苁蓉牛膝汤 cong rong niu xi tang

【英文名】Cong Rong Niu Xi Decoction

【组成】肉苁蓉、牛膝、木瓜干、白芍药、熟地黄、当归、甘草。(中医方剂大辞典)

苁蓉四倍丸 cong rong si bei wan

【英文名】Cong Rong Si Bei Pill

【组成】苁蓉、牛膝、菊花、枸杞子。(中医方剂大辞典)

苁蓉羊肉粥 cong rong yang rou zhou

【英文名】Cong Rong Yang Rou Gruel

【组成】肉苁蓉、精羊肉。(中医方剂大辞典)

苁蓉羊肾粥 cong rong yang shen zhou

【英文名】Cong Rong Yang Shen Gruel

【组成】肉苁蓉、羊肾、羚羊角、磁石、薏苡仁。(中医方剂大辞典)

苁蓉杏仁汤 cong rong xing ren tang

【英文名】Cong Rong Xing Ren Decoction

【组成】甘草、杏仁、白蜜、肉苁蓉。(中医方剂大辞典)

苁蓉补肾丸 cong rong bu shen wan

【英文名】Cong Rong Bu Shen Pill(药品标准－中药成方制剂标准)

【组成】肉苁蓉、锁阳、莲须、熟地黄、菟丝子、茯苓、何首乌、淫羊藿、酸枣仁、白术、猪脊髓、羊鞭。(药品标准－中药成方制剂标准1991年)

苁蓉茸附丸 cong rong rong fu wan

【英文名】Cong Rong Rong Fu Pill

【组成】鹿茸、苁蓉、菟丝子、牛膝、熟干地黄、乌药、川五味子、附子、白术、天麻、补骨脂、葫芦巴、茴香、干淡木瓜、沉香、木香、丁香。(中医方剂大辞典)

苁蓉独活散 cong rong du huo san

【英文名】Cong Rong Du Huo Powders

【组成】肉苁蓉、独活、附子、蜀椒、泽泻、黄芪、五味子、蒺藜、防风、杏仁、木香、干姜、牡蛎、赤石脂、黄芩、甘草、桂、桃仁、细辛、续断。(中医方剂大辞典)

苁蓉琐阳粥 cong rong suo yang zhou

【英文名】Cong Rong Suo Yang Gruel

【组成】肉苁蓉、琐阳。(中医方剂大辞典)

苁蓉菟丝丸 cong rong tu si wan

【英文名】Cong Rong Tu Si Pill

【异名】苁蓉菟丝子丸(中医方剂大辞典、医学正印)

【组成】肉苁蓉、菟丝子、覆盆子、蛇床子、当归、白芍药、川芎、牡蛎、乌贼骨、五味子、防风、黄芩、艾叶。(中医方剂大辞典)

苁蓉木瓜煎丸 cong rong mu gua jian wan

【英文名】Cong Rong Mu Gua Jian Pill

【组成】肉苁蓉、牛膝、菟丝子、木瓜、附子、麋角、椒红、肉豆蔻仁、补骨脂、楮实、巴戟天、木香、鹿茸、桂、蛇床子、槟榔、干姜。(中医方剂大辞典)

苁蓉补虚益气方 cong rong bu xu yi qi fang

【英文名】Cong Rong Bu Xu Yi Qi Honeyed Pill

【组成】苁蓉、薯蓣、远志、蛇床子、菟丝子、五味子、山茱萸、天雄、巴戟天。(中医方剂大辞典)

苁蓉补虚益阳方 cong rong bu xu yi yang fang

【英文名】Cong Rong Bu Xu Yi Yang Powders

【异名】益阳丹(中医方剂大辞典、普济方)

【组成】苁蓉、续断、蛇床子、天雄、五味子、薯蓣、远志、干地黄、巴戟天。(中医方剂大辞典)

芩心丸 qin xin wan

【英文名】Qin Xin Pill

【组成】黄芩心。(中医方剂大辞典)

芩术汤 qin zhu tang

【英文名】Qin Zhu Decoction

【异名】安胎饮(中医方剂大辞典、大生要旨)

【组成】(1)白术、黄芩、甘草。(中医方剂大辞典)(2)子芩、白术、阿胶。(中医方剂大辞典)(3)条芩。(中医方剂大辞典)

芩术散 qin zhu san

【英文名】Qin Zhu Powders

【组成】黄芩、白术、砂仁。(中医方剂大辞典)

芩半丸 qin ban wan

【英文名】Qin Ban Pill

【组成】黄芩、半夏。(中医方剂大辞典)

芩芍汤 qin shao tang

【英文名】Qin Shao Decoction

【组成】(1)黄芩、白芍、白术、肉桂。(中医方剂大辞典)(2)黄芩、白芍、甘草。(中医方剂大辞典)

芩芷散 qin zhi san

【英文名】Qin Zhi Powders

【组成】黄芩、白芷。(中医方剂大辞典)

芩连片 qin lian pian

【英文名】Qin Lian Tablet(药品标准－中药成方制剂标准)

【组成】黄芩、连翘、黄连、黄柏、赤芍、甘草。(药品标准－中药成方制剂标准1991年)

芩连汤 qin lian tang

【英文名】Qin Lian Decoction

【组成】(1)酒黄芩、酒黄连、当归、川芎、甘草、木香、赤芍。(中医方剂大辞典)(2)当归、黄连、黄芩、生白芍、槟榔、木香、炙草。(中医方剂大辞典)

芩连散 qin lian san

【英文名】Qin Lian Powders

【组成】黄连、黄芩、红花、木香、当归、生地黄、泽泻、山楂肉、陈皮、甘草。(中医方剂大辞典)

芩蓟汤 qin ji tang

【英文名】Qin Ji Decoction

【组成】黄芩、小蓟、苍术、地锦草。(浙江中医学院通讯1977,3(3))

芩术四物汤 qin zhu si wu tang

【英文名】Qin Zhu Si Wu Decoction

【组成】四物汤、黄芩、白术。(中医方剂大辞典)

芩术芍药汤 qin zhu shao yao tang

【英文名】Qin Zhu Shao Yao Decoction

【组成】白术、芍药、黄芩。(中医方剂大辞典)

芩术芍葵丸 qin zhu shao kui wan

【英文名】Qin Zhu Shao Kui Pill

【组成】白术、黄芩、红白葵花、白芍。(中医方剂大辞典)

芩术安胎饮 qin zhu an tai yin

【英文名】Qin Zhu An Tai Drink

【组成】白术、条芩、当归、砂仁、生知母、炙甘草。(中医方剂大辞典)

芩术枳壳汤 qin zhu zhi qiao tang

【英文名】Qin Zhu Zhi Qiao Decoction

【组成】条芩、白术、枳壳、生甘草、淡竹叶。(中医方剂大辞典)

芩术菟丝丸 qin zhu tu si wan

【英文名】Qin Zhu Tu Si Pill

【组成】茯苓、白术、莲子、五味、山药、杜仲、菟丝子、炙草。(中医方剂大辞典)

芩术樗皮丸 qin zhu chu pi wan

【英文名】Qin Zhu Chu Pi Pill

【组成】黄芩、白术、樗皮、白芍、山茱萸、白芷、黄连、黄柏。(中医方剂大辞典)

芩芍调中汤 qin shao tiao zhong tang

【英文名】Qin Shao Tiao Zhong Decoction

【组成】枳壳、厚朴、山楂、黄芩、白芍、丹参、桔梗、槟榔、泽泻。(中医方剂大辞典)

芩芍解毒汤 qin shao jie du tang

【英文名】Qin Shao Jie Du Decoction

【组成】黄芩、白芍、川连、焦栀子、炒川柏、银花、生甘草、生姜。(中医方剂大辞典)

芩连二母丸 qin lian er mu wan

【英文名】Qin Lian Er Mu Pill

【组成】黄连、黄芩、知母、贝母、川芎、当归、白芍、生地、熟地、蒲黄、羚羊角、地骨皮、甘草。(中医方剂大辞典)

芩连二陈汤 qin lian er chen tang

【英文名】Qin Lian Er Chen Decoction

【组成】(1)二陈汤、姜芩、姜连、枳实、神曲、麦芽。(中医方剂大辞典)(2)黄芩、黄连、陈皮、茯苓、半夏、甘草、桔梗、连翘、牛蒡子、花粉、木香、夏枯草。(中医方剂大辞典)(3)二陈汤、砂仁、栀子、黄芩、黄连。(中医方剂大辞典)(4)二陈汤、黄芩、黄连。(中医方剂大辞典)(5)橘红、白茯苓、软石膏、片芩、白术、黄连、防风、川芎、天花粉、薄荷、半夏、羌活、甘草。(中医方剂大辞典)

芩连上清丸 qin lian shang qing wan

【英文名】Qin Lian Shang Qing Pill

【组成】大黄、黄芩、白芷、连翘、菊花、桔梗、栀子、防风、川芎、薄荷、荆芥、黄柏。(中医方剂大辞典)

芩连上清饮 qin lian shang qing yin

【英文名】Qin Lian Shang Qing Drink

【组成】酒黄芩、苏薄荷、白芷、细辛、滑石、酒黄连、荆芥穗、木通、甘草。(中医方剂大辞典)

芩连化毒汤 qin lian hua du tang

【英文名】Qin Lian Hua Du Decoction

【组成】黄连、黄芩、红花、石膏、大力子、卷豆、贯众、玄参、甘草、桔梗、栀子仁。(中医方剂大辞典)

芩连平胃汤 qin lian ping wei tang

【英文名】Qin Lian Ping Wei Decoction

【组成】黄芩、黄连、厚朴、苍术、甘草、陈皮。(中医方剂大辞典)

芩连平胃散 qin lian ping wei san

【英文名】Qin Lian Ping Wei Powders

【组成】黄连、陈皮、苍术、生甘草、茯苓、厚朴。(中医方剂大辞典)

芩连四苓散 qin lian si ling san

【英文名】Qin Lian Si Ling Powders

【组成】条芩、黄连、泽泻、赤茯、苍术、陈皮、白术。(中医方剂大辞典)

芩连四物汤 qin lian si wu tang

【英文名】Qin Lian Si Wu Decoction

【组成】(1)黄芩、黄连、生地、白芍、归身、川芎、生甘草。(中医方剂大辞典)(2)当归、白芍、知母、生地、条芩、黄连、川芎、黄柏。(中医方剂大辞典)(3)熟地黄、当归、白芍、川芎、柴胡、黄芩、黄连、香附。(中医方剂大辞典)(4)熟地黄、当归、赤芍、川芎、黄芩、黄连。(中医方剂大辞典)(5)当归、白芍、生地、川芎、黄芩、黄连、升麻、丹皮。(中医方剂大辞典)(6)当归、川芎、白芍、生地、黄连、黄芩、麦冬。(中医方剂大辞典)

芩连半夏汤 qin lian ban xia tang

【英文名】Qin Lian Ban Xia Decotion

【组成】黄芩、白术、半夏、赤茯苓、黄连、陈皮、当归、栀子、枳壳、香附、人参、苍术、缩砂、甘草。(中医方剂大辞典)

芩连芍药汤 qin lian shao yao tang

【英文名】Qin Lian Shao Yao Decocion

【组成】(1)芍药、茯苓、陈皮、厚朴、甘草、黄连、黄芩、枳壳、槟榔、山楂、木通。(中医方剂大辞典)(2)黄芩、黄连、白芍药、枳壳、木香、槟榔、甘草。(中医方剂大辞典)

芩连导痰方 qin lian dao tan fang

【英文名】Qin Lian Dao Tan Decoction

【组成】枳实、南星、橘红、半夏、白茯苓、甘草、黄芩、黄连。(中医方剂大辞典)

芩连导痰汤 qin lian dao tan tang

【英文名】Qin Lian Dao Tan Decoction

【组成】半夏、橘红、白茯苓、甘草、乌梅、生姜、枳实、南星、黄芩、黄连。(中医方剂大辞典)

芩连红曲汤 qin lian hong qu tang

【英文名】Qin Lian Hong Qu Decoction

【组成】黄芩、黄连、白芍、甘草、橘红、红曲、枳壳、建莲、升麻。(中医方剂大辞典)

芩连芷柏丸 qin lian zhi bai wan

【英文名】Qin Lian Zhi Bai Pill

【组成】苍术、条芩、黄连、黄柏、白芍、白芷、椿白皮、山茱萸。(中医方剂大辞典)

芩连败毒散 qin lian bai du san

【英文名】Qin Lian Bai Du Powders

【组成】(1)防风、荆芥、黄连、黄芩、连翘、羌活、独活、柴胡、前胡、川芎、桔梗、蓝叶、玄参、牛蒡子、升麻、赤芍药、金银花、白芷、甘草、干葛、青木香。(中医方剂大辞典)(2)羌活、独活、柴胡、前胡、川芎、枳壳、桔梗、黄芩、连翘、甘草。(中医方剂大辞典)

芩连枳梗汤 qin lian zhi geng tang

【英文名】Qin Lian Zhi Geng Decoction

【组成】枳壳、桔梗、半夏、黄芩、瓜蒌仁、黄连、生姜、麦门冬。(中医方剂大辞典)

芩连栀子饮 qin lian zhi zi yin

【英文名】Qin Lian Zhi Zi Drink

【组成】黄芩、黄连、栀子、桔梗、甘草、生地、柴胡、川芎、赤芍、升麻。(中医方剂大辞典)

芩连消毒汤 qin lian xiao du tang

【英文名】Qin Lian Xiao Du Decoction

【组成】黄芩、柴胡、桔梗、川芎、防风、羌活、枳壳、甘草、连翘、射干、白芷、黄连、荆芥。(中医方剂大辞典)

芩连消毒饮 qin lian xiao du yin

【英文名】Qin Lian Xiao Du Drink

【组成】(1)防风、荆芥、连翘、柴胡、黄芩、川芎、羌活、桔梗、蓝叶、射干、白芷、牛蒡子、黄连、甘草、青木香、金银花。(中医方剂大辞典)(2)柴胡、甘草、桔梗、川芎、黄芩、荆芥、黄连、防风、羌活、枳壳、连翘、射干、白芷。(中医方剂大辞典)

芩连清心丸 qin lian qing xin wan

【英文名】Qin Lian Qing Xin Pill

【组成】黄芩、黄连、麦门冬、天花粉、茯神、丹参、牛黄、菖蒲、远志。(中医方剂大辞典)

芩连解毒汤 qin lian jie du tang

【英文名】Qin Lian Jie Du Decoction

【组成】黄连、黄芩、丹皮、赤芍、银花、连翘、山栀、甘草。(中医方剂大辞典)

芩连郁槟汤 qin lian yu bing tang

【英文名】Qin Lian Yu Bing Decoction

【组成】黄芩、黄连、郁金、槟榔、楂肉、玄胡索、金钱草、赤芍、焦山栀、柴胡、川楝子、生甘草。(浙江中医学院学报 1991,15(5))

芩柏樗皮丸 qin bai chu pi wan

【英文名】Qin Bai Chu Pi Pill

【组成】黄芩、黄柏、樗皮、滑石、川芎、海石、青黛、当归、芍药。(中医方剂大辞典)

芩柏滴耳液 qin bai di er ye

【英文名】Qin Bai Ear Drop

【组成】黄芩、黄柏、枯矾、冰片、麻油。(辽宁中医杂志 1988,(3))

芩栀平胃汤 qin zhi ping wei tang

【英文名】Qin Zhi Ping Wei Decoction

【组成】苍术、甘草、厚朴、陈皮、黄芩、山栀仁。(中医方剂大辞典)

芩前口服液 qin qian kou fu ye

【英文名】Qin Qian Liquid

【组成】黄芩、车前子、葛根、忍冬藤、安乐菜。(辽宁中医杂志 1989,(6))

芩荷引竭煎 qin he yin jie jian

【英文名】Qin He Yin Jie Decoction

【组成】子芩、当归尾、山楂子、莱菔子、枳实、荷叶蒂、苏子、沉香曲、槟榔。(中医方剂大辞典)

芩麻地冬汤 qin ma di dong tang

【英文名】Qin Ma Di Dong Decoction

【组成】麦冬、黄芩、天门冬、升麻、甘草、生地。(中医方剂大辞典)

芩英翘注射液 qin ying qiao zhu she ye

【英文名】Qin Ying Qiao Injection

【组成】黄芩、蒲公英、连翘。(中草药 1981,12(7))

芩暴红止咳片 qin bao hong zhi ke pian

【英文名】Qin Bao Hong Zhi Ke Tablet(药品标准－中药成方制剂标准)

【组成】满山红、暴马子皮、黄芩。(药品标准－中药成方制剂标准 1996 年)

芩连仙鹤茅根汤 qin lian xian he mao gen tang

【英文名】Qin Lian Xian He Mao Gen Decoction

【组成】黄芩、黄连、仙鹤草、白茅根。(中西医结合杂志 1991,11(10))

芩连半夏竹茹汤 qin lian ban xia zhu ru tang

【英文名】Qin Lian Ban Xia Zhu Ru Decoction

【组成】黄芩、黄连、法夏、竹茹、胆草、枳壳、旋覆花。(中医方剂大辞典)

芩连橘半枳术丸 qin lian ju ban zhi zhu wan

【英文名】Qin Lian Ju Ban Zhi Zhu Pill

【组成】黄芩、黄连、神曲、麦芽粉、半夏、橘红、陈皮、枳实、白术。(中医方剂大辞典)

芬芳清解汤 fen fang qing jie tang

【英文名】Fen Fang Qing Jie Decoction

【组成】犀角、连翘、生地、玄参、石菖蒲、郁金、银花、金汁。(中医方剂大辞典)

苍己散 cang ji san

【英文名】Cang Ji Powders

【组成】厚朴、姜黄、苍术、防己、黄芩、半夏、黄柏、防风、白芷、南星、独活、陈皮、花粉、川芎、赤芍、甘遂、大戟、大黄、商陆、木通、黑丑、苦葶苈、枳实、消、马前子、蓖麻仁、白芥子、花椒、枯矾、轻粉、雄黄、青黛、铜绿、干地龙、蛇蜕、皂角、陀僧、滑石、寒水石、松香、铅粉。(中医方剂大辞典)

苍术丸 cang zhu wan

【英文名】Cang Zhu Pill

【异名】神术丸(中医方剂大辞典、直指)

【组成】(1)制苍术、神曲。(中医方剂大辞典)(2)云苓、白芍药、炙甘草、川椒、小茴香、厚朴、茅山苍术、破故纸。(中医方剂大辞典)(3)苍术、白茯苓。(中医方剂大辞典)(4)苍术、黄柏、知母、枳实、白术、当归、熟地黄、干山药、白茯苓、防风、灵砂、真铅、真汞。(中医方剂大辞典)(5)茅山苍术、雪白茯苓。(中医方剂大辞典)(6)苍术、何首乌。(中医方剂大辞典)(7)苍术、干熟地黄、莲子肉、五味子、枸杞子、破故纸、羊白肠。(中医方剂大辞典)(8)苍术、橘红。(中医方剂大辞典)(9)苍术、川椒、白茯苓、小茴香。(中医方剂大辞典)(10)乳香、没药、川牛膝、青盐、熟艾、川乌、全蝎。(中医方剂大辞典)(11)苍术、吴茱萸、破故纸、胡芦巴、川姜、草乌、山药。(中医方剂大辞典)(12)苍术、知母、黄芩、玄参、甘草、人参、细辛、芎䓖、白茯苓、木香、贝母、石决明、茺蔚子。(中医方剂大辞典)(13)苍术、诃黎勒皮、陈桔皮、木香、芍药、青桔皮、白龙骨、生姜、附子、龙骨。(中医方剂大辞典)(14)苍术、黄连、当归、诃黎勒皮、厚朴、干姜、吴茱萸、艾叶、附子、龙骨。(中医方剂大辞典)(15)苍术。(中医方剂大辞典)

苍术汤 cang zhu tang

【英文名】Cang Zhu Decoction

【组成】(1)苍术、防风。(中医方剂大辞典)(2)苍术、藁本、白芷、羌活、川芎、甘草。(中医方剂大辞典)(3)苍术、葛根、山栀、茯苓、泽泻、广皮、山楂。(中医方剂大辞典)(4)苍术、藁本。(中医方剂大辞典)(5)南苍术。(中医方剂大辞典)(6)苍术、白芍、枳壳、白茯苓、白芷、广陈皮、川芎、炙半夏、升麻、炙甘草。(中医方剂大辞典)(7)苍术、柴胡、黄芩、半夏、青皮、草果、槟榔、川芎、生姜、葱白。(中医方剂大辞典)(8)苍术、黄柏、柴胡、防风、附子、杜仲、川芎、肉桂。(中医方剂大辞典)(9)防风、黄柏、柴胡、苍术。(中医方剂大辞典)(10)苍术、草乌头、杏仁。(中医方剂大辞典)(11)人参、木瓜、苍术。(中医方剂大辞典)(12)人参、芦葎、扁豆藤、苍术。(中医方剂大辞典)

苍术饮 cang zhu yin

【英文名】Cang Zhu Drink

【组成】苍术、杏仁、赤茯苓、桑根白皮、商陆根、连皮大腹、嫩楮枝。(中医方剂大辞典)

苍术酒 cang zhu jiu

【英文名】Cang Zhu Wine

【组成】苍术。(中医方剂大辞典)

苍术散 cang zhu san

【英文名】Cang Zhu Powders

【组成】(1)苍术、木贼、香附米、夏枯草、蝉蜕、甘草、蒺藜、白芷、防风、蔓荆子、川芎、僵蚕。(中医方剂大辞典)(2)苍术、甘草、香附子。(中医方剂大辞典)(3)紫金皮、苍术、猪牙皂角、鸡脚风叶、骨碎补。(中医方剂大辞典)(4)苍术、槐花、藁本、蛇蜕、防风、枸杞、白蒺藜、黄芩、川芎、木贼、甘草、白菊花、蝉蜕、乳香、没药、硬石膏、干葛。(中医方剂大辞典)(5)苍术、麻黄、杏仁、甘草。(中医方剂大辞典)(6)苍术、木贼、甘草、旋覆花、蝉蜕。(中医方剂大辞典)(7)苍术、蝉蜕、木贼、黄芩。(中医方剂大辞典)(8)麻黄、苍术、石膏、桔梗、甘草、山茵陈。(中医方剂大辞典)(9)苍术、甘菊花、京芎、荆芥、穗木贼、旋覆花、草决明、菥蓂子、细辛。(中医方剂大辞典)(10)苍术。(中医方剂大辞典)(11)苍术、点红川椒。(中医方剂大辞典)(12)苍术、桔皮。(中医方剂大辞典)(13)苍术、僵蚕、蝉蜕、川芎、防风、荆芥、蔓荆子、白芷、夏枯草、甘草。(中医方剂大辞典)(14)苍术、黄柏、虎胫骨、防风。(中医方剂大辞典)(15)木贼、苍术、白蒺藜、防风、羌活、川芎、甘草。(中医方剂大辞典)

苍术膏 cang zhu gao

【英文名】Cang Zhu Plaster

【组成】(1)苍术。(中医方剂大辞典)(2)苍术、当归、白鲜皮。(中医方剂大辞典)(3)苍术、人参、生地黄、熟地黄、黄柏、远志、杜仲、川芎、核桃肉、川椒、破故纸、碎青盐、碎朱砂、当归、旱莲草、蜂蜜、姜汁。(中医方剂大辞典)(4)鲜白苍术。(中医方剂大辞典)(5)四物汤。(中医方剂大辞典)

苍龙丸 cang long wan

【英文名】Cang Long Pill

【组成】(1)苍耳草虫、土贝母、轻粉、血竭、射干、冰片、雄黄、蟾酥。(中医方剂大辞典)(2)苍龙、朱砂、明矾、明雄、蟾酥、硼砂。(中医方剂大辞典)

苍地丸 cang di wan

【英文名】Cang Di Pill

【组成】苍术、陈皮、黄柏、黄连、连翘、黄芩。(中医方剂大辞典)

苍芍丸 cang shao wan

【英文名】Cang Shao Pill

【组成】芍药、香附、苍术、片芩、甘草。(中医方剂大辞典)

苍耳丸 cang er wan

【英文名】Cang Er Pill

【组成】(1)苍耳。(中医方剂大辞典)(2)苍耳子、苦参、白蒺藜、蝉壳。(中医方剂大辞典)(3)苍耳叶。(中医方剂大辞典)

苍耳丹 cang er dan

【英文名】Cang Er Pellet

【组成】苍耳草。(中医方剂大辞典)

苍耳汤 cang er tang

【英文名】Cang Er Decoction

【组成】(1)苍耳子、赤小豆、盐。(中医方剂大辞典)(2)苍耳子。(中医方剂大辞典)

苍耳饮 cang er yin

【英文名】Cang Er Drink

【异名】苍耳散(中医方剂大辞典、得效);苍耳汤(中医方剂大辞典、赤水玄珠)

【组成】苍耳。(中医方剂大辞典)

苍耳鱼 cang er yu

【英文名】Cang Er Yu Decoction

【异名】苍耳膏(中医方剂大辞典、卫生鸿宝)

【组成】苍耳草。(中医方剂大辞典)

苍耳茶 cang er cha

【英文名】Cang Er Tea

【组成】苍耳子。

苍耳酒 cang er jiu

【英文名】Cang Er Wine

【组成】(1)苍耳子、晚蚕沙、五加皮、大茄根、归身、虎骨、羌活、枸杞子、荆芥、油松节、杜仲、牛膝、萆薢、防风、秦艽、白术、黄柏、苍术、木香。(中医方剂大辞典)(2)苍耳、防风、恶实、独活、木通、生地黄、人参、薏苡仁、黄芪、桂、白茯苓。(中医方剂大辞典)(3)苍耳、牛膝根、松叶、商陆根、鼠粘根。(中医方剂大辞典)(4)苍耳子。(中医方剂大辞典)

苍耳散 cang er san

【英文名】Cang Er Powders

【异名】芷荑散(中医方剂大辞典、医学入门);芷辛散(中医方剂大辞典、古方选注);辛荑散(中医方剂大辞典、仙拈集);苍耳草散(中医方剂大辞典、便览);苍耳子散(中医方剂大辞典、良方集腋)

【组成】(1)苍耳。(中医方剂大辞典)(2)苍耳叶。(中医方剂大辞典)(3)苍耳根、乌梅、带须葱。(中医方剂大辞典)(4)苍耳子、金银花、皂角刺、防风、荆芥、连翘、蛇床子、天麻、前胡、土茯苓、牙皂、甘草。(中医方剂大辞典)(5)白矾、大麻黄、苍耳茎叶。(中医方剂大辞典)(6)辛夷仁、苍耳子、香白芷、薄荷叶。(中医方剂大辞典)(7)珍珠、桂、鸡子、苍耳。(中医方剂大辞典)(8)苍耳子、露蜂房、曲头棘刺、绯帛方、乱发、青蒿、丹砂。(中医方剂大辞典)(9)苍耳花、苍耳叶。(中医方剂大辞典)(10)苍耳、威灵、羌独、当归、白芷、防风、苡仁、栀子、苍、苓、泽。(中医方剂大辞典)(11)苍耳、薄荷、白芷、细辛、南星、半夏、酒芩、荆芥。(中医方剂大辞典)

苍耳膏 cang er gao

【英文名】Cang Er Plaster

【组成】(1)当归、川芎、芍药、熟地、防风、白术、羌活、苍术。(中医方剂大辞典)(2)苍耳子、荆芥子、葵子、黄蜡、木香、白猫粪、石长生、当归、黄芩、藁本、玄参、丁香、干马齿、雄黄、虾蟆灰、乳香。(中医方剂大辞典)(3)苍耳根茎叶。(中医方剂大辞典)(4)苍耳。(中医方剂大辞典)

苍耳羹 cang er geng

【英文名】Cang Er Thick Soup

【组成】苍耳苗叶、白术。(中医方剂大辞典)

苍防汤 cang fang tang

【英文名】Cang Fang Decoction

【组成】苍术、防风、白芷、川芎。(中医方剂大辞典)

苍芩丸 cang qin wan

【英文名】Cang Qin Pill

【组成】苍术、片芩、甘草。(中医方剂大辞典)

苍连丸 cang lian wan

【英文名】Cang Lian Pill

【组成】(1)苍术、陈皮、半夏、黄连、白茯苓、吴茱萸。(中医方剂大辞典)(2)苍术、香附、片芩、黄连。(中医方剂大辞典)

苍连汤 cang lian tang

【英文名】Cang Lian Decoction

【组成】苍术、黄连、陈皮、半夏、茯苓、神曲、吴茱萸、砂仁、甘草。(中医方剂大辞典)

苍龟丸 cang gui wan

【英文名】Cang Gui Pill

【组成】苍术、龟版、白芍、黄柏。(中医方剂大辞典)

苍附汤 cang fu tang

【英文名】Cang Fu Decoction

【组成】苍术、香附、黄柏、青皮、玄胡索、益智、桃仁、茴香、附子、甘草。(中医方剂大辞典)

苍柏饮 cang bai yin

【英文名】Cang Bai Drink

【组成】苍术皮、黄柏、蒲公英、茵陈、山栀、苦参片、茯苓、地肤子、生甘草。(中医方剂大辞典)

苍柏散 cang bai san

【英文名】Cang Bai Powders

【组成】苍术、黄柏、牛膝、杜仲、防己、木瓜、川芎。(中医方剂大辞典)

苍栀丸 cang zhi wan

【英文名】Cang Zhi Pill

【组成】苍术、香附、山栀、半夏、川芎、白芷。(中医方剂大辞典)

苍莎丸 cang sha wan

【英文名】Cang Sha Pill

【异名】苍附丸(中医方剂大辞典、万氏女科);苍莎导痰丸(中医方剂大辞典、医钞类编)

【组成】(1)苍术、香附子、黄芩、木香。(中医方剂大辞典)(2)苍术、香附、黄芩。(中医方剂大辞典)

苍戟丸 cang ji wan

【英文名】Cang Ji Pill

【组成】大戟、苍术、沉香。(中医方剂大辞典)

苍榆汤 cang yu tang

【英文名】Cang Yu Decoction

【组成】苍术、卷柏、芍药、地榆、阿胶。(中医方剂大辞典)

苍蝇散 cang ying san

【英文名】Cang Ying Powders

【组成】苍绳翅草及花。(中医方剂大辞典)

苍桔汤 cang ju tang

【英文名】Cang Ju Decoction

【组成】苍术、陈皮、赤芍药、赤茯苓、黄柏、威灵仙、羌活、甘草。(中医方剂大辞典)

苍霖丹 cang lin dan

【英文名】Cang Lin Pellet

【组成】浮萍、生地、芍药、当归、丹皮、甘草、生姜。(中医方剂大辞典)

苍术糖浆 cang zhu tang jiang

【英文名】Cang Zhu Syrup

【组成】苍术、鸡蛋皮粉。(赤脚医生杂志 1979,(10))

苍耳子汤 cang er zi tang

【英文名】Cang Er Zi Decoction

【组成】苍耳子、羊桃根、蒴藋、赤小豆、盐。(中医方剂大辞典)

苍耳子散 cang er zi san

【英文名】Cang Er Zi Powders

【组成】(1)苍耳子、辛夷花、荆芥、黄芩、桔梗、薄荷、白芷、甘草。(安徽中医学院学报 1993,12(2))(2)苍耳子、辛荑、白芷、鱼腥草、蚤休、黄芩、甘草。(浙江中医学院学报 1993,(6))

苍耳子粥 cang er zi zhou

【英文名】Cang Er Zi Gruel

【组成】苍耳子、粳米。(中医方剂大辞典)

苍耳叶羹 cang er ye geng

【英文名】Cang Er Ye Thick Soup

【组成】(1)苍耳叶、豉心。(中医方剂大辞典)(2)苍耳嫩苗叶、酥。(中医方剂大辞典)(3)苍耳叶、米。(中医方剂大辞典)

苍耳草膏 cang er cao gao

【英文名】Cang Er Cao Plaster

【组成】鲜苍耳草。(中医方剂大辞典)

苍金砂散 cang jin sha san

【英文名】Cang Jin Sha Powders

【组成】(1)芜菁根、铁生衣。(中医方剂大辞典)(2)道

人头、硇砂、雄黄、蟾酥。(中医方剂大辞典)

苍槟合剂 cang bing he ji

【英文名】Cang Bing Mixture

【组成】苍耳、枣儿、槟榔。(江苏中医 1961,(11))

苍乌参苓散 cang wu shen ling san

【英文名】Cang Wu Shen Ling Powders

【组成】人参、草乌、茯苓、苍术、巴戟天。(中医方剂大辞典)

苍乌暖心丹 cang wu nuan xin dan

【英文名】Cang Wu Nuan Xin Pellet

【组成】白术、白芍、茯苓、苍术、川乌、肉桂、甘草。(中医方剂大辞典)

苍玉潜龙汤 cang yu qian long tang

【英文名】Cang Yu Qian Long Decoction

【组成】(1)生地、龟版、石膏、石斛、花粉、丹皮、知母。(中医方剂大辞典)(2)生地、龟版、石膏、龙齿、石斛、花粉、丹皮、羚羊角、沙参、白芍、藕节、茅根。(中医方剂大辞典)

苍术二陈汤 cang zhu er chen tang

【英文名】Cang Zhu Er Chen Decoction

【组成】(1)苍术、白术、茯苓、陈皮、甘草、半夏。(中医方剂大辞典)(2)半夏、橘红、白茯苓、甘草、苍术。(中医方剂大辞典)

苍术三黄散 cang zhu san huang san

【英文名】Cang Zhu San Huang Powders

【组成】苍术、黄芩、黄柏、大黄、生南星、猪脂粉。(中医方剂大辞典)

苍术木瓜丸 cang zhu mu gua wan

【英文名】Cang Zhu Mu Gua Pill

【组成】苍术、木瓜。(中医方剂大辞典)

苍术止泪散 cang zhu zhi lei san

【英文名】Cang Zhu Zhi Lei Powders

【组成】木贼、香附子、白芷、石膏、菊花、荆芥、白蒺藜、薄荷、当归、白芍药、川芎、蝉蜕、夏枯草。(中医方剂大辞典)

苍术升麻汤 cang zhu sheng ma tang

【英文名】Cang Zhu Sheng Ma Decoction

【组成】苍术、半夏、厚朴、陈皮、枳实、桔梗、川芎、升麻、柴胡、木通、黄连、黄芩、木香、甘草、生姜。(中医方剂大辞典)

苍术反魂香 cang zhu fan hun xiang

【英文名】Cang Zhu Fan Hun Xiang Somking Agent

【异名】苍降反魂香(中医方剂大辞典、沔疫新论)

【组成】苍术、真降香。(中医方剂大辞典)

苍术石膏汤 cang zhu shi gao tang

【英文名】Cang Zhu Shi Gao Decoction

【组成】苍术、石膏、知母、甘草。(中医方剂大辞典)

苍术四苓散 cang zhu si ling san

【英文名】Cang Zhu Si Ling Powders

【组成】白术、茯苓、猪苓、泽泻、苍术、防风。(中医方剂大辞典)

苍术白芷汤 cang zhu bai zhi tang

【英文名】Cang Zhu Bai Zhi Decoction

【组成】苍术、白芷、防风、干葛、升麻、干姜、甘草、独活。(中医方剂大辞典)

苍术白虎汤 cang zhu bai hu tang

【英文名】Cang Zhu Bai Hu Decoction

【组成】人参、石膏、知母、甘草、粳米、苍术。(中医方剂大辞典)

苍术半夏丸 cang zhu ban xia wan

【英文名】Cang Zhu Ban Xia Pill

【组成】(1)苍术、半夏、酒芩、川芎、细辛。(中医方剂大辞典)(2)苍术、半夏、南星、黄柏、山楂、白芷、神曲、昆布、滑石、吴茱萸。(中医方剂大辞典)

苍术地榆汤 cang zhu di yu tang

【英文名】Cang Zhu Di Yu Decoction

【组成】苍术、地榆。(中医方剂大辞典)

苍术导痰丸 cang zhu dao tan wan

【英文名】Cang Zhu Dao Tan Pill

【组成】苍术、香附、陈皮、白茯苓、枳壳、半夏、南星、炙草。(中医方剂大辞典)

苍术芍药汤 cang zhu shao yao tang

【英文名】Cang Zhu Shao Yao Decoction

【组成】苍术、芍药、黄芩。(中医方剂大辞典)

苍术防风汤 cang zhu fang feng tang

【英文名】Cang Zhu Fang Feng Decoction

【异名】苍防汤(中医方剂大辞典、医学入门);苍防二妙汤(中医方剂大辞典、症因脉治)

【组成】(1)苍术、防风、黄连、木香、厚朴、陈皮、枳壳、甘草。(中医方剂大辞典)(2)苍术、麻黄、防风。(中医方剂大辞典)(3)苍术、防风、白术、麻黄。(中医方剂大辞典)(4)苍术、防风。(中医方剂大辞典)

苍术芩连汤 cang zhu qin lian tang

【英文名】Cang Zhu Qin Lian Decoction

【组成】苍术、酒黄芩、姜黄连、木香、枳实、姜半夏、柴胡、升麻、川芎、姜厚朴、桔梗、木通、炙甘草、生姜。(中医方剂大辞典)

苍术羌活汤 cang zhu qiang huo tang

【英文名】Cang Zhu Qiang Huo Decoction

【组成】苍术、黄芩、枳实、半夏、柴胡、川芎、羌活、陈皮、甘草、生姜。(中医方剂大辞典)

苍术灵仙散 cang zhu ling xian san

【英文名】Cang Zhu Ling Xian Powders

【组成】苍术、半夏、南星、白术、酒黄芩、香附子、陈皮、

茯苓、甘草、威灵仙。(中医方剂大辞典)

苍术附子汤 cang zhu fu zi tang

【英文名】Cang Zhu Fu Zi Decoction

【组成】苍术、香附、黄柏、青皮、玄胡索、益智、桃仁、炒茴香、炒附子、甘草。(中医方剂大辞典)

苍术败毒散 cang zhu bai du san

【英文名】Cang Zhu Bai Du Powders

【组成】熟苍术、羌活、独活、柴胡、前胡、防风、荆芥、枳壳、广皮、甘草。(中医方剂大辞典)

苍术泽泻丸 cang zhu ze xie wan

【英文名】Cang Zhu Ze Xie Pill

【组成】苍术、泽泻、枳实、秦艽、地榆、皂角子。(中医方剂大辞典)

苍术复煎散 cang zhu fu jian san

【英文名】Cang Zhu Fu Jian Powders

【组成】红花、黄柏、柴胡、藁本、泽泻、白术、升麻、羌活、苍术。(中医方剂大辞典)

苍术香附丸 cang zhu xiang fu wan

【英文名】Cang Zhu Xiang Fu Pill

【组成】苍术、三棱、神曲、姜厚朴、生地、莪术、当归、香附、明矾。(中医方剂大辞典)

苍术胜湿汤 cang zhu sheng shi tang

【英文名】Cang Zhu Sheng Shi Decoction

【组成】苍术、羌活、防风、防己、木瓜、怀牛膝、肉桂、茯苓、甘草梢。(中医方剂大辞典)

苍术除湿汤 cang zhu chu shi tang

【英文名】Cang Zhu Chu Shi Decoction

【组成】(1)茅山苍术、黄柏、生地、宣木瓜、米仁、牛膝、当归、独活、广皮、茯苓、灯芯、生姜。(中医方剂大辞典)(2)苍术、白术、厚朴、白茯苓、陈皮、甘草、半夏曲。(中医方剂大辞典)

苍术柴胡汤 cang zhu chai hu tang

【英文名】Cang Zhu Chai Hu Decoction

【组成】柴胡、知母、苍术、黄芩、葛根、陈皮、半夏、川芎、甘草、生姜、乌梅肉。(中医方剂大辞典)

苍术难名丹 cang zhu nan ming dan

【英文名】Cang Zhu Nan Ming Pellet

【异名】茯苓苍术难名丹(中医方剂大辞典、得效);苍术丸(中医方剂大辞典、金匮翼)

【组成】苍术、茴香、川楝子、川乌、白茯苓、龙骨。(中医方剂大辞典)

苍术黄连汤 cang zhu huang lian tang

【英文名】Cang Zhu Huang Lian Decoction

【组成】苍术、黄连、防风、升麻、甘草。(中医方剂大辞典)

苍术黄柏丸 cang zhu huang bai wan

【英文名】Cang Zhu Huang Bai Pill

【异名】苍术防己丸(中医方剂大辞典、明医指掌)

【组成】(1)苍术、龟版、白芍药、黄柏。(中医方剂大辞典)(2)苍术、黄柏、防己、南星、川芎、白芷、犀角、槟榔。(中医方剂大辞典)

苍术猪肝散 cang zhu zhu gan san

【英文名】Cang Zhu Zhu Gan Powders

【组成】苍术、谷精草。(中医方剂大辞典)

苍术黑豆饮 cang zhu hei dou yin

【英文名】Cang Zhu Hei Dou Drink

【组成】真茅山苍术、黑豆。(中医方剂大辞典)

苍术薏苡汤 cang zhu yi yi tang

【英文名】Cang Zhu Yi Yi Decoction

【组成】苍术、薏苡仁、当归、芍药、桂心、麻黄、甘草。(中医方剂大辞典)

苍白甘草汤 cang bai gan cao tang

【英文名】Cang Bai Gan Cao Decoction

【组成】苍术、白芍、甘草。(中医方剂大辞典)

苍半苓陈汤 cang ban ling chen tang

【英文名】Cang Ban Ling Chen Decoction

【组成】苍术、半夏、茯苓、陈皮。(中医方剂大辞典)

苍朴二陈汤 cang po er chen tang

【英文名】Cang Po Er Chen Decoction

【组成】苍术、厚朴、陈皮、半夏、甘草、白茯苓、姜。(中医方剂大辞典)

苍芎千里饮 cang xiong qian li yin

【英文名】Cang Xiong Qian Li Drink

【组成】苍术、干木瓜、白芍药、川芎、人参、枳壳、白茯苓、甘草、大黄、陈皮、半夏、桔梗、前胡、干葛、紫苏、木香。(中医方剂大辞典)

苍耳子合剂 cang er zi he ji

【英文名】Cang Er Zi Mixture

【组成】苍耳子、辛荑、白芷、川芎、赤芍、薄荷、金银花、黄芩、甘草。(山东中医杂志 1992,11(1))

苍耳子软膏 cang er zi ruan gao

【英文名】Cang Er Zi Ointment

【组成】苍耳子、猪脂。(中医方剂大辞典)

苍耳子洗剂 cang er zi xi ji

【英文名】Cang Er Zi Lotion

【组成】苍耳子茎叶。(中医方剂大辞典)

苍耳百部丸 cang er bai bu wan

【英文名】Cang Er Bai Bu Pill

【组成】苍耳草膏、百部、五味子、淮山药、川黄柏、黄芩、海蛤粉、白芷、炒阿胶、珠明矾。(江西医药 1961,(1-2))

苍夷滴鼻油 cang yi di bi you

【英文名】Cang Yi Di Bi Oil(药品标准-中药成方制剂标准)

【组成】苍耳子、白芷、辛夷油、冰片、薄荷油。(药品标准－中药成方制剂标准1997年)

苍曲樗皮丸 cang qu chu pi wan

【英文名】Cang Qu Chu Pi Pill

【组成】椿根皮、芍药、苍术、神曲、麦皮曲、黄柏、滑石、枳壳。(中医方剂大辞典)

苍防干葛汤 cang fang gan ge tang

【英文名】Cang Fang Gan Ge Decoction

【组成】苍术、防风、干葛、白芷、厚朴、甘草。(中医方剂大辞典)

苍防五皮饮 cang fang wu pi yin

【英文名】Cang Fang Wu Pi Drink

【组成】生姜皮、茯苓皮、桑白皮、五加皮、大腹皮、防风、苍术。(中医方剂大辞典)

苍防柴胡汤 cang fang chai hu tang

【英文名】Cang Fang Chai Hu Decoction

【组成】苍术、柴胡、黄芩、半夏、广皮、甘草、防风。(中医方剂大辞典)

苍辛鱼芷汤 cang xin yu zhi tang

【英文名】Cang Xin Yu Zhi Decoction

【组成】苍耳子、辛夷、鱼腥草、白芷、防风、桔梗、川芎、甘草。(云南中医杂志1986,7(5))

苍陈紫苏饮 cang chen zi su yin

【英文名】Cang Chen Zi Su Drink

【组成】苍术、陈皮、紫苏叶、川楝子、葱白、甘草。(中医方剂大辞典)

苍附五苓散 cang fu wu ling san

【英文名】Cang Fu Wu Ling Powders

【组成】桂枝、泽泻、白术、茯苓、猪苓、附子、苍术。(中医方剂大辞典)

苍附六君汤 cang fu liu jun tang

【英文名】Cang Fu Liu Jun Decoction

【组成】人参、白术、茯苓、甘草、半夏、陈皮、苍术、香附、条芩、川芎、当归、枳壳。(中医方剂大辞典)

苍附导痰丸 cang fu dao tan wan

【英文名】Cang Fu Dao Tan Pill

【组成】(1)苍术、香附、枳壳、陈皮、茯苓、胆星、甘草。(中医方剂大辞典)(2)苍术、香附、陈皮、南星、枳壳、半夏、川芎、滑石、白茯苓、神曲。(中医方剂大辞典)

苍松烘疗条 cang song hong liao tiao

【英文名】Cang Song Hong Liao Tiao Somkink Agent

【组成】苍术、松香、枫子仁、蛤壳粉、白鲜皮、黄柏、鹤虱、防风、苦参、硫黄、红砒。(中医方剂大辞典)

苍苓白虎汤 cang ling bai hu tang

【英文名】Cang Ling Bai Hu Decoction

【组成】苍术、茯苓、石膏、知母、生甘草。(中医方剂大辞典)

苍茯二仁汤 cang fu er ren tang

【英文名】Cang Fu Er Ren Decoction

【组成】苍术、茯苓、苡仁、枳壳、砂仁。(辽宁中医杂志1989,(9))

苍柏辛芎散 cang bai xin xiong san

【英文名】Cang Bai Xin Xiong Powders

【组成】南星、滑石、半夏、苍术、柏皮、川芎、辛夷、牡蛎粉、酒芩。(中医方剂大辞典)

苍柏蝉苡汤 cang bai chan yi tang

【英文名】Cang Bai Chan Yi Decoction

【组成】苍术、黄柏、蝉衣、苡仁。(湖南中医杂志1986,(3))

苍柏樗皮丸 cang bai chu pi wan

【英文名】Cang Bai Chu Pi Pill

【组成】黄柏、樗皮、海石、半夏、南星、川芎、香附、苍术、干姜。(中医方剂大辞典)

苍独肾着汤 cang du shen zhuo tang

【英文名】Cang Du Shen Zhuo Decoction

【组成】白术、白茯苓、干葛、苍术、独活、防风。(中医方剂大辞典)

苍桂五苓散 cang gui wu ling san

【英文名】Cang Gui Wu Ling Powders

【异名】二术五苓散(中医方剂大辞典、成方切用)

【组成】猪苓、茯苓、桂枝、白术、泽泻、苍术。(中医方剂大辞典)

苍莎导痰丸 cang sha dao tan wan

【英文名】Cang Sha Dao Tan Pill

【组成】苍术、香附、陈皮、白茯苓、枳壳、半夏、南星、炙草。(中医方剂大辞典)

苍黄归翘酊 cang huang gui qiao ding

【英文名】Cang Huang Gui Qiao Tincture

【组成】苍术、大黄、当归、连翘。(实用中西医结合杂志1992,5(3))

苍葛米壳汤 cang ge mi qiao tang

【英文名】Cang Ge Mi Qiao Decoction

【组成】苍术、葛根、车前子、茯苓、黄芩、泽泻、藿香、甘草、肉桂、米壳。(吉林中医1984,(1))

苍鹅鼻炎片 cang e bi yan pian

【英文名】Cang E Bi Yan Tablet

【组成】苍耳、鹅不食草、鱼腥草素等。(桂卫药准字(1985)016110号)

苍龙如意胶囊 cang long ru yi jiao nang

【英文名】Cang Long Ru Yi Capsule

【组成】肉苁蓉、菟丝子、巴戟天、淫羊藿、山茱萸、茯苓、远志、熟地、当归、雪莲花。(甘肃中医学院学报1992,9(3))

苍耳子鼻炎胶囊 cang er zi bi yan jiao nang

【英文名】Cang Er Zi Bi Yan Capsule(药品标准－中药成方制剂标准)

【组成】苍耳子浸膏粉、石膏浸膏粉、白芷浸膏粉、冰片、辛夷花挥发油、薄荷脑、辛夷花浸膏粉、黄芩浸膏粉。(药品标准－中药成方制剂标准 1997 年)

苍梧道士陈元膏 cang wu dao shi chen yuan gao

【英文名】Cang Wu Dao Shi Chen Yuan Plaster

【异名】陈元膏(中医方剂大辞典、鸡峰)

【组成】(1)当归、细辛、桂心、天雄、生地黄、白芷、川芎、丹砂、干姜、乌头、松脂、猪脂。(中医方剂大辞典)(2)当归、细辛、桂心、天雄、生地黄、白芷、川芎、丹砂、干姜、乌头、松脂、猪肪、人参、防风、附子、雄黄。(中医方剂大辞典)

芪术汤 qi zhu tang

【英文名】Qi Zhu Decoction

【组成】黄芪、莪术、马鞭草。(江苏中医 1993,(14))

芪附汤 qi fu tang

【英文名】Qi Fu Decoction

【组成】黄芪、附子。(魏氏家方)

芪苓汤 qi ling tang

【英文名】Qi Ling Decoction

【组成】黄芪、茯苓、桑寄生、连翘、虎杖、玉米须。(中成药研究 1988,(1))

芪茜汤 qi qian tang

【英文名】Qi Qian Decoction

【组成】黄芪、茜草、红花、莪术、白矾、姜黄、白术、甘草。(辽宁中医杂志 1989,(12))

芪葛汤 qi ge tang

【英文名】Qi Ge Decoction

【组成】黄芪、葛根、丹参、当归、枳壳、川芎、山药、菊花、柴胡、地龙、党参、炙甘草。(中国中医眼科杂志 1993,3(2))

芪酱汤 qi jiang tang

【英文名】Qi Jiang Decoction

【组成】黄芪、党参、白术、茯苓、败酱草、板蓝根、白花蛇舌草、虎杖、土茯苓、紫草。(国医论坛 1991,(1))

芪连合剂 qi lian he ji

【英文名】Qi Lian Mixture

【组成】黄芪、桂枝、白芍、白术、白茯苓、薏苡仁、厚朴、丁香、连翘、蒲公英、白及、乌贼骨、炙甘草。(中西医结合杂志 1991,11(9))

芪枣冲剂 qi zao chong ji

【英文名】Qi Zao Medicinal Instant Granule

【组成】黄芪、大枣、茯苓、鸡血藤等。(内卫药准字(86)I－15－0857)

芪参精浆 qi shen jing jiang

【英文名】Qi Shen Syrup

【组成】黄芪、党参、丁香。(中医杂志 1988,29(1))

芪桂冲剂 qi gui chong ji

【英文名】Qi Gui Medicinal Instant Granule

【组成】黄芪、桂枝、五味子、乌梅、辛夷、白芍、细辛。(中西医结合杂志 1989,9(5))

芪丹鳖甲汤 qi dan bie jie tang

【英文名】Qi Dan Bie Jia Decoction

【组成】黄芪、丹参、鳖甲、白术、当归、白芍、郁金、丹皮、猪苓、柴胡、茵陈、栀子。(浙江中医杂志 1993,28(1))

芪仙益母汤 qi xian yi mu tang

【英文名】Qi Xian Yi Mu Decoction

【组成】黄芪、仙灵脾、益母草、茅根、蝉蜕、泽泻、车前子。(实用中西医结合杂志 1993,6(9))

芪芍及草汤 qi shao ji cao tang

【英文名】Qi Shao Ji Cao Decoction

【组成】黄芪、海螵蛸、白芍、白及、甘松、鹿角胶、元胡、甘草。(吉林中医 1983,(1))

芪附归丹汤 qi fu gui dan tang

【英文名】Qi Fu Gui Dan Decoction

【组成】黄芪、附片、当归、丹参、党参、白术、茯苓、甘草。(国医论坛 1994,(6))

芪红五通饮 qi hong wu tong yin

【英文名】Qi Hong Wu Tong Decoction

【组成】黄芪、川红花、川木通、香通、淮通、通草、血通。(辽宁中医杂志 1981,(8))

芪桂参麦饮 qi gui shen mai yin

【英文名】Qi Gui Shen Mai Decoction

【组成】黄芪、肉桂、桂枝、人参、麦冬、五味子。(辽宁中医杂志 1987,(7))

芪柴参归汤 qi chai shen gui tang

【英文名】Qi Chai Shen Gui Decoction

【组成】黄芪、柴胡、党参、甘草、当归、白术、桔皮、升麻。(四川中医 1988,(9))

芪淫苁蓉汤 qi yin cong rong tang

【英文名】Qi Yin Cong Rong Decoction

【组成】黄芪、淫羊藿、肉苁蓉、茯苓、丹参、党参、蟾酥、当归、桂枝、郁金、猪苓、泽泻、红花、黄芩、板蓝根、吴茱萸、桃仁、葶苈子、白术、枳壳、干姜。(陕西中医 1988,9(3))

芪戟地黄汤 qi ji di huang tang

【英文名】Qi Ji Di Huang Decoction

【组成】黄芪、巴戟天、熟地、淮山药、山萸肉、茯苓、泽泻、丹皮。(河南中医 1991,(4))

芪术参赤苓汤 qi zhu shen chi ling tang

【英文名】Qi Zhu Shen Chi Ling Decoction

【组成】黄芪、白术、焦山楂、党参、赤石脂、白芍、乌梅、

诃子、补骨脂、煨肉蔻、茯苓、黄连、甘草。(湖北中医杂志 1993,15(3))

芪各颐心口服液 qi ge yi xin kou fu ye

【英文名】Qi Ge Yi Xin Liquid

【组成】黄芪、麦冬、生晒参等。((95)卫药准字 Z-54号)

芡术汤 qian zhu tang

【英文名】Qian Zhu Decoction

【组成】白术、芡实、茯苓、肉桂、车前子。(中医方剂大辞典)

芡实丸 qian shi wan

【英文名】Qian Shi Pill

【组成】(1)芡实、莲花、茯神、山茱萸肉、北五味子、甘州枸杞、熟地黄、韭子、肉苁蓉、川牛膝。(中医方剂大辞典)(2)鸡头肉、莲花须、山萸肉、白蒺藜、五花龙骨、覆盆子。(中医方剂大辞典)(3)芡实、莲花、茯神、山茱萸、龙骨、五味子、枸杞子、熟地黄、韭子、肉苁蓉、川牛膝、紫石英。(中医方剂大辞典)

芡实散 qian shi san

【英文名】Qian Shi Powders

【组成】(1)鸡头实、桑条、槐枝、盐、猪牙皂荚、生干地黄、地骨皮。(中医方剂大辞典)(2)干鸡头实、忍冬茎叶、干藕。(中医方剂大辞典)

芡实粥 qian shi zhou

【英文名】Qian Shi Gruel

【组成】芡实、白粱米、莲肉、薏苡仁、山药末。(中医方剂大辞典)

芡莲丹 qian lian dan

【英文名】Qian Lian Pellet

【组成】人参、茯苓、玄参、熟地、生地、莲子心、山药、芡实、甘草。(中医方剂大辞典)

芡实合剂 qian shi he ji

【英文名】Qian Shi Mixture

【组成】芡实、白术、茯苓、淮山药、菟丝子、金樱子、黄精、百合、枇杷叶。(新中医 1973,(3))

芡实杞子汤 qian shi qi zi tang

【英文名】Qian Shi Qi Zi Decoction

【组成】熟地、淮山、杞子、石莲仁、芡实、莲须、牡蛎、白茯苓、茯神。(中医方剂大辞典)

芡实茯苓牛角散 qian shi fu ling niu jiao san

【英文名】Qian Shi Fu Ling Niu Jiao Powders

【组成】芡实粉、白茯苓、赤石脂、牡蛎、禹余粮、牛角腮。(中医方剂大辞典)

芳香饮 fang xiang yin

【英文名】Fang Xiang Drink

【组成】玄参、白茯苓、石膏、蝉蜕、白僵蚕、荆芥、天花粉、神曲、苦参、黄芩、陈皮、甘草。(中医方剂大辞典)

芳香散 fang xiang san

【英文名】Fang Xiang Powders

【组成】香白芷、龙骨、荆芥叶。(中医方剂大辞典)

芳香化湿汤 fang xiang hua shi tang

【英文名】Fang Xiang Hua Shi Decoction

【组成】藿香、佩兰、苍术、陈皮、茯苓、泽泻、白鲜皮、地肤子。(中医方剂大辞典)

苎艾汤 zhu ai tang

【英文名】Zhu Ai Decoction

【组成】苎麻根、五月艾根、猪肾、糯米酒、白盐。(新中医 1984,(8))

苎根汤 zhu gen tang

【英文名】Zhu Gen Decoction

【组成】(1)野苎根、金、银。(中医方剂大辞典)(2)苎根、干地黄、当归、芍药、阿胶、甘草。(中医方剂大辞典)

苎根饮 zhu gen yin

【英文名】Zhu Gen Drink

【异名】银苎酒(中医方剂大辞典、妇人良方)

【组成】苎根、银。(中医方剂大辞典)

苎根散 zhu gen san

【英文名】Zhu Gen Powders

【组成】(1)苎根、白芍药、地榆、甘草、槐花。(中医方剂大辞典)(2)苎根、人参、白垩、蛤粉。(中医方剂大辞典)(3)苎根、松脂、槐花。(中医方剂大辞典)

苎麻酒 zhu ma jiu

【英文名】Zhu Ma Wine

【组成】苎麻。(中医方剂大辞典)

苎麻粥 zhu ma zhou

【英文名】Zhu Ma Gruel

【组成】生苎麻根、白糯米、大麦面、陈桔皮。(中医方剂大辞典)

苎根饮子 zhu gen yin zi

【英文名】Zhu Gen Drink

【组成】生苎根、甘草、黄芩、白芍药、阿胶、当归。(中医方剂大辞典)

苎麻根汤 zhu ma gen tang

【英文名】Zhu Ma Gen Decoction

【组成】苎麻根、小豆。(中医方剂大辞典)

苎麻根饮 zhu ma gen yin

【英文名】Zhu Ma Gen Drink

【组成】干苎麻根、陈桔皮、甘草、生干地黄、乌梅、人参。(中医方剂大辞典)

苎根止崩汤 zhu gen zhi beng tang

【英文名】Zhu Gen Zhi Beng Decoction

【组成】鲜苎麻根、生地、墨旱莲、地榆、蒲黄炭、茜根

炭、生甘草。(江苏中医 1991,(6))

芦筒 lu tong

【英文名】Lu Tong Somking Agent

【组成】佛耳草、款冬花、鹅管石、雄黄。(中医方剂大辞典)

芦巴丸 lu ba wan

【英文名】Lu Ba Pill

【组成】芦巴、川乌、巴戟、川楝、茴香、吴茱萸。(中医方剂大辞典)

芦叶汤 lu ye tang

【英文名】Lu Ye Decoction

【组成】芦叶、糯米。(中医方剂大辞典)

芦甘丹 lu gan dan

【英文名】Lu Gan Pellet

【组成】上芦甘石、上血竭、海螵蛸、真轻粉、乌芋粉、漂牡蛎粉。(中医方剂大辞典)

芦吸散 lu xi san

【英文名】Lu Xi Powders

【组成】(1)款冬花、川贝母、肉桂、甘草、鹅管石。(中医方剂大辞典)(2)款冬花、佛耳草、甘草、桂心、鹅管石。(中医方剂大辞典)(3)肉桂、明雄黄、鹅管石、款冬花、粉甘草。(中医方剂大辞典)

芦虫汤 lu chong tang

【英文名】Lu Chong Decoction

【组成】芦中虫。(中医方剂大辞典)

芦参汤 lu shen tang

【英文名】Lu Shen Decoction

【组成】芦根、人参、麦门冬、赤茯苓、枇杷叶。(中医方剂大辞典)

芦荟丸 lu hui wan

【英文名】Lu Hui Pill

【异名】胆连丸(中医方剂大辞典、普济方);芦荟黄连丸(中医方剂大辞典、麻疹备要方论)

【组成】(1)芦荟、轻粉、青黛、香墨、飞罗面、使君子、蜗牛、麝香。(中医方剂大辞典)(2)芦荟、芜荑、干蟾、木香、宣连、干蜗牛、辰砂、熊胆、丁香、麝香、使君子。(中医方剂大辞典)(3)芦荟、草龙胆。(中医方剂大辞典)(4)芦荟、宣连、胡黄连。(中医方剂大辞典)(5)青黛宗、胡黄连、麝香、芦荟、雷丸、贯众、牛黄、鹤虱、地龙、蛇蜕。(中医方剂大辞典)(6)丁香、肉豆蔻、木香。(中医方剂大辞典)(7)芦荟、丁香、使君子肉、胡黄连、朱砂、肉豆蔻、安息香、熊胆、轻粉、麝香。(中医方剂大辞典)(8)芦荟、朱砂、芜荑、胡黄连、熊胆、巴豆、蟾、麝香。(中医方剂大辞典)(9)芦荟、使君子、芜荑、槟榔、胡黄连、沉香、木香、麝香、龙胆草、朱砂、明砂。(中医方剂大辞典)(10)芦荟、钩藤、雄黄、青黛、蟾酥、熊胆、麝香。(中医方剂大辞典)(11)芦荟、砂仁、神曲、胡黄连、大黄、山楂、槟榔、麦芽、桔皮、炙甘草、使君子。(中医方剂大辞典)(12)芦荟、当归、白芍、川芎、胡连、芜荑、木香、甘草。(中医方剂大辞典)(13)芦荟、胡连、川连、芜荑、青皮、雷丸、鹤虱、木香、元寸。(中医方剂大辞典)(14)黑丑、芦荟。(中医方剂大辞典)(15)人中白、芦荟、使君子肉、龙胆草、黄连、五灵脂。(中医方剂大辞典)(16)当归、胡连、川芎、芜荑、白芍、龙胆草、芦荟、木香、甘草。(中医方剂大辞典)(17)肥儿丸、胡黄连、银柴胡。(中医方剂大辞典)(18)芦荟、木香、红芍药、没石子、使君子、胡黄连、肉豆蔻、人参。(中医方剂大辞典)(19)芦荟、熊胆、朱砂、青黛、诃黎勒、麝香。(中医方剂大辞典)(20)芦荟、人参、白术、茯苓、山药、木香、陈皮、青皮、麦芽、神曲、当归、槟榔、麝香。(中医方剂大辞典)(21)胡黄连、山楂肉、鹤虱、芜荑、芦荟、川楝子肉、陈皮、白术、三棱、莪术、使君子肉、尖槟榔、虾蟆、阿魏。(中医方剂大辞典)(22)胡黄连、雷丸、芦荟、芜荑、木香、青黛、鹤虱、黄连、蝉退、麝香。(中医方剂大辞典)(23)芦荟、胡黄连、当归、芍药、龙胆草、川芎、芜荑、木香、甘草。(中医方剂大辞典)(24)芦荟、胡黄连、黄连、木香、白芜荑、青皮、当归、茯苓、陈皮、甘草。(中医方剂大辞典)(25)芦荟、芜荑、木香、青黛、干槟榔、川黄连、蝉壳、胡黄连、麝香。(中医方剂大辞典)(26)青皮、陈皮、胡黄连、石三棱、使君子、槟榔、熊胆、木香、蓬术、神曲、麦蘖、芦荟、南星、芜荑。(中医方剂大辞典)(27)木香、肉果、丁香、芦荟、使君子、诃子。(中医方剂大辞典)(28)芦荟、龙胆、青黛、胡黄连、牛黄、麝香。(中医方剂大辞典)(29)大黄、芦荟、干蟾、麝香。(中医方剂大辞典)(30)芦荟、胡黄连、夜明砂、神曲、芜夷、使君子、青皮、紫苏叶、青黛、巴豆、麦芽、香附子。(中医方剂大辞典)(31)芦荟、蟾酥、麝香、朱砂、黄连、槟榔、鹤虱、使君子、肉豆蔻。(中医方剂大辞典)(32)南木香、丁香、诃子、肉豆蔻、使君子肉、芦荟、枣肉。(中医方剂大辞典)(33)芦荟、天竺黄、牛黄、麝香、胡黄连、熊胆、龙脑、蟾酥。(中医方剂大辞典)(34)龙胆草、黄连、芜荑。(中医方剂大辞典)(35)龙胆草、黄连、雷丸。(中医方剂大辞典)(36)芦荟、银柴胡、胡黄连、川黄连、牛蒡子、玄参、桔梗、山栀仁、生石膏、薄荷叶、羚羊角、甘草、升麻。(中医方剂大辞典)(37)芦荟、芜荑、木香、鹤虱。(中医方剂大辞典)(38)芦荟、蓬砂、麝香、马牙消、人参、熊胆、甘草。(中医方剂大辞典)(39)芦荟、黄连、使君子、雷丸、鹤虱、藿香叶、细辛、蓬莪术、蝎梢、青桔皮、陈桔皮、蟾酥、龙脑、丹砂、牛黄、麝香、肉豆蔻、水银。(中医方剂大辞典)(40)芦荟、赤石脂、樗皮、地榆、牛角腮、禹余粮、阿胶、侧柏。(中医方剂大辞典)(41)芦荟、人参、柏子仁、羚羊角、细辛、甘草、牛胆。(中医方剂大辞典)(42)芦荟、鲤鱼胆、熊胆、牛胆、石决明、麝香、车前子。(中医方剂大辞典)(43)芦荟、使君子、三棱、石榴皮、草龙胆、苦楝根。(中医方剂大辞典)(44)大皂角、干虾蟆、青黛、芦荟、朱砂、麝香。(中医方剂大辞典)(45)芦荟、麦芽、胡黄连、黄连、芜荑、肉豆蔻、木香、龙胆草、川楝子、三棱、蓬术、槟榔、使君子、陈皮、青皮、麝香、神曲、干虾蟆。(中医方剂大辞典)(46)使君子仁、肉豆蔻、胡黄连、芦荟、丁香、麝香。(中医方剂大辞典)(47)芦荟、木香、槟榔、黄连、芜荑、陈皮、青皮、蚵蚾、巴豆。(中医方剂大辞典)(48)芦荟、黄连、川楝子、芜荑、天竺黄、麝香。(中医方剂大辞典)(49)芦荟、槟榔、芜荑、胡黄连、川苦楝、使君子仁、雷丸、桔皮、巴豆。(中医方剂大辞典)(50)芦荟、木香、胡黄连、干蟾、槟榔、青黛、青皮、使君子、芜荑、麝香。(中医方剂大辞典)(51)芦荟、荆芥、黑牵牛。(中医方剂大辞典)(52)芦荟、轻粉、硫黄、密陀僧、丁香。(中医方剂大辞典)(53)芦荟、胡黄连、黄柏、黄连、青皮、青黛、巴豆。(中医方剂大辞典)(54)芦荟、宣连、水银、瓜蒂、陈皮、蜗牛、麝香、当门子、龙脑、朱砂、犀角、蟾酥、蝉蜕。(中医方剂大辞典)(55)芦荟、粉霜。(中医方剂大辞典)(56)芦荟、田父、青黛、腻粉、牛黄、粉霜、硫黄、蝉壳、蛇蜕皮、麝香、巴豆。(中医方剂大辞典)(57)芦荟、胡黄连、虾蟆、熊胆、贯众、地龙、青黛、黄连、朱砂、蝉壳、雷丸、麝香。(中医方剂大辞典)(58)芦荟、雄黄、麝香、没石子、蛇蜕皮灰、黄连、蝉壳、蟾酥、丁香、熊胆。(中医方剂大辞典)(59)芦荟、牛黄、青黛、蝉壳、熊胆、人参、黄连、雄黄、麝香、蜣娘、虾蟆、诃黎勒皮。(中医方剂大辞典)(60)芦荟、龙齿、麝香、黄连、熊胆、蛇蜕皮灰、蜣娘、蝉壳、蜗牛、地龙、田父。(中医方剂大辞典)(61)芦荟、天麻、胡黄连、麝香、铁粉、水银、干蝎、熊胆、雄黄、朱砂。(中医方剂大辞典)(62)芦荟、木香、宣连、诃子皮、没石子、使君子、麝香。(中医方剂大辞典)(63)芦荟、芜荑仁、使君子、肥黄连、胡黄连、青橘、草龙胆、槟榔、没石子。(中医方剂大辞典)(64)芦荟、胡黄连、宣黄连、麝香。(中医方剂大辞典)(65)芦荟、白芜荑、川芎、使君子。(中医方剂大辞典)(66)黄连、木香、槟榔、丁香、腻粉、芜荑、青黛、麝香。(中医方剂大辞典)(67)芦荟、黄柏、大黄、朱砂、巴豆。(中医方剂大辞典)(68)芦荟、黄连、白术、使君子、芜荑仁、巴豆。(中医方剂大辞典)(69)芦荟、使君子、青黛、胡黄连。(中医方剂大辞典)(70)芦荟、大虾蟆、青黛、鹤虱、黄连。(中医方剂大辞典)(71)芦荟、胡黄连、牛黄、天竺黄、草龙胆、茯苓、脑麝、人参、川大黄、雄黄、生犀。(中医方剂大辞典)(72)芦荟、天竹黄、胡黄连、蚺蛇胆、蛇蜕皮灰、使君子、天麻、丁香、黄连、青黛、木香、朱砂、牛黄、白龙脑、蝉壳、麝香。(中医方剂大辞典)(73)芦荟、麝香、胡黄连、丁香、木香、牛黄、龙脑、熊胆、狗胆、牛蒡子、猪胆、鸡胆、蟾头、蝟皮。(中医方剂大辞典)(74)芦荟、朱砂、麝香、龙脑、胡黄连、牛黄、蝉壳、蜗牛壳、夜明沙、蜣娘、熊胆、蚺蛇胆、倒钩棘针、瓜蒂、蟾酥。(中医方剂大辞典)(75)芦荟、安息香、胡黄连、枳壳、使君子、芜荑、淀粉、麝香。(中医方剂大辞典)

芦荟汤 lu hui tang

【英文名】Lu Hui Decoction

【组成】神曲、半夏、茯苓、芦根汁、生姜汁。(中医方剂大辞典)

芦荟散 lu hui san

【英文名】Lu Hui Powders

【组成】(1)芦荟、麝香、青矾、白矾、虾蟆。(中医方剂大辞典)(2)芦荟、龙骨、雄黄、麝香、胡黄连、青黛、木香、丁香、牛黄、天竺黄、熊胆、干蝎、腻粉、丹砂、犀角、附子、人参、沉香。(中医方剂大辞典)(3)芦荟、丹砂、丁香、麝香、牛黄、蟾酥、角蒿灰、瓜蒂、羊蹄花、干蜗牛、熊胆、细辛、马牙硝、白矾灰。(中医方剂大辞典)(4)芦荟、防风、白附子、白术、天麻、白芷、丹砂、龙脑。(中医方剂大辞典)(5)芦荟、定粉、黄丹、夜明砂。(中医方剂大辞典)(6)芦荟、黄柏、青黛、雄黄。(中医方剂大辞典)(7)芦荟、土绿、珍珠、胡粉、蜗牛壳、黄芩、麝香、石盐、青黛。(中医方剂大辞典)(8)芦荟、甘草。(中医方剂大辞典)(9)芦荟、土盐绿、胡粉、珍珠、蜗牛壳、波斯盐绿、青黛、黄连、麝香。(中医方剂大辞典)(10)黄柏、人言、芦荟。(中医方剂大辞典)(11)芦荟、胡黄连、雄黄、熊胆、朱砂、麝香、干蟾、代赭。(中医方剂大辞典)(12)全蝎、巴霜、轻粉、芦荟、南星、朱砂、川郁金、脑、麝香。(中医方剂大辞典)(13)芦荟。(中医方剂大辞典)(14)芦荟、蟾酥、大麻仁、腻粉、麝香、铜青、石胆。(中医方剂大辞典)(15)芦荟、人中白、虾蟆、麝香。(中医方剂大辞典)

芦根汤 lu gen tang

【英文名】Lu Gen Decoction

【异名】芦根饮子(中医方剂大辞典、秘传眼科龙木论)

【组成】(1)芦根、木通、栀子仁、桔梗、黄芩、甘草。(中医方剂大辞典)(2)芦根、黄芪、大黄、黄芩、防风、玄参、芒消。(中医方剂大辞典)(3)生芦根、赤茯苓、葛根、知母、麦门冬、淡竹叶、甘草。(中医方剂大辞典)(4)芦根、黄芪、栝楼根、牡蛎、知母、生麦门冬。(中医方剂大辞典)(5)芦根、人参、薤白、枇杷叶。

(中医方剂大辞典)(6)芦根、麦门冬、升麻、葛根、山栀子、石膏。(中医方剂大辞典)(7)芦根、人参、赤茯苓、淡竹茹、甘草。(中医方剂大辞典)(8)芦根、知母、栝楼根、柴胡、黄芩、甘草。(中医方剂大辞典)(9)生芦根、生茅根、赤茯苓、子芩、麦门冬、甘草、生姜、小麦、糯米。(中医方剂大辞典)(10)芦根、生姜、桔皮、枇杷叶。(中医方剂大辞典)(11)芦根、麦门冬、赤茯苓、桔皮、地骨皮。(中医方剂大辞典)(12)芦根、葛根、麦门冬、甘草、人参。(中医方剂大辞典)(13)生芦根、知母、淡竹青皮。(中医方剂大辞典)(14)生芦根、生姜、桔皮。(中医方剂大辞典)(15)芦根、地榆、五加皮。(中医方剂大辞典)(16)芦根、麦门冬。(中医方剂大辞典)(17)生芦根、知母、青竹茹、粳米。(中医方剂大辞典)(18)芦根。(中医方剂大辞典)(19)麦冬、竹茹、前胡、橘红、芦根。(中医方剂大辞典)(20)芦根汁、槟榔、橘红、生姜、水梨汁、枇杷叶。(中医方剂大辞典)(21)生芦根、桔皮、生姜、大腹皮、枇杷叶。(中医方剂大辞典)(22)生芦根、橘红、生姜、槟榔、枇杷叶。(中医方剂大辞典)(23)芦根、麦门冬、人参、干葛、知母、竹茹。(中医方剂大辞典)(24)芦根、麦门冬、赤茯苓、芍药、地骨皮。(中医方剂大辞典)(25)芦根、茵陈、山栀子、黄芩、炙甘草。(中医方剂大辞典)(26)芦根、木通、栀子仁、桔梗、黄芩、炙甘草。(中医方剂大辞典)(27)芦根、炙甘草、粟、甜竹茹。(中医方剂大辞典)

芦根饮 lu gen yin

【英文名】Lu Gen Drink

【异名】芦根散(中医方剂大辞典、普济方);芦根饮子(中医方剂大辞典、千金)

【组成】(1)芦根、麦冬、地骨皮、生姜、栀皮、茯苓。(中医方剂大辞典)(2)芦根、麦门冬、人参、知母、粟米。(中医方剂大辞典)(3)芦根、人参、枇杷叶。(中医方剂大辞典)(4)芦根、人参、水萍、枇杷叶。(中医方剂大辞典)(5)芦根、冬瓜皮。(中医方剂大辞典)(6)芦根、栝楼、人参、甘草、茯苓、生麦门冬。(中医方剂大辞典)(7)生芦根、青竹茹、粳米、生姜。(中医方剂大辞典)

芦根散 lu gen san

【英文名】Lu Gen Powders

【组成】(1)芦根、人参、炙甘草、麦门冬、伏神。(中医方剂大辞典)(2)芦根、麦门冬、黄芩、炙甘草、栝楼根。(中医方剂大辞典)(3)芦根、前胡、炙甘草、人参、桔梗、枇杷叶。(中医方剂大辞典)(4)芦根、地骨皮、茅根、甘草、葛根、麦门冬、黄芩、升麻。(中医方剂大辞典)(5)芦根、赤茯苓、陈橘皮、麦门冬、子芩、地骨皮、炙甘草、桑根白皮。(中医方剂大辞典)(6)芦根、赤茯苓、知母、麦门冬、黄芩、地骨皮、甘草、人参、栝楼根。(中医方剂大辞典)(7)芦根、人参、陈橘皮、枇杷叶、麦门冬、木瓜。(中医方剂大辞典)(8)芦根、木通、射干、半夏、赤茯苓、人参、炙甘草、枳壳。(中医方剂大辞典)(9)芦根、赤茯苓、麦门冬、人参、黄芩、桑根百皮、炙甘草。(中医方剂大辞典)(10)芦根、人参、百合、麦门冬、桑根百皮、黄芪、赤茯苓、黄芩、葛根、炙甘草。(中医方剂大辞典)(11)芦根、连翘、玄参、射干、升麻、栀子仁、赤芍药、羚羊角屑、寒水石、甘草、生地黄。(中医方剂大辞典)(12)芦根、蓝叶、不灰木、紫檀。(中医方剂大辞典)(13)芦根、前胡、陈橘皮、炙甘草、赤茯苓、半夏。(中医方剂大辞典)(14)芦根、炙甘草、人参、麦门冬、陈橘皮。(中医方剂大辞典)(15)芦根、茅根、赤茯苓、黄芩、麦门冬、炙甘草。(中医方剂大辞典)(16)芦根、人参、黄芪、知母、麦门冬、炙甘草。(中医方剂大辞典)(17)生芦根、竹茹、人参。(中医方剂大辞典)

芦根粥 lu gen zhou

【英文名】Lu Gen Gruel

【组成】生芦根、粟米。(中医方剂大辞典)

芦筒散 lu tong san

【英文名】Lu Tong Powders

【组成】(1)钟乳石、白矾、人参、佛耳草、炙甘草、官桂。(中医方剂大辞典)(2)冬花、井泉石、鹅管石、钟乳石、官桂、炙甘草、白矾、佛耳草。(中医方剂大辞典)(3)款冬花、官桂、鹅管石、井泉石、炙甘草、白矾。(中医方剂大辞典)

芦甘石散 lu gan shi san

【英文名】Lu Gan Shi Powders

【组成】上甘石、黄连。(中医方剂大辞典)

芦矾洗剂 lu fan xi ji

【英文名】Lu Fan lotion

【组成】芦荟、明矾、黄柏、苦参、蛇床子、荆芥、防风。(中医方剂大辞典)

芦根饮子 lu gen yin zi

【英文名】Lu Gen Drink

【异名】芦根汤(中医方剂大辞典、圣济总录)

【组成】(1)生芦根、淡竹青皮、人参、桔梗、知母、粟米。(中医方剂大辞典)(2)芦根、青粱米。(中医方剂大辞典)(3)芦根、人参、藿香、枇杷叶、甘草。(中医方剂大辞典)(4)芦根、竹茹、人参、陈桔皮、生姜、石膏。(中医方剂大辞典)(5)芦根、竹茹、陈桔皮。(中医方剂大辞典)(6)芦根、麦门冬、人参、黄芪、陈桔皮、淡竹茹。(中医方剂大辞典)(7)芦根、麦门冬、地骨白皮、生姜、桔皮、茯苓。(中医方剂大辞典)

芦连消疳丸 lu lian xiao gan wan

【英文名】Lu Lian Xiao Gan Pill

【组成】芦荟、胡黄连、宣黄连、白术、白茯苓、当归、白芍、人参、神曲、使君子、山楂肉、芜荑、槟榔、大甘草节。(中医方剂大辞典)

芦柏地黄丸 lu bai di huang wan

【英文名】Lu Bai Di Huang Pill

【组成】熟地、丹皮、白茯苓、山萸肉、怀山药、泽泻、黄柏、芦荟。(中医方剂大辞典)

芦荟开胃汤 lu hui kai wei tang

【英文名】Lu Hui Kai Wei Decoction

【组成】芦荟、胡黄连、苍术、使君子、党参、山楂。(湖北中医杂志 1992,(4))

芦荟肥儿丸 lu hui fei er wan

【英文名】Lu Hui Fei Er Pill

【组成】(1)苍术、白术、胡黄连、陈皮、厚朴、麦芽、谷芽、使君子肉、砂仁、三棱、甘草、芦荟、莪术、枳壳、槟榔、神曲、银柴胡、茯苓、山楂、川连、木香、干蟾。(中医方剂大辞典)(2)五谷虫、芦荟、胡黄连、川黄连、银柴胡、扁豆、山药、南山楂、虾蟆、肉豆蔻、槟榔、使君子、神曲、麦芽、鹤虱、芜荑、朱砂、麝香。(中医方剂大辞典)(3)芦荟、龙胆草、木香、蚵蚾、人参、麦芽、使君子肉、槟榔、黄连、白芜荑、胡黄连。(中医方剂大辞典)(4)胡黄连、芦荟、麦芽、芜荑仁、使君子、木香、宣黄连、槟榔、神曲肉果、白术、茯苓、秦艽、地骨皮、龙胆草。(中医方剂大辞典)

芦荟消疳饮 lu hui xiao gan yin

【英文名】Lu Hui Xiao Gan Drink

【组成】芦荟、银柴胡、胡黄连、川黄连、牛蒡子、玄参、桔梗、山栀、石膏、薄荷、羚羊角、甘草、升麻。(中医方剂大辞典)

芦荟消疳散 lu hui xiao gan san

【英文名】Lu Hui Xiao Gan Powders

【异名】芦蒡消疳饮(中医方剂大辞典、喉证指南)

【组成】芦荟、胡黄连、石膏、羚羊角、栀子、牛蒡子、银柴胡、桔梗、大黄、黑参、薄荷、甘草。(中医方剂大辞典)

芦根白酒汤 lu gen bai jiu tang

【英文名】Lu Gen Bai Jiu Decoction

【组成】新鲜芦根。(中医方剂大辞典)

芦根清胃饮 lu gen qing wei yin

【英文名】Lu Gen Qing Wei Drink

【异名】芦根汤(中医方剂大辞典、女科秘旨)

【组成】芦根、葛根、人参、麦冬、知母、竹茹、栀子、葱白。(中医方剂大辞典)

芦根蜂蜜膏 lu gen feng mi gao

【英文名】Lu Gen Feng Mi Ointment

【组成】芦根、蜂蜜。(山东中医杂志 1991,10(5))

芦赭润肠丸 lu zhe run chang wan

【英文名】Lu Zhe Run Chang Pill

【组成】代赭石、芦荟。(山东中医杂志 1983,(3))

芦橘姜槟汤 lu ju jiang bing tang

【英文名】Lu Ju Jiang Bing Decoction

【组成】生芦根、橘红、生姜、槟榔子。(中医方剂大辞典)

芭蕉散 ba jiao san

【英文名】Ba Jiao Powders

【组成】(1)芭蕉根。(中医方剂大辞典)(2)糯米粥、芭蕉根。(中医方剂大辞典)(3)寒水石、蚌粉。(中医方剂大辞典)

芭蕉涂方 ba jiao tu fang

【英文名】Ba Jiao Linimen

【组成】芭蕉叶根。(中医方剂大辞典)

苏煎 su jian

【英文名】Su Jian Decoction

【组成】土苏、鹿髓、生地黄汁。(中医方剂大辞典)

苏膏 su gao

【英文名】Su Ointment

【组成】好苏、秋葵子、滑石、瞿麦、蜜、大豆黄卷皮。(中医方剂大辞典)

苏子汤 su zi tang

【英文名】Su Zi Decoction

【组成】(1)陈皮、茯苓、前胡、半夏、苏子、杏仁、甘草。(中医方剂大辞典)(2)苏子、前胡、赤芍、桔梗、甘草、玄参、连翘、浙贝。(中医方剂大辞典)(3)紫苏子、大腹皮、草果、半夏、厚朴、木香、陈皮、木通、白术、枳实、人参、甘草。(中医方剂大辞典)(4)苏子、五味子、麻黄、细辛、紫菀、黄芩、甘草、人参、桂心、当归、半夏、生姜。(中医方剂大辞典)(5)苏子、大枣、半夏、桔皮、生姜、桂心、蜀椒。(中医方剂大辞典)(6)苏子、干姜、半夏、桂心、人参、桔皮、茯苓、甘草。(中医方剂大辞典)

苏子散 su zi san

【英文名】Su Zi Powders

【组成】槟榔、子苏、紫苏子、大黄、厚朴。(中医方剂大辞典)

苏子粥 su zi zhou

【英文名】Su Zi Gruel

【组成】苏子。(中医方剂大辞典)

苏子煎 su zi jian

【英文名】Su Zi Soft Extract

【组成】苏子、生姜、白蜜、生地黄、杏仁。(中医方剂大辞典)

苏子膏 su zi gao

【英文名】Su Zi Ointment

【组成】猪脂、苏子、桂心、大黄、当归、干姜、桔皮、蜀椒。(中医方剂大辞典)

苏木汤 su mu tang

【英文名】Su Mu Decoction

【组成】(1)苏木、人参、麦冬。(中医方剂大辞典)(2)赤芍药、橘红、黄芩、黄连、甘草、苏木。(中医方剂大辞典)

苏木酒 su mu jiu

【英文名】Su Mu Wine

【组成】苏木。(中医方剂大辞典)

苏木散 su mu san

【英文名】Su Mu Decoction

【异名】二十九号升象方(中医方剂大辞典、杂病源流犀烛);竹五(中医方剂大辞典、痧症全书)

【组成】苏木、白蒺藜、红花、玄胡索、桃仁、独活、五灵脂、降香、姜黄、赤芍药、大黄、乌药、三棱、蓬术、陈皮、青皮、皂角刺、香附。(中医方剂大辞典)

苏厄汤 su e tang

【英文名】Su E Decoction

【组成】桔梗、山豆根、牛蒡子、荆芥穗、玄参、升麻、防风、生甘草、竹叶。(中医方剂大辞典)

苏气汤 su qi tang

【英文名】Su Qi Decoction

【组成】(1)乳香末、没药末、苏叶、荆芥、当归、丹皮、大黄、桃仁、羊踯躅、山羊血末、白芍。(中医方剂大辞典)(2)人参、陈皮、枳壳、菖蒲。(中医方剂大辞典)

苏风汤 su feng tang

【英文名】Su Feng Decoction

【组成】紫苏、枳壳、小柴胡、陈皮、甘草、葛根、天花粉、麦冬、贝母、桔梗。(中医方剂大辞典)

苏心汤 su xin tang

【英文名】Su Xin Decotion

【组成】白芍、当归、人参、茯苓、半夏、炒栀子、柴胡、附子、生枣仁、吴茱萸、黄连。(中医方剂大辞典)

苏叶汤 su ye tang

【英文名】Su Ye Decoction

【组成】苏叶、防风、川芎、陈皮、甘草。(中医方剂大辞典)

苏叶饮 su ye yin

【英文名】Su Ye Drink

【组成】苏叶、前胡、干葛、半夏、黄芩、薄荷、甘草。(中医方剂大辞典)

苏发散 su fa san

【英文名】Su Fa Powders

【组成】(1)苏叶、陈皮、苍术、甘草、厚朴、枳壳。(中医方剂大辞典)(2)苏叶、陈皮、半夏、苍术、厚朴、甘草、茯苓、羌活、枳壳、神曲。(中医方剂大辞典)

苏合丸 su he wan

【英文名】Su He Pill

【组成】犀角尖、丁香、香附、安息香、明天麻、沉香、白术、檀香、木香、荜茇、朱砂、诃子肉、白豆蔻、麝香、苏合油、台乌、大片脑、乳香、黄蜡、白蜜、金箔。(中医方剂大辞典)

苏合煎 su he jian

【英文名】Su He Lotion

【组成】苏合香、麝香、白附子、女菀、蜀水花、青木香、鸡舌香、鸬鹚屎。(中医方剂大辞典)

苏合膏 su he gao

【英文名】Su He Plaster

【组成】苏合油、槐花、猩胆末、冰片。(中医方剂大辞典)

苏危散 su wei san

【英文名】Su Wei Powders

【组成】苦瓜蒂、川芎、草乌、香白芷、牙皂、细辛、胡椒、麝香。(中医方剂大辞典)

苏汤煎 su tang jian

【英文名】Su Tang Pill

【组成】肉豆蔻、丁香、木香、硇砂、京三棱、莪术。(中医方剂大辞典)

苏杏汤 su xing tang

【英文名】Su Xing Decoction

【组成】苏叶、杏仁、桔梗、枳壳、川贝母、法半夏、陈皮、茯苓、板蓝根、甘草。(湖南中医杂志 1993,9(3))

苏杏粥 su xing zhou

【英文名】Su Xing Gruel

【组成】苏子、真荏子、杏仁。(中医方剂大辞典)

苏羌饮 su qiang yin

【英文名】Su Qiang Drink

【组成】紫苏、羌活、防风、陈皮、淡豉、葱白。(中医方剂大辞典)

苏陈散 su chen san

【英文名】Su Chen Powders

【组成】苏叶、陈皮、半夏、苍术、厚朴、炙草、茯苓、羌活、桔梗、神曲、山楂。(中医方剂大辞典)

苏青丸 su qing wan

【英文名】Su Qing Pill

【异名】苏青丹(中医方剂大辞典、丹溪心法附余)

【组成】(1)苏合香丸、青州白丸子。(中医方剂大辞典)(2)真苏合香丸、真青州白丸子、全蝎。(中医方剂大辞典)

苏枋饮 su fang yin

【英文名】Su Fang Drink

【组成】苏枋木、荷叶、芍药、桂、鳖甲。(中医方剂大辞典)

苏乳汤 su ru tang
【英文名】Su Ru Decoction
【组成】紫苏叶、乳糖、甘草、盐、乌梅、生姜。(中医方剂大辞典)

苏荏粥 su ren zhou
【英文名】Su Ren Gruel
【组成】苏子、荏子。(中医方剂大辞典)

苏骨丹 su gu dan
【英文名】Su Gu Pellet
【组成】汉防己、风藤、甘草、松香。(中医方剂大辞典)

苏香丸 su xiang wan
【英文名】Su Xiang Pill
【组成】当归、炒白芍、砂仁、炙甘草、黄芩、苏梗、木香。(中医方剂大辞典)

苏香汤 su xiang tang
【英文名】Su Xiang Decoction
【组成】紫苏叶、木香、人参、五味子、甘草、陈皮。(中医方剂大辞典)

苏香散 su xiang san
【英文名】Su Xiang Powders
【组成】紫苏、半夏、知母、贝母、人参、款冬花、五味子、桑白皮、厚朴、甘草。(中医方剂大辞典)

苏前汤 su qian tang
【英文名】Su Qian Decoction
【组成】苏子、前胡、赤芍、甘草、桔梗、玄参、连翘、浙贝母。(中医方剂大辞典)

苏荷汤 su he tang
【英文名】Su He Decoction
【组成】紫苏、南薄荷、青蒿、条参、连翘、槐花、玄参、柴胡、川芎、生黄芪。(中医方剂大辞典)

苏桂丸 su gui wan
【英文名】Su Gui Pill
【组成】紫苏叶、桂、陈桔皮、人参、白术、甘草、高良姜。(中医方剂大辞典)

苏桔汤 su jie tang
【英文名】Su Jie Decoction
【组成】(1)紫苏、桔梗、前胡、甘草、升麻、葛根、连翘、赤芍、当归、葱白、生姜。(中医方剂大辞典)(2)天冬、桔梗、紫苏、黄芩、贝母、杏仁、陈皮、知母、甘草。(中医方剂大辞典)(3)苏叶、桔梗、甘草、生地、沙参、白芍、黄芩、天花粉、当归、玄参。(中医方剂大辞典)

苏积散 su ji san
【英文名】Su Ji Powders
【组成】香苏散、五积散。(中医方剂大辞典)

苏梗饮 su geng yin
【英文名】Su Geng Drink
【组成】苏梗、山楂、芍药、茯苓、黄连、木瓜、橘红。(中医方剂大辞典)

苏葛汤 su ge tang
【英文名】Su Ge Decoction
【组成】(1)紫苏、香附、陈皮、甘草、干葛、赤芍、升麻。(中医方剂大辞典)(2)前胡、干葛、紫苏、赤芍、枳壳、防风、力子、连翘、蝉蜕、甘草。(中医方剂大辞典)(3)紫苏、葛根、甘草、赤芍、陈皮、砂仁、前胡、枳壳、生姜、葱白。(中医方剂大辞典)(4)苏叶、粉葛、木通、玄参、黄连、连翘、防风、黄芩、柴胡、赤芍、甘草。(中医方剂大辞典)(5)苏叶、葛根、甘草、白芍药。(中医方剂大辞典)(6)苏木、紫葛、芍药、当归、桂心、蒲黄、生地黄汁。(中医方剂大辞典)(7)紫苏、葛根、甘草、白芍药、陈皮、砂仁。(中医方剂大辞典)

苏葛饮 su ge yin
【英文名】Su Ge Drink
【组成】苏木、紫葛、白芍、当归、蒲黄、桂心、生地汁。(中医方剂大辞典)

苏脾散 su pi san
【英文名】Su Pi Powders
【组成】良姜、缩砂、陈皮、白术、甘草、草果、京三棱、苍术。(中医方剂大辞典)

苏痧药 su sha yao
【英文名】Su Sha Yao Pill
【组成】朱砂、明雄黄、零陵香、麻黄、公丁香、茅苍术、细辛、猪牙皂、藿香、冰片、薄荷、蟾酥、麝香。(中医方剂大辞典)

苏感丸 su gan wan
【英文名】Su Gan Pill
【组成】苏合香丸、感应丸。(中医方剂大辞典)

苏解丸 su jie wan
【英文名】Su Jie Pill
【组成】防风、荆芥、桔梗、陈皮、川芎、蝉蜕、前胡、干葛、升麻、黄芩、紫草、木通、牛蒡子、连翘、楂肉、人中黄、苏叶、白芷、羌活、天麻、花粉。(中医方剂大辞典)

苏解散 su jie san
【英文名】Su Jie Powders
【异名】疏解散(中医方剂大辞典、医部全录);苏解饮(中医方剂大辞典、痘科类编)
【组成】(1)紫苏、葛根、防风、荆芥、白芷、蝉蜕、紫草、升麻、牛子、木通、甘草。(中医方剂大辞典)(2)紫苏、青皮、前胡、半夏、云茯苓、枳壳、橘红、甘草、干葛根、炒桔梗、牛蒡子、木香、羌活、麻仁。(中医方剂大辞典)(3)川芎、前胡、牛蒡子、南山楂、木通、生甘草、羌活、苏叶、升麻、葛根、桔梗、荆芥、防风。

(中医方剂大辞典)(4)防风、荆芥、桔梗、川芎、前胡、升麻、紫苏、紫草、木通、牛蒡、连翘、虫蜕、白芷。(中医方剂大辞典)(5)防风、荆芥、蝉蜕、桔梗、小川芎、前胡、干葛、升麻、紫草茸、木通、紫苏、连翘、牛蒡、白芷、羌活、山楂肉、甘草。(中医方剂大辞典)

苏蜜煎 su mi jian

【英文名】Su Mi Decoction

【组成】(1)藕汁、白蜜、生地黄汁。(中医方剂大辞典)(2)苏、蜜、甘葛、地黄、麦门冬、生姜、大枣、练胡麻、干薯蓣、茯苓。(中医方剂大辞典)(3)苏、蜜、地黄、甘葛、大枣、茯苓、人参、薯蓣。(中医方剂大辞典)(4)土苏、白蜜、生姜汁。(中医方剂大辞典)

苏桔汤 su ju tang

【英文名】Su Ju Decoction

【组成】紫苏茎、陈桔皮、赤茯苓、大腹皮、旋覆花、半夏。(中医方剂大辞典)

苏橘饮 su ju yin

【英文名】Su Ju Drink

【组成】陈紫苏、全陈皮、砂仁、甘草、生姜、大枣。(中医方剂大辞典)

苏醒汤 su xing tang

【英文名】Su Xing Decoction

【组成】当归、川芎、荆芥、紫苏。(中医方剂大辞典)

苏木饮子 su mu yin zi

【英文名】Su Mu Drink

【组成】苏木、当归、赤芍药、桂陈皮、香附子、甘草。(中医方剂大辞典)

苏木煎丸 su mu jian wan

【英文名】Su Mu Jian Pill

【组成】(1)羌活、独活、川芎、附子、雄黄。(中医方剂大辞典)(2)苏枋木、附子、乌头、天麻、草乌头、干蝎、乳香、没药、雄黄。(中医方剂大辞典)

苏方木散 su fang mu san

【英文名】Su Fang Mu Powders

【异名】苏方散(中医方剂大辞典、准绳·疡医)

【组成】木鳖子、当归尾、芍药、白芷、粉甘草、川芎、射干、忍冬藤、大黄、川山甲、没药、苏方木。(中医方剂大辞典)

苏合香丸 su he xiang wan

【英文名】Su He Xiang Pill

【组成】(1)苏合香、安息香、麝香、沉香、乳香、诃子肉。((93)京卫药准字第 311 号)(2)苏合香、麝香、檀香、安息香、冰片、沉香、丁香、乳香。((81)川卫药准字 1318 号)

苏合香酒 su he xiang jiu

【英文名】Su He Xiang Wine

【组成】苏合香丸。(中医方剂大辞典)

苏冰滴丸 su bing di wan

【英文名】Su Bing Drop Pill

【组成】苏合香、冰片。(《上海市药品标准》(1980 年))

苏肝合剂 su gan he ji

【英文名】Su Gan Mixture(药品标准-中药成方制剂标准)

【组成】雀梅藤根。(药品标准-中药成方制剂标准 1996 年)

苏枋木散 su fang mu san

【英文名】Su Fang Mu Powders

【组成】苏枋木、当归、桂心、赤芍药、鬼箭羽、羚羊角屑、蒲黄、牛膝、刘寄奴。(中医方剂大辞典)

苏枋木煎 su fang mu jian

【英文名】Su Fang Mu Soft Extract

【组成】苏枋木、硇砂、川大黄。(中医方剂大辞典)

苏矾洗剂 su fan xi ji

【英文名】Su Fan lotion

【组成】苏花、甘草、明矾、黄柏、茶叶。(中医方剂大辞典)

苏前合剂 su qian he ji

【英文名】Su Qian Mixture

【组成】苏子、前胡、马兜铃、川贝、地龙、甘草、白蒺藜、白鲜皮、苦参。(云南中医杂志 1990,11(5))

苏浆水粥 su jiang shui zhou

【英文名】Su Jiang Sui Gruel

【异名】苏粥(中医方剂大辞典、养老奉亲);酥浆水粥(中医方剂大辞典、圣惠)

【组成】土苏、米、浆水。(中医方剂大辞典)

苏煎饼子 su jian bing zi

【英文名】Su Jian Cake

【组成】土苏、白面。(中医方剂大辞典)

苏橘大丸 su ju da wan

【英文名】Su Ju Da Pill

【异名】苏橘丸(中医方剂大辞典、普济方)

【组成】紫苏叶、陈皮、干生姜、人参、白茯苓、缩砂仁、甘草。(中医方剂大辞典)

苏子六安散 su zi liu an san

【英文名】Su Zi Liu An Powders

【组成】陈皮、法夏、茯苓、甘草、苏子、杏仁泥、白芥子。(中医方剂大辞典)

苏子瓜蒌汤 su zi gua lou tang

【英文名】Su Zi Gua Lou Decoction

【组成】苏子、桑白皮、川贝母、瓜篓霜、杜仲、茯苓、广皮、前胡、桔梗、甘草。(中医方剂大辞典)

苏子竹茹汤 su zi zhu ru tang

【英文名】Su Zi Zhu Ru Decoction

【组成】苏子、竹茹、桔皮、桔梗、甘草。(中医方剂大辞

典)

苏子杏子汤 su zi xing zi tang

【英文名】Su Zi Xing Zi Decoction

【组成】(1)苏子、陈皮、半夏、桑白皮、桔梗、杏仁、炙草。(中医方剂大辞典)(2)苏子、杏仁、桔梗、枳壳、防风、半夏、栝楼霜。(中医方剂大辞典)(3)苏子、杏仁、半夏、瓜蒌仁、枳壳、桔梗。(中医方剂大辞典)

苏子利喉汤 su zi li hou tang

【英文名】Su Zi Li Hou Decoction

【组成】苏子、前胡、赤芍、甘草、桔梗、玄参、连翘、浙贝。(中医方剂大辞典)

苏子定喘丸 su zi ding chuan wan

【英文名】Su Zi Ding Chuan Pill

【组成】苏子、杏仁、枯矾、半夏、枳壳、桑白皮、甘草。(中医方剂大辞典)

苏子降气丸 su zi jiang qi wan

【英文名】Su Zi Jiang Qi Pill

【组成】炒紫苏子、姜半夏、厚朴、前胡、陈皮、当归、甘草、生姜、大枣、沉香。(《江苏省药品标准》(1982年))

苏子降气汤 su zi jiang qi tang

【英文名】Su Zi Jiang Qi Decoction

【组成】(1)川芎、甘草、前胡、厚朴、肉桂、苏子、半夏、陈皮。(中医方剂大辞典)(2)苏子、陈皮、厚朴、前胡、肉桂、半夏、当归、南星、甘草。(中医方剂大辞典)(3)紫苏子、半夏、前胡、甘草、厚朴、陈皮、川当归、沉香。(中医方剂大辞典)(4)苏子、厚朴、陈皮、半夏、官桂、前胡、甘草。(中医方剂大辞典)(5)前胡、苏子、半夏、陈皮、厚朴、甘草、桔梗、黄芩、防风、枳壳、肉桂。(中医方剂大辞典)(6)苏子、前胡、厚朴、甘草、陈皮、半夏、黄芪、人参、五加皮、干姜、肉桂、桔梗、当归、羌活、麦冬、连翘。(中医方剂大辞典)(7)当归、前胡、法夏、茯苓、僵蚕、陈皮、水竹茹、厚朴、苏子、粉草、蝉蜕、肉桂、生姜。(中医方剂大辞典)

苏子降喘汤 su zi jiang chuan tang

【英文名】Su Zi Jiang Chuan Decoction

【组成】苏子、杏仁、桑皮、前胡、桔皮、半夏、桔梗、甘草。(中医方剂大辞典)

苏子宽中汤 su zi kuan zhong tang

【英文名】Su Zi Kuan Zhong Decoction

【组成】白茯苓、香附、苏子、白芍、车前、苍术、莱菔子、泽泻、制半夏、枳实、白术、木通。(中医方剂大辞典)

苏木钩藤汤 su mu gou teng tang

【英文名】Su Mu Gou Teng Decoction

【组成】苏木、钩藤、花椒、枯矾。(湖北中医杂志 1991,(2))

苏风止痛汤 su feng zhi tong tang

【英文名】Su Feng Zhi Tong Decoction

【组成】天麻、僵蚕、紫金皮、乌药、牛膝、独活、川芎、当归、乳香、南藤、补骨脂、生姜、葱白。(中医方剂大辞典)

苏风胜湿汤 su feng sheng shi tang

【英文名】Su Feng Sheng Shi Decoction

【组成】独活、羌活、防风、川芎、苍术、蔓荆子。(中医方剂大辞典)

苏叶枯矾煎 su ye ku fan jian

【英文名】Su Ye Ku Fan Decoction

【组成】苏叶、枯矾、五倍子、蝉蜕。(陕西中医 1991,12(1))

苏叶破结汤 su ye po jie tang

【英文名】Su Ye Po Jie Decoction

【组成】白芍、茯苓、半夏、苏叶、甘草、枳壳。(中医方剂大辞典)

苏叶黄连汤 su ye huang lian tang

【英文名】Su Ye Huang Lian Decoction

【组成】川连、苏叶。(中医方剂大辞典)

苏叶解斑汤 su ye jie ban tang

【英文名】Su Ye Jie Ban Decoction

【组成】苏叶、生地、麦冬、甘草、桔梗、升麻、贝母、当归。(中医方剂大辞典)

苏红洗肝散 su hong xi gan san

【英文名】Su Hong Xi Gan Powders

【组成】生地、芍药、当归、川芎、羌活、薄荷、防风、紫苏、红花、蒺藜、蝉衣、甘草、菊花。(中医方剂大辞典)

苏杏二陈汤 su xing er chen tang

【英文名】Su Xing Er Chen Decoction

【组成】陈皮、半夏、白茯苓、甘草、枳壳、桔梗、紫苏、杏仁、金沸草、桑皮。(中医方剂大辞典)

苏沉破结汤 su chen po jie tang

【英文名】Su Chen Po Jie Decoction

【组成】紫苏、薄荷、枳实、麦门冬、当归、川芎、大黄、木通、甘遂、白僵蚕、白豆蔻、木香、沉香、牙皂、生姜、细茶。(中医方剂大辞典)

苏羌达表汤 su qiang da biao tang

【英文名】Su Qiang Da Biao Decoction

【组成】苏叶、防风、光杏仁、羌活、白芷、广橘红、鲜生姜、浙苓皮。(中医方剂大辞典)

苏陈九宝汤 su chen jiu bao tang

【英文名】Su Chen Jiu Bao Decoction

【组成】紫苏叶、陈皮、桔梗、川芎、白芷、杏仁、麦门冬、

麻黄、茯苓。(中医方剂大辞典)

苏砂平胃散 su sha ping wei san

【英文名】Su Sha Ping Wei Powders

【组成】茅山苍术、厚朴、陈橘红、甘草、紫苏叶、砂仁。(中医方剂大辞典)

苏桂姜辛汤 su gui jiang xin tang

【英文名】Su Gui Jiang Xin Decoction

【组成】苏叶、桂枝、甘草、半夏、芍药、细辛、干姜、五味子。(中医方剂大辞典)

苏荷生地汤 su he sheng di tang

【英文名】Su He Sheng Di Decoction

【异名】苏荷生地黄汤(中医方剂大辞典、中国医学大辞典)

【组成】紫苏、南薄荷、青蒿、生地、条参、连翘、槐花、柴胡、川芎、生黄芪。(中医方剂大辞典)

苏菲咳糖浆 su fei ke tang jiang

【英文名】Su Fei Ke Syrup(药品标准－中药成方制剂标准)

【组成】百部流浸膏、桑白皮流浸膏、桔梗流浸膏、甘草流浸膏、氯化铵、盐酸麻黄碱、薄荷脑。(药品标准－中药成方制剂标准 1997 年)

苏葛二陈汤 su ge er chen tang

【英文名】Su Ge Er Chen Decoction

【组成】陈皮、甘草、半夏、茯苓、黄连、栀子、苏叶、干葛。(中医方剂大辞典)

苏葶定喘丸 su ting ding chuan wan

【英文名】Su Ting Ding Chuan Pill

【异名】苏葶丸(中医方剂大辞典、金鉴)

【组成】苦葶苈子、南苏子。(中医方剂大辞典)

苏葶滚痰丸 su ting gun tan wan

【英文名】Su Ting Gun Tan Pill

【组成】苏子、苦葶苈、大黄、沉香、黄芩、青礞石。(中医方剂大辞典)

苏叶桔甘桔汤 su ye jie gan ju tang

【英文名】Su Ye Jie Gan Ju Decoction

【组成】苏叶、甘草、桔梗、杏仁、茯苓、贝母、桔皮、生姜。(中医方剂大辞典)

苏南山肚痛丸 su nan shan du tong wan

【英文名】Su Nan Shan Du Tong Pill(药品标准－中药成方制剂标准)

【组成】白芍、川楝子、陈皮、木香、香附、血竭、甘草、丹参、郁金、乳香、没药。(药品标准－中药成方制剂标准 1991 年)

苏子导痰降气汤 su zi dao tan jiang qi tang

【英文名】Su Zi Dao Tan Jiang Qi Decoction

【组成】苏子、半夏、当归、半南星、陈皮、前胡、厚朴、枳实、赤茯苓、甘草。(中医方剂大辞典)

苡仁丸 yi ren wan

【英文名】Yi Ren Pill

【组成】秦艽、当归、苡仁、枣仁、防风、羌活。(中医方剂大辞典)

苡仁汤 yi ren tang

【英文名】Yi Ren Decoction

【组成】熟地、麦冬、苡仁、山萸、桑皮、贝母、生地、甘草。(中医方剂大辞典)

苡仁散 yi ren san

【英文名】Yi Ren Powders

【异名】苡仁汤(中医方剂大辞典、类证治裁)

【组成】苡仁、川芍、当归、干姜、肉桂、川乌、羌活、独活、麻黄、防风、白术、甘草。(中医方剂大辞典)

苡仁煎 yi ren jian

【英文名】Yi Ren Decoction

【组成】生苡仁、陈皮、猪苓、半夏。(中医方剂大辞典)

苡仁赤小豆汤 yi ren chi xiao dou tang

【英文名】Yi Ren Chi Xiao Dou Decoction

【组成】苡仁、赤小豆、防风、甘草。(中医方剂大辞典)

劳伤丸 lao shang wan

【英文名】Lao Shang Pill

【组成】生地、熟地、加皮、当归、丹皮、黄芩、杜仲、黄芪、麦冬、天冬、远志、川牛膝、补骨脂、柏子仁、白茯苓。(中医方剂大辞典)

劳淋汤 lao lin tang

【英文名】Lao Lin Decoction

【组成】生山药、生芡实、知母、真阿胶、生杭芍。(中医方剂大辞典)

劳痛饮 lao tong yin

【英文名】Lao Tong Drink

【组成】黄芪、杜仲、故纸、核桃肉、红花。(中医方剂大辞典)

劳嗽丹 lao sou dan

【英文名】Lao Sou Pellet

【组成】当归、川芎、白芍、熟干地黄、竹沥、姜汁。(中医方剂大辞典)

劳伤末药 lao shang mo yao

【英文名】Lao Shang Mo Yao Powders

【组成】当归、血竭、骨碎补、参三七、炙乳没、自然铜、木香、降香、丁香、川芎、红花、土木鳖、苏木。(中医方剂大辞典)

劳伤药酒 lao shang yao jiu

【英文名】Lao Shang Wine

【组成】(1)红花、黄芩、乌药、白茯苓、生地、当归、加皮、骨脂、杜仲、牛膝、枳壳、桃仁、远志、续断、麦冬、秦艽、丹皮、枸节、桂枝、香附、泽泻、胡索、虎骨、枸杞子、白胡根、胡桃肉、大枣头。(中医方剂大辞典)

(2)大小血藤、红白牛膝、舒筋草、刺五加、白花草、白龙须、木通根、接骨丹根、随手香、老鹳草、碎补、红毛七、松节、见血飞、金腰带、红泽兰、猪毛七、伸筋草、破骨风、黄龙须、爪龙、地胡椒、红酸浆草、筋骨草、乌骨鸡、石兰藤、还魂草。(中医方剂大辞典)

劳心吐血散 lao xin tu xue san

【英文名】Lao Xin Tu Xue Powders

【组成】糯米、莲子心。(中医方剂大辞典)

劳感调荣养胃膏 lao gan tiao rong yang wei gao

【英文名】Lao Gan Tiao Rong Yang Wei Soft Extract

【组成】党参、黄芪、生地、当归、川芎、柴胡、陈皮、羌活、白术、防风、细辛、甘草。(中医方剂大辞典)

走马丹 zou ma dan

【英文名】Zou Ma Pellet

【组成】(1)银朱。(中医方剂大辞典)(2)朱砂、轻粉、粉霜、金脚信、雄黄、蟾酥、百草霜。(中医方剂大辞典)(3)朱砂、雄黄、硫黄、水银、巴豆、木香、天麻、犀角屑、白附子、天南星、丁香、肉桂、麝香、龙脑、白花蛇、白僵蚕、干蝎、附子、藿香。(中医方剂大辞典)

走马散 zou ma san

【英文名】Zou Ma Powders

【组成】(1)白盐梅、白明矾、人中白。(中医方剂大辞典)(2)栀子、明矾、柳叶。(中医方剂大辞典)(3)秦艽、鳖甲、当归、知母、黄连、青蒿子、藁本、茯苓、柴胡。(中医方剂大辞典)(4)大黄、黄柏、当归、白及、赤小豆、黄芩、荆芥穗、半夏、白芷、白蔹、南星、檀香、雄黄、没药、红花。(中医方剂大辞典)(5)当归、没药、红花、官桂、芍药、苏木、青皮。(中医方剂大辞典)(6)当归、红花、苏木、没药、官桂。(中医方剂大辞典)(7)天麻、天南星、半夏、白附子、附子、丹砂、雄黄、牛黄、麝香、犀角、腻粉。(中医方剂大辞典)(8)柏叶、荷叶、皂角、骨碎补。(中医方剂大辞典)(9)嫩马齿苋、嫩人苋。(中医方剂大辞典)(10)天麻、附子、桂心、石膏、麻黄、干蝎梢、川乌头、天南星、麝香。(中医方剂大辞典)(11)草乌头、桂心、硫黄。(中医方剂大辞典)(12)大黄、干地龙、马牙消。(中医方剂大辞典)

走马膏 zou ma gao

【英文名】Zou Ma Plaster

【组成】(1)黄丹、巴豆、杏仁、乳香、桃枝、柳枝、当归、麻油。(中医方剂大辞典)(2)皂荚、芫花、生姜、生地黄。(中医方剂大辞典)(3)坐拏、黄柏、甘草、木鳖子仁、白狗粪、绿豆、石榴皮。(中医方剂大辞典)

走马箭 zou ma jian

【英文名】Zou Ma Jian Medicated Thread Drainage

【组成】羊胆、蜜、盐花。(中医方剂大辞典)

走黄丹 zou huang dan

【英文名】Zou Huang Pellet

【组成】牡蛎、大黄、山栀、金银花、木通、连翘、牛蒡子、乳香、没药、栝楼、地骨皮、皂角刺。(中医方剂大辞典)

走马散子 zou ma san zi

【英文名】Zou Ma Powders

【组成】马齿苋。(中医方剂大辞典)

走马寸金丸 zou ma cun jin wan

【英文名】Zou Ma Cun Jin Pill

【组成】玄胡索、川当归、茴香、川楝子、干全蝎、南木香。(中医方剂大辞典)

走马牙疳散 zou ma ya gan san

【英文名】Zou Ma Ya Gan Powders

【组成】五倍子。(中医方剂大辞典)

走马夺命散 zou ma duo ming san

【英文名】Zou Ma Duo Ming Powders

【组成】白附子、黑附子、天南星、半夏。(中医方剂大辞典)

走马回疔丹 zou ma hui ding dan

【英文名】Zou Ma Hui Ding Pellet

【组成】蟾酥、硇砂、轻粉、白丁香、金顶砒、蜈蚣、雄黄、朱砂、乳香、麝香。(中医方剂大辞典)

走马茴香丸 zou ma hui xiang wan

【英文名】Zou Ma Hui Xiang Pill

【组成】附子、桂、葫芦巴、马蔺花、青桔皮、川楝子、干姜、茴香、破故纸、巴戟。(中医方剂大辞典)

走马赴筵丹 zou ma fu yan dan

【英文名】Zou Ma Fu Yan Pellet

【组成】(1)没药、乳香、硼砂、硇砂、雄黄、轻粉、片脑、麝香。(中医方剂大辞典)(2)金信、雄黄、巴豆、轻粉、朱砂、百草霜、片脑、麝香。(中医方剂大辞典)

走马催生丹 zou ma cui sheng dan

【英文名】Zou Ma Cui Sheng Pellet

【组成】光明辰砂、麝香、桃柳嫩苗、雄蛇蜕。(中医方剂大辞典)

走哺人参汤 zou bu ren shen tang

【英文名】Zou Bu Ren Shen Decoction

【组成】人参、黄芩、知母、葳蕤、芦根、竹茹、白术、栀子仁、陈皮、石膏。(中医方剂大辞典)

走马牙疳洗药 zou ma ya gan xi yao

【英文名】Zou Ma Ya Gan Lotion

【组成】黑山栀、连翘、金银花、黄芩、白芷梢、黄柏、玄参、生石膏、胡黄连、桑白皮、桔梗、射干、银柴胡、当归尾、牡丹皮、茜草、赤芍、灯心。(中医方剂大辞典)

走马牙疳敷药方 zou ma ya gan fu yao fang

【英文名】Zou Ma Ya Gan Fu Yao Fang Powders

【组成】黄连、雄黄、胆矾、冰片。(中医方剂大辞典)

走马贴胁乳香膏 zou ma tie xie ru xiang gao
【英文名】Zou Ma Tie Xie Ru Xiang Plaster
【组成】乳香、蛇床子、皂荚、桂心、附子、芥菜子、赤小豆。(中医方剂大辞典)

赤丸 chi wan
【英文名】Chi Pill
【组成】(1)雄黄、马目毒公、丹砂、莽草、藜芦、巴豆、皂荚、真珠。(中医方剂大辞典)(2)茯苓、桂心、细辛、乌头、附子、射罔。(中医方剂大辞典)(3)茯苓、半夏、炮乌头、细辛。(中医方剂大辞典)

赤汤 chi tang
【英文名】Chi Decoction
【异名】芍药汤(中医方剂大辞典、圣济总录)
【组成】大黄、当归、芍药、黄芩、栝楼、甘草、桂心、人参、赤石脂、牡蛎、紫石英、麻黄。(中医方剂大辞典)

赤散 chi san
【英文名】Chi Powders
【异名】藜芦散(中医方剂大辞典、伤寒总病论)
【组成】(1)赤石脂、桂心、代赭。(中医方剂大辞典)(2)牡丹、皂荚、细辛、干姜、附子、肉桂、珍珠、踯躅。(中医方剂大辞典)(3)丹砂、蜀椒、蜀漆、干姜、细辛、黄芩、防己、桂心、茯苓、人参、沙参、桔梗、女萎、乌头、雄黄、吴茱萸、麻黄、代赭。(中医方剂大辞典)(4)干姜、防风、沙参、细辛、白术、人参、蜀椒、茯苓、麻黄、黄芩、代赭、桔梗、吴茱萸、附子。(中医方剂大辞典)(5)藜芦、踯躅花、附子、桂心、真朱、细辛、干姜、牡丹皮、皂荚。(中医方剂大辞典)

赤膏 chi gao
【英文名】Chi Plaster
【异名】丹参膏(中医方剂大辞典、圣济总录)
【组成】(1)光明砂、麝香、牛黄、水银、雄黄。(中医方剂大辞典)(2)生地黄汁、生乌麻脂、薰陆香末、丁香末、黄丹、蜡。(中医方剂大辞典)(3)桂心、大黄、白术、细辛、川芎、干姜、丹参、蜀椒、巴豆、大附子。(中医方剂大辞典)(4)冶葛皮、白芷、蜀椒、大黄、川芎、巴豆、附子、丹参、猪脂。(中医方剂大辞典)

赤丸子 chi wan zi
【英文名】Chi Pill
【组成】(1)天雄、川乌头、附子、干姜。(中医方剂大辞典)(2)巴豆、槟榔肉、豆蔻、木香、桂心、干姜、青桔皮、朱砂。(中医方剂大辞典)

赤云丹 chi yun dan
【英文名】Chi Yun Pellet
【组成】炉甘石、黄连汁、大梅片、辰砂。(中医方剂大辞典)

赤玉散 chi yu san
【英文名】Chi Yu Powders
【组成】冰片、硼砂、朱砂、儿茶、赤石脂、寒水石、珍珠、煅龙骨、枯矾。(中医方剂大辞典)

赤末散 chi mo san
【英文名】Chi Mo Powders
【组成】赤小豆、没药。(中国中医骨伤科杂志 1989,5(5))

赤玉膏 chi yu gao
【英文名】Chi Yu Plaster
【组成】血竭、黄丹、血余、寒水石、珍珠、黄蜡、猪脂。(中医方剂大辞典)

赤术丸 chi zhu wan
【英文名】Chu Zhu Pill
【组成】赤术、破故纸、川楝、茯苓、茴香、杜茴香、白芷、桃仁。(中医方剂大辞典)

赤龙丸 chi long wan
【英文名】Chi Long Pill
【组成】(1)赤芍、地龙、当归、防风、五加皮、麝香、乳香、没药。(中医方剂大辞典)(2)荆芥、草乌、破故纸、羌活、白芷、乌豆、川牛膝、黑牵牛、茴香、紫金皮、川萆薢、川芎、木瓜、独活。(中医方剂大辞典)

赤龙丹 chi long dan
【英文名】Chi Long Pellet
【组成】(1)禹余粮、乌贼骨、鹿茸、龙骨、干姜、当归、石燕子、阿胶。(中医方剂大辞典)(2)牛黄、龙胆、犀角、腊茶、大黄、五灵脂、麝香、朱砂。(中医方剂大辞典)(3)大宣连、吴茱萸。(中医方剂大辞典)

赤龙舟 chi long zhou
【英文名】Chi Long Zhou Liquid
【组成】古龙、马尾、松针、石兰、山茶根、一枝花、连翘、龙葵、草红根、川军。(实用中西医结合杂志 1990,3(5))

赤龙散 chi long san
【英文名】Chi Long Powders
【组成】(1)野葡萄根。(中医方剂大辞典)(2)赤土、防风、赤芍药、地骨皮、何首乌、当归、山栀子仁、甘草。(中医方剂大辞典)(3)赤芍药、地龙、当归、防风、五加皮、麝香。(中医方剂大辞典)(4)龙脑、瓜蒂、黄连、赤小豆。(中医方剂大辞典)(5)赤龙爪、苦丁香、苦葫芦子、麝香。(中医方剂大辞典)(6)伏龙肝。(中医方剂大辞典)

赤白丸 chi bai wan
【英文名】Chi Bai Pill
【组成】白矾、朱砂。(中医方剂大辞典)

赤白饮 chi bai yin
【英文名】Chi Bai Drink
【组成】香附、臭椿根皮、砂仁、朱砂、棉花仁。(中医方剂大辞典)

赤白散 chi bai san
【英文名】Chi Bai Powders
【组成】白附、硫黄。(中医方剂大辞典)
赤白煎 chi bai jian
【英文名】Chi Bai Decoction
【组成】白术、茯苓、车前子、鸡冠花。(中医方剂大辞典)
赤头散 chi tou san
【英文名】Chi Tou Powders
【组成】南星、赤小豆。(中医方剂大辞典)
赤芍汤 chi shao tang
【英文名】Chi Shao Decoction
【组成】赤芍、当归、木香、甘草、肉果、槟榔、黄芩、黄连、大黄。(中医方剂大辞典)
赤芝散 chi zhi san
【英文名】Chi Zhi Powders
【组成】旋覆花、赤箭、防风。(中医方剂大辞典)
赤豆方 chi dou fang
【英文名】Chi Dou Prescription
【组成】赤小豆、樟柳根。(中医方剂大辞典)
赤豆散 chi dou san
【英文名】Chi Dou Powders
【组成】(1)赤小豆、吴茱萸、赤色白胶、厚黄柏、黄连、贝母、硫黄、糯米、虢丹。(中医方剂大辞典)(2)赤小豆。(中医方剂大辞典)(3)真赤小豆。(中医方剂大辞典)(4)赤豆、伏龙肝。(中医方剂大辞典)
赤苏汤 chi su tang
【英文名】Chi Su Decoction
【组成】赤苏。(中医方剂大辞典)
赤灵丸 chi ling wan
【英文名】Chi Ling Pill
【组成】丹砂、人参、酸枣仁、乳香、白面。(中医方剂大辞典)
赤灵丹 chi ling dan
【英文名】Chi Ling Pellet
【组成】上血竭、月石。(中医方剂大辞典)
赤苓汤 chi ling tang
【英文名】Chi Ling Decoction
【组成】(1)赤茯苓、防己、桑白皮、陈皮、旋覆、杏仁、麻黄、白术、紫苏。(中医方剂大辞典)(2)厚朴、陈皮、苍术、炙甘草、赤茯苓、桑白皮。(中医方剂大辞典)
赤苓散 chi ling san
【英文名】Chi Ling Powders
【组成】桑白皮、赤苓、柴胡、生地、炙草、射干、枳壳、贝母、前胡、赤芍、天冬、百合、槟榔。(中医方剂大辞典)
赤虎丸 chi hu wan
【英文名】Chi Hu Pill
【组成】(1)天南星、赤小豆。(中医方剂大辞典)(2)朱砂、胡黄连、宣连、芦荟、腻粉、肉豆蔻、巴豆、硫黄、麝香。(中医方剂大辞典)
赤金丸 chi jin wan
【英文名】Chi Jin Pill
【组成】半两钱、附子、乳香、川乌头、没药、白胶香、地龙。(中医方剂大辞典)
赤金丹 chi jin dan
【英文名】Chi Jin Pellet
【组成】苍术、雄黄、木香、炙草、朱砂、血竭、乳香、没药、沉香、麝香、冰片、大金箔。(中医方剂大辞典)
赤金豆 chi jin dou
【英文名】Chi Jin Dou Pill
【异名】八仙丹(中医方剂大辞典、景岳全书)
【组成】巴霜、生附子、皂角、轻粉、丁香、木香、天竺黄、朱砂。(中医方剂大辞典)
赤金散 chi jin san
【英文名】Chi Jin Powders
【组成】红铜落、川五倍、何首乌、枯矾、没石子。(中医方剂大辞典)
赤金锭 chi jin ding
【英文名】Chi Jin Ding Lozenges
【组成】(1)火消、章丹、黑矾、朱砂、银朱。(中医方剂大辞典)(2)麻黄、紫苏、山茨菇、五倍子、香附子、苍术、半夏、木香、山豆根、丹参、鬼箭羽、百辰砂、千金子、红芽大戟、雌黄、细辛、川乌、滑石、麝香。(中医方剂大辞典)(3)防风、薄荷、雄黄、天竺黄、天麻、全蝎、白附、钩藤、乳香、朱砂、胆星、琥珀、麝香、冰片。(中医方剂大辞典)
赤金箍 chi jin gu
【英文名】Chi Jin Gu Powders
【组成】五倍、陈小粉、人中白。(中医方剂大辞典)
赤金膏 chi jin gao
【英文名】Chi Jin Gao Eye-drops Preparation
【组成】海螵蛸、白硼砂、炉甘石、冰片、龙胆草。(中医方剂大辞典)
赤参汤 chi shen tang
【英文名】Chi Shen Decoction
【组成】当归、蝉蜕、赤芍、苍术、乌蛇、防风、红花、黄柏、丹参、公英、地丁、金钱草、甘草。(中医方剂大辞典)
赤荆汤 chi jing tang
【英文名】Chi Jing Decoction
【组成】川连、甘草、苏梗、牛蒡、玄参、赤芍、荆芥、连翘、黄芩、花粉、射干、防风。(中医方剂大辞典)
赤荆散 chi jing san
【英文名】Chi Jing Powders

【组成】赤土、荆芥。(中医方剂大辞典)

赤脂丹 chi zhi dan

【英文名】Chi Zhi Pellet

【组成】赤石脂、干姜、肉豆蔻。(中医方剂大辞典)

赤粉丹 chi fen dan

【英文名】Chi Fen Pellet

【组成】巴豆霜、硼砂、朱砂、砒。(中医方剂大辞典)

赤黄汤 chi huang tang

【英文名】Chi Huang Decoction

【组成】赤芍、大黄、金钱草、茵陈、川朴、枳壳、当归、甘草。(福建中医药1989,20(2))

赤淋丸 chi lin wan

【英文名】Chi Lin Pill

【组成】茯苓、生地、知母、黄柏、续断、杜仲、丹参、甘草、白芍。(中医方剂大辞典)

赤葛散 chi ge san

【英文名】Chi Ge Powders

【组成】赤葛、甘草。(中医方剂大辞典)

赤葛膏 chi ge gao

【英文名】Chi Ge Plaster

【组成】赤葛根皮、山布瓜根、山苏木、山樟根皮、紫金皮、赤牛膝、赤芎根、赤毛桃根。(中医方剂大辞典)

赤葵汤 chi kui tang

【英文名】Chi Kui Decoction

【组成】赤茯苓、冬葵子、石韦、川泽泻、大白术。(中医方剂大辞典)

赤葵散 chi kui san

【英文名】Chi Kui Powders

【组成】赤葵茎。(中医方剂大辞典)

赤痢煎 chi li jian

【英文名】Chi Li Jian Decoction

【组成】白芍、条芩、地榆、白术、甘草。(中医方剂大辞典)

赤箭丸 chi jian wan

【英文名】Chi Jian Pill

【组成】(1)赤箭、防风、当归、川芎、阿胶、熟地、防己、米仁、丹参、秦艽。(中医方剂大辞典)(2)赤箭、山茱萸、枳壳、防风、甘菊花、沙参、白茯苓、肉苁蓉、白芍药、熟干地黄、鳖甲、大麻仁。(中医方剂大辞典)(3)赤箭、羌活、细辛、桂、当归、甘菊花、防风、天雄、麻黄、蔓荆实、白术、杏仁、萆薢、茯神、山茱萸、羚羊角、川芎、犀角、五加皮、五味子、阿胶、人参、枫香脂、天南星、白附子、龙脑、麝香、牛黄。(中医方剂大辞典)(4)赤箭、独活、麻黄、乌头、川芎、干蝎、当归。(中医方剂大辞典)(5)赤箭、牛黄、麝香、白僵蚕、白附子、羌活、桂心、白花蛇。(中医方剂大辞典)(6)赤箭、萆薢、防风、川芎、麻黄、独活、当归、薏苡仁、阿胶、五加皮、羚羊角屑、鼠粘子、秦艽、汉防己、柏子仁、酸枣、丹参、熟干地黄。(中医方剂大辞典)(7)赤箭、天南星、白附子、干蝎、白僵蚕、川芎、腻粉、没药、地龙。(中医方剂大辞典)(8)赤箭、桂心、防风、巴豆、吴茱萸、天南星、白附子、朱砂、干姜、附子、干蝎。(中医方剂大辞典)(9)赤箭、赤柽、茵芋、地骨皮、乌蛇、白杨皮、防风、天麻、青蒿。(中医方剂大辞典)(10)赤箭、赤茯苓、川芎、防风、白附子、桂心、羚羊角屑、白术、羌活、汉防己、附子、当归、五加皮、牛膝、杜仲、石斛、麻黄、海桐皮、木香、枳壳。(中医方剂大辞典)(11)赤箭、茯神、五加皮、鹿茸、防风、牛膝、桂心、独活、蛇床子、菟丝子、酸枣仁、山茱萸、巴戟、附子、仙灵脾、石斛、熟干地黄。(中医方剂大辞典)(12)赤箭、天雄、丹参、川乌头、天南星、独活、防风、五加皮、桂心、白花蛇肉、川芎、白附子、牛膝、仙灵脾、白僵蚕、桑螵蛸、槟榔、细辛、酸枣仁、干蝎、野狐肝、蒺藜、萆薢、麻黄、牛黄、朱砂、麝香、龙脑。(中医方剂大辞典)(13)赤箭、雄雀粪、天南星、阿胶、干蝎、腻粉、麝香、半夏。(中医方剂大辞典)(14)赤箭、天雄、犀角屑、天南星、白花蛇、独活、防风、川芎、白附子、川升麻、白术、白僵蚕、桑螵蛸、当归、细辛、酸枣仁、萆薢、牛黄、朱砂、麝香、龙脑。(中医方剂大辞典)

赤箭汤 chi jian tang

【英文名】Chi Jian Decoction

【组成】(1)赤箭、僵蚕、白附子、独活、麻黄、白花蛇、杏仁。(中医方剂大辞典)(2)赤箭、麻黄、黑附子、人参、前胡、防风、羌活、白术、当归。(中医方剂大辞典)

赤箭散 chi jian san

【英文名】Chi Jian Powders

【组成】(1)赤箭、乌蛇肉、犀角屑、藿香、槟榔、麻黄、干蝎、晚蚕蛾、蚕蚁、油香、龙脑、朱砂、牛黄、川芎、防风、白术、人参、茯神、当归、木香、牛膝、蔓荆子、白僵蚕、细辛、蝉壳、附子、干姜、天南星、桑螵蛸、白附子。(中医方剂大辞典)(2)赤箭、前胡、白蒺藜、黄芪、枳壳、防风、羚羊角屑、甘菊花、甘草。(中医方剂大辞典)(3)赤箭、蝉壳、干蝎、天南星、当归、白僵蚕、川芎、白附子、麻黄、羌活、桂心、川乌头、朱砂、麝香、腻粉。(中医方剂大辞典)(4)赤箭、天竺黄、牛黄、铅白霜。(中医方剂大辞典)(5)赤箭、黄松节、牛膝、补骨脂、骨碎补、芍药、细辛、藿香叶、自然铜、没药、地龙、木鳖子、白花蛇、虎骨、乌头、羌活、桂。(中医方剂大辞典)(6)赤箭、防风、羌活、酸枣仁、桂心、赤芍药、附子、秦艽、海桐皮、萆薢、牛膝、薏苡仁。(中医方剂大辞典)

赤糊饼 chi hu bing

【英文名】Chi Hu Cake

【组成】赤糊饼、胡荽。(中医方剂大辞典)

赤霜散 chi shuang san

【英文名】Chi Shuang Powders

【异名】金枣丹(中医方剂大辞典、全国中药成药处方集);枣信丹(中医方剂大辞典、全国中药成药处方集)

【组成】红枣、红砒。(中医方剂大辞典)

赤霞散 chi xia san

【英文名】Chi Xia Powders

【组成】煅石膏、松香、黄丹。(中医方剂大辞典)

赤蕨丸 chi ji wan

【英文名】Chi Ji Pill

【组成】芫花、巴豆、赤蕨。(中医方剂大辞典)

赤小豆丸 chi xiao dou wan

【英文名】Chi Xiao Dou Pill

【组成】(1)赤小豆、香附、晚蚕沙、草乌。(中医方剂大辞典)(2)赤小豆、好硫黄、附子。(中医方剂大辞典)(3)鬼臼、赤小豆、鬼箭羽、朱砂、雄黄、阿魏。(中医方剂大辞典)(4)赤小豆、鬼箭羽、鬼臼、丹砂、雄黄。(中医方剂大辞典)

赤小豆汤 chi xiao dou tang

【英文名】Chi Xiao Dou Decoction

【组成】(1)赤小豆、大蒜、生姜、商陆根。(中医方剂大辞典)(2)赤小豆、商陆、大黄、麻黄、连翘、木通、猪苓、反鼻、鸡舌。(中医方剂大辞典)(3)赤小豆、商陆、木通、桂枝、茯苓。(中医方剂大辞典)(4)赤小豆、当归、商陆、泽泻、连翘仁、赤芍药、汉防己、木猪苓、桑白、泽漆。(中医方剂大辞典)(5)赤小豆、桑根白皮、紫苏茎叶。(中医方剂大辞典)(6)赤小豆、桑根白皮、紫苏茎叶、槟榔。(中医方剂大辞典)(7)赤小豆、桑白皮、泽漆茎叶。(中医方剂大辞典)(8)赤小豆、商陆、连翘、腹蛇脯、桂枝。(中医方剂大辞典)

赤小豆饭 chi xiao dou fan

【英文名】Chi Xiao Dou Juice

【组成】赤小豆。(中医方剂大辞典)

赤小豆饮 chi xiao dou yin

【英文名】Chi Xiao Dou Drink

【组成】赤小豆。(中医方剂大辞典)

赤小豆散 chi xiao dou san

【英文名】Chi Xiao Dou Powders

【异名】内消赤豆散(中医方剂大辞典、圣济总录)

【组成】(1)赤小豆、白蔹、牡蛎。(中医方剂大辞典)(2)赤小豆、白蔹、露蜂房、蛇皮。(中医方剂大辞典)(3)赤小豆、糯米、吴茱萸、黄连、黄柏、干姜、蛇床子。(中医方剂大辞典)(4)赤小豆、糯米、松脂、黄柏、白矾灰、茼苣子、黄丹、密陀僧。(中医方剂大辞典)(5)赤小豆、黄芪、白蔹、赤芍药、生干地黄、桂心、黄芩、当归。(中医方剂大辞典)(6)赤小豆、丁香、麝香、瓜蒂、青布灰。(中医方剂大辞典)(7)赤小豆、丁香、黍米、瓜蒂、薰陆香、青布、麝香。(中医方剂大辞典)(8)槐白皮、苦酒、赤小豆。(中医方剂大辞典)(9)小豆、秫米、鸡矢白。(中医方剂大辞典)(10)赤小豆。(中医方剂大辞典)(11)远志、首乌皮、赤小豆、红花、荆芥。(中医方剂大辞典)(12)赤小豆、桑根白皮、白术、生姜、鲤鱼、陈桔皮。(中医方剂大辞典)(13)赤小豆、人参、甘草、瞿麦穗、白蔹、当归、黄芩、猪苓、防风、黄芪、薏苡仁、升麻。(中医方剂大辞典)(14)赤小豆、猪牙皂荚、消石、黄柏、川大黄、木鳖子。(中医方剂大辞典)(15)赤小豆、黄药、消石、川大黄、木鳖子、猪牙皂荚。(中医方剂大辞典)

赤小豆粥 chi xiao dou zhou

【英文名】Chi Xiao Dou Gruel

【组成】(1)赤小豆、粳米。(中医方剂大辞典)(2)赤小豆、樟柳头、黄丫鱼、猪腰、盐。(中医方剂大辞典)

赤小豆煎 chi xiao dou jian

【英文名】Chi Xiao Dou Jian Decicotin

【组成】(1)芫花、大戟、桑白皮、葶苈子、商陆、生姜、赤小豆。(中医方剂大辞典)(2)赤小豆、杏仁、桑根白皮、生姜。(中医方剂大辞典)

赤小豆羹 chi xiao dou geng

【英文名】Chi Xiao Dou Thick Soup

【组成】赤小豆、桑根白皮、白术、鲤鱼。(中医方剂大辞典)

赤马通汁 chi ma tong zhi

【英文名】Chi Ma Tong Juice

【组成】赤马通、阿胶。(中医方剂大辞典)

赤马通散 chi ma tong san

【英文名】Chi Ma Tong Powders

【异名】返魂散(中医方剂大辞典、圣惠)

【组成】(1)赤马通、生地黄。(中医方剂大辞典)(2)赤马通、麒麟竭、没药、延胡索、当归。(中医方剂大辞典)

赤马蹄散 chi ma ti san

【英文名】Chi Ma Ti Powders

【组成】赤马蹄屑、白僵蚕、羚羊角屑、麝香。(中医方剂大辞典)

赤水玄珠 chi shui xuan zhu

【英文名】Chi Shui Xuan Zhu Pill

【异名】天雨菽(中医方剂大辞典、饲鹤亭集方)

【组成】大生地、野白术、厚朴、青皮、杜仲、破故纸、巴戟、陈皮、茯苓、苁蓉、小茴香、川椒、戎盐。(中医方剂大辞典)

赤石脂丸 chi shi zhi wan

【英文名】Chi Shi Zhi Pill

【异名】乌头丸(中医方剂大辞典、千金);赤石脂丸(中医方剂大辞典、金匮);乌头(中医方剂大辞典、金匮)

【组成】(1)半夏、赤石脂、蜀椒、干姜、吴茱萸、当归、桂心、丹参、白蔹、防风、虈芦。(中医方剂大辞典)(2)赤石脂、当归、白术、黄连、干姜、秦皮、甘草、蜀椒、附子。(中医方剂大辞典)(3)蜀椒、乌头、附子、干姜、赤石脂。(中医方剂大辞典)(4)川当归、赤石脂、白茯苓、熟干地黄、鹿角胶、吴茱萸、宣州大木瓜。(中医方剂大辞典)(5)赤石脂、干姜。(中医方剂大辞典)(6)赤石脂、肉豆蔻、橡实、莨菪子。(中医方剂大辞典)(7)赤石脂、白矾、诃黎勒皮、白术、黄芪、厚朴、醋石榴皮、干木瓜、肉豆蔻、干姜。(中医方剂大辞典)(8)赤石脂、人参、干姜、龙骨。(中医方剂大辞典)(9)赤石脂、白矾、龙骨、杏仁。(中医方剂大辞典)(10)赤石脂、桑根白皮、桔梗、诃黎勒皮、天雄、龙骨、白芷、黄连、地榆、当归、桂、厚朴、木香、黄芩、干姜、肉豆蔻。(中医方剂大辞典)(11)赤石脂、龙骨、白矾灰、胡粉、蜜陀僧、阿胶、乌贼鱼骨。(中医方剂大辞典)(12)赤石脂、艾叶、干姜、蜀椒、乌梅肉。(中医方剂大辞典)(13)赤石脂、干姜、附子、乌头、人参、桂、细辛、真珠。(中医方剂大辞典)(14)赤石脂、干姜、乌头、人参、细辛、桂、蜀椒。(中医方剂大辞典)(15)赤石脂、龙骨、艾叶、附子、肉豆蔻、缩砂、高良姜、干姜、吴茱萸、厚朴。(中医方剂大辞典)(16)赤石脂、桂心、白矾、干姜、附子。(中医方剂大辞典)(17)赤石脂。(中医方剂大辞典)(18)赤石脂、石斛、肉桂、钟乳粉、肉豆蔻、干姜、附子、当归、白龙骨、人参、川椒、白茯苓、诃黎勒。(中医方剂大辞典)(19)赤石脂、山茱萸、防风、远志、栝楼根、牛膝、杜仲、薯蓣、蛇床仁、柏子仁、续断、天雄、菖蒲、石韦、肉苁蓉。(中医方剂大辞典)

赤石脂汤 chi shi zhi tang

【英文名】Chi Shi Zhi Decoction

【组成】(1)赤石脂、干姜、附子。(中医方剂大辞典)(2)赤石脂、黄连、石膏、甘草、龙骨、知母、前胡、赤茯苓、桂、芍药。(中医方剂大辞典)(3)赤石脂、黄连、地榆、甘草、厚朴、干姜、当归。(中医方剂大辞典)(4)赤石脂、白芷、天雄、龙骨、当归、肉豆蔻、黄连、厚朴、地榆、白术、桂、诃黎勒、木香、吴茱萸、黄芩。(中医方剂大辞典)(5)赤石脂、干姜、白龙骨。(中医方剂大辞典)(6)赤石脂、乌梅、栀子、白术、升麻、廪米、干姜。(中医方剂大辞典)(7)赤石脂、乌梅、栀子、白术、蜀椒、升麻、干姜、粟米。(中医方剂大辞典)(8)赤石脂、人参、甘草、干姜、龙骨、附子。(中医方剂大辞典)(9)赤石脂、干姜、附子、当归、芍药。(中医方剂大辞典)

赤石脂面 chi shi zhi mian

【英文名】Chi Shi Zhi Mian Powders

【组成】赤石脂、云母粉。(中医方剂大辞典)

赤石脂散 chi shi zhi san

【英文名】Chi Shi Zhi Powders

【组成】(1)赤石脂、龙骨、地榆、黄连、厚朴、人参、当归、干姜。(中医方剂大辞典)(2)赤石脂、侧柏、乌贼鱼骨。(中医方剂大辞典)(3)赤石脂、干姜、龙骨、黄连、厚朴、无食子、白茯苓、当归。(中医方剂大辞典)(4)赤石脂、甘草、缩砂仁、肉豆蔻。(中医方剂大辞典)(5)赤石脂、干姜。(中医方剂大辞典)(6)赤石脂、禹余粮。(中医方剂大辞典)(7)赤石脂、伏龙肝。(中医方剂大辞典)(8)赤石脂、龙骨、黄连、当归、干姜、艾叶、阿胶、黄芪、黄柏。(中医方剂大辞典)(9)赤石脂、白术、当归、地龙、干姜、钟乳粉、芦根、艾叶、川芎、桑寄生、鹿茸、熟干地黄、厚朴。(中医方剂大辞典)(10)赤石脂、干姜、阿胶、白术、艾叶、龙骨、陈桔皮、诃梨勒、甘草。(中医方剂大辞典)(11)赤石脂、艾叶、干姜、慎火草、当归、鹿茸、龙骨、阿胶。(中医方剂大辞典)(12)赤石脂、黄柏、白面、蜡面茶、龙脑。(中医方剂大辞典)(13)赤石脂、当归、蓬莪戊、龙骨、肉豆蔻、白石脂、黄连、白芍药、厚朴。(中医方剂大辞典)(14)赤石脂、龙骨、阿胶、地榆、当归、厚朴、诃梨勒、干姜、黄连。(中医方剂大辞典)(15)赤石脂、干姜、厚朴、诃梨勒皮。(中医方剂大辞典)(16)赤石脂。(中医方剂大辞典)(17)赤石脂、肉豆蔻、缩砂仁。(中医方剂大辞典)(18)赤石脂、川芎。(中医方剂大辞典)

赤龙皮汤 chi long pi tang

【英文名】Chi Long Pi Tang Lotion

【组成】槲树皮。(中医方剂大辞典)

赤龙皮散 chi long pi san

【英文名】Chi Long Pi Powders

【组成】(1)赤鲤鱼皮、乱发、棕榈皮。(中医方剂大辞典)(2)赤鲤鱼、虻虫、水蛭、蒲黄、琥珀、乱发灰、麝香。(中医方剂大辞典)

赤龙鳞散 chi long lin san

【英文名】Chi Long Lin Powders

【组成】(1)赤鲤鱼鳞、乱发、棕榈皮、当归、麝香、赤芍药。(中医方剂大辞典)(2)赤鲤鳞、乱发、水蛭、虻虫、桂心、川大黄。(中医方剂大辞典)(3)赤鲤鱼鳞、虻虫、狗胆、蒲黄、乱发、麝香。(中医方剂大辞典)(4)赤鲤鱼鳞、虻虫、水蛭、蒲黄、乱发。(中医方剂大辞典)(5)赤鲤鱼鳞、黑豆、羚羊角、乱发灰、藕节、水蛭、桂心、木香、虻虫、当归、白僵蚕、赤芍药、

麝香。(中医方剂大辞典)

赤地利丸 chi di li wan

【英文名】Chi Di Li Pill

【组成】赤地利、阿胶、赤石脂、当归、干姜、地榆、茜根、木香、黄连。(中医方剂大辞典)

赤地利汤 chi di li tang

【英文名】Chi Di Li Decoction

【组成】赤地利。(中医方剂大辞典)

赤地利散 chi di li san

【英文名】Chi Di Li Powders

【组成】赤地利、黄柏、石灰。(中医方剂大辞典)

赤芍药丸 chi shao yao wan

【英文名】Chi Shao Yao Pill

【异名】芍药丸(中医方剂大辞典、圣济总录)

【组成】(1)赤芍药、艾叶、附子、干姜、陈皮、当归、川芎、甘草、吴茱萸。(中医方剂大辞典)(2)赤芍药、桂、瞿麦、大黄、槟榔、羌活。(中医方剂大辞典)(3)赤芍药、熟干地黄、紫苏子、贝母、桑寄生、人参、鳖甲、当归、川芎、苦参、诃黎勒、桂。(中医方剂大辞典)(4)赤芍药、大黄、吴茱萸、干姜、厚朴、细辛、牡丹、川芎、当归、桃仁、附子。(中医方剂大辞典)(5)赤芍药、苦参、黄芩、山栀仁、车前子、瞿麦穗、冬葵子、大黄。(中医方剂大辞典)(6)赤芍药、川大黄、桂心、赤茯苓、柴胡、鳖甲。(中医方剂大辞典)(7)赤芍药、柴胡、川大黄、桂心、赤茯苓、诃黎勒皮、木香、槟榔、鳖甲。(中医方剂大辞典)(8)赤芍药、桂心、柴胡、鳖甲、川大黄、赤茯苓。(中医方剂大辞典)(9)赤芍药、桂心、羌活、川大黄、郁李仁、川芒消、槟榔、大麻仁。(中医方剂大辞典)(10)赤芍药、吴茱萸、朱砂、川乌头、干姜、川椒、桂心。(中医方剂大辞典)(11)赤芍药、桔梗、细辛、桂心、木香、干姜、槟榔、附子、川椒。(中医方剂大辞典)(12)赤芍药、当归、白术、鳖甲、诃黎勒、干姜、人参、肉豆蔻、雄雀粪、郁李仁。(中医方剂大辞典)(13)芍药、好乳香、接骨、川当归、川芎、自然铜。(中医方剂大辞典)

赤芍药方 chi shao yao fang

【英文名】Chi Shao Yao Powders

【组成】赤芍药、玄胡索、桂心、川芎、当归、牡丹、枳壳、牛膝、川大黄、桃仁。(中医方剂大辞典)

赤芍药汤 chi shao yao tang

【英文名】Chi Shao Yao Decoction

【组成】(1)赤芍药、槟榔。(中医方剂大辞典)(2)赤芍药、生干地黄、大黄、甘草。(中医方剂大辞典)(3)赤芍药、半夏、橘红。(中医方剂大辞典)(4)赤芍药、黄芪、熟干地黄、防风、五味子、白茯苓、羚羊角。(中医方剂大辞典)(5)赤芍药、牡丹皮、丹参、生干地黄、牛膝、土瓜根、当归、桂、黄芩、桃仁。(中医方剂大辞典)(6)赤芍药、桔梗、杏仁。(中医方剂大辞典)

赤芍药散 chi shao yao san

【英文名】Chi Shao Yao Powders

【异名】赤芍药汤(中医方剂大辞典、明医指掌);瞿麦汤(中医方剂大辞典、圣济总录);白敛散(中医方剂大辞典、医部全录)

【组成】(1)金银花、赤芍药、大黄、瓜蒌、当归、枳实、甘草。(中医方剂大辞典)(2)赤芍药。(中医方剂大辞典)(3)赤芍药、蓬莪茂、当归、川芎、黄桔皮、干姜。(中医方剂大辞典)(4)赤芍药、当归、附子、黄芩、白术、甘草、阿胶、生干地。(中医方剂大辞典)(5)牡丹皮、白茯苓、赤芍药、吴白芷、甘草、柴胡。(中医方剂大辞典)(6)赤芍药、瞿麦、陈桔皮、牵牛子、木通、冬葵子。(中医方剂大辞典)(7)赤芍药、甘草、白蔹、黄芩、黄连、黄柏。(中医方剂大辞典)(8)赤芍药、寒水石、黄芩、当归、甘草、桂心。(中医方剂大辞典)(9)赤芍药、知母、子芩、人参、枳壳、甘草、石膏、升麻、柴胡。(中医方剂大辞典)(10)赤芍药、桂心、白术、甘草。(中医方剂大辞典)(11)赤芍药、人参、防风、当归、生干地黄、红兰花、藕节、羚羊角屑、川芎。(中医方剂大辞典)(12)赤芍药、当归、白术、前胡、赤茯苓、枳壳、人参、厚朴、甘草。(中医方剂大辞典)(13)赤芍药、柴胡、菴蕳子、土瓜根、牛膝、枳壳、牡丹、桂心、桃仁、川大黄、川朴消。(中医方剂大辞典)(14)赤芍药、桃仁、枳壳、百合、当归、赤茯苓、牵牛子、槟榔。(中医方剂大辞典)(15)赤芍药、买子木、夜合花、当归、骨碎补、川芎、桂心、质汗。(中医方剂大辞典)(16)赤芍药、黄柏。(中医方剂大辞典)(17)赤芍药、茺蔚子、防风、川芎、藁本、桂心、黄芪、枳壳、白芷。(中医方剂大辞典)(18)赤芍药、柴胡、茯苓、大麻仁、木通、槟榔。(中医方剂大辞典)(19)赤芍药、附子、桂心、川芎、当归、汉防己、萆薢、桃仁、海桐皮。(中医方剂大辞典)(20)赤芍药、羌活、仙灵脾、虎头骨、天雄、川芎、桂心。(中医方剂大辞典)(21)赤芍药、川乌头、桂心、甘草、防风、川芎。(中医方剂大辞典)(22)赤芍药、柴胡、桔梗、木通、赤茯苓、鳖甲、郁李仁。(中医方剂大辞典)(23)赤芍药、前胡、人参、桂心、犀角屑、陈桔皮、赤茯苓、芦根、大腹皮。(中医方剂大辞典)(24)赤芍药、知母、黄芩、玄参、麦门冬、柴胡、甘草、石膏。(中医方剂大辞典)(25)赤芍药、当归、黄芩、黄连、伏龙肝。(中医方剂大辞典)(26)赤芍药、枳实、半夏、黄芩、前胡、甘草。(中医方剂大辞典)(27)赤芍药、诃黎勒皮、白术、鳖甲、桂心、枳壳、人参、黄芩、当归、木香、郁李仁、杏仁。(中医方剂大辞典)(28)赤芍药、诃黎勒、当归、肉豆蔻、人参、郁李仁、桂心、陈桔皮、槟榔。(中医方剂大辞典)(29)赤芍药、桔梗、陈桔皮、桑根白皮、赤茯苓、肉桂、桃仁、细辛。(中医方剂大辞典)(30)赤芍药、赤茯苓、桔梗、贝母、甘草、款冬花、獭肝、紫菀。(中医方剂大辞典)(31)赤芍药、白茯苓、甘草、柴胡。(中医方剂大辞典)(32)生地黄、黄芩、川芎、当归、木通、甘草、芍药。(中医方剂大辞典)(33)赤芍药、玄胡索、桂心、川芎、当归、牡丹、桃仁、牛膝、川大黄、枳壳。(中医方剂大辞典)(34)赤芍药、香附子、地榆。(中医方剂大辞典)

赤芍药膏 chi shao yao gao

【英文名】Chi Shao Yao Plaster

【组成】赤芍药、蓖麻子、猪麻子、巴豆、当归、垂柳枝、黄丹、香油。(中医方剂大辞典)

赤茯苓丸 chi fu ling wan

【英文名】Chi Fu Ling Pill

【组成】(1)人参、白术、白扁豆、赤茯苓、防己、木猪苓、干葛。(中医方剂大辞典)(2)葶苈、防己、赤茯苓、木香。(中医方剂大辞典)(3)赤茯苓、槟榔、枳壳、白术、半夏曲。(中医方剂大辞典)(4)赤茯苓、猪苓、泽泻、小海蛤、陈桔皮、桂、防己、泽漆、木通、赤芍药。(中医方剂大辞典)(5)赤茯苓、桑根白皮、防己、麦门冬、木香、郁李仁。(中医方剂大辞典)(6)赤茯苓、白术、桂、木香、诃梨勒、陈桔皮、厚朴。(中医方剂大辞典)(7)赤茯苓、旋覆花、汉防己、甜葶苈、桂心、前胡、槟榔、枳壳。(中医方剂大辞典)(8)赤茯苓、当归、川芎、川大黄、鳖甲。(中医方剂大辞典)(9)赤茯苓、茵陈、枳实、甘草、杏仁、白术、半夏、前胡、川大黄、当归。(中医方剂大辞典)(10)赤茯苓、桂心、干姜、甘草、枳壳、羚羊角屑、诃黎勒皮、陈桔皮、槟榔。(中医方剂大辞典)(11)赤茯苓、陈桔皮、大麦蘖、桂心、干姜、人参、神曲、木香、诃黎勒皮、甘草。(中医方剂大辞典)(12)赤茯苓、旋覆花、桔梗、桑根白皮、杏仁、百合、熟干地黄、甘草、郁李仁。(中医方剂大辞典)(13)赤茯苓、鳖甲、牛膝、枳壳、五味子、五加皮、桔梗、柴胡、赤芍药、桂心、川大黄。(中医方剂大辞典)(14)赤茯苓、甜瓜子、人参、桂心、旋覆花、半夏、槟榔、枳壳、草豆蔻、前胡、附子、厚朴。(中医方剂大辞典)(15)赤茯苓、汉防己、芍药、槟榔、甘草、郁李仁、枳实。(中医方剂大辞典)

赤茯苓汤 chi fu ling tang

【英文名】Chi Fu Ling Decoction

【异名】茯苓汤(中医方剂大辞典、普济方);羚羊角汤(中医方剂大辞典、宣明论)

【组成】(1)赤茯苓、甘草、木香。(中医方剂大辞典)(2)赤茯苓、凝水石、龙齿、石膏、麦门冬、升麻。(中医方剂大辞典)(3)赤茯苓、前胡、白术、紫苏、半夏、大腹皮、人参、麦门冬。(中医方剂大辞典)(4)赤茯苓、木通、升麻、羚羊角、前胡、马蔺根、桑根白皮、大黄。(中医方剂大辞典)(5)赤茯苓、防己、槟榔、甜葶苈、桑根白皮、木通、陈桔皮、郁李仁。(中医方剂大辞典)(6)赤茯苓、桔梗、陈桔皮、白术、鳖甲、桂。(中医方剂大辞典)(7)赤茯苓、石膏、犀角屑、升麻、麦门冬、木香。(中医方剂大辞典)(8)赤茯苓、人参、羚羊角、远志、大黄、甘草。(中医方剂大辞典)(9)赤茯苓、人参、前胡、桂、半夏、柴胡、甘草。(中医方剂大辞典)(10)赤茯苓、大腹子、五味子、桑根白皮、紫苏茎叶、人参、陈桔皮、甘草。(中医方剂大辞典)(11)赤茯苓、柴胡、枳壳、白术、槟榔、人参、旋覆花、杏仁、半夏。(中医方剂大辞典)(12)赤茯苓、细辛、桔皮、枳壳、栝楼实。(中医方剂大辞典)(13)赤茯苓、大腹、高良姜、吴茱萸、诃梨勒、陈桔皮。(中医方剂大辞典)(14)赤茯苓、人参、桔梗、陈桔皮、麦门冬、芍药、槟榔。(中医方剂大辞典)(15)赤茯苓、陈桔皮、半夏、枳壳、人参、白术。(中医方剂大辞典)(16)赤茯苓、人参、半夏、柴胡、前胡、桂、桃仁、甘草。(中医方剂大辞典)(17)赤茯苓、人参、赤茯苓、芍药、白术、前胡、枳壳、槟榔、厚朴、桂心、甘草。(中医方剂大辞典)(18)赤茯苓、甘草、陈桔皮、杏仁。(中医方剂大辞典)(19)赤茯苓、柴胡、黄芩、龙骨、川大黄、人参、牡蛎、桂心、陈桔皮、半夏、甘草。(中医方剂大辞典)(20)赤茯苓、桂心、陈皮、大腹皮、甘草、高良姜、吴茱萸。(中医方剂大辞典)(21)赤茯苓、猪苓、葵子、枳实、瞿麦、木通、黄芩、车前子、滑石、甘草。(中医方剂大辞典)(22)赤茯苓、半夏、茯神、陈皮、麦子、沉香、甘草、槟榔。(中医方剂大辞典)(23)木通、赤茯苓、槟榔、生地黄、黄芩、赤芍药、甘草、麦门冬。(中医方剂大辞典)(24)陈皮、甘草、人参、半夏、白术、川芎、赤茯苓。(中医方剂大辞典)

赤茯苓饮 chi fu ling yin

【英文名】Chi Fu Ling Drink

【组成】赤茯苓、甜葶苈、桑根白皮、当归、枳壳、细辛、郁李仁、桂。(中医方剂大辞典)

赤茯苓散 chi fu ling san

【英文名】Chi Fu Ling Powders

【异名】七气汤(中医方剂大辞典、普济方);茯苓汤(中医方剂大辞典、圣济总录);赤茯苓汤(中医方剂大辞典、奇效良方、圣济总录)

【组成】(1)苦竹叶、淡豆豉、赤茯苓、大青、升麻、桔梗、栀子仁、甘草。(中医方剂大辞典)(2)赤茯苓、桑白皮、贝母、升麻、甘草、桔梗、杏仁、甜葶苈。(中医方剂大辞典)(3)赤茯苓、葵子。(中医方剂大辞典)(4)赤茯苓、当归、木香、桂心、白术、枳壳、赤芍药、柴胡、黄芪、鳖甲、五味子、桔梗、川芎、橘红、甘草。(中医方剂大辞典)(5)赤茯苓、半夏、陈桔皮、桔梗、熟干地黄、白术、川芎、人参、赤芍药、旋覆花、甘草。(中医方剂大辞典)(6)赤茯苓、细辛、半夏、藁本、蔓荆子、旋覆花、防风、枳壳、甘草、人参、前胡、羌活、天麻、菊花。(中医方剂大辞典)(7)赤茯苓、牵牛子、枳壳、陈桔皮、甘草。(中医方剂大辞典)(8)赤茯苓、甜瓜子、川大黄、川芒消、桃仁、牡丹。(中医方剂大辞典)(9)赤茯苓、桑根白皮、川升麻、甜葶苈、杏仁、桔梗、贝母。(中医方剂大辞典)(10)赤茯苓、甘草、陈桔皮、川朴消、旋覆花。(中医方剂大辞典)(11)赤茯苓、甘草、栀子仁、大青、川升麻、枳壳。(中医方剂大辞典)(12)赤茯苓、木通、人参、甘草、枳实、当归、川大黄。(中医方剂大辞典)(13)赤茯苓、龙齿、黄芩、甘草、钩藤、玄参、石膏、川升麻、麦门冬。(中医方剂大辞典)(14)赤茯苓、桑寄生、人参、蔓荆子、防风、刺蓟。(中医方剂大辞典)(15)赤茯苓、白术、黄芩、旋覆花、杏仁、木通。(中医方剂大辞典)(16)赤茯苓、半夏、桂心、大腹皮、枳壳、陈桔皮、白术、木通、旋覆花、前胡、槟榔、诃黎勒皮。(中医方剂大辞典)(17)赤茯苓、桑根白皮、枳实、陈桔皮、人参、木香、甘草、射干、大腹皮。(中医方剂大辞典)(18)赤茯苓、大腹皮、槟榔、桂心、吴茱萸、高良姜、诃黎勒皮、牵牛子。(中医方剂大辞典)(19)赤茯苓、贝母、陈桔皮、紫苏茎叶、杏仁、人参。(中医方剂大辞典)(20)赤茯苓、川升麻、甘草、知母、犀角屑、木香、前胡、石膏、旋覆花、麦门冬、紫苏茎叶、槟榔。(中医方剂大辞典)(21)赤茯苓、桑根白皮、紫苏茎叶、汉防己、羚羊角屑、郁李仁、槟榔、木香、红雪。(中医方剂大辞典)(22)赤茯苓、杏仁、人参、陈桔皮、紫苏茎叶、桂心、白术、槟榔、枇杷叶。(中医方剂大辞典)(23)赤茯苓、前胡、半夏、白术、麦门冬、大腹皮、槟榔、紫苏茎叶。(中医方剂大辞典)(24)赤茯苓、紫苏叶、黄芪、人参、陈桔皮、柴胡、大腹皮、前胡、甘草。(中医方剂大辞典)(25)赤茯苓、桑寄生、知母、百合、麦门冬、川升麻、人参、柴胡、甘草。(中医方剂大辞典)(26)赤茯苓、前胡、半夏、白术、麦门冬、紫苏叶、大腹皮、人参。(中医方剂大辞典)(27)赤茯苓、白术、麦门冬、人参、黄芪、半夏。(中医方剂大辞典)(28)赤茯苓、葵根、桂心、石韦、赤芍药、琥珀、木通、青桔皮。(中医方剂大辞典)(29)赤茯苓、鳖甲、柴胡、麦门冬、人参、桃仁。(中医方剂大辞典)(30)赤茯苓、防风、人参、当归、白芷、白术、枳壳、木香、赤芍药、细辛、羌活、川芎、生干地黄、羚羊角屑、桂心、半夏、甘菊花。(中医方剂大辞典)(31)赤茯苓、陈桔皮、诃黎勒皮、麦门冬、白术、甘草、半夏、杏仁。(中医方剂大辞典)(32)赤茯苓、木通、紫苏茎叶、牛膝、木香、防葵、槟榔、桂心、鳖甲、赤芍药、川大黄。(中医方剂大辞典)(33)赤茯苓、桂心、紫苏茎叶、陈桔皮、杏仁、诃黎勒皮、枳壳、细辛、厚朴、郁李仁、人参、紫菀、半夏、甘草。(中医方剂大辞典)(34)赤茯苓、泽泻、柴胡、川大黄、汉防已、猪苓、麦门冬、桑根白皮、犀角屑、紫苏茎叶、槟榔、子芩、木通。(中医方剂大辞典)(35)赤茯苓、柴胡、地骨皮、鳖甲、桑根白皮、枳壳、川大黄、川芎、川朴消。(中医方剂大辞典)(36)赤茯苓、甘草、紫菀、白前、前胡、旋覆花。(中医方剂大辞典)(37)赤茯苓、诃黎勒皮、木香、当归、吴茱萸、槟榔、川大黄。(中医方剂大辞典)(38)赤茯苓、猪苓、当归、枳壳、羚羊角屑、大麻仁、木香、甘草、赤芍药。(中医方剂大辞典)(39)赤茯苓、川芎、桔梗、五味子、木香、当归、柴胡、鳖甲、桂心、枳壳、白术、赤芍药。(中医方剂大辞典)(40)赤茯苓、陈桔皮、人参、丁香、半夏、黄芪、白术、五味子、枳实、甘草、诃黎勒皮、桂心。(中医方剂大辞典)(41)赤茯苓、紫菀、白术、吴茱萸、郁李仁、当归、人参、鳖甲、桂心、槟榔。(中医方剂大辞典)(42)赤茯苓、川大黄、鳖甲、赤芍药、桂心、槟榔、桑根白皮、枳壳、郁李仁、牵牛子。(中医方剂大辞典)(43)赤茯苓、汉防已、桑根白皮、猪苓、泽漆、木通、槟榔。(中医方剂大辞典)(44)赤茯苓、汉防已、桑根白皮、枳壳、槟榔、木通、川大黄、紫苏茎叶、甘草。(中医方剂大辞典)(45)赤茯苓、蔓荆子、细辛、人参、白术、前胡、枇杷叶、川芎、半夏、防风、陈桔皮、甘草。(中医方剂大辞典)(46)赤茯苓、川芎、当归、桂心、细辛、栀子仁、独活、干姜、甘草、石膏、羚羊角屑、麻黄。(中医方剂大辞典)(47)赤茯苓、滑石、石韦、瞿麦、蒲黄、葵子、榆白皮。(中医方剂大辞典)(48)赤茯苓、当归、赤芍药、鬼箭羽、桂心、生干地黄、川升麻、木香、川芎、桃仁。(中医方剂大辞典)(49)赤茯苓、枳壳、陈桔皮、牵牛子、甘草。(中医方剂大辞典)(50)赤茯苓、防风、甘菊花、天雄、麻黄、细辛、川芎、杜若、前胡、白术、杏仁、甘草。(中医方剂大辞典)(51)赤茯苓、桂心、川大黄、甘草、大腹皮、枳壳、桑根白皮、细辛、前胡。(中医方剂大辞典)(52)赤茯苓、赤芍药、葵子、瞿麦、木通、川芒消。(中医方剂大辞典)(53)赤茯苓、前胡、白鲜皮、瞿麦、子芩、栀子仁、滑石、川升麻、木通。(中医方剂大辞典)(54)赤茯苓、甘草、泽泻、桂心、葛根、石膏。(中医方剂大辞典)(55)赤茯苓、赤芍药、枳壳、大腹皮、百合、紫苏茎叶、甘草、郁李仁。(中医方剂大辞典)(56)赤茯苓、栝楼根、麦门冬、生干地黄、知母。(中医方剂大辞典)(57)赤茯苓、赤芍药、枳壳、大腹子、桑根白皮、紫苏茎叶、百合、川大黄、甘草、郁李仁、羚羊角屑、汉防己。(中医方剂大辞典)(58)赤茯苓、赤芍药、木通、黄芩、川芒消、瞿麦。(中医方剂大辞典)(59)赤茯苓、汉防己、川大黄、槟榔、甜葶苈、桑根白皮、木通、陈桔皮、郁李仁。(中医方剂大辞典)(60)赤茯苓、紫苏子、白术、前胡、人参、陈桔皮、桂心、木香、槟榔、甘草。(中医方剂大辞典)(61)赤茯苓、诃黎勒皮、龙脑、人参。(中医方剂大辞典)(62)赤茯苓、栝楼根、黄芩、麦门冬、生干地黄、知母。(中医方剂大辞典)(63)赤茯苓、白术、陈桔皮、当归、半夏、桂心、附子。(中医方剂大辞典)(64)赤茯苓、柴胡、枳壳、白术、人参、旋覆花、半夏、杏仁、槟榔。(中医方剂大辞典)(65)赤茯苓、桂心、桑根白皮。(中医方剂大辞典)(66)赤茯苓、桂心、人参、陈桔皮、白术、蓬莪术、大黄、吴茱萸、厚朴。(中医方剂大辞典)(67)赤茯苓、麦门冬、百合、知母、柴胡、甘草。(中医方剂大辞典)(68)赤茯苓、桔梗、陈桔皮、人参、高良姜、槟榔。(中医方剂大辞典)(69)赤茯苓、枳壳、白术、泽泻、甘草、陈桔皮、桔梗、杏仁、人参。(中医方剂大辞典)(70)赤茯苓、紫苏茎叶、桔梗、半夏、槟榔、麦门冬、前胡、陈桔皮、甘草、桑根白皮。(中医方剂大辞典)(71)赤茯苓、麻黄、赤芍药、半夏、细辛、桂心、五味子、诃黎勒子、桑根白皮。(中医方剂大辞典)(72)赤茯苓、陈桔皮、人参、白术、五味子、木香、桔梗、厚朴。(中医方剂大辞典)(73)赤茯苓、牡蛎、龙骨、黄芩。(中医方剂大辞典)(74)赤茯苓、赤芍药、白术、附子、干姜。(中医方剂大辞典)(75)赤茯苓、子芩、桑螵蛸、汉防已、羚羊角屑、射干、川升麻、川大黄、瞿麦、大青、木通。(中医方剂大辞典)(76)赤茯苓、川大黄、犀角屑、枳实、麦门冬、杏仁、石膏、丹参、槟榔。(中医方剂大辞典)(77)赤茯苓、石膏、杏仁、旋覆花、半夏、桑根白皮、紫菀、麻黄、甘草。(中医方剂大辞典)(78)赤茯苓、汉防已、川大黄、槟榔、柴胡、紫苏茎叶、甜葶苈、桑根白皮、陈桔皮。(中医方剂大辞典)(79)赤茯苓、白术、桔梗、槟榔、吴茱萸、木香、沉香、当归、枳实。(中医方剂大辞典)(80)赤茯苓、旋覆花、枳壳、细辛、甘草、蔓荆子、桔梗、羚羊角屑、白蒺藜。(中医方剂大辞典)(81)赤茯苓、犀角屑、羌活、麦门冬、蔓荆子、石膏、甘菊花、人参、黄芪、防风、羚羊角屑、远志、前胡、枳壳、甘草。(中医方剂大辞典)(82)赤茯苓、麦门冬、赤芍药、槟榔、生干地黄、木通、黄芩、甘草。(中医方剂大辞典)(83)赤茯苓、麦门冬、木通、川升麻、葳蕤、甘草、紫菀、川大黄、子芩。(中医方剂大辞典)(84)人参、白术、赤茯苓、香薷、泽泻、猪苓、莲肉、麦门冬。(中医方剂大辞典)(85)赤茯苓、黄芪、子芩、酸枣仁、防风、羚羊角屑、葳蕤、麻黄、川芎、独活、枳壳、甘草。(中医方剂大辞典)

赤茯苓煎 chi fu ling jian

【英文名】Chi Fu Ling Soft Extract

【组成】赤茯苓、白蜜、淡竹叶、生地黄汁。(中医方剂大辞典)

赤茯神散 chi fu shen san

【英文名】Chi Fu Shen Powders

【组成】茯神、人参、黄芪、琥珀、生地、赤芍、桂心、龙齿、辰砂。(中医方剂大辞典)

赤蜈蚣散 chi wu gong san

【英文名】Chi Wu Gong Powders

【组成】赤脚蜈蚣。(中医方剂大辞典)

赤土茯苓汤 chi tu fu ling tang

【英文名】Chi Tu Fu Ling Decoction

【组成】赤土茯苓。(中国新药杂志 1992,1(3))

赤小豆贴方 chi xiao dou tie fang

【英文名】Chi Xiao Dou Plaster

【组成】赤小豆。(中医方剂大辞典)

赤马通饮子 chi ma tong yin zi

【英文名】Chi Ma Tong Drink

【组成】(1)赤马通、酒、童便。(中医方剂大辞典)(2)赤马通、童便、生地黄汁、红雪。(中医方剂大辞典)

赤井龙王汤 chi jing long wang tang

【英文名】Chi Jing Long Wang Decoction

【组成】当归、川芎、芍药、黄芪、良姜、萍蓬根、木香、黄芩、黄连、人参、大黄、肉桂、桂心、甘草。(中医方剂大辞典)

赤车使者酒 chi che shi zhe jiu

【英文名】Chi Che Shi Zhe Wine

【组成】赤车使者、当归、白茯苓、防风、独活、细辛、人参、附子。(中医方剂大辞典)

赤甘汤加味 chi gan tang jia wei

【英文名】Jia Wei Chi Gan Decoction

【组成】赤芍、甘草、大黄、双花、蒲公英、丹参、川芍、黄芪。(中级医刊 1990,25(1))

赤石脂合剂 chi shi zhi he ji

【英文名】Chi Shi Zhi Mixture

【组成】赤石脂、生地、黄芩、生何首乌。(中国中药杂志 1992,17(9))

赤白二疹丸 chi bai er zhen wan

【英文名】Chi Bai Er Zhen Pill

【组成】白术、蔓荆子、防风、附子、桂心。(中医方剂大辞典)

赤石脂馎饦 chi shi zhi bo tuo

【英文名】Chi Shi Zhi Bo Tuo Powders

【异名】赤石馎褶(中医方剂大辞典、医学入门)

【组成】赤石脂、白面。(中医方剂大辞典)

赤芍连翘散 chi shao lian qiao san

【英文名】Chi Shao Lian Qiao Powders

【组成】赤芍、连翘、葛根、花粉、豆豉、防风、薄荷、独活、甘草、经霜桑叶。(中医方剂大辞典)

赤芍注射液 chi shao zhu she ye

【英文名】Chi Shao Injection

【组成】赤芍。(中西医结合杂志 1991,(4))

赤芎祛瘀汤 chi xiong qu yu tang

【英文名】Chi Xiong Qu Yu Decoction

【组成】丹皮、赤芍、川芎、黄芩、黄柏、甘草。(河南中医 1987,(1))

赤小豆当归散 chi xiao dou dang gui san

【英文名】Chi Xiao Dou Dang Gui Powders

【异名】赤豆当归汤(中医方剂大辞典、中国医学大辞典);赤小豆汤(中医方剂大辞典、嵩崖尊生);当归赤小豆散(中医方剂大辞典、三因);赤小豆散(中医方剂大辞典、小品方)

【组成】赤小豆、当归。(中医方剂大辞典)

赤小豆花生汤 chi xiao dou hua sheng tang

【英文名】Chi Xiao Dou Hua Sheng Decoction

【组成】赤小豆、带衣花生仁、冰糖。(江西中医药 1993,(6))

赤小豆茯苓汤 chi xiao dou fu ling tang

【英文名】Chi Xiao Dou Fu Ling Decoction

【异名】赤小豆散(中医方剂大辞典、圣惠);赤苓散(中医方剂大辞典、千金翼)

【组成】赤小豆、茯苓、瓜蒂、雄黄、甘草、女萎。(中医方剂大辞典)

赤小豆涂敷方 chi xiao dou tu fu fang

【英文名】Chi Xiao Dou Paste

【组成】赤小豆。(中医方剂大辞典)

赤石脂禹余汤 chi shi zhi yu yu tang

【英文名】Chi Shi Zhi Yu Yu Decoction

【组成】赤石脂、太乙禹余粮。(中医方剂大辞典)

赤豆薏苡仁汤 chi dou yi yi ren tang

【英文名】Chi Dou Yi Yi Een Decoction

【异名】赤豆薏苡汤(中医方剂大辞典、血证论);赤豆苡仁汤(中医方剂大辞典、疡医大全)

【组成】赤小豆、薏苡仁、防已、甘草。(中医方剂大辞典)

赤眼神效八宝丹 chi yan shen xiao ba bao dan

【英文名】Chi Yan Shen Xiao Ba Bao Pellet

【组成】当归、防风、川连、朴消、杏仁、铜青、白矾、郁李仁。(中医方剂大辞典)

赤脚大仙种子丸 chi jiao da xian zhong zi wan

【英文名】Chi Jiao Da Xian Zhong Zi Pill

【组成】全当归、肉苁蓉、绵杜仲、菟丝子、淫羊藿、潼蒺藜、云茯苓、破故纸、怀牛膝、甘枸杞、桂心、鱼膘、大天雄。(中医方剂大辞典)

赤脚道人龙骨丸 chi jiao dao ren long gu wan

【英文名】Chi Jiao Dao Ren Long Gu Pill

【组成】龙骨、牡蛎。(中医方剂大辞典)

赤霆救疫夺命丹 chi ting jiu yi duo ming dan

【英文名】Chi Ting Jiu Yi Duo Ming Pellet

【组成】真水安息香、廉珠粉、牛黄、当门子、梅花、冰片、净硼砂、明雄黄、飞净辰砂、明矾、真血珀、生玳瑁屑、猪牙皂角末、川郁金、赤金箔、公丁香、广木香、乌沉香、白檀香。(中医方剂大辞典)

孝感丸 xiao gan wan

【英文名】Xiao Gan Pill

【组成】夜明砂、当归、木贼、蝉蜕。(中医方剂大辞典)

杏丹 xing dan

【英文名】Xing Pellet

【组成】杏仁、蜡。(中医方剂大辞典)

杏子丹 xing zi dan

【英文名】Xing Zi Pellet

【组成】上粳米、杏仁。(中医方剂大辞典)

杏子汤 xing zi tang

【英文名】Xin Zi Decoction

【异名】杏仁汤(中医方剂大辞典、普济方、医统)

【组成】(1)杏仁、半夏、五味子、芍药、桂心、细辛、干姜、大黄、甘草、茯苓。(中医方剂大辞典)(2)杏仁、升麻、桔梗、紫苏茎叶、马兜铃、五味子、麻黄、芍药。(中医方剂大辞典)(3)麻黄、桂枝、杏仁、芍药、生姜、天冬。(中医方剂大辞典)(4)杏子、麻黄、炙草。(中医方剂大辞典)(5)人参、半夏、茯苓、细辛、干姜、芍药、甘草、官桂、五味子、杏仁。(中医方剂大辞典)

杏子散 xing zi san

【英文名】Xing Zi Powders

【组成】杏仁、麻黄。(中医方剂大辞典)

杏子膏 xing zi gao

【英文名】Xing Zi Plaster

【组成】初生杏子、古五铢钱。(中医方剂大辞典)

杏仁丸 xing ren wan

【英文名】Xing Ren Pill

【异名】二胜丹(中医方剂大辞典、宣明论、医方类聚)

【组成】(1)杏仁、青蒿子、柴胡、鳖甲、乌梅肉、地骨皮、赤茯苓、知母、虎头骨、生干地黄、肉苁蓉、人参、枳壳、当归、白术、木香、牡蛎、白槟榔、朱砂、豉心。(中医方剂大辞典)(2)杏仁、雷丸、贯众、木香、鸡头实、羌活、附子、桂心、栀子仁、石斛、羚羊角屑、白术、诃黎勒皮、安息香。(中医方剂大辞典)(3)杏仁、桂。(中医方剂大辞典)(4)杏仁、腻粉。(中医方剂大辞典)(5)杏仁、茯苓、防葵、吴茱、桔皮、桂心、防风、泽泻、白术、射干、芍药、苏子、桔梗、枳实。(中医方剂大辞典)(6)桂心、杏仁。(中医方剂大辞典)(7)杏仁、甘草、黄连。(中医方剂大辞典)(8)杏仁、蜜。(中医方剂大辞典)(9)杏仁、酥油。(中医方剂大辞典)(10)杏仁、干姜、细辛、紫菀、桂心。(中医方剂大辞典)(11)杏仁、苏子、白前、昆布、李根白皮、桔皮、五味子、大麻仁、茯苓、生姜。(中医方剂大辞典)(12)杏仁、皂矾、砒霜、南粉、朱砂。(中医方剂大辞典)(13)杏仁、巴豆。(中医方剂大辞典)(14)杏仁、连翘、海藻、昆布、木香、蔓荆实、羊靥、诃黎勒、槟榔、陈桔皮。(中医方剂大辞典)(15)杏仁、桂、人参、枇杷叶。(中医方剂大辞典)(16)杏仁、蛇床子、白芷、腻粉。(中医方剂大辞典)(17)杏仁、乱发灰。(中医方剂大辞典)(18)杏仁、苦瓠。(中医方剂大辞典)(19)杏仁、砒霜末、铛墨、巴豆霜。(中医方剂大辞典)(20)杏仁、麦门冬、百合、贝母、知母、甘草、白茯苓、干姜、桂。(中医方剂大辞典)(21)杏仁、马牙消、甘草、大黄。(中医方剂大辞典)(22)杏仁、甜葶苈、皂荚。(中医方剂大辞典)(23)杏仁、远志、菖蒲、麦门冬、黄连。(中医方剂大辞典)(24)杏仁、常山、丹砂、甘草。(中医方剂大辞典)(25)马兜铃、杏仁、蝉蜕、砒霜。(中医方剂大辞典)(26)杏仁、桂心、马兜铃、枳壳、甜葶苈、瞿麦穗、木通、大腹皮。(中医方剂大辞典)(27)杏仁、腻粉、石胆。(中医方剂大辞典)(28)杏仁、腻粉、浮萍草末。(中医方剂大辞典)(29)杏仁、生姜、陈皮。(中医方剂大辞典)

杏仁汤 xing ren tang

【英文名】Xing Ren Decoction

【异名】千金杏仁汤(中医方剂大辞典、朱氏集验方);杏子汤(中医方剂大辞典、指南方);杏仁散(中医方剂大辞典)

【组成】(1)杏仁、甘草、紫菀、寸冬、糯米。(中医方剂大辞典)(2)肉桂、麻黄、桑皮、杏仁、桔梗、细茶、甘草。(中医方剂大辞典)(3)甘草、归尾、生军、杏仁、桃仁。(中医方剂大辞典)(4)杏仁、黄芩、连翘、滑石、桑叶、茯苓、白蔻皮、梨皮。(中医方剂大辞典)(5)阿胶、罂粟壳、白矾。(中医方剂大辞典)(6)黄连、杏仁。(中医方剂大辞典)(7)杏仁、知母、贝母、款冬花、仙灵脾、麻黄、甘草、人参、赤茯苓、玄参。(中医方剂大辞典)(8)杏仁、黄连、腻粉、沙糖。(中医方剂大辞典)(9)杏仁。(中医方剂大辞典)(10)杏仁、桑根白皮、柴胡、甘草、麻黄、桔梗、款冬花、紫菀、半夏、生姜、茜根、黄连。(中医方剂大辞典)(11)杏仁、石膏、淡竹叶、陈桔皮、干蓝叶、柴胡、麻黄。(中医方剂大辞典)(12)杏仁、麻黄、贝母、射干、紫苏叶、柴胡、紫菀、桔梗、羌活、防风。(中医方剂大辞典)(13)桂心、麻黄、芍药、天门冬、杏仁。(中医方剂大辞典)(14)杏仁、干姜、细辛、甘草、五味子、桂。(中医方剂大辞典)(15)麻黄、杏仁。(中医方剂大辞典)(16)杏子、苦酒、盐。(中医方剂大辞典)(17)杏仁、桃仁、大黄、水蛭、虻虫。(中医方剂大辞典)(18)杏仁、桔皮、白前、人参、桂心、苏叶、半夏、生姜、麦门冬。(中医方剂大辞典)(19)杏仁、甘草、麦门冬、吴茱萸、钟乳、干姜、五味子、紫菀、粳米。(中医方剂大辞典)(20)杏仁、皂荚、甘草、蛤粉、恶实、紫菀。(中医方剂大辞典)

杏仁饮 xing ren yin

【英文名】Xing Ren Drink

【组成】(1)杏仁、粳米。(中医方剂大辞典)(2)马兜铃、杏仁。(中医方剂大辞典)(3)杏仁、紫苏茎叶、麻黄、麦门冬、五味子、桑根白皮、甘草、陈桔皮。(中医方剂大辞典)(4)杏仁、附子、蜀椒。(中医方剂大辞典)(5)杏仁、芎䓖、石膏、桂、当归、麻黄、干姜、黄芩、甘草。(中医方剂大辞典)

杏仁粉 xing ren fen

【英文名】Xing Ren Powders

【组成】白米、甜杏仁。(中医方剂大辞典)

杏仁酒 xing ren jiu

【英文名】Xing Ren Wine

【组成】杏仁。(中医方剂大辞典)

杏仁散 xing ren san

【英文名】Xing Ren Powders

【异名】杏仁汤(中医方剂大辞典、圣惠)

【组成】(1)杏仁、赤芍药、黄芩、细辛、五味子、川大黄、石膏、麦门冬、甘草。(中医方剂大辞典)(2)杏仁、雄黄、矾石、麝香。(中医方剂大辞典)(3)杏仁。(中医方剂大辞典)(4)杏仁、白面。(中医方剂大辞典)(5)杏仁、半夏、天南星、甘草。(中医方剂大辞典)(6)杏仁、甘草、款冬花、麝香、胡黄连、半夏。(中医方剂大辞典)(7)杏仁、巴豆、半夏、皂荚、铜青。(中医方剂大辞典)(8)杏仁、款冬花、马兜铃、甘草、阿胶、防风。(中医方剂大辞典)(9)杏仁、葶苈、马兜铃、柴胡、麻黄、射干、贝母、皂荚、甘草。(中医方剂大辞典)(10)杏仁、紫菀、黄芩、当归、甘草、麻黄、桂心、陈桔皮、青木香。(中医方剂大辞典)(11)杏仁、贝母、川升麻、甘草、麻黄。(中医方剂大辞典)(12)杏仁、甘草、干姜、麦门冬、五味子、紫菀、钟乳粉。(中医方剂大辞典)(13)杏仁、白茅根、赤茯苓、陈桔皮、桑根白皮、郁李仁、泽漆叶、川芒硝、木通。(中医方剂大辞典)(14)杏仁、五味子、甘草、麻黄、陈桔皮、款冬花、紫菀、厚朴、干姜、桂心。(中医方剂大辞典)(15)杏仁、赤茯苓、槟榔、青桔皮、甘草。(中医方剂大辞典)(16)杏仁、赤茯苓、木香、鳖甲。(中医方剂大辞典)(17)杏仁、麻黄、柴胡、木香、半夏、人参、五味子、大腹皮、枳壳、甜葶苈、陈桔皮。(中医方剂大辞典)(18)杏仁、桂心、厚朴、人参、陈桔皮、甘草、麻黄、赤茯苓、胡麻、白前、半夏。(中医方剂大辞典)(19)杏仁、甘草、紫苏子、麻黄、天门冬、陈桔皮、五味子。(中医方剂大辞典)(20)杏仁、赤茯苓、黄连、栀子仁、黄芩、川大黄、桂心、栝楼根。(中医方剂大辞典)(21)杏仁、铅霜、麝香。(中医方剂大辞典)(22)杏仁、麦门冬、赤茯苓、黄连、栀子仁、黄芩、地骨皮、犀角屑、甘草、蔷薇根、川大黄。(中医方剂大辞典)(23)桂心、杏仁、芜荑仁。(中医方剂大辞典)(24)杏仁、麻黄、芎䓖、独活、当归、附子、桂心、秦艽、干姜。(中医方剂大辞典)(25)杏仁、枳壳、大腹皮、天门冬、款冬花、川大黄、桑根白皮、甘草、黄芩、麻黄。(中医方剂大辞典)(26)杏仁、前胡、甘草、木通、桑根白皮、麦门冬。(中医方剂大辞典)

杏仁粥 xing ren zhou

【英文名】Xing Ren Gruel

【组成】(1)杏仁、猪肺。(中医方剂大辞典)(2)杏仁、大枣、桑根白皮、人参、生姜、粳米。(中医方剂大辞典)(3)杏仁、生地黄、生姜、蜜、粳米、酥。(中医方剂大辞典)(4)杏仁、大枣、粳米、桑根白皮、生姜。(中医方剂大辞典)(5)杏仁。(中医方剂大辞典)

杏仁酥 xing ren su

【英文名】Xing Ren Plaster

【组成】家杏仁。(中医方剂大辞典)

杏仁煎 xing ren jian

【英文名】Xing Ren Decoction

【异名】杏仁煎丸(中医方剂大辞典、深师方、瑞竹堂方);杏仁膏(中医方剂大辞典、圣济总录);杏仁桑皮汤(中医方剂大辞典、杂病源流犀烛);杏仁丸(中医方剂大辞典、景岳全书);杏仁膏(中医方剂大辞典、灵验良方汇编)

【组成】(1)杏仁、五味子、白蜜、酥、生姜汁、贝母、紫苏子。(中医方剂大辞典)(2)杏仁、黄连、腻粉、白蜜、古字钱、消梨汁。(中医方剂大辞典)(3)杏仁煎、紫菀、五味子、贝母、细辛、桂心。(中医方剂大辞典)(4)杏、酥、白蜜。(中医方剂大辞典)(5)杏仁、生姜汁、酥、蜜。(中医方剂大辞典)(6)好杏仁、糖、蜜、酥、生姜汁、贝母、苏子汁。(中医方剂大辞典)(7)杏仁、石斛、干姜、桂心、甘草、麻黄、五味子、款冬花、紫菀。(中医方剂大辞典)(8)杏仁、通草、紫菀、五味子、贝母、桑白皮、蜜、沙糖、生姜。(中医方剂大辞典)(9)杏仁、白蜜、紫菀、干姜、牛脂。(中医方剂大辞典)(10)杏仁、猪膏、白蜜、生姜汁。(中医方剂大辞典)(11)川大黄、天冬、杏仁、百合、木通、桑皮、葶苈子、石膏。(中医方剂大辞典)(12)杏仁、冬蜜沙糖、姜汁、桑白皮、木通、贝母、北五味子、紫菀茸、石菖蒲、款冬花蕊。(中医方剂大辞典)(13)杏仁、胡桃肉。(中医方剂大辞典)(14)杏仁。(中医方剂大辞典)(15)杏仁、桑根白皮、贝母、生姜汁、地黄汁、酥、大枣、紫菀、甘草、桔梗、五味子、赤茯苓、地骨皮、人参。(中医方剂大辞典)(16)杏仁、生姜汁、甘草、枣、蜜。(中医方剂大辞典)(17)杏仁、胡粉、铅丹。(中医方剂大辞典)(18)杏仁、百合、甘草、麻黄、射干。(中医方剂大辞典)(19)杏仁、紫菀、五味子、贝母、生姜汁、饴糖、木通、桑根白皮。(中医方剂大辞典)(20)杏仁、麻黄、大黄、柴胡、甘草、桂。(中医方剂大辞典)(21)杏仁、阿胶、栝楼、人参、贝母、丹砂。(中医方剂大辞典)(22)杏仁、木通、贝母、紫菀、五味子、桑根白皮、百合、生姜汁、沙糖、果蜜。(中医方剂大辞典)(23)杏仁、寒食饧、蜜、酥、生地黄汁、贝母、天门冬。(中医方剂大辞典)(24)杏仁、五味子、炙甘草、麻黄、款冬花、紫菀、干姜、桂心。(中医方剂大辞典)

杏仁膏 xing ren gao

【英文名】Xing Ren Oiniment

【组成】(1)杏仁、茯苓、紫菀茸、皂角。(中医方剂大辞典)(2)硫黄、蜗牛壳、杏仁、木香、米粉。(中医方剂大辞典)(3)猯猪胰、杏仁、蕤仁、贝母。(中医方剂大辞典)(4)杏仁。(中医方剂大辞典)(5)杏仁、紫菀、款冬花、茯苓。(中医方剂大辞典)(6)杏仁、黄连、藜芦、水银、猪脂、巴豆。(中医方剂大辞典)(7)杏仁、硫黄、密陀僧、硇砂、白鹅脂。(中医方剂大辞典)(8)杏仁、雄黄、瓜子、白芷、零陵香、白蜡。(中医方剂大辞典)(9)杏仁、腻粉、盐绿、黄连。(中医方剂大辞典)(10)杏仁、白芷、川芎、生干地黄、猪脂、羊髓。(中医方剂大辞典)(11)酥、杏仁、阿胶、生姜汁、白蜜、紫苏子。(中医方剂大辞典)(12)杏仁、甘草、桂心。(中医方剂大辞典)(13)川升麻、甘草、黑豆、杏仁。(中医方剂大辞典)(14)杏仁、铜青、胡粉、干姜、青盐。(中医方剂大辞典)(15)杏仁、盐绿、印成盐。(中医方剂大辞典)(16)杏仁、秦皮、细辛、白芷、黄柏、当归。(中医方剂大辞典)(17)杏仁、鸡子白。(中医方剂大辞典)(18)杏仁、姜汁、沙糖、白蜜、桑皮、木通、紫菀、五味。(中医方剂大辞典)(19)杏仁、飞罗面。(中医方剂大辞典)(20)杏仁、麝香。(中医方剂大辞典)(21)羊脂、当归、杏仁、白芷、川芎。(中医方剂大辞典)

杏仁霜 xing ren shuang

【英文名】Xing Ren Shuang Tincture

【组成】(1)杏仁。(中医方剂大辞典)(2)杏仁霜、明雄黄、扫盆粉。(中医方剂大辞典)

杏仁馎 xing ren bo

【英文名】Xing Ren Bo Powders

【组成】杏仁。

杏仁露 xing ren lu

【英文名】Xing Ren Disillate

【组成】苦杏仁、苏叶、桑叶、前胡、桔梗、紫菀、象贝、薄荷、百部、甘草。(中医方剂大辞典)

杏叶煎 xing ye jian

【英文名】Xing Ye Decoction

【组成】杏叶、蒴藋根。(中医方剂大辞典)

杏灰散 xing hui san

【英文名】Xing Hui Powders

【组成】苦杏。(中医方剂大辞典)

杏豆散 xing dou san

【英文名】Xing Dou Powders

【组成】杏仁、豆豉、韭根。(中医方剂大辞典)

杏苏饮 xing su yin

【英文名】Xing Su Drink

【组成】(1)紫苏叶、五味子、大腹皮、乌梅肉、杏仁、陈皮、北梗、麻黄、桑白皮、阿胶、紫菀、甘草、生姜。(中医方剂大辞典)(2)苏叶、枳壳、桔梗、葛根、前胡、陈皮、甘草、半夏、杏仁、茯苓。(中医方剂大辞典)(3)杏仁、紫苏、前胡、桔梗、枳壳、桑皮、黄芩、甘草、麦冬、浙贝母、橘红。(中医方剂大辞典)(4)杏仁、苏子、陈皮、赤茯苓、桑白皮、大腹皮、半夏、甘草。(中医方剂大辞典)

杏苏散 xing su san

【英文名】Xin Su Powders

【组成】(1)杏仁、羌活、生姜、苏叶、桔梗、大枣、防风、甘草。(中医方剂大辞典)(2)苏叶、半夏、茯苓、前胡、苦桔梗、枳壳、甘草、生姜、大枣、桔皮、杏仁。(中医方剂大辞典)

杏苏煎 xing su jian

【英文名】Xing Su Decoction

【组成】杏仁、苏梗、前胡、赤芍、荆芥、陈皮、桔梗、甘草。(中医方剂大辞典)

杏连散 xing lian san

【英文名】Xing Lian Powders

【组成】黄连、杏仁。(中医方剂大辞典)

杏辛散 xing xin san

【英文名】Xing Xin Powders

【组成】杏仁、细辛、雄黄。(中医方剂大辞典)

杏灵丸 xing ling wan

【英文名】Xing Ling Pill

【组成】朱砂、半夏、五灵脂、甜葶苈、杏仁。(中医方剂大辞典)

杏枝酒 xing zhi jiu

【英文名】Xing Zhi Wine

【组成】东引杏枝。(中医方剂大辞典)

杏矾汤 xing fan tang

【英文名】Xing Fan Decoction

【组成】杏仁、白矾、蛇床子、五倍子、黄连。(中医方剂大辞典)

杏金汤 xing jin tang

【英文名】Xing Jin Decoction

【组成】杏仁、金沸草、苏子、半夏、焦楂曲、枳壳。(辽宁中医杂志 1990,(10))

杏参散 xing shen san

【英文名】Xing Shen Powders

【组成】(1)桃仁、杏仁、人参、知母、贝母、桑白皮。(中医方剂大辞典)(2)人参、桑白皮、橘红、大腹皮、槟榔、白术、诃子、半夏、桂心、杏仁、紫菀、甘草。(中医方剂大辞典)(3)桃仁、人参、杏仁、桑白皮。(中医方剂大辞典)

杏参膏 xing shen gao

【英文名】Xing Shen Pill

【组成】人参、杏仁、胡桃、柿霜。(中医方剂大辞典)

杏骨膏 xing gu gao

【英文名】Xing Gu Plaster

【组成】杏仁、猪牙颊骨中髓。(中医方剂大辞典)

杏姜酒 xing jiang jiu

【英文名】Xing Jiang Wine

【组成】姜汁、杏仁汁。(中医方剂大辞典)

杏桃散 xing tao san

【英文名】Xing Tao Powders

【组成】杏仁、桃白皮。(中医方剂大辞典)

杏桃粥 xing tao zhou

【英文名】Xing Tao Gruel

【组成】杏仁、胡桃肉。(中医方剂大辞典)

杏胶饮 xing jiao yin

【英文名】Xing Jiao Drink

【组成】黄明胶、马兜铃、甘草、半夏、杏仁、人参。(中医方剂大辞典)

杏粉膏 xing fen gao

【英文名】Xing Fen Plaster

【组成】杏仁、轻粉。(中医方剂大辞典)

杏黄汤 xing huang tang

【英文名】Xing Huang Decoction

【组成】杏仁、麻黄、石膏、白前、前胡、芦根、红花、甘草、白矾。(内蒙古中医药 1983,(3))

杏黄散 xing huang san

【英文名】Xing Huang Powders

【组成】硫黄、杏仁、轻粉。(中医方剂大辞典)

杏黄膏 xing huang gao

【英文名】Xing Huang Plaster

【组成】杏核、雄黄。(中医方剂大辞典)

杏酥散 xing su san

【英文名】Xing Su Powders

【组成】杏仁、款冬花、前胡、半夏、五味子、麻黄、柴胡、桑白皮、人参、桔梗。(中医方剂大辞典)

杏酥膏 xing su gao

【英文名】Xing Su Soft Extract

【组成】(1)杏仁霜、奶酥油、炼白蜜。(中医方剂大辞典)(2)甘草、朱砂、桔梗、硼砂、麝香、白芍、杏仁。(中医方剂大辞典)

杏酪汤 xing lao tang

【英文名】Xing Lao Decoction

【组成】杏仁、阿胶。(中医方剂大辞典)

杏酪粥 xing lao zhou

【英文名】Xing Lao Gruel

【组成】浓杏酪、黄牛乳、大麦仁。(中医方剂大辞典)

杏蜜汤 xing mi tang

【英文名】Xing Mi Decoction

【组成】半夏、杏仁、甘草、白矾、诃子、生姜。(中医方剂大辞典)

杏蜜煎 xing mi jian

【英文名】Xing Mi Pill

【组成】杏仁、蜜。(中医方剂大辞典)

杏蜜膏 xing mi gao

【英文名】Xing Mi Soft Extract

【组成】猪胰、杏仁、蜜。(中医方剂大辞典)

杏霜丸 xing shuang wan

【英文名】Xing Shuang Pill

【组成】(1)杏仁、巴豆、黄蜡、百草霜。(中医方剂大辞典)(2)杏仁、百草霜、巴豆。(中医方剂大辞典)

杏霜丹 xing shuang dan

【英文名】Xing Shuang Pellet

【组成】杏仁、轻粉、黄柏。(中医方剂大辞典)

杏霜汤 xing shuang tang

【英文名】Xing Shuang Decoction

【组成】(1)粟米、甘草、盐、杏仁。(中医方剂大辞典)(2)杏仁、甘草、桑根白皮、甜葶苈、麻黄。(中医方剂大辞典)

杏仁饧粥 xing ren xing zhou

【英文名】Xing Ren Xing Gruel

【组成】稀饧、杏仁。(中医方剂大辞典)

杏仁饮子 xing ren yin zi

【英文名】Xing Ren Drink

【组成】杏仁、柴胡、紫苏子、桔皮。(中医方剂大辞典)

杏仁饼子 xing ren bing zi

【英文名】Xing Ren Pill

【组成】杏仁、腻粉。(中医方剂大辞典)

杏仁涂膏 xing ren tu gao

【英文名】Xing Ren Plaster

【组成】死蛇、杏仁。(中医方剂大辞典)

杏仁酝酒 xing ren yun jiu

【英文名】Xing Ren Wine

【组成】杏仁、糯米、麦曲。(中医方剂大辞典)

杏仁煮散 xing ren zhu san

【英文名】Xing Ren Powders

【组成】杏仁、细辛、地骨皮、胡椒。(中医方剂大辞典)

杏苏合剂 xing su he ji

【英文名】Xing Su Mixture(药品标准－中药成方制剂标准)

【组成】紫苏叶、苦杏仁、茯苓、姜半夏、前胡、枳壳、陈皮、甘草、桔梗、生姜、大枣。(药品标准－中药成方制剂标准 1997 年)

杏苏饮子 xing su yin zi

【英文名】Xing Su Drink

【组成】紫苏叶、五味子、大腹皮、乌梅肉、杏仁、陈桔皮、覆盆子、桑白皮、麻黄。(中医方剂大辞典)

杏灵颗粒 xing ling ke li

【英文名】Xing Ling Granule

【组成】银杏酮酯。((98)卫药试字 Z－002 号)

杏核眼药 xing he yan yao

【英文名】Xing He Yan Yao Eye-drops Preparation

【组成】甘石、黄丹、硼砂、海螵蛸、青盐、没药、麝香、乳香、梅片。(中医方剂大辞典)

杏仁石膏汤 xing ren shi gao tang

【英文名】Xing Ren Shi Gao Decoction

【组成】杏仁、石膏、半夏、山栀、黄柏、枳实汁、姜汁。(中医方剂大辞典)

杏仁龙脑膏 xing ren long nao gao

【英文名】Xing Ren Long Nao Eye-drops Preparation

【组成】杏仁、龙脑、朴消、豮猪胆。(中医方剂大辞典)

杏仁半夏丸 xing ren ban xia wan

【英文名】Xing Ren Ban Xia Pill

【组成】杏仁、半夏、椒目、贝母、防己、苦葶苈。(中医方剂大辞典)

杏仁半夏汤 xing ren ban xia tang

【英文名】Xing Ren Ban Xia Decoction

【组成】杏仁、半夏、桔梗、陈皮、茯苓、汉防己、白矾、桑白皮、薄荷、甘草、猪牙皂角。(中医方剂大辞典)

杏仁细辛膏 xing ren xi xin gao

【英文名】Xing Ren Xi Xin Plaster

【组成】杏仁、细辛、白芷、全蝎。(中医方剂大辞典)

杏仁茯苓丸 xing ren fu ling wan

【英文名】Xing Ren Fu Ling Pill

【组成】茯苓、茵陈、干姜、半夏、杏仁、商陆、甘遂、枳实、蜀椒、白术。(中医方剂大辞典)

杏仁顺气丸 xing ren shun qi wan

【英文名】Xing Ren Shun Qi Pill

【组成】甜葶苈、杏仁、神曲、半夏、槟榔、牵牛、皂荚。(中医方剂大辞典)

杏仁麻黄汤 xing ren ma huang tang

【英文名】Xing Ren Ma Huang Decoction

【组成】杏仁、麻黄、甘草、五味子。(中医方剂大辞典)

杏仁滑石汤 xing ren hua shi tang

【英文名】Xing Ren Hua Shi Decoction

【组成】杏仁、滑石、黄芩、橘红、黄连、郁金、通草、厚朴、半夏。(中医方剂大辞典)

杏仁紫菀丸 xing ren zi wan wan

【英文名】Xing Ren Zi Wan Pill

【组成】(1)葶苈子、贝母、杏仁、紫菀、茯苓、五味子、人参、桑白皮。(中医方剂大辞典)(2)葶苈子、杏仁、茯苓、牵牛子。(中医方剂大辞典)

杏仁雌鸡汤 xing ren ci ji tang

【英文名】Xing Ren Ci Ji Decoction

【组成】杏仁、钟乳粉、甘草、吴茱萸、干姜、麦门冬、五味子、粳米、紫菀。(中医方剂大辞典)

杏术续命汤 xing zhu xu ming tang

【英文名】Xing Zhu Xu Ming Decoction

【组成】附子、防已、川芎、白术、人参、防风、芍药、麻黄、甘草、桂、黄芩。(中医方剂大辞典)

杏朴芩连汤 xing Po qin lian tang

【英文名】Xing Po Qin Lian Decoction

【组成】(1)杏泥、川贝、川朴、栝楼、黄芩、梨汁、川连、冰糖。(中医方剂大辞典)(2)杏泥、川朴、酒芩、川连、陈皮、苏子、川贝、甘草。(中医方剂大辞典)

杏苏二陈丸 xing su er chen wan

【英文名】Xing Su Er Chen Pill

【组成】苦杏仁、姜半夏、陈皮、白茯苓、炙甘草、苏子、苏梗。(中医方剂大辞典)

杏仁薏苡汤 xing ren yi yi tang

【英文名】Xing Yi Ren Yi Decoction

【组成】杏仁、薏苡仁、桂枝、生姜、厚朴、半夏、防己、白蒺藜。(中医方剂大辞典)

杏仁止咳冲剂 xing ren zhi ke chong ji

【英文名】Xing Ren Zhi Ke Granule(药品标准－中药成方制剂标准)

【组成】杏仁水、远志流浸膏、陈皮流浸膏、桔梗流浸膏、甘草流浸膏、百部流浸膏。(药品标准－中药成方制剂标准 1991 年)

杏仁止咳糖浆 xing ren zhi ke tang jiang

【英文名】Xing Ren Zhi Ke Syrup

【组成】(1)杏仁。((91)甘卫药准字 ZZ－0140－344－4 号)(2)杏仁、百部、远志、陈皮、桔梗、甘草。((91)闽卫药准字 2 号)

杏仁萝卜子丸 xing ren luo bo zi wan

【英文名】Xing Ren Luo Bo Zi Pill

【异名】萝卜子丸(中医方剂大辞典、不知医必要)

【组成】杏仁、萝卜子。(中医方剂大辞典)

杏苏止咳颗粒 xing su zhi ke ke li

【英文名】Xing Su Zhi Ke Granule(药品标准－中药成方制剂标准)

【组成】苦杏仁、陈皮、紫苏、桔梗、前胡、甘草。(药品标准－中药成方制剂标准 1997 年)

杏苏止咳糖浆 xing su zhi ke tang jiang

【英文名】Xing Su Zhi Ke Syrup(药品标准－中药成方制剂标准)

【异名】杏苏止咳露(药品标准－中药成方制剂标准)

【组成】苦杏仁、桔梗、紫苏叶、甘草、前胡、陈皮。(药品标准－中药成方制剂标准 1993 年)

杏苏感冒冲剂 xing su gan mao chong ji

【英文名】Xing Su Gan Mao Granule(药品标准－中药成方制剂标准)

【组成】杏仁、紫苏叶、陈皮、前胡、桔梗、茯苓、半夏、甘草、紫苏叶油。(药品标准－中药成方制剂标准 1991 年)

杏香兔耳风片 xing xiang tu er feng pian

【英文名】Xing Xiang Tu Er Feng Tablet(药品标准－中药成方制剂标准)

【组成】杏香兔耳风浸膏。(药品标准－中药成方制剂标准 1997 年)

杏仁止咳口服液 xing ren zhi ke kou fu ye

【英文名】Xing Ren Zhi Ke Liquid

【组成】杏仁、百部、远志、陈皮、桔梗、甘草等。((93)卫药准字 Z－52 号)

杏仁石膏防己汤 xing ren shi gao fang ji tang

【英文名】Xing Ren Shi Gao Fang Ji Decoction

【组成】杏仁、石膏、木防己、茯苓。(中医方剂大辞典)

杏仁龙胆草泡散 xing ren long dan cao pao san

【英文名】Xing Ren Long Dan Cao Powders

【组成】龙胆草、当归尾、黄连、滑石、杏仁、赤芍药。(中医方剂大辞典)

李仁丸 li ren wan

【英文名】Li Ren Pill

【组成】葶苈、杏仁、防已、郁李仁、真苏子、陈皮、赤茯苓。(中医方剂大辞典)

李叶汤 li ye tang

【英文名】Li Ye Decoction

【组成】李叶。(中医方剂大辞典)

李根汤 li gen tang

【英文名】Li Gen Decoction

【异名】八味李根汤(中医方剂大辞典、医学入门);甘李根汤(中医方剂大辞典、东医宝鉴)

【组成】(1)半夏、桂枝、当归、芍药、黄芩、甘草、人参、茯苓。(中医方剂大辞典)(2)李根、桂心、芒消、甘草、麦门冬。(中医方剂大辞典)(3)半夏、当归、芍药、茯苓、桂枝、黄芩、炙甘草、甘李根白皮。(中医方剂大辞典)

李梅汤 li mei tang

【英文名】Li Mei Decoction

【组成】桃根、梅根、李根、细辛、蛇床子。(中医方剂大辞典)

李粱散 li liang san

【英文名】Li Liang Powders

【组成】炒枣树皮、炒高粱、青黛、车前子。(山东中医杂志 1991,10(1))

李根皮汤 li gen pi tang

【英文名】Li Gen Pi Decoction

【组成】李根白皮、半夏、干姜、桂、赤茯苓、人参、甘草、附子。(中医方剂大辞典)

李根皮散 li gen pi san

【英文名】Li Gen Pi Powders

【组成】李根皮、通草、白蔹、桔梗、厚朴、黄芩、附子、甘草、当归、葛根、半夏、桂心、芍药、川穹、栝楼根。(中医方剂大辞典)

李氏败毒散 li shi bai du san

【英文名】Li Shi Bai Du Powders

【组成】人参败毒散、升麻、荆芥、牛蒡子、蝉蜕、山楂、地骨皮、薄荷、紫苏、紫草、独活、柴胡、茯苓、人参。(中医方剂大辞典)

李时珍药枕 li shi zhen yao zhen

【英文名】Li Shi Zhen Yao Zhen Powders

【组成】薄荷、野菊花、木香、淡竹叶、生石膏、白芍、川芎、冬桑叶、蔓荆子、磁石、晚蚕沙。(中医杂志 1984,25(12))

李冢宰药酒 li zhong zai yao jiu

【英文名】Li Zhong Zai Wine

【组成】桃仁、杏仁、脂麻、苍术、白茯苓、艾、薄荷、小茴香、好铜钱、荆芥。(中医方剂大辞典)

李八伯杏金丹 li ba bai xing jin dan

【英文名】Li Ba Bai Xing Jin Pellet

【组成】杏仁。(中医方剂大辞典)

李氏天仙藤散 li shi tian xian teng san

【英文名】Li Shi Tian Xian Teng Powders

【组成】天仙藤、香附子、陈皮、甘草、乌药。(中医方剂大辞典)

李卿换白发方 li qing huan bai fa fang

【英文名】Li Qing Huan Bai Fa Powders

【组成】老生姜皮。(中医方剂大辞典)

李氏家传快气汤 li shi jia chuan kuai qi tang

【英文名】Li Shi Jia Chuan Kuai Qi Decoction

【组成】枳壳、缩砂、香附子、甘草。(中医方剂大辞典)

严蜜汤 yan mi tang

【英文名】Yan Mi Decoction

【组成】吴茱萸、大黄、当归、干姜、虻虫、水蛭、干地黄、川芎、栀子、桃仁、芍药、细辛、甘草、桂心、牛膝、麻仁。(中医方剂大辞典)

严氏赤麟散 yan shi chi lin san

【英文名】Yan Shi Chi Lin Powders

【组成】真血竭、巴豆、明矾。(中医方剂大辞典)

两元散 liang yuan san

【英文名】Liang Yuan Powders

【组成】煅蛤粉、青黛、乌贼骨、煅蚌壳、儿茶。(中医方剂大辞典)

两止汤 liang zhi tang

【英文名】Liang Zhi Decoction

【组成】熟地、山茱萸、麦冬、五味、白术。(中医方剂大辞典)

两归汤 liang gui tang

【英文名】Liang Gui Decoction

【组成】麦冬、黄连、生枣仁、熟地、丹参、茯神。(中医方剂大辞典)

两仪汤 liang yi tang

【英文名】Liang Yi Decoction

【组成】人参、大熟地。(中医方剂大辞典)

两仪膏 liang yi gao

【英文名】Liang Yi Concentrated Decoction(药品标准-中药成方制剂标准)

【组成】党参、熟地黄。(药品标准-中药成方制剂标准 1997 年)

两生汤 liang sheng tang

【英文名】Liang Sheng Decoction

【组成】肉桂、附子、熟地、山茱萸。(中医方剂大辞典)

两宁汤 liang ning tang

【英文名】Liang Ning Decoction

【组成】熟地、麦冬、黄连、肉桂、山药、芡实。(中医方剂大辞典)

两地丹 liang di dan

【英文名】Liang Di Pellet

【组成】生地、地榆。(中医方剂大辞典)

两地汤 liang di tang

【英文名】Liang Di Decoction

【组成】(1)熟地、生地、玄参、肉桂、黄连、天花粉。(中医方剂大辞典)(2)大生地、玄参、白芍药、麦冬肉、地骨皮、阿胶。(中医方剂大辞典)

两收汤 liang shou tang

【英文名】Liang Shou Decoction

【组成】人参、白术、川芎、熟地、山药、山萸、芡实、扁豆、巴戟、杜仲、白果。(中医方剂大辞典)

两利汤 liang li tang

【英文名】Liang Li Decoction

【组成】白术、茯苓、薏仁、人参、甘草、白芍、当归、肉桂、防风、半夏。(中医方剂大辞典)

两间汤 liang jian tang

【英文名】Liang Jian Decoction

【组成】薏仁、生甘草、当归、锦地罗、紫花地丁、槐米、花粉。(中医方剂大辞典)

两和散 liang he san

【英文名】Liang He Powders

【组成】人参、丹参、鸡血藤、血竭、琥珀、石菖蒲、炒没药、香附、远志肉、茯神。(内蒙古中医药 1991,10(3))

两炒丸 liang chao wan

【英文名】Liang Chao Pill

【组成】半夏、龙骨、木猪苓。(中医方剂大辞典)

两泻汤 liang xie tang

【英文名】Liang Xie Decoction

【组成】白芍、丹皮、地骨皮、炒黑栀子、玄参。(中医方剂大辞典)

两治汤 liang zhi tang

【英文名】Liang Zhi Decoction

【组成】(1)生地、人参、白术、甘草、半夏、川芎、柴胡、黄芪、当归。(中医方剂大辞典)(2)白芍、当归、麦冬、人参、甘草、桔梗、苏叶、天花粉。(中医方剂大辞典)

两治散 liang zhi san

【英文名】Liang Zhi Powders

【异名】两治汤(中医方剂大辞典、洞天奥旨)

【组成】白术、杜仲、当归、金银花、防己、豨莶草。(中医方剂大辞典)

两宜汤 liang yi tang

【英文名】Liang Yi Decotion

【组成】(1)茯苓、白术、薏仁、柴胡、龙胆草、茵陈、郁李仁。(中医方剂大辞典)(2)人参、茯苓、白术、甘草、泽泻、黄连、肉桂、陈皮、天花粉、柴胡。(中医方剂大辞典)

两宜散 liang yi san

【英文名】Liang Yi Powders

【组成】荆芥、独活、赤芍、白芷、菖蒲。(中医方剂大辞典)

两祛丹 liang qu dan

【英文名】Liang Qu Pellet

【组成】白术、人参、何首乌、鳖甲末、地栗粉、神曲、茯苓、当归、半夏、贝母。(中医方剂大辞典)

两消丹 liang xiao dan

【英文名】Liang Xiao Pellet

【组成】柴胡、丹皮、鳖甲、山楂肉、枳壳、炒栀子、甘草、白芍、当归、桃仁。(中医方剂大辞典)

两援汤 liang yuan tang

【英文名】Liang Yuan Decociton

【组成】熟地、当归、人参、白术、肉桂。(中医方剂大辞典)

两舒散 liang shu san

【英文名】Liang Shu Powders

【组成】白芍、柴胡、茯苓、陈皮、甘草、车前子、六曲。(中医方剂大辞典)

两富汤 liang fu tang

【英文名】Liang Fu Decoction

【组成】大熟地、大麦冬。(中医方剂大辞典)

两解汤 liang jie tang

【英文名】Liang Jie Decoction

【组成】辣桂、大黄、白芍、泽泻、牵牛、桃仁、干姜、甘草。(中医方剂大辞典)

两静汤 liang jing tang

【英文名】Liang Jing Decoction

【组成】人参、生枣仁、菖蒲、白芥子、丹砂、巴戟天。(中医方剂大辞典)

两面龟散 liang mian gui san

【英文名】Liang Mian Gui Powders

【组成】两面龟、鸡屎子、鸡肥根、诈死子、真珠美、山乌豆、紫金皮、脱壳藤、鱼桐根、山淡豉、连叉大青、沿地鸡肥。(中医方剂大辞典)

两顺煮散 liang shun zhu san

【英文名】Liang Shun Powders

【组成】高良姜、木香。(中医方剂大辞典)

两枳二陈汤 liang zhi er chen tang

【英文名】Liang Zhi Er Chen Decoction

【组成】陈皮、半夏、白茯苓、南星、枳壳、枳实、甘草。(中医方剂大辞典)

两益止遗汤 liang yi zhi yi tang

【英文名】Liang Yi Zhi Yi Decoction

【组成】人参、熟地、山药、芡实、白术、生枣仁、黄连、肉桂。(中医方剂大辞典)

两感夺命汤 liang gan duo ming tang

【英文名】Liang Gan Duo Ming Decoction

【组成】麻黄、桂枝、杏仁、附子、细辛、甘草。(中医方

剂大辞典)

两感羌活汤 liang gan qiang huo tang

【英文名】Liang Gan Qiang Huo Decoction

【组成】羌活、独活、防己、防风、黄芩、川芎、苍术、白术、甘草、黄连、细辛、知母、生地黄。(中医方剂大辞典)

两面针镇痛片 liang mian zhen zhen tong pian

【英文名】Liang Mian Zhen Zhen Tong Tablet

【组成】两面针。(桂卫药准字(1983)039005)

束气汤 shu qi tang

【英文名】Shu Qi Decoction

【组成】白芍、黄芪、党参、破故纸、升麻、益智仁、五味子、官桂。(中医方剂大辞典)

束毒丹 shu du dan

【英文名】Shu Du Pellet

【组成】芙蓉梗、地丁草、花粉、苍耳草、陈皮。(中医方剂大辞典)

束毒围 shu du wei

【英文名】Shu Du Wei Lozenges

【组成】玉精炭、生大黄、五倍子、白及、生半夏、白蔹、百草霜、矾红、生南星、陈小粉、草乌、熊胆。(中医方剂大辞典)

束带汤 shu dai tang

【英文名】Shu Dai Decoction

【组成】(1)鸡冠花、白术。(中医方剂大辞典)(2)黑豆、白果、红枣、薏仁、熟地、山茱萸、茯苓、泽泻、丹皮、山药。(中医方剂大辞典)

束带饮 shu dai yin

【英文名】Shu Dai Drink

【组成】续断、炙艾、红花、地榆、川芎、地黄、芍药、当归。(中医方剂大辞典)

束胎丸 shu tai wan

【英文名】Shu Tai Pill

【异名】缩胎丸(中医方剂大辞典、新效方);八月束胎丸(中医方剂大辞典、丹溪心法)

【组成】(1)白术、条芩、广皮。(中医方剂大辞典)(2)生地、枳壳、木香。(中医方剂大辞典)(3)黄芩、白术、枳壳、滑石。(中医方剂大辞典)(4)炒黄芩、白术、茯苓、陈皮。(中医方剂大辞典)(5)白术、枳壳。(中医方剂大辞典)

束胎饮 shu tai yin

【英文名】Shu Tai Drink

【组成】(1)白术、茯神、陈皮、黄芩。(中医方剂大辞典)(2)香附、白术、白芍药、当归、人参、陈皮、苏叶、甘草。(中医方剂大辞典)

束胎散 shu tai san

【英文名】Shu Tai Powders

【组成】(1)益母草、当归、川芎、茯苓、枳壳、陈皮。(中医方剂大辞典)(2)归身、菟丝子、川芍、白芍、川贝母、炙黄芪、荆芥穗、厚朴、蕲艾、羌活、甘草、枳壳。(中医方剂大辞典)(3)香附、枳壳、甘草。(中医方剂大辞典)

束睛丹 shu jing dan

【英文名】Shu Jing Pellet

【组成】熟地、白芍、麦冬、人参、炒栀子、川芎、北五味。(中医方剂大辞典)

束毒金箍散 shu du jin gu san

【英文名】Shu Du Jin Gu Powders

【组成】郁金、白及、白蔹、白芷、大黄、黄柏、轻粉、绿豆粉。(中医方剂大辞典)

束胎调气饮子 shu tai tiao qi yin zi

【英文名】Shu Tai Tiao Qi Drink

【组成】条芩、茯苓、苏梗、白术、陈皮、枳壳、甘草。(中医方剂大辞典)

更生丸 geng sheng wan

【英文名】Geng Sheng Pill

【异名】白茯苓丸(中医方剂大辞典、素女经)

【组成】茯苓、菖蒲、山茱萸、栝楼根、菟丝子、牛膝、赤石脂、干地黄、细辛、防风、薯蓣、续断、蛇床子、柏实、巴戟天、天雄、远志皮、石斛、杜仲、苁蓉。(中医方剂大辞典)

更生散 geng sheng san

【英文名】Geng Sheng Powders

【组成】(1)人参、当归、川芎、荆芥穗、干姜、熟地。(中医方剂大辞典)(2)白附子、天南星、羌活、川芎、白僵蚕、雄黄、朱砂、生脑子、麝香。(中医方剂大辞典)(3)钟乳、白石英、海蛤、赤石脂、羌活、栝楼根、白术、石斛、干姜、细辛、桂心、牛膝、人参、附子、防风。(中医方剂大辞典)(4)钟乳、白石英、海蛤、赤石脂、防风、栝楼、干姜、白术、桔梗、细辛、人参、附子、桂心。(中医方剂大辞典)

更年宁 geng nian ning

【英文名】Geng Nian Ning Pill(药品标准－中药成方制剂标准)

【组成】柴胡、黄芩、白芍、墨旱莲、人参、党参、郁金、香附、当归、薄荷、川芎、玄参、茯苓、法半夏、石菖蒲、牡丹皮、陈皮、干姜、白术、丹参、王不留行、女贞子。(药品标准－中药成方制剂标准 1992 年)

更年安 geng nian an

【英文名】Geng Nian An Tablet

【组成】熟地、何首乌、泽泻、茯苓、五味子、珍珠母、夜交藤、元参、浮小麦等。(卫药字(1981)417号)

更衣丸 geng yi wan

【英文名】Geng Yi Pill

【异名】朱砂芦荟丸(中医方剂大辞典、证治汇补)

【组成】(1)芦荟、朱砂。(中医方剂大辞典)(2)芦荟、麦冬、朱砂。(中医方剂大辞典)

更衣片 geng yi pian

【英文名】Geng Yi Tablet(药品标准－中药成方制剂标准)

【组成】红参、黄连、黄柏、地黄、熟地黄、枸杞子、玉竹、麦冬、五味子。(药品标准－中药成方制剂标准1990年)

更苏膏 geng su gao

【英文名】Geng Su Plaster

【组成】南星、半夏、巴豆、麝香。(中医方剂大辞典)

更年女宝 geng nian nv bao

【英文名】Geng Nian Nv Bao Tablet

【组成】刺五加、当归、赤芍。((94)豫卫药准字38133号)

更年乐片 geng nian le pian

【英文名】Geng Nian Le Tablet(药品标准－中药成方制剂标准)

【组成】淫羊藿、牡蛎、知母、金樱子、黄柏、车前子、人参、桑椹、当归、核桃仁、鹿茸、补骨脂、续断、首乌藤、白芍、首乌、牛膝、甘草、熟地黄。(药品标准－中药成方制剂标准1998年)

更年合剂 geng nian he ji

【英文名】Geng Nian Mixture

【组成】(1)生地、女贞子、墨旱莲、炒枣仁、煅紫贝齿、钩藤、莲心、朱茯苓、合欢皮、紫草。(2)仙灵脾、仙茅、黄芪、党参、炒枣仁、防已、莲皮、莲心、川断、合欢皮。(中医杂志1987,(5))

更年安片 geng nian an pian

【英文名】Geng Nian An Tablet

【组成】熟地黄、何首乌、泽泻、茯苓、五味子、珍珠母、玄参、浮小麦。((91)津卫药准字ZZ－0141第0583号)

更年康片 geng nian kang pian

【英文名】Gen Nian Kang Tablet

【组成】刺五加、五味子、鹿茸。((91)粤卫药准字第E17－006号)

更年舒片 geng nian shu pian

【英文名】Geng Nian Shu Tablet(药品标准－中药成方制剂标准)

【组成】熟地黄、龟甲、山药、鹿角霜、五味子、牡丹皮、益母草、艾叶、泽泻、阿胶、茯苓、砂仁、淫羊藿、谷维素、当归、维生素B_6。(药品标准－中药成方制剂标准1997年)

更年新方 geng nian xin fang

【英文名】Geng Nian Xin Formula

【组成】生地、丹皮、炒酸枣仁、朱茯苓、钩藤、莲子心、煅紫贝齿。(中西医结合杂志1991,11(9))

更年糖浆 geng nian tang jiang

【英文名】Geng Nian Syrup

【组成】白芍、熟地、首乌、牛膝、砂仁、吴茱萸肉、锁阳、仙灵脾、知母、覆盆子、丹参、红花。(上海中医药杂志1989,(1))

更衣胶囊 geng yi jiao nang

【英文名】Geng Yi Capsule(药品标准－中药成方制剂标准)

【组成】芦荟、朱砂。(药品标准－中药成方制剂标准1991年)

更年安胶囊 geng nian an jiao nang

【英文名】Geng Nian An Capsule(药品标准－中药成方制剂标准)

【组成】地黄、熟地黄、泽泻、麦冬、玄参、牡丹皮、茯苓、珍珠母、仙茅、五味子、磁石、首乌藤、钩藤、浮小麦、制何首乌。(药品标准－中药成方制剂标准1997年)

更年灵胶囊 geng nian ling jiao nang

【英文名】Geng Nian Ling Capsule(药品标准－中药成方制剂标准)

【组成】淫羊藿、维生素B_1、女贞子、谷维素、维生素B_6。(药品标准－中药成方制剂标准1997年)

更年舒糖浆 geng nian shu tang jiang

【英文名】Geng Nian Shu Syrup

【组成】当归、白芍、菟丝子、黄柏、仙灵脾、生地、熟地、知母、红枣、川芎、甘草、淮小麦。(上海中医药杂志1988,(2))

更衣大黄丸 geng yi dai huang wan

【英文名】Geng Yi Dai Huang Pill

【组成】大黄、葶苈、牛黄、人参、厚朴、芫花、桂心、黄芩。(中医方剂大辞典)

更生十七物紫参丸 geng sheng shi qi wu zi shen wan

【英文名】Geng Sheng Shi Qi Wu Zi Shen Pill

【组成】紫参、人参、半夏、藜芦、代赭、桔梗、白薇、肉苁蓉、石膏、大黄、牡蛎、丹参、乌头、狼毒、附子、巴豆。(中医方剂大辞典)

还少丹 huan shao dan

【英文名】Huan Shao Pill(药品标准－中药成方制剂标准)

【异名】还少丸(药品标准－中药成方制剂标准)

【组成】熟地黄、山药、牛膝、枸杞子、山茱萸、茯苓、杜仲、远志、巴戟天、五味子、小茴香、楮实子、肉苁蓉、石菖蒲、大枣。(药品标准－中药成方制剂标准1996年)

还精煎 huan jing jian

【英文名】Huan Jing Decoction

【组成】菟丝子、枸杞子、锁阳、仙灵脾、地黄、潼蒺藜、首乌、牛膝、女贞子、桑椹子、川断等。(皖卫药政(1985) 010号)

还少胶囊 huan shao jiao nang

【英文名】Huan Shao Capsule(药品标准－中药成方制剂标准)

【组成】熟地黄、山药、牛膝、枸杞子、山茱萸、茯苓、杜仲、远志、巴戟天、五味子、小茴香、楮实子、肉苁蓉、石菖蒲、大枣。(药品标准－中药成方制剂标准 1998年)

还原固精丸 huan yuan gu jing wan

【英文名】Huan Yuan Gu Jing Pill(药品标准－中药成方制剂标准)

【组成】熟地黄、山药、牡丹皮、茯苓、龙骨、芡实、黄柏、金樱子、山茱萸、牡蛎、莲须、远志、知母、锁阳。(药品标准－中药成方制剂标准 1996年)

还精煎口服液 huan jing jian kou fu ye

【英文名】Huan Jing Jian Oral Liquid(药品标准－中药成方制剂标准)

【组成】地黄、熟地黄、何首乌、桑椹子、女贞子、沙苑子、锁阳、钟乳石、牛膝、菟丝子、续断、白术、远志、石菖蒲、菊花、细辛、地骨皮、车前子。(药品标准－中药成方制剂标准 1998年)

扶肺煎 fu fei jian

【英文名】Fu Fei Decoction

【组成】生晒参、黄芪、南沙参、北沙参、参三七、枸骨叶、楮实子、玄参、百合、麦冬、芦根、莪术、蜈蚣、桔梗、陈皮。(中国医药学报 1990,5(2))

扶肾汤 fu shen tang

【英文名】Fu Shen Decoction

【组成】附子、黄芪、党参、丹参、川芎、桂枝、益母草、公英、地丁、茅根、大黄。(实用中医内科杂志 1993,7(4))

扶黄煎 fu huang jian

【英文名】Fu Huang Decoction

【组成】菟丝子、仙灵脾、巴戟天、鹿角粉、山萸肉、淮山药、炙龟版。(中国医药学报 1991,6(2))

扶正冲剂 fu zheng chong ji

【英文名】Fu Zheng Medicinal Instant Granule

【组成】党参、白术、枸杞子、女贞子、菟丝子、补骨脂。(山西中医 1990,6(4))

扶正止泻汤 fu zheng zhi xie tang

【英文名】Fu Zheng Zhi Xie Decoction

【组成】(1)党参、白术、茯苓、甘草、车前子、泽泻、乌梅、黄芪。(中医药学报 1990,(4))(2)党参、白术、茯苓、甘草、黄连、白芍、乌梅、竹叶。(中医药学报 1990,(4))(3)党参、白术、茯苓、甘草、黄芪、山药、乌梅、炮姜、车前子、泽泻、肉桂、补骨脂。(中医药学报 1990,(4))

扶正升白汤 fu zheng sheng bai tang

【英文名】Fu Zheng Sheng Bai Decoction

【组成】太子参、白术、生黄芪、茯苓、鸡血藤、阿胶、丹参、当归、穿山甲、皂矾、枸杞、菟丝子、紫河车、黄精、熟地。(陕西中医 1991.12(6))

扶正化痰方 fu zheng hua tan fang

【英文名】Fu Zheng Hua Tan Prescription

【组成】党参、黄芪、白术、茯苓、巴戟天、淮山药、海藻、昆布、桔核。(广东中医 1991,(3))

扶正化瘀方 fu zheng hua yu fang

【英文名】Fu Zheng Hua Yu Prescription

【组成】虫草菌丝、桃仁、丹参。(中国医药学报 1992,7(5))

扶正生津汤 fu zheng sheng jin tang

【英文名】Fu Zheng Sheng Jin Decoction

【组成】麦冬、天冬、沙参、元参、生地、白茅根、玉竹、银花、白花蛇舌草、白毛藤、党参、茯苓、白术、甘草、丹参。(中西医结合杂志 1985,5(2))

扶正抗癌灵 fu zheng kang ai ling

【英文名】Fu Zheng Kang Ai Ling Decoction

【组成】黄芪、刺五加、仙鹤草、冬凌草、水蛭等。(中国医药学报 1993,8(增刊))

扶正固本丸 fu zheng gu ben wan

【英文名】Fu Zheng Gu Ben Pill

【组成】紫河车、冬虫夏草、五味子、当归、补骨脂、熟地、太子参、天冬、麦冬、川贝母、七瓜红、半夏。(河北中医 1981,(1))

扶正固本方 fu zheng gu ben fang

【英文名】Fu Zheng Gu Ben Prescription

【组成】(1)紫石英、补骨脂、紫丹参、太子参。(中草药 1974,(1))(2)棉花根、补骨脂、紫丹参。(中草药 1974;(1))(3)紫河车、诃子肉、乌梅肉、潞党参、麦冬、五味子、补骨脂。(中草药 1974,(1))

扶正和胃方 fu zheng he wei fang

【英文名】Fu Zheng He Wei Prescription

【组成】潞党参、大麦冬、五味子、炒白术、莱菔子、茯神、苏梗。(南京中医学院学报 1993,(2))

扶正治溃汤 fu zheng zhi kui tang

【英文名】Fu Zheng Zhi Kui Decoction

【组成】党参、黄芪、白芷、白芍、茯苓、何首乌、鱼腥草、山药、黄精、仙灵脾、熟地、枸杞子、丹参、煅瓦楞子、白花蛇舌草、鸡血藤、田七。(湖北中医杂志 1984,(3))

扶正养阴丸 fu zheng yang yin wan

【英文名】Fu Zheng Yang Yin Pill(药品标准－中药成

方制剂标准)

【组成】阿胶、地黄、熟地黄、天冬、麦冬、北沙参、川贝母、桑叶、菊花、百部、山药、茯苓、三七。(药品标准-中药成方制剂标准1991年)

扶正养阴片 fu zheng yang yin pian

【英文名】Fu Zheng Yang Yin Tablet(药品标准-中药成方制剂标准)

【组成】天冬、麦冬、地黄、熟地黄、山药、百部、沙参、川贝母、茯苓、三七、菊花、桑叶、阿胶。(药品标准-中药成方制剂标准1993年)

扶正活血汤 fu zheng huo xue tang

【英文名】Fu Zheng Huo Xue Decoction

【组成】黄芪、丹参、白术、太子参、当归、白花蛇舌草、丹皮、赤芍、枳壳、山豆根、连翘。(江苏中医1989,(9))

扶正健脾汤 fu zheng jian pi tang

【英文名】Fu Zheng Jian Pi Decoction

【组成】生黄芪、党参、白术、茯苓、甘草、熟地、枸杞、首乌、黄精、女贞子、沙参、麦冬、鸡血藤、芡实、山药。(中西医结合杂志1991,(4))

扶正消臌汤 fu zheng xiao gu tang

【英文名】Fu Zheng Xiao Gu Decoction

【组成】黄芪、白术、地黄、鬼箭羽、泽兰、路路通、陈皮、木香、大腹皮、桂枝、陈葫芦、连皮茯苓、猪苓。(江苏中医1992,(4))

扶正理气汤 fu zheng li qi tang

【英文名】Fu Zheng Li Qi Decoction

【组成】炙黄芪、潞党参、木香、枳壳、白术、厚朴、赤芍、旋覆花、青皮、陈皮。(中西医结合杂志1987,7(7))

扶正解表剂 fu zheng jie biao ji

【英文名】Diaphoretics strength resist(中国中医药学主题词表)

【定义】指以补益药和解表药配合组成,治疗表证而兼正气虚弱的方剂。(方剂学)

扶肾排石汤 fu shen pai shi tang

【英文名】Fu Shen Pai Shi Decoction

【组成】山药、山萸肉、泽泻、茯苓、丹皮、生地、瞿麦、木通、石韦、金钱草、海金砂。(吉林中医1992,(5))

扶桑至宝丹 fu sang zhi bao dan

【英文名】Fu Sang Zhi Bao Pellet

【组成】嫩桑叶、巨胜子。(寿世保元)

扶脾益胃汤 fu pi yi wei tang

【英文名】Fu Pi Yi Wei Decoction

【组成】党参、白术、云苓、厚朴、姜半夏、元胡、赤白芍、枳壳、白豆蔻、甘草、红枣。(陕西中医1993,14(1))

扶脾愈溃汤 fu pi yu kui tang

【英文名】Fu Pi Yu Kui Decoction

【组成】黄芪、白术、茯苓、炙甘草、杭芍、乌梅、陈皮、三七、白及、枯矾、黄精、补骨脂、淫羊藿。(实用中医内科杂志1991,5(3))

扶正升白胶囊 fu zheng sheng bai jiao nang

【英文名】Fu Zheng Sheng Bai Capsule

【组成】补骨脂、淫羊藿、女贞子、山萸肉、鸡血藤、黄芪、大枣。(中国医药学报1993,8(4))

扶本增脉冲剂 fu ben zeng mai chong ji

【英文名】Fu Ben Zeng Mai Medicinal instant granule

【组成】附子、黄芪、桂枝、干姜、炙甘草、川芎等。(伤寒论、杭卫制药准字(94)第01964号)

扶正止咳口服液 fu zheng zhi ke kou fu ye

【英文名】Fu Zheng Zhi Ke Liquid

【组成】黄精、黄芪、枸杞子、麦冬。(中成药研究1991,(10))

扶正抗癌口服液 fu zheng kang ai kou fu ye

【英文名】Fu Zheng Kang Ai Liquid

【组成】猪苓、莪术、天冬、山豆根、黄芪、女贞、枸杞子、补骨脂。(中成药研究1993,(10))

扶正解表散风祛湿汤 fu zheng jie biao san feng qu shi tang

【英文名】Fu Zheng Jie Biao San Feng Qu Shi Decoction

【组成】党参、荆芥、防风、羌活、独活、当归、川芎、全蝎、蝉衣、僵蚕、薄蚕、柴胡、胡麻、甘草。(中西医结合杂志1986,(12))

抑亢丸 yi kang wan

【英文名】Yi Kang Pill(药品标准-中药成方制剂标准)

【组成】羚羊角、白芍、天竺黄、桑椹、延胡索、青皮、香附、玄参、石决明、黄精、黄药子、天冬、女贞子、地黄。(药品标准-中药成方制剂标准1991年)

抑白散 yi bai san

【英文名】Yi Bai Powders

【组成】黄芪、制附片、白茯苓、猪苓、党参、焦白术、桂枝、仙茅、鹿角胶、龟板胶。(实用中医内科杂志1992,6(3))

抑狂饮 yi kuang yin

【英文名】Yi Kuang Decoction

【组成】生铁落、生龙骨、灵磁石、青礞石、朱砂、琥珀、丹参、枣仁、生白芍、远志、黄连、大黄、甘草、山楂。(陕西中医1993,14(3))

抑骨刺 yi gu ci

【英文名】Yi Gu Ci Injection

【组成】威灵仙、当归、汉防已、狗骨。(辽宁中医杂志1979,(5))

抑痫丸 yi xian wan

【英文名】Yi Xian Pill

【组成】天麻、全蝎、丹参、当归、硼砂、蜂蜜。(山东中医杂志 1992,11(6))

抑澳汤 yi ao tang

【英文名】Yi Ao Decoction

【组成】白花蛇舌草、半边莲、土茯苓、蒲公英、虎杖、制大黄、贯众、鱼腥草、蚕、郁金、败酱草、丹参、黄芪、太子参、赤芍、白芍、当归、白术、生甘草。(湖北中医杂志 1992(3))

抑阳酒连散 yi yang jiu lian san

【英文名】Yi Yang Jiu Lian Powders

【组成】生地黄、独活、黄柏、防风、知母、蔓荆子、前胡、羌活、白芷、生草、黄芩、寒水石、栀子、黄连、防己。(原机启微)

抑肝和胃饮 yi gan he wei yin

【英文名】Yi Gan He Wei Decoction

【组成】苏叶、黄连、竹茹、半夏、陈皮。(南京中医学院学报 1987,(2))

抗 AIDS 一号 kang AIDS yi hao

【英文名】Kang AIDS Yi Hao Medicinal Instant Granule

【组成】天花粉、蛋白、黄瓜根、紫花地丁。(中国实验临床免疫学杂志 1993,5(4))

抗白酊 kang bai ding

【英文名】Kang Bai Tincture

【组成】(1)乌梅、白芷、地塞米松、二甲基亚矾。(实用中西医结合杂志 1991,4(10))(2)乌梅、白芷、补骨脂、红花、地塞米松、二甲基亚砜。(实用中西医结合杂志 1991,4(10))

抗纤方 kang xian fang

【英文名】Kang Xian Prescription

【组成】柴胡、鳖甲、赤芍、白芍、枳壳、丹参、黄芪、白术、甘草。(中国中西医结合杂志 1993,13(6))

抗劳丸 kang lao wan

【英文名】Kang Lao Pill

【组成】南沙参、麦冬、五味子、人中白、百部、白及、胡黄连、大生地、焦白术、生甘草。(江苏中医 1964,(12))

抗戾散 kang li san

【英文名】Kang Li Powders

【组成】蝉衣、僵蚕、姜黄、大黄、槟榔、厚朴、草果、黄芩、知母、升麻。(中国医药学报 1990,5(5))

抗骨痛 kang gu tong

【英文名】Kang Gu Tong Injection

【组成】(1)甘草、红花、穿地龙、狗脊、独活、防风。(辽宁中医杂志 1978,(2))(2)金毛拘脊、穿山龙、红花、当归、独活、防风、桂枝、甘草。(辽宁中医杂志 1982,(8))

抗真灵 kang zhen ling

【英文名】Kang Zhen Ling Eye-drops Preparation

【组成】黄柏等。(中西医结合眼科 1991,9(4))

抗原汤 kang yuan tang

【英文名】Kang Yuan Decoction

【组成】当归、白芍、白术、柴胡、茯苓、虎杖、茵陈、白花蛇舌草、甘草。(湖北中医杂志 1988,(3))

抗衰酊 kang shuai ding

【英文名】Kang Shuai Tincture

【组成】何首乌、枸杞子、五味子。(中医药学报 1987,(4))

抗银丸 kang yin wan

【英文名】Kang Yin Pill

【组成】秦艽、大黄、桃仁、莪术、地鳖虫、青皮、郁金、党参、豨莶草、威灵仙、补骨脂、香附、硇砂、黄柏、风化硝、当归、马钱子、红花、马梢蛇、木鳖子、雄黄石、菖蒲。(浙江中医学院学报 1978,(4))

抗敏煎 kang min jian

【英文名】Kang Min Decoction

【组成】防风、银柴胡、五味子、乌梅。(湖南中医杂志 1988,(3))

抗痨丸 kang lao wan

【英文名】Kang Lao Pill(药品标准－中药成方制剂标准)

【组成】矮地茶、百部、桑白皮、穿破石、五指毛桃、白及。(药品标准－中药成方制剂标准 1993 年)

抗痨灵 kang lao ling

【英文名】Kang Lao Ling Decoction

【组成】百部、百合、白及、杏仁、黄精、猫爪草、太子参、茯苓、丹参、桔梗、黄芩、知母。(广西中医药 1986,9(4))

抗痫散 kang xian san

【英文名】Kang Xian Powders

【组成】薄荷、防风、黄连、荆芥、胆南星、清半夏、金银花、巴豆。(湖北中医杂志 1985,(1))

抗痢片 kang li pian

【英文名】Kang Li Tablet

【组成】苦参、生地榆、地榆炭、葛根、白芍、木香、生蒲黄、炒蒲黄。(新医药学杂志 1978,(8))

抗痢煎 kang li jian

【英文名】Kang Li Decoction

【组成】紫花地丁、秦皮、白芍、山楂、诃子、防风、陈皮、木香、甘草。(山东中医学院学报 1978,(增刊))

抗痫片 kang xian pian

【英文名】Kang Xian Tablet

【组成】桃仁、赤芍、红花、川芎、半夏、香附、木通、苏子、青皮、甘草、陈皮、大腹皮、桑白皮。(中医杂志 1989,(12))

抗痫灵 kang xian ling

【英文名】Kang Xian Ling Capsule

【组成】郁金、橘红、枳实、半夏、龙齿、远志、菖蒲、制南星、全蝎、海浮石、山楂、茯苓、炙甘草。(浙江中医杂志 1990,(2))

抗感灵 kang gan ling

【英文名】Kang Gan Ling Medicinal Instant Granule

【组成】青皮香、金樱果、甘草。(广西中医药 1984,7(4))

抗澳汤 kang ao tang

【英文名】Kang Ao Decoction

【组成】黄芪、板蓝根、白花蛇舌草、丹参、赤芍、白芍、党参、炒白术、厚朴、焦三仙、柴胡、甘草。(四川中医 1989,7(10))

抗癌灵 kang ai ling

【英文名】Kang Ai Ling Capsule

【组成】全虫、蜈蚣、白花蛇、硇砂、水蛭、蟾酥、炒苡仁、鲜泽漆。(江苏中医 1991,(10))

抗癣方 kang xuan fang

【英文名】Kang Xuan Prescription

【组成】黄柏、黄连、苦参、当归、生地、乌梅、花椒、蝉蜕、白芷、蛇床子、地肤子。(云南中医杂志 1984,(6))

抗风湿片 kang feng shi pian

【英文名】Kang Feng Shi Tablet

【组成】雷公藤、苍术、黄柏、茯苓、山药。(中西医结合杂志 1990.10(11))

抗风湿液 kang feng shi ye

【英文名】Kang Feng Shi Oral Liquid(药品标准－中药成方制剂标准)

【组成】牛大力、两面针、七叶莲、半枫荷、黑老虎根、豺皮樟、路路通、血风根、香加皮、虎杖、千斤拔、毛冬青、鸡血藤。(药品标准－中药成方制剂标准 1997年)

抗早孕方 kang zao yun fang

【英文名】Kang Zao Yun Prescription

【组成】益母草、王不留行、天花粉、当归尾、桃红、川芎、棱莪、川牛膝、炒山楂、地鳖虫、丹皮、赤芍、桂枝。(浙江中医学院学报 1993,(3))

抗炎二号 kang yan er hao

【英文名】Kang Yan Er Hao Decoction

【组成】双花、连翘、蒲公英、大青叶、板蓝根、黄芩素。(辽宁中医杂志 1979,(6))

抗荨麻汤 kang qian ma tang

【英文名】Kang Qian Ma Decoction

【组成】当归、黄芪、艾叶、大枣、香附、荆芥、麻黄、细辛、黄芩、陈皮、沙棘果、党参。(中医函授通讯 1986,(6))

抗氟一号 kang fu yi hao

【英文名】Kang Fu Yi Hao Pill

【组成】熟地、首乌、枸杞子、肉苁蓉、黄精、威灵仙、防风、红花、茯苓、泽泻。(中西医结合杂志 1987,7(4))

抗宫炎片 kang gong yan pian

【英文名】Kang Gong Yan Tablet(药品标准－中药成方制剂标准)

【组成】紫珠干浸膏、益母草干浸膏、乌药干浸膏。(药品标准－中药成方制剂标准 1996 年)

抗骨刺酒 kang gu ci jiu

【英文名】Kang Gu Ci Wine

【组成】伸筋草、透骨草、杜仲、桑寄生、赤芍、海带、落得打、追地风、千年健、防己、秦艽、茯苓、黄芪、党参、白术、陈皮、佛手、牛膝、红花、川芎、当归、枸杞子、细辛、甘草。(上海中医药杂志 1989,(9))

抗骨赘汤 kang gu zhui tang

【英文名】Kang Gu Zhui Decoction

【组成】木瓜、威灵仙、鸡血藤、骨碎补、白芍、甘草、田七末。(实用中医内科杂志 1991,5(3))

抗栓胶囊 kang shuan jiao nang

【英文名】Kang Shuan Capsule(药品标准－中药成方制剂标准)

【组成】当归尾、丹参、僵蚕、壁虎、土鳖虫、蜈蚣、水蛭、蜂房、地龙、马钱子、麝香、蟾酥、甘草、土茯苓、延胡索、骨碎补、乌梢蛇、蛇虫、穿山甲。(药品标准－中药成方制剂标准 1998 年)

抗狼疮散 kang lang chuang san

【英文名】Kang Lang Chuang Powders

【组成】紫草、羚羊角、防风等。((98)卫药准字 Z－118号)

抗衰灵膏 kang shuai ling gao

【英文名】Kang Shuai Ling Concentrated Decoction(药品标准－中药成方制剂标准)

【组成】黄芪、白术、枸杞子、地黄、桑椹、菟丝子、茯神、熟地黄、芡实、麦冬、党参、莲子、黄精、山茱萸、何首乌、甘草、五味子、山药、玉竹、柏子仁、紫河车、龙眼肉、葡萄干、丹参、黑豆、乌梅。(药品标准－中药成方制剂标准 1997 年)

抗衰神方 kang shuai shen fang

【英文名】Kang Shuai Shen Prescription

【组成】黄芪、人参、女贞子、旱莲等。(中西医结合杂志 1991,(4))

抗病毒栓 kang bing du shuan

【英文名】Kang Bing Du Suppositories(药品标准－中药成方制剂标准)

【组成】石膏、知母、板蓝根、连翘、地黄、石菖蒲、芦根、郁金、广藿香。(药品标准－中药成方制剂标准 1996 年)

抗萎一号 kang wei yi hao
【英文名】Kang Wei Yi Hao Decoction
【组成】柴胡、白芍、甘草、木瓜、郁金、当归。(内蒙古中医药 1991,10(4))
抗敏合剂 kang min he ji
【英文名】Kang Min Mixture
【组成】黄芩、甘草、桂枝、丹皮。(中药通报 1982,7(2))
抗痨冲剂 kang lao chong ji
【英文名】Kang Lao Granule(药品标准－中药成方制剂标准)
【组成】矮地茶、百部、桑白皮、穿破石、五指毛桃、白及。(药品标准－中药成方制剂标准 1993 年)
抗痨胶囊 kang lao jiao nang
【英文名】Kang Lao Capsule(药品标准－中药成方制剂标准)
【组成】矮地茶、百部、穿破石、五指毛桃、白及、桑白皮。(药品标准－中药成方制剂标准 1991 年)
抗痫胶囊 kang xian jiao nang
【英文名】Kang Xian Capsule
【组成】太子参、茯苓、石菖蒲、胆星、半夏、橘红、枳壳、沉香、青果、天麻。(中国医药学报 1992,7(2))
抗感灵片 kang gan ling pian
【英文名】Kang Gan Ling Tablet(药品标准－中药成方制剂标准)
【组成】牛黄、对乙酰氨基酚、小蘖根提取物、板蓝根、北豆根提取物、菊花。(药品标准－中药成方制剂标准 1997 年)
抗感冲剂 kang gan chong ji
【英文名】Kang Gan Medicinal instant granule
【组成】金银花、贯众等。(吉卫药字(1984)33 号)
抗霉二号 kang mei er hao
【英文名】Kang Mei Er Hao Prescription
【组成】藿香、葫芦茶、矮地茶。(新医药学杂志 1979,(8))
抗癌平丸 kang ai ping wan
【英文名】Kang Ai Ping Pill(药品标准－中药成方制剂标准)
【组成】珍珠菜、藤梨根、香茶菜、肿节风、蛇莓、半枝莲、兰香草、白花蛇舌草、石上柏、蟾酥。(药品标准－中药成方制剂标准 1998 年)
抗乙肝冲剂 kang yi gan chong ji
【英文名】Kang Yi Gan Medicinal Instant Granule
【组成】板蓝根、鸡骨草、阴阳莲、田基黄、北沙参、紫丹参、北黄芪、白茯苓、杭芍、北柴胡、灵芝菌、炒白术。(陕西中医 1985,6(8))
抗心衰一号 kang xin shuai yi hao
【英文名】Kang Xin Shuai Yi Hao Decoction
【组成】葶苈子、丹参、枳实。(中国医药学报 1989,4(3))
抗心梗合剂 kang xin geng he ji
【英文名】Kang Xin Geng Mixture
【组成】黄芪、丹参、党参、黄精、郁金、赤芍。(中华内科杂志 1976,(4))
抗饥消渴片 kang ji xiao ke pian
【英文名】Kang Ji Xiao Ke Tablet
【组成】红参、黄连、黄柏、地黄、熟地黄、枸杞子、玉竹、麦冬、五味子。
抗早搏合剂 kang zao bo he ji
【英文名】Kang Zao Bo Mixture
【组成】红参、丹参、苦参片、全当归、杭麦冬、五味子、薤白、云茯苓、柏子仁、炙甘草、炒枣仁、琥珀。(浙江中医杂志 1990,(9))
抗佝偻合剂 kang gou lou he ji
【英文名】Kang Gou Lou Mixture
【组成】黄芪、茯苓、山药、龙骨、菟丝子、黄精、白术、炒麦芽、砂仁、甘草。(实用中医内科杂志 1993,7(1))
抗肝炎冲剂 kang gan yan chong ji
【英文名】Kang Gan Yan Medicinal Instant Granule
【组成】柴胡、黄芩、虎杖、半枝莲、丹参、黄芪、太子参、茯苓、甘草。(江苏中医 1988,(7))
抗炎育精汤 kang yan yu jing tang
【英文名】Kang Yan Yu Jing Decoction
【组成】龙胆草、生栀子、黄芩、木通、黄柏、泽泻、生地、车前子、穿山甲、生甘草。(江西中医药 1991,(6))
抗炎退热片 kang yan tui re pian
【英文名】Kang Yan Tui Re Tablet(药品标准－中药成方制剂标准)
【组成】蒲公英、黄芩。(药品标准－中药成方制剂标准 1998 年)
抗栓保心片 kang shuan bao xin pian
【英文名】Kang Shuan Bao Xin Tablet(药品标准－中药成方制剂标准)
【组成】丹参、白芍、刺五加、郁金、山楂。(药品标准－中药成方制剂标准 1997 年)
抗毒灵糖浆 kang du ling tang jiang
【英文名】Kang Du Ling Syrup
【组成】(1)生姜、黄芪、当归、川芎。(中西医结合眼科 1992,10(1))(2)桑叶、菊花、板蓝根、金银花。(中西医结合眼科 1992,10(1))
抗疣一号散 kang you yi hao san
【英文名】Kang You Yi Hao Powders
【组成】木防己、蚕砂、滑石、苦参、百部、薏仁、通草。(山西中医 1992,8(5))
抗骨增生片 kang gu zeng sheng pian
【英文名】Kang Gu Zeng Sheng Tablet(药品标准－中药

成方制剂标准)

【组成】熟地黄、鹿衔草、骨碎补、鸡血藤、肉苁蓉、淫羊藿、莱菔子。(药品标准-中药成方制剂标准 1993年)

抗骨髓炎片 kang gu sui yan pian

【英文名】Kang Gu Sui Yan Tablet(药品标准-中药成方制剂标准)

【组成】金银花、蒲公英、地丁、半枝莲、白头翁、白花蛇舌草。(药品标准-中药成方制剂标准 1998 年)

抗栓再造丸 kang shuan zai zao wan

【英文名】Kang Shuan Zai Zao Pill(药品标准-中药成方制剂标准)

【组成】红参、黄芪、胆南星、穿山甲、牛黄、冰片、水蛭、麝香、丹参、三七、大黄、地龙、苏合香、全蝎、葛根、穿山龙、当归、牛膝、何首乌、乌梢蛇、桃仁、朱砂、红花、土鳖虫、天麻、细辛、威灵仙、草豆蔻、甘草。(药品标准-中药成方制剂标准 1991 年)

抗栓保心片 kang shuan bao xin pian

【英文名】Kang Shuan Bao Xin Tablet

【组成】丹参、白芍、刺五加、郁金、山楂。(北京中医杂志 1986(6))

抗热镇痉丸 kang re zhen jing wan

【英文名】Kang Re Zhen Jing Pill(药品标准-中药成方制剂标准)

【组成】天花粉、淡豆豉、玄参、鲜地黄、板蓝根、金银花、紫草、连翘、黄芩、鲜石菖蒲、水牛角。(药品标准-中药成方制剂标准 1991 年)

抗脑衰胶囊 kang nao shuai jiao nang

【英文名】Kang Nao Shuai Capsule(药品标准-中药成方制剂标准)

【组成】人参、制何首乌、党参、黄芪、熟地黄、山药、丹参、枸杞子、白芍、远志、茯神、石菖蒲、葛根、酸枣仁、麦冬、龙骨、香附、菊花、卵磷脂、维生素 E、黄芩。(药品标准-中药成方制剂标准 1998 年)

抗病毒颗粒 kang bing du ke li

【英文名】Kang Bing Du Granule(药品标准-中药成方制剂标准)

【组成】板蓝根、忍冬藤、山豆根、鱼腥草、重楼、贯众、白芷、青蒿、川射干。(药品标准-中药成方制剂标准 1998 年)

抗衰壮骨丸 kang shuai zhuang gu wan

【英文名】Kang Shuai Zhuang Gu Pill

【组成】人参、鹿茸、螃蟹、骨碎补、淫羊霍、枸杞

抗衰延寿方 kang shuai yan shou fang

【英文名】Kang Shuai Yan Shou Prescription

【组成】生地、麦冬、杜仲、红参、枸杞、肉桂、覆盆子。(中草药 1993,24(7))

抗衰老一号 kang shuai lao yi hao

【英文名】Kang Shuai Lao Yi Hao Prescription

【组成】(1)人参、花粉、维生素 E、硫酸锌。(中西医结合杂志 1988,8(1))(2)黄芪、川芎、制首乌、熟地、山萸肉、橘红、益智仁。(上海中医药杂志 1992,(9))

抗衰复春片 kang shuai fu chun pian

【英文名】Kang Shuai Fu Chun Tablet(药品标准-中药成方制剂标准)

【组成】红参、鹿茸、五味子、丹参、何首乌、续断、肉苁蓉、羊肾、地黄、三七、淫羊藿、茵陈、山楂、麦芽、六神曲、巴戟天、泽泻、灵芝、当归、青皮。(药品标准-中药成方制剂标准 1998 年)

抗病毒合剂 kang bing du he ji

【英文名】Kang Bing Du Mixture

【组成】柴胡、生石膏、葛根、青蒿、野菊花、银花、连翘、芦根、贯众、虎杖、板蓝根、败酱草、鱼腥草、大青叶、知母。(陕西中医学院学报 1993,16(1))

抗菌消炎片 kang jun xiao yan pian

【英文名】Kang Jun Xiao Yan Table(药品标准-中药成方制剂标准)

【异名】益金解毒片(药品标准-中药成方制剂标准)

【组成】金银花、百部、大黄、大青叶、黄芩、知母、金钱草。(药品标准-中药成方制剂标准 1993 年)

抗菌痢灵片 kang jun li ling pian

【英文名】Kang Jun Li Ling Tablet(药品标准-中药成方制剂标准)

【组成】丁香蓼。(药品标准-中药成方制剂标准 1993 年)

抗厥注射液 kang jue zhu she ye

【英文名】Kang Jue Injection

【组成】枳实、牛膝、山萸肉。(中国医药学报 1992,7(1))

抗感乐药烟 kang gan le yao yan

【英文名】Kang Gan Le Yao Smoke

【组成】黄皮叶、龙眼叶、野菊花、鹅不食草、香薷、防风、白芷、甘草、烟叶、香精、薄荷油、蜂蜜、葡萄糖。(中草药 1976,(10))

抗感冒颗粒 kang gan mao ke li

【英文名】Kang Gan Mao Granule(药品标准-中药成方制剂标准)

【组成】金银花、连翘、黄芩、青蒿、荆芥、防风、桔梗、甘草、板蓝根。(药品标准-中药成方制剂标准 1998 年)

抗感染合剂 kang gan ran he ji

【英文名】Kang Gan Ran Mixture

【组成】大黄、黄芪、心痛定、维生素。(陕西中医 1991,12(12))

抗腮灵糖浆 kang sai ling tang jiang
【英文名】Kang Sai Ling Syrup(药品标准-中药成方制剂标准)
【组成】夏枯草、柴胡、枳壳、甘草、竹茹、大青叶、大黄、牛蒡子、生石膏。(药品标准-中药成方制剂标准1998年)

抗风湿渗透液 kang feng shi shen tou ye
【英文名】Kang Feng Shi Shen Tou Ye Wine
【组成】海风藤、络石藤、钩藤、鸡血藤、威灵仙、透骨草、川乌、草乌、细辛。(内蒙古中医药 1991,10(4))

抗饥消渴冲剂 kang ji xiao ke chong ji
【英文名】Kang Ji Xiao Ke Medicinal Instant Granule
【组成】红参、黄连、黄柏、地黄、枸杞子、玉竹、麦冬、五味子、熟地。(《卫生部药品标准》(1989年))

抗百日咳冲剂 kang bai ri ke chong ji
【英文名】Kang Bai Ri Ke Medicinal Instant Granule
【组成】百部、杠板归、黛蛤散、海浮石、朱砂。(中医杂志 1981,22(10))

抗炎一号药膏 kang yan yi hao yao gao
【英文名】Kang Yan Yi Hao Plaster
【组成】黄柏、黄芩、姜黄、泽兰叶、生大黄、白芷、天南星、天花粉、陈皮、苍术、厚朴、乳香、没药、甘草。(中西医结合杂志 1986,6(8))

抗结核二号片 kang jie he er hao pian
【英文名】Kang Jie He Er Hao Tablet
【组成】紫金牛、桑白皮、五指毛桃、灵芝、百部、白及。(浙江中医学院通讯 1977,3(1))

抗胆感注射液 kang dan gan zhu she ye
【英文名】Kang Dan Gan Injection
【组成】柴胡、姜半夏、赤芍、郁金、蒲公英、龙胆草、茵陈、大青叶、生川军、威灵仙。(江苏中医杂志 1993,(5))

抗骨质增生丸 kang gu zhi zeng sheng wan
【英文名】Kang Gu Zhi Zeng Sheng Pill
【组成】熟地黄、肉苁蓉、女贞子、骨碎补、淫羊藿、鸡血藤、莱菔子、狗脊、牛膝。

抗骨质增生片 kang gu zhi zeng sheng pian
【英文名】Kang Gu Zhi Zeng Sheng Tablet
【组成】(1)制川乌、制马钱子、肉桂。(2)制川乌、制附子、制乳香、当归、白芍、党参、淫羊藿。(中草药 1980,11(2))

抗病毒口服液 kang bing du kou fu ye
【英文名】Kang Bing Du Liquid
【组成】板蓝根、广藿香、石膏、知母、连翘、石菖蒲、芦根、郁金。((92)卫药准字 Z-51号)

抗敏灵口服液 kang min ling kou fu ye
【英文名】Kang Min Ling Liquid
【组成】党参、黄芪、当归、黄芩、香附、麻黄、细辛、艾叶、甘草、大枣。(桂卫药批字(1984) 27号)

抗感解毒颗粒 kang gan jie du ke li
【英文名】Kang Gan Jie Du Granule(药品标准-中药成方制剂标准)
【组成】葛根、白芷、金银花、菊花、连翘、黄芩、栀子、板蓝根、大青叶、茵陈、贯众。(药品标准-中药成方制剂标准1998年)

抗老防衰口服液 kang lao fang shuai kou fu ye
【英文名】Kang Lao Fang Shuai Liquid
【组成】黄芪、枸杞子、葡萄干、紫河车、茯苓、丹参、首乌、桑椹子等。(中成药研究 1991,(2))

抗炎六号注射液 kang yan liu hao zhu she ye
【英文名】Kang Yan Liu Hao Injection
【组成】金银花、蒲公英、鱼腥草、大青叶。(湖北中医杂志 1984,(5))

抗扁桃腺炎合剂 kang bian tao xian yan he ji
【英文名】Kang Bian Tao Xian Yan Mixture(药品标准-中药成方制剂标准)
【组成】板蓝根、山豆根、连翘、青果、黄芩、大黄、玄参、麦冬。(药品标准-中药成方制剂标准1992年)

抗毒利咽口服液 kang du li yan kou fu ye
【英文名】Kang Du Li Yan Liquid
【组成】生地、麦冬、玄参、黄芩等。(桂卫药健字(95)0027号)

抗毒活血止痛汤 kang du huo xue zhi tong tang
【英文名】Kang Du Huo Xue Zhi Tong Decoction
【组成】金银花、蒲公英、黄柏、当归尾、柴胡、炮山甲、赤芍、桃仁泥、川红花、郁金、元胡、丹参、甘草。(福建中医药 1988,19(4))

抗骨增生口服液 kang gu zeng sheng kou fu ye
【英文名】Kang Gu Zeng Sheng Liquid
【组成】熟地黄、骨碎补、肉苁蓉、鸡血藤、牛膝。((85)京卫药准字第146号)

抗痨浓缩水蜜丸 kang lao nong suo shui mi wan
【英文名】Kang Lao Pill(药品标准-中药成方制剂标准)
【组成】矮地茶、百部、桑白皮、穿破石、五指毛桃、白及。(药品标准-中药成方制剂标准1993年)

抗腮腺炎注射液 kang sai xian yan zhu she ye
【英文名】Kang Sai Xian Yan Injection(药品标准-中药成方制剂标准)
【组成】忍冬藤。(药品标准-中药成方制剂标准1998年)

抗轮状病毒口服液 kang lun zhuang bing du kou fu ye
【英文名】Kang Lun Zhuang Bing Du Liquid
【组成】山药、滑石、白术、太子参、佩兰、车前子。(中

医杂志 1991,(8))

护肝片 hu gan pian

【英文名】Hu Gan Tablet(药品标准－中药成方制剂标准)

【组成】猪胆膏粉、五味子浸膏、保肝浸膏。(药品标准－中药成方制剂标准 1994 年)

护心胶囊 hu xin jiao nang

【英文名】Hu Xin Capsule(药品标准－中药成方制剂标准)

【组成】隔山香、毛冬青、吴茱萸、石菖蒲、冰片、毛麝香、淫羊藿、三七。(药品标准－中药成方制剂标准 1998 年)

护肝宁片 hu gan ning pian

【英文名】Hu Gan Ning Tablet

【组成】垂盆草、灵芝、丹参、虎杖等。(中国中药杂志 1991,16(9))

护心健身片 hu xin jian shen pian

【英文名】Hu Xin Jian Shen Tablet

【组成】人参总皂甙、白芍、甜叶菊。(中西医结合杂志 1988,8(7))

扭伤精 niu shang jing

【英文名】Niu Shang Tincture

【组成】飞龙掌血、大罗伞、两面针、细辛、生川乌、生草乌、生大黄、薄荷脑、樟脑、冰片。(广西中医药 1986,9(1))

连姜汤 lian jiang tang

【英文名】Lian Jiang Decoction

【组成】川连、炮姜炭、米仁、苍术、白术、川朴、茯苓、木香、元胡、炒鸡金、车前子。(浙江中医杂志 1992,(12))

连部糖浆 lian bu tang jiang

【英文名】Lian Bu Syrup

【组成】黄连、百部、浙贝、胖大海、木蝴蝶、甘草。(江西中医药 1960,(10))

连萸附及汤 lian yu fu ji tang

【英文名】Lian Yu Fu Ji Decoction

【组成】黄连、吴茱萸、木香、附子、白及、乌贼骨。(实用中医内科杂志 1993,7(4))

连翘败毒丸 lian qiao bai du wan

【英文名】Lian Qiao Bai Du Pill(药品标准－中药成方制剂标准)

【组成】连翘、金银花、苦地丁、天花粉、黄芩、黄连、黄柏、大黄、苦参、荆芥穗、防风、白芷、羌活、麻黄、薄荷、柴胡、当归、赤芍、甘草。(药品标准－中药成方制剂标准 1998 年)

连翘败毒片 lian qiao bai du pian

【英文名】Lian Qiao Bai Du Tablet(药品标准－中药成方制剂标准)

【组成】桔梗、白芷、天花粉、大黄、浙贝母、紫花地丁、蒲公英、玄参、连翘、甘草、栀子、关木通、蝉蜕、金银花、防风、白鲜皮、赤芍、黄芩。(药品标准－中药成方制剂标准 1998 年)

连翘败毒膏 lian qiao bai du gao

【英文名】Lian Qiao Bai Du Bill Ointment(药品标准－中药成方制剂标准)

【组成】大黄、连翘、金银花、紫花地丁、蒲公英、栀子、白芷、黄芩、赤芍、浙贝母、玄参、桔梗、关木通、防风、白藓皮、甘草、天花粉、蝉蜕。(药品标准－中药成方制剂标准 1998 年)

连葛止泻茶 lian ge zhi xie cha

【英文名】Lian Ge Zhi Xie Tea

【组成】黄连、葛根、生甘草。(山东中医杂志 1993,12(3))

连蒲双清片 lian pu shuang qing pian

【英文名】Lian Pu Shuang Qing Tablet(药品标准－中药成方制剂标准)

【组成】盐酸小蘖碱、蒲公英浸膏。(药品标准－中药成方制剂标准 1997 年)

连蒲柏萆汤 lian pu bai bi tang

【英文名】Lian Pu Bai Bi Decoction

【组成】连翘、蒲公英、黄柏、萆薢、苍术、石韦、海金砂、甘草梢、车前子。(山东中医杂志 1993,12(4))

连朴饮白虎汤 lian po yin bai hu tang

【英文名】Lian Po Yin Bai Hu Decoction

【组成】川黄连、淡豆豉、厚朴、半夏、山栀、石菖蒲、知母、干芦根、生石膏、生米仁、生甘草。(浙江中医杂志 1993,28(3))

连芩桔草麦冬汤 lian qin jie cao mai dong tang

【英文名】Lian Qin Jie Cao Mai Dong Decoction

【组成】川连、黄芩、桔梗、麦冬、甘草。(浙江中医学院学报 1990,14(4))

医震汤 yi zhen tang

【英文名】Yi Zhen Decoction

【组成】丹参、红花、鸡血藤、全当归、白芍、附子、桂枝、乌梢蛇、全蝎、木瓜、黄芪、杜仲、炙甘草。(实用中医内科杂志 1993,7(2))

医痫无双丸 yi xian wu shuang wan

【英文名】Yi Xian Wu Shuang Pill

【组成】生白附子、天南星、全蝎、麝香、牙皂。

肖金丹 xiao jin dan

【英文名】Xiao Jin Pill(药品标准－中药成方制剂标准)

【异名】肖金丸(药品标准－中药成方制剂标准)

【组成】麝香、蟾酥、制草乌、枫香脂、乳香、没药、地龙、五灵脂、当归、香墨、木鳖子。(药品标准－中药成

方制剂标准 1991 年)

吹口散 chui kou san

【英文名】Chui Kou Powders

【组成】地塞米松、次硝酸铋、参三七、冰硼散。(湖北中医杂志 1989,(5))

时方 shi fang

【定义】指从清代至今出现的方剂。(方剂学)

时复清窍汤 shi fu qing qiao tang

【英文名】Shi Fu Qing Qiao Decoction

【组成】丹皮、丹参、赤芍、白芍、白鲜皮、豨莶草、刺蒺藜。(中西医结合眼科 1992,10(2))

时疫救急丸 shi yi jiu ji wan

【英文名】Shi Yi Jiu Ji Pill(药品标准-中药成方制剂标准)

【组成】广藿香叶、香薷、檀香、木香、沉香、丁香、白芷、厚朴、木瓜、茯苓、红大戟、薄荷、山慈菇、甘草、六神曲、冰片、薄荷脑、雄黄、千金子霜。(药品标准-中药成方制剂标准 1989 年)

时疫清瘟丸 shi yi qing wen wan

【英文名】Shi Yi Qing Wen Pill(药品标准-中药成方制剂标准)

【组成】羌活、白芷、荆芥穗、防风、淡豆豉、川芎、薄荷、赤芍、葛根、金银花、连翘、牛蒡子、蓼大青叶、黄芩、淡竹叶、天花粉、桔梗、柴胡、玄参、甘草、水牛角、牛黄、冰片。(药品标准-中药成方制剂标准 1993 年)

助孕方 zhu yun fang

【英文名】Zhu Yun Prescription

【组成】全当归、山药、白芍、菟丝子、大熟地、炒柴胡。(江苏中医 1989,10(3))

助产汤 zhu chan tang

【英文名】Zhu Chan Decoction

【组成】太子参、甘草、熟地、菟丝子、川牛膝、当归、川芎、红花、白术、枸杞子、枳壳、车前子。(陕西中医 1991,12(1))

助精汤 zhu jing tang

【英文名】Zhu Jing Decoction

【组成】菟丝子、枸杞子、桑椹子、覆盆子、车前子、五味子、仙茅、仙灵脾、黄芪、熟地、女贞子、川断、当归、党参、山羊睾。(辽宁中医杂志 1991,(7))

助孕育儿丸 zhu yun yu er wan

【英文名】Zhu Yun Yu Er Pill

【组成】覆盆子、五味子。(新中医 1989,(7))

助孕通管汤 zhu yun tong guan tang

【英文名】Zhu Yun Tong Guan Decoction

【组成】熟地、当归、赤芍、白芍、川芎、炮山甲、皂角刺、三棱、莪术、乳香、没药、昆布、海藻、夏枯草、益母草、丹参、桃仁、路路通、仙灵脾、紫石英。(山东中医杂志 1991,10(4))

助阳化瘀汤 zhu yang hua yu tang

【英文名】Zhu Yang Hua Yu Decoction

【组成】杜仲、羊藿叶、肉苁蓉、补骨脂、鹿含草、当归、丹参、红花、莱菔子。(江苏中医杂志 1987,8(6))

助阳通阳解囊汤 zhu yang tong yang jie nang tang

【英文名】Zhu Yang Tong Yang Jie Nang Decoction

【组成】黄芪、仙茅、女贞子、柴胡、土茯苓等。(中医杂志 1987,(6))

吴萸散 wu yu san

【英文名】Wu Yu Powders

【组成】吴茱萸、丁香、肉桂、苍术。(中西医结合杂志 1988,8(9))

吴氏生发散 wu shi sheng fa san

【英文名】Wu Shi Sheng Fa Powders

【组成】制首乌、桑椹、枸杞、菟丝子、丹参、生芡实、党参、生地、野菊花、当归、侧柏叶、川芎、黑芝麻。(光明中医 1992,(1))

足癣方 zu xuan fang

【英文名】Zu Xuan Lotion

【组成】地肤子、蛇床子、苦参、白鲜皮、黄柏。(四川中医 1987,5(5))

足癣洗方 zu xuan xi fang

【英文名】Zu Xuan Lotion

【组成】丁香、黄精、蛇床子、刺蒺藜。(广西中医杂志 1988,11(3))

男宝 nan bao

【英文名】Nan Bao Capsule

【异名】补肾胶囊

【组成】驴肾、狗肾、人参、当归、杜仲、肉桂、鹿茸、海马、阿胶、牡丹皮、黄芪、熟地黄、茯苓、白术、山茱萸、淫羊藿、补骨脂、枸杞子、菟丝子、附子、巴戟天、肉苁蓉、覆盆子、胡芦巴、麦冬、锁阳、仙茅、川续断、牛膝、玄参、甘草。(《山西省药品标准》(1983 年)、津卫药准字(1981)第 001272 号)

男康片 nan kang pian

【英文名】Nan Kang Tablet(药品标准-中药成方制剂标准)

【组成】白花蛇舌草、赤芍、熟地黄、肉苁蓉、甘草、蒲公英、鹿衔草、败酱草、黄柏、红花、鱼腥草、淫羊藿、覆盆子、白术、黄芪、菟丝子、紫花地丁、野菊花、当归。(药品标准-中药成方制剂标准 1998 年)

男宝胶囊 nan bao jiao nang

【英文名】Nan Bao Capsule(药品标准-中药成方制剂标准)

【组成】鹿茸、海马、阿胶、牡丹皮、黄芪、驴肾、狗肾、人参、当归、杜仲、肉桂、枸杞子、菟丝子、附子、巴戟天、肉苁蓉、熟地黄、茯苓、白术、山茱萸、淫羊藿、补骨脂、覆盆子、胡芦巴、麦冬、锁阳、仙茅、川续断、牛膝、玄参、甘草。(药品标准－中药成方制剂标准1998年)

男性六零九 nan xing liu ling jiu

【英文名】Nan Xing Liu Ling Jiu Capsule

【组成】人参、鹿茸、冬虫夏草、枸杞子。(中成药研究1990,12(6))

男春宝胶囊 nan chun bao jiao nang

【英文名】Nan Chun Bao Capsule(药品标准－中药成方制剂标准)

【组成】蜈蚣、当归、白芍、甘草。(药品标准－中药成方制剂标准1998年)

男科不育方 nan ke bu yu fang

【英文名】Nan Ke Bu Yu Formula

【组成】石菖蒲、远志、茯苓、郁金、青皮、白芍、丹皮、香附、生甘草、酸枣仁、琥珀粉、枳实。(江苏中医1989,10(12))

男性不育一号 nan xing bu yu yi hao

【英文名】Nan Xing Bu Yu Yi Hao Decoction

【组成】枸杞、川断、牛膝等。(上海中医药杂志1990,(4))

里热型支气管炎合剂 li re xing zhi qi guan yan he ji

【英文名】Li Re Xing Zhi Qi Guan Yan Mixture

【组成】杏仁、桑皮、苏子、葶苈子、地骨皮、茅根、前胡、黄芩、瓜蒌、知母、莱菔子、生甘草。(中医杂志1981,22(8))

牡肾龙 mu shen long

【英文名】Mu Shen Long Powders

【组成】淫羊藿、五味子、补骨脂、金樱子、附子、龙骨。(四川中医1993,11(11))

牡荆丸 mu jing wan

【英文名】Mu Jing Pill

【组成】牡荆。((80)穗生第4－002号)

牡荆片 mu jing pian

【英文名】Mu Jing Tablet(药品标准－中药成方制剂标准)

【组成】牡荆子。(药品标准－中药成方制剂标准1995年)

牡荆油滴丸 mu jing you di wan

【英文名】Mu Jing Oil Dripping Pill(药品标准－中药成方制剂标准)

【组成】牡荆油。(药品标准－中药成方制剂标准1997年)

牡蛎清热除湿汤 mu li qing re chu shi tang

【英文名】Mu Li Qing Re Chu Shi Decoction

【组成】牡蛎、赤芍、生地、地龙、木通、黄柏、苍术、乌梢蛇、甲珠、乳香、没药、香附、灵仙、山药、扁豆。(湖北中医杂志1988(2))

利心丸 li xin wan

【英文名】Li Xin Pill(药品标准－中药成方制剂标准)

【组成】貂心、茯苓、地黄、天冬、防己、牡丹皮、琥珀、朱砂。(药品标准－中药成方制剂标准1993年)

利肝丸 li gan wan

【英文名】Li Gan Pill

【组成】乌桕、寄生、白毡毯、五指毛桃、鸡骨草、千斤拔、田基黄、牡蛎、蟄虫、穿山甲、赤芍、延胡索、郁金、鳖甲、泽兰、山药、血竭。(广西中医药1985,8(5))

利肝片 li gan pian

【英文名】Li Gan Tablet(药品标准－中药成方制剂标准)

【组成】金钱草、猪胆汁。(药品标准－中药成方制剂标准1998年)

利肝隆 li gan long

【英文名】Li Gan Long Capsule

【组成】板兰根、茵陈、郁金、黄芪、当归、五味子、甘草、刺五加浸膏。((85)黑卫药准字第265号)

利咽茶 li yan cha

【英文名】Li Yan Tea

【组成】金银花、菊花、桔梗、麦冬、玄参、木蝴蝶、甘草、胖大海。(陕西中医1986,7(4))

利咽灵 li yan ling

【英文名】Li Yan Ling Tablet

【组成】兔胆酸。

利胆片 li dan pian

【英文名】Li Dan Tablet(药品标准－中药成方制剂标准)

【组成】大黄、金银花、金钱草、木香、知母、大青叶、柴胡、白芍、黄芩、芒硝、茵陈。(药品标准－中药成方制剂标准1989年)

利胆灵 li dan ling

【英文名】Li Dan Ling Decoction

【组成】茵陈、丹参、大黄、甘草。(中西医结合杂志1989,9(3))

利肺片 li fei pian

【英文名】Li Fei Tablet(药品标准－中药成方制剂标准)

【组成】百部、百合、五味子、枇杷叶、白及、牡蛎、甘草、冬虫夏草、蛤蚧粉。(药品标准－中药成方制剂标准1993年)

利脑心 li nao xin

【英文名】Treat Brain And Heart

【组成】丹参、葛根。((93)吉卫药准字(93)630030)

利膈丸 li ge wan

【英文名】Li Ge Pill(药品标准－中药成方制剂标准)

【组成】莱菔子、槟榔、大黄、厚朴、山楂、六神曲、砂仁、桔梗、青皮、枳壳、麦芽、木香、陈皮、苍术、广藿香、草果仁、甘草。(药品标准－中药成方制剂标准 1990 年)

利鼻片 li bi pian

【英文名】Li Bi Tablet(药品标准－中药成方制剂标准)

【组成】黄芩、苍耳子、辛夷、薄荷、白芷、细辛、蒲公英。(药品标准－中药成方制剂标准 1991 年)

利肝隆片 li gan long pian

【英文名】Li Gan Long Tablet

【组成】板蓝根、黄芪、甘草、五味子、郁金、茵陈、当归、刺五加。(《卫生部药品标准》(1990 年))

利咽冲剂 li yan chong ji

【英文名】Li Yan Medicinal Instant Granule

【组成】玄参、南沙参、青果、生甘草。(实用中西医结合杂志 1991,4(8))

利咽合剂 li yan he ji

【英文名】Li Yan Mixture

【组成】青黛、连翘、鱼腥草、藿香、元参、寒水石。(新医药学杂志 1978(6))

利咽灵片 li yan ling pian

【英文名】Li Yan Ling Tablet

【组成】穿山甲、地鳖虫、玄参、牡蛎、僵蚕等。(吉卫药准字(86)13002)

利胆合剂 li dan he ji

【英文名】Li Dan Mixture

【组成】(1)茵陈、金钱草、广郁金、赤芍、当归、生山楂、虎杖、生大黄。(中医杂志 1988,29(11))(2)茵陈、大黄、去氢胆酸、乌梅。(中西医结合杂志 1991,(4))(3)半边莲、茵陈、柴胡、十大功劳、栀子、大黄、枳壳、木香、黄芩、金银花。(中西医结合杂志 1987,7(4))

利肺合剂 li fei he ji

【英文名】Li Fei Mixture

【组成】半夏、五味子、当归、川芎、茯苓、桑皮、杏仁、川贝、青皮、陈皮、甘草、冰糖。(陕西中医 1990,11(4))

利水渗湿剂 li shui shen shi ji

【英文名】Diuretic dampness excreting agents

【定义】指以甘淡利水药为主组方,治疗水湿壅盛所致的水肿、泄泻等证的方剂。(方剂学)

利肝隆冲剂 li gan long chong ji

【英文名】Li Gan Long Granule(药品标准－中药成方制剂标准)

【组成】板蓝根、茵陈、郁金、五味子、甘草、当归、黄芪、刺五加。(药品标准－中药成方制剂标准 1990 年)

利咽活血汤 li yan huo xue tang

【英文名】Li Yan Huo Xue Decoction

【组成】桔梗、牛蒡子、赤芍、山豆根、紫河车、甘草。(中西医结合杂志 1990,10(12))

利胆止痛片 li dan zhi tong pian

【英文名】Li Dan Zhi Tong Tablet(药品标准－中药成方制剂标准)

【组成】柴胡、赤芍、枳壳、甘草、茵陈、延胡索、苍术、楝子、仙鹤草、板蓝根、蒲公英、姜黄。(药品标准－中药成方制剂标准 1996 年)

利胆石冲剂 li dan shi chong ji

【英文名】Li Dan Shi Medicinal Instant Granule

【组成】茵陈、枳壳、麦芽、川楝子、山楂、半夏、谷芽、香附子、莱菔子、青皮、苏梗、陈皮 神曲、郁金、皂荚子。((85)粤卫药准字第 1－258 号)

利胆石颗粒 li dan shi ke li

【英文名】Li Dan Shi Granule

【组成】茵陈、枳壳、麦芽、法半夏、山楂、川楝子、稻芽、香附、莱菔子、青皮、紫苏梗、陈皮、神曲、郁金、皂荚。(药品标准－中药成方制剂标准 1997 年)

利胆安蛔汤 li dan an hui tang

【英文名】Li Dan An Hui Decoction

【组成】柴胡、枳壳、白芍、槟榔、川楝子、木香、黄连、使君子、乌梅、茵陈、金钱草。(实用中医内科杂志 1991,5(4))

利胆驱虫汤 li dan qu chong tang

【英文名】Li Dan Qu Chong Decoction

【组成】茵陈、细辛、苦楝根皮、郁金、槟榔、枳实、川椒。(实用中西医结合杂志 1993,6(5))

利胆和胃方 li dan he wei fang

【英文名】Li Dan He Wei Prescription

【组成】柴胡、白芍、半夏、茯苓、香附、枳实、竹茹、青皮、大黄、陈皮、金钱草、蒲公英。(中国医药学报 1992,7(3))

利胆和胃汤 li dan he wei tang

【英文名】Li Dan He Wei Decoction

【组成】柴胡、青蒿、枳实、茯苓、郁金、陈皮、法夏、白芍、威灵仙、生甘草。(中医杂志 1984,25(1))

利胆泄热汤 li dan xie re tang

【英文名】Li Dan Xie Re Decoction

【组成】金钱草、蒲公英、栀子、柴胡、枳壳、赤芍、生甘草、大黄。(湖北中医杂志 1990,(1))

利胆宽胸饮 li dan kuan xiong yin

【英文名】Li Dan Kuan Xiong Drink

【组成】蒲公英、茵陈、赤茯苓、瓜蒌皮、薤白、枳壳、山

楂、紫丹参、沉香。(中医杂志 1990,31(10))

利胆益肾汤 li dan yi shen tang

【英文名】Li Dan Yi Shen Decoction

【组成】茵陈蒿、金钱草、白术、黄芩、桑寄生、杜仲、柴胡、车前草。(江苏中医 1990,(6))

利胆通瘀汤 li dan tong yu tang

【英文名】Li Dan Tong Yu Decoction

【组成】柴胡、木香、青皮、枳实、香附、延胡索、川芎、郁金、降香、丹参、赤芍、大黄、金钱草、海金砂。(辽宁中医杂志 1992,(7))

利胆排石丸 li dan pai shi wan

【英文名】Li Dan Pai Shi Pill

【组成】龙胆草、郁金、枳壳、木香、茵陈。(国医论坛 1991(3))

利胆排石片 li dan pai shi pian

【英文名】Li Dan Pai Shi Tablet

【组成】金钱草、郁金、枳实、槟榔、厚朴、大黄。((86)津卫药准字第 652 号)

利胆排石汤 li dan pai shi tang

【英文名】Li Dan Pai Shi Decoction

【组成】(1)柴胡、黄芩、半夏、甘草、枳实、川楝子、大黄、茵陈、鸡内金、三七参粉、郁金、金钱草、玄明粉。(现代中医 1990,3(3))(2)威灵仙、姜黄、虎杖、生军、柴胡、木香、鸡内金。(浙江中医学院学报 1980,(1))(3)柴胡、木香、郁金、白芍、枳壳、生鸡内金、金钱草、大黄、芒硝、硝石。(辽宁中医杂志 1989,(5))

利胆排石饮 li dan pai shi yin

【英文名】Li Dan Pai Shi Decoction

【组成】柴胡、枳壳、金铃子、黄芩、生大黄、郁金、金钱草、红藤。(新中医 1991,(7))

利脑心胶囊 li nao xin jiao nang

【英文名】Li Nao Xin Capsule(药品标准-中药成方制剂标准)

【组成】丹参、川芎、葛根、地龙、赤芍、红花、郁金、制何首乌、泽泻、枸杞、酸枣仁、远志、菖蒲、牛膝、甘草。(药品标准-中药成方制剂标准 1998 年)

利湿定眩汤 li shi ding xuan tang

【英文名】Li Shi Ding Xuan Decoction

【组成】肿足蕨、白术、泽泻、葛根、钩藤。(山东中医杂志 1993,12(2))

利湿消肿汤 li shi xiao zhong tang

【英文名】Li Shi Xiao Zhong Decoction

【组成】萆薢、苡仁、黄芪、益母草、土牛膝、土茯苓、茯苓皮、车前子。(中医正骨 1990,2(4))

利咽解毒冲剂 li yan jie du chong ji

【英文名】Li Yan Jie Du Medicinal Instant Granule

【组成】川贝、黄芩、板兰根、大青叶、麦冬、玄参。((94)冀卫药准字第 8767 号)

利咽解毒颗粒 li yan jie du ke li

【英文名】Li Yan Jie Du Granule(药品标准-中药成方制剂标准)

【组成】板蓝根、金银花、连翘、薄荷、牛蒡子、山楂、桔梗、大青叶、僵蚕、玄参、黄芩、地黄、天花粉、大黄、川贝母、麦冬。(药品标准-中药成方制剂标准 1997 年)

利胆通腑胶囊 li dan tong fu jiao nang

【英文名】Li Dan Tong Fu Capsule

【组成】生大黄、木香、天仙子。(实用中医内科杂志 1988,2(3))

利胆排石胶囊 li dan pai shi jiao nang

【英文名】Li Dan Pai Shi Capsule

【组成】生川军、川楝子、虎杖、郁金、生山楂。(上海中医药杂志 1993,(9))

利胆活血健脾汤 li dan huo xue jian pi tang

【英文名】Li Dan Huo Xue Jian Pi Decoction

【组成】柴胡、赤芍、丹皮、薤白、川楝子、威灵仙、苍术、木香、砂仁、党参、郁金、枳壳。(云南中医学院学报 1989,12(2))

体可轻 ti ke qing

【英文名】Ti Ke Qing Pill

【组成】法半夏、陈皮、茯苓、苍术、苡仁、大腹皮。(湖北中医杂志 1983,(2))

佐药 zuo yao

【英文名】Adjuvant drug

【定义】指佐助药、佐制药以及反佐药的统称。(方剂学)

佐助药 zuo zhu yao

【英文名】Adjuvant

【定义】指配合君、臣药以加强治疗作用,或直接治疗次要兼证的药物。(方剂学)

佐制药 zuo zhi yao

【定义】指用以消除或减弱君、臣药的毒性,或能制约君、臣药峻烈之性的药物。(方剂学)

伸筋丹 shen jin dan

【英文名】Shen Jin Dan Capsule

【组成】地龙、马钱子、红花、乳香、没药。((83)鲁卫药准字第 703-10 号)

伸筋丹胶囊 shen jin dan jiao nang

【英文名】Shen Jin Dan Capsule

【组成】马钱子、红花、乳香、没药等。(鲁卫药字(1983) 55 号)

伸筋活络丸 shen jin huo luo wan

【英文名】Shen Jin Huo Luo Pill(药品标准-中药成方制剂标准)

【组成】马钱子、制川乌、制草乌、木瓜、当归、川牛膝、杜仲、续断、木香、全蝎、透骨草。(药品标准－中药成方制剂标准1995年)

作合山合剂 zuo he shan he ji

【英文名】Zuo He Shan Mixture

【组成】作合山、黄柏、白芍、葛根、地榆炭、玉片、山楂、藿香。(中医内科通讯1986,(1))

低度国公酒 di du guo gong jiu

【英文名】Di Du Guo Gong Wine

【组成】当归、川芎、独活、怀牛膝、佛手。((91)豫卫药健字Z－09号)

佝偻精浆 gou lou jing jiang

【英文名】Gou Lou Jing Syrup

【组成】黄芪、菟丝子、白术。(上海中医药杂志1987,(6))

佛手定痛汤 fo shou ding tong tang

【英文名】Fo Shou Ding Tong Decoction

【组成】岷当归、川芎、白芍、僵蚕、蜈蚣、细辛、羌活。(甘肃中医1993,6(1))

佛山人参再造丸 fo shan ren shen zai zao wan

【英文名】Fo Shan Ren Shen Zai Zao Pill(药品标准－中药成方制剂标准)

【组成】人参、制何首乌、羌活、草豆蔻、当归、两头尖、川芎、大黄、黄连、黄芪、防风、琥珀、白芷、熟地黄、广藿香、葛根、玄参、桑寄生、茯苓、全蝎、麻黄、威灵仙、天麻、安息香、甘草、蕲蛇、姜黄、豹骨、川萆薢、细辛、肉桂、赤芍、白豆蔻、乌药、白术、母丁香、青皮、红花、僵蚕、厚朴、没药、地龙、乳香、血竭、骨碎补、松香。(药品标准－中药成方制剂标准1998年)

佛山人参再造片 fo shan ren shen zai zao pian

【英文名】Fo Shan Ren Shen Zai Zao Tablet(药品标准－中药成方制剂标准)

【组成】人参、制何首乌、羌活、草豆蔻、当归、两头尖、川芎、大黄、黄连、黄芪、防风、琥珀、白芷、熟地黄、广藿香、葛根、玄参、桑寄生、茯苓、全蝎、麻黄、威灵仙、天麻、安息香、甘草、蕲蛇、姜黄、豹骨、粉萆薢、细辛、肉桂、赤芍、白豆蔻、乌药、白术、母丁香。(药品标准－中药成方制剂标准1998年)

皂刺汤 zao ci tang

【英文名】Zao Ci Decoction

【组成】皂刺、当归、红花、山茱萸、川芎、鸡血藤、威灵仙。(黑龙江中医药1993,(5))

皂角刺丹参合剂 zao jiao ci dan shen he ji

【英文名】Zao Jiao Ci Dan Shen Mixture

【组成】皂角刺、丹参、三棱、莪术、甘草。(陕西中医1992,13(5))

近视康 jin shi kang

【英文名】Jing Shi Kang Capsule

【组成】人参、当归、白芍、决明子、冰片。((92)晋卫药健字Z－13号)

近视眼方 jin shi yan fang

【英文名】Jin Shi Yan Prescription

【组成】红花、茜草、丹参、升麻、石菖蒲、蔓荆子、枸杞子、决明子、鸡血藤、蝉衣。(陕西中医1984,5(7))

近效术附汤 jin xiao zhu fu tang

【英文名】Jin Xiao Zhu Fu Decoction

【组成】白术、淡附子、炙甘草、生姜、大枣。(福建中医药1992,23(3))

近视乐眼药水 jin shi le yan yao shui

【英文名】Jin Shi Le Eyedrop(药品标准－中药成方制剂标准)

【组成】紫金龙。(药品标准－中药成方制剂标准1998年)

近视康口服液 jin shi kang kou fu ye

【英文名】Jin Shi Kang Liquid

【组成】菟丝子、枸杞、青皮、柴胡。(中西医结合眼科1993,11(4))

返魂草冲剂 fan hun cao chong ji

【英文名】Fan Hun Cao Granule(药品标准－中药成方制剂标准)

【组成】返魂草。(药品标准－中药成方制剂标准1991年)

余甘汤 yu gan tang

【英文名】Yu Gan Decoction

【组成】橄榄、炒盐、粉草末。(中医方剂大辞典)

余毒饮 yu du yin

【英文名】Yu Du Drink

【组成】人参、茯苓、金银花、犀角、甘草、羚羊角、珍珠。(中医方剂大辞典)

余珍散 yu zhen san

【英文名】Yu Zhen Powders

【异名】琥珀散(中医方剂大辞典、囊秘喉书)

【组成】珍珠、琥珀、儿茶、甘草、冰片、滴乳石。(中医方剂大辞典)

余粮丸 yu liang wan

【英文名】Yu Liang Pill

【组成】(1)皂矾、余粮石、砂仁、白豆蔻、枳壳、厚朴、干漆、白芷、川贝母、铁梗茵陈、海金沙、益母草、广木香、地骨皮。(中医方剂大辞典)(2)余粮石、海金沙、皂矾、豨签草、益母草、百草霜、香附、茵陈、乌龙尾、广皮、砂仁、白蔻仁、松罗莱、木香、生地、归身、白芷、陈香橼、川贝母、延胡索、漆渣。(中医方剂大辞典)

余粮汤 yu liang tang

【英文名】Yu Liang Decoction

【组成】禹余粮、赤石脂。(中医方剂大辞典)

余甘子散 yu gan zi san

【英文名】Yu Gan Zi Powders

【组成】余甘子、红雪、犀角屑、子芩、独活、葛根、川升麻、防风、甘草。(中医方剂大辞典)

余甘子喉片 yu gan zi hou pian

【英文名】Yu Gan Zi Hou Tablet(药品标准－中药成方制剂标准)

【组成】余甘子、冰片、薄荷脑。(药品标准－中药成方制剂标准 1990 年)

希莫言勒一号 xi mo yan le yi hao

【英文名】Xi Mo Yan Le Yi Hao Formula

【组成】栀子、诃子、紫草、紫草茸、茜草、文官木、白芸香、草决明、红花、瑞香、狼毒、党参。(内蒙古中医药 1993,12(1))

含丸 han wan

【英文名】Han Honeyed Pill

【异名】昆布丸(中医方剂大辞典、准绳·疡医)

【组成】槟榔、马尾海藻、昆布。(中医方剂大辞典)

含汤 han tang

【英文名】Han Decoction

【组成】肥松脂、皂荚、石盐。(中医方剂大辞典)

含煎 han jian

【英文名】Han Decoction

【组成】升麻、大青、射干、栀子、黄柏、蜜、蔷薇白皮、苦竹叶、生地黄、生玄参汁。(中医方剂大辞典)

含元散 han yuan san

【英文名】Han Yuan Powders

【异名】含元丹(中医方剂大辞典、痘疹仁端录)

【组成】绿豆、赤豆、黑豆。(中医方剂大辞典)

含化丸 han hua wan

【英文名】Han Hua Pill

【异名】噙化丸(中医方剂大辞典、得效)

【组成】(1)杏仁、枇杷叶、官桂、人参。(中医方剂大辞典)(2)黄丹、蜜。(中医方剂大辞典)(3)海藻、海蛤、海带、昆布、瓦龙子、文蛤、诃子、五灵脂、猪靥。(中医方剂大辞典)(4)蛤蚧、诃子、阿胶、麦门冬、北细辛、甘草、生干地黄。(中医方剂大辞典)(5)枇杷叶、木通、款冬花、紫菀、杏仁、桑白皮、大黄。(中医方剂大辞典)(6)杏仁、白前、五味子、桂心、贝母、陈桔皮、甘草、皂荚子。(中医方剂大辞典)(7)石膏、寒水石、白蜜。(中医方剂大辞典)(8)白矾、黄丹、附子、舍上黑煤。(中医方剂大辞典)

含化丹 han hua dan

【英文名】Han Hua Pellet

【组成】僵蚕、大黄、青黛、胆星。(中医方剂大辞典)

含阳散 han yang san

【英文名】Han Yang Powders

【组成】腹蛇、云母、鹿角、麝香。(中医方剂大辞典)

含沙散 han sha san

【英文名】Han Sha Powders

【组成】生大黄、公丁香、明天麻、牙皂角、丹砂、明雄黄、麻黄、冰片、麝香、苍术、蟾酥、香白芷、草果仁。(中医方剂大辞典)

含明散 han ming san

【英文名】Han Ming Powders

【异名】金明散(中医方剂大辞典、准绳、类方)

【组成】人参、知母、茯苓、秦艽、丁香、甘草、石膏。(中医方剂大辞典)

含金丹 han jin dan

【英文名】Han Jin Pellet

【组成】辰砂、乳香、天南星。(中医方剂大辞典)

含咽丸 han yan wan

【英文名】Han Yan Honeyed Pill

【组成】黄药、白药、栝楼根、牛蒡子、马勃、玄参、砂糖、蜜。(中医方剂大辞典)

含香丸 han xiang wan

【英文名】Han Xiang Honeyed Pill

【异名】丁香丸(中医方剂大辞典、圣惠)

【组成】(1)零陵香、甘松、沉香、乳香、木香、草豆蔻仁、槟榔、桂、赤茯苓、甘草。(中医方剂大辞典)(2)鸡舌香、藿香、零陵香、甘松香、当归、桂心、木香、香附子、肉豆蔻、白槟榔、白芷、青桂香、丁香、麝香。(中医方剂大辞典)(3)丁香、甘草、细辛、桂心、川芎。(中医方剂大辞典)

含消丸 han xiao wan

【英文名】Han Xiao Pill

【组成】茯苓、五味子、甘草、乌梅、大枣。(中医方剂大辞典)

含漱汤 han shu tang

【英文名】Han Shu Decoction

【组成】独活、黄芩、芎䓖、细辛、荜茇、当归、丁香、甘草。(中医方剂大辞典)

含膏丸 han gao wan

【英文名】Han Gao Pill

【异名】含奇丸(中医方剂大辞典、医学入门)

【组成】曹州葶苈子、知母、贝母。(中医方剂大辞典)

含杏仁丸 han xing ren wan

【英文名】Han Xing Ren Pill

【组成】(1)杏仁、腻粉、浮萍草末。(中医方剂大辞典)(2)杏仁、甘草、黄连。(中医方剂大辞典)

含黄柏煎 han huang bai jian

【英文名】Han Huang Bai Decoction

【组成】黄柏、乌豆。(中医方剂大辞典)

含化三黄丸 han hua san huang wan

【英文名】Han Hua San Huang Pill

【异名】加味三黄丸(中医方剂大辞典、丹溪心法附录)

【组成】大黄、黄芩、黄连、黄药子、白药子、黄柏、苦参、山豆根、硼砂、脑子、京墨、麝香。(中医方剂大辞典)

含化上清片 han hua shang qing pian

【英文名】Han Hua Shang Qing Tablet(药品标准-中药成方制剂标准)

【组成】前胡、桔梗、天花粉、葛根、乌梅、檀香、薄荷脑。(药品标准-中药成方制剂标准 1998 年)

含化升康丸 han hua sheng kang wan

【英文名】Han Hua Sheng Kang Honeyed Pill

【组成】川升麻、川大黄、玄参、甘草、射干、马牙消、杏仁。(中医方剂大辞典)

含化升麻丸 han hua sheng ma wan

【英文名】Han Hua Sheng Ma Pill

【组成】(1)川升麻、川大黄、玄参、甘草、射干、马牙消、杏仁。(中医方剂大辞典)(2)川升麻、玄参、射干、百合、马蔺根、甘草、马牙消。(中医方剂大辞典)

含化升麻散 han hua sheng ma san

【英文名】Han Hua Sheng Ma Powders

【组成】川升麻、射干、白矾、络石、甘草、白药、黄药、天竹黄、犀角屑、白龙脑、马牙消。(中医方剂大辞典)

含化止嗽丸 han hua zhi sou wan

【英文名】Han Hua Zhi Sou Honeyed Pill

【组成】款冬花、杏仁、贝母、吴白芷、炙甘草。(中医方剂大辞典)

含化贝母丸 han hua bei mu wan

【英文名】Han Hua Bei Mu Honeyed Pill

【组成】贝母、款冬花、桂心、百合、紫菀、杏仁、木乳、甘草。(中医方剂大辞典)

含化玉液丸 han hua yu ye wan

【英文名】Han Hua Yu Ye Honeyed Pill

【组成】寒水石、石膏、葛根、栝蒌根、乌梅肉、麦门冬、赤茯苓、龙脑。(中医方剂大辞典)

含化龙脑丸 han hua long nao wan

【英文名】Han Hua Long Nao Honeyed Pill

【组成】龙脑、川升麻、甘草、马牙消、麝香、钟乳粉、川大黄、黄芪、生地黄。(中医方剂大辞典)

含化朱砂丹 han hua zhu sha dan

【英文名】Han Hua Zhu Sha Pellet

【异名】含化丹砂方(中医方剂大辞典、圣惠)

【组成】朱砂、马牙消、消石。(中医方剂大辞典)

含化杏仁丸 han hua xing ren wan

【英文名】Han Hua Xing Ren Honeyed Pill

【组成】杏仁、射干、人参、附子、桂心。(中医方剂大辞典)

含化金露丸 han hua jin lu wan

【英文名】Han Hua Jin Lu Honeyed Pill

【组成】朱砂、铅霜、麝香、阴玄精、蛇蜕皮。(中医方剂大辞典)

含化射干丸 han hua she gan wan

【英文名】Han Hua She Gan Honeyed Pill

【组成】射干、川升麻、硼砂、甘草、豉心、杏仁。(中医方剂大辞典)

含化桂心丸 han hua gui xin wan

【英文名】Han Hua Gui Xin Honeyed Pill

【组成】桂心、杏仁、甘草、干姜、百合、麦门冬。(中医方剂大辞典)

含化菖蒲煎 han hua chang pu jian

【英文名】Han Hua Chang Pu Decoction

【异名】菖蒲煎(中医方剂大辞典、普济方)

【组成】菖蒲、桂心、生姜、白蜜。(中医方剂大辞典)

含化犀角丸 han hua xi jiao wan

【英文名】Han Hua Xi Jiao Honeyed Pill

【组成】犀角屑、射干、黄药、子芩、郁金、川大黄、天门冬、玄参、川升麻、络石叶、甘草、马牙消。(中医方剂大辞典)

含化雌黄丸 han hua ci huang wan

【英文名】Han Hua Ci Huang Pill

【组成】雌黄、蟾酥。(中医方剂大辞典)

含化麝香丸 han hua she xiang wan

【英文名】Han Hua She Xiang Honeyed Pill

【组成】麝香、杏仁、川升麻、黄芩、浮萍草、零陵香、甘草、寒水石、黄连。(中医方剂大辞典)

含化马牙消丸 han hua ma ya xiao wan

【英文名】Han Hua Ma Ya Xiao Honeyed Pill

【组成】马牙消、犀角屑、川升麻、甘草、珍珠末、黄药、硼砂、牛黄。(中医方剂大辞典)

含化密陀僧丸 han hua mi tuo seng wan

【英文名】Han Hua Mi Tuo Seng Pill

【组成】密陀僧、银箔、黄丹、绿豆粉、腻粉、胡粉、金箔、葛粉。(中医方剂大辞典)

含化萝卜子丸 han hua luo bo zi wan

【英文名】Han Hua Luo Bo Zi Honeyed Pill

【组成】萝卜干、冬瓜子仁、栝蒌子仁、诃黎勒皮、麦门冬、五味子、皂荚子仁、桂心、甘草。(中医方剂大辞典)

含化太阴玄精丸 han hua tai yin xuan jing wan

【英文名】Han Hua Tai Yin Xuan Jing Honeyed Pill

【组成】太阴玄精、川升麻、玄参、射干、寒水石、甘草、马牙消。(中医方剂大辞典)

含高镁中药复方 han gao mei zhong yao fu fang

【英文名】Han Gao Mei Zhong Yao Prescription

【组成】葶苈子、桑白皮、猪苓、党参、泽泻、丹参、制附子、五味子。(中药药理与临床 1993,9(4))

谷仙散 gu xian san

【英文名】Gu Xian Powders

【组成】石斛、肉苁蓉、杜仲、菟丝子、远志、菖蒲、麦门冬、白马茎、防风、萆薢、柏实、续断、山芋、蛇床子、泽泻、细辛、天雄。(中医方剂大辞典)

谷灵丸 gu ling wan

【英文名】Gu Ling Paste Pill

【组成】黄芪、人参、牛膝、当归、附子、地黄、杜仲、苍术、白术、桂、枸杞子、茯苓。(中医方剂大辞典)

谷神丸 gu shen wan

【英文名】Gu Shen Pill

【组成】(1)人参、缩砂、香附子、三棱、莪术、青皮、陈皮、神曲、麦芽、枳壳。(中医方剂大辞典)(2)乌梅肉、青皮、诃子、陈皮、南木香、神曲、麦蘖、干姜。(中医方剂大辞典)(3)神曲、麦蘖、陈桔皮、缩砂仁、丁香皮、甘草。(中医方剂大辞典)(4)小麦蘖、陈曲、乌梅肉、生姜、陈桔皮、枳实。(中医方剂大辞典)(5)木香、砂仁、檀香、甘松、白豆蔻、姜黄、甘草。(中医方剂大辞典)

谷神汤 gu shen tang

【英文名】Gu Shen Decoction

【组成】谷芽、粉草、缩砂仁、白术。(中医方剂大辞典)

谷神散 gu shen san

【英文名】Gu Shen Powders

【组成】楮实、甘草、陈仓米、干姜。(中医方剂大辞典)

谷疸丸 gu dan wan

【英文名】Gu Dan Honeyed Pill

【异名】苦参丸(中医方剂大辞典、得效)

【组成】(1)苦参、龙胆、牛胆。(中医方剂大辞典)(2)苦参、龙胆草、栀子、人参。(中医方剂大辞典)(3)苦参。(中医方剂大辞典)

谷海生 gu hai sheng

【英文名】Gu Hai Sheng Tablet

【组成】黄芪、川芎、白及、海螵蛸、洋金花、生胃酮、痢特灵等。(粤卫药准字 K4－02 号)

谷痹粉 gu bi fen

【英文名】Gu Bi Powders

【组成】马前子、大芸、乳香、没药、熟地、申姜、鸡血藤、全蝎、娱蚣。(内蒙古中医药 1990,9(2))

谷精丸 gu jing wan

【英文名】Gu Jing Pill

【组成】(1)五谷虫。(中医方剂大辞典)(2)谷精草、羊肝。(中医方剂大辞典)

谷精丹 gu jing dan

【英文名】Gu Jing Pellet

【组成】谷精草、瓜蒂、胡黄连、母丁香、皂荚、干蟾、芦荟、粉霜、麝香。(中医方剂大辞典)

谷精汤 gu jing tang

【英文名】Gu Jing Decoction

【组成】谷精草、白矾、荆芥穗、臭橘。(中医方剂大辞典)

谷精散 gu jing san

【英文名】Gu Jing Powders

【组成】(1)谷精草、石决明、木贼、荆芥穗、甘草、羌活、旋覆花、甘菊花、枸杞子、晚桑叶、蛇蜕、苍术。(中医方剂大辞典)(2)谷精草、猪蹄退、绿豆皮、蝉退。(中医方剂大辞典)(3)谷精草、夜明砂、蛤粉。(中医方剂大辞典)(4)谷精草、猪蹄退、蝉蜕、白菊花。(中医方剂大辞典)(5)谷精草、海蛤粉。(中医方剂大辞典)(6)羌活、蝉壳、蛇蜕、防风、谷精草、菊花、木贼、甘草、大黄、山栀子、黄连、沙苑蒺藜。(中医方剂大辞典)

谷糠油 gu kang you

【英文名】Gu Kang Oil

【组成】新米糠。(中医方剂大辞典)

谷海生片 gu hai sheng pian

【英文名】Gu Hai Sheng Tablet(药品标准－中药成方制剂标准)

【组成】黄芪、川芎、白及、海螵蛸、甘珀酸钠、呋喃唑酮、盐酸小檗碱、洋金花。(药品标准－中药成方制剂标准 1998 年)

谷楮叶汁 gu chu ye zhi

【英文名】Gu Chu Ye Juice

【组成】谷楮叶。(中医方剂大辞典)

谷精合剂 gu jing he ji

【英文名】Gu Jing Mixture

【组成】谷精草、石决明、草决明、木贼、草钩藤、山栀、白芷、蔓荆子、菊花、甘草、桑叶。(陕西中医 1991,12(2))

谷精草汤 gu jing cao tang

【英文名】Gu Jing Cao Decoction

【组成】谷精草、白芍、荆芥穗、玄参、牛蒡子、连翘、草决明、菊花、龙胆草、桔梗。(中医方剂大辞典)

谷精草散 gu jing cao san

【英文名】Gu Jing Cao Powders

【异名】谷精散(中医方剂大辞典、片玉心书);二味谷精草散(中医方剂大辞典、保婴撮要)

【组成】(1)谷精草、苍术、蛇蜕皮、定粉。(中医方剂大辞典)(2)谷精草、马齿苋、甜瓜蔓苗、川升麻、白矾、干漆、猪牙皂荚、干虾蟆。(中医方剂大辞典)(3)谷精草、白矾灰、蟾酥、麝香。(中医方剂大辞典)(4)谷精草、防风、甘草。(中医方剂大辞典)(5)谷精草、蝉退、蜜蒙花、白蒺藜。(中医方剂大辞典)(6)谷精草、生蛤粉。(中医方剂大辞典)(7)谷精草、井泉石、豉、井中苔。(中医方剂大辞典)(8)谷精草、铜绿、消石。(中医方剂大辞典)

谷神厚朴丸 gu shen hou po wan

【英文名】Gu Shen Hou Po Paste Pill

【组成】厚朴、枳壳、茴香子、肉豆蔻、桂、白术、丁香、毕澄茄。(中医方剂大辞典)

谷精龙胆散 gu jing long dan san

【英文名】Gu Jing Long Dan Powders

【组成】生地黄、红花、荆芥、龙胆草、木通、甘草、赤芍药、谷精草、白茯苓、鼠粘子。(中医方剂大辞典)

谷精夜明散 gu jing ye ming san

【英文名】Gu Jing Ye Ming Powders

【组成】谷精草、夜明砂。(中医方剂大辞典)

谷芽枳实小柴胡汤 gu ya zhi shi xiao chai hu tang

【英文名】Gu Ya Zhi Shi Xiao Chai Hu Decoction

【组成】谷芽、枳实、厚朴、山栀、大黄、柴胡、黄芩、陈皮、半夏、人参、炙甘草。(中医方剂大辞典)

坐药 zuo yao

【英文名】Zuo Yao Suppository

【组成】(1)硫黄、桂皮、川芎、丁香。(中医方剂大辞典)(2)蝙蝠、牛膝、麝香、小茴香。(中医方剂大辞典)(3)蛇床子、茱萸、麝香。(中医方剂大辞典)(4)吴茱萸、葶苈子、蛇床子、无食子。(中医方剂大辞典)(5)蛇床子、芫花。(中医方剂大辞典)

坐马丹 zuo ma dan

【英文名】Zuo Ma Pellet

【组成】瓦楞子。(中医方剂大辞典)

坐导药 zuo dao yao

【英文名】Zuo Dao Yao Suppository

【组成】皂荚、山茱萸、当归、细辛、五味子、干姜、大黄、矾石、戎盐、蜀椒。(中医方剂大辞典)

坐拏散 zuo na san

【英文名】Zuo Na Powders

【组成】坐拏、狼毒、沉香、紫苏子、羌活、萝卜子、杉木节、桂心。(中医方剂大辞典)

坐药龙盐膏 zuo yao long yan gao

【英文名】Zuo Yao Long Yan Plaster

【组成】茴香、枯矾、良姜、当归梢、酒防己、木通、丁香、木香、川乌、龙骨、炒盐、红豆、肉桂、厚朴、延胡、全蝎。(中医方剂大辞典)

坐药回阳丹 zuo yao hui yang dan

【英文名】Zuo Yao Hui Yang Pellet

【组成】草乌头、水蛭、虻虫、川乌头、大蒜、大椒、柴胡、羌活、全蝎、升麻、破故纸、三奈子、毕拨、甘草、枯矾、炒黄盐。(中医方剂大辞典)

坐骨神经痛丸 zuo gu shen jing tong wan

【英文名】Zuo Gu Shen Jing Tong Pill

【组成】生草乌、大斑蝥、五灵脂、木鳖子仁、全当归、白胶香、黑大豆。(河北中医学院学报 1987,2(4))

狂证夺命丹 kuang zheng duo ming dan

【英文名】Kuang Zheng Duo Ming Pellet

【组成】釜底墨、灶突墨、梁上倒挂尘、青子芩、小麦奴、寒水石、麻黄、川连、雄精、辰砂、西牛黄、珍珠粉。(中医方剂大辞典)

犹龙汤 you long tang

【英文名】You Long Decoction

【组成】连翘、生石膏、蝉退、牛蒡子。(中医方剂大辞典)

乳一方 ru yi fang

【英文名】Ru Yi Fang Decoction

【组成】柴胡、当归、郁金、橘核、山慈菇、香附、漏芦、夏枯草、茜草、赤芍、丝瓜络、甘草。(新医药学杂志 1977,(3))

乳宁片 ru ning pian

【英文名】Ru Ning Tablet

【组成】当归、青皮、穿山甲、仙灵脾、土贝母、郁金。(陕西中医 1987,8(10))

乳块散 ru kuai san

【英文名】Ru Kuai Decoction

【组成】香附、陈皮、生山楂、橘核、露蜂房、路路通、莪术、夏枯草、蒲公英、海藻、甘草。(中国中药杂志 1990,15(3))

乳没膏 ru mo gao

【英文名】Ru Mo Plaster

【组成】乳香、没药、丹参、冰片、蜂蜜。(湖南中医学院学报 1985,(4))

乳毒散 ru du san

【英文名】Ru Du Powders

【组成】蜈蚣、斑蝥、僵蚕、全虫、蝉蜕、蛇蜕、化皮、鸡蛋、麻油。(中国中西医结合杂志 1992,12(10))

乳疮丸 ru chuang wan

【英文名】Ru Chuang Pill(药品标准－中药成方制剂标准)

【组成】金银花、蒲公英、天花粉、穿山甲、没药、青皮、连翘、当归、赤芍、乳香、地黄、川芎。(药品标准－中药成方制剂标准 1991 年)

乳倍膏 ru bei gao

【英文名】Ru Bei Plaster

【组成】制乳香、制没药、炒五倍子、生牡蛎、生大黄、煅蜈蚣、冰片、炼蜜醋。(中药通报 1983,8(5))

乳痈汤 ru yong tang

【英文名】Ru Yong Decoction

【组成】柴胡、赤芍、乌蛇、索罗子、当归、瓦楞子、全瓜蒌、生牡蛎、蜈蚣、生甘草。(陕西中医 1990,11(5))

乳脐散 ru qi san

【英文名】Ru Qi Powders

【组成】公英、木香、当归、白芷、薄荷、栀子、地丁、瓜蒌、黄芪、郁金、麝香。(陕西中医 1989,10(11))

乳消丸 ru xiao wan

【英文名】Ru Xiao Pill

【组成】当归、白芍、茯苓、白术、桔核、陈皮、香附、柴胡、莪术、王不留行、延胡索。(云南医药 1990,11(2))

乳康片 ru kang pian

【英文名】Ru Kang Tablet

【组成】黄芪、夏枯草、丹参、乳香、没药、浙贝。(陕卫药准字(1995)第 001416 号)

乳鹿膏 ru lu gao

【英文名】Ru Lu Concentrated Decoction(药品标准－中药成方制剂标准)

【组成】乳鹿、紫河车、黄芪、龙眼肉、地黄、升麻、鹿肉、鹿角胶、党参、熟地黄、当归。(药品标准－中药成方制剂标准 1997 年)

乳痛贴 ru tong tie

【英文名】Ru Tong Tie Plaster

【组成】当归、白芷、生川乌、细辛、山慈菇、马钱子、白芥子。(陕西中医 1993,14(10))

乳痛散 ru tong san

【英文名】Ru Tong Powders

【组成】乳香、没药、山楂、川芎、当归。(内蒙古中医药 1992,11(4))

乳腺方 ru xian fang

【英文名】Ru Xian Formula

【组成】当归、白芍、柴胡、丹参、茯苓、白术、薄荷、生姜、王不留行、路路通、鹿角霜、甘草。(中医杂志 1983,24(4))

乳癖方 ru pi fang

【英文名】Ru Pi Formula

【组成】茯苓、陈皮、土贝母、炮甲、昆布、海藻、柴胡、甘草、醋玄胡、川楝子、夏枯草、水蛭、三棱、莪术。(湖北中医杂志 1991,(4))

乳癖汤 ru pi tang

【英文名】Ru Pi Decoction

【组成】夏枯草、贝母、蒲公英、地丁、穿山甲、花粉、白芷、橘核、王不留行、漏芦、甘草、全瓜蒌、皂角刺。(国医论坛 1987,(2))

乳癖消 ru pi xiao

【英文名】Ru Pi Xiao Decoction

【组成】天冬、大贝母、生牡蛎、白芥子、白僵蚕、露蜂房、昆布、海藻、荔橘核、鹿角片、三棱、莪术、生麦芽。(中医杂志 1992,33(8))

乳块消片 ru kuai xiao pian

【英文名】Ru Kuai Xiao Tablet(药品标准－中药成方制剂标准)

【组成】橘叶、丹参、皂角刺、王不留行、川楝子、地龙。(药品标准－中药成方制剂标准 1993 年)

乳复冲剂 ru fu chong ji

【英文名】Ru Fu Medicinal instant granule

【组成】当归、川芎、海藻、昆布、乳香、没药、青皮、陈皮、柴胡、半夏、瓜蒌、香附、夏枯草、郁金、丹参、赤芍。(实用中西医结合杂志 1993,6(6))

乳泉冲剂 ru quan chong ji

【英文名】Ru Quan Granule(药品标准－中药成方制剂标准)

【组成】王不留行、穿山甲、天花粉、甘草、当归、漏芦。(药品标准－中药成方制剂标准 1993 年)

乳结消方 ru jie xiao fang

【英文名】Ru Jie Xiao Prescription

【组成】醋柴胡、炒白芍、牡蛎、香附、桃仁、莪术、青皮、陈皮、甲珠、炙草、生麦芽、牛膝、丹参。(内蒙古中医药 1993,12(2))

乳结康丸 ru jie kang wan

【英文名】Ru Jie Kang Pill

【组成】柴胡、郁金、枳壳、川芎、皂角刺、乳香、三棱、白芍等。((97)卫药准字 Z－167 号)

乳腺二号 ru xian er hao

【英文名】Ru Xian Er Hao Liquid

【组成】鹿角、穿山甲、三棱、莪术、丹参、当归、没药、元胡、淫羊藿、牡蛎、黄芪。(辽宁中医杂志 1987,(5))

乳腺舒通 ru xian shu tong

【英文名】Ru Xian Shu Tong Decoction

【组成】瓜蒌皮、当归等。(中药药理与临床 1993,9(6))

乳蛾一号 ru e yi hao

【英文名】Ru E Yi Hao Decoction

【组成】金银花、大青叶、板蓝根、金灯笼、桔梗、甘草、牛蒡子、玄参、丹皮、赤芍、马勃、青蒿、薄荷、蒲公英、黄条。(山东中医杂志 1990,9(6))

乳增宁片 ru zeng ning pian

【英文名】Ru Zeng Ning Tablet

【组成】艾叶、淫羊藿、柴胡、川楝子、天门冬等。(中西医结合杂志 1987,7(5))

乳没蜂黄膏 ru mo feng huang gao

【英文名】Ru Mo Feng Huang Plaster

【组成】乳香、没药、大黄、蜂房、蜂蜜。(陕西中医

1991,12(5))

乳没蜜纱条 ru mo mi sha tiao

【英文名】Ru Mo Mi Prescription

【组成】乳香、没药、土鳖虫、三七、纯蜂蜜。(辽宁中医杂志 1990,(7))

乳泉口服液 ru quan kou fu ye

【英文名】Ru Quan Liquid

【组成】当归、通草、天然氨基酸、维生素、微量元素。(中成药研究 1993,(11))

乳核内消液 ru he nei xiao ye

【英文名】Ru He Nei Xiao Oral Liquid(药品标准－中药成方制剂标准)

【组成】浙贝母、当归、赤芍、漏芦、茜草、香附、柴胡、橘核、夏枯草、丝瓜络、郁金、甘草。(药品标准－中药成方制剂标准 1992 年)

乳核消结汤 ru he xiao jie tang

【英文名】Ru He Xiao Jie Decoction

【组成】柴胡、当归、白芍、穿山甲、荔枝核、丹皮、香附。(中国中西医结合杂志 1993,13(6))

乳核散结片 ru he san jie pian

【英文名】Ru He San Jie Tablet

【组成】淫羊藿、鹿含草、黄芪、山慈菇、柴胡、当归、漏芦。(广东医学祖国医学版 1985,6(11))

乳疾灵颗粒 ru ji ling ke li

【英文名】Ru Ji Ling Granule(药品标准－中药成方制剂标准)

【组成】牡蛎、海藻、昆布、鸡血藤、淫羊藿、菟丝子、王不留行、丹参、柴胡、香附、赤芍、青皮。(药品标准－中药成方制剂标准 1997 年)

乳腺消瘤汤 ru xian xiao liu tang

【英文名】Ru Xian Xiao Liu Decoction

【组成】蒲公英、蚤休、青皮、橘叶、橘核、穿山甲、僵蚕、夏枯草、牡蛎、炙鳖甲、桃仁、赤芍。(山西中医 1986,2(5))

乳腺增生方 ru xian zeng sheng fang

【英文名】Ru Xian Zeng Sheng Prescription

【组成】(1)柴胡、丹参、山楂、王不留行、白花蛇舌草、海藻、昆布、半夏、桔叶、荔枝核、郁金、当归、元参、生牡蛎。(河北中医 1987,(6))(2)柴胡、赤芍、牡蛎、夏枯草、王不留行、枳壳、当归、薄荷、山慈姑、鹿角霜、蜈蚣、甘草。(中医函授通讯 1989,(5))

乳腺增生汤 ru xian zeng sheng tang

【英文名】Ru Xian Zeng Sheng Decoction

【组成】当归、玄参、浙贝、白术、柴胡、白术、云茯苓、生牡蛎、鹿角霜、薄荷、甘草。(湖北中医杂志 1990(5))

乳癌灵冲剂 ru ai ling chong ji

【英文名】Ru Ai Ling Medicinal instant granule

【组成】柴胡、白芍、当归、夏枯草。(南京中医学院学报 1991,(4))

乳糜血尿方 ru mi xue niao fang

【英文名】Ru Mi Xue Niao Formula

【组成】生黄芪、知母、葛根、花粉、生山药、生龙牡、芡实、茜草、白头翁、甘草。(国医论坛 1986,(4))

乳癖灵一号合剂 ru pi ling yi hao he ji

【英文名】Ru Pi Ling Yi Hao Mixture

【组成】丹参、地龙、玄明、莪术、鹿角霜、仙灵脾、海藻、生牡蛎。(江苏中医 1993,(12))

饭灰方 fan hui fang

【英文名】Fan Hui Fang Priscription

【组成】制厚朴、焦茅术、制半夏、公丁香、白茯苓、小青皮、广藿香、新会皮、六神曲、黑楂肉、瓜蒌仁、鸡内金、广木香、陈黄米、桂枝、防风、葛根、荆芥、枳实、苏叶、桔梗、升麻、川芎、独活、槟榔、麦芽、羌活、炮姜、秦艽、薄荷。(中医方剂大辞典)

饭虎汤 fan hu tang

【英文名】Fan Hu Decoction

【组成】(1)丁香、荜澄茄、檀香、草果、甘草、缩砂、姜黄、白术。(中医方剂大辞典)(2)人参、草果仁、高良姜、干姜、陈桔皮、白豆蔻仁、炙甘草。(中医方剂大辞典)

饭匙丸 fan shi wan

【英文名】Fan Shi Paste Pill

【组成】饭匙干末、莲肉、怀庆山药。(中医方剂大辞典)

饭匙散 fan shi san

【英文名】Fan Shi Powders

【组成】冬米、老莲肉、向糖。(中医方剂大辞典)

饮片 yin pian

【英文名】Herbal Pieces For Decoction(中国中医药学主题词表)

【定义】是指经净制、切制或炮制后制成的一定规格的药材。(中药学－六版)

饮灵丸 yin ling wan

【英文名】Yin Ling Honeyed Pill

【组成】牛胆制天南星、人参、茯苓、桔梗、干葛、麦门冬、桂、紫苏叶、甘草、乌梅肉、余甘子。(中医方剂大辞典)

肝宁片 gan ning pian

【英文名】Gan Ning Tablet(药品标准－中药成方制剂标准)

【组成】斑蝥、糯米、紫草。(药品标准－中药成方制剂标准 1997 年)

肝血宝 gan xue bao

【英文名】Gan Xue Bao Capsule

【组成】叶绿素衍生物。((85)浙卫药准字 1983)

肝达片 gan da pian

【英文名】Gan Da Tablet

【组成】山茱萸、何首乌、生黄芪、丹参、忍冬藤等。(陕卫药准字(95) Z-24 号)

肝医宁 gan yi ning

【英文名】Gan Yi Ning Powders

【组成】人参、柴胡、当归、栀子。(湖南中医杂志 1993,9(4))

肝豆汤 gan dou tang

【英文名】Gan Dou Decoction

【组成】大黄、黄连、黄芩、穿心莲、半枝莲、萆薢。(安徽中医学院学报 1983,2(3))

肝连丸 gan lian wan

【英文名】Gan Lian Pill

【组成】白羊子肝。(中医方剂大辞典)

肝炎丸 gan yan wan

【英文名】Gan Yan Pill

【组成】五味子、大枣、茵陈。(中成药研究 1988,(9))

肝炎方 gan yan fang

【英文名】Gan Yan Prescription

【组成】(1)生栀子、黄芩、黄柏、制大黄、银花、连翘、川朴、郁金、佛手、马鞭草、谷芽、麦芽、荷包草。(中医杂志 1989,(4))(2)泽泻、白术、赤小豆、茵陈、垂盆草、紫丹参、赤芍、苡仁、红枣。(浙江中医学院学报 1990,14(1))

肝炎宁 gan yan ning

【英文名】Gan Yan Ning Tablet

【组成】紫草、板蓝根、黄芩、龙胆草、蒲公英、柴胡。(新医药学杂志 1973,(7))

肝炎灵 gan yan ling

【英文名】Gan Yan Ling Injection

【组成】山豆根等。(中国中西医结合杂志 1993,13(8))

肝炎春 gan yan chun

【英文名】Gan Yan Chun Capsule

【组成】返魂草、郁金、白芍。((89)吉卫药准字第 630075 号)

肝炎散 gan yan san

【英文名】Gan Yan Powders

【组成】杏叶、防风、酢浆草、天胡荽。(中草药 1993,24(2))

肝肾丸 gan shen wan

【英文名】Gan Shen Pill

【组成】当归身、白芍药、天门冬、生地黄。(中医方剂大辞典)

肝肾滋 gan shen zi

【英文名】Gan Shen Zi Concentrated Decoction(药品标准-中药成方制剂标准)

【组成】枸杞子、黄芪、党参、麦冬、阿胶。(药品标准-中药成方制剂标准 1990 年)

肝肾膏 gan shen gao

【英文名】Gan Shen Concentrated Decoction(药品标准-中药成方制剂标准)

【组成】女贞子、熟地黄、墨旱莲、桑叶、玉竹。(药品标准-中药成方制剂标准 1993 年)

肝药灵 gan yao ling

【英文名】Gan Yao Ling Powders

【组成】金银花、石斛、凌霄花、牛黄等。(中草药 1993,24(10))

肝胃汤 gan wei tang

【英文名】Gan Wei Decoction

【组成】嫩黄芪、当归、白芍、茯神、煨姜、南枣。(中医方剂大辞典)

肝复宁 gan fu ning

【英文名】Gan Fu Ning Prescription

【组成】生地、鳖甲、茯苓、杞子、沙参、穿山甲、白僵蚕、丹参、虎杖根、白术。(上海中医药杂志 1988,(10))

肝复康 gan fu kang

【英文名】Gan Fu Kang Liquid

【组成】党参、黄芪、大枣、蜂蜜。(北京中医杂志 1990(6))

肝疳丸 gan gan wan

【英文名】Gan Gan Pill

【组成】五灵脂、夜明砂、龙胆草、天麻、干蟾头、全蝎、蝉退、川芎、芦荟、黄连、青黛、防风。(中医方剂大辞典)

肝舒片 gan shu pian

【英文名】Gan Shu Tablet(药品标准-中药成方制剂标准)

【组成】当药、党参、黄精、木香、维生素。(药品标准-中药成方制剂标准 1991 年)

肝痹散 gan bi san

【英文名】Gan Bi Powders

【组成】人参、当归、川芎、代赭石、羌活、肉桂、茯苓、酸枣仁、丹砂。(中医方剂大辞典)

肝痿汤 gan wei tang

【英文名】Gan Wei Decoction

【组成】生地、当归、白芍、柴胡、玄参、栀子、花粉、丹皮。(中医方剂大辞典)

肝友胶囊 gan you jiao nang

【英文名】Gan You Capsule(药品标准-中药成方制剂标准)

【组成】丹参、火炭母、虎杖、鸡骨草、茯苓、山楂、郁金、泽泻、神曲茶、鸡爪芋、茵陈、白背叶根、党参、蚕砂、

白术。(药品标准－中药成方制剂标准 1996 年)

肝血宝片 gan xue bao pian

【英文名】Gan Xue Bao Tablet

【异名】血障平片(斯卫药准字(1994) 1247－3);叶绿素铜钠片(斯卫药准字(1994)1247－3)

【组成】蚕砂提取物——叶绿素,经络合铜离子而成叶绿素铜钠。(斯卫药准字(1994)1247－3)

肝灵冲剂 gan ling chong ji

【英文名】Gan Ling Medicinal Instant Granule

【组成】木瓜、白糖。(中医杂志 1988,29(10))

肝苏颗粒 gan su ke li

【英文名】Gan Su Granule(药品标准－中药成方制剂标准)

【组成】扯根菜。(药品标准－中药成方制剂标准 1997 年)

肝炎二号 gan yan er hao

【英文名】Gan Yan Er Hao Prescription

【组成】柴胡、炒白术、制半夏、陈皮、白茯苓、板蓝根、田基黄、山豆根、虎杖、建曲、甘草、蔻仁。(安徽中医学院学报 1988,7(2))

肝炎三号 gan yan san hao

【英文名】Gan Yan San Hao Priscription

【组成】栀子、大黄、赤芍。(中西医结合杂志 1988,8(7))

肝炎冲剂 gan yan chong ji

【英文名】Gan Yan Granule

【组成】柴胡、当归、赤芍、白芍、陈皮、枳壳、郁金、香附、丹参、玄参、茵陈、板蓝根、败酱草。(中医方剂大辞典)

肝炎合剂 gan yan he ji

【英文名】Gan Yan Mixture

【组成】茵陈、板蓝根、白术。(云南中医学院学报 1981,(2))

肝炎复方 gan yan fu fang

【英文名】Gan Yan Fu Prescription

【组成】茵陈、蒲公英、金钱草、丹参、车前子、茯苓、炒三仙、生山栀、生大黄、郁金、泽泻、白术。(江苏中医杂志 1981,2(2))

肝炎糖浆 gan yan tang jiang

【英文名】Gan Yan Syrup

【组成】(1)绵茵陈、夏枯草、板蓝根、虎杖、白糖、糖精、苯甲酸钠。(中药通报 1982,7(2))(2)茵陈、胆草、车前草、赤芍、蒲公英、广香、鸡血藤、香附、夏枯草、郁金、平地木、玄胡、鱼秋串、佛手片、大蓟、满天星。(中草药 1972,(5))

肝复宁方 gan fu ning fang

【英文名】Gan Fu Ning Decoction

【组成】生地、茯苓、白术、鳖甲、菟丝子、穿山甲、地鳖虫。(中医杂志 1993,34(7))

肝复康丸 gan fu kang wan

【英文名】Gan Fu Kang Pill(药品标准－中药成方制剂标准)

【组成】五味子、太子参、白花蛇舌草。(药品标准－中药成方制剂标准 1993 年)

肝复康汤 gan fu kang tang

【英文名】Gan Fu Kang Decoction

【组成】虎杖、丹参、黄芪、溪黄草、北沙参、女贞子、白芍、黄芩、仙灵脾、五味子、枳壳、桃仁、柴胡、田七。(中医药研究 1992,(4))

肝胆冲剂 gan dan chong ji

【英文名】Gan Dan Medicinal Instant Granule

【组成】虎杖根、金钱草、茵陈蒿、川牛膝、海金砂、川军、鸡内金、柴胡、郁金。(陕西中医 1984,5(8))

肝泰冲剂 gan tai chong ji

【英文名】Gan Tai Granule(药品标准－中药成方制剂标准)

【组成】当归、郁金、白芍、桃仁、香附、地黄、五灵脂、柏子仁、陈皮、竹叶、柴胡。(药品标准－中药成方制剂标准 1990 年)

肝热灵汤 gan re ling tang

【英文名】Gan Re Ling Decoction

【组成】柴胡、青蒿、夏枯草、桔叶、络石藤、大青叶、黄芩、白蒺藜、丹皮、生地。(中医临床与保健 1989,(1))

肝康胶囊 gan kang jiao nang

【英文名】Gan Kang Capsule

【组成】天花粉、丹参、大黄、板蓝根。(山西中医 1993,9(6))

肝康颗粒 gan kang ke li

【英文名】Gan Kang Granule(药品标准－中药成方制剂标准)

【组成】柴胡、田基黄、茵陈、蒲公英、甘草、金钱草。(药品标准－中药成方制剂标准 1998 年)

肝维康片 gan wei kang pian

【英文名】Gan Wei Kang Tablet

【组成】黄芪、山银柴胡、白术、马鞭草、连翘等。((98)卫药试字 Z－010 号)

肝硬化方 gan ying hua fang

【英文名】Gan Ying Hua Prescription

【组成】党参、白术、枳实、土鳖虫、丹参、甘草、醋鳖甲、三棱、莪术、穿山甲。(山东中医杂志 1991,10(4))

肝福冲剂 gan fu chong ji

【英文名】Gan Fu Granule(药品标准－中药成方制剂标准)

【组成】金钱草、茵陈、板蓝根、黄芩、枳壳、柴胡、栀子、五仁醇浸膏。(药品标准-中药成方制剂标准 1994 年)

肝风天麻散 gan feng tian ma san

【英文名】Gan Feng Tian Ma Powders

【组成】天麻、川芎、人参、羚羊角、犀角、乌蛇、柏子仁、酸枣仁、钩藤、甘菊。(中医方剂大辞典)

肝必复胶囊 gan bi fu jiao nang

【英文名】Gan Bi Fu Capsule(药品标准-中药成方制剂标准)

【组成】真菌树舌。(药品标准-中药成方制剂标准 1998 年)

肝安六合汤 gan an liu he tang

【英文名】Gan An Liu He Decoction

【组成】茵陈、板蓝根、丹参、泽兰、败酱草、大黄。(贵阳中医学院学报 1993,(1))

肝炎二号方 gan yan er hao fang

【英文名】Gan Yan Er Hao Formula

【组成】黑山栀、半枝莲、大青叶、炒白芍、葛根、车前子、丹皮、鸡内金、炒白术、连翘、制军。(浙江中医学院学报 1990,14(2))

肝炎系列方 gan yan xi lie fang

【英文名】Gan Yan Xi Lie Prescription

【组成】茵陈、焦山栀、生军、白花蛇舌草、绞股蓝、垂盆草、猪苓、茯苓、赤小豆。(浙江中医学院学报 1990,14(1))

肝炎康复丸 gan yan kang fu wan

【英文名】Gan Yan Kang Fu Pill(药品标准-中药成方制剂标准)

【组成】茵陈、郁金、板蓝根、当归、菊花、金钱草、丹参、滑石、拳参。(药品标准-中药成方制剂标准 1998 年)

肝炎解毒饮 gan yan jie du yin

【英文名】Gan Yan Jie Du Drink

【组成】白花蛇舌草、夏枯草、田基黄、土茯苓、绵茵陈、生山栀、黄柏、木通、甘草。(北京中医杂志 1985,(4))

肝肾双补丸 gan shen shuang bu wan

【英文名】Gan Shen Shuang Bu Pill

【组成】当归、川芎、杭萸肉、巴戟、茯苓、石斛、防风、细辛、川姜、甘草、枸杞。(中医方剂大辞典)

肝肾双治汤 gan shen shuang zhi tang

【英文名】Gan Shen Shuang Zhi Decoction

【组成】白芍、当归、山药、熟地、甘草、陈皮、茯苓、山茱萸、神曲。(中医方剂大辞典)

肝肾安糖浆 gan shen an tang jiang

【英文名】Gan Shen An Syrup(药品标准-中药成方制剂标准)

【组成】何首乌、黑芝麻、墨旱莲、桑椹、金樱子、菟丝子、豨莶草、桑叶、牛膝、女贞子、杜仲、地黄、金银花、黑豆。(药品标准-中药成方制剂标准 1998 年)

肝肾两舒汤 gan shen liang shu tang

【英文名】Gan Shen Liang Shu Decoction

【组成】熟地、玄参、茯苓、白芍、柴胡、当归、甘草、炒栀子、丹皮。(中医方剂大辞典)

肝肾兼补丸 gan shen jian bu wan

【英文名】Gan Shen Jian Bu Pill

【组成】熟地、枸杞子、山萸肉、五味、茯神、菊花、生神曲、谷精草、山药。(中医方剂大辞典)

肝肾兼资汤 gan shen jian zi tang

【英文名】Gan Shen Jian Zi Decoction

【组成】熟地、当归、白芍、黑栀、山萸、白芥子、甘草。(中医方剂大辞典)

肝肾康糖浆 gan shen kang tang jiang

【英文名】Gan Shen Kang Syrup(药品标准-中药成方制剂标准)

【组成】制何首乌、熟地黄、女贞子、五味子、山药、甘草、黄精、当归。(药品标准-中药成方制剂标准 1993 年)

肝郁调经膏 gan yu tiao jing gao

【英文名】Gan Yu Tiao Jing Concentrated Decoction(药品标准-中药成方制剂标准)

【组成】白芍、佛手、郁金、玫瑰花、代代花、牡丹皮、川楝子、香附、当归、丹参、葛根、泽泻。(药品标准-中药成方制剂标准 1995 年)

肝胃二气丹 gan wei er qi dan

【英文名】Gan Wei Er Qi Pellet

【组成】醋煅赭石、煅石决明、煅瓦楞子、路路通、旋覆花、新绛、乌药、青葱管、淡附子、吴萸、元胡、五灵脂、蒲公英、佛手柑、当归、制香附、炙草、沉香、公丁香、木香、砂仁、川莲、寸香。(中医方剂大辞典)

肝胃气痛散 gan wei qi tong san

【英文名】Gan Wei Qi Tong Powders

【组成】海螵蛸、人坎炁、上沉香。(中医方剂大辞典)

肝胃百合汤 gan wei bai he tang

【英文名】Gan Wei Bai He Decoction

【组成】柴胡、黄芩、乌药、川楝子、郁金、百合、丹参。(中医方剂大辞典)

肝胃至宝丹 gan wei zhi bao dan

【英文名】Gan Wei Zhi Bao Pellet

【组成】莱菔子、香附、桔皮、焦三仙、三棱、厚朴、莪术、槟榔、枳壳、白芍、丹皮、木香、片黄姜、旋覆花、豆蔻仁、川芎、沉香、丁香、砂仁、甘草、赭石、青皮、枳实。

（中医方剂大辞典）

肝胆两抒汤 gan dan liang shu tang

【英文名】Gan Dan Liang Shu Decoction

【组成】龙胆草、柴胡、当归、金银花、炙甘草、甘菊、半夏、白芍、丹皮、黄葵花、白蒺藜。（中医方剂大辞典）

肝胆两益汤 gan dan liang yi tang

【英文名】Gan Dan Liang Yi Decoction

【组成】白芍、远志、炒枣仁。（中医方剂大辞典）

肝悦片一号 gan yue pian yi hao

【英文名】Gan Yue Pian Yi Hao Prescription

【组成】虎杖、柴胡、丹参、党参、牛膝、麦芽。（陕西中医 1982,3(2)）

肝病复原丹 gan bing fu yuan dan

【英文名】Gan Bing Fu Yuan Pellet

【组成】银柴胡、川朴、木香、香附、桃仁、当归、三棱、莪术、姜黄、延胡索、红花。（中医方剂大辞典）

肝速康胶囊 gan su kang jiao nang

【英文名】Gan Su Kang Capsule(药品标准－中药成方制剂标准)

【组成】齐墩果酸粗品、云芝多糖。（药品标准－中药成方制剂标准 1997 年）

肝得乐胶囊 gan de le jiao nang

【英文名】Gan De Le Capsule(药品标准－中药成方制剂标准)

【组成】三七、鸡骨草、广金钱草、人工牛黄、猪胆汁、蛇胆汁。（药品标准－中药成方制剂标准 1997 年）

肝得治胶囊 gan de zhi jiao nang

【英文名】Gan De Zhi Capsule

【组成】五仁醇、黄芩甙、桑椹子乙醇提取物、丹参乙醇提取物、甘草酸。（中草药 1980,11(7)）

肝喜乐胶囊 gan xi le jiao nang

【英文名】Gan Xi Le Capsule(药品标准－中药成方制剂标准)

【组成】齐墩果酸、五味子浸膏、刺五加膏。（药品标准－中药成方制剂标准 1997 年）

肝舒乐冲剂 gan shu le chong ji

【英文名】Gan Shu Le Granule(药品标准－中药成方制剂标准)

【组成】夏枯草、蒲公英、柴胡、白茅根、茵陈、甘草、马蓝草、苍术、虎杖。（药品标准－中药成方制剂标准 1994 年）

肝炎一号贴膏 gan yan yi hao tie gao

【英文名】Gan Yan Yi Hao Emplastrum

【组成】山豆根、板蓝根、白花蛇舌草。（河北中医学院学报 1989,4(2)）

肝炎二号贴膏 gan yan er hao tie gao

【英文名】Gan Yan Er Hao Emplastrum

【组成】仙灵脾、丹参、山豆根、板蓝根。（河北中医学院学报 1989,4(3－4)）

肝炎三号冲剂 gan yan san hao chong ji

【英文名】Gan Yan San Hao Medicinal Instant Granule

【组成】藿香、佩兰、苍术、厚朴、桔皮、枳壳、大腹皮、木香、茵陈、焦三仙。（浙江中医学院学报 1985,9(4)）

肝炎灵注射液 gan yan ling zhu she ye

【英文名】Gan Yan Ling Injection(药品标准－中药成方制剂标准)

【组成】山豆根。（药品标准－中药成方制剂标准 1998 年）

肝乐一、二号方 gan le yi er hao fang

【英文名】Gan Le Yi Er Hao Prescription

【组成】党参、黄芪、白术、茯苓、陈皮、香附、土鳖、桃仁、大黄、郁金、沉香、苏木、鳖甲、牡蛎、苡米、鼠妇、蚤休、败酱草、炮山甲、白茅根。（中国医结合杂南志 1987,7(9)）

肝精补血素口服液 gan jing bu xue su kou fu ye

【英文名】Gan Jing Bu Xue Su Oral Liquid(药品标准－中药成方制剂标准)

【组成】肝精膏、党参、枸杞子、枸橼酸铁铵、维生素 B。（药品标准－中药成方制剂标准 1997 年）

肚脐饼 du qi bing

【英文名】Du Qi Wafer

【异名】托脐饼(中医方剂大辞典、经验广集)

【组成】轻粉、巴豆、硫黄。（中医方剂大辞典）

肚痈煎 du yong jian

【英文名】Du Yong Powders

【组成】大黄、黑丑、杏仁、乳香、血竭、白芷。（中医方剂大辞典）

肚痛丸 du tong wan

【英文名】Du Tong Pill

【组成】(1)桔皮、草蔻、公丁、白豆蔻、广木香、石菖蒲、良姜、胡椒、肉桂、藿香、枳壳、厚朴、白芍、茯苓、山楂肉、青蒿、谷芽、朱砂。（中医方剂大辞典）(2)雄黄、巴豆仁。（中医方剂大辞典）

肚蒜丸 du suan wan

【英文名】Du Suan Pill

【组成】豮猪肚、大蒜、平胃散。（中医方剂大辞典）

肛疾宁 gang ji ning

【英文名】Gang Ji Ning Lotion

【组成】紫荆皮、地榆、半枝莲、皮硝。（上海中医药杂志 1992,(2)）

肛裂止痛膏 gang lie zhi tong gao

【英文名】Gang Lie Zhi Tong Plaster

【组成】血竭、没药、冰片、麝香、消炎痛、痢特灵。（实用中西医结合杂志 1991,4(4)）

肛裂生肌膏 gang lie sheng ji gao

【英文名】Gang Lie Sheng Ji Plaster

【组成】猪身前蹄扇骨、白芷、象皮、白蜡、当归尾、轻粉、紫草、血竭、甘草、香油。(辽宁中医杂志 1991,(9))

肠风饮 chang feng yin

【英文名】Chang Feng Drink

【组成】槐角子、黄连、枳壳、地榆、贯众。(中医方剂大辞典)

肠宁汤 chang ning tang

【英文名】Chang Ning Decoction

【组成】当归、熟地、人参、麦冬、阿胶、山药、续断、甘草、肉桂。(中医方剂大辞典)

肠红丸 chang hong wan

【英文名】Chang Hong Honeyed Pill

【组成】黄连、百草霜、乌梅。(中医方剂大辞典)

肠连丸 chang lian wan

【英文名】Chang Lian Pill

【组成】黄连、鲜公猪大肠。(中医方剂大辞典)

肠炎片 chang yan pian

【英文名】Chang Yan Pill

【组成】赤石脂、诃子、甘草、黄连、黄柏、元胡。(中国中药杂志 1991,16(1))

肠炎散 chang yan san

【英文名】Chang Yan Powders

【组成】(1)珍珠、牛黄、红力参、冰片、琥珀、五倍子、孩儿茶。(河南中医 1989,(6))(2)炒苍术、炒扁豆、肉豆蔻、茯苓、薏苡仁、泽泻、车前子、山楂、鸡内金、木香、藿香、厚朴、黄芩、银花、葛根、赤石脂。(中西医结合杂志 1990,10(1))

肠胃宁 chang wei ning

【英文名】Chang Wei Ning Liquid

【组成】翻白草、半夏。(中药药理与临床 1991,7(3))

肠胃康 chang wei kang

【英文名】Chang Wei Kang Medicinal Instant Granule

【组成】辣蓼、牛耳枫。(中药药理与临床 1992,8(4))

肠热散 chang re san

【英文名】Chang Re Powders

【组成】黄连、连翘、银花、白芍、沙参、荆芥、香薷、地骨皮、柴胡、陈皮、甘草。(云南医药 1981,2(3))

肠痈丸 chang yong wan

【英文名】Chang Yong Honeyed Pill

【组成】乳香、没药、木香、川朴、生大黄。(中医方剂大辞典)

肠痈汤 chang yong tang

【英文名】Chang Yong Decoction

【异名】牡丹汤(中医方剂大辞典、圣济总录);薏苡仁汤(中医方剂大辞典、圣济总录);瓜子汤(中医方剂大辞典、全生指迷方);三仁汤(中医方剂大辞典、医学入门);薏苡瓜瓣汤(中医方剂大辞典、张氏医通)

【组成】(1)牡丹、甘草、败酱、生姜、茯苓、薏苡仁、桔梗、麦门冬、丹参、芍药、生地黄。(中医方剂大辞典)(2)薏苡仁、牡丹皮、桃仁、冬瓜仁。(中医方剂大辞典)

肠痈饮 chang yong yin

【英文名】Chang Yong Drink

【组成】大黄、朴消、丹皮、白芥子、桃仁。(中医方剂大辞典)

肠痈散 chang yong san

【英文名】Chang Yong Powders

【组成】明矾、肥皂、雄黄、大黄。(中医方剂大辞典)

肠痈煎 chang yong jian

【英文名】Chang Yong Jian Decoction

【组成】川山甲、白芷、贝母、僵蚕、大黄。(中医方剂大辞典)

肠康片 chang kang pian

【英文名】Chang Kang Tablet(药品标准－中药成方制剂标准)

【组成】盐酸小檗碱、木香、吴茱萸。(药品标准－中药成方制剂标准 1998 年)

肠粘灵 chang zhan ling

【英文名】Chang Zhan Ling Liquid

【组成】繁绿、寻骨风、蒲公英、蛇莓、金钱草、忍冬藤、紫花地丁、木香、制香附。(浙江中医杂志 1991,(4))

肠覃汤 chang tan tang

【英文名】Chang Tan Decoction

【组成】柴胡、当归、赤芍、白术、枳实、丹参、昆布、薏苡仁、三棱、莪术、益母草。(中医方剂大辞典)

肠风黑散 chang feng hei san

【英文名】Chang Feng Hei Powders

【异名】肠风黑神散(中医方剂大辞典、较注妇人良方)

【组成】(1)败棕、头发、木馒头、木贼、槐角、枳壳、甘草、乌梅肉。(中医方剂大辞典)(2)荆芥、枳壳、乱发、槐花、槐角、甘草、猬皮。(中医方剂大辞典)(3)败棕、木馒头、乌梅、甘草。(中医方剂大辞典)

肠驱蛔汤 chang qu hui tang

【英文名】Chang Qu Hui Decoction

【组成】槟榔、使君子、雷丸、苦楝皮、川朴、大黄。(中医方剂大辞典)

肠炎宁片 chang yan ning pian

【英文名】Chang Yan Ning Tablet

【组成】地锦草、黄毛耳草、香薷、枫树叶等。(赣卫药准字(1996)第 043001)

肠胃宁片 chang wei ning pian

【英文名】Chang Wei Ning Tablet(药品标准－中药成方制剂标准)

【组成】党参、白术、黄芪、赤石脂、干姜、木香、砂仁、补骨脂、葛根、防风、白芍、延胡索、当归、儿茶、罂粟壳、甘草。(药品标准－中药成方制剂标准 1997年)

肠痢宁片 chang li ning pian

【英文名】Chang Li Ning Tablet(药品标准－中药成方制剂标准)

【组成】蛇莓。(药品标准－中药成方制剂标准 1991年)

肠道一号 chang dao yi hao

【英文名】Chang Dao Yi Hao Prescription

【组成】马齿苋、黄芩、蒲公英、藿香、木香。(新中医 1988,(9))

肠风下血丸 chang feng xia xue wan

【英文名】Chang Feng Xia Xue Pill

【组成】石榴皮。(中医方剂大辞典)

肠风槐角丸 chang feng huai jiao wan

【英文名】Chang Feng Huai Jiao Pill

【组成】(1)槐角、炒枳壳、当归、地榆炭、防风、黄芩。(中医方剂大辞典)(2)槐角、地榆、黄芪、当归、川芎、阿胶、升麻、生地、条芩、连翘、秦艽、防风、白芷、川连。(中医方剂大辞典)

肠炎宁糖浆 chang yan ning tang jiang

【英文名】Chang Yan Ning Syrup(药品标准－中药成方制剂标准)

【组成】地锦草、黄毛耳草、樟树根、香薷、枫树叶。(药品标准－中药成方制剂标准 1998 年)

肠炎汤一号 chang yan tang yi hao

【英文名】Chang Yan Yi Decoction

【组成】苍术炭、白术炭、姜厚朴、通草、莲子、炒扁豆、炒山药、茯苓、煨诃子、煨肉豆蔻、党参、甘草。(中医方剂大辞典)

肠炎汤二号 chang yan tang er hao

【英文名】Chang Yan Er Decoction

【组成】禹余粮、赤石脂、制附片、肉桂、干姜、煨诃子、煨肉豆蔻、米壳、补骨脂、党参、焦白术、甘草。(中医方剂大辞典)

肠胃安胶囊 chang wei an jiao nang

【英文名】Chang Wei An Capsule

【组成】黄连、苍术、木香等。(中药药理与临床 1993,9(4))

肠胃适胶囊 chang wei shi jiao nang

【英文名】Chang Wei Shi Capsule(药品标准－中药成方制剂标准)

【组成】十大功劳、鸡骨香、黄连须、救心应、凤尾草、葛根、两面针、防己。(药品标准－中药成方制剂标准 1995 年)

肠胃舒郁丸 chang wei shu yu wan

【英文名】Chang Wei Shu Yu Paste Pill

【组成】香附、茯苓、陈皮、炙甘草、川芎、炒山栀、炒苍术、砂仁、半夏。(中医方剂大辞典)

肠痈溃烂汤 chang yong kui lan tang

【英文名】Chang Yong Kui Lan Decoction

【组成】人参、玉米、白术、山药、玄参、甘草、金银花、山羊血。(中医方剂大辞典)

肠粘连合剂 chang zhan lian he ji

【英文名】Chang Zhan Lian Mixture

【组成】木香等。(南京中医学院学报 1987,(3))

肠道清洁剂 chang dao qing jie ji

【英文名】Intestinal Cleaning Agents(中国中医药学主题词表)

【定义】是指以清除粪便、降低肠压、使肠道恢复正常功能为目的使用的液体药剂。(中药药剂学)

肠功能恢复汤 chang gong neng hui fu tang

【英文名】Chang Gong Neng Hui Fu Decoction

【组成】党参、白术、桃仁、赤芍、枳壳、厚朴、木香、火麻仁、大黄。(中医方剂大辞典)

肠粘连缓解汤 chang zhan lian huan jie tang

【英文名】Chang Zhan Lian Huan Jie Decoction

【组成】川朴、木香、乌药、炒莱菔子、桃仁、赤芍、芒消、番泻叶。(中医方剂大辞典)

肠道易激综合征方 chang dao yi ji zong he zheng fang

【英文名】Chang Dao Yi Ji Zong He Zheng Prescription

【组成】黄芪、升麻、炒白术、陈皮、炒防风、白芍、辣蓼。(中医杂志 1986,27(2))

角子汤 jiao zi tang

【英文名】Jiao Zi Decoction

【组成】黄牛角心、槟榔。(中医方剂大辞典)

角发酒 jiao fa jiu

【英文名】Jiao Fa Wine

【组成】左角之发。(中医方剂大辞典)

角灰散 jiao hui san

【英文名】Jiao Hui Powders

【组成】牛角。(中医方剂大辞典)

角刺粥 jiao ci zhou

【英文名】Jiao Ci Gruel

【组成】角刺末、糯米。(中医方剂大辞典)

角蒿散 jiao hao san

【英文名】Jiao Hao Powders

【组成】(1)角蒿。(中医方剂大辞典)(2)角蒿、细辛、川升麻、地骨皮、牛膝。(中医方剂大辞典)

角煎丸 jiao jian wan
【英文名】Jiao Jian Pill
【组成】黄连、枳壳、当归尾、牙皂、香附子。(中医方剂大辞典)
角鹰散 jiao ying san
【英文名】Jiao Ying Powders
【组成】角鹰屎、乳香、葱白。(中医方剂大辞典)
角皂皮丸 jiao zao pi wan
【英文名】Jiao Zao Pi Honeyed Pill
【组成】皂角树根皮、当归、黄芪、陈艾、人参、麻黄。(中医方剂大辞典)
角蒿升麻散 jiao hao sheng ma san
【英文名】Jiao Hao Sheng Ma Powders
【组成】角蒿、细辛、升麻、地骨皮、麻黄、牛膝。(中医方剂大辞典)
角膜炎合剂 jiao mo yan he ji
【英文名】Jiao Mo Yan Mixture
【组成】黄栀子、麦冬、细辛、黄芩、玄参、蒲公英、板蓝根、赤芍、蔓荆子、甘草。(中西医结合眼科 1991,9(4))
龟胶 gui jiao
【英文名】Gui Jiao
【组成】龟甲。((85)鄂卫药准字 289 号)
龟甲汤 gui jia tang
【英文名】Gui Jia Decoction
【组成】(1)龟甲、当归、乱发。(中医方剂大辞典)(2)龟甲、虎骨、海桐皮、羌活、丹参、独活、牛膝、萆薢、五加皮、酸枣仁、附子、天雄、天麻、防风、威灵仙、芎䓖、当归、桂、紫参、薄荷、槟榔、菖蒲。(中医方剂大辞典)
龟甲散 gui jia san
【英文名】Gui Jia Powders
【异名】桑寄生散(中医方剂大辞典、圣济总录)
【组成】(1)龟甲、桑耳、当归、白芍药、乌贼鱼骨、禹余粮、吴茱萸、柏叶、桑寄生、芎䓖。(中医方剂大辞典)(2)龟甲、当归、桑耳、人参、狗脊、禹余粮、白石脂、柏叶、吴茱萸、白芍药、桑寄生、桂心、厚朴。(中医方剂大辞典)(3)龟甲、磁石、败船茹、乱发灰、当归、赤芍药、木贼、延胡索、桑耳、黄芪、白瓷、麝香。(中医方剂大辞典)(4)龟甲、蛇蜕皮、露蜂房、麝香、猪后悬蹄甲。(中医方剂大辞典)(5)龟甲、牡蛎。(中医方剂大辞典)(6)龟甲、虎骨、漏芦、当归、芎䓖、桂、天雄、羌活、没药、牛膝。(中医方剂大辞典)(7)龟甲、木通、远志、菖蒲。(中医方剂大辞典)(8)龟甲、当归、干姜、阿胶、诃黎勒、龙骨、赤石脂、艾叶、甘草。(中医方剂大辞典)(9)龟甲、黑桑耳、鹿茸、禹余粮、当归、柏子仁、吴茱萸、芎䓖、白石脂。(中医方剂大辞典)
龟头丸 gui tou wan
【英文名】Gui Tou Honeyed Pill
【组成】死龟头、小猬皮、磁石、桂心。(中医方剂大辞典)
龟头散 gui tou san
【英文名】Gui Tou Powders
【组成】(1)龟头、龙骨。(中医方剂大辞典)(2)龟头。(中医方剂大辞典)(3)龟头、卷柏、龙骨。(中医方剂大辞典)
龟肉丸 gui rou wan
【英文名】Gui Rou Pill
【组成】川芎、当归、白芍、紫苏、人参、砂仁、花椒、艾叶、香附、白术、陈皮、熟地、干姜、五味。(中医方剂大辞典)
龟肉臛 gui rou huo
【英文名】Gui Rou Huo Decoction
【组成】龟肉、羊肉、麞肉。(中医方剂大辞典)
龟豕膏 gui shi gao
【英文名】Gui Shi Ointment
【组成】杀猪心内之血、龟版膏、五味子。(中医方剂大辞典)
龟苓膏 gui ling gao
【英文名】Gui Ling Concentrated Decoction(药品标准－中药成方制剂标准)
【组成】龟、生地黄、土茯苓、绵茵陈、金银花、甘草、火麻仁。(药品标准－中药成方制剂标准 1997 年)
龟板胶 gui ban jiao
【英文名】Gui Ban Jiao
【组成】龟板。((85)鄂卫药准字 289 号)
龟版丸 gui ban wan
【英文名】Gui Ban Honeyed Pill
【组成】龟版、条芩、白芍、椿根皮、黄柏。(中医方剂大辞典)
龟版胶 gui ban jiao
【英文名】Gui Ban Gelatin
【组成】龟版、陈皮、甘草、冰糖、黄酒、阿胶、香油。(中医方剂大辞典)
龟版散 gui ban san
【英文名】Gui Ban Powders
【组成】龟版、黄连、红粉、冰片。(中医方剂大辞典)
龟柏丸 gui bai wan
【英文名】Gui Bai Pill
【异名】椿皮丸(中医方剂大辞典、明医指掌)
【组成】龟版、侧柏叶、芍药、椿根皮、升麻、香附。(中医方剂大辞典)
龟背丸 gui bei wan
【英文名】Gui Bei Pill

【组成】(1)儿茶、阿魏、乳香、没药、肉桂、冰片。(中医方剂大辞典)(2)枳壳、防风、独活、大黄、前胡、当归、麻黄。(中医方剂大辞典)

龟背散 gui bei san

【英文名】Gui Bei Powders

【异名】龟胸丸(中医方剂大辞典、婴童百问)

【组成】大黄、天门冬、百合、杏仁、木通、桑白皮、甜葶苈、朴消、枳壳。(中医方剂大辞典)

龟胸丸 gui xiong wan

【英文名】Gui Xiong Pill

【组成】(1)大黄、麻黄、百合、桑皮、木通、枳壳、甜葶苈、杏仁、芒消。(中医方剂大辞典)(2)川大黄、天门冬、百合、杏仁、木通、枳壳、桑白皮、甜葶苈、软石膏。(中医方剂大辞典)(3)苍术、酒柏、酒芍药、陈皮、防风、威灵仙、山楂、当归。(中医方剂大辞典)

龟蛇酒 gui she jiu

【英文名】Gui She Wine(药品标准－中药成方制剂标准)

【组成】活乌龟、眼镜蛇、银环蛇、乌梢蛇、党参、杜仲、大枣、枸杞子、当归、锁阳、黄芪、肉桂、湘牛膝、川芎、桑寄生。(药品标准－中药成方制剂标准 1993 年)

龟蛇散 gui she san

【英文名】Gui She Powders

【组成】败龟版、雄蛇壳、大麦灰、老榆树皮。(中医方剂大辞典)

龟鹿饮 gui lu yin

【英文名】Gui Lu Drink

【组成】熟地、山茱萸、金钗石斛、牛膝、虎骨、龟膏、杜仲、山药、鹿角胶、菟丝子、白术。(中医方剂大辞典)

龟龄丸 gui ling wan

【英文名】Gui Ling Pill

【组成】人参、茴香炭、肉桂、草薢、硫黄、鹿茸、茯苓、苁蓉、当归、龟版、杞子、川椒炭、黄芪、麻雀脑。(中医方剂大辞典)

龟龄集 gui ling ji

【英文名】Gui Ling Ji Powders

【异名】鹤龄丹(中医方剂大辞典、何氏济生论、年氏集验良方)

【组成】(1)黄毛鹿茸、补骨脂、石燕、急性子、细辛、生地、杜仲炭、青盐、丁香、蚕蛾、蜻蜓、熟地、苁蓉、地骨皮、附子、天冬、山参、甘草、山甲、枸杞子、淫羊藿、锁阳、牛膝、砂仁、麻雀脑、菟丝子、海马、硫黄、镜面砂。(中医方剂大辞典)(2)振山威、水陆使者、金笋、玉枝、阴飞郎、劈天龙、九阳公、昆山雪、赤羽娘、重阳英、寿春紫、宿砂蜜、海上主人、太乙丹、朝云兽、补骨先生、乾坤髓、旱珍珠、通天柱杖、飞仙、先登、吐蕃丝、仙人仗、玉丝皮、风流带、王孙、如字香、云门令使。(中医方剂大辞典)

龟蜡丹 gui la dan

【英文名】Gui La Pellet

【组成】血龟版、白蜡。(中医方剂大辞典)

龟樗丸 gui chu wan

【英文名】Gui Chu Pill

【组成】龟版、樗白皮、苍术、滑石、白芍、香附。(中医方剂大辞典)

龟蛎神膏 gui li shen gao

【英文名】Gui Li Shen Ointment

【组成】人参、黄芪、麦冬、北五味、蜀漆、肉桂、牡蛎、龟膏。(中医方剂大辞典)

龟甲养阴片 gui jia yang yin pian

【英文名】Gui Jia Yang Yin Tablet(药品标准－中药成方制剂标准)

【组成】龟甲、覆盆子、鳖甲、车前子、石决明、菟丝子、山楂、桑椹、地黄、山药、牡丹皮、泽泻、龙骨、牡蛎、丹参、紫贝齿、熟地黄、制何首乌、珍珠母、牛膝、枸杞子、狗脊、五味子、当归、女贞子、茯苓。(药品标准－中药成方制剂标准 1993 年)

龟百壮骨剂 gui bai zhuang gu ji

【英文名】Gui Bai Zhuang Gu Powders

【组成】龟甲、百合、浙贝、龙骨、牡蛎、条参、怀山药、全皮、桑皮、杏仁、天冬、枳壳、鸡内金。(湖南中医杂志 1989,(4))

龟柏地黄汤 gui bai di huang tang

【英文名】Gui Bai Di Huang Decoction

【组成】生龟版、生白芍、大熟地、生川柏、粉丹皮、萸肉、淮山药、辰茯神、青盐、陈皮。(中医方剂大辞典)

龟柏姜栀丸 gui bai jiang zhi wan

【英文名】Gui Bai Jiang Zhi Paste Pill

【组成】龟版、黄柏、干姜、栀子。(中医方剂大辞典)

龟首种子丸 gui shou zhong zi wan

【英文名】Gui Shou Zhong Zi Honeyed Pill

【异名】龟首丸(中医方剂大辞典、齐氏医案)

【组成】大龟首、大生地、山萸肉、怀山药、白茯苓、粉丹皮、光泽泻、肉苁蓉、真锁阳。(中医方剂大辞典)

龟鹿二仙胶 gui lu er xian jiao

【英文名】Gui Lu Er Xian Gelatin

【异名】龟鹿胶(中医方剂大辞典、全国中药成药处方集)

【组成】(1)鹿角、龟版、人参、枸杞子。(中医方剂大辞典)(2)鹿角、龟版、冰糖、黄酒、香油。(中医方剂大辞典)

龟鹿二仙精 gui lu er xian jing

【英文名】Gui Lu Er Xian Liquid

【组成】人参、枸杞、鹿角胶、龟板胶、黄芪、核桃仁、牛膝等。(中草药 1992,23(1))

龟鹿二仙膏 gui lu er xian gao

【英文名】Gui Lu Er Xian Ointment

【组成】(1)鹿角胶、龟版胶、枸杞、人参、桂圆肉。(中医方剂大辞典)(2)龟版胶、鹿角胶。(中医方剂大辞典)

龟鹿二胶丸 gui lu er jiao wan

【英文名】Gui Lu Er Jiao Pill(药品标准－中药成方制剂标准)

【组成】龟板胶、鹿角胶、巴戟天、补骨脂、续断、杜仲、熟地黄、当归、白芍、枸杞子、五味子、山药、山茱萸、麦冬、芡实、肉桂、附子、牡丹皮、泽泻、茯苓。(药品标准－中药成方制剂标准 1989 年)

龟鹿宁神丸 gui lu ning shen wan

【英文名】Gui Lu Ning Shen Pill(药品标准－中药成方制剂标准)

【组成】龟甲胶、鹿角胶、酸枣仁、远志、茯苓、熟地黄、当归、川芎、黄芪、党参、白芍、丹参、白术、砂仁、山药、芡实、甘草。(药品标准－中药成方制剂标准 1991 年)

龟鹿补冲汤 gui lu bu chong tang

【英文名】Gui Lu Bu Chong Decoction

【组成】党参、黄芪、龟版、鹿角胶、乌贼骨。(中医方剂大辞典)

龟鹿补肾丸 gui lu bu shen wan

【英文名】Gui Lu Bu Shen Pill(药品标准－中药成方制剂标准)

【组成】菟丝子、淫羊藿、续断、锁阳、狗脊、酸枣仁、何首乌、甘草、陈皮、鹿角胶、熟地黄、龟板胶、金樱子、黄芪、山药、覆盆子。(药品标准－中药成方制剂标准 1989 年)

龟鹿固本丸 gui lu gu ben wan

【英文名】Gui Lu Gu Ben Honeyed Pill

【组成】熟地、莲米、丹皮、枣皮、淮山药、川牛膝、当归、远志、枸杞、泽泻、白芍、甘草、鹿胶、龟胶。(中医方剂大辞典)

龟鹿桂枝汤 gui lu gui zhi tang

【英文名】Gui Lu Gui Zhi Decoction

【组成】龟腹版、鹿角霜、紫石英、当归身、杜仲、莲须、桂枝、白芍、甘草、生姜、大枣。(中医方剂大辞典)

龟鹿滋肾丸 gui lu zi shen wan

【英文名】Gui Lu Zi Shen Honeyed Pill

【组成】熟地、茯苓、阳春砂、苁蓉、补骨脂、菟丝子、泽泻、当归、白术、远志肉、杞子、覆盆子、芡实、山药、莲子肉、丹皮、山萸肉、牛膝、杜仲炭、枣仁、人参、鹿茸、龟版胶、鹿角胶。(中医方剂大辞典)

龟芪参口服液 gui qi shen kou fu ye

【英文名】Gui Qi Shen Oral Liquid(药品标准－中药成方制剂标准)

【组成】人参、鹿茸、黄芪、龟甲胶、熟地黄、牛膝、山药、丹参、枸杞子、菟丝子、五味子、桑寄生。(药品标准－中药成方制剂标准 1998 年)

龟鹿补肾胶囊 gui lu bu shen jiao nang

【英文名】Gui Lu Bu Shen Capsule(药品标准－中药成方制剂标准)

【组成】菟丝子、淫羊藿、续断、锁阳、狗脊、酸枣仁、制何首乌、炙甘草、陈皮、鹿角胶、熟地黄、龟甲胶、金樱子、蜜黄芪、山药、覆盆子。(药品标准－中药成方制剂标准 1998 年)

龟鹿补肾口服液 gui lu bu shen kou fu ye

【英文名】Gui Lu Bu Shen Liquid

【组成】鹿胶、龟胶、黄芪、菟丝子、淫羊藿、酸枣仁等。(中成药研究 1993,(2))

免怀汤 mian huai tang

【英文名】Mian Huai Decoction

【异名】免怀散(中医方剂大辞典、金鉴)

【组成】当归尾、赤芍药、红花、牛膝。(中医方剂大辞典)

免疫增效剂 mian yi zeng xiao ji

【英文名】Mian Yi Zeng Xiao Capsule

【组成】黄芪、白术、西洋参等。(山西中医 1992,8(5))

条剂 tiao ji

【英文名】Medicated Thread Drainage

【定义】是将药物细粉或药膏粘附在桑皮纸捻成的细条上的一种外用剂型。(中药药剂学)

条风散 tiao feng san

【英文名】Tiao Feng Powders

【组成】黄连、蔓荆子、五倍。(中医方剂大辞典)

条芩藕节汤 tiao qin ou jie tang

【英文名】Tiao Qin Ou Jie Decoction

【组成】条黄芩、藕节炭、栀子、桂枝、芥穗炭。(中医方剂大辞典)

灸剂 jiu ji

【英文名】Medicinal Moxibustion Dosage Forms

【定义】是指将艾叶捣、碾成绒状,或另加其他药料卷制成卷烟状或捻成其他形状,供熏灼穴位或其他患部的外用剂型。(中药药剂学)

灸疮膏 jiu chuang gao

【英文名】Jiu Chuang Plaster

【组成】当归、川芎、芍药、白芷、细辛、头发。(中医方剂大辞典)

卵通灵 luan tong ling

【英文名】Luan Tong Ling Decoction

【组成】丹参、赤芍、桃仁、红花、酒大黄、当归、川芎、香附、枳实、熟地、生牡蛎、昆布。(安徽中医学院学报 1991,11(4))

迎风丹 ying feng dan

【英文名】Ying Feng Pellet

【组成】苍术、何首乌、荆芥穗、苦参。(中医方剂大辞典)

迎春汤 ying chun tang

【英文名】Ying Chun Decoction

【组成】人参、黄芪、当归、白芍、陈皮、甘草、六曲。(中医方剂大辞典)

迎春散 ying chun san

【英文名】Ying Chun Powders

【组成】辛夷花、麝香。(中医方剂大辞典)

迎气防风汤 ying qi fang feng tang

【英文名】Ying Qi Fang Feng Decoction

【组成】防风、羌活、陈皮、人参、甘草、藁本、青皮、白豆蔻、黄柏、升麻、柴胡、黄芪。(中医方剂大辞典)

弃杖散 qi zhang san

【英文名】Qi Zhang Powders

【组成】当归尾、姜黄、紫荆皮、细辛、大黄、生川乌、皂角、肉桂、透骨草、丁香、白芷、红花。(中医方剂大辞典)

辛乌散 xin wu san

【英文名】Xin Wu Powders

【异名】角药(中医方剂大辞典)

【组成】赤芍稍、草乌、桔梗、荆芥穗、甘草、柴胡、赤小豆、连翘、细辛、紫荆皮、皂角、小生地。(中医方剂大辞典)

辛术散 xin zhu san

【英文名】Xin Zhu Powders

【组成】苍术、陈桔皮、细辛、厚朴、缩砂仁、附子、桂、肉豆蔻、干姜、丁香、甘草。(中医方剂大辞典)

辛夷丸 xin yi wan

【英文名】Xin Yi Paste Pill

【组成】南星、半夏、苍术、黄芩、辛夷、川芎、黄柏、滑石、牡蛎。(中医方剂大辞典)

辛夷汤 xin yi tang

【英文名】Xin Yi Decoction

【异名】辛夷散(中医方剂大辞典、医钞类编)

【组成】(1)辛夷、川芎、白芷、防风、羌活、荆芥、藁本、薄荷、木通、细辛、升麻、甘草。(中医方剂大辞典)(2)辛夷、甘菊花、吴白芷、前胡、川芎、薄荷叶、石膏、白术、赤茯苓、生干地黄、陈桔皮、甘草。(中医方剂大辞典)(3)辛夷、大枣、桂、防风、白术、甘草、生姜、泽兰。(中医方剂大辞典)

辛夷散 xin yi san

【英文名】Xin Yi Powders

【组成】(1)辛夷仁、细辛、藁本、升麻、川芎、木通、防风、羌活、炙甘草、白芷。(中医方剂大辞典)(2)辛夷仁、苍耳子、白芷、薄荷、黄连。(中医方剂大辞典)(3)辛夷、川芎、防风、木通、细辛、藁本、升麻、白芷、甘草。(中医方剂大辞典)(4)辛夷花、黄芪、人参、当归、白芍、川芎、白芷、细辛、黄芩、甘草。(中医方剂大辞典)(5)辛夷、南星、苍耳、黄芩、川芎。(中医方剂大辞典)(6)辛夷、大黄、川芎、荆芥、防风、甘草。(中医方剂大辞典)(7)辛夷、桔梗、防风、茯苓、僵蚕、前胡、法夏、蝉退、白芷、川芎、黄粟芽、薄荷、陈茶、苍耳、木通、陈皮、粉草、生姜。(中医方剂大辞典)

辛夷膏 xin yi gao

【英文名】Xin Yi Plaster; Xin Yi Ointment

【组成】(1)羌活、防风、苍术、茯苓、猪苓、泽泻、茵陈、甘草、桑白、地骨。(中医方剂大辞典)(2)辛夷、川芎、香白芷、茵草、通草、当归、细辛、肉桂。(中医方剂大辞典)(3)辛夷叶、细辛、木通、香白芷、木香、杏仁。(中医方剂大辞典)(4)辛夷、白芷、藁本、甘草、当归。(中医方剂大辞典)(5)辛夷、鹰屎白、杜若、细辛、白附子。(中医方剂大辞典)

辛芍汤 xin shao tang

【英文名】Xin Shao Decoction

【组成】细辛、白芍、川芎、菊花、葛根。(湖北中医杂志 1991,(2))

辛芥膏 xin jie gao

【英文名】Xin Jie Plaster

【组成】细辛、甘遂、白芥子、生元胡、生半夏、樟脑、冰片、胆矾、附子、川椒。(山东中医杂志 1986,(6))

辛豆汤 xin dou tang

【英文名】Xin Dou Decoction

【组成】草乌、香白芷、细辛、附子皮、块子姜黄、红豆、胡椒、香附子、良姜、荜茇、全蝎、蜂房、蜈蚣。(中医方剂大辞典)

辛茸丸 xin rong wan

【英文名】Xin Rong Honeyed Pill

【组成】嫩鹿茸、北细辛、黄芪、当归、藁本头、京芍药、川白芷、牡丹皮、川芎、干姜、肉桂、小黑豆、没药、防风、川椒。(中医方剂大辞典)

辛香散 xin xiang san

【英文名】Xin Xiang Powders

【组成】(1)防风、荆芥、寄奴、独活、大茴、明矾、倍子、苦参、柏叶、当归、白芷、泽兰、细辛、银花、苍耳。(中医方剂大辞典)(2)苍术、甘草、明矾、苦参、赤

芍、羌活、独活、白芷、藿香、柏叶、当归、忍冬藤。(中医方剂大辞典)(3)细辛、丁香。(中医方剂大辞典)

辛梗汤 xin geng tang

【英文名】Xin Geng Decoction

【组成】人参、干葛、白术、茯苓、甘草、细辛、桔梗、柴胡、升麻。(中医方剂大辞典)

辛散汤 xin san tang

【英文名】Xin San Powders

【组成】川芎、当归、干姜、桃仁、炙草、白芷、姜黄、细辛、葱头须。(中医方剂大辞典)

辛芩冲剂 xin qin chong ji

【英文名】Xin Qin Granule(药品标准－中药成方制剂标准)

【组成】细辛、黄芩、荆芥、防风、白芷、苍耳子、黄芪、白术、桂枝、石菖蒲。(药品标准－中药成方制剂标准1993年)

辛芩颗粒 xin qin ke li

【英文名】Xin Qin Granule

【组成】细辛、黄芩、黄芪、白术、防风、荆芥等。(《卫生部药品标准》(1995年))

辛乌荆定汤 xin wu jing ding tang

【英文名】Xin Wu Jing Ding Decoction

【组成】细辛、制川乌、南星、蔓荆子、白芷、地龙、菊花、川芎。(陕西中医1991,12(2))

辛夷注射液 xin yi zhu she ye

【英文名】Xin Yi Injection

【组成】辛夷。(中西医结合杂志1984,4(12))

辛夷荆芥散 xin yi jing jie san

【英文名】Xin Yi Jing Jie Powders

【组成】辛夷、荆芥、黄芩、神曲、南星、半夏、苍术、白芷。(中医方剂大辞典)

辛夷消风散 xin yi xiao feng san

【英文名】Xin Yi Xiao Feng Powders

【组成】辛夷、黄芩、薄荷、甘菊、川芎、桔梗、防风、荆芥、甘草、生地、赤芍。(中医方剂大辞典)

辛夷清肺饮 xin yi qing fei yin

【英文名】Xin Yi Qing Fei Drink

【组成】辛夷、黄芩、山栀、麦门冬、百合、石膏、知母、甘草、枇杷叶、升麻。(中医方剂大辞典)

辛夷鼻炎丸 xin yi bi yan wan

【英文名】Xin Yi Bi Yan Pill(药品标准－中药成方制剂标准)

【组成】辛夷、薄荷、紫苏叶、甘草、广藿香、苍耳子、鹅不食草、板蓝根、山白芷、防风、鱼腥草、菊花、三叉苦。(药品标准－中药成方制剂标准1995年)

辛字化毒丸 xin zi hua du wan

【英文名】Xin Zi Hua Du Pill

【组成】白花蛇、羚羊角、白鲜皮、牛黄、钟乳粉、生生乳、川山甲、月月红、乳香、朱砂、雄黄、槐花、神水、川贝母、蜂房。(中医方剂大辞典)

辛凉双解散 xin liang shuang jie san

【英文名】Xin Liang Shuang Jie Powders

【组成】鲜生地黄、连翘、焦栀子、栝楼皮、桑叶、鲜芦笋、郁金、鲜竹叶。(中医方剂大辞典)

辛凉甘桔汤 xin liang gan jie tang

【英文名】Xin Liang Gan Jie Decoction

【组成】甘草、桔梗、牛蒡、连翘、丹皮、当归、象贝。(中医方剂大辞典)

辛凉宣表汤 xin liang xuan biao tang

【英文名】Xin Liang Xuan Biao Decoction

【组成】荆芥、防风、桑叶、薄荷、象贝、绿豆衣、山栀、连翘、生草、桔梗、淡竹。(中医方剂大辞典)

辛凉活瘀汤 xin liang huo yu tang

【英文名】Xin Liang Huo Yu Decoction

【组成】牛蒡子、薄荷、赤芍、泽兰叶、猬皮、桃仁、鱼腥草。(中医方剂大辞典)

辛凉清解饮 xin liang qing jie yin

【英文名】Xin Liang Qing Jie Drink

【组成】连翘、金银花、杏仁、牛蒡子、薄荷、淡豆豉、蝉蜕、桔梗、淡竹叶。(中医方剂大辞典)

辛凉解表剂 xin liang jie biao ji

【英文名】Pungent-cool diaphoretic agent(中国中医药学主题词表)

【定义】指以性味辛凉、具有宣散风热作用的药物组成,治疗风热表证的方剂。(方剂学)

辛凉解散汤 xin liang jie san tang

【英文名】Xin Liang Jie San Decoction

【组成】薄荷叶、净蝉衣、大力子、焦山栀、大连翘、冬桑叶、淡竹叶、荆芥穗、青防风、贝母、淡豆豉、生甘草。(中医方剂大辞典)

辛润缓肌汤 xin run huan ji tang

【英文名】Xin Run Huan Ji Decoction

【组成】生地黄、细辛、熟地黄、石膏、黄柏、黄连、生甘草、知母、柴胡、当归身、荆芥穗、桃仁、防风、升麻、红花、杏仁、川椒。(中医方剂大辞典)

辛黄三白汤 xin huang san bai tang

【英文名】Xin Huang San Bai Decoction

【组成】人参、白术、白芍、白茯苓、当归、细辛、麻黄、姜、枣。(中医方剂大辞典)

辛散生化汤 xin san sheng hua tang

【英文名】Xin San Sheng Hua Decoction

【组成】川芎、当归、炙草、干姜、羌活、防风、桃仁。(中医方剂大辞典)

辛温平补汤 xin wen ping bu chang

【英文名】Xin Wen Ping Bu Decoction

【组成】附子、干姜、当归、肉桂、人参、甘草、黄芪、白术、白芍、五味子。(中医方剂大辞典)

辛温活瘀汤 xin wen huo yu tang

【英文名】Xin Wen Huo Yu Decoction

【组成】荆芥、防风、葱根、灵仙、赤芍、猬皮、天丁、泽兰。(中医方剂大辞典)

辛温解表剂 xin wen jie biao ji

【英文名】Pungent-warm diaphoretic agent(中国中医药学主题词表)

【定义】指以具有发散风寒作用的药物组成,治疗外感风寒表证的方剂。(方剂学)

辛夷合剂胶丸 xin yi he ji jiao wan

【英文名】Xin Yi He Ji Capsule

【组成】辛夷、荆芥穗、薄荷、白芷、川芎、柴胡、桔梗、枳壳、黄芩、瓜蒌、细辛、胆草。(山西中医 1986,2(3))

辛防白滴鼻液 xin fang bai di bi ye

【英文名】Xin Fang Bai Nose Drop

【组成】辛夷、防风、白芷、苍耳子。(中药通报 1981,6(6))

辛芳鼻炎胶囊 xin fang bi yan jiao nang

【英文名】Xin Fang Bi Yan Capsule(药品标准－中药成方制剂标准)

【组成】辛夷、白芷、黄芩、柴胡、川芎、桔梗、薄荷、菊花、荆芥穗、枳壳、防风、细辛、蔓荆子、龙胆、水牛角。(药品标准－中药成方制剂标准 1998 年)

忘忧散 wang you san

【英文名】Wang You Powders

【异名】琥珀散(中医方剂大辞典、普济方)

【组成】(1)白术、茯神、远志、柴胡、郁金、白芍、当归、巴戟天、陈皮、白芥子、神曲、麦冬、丹皮。(中医方剂大辞典)(2)琥珀。(中医方剂大辞典)

忘痛汤 wang tong tang

【英文名】Wang Tong Decoction

【组成】当归、黄芪、肉桂、延胡索、天花粉、秦艽。(中医方剂大辞典)

应手散 ying shou san

【英文名】Ying Shou Powders

【组成】(1)金银花、白及、白蔹、川乌、草乌、芙蓉叶、南星、半夏、大黄、五倍子、陈小粉、陈石灰、牙皂、乳香、没药、蟾酥、丁香。(中医方剂大辞典)(2)梅花冰片。(中医方剂大辞典)

应艾膏 ying ai gao

【英文名】Ying Ai Ointment

【组成】蓖麻子、蜂房。(中医方剂大辞典)

应正丸 ying zheng wan

【英文名】Ying Zheng Paste Pill

【组成】熟干地黄、乌药、甜瓜子、没药、乳香。(中医方剂大辞典)

应用丸 ying yong wan

【英文名】Ying Yong Honeyed Pill

【组成】乌头、大附子、茱萸、黑豆、肉桂、海桐皮、草薢、羌活、独活、川芎、牛膝、干木瓜、干漆、天南星。(中医方剂大辞典)

应用膏 ying yong gao

【英文名】Ying Yong Plaster

【异名】化脓生肌膏(中医方剂大辞典、疡科心得集·方汇)

【组成】当归、连翘、白及、白蔹、大黄、山栀、官桂、苍术、羌活、天麻、防风、黄芪、荆芥、川甲、甘草、芫花、蓖麻子、小生地。(中医方剂大辞典)

应至丸 ying zhi wan

【英文名】Ying Zhi Honeyed Pill

【组成】阿胶、熟干地黄、黄芪、地榆、木贼、槐花、五倍子、卷柏、棕榈、蒲黄、艾叶、人参、鸡冠花、赤石脂。(中医方剂大辞典)

应钟散 ying zhong san

【英文名】Ying Zhong Powders

【异名】芎黄散(中医方剂大辞典、家塾方)

【组成】大黄、川芎。(中医方剂大辞典)

应神散 ying shen san

【英文名】Ying Shen Powders

【组成】延胡索、胡椒。(中医方剂大辞典)

应真丸 ying zhen wan

【英文名】Ying Zhen Honeyed Pill

【组成】琥珀、预知子、远志、人参、白茯苓、白术、菖蒲、桂。(中医方剂大辞典)

应效丹 ying xiao dan

【英文名】Ying Xiao Pellet

【组成】(1)干漆、牡丹皮、大黄、莪术。(中医方剂大辞典)(2)麝香、沉香、雄黄、木香、甘草、冰片、朱砂、檀香、神曲。(中医方剂大辞典)

应效酒 ying xiao jiu

【英文名】Ying Xiao Wine

【组成】紫金皮、五加皮、川芎、乌药、官桂、玄胡索、广木香、郁金、羌活、乳香、牡丹皮、当归。(中医方剂大辞典)

应效散 ying xiao san

【英文名】Yin Xiao Powders

【异名】托里散(中医方剂大辞典、外科精义)

【组成】地骨皮。(中医方剂大辞典)

应病散 ying bing san

【英文名】Ying Bing Powders

【组成】人参、白术、白茯苓、白薇、白芷、京芍药、川芎、玄胡索、桂、大当归、赤石脂、牡丹皮、藁本、甘草、没

药、沉香。(中医方剂大辞典)

应梦散 ying meng san

【英文名】Ying Meng Powders

【组成】人参、胡桃肉、生姜、大枣。(中医方剂大辞典)

应痛丸 ying tong wan

【英文名】Ying Tong Pill

【组成】(1)乳香、五灵脂、没药、川乌头。(中医方剂大辞典)(2)甜瓜子、干木瓜、川乌头、五灵脂。(中医方剂大辞典)(3)赤芍药、草乌。(中医方剂大辞典)(4)苍术、当归、草乌头、黑牵牛。(中医方剂大辞典)(5)好茶末、乳香。(中医方剂大辞典)(6)生苍术、破故纸、舶上茴香、骨碎补、穿山甲、生草乌。(中医方剂大辞典)(7)胡椒、巴豆、斑蝥。(中医方剂大辞典)(8)阿魏、槟榔、硇砂末、赤芍药。(中医方剂大辞典)(9)韭子、芎䓖。(中医方剂大辞典)(10)白术、牛膝、当归、黄芪、芍药、陈桔皮、桂、诃黎勒、厚朴、白茯苓。(中医方剂大辞典)(11)桂、干漆、京三棱、当归。(中医方剂大辞典)(12)附子、天麻、虎骨、天南星、狗脊、白茯苓、阿胶、狼毒、白僵蚕、海桐皮、牡蛎、天雄、防风、吴茱萸、羌活、独活。(中医方剂大辞典)(13)五灵脂、草乌头、地龙、白芥子、自然铜、乳香。(中医方剂大辞典)(14)乌头、草乌头、枫香脂、赤小豆、天南星、威灵仙、地龙。(中医方剂大辞典)

应痛散 ying tong san

【英文名】Ying Tong Powders

【组成】(1)荔枝核、石菖蒲、吴茱萸。(中医方剂大辞典)(2)细辛、白芷、升麻、南硼砂、川芎、铅白霜、龙脑、麝香。(中医方剂大辞典)(3)延胡索、当归、桂心。(中医方剂大辞典)(4)荆芥穗、桑根白皮、地榆。(中医方剂大辞典)(5)良姜、赤芍药。(中医方剂大辞典)

应痛膏 ying tong gao

【英文名】Ying Tong Ointment

【组成】(1)槟榔、白豆蔻、官桂、柳枝、木鳖子、香白芷、当归、丁香、天南星、白附、黑附子、黄蜡。(中医方剂大辞典)(2)当归、秦艽、何首乌、败龟、白蔹、白及、白术、白芷、杏仁、木鳖子、芎䓖、延胡索、密陀僧、乳香、麒麟竭、没药、枫香脂、铅丹。(中医方剂大辞典)

应急撞气丸 ying ji zhuang qi wan

【英文名】Ying Ji Zhuang Qi Pill

【组成】铅、石亭脂、丁香、木香、麝香。(中医方剂大辞典)

应效三圣散 ying xiao san sheng san

【英文名】Ying Xiao San Sheng Powders

【组成】花蕊石散、复元通气散、追风独活散。(中医方剂大辞典)

应效祛风丸 ying xiao qu feng wan

【英文名】Ying Xiao Qu Feng Pill

【组成】木香、槟榔、川芎、陈皮、青皮、防风、天麻、半夏、姜屑、车前子、猪牙皂角、大黄、牵牛头。(中医方剂大辞典)

应病接骨膏 ying bing jie gu gao

【英文名】Ying Bing Jie Gu Plaster

【组成】龙骨、虎胫骨、乌鱼骨、川山甲、地龙、黑狗脊、木鳖子、牛膝、川乌头、泽乌头、草乌头、半夏、吴茱萸、山茱萸、石茱萸、细辛、芍药、肉苁蓉、川椒、乳香、没药、白芥子、防风、自然铜、川楝子、猪牙皂角。(中医方剂大辞典)

应验打老丹 ying yan da lao dan

【英文名】Ying Yan Da Lao Honeyed Pill

【组成】白茯苓、甘菊花、川芎、干山药、乌药、金铃子、覆盆子、钟乳粉、山茱萸、云母石、续断、肉苁蓉、附子、蛇床子、桂心、天雄、巴戟、鹿茸、远志、白术、麦门冬、牡蛎、生地黄、玄参、独活、柏子仁、五味子、干姜、泽泻、丹参、紫菀、黄芪、蔓荆子、枸杞子、牡丹皮、密蒙花、芍药、甘草、苦参、石斛、熟地黄、杜仲、人参、牛膝、荜茇、赤石脂、天门冬、沙参、菟丝子、茴香、藁本。(中医方剂大辞典)

应验如意散 ying yan ru yi san

【英文名】Ying Yan Ru Yi Powders

【组成】青皮、五灵脂、川楝子、山甲、茴香、玄胡索、良姜、没药、槟榔、木香、沉香、砂仁。(中医方剂大辞典)

应痛内托丸 ying tong nei tuo wan

【英文名】Ying Tong Nei Tuo Honeyed Pill

【组成】赤芍药、当归、血竭、麝香、瓜蒌根、人参、沉香、茵陈、全蝎、大黄。(中医方剂大辞典)

应痛乳香丸 ying tong ru xiang wan

【英文名】Ying Tong Ru Xiang Honeyed Pill

【组成】乳香、没药、信朱、白胶香、草乌、石南藤、骨碎补、桔梗、白芍药、熟地黄、川乌、荆芥穗、暗松节。(中医方剂大辞典)

应梦如神饮子 ying meng ru shen yin zi

【英文名】Ying Meng Ru Shen Drink

【组成】绵姜、陈桔皮、木香、拣甘草、茯苓、诃子、御米壳。(中医方剂大辞典)

应急大效玉粉丹 ying ji da xiao yu fen dan

【英文名】Ying Ji Da Xiao Yu Fen Pellet

【组成】生硫黄、青盐。(中医方剂大辞典)

疔膏 ding gao

【英文名】Ding Plaster

【组成】蓖麻子、蜗牛、松香、银朱、蛔虫。(中医方剂大

辞典)

疔发散 ding fa san

【英文名】Ding Fa Powders

【组成】桑螵蛸、益母草。(中医方剂大辞典)

疔疖膏 ding jie gao

【英文名】Ding Jie Plaster

【组成】银朱、章丹、轻粉、嫩松香、蓖麻油、凡士林。(中医方剂大辞典)

疔毒丸 ding du wan

【英文名】Ding Du Pill

【组成】马钱子炭、麦麸皮炭。(疡医大全、(91)卫药准字Z-62号)

疔毒方 ding du fang

【英文名】Ding Du Powders

【组成】食盐、绿矾。(中医方剂大辞典)

疔药方 ding yao fang

【英文名】Ding Yao Powders

【组成】斑蝥、血竭、冰片、麝香、前胡、赤芍、蟾酥、炙乳没、玄参、蜈蚣。(中医方剂大辞典)

疔毒膏 ding du gao

【英文名】Ding Du Plaster

【组成】川山甲、象皮、山栀子、槐、桑、柳、榆、桃枝、女发、血竭、硇砂、儿茶、黄丹。(中医方剂大辞典)

疔疮丸 ding chuang wan

【英文名】Ding Chuang Paste Pill

【异名】神验疔毒丸(中医方剂大辞典、古方汇精);疔疮走黄丸(中医方剂大辞典、外科方外奇方)

【组成】巴豆仁、明雄、生大黄。(中医方剂大辞典)

疔痈方 ding yong fang

【英文名】Ding Yong Decoction

【组成】山甲、全蜈蚣、皂刺、乳香、没药、天花粉、知母。(中医方剂大辞典)

疔毒秘丸 ding du mi wan

【英文名】Ding Du Mi Pill

【组成】人指甲、麝香、便壶底。(中医方剂大辞典)

疔疮锭子 ding chuang ding zi

【英文名】Ding Chuang Ding Zi Lozenges

【组成】苍耳、白芷、甘草、雄黄、硇砂。(中医方剂大辞典)

疔毒复生汤 ding du fu sheng tang

【英文名】Ding Du Fu Sheng Decoction

【异名】疔毒回生汤(中医方剂大辞典、灵验良方汇编)

【组成】牡蛎、大黄、山栀子、金银花、地骨皮、牛蒡子、连翘、木通、乳香、没药、瓜蒌。(中医方剂大辞典)

疔毒诸疮膏 ding du zhu chuang gao

【英文名】Ding Du Zhu Chuang Plaster

【组成】苏油、猪油、人筋、头发、密陀僧、松香。(中医方剂大辞典)

疔疮立效膏 ding chuang li xiao gao

【英文名】Ding Chuang Li Xiao Plaster

【异名】疔毒膏(中医方剂大辞典、中国医学大辞典)

【组成】松香、黄蜡、没药、乳香、百草霜、铜绿、白蜡、蟾酥、麻油、麝香。(中医方剂大辞典)

疔疮呼脓膏 ding chuang hu nong gao

【英文名】Ding Chuang Hu Nong Plaster

【异名】绿云膏(中医方剂大辞典);千捶膏(中医方剂大辞典)

【组成】麻油、松脂、樟脑、猪胆汁、铜绿。(中医方剂大辞典)

疔疮塞鼻丹 ding chuang sai bi dan

【英文名】Ding Chuang Sai Bi Pellet

【组成】小枣、巴豆仁、银朱、雄黄。(中医方剂大辞典)

疖肿膏 jie zhong gao

【英文名】Jie Zhong Plaster

【组成】香油、樟丹、蜈蚣、黄连、蛇蜕。(中医方剂大辞典)

疖疽小纸膏 jie ju xiao zhi gao

【英文名】Jie Ju Xiao Zhi Plaster

【组成】嫩松香、藤黄、乳香、没药。(江苏中医 1988,(7))

疗儿散 liao er san

【英文名】Liao Er Powders

【组成】人参、当归、川牛膝、鬼臼、乳香。(中医方剂大辞典)

疗疟丸 liao nue wan

【英文名】Liao Nue Honeyed Pill

【组成】常山、甘草、知母。(中医方剂大辞典)

疗疡汤 liao yang tang

【英文名】Liao Yang Decoction

【组成】当归、白芍、郁金、延胡、炙没药、炙乳香、白术、乌药、蒲公英、佛手、甘草。(江苏中医杂志 1980,(4))

疗毒汤 liao du tang

【英文名】Liao Du Decoction

【组成】胡麻、威灵仙、何首乌、苦参、荆芥、石菖蒲、防风、独活、甘草。(中医方剂大辞典)

疗淋散 liao lin san

【英文名】Liao Lin Powders

【组成】石韦、大虫魄、滑石、当归、芍药、黄芩、冬葵子、瞿麦、乱发、茯苓。(中医方剂大辞典)

疗瘵汤 liao zhai tang

【英文名】Liao Zhai Decoction

【组成】白芍、熟地、当归、鳖甲、鳗鱼骨、北五味。(中医方剂大辞典)

疗五痔散 liao wu zhi san
【英文名】Liao Wu Zhi Powders
【组成】赤小豆、黄芪、附子、白蔹、桂心、芍药、黄芩。(中医方剂大辞典)

疗风饮子 liao feng yin zi
【英文名】Liao Feng Drink
【组成】羌活、桂心、人参、蜀升麻、茯神、防风、生姜、生犀角屑。(中医方剂大辞典)

疗肺宁片 liao fei ning pian
【英文名】Liao Fei Ning Tablet(药品标准－中药成方制剂标准)
【组成】百部、穿心莲、羊乳根、白及。(药品标准－中药成方制剂标准1995年)

疗牙止痛散 liao ya zhi tong san
【英文名】Liao Ya Zhi Tong Powders
【组成】牙消、硼砂、明雄黄、冰片、麝香。(中医方剂大辞典)

疗崩止漏汤 liao beng zhi lou tang
【英文名】Liao Beng Zhi Lou Decoction
【组成】冬桑叶、生白芍、生黄芪、田三七。(湖北中医杂志1984,(5))

庐山止血粉 lu shan zhi xue fen
【英文名】Lu Shan Zhi Xue Powders
【组成】枫香叶干粉、明胶、盐酸小檗碱、甲醛。(中草药1979,10(1))

怀干散 huai gan san
【英文名】Huai Gan Powders
【组成】密陀僧、黄柏。(中医方剂大辞典)

怀忠丹 huai zhong dan
【英文名】Huai Zhong Pellet
【组成】单叶红蜀葵根、白芷、白枯矾、白芍药。(中医方剂大辞典)

怀鸡醋夏散 huai ji cu xia san
【英文名】Huai Ji Cu Xia Powders
【组成】蒸熟山药、生鸡内金、醋制半夏。(四川中医1988,(1))

快汤 kuai tang
【英文名】Kuai Decoction
【异名】快气汤(中医方剂大辞典、永类钤方)
【组成】甘草、干姜、粟米、桔梗。(中医方剂大辞典)

快丸儿 kuai wan er
【英文名】Kuai Wan Er Paste Pill
【组成】半夏曲、三棱、甘草、丁香、生姜。(中医方剂大辞典)

快气丸 kuai qi wan
【英文名】Kuai Qi Pill
【组成】(1)陈桔皮、大蒜。(中医方剂大辞典)(2)糯米、干姜、陈皮、青皮、巴豆。(中医方剂大辞典)(3)蚌粉、木香、丁香、陈皮、豆蔻。(中医方剂大辞典)(4)槟榔、木香、肉豆蔻、甘遂、大戟、白牵牛、墨、沉香、京三棱、陈桔皮、青桔皮。(中医方剂大辞典)

快气汤 kuai qi tang
【英文名】Kuai Qi Decoction
【组成】(1)陈皮、香附子、砂仁、桔梗、甘草。(中医方剂大辞典)(2)缩砂仁、香附子、甘草。(中医方剂大辞典)(3)生姜、神曲、白术、桔皮、京三棱、蓬莪术、甘草、大麦蘖、草豆蔻。(中医方剂大辞典)

快风膏 kuai feng gao
【英文名】Kuai Feng Ointment
【组成】防风、荆芥、苦梗、白术、甘草、大黄。(中医方剂大辞典)

快肌丸 kuai ji wan
【英文名】Kuai Ji Pill
【组成】威灵仙、猪胆。(中医方剂大辞典)

快肌膏 kuai ji gao
【英文名】Kuai Ji Plaster
【组成】生大黄、败草散。(中医方剂大辞典)

快应茶 kuai ying cha
【英文名】Kuai Ying Tea(药品标准－中药成方制剂标准)
【组成】岗梅、金樱根、鸭脚木皮、火炭母、救必应、淡竹叶、山芝麻、金沙藤、广金钱草、五指柑、布渣叶、木蝴蝶、白花茶。(药品标准－中药成方制剂标准1998年)

快毒丹 kuai du dan
【英文名】Kuai Du Pellet
【组成】黑牵牛、南木香、肉豆蔻、青皮。(中医方剂大辞典)

快胃丸 kuai wei wan
【英文名】Kuai Wei Pill
【组成】枳壳、陈皮、神曲、灵脂、玄胡、生芍、芦荟、榔片、香附、川朴、巴豆霜、狗宝。(中医方剂大辞典)

快胃片 kuai wei pian
【英文名】 Kuai Wei Tablet(药品标准－中药成方制剂标准)
【组成】海螵蛸、白矾、延胡索、白及、甘草。(药品标准－中药成方制剂标准1998年)

快活丸 kuai huo wan
【英文名】Kuai Huo Pill
【组成】(1)檀香、益智、蓬术、三棱、砂仁、姜黄、甘松、白豆蔻、甘草、陈皮、香附子。(中医方剂大辞典)(2)黑牵牛、大麦芽、香附子、青皮、萝卜子、槟榔、蓬术、三棱、大黄。(中医方剂大辞典)(3)木香、橘红、青皮、缩砂仁、槟榔、枳壳、荜澄茄、白术、生姜、三棱、广木、神曲、甘草。(中医方剂大辞典)(4)枳壳、青皮、陈皮、丁香、砂仁、乌药、三棱、蓬术、香附、萝卜子、栗楔、麦芽。(中医方剂大辞典)(5)丁香、官桂、木香、茴香、干姜、苍术。(中医方剂大辞典)(6)蒸饼。(中医方剂大辞典)(7)良姜、干姜、吴茱萸、木香、枳实、陈皮。(中医方剂大辞典)(8)枳壳、桂、桔梗、半夏。(中医方剂大辞典)(9)山茱萸、石茱萸、吴茱萸、金铃子、杜茴香、官桂、青桔皮、陈桔皮。(中医方剂大辞典)(10)五味子、枳壳、糯米、槟榔、京三棱、蓬莪术、郁李仁、青桔皮。(中医方剂大辞典)

快透散 kuai tou san

【英文名】Kuai Tou Powders

【组成】紫草、蝉蜕、木通、芍药、炙甘草。(中医方剂大辞典)

快斑汤 kuai ban tang

【英文名】Kuai Ban Decoction

【组成】人参、当归、防风、木通、甘草、木香、紫草、蝉蜕。(中医方剂大辞典)

快斑饮 kuai ban yin

【英文名】Kuai Ban Drink

【组成】麻黄、红色曲、薄桂、甘草。(中医方剂大辞典)

快斑散 kuai ban san

【英文名】Kuai Ban Powders

【异名】快斑汤(中医方剂大辞典、治痘全书);快斑汤(中医方剂大辞典、丹溪心法);人参快斑散(中医方剂大辞典、张氏医通)

【组成】(1)紫草茸、陈皮、黄芪、赤芍药、甘草。(中医方剂大辞典)(2)紫草茸、蝉蜕、人参、白芍药、木通、甘草。(中医方剂大辞典)(3)贯众、赤芍药、甘草、川升麻、枳壳。(中医方剂大辞典)

快脾丸 kuai pi wan

【英文名】Kuai Pi Honeyed Pill

【组成】生姜、桔皮、甘草、丁香、缩砂仁。(中医方剂大辞典)

快脾饮 kuai pi yin

【英文名】Kuai Pi Drink

【组成】(1)当归、建曲、夏曲、老苏梗、赤苓块、丹皮、藿梗、淡干姜、炙草。(中医方剂大辞典)(2)香茸、紫苏、草果、厚朴、青皮、陈皮、甘草、半夏、麦蘖、乌梅。(中医方剂大辞典)

快脾散 kuai pi san

【英文名】Kuai Pi Powders

【组成】(1)甘草、草果子、生姜、盐。(中医方剂大辞典)(2)大南星、白茯苓、木香、人参、天麻、全蝎。(中医方剂大辞典)

快痘丹 kuai dou dan

【英文名】Kuai Dou Pellet

【组成】鲜蛤蟆、麻黄。(中医方剂大辞典)

快膈丸 kuai ge wan

【英文名】Kuai Ge Honeyed Pill

【组成】桔皮、生姜、半夏曲、藿香、丁香、厚朴、天南星、茯苓。(中医方剂大辞典)

快膈汤 kuai ge tang

【英文名】Kuai Ge Decoction

【异名】快膈散(中医方剂大辞典、普济方);紫姜汤(中医方剂大辞典、十便良方)

【组成】(1)青桔皮、盐。(中医方剂大辞典)(2)白芍、当归、熟地、柴胡、甘草、生地、麦冬、枳壳、半夏。(中医方剂大辞典)(3)白术、丁香、香附子、草果仁、诃子、半夏、炙甘草。(中医方剂大辞典)(4)人参、青皮、缩砂仁、乌药、良姜、香附子、炙甘草。(中医方剂大辞典)(5)生姜、丁香皮、炙甘草、盐。(中医方剂大辞典)

快膈散 kuai ge san

【英文名】Kuai Ge Powders

【组成】炙甘草、良姜、肉豆蔻、丁香。(中医方剂大辞典)

快气饼子 kuai qi bing zi

【英文名】Kuai Qi Wafer

【组成】莱菔子、紫苏子、橘红、白豆蔻、白茯苓。(中医方剂大辞典)

快脾饮子 kuai pi yin zi

【英文名】Kuai Pi Drink

【异名】快中饮子(中医方剂大辞典、魏氏家藏方)

【组成】(1)连皮草果、甘草、附子、陈皮、良姜、厚朴。(中医方剂大辞典)(2)草果子、人参、白术、陈桔皮、半夏、厚朴、甘草、乌梅肉、缩砂仁、附子。(中医方剂大辞典)

快气消块散 kuai qi xiao kuai san

【英文名】Kuai Qi Xiao Kuai Powders

【组成】陈皮、京三棱、石菖蒲、益智仁、北细辛、蓬莪术、青木香、吴茱萸。(中医方剂大辞典)

快胃舒肝丸 kuai wei shu gan wan

【英文名】Kuai Wei Shu Gan Pill

【组成】片姜黄、乌药、白芍、厚朴、桔皮、沉香、木香、香附、砂仁、枳壳、柴胡、青皮、川芎、紫豆蔻仁、当归、玄胡索。(中医方剂大辞典)

快速房颤方 kuai su fang chan fang

【英文名】Kuai Su Fang Chan Formula

【组成】熟地、全当归、百合、酸枣仁、潞党参、茯苓、牡蛎、陈皮、甘草。(中医急症通讯 1989,(7-8))

快斑化毒汤 kuai ban hua du tang

【英文名】Kuai Ban Hua Du Decoction

【组成】知母、石膏、甘草、玄参、连翘、牛蒡子、升麻、干

葛、赤芍、花粉、荆芥穗。(中医方剂大辞典)

快斑越婢汤 kuai ban yue bi tang

【英文名】Kuai Ban Yue Bi Decoction

【组成】黄芪、白芍药、桂枝、防风、甘草。(中医方剂大辞典)

快脾温胃丸 kuai pi wen wei wan

【英文名】Kuai Pi Wen Wei Honeyed Pill

【组成】川黄连、吴茱萸、焦三仙、广木香、川芎、炒香附、陈皮、白术、枳实、焦栀子、莱菔子、半夏、砂仁、干姜、青皮、竹茹、苍术、草蔻、草果仁、炙草、茯苓。(中医方剂大辞典)

快膈消食丸 kuai ge xiao shi wan

【英文名】Kuai Ge Xiao Shi Pill

【组成】(1)三棱、蓬莪术、缩砂、白术、神曲、麦蘖、香附。(中医方剂大辞典)(2)缩砂仁、桔皮、京三棱、蓬莪术、神曲、麦蘖、香附子、甘草。(中医方剂大辞典)

间疟饮 jian nue yin

【英文名】Jian Nue Drink

【组成】密陀僧。(中医方剂大辞典)

间肺饮 jian fei yin

【英文名】Jian Fei Drink

【组成】当归、地龙、鱼腥草、桃仁、瓜蒌皮、象贝、川贝、黄芩、炮山甲、橘络。(浙江中医杂志 1993,18(8))

间碧散 jian bi san

【英文名】Jian Bi Powders

【组成】淡竹叶、人中白。(中医方剂大辞典)

灶土涂方 zao tu tu fang

【英文名】Zao Tu Paste

【组成】(1)灶中黄土。(中医方剂大辞典)(2)灶土。(中医方剂大辞典)

冻伤汤 dong shang tang

【英文名】Dong Shang Decoction

【组成】肉桂、附子、干姜、红花、当归、细辛、桂枝、赤芍、川椒、儿茶、海蛸、甘草。(辽宁中医杂志 1991,(12))

冻青饮 dong qing yin

【英文名】Dong Qing Drink

【组成】冻青叶。(中医方剂大辞典)

冻疮膏 dong chuang gao

【英文名】Dong Chuang Plaster

【组成】(1)麻油、松香、黄占。(中医方剂大辞典)(2)煅瓦楞子、冰片、山羊油脂。(中医方剂大辞典)

冻疮药水 dong chuang yao shui

【英文名】Dong Chuang Liniment

【组成】樟脑、红花、酒精。(中医方剂大辞典)

冻疮消酊 dong chuang xiao ding

【英文名】Dong Chuang Xiao Tincture(药品标准－中药成方制剂标准)

【组成】桂皮油、红花、冰片、樟脑。(药品标准－中药成方制剂标准 1997 年)

冻疮搽剂 dong chuang ca ji

【英文名】Dong Chuang Liniment

【组成】芫花、红花。(中国中西医结合杂志 1993,13(5))

冻可消搽剂 dong ke xiao cha ji

【英文名】Dong Ke Xiao Liniment(药品标准－中药成方制剂标准)

【组成】辣椒流浸膏、干姜、樟脑、冰片、水杨酸甲酯、甘油。(药品标准－中药成方制剂标准 1998 年)

冻疮未溃膏 dong chuang wei kui gao

【英文名】Dong Chuang Wei Kui Plaster(药品标准－中药成方制剂标准)

【组成】干辣椒、樟脑、颠茄流浸膏。(药品标准－中药成方制剂标准 1993 年)

冻疮涂膜剂 dong chuang tu mo ji

【英文名】Dong Chuang Membranae

【组成】干辣椒、醋酸洗必泰、樟脑、干姜等。(云南中医杂志 1992,13(4))

冻疮破烂膏 dong chuang po lan gao

【英文名】Dong Chuang Po Lan Plaster

【组成】大黄、麻油、黄丹。(中医方剂大辞典)

冷汤 leng tang

【英文名】Leng Decoction

【异名】冷香汤(中医方剂大辞典、本草纲目);冷汤饮(中医方剂大辞典、奇效良方)

【组成】(1)甘草、人参、黑附子、淡竹叶、大枣。(中医方剂大辞典)(2)沉香、附子。(中医方剂大辞典)

冷水丹 leng shui dan

【英文名】Leng Shui Pellet

【组成】乌豆、绿豆、川椒、明雄、人言、朱砂。(中医方剂大辞典)

冷风汤 leng feng tang

【英文名】Leng Feng Decoction

【组成】防风、黄芪、茺蔚子、桔梗、五味子、细辛、大黄。(中医方剂大辞典)

冷饮子 leng yin zi

【英文名】Leng Drink

【组成】茴香、远志、附子、桑螵蛸、泽泻、萆薢、玉苁蓉。(中医方剂大辞典)

冷补丸 leng bu wan

【英文名】Leng Bu Honeyed Pill

【组成】熟地黄、生地黄、天门冬、川牛膝、白芍药、地骨皮、白蒺藜、麦门冬、石斛、玄参、磁石、沉香。(中医方剂大辞典)

冷附汤 leng fu tang
【英文名】Leng Fu Decoction
【组成】附子。(中医方剂大辞典)

冷金膏 leng jin gao
【英文名】Leng Jin Plaster
【组成】油、杏仁、乱发灰、黄柏、石灰、黄狗脂、鼠。(中医方剂大辞典)

冷香汤 leng xiang tang
【英文名】Leng Xiang Decoction
【异名】冷香饮子(中医方剂大辞典、医级)
【组成】良姜、檀香、甘草、附子、丁香、川姜、草豆蔻。(中医方剂大辞典)

冷香散 leng xiang san
【英文名】Leng Xiang Powders
【组成】炉甘石、秋石、上梅花片、麝香。(中医方剂大辞典)

冷哮丸 leng xiao wan
【英文名】Leng Xiao Paste Pill
【组成】麻黄、生乌、细辛、牙皂肉、蜀椒、生白矾、半夏曲、胆星、生草、杏仁、紫菀、款冬花。(中医方剂大辞典)

冷哮散 leng xiao san
【英文名】Leng Xiao Powders
【组成】胡椒。(中医方剂大辞典)

冷壶散 leng hu san
【英文名】Leng Hu Powders
【组成】良姜。(中医方剂大辞典)

冷秘汤 leng mi tang
【英文名】Leng Mi Decoction
【组成】肉苁蓉、肉桂末、硫黄末、干姜、半夏、大黄、火麻仁。(中医方剂大辞典)

冷水金丹 leng shui jin dan
【英文名】Leng Shui Jin Pellet
【组成】海浮石、飞罗面、乳香、没药、牛蒡子、冰片、麝香。(中医方剂大辞典)

冷香饮子 leng xiang yin zi
【英文名】Leng Xiang Drink
【组成】草果子、甘草、陈桔皮、附子。(中医方剂大辞典)

冷藏复方烫伤酊 leng cang fu fang tang shang ding
【英文名】Leng Cang Fu Fang Tang Shang Tincture
【组成】虎杖、儿茶、地榆、大黄、冰片、五倍子、细辛、80%乙醇。(新中医 1992,(2))

冶金煎 ye jin jian
【英文名】Ye Jin Decoction
【组成】玄参、桑皮、枳壳、黄连、杏仁、旋覆花、防风、黄芩、白菊、葶苈子。(中医方剂大辞典)

冶葛膏 ye ge gao
【英文名】Ye Ge Plaster
【异名】野葛膏(中医方剂大辞典、圣惠)
【组成】(1)冶葛、犀角、汉防己、莽草、乌头、吴茱萸、椒、丹参、踯躅花、升麻、干姜、附子、白芷、当归、桔梗。(中医方剂大辞典)(2)冶葛、蛇衔、犀角、乌头、桔梗、茵芋、防风、蜀椒、干姜、巴豆、升麻、细辛、雄黄、鳖甲。(中医方剂大辞典)(3)冶葛皮、黄连、细辛、杏仁、芍药、藜芦、附子、乱发、芦茹、芎䓖、白芷、蛇床子、桂心、藁本、乌头、白术、吴茱萸、雌黄、矾石、天雄、当归、斑蝥、巴豆、蜀椒、黄柏。(中医方剂大辞典)

冶葛蛇衔膏 ye ge she xian gao
【英文名】Ye Ge She Xian Ointment
【组成】蛇衔、蔷薇根、续断、冶葛、当归、附子、防风、黄芩、泽兰、松脂、柏脂。(中医方剂大辞典)

沐汤 mu tang
【英文名】Mu Decoction
【组成】猪椒根、麻黄根、茵芋、防风、细辛。(中医方剂大辞典)

沐头方 mu tou fang
【英文名】Mu Tou Lotion
【异名】沐头汤(中医方剂大辞典、海上方)
【组成】桑白皮。(中医方剂大辞典)

沐头汤 mu tou tang
【英文名】Mu Tou Decoction
【异名】麻子汤(中医方剂大辞典、圣济总录)
【组成】大麻仁、秦椒、皂荚。(中医方剂大辞典)

沐浴长春散 mu yu chang chun san
【英文名】Mu Yu Chang Chun Powders
【组成】牡蛎、蛇床子、破故纸、紫梢花、官桂、干荷叶。(中医方剂大辞典)

沛霖膏 Pei lin gao
【英文名】Pei Lin Ointment
【组成】玄参、人参、生地、麦冬、牛膝、荆芥。(中医方剂大辞典)

沥青膏 li qing gao
【英文名】Li Qing Plaster
【组成】(1)松香、川乌、草乌、苍术、白芥子、草麻仁、官桂、干姜、发团、广胶、樟脑。(中医方剂大辞典)(2)黄蜡、沥青、园荽子、黄丹。(中医方剂大辞典)

沙豆腐 sha dou fu
【英文名】Sha Dou Fu Powders
【组成】豆腐。(中医方剂大辞典)

沙参丸 sha shen wan
【英文名】Sha Shen Paste Pill
【组成】沙参、昆布、茴香子。(中医方剂大辞典)

沙参汤 sha shen tang
【英文名】Sha Shen Decoction
【组成】茯苓、白术、沙参、甘草、丹皮、肉桂。(中医方剂大辞典)
沙参散 sha shen san
【英文名】Sha Shen Powders
【组成】(1)沙参、白蒺藜、枳壳、白附子、白鲜皮、天麻、犀角屑、丹参、川大黄。(中医方剂大辞典)(2)沙参、白茯苓、远志、犀角屑、甘草、防风、龙齿、天门冬、生干地黄。(中医方剂大辞典)(3)沙参、麦门冬、石膏、防风、人参、独活、枳壳、赤茯苓、芎䓖、羚羊角屑、远志、甘草。(中医方剂大辞典)(4)沙参、白薇、石膏、川芒消、人参、茯神、栀子仁、甘草、羚羊角屑、子芩。(中医方剂大辞典)(5)沙参、甘菊花、酸枣、枳实、桔梗、茯神、桑根白皮、葳蕤、羚羊角屑、大腹皮。(中医方剂大辞典)(6)沙参、桂、桃仁。(中医方剂大辞典)(7)沙参、防风、甘草、甘菊花、赤芍药、地骨皮、枳壳、黄芪。(中医方剂大辞典)
沙参粥 sha shen zhou
【英文名】Sha Shen Gruel
【组成】沙参、粳米、冰糖。(中医方剂大辞典)
沙糖酒 sha tang jiu
【英文名】Sha Tang Wine
【组成】沙糖、烧酒。(中医方剂大辞典)
沙糖膏 sha tang gao
【英文名】Sha Tang Plaste
【组成】脑子、沙糖、生姜自然汁。(中医方剂大辞典)
沙棘精 sha ji jing
【英文名】Sha Ji Jing Syrup
【组成】沙棘。(内蒙古中医药 1985,(1))
沙谷米粥 sha gu mi zhou
【英文名】Sha Gu Mi Gruel
【组成】沙谷米。(中医方剂大辞典)
沙棘冲剂 sha ji chong ji
【英文名】Sha Ji Medicinal Instant Granule
【组成】沙棘。(晋卫药复字(1983)69 号)
沙棘颗粒 sha ji ke li
【英文名】Sha Ji Granule(药品标准－中药成方制剂标准)
【异名】沙棘冲剂(药品标准－中药成方制剂标准)
【组成】沙棘。(药品标准－中药成方制剂标准 1996 年)
沙溪凉茶 sha xi liang cha
【英文名】Sha Xi Liang Tea(药品标准－中药成方制剂标准)
【组成】岗梅、金钮扣、蒲桃、臭屎茉莉、野颠茄。(药品标准－中药成方制剂标准 1998 年)
沙乞某儿汤 sha qi mou er tang
【英文名】Sha Qi Mou Er Decoction
【组成】羊肉、草果、回回豆子、沙乞某儿。(中医方剂大辞典)
沙苑子颗粒 sha yuan zi ke li
【英文名】Sha Yuan Zi Granule(药品标准－中药成方制剂标准)
【组成】沙苑子。(药品标准－中药成方制剂标准 1997 年)
沙参麦冬汤 sha shen mai dong tang
【英文名】Sha Shen Mai Dong Decoction
【组成】沙参、玉竹、生甘草、冬桑叶、麦冬、生扁豆、花粉。(中医方剂大辞典)
沙参清肺汤 sha shen qing fei tang
【英文名】Sha Shen Qing Fei Decoction
【组成】沙参、桑白皮、知母、地骨皮、阿胶、罂粟壳、杏仁、乌梅、生甘草。(中医方剂大辞典)
沙参款冬汤 sha shen kuan dong tang
【英文名】Sha Shen Kuan Dong Decoction
【组成】北沙参、桑白皮、紫菀、款冬花、五味子。(中医方剂大辞典)
沙糖黄连膏 sha tang huang lian gao
【英文名】Sha Tang Huang Lian Plaster
【组成】白沙糖、黄连、大枣。(中医方剂大辞典)
沙参麦门冬汤 sha shen mai men dong tang
【英文名】Sha Shen Mai Men Dong Decoction
【组成】沙参、玉竹、麦门冬、甘草、桑叶、天花粉、生扁豆。(温病条辨)
沙溪凉茶颗粒 sha xi liang cha ke li
【英文名】Sha Xi Liang Cha Granule(药品标准－中药成方制剂标准)
【组成】野颠茄、岗梅、金钮扣、臭屎茉莉、蒲桃。(药品标准－中药成方制剂标准 1997 年)
沙参白虎芩连汤 sha shen bai hu qin lian tang
【英文名】Sha Shen Bai Hu Qin Lian Decoction
【组成】北沙参、黄芩、黄连、葛根、石膏、知母、粳米、甘草。(江西医药 1980,(4))
沃雪汤 wo xue tang
【英文名】Wo Xue Decoction
【异名】神效沃雪汤(中医方剂大辞典、准绳)
【组成】(1)苍术、干姜、甘草、防风、干葛、厚朴、芍药。(中医方剂大辞典)(2)麻黄、细辛、五味子、桂心、干姜、半夏。(中医方剂大辞典)(3)生山药、牛蒡子、柿霜饼。(中医方剂大辞典)(4)薄荷、甘草、荆芥穗、白盐、天花粉、缩砂仁。(中医方剂大辞典)(5)苍术、厚朴、当归、川芎、白芍药、防风、桔皮、葛根、甘草。(中医方剂大辞典)

沃雪散 wo xue san
【英文名】Wo Xue Powders
【组成】真牛黄、麝香、冰片、玄参、乳香、没药、血竭、黄芩。(中医方剂大辞典)

沃焦散 wo jiao san
【英文名】Wo Jiao Powders
【组成】泥鳅鱼、干荷叶。(中医方剂大辞典)

沃雪滚痰丸 wo xue gun tan wan
【英文名】Wo Xue Gun Tan Pill
【组成】明天麻、天竺黄、雄黄、礞石、胆星、巴霜、白附子、生甘草、全蝎、防风、麝香。(中医方剂大辞典)

沧青散 cang qing san
【英文名】Cang Qing Powders
【组成】沧盐、青黛。(中医方剂大辞典)

没石散 mo shi san
【英文名】Mo Shi Powders
【组成】没石子、朱砂、滑石、白矾、丁香、半夏、生姜。(中医方剂大辞典)

没石膏 mo shi gao
【英文名】Mo Shi Ointment
【组成】没石子、香附子、人参、诃子、丁香、白术、巴豆。(中医方剂大辞典)

没沉汤 mo chen tang
【英文名】Mo Chen Decoction
【组成】青皮、灵脂、川楝、山甲、良姜、玄胡、没药、沉香、大茴香、槟榔、木香、砂仁、盐。(中医方剂大辞典)

没乳丸 mo ru wan
【英文名】Mo Ru Pill
【组成】乳香、没药、桃仁、滑石、木香、槟榔。(中医方剂大辞典)

没药丸 mo yao wan
【英文名】Mo Yao Pill
【异名】十味没药丸(中医方剂大辞典、景岳全书);桃桂当归丸(中医方剂大辞典、东医宝鉴杂病篇)
【组成】(1)没药、砒霜、硫黄、麒麟竭、朱砂、硇砂。(中医方剂大辞典)(2)没药、硇砂、干漆、桂心、芫花、狗胆、水银。(中医方剂大辞典)(3)槟榔、大戟、大黄。(中医方剂大辞典)(4)没药、五灵脂、川乌头、大附子。(中医方剂大辞典)(5)没药、木香、槟榔、蓬莪术、硇砂、当归、朱砂。(中医方剂大辞典)(6)没药、乳香、丁香、木香、地龙、生犀、人参、羚羊角、朱砂、龙脑、麝香、天麻、川乌头、白花蛇。(中医方剂大辞典)(7)大川乌、当归、赤芍药、苏木、木鳖仁、五灵脂、羌活、独活、穿山甲、没药、乳香。(中医方剂大辞典)(8)没药、泽兰叶、香白芷、骨碎补、草乌、破故纸、败龟、虎骨、续断、白头翁、乌金石、自然铜。(中医方剂大辞典)(9)没药、桂、鲤鱼鳞、枳壳、鸡冠花、蝟皮、槐角。(中医方剂大辞典)(10)当归、没药、延胡索、五灵脂、姜黄、桂、蓬莪术。(中医方剂大辞典)(11)没药、茺蔚子、干姜、苍术、川芎、熟干地黄、白芍药、当归、血竭。(中医方剂大辞典)(12)当归、桂心、芍药、没药、桃仁、虻虫、水蛭。(中医方剂大辞典)(13)没药、牡丹皮、京三棱、连皮大腹、芍药、当归、桂、丹砂、木香、茴香子、丁香。(中医方剂大辞典)(14)没药、麒麟竭、丁香、沉香、桂、京三棱、蓬莪术、当归、斑蝥、芫花、干漆、硇砂、芸苔子。(中医方剂大辞典)(15)没药、桂、当归、芫花、干漆。(中医方剂大辞典)(16)没药、地龙、乳香、牛膝、胡桃仁。(中医方剂大辞典)(17)没药、丹砂、牛膝。(中医方剂大辞典)(18)没药、硫黄、白丁香、当归、芫花、硇砂、乳香、丹砂、巴豆。(中医方剂大辞典)(19)没药、草乌头、荆芥穗、苍术、虎骨、乳香、麒麟竭。(中医方剂大辞典)(20)没药、乳香、地龙、甜瓜子、自然铜、骨碎补、五灵脂、干蝎。(中医方剂大辞典)(21)没药、天麻、骨碎补、威灵仙、草豆蔻、半夏、地龙、自然铜。(中医方剂大辞典)(22)没药、天麻、乌头、地龙、羚羊角、犀角、丁香、木香、乳香、丹砂、龙脑、麝香、玄参、人参。(中医方剂大辞典)(23)没药、乳香、草乌头、自然铜、木鳖子、干蝎、虎骨、白附子。(中医方剂大辞典)(24)芫花、木香、没药、当归、桂心、荜茇、槟榔、肉豆蔻、斑蝥、附子。(中医方剂大辞典)(25)没药、蛮姜、延胡索、干漆、当归、牛膝、牡丹皮、桂心、干姜。(中医方剂大辞典)(26)没药、肉桂、当归、芫花、地龙、五灵脂、干漆、蒲黄。(中医方剂大辞典)(27)桃仁、乳香、没药、川芎、川椒、当归、赤芍、自然铜。(中医方剂大辞典)(28)没药、麒麟竭、当归、芫花、姜黄、金罗藤、凌霄花、麝香、狗胆。(中医方剂大辞典)(29)没药、五加皮、干山药、桂心、防风、羌活、白附子、香白芷、骨碎补、苍耳、自然铜、血竭、虎胫骨、败龟版。(中医方剂大辞典)(30)没药、乳香、川芎、川椒、芍药、当归、桃仁、血竭、自然铜。(中医方剂大辞典)(31)没药、乳香、川芎、川椒、芍药、当归、自然铜。(中医方剂大辞典)

没药丹 mo yao dan
【英文名】Mo Yao Pellet
【组成】没药、当归、大黄、牵牛、轻粉、官桂、硇砂。(中医方剂大辞典)

没药汤 mo yao tang
【英文名】Mo Yao Decoction
【组成】没药、姜黄、人参、当归、苏枋木、红蓝花、赤芍药、附子、白茯苓。(中医方剂大辞典)

没药散 mo yao san
【英文名】Mo Yao Powders

【异名】止痛没药散(中医方剂大辞典、金鉴);止疼没药散(中医方剂大辞典、秘传眼科龙木论)

【组成】(1)没药、大黄、朴消。(中医方剂大辞典)(2)虻虫、水蛭、没药、桃仁泥。(中医方剂大辞典)(3)没药、干漆、五灵脂、琥珀、芫花。(中医方剂大辞典)(4)没药、黄丹、赤蔹、麝香、白蔹。(中医方剂大辞典)(5)没药、当归、穿山甲。(中医方剂大辞典)(6)没药、乳香、川芎、细辛、川乌头、蜈蚣。(中医方剂大辞典)(7)香附子、干姜、白芍药、五灵脂。(中医方剂大辞典)(8)海浮石、没药、麝香。(中医方剂大辞典)(9)没药、大黄、枳壳、北梗、木香、甘草。(中医方剂大辞典)(10)密陀僧、没药、乳香、干胭脂、腻粉。(中医方剂大辞典)(11)虻虫、水蛭、麝香、没药。(中医方剂大辞典)(12)没药、乳香、雄黄、轻粉、巴豆霜。(中医方剂大辞典)(13)定粉、风化灰、枯白矾、乳香、没药。(中医方剂大辞典)(14)血竭、肉桂、当归、蒲黄、红花、木香、没药、延胡索、干漆、赤芍药。(中医方剂大辞典)(15)没药、乳香、川山甲、木鳖子。(中医方剂大辞典)(16)没药、延胡索、槟榔、青皮、桃仁、莪术、当归、荆三棱、木香、芎、桂、白芷、红花。(中医方剂大辞典)(17)没药、川芎、木香、乌头、天麻、白芷、桂、茯神、牡丹皮、芍药、当归。(中医方剂大辞典)(18)没药、赤芍药、当归、红蓝花、芫花、槟榔、干漆。(中医方剂大辞典)(19)没药、当归、琥珀、木香、赤芍药、麝香、桂心。(中医方剂大辞典)(20)没药、当归、赤芍药、牡丹、桂心、槟榔、川大黄、牛膝。(中医方剂大辞典)(21)没药、川芎、鳖甲。(中医方剂大辞典)(22)没药、琥珀、地龙、白芷、乳香、安息香、芎䓖、当归、桂心、漏芦、木香、麝香。(中医方剂大辞典)(23)没药、干姜、密陀僧、红蓝花子、麒麟血、雌黄、猪胆、安息香、当归、墓里石灰。(中医方剂大辞典)(24)没药、当归、地龙、肉桂、自然铜、川乌头、干姜。(中医方剂大辞典)(25)没药、麒麟竭、黄丹、白矾。(中医方剂大辞典)(26)没药、虎胫骨、当归、延胡索、补骨脂、白芷、生干地黄、川大黄、蒲黄、独头栗子黄。(中医方剂大辞典)(27)没药、当归、麒麟血、蒲黄、牡丹、骨碎补、橘仁。(中医方剂大辞典)(28)没药、麒麟竭、丁香、虎胫骨、乳香、骨碎补、桑根白皮、赤小豆。(中医方剂大辞典)(29)没药、当归、川芎、白芷、甘草、椒、桂、附子、槟榔。(中医方剂大辞典)(30)没药、乳香、延胡索、当归、甜瓜子、丹砂。(中医方剂大辞典)(31)没药、虎骨、当归、白芷、补骨脂、败龟、自然铜、麒麟竭、炭。(中医方剂大辞典)(32)没药、泽泻、当归、桂、槟榔、甘草、白芷、蜀椒、附子、川芎。(中医方剂大辞典)(33)没药、黄矾、白矾、溺垽、麝香。(中医方剂大辞典)(34)没药、干蝎、天南星、雄黄、当归、朱砂、牛黄、胡黄连、麝香、丁香、甘草、桂心、白芷、乌蛇、白附子。(中医方剂大辞典)(35)没药、麒麟竭、川大黄、川芒消、生干地黄。(中医方剂大辞典)(36)没药、独活、虎胫骨、晚蚕沙、芎䓖、防风、蔓荆子、当归、赤芍药、桂心。(中医方剂大辞典)(37)没药、麒麟竭、大黄、芒消。(中医方剂大辞典)(38)没药、虎骨、踯躅花、附子、乌头、草乌。(中医方剂大辞典)(39)没药、地龙、桂。(中医方剂大辞典)(40)没药、虎胫骨。(中医方剂大辞典)(41)虎胫骨、败龟版、地骨皮、没药、麝香、细辛、当归、羌活、川芎、官桂、防风、牛膝、朱砂。(中医方剂大辞典)(42)没药、甜瓜子、自然铜、乳香、骨碎补、红芍药、五灵脂、当归、地龙。(中医方剂大辞典)(43)没药、红花、延胡索、当归。(中医方剂大辞典)(44)没药、赤芍药、桂心、当归、白芷、川芎、牡丹、川大黄。(中医方剂大辞典)(45)没药、木香、琥珀、桂心、当归、赤芍药、川芎、麒麟竭、牛膝。(中医方剂大辞典)(46)没药。(中医方剂大辞典)(47)没药、木香、阿胶。(中医方剂大辞典)(48)没药、牛膝、桂心、琥珀、赤芍药、庵蕳子、当归、狗脊、桃仁。(中医方剂大辞典)(49)没药、当归、延胡索、鬼箭羽、琥珀、菴蕳子。(中医方剂大辞典)

没药煎 mo yao jian

【英文名】Mo Yao Powders

【异名】没药硇砂煎(中医方剂大辞典、鸡峰);没药膏(中医方剂大辞典、普济方)

【组成】没药、硇砂、木香、当归、五灵脂。(中医方剂大辞典)

没药膏 mo yao gao

【英文名】Mo Yao Ointment

【组成】(1)乳香、没药、血竭、木鳖子、当归、杏仁、乳油、头发、黄丹、麻油。(中医方剂大辞典)(2)没药、乳香、虎骨、吴茱萸、白芥子、白及、白敛、米粉、生姜汁、酒。(中医方剂大辞典)

没铁散 mo tie san

【英文名】Mo Tie Powders

【组成】铁粉、没药、沙糖。(中医方剂大辞典)

没心草散 mei xin cao san

【英文名】Mo Xin Cao Powders

【异名】没心草汤(中医方剂大辞典、普济方)

【组成】没心草、白附子。(中医方剂大辞典)

没石子丸 mo shi zi wan

【英文名】Mo Shi Zi Pill

【组成】(1)木香、螺粉、草乌头。(中医方剂大辞典)(2)白术、白茯苓、没石子、丁香、赤石脂、白姜、肉豆蔻、诃子。(中医方剂大辞典)(3)没石子、史君子、川楝子、白芜荑、肉豆蔻、缩砂仁、母丁香、芦荟、麝香、白术。(中医方剂大辞典)(4)木香、黄连、没石子、豆蔻仁、诃子肉。(中医方剂大辞典)(5)没石子、地榆、黄柏、黄连、酸石榴皮。(中医方剂大辞典)(6)没石子、木香、黄连、当归、青皮。(中医方剂大辞典)

没石子散 mo shi zi san

【英文名】Mo Shi Zi Powders

【组成】(1)没石子、诃黎勒。(中医方剂大辞典)(2)没石子、肉豆蔻、桂根、茜根、茶末。(中医方剂大辞典)(3)没石子、樗根白皮、益母草、神曲、柏叶、桑耳。(中医方剂大辞典)(4)没石子、肉豆蔻、桂心、诃黎勒、厚朴、龙骨、麝香。(中医方剂大辞典)(5)没石子、黄连、干姜、白茯苓、厚朴、当归。(中医方剂大辞典)

没石子膏 mo shi zi gao

【英文名】Mo Shi Zi Ointment

【组成】(1)没石子、川芎、木香、陈桔皮、当归、白术、青桔皮、使君子肉。(中医方剂大辞典)(2)没石子、人参、诃子、白术、丁香、甘草、香附子。(中医方剂大辞典)

没药胶囊 mo yao jiao nang

【英文名】Mo Yao Capsule

【组成】没药。(中医杂志 1988,29(6))

没银煎液 mo yin jian ye

【英文名】MoYin Decoction

【组成】没药、金银花。(中西医结合杂志 1990,10(8))

没药四生丹 mo yao si sheng dan

【英文名】Mo Yao Si Sheng Pellet

【组成】防风、当归、川乌、萆薢、自然铜、骨碎补、乳香、没药。(中医方剂大辞典)

没药延胡散 mo yao yan hu san

【英文名】Mo Yao Yan Hu Powders

【组成】延胡索、海带、没药、良姜。(中医方剂大辞典)

没药羌活散 mo yao qiang huo san

【英文名】Mo Yao Qiang Huo Powders

【组成】没药、羌活、桂、山茱萸、赤芍药、牡丹皮、附子。(中医方剂大辞典)

没药鸡子酒 mo yao ji zi jiu

【英文名】Mo Yao Ji Zi Wine

【组成】没药、生鸡子、细酒。(中医方剂大辞典)

没药乳香散 mo yao ru xiang san

【英文名】Mo Yao Ru Xiang Powders

【异名】乳香散(中医方剂大辞典、得效)

【组成】(1)郁金、盆消、雄黄、没药、乳香。(中医方剂大辞典)(2)白术、当归、甘草、白芷、没药、桂、乳香。(中医方剂大辞典)

没药降圣丹 mo yao jiang sheng dan

【英文名】Mo Yao Jiang Sheng Pellet

【组成】自然铜、川乌头、骨碎补、白芍药、没药、乳香、当归、生干地黄、川芎。(中医方剂大辞典)

没药除痛散 mo yao chu tong san

【英文名】Mo Yao Chu Tong Powders

【组成】蓬莪术、当归、玄胡索、五灵脂、肉桂、良姜、蒲黄、甘草、没药。(中医方剂大辞典)

没药琥珀散 mo yao hu po san

【英文名】Mo Yao Hu Po Powders

【组成】没药、凌霄花、红花、乌梅肉、苏木节、琥珀、当归、川芎、甘草。(中医方剂大辞典)

没竭失笑散 mo jie shi xiao san

【英文名】Mo Jie Shi Xiao Powders

【组成】蒲黄、五灵脂、白术、山楂、没药、川楝、血竭、青皮。(福建中医药 1993,24(6))

没药自然铜散 mo yao zi ran tong san

【英文名】Mo Yao Zi Ran Tong Powders

【组成】当归、没药、自然铜。(中医方剂大辞典)

沉水膏 chen shui gao

【英文名】Chen Shui Plaster

【组成】(1)白及、白蔹、黄柏、黄连、黄丹。(中医方剂大辞典)(2)大南星、白及、白芷、赤小豆、半夏、贝母、木鳖子仁、乳香、没药、雄黄。(中医方剂大辞典)(3)白及、白蔹、乳香。(中医方剂大辞典)

沉苏汤 chen su tang

【英文名】Chen Su Decoction

【组成】广木香、沉香、白术、紫苏叶、白茯苓、白芍、陈皮、木通、青皮、当归、大腹皮、白芷、甘草。(中医方剂大辞典)

沉附汤 chen fu tang

【英文名】Chen Fu Decoction

【异名】五味沉附汤(中医方剂大辞典、景岳全书)

【组成】(1)附子、沉香、辣桂、荜澄茄、甘草、香附。(中医方剂大辞典)(2)附子、沉香、人参。(中医方剂大辞典)(3)熟附子、干姜、沉香、白术、甘草。(中医方剂大辞典)(4)沉香、丁香、木香、黑附子、白附子、全蝎、藿香、天麻。(中医方剂大辞典)

沉附膏 chen fu gao

【英文名】Chen Fu Ointment

【组成】附子、沉香、乌药。(中医方剂大辞典)

沉苓丸 chen ling wan

【英文名】Chen Ling Pill

【组成】白茯苓、猪苓。(中医方剂大辞典)

沉香丸 chen xiang wan

【英文名】Chen Xiang Pill

【异名】七香丸(中医方剂大辞典、圣惠);金八(中医方剂大辞典、痧症全书);八号大有方(中医方剂大辞典、杂病源流犀烛)

【组成】(1)沉香、肉苁蓉、黄芪、瞿麦穗、磁石、滑石。(中医方剂大辞典)(2)沉香、木香、川芎、白茯苓、槟榔、楝实、白附子、人参、石斛、牛膝、补骨脂、附子、茴香子、肉苁蓉、泽泻、青桔皮、白蒺藜、阿魏、硇砂、桃仁。(中医方剂大辞典)(3)雄黑豆、附子、吴茱萸、青桔皮、生姜、沉香、肉苁蓉、白附子、巴戟天、牛膝、海桐皮、独活、川芎、泽泻、山芋、生干地黄、羌活。(中医方剂大辞典)(4)沉香、丁香、木香、硇砂、巴豆霜、蓬莪术、桂、干漆、干姜、青桔皮、京三棱、白豆蔻、大黄。(中医方剂大辞典)(5)沉香、干姜、羌活、楝实、木香、甘草、肉豆寇、诃黎勒皮、延胡索、肉苁蓉、川芎、当归、蓬莪术、茴香子、乌头、天麻、人参、丁香、白檀香、青桔皮、附子、桂、巴戟天、牛膝、蒺藜子、丹砂。(中医方剂大辞典)(6)沉香、丁香、木香、巴豆、杏仁。(中医方剂大辞典)(7)沉香、桂、槟榔、人参、青桔皮、诃黎勒皮、白术、京三棱、木香。(中医方剂大辞典)(8)沉香、厚朴、桂、附子、益智、青桔皮、干姜、桔梗、白术、五味子。(中医方剂大辞典)(9)沉香、附子、厚朴、白术、川芎、肉豆蔻、茴香子、胡椒、陈曲、桃仁、楝实、阿魏、硇砂。(中医方剂大辞典)(10)沉香、刀豆、五味子、菟丝子。(中医方剂大辞典)(11)沉香、槟榔、枳实、厚朴、三棱、蓬术、广皮、天仙子、白豆仁、乌药、木香、姜黄。(中医方剂大辞典)(12)沉香、芍药、益智仁、厚朴、生姜、桂、姜、红豆蔻、白茯苓、枳壳、木香、当归、槟榔、附子、甘草。(中医方剂大辞典)(13)沉香、诃黎勒、缩砂、白茯苓、肉豆蔻、草豆蔻、高良姜、巴戟天、丁香皮、丁香、木香、附子、胡椒、红豆蔻、干姜、阿魏、乳香、当归、白豆蔻、芍药、芎劳、荜澄茄、茴香子、益智、五味子、蓬莪术、桃仁、硇砂、桂。(中医方剂大辞典)(14)沉香、丁香、犀角、枳实、肉豆蔻、木香、蓬莪术、胡椒、槟榔、乳香、没药、巴豆、麝香。(中医方剂大辞典)(15)沉香、丁香、熏陆香、犀角屑、升麻、木香、羚羊角屑、黄芩、栀子仁、麝香、鬼臼、芒消、大黄。(中医方剂大辞典)(16)丁香、木香、茴香、沉香、青桔皮、枳实、槟榔、牵牛、阿魏、吴茱萸。(中医方剂大辞典)(17)沉香、木香、陈桔皮、桂心、槟榔、丁香、羌活、郁李仁、川芎、川大黄、枳壳。(中医方剂大辞典)(18)沉香、补骨脂、附子、青桔皮、槟榔、黄芪、石斛、熟干地黄、桂心、白茯苓、白术、芎劳、人参、干姜、牛膝、五味子。(中医方剂大辞典)(19)沉香、木香、桂心、白术、诃黎勒皮、高良姜、附子、荜澄茄、厚朴、当归、肉豆蔻、槟榔、青桔皮。(中医方剂大辞典)(20)沉香、血竭、辰砂、木香、真麝香、琥珀、当归尾、牡丹皮、延胡索。(中医方剂大辞典)(21)人参、白术、陈皮、枳壳、桔梗、青礞石、炙甘草、沉香、朱砂、黄连。(中医方剂大辞典)(22)千金子肉、五倍子、木香、沉香、麝香、山慈菇、红芽大戟。(中医方剂大辞典)(23)沉香、朱砂、木香。(中医方剂大辞典)(24)沉香、木香、青皮、桔皮、半夏、黄连、枳壳、蓬术、白豆蔻、香附子、郁李仁、槟榔、当归、黄柏末、牵牛、大黄。(中医方剂大辞典)(25)川白芷、乌药、香附子。(中医方剂大辞典)(26)沉香、木香、白檀、胡桃、丁香、枸杞子、八角茴香、全蝎、小茴香、川楝子、葫芦巴、破故纸、川山甲、菟丝子、巨胜子、远志、韭子、莲花蕊、川心巴戟、干山药、山茱萸、知母、仙灵脾、青皮、陈皮、白茯苓、牛膝、黄精、天门冬、麦门冬、人参、熟地黄、乳香、生地黄、细墨、五味子、肉苁蓉。(中医方剂大辞典)(27)南木香、沉香、舶上茴香、丁香、南番葫芦巴、金钗石斛、补骨脂、巴戟、牛膝、青皮、川芎、附子。(中医方剂大辞典)(28)沉香、麝香、白檀香、木香、藿香、丁香、零陵香、槟榔、白芷、诃黎勒皮、肉豆蔻、川芎、桂心、香附子、当归、细辛。(中医方剂大辞典)(29)沉香、肉苁蓉、牛膝、当归、虎胫骨、栗子、木香、骨碎补、附子、腽肭脐、甘草、续断、熟干地黄、独活、白芷、刘寄奴、川芎、黄芪、桃仁、牡丹、败龟、川大黄。(中医方剂大辞典)(30)沉香、丁香、木香、槟榔、桂心、诃黎勒皮、川大黄、肉豆蔻、麝香。(中医方剂大辞典)(31)沉香、阿魏、木香、桃仁、槟榔、吴茱萸、茴香子、青桔皮、硼砂、蝍蛆。(中医方剂大辞典)(32)沉香、补骨脂、石斛、桂心、木香、牛膝、萆薢、附子、羌活、川芎、杜仲、白术、熟干地黄、防风、漏芦、白茯苓、槟榔、当归、海桐皮。(中医方剂大辞典)(33)沉香、阿魏、麝香、木香、丁香、火前椿、干姜、槟榔。(中医方剂大辞典)(34)沉香、白术、柴胡、桂心、干姜、诃黎勒、附子、木香、人参、白茯苓、当归、槟榔、鳖甲、陈桔皮、肉豆蔻。(中医方剂大辞典)(35)沉香、川芎、茯神、人参、桂心、当归、枳壳、白术、甘草、五味子、诃黎勒、木香。(中医方剂大辞典)(36)沉香、木香、舶上茴香、乌药、菟丝子、金铃子、桃仁。(中医方剂大辞典)(37)沉香、木香、青桔皮、草豆蔻仁、缩砂仁、川椒、肉桂、白豆蔻仁、白术、陈桔皮、干姜、高良姜、香附子、小麦蘖、半夏、京三棱、蓬莪术、厚朴、吴茱萸。(中医方剂大辞典)(38)丁香、木香、吴茱萸、茴香、沉香、青桔皮、肉豆蔻、槟榔。(中医方剂大辞典)(39)沉香、乌药、茯苓、陈皮、泽泻、香附子、麝香。(中医方剂大辞典)(40)沉香、人参、蝎、胡黄连、乳香、龙骨、甘草。(中医方剂大辞典)(41)沉香、鹿茸、厚朴、乌药、楝实、白茯苓、石斛、白术、诃黎勒、人参。(中医方剂大辞典)(42)沉香、白芷、乌药、丁香、茴香子。(中医方剂大辞典)(43)沉香、木香、硇砂、附子、丁香、槟榔、茴香子。(中医方剂大辞典)(44)沉香、木香、槟榔、苦柿子、桂心、茴香子、当归、丁香、桃仁、肉豆蔻、干姜、吴茱萸、干蝎、阿魏、青桔皮、蓬莪术、硫黄。(中医方剂大辞典)(45)沉香、桂心、海桐皮、鹿茸、附子、萆薢、干蝎、牛膝、槟榔。(中医方剂大辞典)

沉香曲 chen xiang qu

【英文名】Chen Xiang Qu Tablet(药品标准-中药成方制剂标准)

【组成】沉香、木香、柴胡、厚朴、豆蔻、砂仁、郁金、防风、葛根、乌药、枳壳、陈皮、桔梗、槟榔、麦芽、谷芽、前胡、青皮、白芷、檀香、降香、羌活、藿香、甘草。(药品标准-中药成方制剂标准 1998 年)

沉香汤 chen xiang tang

【英文名】Chen Xiang Decoction

【异名】沉香阿胶散(中医方剂大辞典、普济方)

【组成】(1)沉香、人参、麦门冬、地骨皮、生干地黄、小草、甘草。(中医方剂大辞典)(2)沉香、厚朴、桂、益智、白术、青桔皮、桔梗、五味子、附子、干姜、甘草。(中医方剂大辞典)(3)沉香、白檀香、干姜、白茯苓、甘草、肉豆蔻、人参、木香。(中医方剂大辞典)(4)沉香、白豆蔻、草豆蔻、人参、甘草、白茯苓、半夏、木香、厚朴、陈桔皮、白术、干姜。(中医方剂大辞典)(5)沉香、白茯苓、黄芪、白术、川芎、熟干地黄、五味子、枳实。(中医方剂大辞典)(6)沉香、青桔皮、陈桔皮、胡椒、茴香子、楝实、荜澄茄。(中医方剂大辞典)(7)沉香、虎骨、槟榔、生干地黄、当归、川芎、白芷、鬼箭羽、地龙、芍药、羌活。(中医方剂大辞典)(8)沉香、水马、飞生鸟毛、零陵香、粗唐香、龙骨、瞿麦、苏合香、苜蓿香。(中医方剂大辞典)(9)沉香、乌药、麦蘖。(中医方剂大辞典)(10)沉香、木香。(中医方剂大辞典)(11)沉香、甘草、檀香、白豆蔻仁、缩砂仁、木香、麝香。(中医方剂大辞典)(12)沉香、肉豆蔻仁、桂、木香、厚朴、槟榔、青桔皮、诃黎勒皮、白术、当归、京三棱、人参、枇杷叶、川芎、干姜、蓬莪术、黄芪、郁李仁、附子、白茯苓、石斛、前胡、枳壳、甘草。(中医方剂大辞典)(13)沉香、人参、木香、厚朴、干蓝、升麻、玄参、知母、地榆、甘草、钩藤皮、凝水石。(中医方剂大辞典)(14)沉香、厚朴、附子、陈桔皮、甘草、白术、川芎。(中医方剂大辞典)(15)沉香、柴胡、秦艽、肉豆蔻、白芷、黄芪、鳖甲、桔梗、桂、当归、川芎、蓬莪术、麦门冬、槟榔、芍药、人参、白茯苓、海桐、枳壳、甘草、熟干地黄、酸枣仁、木香、荆芥穗。(中医方剂大辞典)(16)沉香、槟榔、甘草、鳖甲、木香、当归、柴胡、人参、白茯苓、桂、青桔皮、陈桔皮、生地黄。(中医方剂大辞典)(17)沉香、丁香、木香、麝香、连翘、黄芩、犀角、升麻。(中医方剂大辞典)(18)沉香、阿胶、人参、桑根白皮。(中医方剂大辞典)(19)沉香、鸡舌香、熏陆香、麝香。(中医方剂大辞典)(20)沉香、细辛、续断、木香、川芎、当归、甘草、槟榔、石斛、牛膝、枳壳。(中医方剂大辞典)(21)沉香、木香、射干、防风、升麻、甘草、当归、黄芩、熏陆香、藿香叶、鸡舌香、独活、麻黄、大黄。(中医方剂大辞典)(22)沉香、赤芍药、紫苏茎叶、木通、槟榔、吴茱萸。(中医方剂大辞典)(23)沉香、五味子、细辛、防风、黄芪、石斛、萆薢、桂。(中医方剂大辞典)

沉香饮 chen xiang yin

【英文名】Chen Xiang Drink

【异名】沉香饮子(中医方剂大辞典、普济方);沉香散(中医方剂大辞典、普济方)

【组成】(1)沉香、炮大腹、木香、羌活、萆薢、牛膝、黄芪、泽泻、熟干地黄、桑螵蛸、当归、芍药、磁石、天雄、续断。(中医方剂大辞典)(2)沉香、木香、当归、白术、甘草、肉桂、枳壳、五味子、赤芍药。(中医方剂大辞典)(3)沉香、丁香、南木香、藿香叶、陈皮、白术、半夏、白茯苓、肉豆蔻、粉草。(中医方剂大辞典)(4)沉香、丁香、槟榔、甘草、肉豆蔻。(中医方剂大辞典)(5)沉香、丁香、藿香、肉豆蔻、槟榔、甘草。(中医方剂大辞典)(6)沉香、白蒺藜、补骨脂、巴戟天、酸枣仁、五味子、泽泻、磁石、桂、人参、陈桔皮、枳壳、牛膝、芍药、石斛、槟榔、桑螵蛸、肉苁蓉、当归、柴胡、黄芪、川芎、附子。(中医方剂大辞典)(7)沉香、芍药、槟榔、青桔皮、附子、茴香子、桂、吴茱萸。(中医方剂大辞典)

沉香饼 chen xiang bing

【英文名】Chen Xiang Wafer

【组成】砂仁、香附、沉香、丁香、青皮、木香、陈皮、薄荷、明矾、天麻、郁金、百药煎、核桃、莲肉、麝香。(中医方剂大辞典)

沉香散 chen xiang san

【英文名】Chen Xiang Powders(药品标准-中药成方制剂标准)

【组成】沉香、砂仁、苍术、枳实、麦芽、青皮、紫苏叶、细辛、川芎、桔梗、茯苓、甘草、栀子、厚朴、香附、木香、山楂、陈皮、藿香、荆芥、白芷、防风、薄荷、半夏、白芍、葛根。(药品标准-中药成方制剂标准 1995 年)

沉连及贝散 chen lian ji bei san

【英文名】Chen Lian Ji Bei Powders

【组成】沉香、黄连、白及、川贝、田三七。(湖南中医杂志 1986,(2))

沉香化气片 chen xiang hua qi pian

【英文名】Chen Xiang Hua Qi Tablet(药品标准-中药成方制剂标准)

【组成】沉香、木香、广藿香、香附、砂仁、陈皮、莪术、六

神曲、麦芽、甘草。(药品标准－中药成方制剂标准 1993年)

沉香化滞丸 chen xiang hua zhi wan

【英文名】Chen Xiang Hua Zhi Pill(药品标准－中药成方制剂标准)

【组成】沉香、牵牛子、枳实、五灵脂、山楂、枳壳、陈皮、香附、厚朴、莪术、砂仁、三棱、木香、青皮、大黄。(药品标准－中药成方制剂标准 1994年)

沉香四宝丹 chen xiang si bao dan

【英文名】Chen Xiang Si Bao Pellet

【组成】沉香、延胡索、佛手、片姜黄、豆蔻仁、牵牛子。

沉香利气丸 chen xiang li qi wan

【英文名】Chen Xiang Li Qi Pill(药品标准－中药成方制剂标准)

【异名】沉香四宝丸(药品标准－中药成方制剂标准)

【组成】木香、丁香、沉香、香附、枳壳、青皮、陈皮、厚朴、佛手、广藿香、豆蔻仁、砂仁、柴胡、白芍、川芎、延胡索、片姜黄、郁金、山楂、甘草、牵牛子、冰片。(药品标准－中药成方制剂标准 1991年)

沉香理气丸 chen xiang li qi wan

【英文名】Chen Xiang Li Qi Pill(药品标准－中药成方制剂标准)

【组成】沉香、半夏、枳实、砂仁、陈皮、山楂、大黄、木香、白术、厚朴、黄芩、槟榔、广藿香。(药品标准－中药成方制剂标准 1998年)

沉香舒气丸 chen xiang shu qi wan

【英文名】Chen Xiang Shu Qi Pill(药品标准－中药成方制剂标准)

【组成】木香、砂仁、沉香、青皮、厚朴、香附、乌药、枳壳、草果仁、豆蔻、片姜黄、郁金、延胡索、五灵脂、柴胡、山楂、槟榔、甘草。(药品标准－中药成方制剂标准 1993年)

沉香舒郁丸 chen xiang shu yu wan

【英文名】Chen Xiang Shu Yu Pill(药品标准－中药成方制剂标准)

【组成】木香、沉香、陈皮、厚朴、豆蔻、砂仁、枳壳、青皮、香附、延胡索、柴胡、姜黄、甘草。(药品标准－中药成方制剂标准 1995年)

沉香舒郁片 chen xiang shu yu pian

【英文名】Chen Xiang Shu Yu Tablet(药品标准－中药成方制剂标准)

【组成】甘草、陈皮、柴胡、沉香、砂仁、豆蔻、木香、厚朴、枳壳、延胡索、姜黄、香附、青皮。(药品标准－中药成方制剂标准 1998年)

沈阳红药 shen yang hong yao

【英文名】Shen Yang Hong Yao Tablet(药品标准－中药成方制剂标准)

【组成】三七、川芎、白芷、当归、土鳖虫、红花、延胡索。(药品标准－中药成方制剂标准 1998)

状元丸 zhuang yuan wan

【英文名】Zhuang Yuan Pill(药品标准－中药成方制剂标准)

【组成】熟地黄、地黄、山茱萸、天冬、麦冬、玄参、五味子、人参、黄芪、白术、茯苓、甘草、当归、丹参、酸枣仁、远志、柏子仁、石菖蒲、莲子肉、桔梗、琥珀、朱砂。(药品标准－中药成方制剂标准 1992年)

状元红药酒 zhuang yuan hong yao jiu

【英文名】Zhuang Yuan Hong Wine(药品标准－中药成方制剂标准)

【组成】人参、红花、紫草、当归、熟地黄、肉桂、川芎、白芷、甘草、辛夷、山柰、陈皮、栀子、薄荷、细辛、佛手、木瓜、砂仁、川牛膝、肉豆蔻、枸杞子、高良姜、丁香、青皮、木香、檀香、豆蔻、红曲、大枣。(药品标准－中药成方制剂标准 1998年)

状元深海龙酒 zhuang yuan shen hai long jiu

【英文名】Zhuang Yuan Shen Hai Long Wine(药品标准－中药成方制剂标准)

【组成】海龙、丹参、羊腰子、海马、丁香、豆蔻、甘草、玉竹、大枣、狗脊、人参、当归、白芍、牡丹皮、泽泻、石斛、菟丝子、桑寄生、小茴香、鹿茸、黄芪、熟地黄。(药品标准－中药成方制剂标准 1998年)

羌防汤 qiang fang tang

【英文名】Qiang Fang Decoction

【组成】羌活、板蓝根、苏叶、防风、淡豆豉、鸡苏散、青蒿。(南京中医学院学报 1991,(2))

羌活散 qiang huo san

【英文名】Qiang Huo Powders

【异名】羌附汤(中医方剂大辞典、胎产心法);羌活附子汤(中医方剂大辞典、伤寒图歌活人指掌);羌活煮散(中医方剂大辞典、圣济总录);附子羌活散(中医方剂大辞典、活人书);排风羌活散(中医方剂大辞典、圣济总录);羌活汤(中医方剂大辞典、圣济总录);独活散(中医方剂大辞典、普济方);羌青散(中医方剂大辞典、医方类聚);细辛散(中医方剂大辞典、兰室秘藏);羌活膏(中医方剂大辞典、赤水玄珠)

【组成】(1)羌活、天麻、芎䓖、酸枣仁、鹿角胶、蔓荆子、羚羊角屑、人参、白附子、牛膝、肉桂、薏苡仁、乌蛇肉、萆薢、犀角屑、白鲜皮、地骨皮、柏子仁、防风。(中医方剂大辞典)(2)羌活、白术、麻黄、侧子、丹参、当归、赤茯苓、萆薢、桂心、羚羊角屑、防风。(中医方剂大辞典)(3)羌活、牛膝、桂心、附子、萆薢、海桐皮、防风、五加皮、当归。(中医方剂大辞典)(4)羌活、黄松木节、茯神、石膏、防风、王不留行、桂心、麻黄、当归。(中医方剂大辞典)(5)羌活、防风、黄芪、五加皮、牛膝、酸枣仁、丹参、桂心、赤芍药、麻黄、槟榔、当归、木通、玄参、枳实。(中医方剂大辞典)(6)羌活、枳壳、蔓荆子、细辛、桂心、当归、芎䓖、白鲜皮、羚羊角屑。(中医方剂大辞典)(7)羌活、汉防己、荆芥、薏苡仁、防风、麻黄、酸枣仁、黄松节、附子、芎䓖、天麻、道人头。(中医方剂大辞典)(8)胡椒、川椒、川芎、荆芥穗、白芷、防风、草乌、羌活、荜茇、露蜂房。(中医方剂大辞典)(9)羌活、川芎、天麻、旋覆花、青皮、天南星、藁本。(中医方剂大辞典)(10)羌活、防风、牡丹皮、川芎、当归、甘草。(中医方剂大辞典)(11)羌活、荆芥穗、赤茯苓、川芎、宣州干葛、陈皮、甘草、川升麻。(中医方剂大辞典)(12)羌活、川芎、细辛根。(中医方剂大辞典)(13)藁本、香白芷、桂枝、苍术、升麻、当归身、草豆蔻仁、羌活、羊胫骨灰、麻黄、防风、柴胡、细辛。(中医方剂大辞典)(14)附子、羌活、乌药。(中医方剂大辞典)(15)羌活、川芎、天麻、旋覆花、甘菊、藁本、防风、蝉壳、细辛、杏仁、甘草。(中医方剂大辞典)(16)柴胡、白芷、川芎、藁本、桔梗、甘草、独活、羌活。(中医方剂大辞典)(17)羌活、人参、远志、茯苓、大枣。(中医方剂大辞典)(18)羌活、防风、川芎、薄荷、天麻、僵蚕、甘草、川黄连、柴胡、前胡、枳壳、桔梗。(中医方剂大辞典)(19)羌活、独活、前胡、柴胡、川芎、桔梗、枳壳、天麻、地骨皮、茯苓、人参、甘草。(中医方剂大辞典)(20)羌活、天麻、胡麻子、细辛、麻黄、藿香、附子、牛膝、白鲜皮、芎䓖、天南星、蝉壳、旋覆花、白附子、地龙、乌蛇肉、晚蚕蛾、干蝎、麝香、甘草。(中医方剂大辞典)(21)羌活、乌蛇肉、天麻、防风、白附子、藁本、麻黄、白芷、白僵蚕、天南星、芎䓖、细辛、附子、桂心、当归、桑螵蛸、干蝎、晚蚕蛾。(中医方剂大辞典)(22)羌活、防风、五加皮、牛膝、桂心、木香、附子、酸枣仁、威灵仙、丹参、虎胫骨、萆薢、当归、松节。(中医方剂大辞典)(23)羌活、侧子、秦艽、桂心、木香、芎䓖、当归、牛膝、附子、骨碎补、桃仁。(中医方剂大辞典)(24)羌活、白蒺藜、白鲜皮、枫香、乌蛇肉、当归、防风、肉桂、茵芋、附子、芎䓖、酸枣仁、海桐皮、麻黄、麝香。(中医方剂大辞典)(25)羌活、天麻、芎䓖、酸枣仁、鹿角胶、侧子、羚羊角屑、人参、白附子、牛膝、桂心、薏苡仁、乌蛇、犀角屑、海桐皮、地骨皮、柏子仁。(中医方剂大辞典)(26)羌活、天麻、麻黄、香附子、人参、胡麻子、细辛、藿香、牛膝、犀角屑、芎䓖、桂心、当归、天雄、蝉壳、白附子、乌蛇肉、晚蚕蛾、干蝎、麝香。(中医方剂大辞典)(27)羌活、天麻、芎䓖、酸枣仁、鹿角胶、五加皮、薏苡仁、麻黄、萆薢、羚羊角屑、人参、白附子、牛膝、秦艽、乌蛇肉、肉桂、犀角屑、茵芋、侧子、地骨皮、柏子仁、防风。(中医方剂大辞典)(28)羌活、甘菊花、白茯苓、白蒺藜、当归、牛膝、肉苁蓉、沉香、防风、枳壳、桂心、萆薢、附子。(中医方剂大辞典)(29)羌活、防风、甘菊花、藁本、旋覆花、蔓荆子、石膏、甘草。(中医方剂大辞典)(30)柴胡、粉草、羌活、川芎、白芷。(中医方剂大辞典)(31)羌活、独活、柴胡、川芎、黑参、赤芍药、桔梗、地骨皮、荆芥、薄荷、桑白皮、大黄、山栀子仁、黄芩。(中医方剂大辞典)(32)羌活、苍术、川芎、白茯苓、防风、枳壳、桔梗、甘草。(中医方剂大辞典)(33)人参、羌活、赤茯苓、柴胡、前胡、川芎、独活、桔梗、枳壳、苍术、甘草。(中医方剂大辞典)(34)防风、羌活、赤芍药、白芷、川芎、柴胡、木贼、防己、粉草、荆芥、白茯苓、甘菊花、细辛、白术。(中医方剂大辞典)(35)羌活、独活、明矾、硫黄、狼毒、白鲜皮、白附子、蛇床子、轻粉、黄丹。(中医方剂大辞典)(36)羌活、独活、防风、藁本、黄芩、黄连、黄柏、知母、生地黄、汉防己、泽泻、熟地黄、防己梢、当归身、连翘、黄芪、人参、甘草、橘红、生甘草梢、苏木、归尾、桔梗。(中医方剂大辞典)(37)乱发灰、桂心、羌活、甘草。(中医方剂大辞典)(38)羌活、防风、川芎、前胡、枳壳、桔梗、薄荷、甘草。(中医方剂大辞典)(39)羌活、甲片、大黄、全蝎、皂刺、乳香、一叶金、白芷梢、甘草。(中医方剂大辞典)(40)羌活、防风、白芷、荆芥穗、川芎、地骨皮、甘草、连翘、柴胡、牛蒡、大腹皮。(中医方剂大辞典)(41)羌活、防风、川芎、荆芥穗、麻黄、甘草、恶实、木通。(中医方剂大辞典)(42)羌活、防风、旋覆花、独活、川芎、细辛芽、蔓荆子、甘草、石膏。(中医方剂大辞典)(43)川芎、羌活、麻黄、白芷、桔梗、干葛、紫苏、前胡、甘草、枳壳。(中医方剂大辞典)(44)羌活、独活、前胡、荆芥、甘草、乌药、桔梗、薄桂、升麻、当归、威灵仙。(中医方剂大辞典)(45)羌活、独活、荆芥、前胡、防风、柴胡、白芷、蝉退、甘草、细辛。(中医方剂大辞典)(46)羌活、独活、川芎、桔梗、蝉退、前胡、柴胡、甘草、瓜蒌、天麻、荆芥、防风、地骨皮、薄荷。(中医方剂大辞典)(47)麻黄、羌活、半夏、前胡、枳实、桑白皮、橘红、桔梗、苏叶、甘草。(中医方剂大辞典)(48)柴胡、前胡、川芎、枳壳、羌活、独活、茯苓、桔梗、人参、甘草、黄柏、知母。(中医方剂大辞典)(49)柴胡、前胡、羌活、防风、荆芥、黄芩、枳壳、川芎、牛蒡、蝉蜕、天麻、地骨。(中医方剂大辞典)(50)羌活、细辛、石膏、蔓荆子、菊花、黄芩、香附、白术、薄荷、茯苓、天麻、前胡、甘草。(中医方剂大辞典)(51)羌活、枳壳、黄芩、蔓荆子、菊花、石膏、前胡、细辛、半夏、麻黄、茯苓、薄荷、川芎、防风。(中医方剂大辞典)(52)羌活、生白术、防风、炒白芍、黄芩、当归、白芷、川芎、甘草。(中医方剂大辞典)(53)羌活、防风、黄芩、芎䓖、蔓荆子、甘菊花、石膏、甘草。(中医方剂大辞典)(54)羌活、秦艽、防风、桂心、牛蒡子、胡黄连、茯神、白附子、犀角屑、酸枣仁、龙脑。(中医方剂大辞典)(55)羌活、地骨皮、防风、酸枣仁、蔓荆子、杏仁、生地黄。(中医方剂大辞典)(56)羌活、防风、茵芋、五加皮、牛膝、丹参、酸枣仁、桂心、附子、赤芍药、当归、漏芦。(中医方剂大辞典)(57)萝卜子、羌活、牵牛子、大麦糵。(中医方剂大辞典)(58)羌活、黄芪、赤茯苓、生干地黄、羚羊角屑、赤芍药、桂心、酸枣仁、当归、枳壳、木香、川大黄、芎䓖、防风、槟榔、甘草。(中医方剂大辞典)(59)羌活、羚羊角屑、桂心、赤箭、细辛、防风、当归、赤芍药、茯神、麻黄、甘草、黄芩。(中医方剂大辞典)(60)羌活、天麻、芎䓖、酸枣仁、蔓荆子、羚羊角屑、白附子、桂心、薏苡仁、柏子仁、牛膝、乌蛇肉、当归、蝉壳、麝香。(中医方剂大辞典)(61)羌活、牛膝、当归、防风、赤芍药、附子、五加皮、桂心、甘草、薏苡仁。(中医方剂大辞典)(62)羌活、桂心、败龟、没药、道人头、虎胫骨、地龙、骨碎补、红花子。(中医方剂大辞典)(63)羌活、桃仁、人参、木香、鳖甲、白术、桂心、白茯苓、白芍药、当归、附子、牛膝、防风、续断、芎䓖、熟干地黄。(中医方剂大辞典)(64)羌活、防风、芎䓖、葛根、秦艽、麻黄、犀角屑、甘草、杏仁。(中医方剂大辞典)(65)羌活、莽草、防风、川乌头、桂心、赤芍药、生干地黄、麻黄、萆薢、牛膝、枳壳、当归。(中医方剂大辞典)(66)羌活、麻黄、防风、秦艽、桂心、甘草、葛根、附子、当归、杏仁、芎䓖。(中医方剂大辞典)(67)羌活、天麻、防风、酸枣仁、蔓荆子、羚羊角屑、附子、牛膝、桂心、薏苡仁、芎䓖、当归、鹿角胶、柏子仁、麝香。(中医方剂大辞典)(68)羌活、石膏、麻黄、甘草、桂心、芎䓖、赤茯苓、赤芍药、葛根、白术、黄芩、细辛。(中医方剂大辞典)(69)羌活、赤箭、防风、白芷、芎䓖、白芍药、羚羊角屑、当归、牛膝、骨碎补、熟干地黄、白茯苓、黄芪、桂心、细辛。(中医方剂大辞典)(70)羌活、芎䓖、防风、天麻、当归、甘草、白附子、麻黄。(中医方剂大辞典)(71)羌活、附子、天麻、防风、牛膝、蒺藜子、芎䓖、乌头、干蝎、木香、白附子、麻黄。(中医方剂大辞典)(72)羌活、防风、川芎、荆芥穗、麻黄、甘草、木通、鼠粘子。(中医方剂大辞典)(73)羌活、枳壳、半夏、甘草、大腹子、防风、桑白皮。(中医方剂大辞典)(74)前胡、羌活、麻黄、白茯苓、川芎、黄芩、甘草、蔓荆子、枳壳、细辛、石膏、菊花、防风。(中医方剂大辞典)(75)羌活、附子、茴香、木香、干姜、枣。(中医方剂大辞典)(76)羌活、独活、白芷、防风、蔓荆实、藿香叶、芎䓖、天麻、蝉蜕、雄黄、桂、干蝎、麻黄、白附子。(中医方剂大辞典)(77)羌活、独活、防风、蔓荆实、人参、蒺藜子、白茯苓、芍药、枳壳、芎䓖、木天蓼、阿胶、威灵仙。(中医方剂大辞典)(78)羌活、防风、茯神、藁本、甘菊花、桂。(中医方剂大辞典)(79)羌活、人参、蔓荆实、菊花、石膏、白术、前胡、防风、地骨皮、芎䓖、枳壳、荆芥穗、桔梗、白茯苓、麻黄。(中医方剂大辞典)(80)羌活、独活、芎䓖、桂、干姜、附子。(中医方剂大辞典)(81)羌活、白术、黄芪、青桔皮、桔梗、甘草、附子、五加皮、桂、干姜。(中医方剂大辞典)(82)羌活、鸡苏、独活、防风、蒺藜、荆芥穗、牡丹皮、木香、连翘、茵陈蒿、麻黄、羚羊角。(中医方剂大辞典)(83)羌活、干蝎、楝实、硇砂、桃仁、附子、天麻、白附子、桂、槟榔、芎䓖、地龙、木香、沉香、阿魏。(中医方剂大辞典)(84)羌活、独活、前胡、人参、桔梗、芎䓖、细辛、防风、荆芥穗、甘菊花、土蒺藜、茯苓、枳壳、石膏、甘草。(中医方剂大辞典)(85)羌活、蛇蜕、防风、黄芪、木贼、附子、蝉壳、荆芥穗、甘草、甘菊花、蒺藜子、旋覆花、石决明。(中医方剂大辞典)(86)羌活、木香、艾叶、桂、山芋、升麻、胡黄连、白附子、山茱萸、牛膝。(中医方剂大辞典)(87)羌活、苍术、防风、楮实、蒺藜子、芎䓖、荆芥穗、甘草、菊花。(中医方剂大辞典)(88)羌活、茯苓、薏苡仁。(中医方剂大辞典)(89)羌活、甘草、石决明、石膏、密蒙花、苍术、防风、蒺藜子、木贼、蔓菁子、威灵仙、干桑叶、荆芥穗、原蚕沙。(中医方剂大辞典)(90)羌活、桂、没药、虎脑骨、骨碎补、红花子。(中医方剂大辞典)(91)羌活、桂、牡丹皮、芎䓖、芍药、延胡索、枳壳、当归、甘草、白术、蓬莪术、陈桔皮、木香、大黄。(中医方剂大辞典)(92)川羌活、独活、前胡、柴胡、川芎、桔梗、枳壳、白茯苓、削术、防风、细辛、官桂、甘草。(中医方剂大辞典)(93)羌活、独活、川芎、桔梗、蝉壳、地骨皮、前胡、甘草、柴胡、栝楼根、天麻、荆芥、防风。(中医方剂大辞典)(94)羌活、甘菊花、蔓荆子、芎䓖。(中医方剂大辞典)(95)羌活、萝卜子。(中医方剂大辞典)(96)羌活、僵蚕、白蒺藜、甘菊、白附子、朱砂、麝香。(中医方剂大辞典)

羌活煎 qiang huo jian

【英文名】Qiang Huo Decoction

【组成】羌活、防风、桂、独活、人参、白附子、干蝎、白僵蚕、水银、硫黄。(中医方剂大辞典)

羌活膏 qiang huo gao

【英文名】Qiang Huo Ointment

【异名】羌活丸(中医方剂大辞典、大方)

【组成】(1)牛膝、羌活、蝎梢、防风、天麻、人参、干木瓜、当归、紫苏根、麝香、白附子、朱砂。(中医方剂大辞典)(2)羌活、独活、人参、茯苓、防风、官桂、干蝎、硫黄、水银、麝香。(中医方剂大辞典)(3)羌活、独活、人参、白茯苓、防风、肉桂、全蝎、水银、硫黄。(中医方剂大辞典)(4)羌活、独活、天麻、川芎、人参、茯苓、直僵蚕、薄荷、全蝎、防风。(中医方剂大辞典)(5)羌活、独活、人参、白茯苓、肉桂、木香、防风、水银、硫黄、全蝎、金银箔、麝香。(中医方剂大辞典)(6)川羌活、防风、川芎、荆芥穗、蝎梢、天麻、人参、白术、白茯苓。(中医方剂大辞典)(7)羌活、天麻、防风、人参、茯苓、蝎、桂、朱砂、水银、硫黄。(中医方剂大辞典)(8)羌活、五灵脂、荆芥穗、青黛、蝉壳、龙脑、薄荷、白僵蚕、茯苓、轻粉、天南星。(中医方剂大辞典)(9)羌活、芙蓉叶、黑豆、面、黄皮根子。(中医方剂大辞典)(10)天麻、赤茯苓、羌活、防风、人参、全蝎、朱砂、明硫黄、水银。(中医方剂大辞典)(11)羌活、防风、川芎、茯神、茯苓、白术、白附子、僵蚕、全蝎。(中医方剂大辞典)(12)羌活、独活、人参、白茯苓、天麻、干蝎、青黛、龙脑、麝香、水银、硫黄。(中医方剂大辞典)(13)人参、白术、独活、前胡、川芎、桔梗、羌活、天麻、薄荷、地骨皮、甘草。(中医方剂大辞典)(14)羌活、人参、桂心、防风、蝎、朱砂、硫黄、茯苓、木香、脑麝。(中医方剂大辞典)(15)羌活、川芎、人参、赤茯苓、白附子、天麻、白僵蚕、干蝎、白花蛇、川附子、防风、麻黄、豆蔻肉、鸡舌香、藿香叶、木香、轻粉、珍珠、麝香、牛黄、龙脑、雄黄、辰砂。(中医方剂大辞典)(16)羌活、独活、天麻、全蝎、人参、白僵蚕、乌蛇肉。(中医方剂大辞典)

羌桂汤 qiang gui tang

【英文名】Qiang Gui Decoction

【组成】川羌活、桂枝、芍药、甘草。(中医方剂大辞典)

羌芪散 qiang qi san

【英文名】Qiang Qi Powders

【组成】羌活、黄芪、甘草、白蒺藜、芎䓖。(中医方剂大辞典)

羌柴汤 qiang chai tang

【英文名】Qiang Chai Decoction

【组成】苏叶、防风、细辛、荆芥、羌活、柴胡、藁本、白芷。(中医方剂大辞典)

羌菊丸 qiang ju wan

【英文名】Qiang Ju Pill

【组成】羌活、菊花、白茯苓、蒺藜子、枳壳、附子、肉苁蓉、黄芪、沉香、兔肝、革薢。(中医方剂大辞典)

羌菊散 qiang ju san

【英文名】Qiang Ju Powders

【异名】羌蝉散(中医方剂大辞典、普济方)

【组成】(1)羌活、山栀子仁、防风、甘草、白蒺藜、菊花。(中医方剂大辞典)(2)羌活、蝉蜕、防风、蛇蜕、菊花、谷精草、木贼、甘草、山栀子、白蒺藜、大黄、黄连、沙苑蒺藜。(中医方剂大辞典)(3)羌活、菊花、胆草、谷精、荆芥、薄荷、蔓荆、桂子、连翘、赤芍、生地、黄芩、黄连。(中医方剂大辞典)

羌活大丸 qiang huo da wan

【英文名】Qiang Huo Da Pill

【异名】羌活大风丸(中医方剂大辞典、普济方);羌活丸(中医方剂大辞典、普济方)

【组成】防风、天麻、全蝎、人参、羌活、白茯苓、青黛、独活、麝香、川芎、脑子、水银。(中医方剂大辞典)

羌活饮子 qiang huo yin zi

【英文名】Qiang Huo Drink

【异名】羌活汤(中医方剂大辞典、圣济总录)

【组成】(1)羌活、人参、附子、甘草、荆沥、竹沥、生地黄汁。(中医方剂大辞典)(2)羌活、独活、川芎、柴胡、前胡、细辛、白蒺藜、麦门冬、山药、升麻、紫苏叶、黄芪、乌梅、防风、枳壳、蔓荆子、藁本、荆芥穗、甘草、桑白皮、干葛。(中医方剂大辞典)(3)羌活、防风、赤芍、白芷、川芎、甘草、陈皮、枳壳、柴胡、干葛。(中医方剂大辞典)

羌活煮散 qiang huo zhu san

【英文名】Qiang Huo Decoction

【异名】羌活汤(中医方剂大辞典、圣济总录)

【组成】(1)羌活、荆芥、附子、秦艽、人参、麻黄、茯苓、牛膝、白蒺藜、沉香、牡丹皮、当归、半夏、汉防己、官桂、甘草、鹿茸、萆薢。(中医方剂大辞典)(2)羌活、川芎、桔梗、茯苓、薏苡仁、独活、黄桔皮、人参、细辛、麦门冬、白术、甘草。(中医方剂大辞典)

羌活煎丸 qiang huo jian wan

【英文名】Qiang Huo Jian Pill

【组成】羌活、天麻、白花蛇。(中医方剂大辞典)

羌防内托散 qiang fang nei tuo san

【英文名】Qiang Fang Nei Tuo Decoction

【组成】羌活、防风、葛根、桔梗、楂肉、地骨皮、蝉退、僵蚕、连翘、甘草。(中医方剂大辞典)

羌防四苓散 qiang fang si ling san

【英文名】Qiang Fang Si Ling Powders

【组成】羌活、独活、防风、白术、茯苓、猪苓、泽泻。(中医方剂大辞典)

羌防四物汤 qiang fang si wu tang

【英文名】Qiang Fang Si Wu Decoction

【异名】羌活六合汤(中医方剂大辞典、医林纂要)

【组成】羌活、防风、当归、生地、川芎、白芍药。(中医方剂大辞典)

羌防行痹汤 qiang fang xing bi tang

【英文名】Qiang Fang Xing Bi Decoction

【组成】羌活、防风、秦艽、川断、威灵仙、全当归、明乳

香、净没药、杜红花。(中医方剂大辞典)

羌防泻白散 qiang fang xie bai san

【英文名】Qiang Fang Xie Bai Powders

【组成】桑白皮、地骨皮、甘草、羌活、柴胡、葛根、防风。(中医方剂大辞典)

羌防柴苓汤 qiang fang chai ling tang

【英文名】Qiang Fang Chai Ling Decoction

【组成】羌活、防风、柴胡、茯苓、黄芩、半夏、广皮、甘草。(中医方剂大辞典)

羌防柴胡汤 qiang fang chai hu tang

【英文名】Qiang Fang Chai Hu Decoction

【组成】柴胡、黄芩、广皮、甘草、羌活、防风。(中医方剂大辞典)

羌防湿疹汤 qiang fang shi zhen tang

【英文名】Qiang Fang Shi Zhen Decoction

【组成】羌活、防风、白芷、黄芩、川芎、细辛、薄荷、生地、土茯苓、甘草。(陕西中医 1984,5(10))

羌活木通汤 qiang huo mu tong tang

【英文名】Qiang Huo Mu Tong Decoction

【组成】(1)羌活、木通。(中医方剂大辞典)(2)羌活、独活、木通、车前子。(中医方剂大辞典)

羌活升麻汤 qiang huo sheng ma tang

【英文名】Qiang Huo Sheng Ma Decoction

【组成】羌活、升麻、葛根、白芍药、人参、黄芩、黄连、石膏、甘草、生地黄、知母。(中医方剂大辞典)

羌活风湿汤 qiang huo feng shi tang

【英文名】Qiang Huo Feng Shi Decoction

【组成】羌活、防风、藁本、秦艽、蝉蜕、僵蚕、苍耳子、大豆卷、炒车前、泽泻、赤苓、晚蚕沙。(中医方剂大辞典)

羌活石膏散 qiang huo shi gao san

【英文名】Qiang Huo Shi Gao Powders

【组成】羌活、石膏、黄芩、藁本、蜜蒙花、木贼、白芷、萝卜子、细辛、麻仁、川芎、苍术、菊花、荆芥、甘草。(中医方剂大辞典)

羌活白芷汤 qiang huo bai zhi tang

【英文名】Qiang Huo Bai Zhi Decoction

【组成】菊花、细辛、甘草、白芷、羌活、香附、薄荷、荆芥穗、茵陈、苍术、川芎。(中医方剂大辞典)

羌活白芷散 qiang huo bai zhi san

【英文名】Qiang Huo Bai Zhi Decoction

【组成】羌活、白芷、软柴胡、荆芥、蔓荆子、防风、猪牙皂角、甘草、黄芩、黄连。(中医方剂大辞典)

羌活芎藁汤 qiang huo xiong gao tang

【英文名】Qiang Huo Xiong Gao Decoction

【组成】半夏、杏仁、川羌活、藁本、川芎、防风、白茯苓、甘草、白芷、麻黄、广陈皮、桂枝。(中医方剂大辞典)

羌活当归汤 qiang huo dang gui tang

【英文名】Qiang Huo Dang Gui Decoction

【异名】当归羌活汤(中医方剂大辞典、医学正传)

【组成】(1)黄芩、黄连、归身、甘草、羌活、黄柏、连翘、泽泻、独活、藁本、防风、栀子仁。(中医方剂大辞典)(2)羌活、当归、独活、柴胡、桂枝、防风、川芎、黄柏、桃仁、红花。(中医方剂大辞典)

羌活当归散 qiang huo dang gui san

【英文名】Qiang Huo Dang Gui Decoction; Qiang Huo Dang Gui Powders

【组成】(1)羌活、当归、川芎、黄连、鼠粘子、防风、荆芥、甘草、黄芩、连翘、白芷、升麻。(中医方剂大辞典)(2)羌活、当归、白茯苓、桂、没药、虎胫骨、骨碎补、红花子。(中医方剂大辞典)

羌活冲和汤 qiang huo chong he tang

【英文名】Qiang Huo Chong He Decoction

【组成】(1)羌活、白芷、黄芩、甘草、防风、白术、生地、川芎。(中医方剂大辞典)(2)羌活、黄芩、生地、荆芥、川芎、葛根、甘草。(中医方剂大辞典)(3)羌活、防风、荆芥、白芷、黄芩、苍术、生地、广皮、甘草。(中医方剂大辞典)

羌活导滞汤 qiang huo dao zhi tang

【英文名】Qiang Huo Dao Zhi Decoction

【异名】羌活导气汤(中医方剂大辞典、杂病源流犀烛);羌活导湿汤(中医方剂大辞典、嵩崖尊生);羌活导痰汤(中医方剂大辞典、寿世保元)

【组成】羌活、独活、大黄、防已、当归、枳实。(中医方剂大辞典)

羌活防己汤 qiang huo fang ji tang

【英文名】Qiang Huo Fang Ji Decoction

【组成】羌活、川芎、苍术、防已、木香、连翘、射干、甘草、白芍药、木通、当归尾、苏木。(中医方剂大辞典)

羌活防风汤 qiang huo fang feng tang

【英文名】Qiang Huo Fang Feng Decoction

【组成】(1)羌活、防风、川芎、藁本、当归、芍药、甘草、地榆、华细辛。(中医方剂大辞典)(2)羌活、防风、升麻、柴胡、当归、川芎、藁本、细辛、黄芩、甘菊花、蔓荆子。(中医方剂大辞典)(3)羌活、防风、柴胡、葛根、荆芥、木通。(中医方剂大辞典)(4)羌活、防风、甘草、陈皮。(中医方剂大辞典)(5)羌活、防风、白芷、苍术、川芎、甘草。(中医方剂大辞典)(6)羌活、防风、桔梗、柴胡、败酱、桂、大黄、羚羊角。(中医方剂大辞典)

羌活防风散 qiang huo fang feng san

【英文名】Qiang Huo Fang Feng Powders

【组成】羌活、防风、川芎、甘草、木贼、绿豆皮、荆芥、蝉蜕、谷精草、蛇蜕、鸡子壳。(中医方剂大辞典)

羌活苍术汤 qiang huo cang zhu tang

【英文名】Qiang Huo Cang Zhu Decoction

【异名】苍术羌活汤(中医方剂大辞典、普济方)

【组成】炙甘草、黄柏、草豆蔻、生甘草、葛根、桔皮、柴胡、升麻、独活、缩砂仁、苍术、防风、黄芪、知母、羌活。(中医方剂大辞典)

羌活连翘汤 qiang huo lian qiao tang

【英文名】Qiang Huo Lian Qiao Decoction

【组成】防风、羌活、连翘、夏枯草、柴胡、昆布、枳壳、黄芩、川芎、牛蒡子、甘草、金银花。(中医方剂大辞典)

羌活牡丹散 qiang huo mu dan san

【英文名】Qiang Huo Mu Dan Decoction

【组成】牡丹皮、川芎、枳壳、桂、延胡索、甘草、羌活、半夏、陈皮、木香、白术、诃子肉、当归。(中医方剂大辞典)

羌活补髓丸 qiang huo bu sui wan

【英文名】Qiang Huo Bu Sui Pill

【异名】补髓羌活丸(中医方剂大辞典、圣济总录);羌活丸(中医方剂大辞典、普济方)

【组成】羌活、芎䓖、当归、桂心、人参、枣肉、羊髓、酥、牛髓、大麻仁。(中医方剂大辞典)

羌活附子汤 qiang huo fu zi tang

【英文名】Qiang Huo Fu Zi Decoction

【异名】羌活黑附子汤(中医方剂大辞典、医学入门);羌附汤(中医方剂大辞典、脉因证治)

【组成】(1)麻黄、黑附子、羌活、苍术、防风、黄芪、甘草、升麻、白芷、白僵蚕、黄柏。(中医方剂大辞典)(2)羌活、附子、干姜、甘草。(中医方剂大辞典)(3)羌活、附子、陈皮、半夏、砂仁、木香、肉桂。(中医方剂大辞典)

羌活败毒散 qiang huo bai du san

【英文名】Qiang Huo Bai Du Powders

【组成】(1)羌活、独活、柴胡、前胡、防风、荆芥、甘草、川芎。(中医方剂大辞典)(2)羌活、独活、柴胡、前胡、枳壳、川芎、广皮、人参、甘草。(中医方剂大辞典)(3)羌活、独活、前胡、川芎、防风、荆芥、甘草、苍术。(中医方剂大辞典)(4)羌活、独活、柴胡、前胡、防风、荆芥、陈皮、川芎、甘草。(中医方剂大辞典)(5)羌活、独活、柴胡、前胡、川芎、桔梗、枳壳、陈皮、甘草。(中医方剂大辞典)

羌活乳香汤 qiang huo ru xiang tang

【英文名】Qiang Huo Ru Xiang Decoction

【组成】羌活、独活、川芎、当归、赤芍药、防风、荆芥、丹皮、续断、红花、桃仁、陈皮。(中医方剂大辞典)

羌活泻白散 qiang huo xie bai san

【英文名】Qiang Huo Xie Bai Powders

【组成】地骨皮、桑白皮、甘草、羌活、防风。(中医方剂大辞典)

羌活细辛汤 qiang huo xi xin tang

【英文名】Qiang Huo Xi Xin Decoction

【组成】羌活、细辛、附子、生姜、桂枝、甘草。(中医方剂大辞典)

羌活香薷饮 qiang huo xiang ru yin

【英文名】Qiang Huo Xiang Ru Drink

【组成】黄连香薷饮、羌活。(中医方剂大辞典)

羌活钩藤散 qiang huo gou teng san

【英文名】Qiang Huo Gou Teng Powders

【组成】钩藤、蝉蜕、防风、人参、天麻、蝎梢、川芎、麝香。(中医方剂大辞典)

羌活剑风汤 qiang huo jian feng tang

【英文名】Qiang Huo Jian Feng Decoction

【组成】当归、秦艽、防风、石膏、杞子、杜仲、厚朴、黄芩、甘菊、独活、柴胡、熟地、茯苓、前胡、苍术、桂枝、生地、芍药、半夏、白芷、薄荷、羌活、麻黄、细辛、枳壳、木通、天麻。(中医方剂大辞典)

羌活胜风汤 qiang huo sheng feng tang

【英文名】Qiang Huo Sheng Feng Decoction

【异名】羌活胜湿汤(中医方剂大辞典、张氏医通)

【组成】白术、枳壳、羌活、川芎、白芷、独活、防风、前胡、桔梗、薄荷、荆芥、甘草、柴胡、黄芩。(中医方剂大辞典)

羌活胜湿汤 qiang huo sheng shi tang

【英文名】Qiang Huo Sheng Shi Decoction

【异名】通气防风汤(中医方剂大辞典、医学发明);通气防风散(中医方剂大辞典、普济方)

【组成】(1)羌活、独活、炙甘草、南川芎、藁本、蔓荆子、防风、酒黄芩、米泔苍术。(中医方剂大辞典)(2)羌活、独活、防风、升麻、柴胡、藁本、苍术、川芎、蔓荆子、甘草。(中医方剂大辞典)(3)羌活、独活、防风、川芎、苍术、甘草。(中医方剂大辞典)(4)羌活、防风、苍术、甘草、黄连、黄柏、泽泻、猪苓。(中医方剂大辞典)(5)羌活、独活、藁本、防风、蔓荆子、川芎、甘草、白术、防己、黄芪。(中医方剂大辞典)(6)防风、羌活、柴胡、白芷、川芎、苍术、黄芩。(中医方剂大辞典)(7)羌活、苍术、防风、白术、泽泻、白茯苓、广皮、甘草。(中医方剂大辞典)(8)羌活、防风、柴胡、苍术、川芎、茯苓、猪苓、泽泻、黄柏、甘草。(中医方剂大辞典)(9)羌活、防风、苍术、黄柏、泽泻、茯苓、广皮、甘草。(中医方剂大辞典)(10)防风通气汤加附子。(中医方剂大辞典)

羌活神术汤 qiang huo shen zhu tang

【英文名】Qiang Huo Shen Zhu Decoction

【组成】(1)羌活、藁本、川芎、白芷、苍术、细辛、甘草。(中医方剂大辞典)(2)羌活、苍术、石膏、防风、天麻。(中医方剂大辞典)

羌活退翳丸 qiang huo tui yi wan

【英文名】Qiang Huo Tui Yi Pill

【异名】滋阴地黄丸(中医方剂大辞典、医学纲目);地黄丸(中医方剂大辞典、普济方);柴胡退翳丸(中医方剂大辞典、银海精微)

【组成】黑附子、寒水石、酒防已、知母、牡丹皮、羌活、川芎、酒黄柏、生地黄、丹参、茺蔚子、酒当归身、柴胡、熟地黄、芍药。(中医方剂大辞典)

羌活退翳汤 qiang huo tui yi tang

【英文名】Qiang Huo Tui Yi Decoction

【异名】羌活防风除翳汤(中医方剂大辞典、一盘珠)

【组成】羌活、防风、荆芥穗、薄荷叶、藁本、酒知母、黄柏、川芎、当归身、酒生地黄、小椒、细辛、麻黄。(中医方剂大辞典)

羌活退翳膏 qiang huo tui yi gao

【英文名】Qiang Huo Tui Yi Plaster

【异名】复明膏(中医方剂大辞典、兰室秘藏)

【组成】椒树、藁本、汉防己、黄连、防风、麻黄、柴胡、升麻、生地黄、生甘草、当归身、羌活、蕤仁。(中医方剂大辞典)

羌活除风汤 qiang huo chu feng tang

【英文名】Qiang Huo Chu Feng Decoction

【组成】羌活、独活、川芎、桔梗、大黄、地骨皮、黄芩、麻黄、苍术、甘草、菊花、木贼。(中医方剂大辞典)

羌活除湿汤 qiang huo chu shi tang

【英文名】Qiang Huo Chu Shi Decoction

【组成】(1)羌活、防风、苍术、黄芪、升麻、甘草、独活、柴胡、川芎、黄柏、桔皮、藁本、泽泻、猪苓、茯苓、黄连。(中医方剂大辞典)(2)羌活、防风、柴胡、独活、苍术、茯苓、泽泻、猪苓、甘草、陈皮、黄连、黄柏、川芎、升麻。(中医方剂大辞典)(3)羌活、藁本、防风、升麻、苍术。(中医方剂大辞典)

羌活秦艽汤 qiang huo qin jiao tang

【英文名】Qiang Huo Qin Jiao Decoction

【组成】羌活、秦艽、黄芪、防风、升麻、炙草、麻黄、柴胡、藁本、细辛、红花。(中医方剂大辞典)

羌活桂归酒 qiang huo gui gui jiu

【英文名】Qiang Huo Gui Gui Wine

【组成】羌活、桂枝、秦艽、防风、续断、附子、当归身、金毛狗脊、虎骨、杜仲、晚蚕沙、川芎、桑枝、生姜、大枣。(中医方剂大辞典)

羌活桂枝汤 qiang huo gui zhi tang

【英文名】Qiang Huo Gui Zhi Decoction

【组成】羌活、防风、麻黄、桂枝、天麻、大黄、甘草。(中医方剂大辞典)

羌活桂枝煎 qiang huo gui zhi jian

【英文名】Qiang Huo Gui Zhi Jian Decoction

【组成】羌活、桂枝、炮姜、焦苍术、当归、苏梗、藿梗、白芍、楂肉、神曲、白蒺藜。(中医方剂大辞典)

羌活桃仁汤 qiang huo tao ren tang

【英文名】Qiang Huo Tao Ren Decoction

【组成】羌活、桃仁、红花、牛膝、玄胡索、大黄。(中医方剂大辞典)

羌活柴胡散 qiang huo chai hu san

【英文名】Qiang Huo Chai Hu Powders

【组成】(1)羌活、独活、柴胡、防风、川芎、白芍药。(中医方剂大辞典)(2)羌活、柴胡、防风、枳壳、青皮、甘草。(中医方剂大辞典)(3)羌活、柴胡、防风、黄芩、广皮、半夏、甘草。(中医方剂大辞典)(4)川芎、当归、黄连、山栀、连翘、防风、玄参、陈皮、羌活、甘草、赤芍、龙胆草。(中医方剂大辞典)(5)羌活、苍术、柴胡、黄芩、橘红、半夏、枳实、甘草、川芎。(中医方剂大辞典)(6)羌活、柴胡、黄芩、广皮、甘草。(中医方剂大辞典)

羌活透肌汤 qiang huo tou ji tang

【英文名】Qiang Huo Tou Ji Decoction

【异名】羌活透肌散(中医方剂大辞典、治痘全书)

【组成】羌活、陈皮、柴胡、前胡、半夏、茯苓、甘草、桔梗、川芎、当归、山楂。(中医方剂大辞典)

羌活益气汤 qiang huo yi qi tang

【英文名】Qiang Huo Yi Qi Decoction

【组成】羌活、川芎、当归、生地黄、龙胆草、半夏、陈皮、薄荷、防风、独活、黄芩、甘草。(中医方剂大辞典)

羌活通关散 qiang huo tong guan san

【英文名】Qiang Huo Tong Guan Decoction

【组成】白附子、羌活、川芎、细辛、防风、炙甘草、全蝎、麦冬。(中医方剂大辞典)

羌活菊花散 qiang huo ju hua san

【英文名】Qiang Huo Ju Hua Powders

【组成】羌活、菊花、龙胆草、谷精草、荆芥、薄荷、木通、栀子、连翘、赤芍、生地、蔓荆子、防风、黄芩、黄连。(中医方剂大辞典)

羌活黄芩汤 qiang huo huang qin tang

【英文名】Qiang Huo Huang Qin Decoction

【组成】羌活、黄芩、陈皮、前胡、猪苓、甘草、知母。(中医方剂大辞典)

羌活救苦汤 qiang huo jiu ku tang

【英文名】Qiang Huo Jiu Ku Decoction

【组成】(1)羌活、白芷、川芎、蔓荆子、防风、桔梗、黄芩、连翘、升麻、大力子、人中黄。(中医方剂大辞典)(2)羌活、防风、荆芥、白芷、黄芩、连翘、牛蒡子、

薄荷、蔓荆子、人中黄、甘草。(中医方剂大辞典)

羌活麻黄汤 qiang huo ma huang tang

【英文名】Qiang Huo Ma Huang Decoction

【组成】羌活、麻黄、独活、川芎、甘草、防风、葱白。(中医方剂大辞典)

羌活清空膏 qiang huo qing kong gao

【英文名】Qiang Huo Qing Kong Ointment

【组成】蔓荆子、黄连、羌活、防风、甘草、黄芩。(中医方剂大辞典)

羌活渗湿汤 qiang huo shen shi tang

【英文名】Qiang Huo Shen Shi Decoction

【组成】白芍、当归、白术、甘草、防风、槟榔、牛膝、茯苓、苍术、龙胆草、泽泻、黄柏、青皮、防己、木瓜。(中医方剂大辞典)

羌活续断汤 qiang huo xu duan tang

【英文名】Qiang Huo Xu Duan Decoction

【组成】(1)防风、川芎、熟地、茯苓、细辛、芍药、官桂、人参、秦艽、牛膝、甘草、杜仲、羌活、当归。(中医方剂大辞典)(2)羌活、川续断、牛膝、防风、当归、川芎、薄桂、秦艽、川乌、苍术、麻黄、甘草节、枳壳、川山甲。(中医方剂大辞典)

羌活散火汤 qiang huo san huo tang

【英文名】Qiang Huo San Huo Decoction

【组成】羌活、防风、酒连、酒芩、白茯苓、人参、甘草、半夏、破故纸、枸杞子。(中医方剂大辞典)

羌活散郁汤 qiang huo san yu tang

【英文名】Qiang Huo San Yu Decoction

【异名】羌防散郁汤(中医方剂大辞典、医林纂要)

【组成】防风、羌活、白芷、荆芥、桔梗、地骨皮、大腹皮、川芎、连翘、甘草、紫草、升麻、鼠粘子。(中医方剂大辞典)

羌活葛根汤 qiang huo ge gen tang

【英文名】Qiang Huo Ge Gen Decoction

【组成】羌活、防风、广皮、甘草、葛根、生姜。(中医方剂大辞典)

羌活紫神汤 qiang huo zi shen tang

【英文名】Qiang Huo Zi Shen Decoction

【异名】羌活紫汤(中医方剂大辞典、卫生总微)

【组成】羌活。(中医方剂大辞典)

羌活黑附汤 qiang huo hei fu tang

【英文名】Qiang Huo Hei Fu Decoction

【组成】麻黄、羌活、防风、苍术、升麻、甘草、附子、白芷。(中医方剂大辞典)

羌活蒲蓝汤 qiang huo pu lan tang

【英文名】Qiang Huo Pu Lan Decoction

【组成】羌活、蒲公英、板蓝根。(中医方剂大辞典)

羌活愈风汤 qiang huo yu feng tang

【英文名】Qiang Huo Yu Feng Decoction

【组成】(1)羌活、防风、防己、川芷、独活、蔓荆子、麻黄、细辛、秦艽、柴胡、前胡、甘菊花、黄芪、枳壳、当归、芍药、苍术、黄芩、生地、半夏、白芷、知母、甘草、地骨皮、厚朴。(中医方剂大辞典)(2)羌活、防风、柴胡、天麻、钩藤、僵蚕、全蝎、橘红、半夏、荆芥、木通。(中医方剂大辞典)

羌活解郁汤 qiang huo jie yu tang

【英文名】Qiang Huo Jie Yu Decoction

【组成】羌活、白芷、防风、荆芥、连翘、牛蒡子、紫草、川芎、桔梗、甘草。(中医方剂大辞典)

羌活鞠劳汤 qiang huo ju qiong tang

【英文名】Qiang Huo Ju Qiong Decoction

【组成】羌活、苍术、川芎、白芷、南星、当归、黄芩、黄柏、神曲、桃仁、桂枝、防己、红花。(中医方剂大辞典)

羌活蠲暑饮 qiang huo juan shu yin

【英文名】Qiang Huo Juan Shu Drink

【组成】羌活、青蒿、杏仁、花粉、麦冬、生甘草、川连、条芩、滑石、淡竹叶、白糖、生姜、大枣。(中医方剂大辞典)

羌独冲和汤 qiang du chong he tang

【英文名】Qiang Du Chong He Decoction

【组成】羌活、黄芩、川芎、白芷、防风、细辛、苍术、广皮、甘草、独活。(中医方剂大辞典)

羌独败毒散 qiang du bai du san

【英文名】Qiang Du Bai Du Powders

【组成】(1)羌活、独活、柴胡、前胡、桔梗、枳壳、川芎。(中医方剂大辞典)(2)羌活、独活、防风、荆芥、川芎、柴胡、前胡、甘草、苍术、白芷。(中医方剂大辞典)(3)羌活、独活、柴胡、前胡、桔梗、防风、荆芥、广皮、甘草、川芎。(中医方剂大辞典)

羌独破结汤 qiang du po jie tang

【英文名】Qiang Du Po Jie Decoction

【组成】羌活、独活、防风、紫苏、连翘、川芎、芍药、桔梗、前胡、苍术、甘草。(中医方剂大辞典)

羌桂四物汤 qiang gui si wu tang

【英文名】Qiang Gui Si Wu Decoction

【组成】当归、川芎、白芍、熟干地黄、羌活、桂枝。(中医方剂大辞典)

羌葛开膈散 qiang ge kai ge san

【英文名】Qiang Ge Kai Ge Decoction

【组成】干葛、羌活、防己、防风、苍术、小茴、麻黄根、桂枝、川瓜、川芎、黄柏、姜炭、甘草。(中医方剂大辞典)

羌蒡蒲薄汤 Qiang bang pu bo tang

【英文名】Qiang Bang Pu Bo Decoction

【组成】羌活、牛蒡子、蒲公英、薄荷叶。(中医方剂大

辞典)

羌潘胜风汤 qiang pan sheng feng tang

【英文名】Qiang Pan Sheng Feng Decoction

【组成】荆芥、防风、羌活、独活、白芷、川芎、桔梗、柴胡、前胡、枳壳、黄芩、薄荷、白术、甘草。(山东中医杂志 1988,7(3))

羌薄感冒饮 qiang bo gan mao yin

【英文名】Qiang Bo Gan Mao Drink

【组成】羌活、淡豆豉、蒲公英、板蓝根、野菊花、银花、青蒿、蚤休、藿香。(南京中医学院学报 1993,(3))

羌活加葛根汤 qiang huo jia ge gen tang

【英文名】Qiang Huo Jia Ge Gen Decoction

【组成】羌活、葛根、防风、荆芥、前胡、柴胡、川芎、广皮、甘草。(中医方剂大辞典)

羌活汤加防风方 qiang huo tang jia fang feng fang

【英文名】Qiang Huo Tang Jia Fang Feng Decoction

【组成】羌活、甘草、人参、防风、附子、生地黄汁、荆沥、竹沥。(中医方剂大辞典)

羌活防风柴胡汤 qiang huo fang feng chai hu tang

【英文名】Qiang Huo Fang Feng Chai Hu Decoction

【组成】羌活、防风、柴胡、黄芩、甘草、广皮、半夏。(中医方剂大辞典)

羌活连翘续命汤 qiang huo lian qiao xu ming tang

【英文名】Qiang Huo Lian Qiao Xu Ming Decoction

【组成】小续命汤、羌活、连翘。(中医方剂大辞典)

羌活散合升麻汤 qiang huo san he sheng ma tang

【英文名】Qiang Huo San He Sheng Ma Decoction

【组成】羌活、防风、桔梗、白茯苓、川芎、苍术、枳壳、甘草、升麻、干葛、芍药。(中医方剂大辞典)

羌活黄芩苍术甘草汤 qiang huo huang qin cang zhu gan cao tang

【英文名】Qiang Huo Huang Qin Cang Zhu Gan Cao Decoction

【组成】羌活、黄芩、苍术、甘草。(中医方剂大辞典)

兑金丸 dui jin wan

【英文名】Dui Jin Pill

【异名】五色兑金丸(中医方剂大辞典、饲鹤亭集方)

【组成】(1)锦纹大黄、明天麻、茅山苍术、麻黄、雄黄、甘草、真蟾酥、丁香、麝香、朱砂。(中医方剂大辞典)(2)白丑、大黄、川连、雄黄、胆星、神曲、黑丑、虾蟆、青黛、石膏、滑石、胡连、神曲。(中医方剂大辞典)(3)纹军、黄芩、黄柏、山栀、桔梗、黄连、甘草、麝香、梅片、胆星、竺黄、紫菀、牛黄、全蝎。(中医方剂大辞典)

兑疽膏 dui ju gao

【英文名】Dui Ju Plaster

【组成】当归、芎䓖、白芷、松脂、乌头、巴豆、猪脂。(中医方剂大辞典)

完肌散 wan ji san

【英文名】Wan Ji Powders

【组成】(1)密陀僧、桑白皮、龙骨、陈石灰、黄丹、麝香。(中医方剂大辞典)(2)定粉、枯矾、黄连、乳香、龙骨、黄丹、轻粉。(中医方剂大辞典)

完足汤 wan zu tang

【英文名】Wan Zu Decoction

【组成】白术、当归、金银花、牛膝、贝母。(中医方剂大辞典)

完肤丹 wan fu dan

【英文名】Wan Fu Pellet

【组成】三七末、乳香末、陈年石灰、血竭、妇人裙裆末、人参。(中医方剂大辞典)

完肺饮 wan fei yin

【英文名】Wan Fei Drink

【异名】完肺散(中医方剂大辞典、洞天奥旨);完肺汤(中医方剂大辞典、外科真经)

【组成】人参、玄参、蒲公英、金银花、天花粉、生甘草、桔梗、黄芩。(中医方剂大辞典)

完带汤 wan dai tang

【英文名】Wan Dai Decoction

【组成】白术、山药、人参、白芍、车前子、苍术、甘草、陈皮、黑芥穗、柴胡。(中医方剂大辞典)

完胞饮 wan bao yin

【英文名】Wan Bao Drink

【组成】人参、白术、茯苓、生黄芪、当归、川芎、白及末、红花、益母草、桃仁。(中医方剂大辞典)

完疮散 wan chuang san

【英文名】Wan Chuang Powders

【组成】滑石、赤石脂、粉甘草。(中医方剂大辞典)

完善丸 wan shan wan

【英文名】Wan Shan Pill

【异名】闭管丸(中医方剂大辞典、外科方外奇方)

【组成】夏枯草、甘草节、连翘、金银花。(中医方剂大辞典)

完臂汤 wan bi tang

【英文名】Wan Bi Decoction

【组成】当归、白芍、柴胡、羌活、半夏、白芥子、陈皮、秦艽、附子。(中医方剂大辞典)

完璧散 wan bi san

【英文名】Wan Bi Powders

【组成】黄柏、黄连、黄葵花、降香末、槟榔、芍药、木鳖子、海螵蛸、龙骨、密陀僧、血竭、麝香、轻粉、韶粉、滴乳、黄丹。(中医方剂大辞典)

完舌围药 wan she wei yao

【英文名】Wan She Wei Yao Powders

【组成】芥菜子。(中医方剂大辞典)

完肤续命汤 wan fu xu ming tang

【英文名】Wan Fu Xu Ming Decoction

【异名】完体续命汤(中医方剂大辞典、洞天奥旨)

【组成】生地、当归、麦冬、玄参、人参、生甘草、三七根末、续断、地榆、乳香末、没药末、刘寄奴、花蕊石、白术。(中医方剂大辞典)

宋氏经产宝 song shi jing chan bao

【英文名】Song Shi Jing Chan Bao Medicinal Instant Granule

【组成】生地、麦冬、炒川楝子、制延胡、炒川断、炒杜仲叶、莲房炭、侧柏炭、焦白芍、生甘草、忍冬藤、红藤。(浙江中医学院学报 1985,9(6))

宋氏益母丸 song shi yi mu wan

【英文名】Song Shi Yi Mu Pill

【组成】益母膏、全当归、杭白芍、川芎、银柴胡、广木香。(中医方剂大辞典)

宋真宗皇帝敕封续液膏 song zhen zong huang di chi feng xu ye gao

【英文名】Song Zhen Zong Huang Di Chi Feng Xu Ye Plaster

【组成】熊胆、牛黄、龙脑、蕤仁、硼砂、黄连、蜂蜜。(中医方剂大辞典)

牢牙散 lao ya san

【英文名】Lao Ya Powders

【异名】双枝散(中医方剂大辞典、澹寮);牢牙齿散(中医方剂大辞典、普济方)

【组成】(1)五倍子、干地龙。(中医方剂大辞典)(2)皂荚、附子、乳香、麝香。(中医方剂大辞典)(3)栝楼根、白芷、鸡舌香、白檀香、麝香。(中医方剂大辞典)(4)升麻、细辛、川芎、防风、槐角、生地黄、白芷、木律、青盐、皂角灰、茯苓、寒水石。(中医方剂大辞典)(5)槐枝、柳枝、皂角、盐。(中医方剂大辞典)(6)羌活、草龙胆、羊胫骨灰、升麻。(中医方剂大辞典)(7)全蝎、细辛、草乌、乳香。(中医方剂大辞典)(8)羊筒骨灰、升麻、生地黄、黄连、石膏、白茯苓、人参、胡桐泪。(中医方剂大辞典)(9)荆芥、薄荷叶、草乌头、川芎、细辛、白芷、猪牙皂荚、防风。(中医方剂大辞典)(10)寒水石、生定粉、龙骨、乌鱼骨。(中医方剂大辞典)(11)青盐、细辛、当归、川芎。(中医方剂大辞典)(12)颗盐、白矾。(中医方剂大辞典)

牢齿膏 lao chi gao

【英文名】Lao Chi Plaster

【异名】牢牙膏(中医方剂大辞典、普济方)

【组成】猪脂、羊脂、野驼脂、黄蜡、盐、雄黄、莨菪子、丁香、白芷、黄柏、青木香、细辛、蜀椒、桂、松节、沉香、乳香、麝香、芎䓖、藁本、当归、升麻、莎草根、炙甘草。(中医方剂大辞典)

牢牙乌髭方 lao ya wu zi fang

【英文名】Lao Ya Wu Zi Pill

【组成】旱莲草、芝麻莘、诃子、不蛀皂角、月蚕沙、青盐、川升麻。(中医方剂大辞典)

牢牙地黄散 lao ya di huang san

【英文名】Lao Ya Di Huang Powders

【组成】藁本、生地黄、熟地黄、羌活、防己、人参、当归身、益智仁、香白芷、黄芪、羊胫骨灰、吴茱萸、黄连、麻黄、草豆蔻皮、升麻。(中医方剂大辞典)

牢牙定痛膏 lao ya ding tong gao

【英文名】Lao Ya Ding Tong Plaster

【组成】珍珠、琥珀、龙骨、象齿、定粉。(中医方剂大辞典)

牢牙赴筵散 lao ya fu yan san

【英文名】Lao Ya Fu Yan Powders

【组成】香附子、高良姜、盐、细辛。(中医方剂大辞典)

牢齿如圣散 lao ya ru sheng san

【英文名】Lao Ya Ru Sheng Powders

【异名】牢齿如圣散(中医方剂大辞典、普济方)

【组成】石燕子、乳香、青盐、细辛。(中医方剂大辞典)

牢牙石燕子散 lao ya shi yan zi san

【英文名】Lao Ya Shi Yan Zi Powders

【组成】石燕子、青盐、麝香。(中医方剂大辞典)

牢牙固齿明目散 lao ya gu chi ming mu san

【英文名】Lao Ya Gu Chi Ming Mu Powders

【异名】固齿明目散(中医方剂大辞典、奇方类编)

【组成】槐枝叶、柳枝叶。(中医方剂大辞典)

诃子丸 he zi wan

【英文名】He Zi Pill

【异名】诃附丸(中医方剂大辞典、魏氏家藏方)

【组成】(1)槟榔、芎䓖、吴茱萸、诃子皮。(中医方剂大辞典)(2)诃子皮、木香、白豆蔻、槟榔、桂、人参、干姜、茯苓、牵牛子、甘草。(中医方剂大辞典)(3)诃子、白茯苓、桃仁、枳壳、桂心、槟榔、桔梗、白芍药、川芎、川乌、人参、橘红、鳖甲。(中医方剂大辞典)(4)诃子、川姜、肉豆蔻、龙骨、木香、赤石脂、附子。(中医方剂大辞典)(5)诃子、干姜、肉蔻、木香、赤石脂。(中医方剂大辞典)(6)诃子、藿香、肉豆蔻。(中医方剂大辞典)(7)诃子、龙骨。(中医方剂大辞典)

诃子汤 he zi tang

【英文名】He Zi Decoction

【异名】诃子散(中医方剂大辞典、金鉴)

【组成】(1)诃黎勒皮、人参、木香、白茯苓、甘草、陈皮。(中医方剂大辞典)(2)诃子、桔梗、甘草。(中医方

剂大辞典)(3)诃子、人参、白茯苓、白术、木香、陈皮、甘草、肉豆蔻。(中医方剂大辞典)

诃子饮 he zi yin

【英文名】He Zi Drink

【异名】诃子散(中医方剂大辞典、卫生家宝、医统)

【组成】(1)诃子、青皮、麦门冬、槟榔、半夏、甘草。(中医方剂大辞典)(2)诃子、生姜、灯心。(中医方剂大辞典)(3)诃子、杏仁、通草。(中医方剂大辞典)

诃子散 he zi san

【英文名】He Zi Powders

【异名】诃黎勒汤(中医方剂大辞典、圣济总录)

【组成】(1)诃子、大腹、木香、汉防己、紫苏茎子、干木瓜、羌活、芍药、沉香、杉木节。(中医方剂大辞典)(2)诃子、厚朴、甘草、白术、草豆蔻、陈桔皮。(中医方剂大辞典)(3)诃子、没食子、百药煎、金丝矾、针砂。(中医方剂大辞典)(4)诃子皮、大腹、甘草、白术、草豆蔻、人参。(中医方剂大辞典)(5)诃子、金丝矾、川芎、细辛、砂仁、人参、胆矾、麝香、江茶。(中医方剂大辞典)(6)赤石脂、龙骨、干姜、当归、厚朴、甘草、白术、陈桔皮、诃子皮。(中医方剂大辞典)(7)丁香、白丁香、硫黄、密陀僧、诃子、石燕子、轻粉。(中医方剂大辞典)(8)汉防己、麻黄、诃子、杏仁。(中医方剂大辞典)(9)诃子、甘草、木通、桔梗。(中医方剂大辞典)(10)诃子、甘草、厚朴、干姜、草果、陈皮、良姜、茯苓、神曲、曲蘖。(中医方剂大辞典)(11)诃子、丁香、木香、干姜、肉桂。(中医方剂大辞典)(12)诃子、降真香、青黛、五倍子。(中医方剂大辞典)(13)诃子、木香、黄连、甘草。(中医方剂大辞典)(14)绿矾、铜绿、五倍子、诃子皮、黄丹。(中医方剂大辞典)

诃子膏 he zi gao

【英文名】He Zi Ointment

【组成】(1)诃子、甘草。(中医方剂大辞典)(2)诃子、赤石脂、甘草、罂粟壳。(中医方剂大辞典)

诃术散 he zhu san

【英文名】He Zhu Powders

【组成】诃子皮、白术、陈皮、良姜、木香、白芍药、炙甘草、肉豆蔻。(中医方剂大辞典)

诃皮散 he pi san

【英文名】He Pi Powders

【组成】御米壳、诃皮。(中医方剂大辞典)

诃灰散 he hui san

【英文名】He Hui Powders

【组成】诃子。(中医方剂大辞典)

诃防汤 he fang tang

【英文名】He Fang Decoction

【组成】诃子、防风、葛根、陈皮、山楂、麦芽。(吉林中医 1983,(1))

诃附丸 he fu wan

【英文名】He Fu Pill

【组成】诃子肉、灶心土、黑附子。(中医方剂大辞典)

诃黎丸 he li wan

【英文名】He Li Pill

【异名】诃子青黛丸(中医方剂大辞典、杂病源流犀烛)

【组成】诃子皮、海石、瓜蒌仁、青黛、杏仁、贝母、制香附。(中医方剂大辞典)

诃黎散 he li san

【英文名】He Li Powders

【组成】赤茯苓、诃黎勒皮、木香、槟榔、当归、大黄、吴茱萸。(中医方剂大辞典)

诃子皮散 he zi pi san

【英文名】He Zi Pi Powders

【异名】诃子饮(中医方剂大辞典、医方论)

【组成】御米壳、桔皮、干姜、诃子。(中医方剂大辞典)

诃子灰散 he zi hui san

【英文名】He Zi Hui Powders

【组成】黄柏、诃子灰、麝香。(中医方剂大辞典)

诃子煮散 he zi zhu san

【英文名】He Zi Zhu Powders

【组成】米皮、缩砂仁、灵脂、诃子、赤石脂、甘草。(中医方剂大辞典)

诃黎勒丸 he li le wan

【英文名】He Li Le Pill

【异名】大腹皮丸(中医方剂大辞典、圣济总录)

【组成】(1)诃黎勒皮、槟榔、人参、桔皮、茯苓、芒硝、狗脊、豉、大黄、干姜、桃仁、牵牛子、桂心。(中医方剂大辞典)(2)诃黎勒、青木香。(中医方剂大辞典)(3)诃黎勒、干地黄、薯蓣、牡丹、山茱萸、泽泻、茯苓、荜茇、干姜、川芎。(中医方剂大辞典)(4)诃黎勒、白术、木香、甘草、陈桔皮、干姜、芎䓖、当归、缩砂。(中医方剂大辞典)(5)诃黎勒、人参、桂心、干姜、白茯苓、木香、肉豆蔻、胡椒、京三棱、附子、桔梗、当归、槟榔、陈桔皮、厚朴。(中医方剂大辞典)(6)诃黎勒、吴茱萸、白术、桂心、人参、赤茯苓、桔梗、陈桔皮、红豆蔻、干姜、厚朴。(中医方剂大辞典)(7)诃黎勒皮、丁香、陈桔皮、半夏、人参。(中医方剂大辞典)(8)诃黎勒、桂、赤石脂。(中医方剂大辞典)(9)诃黎勒、地榆、酸石榴皮、高良姜、赤石脂、吴茱萸、黄连。(中医方剂大辞典)(10)诃黎勒皮、青桔皮、干姜、白豆蔻、乌头、木香、荜澄茄。(中医方剂大辞典)(11)诃子皮、黄连、干姜、当归、枳壳、肉豆蔻仁、地榆。(中医方剂大辞典)(12)肉豆蔻、草豆蔻、诃黎勒、高良姜、干姜、赤石脂。(中医方剂大辞典)(13)吴茱萸、艾叶、厚朴、干姜、高良姜、白术、大附子。(中医方剂大辞典)(14)诃子、椿根白皮、母丁香。(中医方剂大辞典)(15)诃黎勒皮、大腹皮、半夏、桑根白皮、前胡、枳实、汉防己、紫苑、杏仁、甜葶苈。(中医方剂大辞典)(16)诃黎勒、桂心、青桔皮、高良姜、人参、白术、木香、厚朴、甘草。(中医方剂大辞典)(17)诃黎勒、干姜、桂心、桔梗、附子、木香、五味子、白术、人参、沉香、枳壳。(中医方剂大辞典)(18)诃黎勒、桂心、丁香、高良姜、草豆蔻、神曲、麦、白术、人参、吴茱萸、厚朴、陈桔皮。(中医方剂大辞典)(19)诃黎勒、地榆、木香、乳香、当归、干姜、白龙骨、阿胶、附子。(中医方剂大辞典)(20)诃黎勒、厚朴、槟榔、白术、干姜、吴茱萸、人参、桂心、当归。(中医方剂大辞典)(21)诃黎勒、赤芍药、桔梗、川大黄、人参、鳖甲、枳壳、防葵、芎䓖。(中医方剂大辞典)(22)诃黎勒皮、沉香、附子、桂心、五味子、白术、草豆蔻、人参、当归、枳壳、干姜、厚朴。(中医方剂大辞典)(23)诃黎勒、附子、肉豆蔻、木香、吴茱萸、龙骨、白茯苓、荜茇。(中医方剂大辞典)(24)诃子、附子、肉豆蔻、赤石脂、龙骨、白矾、木香、干姜、乌头。(中医方剂大辞典)(25)诃子、肉豆蔻、木香、干姜、阿胶。(中医方剂大辞典)(26)诃黎勒、当归、白术。(中医方剂大辞典)(27)诃黎勒、青皮、陈皮、吴茱萸、龙骨、白茯苓、桂心、荜茇。(中医方剂大辞典)(28)诃黎勒、木香、桂心、干姜、川大黄、吴茱萸、附子。(中医方剂大辞典)(29)诃黎勒、木香、白术、槟榔、当归、陈桔皮、桂心、附子、草豆蔻、干姜、神曲、甘草。(中医方剂大辞典)(30)诃黎勒、干姜、神曲、木香、桂心、槟榔、厚朴、陈桔皮、附子。(中医方剂大辞典)(31)诃黎勒皮、槟榔。(中医方剂大辞典)(32)诃黎勒皮、黄连、露蜂房。(中医方剂大辞典)(33)诃黎勒皮、川大黄、乌药、当归、木香、白术、桂心、吴茱萸、槟榔、蓬莪术、青桔皮、神曲、附子、麦蘖。(中医方剂大辞典)(34)诃黎勒、桔梗、赤芍药、桔壳、白术、赤茯苓、桃仁、鳖甲、桂心、木香、川大黄。(中医方剂大辞典)(35)诃黎勒皮、干姜、甘草、枳壳、桂心、陈桔皮、槟榔。(中医方剂大辞典)(36)诃黎勒皮、槟榔、木香、陈桔皮、五味子、川芒消。(中医方剂大辞典)(37)诃黎勒皮、槟榔、桂心、甘草、木香、陈桔皮、白术、前胡、五味子。(中医方剂大辞典)(38)诃黎勒皮、前胡、白术、草豆蔻、人参、神曲、枳壳、川大黄、桂心、木香、槟榔。(中医方剂大辞典)(39)诃黎勒、干姜、当归、黄连、白术、木香、厚朴。(中医方剂大辞典)(40)诃黎勒、干姜、桂心、白芍药、缩砂、陈桔皮、白术、厚朴。(中医方剂大辞典)(41)诃黎勒、槐子仁、当归、干姜、陈桔皮。(中医方剂大辞典)(42)诃黎勒皮、贝母、射干、紫菀、桂心、紫苏子、前胡、桔梗、木通、皂荚子仁、郁李仁。(中医方剂大辞典)(43)诃黎勒皮、人参、赤茯苓、白术、半夏、葛根、甘草、枳壳。(中医方剂大辞典)(44)诃黎勒、木香、厚朴、人参、白术、陈桔皮、干姜、甘草。(中医方剂大辞典)(45)诃黎勒皮、木香、人参、赤茯苓、桂心、柴胡、川大黄、陈桔皮。(中医方剂大辞典)(46)诃黎勒皮、肉豆蔻、青黛、麝香、芦荟、熊胆、朱砂。(中医方剂大辞典)(47)诃黎勒皮、草豆蔻、人参、白术、陈桔皮、白茯苓、丁香、甘草。(中医方剂大辞典)(48)诃黎勒皮、大麦蘖、柴胡、芎䓖、川大黄、赤茯苓、鳖甲、枳壳、桂心、赤芍药、干姜、厚朴。(中医方剂大辞典)(49)诃黎勒、白术、陈桔皮、白茯苓、当归、白芍药、厚朴、甘草。(中医方剂大辞典)(50)诃黎勒、黄连、地榆、赤石脂、当归、吴茱萸。(中医方剂大辞典)(51)诃黎勒皮、肉豆蔻、白术、干姜、吴茱萸。(中医方剂大辞典)(52)诃黎勒皮、川乌头、缩砂仁、白矾、肉豆蔻、木香、干姜、龙骨、赤石脂。(中医方剂大辞典)(53)诃黎勒、半夏、白术、槟榔、枳壳、人参、芍药、桂。(中医方剂大辞典)(54)诃黎勒、人参、白茯苓、当归、木香、白芷、牡丹皮。(中医方剂大辞典)(55)诃黎勒皮、陈桔皮、干生姜、甘草。(中医方剂大辞典)(56)诃黎勒皮、五倍子、黄连、钟乳粉、白矾、缩砂蜜、厚朴、当归、酸石榴皮、胡椒、樗根皮、干姜、干木瓜、乌梅肉、橡实、肉豆蔻、陈桔皮。(中医方剂大辞典)(57)诃黎勒、干姜、龙骨、赤石脂。(中医方剂大辞典)(58)诃黎勒、吴茱萸、莨菪子、草豆蔻、干姜。(中医方剂大辞典)(59)诃黎勒、半夏、杏仁、陈皮、桔梗、泽泻、五味子、槟榔。(中医方剂大辞典)(60)诃黎勒皮、荜茇、桂、胡椒、附子、沉香、木香、人参、草豆蔻、槟榔。(中医方剂大辞典)(61)诃黎勒、槟榔、赤茯苓、柴胡、枳壳、羚羊角、黄连、防葵、生姜、黄芩、大黄、木通。(中医方剂大辞典)(62)诃黎勒、大黄、芍药、防葵、桂、甘草、乌梅、鳖甲。(中医方剂大辞典)(63)诃黎勒。(中医方剂大辞典)(64)诃黎勒、鹿茸、桑根白皮、地榆、赤石脂、天雄、龙骨、白芷、黄连、桂、厚朴、白茅根、当归、黄芩、干姜、肉豆蔻。(中医方剂大辞典)(65)诃黎勒、肉豆蔻、木香、干姜、甘草。(中医方剂大辞典)(66)诃黎勒、附子、芜荑仁、黄连、陈桔皮。(中医方剂大辞典)(67)诃黎勒、肉豆蔻、白矾、木香、龙骨、乌头、缩砂仁。(中医方剂大辞典)(68)诃黎勒皮、大黄、槟榔、木香、大麻仁、甘草、枳壳、朴消。(中医方剂大辞典)(69)诃黎勒、木香、赤茯苓、桂、附子、胡椒、肉豆蔻、白术、蓬莪术、干姜、人参、荜茇。(中医方剂大辞典)(70)诃黎勒、槟榔、海藻、枳壳、白茯苓、干姜、熊胆、桂、昆布。(中医方剂大辞典)(71)诃黎勒、大黄、当归、熟干地黄、大麻仁、人参。(中医方

剂大辞典)(72)诃黎勒、木香、丁香、肉豆蔻、当归、干姜、桂心、白芍、缩砂、陈皮、白术、厚朴。(中医方剂大辞典)

诃黎勒汤 he li le tang

【英文名】He Li Le Decoction

【组成】(1)诃黎勒、木香。(中医方剂大辞典)(2)诃黎勒、苍术、肉豆蔻、赤石脂、干姜、阿胶、艾叶、白术、龙骨、陈桔皮、甘草。(中医方剂大辞典)(3)诃黎勒、厚朴、人参、当归、干姜、白茯苓。(中医方剂大辞典)(4)诃黎勒、大腹皮、草豆蔻、甘草、白术、人参。(中医方剂大辞典)(5)诃黎勒、大黄、青桔皮、干姜、厚朴、陈桔皮、高良姜、甘草、防风、枳壳。(中医方剂大辞典)(6)诃黎勒、甘草、干姜、厚朴、白豆蔻、陈桔皮、高良姜、白茯苓、神曲、麦蘖。(中医方剂大辞典)(7)诃黎勒、半夏、甘草、草豆蔻、槟榔、青桔皮。(中医方剂大辞典)(8)诃黎勒皮、五味子、麻黄、杏仁、甘草。(中医方剂大辞典)(9)诃黎勒、高良姜、白芍药、枳壳、白茯苓、厚朴。(中医方剂大辞典)(10)诃黎勒、草豆蔻、延胡索、干姜。(中医方剂大辞典)

诃黎勒饮 he li le yin

【英文名】He Li Le Drink

【组成】诃黎勒皮、草豆蔻。(中医方剂大辞典)

诃黎勒茶 he li le cha

【英文名】He Li Le Tea

【组成】诃黎勒。(中医方剂大辞典)

诃黎勒散 he li le san

【英文名】He Li Le Powders

【异名】木香诃黎勒汤(中医方剂大辞典、圣济总录);诃子皮散(中医方剂大辞典、鸡峰);诃黎勒汤(中医方剂大辞典、圣济总录);诃黎散(中医方剂大辞典、普济方);诃黎勒饮(中医方剂大辞典、圣济总录)

【组成】(1)诃黎勒皮、陈桔皮、白术、人参、桂心、甘草、紫苏茎叶、半夏、槟榔。(中医方剂大辞典)(2)诃黎勒皮、人参、前胡、附子、细辛、干姜、桂心、白术、半夏、白茯苓、甘草。(中医方剂大辞典)(3)诃黎勒皮、人参、桂心、甘草、陈桔皮、槟榔。(中医方剂大辞典)(4)诃黎勒、白术、防风、细辛、前胡、木通、附子、麻黄、甘草。(中医方剂大辞典)(5)诃黎勒、川大黄、枳实、前胡、甘草。(中医方剂大辞典)(6)诃黎勒皮、草豆蔻、人参、桔梗、干木瓜、桂心、甘草、木香。(中医方剂大辞典)(7)诃黎勒皮、槟榔、桑根白皮、赤茯苓、陈桔皮、麻黄、甘草、枳壳、紫菀、半夏、杏仁。(中医方剂大辞典)(8)诃黎勒皮、半夏、赤茯苓、陈桔皮、甘草、人参、前胡、杏仁、白术、槟榔、紫苏茎叶。(中医方剂大辞典)(9)诃黎勒皮、前胡、赤茯苓、陈桔皮、紫苏茎叶、赤芍药、槟榔、木香、桂心。(中医方剂大辞典)(10)诃黎勒皮、桂心、木香、枳壳、赤芍药、柴胡、槟榔、川大黄。(中医方剂大辞典)(11)诃黎勒皮、萝卜子、紫苏茎叶、木通、赤茯苓、槟榔、陈桔皮、桑根白皮。(中医方剂大辞典)(12)诃黎勒皮、半夏、陈桔皮、槟榔、桂心、木香、木通、草豆蔻、羚羊角屑、紫苏茎叶、甘草。(中医方剂大辞典)(13)诃黎勒皮、干地黄、附子、甘草、桂心、黄芪、紫菀、五味子、木香、人参、桃仁、当归。(中医方剂大辞典)(14)诃黎勒皮、陈桔皮、人参、桔梗、吴茱萸、甘草、杏仁。(中医方剂大辞典)(15)诃黎勒皮、桂心、白术、泽泻、人参、干姜、甘草、陈桔皮、赤芍药、厚朴。(中医方剂大辞典)(16)诃黎勒皮、白茯苓、桂心、厚朴、陈桔皮、甘草。(中医方剂大辞典)(17)诃黎勒皮、赤茯苓、陈桔皮、枳实、桂心、白术、干姜、甘草、人参、木通、厚朴、半夏。(中医方剂大辞典)(18)诃黎勒皮、鳖甲、白术、人参、桂心、防葵、川大黄、郁李仁、甘草。(中医方剂大辞典)(19)诃黎勒、木香、槟榔、前胡、桂心、京三棱、当归、黄芪、人参、枳壳、白术、赤茯苓、芎劳、厚朴、青桔皮。(中医方剂大辞典)(20)诃黎勒、木香、人参、青桔皮、厚朴、沉香、益智子、桂心、槟榔、枇杷叶、荜澄茄、赤茯苓、高良姜、白豆蔻、白术、前胡、甘草。(中医方剂大辞典)(21)诃黎勒、大腹子。(中医方剂大辞典)(22)诃黎勒皮、木香、陈桔皮、五味子、半夏、人参、桂心、赤茯苓、芦根、枳壳。(中医方剂大辞典)(23)诃黎勒皮、赤茯苓、木香、白术、桂心、大腹皮、木通、草豆蔻、陈桔皮。(中医方剂大辞典)(24)诃黎勒皮、龙脑香、陈桔皮、白豆蔻、人参、赤茯苓、白术、前胡、桂心、甘草、厚朴、高良姜。(中医方剂大辞典)(25)诃黎勒皮、人参、京三棱、草豆蔻、白术、赤茯苓、甘草、槟榔、陈桔皮、干姜、桂心。(中医方剂大辞典)(26)诃黎勒皮、人参、白术、黄芪、神曲、木香、桂心、麦蘖、高良姜、草豆蔻、陈桔皮。(中医方剂大辞典)(27)诃黎勒皮、桂心、枳壳、陈桔皮、甘草、芦根、木瓜、木香、羚羊角屑。(中医方剂大辞典)(28)诃黎勒皮、厚朴、人参、白术、半夏、桂心、甘草、陈桔皮、干姜。(中医方剂大辞典)(29)诃黎勒、木香、附子、干姜、厚朴、枳实、白茯苓、甘草、当归。(中医方剂大辞典)(30)诃黎勒、当归、黄芩、龙骨、地榆、干姜、陈桔皮、白术、甘草。(中医方剂大辞典)(31)诃黎勒、地榆。(中医方剂大辞典)(32)白芷、沉香、丁香、诃黎勒皮、前胡、木香、人参、厚朴、沉香、青桔皮、益智子、桂心、枇杷叶、荜澄茄、赤茯苓、高良姜、白豆蔻、白术、甘草。(中医方剂大辞典)(33)青皮、诃子皮、附子、肉桂、肉豆蔻。(中医方剂大辞典)(34)诃黎勒、白豆蔻、陈桔皮、干姜、丁香、木香、缩砂仁。(中医方剂大辞典)(35)诃黎勒、白面。(中医方剂大辞典)(36)诃黎勒、当归、黄连、甘草、木香、干姜。(中医方剂大辞典)(37)诃黎勒、当归、红豆蔻、木香、龙骨。(中医方剂大辞典)(38)诃黎勒、白矾。(中医方剂大辞典)(39)诃黎勒皮、厚朴、柴胡、木香、当归、桂心、芎䓖、陈桔皮、熟干地黄、人参、牛膝、白芍药、白术、甘草。(中医方剂大辞典)(40)诃黎勒、吴茱萸、木香、芜荑、黄连。(中医方剂大辞典)(41)诃黎勒皮、陈桔皮、半夏、人参、藿香、赤茯苓、芎䓖、桂心、白术、细辛、当归、甘草。(中医方剂大辞典)(42)诃黎勒、母丁香、肉豆蔻、甘草。(中医方剂大辞典)(43)诃黎勒、干姜、高良姜、甘草、白矾。(中医方剂大辞典)(44)诃黎勒、木香、黄连、地榆、吴茱萸。(中医方剂大辞典)(45)诃黎勒、阿胶、黄柏、地榆、甘草。(中医方剂大辞典)(46)诃黎勒皮、人参、槟榔、甘草、陈桔皮、沉香。(中医方剂大辞典)(47)诃黎勒、肉豆蔻、当归、赤石脂、密陀僧、枳壳、龙骨、干姜、厚朴。(中医方剂大辞典)(48)诃黎勒。(中医方剂大辞典)(49)诃黎勒皮、草豆蔻、陈桔皮、白术、厚朴、高良姜、白茯苓、桂心、人参、半夏、附子、甘草。(中医方剂大辞典)(50)诃黎勒、槟榔、桂心、木香、白术、赤芍药、桔梗、当归、芎䓖、陈桔皮、鳖甲。(中医方剂大辞典)(51)诃黎勒、吴茱萸、人参、半夏、陈桔皮、桂心、当归、木香、白术、甘草、厚朴、桃仁。(中医方剂大辞典)(52)诃黎勒、陈桔皮、白术、芎䓖、厚朴、人参、白茯苓、当归。(中医方剂大辞典)(53)诃黎勒皮、陈桔皮、赤茯苓、桑根白皮、前胡、芎䓖、白术、枳壳、大腹皮。(中医方剂大辞典)(54)诃黎勒、栀子。(中医方剂大辞典)(55)当归、丁香、木香、甘草、肉豆蔻、赤石脂、附子、藿香、诃子皮。(中医方剂大辞典)(56)诃黎勒皮、粟。(中医方剂大辞典)(57)诃黎勒皮、人参、白术、麦蘖、陈皮、槟榔、甘草。(中医方剂大辞典)(58)诃黎勒皮、陈桔皮、甘草、桂心、当归、丁香、藿香、木香、白术、附子、干姜。(中医方剂大辞典)(59)诃黎勒皮、人参、槟榔、木香、川大黄、桂心、芎䓖。(中医方剂大辞典)(60)诃黎勒、白术、五味子、白茯苓、麦门冬、细辛、甘草、人参、陈桔皮。(中医方剂大辞典)(61)诃黎勒皮、京三棱、人参、陈桔皮、厚朴、桂心、干姜、甘草。(中医方剂大辞典)(62)诃黎勒皮、人参、白术、桂心、厚朴、甘草、陈桔皮。(中医方剂大辞典)(63)诃黎勒皮、人参、白术、麦蘖、陈桔皮、甘草、槟榔。(中医方剂大辞典)(64)诃黎勒皮、黄芪、人参、白术、藿香、陈桔皮、桂心、白茯苓、甘草。(中医方剂大辞典)(65)诃黎勒、桑皮。(中医方剂大辞典)(66)诃黎勒、附子、草豆蔻、白术、当归、人参、神曲、黄芪、桂心、槟榔、陈桔皮、赤茯苓、郁李仁。(中医方剂大辞典)(67)诃黎勒、人参。(中医方剂大辞典)(68)诃黎勒、人参、当归、白术、干姜、桂心、草豆蔻、甘草、厚朴、吴茱萸、陈桔皮。(中医方剂大辞典)(69)诃黎勒、木香、鳖甲、川大黄、当归、牛膝、桔梗、肉桂、干姜、桃仁、陈桔皮、甘草、白术、枳壳、白芍药。(中医方剂大辞典)(70)诃黎勒、附子、干姜、龙骨、吴茱萸、当归。(中医方剂大辞典)(71)诃黎勒、附子、当归、桔梗、肉豆蔻、木香、吴茱萸、甘草、陈桔皮。(中医方剂大辞典)(72)诃黎勒、大腹皮、半夏、枳实、川大黄、陈桔皮、桂心、前胡、木香。(中医方剂大辞典)(73)诃黎勒、赤茯苓、陈桔皮、人参、甘草、白术、槟榔。(中医方剂大辞典)(74)诃黎勒、鳖甲、枳壳、白茯苓、紫菀、柴胡、黄芪、杏仁、百合、甘草、酸枣仁。(中医方剂大辞典)(75)诃黎勒皮、木香、陈桔皮、当归、黄芪、甘草、白术、牛膝、白茯苓、人参、白芍药、桂心。(中医方剂大辞典)(76)诃黎勒、人参、当归、白术、芎䓖、丁香、甘草、陈桔皮、黄芪、桂心、干地黄、麦门冬。(中医方剂大辞典)(77)诃黎勒、乳香、干姜、缩砂、肉豆蔻、赤石脂、甘草。(中医方剂大辞典)(78)诃黎勒、鳖甲、防葵、柴胡、陈桔皮、木香、赤茯苓、桔梗、桂心、白术、赤芍药、槟榔。(中医方剂大辞典)(79)诃黎勒皮、黄芪、白豆蔻、陈桔皮、白术、半夏、槟榔、人参、前胡、厚朴、甘草、桂心。(中医方剂大辞典)(80)诃黎勒、白术、桂心、紫苏茎叶、赤茯苓、黄芪、人参、陈桔皮、桔梗、槟榔、木香、前胡、甘草、草豆蔻。(中医方剂大辞典)

诃黎勒粥 he li le zhou

【英文名】He Li Le Gruel

【组成】(1)诃黎勒皮、生姜、粳米。(中医方剂大辞典)(2)诃黎勒、粟米。(中医方剂大辞典)

诃黎勒煎 he li le jian

【英文名】He Li Le Paste Pill

【组成】诃黎勒。(中医方剂大辞典)

诃子人参汤 he zi ren shen tang

【英文名】He Zi Ren Shen Decoction

【异名】诃子散(中医方剂大辞典、嵩崖尊生)

【组成】诃子、人参、白茯苓、白术、炙甘草、莲肉、升麻、柴胡。(中医方剂大辞典)

诃子四柱散 he zi si zhu san

【英文名】He Zi Si Zhu Powders

【组成】人参、白茯苓、附子、木香、诃子。(中医方剂大辞典)

诃皮生化汤 he pi sheng hua tang

【英文名】He Pi Sheng Hua Decoction

【组成】川芎、当归、诃子皮、干姜、茯苓、肉果霜、莲子、桃仁、炙甘草。(中医方剂大辞典)

诃黎豆蔻丹 he li dou kou dan

【英文名】He Li Dou Kou Pellet

【异名】诃黎豆蔻丸(中医方剂大辞典、普济方)
【组成】诃黎勒皮、草豆蔻仁、白术、干姜、川黄连、当归。(中医方剂大辞典)

诃黎勒皮散 he li le pi san

【英文名】He Li Le Pi Powders
【组成】(1)诃黎勒皮、木香、陈桔皮、槟榔、附子、草豆蔻、白术、当归、甘草、干姜、枳实、半夏、人参、赤茯苓、桂心、厚朴。(中医方剂大辞典)(2)诃黎勒皮、甘草、干姜、陈桔皮、杏仁、白术。(中医方剂大辞典)(3)诃黎勒皮、人参、青桔皮、厚朴、白术、枳壳。(中医方剂大辞典)

诃黎勒煮汤 he li le zhu tang

【英文名】He Li Le Decoction
【组成】诃黎勒、桑叶。(中医方剂大辞典)

诏书发汗白薇散 zhao shu fa han bai wei san

【英文名】Zhao Shu Fa Han Bai Wei Powders
【组成】白薇、麻黄、杏仁、贝母。(中医方剂大辞典)

补汤 bu tang

【英文名】Bu Decoction
【组成】防风、桂心、车前子、五加皮、丹参、鹿茸、巴戟天、干地黄、枸杞皮。(中医方剂大辞典)

补下丸 bu xia wan

【英文名】Bu Xia Hineyed Pill
【组成】葫芦巴、龙骨、菖蒲、远志、补骨脂、益智、肉苁蓉。(中医方剂大辞典)

补元汤 bu yuan tang

【英文名】Bu Yuan Decoction
【组成】(1)生地、杞子、黄芪、白术、杜仲、牛膝、山药、茯苓、当归、甘草。(中医方剂大辞典)(2)人参、川芎、熟地、白术、紫河车、白芍、五味子、升麻。(中医方剂大辞典)(3)人参、白术、当归、白茯苓、川芎、白芍、生地、泽泻、黄柏、伏龙肝、甘草。(中医方剂大辞典)(4)川芎、当归、白芍药、熟地黄、紫草、红花、陈皮、甘草、白术。(中医方剂大辞典)

补元饮 bu yuan yin

【英文名】Bu Yuan Drink
【组成】红参、黄芪。(中国医药学报 1991,6(3))

补元散 bu yuan san

【英文名】Bu Yuan Powders
【组成】(1)夜明砂、真蛤粉。(中医方剂大辞典)(2)人参、白术、茯苓、附子、木香、肉豆蔻、生姜、大枣。(中医方剂大辞典)(3)人参、白术、白茯苓、黄芪、苦葶苈、山药、木香、附子。(中医方剂大辞典)(4)牛膝、地龙、海桐皮、羌活、当归、白芷、芎劳、白附子、附子、巴戟天。(中医方剂大辞典)

补天丸 bu tian wan

【英文名】Bu Tian Pill
【组成】(1)紫河车、黄柏、知母、龟版、熟地、牛膝、苁蓉、麦冬、山药、虎胫骨、茯神、杜仲、首乌、人参、白芍、生地、天冬、当归、五味、枸杞。(中医方剂大辞典)(2)紫河车、黄柏、龟版、杜仲、牛膝、陈皮。(中医方剂大辞典)(3)补肾丸、紫河车。(中医方剂大辞典)

补天丹 bu tian dan

【英文名】Bu Tian Honeyed Pill;Bu Tian Pellet
【组成】(1)麦饭石、煅鹿角、白蔹。(中医方剂大辞典)(2)龙眼、冰片。(中医方剂大辞典)(3)驴肾、制芪、柏仁、杜仲、白术、川附子、萸肉、五味子、白参、白芍、云苓、龙骨、故纸、菟丝子、杞子、砂仁、巴戟、熟地、当归、覆盆子、鹿胶。(中医方剂大辞典)(4)杜仲、贡白术、白芍、故纸、熟地、远志、当归、枸杞、核桃仁、牛膝、黄芪、海狗肾、川楝子、川芎、人参、沉香、木香、小茴、甘草、茯神。(中医方剂大辞典)

补天串 bu tian chuan

【英文名】Bu Tian Chuan Powders
【组成】象牙屑、桑螵蛸。(中医方剂大辞典)

补天膏 bu tian gao

【英文名】Bu Tian Ointment
【组成】云术、当归、生地、牛膝、沉香、人参、沙参、天门冬、阿胶、山茱萸、核桃肉、龙眼肉、紫河车、黍米金丹。(中医方剂大辞典)

补中丸 bu zhong wan

【英文名】Bu Zhong Pill
【组成】(1)川芎、当归、黄芪、白术、人参、白芍、杜仲、川续断、阿胶、五味子、甘草。(中医方剂大辞典)(2)龙骨、白豆蔻、肉果、干姜、砂仁、川椒、破故纸。(中医方剂大辞典)(3)人参、黄芪、白术、当归、白芷、白芍、川芎、肉桂、麦冬、藿香。(中医方剂大辞典)(4)白芷、罂粟壳、当归、枳壳、陈皮、橡斗。(中医方剂大辞典)(5)厚朴、干姜、陈皮、白茯苓、炙甘草。(中医方剂大辞典)(6)乌头、威灵仙、巴戟天、苍术、赤芍药。(中医方剂大辞典)(7)川芎、白芍药、黄芪、当归、人参、陈皮、白术、地黄。(中医方剂大辞典)

补中汤 bu zhong tang

【英文名】Bu Zhong Decoction
【组成】(1)人参、当归、蜜芪、白术、炙草、陈皮、五味。(中医方剂大辞典)(2)人参、白术、炮姜、炙甘草、丁香。(中医方剂大辞典)(3)白术、茯苓、人参、山药、广皮、当归、白芍、熟地、川芎、炙草、葛根、香附、生姜、大枣。(中医方剂大辞典)(4)干姜、阿胶、芎劳、五味子、白术、黄芪、当归、赤芍药、人参、木香、杜仲、炙甘草。(中医方剂大辞典)(5)厚朴、陈皮、白术、半夏、藿香叶、肉豆蔻、桂、甘草。(中医方剂大辞典)(6)升麻、柴胡、当归、神曲、泽泻、大麦蘖面、苍术、黄芪、炙甘草、红花、五味子。(中医方剂大辞典)(7)人参、干姜、甘草、白术、橘红、茯苓。(中医方剂大辞典)

补化汤 bu hua tang

【英文名】Bu Hua Decoction

【组成】漂于茅术、紫朴、天生苓、白干姜、香附片、桂尖、荜澄茄、西茵陈、广木香、建泽泻、木通。(中医方剂大辞典)

补气丸 bu qi wan

【英文名】Bu Qi Pill

【组成】(1)葫芦巴、高良姜、补骨脂、乌头、威灵仙、茴香子、槟榔。(中医方剂大辞典)(2)防己、犀角、葶苈、牵牛子、赤茯苓、诃黎勒、海蛤、芎藭、生干地黄、大黄、木通、桑根白皮、陈桔皮、大戟、防风、郁李仁、木香。(中医方剂大辞典)

补气汤 bu qi tang

【英文名】Bu Qi Decoction

【组成】(1)人参、黄芪、玉竹、白术、木香、山药、陈皮、川芎。(中医方剂大辞典)(2)黄芪、焦术、人参、茯苓、苡仁、半夏、肉桂、甘草。(中医方剂大辞典)(3)白术、茯苓、山楂、人参、半夏、陈皮、干葛、砂仁、炙草。(中医方剂大辞典)(4)黄芪、白芍、甘草、泽泻、陈皮、人参。(中医方剂大辞典)(5)鹿茸、当归、白术、附子、北五味子、黄芪、人参、金钗石斛、白茯苓、山药。(中医方剂大辞典)(6)五味子、甘草、白盐、吴茱萸。(中医方剂大辞典)(7)黄雄鸡、赤小豆、干地黄、甘草、桂心、黄芩、芍药。(中医方剂大辞典)(8)黄芪、人参、炙草、麦冬、桔梗。(中医方剂大辞典)

补方丸 bu fang wan

【英文名】Bu Fang Honeyed Pill

【组成】白术、熟地、当归、白芍药、川芎、黄芪、人参、陈皮。(中医方剂大辞典)

补火丸 bu huo wan

【英文名】Bu Huo Pill

【组成】生硫黄、猪肠。(中医方剂大辞典)

补心丸 bu xin wan

【英文名】Bu Xin Pill

【组成】(1)紫石英、熟地黄、菖蒲、茯神、当归、附子、黄芪、远志、川芎、桂心、龙齿、人参。(中医方剂大辞典)(2)酸枣仁、沉香、薏苡仁、乳香、柏子仁、鹿茸、车前子、当归、五味子、人参、覆盆子、防风、穿心巴戟、枸杞子、菟丝子、白茯苓、肉苁蓉、熟干地黄。(中医方剂大辞典)(3)当归、防风、芎藭、附子、芍药、甘草、蜀椒、干姜、细辛、桂心、半夏、厚朴、大黄、猪苓、茯苓、远志。(中医方剂大辞典)(4)黄芪、枣仁、远志、茯苓、生地、人参、菖蒲。(中医方剂大辞典)(5)当归身、生地黄、熟地黄、茯神、人参、麦冬、枣仁、柏子仁、炙甘草、五味子、莲子。(中医方剂大辞典)(6)黄芪、茯神、人参、远志、熟地、柏仁、枣仁、五味、朱砂。(中医方剂大辞典)(7)当归、川芎、粉草、生地、远志、枣仁、人参、柏子仁、辰砂、琥珀、茯神、南星、半夏、石菖蒲。(中医方剂大辞典)(8)麦冬、远志、石菖蒲、香附子、天冬、栝楼根、白术、贝母、熟地、茯神、地骨皮、人参、川归、牛膝、黄芪、木通。(中医方剂大辞典)(9)川归身、川芎、粉甘草、生地黄、远志、酸枣仁、柏子仁、人参、辰砂、金箔、麝香、琥珀、茯神、胆南星、半夏、石菖蒲。(中医方剂大辞典)(10)朱砂、瓜蒌、黄连、归身尾。(中医方剂大辞典)

补心丹 bu xin dan

【英文名】Bu Xin Pellet

【组成】(1)人参、丹参、元参、天冬、麦冬、生地、茯神、远志、枣仁、当归、朱砂、菖蒲、桔梗、柏子仁、五味子。(中医方剂大辞典)(2)生地黄、酸枣仁、柏子仁、当归、五味子、麦门冬、天门冬、桔梗、远志、茯神、丹参、元参、人参、黄连。(中医方剂大辞典)(3)辰砂、雄黄、白附子。(中医方剂大辞典)(4)干山药、人参、茯苓、菖蒲、熟地黄、黄芪、紫石英。(中医方剂大辞典)

补心片 bu xin pian

【英文名】Bu Xin Tablet(药品标准 - 中药成方制剂标准)

【组成】地黄、麦冬、茯苓、玄参、天冬、党参、五味子、当归、远志、桔梗、酸枣仁、柏子仁、丹参、甘草、石菖蒲、朱砂。(药品标准 - 中药成方制剂标准 1991 年)

补心汤 bu xin tang

【英文名】Bu Xin Decoction

【组成】(1)远志、蒲黄、人参、茯苓。(中医方剂大辞典)(2)人参、甘草、枳实、当归、龙齿、桔梗、半夏、桂心、黄芪、生姜、茯苓、大枣、茯苓、远志。(中医方剂大辞典)(3)紫石英、茯苓、人参、远志、当归、茯苓、甘草、紫菀、麦门冬、赤小豆、大枣。(中医方剂大辞典)(4)麦门冬、紫石英、紫菀、桂心、茯苓、小豆、人参、大枣、甘草。(中医方剂大辞典)(5)生地、茯苓、枣仁、当归、莲仁、麦冬、竹叶、甘草。(中医方剂大辞典)(6)人参、当归、茯神、远志、地黄、甘草、柏子仁。(中医方剂大辞典)(7)人参、茯苓、炙甘草、熟地、当归、白芍、枣仁、麦冬、小麦。(中医方剂大辞典)(8)生地、当归、白芍、枣仁、茯神、木通、五味、丹参。(中医方剂大辞典)(9)枣仁、生地、黄连、丹参、白芍、元参。(中医方剂大辞典)(10)当归、川芎、炙草、生地、远志、枣仁、柏仁、人参、琥珀、茯神、胆星、石菖蒲。(中医方剂大辞典)(11)当归、生地、白芍、玄胡索、乌药、丹皮、远志、茯神、龙眼肉。(中医方剂大辞典)(12)当归、白术、陈皮、白芍、生地、远志、石菖蒲、麦冬、酸枣仁、甘草、黄柏、知母、茯神。(中医方剂大辞典)(13)当归、川芎、白芍、生地黄、白术、远志、白茯神、酸枣仁、麦门冬、黄连、元参、甘草。(中医方剂大辞典)(14)川芎、当归、生地、芍药、桔梗、干葛、陈皮、前胡、紫苏、半夏、枳壳、茯苓、甘草、木香。(中医方剂大辞典)(15)白茯苓、人参、前胡、半夏、川芎、桔皮、枳壳、紫苏、桔梗、甘草、干姜、当归、白芍药、熟地黄。(中医方剂大辞典)(16)熟地、白芍、川芎、当归、人参、苏叶、葛根、前胡、半夏、茯苓、陈皮、甘草、桔梗、枳壳、木香。(中医方剂大辞典)(17)茯神、贝母、麦冬、生地、天冬、酸枣仁、白芍、当归、橘红、黄连、川芎、甘草。(中医方剂大辞典)(18)人参、枳实、龙齿、当归、桔梗、甘草、远志、白茯苓、茯神、黄芪、半夏曲、桂心。(中医方剂大辞典)(19)人参、白术、茯苓、茯神、菖蒲、远志、甘草、桂。(中医方剂大辞典)

补心酒 bu xin jiu

【英文名】Bu Xin Wine

【组成】麦冬、柏子仁、白茯神、当归身、龙眼肉、生地。(中医方剂大辞典)

补心散 bu xin san

【英文名】Bu Xin Powders

【组成】四圣汤、石菖蒲、石莲肉、石膏。(中医方剂大辞典)

补正汤 bu zheng tang

【英文名】Bu Zheng Decoction

【组成】白药、甘草、芍药。(中医方剂大辞典)

补正散 bu zheng san

【英文名】Bu Zheng Decoction

【组成】人参、黄芪、柴胡、半夏、甘草、当归、陈皮、白术、六曲、黄芩、山楂。(中医方剂大辞典)

补旧汤 bu jiu tang

【英文名】Bu Jiu Decoction

【异名】救苦汤(中医方剂大辞典)

【组成】苦参皮、牛蒡子、人参、首乌、山栀、僵蚕、白鲜皮、防风、连翘、天麻、蔓荆子、黄芩、全蝎、黄连、甘草、薄荷、羌活、独活、荆芥、干葛、黄柏、威灵仙、蒺藜。(中医方剂大辞典)

补头汤 bu tou tang

【英文名】Bu Tou Decoction

【组成】川芎、白芷、藁本、桂枝、红参、当归、白芍、炙黄芪、升麻、熟地、僵蚕。(实用中医内科杂志 1993,7(4))

补母汤 bu mu tang

【英文名】Bu Mu Decoction

【组成】当归、茯苓、桔梗、柴胡、木香、芍药、莪术、藿香、芎䓖、人参、黄芪、肉桂、桂心、熏陆、沉香、乳香、熟地黄、丁子、石膏、滑石、大黄、升麻、缩砂、槟榔、黄芩、甘草、安息香。(中医方剂大辞典)

补肉药 bu rou yao

【英文名】Bu Rou Yao Plaster

【异名】补肉膏(中医方剂大辞典)

【组成】香油、黄蜡、密陀僧、乳香、没药。(中医方剂大辞典)

补先汤 bu xian tang

【英文名】Bu Xian Decoction

【组成】鹿角胶、龟板胶、熟地黄、山药、山萸肉、枸杞子、菟丝子、当归、杜仲炭、血余炭、紫河车粉、童便。(黑龙江中医药 1991,(1))

补伤散 bu shang san

【英文名】Bu Shang Powders

【组成】天门冬、防风、泽泻、人参、白蔹、大豆卷、前胡、芍药、栝楼根、石膏、干姜、紫菀、桂心、白术、甘草、干地黄、薯蓣、当归、阿胶。(中医方剂大辞典)

补血丸 bu xue wan

【英文名】Bu Xue Pill

【组成】(1)龟版、黄柏、知母、生干姜、杜牛膝。(中医方剂大辞典)(2)熟地、白芍、当归、山萸、麦冬、五味子、砂仁、生枣仁、白芥子、肉桂。(中医方剂大辞典)

补血汤 bu xue tang

【英文名】Bu Xue Decoction

【组成】(1)黄芪、当归、川芎。(中医方剂大辞典)(2)熟地、当归、白芍、丹皮、元参、丹参、木通、车前。(中医方剂大辞典)(3)当归、川芎、白芍、生地黄、人参、白茯神、酸枣仁、陈皮、麦门冬、五味子、栀子、甘草。(中医方剂大辞典)(4)白芍药、白术、白茯苓、熟地黄、当归、香附子、川芎、黄芪、甘草、胶珠、远志肉、人参、官桂。(中医方剂大辞典)

补血剂 bu xue ji

【英文名】Hematonic agents(中国中医药学主题词表)

【定义】指以补血药为主组成,治疗血虚证的方剂。(方剂学)

补肌散 bu ji san

【英文名】Bu Ji Powders

【组成】(1)地黄苗、地菘、青蒿、苍耳苗、赤芍药、生艾叶。(中医方剂大辞典)(2)点椒、兽脑骨、红内消、白芷。(中医方剂大辞典)(3)五叶草、木鳖子、雄黄、黄丹、狗头灰、蜘蛛。(中医方剂大辞典)

补阳汤 bu yang tang

【英文名】Bu Yang Decoction

【组成】(1)人参、黄芪、白术、甘草、五味子。(中医方剂大辞典)(2)黄柏、桔皮、葛根、连翘、蝎梢、炙甘草、升麻、黄芪、柴胡、当归身、麻黄、吴茱萸、生地黄、地龙。(中医方剂大辞典)(3)肉桂、知母、当归身、生地黄、白茯苓、泽泻、陈皮、白芍药、防风、黄芪、人参、白术、羌活、独活、熟地黄、甘草、柴胡。(中医方剂大辞典)

补阳剂 bu yang ji

【英文名】Yang-reinforcing agents(中国中医药学主题词表)

【定义】指以补阳药为主组方,治疗阳虚证的方剂。(方剂学)

补阴丸 bu yin wan

【英文名】Bu Yin Pill

【异名】大补阴丸(中医方剂大辞典、医方类聚)

【组成】(1)熟地、阿胶。(中医方剂大辞典)(2)熟地、丹皮、天冬、当归、枸杞子、牛膝、山药、女贞子、茯苓、龟版、杜仲、续断、人参、黄柏。(中医方剂大辞典)(3)当归、生地、白芍药、丹皮、牛膝、木瓜、龟版、虎骨。(中医方剂大辞典)(4)黄柏、知母、熟地、败龟版、白芍药、陈皮、牛膝、虎骨、当归。(中医方剂大辞典)(5)龟版、锁阳、归身、陈皮、杜仲、牛膝、白芍药、白术、生地黄、干姜、黄柏、虎胫骨、茯苓、五味子、甘草、菟丝子。(中医方剂大辞典)(6)黄柏、知母、熟地黄、龟版、牛膝、桂枝、白术。(中医方剂大辞典)(7)黄柏、知母、熟地黄、天门冬。(中医方剂大辞典)(8)熟地、黄柏、当归、菟丝子、肉苁蓉、知母、枸杞、天门冬、龟版、山药、五味。(中医方剂大辞典)(9)黄柏、知母、败龟版、锁阳、枸杞子、熟地黄、干姜。(中医方剂大辞典)(10)龟版、黄柏、知母、侧柏叶。(中医方剂大辞典)(11)龟版、侧柏、香附。(中医方剂大辞典)(12)龟版、黄柏、知母、五味。(中医方剂大辞典)(13)龟版、黄柏、知母、人参、牛膝。(中医方剂大辞典)(14)龟版、黄柏。(中医方剂大辞典)(15)龟版、黄柏、牛膝、人参、香附、白芍、甘草、砂仁。(中医方剂大辞典)(16)黄柏、知母、熟地黄、龟版、白芍、陈皮、牛膝、琐阳、当归、虎骨。(中医方剂大辞典)(17)侧柏、黄柏、乌药叶、龟版、苦参、黄连。(中医方剂大辞典)(18)败龟版、黄柏、知母、侧柏叶、枸杞子、五味子、杜仲、砂仁、甘草。(中医方剂大辞典)(19)黄柏、知母。(中医方剂大辞典)

补阴丹 bu yin dan

【英文名】Bu Yin Pill

【组成】(1)熟地黄、生地黄、乌梅肉、川芎。(中医方剂大辞典)(2)磁石、鹿茸、生干地黄、石斛、泽泻、官桂、杜仲、山茱萸。(中医方剂大辞典)(3)熟干地黄、生干地黄、白术、苍术、藁本、牡丹皮、当归、秦艽、细辛、蚕退纸、肉桂、甘草、大豆黄卷、枳壳、陈桔皮、羌活、香白芷、干姜、糯米、白茯苓。(中医方剂大辞典)(4)朱砂、硇砂、延胡索、木香、半夏、芫花、斑蝥、川苦楝子、荆三棱、海蛤、蓬莪术、茴香、青皮、肉豆蔻、槟榔。(中医方剂大辞典)

补阴汤 bu yin tang

【英文名】Bu Yin Decoction

【组成】(1)当归、白芍、生地黄、熟地黄、陈皮、茴香、故纸、牛膝、杜仲、茯苓、人参、黄柏、知母。(中医方剂大辞典)(2)熟地、元参、生地、麦冬、白芍、丹皮、沙参、地骨皮、天门冬、陈皮。(中医方剂大辞典)

补阴剂 bu yin ji

【英文名】Yin-reinforcing agents(中国中医药学主题词表)

【定义】指以补阴药为主组方,治疗阴虚证的方剂。(方剂学)

补阴煎 bu yin jian

【英文名】Bu Yin Decoction

【组成】生熟地黄、麦冬、当归、白芍、阿胶、龟胶、党参、炒谷芽、枳壳。(中医方剂大辞典)

补劳饮 bu lao yin

【英文名】Bu Lao Drink

【组成】黄芪、当归、生干地黄、人参、白茯苓、芍药、五味子、牛膝、陈桔皮、麦门冬、枳壳、甘草、柴胡。(中医方剂大辞典)

补牵汤 bu qian tang

【英文名】Bu Qian Decoction

【组成】生黄芪、当归尾、赤芍、地龙、川芎、桃仁、全蝎、白附子、僵蚕、天麻、木瓜、羌活。(国医论坛 1991,(1))

补肝丸 bu gan wan

【英文名】Bu Gan Pill

【组成】(1)兔肝、柏子仁、干地黄、茯苓、细辛、蕤仁、枸杞子、防风、芎藭、薯蓣、车前子、五味子、甘草、菟丝子。(中医方剂大辞典)(2)青葙子、桂心、葶苈子、杏仁、细辛、茺蔚子、枸杞子、五味子、茯苓、黄芩、防风、地肤子、泽泻、决明子、麦门冬、蕤仁、车前子、菟丝子、干地黄、兔肝。(中医方剂大辞典)(3)菟丝子、柏子仁、枸杞、山药、白茯苓、防风、栀子、五味子、车前子、细辛、甘草、蕤仁、川芎。(中医方剂大辞典)(4)苍术、熟地黄、蝉退、车前子、川芎、当归身、连翘、夜明砂、羌活、龙胆草、菊花。(中医方剂大辞典)(5)人参、白茯、熟地、山药、远志、知母、泽泻、防风、楮实子、菟丝子、蒺藜、当归、石菖蒲、夏枯草、石斛草、覆盆子、蔓荆子、龙胆草、细辛、川芎。(中医方剂大辞典)(6)海螵蛸、杞子、归身、杜仲、香附。(中医方剂大辞典)(7)泽泻、菖蒲、人参、茯苓、干山药、远志、防风、知母、干地黄。(中医方剂大辞典)(8)当归、熟地、白芍、川芎、防风、羌活。(中医方剂大辞典)(9)芎藭、藁本、五味子、细辛、羌活、知母、茺蔚子。(中医方剂大辞典)(10)杏仁、茺蔚子、青葙子、枸杞子、五味子、茯苓、干地黄、菟丝子、决明子、山芋、车前子、地骨皮、柏子仁、大黄、细辛、甘草、人参、黄芩、黄连、防风。(中医方剂大辞典)(11)地肤子、蓝子、蒺藜子、细辛、桂心、车前子、菟丝子、瓜子、萤火虫、黄连、茺蔚子、青葙子、大黄、决明子。(中医方剂大辞典)

补肝丹 bu gan dan

【英文名】Bu Gan Honeyed Pill

【组成】柏子仁、熟干地黄、沉香、干山药、金钗石斛、石麻、覆盆子、牛膝、黄芪、蔓荆子、菟丝子。(中医方剂大辞典)

补肝汤 bu gan tang

【英文名】Bu Gan Decoction

【组成】(1)甘草、黄芩、人参、桂心。(中医方剂大辞典)(2)甘草、桂心、山茱萸、细辛、桃仁、柏子仁、茯苓、防风、大枣。(中医方剂大辞典)(3)干地黄、白芍、当归、陈皮、川芎、甘草。(中医方剂大辞典)(4)冬桑叶、炒枸杞、小胡麻、望月砂、制首乌、石决明、黄菊花、穞豆皮。(中医方剂大辞典)(5)生地、当归、白芍、柴胡、杜仲、枣仁、车前、牛膝。(中医方剂大辞典)(6)茯苓、桔梗、茺蔚子、黄芩、防风、川芎、知母、黑参、当归身、人参。(中医方剂大辞典)(7)当归、熟地、白芍、川芎、陈皮、甘菊。(中医方剂大辞典)(8)当归、生地、芍药、川芎、酸枣仁、木瓜、甘草。(中医方剂大辞典)(9)生地、熟地、川芎、赤茯苓、枳壳、黄连、杏仁、半夏曲、天麻、地骨皮、甘草。(中医方剂大辞典)(10)肉豆蔻、陈皮、白术、荆芥、旋覆花、良姜、茯苓。(中医方剂大辞典)(11)芍药、细辛、桔梗、车前子、人参、茯苓、羌活、防风。(中医方剂大辞典)(12)细辛、防风、茺蔚子、五味子、桔梗、黑参。(中医方剂大辞典)(13)黄芪、炙甘草、升麻、猪苓、白茯苓、葛根、人参、柴胡、羌活、陈皮、连翘、当归身、黄柏、泽泻、苍术、曲末、知母、防风。(中医方剂大辞典)(14)柴胡、升麻、藁本、白茯苓、炒神曲、苍术、半夏。(中医方剂大辞典)(15)人参、白茯苓、玄参、黄芩、防风、知母、桔梗、茺蔚子。(中医方剂大辞典)(16)人参、白茯苓、车前子、黄芩、大黄、五味子、防风、玄参。(中医方剂大辞典)(17)防风、细辛、白茯苓、柏子仁、桃仁、桂、甘草、山茱萸、蔓荆实。(中医方剂大辞典)(18)天门冬、酸枣仁、柴胡、当归、羌活、防风、桂、细辛、赤茯苓、升麻、秦艽、黄芪、杜仲、鳖甲、鹿茸、牛膝、天麻、黄明胶、山茱萸。(中医方剂大辞典)(19)白茯苓、乌头、薏苡仁、独活、附子、柏子仁、防风、细辛、山茱萸、桂、甘草。(中医方剂大辞典)(20)蕤仁、柏子仁、茯苓、乌头、大枣、牛黄、石胆、桂心、细辛、防风、白术、甘草。(中医方剂大辞典)

补肝饮 bu gan yin

【英文名】Bu Gan Decoction

【组成】甘菊、甘草、山药、熟地、防风、柏子仁、茯苓、枸杞子、白芍、柴胡。(中医方剂大辞典)

补肝酒 bu gan jiu

【英文名】Bu Gan Wine

【组成】松脂。(中医方剂大辞典)

补肝散 bu gan san

【英文名】Bu Gan Powders

【异名】还明散(中医方剂大辞典、永乐大典);还精散(中医方剂大辞典、普济方);夏枯草散(中医方剂大辞典、济阳纲目);补肝煎(中医方剂大辞典、不居集);补肝汤(中医方剂大辞典、医碥)

【组成】(1)熟地黄、白茯苓、家菊、细辛、芍药、柏子仁、甘草、防风、北柴胡。(中医方剂大辞典)(2)茺蔚子、旋覆花、羌活、知母、甘菊、防风。(中医方剂大辞典)(3)甘菊、茯神、芎藭、细辛、五味子、人参、独活、羚羊角屑、白术、肉桂、酸枣仁、甘草。(中医方剂大辞典)(4)夏枯草、香附子。(中医方剂大辞典)(5)决明子、防风、芎藭、秦皮、人参、茯苓、干地黄、枳壳、蕤仁、石膏、黄连、青葙子、生姜、甘草、黄芩、麦门冬、竹沥、青羊肝。(中医方剂大辞典)(6)山茱萸、桂心、薯蓣、天雄、茯苓、人参、芎藭、白术、独活、五加皮、大黄、防风、干姜、丹参、厚朴、细辛、桔梗、甘菊花、甘草、贯众、桔皮、陈麦曲、大麦糵。(中医方剂大辞典)(7)白瓜子。(中医方剂大辞典)(8)细辛、钟乳粉、茯苓、云母粉、远志、五味子。(中医方剂大辞典)(9)青羊肝、决明子、蓼子。(中医方剂大辞典)(10)干姜、甘遂、桂心、茯苓、附子、黄连、甘草、当归、干漆、贝齿、猪苓、白术、干地黄、丹参、防风、黄芪。(中医方剂大辞典)(11)蒺藜子。(中医方剂大辞典)(12)生地、熟地、当归、白芍药、石斛、丹皮、柴胡、甘草。(中医方剂大辞典)(13)地肤子、生地黄。(中医方剂大辞典)(14)大黄、川芎、菊花、防风、大力子、荆芥、玄参、蒺藜、细辛、黄芩、栀子、木贼、甘草、草决明、苍术、蔓荆子。(中医方剂大辞典)(15)羚羊角、细辛、羌活、白茯苓、楮实子、人参、玄参、车前子、夏枯草、防风、石斛。(中医方剂大辞典)(16)川芎、陈皮、生姜、防风、当归身、白芍药、羌活。(中医方剂大辞典)(17)当归、白芍药、羌活、秦艽。(中医方剂大辞典)(18)当归、熟地黄、川芎、赤芍药、防风、木贼。(中医方剂大辞典)(19)人参、茯苓、五味子、芎䓖、藁本、茺蔚子、细辛。(中医方剂大辞典)(20)羚羊角、防风、羌活、车前子、人参、茯苓、细辛、黑参、黄芩。(中医方剂大辞典)(21)山茱萸肉、当归、五味子、山药、黄芪、川芎、木瓜、熟地黄、白术、独活、酸枣仁。(中医方剂大辞典)

补肝膏 bu gan gao

【英文名】Bu Gan Ointment

【组成】鳖甲、党参、生地、熟地、杞子、五味子、当归、萸肉、黄芪、白术、白芍、川芎、醋香附、山药、枣仁、灵脂、柴胡、丹皮、黑山栀、龙胆草、瓜蒌、黄芩、茯苓、木通、羌活、防风、泽泻、生甘草、黄连、续断、吴萸、陈皮、半夏、红花、薄荷、官桂、乌梅。(中医方剂大辞典)

补青丸 bu qing wan

【英文名】Bu Qing Pill

【组成】(1)菟丝子、熟干地黄、车前子、枸杞子、蔓荆子、牡丹皮、麻黄、牵牛、射干。(中医方剂大辞典)(2)菟丝子、熟干地黄、车前子、枸杞子、地骨皮、白茯苓、甘菊花。(中医方剂大辞典)

补肾丸 bu shen wan

【英文名】Bu Shen Pill

【组成】(1)石菖蒲、枸杞子、白茯苓、人参、山药、泽泻、菟丝子、肉苁蓉。(中医方剂大辞典)(2)五味子、人参、泽泻、干山药、车前子、茯苓、细辛、黄芩、干地黄。(中医方剂大辞典)(3)人参、茯苓、五味子、细辛、肉桂、桔梗、山药、柏子仁、干地黄。(中医方剂大辞典)(4)杜仲、龟版、黄柏、知母、当归、五味子、枸杞子。(中医方剂大辞典)(5)黄柏、龟版、杜仲、牛膝、陈皮、五味子。(中医方剂大辞典)(6)乌药叶、侧柏叶。(中医方剂大辞典)(7)熟地、菟丝子、归身、苁蓉、黄柏、知母、故纸、山萸肉。(中医方剂大辞典)(8)干姜、黄柏、龟版、牛膝、陈皮。(中医方剂大辞典)(9)巴戟、山药、破故纸、茴香、牡丹皮、肉苁蓉、枸杞子、青盐。(中医方剂大辞典)(10)磁石、菟丝子、五味子、熟地黄、枸杞子、楮实子、覆盆子、肉苁蓉、车前子、石斛、沉香、青盐。(中医方剂大辞典)(11)龟版、知母、黄柏、干姜。(中医方剂大辞典)(12)泽泻、菟丝子、五味子、熟干地黄、茺蔚子、山芋、细辛。(中医方剂大辞典)(13)麦门冬、远志、干姜、防风、乌喙、枸杞根、牛膝、萎蕤、肉苁蓉、棘刺、菟丝子、桂、厚朴、防葵、石龙芮、萆薢、山芋。(中医方剂大辞典)(14)肉苁蓉、黄芪、附子、泽泻、巴戟天、枳壳、桃仁、蒺藜子、白术、牡蛎、牛膝、菟丝子、蜀椒、槟榔、桂、陈桔皮、五味子。(中医方剂大辞典)(15)羊肾、黄芪、麻黄根、当归、蜀椒、杏仁。(中医方剂大辞典)(16)磁石、菟丝子、五味子、细辛、熟干地黄、泽泻、茺蔚子、薯蓣、覆盆子、肉苁蓉、车前子。(中医方剂大辞典)(17)熟干地黄、巴戟、黄芪、石斛、人参、白茯苓、桂心、牛膝、山茱萸、防风、菟丝子、肉苁蓉、附子、磁石、丹参、五味子、麦门冬、甘草、远志、柏子仁。(中医方剂大辞典)(18)黄柏、知母、龟版、锁阳、天门冬、白芍药、熟地黄、枸杞子、干姜、五味子。(中医方剂大辞典)(19)人参、白蒺藜、白术、杏仁、苍术、蛤蚧、玉屑、白石脂、车前子、金樱子、旋覆花、五味子、黄精。(中医方剂大辞典)(20)菟丝子、枸杞、白朱砂、青盐、熟地、破故纸、石斛、巴戟天、丹皮、酸枣仁、肉苁蓉、茴香。(中医方剂大辞典)(21)车前子、石斛、青盐、磁石、沉香、菟丝子。(中医方剂大辞典)(22)熟地、杞子、山萸、山药、丹皮、补骨脂、核桃肉。(中医方剂大辞典)(23)小茴香、巴戟天、肉苁蓉、牡丹皮、枸杞子、破故纸、沙苑蒺藜、生地、熟地、辰砂。(中医方剂大辞典)(24)熟地、当归、杜仲、白芍、破故纸、枸杞子、黄柏、川楝肉、茴香、川芎、桃仁。(中医方剂大辞典)(25)黄柏、知母、败龟版、杜仲、枸杞子、五味子。(中医方剂大辞典)(26)黄柏、龟版、牛膝、杜仲、五味子、干葛。(中医方剂大辞典)

补肾方 bu shen fang

【英文名】Bu Shen Decoction

【异名】磁石散(中医方剂大辞典、普济方)

【组成】磁石、生姜、防风、桂心、甘草、五味子、附子、玄参、牡丹皮、大豆。(中医方剂大辞典)

补肾片 bu shen pian

【英文名】Bu Shen Tablet

【组成】地黄、泽泻、淮山、五味子、山茱萸、车前子、茯苓、附子、丹皮、肉桂。

补肾汤 bu shen tang

【英文名】Bu Shen Decoction

【异名】补肾散(中医方剂大辞典、普济方)

【组成】(1)熟地、山萸肉。(中医方剂大辞典)(2)熟地、杜仲、当归、白芍、芡实、车前、山药、木通。(中医方剂大辞典)(3)当归、白芍、生地黄、熟地黄、陈皮、小茴香、破故纸、牛膝、杜仲、白茯苓、人参、黄柏、知母、甘草。(中医方剂大辞典)(4)人参、白茯苓、白术、五味子、川芎、甘草、黄芪、熟地。(中医方剂大辞典)(5)破故纸、小茴、玄胡索、牛膝、当归、杜仲、黄柏、知母。(中医方剂大辞典)(6)芒消、矾石、大豆。(中医方剂大辞典)(7)人参、茯苓、白术、黄芪、附子、沉香、木瓜、羌活、甘草、芎䓖、紫苏。(中医方剂大辞典)(8)黄芪、人参、白茯苓、独活、芎䓖、当归、芍药、白术、蒺藜子、附子、泽泻、蜀椒。(中医方剂大辞典)(9)磁石、附子、黄芪、五味子、当归、白茯苓、石斛、芍药、人参、沉香、桂、陈桔皮、枳壳、蜀椒。(中医方剂大辞典)(10)磁石、五味子、附子、防风、黄芪、牡丹皮、桂、甘草、桃仁。(中医方剂大辞典)(11)磁石、五味子、防风、白茯苓、黄芪、生姜、桂、甘草、人参、当归、玄参、羊肾。(中医方剂大辞典)(12)磁石、牛膝、桂心、黄芪、人参、白茯苓、独活、芎䓖、当归、白芍药、白术、白蒺藜、附子、泽泻、汉椒。(中医方剂大辞典)(13)杜仲、五味子。(中医方剂大辞典)(14)杜仲。(中医方剂大辞典)(15)当归、熟地、菟丝子、杜仲、破故纸、巴戟天、山萸、杞子、山药、淡苁蓉、淮牛膝、葡萄肉、当归、熟地、菟丝子、杜仲、破故纸、巴戟天、山萸、杞子、山药、淡苁蓉、淮牛膝、葡萄肉。(中医方剂大辞典)(16)制附子、茯苓、半夏、木香、牛膝、补骨脂。(中医方剂大辞典)

补肾散 bu shen san

【英文名】Bu Shen Powders

【组成】(1)杜仲、桂、牡丹皮。(中医方剂大辞典)(2)泽泻、干地黄、人参、茯苓、干山药、菖蒲。(中医方剂大辞典)

补肾羹 bu shen geng

【英文名】Bu Shen Ointment

【组成】羊肾、葱白、生姜。(中医方剂大辞典)

补和汤 bu he tang

【英文名】Bu He Decoction

【组成】人参、黄芪、白术、甘草、干姜、白豆蔻、苍术、陈桔皮。(中医方剂大辞典)

补金片 bu jin pian

【英文名】Bu Jin Tablet(药品标准－中药成方制剂标准)

【组成】陈皮、哈蟆油、鹿角胶、乌梢蛇、紫河车、鸡蛋黄油、桔梗、龟甲胶、百部、贝母、红参、白及、黄精、茯苓、蛤蚧、麦冬、核桃仁、当归。(药品标准－中药成方制剂标准 1998 年)

补金散 bu jin san

【英文名】Bu Jin Powders

【组成】鹤虱、雷丸、定粉、锡灰。(中医方剂大辞典)

补肺丸 bu fei wan

【英文名】Bu Fei Pill

【组成】(1)杏仁。(中医方剂大辞典)(2)黄芪、党参、白术、防风、蛤蚧。(中医方剂大辞典)(3)百部、贝母、山芋、阿胶、天门冬、桔梗、防风、人参、甘草、半夏。(中医方剂大辞典)(4)钟乳粉、人参、白石英、阿胶、五味子、甘草、细辛。(中医方剂大辞典)(5)干地黄、杏仁。(中医方剂大辞典)(6)麦门冬、款冬花、白石英、桑根白皮、桂心、五味子、钟乳、干姜、大枣。(中医方剂大辞典)

补肺汤 bu fei tang

【英文名】Bu Fei Decoction

【组成】(1)阿胶、白及、苡仁、生地、甘草、桔梗、橘红、川贝母。(中医方剂大辞典)(2)黄芪、鼠粘子、阿胶、马兜铃、甘草、杏仁、桔梗、糯米。(中医方剂大辞典)(3)人参、麦冬、五味子、款冬花、紫菀、桑白皮、当归、芍药、知母、贝母、茯苓、橘红、甘草。(中医方剂大辞典)(4)阿胶、真苏子、北梗、半夏、甘草、款冬花、紫菀、细辛、杏仁、陈皮、桑白皮、青皮、缩砂仁、五味子、石菖蒲、草果。(中医方剂大辞典)(5)罂粟壳、人参、粉草、陈皮、茯苓、杏仁、白术、明阿胶、北五味子、桑白皮、薏苡仁、紫苏茎。(中医方剂大辞典)(6)黄芪、桂、生干地黄、赤茯苓、厚朴、紫菀、陈桔皮、当归、五味子、远志、麦门冬、甘草、钟乳、白石英、人参、桑根白皮。(中医方剂大辞典)(7)白石英、钟乳、天门冬、款冬花、桂、桑根白皮、五味子、紫菀、人参。(中医方剂大辞典)(8)五味子、麦门冬、白石英、粳米、紫菀、干姜、款冬花、大枣、桂心。(中医方剂大辞典)(9)款冬花、桂心、桑白皮、生姜、五味子、钟乳、麦门冬、粳米、大枣。(中医方剂大辞典)(10)五味子、白石英、钟乳、桂心、桔皮、桑根白皮、粳米、茯苓、竹叶、款冬花、紫菀、大枣、杏仁、苏子、生姜、麦门冬。(中医方剂大辞典)(11)五味子、干姜、款冬花、桂心、麦门冬、大枣、粳米、桑根白皮。(中医方剂大辞典)(12)黄芪、桂心、干地黄、茯苓、厚朴、干姜、紫菀、桔皮、当归、五味子、远志、麦门冬、甘草、钟乳白、石英、桑白皮根、人参、大枣。(中医方剂大辞典)(13)款冬花、桂心、钟乳、干姜、白石英、麦门冬、五味子、粳米、桑白皮根、大枣。(中医方剂大辞典)

补肺饮 bu fei yin

【英文名】Bu Fei Decoction

【组成】阿胶、兜铃、茯苓、五味子、杏仁、麦门冬、炙草、糯米。(中医方剂大辞典)

补肺法 bu fei fa

【英文名】Bu Fei Fa Ointment

【异名】补肺汤(中医方剂大辞典、普济方);干嗽补肺膏(中医方剂大辞典、杂病源流犀烛);补肺膏(中医方剂大辞典、鸡鸣录)

【组成】地黄、生姜、杏仁、蜜。(中医方剂大辞典)

补肺散 bu fei san

【英文名】Bu Fei Powders

【异名】补肺汤(中医方剂大辞典、妇人良方、治痘全书)

【组成】(1)黄明胶、花桑叶。(中医方剂大辞典)(2)当归、黄芩、桔梗、赤芍、桑皮、麻黄、枳壳、葶苈、地骨皮、甘菊、元参、白芷、生地、甘草、金银花。(中医方剂大辞典)(3)山萸、当归、五味、山药、黄芪、川芎、熟地、木瓜、白术、独活、枣仁。(中医方剂大辞典)

(4)人参、白蒺藜、白石脂、白术、杏仁、苍术、蛤蚧、车前子、旋覆花、玉屑、北五味。(中医方剂大辞典)(5)阿胶、牛子、杏仁、甘草、马兜铃、黄芪、糯米。(中医方剂大辞典)(6)猜猪肺、雌黄、蒲黄、桑白皮。(中医方剂大辞典)(7)真钟乳粉、白滑石。(中医方剂大辞典)(8)人参、北五味、黄芪。(中医方剂大辞典)(9)人参、五味子、桑白皮、款冬花、蛤蚧。(中医方剂大辞典)(10)钟乳粉。(中医方剂大辞典)(11)桑白皮、熟地黄、人参、紫苑、黄芪、五味子。(中医方剂大辞典)(12)人参、桂心、钟乳粉、白石英、麦门冬、五味子、熟干地黄、白茯苓、干姜、黄芪、鹿角胶、甘草。(中医方剂大辞典)(13)干姜、当归、白芍药、黄芩、阿胶、伏龙肝、白芷、甘草、桂心。(中医方剂大辞典)(14)白石英、五味子、桂心、大枣、麦门冬、款冬花、桑白皮、干姜、甘草。(中医方剂大辞典)

补肺膏 bu fei gao

【英文名】Bu Fei Ointment

【组成】鳖甲、党参、元参、黄芪、紫菀、天冬、麦冬、熟地、生地、地骨皮、山药、贝母、知母、百合、柏子仁、黄柏、白芍、橘红、丹皮、桔梗、赤苓、杏仁、香附、当归、五味、秦艽、花粉、黄芩、黑山栀、杞子、柴胡、郁金、白术、川芎、蒲黄、桑皮、黄连、半夏、胆星、甘草、苏子、薄荷、牡蛎、乌梅。(中医方剂大辞典)

补夜丹 bu ye dan

【英文名】Bu Ye Decoction

【组成】熟地、白芍、鳖甲、当归、生何首乌、丹皮、地骨皮、茯苓、麦冬、贝母、柴胡。(中医方剂大辞典)

补泄丸 bu xie wan

【英文名】Bu Xie Honeyed Pill

【组成】木香、槟榔、大黄、麻仁、姜屑、桂心、诃子、枳壳、牛膝、山茱萸、附子、芎䓖、萆薢、羚羊角、独活、前胡、防风。(中医方剂大辞典)

补泻丸 bu xie wan

【英文名】Bu Xie Pill

【组成】(1)黄芪、木通、甘草、黑丑、斑蝥。(中医方剂大辞典)(2)南木香、川芎、槟榔、大黄、大麻仁、牛膝、枳壳、官桂、黑附子、萆薢、续断、杜仲、五加皮、防风、山茱萸、生姜、羚羊角、诃子皮。(中医方剂大辞典)

补经汤 bu jing tang

【英文名】Bu Jing Decoctin

【组成】(1)人参、白术、川芎、香附、当归、熟地、元胡、肉桂、吴萸、砂仁、茯神、沉香、阿胶、黄芪、小茴、陈皮、白芍。(中医方剂大辞典)(2)当归、鹿茸、香附、白芍、川芎、熟地、黄芪、白术、白茯苓、黄芩、陈皮、砂仁、人参、阿胶、小茴、山茱萸、沉香、粉甘草、玄胡索。(中医方剂大辞典)

补药酒 bu yao jiu

【英文名】Bu Wine

【组成】鹿筋、蕲蛇、虎骨胶、鹿胶、饭党、杞子、乳香、五加皮、防风、当归、熟地、茯苓、木瓜、松节、没药、木香、白芷、羌活、天麻、牛膝、杜仲、白术、香附、川芎、川乌、炙草、饭耆、红枣、核桃肉。(中医方剂大辞典)

补荣汤 bu rong tang

【英文名】Bu Rong Decoction

【组成】(1)天门冬、人参、麦门冬、五味子、沙参、枣仁、远志、地骨皮、生地、当归、柏子仁、茯神。(中医方剂大辞典)(2)当归、芍药、生地、熟地、茯苓、栀子、麦门冬、陈皮、人参、甘草、乌梅。(中医方剂大辞典)

补胃丸 bu wei wan

【英文名】Bu Wei Pill

【组成】(1)白术、人参、茯苓、甘草、白芍、升麻。(中医方剂大辞典)(2)肉豆蔻、梓朴、缩砂仁、白术、乳香、人参、丁香、干姜、附子、胡椒。(中医方剂大辞典)(3)桔梗、吴茱萸、白术、桂、人参、厚朴、陈桔皮、枳壳、干姜、甘草、麦蘖、陈曲。(中医方剂大辞典)

补胃汤 bu wei tang

【英文名】Bu Wei Decoction

【组成】(1)防风、柏子仁、细辛、桂心、桔皮、芎䓖、吴茱萸、人参、甘草。(中医方剂大辞典)(2)山药、扁豆、甘草、饴糖。(中医方剂大辞典)(3)黄芪汤减黄芪、陈皮,加酒柏。(中医方剂大辞典)(4)黄芪、人参、甘草、当归、神曲、柴胡、升麻、苍术、青皮、黄柏。(中医方剂大辞典)

补胃饮 bu wei yin

【英文名】Bu Wei Yin Decoction

【组成】茯苓、人参、桔皮、生姜、薤白、豉、糯米。(中医方剂大辞典)

补胃膏 bu wei gao

【英文名】Bu Wei Gao Honeyed Pill

【组成】良姜、肉桂、肉豆蔻、干漆、乌梅肉。(中医方剂大辞典)

补骨丸 bu gu wan

【英文名】Bu Gu Paste Pill

【组成】川萆薢、骨碎补、补骨脂、牛膝、威灵仙、草乌头。(中医方剂大辞典)

补骨丹 bu gu dan

【英文名】Bu Gu Pellet

【组成】山踯躅、何首乌、黄丝瓜、云母石、自然铜。(中医方剂大辞典)

补骨散 bu gu san

【英文名】Bu Gu Powders

【组成】古铜钱、乳香、没药。(中医方剂大辞典)

补胆丸 bu dan wan

【英文名】Bu Dan Pill

【组成】防风、细辛、远志、黄芩、人参、茯苓、桔梗、芍药。(中医方剂大辞典)

补胆汤 bu dan tang

【英文名】Bu Dan Decoction

【组成】黄芩、黄芪、天麻、玄参、地骨皮、泽泻、知母、薄荷、麦冬、充蔚子。(中医方剂大辞典)

补胆散 bu dan san

【英文名】Bu Dan Powders

【组成】当归、羌活、蒺藜、蝉蜕、荆芥、甘草。(中医方剂大辞典)

补胞饮 bu bao yin

【英文名】Bu Bao Decoction

【组成】天然黄丝、白及、人参。(中医方剂大辞典)

补胞散 bu bao san

【英文名】Bu Bao Powders

【组成】人参、黄芪、麦冬、白术、穿山甲、象皮、龙骨。(中医方剂大辞典)

补胎汤 bu tai tang

【英文名】Bu Tai Decoction

【组成】(1)人参、茯苓、白术、甘草、当归、白芍、芎䓖、熟地、香附、陈皮、阿胶、杜仲、川断、乌梅、黄芪。(中医方剂大辞典)(2)细辛、干地黄、白术、生姜、大麦、吴茱萸、乌梅、防风。(中医方剂大辞典)

补胎饮 bu tai yin

【英文名】Bu Tai Drink

【组成】当归、川芎、黄连、白芍、熟地、人参、黄芪、白术、黄芩、香附、陈皮、甘草。(中医方剂大辞典)

补烂丹 bu lan dan

【英文名】Bu Lan Pellet

【组成】(1)烟胶、黄柏、白矾、轻粉。(中医方剂大辞典)(2)枯矾、乳香、没药、轻粉、珍珠、黄丹。(中医方剂大辞典)

补养丸 bu yang wan

【英文名】Bu Yang Paste Pill

【组成】菟丝子、破故纸、益智仁、杜仲、山药、茴香、苍术。(中医方剂大辞典)

补养汤 bu yang tang

【英文名】Bu Yang Decoction

【组成】甘草、白术、牡蛎、大枣、阿胶、麦门冬。(中医方剂大辞典)

补宫丸 bu gong wan

【英文名】Bu Gong Paste Pill

【组成】(1)鹿角霜、白茯、白术、白芍、白芷、牡蛎、山药、龙骨、赤石脂、干姜。(中医方剂大辞典)(2)鹿角霜、白术、白茯苓、香白芷、白薇、山药、白芍药、牡蛎、乌贼鱼骨。(中医方剂大辞典)(3)当归、熟地、肉苁蓉、菟丝子、牛膝、肉桂、沉香、荜茇、吴茱萸、肉果、真血竭、艾叶。(中医方剂大辞典)

补宫汤 bu gong tang

【英文名】Bu Gong Decoction

【组成】(1)赤石脂、地榆、归身、艾叶、甘草、石菖蒲、白芍、川芎、蒲黄、熟地、小蓟。(中医方剂大辞典)(2)熟地、白芍、阿胶、地榆、艾叶、川芎、归身。(中医方剂大辞典)(3)当归、白芍、川芎、熟地、熟艾、陈皮、白术、甘草、阿胶、地榆。(中医方剂大辞典)(4)当归、地榆、熟地、艾叶、川芎、白芷、阿胶。(中医方剂大辞典)

补真丸 bu zhen wan

【英文名】Bu Zhen Pill

【组成】(1)当归、人参、橘红、白术、白茯苓、麦门冬、黄芪、粉草、木香、柴胡。(中医方剂大辞典)(2)肉苁蓉、葫芦巴、附子、阳起石、鹿茸、菟丝子、肉豆蔻、川乌、五味子。(中医方剂大辞典)(3)葫芦巴、附子、阳起石、川乌、菟丝子、沉香、肉豆蔻、肉苁蓉、五味子、鹿茸、川巴戟、钟乳粉。(中医方剂大辞典)(4)茴香子、附子、巴戟天、陈桔皮、青桔皮、补骨脂、青盐、牛膝、蜀椒。(中医方剂大辞典)(5)肉苁蓉、菟丝子。(中医方剂大辞典)(6)厚朴、苍术、陈桔皮、鳖甲、石斛、丁香、肉苁蓉、木香、巴戟天、当归、草豆蔻、诃子皮、肉桂、五味子、槟榔、山茱萸、杜仲、破故纸、人参、黄芪、附子、柴胡、茯苓、沉香。(中医方剂大辞典)

补真丹 bu zhen dan

【英文名】Bu Zhen Pellet

【组成】(1)蜜、酥油、牛髓、杏仁、核桃仁、山药、白茯苓。(中医方剂大辞典)(2)沉香、丁香、白豆蔻仁、檀香、肉豆蔻、肉苁蓉、牛膝、巴戟、白术、香附子、缩砂仁、木香、乳香、干山药、穿山甲、青皮、附子、补骨脂、桂、没药、姜黄、茴香、甘草、苍术。(中医方剂大辞典)(3)黑附子、阳起石、海马、乳香、雄黄、血竭、石莲子、黑锡、石燕子、麝香。(中医方剂大辞典)(4)禹余粮、乌金石、龙骨、赤石脂、牡蛎、艾、川乌头、防风、川芎、吴茱萸、干姜。(中医方剂大辞典)

补真汤 bu zhen tang

【英文名】Bu Zhen Decoction

【组成】(1)紫河车、熟地、附子、山萸肉、当归、白芍、茯神、丹参、远志、麦冬、石斛、独活、牛膝、红枣、姜。(中医方剂大辞典)(2)何首乌、川牛膝、枸杞子、五加皮、当归身、石斛、杜仲、黄柏。(中医方剂大辞典)

补真膏 bu zhen gao

【英文名】Bu Zhen Ointment

【组成】人参、山药、芡实、莲肉、红枣、杏仁、核桃肉、真沉香、蜂蜜、真酥油。(中医方剂大辞典)

补原丸 bu yuan wan

【英文名】Bu Yuan Pill

【组成】桑螵蛸、益智仁、人参、仙茅、山茱萸肉、菟丝子、干山药、巴戟。(中医方剂大辞典)

补损丹 bu sun dan

【英文名】Bu Sun Pellet

【组成】当归、川芎、赤芍药、生苄、白芍药、牛膝、续断、白芷、杜仲、骨碎补、五加皮、羌活、独活、南星、防风、官桂、乳香、没药、南木香、丁皮、八角茴。(中医方剂大辞典)

补胯丸 bu kua wan

【英文名】Bu Kua Pill

【组成】黄芪、独活、牛膝、秦艽、桑寄生、石斛、潞党参、小茴香、全当归、苍术、杜仲、大熟地、肉桂。(中医方剂大辞典)

补脑丸 bu nao wan

【英文名】Bu Nao Honeyed Pill

【组成】(1)人参、麦门冬、茯苓、杜仲、肉苁蓉、山药、熟地黄、山萸肉、黄芪、枸杞子、菟丝子、鹿茸、五味子。(中医方剂大辞典)(2)人参、麦冬、茯苓、熟地、萸肉、黄芪、枸杞子、菟丝子、鹿茸、五味子、牛脑。(中医方剂大辞典)

补脑散 bu nao san

【英文名】Bu Nao Powders

【组成】天雄、辛夷仁、苍耳茸。(中医方剂大辞典)

补脑膏 bu nao gao

【英文名】Bu Nao Ointment

【组成】当归、川芎、赤芍等。(甘卫普制准字(94)098－05)

补益丸 bu yi wan

【英文名】Bu Yi Pill

【组成】(1)小茴香、木香、川楝子、枳壳、知母、白茯苓、甘草、地龙、鹿茸、川山甲、狗茎。(中医方剂大辞典)(2)龟版、琐阳、生地、归身、陈皮、杜牛膝、白术、干姜、黄柏、虎胫骨、五味子、茯苓、白芍药、甘草、菟丝子。(中医方剂大辞典)

补益方 bu yi fang

【英文名】Bu Yi Honeyed Pill

【组成】(1)苁蓉、桂心、菟丝子、干漆、蛇床子、生地黄。(中医方剂大辞典)(2)干漆、柏子仁、山茱萸、酸枣仁。(中医方剂大辞典)

补益汤 bu yi tang

【英文名】Bu Yi Decoction

【组成】黄芪、党参、菟丝子、枸杞子、山萸肉、五味子、女贞子、黄精、丹参、川芎、陈皮、升麻、柴胡。(中西医结合杂志 1985,5(2))

补益剂 bu yi ji

【英文名】Reinforcing agents(中国中医药学主题词表)

【定义】指凡以补益药为主组成,具有补益人体气、血、阴、阳等作用,治疗各种虚证的方剂。(方剂学)

补益散 bu yi san

【英文名】Bu Yi Powders

【组成】陈桔皮、大腹皮、茴香、桂。(中医方剂大辞典)

补益煎 bu yi jian

【英文名】Bu Yi Decoction

【组成】生地黄、生天门冬、生藕、生姜、石斛、鹿茸、菟丝子、牛膝、黄芪、柴胡、地骨皮、人参、白茯苓、桂、木香、附子。(中医方剂大辞典)

补益膏 bu yi gao

【英文名】Bu Yi Soft Extract

【组成】人参、茯苓、山药、熟地、当归、地骨皮。(中医方剂大辞典)

补浆汤 bu jiang tang

【英文名】Bu Jiang Decoction

【组成】(1)晕死鹅、紫河车、升麻。(中医方剂大辞典)(2)淫羊藿、人参、穿山甲、黄芪、枸杞子、川芎、当归、甘草、木香、白术、山楂、陈皮、官桂、黄豆、笋尖。(中医方剂大辞典)

补理煎 bu li jian

【英文名】Bu Li Decoction

【组成】人参、川连、当归、甘草、白术、条芩、白芍、橘红。(中医方剂大辞典)

补黄散 bu huang san

【英文名】Bu Huang Powders

【组成】人参、白术、白芍药、陈皮、炙甘草。(中医方剂大辞典)

补虚丸 bu xu wan

【英文名】Bu Xu Pill

【组成】(1)棉花子仁、补骨脂、白茯苓、没药。(中医方剂大辞典)(2)人参、白术、山药、枸杞、琐阳。(中医方剂大辞典)(3)新罗白附子、大半夏。(中医方剂大辞典)

补虚汤 bu xu tang

【英文名】Bu Xu Decoction

【组成】(1)附子、熟干地黄、当归、肉苁蓉、柴胡、黄芪、芍药、人参、白茯苓、芎䓖。(中医方剂大辞典)(2)赤芍药、木香、黄连。(中医方剂大辞典)(3)半夏、干姜、白茯苓、甘草、厚朴、五味子、黄芪、陈桔皮。(中医方剂大辞典)(4)黄芪、白术、当归、陈皮、竹沥、姜汁。(中医方剂大辞典)(5)人参、黄芪、肉桂、炙甘草、川芎、当归、白芍、白术。(中医方剂大辞典)(6)人参、黄芪、白术、当归、川芎、茯神、炙草、生

姜、大枣。(中医方剂大辞典)(7)人参、白术、黄芪、川芎、陈皮、甘草。(中医方剂大辞典)

补虚饮 bu xu yin

【英文名】Bu Xu Drink

【异名】补肺饮(中医方剂大辞典、普济方)

【组成】(1)人参、麦门冬、山药、茯苓、茯神、半夏、黄芪、前胡、熟地、枳壳、远志、甘草。(中医方剂大辞典)(2)黄芪、人参、茯神、麦门冬、桂、陈桔皮、当归、天门冬、甘草、熟干地黄、五味子。(中医方剂大辞典)

补虚散 bu xu san

【英文名】Bu Xu Powders

【组成】牡丹、蒲黄、川大黄、红芍药、当归、姜黄、青橘、荷叶。(中医方剂大辞典)

补婴丸 bu ying wan

【英文名】Bu Ying Paste Pill

【组成】人参、白术、陈皮、青皮、砂仁、木香、山药、建莲、神曲、山楂、炙草、使君肉、白茯苓。(中医方剂大辞典)

补脬汤 bu pao tang

【英文名】Bu Pao Decoction

【组成】黄芪、白茯苓、杜仲、磁石、五味子、白术、白石英。(中医方剂大辞典)

补脬饮 bu pao yin

【英文名】Bu Pao Drink

【组成】生绢、白牡丹、白及。(中医方剂大辞典)

补液丹 bu ye dan

【英文名】Bu Ye Dan Decoction

【组成】人参、生地、麦冬、丹参、北五味子、山药、当归、黄连、玄参、贝母。(中医方剂大辞典)

补液汤 bu ye tang

【英文名】Bu Ye Decoction

【组成】人参、麦冬、五味、诃子、桔梗、甘草。(中医方剂大辞典)

补煮散 bu zhu san

【英文名】Bu Zhu Powders

【组成】黄芪、人参、独活、芎䓖、防风、当归、桂心、萆薢、防己、茯苓、白术、丹参、附子、甘草、杏仁、生地黄、生姜、磁石。(中医方剂大辞典)

补喉汤 bu hou tang

【英文名】Bu Hou Decoction

【组成】熟地、山茱萸、茯苓、肉桂、牛膝。(中医方剂大辞典)

补筋丸 bu jin wan

【英文名】Bu Jin Honeyed Pill

【组成】五加皮、蛇床子、好沉香、丁香、川牛膝、白云苓、白莲蕊、肉苁蓉、菟丝子、当归、熟地黄、牡丹皮、宣木瓜、怀山药、人参、广木香。(中医方剂大辞典)

补筋汤 bu jin tang

【英文名】Bu Jin Decoction

【组成】当归、熟地黄、白芍药、红花、乳香、白茯苓、骨碎补、陈皮、没药、丁香。(中医方剂大辞典)

补脾丸 bu pi wan

【英文名】Bu Pi Pill

【组成】(1)附子、蜀椒、桂心、赤石脂、黄连、人参、干姜、茯苓、大麦蘖、陈面、石斛、当归、钟乳。(中医方剂大辞典)(2)丁香、人参、胡椒、木香、茴香、肉桂、干姜、附子、缩砂仁、神曲、大麦蘖、木瓜、甘草、白术、乌梅肉。(中医方剂大辞典)(3)厚朴、白术、石脂、肉豆蔻、麦蘖、荜茇、诃子、附子、神曲、干姜。(中医方剂大辞典)(4)肉豆蔻、龙骨、乳香、芜荑仁、麝香。(中医方剂大辞典)(5)破故纸、白茯苓、肉果。(中医方剂大辞典)(6)白术、莲肉、人参、甘草、白芍、木香、山药、陈皮、干姜。(中医方剂大辞典)(7)人参、白术、茯苓、炙粉草、白芍、黄芪、陈皮、当归身、山药、莲肉、神曲、肉桂。(中医方剂大辞典)(8)白术、白芍药。(中医方剂大辞典)(9)白术、苍术、茯苓、陈皮。(中医方剂大辞典)(10)白术、赤石脂、肉豆蔻、川厚朴、川白姜、荜茇、神曲、麦蘖、附子。(中医方剂大辞典)

补脾丹 bu pi dan

【英文名】Bu Pi Pellet

【组成】干山药。(中医方剂大辞典)

补脾汤 bu pi tang

【英文名】Bu Pi Decoction

【组成】(1)人参、黄芪、防风、桂、防己、甘草。(中医方剂大辞典)(2)人参、茯苓、草果、干姜、麦蘖、甘草、厚朴、桔皮、白术。(中医方剂大辞典)(3)禹余粮、大麻仁、干姜、白术、甘草、桑根白皮、人参。(中医方剂大辞典)(4)厚朴、桂、诃黎勒、当归、人参、丁香、白术、白豆蔻、高良姜、陈桔皮、吴茱萸。(中医方剂大辞典)(5)麻子仁、禹余粮、桑根白皮、大枣、黄连、干姜、白术、甘草。(中医方剂大辞典)(6)潞参、白术、云苓、白芍、川芎、归身、薏米、陈皮、炙芪、制草、扁豆。(中医方剂大辞典)(7)人参、焦术、黄芪、茯苓、橘红、砂仁、炙草、姜、枣、枇杷叶。(中医方剂大辞典)(8)条参、白术、当归、扁豆、陈皮、泽泻、六曲、诃子、青盐、云苓、甘葛、甘草。(中医方剂大辞典)

补脾饮 bu pi yin

【英文名】Bu Pi Drink

【组成】(1)白术、茯苓、人参、厚朴、陈皮、木通、木瓜、青皮、木香、干姜、大腹皮、砂仁。(中医方剂大辞典)(2)白术、黄芪、茯苓、山药、广皮、当归、熟地、人参、香附、补骨脂、炙甘草。(中医方剂大辞典)(3)人参、白术、半夏曲、萝卜子、茯苓、砂仁、木香、陈皮、苍术、神曲、车前子、大腹皮。(中医方剂大辞典)

补脾散 bu pi san

【英文名】Bu Pi Powders

【异名】补脾汤(中医方剂大辞典、景岳全书)

【组成】(1)木香、草豆蔻、陈桔皮、茴香子、厚朴、干姜、荆三棱、陈曲、大麦蘖。(中医方剂大辞典)(2)干姜、制厚朴、草果仁、砂仁、神曲、麦蘖、陈皮、良姜、甘草。(中医方剂大辞典)(3)麦蘖、神曲、草果、厚朴、干姜、陈皮、木香、甘草。(中医方剂大辞典)(4)肉豆蔻、肉桂、白术、诃子、人参、附子、白茯苓、厚朴、干姜、丁香、沉香、甘草、藿香叶。(中医方剂大辞典)(5)洋参、茯神、淮山药、于术、苍术、厚朴、当归、枣仁、白芍、神曲、麦芽、木香、草果、莲子、砂仁、肉桂、甘草。(中医方剂大辞典)(6)黄芪、当归、白术、枣仁、远志肉、茯神、人参、砂仁、甘草、芡实、川芎。(中医方剂大辞典)(7)人参、白术、白芍、茯苓、陈皮、川芎、黄芪、当归、甘草。(中医方剂大辞典)(8)人参、白矾、天花粉、枳壳。(中医方剂大辞典)

补痛丸 bu tong wan

【英文名】Bu Tong Paste Pill

【组成】川芎、附子、赤小豆、乳香、没药、赤土、苏木、降真香、木鳖、草乌、乌药。(中医方剂大辞典)

补寝丸 bu qin wan

【英文名】Bu Qin Honeyed Pill

【组成】通明乳香、枳壳。(中医方剂大辞典)

补漏丸 bu lou wan

【英文名】Bu Lou Pill

【组成】夏枯草、甘草节、连翘。(中医方剂大辞典)

补漏丹 bu lou dan

【英文名】Bu Lou Pellet

【异名】鹿茸补漏丸(中医方剂大辞典、外科证治全书)

【组成】鹿茸、大附子、食盐。(中医方剂大辞典)

补精丸 bu jing wan

【英文名】Bu Jing Pill

【组成】补骨脂、韭子、山药、磁石、肉苁蓉、人参、鹿茸。(中医方剂大辞典)

补精膏 bu jing gao

【英文名】Bu Jing Ointment

【组成】牛髓、胡桃、杏仁、山药。(中医方剂大辞典)

补髓丸 bu sui wan

【英文名】Bu Sui Honeyed Pill

【组成】(1)人参、地黄、鹿茸、当归、枸杞子、柏子、茯神、白术、麦门冬、钟乳粉、沉香、石斛。(中医方剂大辞典)(2)生干地黄、干漆。(中医方剂大辞典)

补髓丹 bu sui dan

【英文名】Bu Sui Paste Pill

【组成】杜仲、补骨脂、鹿茸、没药。(中医方剂大辞典)

补髓膏 bu sui gao

【英文名】Bu Sui Ointment

【组成】(1)川芎、龙胆草、人参、山药、枸杞子、生地、当归、麦冬、虎骨、红花、甘草、龙眼肉。(中医方剂大辞典)(2)黄健牛前脚髓、人参、杏仁、胡桃肉、熟地黄、五味子。(中医方剂大辞典)(3)破故纸。(中医方剂大辞典)

补天手饮 bu tian shou yin

【英文名】Bu Tian Shou Drink

【组成】酸枣仁、远志、茯神、白术、甘草、当归、枸杞子、芍药、生地黄、艾絮、龙眼肉。(中医方剂大辞典)

补天灵片 bu tian ling pian

【英文名】Bu Tian Ling Tablet(药品标准－中药成方制剂标准)

【组成】淫羊藿、狗鞭、仙茅、羊鞭、韭菜子、锁阳、驴鞭、海龙、牛鞭、牛膝、鹿茸、补骨脂、肉桂、貂鞭、枸杞子、红参、蛇床子。(药品标准－中药成方制剂标准 1993年)

补心合剂 bu xin he ji

【英文名】Bu Xin Mixture

【组成】(1)党参、黄芪、当归、熟地、丹参、麦门冬、川楝子、龙眼肉、生龙骨、生牡蛎、焦三仙、远志。(河北中医 1987,(3))(2)党参、川楝子、桂园肉、菖蒲、生山楂、炒麦芽、当归、龙骨、牡蛎、炒枣仁、熟地。(浙江中医杂志 1987,(10))

补肺溢汤 bu fei yi tang

【英文名】Bu Fei Yi Decoction

【异名】补肺汤(中医方剂大辞典、千金);紫苏子(中医方剂大辞典、普济方)

【组成】苏子、桑白皮、半夏、紫菀、人参、甘草、麻黄、五味子、干姜、杏仁、细辛、桂心、款冬花、射干。(中医方剂大辞典)

补肾宁片 bu shen ning pian

【英文名】Bu Shen Ning Tablet

【组成】羊鞭、枸杞子、淫羊藿、海马、肉苁蓉、人参。(《卫生部药品标准》(1992年))

补肾复方 bu shen fu fang

【英文名】Bu Shen Prescription

【组成】生熟地、附子、补骨脂、仙灵脾、山药、菟丝子。(中药药理与临床 1985,(1))

补骨脂丸 bu gu zhi wan

【英文名】Bu Gu Zhi Pill

【组成】(1)补骨脂、葫芦巴、胡桃瓤。(中医方剂大辞典)(2)补骨脂、葫芦巴、茴香子、槟榔、楝实、巴戟天、京三棱、青桔皮、枳壳、荜茇、附子、荜澄茄、木香、丁香、桂。(中医方剂大辞典)(3)大木瓜、补骨脂、薯蓣、官桂、青皮、木香、茴香子、槟榔、荆三棱、肉豆蔻。(中医方剂大辞典)(4)补骨脂、雄雀儿粪、熟干地黄、木香、安息香、硫黄。(中医方剂大辞典)(5)补骨脂、槟榔、硫黄、附子、肉豆蔻、陈桔皮、桂心、厚朴。(中医方剂大辞典)(6)补骨脂、木香、附子、槟榔、肉豆蔻、青桔皮、桂心、牛膝、干姜、鹿茸、硫黄、腽肭脐、肉苁蓉、川椒。(中医方剂大辞典)(7)补骨脂、附子、巴戟、桂心、肉苁蓉、菟丝子、枳壳、石斛、荜澄茄、干姜、牛膝、木香、肉豆蔻、槟榔、蛇床子、茴香子、荜茇。(中医方剂大辞典)(8)补骨脂、桂心、缩砂、附子、木香、安息香、鹿角胶。(中医方剂大辞典)(9)补骨脂、阳起石、巴戟、附子、石斛、肉苁蓉、覆盆子、天麻、独活、菟丝子、柏子仁、山茱萸、安息香、桂心、朱砂、龙骨、木香、枸杞子、槟榔、牛膝、蛇床子、麝香。(中医方剂大辞典)(10)补骨脂、杜仲、醋牡蛎、五味子、车前子、艾叶。(中医方剂大辞典)(11)真合州补骨脂、鱼胶。(中医方剂大辞典)(12)川萆薢、杜仲、破故纸、胡桃肉。(中医方剂大辞典)(13)补骨脂、杏仁、桃仁。(中医方剂大辞典)(14)补骨脂、牛膝、骨碎补、桂心、槟榔、安息香。(中医方剂大辞典)(15)补骨脂、鹿茸、肉苁蓉、巴戟天、胡桃仁。(中医方剂大辞典)(16)益智仁、川巴戟、补骨脂、龙骨。(中医方剂大辞典)(17)补骨脂、舶茴香、丁公藤、鹿茸、茯苓、香附子。(中医方剂大辞典)(18)大草乌头、苍术、川楝子、台椒、补骨脂、巴戟、桃仁、茴香、白茯苓。(中医方剂大辞典)(19)补骨脂、乳香、自然铜、石亭脂、木鳖子、续断、乌雄鸡、乌龟。(中医方剂大辞典)(20)补骨脂、龙骨、山茱萸、巴戟天。(中医方剂大辞典)(21)补骨脂、松脂、山芋、白茯苓、杏仁、胡桃肉、枣、鹿角胶、桂、牛膝、泽泻、菖蒲、薏苡仁、萆薢、槟榔、独活、蒺藜子、蛇床子、生地黄。(中医方剂大辞典)(22)补骨脂、楝实、高良姜、巴戟天、葫芦巴、茴香子。(中医方剂大辞典)(23)补骨脂、五味子、石斛、肉苁蓉、白茯苓、熟干地黄、人参、杜仲、天雄、菟丝子。(中医方剂大辞典)(24)补骨脂、葫芦巴、青桔皮、茴香子、沉香、槟榔。(中医方剂大辞典)(25)补骨脂、肉苁蓉、麦门冬、菖蒲、远志、钟乳粉。(中医方剂大辞典)(26)补骨脂。(中医方剂大辞典)(27)补骨脂、菟丝子、胡桃肉、乳香、没药、沉香。(中医方剂大辞典)

补骨脂汤 bu gu zhi tang

【英文名】Bu Gu Zhi Decoction

【组成】(1)补骨脂、益智、苁蓉、熟地、当归、人参、茯苓、远志、白芍、丹参、牛膝、大枣、姜。(中医方剂大辞典)(2)补骨脂、附子、人参、肉苁蓉、五味子。(中医方剂大辞典)

补骨脂酊 bu gu zhi ding

【英文名】Bu Gu Zhi Tincture

【组成】补骨脂、75%酒精。(中医方剂大辞典)

补骨脂散 bu gu zhi san

【英文名】Bu Gu Zhi Powders

【异名】补骨脂汤(中医方剂大辞典、圣济总录)

【组成】(1)破故纸、黑牵牛。(中医方剂大辞典)(2)补骨脂、茴香子。(中医方剂大辞典)(3)补骨脂、牛膝、没药、干姜、阳起石、茴香子、白茯苓、山芋。(中医方剂大辞典)(4)补骨脂、茴香子、葫芦巴、槟榔、青桔皮、沉香。(中医方剂大辞典)(5)补骨脂、茵草叶、官桂、附子、干姜、干蝎。(中医方剂大辞典)(6)补骨脂、肉苁蓉、白芍药、茯苓、菌桂、附子、川椒、黄芪。(中医方剂大辞典)(7)补骨脂、诃黎勒、枳壳、肉苁蓉、厚朴、鹿茸、肉豆蔻、龙骨、赤石脂、白术、缩砂、当归。(中医方剂大辞典)(8)破故纸、牛蒡子、牵牛、大黄。(中医方剂大辞典)(9)补骨脂、青盐。(中医方剂大辞典)

补骨脂煎 bu gu zhi jian

【英文名】Bu Gu Zhi Jian Powders

【组成】(1)补骨脂、安息香、胡桃仁。(中医方剂大辞典)(2)破故纸、胡桃瓤。(中医方剂大辞典)

补清合剂 bu qing he ji

【英文名】Bu Qing Mixture

【组成】黄芪、党参、茯苓、制首乌、白花蛇舌草、乌梅、白术、虎杖、泽泻、丹参。(湖北中医杂志 1984,(3))

补脾胃汤 bu pi wei tang

【英文名】Bu Pi Wei Decoction

【组成】人参、黄芪、白术、苍术、莲肉、麦芽、陈皮、草蔻。(中医方剂大辞典)

补瞳神丹 bu tong shen dan

【英文名】Bu Tong Shen Decoction

【组成】当归、白芍、郁李仁、黑荆芥、丹皮、麦冬、川芎、葳蕤、细辛。(中医方剂大辞典)

补土保金汤 bu tu bao jin tang

【英文名】Bu Tu Bao Jin Decoction

【组成】人参、白术、茯苓、炙草、麦冬、贝母、款冬花、山药、扁豆、苡仁。(中医方剂大辞典)

补元化毒散 bu yuan hua du san

【英文名】Bu Yuan Hua Du Decoction

【组成】生黄芪、白术、白茯苓、苡仁、当归、扁豆、银花、山药、僵蚕、甘草、白芍、陈皮。(中医方剂大辞典)

补元快斑汤 bu yuan kuai ban tang

【英文名】Bu Yuan Kuai Ban Decoction

【组成】人参、白术、黄芪、甘草、归身。(中医方剂大辞

典）

补元益阴汤 bu yuan yi yin tang

【英文名】Bu Yuan Yi Yin Decoction

【组成】熟地、当归、生地、枣仁、白芍、甘草、茯神、麦冬。（中医方剂大辞典）

补元散热饮 bu yuan san re yin

【英文名】Bu Yuan San Re Drink

【组成】人参、黄芪、白术、柴胡、黄芩、甘草、白芍、车前子、当归。（中医方剂大辞典）

补天大造丸 bu tian da zao wan

【英文名】Bu Tian Da Zao Pill

【组成】(1)人参、黄芪、白术、当归、枣仁、远志、白芍、山药、茯苓、枸杞子、大熟地、河车、鹿角、龟版。（中医方剂大辞典）(2)紫河车、鹿茸、虎胫骨、大龟版、生地、山药、丹皮、泽泻、白茯苓、山萸肉、天冬、麦冬、五味子、枸杞子、当归、菟丝子、破故纸、牛膝、杜仲、肉苁蓉。（中医方剂大辞典）(3)紫河车、怀生地黄、怀熟地黄、麦门冬、天门冬、牛膝、枸杞子、五味子、当归、杜仲、小茴香、川黄柏、白术、陈皮、干姜、侧柏叶。（中医方剂大辞典）

补天育嗣丹 bu tian yu si dan

【英文名】Bu Tian Yu Si Pellet

【组成】怀生地黄、嫩鹿茸、虎胫骨、白茯苓、败龟版、淮山药、山茱萸、牡丹皮、天门冬、泽泻、当归、甘枸杞子、补骨脂。（中医方剂大辞典）

补天育麟丹 bu tian yu lin dan

【英文名】Bu Tian Yu Lin Pellet

【组成】鹿茸、人参、山茱萸、熟地、肉苁蓉、巴戟天、炒白术、炙黄芪、淫羊藿、山药、芡实、当归、蛇床子、菟丝子、柏子仁、肉桂、麦冬、北五味、锁阳、人胞、海狗肾、蛤蚧、黄连、砂仁。（中医方剂大辞典）

补中化毒汤 bu zhong hua du tang

【英文名】Bu Zhong Hua Du Decoction

【组成】陈皮、白术、砂仁、神曲、甘草、山楂肉。（中医方剂大辞典）

补中去毒散 bu zhong qu du san

【英文名】Bu Zhong Qu Du Powders

【组成】黄芪、银花、茯苓、人参、白术、生地、甘草、连翘、当归、青皮、白芷、乌梅、大枣。（中医方剂大辞典）

补中归脾汤 bu zhong gui pi tang

【英文名】Bu Zhong Gui Pi Decoction

【组成】生芪、潞党参、归身炭、白芍炭、白术、姜炭、乌梅炭、胶珠、芥穗、生草。（中医方剂大辞典）

补中宁嗽汤 bu zhong ning sou tang

【英文名】Bu Zhong Ning Sou Decoction

【组成】白术、茯苓、半夏、干葛、陈皮、山楂、人参、砂仁、炙甘草。（中医方剂大辞典）

补中地黄汤 bu zhong di huang tang

【英文名】Bu Zhong Di Huang Decoction

【组成】黄芪、人参、当归、白术、山萸、山药、陈皮、茯苓、泽泻、丹皮、熟地、升麻。（中医方剂大辞典）

补中芎䓖汤 bu zhong xiong qiong tang

【英文名】Bu Zhong Xiong Qiong Decoction

【组成】当归、干姜、川芎、黄芪、吴茱萸、白芍药、甘草、熟干地黄、杜仲、人参。（中医方剂大辞典）

补中托里汤 bu zhong tuo li tang

【英文名】Bu Zhong Tuo Li Decoction

【异名】补中托里散（中医方剂大辞典、痘疹全书）

【组成】黄芪、人参、甘草、大力子、当归、连翘、官桂、青皮、木香。（中医方剂大辞典）

补中行湿汤 bu zhong xing shi tang

【英文名】Bu Zhong Xing Shi Decoction

【组成】陈皮、人参、茯苓、白术、猪苓、肉桂、泽泻、苍术、厚朴、甘草。（中医方剂大辞典）

补中安胎饮 bu zhong an tai yin

【英文名】Bu Zhong An Tai Drink

【组成】白术、当归、人参、甘草、熟地、黄芩、紫苏、白芍。（中医方剂大辞典）

补中运脾汤 bu zhong yun pi tang

【英文名】Bu Zhong Yun Pi Decoction

【组成】人参、焦白术、橘红、茯苓、黄芪、砂仁、炙草。（中医方剂大辞典）

补中虎潜丸 bu zhong hu qian wan

【英文名】Bu Zhong Hu Qian Honeyed Pill

【组成】人参、黄芪、白芍、当归、黄柏、山药、牛膝、锁阳、枸杞子、虎胫骨、龟版、菟丝子、破故纸、杜仲、五味子、熟地。（中医方剂大辞典）

补中固元汤 bu zhong gu yuan tang

【英文名】Bu Zhong Gu Yuan Decoction

【组成】人参、黄芪、白术、甘草、生地、当归、陈皮。（中医方剂大辞典）

补中固泄汤 bu zhong gu xie tang

【英文名】Bu Zhong Gu Xie Decoction

【组成】党参、焦术、五味子、补骨脂、白芍、扁豆、槐花、地榆、陈皮、干姜、甘草。（辽宁中医杂志 1989,(5))

补中和血汤 bu zhong he xue tang

【英文名】Bu Zhong He Xue Decoction

【组成】生耆、小洋参、茯神、丹参、归身、川芎、川贝、真降香、石菖蒲、麦冬、薏米、巴戟天、生草、生枣仁、元肉。（中医方剂大辞典）

补中和胃汤 bu zhong he wei tang

【英文名】Bu Zhong He Wei Decoction

【异名】补中调胃汤（中医方剂大辞典、产宝）

【组成】人参、白术、扁豆、当归、茯苓、山药、炙甘草、陈皮、炮姜。(中医方剂大辞典)

补中治湿汤 bu zhong zhi shi tang

【英文名】Bu Zhong Zhi Shi Decoction

【组成】人参、白术、苍术、陈皮、赤茯苓、麦门冬、木通、当归、黄芩、厚朴、升麻。(中医方剂大辞典)

补中参附汤 bu zhong shen fu tang

【英文名】Bu Zhong Shen Fu Decoction

【组成】黄芪、白术、广皮、升麻、柴胡、泡参、秦归、炙甘草、肉桂、附片。(中医方剂大辞典)

补中胜毒饼 bu zhong sheng du bing

【英文名】Bu Zhong Sheng Du Bing Tablet

【组成】黄芪、人参、甘草、当归、生地、熟地、白芍、陈皮、升麻、柴胡、连翘、防风。(中医方剂大辞典)

补中养胃汤 bu zhong yang wei tang

【英文名】Bu Zhong Yang Wei Decoction

【组成】人参、白术、当归头、侧柏叶、生地黄、炙甘草、茯苓、川芎、苏叶。(中医方剂大辞典)

补中益气丸 bu zhong yi qi wan

【英文名】Ba Zhong Yi Qi Pill(药品标准－中药成方制剂标准)

【异名】补中益气浓缩丸(药品标准－中药成方制剂标准)

【组成】黄芪、党参、甘草、白术、当归、升麻、柴胡、陈皮、生姜、大枣。(药品标准－中药成方制剂标准 1993年)

补中益气片 bu zhong yi qi pian

【英文名】Bu Zhong Yi Qi Tablet(药品标准－中药成方制剂标准)

【组成】黄芪、党参、甘草、白术、当归、升麻、柴胡、陈皮、生姜、大枣。(药品标准－中药成方制剂标准 1990年)

补中益气汤 bu zhong yi qi tang

【英文名】Bu Zhong Yi Qi Decoction

【异名】医王汤(中医方剂大辞典、伤寒论今释)；补中利水汤(中医方剂大辞典、胎产心法)

【组成】(1)牛蒡子、元参、蜜耆、白术、广陈皮、当归、甘草、麦冬、苦桔梗、红枣、生姜、柴胡、升麻。(中医方剂大辞典)(2)黄芪、人参、炙草、半夏、炒白芍、独活、防风、炒白术、茯苓、泽泻、柴胡、连翘、羌活。(中医方剂大辞典)(3)人参、漂白术、北柴胡、绿升麻、广陈皮、上薄桂、当归身、南木香、炙甘草。(中医方剂大辞典)(4)人参、炙甘草、漂白术、广陈皮、小枳实、杭青皮、南木香、六神曲、老麦芽、炙黄芪。(中医方剂大辞典)(5)黄芪、当归、白术、广陈皮、川升麻、人参、柴胡、甘草、桂枝、防风、木通、木瓜。(中医方剂大辞典)(6)人参、黄芪、白术、茯苓、升麻、柴胡、炙草。(中医方剂大辞典)(7)黄芪、人参、白术、当归、炙草、陈皮、升麻、柴胡、麻黄根、浮麦。(中医方剂大辞典)(8)人参、白术、茯苓、白芍、陈皮、木瓜、木通、紫苏、苍术、厚朴、大腹皮。(中医方剂大辞典)(9)人参、当归、白术、白茯苓、川芎、白芍、萝卜子、木香。(中医方剂大辞典)(10)人参、白术、当归、陈皮、甘草、黄芪、升麻、柴胡。(中医方剂大辞典)(11)黄芪、甘草、人参、当归、白术、升麻、柴胡、陈皮、麦门冬、五味子。(中医方剂大辞典)(12)人参、黄芪、白术、当归身、柴胡、升麻、川芎、炙甘草、陈皮、生姜。(中医方剂大辞典)(13)黄芪、甘草、白术、人参、升麻、柴胡、陈皮、黄柏、当归、生姜。(中医方剂大辞典)(14)当归、黄芪、人参、白术、柴胡、升麻、干葛、甘草。(中医方剂大辞典)(15)人参、黄芪、甘草、柴胡、白术、升麻、陈皮、桂枝、当归、木香。(中医方剂大辞典)(16)人参、白术、黄芪、陈皮、甘草、青皮、枳实、木香、神曲、黄连、麦芽。(中医方剂大辞典)(17)人参、黄芪、白术、炙草、官桂、归身、陈皮。(中医方剂大辞典)(18)黄芪、人参、甘草、当归身、柴胡、陈皮、白术、升麻、葛根。(中医方剂大辞典)(19)黄芪、人参、甘草、红花、白芍药、葛根、当归身、桔皮、升麻、柴胡、黄柏、黄芩、生甘草梢。(中医方剂大辞典)(20)黄芪、甘草、人参、升麻、柴胡、桔皮、当归身、白术。(中医方剂大辞典)

补中益气膏 bu zhong yi qi gao

【英文名】Bu Zhong Yi Qi Concentrated Decoction(药品标准－中药成方制剂标准)

【组成】黄芪、升麻、甘草、柴胡、党参、白术、当归、生姜、陈皮、大枣。(药品标准－中药成方制剂标准 1990年)

补中益肾汤 bu zhong yi shen tang

【英文名】Bu Zhong Yi Shen Decoction

【组成】人参、黄芪、淡豆豉、当归、韭白、生姜、猪肾。(中医方剂大辞典)

补中调胃汤 bu zhong tiao wei tang

【英文名】Bu Zhong Tiao Wei Decoction

【组成】党参、黄芪、当归、柴胡、升麻、白术、陈皮、枳壳、白芍、甘草。(实用中医内科杂志 1992,6(1))

补中滋荣汤 bu zhong zi rong tang

【英文名】Bu Zhong Zi Rong Decoction

【组成】人参、川芎、陈皮、柴胡、神曲、白术、茯苓、归身、砂仁、升麻。(中医方剂大辞典)

补内当归丸 bu nei dang gui wan

【英文名】Bu Nei Dang Gui Honeyed Pill

【组成】当归、续断、白芷、阿胶、厚朴、茯苓、肉苁蓉、蒲黄、萸黄、川芎、熟地、甘草、干姜、附子。(中医方剂大辞典)

补气止崩汤 bu qi zhi beng tang
【组成】Bu Qi Zhi Beng Decoction
【组成】生耆、归身、白芍炭、贯仲炭、姜炭、白术、熟地炭、山药、麦冬、五味子、胶珠、乌梅炭。(中医方剂大辞典)
补气化暑丹 bu qi hua shu dan
【英文名】Bu Qi Hua Shu Pellet
【组成】人参、茯苓、白术、麦冬、香薷、砂仁、陈皮、炮姜、神曲。(中医方剂大辞典)
补气升肠饮 bu qi sheng chang yin
【英文名】Bu Qi Sheng Chang Drink
【组成】人参、生黄芪、当归、白术、川芎、升麻。(中医方剂大辞典)
补气生血汤 bu qi sheng xue tang
【英文名】Bu Qi Sheng Xue Decoction
【组成】(1)黄芪、当归、白芍、桂枝、附子、姜、枣。(中医方剂大辞典)(2)人参、白术、茯苓、当归、芍药、熟地黄、陈皮、香附、贝母、桔梗、甘草。(中医方剂大辞典)
补气安胎饮 bu qi an tai yin
【英文名】Bu Qi An Tai Drink
【组成】党参、白术、茯神、杜仲、续断、桑寄生、蕲艾、阿胶、乌贼骨。(中医方剂大辞典)
补气扶正方 bu qi fu zheng fang
【英文名】Bu Qi Fu Zheng Prescription
【组成】四君子汤、黄芪。(中国医药学报 1992,7(4))
补气运脾丸 bu qi yun pi wan
【英文名】Bu Qi Yun Pi Pill
【组成】人参、白术、茯苓、橘红、黄芪、砂仁、炙草、半夏、生姜、大枣。(中医方剂大辞典)
补气运脾汤 bu qi yun pi tang
【英文名】Bu Qi Yun Pi Decoction
【组成】人参、白术、橘红、茯苓、黄芪、砂仁、甘草。(中医方剂大辞典)
补气完胞汤 bu qi wan bao tang
【英文名】Bu Qi Wan Bao Decoction
【组成】人参、白术、川芎、当归、桃仁、桔皮、黄芪、茯苓。(中医方剂大辞典)
补气补血汤 bu qi bu xue tang
【英文名】Bu Qi Bu Xue Decoction
【组成】栗壳、当归、黄芪、玉竹、白术、川芎、熟地、蒺藜、茯苓、二花、白芍、甘草。(中医方剂大辞典)
补气固经丸 bu qi gu jing wan
【英文名】Bu Qi Gu Jing Pill
【组成】人参、炙草、茯苓、白术、黄芪、砂仁。(中医方剂大辞典)
补气和中汤 bu qi he zhong tang
【英文名】Bu Qi He Zhong Decoction
【组成】(1)黄芪、洋参、归身、白芍、焦楂、扁豆、青皮、石莲子、川朴、法夏、乌梅炭、木香、生草。(中医方剂大辞典)(2)补中益气汤、苍术、黄柏、白芍、茯苓。(中医方剂大辞典)
补气泻荣汤 bu qi xie rong tang
【英文名】Bu Qi Xie Rong Decoction
【组成】升麻、连翘、苏木、当归、全蝎、黄连、地龙、黄芪、生黄芩、甘草、人参、生地黄、桃仁、桔梗、麝香、胡桐泪、虻虫、水蛭。(中医方剂大辞典)
补气养血汤 bu qi yang xue tang
【英文名】Bu Qi Yang Xue Decoction
【组成】(1)生黄芪、首乌、白芍、川续断、当归、丹参、黄精、生地、五味子、生甘草。(中医方剂大辞典)(2)黄芪、潞参、白术、归身、白芍、枣仁、冬虫草、附子片、上元桂、薏米、炮姜、法夏、橘红、降香、炙草。(中医方剂大辞典)(3)人参、白术、甘草、白茯苓、生地、当归、白芍、川芎、黄芪、肉桂。(中医方剂大辞典)(4)人参、黄芪、当归、白术、白芍药、艾叶、炙甘草、阿胶、川芎、青皮、香附、砂仁。(中医方剂大辞典)
补气养荣汤 bu qi yang rong tang
【英文名】Bu Qi Yang Rong Decoction
【组成】(1)党参、白术、归身、白芍、川芎、茯苓、木香、豆蔻。(中医方剂大辞典)(2)黄芪、白术、当归、人参、陈皮、炙草、熟地、川芎、黑姜。(中医方剂大辞典)
补气退血汤 bu qi tui xue tang
【英文名】Bu Qi Tui Xue Decoction
【组成】当归、阿胶、人参、黄芪、白术、栀子、荆芥、黄芩、地榆、艾叶、川芎、芍药、防风、地黄、黄连、蒲黄、甘草。(中医方剂大辞典)
补气健脾汤 bu qi jian pi tang
【英文名】Bu Qi Jian Pi Decoction
【组成】高丽参、黄芪、川芎、白芷、白扁豆、丁香、肉桂、淮山、炙甘草、龙眼肉、炒莲仁。(中医方剂大辞典)
补气消痰饮 bu qi xiao tan yin
【英文名】Bu Qi Xiao Tan Drink
【组成】人参、白术、茯苓、熟地、山茱萸、肉桂、砂仁、益智仁、半夏、陈皮、六曲。(中医方剂大辞典)
补气清痢汤 bu qi qing li tang
【英文名】Bu Qi Qing Li Decoction
【组成】人参、炙黄芪、甜白术、云冬、当归、白芍、车前子、枳壳、陈皮、炙甘草。(中医方剂大辞典)
补气黄芪汤 bu qi huang qi tang
【英文名】Bu Qi Huang Qi Decoction
【组成】(1)黄芪、人参、茯神、麦门冬、白术、五味子、桂、熟干地黄、陈桔皮、阿胶、白芍药、牛膝、甘草。

（中医方剂大辞典）(2)黄芪、芍药、桂、麦门冬、五味子、前胡、白茯苓、当归、人参、甘草。（中医方剂大辞典）

补气温肾汤 bu qi wen shen tang

【英文名】Bu Qi Wen Shen Decoction

【组成】炙黄芪、益智仁、桑螵蛸、焦白术、乌药、制附片、山药。（江苏中医 1990,11(8)）

补气温疳丸 bu qi wen gan wan

【英文名】Bu Qi Wen Gan Pill

【组成】肉豆蔻、使君子仁、缩砂仁、诃子皮。（中医方剂大辞典）

补气解晕汤 bu qi jie yun tang

【英文名】Bu Qi Jie Yun Decoction

【组成】人参、生黄芪、当归、黑芥穗、姜炭。（中医方剂大辞典）

补火引水汤 bu huo yin shui tang

【英文名】Bu Huo Yin Shui Decoction

【组成】人参、白术、熟地黄、山茱萸、茯苓、附子、肉桂、车前子。（中医方剂大辞典）

补火散邪汤 bu huo san xie tang

【英文名】Bu Huo San Xie Decoction

【组成】白术、附子、人参、茵陈、白茯苓、半夏。（中医方剂大辞典）

补火解郁汤 bu huo jie yu tang

【英文名】Bu Huo Jie Yu Decoction

【组成】熟地、山药、巴戟天、肉桂、杜仲、薏仁。（中医方剂大辞典）

补心四物汤 bu xin si wu tang

【英文名】Bu Xin Si Wu Decoction

【组成】酒生地、麦门冬、当归、酒白芍、炒枣仁、远志、甘草。（中医方剂大辞典）

补心宁志丸 bu xin ning zhi wan

【英文名】Bu Xin Ning Zhi Paste Pill

【组成】天竺黄、天门冬、白芍药、白茯神、远志肉、麦门冬、炙甘草、旋覆花、真苏子、香附、半夏、皂角荚。（中医方剂大辞典）

补心养胃汤 bu xin yang wei tang

【英文名】Bu Xin Yang Wei Decoction

【组成】陈皮、半夏、茯苓、甘草、白术、黄连、当归、生地、青皮、白芍、槟榔、乌药、远志、滑石、山栀仁、车前子、元胡索、川芎。（中医方剂大辞典）

补心神效丸 bu xin shen xiao wan

【英文名】Bu Xin Shen Xiao Honeyed Pill

【组成】党参、淮山、茯神、远志、熟地、枣仁、北五味。（中医方剂大辞典）

补心解毒汤 bu xin jie du tang

【英文名】Bu Xin Jie Du Decoction

【组成】黄连、黄芩、黄柏、炙黄芪、党参、生地、当归、麦冬、五味子、炙甘草、琥珀粉。（中国医药学报 1988,3(6)）

补水宁神丸 bu shui ning shen wan

【英文名】Bu Shui Ning Shen Honeyed Pill

【组成】生地、熟地、天冬、麦冬、当归、芍药、茯苓、甘草、五味子。（中医方剂大辞典）

补水宁神汤 bu shui ning shen tang

【英文名】Bu Shui Ning Shen Decoction

【组成】熟地黄、生地、白芍药、当归、麦门冬、茯神、五味子、甘草。（中医方剂大辞典）

补水益元汤 bu shui yi yuan tang

【英文名】Bu Shui Yi Yuan Decoction

【组成】熟地、生地、麦冬、当归、白芍、甘草、五味仁、大枣。（中医方剂大辞典）

补水救火汤 bu shui jiu huo tang

【英文名】Bu Shui Jiu Huo Decoction

【组成】熟地、山茱萸、巴戟天、山药、白术、肉桂、北五味。（中医方剂大辞典）

补正逐邪汤 bu zheng zhu xie tang

【英文名】Bu Zheng Zhu Xie Decoction

【组成】白术、薏仁、人参、桂枝、茯苓、白芥子。（中医方剂大辞典）

补北健行汤 bu bei jian xing tang

【英文名】Bu Bei Jian Xing Decoction

【组成】生地、熟地、茯苓、丹皮、龟版、女贞子、生苡仁、南沙参、阿胶、丹参、山药。（中医方剂大辞典）

补母止嗽汤 bu mu zhi sou tang

【英文名】Bu Mu Zhi Sou Decotion

【组成】白术、茯苓、人参、陈皮、甘草、苏子、半夏、桔梗、麦冬、紫菀、肉桂。（中医方剂大辞典）

补母寿子方 bu mu shou zi fang

【英文名】Bu Mu Shou Zi Fang Decoction

【组成】人参、当归、白术、川芎、怀生地、条芩、紫苏、陈皮、甘草。（中医方剂大辞典）

补母固胎饮 bu mu gu tai yin

【英文名】Bu Mu Gu Tai Drink

【组成】白术、当归、熟地、陈皮、紫苏、砂仁、甘草、人参、条芩、炙草、大枣。（中医方剂大辞典）

补血口服液 bu xue kou fu ye

【英文名】Bu Xue Liquid

【组成】复合维生素、微量元素。

补血化痢汤 bu xue hua li tang

【英文名】Bu Xue Hua Li Decoction

【组成】全当归、白芍、甘草、炮姜炭、百草霜、枳壳、莱菔子、车前子。（中医方剂大辞典）

补血生水汤 bu xue sheng shui tang

【英文名】Bu Xue Sheng Shui Decoction

【组成】熟地、芍药、当归、川芎、山茱萸、麦冬。(中医方剂大辞典)

补血当归汤 bu xue dang gui tang

【英文名】Bu Xue Dang Gui Decoction

【组成】当归、菊花、川芎、白术、细辛、茺蔚子、白芍、羌活、薄荷、大黄、甘草、车前、防风、白蒺藜。(中医方剂大辞典)

补血当归精 bu xue dang gui jing

【英文名】Bu Xue Dang Gui Jing Syrup(药品标准－中药成方制剂标准)

【组成】当归、熟地黄、白芍、川芎、党参、甘草、黄芪。(药品标准－中药成方制剂标准 1995 年)

补血行滞汤 bu xue xing zhi tang

【英文名】Bu Xue Xing Zhi Decoction

【组成】(1)当归、川芎、生地、白芍、香附、砂仁、枳壳、苏梗。(中医方剂大辞典)(2)当归、川芎、白芍、熟地、香附、桃仁、枳壳、砂仁、紫苏。(中医方剂大辞典)

补血灵糖浆 bu xue ling tang jiang

【英文名】Bu Xue Ling Syrup

【组成】制首乌、鸡血藤、熟地、当归、黄芪、谷麦芽、焦白术、陈皮、鸡内金、五味子、大枣。(安徽中医学院学报 1989,8(3))

补血和气饮 bu xue he qi yin

【英文名】Bu Xue He Qi Drink

【组成】条参、白术、当归、玉竹、仙茅、金钗、茯神、熟地、土苓、淮耆、川芎、甘草。(中医方剂大辞典)

补血定痛汤 bu xue ding tong tang

【英文名】Bu Xue Ding Tong Decoction

【组成】当归、川芎、熟地、白芍、玄胡索、桃仁、红花、香附、青皮、泽兰、牡丹皮。(中医方剂大辞典)

补血养阴丸 bu xue yang yin wan

【英文名】Bu Xue Yang Yin Pill

【组成】生地、丹皮、麦冬、白芍、当归、牛膝、杞子、青蒿、茯苓、鳖甲、川断、五味子。(中医方剂大辞典)

补血养真汤 bu xue yang zhen tang

【英文名】Bu Xue Yang Zhen Decoction

【组成】人参、黄芪、当归、白术、白芍、甘草、阿胶、川芎、青皮、香附、砂仁。(中医方剂大辞典)

补血祛风汤 bu xue qu feng tang

【英文名】Bu Xue Qu Feng Decoction

【组成】当归、川芎、生地黄、防风、荆芥、细辛、藁本、蔓荆子、半夏、石膏、甘草、旋覆花。(中医方剂大辞典)

补血荡邪汤 bu xue dang xie tang

【英文名】Bu Xue Dang Xie Decoction

【组成】当归、白芍、枳壳、槟榔、甘草。(中医方剂大辞典)

补血荣筋丸 bu xue rong jin wan

【英文名】Bu Xue Rong Jin Honeyed Pill

【组成】肉苁蓉、牛膝、天麻、木瓜、鹿茸、熟地黄、菟丝子、五味子。(中医方剂大辞典)

补血退黄丸 bu xue tui huang wan

【英文名】Bu Xue Tui Huang Honeyed Pill

【组成】针砂、茵陈、皂矾、泽泻、大麦芽、茯苓、苍术、广皮、厚朴、熟地、大枣、肉桂。(中医方剂大辞典)

补血顺气汤 bu xue shun qi tang

【英文名】Bu Xue Shun Qi Decoction

【组成】归身、生地、白芍、红花、白术、五加皮、香附、青皮、枳壳、陈皮、甘草、大枣。(中医方剂大辞典)

补血调经片 bu xue tiao jing pian

【英文名】Bu Xue Tiao Jing Tablet(药品标准－中药成方制剂标准)

【组成】鸡血藤、阿胶、岗稔子、肉桂、党参、艾叶、益母草、金樱子、五指毛桃、香附、豆豉、姜、高良姜、苍术、千斤拔、桑寄生、白背叶、荠菜、甘草。(药品标准－中药成方制剂标准 1997 年)

补血通幽汤 bu xue tong you tang

【英文名】Bu Xue Tong You Decoction

【组成】油归、蒸地、蒌仁、麻仁、江壳、杏仁、郁李仁、力子、楂粉、莱菔子。(中医方剂大辞典)

补血救亡汤 bu xue jiu wang tang

【英文名】Bu Xue Jiu Wang Decoction

【组成】玄参、生地、黄芪、当归、地榆、荆芥、木耳、败龟版。(中医方剂大辞典)

补血催生丸 bu xue cui sheng wan

【英文名】Bu Xue Cui Sheng Pill(药品标准－中药成方制剂标准)

【组成】当归、熟地黄、泽泻、川芎、黄芪、白芍、茯苓、山药、党参、白术、冬葵子、甘草、龟甲、车前子。(药品标准－中药成方制剂标准 1991 年)

补阳还五汤 bu yang huan wu tang

【英文名】Bu Yang Huan Wu Decoction

【组成】黄芪、归尾、赤芍、地龙、川芎、桃仁、红花。(中医方剂大辞典)

补阳抑阴汤 bu yang yi yin tang

【英文名】Bu Yang Yi Yin Decoction

【组成】大丽参、石菖蒲、柏子仁、菟丝子、远志肉、白蒺藜、破故纸、黄芪、朱茯神、粉甘草、车前子。(中医方剂大辞典)

补阳消疟丹 bu yang xiao nue dan

【英文名】Bu Yang Xiao Nue Pellet

【组成】人参、鳖甲、白术、茯苓、当归、白芍、柴胡、枳壳、槟榔。(中医方剂大辞典)

补阳益气丸 bu yang yi qi wan
【英文名】Bu Yang Yi Qi Honeyed Pill
【组成】人参、肉苁蓉、白茯苓、白芍药、巴戟天、当归身、麦冬、大熟地、山萸肉、白术、淮山药、川附子、鹿茸、紫河车、肉桂、远志肉、柏子仁、杜仲、补骨脂、五味子、枣仁、炙草、砂仁。(中医方剂大辞典)

补阳益气煎 bu yang yi qi jian
【英文名】Bu Yang Yi Qi Decoction
【组成】人参、枸杞、白术、熟地、巴戟天、肉苁蓉、茯神、杜仲、远志肉、肉桂、山萸肉、龙眼肉。(中医方剂大辞典)

补阳宿凤丸 bu yang su feng wan
【英文名】Bu Yang Su Feng Honeyed Pill
【组成】北五味、白术、黄芪、茯苓、炙川芎、甘草、白芍、巴戟、破故纸、山萸肉、天冬、苁蓉、川牛膝、广皮、怀山药、黄柏、知母、杜仲、虎骨、真怀生地、熟地、麦冬、人参、当归、甘枸杞。(中医方剂大辞典)

补阳滋阴汤 bu yang zi yin tang
【英文名】Bu Yang Zi Yin Decoction
【组成】当归身、人参、黄芪、生龟版、生牡蛎、知母、柏子仁、云故纸、玄参、金石斛、车前子、锁阳、甘草。(中医方剂大辞典)

补阴八珍汤 bu yin ba zhen tang
【英文名】Bu Yin Ba Zhen Decoction
【组成】当归、川芎、熟地、芍药、人参、白术、茯苓、甘草、黄柏、知母。(中医方剂大辞典)

补阴大造丸 bu yin da zao wan
【英文名】Bu Yin Da Zao Pill
【组成】紫河车、人参、当归、天冬、北五味、杜仲、山药、牛膝、黄柏、怀生地。(中医方剂大辞典)

补阴升提汤 bu yin sheng ti tang
【英文名】Bu Yin Sheng Ti Decoction
【组成】人参、熟地、白芍、茯苓、升麻、甘草、山药、北五味子、山茱萸、诃黎勒。(中医方剂大辞典)

补阴止汗汤 bu yin zhi han tang
【英文名】Bu Yin Zhi Han Decoction
【组成】熟地、山茱萸、人参、白术、地骨皮、沙参、北五味子、桑叶。(中医方剂大辞典)

补阴平肺汤 bu yin ping fei tang
【英文名】Bu Yin Ping Fei Decoction
【组成】黄柏、知母、当归、白芍药、麦门冬、五味子、生地、甘草。(中医方剂大辞典)

补阴再造丸 bu yin zai zao wan
【英文名】Bu Yin Zai Zao Pill
【组成】败龟版、知母、秦艽、银柴胡、丹皮、焦栀、当归、川芎、白芍、熟地、生地、天冬、麦门冬、川贝、阿胶、黄芪、白术、人参。(中医方剂大辞典)

补阴助阳汤 bu yin zhu yang tang
【英文名】Bu Yin Zhu Yang Decoction
【组成】玄参、麦冬、熟地、人参、白芥子、柴胡、白芍、当归、白术、茯苓、菖蒲。(中医方剂大辞典)

补阴制火汤 bu yin zhi huo tang
【英文名】Bu Yin Zhi Huo Decoction
【组成】熟地、山茱萸、芡实、肉桂。(中医方剂大辞典)

补阴济阳汤 bu yin ji yang tang
【英文名】Bu Yin Ji Yang Decoction
【组成】当归、侧柏叶、荆芥、栀仁、蒲黄、天冬、腹皮、香附、麦冬、元参、炮姜。(中医方剂大辞典)

补阴益气汤 bu yin yi qi tang
【英文名】Bu Yin Yi Qi Decoction
【组成】(1)熟地、党参、淮山药、当归、陈皮、升麻、炙草、生姜。(中医方剂大辞典)(2)熟地、山萸、黄芪、人参、白术、当归、山药、陈皮、丹皮、茯苓、炙草、升麻、泽泻。(中医方剂大辞典)

补阴益气煎 bu yin yi qi jian
【英文名】Bu Yin Yi Qi Decoction
【组成】(1)人参、生地、黄芪、山药、白芍、阿胶、茯神、草灰。(中医方剂大辞典)(2)生地、人参、山药、阿胶、白芍、炙草、柴胡、茯神、黄芪。(中医方剂大辞典)(3)人参、当归、山药、熟地、陈皮、炙甘草、升麻、柴胡。(中医方剂大辞典)(4)生地、人参、当归、升麻、山药、柴胡、炙草、陈皮。(中医方剂大辞典)

补阴益阳汤 bu yin yi yang tang
【英文名】Bu Yin Yi Yang Decoction
【组成】熟地、山药、枣皮、枸杞、肉桂、附子、沉香。(中医方剂大辞典)

补阴益肾汤 bu yin yi shen tang
【英文名】Bu Yin Yi Shen Decoction
【组成】熟地、山药、菟丝子、枣皮、五味子、杜仲、金樱子、续断、当归、枸杞。(中医方剂大辞典)

补阴益脾汤 bu yin yi pi tang
【英文名】Bu Yin Yi Pi Decoction
【组成】白术、陈皮、山药、茯苓、熟地、当归、甘草、附子、干姜。(中医方剂大辞典)

补阴清痢饮 bu yin qing li yin
【英文名】Bu Yin Qing Li Drink
【组成】大熟地、当归、炙甘草、山萸肉、白芍、杜仲、干姜、广木香。(中医方剂大辞典)

补阴散邪汤 bu yin san xie tang
【英文名】Bu Yin San Xie Decoction
【组成】熟地、何首乌、当归、地骨皮、丹皮、天花粉、神曲、人参、柴胡、砂仁。(中医方剂大辞典)

补阴辟邪汤 bu yin bi xie tang
【英文名】Bu Yin Bi Xie Decoction

【组成】熟地、山茱萸、当归、白芍、鳖甲、柴胡、白芥子、陈皮、生何首乌、茯苓、北五味、麦冬。(中医方剂大辞典)

补阴降火汤 bu yin jiang huo tang

【英文名】Bu Yin Jiang Huo Decoction

【组成】当归、川芎、白芍、熟地黄、黄柏、知母。(中医方剂大辞典)

补劳人参丸 bu lao ren shen wan

【英文名】Bu Lao Ren Shen Honeyed Pill

【组成】(1)人参、白茯苓、白附子、续断、远志、菊花、甘草。(中医方剂大辞典)(2)人参、茯苓、桔梗、干地黄、防风、木香、桂心、干山药、细辛。(中医方剂大辞典)

补劳茯神散 bu lao fu shen san

【英文名】Bu Lao Fu Shen Powders

【组成】远志、龙骨、茯神、白茯苓、人参、当归、五味子、肉桂、陈皮、甘草、麦门冬、黄芪。(中医方剂大辞典)

补肝丹砂丸 bu gan dan sha wan

【英文名】Bu Gan Dan Sha Pill

【异名】丹砂丸(中医方剂大辞典、普济方)

【组成】丹砂、青羊胆。(中医方剂大辞典)

补肝四物汤 bu gan si wu tang

【英文名】Bu Gan Si Wu Decoction

【组成】当归、熟地、白芍、川芎、枸杞子、炒枣仁、龙齿。(中医方剂大辞典)

补肝行血汤 bu gan xing xue tang

【英文名】Bu Gan Xing Xue Decoction

【组成】当归、川芎、生地黄、芍药、红花、白芷、防风、川连、菊花。(中医方剂大辞典)

补肝防风散 bu gan fang feng san

【英文名】Bu Gan Fang Feng Powders

【组成】防风、芎䓖、黄芪、五味子、人参、茯神、独活、羚羊角屑、前胡、细辛、酸枣仁、甘草。(中医方剂大辞典)

补肝抑肺汤 bu gan yi fei tang

【英文名】Bu Gan Yi Fei Decoction

【组成】玄参、当归、川穹、生地、石斛、黄连、黄芩、葶苈子、木贼、茺蔚子、甘草、田三七。(中医方剂大辞典)

补肝细辛散 bu gan xi xin san

【英文名】Bu Gan Xi Xin Powders

【异名】细辛汤(中医方剂大辞典、圣济总录)

【组成】(1)青葙子、人参、茯苓、熟地黄、五味子、菟丝子、茺蔚子、车前子、泽泻、细辛、防风。(中医方剂大辞典)(2)细辛、桃仁、前胡、当归、附子、陈桔皮、人参、柏子仁、芎䓖、木香、白茯苓、吴茱萸、桂心。(中医方剂大辞典)

补肝重明丸 bu gan chong ming wan

【英文名】Bu Gan Chong Ming Honeyed Pill

【组成】羚羊角、生地黄、熟地黄、肉苁蓉、枸杞子、防风、草决明、楮实子、甘菊花、羌活、当归、羊子肝、川芎。(中医方剂大辞典)

补肝活血散 bu gan huo xue san

【英文名】Bu Gan Huo Xue Powders

【组成】藁本、白芷、石决明、天麻、防风、细辛、羌活、黄芪、菊花、当归、生地黄、黄连。(中医方剂大辞典)

补肝养血汤 bu gan yang xue tang

【英文名】Bu Gan Yang Xue Decoction

【组成】蛇床子、巴戟天、牛膝、续断、大熟地、炒黄柏、鹿角胶、蒸首乌、云茯苓、山药。(中医方剂大辞典)

补肝养荣汤 bu gan yang rong tang

【英文名】Bu Gan Yang Rong Decoction

【异名】补肝益荣汤(中医方剂大辞典、济阳纲目)

【组成】当归、川芎、芍药、熟地黄、陈皮、甘菊花、甘草。(中医方剂大辞典)

补肝祛疟汤 bu gan qu nue tang

【英文名】Bu Gan Qu Nue Decoction

【组成】白芍、当归、何首乌、鳖甲、茯苓、青皮、柴胡、半夏、甘草。(中医方剂大辞典)

补肝益气汤 bu gan yi qi tang

【英文名】Bu Gan Yi Qi Decoction

【组成】生黄芪、党参、山萸肉、桑枝、桂枝、杜仲、当归、川芎、白芍、生姜。(贵阳中医学院学报 1988,(4))

补肝菊花散 bu gan ju hua san

【英文名】Bu Gan Ju Hua Powders

【组成】甘菊花、前胡、防风、决明子、黄芪、沙参、枳壳、羚羊角屑、车前子、枸杞子、细辛、酸枣仁。(中医方剂大辞典)

补肝薯蓣散 bu gan shu yu san

【英文名】Bu Gan Shu Yu Powders

【组成】薯蓣、防风、山茱萸、枳壳、甘菊花、羌活、羚羊角屑、人参、前胡、熟干地黄、决明子、甘草、细辛、芎䓖、龙脑、麝香。(中医方剂大辞典)

补肾中药片 bu shen zhong yao pian

【英文名】Bu Shen Zhong Yao Tablet

【组成】茯苓、熟地、山药、肉桂、泽泻。(中国中西医结合杂志 1993,13(9))

补肾化瘀汤 bu shen hua yu tang

【英文名】Bu Shen Hua Yu Decoction

【组成】淫羊藿、熟地、仙茅、锁阳、当归、枸杞子、菟丝子、川药、红花、甘草。(江苏中医 1993,(14))

补肾巴戟丸 bu shen ba ji wan

【英文名】Bu Shen Ba Ji Pill

【组成】巴戟、石斛、鹿茸、当归、白石英、石韦、石长生、桂心、天雄、远志、菟丝子、白茯苓、钟乳粉、肉苁蓉、五味子、牛膝、蛇床子、牡蛎、柏子仁、附子、补骨脂、薯蓣、沉香、荜澄茄、熟干地黄、黄芪、川椒。(中医方剂大辞典)

补肾止带汤 bu shen zhi dai tang

【英文名】Bu Shen Zhi Dai Decoction

【组成】鹿角霜、紫石英、菟丝子、续断、白术、茯苓、当归、白芍、女贞子、乌贼骨。(中医方剂大辞典)

补肾生发丸 bu shen sheng fa wan

【英文名】Bu Shen Sheng Fa Pill

【组成】柴胡、首乌、熟地、生地、肉苁蓉、山萸肉、山药、白芍、鹿角胶、桑椹子、菟丝子、丹皮。(辽宁中医杂志 1988,(7))

补肾生血汤 bu shen sheng xue tang

【英文名】Bu Shen Sheng Xue Decoction

【组成】(1)小红参、磁石、生黄芪、阿胶、鹿角胶、龟版胶、白术、陈皮、当归、白芍、熟地、首乌、枸杞子、紫河车、炙甘草。(陕西中医 1991,12(6))(2)小红参、磁石、生黄芪、阿胶、鹿角胶、龟版胶、肉苁蓉、白术、陈皮、全当归、白芍、熟地、黄首乌、枸杞子、桑椹子、紫河车、炙甘草。(国医论坛 1992,(1))

补肾生肝饮 bu shen sheng gan yin

【英文名】Bu Shen Sheng Gan Drink

【组成】当归、熟地、白芍、女贞子、山药、人参、枸杞子、丹参、炙甘草。(中医方剂大辞典)

补肾石斛丸 bu shen shi hu wan

【英文名】Bu Shen Shi Hu Pill

【组成】(1)石斛、附子、肉苁蓉、山茱萸、菟丝子、桂、泽泻、巴豆、当归、蛇床子、白茯苓、干姜、菖蒲、熟干地黄、芍药、细辛、远志、黄芪、防风。(中医方剂大辞典)(2)石斛、赤小豆、茴香子、羌活、楝实、乌头、马蔺子、葫芦巴、巴戟天、蜀椒、地龙、乌药、苍术、青盐。(中医方剂大辞典)

补肾石斛散 bu shen shi hu san

【英文名】Bu Shen Shi Hu Powders

【组成】石斛、当归、人参、杜仲、五味子、附子、熟干地黄、白茯苓、沉香、黄芪、白芍药、牛膝、棘刺、桂心、防风、萆薢、肉苁蓉、磁石。(中医方剂大辞典)

补肾地黄丸 bu shen di huang wan

【英文名】Bu Shen Di Huang Pill

【组成】(1)熟地黄、怀山药、山萸肉、嫩鹿茸、淮牛膝、粉丹皮、白云苓、宣泽泻、北五味、补骨脂。(中医方剂大辞典)(2)熟地黄、山药、茱萸、白茯苓、巴戟、肉苁蓉、杜仲、川牛膝、芡实、甘枸杞、远志。(中医方剂大辞典)(3)生地黄、鼠苓、白茯苓、黄柏、当归、枳壳、麦门冬、熟地黄、天门冬、拣参、甘菊花、生芩。(中医方剂大辞典)(4)干山药、山茱萸、熟干地黄、鹿茸、川牛膝、牡丹根皮、白茯苓、泽泻。(中医方剂大辞典)

补肾地黄汤 bu shen di huang tang

【英文名】Bu Shen Di Huang Decoction

【组成】(1)熟地、麦冬、知母、黄柏、泽泻、山药、远志、茯神、丹皮、枣仁、元参、桑螵蛸、山萸肉、竹叶、龟版。(中医方剂大辞典)(2)熟地、归身、杜仲、独活、桂心、续断、生姜、大枣。(中医方剂大辞典)

补肾地黄酒 bu shen di huang jiu

【英文名】Bu Shen Di Huang Wine

【组成】生地黄、大豆、生牛蒡根。(中医方剂大辞典)

补肾壮阳丹 bu shen zhuang yang dan

【英文名】Bu Shen Zhuang Yang Pellet

【组成】蒺藜、莲须、山萸肉、续断、覆盆子、枸杞子、金樱子膏、菟丝饼、芡实米、五花龙骨。(中医方剂大辞典)

补肾壮阳汤 bu shen zhuang yang tang

【英文名】Bu Shen Zhuang Yang Decoction

【组成】熟地、生麻黄、白芥子、炮姜、杜仲、狗脊、肉桂、菟丝子、牛膝、川断、丝瓜络。(中医方剂大辞典)

补肾壮筋汤 bu shen zhuang jin tang

【英文名】Bu Shen Zhuang Jin Decoction

【组成】熟地、当归、牛膝、山萸、云苓、川断、杜仲、白芍、青皮、五加皮。(中医方剂大辞典)

补肾安胎汤 bu shen an tai tang

【英文名】Bu Shen An Tai Decoction

【组成】(1)党参、菟丝子、焦白术、桑寄生、川杜仲、生地、黄芩、牡丹皮、炒栀子、阿胶。(时珍国药研究 1993,4(1))(2)炙黄芪、炒杜仲、续断、益智仁、补骨脂、狗脊、阿胶、黑艾叶、菟丝子。(实用中西医结合杂志 1991,4(1))

补肾安胞饮 bu shen an bao yin

【英文名】Bu Shen An Bao Drink

【组成】泡参、白术、杜仲、续断、狗脊、制益智、阿胶珠、蕲艾、菟丝、故纸。(中医方剂大辞典)

补肾防喘片 bu shen fang chuan pian

【英文名】Bu Shen Fang Chuan Tablet(药品标准－中药成方制剂标准)

【组成】地黄、熟地黄、淫羊藿、补骨脂、菟丝子、山药、陈皮、附片。(药品标准－中药成方制剂标准 1997年)

补肾肾沥汤 bu shen shen li tang

【英文名】Bu Shen Shen Li Decoction

【异名】肾沥汤(中医方剂大辞典、圣惠)

【组成】(1)黄芪、五味子、沉香、附子、巴戟、人参、泽泻、石斛、牛膝、杜仲、桂心、石南、丹参、当归、棘刺、茯神、肉苁蓉、磁石。(中医方剂大辞典)(2)白茯苓、泽泻、人参、五味子、芎䓖、甘草、黄芪、当归、杜仲、桂心、石斛、熟干地黄、肉苁蓉、磁石。(中医方剂大辞典)(3)磁石、肉苁蓉、黄芪、人参、白茯苓、芎䓖、肉桂、菖蒲、当归、熟干地黄、石斛、覆盆子、干姜、附子、五味子。(中医方剂大辞典)

补肾明目丸 bu shen ming mu wan

【英文名】Bu Shen Ming Mu Honeyed Pill

【组成】(1)川芎、当归、熟地黄、菊花、山药、知母、石菖蒲、黄柏、青盐、远志、白蒺藜、川巴戟、五味子、白芍药、桑螵蛸、茺蔚子、菟丝子、青葙子、密蒙花、枸杞子、肉苁蓉、石决明。(中医方剂大辞典)(2)羚羊角、生地黄、肉苁蓉、枸杞子、防风、草决明、楮实子、干菊花、羌活、当归、羊子肝。(中医方剂大辞典)

补肾固本方 bu shen gu ben fang

【英文名】Bu Shen Gu Ben Prescription

【组成】枳实、枳壳、柴胡、当归、川芎、赤芍、丹参、红花、瓜蒌、半夏。(实用中医内科杂志 1993,7(3))

补肾固冲丸 bu shen gu chong wan

【英文名】Bu Shen Gu Chong Honeyed Pill

【组成】菟丝子、川续断、白术、鹿角霜、巴戟天、枸杞子、熟地、砂仁、党参、阿胶、杜仲、当归头、大枣。(中医方剂大辞典)

补肾固齿丸 bu shen gu chi wan

【英文名】Bu Shen Gu Chi Pill

【组成】地黄、鸡血藤、紫河车、五味子、枸杞子、茯苓、肉桂、牡丹皮。((84)川卫药准字 3032 号)

补肾固胎汤 bu shen gu tai tang

【英文名】Bu Shen Gu Tai Decoction

【组成】菟丝子、覆盆子、杜仲、川续断、桑寄生、熟地、白芍、阿胶、党参、陈皮、甘草。(中国医药学报 1989,4(4))

补肾固胎散 bu shen gu tai san

【英文名】Bu Shen Gu Tai Powders

【组成】桑寄生、川续断、阿胶块、菟丝子、椿根白皮。(中医方剂大辞典)

补肾固崩汤 bu shen gu beng tang

【英文名】Bu Shen Gu Beng Decoction

【组成】生地炭、熟地炭、阿胶珠、枸杞子、莲房炭、山萸炭、当归身、仙鹤草、炒白术、鸡冠花炭、黑升麻、黑芥穗、五味子、五倍子、茅根炭、炙甘草。(黑龙江中医药 1991,(3))

补肾固精方 bu shen gu jing fang

【英文名】Bu Shen Gu Jing Powders

【组成】北五味。(中医方剂大辞典)

补肾金刚丸 bu shen jin gang wan

【英文名】Bu Shen Jin Gang Paste Pill

【组成】川萆薢、杜仲、淡苁蓉、菟丝子、猪腰子。(中医方剂大辞典)

补肾茯苓丸 bu shen fu ling wan

【英文名】Bu Shen Fu Ling Honeyed Pill

【组成】(1)茯苓、附子、山茱萸、杜仲、牡丹、泽泻、薯蓣、桂心、细辛、石斛、苁蓉、黄芪。(中医方剂大辞典)(2)茯苓、防风、桂心、白术、细辛、山茱萸、薯蓣、泽泻、附子、干地黄、紫菀、牛膝、芍药、丹参、黄芪、沙参、苁蓉、干姜、玄参、人参、苦参、独活。(中医方剂大辞典)

补肾种子方 bu shen zhong zi fang

【英文名】Bu Shen Zhong Zi Decoction

【组成】(1)金樱子、菟丝子、党参、熟地、桑寄生、首乌、淫羊藿、枸杞、砂仁。(中医方剂大辞典)(2)枸杞子、菟丝子、五味子、覆盆子、车前子、益智仁、乌药、炙龟版。(中医方剂大辞典)

补肾健脑片 bu shen jian nao pian

【英文名】Bu Shen Jian Nao Tablet

【组成】人参、鹿茸、白术、云苓、熟地、砂仁、炙甘草、杜仲、巴戟天、山萸肉、肉苁蓉、牛膝、菟丝子、当归、枸杞子、山药、连翘。(山东中医杂志 1985,(2))

补肾养血丸 bu shen yang xue wan

【英文名】Bu Shen Yang Xue Pill(药品标准－中药成方制剂标准)

【组成】何首乌、当归、黑豆、牛膝、茯苓、菟丝子、补骨脂、枸杞子。(药品标准－中药成方制剂标准 1991 年)

补肾养血汤 bu shen yang xue tang

【英文名】Bu Shen Yang Xue Decoction

【组成】(1)仙灵脾、仙茅、紫河车、女贞子、枸杞子、菟丝子、当归、白芍、党参、香附。(中医方剂大辞典)(2)盐枸杞、制巴戟、制续断、当归、炒酒白芍、枳壳、泽泻、木瓜、萆薢、川厚朴、汉防己、云茯苓、北黄芪、竹茹。(中医方剂大辞典)

补肾养阴汤 bu shen yang yin tang

【英文名】Bu Shen Yang Yin Decoction

【组成】黄柏、知母、山药、山茱萸、牡丹皮、泽泻、白芍、白茯苓、石菖蒲、远志、当归、川芎、熟地。(中医方剂大辞典)

补肾养脾丸 bu shen yang pi wan

【英文名】Bu Shen Yang Pi Honeyed Pill

【组成】人参、黄芪、白术、熟地、当归、知母、苁蓉、黄柏、桂、白茯、杜仲、山药、故纸、白芍、牛膝、五味子、沉香、甘草。(中医方剂大辞典)

补肾活血方 bu shen huo xue fang

【英文名】Bu Shen Huo Xue Prescription

【组成】制首乌、熟地、桑椹、女贞子、补骨脂、黄芪、鸡

血藤、丹参。(北京中医 1991,(4))

补肾活血汤 bu shen huo xue tang

【英文名】Bu Shen Huo Xue Decoction

【组成】(1)生地、杞子、山萸肉、太子参、元参、葛根、花粉、赤芍、丹参。(浙江中医学院学报 1993,(6))(2)枸杞、菟丝子、淫羊藿、丹参、黄芪。(实用中西医结合杂志 1993,6(5))(3)制首乌、女贞子、淫羊藿、骨碎补、丹参、川芎、泽泻、山楂、玉竹、枸杞、桃仁、红花、牛膝。(中国中西医结合杂志 1993,13(9))(4)熟地、炒山药、怀牛膝、川断、威灵仙、生杜仲、狗脊、红花、桃仁、当归、川芎、羌活、乌药、甘草、宣木瓜、地龙。(中医正骨 1990,2(3))

补肾祛毒散 bu shen qu du san

【英文名】Bu Shen Qu Du Powders

【组成】忍冬藤、熟地、豨莶、天花粉、草乌头、肉桂。(中医方剂大辞典)

补肾益肺片 bu shen yi fei pian

【英文名】Bu Shen Yi Fei Tablet

【组成】人参、三七、蛤蚧、丹参、矮地茶等。(云南中医杂志 1991,12(6))

补肾益脑片 bu shen yi nao pian

【英文名】Bu Shen Yi Nao Tablet(药品标准－中药成方制剂标准)

【组成】红参、鹿茸、酸枣仁、熟地黄、茯苓、玄参、远志、麦冬、五味子、当归、川芎、牛膝、山药、补骨脂、枸杞子、朱砂。(药品标准－中药成方制剂标准 1995 年)

补肾益脾方 bu shen yi pi fang

【英文名】Bu Shen Yi Pi Prescription

【组成】枸杞子、菟丝子、补骨脂、女贞子、党参、白术。(中国医药学报 1986,1(2))

补肾益健汤 bu shen yi jian tang

【英文名】Bu Shen Yi Jian Decoction

【组成】熟地、山药、枣皮、益智仁、补骨脂、杜仲、肉桂、附子。(中医方剂大辞典)

补肾益精丸 bu shen yi jing wan

【英文名】Bu Shen Yi Jing Pill(药品标准－中药成方制剂标准)

【组成】女贞子、菟丝子、墨旱莲、五味子、桑椹、覆盆子、肉苁蓉、熟地黄。(药品标准－中药成方制剂标准 1998 年)

补肾益精汤 bu shen yi jing tang

【英文名】Bu Shen Yi Jing Decoction

【组成】(1)枸杞子、菟丝子、五味子、覆盆子、车前子、制首乌、淮山药、茯苓、肉苁蓉、鹿角胶、红参、黄芪、当归、泽泻、陈皮、路路通。(云南中医杂志 1992,13(6))(2)女贞子、菟丝子、枸杞、山药、补骨脂、黄芪、茯苓、牛膝。(山东中医杂志 1986,(6))(3)地黄、山萸肉、菟丝子、淫羊藿、肉苁蓉、巴戟天、枸杞子、茯苓、山药、泽泻、丹皮等。(国医论坛 1993,(5))

补肾益精酒 bu shen yi jing jiu

【英文名】Bu Shen Yi Jing Wine(药品标准－中药成方制剂标准)

【组成】干虾仁、鹿茸、人参、海马、当归、韭菜子、玉竹、狗鞭、狗脊、仙茅、阳起石、淫羊藿、锁阳。(药品标准－中药成方制剂标准 1997 年)

补肾桑椹膏 bu shen sang shen gao

【英文名】Bu Shen Sang Shen Ointment

【组成】黑桑椹、黑大豆。(中医方剂大辞典)

补肾通夫汤 bu shen tong fu tang

【英文名】Bu Shen Tong Fu Decoction

【组成】淫羊藿、枸杞子、菟丝子、熟地、山萸肉、仙茅、急性子、枳实、生麻黄、蜈蚣。(中医临床与保健 1989,(2))

补肾通石汤 bu shen tong shi tang

【英文名】Bu Shen Tong Shi Decoction

【组成】石韦、木通、冬葵子、海金砂、车前子、金钱草、墨旱莲、首乌、枸杞、知母、黄芪、威灵仙。(江苏中医 1990,11(6))

补肾通精汤 bu shen tong jing tang

【英文名】Bu Shen Tong Jing Decoction

【组成】枸杞子、菟丝子、五味子、车前子、补骨脂、女贞子、桑椹子、熟地、山萸肉、仙茅、淫羊藿、黄芪、当归、川牛膝、急性子、蜈蚣。(陕西中医 1993,14(11))

补肾消石汤 bu shen xiao shi tang

【英文名】Bu Shen Xiao Shi Decoction

【组成】金钱草、石韦、石榴树根、王不留行、溶石散、川续断、杜仲、滑石、元胡、牛膝、木香。(浙江中医杂志 1993,28(5))

补肾黄芪汤 bu shen huang qi tang

【英文名】Bu Shen Huang Qi Decoction

【组成】黄芪、人参、紫菀、甘草、防风、当归、麦门冬、五味子、干姜、桂、芎䓖。(中医方剂大辞典)

补肾鹿茸丸 bu shen lu rong wan

【组成】Bu Shen Lu Rong Honeyed Pill

【组成】鹿茸、磁石、枳实、附子、山芋、牡蛎、肉苁蓉、五味子、巴戟天、楮实。(中医方剂大辞典)

补肾续断丸 bu shen xu duan wan

【英文名】Bu Shen Xu Duan Honeyed Pill

【组成】续断、杜仲、牛膝、陈曲、山芋、巴戟天、菟丝子、山茱萸、人参、肉苁蓉、桑寄生、熟干地黄。(中医方剂大辞典)

补肾强身片 bu shen qiang shen pian

【英文名】Bu Shen Qiang Shen Tablet

【组成】淫羊藿、菟丝子、金樱子、制狗脊、女贞子。(中医方剂大辞典)

补肾斑龙丸 bu shen ban long wan

【英文名】Bu Shen Ban Long Pill

【组成】(1)鹿茸、西红花、海狗肾、蜈蚣、海马、斑蝥、仙灵脾等。(中成药研究 1991,(11))(2)西洋参、鹿茸、山萸肉、枸杞子、黄芪、熟地、鹿鞭等。(中成药研究 1991,(11))

补肾斑龙片 bu shen ban long pian

【英文名】Bu Shen Ban Long Tablet(药品标准－中药成方制剂标准)

【组成】鹿茸、酸枣仁、鹿角胶、柏子仁霜、鹿角霜、黄芪、人参、当归、淫羊藿、附子、肉苁蓉、熟地黄、韭菜子。(药品标准－中药成方制剂标准 1991 年)

补肾散结汤 bu shen san jie tang

【英文名】Bu Shen San Jie Decoction

【组成】黄芪、党参、地黄、天冬、地鳖虫、山甲、黄柏、知母、枳壳、泽泻、琥珀粉、肉桂。(江苏中医 1987,(11))

补肾暖肝汤 bu shen nuan gan tang

【英文名】Bu Shen Nuan Gan Decoction

【组成】潞参、白术、山药、巴戟、覆盆子、神曲、桑螵蛸、葫芦巴、芡实、西茴。(中医方剂大辞典)

补肾疏郁汤 bu shen shu yu tang

【英文名】Bu Shen Shu Yu Decoction

【组成】鹿角霜、巴戟天、肉苁蓉、川断、王不留行、女贞子、枸杞子、红花、白芍、怀山药、炙枳壳、柴胡、生甘草。(实用中西医结合杂志 1992,5(9))

补肾磁石丸 bu shen ci shi wan

【英文名】Bu Shen Ci Shi Pill

【组成】(1)磁石、鹿茸、附子、菟丝子、牡蛎粉、楮实子、肉苁蓉、五味子、薯蓣、巴戟。(中医方剂大辞典)(2)磁石、菟丝子、北五味、建石斛、枸杞子、熟地、车前、覆盆子、楮实子、肉苁蓉、沉香、青盐、槐子。(中医方剂大辞典)(3)磁石、肉苁蓉、菟丝子、甘菊花、石决明。(中医方剂大辞典)

补肾磁石汤 bu shen ci shi tang

【英文名】Bu Shen Ci Shi Decoction

【组成】磁石、山茱萸、菖蒲、芎䓖、牡荆子、茯神、白芷、枳壳、甘草、陈桔皮、地骨皮、天门冬。(中医方剂大辞典)

补泄石斛丸 bu xie shi hu wan

【英文名】Bu Xie Shi Hu Honeyed Pill

【组成】石斛、牛膝、萆薢、独活、附子、芎䓖、羚羊角屑、天麻、海桐皮、桂心、干蝎、沉香、山茱萸、白蒺藜、酸枣仁、补骨脂、五加皮、当归、川大黄、枳壳、生干地黄、槟榔、鹿茸、郁李仁。(中医方剂大辞典)

补泄防劳丸 bu xie fang lao wan

【英文名】Bu Xie Fang Lao Honeyed Pill

【组成】木香、槟榔、大黄、大麻仁、枳壳、桂心、萆薢、牛膝、诃子、山茱萸、芎䓖、独活、前胡、羚羊角屑、附子。(中医方剂大辞典)

补经固真汤 bu jing gu zhen tang

【英文名】Bu Jing Gu Zhen Decoction

【异名】补阳固真汤(中医方剂大辞典、医学六要);补真固经汤(中医方剂大辞典、济阳纲目)

【组成】白葵花、甘草、郁李仁、柴胡、干姜、人参、生黄芩、陈皮。(中医方剂大辞典)

补药茯苓散 bu yao fu ling san

【英文名】Bu Yao Fu Ling Powders

【组成】白茯苓、人参、天麻苗、木香、枸杞根、狗脊、天麻、芎䓖、蓬莪茂、景天、青葙子、海桐皮。(中医方剂大辞典)

补药麝脐丸 bu yao she qi wan

【英文名】Bu Yao She Qi Pill

【组成】麝脐、地黄、地骨皮、山药、柴胡、白术、活鳖。(中医方剂大辞典)

补肺人参散 bu fei ren shen san

【英文名】Bu Fei Ren Shen Powders

【异名】补肺人参汤(中医方剂大辞典、圣济总录);人参汤(中医方剂大辞典、普济方)

【组成】人参、紫菀、鹿角胶、黄芪、桂心、紫苏茎叶、白术、五味子、熟干地黄、杏仁、干姜。(中医方剂大辞典)

补肺化瘀汤 bu fei hua yu tang

【英文名】Bu Fei Hua Yu Decoction

【组成】沙参、麦冬、五味子、丹参、红花、赤芍、当归、川芎、老苏梗。(中国中西医结合杂志 1993,13(7))

补肺宁嗽汤 bu fei ning sou tang

【英文名】Bu Fei Ning Sou Decoction

【组成】人参、白术、炙草、半夏、陈皮、葛根、茯苓、大枣、生姜。(中医方剂大辞典)

补肺生肌汤 bu fei sheng ji tang

【英文名】Bu Fei Sheng Ji Decoction

【组成】生黄芪、当归、白及、赤芍、川芎、百合、生地。(中医杂志 1992,33(3))

补肺百合汤 bu fei bai he tang

【英文名】Bu Fei Bai He Decoction

【组成】北沙参、百合、诃子、陈皮、罂粟壳、紫菀、马兜铃、知母、生地、木香、甘草、乌梅。(中医方剂大辞典)

补肺百花煎 bu fei bai hua jian

【英文名】Bu Fei Bai Hua Decoction

【组成】生地黄汁、生姜汁、黄牛乳、藕汁、胡桃瓤、干

柿、大枣、清酒、黄明胶、秦艽、杏仁。(中医方剂大辞典)

补肺杏仁散 bu fei xing ren san

【英文名】Bu Fei Xing Ren Powders

【组成】杏仁、桂心、厚朴、人参、诃黎勒、白术、甘草、干姜、陈桔皮、附子、白茯苓。(中医方剂大辞典)

补肺杏仁煎 bu fei xing ren jian

【英文名】Bu Fei Xing Ren Decoction

【组成】杏仁、枣肉、白蜜、酥、生姜汁、饧。(中医方剂大辞典)

补肺抗痨丸 bu fei kang lao wan

【英文名】Bu Fei Kang Lao Pill

【组成】百合、冬虫夏草、炙百部、蜈蚣、桃仁、红花、杏仁、甘草。(中医函授通讯 1991,(1))

补肺阿胶散 bu fei e jiao san

【英文名】Bu Fei E Jiao Powders

【组成】阿胶、薯蓣、人参、五味子、麦门冬、干姜、杏仁、白术、桂心。(中医方剂大辞典)

补肺降气汤 bu fei jiang qi tang

【英文名】Bu Fei Jiang Qi Decoction

【组成】党参、五味子、炙麻、黄广、陈皮、苏子、白芥子、桑白皮、茯苓。(陕西中医 1992,13(11))

补肺钟乳丸 bu fei zhong ru wan

【英文名】Bu Fei Zhong Ru Pill

【异名】钟乳丹(中医方剂大辞典、圣惠)

【组成】钟乳粉、天门冬、桂心、五味子、桑根白皮、白石英、人参、干姜、陈桔皮、薯蓣、白茯苓。(中医方剂大辞典)

补肺养阴汤 bu fei yang yin tang

【英文名】Bu Fei Yang Yin Decoction

【组成】熟地、玉竹、百合、山药、贝母、阿胶、白芍、北沙参、沙苑子。(中医方剂大辞典)

补肺益肾汤 bu fei yi shen tang

【英文名】Bu Fei Yi Shen Decoction

【组成】黄芪、枸杞子、女贞子、枣皮、五味子。(四川中医 1992,(8))

补肺益脾饮 bu fei yi pi yin

【英文名】Bu Fei Yi Pi Drink

【组成】党参、玉竹、山药、白术、百合、黄芪、淮牛膝、当归。(中医方剂大辞典)

补肺黄芪散 bu fei huang qi san

【英文名】Bu Fei Huang Qi Powders

【组成】黄芪、人参、茯神、麦门冬、白术、五味子、桂心、熟干地黄、陈桔皮、当归、甘草、白芍药、牛膝。(中医方剂大辞典)

补肺排脓散 bu fei pai nong san

【英文名】Bu Fei Pai Nong Powders

【异名】排脓散(中医方剂大辞典、济生);排脓汤(中医方剂大辞典、准绳)

【组成】黄芪。(中医方剂大辞典)

补肺清金饮 bu fei qing jin yin

【英文名】Bu Fei Qing Jin Drink

【组成】淮山药、北沙参、麦冬、杏仁、蒌皮、茯苓、橘红、川石斛、毛燕、莲子、大贝。(中医方剂大辞典)

补胃黄芪散 bu wei huang qi san

【英文名】Bu Wei Huang Qi Powders

【组成】黄芪、防风、柏子仁、细辛、桂心、陈桔皮、人参、芎䓖、甘草、吴茱萸。(中医方剂大辞典)

补胃燥痰汤 bu wei zao tan tang

【英文名】Bu Wei Zao Tan Decoction

【组成】白术、苍术、陈皮、半夏、南星、茯苓、木香、藿香、甘草。(中医方剂大辞典)

补骨四物汤 bu gu si wu tang

【英文名】Bu Gu Si Wu Decoction

【组成】当归、熟地、白芍、川芎、川乌、茜草、菖蒲。(中医方剂大辞典)

补骨克刺汤 bu gu ke ci tang

【英文名】Bu Gu Ke Ci Decoction

【组成】淫羊藿、杜仲、木瓜、独活、巴戟天、川芎、鹿胶、续断、黄芪、狗脊、当归、苡仁、炙甘草。(新中医 1990,(12))

补骨脂煎丸 bu gu zhi jian wan

【英文名】Bu Gu Zhi Jian Pill

【组成】补骨脂、附子、葫芦巴、巴戟天、白槟榔、桃仁、沉香。(中医方剂大辞典)

补骨脂裹方 bu gu zhi guo fang

【英文名】Bu Gu Zhi Guo Fang Plaster

【组成】补骨脂。(中医方剂大辞典)

补胆防风汤 bu dan fang feng tang

【英文名】Bu Dan Fang Feng Decoction

【组成】防风、人参、细辛、芎䓖、甘草、茯神、独活、前胡。(中医方剂大辞典)

补养心脾汤 bu yang xin pi tang

【英文名】Bu Yang Xin Pi Decoction

【组成】人参、黄芪、白术、茯神、当归、枣仁、柏子仁、白芍、阿胶、山药、炙草。(中医方剂大辞典)

补络补管汤 bu luo bu guan tang

【英文名】Bu Luo Bu Guan Decoction

【组成】生龙骨、生牡蛎、萸肉、三七。(中医方剂大辞典)

补真内托散 bu zhen nei tuo san

【英文名】Bu Zhen Nei Tuo Powders

【组成】柴胡、干葛、人参、黄芪、熟地、当归、茯神、枣仁、麦冬。(中医方剂大辞典)

补真玉露丸 bu zhen yu lu wan
【英文名】Bu Zhen Yu Lu Paste Pill
【组成】白茯苓、白龙骨、韭子、菟丝。(中医方剂大辞典)

补真断下丸 bu zhen duan xia wan
【英文名】Bu Zhen Duan Xia Paste Pill
【组成】阳起石、细辛、赤石脂、川椒、肉豆蔻、白矾、干姜、附子、硫黄。(中医方剂大辞典)

补损百验丹 bu sun bai yan dan
【英文名】Bu Sun Bai Yan Pellet
【组成】菟丝子、生地黄。(中医方剂大辞典)

补损续筋丸 bu sun xu jin wan
【英文名】Bu Sun Xu Jin Honeyed Pill
【组成】当归、川芎、白芍、熟地、广木香、丹皮、乳香、没药、骨碎补、自然铜、红花、瓜儿血竭、朱砂、丁香、人参、虎骨、古铜钱。(中医方剂大辞典)

补脑安神片 bu nao an shen pian
【英文名】Bu Nao An Shen Tablet(药品标准－中药成方制剂标准)
【组成】当归、制何首乌、女贞子、酸枣仁、黄精、茯苓、合欢皮、墨旱莲、朱砂、远志、桑叶。(药品标准－中药成方制剂标准 1997 年)

补脑还睛丸 bu nao huan jing wan
【英文名】Bu Nao Huan Jing Honeyed Pill
【组成】雌黄、千里光、菟丝子、川木贼、杏仁、茺蔚子、荆芥穗、甘菊花、羌活、防风、蛇蜕、石决明、川芎、白蒺藜、蝉蜕、苍术、酒蒸地黄。(中医方剂大辞典)

补脑振痿汤 bu nao zhen wei tang
【英文名】Bu Nao Zhen Wei Decoction
【组成】生箭耆、当归、龙眼肉、杭萸肉、胡桃肉、蟅虫、地龙、生乳香、生没药、鹿角胶、制马钱子。(中医方剂大辞典)

补益大豆方 bu yi da dou fang
【英文名】Bu Yi Da Dou Prescription
【组成】大黑豆、何首乌、茯苓、青盐、甘草。(中医方剂大辞典)

补益大枣粥 bu yi da zao zhou
【英文名】Bu Yi Da Zao Gruel
【组成】大枣、青粱粟米。(中医方剂大辞典)

补益干漆丸 bu yi gan qi wan
【英文名】Bu Yi Gan Qi Honeyed Pill
【组成】干漆、续断、熟干地黄、牛膝、桂心、山茱萸、泽泻、附子、杜仲、狗脊、菟丝子、肉苁蓉。(中医方剂大辞典)

补益天雄丸 bu yi tian xiong wan
【英文名】Bu Yi Tian Xiong Honeyed Pill
【组成】天雄、菟丝子、柏子仁、石斛、巴戟、天门冬、牛膝、干漆、肉苁蓉、熟干地黄、肉桂。(中医方剂大辞典)

补益牛膝丸 bu yi niu xi wan
【英文名】Bu Yi Niu Xi Honeyed Pill
【异名】菟丝子丸(中医方剂大辞典、圣济总录)
【组成】(1)牛膝、生干地黄、枳壳、菟丝子、地骨皮。(中医方剂大辞典)(2)牛膝、干地黄、枳壳、地骨皮、菟丝子、远志。(中医方剂大辞典)

补益四物汤 bu yi si wu tang
【英文名】Bu Yi Si Wu Decoction
【组成】当归、生地、白术、玄参、白芍药、川芎、黄柏、知母、白茯苓、麦门冬、陈皮、山栀仁、甘草。(中医方剂大辞典)

补益甘草丸 bu yi gan cao wan
【英文名】Bu Yi Gan Cao Honeyed Pill
【组成】甘草、薯蓣、远志、续断、桂心、牛膝、人参、泽泻、防风、天雄、石斛、茯神、覆盆子、车前子、五味子、肉苁蓉、鹿茸、菟丝子、楮实、山茱萸、蛇床子、杜仲、巴戟、萆薢、白龙脑、狗脊、黄芪、生干地黄、钟乳粉。(中医方剂大辞典)

补益白薇丸 bu yi bai wei wan
【英文名】Bu Yi Bai Wei Honeyed Pill
【异名】白薇丸(中医方剂大辞典、普济方)
【组成】白薇、木香、当归、桂心、泽兰、牛膝、熟干地黄、牡丹、人参、芎䓖、白术、枳壳、白茯苓、细辛、赤石脂、龙骨、禹余粮、附子、黄芪、续断、吴茱萸、厚朴。(中医方剂大辞典)

补益石斛丸 bu yi shi hu wan
【英文名】Bu Yi Shi Hu Honeyed Pill
【组成】石斛、萆薢、远志、覆盆子、泽泻、白龙骨、杜仲、防风、牛膝、石龙芮、薯蓣、磁石、五味子、甘草、黄芪、鹿茸、补骨脂、附子、人参、车前子、桂心、白茯苓、熟干地黄、山茱萸、钟乳粉、肉苁蓉、巴戟、菟丝子、蛇床子。(中医方剂大辞典)

补益地黄丸 bu yi di huang wan
【英文名】Bu Yi Di Huang Pill(药品标准－中药成方制剂标准)
【组成】熟地黄、车前子、菟丝子、诃子肉、枳壳、地骨皮、牛膝、茯苓。(药品标准－中药成方制剂标准 1997 年)

补益地黄煎 bu yi di huang jian
【英文名】Bu Yi Di Huang Decoction
【组成】生地黄、汉椒、附子。(中医方剂大辞典)

补益延寿膏 bu yi yan shou gao
【英文名】Bu Yi Yan Shou Ointment
【组成】生干地黄、熟干地黄、川当归、防风。(中医方剂大辞典)

补益杞圆酒 bu yi qi yuan jiu
【英文名】Bu Yi Qi Yuan Wine
【组成】枸杞子、龙眼肉。(中医方剂大辞典)
补益还少丸 bu yi huan shao wan
【英文名】Bu Yi Huan Shao Honeyed Pill
【组成】山药、牛膝、白茯苓、枳实、五味子、杜仲、山茱萸、巴戟、远志、熟地黄、肉苁蓉、石菖蒲、枸杞子、苍术、莲肉。(中医方剂大辞典)
补益阿胶丸 bu yi e jiao wan
【英文名】Bu Yi E Jiao Honeyed Pill
【组成】(1)阿胶、熟干地黄、牛膝、黄芪、人参、白术、柏子仁、芎䓖、赤石脂、艾叶、当归、续断。(中医方剂大辞典)(2)阿胶、白芍药、干姜、卷柏、桂心、白龙骨、鹿茸、人参、白茯苓、蒲黄、当归、白术、厚朴、石斛、黄芪、熟干地黄、艾叶、芎䓖。(中医方剂大辞典)
补益附子丸 bu yi fu zi wan
【英文名】Bu Yi Fu Zi Honeyed Pill
【组成】附子、龙骨、牛膝、肉苁蓉、巴戟天。(中医方剂大辞典)
补益泽兰丸 bu yi ze lan wan
【英文名】Bu Yi Ze Lan Honeyed Pill
【异名】泽兰丸(中医方剂大辞典、局方)
【组成】(1)泽兰、熟干地黄、白茯苓、木香、萆薢、附子、桂心、赤石脂、牛膝、芎䓖、人参、黄芪、白术、干姜、续断、当归、甘草。(中医方剂大辞典)(2)泽兰、防风、芎䓖、人参、肉苁蓉、延胡索、细辛、柏子仁、牛膝、麦门冬、当归、熟干地黄、芜荑、石膏、艾叶、薯蓣、山茱萸、桂心、石斛、钟乳粉、藁本、五味子、甘草。(中医方剂大辞典)
补益肾肝丸 bu yi shen gan wan
【英文名】Bu Yi Shen Gan Pill
【组成】柴胡、羌活、生地黄、苦参、防己、附子、肉桂、当归身。(中医方剂大辞典)
补益降糖丸 bu yi jiang tang wan
【英文名】Bu Yi Jiang Tang Pill
【组成】人参、黄芪、山萸肉、枸杞子等。(中草药 1990,21(5))
补益养荣汤 bu yi yang rong tang
【英文名】Bu Yi Yang Rong Decoction
【组成】熟地黄、当归身、白芍药、白茯苓、白术、陈皮、川芎、人参、知母、黄柏、甘草、五味子。(中医方剂大辞典)
补益养精方 bu yi yang jing fang
【英文名】Bu Yi Yang Jing Fang Honeyed Pill
【组成】生干地黄、天门冬、干姜、菟丝、石斛、当归、白术、甘草、肉苁蓉、芍药、人参、玄参、麦门冬、大黄、牛膝、紫菀、茯苓、防风、杏仁、麻子仁、地骨皮、椒。(中医方剂大辞典)
补益活络丸 bu yi huo luo wan
【英文名】Bu Yi Huo Luo Pill(药品标准-中药成方制剂标准)
【组成】黄芪、桑枝、何首乌、熟地黄、茯苓、独活、当归、防己、白芍、党参、牡丹皮、威灵仙、木瓜、地龙、红花、赤芍、杜仲、甘草、香附、川芎、桃仁。(药品标准-中药成方制剂标准 1990 年)
补益活络丹 bu yi huo luo dan
【英文名】Bu Yi Huo Luo Pellet
【组成】生黄芪、生白芍、桑枝、党参、熟地、丹皮、茯苓、灵仙、红花、制首乌、独活、桃仁、当归、木瓜、赤芍、川芎、杜仲炭、地龙、防己、香附、甘草。(中医方剂大辞典)
补益钟乳丸 bu yi zhong ru wan
【英文名】Bu Yi Zhong Ru Honeyed Pill
【组成】钟乳粉、五味子、甘草、肉苁蓉、泽兰、远志、芎䓖、白芍药、黄芪、天门冬、桔梗、细辛、柏子仁、熟干地黄、当归、天雄、紫石英、紫菀、蒲黄、芜荑仁、厚朴。(中医方剂大辞典)
补益桑黄丸 bu yi sang huang wan
【英文名】Bu Yi Sang Huang Honeyed Pill
【异名】桑黄丸(中医方剂大辞典、普济方)
【组成】桑黄、牛膝、桃仁、麦蘖、白术、陈曲、当归、大黄、生地黄、生姜。(中医方剂大辞典)
补益消癌汤 bu yi xiao ai tang
【英文名】Bu Yi Xiao Ai Decoction
【组成】黄芪、人参、金银花、陈皮、地榆、贯众、蒲公英、大蓟、小蓟、龙眼肉、生地、杜仲、三七。(中医方剂大辞典)
补益调中饮 bu yi tiao zhong yin
【英文名】Bu Yi Tiao Zhong Drink
【异名】补益调中散(中医方剂大辞典、普济方)
【组成】芍药、当归、厚朴、续断、芎䓖、白术、柴胡、李根白皮、乌梅、枳壳。(中医方剂大辞典)
补益资生丸 bu yi zi sheng wan
【英文名】Bu Yi Zi Sheng Pill(药品标准-中药成方制剂标准)
【组成】人参、白术、茯苓、甘草、白扁豆、山药、南山楂、六神曲、麦芽、莲子、薏苡仁、芡实、泽泻、豆蔻、橘红、广藿香、桔梗、黄连。(药品标准-中药成方制剂标准 1993 年)
补益猪肾丸 bu yi zhu shen wan
【英文名】Bu Yi Zhu Shen Pill
【组成】附子、黄芪、牛膝、肉苁蓉、黄蜡、蜀椒、白蒺藜。(中医方剂大辞典)

补益黄芪丸 bu yi huang qi wan

【英文名】Bu Yi Huang Qi Honeyed Pill

【组成】黄芪、白茯苓、桂心、山茱萸、白术、麦门冬、当归、五味子、石斛、人参、附子、陈桔皮、熟干地黄、牛膝、薯蓣。(中医方剂大辞典)

补益椒红丸 bu yi jiao hong wan

【英文名】Bu Yi Jiao Hong Paste Pill

【组成】蜀椒、巴戟天。(中医方剂大辞典)

补益紫金丸 bu yi zi jin wan

【英文名】Bu Yi Zi Jin Honeyed Pill

【组成】青蒿、柴胡、芍药、五加皮、续断、石斛、黄芪、羌活、当归、牛膝、桃仁、肉苁蓉、地黄汁、芎䓖、人参、白茯苓、桂、附子、蛇床子、卷柏、蜀椒、厚朴、木香、荜澄茄。(中医方剂大辞典)

补益蒺藜丸 bu yi ji li wan

【英文名】Bu Yi Ji Li Pill(药品标准－中药成方制剂标准)

【组成】黄芪、白术、山药、茯苓、白扁豆、芡实、当归、沙苑子、菟丝子、陈皮。(药品标准－中药成方制剂标准 1989 年)

补益麋茸煎 bu yi mi rong jian

【英文名】Bu Yi Mi Rong Soft Extract

【组成】麋茸。(中医方剂大辞典)

补虚人参丸 bu xu ren shen wan

【英文名】Bu Xu Ren Shen Honeyed Pill

【组成】(1)茯苓、人参、续断、远志、白附子、甘草、白僵蚕。(中医方剂大辞典)(2)人参、白茯苓、熟地、山药、防风、桔梗、石斛、黄柏、厚朴、菟丝子、牛膝、玄参、当归、川芎、木香、细辛、桂心、草决明、覆盆子。(中医方剂大辞典)

补虚止嗽丸 bu xu zhi sou wan

【英文名】Bu Xu Zhi Sou Honeyed Pill

【组成】党参、白术、云苓、当归、广皮、半夏、炙耆、炙升麻、柴胡、麦冬、五味子、炙百合、炙冬花、白芥子、炙草。(中医方剂大辞典)

补虚四物汤 bu xu si wu tang

【英文名】Bu Xu Si Wu Decoction

【组成】当归、川芎、熟地、白芍、山药、枸杞、黄芪、杜仲、肉桂。(中医方剂大辞典)

补虚生荣汤 bu xu sheng rong tang

【英文名】Bu Xu Sheng Rong Decoction

【组成】黄芪、当归、白术、茯苓、熟地、益母草、甘草、干姜、白芍、荆芥穗。(中医方剂大辞典)

补虚宁血汤 bu xu ning xue tang

【英文名】Bu Xu Ning Xue Decoction

【组成】当归、熟地、黄芪、甘草、炒黑荆芥。(中医方剂大辞典)

补虚芍药汤 bu xu shao yao tang

【英文名】Bu Xu Shao Yao Decoction

【组成】芍药、牡丹皮、熟干地黄、黄芪、甘草、白茯苓、青葙子、白附子、防风、细辛、山栀子仁、枳实、荆芥穗。(中医方剂大辞典)

补虚杜仲丸 bu xu du zhong wan

【英文名】Bu Xu Du Zhong Honeyed Pill

【组成】杜仲、桂、白茯苓、枳壳、菟丝子、干姜、远志。(中医方剂大辞典)

补虚助气饮 bu xu zhu qi yin

【英文名】Bu Xu Zhu Qi Drink

【组成】黄芪、人参、白茯苓、甘草、五味子、芎䓖、独活、桂、青桔皮、麦门冬、当归、杏仁、熟干地黄。(中医方剂大辞典)

补虚利腰汤 bu xu li yao tang

【英文名】Bu Xu Li Yao Decoction

【组成】熟地、杜仲、破故纸、白术。(中医方剂大辞典)

补虚沉香丸 bu xu chen xiang wan

【英文名】Bu Xu Chen Xiang Honeyed Pill

【异名】沉香丸(中医方剂大辞典、普济方)

【组成】沉香、诃黎勒皮、人参、赤茯苓、肉豆蔻仁、荜茇、干姜、胡椒、桂、葫芦巴。(中医方剂大辞典)

补虚固本汤 bu xu gu ben tang

【英文名】Bu Xu Gu Ben Decoction

【组成】人参、焦白术、紫蔻仁、黄芪、桂枝、雕爪、木瓜、川椒、虎骨、甘草。(中医方剂大辞典)

补虚固精丸 bu xu gu jing wan

【英文名】Bu Xu Gu Jing Pill

【组成】补骨脂、莲子心、安息香、丹砂、沉香、山茱萸、砚蝴蝶。(中医方剂大辞典)

补虚和气散 bu xu he qi san

【英文名】Bu Xu He Qi Powders

【组成】人参、干葛、甘草、木香、麝、茯苓。(中医方剂大辞典)

补虚定志丸 bu xu ding zhi wan

【英文名】Bu Xu Ding Zhi Honeyed Pill

【组成】茯神、远志、麦门冬、人参、熟干地黄、甘草、黄芪、桂心、牛膝、泽泻。(中医方剂大辞典)

补虚降火汤 bu xu jiang huo tang

【英文名】Bu Xu Jiang Huo Decoction

【组成】人参、麦冬、元参、桑叶、苏子。(中医方剂大辞典)

补虚黄芪汤 bu xu huang qi tang

【英文名】Bu Xu Huang Qi Decoction

【组成】人参、当归、白术、黄芪、桂、甘草、白芍药。(中医方剂大辞典)

补虚愈风汤 bu xu yu feng tang

【英文名】Bu Xu Yu Feng Decoction

【组成】人参、熟地黄、茯苓、生黄芪、炙黄芪、白术、赤芍药、当归、杜仲、怀牛膝、羌活、独活、桂枝。(中医方剂大辞典)

补遗人参散 bu yi ren shen san

【英文名】Bu Yi Ren Shen San Decoction

【组成】川芎、当归、白芍、地黄、连翘、薄荷、山栀、甘草、大黄、芒消、肉桂、木香、寒水石。(中医方剂大辞典)

补脾人参散 bu pi ren shen san

【英文名】Bu Pi Ren Shen Powders

【异名】补脾人参汤(中医方剂大辞典、圣济总录)

【组成】人参、石斛、黄芪、桔梗、白术、附子、桂心、白茯苓、陈桔皮、丁香、草豆蔻。(中医方剂大辞典)

补脾化食汤 bu pi hua shi tang

【英文名】Bu Pi Hua Shi Decoction

【组成】苍术、厚朴、陈皮、甘草、麦芽、山楂、神曲、枳壳、砂仁、藿香、桂枝、广香、茯苓。(中医方剂大辞典)

补脾白术散 bu pi bai zhu san

【英文名】Bu Pi Bai Zhu Powders

【异名】补脾白术汤(中医方剂大辞典、圣济总录)

【组成】白术、五味子、白芍药、甘草、桂心、诃黎勒、附子、高良姜、熟干地黄。(中医方剂大辞典)

补脾助元散 bu pi zhu yuan san

【英文名】Bu Pi Zhu Yuan Powders

【组成】白术、白茯苓、莲肉、广陈皮、大麦芽。(中医方剂大辞典)

补脾和中丸 bu pi he zhong wan

【英文名】Bu Pi He Zhong Paste Pill

【组成】钱氏异功散、青皮、砂仁、使君子肉。(中医方剂大辞典)

补脾和肝饮 bu pi he gan yin

【英文名】Bu Pi He Gan Drink

【组成】炒白芍、炙甘草、云茯苓、甜白术、陈皮、神曲、车前子。(中医方剂大辞典)

补脾养血汤 bu pi yang xue tang

【英文名】Bu Pi Yang Xue Decoction

【组成】当归、川芎、白芍、茯苓、苍术、荆芥、防风、生地、熟地牛子、红花、甘草。(中医方剂大辞典)

补脾神曲丸 bu pi shen qu wan

【英文名】Bu Pi Shen Qu Pill

【异名】补脾丸(中医方剂大辞典、医方类聚)

【组成】神曲、附子、诃黎勒、厚朴、荜茇、丁香、白豆蔻、白术、人参、荜澄茄、沉香、陈桔皮。(中医方剂大辞典)

补脾消食片 bu pi xiao shi pian

【英文名】Bu Pi Xiao Shi Tablet(药品标准－中药成方制剂标准)

【组成】明党参、白术、茯苓、麦芽、六神曲、陈皮、山楂、半夏、砂仁、甘草、大枣。(药品标准－中药成方制剂标准 1997 年)

补脾益气方 bu pi yi qi fang

【英文名】Bu Pi Yi Qi Prescription

【组成】黄芪、党参、茯苓、炒白术、炙甘草。(南京中医学院学报 1991,(2))

补脾益气汤 bu pi yi qi tang

【英文名】Bu Pi Yi Qi Decoction

【组成】怀耆、玉竹、白术、仙茅、砂仁、当归、茯苓、车前、人参、六曲、炙草。(中医方剂大辞典)

补脾益阳丸 bu pi yi yang wan

【英文名】Bu Pi Yi Yang Pill

【组成】木香、黄芪、当归、白芍。((94)卫药中保字第 088 号)

补脾益肠丸 bu pi yi chang wan

【英文名】Bu Pi Yi Chang Pill

【组成】木香、黄芪、当归、白芍等。(粤卫药试字(85)第 56 号)

补脾益肾汤 bu pi yi shen tang

【英文名】Bu Pi Yi Shen Decoction

【组成】炒山药、焦白术、茯苓、陈皮、菟丝子、破故纸、焦山楂、肉桂。(光明中医 1992,(2))

补脾益真汤 bu pi yi zhen tang

【英文名】Bu Pi Yi Zhen Decoction

【组成】木香、当归、人参、黄芪、丁香、诃子肉、陈皮、厚朴、甘草、肉豆蔻、草果、茯苓、白术、官桂、半夏、附子、全蝎。(中医方剂大辞典)

补脾清痢饮 bu pi qing li yin

【英文名】Bu Pi Qing Li Drink

【组成】甜于术、炒白芍、云苓、车前子、五谷虫、甘草、神曲、枳壳。(中医方剂大辞典)

补脾渗湿汤 bu pi shen shi tang

【英文名】Bu Pi Shen Shi Decoction

【组成】苍术、白术、茯苓、桂心、腹皮、当归、乌药、枳壳、熟地、茵陈、陈皮。(中医方剂大辞典)

补脾黄芪丸 bu pi huang qi wan

【英文名】Bu Pi Huang Qi Pill

【异名】黄芪丸(中医方剂大辞典、圣济总录)

【组成】黄芪、石斛、五味子、肉桂、附子、肉苁蓉、诃黎勒、益智子、白术、当归、人参、白豆蔻、丁香、沉香、高良姜、厚朴、吴茱萸、枳实。(中医方剂大辞典)

补脾解毒饮 bu pi jie du yin

【英文名】Bu Pi Jie Du Drink

【组成】苡仁、当归、扁豆、僵蚕、黄芩、川贝母、陈皮、白芍、银花、甘草、牛蒡子。(中医方剂大辞典)

补脾藿香散 bu pi huo xiang san
【英文名】Bu Pi Huo Xiang Powders
【组成】藿香、丁香、羌活、红豆蔻、川芎、独活、木香、草豆蔻、甘草、干姜、陈皮。(中医方剂大辞典)

补暖金液丹 bu nuan jin ye dan
【英文名】Bu Nuan Jin Ye Pellet
【异名】金液丹(中医方剂大辞典、普济方)
【组成】硫黄、阳起石、石膏。(中医方剂大辞典)

补暖厚朴丸 bu nuan hou po wan
【英文名】Bu Nuan Hou Po Pill
【异名】厚朴丸(中医方剂大辞典、普济方)
【组成】厚朴、附子、桂、白术、青桔皮、人参、赤茯苓、炙甘草。(中医方剂大辞典)

补漏生肌散 bu lou sheng ji san
【英文名】Bu Lou Sheng Ji Powders
【组成】枯矾、轻粉、血竭、乳香。(中医方剂大辞典)

补精养心丸 bu jing yang xin wan
【英文名】Bu Jing Yang Xin Honeyed Pill
【组成】牛膝、干山药、山茱萸肉、白茯苓、肉苁蓉、远志、茴香、杜仲、楮实子、五味子、归身、枸杞子、熟地黄、麦冬、人参、白术、虎骨、黄柏。(中医方剂大辞典)

补精通关汤 bu jing tong guan tang
【英文名】Bu Jing Tong Guan Decoction
【组成】熟地、龟板胶、肉苁蓉、淫羊藿、鹿角胶、榧子、车前子、炮山甲。(南京中医学院学报 1993,(2))

补髓青娥丸 bu sui qing e wan
【英文名】Bu Sui Qing E Honeyed Pill
【组成】破故纸、菟丝子、韭子、胡桃。(中医方剂大辞典)

补中益气合剂 bu zhong yi qi he ji
【英文名】Bu Zhong Yi Qi Mixture(药品标准－中药成方制剂标准)
【组成】黄芪、党参、甘草、白术、当归、升麻、柴胡、陈皮、生姜、大枣。(药品标准－中药成方制剂标准 1990 年)

补天灵糖衣片 bu tian ling tang yi pian
【英文名】Bu Tian Ling Suger-coated capsule
【组成】仙灵脾、肉桂、海龙、仙茅、枸杞子、牛膝、韭菜子、蛇床子、补骨脂、红参、鹿茸、锁阳、驴肾、狗肾、貂鞭、牛肾、羊肾。(中西医结合杂志 1985,5(2))

补心气口服液 bu xin qi kou fu ye
【英文名】Bu Xin Qi Liquid
【组成】黄芪、人参、菖蒲、薤白。((91)卫药准字 Z－77 号)

补心麦门冬丸 bu xin mai men dong wan
【英文名】Bu Xin Mai Men Dong Honeyed Pill
【异名】麦门冬丸(中医方剂大辞典、普济方)
【组成】麦门冬、石菖蒲、远志、人参、白茯苓、熟干地黄、桂、天门冬、黄连、升麻。(中医方剂大辞典)

补血顺气药酒 bu xue shun qi yao jiu
【英文名】Bu Xue Shun Qi Wine
【组成】天门冬、麦门冬、怀生熟地黄、人参、白茯苓、甘州枸杞子、砂仁、木香、沉香。(中医方剂大辞典)

补肝白茯苓散 bu gan bai fu ling san
【英文名】Bu Gan Bai Fu Ling Powders
【异名】白茯苓汤(中医方剂大辞典、圣济总录)
【组成】白茯苓、防风、柏子仁、细辛、当归、槟榔、白术、川芎、桂心、附子、枳壳。(中医方剂大辞典)

补肝地肤子散 bu gan di fu zi san
【英文名】Bu Gan Di Fu Zi Powders
【异名】地肤子散(中医方剂大辞典、圣济总录)
【组成】地肤子、生地黄。(中医方剂大辞典)

补肝芜菁子散 bu gan wu jing zi san
【英文名】Bu Gan Wu Jing Zi Powders
【异名】芜菁子散(中医方剂大辞典、普济方)
【组成】芜菁子。(中医方剂大辞典)

补肝柏子仁丸 bu gan bai zi ren wan
【英文名】Bu Gan Bai Zi Ren Honeyed Pill
【异名】柏子仁丸(中医方剂大辞典、圣济总录)
【组成】柏子仁、黄芪、白茯苓、楮实、覆盆子、五味子、附子、石斛、酸枣仁、鹿茸、桂心、白术、沉香、枳实、熟干地黄。(中医方剂大辞典)

补肝柏子仁散 bu gan bai zi ren san
【英文名】Bu Gan Bai Zi Ren Powders
【异名】桂苓汤(中医方剂大辞典、圣济总录)
【组成】柏子仁、细辛、防风、茯神、鳖甲、犀角屑、甘草、桔梗、独活、桂心、白术、枳壳。(中医方剂大辞典)

补肾生血一号 bu shen sheng xue yi hao
【英文名】Bu Shen Sheng Xue Yi Hao Prescription
【组成】生地、阿胶、龟板胶、黄芪。(中草药 1990,21(6))

补肾肉苁蓉丸 bu shen rou cong rong wan
【英文名】Bu Shen Rou Cong Rong Honeyed Pill
【组成】肉苁蓉、磁石、熟干地黄、山茱萸、桂心、附子、薯蓣、牛膝、石南、白茯苓、泽泻、黄芪、鹿茸、五味子、石斛、覆盆子、远志、补骨脂、萆薢、巴戟、杜仲、菟丝子、白龙骨。(中医方剂大辞典)

补肾益寿胶囊 bu shen yi shou jiao nang
【英文名】Bu Shen Yi Shou Capsule(药品标准－中药成方制剂标准)
【组成】红参、珍珠、灵芝、制何首乌、枸杞子、淫羊藿、丹参、甘草、黄精。(药品标准－中药成方制剂标准 1997 年)

补肾益脑胶囊 bu shen yi nao jiao nang

【英文名】Bu Shen Yi Nao Capsule(药品标准－中药成方制剂标准)

【组成】人参、鹿茸、酸枣仁、熟地黄、茯苓、玄参、远志、麦冬、五味子、当归、川芎、牛膝、山药、补骨脂、枸杞子、朱砂。(药品标准－中药成方制剂标准 1991 年)

补肾康乐胶囊 bu shen kang le jiao nang

【英文名】Bu Shen Kang Le Capsule(药品标准－中药成方制剂标准)

【组成】淫羊藿、制何首乌、花生米、龟甲、山茱萸、肉桂、枸杞、狗肾、熟地黄、黄柏、续断、五味子、紫河车、杜仲、人参、益智仁、海马。(药品标准－中药成方制剂标准 1997 年)

补肾虚磁石丸 bu shen xu ci shi wan

【英文名】Bu Shen Xu Ci Shi Honeyed Pill

【组成】磁石、鹿茸、人参、黄芪、白茯苓、远志、附子、牡蛎、牛膝、楮实子、防风、肉苁蓉、五味子、薯蓣、巴戟、石斛、桂心、熟干地黄。(中医方剂大辞典)

补肾强身胶囊 bu shen qiang shen jiao nang

【英文名】Bu Shen Qiang Shen Capsule(药品标准－中药成方制剂标准)

【组成】淫羊藿、金樱子、菟丝子、女贞、狗脊。(药品标准－中药成方制剂标准 1991 年)

补肾腽肭脐丸 bu shen wa na qi wan

【英文名】Bu Shen Wa Na Qi Honeyed Pill

【组成】腽肭脐、补骨脂、牛膝、天雄、白茯苓、桑螵蛸、楮实、五味子、石斛、覆盆子、桂心、菟丝子、鹿茸、巴戟、熟干地黄、肉苁蓉、磁石。(中医方剂大辞典)

补肺白石英丸 bu fei bai shi ying wan

【英文名】Bu Fei Bai Shi Ying Honeyed Pill

【组成】白石英、磁石、阳起石、肉苁蓉、菟丝子、熟干地黄、石斛、白术、五味子、栝楼根、巴戟天、桂、人参、蛇床子、防风。(中医方剂大辞典)

补肺白石英散 bu fei bai shi ying san

【英文名】Bu Fei Bai Shi Ying Powders

【组成】(1)白石英、款冬花、桂心、钟乳粉、干姜、麦门冬、五味子、赤茯苓、甘草、桑根白皮、熟干地黄。(中医方剂大辞典)(2)白石英、五味子、麦门冬、干姜、白茯苓、附子、甘草、桂心、阿胶、人参、陈桔皮。(中医方剂大辞典)

补肺款冬花散 bu fei kuan dong hua san

【英文名】Bu Fei Kuan Dong Hua Powders

【组成】款冬花、人参、白茯苓、麦门冬、五味子、熟干地黄、陈桔皮、肉桂、白术、黄芪、牛膝、桔梗、杏仁、紫菀、甘草。(中医方剂大辞典)

补药五加皮丸 bu yao wu jia pi wan

【英文名】Bu Yao Wu Jia Pi Honeyed Pill

【组成】五加皮、人参、吴茱萸、恶实、桂、槟榔、赤茯苓、芎䓖、柏子仁、厚朴、郁李仁、枳壳、牛膝、杜仲、羌活。(中医方剂大辞典)

补药地骨皮散 bu yao di gu pi san

【英文名】Bu Yao Di Gu Pi Powders

【组成】地骨皮、白蒺藜、苦参、苍耳、原蚕沙、人参、细辛、白茯苓、山栀子、山茱萸、小荆子、卷柏、蔓荆实、丁香、木香。(中医方剂大辞典)

补胃瑶台雪方 bu wei yao tai xue fang

【英文名】Bu Wei Yao Tai Xue Prescription

【组成】莲肉、土白术、陈皮、苡仁、白茯苓、芡实、山药、砂仁、川椒。(中医方剂大辞典)

补骨脂注射液 bu gu zhi zhu she ye

【英文名】Bu Gu Zhi Injection(药品标准－中药成方制剂标准)

【组成】补骨脂。(药品标准－中药成方制剂标准 1998 年)

补损接骨仙丹 bu sun jie gu xian dan

【英文名】Bu Sun Jie Gu Xian Pellet

【组成】当归、川芎、白芍、生地黄、破故纸、木香、五灵脂、地骨皮、防风、乳香、没药、血竭。(中医方剂大辞典)

补益干地黄丸 bu yi gan di huang wan

【英文名】Bu Yi Gan Di Huang Honeyed Pill

【组成】熟干地黄、鹿茸、远志、山茱萸、蛇床子、菟丝子。(中医方剂大辞典)

补益干地黄汤 bu yi gan di huang tang

【英文名】Bu Yi Gan Di Huang Decoction

【组成】熟干地黄、黄芪、地骨皮、枳壳、蒺藜子、磁石、五味子、桂。(中医方剂大辞典)

补益小泽兰丸 bu yi xiao ze lan wan

【英文名】Bu Yi Xiao Ze Lan Honeyed Pill

【组成】泽兰、藁本、白术、白芍药、厚朴、龙骨、人参、当归、甘草、阳起石、赤石脂、桂心、紫石英、钟乳粉、川椒、白石英、肉苁蓉、白矾、干姜、石膏、山茱萸、芜荑、柏子仁、芎䓖。(中医方剂大辞典)

补益巴戟天丸 bu yi ba ji tian wan

【英文名】Bu Yi Ba Ji Tian Honeyed Pill

【组成】巴戟天、肉苁蓉、白龙骨、五味子、鹿茸、白茯苓、天雄、续断、山芋、白石英、覆盆子、菟丝子、熟干地黄、蛇床子、远志、干姜。(中医方剂大辞典)

补益赤石脂丸 bu yi chi shi zhi wan

【英文名】Bu Yi Chi Shi Zhi Honeyed Pill

【组成】赤石脂、白薇、芎䓖、琥珀、鹿茸、熟干地黄、人参、五味子、藁本、桂心、甘草、牡丹、牛膝、附子、干姜、黄芪、芜荑、丹参、白茯苓、肉苁蓉、细辛、当归、羌活、杜仲。(中医方剂大辞典)

补益柏子仁丸 bu yi bai zi ren wan

【英文名】Bu Yi Bai Zi Ren Honeyed Pill

【组成】柏子仁、防风、续断、桂心、白茯苓、羚羊角屑、牡丹、人参、当归、黄芪、白术、枳壳、赤芍药、木香、附子、细辛、羌活、芎䓖、牛膝、熟干地黄。(中医方剂大辞典)

补益黄芪浸酒 bu yi huang qi jin jiu

【英文名】Bu Yi Huang Qi Jin Wine

【组成】黄芪、萆薢、防风、牛膝、桂心、石斛、杜仲、肉苁蓉、附子、山茱萸、石南、白茯苓。(中医方剂大辞典)

补益紫石英丸 bu yi zi shi ying wan

【英文名】Bu Yi Zi Shi Ying Honeyed Pill

【组成】紫石英、白石英、泽兰、木香、附子、熟干、地黄、芎䓖、柏子仁、桂心、防风、牛膝、续断、人参、白茯苓、羌活、黄芪、白术、当归、甘草、白薇、杜仲、干姜、川椒。(中医方剂大辞典)

补益覆盆子丸 bu yi fu Pen zi wan

【英文名】Bu Yi Fu Pen Zi Honeyed Pill

【组成】覆盆子、菟丝子、龙骨、肉苁蓉、附子、巴戟、人参、蛇床子、熟干地黄、柏子仁、鹿茸。(中医方剂大辞典)

补虚正气粥饮 bu xu zheng qi zhou yin

【英文名】Bu Xu Zheng Qi Gruel

【组成】黄芪、人参、米。(中医方剂大辞典)

补虚款冬花汤 bu xu kuan dong hua tang

【英文名】Bu Xu Kuan Dong Hua Decoction

【异名】补肺款冬花汤(中医方剂大辞典、普济方)

【组成】款冬花、人参、升麻、桔梗、杏仁、白茯苓、甘草、干姜、柴胡、天门冬、鳖甲、黄芪、桑根白皮、肉苁蓉。(中医方剂大辞典)

补脾白豆蔻散 bu pi bai dou kou san

【英文名】Bu Pi Bai Dou Kou Powders

【组成】白豆蔻、干姜、人参、附子、甘草、陈桔皮、枳壳、白术、厚朴。(中医方剂大辞典)

补脾肉豆蔻丸 bu pi rou dou kou wan

【英文名】Bu Pi Rou Dou Kou Honeyed Pill

【异名】大肉豆蔻丸(中医方剂大辞典、鸡峰)

【组成】肉豆蔻、附子、白术、石斛、肉桂、丁香、荜茇、椒红、诃黎勒、缩砂、人参、当归、高良姜、木香、厚朴。(中医方剂大辞典)

补脾诃黎勒散 bu pi he li le san

【英文名】Bu Pi He Li Le Powders

【组成】诃黎勒、草豆蔻、陈桔皮、附子、甘草、木香、当归、缩砂、厚朴。(中医方剂大辞典)

补天五子种玉丹 bu tian wu zi zhong yu dan

【英文名】Bu Tian Wu Zi Zhong Yu Pellet

【组成】大原生地、山萸肉、淮山药、丹皮、块云苓、泽泻、当归身、淮牛膝、杜仲、川续断、枸杞子、五味子、女贞子、车前子、覆盆子、紫河车。(中医方剂大辞典)

补中气散阴火汤 bu zhong qi san yin huo tang

【英文名】Bu Zhong Qi San Yin Huo Decoction

【组成】党参、白术、茯苓、陈皮、升麻、柴胡、炙黄芪、当归、桂枝、白芍、炙甘草、生姜、大枣。(河北中医 1986,(6))

补中益气加减汤 bu zhong yi qi jia jian tang

【英文名】Bu Zhong Yi Qi Jia Jian Decoction

【组成】(1)炙耆、白术、党参、淮山、扁豆、升麻、陈皮、炙草。(中医方剂大辞典)(2)炙耆、党参、归身、白术、天麻、钩藤、陈皮、炙草。(中医方剂大辞典)

补中益气建中汤 bu zhong yi qi jian zhong tang

【英文名】Bu Zhong Yi Qi Jian Zhong Decoction

【组成】黄芪、甘草、人参、当归、桔皮、升麻、柴胡、白术、白芍、桂枝、生姜、大枣、防风。(中医方剂大辞典)

补气升阳和中汤 bu qi sheng yang he zhong tang

【英文名】Bu Qi Sheng Yang He Zhong Decoction

【组成】生甘草、酒黄柏、白茯苓、泽泻、升麻、柴胡、苍术、草豆蔻仁、桔皮、当归身、白术、白芍药、人参、佛耳草、炙甘草、黄芪。(中医方剂大辞典)

补气通脬饮加味 bu qi tong pao yin jia wei

【英文名】Jia Wei Bu Qi Tong Pao Drink

【组成】炙黄芪、麦冬、党参、车前子、冬葵子、茯苓、泽泻、王不留行、炙升麻、炒枳壳、通草。(南京中医学院学报 1986,(2))

补血安胎理风汤 bu xue an tai li feng tang

【英文名】Bu Xue An Tian Li Feng Decoction

【组成】川芎、天麻、黄芩、羌活、防风、荆芥、白芍、当归、人参、紫苏、甘草。(中医方剂大辞典)

补血保胎清痢汤 bu xue bao tai qing li tang

【英文名】Bu Xue Bao Tai Qing Li Decoction

【组成】当归身、白芍、川芎、炒枳壳、莱菔子、甘草、车前子、黄芩、砂仁、甜白术。(中医方剂大辞典)

补阴养阳厚朴散 bu yin yang yang hou po san

【英文名】Bu Yin Yang Yang Hou Po Powders

【异名】厚朴散(中医方剂大辞典、普济方)

【组成】厚朴、桃仁、杏仁、紫石英、白鲜皮、五加皮、桑根白皮。(中医方剂大辞典)

补肝元柏子仁丸 bu gan yuan bai zi ren wan

【英文名】Bu Gan Yuan Bai Zi Ren Honeyed Pill

【组成】柏子仁、薏苡仁、乌麻仁、车前子、枸杞子、庵蔺子、菟丝子、牡荆子、青葙子、五味子、蛇床子、桂、菊花、山芋、熟干地黄、肉苁蓉、白茯苓。(中医方剂大

辞典)

补肾抗衰口服液 bu shen kang shuai kou fu ye

【英文名】Bu Shen Kang Shuai Liquid

【组成】补骨脂、淫羊藿、菟丝子、何首乌、女贞子、枸杞子。(湖南中医学院学报 1993,13(2))

补肾活血搜风汤 bu shen huo xue sou feng tang

【英文名】Bu Shen Huo Xue Sou Feng Decoction

【组成】熟地、当归、制乳香、杞子、制黄精、甜苁蓉、炒白芍、桂枝、葛根、全虫、白僵蚕、广地龙、蜈蚣。(浙江中医学院学报 1992,16(3))

补肾祛湿舒筋汤 bu shen qu shi shu jin tang

【英文名】Bu Shen Qu Shi Shu Jin Decoction

【组成】桑寄生、狗脊、元胡、炒地龙、蛰虫、川牛膝、怀牛膝。(福建中医药 1993,24(1))

补肾祛瘀通络汤 bu shen qu yu tong luo tang

【英文名】Bu Shen Qu Yu Tong Luo Decoction

【组成】当归、骨碎补、杜仲、淫羊藿、龟板、鹿角霜、防风、川芎、土鳖、桂枝、鸡血藤、熟地、煅龙骨、煅牡蛎、葛根、黄芪、威灵仙、细辛。(湖南中医杂志 1993,9(3))

补肾健脾益气方 bu shen jian pi yi qi fang

【英文名】Bu Shen Jian Pi Yi Qi Fang Decoction

【异名】补肾健脾益气种子煎(中医方剂大辞典、医学正印)

【组成】白茯苓、枸杞子、怀生地、麦门冬、人参、陈皮、白术。(中医方剂大辞典)

补肾熟干地黄丸 bu shen shu gan di huang wan

【英文名】Bu Shen Shu Gan Di Huang Honeyed Pill

【组成】熟干地黄、肉苁蓉、磁石、山茱萸、附子、山芋、牛膝、石南、白茯苓、泽泻、黄芪、鹿茸、五味子、石斛、覆盆子、远志、补骨脂、萆薢、巴戟天、杜仲、菟丝子、白龙骨。(中医方剂大辞典)

补肾熟干地黄散 bu shen shu gan di huang san

【英文名】Bu Shen Shu Gan Di Huang Powders

【组成】熟干地黄、五味子、桂心、当归、白芍药、牛膝、杜仲、石斛、人参、附子、白茯苓、荜澄茄、厚朴、白术、沉香。(中医方剂大辞典)

补肺益气活血汤 bu fei yi qi huo xue tang

【英文名】Bu Fei Yi Qi Huo Xue Decoction

【组成】党参、黄芪、麦门冬、五味子、百合、知母、当归、川芎、赤芍药。(天津中医学院学报 1983,(3))

补肺清肺化痰汤 bu fei qing fei hua tan tang

【英文名】Bu Fei Qing Fei Hua Tan Decoction

【组成】天冬、麦冬、大生地、百部、百合、阿胶、川贝母、知母、北沙参、钩藤、枇杷叶、竹茹、马兜铃、栝楼仁。(中医方剂大辞典)

补肺逐瘀化痰汤 bu fei zhu yu hua tan tang

【英文名】Bu Fei Zhu Yu Hua Tan Decoction

【组成】党参、杏仁、五味子、麦冬、黄芩、瓜蒌、丹参、葶苈子、麻黄、桂枝、地龙。(陕西中医 1992,13(3))

补益三石泽兰丸 bu yi san shi ze lan wan

【英文名】Bu Yi San Shi Ze Lan Honeyed Pill

【组成】泽兰、芜荑、甘草、桂心、白术、人参、干姜、羌活、熟干地黄、黄芪、石斛、石膏、防风、白石英、白芷、柏子仁、桔梗、川椒、细辛、钟乳粉、厚朴、紫石英、藁本、肉苁蓉、白芍药、干漆、琥珀、五味子、防葵、当归、白茯苓、芎䓖。(中医方剂大辞典)

补益苁蓉獭肝丸 bu yi cong rong ta gan wan

【英文名】Bu Yi Cong Rong Ta Gan Honeyed Pill

【组成】肉苁蓉、獭肝、柴胡、秦艽、当归、石斛、白茯苓、泽泻、附子、远志、巴戟天、蒺藜子、熟干地黄、厚朴、五味子、桂、桃仁、丁香、木香、山芋、芍药、陈桔皮、赤石脂、槟榔、白术、干姜、郁李仁、甘草、牡丹皮、蜀椒、山茱萸、芎䓖、牡蛎、人参、黄芪。(中医方剂大辞典)

补益钟乳天雄丸 bu yi zhong ru tian xiong wan

【英文名】Bu Yi Zhong Ru Tian Xiong Honeyed Pill

【组成】钟乳粉、天雄、巴戟、肉苁蓉、菟丝子、茴香子、补骨脂、木香、天门冬、续断、沉香、石斛、丁香、山茱萸、附子、肉桂、当归、麝香、白术、人参、仙灵脾、薯蓣、牛膝、厚朴、磁石、熟干地黄、石龙芮。(中医方剂大辞典)

补益熟干地黄丸 bu yi shu gan di huang wan

【英文名】Bu Yi Shu Gan Di Huang Honeyed Pill

【组成】熟干地黄、泽兰、当归、干姜、延胡索、鳖甲、牛膝、续断、附子、白芍药、木香、桂心、藁本、艾叶、黄芪、五味子、庵蔺子、芎䓖、牡丹、白茯苓、柏子仁、薯蓣、龙骨、甘草、杜仲、蛇床子、白术、吴茱萸、桃仁。(中医方剂大辞典)

补虚人参茯苓丸 bu xu ren shen fu ling wan

【英文名】Bu Xu Ren Shen Fu Ling Honeyed Pill

【组成】人参、白茯苓、远志、白僵蚕、甘草、白附子、续断。(中医方剂大辞典)

补虚损大泽兰丸 bu xu sun da ze lan wan

【英文名】Bu Xu Sun Da Ze Lan Honeyed Pill

【组成】泽兰、紫菀、石英、白石脂、赤石脂、石膏、龙骨、牛膝、桂心、白薇、当归、人参、白茯苓、续断、白芜荑、黄芪、防风、五味子、远志、薯蓣、白术、柏子仁、蛇床子、甘草、蒲黄、牡丹、桃仁、细辛、芎䓖、熟干地黄。(中医方剂大辞典)

补虚益精大通丸 bu xu yi jing da tong wan

【英文名】Bu Xu Yi Jing Da Tong Honeyed Pill

【组成】干地黄、天门冬、干姜、当归、石斛、肉苁蓉、白术、甘草、芍药、人参、麻子仁、大黄、黄芩、蜀椒、防风、紫菀、茯苓、杏仁、白芷。(中医方剂大辞典)

补虚调中防风丸 bu xu tiao zhong fang feng wan
【英文名】Bu Xu Tiao Zhong Fang Feng Honeyed Pill
【组成】防风、桂心、通草、茯神、远志、甘草、人参、麦门冬、白石英。(中医方剂大辞典)

补髓益脑开窍汤 bu sui yi nao kai qiao tang
【英文名】Bu Sui Yi Nao Kai Qiao Decoction
【组成】茺蔚子、菊花、蔓荆子、沙蒺藜、藁本、女贞子、浮小麦、枸杞子、生地、车前子、五味子、桃仁、甘草、冰片。(江西中医药 1992,(3))

补中益气加姜桂汤 bu zhong yi qi jia jiang gui tang
【英文名】Bu Zhong Yi Qi Jia Jiang Gui Decoction
【组成】炙耆、白术、当归、升麻、柴胡、党参、干姜、肉桂、陈皮、炙草。(中医方剂大辞典)

补气行气活血宁心汤 bu qi xing qi huo xue ning xin tang
【英文名】Bu Qi Xing Qi Huo Xue Ning Xin Decoction
【组成】党参、黄芪、枳壳、郁金、川芎、丹参、当归、五味子、枣仁。(吉林中医 1987,(6))

补阳固带长生延寿丹 bu yang gu dai chang sheng yan shou dan
【英文名】Bu Yang Gu Dai Chang Sheng Yan Shou Pellet
【组成】人参、附子、胡椒、夜明砂、五灵脂、没药、虎骨、蛇骨、龙骨、白附子、朱砂、麝香、青盐、茴香、丁香、雄黄、乳香、木香。(中医方剂大辞典)

补脾胃泻阴火升阳汤 bu pi wei xie yin huo sheng yang tang
【英文名】Bu Pi Wei Xie Yin Huo Sheng Yang Decoction
【异名】泻阴火升阳汤(中医方剂大辞典、玉机微义);升阳泻火汤(中医方剂大辞典、准绳)
【组成】柴胡、炙甘草、黄芪、苍术、羌活、升麻、人参、黄芩、黄连、石膏。(中医方剂大辞典)

初精散 chu jing san
【英文名】Chu Jing Powders
【组成】茯苓、松脂、钟乳。(中医方剂大辞典)

启中丸 qi zhong wan
【英文名】Qi Zhong Pill
【组成】(1)厚朴、姜、白茯苓、陈桔皮、甘草。(中医方剂大辞典)(2)南青皮、黑牵牛、半夏、广术。(中医方剂大辞典)

启闭汤 qi bi tang
【英文名】Qi Bi Decoction
【组成】白术、茯苓、白芍、柴胡、猪苓、厚朴、泽泻、半夏。(中医方剂大辞典)

启关散 qi guan san
【英文名】Qi Guan Powders
【组成】(1)白芍、麦冬、柏仁、花粉、滑石、黄连、人参、甘草、桂枝。(中医方剂大辞典)(2)胆矾、牛黄、皂角、冰片、麝香。(中医方剂大辞典)(3)黄连、人参、茯苓、木香、吴茱萸。(中医方剂大辞典)(4)恶实、甘草。(中医方剂大辞典)

启宫丸 qi gong wan
【英文名】Qi Gong Pill
【组成】芎䓖、白术、半夏曲、香附、茯苓、神曲、橘红、甘草。(中医方剂大辞典)

启迷丹 qi mi dan
【英文名】Qi Mi Pellet
【组成】生半夏、人参、菖蒲、菟丝子、甘草、茯神、皂角荚、生姜。(中医方剂大辞典)

启峻汤 qi jun tang
【英文名】Qi Jun Decoction
【组成】人参、黄芪、当归、白术、陈皮、炙甘草、肉桂、茯苓、炮干姜、肉果、沉香、炮附子。(中医方剂大辞典)

启窍汤 qi qiao tang
【英文名】Qi Qiao Decoction
【异名】启窍丹(中医方剂大辞典、疡医大全)
【组成】熟地、山茱萸、麦冬、远志、五味子、石菖蒲、炒枣仁、茯神、柏子仁。(中医方剂大辞典)

启脾丸 qi pi wan
【英文名】Qi Pi Pill
【异名】小儿启脾丸(中医方剂大辞典、摄生众妙方)
【组成】(1)人参、白术、茯苓、甘草、陈皮、山药、莲子、山楂、大神曲、麦芽、泽泻。(中医方剂大辞典)(2)人参、陈皮、扁豆、神曲、苡仁、山药、白术、茯苓、甘草、桔梗、白芍、麦芽、莲肉。(中医方剂大辞典)(3)人参、白术、茯苓、甘草、陈皮、芍药、山楂肉、厚朴、苍术。(中医方剂大辞典)(4)人参、白术、白茯苓、干山药、莲肉、山楂、甘草、陈皮、泽泻。(中医方剂大辞典)(5)人参、白术、青皮、神曲、麦蘖、陈皮、厚朴、缩砂仁、干姜、甘草。(中医方剂大辞典)

启脾汤 qi pi tang
【英文名】Qi Pi Decoction
【组成】白术、当归、人参、川芎、香附子、柴胡梢、玄胡索、郁金、甘草梢、青皮。(中医方剂大辞典)

启脾散 qi pi san
【英文名】Qi Pi Powders
【组成】(1)潞党参、制冬术、建莲肉、楂炭、五谷虫炭、陈皮、砂仁。(中医方剂大辞典)(2)莲肉、白术、茯苓、山药、神曲、山楂、人参、猪苓、泽泻、藿香、木香、当归、白芍、砂仁、肉豆蔻、陈皮、甘草。(中医方剂大辞典)

启痿灵 qi wei ling
【英文名】Qi Wei Ling Liniment
【组成】仙灵脾、肉桂、细辛、蛇床子、当归、仙茅。(江

西中医学院学报 1993,(男性病专辑))

启膈散 qi ge san

【英文名】Qi Ge Powders

【组成】沙参、丹参、茯苓、川贝母、郁金、砂仁壳、荷叶蒂、杵头糠。(中医方剂大辞典)

启云抱龙丸 qi yun bao long wan

【英文名】Qi Yun Bao Long Honeyed Pill

【组成】胆星、防风、花粉、薄荷、僵蚕、白附子、雄黄、辰砂。(中医方剂大辞典)

启心救胃汤 qi xin jiu wei tang

【英文名】Qi Xin Jiu Wei Decoction

【组成】人参、茯苓、白芥子、菖蒲、神曲、半夏、南星、黄连、甘草、枳壳。(中医方剂大辞典)

启阳生育汤 qi yang sheng yu tang

【英文名】Qi Yang Sheng Yu Decoction

【组成】人参、当归、熟地、海龙、海马、枸杞、山萸肉、炒杜仲、菟丝子、蜈蚣。(山东中医杂志 1993,12(2))

启阳固精丸 qi yang gu jing wan

【英文名】Qi Yang Gu Jing Honeyed Pill

【组成】人参、大附子、川芎、菟丝子、破故纸、官桂、山药、小茴香、巴戟天、锁阳、杜仲、黄芪。(中医方剂大辞典)

启阳娱心丹 qi yang yu xin dan

【英文名】Qi Yang Yu Xin Pellet

【组成】人参、远志、茯神、菖蒲、甘草、橘红、砂仁、柴胡、菟丝子、白术、生枣仁、当归、白芍、山药、神曲。(中医方剂大辞典)

启迷奇效汤 qi mi qi xiao tang

【英文名】Qi Mi Qi Xiao Decoction

【组成】人参、南星、鬼箭、半夏、附子、肉桂、柴胡、白芍、菖蒲、丹砂。(中医方剂大辞典)

启结生阴汤 qi jie sheng yin tang

【英文名】Qi Jie Sheng Yin Decoction

【组成】熟地、山茱萸、车前子、苡仁、麦冬、益智仁、肉桂、沙参、山药。(中医方剂大辞典)

良附丸 liang fu wan

【英文名】Liang Fu Pill

【异名】止痛良附丸(中医方剂大辞典、饲鹤亭集方)

【组成】(1)良姜、香附、青皮、木香、当归、干姜、沉香。(中医方剂大辞典)(2)高良姜、香附子。(中医方剂大辞典)

良姜丸 liang jiang wan

【英文名】Liang Jiang Pill

【组成】(1)良姜、干姜、桂枝、赤石脂、粳米、甘草。(中医方剂大辞典)(2)高良姜、干姜、桂、黄桔皮。(中医方剂大辞典)(3)良姜。(中医方剂大辞典)

良姜方 liang jiang fang

【英文名】Liang Jiang Decoction

【异名】良姜汤(中医方剂大辞典、本事)

【组成】桔皮、良姜、桂枝、当归、麻黄、槟榔、杏仁、甘草、生姜、大枣。(中医方剂大辞典)

良姜汤 liang jiang tang

【英文名】Liang Jiang Decoction

【组成】(1)良姜、辣桂、半夏、木香、当归、厚朴、甘草。(中医方剂大辞典)(2)厚朴、良姜、桂。(中医方剂大辞典)(3)干姜、真良姜。(中医方剂大辞典)(4)高良姜、官桂、当归、干姜、人参、吴茱萸、白茯苓、附子。(中医方剂大辞典)(5)高良姜、蓬莪术。(中医方剂大辞典)(6)良姜、小茴香、桂枝、橙皮。(中医方剂大辞典)(7)良姜、当归、桂枝、厚朴、附子。(中医方剂大辞典)

良姜饮 liang jiang yin

【英文名】Liang Jiang Drink

【组成】(1)藿香叶、良姜、木瓜、陈皮、甘草。(中医方剂大辞典)(2)良姜、藿香、陈皮、甘草。(中医方剂大辞典)

良姜散 liang jiang san

【英文名】Liang Jiang Powders

【异名】当归良姜散(中医方剂大辞典、产乳备要)

【组成】(1)良姜、茴香、甘草。(中医方剂大辞典)(2)良姜、草果、槟榔。(中医方剂大辞典)(3)高良姜、草果、缩砂仁、厚朴、陈皮、半夏、枳壳、木香、甘草。(中医方剂大辞典)(4)高良姜、丁香、甘草、人参、胡椒、荜茇。(中医方剂大辞典)(5)良姜、干姜、续随子。(中医方剂大辞典)(6)高良姜、厚朴、当归、桂心。(中医方剂大辞典)(7)高良姜、苍术、麦门冬、陈桔皮、肉豆蔻、吴茱萸、人参、诃黎勒皮。(中医方剂大辞典)(8)良姜、白龙骨。(中医方剂大辞典)

良姜粥 liang jiang zhou

【英文名】Liang Jiang Gruel

【组成】高良姜、粳米。(中医方剂大辞典)

良姜膏 liang jiang gao

【英文名】Liang Jiang Ointment

【组成】高良姜、穿山甲。(中医方剂大辞典)

良宵饮 liang xiao yin

【英文名】Liang Xiao Drink

【组成】防风、木通、枳壳、茯神、当归、僵蚕、川芎、荆芥、枣仁、炙甘草。(中医方剂大辞典)

良姜拈痛散 liang jiang nian tong san

【英文名】Liang Jiang Nian Tong Powders

【组成】良姜。(中医方剂大辞典)

良姜香薷汤 liang jiang xiang ru tang

【英文名】Liang Jiang Xiang Ru Decoction

【组成】陈皮、藿香叶、香薷叶、甘草、生姜、良姜、枣子、紫苏叶、木瓜。(中医方剂大辞典)

良姜理中汤 liang jiang li zhong tang

【英文名】Liang Jiang Li Zhong Decoction

【组成】高良姜、干姜、草果。(中医方剂大辞典)

良效健胃散 liang xiao jian wei san

【英文名】Liang Xiao Jian Wei Powders

【组成】酒炒丹参、郁金、茜草、炒白术、炒黄连、炒吴萸、炒槟榔、龙胆草、高良、姜干、姜炭粉、甘草、白蔻仁、鸡内金。(国医论坛 1992,(3))

良验益真散 liang yan yi zhen san

【英文名】Liang Yan Yi Zhen Powders

【组成】黄芪、桂心。(中医方剂大辞典)

良园枇杷叶膏 liang yuan pi pa ye gao

【英文名】Liang Yuan Pi Pa Ye Concentrated Decoction (药品标准－中药成方制剂标准)

【组成】枇杷叶、干芦根、桔梗、甘草浸膏、紫苑、盐酸麻黄碱、陈皮、杏仁水。(药品标准－中药成方制剂标准 1997 年)

张天师草还丹 zhang tian shi cao huan dan

【英文名】Zhang Tian Shi Cao Huan Pellet

【组成】地骨皮、生地黄、石菖蒲、牛膝、远志、菟丝子。(中医方剂大辞典)

张走马玉霜丸 zhang zou ma yu shuang wan

【英文名】Zhang Zou Ma Yu Shuang Paste Pill

【组成】大川乌、川楝子、破故纸、巴戟、茴香。(中医方剂大辞典)

张武经大明丸 zhang wu jing da ming wan

【英文名】Zhang Wu Jing Da Ming Honeyed Pill

【组成】川芎、当归、羌活、防风、荆芥穗、甘草、白芷、菊花、独活、仙灵脾、陈皮、青皮、柴胡、木贼、白附子、石膏、蒺藜、苍术、蝉壳、枸杞子、全蝎、远志、楮实子、青葙子、决明子。(中医方剂大辞典)

张真君茯苓丸 zhang zhen jun fu ling wan

【英文名】Zhang Zhen Jun Fu Ling Pill

【组成】赤茯苓、白茯苓。(中医方剂大辞典)

张走马家飞步丸 zhang zou ma jia fei bu wan

【英文名】Zhang Zou Ma Jia Fei Bu Paste Pill

【组成】乳香、白芍药、川乌、草乌、白胶香、木鳖子。(中医方剂大辞典)

张走马家秘真丹 zhang zou ma jia mi zhen dan

【英文名】Zhang Zou Ma Jia Mi Zhen Pellet

【组成】草乌头、五倍子。(中医方剂大辞典)

改容丸 gai rong wan

【英文名】Gai Rong Pill

【组成】大贝母、白附子、防风、白芷、菊花叶、滑石。(中医方剂大辞典)

改容膏 gai rong gao

【英文名】Gai Rong Plsater;Gai Rong Ointment

【异名】牵正膏(中医方剂大辞典、何氏济生论)

【组成】(1)石灰。(中医方剂大辞典)(2)蓖麻子、真冰片。(中医方剂大辞典)(3)杏仁、轻粉、滑石。(中医方剂大辞典)

改痢散 gai li san

【英文名】Gai Li Powders

【组成】陈壁土、车前子。(中医方剂大辞典)

改进白驳片 gai jin bai bo pian

【英文名】Gai Jin Bai Bo Tablet

【组成】白蒺藜、丹参、紫草、降香、蚤休、白药子、白薇、苍术、海螵蛸、红花、生首乌、龙胆草、甘草。(中医研究 1992,(1))

改良安蛔粉 gai liang an hui fen

【英文名】Gai Liang An Hui Powders

【组成】鲜苦楝根皮、鲜四季葱、食盐。(中西医结合杂志 1986,6(11))

改定化毒丹 gai ding hua du dan

【英文名】Gai Ding Hua Du Pellet

【组成】牛黄、琥珀、血竭、雄黄、辰砂、鹿胫骨、鲮甲、钟乳、犀角、乌蛇、龙脑、麝香。(中医方剂大辞典)

改良清胆退黄汤 gai liang qing dan tui huang tang

【英文名】Gai Liang Qing Dan Tui Huang Decoction

【组成】茵陈、栀子、黄柏、厚朴、紫草、青黛、人工牛黄、泽兰。(中医杂志 1993,34(5))

即验丹 ji yan dan

【英文名】Ji Yan Pellet

【组成】轻粉、角石、大黄、黄连、黄芩、光明朱砂、土茯苓。(中医方剂大辞典)

灵丹 ling dan

【英文名】Ling Pellet

【组成】防风、北细辛、黄芩、石膏、元参、羌活、荆芥、小生地、连翘、黄柏、甘草、白芷、白菊花、栀仁、川芎、百部、薄荷、黄连。(中医方剂大辞典)

灵飞散 ling fei san

【英文名】Ling Fei Powders

【组成】(1)炉甘石、灵药、朱砂、琥珀、珠末、牛黄、熊胆。(中医方剂大辞典)(2)干蝎、硇砂、巴戟天、阳起石、真珠、木香、附子、芫花、青桔皮、硫黄、阿魏、磁石。(中医方剂大辞典)

灵中散 ling zhong san

【英文名】Ling Zhong Powders

【组成】陈大蜂巢、白矾、脂麻。(中医方剂大辞典)

灵升散 ling sheng san

【英文名】Ling Sheng Powders

【异名】升丹(中医方剂大辞典、外科证治全书)

【组成】樟脑、川椒红。(中医方剂大辞典)

灵乌丹 ling wu dan

【英文名】Ling Wu Pellet

【组成】川乌、牛膝、何首乌。(中医方剂大辞典)

灵乌散 ling wu san

【英文名】Ling Wu Powders

【组成】乌鸦、丹砂、细辛、干蝎。(中医方剂大辞典)

灵水膏 ling shui gao

【英文名】Ling Shui Plaster

【组成】树孔中水。(中医方剂大辞典)

灵功饮 ling gong yin

【英文名】Ling Gong Drink

【组成】当归、黄连、川芎、人参、广木香、枳壳、滑石、槟榔、甘草。(中医方剂大辞典)

灵龙丹 ling long dan

【英文名】Ling Long Pellet

【组成】(1)麝香、乳香、地龙、白胶香、乌头、木鳖子、五灵脂。(中医方剂大辞典)(2)五灵脂、草乌头、木鳖子、白胶香、地龙、乳香、麝香。(中医方剂大辞典)

灵仙丸 ling xian wan

【英文名】Ling Xian Honeyed Pill

【组成】威灵仙。(中医方剂大辞典)

灵仙散 ling xian san

【英文名】Ling Xian Powders

【组成】(1)威灵仙、鸡冠花。(中医方剂大辞典)(2)白茯苓、巨胜子、天门冬、白术、桃仁、干黄精。(中医方剂大辞典)

灵仙膏 ling xian gao

【英文名】Ling Xian Plaster

【组成】灵仙、生川乌、生草乌、生马钱子、麻黄、元胡、鹿衔草、细辛、肉桂、蜈蚣、全蝎、骨碎补、乳香、没药、土鳖虫、麝香。(辽宁中医杂志 1986,(10))

灵圣散 ling sheng san

【英文名】Ling Sheng Powders

【组成】天南星、防风。(中医方剂大辞典)

灵光丸 ling guang wan

【英文名】Ling Guang Pill

【组成】夜明沙、蝉蜕、木贼。(中医方剂大辞典)

灵光散 ling guang san

【英文名】Ling Guang Powders

【组成】炉甘石、灵药。(中医方剂大辞典)

灵芝丸 ling zhi wan

【英文名】Ling Zhi Pill

【组成】(1)苍术。(中医方剂大辞典)(2)三叶酸、黑桑椹。(中医方剂大辞典)

灵芝片 ling zhi pian

【英文名】Ling Zhi Tablet

【组成】灵芝。

灵朱丸 ling zhu wan

【英文名】Ling Zhu Pill

【异名】灵脂丸(中医方剂大辞典、普济方)

【组成】五灵脂、朱砂、巴豆。(中医方剂大辞典)

灵字丸 ling zi wan

【英文名】Ling Zi Honeyed Pill

【组成】白苦参、白花蛇、白蒺藜、风子肉、土麻仁、小云连。(中医方剂大辞典)

灵异膏 ling yi gao

【英文名】Ling Yi Plaste

【组成】(1)防风、栀子、黄芩、当归、生地、甘草、苦参、金银花、大黄、海风藤、赤芍、黄柏、连翘、荆芥、白蒺藜、槐枝、何首乌、牛蒡子、白芷、杏仁、地榆、木通、川芎、山豆根、苍术、独活、羌活、蜂房、蝉蜕、僵蚕、白及、白蔹、麻黄、丹皮、乳香、没药、血竭、海螵蛸、孩儿茶、龙骨、赤石脂、麝香、樟脑、轻粉、黄蜡、白蜡、黄丹。(中医方剂大辞典)(2)川郁金、生地黄、粉草、腊月猪板脂。(中医方剂大辞典)

灵豆膏 ling dou gao

【英文名】Ling Dou Ointment

【组成】大蒜、巴豆。(中医方剂大辞典)

灵龟散 ling gui san

【英文名】Ling Gui Powders

【组成】(1)当归、白芷、漏芦。(中医方剂大辞典)(2)败龟、漏芦、威灵仙、延胡索、牛膝、虎骨、桂心、地龙、自然铜、当归。(中医方剂大辞典)

灵应丸 ling ying wan

【英文名】Ling Ying Pill

【组成】黄连、蕤仁、太阴元精石、石决明、草决明、羊子肝。(中医方剂大辞典)

灵应丹 ling ying dan

【英文名】Ling Ying Pellet

【组成】麻黄、白芷、桑白皮、苍术、甘松、浮萍、川芎、苦参。(中医方剂大辞典)

灵应饮 ling ying yin

【英文名】Ling Ying Drink

【组成】茯神、小柴胡、人参、生地、银柴胡、黄芩、知母、麦门冬。(中医方剂大辞典)

灵应散 ling ying san

【英文名】Ling Ying Powders

【组成】(1)肉桂、玄胡索、厚朴、五灵脂。(中医方剂大辞典)(2)钟乳粉、款冬花、枯白矾、甘草、轻粉、桂。(中医方剂大辞典)

灵应膏 ling ying gao

【英文名】Ling Ying Plaster;Ling Ying Ointment

【组成】(1)象皮、穿山甲、男子发、牛蒡草、血竭、儿茶、白胶香。(中医方剂大辞典)(2)怀生地、熟地、麦冬、当归、枸杞、黄芪、怀牛膝、白术、葳蕤肉、白茯苓、真阿胶。(中医方剂大辞典)(3)蓖麻子、当归、木鳖子、郁金、香白芷、草乌头、甘草、大黄、赤芍药、自然铜、白僵蚕、苏枋木、白及、白蔹、黄丹、乳香、没药、麻黄、天南星、沥青、定粉、葱白、麻油。(中医方剂大辞典)

灵妙饮 ling miao yin

【英文名】Ling Miao Drink

【组成】白茯苓、苍术、猪苓、白豆仁、泽泻、厚朴、木通、沉香、甘草、肉桂。(中医方剂大辞典)

灵妙散 ling miao san

【英文名】Ling Miao Powders

【组成】人参、甘草、罂粟壳。(中医方剂大辞典)

灵苗汤 ling miao tang

【英文名】Ling Miao Decoction

【组成】瓦松。(中医方剂大辞典)

灵苑汤 ling yuan tang

【英文名】Ling Yuan Decoction

【组成】三叶酸浆草。(中医方剂大辞典)

灵枣丹 ling zao dan

【英文名】Ling Zao Pellet

【组成】小青虾蟆、生矾、南枣、铜绿、麝香。(中医方剂大辞典)

灵雨汤 ling yu tang

【英文名】Ling Yu Decoction

【组成】甘草、人参、茯苓、半夏、干姜、柏叶、丹皮。(中医方剂大辞典)

灵矾散 ling fan san

【英文名】Ling Fan Powders

【异名】灵白散(中医方剂大辞典、医方类聚)

【组成】五灵脂、白矾。(中医方剂大辞典)

灵奇饮 ling qi yin

【英文名】Ling Qi Drink

【组成】麻黄、大黄、蝉蜕、威灵仙、白芷。(中医方剂大辞典)

灵明散 ling ming san

【英文名】Ling Ming San Pill

【组成】槟榔、大黄、贯众、黑丑、雷丸、皂刺、大戟。(中医方剂大辞典)

灵乳丹 ling ru dan

【英文名】Ling Ru Pellet

【组成】灵砂、钟乳、沉香、乳香、没药。(中医方剂大辞典)

灵宝丸 ling bao wan

【英文名】Ling Bao Pill

【组成】(1)滑石、腻粉。(中医方剂大辞典)(2)天麻、乌蛇、附子、白附子、芎䓖、天南星、白僵蚕、蔓荆实、干姜、桂、麻黄、防风、当归、龙脑、麝香。(中医方剂大辞典)(3)天麻、天南星、白附子、独活、白僵蚕、川乌头、羌活、干蝎、牛黄、龙脑、麝香。(中医方剂大辞典)

灵宝丹 ling bao dan

【英文名】Ling Bao Pellet

【异名】归命丹(中医方剂大辞典、圣惠);返魂丹(中医方剂大辞典、圣惠)

【组成】(1)川乌、五灵脂、没药、胡椒、木香、乳香、朱砂、麝香。(中医方剂大辞典)(2)光明砂、硫黄、雄黄、自然铜、磁石、阳起石、长理石、紫石英、牛黄、龙脑、麝香、腽肭脐、龙齿、虎胫骨、钟乳、远志、巴戟、苦参、乌蛇、仙灵脾、天麻、木香、肉豆蔻、鹿茸、桂心、延胡索、木胡桐泪、半夏、当归、皂荚子仁、川芒消、生地黄汁、无灰酒、童便。(中医方剂大辞典)(3)茅术、辰砂、麝香、甘草、麻黄、丁香、天麻、大黄、月石、雄黄、冰片、沉香、蟾酥。(中医方剂大辞典)(4)木香、沉香、乳香。(中医方剂大辞典)(5)天灵盖、鬼箭羽、白术、虎头骨。(中医方剂大辞典)

灵宝散 ling bao san

【英文名】Ling Bao Powders

【组成】丁香、木香、乳香、当归、玄胡索、白芍药。(中医方剂大辞典)

灵宝膏 ling bao gao

【英文名】Ling Bao Ointment

【组成】(1)瓜蒌、新胡桃、滴乳香。(中医方剂大辞典)(2)黄丹、乳香、蜜。(中医方剂大辞典)

灵草丹 ling cao dan

【英文名】Ling Cao Pellet

【异名】浮萍丸(中医方剂大辞典、济阳纲目)

【组成】紫背浮萍草。(中医方剂大辞典)

灵药方 ling yao fang

【英文名】Ling Yao Powders

【组成】水银、劈朱砂、明雄黄、硫黄、白矾。(中医方剂大辞典)

灵砂丸 ling sha wan

【英文名】Ling Sha Pill

【组成】南星、半夏、巴豆、全蝎、朱砂、姜蚕、轻粉。(中医方剂大辞典)

灵砂丹 ling sha dan

【英文名】Ling Sha Pellet

【组成】(1)辰砂、天灵盖、老丝瓜。(中医方剂大辞典)(2)好灵砂、川五灵脂。(中医方剂大辞典)(3)磁石、沉香、熟地、茯苓、甘草、阳起石、附子、青盐、石斛、麦门冬、肉苁蓉、葫芦巴、白术、芍药、藁本、续断、远志、灵砂。(中医方剂大辞典)(4)槟榔、白附子、天南星、朱砂、白僵蚕、狼毒、没药、乌蛇、川乌头、大附子、五灵脂、肉桂。(中医方剂大辞典)(5)杏仁、南巴豆、好白面、黄丹。(中医方剂大辞典)

(6)朱砂、硫黄。(中医方剂大辞典)(7)灵砂丹。(中医方剂大辞典)(8)独活、羌活、细辛、石膏、防风、连翘、薄荷、川芎、山栀、荆芥、芍药、当归、黄芩、大黄、桔梗、全蝎、滑石、菊花、人参、白术、寒水石、砂仁、甘草、朱砂。(中医方剂大辞典)(9)皂角、天南星、半夏、白附子、白矾、猪牙皂角、朱砂。(中医方剂大辞典)(10)威灵仙、黑牵牛、何首乌、苍术、香附子、川乌头、朱砂、没药、乳香、陈皂角。(中医方剂大辞典)(11)硇砂、朱砂。(中医方剂大辞典)(12)人参、甜葶苈、五灵脂、胡黄连、麝香、芦荟、杏仁、辰砂。(中医方剂大辞典)(13)消石、信州砒霜、腻粉、粉霜、黄丹、枯矾、朱砂、乳香、桂府、滑石。(中医方剂大辞典)(14)朱砂、大附子、青皮、杏仁、巴豆。(中医方剂大辞典)(15)朱砂、麝香、蝙蝠粪。(中医方剂大辞典)

灵砂酒 ling sha jiu

【英文名】Ling Sha Wine

【组成】灵砂。(中医方剂大辞典)

灵砂散 ling sha san

【英文名】Ling Sha Powders

【组成】(1)砂仁、五灵脂。(中医方剂大辞典)(2)附子、灵砂。(中医方剂大辞典)(3)灵砂。(中医方剂大辞典)

灵香丸 ling xiang wan

【英文名】Ling Xiang Pill

【组成】白胡椒、枳壳、白檀香、红花、五灵脂、广木香。(中医方剂大辞典)

灵济丸 ling ji wan

【英文名】Ling Ji Paste Pill

【组成】木瓜、川乌、黄芪、白蒺藜、当归、防风、草薢、牛膝、乌药、赤小豆、茴香、地龙、白胶香、五灵脂。(中医方剂大辞典)

灵姜饮 ling jiang yin

【英文名】Ling Jiang Drink

【组成】生姜。(中医方剂大辞典)

灵神膏 ling shen gao

【英文名】Ling Shen Ointment

【组成】赤茯神、朱砂、麦门冬、麝香。(中医方剂大辞典)

灵速散 ling su san

【英文名】Ling Su Powders

【组成】细茶、白芷、细辛、牙皂、紫苏、薄荷。(中医方剂大辞典)

灵圆丹 ling yuan dan

【英文名】Ling Yuan Pellet

【组成】甘菊花、川芎、白附子、柴胡、远志、羌活、独活、青葙子、仙灵脾、石膏、防风、全蝎、青皮、陈皮、荆芥、楮实、木贼、甘草、黄芩、苍术。(中医方剂大辞典)

灵秘散 ling mi san

【英文名】Ling Mi Powders

【组成】(1)粪桶箍、胎发、煮酒饼上纸。(中医方剂大辞典)(2)宣连、生姜。(中医方剂大辞典)

灵脂丸 ling zhi wan

【英文名】Ling Zhi Pill

【组成】(1)北五灵脂、缩砂仁、白豆蔻仁、麦芽、蓬术、青皮、橘红、使君子肉、虾蟆。(中医方剂大辞典)(2)五灵脂、白附子、木香、直僵蚕、全蝎、朱砂、大南星。(中医方剂大辞典)(3)五灵脂、当归、蓬莪术、木香、良姜。(中医方剂大辞典)(4)巴豆、干姜、五灵脂。(中医方剂大辞典)(5)北五灵脂、缩砂仁、麦芽、白豆蔻仁、莪术、青皮、虾蟆、使君子肉、胡黄连、干蟾、巴豆、麝香。(中医方剂大辞典)(6)五灵脂、青皮、陈皮、硫黄、芒消。(中医方剂大辞典)

灵脂丹 ling zhi dan

【英文名】Ling Zhi Pellet

【组成】五灵脂、桂心、威灵仙、白茯苓、细辛、牡丹皮。(中医方剂大辞典)

灵脂酒 ling zhi jiu

【英文名】Ling Zhi Wine

【异名】抽刀散(中医方剂大辞典、永类钤方);五灵脂散(中医方剂大辞典、妇人良方);霹雳酒(中医方剂大辞典、魏氏家藏方)

【组成】(1)川五灵脂。(中医方剂大辞典)(2)五灵脂。(中医方剂大辞典)

灵脂散 ling zhi san

【英文名】Ling Zhi Powders

【组成】(1)灵脂、玄胡、莪术、良姜、当归。(中医方剂大辞典)(2)五灵脂、雄黄。(中医方剂大辞典)(3)吊藤、没药、五灵脂。(中医方剂大辞典)

灵脂醋 ling zhi cu

【英文名】Ling Zhi Cu Decoction

【组成】川五灵脂。(中医方剂大辞典)

灵效丸 ling xiao wan

【英文名】Ling Xiao Paste Pill

【组成】锡磷脂、白胶香、五灵脂、当归、白附子、没药、香白芷、草乌头、糯米、桑柴灰。(中医方剂大辞典)

灵效散 ling xiao san

【英文名】Ling Xiao Powders

【组成】(1)花蕊石、硫黄。(中医方剂大辞典)(2)当归、生地、赤芍、川芎、山栀、血余、升麻、龙骨、艾叶。(中医方剂大辞典)

灵宵饮 ling xiao yin

【英文名】Ling Xiao Drink

【组成】防风、木通、枳壳、茯神、当归、僵蚕、川芎、荆芥、枣仁、炙甘草。(中医方剂大辞典)

灵雪丹 ling xue dan

【英文名】Ling Xue Pellet

【组成】甘草、薄荷、甘遂、潮脑、阳起石、紫苏叶。(中医方剂大辞典)

灵液丹 ling ye dan

【英文名】Ling Ye Pellet

【组成】(1)乌梅、寒水石、瓜蒌根、石膏、葛根、赤茯苓、麦门冬、龙脑。(中医方剂大辞典)(2)硫黄、附子、绿豆。(中医方剂大辞典)(3)硫黄、半夏、赤小豆。(中医方剂大辞典)

灵宿丹 ling su dan

【英文名】Ling Su Pellet

【异名】灵宿丸(中医方剂大辞典、普济方)

【组成】菟丝子、覆盆子、槟榔、牛膝、肉苁蓉、天麻、熟干地黄、鹿茸、桂、巴戟天、附子、石斛、青桔皮、楮实、茴香子、白龙骨、杜仲、补骨脂、葫芦巴、石韦、枸杞子、远志、五味子、沉香、蛇床子、山茱萸、草薢、山芋。(中医方剂大辞典)

灵黍汤 ling shu tang

【英文名】Ling Shu Decoction

【组成】大小麦、甘草、盐、干生姜、肉豆蔻、草豆蔻。(中医方剂大辞典)

灵犀丹 ling xi dan

【英文名】Ling Xi Pellet

【组成】犀角屑、天麻、防风、川羌活、木香、吴白芷、甘菊、白僵蚕、天南星、甘草、地骨皮、山药、薄荷叶、川芎、蔓荆子、麻黄、当归、桂、干蝎梢、麝香、白花蛇。(中医方剂大辞典)

灵犀饮 ling xi yin

【英文名】Ling Xi Drink

【异名】灵犀散(中医方剂大辞典、普济方)

【组成】犀角、胡黄连、茯苓、人参、川芎、秦艽、甘草、羌活、柴胡、桔梗、地骨皮。(中医方剂大辞典)

灵感丸 ling gan wan

【英文名】Ling Gan Honeyed Pill

【组成】柴胡、防风、紫菀、当归、人参、赤茯苓、干姜、桔梗、菖蒲、乌头、厚朴、大黄、吴茱萸、皂荚、蜀椒、陈桔皮、郁李仁、黄连、巴豆。(中医方剂大辞典)

灵感膏 ling gan gao

【英文名】Ling Gan Plaster

【组成】大黄、生地、防风、三棱、羌活、白芷、花粉、蜈蚣、桃仁、香附、厚朴、槟榔、黄柏、大戟、蓖麻子、蛇蜕、杏仁、皂角、巴豆、肉桂、麻黄、细辛、黄连、甘遂、木鳖子、莪术、川乌、枳实、独活、穿山甲、全蝎、当归、草乌、元参、五倍子。(中医方剂大辞典)

灵鼠膏 ling shu gao

【英文名】Ling Shu Plaster

【组成】大黄鼠。(中医方剂大辞典)

灵槟散 ling bing san

【英文名】Ling Bing Powders

【组成】五灵脂、槟榔。(中医方剂大辞典)

灵霜丸 ling shuang wan

【英文名】Ling Shuang Honeyed Pill

【组成】砒霜、绿豆、川大黄、麝香。(中医方剂大辞典)

灵丹合剂 ling dan he ji

【英文名】Ling Dan Mixture

【组成】丹参、夜交藤、灵芝、大枣。(吉林中医 1981,(4))

灵芝胶囊 ling zhi jiao nang

【英文名】Ling Zhi Capsule(药品标准－中药成方制剂标准)

【组成】灵芝。(药品标准－中药成方制剂标准 1991 年)

灵芝颗粒 ling zhi ke li

【英文名】Ling Zhi Granule(药品标准－中药成方制剂标准)

【异名】灵芝冲剂(药品标准－中药成方制剂标准)

【组成】灵芝。(药品标准－中药成方制剂标准 1997 年)

灵芝糖浆 ling zhi tang jiang

【英文名】Ling Zhi Syrup(药品标准－中药成方制剂标准)

【组成】灵芝。(药品标准－中药成方制剂标准 1998 年)

灵应痧药 ling ying sha yao

【英文名】Ling Ying Sha Yao Pill

【组成】茅苍术、天麻、丁香、麻黄、川军、甘草、蟾酥、雄黄、麝香、冰片。(中医方剂大辞典)

灵宝烟筒 ling bao yan tong

【英文名】Ling Bao Yan Tong Somking

【组成】黄蜡、雄黄、佛耳草、款冬花、艾叶。(中医方剂大辞典)

灵秘丹药 ling mi dan yao

【英文名】Ling Mi Dan Yao Pellet

【组成】片脑、朴消、熊胆、蜗牛、螺肉、橄榄炭。(中医方剂大辞典)

灵猫香散 ling mao xiang san

【英文名】Ling Mao Xiang Powders(药品标准－中药成方制剂标准)

【组成】药用灵猫香、辛夷。(药品标准－中药成方制剂标准 1997 年)

灵丹草颗粒 ling dan cao ke li

【英文名】Ling Dan Cao Granule(药品标准－中药成方

制剂标准）
【组成】臭灵丹。（药品标准－中药成方制剂标准 1998 年）
灵乌二仁膏 ling wu er ren gao
【英文名】Ling Wu Er Ren Ointment
【组成】灵芝、首乌、核桃仁、苡仁。（中医方剂大辞典）
灵仙乌蛇饮 ling xian wu she yin
【英文名】Ling Xian Wu She Drink
【组成】威灵仙、乌蛇、丹参、木瓜、狗脊、秦艽、当归、姜黄、补骨脂、苏木、花椒。（陕西中医 1992,13(6)）
灵仙五物汤 ling xian wu wu tang
【英文名】Ling Xian Wu Wu Decoction
【组成】灵仙、苦参、山甲、香附、透骨草。（中医正骨 1991,3(3)）
灵仙龙草汤 ling xian long cao tang
【英文名】Ling Xian Long Cao Decoction
【组成】威灵仙、龙葵、夏枯草、土茯苓、栝楼、黄药子、山慈姑、了哥王。（中医方剂大辞典）
灵仙枫藤汤 ling xian feng teng tang
【英文名】Ling Xian Feng Teng Decoction
【组成】灵仙、枫藤、桂枝、石菖、升麻、细辛、吉根、羌活、防风、槟榔、全皮、草节、乳没、赤芍、生地。（中医方剂大辞典）
灵仙逐痹汤 ling xian zhu bi tang
【英文名】Ling Xian Zhu Bi Decoction
【组成】威灵仙、川芎、当归、黄芪、赤芍、丹参、独活、全蝎、乌梢蛇。（山东中医杂志 1993,12(2)）
灵仙跌打片 ling xian die da pian
【英文名】Ling Xian Die Da Tablet(药品标准－中药成方制剂标准)
【组成】威灵仙、制川乌、五灵脂。（药品标准－中药成方制剂标准）
灵光还睛膏 ling guang huan jing gao
【英文名】Ling Guang Huan Jing Gao Eye-drops Preparation
【组成】川黄连、炉甘石、黄丹、当归、乌鱼骨、白丁香、硇砂、轻粉、麝香、乳香。（中医方剂大辞典）
灵芝北芪片 ling zhi bei qi pian
【英文名】Ling Zhi Bei Qi Tablet(药品标准－中药成方制剂标准)
【组成】灵芝、黄芪。（药品标准－中药成方制剂标准 1991 年）
灵芝桂圆酒 ling zhi gui yuan jiu
【英文名】Ling Zhi Gui Yuan Wine(药品标准－中药成方制剂标准)
【组成】灵芝、桂圆、黄精、党参、枸杞子、黄芪、制何首乌、山药、当归、熟地黄、茯苓、陈皮、大枣。（药品标准－中药成方制剂标准 1990 年）
灵芝镇癫散 ling zhi zhen dian san
【英文名】Ling Zhi Zhen Dian Powders
【组成】紫贝齿、生龙齿、生牡蛎、生地、玳瑁、石决明、灵芝、蚤休、郁金、天麻、天竺黄、石菖蒲、僵蚕。（时珍国药研究 1992,3(1)）
灵龟散血汤 ling gui san xue tang
【英文名】Ling Gui San Xue Decoction
【组成】败龟版、生地、大黄、丹皮、红花、桃仁。（中医方剂大辞典）
灵应必消散 ling ying bi xiao san
【英文名】Ling Ying Bi Xiao Powders
【异名】灵应必效散(中医方剂大辞典、青囊秘传)
【组成】草乌、川乌、白芷、花椒、山奈、麝香、贝母、大黄、蟾酥。（中医方剂大辞典）
灵应愈风丹 ling ying yu feng dan
【英文名】Ling Ying Yu Feng Pellet
【组成】(1)明天麻、杜仲、大熟地、全当归、肉桂、乌元参、独活、怀牛膝、川萆薢、羌活、大生地。（中医方剂大辞典）(2)当归、天麻、首乌、荆芥穗、防风、麻黄、石斛、甘草、羌活、独活、苍术、白芷、川乌、草乌、川芎。（中医方剂大辞典）
灵宝化积膏 ling bao hua ji gao
【英文名】Ling Bao Hua Ji Plaster
【组成】巴豆仁、蓖麻仁、五灵脂、阿魏、当归、白附子、穿山甲、乳香、没药、麝香、松香、芝麻油。（中医方剂大辞典）
灵宝如意丸 ling bao ru yi wan
【英文名】Ling Bao Ru Yi Pill(药品标准－中药成方制剂标准)
【组成】白粉霜、天麻、血竭、雄黄、蟾酥、硼砂、人参、冰片、麝香、朱砂。（药品标准－中药成方制剂标准 1998 年）
灵宝如意丹 ling bao ru yi dan
【英文名】Ling Bao Ru Yi Pellt
【异名】灵宝丹、灵宝如意丸(中医方剂大辞典、全国中药成药处方集)；如意丹(中医方剂大辞典、北京市中药成方选集)
【组成】(1)人参、犀黄、熊胆、麻黄、杜酥、雄黄、血竭、天麻、葶苈、玉石、白粉霜、朱砂、银朱、冰片、真珠。（中医方剂大辞典）(2)人参、乳香、没药、辰砂、甘草、儿茶、琥珀、珍珠、阿胶、白芷、冰片、犀牛黄、当门子。（中医方剂大辞典）(3)法夏、细辛、贯众、枯矾、牙皂、薄荷叶、广陈皮、川羌活、胆南星、苍术、檀香、川芎、白芷、朱砂、降香、荆芥、乳香、明雄、防风、独活、蟾酥、桔梗、诃子肉、薄荷油、当门子。（中医方剂大辞典）(4)白粉霜、血竭、硼砂、腰黄、天麻、辰

砂、麝香、梅片、人参、蟾酥。(中医方剂大辞典)

灵宝妙应丹 ling bao miao ying dan

【英文名】Ling Bao Miao Ying Pellet

【组成】当门子、火消、大梅片、西黄、腰黄、荜茇、礬砂、硼砂。(中医方剂大辞典)

灵宝护心丹 ling bao hu xin dan

【英文名】Ling Bao Hu Xin Pellet

【组成】红参、麝香、牛黄、三七、冰片。((85)苏卫药准字 1770-1 号)

灵宝香红丸 ling bao xiang hong wan

【英文名】Ling Bao Xiang Hong Pill

【异名】狗宝丸(中医方剂大辞典、鸡鸣录)

【组成】牛黄、狗宝、血竭、乳香、没药、飞辰砂、硼砂、葶苈、飞雄黄、真珠、沉香、冰片、琥珀。(中医方剂大辞典)

灵宝救苦丹 ling bao jiu ku dan

【英文名】Ling Bao Jiu Ku Pellet

【组成】麝香、番蟾酥、真狗宝、西牛黄、廉珍珠、梅冰片、明硼砂、草河车、真熊胆、真山上百草霜、真血竭、去油乳香、去油没药、生大黄、明雄黄、飞净朱砂、生玳瑁、真琥珀、乌沉香、青木香。(中医方剂大辞典)

灵宝辟瘟丹 ling bao bi wen dan

【英文名】Ling Bao Bi Wen Pellet

【组成】苍术、降香、雄黄、朱砂、硫黄、消石、柏叶、菖蒲根、丹参、桂皮、藿香、白芷、桃头、雄狐黄、蕲艾、商陆根、大黄、羌活、独活、雌黄、赤小豆、仙茅、唵叭香。(中医方剂大辞典)

灵草洗药方 ling cao xi yao fang

【英文名】Ling Cao Xi Yao Decoction

【组成】白茅嘴根、紫背乌柏根、三白草、索草根、白毛桃、水杨柳根、毛狗脊、穿山蜈蚣、班梢根、乌泡根、乳泡根、青木香、赤葛根、铁菱角、白马骨、老茶、臭桐叶、三角枫、隔山叫、回封草、乌茶。(中医方剂大辞典)

灵砂宁神丸 ling sha ning shen wan

【英文名】Ling Sha Ning Shen Pill

【异名】宁神丸(中医方剂大辞典、普济方)

【组成】辰砂、人参、白术、茯神、鹿茸、黄芪、石菖蒲。(中医方剂大辞典)

灵砂归命丹 ling sha gui ming dan

【英文名】Ling Sha Gui Ming Pellet

【组成】巴豆、牛黄、龙脑、麝香、腻粉、辰砂、金箔。(中医方剂大辞典)

灵砂白丸子 ling sha bai wan zi

【英文名】Ling Sha Bai Wan Zi Pill

【异名】灵白丸(中医方剂大辞典、得效)

【组成】灵砂、青州白丸子。(中医方剂大辞典)

灵砂安神丸 ling sha an shen wan

【英文名】Ling Sha An Shen Honeyed Pill

【组成】灵砂、茯神、远志、枣仁、生地、麦冬、石菖蒲、熟地、天冬、熊胆。(中医方剂大辞典)

灵砂明粉散 ling sha ming fen san

【英文名】Ling Sha Ming Fen Powders

【异名】灵砂玄明粉(中医方剂大辞典、医统)

【组成】元明粉、灵砂。(中医方剂大辞典)

灵砂固本丸 ling sha gu ben wan

【英文名】Ling Sha Gu Ben Paste Pill

【组成】沉香、木香、葫芦巴、小茴香、川楝肉、八角茴香、菟丝子、巴戟、牛膝、杜仲、钟乳粉、续断、交趾桂、鹿茸、山药、破故纸、肉豆蔻、阳起石、灵砂、黑锡丹头。(中医方剂大辞典)

灵砂救命丹 ling sha jiu ming dan

【英文名】Ling Sha Jiu Ming Pellet

【组成】五灵脂、羌活、蔓陀罗花、天麻、乌蛇尾、滑石、钩藤、白附子、防风、零陵香、天南星、白僵蚕、全蝎、刚子、蝉蜕、麝香、朱砂、血竭、乳香。(中医方剂大辞典)

灵砂黑虎丹 ling sha hei hu dan

【英文名】Ling Sha Hei Hu Pellet

【组成】白砒、寒水石、百草霜、金头蜈蚣、大黑豆、冰片、麝香。(中医方剂大辞典)

灵脂厚朴散 ling zhi hou po san

【英文名】Ling Zhi Hou Po Powders

【组成】灵脂、良姜、厚朴。(中医方剂大辞典)

灵通万应丹 ling tong wan ying dan

【英文名】Ling Tong Wan Ying Pellet

【异名】灵宝如意丹(中医方剂大辞典、经验方);平安如意丹(中医方剂大辞典、卫生鸿宝)

【组成】蟾酥、茅术、明天麻、麻黄、明雄黄、朱砂、锦纹大黄、甘草、丁香、麝香。(中医方剂大辞典)

灵验白浊丸 ling yan bai zhuo wan

【英文名】Ling Yan Bai Zhuo Pill

【组成】海金沙、甘草、滑石、生大黄、黄柏、琥珀。(中医方剂大辞典)

灵源万应茶 ling yuan wan ying cha

【英文名】Ling Yuan Wan Ying Tea(药品标准-中药成方制剂标准)

【组成】木香、广藿香、紫苏、枳壳、前胡、苍术、荆芥、川木通、金银花、赤芍、车前子、肉豆蔻、大黄、麦芽、茵陈、甘松、白芷、山楂、天花粉、小茴香、香薷、槟榔、野甘草、鬼针草、白扁豆、白芍、积雪草、飞扬草、红豆蔻、一点红、枳实、荷叶、防风、稻芽、木瓜、泽泻。(药品标准-中药成方制剂标准 1994 年)

灵蒲止痛方 ling pu zhi tong fang

【英文名】Ling Pu Zhi Tong Prescription

【组成】五灵脂、蒲黄、香附、乌药、炒当归、赤芍、甘草、乌贼骨。（中医函授通讯 1988,(4)）

灵龙感冒胶囊 ling long gan mao jiao nang

【英文名】Ling Long Gan Mao Capsule(药品标准－中药成方制剂标准)

【组成】羌活、龙胆、秦艽、关木通、防己、威灵仙、甘草。（药品标准－中药成方制剂标准 1997 年）

灵芝益寿胶囊 ling zhi yi shou jiao nang

【英文名】Ling Zhi Yi Shou Capsule(药品标准－中药成方制剂标准)

【组成】灵芝、黄芪、三七、淫羊藿、丹参、制何首乌、桑寄生、人参、五味子。（药品标准－中药成方制剂标准 1997 年）

灵验疥疮药饼 ling yan jie chuang yao bing

【英文名】Ling Yan Jie Chuang Wafer

【组成】蛇床子、大风子肉、蜡烛油、净江子肉、洋樟、油桃肉、明矾、血竭、猪油。（中医方剂大辞典）

灵猫香六神丸 ling mao xiang liu shen wan

【英文名】Ling Mao Xiang Liu Shen Pill

【组成】灵猫香浸膏、牛黄、蟾酥、雄黄、珍珠、冰片等。（浙卫药标(1985 年)）

灵猫香解毒丸 ling mao xiang jie du wan

【英文名】Ling Mao Xiang Jie Du Pill(药品标准－中药成方制剂标准)

【组成】珍珠、牛黄、药用灵猫香、蟾酥、冰片、雄黄。（药品标准－中药成方制剂标准 1998 年）

灵枢保产黑神丹 ling shu bao chan hei shen dan

【英文名】Ling Shu Bao Chan Hei Shen Pellet

【组成】陈墨、百草霜、天麻、淮小麦面粉、大金箔。（中医方剂大辞典）

灵宝如意万应神效痧药 ling bao ru yi wan ying shen xiao sha yao

【英文名】Ling Bao Ru Yi Wan Ying Shen Xiao Sha Yao Pill

【组成】真藿香梗、檀香、真茅山术、真蟾酥、顶上沉香、明雄黄、麝香、木香、漂净朱砂、丁香。（中医方剂大辞典）

迟效制剂 chi xiao zhi ji

【英文名】Delayed－action preparations(中国中医药学主题词表)

【定义】是具有延缓、释放功能的制剂,缓释制剂中的药物缓慢、非恒速释放,常为一级吸收过程。（中药药剂学－六版）

尾灵丹 wei ling dan

【英文名】Wei Ling Pellet

【组成】鳝鱼。（中医方剂大辞典）

局方至宝丸 ju fang zhi bao wan

【英文名】Ju Fang Zhi Bao Pill(药品标准－中药成方制剂标准)

【组成】水牛角浓缩粉、牛黄、玳瑁粉、琥珀粉、麝香、安息香、朱砂、雄黄、冰片。（药品标准－中药成方制剂标准 1996 年）

局方至宝丹 ju fang zhi bao dan

【英文名】Ju Fang Zhi Bao Pellet

【组成】麝香、玳瑁、琥珀、冰片、牛黄。

局方牛黄清心丸 ju fang niu huang qing xin wan

【英文名】Ju Fang Niu Huang Qing Xin Pill

【组成】当归、川芎、甘草、山药、杏仁、大枣、白术、柴胡、阿胶、干姜、白芍、人参、神曲、肉桂、麦门冬、白药、蒲黄、黄芩、大豆黄卷、牛黄、麝香、冰片、羚羊角、朱砂、雄黄、桔梗、茯苓、防风等。（《中国药典》(1995 年版)）

尿利清 niao li qing

【英文名】Niao Li Qing Medicinal Instant Granule

【组成】五月艾、凤尾草、白茅根、蜂蜜。（浙江中医学院通讯 1978,4(4)）

尿毒清 niao du qing

【英文名】Niao Du Qing Medicinal Instant Granule

【组成】甘草、白芍、大黄、黄芪。（中国医药学报 1991,6(3)）

尿疾灵 niao ji ling

【英文名】Liao Ji Ling Decoction

【组成】黄芪、生地、石苇、白茅根、赤芍、益母草、银花、小蓟、茯苓。（陕西中医 1992,13(10)）

尿感宁 niao gan ning

【英文名】Niao Gan Ning Medicinal Instant Granule

【组成】海金沙、连钱草、凤尾草、紫花地丁。((93)浙卫药准字第 0278－1 号）

尿嘧啶 niao mi ding

【英文名】Uracil

【定义】烷化剂。

尿石合剂 niao shi he ji

【英文名】Niao Shi Mixture

【组成】(1)三棱、莪术、山甲、皂刺、川牛膝、生苡仁、青皮、枳壳。（中西医结合杂志 1981,1(2)）(2)穿山甲、皂刺、乳香、没药、牛膝、白芷、青皮、薏苡仁、厚朴、枳壳、三棱、莪术、车前子、赤芍、金钱草。（中医杂志 1982,23(4)）

尿石通丸 niao shi tong wan

【英文名】Niao Shi Tong Pill

【组成】广金钱草、海金沙、茯苓、茼麻子等。((98)卫药准字 Z－120 号）

尿塞通片 niao sai tong pian
【英文名】Niao Sai Tong Tablet(药品标准－中药成方制剂标准)
【组成】丹参、泽兰、桃仁、红花、赤芍、白芷、陈皮、泽泻、王不留行、败酱、川楝子、小茴香、黄柏。(药品标准－中药成方制剂标准 1998 年)
尿感宁冲剂 niao gan ning chong ji
【英文名】Niao Gan Ning Medicinal Instant Granule
【组成】海金沙藤、连钱草、凤尾草、葎草、紫花地丁。(湘卫药准字(1993)9278－1)
尿毒灵灌肠液 niao du ling guan chang ye
【英文名】Niao Du Ling Guan Chang Solution(药品标准－中药成方制剂标准)
【组成】甲组:大黄、连翘、龙骨、蒺藜、牡蛎、丹参、桂枝、地榆、槐米、钩藤、青黛、栀子、黄柏、土茯苓、金银花。乙组:生晒参、麦冬、枸杞、白茅根、红花。(药品标准－中药成方制剂标准 1998 年)
君药 jun yao
【英文名】Monarch
【定义】是针对主病或主证起主要治疗作用的药物。(方剂学)
君泰 jun tai
【英文名】Jun Tai Liquid
【组成】金银花、黄芩、连翘。((93)粤卫药准字第 E17－068 号)
君子丸 jun zi wan
【英文名】Jun Zi Honeyed Pill
【组成】厚朴、甘草、青黛、诃子、陈皮、使君子、白芜荑。(中医方剂大辞典)
君子汤 jun zi tang
【英文名】Jun Zi Decoction
【组成】陈皮、茯苓、枳实、川芎䓖、赤芍、苏叶、槟榔、桔梗、白术、半夏、当归、香附、厚朴、甘草、红花、黄连、柴胡、砂仁。(中医方剂大辞典)
君子饼 jun zi bing
【英文名】Jun Zi Cake
【组成】史君子、鸬鹚粪。(中医方剂大辞典)
君子散 jun zi san
【英文名】Jun Zi Powders
【组成】使君子仁。(中医方剂大辞典)
君朴丸 jun Po wan
【英文名】Jun Po Paste Pill
【组成】使君子、厚朴、黄连、木香。(中医方剂大辞典)
君臣散 jun chen san
【英文名】Jun Chen Powders
【组成】肉桂、红花、归尾、赤芍、丹皮、生地、乌药、胡索、桃仁、川膝、杜仲、川芎、毛姜、川断、加皮、防风、羌活、花粉、甘草、姜黄。(中医方剂大辞典)
君苓汤 jun ling tang
【英文名】Jun Ling Decoction
【组成】人参、白术、茯苓、甘草、泽泻、猪苓。(中医方剂大辞典)
君雷散 jun lei san
【英文名】Jun Lei Powders
【组成】使君子肉、白雷丸、生甘草。(中医方剂大辞典)
君臣佐使 jun chen zuo shi
【英文名】Monarch minister assistant guide
【定义】指方药中诸药之不同的作用,是君药、臣药、佐药、使药的统称。(方剂学)
君子香苏散 jun zi xiang su san
【英文名】Jun Zi Xiang Su Powders
【组成】香附、紫苏叶、炙甘草、陈皮、三棱、莪术、丁香、使君子、苦楝根皮。(中医方剂大辞典)
君臣洗药方 jun chen xi yao fang
【英文名】Jun Chen Lotion
【组成】防风、白芷、赤芍、苦参、甘草、荆芥、艾叶、银花、羌活、独活、归尾、牙皂、葱白、茶脚、苍耳子、荷叶蒂、柏子仁、土蜂房。(中医方剂大辞典)
陆抗膏 lu kang gao
【英文名】Lu Kang Ointment
【组成】猪脂、羊脂、牛髓、白蜜、生姜汁。(中医方剂大辞典)
陆英片 lu ying pian
【英文名】Lu Ying Tablet(药品标准－中药成方制剂标准)
【组成】陆英。(药品标准－中药成方制剂标准 1990 年)
陆英冲剂 lu ying chong ji
【英文名】Lu Ying Granule(药品标准－中药成方制剂标准)
【组成】陆英。(药品标准－中药成方制剂标准 1990 年)
陆英糖浆 lu ying tang jiang
【英文名】Lu Ying Syrup(药品标准－中药成方制剂标准)
【组成】陆英。(药品标准－中药成方制剂标准 1990 年)
陆氏润字丸 lu shi run zi wan
【英文名】Lu Shi Run Zi Pill(药品标准－中药成方制剂标准)
【组成】大黄、陈皮、前胡、山楂、天花粉、白术、半夏、枳实、槟榔、六神曲。(药品标准－中药成方制剂标准 1996 年)

阿胶 e jiao

【英文名】E Jiao Ointment

【组成】驴皮。((85)鄂卫药准字 288 号)

阿艾丸 e ai wan

【英文名】E Ai Paste Pill

【组成】白姜、香附子、玄胡索、真阿胶、艾叶。(中医方剂大辞典)

阿胶丸 e jiao wan

【英文名】E Jiao Pill

【组成】(1)阿胶、人参、茯苓、百合、贝母、桔梗、五味子、山药、甘草、半夏。(中医方剂大辞典)(2)天门冬、桔梗、生干地黄、阿胶、桑白皮、麦冬、柏子仁、甘草。(中医方剂大辞典)(3)阿胶、黄连、赤茯苓、当归、黄柏、干姜。(中医方剂大辞典)(4)阿胶、黄柏、人参、干姜、当归、酸石榴皮。(中医方剂大辞典)(5)阿胶、乱发灰、代赭、干姜、马蹄、生干地黄、牛角腮。(中医方剂大辞典)(6)阿胶、白术、黄连、肉豆蔻仁。(中医方剂大辞典)(7)阿胶、酸石榴皮、黄连、当归、肉豆蔻。(中医方剂大辞典)(8)阿胶、熟干地黄、山芋、羚羊角、柏子仁、茯神、地骨皮、五味子、百合、丹参、远志、麦门冬、人参、蛤蚧。(中医方剂大辞典)(9)阿胶、黄连、胡粉。(中医方剂大辞典)(10)阿胶、枳壳、诃黎勒、甘草、干姜、芍药、黄连、木香、当归、地榆。(中医方剂大辞典)(11)阿胶、人参、赤茯苓、天南星、丹砂、甘草、龙脑。(中医方剂大辞典)(12)阿胶、丹砂、硼砂、甘草、龙脑。(中医方剂大辞典)(13)阿胶、蝉壳、犀角屑、麝香、白花蛇、桂、白鲜皮、白僵蚕、天南星、半夏、天麻、桔梗、黄芪、当归、羌活、虎头骨、海桐皮、白芷、白茯苓、附子、防风、芎䓖、麻黄、干蝎、人参、没药、木香、羚羊角屑、干姜、乌蛇。(中医方剂大辞典)(14)阿胶、菊花、白术、紫菀、酸枣仁、麻黄、桑白皮、杏仁、甘草、款冬花。(中医方剂大辞典)(15)真阿胶、蛇蜕皮、熟艾、败龟板、大麦花。(中医方剂大辞典)(16)阿胶、黄连、干姜、木香、厚朴。(中医方剂大辞典)(17)阿胶、鳖甲、续断、龙骨、芎䓖、赤石脂、甘草、当归、鹿茸、乌贼鱼骨、丹参、龟甲。(中医方剂大辞典)(18)阿胶、绿矾、白石脂、釜底墨、乌贼鱼骨。(中医方剂大辞典)(19)阿胶、乌贼鱼骨、白芍药、当归、刘寄奴。(中医方剂大辞典)(20)阿胶、肉苁蓉、艾叶、川椒、白芍药、当归、芎䓖、延胡索、熟干地黄、桂心、川大黄、牛膝、牡丹、附子、黄芪。(中医方剂大辞典)(21)阿胶、蝟皮、营实、槐子、地榆、龙骨、赤石脂、诃黎勒、枳壳、黄芪、黄牛角腮、当归。(中医方剂大辞典)(22)阿胶、乌梅肉、黄连。(中医方剂大辞典)(23)阿胶、干姜、木香、龙骨、赤石脂、黄连、当归、黄芩、厚朴。(中医方剂大辞典)(24)阿胶、地榆、诃黎勒、熟干地黄、干姜、赤芍药、黄连、白术、艾叶、枳壳、木香、当归。(中医方剂大辞典)(25)阿胶、人参、甘草、龙骨、桂心、干地黄、白术、黄连、当归、附子。(中医方剂大辞典)(26)阿胶、丹参、川芎、鹿茸、续断、赤石腊、龙骨、当归、乌贼骨。(中医方剂大辞典)(27)枳壳、阿胶。(中医方剂大辞典)(28)阿胶、鼠粘子、甘草、糯米、马兜铃、款冬花、紫菀、桔梗。(中医方剂大辞典)(29)阿胶、生地黄、卷柏叶、山药、大蓟根、五味子、鸡苏、柏子仁、人参、防风、麦门冬。(中医方剂大辞典)(30)阿胶、生地黄、卷柏叶、大蓟根、五味子、鸡苏叶、山药、柏子仁、麦门冬、人参、防风。(中医方剂大辞典)(31)干姜、当归、白芍药、白茯苓、木香。(中医方剂大辞典)(32)阿胶、黄连、干姜、附子、人参、熟地黄、当归、芍药、龙骨、甘草。(中医方剂大辞典)(33)阿胶、白茯苓、黄连、白芍药。(中医方剂大辞典)(34)香附子、天仙子、当归、五味子、吴茱萸、阿胶、川芎、干姜、苍术。(中医方剂大辞典)(35)阿胶、贝母、天南星、款冬花、紫菀、知母、白矾。(中医方剂大辞典)(36)阿胶、甘草、蛤粉、汉防己、杏仁、款冬花、香白芷、马兜铃、干姜。(中医方剂大辞典)(37)阿胶、鳖甲、续断、龙骨、芎䓖、地胆、鹿茸、乌鱼骨、丹参、龟甲。(中医方剂大辞典)(38)赤茯苓、赤芍药。(中医方剂大辞典)(39)黄连、黄柏、当归、乌梅肉、芍药、阿胶。(中医方剂大辞典)(40)阿胶、熟地黄、牛膝、桂、白芍药、五味子、黄芪、白茯苓、当归、人参、牡丹皮、川芎。(中医方剂大辞典)

阿胶丹 e jiao dan

【英文名】E Jiao Pellet

【组成】真阿胶、干姜、芍药、当归、川黄连、肉豆蔻。(中医方剂大辞典)

阿胶汤 e jiao tang

【英文名】E Jiao Decoction

【异名】芎胶散(中医方剂大辞典、产宝诸方);阿胶散(中医方剂大辞典、古今医鉴);旋覆花汤(中医方剂大辞典、外台)

【组成】(1)阿胶、酒白芍、当归、防风、僵蚕。(中医方剂大辞典)(2)阿胶、当归、寸冬、党参、白芍、甘草。(中医方剂大辞典)(3)阿胶、玉竹、元参、麦冬、花粉、陈皮、百部、桔梗、甘草。(中医方剂大辞典)(4)阿胶、人参、当归、条芩、白芍、白术、麦冬、生地、炙草、苏梗。(中医方剂大辞典)(5)阿胶、赤小豆。(中医方剂大辞典)(6)猪苓、茯苓、泽泻、滑石、阿胶、车前子。(中医方剂大辞典)(7)阿胶、冬葵子、牛膝、当归。(中医方剂大辞典)(8)阿胶、熟干地黄、艾叶、芎䓖、当归、杜仲、白术。(中医方剂大辞典)(9)真阿胶。(中医方剂大辞典)(10)阿胶、当归、甘草、白术。(中医方剂大辞典)(11)阿胶、生姜、芎䓖、续断、侧柏、当归、桑寄生、艾叶、竹茹、鸡子。(中医方剂大辞典)(12)阿胶、芎䓖、当归、甘草。(中医方剂大辞典)(13)阿胶、当归、桑上寄生。(中医方剂大辞典)(14)阿胶、桑上寄生、大腹皮、麦门冬、黄芪、防风、丹参、羚羊角、柏子仁、缩砂仁、人参、白术。(中医方剂大辞典)(15)阿胶、刘寄奴、赤石脂、黄连、白龙骨、乌梅、桑寄生、甘菊花、当归、旋复花、地榆、白术、枳壳、艾叶、石膏。(中医方剂大辞典)(16)阿胶、熟干地黄、赤芍药、当归、芎䓖、干姜。(中医方剂大辞典)(17)阿胶、艾叶、干姜、芍药。(中医方剂大辞典)(18)阿胶、黄芩、甘草、生地黄、车前叶、藕节、生蜜。(中医方剂大辞典)(19)阿胶、人参、白茯苓、玄参、丹参、防风、黄芪、生干地黄、葛根、柴胡、秦艽、黄连、龙胆、枳壳、地骨皮、百合、鳖甲、甘草、桔梗、知母、贝母、款冬花、石膏、麻黄、黄芩、栀子仁、麦门冬、防己、栝楼根、马兜铃、大黄、桑根白皮、白药子、葶苈子、杏仁、槟榔。(中医方剂大辞典)(20)阿胶、黄连、龙骨、艾叶、仓米。(中医方剂大辞典)(21)阿胶、蒲黄。(中医方剂大辞典)(22)阿胶、艾叶、地榆、芍药、蓟根。(中医方剂大辞典)(23)阿胶、五味子、麻黄、陈桔皮、甘草、杏仁。(中医方剂大辞典)(24)阿胶、桑根白皮、甘草、贝母、知母。(中医方剂大辞典)(25)阿胶、干姜、远志、附子、人参、甘草、大麻仁。(中医方剂大辞典)(26)阿胶、桂、生姜、黄连。(中医方剂大辞典)(27)阿胶、黄芩、葱白、豉、干艾叶。(中医方剂大辞典)(28)阿胶、当归、黄柏、黄连、陈廪米、蜡。(中医方剂大辞典)(29)阿胶、当归、青葙子、艾叶。(中医方剂大辞典)(30)阿胶、旋覆花、麦门冬、人参、吴茱萸、生姜、当归、芍药、甘草、黄芩。(中医方剂大辞典)(31)阿胶、干姜、麻子、远志、附子、人参、甘草。(中医方剂大辞典)

阿胶饮 e jiao yin

【英文名】E Jiao Drink

【组成】(1)阿胶、牡蛎、鹿茸。(中医方剂大辞典)(2)阿胶、黄芩、黄连。(中医方剂大辞典)(3)阿胶、熟干地黄。(中医方剂大辞典)(4)阿胶、人参。(中医方剂大辞典)(5)桑白皮、麦门冬、黄柏、知母、生地黄、阿胶、归尾。(中医方剂大辞典)

阿胶酒 e jiao jiu

【英文名】E Jiao Wine

【异名】阿胶汤(中医方剂大辞典、赤水玄珠)

【组成】阿胶。(中医方剂大辞典)

阿胶散 e jiao san

【英文名】E Jiao Powders

【异名】七味阿胶散(中医方剂大辞典、景岳全书);阿胶芎䓖散(中医方剂大辞典、鸡峰);禹余粮散(中医方剂大辞典、圣济总录);阿胶汤(中医方剂大辞典、圣济总录)

【组成】(1)阿胶、甘草、当归、芎䓖。(中医方剂大辞典)(2)熟干地黄、艾叶、当归、甘草、芍药、阿胶、芎。(中医方剂大辞典)(3)阿胶、紫团参、半夏、鳖甲、甘草。(中医方剂大辞典)(4)阿胶、马兜铃、五灵脂、桑白皮、甘草。(中医方剂大辞典)(5)干艾、赤石脂、桂、白芷、阿胶。(中医方剂大辞典)(6)人参、白术、阿胶、当归、川芎、黄芪、白芍、甘草、黄芩、砂仁、广皮、黄连、苍术、香薷、枳壳、葛根、肉蔻、诃子。(中医方剂大辞典)(7)扁豆、甘草、黄芪、黄芩、艾叶、茯苓、川芎、当归、白芍、熟地、白术、阿胶、香附、陈皮、葛根、牡蛎、黑豆。(中医方剂大辞典)(8)牙消、阿胶。(中医方剂大辞典)(9)阿胶、鼠粘子、甘草、马兜铃、杏仁、糯米。(中医方剂大辞典)(10)阿胶、黄连、黄柏、芍药、地榆、甘草、虎杖、艾叶。(中医方剂大辞典)(11)阿胶、牛角腮、龙骨。(中医方剂大辞典)(12)阿胶、桑上寄生、续断、熟干地黄、芎䓖、白芷、人参。(中医方剂大辞典)(13)阿胶、柏叶、龙齿、禹余粮。(中医方剂大辞典)(14)阿胶、人参、茯苓、玄参、丹参、防风、黄芪、生干地黄、地骨皮、山栀子仁、葛根、柴胡、秦艽、黄连、龙胆、枳壳、麦门冬、鳖甲、甜葶苈、防己、甘草、栝楼根、马兜铃、大黄、桔梗、知母、贝母、款冬花、石膏、麻黄、桑根白皮、黄芩、白药子、杏仁、槟榔。(中医方剂大辞典)(15)阿胶、龙骨、无食子、桃叶、柏叶、甘草、肉豆蔻。(中医方剂大辞典)(16)阿胶、生干地黄、黄柏、甘草。(中医方剂大辞典)(17)阿胶、生干地黄、人参、黄柏、蝉壳、甘草、黄芪。(中医方剂大辞典)(18)阿胶、白及、白芷、白蔹、黄柏。(中医方剂大辞典)(19)阿胶、山芋、甘草、人参、五味子、麦门冬、干姜、杏仁、白术、桂。(中医方剂大辞典)(20)白茯苓、白术、川芎、阿胶、当归。(中医方剂大辞典)(21)阿胶、丹参、生地、黑山栀、丹皮、血余、麦冬、当归。(中医方剂大辞典)(22)阿胶、生地黄。(中医方剂大辞典)(23)甘草、白茯苓、白术、川芎、阿胶、当归、陈皮。(中医方剂大辞典)(24)薯蓣、阿胶、五味子、麦门冬、白术、干姜、桂枝、杏仁。(中医方剂大辞典)(25)阿胶、马兜铃、紫菀、款冬花、甘草、白蒺藜、糯米。(中医方剂大辞典)(26)阿胶、白茯苓、马兜铃、糯米、杏仁、甘草。(中医方剂大辞典)(27)阿胶、鼠粘子、甘草、糯米、马兜铃、款冬花、紫菀。(中医方剂大辞典)(28)阿胶、桑根白皮、甘草、桔梗、细辛。(中医方剂大辞典)(29)阿胶、人参、杏仁、甘草、黄芪、紫菀、桔梗、桑根白皮。(中医方剂大辞典)(30)阿胶、桑寄生、吴白术、人参、白茯苓。(中医方剂大辞典)(31)黄芪、白术、桔梗、甘草、山药、阿胶。(中医方剂大辞典)(32)大独头蒜、羌活、独活、苍术、紫菀、白术、人参、附子、阿胶、甘草。(中医方剂大辞典)(33)阿胶、人参、杏仁、黄蜀葵花、甘草、款冬花。(中医方剂大辞典)(34)阿胶、黄芩、栀子仁、车前子、甘草。(中医方剂大辞典)(35)阿胶、芎䓖、艾叶、当归、桂心、地榆、甘草、厚朴。(中医方剂大辞典)(36)阿胶、人参、黄芪、干姜、当归、熟干地黄、芎䓖、白茯苓、陈桔皮、艾叶、赤石脂。(中医方剂大辞典)(37)阿胶、当归、续断、地榆、熟干地黄、牛膝、红花子。(中医方剂大辞典)(38)阿胶、蒲黄、黄芪。(中医方剂大辞典)(39)熟地黄、白芍药、川芎、黄芪、阿胶、香附子、当归、艾叶、甘草。(中医方剂大辞典)(40)阿胶、白龙骨、赤石脂、干姜。(中医方剂大辞典)(41)阿胶、芎䓖、芍药、干姜、牡丹、艾叶、甘草、生地黄。(中医方剂大辞典)(42)薯蓣、阿胶、人参、五味子、麦门冬、白术、干姜、桂枝、杏仁。(中医方剂大辞典)(43)桑寄生、阿胶、艾叶。(中医方剂大辞典)(44)阿胶、炙甘草、桔梗、紫苏子、杏仁、南木香、白胶香、半夏、五味子、罂粟壳、晋矾。(中医方剂大辞典)(45)透明阿胶、紫苏。(中医方剂大辞典)(46)人参、茯苓、生干地黄、天门冬、北五味子、阿胶、白及。(中医方剂大辞典)(47)阿胶、芎䓖、当归、熟干地黄、银。(中医方剂大辞典)(48)阿胶、木香、芎䓖、熟干地黄、干姜、当归、桑寄生、桂心。(中医方剂大辞典)(49)阿胶、芎䓖、桑寄生、艾叶、枳实、当归、高良姜、甘草、陈桔皮。(中医方剂大辞典)(50)阿胶、白茯苓、白术、当归、陈桔皮、芎䓖、甘草。(中医方剂大辞典)(51)阿胶、熟干地黄、当归、桑寄生、龙骨、甘草、白术、白茯苓、芎䓖、干姜。(中医方剂大辞典)(52)阿胶、艾叶、芎䓖、当归、熟干地黄。(中医方剂大辞典)(53)阿胶、艾叶、当归、赤石脂、龙骨、芎䓖、黄芪、熟干地黄、干姜、甘草。(中医方剂大辞典)(54)阿胶、白茯苓、麦门冬、柴胡、甘草、黄芩、当归、芎䓖。(中医方剂大辞典)(55)阿胶、当归、白术、艾叶、酸石榴皮。(中医方剂大辞典)(56)阿胶、麦门冬、款冬花、贝母、秦艽、甘草。(中医方剂大辞典)(57)阿胶、赤芍药、当归、柴胡、麦门冬、黄芩、白茯苓、白术、甘草。(中医方剂大辞典)(58)阿胶、陈桔皮、半夏、芎䓖、白术、当归、赤芍药、麦门冬。(中医方剂大辞典)(59)阿胶、诃黎勒皮、干姜、附子、密陀僧、棕榈、补骨脂。(中医方剂大辞典)(60)阿胶、鹿茸、禹余粮、牡蛎、当归、白芍药、蒲黄、乌贼鱼骨、赤石脂。(中医方剂大辞典)(61)阿胶、当归、赤芍药、熟干地黄、牡蛎。(中医方剂大辞典)(62)阿胶、当归、犀角屑、黄芩、鸡苏叶、羚羊角屑、桂心、麦门冬、生干地黄、甘草。(中医方剂大辞典)(63)阿胶、熟干地黄、赤芍药、干姜、当归、芎䓖、艾叶、甘草。(中医方剂大辞典)(64)阿胶、当归、黄连、赤芍药、干姜、赤石脂。(中医方剂大辞典)(65)阿胶、川升麻、地榆、黄连、刺蓟、犀角屑、熟干地黄、栀子仁、当归。(中医方剂大辞典)(66)阿胶、甘草、附子、黄连、当归。(中医方剂大辞典)(67)阿胶、甘草。(中医方剂大辞典)(68)阿胶、桂心、细辛、白龙骨、当归、乱发、蒲黄。(中医方剂大辞典)(69)阿胶、当归、伏龙肝、白芍药、白芷、甘草、生干地黄、细辛、芎䓖、桂心。(中医方剂大辞典)(70)阿胶、当归、干蝎、白僵蚕、蝉壳、桂心、附子、麻黄。(中医方剂大辞典)(71)阿胶、白附子、桂心、羌活、当归、天麻。(中医方剂大辞典)(72)阿胶、伏龙肝、黄芩、葱白、豉、地骨皮。(中医方剂大辞典)(73)阿胶、黄柏、当归、槟榔、木香、龙骨、槐子。(中医方剂大辞典)(74)阿胶、黄连、葛根、黄茶。(中医方剂大辞典)(75)阿胶、熟干地黄、白茯苓、人参、麦门冬、蛤蚧、侧柏叶。(中医方剂大辞典)(76)阿胶、艾叶、干姜、赤石脂、当归、厚朴、桂心、芎䓖、附子。(中医方剂大辞典)(77)阿胶、龙骨、当归、细辛、桂心、蒲黄、乱发。(中医方剂大辞典)(78)阿胶、乌贼鱼骨、芍药、当归。(中医方剂大辞典)(79)阿胶。(中医方剂大辞典)(80)阿胶、蒲黄。(中医方剂大辞典)(81)阿胶、牡蛎、鹿茸。(中医方剂大辞典)

阿胶粥 e jiao zhou

【英文名】E Jiao Gruel

【组成】(1)阿胶、龙骨、艾叶。(中医方剂大辞典)(2)阿胶、糯米。(中医方剂大辞典)

阿胶煎 e jiao jian

【英文名】E Jiao Jian Decoction

【组成】阿胶、薯蓣、白茯苓、天门冬、贝母、酥、生地黄汁、生姜汁、白蜜、杏仁。(中医方剂大辞典)

阿胶膏 e jiao gao

【英文名】E Jiao Ointment

【组成】阿胶、白羊肾、杏仁、薯蓣、薤白、黄牛酥、羊肾脂。(中医方剂大辞典)

阿菜汤 a cai tang

【英文名】A Cai Decoction

【组成】羊肉、草果、良姜。(中医方剂大辞典)

阿魏丸 a wei wan

【英文名】A Wei Pill

【异名】大阿魏丸(中医方剂大辞典、明医指掌);小阿魏丸(中医方剂大辞典、医学入门);回味阿魏丸(中医方剂大辞典、张氏医通);金七(中医方剂大辞典、痧症全书);七号晋象方(中医方剂大辞典、杂病源流犀烛)

【组成】(1)黄雄鸡硬肝内黄皮、五灵脂、水仙子、乳香、没药、阿魏、急性子、全蝎。(中医方剂大辞典)(2)白术、苍术、半夏、白茯苓、陈皮、黄连、山楂、麦芽、枳实、萝卜子、当归、红花、楮实子、牛黄、水红花子、小桃红子、芦荟、阿魏、酥油、人中白、黄蜡、桃仁、海带、紫菜、干碱、三棱、莪术、胡黄连、沉香。(中医方剂大辞典)(3)阿魏、黄连。(中医方剂大辞典)(4)血竭、硇砂、丁香、蓬术、荆三棱、没药、芫青、红娘子、虻虫、水蛭、阿魏、干漆、地胆、斑蝥、海马、甘遂、人参、当归、猪脊、麝香、穿山甲。(中医方剂大辞典)(5)阿魏、硇砂、苦楝子、附子、木香。(中医方剂大辞典)(6)阿魏、安息香、甘草、木香、槟榔、豉、猪牙皂角、天灵盖、麝香、人中白。(中医方剂大辞典)(7)阿魏、黄连、山楂肉。(中医方剂大辞典)(8)阿魏、黄连、花碱、山楂肉、连翘、半夏。(中医方剂大辞典)(9)山楂、南星、半夏、麦芽、神曲、黄连、连翘、阿魏、瓜蒌、贝母、风化消、石碱、萝卜子、胡黄连。(中医方剂大辞典)(10)连翘、山楂、黄连、阿魏。(中医方剂大辞典)(11)山楂、萝卜子、神曲、麦芽、陈皮、青皮、香附、阿魏。(中医方剂大辞典)(12)木香、槟榔、胡椒、阿魏。(中医方剂大辞典)(13)阿魏、官桂、蓬术、麦蘖、神曲、青皮、萝卜子、白术、干姜、百草霜、巴豆。(中医方剂大辞典)(14)阿魏。(中医方剂大辞典)(15)阿魏、丁香、木香、茴香子、白芷、陈桔皮、槟榔、香附子、甘草、生姜。(中医方剂大辞典)(16)阿魏、当归、芜荑仁、雌黄、猪牙皂荚、麝香、蓬莪术、柴胡、白槟榔。(中医方剂大辞典)(17)阿魏、桂、木香、安息香、独头蒜。(中医方剂大辞典)(18)阿魏、蝎梢、麝香、丹砂、桃仁。(中医方剂大辞典)(19)阿魏、青桔皮、酸石榴皮、五味子、陈曲。(中医方剂大辞典)(20)阿魏、砒霜、丹砂、画钟馗纸。(中医方剂大辞典)(21)阿魏、麝香、雄黄、丹砂、鼠骨、牛骨、虎骨、兔骨、龙骨、蛇骨、马骨、羊骨、猴骨、鸡骨、犬骨、猪骨。(中医方剂大辞典)(22)阿魏、当归、官桂、陈皮、白及、吴白芷、蓬术、延胡索、木香、吴茱萸、川芎、附子、干姜、肉豆蔻、朱砂。(中医方剂大辞典)(23)阿魏、当归、桂心、青桔皮、白术、木香、芎䓖、附子、蓬莪茂、延胡、吴茱萸。(中医方剂大辞典)(24)阿魏、木香、槟榔、肉豆蔻、青桔皮、当归、诃黎勒、桃仁、丁香、附子、桂心、白术。(中医方剂大辞典)(25)阿魏、当归、桂心、芎䓖、青桔皮、附子、白术、吴茱萸、朱砂、干姜、木香、延胡索、肉豆蔻、蓬莪茂、槟榔。(中医方剂大辞典)(26)臭樗皮、鳗鲡鱼、阿魏、芫花。(中医方剂大辞典)(27)砒霜、朱砂、阿魏、麝香。(中医方剂大辞典)(28)阿魏、桂心、干姜、附子、吴茱萸、当归。(中医方剂大辞典)(29)阿魏、臭黄、砒黄、雄黄。(中医方剂大辞典)(30)阿魏、木香、补骨脂、青桔皮、干姜、附子、茴香子、槟榔、肉桂、吴茱萸。(中医方剂大辞典)(31)阿魏、蝍蟟、木香、肉豆蔻、桃仁、硇砂。(中医方剂大辞典)(32)阿魏、桃仁、桂心、青桔皮、干蝎、附子、木香、槟榔、自然铜。(中医方剂大辞典)(33)阿魏、桃仁、木香、干蝎、硇砂、自然铜、白矾。(中医方剂大辞典)(34)阿魏、槟榔、青桔皮、胡椒、丁香、荜茇、白豆蔻、桂心、人参、附子、干姜、蓬莪茂、诃黎勒、麝香。(中医方剂大辞典)(35)三棱、莱菔子、莪术、枳壳、槟榔、厚朴、枳实、全蝎、青皮、干蟾、大黄、山楂、砂仁、鸡内金、桔皮、阿魏、香附、芜荑。(中医方剂大辞典)(36)阿魏、雄黄、辰砂。(中医方剂大辞典)(37)高良姜、黑牵牛、蓬术、赤豆、砂仁、三棱、青皮、陈皮、干姜、草豆蔻、槟榔、肉桂、真阿魏。(中医方剂大辞典)(38)阿魏、青皮、莪术、茴香、胡椒、丁香、白芷、砂仁、肉桂、川芎。(中医方剂大辞典)(39)玄胡索、苏木、五灵脂、天仙子、蓬术、广皮、枳实、三棱、厚朴、槟榔、姜黄、乌药、降香、沉香、阿魏、香附、卜子。(中医方剂大辞典)(40)阿魏、雷丸、天竺黄、芦荟、胡连、麝香、牙皂、乳香、没药、硼砂、朱砂、硇砂、大黄。(中医方剂大辞典)(41)鳖甲、三棱、莪术、香附子、陈皮、真阿魏。(中医方剂大辞典)(42)茴香、青皮、甘草、橘红、蓬术、胡椒、白芷、肉桂、缩砂仁、丁香皮、川芎、生姜、阿魏。(中医方剂大辞典)

阿魏酒 a wei jiu

【英文名】A Wei Wine

【组成】阿魏、半夏。(中医方剂大辞典)

阿魏散 a wei san

【英文名】A Wei Powders

【组成】(1)阿魏、安息香、萝卜子、芜荑。(中医方剂大辞典)(2)野狐皮、豹鼻、狐头骨、雄黄、腽肭脐、鬼箭羽、露蜂房、白术、虎头骨、驴毛、驼毛、驹毛、牛毛、阿魏。(中医方剂大辞典)(3)阿魏、安息香、甘草、猪牙皂荚、木香、天灵盖、豉、麝香。(中医方剂大辞典)(4)阿魏、川大黄、槟榔、木香、桃仁。(中医方剂大辞典)(5)地龙、阿魏、乳香。(中医方剂大辞典)

阿魏膏 a wei gao

【英文名】A Wei Ointment

【异名】阿魏五香膏(中医方剂大辞典、医级)

【组成】(1)羌活、独活、玄参、官桂、当归、青皮、赤芍、草乌、半夏、生地、蓬术、穿山甲、草果、大黄、白芷、红花、川椒、急性子、水红花子、土木鳖、巴豆、蓖麻子、独头蒜。(中医方剂大辞典)(2)羌活、独活、玄参、官桂、赤芍药、川山甲、生地黄、大黄、白芷、天麻、槐枝、柳枝、桃枝、红花、木鳖子、乱发。(中医方剂大辞典)

阿芙蓉酒 a fu rong jiu
【英文名】A Fu Rong Wine
【组成】滴花烧酒、潮脑、阿片烟膏。(中医方剂大辞典)

阿伽陀药 a jia tuo yao
【英文名】A Jia Tuo Yao Powders
【异名】阿伽陀丸、阿茄陀丸(中医方剂大辞典);时疫丸(中医方剂大辞典、全国中药成药处方集)
【组成】紫檀、小柏、茜根、郁金、胡椒。(中医方剂大辞典)

阿胶饮子 e jiao yin zi
【英文名】E Jiao Drink
【组成】(1)人参、白术、当归、干地黄、芎䓖、芍药、甘草、麦门冬、五味子、桑白皮、茯苓、阿胶。(中医方剂大辞典)(2)阿胶、竹沥、荆沥。(中医方剂大辞典)(3)牛胶、粉草、橘红。(中医方剂大辞典)

阿胶棋子 e jiao qi zi
【英文名】E Jiao Qi Zi Tablet
【组成】阿胶、干姜、薤白。(中医方剂大辞典)

阿胶散子 e jiao san zi
【英文名】E Jiao Powders
【组成】当归、黄连、诃子、阿胶、甘草、黄丹、白矾。(中医方剂大辞典)

阿胶煮散 e jiao zhu san
【英文名】E Jiao Decoction
【组成】阿胶、大芎、人参、白术、五味子、麦门冬、当归、茯苓、黄芪、续断、干地黄、甘草。(中医方剂大辞典)

阿胶煎丸 e jiao jian wan
【英文名】E Jiao Jian Pill
【组成】伏道艾、阿胶、糯米、大附子、枳壳。(中医方剂大辞典)

阿胶颗粒 e jiao ke li
【英文名】E Jiao Granule(药品标准－中药成方制剂标准)
【组成】阿胶。(药品标准－中药成方制剂标准 1998 年)

阿魏膏药 a wei gao yao
【英文名】A Wei Emplastrum
【组成】防己、荆芥、白芷、赤芍、当归、黄连、黄柏、风子肉、人参、连翘、蓬术、黑丑、寸香、香油、黄丹。(中医方剂大辞典)

阿艾五苓散 e ai wu ling san
【英文名】E Ai Wu Ling Decoction
【组成】茯苓、猪苓、泽泻、白术、桂枝、阿胶、川芎、炙草、当归、艾叶、白芍、熟地。(中医方剂大辞典)

阿矾石癣粉 a fan shi xuan fen
【英文名】A Fan Shi Xuan Powders
【组成】阿斯匹林、枯矾、炉甘石。(中西医结合杂志 1991,11(6))

阿胶三宝膏 e jiao san bao gao
【英文名】E Jiao San Bao Concentrated Decoction(药品标准－中药成方制剂标准)
【组成】阿胶、大枣、黄芪。(药品标准－中药成方制剂标准 1990 年)

阿胶五苓散 e jiao wu ling san
【英文名】E Jiao Wu Ling Decoction
【组成】猪苓、茯苓、泽泻、白术、桂枝、阿胶。(中医方剂大辞典)

阿胶四物汤 e jiao si wu tang
【英文名】E Jiao Si Wu Decoction
【组成】阿胶、川芎、当归、白芍、地黄。(中医方剂大辞典)

阿胶四苓散 e jiao si ling san
【英文名】E Jiao Si Ling Powders
【组成】阿胶、茯苓、白术、猪苓、泽泻。(中医方剂大辞典)

阿胶生化膏 e jiao sheng hua gao
【英文名】E Jiao Sheng Hua Concentrated Decoction(药品标准－中药成方制剂标准)
【组成】阿胶、熟地黄、黄芪、川芎、路路通、赤芍、麦冬、当归、益母草、关木通、桃仁、甘草、王不留行。(药品标准－中药成方制剂标准 1998 年)

阿胶白术散 e jiao bai zhu san
【英文名】E Jiao Bai Zhu Powders
【组成】白术、白茯苓、白芍药、当归、熟地黄、人参、白芷、阿胶、川芎、甘草。(中医方剂大辞典)

阿胶地黄丸 e jiao di huang wan
【英文名】E Jiao Di Huang Honeyed Pill
【组成】熟地膏、牡丹皮、山茱萸、白茯苓、怀山药、泽泻、麦门冬、真阿胶。(中医方剂大辞典)

阿胶地黄汤 e jiao di huang tang
【英文名】E Jiao Di Huang Decoction
【组成】生干地黄、阿胶、蒲黄。(中医方剂大辞典)

阿胶芍药汤 e jiao shao yao tang
【英文名】E Jiao Shao Yao Decoction
【异名】四神散(中医方剂大辞典、普济方)
【组成】赤芍药、阿胶、当归、甘草。(中医方剂大辞典)

阿胶补血膏 e jiao bu xue gao
【英文名】E Jiao Bu Xue Ointment
【组成】阿胶、熟地、党参、黄芪、枸杞子、白术。(《河南省药品标准》(1984 年))

阿胶鸡子汤 e jiao ji zi tang
【英文名】E Jiao Ji Zi Decoction
【组成】阿胶、鸡子、红糖。(山西中医 1987,3(2))

阿胶驻车丸 e jiao zhu che wan

【英文名】E Jiao Zhu Che Pill

【组成】(1)当归身、黄连、干姜、阿胶。(中医方剂大辞典)(2)阿胶、黄连、当归、干姜、木香、黄芩、龙骨、赤石脂、厚朴。(中医方剂大辞典)

阿胶养血汤 e jiao yang xue tang

【英文名】E Jiao Yang Xue Decoction

【组成】阿胶珠、泡参、干地黄、麦冬、女贞、旱莲草、桑寄生。(中医方剂大辞典)

阿胶枳壳丸 e jiao zhi qiao wan

【英文名】E Jiao Zhi Qiao Honeyed Pill

【组成】阿胶、枳壳。(中医方剂大辞典)

阿胶济阴汤 e jiao ji yin tang

【英文名】E Jiao Ji Yin Decoction

【组成】阿胶、白术、地黄、白芍、当归、川芎、砂仁、条芩、蕲艾、香附、炙甘草。(中医方剂大辞典)

阿胶神曲煎 e jiao shen qu jian

【英文名】E Jiao Shen Paste Pill

【组成】神曲、干姜、当归、白术、人参、阿胶、甘草。(中医方剂大辞典)

阿胶益寿晶 e jiao yi shou jing

【英文名】E Jiao Yi Shou Granule(药品标准－中药成方制剂标准)

【组成】人参、黄芪、熟地黄、制何首乌、阿胶、陈皮、木香、甘草。(药品标准－中药成方制剂标准 1991 年)

阿胶梅连丸 e jiao mei lian wan

【英文名】E Jiao Mei Lian Pill

【异名】阿胶黄连丸(中医方剂大辞典、医略六书)

【组成】金井阿胶、乌梅肉、黄柏、黄连、当归、赤芍药、干姜、赤茯苓。(中医方剂大辞典)

阿胶黄芩汤 e jiao huang qin tang

【英文名】E Jiao Huang Qin Decoction

【组成】陈阿胶、青子芩、甜杏仁、桑皮、生白芍、生甘草、鲜车前草、甘蔗精。(中医方剂大辞典)

阿胶黄连汤 e jiao huang lian tang

【英文名】E Jiao Huang Lian Decoction

【组成】陈阿胶、生白芍、小川连、鲜生地、青子芩、鸡子黄。(中医方剂大辞典)

阿胶黄连饮 e jiao huang lian yin

【英文名】E Jiao Huang Lian Drink

【异名】黄连阿胶汤(中医方剂大辞典、胎产心法)

【组成】阿胶、黄连、芍药、甘草、枳壳。(中医方剂大辞典)

阿胶麻仁汤 e jiao ma ren tang

【英文名】E Jiao Ma Ren Decoction

【组成】生地、当归、阿胶、麻仁。(中医方剂大辞典)

阿胶鳖甲汤 e jiao bie jia tang

【英文名】E Jiao Bie Jia Decoction

【组成】生鳖甲、阿胶、白芍、炙草、小草、淡菜、西洋参。(中医方剂大辞典)

阿魏万灵膏 a wei wan ling gao

【英文名】A wei Wan Ling Plaster

【组成】真芝麻油、当归、川芎、防风、白芷、肉桂、木鳖仁、蓖麻仁、巴豆仁、穿山甲、槐枝、柳枝。(中医方剂大辞典)

阿魏化痞散 a wei hua pi san

【英文名】A Wei Hua Pi Powders

【组成】川芎、当归、白术、赤茯苓、红花、阿魏、鳖甲尖、大黄、荞麦面。(中医方剂大辞典)

阿魏化痞膏 a wei hua pi gao

【英文名】A Wei Hua Pi Ointment

【组成】大蒜、香附、大黄、川乌、三棱、当归、莪术、穿山甲、白芷、使君子仁、厚朴、蓖麻子、木鳖子、草乌、蜣螂、胡黄连。(中医方剂大辞典)

阿魏良姜丸 a wei liang jiang wan

【英文名】A Wei Liang Jiang Paste Pill

【组成】青皮、陈皮、良姜、红豆、桂、缩砂、蓬莪、草果子、干姜、莱菔子、木香、硇砂、阿魏。(中医方剂大辞典)

阿魏软坚散 a wei ruan jian san

【英文名】A Wei Ruan Jian Powders

【组成】阿魏、蜗牛、象贝母、月石、桃仁、僵蚕、南星、腰黄、冰片。(中医方剂大辞典)

阿魏消痞丸 a wei xiao pi wan

【英文名】A Wei Xiao Pi Paste Pill

【组成】连翘、麦芽、山楂肉、莱菔子、风化消、六神曲、大贝母、黄连、阿魏、制南星、胡黄连、青盐。(中医方剂大辞典)

阿魏积块丸 a wei ji kuai wan

【英文名】A Wei Ji Kuai Honeyed Pill

【组成】三棱、莪术、雄黄、蜈蚣、自然铜、蛇含石、木香、铁华粉、辰砂、沉香、冰片、芦荟、阿魏、天竺黄、全蝎。(中医方剂大辞典)

阿魏通经丸 a wei tong jing wan

【英文名】A Wei Tong Jing Pill

【组成】铁粉、阿魏、芦荟、没药。(中医方剂大辞典)

阿魏理中丸 a wei li zhong wan

【英文名】A Wei Li Zhong Paste Pill

【组成】阿魏、京三棱、蓬莪术、青桔皮、陈桔皮、甘草、干姜、干木瓜、肉桂、白术。(中医方剂大辞典)

阿魏雄黄丸 a wei xiong huang wan

【英文名】A Wei Xiong Huang Pill

【组成】阿魏、雄黄、柳枝、桃枝、丹砂。(中医方剂大辞

典)

阿魏雷丸散 a wei lei wan san

【英文名】A Wei Lei Wan Powders

【组成】(1)阿魏、雷丸、雄黄、朱砂、滑石、石胆、消石、白蔹、犀角屑、牛黄、紫石英、斑蝥、芫青。(中医方剂大辞典)(2)阿魏、紫雷丸、雄黄、紫石英、朱砂、滑石、石胆、丹砂、藋芦、白蔹、犀角、斑蝥、芫青、牛黄、紫铆。(中医方剂大辞典)

阿魏搐鼻散 a wei chu bi san

【英文名】A Wei Chu Nose Drop

【组成】阿魏、鸡内金、冰片。(中医方剂大辞典)

阿魏撞气丸 a wei zhuang qi wan

【英文名】A Wei Zhuang Qi Paste Pill

【组成】小茴、青皮、甘草、陈皮、莪术、川芎、生姜、胡椒、白芷、肉桂、砂仁、丁香皮。(中医方剂大辞典)

阿魏麝香散 a wei she xiang san

【英文名】A Wei She Xiang Powders

【组成】阿魏、麝香、雄黄、野水红花子、神曲、人参、白术、肉桂。(中医方剂大辞典)

阿归养血颗粒 e gui yang xue ke li

【英文名】E Gui Yang Xue Granule(药品标准-中药成方制剂标准)

【组成】当归、党参、白芍、甘草、茯苓、黄芪、熟地黄、川芎、阿胶。(药品标准-中药成方制剂标准 1997 年)

阿归养血糖浆 e gui yang xue tang jiang

【英文名】E Gui Yang Xue Syrup(药品标准-中药成方制剂标准)

【异名】当归养血膏(药品标准-中药成方制剂标准)

【组成】当归、党参、白芍、甘草、茯苓、黄芪、熟地黄、川芎、阿胶。(药品标准-中药成方制剂标准 1997 年)

阿胶当归合剂 e jiao dang gui he ji

【英文名】E Jiao Dang Gui Mixture(药品标准-中药成方制剂标准)

【组成】当归、阿胶、党参、茯苓、黄芪、白芍、熟地黄、川芎、甘草。(药品标准-中药成方制剂标准 1998 年)

阿胶补血颗粒 e jiao bu xue ke li

【英文名】E Jiao Bu Xue Granule(药品标准-中药成方制剂标准)

【组成】阿胶、熟地黄、党参、黄芪、枸杞子、白术。(药品标准-中药成方制剂标准 1997 年)

阿胶鸡子黄汤 e jiao ji zi huang tang

【英文名】E Jiao Ji Zi Huang Decoction

【组成】(1)真阿胶、生牡蛎、大生地、生白芍、女贞子、黄甘菊、鸡子黄、童便。(中医方剂大辞典)(2)陈阿胶、生白芍、石决明、双钩藤、大生地、清炙草、生牡蛎、络石藤、茯神木、鸡子黄。(中医方剂大辞典)

阿胶精口服液 e jiao jing kou fu ye

【英文名】E Jiao Jing Liquid

【组成】阿胶。((91)豫卫药准字第 18113 号)

阿胶甘草犁膏汤 e jiao gan cao li gao tang

【英文名】E Jiao Gan Cao Li Gao Decoction

【组成】阿胶、甘草、梨膏。(中医方剂大辞典)

阿胶补血口服液 e jiao bu xue kou fu ye

【英文名】E Jiao Bu Xue Liquid

【组成】阿胶、党参、枸杞子、熟地黄、黄芪等。((92)卫药准字 Z-22 号)

阿胶补血晶冲剂 e jiao bu xue jing chong ji

【英文名】E Jiao Bu Xue Jing Medicinal Instant Granule

【组成】阿胶、黄芪、党参、白术、杞果、熟地。(中草药 1990,21(2))

阿胶益寿口服液 e jiao yi shou kou fu ye

【英文名】E Jiao Yi Shou Oral Liquid(药品标准-中药成方制剂标准)

【组成】人参、黄芪、熟地黄、制何首乌、阿胶、陈皮、木香、甘草。(药品标准-中药成方制剂标准 1992 年)

阿魏麝香化积膏 a wei she xiang hua ji gao

【英文名】A Wei She Xiang Hua Ji Plaster(药品标准-中药成方制剂标准)

【组成】阿魏、麝香、透骨草、千年健、钻地风、川牛膝、杜仲、附子、当归、防风、高良姜、甘草、川乌、草乌、白芷、穿山甲、细辛、肉桂。(药品标准-中药成方制剂标准 1990 年)

陇马陆胃药 long ma lu wei yao

【英文名】Long Ma Lu Wei Yao Tablet

【组成】陇马陆等。(《甘肃省药品标准》(1982 年))

陇马陆胃药片 long ma lu wei yao pian

【英文名】Long Ma Lu Wei Yao Tablet(药品标准-中药成方制剂标准)

【组成】陇马陆全粉、颠茄浸膏。(药品标准-中药成方制剂标准 1998 年)

陈艾丸 chen ai wan

【英文名】Chen Ai Pill

【组成】蕲艾。(中医方剂大辞典)

陈艾汤 chen ai tang

【英文名】Chen Ai Decoction

【组成】茯苓。(中医方剂大辞典)

陈甘饮 chen gan yin

【英文名】Chen Gan Drink

【组成】陈皮、甘草。(中医方剂大辞典)

陈甘散 chen gan san

【英文名】Chen Gan Powders

【组成】广皮、生甘草。(中医方剂大辞典)

陈皮汤 chen pi tang

【英文名】Chen Pi Decoction

【组成】(1)陈皮。(中医方剂大辞典)(2)陈皮、半夏、茯苓、甘草、紫苏、枳壳、桔梗、苍术、黄芩。(中医方剂大辞典)(3)橘红、明矾、甘草、大半夏。(中医方剂大辞典)

陈曲丸 chen qu wan

【英文名】Chen Qu Pill

【组成】(1)陈曲、干姜、官桂、白术、厚朴、人参、当归、甘草。(中医方剂大辞典)(2)陈曲末、白茯苓、黄连、黄柏、干姜、附子、龙骨、赤石脂、甘草、人参、当归。(中医方剂大辞典)(3)陈曲、木香、厚朴、甘草、槟榔、青桔皮、白术、枳壳、京三棱、干姜、桂。(中医方剂大辞典)(4)陈曲、干姜、枳壳、附子、人参、蜀椒、甘草。(中医方剂大辞典)(5)陈曲、干姜、白术、人参、半甘草、枳壳、大麦、茯苓、厚朴、杏仁、桂。(中医方剂大辞典)

陈曲汤 chen qu tang

【英文名】Chen Qu Decoction

【组成】(1)陈曲、莱菔子。(中医方剂大辞典)(2)陈曲、黄连、厚朴、附子、干姜。(中医方剂大辞典)

陈曲散 chen qu san

【英文名】Chen Qu Powders

【组成】陈曲、大麦蘖、生地黄、白术、牛膝、桑耳、干姜、当归、生姜、桃仁、杏仁、陈桔皮。(中医方剂大辞典)

陈米丸 chen mi wan

【英文名】Chen Mi Honeyed Pill

【组成】陈仓米、白背木耳、蜂蜜。(中医方剂大辞典)

陈米汤 chen mi tang

【英文名】Chen Mi Decoction

【组成】陈廪米。(中医方剂大辞典)

陈茗粥 chen ming zhou

【英文名】Chen Ming Gruel

【组成】陈茶叶、粳米。(中医方剂大辞典)

陈桔丸 chen ju wan

【英文名】Chen Ju Honeyed Pill

【组成】陈桔皮、槟榔、木香、羌活、防风、青皮、枳壳、不蛀皂角、郁李仁、牵牛。(中医方剂大辞典)

陈梅散 chen mei san

【英文名】Chen Mei Powders

【组成】白梅。(中医方剂大辞典)

陈黄汤 chen huang tang

【英文名】Chen Huang Decoction

【组成】黄芪、陈皮。(中医方剂大辞典)

陈粟汤 chen su tang

【英文名】Chen Su Decoction

【组成】陈粟米、干姜、甘草。(中医方剂大辞典)

陈槐汤 chen huai tang

【英文名】Chen Huai Decoction

【组成】当归、川芎、赤芍药、黄芩、槐花、陈皮、侧柏叶、乌药、山栀子、藕节、细茶。(中医方剂大辞典)

陈蒲饮 chen pu yin

【英文名】Chen Pu Drink

【组成】三岁陈败蒲。(中医方剂大辞典)

陈漆丸 chen qi wan

【英文名】Chen Qi Pill

【组成】陈漆、大黄、薏苡仁、无灰酒、蔓菁子。(中医方剂大辞典)

陈醋方 chen cu fang

【英文名】Chen Cu Fang Juice

【组成】陈醋、三年酱汁、人乳汁。(中医方剂大辞典)

陈桔皮丸 chen ju pi wan

【英文名】Chen Ju Pi Pill

【组成】(1)陈桔皮、干姜、荜茇、桂心、人参、甘草、白术、神曲、附子。(中医方剂大辞典)(2)陈桔皮、猪苓、紫菀、桂心、郁李仁、桑根白皮、人参、麻黄、甘草、杏仁、甜葶苈。(中医方剂大辞典)(3)陈桔皮、紫苏子、郁李仁、甘遂、汉防己、桑根白皮、甜葶苈、赤茯苓、木通。(中医方剂大辞典)(4)陈桔皮、厚朴、神曲、木香、槟榔、人参、桂心、柴胡、白术、诃黎勒、白豆蔻、高良姜、白茯苓、沉香、枳实。(中医方剂大辞典)(5)陈桔皮、槟榔、柴胡、诃黎勒皮、白芍药、紫菀、川大黄、木香、杏仁。(中医方剂大辞典)(6)陈桔皮、白茯苓、白术、甘草、干姜、半夏、枳实。(中医方剂大辞典)(7)陈桔皮、木香、厚朴、槟榔、硫黄、大黄。(中医方剂大辞典)(8)陈桔皮、紫苏子、防己、桑根白皮、赤茯苓、木通、郁李仁、甜葶苈。(中医方剂大辞典)(9)陈桔皮、白茯苓、肿厘、麦蘖、白石脂、赤石脂、无食子、龙骨、酸石榴皮。(中医方剂大辞典)(10)陈桔皮、厚朴、肉豆蔻、干姜、木香、吴茱萸、白术、诃黎勒皮、桂、甘草、枳壳、沉香、芍药、丁香、阿魏。(中医方剂大辞典)(11)陈桔皮、当归、人参、白芍药、芎䓖、甘草。(中医方剂大辞典)(12)陈桔皮、麦门冬、赤茯苓、连翘、海藻、商陆、杏仁、羊靥、槟榔。(中医方剂大辞典)(13)陈桔皮、赤芍药、当归、吴茱萸、芎䓖、甘草、干姜、艾叶。(中医方剂大辞典)(14)陈桔皮、川朴消、木香。(中医方剂大辞典)

陈桔皮汤 chen ju pi tang

【英文名】Chen Ju Pi Dceoction

【异名】陈橘汤(中医方剂大辞典、圣济总录)

【组成】(1)陈桔皮、柴胡、半夏、枳壳、诃黎勒皮、木香、升麻、五味子。(中医方剂大辞典)(2)陈桔皮、赤茯苓、枳壳、栝楼实、桂、甘草。(中医方剂大辞典)(3)陈桔皮、吴茱萸。(中医方剂大辞典)(4)陈桔皮、桂、甘草、干姜、枳壳、白术、人参、白茯苓、厚朴、半夏、诃黎勒、槟榔、草豆蔻、附子、沉香、木香。(中医方剂大辞典)(5)陈桔皮、高良姜、厚朴。(中医方剂大辞典)(6)陈桔皮、蜀椒。(中医方剂大辞典)(7)陈桔皮、青木香、桔梗、芍药、当归。(中医方剂大辞典)(8)陈桔皮、甘草、白术。(中医方剂大辞典)(9)陈桔皮、干姜、甘草。(中医方剂大辞典)(10)陈桔皮、桂、半夏、吴茱萸。(中医方剂大辞典)(11)陈桔皮、甘草、枇杷叶、粟米。(中医方剂大辞典)(12)陈桔皮、紫菀、人参、赤茯苓、桑根白皮、杏仁、甘草、桔梗。(中医方剂大辞典)(13)陈桔皮、人参、甘草。(中医方剂大辞典)(14)陈桔皮、高良姜、人参、白茯苓、甘草。(中医方剂大辞典)(15)陈桔皮、白术、人参、甘草、黄芪、酸石榴皮、熟干地黄。(中医方剂大辞典)(16)陈桔皮、甘草、桃仁、诃黎勒皮。(中医方剂大辞典)

陈桔皮饮 chen ju pi yin

【英文名】Chen Ju Pi Drink

【组成】(1)陈桔皮、甘草、草豆蔻。(中医方剂大辞典)(2)陈桔皮、甘草、缩砂仁、白芷。(中医方剂大辞典)

陈桔皮散 chen ju pi san

【英文名】Chen Ju Pi Powders

【异名】陈桔皮汤(中医方剂大辞典、普济方)

【组成】(1)陈桔皮、人参、干姜、甘草、半夏、赤茯苓、桔梗、白术、木香。(中医方剂大辞典)(2)陈桔皮、麦门冬、人参、甘草、葛根。(中医方剂大辞典)(3)陈桔皮、诃黎勒皮、赤茯苓、人参、木香、厚朴、高良姜、桂心、白术。(中医方剂大辞典)(4)陈桔皮、草豆蔻、甘草、干姜、厚朴。(中医方剂大辞典)(5)陈桔皮、射干、汉防己、赤茯苓、大腹皮、泽泻、泽漆、桑根白皮。(中医方剂大辞典)(6)陈桔皮、人参、葛根、芦根、麦门冬、枇杷叶。(中医方剂大辞典)(7)陈桔皮、羚羊角屑、麦门冬、人参、紫苏茎叶、泽泻。(中医方剂大辞典)(8)陈桔皮、胡椒、桂心、附子、高良姜、甘草、厚朴、诃黎勒。(中医方剂大辞典)(9)陈桔皮、枳壳。(中医方剂大辞典)(10)陈桔皮、槟榔、桂、牵牛子。(中医方剂大辞典)(11)陈桔皮、高良姜、白茯苓、人参、甘草、槟榔。(中医方剂大辞典)(12)陈桔皮、川升麻、桑根白皮、麦门冬、前胡、川大黄。(中医方剂大辞典)(13)陈桔皮、杏仁、桑根白皮、甜葶苈、甘草。(中医方剂大辞典)(14)陈桔皮、桔梗、贝母、鸡苏、杏仁、人参。(中医方剂大辞典)(15)陈桔皮、赤茯苓、枳实、人参、木香、前胡、白术、厚朴、槟榔、桂心、芎䓖、甘草。(中医方剂大辞典)(16)陈桔皮、人参、白术、麦门冬、厚朴。(中医方剂大辞典)(17)陈桔皮、白茯苓、半夏、麦门冬、甘草、人参。(中医方剂大辞典)(18)陈桔皮、木香、牵牛子、川大黄、枳实、羌活、乌臼皮、汉防己。(中医方剂大辞典)(19)陈桔皮、诃黎勒皮、赤茯苓、桂心、大腹皮、芎䓖、枳壳、赤芍药、甘草。(中医方剂大辞典)(20)陈桔皮、白槟榔、人参、白术、厚朴。(中医方剂大辞典)(21)陈桔皮、白术、人参、胡椒、肉豆蔻、甘草。(中医方剂大辞典)(22)陈桔皮、粟米、甘草、诃黎勒皮、丁香。(中医方剂大辞典)(23)陈桔皮、槟榔、桔梗、木通、赤茯苓、百合、羚羊角屑、马蔺子、紫菀、射干、枳壳、甘草。(中医方剂大辞典)(24)陈桔皮、半夏、干姜。(中医方剂大辞典)(25)陈桔皮、杏仁、甘草、紫苏茎叶。(中医方剂大辞典)(26)陈桔皮、赤茯苓、吴茱萸、前胡、木香、郁李仁、半夏、大腹皮、槟榔。(中医方剂大辞典)(27)陈桔皮、汉防己、赤茯苓、槟榔、木通、紫苏茎叶、木香、大腹皮。(中医方剂大辞典)(28)陈桔皮、泽泻、赤茯苓、人参、白术、半夏、桂心、杏仁、细辛、干姜。(中医方剂大辞典)(29)陈桔皮、甘草、雄鼠粪、白术、豉、槟榔。(中医方剂大辞典)(30)陈皮、五味子、麦冬、人参、半夏、白术、炙甘草、黄芪、白茯苓。(中医方剂大辞典)

陈桔皮粥 chen ju pi zhou

【英文名】Chen Ju Pi Gruel

【组成】陈桔皮、苎麻根、高良姜、白粳米。(中医方剂大辞典)

陈桔皮煎 chen ju pi jian

【英文名】Chen Ju Pi Jian Pill

【组成】陈桔皮、木香、雄丁香。(中医方剂大辞典)

陈猪油膏 chen zhu you gao

【英文名】Chen Zhu You Plaster

【组成】乳香、没药、儿茶、血竭、麝香。(中医方剂大辞典)

陈紫苏散 chen zi su san

【英文名】Chen Zi Su Powders

【组成】紫苏茎叶、木通、桑根白皮、茴香根、独活、枳壳、荆芥、赤茯苓、木瓜、半夏、槟榔。(中医方剂大辞典)

陈氏小红丸 chen shi xiao hong wan

【英文名】Chen Shi Xiao Hong Paste Pill

【异名】小红丸(中医方剂大辞典、幼科指掌)

【组成】全蝎、南星、朱砂、牛子、巴豆霜。(中医方剂大辞典)

陈氏乌须丸 chen shi wu xu wan

【英文名】Chen Shi Wu Xu Pill

【异名】乌须至补丹(中医方剂大辞典、石室秘录)

【组成】桑椹、生赤何首乌、南烛叶、熟地、麦冬、花椒、白果、白术。(中医方剂大辞典)

陈氏玉龙汤 chen shi yu long tang

【英文名】Chen Shi Yu Long Decoction

【异名】玉龙汤(中医方剂大辞典、普济方)

【组成】熟地、白芍、当归、川芎、真龙骨。(中医方剂大辞典)

陈氏抱龙丸 chen shi bao long wan

【英文名】Chen Shi Bao Long Pill

【组成】九制胆星、天竺黄、雄黄、朱砂、麝香、琥珀、西牛黄。(中医方剂大辞典)

陈氏苦参丸 chen shi ku shen wan

【英文名】Chen Shi Ku Shen Honeyed Pill

【组成】苦参、元参、黄连、大黄、独活、枳壳、防风、黄芩、栀仁、白菊花。(中医方剂大辞典)

陈氏咳喘膏 chen shi ke chuan gao

【英文名】Chen Shi Ke Chuan Ointment

【组成】川乌、官桂、当归、白芷、木鳖子、白及、连翘、茯苓、赤芍、草乌、白薇、牙皂、乌药、桃枝、桑枝、柳枝、槐枝。(中医方剂大辞典)

陈皮半夏汤 chen pi ban xia tang

【英文名】Chen Pi Ban Xia Decoction

【异名】陈皮大半夏汤(中医方剂大辞典、大生要旨)

【组成】(1)陈皮、半夏。(中医方剂大辞典)(2)陈皮、茯苓、半夏、子芩、枳壳、紫苏、炙甘草。(中医方剂大辞典)

陈皮甘草汤 chen pi gan cao tang

【英文名】Chen Pi Gan Cao Decoction

【组成】陈皮、甘草。(山东中医杂志 1992,11(5))

陈皮石韦散 chen pi shi wei san

【英文名】Chen Pi Shi Wei Powders

【组成】石韦、赤芍药、瞿麦穗、木通、陈皮、茯苓、桑白皮。(中医方剂大辞典)

陈皮竹茹汤 chen pi zhu ru tang

【英文名】Chen Pi Zhu Ru Decoction

【组成】陈皮、白茯苓、黄连。(中医方剂大辞典)

陈皮枳实汤 chen pi zhi shi tang

【英文名】Chen Pi Zhi Shi Decotion

【组成】陈皮、鼠粘子、厚朴、枳实、青皮、乌药、紫草茸、砂仁、神曲、槟榔、草果、桔梗、升麻。(中医方剂大辞典)

陈皮厚朴汤 chen pi hou po tang

【英文名】Chen Pi Hou Po Decoction

【异名】丝八(中医方剂大辞典、痧症全书);四号渐象方(中医方剂大辞典、杂病源流犀烛)

【组成】陈皮、紫朴、山楂、乌药、青皮。(中医方剂大辞典)

陈皮葵根汤 chen pi kui gen tang

【英文名】Chen Pi Kui Gen Decoction

【组成】广皮、生黄芪、当归、皂角、蜀葵花根。(中医方剂大辞典)

陈皮滑石散 chen pi hua shi san

【英文名】Chen Pi Hua Shi Powders

【组成】陈皮、滑石、川芒消、葵子、赤茯苓、赤芍药、子芩、瞿麦、石苇、蒲黄。(中医方剂大辞典)

陈皮藿香汤 chen pi huo xiang tang

【英文名】Chen Pi Huo Xiang Decoction

【组成】陈皮、藿香。(中医方剂大辞典)

陈朴四物汤 chen po si wu tang

【英文名】Chen Po Si Wu Decoction

【组成】熟地、当归、白芍、川芎、陈皮、厚朴。(中医方剂大辞典)

陈米消胀丸 chen mi xiao zhang wan

【英文名】Chen Mi Xiao Zhang Paste Pill

【组成】陈仓米、莪术、三棱、青皮、陈皮、香附、干姜。(中医方剂大辞典)

陈桔皮煎丸 chen ju pi jian wan

【英文名】Chen Ju Pi Jian Pill

【组成】(1)陈桔皮、巴戟天、石斛、牛膝、肉苁蓉、鹿茸、菟丝子、杜仲、阳起石、厚朴、附子、吴茱萸、当归、干姜、京三棱、萆薢、炙甘草。(中医方剂大辞典)(2)陈桔皮、沉香、干姜、桂、附子、萆薢、当归、京三棱、厚朴。(中医方剂大辞典)(3)陈桔皮、附子、萆薢、京三棱、当归、桂心、干姜、桃仁。(中医方剂大辞典)

陈氏脓窠疮药 chen shi nong ke chuang yao

【英文名】Chen Shi Nong Ke Chuang Yao Emplastrum

【组成】蛇床子、大风子肉、松香、枯矾、黄丹、大黄、轻粉。(中医方剂大辞典)

陈香露白露片 chen xiang lu bai lu pian

【英文名】Chen Xiang Lu Bai Lu Tablet(药品标准－中药成方制剂标准)

【组成】甘草、次硝酸铋、陈皮、碳酸镁、川木香、氧化镁、大黄、碳酸氢钠、石菖蒲。(药品标准－中药成方制剂标准 1993 年)

陈夏六君子丸 chen xia liu jun zi wan

【英文名】Chen Xia Liu Jun Zi Pill(药品标准－中药成方制剂标准)

【组成】陈皮、半夏、党参、白术、茯苓、甘草。(药品标准－中药成方制剂标准 1991 年)

陈逍遥水酒散 chen xiao yao shui jiu san

【英文名】Chen Xiao Yao Shui Jiu Powders

【组成】当归、槐角、枳壳、川芎、贝母。(中医方剂大辞典)

陈氏补中益气汤 chen shi bu zhong yi qi tang

【英文名】Chen Shi Bu Zhong Yi Qi Decoction

【组成】黄芪、党参、白术、茯苓、炙甘草、当归、麦冬、天花粉、柴胡、升麻、陈皮。(辨证录)

陈苓术芍甘连汤 chen ling zhu shao gan lian tang

【英文名】Chen Ling Zhu Shao Gan Lian Decoction

【组成】陈皮、茯苓、白术、白芍、甘草、川连。(中医方剂大辞典)

附子丸 fu zi wan

【英文名】Fu Zi Pill

【异名】白花蛇丸(中医方剂大辞典、圣济总录);巴戟天丸(中医方剂大辞典、圣济总录);附子汤(中医方剂大辞典、嵩崖尊生)

【组成】(1)附子、桂、细辛、陈桔皮、消石、青桔皮。(中医方剂大辞典)(2)附子、胡椒、荜茇、黄蜡。(中医方剂大辞典)(3)附子、菖蒲、矾石、蓖麻子仁、松脂、杏仁、染胭脂。(中医方剂大辞典)(4)附子、干姜、蜀椒、硫黄、猪肾。(中医方剂大辞典)(5)附子、人参、枳壳、干姜、甘草、当归、陈桔皮、厚朴、荜茇、杏仁、桂、吴茱萸、诃黎勒、柴胡。(中医方剂大辞典)(6)附子、干姜、白术、甘草、桃仁、乌头、肉苁蓉、陈桔皮、蓬莪术、青桔皮、芎䓖、枳壳、桂、木香、槟榔、茴香子。(中医方剂大辞典)(7)附子、鸡子。(中医方剂大辞典)(8)附子、干姜、熟艾。(中医方剂大辞典)(9)附子、菖蒲、麝香、杏仁、白矾、蓖麻子。(中医方剂大辞典)(10)附子、石斛、肉苁蓉、补骨脂。(中医方剂大辞典)(11)附子、肉苁蓉、巴戟、防风、当归、羌活、桂心、萆薢、酸枣仁、牛膝、木香、白蒺藜、补骨脂、鹿茸、石斛、桃仁、白茯苓。(中医方剂大辞典)(12)附子、肉苁蓉、补骨脂、鹿茸、杜仲、黄芪、五味子、牛膝、薯蓣、山茱萸、酸枣仁、芎䓖、柏子仁、肉桂。(中医方剂大辞典)(13)附子、巴戟、天麻、牛膝、防风、桂心、芎䓖、独活、石斛、肉苁蓉、补骨脂、干蝎、萆薢、椒红、仙灵脾、沉香、安息香、木香。(中医方剂大辞典)(14)附子、莽草、白花蛇、天南星、川乌头、天麻、干蝎、桂心、防风、薏苡仁、枫香、芎䓖、萆薢、羌活、仙灵脾。(中医方剂大辞典)(15)附子、蛇床子、钟乳粉、菟丝子、鹿茸、肉苁蓉。(中医方剂大辞典)(16)附子、乌梅肉、干姜、黄连。(中医方剂大辞典)(17)附子、高良姜、甘草。(中医方剂大辞典)(18)附子、甘草。(中医方剂大辞典)(19)附子、草豆蔻、桂、吴茱萸、丁香、木香、桃仁。(中医方剂大辞典)(20)附子、丹砂、槟榔、丁香、杏仁。(中医方剂大辞典)(21)附子、赤石脂、桂、干姜。(中医方剂大辞典)(22)附子、木香、硇砂。(中医方剂大辞典)(23)附子、大黄、常山、蜀漆。(中医方剂大辞典)(24)附子、五味子。(中医方剂大辞典)(25)附子、乌头、桂、蜀椒、菖蒲、甘草、天麻、补骨脂、白术。(中医方剂大辞典)(26)附子、五加皮、丹参、麋角霜、石斛、牛膝、蛇床子、巴戟、桂心、海桐皮、木香、菖蒲、汉椒、磁石。(中医方剂大辞典)(27)附子、桂心、厚朴、甘草、当归、小麦曲、川椒。(中医方剂大辞典)(28)附子、川乌头、当归、桂心、荜澄茄、赤石脂、川椒、木香、茴香子。(中医方剂大辞典)(29)附子、藜芦。(中医方剂大辞典)(30)附子、人参、芎䓖、干姜、矾石、皂荚、半夏、桂心、矾石、吴茱萸、茯苓、黄芩、当归、细辛、蜀椒、芍药、麦门冬、甘草。(中医方剂大辞典)(31)附子、桃仁、蒺藜子。(中医方剂大辞典)(32)人参、桂心、干姜、蜀附子、巴豆。(中医方剂大辞典)(33)附子、丁香。(中医方剂大辞典)(34)附子、天南星、天麻、乌头、半夏、丹砂、麝香。(中医方剂大辞典)(35)附子、干姜、黄芪。(中医方剂大辞典)(36)附子、乌头、天麻、天南星、雄黄、丹砂、铅霜、白僵蚕、蝎梢、鹿角霜、鹿胎皮、墨、龙脑、麝香、生金、水银。(中医方剂大辞典)(37)附子、巴戟天、白龙骨、茴香、干姜。(中医方剂大辞典)(38)附子、硫黄。(中医方剂大辞典)(39)附子、朱砂、硇砂、阿魏。(中医方剂大辞典)(40)附子、生地黄、肉苁蓉、五味子、天麻、白蒺藜、干姜、鹿角胶、干漆、牛膝、桂心。(中医方剂大辞典)(41)附子、诃黎勒、甘草、白矾。(中医方剂大辞典)(42)附子、当归、艾叶、木香、厚朴、诃黎勒皮、龙骨、吴茱萸。(中医方剂大辞典)(43)附子。(中医方剂大辞典)(44)黄丹、附子。(中医方剂大辞典)(45)附子、马夜眼。(中医方剂大辞典)(46)大附子、川芎、木瓜、牛膝、羌活。(中医方剂大辞典)(47)附子、巴豆霜、砒。(中医方剂大辞典)(48)附子、硇砂。(中医方剂大辞典)(49)附子、硇砂、沉香、蒺藜子。(中医方剂大辞典)(50)附子、木香、当归、甘草、干姜、芍药、厚朴、吴茱萸、陈桔皮、白术、诃黎勒、黄连。(中医方剂大辞典)(51)附子、人参、当归、熟干地黄、桂、延胡索、威灵仙。(中医方剂大辞典)(52)附子、硫黄、干姜、赤石脂。(中医方剂大辞典)(53)附子、乌贼鱼骨、白石脂、白丁香、白矾、干姜。(中医方剂大辞典)(54)附子、牛膝、海桐皮、桂心、延胡索、安息香、天麻、羚羊角屑、芎䓖、当归、白芷、木香、干蝎、酸枣仁、羌活、防风、漏芦。(中医方剂大辞典)(55)附子、天麻、牛膝、仙灵脾、川乌头、防风、虎胫骨。(中医方剂大辞典)(56)附子、食盐、当归、干姜、杏仁、皂荚。(中医方剂大辞典)(57)附子、龙骨、当归、白术、干姜、桂心、白矾、厚朴。(中医方剂大辞典)(58)附子、莨菪子、干姜、吴茱萸、青桔皮、厚朴、当归、艾叶、白术。(中医方剂大辞典)(59)附子、巴豆、蟅虫、川椒、干姜、防葵、甜葶苈、川大黄。(中医方剂大辞典)(60)附子、白术、陈桔皮、吴茱萸、桃仁、干姜、木香、桂心、川大黄、神曲、丁香、草豆蔻。(中医方剂大辞典)(61)附子、吴茱萸、细辛、川乌头、藁本、槟榔。(中医方剂大辞典)(62)附子、川乌头、天雄、桂心、干姜、防风、槟榔。(中医方剂大辞典)

附子方 fu zi fang

【英文名】Fu Zi Fang Powders

【异名】附子汤(中医方剂大辞典、嵩崖尊生)

【组成】(1)白术、当归、陈皮、干姜、丁香、甘草、人参、附子。(中医方剂大辞典)(2)附子、石膏。(中医方剂大辞典)

附子汤 fu zi tang

【英文名】Fu Zi Decoction

【异名】附子散(中医方剂大辞典、普济方);甘草汤(中医方剂大辞典、普济方);煮豆法(中医方剂大辞典、普济方)

【组成】(1)附子、白术、独活、川芎、肉桂。(中医方剂大辞典)(2)附子、草果。(中医方剂大辞典)(3)附子、黄芪、甘草、麻黄、防风、小黑豆。(中医方剂大辞典)(4)附子、黄芪、甘草、麻黄、防风。(中医方剂大辞典)(5)附子、羌活、防风、桂。(中医方剂大辞典)(6)附子、桂、白术、甘草。(中医方剂大辞典)(7)附子、龣桂、葛根、犀角、地骨皮、白术、独活、芎䓖、石膏。(中医方剂大辞典)(8)附子、干姜、甘草、防风、独活、石膏、白茯苓、白术、芎䓖、柴胡、当归、人参、杏仁、细辛。(中医方剂大辞典)(9)附子、麻黄、芎䓖、细辛、白鲜皮、茯神、杏仁、羌活、防己、桂、甘草。(中医方剂大辞典)(10)附子、干姜、桂、麻黄、芎䓖。(中医方剂大辞典)(11)附子、芍药、甘草、麻黄、白术、防风、防己、人参、黄芩、桂、独活、芎䓖、天雄。(中医方剂大辞典)(12)附子、绿豆。(中医方剂大辞典)(13)附子、防风、枳壳、羌活、白芷、甘草、蜂房、川椒。(中医方剂大辞典)(14)附子、生姜。(中医方剂大辞典)(15)甘草、附子、干姜、赤芍药。(中医方剂大辞典)(16)附子、桂心、白术、白芷、甘草、葛根、人参、陈桔皮。(中医方剂大辞典)(17)附子、赤茯苓、赤芍药、人参、白术、桂心。(中医方剂大辞典)(18)附子、生姜、干姜、桂心、石膏、生犀角、地骨白皮、白术、独活、芎䓖。(中医方剂大辞典)(19)龙骨、甘草、芍药、干姜、黄连、石榴皮、阿胶、附子、黄芩、粳米。(中医方剂大辞典)(20)附子、芍药、桂心、甘草、茯苓、人参、白术。(中医方剂大辞典)(21)附子、甘草、宿姜、半夏、大枣、白术、仓米。(中医方剂大辞典)(22)附子、当归、人参、黄连、甘草、干姜、桂心、芍药、蜀椒。(中医方剂大辞典)(23)附子。(中医方剂大辞典)(24)大附子、甘草、蜀椒。(中医方剂大辞典)(25)附子、茯苓、人参、白术、芍药。(中医方剂大辞典)(26)生附子、白姜、人参、甘草。(中医方剂大辞典)(27)桂、乌头。(中医方剂大辞典)(28)白术、附子、干姜、桂、赤石脂。(中医方剂大辞典)(29)生附子。(中医方剂大辞典)(30)附子、桂心、细辛、防风、人参、干姜。(中医方剂大辞典)(31)附子、人参、茴香、茯苓、山药、甘草、干姜。(中医方剂大辞典)(32)附子、独活、防风、川芎、丹参、萆薢、菖蒲、天麻、官桂、当归、黄芪、细辛、山茱萸、白术、甘菊花、牛膝、甘草、枳壳。(中医方剂大辞典)(33)白术、苍术、芍药、茯苓、甘草、附子。(中医方剂大辞典)(34)附子、乌头、柴胡、前胡、黄芪、芎䓖、白术、人参、木香、当归、羌活、甘草、桔梗、白芷、地榆、桂。(中医方剂大辞典)(35)附子、桂、生干地黄、甘草、芍药。(中医方剂大辞典)(36)附子、防风、细辛、独活、甘草、莽草、芎䓖。(中医方剂大辞典)(37)附子、甘草、干姜、半夏、白术、苍术。(中医方剂大辞典)(38)附子、柴胡、秦艽。(中医方剂大辞典)(39)附子、白槟榔、白茯苓、桔梗、陈桔皮、桂、白术、吴茱萸、甘草、半夏。(中医方剂大辞典)(40)附子、麻黄、杏仁、细辛、芎䓖、牛膝、丹参、防风、独活、五加皮。(中医方剂大辞典)(41)附子、黄连、阿胶、甘草、干姜、赤石脂、厚朴。(中医方剂大辞典)(42)附子、甘草、阿胶、黄连。(中医方剂大辞典)(43)附子、芎䓖、干姜、厚朴、吴茱萸、甘草。(中医方剂大辞典)(44)附子、桂、五味子、白茯苓、石膏、人参、补骨脂。(中医方剂大辞典)(45)附子、人参。(中医方剂大辞典)(46)附子、葱、生椒、生姜。(中医方剂大辞典)(47)附子、半夏、甘草。(中医方剂大辞典)(48)附子、白茯苓、人参、甘草、干姜。(中医方剂大辞典)(49)附子、人参、厚朴、白茯苓、甘草、陈桔皮、当归、葛根、桂、干姜。(中医方剂大辞典)(50)附子、萆薢、熟干地黄、人参、芎䓖、半夏、白茯苓、桂、当归、芍药、五味子、黄芪。(中医方剂大辞典)(51)附子、桂、当归、干姜、麻黄。(中医方剂大辞典)(52)附子、白茯苓、人参、细辛、柴胡、陈桔皮、甘草、厚朴、莎草根、黄芪、赤芍药。(中医方剂大辞典)(53)附子、蜀椒、杏仁、白术。(中医方剂大辞典)

附子灸 fu zi jiu

【英文名】Fu Zi Moxibustion

【组成】附子。(中医方剂大辞典)

附子饮 fu zi yin

【英文名】Fu Zi Drink

【组成】(1)附子、白术、桔梗、细辛。(中医方剂大辞典)(2)附子、牛膝、防风、羌活。(中医方剂大辞典)(3)附子、桂、麻黄、甘草、杏仁。(中医方剂大辞典)

附子面 fu zi mian

【英文名】Fu Zi Mian Paste

【组成】附子。(中医方剂大辞典)

附子饼 fu zi bing

【英文名】Fu Zi Wafer

【组成】炮附子。(中医方剂大辞典)

附子酒 fu zi jiu

【英文名】Fu Zi Wine

【组成】(1)生附子、皂角刺。(中医方剂大辞典)(2)附子、独活。(中医方剂大辞典)(3)大附子。(中医方剂大辞典)

附子散 fu zi san

【英文名】Fu Zi Powders

【异名】附子汤(中医方剂大辞典、圣济总录);人参散(中医方剂大辞典、普济方);桂附散(中医方剂大辞典、普济方);沉香散(中医方剂大辞典、普济方);定呕汤(中医方剂大辞典、普济方);回阳散(中医方剂大辞典、惠眼观证)

【组成】(1)附子、人参、桂心、白术、炙草、吴茱、白芍、丁香、木香。(中医方剂大辞典)(2)人参、白术、当归、陈皮、丁香、干姜、附子。(中医方剂大辞典)(3)附子、龙骨、赤石脂、密陀僧、黄丹、胡粉、乌贼鱼骨、赤芍药、枣、诃黎勒、炭皮。(中医方剂大辞典)(4)附子、龙骨。(中医方剂大辞典)(5)附子、雄黄、白矾、吴茱萸、米粉。(中医方剂大辞典)(6)附子、蜣螂、人参、葛根、桂心。(中医方剂大辞典)(7)附子、干姜、川椒、甘草、白术、黄芪、赤石脂。(中医方剂大辞典)(8)附子、白术、当归、吴茱萸、桂心、人参、丁香、陈桔皮、甘草。(中医方剂大辞典)(9)附子、当归、桂心、硫黄、硇砂、白矾灰、禹余粮、鹿角。(中医方剂大辞典)(10)附子、没药、桂心、威灵仙、干漆、牛膝。(中医方剂大辞典)(11)麻黄、附子、细辛、干姜、桂心、人参、防风、芎䓖、羚羊角。(中医方剂大辞典)(12)白术、当归、陈皮、黑姜、丁香、甘草。(中医方剂大辞典)(13)附子、白及、百合、川乌、南星、柏子仁、五加皮。(中医方剂大辞典)(14)绵附子、泽泻。(中医方剂大辞典)(15)附子、桂心、补骨脂。(中医方剂大辞典)(16)附子、胡椒、川楝子、舶上茴香、马蔺花。(中医方剂大辞典)(17)白附子、南星、黑附子。(中医方剂大辞典)(18)人参、茯苓、附子、粉草、黄芪。(中医方剂大辞典)(19)附子、熏陆香、松脂、杏仁、桂心、当归、芸苔子、芫花、巴豆。(中医方剂大辞典)(20)附子、当归、芎䓖、前胡、枳壳、黄芩、细辛、白鲜皮、茯神、羌活、杏仁、汉防己、桂心、甘草、麻黄。(中医方剂大辞典)(21)附子、败龟、虎胫骨、当归、芎䓖、桂心、没药、泽兰、乱发灰、甘草、麝香、槟榔。(中医方剂大辞典)(22)附子、没药、蒲黄、当归、芎䓖、姜黄、赤芍药。(中医方剂大辞典)(23)附子、川椒、白矾、腻粉、雄黄。(中医方剂大辞典)(24)大黑附子。(中医方剂大辞典)(25)附子、黄连、龙骨、当归、地榆、木香。(中医方剂大辞典)(26)附子、陈桔皮、干姜、白术、桂心、当归、龙骨、厚朴。(中医方剂大辞典)(27)附子、神曲、干姜、甘草、当归。(中医方剂大辞典)(28)附子、黄连、诃黎勒、干姜、甘草、密陀僧。(中医方剂大辞典)(29)附子、北前胡、甘草、人参、桔梗、麻黄。(中医方剂大辞典)(30)附子、干姜。(中医方剂大辞典)(31)附子、败龟、虎脑骨、栗楔、千金藤、补骨脂、白芷、骨碎补、自然铜、续断、赤芍药、当归、桂、牛膝、乌药、没药、乳香。(中医方剂大辞典)(32)附子、皂荚、吴茱萸。(中医方剂大辞典)(33)附子、升麻、桂、细辛、麻黄、人参、干姜、黄芩、甘草、当归。(中医方剂大辞典)(34)附子、磁石、龙骨、菖蒲、藁本。(中医方剂大辞典)(35)附子、干姜、龙骨。(中医方剂大辞典)(36)附子、缩砂仁、肉豆蔻、蜀椒、茴香子。(中医方剂大辞典)(37)附子、木香。(中医方剂大辞典)(38)附子、乌梅。(中医方剂大辞典)(39)附子、干姜、生干地黄。(中医方剂大辞典)(40)附子、前胡、半夏、人参、枳壳、槟榔、石膏、芎䓖。(中医方剂大辞典)(41)附子、干姜、桂心、青桔皮、芎䓖、当归、木香、五味子、甘草、吴茱萸、厚朴。(中医方剂大辞典)(42)附子、干姜、甘草、桂心。(中医方剂大辞典)(43)附子、草豆蔻、人参、甘草、陈桔皮、当归、干姜、桂心、木瓜、厚朴。(中医方剂大辞典)(44)附子、草豆蔻、桂心、陈桔皮、高良姜、甘草。(中医方剂大辞典)(45)附子、半夏、干姜。(中医方剂大辞典)(46)附子、牛膝、杜仲、羌活、桂心、当归、防风、延胡索。(中医方剂大辞典)(47)附子、杜仲、五味子、磁石、牡丹、萆薢、桂心、续断、牛膝、熟干地黄、羌活、当归、木香、枳壳。(中医方剂大辞典)(48)附子、藜芦。(中医方剂大辞典)(49)附子、干姜、甘草、桂、人参。(中医方剂大辞典)(50)附子、狗脊、山芋、熟干地黄、王孙、桂、天雄、山茱萸、秦艽、干漆、防风、甘草、白蔹。(中医方剂大辞典)(51)附子、干姜、细辛、防风、山茱萸、山芋。(中医方剂大辞典)(52)附子、虎脑骨、桂。(中医方剂大辞典)(53)附子、桂、细辛、干姜、防风、甘草。(中医方剂大辞典)(54)附子、白附子。(中医方剂大辞典)(55)附子、桂心、当归、干姜、半夏、白术。(中医方剂大辞典)(56)黑豆、附子、生姜。(中医方剂大辞典)(57)黑附子。(中医方剂大辞典)(58)附子、桂心、五味子、木香、桃仁、白蒺藜。(中医方剂大辞典)(59)附子、马蔺子、牛蒡子。(中医方剂大辞典)(60)附子、桂心、半夏、白术、人参、陈桔皮、白茯苓、甘草、麦门冬。(中医方剂大辞典)(61)附子、熟干地黄、白龙骨、桂心、续断、干姜、甘草。(中医方剂大辞典)(62)附子、芎䓖、石斛、独活、牛膝、当归、熟干地黄、枳壳、丹参、防风、白术、黄芪、木香、五加皮。(中医方剂大辞典)(63)附子、牛膝、桂心、当归、五加皮、防风、萆薢、杜仲、续断、丹参、沉香、木香、枳壳、甘草。(中医方剂大辞典)(64)附子、硫黄、苍耳。(中医方剂大辞典)(65)附子、桂心、赤箭、牛膝、狗脊、萆薢、当归、丹参、枳壳、仙灵脾、海桐皮。(中医方剂大辞典)(66)附子、防风、五加皮、萆薢、薏苡仁、桂心、牛膝、独活、当归、杜仲、海桐皮、木香、仙灵脾、枳壳。(中医方剂大辞典)(67)附子、白附子、白僵蚕、天南星、海桐皮、狼毒、麝香、半夏、干姜。(中医方剂大辞典)(68)附子、川乌头、乌蛇肉、干蝎、天麻、天南星、白附子、防风、白僵蚕、蝉壳、麻黄、藿香。(中医方剂大辞典)(69)附子、五加皮、麻黄、独活、当归、秦艽、赤茯苓、芎䓖、桂心、萆薢、枳壳。(中医方剂大辞典)(70)附子、细辛、甘草、当归、桂心、赤芍药、生干地黄、青桔皮、吴茱萸。(中医方剂大辞典)(71)附子、细辛、干姜、甘草、桂心、麦门冬、独活、当归、白术。(中医方剂大辞典)(72)附子、干姜、吴茱萸、桂心、白术、细辛、木香、甘草。(中医方剂大辞典)(73)附子、熟干地黄、芎䓖、桂心、人参、白茯苓、桑螵蛸、当归、沉香、牛膝、磁石、石斛、肉苁蓉。(中医方剂大辞典)(74)附子、桔梗、防风、桂心、羌活、干姜、黄芪、甘草、厚朴。(中医方剂大辞典)(75)附子。(中医方剂大辞典)(76)附子、桂心、白术、高良姜、甘草、厚朴。(中医方剂大辞典)(77)附子、干姜、甘草、人参、白茯苓、陈桔皮、桂心、诃黎勒。(中医方剂大辞典)(78)附子、人参、陈桔皮、桂心、白术、紫苏茎叶、木香、大腹皮、杏仁。(中医方剂大辞典)(79)附子、桂心、当归、半夏、干姜、白术、天南星、木香。(中医方剂大辞典)(80)附子、人参、白茯苓、前胡、白术、麻黄、桂心、半夏、独活、当归、石膏、干姜。(中医方剂大辞典)(81)附子、人参、桂心、麻黄、茯神、汉防己、黄芩、甘草、赤芍药、枳壳。(中医方剂大辞典)(82)附子、石斛、杜仲、五味子、人参、熟干地黄、续断、牛膝、桂心、沉香、黄芪、当归、木香、白龙骨、磁石。(中医方剂大辞典)(83)附子、人参、干姜、赤芍药、桂心、甘草。(中医方剂大辞典)(84)附子、麻黄、杏仁、甘草、赤茯苓、菖蒲、肉桂、陈桔皮。(中医方剂大辞典)(85)附子、沉香、桂心、木瓜、高良姜。(中医方剂大辞典)(86)附子、酸枣仁、防风、羚羊角屑、人参、桂心、羌活、甘菊花、蔓荆子、白鲜皮、茯神、薯蓣、黄芩、龙齿、芎䓖、天麻、黄芪、枳壳。(中医方剂大辞典)(87)附子、细辛、干姜、白术、甘草、茴香子。(中医方剂大辞典)(88)蜀附子、神曲、干姜。(中医方剂大辞典)(89)生附子。(中医方剂大辞典)(90)附子、桂心、细辛、防风、人参、干姜。(中医方剂大辞典)

附子粥 fu zi zhou

【英文名】Fu Zi Gruel

【组成】(1)附子、干姜。(中医方剂大辞典)(2)制附子、干姜、粳米、葱白、红糖。(中医方剂大辞典)

附子煎 fu zi jian

【英文名】Fu Zi Jian Pill

【组成】(1)大附子、防风、骨碎补、汉防己、白术、乳香。(中医方剂大辞典)(2)附子、乌头、干姜、当归、槟榔、赤石脂、桂、蜀椒。(中医方剂大辞典)(3)附子、诃黎勒皮、甘草、牛膝、硫黄、茴香子、干姜。(中医方剂大辞典)(4)附子、黑豆、天雄、防风。(中医方剂大辞典)

附子膏 fu zi gao

【英文名】Fu Zi Plaster

【异名】摩风膏(中医方剂大辞典、普济方)

【组成】(1)生附子、生乌头。(中医方剂大辞典)(2)附子、猪脂。(中医方剂大辞典)(3)附子、鲫鱼、乱发、猪脂。(中医方剂大辞典)(4)生附子。(中医方剂大辞典)(5)附子、吴茱萸、川椒、白芷、前胡、芎䓖、白术、桂心、当归、细辛、汉防己。(中医方剂大辞典)(6)附子、甜瓜子、杏仁。(中医方剂大辞典)(7)附子、天雄、乌头、防风。(中医方剂大辞典)

附牛丸 fu niu wan

【英文名】Fu Niu Paste Pill

【异名】趁痛丸(中医方剂大辞典、魏氏家藏方)

【组成】附子、黑牵牛。(中医方剂大辞典)

附片液 fu pian ye

【英文名】Fu Pian Oral Liquid(药品标准－中药成方制剂标准)

【组成】黑顺片。(药品标准－中药成方制剂标准 1998年)

附术汤 fu zhu tang

【英文名】Fu Zhu Decoction

【组成】(1)香附子、莪术、甘草。(中医方剂大辞典)(2)附子、白术、杜仲。(中医方剂大辞典)

附术散 fu zhu san

【英文名】Fu Zhu Powders

【异名】附子散(中医方剂大辞典、法律);附术汤(中医方剂大辞典、校注妇人良方)

【组成】附子、白术、川芎、独活、桂心。(中医方剂大辞典)

附龙丸 fu long wan

【英文名】Fu Long Pill

【组成】附子、伏龙肝、肉豆蔻。(中医方剂大辞典)

附芎散 fu xiong san

【英文名】Fu Xiong Powders

【组成】大川芎、大附子。(中医方剂大辞典)

附豆丸 fu dou wan

【英文名】Fu Dou Paste Pill

【组成】大附子。(中医方剂大辞典)

附苓丸 fu ling wan

【英文名】Fu Ling Paste Pill

【组成】附子、白茯苓、泽泻、滑石。(中医方剂大辞典)

附矾丸 fu fan wan

【英文名】Fu Fan Paste Pill

【组成】附子、矾石。(中医方剂大辞典)

附栀煎 fu zhi jian

【英文名】Fu Zhi Jian Decoction

【组成】栀子、香附、川芎。(中医方剂大辞典)

附骨汤 fu gu tang

【英文名】Fu Gu Decoction

【组成】黄芪、当归、大力子、肉桂、白芷、甘草、麻黄、杜仲、牛膝、黄柏。(中医方剂大辞典)

附香丸 fu xiang wan

【英文名】Fu Xiang Paste Pill

【组成】附子、木香。(中医方剂大辞典)

附香散 fu xiang san

【英文名】Fu Xiang Powders

【异名】香附汤(中医方剂大辞典、普济方);附香饮(中医方剂大辞典、易简);附子散(中医方剂大辞典、普济方)

【组成】附子、木香。(中医方剂大辞典)

附姜汤 fu jiang tang

【英文名】Fu Jiang Decoction

【组成】附子、干姜。(中医方剂大辞典)

附桂汤 fu gui tang

【英文名】Fu Gui Decoction

【组成】附子、肉桂、黄柏、知母、升麻、甘草、黄芪、人参。(中医方剂大辞典)

附桂散 fu gui san

【英文名】Fu Gui Powders

【异名】附子散(中医方剂大辞典、普济方)

【组成】附子、桂。(中医方剂大辞典)

附桂膏 fu gui gao

【英文名】Fu Gui Plaster

【组成】真香麻油、柏枝尖、松毛心、生大附子、肉桂、黄丹、铅粉。(中医方剂大辞典)

附著散 fu zhuo san

【英文名】Fu Zhuo Powders

【组成】细辛、天雄、莽草、桂心、附子、雄黄、乌头、干姜、真珠。(中医方剂大辞典)

附雄散 fu xiong san

【英文名】Fu Xiong Powders

【组成】附子、雄黄、白附子、樟冰、白芷、杏仁、草乌、南星、半夏、牙皂、蛇床子、白及、白蔹、川椒、川乌、车米、山慈姑、五倍子、蝎尾、僵蚕、蟾酥。(中医方剂大辞典)

附子饮子 fu zi yin zi

【英文名】Fu Zi Drink

【组成】附子。(中医方剂大辞典)

附子补汤 fu zi bu tang

【英文名】Fu Zi Bu Decoction

【组成】附子、石膏、干姜、桂、犀角、地骨皮、白术、独活、芎䓖。(中医方剂大辞典)

附子煮散 fu zi zhu san

【英文名】Fu Zi Zhu Powders

【组成】附子、诃黎勒。(中医方剂大辞典)

附子蒸剂 fu zi zheng ji

【英文名】Fu Zi Zheng Ji Aerosol

【组成】当归、小茴、芍药、白芷、香附子、附子。(中医方剂大辞典)

附子丁香散 fu zi ding xiang san

【英文名】Fu Zi Ding Xiang Powders

【组成】白术、甘草、附子、干姜、丁香、肉豆蔻。(中医方剂大辞典)

附子八物汤 fu zi ba wu tang

【英文名】Fu Zi Ba Wu Decoction

【异名】附子八味汤(中医方剂大辞典、准绳);人参附子汤(中医方剂大辞典、御药院方);八物附子汤(中医方剂大辞典、杏苑)

【组成】(1)川芎、白芍、熟地、人参、白术、茯苓、当归、附子、肉桂、木香、甘草。(中医方剂大辞典)(2)附子、干姜、芍药、茯苓、人参、甘草、桂心、白术。(中医方剂大辞典)

附子大黄汤 fu zi dai huang tang

【英文名】Fu Zi Dai Huang Decoction

【组成】制附子、生大黄、益母草、黄芪、芒硝。(陕西中医 1983,4(1))

附子木瓜丸 fu zi mu gua wan

【英文名】Fu Zi Mu Gua Pill

【组成】附子、牛膝、羌活、茴香子、青桔皮、巴戟天、木瓜。(中医方剂大辞典)

附子木香丸 fu zi mu xiang wan

【英文名】Fu Zi Mu Xiang Pill

【组成】附子、木香、石斛、桂、黄芪、磁石、椒目、莪茂、当归、鹿茸、人参、茯苓、枳壳、诃子、黄桔皮、桃仁、白术、桑白皮、桔梗、牛膝、干姜、厚朴、吴茱萸。(中

医方剂大辞典)

附子五味散 fu zi wu wei san

【英文名】Fu Zi Wu Wei Powders

【组成】附子、细辛、白术、干姜、神曲。(中医方剂大辞典)

附子五苓散 fu zi wu ling san

【英文名】Fu Zi Wu Ling Powders

【组成】大附子、猪苓、茯苓、白术、泽泻、桂枝。(中医方剂大辞典)

附子化毒汤 fu zi hua du tang

【英文名】Fu Zi Hua Du Decoction

【组成】附子、干姜、人参、白术、黄芪、甘草。(中医方剂大辞典)

附子升降汤 fu zi sheng jiang tang

【英文名】Fu Zi Sheng Jiang Decoction

【组成】附子、天南星、橘红、甘草、肉桂、吴茱萸、白术、白芍药、半夏、白茯苓、木香。(中医方剂大辞典)

附子仓米汤 fu zi cang mi tang

【英文名】Fu Zi Cang Mi Decoction

【异名】附子仓廪汤(中医方剂大辞典、活人事证方)

【组成】附子、人参、甘草、半夏、黄芪、白术、川姜、南木香。(中医方剂大辞典)

附子乌鸡丸 fu zi wu ji wan

【英文名】Fu Zi Wu Ji Paste pill

【组成】附子、鹿茸、真山药、苁蓉、肉桂、蒲黄、当归、萸肉、白芍、熟地、净乌鸡肉。(中医方剂大辞典)

附子六一汤 fu zi liu yi tang

【英文名】Fu Zi Liu Yi Decoction

【组成】附子、黄连。(中医方剂大辞典)

附子六合汤 fu zi liu he tang

【英文名】Fu Zi Liu He Decoction

【异名】桂枝六合汤(中医方剂大辞典、伤寒全生集);桂附六合汤(中医方剂大辞典、伤寒广要)

【组成】熟地、当归、白芍、川芎、附子、肉桂。(中医方剂大辞典)

附子六物汤 fu zi liu wu tang

【英文名】Fu Zi Liu Wu Decoction

【组成】附子、防己、甘草、白术、茯苓、桂枝。(中医方剂大辞典)

附子四逆汤 fu zi si ni tang

【英文名】Fu Zi Si Ni Decoction

【组成】炮附子、炮姜、白术、甘草、桂。(中医方剂大辞典)

附子白术汤 fu zi bai zhu tang

【英文名】Fu Zi Bai Zhu Decoction

【组成】附子、白术、芎䓖、独活、桂。(中医方剂大辞典)

附子半夏汤 fu zi ban xia tang

【英文名】Fu Zi Ban Xia Decoction

【组成】川附、生姜、半夏、陈皮。(中医方剂大辞典)

附子地黄散 fu zi di huang san

【英文名】Fu Zi Di Huang Powders

【组成】附子、干姜、桂、黄芪、龙骨、乌鱼骨、白术、牡蛎、生干地黄、白芍药。(中医方剂大辞典)

附子当归丸 fu zi dang gui wan

【英文名】Fu Zi Dang Gui Paste Pill

【组成】当归、芍药、附子、白术。(中医方剂大辞典)

附子回阳散 fu zi hui yang san

【英文名】Fu Zi Hui Yang Powders

【异名】济生回阳散(中医方剂大辞典、本草纲目)

【组成】附子。(中医方剂大辞典)

附子防风散 fu zi fang feng san

【英文名】Fu Zi Fang Feng Powders

【异名】防子防风汤(中医方剂大辞典、医统)

【组成】白术、白茯苓、柴胡、五味子、干姜、甘草、附子、桂心、防风。(中医方剂大辞典)

附子羌活散 fu zi qiang huo san

【英文名】Fu Zi Qiang Huo Powders

【组成】附子、槟榔、芎䓖、羌活。(中医方剂大辞典)

附子苁蓉丸 fu zi cong rong wan

【英文名】Fu Zi Cong Rong Pill

【组成】附子、肉苁蓉、楮实、茴香子、菟丝子、牛膝、补骨脂、杏仁、白茯苓、当归、荜茇、桃仁、远志、山茱萸、柴胡、黄芪、巴戟天、芫荑、山芋、大蒜、蜀椒、黄蜡。(中医方剂大辞典)

附子补中汤 fu zi bu zhong tang

【英文名】Fu Zi Bu Zhong Decoction

【组成】人参、干姜、白术、甘草、橘红、茯苓、附子。(中医方剂大辞典)

附子松脂膏 fu zi song zhi gao

【英文名】Fu Zi Song Zhi Plaster

【异名】松脂膏(中医方剂大辞典、圣惠)

【组成】附子、松脂、蔓荆子。(中医方剂大辞典)

附子厚朴汤 fu zi hou po tang

【英文名】Fu Zi Hou Po Decoction

【组成】制附子、炮姜、炒白术、厚朴、木香、枳实、白头翁、川黄连、黑地榆。(山东中医杂志 1986(1))

附子败毒汤 fu zi bai du tang

【英文名】Fu Zi Bai Du Decoction

【组成】羌活、川附子、白僵蚕、前胡、连翘、生黄芪、蔓荆子、陈皮、防风、白茯苓、金银花、甘草。(中医方剂大辞典)

附子泻心汤 fu zi xie xin tang

【英文名】Fu Zi Xie Xin Decoction

【异名】泻心汤(中医方剂大辞典、圣惠)

【组成】(1)大黄、黄连、制附片、僵蚕、桔梗、银花、黄芩、生姜。(中医方剂大辞典)(2)大黄、黄连、黄芩、附子。(中医方剂大辞典)

附子建中汤 fu zi jian zhong tang

【英文名】Fu Zi Jian Zhong Decoction

【组成】(1)附子、官桂、白芍药、甘草。(中医方剂大辞典)(2)肉豆蔻、白豆蔻、附子、厚朴、白术、干姜、神曲、红豆、丁香、木香、甘草、胡椒。(中医方剂大辞典)(3)桂、白芍、甘草、饴糖、附子、白蜜、生姜。(中医方剂大辞典)

附子细辛汤 fu zi xi xin tang

【英文名】Fu Zi Xi Xin Decoction

【组成】(1)黑附子、细辛、白术、川芎、甘草、生姜。(中医方剂大辞典)(2)细辛、川芎、附子、麻黄。(中医方剂大辞典)

附子枳实丸 fu zi zhi shi wan

【英文名】Fu Zi Zhi Shi Honeyed Pill

【组成】附子、枳实。(中医方剂大辞典)

附子荜茇丸 fu zi bi bo wan

【英文名】Fu Zi Bi Bo Pill

【组成】(1)黑附子、官桂、大椒、良姜、阳起石、川姜、厚朴、白术、白茯苓、赤石脂、肉豆蔻、荜茇、吴茱萸。(中医方剂大辞典)(2)黑附子、荜茇、干姜、良姜、丁香、吴茱萸、肉桂、山茱萸、草豆蔻。(中医方剂大辞典)

附子茴香散 fu zi hui xiang san

【英文名】Fu Zi Hui Xiang Powders

【组成】肉豆蔻、茴香、白术、木香、人参、白茯苓、干姜、附子、丁香、甘草。(中医方剂大辞典)

附子茯苓汤 fu zi fu ling tang

【英文名】Fu Zi Fu Ling Decoction

【组成】附子、赤茯苓、槟榔、母姜、陈桔皮、桂、桔梗、白术、吴茱萸。(中医方剂大辞典)

附子养气汤 fu zi yang qi tang

【英文名】Fu Zi Yang Qi Decoction

【异名】加味四柱散(中医方剂大辞典、易简);附子降气汤(中医方剂大辞典、魏氏家藏方)

【组成】附子、人参、白术、白茯苓、木香。(中医方剂大辞典)

附子神曲丸 fu zi shen qu wan

【英文名】Fu Zi Shen Qu Pill

【组成】神曲、附子、诃黎勒、白豆蔻仁、荜茇、白术、白茯苓、人参、厚朴、丁香、荜澄茄、沉香、陈皮。(中医方剂大辞典)

附子除湿酒 fu zi chu shi jiu

【英文名】Fu Zi Chu Shi Wine

【组成】附子、木瓜、牛膝、杜仲、白术。(中医方剂大辞典)

附子都气丸 fu zi du qi wan

【英文名】Fu Zi Du Qi Honeyed Pill

【组成】熟地黄、山茱萸、干山药、泽泻、茯苓、丹皮、附子、五味子。(中医方剂大辞典)

附子振阳汤 fu zi zhen yang tang

【英文名】Fu Zi Zhen Yang Decoction

【组成】大附子、人参、肉桂、黄芪、橘红、甘草、当归。(中医方剂大辞典)

附子涂脚方 fu zi tu jiao fang

【英文名】Fu Zi Tu Jiao Liniment

【组成】附子。(中医方剂大辞典)

附子涂敷方 fu zi tu fu fang

【英文名】Fu Zi Liniment

【组成】附子、鲫鱼。(中医方剂大辞典)

附子理中丸 fu zi li zhong wan

【英文名】Fu Zi Li Zhong Honeyed Pill

【组成】(1)附子、人参、干姜、甘草。(中医方剂大辞典)(2)附子、人参、干姜、甘草、白术。(中医方剂大辞典)

附子理中片 fu zi li zhong pian

【英文名】Fu Zi Li Zhong Tablet(药品标准－中药成方制剂标准)

【组成】附子、党参、白术、干姜、甘草。(药品标准－中药成方制剂标准 1993 年)

附子理中汤 fu zi li zhong tang

【英文名】Fu Zi Li Zhong Decoction

【异名】理中汤(中医方剂大辞典、医方类聚);附子补中汤(中医方剂大辞典、准绳);参附理中汤(中医方剂大辞典、医略六书)

【组成】(1)西潞党、熟附子、炮姜、煨肉果、白术、白茯苓、炙甘草。(中医方剂大辞典)(2)党参、茯苓、白术、制附子、干姜、炙草、大枣。(中医方剂大辞典)(3)洋参、焦术、附子、干姜、枳壳。(中医方剂大辞典)(4)大附子、人参、白术、干姜、肉桂、陈皮、茯苓、甘草。(中医方剂大辞典)(5)黑附块、别直参、清炙草、川姜、冬白术、生姜汁。(中医方剂大辞典)(6)人参、白术、炮姜、甘草、肉桂、附子、黄芪。(中医方剂大辞典)(7)白术、干姜、人参、白茯苓、砂仁、厚朴、苍术、熟附子、甘草。(中医方剂大辞典)(8)大附子、干姜、吴茱萸、官桂、人参、当归、陈皮、厚朴、白术、甘草。(中医方剂大辞典)(9)茯苓、白芍药、附子、人参、白术。(中医方剂大辞典)(10)大附子、人参、干姜、甘草、白术。(中医方剂大辞典)

附子理中液 fu zi li zhong ye

【英文名】Fu Zi Li Zhong Oral Liquid(药品标准－中药

成方制剂标准)
【组成】附子、党参、白术、干姜、甘草。(药品标准-中药成方制剂标准 1998 年)

附子理阴煎 fu zi li yin jian
【英文名】Fu Zi Li Yin Decoction
【组成】理阴煎、附子。(中医方剂大辞典)

附子理苓汤 fu zi li ling tang
【英文名】Fu Zi Li Ling Decoction
【组成】附子、干姜、甘草、人参、白术、猪苓、赤茯苓、泽泻、官桂。(中医方剂大辞典)

附子黄芪汤 fu zi huang qi tang
【英文名】Fu Zi Huang Qi Decoction
【组成】(1)附子、黄芪、白术、当归、苁蓉、厚朴、人参、桂心、半夏、干姜、甘草。(中医方剂大辞典)(2)白术、当归、桂枝、附子、甘草、芍药、人参、黄芪、生姜。(中医方剂大辞典)

附子猪肚丸 fu zi zhu du wan
【英文名】Fu Zi Zhu Du Pill
【组成】附子、槟榔、鳖甲、当归、知母、木香、川楝、秦艽、大黄、龙胆草、白芍药、破故纸、枳壳。(中医方剂大辞典)

附子猪苓汤 fu zi zhu ling tang
【英文名】Fu Zi Zhu Ling Decoction
【组成】白芍药、甘草、羌活、附子、猪苓、黄芩、柴胡。(中医方剂大辞典)

附子鹿角煎 fu zi lu jiao jian
【英文名】Fu Zi Lu Jiao Decoction
【组成】鹿角、附子。(中医方剂大辞典)

附子鹿茸丸 fu zi lu rong wan
【英文名】Fu Zi Lu Rong Paste Pill
【组成】鹿茸、麋茸、附子、白龙骨、麝香。(中医方剂大辞典)

附子鹿茸煎 fu zi lu rong jian
【英文名】Fu Zi Lu Rong Honeyed Pill
【组成】鹿茸、破故纸、山药、桂、附子、牛膝、泽泻、熟地黄、山茱萸、茯神、巴戟、赤石脂、苁蓉、五味子、菟丝子、杜仲、麝香。(中医方剂大辞典)

附子麻黄汤 fu zi ma huang tang
【英文名】Fu Zi Ma Huang Decoction
【组成】附子、麻黄、白术、干姜、甘草、人参。(中医方剂大辞典)

附子续命汤 fu zi xu ming tang
【英文名】Fu Zi Xu Ming Decoction
【组成】麻黄、人参、黄芩、芍药、防己、桂枝、川芎、防风、附子、杏仁、甘草、干姜。(中医方剂大辞典)

附子绿豆汤 fu zi lv dou tang
【英文名】Fu Zi Lv Dou Decoction
【组成】大附子、绿豆。(中医方剂大辞典)

附子硫黄散 fu zi liu huang san
【英文名】Fu Zi Liu Huang Powders
【组成】附子、石硫黄。(中医方剂大辞典)

附子温中丸 fu zi wen zhong wan
【英文名】Fu Zi Wen Zhong Pill
【组成】(1)干姜、黑附子、人参、甘草、白芍药、白茯苓、白术、草豆蔻、厚朴、陈皮。(中医方剂大辞典)(2)附子、干姜、白术、肉桂、炙甘草、良姜。(中医方剂大辞典)

附子温经汤 fu zi wen jing tang
【英文名】Fu Zi Wen Jing Decoction
【组成】黄芪、焦术、半夏、砂仁、炮姜、故纸、益智。(中医方剂大辞典)

附子强心汤 fu zi qiang xin tang
【英文名】Fu Zi Qiang Xin Decoction
【组成】熟附子、生黄芪、太子参、茯苓、白术、葶苈子、车前子、赤芍、桃仁、丹参。(实用中医内科杂志 1990,4(2))

附子粳米汤 fu zi jing mi tang
【英文名】Fu Zi Jing Mi Decoction
【组成】(1)人参、附子、炙甘草、粳米、干姜。(中医方剂大辞典)(2)姜汁炮附子。(中医方剂大辞典)(3)中附子、粳米、半夏、干姜、甘草、大枣。(中医方剂大辞典)(4)附子、半夏、甘草、大枣、粳米。(中医方剂大辞典)

附子摩头散 fu zi mo tou san
【英文名】Fu Zi Mo Tou Powders
【异名】摩顶散(中医方剂大辞典、普济方);附子膏(中医方剂大辞典、普济方)
【组成】大附子、盐。(中医方剂大辞典)

附子爆脾汤 fu zi bao pi tang
【英文名】Fu Zi Bao Pi Decoction
【组成】川厚朴、半夏、草果子、附子、陈皮、白姜、甘草。(中医方剂大辞典)

附子鳖甲汤 fu zi bie jia tang
【英文名】Fu Zi Bie Jia Decoction
【组成】鳖甲、白鲜皮、茵陈、细辛、桂枝、白术、吴茱萸、附子、枳实、大黄、生姜。(中医方剂大辞典)

附龙舒肝汤 fu long shu gan tang
【英文名】Fu Long Shu Gan Decoction
【组成】淡附片、龙胆草、青葙子、白蒺藜、石决明、女贞子、广郁金、当归身、炒于术、干生姜、粉丹皮、生甘草。(中医杂志 1964,(2))

附虎四斤丸 fu hu si jin wan
【英文名】Fu Hu Si Jin Paste Pill
【组成】牛膝、乳香、没药、木瓜、天麻、肉苁蓉、附子、虎

胫骨。(中医方剂大辞典)

附姜归桂汤 fu jiang gui gui tang

【英文名】Fu Jiang Gui Gui Decoction

【异名】姜附归桂汤(中医方剂大辞典、医方集解)

【组成】附子、干姜、当归、肉桂。(中医方剂大辞典)

附姜白通汤 fu jiang bai tong tang

【英文名】Fu Jiang Bai Tong Decoction

【异名】姜附白通汤(中医方剂大辞典、成方切用)

【组成】附子、干姜、葱白、猪胆。(中医方剂大辞典)

附桂二陈汤 fu gui er chen tang

【英文名】Fu Gui Er Chen Decoction

【组成】陈皮、半夏、茯苓、肉桂、附子、炙草。(中医方剂大辞典)

附桂八味丸 fu gui ba wei wan

【英文名】Fu Gui Ba Wei Pill

【异名】金匮肾气丸;肾气丸;附桂八味丸(《甘肃省药品标准》(1978 年));八味地黄丸;八味丸;崔氏八味丸;八味肾气丸。

【组成】附子、肉桂、熟地黄、山药、山茱萸、泽泻、茯苓、牡丹皮。(《甘肃省药品标准》(1978 年))

附桂风湿膏 fu gui feng shi gao

【英文名】Fu Gui Feng Shi Plaster(药品标准－中药成方制剂标准)

【组成】生姜、鲜葱、生附子、当归、地黄、乳香、肉桂、苍术、没药、杜仲、川牛膝、独活、千年健、川芎、干姜、厚朴、羌活、骨碎补、桂枝、防风、甘草、生南星、木香、地枫皮、白芷、丁香、锁阳、韭菜子、陈皮、麻黄、北细辛、生草乌、淫羊藿、吴茱萸、生白附子、山柰、薄荷脑、冰片、肉桂油。(药品标准－中药成方制剂标准 1991 年)

附桂地黄汤 fu gui di huang tang

【英文名】Fu Gui Di Huang Decoction

【组成】熟地、白芍、附子、泽泻、党参、肉桂。(中医方剂大辞典)

附桂泽术汤 fu gui ze zhu tang

【英文名】Fu Gui Ze Zhu Decoction

【组成】附子、桂枝、白术、半夏、泽泻、天麻、生姜、车前草。(陕西中医 1992,13(10))

附桂骨宁片 fu gui gu ning pian

【英文名】Fu Gui Gu Ning Tablet

【组成】制附子、制川乌、淫羊藿、党参、白芍、肉桂、制乳香。(中成药研究 1990,12(3))

附桂理中丸 fu gui li zhong wan

【英文名】Fu Gui Li Zhong Honeyed Pill

【异名】桂附理中丸(中医方剂大辞典、全国中药成药处方集)

【组成】附子、肉桂、人参、白术、干姜、炙草。(中医方剂大辞典)

附桂理阴煎 fu gui li yin jian

【英文名】Fu Gui Li Yin Decoction

【组成】熟地、僵蚕、制附片、银花、当归、炙草、肉桂。(中医方剂大辞典)

附桂紫金膏 fu gui zi jin gao

【英文名】Fu Gui Zi Jin Ointment

【组成】(1)生地、当归、干姜、桂枝、麻黄、白芷、甘草、苍术、枳壳、五加皮、莪术、桃仁、山奈、川乌、陈皮、台乌、三棱、细辛、首乌、草乌、柴胡、防风、寄奴、牙皂、川芎、威灵仙、羌活、赤芍、藁本、续断、独活、连翘、血余、天雄、小茴、香附、荆芥、海风藤。(中医方剂大辞典)(2)防风、生杜仲、木瓜、白芷、生灵脂、独活、当归、川芎、羌活、生附子。(中医方剂大辞典)(3)当归、胡椒、川牛膝、侧柏、灵仙、柳枝、槐枝、艾把、木鳖子、官桂、川附片、木瓜、干姜、白芷、乌药、桔皮、赤芍、灵脂、甘草、杜仲、寄生、羌活、续断、防风、独活、骨皮、蝉退、腹皮、红花、清风藤、川芎、五加皮、蛇退。(中医方剂大辞典)

附子大建中汤 fu zi da jian zhong tang

【英文名】Fu Zi Da Jian Zhong Decoction

【组成】附子、黄芪、白术、甘草、当归、熟干地黄、木香、肉桂、白芍药。(中医方剂大辞典)

附子大独活汤 fu zi da du huo tang

【英文名】Fu Zi Da Du Huo Decoction

【组成】白姜、人参、肉桂、干葛、北芍药、当归、川独活、大附子、防风、甘草。(中医方剂大辞典)

附子山茱萸汤 fu zi shan zhu yu tang

【英文名】Fu Zi Shan Zhu Yu Decoction

【组成】附子、山茱萸、木瓜干、乌梅、半夏、肉豆蔻、丁香、藿香。(中医方剂大辞典)

附子天门冬散 fu zi tian men dong san

【英文名】Fu Zi Tian Men Dong Powders

【组成】附子、石菖蒲、木香、桂、天门冬、干姜。(中医方剂大辞典)

附子木瓜煎丸 fu zi mu gua jian wan

【英文名】Fu Zi Mu Gua Jian Pill

【异名】附子木瓜丸(中医方剂大辞典、杨氏家藏方)

【组成】熟干地黄、附子、木瓜、牛膝、白术、薏苡仁、羌活、杜仲、续断、萆薢、防风、五加皮。(中医方剂大辞典)

附子赤石脂丸 fu zi chi shi zhi wan

【英文名】Fu Zi Chi Shi Zhi Paste Pill

【组成】(1)附子、赤石脂。(中医方剂大辞典)(2)附子、赤石脂、巴戟天、补骨脂、茴香子、益智。(中医方剂大辞典)

附子鹿角霜丸 fu zi lu jiao shuang wan

【英文名】Fu Zi Lu Jiao Shuang Pill

【组成】鹿角霜、杜仲、青盐、山药、附子、阳起石、鹿角胶。(中医方剂大辞典)

附子塞虫孔丸 fu zi sai chong kong wan

【英文名】Fu Zi Sai Chong Kong Pill

【组成】附子。(中医方剂大辞典)

附子黄芪草果饮 fu zi huang qi cao guo yin

【英文名】Fu Zi Huang Qi Cao Guo Drink

【组成】白术、官桂、附子、白芍药、草果、良姜、黄芪、厚朴、白茯苓、白豆蔻仁、檀香、甘草、半夏。(中医方剂大辞典)

附姜归桂参甘汤 fu jiang gui gui shen gan tang

【英文名】Fu Jiang Gui Gui Shen Gan Decocion

【组成】附子、干姜、当归、肉桂、人参、甘草。(中医方剂大辞典)

附子人参山萸肉方 fu zi ren shen shan yu rou fang

【英文名】Fu Zi Ren Shen Shan Yu Rou Prescription

【组成】附子、人参、山萸肉。(中医方剂大辞典)

附子石榴皮诃子散 fu zi shi liu pi he zi san

【英文名】Fu Zi Shi Liu Pi He Zi Powders

【组成】附子、石榴皮、诃子、白芍、陈皮、防风、砂仁、小茴香、黄连、苍术、白术、干姜、党参、补骨脂、罂粟壳、白扁豆、莲子、通草、茯苓、神曲。(北京中医杂志 1989,(6))

附桂姜术加熟地汤 fu gui jiang zhu jia shu di tang

【英文名】Fu Gui Jiang Zhu Jia Shu Di Decoction

【组成】熟地、白术、干姜、肉桂、附子。(中医方剂大辞典)

附子榔片二丑大黄汤 fu zi lang pian er chou dai huang tang

【英文名】Fu Zi Lang Pian Er Chou Dai Huang Decoction

【组成】熟附子、槟榔、黑白丑、生大黄、牡蛎、黄连、丹参、泽泻、猪苓、木通、茯苓、汉防己、甘草。(上海中医药杂志 1990,(8))

附子理中汤去甘草加厚朴广皮汤 fu zi li zhong tang qu gan cao jia hou po guang pi tang

【英文名】Fu Zi Li Zhong Tang Qu Gan Cao Jia Hou Po Guang Pi Decoction

【组成】生茅术、人参、炮干姜、厚朴、广皮、生附片。(中医方剂大辞典)

陀柏散 tuo bai san

【英文名】Tuo Bai Powders

【组成】密陀僧、黄柏、冰片。(中医方剂大辞典)

陀僧丸 tuo seng wan

【英文名】Tuo Seng Pill

【组成】黄蜡、枯矾、陀僧、雄黄、朱砂、蜜。(中医方剂大辞典)

陀僧散 tuo seng san

【英文名】Tuo Seng Powders

【组成】(1)密陀、轻粉、熟石膏、枯矾。(中医方剂大辞典)(2)鹁鸽粪、密陀僧、硫黄、花椒、人言。(中医方剂大辞典)(3)乳香、没药、龙骨、铜绿、枯白矾、赤石脂、黄丹、密陀僧、乌鱼骨、麝香。(中医方剂大辞典)(4)蒲黄、黄药子、密陀僧、黄柏、甘草。(中医方剂大辞典)(5)白矾、密陀僧。(中医方剂大辞典)(6)密陀僧。(中医方剂大辞典)

陀僧膏 tuo seng gao

【英文名】Tuo Seng Plaster

【组成】(1)官粉、陀僧、香油。(中医方剂大辞典)(2)南陀僧、赤芍、全当归、乳香、没药、赤石脂、苦参、百草霜、银黝、桐油、香油、血竭、孩儿茶、川大黄。(中医方剂大辞典)

坠气丸 zhui qi wan

【英文名】Zhui Qi Pill

【组成】巴豆、寒食面、黄丹。(中医方剂大辞典)

坠血丸 zhui xue wan

【英文名】Zhui Xue Honeyed Pill

【组成】归尾、赤芍、生地、牛膝、蒺藜、石决明、五味子、芎䓖、知母、细辛、香附、红花。(中医方剂大辞典)

坠肝丸 zhui gan wan

【英文名】Zhui Gan Honeyed Pill

【组成】五味子、石决明、车前子、知母、泽泻、山药、防风、龙胆、草青葙子、柴胡、黄芩、草决明、白芍、蔓荆子。(中医方剂大辞典)

坠涎丸 zhui xian wan

【英文名】Zhui Xian Pill

【组成】(1)天南星、白附子、川乌尖、白僵蚕、白矾、半夏。(中医方剂大辞典)(2)水银、腻粉、巴豆、硇砂、半夏、白矾、五灵脂、羌活、木鳖子、大黄、茆香、马牙消、丹砂。(中医方剂大辞典)

坠涎散 zhui xian san

【英文名】Zhui Xian Powders

【组成】天南星。(中医方剂大辞典)

坠惊散 zhui jing san

【英文名】Zhui Jing Powders

【组成】天竺黄、马牙消、铅霜。(中医方剂大辞典)

坠痰丸 zhui tan wan

【英文名】Zhui Tan Pill

【异名】逐痰丸(中医方剂大辞典、医统)

【组成】(1)半夏、天南星、杜薄荷、白茯苓、白矾灰、人参。(中医方剂大辞典)(2)白矾、半夏、槐花、甘草。(中医方剂大辞典)(3)黑牵牛、大皂角。(中医方剂大辞典)(4)半夏、乌梅肉、广橘红、明矾、薄荷叶、青礞石。(中医方剂大辞典)(5)大黄、贝母、胆星、青礞石、石菖蒲、麝香、蛇含石。(中医方剂大辞典)(6)黑丑、枳实、白矾、朴消、枳壳、猪牙皂角。(中医

方剂大辞典)(7)天南星。(中医方剂大辞典)

坠膈丸 zhui ge wan

【英文名】Zhui Ge Honeyed Pill

【组成】五味子、干山药、知母、泽泻、车前子、石决明、防风。(中医方剂大辞典)

坠翳丸 zhui yi wan

【英文名】Zhui Yi Pill

【组成】(1)青葙子、草决明、玄参、细辛、防风、赤芍、车前子、谷精草、密蒙花、熟地、龙胆草、黄芩、白蒺藜、木贼、蝉蜕、石决明。(中医方剂大辞典)(2)青羊胆、青鱼胆、鲤鱼胆、熊胆、牛胆、麝、石决明。(中医方剂大辞典)(3)石决明、细辛、知母、干地黄、防风、兔肝、五味子、人参。(中医方剂大辞典)(4)人参、川当归、甘菊花、北细辛、北五味、川芎、旋覆花、黄连、荆芥、甘草、黄芩、防风、羌活、柴胡、知母、赤芍药、白蒺藜、木贼、石膏、真珠、硼砂、琥珀、生石决明、生麝香、磁石。(中医方剂大辞典)(5)石决明、甘菊花、细辛、熟干地黄、人参、地肤子、五味子、兔肝、防风。(中医方剂大辞典)

坠翳散 zhui yi san

【英文名】Zhui Yi Powders

【组成】(1)车前、青葙子、蒺藜、木贼、蝉蜕、石决明、草决明、黄芩、玄参、防风、细辛、大黄。(中医方剂大辞典)(2)石决明、茺蔚子、防风、车前子、甘菊花、人参。(中医方剂大辞典)

坠痰饮子 zhui tan yin zi

【英文名】Zhui Tan Drink

【组成】半夏、生姜、大枣。(中医方剂大辞典)

坠血明目丸 zhui xue ming mu wan

【英文名】Zhui Xue Ming Mu Honeyed Pill

【组成】石决明、芎䓖、五味子、知母、山药、细辛、人参、归尾、赤芍、生地、牛膝、蒺藜。(中医方剂大辞典)

坠血明目饮 zhui xue ming mu yin

【英文名】Zhui Xue Ming Mu Drink

【组成】细辛、人参、赤芍药、五味子、川芎、牛膝、石决明、生地黄、山药、知母、白蒺藜、当归尾、防风。(中医方剂大辞典)

坠翳决明丸 zhui yi jue ming wan

【英文名】Zhui Yi Jue Ming Honeyed Pill

【组成】石决明、芎䓖、知母、干山药、五味子、细辛、人参。(中医方剂大辞典)

坠翳决明散 zhui yi jue ming san

【英文名】Zhui Yi Jue Ming Powders

【组成】石决明、车前子、人参、甘菊花、槐子、熟干地黄、茺蔚子、防风。(中医方剂大辞典)

尪痹片 wang bi pian

【英文名】Wang Bi Tablet(药品标准－中药成方制剂标准)

【组成】地黄、熟地黄、续断、附子、独活、骨碎补、桂枝、淫羊藿、防风、威灵仙、棘刺、羊骨、白芍、狗脊、知母、伸筋草、红花。(药品标准－中药成方制剂标准 1998年)

尪痹冲剂 wang bi chong ji

【英文名】Wang Bi Medicinal Instant Granule

【组成】续断、苍术、补骨脂、附片、熟地黄、淫羊藿、骨碎补、桂枝、独活、牛膝、赤白芍、威灵仙、防风、知母、伸筋草、麻黄、松节、穿山甲。(《辽宁省药品标准》(1984年))

尪痹颗粒 wang bi ke li

【英文名】Wang Bi Granule(药品标准－中药成方制剂标准)

【组成】地黄、熟地黄、续断、附子、独活、骨碎补、桂枝、淫羊藿、防风、威灵仙、棘刺、羊骨、白芍、狗脊、知母、伸筋草、红花。(药品标准－中药成方制剂标准 1998年)

尪解冲剂 wang jie chong ji

【英文名】Wang Jie Medicinal Instant Granule

【组成】淫羊藿、红花、皂刺、生地、独活。(现代中医 1989,2(3))

妙丸子 miao wan zi

【英文名】Miao Paste Pill

【组成】丁香、藿香叶、木香、白茯苓、官桂、青磁石、代赭、巴豆。(中医方剂大辞典)

妙化丹 miao hua dan

【英文名】Miao Hua Pellet

【组成】乳香、没药、轻粉、海螵蛸、雄黄、硫黄。(中医方剂大辞典)

妙功丸 miao gong wan

【英文名】Miao Gong Pill

【组成】(1)丁香、木香、沉香、乳香、麝香、熊胆、白丁香、轻粉、雄黄、青皮、黄芩、胡黄连、黄连、黑牵牛、荆三棱、甘草、蓬莪术、陈皮、雷丸、鹤虱、大黄、赤小豆、巴豆。(中医方剂大辞典)(2)大黄、黄连、郁金、轻粉、硇砂、粉霜、川芎、黑牵牛、滑石、白豆蔻、沉香、木香、蓬术、槟榔、黄芩。(中医方剂大辞典)

妙功散 miao gong san

【英文名】Miao Gong Powders

【组成】(1)藜芦。(中医方剂大辞典)(2)茯苓、黄芪、远志、人参、桔梗、辰砂、山药、木香、甘草。(中医方剂大辞典)(3)黄柏、蛇床子、白矾。(中医方剂大辞典)(4)大黄、莨菪子。(中医方剂大辞典)

妙用膏 miao yong gao

【英文名】Miao Yong Plaster

【组成】真清麻油、古文钱。(中医方剂大辞典)

妙圣丸 miao sheng wan

【英文名】Miao Sheng Pill

【组成】(1)龙脑、粉霜、腻粉、滑石。(中医方剂大辞典)(2)蛴螬、麻黄、乌头、木鳖子。(中医方剂大辞典)

妙圣丹 miao sheng dan

【英文名】Miao Sheng Pellet

【异名】妙圣丸(中医方剂大辞典、赤水玄珠)

【组成】(1)代赭石、雄黄、蝎梢、朱砂、轻粉、麝、巴豆、杏仁。(中医方剂大辞典)(2)木香、代赭石、马牙硝、川大黄、蝎梢、朱砂、麝香、龙脑、腻粉、巴豆。(中医方剂大辞典)

妙圣散 miao sheng san

【英文名】Miao Sheng Powders

【组成】(1)绵黄芪、连翘、川大黄、鸽粪、糯米、犀角屑。(中医方剂大辞典)(2)干赤头蜈蚣、草乌头、麝香、龙脑。(中医方剂大辞典)

妙安散 miao an san

【英文名】Miao An Powders

【组成】巴豆。(中医方剂大辞典)

妙红散 miao hong san

【英文名】Miao Hong Powders

【组成】红曲、丁香、藿香叶、人参、白茯苓。(中医方剂大辞典)

妙应丸 miao ying wan

【英文名】Miao Ying Pill

【异名】万应丸(中医方剂大辞典、圣济总录);剪红丸(中医方剂大辞典、医统);辟邪丸(中医方剂大辞典、圣济总录);辟邪丹(中医方剂大辞典、鸡峰)

【组成】(1)槟榔、大黄、黄芩、滑石、黑丑。(中医方剂大辞典)(2)白术、陈皮、枳实、槟榔、木香、厚朴、半夏、甘草、人参。(中医方剂大辞典)(3)君子肉、槟榔、陈皮、麦芽粉、山楂肉、神曲、三棱、蓬术、砂仁、青皮、雷丸、干漆炭、胡黄连、芜荑、甘草、鹤虱、木香、高良姜。(中医方剂大辞典)(4)乌头、栀子、干姜。(中医方剂大辞典)(5)槟榔、陈桔皮、青橘、木香、黄连、蓬莪术、桂。(中医方剂大辞典)(6)巴豆、丁香。(中医方剂大辞典)(7)大附子、破故纸、荜澄茄、木香、硇砂。(中医方剂大辞典)(8)金液丹、半硫丸。(中医方剂大辞典)(9)黄丹、巴豆。(中医方剂大辞典)(10)当归、延胡索、泽兰、白芍药、肉桂、牡丹皮、川芎、木香、石斛、川姜、熟干地黄。(中医方剂大辞典)(11)荜茇、木香、破故纸、附子。(中医方剂大辞典)(12)真龙骨、辰砂、厚牡蛎、石菖蒲、白茯苓、益智仁、石莲肉、缩砂仁、川楝子、桑螵蛸、菟丝子。(中医方剂大辞典)(13)京三棱、青皮、石三棱、鸡爪三棱、厚朴、槟榔、肉豆蔻、白豆蔻、木香、巴豆霜、硇砂、干漆。(中医方剂大辞典)(14)丁香、杏仁、胡椒、巴豆、好朱砂。(中医方剂大辞典)(15)五倍子。(中医方剂大辞典)(16)大黄、槟榔、牵牛、雷丸、锡灰、大戟、鹤虱、使君子、茴香、贯众、轻粉、苦楝根。(中医方剂大辞典)(17)苍术、人参、黄芪、白术、地黄、陈皮、半夏、当归、茯苓、滑石、炙甘草。(中医方剂大辞典)(18)槟榔、黑牵牛、大黄雷丸、锡灰、芜荑、木香、使君子。(中医方剂大辞典)

妙应丹 miao ying dan

【英文名】Miao Ying Pellet

【组成】(1)黄丹、木香、青皮、陈皮、吴茱萸。(中医方剂大辞典)(2)附子、荜茇、木香、青皮、破故纸。(中医方剂大辞典)(3)吴茱萸、当归、艾叶、苍术、禹余粮。(中医方剂大辞典)

妙应汤 miao ying tang

【英文名】Miao Ying Decoction

【组成】(1)甘草、人参、赤茯苓、大黄、山栀子、麻黄、陈桔皮、木香。(中医方剂大辞典)(2)罂粟壳、乌梅、甘草、大枣、生姜、薤白。(中医方剂大辞典)

妙应散 miao ying san

【英文名】Miao Ying Powders

【组成】(1)蛇蜕皮、蝉壳。(中医方剂大辞典)(2)茛菪、天台乌药、白面、龙脑。(中医方剂大辞典)(3)胡荽子、芸苔子、破故纸。(中医方剂大辞典)(4)黄柏、草乌、赤小豆。(中医方剂大辞典)(5)白茯苓、辽参、细辛、香附子、白蒺藜、川芎、缩砂、龙骨、石膏、百药煎、白芷、麝香。(中医方剂大辞典)(6)旧草鞋。(中医方剂大辞典)(7)橄榄。(中医方剂大辞典)(8)白术、茯苓、陈皮、香附子、川芍、沉香、血竭、人参、甘草。(中医方剂大辞典)

妙应膏 miao ying gao

【英文名】Miao Ying Plaster;Miao Ying Ointment

【组成】(1)蝎虎。(中医方剂大辞典)(2)猪悬蹄壳、生梧桐白皮、龙胆、生桑根、白皮、蛇蜕皮、雄黄、生青竹皮、生柏皮、露蜂房、蜀椒、猬皮、附子、杏仁、猪脂。(中医方剂大辞典)(3)茼茹、藜芦。(中医方剂大辞典)(4)密陀僧、黄丹、诃黎勒皮、木香、巴豆、砒霜、麝香。(中医方剂大辞典)(5)桃枝、柳枝、槐枝、当归、木鳖子、黄丹、乳香、没药。(中医方剂大辞典)

妙灵丸 miao ling wan

【英文名】Miao Ling Pill

【组成】(1)硇砂、辰砂。(中医方剂大辞典)(2)白茯苓、菟丝子、龙骨、益智仁、石莲肉、桑螵蛸。(中医方剂大辞典)

妙灵丹 miao ling dan

【英文名】Miao Ling Pellet

【组成】(1)木香、大茴香、川乌、草乌、花椒、胡椒、肉桂、良姜、三棱、杏仁、干姜、陈皮、莪术、巴豆。(中医方剂大辞典)(2)麝香、蟾酥、雄黄、母丁香、朱砂、真茅术。(中医方剂大辞典)(3)雄精、银朱、月石、蜈蚣。(中医方剂大辞典)(4)白芷、圆眼核。(中医方剂大辞典)(5)天竺黄、胆南星、生石膏、僵蚕、桔梗、连翘、金银花、薄荷、贝母、桑叶、黄芩、杏仁、生地、甘草、蝉蜕、钩藤。(中医方剂大辞典)

妙灵散 miao ling san

【英文名】Miao Ling Powders

【组成】(1)斑蝥、黑牵牛、荆芥穗、僵蚕、当归、木通、滑石。(中医方剂大辞典)(2)木香、沉香、牛膝、何首乌、当归、螵蛸、桑寄生、海藻、青葙子、昆布、海带、甘草节。(中医方剂大辞典)(3)阿魏、芦荟、大黄、天竺黄、雷丸、胡黄连、蜈蚣、干漆。(中医方剂大辞典)

妙草散 miao cao san

【英文名】Miao Cao Powders

【组成】白根子、赤芎根皮。(中医方剂大辞典)

妙贴散 miao tie san

【英文名】Miao Tie Powders

【组成】白芷、南星、肉桂、蛤粉、五倍子、芍药、多年小粉、白及。(中医方剂大辞典)

妙香丸 miao xiang wan

【英文名】Miao Xiang Pill

【异名】大圣丸(中医方剂大辞典)

【组成】(1)白胶香、乳香、朱砂、雄黄、蜡茯苓。(中医方剂大辞典)(2)茯苓、茯神、人参、桔梗、甘草、薯蓣、朱砂、麝香、木香。(中医方剂大辞典)(3)辰砂、巴霜、冰、麝、西黄、腻粉。(中医方剂大辞典)(4)辰砂、牛黄、生龙脑、麝香、金箔、粉霜、腻粉、蜡、巴豆。(中医方剂大辞典)(5)巴豆、牛黄、龙脑、腻粉、麝香、辰砂、金箔。(中医方剂大辞典)(6)辰砂、巴豆、生龙脑、麝香、轻粉、金箔、牛黄、犀角。(中医方剂大辞典)(7)槟榔、桂、丹砂、桃仁、麝香、巴豆、附子。(中医方剂大辞典)(8)巴豆、腻粉、硇砂、龙脑、麝香、朱砂、牛黄、水银、锡。(中医方剂大辞典)

妙香汤 miao xiang tang

【英文名】Miao Xiang Decoction

【组成】茴香子、乌药、高良姜、青桔皮。(中医方剂大辞典)

妙香散 miao xiang san

【英文名】Miao Xiang Powders

【异名】辰砂妙香散(中医方剂大辞典、直指)

【组成】(1)石莲子、丁香。(中医方剂大辞典)(2)麝香、木香、山药、茯神、茯苓、黄芪、远志、人参、桔梗、甘草、辰砂。(中医方剂大辞典)

妙胜散 miao sheng san

【英文名】Miao Sheng Powders

【组成】落地茄花、黄蜀葵花。(中医方剂大辞典)

妙济丹 miao ji dan

【英文名】Miao Ji Pellet

【组成】川芎、杜仲、茴香、母丁香、土茯苓、广木香、乳香、白芍、公丁香、毛苍术、当归、川续断、川牛膝、云冬、龟版、木耳、苏油、木瓜。(中医方剂大辞典)

妙姜丸 miao jiang wan

【英文名】Miao Jiang Pill

【组成】干姜、桂、木香、沉香、当归、甘草、白豆蔻、白茯苓、青桔皮、芍药、干木瓜、姜黄。(中医方剂大辞典)

妙效丹 miao xiao dan

【英文名】Miao Xiao Pellet

【组成】明雄、蝎尾、煅赭石、杏仁、朱砂、豆霜。(中医方剂大辞典)

妙效膏 miao xiao gao

【英文名】Miao Xiao Plaster

【组成】槐花、沥青、黄蜡、白矾、乳香、轻粉、清油、蛇蜕。(中医方剂大辞典)

妙喉散 miao hou san

【英文名】Mao Hou Powders

【组成】青黛、飞西月石、青果核、炉甘石、人中白、川连、西瓜霜、梅片、飞石膏。(辽宁中医杂志 1988,(3))

妙功十一丸 miao gong shi yi wan

【英文名】Miao Gong Shi Yi Paste Pill

【组成】丁香、木香、沉香、乳香、麝香、荆三棱、广茂、黑牵牛、黄连、雷丸、鹤虱、胡黄连、黄芩、大黄、陈皮、青皮、雄黄、熊胆、炙甘草、赤小豆、白丁香、轻粉、巴豆。(中医方剂大辞典)

妙功救命散 miao gong jiu ming san

【英文名】Miao Gong Jiu Ming Powders

【组成】鹿角灰、牛胆、麝香。(中医方剂大辞典)

妙功藏用丸 miao gong cang yong wan

【英文名】Miao Gong Cang Yong Water-Paste Pill

【异名】显仁丸、神芎丸(中医方剂大辞典)

【组成】大黄、黄芩、黄连、黑牵牛、滑石、荆芥穗、防风、川芎、木香、官桂。(中医方剂大辞典)

妙应癣药酒 miao ying xuan yao jiu

【英文名】Miao Ying Xuan Wine

【组成】土槿皮、白及、槟榔、白芷、斑蝥、白信、伏龙肝。(中医方剂大辞典)

妙贴止疼散 miao tie zhi teng san

【英文名】Miao Tie Zhi Teng Powders

【组成】白及、乳香、桔梗、紫花地丁、白蔹。(中医方剂

大辞典）

妙香琥珀丸 miao xiang hu po wan

【英文名】Miao Xiang Hu Po Pill

【组成】大黄、海金砂、甘草、琥珀。（中医方剂大辞典）

妒精散 du jing san

【英文名】Du Jing Powders

【组成】破故纸、韭菜子。（中医方剂大辞典）

忍冬丸 ren dong wan

【英文名】Ren Dong Paste Pill

【异名】忍冬藤丸（中医方剂大辞典、医学如门）

【组成】忍冬草。（中医方剂大辞典）

忍冬汤 ren dong tang

【英文名】Ren Dong Decoction

【异名】银花甘草汤（中医方剂大辞典、医学心悟）

【组成】(1)金银花、赤芍、土贝母、牛蒡、连翘、木通、荆芥穗、红花、枯黄芩、羌活、甘草。（中医方剂大辞典）(2)金银花、甘草。（中医方剂大辞典）(3)金银花、甘草、黑料豆、土茯苓。（中医方剂大辞典）(4)银花、土苓、丹皮、栀灰、赤苓、赤芍、甘草。（中医方剂大辞典）

忍冬饮 ren dong yin

【英文名】Ren Dong Drink

【异名】忍冬酒（中医方剂大辞典、三因）

【组成】(1)忍冬嫩苗、甘草。（中医方剂大辞典）(2)当归、川芎、芍药、木通、赤茯苓、荜澄茄、忍冬。（中医方剂大辞典）

忍冬酒 ren dong jiu

【英文名】Ren Dong Wine

【组成】忍冬藤、大甘草节。（中医方剂大辞典）

忍冬散 ren dong san

【英文名】Ren Dong Powders

【组成】(1)忍冬草、甘草节、大黄。（中医方剂大辞典）(2)金银花。（中医方剂大辞典）

忍冬煎 ren dong jian

【英文名】Ren Dong Decoction

【组成】忍冬藤叶。（中医方剂大辞典）

忍冬膏 ren dong gao

【英文名】Ren Dong Plaster

【组成】(1)金银花并叶。（中医方剂大辞典）(2)金银藤、吸铁石、香油。（中医方剂大辞典）

忍冬花酒 ren dong hua jiu

【英文名】Ren Dong Hua Wine

【组成】金银花。（中医方剂大辞典）

忍冬解毒汤 ren dong jie du tang

【英文名】Ren Dong Jie Du Decoction

【异名】木三（中医方剂大辞典、痧书）；五十九号萃象方（中医方剂大辞典、杂病源流犀烛）

【组成】金银花、土贝母、甘菊、荆芥穗、牛蒡、红花、甘草、木通、连翘、地丁、胡桃。（中医方剂大辞典）

忍冬花四君子汤 ren dong hua si jun zi tang

【英文名】Ren Dong Hua Si Jun Zi Decoction

【异名】银花四君汤、银花四君子汤（中医方剂大辞典）

【组成】潞党参、制于术、生首乌、忍冬花、生甘草。（中医方剂大辞典）

鸡膏 ji gao

【英文名】Ji Ointment

【组成】陈鸡、生桔梗、生姜、官桂、山楂、黄栗。（中医方剂大辞典）

鸡臛 ji huo

【英文名】Ji Huo Decoction

【组成】黄雌鸡、高良姜、桑根白皮、黄芪。（中医方剂大辞典）

鸡子丸 ji zi wan

【英文名】Ji Zi Pill

【组成】鸡子白、干漆、蜡、粳米粉。（中医方剂大辞典）

鸡子丹 ji zi dan

【英文名】Ji Zi Pellet

【组成】鸡蛋壳、辰砂。（中医方剂大辞典）

鸡子方 ji zi fang

【英文名】Ji Zi Prescription

【组成】(1)鸡子、腻粉。（中医方剂大辞典）(2)鸡子。（中医方剂大辞典）

鸡子汤 ji zi tang

【英文名】Ji Zi Decoction

【异名】鸡蛋汤（中医方剂大辞典、宁坤秘集）

【组成】(1)生鸡子、芒消。（中医方剂大辞典）(2)人参。（中医方剂大辞典）(3)鸡子、葱、姜。（中医方剂大辞典）(4)甘遂、甘草、黄芩。（中医方剂大辞典）(5)乱发如鸡子、鸡子。（中医方剂大辞典）(6)麻黄、甘草。（中医方剂大辞典）(7)鸡子、甘草、甘遂、大黄、黄芩。（中医方剂大辞典）(8)新产鸡子。（中医方剂大辞典）

鸡子饮 ji zi yin

【英文名】Ji Zi Drink

【组成】出过小鸡蛋壳。（中医方剂大辞典）

鸡子饼 ji zi bing

【英文名】Ji Zi Wafer

【异名】鸡子饵（中医方剂大辞典、寿亲养老）

【组成】(1)鸡子。（中医方剂大辞典）(2)鸡子、胡粉。（中医方剂大辞典）(3)鸡子、胡粉、蜡。（中医方剂大辞典）

鸡子粉 ji zi fen

【英文名】Ji Zi Powders

【组成】鸡子。（中医方剂大辞典）

鸡子酒 ji zi jiu

【英文名】Ji Zi Wine

【组成】鸡子。(中医方剂大辞典)

鸡子散 ji zi san

【英文名】Ji Zi Powders

【组成】(1)人参、白术、茯苓、甘草、木鳖子。(中医方剂大辞典)(2)鸡蛋。(中医方剂大辞典)

鸡子粥 ji zi zhou

【英文名】Ji Zi Gruel

【组成】鸡子、米。(中医方剂大辞典)

鸡子膏 ji zi gao

【英文名】Ji Zi Plaster

【组成】(1)鸡子。(中医方剂大辞典)(2)新鸡子、腻粉、麝香、妇人油头发。(中医方剂大辞典)(3)鸡羽。(中医方剂大辞典)

鸡子羹 ji zi geng

【英文名】Ji Zi Think Soup

【组成】(1)鸡子、莼叶、淡竹笋。(中医方剂大辞典)(2)鸡子、阿胶。(中医方剂大辞典)

鸡毛散 ji mao san

【英文名】Ji Mao Powders

【组成】雄鸡顶上毛、雄鸡屎。(中医方剂大辞典)

鸡心丸 ji xin wan

【英文名】Ji Xin Pill

【组成】槟榔、赤芍药、龙胆草、羌活、独活、川芎、皂荚。(中医方剂大辞典)

鸡心散 ji xin san

【英文名】Ji Xin Powders

【组成】鸡心槟榔、全蝎、明硫黄。(中医方剂大辞典)

鸡心膏 ji xin gao

【英文名】Ji Xin Ointment

【组成】天竺黄、朱砂、雄黄、蔚金、大黄。(中医方剂大辞典)

鸡艾汤 ji ai tang

【英文名】Ji Ai Decoction

【组成】艾叶、丹参、当归、麻黄、人参、阿胶、甘草、生姜、大枣。(中医方剂大辞典)

鸡矢醴 ji shi li

【英文名】Ji Shi Wine

【组成】鸡矢。(中医方剂大辞典)

鸡白汤 ji bai tang

【英文名】Ji Bai Decoction

【异名】鸡屎白汤(中医方剂大辞典、十便良方)

【组成】(1)鸡粪白、胡椒、高良姜、桂、白术、木瓜、生姜。(中医方剂大辞典)(2)鸡粪白。(中医方剂大辞典)

鸡白散 ji bai san

【英文名】Ji Bai Powders

【组成】鸡粪白、雄鸡胆。(中医方剂大辞典)

鸡汁粥 ji zhi zhou

【英文名】Ji Zhi Gruel

【组成】母鸡、粳米。(中医方剂大辞典)

鸡头丸 ji tou wan

【英文名】Ji Tou Honeyed Pill

【组成】雄鸡头、鸣蝉、甘草、川大黄、麦门冬、当归、黄芪、芎䓖、远志、木通、人参。(中医方剂大辞典)

鸡头粥 ji tou zhou

【英文名】Ji Tou Gruel

【异名】鸡豆粥(中医方剂大辞典、女科指掌)

【组成】芡实肉、白粱米、莲肉、薏苡仁、怀庆干山药。(中医方剂大辞典)

鸡肉丸 ji rou wan

【英文名】Ji Rou Pill

【组成】(1)雌鸡、信石。(中医方剂大辞典)(2)黄连、柴胡、鹤虱、秦艽、知母、黄芩、使君子、芦荟、芜荑。(中医方剂大辞典)

鸡肉膏 ji rou gao

【英文名】Ji Rou Ointment

【组成】大黄、黄芩、黄连、肉桂、土茯苓。(中医方剂大辞典)

鸡舌丹 ji she dan

【英文名】Ji She Pellet

【组成】桂心末、丁子、肉桂、糯米。(中医方剂大辞典)

鸡舌散 ji she san

【英文名】Ji She Powders

【组成】(1)鸡舌香、藿香、青木香、胡粉。(中医方剂大辞典)(2)鸡舌香、木香、沉香、麻黄、海藻、大黄。(中医方剂大辞典)(3)蝎梢、茯神、薄荷。(中医方剂大辞典)

鸡血方 ji xue fang

【英文名】Ji Xue Fang Liniment

【组成】鸡心血。(中医方剂大辞典)

鸡血散 ji xue san

【英文名】Ji Xue Powders

【组成】雄鸡、人参。(中医方剂大辞典)

鸡红汤 ji hong tang

【英文名】Ji Hong Decoction

【组成】鸡屎藤、红孩儿、蔗糖。(江西中医药 1986,(2))

鸡壳散 ji ke san

【英文名】Ji Ke Powders

【组成】鸡子壳。(中医方剂大辞典)

鸡苏丸 ji su wan

【英文名】Ji Su Pill

【组成】(1)鸡苏叶、麦门冬、桑根白皮、芎䓖、黄芪、甘草、生干地黄。(中医方剂大辞典)(2)鸡苏叶、荆芥穗、防风、黄芪、生干地黄、桔梗、甘草、川芎、甘菊花、脑子。(中医方剂大辞典)(3)薄荷叶、甘草、桔梗、川芎。(中医方剂大辞典)(4)鸡苏薄荷叶、川芎、荆芥、羌活、防风、香白芷、炙甘草、细辛。(中医方剂大辞典)(5)川贝母、萝卜子。(中医方剂大辞典)(6)远志、五爪橘红、紫菀、知母、白芍、甘草、麦冬、冬花、五味子、葶苈子、沙参、兜铃、天冬、瓜篓仁、桑皮、百合、法半夏、黄芩、桔梗、前胡、桔皮、苏叶、苏子、麻黄、生石膏、杏仁。(中医方剂大辞典)

鸡苏汤 ji su tang

【英文名】Ji Su Decoction

【组成】(1)鸡苏、石膏、竹叶。(中医方剂大辞典)(2)鸡苏、石膏、淡竹叶、木通、滑石、小蓟根、生地黄。(中医方剂大辞典)(3)鸡苏、地黄汁、桑根白皮、生姜汁、葛根、小蓟根、淡竹茹。(中医方剂大辞典)(4)鸡苏、石膏、竹叶、蜀葵子、葵子。(中医方剂大辞典)

鸡苏饮 ji su yin

【英文名】Ji Su Drink

【组成】(1)鸡苏、人参、赤茯苓、大腹皮、芎劳、苎麻根。(中医方剂大辞典)(2)鸡苏、白茯苓、射干、白芷、桔梗、天门冬、当归、大黄、甘草、桂。(中医方剂大辞典)

鸡苏饼 ji su bing

【英文名】Ji Su Wafer

【异名】鸡苏饼子(中医方剂大辞典、鲁府禁方)

【组成】鸡苏、薄荷、紫苏叶、白葛粉、乌梅肉、檀香、硼砂、柿霜、白冰糖。(中医方剂大辞典)

鸡苏散 ji su san

【英文名】Ji Su Powders

【异名】生料鸡苏散(中医方剂大辞典、医学纲目);鸡苏散煎(中医方剂大辞典、医统);鸡苏饮(中医方剂大辞典、圣济总录)

【组成】(1)鸡苏茎叶、黄芪、甘草、干姜、艾叶、阿胶。(中医方剂大辞典)(2)鸡苏茎叶、赤茯苓、甘草、半夏、桔梗、生干地黄、黄芪、麦门冬。(中医方剂大辞典)(3)鸡苏、葵子、石膏、生干地黄。(中医方剂大辞典)(4)鸡苏、甘遂、滑石、葵子、瞿麦、桑根白皮、防葵、榆白皮。(中医方剂大辞典)(5)鸡苏叶、黄芪、羚羊角屑、阿胶、刺蓟、茜根、生干地黄、麦门冬、黄芩、当归、伏龙肝、甘草。(中医方剂大辞典)(6)鸡苏叶、当归、赤芍药、黄芩、阿胶、伏龙肝。(中医方剂大辞典)(7)鸡苏叶、滑石、刺蓟根、木通、生干地黄。(中医方剂大辞典)(8)鸡苏茎叶、人参、陈桔皮、赤茯苓、大腹皮、芎劳、苎麻根、当归。(中医方剂大辞典)(9)鸡苏、防风。(中医方剂大辞典)(10)鸡苏、木贼、荆芥。(中医方剂大辞典)(11)鸡苏叶、黄芪、生地黄、阿胶、白茅根、桔梗、麦门冬、蒲黄、贝母、甘草。(中医方剂大辞典)(12)鸡苏叶、黄芩、当归、赤芍药、阿胶、伏龙肝、刺蓟、生地黄、黄芪。(中医方剂大辞典)(13)蒲黄、茅根、薄荷、黄芪、鸡苏、贝母、麦冬、阿胶、栀子、甘草、桔梗、生地。(中医方剂大辞典)(14)辰砂益元散、薄荷。(中医方剂大辞典)

鸡足散 ji zu san

【英文名】Ji Zu Powders

【组成】鸡足。(中医方剂大辞典)

鸡肝丸 ji gan wan

【英文名】Ji Gan Pill

【组成】(1)芦荟、牛黄、雄黄、雷丸肉、使君子。(中医方剂大辞典)(2)雄鸡肝、桂心。(中医方剂大辞典)(3)鸡肝、真珠、黄连、莲肉、夜明砂。(中医方剂大辞典)

鸡肝药 ji gan yao

【英文名】Ji Gan Yao Powders

【异名】鸡肝散(中医方剂大辞典、全国中药成药处方集)

【组成】(1)白肉雷丸、使君子肉。(中医方剂大辞典)(2)滑石、雄黄、朱砂、冰片、石决明、海螵蛸、炉甘石、赤石脂。(中医方剂大辞典)(3)鸡肝、雄黄、牛黄。(中医方剂大辞典)

鸡肝饼 ji gan bing

【英文名】Ji Gan Wafer

【组成】五谷虫、全蝎、人参、龙胆草、谷精草。(中医方剂大辞典)

鸡肝散 ji gan san

【英文名】Ji Gan Powders

【组成】(1)鸡肝、芙蓉叶、肉果、龙胆草。(中医方剂大辞典)(2)川黄连、尖槟榔、桑白皮、芦荟、粉甘草。(中医方剂大辞典)(3)芜荑、蛇床子、硫黄、川椒、潮脑、枯矾、雄黄、海螵蛸、黄连、麝香。(中医方剂大辞典)(4)雄黄、威灵仙、谷精草、蛤粉、夜明砂。(中医方剂大辞典)(5)决明子、骗鸡肝。(中医方剂大辞典)(6)猪牙皂荚。(中医方剂大辞典)(7)鸡肝、牡蛎粉、辰砂。(中医方剂大辞典)(8)炉甘石、赤石脂、滑石、胡黄连、辰砂、青黛、石决明。(中医方剂大辞典)(9)石决明、夜明砂、代赭石、川雅连、麝香、龙胆草、泽泻、朱砂。(中医方剂大辞典)(10)川乌好坯子。(中医方剂大辞典)(11)雄鸡肝、威灵仙、白土。(中医方剂大辞典)(12)透明雄黄、桑白皮、鸡内金。(中医方剂大辞典)(13)雄黄、石膏。(中医方剂大辞典)(14)白芙蓉花、肉果、胡连。(中医方剂大辞典)(15)杜仲、厚朴、桑皮、槟榔。(中医方

剂大辞典）

鸡肝粥 ji gan zhou

【英文名】Ji Gan Gruel

【组成】雄鸡肝、菟丝子、粟米。（中医方剂大辞典）

鸡肠酒 ji chang jiu

【英文名】Ji Chang Wine

【组成】鸡肠。（中医方剂大辞典）

鸡肠散 ji chang san

【英文名】Ji Chang Powders

【异名】鸡肠草散（中医方剂大辞典、卫生总微）；鸡肠草汤（中医方剂大辞典、赤水玄珠）

【组成】(1)黄雄鸡肠、肉苁蓉、苦参、赤石脂、白石脂、黄连。（中医方剂大辞典）(2)赤雄鸡肠、鸡膍胵、熟干地黄、牡蛎粉、龙骨、白石脂、黄连、赤石脂、桑螵蛸、肉苁蓉。（中医方剂大辞典）(3)鸡肠草、牡蛎、龙骨、麦冬、茯苓、桑螵蛸。（中医方剂大辞典）(4)鸡肠、牡蛎、茯苓、桑螵蛸、辣桂、龙骨。（中医方剂大辞典）

鸡卵膏 ji luan gao

【英文名】Ji Luan Plaster

【组成】鸡子、小虾蟆、巴豆。（中医方剂大辞典）

鸡卵蜜 ji luan mi

【英文名】Ji Luan Juice

【组成】鸡卵。（中医方剂大辞典）

鸡角散 ji jiao san

【英文名】Ji Jiao Powders

【组成】鸡子白、皂角。（中医方剂大辞典）

鸡附汤 ji fu tang

【英文名】Ji Fu Decoction

【组成】雄鸡、附子、煨姜丸。（中医方剂大辞典）

鸡茎散 ji jing san

【英文名】Ji Jing Powders

【组成】雄鸡茎。（中医方剂大辞典）

鸡矾散 ji fan san

【英文名】Ji Fan Powders

【组成】鸡屎、矾火煎茶。（中医方剂大辞典）

鸡鸣丸 ji ming wan

【英文名】Ji Ming Honeyed Pill

【异名】鸡鸣定喘丸（中医方剂大辞典、全国重要成药处方集）

【组成】(1)半夏、贝母、杏仁、苦葶苈、桔梗、陈皮、北五味、旋覆花、紫苏子、甘草、阿胶、人参、御米壳。（中医方剂大辞典）(2)知母、杏仁、桔梗、阿胶、葶苈、款冬花、旋覆花、半夏、甘草、陈皮、兜铃、五味子、麻黄、人参。（中医方剂大辞典）(3)知母、贝母、陈皮、桑白皮、款冬花、旋覆花、天门冬、麦门冬、人参、葶苈子、桔梗、杏仁、半夏、阿胶珠、甘草。（中医方剂大辞典）(4)知母、贝母、杏仁、阿胶、葶苈子、款冬、甘草、半夏、五味子、广皮、桔梗、紫苏、天冬、沙参、旋覆花。（中医方剂大辞典）(5)知母、杏仁、阿胶珠、葶苈子、紫菀、粉甘草、法半夏、北五味、桔梗、广陈皮、全紫苏、天门冬、罂粟壳、复花、川贝母、党参。（中医方剂大辞典）

鸡鸣散 ji ming san

【英文名】Ji Ming Powders

【组成】(1)生地、大黄、杏仁、当归。（中医方剂大辞典）(2)牵牛子末、胡粉、大黄、朴消。（中医方剂大辞典）(3)大黄、杏仁。（中医方剂大辞典）(4)大黄、当归尾、桃仁。（中医方剂大辞典）(5)槟榔、陈皮、木瓜、吴茱萸、桔梗、生姜、紫苏茎叶。（中医方剂大辞典）(6)当归须、赤芍药、大黄、降真、苏木、甘草。（中医方剂大辞典）(7)炒术、当归、川芎、甘草、大力子、茯苓、木通、桔梗、蝉蜕、升麻、橘红、山楂、红花。（中医方剂大辞典）

鸡金散 ji jin san

【英文名】Ji Jin Powders

【组成】(1)鸡内金。（中医方剂大辞典）(2)鸡内金、绿豆粉、轻粉、冰片。（中医方剂大辞典）(3)鸡内金、真沉香、砂仁、陈香橼。（中医方剂大辞典）(4)鸡肫皮、青盐、细辛、川椒。（中医方剂大辞典）

鸡肺散 ji fei san

【英文名】Ji Fei Powders

【组成】雄鸡、辰砂、冰片。（中医方剂大辞典）

鸡肫丸 ji zhun wan

【英文名】Ji Zhun Pill

【组成】三棱、莪术、茯苓、白术、神曲、麦芽、青皮、砂仁、桔皮、香附、莱菔子、枳壳、厚朴、干蟾、山楂、鸡内金、全蝎、木香。（中医方剂大辞典）

鸡参饮 ji shen yin

【英文名】Ji Shen drink

【组成】鸡子、人参、蜜、生姜汁、朴消。（中医方剂大辞典）

鸡草汤 ji cao tang

【英文名】Ji Cao Decoction

【组成】鸡肠草、白矾、诃黎勒皮、茴香子、旱莲子、晚蚕沙、青盐、茜根、皂荚、麻杭。（中医方剂大辞典）

鸡骨丸 ji gu wan

【英文名】Ji Gu Honeyed Pill

【异名】大鸡骨丸（中医方剂大辞典、普济方）

【组成】(1)乌鸡骨、川大黄、枳实、鳖甲、泽泻、柴胡、桔梗、人参、赤芍药、黄芩、防葵、蟅虫、杏仁。（中医方剂大辞典）(2)雄鸡骨、赤茯苓、石膏、川大黄、赤芍药、紫菀、白矾、陈桔皮、细辛、附子、黄芩、桂心、甜葶苈。（中医方剂大辞典）(3)宿黄雌鸡、甘草、小草、蜣螂、桔梗、白术、茯苓、芍药、人参、黄芩、槟榔。(中医方剂大辞典)(4)芎、当归、紫菀、大黄、茯苓、杏仁、桂心、杜衡、白芷、石膏、半夏、黄雌鸡。(中医方剂大辞典)(5)宿雌鸡胸肋骨、黄连、厚朴、甘草、白术、麦蘖、乌梅肉、人参、赤石脂、芩、白龙骨、桔梗。(中医方剂大辞典)(6)鸡骨、赤芍药、川大黄、紫菀、赤茯苓、细辛、黄芩、桂心、柴胡。(中医方剂大辞典)

鸡骨散 ji gu san

【英文名】Ji Gu Powders

【组成】一岁乌雌鸡骨、三家桐材屑、三家炊草。(中医方剂大辞典)

鸡胆丸 ji dan wan

【英文名】Ji Dan Paste Pill

【组成】鸡胆、黄连、大黄、槟榔。(中医方剂大辞典)

鸡胫丸 ji jing wan

【英文名】Ji Jing Paste Pill

【组成】天门冬、麦门冬、秦艽、雄黄、雌黄、瓜蒌根、黄芩、柴胡、枯白矾、防风、桂、茯苓、桑白皮、雄鸡胫、雌鸡胫。(中医方剂大辞典)

鸡冠丸 ji guan wan

【英文名】Ji Guan Honeyed Pill

【异名】圣功丸(中医方剂大辞典、圣济总录)

【组成】鸡冠花、椿根皮。(中医方剂大辞典)

鸡冠血 ji guan xue

【英文名】Ji Guan Xue Juice

【异名】鸡冠酒(中医方剂大辞典、一盘珠)

【组成】穿山甲。(中医方剂大辞典)

鸡冠散 ji guan san

【英文名】Ji Guan Powders

【异名】二圣散(中医方剂大辞典、医林方)

【组成】(1)甘草、板兰根。(中医方剂大辞典)(2)鸡冠花、棕榈、羌活。(中医方剂大辞典)

鸡屎散 ji shi san

【英文名】Ji Shi Powders

【组成】鸡屎、麝香。(中医方剂大辞典)

鸡屎醴 ji shi li

【英文名】Ji Shi Li Powders

【组成】羯鸡屎。(中医方剂大辞典)

鸡胵汤 ji zhi tang

【英文名】Ji Zhi Decoction

【组成】生鸡内金、于术、生杭芍、柴胡、广陈皮、生姜。(中医方剂大辞典)

鸡胸丸 ji xiong wan

【英文名】Ji Xiong Honeyed Pill

【组成】大黄、天门冬、百合、木通、枳壳、杏仁、朴硝、桑白皮、葶苈。(中医方剂大辞典)

鸡脑丸 ji nao wan

【英文名】Ji Nao Pill

【组成】雄鸡脑、丹砂、牛黄、当归。(中医方剂大辞典)

鸡酒膏 ji jiu gao

【英文名】Ji Jiu Ointment

【组成】没药、麝香、乳香。(中医方剂大辞典)

鸡黄油 ji huang you

【英文名】Ji Huang Oil

【组成】鸡子。(中医方剂大辞典)

鸡黄散 ji huang san

【英文名】Ji Huang Powders

【组成】(1)灶中黄土。(中医方剂大辞典)(2)乌鸡卵、黄丹。(中医方剂大辞典)(3)水龙骨、黄丹、白矾、牛皮、鸡子清、硫黄。(中医方剂大辞典)(4)鸡内金、好黄连。(中医方剂大辞典)

鸡黄煎 ji huang jian

【英文名】Ji Huang Decoction

【组成】煨石膏、寒水石、黄丹、硫黄。(中医方剂大辞典)

鸡黄膏 ji huang gao

【英文名】Ji Huang Plaster

【组成】鸡子。(中医方剂大辞典)

鸡眼膏 ji yan gao

【英文名】Ji Yan Plaster

【组成】(1)鲜白果。(中医方剂大辞典)(2)荸荠、火丹草、蟾酥、蓖麻子、桃仁、穿山甲、三棱、红花、莪术、天南星、鳝鱼血、鸡肫皮、河豚眼、虎耳草、阿魏、麝香、麻油、飞黄丹。(中医方剂大辞典)

鸡距丸 ji ju wan

【英文名】Ji Ju Pill

【组成】干姜、蕤仁、鸡舌香、黄连、胡粉、矾石。(中医方剂大辞典)

鸡翎酒 ji ling jiu

【英文名】Ji Ling Wine

【组成】鸡翎。(中医方剂大辞典)

鸡翎散 ji ling san

【英文名】Ji Ling Powders

【组成】(1)鸡翎六茎、蛇床子。(中医方剂大辞典)(2)轻粉、粉霜。(中医方剂大辞典)

鸡清丸 ji qing wan

【英文名】Ji Qing Pill

【组成】(1)川独活、谷精草、续断、茵陈。(中医方剂大辞典)(2)广木香、黄连、肉豆蔻。(中医方剂大辞典)(3)圆白半夏。(中医方剂大辞典)

鸡清散 ji qing san

【英文名】Ji Qing Powders

【组成】(1)郁金、滑石、雄黄。(中医方剂大辞典)(2)

赤小豆、黄药子、大黄、盆消、皂角、木鳖子。(中医方剂大辞典)(3)赤足蜈蚣、马牙消、僵蚕、白附、石膏、蝎尾。(中医方剂大辞典)(4)郁金。(中医方剂大辞典)

鸡清膏 ji qing gao

【英文名】Ji Qing Ointment

【组成】无雄鸡子。(中医方剂大辞典)

鸡蛋汤 ji dan tang

【英文名】Ji Dan Decoction

【组成】生姜、鸡子。(中医方剂大辞典)

鸡蛋饮 ji dan yin

【英文名】Ji Dan Drink

【组成】鸡蛋、芒消。(中医方剂大辞典)

鸡蛋油 ji dan you

【英文名】Ji Dan Oil

【组成】鸡蛋。(中医方剂大辞典)

鸡维散 ji wei san

【英文名】Ji Wei Powders

【组成】炙鸡内金、维生素 B、炒黄连。(中药通报 1982,7(5))

鸡腊丸 ji la wan

【英文名】Ji La Pill

【组成】黄腊。(中医方剂大辞典)

鸡粪酒 ji fen jiu

【英文名】Ji Fen Wine

【组成】鸡粪、乌豆。(中医方剂大辞典)

鸡腰膏 ji yao gao

【英文名】Ji Yao Plaster

【组成】大鸡腰子、枯矾。(中医方剂大辞典)

鸡翮散 ji he san

【英文名】Ji He Powders

【组成】白雄鸡左右翮大毛。(中医方剂大辞典)

鸡子白丸 ji zi bai wan

【英文名】Ji Zi Bai Pill

【异名】鸡弹白丸(中医方剂大辞典、医统)

【组成】好松烟墨、鸡子白。(中医方剂大辞典)

鸡子白煎 ji zi bai jian

【英文名】Ji Zi Bai Decoction

【组成】鸡子、生地黄汁、麦门冬汁、赤蜜。(中医方剂大辞典)

鸡子壳散 ji zi ke san

【英文名】Ji Zi Ke Powders

【组成】鸡子壳、贝齿。(中医方剂大辞典)

鸡子沐汤 ji zi mu tang

【英文名】Ji Zi Mu Decoction

【组成】新生乌鸡子。(中医方剂大辞典)

鸡子索饼 ji zi suo bing

【英文名】Ji Zi Suo Cake

【异名】鸡子馎饦(中医方剂大辞典、比用之书)

【组成】白面、鸡子、白羊肉。(中医方剂大辞典)

鸡子涂方 ji zi tu fang

【英文名】Ji Zi Liniment

【组成】(1)鸡子黄。(中医方剂大辞典)(2)鸡子、腻粉、乱发灰、白矾灰、石硫黄。(中医方剂大辞典)(3)鸡子白、赤小豆。(中医方剂大辞典)

鸡子豉汤 ji zi chi tang

【英文名】Ji Zi Chi Decoction

【组成】鸡子、豉。(中医方剂大辞典)

鸡子清饮 ji zi qing yin

【英文名】Ji Zi Qing Drink

【异名】鸡子清散(中医方剂大辞典、医钞类编)

【组成】鸡子、芒硝、寒水石。(中医方剂大辞典)

鸡子雄黄 ji zi xiong huang

【英文名】Ji Zi Xiong Huang Pill

【组成】雄黄、鸡子。(中医方剂大辞典)

鸡内金丸 ji nei jin wan

【英文名】Ji Nei Jin Honeyed Pill

【异名】鸡膍胵丸(中医方剂大辞典、圣济总录)

【组成】鸡内金、栝楼根。(中医方剂大辞典)

鸡内金散 ji nei jin san

【英文名】Ji Nei Jin Powders

【异名】鸡金散(中医方剂大辞典、全生指迷方)

【组成】(1)朱砂、黄连、铁粉、栝楼、赤石脂、芦荟、龙骨、铅丹、胡粉、甘草、泽泻、牡蛎、螵蛸、鸡膍胵。(中医方剂大辞典)(2)腊月鸡内金、绿豆粉。(中医方剂大辞典)(3)鸡膍胵。(中医方剂大辞典)

鸡爪风汤 ji zhua feng tang

【英文名】Ji Zhua Feng Decoction

【组成】当归、白芍、桂枝、防风、大艽、白芷、细辛、钩藤、龙骨、牡蛎、木通、甘草。(内蒙古中医药 1984,(2))

鸡白调散 ji bai tiao san

【英文名】Ji Bai Tiao Powders

【组成】朱砂、白矾、铁华粉、粉霜、铅白霜、轻粉、白附子、蝎梢、龙脑、麝香。(中医方剂大辞典)

鸡头实粥 ji tou shi zhou

【英文名】Ji Tou Shi Gruel

【异名】鸡头粥(中医方剂大辞典、证类本草);芡实粥(中医方剂大辞典、遵生八笺);芡实粉粥(中医方剂大辞典、长寿药粥谱)

【组成】鸡头实。(中医方剂大辞典)

鸡头粉羹 ji tou fen geng

【英文名】Ji Tou Fen Think Soup

【组成】鸡头、羊脊骨。(中医方剂大辞典)

鸡矢藤散 ji shi teng san

【英文名】Ji Shi Teng Powders

【组成】鸡矢藤、厚朴、红花、白术。(中西医结合杂志 1984,4(3))

鸡肉煎丸 ji rou jian wan

【英文名】Ji Rou Jian Paste Pill

【异名】蒸鸡丸(中医方剂大辞典、玉机微义)

【组成】(1)宣连、银柴胡、芜荑、鹤虱、秦艽、知母、使君子、子芩。(中医方剂大辞典)(2)芦荟、人参、柴胡、使君子、黄连、芜荑、胡黄连。(中医方剂大辞典)

鸡舌香丸 ji she xiang wan

【英文名】Ji She Xiang Pill

【异名】鸡舌香煎(中医方剂大辞典、鸡峰)

【组成】(1)鸡舌香、墨、麝香、牛黄、犀角、铁铧粉、枣、荆三棱、乌梅肉、巴豆。(中医方剂大辞典)(2)黑牵牛、京三棱、丁皮、槟榔、木香、青皮、胡椒。(中医方剂大辞典)(3)鸡舌香、附子、硫黄、水银砂子。(中医方剂大辞典)(4)鸡舌香、黄连、干姜、蕤仁、矾石。(中医方剂大辞典)(5)鸡舌香、沉香、木香、槟榔、白术、丁香、厚朴、丹砂、人参、当归、芍药、枳壳、甘草。(中医方剂大辞典)(6)鸡舌香、松脂、胡椒、细辛。(中医方剂大辞典)(7)鸡舌香、藿香、零陵香、甘松香、当归、桂、木香、芎䓖、莎草根、草豆蔻仁、槟榔、白芷。(中医方剂大辞典)

鸡舌香汤 ji she xiang tang

【英文名】Ji She Xiang Decoction

【组成】(1)鸡舌香、秦艽、胡黄连、丁香、芎䓖、柴胡。(中医方剂大辞典)(2)人参、黄桔皮、鸡舌香、半夏、甘草、神曲、生姜、草豆蔻。(中医方剂大辞典)

鸡舌香散 ji she xiang san

【英文名】Ji She Xiang Powders

【组成】(1)鸡舌香、当归、青葙子、干姜、菖蒲、莎草根、木香、青黛、胡桐泪、棘刺。(中医方剂大辞典)(2)鸡舌香、射干、麝香。(中医方剂大辞典)(3)鸡舌香、木香、沉香、麻黄、海藻、大黄。(中医方剂大辞典)(4)高良姜。(中医方剂大辞典)(5)香附子、赤芍药、天台乌药、良姜、肉桂、甘草。(中医方剂大辞典)(6)良姜、辣桂、香附、益智仁、天台乌药、甘草。(中医方剂大辞典)(7)良姜、香附、天台乌药、辣桂、甘草、陈皮、藿香。(中医方剂大辞典)(8)良姜、桂心、赤芍药。(中医方剂大辞典)(9)鸡舌香、黄芪、辰砂、五灵脂。(中医方剂大辞典)(10)丁香、甘草、良姜、白芍药。(中医方剂大辞典)(11)鸡舌香、白豆蔻、木香、木瓜、吴茱萸、青桔皮。(中医方剂大辞典)(12)鸡舌香、细辛、附子、独活、川椒、麝香。(中医方剂大辞典)(13)鸡舌香、汉防己、木香、泽泻、紫苏茎叶、桑根白皮、附子、郁李仁、羌活、槟榔、甘草。(中医方剂大辞典)(14)鸡舌香、木瓜、人参、陈桔皮、香茅、桂心、厚朴。(中医方剂大辞典)(15)高良姜、天台乌药、赤芍药、香附子。(中医方剂大辞典)(16)鸡舌香、鹿茸、阳起石、天雄、木香、白龙骨、钟乳粉、附子、荜澄茄。(中医方剂大辞典)

鸡血涂方 ji xue tu fang

【英文名】Ji Xue Liniment

【组成】(1)雄鸡血。(中医方剂大辞典)(2)丹雄鸡血、赤芍药。(中医方剂大辞典)

鸡血藤片 ji xue teng pian

【英文名】Ji Xue Teng Tablet

【组成】鸡血藤。(《湖北药品标准》(1992 年))

鸡血藤汤 ji xue teng tang

【英文名】Ji Xue Teng Decoction

【组成】鸡血藤、大熟地、杭芍、当归、枸杞子、山萸肉、炙黄芪、锁阳、巴戟天、补骨脂。(山东中医杂志 1985,(5))

鸡血藤膏 ji xue teng gao

【英文名】Ji Xue Teng Ointment

【组成】(1)鸡血藤。(中医方剂大辞典)(2)滇鸡血藤膏粉、川牛膝、续断、红花、黑豆、熟糯米粉、饴糖。(中医方剂大辞典)

鸡苏饮子 ji su yin zi

【英文名】Ji Su Drink

【异名】鸡苏散(中医方剂大辞典、圣惠);鸡苏汤(中医方剂大辞典、圣济总录);鸡苏饮(中医方剂大辞典、圣济总录)

【组成】(1)鸡苏、竹叶、石膏、生地黄、蜀葵子。(中医方剂大辞典)(2)鸡苏、通草、石韦、冬葵子、杏仁、滑石、生地黄。(中医方剂大辞典)(3)鸡苏、木通、葵子、白茅根、瞿麦、木香。(中医方剂大辞典)

鸡苏涂方 ji su tu fang

【英文名】Ji Su Liniment

【组成】生鸡苏。(中医方剂大辞典)

鸡肠草散 ji chang cao san

【英文名】Ji Chang Cao Powders

【组成】鸡肠草、荠苨、升麻、芍药、当归、甘草、篮子、垒土。(中医方剂大辞典)

鸡肠菜羹 ji chang cai geng

【英文名】Ji Chang Cai Think Soup

【组成】鸡肠草。(中医方剂大辞典)

鸡卵浓汤 ji luan nong tang

【英文名】Ji Luan Nong Decoction

【组成】鸡卵。(中医方剂大辞典)

鸡鸣紫丸 ji ming zi wan

【英文名】Ji Ming Zi Honeyed Pill

【组成】皂荚、藜芦、甘草、矾石、乌喙、杏仁、干姜、桂心、巴豆、前胡、人参、代赭、阿胶、大黄。(中医方剂大辞典)

鸡骨草丸 ji gu cao wan
【英文名】Ji Gu Cao Pill
【组成】(1)鸡骨草、胆汁、牛黄。((82)桂卫药准字第27013号)(2)鸡骨草。((86)闽卫药准字20373号)
鸡冠血方 ji guan xue fang
【英文名】Ji Guan Xue Fang Juice
【组成】雄鸡冠血。(中医方剂大辞典)
鸡冠血酒 ji guan xue jiu
【英文名】Ji Guan Xue Wine
【组成】大雄鸡。(中医方剂大辞典)
鸡冠花散 ji guan hua san
【英文名】Ji Guan Hua Powders
【组成】(1)鸡冠花、麝香。(中医方剂大辞典)(2)鸡冠花、棕榈、羌活。(中医方剂大辞典)
鸡屎子散 ji shi zi san
【英文名】Ji Shi Zi Powders
【组成】鸡屎子、诈死子、冬青根、杨香根。(中医方剂大辞典)
鸡屎白散 ji shi bai san
【英文名】Ji Shi Bai Powders
【组成】(1)鸡屎白、曲。(中医方剂大辞典)(2)鸡屎白。(中医方剂大辞典)
鸡屎米煎 ji shi mi jian
【英文名】Ji Shi Mi Decoction
【组成】白米、鸡屎。(中医方剂大辞典)
鸡屎矾丸 ji shi fan wan
【英文名】Ji Shi Fan Pill
【组成】鸡屎矾、胡粉、龙骨、阿胶、黄连。(中医方剂大辞典)
鸡屎矾散 ji shi fan san
【英文名】Ji Shi Fan Powders
【组成】鸡屎矾、火煎茶、龙牙草。(中医方剂大辞典)
鸡屎醴饮 ji shi li yin
【英文名】Ji Shi Li Drink
【组成】雄鸡屎、川芎。(中医方剂大辞典)
鸡屎醴散 ji shi li san
【英文名】Ji Shi Li Powders
【异名】鸡屎散(中医方剂大辞典、济阳纲目)
【组成】大黄、桃仁、鸡屎。(中医方剂大辞典)
鸡翅灰散 ji chi hui san
【英文名】Ji Chi Hui Powders
【组成】鸡翅。(中医方剂大辞典)
鸡距子汤 ji ju zi tang
【英文名】Ji Ju Zi Decoction
【组成】鸡距子。(中医方剂大辞典)
鸡粪白散 ji fen bai san
【英文名】Ji Fen Bai Powders
【组成】鸡粪白。(中医方剂大辞典)
鸡膍胵丸 ji pi zhi wan
【英文名】Ji Pi Zhi Pill
【组成】(1)鸡膍胵、黄芪、龙骨、黄连、麦门冬、土瓜根、熟干地黄。(中医方剂大辞典)(2)鸡膍胵、益智子、石菖蒲、鸡肠。(中医方剂大辞典)(3)鸡膍胵、桑螵蛸、厚朴、菝葜、当归、熟干地黄、甘草、沉香、肉苁蓉。(中医方剂大辞典)
鸡膍胵汤 ji pi zhi tang
【英文名】Ji Pi Zhi Decoction
【组成】(1)鸡膍胵、鸡肠、干地黄、当归、甘草、麻黄、厚朴、人参、生姜、大枣。(中医方剂大辞典)(2)鸡膍胵、鸡肠、人参、当归、生地、甘草、枣。(中医方剂大辞典)
鸡膍胵散 ji pi zhi san
【英文名】Ji Pi Zhi Powders
【组成】(1)鸡膍胵、桑螵蛸、厚朴、菝葜、当归、熟干地黄、甘草。(中医方剂大辞典)(2)鸡膍胵、黄芪、桑螵蛸、牡蛎、甘草。(中医方剂大辞典)(3)鸡膍胵、熟干地黄、当归、牡蛎粉、黄芪、厚朴。(中医方剂大辞典)(4)鸡膍胵、鸡肠、猪胞。(中医方剂大辞典)(5)鸡膍胵、熟干地黄、牡蛎、白龙骨、鹿茸、黄芪、赤石脂、桑螵蛸、肉苁蓉。(中医方剂大辞典)
鸡人唱筹方 ji ren chang chou fang
【英文名】Ji Ren Chang Chou Powders
【组成】溏鸡矢、人中白、冰片、制乳香、制没药。(中医方剂大辞典)
鸡子大黄丸 ji zi dai huang wan
【英文名】Ji Zi Dai Huang Pill
【组成】锦纹大黄。(中医方剂大辞典)
鸡子涂敷方 ji zi tu fu fang
【英文名】Ji Zi Tu Liniment
【组成】鸡子。(中医方剂大辞典)
鸡子常山丸 ji zi chang shan wan
【英文名】Ji Zi Chang Shan Pill
【组成】(1)鸡子、常山、白蜜。(中医方剂大辞典)(2)常山。(中医方剂大辞典)
鸡子黄连膏 ji zi huang lian gao
【英文名】Ji Zi Huang Lian Unguentum
【组成】鸡子、黄连。(中医方剂大辞典)
鸡心酸枣汤 ji xin suan zao tang
【英文名】Ji Xin Suan Zao Decoction
【组成】鸡心、酸枣、人参、茯神、芍药、白薇、枳实、知母、甘草、栝楼、生地黄。(中医方剂大辞典)
鸡血藤颗粒 ji xue teng ke li
【英文名】Ji Xue Teng Granule(药品标准－中药成方制剂标准)

【组成】鸡血藤。(药品标准－中药成方制剂标准 1997年)

鸡血藤糖浆 ji xue teng tang jiang

【英文名】Ji Xue Teng Syrup(药品标准－中药成方制剂标准)

【组成】鸡血藤。(药品标准－中药成方制剂标准 1997年)

鸡苏七味汤 ji su qi wei tang

【英文名】Ji Su Qi Wei Decoction

【组成】鸡苏、生地黄、青竹茹、生姜、桑白皮、小蓟根、生葛根。(中医方剂大辞典)

鸡苏人参汤 ji su ren shen tang

【英文名】Ji Su Ren Shen Decoction

【组成】鸡苏叶、恶实、玄参、甘草、防风、人参、天门冬。(中医方剂大辞典)

鸡苏龙脑散 ji su long nao san

【英文名】Ji Su Long Nao Powders

【组成】紫苏、人参、麦冬、阿胶、蒲黄、黄芪、甘草、柴胡、木通、薄荷、地骨皮。(中医方剂大辞典)

鸡苏吹喉散 ji su chui hou san

【英文名】Ji Su Chui Hou Powders

【组成】鸡苏、薄荷、白僵蚕、硼砂、马牙消、马勃、冰片。(中医方剂大辞典)

鸡苏羌活丸 ji su qiang huo wan

【英文名】Ji Su Qiang Huo Honeyed Pill

【组成】鸡苏叶、羌活、芎劳、羚羊角、防风、天麻、人参、丹砂、白僵蚕、天南星、干蝎、牛黄、麝香、龙脑、犀角。(中医方剂大辞典)

鸡鸣出关方 ji ming chu guan fang

【英文名】Ji Ming Chu Guan Liniment

【组成】大雄鸡。(中医方剂大辞典)

鸡鸣保肺丸 ji ming bao fei wan

【英文名】Ji Ming Bao Fei Honeyed Pill

【组成】(1)知母、贝母、旋覆花、杏仁、阿胶、米壳、葶苈、款冬花、马兜铃、甘草、清夏、麻黄、五味子、广陈皮、桔梗、紫菀、天门冬、北沙参。(中医方剂大辞典)(2)阿胶、知母、款冬、五味、兜铃、甘草、陈皮、紫菀、麻黄、半夏、杏仁、葶苈、茯苓、覆花、桔梗。(中医方剂大辞典)

鸡鸣遇仙丹 ji ming yu xian dan

【英文名】Ji Ming Yu Xian Pellet

【组成】(1)黑丑、牙皂角、槟榔、枳壳、茵陈、大黄、木香、桔皮、莪术。(中医方剂大辞典)(2)黑丑、槟榔、莪术、三棱、茵陈、白丑、干姜。(中医方剂大辞典)

鸡肫化滞丸 ji zhun hua zhi wan

【英文名】Ji Zhun Hua Zhi Pill

【组成】炒白术、陈皮、连翘、茯苓、枳壳、桔梗、香附、炒神曲、京三棱、莪术、炒麦芽、厚朴、炙甘草、鸡内金。(中医方剂大辞典)

鸡骨三仙丹 ji gu san xian dan

【英文名】Ji Gu San Xian Pellet

【组成】水银、扫粉、铅粉。(中医方剂大辞典)

鸡骨草胶囊 ji gu cao jiao nang

【英文名】Ji Gu Cao Capsule

【组成】鸡骨草、茵陈、胆汁、牛黄。(《广西壮族自治区药品标准》(1984年))

鸡骨鳖甲丸 ji gu bie jia wan

【英文名】Ji Gu Bie Jia Pill

【组成】宿乌鸡、鳖甲、蜀漆、柴胡、桔梗、人参、芍药、大黄、黄芩、杏仁、枳实、防葵、白术、䗪虫。(中医方剂大辞典)

鸡冠血涂方 ji guan xue tu fang

【英文名】Ji Guan Xue Tu Fang Liniment

【组成】鸡冠血。(中医方剂大辞典)

鸡屎矾敷方 ji shi fan fu fang

【英文名】Ji Shi Fan Liniment

【组成】鸡屎矾。(中医方剂大辞典)

鸡峰乌金散 ji feng wu jin san

【英文名】Ji Feng Wu Jin Powders

【异名】乌金散(中医方剂大辞典、赤水玄珠)

【组成】穿山甲、刺猬皮、黄牛角、猪牙皂角、槐子、皂荚刺、枳壳、贯众、阿胶。(中医方剂大辞典)

鸡峰活血丹 ji feng huo xue dan

【英文名】Ji Feng Huo Xue Pellet

【异名】活血丹(中医方剂大辞典、全生指迷方)

【组成】干地黄、白芍药、当归、川续断、白术。(中医方剂大辞典)

鸡胵茅根汤 ji zhi mao gen tang

【英文名】Ji Zhi Mao Gen Decoction

【组成】生鸡内金、鲜茅根。(中医方剂大辞典)

鸡骨草肝炎冲剂 ji gu cao gan yan chong ji

【英文名】Ji Gu Cao Gan Yan Granule(药品标准－中药成方制剂标准)

【组成】鸡骨草、茵陈、地耳草、桃金娘根、鸭脚艾、鹰不泊。(药品标准－中药成方制剂标准 1991 年)

鸡内金白术苹果糊 ji nei jin bai zhu ping guo hu

【英文名】Ji Nei Jin Bai Zhu Ping Guo Paste

【组成】炙鸡内金、白术。(江苏中医 1988,(2))

鸡血藤祛风活络贴药方 ji xue teng qu feng huo luo tie yao fang

【英文名】Ji Xue Teng Qu Feng Huo Luo Emplastrum

【组成】鸡血藤膏面、大角子、香肥皂。(中医方剂大辞典)

驱乌丸 qu wu wan

【英文名】Qu Wu Pellet

【组成】紫背浮萍。(中医方剂大辞典)

驱风丸 qu feng wan

【英文名】Qu Feng Pill

【组成】(1)骨碎补、川乌、川芎、草乌、川当归、牛膝、木鳖、何首乌、乌金。(中医方剂大辞典)(2)皂角、巴豆、枳壳。(中医方剂大辞典)

驱风丹 qu feng dan

【英文名】Qu Feng Pellet

【组成】(1)草乌、川乌、芎䓖、白胶香、赤土、赤小豆、荆芥穗、夏蚕砂。(中医方剂大辞典)(2)川乌、草乌、地龙、鸡心槟榔、何首乌、干木瓜、赤小豆。(中医方剂大辞典)

驱风汤 qu feng tang

【英文名】Qu Feng Decoction

【组成】(1)蔓荆实、羌活、防风、升麻、决明子、黄芩、赤芍药、甘草、车前子、羚羊角、甘菊花、麦门冬、柴胡、枳壳、栀子仁。(中医方剂大辞典)(2)川芎、羌活、独活、防风、甘草、连翘、当归、山栀、黄柏、桔梗、薄荷。(中医方剂大辞典)

驱风油 qu feng you

【英文名】Qu Feng Oil(药品标准－中药成方制剂标准)

【组成】水杨酸甲酯、薄荷油、樟脑油。(药品标准－中药成方制剂标准 1997 年)

驱风液 qu feng ye

【英文名】Qu Feng Oral Liquid(药品标准－中药成方制剂标准)

【组成】党参、当归、薏苡仁、秦艽、茯苓、丝瓜络、木瓜、续断、白术、补骨脂、川芎、川牛膝、伸筋藤、熟地黄、独活、何首乌、桑寄生、淫羊藿、五加皮、甘草、威灵仙、锁阳、桂枝、桂圆肉、鹿茸。(药品标准－中药成方制剂标准 1996 年)

驱风散 qu feng san

【英文名】Qu Feng Powders

【组成】(1)人参、官桂、麻黄、川乌、甘草、防风、汉防己、白术、黄芩、川芎、赤芍药、白茯苓。(中医方剂大辞典)(2)天麻、羌活、钩藤、白附子、甘草、柴胡、大黄、龙胆草、山栀、僵蚕。(中医方剂大辞典)(3)胡黄连、全蝎、犀角、天竺黄、麻黄、麝香。(中医方剂大辞典)(4)金银花、牛蒡子、防风、荆芥、当归、川芎、白芍、黄芩、连翘、木通、甘草。(中医方剂大辞典)(5)苏叶、防风、陈皮、厚朴、枳壳、木香、僵蚕、钩藤钩、生甘草。(中医方剂大辞典)(6)山柰、良姜。(中医方剂大辞典)(7)铅丹、白矾。(中医方剂大辞典)(8)苍耳子、樟木子、樟木皮、防风、薄荷、黄柏、苍木。(中医方剂大辞典)(9)防风、白砂蜜、朱砂、薄荷、蜗牛、皂角、天麻。(中医方剂大辞典)(10)防风、羌活、人参、附子、甘草、荆芥穗、白芷、细辛、枳壳。(中医方剂大辞典)(11)干葛、防风、白芍药、独活、生姜、川当归、附子、麻黄、甘草。(中医方剂大辞典)(12)防风、天南星、甘草、半夏、黄芩。(中医方剂大辞典)(13)红椒、连根葱。(中医方剂大辞典)(14)细辛、草乌、蝎梢、荆芥穗、防风、升麻、没石子。(中医方剂大辞典)

驱风膏 qu feng gao

【英文名】Qu Feng Ointment

【组成】(1)辰砂、蝎尾、当归、龙胆草、川芎、山栀仁、大黄、羌活、防风、甘草。(中医方剂大辞典)(2)杏仁。(中医方剂大辞典)(3)白花蛇肉、天麻、薄荷、荆芥。(中医方剂大辞典)(4)防风、琥珀、白附子、辰砂、天麻、甘草、全蝎梢、铁粉、真珠、麝香。(中医方剂大辞典)

驱布汤 qu bu tang

【英文名】Qu Bu Decoction

【组成】萹蓄、旱莲草、连翘、麦芽、黄精、党参、银花、丹参、黄芪、白术、羌活、桂枝。(陕西中医 1983,4(2))

驱邪汤 qu xie tang

【英文名】Qu Xie Decoction

【异名】柴胡二术汤(中医方剂大辞典、必用)

【组成】(1)麻黄、桂枝、杏仁、甘草、防风、羌活、独活、川芎、藁本、柴胡、家葛、白芷、升麻。(中医方剂大辞典)(2)柴胡、白术、干葛、苍术、陈皮、甘草。(中医方剂大辞典)

驱邪散 qu xie san

【英文名】Qu Xie Powders

【异名】驱邪汤(中医方剂大辞典、东宝医鉴)

【组成】(1)陈皮、紫苏、升麻、干葛、赤芍药、菖蒲、苍术、厚朴、半夏、香附子、藿香、大黄、黄芩、川芎、山栀子、甘草、枳壳、香白芷。(中医方剂大辞典)(2)藿香、白术、茯苓、甘草、草果、知母、橘红、砂仁。(中医方剂大辞典)(3)犀角、羚羊角、龙齿、虎头骨、木香、沉香、檀香、降香、麝香、雄黄、牛黄、朱砂、羶羊肉、茯神、枣仁、远志。(中医方剂大辞典)(4)香薷、青皮、白术、陈皮、茯苓、甘草、砂仁、前胡、柴胡、黄芩、人参、乌梅、麦冬、苍术、藿香、川芎、白芍、草果、大枣。(中医方剂大辞典)(5)高良姜、白术、草果仁、橘红、藿香叶、缩砂仁、白茯苓、甘草。(中医方剂大辞典)(6)苍术、川芎、甘草。(中医方剂大辞典)(7)良姜。(中医方剂大辞典)(8)香薷、青皮、柴胡、黄芩、川芎、前胡、砂仁、藿香、白术、乌梅、红枣、人参。(中医方剂大辞典)

驱虫丸 qu chong wan

【英文名】Qu Chong Pill

【组成】明雄黄、芜荑、雷丸、鬼箭羽、獭肝、丹参、麝香。

(中医方剂大辞典)

驱虫片 qu chong pian

【英文名】Qu Chong Tablet(药品标准-中药成方制剂标准)

【组成】木香、槟榔、使君子、雷丸、白矾、芜荑、芦荟、大黄、牵牛子、雄黄。(药品标准-中药成方制剂标准 1992年)

驱虫剂 qu chong ji

【英文名】Antiparasitic agents(中国中医药学主题词表)

【定义】指凡以安蛔、驱虫药物为主组成,用于治疗人体消化道寄生虫病的方剂。(方剂学)

驱劳汤 qu lao tang

【英文名】Qu Lao Decoction

【组成】秦艽、柴胡、白茯苓、鳖甲、贝母、款冬花、紫苑、地骨皮、人参、麻黄、桂、半夏、诃黎勒皮、杏仁。(中医方剂大辞典)

驱炎净 qu yan jing

【英文名】Qu Yan Jing Powders

【组成】蛇床子、黄连、枯矾、冰片、儿茶。(吉林中医 1990,(4))

驱疟丹 qu nue dan

【英文名】Qu Nue Pellet

【组成】(1)常山末、草果末、菖蒲末、绿豆粉、信石。(中医方剂大辞典)(2)常山、槟榔。(中医方剂大辞典)

驱疟汤 qu nue tang

【英文名】Qu Nue Decoction

【异名】驱疟饮(中医方剂大辞典、景岳全书)

【组成】(1)草果、青皮、陈皮、人参、茯苓、半夏、厚朴、苍术、鸡心槟榔、白术、干草、良姜。(中医方剂大辞典)(2)常山、草果、知母、贝母。(中医方剂大辞典)

驱疟饮 qu nue yin

【英文名】Qu Nue Drink

【组成】(1)紫苏、白芷、槟榔、草果、制半夏、陈皮、白茯苓、甘草、前胡。(中医方剂大辞典)(2)柴胡、秦艽、炒苍术、川贝、藿香叶、羌活、桂枝、夏曲、茯苓、神曲、广木香、青皮。(中医方剂大辞典)

驱疟散 qu nue san

【英文名】Qu Nue Powders

【组成】(1)附子、半夏。(中医方剂大辞典)(2)附子、柴胡、当归、葛根、厚朴、桂心、半夏、黄芪、甘草、煨姜、大枣。(中医方剂大辞典)

驱毒饮 qu du yin

【英文名】Qu Du Drink

【异名】驱毒散(中医方剂大辞典、景岳全书)

【组成】屋游。(中医方剂大辞典)

驱毒散 qu du san

【英文名】Qu Du Powders

【组成】(1)白及、红药子、乌骨鸡骨、朱砂、雄黄、轻粉、牙皂末、五味子、大黄。(中医方剂大辞典)(2)白及、紫花地丁、乌骨鸡骨、朱砂、雄黄、轻粉、五倍子、大黄、牙皂。(中医方剂大辞典)(3)土茯苓、白花蛇、防风、荆芥、薄荷、牙皂、金银花、皂角刺、白鲜皮、川芎、当归、薏苡仁、人参、黄芩、牛膝、木通、甘草。(中医方剂大辞典)(4)轻粉、红粉、儿茶、冰片。(中医方剂大辞典)(5)白花蛇、麝香。(中医方剂大辞典)

驱姜片 qu jiang pian

【英文名】Qu Jiang Tablet

【组成】槟榔碱、牵牛子甙、槟榔粉。(南京中医学院学报 1988,(4))

驱疫丹 qu yi dan

【英文名】Qu Yi Pellet

【组成】生石膏、黄连、麻黄、知母、白芷、生硼砂、槟榔、苏叶、广木香、母丁香、檀香、炒苍术、菖蒲、香薷、菊花、茅慈菇、甘草、黑郁金、木瓜、山柰、藿香叶、红大戟、血竭面、雄黄面、琥珀、朱砂面、牛黄、麝香、苏合油、薄荷冰、冰片。(中医方剂大辞典)

驱热丸 qu re wan

【英文名】Qu Re Pill

【组成】苍术、陈皮、连翘、槐角、黄柏、黄芩。(中医方剂大辞典)

驱绦汤 qu tao tang

【英文名】Qu Tao Decoction

【组成】南瓜子肉、槟榔。(中医方剂大辞典)

驱秽散 qu hui san

【英文名】Qu Hui Powders

【组成】大黄、檀香、槟榔、青木香、丁香、麝香。(中医方剂大辞典)

驱蛔汤 qu hui tang

【英文名】Qu Hui Decoction

【组成】使君子、炒榧子、乌梅、鹤虱、胡黄连、槟榔、香附、厚朴、甘草。(中医方剂大辞典)

驱痫散 qu xian san

【英文名】Qu Xian Powders

【组成】朱砂、雄黄、蛇皮、石膏、蜂房、远志、细辛、麻黄、直僵蚕、川大黄、川芎、独活。(中医方剂大辞典)

驱痹汤 qu bi tang

【英文名】Qu Bi Decoction

【组成】细辛、制草乌、制川乌、麻黄、牛膝、木瓜、乳香。(吉林中医 1986,(5))

驱腐丹 qu fu dan

【英文名】Qu Fu Pellet

【组成】五倍子、硼砂。(中医方剂大辞典)

驱瘴汤 qu zhang tang

【英文名】Qu Zhang Decoction

【组成】人参、柴胡、黄芩、半夏、大黄、枳壳、甘草。(中医方剂大辞典)

驱二竖丸 qu er shu wan

【英文名】Qu Er Shu Pill

【组成】麦冬、炮姜、川椒、黄芪、人参、肉桂、百部、白术、远志肉、细辛、炙甘草、杏仁。(中医方剂大辞典)

驱风药酒 qu feng yao jiu

【英文名】Qu Feng Wine(药品标准-中药成方制剂标准)

【组成】当归、川芎、续断、防风、独活、陈皮、羌活、虎杖、木香、葡萄干、甘草。(药品标准-中药成方制剂标准1990年)

驱风蛇酒 qu feng she jiu

【英文名】Qu Feng She Wine(药品标准-中药成方制剂标准)

【组成】蛇肉、当归、宽筋藤、秦艽、走马胎、黄芪、川芎、白芍、白芷、党参、续断、远志、菟丝子、杜仲、枸杞子、菊花、熟地黄、干姜、威灵仙、独活、五加皮、牛膝、桂圆肉、陈皮、酸枣仁、大枣。(药品标准-中药成方制剂标准1990年)

驱风痛片 qu feng tong pian

【英文名】Qu Feng Tong Tablet

【组成】黑老虎根。(桂卫药准字(1985)01115号))

驱疟饮子 qu nue yin zi

【英文名】Qu Nue Drink

【异名】驱疟饮(中医方剂大辞典、易简方)

【组成】前胡、柴胡、桂心、桔梗、厚朴、半夏、黄芪、干姜、甘草。(中医方剂大辞典)

驱疫香囊 qu yi xiang nang

【英文名】Qu Yi Xiang Bag

【组成】松香、百部、艾叶、雄黄、胡芦巴木、香菖蒲、冰片。(北京中医学院学报1986,9(3))

驱绦合剂 qu tao he ji

【英文名】Qu Tao Mixture

【组成】南瓜子、槟榔、番泻叶。(中医函授通讯1990,(5))

驱蛲虫汤 qu nao chong tang

【英文名】Qu Nao Chong Decoction

【组成】使君子肉、榧子、槟榔、萹蓄。(中医方剂大辞典)

驱痰饮子 qu tan yin zi

【英文名】Qu Tan Drink

【组成】天南星、半夏、青皮、陈皮、赤茯苓、草果子。(中医方剂大辞典)

驱风一字散 qu feng yi zi san

【英文名】Qu Feng Yi Zi Powders

【组成】川乌、羌活、防风、川芎、荆芥。(中医方剂大辞典)

驱风上清散 qu feng shang qing san

【英文名】Qu Feng Shang Qing Powders

【组成】黄芩、白芷、羌活、防风、柴胡、川芎、荆芥、甘草。(中医方剂大辞典)

驱风化痰汤 qu feng hua tan tang

【英文名】Qu Feng Hua Tan Decoction

【组成】人参、白术、白茯苓、半夏、陈皮、枳实、当归、川芎、白芍、桔梗、南星、远志、瓜蒌仁、白附子、僵蚕、天麻、黄连、黄芩、甘草、怀生地。(中医方剂大辞典)

驱风左经汤 qu feng zuo jing tang

【英文名】Qu Feng Zuo Jing Decoction

【组成】羌活、防风、细辛、秦艽、天麻、荆芥、独活、防己、甘草。(中医方剂大辞典)

驱风四物汤 qu feng si wu tang

【英文名】Qu Feng Si Wu Decoction

【组成】生地黄、川芎、赤芍、当归、荆芥、防风、羌活、独活、白芷、藁本。(中医方剂大辞典)

驱风夺命散 qu feng duo ming san

【英文名】Qu Feng Duo Ming Powders

【组成】葱白、干姜、羌活。(中医方剂大辞典)

驱风至宝丹 qu feng zhi bao dan

【英文名】Qu Feng Zhi Bao Pellet

【组成】天麻、人参、熟地、羌活、桔梗、石膏、独活、黄芩、薄荷、大黄、芒硝、黄柏、荆芥、麻黄、栀子、细辛、连翘、黄连、全蝎、川芎、白术、白芍、当归、防风、甘草、滑石。(中医方剂大辞典)

驱风苏合丸 qu feng su he wan

【英文名】Qu Feng Su He Pill(药品标准-中药成方制剂标准)

【组成】苏合香、广藿香、甘草、天麻、防风、丁香、羌活、乳香、半夏、檀香、木香、豆蔻、乌药、没药、香附、肉豆蔻、诃子、砂仁、荜茇、沉香、薄荷、猪牙皂、白术、冰片、细辛、麝香、朱砂、水牛角浓缩粉。(药品标准-中药成方制剂标准1996年)

驱风败毒散 qu feng bai du san

【英文名】Qu Feng Bai Du Powders

【组成】人参、独活、桔梗、柴胡、枳壳、羌活、茯苓、川芎、前胡、甘草、荆芥、防风、生姜。(中医方剂大辞典)

驱风养血汤 qu feng yang xue tang

【英文名】Qu Feng Yang Xue Decoction

【组成】土茯苓、杜仲、牛膝、白茯苓、秦艽、肉桂、生地

黄、甘草。(中医方剂大辞典)

驱风破毒散 qu feng po du san

【英文名】Qu Feng Po Du Powders

【组成】白矾、巴豆、红内硝、草乌尖、薄荷、猪牙皂角。(中医方剂大辞典)

驱风换肌膏 qu feng huan ji gao

【英文名】Qu Feng Huan Ji Plaster

【组成】肥皂、甘松、山柰、白芷、薄荷、花粉、黄柏末、细辛、干葛、草果、防风、独活、轻粉。(中医方剂大辞典)

驱虫消食片 qu chong xiao shi pian

【英文名】Qu Chong Xiao Shi Tablet(药品标准－中药成方制剂标准)

【组成】槟榔、使君子仁、雷丸、鸡内金、茯苓、牵牛子、芡实、甘草。(药品标准－中药成方制剂标准 1993年)

驱邪安神丸 qu xie an shen wan

【英文名】Qu Xie An Shen Pill

【组成】秦艽、桑寄生、茯神、川续断、远志、海风藤、苍术、制半夏、熟地、胆南星、防风、甘枸杞、杜仲、川萆薢、牛膝、防己、肉桂、川乌、草乌、黄柏、甘草、何首乌。(中医方剂大辞典)

驱毒冲和膏 qu du chong he gao

【英文名】Qu Du Chong He Plaster

【组成】紫荆皮、赤芍、独活、生半夏、白芷、川贝、菖蒲根、土朱、松香。(中医方剂大辞典)

驱毒保脱汤 qu du bao tuo tang

【英文名】Qu Du Bao Tuo Decoction

【组成】当归、煅羊胫骨、桂心、甘草、黑炮姜、麻黄、明乳香、净没药。(中医方剂大辞典)

驱毒疏风方 qu du shu feng fang

【英文名】Qu Du Shu Feng Decoction

【组成】大羌活、搥鹿茸、川乌、草乌、枫子肉、漂苍术、大秦艽、白僵蚕、北全蝎、北蝉蜕、荆芥穗、北防风、炒栀仁、揀归身、大川芎、苏薄荷、条甘草。(中医方剂大辞典)

驱蛔汤一号 qu hui tang yi hao

【英文名】Qu Hui Yi Hao Decoction

【组成】槟榔、使君子、乌梅、苦橡皮、川椒、细辛、木香、枳壳、元明粉、干姜。(中医方剂大辞典)

驱蛔汤二号 qu hui tang er hao

【英文名】Qu Hui Er Hao Decoction

【组成】牡蛎、枯矾、茵陈、栀子、木香、枳壳、郁金、大黄。(中医方剂大辞典)

驱蛔汤三号 qu hui tang san hao

【英文名】Qu Hui San Hao Decoction

【组成】槟榔、使君子、雷丸、苦楝皮、川朴、枳壳、大黄。(中医方剂大辞典)

驱蛔承气汤 qu hui cheng qi tang

【英文名】Qu Hui Cheng Qi Decoction

【组成】(1)槟榔、使君子、雷丸、苦楝皮、川朴、枳壳、大黄。(中医方剂大辞典)(2)大黄、芒硝、枳实、厚朴、槟榔、使君子、苦楝皮。(中医方剂大辞典)(3)大黄、元明粉、槟榔、川楝子、乌梅、木香、苦参、川椒。(中医方剂大辞典)

驱暑建中汤 qu shu jian zhong tang

【英文名】Qu Shu Jian Zhong Decoction

【组成】黄芪、人参、白术、白茯苓、白芍药、当归、香薷、白扁豆、陈皮、木瓜、甘草、桂枝。(中医方剂大辞典)

驱暑益元汤 qu shu yi yuan tang

【英文名】Qu Shu Yi Yuan Decoction

【组成】人参、白术、五味子、白芍、麦门冬、甘草、陈皮、知母、香薷、黄芩、白茯神。(中医方剂大辞典)

驱湿保脱汤 qu shi bao tuo tang

【英文名】Qu Shi Bao Tuo Decoction

【组成】薏仁、茯苓、肉桂、白术、车前子。(中医方剂大辞典)

驱风宣卫合剂 qu feng xuan wei he ji

【英文名】Qu Feng Xuan Wei Mixture

【组成】麻黄、川乌、川芎、乌蛸蛇、当归、苍术、蛇蜕、苡仁。(新疆中医药 1987(2))

驱风散热饮子 qu feng san re yin zi

【英文名】Qu Feng San Re Drink

【异名】驱风散热汤(中医方剂大辞典、审视瑶函)

【组成】连翘、牛蒡子、羌活、苏薄荷、大黄、赤芍药、防风、当归尾、甘草、山栀仁、川芎。(中医方剂大辞典)

驱风舒筋洗方 qu feng shu jin xi fang

【英文名】Qu Feng Shu Jin Lotion

【组成】葛根、丹参、灵仙、防风、荆芥、桑枝、桂枝、五加皮、当归。(辽宁中医杂志 1990,(4))

驳骨丹 bo gu dan

【英文名】Bo Gu Pellet

【组成】自然铜、乳香、没药、土鳖。(中医方剂大辞典)

驳骨水 bo gu shui

【英文名】Bo Gu Liquid(药品标准－中药成方制剂标准)

【组成】白芷、鸭脚艾、两面针、细辛、天南星、过江龙、泽兰、大皂角、穿破石、草乌、石菖蒲、丢了棒、川乌、高良姜、大驳骨、桂枝、徐长卿、小驳骨、半夏、海风藤、乌药、当归、小罗伞、续断、独活、威灵仙、樟脑、木香、毛冬青、冰片、薄荷脑。(药品标准－中药成方制剂标准 1996年)

驳骨散 bo gu san
【英文名】Bo Gu Powders
【组成】桃仁、栀子、侧柏、生地、红花、归尾、锦大黄、毛麝香、黄连、黄柏、黄芩、骨碎补、薄荷、防风、丹皮、忍冬藤、透骨草、甘草、田三七、蒲公英、金钗石斛、鸡骨香、赤芍、自然铜、土鳖虫。(中医方剂大辞典)

驴膏 lv gao
【英文名】Lv Plaster
【组成】驴生脂。(中医方剂大辞典)

驴头酒 lv tou jiu
【英文名】Lv Tou Wine
【组成】乌驴头。(中医方剂大辞典)

驴头羹 lv tou geng
【英文名】Lv Tou Think Soup
【组成】乌驴头、胡椒、草果。(中医方剂大辞典)

驴耳饮 lv er yin
【英文名】Lv Er Drink
【组成】枇杷叶、半夏、吴茱萸、桂枝、莪术、木香、槟榔。(中医方剂大辞典)

驴肉汤 lv rou tang
【英文名】Lv Rou Decoction
【组成】乌驴肉。(中医方剂大辞典)

驴乳汁 lv ru zhi
【英文名】Lv Ru Juice
【组成】驴乳汁。(中医方剂大辞典)

驴蹄散 lv ti san
【英文名】Lv Ti Powders
【组成】驴蹄、密陀僧、轻粉、麝香。(圣济总录)

驴皮胶酒 lv pi jiao jiu
【英文名】Lv Pi Jiao Wine
【组成】驴皮胶、清酒。(中医方剂大辞典)

驴尿一物饮 lv niao yi wu yin
【英文名】Lv Niao Yi Wu Drink
【组成】驴尿。(中医方剂大辞典)

驴乳灌耳方 lv ru guan er fang
【英文名】Lv Ru Guan Er Lotion
【组成】驴乳。(中医方剂大辞典)

驴胶补血冲剂 lv jiao bu xue chong ji
【英文名】Lv Jiao Bu Xue Medicinal Instant Granule
【组成】驴胶、黄芪、党参、当归、白术、熟地。

驴胶补血颗粒 lv jiao bu xue ke li
【英文名】Lv Jiao Bu Xue Granule(药品标准－中药成方制剂标准)
【异名】驴胶补血冲剂(药品标准－中药成方制剂标准)
【组成】阿胶、黄芪、党参、熟地黄、白术、当归。(药品标准－中药成方制剂标准 1996 年)

纯一丸 chun yi wan
【英文名】Chuen Yi Pill
【组成】白术、山药、芡实、薏仁、肉桂、砂仁。(中医方剂大辞典)

纯阴汤 chun yin tang
【英文名】Chun Yin Decoction
【组成】玄参、麦冬、丹皮、地骨皮、熟地。(中医方剂大辞典)

纯五倍子液 chun wu bei zi ye
【英文名】Chun Wu Bei Zi Liquid
【组成】五倍子。(中药材 1992,15(2))

纯阳正气丸 chun yang zheng qi wan
【英文名】Chun Yang Zheng Qi Pill
【组成】(1)官桂、公丁香、青木香、生苍术、生白术、广皮、制半夏、白茯苓、广藿香、花椒、红灵丹。(中医方剂大辞典)(2)广藿香、半夏、青木香、陈皮、丁香、肉桂、苍术、白术、茯苓、朱砂、硝石、硼砂、雄黄、金磁石、麝香、冰片。(中医方剂大辞典)(3)藿香、肉桂、陈皮、半夏、公丁香、小茴香、紫苏、云苓、制茅术、生白术、八宝红灵丹。(中医方剂大辞典)(4)藿香、苏叶、生茅术、白术、茯苓、丁香、姜半夏、陈皮、官桂、青木香、降真香。(中医方剂大辞典)

纯阳红粧丸 chun yang hong zhuang wan
【英文名】Chuen Yang Hong Zhuang Pill
【组成】破故纸、胡桃肉、莲肉、葫芦巴。(中医方剂大辞典)

纯阳青蛾丹 chun yang qing e dan
【英文名】Chun Yang Qing E Pellet
【组成】青鱼胆。(中医方剂大辞典)

纯阳救苦丹 chun yang jiu ku dan
【英文名】Chun Yang Jiu Ku Pellet
【组成】藿香、菖蒲、砂仁、苍术、栀子、远志、半夏、木香、青木香、腹皮、紫苏、神曲、柴胡、白矾、玉金、茯神、陈皮、当归、川芎、木通、木瓜、厚朴、香附、黄芩、麦冬、羌活、独活、青黛、枳壳、杏仁、川连、雄黄、生地、防风、桔梗、苦梗、泽泻、甘草、黄柏。(中医方剂大辞典)

纯阳救苦汤 chun yang jiu ku tang
【英文名】Chun Yang Jiu ku Decoction
【组成】生姜、大黑豆。(中医方剂大辞典)

纯阴化阳汤 chun yin hua yang tang
【英文名】Chun Yin Hua Yang Decoction
【组成】熟地、玄参、肉桂、车前子。(中医方剂大辞典)

纯阳真人养脏汤 chun yang zhen ren yang zang tang
【英文名】Chun Yang Zhen Ren Yang Zang Decoction
【异名】真人养肠汤(中医方剂大辞典、直指);养脏汤(中医方剂大辞典、直指小儿)

【组成】人参、当归、白术、肉豆蔻、肉桂、甘草、白芍药、木香、诃子、罂粟壳。(中医方剂大辞典)

纳气丸 na qi wan

【英文名】Na Qi Pill

【组成】(1)六味地黄丸、益智仁。(中医方剂大辞典)(2)八味丸去桂,附、沉香、砂仁。(中医方剂大辞典)

纳谷散 na gu san

【英文名】Na Gu Powders

【组成】人参、白术、茯苓、广皮、山药、炙甘草、陈仓米、大枣、煨姜。(中医方剂大辞典)

纳脐膏 na qi gao

【英文名】Na Qi Plaster

【组成】田螺、麝香。(中医方剂大辞典)

纳鼻散 na bi san

【英文名】Na Bi Powders

【异名】补遗纳鼻散(中医方剂大辞典、准绳.女科)

【组成】菖蒲。(中医方剂大辞典)

纳米微囊 na mi wei nang

【英文名】Nano Microspheres Capsules

【定义】是指以纳米技术将天然或合成的高分子材料制成纳米微囊。(中药药剂学)

纳米毫微囊 na mi hao wei nang

【英文名】Nano Chylomicrons

【定义】是指以纳米技术制成的一种固态胶体微粒。(中药药剂学)

纳肾通督丸 na shen tong du wan

【英文名】Na Shen Tong Du Pill

【组成】熟地、归身、嫩毛鹿角、泽泻、姜半夏、茯苓、生白术、羊脊骨、杏仁霜、橘红、炙黑甘草、熟附子、怀牛膝、生牡蛎、北细辛、蛤价。(中医方剂大辞典)

纳鼻甘草丸 na bi gan cao wan

【英文名】Na Bi Gan Cao Pill

【组成】甘草、木通、细辛、附子。(中医方剂大辞典)

纸型片剂 zhi xing pian ji

【英文名】Paper Tablets

【定义】是指一定剂量的药物均匀地吸附在一定大小的可溶性滤纸上的一种内服制剂。(中药药剂学)

八画

环心丹 huan xin dan

【英文名】Huan Xin Pellet

【组成】人参、鹿角胶、三七、珍珠、牛黄、麝香、蟾酥、琥珀油。(中成药研究 1982,(7))

环宁冲剂 huan ning chong ji

【英文名】Huan Ning Medicinal Instant Granule

【组成】生蒲黄、败酱草、马齿苋、花蕊、石茜草、旱莲草、女贞子等。(上海中医药杂志 1989,(9))

环周一号方 huan zhou yi hao fang

【英文名】Huan Zhou Yi Hao Decoction

【组成】生地黄、补骨脂、金樱子根、生蒲黄、五灵脂、白头翁、生地榆、熟军炭、制香附、大红枣。(上海中医药杂志 1984,(7))

玩月散 wan yue san

【英文名】Wan Yue Powders

【组成】独角仙、大全蝎。(中医方剂大辞典)

玫瑰丸 mei gui wan

【英文名】Mei Gui Pill

【组成】五倍子、红雪、马勃、升麻、矾蝴蝶、硼砂、丹砂、麝香、龙脑、甘草。(中医方剂大辞典)

玫瑰膏 mei gui gao

【英文名】Mei Gui Ointment

【组成】玫瑰花蕊。(中医方剂大辞典)

玫瑰蜜 mei gui mi

【英文名】Mei Gui Honeyed Juice

【组成】玫瑰花、蜜。(中医方剂大辞典)

玫瑰茄冲剂 mei gui qie chong ji

【英文名】Mei Gui Qie Medicinal Instant Granule

【组成】玫瑰茄花等。(中成药研究 1985,(5))

玫瑰舒心口服液 mei gui shu xin kou fu ye

【英文名】Mei Gui Shu Xin Liquid

【组成】玫瑰花、柴胡、枳壳、川芎、香附、白芍等。(中国中西医结合杂志 1992,12(7))

青丸 qing wan

【英文名】Qing Pill

【组成】乌头、附子、麻黄。(中医方剂大辞典)

青药 qing yao

【英文名】Qing Yao Powders

【组成】制矾、百草霜、灯草灰、粉草末、薄荷、冰片。(中医方剂大辞典)

青散 qing san

【英文名】Qing Powders

【组成】苦参、厚朴、石膏、大黄、细辛、麻黄、乌头。(中医方剂大辞典)

青膏 qing gao

【英文名】Qing Ointment

【组成】当归、芎䓖、蜀椒、白芷、吴茱萸、附子、乌头、莽草。(中医方剂大辞典)

青丸子 qing wan zi

【英文名】Qing Water-paste Pill

【组成】(1)干葛、柴胡、天竺黄、辰砂、甘草、薄荷、全蝎、青黛。(中医方剂大辞典)(2)石膏、青黛。(中医方剂大辞典)

青云散 qing yun san

【英文名】Qing Yun Powders

【组成】(1)百草霜、食盐。(中医方剂大辞典)(2)石莲心、天南星、僵蚕、蝎、郁金、雄黄、粉霜。(中医方剂大辞典)

青天膏 qing tian gao

【英文名】Qing Tian Plaster

【组成】铜绿、黄丹、官粉。(中医方剂大辞典)

青牛散 qing niu san

【英文名】Qing Niu Powders

【组成】蜗牛、青黛、麝香。(中医方剂大辞典)

青凤散 qing feng san

【英文名】Qing Feng Powders

【组成】青果炭、川贝、黄柏、儿茶、薄荷叶、冰片、凤凰衣。(中医方剂大辞典)

青六散 qing liu san

【英文名】Qing Liu Powders(药品标准－中药成方制剂标准)

【组成】滑石、甘草、红曲。(药品标准－中药成方制剂标准 1993 年)

青玉散 qing yu san

【英文名】Qing Yu Powders

【组成】龙骨、白土、铜青、轻粉、脑子。(中医方剂大辞典)

青功饮 qing gong yin

【英文名】Qing Gong Drink

【组成】熟地、山茱萸、茯苓、山药、白术、炒当归、阿胶、菟丝子、肉桂、海螵蛸、牡蛎。(时珍国药研究 1993,4(3))

青石糖 qing shi tang

【英文名】Qing Shi Tang Prescription

【组成】青石、延胡索、红糖。(陕西中医 1984,5(3))

青布熏 qing bu xun

【英文名】Qin Bu Somking Agent

【组成】青布、蜡。(中医方剂大辞典)

青龙丸 qing long wan

【英文名】Qing Long Pill

【组成】(1)龙骨、羌活、秦艽、茯神、羚羊角、青箱子、甘菊花、白附子、丹砂。(中医方剂大辞典)(2)附子、芎䓖、白术、独活、蒲黄、藁本、麻黄、丹砂、牛黄、龙脑、麝香、熊胆。(中医方剂大辞典)(3)马前子、山甲片、白僵蚕。(中医方剂大辞典)(4)人参、天麻、茯神、白附子、生胆南星、甘草、青黛、朱砂、麝香。(中医方剂大辞典)(5)青黛、茯神、芦荟、南星、麝、轻粉、巴霜、全蝎。(中医方剂大辞典)(6)川山甲、全蝎、蜈蚣、斑蝥、麝香、地龙、草乌、松香、没药、僵蚕、五灵脂、乳香。(中医方剂大辞典)(7)当归、黄芩、木贼、木鳖子、琥珀、麻黄、枸杞子、防风、荆芥穗、甘草、桔皮、乌鱼骨、龙脑、薄荷。(中医方剂大辞典)(8)消石、滑石、白矾、赤粉脚、青黛、铅白霜。(中医方剂大辞典)(9)青黛、轻粉、蝎梢、麝香、巴豆。(中医方剂大辞典)

青龙丹 qing long dan

【英文名】Qing Long Pellet

【组成】(1)薄荷、桔梗、川芎、皂荚、甘草、细辛、龙脑、麝香。(中医方剂大辞典)(2)草乌头、香附子、半夏、麻黄、香白芷、白附子、血竭、天南星、川乌头、赤芍药、薄荷叶、山药、螺青、白僵蚕、藿香叶、甘松、零陵香、细松、烟墨。(中医方剂大辞典)(3)甘草、贯众、茯苓、干葛、龙脑、薄荷叶、藿香、缩砂、山茵陈叶、寒水石。(中医方剂大辞典)(4)青黛、硼砂、白丁香、轻粉。(中医方剂大辞典)(5)熟石膏、轻粉、水粉、正梅片、水银、铅。(中医方剂大辞典)

青龙汤 qing long tang

【英文名】Qing Long Decoction

【组成】(1)白茯苓、白芍、杏仁、半夏、当归、桔梗、桂枝、川芎、五味、干姜、陈皮、麻黄、细辛、甘草。(中医方剂大辞典)(2)甘草、麻黄、桂心、大枣、生姜、芍药。(中医方剂大辞典)(3)升麻、龙胆、萎蕤、大青。(中医方剂大辞典)(4)麻黄、细辛、干姜、半夏。(中医方剂大辞典)

青龙饮 qing long yin

【英文名】Qing Long Drink

【组成】首乌、威灵仙、地黄、防风、荆芥穗、仙灵脾。(中医方剂大辞典)

青龙胆 qing long dan

【英文名】Qing Long Dan Powders

【异名】吹喉散(中医方剂大辞典、增补内经拾遗)

【组成】好鸭嘴胆矾、青鱼胆。(中医方剂大辞典)

青龙散 qing long san

【英文名】Qing Long Powders

【异名】桔皮五味子汤(中医方剂大辞典、普济方)

【组成】(1)青黛、伏龙肝。(中医方剂大辞典)(2)月石、冰片、青黛。(中医方剂大辞典)(3)川乌、南星、定粉、半夏、僵蚕、川芎、熟地黄、草乌、蚯蚓、白芷、白附子。(中医方剂大辞典)(4)大黄、香附。(中医方剂大辞典)(5)青黛、薄荷叶、细辛、盆消、川芎、香白芷。(中医方剂大辞典)(6)石膏、朴消、甘草、青黛。(中医方剂大辞典)(7)人参、陈皮、五味子、紫苏叶。(中医方剂大辞典)(8)仙灵脾、生干地黄、防风、何首乌、荆芥穗。(中医方剂大辞典)(9)逼毒散、麻黄。(中医方剂大辞典)

青龙膏 qing long gao

【英文名】Qing Long Ointment; Qing Long Plaster

【组成】(1)白花蛇、狗脊、天麻。(中医方剂大辞典)(2)全蝎、白附子、人参、白茯苓、水银、砂子、防风、天麻、独活、螺青。(中医方剂大辞典)(3)白矾、熟梅、盐、大钱。(中医方剂大辞典)(4)上好羊脑、炉甘石。(中医方剂大辞典)(5)冬青子。(中医方剂大辞典)

青白丹 qing bai dan

【英文名】Qing Bai Pellet

【组成】灶中黄土、豉。(中医方剂大辞典)

青白散 qing bai san

【英文名】Qing Bai Powders

【组成】(1)青黛、白矾、乌梅肉。(中医方剂大辞典)(2)青盐、白盐、川椒。(中医方剂大辞典)(3)石膏、干姜、乌头、草乌头、麻黄、藿香、皂荚灰、自然铜。(中医方剂大辞典)(4)青黛、海螵蛸末、煅石膏末、冰片。(中医方剂大辞典)(5)人中白。(中医方剂大辞典)(6)胆矾、白矾、青黛、冰片。(中医方剂大辞典)

青白膏 qing bai gao

【英文名】Qing Bai Plaster

【组成】白松香、青葙子。(中医方剂大辞典)

青丝散 qing si san

【英文名】Qing Si Powders

【组成】(1)胆矾、金丝矾、石丝矾、五倍子、缩砂、川芎、细辛。(中医方剂大辞典)(2)白芷、白茯苓、当归、川芎、甘草、细辛、何首乌、寒水石、升麻、生地黄、地骨皮、丁香。(中医方剂大辞典)(3)香白芷、白茯苓、母丁香、细辛、当归、川芎、甘草、甘松、升麻、旱莲草、地骨皮、生地、熟地、青盐、破故纸、寒水石、香附米、何首乌、麝香、高茶末。(中医方剂大辞典)

青皮丸 qing pi wan

【英文名】Qing Pi Pill

【异名】青橘丹(中医方剂大辞典、准绳·幼科)

【组成】(1)青皮、山楂、神曲、麦芽、草果。(中医方剂大辞典)(2)青桔皮、当归、黄连、干姜、厚朴、肉豆蔻。(中医方剂大辞典)(3)青皮。(中医方剂大辞典)

青皮汤 qing pi tang

【英文名】Qing Pi Decoction

【组成】(1)白术、茯苓、厚朴、青皮、陈皮、半夏、大腹皮、槟榔、三棱、蓬术、木通、甘草。(中医方剂大辞典)(2)青皮、防风、当归身、甘草梢。(中医方剂大辞典)(3)青皮、厚朴、白术、草果仁、柴胡、茯苓、半夏、黄芩、甘草。(中医方剂大辞典)(4)青皮。(中医方剂大辞典)(5)青皮、莪术、三棱、陈皮、神曲、玄胡索。(中医方剂大辞典)

青皮饮 qing pi yin

【英文名】Qing Pi Drink

【组成】(1)青皮、大腹皮、木通、枳壳、陈皮、白芍药、甘草。(中医方剂大辞典)(2)青皮、厚朴、白术、柴胡、草果仁、茯苓、黄芩、半夏、甘草。(中医方剂大辞典)(3)常山、青皮、乌梅、槟榔、草果、甘草。(中医方剂大辞典)(4)人参、半夏、白术、青皮、乌梅、草果、生姜、大枣。(中医方剂大辞典)(5)青皮、知母、山楂、枳实、熟半夏、当归、柴胡、陈皮、甘草。(中医方剂大辞典)(6)青皮、白术、木通、甘草。(中医方剂大辞典)

青皮散 qing pi san

【英文名】Qing Pi Powders

【组成】(1)青皮、大腹皮。(中医方剂大辞典)(2)青皮、穿山甲、白芷、甘草、贝母。(中医方剂大辞典)(3)青皮、滑石、硫黄。(中医方剂大辞典)(4)冬瓜青皮。(中医方剂大辞典)(5)青皮、甘草。(中医方剂大辞典)

青芝丹 qing zhi dan

【英文名】Qing Zhi Pellet

【组成】飞青黛、滑石、黄柏。(中医方剂大辞典)

青芝散 qing zhi san

【英文名】Qing Zhi Powders

【组成】(1)青黛、蓝实、白芝麻。(中医方剂大辞典)(2)上川连、广青黛、梅花冰片、白硼砂、西瓜霜、橄榄核、丝瓜叶。(中医方剂大辞典)

青灰散 qing hui san

【英文名】Qing Hui Powders

【组成】青布。(中医方剂大辞典)

青血丸 qing xue wan

【英文名】Qing Xue Pill

【组成】香连丸、莲肉粉。(中医方剂大辞典)

青冰散 qing bing san

【英文名】Qing Bing Powders

【组成】胆矾、硼砂。(中医方剂大辞典)

青阳丸 qing yang wan

【英文名】Qing Yang Paste Pill

【组成】黄柏。(中医方剂大辞典)

青阳汤 qing yang tang

【英文名】Qing Yang Decoction

【组成】青皮、柴胡、蒺藜、乌药、炮姜、广皮、延胡、木香、郁金、花椒子。(中医方剂大辞典)

青豆饮 qing dou yin

【英文名】Qing Dou Drink

【组成】青豆。(中医方剂大辞典)

青麦汁 qing mai zhi

【英文名】Qing Mai Juice

【组成】青麦自然汁。(中医方剂大辞典)

青苇散 qing wei san

【英文名】Qing Wei Powders

【组成】青苇二茎、薏苡仁、甜瓜子、桃仁。(中医方剂大辞典)

青苋膏 qing xian gao

【英文名】Qing Xian Plaster

【组成】马齿苋、青黛。(中医方剂大辞典)

青花丹 qing hua dan

【英文名】Qing Hua Pellet

【组成】空青、定粉、白石脂、朱砂、桃花石、盐花。(中医方剂大辞典)

青吹散 qing chui san

【英文名】Qing Chui Powders

【组成】青黛、薄荷叶末、黄柏末、川连末、煅石膏、煅月石、冰片。(中医方剂大辞典)

青龟丸 qing gui wan

【英文名】Qing Gui Honeyed Pill

【组成】乌龟、茯苓、薏仁、羊蹄后爪、穿山甲、人参、青苔、黄芪、当归、瓦松、白芷、槐米。(中医方剂大辞典)

青灵丸 qing ling wan

【英文名】Qing Ling Paste Pill

【组成】(1)灵砂、青州白丸子。(中医方剂大辞典)(2)粉霜、丹砂、腻粉、水银、麝香、青黛、巴豆。(中医方剂大辞典)

青灵丹 qing ling dan

【英文名】Qing Ling Pellet

【组成】(1)川柏、青黛、儿茶。(中医方剂大辞典)(2)牛黄、冰片、胆矾、雄精、硼砂、儿茶、山豆根。(中医方剂大辞典)

青灵散 qing ling san

【英文名】Qing Ling Powders

【组成】硫黄、白火、青黛、上玉桂、当门子。(中医方剂大辞典)

青灵膏 qing ling gao

【英文名】Qing Ling Honeyed Pill

【组成】薄荷、贝母、百草霜、甘草、冰片、玉丹、元丹。(中医方剂大辞典)

青陈串 qing chen chuan

【英文名】Qing Chen Chuan Water-paste Pill

【组成】青皮、陈皮、木香、甘遂、芫花、大戟、大黄、黑白丑。(中医方剂大辞典)

青盂汤 qing yu tang

【英文名】Qing Yu Powders

【组成】荷叶、生石膏、真羚羊角、知母、蝉蜕、僵蚕、金线重楼、粉甘草。(中医方剂大辞典)

青苔散 qing tai san

【英文名】Qing Tai Powders

【组成】(1)青苔、羊后爪壳、人参、白术、茯苓、白芷、槐米。(中医方剂大辞典)(2)地上青苔。(中医方剂大辞典)(3)船底青苔。(中医方剂大辞典)

青枣散 qing zao san

【英文名】Qing Zao Powders

【组成】陈皮、甘草、干姜、良姜。(中医方剂大辞典)

青矾散 qing fan san

【英文名】Qing Fan Powders

【组成】(1)青矾、黄矾、石胆、干地龙。(中医方剂大辞典)(2)真青黛、明矾。(中医方剂大辞典)(3)枯矾、龙骨、黄丹、麝香。(中医方剂大辞典)(4)生白矾、铜青。(中医方剂大辞典)(5)白僵蚕、白矾、铜绿、甘草。(中医方剂大辞典)

青矾膏 qing fan gao

【英文名】Qing Fan Plaster

【组成】青矾、绿矾、白矾、马牙消、丹砂、防风、蜡、猪脂、黄芪、细辛、当归、麻油、松脂。(中医方剂大辞典)

青果丸 qing guo wan

【英文名】Qing Guo Pill(药品标准－中药成方制剂标准)

【组成】青果、金银花、黄芩、北豆根、麦冬、玄参、白芍、桔梗。(药品标准－中药成方制剂标准 1989 年)

青果膏 qing guo gao

【英文名】Qing Guo Ointment

【异名】橄榄膏(中医方剂大辞典、全国中药成药处方集)

【组成】(1)鲜橄榄。(中医方剂大辞典)(2)鲜青果、胖大海、锦灯笼、山豆根、天花粉、麦冬、诃子肉。(中医方剂大辞典)

青金丸 qing jin wan

【英文名】Qing Jin Honeyed Pill

【异名】二神丹(中医方剂大辞典、续易简);青金丹(中医方剂大辞典、御药院方)

【组成】(1)硫黄、水银、滑石、半夏。(中医方剂大辞典)(2)半夏、滑石、腻粉、水银、续随子、青黛、龙脑、麝香。(中医方剂大辞典)(3)巴豆、硫黄、苦楝根皮、酸石榴根皮。(中医方剂大辞典)(4)蛤蟆、鹤虱、黄连、腽肭脐、麝香、夜明沙、砒霜、芦荟。(中医方剂大辞典)(5)人参、天麻、茯神、白附子、牛胆南星、甘草、青黛、朱砂、麝香。(中医方剂大辞典)(6)青黛、使君子、芦荟、牛胆南星、川京墨、腻粉、麝、脑。(中医方剂大辞典)(7)当归、川芎、山栀子仁、川大黄。(中医方剂大辞典)(8)腻粉、滑石、天南星、巴豆、青黛。(中医方剂大辞典)(9)黄芩。(中医方剂大辞典)(10)巴霜、青黛、南星、轻粉、滑石、全蝎。(中医方剂大辞典)(11)南硼砂、川甜消、天南星、真郁金、片脑、麝香。(中医方剂大辞典)(12)

青州白丸子、金液丹。(中医方剂大辞典)(13)龙脑、腻粉、青黛、乳香、天南星、铅白霜、粉霜、定粉、蝎梢、天浆子。(中医方剂大辞典)(14)五灵脂、消石、斑蝥。(中医方剂大辞典)

青金丹 qing jin dan

【英文名】Qing Jin Pellet

【异名】青金丸(中医方剂大辞典、圣济总录、校注妇人良方);夺命保生丹(中医方剂大辞典、普济方);还命保生丹(中医方剂大辞典、普济方);阴阳丸(中医方剂大辞典、永类钤方);清金丹(中医方剂大辞典、证治要诀类方)(6)黑神丹(中医方剂大辞典、普济方)(7)的奇丹(中医方剂大辞典、杨氏家藏方)

【组成】(1)雌蟾、芦荟、人粪、蝉壳、猪牙皂荚、雄黄、青黛。(中医方剂大辞典)(2)晋矾、半夏、焰消、天南星。(中医方剂大辞典)(3)杏仁、青黛。(中医方剂大辞典)(4)雄黄、朱砂、铁粉、乳香、南星、蝎、轻粉、青黛、麝香、花头蛇。(中医方剂大辞典)(5)硫黄、水银。(中医方剂大辞典)(6)珍珠、石燕、自然铜、青黛、滑石、续随子、蜗牛。(中医方剂大辞典)(7)滑石、白丁香、天南星、青黛、轻粉、水银、川巴豆。(中医方剂大辞典)(8)使君子、芦荟、青黛、麝香、腻粉、白面、蝎梢。(中医方剂大辞典)(9)硫黄、水银、木香。(中医方剂大辞典)(10)芦荟、牙消、青黛、使君子、硼砂、轻粉、蝎梢。(中医方剂大辞典)(11)水银、硫黄。(中医方剂大辞典)(12)青黛、甘草、蝉蜕、麝香、牛黄、龙脑、丹砂、龙齿、天竺黄。(中医方剂大辞典)(13)丹砂、水银、胡粉、雌黄、曾青、白矾、铅丹、硫黄。(中医方剂大辞典)(14)巴豆、木香、青桔皮、吴茱萸、附子。(中医方剂大辞典)(15)真铜青、蕤仁、生犀、真珠母、生龙脑、海螵蛸、白丁香。(中医方剂大辞典)(16)天门冬、麦门冬、天麻、全蝎、牙消、天竹黄、棚砂、雄黄、白附子、紫粉、辰砂、片脑子、生麝香、金银箔、水粉。(中医方剂大辞典)(17)轻粉、天南星、滑石、青黛、巴豆、全蝎、辰砂、蝉蜕、夜明砂、天浆子、白附子、麝香。(中医方剂大辞典)(18)水银、朱砂、硫黄、黄丹、铅粉。(中医方剂大辞典)

青金汤 qing jin tang

【英文名】Qing Jin Decoction

【组成】缩砂仁、白豆蔻仁、薄荷叶、甘草。(中医方剂大辞典)

青金饼 qing jin bing

【英文名】Qing Jin Honeyed Pill

【组成】大黄、钩藤、防风、木通、甘草、秦艽、赤芍药。(中医方剂大辞典)

青金散 qing jin san

【英文名】Qing Jin Powders

【异名】清金散(中医方剂大辞典、竭效方、普济方);青蒿散(中医方剂大辞典、十便良方、普济方)

【组成】(1)稻穰、胡椒、麝香。(中医方剂大辞典)(2)铜青、滑石、蚌粉、轻粉。(中医方剂大辞典)(3)硫黄、水银。(中医方剂大辞典)(4)信砒、铜绿。(中医方剂大辞典)(5)白胶香、蛤粉、青黛。(中医方剂大辞典)(6)龙脑、青黛、薄荷叶、盆消、乳香。(中医方剂大辞典)(7)南硼砂、薄荷、甘草、百药煎、马牙消、青黛、紫河车、白僵蚕、脑子。(中医方剂大辞典)(8)羌活、甘草、荆芥、生熟地黄、川芎、郁金、地骨皮、桑白皮。(中医方剂大辞典)(9)五倍子、青黛。(中医方剂大辞典)(10)芒消、青黛、乳香、没药。(中医方剂大辞典)(11)生硫黄、寒水石、玄精石、焰消、青黛。(中医方剂大辞典)(12)白蒺藜、山栀子、青黛、腻粉。(中医方剂大辞典)(13)白及、青黛。(中医方剂大辞典)(14)铅丹、莨菪子、胡粉、大枣。(中医方剂大辞典)(15)生龙脑、麝香、丁香、虎胫骨、鲮鲤甲。(中医方剂大辞典)(16)铜青、白矾。(中医方剂大辞典)(17)青蒿花。(中医方剂大辞典)(18)仙灵脾、恶实、木通、黄芩、藁本、晚蚕砂、甘草。(中医方剂大辞典)(19)黄连、艾叶。(中医方剂大辞典)(20)寒水石、铜绿、轻粉、人中白、枯矾、蟾酥、麝香。(中医方剂大辞典)(21)定粉、黄丹、白术、白矾灰、白龙骨、诃黎勒。(中医方剂大辞典)(22)干莲叶。(中医方剂大辞典)(23)松香、真蛤粉、青黛。(中医方剂大辞典)(24)当归、甘草、没药、自然铜。(中医方剂大辞典)(25)青黛、寒水石。(中医方剂大辞典)(26)黄柏、人言、黄丹。(中医方剂大辞典)

青金煎 qing jin jian

【英文名】Qing Jin Jian Honeyed Pill

【组成】天南星、马牙消、天竺黄、青黛、龙齿、蝉蜕、铅白霜、硼砂、甘草、麝香、龙脑、牛黄。(中医方剂大辞典)

青金锭 qing jin ding

【英文名】Qing Jin Lozenges

【组成】(1)玄胡索、麝香、青黛、牙皂。(中医方剂大辞典)(2)铜绿、青矾、胆矾、轻粉、砒霜、白丁香、苦葶苈、脑子、麝香。(中医方剂大辞典)

青金膏 qing jin gao

【英文名】Qing Jin Ointment

【异名】青龙膏(中医方剂大辞典、全婴方)

【组成】(1)青黛、朱砂、芦荟、蟾酥、麝香、蜣螂、蛇皮。(中医方剂大辞典)(2)乳香、信、轻粉、青黛。(中医方剂大辞典)(3)青黛、砒、粉霜、轻粉、麝。(中医方剂大辞典)(4)信砒、乳香、轻粉、粉霜、巴豆、龙脑、麝香、青黛、黄蜡。(中医方剂大辞典)(5)水银、青黛、蝎、轻粉、麝香、巴豆、枣子。(中医方剂大辞典)(6)白附子、乌蛇梢肉、干蝎梢、天麻、青黛、川附子、麝香、天竺黄。(中医方剂大辞典)

青鱼散 qing yu san

【英文名】Qing Yu Powders

【组成】胆矾、明矾、冰片、雄精、山豆根。(中医方剂大辞典)

青盲散 qing mang san

【英文名】Qing Mang Powders

【组成】雄鼠胆、鲤鱼胆。(中医方剂大辞典)

青宝丹 qing bao dan

【英文名】Qing Bao Pellet

【异名】青敷药(中医方剂大辞典、青囊秘传)

【组成】大黄、姜黄、黄柏、白芷、青黛、白及、花粉、陈皮、甘草。(中医方剂大辞典)

青空汤 qing kong tang

【英文名】Qing Kong Decoction

【组成】青桔皮。(中医方剂大辞典)

青春乐 qing chun le

【英文名】Qing Chun Le Capsule

【组成】丹参、蜈蚣、人参、白芍等。(中国医药学报 1993,8(增刊))

青春宝 qing chun bao

【英文名】Qing Chun Bao Tablet

【组成】人参、天冬、地黄等。(明朝永乐太医院宫廷方、《浙江省药品标准》(1985年))

青砂散 qing sha san

【英文名】Qing Sha Powders

【组成】(1)青黛、朱砂、硫黄、水银、胡粉、赤小豆。(中医方剂大辞典)(2)水银、硫黄、狗头骨、川椒、腻粉、缩砂、竹叶。(中医方剂大辞典)

青挺子 qing ting zi

【英文名】Qing Ting Zi Medicated Thread Drainage

【组成】信砒、粉霜、胆矾、铜绿、胡粉、麝香、雌黄。(中医方剂大辞典)

青胃散 qing wei san

【英文名】Qing Wei Powders

【组成】姜黄、白芷、细辛、川芎。(中医方剂大辞典)

青香丸 qing xiang wan

【英文名】Qing Xiang Pill

【组成】胡黄连、青黛、朱砂、鹤虱。(中医方剂大辞典)

青香散 qing xiang san

【英文名】Qing Xiang Powders

【组成】(1)青蒿、香薷、白术、陈皮、甘草、茯苓。(中医方剂大辞典)(2)密陀僧、黄连、沥青。(中医方剂大辞典)

青胆丸 qing dan wan

【英文名】Qing Dan Pill

【组成】半夏、陈胆星、浙贝母、知母、玉竹、陈皮。(浙江中医杂志 1965,8(12))

青胆汤 qing dan tang

【英文名】Qing Dan Decoction

【组成】大青叶、龙胆草、山栀子、知母、白茅根、藕节、侧柏炭、橘红、车前子、竹茹、前胡。(河北中医 1984,(2))

青狮丹 qing shi dan

【英文名】Qing Shi Pellet

【组成】黄芩、黄连、黑柏子、青黛、鸡内金、硼砂、人中白、雄黄、冰片、乌梅、枯矾、瓜消、胆南星、熊胆、龙骨、金果榄。(中医方剂大辞典)

青饼子 qing bing zi

【英文名】Qing Bing Zi Pill

【组成】棘刚子、青黛、滑石、荆芥穗。(中医方剂大辞典)

青衿散 qing jin san

【英文名】Qing Jin San Honeyed Pill

【组成】益元散、薄荷、青黛。(中医方剂大辞典)

青珠丸 qing zhu wan

【英文名】Qing Zhu Paste Pill

【组成】天麻、半夏、南星、白附子、川乌、干蝎、僵蚕、青黛、羌活、朱砂。(中医方剂大辞典)

青桃丸 qing tao wan

【英文名】Qing Tao Pill

【组成】油核桃、猪板油、白薇、轻粉、防风、苏叶。(中医方剂大辞典)

青真汤 qing zhen tang

【英文名】Qing Zhen Decoction

【组成】桑叶汁、车前子汁。(中医方剂大辞典)

青壶丸 qing hu wan

【英文名】Qing Hu Paste Pill

【组成】半夏、天南星。(中医方剂大辞典)

青莲散 qing lian san

【英文名】Qing Lian Powders

【组成】(1)山豆根、儿茶、胡连、川黄连、冰片、青鱼胆。(中医方剂大辞典)(2)薄荷、天虫、火消、青黛、黄连、硼砂、净朴消、白矾。(中医方剂大辞典)

青莲膏 qing lian gao

【英文名】Qing Lian Plaster

【组成】(1)莲子草汁、生苣藤油、牛乳、甘草。(中医方剂大辞典)(2)白砒、轻粉、青黛、乳香、麝香。(中医方剂大辞典)(3)莲子草、生麻油、胡桐泪。(中医方剂大辞典)

青盐丸 qing yan wan

【英文名】Qing Yan Concentrated Pill

【组成】(1)黑牵牛、山药、杜仲、川乌、川楝子、茴香、红椒皮、青盐、破故纸、陈皮、苍术、附子。(中医方剂大辞典)(2)青盐、硇砂、细曲末、盐豉、大椒、巴豆。(中医方剂大辞典)(3)破故纸、茴香、石菖蒲、肉桂、川椒、牡蛎、木香、陈皮、缩砂仁、当归、川楝子、厚朴、鹿角霜、吴茱萸、桃仁、苍术、草乌头、青盐。(中医方剂大辞典)(4)茴香、菟丝子、干山药、青盐。(中医方剂大辞典)(5)青盐、牡蛎、天雄、茴香子、青桔皮、附子。(中医方剂大辞典)(6)青盐、蜀椒、肉苁蓉、牛膝、巴戟天。(中医方剂大辞典)

青盐散 qing yan san

【英文名】Qing Yan Powders

【组成】(1)青盐、乌头。(中医方剂大辞典)(2)青盐、苍术、木贼。(中医方剂大辞典)(3)青盐、禹余粮、白矾。(中医方剂大辞典)(4)青盐、细辛、苏薄荷叶、川椒、洋庄、干姜、明矾、元明粉、月石、牙皂、白芷、青黛、毕茇、川黄柏。(中医方剂大辞典)(5)青皮、肉桂、干姜、茴香、南木香、益智仁、川乌、甘草。(中医方剂大辞典)(6)蝎梢、胡椒、干姜、青盐。(中医方剂大辞典)

青盐煎 qing yan jian

【英文名】Qing Yan Jian Powders

【组成】嫩槐枝、瓦松、青盐。(中医方剂大辞典)

青盐膏 qing yan gao

【英文名】Qing Yan Plaster

【组成】青盐、轻粉、蕤仁、硼砂、雄鸡粪、乌贼鱼骨、贝齿、龙脑。(中医方剂大辞典)

青原汤 qing yuan tang

【英文名】Qing Yuan Decoction

【组成】茯苓、黄芩、菖蒲、玄参、细辛、大黄、甘草、磁石。(中医方剂大辞典)

青鸭羹 qing ya geng

【英文名】Qing Ya Thick Soup

【组成】青头鸭、草果。(中医方剂大辞典)

青钱方 qing qian fang

【英文名】Qing Qian Fang Powders

【组成】晋矾、生姜。(中医方剂大辞典)

青钱汤 qing qian tang

【英文名】Qing Qian Decoction

【组成】青钱、盐。(中医方剂大辞典)

青铅饮 qing qian yin

【英文名】Qing Qian Drink

【组成】青铅、生地、羚羊、天冬、石斛、菖蒲、甘草。(中医方剂大辞典)

青凉膏 qing liang gao

【英文名】Qing Liang Plaster

【组成】煅石膏、青黛、冰片。(中医方剂大辞典)

青消散 qing xiao san

【英文名】Qing Xiao Powders

【组成】洋樟、青黛。(中医方剂大辞典)

青粉散 qing fen san

【英文名】Qing Fen Powders

【组成】大黑枣、糠青、延胡。(中医方剂大辞典)

青冢丸 qing zhong wan

【英文名】Qing Zhong Honeyed Pill

【组成】广木香、全蝎、狐肾、犬肾、菟丝子、小茴香、白茯苓、破故纸、山茱萸、川山甲、胡桃仁。(中医方剂大辞典)

青娥丸 qing e wan

【英文名】Qing E Pill

【异名】青娥不老丹(中医方剂大辞典、嵩崖尊生);青娥不老丸(中医方剂大辞典、明医指掌);青蛾丸(中医方剂大辞典、如宜方)

【组成】(1)仙茅、白茯神、破故纸、怀生地黄、甘枸杞子、小茴香、黄精、川杜仲、天门冬、菟丝子、当归、肉苁蓉、怀熟地黄、巴戟、青盐、牛膝、拣参、琐阳、川草薢、核桃肉。(中医方剂大辞典)(2)大茴香、杜仲、破故纸、熟地黄、胡桃。(中医方剂大辞典)(3)补骨脂、生姜、核桃肉。(中医方剂大辞典)(4)补骨脂、革薢、杜仲、胡桃肉、黄柏、知母、牛膝。(中医方剂大辞典)(5)胡桃、蒜、破故纸、杜仲。(中医方剂大辞典)(6)补骨脂、杜仲炭、苁蓉、巴戟、乳香、没药、胡桃肉。(中医方剂大辞典)(7)胡桃、破故纸、杜仲。(中医方剂大辞典)(8)补骨脂、杜仲。(中医方剂大辞典)(9)破故纸、草薢、山茱萸、菟丝子、肉苁蓉、牛膝、枸杞子、骨碎补、杜仲、五味子、虎胫骨、黄芪、山药、陈皮、白茯苓、人参。(中医方剂大辞典)(10)杜仲、生姜、破故纸。(中医方剂大辞典)

青桑膏 qing sang gao

【英文名】Qing Sang Plaster

【组成】嫩桑叶。(中医方剂大辞典)

青梅丸 qing mei wan

【英文名】Qing Mei Pill

【组成】天南星、半夏、白矾、甘草、桔梗、陈皮、朴消、青梅子、生盐。(中医方剂大辞典)

青梅散 qing mei san

【英文名】Qing Mei Powders

【组成】青梅、明矾、冰片、生青果核、玉蝶梅花。(中医方剂大辞典)

青梅煎 qing mei jian

【英文名】Qing Mei Decoction

【组成】(1)青梅、白芷、羌活、防风、桔梗、明矾、猪牙皂角。(中医方剂大辞典)(2)青梅、古文钱、白盐花、川朴消、马牙消。(中医方剂大辞典)

青梅膏 qing mei gao

【英文名】Qing Mei Plaster

【组成】青梅、古字钱、盐花、黄连。(中医方剂大辞典)

青黄汤 qing huang tang

【英文名】Qing Huang Decoction

【组成】冬青叶、黄连。(中医方剂大辞典)

青黄散 qing huang san

【英文名】Qing Huang Powders

【异名】久疟饮(中医方剂大辞典、仙拈集);青黛散(中医方剂大辞典、普济方)

【组成】(1)青鱼胆、黄瓜霜、梅花、冰片。(中医方剂大辞典)(2)青黛、蒲黄。(中医方剂大辞典)(3)黄柏、青黛。(中医方剂大辞典)(4)血竭、雄黄、铜青、胆矾。(中医方剂大辞典)(5)青黛、雄黄。(中医方剂大辞典)

青雪散 qing xue san

【英文名】Qing Xue Powders

【组成】盆消、白僵蚕、牙消、甘草、青黛。(中医方剂大辞典)

青虚丸 qing xu wan

【英文名】Qing Xu Water-paste Pill

【组成】没药、青黛、铅白霜、连珠紫、甘遂、腻粉、生龙脑、水银。(中医方剂大辞典)

青铜散 qing tong san

【英文名】Qing Tong Powders

【异名】青钱散(中医方剂大辞典、婴孺方)

【组成】(1)黄柏、青黛、铜绿。(中医方剂大辞典)(2)大铜钱。(中医方剂大辞典)

青麻汤 qing ma tang

【英文名】Qing Ma Decoction

【组成】青麻根。(中医方剂大辞典)

青液散 qing ye san

【英文名】Qing Ye Powders

【组成】(1)青黛、朴消、冰片。(中医方剂大辞典)(2)青黛、脑子。(中医方剂大辞典)

青绿顶 qing lv ding

【英文名】Qing Lv Ding Paste Pill

【异名】青绿丸(中医方剂大辞典、杂病源流犀烛)

【组成】石青、石绿。(中医方剂大辞典)

青散子 qing san zi

【英文名】Qing San Zi Powders

【组成】(1)槿花叶、青赤小豆、白及。(中医方剂大辞典)(2)青黛、黄连。(中医方剂大辞典)

青葙丸 qing xiang wan

【英文名】Qing Xiang Honeyed Pill

【组成】菟丝子、茺蔚子、生地黄、青葙子、防风、五味子、黑参、柴胡、泽泻、细辛、车前子、茯苓。(中医方剂大辞典)

青葙散 qing xiang san

【英文名】Qing Xiang Powders

【组成】青葙子、藿芦、狼牙、桔皮、萹竹、甘草。(中医方剂大辞典)

青硫丸 qing liu wan

【英文名】Qing Liu Pill

【组成】(1)硫黄、附子、山茱萸、牛膝、白豆蔻、肉豆蔻、木香、艾叶。(中医方剂大辞典)(2)木香、硫黄、青桔皮、肉豆蔻、槟榔。(中医方剂大辞典)

青紫汤 qing zi tang

【英文名】Qing Zi Decoction

【组成】青黛、紫草、乳香、白及。(中医杂志 1990,31(5))

青紫饮 qing zi yin

【英文名】Qing Zi Drink

【组成】牛膝、青蒿、紫花地丁、玄参、蔷薇根、当归、炙甘草、茯苓。(中医方剂大辞典)

青蛙丸 qing wa wan

【英文名】Qing Wa Pill

【组成】青色蛙。(中医方剂大辞典)

青蛤丸 qing ge wan

【英文名】Qing Ge Honeyed Pill

【组成】青黛、蛤粉。(中医方剂大辞典)

青蛤散 qing ge san

【英文名】Qing Ge Powders(药品标准－中药成方制剂标准)

【组成】蛤壳、石膏、黄柏、青黛、轻粉。(药品标准－中药成方制剂标准 1994 年)

青榄膏 qing lan gao

【英文名】Qing Lan Ointment

【组成】青榄子。(中医方剂大辞典)

青蓝汁 qing lan zhi

【英文名】Qing Lan Juice

【组成】青蓝汁、竹沥。(中医方剂大辞典)

青蒿丸 qing hao wan

【英文名】Qing Hao Pill

【组成】(1)青蒿、阿魏、天灵盖、桃仁。(中医方剂大辞典)(2)青蒿、桃仁、甘草。(中医方剂大辞典)(3)青蒿、甘草、桃仁、杏仁、芍药、知母、天灵盖、车前子、紫菀、葳蕤、当归、枳壳、生地黄、槟榔、黄连、秦艽、京三棱、柴胡、续断、獭肝、麝香、犀角。(中医方剂大辞典)(4)青蒿虫、朱砂、汞粉。(中医方剂大辞典)(5)白槟榔、白芜荑、黄连、夜明砂、太阴玄精石、麝香、小葱子、朱砂、芦荟、天竺黄、青黛。(中医方剂大辞典)(6)青蒿、龙胆、秦艽、黄芩、杏仁、木香、麻子仁、车前子、菟丝子、独活、柏子仁、山茱萸。(中医方剂大辞典)(7)青蒿心、童便、生地黄、东引桃枝、甘草、杏仁、桃仁、桔梗、葳蕤、枳壳、大黄、升麻、苍术、白茯苓、地骨皮、天灵盖、甘草、贝母、芜萸、当归、黄芪、桂、陈桔皮、厚朴、防风、槟榔、吴茱萸、丹砂、麝香、木香、犀角屑、羚羊角屑。(中医方剂大辞典)(8)青蒿。(中医方剂大辞典)(9)青蒿、天门冬、柴胡、地骨皮、旋覆花、紫菀花、贝母、人参、杏仁、秦艽、龙胆、天灵盖、鳖甲、葳蕤、黄芪、川大黄、枳壳、甘草、朱砂、麝香。(中医方剂大辞典)

青蒿汤 qing hao tang

【英文名】Qing Hao Decoction

【组成】(1)青蒿、知母、甘草、半夏、常山、鳖甲、桂、枳壳、秦艽。(中医方剂大辞典)(2)青蒿、生姜、童便、常山、柴胡、鳖甲、乌梅肉、甘草。(中医方剂大辞典)(3)青蒿、附子、桂、厚朴、甘草、陈桔皮、半夏、麻黄、草豆蔻、白术、藿香叶。(中医方剂大辞典)

青蒿饮 qing hao yin

【英文名】Qing Hao Drink

【组成】(1)青蒿、地骨皮、嫩柳枝、嫩桃枝、甘草。(中医方剂大辞典)(2)青蒿、甘草、柴胡、知母、龙骨、麦门冬、桃枝、柳枝。(中医方剂大辞典)(3)青蒿。(中医方剂大辞典)(4)青蒿、桃枝、柴胡、甘草、柳枝、地骨皮、栀子仁。(中医方剂大辞典)

青蒿酒 qing hao jiu

【英文名】Qing Hao Wine

【组成】青蒿。(中医方剂大辞典)

青蒿散 qing hao san

【英文名】Qing Hao Powders

【组成】(1)青蒿、龙胆、栀子仁、知母、黄连、鳖甲、黄芪、桑根白皮、地骨皮、白术、甘草、柴胡。(中医方剂大辞典)(2)青蒿。(中医方剂大辞典)(3)青蒿、芥穗。(中医方剂大辞典)(4)青蒿、甘草、乌梅、小麦。(中医方剂大辞典)(5)青蒿、甘草、童便、东南桃枝、杏仁、槟榔。(中医方剂大辞典)(6)青蒿、石膏。(中医方剂大辞典)(7)青蒿、大鳖甲、白术、地骨皮、白茯苓、粉草、拣参、栝楼根、北柴胡、桑白皮。(中医方剂大辞典)(8)甘草、秦艽、柴胡、草果子、青皮、常山、槟榔、青蒿子、桃柳枝。(中医方剂大辞典)(9)天仙藤、鳖甲、香附子、桔梗、柴胡、秦艽、青蒿、乌药、甘草、川芎。(中医方剂大辞典)

青蒿煎 qing hao jian

【英文名】Qing Hao Decoction

【组成】(1)青蒿汁、人参、麦门冬。(中医方剂大辞典)(2)青蒿、童便、麝香、阿魏、桃仁、天灵盖。(中医方剂大辞典)

青蒿露 qing hao lu

【英文名】Qing Hao Distillate

【组成】干青蒿。(中医方剂大辞典)

青蒲散 qing pu san

【英文名】Qing Pu Powders

【组成】硼砂、蒲黄、黄柏、人中白、青黛、儿茶、薄荷、玄明粉、僵蚕、马勃、麝香、冰片。(中医方剂大辞典)

青蛾丸 qing e wan

【英文名】Qing E Pill

【异名】青娥丸(中医方剂大辞典、如宜方)

【组成】(1)菟丝子、木瓜、牛膝、五味子、青盐、天麻、附子。(中医方剂大辞典)(2)破故纸、胡桃瓤。(中医方剂大辞典)(3)破故纸、巴戟、大茴、杜仲、胡桃肉。(中医方剂大辞典)(4)萆薢、杜仲、胡桃肉、补骨脂。(中医方剂大辞典)

青解丸 qing jie wan

【英文名】Qing Jie Pill

【组成】寒水石、石膏、青黛。(中医方剂大辞典)

青榴丸 qing liu wan

【英文名】Qing Liu Paste Pill

【组成】轻粉、青黛、脑、麝、巴豆。(中医方剂大辞典)

青镇丸 qing zhen wan

【英文名】Qing Zhen Pill

【组成】柴胡、黄芩、甘草、半夏、青黛、人参。(中医方剂大辞典)

青僵散 qing jiang san

【英文名】Qing Jiang Powders

【组成】青黛、僵蚕。(黑龙江中医药 1987,(5))

青桔丸 qing ju wan

【英文名】Qing Ju Pill

【组成】(1)青桔皮、黄连。(中医方剂大辞典)(2)青桔皮、芜荑、贯众、雷丸。(中医方剂大辞典)(3)青桔皮、郁李仁、木香、羌活、半夏、牵牛子、陈桔皮。(中医方剂大辞典)

青桔饮 qing ju yin

【英文名】Qing Ju Drink

【组成】青皮、橘叶。(中医方剂大辞典)

青桔散 qing ju san

【英文名】Qing Ju Powders

【组成】青桔皮、甘草、木香、白芷、枳壳、桂。(中医方剂大辞典)

青霜散 qing shuang san

【英文名】Qing Shuang Powders

【组成】(1)川柏、山豆根、青黛、射干、芦荟、真川连、元明粉、月石、苏薄荷叶、僵蚕、细辛、鸡内金、白芷、冰片。(中医方剂大辞典)(2)鸡内金、胆矾、白矾、山豆根、朴消、辰砂、片脑。(中医方剂大辞典)

青霞散 qing xia san

【英文名】Qing Xia Powders

【组成】(1)飞青黛、乳香、没药、韶粉、海螵蛸、枯矾、白蔹、寒水石、冰片、红粉霜、杏仁。(中医方剂大辞典)(2)蛤蟆、甘草、青黛。(中医方剂大辞典)

青螺散 qing luo san

【英文名】Qing Luo Powders

【组成】真铜青、甘草、滑石。(中医方剂大辞典)

青黛丸 qing dai wan

【英文名】Qing Dai Pill

【异名】升麻丸(中医方剂大辞典、圣济总录);疏膈丸(中医方剂大辞典、小儿病源)

【组成】(1)青黛、胡黄连、鹤虱、芦荟、朱砂。(中医方剂大辞典)(2)青黛、朱砂、牛黄、麝香、龙脑、熊胆、胡黄连、人中白、鸡舌香、蝉壳、芦荟、夜明砂、瓜蒂、蜣螂灰、蟾酥。(中医方剂大辞典)(3)青黛、胡黄连、鹤虱、芦荟、朱砂、熊胆、麝香。(中医方剂大辞典)(4)青黛、定粉、蟾酥、夜明砂、黄连、麝香、熊胆、羚羊角屑、朱砂、犀角屑。(中医方剂大辞典)(5)青黛、龙胆、川升麻、赤茯神、黄连、蓝子、蜀漆、川大黄、甘草。(中医方剂大辞典)(6)千金子、腻粉、青黛。(中医方剂大辞典)(7)白附子、南星、天麻、天竺黄、巴霜、青黛。(中医方剂大辞典)(8)橘红、杏仁、枳实、黄芩、茯苓、白附子、栝楼霜、半夏、胆星、大黄、礞石、百部、麻黄、皂角。(中医方剂大辞典)(9)青黛、黄连、石膏、连翘、桔梗、升麻、黄芩、薄荷、防风、半夏、牛胆南星、贝母、枳实、莪术、木香、槟榔、香附、山楂肉、砂仁、人参、白术、茯苓、甘草、紫苏、麻黄。(中医方剂大辞典)(10)青黛、瓜蒌仁、黄芩、香附子、贝母、橘红。(中医方剂大辞典)(11)胆星、茯神、天竺黄、柴胡、明天麻、防风、全蝎、青皮、朱砂、金箔、麝香。(中医方剂大辞典)(12)青黛、牛黄、芦荟、胡黄连、朱砂、麝香、蛇蜕皮灰、龙胆、蟾、雄黄、蝉壳。(中医方剂大辞典)(13)青黛、龙脑、腻粉、麝香、蟾酥、晚蚕蛾、白僵蚕。(中医方剂大辞典)(14)青黛、牛黄、麝香、芦荟、朱砂、雄黄、犀角屑、真珠末、琥珀末、胡黄连、蟾酥、杏仁、夜明砂、瓜蒂、龙脑、干蟾、蝉壳、虎睛、母丁香、蜣螂。(中医方剂大辞典)(15)青黛、干蝎、白附子、天竺黄、胡黄连、芦荟、牛黄、地龙、麝香。(中医方剂大辞典)(16)青黛、龙脑、麝香、腻粉、蟾酥。(中医方剂大辞典)(17)青黛、甘遂末、腻粉、龙脑、蟾酥、麝香、半夏。(中医方剂大辞典)(18)青黛、麝香、诃黎勒皮、芦荟、熊胆、朱砂。(中医方剂大辞典)(19)青黛、蛇头、半夏、白僵蚕、蟾酥。(中医方剂大辞典)(20)青黛、牛黄、朱砂、蜗牛、乌蛇、干蝎、胡黄连、白僵蚕、白附子、麝香、狗胆、蟾酥。(中医方剂大辞典)(21)青香、槟榔、木香、麝香、黄连、肉豆蔻、巴豆、大黄、鳖。(中医方剂大辞典)(22)青黛、蛇头、半夏、白僵蚕、巴豆。(中医方剂大辞典)(23)青黛、胡黄连、天竺黄、宣连、朱砂、麝、肉豆蔻、牛黄、蟾。(中医方剂大辞典)(24)青黛、巴豆、龙脑、水银、硫黄。(中医方剂大辞典)(25)青黛、使君子、槟榔、夜明砂、白芜荑、蛇蜕、肉豆蔻、巴豆、麝香、黄连、蛤蟆。(中医方剂大辞典)(26)青黛、芦荟、干浮萍草、蛤蟆、蝉蜕、绿豆、故皮子巾、豉、白矾、丹砂、麝香。(中医方剂大辞典)(27)青黛、蛤蟆、木香、槟榔、麝香、续随子。(中医方剂大辞典)(28)青黛、天竺黄、干蛤蟆、干蜗牛壳、黄连、地龙、人参、钩藤、龙胆、芦荟、熊胆、牛黄、麝香、雄黄、丹砂、夜明砂、胡黄连。(中医方剂大辞典)(29)青黛、大戟、石燕子、棘刚子、续随子、天南星、木香、麝香、乳香、粉霜。(中医方剂大辞典)(30)青黛、丁香、黄连。(中医方剂大辞典)(31)青黛、木香、豆蔻、槟榔、麝香、续随子、蛤蟆。(中医方剂大辞典)(32)青黛、熊胆、麝香、定粉、蟾酥、寒食蒸饼。(中医方剂大辞典)(33)青黛、芦荟、蝉壳、人中白、麝香、胡黄连、蟾涎、人乳汁、猪牙皂荚。(中医方剂大辞典)

青黛汤 qing dai tang

【英文名】Qing Dai Decoction

【异名】青黛饮(中医方剂大辞典、松峰说疫)

【组成】青黛、生甘草、金银、瓜蒌。(中医方剂大辞典)

青黛散 qing dai san

【英文名】Qing Dai Powders

【异名】青黛一物汤(中医方剂大辞典、伤寒图歌活人指掌);青矾散(中医方剂大辞典、圣济总录);吹鼻问命散(中医方剂大辞典、圣惠);青金散(中医方剂大辞典、普济方)

【组成】(1)马齿苋、青黛。(中医方剂大辞典)(2)猬刺、束棘针、香白芷、青黛。(中医方剂大辞典)(3)青黛、枯白矾。(中医方剂大辞典)(4)猪牙皂荚、玄胡素、青黛。(中医方剂大辞典)(5)青黛、干藕节、密陀僧、汉罗。(中医方剂大辞典)(6)青黛、甘草、黄连、香白芷、密陀僧。(中医方剂大辞典)(7)青黛、苦参、甘草、雄黄、丹砂、莨菪子、矾石、藜芦、细辛、附子、麝香。(中医方剂大辞典)(8)青黛、桦皮、蛤蟆。(中医方剂大辞典)(9)青黛、宣连、苦楝根、雄黄、朱砂、夜明砂、川大黄、麝香、芜荑。(中医方剂大辞典)(10)青黛粉、黄柏面、滑石粉。(中医方剂大辞典)(11)青黛、石膏、滑石、黄柏。(中医方剂大辞典)(12)飞青黛、冰片、生西月石、人中黄、人中白、儿茶、西瓜霜、薄荷。(中医方剂大辞典)(13)黄连、黄柏、蒲黄、青黛、芒消、元明粉、寒水石、儿茶、雄黄、硼砂、五倍子、漂朱砂、枯矾、铜绿、绿矾、薄荷、生甘草、牛黄、冰片、麝香。(中医方剂大辞典)(14)青黛、麝香、雄黄、朱砂、蚺蛇胆、黄柏、苦参、桂心、杏仁、干姜、白矾、黄连、藜芦、附子、莨菪子。(中医方剂大辞典)(15)青黛、蟾灰、赤石脂、诃黎勒皮、胡粉、黄连、麝香。(中医方剂大辞典)(16)青黛、朱砂、雄黄、附子、藜芦、胡黄连、细辛、麝香、白矾灰、黄矾灰、莨菪子。(中医方剂大辞典)(17)青黛、苦楝根、鹤虱、槟榔。(中医方剂大辞典)(18)青黛、人粪、蜗牛、麝香。(中医方剂大辞典)(19)青黛、甘草、地榆、蜗牛子、兰香根、麝香、人粪灰、蚺蛇胆、龙脑。(中医方剂大辞典)(20)青黛、麝香、芦荟、朱砂、地龙、夜明砂、干蛤蟆灰、熊胆。(中医方剂大辞典)(21)青黛、雄黄、朱砂、石盐、白矾、薰陆香、麝香、蚺蛇胆、细辛、黄连、青矾、黄矾、盐绿、黄柏、苦参、桂心、杏仁、干姜、藜芦、附子、莨菪子、熊胆、石胆、蛤蟆。(中医方剂大辞典)(22)青黛。(中医方剂大辞典(23)青黛、麝香、莨菪子、茼茹。(24)茹。(中医方剂大辞典)(25)青黛、蛤蟆、胡桐泪、麝香、胡黄连、芦荟。(中医方剂大辞典)(26)青黛、细辛、黄柏、地骨皮、密陀僧。(中医方剂大辞典)(27)青黛、雄黄、青矾、黄矾、白矾、莨菪子、附子、苦参、甘草、细辛、藜芦、麝香。(中医方剂大辞典)(28)青黛、细辛、棘针、当归、香附子、木香、青葙子、菖蒲、干姜、胡桐律、麝香。(中医方剂大辞典)(29)青黛、柑子皮、干蛤蟆。(中医方剂大辞典)(30)青黛、芦荟、地龙、朱砂、瓜蒂、细辛、宣连。(中医方剂大辞典)(31)青黛、麝香、雄黄、朱砂、石盐、蚺蛇胆、盐绿、细辛、黄矾、薰陆香、黄连、黄柏、苦参、杏仁、桂心、干姜、藜芦、莨菪子、附子。(中医方剂大辞典)(32)黄连、黄柏、牙消、青黛、朱砂、雄黄、牛黄、硼砂、冰片。(中医方剂大辞典)(33)青黛、薄荷、木鳖子、冰片。(中医方剂大辞典)(34)青黛、黄柏、枯矾、雄黄、百药煎、硫黄。(中医方剂大辞典)(35)青黛、铜绿、黄矾、黄柏、黄连、藜芦、枯矾、芒消、人言、麝香、轻粉。(中医方剂大辞典)(36)炉甘石、青黛、血竭、冰片。(中医方剂大辞典)(37)青黛、硼砂、冰片。(中医方剂大辞典)(38)黄连、黄柏、青黛、牙消、辰砂、雄黄、牛黄、硼砂、脑子。(中医方剂大辞典)

青黛膏 qing dai gao

【英文名】Qing Dai Plaste

【组成】(1)青黛、蛤壳粉、石决明粉、冰片。(中医方剂大辞典)(2)天麻、白附子、蝎梢、麝香、花蛇肉、天竺黄、青黛、朱砂。(中医方剂大辞典)

青藤汤 qing teng tang

【英文名】Qing Teng Decoction

【组成】青风藤、秦艽、寻骨风、何首乌。(中医杂志 1980,21(6))

青藤膏 qing teng gao

【英文名】Qing Teng Ointment

【组成】青藤。(中医方剂大辞典)

青露散 qing lu san

【英文名】Qing Lu Powders

【组成】(1)生军、芙蓉叶、川柏、白薇、花粉、青黛、陈皮、白及、生石膏。(中医方剂大辞典)(2)白及、白蔹、白薇、白芷、白鲜皮、朴消、青黛、黄柏、大黄、天花粉、青露叶、老龙皮。(中医方剂大辞典)

青囊丸 qing nang wan

【英文名】Qing Nang Water-paste Pill

【组成】香附子、乌药。(中医方剂大辞典)

青麟丸 qing lin wan

【英文名】Qing Lin Pill

【异名】二十四制青麟丸(中医方剂大辞典、丸散膏丹集成);秘制清宁丸(中医方剂大辞典、全国中药成药处方集)

【组成】(1)大黄、黄柏、黄芩、猪苓、赤苓、泽泻、木通、车前子、米仁、粉萆薢、生侧柏、玄参、广皮、薄荷、制香附。(中医方剂大辞典)(2)绵纹大黄。(中医方剂大辞典)(3)大黄。(中医方剂大辞典)

青大将丸 qing da jiang wan

【英文名】Qing Da Jiang Pill(药品标准－中药成方制剂标准)

【组成】乌梢蛇。(药品标准－中药成方制剂标准 1990年)

青小豆方 qing xiao dou fang

【英文名】Qing Xiao Dou Prescription

【组成】(1)青小豆、冬麻子、陈桔皮。(中医方剂大辞典)(2)青小豆、冬麻子、生姜、白米。(中医方剂大辞典)

青小豆粥 qing xiao dou zhou

【英文名】Qing Xiao Dou Gruel

【组成】青小豆、通草、小麦。(中医方剂大辞典)

青木香丸 qing mu xiang wan

【英文名】Qing Mu Xiang Pill

【组成】(1)香附、黄柏、胡黄连、青木香。(中医方剂大辞典)(2)青木香、吴茱萸、香附、荜澄茄、乌药、小茴香、川楝肉。(中医方剂大辞典)(3)吴茱萸、香附子、荜澄茄、青木香。(中医方剂大辞典)(4)木香、厚朴、人参、附子、芎藭、羌活、桂、白术、枳壳、槟榔、甘草、陈桔皮、吴茱萸、黄芪、熟干地黄。(中医方剂大辞典)(5)补骨脂、荜澄茄、槟榔、黑牵牛、木香。(中医方剂大辞典)(6)青木香、槟榔、大黄、芍药、诃黎勒、枳实、桂心。(中医方剂大辞典)(7)昆仑青木香、六路诃子皮。(中医方剂大辞典)

青木香汤 qing mu xiang tang

【英文名】Qing Mu Xiang Decoction

【组成】(1)青木香、麻黄、升麻。(中医方剂大辞典)(2)青木香、麻子仁、虎骨、白芷、竹叶。(中医方剂大辞典)(3)青木香、黄连、白头翁。(中医方剂大辞典)(4)青木香、芍药、白蔹、芎藭。(中医方剂大辞

典)(5)青木香、枳壳、甘草。(中医方剂大辞典)

青木香散 qing mu xiang san

【英文名】Qing Mu Xiang Powders

【组成】(1)青木香、紫葛、紫檀、朴消、赤小豆、蜀升麻、白蔹、生矾石。(中医方剂大辞典)(2)木香、白檀香。(中医方剂大辞典)(3)狐阴、蒺藜、地肤皮、昆布、枳壳、槐子。(中医方剂大辞典)(4)青木香、附子、白灰、矾石。(中医方剂大辞典)(5)青木香、滑石、龙骨、胡粉、米粉。(中医方剂大辞典)

青火金针 qing huo jin zhen

【英文名】Qing Huo Jin Zhen Powders

【组成】焰消、青黛、川芎、薄荷。(中医方剂大辞典)

青叶胆片 qing ye dan pian

【英文名】Qing Ye Dan Tablet

【组成】青叶胆。((92)滇卫药准字 44Z 第 434 号)

青头鸭羹 qing tou ya geng

【英文名】Qing Tou Ya Thick Soup

【组成】青头鸭、萝卜根、冬瓜、葱白。(中医方剂大辞典)

青竹茹汤 qing zhu ru tang

【英文名】Qing Zhu Ru Decoction

【组成】生芦根、青竹茹、粟米、生姜。(中医方剂大辞典)

青竹茹散 qing zhu ru san

【英文名】Qing Zhu Ru Powders

【组成】刮青竹皮、乱发、延胡索。(中医方剂大辞典)

青羊肝散 qing yang gan san

【英文名】Qing Yang Gan Powders

【组成】青羊肝、决明子、蓼子。(中医方剂大辞典)

青羊角散 qing yang jiao san

【英文名】Qing Yang Jiao Powders

【组成】青羊角屑、黄芩、川升麻、栝楼根、石膏、川大黄、玄参、甘草。(中医方剂大辞典)

青羊脂粉 qing yang zhi fen

【英文名】Qing Yang Zhi Powders

【组成】胡粉、铜青。(中医方剂大辞典)

青羊脂膏 qing yang zhi gao

【英文名】Qing Yang Zhi Plaster

【组成】青羊脂、甘草、芍药、白芷、寒水石、防风、黄芩、白及、黄芪、升麻、石膏、竹叶。(中医方剂大辞典)

青阳参片 qing yang shen pian

【英文名】Qing Yang Shen Tablet(药品标准－中药成方制剂标准)

【组成】青阳参总甙。(药品标准－中药成方制剂标准 1997 年)

青吹口散 qing chui kou san

【英文名】Qing Chui Kou Powders

【组成】煅石膏、煅人中白、青黛、薄荷、黄柏、川连、煅月石、三梅。(中医方剂大辞典)

青羌冲剂 qing qiang chong ji

【英文名】Qing Qiang Medicinal Instant Granule

【组成】羌活、大青叶、连翘、太子参、川芎。(上海中医药杂志 1982,(4))

青附金丹 qing fu jin dan

【英文名】Qing Fu Jin Pellet

【组成】青皮、香附、郁金、丹参、人参、当归、川芎、白术、茯苓、制半夏、陈皮、炙草。(中医方剂大辞典)

青松药酒 qing song yao jiu

【英文名】Qing Song Wine

【组成】青松毛、陈海蜇、白蜜、细黑豆、桑枝、胡桃肉、甘菊瓣、火酒。(中医方剂大辞典)

青果颗粒 qing guo ke li

【英文名】Qing Guo Granule(药品标准－中药成方制剂标准)

【异名】青果冲剂。

【组成】青果。(药品标准－中药成方制剂标准 1996 年)

青金煮散 qing jin zhu san

【英文名】Qing Jin Decoction

【组成】青桔皮、白术、木香、姜黄、槟榔、郁李仁、楝实、茴香子、人参、益智、赤茯苓、白牵牛。(中医方剂大辞典)

青金锭子 qing jin ding zi

【英文名】Qing Jin Lozenges

【组成】(1)铜绿、青矾、轻粉、白丁香、苦葶苈、片脑、麝香。(中医方剂大辞典)(2)铜青、轻粉、硇、蟾、麝。(中医方剂大辞典)(3)白丁香、铜青、硇砂、粉霜、轻粉、麝香、龙脑。(中医方剂大辞典)

青鱼胆方 qing yu dan fang

【英文名】Qing Yu Dan Prescription

【组成】青鱼胆汁。(中医方剂大辞典)

青莲冲剂 qing lian chong ji

【英文名】Qing Lian Medicinal Instant Granule

【组成】女贞子、墨旱莲、大青叶、玄参、延胡索、木蝴蝶。(上海中医药杂志 1986,(10))

青茵合剂 qing yin he ji

【英文名】Qing Yin Mixture

【组成】青皮、茵陈、大黄、郁金、槟榔、香附、元胡、砂仁、鸡内金、金钱草、片姜黄。(中医杂志 1987,(6))

青盐点方 qing yan dian fang

【英文名】Qing Yan Dian Fang Eye-drops Preparation

【组成】青盐、杏仁。(中医方剂大辞典)

青柴煎剂 qing chai jian ji

【英文名】Qing Chai Decoction

【组成】青蒿、柴胡、薄荷、芦根、板蓝根。(江西中医药 1988,(2))

青桑枝饮 qing sang zhi yin

【英文名】Qing Sang Zhi Drink

【异名】青桑枝散(中医方剂大辞典、奇效良方)

【组成】青桑枝、柳枝、石榴皮、桃枝、梅枝、鬼臼、青蒿、赤箭。(中医方剂大辞典)

青麻饮子 qing ma yin zi

【英文名】Qing Ma Drink

【组成】青麻子枝、小荷叶、当归、甘草、陈桔皮、生姜。(中医方剂大辞典)

青葙子丸 qing xiang zi wan

【英文名】Qing Xiang Zi Pill

【组成】(1)青葙子、川大黄、黄连、黄芩、川升麻、栀子仁、兔肝、川朴消、苦参。(中医方剂大辞典)(2)青葙子、槐子、覆盆、地肤子、菥蓂子、车前子。(中医方剂大辞典)(3)青葙子、龙胆、黄芩、栀子仁、苦参、黄柏、栝楼、黄连。(中医方剂大辞典)(4)青葙子、蓝实、枳壳、大黄、菊花、甘草、草决明、黄连、茺蔚子、细辛、麻黄、车前子、鲤鱼胆、鸡胆、羚羊角。(中医方剂大辞典)(5)青葙子、犀角、白茯苓、羌活、槐子、桑根白皮、麻黄、羚羊角、大黄。(中医方剂大辞典)(6)青葙子、牡丹皮、地骨皮、杜仲、赤芍药、黄连、地龙、川芎。(中医方剂大辞典)(7)青葙子、蕤仁、人参、地骨皮、麦门冬、赤茯苓、泽泻、前胡、枳壳、甘草、菊花、防风、黄连。(中医方剂大辞典)(8)青葙子、五味子、菟丝子、地骨皮、生干地黄、决明子、葶苈子、车前子、麦门冬、地肤子、萎蕤、赤茯苓、子芩、泽泻、防风、兔肝、杏仁、细辛、桂。(中医方剂大辞典)(9)青葙子、桂、葶苈、熟干地黄、细辛、茺蔚子、枸杞子、决明子、五味子、白茯苓、黄芩、防风、地肤子、泽泻、麦门冬、车前子、菟丝子、兔肝。(中医方剂大辞典)(10)青葙子、车前子、细辛、生干地黄、泽泻、菟丝子、防风、赤茯苓、茺蔚子、五味子、人参。(中医方剂大辞典)(11)青葙子、蚺蛇胆、熊胆、马牙消、龙脑。(中医方剂大辞典)(12)青葙子、甜瓜子仁、菟丝子、白蒺藜、面曲、乌梅肉、桂心、蔓菁子、决明子、牡荆子、茺蔚子、枸杞子、萤火虫、地肤子、柏子仁、川大黄、蕤仁、细辛。(中医方剂大辞典)(13)青葙子、决明子、甜葶苈、车前子、细辛、五味子、麦门冬、生干地黄、枸杞子、茺蔚子、防风、泽泻、地肤子、桂心、菟丝子、兔肝。(中医方剂大辞典)(14)青葙子、决明子、黄连、人参、苦参、防风、地骨皮、白鲜皮、川升麻、玄参、车前子、川大黄、枳壳、栀子仁、秦艽、茯神、龙胆、黄芩。(中医方剂大辞典)(15)青葙子、枸杞子、泽泻、麦门冬、生干地黄、防风、细辛、枳壳、石决明、车前子、黄连、茺蔚子。(中医方剂大辞典)

青葙子汤 qing xiang zi tang

【英文名】Qing Xiang Zi Decoction

【组成】青葙子、蕤仁、白茯苓、车前子、萎蕤、黄连、秦皮、山栀子仁、秦苏、甘菊花、黄芩、甘草。(中医方剂大辞典)

青葙子散 qing xiang zi san

【英文名】Qing Xiang Zi Powders

【异名】青葙散(中医方剂大辞典、圣惠)

【组成】(1)青葙子、玄参、人参、白术、干地黄、地骨皮、白茯苓、川芎、川羌活、珍珠子、防风、甘草。(中医方剂大辞典)(2)青葙子、羌活、防风、石决明、甘草、乌贼鱼骨、蚕蜕、蝉蜕、蛇蜕皮、荆芥穗、苍术。(中医方剂大辞典)(3)青葙、藿芦、狼牙、桔皮、萹蓄。(中医方剂大辞典)(4)青葙子、决明子、黄连、秦艽、前胡、大黄、黄芩、升麻、栀子仁、秦皮、枳壳、地骨皮、玄参、赤芍药、羚羊角、车前子、菊花、甘草。(中医方剂大辞典)(5)青葙子、黄连、郁金、栀子仁、射干、川芎、防风、地骨皮、甘草。(中医方剂大辞典)(6)青葙子、雄黄、硫黄、芜荑仁、雷丸、苦参、狼牙、藜芦。(中医方剂大辞典)(7)青葙子、苦参、甘草。(中医方剂大辞典)(8)青葙子、苦参、黄连、萹竹、狼牙草、雷丸、雄黄、桃仁。(中医方剂大辞典)

青蒿饮子 qing hao yin zi

【英文名】Qing Hao Drink

【异名】青蒿饮(中医方剂大辞典、十便良方);青蒿膏(中医方剂大辞典、医学入门)

【组成】(1)青蒿、猪胆、杏仁。(中医方剂大辞典)(2)青蒿、童便。(中医方剂大辞典)(3)青蒿、柳嫩枝、栀子仁、乌梅肉、甘草、木香、桃嫩枝。(中医方剂大辞典)

青蒿点汤 qing hao dian tang

【英文名】Qing Hao Dian Decoction

【组成】苦蒿头。(中医方剂大辞典)

青蒿涂方 qing hao tu fang

【英文名】Qing Hao Paste

【组成】青蒿。(中医方剂大辞典)

青蒿素栓 qing hao su shuan

【英文名】Qing Hao Su Suppository

【组成】青蒿素。(新中医 1988,(1))

青蒿煎丸 qing hao jian wan

【英文名】Qing Hao Qian Pill

【异名】青蒿丸(中医方剂大辞典、普济方)

【组成】(1)青蒿汁、薄荷汁、生地黄汁、童便、朱砂、桃仁、柴胡、鳖甲。(中医方剂大辞典)(2)青蒿、甘草、杏仁、柴胡、鳖甲、蜜。(中医方剂大辞典)

青硼砂散 qing peng sha san

【英文名】Qing Peng Sha Powders

【组成】防风、白茯苓、五倍子、牙消、甘草、薄荷叶、白矾、紫河车。(中医方剂大辞典)

青解毒丸 qing jie du wan

【英文名】Qing Jie Du Pill

【组成】寒水石、石膏、青黛。(中医方剂大辞典)

青薄合剂 qing bo he ji

【英文名】Qing Bo Mixture

【组成】蒲公英、大青叶。(上海中医药杂志 1963,(2))

青桔皮丸 qing ju pi wan

【英文名】Qing Ju Pi Honeyed Pill

【组成】(1)青桔皮、木香、牵牛子。(中医方剂大辞典)(2)青桔皮、当归、枳壳、干漆、附子、木香、白术、桃仁、桂心、川椒、川大黄、厚朴。(中医方剂大辞典)(3)青桔皮、桂心、当归、诃黎勒皮、吴茱萸、细辛、白术、枳壳、萝卜子、木香、蓬莪术、槟榔。(中医方剂大辞典)

青桔皮散 qing ju pi san

【英文名】Qing Ju Pi Powders

【组成】(1)青桔皮、葛根、砂仁。(中医方剂大辞典)(2)青桔皮、大戟、白茯苓、枳壳、当归、黄芪、甘遂、桂、人参、牛膝。(中医方剂大辞典)(3)青桔皮、桔梗、赤芍药。(中医方剂大辞典)(4)青桔皮、木香、蓬莪术、桂心、干姜、当归、乌药、紫苏子、桃仁。(中医方剂大辞典)(5)青桔皮、蓬莪术、附子、桂心、高良姜、当归。(中医方剂大辞典)(6)青桔皮、半夏、紫苏子、五味子、杏仁、槟榔、枳壳、甘草。(中医方剂大辞典)(7)青桔皮、甘草、诃黎勒皮、紫苏茎叶、枇杷叶。(中医方剂大辞典)

青橘煮散 qing ju zhu san

【英文名】Qing Ju Decoction

【组成】青桔皮、益智、乌头、槟榔、威灵仙、蓬莪术、桂。(中医方剂大辞典)

青黛二号 qing dai er hao

【英文名】Qing Dai Er Hao Prescription

【组成】青黛。(辽宁中医杂志 1986,(10))

青礞石丸 qing meng shi wan

【英文名】Qing Meng Shi Paste Pill

【组成】(1)青礞石、木香、干姜、京三棱、枳壳、皂角、丁香、巴豆。(中医方剂大辞典)(2)青礞石、半夏、风化消、陈皮、白术、茯苓、黄芩。(中医方剂大辞典)(3)南星、半夏、黄芩、茯苓、枳实、法制消、礞石。(中医方剂大辞典)(4)硫黄、青礞石、五灵脂、锅底墨、白丁香。(中医方剂大辞典)

青囊药酒 qing nang yao jiu

【英文名】Qing Nang Wine

【组成】苍术、乌药、牛膝、杜仲、陈皮、厚朴、当归、枳壳、独活、槟榔、木瓜、川芎、白芍、桔梗、白芷、茯苓、半夏、麻黄、肉桂、防己、甘草。(中医方剂大辞典)

青云生肌膏 qing yun sheng ji gao

【英文名】Qing Yun Sheng Ji Plaster

【组成】水银、桂皮、朱砂、黄蜡、松香、真油。(中医方剂大辞典)

青云独步丹 qing yun du bu dan

【英文名】Qing Yun Du Bu Pellet

【组成】赤白何首乌、当归身、赤茯苓、白茯苓、补骨脂、甘杞子、菟丝子、怀牛膝、怀生地黄、真没药。(中医方剂大辞典)

青风还睛散 qing feng huan jing san

【英文名】Qing Feng Huan Jing Powders

【组成】茯苓、人参、防风、地骨皮、车前子、羌活、川芎、细辛。(中医方剂大辞典)

青龙五生膏 qing long wu sheng gao

【英文名】(1)Qing Long Wu Sheng Ointment(2)Qing Long Wu Sheng Plaster

【组成】(1)生梧桐皮、生龙胆、生桑白皮、生青竹茹、生柏白皮、蜂房、猬皮、蛇蜕皮、雄黄、雌黄、蜀椒、附子、芎䓖。(中医方剂大辞典)(2)丹砂、雄黄、川芎、椒、防已、龙胆、梧桐皮、柏皮、青竹茹、桑白皮、蜂房、猬皮、蛇蜕皮。(中医方剂大辞典)

青龙白虎汤 qing long bai hu tang

【英文名】Qing Long Bai Hu Decoction

【组成】橄榄、生芦菔。(中医方剂大辞典)

青龙妙应丸 qing long miao ying wan

【英文名】Qing Long Miao Ying Paste Pill

【异名】妙应丸(中医方剂大辞典、得效)

【组成】穿山甲、全蝎、地龙、蜈蚣、麝香、草乌、没药、乳香、松香、斑蝥、白僵蚕、五灵脂。(中医方剂大辞典)

青龙蛇药片 qing long she yao pian

【英文名】Qing Long She Yao Tablet

【组成】青木香、龙胆、盐酸小檗硷、黄柏等。

青龙银杏酒 qing long yin xing jiu

【英文名】Qing Long Yin Xing Wine

【组成】天棚草、银杏。(中医方剂大辞典)

青民羚羊汤 qing min ling yang tang

【英文名】Qing Min Ling Yang Decoction

【组成】羚羊角、元参、地骨皮、车前子、川芎、羌活、细辛。(中医方剂大辞典)

青皮甘草散 qing pi gan cao san

【英文名】Qing Pi Gan Cao Powders

【异名】青甘散(中医方剂大辞典、仙拈集)

【组成】青皮、甘草。(中医方剂大辞典)

青皮白芍汤 qing pi bai shao tang

【英文名】Qing Pi Bai Shao Decoction

【组成】青皮、白芍、柴胡、山栀、人参、白术、茯苓、甘草。(中医方剂大辞典)

青皮安胎饮 qing pi an tai yin

【英文名】Qing Pi An Tai Drink

【组成】柴胡、青皮、草果、白术、黄芩、茯苓、厚朴、甘草。(中医方剂大辞典)

青皮注射液 qing pi zhu she ye

【英文名】Qing Pi Injection

【组成】青皮。(中西医结合杂志 1981,4(3))

青竹大豆油 qing zhu da dou you

【英文名】Qing Zhu Da Dou Oil

【组成】青竹筒、黑豆。(中医方剂大辞典)

青州白丸子 qing zhou bai wan zi

【英文名】Qing Zhou Bai Pill

【组成】(1)半夏、枳壳、桔梗、陈皮、木通、黄芩、麻黄、紫苏、防风、甘草。(中医方剂大辞典)(2)半夏、川乌头、南星、白附子。(中医方剂大辞典)

青羊补肝汤 qing yang bu gan tang

【英文名】Qing Yang Bu Gan Decoction

【组成】大熟地、菟丝子、沙苑子、枸杞、苍术、云苓、楮实子、柴胡、冬虫草、羊肝。(中医方剂大辞典)

青花龙骨汤 qing hua long gu tang

【英文名】Qing Hua Long Gu Decoction

【组成】龟版、桑螵蛸壳、青花龙骨、抱木茯神、人参、当归。(中医方剂大辞典)

青灵百合汤 qing ling bai he tang

【英文名】Qing Ling Bai He Decoction

【组成】百合、乌药、蒲公英、炒青皮、炒五灵脂。(云南中医杂志 1987,8(6))

青松叶浸酒 qing song ye jin jiu

【英文名】Qing Song Ye Jin Wine

【组成】青松叶。(中医方剂大辞典)

青果止嗽丸 qing guo zhi sou wan

【英文名】Qing Guo Zhi Sou Honeyed Pill

【组成】青果、枇杷叶、冬花、百合、川贝母、黄芩、知母、杏仁、麻黄、法半夏。(中医方剂大辞典)

青金九龙膏 qing jin jiu long gao

【英文名】Qing Jin Jiu Long Plaster

【组成】香白芷、巴豆、蓖麻仁、木鳖子、槐条、柳条、乳香、没药、白矾、黄丹、香油。(中医方剂大辞典)

青金木香丸 qing jin mu xiang wan

【英文名】Qing Jin Mu Xiang Paste Pill

【组成】硫黄、水银、木香、吴茱萸。(中医方剂大辞典)

青金定命丸 qing jin ding ming wan

【英文名】Qing Jin Ding Ming Pill

【组成】胡黄连、芦荟、青黛、白槟榔、肉豆蔻、诃黎勒、木香、麝香、丹砂、密陀僧、丁香、红雪、鹤虱。(中医方剂大辞典)

青金定命丹 qing jin ding ming dan

【英文名】Qing Jin Ding Ming Pellet

【组成】水银、辰砂、全蝎、天南星、犀角屑、天麻、白附子、白僵蚕、青黛、麝香。(中医方剂大辞典)

青金泻白散 qing jin xie bai san

【英文名】Qing Jin Xie Bai Powders

【组成】桑皮、地骨皮、甘草、黄芩、山栀。(中医方剂大辞典)

青盲康复丸 qing mang kang fu wan

【英文名】Qing Mang Kang Fu Pill

【组成】黄芪、枸杞、紫河车、茺蔚子、丹参、水蛭、羊脊髓。(中西医结合眼科 1991,9(2))

青草苍柏汤 qing cao cang bai tang

【英文名】Qing Cao Cang Bai Decoction

【组成】苍术、黄柏、青皮、甘草。(中医方剂大辞典)

青要结肠丸 qing yao jie chang wan

【英文名】Qing Yao Jie Chang Honeyed Pill

【组成】苦参、桔皮、阿胶、独活、芍药、黄连、蓝青、鬼臼、黄柏、甘草。(中医方剂大辞典)

青香金龙汤 qing xiang jin long tang

【英文名】Qing Xiang Jin Long Decoction

【组成】大青叶、藿香、金银花、地龙、菊花、杏仁、竹叶、桑叶、甘草。(山东中医杂志 1989,8(1))

青莲摩顶膏 qing lian mo ding gao

【英文名】Qing Lian Mo Ding Plaster

【组成】生油、真酥、莲子草汁、吴蓝、大青、葳蕤、槐子仁、山栀子仁、淡竹叶、长理石、盐花、曾青、川朴消。(中医方剂大辞典)

青盐下气丸 qing yan xia qi wan

【英文名】Qing Yan Xia Qi Paste Pill

【组成】茴香、木香、荜澄茄。(中医方剂大辞典)

青盐椒附丸 qing yan jiao fu wan

【英文名】Qing Yan Jiao Fu Paste Pill

【组成】青盐、香附子、川椒、附子、茴香、陈桔皮、延胡索、苍术。(中医方剂大辞典)

青桔连翘饮 qing ju lian qiao yin

【英文名】Qing Ju Lian Qiao Drink

【组成】青皮、瓜蒌、橘叶、连翘、桃仁、皂角刺、柴胡、甘草。(中医方剂大辞典)

青铅六味饮 qing qian liu wei yin

【英文名】Qing Qian Liu Wei Drink

【组成】熟地、萸肉、茯苓、山药、丹皮、泽泻、青铅。(中医方剂大辞典)

青黄消毒散 qing huang xiao du san

【英文名】Qing Huang Xiao Du Powders

【组成】雄黄、大小青、八角茴香。(中医方剂大辞典)

青蒿乌鸡丸 qing hao wu ji wan

【英文名】Qing Hao Wu Ji Paste Pill

【组成】青蒿、香附子、蕲艾、秦当归、牡丹皮、地骨皮、白芍药、黄芪、茯苓、人参、白术、川芎、鳖甲。(中医方剂大辞典)

青蒿防痿汤 qing hao fang wei tang

【英文名】Qing Hao Fang Wei Decoction

【组成】人参、青蒿、半夏、陈皮、干葛。(中医方剂大辞典)

青蒿芩芍汤 qing hao qin shao tang

【英文名】Qing Hao Qin Shao Decoction

【组成】青蒿、白芍、黄芩、知母、贝母、生地、杏仁、橹豆皮、神曲、竹叶。(中医方剂大辞典)

青蒿滑石汤 qing hao hua shi tang

【英文名】Qing Hao Hua Shi Decoction

【组成】青蒿、滑石、川朴、建曲、扁豆衣、银花露、甘草、知母、杏泥、酒芩、通草、荷叶边。(中医方剂大辞典)

青蒿截疟丸 qing hao jie nue wan

【英文名】Qing Hao Jie Nue Pill

【组成】青蒿、青皮、川贝母、槟榔、厚朴、神曲、半夏、甘草。(中医方剂大辞典)

青蒿鳖甲片 qing hao bie jia pian

【英文名】Qing Hao Bie Jia Tablet(药品标准－中药成方制剂标准)

【组成】青蒿、鳖甲胶、地黄、知母、牡丹皮。(药品标准－中药成方制剂标准 1993 年)

青蒿鳖甲汤 qing hao bie jia tang

【英文名】Qing Hao Bie Jia Decoction

【异名】青蒿鳖甲煎(中医方剂大辞典、湿温时疫治疗法)

【组成】(1)青蒿、桑叶、丹皮、花粉、鳖甲、知母。(中医方剂大辞典)(2)青蒿、鳖甲、细生地、知母、丹皮。(中医方剂大辞典)

青蒿鳖甲散 qing hao bie jia san

【英文名】Qing Hao Bie Jia Honeyed Pill

【组成】人参、黄芪、白术、生地黄、鳖甲、龟版胶、青蒿穗、地骨皮、秦艽、知母、川芎、牡丹皮、黄柏。(中医方剂大辞典)

青粱子米粥 qing liang zi mi zhou

【英文名】Qing Liang Zi Mi Gruel

【组成】青粱米、葱白。(中医方剂大辞典)

青黛三圣丸 qing dai san sheng wan

【英文名】Qing Dai San Sheng Paste Pill

【组成】青黛、牵牛末、腻粉。(中医方剂大辞典)

青黛木香丸 qing dai mu xiang wan

【英文名】Qing Dai Mu Xiang Honeyed Pill

【组成】木香、青黛、槟榔、肉豆蔻、麝香、续随子、蛤蟆。(中医方剂大辞典)

青黛加味片 qing dai jia wei pian

【英文名】Qing Dai Jia Wei Tablet

【组成】青黛、山药、硼砂、明矾、木香、地榆。(中医杂志 1984,(12))

青黛石膏汤 qing dai shi gao tang

【英文名】Qing Dai Shi Gao Decoction

【组成】青黛、鲜生地、生石膏、升麻、黄芩、焦栀子、葱头。(中医方剂大辞典)

青黛冰硼散 qing dai bing peng san

【英文名】Qing Dai Bing Peng Powders

【组成】老片、青黛、硼砂、川连、中白、甘草、煅石膏。(中医方剂大辞典)

青黛豆豉汤 qing dai dou chi tang

【英文名】Qing Dai Dou Chi Decoction

【组成】青黛、山栀仁、黄芩、升麻、生地黄、豆豉、石膏、杏仁、葱白。(中医方剂大辞典)

青黛枯椒散 qing dai ku jiao san

【英文名】Qing Dai Ku Jiao Powders

【组成】青黛、枯矾、花椒、雄黄、轻粉、硫黄、黄连、黄柏。(中草药 1990,11(2))

青黛胆星汤 qing dai dan xing tang

【英文名】Qing Dai Dan Xing Decoction

【组成】胆星汤、青黛。(中医方剂大辞典)

青黛海石丸 qing dai hai shi wan

【英文名】Qing Dai Hai Shi Pill

【组成】青黛、海石、瓜蒌仁、川贝母。(中医方剂大辞典)

青黛蛤粉丸 qing dai ge fen wan

【英文名】Qing Dai Ge Fen Honeyed Pill

【组成】青黛、蛤粉。(中医方剂大辞典)

青黛雄黄散 qing dai xiong huang san

【英文名】Qing Dai Xiong Huang Powders

【组成】青黛、雄黄。(中医方剂大辞典)

青黛蟾蜍膏 qing dai chan chu gao

【英文名】Qing Dai Chan Chu Plaster

【组成】青黛、冰片、红芽、大戟、蟾蜍。(辽宁中医杂志 1991,(1))

青藤风湿酒 qing teng feng shi jiu

【英文名】Qing Teng Feng Shi Wine(药品标准－中药成方制剂标准)

【组成】三叶青藤、九层风、红鱼眼、大风艾、红杜仲、两面针。(药品标准－中药成方制剂标准 1998 年)

青囊虎潜酒 qing nang hu qian jiu

【英文名】Qing Nang Hu Qian Wine

【异名】虎潜酒(中医方剂大辞典、喻选古方试验)

【组成】虎胫骨、龟版、破故纸、牛膝、生地、骨碎补、枸杞子、当归、川羌活、独活、川续断、桑寄生、海风藤、红花、白茯苓、杜仲、川芎、丹参、滴乳香、没药、赤何首乌、小茴香、狗脊。(中医方剂大辞典)

青丸子返童散 qing wan zi fan tong san

【英文名】Qing Wan Zi Fan Tong Powders

【组成】天门冬、人参、白茯苓、麦门冬、白菊花。(中医方剂大辞典)

青木香一物汤 qing mu xiang yi wu tang

【英文名】Qing Mu Xiang Yi Wu Decoction

【异名】青木香煎(中医方剂大辞典、松峰说疫)

【组成】青木香。(中医方剂大辞典)

青板银翘合剂 qing ban yin qiao he ji

【英文名】Qing Ban Yin Qiao Mixture

【组成】大青叶、板蓝根、银花、连翘、青蒿、地骨皮粉、丹皮、白薇、柴胡、地龙、黄芩、淡竹叶。(成都中医学院学报 1985,(3))

青州谢家白丸子 qing zhou xie jia bai wan zi

【英文名】Qing Zhou Xie Jia Bai Paste Pill

【组成】圆白大半夏、真川乌、白附子、圆白天南星、天麻、全蝎。(中医方剂大辞典)

青城山葛真人秋乳丹 qing cheng shan ge zhen ren qiu ru dan

【英文名】Qing Cheng Shan Ge Zhen Ren Qiu Ru Pellet

【组成】秋石、钟乳粉、云母粉、牡蛎、寒水石。(中医方剂大辞典)

青娥丸加黄柏知母方 qing e wan jia huang bai zhi mu fang

【英文名】Qing E Wan Jia Huang Bai Zhi Mu Prescription

【组成】破故纸、川萆薢、杜仲、黄柏、知母、牛膝、胡桃肉。(中医方剂大辞典)

责毒汤 ze du tang

【英文名】Ze Du Decoction

【组成】罂粟壳、地榆、白术、诃子、青皮、甘草、当归、紫桔叶。(中医方剂大辞典)

责黛散 ze dai san

【英文名】Ze Dai Powders

【组成】青黛、煅石膏、冰片、黄柏、枯矾、琥珀粉。(四川中医 1989,7)

表里汤 biao li tang

【英文名】Biao Li Decoction

【组成】桂枝、麻黄、大黄、甘草。(中医方剂大辞典)

表解散 biao jie san

【英文名】Biao Jie Powders

【组成】(1)白附子、防风、川芎、全蝎、麻黄、荆芥、红花、当归、蝉蜕、薄荷、羌活、茯苓、甘草、升麻、朱砂、麝香。(中医方剂大辞典)(2)桔梗、干葛、石膏、麻黄、升麻、赤芍药、甘草。(中医方剂大辞典)

表邪降火汤 biao xie jiang huo tang

【英文名】Biao Xie Jiang Huo Decoction

【组成】薄荷、陈皮、苍术、麻黄、桂枝、杏仁、腹皮、苏叶、甘草、生姜。(中医方剂大辞典)

表里分消汤 biao li fen xiao tang

【英文名】Biao Li Fen Xiao Decoction

【组成】麻黄、生石膏、滑石、阿斯匹林。(中医方剂大辞典)

表里双清汤 biao li shuang qing tang

【英文名】Biao Li Shuang Qing Decoction

【组成】薄荷、延胡索、五灵脂、麻黄、桂枝、广木香、厚朴、枳实、通草。(中医方剂大辞典)

表里双解汤 biao li shuang jie tang

【英文名】Biao Li Shuang Jie Decoction

【组成】薄荷、荆芥、桑皮、银花、酒黄芩、石膏、酒大黄、赤芍、牡丹皮。(中医方剂大辞典)

表里双解剂 biao li shuang jie ji

【英文名】Superfices-interior resolving agents

【定义】指以解表药配合泻下药或清热药、温里药等组成,具有表里同治作用以治疗表里同病证的方剂。(方剂学)

表里兼顾汤 biao li jian gu tang

【英文名】Biao Li Jian Gu Decoction

【组成】大黄、人参、柴胡、甘草、丹皮。(中医方剂大辞典)

表实六合汤 biao shi liu he tang

【英文名】Biao Shi Liu He Decoction

【组成】川芎、当归、白芍、熟干地黄、麻黄、细辛。(中医方剂大辞典)

表虚六合汤 biao xu liu he tang

【英文名】Biao Xu Liu He Decoction

【组成】当归、川芎、白芍、熟干地黄、桂枝、地骨皮。(中医方剂大辞典)

表实感冒颗粒 biao shi gan mao ke li

【英文名】Biao Shi Gan Mao Granule(药品标准-中药成方制剂标准)

【组成】紫苏叶、葛根、白芷、麻黄、防风、桔梗、苦杏仁、生姜、甘草、桂枝、陈皮。(药品标准-中药成方制剂标准 1998 年)

表虚感冒颗粒 biao xu gan mao ke li

【英文名】Biao Xu Gan Mao Granule(药品标准-中药成方制剂标准)

【组成】桂枝、葛根、白芍、苦杏仁、生姜、大枣。(药品标准-中药成方制剂标准 1998 年)

奉贤丸 feng xian wan

【英文名】Feng Xian Honeyed Pill

【组成】仙鹤草、荷叶炭、陈棕炭、川贝母、化橘红、茅根炭、当归炭、旱三七、白及、莲蓬炭、驴皮胶、生地炭、侧柏炭、槐花炭、茜草炭、陈蜜、蒲黄炭、山栀炭、甘草炭。(中医方剂大辞典)

武八将丹 wu ba jiang dan

【英文名】Wu Ba Jiang Pellet

【组成】大穿山甲、五倍子、蝉衣、镜面雄黄、当门子、全蝎、白益母草、大蜈蚣、冰片。(中医方剂大辞典)

武红灵丹 wu hong ling dan

【英文名】Wu Hong Ling Pellet

【组成】朱砂、火消、硼砂、雄黄、金礞石、麝香、冰片、赤金。(中医方剂大辞典)

武红灵散 wu hong ling san

【英文名】Wu Hong Ling Powders(药品标准－中药成方制剂标准)

【异名】武红灵丹(药品标准－中药成方制剂标准)

【组成】麝香、蟾酥粉、冰片、硼砂、金礞石、雄黄、硝石、朱砂。(药品标准－中药成方制剂标准 1991 年)

武力拔寒散 wu li ba han san

【英文名】Wu Li Ba Han Powders(药品标准－中药成方制剂标准)

【组成】白花菜子、花椒。(药品标准－中药成方制剂标准 1994 年)

武当救世丸 wu dang jiu shi wan

【英文名】Wu Dang Jiu Shi Honeyed Pill

【组成】生何首乌、川芎、羌活、川乌、草乌、细辛、生甘、全蝎、荆芥、防风、天麻、当归、石斛、麻黄、茅山、苍术。(中医方剂大辞典)

武侯行军散 wu hou xing jun san

【英文名】Wu Hou Xing Jun Powders

【异名】行军散(中医方剂大辞典、行军方便便方)

【组成】麻黄、川芎、白芷、苏叶、石膏、甘草、绿豆粉。(中医方剂大辞典)

坯莲丸 pi lian wan

【英文名】Pi Lian Paste Pill

【组成】半夏、胡椒、丁香、莲子心。(中医方剂大辞典)

坯莲散 pi lian san

【英文名】Pi Lian Powders

【组成】(1)麻黄、人参、茯苓、白僵蚕、全蝎、天麻、白附子、甘草、朱砂、川乌。(中医方剂大辞典)(2)川乌头、大黄、雄黄、白附子、甘草、川芎、天麻、僵蚕、麝香、麻黄。(中医方剂大辞典)(3)全蝎、川乌、甘草、朱砂、大黄、羌活、川芎、麻黄、天麻、白僵蚕、脑、麝。(中医方剂大辞典)(4)枇杷叶、麦门冬、紫苏叶、丁香、石莲心、藿香叶、甘草。(中医方剂大辞典)

坤宁散 kun ning san

【英文名】Kun Ning Powders

【组成】乌药、厚朴、麦芽面、山楂肉、广木香、蓬莪术、京三棱。(中医方剂大辞典)

坤灵丸 kun ling wan

【英文名】Kun Ling Pill(药品标准－中药成方制剂标准)

【组成】香附、甘草、白薇、益母草、黄芪、鸡冠花、麦冬、五味子、地黄、红花、关木通、白术、赤石脂、茯苓、厚朴、肉苁蓉、白芍、香附、荆芥、牡丹皮、阿胶、当归、藁本、红参、鹿角胶、川贝母、没药、砂仁、延胡索、小茴香、龟甲胶、川芎。(药品标准－中药成方制剂标准 1995 年)

坤净栓 kun jing shuan

【英文名】Kun Jing Suppository(药品标准－中药成方制剂标准)

【组成】柴胡、火绒草、呋喃唑酮。(药品标准－中药成方制剂标准 1998 年)

坤宝丸 kun bao wan

【英文名】Kun Bao Pill

【组成】女贞子、生地黄、白芍、赤芍、旱莲草、珍珠母、酸枣仁、沙参、鸡血藤、桑叶、黄芩、菊花。(京卫药检字(198)37 号)

坤顺丸 kun shun wan

【英文名】Kun Shun Honeyed Pill

【异名】参茸济阴坤顺丸(中医方剂大辞典、全国中药成药处方集)

【组成】鹿茸、五灵脂、石柱参、紫丹参、龟版胶、延胡索、鹿角胶、淡黄芩、阿胶、川断、潞党参、川芎、炙黄芪、醋制香附、西当归、炙甘草、大熟地、广郁金、川贝母、春砂仁、菟丝子、白芍、枸杞子、大黄炭、白茯苓、陈皮、白术、上肉桂。(中医方剂大辞典)

坤顺丹 kun shun dan

【英文名】Kun Shun Pellet

【异名】八宝坤顺丹(中医方剂大辞典、北京市中药成方选集)

【组成】益母草、全当归、南白芍、条芩、白术、白茯苓、大生地、大熟地、香附、广木香、川芎、砂仁、广橘红、甘草、乌药、人参、真阿胶、全紫苏、川牛膝、琥珀、沉香。(中医方剂大辞典)

坤顺汤 kun shun tang

【英文名】Kun Shun Decoction

【组成】党参、茯苓、白术、甘草、山药、花粉、石斛、料豆、川断、牛膝、红枣、莲子。(中医方剂大辞典)

坤髓膏 kun sui gao

【英文名】Kun Sui Ointment

【组成】黄牛骨髓、山药、炼白蜜。(中医方剂大辞典)

坤元是保丹 kun yuan shi bao dan

【英文名】Kun Yuan Shi Bao Pellet

【组成】飞青黛、伏龙肝。(中医方剂大辞典)

坤月安颗粒 kun yue an ke li

【英文名】Kun Yue An Granule

【组成】白芍、酸枣仁、桑寄生、续断、麦冬、石斛、菊花、蒺藜、黄芩、栀子等。((98)卫药准字 Z-025 号)

坤厚资生丸 kun hou zi sheng wan

【英文名】Kun Hou Zi Sheng Honeyed Pill

【组成】九制熟地、当归、白芍、川芎、白术、茺蔚子、香附、丹参。(中医方剂大辞典)

林钟丸 lin zhong wan

【英文名】Lin Zhong Paste Pill

【异名】甘连大黄丸(中医方剂大辞典、家塾方)

【组成】大黄、甘草、黄连。(中医方剂大辞典)

林檎散 lin qin san

【英文名】Lin Qin Powders

【组成】麻黄、肉桂、苍术、川大黄、干葛、石膏、山栀子、木通、瞿麦、甘草、前胡、川芎、藿香、川乌头。(中医方剂大辞典)

林丹软膏 lin dan ruan gao

【英文名】Lin Dan Ointmen

【组成】丙体六氯化苯。((87)皖卫药准字 151 号)

枇杷散 pi pa san

【英文名】Pi Pa Powders

【组成】(1)枇杷叶、白糖。(中医方剂大辞典)(2)枇杷叶、橘红、半夏、赤茯苓、人参、麦门冬、青竹茹、甘草。(中医方剂大辞典)

枇杷膏 pi pa gao

【英文名】Pi Pa Ointment

【组成】枇杷叶、大梨、白蜜、大枣、建莲肉。(中医方剂大辞典)

枇杷叶丸 pi pa ye wan

【英文名】Pi Pa Ye Pill

【组成】(1)枇杷叶、黄芩、甘草、天花粉。(中医方剂大辞典)(2)枇杷叶、山药、枸杞子、山茱萸、吴茱萸。(中医方剂大辞典)(3)枇杷叶、杏仁、半夏、丁香、木香、皂荚。(中医方剂大辞典)

枇杷叶汁 pi pa ye zhi

【英文名】Pi Pa Ye Juice

【组成】枇杷叶。(中医方剂大辞典)

枇杷叶汤 pi pa ye tang

【英文名】Pi Pa Ye Decoction

【异名】枇杷叶散(中医方剂大辞典、普济方)

【组成】(1)枇杷叶、陈桔皮、甘草。(中医方剂大辞典)(2)枇杷叶、厚朴、前胡、白术、人参、茯神、陈桔皮、半夏。(中医方剂大辞典)(3)苏子、贝母、桑叶、花粉、沙参、百合、薄荷、射干、前胡、枇杷叶。(中医方剂大辞典)(4)枇杷叶、丁香、人参、甘草、白茯苓。(中医方剂大辞典)(5)枇杷叶、半夏、陈桔皮、高良姜、丁香、甘草、槟榔。(中医方剂大辞典)

枇杷叶饮 pi pa ye yin

【英文名】Pi Pa Ye Drink

【组成】枇杷叶、芦根、人参。(中医方剂大辞典)

枇杷叶散 pi pa ye san

【英文名】Pi Pa Ye Powders

【异名】枇杷叶汤(中医方剂大辞典、圣济总录);枇杷叶煎(中医方剂大辞典、医统)

【组成】(1)枇杷叶、槟榔、赤茯苓、高良姜、陈桔皮、前胡、细辛、甘草。(中医方剂大辞典)(2)枇杷叶、前胡、半夏、人参、大腹皮、桂心、白茯苓、白术、陈桔皮、木香、甘草。(中医方剂大辞典)(3)枇杷叶、枳壳、人参、桂心、半夏、诃梨勒皮、甘草、赤茯苓。(中医方剂大辞典)(4)枇杷叶、前胡、槟榔、草豆蔻、人参、厚朴。(中医方剂大辞典)(5)枇杷叶、白术、陈桔皮、木香、大腹皮、半夏、赤茯苓、人参、厚朴、甘草、附子、枳壳。(中医方剂大辞典)(6)枇杷叶、麦门冬、葛根、人参、赤茯苓、甘草。(中医方剂大辞典)(7)枇杷叶、苡仁、麦冬、橘红。(中医方剂大辞典)(8)枇杷叶、山栀子、百部、槟榔。(中医方剂大辞典)(9)枇杷叶、山栀子。(中医方剂大辞典)(10)枇杷叶、半夏、麦门冬、人参、甘草、诃子目、藿香、枳壳、陈皮。(中医方剂大辞典)(11)批把叶、生姜、罂粟壳。(中医方剂大辞典)(12)枇杷叶、陈皮。(中医方剂大辞典)(13)丁香、干姜、半夏、沉香、枇杷叶、肉豆蔻、甘草、白豆蔻仁、陈皮、缩砂仁、茯神、白术、槟榔、青皮、木香。(中医方剂大辞典)(14)枇杷叶、前胡、赤茯苓、桂心、犀角屑、槟榔、桑根白皮、赤芍药、芦根。(中医方剂大辞典)(15)枇杷叶、木通、前胡、人参、麦门冬、麻仁、陈桔皮、犀角屑、赤茯苓。(中医方剂大辞典)(16)枇杷叶、人参、茯苓、茅根、半夏。(中医方剂大辞典)(17)人参、枇杷叶、白术、陈皮、前胡、藿香叶、白茯苓、桔梗、甘草、白豆蔻、半夏曲。(中医方剂大辞典)(18)枇杷叶、丁香、白茅根、人参。(中医方剂大辞典)(19)枇杷叶、陈皮、丁香、厚朴、白茅根、麦门冬、干木瓜、甘草、香薷。(中医方剂大辞典)(20)枇杷叶、人参、茯苓、白术、羌活、黄芪、甘草、半夏。(中医方剂大辞典)(21)枇杷叶、川升麻、人参、茅根、竹茹、贝母。(中医方剂大辞典)(22)枇杷叶、葛根、胡黄连、甘草、玄参、麦门冬。(中医方剂大辞典)(23)枇杷叶、母丁香。(中医方剂大辞典)(24)枇杷叶、红兰花、桂心、当归、赤芍药、人参、芦根、白术、枳壳。(中医方剂大辞典)(25)枇杷叶、麦门冬、厚朴、干葛根、陈桔皮、人参、甘草。(中医方剂大辞典)(26)枇杷叶、藿香、陈桔皮、半夏、麦门冬、诃梨勒、枳实、赤茯苓、甘草、人参。(中医方剂大辞典)(27)枇杷叶、半夏、前胡、赤茯苓、草豆蔻、人参、青桔皮、大腹皮、白术、厚朴。(中医方剂大辞典)(28)枇杷叶、人参、半夏、陈桔皮、白术。(中医方剂大辞典)(29)枇杷叶、人参、槟榔、半夏、桔梗、陈桔皮。(中医方剂大辞典)(30)枇杷叶、前胡、桂心、槟榔、陈桔皮、人参。(中医方剂大辞典)

枇杷叶粥 pi pa ye zhou

【英文名】Pi Pa Ye Gruel

【组成】枇杷叶、粳米、冰糖。(中医方剂大辞典)

枇杷叶膏 pi pa ye gao

【英文名】Pi Pa Ye Ointment

【异名】枇杷膏(中医方剂大辞典、全国中药成药处方集、北京市中药成方选集)

【组成】(1)枇杷叶。(中医方剂大辞典)(2)枇杷叶、川贝、莲子、麦冬、红枣、天冬、生地、玄参。(中医方剂大辞典)

枇杷叶露 pi pa ye lu

【英文名】Pi Pa Ye Distillate

【组成】鲜枇杷叶。(中医方剂大辞典)

枇杷蜜汤 pi pa mi tang

【英文名】Pi Pa Mi Decoction

【组成】枇杷叶。(中医方剂大辞典)

枇杷叶饮子 pi pa ye yin zi

【异名】枇杷茅根汤(中医方剂大辞典、伤寒总病论)(2)枇杷茅根煎(中医方剂大辞典、松峰说疫)

【英文名】Pi Pa Ye Drink

【组成】枇杷叶、茅根。(中医方剂大辞典)

枇杷叶糖浆 pi pa ye tang jiang

【英文名】Pi Pa Ye Syrup(药品标准－中药成方制剂标准)

【组成】枇杷叶。(药品标准－中药成方制剂标准 1997 年)

枇杷地榆液 pi pa di yu ye

【英文名】Pi Pa Di Yu Decoction

【组成】枇杷叶、地榆。(中医方剂大辞典)

枇杷清肺饮 pi pa qing fei yin

【英文名】Pi Pa Qing Fei Drink

【组成】枇杷叶、桑白皮、黄连、黄柏、人参、甘草。(中医方剂大辞典)

枇杷止咳冲剂 pi pa zhi ke chong ji

【英文名】Pi Pa Zhi Ke Granule(药品标准－中药成方制剂标准)

【组成】枇杷叶、罂粟壳、百部、白前、桑白皮、桔梗、薄荷脑。(药品标准－中药成方制剂标准 1992 年)

枇杷止咳胶囊 pi pa zhi ke jiao nang

【英文名】Pi Pa Zhi Ke Capsule(药品标准－中药成方制剂标准)

【组成】枇杷叶、百部、罂粟壳、白前、桑白皮、桔梗、薄荷脑。(药品标准－中药成方制剂标准 1998 年)

枇杷止咳颗粒 pi pa zhi ke ke li

【英文名】Pi Pa Zhi Ke Granule(药品标准－中药成方制剂标准)

【组成】枇杷叶、婴粟壳、百部、白前、桑白皮、桔梗、薄荷脑。(药品标准－中药成方制剂标准 1998 年)

枇杷止咳糖浆 pi pa zhi ke tang jiang

【英文名】Pi Ba Zhi Ke Syrup

【组成】楷杷叶、桔梗、连钱草、石南藤。(《福建省药品标准》(1977 年))

枇杷叶前胡散 pi pa ye qian hu san

【英文名】Pi Pa Ye Qian Hu Powders

【异名】枇杷饮(中医方剂大辞典、圣济总录)(2)枇杷叶汤(圣济总录、中医方剂大辞典)(3)枇杷前胡汤(圣济总录、中医方剂大辞典)

【组成】枇杷叶、前胡、人参、茯苓、五味子、桔梗、白术、厚朴、白芷、防风、当归、芍药、牡丹皮、鳖甲、甘草、枳壳、半夏、知母、藿香、泽泻、木香、大腹皮、木通、荆三棱、诃子皮。(中医方剂大辞典)

杵糠丸 chu kang wan

【英文名】Chu Kang Honeyed Pill

【组成】碓杵头、细糠。(中医方剂大辞典)

枨汤 cheng tang

【英文名】Cheng Tang Powders

【组成】枨曲、甘草、檀香、白盐。(中医方剂大辞典)

板蓝根片 ban lan gen pian

【英文名】Ban Lan Gen Tablet(药品标准－中药成方制剂标准)

【组成】板蓝根。(药品标准－中药成方制剂标准 1991 年)

板篮根汤 ban lan gen tang

【英文名】Ban Lan Gen Decoction

【组成】(1)板蓝根、生黄芪、枳壳、黄柏、秦艽、甘草。(内蒙古中医药 1992,11(2))(2)板蓝根、山豆根、桔梗、生甘草。(新医药学杂志 1975,(2))(3)板蓝根、银花、连翘、蒲公英、车前子、泽泻、黄芩、夏枯草、薄荷、茯苓、冬瓜皮。(中医方剂大辞典)

板蓝根液 ban lan gen ye

【英文名】Ban Lan Gen Injection

【组成】板蓝根。(中医杂志 1987,(3))

板兰根冲剂 ban lan gen chong ji

【英文名】Ban Lan Gen Medicinal Instant Granule

【组成】(1)板蓝根。((91)吉卫药准字 4172、(92)滇卫药准字第 44Z 第 440 号、(92)滇卫药准字 27Z 第 981 号、(92)闽卫药准字 21 号、(90)京卫药准字、

(93)ZZ－0160－京卫药准字、(92)滇卫药准字9203Z第568号、(93)浙卫药准字0287－3号、(87)京卫药准字第114号、(93)陕卫药准字第00211号、(89)京卫药准字第068号)(2)北板兰根((89)赣卫药准字第43－25号)(3)板蓝根、大青叶。((84)粤卫药准字第K1－002号)

板兰根糖浆 ban lan gen tang jiang

【英文名】Ban Lai Gen Syrup

【组成】板兰根。

板蓝根复方 ban lan gen fu fang

【英文名】Ban Lan Gen Decoction

【组成】板蓝根、蒲公英、连翘、黄芩、朱茯神、柏子仁、茯苓、甘草。(中医方剂大辞典)

板蓝根糖浆 ban lan gen tang jiang

【英文名】Ban Lan Gen Syrup(药品标准－中药成方制剂标准)

【组成】板蓝根。(药品标准－中药成方制剂标准1991年)

板蓝大青颗粒 ban lan da qing ke li

【英文名】Ban Lan Da Qing Granule(药品标准－中药成方制剂标准)

【组成】板蓝根、大青叶。(药品标准－中药成方制剂标准1998年)

板兰根干糖浆 ban lan gen gan tang jiang

【英文名】Ban Lan Gen Gan Syrup

【组成】板蓝根。

板蓝根干糖浆 ban lan gen gan tang jiang

【英文名】Ban Lan Gen Gan Syrup

【组成】板蓝根、淀粉、糖粉、菠萝香精油。(中医方剂大辞典)

板兰根注射液 ban lan gen zhu she ye

【英文名】Ban Lan Gen Injection

【组成】(1)板兰根。((81)鲁卫药准字第814－9号)(2)板蓝根。((89)鄂卫药准字38号)

板蓝根注射液 ban lan gen zhu she ye

【英文名】Ban Lan Gen Injection

【组成】板蓝根。(药品标准－中药成方制剂标准1998年)

松膏 song gao

【英文名】Song Ointment

【组成】松脂。(中医方剂大辞典)

松子丸 song zi wan

【英文名】Song Zi Honeyed Pill

【组成】(1)松子、白茯苓、麦门冬、柏子仁、薯蓣、枸杞子、五味子、菌桂、山茱萸、覆盆子、熟干地黄、泽泻、女贞实、石南、黄芪、远志、肉苁蓉、石斛、杜仲、甘草。(中医方剂大辞典)(2)松子、菊花。(中医方剂大辞典)

松子粥 song zi zhou

【英文名】Song Zi Gruel

【异名】松子仁粥(中医方剂大辞典、中国医学大辞典)

【组成】松子。(中医方剂大辞典)

松云散 song yun san

【英文名】Song Yun Powders

【组成】松皮炭、檀香、轻粉、黄丹、铜绿、枯矾、黄柏、密陀僧。(中医方剂大辞典)

松毛酒 song mao jiu

【英文名】Song Mao Wine

【组成】松毛。(中医方剂大辞典)

松节酒 song jie jiu

【英文名】Song Jie Wine

【组成】(1)松节。(中医方剂大辞典)(2)松节、糯米、细曲。(中医方剂大辞典)(3)松节、生干地黄、桂心、秦艽、防风、牛蒡根、丹参、萆薢、苍耳子、独活、大麻仁、牛膝。(中医方剂大辞典)(4)松节、猪椒叶、柏子仁、天雄、萆薢、川芎、防风、人参、独活、秦艽、茵芋、磁石。(中医方剂大辞典)

松节散 song jie san

【英文名】Song Jie Powders

【异名】松节黄散(中医方剂大辞典、同寿录);松节汤(中医方剂大辞典、圣济总录)

【组成】(1)肥松节、细辛、胡桐泪、蜀椒。(中医方剂大辞典)(2)松节、羖羊屎、白矾。(中医方剂大辞典)(3)松节、桑白皮、蚕砂、香附子、朴消。(中医方剂大辞典)(4)松节、槟榔、紫苏、桑白皮、川芎、甘草。(中医方剂大辞典)(5)松节、乳香。(中医方剂大辞典)(6)黄松木节。(中医方剂大辞典)

松节煎 song jie jian

【英文名】Song Jie Decoction

【组成】油松节、绿豆、胡椒。(中医方剂大辞典)

松节汤 song jie tang

【英文名】Song Jie Decoction

【组成】(1)松节、桑根白皮、紫苏叶、甘草、槟榔。(中医方剂大辞典)(2)松节。(中医方剂大辞典)

松叶汤 song ye tang

【英文名】Song Ye Decoction

【组成】松叶。(中医方剂大辞典)

松叶酒 song ye jiu

【英文名】Song Ye Wine

【组成】(1)松叶、乌头、羌活。(中医方剂大辞典)(2)松叶。(中医方剂大辞典)

松叶散 song ye san

【英文名】Song Ye Powders

【组成】松叶、墨、紫葛。(中医方剂大辞典)

松叶膏 song ye gao

【英文名】Song Ye Plaster

【异名】松脂膏(中医方剂大辞典、崔氏方)

【组成】(1)松叶、天雄、松脂、杏仁、白芷、莽草、甘松香、零陵香、甘菊花、秦艽、独活、辛夷仁、香附子、藿香、乌头、蜀椒、芎䓖、沉香、青木香、牛膝、踯躅花。(中医方剂大辞典)(2)松叶、莲子草、马鬐膏、韭根、蔓荆子、防风、白芷、辛夷、川升麻、吴蓝、芎䓖、独活、桑寄生、藿香、沉香、零陵香。(中医方剂大辞典)

松皮汤 song pi tang

【英文名】Song Pi Decoction

【组成】老松白皮、白鲜皮、甘菊花、荆芥穗、细辛、蔓荆实、防风、荷叶蒂、玄参、苦参、桑根白皮、雄黑豆。(中医方剂大辞典)

松皮散 song pi san

【英文名】Song Pi Powders

【组成】(1)老龙皮、生石灰。(中医方剂大辞典)(2)赤松皮。(中医方剂大辞典)

松皮膏 song pi gao

【英文名】Song Pi Ointment

【组成】松皮。(中医方剂大辞典)

松花酒 song hua jiu

【英文名】Song Hua Wine

【组成】松树始抽花心。(中医方剂大辞典)

松花散 song hua san

【英文名】Song Hua Powders

【异名】白矾散(中医方剂大辞典、普济方)

【组成】(1)松花。(中医方剂大辞典)(2)松花粉。(中医方剂大辞典)(3)松花、荞麦粉。(中医方剂大辞典)(4)松花、甘草、紫苑、百台、薯蓣、人参、鹿角胶、生干地黄、白茯苓、茜草根、刺蓟、艾叶。(中医方剂大辞典)(5)白矾、麻勃、木香、松脂、花胭脂。(中医方剂大辞典)

松花膏 song hua gao

【英文名】Qing Hua Ointment

【组成】防风、干生姜、野菊花、芫花、枸杞子、甘草、苍术、黄精。(中医方剂大辞典)

松佛汤 song fo tang

【英文名】Song Fo Decoction

【组成】甘松、佛手、广木香、砂仁、白术、陈皮、党参、半夏、干姜、云苓、甘草、黄连、大枣。(陕西中医,1992,13(1))

松沥煎 song li jian

【英文名】Song Li Decoction

【组成】松沥、丹砂、雄黄、水银、矾石、黄连。(中医方剂大辞典)

松枝酒 song zhi jiu

【英文名】Song Zhi Wine

【组成】松节、桑枝、桑寄生、钩藤、续断、天麻、金毛狗脊、虎骨、秦艽、青木香、海风藤、菊花、五加皮、当归。(中医方剂大辞典)

松油膏 song you gao

【英文名】Song You Plaster

【组成】枯矾、矾红、麝香、冰片、熊胆、轻粉、乳香、没药、黄丹、甘草、黄柏、大风子肉、天麻子肉、雄黄、苍术、厚朴、苦参。(中医方剂大辞典)

松实丸 song shi wan

【英文名】Song Shi Honeyed Pill

【异名】松柏实丸(中医方剂大辞典、医学入门)

【组成】(1)松实、白茯苓、麦门冬、柏子仁、甘草、山芋、枸杞子、肉苁蓉、五味子、桂、熟干地黄、陈桔皮、干姜、泽泻、远志、石斛、女贞实、络石、杜仲。(中医方剂大辞典)(2)炼松脂、松实、柏实、甘菊花。(中医方剂大辞典)

松炭散 song tan san

【英文名】Song Tan Powders

【组成】老松香、木炭。(中医方剂大辞典)

松香油 song xiang you

【英文名】Song Xiang Oil

【组成】(1)松香。(中医方剂大辞典)(2)松香、明雄、苍术。(中医方剂大辞典)

松香散 song xiang san

【英文名】Song Xiang Powders

【组成】(1)松实、白芷、当归、川芎、甘草、甜瓜子。(中医方剂大辞典)(2)老松香、黄丹、铅粉、真青黛、白矾。(中医方剂大辞典)(3)松香、鹿角。(中医方剂大辞典)(4)松香、五倍、黄连、海螵蛸、黄丹、轻粉、雄黄。(中医方剂大辞典)

松香膏 song xiang gao

【英文名】Song Xiang Plaster;Song Xiang Ointment

【组成】(1)松香末、蓖麻仁。(中医方剂大辞典)(2)松香、乳香、没药、黄丹、葱白根、凡士林。(中医方剂大辞典)(3)松香、樟脑、冰片、硇砂。(中医方剂大辞典)(4)白嫩松香、蓖麻子肉、铜绿、麝香。(中医方剂大辞典)

松脂丸 song zhi wan

【英文名】Song Zhi Pill

【组成】(1)松脂、松花、白茯苓、菖蒲、桂心、生干地黄、薯蓣、远志、鹿角胶、牛膝、甘草、槟榔、肉苁蓉、菟丝子、鹿茸。(中医方剂大辞典)(2)松脂、肉豆蔻、诃黎勒、荜茇、缩砂、人参、干姜、白茯苓、木香、白术、麦蘖、陈桔皮。(中医方剂大辞典)(3)炼成松脂。(中医方剂大辞典)(4)松脂、大黄。(中医方剂大辞典)(5)松脂、白茯苓。(中医方剂大辞典)(6)松脂、白茯苓、白术、续断、白蜜、牛酥、麦门冬、生干地黄。(中医方剂大辞典)

松脂条 song zhi tiao

【英文名】Song Zhi Medicated Thread Drainage

【组成】巴豆、菖蒲、松脂、黄蜡。(中医方剂大辞典)

松脂贴 song zhi tie

【英文名】Song Zhi Emplastrum

【组成】(1)杏仁、蜡蜜、松脂、厚朴。(中医方剂大辞典)(2)陈炼松脂、蜡蜜、猪脂、当归、黄连、黄柏。(中医方剂大辞典)(3)松脂、黄连、附子、黄芩、芍药、细辛、石膏。(中医方剂大辞典)(4)当归、黄芪、黄连、芍药、黄芩、大黄、腊蜜、芎䓖、松脂、月区。(5)脂。(中医方剂大辞典)(6)黄柏、芎䓖、白芷、白蔹、黄芪、黄芩、防风、芍药、蔄草、白蜡、当归、大黄、细辛、月区。(7)脂、松脂。(中医方剂大辞典)

松脂酒 song zhi jiu

【英文名】Song Zhi Wine

【组成】松脂、糯米、曲末。(中医方剂大辞典)

松脂散 song zhi san

【英文名】Song Zhi Powders

【异名】松脂汤(中医方剂大辞典、圣济总录)

【组成】(1)松脂。(中医方剂大辞典)(2)松脂、大黄、白蔹、赤小豆、胡粉。(中医方剂大辞典)(3)松脂、颗盐、皂荚。(中医方剂大辞典)(4)松脂、虎胫骨、天雄、牛膝、酸枣仁、薏苡仁、羌活、白附子、桂心、当归、没药、麝香。(中医方剂大辞典)

松脂煎 song zhi jian

【英文名】Song Zhi Decoction

【组成】松脂、硫黄、狼毒、白蔹、猪脑。(中医方剂大辞典)

松脂膏 song zhi gao

【英文名】Song Zhi Plaster

【异名】杜衡膏(中医方剂大辞典、圣济总录)

【组成】(1)松脂、猪脂、大黄、白蜡、细辛、防风、黄芩、芎䓖、白蔹、当归、芍药、莽草、黄柏、白芷、黄连、麻油。(中医方剂大辞典)(2)松脂、月区。(3)脂、椒叶、白蜡、蛇含、黄芪、芎䓖、白芷、当归、细辛、芍药。(中医方剂大辞典)(4)郁金、黄柏、黄连、巴豆、沥青、清油。(中医方剂大辞典)(5)松脂、天南星、川乌头、腻粉、杏仁、清油、黄蜡。(中医方剂大辞典)(6)柏树上白胶、松脂、黄蜡。(中医方剂大辞典)(7)松脂、熏陆香、白羊脂、乱发灰、生地黄汁、石盐。(中医方剂大辞典)(8)松脂、黄连、川大黄、水银、黄芩、苦参、蛇床子、白矾、胡粉。(中医方剂大辞典)(9)松脂、巴豆、大麻子仁、熏陆香、食盐。(中医方剂大辞典)(10)黄芩、当归、黄芪、黄连、芍药、大黄、蜡、芎䓖。(中医方剂大辞典)(11)松脂、矾石、杜衡、雄黄、附子、大黄、石南、秦艽、真珠、苦参、水银、木兰。(中医方剂大辞典)(12)松脂、石盐、杏仁、蜜蜡、熏陆香、蓖麻仁。(中医方剂大辞典)

松烟散 song yan san

【英文名】Song Yan Powders

【组成】墨、酒、葱白、腻粉。(中医方剂大辞典)

松梅丸 song mei wan

【英文名】Song Mei Honeyed Pill

【组成】松脂、九蒸地黄末、乌梅末。(中医方剂大辞典)

松豉散 song chi san

【英文名】Song Chi Powders

【组成】松皮、豆豉。(中医方剂大辞典)

松萝丸 song luo wan

【英文名】Song Luo Pill

【组成】(1)松萝、恒山、阿魏、蜀漆、大青、朱砂、麝香。(中医方剂大辞典)(2)松萝、昆布、木通、柳根须。(中医方剂大辞典)(3)松萝、山豆根、海藻、连翘、木通、槟榔、青竹茹、昆布。(中医方剂大辞典)

松萝汤 song luo tang

【英文名】Song Luo Decoction

【组成】(1)松萝、乌梅肉、栀子、鳖甲、升麻。(中医方剂大辞典)(2)松萝、人参芦头、恒山、川升麻、竹叶。(中医方剂大辞典)(3)松萝、乌梅、栀子、恒山、甘草。(中医方剂大辞典)

松萝饮 song luo yin

【英文名】Song Luo Drink

【组成】松萝、甘草、常山、鳖甲、竹叶。(中医方剂大辞典)

松萝散 song luo san

【英文名】Song Luo Powders

【组成】(1)松萝、恒山、甘草。(中医方剂大辞典)(2)松萝、鳖甲、恒山、乌梅肉、朱砂、汉防己、泽泻、麦门冬、知母、连翘、黄丹、石韦、虎杖、生干地黄。(中医方剂大辞典)(3)松萝、乌梅肉、恒山、栀子仁、川升麻、鳖甲。(中医方剂大辞典)(4)松萝、川升麻、甘草、恒山。(中医方剂大辞典)

松黄汤 song huang tang

【英文名】Song Huang Decoction

【组成】羊肉、草果、回回豆子。(中医方剂大辞典)

松黄散 song huang san

【英文名】Song Huang Powders

【异名】桃花散(中医方剂大辞典、饲鹤亭集方)

【组成】(1)雄黄、川柏、炒蛇床子、炒川椒、轻粉、水银、密陀僧、硫黄、明矾、烟胶、松香。(中医方剂大辞典)(2)松香、漳丹、官粉、枯矾。(中医方剂大辞典)

(3)松香、雄黄。(中医方剂大辞典)

松液酒 song ye jiu

【英文名】Song Ye Wine

【组成】松液、糯米。(中医方剂大辞典)

松葱膏 song cong gao

【英文名】Song Cong Plaster

【组成】(1)松香、葱连根叶。(中医方剂大辞典)(2)明净松香、明雄黄、飞东丹、炒黄柏、洋青黛、无名异、大梅片、人中白、上宫粉、净轻粉、制铜绿、枯白矾、孩儿茶、绿豆粉。(中医方剂大辞典)

松硫丸 song liu wan

【英文名】Song Liu Pill

【组成】松香、硫黄。(中医方剂大辞典)

松蜡丸 song la wan

【英文名】Song La Pill

【组成】松脂、白蜡、酥、蜜、白茯苓。(中医方剂大辞典)

松漆丸 song qi wan

【英文名】Song Qi Paste Pill

【组成】漆树头、松节、皂角刺。(中医方剂大辞典)

松精散 song jing san

【英文名】Song Jing Powders

【组成】松香。(中医方剂大辞典)

松蕊丹 song rui dan

【英文名】Song Rui Pellet

【组成】松花、枳壳、防风、独活、麻黄、川大黄、前胡、桂。(中医方剂大辞典)

松节浸酒 song jie jin jiu

【英文名】Song Jie Jin Wine

【组成】(1)肥松节、生干地黄、桂心、丹参、萆薢、大麻仁、牛膝、生牛蒡根。(中医方剂大辞典)(2)当归、熟地黄、松节、列节、牛膝。(中医方剂大辞典)

松叶浸酒 song ye jin jiu

【英文名】Song Ye Jin Wine

【组成】(1)松叶、清酒。(中医方剂大辞典)(2)松叶、独活、麻黄。(中医方剂大辞典)(3)猪鬃松叶、麻黄。(中医方剂大辞典)

松花浸酒 song hua jin jiu

【英文名】Song Hua Jin Wine

【组成】松花。(中医方剂大辞典)

松油灌方 song you guan fang

【英文名】Song You Guan Fang Oil

【异名】松子油方(中医方剂大辞典、圣济总录)

【组成】松子油。(中医方剂大辞典)

松香合剂 song xiang he ji

【英文名】Song Xiang Mixture

【组成】肉桂、松香粉、樟脑、酒精。(中医方剂大辞典)

松脂贴散 song zhi tie san

【英文名】Song Zhi Tie Powders

【组成】水银、甘草、黄柏、黄连、松脂、腻粉、土蜂窠。(中医方剂大辞典)

松脂饼子 song zhi bing zi

【英文名】Song Zhi Wafer

【组成】松脂、熏陆香。(中医方剂大辞典)

松脂酝酒 song zhi yun jiu

【英文名】Song Zhi Yun Wine

【组成】松脂、黍米、细曲、糯米。(中医方剂大辞典)

松烟饼子 song yan bing zi

【英文名】Song Yan Bing Zi Tablet

【组成】细墨、陈皮、牵牛、神曲、密陀僧、五灵脂、硇砂、牡蛎、麦蘖、大黄、北枣、斑蝥、芫花、干漆、白丁香、大戟、青礞石、蓬莪术、巴豆。(中医方剂大辞典)

松培饼子 song pei bing zi

【英文名】Song Pei Bing Zi Tablet

【组成】细墨、芫花、青礞石、大戟、干漆、五灵脂、荆三棱、蓬莪术、密陀僧、陈皮、牡蛎、巴豆、大干枣、白丁香、硇砂、虻虫、斑蝥。(中医方剂大辞典)

松寄生散 song ji sheng san

【英文名】Song Ji Sheng Powders

【组成】松寄生、益智、黄柏、芍药、生地黄、茴香、甘草、续断、山药、莲肉。(中医方剂大辞典)

松肉葱白膏 song rou cong bai gao

【英文名】Song Rou Cong Bai Plaster

【异名】葱白膏(中医方剂大辞典、卫生鸿宝)

【组成】猪肉、葱白、明松香。(中医方剂大辞典)

松肌透表汤 song ji tou biao tang

【英文名】Song Ji Tou Biao Decoction

【组成】羌活、干葛、红花、荆芥、连翘、山楂肉、牛蒡子、蝉蜕、陈皮、甘草。(中医方剂大辞典)

松肌通圣散 song ji tong sheng san

【英文名】Song Ji Tong Sheng Powders

【组成】羌活、荆芥、紫草、红花、牛蒡子、木通、赤芍、地丁、青皮、山楂、蜂房、当归、防风。(中医方剂大辞典)

松萝愈咳汤 song luo yu ke tang

【英文名】Song Luo Yu Ke Decoction

【组成】松萝、茶叶、桑白皮、黄芩、知母、麦门冬、浙贝母、杏仁、桔梗、玄参、北沙参。(浙江中医杂志 1993,28(9))

松黄通幽汤 song huang tong you tang

【英文名】Song Huang Tong You Decoction

【组成】松子仁、柏子仁、瓜蒌仁、生地、归身、枳壳。(中医方剂大辞典)

松黄颐寿丹 song huang yi shou dan

【英文名】Song Huang Yi Shou Pellet

【组成】松香、熟地黄、乌梅肉。(中医方剂大辞典)

松枝五味子汤 song zhi wu wei zi tang

【英文名】Song Zhi Wu Wei Zi Decoction

【组成】鲜红松枝、五味子。(吉林中医 1985,(4))

松龄血脉康胶囊 song ling xue mai kang jiao nang

【英文名】Song Ling Xue Mai Kang Capsule

【组成】葛根、珍珠层粉等。((96)卫药准字 Z-10 号)

枫膏 feng gao

【英文名】Feng Plaster

【组成】枫叶。(中医方剂大辞典)

枫子膏 feng zi gao

【英文名】Feng Zi Plaster

【组成】大风子。(中医方剂大辞典)

枫实膏 feng shi gao

【英文名】Feng Shi Plaster

【组成】大风子肉、轻粉、枯矾。(中医方剂大辞典)

枫香丸 feng xiang wan

【英文名】Feng Xiang Honeyed Pill

【组成】枫香、川乌头、藁本、白蒺藜、仙灵脾、小荆子、莽草、赤箭、白鲜皮、景天花、蛇床子、羚羊角屑。(中医方剂大辞典)

枫香汤 feng xiang tang

【英文名】Feng Xiang Decoction

【组成】枫香、芎䓖、大黄、黄芩、当归、人参、射干、甘草、升麻、蛇床仁。(中医方剂大辞典)

枫香散 feng xiang san

【英文名】Feng Xiang Powders

【组成】(1)枫香脂、大黄、轻粉。(中医方剂大辞典)(2)枫香、景天花、荠苨、贝母、甘草、天麻、防风、细辛、蔓荆子、甘菊花、羌活、川升麻、藁本、白鲜皮、荷叶、紫菀、石膏、枳实。(中医方剂大辞典)

枫香洗汤 feng xiang tang

【英文名】Feng Xiang Xi Decoction

【组成】枫香、芎䓖、川大黄、黄芩、苦参、当归、川升麻、甘草、射干、蛇床子。(中医方剂大辞典)

枫香脂丸 feng xiang zhi wan

【英文名】Feng Xiang Zhi Pill

【组成】枫香脂、巴豆。(中医方剂大辞典)

枫香脂膏 feng xiang zhi gao

【英文名】Feng Xiang Zhi Plaster

【组成】猪胰、白胶香。(中医方剂大辞典)

枫豆二藤汤 feng dou er teng tang

【英文名】Feng Dou Er Teng Decoction

【组成】路路通、豆衣、天仙藤、鸡血藤。(浙江中医杂志 1993,28(12))

枫荷梨合剂 feng he li he ji

【英文名】Feng He Li Mixture

【组成】枫荷梨、勾藤根、大活血、桂枝、牛膝。(中草药 1970,(4))

枫蓼肠胃康片 feng liao chang wei kang pian

【英文名】Feng Liao Chang Wei Kang Tablet(药品标准-中药成方制剂标准)

【组成】牛耳枫、辣蓼。(药品标准-中药成方制剂标准 1998 年)

构皮汤 gou pi tang

【英文名】Gou Pi Decoction

【组成】构木白皮、赤小豆、赤茯苓。(中医方剂大辞典)

杭白菊冲剂 hang bai ju chong ji

【英文名】Han Bai Ju Medicinal Instant Granule

【组成】杭白菊。((83)浙卫药健字 0057-1 号)

耵耳膏 ding er gao

【英文名】Ding Er Plaster

【组成】生猪脂、生地黄、釜下墨。(中医方剂大辞典)

耵耳通气散 ding er tong qi san

【英文名】Ding Er Tong Qi Powders

【组成】郁李仁、芍药、人参、大黄、山萸、官桂、槟榔、牡丹皮、细辛、木香、炙甘草。(中医方剂大辞典)

取吐散 qu tu san

【英文名】Qu Tu Powders

【组成】人参芦头、柴胡、川大黄、茵陈、恒山、鳖甲。(中医方剂大辞典)

取虫丸 qu chong wan

【英文名】Qu Chong Pill

【组成】(1)胡黄连、芜荑、雷丸、鹤虱、大黄、使君子、锡灰、三棱、莪术、木香、槟榔、青皮。(中医方剂大辞典)(2)牵牛末、槟榔、锡灰、大黄。(中医方剂大辞典)

取虫膏 qu chong gao

【英文名】Qu Chong Emplastrum

【组成】覆盆子叶。(中医方剂大辞典)

取汗汤 qu han tang

【英文名】Qu Han Decoction

【组成】麻黄、射干、甘草、升麻、芍药、贝母、石膏、桂心、杏仁。(中医方剂大辞典)

取疔散 qu ding san

【英文名】Qu Ding Powders

【组成】雄黄、硇砂、蟾酥、信石、巴豆、轻粉。(中医方剂大辞典)

取疔膏 qu ding gao

【英文名】Qu Ding Plaster

【组成】(1)蜣螂心。(中医方剂大辞典)(2)乳香、麝香、黄连、连翘、桃仁。(中医方剂大辞典)

取毒膏 qu du gao

【英文名】Qu Du Plaster

【组成】金脚信。(中医方剂大辞典)

取涎丸 qu xian wan

【英文名】Qu Xian Pill

【组成】天南星、藜芦。(中医方剂大辞典)

取积丸 qu ji wan

【英文名】Qu Ji Pill

【组成】朱砂、雄黄、轻粉、硼砂、川乌、巴豆、白面。(中医方剂大辞典)

取积丹 qu ji dan

【英文名】Qu Ji Pellet

【异名】取积丸(中医方剂大辞典、普济方)

【组成】大黄。(中医方剂大辞典)

取渊汤 qu yuan tang

【英文名】Qu Yuan Decoction

【组成】辛夷、当归、柴胡、炒栀子、玄参、贝母。(中医方剂大辞典)

取痣饼 qu zhi bing

【英文名】Qu Zhi Wafer

【组成】糯米、石灰、巴豆。(中医方剂大辞典)

取填饮 qu tian yin

【英文名】Qu Tian Drink

【组成】夏枯草、红花。(中医方剂大辞典)

取癖丸 qu pi wan

【英文名】Qu Pi Paste Pill

【组成】甘遂、牵牛、辣桂、蓬术、青皮、木香、桃仁、五灵脂。(中医方剂大辞典)

取癖丹 qu pi dan

【英文名】Qu Pi Pellet

【组成】定粉、舶硫黄、密陀僧、木香、雷丸、黑牵牛、轻粉、使君子、大黄。(中医方剂大辞典)

取牙神方 qu ya shen fang

【英文名】Qu Ya Shen Fang Pellet

【异名】取牙鲫鱼霜(中医方剂大辞典、串雅内编)

【组成】鲫鱼。(中医方剂大辞典)

取虫积丸 qu chong ji wan

【英文名】Qu Chong Ji Paste Pill

【组成】槟榔、牵牛、雷丸、半三棱、蓬术、苦楝皮、大黄、皂角。(中医方剂大辞典)

取虫立效丸 qu chong li xiao wan

【英文名】Qu Chong Li Xiao Pill

【组成】使君子肉、槟榔、轻粉。(中医方剂大辞典)

取汗流气饮 qu han liu qi yin

【英文名】Qu Han Liu Qi Drink

【组成】川芎、白芷、升麻、甘草、当归、羌活、独活、乌药、木香、苏梗、防风、荆芥、苍术、厚朴、肉桂、麻黄、黄芩、桔梗。(中医方剂大辞典)

取积妙应丸 qu ji miao ying wan

【英文名】Qu Ji Miao Ying Paste Pill

【组成】槟榔、大黄、牵牛末、杜仲、芜荑仁、雷丸、鹤虱、锡灰、阿魏。(中医方剂大辞典)

取靥五灰膏 qu ye wu hui gao

【英文名】Qu Ye Wu Hui Plaster

【组成】桑柴灰、柳柴灰、小灰、石灰、陈草灰。(中医方剂大辞典)

取积一块气丸 qu ji yi kuai qi wan

【英文名】Qu Ji Yi Kuai Qi Pill

【组成】牵牛末、槟榔末、杏仁末、羌活末、神曲、麦蘖、雷丸肉、江子、黄芩。(中医方剂大辞典)

刺蓟汤 ci ji tang

【英文名】Ci Ji Decoction

【组成】(1)刺蓟、鸡苏叶、黄连、犀角、生干地黄。(中医方剂大辞典)(2)刺蓟、黄芩、大黄、赤芍药、蒲黄、侧柏叶、生干地黄、甘草。(中医方剂大辞典)(3)刺蓟、生麦门冬、生干地黄、鸡苏、赤茯苓、青竹茹。(中医方剂大辞典)(4)刺蓟、青竹茹、生麦门冬汁、茜根、当归、鸡苏、生姜、生地黄。(中医方剂大辞典)

刺蓟散 ci ji san

【英文名】Ci Ji Powders

【组成】(1)刺蓟、苦参、黄连、栀子仁、生干地黄、川大黄、侧柏叶。(中医方剂大辞典)(2)刺蓟、川升麻、大青、紫苏茎叶、赤芍药、犀角屑、川朴消、生干地黄、甘草、子芩。(中医方剂大辞典)(3)刺蓟、赤芍药、茅根、麦门冬、犀角屑、甘草。(中医方剂大辞典)(4)刺蓟、土瓜根、子芩、蜡面茶、麝香。(中医方剂大辞典)(5)刺蓟、黄连、黄芩、栀子仁、乱发灰、紫苏茎叶、阿胶、甘草、羚羊角屑。(中医方剂大辞典)(6)刺蓟、川升麻、鹿角胶、羚羊角屑、青竹茹、当归、生干地黄、甘草。(中医方剂大辞典)(7)刺蓟、蒲黄、乱发。(中医方剂大辞典)(8)大蓟根、相思子。(中医方剂大辞典)(9)刺蓟、桑耳、艾叶、生干地黄、蒲黄、乱发灰。(中医方剂大辞典)(10)刺蓟、鸡苏叶、赤芍药、麦门冬、赤茯苓、石膏、黄芩、茜根、甘草、生干地黄。(中医方剂大辞典)(11)刺蓟、竹茹、蒲黄、艾叶、乱发灰、白药。(中医方剂大辞典)

刺五加片 ci wu jia pian

【英文名】Ci Wu Jia Tablet

【组成】刺五加。((91)黑卫药准字第 0121 号、(82)皖卫药准字 616 号、(82)黑卫药准字 0631、(91)苏卫药准字 ZZ-0167-1287-2 号)

刺五加散 ci wu jia san

【英文名】Ci Wu Jia Powders

【组成】刺五加叶。(中西医结合杂志 1991,(3))

刺五加冲剂 ci wu jia chong ji

【英文名】Ci Wu Jia Medicinal Instant Granule

【组成】刺五加。((83)吉卫药准字430037)

刺五加胶囊 ci wu jia jiao nang

【英文名】Ci Wu Jia Capsule(药品标准－中药成方制剂标准)

【组成】刺五加。(药品标准－中药成方制剂标准1992年)

刺五加颗粒 ci wu jia ke li

【英文名】Ci Wu Jia Granule(药品标准－中药成方制剂标准)

【组成】刺五加浸膏。(药品标准－中药成方制剂标准1998年)

刺五加糖浆 ci wu jia tang jiang

【英文名】Ci Wu Jia Syrup(药品标准－中药成方制剂标准)

【组成】刺五加、五味子。(药品标准－中药成方制剂标准1998年)

刺五加脑灵液 ci wu jia nao ling ye

【英文名】Ci Wu Jia Nao Ling Oral Liquid(药品标准－中药成方制剂标准)

【组成】刺五加浸膏、五味子流浸膏。(药品标准－中药成方制剂标准1998年)

刺五加注射液 ci wu jia zhu she ye

【英文名】Ci Wu Jia Injection(药品标准－中药成方制剂标准)

【组成】刺五加。(药品标准－中药成方制剂标准1998年)

刺人参茎浸膏胶囊 ci ren shen jing jin gao jiao nang

【英文名】Ci Ren Shen Jing Unguentum Capsule

【组成】刺人参茎。(吉林中医1985,(3))

直肠净化液 zhi chang jing hua ye

【英文名】Zhi Chang Jing Hua Decoction

【组成】黄芪、大黄、丹参、红花、海藻、蒲公英。(中西医结合杂志1991,(1))

苗苗力宝营养液 miao miao li bao ying yang ye

【英文名】Miao Miao Li Bao Ying Yang Liquid

【组成】山楂、大枣、枸杞、牡蛎、蜂蜜。

苦参方 ku shen fang

【英文名】Ku Shen Prescription

【组成】苦参。(贵州医药1980,(2))

苦参片 ku shen pian

【英文名】Ku Shen Tablet

【组成】苦参。(《吉林省药品标准》(1982年))

苦参栓 ku shen shuan

【英文名】Ku Shen Suppositorie(药品标准－中药成方制剂标准)

【组成】苦参总碱、羊毛脂、半合成脂肪酸酯。(药品标准－中药成方制剂标准1989年)

苦胆丸 ku dan wan

【英文名】Ku Dan Pill(药品标准－中药成方制剂标准)

【组成】苦参、龙胆、黄柏、大黄、郁金、茵陈、胆汁膏、六神曲。(药品标准－中药成方制剂标准1997年)

苦胆片 ku dan pian

【英文名】Ku Dan Tablet(药品标准－中药成方制剂标准)

【组成】苦参、龙胆、黄柏、大黄、郁金、茵陈、胆汁膏、六神曲。(药品标准－中药成方制剂标准1997年)

苦胆膏 ku dan gao

【英文名】Ku Dan Plaster

【组成】猪胆汁。(吉林中医1981,(2))

苦黄散 ku huang san

【英文名】Ku Huang Powders

【组成】苦参、黄连、黄柏、百部、苍术。(湖北中医杂志1989,(1))

苦徐酊 ku xu ding

【英文名】Ku Xu Tincture

【组成】苦参。(陕西中医1993,14(5))

苦翁片 ku weng pian

【英文名】Ku Weng Tablet

【组成】苦参、白头翁。(山东中医杂志1985,(2))

苦甘冲剂 ku gan chong ji

【英文名】Ku Gan Granule(药品标准－中药成方制剂标准)

【组成】麻黄、薄荷、蝉蜕、金银花、黄芩、苦杏仁、桔梗、浙贝母、甘草。(药品标准－中药成方制剂标准1995年)

苦参合剂 ku shen he ji

【英文名】Ku Shen Mixture

【组成】苦参、黄柏、蛇床子、银花。(中医杂志,1960(5))

苦枫洗剂 ku feng xi ji

【英文名】Ku Feng Lotion

【组成】苦参、大枫子、五倍子、皂角、土茯苓、百部、蜈蚣、蝉蜕、白鲜皮、地肤子、蛇床子、相思子、木鳖子、人言、白矾、硫黄、冰片、潮脑。(中医药学报1986,(2))

苦胆草片 ku dan cao pian

【英文名】Ku Dan Cao Tablet(药品标准－中药成方制剂标准)

【组成】坚龙胆。(药品标准－中药成方制剂标准1993年)

苦蛇煎剂 ku she jian ji

【英文名】Ku She Decoction

【组成】苦参、蛇床子、黄柏。(中医药学报1986,(1))

苦木注射液 ku mu zhu she ye

【英文名】Ku Mu Injection

【组成】苦木、茎皮。(中国中药杂志 1991,16(1))

苦参三子汤 ku shen san zi tang

【英文名】Ku Shen San Zi Decoction

【组成】苦参、地肤子、蛇床子、蒺藜子、红花。(内蒙古中医药 1989,(4))

苦参通淋方 ku shen tong lin fang

【英文名】Ku Shen Tong Lin Prescription

【组成】苦参、柴胡、黄柏、蒲公英、马齿苋、石韦。(山东中医杂志 1986,(5))

苦参蛇柏汤 ku shen she bai tang

【英文名】Ku Shen She Bai Decoction

【组成】苦参、蛇床子、黄柏、荆芥、生苍术。(中医杂志 1990,31(2))

苦参鲜皮汤 ku shen xian pi tang

【英文名】Ku Shen Xuan Pi Decoction

【组成】苦参、黄柏、薏苡仁、白鲜皮、生地、赤芍、牛蒡子、地肤子、浮萍、滑石、甘草。(内蒙古中医药 1988(2))

苦参薤白汤 ku shen xie bai tang

【英文名】Ku Shen Xie Bai Decoction

【组成】苦参、薤白、山楂、当归、木香、甘草、白芍。(浙江中医杂志 1993,28(1))

苦蛇椒矾煎 ku she jiao fan jian

【英文名】Ku She Jiao Fan Decoction

【组成】苦参、蛇床子、川椒、白矾。(四川中医 1986,4(7))

苦黄注射液 ku huang zhu she ye

【英文名】Ku Huang Injection

【组成】苦参、大黄、茵陈、柴胡、大青叶等。((93)卫药试字 Z-01 号)

苦黄增液汤 ku huang zeng ye tang

【英文名】Ku Huang Zeng Ye Decoction

【组成】苦参、黄连、生地、麦冬、玄参、沙枣仁、柏子。(四川中医 1987(9))

苦楞子药膏 ku leng zi yao gao

【英文名】Ku Leng Zi Plaster

【组成】苦楝子。(江西中医药 1959,(3))

苦多蛇床子方 ku duo she chuang zi fang

【英文名】Ku Duo She Chuang Zi Prescription

【组成】苦参、蛇床子。(内蒙古中医药 1989,(4))

苦参白鲜皮汤 ku shen bai xian pi tang

【英文名】Ku Shen Bai Xian Pi Decoction

【组成】苦参、白鲜皮、藿香、苍术、红花、当归、半边莲、蛇床子、木香、白矾、芫花。(甘肃中医 1992,5(2))

苦参四炒外洗方 ku shen si chao wai xi fang

【英文名】Ku Shen Si Chao Lotion

【组成】苦参、蛇床子、黄柏、苍术、苡仁。(四川中医 1989,7(9))

英蜂膏 ying feng gao

【英文名】Ying Feng Plaster

【组成】蒲公英、蜂窝、当归、乳香、没药、白芷、生地、血竭、红粉、冰片、黄柏、大黄、蜈蚣、蟾酥、蜂蜡、香油。(中医杂志 1985,26(7))

苓砂汤 ling sha tang

【英文名】Ling Sha Decoction

【组成】茯苓、白术、桂枝、灯芯草、朱砂、生甘草。(辽宁中医杂志 1990,(9))

苓桂术甘汤 ling gui zhu gan tang

【英文名】Ling Gui Zhu Gan Decoction

【组成】茯苓、桂枝、白术、甘草。(金匮要略、《中国药典》1995 年版)

茅红汤 mao hong tang

【英文名】Mao Hong Decoction

【组成】茅膏菜、全草、红花。(中医临床与保健 1989,(4))

茎蚤汤 jing zao tang

【英文名】Jing Zao Decoction

【组成】鲜芦根、冬瓜仁、莱菔子、桃仁、前胡、杏仁、地龙、薏苡仁、蚤休。(四川中医 1990,8(10))

枣炭散 zao tan san

【英文名】Zao Tan Powders

【组成】大枣、硫磺。(新医药学杂志 1974,(7))

枣仁安神液 zao ren an shen ye

【英文名】Zao Re An Shen Oral Liquid(药品标准-中药成方制剂标准)

【组成】酸枣仁、丹参、五味子。(药品标准-中药成方制剂标准 1998 年)

枣仁安神颗粒 zao ren an shen ke li

【英文名】Zao Ren An Shen Granule(药品标准-中药成方制剂标准)

【异名】枣仁安神冲剂(药品标准-中药成方制剂标准)

【组成】酸枣仁、丹参、五味子。(药品标准-中药成方制剂标准 1996 年)

矽肺宁片 xi fei ning pian

【英文名】Xi Fei Ning Tablet

【组成】岩白菜素、连钱草、虎杖。((92)卫药准字 Z-38)

矾硝汤 fan xiao tang

【英文名】Fan Xiao Decoction

【组成】明矾、芒硝。(贵阳中医学院学报 1993,(3))

矾黄消痔液 fan huang xiao zhi ye

【英文名】Fan Huang Xiao Zhi Injection

【组成】明矾、黄连、鞣酸、普鲁卡因、甘油。(上海中医

药杂志 1981,(11))

郁红热熨剂 yu hong re yun ji

【英文名】Yu Hong Re Yun Powders

【组成】郁金、红花、川乌、独活、苍术、姜黄、细辛、樟脑、薄荷、艾叶、白芥子、松节、乳香、川芎等。(河南中医 1983,(1))

郁金银屑片 yu jin yin xie pian

【英文名】Yu Jin Yin Xie Tablet

【组成】莪术、三棱、土鳖虫、乳香、郁金、木鳖子、仁皂、皂角刺、石菖蒲。(中医杂志 1987,(10))

拔毒膏 ba du gao

【英文名】Ba Du Plaster(药品标准－中药成方制剂标准)

【组成】金银花、连翘、大黄、桔梗、地黄、栀子、黄柏、黄芩、赤芍、当归、川芎、白芷、白蔹、木鳖子、蓖麻子、玄参、苍术、蜈蚣、樟脑、穿山甲、没药、儿茶、乳香、红粉、血竭、轻粉。(药品标准－中药成方制剂标准 1991 年)

拔脓净 ba nong jing

【英文名】Ba Nong Jing Powders(药品标准－中药成方制剂标准)

【组成】乳香、没药、穿山甲、红粉。(药品标准－中药成方制剂标准 1992 年)

拔牙护创液 ba ya hu chuang ye

【英文名】Ba Ya Hu Chuang Ye

【组成】黄连、黄芩、三七、茶叶。(上海中医药杂志 1966,(6))

拈痛汤 nian tong tang

【英文名】Nian Tong Decoction

【组成】当归、羌活、防风、苍术、白术、猪苓、泽泻、葛根、升麻、丹参、元胡、千年健、川牛膝、石菖蒲、天仙。(湖南中医杂志 1993,9(3))

抵痒汤 di yang tang

【英文名】Di Yang Decoction

【组成】防风、地肤子、苦参、白鲜皮、紫草、知地、蝉蜕、杏仁、僵蚕、甘草。(山东中医杂志 1989,8(4))

抱龙丸 bao long wan

【英文名】Bao Long Pill(药品标准－中药成方制剂标准)

【组成】白术、山药、木香、天竺黄、厚朴、川芎、紫苏叶、广藿香、僵蚕、香附、诃子、赤石脂、白附子、砂仁、茯苓、陈皮、法半夏、独活、白芷、防风、薄荷、檀香、荜茇、天麻、荆芥、白芍、朱砂。(药品标准－中药成方制剂标准 1994 年)

拨云锭 bo yun ding

【英文名】Bo Yun Troche(药品标准－中药成方制剂标准)

【组成】炉甘石、冰片、龙胆、没药、麝香、硼砂、芒硝、玄明粉、乳香、明矾。(药品标准－中药成方制剂标准 1998 年)

拨云散 bo yun san

【英文名】Bo Yun Powders

【组成】炉甘石、珍珠、冰片。

拨云眼膏 bo yun yan gao

【英文名】Bo Yun Eye Ointment(药品标准－中药成方制剂标准)

【组成】炉甘石、冰片、龙胆、没药、麝香、硼砂、芒硝、玄明粉、乳香、明矾。(药品标准－中药成方制剂标准 1998 年)

拨云复光散 bo yun fu guang san

【英文名】Bo Yun Fu Guang Powders(药品标准－中药成方制剂标准)

【组成】炉甘石、冰片、没药、麝香、硼砂、芒硝、玄明粉、乳香、明矾。(药品标准－中药成方制剂标准 1998 年)

拨云退翳丸 bo yun tui yi wan

【英文名】Bo Yun Tui Yi Pill

【组成】密蒙花、甘菊花、当归、川芎、白药子、楮实、藁本、羌活、白蒺藜、蛇皮、荆芥、川椒、蝉壳、黄连、地骨皮、薄荷。(中医方剂大辞典)

拨云散眼药 bo yun san yan yao

【英文名】Bo Yun San Eye Powders(药品标准－中药成方制剂标准)

【组成】牛黄、麝香、冰片、朱砂、琥珀、硇砂、硼砂、炉甘石。(药品标准－中药成方制剂标准 1990 年)

转阴散 zhuan yin san

【英文名】Zhuan Yin Powders

【组成】黄芪、冬虫夏草、白花蛇舌草、虎杖、蚤休、丹参、西洋参、当归、焦三仙、山萸肉。(四川中医 1992,(4))

软肝散 ruan gan san

【英文名】Ruan Gan Powders

【组成】玳瑁、鼠妇、田七、白花蛇、千金鳖、山楂、蚤休、大贝、苍术、茯苓。(实用中西医结合杂志 1992,5(2))

软脉灵 ruan mai ling

【英文名】Ruan Mai Ling Liquid

【组成】人参、熟地黄、枸杞子、牛膝、何首乌、丹参、当归等。(《福建省药品标准》(1988 年))

软骨丹 ruan gu dan

【英文名】Run Gu Pellet

【组成】熟地、鹿角胶、龟板、当归、川芎、红花、麻黄、桂枝、防风、炙马钱子、蜈蚣、地鳖虫、炙川乌、炙草乌。(中医正骨 1991,3(3))

软坚药水 ruan jian yao shui

【英文名】Ruan Jian Liquid(药品标准－中药成方制剂标准)

【组成】黄芪、鸡血藤、海藻、三棱、莪术、川芎、白附子、生天南星、半夏、生川乌、生草乌、白蔹、山豆根、赤芍、苍术、红花。(药品标准－中药成方制剂标准1998年)

软化血管片 ruan hua xue guan pian

【英文名】Ruan Hua Xue Guan Tablet

【组成】海藻、山楂、三七、乳香、昆布、生牡蛎、鸡内金。(中成药研究1988,(3))

软伤一号膏 ruan shang yi hao gao

【英文名】Ruan Shang Yi Hao Plaster

【组成】红花、血竭、参三七、川乌、乳香、没药、木香、冰片。(上海中医药杂志1989,(11))

软坚化石汤 ruan jian hua shi tang

【英文名】Ruan Jian Hua Shi Decoction

【组成】海金砂、鸡内金、金钱草、生鳖甲、川山甲、郁金、赤芍、青皮、杭白芍、香附、川朴、枳壳、甘草。(河北中医学院学报1989,4(1))

软坚活血方 ruan jian huo xue fang

【英文名】Ruan Jian Huo Xue Prescription

【组成】鳖甲、生牡蛎、紫草、桃仁、当归、赤芍、丹参、郁金、黄芪、虎杖、白花蛇舌草、陈皮、甘草。(实用中西医结合杂志1993,6(1))

软坚散结汤 ruan jian san jie tang

【英文名】Ruan Jian San Jie Decoction

【组成】(1)海藻、昆布、生牡蛎、海蛤壳、浮海石、夏枯草。(国医论坛1992,(6))(2)海藻、昆布、海浮石、生牡蛎、山慈菇、夏枯草。(中医杂志1992,33(5))(3)海藻、贯仲、昆布、半枝莲、夏枯草、三棱、莪术、马齿苋、天葵子、黑丑。(中医杂志1988,29(6))

软坚散瘀汤 ruan jian san yu tang

【英文名】Ruan Jian San Yu Decoction

【组成】制鳖甲、黄芪、虎杖、丹参、益母草、五味子、当归、鸡内金、三棱、莪术、阿魏。(实用中西医结合杂志1991,4(3))

软肝消水汤 ruan gan xiao shui tang

【英文名】Ruan Gan Xiao Shui Decoction

【组成】黄芪、桑寄生、猪苓、车前子、炙鳖甲、当归、木瓜、赤芍、炮山甲、陈皮、鸡血藤、香附、丹参、薏苡仁、大腹皮、降香、茯苓、白鲜皮、茅根。(安徽中医学院学报1993,12(3))

软骨病二号 ruan gu bing er hao

【英文名】Ruan Gu Bing Er Hao Prescription

【组成】麻黄、白芷、当归、枳壳、桂枝、甘草、厚朴、半夏。(北京中医学院学报1991,14(3))

软脉灵口服液 ruan mai ling kou fu ye

【英文名】Ruan Mai Ling Oral Liquid(药品标准－中药成方制剂标准)

【组成】熟地黄、五味子、枸杞、怀牛膝、茯苓、制何首乌、白芍、柏子仁、远志、黄芪、陈皮、淫羊藿、当归、川芎、丹参、人参。(药品标准－中药成方制剂标准1998年)

软脉降脂方一号 ruan mai jiang zhi fang yi hao

【英文名】Ruan Mai Jiang Zhi Yi Hao Prescription

【组成】山楂、姜黄。(中国医药学报1988,3(4))

卧龙散 wo long san

【英文名】Wo Long Powders(药品标准－中药成方制剂标准)

【组成】麝香、蟾酥、冰片、闹羊花、猪牙皂、荆芥穗、灯心草。(药品标准－中药成方制剂标准1989年)

虎力散 hu li san

【英文名】Hu Li Powders(药品标准－中药成方制剂标准)

【组成】制草乌、三七、断节参、白云参。(药品标准－中药成方制剂标准1995年)

虎杖片 hu zhang pian

【英文名】Hu Zhang Tablet

【组成】虎杖。(光明中医1989,(3))

虎柏针 hu bai zhen

【英文名】Hu Bai Injection

【组成】虎杖、侧柏。(上海中医药杂志1987,(11))

虎柏散 hu bai san

【英文名】Hu Bai Powders

【组成】虎杖、土黄柏、川黄连、青黛、煅龙牡。(四川中医1988,(2))

虎梅汤 hu mei tang

【英文名】Hu Mei Decoction

【组成】黄连、黄芩、白头翁、乌梅、黄柏、赤石脂。(现代中医1991,4(4))

虎蜂膏 hu feng gao

【英文名】Hu Feng Plaster

【组成】虎杖、露蜂房、白及、白糖。(浙江中医杂志1993,28(7))

虎杖涂剂 hu zhang tu ji

【英文名】Hu Zhang Liniment

【组成】虎杖、蒸馏水。(山东中医杂志1994,13(1))

虎杖煎剂 hu zhang jian ji

【英文名】Hu Zhang Decoction

【组成】(1)虎杖。(中西医结合杂志1985,5(9))(2)虎杖、茵陈、板蓝根、陈皮、蒲公英。(福建中医药1987,18(4))

虎枣涂剂 hu zao tu ji

【英文名】Hu Zao Liniment

【组成】酸枣、树皮、虎杖、冰片。(中西医结合杂志 1991,11(6))

虎骨药酒 hu gu yao jiu

【英文名】Hu Gu Wine

【组成】虎骨、乳香、没药、天南星、天麻、血竭。

虎海冲剂 hu hai chong ji

【英文名】Hu Hai Medicinal Instant Granule

【组成】虎杖、乌梅、白糖。(中国中西医结合杂志 1992,12(8))

虎梅含片 hu mei han pian

【英文名】Hu Mei Han Tablet

【组成】虎杖、乌梅。((93)浙卫药准字 L0020－1号)

虎黄合剂 hu huang he ji

【英文名】Hu Huang Mixture

【组成】虎杖、生大黄、白茅根、郁金、黄芩、丹皮、苦参。(中西医结合杂志 1985,5(6))

虎力散胶囊 hu li san jiao nang

【英文名】Hu Li San Capsule(药品标准－中药成方制剂标准)

【组成】制草乌、三七、断节参、白云参。(药品标准－中药成方制剂标准 1995 年)

虎杖四黄汤 hu zhang si huang tang

【英文名】Hu Zhang Si Huang Decoction

【组成】虎杖、溪黄草、田基黄、黄芩、绵茵陈、赤芍、甘草。(实用中西医结合杂志 1992,5(5))

虎杖地榆汤 hu zhang di yu tang

【英文名】Hu Zhang Di Yu Decoction

【组成】虎杖、地榆、焦山楂、金银花、海蚌含珠。(北京中医杂志 1985,(4))

虎杖苦木汤 hu zhang ku mu tang

【英文名】Hu Zhang Ku Mu Decoction

【组成】虎杖、苦参、木槿皮。(浙江中医杂志 1991,(8))

虎芪丹桂饮 hu qi dan gui yin

【英文名】Hu Qi Dan Gui Drink

【组成】黄芪、太子参、茯苓、虎杖、败酱草、黄柏、白花蛇舌草、丹参、山楂、桑寄生、黄精、白术、山豆根、桂枝、干姜、薏苡仁。(安徽中医学院学报 1989,8(3))

虎骨木瓜丸 hu gu mu gua wan

【英文名】Hu Gu Mu Gua Pill(药品标准－中药成方制剂标准)

【组成】虎骨、豹骨、铁丝威灵仙、木瓜、海风藤、青风藤、草乌、川乌、牛膝、白芷、当归、人参、川芎。(药品标准－中药成方制剂标准 1992 年)

虎骨追风酒 hu gu zhui feng jiu

【英文名】Hu Gu Zhui Feng Wine

【组成】虎骨、独活、麻黄、补骨脂、草乌、苍术、肉桂、川芎、秦艽、萆薢、羌活、桂枝、杜仲、川乌、木瓜、五加皮、当归、威灵仙、茜草、茯苓、甘草、红花、陈皮、续断、茄根、何首乌、鹿角、川牛膝。(药品标准－中药成方制剂标准 1989 年)

肾宝 shen bao

【英文名】Shen Bao Liquid

【组成】黄芪、炙甘草、红参、熟地、当归、川芎、白术、茯苓、山药、菟丝子、车前子、肉苁蓉、金樱子、淫羊藿、补骨脂、五味子、制首乌、小茴香、胡芦巴、枸杞子、蛇床子、覆盆子。(《江西省药品标准》(1985 年))

肾亏康 shen kui kang

【英文名】Shen Kui Kang Capsule

【组成】红参、淫羊藿、狗脊、枸杞子、菟丝子、茯苓、大枣、当归。(中成药研究 1993,(12))

肾劳汤 shen lao tang

【英文名】Shen Lao Decoction

【组成】二丑、生大黄、黄芪、车前子、首乌、半枝莲、鱼腥草、益母草、鸡内金。(湖北中医杂志 1992(3))

肾灵方 shen ling fang

【英文名】Shen Ling Decoction

【组成】党参、白芍、制首乌、全当归、左金丸、制大黄、姜半夏。(北京中医杂志 1990,(2))

肾炎方 shen yan fang

【英文名】Shen Yan Prescription

【组成】(1)女贞子、旱莲草、丹参、川芎、益母草、生地、黄芪、山楂、连翘、甘草。(现代中医 1992,5(3))(2)银花、连翘、蒲公英、夏枯草、益母草、黄芩、板蓝根、龙葵、旱莲草、白茅根、车前草。(现代中医 1992,5(3))

肾炎片 shen yan pian

【英文名】Shen Yan Tablet(药品标准－中药成方制剂标准)

【组成】一枝黄花、马鞭草、白茅根、车前草、葫芦壳、白前。(药品标准－中药成方制剂标准 1992 年)

肾炎平 shen yan ping

【英文名】Shen Yan Ping Granule

【组成】金樱子、山药、女贞子、旱莲草、菟丝子、莲须、苏叶、蝉蜕、益母草。(广州中医学院学报 1986,3(1))

肾炎汤 shen yan tang

【英文名】Shen Yan Decoction

【组成】(1)丹参、郁金、赤芍、红花、川芎、小蓟、黄芪、车前子。(山西医药杂志 1983,12(5))(2)党参、丹参、赤芍、桑皮、茯苓、枸杞子、黄芩、夏枯草、蒲公英、鲜茅根、车前子。(陕西中医 1988,9(1))

肾炎康 shen yan kang

【英文名】Shen Yan Kang Capsule

【组成】耙齿菌。((92)吉卫药准字 4300049)

肾炎液 shen yan ye

【英文名】Shen Yan Liquid

【组成】黄精、生地、女贞子、旱莲草、丹参、益母草、地龙、生黄芪、党参、白术、芡实、金樱子、山楂。(中国医药学报 1990,5(5))

肾疾宁 shen ji ning

【英文名】Shen Ji Ning Medicinal Instant Granule

【组成】党参、茯苓、黄柏、萹蓄、麦冬、瓜皮、白花蛇舌草、柴胡、车前子、蒲公英、生地老节。(黑龙江中医药 1986,(3))

肾病汤 shen bing tang

【英文名】Shen Bing Decoction

【组成】生地、丹皮、女贞子、茯苓、泽泻、生山药、黄芪、丹参、川断、桑寄生。(中西医结合杂志 1987,7(9))

肾衰汤 shen shuai tang

【英文名】Shen Shuai Decoction

【组成】黄芪、附片、法夏、陈皮、茯苓、益母草、枳实、半边莲、生大黄、甘草。(湖南中医学院学报 1988,8(4))

肾康宁 shen kang ning

【英文名】Shen Kang Ning Tablet

【组成】黄芪、丹参、附子、锁阳、泽泻、茯苓、益母草、山药。((93)浙卫药准字第 0308-1 号)

肾氮煎 shen dan jian

【英文名】Shen Dan Decoction

【组成】生地、泽泻、山药、茯苓、车前子、枳实、杜仲、酒大黄、桑白皮。(山西医药杂志 1982,11(6))

肾愈汤 shen yu tang

【英文名】Shen Yu Decoction

【组成】党参、黄芪、益母草、白茅根、泽兰、云苓。(陕西中医 1993,14(11))

肾藏汤 shen cang tang

【英文名】Shen Cang Decoction

【组成】地肤子、水蛭粉、山药、黄芪、茯苓、覆盆子。(内蒙古中医药 1988,(2))

肾力康片 shen li kang pian

【英文名】Shen Li Kang Tablet

【组成】人参、淫羊藿、女贞子等。((94)桂卫药批 18 号)

肾宝合剂 shen bao he ji

【英文名】Shen Bao Mixture(药品标准-中药成方制剂标准)

【异名】肾宝(药品标准-中药成方制剂标准)

【组成】蛇床子、川芎、菟丝子、补骨脂、茯苓、红参、小茴香、五味子、金樱子、白术、当归、覆盆子、制何首乌、车前子、熟地黄、枸杞子、山药、淫羊藿、葫芦巴、黄芪、肉苁蓉、炙甘草。(药品标准-中药成方制剂标准 1998 年)

肾宝糖浆 shen bao tang jiang

【英文名】Shen Bao Syrup(药品标准-中药成方制剂标准)

【组成】蛇床子、川芎、菟丝子、补骨脂、茯苓、红参、小茴香、五味子、金樱子、白术、当归、覆盆子、制何首乌、车前子、熟地黄、枸杞子、山药、淫羊藿、葫芦巴、黄芪、肉苁蓉、炙甘草。(药品标准-中药成方制剂标准 1998 年)

肾炎一号 shen yan yi hao

【英文名】Shen Yan Yi Hao Prescription

【组成】黄芪、川芎、败酱草、益母草。(中西医结合杂志 1989,9(6))

肾炎二号 shen yan er hao

【英文名】Shen Yan Er Hao Prescription

【组成】生地、山药、山萸肉、茯苓、泽泻、知母、黄柏、女贞子、旱莲草、益母草、白茅根。(辽宁中医杂志 1991,(9))

肾炎三号 shen yan san hao

【英文名】Shen Yan San Hao Prescription

【组成】党参、白术、菟丝子、萹蓄、瞿麦、车前子、蒲公英、冬瓜皮、桂枝。(黑龙江医药 1979,(6))

肾炎合剂 shen yan he ji

【英文名】Shen Yan Mixture

【组成】(1)白术、桂枝、猪苓、云苓、泽泻、石韦、木通、滑石、车前子、白茅根、金樱子。(广东医学祖国医学版 1985,6(11))(2)龟板、地骨皮、全虫、太子参、泽泻、蜂蜜。(广东医学祖国医学版 1985,6(11))

肾炎舒片 shen yan shu pian

【英文名】Shen Yan Shu Tablet

【组成】苍术、茯苓、白茅根。((90)卫药准字 Z-10 号)

肾骨胶囊 shen gu jiao nang

【英文名】Shen Gu Capsule(药品标准-中药成方制剂标准)

【组成】牡蛎。(药品标准-中药成方制剂标准 1997 年)

肾衰合剂 shen shuai he ji

【英文名】Shen Shuai Mixture

【组成】生大黄、大黄炭、党参、菊花、生黄芪、黄连、苏叶、生姜。(陕西中医 1992,13(11))

肾康宁片 shen kang ning pian

【英文名】Shen Kang Ning Tablet

【组成】黄芪、丹参、茯苓、泽泻、益母草、淡附片、锁阳、山药。(浙卫药准字(1993)0308-1)

肾舒冲剂 shen shu chong ji

【英文名】Shen Shu Granule(药品标准-中药成方制剂

标准）

【组成】白花蛇舌草、大青叶、瞿麦、萹蓄、海金沙藤、淡竹叶、黄柏、茯苓、地黄、甘草。（药品标准－中药成方制剂标准 1994 年）

肾区热敷方 shen qu re fu fang

【英文名】Shen Qu Re Fu Prescription

【组成】丹参、桃仁、佩兰、赤芍、木香、细辛、忍冬藤、车前子、桂枝。（江苏中医杂志 1983,4(3)）

肾宁散胶囊 shen ning san jiao nang

【英文名】Shen Ning San Capsule（药品标准－中药成方制剂标准）

【组成】西瓜翠衣、紫皮大蒜。（药品标准－中药成方制剂标准 1992 年）

肾石通冲剂 shen shi tong chong ji

【英文名】Shen Shi Tong Granule（药品标准－中药成方制剂标准）

【组成】金钱草、王不留行、萹蓄、延胡索、鸡内金、丹参、木香、瞿麦、牛膝、海金沙。（药品标准－中药成方制剂标准 1990 年）

肾肝宁胶囊 shen gan ning jiao nang

【英文名】Shen Gan Ning Capsule（药品标准－中药成方制剂标准）

【组成】育成蛹粉、牛膝粉。（药品标准－中药成方制剂标准 1998 年）

肾炎十味汤 shen yan shi wei tang

【英文名】Shen Yan Shi Wei Decoction

【组成】知母、黄柏、山萸肉、泽泻、车前草、猪苓、白茅根、茯苓、白花蛇舌草、桂枝。（陕西中医 1990,11(5)）

肾炎四味片 shen yan si wei pian

【英文名】Shen Yan Si Wei Tablet

【组成】胡枝子、黄芪、石韦、黄芩。（《湖北省药品标准》(1980 年)）

肾炎平颗粒 shen yan ping ke li

【英文名】Shen Yan Ping Granule（药品标准－中药成方制剂标准）

【组成】金樱子、菟丝子、山药、墨旱莲、女贞子、莲须、黄芪、党参、白术、茯苓、紫苏叶、蝉蜕、益母草。（药品标准－中药成方制剂标准 1995 年）

肾炎安胶囊 shen yan an jiao nang

【英文名】Shen Yan An Capsule（药品标准－中药成方制剂标准）

【组成】山牡荆。（药品标准－中药成方制剂标准 1998 年）

肾炎安颗粒 shen yan an ke li

【英文名】Shen Yan An Granule（药品标准－中药成方制剂标准）

【组成】山牡荆。（药品标准－中药成方制剂标准 1998 年）

肾炎灵胶囊 shen yan ling jiao nang

【英文名】Shen Yan Ling Capsule（药品标准－中药成方制剂标准）

【组成】旱莲草、女贞子、地黄、山药、当归、川芎、赤芍、狗脊、茯苓、猪苓、车前子、茜草、大蓟、小蓟、栀子、马齿苋、地榆。（药品标准－中药成方制剂标准 1997 年）

肾炎消肿片 shen yan xiao zhong pian

【英文名】Shen Yan Xiao Zhong Pellet

【组成】桂皮、陈皮、香加皮、苍术、茯苓、姜皮、大腹皮、黄柏、椒目、冬瓜皮。

肾炎益气液 shen yan yi qi ye

【英文名】Shen Yan Yi Qi Liquid

【组成】人参、黄芪、仙灵脾、当归、丹参、猪苓。（中国医药学报 1993,8(2)）

肾贫生血饮 shen pin sheng xue yin

【英文名】Shen Pin Sheng Xue Drink

【组成】人参、黄芪、当归、枸杞子。（北京中医学院学报 1993,16(5)）

肾复康胶囊 shen fu kang jiao nang

【英文名】Shen Fu Kang Capsule（药品标准－中药成方制剂标准）

【组成】土茯苓、槐花、白茅根、益母草、藿香。（药品标准－中药成方制剂标准 1997 年）

肾衰宁胶囊 shen shuai ning jiao nang

【英文名】Shen Shuai Ning Capsule（药品标准－中药成方制剂标准）

【组成】太子参、黄连、半夏、陈皮、茯苓、大黄、丹参、牛膝、红花、甘草。（药品标准－中药成方制剂标准 1997 年）

肾炎合剂二号 shen yan he ji er hao

【英文名】Shen Yan Er Hao Mixture

【组成】雷公藤、生黄芪、生甘草。（中成药研究 1993,(4)）

肾衰康灌肠液 shen shuai kang guan chang ye

【英文名】Sheng Shuai Kang Guan Chang Solution（药品标准－中药成方制剂标准）

【异名】肾衰宁灌肠液（药品标准－中药成方制剂标准）

【组成】黄芪、大黄、丹参、红花。（药品标准－中药成方制剂标准 1998 年）

呼吸道一号方 hu xi dao yi hao fang

【英文名】Hu Xi Dao Yi Hao Prescription

【组成】黄芩、连翘、鱼腥草、桔梗、杏仁、甘草。（江苏中医杂志 1986,(5)）

呼吸道二号方 hu xi dao er hao fang

【英文名】Hu Xi Dao Er Hao Prescription

【组成】炙麻黄、生石膏、杏仁、生甘草、葶苈子、桑白皮、鱼腥草、板蓝根。(上海中医药杂志 1992,(1))

败毒散 bai du san

【英文名】Bai Du Powders(药品标准－中药成方制剂标准)

【组成】党参、茯苓、枳壳、甘草、川芎、羌活、独活、柴胡、前胡、桔梗。(药品标准－中药成方制剂标准 1994 年)

败酱片 bai jiang pian

【英文名】Bai Jiang Tablet

【组成】本品为败酱科植物黄花败酱的根茎及根的浸膏片。(《中国药典》1995 年版)

败酱合剂 bai jiang he ji

【英文名】Bai Jiang Mixture

【组成】败酱草、丹参、赤芍、木香、夏枯草、苞米、元胡。(山东中医杂志 1988,7(2))

明珠饮 ming zhu yin

【英文名】Ming Zhu Drink

【组成】何首乌、决明子。(南京中医学院学报 1986,(2))

明矾合剂 ming fan he ji

【英文名】Ming Fan Mixture

【组成】明矾、苍术、苦参、槐花、大黄。(中西医结合杂志 1986,6(7))

明目上清丸 ming mu shang qing wan

【英文名】Ming Mu Shang Qing Pill (药品标准－中药成方制剂标准)

【组成】桔梗、熟大黄、天花粉、石膏、麦冬、玄参、栀子、蒺藜、蝉蜕、甘草、陈皮、菊花、车前子、当归、黄芩、赤芍、黄连、枳壳、薄荷、连翘、荆芥。(药品标准－中药成方制剂标准 1998 年)

明目上清片 ming mu shang qing pian

【英文名】Ming Mu Shang Qing Tablet(药品标准－中药成方制剂标准)

【组成】桔梗、熟大黄、天花粉、石膏、麦冬、玄参、栀子、蒺藜、蝉蜕、甘草、陈皮、菊花、车前子、当归、黄芩、赤芍、黄连、枳壳、薄荷脑、连翘、荆芥油。(药品标准－中药成方制剂标准 1993 年)

明目止血片 ming mu zhi xue pian

【英文名】Ming Mu Zhi Xue Tablet

【组成】蒲黄、丹参、地黄、决明子。(陕卫药准字(1991－00803 号))

明目地黄丸 ming mu di huang wan

【英文名】Ming Mu Di Huang Pill(药品标准－中药成方制剂标准)

【异名】明目地黄浓缩丸(药品标准－中药成方制剂标准)

【组成】熟地黄、山茱萸、牡丹皮、山药、茯苓、泽泻、枸杞子、菊花、当归、白芍、蒺藜、石决明。(药品标准－中药成方制剂标准 1994 年)

明目羊肝丸 ming mu yang gan wan

【英文名】Ming Mu Yang Gan Pill(药品标准－中药成方制剂标准)

【组成】羊肝、青葙子、葶苈子、地肤子、细辛、菟丝子、车前子、黄芩、泽泻、决明子、熟地黄、肉桂、茯苓、枸杞子、苦杏仁、麦冬、茺蔚子、五味子、防风、蕤仁。(药品标准－中药成方制剂标准 1992 年)

明目拨云散 ming mu bo yun san

【英文名】Min Mu Bo Yun Powders(药品标准－中药成方制剂标准)

【组成】炉甘石、黄连、琥珀、珍珠、冰片。(药品标准－中药成方制剂标准 1997 年)

明目蒺藜丸 ming mu ji li wan

【英文名】Ming Mu Ji Li Pill(药品标准－中药成方制剂标准)

【组成】黄连、川芎、白芷、蒺藜、地黄、荆芥、旋覆花、菊花、薄荷、蔓荆子、黄柏、连翘、密蒙花、防风、芍、栀子、当归、甘草、决明子、黄芩、蝉蜕、石决明、贼。(药品标准－中药成方制剂标准 1992 年)

明珠口服液 ming zhu kou fu ye

【英文名】Ming Zhu Liquid

【组成】决明子、何首乌、珍珠母等。((98)卫药准字 Z－107 号)

明睛地黄丸 ming jing di huang wan

【英文名】Ming Jing Di Huang Pill(药品标准－中药成方制剂标准)

【组成】地黄、熟地黄、防风、牛膝、苦杏仁、枳壳、石斛。(药品标准－中药成方制剂标准 1997 年)

明目增视一号 ming mu zeng shi yi hao

【英文名】Ming Mu Zeng Shi Yi Hao Prescription

【组成】杞子、决明子、当归、太子参、甘草、石菖蒲。(中西医结合眼科 1993,11(1))

明矾甘油注射液 ming fan gan you zhu she ye

【英文名】Ming Fan Gan You Injection

【组成】明矾、普鲁卡因粉、枸橼酸钠、甘油。(山西医药杂志 1982,11(4))

明矾黄连注射液 ming fan huang lian zhu she ye

【英文名】Ming Fan Huang Lian Injction

【组成】明矾、黄连素、枸橼酸钠、注射用水。(贵阳中医学院学报 1979,(2))

畅鼻通颗粒 chang bi tong ke li

【英文名】Chang Bi Tong Granule(药品标准－中药成方

制剂标准）

【异名】宁金冲剂（药品标准－中药成方制剂标准）

【组成】桂枝、当归、荆芥、防风、黄芩、白芍、薄荷、甘草。（药品标准－中药成方制剂标准 1998 年）

岩白菜素片 yan bai cai su pian

【英文名】Yan Bai Cai Su Tablet

【组成】岩白菜素。（(87)新卫药准字 07－188 号）

岩果止咳液 yan guo zhi ke ye

【英文名】Yan Guo Zhi Ke Oral Liquid（药品标准－中药成方制剂标准）

【组成】石吊兰、果上叶、甘草流浸膏。（药品标准－中药成方制剂标准 1998 年）

昆海排石汤 kun hai pai shi tang

【英文名】Kun Hai Pai Shi Decoction

【组成】昆布、海藻、红花、桃仁、柴胡、白芍、枳实、海金沙、冬葵、滑石、大黄、鸡内金、琉璃、甘草。（陕西中医 1984,5(1)）

昆藻消瘀汤 kun zao xiao yu tang

【英文名】Kun Zao Xiao Yu Decoction

【组成】昆布、海藻、银花、连翘、柴胡、赤芍、枳壳、桃仁、红花、橘核、猫爪草。（光明中医 1988,(6)）

昆明山海棠片 kun ming shan hai tang pian

【英文名】Kun Ming Shan Hai Tang Tablet（药品标准－中药成方制剂标准）

【组成】昆明山海棠。（药品标准－中药成方制剂标准 1991 年）

昆明神衰果素片 kun ming shen shuai guo su pian

【英文名】Kun Ming Shen Shuai Guo Su Tablet

【组成】神衰果素。（(92)滇卫药准字 44Z 第 425 号）

罗布麻叶片 luo bu ma ye pian

【英文名】Luo Bu Ma Ye Tablet（药品标准－中药成方制剂标准）

【组成】罗布麻叶。（药品标准－中药成方制剂标准 1993 年）

罗布麻冲剂 luo bu ma chong ji

【英文名】Luo Bu Ma Medicinal Instant Granule

【组成】大花、罗布麻。（中医杂志 1988,29(2)）

罗黄降压片 luo huang jiang ya pian

【英文名】Luo Huang Jiang Ya Tablet（药品标准－中药成方制剂标准）

【组成】罗布麻叶、菊花、决明子、熟大黄、当药、丹参、川芎、槐米、葛根、山楂、牛膝、地黄、牛黄、冰片。（药品标准－中药成方制剂标准 1991 年）

罗布麻叶冲剂 luo bu ma ye chong ji

【英文名】Luo Bu Ma Ye Granule（药品标准－中药成方制剂标准）

【组成】罗布麻叶。（药品标准－中药成方制剂标准 1994 年）

罗布麻降压片 luo bu ma jiang ya pian

【英文名】Luo Bu Ma Jiang Ya Tablet（药品标准－中药成方制剂标准）

【组成】罗布麻、夏枯草、钩藤、泽泻、珍珠母、牛膝、山楂、菊花。（药品标准－中药成方制剂标准 1998 年）

罗汉果止咳露 luo han guo zhi ke lou

【英文名】Luo Han Guo Zhi Ke Liquid

【组成】罗汉果、杏仁、沙参。（(90)桂卫药准字第 27048 号）

罗浮山百草油 luo fu shan bai cao you

【英文名】Luo Fu Shan Bai Cao Oil（药品标准－中药成方制剂标准）

【组成】两面针、徐长卿、九里香、辛夷花、红花、水芙蓉、还魂草、金不换、千里光、大头陈、当归、鹅不食草、三七、肿节风、鸡骨香、砂仁、独活、羌活、姜皮、陈皮、香附、野菊花、山白芷、桂枝、小罗伞、蔓荆子、桔梗、紫珠叶、地胆草、细辛、五指柑、肉豆蔻。（药品标准－中药成方制剂标准 1998 年）

罗汉果止咳冲剂 luo han guo zhi ke chong ji

【英文名】Luo Han Guo Zhi Ke Medicinal Instant Granule

【组成】罗汉果、枇杷叶、百部、桔梗、桑白皮、白前。

罗汉果止咳糖浆 luo han guo zhi ke tang jiang

【英文名】Luo Han Guo Zhi Ke Syrup（药品标准－中药成方制剂标准）

【组成】罗汉果、枇杷叶、桑白皮、白前、百部、桔梗、薄荷。（药品标准－中药成方制剂标准 1998 年）

罗汉果玉竹冲剂 luo han guo yu zhu chong ji

【英文名】Luo Han Guo Yu Zhu Granule（药品标准－中药成方制剂标准）

【组成】罗汉果、玉竹。（药品标准－中药成方制剂标准 1990 年）

罗汉金丹口服液 luo han jin dan kou fu ye

【英文名】Luo Han Jin Dan Liquid

【组成】人参、当归、党参、仙灵脾。（中成药研究 1990,12(6)）

罗浮山风湿膏药 luo fu shan feng shi gao yao

【英文名】Luo Fu Shan Feng Shi Plaster（药品标准－中药成方制剂标准）

【组成】金钱白花蛇、七叶莲、过岗龙、宽筋藤、洋金花、骨碎补、威灵仙、山苍子、蓖麻根、白鲜皮、续断、粉草薢、半枫荷、漆树根、羊角拗、麻黄、三七、两面针、防风、防己、槲寄生、土加皮、五加皮、丁公藤、茜、六棱菊、生草乌、木瓜、毛麝香、生川乌、小罗伞、益母草。（药品标准－中药成方制剂标准 1998 年）

罗浮山凉茶颗粒 luo fu shan liang cha ke li

【英文名】Luo Fu Shan Liang Cha Granule（药品标准－

中药成方制剂标准）
【组成】岗梅、地胆草、葫芦茶、金盏银盘、白茅根、淡竹叶。（药品标准－中药成方制剂标准 1997 年）

国公酒 guo gong jiu
【英文名】Guo Gong Wine
【组成】(1)当归、川芎、羌活、牛膝、玉竹、陈皮。((81)豫卫药准字 37003 号)(2)当归、川芎、独活、牛膝、佛手、玉竹、陈皮。((88)豫卫药准字 ZZ－0166－38111 号)

国光降糖丸 guo guang jiang tang wan
【英文名】Guo Guang Jiang Tang Pill
【组成】女贞子、牡丹皮、黄芪、地黄等。（川卫药准字(1991 第 008345 号)）

国光福寿乐 guo guang fu shou le
【英文名】Guo Guang Fu Shou Le Wine
【组成】人参、刺五加、黄狗肾、山茱萸、三七、当归、红花等。（川卫药准字(1991 第 008356 号)）

国产血竭胶囊 guo chan xue jie jiao nang
【英文名】Guo Chan Xue Jie Capsule(药品标准－中药成方制剂标准)
【组成】血竭。（药品标准－中药成方制剂标准 1997 年）

国光速效枣仁安神胶囊 guo guang su xiao zao ren an shen jiao nang
【英文名】Guo Guang Su Xiao Zao Ren An Shen Capsule
【组成】酸枣仁、左旋延胡索乙素。（川卫药准字(1991 第 008351 号)）

固元片 gu yuan pian
【英文名】Gu Yuan Tablet(药品标准－中药成方制剂标准)
【组方】黄芪、人参。（药品标准－中药成方制剂标准 1998 年）

固本丸 gu ben wan
【英文名】Gu Ben Pill(药品标准－中药成方制剂标准)
【组方】熟地黄、党参、地黄、天冬、麦冬。（药品标准－中药成方制剂标准 1990 年）

固经煎 gu jing jian
【英文名】Gu Jing Decoction
【组成】生黄芪、生党参、淮山、药剪、芡实、当归、炭大、生地、藕节炭、陈棕炭、煅龙骨、煅牡蛎、炙乌贼骨、阿胶珠、参三七粉。（江苏中医 1993,(14)）

固肠汤 guo chang tang
【英文名】Guo Chang Decoction
【组成】补骨脂、煨诃子、炒白术、党参、陈皮、肉豆蔻、吴茱萸、炙米壳、薏苡仁、炒扁豆。（辽宁中医杂志 1991,(6)）

固泉汤 gu quan tang
【英文名】Gu Quan Decoction
【组成】补骨脂、潞党参、炒白术、炒山药、桑螵蛸、益智仁、覆盆子、石菖蒲、鸡内金、川萆薢、上肉桂、生麻黄。（内蒙古中医药 1991,10(2)）

固泉饮 gu quan yin
【英文名】Gu Quan Drink
【组成】补骨脂、益智仁、菟丝子、桑螵蛸、炙黄芪、怀山药、五味子、石菖蒲、生麻黄。（浙江中医杂志 1991,(6)）

固真方 gu zhen fang
【英文名】Gu Zhen Prescription
【组成】苁蓉、覆盆子、菟丝子。（中医杂志 1989,(12)）

固涩剂 gu se ji
【英文名】Herbal astringents
【定义】指凡以固涩药为主组成，具有收敛固涩作用，治疗气、血、精、津滑脱散失之证的方剂。（方剂学）

固元颗粒 gu yuan ke li
【英文名】Gu Yuan Ke Li Liquid
【组成】黄芪粗多糖、生晒参芦头等。((95)卫药准字 Z－53 号)

固本药袋 gu ben yao dai
【英文名】Gu Beng Yao Dai Powders
【组成】益智仁、白胡椒、吴茱萸、冰片、艾叶。（安徽中医学院学报 1991,10(4)）

固本止血汤 gu ben zhi xue tang
【英文名】Gu Beng Zhi Xue Decoction
【组成】生地、熟地、旱莲草、白芍、女贞子、川黄、柏地、骨皮炙、黄芪、炒白术、失笑散、地榆、川断、三七粉。（江苏中医 1992,(10)）

固本延龄丸 gu ben yan ling wan
【英文名】Gu Ben Yan Ling Pill(药品标准－中药成方制剂标准)
【异名】固本延龄丹(药品标准－中药成方制剂标准)
【组方】人参、麦冬、五味子、天冬、地黄、熟地黄、山药、泽泻、茯苓、牛膝、山茱萸、杜仲、木香、远志、柏子仁、巴戟天、花椒、石菖蒲、丹参、肉苁蓉、枸杞子、覆盆子、地骨皮、鹿角胶、菟丝子、鱼鳔珠、珍珠、狗鞭。（药品标准－中药成方制剂标准 1991 年）

固本降脂丸 gu ben jiang zhi wan
【英文名】Gu Beng Jiang Zhi Pill
【组成】地黄、首乌、枸杞、肉苁蓉、巴戟天。（上海中医药杂志 1988,(7)）

固本咳喘丸 gu ben ke chuan wan
【英文名】Gu Beng Ke Chuan Pill
【组成】黄芪、白术、防风、党参、茯苓、陈皮、姜半夏、补骨脂、紫河车、甘草。（山东中医杂志 1993,12(5)）

固本咳喘片 gu ben ke chuan pian
【英文名】Gu Ben Ke Chuan Tablet(药品标准－中药成

方制剂标准）

【组成】党参、白术、茯苓、麦冬、甘草、五味子、补骨脂。（药品标准－中药成方制剂标准 1996 年）

固本消敏汤 gu ben xiao min tang

【英文名】Gu Beng Xiao Min Decoction

【组成】黄芪、首乌、防风、五味子、苦参、蝉蜕、地龙、炙甘草。（中国医药学报 1992，7(6)）

固本益肠片 gu ben yi chang pian

【英文名】Gu Beng Yi Chang Tablet

【组成】黄芪、党参、山药、补骨脂、赤石脂、炮姜、当归、地榆等。（(94)卫药准字 Z－26 号）

固冲安宫汤 gu chong an gong tang

【英文名】Gu Chong An Gong Decoction

【组成】山茱萸、熟地黄、黄芪、全当归、益母草、茜草根、川续断、煅龙牡、白芍、海螵蛸、荆芥炭、阿胶。（湖南中医学院学报 1991，11(2)）

固冲安胎饮 guo chong an tai yin

【英文名】Guo Chong An Tai Drink

【组成】菟丝子、川断、桑寄生、党参、阿胶、白术、杜仲、香附。（山东中医学院学报 1993，17(5)）

固肠止泻丸 gu chang zhi xie wan

【英文名】Gu Chang Zhi Xie Pill

【异名】结肠炎丸（药品标准－中药成方制剂标准）

【组成】乌梅、黄连、干姜、木香、罂粟壳、延胡索。（药品标准－中药成方制剂标准 1998 年）

固表止汗剂 gu biao zhi han ji

【英文名】Prescriptions for consolidating superficies to arrest perspiration（方剂学）

【组成】指以收敛止汗药配伍益气药组方，治疗体虚卫外不固，阴液不能内守而致的自汗、盗汗的方剂。（方剂学）

固表止嚏汤 guo biao zhi ti tang

【英文名】Guo Biao Zhi Ti Decoction

【组成】生黄芪、白术、防风、柴胡、苍耳子、五味子、防己、黄芩、乌梅、生甘草、炙麻黄。（云南中医学院学报 1992，15(1)）

固表宣肺汤 gu biao xuan fei tang

【英文名】Gu Biao Xuan Fei Decoction

【组成】生黄芪、防风、荆芥、杏仁、麻黄、桔梗、前胡、白前、浙贝、炙草。（贵阳中医学院学报 1992，(2)）

固肾生发丸 gu shen sheng fa wan

【英文名】Gu Shen Sheng Fa Pill（药品标准－中药成方制剂标准）

【组成】熟地黄、枸杞子、羌活、何首乌、川芎、木瓜、女贞子、当归、桑椹、丹参、党参、黑芝麻。（药品标准－中药成方制剂标准 1995 年）

固肾定喘丸 gu shen ding chuan wan

【英文名】Gu Shen Ding Chuan Pill（药品标准－中药成方制剂标准）

【组成】熟地黄、附子、牡丹皮、牛膝、补骨脂、砂仁、车前子、茯苓、益智、肉桂、山药、泽泻、金樱子。（药品标准－中药成方制剂标准 1996 年）

固肾益气汤 gu shen yi qi tang

【英文名】Gu Shen Yi Qi Decoction

【组成】菟丝子、黄芪、桑寄生、川断、白术、煅龙骨、人参、阿胶、荆芥炭。（陕西中医 1991，12(5)）

固胎保育饮 gu tai bao yu yin

【英文名】Gu Tai Bao Yu Drink

【组成】莲子肉、苎麻、要糯米、杜仲、白术、菟丝子、砂仁、黄芩、桑寄生、白银。（福建中医药 1989，20(3)）

固涩补气汤 gu se bu qi tang

【英文名】Gu Se Bu Qi Decoction

【组成】五味子、金樱子、杭白芍、炙黄芪、太子参、焦白术、黄芩。（中医杂志 1988，29(3)）

固崩止带剂 gu beng zhi dai ji

【英文名】Prescription for relieving metrorrhagia and leukorrhagia（方剂学）

【定义】指以益气健脾药配伍收涩止血药为主组方，治疗妇女血崩暴注或漏血不止，以及带下淋漓等症的方剂。（方剂学）

固精补肾丸 gu jing bu shen wan

【英文名】Gu Jing Bu Shen Pill（药品标准－中药成方制剂标准）

【组成】熟地黄、山茱萸、枸杞子、五味子、覆盆子、石菖蒲、楮实子、山药、金樱子、茯苓、牛膝、小茴香、杜仲、巴戟天、肉苁蓉、远志、菟丝子、甘草。（药品标准－中药成方制剂标准 1994 年）

固本强身胶囊 gu ben qiang shen jiao nang

【英文名】Gu Ben Qiang Shen Capsule（药品标准－中药成方制剂标准）

【组成】冬虫夏草、人参、乌鸡、花粉、淫羊藿、枸杞子、何首乌。（药品标准－中药成方制剂标准 1997 年）

固表防感冲剂 guo biao fang gan chong ji

【英文名】Gu Biao Fang Gan Medicinal instant granule

【组成】黄芪、大枣。（湖南中医学院学报 1987，(4)）

固本止咳夏治片 gu ben zhi ke xia zhi pian

【英文名】Gu Ben Zhi Ke Xia Zhi Tablet

【组成】黄芪、黄精、陈皮、沙菀子、补骨脂、百部、赤芍。（吉林中医 1985，(4)）

固肾利湿化石汤 gu shen li shi hua shi tang

【英文名】Gu Shen Li Shi Hua Shi Decoction

【组成】滑石、金钱草、穿破石、瞿麦、王不留行、乌药、怀牛膝、鸡内金、海金沙、冬葵子、白茯苓、桑椹、海浮石、生大黄、地龙、郁金、炮山甲、升麻、甘草梢、黄芩、鱼脑石。（陕西中医 1990，11(6)）

和合九 he he jiu

【英文名】He He Jiu Pill(药品标准－中药成方制剂标准)

【组成】木耳、苍术、生川乌、生草乌、没药、乳香、杜仲、牛膝。(药品标准－中药成方制剂标准 1993 年)

和胃片 he wei pian

【英文名】He Wei Tablet(药品标准－中药成方制剂标准)

【组成】蒲公英、洋金花、川芎、瓦楞子、郁金、赤芍、丹参、甘草、黄芩。(药品标准－中药成方制剂标准 1996 年)

和解方 he jie fang

【英文名】He Jie Decoction

【组成】柴胡、黄芩、半夏、陈皮、黄连、茯苓、生姜、焦大黄、益母草。(北京中医学院学报 1993,16(4))

和解剂 he jie ji

【英文名】Reconciliatory agents

【定义】指凡具有和解少阳、调和肝脾、调和肠胃等作用,治疗伤寒邪在少阳、肝脾不和、肠胃不和等证的方剂。(方剂学)

和血胶囊 he xue jiao nang

【英文名】He Xue Capsule(药品标准－中药成方制剂标准)

【组成】皂矾、苍术。(药品标准－中药成方制剂标准 1998 年)

和胃冲剂 he wei chong ji

【英文名】He Wei Medicinal instant granule

【组成】苏梗、香附、龙葵、黄芩、白芍、青皮、甘草、制大黄、川朴花、佛手花、党参、大枣。(上海中医药杂志 1986,(7))

和中交泰汤 he zhong jiao tai tang

【英文名】He Zhong Jiao Tai Decoction

【组成】制半夏、焦白术、炒枣仁、夜交藤、枸杞子、制香附、佛手、茯神、黄连、肉桂、生甘草。(湖北中医杂志 1992,14(6))

和中利胆汤 he zhong li dan tang

【英文名】He Zhong Li Dan Decoction

【组成】柴胡、白芍、白蔻仁、郁金、苍术、枳实、厚朴、甘草、猪胆汁。(湖南中医杂志 1989,(5))

和中理脾丸 he zhong li pi wan

【英文名】He Zhong Li Pi Pill(药品标准－中药成方制剂标准)

【组成】党参、白术、苍术、茯苓、甘草、陈皮、法半夏、木香、砂仁、枳壳、厚朴、豆蔻、香附、广藿香、南山楂、六神曲、麦芽、莱菔子。(药品标准－中药成方制剂标准 1991 年)

和络舒肝片 he luo shu gan pian

【英文名】He Luo Shu Gan Tablet(药品标准－中药成方制剂标准)

【组成】白术、白芍、三棱、香附、莪术、当归、木瓜、大黄、红花、鳖甲、桃仁、郁金、茵陈、海藻、昆布、玄参、地黄、熟地黄、虎杖、土鳖虫、柴胡、制何首乌、凌霄花、蜣螂、五灵脂、黑豆、半边莲。(药品标准－中药成方制剂标准 1990 年)

和胃平肝丸 he wei ping gan wan

【英文名】He Wei Ping Gan Pill(药品标准－中药成方制剂标准)

【组成】沉香、佛手、木香、檀香、砂仁、豆蔻仁、枳壳、厚朴、川楝子、延胡索、陈皮、片姜黄、白芍、茯苓。(药品标准－中药成方制剂标准 1992 年)

和胃安眠丸 he wei an mian wan

【英文名】He Wei An Mian Pill(药品标准－中药成方制剂标准)

【组成】姜半夏、天南星、茯苓、北秫米、麦冬。(药品标准－中药成方制剂标准 1998 年)

和胃进食饮 he wei jin shi yin

【英文名】He Wei Jin Shi Drink

【组成】神曲、山楂、炒麦芽、法夏、茯苓、陈皮、炙甘草、楠木香。(湖南中医杂志 1988,(2))

和解少阳剂 he jie shao yang ji

【英文名】Reconciliating shaoyang agents

【定义】指以调和法治疗伤寒邪在少阳的病证的方剂。(方剂学)

和肝利胆冲剂 he gan li dan chong ji

【英文名】He Gan Li Dan Granule(药品标准－中药成方制剂标准)

【组成】金钱草、茵陈、板蓝根、枳壳、柴胡、黄芩、栀子、五味子。(药品标准－中药成方制剂标准 1993 年)

和肝利胆糖浆 he gan li dan tang jiang

【英文名】He Gan Li Dan Syrup(药品标准－中药成方制剂标准)

【组成】金钱草、茵陈、板蓝根、枳壳、柴胡、黄芩、栀子、五味子。(药品标准－中药成方制剂标准 1993 年)

和肠饮一号方 he chang yin yi hao fang

【英文名】He Chang Yin Yi Hao Prescription

【组成】粟壳、牡蛎、乌梅、白芍、五味子、麦冬、葛根、连翘、山楂、神曲、茯苓、黄连、甘草。(四川中医 1988,(9))

和络舒肝胶囊 he luo shu gan jiao nang

【英文名】He Luo Shu Gan Capsule(药品标准－中药成方制剂标准)

【组成】白术、白芍、三棱、香附、莪术、当归、木瓜、大黄、红花、鳖甲、桃仁、郁金、茵陈、海藻、昆布、玄参、地黄、熟地黄、虎杖、土鳖虫、柴胡、制何首乌、凌霄花、蜣螂、五灵脂、黑豆、半边莲。(药品标准－中药

成方制剂标准 1990 年)

知柏地黄丸 zhi bai di huang wan

【英文名】Zhi Bai Di Huang Pill(药品标准－中药成方制剂标准)

【异名】知柏地黄浓缩丸(药品标准－中药成方制剂标准)

【组成】知母、熟地黄、黄柏、山茱萸、山药、牡丹皮、茯苓、泽泻。(药品标准－中药成方制剂标准 1993 年)

知柏地黄片 zhi bai di huang pian

【英文名】Zhi Bai Di Huang Tablet(药品标准－中药成方制剂标准)

【组成】知母、黄柏、熟地黄、茯苓、山茱萸、牡丹皮、山药、泽泻。(药品标准－中药成方制剂标准 1991 年)

知柏坤草汤 zhi bai kun cao tang

【英文名】zhi Bai Kun Cao Decoction

【组成】黄柏、知母、牛膝、丹参、大黄、益母草。(中西医结合杂志 1985,5(5))

制氟片 zhi fu pian

【英文名】Zhi Fu Tablet

【组成】豹骨、黄芪、淫羊藿、鸡血藤、元胡、地龙、甘草。(山西医药杂志 1981,10(3))

制金柑丸 zhi jin gan wan

【英文名】Zhi Jin Gan Pill(药品标准－中药成方制剂标准)

【组成】金橘、佛手、砂仁、肉桂、沉香、豆蔻、木香、延胡索、梅花、郁金、香附、青皮、桔络、紫苏梗、川楝子、白术、甘草、玫瑰花、香橼、小茴香、陈皮、枳壳、乌药、党参、白芍。(药品标准－中药成方制剂标准 1996 年)

制首乌颗粒 zhi shou wu ke li

【英文名】Zhi Shou Wu Granule(药品标准－中药成方制剂标准)

【组成】制何首乌。(药品标准－中药成方制剂标准 1997 年)

季德胜蛇药片 ji de sheng she yao pian

【英文名】Ji De Sheng She Yao Tablet

【组成】七叶一枝花、半边莲、蟾酥、蜈蚣等。(苏卫药准字(82)1310－1 号)

垂阴茶糖浆 chui yin cha tang jiang

【英文名】Chui Yin Cha Syrup(药品标准－中药成方制剂标准)

【组成】阴行草、垂盆草、矮地茶。(药品标准－中药成方制剂标准 1993 年)

垂盆草冲剂 chui pen cao chong ji

【英文名】Chui Pen Cao Granule(药品标准－中药成方制剂标准)

【组成】垂盆草。(药品标准－中药成方制剂标准 1992 年)

使药 shi yao

【英文名】Guiding drug(方剂学－(英汉对照)新编实用中医文库)

【定义】是引经药和调和药的统称。(方剂学)

使君子丸 shi jun zi wan

【英文名】Shi Jun Zi Pill(药品标准－中药成方制剂标准)

【组成】使君子、天南星、槟榔。(药品标准－中药成方制剂标准 1993 年)

使香消积合剂 shi xiang xiao ji he ji

【英文名】Shi Xiang Xiao Ji Mixture

【组成】使君子、神曲、槟榔、白芍、榧子、川楝子、山楂曲、茯苓、乌梅、木香。(上海中医药杂志 1988,(9))

侧柏蜜 ce bai mi

【英文名】Ce Bai Paste

【组成】侧柏炭粉、蜂蜜。(现代中医 1989,2(2))

侧柏叶阳和汤 ce bai ye yang he tang

【英文名】Ce Bai Ye Yang He Decoction

【组成】生侧柏叶、鹿角胶、熟地、肉桂、炒白芥子、麻黄、杏仁、灵磁石、生石膏、山药、桑皮、生甘草。(内蒙古中医药 1991,10(3))

依尔康 yi er kang

【英文名】Yi Er Kang

【组成】去甲斑蝥素。((87)京卫药准字第 060 号)

采云曲 cai yun qu

【英文名】Cai Yun Qu Tablet(药品标准－中药成方制剂标准)

【组成】白术、薄荷、六神曲、枳壳、麦芽、厚朴、山楂、广藿香、紫苏、肉桂、青皮、羌活、桔梗、木香、白芷、片姜黄、槟榔、甘草、陈皮、草果、檀香、半夏、茯苓、干姜、苍术、白矾、白芍。(药品标准－中药成方制剂标准 1998 年)

金水宝 jin shui bao

【英文名】Jin Shui Bao Capsule

【组成】冬虫夏草。((89)卫药准字 Z－18)

金刚丸 jin gang wan

【英文名】Jin Gang Pill(药品标准－中药成方制剂标准)

【组成】肉苁蓉、猪腰子、绵萆薢、菟丝子、杜仲。(药品标准－中药成方制剂标准 1991 年)

金刚片 jin gang pian

【英文名】Jin Gang Tablet(药品标准－中药成方制剂标准)

【组成】肉苁蓉、杜仲、硫黄、巴戟天、羊腰子、淫羊藿、

狗肾。(药品标准－中药成方制剂标准1997年)

金关片 jin guan pian

【英文名】Jin Guan Tablet

【组成】雷公藤、淫羊藿、鹿角霜、黄精、黄芪、细辛、鸡血藤。((92)卫药准字Z－33号)

金利油 jin li you

【英文名】Jin Li Liquid

【组成】沉香、秦艽、麻黄等。(中成药研究1991,(6))

金佛酒 jin fo jiu

【英文名】Jin Fo Wine(药品标准－中药成方制剂标准)

【组成】佛手、黄精、丹参、白术。(药品标准－中药成方制剂标准1992年)

金灵丹 jin ling dan

【英文名】Jin Ling Pellet

【组成】薄荷脑、冰片、丁香、桂皮、甘草。((81)川卫药准字－1357号)

金鸡片 jin ji pian

【英文名】Jin Ji Tablet(药品标准－中药成方制剂标准)

【组成】金樱根、鸡血藤、千斤拔、功劳木、两面针、穿心莲。(药品标准－中药成方制剂标准1998年)

金鸡散 jin ji san

【英文名】Li Ji Powders

【组成】金钱草、鸡内金、山楂、牛膝、滑石、枳实等。(云南中医杂志1990,11(5))

金果饮 jin guo yin

【英文名】Jin Guo Drink

【组成】生地、玄参、胖大海。(中成药研究1990,12(2))

金茵汤 jin yin tang

【英文名】Jin Yin Decoction

【组成】金钱草、茵陈、白芍、川楝子、槟榔、乌梅。(湖南中医学院学报1988,8(3))

金胆片 jin dan pian

【英文名】Jin Dan Tablet

【组成】龙胆草、金钱草、虎杖、胆膏。(中成药研究1986,(3))

金素膏 jin su gao

【英文名】Jin Su Plaster

【组成】雄黄、大黄、白矾、枯矾。(中国中西医结合杂志1992,12(10))

金蚧片 jin jie pian

【英文名】Jin Jie Tablet(药品标准－中药成方制剂标准)

【组成】金樱子、蛤蚧、淫羊藿、韭菜子、山茱萸。(药品标准－中药成方制剂标准1997年)

金喉散 jin hou san

【英文名】Jin Hou Powders(药品标准－中药成方制剂标准)

【组成】岗梅、薄荷油、金牛草。(药品标准－中药成方制剂标准1997年)

金粟丹 jin su dan

【英文名】Jin Su Pill(药品标准－中药成方制剂标准)

【组成】胆南星、僵蚕、全蝎、关白附、赭石、麝香、天麻、冰片、乳香。(药品标准－中药成方制剂标准1992年)

金嗓饮 jin sang yin

【英文名】Jin Sang Drink

【组成】生地、玄参、麦冬、薄荷、桔梗、生甘草。(黑龙江中医药1993,(1))

金不换膏 jin bu huan gao

【英文名】Jin Bu Huan Plaster(药品标准－中药成方制剂标准)

【组成】川芎、大黄、天麻、地黄、栀子、生川乌、熟地黄、薄荷、生草乌、白芷、关木通、威灵仙、当归、玄参、香加皮、白术、杜仲、青风藤、五味子、陈皮、山药、穿山甲、香附、远志、枳壳、乌药、猪苓、甘草、生半夏、青皮、前胡、麻黄、细辛、藁本、连翘。(药品标准－中药成方制剂标准1998年)

金牛眼药 jin niu yan yao

【英文名】Jin Niu Eye Powders(药品标准－中药成方制剂标准)

【异名】金牛眼散(药品标准－中药成方制剂标准)

【组成】珍珠、麝香、熊胆、朱砂、珊瑚、琥珀、硼砂、冰片、炉甘石。(药品标准－中药成方制剂标准1998年)

金四藤汤 jin si teng tang

【英文名】Jin Si Teng Decoction

【组成】川楝子、玄胡、柴胡、枳实、芍药、甘草、红藤。(江苏中医杂志1985,(9))

金龙胶囊 jin long jiao nang

【英文名】Jin Long Capsule

【组成】鲜守宫、鲜金钱白花蛇、鲜蕲蛇。((98)卫药准字Z－070号)

金鸡冲剂 jin ji chong ji

【英文名】Jin Ji Medicinal Instant Granule

【组成】金樱根、功劳木、鸡血藤、两面针、千斤拔、穿心莲。(《中国药典》1977年版))

金鸡虎丸 jin ji hu wan

【英文名】Jin Ji Hu Pill

【组成】金狗脊、金樱子、鸡血藤、桑寄生。

金鸡胶囊 jin ji jiao nang

【英文名】Jin Ji Capsule(药品标准－中药成方制剂标准)

【组成】金樱根、鸡血藤、千斤拔、功劳木、两面针、穿心

莲。(药品标准－中药成方制剂标准 1998 年)

金鸡颗粒 jin ji ke li

【英文名】Jin Ji Granule(药品标准－中药成方制剂标准)

【组成】金樱根、鸡血藤、千斤拔、功劳木、两面针、穿心莲。(药品标准－中药成方制剂标准 1998 年)

金茵糖浆 jin yin tang jiang

【英文名】Jin Yin Syrup

【组成】茵陈、金钱草、虎杖根、甘草。(实用中西医结合杂志 1991,4(9))

金荞麦片 jin qiao mai pian

【英文名】Jin Qiao Mai Tablet(药品标准－中药成方制剂标准)

【组成】金荞麦。(药品标准－中药成方制剂标准 1998 年)

金莲花片 jin lian hua pian

【英文名】Jin Lian Hua Tablet(药品标准－中药成方制剂标准)

【组成】金莲花。(药品标准－中药成方制剂标准 1998 年)

金钱草片 jin qian cao pian

【英文名】Jin Qian Cao Tablet(药品标准－中药成方制剂标准)

【组成】金钱草。(药品标准－中药成方制剂标准 1993 年)

金钱草汤 jin qian cao tang

【英文名】Jin Qian Cao Decoction

【组成】金钱草。(实用中西医结合杂志 1991,4(12))

金银花露 jin yin hua lu

【英文名】Jin Yin Hua Syrup(药品标准－中药成方制剂标准)

【组成】金银花。(药品标准－中药成方制剂标准 1991 年)

金蒲丹片 jin pu dan pian

【英文名】Jin Pu Dan Tablet

【组成】郁金、石菖蒲、丹参、香附。(中西医结合杂志 1987,7(9))

金樱子膏 jin ying zi gao

【英文名】Jin Ying Zi Ointment

【组成】金樱子。(《上海市药品标准》(1981 年))

金马利咽汤 jin ma li yan tang

【英文名】Jin Ma Li Yan Decoction

【组成】挂金灯、马勃、玄参、麦冬、桔梗、北豆根、木蝴蝶、薄荷、蝉蜕、甘草。(山东中医学院学报 1993,(1))

金毛狗脊丸 jin mao gou ji wan

【英文名】Jin Mao Gou Ji Pill(药品标准－中药成方制剂标准)

【组成】狗脊、杜仲、川牛膝、木瓜、桑枝、续断、秦艽、桂枝、油松节、海风藤。(药品标准－中药成方制剂标准 1993 年)

金水六君片 jin shui liu jun pian

【英文名】Jin Shui Liu Jun Tablet

【组成】陈皮、法夏、茯苓、熟地、当归、胡桃肉、补骨脂、菟丝子、女贞子、土茯苓、甘草。(成都中医学院学报 1983,(4))

金车白虎汤 jin che bai hu tang

【英文名】Jin Che Bai Hu Decoction

【组成】金钱草、虎杖、白英、车前草。(上海中医药杂志 1988,(6))

金扑感冒片 jin pu gan mao pian

【英文名】Jin Pu Gan Mao Tablet

【组成】板蓝根、金银花、野菊花、三桠苦、岗梅根、五指柑、扑热息痛、扑尔敏、咖啡因。(粤卫药准字(1995)第 115085 号)

金龙排石汤 jin long pai shi tang

【英文名】Jin Long Pai Shi Decocton

【组成】鸡内金、滑石、怀牛膝、广地龙、茯苓、泽泻、甘草梢、金钱草、白芍、火硝、硼砂、皮硝。(新中医 1988,(6))

金龙痰咳净 jin long tan ke jing

【英文名】Jin Long Tan Ke Jing Pill

【组成】桔梗、北杏、甘草、冰片、咖啡因。

金刚藤糖浆 jin gang teng tang jiang

【英文名】Jin Gang Teng Syrup(药品标准－中药成方制剂标准)

【组成】金刚藤。(药品标准－中药成方制剂标准 1994 年)

金芍一贯煎 jin shao yi guan jian

【英文名】Jin Shao Yi Guan Decoction

【组成】白芍、生地、郁金、沙参、麦冬、枸杞、当归、川楝子。(中成药研究 1988,(4))

金衣万应丸 jin yi wan ying wan

【英文名】Jin Yi Wan Ying Pill(药品标准－中药成方制剂标准)

【组成】胡黄连、牛胆粉、儿茶、麝香、冰片、乳香、没药、香墨。(药品标准－中药成方制剂标准 1997 年)

金衣至宝锭 jin yi zhi bao ding

【英文名】Jin Yi Zhi Bao Troche(药品标准－中药成方制剂标准)

【组成】陈皮、山楂、麦芽、全蝎、蝉蜕、白附子、天麻、羌活、钩藤、槟榔、僵蚕、川贝母、紫苏叶、薄荷、广藿香、滑石、白芥子、胆南星、茯苓、六神曲、牛黄、麝香、冰片、雄黄、琥珀粉、朱砂。(药品标准－中药成

方制剂标准 1997 年)

金佛止痛丸 jin fo zhi tong wan

【英文名】Jin Fo Zhi Tong Pill

【组成】郁金、田七、白芍、元胡等。(粤卫药准字(85)AⅡ-149 号)

金牡感冒片 jin mu gan mao pian

【英文名】Jin Mu Gan Mao Tablet(药品标准-中药成方制剂标准)

【组成】金银花、牡荆根、贯众、三叉苦、葫芦茶、山甘草、薄荷油。(药品标准-中药成方制剂标准 1995 年)

金芪降糖片 jin qi jiang tang pian

【英文名】Jin Qi Jiang Tang Tablet

【组成】金银花、黄芪等。((92)卫药准字 Z-32 号)

金花消痤丸 jin hua xiao cuo wan

【英文名】Jin Hua Xiao Cuo Pill(药品标准-中药成方制剂标准)

【组成】栀子、金银花、黄芩、大黄、黄连、桔梗、薄荷、黄柏、甘草。(药品标准-中药成方制剂标准 1996 年)

金鸡壮骨丸 jin ji zhuang gu wan

【英文名】Jin Ji Zhuang Gu Pill

【异名】金鸡虎丸(《卫生部药品标准》(1989 年));金鸡虎补丸(《卫生部药品标准》(1989 年))

【组成】狗脊、牛大力、黑老虎根、骨碎补、鸡血藤、大枣、桑寄生、金樱子、千斤拔。(《卫生部药品标准》(1989 年))

金鸡虎补丸 jin ji hu bu wan

【英文名】Jin Ji Hu Bu Pill

【组成】金狗脊、鸡血藤、牛大力等。(中药药理与临床 1985,1)

金鸡虎铃片 jin ji hu ling pian

【英文名】Jin Ji Hu Ling Tablet(药品标准-中药成方制剂标准)

【组成】狗脊、牛大力、黑老虎、骨碎补、大枣、鸡血藤、金樱子、千斤拔、桑寄生。(药品标准-中药成方制剂标准 1998 年)

金青解毒丸 jin qing jie du wan

【英文名】Jin Qing Jie Du Pill(药品标准-中药成方制剂标准)

【组成】金银花、陈皮、大青叶、淡竹叶、薄荷、荆芥、木板蓝根、甘草、鱼腥草。(药品标准-中药成方制剂标准 1997 年)

金泽冠心片 jin ze guan xin pian

【英文名】Jin Ze Guan Xin Tablet

【组成】泽泻、金龟莲。(中成药研究 1982,(1))

金咳息胶囊 jin ke xi jiao nang

【英文名】Jin Ke Xi Capsule

【异名】参蛤补肺胶囊((92)卫药准字 Z-23 号)

【组成】蛤蚧、生晒参、黄芪、川贝母。((92)卫药准字 Z-23 号)

金砂五淋丸 jin sha wu lin wan

【英文名】Jin Sha Wu Lin Pill(药品标准-中药成方制剂标准)

【组成】海金砂、猪苓、瞿麦、大黄、赤芍、萹蓄、茯苓、关木通、黄柏、地黄、车前子、黄芩、当归。(药品标准-中药成方制剂标准 1990 年)

金钱草冲剂 jin qian cao chong ji

【英文名】Jin Qian Cao Medicinal Instant Granule

【组成】广金钱草。((92)桂卫药准字第 71036 号、金钱草((88)川卫药准字-4430 号)

金匮肾气丸 jin kui shen qi wan

【英文名】Jin Kui Shen Qi Pill

【组成】(1)熟地黄、泽泻、附子、牛膝、肉桂、车前子。((89)京卫药准字第 059 号)(2)地黄、山茱萸、牡丹皮、车前子、肉桂、附子、茯苓。((79)卫药准字第 121 号)(3)熟地黄、山药、山茱萸、牡丹皮、茯苓。(4)地黄、山药、山茱萸、泽泻、茯苓、牡丹皮。((89)粤卫药准字 F1-183 号)(5)肉桂、附子、熟地黄、山茱萸、牡丹皮、山药、茯苓、泽泻。((81)川卫药准字-1344 号)(6)熟地黄、山药、山茱萸、牛膝、附子、肉桂。((85)津卫药准字第 623 号)(7)肉桂、附子、地黄、山茱萸、丹皮、茯苓、山药、泽泻。((88)陕卫药准字 00419 号)(8)熟地、山药。((92)滇卫药准字(92) 3Z 第 533 号)(9)肉桂、附子、熟地黄、山茱萸、山药、茯苓、泽泻。((81)豫卫药准字 ZZ-0205-38006 号)(10)熟地黄、川附子、肉桂、泽泻、车前子。

金匾肾气丸 jin bian shen qi wan

【英文名】Jin Bian Shen Qi Pill(药品标准-中药成方制剂标准)

【组成】地黄、山药、山茱萸、茯苓、牡丹皮、泽泻、桂枝、附子、牛膝、车前子。(药品标准-中药成方制剂标准 1998 年)

金梅感冒片 jin mei gan mao pian

【英文名】Jin Mei Gan Mao Tablet(药品标准-中药成方制剂标准)

【组成】金盏银盘、三叉苦、南板蓝根、岗梅、白茅根、山白芷。(药品标准-中药成方制剂标准)

金羚感冒片 jin ling gan mao pian

【英文名】Jin Ling Gan Mao Tablet(药品标准-中药成方制剂标准)

【组成】水牛角浓缩粉、羚羊角、忍冬藤、野菊花、北豆根、阿斯匹林、扑尔敏、维生素 C。(药品标准-中药成方制剂标准 1996 年)

金菊感冒片 jin ju gan mao pian

【英文名】Jin Ju Gan Mao Tablet(药品标准-中药成方

制剂标准)

【组成】金银花、野菊花、板蓝根、五指柑、三叉苦、岗梅、豆豉姜、石膏、羚羊角、水牛角浓缩粉。(药品标准-中药成方制剂标准 1998 年)

金菌灵胶囊 jin jun ling jiao nang

【英文名】Jin Jun Ling Capsule

【组成】金针菇。(药品标准-中药成方制剂标准 1994 年)

金银花合剂 jin yin hua he ji

【英文名】Jin Ying Hua Mixture

【组成】金银花、胖大海、白芷、天花粉、连翘、清半夏、莱菔子、苏梗、厚朴、甘草。(中医函授通讯 1986,(3))

金银花糖浆 jin yin hua tang jiang

【英文名】Jin Yin Hua Syrup(药品标准-中药成方制剂标准)

【组成】金银花、忍冬藤。(药品标准-中药成方制剂标准 1997 年)

金银败毒散 jin yin bai du san

【英文名】Jin Yin Bai Du Powders

【组成】金银花、花粉、皂角刺、丹参、浙贝、归尾、乳香、没药、炮山甲、防风、白芷、生甘草、桔梗。(中医函授通讯 1992,(3))

金黄抱龙丸 jin huang bao long wan

【英文名】Jin Huang Bao Long Pill(药品标准-中药成方制剂标准)

【组成】天生黄、胆南星、牛黄、朱砂、琥珀粉、雄黄。(药品标准-中药成方制剂标准 1997 年)

金嗓子喉宝 jin sang zi hou bao

【英文名】Jin Sang Zi Hou Bao

【组成】薄荷、金银花、罗汉果。(桂卫药健字(1994)0046 号))

金嗓开音丸 jin sang kai yin wan

【英文名】Jin Sang Kai Yin Pill(药品标准-中药成方制剂标准)

【组成】金银花、连翘、玄参、板兰根、赤芍、黄芩、桑叶、菊花、前胡、苦杏仁、牛蒡子、泽泻、胖大海、僵蚕、蝉蜕、木蝴蝶。(药品标准-中药成方制剂标准 1998 年)

金嗓利咽丸 jin sang li yan wan

【英文名】Jin Sang Li Yan Pill(药品标准-中药成方制剂标准)

【组成】伏苓、法半夏、枳实、青皮、胆南星、橘红、砂仁、豆蔻、槟榔、合欢皮、神曲、紫苏梗、生姜、蝉蜕、木蝴蝶、厚朴。(药品标准-中药成方制剂标准 1995 年)

金锁固精丸 jin suo gu jing wan

【英文名】Jin Suo Gu Jing Pill(药品标准-中药成方制剂标准)

【异名】金锁固精大蜜丸(药品标准-中药成方制剂标准)

【组成】沙苑子、芡实、莲须、龙骨、牡蛎、莲子。(药品标准-中药成方制剂标准 1996 年)

金嗓清音丸 jin sang qing yin wan

【英文名】Jin Sang Qing Yin Pill(药品标准-中药成方制剂标准)

【组成】玄参、地黄、麦冬、黄芩、丹皮、赤芍、川贝母、泽泻、薏苡仁、石斛、僵蚕、薄荷、胖大海、蝉蜕、木蝴蝶、甘草。(药品标准-中药成方制剂标准 1998 年)

金嗓散结丸 jin sang san jie wan

【英文名】Jin Sang San Jie Pill(药品标准-中药成方制剂标准)

【组成】马勃、莪术、金银花、桃仁、玄参、三棱、红花、丹参、板蓝根、麦冬、浙贝母、泽泻、鸡内金、蝉蜕、木蝴蝶、蒲公英。(药品标准-中药成方制剂标准 1995 年)

金瑰冠心片 jin gui guan xin pian

【英文名】Jin Gui Guan Xin Tablet

【异名】冠心Ⅱ号注射液(《四川省药品标准》(1983 年))

【组成】金龟莲、穿龙薯蓣、槐米。(《四川省药品标准》(1983 年))

金酸萍冲剂 jin suan ping chong ji

【英文名】Jin Suan Ping Granule(药品标准-中药成方制剂标准)

【组成】阴行草、酸模、萍。(药品标准-中药成方制剂标准 1993 年)

金酸萍糖浆 jin suan ping tang jiang

【英文名】Jin Shuan Ping Syrup

【组成】阴行草等。(鄂卫药准字(1981 第 000330 号))

金樱子冲剂 jin ying zi chong ji

【英文名】Jin Ying Zi Granule(药品标准-中药成方制剂标准)

【组成】金樱子。(药品标准-中药成方制剂标准 1993 年)

金樱子糖浆 jin ying zi tang jiang

【英文名】Jin Ying Zi Syrup(药品标准-中药成方制剂标准)

【组成】金樱子。(药品标准-中药成方制剂标准 1997 年)

金樱首乌汁 jin ying shou wu zhi

【英文名】Jin Ying Shou Wu Oral Liquid(药品标准-中药成方制剂标准)

【组成】何首乌、地黄、金樱子提取液、狗脊、当归、菟丝

子、川芎。(药品标准－中药成方制剂标准 1995年)

金醋消疣液 jin cu xiao you ye

【英文名】Jin Cu Xiao You Lotion

【组成】生鸡内金、黑龙江白米醋。(中西医结合杂志 1989,9(11))

金不换注射液 jin bu huan zhu she ye

【英文名】Jin Bu Huan Injection

【组成】土大黄。(上海中医药杂志 1989,(4))

金水康虫草膏 jin shui kang chong cao gao

【英文名】Jin Shui Kang Chong Cao Ointment

【组成】发酵虫草菌粉、川贝母、枇杷叶、炼蜜。(赣卫药健字(1994)Z－05 号)

金利油软胶囊 jin li you ruan jiao nang

【英文名】Jin Li You Ruan Capsule

【组成】沉香、麻黄、甘草、秦艽等。((94)卫药准字 Z－44 号)

金果饮咽喉片 jin guo yin yan hou pian

【英文名】Jin Guo Yin Yan Hou Tablet(药品标准－中药成方制剂标准)

【组成】地黄、玄参、西青果、蝉蜕、麦冬、胖大海、南沙参、太子参、陈皮、薄荷油。(药品标准－中药成方制剂标准 1998 年)

金泽冠心胶囊 jin ze guan xin jiao nang

【英文名】Jin Ze Guan Xin Capsule(药品标准－中药成方制剂标准)

【组成】泽泻、雪胆。(药品标准－中药成方制剂标准 1996 年)

金青感冒冲剂 jin qing gan mao chong ji

【英文名】Jin Qing Gan Mao Medicinal Instant Granule

【组成】金银花、大青叶、鱼腥草、薄荷。((90)京卫药准字(90)第 258 号)

金青感冒颗粒 jin qing gan mao ke li

【英文名】Jin Qing Gan Mao Granule(药品标准－中药成方制剂标准)

【组成】金银花、大青叶、板蓝根、鱼腥草、薄荷、淡豆豉、淡竹叶、陈皮、甘草。(药品标准－中药成方制剂标准 1997 年)

金莲花口服液 jin lian hua kou fu ye

【英文名】Jin Lian Hua Oral Liquid(药品标准－中药成方制剂标准)

【组成】金莲花。(药品标准－中药成方制剂标准 1998 年)

金莲花润喉片 jin lian hua run hou pian

【英文名】Jin Lian Hua Run Hou Tablet

【组成】金莲花。((94)卫药准字 Z－25 号)

金莲清热冲剂 jin lian qing re chong ji

【英文名】Jin Lian Qing Re Medicinal Instant Granule

【组成】金莲花、大青叶、生石膏、知母、玄参。((94)卫药准字 Z－09 号)

金梅清暑颗粒 jin mei qing shu ke li

【英文名】Jin Mei Qing Shu Granule(药品标准－中药成方制剂标准)

【组成】金银花、乌梅、淡竹叶、甘草。(药品标准－中药成方制剂标准 1997 年)

金黄白护髓剂 jin huang bai hu sui ji

【英文名】Jin Huang Bai Hu Sui Powders

【组成】金银花、黄芪、白及、黄连、乳香、没药、连翘、地卡因、蜂蜜。(湖北中医杂志 1986,(4))

金嗓利咽胶囊 jin sang li yan jiao nang

【英文名】Jin Sang Li Yan Capsule(药品标准－中药成方制剂标准)

【组成】茯苓、枳实、胆南星、砂仁、槟榔、神曲、生姜、木蝴蝶、法半夏、青皮、橘红、豆蔻、合欢皮、紫苏梗、蝉蜕、厚朴。(药品标准－中药成方制剂标准 1997 年)

金嗓散结胶囊 jin sang san jie jiao nang

【英文名】Jin Sang San Jie Capsule(药品标准－中药成方制剂标准)

【组成】马勃、金银花、玄参、红花、板蓝根、浙贝母、鸡内金、木蝴蝶、莪术、桃仁、三棱、丹参、麦冬、泽泻、蝉蜕、蒲公英。(药品标准－中药成方制剂标准 1997 年)

金蒲散含漱剂 jin pu san han shu ji

【英文名】Jin Pu San Han Shu Liquid

【组成】金银花、蒲黄、细辛、薄荷、甘草。(中西医结合杂志 1991,11(5))

金龙伤湿止痛膏 jin long shang shi zhi tong gao

【英文名】Jin Long Shang Shi Zhi Tong Plaster(药品标准－中药成方制剂标准)

【组成】金龙干浸膏、枫香脂、冰片、薄荷脑、水杨酸甲酯、樟脑、肉桂油、松节油。(药品标准－中药成方制剂标准 1997 年)

金钱白花蛇药酒 jin qian bai hua she yao jiu

【英文名】Jin Qian Bai Hua She Wine(药品标准－中药成方制剂标准)

【组成】白花蛇、乌梢蛇、马钱子、五加皮、老鹳草、豨莶草、千年健、地枫皮、陈皮、红花、肉桂、杜仲、川牛膝、甘草。(药品标准－中药成方制剂标准 1993 年)

金钱通淋口服液 jin qian tong lin kou fu ye

【英文名】Jin Qian Tong Lin Liquid

【组成】金钱草、海金沙、忍冬藤、白茅根、石韦。(卫生部药政局(93)ZL－33 号)

金匮肾气口服液 jin kui shen qi kou fu ye

【英文名】Jin Kui Shen Qi Liquid

【组成】肉桂、地黄、牡丹皮、茯苓、附子、山茱萸、山药、泽泻。((91)晋卫药健字 Z-03 号)

金菊五花茶冲剂 jin ju wu hua cha chong ji

【英文名】Jin Ju Wu Hua Cha Granule(药品标准-中药成方制剂标准)

【组成】金银花、木棉花、葛花、野菊花、槐花、甘草。(药品标准-中药成方制剂标准 1995 年)

金牡蛎全营养胶囊 jin mu li quan ying yang jiao nang

【英文名】Jin Mu Li Quan Ying Yang Capsule

【组成】牡蛎。

金鹃咳喘停口服液 jin juan ke chuan ting kou fu ye

【英文名】Jin Juan Ke Chuan Ting Liquid

【组成】凉山杜鹃。((92)川卫药准字 6758 号)

阜新麦饭石软膏 fu xin mai fan shi ruan gao

【英文名】Fu Xin Mai Fan Shi Plaster

【组成】麦饭石、米醋、蜂蜜。(辽宁中医杂志 1990,(2))

狗皮膏 gou pi gao

【英文名】Guo Pi Plaster

【组成】乳香、没药、杜仲、当归、川芎、当归、肉桂、羌活、没药、木瓜、高良姜、松节、苏木、阿魏、麝香、血竭、乳香、丁香、天麻、厚朴、穿山甲、何首乌、杜仲、黄连、细辛。

肤乐康 fu le kang

【英文名】Fu Le Kang Liniment

【组成】氯霉素、维生素 E、黄柏提出物。((87)皖卫药准字 135 号)

肤阴洁 fu yin jie

【英文名】Fu Yin Jie Lotion

【组成】岗松、大叶桉、黄柏等。(桂卫药准字(92)130802)

肤炎灵 fu yan ling

【英文名】Fu Yan Ling Plaster

【组成】丹皮酚。

肤愈散 fu yu san

【英文名】Fu Yu Powders

【组成】青黛、大黄、黄柏儿茶、枯矾、密陀僧、轻粉、冰片、炉甘石。(浙江中医杂志 1993,28(11))

肤疾洗剂 fu ji xi ji

【英文名】Fu Ji Lotion(药品标准-中药成方制剂标准)

【组成】苦参、百部、花椒、白鲜皮、硼砂、雄黄。(药品标准-中药成方制剂标准 1998 年)

肤痒冲剂 fu yang chong ji

【英文名】Fu Yang Granule(药品标准-中药成方制剂标准)

【组成】苍耳子、地肤子、川芎、红花、白英。(药品标准-中药成方制剂标准 1992 年)

肺宝 fei bao

【英文名】Fei Bao Syrup

【组成】黄芪、冬虫夏草、鸡内金、白花蛇舌草。(中西医结合杂志 1991,(4))

肺心汤 fei xin tan

【英文名】Fei Xin Decoction

【组成】熟附子、黄芪、茯苓、地龙、葶苈子、桑白皮、陈胆星、姜半夏、款冬花、川芎、当归。(江苏中医 1993,(14))

肺心灵 fei xin ling

【英文名】Fei Xin Ling Decoction

【组成】生石膏、炙麻黄、太子参、麦冬、五味子、胆南星、全瓜蒌、桑白皮、蚤休、丹参、桃仁、杏仁、橘红。(中医杂志 1992,33(10))

肺宁汤 fei ning tang

【英文名】Fei Ning Decoction

【组成】党参、苏子、白术、杏仁、熟地、泽泻、山茱萸、贝母、紫菀、法半夏、附块、冬虫夏草、蛤蚧粉。(江苏中医 1993,(增刊:35))

肺安片 fei an pian

【英文名】Fei An Tablet(药品标准-中药成方制剂标准)

【组成】知母、橘红、桔梗、川贝母、阿胶、款冬花、葶苈子、姜半夏、苦杏仁、甘草膏、麻黄、旋覆花、马兜铃。(药品标准-中药成方制剂标准 1998 年)

肺复方 fei fu fang

【英文名】Fei Fu Decoction

【组成】百合、熟地、生地、玄参、当归、麦冬、白芍、南北沙参、桑皮、黄芩、臭牡丹、蚤休、白花蛇舌草。(中国医药学报 1988,(1))

肺热宁 fei re ning

【英文名】Fei Re Ning Decoction

【组成】麻黄、杏仁、大黄、石膏、黄芩、桑白皮、甘草。(湖北中医杂志 1988,(4))

肺气肿片 fei qi zhong pian

【英文名】Fei Qi Zhong Tablet(药品标准-中药成方制剂标准)

【组成】野马追、红花、桃仁、淫羊藿、补骨脂、黄芪、丹参、牡荆油、盐酸克仑特罗。(药品标准-中药成方制剂标准 1998 年)

肺炎合剂 fei yan he ji

【英文名】Fei Yan Mixture

【组成】麻黄、杏仁、石膏、鱼腥草、甘草、蒲公英、大青叶、葶苈子、当归。(浙江中医杂志 1991,(10))

肺复康汤 fei fu kang tang

【英文名】Fei Fu Kang Decoction

【组成】桃仁、红花、当归、川芎、赤芍、麻黄、杏仁、百

部、车前子。（江苏中医 1992,(8)）

肺结核丸 fei jie he wan

【英文名】Fei Jie He Pill（药品标准－中药成方制剂标准）

【组成】制何首乌、白及、土鳖虫。（药品标准－中药成方制剂标准 1994 年）

肺心二号方 fei xin er hao fang

【英文名】Fei Xin Er Hao Prescription

【组成】巴戟天、太子参、黄芪、紫菀、蛤壳、蒲公英、当归、淮牛膝、肉桂。（浙江中医学院学报 1990,14(2)）

肺炎效灵散 fei yan xiao ling san

【英文名】Fei Yan Xiao Ling Powders

【组成】桑白皮、鱼腥草、桔梗、麻黄、川贝、苦参、莱菔子、百部、槟榔、大黄。（山西中医 1993,9(5)）

股癣煎 gu xuan jian

【英文名】Gu Xuan Decoction

【组成】土槿皮、大枫子、黄精、土茯苓、川楝子、白头翁、龙胆草、荆芥、防风、生大黄、白鲜皮、红花。（湖北中医杂志 1993,15(1)）

肥儿片 fei er pian

【英文名】Fei Er Tablet（药品标准－中药成方制剂标准）

【组成】肉豆蔻、木香、六神曲、麦芽、胡黄连、槟榔、使君子仁。（药品标准－中药成方制剂标准 1998 年）

肥儿散 fei er san

【英文名】Fei Er Powders（药品标准－中药成方制剂标准）

【组成】白术、山药、茯苓、甘草、鸡内金、南山楂。（药品标准－中药成方制剂标准 1998 年）

肥儿糖浆 fei er tang jiang

【英文名】Fei Er Syrup（药品标准－中药成方制剂标准）

【组成】山药、芡实、莲子、北沙参、薏苡仁、白扁豆、山楂、白术、麦芽、茯苓。（药品标准－中药成方制剂标准 1993 年）

肥儿宝冲剂 fei er bao chong ji

【英文名】Fei Er Bao Granule（药品标准－中药成方制剂标准）

【异名】小儿疳积冲剂（药品标准－中药成方制剂标准）

【组成】稻芽、广山楂、甘草、鸡内金、夜明砂、叶下珠、山药、茯苓、海螵蛸、党参、莲子、使君子。（药品标准－中药成方制剂标准 1993 年）

肥儿疳积颗粒 fei er gan ji ke li

【英文名】Fei Er Gan Ji Granule（药品标准－中药成方制剂标准）

【组成】使君子、莲子、芡实、牵牛子、茯苓、苍术、鸡内金、乌梅、车前子、薏苡仁、苦楝皮、槟榔、白芍、抚芎、蓼实子、山药、麦芽、蓝花参、雷丸、甘草、白术、百部。（药品标准－中药成方制剂标准 1997 年）

肿痛散 zhong tong san

【英文名】Zhong Tong Powders

【组成】黄柏、大黄、黄芩、白芷、薄荷、冰片、接骨木、煅自然铜、三棱、莪术。（云南中医学院学报 1988,11(2)）

肿节风片 zhong jie feng pian

【英文名】Zhong Jie Feng Tablet（药品标准－中药成方制剂标准）

【组成】肿节风。（药品标准－中药成方制剂标准 1997 年）

肿节风浸膏 zhong jie feng jin gao

【英文名】Zhong Jie Feng Extract（药品标准－中药成方制剂标准）

【组成】肿节风。（药品标准－中药成方制剂标准 1997 年）

肿瘤一号散 zhong liu yi hao san

【英文名】Zhong Liu Yi Hao Powders

【组成】牛黄、硇砂、急性子。（四川中医 1992,(2)）

肿节风注射液 zhong jie feng zhu she ye

【英文名】Zhong Jie Feng Injection（药品标准－中药成方制剂标准）

【组成】肿节风。（药品标准－中药成方制剂标准 1997 年）

服药不当 fu yao bu dang

【定义】指不恰当的服用中药的方法。（中药学）

服药方法 fu yao fang fa

【英文名】Methods of taking drugs（方剂学－（英汉对照）新编实用中医文库）

【定义】指根据病情和药物的性能，确定的服用方剂的适宜方法。（方剂学）

服药时间 fu yao shi jian

【英文名】Time of taking drugs（方剂学－（英汉对照）新编实用中医文库）

【定义】指根据病情和药物的性能，确定的服用方剂的适宜时间。（方剂学）

服药调护 fu yao tiao hu

【定义】指服用方剂过程中的调理和护理措施。（方剂学）

服药禁忌 fu yao jin ji

【英文名】drug taking contraindication

【定义】指根据具体的病情和药物性能，不适宜服用某些药的情况。（方剂学）

胁痛二号汤 xie tong er hao tang

【英文名】Xie Tong Er Hao Decoction

【组成】黄柏、白芍、金钱草、槟榔、枳实、厚朴、郁金、木香、川楝子、元胡、鸡内金、香附、乳香、没药、当归、丹参。(吉林中医 1991,(4))

炙甘草合剂 zhi gan cao he ji

【英文名】Zhi Gan Cao Mixture(药品标准－中药成方制剂标准)

【组成】甘草、生姜、人参、地黄、桂枝、阿胶、麦冬、黑芝麻、大枣。(药品标准－中药成方制剂标准 1993 年)

周公百岁酒 zhou gong bai sui jiu

【英文名】Zhou Gong Bai Sui Wine(药品标准－中药成方制剂标准)

【异名】养血健身酒(药品标准－中药成方制剂标准)

【组成】党参、黄芪、白术、茯苓、熟地黄、地黄、当归、川芎、山茱萸、枸杞子、龟甲胶、肉桂、麦冬、五味子、羌活、防风、陈皮、大枣。(药品标准－中药成方制剂标准 1995 年)

周氏回生丸 zhou shi hui sheng wan

【英文名】Zhou Shi Hui Sheng Pill(药品标准－中药成方制剂标准)

【组成】五倍子、檀香、木香、沉香、丁香、甘草、千金子霜、红大戟、山慈菇、六神曲、麝香、雄黄、冰片、朱砂。(药品标准－中药成方制剂标准 1998 年)

周氏回生丹 zhou shi hui sheng dan

【英文名】Zhuo Shi Hui Sheng Pellet

【组成】沉香、千金霜、檀香、大戟、麝香。

剂型更换 ji xing geng huan

【英文名】Modification of forms(方剂学－(英汉对照)新编实用中医文库)

【定义】指根据药物的特点,对药物剂型进行更换,改变方剂的功效和主治,以适应病情需要的过程。(方剂学)

京万红 jing wan hong

【英文名】Jing Wan Hong Plaster

【组成】地榆、栀子、大黄、穿山甲、冰片等。(《天津市药品标准》(1990 年))

京宝营养液 jing bao ying yang ye

【英文名】Jing Bao Yin Yang Liquid

【组成】香菇多糖、西洋参。

京万红痔疮膏 jing wan hong zhi chuang gao

【英文名】Jing Wan Hong Zhi Chuang Ointment(药品标准－中药成方制剂标准)

【组成】地黄、穿山甲、木瓜、川芎、白芷、棕榈、血余炭、地榆、赤芍、土鳖虫、大黄、黄芩、当归、五倍子、桃仁、苦参、黄柏、胡黄连、白蔹、木鳖子、黄连、罂粟壳、苍术、栀子、乌梅、半边莲、红花、槐米、金银花、紫草、血竭、乳香、没药、槐角、雷丸、刺猬皮、冰片。(药品标准－中药成方制剂标准 1998 年)

京制牛黄解毒片 jing zhi niu huang jie du pian

【英文名】Jing Zhi Niu Huang Jie Du Tablet(药品标准－中药成方制剂标准)

【组成】黄连、黄柏、石膏、金钱花、薄荷、桔梗、连翘、大黄、黄芩、栀子、菊花、荆芥穗、防风、旋复花、白芷、川芎、蔓荆子、蚕砂、甘草、牛黄、冰片。(药品标准－中药成方制剂标准 1998 年)

京制咳嗽痰喘丸 jing zhi ke sou tan chuan wan

【英文名】Jing Zhi Ke Sou Tan Chuan Pill(药品标准－中药成方制剂标准)

【异名】气管炎咳嗽痰喘丸(药品标准－中药成方制剂标准)

【组成】前胡、白前、苦杏仁、桑叶、麻黄、半夏曲、桔梗、川贝母、紫苏子、化橘红、紫菀、款冬花、旋复花、海浮石、马兜铃、茯苓、甘草、远志、石膏、细辛、五味子、桂枝、浙贝母、白芍、葶苈子、射干、百部、薤白、黄芩、党参、大枣、煅蛤壳粉、青黛、罂粟壳、生姜、枇杷叶。(药品标准－中药成方制剂标准 1998 年)

夜宁冲剂 ye ning chong ji

【英文名】Ye Ning Granule(药品标准－中药成方制剂标准)

【组成】合欢皮、甘草、首乌藤、大枣、女贞子、灵芝、浮小麦。(药品标准－中药成方制剂标准 1992 年)

夜宁糖浆 ye ning tang jiang

【英文名】Ye Ning Syrup(药品标准－中药成方制剂标准)

【组成】合欢皮、甘草、首乌藤、大枣、女贞子、浮小麦、灵芝。(药品标准－中药成方制剂标准 1992 年)

夜合汤 ye he tang

【英文名】Ye He Decoction

【组成】夜交藤、合欢皮、桑椹子、徐长卿、丹参、五味子、甘草。(陕西中医 1988,9(2))

夜尿宁丸 ye niao ning wan

【英文名】Ye Niao Ning Pill(药品标准－中药成方制剂标准)

【组成】肉桂、桑螵蛸、补骨脂、大青盐。(药品标准－中药成方制剂标准 1998 年)

育宫丸 yu gong wan

【英文名】Yu Gong Pill

【组成】当归、党参、鹿胶、龟胶、紫河车。(中药药理与临床 1989,5(3))

育婴丸 yu ying wan

【英文名】Yu Ying Pill(药品标准－中药成方制剂标准)

【组成】天竺黄、朱砂、僵蚕、薄荷、黄连、血竭、雄黄、山药、全蝎、牛黄、麝香、胆南星、钩藤。

育精汤 yu jing tang
【英文名】Yu Jing Decoction
【组成】制首乌、韭菜子、当归、熟地、菟丝子、覆盆子、仙灵脾、川牛膝。(浙江中医学院学报 1987,11(2))

育阴活络汤 yu yin huo luo tang
【英文名】Yu Yin Huo Luo Decoction
【组成】生地、熟地、何首乌、白芍、枸杞、麦冬、玄参、丹参、赤芍、钩藤。(辽宁中医杂志 1990,(6))

育阴消水饮 yu yin xiao shui yin
【英文名】Yu Yin Xiao Shui Drink
【组成】北沙参、广郁金、泽泻、五味子、麦冬、陈皮、炒莱菔、虎杖、猪苓、白术、大腹皮、茯苓皮、玉米须、冬瓜皮、葫芦、甘草。(浙江中医杂志 1991,(9))

育精阴合剂 yu jing yin he ji
【英文名】Yu Jing Yin Mixture
【组成】熟地、当归身、黄芪、枸杞子、女贞子、菟丝子。(上海中医药杂志 1987,(6))

庞氏百日咳方 pang shi bai ri ke fang
【英文名】Pang Si Bai Ri Ke Decoction
【组成】芦根、桑叶、黄芩、桔梗、杏仁、前胡、贝母、羚羊粉。(上海中医药杂志 1984,(6))

疟疾粉 nue ji fen
【英文名】Nue Ji Powders
【组成】苍术、白芷、川芎、桂枝。(中药通报 1955,1(2))

疝气丸 shan qi wan
【英文名】Shan Qi Pill(药品标准－中药成方制剂标准)
【组成】川楝子、木香、吴茱萸、小茴香、六神曲。(药品标准－中药成方制剂标准 1992 年)

肩痛汤 jian tong tang
【英文名】Jian Tong Decoction
【组成】川乌、桂枝、细辛、防风、麻黄、赤芍、艾叶、五加皮、威灵仙、木通。(成都中医学院学报 1987,(2))

肩痛散 jian tong san
【英文名】Jian Tong Powders
【组成】生甘草、生川乌、生草乌、松香、黄丹、白砒、白及粉、辽细辛、白胡椒、冰片。(四川中医 1987,5(7))

肩痹汤 jian bi tang
【英文名】Jian Bi Decoction
【组成】鲜桑枝、鲜槐枝、鲜柏枝、鲜柳枝、鲜松枝、鲜艾叶、桂枝、白酒。(中国中医骨伤科杂志 1989,5(1))

肩凝汤 jian ning tang
【英文名】Jian Ning Decoction
【组成】(1)当归、杜仲、黄芪、党参、续断、菟丝子、羌活、鹿角霜、枸杞、伸筋草、何首乌、甘草、山楂、谷芽。(山东中医杂志 1984,(1))(2)当归、丹参、桂枝、透骨草、羌活、生地、香附。(河南中医 1984,(5))

性衰益肾方 xing shuai yi shen fang
【英文名】Xing Shuai Yi Shen Decoction
【组成】仙茅、仙灵脾、肉苁蓉、覆盆子、巴戟天、金刚丸、阳起石、锁阳、桑寄生、菟丝子、党参、熟地。(上海中医药杂志 1992,(7))

佛手益气活血汤 fo shou yi qi huo xue tang
【英文名】Fo Shou Yi Qi Huo Xue Decoction
【组成】岷当归、川芎、黄芪、赤芍、水蛭、伸筋草、白芷、甘草。(中医杂志 1993,34(4))

炎立消 yan li xiao
【英文名】Yan Li Xiao Tablet
【组成】丁香叶。(《黑龙江药品标准》(1986 年))

炎灵散 yan ling san
【英文名】Yan Ling Powders
【组成】胆矾、梅片、细辛、元胡、川芎、甘草。(陕西中医 1985,6(4))

炎热清 yan re qing
【英文名】Yan Re Qing Capsule(药品标准－中药成方制剂标准)
【组成】石膏、黄芩、柴胡、栀子、玄参、知母、龙胆。((85)粤卫药准字第 A17－028 号)

炎见宁片 yan jian ning pian
【英文名】Yan Jian Ning Tablet(药品标准－中药成方制剂标准)
【组成】苦玄参、毛冬青、广防己。(药品标准－中药成方制剂标准 1998 年)

炎可宁片 yan ke ning pian
【英文名】Yan Ke Ning Tablet(药品标准－中药成方制剂标准)
【组成】黄柏、大黄、黄芩、板蓝根、黄连。(药品标准－中药成方制剂标准 1993 年)

炎宁冲剂 yan ning chong ji
【英文名】Yan Ning Granule(药品标准－中药成方制剂标准)
【组成】鹿茸草、白花蛇舌草、鸭跖草。(药品标准－中药成方制剂标准 1991 年)

炎立消片 yan li xiao pian
【英文名】Yan Li Xiao Tablet(药品标准－中药成方制剂标准)
【组成】丁香叶。(药品标准－中药成方制剂标准 1994 年)

炎痢净片 yan li jing pian
【英文名】Yan Li Jing Tablet
【组成】穿心莲、白芍。

炎立消胶囊 yan li xiao jiao nang
【英文名】Yan Li Xiao Capsule(药品标准－中药成方制

剂标准)
【组成】丁香。(药品标准－中药成方制剂标准1998年)

炎热清胶囊 yan re qing jiao nang
【英文名】Yan Re Qing Capsule(药品标准－中药成方制剂标准)
【组成】炎热清浸膏、黄芩、薄荷脑。(药品标准－中药成方制剂标准1993年)

净鳞酊 jing lin ding
【英文名】Jing Lin Tincture
【组成】麝香、三七、人参、红花、白鲜皮、白芷、核桃仁。((93)京卫药准字L－16号)

净石灵胶囊 jing shi ling jiao nang
【英文名】Jing Shi Ling Capsule(药品标准－中药成方制剂标准)
【组成】广金钱草、黄芪、茯苓、扁蓄、海金砂、淫羊藿、夏枯草、滑石、元胡、当归、巴朝天、赤芍、冬葵子、车前子、桃仁、鸡内金、甘草。(药品标准－中药成方制剂标准1998年)

净阴灵洗液 jing yin ling xi ye
【英文名】Jing Yin Ling Lotion
【组成】党参、黄柏、百部、白藓皮。

法落海片 fa luo hai pian
【英文名】Fa Luo Hai Tablet(药品标准－中药成方制剂标准)
【组成】法落海。(药品标准－中药成方制剂标准1997年)

法制半夏曲 fa zhi ban xia qu
【英文名】Fa Zhi Ban Xia Qu Tablet(药品标准－中药成方制剂标准)
【组成】法半夏、川贝母、化橘红、沉香、肉桂、山柰、甘草、藕粉。(药品标准－中药成方制剂标准1996年)

泄利宁 xue li ning
【英文名】Xue Li Ning Powders
【组成】高粱米、滑石、鸡内金、扁豆、诃子、黄连、木香。(山东中医杂志1989,8(2))

河车补丸 he che bu wan
【英文名】He Che Bu Pill(药品标准－中药成方制剂标准)
【组成】紫河车、人参、五味子、续断、牛膝、天冬、熟地黄、麦冬、陈皮、牡蛎、干姜、黄柏。(药品标准－中药成方制剂标准1991年)

河车大造丸 he che da zao wan
【英文名】He Che Da Zao Pill
【组成】紫河车、熟地黄、龟甲、杜仲、黄柏。((92)京卫药准字ZZ－0171第075号)

河南囊虫丸二号 he nan nang chong wan er hao
【英文名】He Nan Nang Chong Er Hao Pill
【组成】皂刺、蛇床子、蜈蚣、胆星、僵蚕、朱砂、青礞。(中西医结合杂志1987,7(2))

泪瘰丸 lei luo wan
【英文名】Lei Luo Pill
【组成】玄参、煅牡蛎、贝母。(医学心悟)

油风搽剂 you feng cha ji
【英文名】You Feng Liniment
【组成】斑蝥、狼毒、川乌、甘草、麻黄、百部、当归、红花、丁香、白鲜皮、黄柏、吴茱萸。(湖南中医杂志1988,(6))

油剂鼻病灵 you ji bi bing ling
【英文名】Bi Bing Ling Oil
【组成】当归、黄芩、冰片、辛荑、白芷、苍耳子、荆芥、麝香、地胆、蟑螂。(中医杂志1989,(1))

注射用灯盏花素 zhu she yong deng zhan hua su
【英文名】Deng Zhan Hua Su Injection(药品标准－中药成方制剂标准)
【组成】灯盏花。(药品标准－中药成方制剂标准1998年)

浅痔汤 qian zhi tang
【英文名】Qian Zhi Decoction
【组成】黄芩、大黄、黄柏、艾叶、薄荷、枳壳、银花藤、苦参、五倍子、明矾、芒硝。(贵阳中医学院学报1993,(1))

泻下剂 xie xia ji
【英文名】Purgative agents
【定义】指凡以泻下药为主组成,具有通导大便、排除胃肠积滞、荡涤实热,或攻逐水饮、寒积等作用,治疗里实证的方剂。(方剂学)

泻水煎 xie shui jian
【英文名】Xie Shui Decoction
【组成】活鲤鱼、南陆根、茯苓。(陕西中医1993,14(11))

泻白丸 xie bai wan
【英文名】Xie Bai Pill(药品标准－中药成方制剂标准)
【组成】紫苏叶、前胡、苦杏仁、紫菀、石膏、麻黄、桑白皮、薄荷、川贝母、款冬花、甘草、瓜蒌子、葶苈子。(药品标准－中药成方制剂标准1990年)

泻肝汤 xie gan tang
【英文名】Xie Gan Decoction
【异名】泻肝散(中医方剂大辞典、痘疹全书)
【组成】(1)前胡、芍药、生地黄、芒消、黄芩、茯苓、白芷、枳实、人参、白术、泽泻、栀子仁、甘草、细辛、竹叶。(中医方剂大辞典)(2)葶苈、桑皮、杏仁、北芥子、苏子、枳壳。(中医方剂大辞典)(3)苦竹根、半夏、干姜、茯苓、枳实、白术、杏仁、干地黄、细辛、甘草。(中医方剂大辞典)(4)龙胆草、煅石决明、黄芩、桃仁、丹皮、黄柏、知母、生甘草、杏仁、赤芍。(中医方剂大辞典)(5)大黄、白术、甘草、芍药、当归、茯苓、桂心、人参、黄芩、细辛、生姜、半夏。(中医方剂大辞典)(6)柴胡、薄荷、山栀、黄芩、当归、芍药、陈皮、甘草、荆芥、防风、通草、滑石、大黄、龙胆草、黄连。(中医方剂大辞典)(7)人参、半夏、白术、生姜、细辛、茯苓、黄芩、前胡、桂心、甘草。(中医方剂大辞典)(8)大黄、黄连、石膏、甘草、黄芩、细辛、生姜、半夏、栀子。(中医方剂大辞典)(9)前胡、大青、秦皮、子姜、子芩、细辛、决明子、栀子仁、石膏、淡竹叶、车前草。(中医方剂大辞典)(10)柴胡、决明子、青葙子、桂心、升麻、栀子、芒消、淡竹叶、芍药。(中医方剂大辞典)(11)人参、栀子、黄芩、甘草。(中医方剂大辞典)(12)黄芩、芍药、芒消、甘草、大黄、大枣。(中医方剂大辞典)(13)荆芥穗、连翘、羌活、牡丹皮、黄芩、杏仁、当归、芍药、栀子仁、鸡苏、虎杖、麻黄、大黄。(中医方剂大辞典)(14)升麻、蕤仁、车前子、前胡、秦皮、细辛、决明子、山栀子仁、黄芩、苦竹叶、甘菊花。(中医方剂大辞典)(15)黄芩、防风、芍药、桔梗、大黄。(中医方剂大辞典)(16)前胡、柴胡、秦皮、细辛、栀子仁、黄芩、升麻、蕤仁、决明子。(中医方剂大辞典)(17)羌活、防风、当归、川芎、木通、栀子、黄芩、柴胡、胆草。(中医方剂大辞典)(18)黄芪、大黄、黄芩、知母、芒消、桔梗。(中医方剂大辞典)(19)石决明、川大黄、桔梗、车前子、芒消、羚羊角、防风。(中医方剂大辞典)(20)黑参、地骨皮、车前子、芒消、大黄、知母、茺蔚子。(中医方剂大辞典)(21)防风、大黄、茺蔚子、黄芩、黑参、桔梗、芒消。(中医方剂大辞典)(22)人参、黄芩、茯苓、大黄、桔梗、芒消、茺蔚子、黑参。(中医方剂大辞典)(23)黄芩、黄连、防风、山栀子、大黄、甘草。(中医方剂大辞典)(24)升麻、柴胡、羌活根、酒黄柏、苍术、汉防己、红花、藁本、当归、猪苓、泽泻、黄芩、麻黄根。(中医方剂大辞典)(25)麦门冬、黑参、黄芩、知母、地骨皮、赤芍药、茺蔚子。(中医方剂大辞典)(26)柴胡、防风、荆芥、川芎、归尾、赤芍、菊花、栀仁、青皮、车前子。(中医方剂大辞典)(27)当归梢、赤芍药、生地黄、龙胆草、防风、黄连、黄柏、知母、车前子、泽泻、甘草梢。(中医方剂大辞典)(28)车前、木通、生地、归尾、山栀、黄芩、龙胆草、甘草。(中医方剂大辞典)(29)人参、天冬、黄连、胆草、山栀、麦冬、知母、生草、柴胡、黄芩、五味子。(中医方剂大辞典)(30)当归、胆草、川芎、防风、羌活、山栀、柴胡、钩藤、生甘草、薄荷。(中医方剂大辞典)(31)人参、甘草、生姜、黄芩、半夏、大枣。(中医方剂大辞典)(32)桑白皮、地骨皮、甘草。(中医方剂大辞典)(33)当归、川芎、白芍、柴胡、连翘、栀仁、青皮、胆草、生甘草。(中医方剂大辞典)(34)胆草、当归、黄芩、甘草、车前子、木通、泽泻、生地。(中医方剂大辞典)(35)柴胡、芍药、大黄、决明子、泽泻、黄芩、杏仁、升麻、枳实、栀子仁、竹叶。(中医方剂大辞典)(36)龙胆草、归尾、金银花、连翘、天花粉、黄芩、木通、知母、丹皮、防风、生草。(中医方剂大辞典)

泻肝饮 xie gan yin

【英文名】Xie Gan Drink

【异名】泻肝汤(中医方剂大辞典、秘传眼科龙木论);泻肝散(中医方剂大辞典、眼科撮要)

【组成】(1)防风、五味子、细辛、黄芩、车前子、茺蔚子、桔梗、大黄、芒消。(中医方剂大辞典)(2)贝母、白芍药、茯苓、黄连、天麻、橘红、龙胆草、栀子、青皮。(中医方剂大辞典)(3)大黄、荆芥、甘草。(中医方剂大辞典)(4)防风、羚羊角、远志、桔梗、黄芩、甘草、赤芍、人参、细辛。(中医方剂大辞典)(5)柴胡、决明子、升麻、苦竹叶、朴消、泽泻、芍药、大黄、栀子仁、黄芩。(中医方剂大辞典)

泻肝散 xie gan san

【英文名】Xie Gan Powders

【组成】(1)知母、黄芩、桔梗、大黄、黑参、羌活、细辛、茺蔚子。(中医方剂大辞典)(2)大黄、知母、芒消、车前子、茺蔚子、黄芩、天冬、黑参。(中医方剂大辞典)(3)当归、防风、川芎、白芍、白蒺藜、生地、连翘、胆草、甘草、黄连、木贼、菊花、蔓荆子、灯心。(中医方剂大辞典)(4)桔梗、黄芩、大黄、芒消、栀子、车前子。(中医方剂大辞典)(5)黄芩、桔梗、芒消、大黄、黑参、羌活、车前、当归、知母、龙胆草。(中医方剂大辞典)(6)归尾、大黄、黄芩、知母、桔梗、茺蔚子、芒消、车前子、防风、赤芍药、栀子、连翘、薄荷。(中医方剂大辞典)(7)苍术、枳壳、赤芍药、归尾、川芎、黄连、柴胡、香附子、甘草、大黄、朴消。(中医方剂大辞典)(8)当归、川芎、防风、荆芥、白芍药、甘草、黄连、木贼、蔓荆子、白蒺藜、甘菊花。(中医方剂大辞典)(9)升麻、大黄、赤芍药、黄芩、薄荷、栀子、木贼、陈皮、黄连、朴消、菊花、甘草、防风、五灵脂、葶苈、细辛。(中医方剂大辞典)(10)知母、黄芩、桔梗、大黄、朴消、乌豆。(中医方剂大辞典)(11)黄连、黄芩、栀子、赤芍、甘菊、木贼、龙胆草、葶苈子、防风、升麻、甘草、陈皮、大黄、朴消。(中医方剂大辞典)(12)郁李仁、荆芥、甘草、栀子。(中医方剂大辞典)(13)当归、芍药、羌活、荆芥、茯苓、人参、川芎、防风、蛇蜕、甘草、蒺藜、郁李仁。(中医方剂大辞典)(14)甘草、荆芥、大黄、栀子。(中医方剂大辞典)(15)生地黄、当归、赤芍、川芎、连翘、栀子、龙胆草、大黄、羌活、甘草、防风。(中医方剂大辞典)(16)羌活、玄参、黄芩、地骨皮、桑皮、大黄、芒消、甘草。(中医方剂大辞典)(17)木贼、威灵仙、紫参、家菊、羌活、蝉蜕、大黄、甘草、石决明、脑子。(中医方剂大辞典)(18)甘菊花、决明子、黄芩、川升麻、枳壳、防风、栀子仁、黄连、犀角屑、川大黄、甘草、马牙消、龙脑、麝香。(中医方剂大辞典)(19)决明子、石膏、川大、甘菊花、黑参、地骨皮、黄芪、升麻、黄芩、羚羊角屑、青葙子、甘草。(中医方剂大辞典)(20)大黄、黑牵牛、白芷。(中医方剂大辞典)(21)栀子仁、荆芥、大黄、甘草。(中医方剂大辞典)(22)郁李仁、荆芥、甘草、大黄。(中医方剂大辞典)(23)麦门冬、大黄、黄芩、细辛、芒消、黑参、桔梗。(中医方剂大辞典)

泻青丸 xie qing wan

【英文名】Xie Qing Honeyed Pill

【异名】镇肝丸(中医方剂大辞典、明医指掌)

【组成】(1)当归、龙脑、川芎、山栀子仁、川大黄、羌活、防风。(中医方剂大辞典)(2)当归、川芎、山栀、大黄、羌活、防风、胆草、生地、竹叶、琥珀、天竺黄。(中医方剂大辞典)(3)羌活、大黄、川芎、山栀、龙胆草、当归、防风、柴胡、白芍。(中医方剂大辞典)(4)柴胡、天麻、当归、赤芍、黑山栀、车前、羚羊角。(中医方剂大辞典)

泻青汤 xie qing tang

【英文名】Xie Qing Decoction

【组成】当归、龙胆草、川芎、山栀、羌活、防风、黄芩。(中医方剂大辞典)

泻青散 xie qing san

【英文名】Xue Qing Powders

【组成】防风、当归、川芎、胆草、栀子、羌活、甘草、滑石。(中医方剂大辞典)

泻肾丸 xie shen wan

【英文名】Xue Shen Honeyed Pill

【组成】生地黄、干山药、泽泻、牡丹皮、白茯苓。(中医方剂大辞典)

泻肾汤 xie shen tang

【英文名】Xie Shen Decoction

【组成】(1)芒消、大黄、茯苓、黄芩、生地黄汁、菖蒲、磁石、玄参、细辛、甘草。(中医方剂大辞典)(2)枸杞子、生地黄、黄柏、知母、麦门冬、山萸肉、白芍、归尾、五味子、白茯苓、独活。(中医方剂大辞典)(3)牛蒡、川芎、当归、玄参、生地、荆芥、防风、柴胡、芍药。(中医方剂大辞典)(4)芒消、矾石、大豆。(中医方剂大辞典)

泻肾散 xie shen san

【英文名】Xie Shen Powders

【组成】消石、矾石。(中医方剂大辞典)

泻金散 xie jin san

【英文名】Xie Jin Powders

【组成】(1)犀角、牛蒡子、红花、生地、桔梗、赤芍、紫苏、甘草。(中医方剂大辞典)(2)明犀角片、羚羊角、红花、生地、桔梗、赤芍、甘草节、苏叶。(中医方剂大辞典)

泻肺丸 xie fei wan

【英文名】Xie Fei Pill

【组成】(1)栝楼仁、半夏、浙贝母、郁金、苦葶苈子、杏仁、黄连、黄芩、大黄。(中医方剂大辞典)(2)马兜铃、款冬花、甜葶苈、汉防己、甘草、陈桔皮、桑根白皮、皂荚。(中医方剂大辞典)

泻肺汤 xie fei tang

【英文名】Xie Fei Decoction

【异名】泻金汤(中医方剂大辞典、眼科撮要);泄肺汤(中医方剂大辞典、眼科阐微)

【组成】(1)防己、陈皮、桔梗、赤茯苓、杏仁、苦葶苈。(中医方剂大辞典)(2)羌活、黄芩、黑参、桔梗、大黄、芒消、地骨皮。(中医方剂大辞典)(3)桑白皮、地骨皮、甘草、黄芩、桔梗。(中医方剂大辞典)(4)地骨皮、大黄、芒消、桔梗、甘草。(中医方剂大辞典)(5)黄芩、栀子、桑白皮、杏仁、桔梗、枳壳、薄荷、连翘、大黄、甘草。(中医方剂大辞典)(6)当归、赤芍、黄芩、桔梗、麻黄、枳壳、桑白皮、葶苈子、玄参、地骨皮、旋覆花、生地黄、白芷。(中医方剂大辞典)(7)桑白皮、黄芩、地骨皮、知母、麦门冬、桔梗。(中医方剂大辞典)(8)桑白皮、大黄、条芩、白牵牛、黑牵牛、甘草。(中医方剂大辞典)(9)黄芩、连翘、赤芍、麦冬、桔梗、桑白皮、栀子、荆芥、薄荷、生甘草。(中医方剂大辞典)(10)地骨皮、桑白皮、麦冬、山栀、甘草。(中医方剂大辞典)(11)全瓜蒌、桑皮、苏子、沉香、茯苓、郁金、杏仁、枳壳、苡仁、橘红、生姜。(中医方剂大辞典)(12)羌活、玄参、桔梗、川地骨、桑白皮、甘草。(中医方剂大辞典)(13)枳壳、桔梗、桑皮、葶苈、地骨皮、黄芩、旋覆花、麻黄、防风、甘草、当归、白芍、地黄。(中医方剂大辞典)(14)人参、生姜、半夏、甘草、桔皮、竹叶。(中医方剂大辞典)(15)芎藭、麻黄、细辛、椒、当归。(中医方剂大辞典)(16)葶苈子、大枣、桑根白皮。(中医方剂大辞典)(17)桑根白皮、甜葶苈。(中医方剂大辞典)

泻肺饮 xie fei yin

【英文名】Xie Fei Drink

【组成】防风、黄芩、芍药、桔梗、大黄。(中医方剂大辞典)

泻肺散 xie fei san

【英文名】Xie Fei Powders

【组成】(1)黑豆、白丑、泽泻、当归、枸杞、苦参。(中医方剂大辞典)(2)桑皮、茯苓、黄芩。(中医方剂大辞典)(3)百部、五味子、茯苓、附子、苁蓉、当归、石斛、远志、续断、细辛、甘草、防风、蜀椒、紫菀、桂心、款冬花、干姜、桃仁、杏仁。(中医方剂大辞典)(4)枳壳、旋覆花、川芒消、前胡、川大黄。(中医方剂大辞典)(5)当归、黄芩、桔梗、麻黄、枳壳、秦皮、葶苈、菊花、旋覆花、生地黄、防风、白芷、甘草、玄参、栀子、地骨皮。(中医方剂大辞典)(6)桑白、葶苈子、玄参、旋覆花、地骨皮、桔梗、知母、黄柏、黄芩、菊花、朴消。(中医方剂大辞典)(7)羌活、玄参、黄芩、骨皮、桑皮、大黄、芒消、甘草。(中医方剂大辞典)

泻毒汤 xie du tang

【英文名】Xie Du Decoction

【组成】青皮、白芷、柴胡、赤芍药、槟榔、朴消、乌药、木瓜、大黄、连翘、瓜蒌、生地黄、黄芩、三棱、蓬术、犀角、甘草节、皂角刺。(中医方剂大辞典)

泻毒饮 xie du yin

【英文名】Xie Du Drink

【组成】大生地、玄参、全归、净银花、生甘草、法制半夏。(中医方剂大辞典)

泻毒散 xie du san

【英文名】Xie Du Powders

【组成】人参、白术、茯苓、生甘草、生黄芪、当归、金银花、远志、柴胡、天花粉、石膏、大黄。(中医方剂大辞典)

泻荣汤 xie rong tang

【英文名】Xie Rong Decoction

【组成】连翘、升麻、桔梗、生黄芩、生地黄、黄芪、苏木、黄连、地龙、全蝎、当归、白豆蔻、人参、甘草、梧桐泪、麝香、桃仁、虻虫、水蛭。(中医方剂大辞典)

泻胃汤 xie wei tang

【英文名】Xue Wei Decoction

【组成】(1)大黄、葛根、桔梗、枳壳、前胡、杏仁。(中医方剂大辞典)(2)当归、川芎、赤芍、生地黄、黄连、牡丹皮、栀子、防风、荆芥、薄荷、甘草。(中医方剂大辞典)

泻胆汤 xie dan tang

【英文名】Xie Dan Decoction

【组成】(1)柴胡、黄芩、人参、天门冬、知母、甘草、麦门冬、黄连、龙胆草、五味子、山栀仁。(中医方剂大辞典)(2)胆草、胡黄连、芦荟、丹皮、当归、麦冬、知母、山栀、黄芪、苍耳子、柴胡。(中医方剂大辞典)(3)半夏、生地黄、酸枣仁、黄芩、远志、茯苓、甘草。(中医方剂大辞典)

泻逆汤 xie ni tang

【英文名】Xie Ni Decoction

【组成】干姜、苏子、半夏、杏仁、桂枝、山椒。(中医方剂大辞典)

泻热方 xie re fang

【英文名】Xue Re Fang Decoction

【异名】泻热汤(中医方剂大辞典、圣济总录)

【组成】大黄、麻黄、黄芩、杏仁、赤茯苓、甘草、桔皮、芒消、泽泻。(中医方剂大辞典)

泻热汤 xie re tang

【英文名】Xie Re Decoction

【组成】(1)前胡、茯苓、龙胆、细辛、芒消、杏仁、玄参、大青、苦竹叶。(中医方剂大辞典)(2)龙骨、酸枣仁、黄芩、茯神、伏龙肝、升麻、竹茹、甘草。(中医方剂大辞典)(3)半夏、母姜、枳实、栀子、茯苓、芒消、细辛、白术、杏仁、生地黄、淡竹叶。(中医方剂大辞典)(4)黄连、归尾、连翘、黄芩、甘草、木通。(中医方剂大辞典)

泻胰汤 xie yi tang

【英文名】Xue Yi Decoction

【组成】生大黄、厚朴、炒枳壳、广木香、蒲公英、柴胡、黄芩、茵陈。(中医方剂大辞典)

泻脑汤 xie nao tang

【英文名】Xue Nao Decoction

【组成】(1)防风、车前子、木通、茺蔚子、茯苓、熟大黄、玄参、玄明粉、桔梗、黄芩。(中医方剂大辞典)(2)防风、细辛、桔梗、赤芍药、天门冬、五味子、茺蔚子。(中医方剂大辞典)

泻脑散 xie nao san

【英文名】Xie Nao Powders

【组成】谷精草、细辛、芦荟、瓜蒂。(中医方剂大辞典)

泻黄汤 xie huang tang

【英文名】Xie Huang Decoction

【组成】(1)防风、藿香、陈皮、白芍、甘草、大黄、石膏。(中医方剂大辞典)(2)石膏、栀炭、生地、知母、鲜斗、黄芩、花粉、甘草、茵陈。(中医方剂大辞典)

泻黄散 xie huang san

【英文名】Xie Huang Powders

【异名】泻黄汤(中医方剂大辞典、保赤存真);泻脾散(小儿药证直诀、中医方剂大辞典)

【组成】(1)白芷、防风、升麻、枳壳、黄芩、石斛、半夏、甘草。(中医方剂大辞典)(2)藿香叶、石膏、缩砂仁、山栀子仁、甘草、防风。(中医方剂大辞典)(3)黄连、黄芩、栀子、黄柏、茵陈、茯苓、泽泻。(中医方剂大辞典)(4)石膏、栀子仁、甘草、防风、豨签草。(中医方剂大辞典)

泻脾丸 xie pi wan

【英文名】Xie Pi Honeyed Pill

【组成】(1)黄芩、杏仁、泽泻、通草、芎䓖、桂心、白术、干姜、茯苓、黄芪、干地黄、附子、麦门冬。（中医方剂大辞典）(2)大黄、杏仁、蜀椒、半夏、玄参、茯苓、芍药、细辛、黄芩、人参、当归、附子、干姜、桂心。（中医方剂大辞典）(3)干姜、当归、桂心、葶苈、狼毒、大黄、芎䓖、蜀椒、白薇、附子、甘遂、吴茱萸。（中医方剂大辞典）

泻脾汤 xie pi tang

【英文名】Xie Pi Decoction

【组成】(1)白芍、连翘、黄连、薄荷、栀子、石膏、甘草。（中医方剂大辞典）(2)苍术、枳壳、赤芍、归尾、川芎、黄连、柴胡、香附、甘草、大黄、朴消。（中医方剂大辞典）(3)茯苓、厚朴、桂枝、生姜、黄芩、甘草、人参。（中医方剂大辞典）(4)山栀、芍药、菊花、荆芥、防风、枳壳、桔梗、玄参、连翘、胆草、细辛、羌活、甘草、附子、木通、当归、蔓荆子。（中医方剂大辞典）(5)茯苓、厚朴、桂心、生姜、半夏、人参、黄芩、甘草。（中医方剂大辞典）(6)当归、干姜、黄连、龙骨、赤石脂、人参、桔皮、附子、秦皮、大黄、半夏。（中医方剂大辞典）(7)人参、黄芩、大黄、桔梗、白茯苓、芒消、茺蔚子、白芍药、黑参、细辛、白芷。（中医方剂大辞典）

泻脾饮 xie pi yin

【英文名】Xie Pi Drink

【组成】山栀、石膏、黄连、生地、黄芩、白茯苓。（中医方剂大辞典）

泻脾散 xie pi san

【英文名】Xie Pi Powders

【组成】(1)归须、赤芍、石膏、黄柏、黄连、草决明、苍术、枳壳、柴胡、香附、大黄、朴消。（中医方剂大辞典）(2)桑白皮、栀子、前胡、桔梗、枳壳、玄参、防风、赤芍、黄芩、蔓荆子、石膏、大黄。（中医方剂大辞典）

泻痢丹 xie li dan

【英文名】Xie Li Pellet

【组成】当归、广木香、诃子肉、酒白芍、黄连、茯苓、于术、吴茱萸、石榴皮、槟榔、肉豆蔻、甘草、姜厚朴、砂仁。（中医方剂大辞典）

泻痢膏 xie li gao

【英文名】Xue Li Ointment

【异名】泻痢灵膏（中医方剂大辞典、痢疟纂要）

【组成】赤石脂、诃子、罂粟壳、干姜。（中医方剂大辞典）

泻湿汤 xie shi tang

【英文名】Xie Shi Decoction

【组成】(1)车前子、黄芩、木通、陈皮、淡竹叶、茯苓、枳壳、栀仁、荆芥穗、苍术、甘草。（中医方剂大辞典）(2)炒白术、炒芍药、炒陈皮、防风、升麻。（中医方剂大辞典）(3)黄柏、黄连、猪苓、泽泻、青皮、茵陈、山栀、龙胆草。（中医方剂大辞典）

泻膈汤 xie ge tang

【英文名】Xie Ge Decoction

【组成】桂心、干姜、枳实、甘草、芫花、茯苓、大黄、半夏、人参、桔梗、麦门冬。（中医方剂大辞典）

泻膈散 xie ge san

【英文名】Xie Ge Powders

【组成】麦门冬、川大黄、川芒消、茺蔚子、车前子、黄芩。（中医方剂大辞典）

泻壅丹 xie yong dan

【英文名】Xue Yong Pellet

【组成】当归、红花、大黄、生地、荆芥、桃仁、丹皮、炒栀子。（中医方剂大辞典）

泻白糖浆 xie bai tang jiang

【英文名】Xie Bai Syrup（药品标准－中药成方制剂标准）

【组成】石膏、桑白皮、瓜蒌子、葶苈子、麻黄、甘草、前胡、紫菀、款冬花、川贝母、苦杏仁、紫苏叶油、薄荷脑。（药品标准－中药成方制剂标准 1998 年）

泻阴火丸 xie yin huo wan

【英文名】Xie Yin Huo Honeyed Pill

【异名】连柏益阴丸（中医方剂大辞典、兰室秘藏）

【组成】石决明、羌活、独活、甘草、当归梢、五味子、防风、草决明、细黄芩、黄连、黄柏、知母。（中医方剂大辞典）

泻肝饮子 xie gan yin zi

【英文名】Xue Gan Drink

【组成】(1)杏仁、扁蓄、桑白皮。（中医方剂大辞典）(2)大黄、细辛、芒消、车前子、黄芩、桔梗、柴胡、知母。（中医方剂大辞典）

泻青赤汤 xie qing chi tang

【英文名】Xie Qing Chi Decoction

【组成】胆草、青黛、羌活、防风、栀子、生地、黄芩、黄连、木通、大黄、甘草。（中医方剂大辞典）

泻毒神丹 xie du shen dan

【英文名】Xie Du Shen Pellet

【组成】大黄、生甘草、白矾、当归。（中医方剂大辞典）

泻胃热汤 xie wei re tang

【英文名】Xie Wei Re Decoction

【组成】栀子仁、射干、升麻、茯苓、芍药、白术、生地黄汁、赤蜜。（中医方剂大辞典）

泻热合剂 xie re he ji

【英文名】Xie Re Mixture（药品标准－中药成方制剂标准）

【组成】大黄、芒硝、连翘、黄芩、甘草、栀子、薄荷、淡竹叶。（药品标准－中药成方制剂标准 1997 年）

泻痢宁片 xie li ning pian

【英文名】Xie Li Ning Tablet(药品标准－中药成方制剂标准)

【组成】黄芩、地锦草、秦皮、地榆。(药品标准－中药成方制剂标准 1998 年)

泻火升阳汤 xue huo sheng yang tang

【英文名】Xie Huo Sheng Yang Decoction

【组成】黄芪、人参、甘草、柴胡、栀子、菊花、枳实、甘枸杞子、当归、川芎、黄芩、升麻、薄荷、藁本、生地黄、龙胆草。(中医方剂大辞典)

泻火止泻汤 xie huo zhi xue tang

【英文名】Xie Huo Zhi Xue Decoction

【组成】车前子、茯苓、白芍、麦芽、黄连、猪苓、泽泻、枳壳。(中医方剂大辞典)

泻火止痛汤 xie huo zhi tong tang

【英文名】Xie Huo Zhi Tong Decoction

【组成】炒栀子、甘草、白芍、半夏、柴胡。(中医方剂大辞典)

泻火补肺汤 xie huo bu fei tang

【英文名】Xie Huo Bu Fei Decoction

【组成】五味子、黄芪、人参、甘草、陈皮、麦门冬、青皮、升麻、苍术、归身。(中医方剂大辞典)

泻火定痛汤 xie huo ding tong tang

【英文名】Xie Huo Ding Tong Decoction

【组成】栀子、白芍、甘草、良姜、天花粉、苍术、杜仲。(中医方剂大辞典)

泻火救肺汤 xie huo jiu fei tang

【英文名】Xie Huo Jiu Fei Decoction

【组成】桑白皮、杏仁、黄芩、生石膏、知母、枇杷叶、芦根。(中医方剂大辞典)

泻火越毒汤 xie huo yue du tang

【英文名】Xie Huo Yue Du Decoction

【组成】川芎、木香、桂枝、赤芍、青皮、连翘、木通、枳壳、甘草、当归梢、红花、灯心。(中医方剂大辞典)

泻心各半汤 xie xin ge ban tang

【英文名】Xie Xin Ge Ban Decoction

【组成】川黄连、甘草、桑白皮、地骨皮。(中医方剂大辞典)

泻心导赤饮 xie xin dao chi yin

【英文名】Xie Xin Dao Chi Drink

【异名】泻心导赤汤(中医方剂大辞典、寿世保元)

【组成】山栀子、黄芩、麦门冬、滑石、人参、犀角、知母、茯神、黄连、甘草。(中医方剂大辞典)

泻心导赤散 xie xin dao chi san

【英文名】Xie Xin Dao Chi Powders

【组成】生地、木通、黄连、甘草梢。(中医方剂大辞典)

泻心通圣散 xie xin tong sheng san

【英文名】Xie Xin Tong Sheng Powders

【组成】黄连、犀角、栀子、桔梗、甘草、枳壳、黄芩、升麻、葛根、生地、白芍、石膏、大黄、芒消、归尾、麻黄、生姜。(中医方剂大辞典)

泻白一物汤 xie bai yi wu tang

【英文名】Xie Bai Yi Wu Decoction

【组成】地骨皮、桑白皮、甘草、黄芩。(中医方剂大辞典)

泻白化毒汤 xie bai hua du tang

【英文名】Xie Bai Hua Du Decoction

【组成】桔梗、石膏、地骨皮、天花粉、甘草。(中医方剂大辞典)

泻白安胃饮 xie bai an wei yin

【英文名】Xie Bai An Wei Drink

【组成】苍术、白芍药、莲肉、白术、人参、陈皮、白茯苓、黄芪、当归、木香、干姜、甘草。(中医方剂大辞典)

泻白消毒散 xie bai xiao du san

【英文名】Xie Bai Xiao Du Powders

【异名】泻白消毒饮(中医方剂大辞典、痘科辨要)

【组成】桑白皮、地骨皮、牛蒡子、荆芥穗、桔梗、甘草、浮萍。(中医方剂大辞典)

泻白益元散 xie bai yi yuan san

【英文名】Xue Bai Yi Yuan Decoction

【组成】桑白皮、地骨皮、甘草。(中医方剂大辞典)

泻肝大黄汤 xie gan dai huang tang

【英文名】Xie Gan Dai Huang Decoction

【组成】大黄、黄芩、决明子、山栀子仁、桑根白皮、前胡、甘草、羚羊角、枳壳、黄连、大青、细辛。(中医方剂大辞典)

泻肝升麻散 xie gan sheng ma san

【英文名】Xie Gan Sheng Ma Powders

【组成】川升麻、蕤仁、前胡、秦皮、川芒消、甘菊花、细辛、栀子仁、决明子、川大黄、羚羊角屑。(中医方剂大辞典)

泻肝四物汤 xie gan si wu tang

【英文名】Xie Gan Si Wu Deocoction

【组成】熟地、当归、川芎、白芍、秦艽、连翘、防已、龙胆草。(中医方剂大辞典)

泻肝安神丸 xie gan an shen wan

【英文名】Xie Gan an Shen Pill(药品标准－中药成方制剂标准)

【组成】龙胆、黄芩、栀子、珍珠母、牡蛎、龙骨、柏子仁、酸枣仁、远志、当归、地黄、麦冬、蒺藜、茯苓、车前子、泽泻、甘草。(药品标准－中药成方制剂标准 1991 年)

泻肝防风散 xie gan fang feng san

【英文名】Xie Gan Fang Feng Powders

【组成】防风、犀角屑、赤茯苓、葳蕤、射干、人参、川大

黄、细辛、甘草、黄芩、白鲜皮、沙参。(中医方剂大辞典)

泻肝利湿汤 xie gan li shi tang

【英文名】Xie Gan Li Shi Decoction

【组成】白芍、茯苓、白术、茵陈、炒栀子、木通、远志。(中医方剂大辞典)

泻肝羌活汤 xie gan qiang huo tang

【英文名】Xue Gan Qiang Huo Decoction

【组成】羌活、川芎、防风、栀子、龙胆草、当归、甘草。(中医方剂大辞典)

泻肝降胃汤 xie gan jiang wei tang

【英文名】Xie Gan Jiang Wei Decoction

【组成】生赭石、生杭芍、生石决明、瓜蒌仁、甘草、龙胆草、净青黛。(中医方剂大辞典)

泻肝前胡散 xie gan qian hu san

【英文名】Xie Gan Qian Hu Powders

【异名】前胡汤(中医方剂大辞典、普济方)

【组成】(1)前胡、秦皮、细辛、栀子仁、黄芩、升麻、蕤仁、决明子、芒消、苦竹叶、车前草。(中医方剂大辞典)(2)前胡、秦皮、细辛、栀子仁、决明子、黄芩、枳壳、升麻、蕤仁、甘草。(中医方剂大辞典)(3)前胡、秦皮、细辛、黄芩、赤茯苓、蕤仁、决明子、车前子、羚羊角屑、川大黄、栀子仁。(中医方剂大辞典)

泻肝柴胡散 xue gan chai hu san

【英文名】Xie Gan Chai Hu Powders

【组成】柴胡、玄参、甘菊花、地骨皮、羌活、细辛、川大黄、石膏、黄芩、羚羊角屑、蔓荆子、甘草。(中医方剂大辞典)

泻肝通圣散 xie gan tong sheng san

【英文名】Xie Gan Tong Sheng Powders

【组成】归尾、黄芩、僵蚕、大黄、赤芍、桔梗、甘草、石膏、芒消、枳壳、黄柏、升麻、葛根、防风、荆芥、胆草、生姜。(中医方剂大辞典)

泻肝黄芩散 xie gan huang qin san

【英文名】Xie Gan Huang Qin Powders

【组成】黄芩、赤茯苓、甘草、川大黄、枳壳、羚羊角屑、细辛、前胡、决明子。(中医方剂大辞典)

泻肝救肺汤 xie gan jiu fei tang

【英文名】Xie Gan Jiu Fei Decoction

【组成】柴胡、胆草、酒黄芩、夏枯草、知母、麦门冬、桔梗、牡丹皮、赤芍、玄参。(中医方剂大辞典)

泻肝麻仁散 xie gan ma ren san

【英文名】Xie Gan Ma Ren Powders

【组成】大麻仁、玄参、秦皮、诃黎勒皮、黄连、车前子、川大黄、决明子。(中医方剂大辞典)

泻肝清肺汤 xie gan qing fei tang

【英文名】Xie Gan Qing Fei Decoction

【组成】山栀、炙兜铃、丹皮、旋覆花、桑白皮、南天竺、生百部、黛蛤散。(江苏中医 1993,(14))

泻肝清热汤 xie gan qing re tang

【英文名】Xie Gan Qing Re Decoction

【组成】龙胆草、当归梢、车前子、泽泻、生地、芍药、黄连、黄柏、知母、木通、淡竹叶、防风、甘草梢。(中医方剂大辞典)

泻青各半汤 xie qing ge ban tang

【英文名】Xie Qing Ge Ban Decoction

【异名】泻白各半汤(中医方剂大辞典、症因脉治)

【组成】(1)龙胆草、黄芩、山栀、桑白皮、地骨皮、甘草。(中医方剂大辞典)(2)黄芩、山栀、桑白皮、地骨皮、甘草。(中医方剂大辞典)

泻青导赤散 xie qing dao chi san

【英文名】Xie Qing Dao Chi Powders

【组成】当归梢、木通、甘草、羌活、防风、川芎、酒栀子仁、酒黄连、淡竹叶、灯心。(中医方剂大辞典)

泻肾大黄散 xie shen dai huang san

【英文名】Xie Shen Dai Huang Powders

【异名】泻肾大黄汤(中医方剂大辞典、圣济总录)

【组成】川大黄、赤茯苓、黄芩、泽泻、菖蒲、甘草、磁石、五加皮、羚羊角屑、玄参。(中医方剂大辞典)

泻肾玄参散 xie shen xuan shen san

【英文名】Xie Shen Xuan Shen Powders

【异名】泻肾黑参散(中医方剂大辞典、医方类聚、神巧万全方)

【组成】玄参、赤茯苓、黄芩、泽泻、川升麻、川芒消、磁石、羚羊角屑、赤芍药、杏仁、甘草。(中医方剂大辞典)

泻肾泽泻散 xie shen ze xie san

【英文名】Xie Shen Ze Xie Powders

【组成】泽泻、黄芩、赤茯苓、木通、赤芍药、羚羊角屑、黄芪、槟榔、玄参。(中医方剂大辞典)

泻肾槟榔散 xie shen bing lang san

【英文名】Xie Shen Bing Lang Powders

【组成】槟榔、赤茯苓、羚羊角屑、泽泻、柴胡、赤芍药、木通、桃仁、甘草。(中医方剂大辞典)

泻肺大黄煎 xie fei dai huang jian

【英文名】Xie Fei Da Huang Jian Ointment

【组成】川大黄、生地黄汁、杏仁、枳壳、牛蒡根汁、郁李仁。(中医方剂大辞典)

泻肺调中方 xie fei tiao zhong fang

【英文名】Xie Fei Tiao Zhong Decoction

【组成】桑白皮、地骨皮、桔梗、枳壳、黄芩、怀山药、薄荷、广皮、甘草。(中医杂志 1987,(9))

泻肺通窍汤 xie fei tong qiao tang

【英文名】Xie Fei Tong Qiao Decoction

【异名】泄肺通窍汤(中医方剂大辞典、医钞类编)

【组成】(1)苏子、葶苈子、莱菔子、北芥子、麻黄、杏仁、枳壳、黄芩、桑皮。(中医方剂大辞典)(2)麻黄、北细辛、桑皮、黄芩、马兜铃、葶苈子、苏子、大黄、杏仁。(中医方剂大辞典)

泻肺通腑汤 xie fei tong fu tang

【英文名】Xie Fei Tong Fu Decoction

【组成】桑白皮、杏仁、前胡、桔梗、黄芩、苏子、连翘、石膏、槟榔、大黄、甘草。(陕西中医 1990,11(12))

泻肺清肝汤 xie fei qing gan tang

【英文名】Xie Fei Qing Gan Decoction

【组成】银花、酒黄芩、酒大黄、柴胡、青葙子、赤芍、丹皮、青黛。(中医方剂大辞典)

泻毒至圣汤 xie du zhi sheng tang

【英文名】Xie Du Zhi Sheng Decoction

【异名】泄毒至神丹(洞天奥旨、中医方剂大辞典)

【组成】金银花、茯苓、薏仁、生甘草、车前子、刘寄奴、泽泻、肉桂。(中医方剂大辞典)

泻热九味汤 xie re jiu wei tang

【英文名】Xie Re Jiu Wei Decoction

【组成】大黄、黄芩、泽泻、升麻、羚羊角、栀子仁、生干地黄、玄参、芒消。(中医方剂大辞典)

泻热栀子散 xie re zhi zi san

【英文名】Xie Re Zhi Zi Powders

【组成】栀子仁、赤芍药、犀角屑、赤茯苓、黄芩、射干、川大黄。(中医方剂大辞典)

泻热栀子煎 xie re zhi zi jian

【英文名】Xie Re Zhi Zi Decoction

【组成】栀子、甘竹茹、香豉、大青、桔皮、赤蜜。(中医方剂大辞典)

泻热黄连汤 xie re huang lian tang

【英文名】Xie Re Huang Lian Decoction

【异名】黄连饮子(中医方剂大辞典、景岳全书)

【组成】黄芩、黄连、草龙胆、生地黄、升麻、柴胡。(中医方剂大辞典)

泻黄纳谷散 xie huang na gu san

【英文名】Xie Huang Na Gu Powders

【组成】石膏、黄连、生地、丹皮、木通、甘草、生甘草、牛蒡子、山楂、荆芥穗。(中医方剂大辞典)

泻脾大青汤 xie pi da qing tang

【英文名】Xie Pi Da Qing Decoction

【异名】大青汤(中医方剂大辞典、济生)

【组成】大青、升麻、大黄、生干地黄。(中医方剂大辞典)

泻脾大黄散 xue pi dai huang san

【英文名】Xie Pi Dai Huang Powders

【组成】川大黄、赤茯苓、枳壳、甘草、黄芩、陈桔皮、麦门冬、半夏、前胡。(中医方剂大辞典)

泻脾升麻散 xue pi sheng ma san

【英文名】Xie Pi Sheng Ma Powders

【组成】川升麻、羚羊角屑、茯神、黄连、柴胡、黄芩、麦门冬、大青、甘草。(中医方剂大辞典)

泻脾除热饮 xie pi chu re yin

【英文名】Xie Pi Chu Re Drink

【组成】黄芪、防风、茺蔚子、桔梗、大黄、黄芩、黄连、车前子、芒消。(中医方剂大辞典)

泻痢圣饼子 xie li sheng bing zi

【英文名】Xie Li Sheng Wafer

【组成】黄丹、定粉、陀僧、硫黄、轻粉。(中医方剂大辞典)

泻痢导滞散 xie li dao zhi san

【英文名】Xie Li Dao Zhi Powders

【组成】煨木香、槟榔、青皮、陈皮、川军、吴茱萸、炒川连、枳壳、土当归、生白芍、莱菔子、车前子、生草。(中医方剂大辞典)

泻痢固肠丸 xie li gu chang wan

【英文名】Xie Li Gu Chang Pill

【组成】白术、白芍、茯苓、桔皮、米壳、人参、诃子肉、肉果、甘草。(中医方剂大辞典)

泻痢固肠片 xie li gu chang pian

【英文名】Xie Li Gu Chang Tablet(药品标准－中药成方制剂标准)

【组成】罂粟壳、甘草、陈皮、肉豆蔻、诃子、白芍、白术、党参、茯苓。(药品标准－中药成方制剂标准 1991 年)

泻痢保童丸 xie li bao tong wan

【英文名】Xie Li Bao Tong Pill(药品标准－中药成方制剂标准)

【组成】人参、白术、茯苓、白扁豆、苍术、广藿香、木香、丁香、檀香、砂仁、肉豆蔻、肉桂、吴茱萸、芡实、薏苡仁、车前子、滑石、黄连、诃子肉、天冬、麦冬、槟榔。(药品标准－中药成方制剂标准 1998 年)

泻痢消胶囊 xie li xiao jiao nang

【英文名】Xie Li Xiao Capsule(药品标准－中药成方制剂标准)

【组成】黄连、苍术、白芍、木香、吴茱萸、厚朴、槟榔、枳壳、陈皮、泽泻、茯苓、甘草。(药品标准－中药成方制剂标准 1997 年)

泻湿四苓散 xie shi si ling san

【英文名】Xie Shi Si Ling Powders

【组成】白术、泽泻、茯苓、猪苓、苍术。(中医方剂大辞典)

泻下通瘀合剂 xie xia tong yu he ji

【英文名】Xie Xia Tong Yu Mixture

【组成】大黄、芒硝、桃仁、生地木通等。(南京中医学院学报 1987,(2))

泻肾赤茯苓散 xie shen chi fu ling san

【英文名】Xie Shen Chi Fu Ling Powders

【组成】赤茯苓、丹参、牡丹、生干地黄、甘草、猪苓、槟榔、子芩、泽泻、五加皮、羚羊角屑、牛膝、枳壳。(中医方剂大辞典)

泻肺大麻仁散 xie fei da ma ren san

【英文名】Xie Fei Da Ma Ren Powders

【组成】大麻仁、桑根白皮、槟榔、天门冬、赤茯苓、枳壳、汉防己、甘草。(中医方剂大辞典)

泻肺利水合剂 xie fei li shui he ji

【英文名】Xie Fei Li Shui Mixture

【组成】葶苈子、桑白皮、猪苓、泽泻、制附子、党参、五味子、丹参。(中医药研究通讯 1993,(4))

泻肺麦门冬煎 xie fei mai men dong jian

【英文名】Xie Fei Mai Men Dong Jian Ointment

【组成】麦门冬、郁李仁、大黄、杏仁、枳壳、贝母、生地黄汁、牛蒡根汁。(中医方剂大辞典)

泻热麦门冬散 xie re mai men dong san

【英文名】Xie Re Mai Men Dong Powders

【组成】(1)麦门冬、地骨皮、黄芩、茯神、川大黄、川升麻、甘草、羚羊角屑。(中医方剂大辞典)(2)麦门冬、青葙子、黄芩、茯神、地黄、苦参、甘草、羚羊角屑。(中医方剂大辞典)

泻脾赤茯苓散 xie pi chi fu ling san

【英文名】Xie Pi Chi Fu Ling Powders

【组成】赤茯苓、旋覆花、川大黄、石膏、桑根白皮、赤芍药、枳壳、前胡、甘草。(中医方剂大辞典)

泻肝补胆防风散 xie gan bu dan fang feng san

【英文名】Xie Gan Bu Dan Fang Feng Powders

【组成】防风、远志、人参、桔梗、细辛、赤芍药、羚羊角屑、甘草、黄芩。(中医方剂大辞典)

泻肾生干地黄散 xie shen sheng gan di huang san

【英文名】Xie Shen Sheng Gan Di Huang Powders

【组成】生干地黄、丹参、赤茯苓、麦门冬、槟榔、羚羊角屑、五加皮、枳壳、牛膝、前胡、黄芩、甘草。(中医方剂大辞典)

泥金丸 ni jin wan

【英文名】Ni Jin Honeyed Pill

【组成】(1)木香、丁香、大戟、甘遂、附子、紫菀、黑牵牛、腻粉、硫黄、槟榔、水银沙子、巴豆。(中医方剂大辞典)(2)黄柏、大黄、巴豆、五灵脂、猪牙皂角、轻粉、粉霜、硇砂、干漆。(中医方剂大辞典)

泥金膏 ni jin gao

【英文名】Ni Jin Plaster

【组成】阴地上蚯蚓粪、熟皮消。(中医方剂大辞典)

泥油膏 ni you gao

【英文名】Ni You Palster

【异名】油泥膏(中医方剂大辞典、疡科选粹)

【组成】塘泥、桐油。(中医方剂大辞典)

泥脐方 ni qi fang

【英文名】Ni Qi Prescription

【组成】滑石。(中医方剂大辞典)

泥金刮毒膏 ni jin gua du gao

【英文名】Ni Jin Gua Du Plaster

【组成】韭菜地上蚯蚓粪、玄明粉、滑石。(中医方剂大辞典)

泌感散 mi gan san

【英文名】Mi Gan Powders

【组成】白头翁、土茯苓、黄连、黄柏。(山西中医 1990,6(6))

泌尿一号 mi niao yi hao

【英文名】Mi Niao Yi Hao Prescription

【组成】黄柏、知母、滑石粉。(山西医药杂志 1978,(1))

泌尿宁颗粒 mi niao ning ke li

【英文名】Mi Niao Ning Granule(药品标准－中药成方制剂标准)

【组成】柴胡、五味子、萹蓄、黄柏、白芷、续断、桑寄生、茴麻子、甘草。(药品标准－中药成方制剂标准 1998 年)

泌尿排石汤 mi niao pai shi tang

【英文名】Mi Niao Pai Shi Decoction

【组成】金钱草、海金砂、萆薢、石韦、萹蓄、瞿麦、木通、竹叶、车前子、白茅根、怀牛膝、当归、甘草。(山东中医杂志 1984,(4))

泌炎康复方 mi yan kang fu fang

【英文名】Mi Yan Kang Prescription

【组成】党参、黄芪、茯苓、石莲子、地骨皮、麦冬、蒲公英、白茅根、白花蛇舌草、车前子、甘草等。(中国医药学报 1991,6(5))

波斯散 bo si san

【英文名】Bo Si Powders

【组成】珍珠、冰片、麝香、炙乳没、儿茶、朱砂、轻粉。(中医方剂大辞典)

泼火散 po huo san

【英文名】Po Huo Powders

【异名】四味地榆散(中医方剂大辞典、景岳全书);地榆散(中医方剂大辞典、百一)

【组成】(1)生大黄、川连、白蔹、地榆炭。(中医方剂大辞典)(2)青桔皮、赤芍药、黄连、地榆。(中医方剂大辞典)

泼雪丸 po xue wan

【英文名】Po Xue Honeyed Pill

【组成】荜茇、人参、茯苓、干姜、桂心、诃子、胡椒、良姜。(中医方剂大辞典)

泽下汤 ze xia tang

【英文名】Ze Xia Decoction

【组成】人参、当归、白芍、生地、白苏子、大麻仁、石斛、山药、料豆、红枣。(中医方剂大辞典)

泽兰丸 ze lan wan

【英文名】Ze Lan Pill

【组成】(1)泽兰、陈桔皮、白龙骨、余粮、紫石英、远志、当归、芎䓖、蒲黄、桃仁、藁本、卷柏、白芷、覆盆子、庵蕳子、麦门冬、人参、桂、蛇床子、细辛、干姜、熟干地黄、蜀椒、白茯苓、石膏、车前子、白薇、赤石脂。(中医方剂大辞典)(2)泽兰、当归、桂、干姜、芎䓖、阿胶、芜荑、藁本、石膏、白芷、柏子仁、人参、白术、细辛、甘草。(中医方剂大辞典)(3)泽兰、赤石脂、牛膝、人参、黄芪、熟干地黄、白茯苓、木香、萆薢、附子、续断、桂、芎䓖、白术、干姜、当归、甘草。(中医方剂大辞典)(4)泽兰叶、芜荑仁、石膏、蜀椒、白芷、干姜、藁本、人参、白术、厚朴、细辛、防风、桂、当归、芎䓖、甘草、柏子仁。(中医方剂大辞典)(5)泽兰叶、黄芪、藁本、当归、白芷、防风、芍药、芎䓖、桂、柏子仁、细辛、麦门冬、熟干地黄、甘草、五味子、石膏。(中医方剂大辞典)(6)泽兰、防风、附子、当归、白术、桂、芎䓖、柏子仁、熟干地黄、石斛、厚朴、甘草、细辛、人参、干姜、牛膝、肉苁蓉、白芷、黄芪、续断、桃仁。(中医方剂大辞典)(7)当归、泽兰叶、琥珀、羚羊角、防风、牡丹皮、麝香、安息香、生地黄、赤芍药、铁粉、橘红。(中医方剂大辞典)(8)泽兰、厚朴、人参、石斛、芜荑仁、续断、防风、桂心、川芎、白术、柏子仁、北五味子、黄芪、远志、赤石脂、甘草、干地黄。(中医方剂大辞典)(9)泽兰叶、白芷、椒、芜荑仁、藁本、细辛、白术、柏子仁、人参、桂心、防风、厚朴、丹参、芎䓖、甘草、当归、干地黄。(中医方剂大辞典)(10)泽兰、当归、甘草、藁本、厚朴、食茱萸、芜荑、白芷、干姜、芍药、石膏、人参、柏子仁、桂心、白术。(中医方剂大辞典)(11)泽兰、赤芍药、当归、白芷、蒲黄、芎䓖、细辛、延胡索、牛膝、天雄、桃仁、桂心、川大黄、生干地黄、续断、皂荚。(中医方剂大辞典)(12)泽兰、黄芪、白术、柏子仁、赤石脂、白矾、桂心、木香、人参、羌活、白茯苓、附子、续断、芎䓖、当归、细辛、陈桔皮、龙骨、藁本、干姜、川椒、厚朴。(中医方剂大辞典)(13)泽兰、附子、当归、牛膝、牡丹皮、芍药、人参、陈橘、厚朴、细辛、干姜、蛇床、黄芪、乳香、白术、苁蓉、官桂、川芎、远志。(中医方剂大辞典)(14)泽兰、附子、当归、牛膝、牡丹皮、芍药、人参、陈橘、厚朴、细辛、干姜、蛇床、芪、乳香、白术、苁蓉、官桂、川芎、远志。(中医方剂大辞典)(15)泽兰叶、钟乳、细辛、黄芪、紫石英、大黄、远志、熟干地黄、白芷、苦参、柏子仁、蜀椒、白术、芎䓖、附子、吴茱萸、麦蘖、陈曲、前胡、大枣、丹参、枳壳、芍药、桔梗、秦艽、当归、沙参、桂、厚朴、石斛、麦门冬、人参。(中医方剂大辞典)(16)泽兰叶、牡丹皮、芎䓖、当归、延胡索、蓬莪术、京三棱、芍药、熟干地黄、桂、青桔皮、乌头。(中医方剂大辞典)

泽兰片 ze lan pian

【英文名】Ze Lan Tablet

【组成】泽兰。(中成药研究 1991,(3))

泽兰汤 ze lan tang

【英文名】Ze Lan Decoction

【异名】泽兰叶汤(中医方剂大辞典、金鉴);隐居泽兰汤(中医方剂大辞典、济阴纲目)

【组成】(1)泽兰、糖、桂心、人参、远志、生姜、麻仁、桑根白皮。(中医方剂大辞典)(2)泽兰叶、大黄、远志、人参、麻仁、桑根白皮。(中医方剂大辞典)(3)泽兰叶、滑石、生麻油。(中医方剂大辞典)(4)泽兰、当归、生地黄、甘草、芍药。(中医方剂大辞典)(5)泽兰叶、当归、白芍药、甘草。(中医方剂大辞典)(6)泽兰、柏子仁、当归、白芍、熟地、牛膝、茺蔚子。(中医方剂大辞典)(7)泽兰、丹皮、牛膝、桃仁、红花、当归尾、广三七、赤芍药。(中医方剂大辞典)(8)泽兰、生地、当归、赤芍、甘草、生姜、大枣、桂心。(中医方剂大辞典)(9)泽兰、当归、红花、丹皮、青木香、桃仁、赤芍。(中医方剂大辞典)(10)龙齿、茯神、生地黄、当归、牛膝、远志肉、酸枣仁、泽兰叶。(中医方剂大辞典)(11)泽兰、防己、枳壳、琥珀、桂心、商陆、半夏、归尾、莪术、茯苓、麦芽、桃仁、神曲、桑白皮。(中医方剂大辞典)(12)泽兰、香附、当归、芎䓖、芍药、乌药、人参、阿胶、黄芪、白术、红花、生姜。(中医方剂大辞典)(13)泽兰、当归、生地黄、芍药、甘草、生姜、大枣。(中医方剂大辞典)(14)泽兰、石膏、当归、远志、甘草、厚朴、藁本、芎䓖、干姜、人参、桔梗、干地黄、白术、蜀椒、白芷、柏子仁、防风、山茱萸、细辛、桑白皮、麻子仁。(中医方剂大辞典)(15)泽兰、芎䓖、附子、茵芋、藁本、莽草、细辛。(中医方剂大辞典)

泽兰饮 ze lan yin

【英文名】Ze Lan Drink

【组成】泽兰、党参、当归、白芍、云茯苓、山甲、银花、米仁、甘草、嫩桂枝。(中医方剂大辞典)

泽兰酒 ze lan jiu

【英文名】Ze Lan Wine

【异名】泽及汤(中医方剂大辞典、疡医大全)

【组成】泽兰、白及。(中医方剂大辞典)

泽兰散 ze lan san

【英文名】Ze Lan Powders

【异名】内补泽兰散(中医方剂大辞典、普济方);泽兰叶散(中医方剂大辞典、医学入门)

【组成】(1)泽兰、防风、蜀椒、石膏、附子、干姜、细辛、辛夷、芎䓖、当归、甘草。(中医方剂大辞典)(2)泽兰、禹余粮、防风、石膏、白芷、干地黄、赤石腊、肉苁蓉、鹿茸、芎䓖、藁本、蜀椒、白术、柏子仁、桂心、甘草、当归、干姜、芜荑、细辛、厚朴、人参。(中医方剂大辞典)(3)泽兰、当归、延胡索、桂心、附子、牛膝、赤芍药、干膝、续断、芎䓖、柏子仁、牡丹、琥珀、没药、桃仁、木香、麝香。(中医方剂大辞典)(4)泽兰、当归、刘寄奴、赤芍药、红蓝花、干荷叶。(中医方剂大辞典)(5)泽兰、当归、赤芍药、桂心、白术、芎䓖、熟干地黄、甘草。(中医方剂大辞典)(6)泽兰叶、人参、蜀椒、厚朴、桂、细辛、芜荑仁、藁本、当归、干姜、代赭、山茱萸、防风、柏子仁、芎䓖、牡蛎粉、熟干地黄、甘草、龙骨。(中医方剂大辞典)(7)泽兰叶、米囊皮、蒿豉、甘草。(中医方剂大辞典)(8)泽兰、防己。(中医方剂大辞典)(9)芙蓉叶、泽兰叶、白佛桑叶、地薄荷、耳草叶。(中医方剂大辞典)

泽兰煎 ze lan jian

【英文名】Ze Lan Decocton

【异名】泽兰汤(中医方剂大辞典、保产、竹林女科)

【组成】泽兰、青皮、白及、橘叶。(中医方剂大辞典)

泽兰膏 ze lan gao

【英文名】Ze Lan Plaster

【组成】细辛、续断、皂荚、石南草、泽兰、厚朴、乌头、莽草、白术、蜀椒、杏仁。(中医方剂大辞典)

泽肌膏 ze ji gao

【英文名】Ze Ji Plaster

【组成】白蜡、黄蜡、当归、紫草、牛乳酥。(中医方剂大辞典)

泽附煎 ze fu jian

【英文名】Ze Fu Decoction

【组成】大附子、泽泻。(中医方剂大辞典)

泽苓散 ze ling san

【英文名】Ze Ling Powders

【组成】木通、泽泻、萝卜子、木猪苓、汉防己。(中医方剂大辞典)

泽肤膏 ze fu gao

【英文名】Ze Fu Ointment

【组成】牛骨髓、真酥油。(中医方剂大辞典)

泽府汤 ze fu tang

【英文名】Ze Fu Decoction

【组成】阿胶、当归、桃仁、麻仁、党参、红花。(中医方剂大辞典)

泽泻丸 ze xie wan

【英文名】Ze Xie Pill

【组成】(1)泽泻、麦门冬、车前子、黄连、牡蛎、桑螵蛸、鸡肶胵、金箔。(中医方剂大辞典)(2)泽泻、附子、桂心、远志、牛膝、人参、白茯苓、甘草、牡丹、防风、鹿茸、杜仲、云母粉、石斛、薯蓣、山茱萸、肉苁蓉、巴戟、五味子、熟干地黄。(中医方剂大辞典)(3)泽泻、白茯苓、防风、人参、紫石英、秦艽、黄芪、白术、山芋、白蔹、麦门冬、桂、当归、远志、柏子仁、石膏、桔梗、大豆黄、大黄、蜀椒、赤芍药、干姜、细辛、甘草。(中医方剂大辞典)(4)泽泻、肉苁蓉、五味子、禹余粮、巴戟天、当归、地骨皮、磁石、人参、赤石脂、韭子、白龙骨、甘草、牡丹皮、生干地黄。(中医方剂大辞典)(5)泽泻、芫花、郁李仁、牵牛子、防己、苦葶苈、滑石、大戟、海蛤、甘遂、瞿麦穗、槟榔。(中医方剂大辞典)(6)泽泻、补骨脂、巴戟天、五味子、石斛、芍药、人参、甘草。(中医方剂大辞典)(7)泽泻、茺蔚子、菟丝子、石斛、地肤子、五味子、生干地黄、山芋、细辛。(中医方剂大辞典)(8)泽泻、木香、川巴戟、远志、没药、萆薢、附子。(中医方剂大辞典)

泽泻汤 ze xie tang

【英文名】Ze Xie Decoction

【异名】圣麦散(中医方剂大辞典、普济方);肾着散(中医方剂大辞典、普济方);泄热泽泻汤(中医方剂大辞典、圣济总录);泽泻饮(中医方剂大辞典、杏苑);泽泻散(中医方剂大辞典、普济方)

【组成】(1)泽泻、白术。(中医方剂大辞典)(2)泽泻、生地骨皮、甘草、半夏、石膏、柴胡、茯苓、生姜、竹叶、人参、桂心、莼心。(中医方剂大辞典)(3)泽泻、茯苓、牡蛎、白术、生姜。(中医方剂大辞典)(4)泽泻、升麻、知母、柴胡、栀子仁、芍药、决明子、枳壳、竹叶、杏仁、寒水石。(中医方剂大辞典)(5)泽泻、石膏、赤茯苓、白术、防风。(中医方剂大辞典)(6)泽泻、前胡、白术、赤茯苓、甘草、人参、半夏、槟榔、陈桔皮、枳壳。(中医方剂大辞典)(7)泽泻、葵根、木通、车前子、井泉石、赤茯苓、甘草。(中医方剂大辞典)(8)泽泻、黄芩、白鲜皮、茵陈蒿、阿胶、甘草。(中医方剂大辞典)(9)泽泻、细辛、续断、秦艽、山芋、黄芪、防风、五味子、生姜。(中医方剂大辞典)(10)泽泻、桂、白术、白茯苓、甘草、牛膝、干姜、杜仲。(中医方剂大辞典)(11)泽泻、黄芪、干姜、甘草、桂、牡蛎、芍药。(中医方剂大辞典)(12)泽泻、升麻、杏仁、决明子、大黄、黄芩、甘草、枳实、芍药、栀子仁、人参、赤茯苓、黄柏、细辛、白术、柴胡、桑根白皮、青葙子。(中医方剂大辞典)(13)泽泻、熟干地黄、五味子、丹参、玄参、防风、桂、人参、当归、白茯苓、石斛、地骨皮、磁石、牛膝、甘草、黄芪、菖蒲。(中医方剂大辞典)(14)泽泻、瞿麦、榆白皮、甘草、桂、木通、牛膝。(中医方剂大辞典)(15)泽泻、天雄、白蒺藜、防风、枳实。(中医方剂大辞典)(16)泽鸡、知母、海藻、丹参、秦艽、木防己、猪苓、大黄、通草、青木香。(中医方剂大辞典)(17)泽泻、知母、石膏、当归、甘草、人参、桂心、黄芪、茯苓、竹叶、麦门冬。(中医方剂大辞典)(18)陈皮、厚朴、黄芩、黄连、槟榔、白芍、甘草、茯苓、滑石、大黄、泽泻。(中医方剂大辞典)(19)泽泻、木通、茯、枳壳、桑白皮、槟榔、葵子、瞿麦。(中医方剂大辞典)(20)白芍、当归、黄芩、泽泻、甘草、楂肉、丹皮、木香、滑石、青皮、厚朴。(中医方剂大辞典)

泽泻散 ze xie san

【英文名】Ze Xie Powders

【异名】泽泻汤(中医方剂大辞典、圣济总录)

【组成】(1)泽泻、瞿麦、玄参、黄芩、木通、麦门冬、桑螵蛸、甘草、赤茯苓。(中医方剂大辞典)(2)泽泻、赤茯苓、枳壳、木通、猪苓、槟榔、牵牛子。(中医方剂大辞典)(3)泽泻、鸡苏、赤茯苓、石韦、当归、桂心、槟榔、桑螵蛸、枳壳、琥珀。(中医方剂大辞典)(4)泽泻、牡丹、牡蛎、鹿茸、桑螵蛸、阿胶、赤茯苓。(中医方剂大辞典)(5)泽泻、桑根白皮、木通、枳壳、赤茯苓、槟榔。(中医方剂大辞典)(6)泽泻、井泉石、车前子、赤茯苓、当归、葶苈子、甘遂。(中医方剂大辞典)(7)川泽泻、川郁金、山栀仁、甘草。(中医方剂大辞典)(8)泽泻、蝉衣、黄明胶。(中医方剂大辞典)(9)马蔺花、川楝子肉、茯苓皮、泽泻、茴香、麦门冬、石燕子。(中医方剂大辞典)(10)赤茯苓、泽泻、桑白皮、山栀子仁。(中医方剂大辞典)(11)泽泻、白术、麋衔。(中医方剂大辞典)(12)泽泻、人参、旋覆花、麦门冬、枳壳、前胡、赤茯苓、桔梗、甘草、杏仁、半夏。(中医方剂大辞典)(13)泽泻、牡蛎、桂心、白术、黄芪。(中医方剂大辞典)(14)泽泻、鳖甲、麦门冬、栀子仁、甘草、木通、赤芍药、黄芩、赤茯苓。(中医方剂大辞典)(15)泽泻、白龙骨、桑螵蛸、车前子、狗脊。(中医方剂大辞典)(16)泽泻、牡丹、桂心、甘草、榆白皮、白术、赤茯苓、木通。(中医方剂大辞典)

泽泻羹 ze xie geng

【英文名】Ze Xie Thick Soup

【组成】生泽泻花叶。(中医方剂大辞典)

泽漆丸 ze qi wan

【英文名】Ze Qi Honeyed Pill

【异名】甘遂丸(中医方剂大辞典、普济方)

【组成】(1)泽漆、水银、葶苈、大戟、郁李仁、枳壳、甘遂、椒目。(中医方剂大辞典)(2)泽漆、槟榔、附子、木香、肉桂、陈桔皮、泽泻、川大黄、郁李仁、厚朴。(中医方剂大辞典)(3)泽漆、甜葶苈、桑根白皮、甘遂、牵牛子、昆布、郁李仁、枳实、槟榔。(中医方剂大辞典)(4)泽漆、汉防己、郁李仁、细辛、防风、前胡、赤茯苓、木香、桑根白皮、枳壳、槟榔。(中医方剂大辞典)(5)泽漆叶、葶苈、甘遂、黄芩、郁李仁、芍药、猪苓、杏仁、车前子、鳖甲、柴胡。(中医方剂大辞典)

泽漆汤 ze qi tang

【英文名】Ze Qi Decotion

【异名】泽漆根汤(中医方剂大辞典、千金翼)

【组成】(1)半夏、紫参、泽漆、生姜、白前、甘草、黄芩、人参、桂枝。(中医方剂大辞典)(2)泽漆、知母、海藻、茯苓、丹参、秦艽、木防己、猪苓、大黄、通草、青木香。(中医方剂大辞典)(3)泽漆根、鲤鱼、赤小豆、生姜、茯苓、人参、麦门冬、甘草。(中医方剂大辞典)(4)泽漆、防己、甜葶苈、郁李仁、百合、陈桔皮、桑根白皮、木通、赤茯苓。(中医方剂大辞典)(5)泽漆叶、桑根白皮、郁李仁、杏仁、人参、白术、陈桔皮。(中医方剂大辞典)(6)泽漆、桑白皮、射干、黄芩、茯苓、白术、泽泻、防己。(中医方剂大辞典)

泽漆散 ze qi san

【英文名】Ze Qi Powders

【异名】泽漆汤(中医方剂大辞典、圣济总录)

【组成】(1)泽漆、羌活、杏仁、旋覆花、贝母、半夏、猪苓、前胡、大腹皮、汉防己、桑根白皮、甜葶苈、陈桔皮。(中医方剂大辞典)(2)泽漆、桑根白皮、赤茯苓、木通、陈桔皮、紫苏茎叶、甘草、大腹皮。(中医方剂大辞典)

泽兰子汤 ze lan zi tang

【英文名】Ze Lan Zi Decoction

【组成】泽兰子、半夏、麻仁、大枣、糖、人参、茯苓、细辛、远志、桂心、龙骨、甘草。(中医方剂大辞典)

泽漆根汤 ze qi gen tang

【英文名】Ze Qi Gen Decoction

【组成】生鲤鱼、麦门冬、甘草、人参、茯苓、泽漆根。(中医方剂大辞典)

泽兰生化汤 ze lan sheng hua tang

【英文名】Ze Lan Sheng Hua Decoction

【组成】泽兰叶、归身、川芎、姜炭、黑芥穗、砂仁。(中医方剂大辞典)

泽兰补虚丸 ze lan bu xu wan

【英文名】Ze Lan Bu Xu Honeyed Pill

【组成】泽兰叶、石膏、芎䓖、甘草、当归、白芷、防风、白术、藁本、蜀椒、厚朴、干姜、桂心、细辛。(中医方剂大辞典)

泽兰赞育汤 ze lan zan yu tang

【英文名】Ze Lan Zan Yu Pellet

【组成】泽兰、益母草、蒲黄、五灵脂、王不留行、柴胡、乌药、香附、黄芪、焦白术、当归、覆盆子、菟丝子、沉

香、枸杞。(河北中医 1987,(2))

泽泻钩藤汤 ze xue gou teng tang

【英文名】Ze Xue Gou Teng Decoction

【组成】(1)泽泻、白术、天麻、钩藤、全蝎、蜈蚣、半夏。(实用中西医结合杂志 1992,5(10))(2)泽泻、钩藤、白术、珍珠母。(山西医药杂志 1979,(4))

泽苓保赤饮 ze ling bao chi yin

【英文名】Ze Ling Bao Chi Powders

【组成】泽泻、猪苓、诃子、生姜、大枣、砂仁、白术、山药、扁豆、苍术。(陕西中医 1986,7(7))

泽黄英土汤 ze huang ying tu tang

【英文名】Ze Huang Ying Tu Decoction

【组成】泽兰、酒大黄、虎杖、土茯苓、板蓝根、蒲公英、茵陈、生甘草。(实用中西医结合杂志 1989,2(1))

泽漆茱萸汤 ze qi zhu yu tang

【英文名】Ze Qi Zhu Yu Decoction

【异名】泽漆汤(中医方剂大辞典、圣济总录)

【组成】泽漆、海藻、青木香、吴茱萸、茯苓、白术、桔梗、芍药、当归、大黄。(中医方剂大辞典)

泽桂癃爽胶囊 ze gui long shuang jiao nang

【英文名】Che Gui Long Shuang Capsule

【组成】泽兰、皂角刺、肉桂。((98)卫药准字 Z-108号)

治法 zhi fa

【英文名】Therapeutic principles

【定义】是在辨清证候,审明病因、病机之后,有针对性的采取的治疗法则。(方剂学)

治中丸 zhi zhong wan

【英文名】Zhi Zhong Pill

【组成】(1)鸡胆、大黄。(中医方剂大辞典)(2)巴豆、乌梅、丁香、胡椒。(中医方剂大辞典)(3)白术、人参、白茯苓、神曲、麦蘖、肉桂、干姜。(中医方剂大辞典)

治中汤 zhi zhong tang

【英文名】Zhi Zhong Decoction

【组成】(1)人参、干姜、白术、甘草、橘红。(中医方剂大辞典)(2)人参、甘草、干姜、白术、青皮、陈皮、半夏、丁香。(中医方剂大辞典)(3)苍术、厚朴、半夏、白术、青皮、陈皮、人参、砂仁、炙草。(中医方剂大辞典)

治中散 zhi zhong san

【英文名】Zhi Zhong Powders

【组成】(1)干姜、食茱萸。(中医方剂大辞典)(2)黄芪、人参、茯苓、白术、川芎、当归、肉桂、肉果、丁香、木香。(中医方剂大辞典)

治气汤 zhi qi tang

【英文名】Zhi Qi Decoction

【组成】(1)人参、茯苓、桂心、厚朴、半夏、甘草、麦门冬、生姜、大枣。(中医方剂大辞典)(2)枳壳、青皮、紫苏、半夏、茯苓、甘草。(中医方剂大辞典)

治风剂 zhi feng ji

【英文名】Wind calming agents

【定义】指凡以辛散祛风或熄风止痉药为主组成,具有疏散外风或平熄内风作用,治疗风病的方剂。(方剂学)

治风煎 zhi feng jian

【英文名】Zhi Feng Soft Extract

【组成】天麻、荆芥穗、薄荷叶、白花蛇肉。(中医方剂大辞典)

治心丸 zhi xin wan

【英文名】Zhi Xin Pill

【组成】人参、白术、当归、川芎、甘草、茯苓、半夏、陈皮、黄芩、栀子、生地、熟地。(上海中医药杂志 1985,(9))

治平汤 zhi ping tang

【英文名】Zhi Ping Decoction

【组成】当归、白芍、茯苓、泽泻、猪苓、山栀、木香、苍术、川楝子、小茴、橘核、肉桂、陈皮、荔枝核。(中医方剂大辞典)

治外膏 zhi wai gao

【英文名】Zhi Wai Plaster

【组成】白芷、白蜡、白附子、辛夷、防风、乌头、藿香、藁本、萎蕤、零陵香、商陆、麝香、牛脂、鹅脂、羊脂、麻油。(中医方剂大辞典)

治虫丸 zhi chong wan

【英文名】Zhi Chong Paste Pill

【组成】胡黄连、槟榔、陈皮、神曲、郁金、半夏、白术、雷丸。(中医方剂大辞典)

治虫丹 zhi chong dan

【英文名】Zhi Chong Pellet

【组成】白术、茯苓、百部、槟榔、使君子、枳壳、白芍、甘草、白薇、黄连、半夏。(中医方剂大辞典)

治虫散 zhi chong san

【英文名】Zhi Chong Powders

【异名】白芷散(中医方剂大辞典;兰室秘藏)

【组成】桂枝、熟地黄、藁本、白芷、当归身、益智仁、黄连、羌活、吴茱萸、草豆蔻、黄芪、升麻、羊胫骨灰、麻黄。(中医方剂大辞典)

治血汤 zhi xue tang

【英文名】Zhi Xue Decoction

【组成】人参、茯苓、黄芪、白术、炮附子、沉香、木瓜、羌活、川芎、紫苏、甘草。(中医方剂大辞典)

治血散 zhi xue san

【英文名】Zhi Xue Powders

【组成】茜根、大豆、黄药子、甘草。(中医方剂大辞典)

治伤灵 zhi shang ling

【英文名】Zhi Shang Ling Plaster

【组成】小鲫鱼、铜屑、桃仁、陈酒糟。(中医临床与保健 1989,(1))

治伤散 zhi shang san

【英文名】Zhi Shang Powders(药品标准－中药成方制剂标准)

【组成】白附、防风、羌活、天南星、白芷。(药品标准－中药成方制剂标准 1989 年)

治汗汤 zhi han tang

【英文名】Zhi Han Decoction

【组成】防风、黄芪、白术、麻黄根、牡蛎。(中医方剂大辞典)

治红丸 zhi hong wan

【英文名】Zhi Hong Pill(药品标准－中药成方制剂标准)

【组成】鲜荷叶、侧柏叶、地黄、荷叶、陈皮、牡丹皮、黄芩、百合、石斛、橘络、地黄、甘草、关木通、大蓟、铁树叶、京墨、浙具母、棕板。(药品标准－中药成方制剂标准 1990 年)

治肠丸 zhi chang wan

【英文名】Zhi Chang Pill

【组成】黄连、干姜、肉豆蔻、赤石脂、龙骨、吴茱萸、诃子。(中医方剂大辞典)

治疔丸 zhi ding wan

【英文名】Zhi Ding Pill

【组成】蟾酥、冰片、麝香、真白僵蚕、明矾、牛黄、朱砂。(中医方剂大辞典)

治疔膏 zhi ding gao

【英文名】Zhi Ding Plaster

【组成】透明松香、沥青、麻子肉。(中医方剂大辞典)

治冻灵 zhi dong ling

【英文名】Zhi Dong Ling(药品标准－中药成方制剂标准)

【组成】蟹壳粉、樟脑。(药品标准－中药成方制剂标准 1998 年)

治虎汤 zhi hu tang

【英文名】Zhi Hu Decoction

【组成】当归、地榆、生地、黄芪、三七根、麦冬。(中医方剂大辞典)

治肿饮 zhi zhong yin

【英文名】Zhi Zhong Drink

【组成】灯草、萝卜子、砂仁。(中医方剂大辞典)

治乳汤 zhi ru tang

【英文名】Zhi Ru Decoction

【组成】蒲公英、当归、壁虎、炒穿山甲、醋香附、浙贝母、天花粉、柴胡、白花蛇舌草、甘草。(中成药研究 1988,(10))

治毒散 zhi du san

【英文名】Zhi Du Powders

【组成】当归、甘草、大黄、金银花。(中医方剂大辞典)

治毒膏 zhi du gao

【英文名】Zhi Du Plaster

【组成】革麻子、血竭、蟾酥、乳香、松香。(中医方剂大辞典)

治带片 zhi dai pian

【英文名】Zhi Dai Tablet

【组成】金樱子、墓头回、知母、苍术、苦参。(中医方剂大辞典)

治咳片 zhi ke pian

【英文名】Zhi Ke Tablet (药品标准－中药成方制剂标准)

【组成】桔梗、紫苏子、连翘、芦根、菊花、陈皮、桑白皮、远志、白前、款冬花、甘草。(药品标准－中药成方制剂标准 1993 年)

治疣汤 zhi you tang

【英文名】Zhi You Decoction

【异名】治瘊汤(中医方剂大辞典、中西医结合皮肤病学)

【组成】(1)熟地、杜仲、赤小豆、牛膝、丹皮、红花、白术、桃仁、赤芍、白芍、穿山甲、何首乌。(中医方剂大辞典)(2)桑叶、菊花、黄芩、紫草、夏枯草、益母草、珍珠母、生牡蛎、代赭石、板蓝根。(中医方剂大辞典)(3)桃仁、红花、熟地、归尾、赤芍、川芎、白术、炮山甲、首乌、板蓝根、夏枯草。(中医方剂大辞典)

治哮灵 zhi xiao ling

【英文名】Zhi Xiao Ling Tablet

【组成】地龙、麻黄、苏子、射干、侧柏叶、黄芩、白鲜皮、刘寄奴、甘草、苦参、细辛、平贝母、僵蚕、桔红、冰片。(中西医结合杂志 1987,7(6))

治疳丸 zhi gan wan

【英文名】Zhi Gan Paste Pill

【组成】胡黄连、芦荟、使君子、黄连、神曲、阿魏、青黛、麝香。(中医方剂大辞典)

治疳散 zhi gan san

【英文名】Zhi Gan Powders

【组成】蟾蜍、朱砂、鸡肝。(浙江中医杂志 1987,(12))

治痈丹 zhi yong dan

【英文名】Zhi Yong Pellet

【组成】白芷、生半夏、槟榔、枳壳、黄升丹、粉霜、冰片。(中医方剂大辞典)

治痔汤 zhi zhi tang

【英文名】Zhi Zhi Decoction

【组成】蒲公英、黄柏、赤芍、丹皮、土茯苓、桃仁、白芷。(广西中医药 1988,11(2))

治喉散 zhi hou san

【英文名】Zhi Hou Powders

【组成】冰片、僵蚕、硼砂、芒消。(中医方剂大辞典)

治痞膏 zhi pi gao

【英文名】Zhi Pi Plaster

【组成】(1)葱白汁、姜汁、水胶。(中医方剂大辞典)(2)水红花子。(中医方剂大辞典)

治痢丸 zhi li wan

【英文名】Zhi Li Pill

【异名】治痢神效丸(中医方剂大辞典、全国中药成药处方集)

【组成】川连、川军、生芍、木香、茅术、槟榔、地榆、桃仁、黄芩、枳壳、紫朴、青皮、焦楂、麦芽、当归、红花。(中医方剂大辞典)

治痢片 zhi li pian

【英文名】Zhi Li Tablet(药品标准－中药成方制剂标准)

【组成】木香、白芍、延胡索、吴茱萸、盐酸小檗碱。(药品标准－中药成方制剂标准 1991 年)

治痢散 zhi li san

【英文名】Zhi Li Powders

【组成】(1)葛根、苦参、陈皮、陈松、萝茶、赤芍、麦芽、山楂。(中医方剂大辞典)(2)香附、陈皮、赤芍、黑栀、车前、黄连、木香、连翘。(中医方剂大辞典)

治痫灵 zhi xian ling

【英文名】Zhi Xian Ling Powders

【组成】(1)炙马前子粉、钩藤、骨粉、樟脑、苯巴比妥、溴化钠。(实用中医内科杂志 19871(2))(2)丹参、浸膏、溴化钠、黄花、败酱、浸膏、缬草、浸膏、珍珠贝粉、樟脑、冰片、苯巴比妥、士的宁。(吉林中医 1983,(5))

治魂丹 zhi hun dan

【英文名】Zhi Hun Pellet

【组成】乳香、没药、铜绿、枯矾、黄丹、川山甲、轻粉、蟾酥、麝香。(中医方剂大辞典)

治睛散 zhi jing san

【英文名】Zhi Jing Powders

【组成】当归、白术、白芍、赤芍、羌活、菊花、栀子、密蒙花。(中医方剂大辞典)

治腮饮 zhi sai yin

【英文名】Zhi Sai Drink

【组成】大青叶、蒲公英、芦根、黄芩、柴胡、银花、丹皮。(陕西中医 1989,10(12))

治障丸 zhi zhang wan

【英文名】Zhi Zhang Pill

【组成】黄芪、白术、升麻、枳壳、山药、童参、熟地、菟丝子、云苓、杞果、丹参、海藻。(中西医结合眼科 1991,9(2))

治膈散 zhi ge san

【英文名】Zhi Ge Powders

【组成】山慈菇、硼砂、三七、冰片、沉香。(浙江中医杂志 1989,24(6))

治瘫汤 zhi tan tang

【英文名】Zhi Tan Decoction

【组成】生龙骨、生牡蛎、生猪石、怀牛膝、川断、桑寄生、红花、钩藤、赤芍、川芎、丹参、乳香、没药。(山东中医杂志 1989,8(3))

治燥剂 zhi zao ji

【英文名】Moistening agents(中药药剂学)

【定义】指凡以轻宣辛散或甘凉滋润药为主组成,具有轻宣外燥或滋阴润燥等作用,治疗燥证的方剂。(方剂学)

治癞丸 zhi tui wan

【英文名】Zhi Tu Honeyed Pill

【组成】桃仁、桂心、泽泻、蒺藜、地肤子、防风、防葵、桔皮、茯苓、五味子、芍药、细辛、牡丹皮、海藻、狐阴、蜘蛛。(中医方剂大辞典)

治癣汤 zhi xuan tang

【英语】Zhi Xuan Decoction

【组成】土槿皮、白鲜皮、蛇床子、苦参、百部、黄柏。(吉林中医 1993,(4))

治牙仙丹 zhi ya xian dan

【英文名】Zhi Ya Xian Pellet

【组成】玄参、生地。(中医方剂大辞典)

治风锭子 zhi feng ding zi

【英文名】Zhi Feng Lozenges

【组成】防风、荆芥、麝香、川芎、当归、天麻、乳香、没药、羌活、黄芩、枳壳、麻黄、蝉退、白附子、川乌、僵蚕、天竺黄、皂角、自然铜、金箔、人参、茯神。(中医方剂大辞典)

治发背膏 zhi fa bei gao

【英文名】Zhi Fa Bei Plaster

【组成】明乳香、没药、麒麟竭、木鳖子、当归、杏仁、妇人梳下油头发、黄丹。(中医方剂大辞典)

治老痰丸 zhi lao tan wan

【英文名】Zhi Lao Tan Pill

【组成】天冬、黄芩、海粉、芒消、蒌霜、香附、连翘、青黛、橘红。(中医方剂大辞典)

治血块丸 zhi xue kuai wan

【英文名】Zhi Xue Kuai Pill

【组成】海粉、三棱、莪术、红花、五灵脂、香附、石碱。(中医方剂大辞典)

治齿饼子 zhi chi bing zi
【英文名】Zhi Chi Wafer
【组成】荔子、椒红、雄黄。(中医方剂大辞典)

治疟母丸 zhi nue mu wan
【英文名】Zhi Nue Mu Paste Pill
【组成】鳖甲、蛀虫、广橘红、射干、青皮、人参、肉桂、干漆。(中医方剂大辞典)

治疟神方 zhi nue shen fang
【英文名】Zhi Nue Shen Prescription
【组成】肉桂。(中医方剂大辞典)

治疸神饮 zhi dan shen yin
【英文名】Zhi Dan Shen Drink
【组成】茵陈草。(中医方剂大辞典)

治消渴丸 zhi xiao ke wan
【英文名】Zhi Xiao Ke Pill
【组成】麦门冬、黄连。(中医方剂大辞典)

治黄神丹 zhi huang shen dan
【英文名】Zhi Huang Shen Pellet
【组成】皂矾、厚朴、陈皮、苍术、甘草、川椒。(中医方剂大辞典)

治疣糖浆 zhi you tang jiang
【英文名】Zhi You Syrup
【组成】菊花、桑叶、紫草、黄芩、珍珠母、生赭石、磁石。(湖北中医杂志 1973,(1))

治痔灵栓 zhi zhi ling shuan
【英文名】Zhi Zhi Ling Suppositories(药品标准－中药成方制剂标准)
【组成】枯矾。(药品标准－中药成方制剂标准 1997年)

治脚癣方 zhi jiao xuan fang
【英文名】Zhi Jiao Xuan Prescription
【组成】木瓜、甘草。(山东中医杂志 1984,(2))

治萎合剂 zhi wei he ji
【英文名】Zhi Wei Mixture
【组成】黄芪、党参、龙葵、菝葜、白术、当归、白芍、茯苓、石斛、丹参、甘草、红枣。(陕西中医 1987,8(7))

治蛔结丸 zhi hui jie wan
【英文名】Zhi Hui Jie Pill
【组成】胡黄连、白芍药、槟榔、粉草、广陈皮、肉豆蔻、史君子肉。(中医方剂大辞典)

治痢丸子 zhi li wan zi
【英文名】Zhi Li Pill
【组成】(1)大半夏、巴豆、百草霜、京墨。(中医方剂大辞典)(2)侧柏叶、黄连、黄柏、黄芩、当归、芍药、粟壳、生地黄、地榆、枳壳、香附、木香、槟榔。(中医方剂大辞典)

治感佳片 zhi gan jia pian
【英文名】Zhi Gan Jia Tablet(药品标准－中药成方制剂标准)
【组成】山芝麻、穿心莲、葫芦茶、三叉苦、板蓝根、羌活、薄荷脑、对乙酰氨基酚、盐酸吗啉双胍、马来酸氯苯那敏。(药品标准－中药成方制剂标准 1997年)

治霉洗剂 zhi mei xi ji
【英文名】Zhi Mei Lotion
【组成】土茯苓、蛇床子、生百部、白鲜皮、地肤子、土槿皮、花椒、龙胆草、明矾。(四川中医 1986,4(11))

治糜灵栓 zhi mi ling shuan
【英文名】Zhi Mi Ling Suppository
【组成】儿茶、苦参、黄柏、枯矾、冰片。(吉卫药准字(85430149))

治臁疮膏 zhi lian chuang gao
【英文名】Zhi Lian Chuang Plaster
【组成】百草霜、黄蜡。(中医方剂大辞典)

治中结阳丸 zhi zhong jie yang wan
【英文名】Zhi Zhong Jie Yang Honeyed Pill
【组成】赤石脂、吴茱萸、干姜、附子、当归、厚朴、白术、木兰皮、白头翁、黄连、黄柏、石榴皮。(中医方剂大辞典)

治风内消丸 zhi feng nei xiao wan
【英文名】Zhi Feng Nei Xiao Paste Pill
【组成】川芎、干山药、白芷、甘松、防风、草乌、当归、芍药、天麻、甘草、细辛、白胶香、牛膝、两头尖、人参、木香。(中医方剂大辞典)

治风黄芪汤 zhi feng huang qi tang
【英文名】Zhi Feng Huang Qi Decoction
【组成】黄芪、防风、远志、地骨皮、人参、茯苓、大黄、知母。(中医方剂大辞典)

治风黑神丸 zhi feng hei shen wan
【英文名】Zhi Feng Hei Shen Honeyed Pill
【组成】硫黄、朱砂、水银、雄黄、天麻、白附子、白僵蚕、乌蛇、桂心、干蝎、天南星、天雄、独活、川乌头、麝香。(中医方剂大辞典)

治风豁痰汤 zhi feng huo tan tang
【英文名】Zhi Feng Huo Tan Decoctiont
【组成】黄芩、红花、茯苓、独活、葛根、半夏、羌活、陈皮、甘草、防风、白芷、柴胡、升麻、生姜。(中医方剂大辞典)

治本消水汤 zhi ben xiao shui tang
【英文名】Zhi Ben Xiao Shui Decoction
【组成】熟地、山茱萸、麦冬、车前子、五味子、茯苓、牛膝、刘寄奴。(中医方剂大辞典)

治伤消瘀丸 zhi shang xiao yu wan
【英文名】Zhi Shang Xiao Yu Pill(药品标准－中药成方制剂标准)

【组成】马钱子、土鳖虫、乳香、自然铜、骨碎补、没药、麻黄、香附、红花、蒲黄、赤芍、桃仁、泽兰、五灵脂。(药品标准－中药成方制剂标准1995年)

治伤跌打丸 zhi shang die da wan

【英文名】Zhi Shang Die Da Pill(药品标准－中药成方制剂标准)

【组成】红花、大黄、乳香、没药、当归、续断、自然铜、赤芍、麻黄、香瓜子、骨碎补、穿山甲、硼砂、三七。(药品标准－中药成方制剂标准1990年)

治阴化湿汤 zhi yin hua shi tang

【英文名】Zhi Yin Hua Shi Decoction

【组成】白术、茯苓、肉桂、附子、黄芪、半夏。(中医方剂大辞典)

治阴散毒汤 zhi yin san du tang

【英文名】Zhi Yin San Du Decoction

【组成】生黄芪、当归、熟地、金银花、生甘草、附子。(中医方剂大辞典)

治劳地黄丸 zhi lao di huang wan

【英文名】Zhi Lao Di Huang Pill

【异名】地黄煎丸(中医方剂大辞典、圣济总录)

【组成】生地黄汁、青蒿汁、薄荷、童便、好酒、柴胡、鳖甲、秦艽、朱砂、麝香。(中医方剂大辞典)

治肺调气丸 zhi fei tiao qi wan

【英文名】Zhi Fei Tiao Qi Honeyed Pill

【组成】白槟榔、郁李仁、肉桂、羌活、芎䓖、青木香、大黄。(中医方剂大辞典)

治疝茴香丸 zhi shan hui xiang wan

【英文名】Zhi Shan Hui Xiang Pill(药品标准－中药成方制剂标准)

【组成】小茴香、北沙参、川楝子、木香、槟榔、附子、荜茇、茯苓。(药品标准－中药成方制剂标准1994年)

治疟五神膏 zhi nue wu shen gao

【英文名】Zhi Nue Wu Shen Pill

【组成】上肉桂、麝香、上青黛、黑豆、倭硫黄、白芷、明雄黄、白矾、巴豆霜、朱砂。(中医方剂大辞典)

治疟安胎饮 zhi nue an tai yin

【英文名】Zhi Nue An Tai Drink

【组成】生地、天冬、南沙参、知母、条芩、防风、白术、橘红、苏梗。(中医方剂大辞典)

治毒快斑汤 zhi du kuai ban tang

【英文名】Zhi Du Kuai Ban Decoction

【组成】桔梗、荆芥、防风、赤芍、黄芪、牛子、归尾、玄参、连翘、前胡、淮通、花粉、炙草。(中医方剂大辞典)

治毒紫霞丹 zhi du zi xia dan

【英文名】Zhi Du Zi Xia Pellet

【组成】西牛黄、藤黄、大黄、参山漆、天竺黄、明腰黄粉、儿茶、梅冰片、阿魏、没药、血竭、麝香、乳香。(中医方剂大辞典)

治咳枇杷露 zhi ke pi pa lu

【英文名】Zhi Ke Pi Pa Syrup(药品标准－中药成方制剂标准)

【组成】枇杷叶、百部、前胡、桔梗、桑白皮、薄荷脑。(药品标准－中药成方制剂标准1998年)

治带固下丸 zhi dai gu xia wan

【英文名】Zhi Dai Gu Xia Paste Pill

【组成】生白芍、良姜、黄柏、椿根皮。(中医方剂大辞典)

治要茯苓散 zhi yao fu ling san

【英文名】Zhi Yao Fu Ling Powders

【组成】麦门冬、茯神、通草、升麻、赤石脂、知母、大枣、紫菀、桂心、淡竹茹。(中医方剂大辞典)

治要除湿汤 zhi yao chu shi tang

【英文名】Zhi Yao Chu Shi Decoction

【异名】除湿汤(中医方剂大辞典、医统)

【组成】半夏曲、川厚朴、苍术、藿香叶、陈皮、茯苓、甘草。(中医方剂大辞典)

治疣灵搽剂 zhi you ling cha ji

【英文名】Zhi You Ling Liniment

【组成】生香附、黄药子、龙葵、木贼、红花。(中西医结合杂志1989,9(1))

治疥内消散 zhi jie nei xiao san

【英文名】Zhi Jie Nei Xiao Powders

【组成】硫黄。(中医方剂大辞典)

治疫清凉散 zhi yi qing liang san

【英文名】Zhi Yi Qing Liang Powders

【组成】(1)薄荷、柴胡、前胡、丹参、丹皮、川贝母、知母、橘红、黄芩、白芍、连翘心、桔梗。(中医方剂大辞典)(2)秦艽、赤芍、知母、贝母、连翘、荷叶、丹参、柴胡、人中黄。(中医方剂大辞典)

治浊子午丸 zhi zhuo zi wu wan

【英文名】Zhi Zhuo Zi Wu Pill

【组成】榧子、苦楮实、琥珀、赤苓、朱砂、莲肉、补骨脂、芡实、白苓、杞子、巴戟、白牡蛎、龙骨、文蛤、枯矾、莲须、肉苁蓉。(中医方剂大辞典)

治浊固本丸 zhi zhuo gu ben wan

【英文名】Zhi Zhuo Gu Ben Pill

【组成】莲花须、黄连、白茯苓、砂仁、益智、半夏、黄柏、甘草、猪苓。(中医方剂大辞典)

治破伤风散 zhi po shang feng san

【英文名】Zhi Po Shang Feng Powders

【组成】苍术、草乌。(中医方剂大辞典)

治救寒狂丹 zhi jiu han kuang dan

【英文名】Zhi Jiu Han Kuang Pellet

【组成】人参、茯神、白术、半夏、南星、附子、菖蒲。(中医方剂大辞典)

治眼吹鼻散 zhi yan chui bi san

【英文名】Zhi Yan Chui Bi Powders

【组成】穿山甲、鹅儿不食草、人金、刺猬皮、蛇退、蝉退、石蟹、麝香、桔梗。(中医方剂大辞典)

治蛇消肿散 zhi she xiao zhong san

【英文名】Zhi She Xiao Zhong Powders

【组成】蛇头抓、天瓜藤、木虱药、仙人薯、土木香、紫金藤、大小青。(中医方剂大辞典)

治蛊益气汤 zhi gu yi qi tang

【英文名】Zhi Gu Yi Qi Decoction

【组成】大附子、车前子、香附子、萝卜子、葶苈子、大腹子、青皮、陈皮、姜皮。(中医方剂大辞典)

治痔神枣散 zhi zhi shen zao san

【英文名】Zhi Zhi Shen Zao Powders

【组成】顶大南枣、真铜绿、鳖头。(中医方剂大辞典)

治痔脏连丸 zhi zhi zang lian wan

【英文名】Zhi Zhi Zang Lian Pill

【组成】川黄连、公猪大肠。(中医方剂大辞典)

治痔猪胆膏 zhi zhi zhu dan gao

【英文名】Zhi Zhi Zhu Dan Plaste

【组成】猪胆。(中医方剂大辞典)

治淋四物汤 zhi lin si wu tang

【英文名】Zhi Lin Si Wu Decoction

【组成】当归、川芎、赤芍、生地黄、葶苈、木通、车前子、防风、山栀、条芩。(中医方剂大辞典)

治偏痛冲剂 zhi pian tong chong ji

【英文名】Zhi Pian Tong Medicinal Instant Granule

【组成】川芎、白芷、白芥子、白芍、香附、柴胡、甘草。(中医杂志 1984,25(9))

治偏痛颗粒 zhi pian tong ke li

【英文名】Zhi Pian Tong Granule(药品标准-中药成方制剂标准)

【组成】川芎、柴胡、白芷、香附、白芍、郁李仁、白芥子、甘草。(药品标准-中药成方制剂标准 1998 年)

治棒疮神膏 zhi bang chuang shen gao

【英文名】Zhi Bang Chuang Shen Plaste

【组成】乳香、没药、儿茶、冰片、轻粉。(中医方剂大辞典)

治脾胃积膏 zhi pi wei ji gao

【英文名】Zhi Pi Wei Ji Ointment

【组成】鸡子、阿魏、黄蜡。(中医方剂大辞典)

治痢四物汤 zhi li si wu tang

【英文名】Zhi Li Si Wu Decoction

【组成】当归、川芎、白芍、干姜、阿胶、厚朴、青木香、艾叶。(中医方剂大辞典)

治痢生化汤 zhi li sheng hua tang

【英文名】Zhi Li Sheng Hua Decoction

【组成】川芎、当归、炮姜、甘草、桃仁、琥珀、厚朴、大腹皮、山楂肉、川椒、木香、黄连。(中医方剂大辞典)

治痢如圣散 zhi li ru sheng san

【英文名】Zhi Li Ru Sheng Powders

【组成】当归、地榆、缩砂仁、赤石脂、陈皮、甘草、干姜、诃子肉、石榴皮、罂粟壳。(中医方剂大辞典)

治痢安胎饮 zhi li an tai yin

【英文名】Zhi Li An Tai Drink

【组成】绵芪、生地炭、归身炭、茯苓、泽泻、升麻、银花、条芩、川连、广木香、范志曲。(中医方剂大辞典)

治痢保和丸 zhi li bao he wan

【英文名】Zhi Li Bao He Paste Pill

【组成】广陈皮、法半夏、白云苓、陈枳壳、川厚朴、正雅连、京楂肉、六神曲、老麦芽、南木香、尖槟榔、炙甘草。(中医方剂大辞典)

治痢绝妙丸 zhi li jue miao wan

【英文名】Zhi Li Jue Miao Honeyed Pill

【组成】金樱花叶、金樱子、罂粟壳。(中医方剂大辞典)

治痫四物汤 zhi xian si wu tang

【英文名】Zhi Xian Si Wu Decoction

【组成】当归、钩藤、炒白芍、川芎、生地、麦冬、玄参、半夏、栀子、莲子心。(中医方剂大辞典)

治痧救命丹 zhi sha jiu ming dan

【英文名】Zhi Sha Jiu Ming Pellet

【组成】马牙消、雄黄、黄丹、朱砂、皂矾。(中医方剂大辞典)

治湿中和汤 zhi shi zhong he tang

【英文名】Zhi Shi Zhong He Decoction

【组成】苍术、白术、陈皮、赤茯苓、厚朴、干姜、甘草。(中医方剂大辞典)

治湿平胃丸 zhi shi ping wei wan

【英文名】Zhi Shi Ping Wei Pill

【组成】川厚朴、广陈皮、茅山术、炙甘草。(中医方剂大辞典)

治腰第一方 zhi yao di yi fang

【英文名】Zhi Yao Di Yi Prescription

【组成】独活、防风、海枫藤、细辛、川断、桑寄生、小茴香、降香、枳壳、怀牛膝、元胡索、清甘草。(浙江中医学院学报 1992,16(3))

治痰茯苓丸 zhi tan fu ling wan

【英文名】Zhi Tan Fu Ling Paste Pill

【异名】茯苓丸(中医方剂大辞典、妇人良方);消痰茯苓丸(中医方剂大辞典、直指);指迷茯苓丸(中医方剂大辞典、玉机微义);千金指迷丸(中医方剂大辞典、医学入门）；世传茯苓丸（中医方剂大辞典、准绳·女科）；茯苓指迷丸（中医方剂大辞典、不居集）；指迷丸（中医方剂大辞典、金鉴）

【组成】茯苓、枳壳、半夏、风化朴消。（中医方剂大辞典）

治嗽含膏丸 zhi sou han gao wan

【英文名】Zhi Sou Han Gao Pill

【组成】葶苈、知母、贝母。（中医方剂大辞典）

治瘕调理丸 zhi jia tiao li wan

【英文名】Zhi Jia Tiao Li Honeyed Pill

【组成】当归、川芎、香附、延胡索、砂仁、五灵脂、红花、木香、蕲艾。（中医方剂大辞典）

治匿桃仁汤 zhi ni tao ren tang

【英文名】Zhi Ni Tao Ren Decoction

【组成】桃仁、槐子、艾叶、大枣。（中医方剂大辞典）

治感灵冲剂 zhi gan ling chong ji

【英文名】Zhi Gan Ling Granule（药品标准－中药成方制剂标准）

【组成】岗梅、金盏银盘、葫芦茶、忍冬藤、广东土牛膝、白茅根。（药品标准－中药成方制剂标准 1997 年）

治感佳胶囊 zhi gan jia jiao nang

【英文名】Zhi Gan Jia Capsule（药品标准－中药成方制剂标准）

【组成】山芝麻、穿心莲、葫芦茶、三叉苦、板蓝根、羌活、薄荷脑、对乙酰氨基酚、盐酸吗啉双胍、马来酸氯苯那敏。（药品标准－中药成方制剂标准 1997 年）

治臌香橼丸 zhi gu xiang yuan wan

【英文名】Zhi Gu Xiang Yuan Paste Pill

【组成】陈香橼、去白广皮、醋三棱、醋蓬术、泽泻、茯苓、醋香附、炒菔子、青皮、净楂肉。（中医方剂大辞典）

治癣醋泡液 zhi xuan cu pao ye

【英文名】Zhi Xuan Solution

【组成】荆芥、红花、皂角、白矾。（国医论坛 1990(1)）

治老人不寐丸 zhi lao ren bu mei wan

【英文名】Zhi Lao Ren Bu Mei Honeyed Pill

【组成】熟地、山药、山茱萸、丹皮、泽泻、茯苓、麦冬、黄连、炒枣仁、肉桂、当归、甘菊花、白芥子。（中医方剂大辞典）

治血分椒仁丸 zhi xue fen jiao ren wan

【英文名】Zhi Xue Fen Jiao Ren Pill

【组成】五灵脂、吴茱萸、延胡索、芫花、续随子、郁李仁、牵牛、石膏、椒仁、甘遂、附子、木香、胆矾、砒。（中医方剂大辞典）

治肠风下血丸 zhi chang feng xia xue wan

【英文名】Zhi Chang Feng Xia Xue Paste Pill

【组成】干柿饼、乌梅、油瓶箬、槐花、百药煎、枳壳。（中医方剂大辞典）

治乳糜尿验方 zhi ru mi niao yan fang

【英文名】Zhi Ru Mi Niao Prescription

【组成】生山药、黄芪、龙骨、牡蛎、生地、白芍、党参、益智仁、萆薢、乌药。（山东中医杂志 1985,(3)）

治残风烂眼膏 zhi can feng lan yan gao

【英文名】Zhi Can Feng Lan Yan Plaste

【组成】皮消、潮脑、苏薄荷叶、明矾。（中医方剂大辞典）

治痈疽神应膏 zhi yong ju shen ying gao

【英文名】Zhi Yong Ju Shen Ying Plaste

【组成】阿魏、麝香、朱砂、雄黄、五灵脂、甘草、川乌、草乌、鲜闹羊花。（中医方剂大辞典）

治诸疟代参丸 zhi zhu nue dai shen wan

【英文名】Zhi Zhu Nue Dai Shen Pill

【组成】白术、生姜。（中医方剂大辞典）

治癣第一灵丹 zhi xuan di yi ling dan

【英文名】Zhi Xuan Di Yi Ling Pellet

【组成】鲜玉簪花、母丁香、沉香、冰片、麝、山西城砖。（中医方剂大辞典）

治咳川贝枇杷露 zhi ke chuan bei pi pa lu

【英文名】Zhi Ke Chuan Bei Pi Pa Syrup（药品标准－中药成方制剂标准）

【组成】枇杷叶、桔梗、水半夏、平贝母流浸膏、薄荷脑。（药品标准－中药成方制剂标准 1994 年）

治咳喘十三味汤 zhi ke chuan shi san wei tang

【英文名】Zhi Ke Chuan Shi San Wei Decoction

【组成】麻黄、杏仁、茯苓、苏半夏、广陈皮、炙甘草、苏子、白芥子、莱菔子、板蓝根、瓜蒌皮、北沙参、生姜。（中国中西医结合杂志 1993,13(1)）

治要茯苓补心汤 zhi yao fu ling bu xin tang

【英文名】Zhi Yao Fu Ling Bu Xin Decoction

【组成】茯苓、桂心、甘草、紫石英、人参、大枣、麦门冬。（中医方剂大辞典）

治食积心气疼丸 zhi shi ji xin qi teng wan

【英文名】Zhi Shi Ji Xin Qi Teng Pill

【组成】槟榔、黑牵牛、皂角。（中医方剂大辞典）

治湿疮并臁疮膏 zhi shi chuang bing lian chuang gao

【英文名】Zhi Shi Chuang Bing Lian Chuang Plaste

【组成】黄蜡、头发、香油、轻粉、猪胆。（中医方剂大辞典）

治湿神效火龙膏 zhi shi shen xiao huo long gao

【英文名】Zhi Shi Shen Xiao Huo Long Plaste

【组成】生姜自然汁、牛皮胶、麝香。（中医方剂大辞典）

治疗子宫脱垂验方 zhi liao zi gong tuo chui yan fang

【英文名】Zhi Zi Gong Tuo Chui Prescription

【组成】升麻、鸡蛋。(山东中医杂志 1986,(3))

治疗小儿口疮验方 zhi liao xiao er kou chuang yan fang

【英文名】Zhi Xiao Er Kou Chuang Prescription

【组成】白矾、猪苦胆。(山东中医杂志 1991,10(2))

郑氏人参散 zheng shi ren shen san

【英文名】Zheng Shi Ren Shen Powders

【异名】人参散(中医方剂大辞典、医钞类编)

【组成】人参、黄芪、阿胶、竹茹、木香、甘草、附子、川芎、净陈皮、生姜、苎根。(中医方剂大辞典)

郑氏大安散 zheng shi da an san

【英文名】Zheng Shi Da An Powders

【组成】麻黄、干姜、山茵陈、甘草、石膏、干葛、川芎、白术、人参。(中医方剂大辞典)

郑氏女金丹 zheng shi nv jin dan

【英文名】Zheng Shi Nv Jin Pill(药品标准－中药成方制剂标准)

【组成】黄芪、党参、熟地黄、当归、川芎、阿胶、香附、白术、三七、茯苓、桑寄生、海螵蛸、杜仲、麦冬、陈皮、肉桂、砂仁、椿皮、小茴香、益智仁、益母草、延胡索、紫地榆、肉苁蓉、淮牛膝、续断、黄芩、白薇、木香、艾叶、白芍。(药品标准－中药成方制剂标准 1998 年)

郑氏安虫散 zheng shi an chong san

【英文名】Zheng Shi An Chong Powders

【组成】干漆、雄黄、麝香。(中医方剂大辞典)

郑氏安营散 zheng shi an ying san

【英文名】Zheng Shi An Ying Powders

【组成】附子、阿胶、五味子、黄芪、山药、当归、熟地黄、赤芍、木香、甘草、生姜、糯米。(中医方剂大辞典)

单方 dan fang

【英文名】Simple recipes(中国中医药学主题词表)

【定义】多指民间流传的药味简单、取之容易、使用方便的方剂。(中国中医药学主题词表)

单兵散 dan bing san

【英文名】Dan Bing Powders

【组成】白槟榔。(中医方剂大辞典)

单油膏 dan you gao

【英文名】Dan You Plaste

【组成】麻油。(中医方剂大辞典)

单地黄煎 dan di huang jian

【英文名】Dan Di Huang Decoction

【异名】地黄煎(中医方剂大辞典、千金)

【组成】生地。(中医方剂大辞典)

单鹿茸汤 dan lu rong tang

【英文名】Dan Lu Rong Decoction

【组成】鹿茸。(中医方剂大辞典)

单方葶苈散 dan fang ting li san

【英文名】Dan Fang Ting Li Powders

【异名】葶苈散(中医方剂大辞典、普济方)

【组成】甜葶苈。(中医方剂大辞典)

单仙遗粮丸 dan xian yi liang wan

【英文名】Dan Xian Yi Liang Honeyed Pill

【组成】仙遗粮。(中医方剂大辞典)

单行大黄汤 dan xing dai huang tang

【英文名】Dan Xing Dai Huang Decoction

【异名】大和汤(中医方剂大辞典、普济方)

【组成】大黄。(中医方剂大辞典)

单行小豆散 dan xing xiao dou san

【英文名】Dan Xing Xiao Dou Powders

【组成】小豆。(中医方剂大辞典)

单行茱萸酒 dan xing zhu yu jiu

【英文名】Dan Xing Zhu Yu Wine

【异名】茱萸酒(中医方剂大辞典、普济方)

【组成】吴茱萸。(中医方剂大辞典)

单行鬼箭汤 dan xing gui jian tang

【英文名】Dan Xing Gui Jian Decoction

【组成】鬼箭。(中医方剂大辞典)

单骑溃围散 dan qi kui wei san

【英文名】Dang Qi Kui Wei Powders

【组成】皂角。(中医方剂大辞典)

单煮大黄汤 dan zhu dai huang tang

【英文名】Dan Zhu Dai Huang Decoction

【组成】大黄、甘草。(中医方剂大辞典)

单煮青皮汤 dan zhu qing pi tang

【英文名】Dan Zhu Qing Pi Decoction

【组成】青皮。(中医方剂大辞典)

单行白犬骨散 dan xing bai quan gu san

【英文名】Dan Xing Bai Quan Gu Powders

【组成】白犬骨。(中医方剂大辞典)

单行羖羊角散 dan xing gu yang jiao san

【英文名】Dan Xing Gu Yang Jiao Powders

【组成】羖羊角。(中医方剂大辞典)

单行生赤小豆散 dan xing sheng chi xiao dou san

【英文名】Dan Xing Sheng Chi Xiao Dou Powders

【组成】赤小豆。(中医方剂大辞典)

宝光散 bao guang san

【英文名】Bao Guang Powders

【组成】大黄、龙胆、赤芍药、川芎、白芷、牛蒡子、防风、防己、黄芩、当归、甘草、栀子、生地黄、细辛、羌活、荆芥。(中医方剂大辞典)

宝华散 bao hua san

【英文名】Bao Hua Powders

【组成】郁金、细辛、降香、荆芥、防风、橘红、枳壳、银花。(中医方剂大辞典)

宝寿散 bao shou san

【英文名】Bao Shou Powders

【异名】金砂散(中医方剂大辞典、谭氏殊圣方)
【组成】雄黄、茯苓、人参、马牙消、朱砂。(中医方剂大辞典)

宝花散 bao hua san
【英文名】Bao Hua Powders
【异名】石二(中医方剂大辞典、痧症全书);十号节象方(中医方剂大辞典、杂病源流犀烛)
【组成】郁金、细辛、降香、荆芥。(中医方剂大辞典)

宝灵丹 bao ling dan
【英文名】Bao Ling Pellet
【组成】朱砂、雄黄、黄丹、苦药子、续随子、山豆根、蜈蚣、斑蝥、巴豆、麝香。(中医方剂大辞典)

宝灵散 bao ling san
【英文名】Bao Ling Powders
【组成】当归、黄连、白芍、白术、山楂肉、石莲子、苍术、枳壳、麦芽、神曲、肉豆蔻、木香。(中医方剂大辞典)

宝命丹 bao ming dan
【英文名】Bao Ming Pellet
【组成】(1)皂角、巴豆、雄雀儿粪。(中医方剂大辞典)(2)牛黄、蝎、附子、天南星、五灵脂。(中医方剂大辞典)

宝金膏 bao jin gao
【英文名】Bao Jin Plaster
【组成】当归、党参、香附、川芎、延胡、苏木、白术、蒲黄、桃仁、醋大黄、红花、熟地、茯苓、乌药、川乌、牛膝、地榆炭、山萸肉、金毛狗脊、苍术、首乌、酒炒白芍、炒五灵脂、醋三棱、羌活、橘红、木香、良姜、青皮、木瓜、乳香、没药、草乌、大茴香、血竭、橘梗、防风、天麻、黑荆穗、白芷、细辛、黑豆、艾叶、牛胶。(中医方剂大辞典)

宝宝乐 bao bao le
【英文名】Bao Bao Le Granule(药品标准－中药成方制剂标准)
【组成】白芍、黄芪、大枣、桂枝、干姜、山楂、六神曲、麦芽。(药品标准－中药成方制剂标准 1993 年)

宝珍丸 bao zhen wan
【英文名】Bao Zhen Honeyed Pill
【组成】牡蛎、桂心、当归、龙齿、益智仁、乌药、杜仲、石菖蒲、山茱萸、茯神、牛膝、川椒、北细辛、半夏、干姜、人参、当归、白芍、紫石英。(中医方剂大辞典)

宝珍膏 bao zhen gao
【英文名】Bao Zhen Plaster(药品标准－中药成方制剂标准)
【组成】麝香、宝珍膏药粉、黑药肉、芸香浸膏。(药品标准－中药成方制剂标准 1991 年)

宝珠丹 bao zhu dan
【英文名】Bao Zhu Pellet
【组成】(1)当门子、樟脑、紫梢花、丁香、大力子、急性子、斑蝥、红娘子。(中医方剂大辞典)(2)白硼砂、川连、番木鳖、黄柏、青黛、薄荷尖、水飞雄黄、人中白、儿茶、胆矾、血竭、冰片、灯心灰。(中医方剂大辞典)

宝珠散 bao zhu san
【英文名】Bao Zhu Powders
【组成】橄榄核灰、人中白、大红纬灰、硼砂、冰片、药珠。(中医方剂大辞典)

宝珠膏 bao zhu gao
【英文名】Bao Zhu Plaster
【组成】赤石脂、天冬、麦冬、生地、熟地、紫梢花、蛇床子、鹿茸、谷精草、防风、元参、厚朴、虎骨、菟丝子、木香、母丁香、肉桂、川断、赤芍、黄芪、肉苁蓉、白龙骨、杜仲、附子、蓖麻子、穿山甲、地龙、木鳖子、倭硫黄、没药、血竭、乳香、松香、黄蜡、麝香。(中医方剂大辞典)

宝精丸 bao jing wan
【英文名】Bao Jing Honeyed Pill
【组成】白亮鱼胶、熟地黄、山药、人参、沙苑蒺藜、白茯苓、牛膝、甘州枸杞、鹿胶、菟丝子、山茱萸肉、当归。(中医方剂大辞典)

宝儿康散 bao er kang san
【英文名】Bao Er Kang Powders(药品标准－中药成方制剂标准)
【组成】太子参、芡实、薏苡仁、茯苓、白扁豆、甘草、白术、麦芽、山楂、北沙参、山药、陈皮、石菖蒲、莲子。(药品标准－中药成方制剂标准 1995 年)

宝儿康糖浆 bao er kang tang jiang
【英文名】Bao Er Kang Syrup(药品标准－中药成方制剂标准)
【组成】太子参、芡实、薏苡仁、茯苓、白扁豆、甘草、白术、麦芽、山楂、北沙参、山药、陈皮、石菖蒲、莲子。(药品标准－中药成方制剂标准 1995 年)

宝宝牛黄散 bao bao niu huang san
【英文名】Bao Bao Niu Huang Powders(药品标准－中药成方制剂标准)
【异名】牛黄小儿散(药品标准－中药成方制剂标准)
【组成】僵蚕、胆南星、地龙、钩藤、沉香、鱼腥草、牛黄、冰片、珍珠。(药品标准－中药成方制剂标准 1991 年)

宝咳宁冲剂 bao ke ning chong ji
【英文名】Bao Ke Ning Granule
【组成】紫苏叶、桑叶、前胡、浙贝母、麻黄、桔梗、天南星、陈皮、苦杏仁、黄芩、青黛、天花粉、枳壳、山楂、甘草、牛黄。(药品标准－中药成方制剂标准 1991 年)

宗足汤 zong zu tang
【英文名】Zong Zu Decoction
【组成】白术、当归、金银花、牛膝、贝母。(中医方剂大辞典)

定中丸 ding zhong wan
【英文名】Ding Zhong Pill(药品标准-中药成方制剂标准)
【组成】广藿香、厚朴、苦杏仁、砂仁、半夏、木瓜、茯苓、白术、白糖参、白扁豆、甘草、紫苏叶、香薷。(药品标准-中药成方制剂标准1993年)

定中汤 ding zhong tang
【英文名】Ding Zhong Decoction
【组成】真黄土、朱砂、雄黄。(中医方剂大辞典)

定气饮 ding qi yin
【英文名】Ding Qi Drink
【组成】人参、白术、阿胶、炮姜、熟附子、大枣、炒粳米。(中医方剂大辞典)

定气散 ding qi san
【英文名】Ding Qi Powders
【组成】高良姜、草豆蔻、甘草、木香。(中医方剂大辞典)

定风丸 ding feng wan
【英文名】Ding Feng Paste Pill
【组成】川乌、附子、草乌、川椒。(中医方剂大辞典)

定风丹 ding feng dan
【英文名】Ding Feng Pellet
【组成】生明乳香、生明没药、朱砂、全蜈蚣、全蝎。(中医方剂大辞典)

定风汤 ding feng tang
【英文名】Ding Feng Decoction
【组成】牙皂角、白石膏、朴消、荆芥、葱白。(中医方剂大辞典)

定风酒 ding feng jiu
【英文名】Ding Feng Wine
【组成】(1)生地、熟地、枸杞、木通、牛膝、川芎、薏苡仁、当归、金银花、五加皮、苍术、川乌、草乌、甘草、黄柏、松节。(中医方剂大辞典)(2)檀香、羌活、防风、牛膝、杜仲、芍药、当归、木瓜、天麻、白芷、川芎、麻黄、陈皮、荆芥、半夏、黄芩、官桂、苍术、首乌、沉香、木香、乳香、没药、血竭、红花。(中医方剂大辞典)

定风散 ding feng san
【英文名】Ding Feng Powders
【组成】川乌、防风、雄黄。(中医方剂大辞典)

定风膏 ding feng gao
【英文名】Ding Feng Gao Honeyed Pill
【组成】全蝎、朱砂、麝香。(中医方剂大辞典)

定心丸 ding xin wan
【英文名】Ding Xin Pill
【异名】定志丸(中医方剂大辞典、眼科菁华)
【组成】(1)茯苓、茯神、琥珀、龙齿、阿胶、牛黄、真珠、犀角、龙脑、麝香、天南星、甘草、远志、金箔、银箔、菖蒲、酸枣仁、天竺黄、人参、虎睛、丹砂、龙脑、雄黄、苏合香、安息香。(中医方剂大辞典)(2)消石、丹砂。(中医方剂大辞典)(3)茯神、白附子、南星、人参、远志肉、蝎梢、直僵蚕、乳香。(中医方剂大辞典)(4)北参、远志、茯神、天麻、犀角、防风、朱砂、麝。(中医方剂大辞典)(5)石菖蒲、甘菊、枸杞子、辰砂、远志、麦门冬。(中医方剂大辞典)(6)朱砂、寒水石、人参、远志、茯苓、茯神、龙脑。(中医方剂大辞典)(7)明天麻、人参、桔梗、远志、僵蚕、羌活、蝉蜕、荆芥、薄荷叶、茯苓、白附子、全蝎、木香、胆星、防风、山药、甘草。(中医方剂大辞典)(8)人参、白术、茯苓、枳实、石莲肉、陈皮、韭子、半夏、远志、酸枣仁、牡蛎、甘草。(中医方剂大辞典)(9)滑石、甘草、牛蒡、木通、车前、唇砂。(中医方剂大辞典)(10)人参、麦冬、茯神、石菖蒲、甘草、辰砂、麝香。(中医方剂大辞典)

定心丹 ding xin dan
【英文名】Ding Xin Pellet
【组成】貂心、茯苓、生地黄、天冬、防风、牡丹皮。

定心汤 ding xin tang
【英文名】Ding Xin Decoction
【组成】(1)茯苓、桂心、甘草、白芍药、干姜、远志、人参。(中医方剂大辞典)(2)人参、白茯苓、茯神、黄芪、白术、赤石脂、川芎、厚朴、紫菀茸、防风、麦门冬、官桂、甘草。(中医方剂大辞典)(3)生地汁、童便。(中医方剂大辞典)(4)龙眼肉、酸枣仁、萸肉、柏子仁、生龙骨、生牡蛎、生明乳香、生明没药。(中医方剂大辞典)

定心膏 ding xin gao
【英文名】Ding Xin Ointment
【组成】生葛根、竹沥、大麻仁、绿豆粉、朱砂、牛黄、麝香。(中医方剂大辞典)

定生丸 ding sheng wan
【英文名】Ding Sheng Pill
【组成】(1)雀儿饭瓮、蟾头、猪牙皂荚、天麻、藜芦、乌蛇、干蝎、瓜蒂、天南星、青黛、朱砂、龙脑、雄黄、麝香、腻粉、曲头棘针、蜣螂、熊胆、牛黄、半夏。(中医方剂大辞典)(2)半夏、胡椒、蝎尾、干姜。(中医方剂大辞典)

定生丹 ding sheng dan
【英文名】Ding Sheng Pellet
【组成】雄黄、朱砂、阿魏、硇砂、乳香、半夏、木香、沉

香、肉豆蔻、绿豆、乌梅、百草霜。(中医方剂大辞典)

定吐丸 ding tu wan

【英文名】Ding Tu Pill

【组成】丁香、蝎梢、半夏。(中医方剂大辞典)

定吐汤 ding tu tang

【英文名】Ding Tu Drink

【组成】人参、砂仁、白术、茯苓、陈皮、半夏、干姜、麦芽、山楂。(中医方剂大辞典)

定吐饮 ding tu yin

【英文名】Ding Tu Drink

【组成】(1)半夏、生姜、薄桂。(中医方剂大辞典)(2)半夏、生姜、薄荷、藿香。(中医方剂大辞典)

定血散 ding xue san

【英文名】Ding Xue Powders

【组成】(1)栝楼、棕榈皮、当归。(中医方剂大辞典)(2)天南星、槐花、郁金、半夏、没药、乳香。(中医方剂大辞典)(3)贯众。(中医方剂大辞典)(4)黄丹、乌鱼骨、白矾灰、龙骨、密陀僧、桑白皮。(中医方剂大辞典)

定志丸 ding zhi wan

【英文名】Ding Zhi Pill

【组成】(1)人参、白茯苓、石菖蒲、远志、龙齿、酸枣仁、铁粉、麦门冬、朱砂、乳香、麝香、琥珀。(中医方剂大辞典)(2)远志、天门冬、茯苓、麦门冬、茯神、龙骨、巴戟、泽泻、辰砂。(中医方剂大辞典)(3)柏子仁、人参、茯苓、远志、茯神、酸枣仁。(中医方剂大辞典)(4)琥珀、茯神、远志、人参、白附子、天麻、天门冬、酸枣仁、甘草。(中医方剂大辞典)(5)人参、白茯神、远志、石菖蒲、酸枣仁、柏子仁、琥珀、珍珠、胆星、铁花粉、朱砂、麝香。(中医方剂大辞典)(6)远志、石菖蒲、白茯苓、人参、山药。(中医方剂大辞典)(7)远志、石菖蒲、人参、白茯神、黄柏、蛤粉。(中医方剂大辞典)(8)人参、远志肉、蒲黄、茯苓。(中医方剂大辞典)(9)人参、菖蒲、远志、茯苓、茯神、朱砂、白术、麦冬。(中医方剂大辞典)(10)人参、茯苓、菖蒲、远志、防风、独活。(中医方剂大辞典)(11)菖蒲、远志、茯苓、人参。(中医方剂大辞典)(12)人参、石菖蒲、茯神、远志、麦冬、白术、朱砂、牛黄。(中医方剂大辞典)

定志汤 ding zhi tang

【英文名】Ding Zhi Decoction

【组成】菖蒲、茯神、当归、桔皮、远志、人参、甘草。(中医方剂大辞典)

定辰散 ding chen san

【英文名】Ding Chen Powders

【组成】槟榔、枳壳、使君子肉。(中医方剂大辞典)

定呃汤 ding e tang

【英文名】Ding E Decoction

【组成】人参、白术、丁香、陈皮、茯苓、沉香、牛膝。(中医方剂大辞典)

定吼丸 ding hou wan

【英文名】Ding Hou Pill

【组成】南沙参、豆豉、黑苏子、杏仁、橘红、制半夏、白桑皮、象贝、白芥子、蒌皮、莱菔子。(中医方剂大辞典)

定乱丸 ding luan wan

【英文名】Ding Luan Pill

【组成】香薷、泽泻、真广木香、广陈皮、小川连、白檀香、紫苏梗、生香附、白茯苓、上朴、炒山栀、江西香豉、甜白术、白扁豆、生甘草、真广藿香。(中医方剂大辞典)

定乱汤 ding luan tang

【英文名】Ding Luan Decoction

【组成】人参、山药、茯苓、薏仁、甘草、黄连、陈皮、神曲、砂仁。(中医方剂大辞典)

定狂汤 ding kuang tang

【英文名】Ding Kuang Decoction

【组成】熟地、知母、荆芥。(中医方剂大辞典)

定坤丸 ding kun wan

【英文名】Ding Kun Pill(药品标准－中药成方制剂标准)

【组成】西洋参、白术、茯苓、熟地黄、当归、白芍、川芎、黄芪、阿胶、五味子、鹿茸、肉桂、艾叶、杜仲、续断、佛手、陈皮、厚朴、柴胡、香附、延胡索、牡丹皮、琥珀、龟板、地黄、麦冬、黄芩。(药品标准－中药成方制剂标准1989年)

定坤丹 ding kun dan

【英文名】Ding Kun Pellet

【组成】人参、鹿茸、沉香、桑寄生、熟地黄、地黄、白术、益母草、当归、川芎、白芍、茯苓、木香、香附、天冬、延胡索、艾叶、砂仁、红花。((81)川卫药准字－1434号)

定岩散 ding yan san

【英文名】Ding Yan Powders

【异名】托里散(中医方剂大辞典、古方汇精);定癌散(中医方剂大辞典、医方歌括);乳岩散(中医方剂大辞典、梅氏验方新编)

【组成】猳鼠粪、土楝实、露蜂。(中医方剂大辞典)

定命丸 ding ming wan

【英文名】Ding Ming Pill

【组成】(1)朱砂、麝香、瓜蒂、蛇蜕皮、青黛、干蝎。(中医方剂大辞典)(2)硫黄、吴茱萸、消石、巴豆。(中医方剂大辞典)(3)青黛、乌蛇、白附子、干蝎、腻粉、独角仙、棘刚子、麝香。(中医方剂大辞典)(4)雄黄、乳香、巴豆。(中医方剂大辞典)(5)蝎、芦荟、熊胆、龙脑、瓜蒂、蟾酥、腻粉、牛黄、麝、朱砂、蛇蜕、雄黄。(中医方剂大辞典)

定命丹 ding ming dan

【英文名】Ding Ming Pellet

【异名】定命丸(中医方剂大辞典、圣济总录)

【组成】(1)蟾酥、桑螵蛸、独角仙、牛黄、天浆子、犀角屑、雄黄、朱砂、天竺黄、麝香、青黛、天南星、白附子、干蝎梢、腻粉、龙胆。(中医方剂大辞典)(2)青黛、蟾酥、干蝎、麝香、白附子、天南星。(中医方剂大辞典)(3)天麻、青黛、天南星、腻粉、朱砂、白附子、麝香、蝎尾。(中医方剂大辞典)(4)生龙脑、真麝香、桃柳心、蟾酥。(中医方剂大辞典)(5)木香、夜明沙、麝各、蝉壳、胡黄连、金银箔。(中医方剂大辞典)(6)巴豆、丁香。(中医方剂大辞典)(7)全蝎、天麻、南星、白附、朱砂、青黛、轻粉、麝、脑。(中医方剂大辞典)

定命汤 ding ming tang

【英文名】Ding Ming Decoction

【组成】附子、高良姜、白术、干姜。(中医方剂大辞典)

定命饮 ding ming yin

【英文名】Ding Ming Drink

【组成】(1)圆白半夏、茯苓、木香、老生姜、白术、甘草。(中医方剂大辞典)(2)半夏、茯苓、木香、生姜、白术、甘草、天麻。(中医方剂大辞典)

定命散 ding ming san

【英文名】Ding Ming Powders

【异名】定命朱砂散(中医方剂大辞典、痘治理辨)

【组成】(1)干虾蟆、蛇蜕皮、蝉壳。(中医方剂大辞典)(2)大生乌头、牡丹皮、桂心。(中医方剂大辞典)(3)蜈蚣、乌蛇、白花蛇。(中医方剂大辞典)(4)丹砂、水银、麝香。(中医方剂大辞典)(5)丹砂、龙脑、乳香、马牙消、甘草。(中医方剂大辞典)(6)郁金、蝎梢、全蝎、腻粉、朱砂、麝香、巴豆。(中医方剂大辞典)(7)白矾、绿矾。(中医方剂大辞典)(8)川大黄、黄连、白僵蚕、甘草、五倍子、腻粉。(中医方剂大辞典)(9)黎芦、川芎、郁金。(中医方剂大辞典)(10)蝉蜕、全蝎。(中医方剂大辞典)

定金丸 ding jin wan

【英文名】Ding Jin Honeyed Pill

【组成】薄荷、桑皮、天冬、麦冬、知母、百部、川贝、柿霜、枇杷叶、诃子肉、橘红、阿胶、紫菀、冬花、杏仁霜、茯苓、玄明粉、铅霜、桔梗、马兜铃、五味子、硼砂、真冰片、瓜蒌仁、瓜蒌皮。(中医方剂大辞典)

定金汤 ding jin tang

【英文名】Ding Jin Decoction

【组成】绵黄芪、人参、炒术、当归、白芍药、生地黄、白茯苓、甘草、白芷、防风、荆芥、升麻。(中医方剂大辞典)

定肺丸 ding fei wan

【英文名】Ding Fei Honeyed Pill

【组成】款冬花、紫菀、知母、贝母、人参、甘草、桑白皮、御米壳、麦门冬、百部、马兜铃、五味子、乌梅肉。(中医方剂大辞典)

定肺汤 ding fei tang

【英文名】Ding Fei Decoction

【异名】定喘汤(中医方剂大辞典、医方类聚)

【组成】紫菀茸、北五味子、橘红、杏仁、甘草、真苏子、桑白皮、半夏、枳壳。(中医方剂大辞典)

定肺散 ding fei san

【英文名】Ding Fei Powders

【组成】知母、贝母、人参、枯矾、乌梅肉、御米壳、白术。(中医方剂大辞典)

定肺膏 ding fei gao

【英文名】Ding Fei Ointment

【组成】杏仁、苏叶、前胡、枳壳、桑皮、桔红、款冬花、紫菀茸、麻黄、桂枝、甘草。(中医方剂大辞典)

定沸汤 ding fei tang

【英文名】Ding Fei Decoction

【组成】熟地、山茱萸、麦冬、北五味、茯苓、山药、玄参、白芥子。(中医方剂大辞典)

定经汤 ding jing tang

【英文名】Ding Jing Decoction

【组成】菟丝子、白芍、当归、大熟地、山药、白茯苓、芥穗、柴胡。(中医方剂大辞典)

定胃汤 ding wei tang

【英文名】Ding Wei Decoction

【组成】熟地、山茱萸、肉桂、茯苓。(中医方剂大辞典)

定胃散 ding wei san

【英文名】Ding Wei Powders

【异名】温胃散(中医方剂大辞典、直指);附子散(中医方剂大辞典、圣济总录)

【组成】附子。(中医方剂大辞典)

定神丸 ding shen wan

【英文名】Ding Shen Honeyed Pill

【组成】白茯苓、远志、防风、人参、柏子仁、龙骨、牡蛎、枣、甘草。(中医方剂大辞典)

定神汤 ding shen tang

【英文名】Ding Shen Decoction

【组成】(1)人参、茯神、白术、丹参、远志、生枣仁、丹砂末、柏子仁、巴戟天、黄芪、当归、山药、甘草、白芥子。(中医方剂大辞典)(2)人参、熟地、当归、茯神、附子、肉桂、泽兰、郁金、龙齿、橘红。(中医方剂大

辞典)

定神散 ding shen san

【英文名】Ding Shen Powders

【组成】茯神、远志、胆星、麦门冬、石菖蒲、琥珀。(中医方剂大辞典)

定眩丸 ding xuan wan

【英文名】Ding Xuan Pill

【组成】生地黄、牡丹皮、茯苓、山药、当归、酸枣仁、半夏、胆南星等。((89)卫药准字 Z-16 号)

定眩汤 ding xuan tang

【英文名】Ding Xuan Decoction

【组成】(1)天麻、半夏、全蝎、僵蚕、白芍、夜交藤、钩藤、茯苓、丹参。(陕西中医 1988,9(7))(2)白术、泽泻、茯苓、半夏、菊花、石菖蒲、桑叶、天麻、钩藤、荷叶。(山东中医杂志 1992,11(3))(3)当归、白芍、天麻、双钩藤、茯神、旋覆花、代赭石、枣仁、远志、甘草。(北京中医学院学报 1990,13(5))(4)磁石、代赭石、制首乌、双钩藤、天竺黄、粉葛根、白蒺藜、飞朱砂、女贞子、旱莲草、桑椹子、竹茹、蝉蜕、升麻。(贵阳中医学院学报 1980(4))(5)山药、法半夏、丹参、白术、党参、泽泻、川牛膝、远志。(四川中医 1993,11(5))(6)茯苓、白术、桂枝、川附片、竹茹、半夏、陈皮、天麻、砂仁、党参、甘草、生姜、大枣。(山东中医杂志 1991,10(4))

定眩饮 ding xuan yin

【英文名】Ding Xuan Drink

【组成】明天麻、青皮、薄荷、柴胡、半夏、山茱萸、龙胆草、枳壳、黄连。(中医方剂大辞典)

定眨汤 ding zha tang

【英文名】Ding Zha Decoction

【组成】天麻、栀子、黄芩、木瓜、桑叶、当归、菊花、防风、柴胡、钩藤、石决明、甘草。(陕西中医 1993,14(9))

定衄散 ding nv san

【英文名】Ding Nv Powders

【组成】竹茹、熟地、人参、芍药、桔梗、川芎、当归、甘草、桂心。(中医方剂大辞典)

定效散 ding xiao san

【英文名】Ding Xiao Powders

【组成】诃子、好腊茶、腻粉、麝香。(中医方剂大辞典)

定疼汤 ding teng tang

【英文名】Ding Teng Decoction

【组成】独活、羌活、藁本、川芎、甘草、防风、前胡、当归、陈皮、肉桂、苏子。(中医方剂大辞典)

定疼散 ding teng san

【英文名】Ding Teng Powders

【组成】(1)细茶叶、朴消、白芷、细辛、钟乳石、花椒、冰片、麝香。(中医方剂大辞典)(2)神曲、山楂、当归、熟附子、良姜、甘草。(中医方剂大辞典)

定粉丸 ding fen wan

【英文名】Ding Fen Pill

【组成】(1)定粉、砒霜。(中医方剂大辞典)(2)定粉、猪胆。(中医方剂大辞典)

定粉散 ding fen san

【英文名】Ding Fen Powders

【组成】(1)定粉。(中医方剂大辞典)(2)定粉、龙骨、黄丹、诃子。(中医方剂大辞典)(3)瓦粉、密陀僧、乌鱼骨。(中医方剂大辞典)(4)定粉、丝瓜叶、茶钟、轻粉、雄黄。(中医方剂大辞典)

定粉膏 ding fen gao

【英文名】Ding Fen Plaster

【组成】定粉、水银、白芜荑、胭脂。(中医方剂大辞典)

定痔散 ding zhi san

【英文名】Ding Zhi Powders

【异名】定痛散(中医方剂大辞典、普济方)

【组成】防己。(中医方剂大辞典)

定悸汤 ding ji tang

【英文名】Ding Ji Decoction

【组成】白芍、当归、茯神、生枣仁、半夏、炒栀子、甘草、菖蒲、丹砂。(中医方剂大辞典)

定悸饮 ding ji yin

【英文名】Ding Ji Drink

【组成】李根皮、茯苓、桂枝、白术、牡蛎、吴茱萸、甘草。(中医方剂大辞典)

定惊散 ding jing san

【英文名】Ding Jing Powders

【组成】乌梅肉、朱砂、麝香。(中医方剂大辞典)

定惊膏 ding jing gao

【英文名】Ding Jing Gao Pill

【组成】羌活、防风、川芎、当归、龙胆草、栀子、蝎梢、生甘草、薄荷、竹叶、黄连、麦冬、胆南星、赤苓、朱砂、雄黄、木通、生地。(中医方剂大辞典)

定喘丸 ding chuan wan

【英文名】Ding Chuan Pill

【组成】(1)麻黄、杏仁、甘草、栀子。(中医方剂大辞典)(2)人参、南星、半夏、苦葶苈。(中医方剂大辞典)(3)苏梗、白芥子、苏子、桑皮、苏叶、百合、杏仁、莱菔子、桔皮、天冬、川贝母、知母、法半夏、紫菀、麦冬、生地、冬花、白术、当归、首乌、阿胶、茯苓、黄芪。(中医方剂大辞典)

定喘丹 ding chuan dan

【英文名】Ding Chuan Pellet

【异名】定喘瑞应丹(中医方剂大辞典、局方)

【组成】杏仁、马兜铃、蝉蜕、煅砒。(中医方剂大辞典)

定喘宁 ding chuan ning

【英文名】Ding Chuan Ning Prescription

【组成】(1)葶苈子、青陈皮、槟榔、大黄、生姜、牡荆子、鬼箭羽。(江西中医学院学报 1992,(1)(2)麻黄粉、枳壳粉、大黄粉。(黑龙江中医药 1985,(5))

定喘汤 ding chuan tang

【英文名】Ding Chuan Decoction

【异名】千金定喘汤(中医方剂大辞典、寿世保元);白果定喘汤(中医方剂大辞典、李氏医鉴);千金汤(中医方剂大辞典、杂病源流犀烛)

【组成】(1)北芪、熟地、人参、当归、阿胶、附子。(中医方剂大辞典)(2)炙麻黄、杏仁、桑皮、枯芩、苏子、瓜蒌、葶苈。(中医方剂大辞典)(3)半夏曲、明阿胶、甘草、罂粟壳、五味子、桑白皮、麻黄、人参、上姜、乌梅。(中医方剂大辞典)(4)白果、麻黄、苏子、甘草、款冬花、杏仁、桑皮、黄芩、法制半夏。(中医方剂大辞典)(5)陈皮、南星、栀子仁、软石膏、杏仁泥、薄荷叶、赤茯苓。(中医方剂大辞典)(6)麦门冬、人参、辽五味、麻黄、白术、杏仁、陈皮、葶苈子。(中医方剂大辞典)(7)款冬花、杏仁、熟半夏、枯芩、苏子、甘草、桑白皮、麻黄。(中医方剂大辞典)

定喘饮 ding chuan yin

【英文名】Ding Chuan Drink

【组成】(1)人参、麻黄、防己、诃子、半夏、甘草。(中医方剂大辞典)(2)桔皮、半夏、茯苓、桑白皮、莪术、甘草、生姜。(中医方剂大辞典)

定喘散 ding chuan san

【英文名】Ding Chuan Powders

【组成】枯黄芩、橘红、枇杷叶、青黛、苏子、甘草、胆南星、川贝母、花粉、桑皮、杏仁、前胡、款冬花。(中医方剂大辞典)

定喘膏 ding chuan gao

【英文名】Ding Chuan Ointment

【组成】麻油、蜜、生姜自然汁、紫菀、麻黄、杏仁、桔梗、细辛、半夏、人参。(中医方剂大辞典)

定喧汤 ding xuan tang

【英文名】Ding Xuan Decoction

【组成】玄参、生地、贝母。(中医方剂大辞典)

定痢丹 ding li dan

【英文名】Ding Li Pellet

【组成】密陀僧、白矾、定粉、黄丹、龙骨、黄连。(中医方剂大辞典)

定痫丸 ding xian wan

【英文名】Ding Xian Pill

【组成】(1)赤蜈蚣、蝎梢、白附子、乌蛇肉、大南星、圆白半夏、熊胆、白矾。(中医方剂大辞典)(2)明天麻、川贝母、胆南星、半夏、陈皮、茯苓、茯神、丹参、麦冬、石菖蒲、远志、全蝎、僵蚕、真琥珀、辰砂。(中医方剂大辞典)

定痫丹 ding xian dan

【英文名】Ding Xian Pellet

【组成】人参、当归、白芍、茯神、枣仁、远志、琥珀、天竺黄、白术、橘红、半夏、天麻、钓藤、甘草。(中医方剂大辞典)

定痫散 ding xian san

【英文名】Ding Xian Powders

【组成】天麻、钩藤、羚羊角、僵蚕、天竺黄、胆星、明矾、郁金、琥珀、朱砂。(山东中医杂志,1990,9(2))

定痛丸 ding tong wan

【英文名】Ding Tong Pill

【异名】干蝎丸(中医方剂大辞典、普济方)

【组成】(1)乳香、没药、金星草、地龙、五灵脂、木鳖子。(中医方剂大辞典)(2)威灵仙、木鳖子、川乌、防风、香白芷、五灵脂、地龙、水蛭、朱砂。(中医方剂大辞典)(3)南星、川芎、苍术、黄柏、白芷、桃仁、羌活、防己、桂枝、威灵仙、神曲、红花、龙胆草。(中医方剂大辞典)(4)乳香、没药、羌活、归尾、两头尖。(中医方剂大辞典)(5)炙没药、炙乳香、甘草、真绿豆。(中医方剂大辞典)(6)威灵仙、金铃子、川乌、八角茴香。(中医方剂大辞典)(7)干蝎。(中医方剂大辞典)(8)木香、马蔺草、茴香、川楝子。(中医方剂大辞典)(9)乳香、川椒、当归、没药、赤芍药、芎䓖、自然铜、玄胡。(中医方剂大辞典)(10)草乌、苍术、晚蚕沙。(中医方剂大辞典)

定痛丹 ding tong dan

【英文名】Ding Tong Pellet

【组成】(1)参三七。(中医方剂大辞典)(2)庵茼、糖球子、橘核。(中医方剂大辞典)(3)真鸦片、胡桃膈、乳香、没药、全蝎、穿山甲、僵蚕。(中医方剂大辞典)

定痛汤 ding tong tang

【英文名】Ding Tong Decoction

【组成】芎䓖、当归、茯苓、厚朴。(中医方剂大辞典)

定痛饮 ding tong yin

【英文名】Ding Tong Drink

【组成】(1)茜草、麻黄、乌药、细芽茶、槐子、川椒、鱼膘肠、乳香、生姜、葱。(中医方剂大辞典)(2)防己、当归、黄芩。(中医方剂大辞典)(3)木香、黄芪、人参、紫苏、厚朴、甘草、桔梗、官桂、乌药、当归、白芍、川芎、白芷、防风、乳香、没药。(中医方剂大辞典)

定痛散 ding tong san

【英文名】Ding Tong Powders

【组成】(1)当归、生地黄、细辛、干姜、白芷、连翘、苦参、黄连、花椒、桔梗、乌梅、甘草。(中医方剂大辞典)(2)珍珠末、石膏、冰片、消石、孩儿茶、硼砂、朱砂。(中医方剂大辞典)(3)神曲、香附、山楂、良姜、当归、甘草。(中医方剂大辞典)(4)麻黄、头发灰、乳香。(中医方剂大辞典)(5)当归、川芎、白芍、官桂、山柰、麝香、红花、紫丁香根、升麻、防风。(中医方剂大辞典)(6)山药、白糖霜、大黄。(中医方剂大辞典)(7)川乌、草乌、乳香、白龙骨、蟾酥、没药、川椒。(中医方剂大辞典)(8)附子。(中医方剂大辞典)(9)当归、赤芍药、芎䓖。(中医方剂大辞典)(10)当归、芍药、桂心。(中医方剂大辞典)(11)天麻、防风、地龙、白僵蚕、五灵脂、乳香、没药。(中医方剂大辞典)(12)华细辛、香白芷、川乌头、乳香。(中医方剂大辞典)(13)细辛、草乌、全蝎、乳香。(中医方剂大辞典)(14)川乌、软石膏、僵蚕、雄黄、蝎梢。(中医方剂大辞典)(15)甜瓜子、自然铜、万蕖子。(中医方剂大辞典)(16)枳实、山栀、山楂、吴茱萸。(中医方剂大辞典)(17)紫苏、青皮、乌药、厚朴、藿香、苍术、白芷、赤芍、肉桂、吴茱萸、小茴香。(中医方剂大辞典)(18)大黄、细辛、雄黄、甘草、真麝香。(中医方剂大辞典)(19)苍耳子、骨碎补、自然铜、血竭、白附子、赤芍、当归、肉桂、白芷、没药、防风、牛膝、五加皮、天麻、槟榔、羌活、虎胫骨、龟版。(中医方剂大辞典)

定痛膏 ding tong gao

【英文名】Ding Tong Plaster

【组成】(1)白槟榔、肉豆蔻、官桂、柳桂、当归、木鳖子、香白芷、天南星、白附子、丁香、黑附子、黄蜡。(中医方剂大辞典)(2)清油、沥青、黄丹、没药、乳香。(中医方剂大辞典)(3)芙蓉叶、紫金皮、独活、南星、白芷。(中医方剂大辞典)(4)绿豆粉。(中医方剂大辞典)

定魂汤 ding hun tang

【英文名】Ding Hun Decoction

【组成】白芍、炒栀子、甘草、半夏、肉桂、枳壳。(中医方剂大辞典)

定魂散 ding hun san

【英文名】Ding Hun Powders

【组成】天水散、真轻粉。(中医方剂大辞典)

定搐散 ding chu san

【英文名】Ding Chu Powders

【组成】(1)赤蜈蚣、麻黄、南星、白附子、直僵蚕、羌活、代赭石、蝎梢、川姜黄、麝、朱砂。(中医方剂大辞典)(2)天麻、白附、南星、蝎梢、朱砂、代赭石、雄黄、乳香、白花蛇头、赤脚蜈蚣、龙脑、麝香。(中医方剂大辞典)

定愈散 ding yu san

【英文名】Ding Yu Powders

【组成】乳香、白矾、黄芪、琥珀、松脂、青葙子、丹砂、麝香。(中医方剂大辞典)

定磁散 ding ci san

【英文名】Ding Ci Powders

【组成】真定磁、赤芍药。(中医方剂大辞典)

定嗽汤 ding sou tang

【英文名】Ding Sou Decoction

【组成】款冬花、杏仁、橘红、桑白皮、桔梗、枳实、瓜蒌仁、胆星。(中医方剂大辞典)

定嗽散 ding sou san

【英文名】Ding Sou Powders

【组成】汉防己、白茯苓、紫菀、款冬花、桔梗、桑白皮、紫苏茎叶、杏仁、贝母、甜葶苈、甘草、人参。(中医方剂大辞典)

定魄丸 ding po wan

【英文名】Ding Po Honeyed Pill

【组成】人参、琥珀、茯苓、远志、朱砂、天麻、菖蒲、天门冬、酸枣仁、甘草。(中医方剂大辞典)

定风饼子 ding feng bing zi

【英文名】Ding Feng Cake

【组成】(1)天麻、川乌、南星、半夏、川姜、川芎、白茯苓、甘草。(中医方剂大辞典)(2)草乌头、香白芷、川芎、防风、天麻、甘草、细辛。(中医方剂大辞典)

定息饼子 ding xi bing zi

【英文名】Ding Xi Cake

【组成】皂角。(中医方剂大辞典)

定眩冲剂 ding xuan chong ji

【英文名】Ding Xuan Medicinal Instant Granule

【组成】天麻、钩藤、茯苓、僵蚕、丹参、夜交藤、白糖。(中国中医骨伤科杂志 1992,8(1))

定眩饮子 ding xuan yin zi

【英文名】Ding Xuan Drink

【组成】法夏、陈皮、茯苓、防己、黄芪、钩藤、防风、蜈蚣、生龙骨、谷精草、甘草、生姜。(云南中医杂志 1989,10(6))

定惊神丹 ding jing shen dan

【英文名】Ding Jing Shen Pellet

【组成】朱砂、轻粉、麝香、大黄。(中医方剂大辞典)

定喘饮子 ding chuan yin zi

【英文名】Ding Chuan Drink

【组成】(1)诃子、麻黄。(中医方剂大辞典)(2)天麻、防风、羌活、甘草、人参、桔梗、白术、川芎、半夏曲。(中医方剂大辞典)

定喘药膏 ding chuan yao gao

【英文名】Ding Chuan Plaster

【组成】附片、细辛、白胡椒、甘遂、芫花、皂角等。(贵阳中医学院学报 1985(4))

定喘饼子 ding chuan bing zi
【英文名】Ding Chuan Cake
【组成】(1)芫花、桑白皮、吴茱萸、陈皮、寒食面、马兜铃、白牵牛。(中医方剂大辞典)(2)白矾、贝母、苦葶苈。(中医方剂大辞典)

定痛牙散 ding tong ya san
【英文名】Ding Tong Ya Powders
【组成】防风、荆芥穗、细辛、草乌、白芷、全蝎、青盐、朴消、青黛。(中医方剂大辞典)

定嗽劫药 ding sou jie yao
【英文名】Ding Sou Jie Yao Honeyed Pill
【组成】诃子、百药煎、荆芥穗。(中医方剂大辞典)

定风去晕丹 ding feng qu yun dan
【英文名】Ding Feng Qu Yun Pellet
【组成】熟地、山茱萸、山药、北五味、麦冬、玄参、川芎、当归、葳蕤。(中医方剂大辞典)

定心龙胆丸 ding xin long dan wan
【英文名】Ding Xin Long Dan Honeyed Pill
【组成】龙胆、茯神、白薇、栀子仁、麦门冬、玄参、羚羊角、甘草、人参、丹砂。(中医方剂大辞典)

定心壮气汤 ding xin zhuang qi tang
【英文名】Ding Xin Zhuang Qi Decoction
【组成】人参、黄芪、当归、川芎、辰砂、茯神、乳香、枳壳。(中医方剂大辞典)

定心防风散 ding xin fang feng san
【英文名】Ding Xin Fang Feng Powders
【组成】防风、龙骨、远志、铁精、紫石英、丹砂、熟干地黄、人参、干姜、细辛、附子、白茯苓。(中医方剂大辞典)

定光朱砂膏 ding guang zhu sha gao
【英文名】Ding Guang Zhu Sha Plaster
【组成】滑石、砂蜜、朱砂、片脑。(中医方剂大辞典)

定吐至神丹 ding tu zhi shen dan
【英文名】Ding Tu Zhi Shen Pellet
【组成】附子、白术、肉桂、干姜、人参。(中医方剂大辞典)

定吐香银丸 ding tu xiang yin wan
定【英文名】Ding Tu Xiang Yin Pill
【组成】丁香、干葛、半夏、水银。(中医方剂大辞典)

定吐救生丹 ding tu jiu sheng dan
【英文名】Ding Tu Jiu Sheng Pellet
【组成】山大戟、乳香、丁香、粉霜、腻粉、龙脑、水银、黄蜡、黑铅。(中医方剂大辞典)

定吐紫金丹 ding tu zi jin dan
【英文名】Ding Tu Zi Jin Pellet
【组成】人参、白术、茯苓、广藿香梗、木香、建莲子、丁香、甘草。(中医方剂大辞典)

定吐紫金核 ding tu zi jin he
【英文名】Ding Tu Zi Jin He Paste Pill
【组成】半夏、人参、白术、木香、丁香、藿香。(中医方剂大辞典)

定志补心汤 ding zhi bu xin tang
【英文名】Ding Zhi Bu Xin Decoction
【组成】远志、菖蒲、人参、茯苓。(中医方剂大辞典)

定志珍珠丸 ding zhi zhen zhu wan
【英文名】Ding Zhi Zhen Zhu Paste Pill
【组成】人参、白茯苓、海蛤粉、黄柏、樗根皮、远志、石菖蒲、青黛。(中医方剂大辞典)

定志消痰丸 ding zhi xiao tan wan
【英文名】Ding Zhi Xiao Tan Honeyed Pill
【组成】石菖蒲、茯神、胆星、天麻、陈皮、半夏、全蝎、远志肉、续断、甘草、雄黄、朱砂、硼砂、滑石、川乌、白附子、苍术、荆芥、薄荷。(中医方剂大辞典)

定志紫葳丸 ding zhi zi wei wan
【英文名】Ding Zhi Zi Wei Honeyed Pill
【组成】紫葳、远志、白龙骨、牛黄、甘草、虎头皮、人参、桂心、白术、防风、麦门冬、雷丸、柴胡。(中医方剂大辞典)

定命一字散 ding ming yi zi san
【英文名】Ding Ming Yi Zi Powders
【组成】干虾蟆、葶苈子、五灵脂、杏仁。(中医方剂大辞典)

定命牛黄丸 ding ming niu huang wan
【英文名】Ding Ming Niu Huang Pill
【异名】延命牛黄丸(中医方剂大辞典、普济方)
【组成】牛黄、朱砂、雄黄、麝香、龙脑、瓜蒂、丁香、蟾酥。(中医方剂大辞典)

定命保童丸 ding ming bao tong wan
【英文名】Ding Ming Bao Tong Paste Pill
【组成】白矾、干地龙、朱砂、麝香。(中医方剂大辞典)

定命通顶散 ding ming tong ding san
【英文名】Ding Ming Tong Ding Powders
【组成】滑石、蟾酥、杏仁、干胭脂。(中医方剂大辞典)

定肺止嗽饮 ding fei zhi sou yin
【英文名】Ding Fei Zhi Sou Drink
【组成】天冬、桔梗、紫苏、知母、甘草。(中医方剂大辞典)

定变回生汤 ding bian hui sheng tang
【英文名】Ding Bian Hui Sheng Decoction
【组成】人参、黄芪、当归、北五味子、麦冬、肉桂、白术、山茱萸、忍冬藤、茯苓。(中医方剂大辞典)

定神安志丸 ding shen an zhi wan
【英文名】Ding Shen An Zhi Honeyed Pill
【组成】金银箔、石膏、龙齿、铁精、地骨白皮、茯神、黄芩、生干地黄、升麻、茯苓、玄参、人参、虎睛、牛黄、生姜屑、麦门冬、枳实、甘草、葳蕤、芍药、远志、柏子仁、白鲜皮。(中医方剂大辞典)

定神至宝丹 ding shen zhi bao dan

【英文名】Ding Shen Zhi Bao Pellet

【组成】生地黄、橘红、贝母、白茯苓、黄连、远志、石菖蒲、酸枣仁、枳实、瓜蒌仁、天花粉、甘草。(中医方剂大辞典)

定神琥珀丸 ding shen hu po wan

【英文名】Ding Shen Hu Po Honeyed Pill

【组成】琥珀、真珠、牛黄、铁粉、天竺黄、龙齿、腻粉、犀角、甘草、露蜂房、龙胆、升麻、麦门冬、丹砂、防风、黄芩、钩藤、人参、远志、知母、天门冬、菖蒲、白芍药、茯神、干蝎、麝香、金箔、银箔。(中医方剂大辞典)

定疼托里散 ding teng tuo li san

【英文名】Ding Teng Tuo Li Powders

【组成】粟壳、当归、白芍、川芎、乳香、没药、桂。(中医方剂大辞典)

定疼追风散 ding teng zhui feng san

【英文名】Ding Teng Zhui Feng Decoction

【组成】全蝎、香白芷、细辛、荆芥、防风、川芎、川椒。(中医方剂大辞典)

定崩四物汤 ding beng si wu tang

【英文名】Ding Beng Si Wu Decoction

【组成】生地、白芷、白芍、川芎、当归、蒲黄、阿胶、小蓟根。(中医方剂大辞典)

定惊四物汤 ding jing si wu tang

【英文名】Ding Jing Si Wu Decoction

【组成】熟地、当归、白芍、川芎、枣仁、茯神、远志。(中医方剂大辞典)

定惊至宝丹 ding jing zhi bao dan

【英文名】Ding Jing Zhi Bao Pellet

【组成】树上鸣蝉、朱砂、麝香。(中医方剂大辞典)

定惊琥珀散 ding jing hu po san

【英文名】Ding Jing Hu Po Powders

【组成】琥珀、当归、乳香、辰砂。(中医方剂大辞典)

定喘五虎汤 ding chuan wu hu tang

【英文名】Ding Chuan Wu Hu Decoction

【组成】麻黄、光杏仁、生石膏、炙甘草、北细辛。(中医方剂大辞典)

定喘化涎方 ding chuan hua xian fang

【英文名】Ding Chuan Hua Xian Fang Powders

【异名】定喘化痰散(中医方剂大辞典、医学入门)

【组成】猪蹄甲、半夏、白矾。(中医方剂大辞典)

定喘化痰汤 ding chuan hua tan tang

【英文名】Ding Chuan Hua Tan Decoction

【组成】(1)紫苏子、半夏、甘草、白果、前胡、杏仁、栝楼仁、白茯苓、陈皮、桑皮。(中医方剂大辞典)(2)南星、半夏、甘草、陈皮、杏仁、款冬花、五味子、人参。(中医方剂大辞典)

定喘止嗽丸 ding chuan zhi sou wan

【英文名】Ding Chuan Zhi Sou Pill(药品标准－中药成方制剂标准)

【组成】罂粟壳、石膏、麻黄、苦杏仁、陈皮、五味子、砂仁、甘草。(药品标准－中药成方制剂标准 1992 年)

定喘四物汤 ding chuan si wu tang

【英文名】Ding Chuan Si Wu Decoction

【组成】当归、川芎、白芍、生地黄、白茯苓、前胡、桔梗、杏仁、葶苈、紫苏、桑白皮、金沸草、枳壳、枳实、甘草。(中医方剂大辞典)

定喘宁肺丸 ding chuan ning fei wan

【英文名】Ding Chuan Ning Fei Paste Pill

【异名】青金丹(中医方剂大辞典、普济方)

【组成】半夏、南星、青黛、白矾、信。(中医方剂大辞典)

定喘汤一号 ding chuan tang yi hao

【英文名】Ding Chuan Yi Hao Decoction

【组成】葶苈子、苏子、杏仁、旋覆花、代赭石、麻黄、僵蚕、枇杷叶、射干、化橘红、川贝母、黛蛤散。(中医方剂大辞典)

定喘汤二号 ding chuan tang er hao

【英文名】Ding Chuan Er Hao Decoction

【组成】巴戟天、仙灵脾、枸杞子、款冬花、苏子、代赭石、人参、炒杏仁、五味子、远志、茯神、胡桃肉。(中医方剂大辞典)

定喘芎苏散 ding chuan xiong su san

【英文名】Ding Chuan Xiong Su Powders

【组成】蓖麻子、川芎、紫苏、粟壳。(中医方剂大辞典)

定喘疗肺丸 ding chuan liao fei wan

【英文名】Ding Chuan Liao Fei Pill(药品标准－中药成方制剂标准)

【组成】石膏、麻黄、桔梗、苦杏仁、前胡、姜半夏、黄芩、款冬花、白果仁、葶苈子、橘红、桑白皮、紫苏子、甘草。(药品标准－中药成方制剂标准 1990 年)

定喘陈皮汤 ding chuan chen pi tang

【英文名】Ding Chuan Chen Pi Dceoction

【组成】陈皮、明矾、甘草、半夏。(中医方剂大辞典)

定喘固金丸 ding chuan gu jin wan

【英文名】Ding Chuan Gu Jin Honeyed Pill

【组成】生石膏、桔皮、杏仁、甘草、麻黄、五味子、砂仁。(中医方剂大辞典)

定喘保生汤 ding chuan bao sheng tang

【英文名】Ding Chuan Bao Sheng Decoction

【组成】肉桂、陈皮、红花、干漆、当归、泽兰、黑荆芥、川芎、生地、蒲黄、赤芍。(中医方剂大辞典)

定喘养肺丸 ding chuan yang fei wan

【英文名】Ding Chuan Yang Fei Concentrated Pill

【组成】木香、煅石膏、陈皮、苦桔梗、麻黄、五味子炭。(中医方剂大辞典)

定喘神奇丹 ding chuan shen qi dan

【英文名】Ding Chuan Shen Qi Pellet

【组成】人参、牛膝、麦冬、北五味、熟地、山茱萸。(中医方剂大辞典)

定喘款气丸 ding chuan kuan qi wan

【英文名】Ding Chuan Kuan Qi Pill

【组成】苦葶苈、马兜铃根、麻黄、桑根白皮。(中医方剂大辞典)

定喘葶苈丸 ding chuan ting li wan

【英文名】Ding Chuan Ting Li Paste Pill

【组成】葶苈、木香、贝母。(中医方剂大辞典)

定喘敷穴饼 ding chuan fu xue bing

【英文名】Ding Chuan Lozenges

【组成】生甘遂、白芥子、延胡索、细辛、肉桂。(辽宁中医杂志 1990,(5))

定喘敷贴方 ding chuan fu tie fang

【英文名】Ding Chuan Fu Tie Prescription

【组成】白芥子、洋金花、细辛、甘遂、麝香、冰片、生姜。(江苏中医 1991,(3))

定喘镇动煎 ding chuan zhen dong jian

【英文名】Ding Chuan Zhen Dong Decoctoin

【组成】茯苓、熟地、杏仁、当归、代赭石、蝉蜕、僵蚕、黄连、黄芩、郁李仁、石膏、滑石、蜜酒。(中医方剂大辞典)

定喘豁痰汤 ding chuan huo tan tang

【英文名】Ding Chuan Huo Tan Decoction

【组成】冬花、陈皮、枳壳、黄芩、胆星、香附、槟榔、天雄、桂心、腹皮、当归、甘草。(中医方剂大辞典)

定痛一字散 ding tong yi zi san

【英文名】Ding Tong Yi Zi Powders

【组成】何首乌、草乌、乳香、没药。(中医方剂大辞典)

定痛三香饮 ding tong san xiang yin

【英文名】Ding Tong San Xiang Drink

【组成】乳香、香附、木香、人参、黄芪、延胡索、当归、川芎、芍药、防风、官桂、甘草、枳壳、桔梗、乌药、厚朴、白芷。(中医方剂大辞典)

定痛五香散 ding tong wu xiang san

【英文名】Ding Tong Wu Xiang Powders

【组成】广木香、广郁金、延胡索、制香附、水红花子、猪牙皂。(中医方剂大辞典)

定痛太乙膏 ding tong tai yi gao

【英文名】Ding Tong Tai Yi Emplastrum

【组成】香麻油、当归、生地黄、甘草。(中医方剂大辞典)

定痛生肌散 ding tong sheng ji san

【英文名】Ding Tong Sheng Ji Powders

【组成】石膏、乳香、血竭、轻粉、冰片。(中医方剂大辞典)

定痛如神汤 ding tong ru shen tang

【英文名】Ding Tong Ru Shen Decoction

【组成】栀子、白芍、茯苓、苍术、大黄、厚朴、甘草。(中医方剂大辞典)

定痛当归散 ding tong dang gui san

【英文名】Ding Tong Dang Gui Powders

【异名】定痛散(中医方剂大辞典、杂病源流犀烛)

【组成】当归、川芎、赤芍药、白芍药、熟地、羌活、独活、牛膝、续断、白芷、杜仲、川乌、乳香、没药、肉桂、南木香、角茴、丁皮。(中医方剂大辞典)

定痛托里散 ding tong tuo li san

【英文名】Ding Tong Tuo Li Powders

【组成】当归、白芍、肉桂、乳香、没药、粟壳。(中医方剂大辞典)

定痛没药散 ding tong mo yao san

【英文名】Ding Tong Mei Yao Powders

【组成】(1)乳香、没药、当归、芎䓖、地龙、细辛、羌活、蛤粉、黄丹、蒲黄。(中医方剂大辞典)(2)苍术、桂、熟干地黄、甘草、蒲黄。(中医方剂大辞典)

定痛羌活汤 ding tong qiang huo tang

【英文名】Ding Tong Qiang Huo Decoction

【组成】羌活、防风、川芎、生地、升麻、细辛、荆芥、独话、薄荷、石膏、甘草。(中医方剂大辞典)

定痛乳香散 ding tong ru xiang san

【英文名】Ding Tong Ru Xiang Powders

【组成】虎骨、穿山甲、乳香、没药、败龟版、当归须、紫金皮、铜钱、骨碎补。(中医方剂大辞典)

定痛和血汤 ding tong he xue tang

【英文名】Ding Tong He Xue Decoction

【组成】乳香、没药、红花、当归、秦艽、川断、蒲黄、五灵脂、桃仁。(中医方剂大辞典)

定痛和营汤 ding tong he ying tang

【英文名】Ding Tong He Ying Decoction

【组成】当归、赤芍、川芎、生地、红花、苏木、琥珀、血竭、制乳香、三七、枳壳、大黄、甘草、朱砂、淮牛膝、砂仁。(中医方剂大辞典)

定痛明目饮 ding tong ming mu yin

【英文名】Ding Tong Ming Mu Drink

【组成】生地、龟版、当归、白芍、石斛、丹皮、菊花、夏枯草、羚羊角。(中医方剂大辞典)

定痛败毒散 ding tong bai du san

【英文名】Ding Tong Bai Du Powders

【组成】(1)紫苏、桔梗、枳壳、甘草、乌药、茯苓、防风、白芷、香附、白芍、羌活、人参、前胡。(中医方剂大辞典)(2)白芍、白芷、乳香、桔梗、枳壳、防风、当归、羌活、茯苓、甘草、薄、桂、灵仙、木通、金银花。(中医方剂大辞典)

定痛降气汤 ding tong jiang qi tang

【英文名】Ding Tong Jiang Qi Decoction

【组成】紫苏、厚朴、陈皮、甘草、半夏、前胡、川芎、防风、芍药、白芷、当归、黄柏、知母、乳香、小柴胡。(中医方剂大辞典)

定痛降气饮 ding tong jiang qi yin

【英文名】Ding Tong Jiang Qi Drink

【组成】芎䓖、白芷、细辛、僵蚕。(中医方剂大辞典)

定痛活络丹 ding tong huo luo dan

【英文名】Ding Tong Huo Luo Pellet

【组成】苍术、酒黄柏、防己、威灵仙、川乌、乳香、酒红花、芍药、羌活、当归、白术。(中医方剂大辞典)

定痛追风散 ding tong zhui feng san

【英文名】Ding Tong Zhui Feng Powders

【组成】全蝎、白芷、细辛、荆芥、防风、川芎、川椒。(中医方剂大辞典)

定痛香津膏 ding tong xiang jin gao

【英文名】Ding Tong Xiang Jin Plaster

【组成】齿垢。(中医方剂大辞典)

定痛流气饮 ding tong liu qi yin

【英文名】Ding Tong Liu Qi Drink

【组成】(1)人参、当归、蝉蜕、黄连、桔梗、防风、甘草、白芷、乳香、青皮、白芍、乌药、山栀仁。(中医方剂大辞典)(2)人参、当归、芍药、厚朴、桔梗、川芎、甘草、防风、白芷、黄芪、茯苓、羌活、乌药、官桂、紫苏、香附。(中医方剂大辞典)

定痛消风散 ding tong xiao feng san

【英文名】Ding Tong Xiao Feng Powders

【组成】全蝎、白芷、细辛、荆芥、川椒、防风。(中医方剂大辞典)

定痛消毒饮 ding tong xiao du yin

【英文名】Ding Tong Xiao Du Drink

【组成】(1)人参、当归、升麻、川芎、白芍、桔梗、枳壳、茯苓、半夏、柴胡、甘草、羌活、防风、厚朴、白芷、天花粉。(中医方剂大辞典)(2)苏叶、芍药、川芎、桔梗、枳壳、乌药、白芷、羌活、独活、连翘、防风、白术、桂枝、甘草。(中医方剂大辞典)(3)蒲公英、紫花地丁、当归、白芍、赤芍、花粉、浙贝母、皂角刺、柴胡梢、牡丹皮、广皮、明乳香、没药、生草。(中医方剂大辞典)

定痛救产汤 ding tong jiu chan tang

【英文名】Ding Tong Jiu Chan Decoction

【组成】人参、当归、黄芪、白术、三七根末。(中医方剂大辞典)

定痛黄柏散 ding tong huang bai san

【英文名】Ding Tong Huang Bai Powders

【异名】定痛散(中医方剂大辞典、普济方)

【组成】黄柏。(中医方剂大辞典)

定痛黑子丸 ding tong hei zi wan

【英文名】Ding Tong Hei Zi Pill

【组成】黄蜡、杏仁、江子、砂仁。(中医方剂大辞典)

定痛塞耳丹 ding tong sai er dan

【英文名】Ding Tong Sai Er Pellet

【组成】细辛、盆消、雄黄、牙皂。(中医方剂大辞典)

定魂同体丹 ding hun tong ti dan

【英文名】Ding Hun Tong Ti Pellet

【组成】人参、茯神、柏子仁、生枣仁、远志、白芥子、丹砂、当归、白术、甘草、麦冬、龙齿。(中医方剂大辞典)

定搐化风丸 ding chu hua feng wan

【英文名】Ding Chu Hua Feng Pill(药品标准－中药成方制剂标准)

【组成】全蝎、僵蚕、蝉蜕、防风、羌活、麻黄、桔梗、半夏、黄连、大黄、甘草、人工牛黄、朱砂、麝香、冰片。(药品标准－中药成方制剂标准 1989 年)

定搐化风锭 ding chu hua feng ding

【英文名】Ding Chu Hua Feng Lozenges

【组成】活蝎子、桔梗、黄连、蝉蜕、甘草、防风、羌活、大黄、僵蚕、法半夏、麻黄。(中医方剂大辞典)

定嗽化痰丸 ding sou hua tan wan

【英文名】Ding Suo Hua Tan Paste Pill

【组成】猪牙皂角、白附子、天南星、天麻朱砂、白矾。(中医方剂大辞典)

定嗽化痰方 ding sou hua tan fang

【英文名】Ding Suo Hua Tan Fang Pill

【组成】黄芩、滑石、贝母、南星、风化消、白芥子。(中医方剂大辞典)

定嗽噙化丸 ding sou qin hua wan

【英文名】Ding Sou Qin Hua Honeyed Pill

【组成】薄荷、天冬、麦冬、橘红、枯芩、桔梗、甘草、冬花、贝母。(中医方剂大辞典)

定心神牛黄丸 ding xin shen niu huang wan

【英文名】Ding Xin Shen Niu Huang Honeyed Pill

【组成】牛黄、真珠末、琥珀、铁粉、天竺黄、龙齿、金箔、银箔、水银、犀角、丹砂、露蜂房、龙胆、升麻、防风、黄芩、钩藤、知母、天门冬、白芍药、茯神、甘草、菖蒲、麦门冬、干蝎、麝香、人参。(中医方剂大辞典)

定风止痛胶囊 ding feng zhi tong jiao nang

【英文名】Ding Feng Zhi Tong Capsule(药品标准－中药

成方制剂标准)

【组成】三七、天麻、僵蚕、白附子、防风、羌活、天南星、白芷。(药品标准－中药成方制剂标准 1998 年)

定志珍珠粉丸 ding zhi zhen zhu fen wan

【英文名】Ding Zhi Zhen Zhu Fen Paste Pill

【异名】定志真蛤粉丸(中医方剂大辞典、衡要)

【组成】人参、白茯苓、远志、石菖蒲、海蛤粉、黄柏、樗根皮、青黛。(中医方剂大辞典)

定命夜明沙丸 ding ming ye ming sha wan

【英文名】Ding Ming Ye Ming Sha Pill

【组成】夜明沙、青黛、蛇蜕、蝉蜕、麝香、地龙、干虾蟆、蚱蝉。(中医方剂大辞典)

定喘止咳糖浆 ding chuan zhi ke tang jiang

【英文名】Ding Chuan Zhi Ke Syrup

【组成】麻黄、苦杏仁、五味子、甘草、杏仁水、蔗糖、香精、苯甲酸钠。(中医方剂大辞典)

定喘止嗽金丹 ding chuan zhi sou jin dan

【英文名】Ding Chuan Zhi Sou Jin Pellet

【组成】麻黄、杏仁、米壳、陈皮。

定痫镇痛合剂 ding xian zhen tong he ji

【英文名】Ding Xian Zhen Tong Mixture

【组成】生铁落、丹参、制南星、石菖蒲、炙远志、炙地龙、甘草。(上海中医药杂志 1980,(4))

定痛生肌杖疮膏 ding tong sheng ji zhang chuang gao

【英文名】Ding Tong Sheng Ji Zhang Chuang Plaster

【组成】乳香、儿茶、象皮、龙骨、没药、血竭、冰片、牡蛎。(中医方剂大辞典)

定痛乳香神应散 ding tong ru xiang shen ying san

【英文名】Ding Tong Ru Xiang Shen Ying Powders

【组成】乳香、没药、雄黑豆、桑白皮、独科栗子、破故纸、当归、水蛭。(中医方剂大辞典)

定痛净脓生肌膏 ding tong jing nong sheng ji gao

【英文名】Ding Tong Jing Nong Sheng Ji Plaster

【组成】当归、黄芪、生甘草、熟地、玄参、银花、锦地罗、麦冬、人参、蒲公英、白芷、白芍、花粉、黄柏、白敛、生地、牛膝、连翘、丹皮、沙参、柴胡、防己、苍耳子、黄连、葛根、苍术、大黄、红花、桃仁、地榆、夏枯草、白术、麻油。(中医方剂大辞典)

定痛接骨紫金丹 ding tong jie gu zi jin dan

【英文名】Ding Tong Jie Gu Zi Jin Pellet

【异名】定痛紫金丹(中医方剂大辞典、疡科选粹)

【组成】麝香、没药、红娘子、乌药、地龙、川乌、草乌、五灵脂、木鳖子、茴香、黑牵牛、骨碎补、威灵仙、金毛狗脊、防风、自然铜、禹余粮、陈皮、青皮。(中医方剂大辞典)

宜儿丸 yi er wan

【英文名】Yi Er Paste Pill

【组成】黄连、芜荑仁、神曲、陈桔皮、干姜、百草霜、麝香。(中医方剂大辞典)

宜气散 yi qi san

【英文名】Yi Qi Powders

【组成】栀子仁、滑石、大黄、木香。(中医方剂大辞典)

宜风散 yi feng san

【英文名】Yi Feng Powders

【组成】巴豆、大黄、朴消、枳壳、陈皮。(中医方剂大辞典)

宜男酒 yi nan jiu

【英文名】Yi Nan Wine

【组成】全当归、茯神、枸杞子、川牛膝、杜仲、桂圆肉、核桃肉、葡萄干。(中医方剂大辞典)

宜春汤 yi chun tang

【英文名】Yi Chun Decoction

【组成】枳壳、桔梗、甘草、麦冬、天花粉、黄芩、紫菀、陈皮、竹茹、玄参。(中医方剂大辞典)

宜胎饮 yi tai yin

【英文名】Yi Tai Drink

【组成】干地黄、当归身、麦冬、白芍、阿胶、杜仲、川续断、条芩、枳壳、砂仁。(中医方剂大辞典)

宜男化育丹 yi nan hua yu dan

【英文名】Yi Nan Hua Yu Pellet

【组成】人参、山药、半夏、白术、芡实、熟地、茯苓、苡仁、白芥子、肉桂、诃黎勒、益智、肉豆蔻。(中医方剂大辞典)

审平汤 shen ping tang

【英文名】Shen Ping Decoction

【组成】(1)远志、紫檀香、天门冬、山茱萸、白术、白芍药、甘草、生姜。(中医方剂大辞典)(2)人参、木香、半夏、阿胶、瓜蒌、紫菀、五味子、款冬花、真紫苏子、苦葶苈、陈皮、甘草、桂心、干姜。(中医方剂大辞典)

官青方 guan qing fang

【英文名】Guan Qing Fang Decoction

【组成】苏梗、杏仁、苏子、郁金、前胡、薄荷、栀子、连翘、半夏、海石、瓜蒌。(中医方剂大辞典)

官桂丸 guan gui wan

【英文名】Guan Gui Wan Powders

【组成】当归、官桂、甘草、白芍、炮姜、生地、黑豆。(中医方剂大辞典)

官桂汤 guan gui tang

【英文名】Guan Gui Decoction

【组成】广陈皮、厚朴、肉桂、制半夏、干姜、甘草。(中医方剂大辞典)

官桂散 guan gui san

【英文名】Guan Gui Powders

【组成】官桂、丹皮、川芎、葵子。(中医方剂大辞典)

官方七香丸 guan fang qi xiang wan

【英文名】Guan Fang Qi Xiang Pill

【组成】丁香、檀香、丁香皮、木香、陈皮、甘松、三棱、莪术、缩砂、白豆蔻、香附子。(中医方剂大辞典)

官桂渴忒饼儿 guan gui ke te bing er

【英文名】Guan Gui Ke Te Cake

【组成】官桂、渴忒、新罗参、白纳。(中医方剂大辞典)

穹菊上清颗粒 qiong ju shang qing ke li

【英文名】Qiong Ju Shang Qing Granule(药品标准－中药成方制剂标准)

【异名】穹菊上清冲剂(药品标准－中药成方制剂标准)

【组成】川芎、菊花、黄芩、白芷、桔梗、栀子、连翘、防风、蔓荆子、荆芥穗、黄连、甘草、羌活、薄荷、藁本。(药品标准－中药成方制剂标准 1996 年)

宛转丸 wan zhuan wan

【英文名】Wan Zhuan Honeyed Pill

【组成】干地黄、石斛、白术、牡蛎、芍药、芎䓖、大黄、小草、甘草。(中医方剂大辞典)

实气散 shi qi san

【英文名】Shi Qi Powders

【组成】白术、当归、厚朴、白茯苓、熟干地黄、黄芪、川乌、桑白皮、续断、枳壳、香白芷、牡丹皮、茴香、威灵仙、白蒺藜、白芍药、川芎、五味子、山药、山茱萸、干姜、蓬术、甘草、五加子。(中医方剂大辞典)

实肠丸 shi chang wan

【英文名】Shi Chang Pill

【组成】(1)黄连、肉豆蔻、丁香、干姜、白茯苓、当归、诃子、木香。(中医方剂大辞典)(2)臭椿树根皮。(中医方剂大辞典)

实肠汤 shi chang tang

【英文名】Shi Chang Decoction

【组成】(1)黄芪、茯苓、山药、白术、甘草、神曲、五味子、肉果。(中医方剂大辞典)(2)白术、赤石脂、甘草、龙骨、枯矾。(中医方剂大辞典)

实肠散 shi chang san

【英文名】Shi Chang Powders

【组成】(1)川厚朴、肉豆蔻、诃子、缩砂、橘红、苍术、茯苓、木香、甘草。(中医方剂大辞典)(2)青皮、陈皮、厚朴、苍术、诃子、砂仁。(中医方剂大辞典)(3)肉豆蔻、诃子、当归、厚朴、龙骨、陈皮、甘草。(中医方剂大辞典)(4)干山药、好莲肉、炒黄米。(中医方剂大辞典)

实表汤 shi biao tang

【英文名】Shi Biao Decoction

【组成】桂枝、赤芍、甘草、防风、川芎、羌活、白术。(中医方剂大辞典)

实表散 shi biao san

【英文名】Shi Biao Powders

【组成】(1)附子、苁蓉、细辛、五味子。(中医方剂大辞典)(2)附子、当归、五味、小麦。(中医方剂大辞典)

实疟饮 shi nue yin

【英文名】Shi Nue Drink

【组成】厚朴、槟榔、枳壳、青皮、草蔻仁、生甘草。(中医方剂大辞典)

实哮汤 shi xiao tang

【英文名】Shi Xiao Decoction

【组成】百部、炙草、桔梗、茯苓、半夏、陈皮。(中医方剂大辞典)

实浆饮 shi jiang yin

【英文名】Shi Jiang Drink

【组成】高丽参、黄芪、鹿茸、当归、白扁豆、淮山、白术、白芷、炙草、山楂、黄豆。(中医方剂大辞典)

实浆散 shi jiang san

【英文名】Shi Jiang Powders

【组成】(1)黄芪、当归、白术、淮山、白芍、白芷、肉桂、木香、丁香、鹿茸、山楂、炙草。(中医方剂大辞典)(2)黄芪、当归、鹿茸、白术、淮山、山楂、扁豆、白芷、炙草、加黄豆。(中医方剂大辞典)(3)人参、黄芪、白术、淮山、当归、川芎、白芷、肉桂、川甲、山楂、陈皮、鹿茸。(中医方剂大辞典)

实热汤 shi re tang

【英文名】Shi Re Decoction

【组成】藿香、地榆、寒水石、丁香、伏龙肝、赤石脂。(中医杂志 1984,25(10))

实脾丸 shi pi wan

【英文名】Shi Pi Pill

【组成】(1)干山药。(中医方剂大辞典)(2)人参、白术、缩砂仁、陈皮、麦蘖、神曲、半夏曲、藿香。(中医方剂大辞典)(3)白术、附子、干姜、白茯苓、木瓜、广木香、草果仁、川厚朴、槟榔。(中医方剂大辞典)

实脾汤 shi pi tang

【英文名】Shi Pi Decoction

【组成】白术、人参、肉果、茯苓、白芍、陈皮、炮附、炙草、升麻。(中医方剂大辞典)

实脾饮 shi pi yin

【英文名】Shi Pi Drink

【组成】(1)苍术、白术、厚朴、茯苓、猪苓、泽泻、香附、砂仁、枳壳、陈皮、木香、大腹皮。(中医方剂大辞典)(2)白术、茯苓、陈皮、甘草、苍术、厚朴、猪苓、泽泻、木通、肉桂、山楂、麦芽。(中医方剂大辞典)(3)厚朴、木瓜、木香、茯苓、白术、干姜、槟榔、草果、甘草。(中医方剂大辞典)(4)厚朴、白术、木瓜、大腹

皮、附子、木香、甘草。(中医方剂大辞典)

实脾散 shi pi san

【英文名】Shi Pi Powders

【组成】(1)萝卜子、木通、薏苡仁、车前子草、赤小豆、冬瓜仁。(中医方剂大辞典)(2)厚朴、木瓜、木香、附子、干姜、草果仁、大腹皮、甘草。(中医方剂大辞典)(3)人参、白术、茯苓、肉豆蔻、薏苡仁、山药、砂仁、神曲、麦芽、扁豆、陈皮、冬瓜仁、甘草、木香、丁香、石莲肉、陈皮。(中医方剂大辞典)(4)川芎、茯苓、甘草、白术。(中医方剂大辞典)(5)白术、附子、干姜、厚朴、木香、茯苓、泽泻、猪苓、炙草、姜皮。(中医方剂大辞典)(6)草果仁、大腹皮、木瓜、木香、厚朴、白术、茯苓、甘草。(中医方剂大辞典)(7)大附子、草果、干姜、甘草、大腹、木瓜。(中医方剂大辞典)(8)厚朴、白术、木瓜、木香、草果仁、大腹子、附子、白茯苓、干姜、甘草。(中医方剂大辞典)(9)人参、白术、白茯苓、缩砂仁、丁香、木香、麦芽、石莲肉、曲饼、陈皮、山药、良姜、青皮、冬瓜仁、肉豆蔻、薏苡、香附子、扁豆、甘草、陈米。(中医方剂大辞典)

实腰汤 shi yao tang

【英文名】Shi Yao Decoction

【组成】杜仲、白术、熟地、山茱萸、肉桂。(中医方剂大辞典)

实肠化毒丸 shi chang hua du wan

【英文名】Shi Chang Hua Du Honeyed Pill

【组成】黄连、猪大肠、当归、川芎、芍药、生地黄、猪蹄甲。(中医方剂大辞典)

实表解毒汤 shi biao jie du tang

【英文名】Shi Biao Jie Du Decoction

【组成】黄芪、人参、当归梢、生地黄、白芍药、甘草、柴胡、地骨皮、酒片芩、元参、升麻。(中医方剂大辞典)

实脾固本汤 shi pi gu ben tang

【英文名】Shi Pi Gu Ben Decoction

【组成】人参、白术、茯苓、木香、广皮、诃子、炙甘草、肉果。(中医方剂大辞典)

实脾固肠丸 shi pi gu chang wan

【英文名】Shi Pi Gu Chang Paste Pill

【组成】白术、粟壳、苍术、厚朴、陈皮、人参、炮干姜、炙甘草、茯苓、肉果、诃子、砂仁。(中医方剂大辞典)

实脾调气丸 shi pi tiao qi wan

【英文名】Shi Pi Tiao Qi Water Paste Pill

【组成】白术、人参、广陈皮、神曲。(中医方剂大辞典)

空肠丸 kong chang wan

【英文名】Kong Chang Honeyed Pill

【组成】麻仁、厚朴、枳壳、大黄、杏仁、川乌。(中医方剂大辞典)

空青丸 kong qing wan

【英文名】Kong Qing Honeyed Pill

【组成】(1)空青、商陆、知母、狸骨、桔梗、礜石、防风、茬子、白矾、蛇蜕皮、白芷、赤芍药、斑蝥。(中医方剂大辞典)(2)空青、珍珠末、犀角屑、防风、羚羊角屑、升麻、防己、人参、麦门冬、茺蔚子、阳起石、前胡、虎睛。(中医方剂大辞典)(3)空青、羚羊角、马蹄、决明子、茯神、枳壳、大黄、青葙子、地肤子、龙胆、车前子、黄连。(中医方剂大辞典)(4)空青、决明子、菟丝子、茺蔚子、五味子、细辛、蔓荆实、柏子仁、防风、蒺藜子、枸杞子、石龙芮、人参。(中医方剂大辞典)(5)空青、五味子、细辛、石决明、车前子、生干地黄、防风、知母。(中医方剂大辞典)(6)空青、赤茯苓、甘菊花、覆盆子、枸杞子、羚羊角屑、羌活、人参、槐子、车前子、玄参、决明子、楮实。(中医方剂大辞典)

空青方 kong qing fang

【英文名】Kong Qing Fang Eye-drops Preparation

【组成】空青。(中医方剂大辞典)

空青散 kong qing san

【英文名】Kong Qing Powders

【组成】(1)空青、麝香、朱砂、雄黄。(中医方剂大辞典)(2)空青、猬脑、猬肝、芎䓖、独活、黄芩、干姜、当归、斑蝥、鳖甲、川椒、茴香子、白矾。(中医方剂大辞典)(3)羊梅青、胡黄连、槐芽。(中医方剂大辞典)(4)空青、当归、细辛、枸杞根、猬皮、干乌脑、大斑蝥。(中医方剂大辞典)(5)空青、皂荚、曾青、铜绿、石膏、戎盐、丹砂、麝香。(中医方剂大辞典)(6)空青、当归、细辛、干猬肉、枸杞根、斑蝥、白术、地胆、白矾、乌脑脂。(中医方剂大辞典)(7)空青、牛黄、细辛。(中医方剂大辞典)

空青膏 kong qing gao

【英文名】Kong Qing Ointment

【异名】空青散(中医方剂大辞典、玉案)

【组成】羌活、防风、黄连、甘草、柴胡、川芎、枯芩。(中医方剂大辞典)

空前片 kong qian pian

【英文名】Kong Qian Tablet

【组成】黄精、黄柏、蚤休、蒲公英、马鞭草、玄胡索、赤芍、京三棱等。(中国医药学报 1992,7(6))

空青决明膏 kong qing jue ming gao

【英文名】Kong Qing Jue Ming Plaster

【组成】空青、决明子、干姜、玉竹、黄芩、白蜜、细辛、车前子、黄柏、黄连。(中医方剂大辞典)

空青商陆散 kong qing shang lu san

【英文名】Kong Qing Shang Lu Powders

【异名】空青散(中医方剂大辞典、不居集)
【组成】空青、猬脑、猬肝、芎䓖、独活、乳妇蓐草、黄芩、鳖甲、斑蝥、干姜、商陆、地胆、当归、茴香、矾石、蜀椒。(中医方剂大辞典)

空城却敌散 kong cheng que di san

【英文名】Kong Cheng Que Di Powders
【组成】白马粪、人中白、硼砂、薄荷、北细辛、荆芥尾、四六片。(中医方剂大辞典)

空心平补丸子 kong xin ping bu wan zi

【英文名】Kong Xin Ping Bu Wan Zi Decoction
【组成】干地黄、黄芪、白茯苓、楮实子、枸杞、山药、槐实、沉香、泽泻、白蒺藜。(中医方剂大辞典)

学究丸 xue jiu wan

【英文名】Xue Jiu Paste Pill
【组成】片子姜黄、五灵脂、玄胡索、石菖蒲、全蝎、红娘子、巴豆。(中医方剂大辞典)

卷柏丸 juan bai wan

【英文名】Juan Bai Pill
【组成】(1)卷柏、牡蒙、藁本、当归、熟干地黄、柏子仁、干姜、禹余粮、白薇、芎䓖、人参、石斛、桂心、附子、五味子、防风、吴茱萸、甘草、牛膝、桑寄生、川椒。(中医方剂大辞典)(2)卷柏、钟乳粉、鹿角胶、紫石英、阳起石、桑螵蛸、熟干地黄、禹余粮、杜仲、芎䓖、当归、桂心、桑寄生、牛膝、五味子、蛇床仁、牡丹。(中医方剂大辞典)(3)卷柏、麦门冬、泽泻、熟干地黄、牛膝、人参、黄芪、丹参、白茯苓、当归、芎䓖、防风、牡丹、桂心、五味子、白术、细辛、赤石脂、羌活、薏苡仁、续断。(中医方剂大辞典)(4)卷柏、赤石脂、阿胶、槐花、黄牛角腮、当归、黄芪、芎䓖。(中医方剂大辞典)(5)卷柏、当归、熟干地黄、川芎、柏子仁、香白芷、肉苁蓉、牡丹皮、川椒、艾叶。(中医方剂大辞典)(6)黄芪、熟地黄、卷柏、赤石脂、鹿茸、白石脂、芎䓖、代赭石、艾叶、桑寄生、鳖甲、当归、地榆、木香、龙骨、干姜。(中医方剂大辞典)(7)卷柏。(中医方剂大辞典)

卷柏散 juan bai san

【英文名】Juan Bai Powders
【组成】(1)卷柏、当归、黄芪、白术、枳壳、白芍药、干姜、甘草、芎䓖、熟干地黄。(中医方剂大辞典)(2)卷柏、阿胶、龙骨、当归、熟艾、熟干地黄。(中医方剂大辞典)(3)卷柏、枳壳、猪牙皂荚。(中医方剂大辞典)(4)卷柏、槟榔、黑牵牛、甘遂。(中医方剂大辞典)(5)乌贼骨、卷柏叶、白龙骨。(中医方剂大辞典)(6)卷柏、黄芪。(中医方剂大辞典)(7)卷柏、荆芥穗、川乌、大艾叶、升麻、露蜂房、晚蚕沙、藁本头。(中医方剂大辞典)(8)卷柏、犀角屑、天竹黄、枳壳、赤箭、藁本、羌活、防风、芎䓖、乌蛇、五加皮、麻黄、黄芪、桑耳。(中医方剂大辞典)(9)卷柏、龙骨、诃黎勒、黄连、缩砂、荜茇、肉豆蔻、白石脂。(中医方剂大辞典)

卷疮散 juan chuang san

【英文名】Juan Chuang Powders
【组成】松香、水银、硫黄、枯矾、樟脑。(中医方剂大辞典)

卷荷散 juan he san

【英文名】Juan He Powders
【组成】(1)初出卷荷、红花、当归、蒲黄、牡丹皮。(中医方剂大辞典)(2)初出卷荷、红花、归尾、蒲黄、丹皮、生地、生姜、童便。(中医方剂大辞典)

卷舒散 juan shu san

【英文名】Juan Shu Powders
【组成】绿豆、茶叶、雄黄、冰片。(中医方剂大辞典)

卷簾散 juan lian san

【英文名】Juan Lian Powders
【组成】炉甘石、黄连、朴消、青盐、胆矾、铜青、硇砂、腻粉、白丁香、乳香、铅白霜、黄连、白矾。(中医方剂大辞典)

卷地明粉 juan di ming fen

【英文名】Juan Di Ming Powders
【组成】卷柏、地榆、明矾。(中医杂志 1987,(11))

卷柏阿胶散 juan bai e jiao san

【英文名】Juan Bai E Jiao Powders
【组成】棕皮、卷柏、人参、阿胶、艾叶、子芩、地榆、生干地黄、伏龙肝、柴胡、甘草。(中医方剂大辞典)

试虫散 shi chong san

【英文名】Shi Chong Powders
【组成】臭椿根、地骨皮、景天、马牙消。(中医方剂大辞典)

试和丸 shi he wan

【英文名】Shi He Honeyed Pill
【组成】防风、泽泻、白术、蛇床子、吴茱萸、细辛、菖蒲、乌头、五味子、当归、远志、桂心、干姜。(中医方剂大辞典)

试效丸 shi xiao wan

【英文名】Shi Xiao Honeyed Pill
【组成】归身、生地、茺蔚子、黄柏、柴胡、熟地、赤芍、川芎、防风、知母、羌活、牡丹皮、寒水石、丹参、香附。(中医方剂大辞典)

诚斋先生如神丸 cheng zhai xian sheng ru shen wan

【英文名】Chen Zhai Xian Sheng Ru Shen Pill
【组成】槟榔、枳壳、皂荚、大黄、牵牛。(中医方剂大辞典)

诜诜丸 shen shen wan

【英文名】Shen Shen Paste Pill

【异名】调生丸(中医方剂大辞典、济阴纲目)
【组成】(1)泽兰叶、白术、肉桂、干姜、熟地黄、当归、川芎、石斛、白芍药、牡丹皮、延胡索。(中医方剂大辞典)(2)当归、熟地黄、玄胡索、泽兰、川芎、赤芍、白薇、人参、石斛、牡丹皮。(中医方剂大辞典)

视星膏 shi xing gao

【英文名】Shi Xing Gao Eye-drops Preparation
【异名】卷簾膏(中医方剂大辞典、普济方)
【组成】(1)白沙蜜、密陀僧、新柳算子。(中医方剂大辞典)(2)黄连、苦参、乌鱼骨、蕤仁、草龙胆、白丁香、石决明。(中医方剂大辞典)

祈老丹 qi lao dan

【英文名】Qi Lao Pellet
【组成】白浮石、没药、川乌头、巴豆、拣乳香。(中医方剂大辞典)

房蜂窠散 fang feng ke san

【英文名】Fang Feng Ke Powders
【组成】房蜂窠、苍耳、椒、茄子蒂。(中医方剂大辞典)

刷牙药 shua ya yao

【英文名】Shua Ya Yao Powders
【组成】(1)麝香、生地黄、酒防己、熟地各、当归身、人参、草豆蔻皮、升麻、羊胫骨灰、黄连、白豆蔻、草豆蔻、没食子、五倍子。(中医方剂大辞典)(2)香附子、大黄。(中医方剂大辞典)(3)烧白羊骨灰、升麻、黄连。(中医方剂大辞典)(4)川芎、滑石、细辛、白蒺藜、藁本、甘松、石膏、茯苓、胆矾、白檀、麝香。(中医方剂大辞典)(5)玄蔘、谷精草、松子、白茯苓。(中医方剂大辞典)

刷牙散 shua ya san

【英文名】Shua Ya Powders
【组成】(1)酸石榴皮、白擅、赤茯苓、诃子、细辛、百药煎、零陵香、藿香、川芎、甘草、香白芷、升麻、何首乌、茴香、没食子、缩砂仁、荷叶灰、青盐、铜绿、绿矾、橡子斗儿、金丝矾、荜茇、高钱。(中医方剂大辞典)(2)乌药、麝香、胆矾、轻粉。(中医方剂大辞典)

刷痰丸 shua tan wan

【英文名】Shua Tan Paste Pill
【组成】天南星、半夏、白附子、川乌头、全蝎、天麻。(中医方剂大辞典)

刷痰汤 shua tan tang

【英文名】Shua Tan Decoction
【组成】半夏、赤茯苓、紫苏叶、陈桔皮、白术。(中医方剂大辞典)

刷瘴散 shua zhang san

【英文名】Shua Zhang Powders
【组成】生蓝叶、地薄荷、紫金藤。(中医方剂大辞典)

刷牙沉香散 shua ya chen xiang san

【英文名】Shua Ya Chen Xiang Powders
【组成】沉香、白擅、醋石榴皮、诃子皮、青盐、青黛、当归、川苦楝、细辛、香附子、母丁香、荷叶灰、南乳香、龙脑、麝香。(中医方剂大辞典)

录元散 lu yuan san

【英文名】Lu Yuan Powders
【组成】生绿豆。(中医方剂大辞典)

屈膝散 qu xi san

【英文名】Qu Xi Powders
【组成】防风、薏苡仁、牛膝、苦参、何首乌、僵蚕、天花粉、荆芥穗、肥皂核肉、鹿茸。(中医方剂大辞典)

肃音汤 su yin tang

【英文名】Su Yin Pill
【组成】麦门冬、桔梗、茯苓、橘红、甘草、杏仁。(中医方剂大辞典)

肃肺生化汤 su fei sheng hua tang

【英文名】Su Fei Sheng Hua Decoceion
【组成】炒焦生地、当归、川芎、桃仁、炮姜、炙甘草、橘白、桔梗、益母草。(中医方剂大辞典)

肃肺通结汤 su fei tong jie tang

【英文名】Su Fei Tong Jie Decoction
【组成】麻黄、白术、杏仁、枳实、甘草。(浙江中医杂志 1993,28(8))

建曲 jian qu

【英文名】Jian Qu Tablet(药品标准－中药成方制剂标准)
【组成】辣蓼、苍耳草、青蒿、苦杏仁、赤小豆、麦芽、山楂、陈皮、广藿香、苍术、厚朴、川木香、白芷、槟榔、枳壳、紫苏、薄荷、谷芽、官桂、香附、甘草、麦麸、面粉。(药品标准－中药成方制剂标准 1998 年)

建中丸 jian zhong wan

【英文名】Jian Zhong Pill
【异名】健中丸(中医方剂大辞典、普济方)
【组成】(1)厚朴、白茯苓、吴茱萸、白术、神曲、小麦蘖、干姜、肉豆蔻、人参、木香。(中医方剂大辞典)(2)大附子、大川乌、桂心、胡椒、荜茇、干姜、良姜、吴茱萸。(中医方剂大辞典)(3)白术、厚朴、木香、诃黎勒、肉豆蔻、芎藭。(中医方剂大辞典)(4)白豆蔻、胡椒、茴香子、高良姜、甘草、陈桔皮、蒟酱、人参、红豆蔻、干姜、芎藭、藿香叶。(中医方剂大辞典)(5)人参、白术、厚朴、干姜、陈桔皮、枳壳、诃黎勒。(中医方剂大辞典)

建中丹 jian zhong dan

【英文名】Jian Zhong Pellet
【组成】胡椒、蓬莪术、肉豆蔻、全蝎。(中医方剂大辞典)

建中汤 jian zhong tang

【英文名】Jian Zhong Decoction

【组成】(1)桂枝、饴糖、甘草、生姜、白芍药。(中医方剂大辞典)(2)白芍药、桂枝、甘草。(中医方剂大辞典)(3)当归、赤芍、肉桂。(中医方剂大辞典)(4)柳杨桂、白芍药、当归身、炙黄芪、炙甘草。(中医方剂大辞典)(5)黄芪、芍药、甘草、桂心、生姜、半夏、大枣、饴糖。(中医方剂大辞典)(6)胶饴、黄芪、干姜、当归、大枣、附子、人参、半夏、桔皮、芍药、甘草。(中医方剂大辞典)(7)人参、甘草、桂心、茯苓、当归、黄芪、龙骨、麦门冬、大枣、芍药、附子、生地黄、生姜、厚朴、饴糖。(中医方剂大辞典)(8)生姜、芍药、干地黄、甘草、芎䓖、大枣。(中医方剂大辞典)(9)桂心、甘草、白芍药、桔梗、人参、白术、陈桔皮、厚朴。(中医方剂大辞典)(10)草豆蔻、神曲、麦糵、陈桔皮、白术、厚朴、干姜、茴香子、木香。(中医方剂大辞典)(11)黄芪、远志、芍药、龙骨、甘草。(中医方剂大辞典)(12)黄芪、芍药、桂、人参、当归。(中医方剂大辞典)(13)附子、白术、芍药、甘草、干姜、草果。(中医方剂大辞典)(14)官桂、白芍药、甘草。(中医方剂大辞典)(15)前胡、细辛、当归、白芍、人参、橘红、桂心、麦冬、黄芪、白茯苓、炙甘草、半夏、生姜、大枣。(中医方剂大辞典)(16)黄芪、远志、当归、泽泻、人参、白芍、龙骨、甘草。(中医方剂大辞典)(17)人参、蜜炙、黄芪、白术、当归身、大川芎、大附子、干姜、肉桂、炙甘草、丁香。(中医方剂大辞典)

建中散 jian zhong san

【英文名】Jian Zhong Powders

【异名】大建中散(中医方剂大辞典、普济方)

【组成】(1)黄芪、桂心、白芍药、白术、当归、附子、甘草、木香、熟干地黄。(中医方剂大辞典)(2)青州枣、厚朴、干姜、半夏、甘草、陈皮、草豆蔻、人参、藿香、诃子、白茯苓、白术。(中医方剂大辞典)(3)白术、枳实、人参、白芍药、干姜、桂、高良姜、丹参、大腹皮、槟榔、吴茱萸、陈桔皮、厚朴、桔梗、干木瓜、艾枝、草豆蔻。(中医方剂大辞典)(4)黄芪、肉桂、甘草、白芍。(中医方剂大辞典)

建极汤 jian ji tang

【英文名】Jian Ji Decoction

【组成】天冬、琥珀、辰砂、五味、枣仁、黄芪、人参、当归、白芍、丹参、柏仁、红枣、姜。(中医方剂大辞典)

建参片 jian shen pian

【英文名】Jian Shen Tablet(药品标准－中药成方制剂标准)

【组成】建参。(药品标准－中药成方制剂标准 1991年)

建胃丸 jian wei wan

【英文名】Jian Wei Pill

【组成】丁香、甘草、肉豆蔻、细辛、附子、吴茱萸、肉桂、干姜、厚朴。(中医方剂大辞典)

建胃丹 jian wei dan

【英文名】Jian Wei Pellet

【异名】健胃丹(中医方剂大辞典、卫生总微)

【组成】黄连、白矾、乌梅肉、龙骨、白石脂、神曲、干姜。(中医方剂大辞典)

建胃散 jian wei san

【英文名】Jian Wei Powders

【组成】厚朴、川黄连、白术、肉豆蔻、缩砂仁、干姜、木香。(中医方剂大辞典)

建瓴汤 jian ling tang

【英文名】Jian Ling Decoction

【组成】生怀山药、怀牛膝、生赭石、生龙骨、生牡蛎、生怀地黄、生杭芍、柏子仁。(中医方剂大辞典)

建脾丸 jian pi wan

【英文名】Jian Pi Pill

【组成】(1)附子、蜀椒、桂心、赤石脂、黄连、人参、干姜、茯苓、大麦糵、陈皮、石斛、当归、钟乳。(中医方剂大辞典)(2)钟乳粉、赤石脂、好曲、大麦糵、当归、黄连、人参、细辛、龙骨、干姜、茯苓、石斛、桂心、附子、蜀椒。(中医方剂大辞典)(3)钟乳粉、赤石脂、枯矾、干姜、苁蓉、石斛、五味子、桂心、泽泻、桑寄生、远志、人参、柏子仁、当归、酸石、榴皮、龙骨、天雄、牡蛎粉、白头翁、甘草。(中医方剂大辞典)(4)厚朴、半夏、白术、肉桂、橘红、胡椒、姜黄、神曲、白茯苓、丁皮、荜澄茄、木香、益智仁、人参、硫黄、温姜、附子、丁香、肉豆蔻。(中医方剂大辞典)

建脾汤 jian pi tang

【英文名】Jian Pi Decoction

【异名】健脾汤(中医方剂大辞典、普济方)

【组成】(1)茴香、粉草、白盐、高良姜。(中医方剂大辞典)(2)生地黄、黄芪、芍药、甘草、生姜、白蜜。(中医方剂大辞典)(3)诃黎勒、附子、陈桔皮、干姜、吴茱萸、肉豆蔻。(中医方剂大辞典)(4)厚朴、苍术、大枣、陈桔皮、白茯苓、人参、甘草。(中医方剂大辞典)(5)生姜、草豆蔻、大麦糵、陈桔皮、甘草。(中医方剂大辞典)(6)生姜、草豆蔻、甘草、陈皮、神曲、麦糵。(中医方剂大辞典)

建脾散 jian pi san

【英文名】Jian Pi Powders

【组成】(1)厚朴、大枣、生姜、半夏、甘草、黄桔皮、白术、肉豆蔻、神曲、人参、藿香叶、缩砂仁、良姜、丁香。(中医方剂大辞典)(2)陈桔皮、高良姜、干姜。(中医方剂大辞典)(3)诃黎勒皮、白术、麦糵、人参、神曲、甘草、枳壳、大腹皮、干姜。(中医方剂大辞典)(4)白茯苓、人参、厚朴、苍术、陈桔皮、甘草、草

果子。(中医方剂大辞典)

建脾膏 jian pi gao

【英文名】Jian Pi Ointment

【组成】丁香、藿香、人参、沉香、木香。(中医方剂大辞典)

建兰叶膏 jian lan ye gao

【英文名】Jian Lan Ye Ointment

【组成】鲜建兰叶、南沙参、北沙参、川贝、象贝、冬桑叶、鲜枇杷叶、紫菀、款冬花、桔梗、橘红、冬瓜子、玄参、蛤壳、鲜藕汁、鲜稻叶露、雅梨。(中医方剂大辞典)

建元定喘汤 jian yuan ding chuan tang

【英文名】Jian Yuan Ding Chuan Decoction

【组成】干葛、陈皮、枳壳、当归、腹皮、桑皮、冬花、白术、桂心、天雄、甘草。(中医方剂大辞典)

建中加减汤 jian zhong jia jian tang

【英文名】Jian Zhong Jia Jian Decoction

【组成】人参、甘草、官桂、白茯苓、当归、附子、厚朴、龙骨、黄芪、麦门冬、白芍药、生地黄。(中医方剂大辞典)

建中托里汤 jian zhong tuo li tang

【英文名】Jian Zhong Tuo Li Decoction

【异名】建中托里散(中医方剂大辞典、医部全录、痘疹全书)

【组成】(1)黄芪、官桂、白芍、人参、白术、甘草、升麻。(中医方剂大辞典)(2)人参、炙甘草、绿升麻、粉干葛、白云苓、陈枳壳、芽桔梗、小川芎、北柴胡、川独活。(中医方剂大辞典)

建中黄芪汤 jian zhong huang qi tang

【英文名】Jian Zhong Huang Qi Decoction

【组成】(1)黄芪、桂心、甘草、五味子、牡丹皮、泽泻、白芍药、山茱萸、远志、当归。(中医方剂大辞典)(2)黄芪、甘草、桂心、生姜、饴糖、大枣。(中医方剂大辞典)

建脾人参丸 jian pi ren shen wan

【英文名】Jian Pi Ren Shen Paste Pill

【组成】钟乳粉、人参、石斛、大麦蘖、干生姜、陈桔皮。(中医方剂大辞典)

建解理中汤 jian jie li zhong tang

【英文名】Jian Jie Li Zhong Decoction

【组成】人参、白术、白苓、白芍、陈皮、苍术、炮姜、升麻、甘草、肉豆蔻、诃子。(中医方剂大辞典)

建中加木瓜柴胡汤 jian zhong jia mu gua chai hu tang

【英文名】Jian Zhong Jia Mu Gu Chai Hu Decoction

【异名】建中加柴胡木瓜汤(中医方剂大辞典、医碥)

【组成】桂枝、芍药、甘草、胶饴、生姜、大枣、木瓜、柴胡。(中医方剂大辞典)

建中加附子当归汤 jian zhong jia fu zi dang gui tang

【英文名】Jian Zhong Jia Fu Zi Dang Gui Decoction

【组成】桂枝、当归、芍药、甘草、胶饴、生姜、附子、大枣。(中医方剂大辞典)

降子汤 jiang zi tang

【英文名】Jiang Zi Decoction

【异名】降子散(中医方剂大辞典、辨证录)

【组成】当归、人参、川芎、红花、川牛膝、柞木枝。(中医方剂大辞典)

降气丸 jiang qi wan

【英文名】Jiang Qi Pill

【组成】(1)茴香子、木香、桂、槟榔、桃、莱菔子、京三棱、青桔皮、厚朴。(中医方剂大辞典)(2)牵牛子、补骨脂、荜澄茄、槟榔、木香、赤茯苓。(中医方剂大辞典)(3)枳壳、桔皮、木香。(中医方剂大辞典)(4)牛蒡子、栀子仁、甘草、川消、郁金、枳壳、龙脑。(中医方剂大辞典)

降气丹 jiang qi dan

【英文名】Jiang Qi Pellet

【组成】消石、硫黄、太阴玄精石。(中医方剂大辞典)

降气汤 jiang qi tang

【英文名】Jiang Qi Decoction

【组成】(1)石菖蒲、青皮、陈皮、大黄、木通、赤茯苓、川芎、人参、川姜、甘草。(中医方剂大辞典)(2)紫苏叶、厚朴、肉桂、半夏、川当归、前胡、甘草、陈皮。(中医方剂大辞典)(3)白芷、苍术、甘草、香附。(中医方剂大辞典)(4)木香、紫苏、枳壳、枳实、陈皮、三棱、莪术、甘草、半夏、厚朴。(中医方剂大辞典)(5)木香、当归、苏子、生地、宿砂、丁香、山楂、青皮、枳壳、大腹皮。(中医方剂大辞典)(6)吴茱萸、桑根白皮。(中医方剂大辞典)(7)麻黄、栀子仁、白茯苓、黄芩、白术、芒消、石膏、桂、生地黄、甘草、赤小豆。(中医方剂大辞典)(8)茯神、香附子、甘草。(中医方剂大辞典)

降气剂 jiang qi ji

【英文名】Prescriptions for suppressing upward adverse flow of qi(方剂学-(英汉对照)新编实用中医文库)

【定义】指以降气祛痰或降逆药为主配伍组方,治疗肺胃气逆不降,以致咳喘、呕吐、嗳气、呃逆等症的方剂。(方剂学)

降气散 jiang qi san

【英文名】Jiang Qi Powders

【组成】青桔皮、巴豆。(中医方剂大辞典)

降火汤 jiang huo tang

【英文名】Jiang Huo Decoction

【组成】(1)苍术、淡竹、全归、黄芩、陈皮、厚朴、槟榔、木通、腹皮、明粉、大黄、甘草。(中医方剂大辞典)

(2)当归、腹皮、黄芩、连翘、苏子、陈皮、茯苓、白芍、山栀、枇杷叶、甘草。(中医方剂大辞典)(3)黄连、石韦、赤芍、姜黄、杏仁、车前、黄芩、黄柏、栀仁、腹皮、当归、甘草、韭菜地地龙粪。(中医方剂大辞典)

降火膏 jiang huo gao

【英文名】Jiang Huo Plaster

【组成】吴茱萸。(中医方剂大辞典)

降心丹 jiang xin dan

【英文名】Jiang Xin Pellet

【组成】熟干地黄、天门冬、麦门冬、茯苓、人参、远志、茯神、山药、肉桂、朱砂、当归。(中医方剂大辞典)

降心汤 jiang xin tang

【英文名】jiang xin Decoction

【组成】人参、远志、当归、川芎、熟地黄、白茯苓、黄芪、北五味子、甘草、天花。(中医方剂大辞典)

降龙丹 jiang long dan

【英文名】Jiang Long Pellet

【组成】黑铅、朱砂、蛇含石、金箔、银箔。(中医方剂大辞典)

降龙汤 jiang long tang

【英文名】Jiang Long Decoction

【组成】白芷、夏枯草、蒲公英、紫花地丁、生甘草、白矾、贝母。(中医方剂大辞典)

降生散 jiang sheng san

【英文名】Jiang Sheng Powders

【组成】苍术、枳壳、桔梗、陈皮、杨芍、白芷、川芎、当归、肉桂、干姜、厚朴、半夏、茯苓、木香、杏仁、麻黄、甘草。(中医方剂大辞典)

降压丸 jiang ya wan

【英文名】Jiang Ya Pill(药品标准－中药成方制剂标准)

【组成】珍珠母、龙胆、槐米、夏枯草、地黄、牛膝。(药品标准－中药成方制剂标准 1993 年)

降压片 jiang ya pian

【英文名】Jiang Ya Tablet

【组成】黄芩、决明子、山楂、寄生、臭梧桐、桑白皮、地龙。(中医方剂大辞典)

降压汤 jiang ya tang

【英文名】Jiang Ya Decoction

【组成】(1)生石决明、丹参、刺蒺藜、夏枯草、车前子。(江西中医药 1985,(1))(2)丹参、葛根、钩藤、泽泻、川芎、川牛膝。(云南中医杂志 1984,5(3))

降压帽 jiang ya mao

【英文名】Jiang Ya Prescription

【组成】野菊花、龙脑等。(上海中医药杂志 1993,(9))

降压膏 jiang ya gao

【英文名】Jiang Ya Ointment

【组成】夏枯草、草决明、石膏、槐角、钩藤、茺蔚子、黄芩。(中医方剂大辞典)

降补汤 jiang bu tang

【英文名】Jiang Bu Decoction

【异名】降补丹(中医方剂大辞典、傅青主男女科)

【组成】熟地、元参、麦冬、甘菊花、生地、车前子、人参、沙参、地骨皮。(中医方剂大辞典)

降灵丹 jiang ling dan

【英文名】Jiang Ling Pellet

【异名】来复丹(中医方剂大辞典、普济方)

【组成】舶上硫黄、雪白消石、莲花青皮、久年陈皮、上等无石五灵脂。(中医方剂大辞典)

降矾丸 jiang fan wan

【英文名】Jiang Fan Pill(药品标准－中药成方制剂标准)

【组成】煅皂矾、甘草、厚朴、苍术、陈皮。(药品标准－中药成方制剂标准 1991 年)

降浊汤 jiang zhuo tang

【英文名】Jiang Zhuo Decoction

【组成】茵陈、柴胡、党参、黄芪、丹参、当归、郁金、白芍、黄连、黄芩、厚朴、大黄。(实用中西医结合杂志 1992,5(7))

降药条 jiang yao tiao

【英文名】Jiang Yao Medicated Thread Drainage

【异名】七仙条(中医方剂大辞典、青囊秘传)

【组成】白降、升药、石膏。(中医方剂大辞典)

降胃汤 jiang wei tang

【英文名】Jiang Wei Decoction

【组成】人参、陈皮。(中医方剂大辞典)

降真丸 jiang zhen wan

【英文名】Jiang Zhen Pill

【组成】附子、青桔皮、木香、芎劳。(中医方剂大辞典)

降真丹 jiang zhen dan

【英文名】Jiang Zhen Pellet

【组成】石膏、乌头、白附子、白僵蚕、天南星、藿香、辰砂、芎、甘草、白芷、细辛、麝香。(中医方剂大辞典)

降真散 jiang zhen san

【英文名】Jiang Zhen Powders

【组成】(1)降真香、芜荑、白蔹、白芷、白及。(中医方剂大辞典)(2)铜绿、白矾、密陀僧、降真香、楮叶。(中医方剂大辞典)

降胆汤 jiang dan tang

【英文名】Jiang Dan Decoction

【组成】柴胡、黄芩、姜半夏、茯苓、白术、陈皮、炒白芍、太子参、枳壳、厚朴、大黄、甘草。(实用中医内科杂志 1989,3(2))

降痈散 jiang yong san

【英文名】Jiang Yong Powders

【组成】薄荷、野菊花、土贝母、茅根。(中医方剂大辞典)

降脂丸 jiang zhi wan

【英文名】Jiang Zhi Pill

【组成】西南獐牙菜、山楂、玉竹、麦芽等。(贵阳中医学院学报 1992,(2))

降脂方 jiang zhi fang

【英文名】Jiang Zhi Prescription

【组成】枸杞子、荷叶、刘寄奴等。(上海中医药杂志 1991,(9))

降脂片 jiang zhi pian

【英文名】Jiang Zhi Tablet

【组成】(1)制首乌、蒲黄、泽泻、荷叶、山楂、栝蒌壳。(湖南中医杂志 1989,(4))(2)草决明、山楂、丹参。(河南中医 1983,(4))

降脂汤 jiang zhi tang

【英文名】Jiang Zhi Decoction

【组成】(1)制首乌、生山楂、草决明、姜黄、茵陈、大黄、泽泻、制没药、黄连、黄柏。(山东中医杂志 1990,9(3))(2)生山楂、制首乌、杭菊花、女贞子、生大黄。(陕西中医 1988,9(8))

降脂灵 jiang zhi ling

【英文名】Jiang Zhi Ling Capsule

【组成】大黄粉、水蛭粉。(中医药学报 1993,(5))

降脂散 jiang zhi san

【英文名】Jiang Zhi Powders

【组成】薤白、昆布等。(中成药研究 1992,14(3))

降粘汤 jiang nian tang

【英文名】Jiang Nian Deciction

【组成】(1)川萆薢、车前子、生地黄、丹参、玄参、浙贝母、天花粉、五味子。(现代中医 1990,3(2))(2)生地、当归、桃仁、红花、炒枳壳、柴胡、赤芍、桔梗、川芎、山楂、怀牛膝、甘草。(陕西中医 1991,12(10))

降椒酒 jiang jiao jiu

【英文名】Jinag Jiao Wine

【组成】降真香、川椒。(中医方剂大辞典)

降痰丸 jiang tan wan

【英文名】Jiang Tan Pill

【组成】木香、槟榔、青皮、陈皮、京三棱、枳壳、半夏、大黄、黑牵牛。(中医方剂大辞典)

降酶汤 jiang mei tang

【英文名】Jiang Mei Decoction

【组成】茵陈、蒲公英、金银花、板蓝根、田基、黄丹参、紫草。(江苏中医 1991,(9))

降醇灵 jiang chun ling

【英文名】Jiang Chun Ling

【组成】枳椇子、葛根、陈皮等。(中国医药学报 1993,8(增刊))

降糖饮 jiang tang yin

【英文名】Jiang Tang Drink

【组成】山药、枸杞子、芡实、山楂等。(辽宁中医杂志 1993,(3))

降糖素 jiang tang su

【英文名】Jiang Tang Su Decoction

【组成】兴安杜鹃、暴马丁香、大叶小蘗、直立百部、五味子、干姜等。(中成药研究 1983,(2))

降糖清 jiang tang qing

【英文名】Jiang Tang Qing Capsule

【组成】旱莲草、生白术、葛根、麦冬、丹参、党参。(南京中医学院学报 1992(2))

降糖舒 jiang tang shu

【英文名】Jiang Tang Shu Syrup

【组成】(1)生晒参、生地、熟地、麦冬、刺五加、丹参、牡蛎、五味子。((90)吉卫药准字 330048)(2)生晒参、葛根、玄参、五味子、生石膏、枸杞、芡实、荔枝核、生地、黄芪、乌药、麦冬、知母、牡蛎、枳壳、熟地、山药、黄精、刺五加。((90)吉卫药准字 330040 号)

降霜丸 jiang shuang wan

【英文名】Jiang Shuang Pill

【组成】黑豆、绿豆、百草霜、硼砂、朱砂、牙消、嫩儿茶、滴乳香、川黄连。(中医方剂大辞典)

降压平片 jiang ya ping pian

【英文名】Jiang Ya Ping Tablet

【组成】夏枯草、地龙、槲寄生、槐花、生地黄、黄芩、菊花、薄荷。(中医方剂大辞典)

降浊絮方 jiang zhuo xu fang

【英文名】Jiang Zhuo Xu Prescription

【组成】白术、厚朴、茯苓、当归、丹参、茜草、郁金、鸡血藤、黄芪、黄精、女贞子、白芍、连翘、板蓝根。(辽宁中医杂志 1988,(12))

降真香散 jiang zhen xiang san

【英文名】Jiang Zhen Xiang Powders

【组成】降真香、木香、麒麟竭、白芷、白蔹、黄连、黄柏。(中医方剂大辞典)

降脂冲剂 jiang zhi chong ji

【英文名】Jiang Zhi Medicinal Instant Granule

【组成】(1)女贞子、枸杞子、红糖。(中国中药杂志 1991,16(6))(2)泽泻、大黄、茵陈、桃仁、山楂、柴胡、首乌。(辽宁中医杂志 1993,(4))

降脂合剂 jiang zhi he ji

【英文名】Jiang Zhi Mixture

【组成】何首乌、山楂、玉竹、枳壳。(广西中医药 1988,11(5))

降脂灵片 jiang zhi ling pian

【英文名】Jiang Zhi Ling Tablet(药品标准－中药成方

制剂标准)

【组成】制何首乌、枸杞子、黄精、山楂、决明子。(药品标准－中药成方制剂标准 1998 年)

降脂胶丸 jiang zhi jiao wan

【英文名】Jiang Zhi Capsule(药品标准－中药成方制剂标准)

【组成】蒲黄提取物、菜油。(药品标准－中药成方制剂标准 1995 年)

降脂胶囊 jiang zhi jiao nang

【英文名】Jiang Zhi Capsule

【组成】(1)桑寄生、仙灵脾、泽泻、玉竹、茺蔚子、山楂。(中医杂志 1988,29(12))(2)泽泻、山楂、丹参、玉竹。(上海中医药杂志 1990,(1))

降粘冲剂 jiang nian chong ji

【英文名】Jiang Nian Medicinal Instant Granule

【组成】水蛭、丹参、黄芪、槐花等。(中国医药学报 1989,4(5))

降絮浊汤 jiang xu zhuo tang

【英文名】Jiang Xu Zhuo Decoction

【组成】黄芪、首乌、虎杖、蒲公英、党参、山萸肉、白术、茯苓、龟板胶、山楂、桃仁、生地。(陕西中医 1991,12(9))

降舒灵片 jiang shu ling pian

【英文名】Jiang Shu Ling Tablet(药品标准－中药成方制剂标准)

【组成】黄瓜藤。(药品标准－中药成方制剂标准 1993 年)

降酶糖浆 jiang mei tang jiang

【英文名】Jiang Mei Syrup

【组成】垂盆草、丹参、田基黄、白砂糖。(广西中医药 1980,(1))

降糖一号 jiang tang yi hao

【英文名】Jiang Tang Yi Hao Prescription

【组成】熟地、生地、党参、菟丝子、黄芪、麦冬、天冬、山萸、肉元参、茯苓、泽泻、当归。(山西医药杂志 1980,9(5))

降糖甲片 jiang tang jia pian

【英文名】Jiang Tang Jia Tablet

【组成】黄芪、太子参、黄精、生地、天花粉等。(中西医结合杂志 1978,7(3))

降糖胶囊 jiang tang jiao nang

【英文名】Jiang Tang Capsule(药品标准－中药成方制剂标准)

【组成】人参、知母、三颗针、干姜、五味子、人参茎叶皂甙。(药品标准－中药成方制剂标准 1997 年)

降气化痰汤 jiang qi hua tan tang

【英文名】Jiang Qi Hua Tan Decoction

【组成】紫苏子、前胡、半夏、茯苓、橘红、桑皮、杏仁、瓜蒌仁、甘草。(中医方剂大辞典)

降气和中汤 jiang qi he zhong tang

【英文名】Jiang Qi He Zhong Decoction

【组成】苏子、沉香、海石、蒌仁、莱菔、芥子、橘红、半夏、桑皮、贝母、杏仁。(中医方剂大辞典)

降气和血饮 jiang qi he xue yin

【英文名】Jiang Qi He Xue Drink

【组成】丁香、枇杷叶、陈皮、当归、木通、淮膝、腹皮、苏子、枳壳、姜黄、甘草。(中医方剂大辞典)

降气和络饮 jiang qi he luo yin

【英文名】Jiang Qi He Luo Drink

【组成】栝楼皮、甜杏仁、紫菀、川贝、枇杷叶、苏丹参、牛淮、牛膝、参三七汁、广郁金、生藕汁。(中医方剂大辞典)

降气制肝汤 jiang qi zhi gan tang

【英文名】Jiang Qi Zhi Gan Decoction

【组成】白芍、当归、前胡、厚朴、陈皮、桂、苏子、萝卜子、甘草、桑皮。(中医方剂大辞典)

降气定喘丸 jiang qi ding chuan wan

【英文名】Jiang Qi Ding Chuan Pill(药品标准－中药成方制剂标准)

【组成】麻黄、葶苈子、紫苏子、桑白皮、白芥子、陈皮。(药品标准－中药成方制剂标准 1997 年)

降气定喘散 jiang qi ding chuan san

【英文名】Jiang Qi Ding Chuan Decoction

【组成】炙麻黄、葶苈子、桑白皮、白芥子、陈皮、苏子。(中西医结合杂志 1987,7(1))

降气除湿汤 jiang qi chu shi tang

【英文名】Jiang Qi Chu Shi Decoction

【组成】沉香、木香、白术、泽泻、白茯苓、橘红、半夏、防己、甘草、白豆蔻、生姜。(中医方剂大辞典)

降气通便汤 jiang qi tong bian tang

【英文名】Jiang Qi Tong Bian Decoction

【组成】代赭石、旋覆花、怀牛膝、大黄、火麻仁、生地、当归、川芎、赤芍、白茅根。(河北中医学院学报 1987,2(1))

降气槟榔丸 jiang qi bing lang wan

【英文名】Jiang Qi Bing Lang Pill

【组成】槟榔、杏仁。(中医方剂大辞典)

降火化痰丸 jiang huo hua tan wan

【英文名】Jiang Huo Hua Tan Pill

【组成】天门冬、南星、白茯苓、黄芩、白芥子、广陈皮、百部、苦桔梗、黑玄参、百合、生贝母、苏子、半夏、萝卜子、青竹茹、干葛、薄荷、玄明粉、前胡、五味子、枳壳。(中医方剂大辞典)

降火止泻汤 jiang huo zhi xie tang

【英文名】Jiang Huo Zhi Xie Decoction

【组成】茯苓、白芍、黄连、车前子、泽泻、猪苓、麦芽、枳壳。(中医方剂大辞典)

降火导痰汤 jiang huo dao tan tang

【英文名】Jiang Huo Dao Tan Decoction

【组成】芩、连、瓜蒌、海石。(中医方剂大辞典)

降火明目丸 jiang huo ming mu wan

【英文名】Jiang Huo Ming Mu Pill

【组成】黄连、黄芩、黄柏、栀子、甘菊。(中医方剂大辞典)

降火清金汤 jiang huo qing jin tang

【英文名】Jiang Huo Qing Jin Decoction

【组成】黄芩、山栀、知母、贝母、桑白皮、麦门冬、桔梗、橘红、茯苓、甘草。(中医方剂大辞典)

降火清喉汤 jiang huo qing hou tang

【英文名】Jiang Huo Qing Hou Decoction

【组成】薄荷、黄芩、桔梗、黄柏、知母、生地黄、贝母、山栀仁、甘草。(中医方剂大辞典)

降压延寿汤 jiang ya yan shou tang

【英文名】Jiang Ya Yan Shou Decoction

【组成】制首乌、生地、熟地、白芍、枸杞子、菟丝子、杜仲、桑叶、菊花、钩藤、石决明、怀牛膝、丹参、丹皮、茯苓、泽泻。(新中医 1990,22(11))

降压汤一号 jiang ya tang yi hao

【英文名】Jiang Ya Yi Hao Decoction

【组成】紫贝齿、紫石英、磁石、生石决明、夏枯草、菊花、钩藤、白芍、生地、元参、山栀、牛膝。(中医方剂大辞典)

降压汤二号 jiang ya tang er hao

【英文名】Jiang Ya Er Hao Decoction

【组成】白芍、生地、元参、首乌、杜仲、牛膝、桑寄生、灵磁、牡蛎、天麻、紫贝齿、生石决明。(中医方剂大辞典)

降压系列方 jiang ya xi lie fang

【英文名】Jiang Ya Xi Lie Prscription

【组成】降压一号方:钓藤、珍珠母、炒黄芩、夏枯草、罗布麻叶、海藻、青木香、桑寄生、大生地、豨莶草、小蓟。降压二号方:丹参、钩藤、制首乌、桑寄生、小蓟、怀牛膝、白蒺藜、天仙藤、夏枯草、丹皮、广地龙、牡蛎。降压三号方:大生地、金雀根、当归、海藻、怀牛膝、天仙。(新中医 1984,(2))

降压袋泡茶 jiang ya dai pao cha

【英文名】Jiang Ya Tea Granule

【组成】钩藤、夏枯草、茺蔚子、决明子、黄芩、茶叶。(中西医结合杂志 1991,(2))

降压避风片 jiang ya bi feng pian

【英文名】Jiang Ya Bi Feng Tablet(药品标准－中药成方制剂标准)

【组成】黄芩、盐酸甲基丙炔辛胺、槐角、氢氯噻嗪、落花生枝叶。(药品标准－中药成方制剂标准 1998 年)

降血压糖浆 jiang xue ya tang jiang

【英文名】Jiang Xue ¥a Syrup

【组成】夏枯草、槐角、白芍。

降浊还元丸 jiang zhuo huan yuan wan

【英文名】Jiang Zhuo Huan Yuan Pill

【组成】白花蛇舌草、槟榔、枳壳、赤芍、当归、党参、云苓、菟丝子、车前子等。(山西中医 1993,9(4))

降浊健美茶 jiang zhuo jian mei cha

【英文名】Jiang Zhuo Jian Mei Tea(药品标准－中药成方制剂标准)

【组成】山楂、莱菔子、枳实、厚朴、菊花、麦芽、陈皮、火麻仁、老范志万应神曲、绿茶叶。(药品标准－中药成方制剂标准 1998 年)

降胆和胃汤 jiang dan he wei tang

【英文名】Jiang Dan He Wei Decoction

【组成】玄胡索、代赭石、旋覆花、炒柴胡、生白芍、白术、炒枳实、法半夏、黄连、熟大黄。(湖北中医杂志 1993,15(3))

降香桃花散 jiang xiang tao hua san

【英文名】Jiang Xiang Tao Hua Powders

【组成】降香、牛膝、桃花、红花、大红凤仙花、白蒺藜。(中医方剂大辞典)

降逆止呃汤 jiang ni zhi e tang

【英文名】Jiang Ni Zhi E Decoction

【组成】代赭石、陈皮、旋复花、竹茹、太子参、丁香、柿蒂、天冬、麦冬、甘草、枇杷。(中医方剂大辞典)

降真龙骨散 jiang zhen long gu san

【英文名】Jiang Zhen Long Gu Powders

【组成】乳香、没药、降真节、苏木、川乌、油松节、自然铜、地龙、水蛭、血竭、龙骨、土狗。(中医方剂大辞典)

降痈活命饮 jiang yong huo ming yin

【英文名】Jiang Yong Huo Ming Drink

【组成】(1)金银花、当归、生黄芪、甘草、乳香、没药、白芷、防风、山甲、黄明胶。(中医方剂大辞典)(2)大当归、生黄芪、金银花、生甘草。(中医方剂大辞典)

降脂口服液 jiang zhi kou fu ye

【英文名】Jiang Zhi Liquid

【组成】泽泻、山楂、麦芽等。(中国中西医结合杂志 1993,13(11))

降脂中药片 jiang zhi zhong yao pian

【英文名】Jiang Zhi Zhong Yao Tablet

【组成】太子参、首乌、草决明、生蒲黄、生荷叶、姜黄、郁金。(中西医结合杂志 1991,(1))

降脂宁颗粒 jiang zhi ning ke li

【英文名】Jiang Zhi Ning Granule(药品标准－中药成方制剂标准)

【组成】山楂、制何首乌、决明子、荷叶。(药品标准－中药成方制剂标准 1997 年)

降脂延衰膏 jiang zhi yan shuai gao

【英文名】Jiang Zhi Yan Shuai Plaster

【组成】何首乌、枸杞子、菟丝子等。(中成药研究 1992,(1))

降脂灵冲剂 jiang zhi ling chong ji

【英文名】Jiang Zhi Ling Medicinal Instant Granule

【组成】茵陈、黑山栀、苍术、黄柏等。(中西医结合杂志 1986,6(1))

降脂灵胶囊 jiang zhi ling jiao nang

【英文名】Jiang Zhi Ling Capsule(药品标准－中药成方制剂标准)

【组成】普洱茶、刺五加、山楂、莱菔子、荷叶、葛根、菊花、黄芪、黄精、何首乌、茺蔚子、杜仲、大黄、三七、槐花、桑寄生。(药品标准－中药成方制剂标准 1997 年)

降脂复肝汤 jiang zhi fu gan tang

【英文名】Jiang Zhi Fu Gan Decoction

【组成】生山楂、制首乌、丹参、益母草、菊花、草决明、白芍、醋柴胡。(陕西中医 1990,11(5))

降脂益肝汤 jiang zhi yi gan tang

【英文名】Jiang Zhi Yi Gan Decoction

【组成】泽泻、生首乌、草决明、丹参、生山楂、黄精、虎杖、大荷叶。(黑龙江中医药 1992,(1))

降脂通舒散 jiang zhi tong shu san

【英文名】Jiang Zhi Tong Shu Powders

【组成】干葆叶、番泻叶、车前草、绞股蓝。((90)粤卫药准字第 K7－031 号)

降脂减肥片 jiang zhi jian fei pian

【英文名】Jiang Zhi Jian Fei Tablet(药品标准－中药成方制剂标准)

【组成】何首乌、三七、葛根、菟丝子、枸杞子、松花粉、丹参、大黄、泽泻、茵陈。(药品标准－中药成方制剂标准 1998 年)

降粘六味汤 jiang nian liu wei tang

【英文名】Jiang Nian Liu Wei Decoction

【组成】丹参、赤芍、川芎、当归、黄芪、郁金。(辽宁中医杂志 1989,(9))

降痰除积汤 jiang tan chu ji tang

【英文名】Jiang Tan Chu Ji Decoction

【组成】茯神、半夏、胆星、陈皮、槟榔、枣仁、厚朴、阿魏、菖蒲、元参、知母、甘草、真牛黄。(中医方剂大辞典)

降痰舒膈汤 jiang tan shu ge tang

【英文名】Jiang Tan Shu Ge Decoction

【组成】石膏、天花粉、厚朴、枳壳、半夏、茯苓、益智。(中医方剂大辞典)

降酶灵胶囊 jiang mei ling jiao nang

【英文名】Jiang Mei Ling Capsule(药品标准－中药成方制剂标准)

【组成】五味子抽提物。(药品标准－中药成方制剂标准 1995 年)

降酶退黄汤 jiang mei tui huang tang

【英文名】Jiang Mei Tui Huang Decoction

【组成】茵陈蒿、败酱草、虎杖、金钱草、车前草、猪苓、郁金、丹参、栀子。(时珍国药研究 1991,2(4))

降糖中药片 jiang tang zhong yao pian

【英文名】Jiang Tang Zhong Yao Tablet

【组成】太子参、生黄芪、知母、当归等。(中国中西医结合杂志 1993,13(5))

降糖宁胶囊 jiang tang ning jiao nang

【英文名】Jiang Tang Ning Capsule(药品标准－中药成方制剂标准)

【组成】人参、山药、生石膏、知母、黄芪、天花粉、茯苓、麦冬、生地黄、地骨皮、玉米须、山茱萸、甘草。(药品标准－中药成方制剂标准 1995 年)

降糖系列方 jiang tang xi lie fang

【英文名】Jiang Tang Xi Lie Prescription

【组成】降糖一号方:天花粉、石膏、知母、沙参、寸冬、生地、元参、玉竹、山药。降糖二号方:天花粉、生石膏、知母、元参、生地、玉竹、寸冬、山药、黄芪、白术、熟地、首乌。降糖三号方:熟地、生地、杞果、山萸肉、桑螵蛸、黄柏、天花粉、元参、首乌、黄芪、白术、山药。(山东中医杂志 1984,(5))

降糖饮二号 jiang tang yin er hao

【英文名】Jiang Tang Er Hao Drink

【组成】黄芪、地骨皮、制首乌、生地、天花粉、麦冬、黄精、生山药、玄参、金樱子、山萸肉、乌梅肉、黄连、知母。(中国医药学报 1990,5(2))

降糖通脉宁 jiang tang tong mai ning

【英文名】Jiang Tang Tong Mai Ning Tablet

【组成】黄芪、生地、水蛭等。(中国医药学报 1993,8(增刊))

降糖舒心灵 jiang tang shu xin ling

【英文名】Jiang Tang Shu Xin Ling Tablet

【组成】炒苍术、甘草、丹参、怀牛膝、寄生、炒白芍、川芎、炙五味子、蒲公英、黄精、黄连、山药、炒白术、生地、泽泻、元参、炒薏米、柴胡、丹皮、枸杞、麦冬、葛根、红参须、生石膏、茯苓、熟地、淫羊藿、黄芪、当归。(辽宁中医杂志 1984,(7))

降糖舒胶囊 jiang tang shu jiao nang

【英文名】Jiang Tang Shu Capsule(药品标准－中药成方制剂标准)

【组成】人参、枸杞子、黄芪、刺五加、黄精、益智仁、牡蛎、地黄、熟地黄、葛根、丹参、荔枝核、知母、生石膏、芡实、山药、玄参、五味子、麦冬、乌药、天花粉、枳壳。(药品标准－中药成方制剂标准1993年)

降热宝口服液 jiang re bao kou fu ye

【英文名】Jiang Re Bao Liquid

【组成】大黄等。(四川中医1990,8(8))

降脂叶袋泡茶 jiang zhi ye dai pao cha

【英文名】Jiang Zhi Ye Medicinal Instant Granule

【组成】焦麦芽、决明子、大黄等。(上海中医药杂志1993,(12))

降脂一、二号片 jiang zhi yi er hao pian

【英文名】Jiang Zhi Yi Er Tablet

【组成】降脂一号:法半夏、瓜蒌皮、生山楂、生麦芽、陈胆星、虎杖等。降脂二号:制首乌、枸杞子、桑寄生、泽泻、决明子、黑料豆、银花等。(中国医药学报1990,5(2))

弩筋散 nu jin san

【英文名】Nu Jin Powders

【组成】故败弩筋、秦艽、杜仲、大枣、干地黄、附子、当归。(中医方剂大辞典)

参丹 shen dan

【英文名】Shen Pellet

【组成】辰砂、新罗人参、大样金箔。(中医方剂大辞典)

参贝散 shen bei san

【英文名】Shen Bei Powders

【组成】沙参、贝母、桔梗、西河柳、甘草。(中医方剂大辞典)

参仁丸 shen ren wan

【英文名】Shen Ren Pill

【组成】麻仁、大黄、人参、当归。(中医方剂大辞典)

参及散 shen ji san

【英文名】Shen Ji Powders

【组成】参三七粉、白及粉。(中医函授通讯1988,(4))

参牛散 shen niu san

【英文名】Shen Niu Powders

【组成】人参、牛蒡子。(中医方剂大辞典)

参乌汤 shen wu tang

【英文名】Shen Wu Decoction

【组成】西洋参、制首乌。(中医方剂大辞典)

参艾饮 shen ai yin

【英文名】Shen Ai Drink

【组成】条参、前胡、法夏、僵蚕、桔梗、银花、陈皮、枳壳、粉草、艾叶。(中医方剂大辞典)

参末散 shen mo san

【英文名】Shen Mo Powders

【组成】苦参。(中医方剂大辞典)

参术丸 shen zhu wan

【英文名】Shen Zhu Pill

【组成】(1)人参、白术、木香、陈桔皮、干姜、桂、赤茯苓、槟榔、枳壳。(中医方剂大辞典)(2)人参、白术、干姜、甘草。(中医方剂大辞典)(3)白术、人参、茯苓、陈皮、山药、山楂肉、厚朴、神曲、泽泻、甘草。(中医方剂大辞典)(4)人参、白术、干姜、甘草、黄连、乌梅肉、川椒。(中医方剂大辞典)

参术汤 shen zhu tang

【英文名】Shen Zhu Decoction

【异名】参芪汤(中医方剂大辞典、回春);补气汤(中医方剂大辞典、嵩崖尊生)

【组成】(1)人参、白术、枳壳、赤茯苓、槟榔、肉豆蔻、柴胡。(中医方剂大辞典)(2)黄柏、当归、柴胡、升麻、人参、陈皮、青皮、神曲末、炙甘草、苍术、黄芪。(中医方剂大辞典)(3)人参、白术、山栀、香附。(中医方剂大辞典)(4)人参、白术。(中医方剂大辞典)(5)人参、苍术、栀子、香附子、白术。(中医方剂大辞典)(6)人参、白术、黄芩、黄连、黄芪、生地黄。(中医方剂大辞典)(7)人参、白术、黄芪、茯苓、甘草、陈皮。(中医方剂大辞典)(8)人参、白术、当归、白芍、半夏、陈皮、甘草。(中医方剂大辞典)

参术饮 shen zhu yin

【英文名】Shen Zhu Drink

【异名】参术散(中医方剂大辞典、广嗣纪要)

【组成】(1)四物汤加人参、白术、半夏、陈皮、甘草。(中医方剂大辞典)(2)人参、黄芪、白术、甘草、白豆蔻、陈皮、木香、地榆、升麻、粟壳、当归、砂仁、泽泻。(中医方剂大辞典)

参术散 shen zhu san

【英文名】Shen Zhu Decoction

【组成】(1)人参、白术、茯苓、山药、扁豆、干葛、藿香、丁香、甘草、诃子。(中医方剂大辞典)(2)人参、白术、干姜、白豆蔻仁、缩砂仁、丁香、桔皮、甘草。(中医方剂大辞典)(3)人参、白术、木香、茯苓、甘草、藿香叶、葛根。(中医方剂大辞典)(4)人参、白术、猪苓、干姜、泽泻、赤茯苓、木通。(中医方剂大辞典)(5)人参、白术、桂心。(中医方剂大辞典)(6)人参、白术、泽泻、麦门冬、赤茯苓、甘草梢、滑石。(中医方剂大辞典)(7)白术、人参、白茯苓、砂仁、炙甘草、薏苡仁、家莲子、真神曲、山楂肉、肉豆蔻、诃子、陈广皮、南木香。(中医方剂大辞典)(8)白术、人参、茯苓、砂仁、炙草、米仁、肉果、莲肉、橘红、木香、神曲。(中医方剂大辞典)(9)参、术、苓、草、芎、归、芍、生地、广皮、牡丹皮、知母、香附。(中医方剂大辞典)(10)人参、桑白皮、白术、诃子、白茯苓、桔梗、甘草、大腹子。(中医方剂大辞典)

参术膏 shen zhu gao

【英文名】Shen Zhu Plaster

【异名】参术汤(中医方剂大辞典、万氏女科);参术饮(中医方剂大辞典、产孕集)

【组成】(1)人参、白术、桃仁、陈皮、黄芪、茯苓、甘草。(中医方剂大辞典)(2)人参、白术。(中医方剂大辞典)(3)人参、白术、薏苡仁、莲肉、黄芪、茯苓、神曲、泽泻、甘草。(中医方剂大辞典)(4)上好人参、云片白术、淮庆熟地。(中医方剂大辞典)

参归丸 shen gui wan

【英文名】Shen Gui Pill

【组成】(1)人参、熟艾、石蒲、白术、扁豆、白芍、川芎、山药、吴茱萸。(中医方剂大辞典)(2)人参、当归、大黄、瞿麦、赤芍药、苦葶苈、白茯苓、桂心。(中医方剂大辞典)(3)苦参、当归。(中医方剂大辞典)

参归汤 shen gui tang

【英文名】Shen Gui Decoction

【异名】参归化毒汤(中医方剂大辞典、片玉豆疹)

【组成】(1)人参、当归、荆芥。(中医方剂大辞典)(2)当归、炮姜、人参、白芍、川芎、炙草。(中医方剂大辞典)(3)川芎、当归、人参、干姜、肉桂。(中医方剂大辞典)(4)黄芪、甘草、生地黄、柴胡、草豆蔻仁、升麻、当归身、熟地黄、人参、益智仁、红花。(中医方剂大辞典)(5)当归、人参、黄芪、白术、甘草、川芎、陈皮、茯苓。(中医方剂大辞典)(6)黄芪、人参、当归、牛蒡子、甘草。(中医方剂大辞典)(7)人参、归身、酒芍。(中医方剂大辞典)

参归饮 shen gui yin

【英文名】Shen Gui Drink

【组成】(1)人参、当归、寄生、淮生、准熟条芩、香附、茯苓、阿胶、川芎、生甘草、白芍、黄芪、黄杨叶、生姜。(中医方剂大辞典)(2)人参、当归、炮姜、附子、枣仁。(中医方剂大辞典)

参归散 shen gui san

【英文名】Shen Gui Powders

【组成】知母、人参、秦艽、北柴胡、鳖甲、前胡、乌梅、地骨皮、川常山、川归、甘草、白茯苓。(中医方剂大辞典)

参冬饮 shen dong yin

【英文名】Shen Dong Drink

【异名】参麦饮(中医方剂大辞典、症因脉治)

【组成】人参、麦门冬。(中医方剂大辞典)

参半丸 shen ban wan

【英文名】Shen Ban Pill

【组成】半夏、人参、藿香、甘草、丁香、诃子。(中医方剂大辞典)

参白汤 shen bai tang

【英文名】Shen Bai Decoction

【组成】白人参、苦参、丹参、白茅根、黄芪、麦冬、桔梗、柴胡、炙甘草。(中医药学报 1993,(4))

参龙丸 shen long wan

【英文名】Shen Long Pill

【组成】生地、玄参、生山楂、乌梅、沙参、薄荷冰。(山东中医杂志 1990,(5))

参地煎 shen di jian

【英文名】Shen Di Decoction

【组成】生地、党参、百草霜。(中医方剂大辞典)

参芍片 shen shao pian

【英文名】Shen Shao Tablet

【组成】人参茎叶皂甙、白芍。

参芍汤 shen shao tang

【英文名】Shen Shao Decoction

【组成】人参、白芍、附子、茯苓、炙甘草、五味子。(中医方剂大辞典)

参芎汤 shen xiong tang

【英文名】Shen Xiong Decoction

【组成】人参、川芎、甘草、白术、白茯苓、北芍药、白豆蔻仁、当归、黄芪、肉桂、罂粟壳、五味子。(中医方剂大辞典)

参曲散 shen qu san

【英文名】Shen Qu Powders

【组成】人参、白茯苓、枳壳、桂、厚朴、甘草、陈曲、诃黎勒皮、白术、京三棱、干姜、白槟榔、木香。(中医方剂大辞典)

参竹丸 shen zhu wan

【英文名】Shen Zhu Pill

【组成】党参、玉竹。(辽宁中医杂志 1980,(1))

参竹汤 shen zhu tang

【英文名】Shen Zhu Decoction

【组成】麦冬、人参、竹叶、甘草、半夏、小麦、粳米、陈皮、生姜。(中医方剂大辞典)

参朱丸 shen zhu wan

【英文名】Shen Zhu Pill

【异名】参砂丸(中医方剂大辞典、卫生宝鉴)

【组成】人参、蛤粉、朱砂。(中医方剂大辞典)

参麦汤 shen mai tang

【英文名】Shen Mai Decoction

【组成】(1)麻黄根、牡蛎、浮小麦、黄芪、人参、麦冬、川芎、赤芍、生地、当归、甘草、陈皮、香附、防风、丹皮、葱白。(中医方剂大辞典)(2)人参、干麦冬、生山药、清半夏、牛蒡子、苏子、生杭芍、甘草。(中医方

剂大辞典)

参远汤 shen yuan tang

【英文名】Shen Yuan Decoction

【组成】人参、茯苓、白芍、黄连、甘草。(中医方剂大辞典)

参杞片 shen qi pian

【英文名】Shen Qi Tablet(药品标准－中药成方制剂标准)

【组成】党参、枸杞子。(药品标准－中药成方制剂标准1997年)

参杞汤 shen qi tang

【英文名】Shen Qi Decoction

【组成】人参、当归、熟地、杞子、山萸肉、麦冬、阿胶、肉桂、黑荆芥。(中医方剂大辞典)

参杞酒 shen qi jiu

【英文名】Shen Qi Wine(药品标准－中药成方制剂标准)

【组成】党参、枸杞子。(药品标准－中药成方制剂标准1993年)

参花汤 shen hua tang

【英文名】Shen Hua Decoction

【组成】金银花、人参。(中医方剂大辞典)

参花散 shen hua san

【英文名】Shen Hua Powders

【组成】人参、天花粉。(中医方剂大辞典)

参芦汤 shen lu tang

【英文名】Shen Lu Decoction

【异名】人参芦汤(中医方剂大辞典、格致余论)

【组成】人参芦。(中医方剂大辞典)

参苏丸 shen su wan

【英文名】Shen Su Pill

【组成】党参、紫苏叶。((81)川卫药准字－1324号)

参苏片 shen su pian

【英文名】Shen Su Tablet(药品标准－中药成方制剂标准)

【组成】党参、紫苏叶、葛根、前胡、茯苓、姜半夏、陈皮、枳壳、桔梗、甘草、木香、大枣、生姜。(药品标准－中药成方制剂标准1993年)

参苏饮 shen su yin

【英文名】Shen Su Drink

【组成】(1)紫苏、陈皮、桔梗、半夏、前胡、干葛、甘草、枳壳。(中医方剂大辞典)(2)人参、半复、苏叶、陈皮、赤茯苓、甘草、枳壳、干葛、前胡、柴胡、香附、山楂肉。(中医方剂大辞典)(3)人参、紫苏叶、桔梗、干姜、前胡、陈皮、茯苓、枳壳、半夏、木香。(中医方剂大辞典)(4)人参、苏梗、桔梗、前胡、半夏、干葛、陈皮、枳壳、杏仁、木香、甘草、茯苓。(中医方剂大辞典)(5)紫苏、陈皮、半夏、茯苓、干葛、前胡、桔梗、甘草、人参。(中医方剂大辞典)(6)人参、蕲艾、川芎、当归、条芩、生术、陈皮、紫苏、生甘草、阿胶。(中医方剂大辞典)(7)人参、紫苏、桑皮、桔梗、贝母、甘草、天冬、麻黄、赤苓。(中医方剂大辞典)(8)人参、苏木。(中医方剂大辞典)(9)前胡、人参、紫苏叶、茯苓、桔梗、木香、半夏、陈皮、枳壳、甘草。(中医方剂大辞典)(10)人参、紫苏、半夏、桔梗、杏仁、麻黄、荆芥、陈皮、防风、甘草、桑白皮。(中医方剂大辞典)(11)人参、紫苏、枳壳、桔梗、干葛、前胡、桑皮、贝母、茯苓、甘草、橘红、生姜。(中医方剂大辞典)(12)人参、紫苏叶、前胡、半夏、葛根、茯苓、桔梗、枳壳、陈皮、甘草、羌活、苍术。(中医方剂大辞典)

参杏膏 shen xing gao

【英文名】Shen Xing Ointment

【组成】(1)人参、杏仁、川升麻、甘草。(中医方剂大辞典)(2)人参、款冬花、诃子、贝母、五味子、桑白皮、紫菀、杏仁、阿胶、茯苓、甘草。(中医方剂大辞典)(3)人参、阿胶、杏仁、款冬花、五味子、甘草、诃子、贝母。(中医方剂大辞典)

参芪丸 shen qi wan

【英文名】Shen Qi Pill(药品标准－中药成方制剂标准)

【组成】(1)党参、黄芪。(药品标准－中药成方制剂标准1992年)(2)真黄芪、苦参、茅苍术。(中医方剂大辞典)

参芪片 shen qi pian

【英文名】Shen Qi Tablet(药品标准－中药成方制剂标准)

【组成】黄芪、党参。(药品标准－中药成方制剂标准1994年)

参芪膏 shen qi gao

【英文名】Shen Qi Concentrated Decoction(药品标准－中药成方制剂标准)

【组成】党参、黄芪。(药品标准－中药成方制剂标准1998年)

参连丸 shen lian wan

【英文名】Shen Lian Pill

【组成】(1)艾叶、干姜、宣黄连、木香、乌梅、酸石榴皮、地榆、百草霜、当归、龙骨、赤石脂、诃子、阿胶、罂粟壳。(中医方剂大辞典)(2)苦参、黄连、栝楼根、牡蛎、知母、麦门冬。(中医方剂大辞典)

参连汤 shen lian tang

【英文名】Shen Lian Decoction

【组成】(1)沙参、黄连。(中医方剂大辞典)(2)苦参、黄连、阿胶。(中医方剂大辞典)(3)人参、姜炒黄连。(中医方剂大辞典)(4)人参、川连、粳米、石莲

肉。(中医方剂大辞典)

参连散 shen lian san

【英文名】Shen Lian Powders

【组成】(1)人参、黄连、麝香、冰片。(中医方剂大辞典)(2)人参、胡黄连、黄连、丹砂、雄黄。(中医方剂大辞典)

参角丸 shen jiao wan

【英文名】Shen Jiao Pill

【组成】苦参、肥皂角。(中医方剂大辞典)

参龟丸 shen gui wan

【英文名】Shen Gui Pill

【组成】人参、瓦松、茯苓、活龟。(中医方剂大辞典)

参诃饮 shen he yin

【英文名】Shen He Drink

【组成】诃子、白术、黄芪、白茯苓、人参、半夏曲、陈皮、五味子、甘草、款冬花。(中医方剂大辞典)

参诃散 shen he san

【英文名】Shen He Powders

【组成】生诃子皮、人参。(中医方剂大辞典)

参灵丸 shen ling wan

【英文名】Shen Ling Pill

【组成】苦参、荆芥、防风、牛膝、威灵仙、蒺藜、胡麻、壬子、闹羊花。(中医方剂大辞典)

参附汤 shen fu tang

【英文名】Shen Fu Decoction

【组成】(1)人参、附子、青黛。(中医方剂大辞典)(2)人参、附子。(中医方剂大辞典)(3)人参、绵附、肉豆蔻。(中医方剂大辞典)(4)川当归、川芎、北防风、北芍药、陈皮、白桂、大附子、黄芪、人参、沉香、益智仁、白姜、宿砂、白豆蔻、肉豆蔻、北五味子、南木香、沉香、甘草。(中医方剂大辞典)(5)参芪汤加附子。(中医方剂大辞典)(6)人参、附子、羌活、防风、麻黄。(中医方剂大辞典)(7)大附子、人参、丁香。(中医方剂大辞典)(8)人参、当归、肉桂、黄芪、白术、熟地、制附、炙草。(中医方剂大辞典)(9)人参、制附子、刀豆子。(中医方剂大辞典)

参附青 shen fu qing

【英文名】Shen Fu Qing Injection

【组成】红参、附子、青皮。(中国医药学报 1988,3(1))

参附散 shen fu san

【英文名】Shen Fu Powders

【组成】人参、附子、麻黄、干姜、细辛、防己、甘草、五味子、独活。(中医方剂大辞典)

参苓丸 shen ling wan

【英文名】Shen Ling Pill

【组成】(1)藕节、皂角肉、人参、白茯苓、石莲肉。(中医方剂大辞典)(2)人参、赤茯苓、菖蒲、远志、地骨皮、牛膝。(中医方剂大辞典)(3)人参、赤茯苓、干姜、桂、甘草、细辛、芍药、枳壳、诃黎勒皮、槟榔。(中医方剂大辞典)(4)人参、天南星、赤茯苓、半夏、生姜、晋矾。(中医方剂大辞典)(5)人参、赤茯苓、细辛、枳壳、熟干地黄、当归、麦门冬、附子、干姜、大黄、厚朴、桂、甘草、乌头、桔梗、紫菀、蜀椒。(中医方剂大辞典)

参苓汤 shen ling tang

【英文名】Shen Ling Decoction

【组成】(1)丁香、诃肉、青皮、陈皮、白术、茯苓、人参、肉豆蔻、甘草。(中医方剂大辞典)(2)人参、茯苓、藿香、干姜、白芷、缩砂、甘草、粘米。(中医方剂大辞典)(3)参、苓、术、草、芎、归、芍、木香、香附、延胡、薏苡。(中医方剂大辞典)

参苓饮 shen ling yin

【英文名】Shen Ling Drink

【组成】茯苓、人参、白术、枳实、桔皮。(中医方剂大辞典)

参苓散 shen ling san

【英文名】Shen Ling Powders

【组成】(1)人参、白茯苓、黑豆黄、陈桔皮、京三棱、青桔皮、麦蘖、木香、甘草。(中医方剂大辞典)(2)人参、白茯苓、藿香叶、丁香枝、甘草、葛根。(中医方剂大辞典)(3)人参、茯苓、白附子、羌活、甘草、芍药、白术、犀角屑、京芎、藿香。(中医方剂大辞典)(4)白术、人参、茯苓、紫苏子、甘草、木香。(中医方剂大辞典)(5)人参、茯苓、川芎、甘草、芍药、黄芪、青皮。(中医方剂大辞典)(6)人参、茯苓、山药、干草、麦门冬、黑附子、桔梗、甘草、莲子心、木香、藿香。(中医方剂大辞典)(7)人参、茯苓、甘草。(中医方剂大辞典)(8)人参、茯苓、白术、桔梗、橘红、香白芷、当归、川芎、半夏、厚朴、官桂、枳壳、干姜、麻黄、甘草。(中医方剂大辞典)(9)人参、茯苓、甘草、白术、黄芩、干葛。(中医方剂大辞典)(10)人参、茯神、麻黄、白术、干葛、白芍药、升麻、甘草。(中医方剂大辞典)(11)酸枣仁、人参、白茯苓。(中医方剂大辞典)(12)人参、白术、猪苓、泽泻、干姜、赤茯苓、木通。(中医方剂大辞典)(13)人参、白茯苓、莲肉、薏苡仁、甘草、芡实粉、砂仁、白扁豆、桔梗。(中医方剂大辞典)(14)人参、麻黄、甘草、款冬花、小半夏、葶苈、马兜铃。(中医方剂大辞典)

参苓粥 shen ling zhou

【英文名】Shen Ling Gruel

【组成】人参、白茯苓、粳米、生姜。(中医方剂大辞典)

参苓膏 shen ling gao

【英文名】Shen Ling Plaster

【组成】人参、白术、茯苓、白豆蔻、山药、木香、砂仁、肉

豆蔻、甘草。(中医方剂大辞典)

参枣丸 shen zao wan

【英文名】Shen Zao Pill

【组成】人参、酸枣仁、辰砂、乳香。(中医方剂大辞典)

参知散 shen zhi san

【英文名】Shen zhi Powders

【组成】人参、知母、麦冬、栀子仁、甘草、条芩、蒌仁、犀角。(中医方剂大辞典)

参乳丸 shen ru wan

【英文名】Shen Ru Pill

【组成】(1)人参、当归、乳香。(中医方剂大辞典)(2)人参末、人乳粉。(中医方剂大辞典)

参乳汤 shen ru tang

【英文名】Shen Ru Decoction

【组成】人参、人乳。(中医方剂大辞典)

参星汤 shen xing tang

【英文名】Shen Xing Decoction

【组成】人参、南星。(中医方剂大辞典)

参柏饮 shen bai yin

【英文名】Shen Bai Drink

【组成】人参、侧柏叶。(中医方剂大辞典)

参柏糊 shen bai hu

【英文名】Shen Bai Paste

【组成】沙参、侧柏叶。(中医方剂大辞典)

参茯膏 shen fu gao

【英文名】Shen Fu Plaster

【组成】人参、陈皮、白茯苓、生地黄、麦门冬。(中医方剂大辞典)

参茵汤 shen yin tang

【英文名】Shen Yin Decoction

【组成】生晒参、苦参、茵陈、琥珀。(福建中医药 1993,24(5))

参茸丸 shen rong wan

【英文名】Shen Rong Pill

【异名】滋补参茸丸(中医方剂大辞典)

【组成】熟地、龟版、山药、归身、益智、茯神、元肉、茅术、牛膝、故纸、枸杞、辰砂、远志、焦栀、草梢、酒柏、柏仁、枣仁、酒母、山参、鹿茸、琥珀、贡桂、盐。(中医方剂大辞典)

参茸片 shen rong pian

【英文名】Shen Rong Tablet(药品标准－中药成方制剂标准)

【组成】人参、鹿茸。(药品标准－中药成方制剂标准 1998 年)

参茸汤 shen rong tang

【英文名】Shen Rong Decoction

【组成】人参、鹿茸、附子、当归、茴香、菟丝子、杜仲。(中医方剂大辞典)

参茸酒 shen rong jiu

【英文名】Shen Rong Wine(药品标准－中药成方制剂标准)

【组成】菟丝子、牛膝、熟地黄、肉苁蓉、鹿茸、人参、附子、黄芪、五味子、茯苓、山药、当归、龙骨、远志、红曲。(药品标准－中药成方制剂标准 1998 年)

参砂膏 shen sha gao

【英文名】Shen Sha Plaster

【组成】(1)朱砂、人参、南星、茯神、远志肉、天麻、白附子、僵蚕、硼砂、麝香。(中医方剂大辞典)(2)朱砂、牙消、雄黄、麝香、金银箔、真白附子、枳壳、川芎、白茯苓、人参、黄连、远志肉。(中医方剂大辞典)

参香丸 shen xiang wan

【英文名】Shen Xiang Decoction

【组成】(1)乳香、木香、石菖蒲、人参、良姜。(中医方剂大辞典)(2)苦参、木香、甘草。(中医方剂大辞典)(3)辰砂、人参、乳香。(中医方剂大辞典)

参香汤 shen xiang tang

【英文名】Shen Xiang Decoction

【组成】藿香、人参、茯苓、木香、丁香、丁皮、青皮、甘草。(中医方剂大辞典)

参香饮 shen xiang yin

【英文名】shen xiang Drink

【异名】参香散(中医方剂大辞典、幼科类萃)

【组成】人参、沉香、丁香、藿香、南木香。(中医方剂大辞典)

参香散 shen xiang san

【英文名】Shen Xiang Powders

【组成】(1)人参、丁香。(中医方剂大辞典)(2)人参、木香、荜茇、半夏、芍药、大腹、高良姜、丁香、桂、芎䓖、青桔皮。(中医方剂大辞典)(3)罂粟壳、木香、人参、乳香。(中医方剂大辞典)(4)人参、官桂、甘草、半夏、桔梗、枳实、陈皮、桑白皮、青皮、麦门冬、大腹皮、紫苏子、香附子、茯苓、木香。(中医方剂大辞典)(5)人参、白术、香藿、半夏、陈皮、茯苓、扁豆。(中医方剂大辞典)

参姜汤 shen jiang tang

【英文名】Shen Jiang Decoction

【组成】人参、白芍、淮山药、当归身、干姜、甘草。(中医方剂大辞典)

参姜饮 shen jiang yin

【英文名】Shen Jiang Drink

【组成】(1)人参、炙甘草、干姜。(中医方剂大辞典)(2)人参、生姜。(中医方剂大辞典)

参桂汤 shen gui tang

【英文名】Shen Gui Decoction

【组成】(1)人参、桂、泽泻、甘草、陈桔皮、麦门冬、半夏。(中医方剂大辞典)(2)高丽参、萸肉、淮山、茯苓、菟丝饼、肉桂。(中医方剂大辞典)

参桂饮 shen gui yin

【英文名】Shen Gui Drink

【组成】(1)熟地、党参、肉桂、泽泻、白芍、淮山。(中医方剂大辞典)(2)条参、银花、法夏、僵蚕、肉桂、陈皮、砂仁、粉草、生姜。(中医方剂大辞典)

参桂酒 shen gui jiu

【英文名】Shen Gui Wine

【组成】人参、龙眼肉。((86)闽卫药准字 20412 号)

参桔丸 shen jie wan

【英文名】Shen Jie Pill

【组成】人参、桔梗、陈皮。(中医方剂大辞典)

参桔散 shen ju san

【英文名】Shen Ju Powders

【组成】人参、桔皮、白术、茯苓、麦芽、炙草、生姜、竹茹、粳米。(中医方剂大辞典)

参莲汤 shen lian tang

【英文名】Shen Lian Decoction

【组成】莲子、人参。(中医方剂大辞典)

参莲饮 shen lian yin

【英文名】Shen Lian Drink

【组成】人参、川连、谷芽、陈皮、莲肉、木香、茯苓。(中医方剂大辞典)

参芪汤 shen qi tang

【英文名】Shen Qi Decoction

【组成】(1)人参、黄芪、薄荷、黄连、连翘、防风、升麻。(中医方剂大辞典)(2)赤茯苓、生干地黄、黄芪、桑螵蛸、地骨皮、人参、北五味子、菟丝子、甘草。(中医方剂大辞典)(3)人参、桔梗、天花粉、甘草、白芍药、绵芪、白茯苓、北五味子。(中医方剂大辞典)(4)人参、甘草、白扁豆、干葛、茯苓、陈皮、白术、黄芪、山药、半夏。(中医方剂大辞典)(5)人参、黄芪、白术、茯苓、当归、熟地、甘草。(中医方剂大辞典)(6)人参、黄芪、茯苓、当归、熟地黄、白术、陈皮、升麻、肉桂、益智仁、甘草。(中医方剂大辞典)(7)人参、黄芪、当归、生地黄、白术、芍药、茯苓、升麻、桔梗、陈皮、甘草。(中医方剂大辞典)(8)人参、黄芪、麦冬、五味子、杜仲、熟地黄、山茱萸、枸杞子、川续断、荆芥、阿胶。(中医方剂大辞典)(9)人参、当归、苍术、白术、陈皮、神曲、炙草、五味子、炙芪、酒柏、升麻。(中医方剂大辞典)(10)人参、黄芪、当归、白术、白芍药、艾叶、阿胶。(中医方剂大辞典)(11)人参、生草、黄芪、当归、白芍、熟地、阿胶、紫菀、姜黄。(中医方剂大辞典)(12)条参、生黄芪、紫苏、南薄荷、麦冬、青蒿、川芎、茯苓、百合、生地、连翘。(中医方剂大辞典)

参芪散 shen qi san

【英文名】Shen Qi Powders

【组成】(1)柴胡、明阿胶、黄芪、白茯苓、紫菀茸、当归、川芎、半夏、贝母、枳壳、北梗、秦艽、甘草、人参、北五味子、羌活、防风、杏仁、款冬花、桑白皮、生鳖甲。(中医方剂大辞典)(2)人参、黄芪、当归、芍药、白术、五加皮、官桂、甘草、前胡、秦艽。(中医方剂大辞典)(3)人参、黄芪、当归、厚朴、桔梗、白芷。(中医方剂大辞典)

参芪膏 shen qi gao

【英文名】Shen Qi Plaster

【组成】西党参、蜜炙黄芪。(中医方剂大辞典)

参蚓汤 shen yin tang

【英文名】Shen Yin Decoction

【组成】人参、蚯蚓。(中医方剂大辞典)

参寄汤 shen ji tang

【英文名】Shen Ji Decoction

【组成】党参、黄芪、白术、桑寄生、续断、杜仲、女贞子、芝麻根。(河北中医学院学报 1987,2(3))

参维灵 shen wei ling

【英文名】Shen Wei Ling Powders

【组成】人参、灵芝。((82)奥卫药准字第 A－288 号)

参萸丸 shen yu wan

【英文名】Shen Yu Pill

【异名】参茱丸(中医方剂大辞典、赤水玄珠)

【组成】六一散、吴茱萸。(中医方剂大辞典)

参萸汤 shen yu tang

【英文名】Shen Yu Decoction

【组成】山药、生龙骨、山萸肉、红参、白术、桂枝、苏子、五味子、葶苈子、桔梗、炒枳壳。(陕西中医 1989,10(8))

参鹿膏 shen lu gao

【英文名】Shen Lu Concentrated Decoction(药品标准－中药成方制剂标准)

【组成】红参、鹿角胶、白术、茯苓、甘草、熟地黄、川芎、当归、白芍、续断、菟丝子、阿胶、益母草。(药品标准－中药成方制剂标准 1998 年)

参黄丹 shen huang dan

【英文名】Shen Huang Pellet

【组成】人参、胡黄连、天竺黄、干蝎、天浆子、青黛、朱砂、龙脑。(中医方剂大辞典)

参黄汤 shen huang tang

【英文名】Shen Huang Decoction

【组成】(1)大黄、人参、枳壳、槟榔、半夏、朴消、甘草、黄芩。(中医方剂大辞典)(2)别直参、生锦纹。(中医方剂大辞典)(3)人参、大黄、甘草、青皮。(中医

方剂大辞典）

参黄散 shen huang san

【英文名】Shen Huang Powders

【组成】参三七、大黄、厚朴、枳实、桃仁、归尾、赤芍、红花、川山甲、郁金、胡索、肉桂、柴胡、甘草、青皮。（中医方剂大辞典）

参翎丸 shen ling wan

【英文名】Shen Ling Pill

【异名】参毛丸（中医方剂大辞典、赤水玄珠）

【组成】纯白鹅毛、苦参皮。（中医方剂大辞典）

参麻汤 shen ma tang

【英文名】Shen Ma Decoction

【组成】玄参、升麻、犀角、干蓝、甘草。（中医方剂大辞典）

参椒汤 shen jiao tang

【英文名】Shen Jiao Decoction

【组成】苦参、花椒。（中医方剂大辞典）

参粟汤 shen su tang

【英文名】Shen Su Powders

【组成】(1)人参、陈粟米、生姜、半夏。（中医方剂大辞典）(2)人参、款冬花、罂粟壳。（中医方剂大辞典）

参硫散 shen liu san

【英文名】Shen Liu Powders

【组成】苦参、西硫黄。（中医方剂大辞典）

参雄汤 shen xiong tang

【英文名】Shen Xiong Decoction

【组成】人参、天雄、煨姜。（中医方剂大辞典）

参滑散 shen hua san

【英文名】Shen Hua Powders

【组成】地骨皮、麻黄、人参、滑石、大黄、知母、羌活、甜葶苈、甘草。（中医方剂大辞典）

参膏汤 shen gao tang

【英文名】Shen Gao Decoction

【组成】人参、石膏、知母、甘草。（中医方剂大辞典）

参漆丸 shen qi wan

【英文名】Shen Qi Pill

【异名】参山漆丸（中医方剂大辞典、饲鹤亭集方）

【组成】生大黄、真野参山漆、川郁金、真西血琥珀、怀牛膝、当归头。（中医方剂大辞典）

参熊丸 shen xiong wan

【英文名】Shen Xiong Pill

【组成】熊胆、人参。（中医方剂大辞典）

参蝎膏 shen xie gao

【英文名】Shen Xie Plaster

【组成】天浆子、天竺黄、人参、朱砂、全蝎、天麻、蝉壳、麝香。（中医方剂大辞典）

参橘丸 shen ju wan

【英文名】Shen Ju Pill

【组成】(1)桔皮、麦门冬、人参。（中医方剂大辞典）(2)桔皮、人参。（中医方剂大辞典）(3)人参、神曲、半夏、缩砂仁、麦蘖、白茯苓、橘红。（中医方剂大辞典）

参橘汤 shen ju tang

【英文名】Shen Ju Decoction

【组成】(1)人参、陈桔皮、前胡、白术、杏仁、枇杷叶、甘草。（中医方剂大辞典）(2)人参、真橘红、石莲肉、透明乳香。（中医方剂大辞典）(3)洋参、橘红。（中医方剂大辞典）

参橘饮 shen ju yin

【英文名】Shen Ju Drink

【组成】(1)人参、橘红、白术、半夏、当归、藿香、甘草、砂仁、藿香。（中医方剂大辞典）(2)人参、陈皮、厚朴、藿香、白术、淡竹茹。（中医方剂大辞典）(3)人参、白术、炙草、橘红、紫苏、麦冬、黄芩、竹茹、生姜、广香、茯苓。（中医方剂大辞典）(4)人参、白术、甘草、桔皮、当归、白芍、藿香、香附、茯苓。

参橘煎 shen ju jian

【英文名】Shen Ju Decoction

【组成】人参、橘红。（中医方剂大辞典）

参薷饮 shen ru yin

【英文名】Shen Ru Drink

【异名】却暑清健汤（中医方剂大辞典、医部全录）

【组成】白术、人参、麦冬、白芍药、白茯苓、知母、陈皮、香蕉、甘草、黄芩、五味子。（中医方剂大辞典）

参藿散 shen huo san

【英文名】Shen Huo Powders

【组成】甘草、白芷、丁皮、厚朴。（中医方剂大辞典）

参贝陈皮 shen bei chen pi

【英文名】Shen Bei Chen Pi Granule（药品标准－中药成方制剂标准）

【组成】陈皮、党参、川贝母、法半夏、甘草、乌梅、食盐。（药品标准－中药成方制剂标准 1994 年）

参归腰子 shen gui yao zi

【英文名】Shen Gui Yao Zi

【异名】参归腰子丸（中医方剂大辞典、摄生众妙方）；壮阳种子方（中医方剂大辞典、墨宝斋集验方）

【组成】人参、当归、猪腰子。（中医方剂大辞典）

参术合剂 shen zhu he ji

【英文名】Shen Zhu Mixture

【组成】党参、炒白芍、生苡仁、扁豆花、白蔻仁、甘草、怀山药、陈皮、炙鸡内金、红枣。（江西中医药 1959，(4)）

参白洗剂 shen bai xi ji

【英文名】Shen Bai Lotion

【组成】苦参、生百部、蛇床子、土槿皮、土茯苓、白鲜

皮、虎杖根、鹤虱、地肤子、川花椒、龙胆草、川黄柏、明矾、石榴皮、苍术。(现代中医 1990,3(4))

参白糖浆 shen bai tang jiang

【英文名】Shen Bai Syrup

【组成】人参、灵芝、黄芪、白花蛇舌草、山楂、陈皮、制半夏。(浙江中医杂志 1993,28(6))

参百蛇汤 shen bai she tang

【英文名】Shen Bai She Decoction

【组成】苦参、生百部、蛇床子、土茯苓、鹤虱、白鲜皮、龙胆草、川花椒、川黄柏、地肤子。(中级医刊 1986,21(5))

参苏饮子 shen su yin zi

【英文名】Shen Su Drink

【组成】人参、白术、白茯苓、甘草、紫苏叶、干木瓜、香薷叶、厚朴、半夏曲、白扁豆、陈桔皮。(中医方剂大辞典)

参杞冲剂 shen qi chong ji

【英文名】Shen Qi Medicinal Instant Granule

【组成】玄参、麦冬、枸杞子。(中国中西医结合杂志 1992,12(10))

参芪冲剂 shen qi chong ji

【英文名】Shen Qi Medicinal instant granule

【组成】人参多糖、人参皂甙、黄芪多糖。(中国新药杂志 1992,1(2))

参芪糖浆 shen qi tang jiang

【英文名】Shen Qi Syrup(药品标准-中药成方制剂标准)

【组成】党参、黄芪。(药品标准-中药成方制剂标准 1993 年)

参麦颗粒 shen mai ke li

【英文名】Shen Mai Granule(药品标准-中药成方制剂标准)

【组成】红参、南沙参、麦冬、黄精、山药、枸杞子。(药品标准-中药成方制剂标准 1997 年)

参苓饮子 shen ling yin zi

【英文名】Shen Ling Drink

【组成】(1)麦门冬、五味子、白芍药、熟地黄、黄芪、白茯苓、天门冬、人参、甘草。(中医方剂大辞典)(2)人参、莲肉、甘草、白茯苓、茯神、白术、香附子。(中医方剂大辞典)

参苓煮散 shen ling zhu san

【英文名】Shen Ling Decoction

【组成】人参、白茯苓、丁香、木香、桂、益智、青桔皮、芎䓖、蓬莪术、干姜、附子、远志、白术、厚朴、黄芪、半夏、当归、京三棱、陈曲、麦蘖、肉豆蔻、槟榔、诃藜勒。(中医方剂大辞典)

参胡饮子 shen hu yin zi

【英文名】Shen Hu Drink

【组成】人参、柴胡、黄芩、甘草、当归、大黄、白芍药、生姜、大枣子。(中医方剂大辞典)

参茸王浆 shen rong wang jiang

【英文名】Ginseng and Hartshorn Royal Jelly

【组成】(1)人参、鹿茸。((85)吉卫药准字第 430196 号)(2)人参、鹿茸。((86)吉卫药准字 330013)(3)人参、鹿茸、蜂王浆、蜂蜜。((86)吉卫药准字 430049)

参茸补酒 shen rong bu jiu

【英文名】Shen Rong Bu Wine(药品标准-中药成方制剂标准)

【组成】人参、鹿茸、熟地黄、山药、牛膝、甘草、肉桂、桑寄生、当归、党参、白术、川芎、白芍、制何首乌、龙眼肉。(药品标准-中药成方制剂标准 1998 年)

参茸阿胶 shen rong e jiao

【英文名】Shen Rong E Jiao(药品标准-中药成方制剂标准)

【组成】驴皮、当归、川芎、熟地黄、白芍、白术、茯苓、清半夏、肉桂、红花、木香、人参、鹿茸、砂仁、玉竹、白芷、陈皮、香附、地黄、麦冬、党参、甘草、牡丹皮。(药品标准-中药成方制剂标准 1998 年)

参茸药酒 shen rong yao jiu

【英文名】Sheng Rong Wine

【组成】人参、茯苓、鹿茸、黄芪、枸杞子、生地黄、何首乌、麦冬。

参茸鞭丸 shen rong bian wan

【英文名】Shen Rong Bian Pill(药品标准-中药成方制剂标准)

【组成】鹿茸、巴戟天、菟丝子、阳起石、黑顺片、砂仁、地骨皮、甘草、千家雀、淫羊藿、锁阳、青盐、韭菜子、狗鞭、貂鞭、红参、补骨脂、枸杞子、肉桂、熟地黄、石燕、杜仲、公丁香、天冬、海马、川牛膝、硫黄、驴鞭、牛鞭。(药品标准-中药成方制剂标准 1997 年)

参桂胶囊 shen gui jiao nang

【英文名】Shen Gui Capsule

【组成】红参、桂枝、川芎。((98)卫药准字 Z-156 号)

参莲胶囊 shen lian jiao nang

【英文名】Shen Lian Capsule

【组成】苦参、山豆根、半枝莲、防己、乌梅、三棱。((94)卫药准字 Z-58 号)

参梅含片 shen mei han pian

【英文名】Shen Mei Herbal pieces for Decoction

【组成】沙参、玄参、麦冬、射干、乌梅、薄荷、花粉、桔梗、甘草等。(辽宁中医杂志 1984,(11))

参鹿补片 shen lu bu pian

【英文名】Shen Lu Bu Tablet(药品标准-中药成方制剂标准)

【组成】红参、鹿肉、淫羊藿、狗脊、墨旱莲、玉竹、女贞子、熟地黄、锁阳、续断、白术、仙鹤草、党参、鸡血藤。(药品标准－中药成方制剂标准 1998 年)

参鹿补膏 shen lu bu gao

【英文名】Shen Lu Bu Concentrated Decoction(药品标准－中药成方制剂标准)

【组成】鸡血藤、女贞子、墨旱莲、仙鹤草、熟地黄、淫羊藿、狗脊、白术、锁阳、党参、续断、干鹿肉、玉竹、人参。(药品标准－中药成方制剂标准 1990 年)

参黄冲剂 shen huang chong ji

【英文名】Shen Huang Medicinal Instant Granule

【组成】人参、黄精等。(中医药学报 1989,(6))

参鳖补膏 shen bie bu gao

【英文名】Shen Bi Bu Ointment

【组成】人参、鳖、黄狗肾、巴戟天。

参三七伤药 shen san qi shang yao

【英文名】Shen San Qi Shang Yao Powders(药品标准－中药成方制剂标准)

【组成】三七、乳香、没药、白芷、山柰、制川乌、制草乌、木香、冰片、甘松、红花、儿茶、当归、香附、朱砂、自然铜、血竭、积雪草、陈皮、土鳖虫、细辛。(药品标准－中药成方制剂标准 1995 年)

参乌洽氟丸 shen wu qia fu wan

【英文名】Shen Wu Qia Fu Pill

【组成】首乌、丹参、白术、党参、桑寄生、木香、滑石、甘草、独活、秦艽、细辛、川断。(内蒙古中医药 1988,(4))

参五秦艽汤 shen wu qin jiao tang

【英文名】Shen Wu Qin Jiao Decoction

【组成】当归、赤芍、苍术、生地黄、萆薢、黑狗脊、川芎、羌活、秦艽、川独活、五加皮、黄连、黄柏、红花、黄芩、黄芪、人参、牛膝、杜仲、生甘草。(中医方剂大辞典)

参贝六贤散 shen bei liu xian san

【英文名】Shen Bei Liu Xian Powders

【组成】制半夏、玄参、甘草、姜制南星、青盐、陈皮。(中医方剂大辞典)

参贝北瓜膏 shen bei bei gua gao

【英文名】Shen Bei Bei Gua Concentrated Decoction(药品标准－中药成方制剂标准)

【组成】北瓜、党参、浙贝母、南沙参、干姜。(药品标准－中药成方制剂标准 1992 年)

参术二仁汤 shen zhu er ren tang

【英文名】Shen Zhu Er Ren Decoction

【组成】人参、茯神、炒枣仁、白芍、远志、半夏、砂仁。(中医方剂大辞典)

参术二香汤 shen zhu er xiang tang

【英文名】Shen Zhu Er Xiang Decoction

【组成】人参、香薷、甘草、砂仁、神曲、白术、陈皮、藿香。(中医方剂大辞典)

参术大补丸 shen zhu da bu wan

【英文名】Shen Zhu Da Bu Pill

【组成】人参、白术、白茯苓、陈皮、莲肉、归身、炙草、山药、砂仁、川芎、石菖蒲。(中医方剂大辞典)

参术内托散 shen zhu nei tuo san

【英文名】Shen Zhu Nei Tuo Powders

【组成】人参、白术、粉草、犀角、贝母、黄连、防风、黄芩、羌活、桔梗、当归、生地、白芍、前胡、天花粉。(中医方剂大辞典)

参术六味丸 shen zhu liu wei wan

【英文名】Shen Zhu Liu Wei Pill

【组成】生地黄、萸肉、淮药、丹皮、泽泻、泡参、白术、茯苓。(中医方剂大辞典)

参术半夏汤 shen zhu ban xia tang

【英文名】Shen Zhu Ban Xia Decoction

【组成】人参、白术、茯苓、陈皮、甘草、薄荷、半夏、天麻、细辛、全蝎。(中医方剂大辞典)

参术加桂汤 shen zhu jia gui tang

【英文名】Shen Zhu Jia Gui Decoction

【组成】(1)人参、白术、肉桂。(中医方剂大辞典)(2)茯苓、白术、肉桂、人参。(中医方剂大辞典)

参术去湿汤 shen zhu qu shi tang

【英文名】Shen Zhu Qu Shi Deccction

【组成】人参、白术、甘草、半夏、附子、山药、薏仁、砂仁。(中医方剂大辞典)

参术地黄汤 shen zhu di huang tang

【英文名】Shen Zhu Di Huang Decoction

【组成】人参、熟地黄、白术、当归、川芎、黄芪、麦冬、茯苓、炙甘草、五味子、陈皮。(中医方剂大辞典)

参术地黄膏 shen zhu di huang gao

【英文名】Shen Zhu Di Huang Plaster

【组成】党参、冬术、熟地、茯苓、淮山药、炙甘草、炒当归、炒白芍、炙黄芪、阿胶、杜仲、远志、广木香、广皮、桂圆肉、黑枣、生姜。(中医方剂大辞典)

参术芍甘汤 shen zhu shao gan tang

【英文名】Shen Zhu Shao Gan Decoction

【组成】参、赤、苓、术、草、芎、归、地、白芍、木香、陈皮、乌药。(中医方剂大辞典)

参术芎归汤 shen zhu xiong gui tang

【英文名】Shen Zhu Xiong Gui Decoction

【组成】补中益气汤去柴胡加白芍、川芎、白茯。(中医方剂大辞典)

参术壮气汤 shen zhu zhuang qi tang

【英文名】Shen Zhu Zhuang Qi Decoction

【组成】人参、生白术、黄芪、桂枝、当归、甘草、煨姜、南

枣。(中医方剂大辞典)

参术启脾丸 shen zhu qi pi wan

【英文名】Shen Zhu Qi Pi Pill

【组成】人参、白术、黄芪、白茯苓、山药、甘草、陈皮、黄连、法制半夏粉、砂仁、神曲、白芍药、山楂肉、藿香、麦门冬。(中医方剂大辞典)

参术连草汤 shen zhu lian cao tang

【英文名】Shen Zhu Lian Cao Decoction

【组成】党参、白术、黄连、甘草。(国医论坛 1991,(3))

参术附子汤 shen zhu fu zi tang

【英文名】Shen Zhu Fu Zi Decoction

【组成】人参、白术、附子。(中医方剂大辞典)

参术附半汤 shen zhu fu ban tang

【英文名】Shen Zhu Fu Ban Decoction

【组成】人参、附子、半夏、白术。(中医方剂大辞典)

参术附枣汤 shen zhu fu zao tang

【英文名】Shen Zhu Fu Zao Decoction

【组成】人参、白术、附子、炒枣仁。(中医方剂大辞典)

参术附桂汤 sheng zhu fu gui tang

【英文名】Shen Zhu Fu Gui Decoction

【组成】人参、白术、附子、肉桂、干姜。(中医方剂大辞典)

参术和脾饮 shen zhu he pi yin

【英文名】Shen Zhu He Pi Drink

【组成】西党参、于术、银花、桔皮、嫩桑芽。(中医方剂大辞典)

参术实脾汤 shen zhu shi pi tang

【英文名】Shen Zhu Shi Pi Decoction

【组成】白术、人参、肉果、白茯、白芍、陈皮、甘草。(中医方剂大辞典)

参术举胎饮 shen zhu ju tai yin

【英文名】Shen Zhu Ju Tai Drink

【组成】当归、地黄、川芎、芍药、炙草、人参、白术、陈皮、茯苓、生姜。(中医方剂大辞典)

参术养胎饮 shen zhu yang tai yin

【英文名】Shen Zhu Yang Tai Drink

【组成】人参、白术、茯苓、炙甘草、归身、白芍、阿胶、陈皮。(中医方剂大辞典)

参术姜桂饮 shen zhu jiang gui yin

【英文名】Shen Zhu Jiang Gui Drink

【组成】人参、白术、干姜、桂、茯苓、扁豆、山药、陈皮、甘草。(中医方剂大辞典)

参术香莲汤 shen zhu xiang lian tang

【英文名】Shen Zhu Xiang Lian Decoction

【组成】广木香、黄连、人参、白术、甘草、茯苓、枳实。(中医方剂大辞典)

参术健脾丸 shen zhu jian pi wan

【英文名】Shen Zhu Jian Pi Pill

【组成】(1)人参、陈皮、白术、麦芽、山楂、枳实。(中医方剂大辞典)(2)苍术、人参、白术、白茯苓、干山药、破故纸、枸杞子、菟丝子、莲肉、川楝子、五味子、川牛膝、川椒、小茴香、陈皮、木香、远志。(中医方剂大辞典)(3)人参、白术、陈皮、茯苓、当归、白芍、炙草、大枣。(中医方剂大辞典)

参术健脾汤 shen zhu jian pi tang

【英文名】Shen Zhu Jian Pi Decoction

【异名】参术健脾散(中医方剂大辞典、准绳·类方)

【组成】(1)人参、白术、白茯苓、厚朴、陈皮、山楂肉、枳实、白芍药、神曲、麦芽、缩砂、甘草。(中医方剂大辞典)(2)人参、白茯苓、陈皮、半夏、缩砂仁、厚朴、白术、炙甘草。(中医方剂大辞典)(3)人参、白术、白茯苓、陈皮、白芍药、当归、炙甘草。(中医方剂大辞典)(4)人参、橘红、茯苓、白蔻仁、山楂、麦芽、藿香、白术、白芍、山药。(中医方剂大辞典)

参术柴苓汤 shen zhu chai ling tang

【英文名】Shen Zhu Chai Ling Decoction

【组成】人参、白术、茯苓、陈皮、柴胡、升麻、山栀、钩藤钩、甘草。(中医方剂大辞典)

参术莲子饮 shen zhu lian zi yin

【英文名】Shen Zhu Lian Zi Drink

【组成】人参、焦术、茯苓、当归、炒芍、炙甘草、陈皮、升麻、山药、莲子、姜。(中医方剂大辞典)

参术调中汤 shen zhu tiao zhong tang

【英文名】Shen Zhu Tiao Zhong Decoction

【组成】(1)白术、黄芪、桑白皮、甘草、人参、麦门冬、青皮、陈皮、地骨皮、白茯苓、五味子。(中医方剂大辞典)(2)人参、黄芪、当归身、厚朴、益智仁、草豆蔻、木香、白术、甘草、神曲、麦蘖面、桔皮。(中医方剂大辞典)

参术调元膏 shen zhu tiao yuan gao

【英文名】Shen Zhu Tiao Yuan Plaster

【组成】雪白术、拣参。(中医方剂大辞典)

参术调脾散 shen zhu tiao pi san

【英文名】Shen Zhu Tiao Pi Powders

【组成】人参、白术、茯苓、诃子肉、白芍、神曲、白扁豆、砂仁、苡仁、炙草、山楂、豆蔻霜、家莲子。(中医方剂大辞典)

参术陷胸汤 shen zhu xian xiong tang

【英文名】Shen Zhu Xian Xiong Decoction

【组成】人参、白术、茯苓、橘红、半夏、瓜蒌、黄连、甘草。(中医方剂大辞典)

参术遇仙丹 shen zhu yu xian dan

【英文名】Shen Zhu Yu Xian Pellet

【组成】人参、白术、川芎、皂角刺、藁本、蝉壳、天麻、羌活、独活、细辛、紫参、丹参、沙参、知母、玄参、当归、荆芥穗、红花、苍术、川山甲、僵蚕、蜈蚣、漏芦、萆薢、石斛、秦艽、乳香、没药、血竭、麝香、木香、地龙、苦参皮。(中医方剂大辞典)

参甘苓夏汤 shen gan ling xia tang

【英文名】Shen Gan Ling Xia Decoction

【组成】人参、茯苓、半夏、甘草。(中医方剂大辞典)

参仙升脉液 shen xian sheng mai ye

【英文名】Shen Xian Sheng Mai Decoction

【组成】人参、仙灵脾、补骨脂、丹参。(中国中西医结合杂志 1993,13(9))

参归三圣汤 shen gui san sheng tang

【英文名】Shen Gui San Sheng Decoction

【组成】当归、人参、肉桂、玄胡。(中医方剂大辞典)

参归三圣散 shen gui san sheng san

【英文名】Shen Gui San Sheng Powders

【组成】舒筋三圣散去延胡索、人参。(中医方剂大辞典)

参归大补汤 shen gui da bu tang

【英文名】Shen Gui Da Bu Decoction

【异名】参芪大补汤(中医方剂大辞典、活幼心法)

【组成】人参、当归、蜜炙黄芪、川芎、桔梗、山楂肉、炙甘草、防风、白芷、姜炒、厚朴、紫草茸、南木香。(中医方剂大辞典)

参归升麻汤 shen gui sheng ma tang

【英文名】Shen Gui Sheng Ma Decoction

【组成】人参、当归、生地黄、赤茯苓、猪苓、泽泻、山栀、枳壳、牛膝、黄柏、知母、升麻、甘草。(中医方剂大辞典)

参归生化汤 shen gui sheng hua tang

【英文名】Shen Gui Sheng Hua Decoction

【组成】川芎、当归、炙草、人参、黄芪、肉桂、马蹄香。(中医方剂大辞典)

参归芍药汤 shen gui shao yao tang

【英文名】Shen Gui Shao Yao Decoction

【组成】(1)人参、当归、茯苓、白术、砂仁、山药、陈皮、甘草。(中医方剂大辞典)(2)人参、甘草、当归、芍药。(中医方剂大辞典)

参归助液汤 shen gui zhu ye tang

【英文名】Shen Gui Zhu Ye Decoction

【组成】人参、当归、熟地、白芍、麦冬、五味。(中医方剂大辞典)

参归羌活汤 shen gui qiang huo tang

【英文名】Shen Gui Qiang Huo Decoction

【组成】党参、羌活、独活、当归、川芎、藿香、炙草、紫苏。(中医方剂大辞典)

参归补阴汤 shen gui bu yin tang

【英文名】Shen Gui Bu Yin Decoction

【组成】人参、白术、当归、陈皮、黄柏、元参。(中医方剂大辞典)

参归补益汤 shen gui bu yi tang

【英文名】Shen Gui Bu Yi Decoction

【组成】人参、蜜芪、当归身、白芍、大川芎、肉桂、山楂肉、熟地。(中医方剂大辞典)

参归固胎丸 shen gui gu tai wan

【英文名】Shen Gui Gu Tai Pill

【组成】当归身、川芎、条芩、白术、杜仲、续断、人参、砂仁。(中医方剂大辞典)

参归承气汤 shen gui cheng qi tang

【英文名】Shen Gui Cheng Qi Decoction

【组成】枳实、川朴、川大黄、党参、当归身、神曲、山楂。(中医方剂大辞典)

参归转天汤 shen gui zhuan tian tang

【英文名】Shen Gui Zhuan Tian Decoction

【组成】人参、当归、川芎、牛膝、升麻、附子。(中医方剂大辞典)

参归降子汤 shen gui jiang zi tang

【英文名】Shen Gui Jiang Zi Decoction

【组成】当归、人参、川芎、牛膝、红花、柞木枝。(中医方剂大辞典)

参归保母汤 shen gui bao mu tang

【英文名】Shen Gui Bao Mu Decoction

【组成】人参、当归、牛膝、乳香。(中医方剂大辞典)

参归养荣汤 shen gui yang rong tang

【英文名】Shen Gui Yang Rong Decoction

【组成】(1)人参、当归、川芎、白芍、熟地黄、白术、白茯苓、陈皮、甘草。(中医方剂大辞典)(2)人参、当归、茯苓、白术、陈皮、砂仁、厚朴、山药、莲肉、芍药、熟地黄、甘草。(中医方剂大辞典)(3)人参、当归、熟地黄、白术、茯苓、白芍、陈皮、黄柏、知母、牛膝、杜仲、破故纸、甘草。(中医方剂大辞典)(4)人参、半夏、生姜、甘草、白芍、当归、生地、熟地、大枣。(中医方剂大辞典)

参归荆防汤 shen gui jing fang tang

【英文名】Shen Gui Jing Fang Decoction

【组成】党参、陈皮、防风、归身、荆芥、炙草、红枣、生姜。(中医方剂大辞典)

参归荆芥汤 shen gui jing jie tang

【英文名】Shen Gui Jing Jie Decoction

【组成】人参、荆芥、当归。(中医方剂大辞典)

参归益元汤 shen gui yi yuan tang

【英文名】Shen Gui Yi Yuan Decoction

【组成】人参、当归、白芍、熟地黄、白茯苓、麦门冬、五味子、陈皮、黄柏、知母、甘草。(中医方剂大辞典)

参归鹿茸汤 shen gui lu rong tang

【英文名】Shen Gui Lu Rong Decoction

【组成】鹿茸、嫩绵黄芪、甘草、人参、当归身。(中医方剂大辞典)

参归鳖甲汤 shen gui bie jia tang

【英文名】Shen Gui Bie Jia Decoction

【组成】人参、青皮、黄芪、鳖甲、当归、茯苓、白术、厚朴、香附、抚芎、砂仁、山楂、枳实、甘草。(中医方剂大辞典)

参麦六味丸 shen mai liu wei wan

【英文名】Shen Mai Liu Wei Pill

【组成】六味地黄丸加党参、麦冬。(中医方剂大辞典)

参麦地黄丸 shen mai di huang wan

【英文名】Shen Mai Di Huang Pill(药品标准－中药成方制剂标准)

【异名】参麦六味丸(药品标准－中药成方制剂标准)

【组成】北沙参、熟地黄、麦冬、牡丹皮、山药、山茱萸、茯苓、泽泻。(药品标准－中药成方制剂标准 1990 年)

参麦地黄汤 shen mai di huang tang

【英文名】Shen Mai Di Huang Decoction

【组成】党参、黄芪、麦冬、生熟地、天花粉、山萸肉、五味子、淮山药、生牡蛎、黄连、生山栀、葛根。(吉林中医 1993,(6))

参麦阿胶汤 shen mai e jiao tang

【英文名】Shen Mai E Jiao Decoction

【组成】北沙参、麦冬、阿胶、芪皮、北五味、糯米。(中医方剂大辞典)

参麦注射液 shen mai zhu she ye

【英文名】Shen Mai Injection

【组成】人参、麦冬。(川卫药准字(1981 第 001552 号))

参麦茯苓粥 shen mai fu ling zhou

【英文名】Shen Mai Fu Ling Gruel

【组成】真人参、白茯苓、麦冬。(中医方剂大辞典)

参麦茯神汤 shen mai fu shen tang

【英文名】Shen Mai Fu Shen Decoction

【组成】人参、麦冬、石斛、木瓜、生甘草、生谷芽、莲子。(中医方剂大辞典)

参麦清补汤 shen mai qing bu tang

【英文名】Shen Mai Qing Bu Decoction

【组成】人参、麦门冬、白花粉、前胡、生黄芪、牛蒡子、炙甘草三分 生甘草、酒炒白芍、生白芍、当归身、红花、大川芎、桔梗、生地黄、山楂。(中医方剂大辞典)

参麦黄连汤 shen mai huang lian tang

【英文名】Shen Mai Huang Lian Dcoction

【组成】人参、麦冬、川连、生枣仁、石菖蒲、甘草。(中医方剂大辞典)

参坎芡实丸 shen kan qian shi wan

【英文名】Shen Kan Qian Shi Pill

【组成】人参、坎气、茯苓、黑莲、五味、芡实、山药。(中医方剂大辞典)

参苏内托散 shen su nei tuo san

【英文名】Shen Su Nei Tuo Powders

【组成】川芎、当归、薄荷、甘草、紫苏、苦参。(中医方剂大辞典)

参苏半夏汤 shen su ban xia tang

【英文名】Shen Su Ban Xia Decoction

【组成】半夏、甘草、陈皮、茯苓、桔梗、枳壳、干葛、前胡、紫苏、桑皮、杏仁。(中医方剂大辞典)

参苏芎归汤 shen su xiong gui tang

【英文名】Shen Su Xiong Gui Decoction

【组成】人参、紫苏、干葛、当归、川芎。(中医方剂大辞典)

参苏宣肺丸 shen su xuan fei wan

【英文名】Shen Su Xuan Fei Pill(药品标准－中药成方制剂标准)

【组成】人参、紫苏叶、陈皮、法半夏、茯苓、甘草、葛根、木香、枳壳、前胡、桔梗。(药品标准－中药成方制剂标准 1993 年)

参苏顺产汤 shen su shun chan tang

【英文名】Shen Su Shun Chan Decoction

【组成】人参、当归、川芎、紫苏、白芍、牛膝、陈皮、柴胡、葱白。(中医方剂大辞典)

参苏理肺丸 shen su li fei wan

【英文名】Shen Su Li Fei Pill

【组成】前胡、紫苏叶。

参苏温肺汤 shen su wen fei tang

【英文名】Shen Su Wen Fei Decoction

【组成】人参、紫苏叶、甘草、肉桂、五味子、木香、陈皮、白术、半夏、白茯苓、桑白皮。(中医方剂大辞典)

参苏温肺饮 shen su wen fei yin

【英文名】Shen Su Wen Fei Drink

【组成】人参、苏叶、肉桂、茯苓、白术、五味、半夏、陈皮、甘草。(中医方剂大辞典)

参苏感冒片 shen su gan mao pian

【英文名】Shen Su Gan Mao Tablet(药品标准－中药成方制剂标准)

【组成】党参、紫苏叶、桔梗、姜半夏、葛根、茯苓、陈皮、前胡、枳壳、甘草、麦冬、桑白皮。(药品标准－中药成方制剂标准 1990 年)

参连开噤汤 shen lian kai jin tang

【英文名】Shen Lian Kai Jin Decoction

【组成】(1)人参、黄连、石莲子。(中医方剂大辞典)

(2)人参、藿香、陈皮、冬瓜仁、陈仓米、川连、石莲

肉、石菖蒲、吴萸、荷叶蒂。(中医方剂大辞典)

参连开噤散 shen lian kai jin san

【英文名】Shen Lian Kai Jin Powders

【组成】人参、川连、莲子肉。(中医方剂大辞典)

参连菖蒲汤 shen lian chang pu tang

【英文名】Shen Lian Chang Pu Decoction

【组成】人参、黄连、石菖蒲、石莲子。(中医方剂大辞典)

参附三白汤 shen fu san bai tang

【英文名】Shen Fu San Bai Decoction

【组成】老东参、生白术、白茯苓、灼白芍、黑附块、清炙草、生姜两片、大红枣。(中医方剂大辞典)

参附五味汤 shen fu wu wei tang

【英文名】Shen Fu Wu Wei Decoction

【组成】人参、附子、北五味子。(中医方剂大辞典)

参附天麻丸 shen fu tian ma wan

【英文名】Shen Fu Tian Ma Pill

【组成】人参、附子、天麻、远志、菖蒲、郁金、生赭石、沉香。(中医方剂大辞典)

参附天麻汤 shen fu tian ma tang

【英文名】Shen Fu Tian Ma Decoction

【组成】党参、附片、丹参、钩藤、石决明、葛根、川芎。(甘肃中医 1992,5(4))

参附代血浆 shen fu dai xue jiang

【英文名】Shen Fu Dai Xue Jiang Prescription

【组成】党参、当归、丹参、生地、关白附等。(中成药研究 1981,(9))

参附正气散 shen fu zheng qi san

【英文名】Shen Fu Zheng Qi Powders

【组成】人参、木香、白豆蔻、川芎、干姜、甘草、藿香、茯苓、黄芪、当归、丁香、桂、陈皮、白芷、缩砂仁、青皮、白术、附子、半夏曲。(中医方剂大辞典)

参附龙牡汤 shen fu long mu tang

【英文名】Shen Fu Long Mu Decoction

【组成】参附汤加龙骨、牡蛎。(中医方剂大辞典)

参附再造汤 shen fu zai zao tang

【英文名】Shen Fu Zai Zao Decoction

【组成】高丽参、淡附片、川桂枝、羌活、绵芪皮、北细辛、清炙草、防风。(中医方剂大辞典)

参附回生汤 shen fu hui sheng tang

【英文名】Shen Fu Hui sheng Decoction

【组成】人参、熟地、当归、炮姜、附子、白术。(中医方剂大辞典)

参附回阳汤 shen fu hui yang tang

【英文名】Shen Fu Hui Yang Decoction

【组成】人参、附子、穿山甲、糯米。(中医方剂大辞典)

参附补心丸 shen fu bu xin wan

【英文名】Shen Fu Bu Xin Pill

【组成】人参、淡附子、大黄等。(中西医结合杂志 1989,9(11))

参附注射液 shen fu zhu she ye

【英文名】Shen Fu Injection(药品标准－中药成方制剂标准)

【组成】红参、附片。(药品标准－中药成方制剂标准 1998年)

参附苦参汤 shen fu ku shen tang

【英文名】Shen Fu Ku Shen Decoction

【组成】党参、熟附片、苦参、乌梅、焦白术、干姜、白芍、木香、焦山楂、煅牡蛎、茯苓、车前子。(江苏中医杂志 1986,7(7))

参附养荣汤 shen fu yang rong tang

【英文名】Shen Fu Yang Rong Decoction

【组成】当归、白芍、生地、人参、附子、干姜。(中医方剂大辞典)

参附茯苓汤 shen fu fu ling tang

【英文名】Shen Fu Fu Ling Decoction

【组成】人参、附子、茯苓。(中医方剂大辞典)

参附益母汤 shen fu yi mu tang

【英文名】Shen Fu Yi Mu Decoction

【组成】人参、附子、益母草。(中医方剂大辞典)

参附芪蛎汤 shen fu qi li tang

【英文名】Shen Fu Qi Li Decoction

【组成】人参、黄芪、附子、牡蛎。(中医方剂大辞典)

参附接命膏 shen fu jie ming gao

【英文名】Shen Fu Jie Ming Plaster

【组成】人参、大附子。(中医方剂大辞典)

参附救生汤 shen fu jiu sheng tang

【英文名】Shen Fu Jiu Sheng Decoction

【组成】附子、人参、炒陈米。(中医方剂大辞典)

参附渗湿汤 shen fu shen shi tang

【英文名】Shen Fu Shen Shi Decoction

【组成】人参、白术、茯苓、甘草、附子、干姜、桂枝、芍药。(中医方剂大辞典)

参附理中丸 shen fu li zhong wan

【英文名】Shen Fu Li Zhong Pill

【组成】白术、人参、附子、肉桂、干姜、陈皮、甘草。(中医方剂大辞典)

参百蛇洗剂 shen bai she xi ji

【英文名】Shen Bai She Lotion

【组成】苦参、生百部、蛇床子、木槿皮、龙胆草、黄柏、花椒、地肤子。(河北中医 1986,(1))

参耳五味晶 shen er wu wei jing

【英文名】Shen Er Wu Wei Granule(药品标准－中药成方制剂标准)

【组成】人参、麦冬、银耳、五味子。(药品标准－中药

成方制剂标准 1994 年)

参芍口服液 shen shao kou fu ye

【英文名】Shen Shao Liquid

【组成】白芍、人参、甜叶菊等。(中成药研究 1987,(1))

参芍通冠片 shen shao tong guan pian

【英文名】Shen Shao Tong Guan Tablet

【组成】人参、茎叶、皂甙、白芍等。(中西医结合杂志 1990,10(10))

参杞阿胶丸 shen qi e jiao wan

【英文名】Shen Qi E Jiao Pill

【组成】党参、黄芪、阿胶、枸杞子。(中西医结合杂志 1987,(2))

参芪二仙片 shen qi er xian pian

【英文名】Shen Qi Er Xian Tablet(药品标准-中药成方制剂标准)

【组成】红参、黄芪、当归、仙茅、淫羊藿、巴戟天、黄柏、知母。(药品标准-中药成方制剂标准 1998 年)

参芪三草汤 shen qi san cao tang

【英文名】Shen Qi San Cao Decoction

【组成】太子参、黄芪、白术、白花蛇舌草、淮山药、益母草、车前单、苡仁、生地、丹参、菟丝子、续断。(吉林中医 1990,(5))

参芪丹芍汤 shen qi dan shao tang

【英文名】Shen Qi Dan Shao Decoction

【组成】党参、黄芪、丹参、赤芍。(河北中医学院学报 1989,4(3-4))

参芪失笑散 shen qi shi xiao san

【英文名】Shen Qi Shi Xiao Powders

【组成】党参、黄芪、生蒲黄、五灵脂。(江苏中医 1988,9(3))

参芪龙牡汤 shen qi long mu tang

【英文名】Shen Qi Long Mu Decoction

【组成】党参、黄芪、白术、生龙骨、煅牡蛎、鸡内金、五味子、地榆、瓦楞子、龟板、玄参、黄芩、制首乌。(山东中医杂志 1988,7(4))

参芪补肺汤 shen qi bu fei tang

【英文名】Shen Qi Bu Fei Decoction

【组成】黄芪、党参、冬花、丹参、杏仁、苏子、炙草、海藻、牡蛎、蛤壳。(甘肃中医 1993,6(2))

参芪注射液 shen qi zhu she ye

【英文名】Shen Qi Injection

【组成】人参、黄芪。(北京中医杂志 1985(4))

参芪虎蚤汤 shen qi hu zao tang

【英文名】Shen Qi Hu Zao Decoction

【组成】党参、黄芪、虎杖、蚤休、板蓝根、女贞子、贯众、山楂、首乌、菟丝子、平地木。(中西医结合杂志 1991,11(8))

参芪降糖片 shen qi jiang tang pian

【英文名】Shen Qi Jiang Tang Tablet

【组成】人参皂甙、黄芪、五味子、山药、麦冬。((92 粤卫药准字 Z-71 号)

参芪除颤汤 shen qi chu chan tang

【英文名】Shen Qi Chu Chan Decoction

【组成】人参、黄芪、当归、茯苓、桂枝、陈皮、半夏、枳实、远志、丹参、赤芍、胆星、苦参、炙甘草。(山东中医杂志 1991,10(6))

参芪强心饮 shen qi qiang xin yin

【英文名】Shen Qi Qiang Xin Drink

【组成】人参、黄芪、丹参、川芪、赤芍、葶苈子、麦冬、附子、桂枝、茯苓、泽泻、甘草、淫羊藿。(山东中医杂志 1993,12(6))

参芪藤苇汤 shen qi teng wei tang

【英文名】Shen Qi Teng Wei Decoction

【组成】黄芪、党参、石韦、鸡血藤、大枣。(湖北中医杂志 1981,(6))

参芪鳖甲汤 shen qi bie jia tang

【英文名】Shen Qi Bie Jia Decoction

【组成】太子参、鳖甲、当归、赤芍、黄芪、丹参、山药、白术、桃仁、炙甘草。(陕西中医 1993,14(7))

参河口服液 shen he kou fu ye

【英文名】Shen He Liquid

【组成】人参、草河车、水蛭、皂刺、急性子、威灵仙、夏枯草、姜半夏、豆根、半枝莲。(山西中医 1993,9(5))

参苓内托散 shen ling nei tuo san

【英文名】Shen Ling Nei Tuo Powders

【组成】归身、黄芪、川芎、白芍、陈皮、白术、山药、熟地、茯苓、人参、甘草、肉桂、熟附子、牡丹皮、地骨皮。(中医方剂大辞典)

参苓四物汤 shen ling si wu tang

【英文名】Shen Ling Si Wu Decoction

【组成】条参、白术、茯苓、熟地、桔梗、砂仁、淮药、当归、川芎、白芍、陈皮、甘草。(中医方剂大辞典)

参苓平胃丸 shen ling ping wei wan

【英文名】Shen Ling Ping Wei Pill

【组成】人参、茯苓、厚朴、粉草、陈皮、苍术。(中医方剂大辞典)

参苓归术散 shen ling gui zhu san

【英文名】Shen Ling Gui Zhu Decoction

【组成】人参、白茯苓、当归、白术、白芍药、陈皮、黄芪、川芎、熟地黄、甘草。(中医方剂大辞典)

参苓术附汤 shen ling zhu fu tang

【英文名】Shen Ling Zhu Fu Decoction

【组成】人参、白术、茯苓、附子。(中医方剂大辞典)

参苓生化汤 shen ling sheng hua tang

【英文名】Shen Ling Sheng Hua Decoction

【组成】(1)川芎、当归、姜炭、炙甘草、茯苓、陈皮、白术、人参、肉果、诃子、莲子、糯米。(中医方剂大辞典)(2)川芎、当归、黑麦、炙草、人参、茯苓、白芍、益智、白术、肉果。(中医方剂大辞典)

参苓白术丸 shen ling bai zhu wan

【英文名】Shen Ling Bai Zhu Pill(药品标准－中药成方制剂标准)

【组成】(1)人参、茯苓、白术、山药、白扁豆、莲子、薏苡仁、砂仁、桔梗、甘草。(药品标准－中药成方制剂标准 1991 年)(2)人参、白术、茯苓、莲子肉。

参苓白术片 shen ling bai zhu pian

【英文名】Shen Ling Bai Zhu Tablet(药品标准－中药成方制剂标准)

【组成】党参、茯苓、白术、山药、白扁豆、莲子、薏苡仁、砂仁、桔梗、炙甘草、陈皮。(药品标准－中药成方制剂标准 1998 年)

参苓白术汤 shen ling bai zhu tang

【英文名】Shen Ling Bai Zhu Decoction

【组成】人参、炒白术、苡仁、肉豆蔻、炮姜、炙甘草、茯苓、扁豆、阳春砂、桔梗。(中医方剂大辞典)

参苓白术散 shen ling bai zhu san

【英文名】Shen Ling Bai Decoction

【组成】(1)人参、茯苓、白术、米仁、山药、扁豆、芡实、砂仁、桔梗、川连、甘草。(中医方剂大辞典)(2)东洋参、白茯苓、煨肉果、炒薏苡、炒车前、仙居术、淮山药、冬瓜子、桔梗、炒谷芽。(中医方剂大辞典)(3)莲子肉、薏苡仁、缩砂仁、桔梗、白扁豆、白茯苓、人参、甘草、白术、山药。(中医方剂大辞典)(4)人参、白术、白茯苓、粉草、山楂肉、陈皮、桔梗、木香、枳壳。(中医方剂大辞典)(5)人参、白术、白扁豆、白茯苓、山药、甘草、桔梗、苡米、莲肉、川芎、当归。(中医方剂大辞典)(6)人参、白术、茯苓、山药、砂仁、藿香、陈皮、干姜、莲肉、诃子、肉蔻、甘草。(中医方剂大辞典)(7)人参、白术、茯苓、甘草、陈皮、厚朴、肉桂、泽泻、诃子肉、扁豆、肉豆蔻。(中医方剂大辞典)(8)人参、白术、茯苓、炙草、干葛、木香、藿香、麦冬。(中医方剂大辞典)(9)人参、茯苓、山药、苡仁、扁豆、莲肉、砂仁、神曲、甘草、白术、陈皮。(中医方剂大辞典)(10)白术、人参、茯苓、苡仁、莲子、山楂、神曲、肉蔻、诃子、陈皮、白芍、木香、炙草。(中医方剂大辞典)

参苓和脾散 shen ling he pi san

【英文名】Shen Ling He Pi Powders

【组成】人参、白术、茯苓、山药、莲子、桔梗、苡仁、藿香、砂仁、炙草。(中医方剂大辞典)

参苓建中汤 shen ling jian zhong tang

【英文名】Shen Ling Jian Zhong Decoction

【组成】人参、茯苓、当归、白芍、肉桂、甘草、前胡、细辛、麦冬、陈皮、半夏。(中医方剂大辞典)

参苓河车丸 shen ling he che wan

【英文名】Shen Ling He Che Pill

【组成】河车。(中医方剂大辞典)

参苓养胃汤 shen ling yang wei tang

【英文名】Shen Ling Yang Wei Decoction

【组成】(1)茯苓、人参、苍术、半夏、陈皮、草菓、藿香、厚朴、甘草、乌梅。(中医方剂大辞典)(2)人参、茯苓、苍术、厚朴、陈皮、炙草。(中医方剂大辞典)

参苓顺气散 shen ling shun qi san

【英文名】Shen Ling Shun Qi Powders

【组成】人参、茯苓、乌药、苍术、紫苏、白术、粉草、陈皮、枳壳、玄参、桔梗、鼠粘子、山栀仁、天花粉。(中医方剂大辞典)

参苓健儿膏 shen ling jian er gao

【英文名】Shen Ling Jian Er Plaster

【组成】党参、茯苓、白术、白芍、葫芦茶等。(中成药研究 1986,(3))

参苓健体粉 shen ling jian ti fen

【英文名】Shen Ling Jian Ti Powders(药品标准－中药成方制剂标准)

【组成】茯苓、白术、莲子、薏苡仁、山药、广藿香、白扁豆、甘草、明党参、砂仁。(药品标准－中药成方制剂标准 1993 年)

参苓健脾丸 shen ling jian pi wan

【英文名】Shen Ling Jian Pi Pill(药品标准－中药成方制剂标准)

【异名】党参健脾丸(药品标准－中药成方制剂标准)

【组成】党参、白术、薏苡仁、白扁豆、山楂、谷芽、芡实、陈皮、六神曲、莲子肉、麦芽、茯苓、山药、枳壳、砂仁、甘草。(药品标准－中药成方制剂标准 1991 年)

参苓健脾散 shen ling jian pi san

【英文名】Shen Ling Jian Pi Powders

【组成】莲肉、茯苓、芡实、扁豆、薏苡仁、麦芽、使君子肉、人参、糯米粉。(中医方剂大辞典)

参苓桂术汤 shen ling gui zhu tang

【英文名】Shen Ling Gui Zhu Decoction

【组成】白术、肉桂、人参、半夏、茯苓。(中医方剂大辞典)

参苓益胃汤 shen ling yi wei tang

【英文名】Shen Ling Yi Wei Decoction

【组成】白扁豆、山药、太子参、玉竹、白术、沙参、冰糖、

茯苓、麦冬、砂仁、生地、桔梗、莲子肉、大枣。(陕西中医 1992,13(8))

参苓造化糕 shen ling zao hua gao

【英文名】Shen Ling Zao Hua Cake

【组成】(1)人参、白茯苓、白术、莲肉、山药、芡实。(中医方剂大辞典)(2)人参、白茯苓、干山药、芡实、莲肉、苡仁、白扁豆、糯米、白糖霜。(中医方剂大辞典)

参苓麻草汤 shen ling ma cao tang

【英文名】Shen Ling Ma Cao Decoction

【组成】麻黄、人参、茯苓、甘草。(中医方剂大辞典)

参苓滑石汤 shen ling hua shi tang

【英文名】Shen Ling Hua Shi Decoction

【组成】白术、滑石、黄芩、人参、芍药、木通、陈皮、干姜、甘草。(中医方剂大辞典)

参苓琥珀汤 shen ling hu po tang

【英文名】Shen Ling Hu Po Decoction

【异名】参茯琥珀汤(中医方剂大辞典、丹溪心法)

【组成】人参、茯苓、川楝子、琥珀、生甘草、玄胡索、泽泻、柴胡、当归梢。(中医方剂大辞典)

参苓琥珀散 shen ling hu po san

【英文名】Shen Ling Hu Po Powders

【组成】人参、延胡索、丹皮、茯苓、川楝子、琥珀、泽泻、当归梢、甘草梢。(中医方剂大辞典)

参苓愈带汤 shen ling yu dai tang

【英文名】Shen Ling Yu Dai Decoction

【组成】人参、云苓、白术、山药、白芍、车前、柴胡、苍术、甘草、陈皮、黑荆芥。(中医方剂大辞典)

参乳利膈汤 shen ru li ge tang

【英文名】Shen Ru Li Ge Decoction

【组成】人参、人乳、麦冬、芦根汁、竹沥、郁金、苏子、橘红、枇杷叶、白芍、山楂。(中医方剂大辞典)

参宝定惊丹 shen bao ding jing dan

【英文名】Shen Bao Ding Jing Pellet

【组成】人参、白术、茯苓、白芍、半夏、麦冬、枳壳、甘草、山楂肉、干姜、柴胡、神曲、炒黑荆芥、薄荷叶、石菖蒲、槟榔、麦芽、广木香。(中医方剂大辞典)

参柏浸泡液 shen bai jin pao ye

【英文名】Shen Bai Lotion

【组成】苦参、黄柏、蛇床子、野菊花。(山东中医杂志 1991,10(5))

参珀茯神汤 shen po fu shen tang

【英文名】Shen Po Fu Shen Decoction

【组成】西洋参、炒枣仁、茯神、石菖蒲、远志肉、乳香、琥珀、辰砂。(中医方剂大辞典)

参胡三白汤 shen hu san bai tang

【英文名】Shen Hu San Bai Decoction

【组成】(1)人参、白茯苓、白芍、白术、柴胡。(中医方剂大辞典)(2)人参、柴胡、白术、白茯苓、白芍、当归、陈皮、麦门冬、五味子、山栀子、甘草、乌梅。(中医方剂大辞典)

参胡芍药汤 shen hu shao yao tang

【英文名】Shen Hu Shao Yao Decoction

【组成】人参、柴胡、芍药、黄芩、知母、麦门冬、生地、枳壳、甘草。(中医方剂大辞典)

参胡温胆汤 shen hu wen dan tang

【英文名】Shen Hu Wen Dan Decoction

【组成】(1)人参、茯苓、柴胡、橘红、枳实、半夏、甘草。(中医方剂大辞典)(2)陈皮、半夏、茯苓、枳实、人参、竹茹、香附、麦门冬、柴胡、桔梗、甘草、生姜、大枣。(中医方剂大辞典)

参茸三七酒 shen rong san qi jiu

【英文名】Shen Rong San Qi Wine(药品标准－中药成方制剂标准)

【组成】人参、鹿茸、三七、白术、茯苓、五味子、枸杞、肉苁蓉、补骨脂、麦冬、巴戟天、怀牛膝。(药品标准－中药成方制剂标准 1998 年)

参茸三肾粉 shen rong san shen fen

【英文名】Shen Rong San Shen Powders

【组成】黄毛鹿茸、西洋参、鹿肾、驴肾、狗肾。(中医方剂大辞典)

参茸三肾散 shen rong san shen san

【英文名】Shen Rong San Shen Powders(药品标准－中药成方制剂标准)

【组成】生晒参、黄毛鹿茸、牛肾、驴肾、狗肾。(药品标准－中药成方制剂标准 1998 年)

参茸三鞭丸 shen rong san bian wan

【英文名】Shen Rong San Bian Pill(药品标准－中药成方制剂标准)

【组成】淫羊藿、补骨脂、阳起石、覆盆子、金樱子肉、枸杞子、牛膝、鹿茸、鹿鞭、狗鞭、驴鞭、锁阳、韭菜、菟丝子、续断、熟地黄、大青盐、人参、肉桂、附子、八角茴香、杜仲、白术、地黄、川芎、木香。(药品标准－中药成方制剂标准 1998 年)

参茸卫生丸 shen rong wei sheng wan

【英文名】Shen Rong Wei Sheng Pill(药品标准－中药成方制剂标准)

【组成】龙眼肉、鹿角、大枣、香附、肉苁蓉、杜仲、当归、猪腰子、牛膝、琥珀、人参、鹿茸、莲子、白芍、牡蛎、枸杞子、龙骨、狗脊、乳香、秋石、鹿尾、没药、陈皮、白术、熟地黄、砂仁、木香、黄芩、川芎、红花、沉香、续断、地黄、制何首乌、茯苓。(药品标准－中药成方制剂标准 1998 年)

参茸口服液 shen rong kou fu ye

【英文名】Shen Rong Liquid

【组成】人参、鹿茸、党参、黄芪等。(上海中医药杂志 1990,(8))

参茸大补膏 shen rong da bu gao

【英文名】Shen Rong Da Bu Concentrated Decoction(药品标准-中药成方制剂标准)

【组成】红参、鹿茸、白术、五味子、当归、陈皮、白芍、熟地黄、甘草、党参、肉桂、远志、黄芪、茯苓。(药品标准-中药成方制剂标准 1990 年)

参茸天麻酒 shen rong tian ma jiu

【英文名】Shen Rong Tian Ma Wine(药品标准-中药成方制剂标准)

【组成】天麻、枸杞子、茯苓、鹿茸、何首乌、人参、五味子。(药品标准-中药成方制剂标准 1991 年)

参茸归桂饮 shen rong gui gui yin

【英文名】Shen Rong Gui Gui Drink

【组成】人参、鹿茸、当归、桂枝。(中医方剂大辞典)

参茸白凤丸 shen rong bai feng wan

【英文名】Shen Rong Bai Feng Pill(药品标准-中药成方制剂标准)

【组成】人参、鹿茸、黄芪、党参、当归、川芎、熟地黄、白芍、延胡索、胡芦巴、续断、白术、香附、砂仁、益母草、黄芩、桑寄生、甘草。(药品标准-中药成方制剂标准 1989 年)

参茸地黄汤 shen rong di huang tang

【英文名】Shen Rong Di Huang Decoction

【组成】怀熟地、山萸肉、山药、白茯苓、丹皮、泽泻、人参、鹿茸。(中医方剂大辞典)

参茸壮骨丸 shen rong zhuang gu wan

【英文名】Shen Rong Zhuang Gu Pill(药品标准-中药成方制剂标准)

【组成】防风、粉防己、川乌、当归、豹骨、甘草、红参、鹿茸。(药品标准-中药成方制剂标准 1998 年)

参茸多鞭酒 shen rong duo bian jiu

【英文名】Shen Rong Duo Bian Wine(药品标准-中药成方制剂标准)

【组成】鹿茸片、天冬、红参、淫羊藿、巴戟天、海马、补骨脂、锁阳、菟丝子、川牛膝、枸杞子、大青盐、阳起石、硫黄、肉桂、莱子、附子、驴鞭、熟地黄、狗鞭、砂仁、貂鞭、牛鞭、石燕、刺猬皮、地骨皮、肉苁蓉。(药品标准-中药成方制剂标准 1989 年)

参茸安神丸 shen rong an shen wan

【英文名】Shen Rong An Shen Pill(药品标准-中药成方制剂标准)

【组成】红参、丹参、玉竹、柏子仁、山药、玄参、芡实、酸枣仁、肉苁蓉、远志、白术、菟丝子、石菖蒲、地黄、桔梗、鹿茸、琥珀。(药品标准-中药成方制剂标准 1996 年)

参茸安神片 shen rong an shen pian

【英文名】Shen Rong An Shen Tablet(药品标准-中药成方制剂标准)

【组成】玉竹、山药、白术、丹参、芡实、琥珀、人参、远志、酸枣仁、菟丝子、玄参、柏子仁、五味子、肉苁蓉、地黄、鹿茸、石菖蒲、桔梗。(药品标准-中药成方制剂标准 1993 年)

参茸延龄片 shen rong yan ling pian

【英文名】Shen Rong Yan Ling Tablet(药品标准-中药成方制剂标准)

【组成】核桃仁、龟甲、枸杞子、制何首乌、紫河车、乳香、黄芪、韭菜子、五味子、蛤蚧、地龙、红参、淫羊藿、鹿茸、鹿角霜、菟丝子、巴戟天、黄精、沉香、补骨脂、仙茅、鹿角胶、没药。(药品标准-中药成方制剂标准 1997 年)

参茸百补丸 shen rong bai bu wan

【英文名】Shen Rong Bai bu Pill

【组成】红人参、熟地、五味、山药、朱寸冬、川断、芡实、杜仲、远志、金樱子、柏仁霜、鹿茸、山萸肉、龟版、丹皮、泽泻、云茯苓、枣仁、白芍、牡蛎、覆盆子。(中医方剂大辞典)

参茸补血露 shen rong bu xue lu

【英文名】Shen Rong Bu Xue Wine

【组成】当归、川芎、丹参、鹿茸、枸杞、五味子、豆蔻、焦术、莲肉、茯神、远志、节菖蒲、甘草、首乌、生地。(中医方剂大辞典)

参茸补肾丸 shen rong bu shen wan

【英文名】Shen Rong Bu Shen Pill

【组成】远志、核桃、萸肉、巴戟肉、杜仲、楮实子、川牛膝、山药、贡桂、茯苓、川附子、沉香、故纸、寸芸、母丁香、菟丝子、熟地、茴香、虎骨、茸片、鹿肾、淫羊蔻、柏仁霜、红参、枸杞子。(中医方剂大辞典)

参茸固本丸 shen rong gu ben wan

【英文名】Shen Rong Gu Ben Pill

【组成】人参、鹿茸、天冬、麦冬、生地、熟地。(中医方剂大辞典)

参茸固本片 shen rong gu ben pian

【英文名】Shen Rong Gu Ben Tablet(药品标准-中药成方制剂标准)

【组成】红参、鹿茸、熟地黄、枸杞子、韭菜子、山茱萸、菟丝子、补骨脂、淫羊藿、肉苁蓉、山药、黄芪、鹿角胶、牛膝、五味子、小茴香。(药品标准-中药成方制剂标准 1998 年)

参茸虎骨酒 shen rong hu gu jiu

【英文名】Shen Rong Hu Gu Wine

【组成】虎胫骨、麻黄、防风、红人参、贯筋、桂枝、怀牛膝、白花蛇、炙马、防已、陈皮、杜仲、当归、木瓜、没

药、灵仙、秦艽、肉桂、鹿茸、乳香、川断、补骨脂、龟版胶、羌活、血竭花。(中医方剂大辞典)

参茸保胎丸 shen rong bao tai wan

【英文名】Shen Rong Bao Tai Pill(药品标准－中药成方制剂标准)

【组成】党参、龙眼肉、菟丝子、香附、茯苓、山药、艾叶、白术、黄芩、熟地黄、白芍、阿胶、甘草、当归、桑寄生、川芎、羌活、续断、鹿茸、杜仲、川贝母、砂仁、化橘红。(药品标准－中药成方制剂标准 1991 年)

参茸养元膏 shen rong yang yuan gao

【英文名】Shen Rong Yang Yuan Plaster

【组成】(1)甘草、牛膝、鹿茸、生地、熟地、淡苁蓉、菟丝子、川附、川断、麦冬、远志、蛇床子、虎骨、精珠、宵花、木香。(中医方剂大辞典)(2)天门冬、紫霄花、甘草、川续断、熟地黄、牛膝、菟丝子、远志、虎骨、淡苁蓉、杏仁、番木鳖、谷精草、麦门冬、蛇床子、大附子、生地黄、官桂。(中医方剂大辞典)

参茸珍宝片 shen rong zhen bao pian

【英文名】Shen Rong Zhen Bao Tablet(药品标准－中药成方制剂标准)

【组成】人参、鹿茸、珍珠、肉苁蓉、枸杞子、菟丝子、女贞子、楮实子、苍术、五味子、沙苑子、小麦胚芽粉。(药品标准－中药成方制剂标准 1998 年)

参茸追风酒 shen rong zhui feng jiu

【英文名】Shen Rong Zhui Feng Wine(药品标准－中药成方制剂标准)

【组成】制川乌、制草乌、红花、当归、陈皮、生晒参、薄荷、鹿茸、淡竹叶、炮姜、甘草。(药品标准－中药成方制剂标准 1990 年)

参茸鹿胎膏 shen rong lu tai gao

【英文名】Shen Rong Lu Tai Concentrated Decoction(药品标准－中药成方制剂标准)

【组成】杜仲、人参、化橘红、熟地黄、丹参、小茴香、益母草、桃仁、川芎、荆芥穗、白芍、香附、莱菔子、白术、肉桂、银柴胡、泽泻、槟榔、厚朴、神曲、附子、麦芽、赤芍、山楂、延胡索。(药品标准－中药成方制剂标准 1991 年)

参茸黑锡丸 shen rong hei xi wan

【英文名】Shen Rong Hei Xi Pill(药品标准－中药成方制剂标准)

【组成】红参、鹿茸、黑锡、荜澄茄、胡芦巴、丁香、小茴香、益智仁、肉豆蔻、橘红、半夏、附子、木香、赭石、补骨脂、肉桂、川楝子、阳起石、沉香、硫黄。(药品标准－中药成方制剂标准 1997 年)

参草姜枣汤 shen cao jiang zao tang

【英文名】Shen Cao Jiang Zao Decoction

【组成】别直参、炙粉草、鲜生姜、大红枣。(中医方剂大辞典)

参茯甘桔汤 shen fu gan jie tang

【英文名】Shen Fu Gan Jie Decoction

【组成】山楂、麦芽、人参、桔梗、枳壳、甘草、茯苓。(中医方剂大辞典)

参茯白术散 shen fu bai zhu san

【英文名】Shen Fu Bai Zhu Powders

【组成】白扁豆、茯苓、山药、人参、甘草、莲肉、砂仁、桔梗、薏苡仁。(中医方剂大辞典)

参茯安神丸 shen fu an shen wan

【英文名】Shen Fu An Shen Pill

【组成】人参、茯神、炒枣仁、当归、生地、酒炒川连、橘红、姜南星、天竺黄、雄黄、西牛黄。

参香八珍膏 shen xiang ba zhen gao

【英文名】Shen Xiang Ba Zhen Plaster

【组成】丹参、四制香附、熟地、炙黄芪、白芍、蒸熟白术、白归身、茯苓。(中医方剂大辞典)

参香枳术丸 shen xiang zhi zhu wan

【英文名】Shen Xiang Zhi Zhu Pill

【组成】人参、木香、枳壳、白术、陈皮、干生姜。(中医方剂大辞典)

参香胜金散 shen xiang sheng jin san

【英文名】Shen Xiang Sheng Jin Powders

【组成】当归、白薇、没药、元胡索、藁本头、绵黄芪、京芍药、甘草、肉桂、紫石英、白术、白石脂、川芎、白茯苓、人参、川白芷、白牡丹皮、沉香。(中医方剂大辞典)

参香温肺汤 shen xiang wen fei tang

【英文名】Shen Xiang Wen Fei Decoction

【组成】人参、桑白皮、桔皮、白茯苓、半夏、紫苏、五味子、木香、甘草、白术、肉桂、生姜。(中医方剂大辞典)

参便佛手散 shen bian fo shou san

【英文名】Shen Bian Fo Shou Powders

【组成】当归、川芎、人参。(中医方剂大辞典)

参姜四物汤 shen jiang si wu tang

【英文名】Shen Jiang Si Wu Decoction

【组成】川芎、人参、干姜、白芍药、当归、甘草。(中医方剂大辞典)

参神枣艾汤 shen shen zao ai tang

【英文名】Shen Shen Zao Ai Decoction

【组成】人参、朱茯神、黑枣仁、焦艾叶。(中医方剂大辞典)

参桂乌梅丸 shen gui wu mei wan

【英文名】Shen Gui Wu Mei Pill

【组成】人参、乌梅肉、细辛、干姜、当归、附子、花椒、桂枝。((86)闽卫药准字 20342 号)

参桂再造丸 shen gui zai zao wan

【英文名】Shen Gui Zai Zao Pill(药品标准－中药成方制剂标准)

【组成】红参、肉桂、麻黄、熟地黄、甘草、大黄、防风、片姜黄、乌稍蛇、草豆蔻、独活、白芷、玄参、赤芍、青皮、苍术、僵蚕、粉萆薢、乳香、乌药、香附、桑寄生、没药、骨碎补、葛根、穿山甲、关白附、冰片、红花、威灵仙、厚朴。(药品标准－中药成方制剂标准1993年)

参桂百补丸 shen gui bai bu wan

【英文名】Shen Gui Bai Bu Pill

【组成】茯苓、怀膝、山药、金毛狗脊、楮实、当归、白芍、冬术、木瓜、桂圆肉。(中医方剂大辞典)

参桂养荣丸 shen gui yang rong wan

【英文名】Shen Gui Yang Rong Pill

【组成】潞党参、大熟地、远志肉、炒冬术、生白芍、陈皮、白茯苓、全当归、五味子、炙甘草、炙黄芪、肉桂。(中医方剂大辞典)

参桂养营丸 shen gui yang ying wan

【英文名】Shen Gui Yang Ying Pill

【组成】人参、安南桂、全当归、白茯苓、白芍药、陈皮、白术、黄芪、熟地黄、五味子、远志肉、甘草。(中医方剂大辞典)

参桂调经丸 shen gui tiao jing wan

【英文名】Shen Gui Tiao Jing Pill(药品标准－中药成方制剂标准)

【组成】党参、牡丹皮、白芍、川芎、吴茱萸、当归、甘草、肉桂、半夏、麦冬、阿胶。(药品标准－中药成方制剂标准1997年)

参桂理中丸 shen gui li zhong wan

【英文名】Shen Gui Li Zhong Pill

【组成】人参、白术、川附子、干姜、炙草、肉桂。(中医方剂大辞典)

参桂鹿茸丸 shen gui lu rong wan

【英文名】Shen Gui Lu Rong Pill(药品标准－中药成方制剂标准)

【组成】人参、鹿茸、山茱萸、地黄、熟地黄、白芍、龟甲、鳖甲、阿胶、杜仲、续断、天冬、茯苓、酸枣仁、琥珀、艾叶、陈皮、泽泻、没药、乳香、延胡索、红花、西红花、怀牛膝、川牛膝、鸡冠花、赤石脂、香附。(药品标准－中药成方制剂标准1991年)

参莲艾附汤 shen lian ai fu tang

【英文名】Shen Lian Ai Fu Decoction

【组成】党参、莲米、芡实、茯神、艾叶、附片、层故纸、银杏。(中医方剂大辞典)

参芪大补汤 shen qi da bu tang

【英文名】Shen Qi Da Bu Decoction

【组成】合欢皮、白敛。(中医方剂大辞典)

参芪内补散 shen qi nei bu san

【英文名】Shen Qi Nei Bu Powders

【组成】人参、黄芪、当归、白术、白芷、防风、川芎、肉桂、甘草。(中医方剂大辞典)

参芪归术膏 shen qi gui zhu gao

【英文名】Shen Qi Gui Zhu Plaster

【组成】人参、黄芪、白术、当归。(中医方剂大辞典)

参芪归附汤 shen qi gui fu tang

【英文名】Shen Qi Gui Fu Decoction

【组成】人参、黄芪、附子、当归。(中医方剂大辞典)

参芪四圣散 shen qi si sheng san

【英文名】Shen Qi Si Sheng Powders

【组成】(1)人参、黄芪、白术、茯苓、当归、芍药、川芎、紫草、木通、防风、糯米。(中医方剂大辞典)(2)人参、黄芪、白术、紫草茸、茯苓、芍药、当归、木通、防风、甘草、川芎、粳米。(中医方剂大辞典)

参芪瓜蒌散 shen qi gua lou san

【英文名】Shen Qi Gua Lou Powders

【组成】瓜蒌、甘草、当归、没药、乳香、大力子、人参、黄芪。(中医方剂大辞典)

参芪白术汤 shen qi bai zhu tang

【英文名】Shen Qi Bai Zhu Decoction

【组成】党参、炙芪、白术、肉蔻霜、茯苓、淮山药、升麻、炙甘草。(中医方剂大辞典)

参芪地黄汤 shen qi di huang tang

【英文名】Shen Qi Di Huang Decoction

【异名】三民地黄汤(中医方剂大辞典、证治宝鉴)

【组成】人参、黄芪、茯苓、熟地、山药、丹皮、山萸、生姜、大枣。(中医方剂大辞典)

参芪安胃散 shen qi an wei san

【英文名】Shen Qi An Wei Decoction

【组成】党参、黄芪、茯苓、甘草、白芍。(中医方剂大辞典)

参芪当归散 shen qi dang gui san

【英文名】Shen Qi Dang Gui Powders

【组成】人参、黄芪、当归、白术、诃子、甘草。(中医方剂大辞典)

参芪托里散 shen qi tuo li san

【英文名】Shen Qi Tuo Li Powders

【组成】(1)人参、黄芪、白术、当归、熟地、芍药、茯苓、陈皮。(中医方剂大辞典)(2)人参、黄芪、当归、川芎、麦冬、芍药、黄柏、知母、柴胡、甘草、金银花。(中医方剂大辞典)

参芪完胞汤 shen qi wan bao tang

【英文名】Shen Qi Wan Bao Decoction

【组成】人参、白术、绵芪、当归、川芎、红花、益母草、白

及、猪胞。(中医方剂大辞典)

参芪补气汤 shen qi bu qi tang

【英文名】Shen Qi Bu Qi Decoction

【组成】黄芪、茯苓、人参、石菖蒲、黄柏、甘草、知母、白术、当归、桔皮、升麻、柴胡。(中医方剂大辞典)

参芪补血汤 shen qi bu xue tang

【英文名】Shen Qi Bu Xue Decoction

【组成】党参、黄芪、川贝、远志、郁金、白芍、当归、冬术、茯苓、生草。(中医方剂大辞典)

参芪补脾汤 shen qi bu pi tang

【英文名】Shen Qi Bu Pi Decoction

【异名】参术补脾汤(中医方剂大辞典、外科枢要)

【组成】人参、白术、黄芪、茯苓、陈皮、当归、升麻、麦门冬、五味子、桔梗、甘草。(中医方剂大辞典)

参芪附子汤 shen qi fu zi tang

【英文名】Shen Qi Fu Zi Decoction

【组成】人参、黄芪、附子、甘草、白术。(中医方剂大辞典)

参芪和气饮 shen qi he qi yin

【英文名】Shen Qi He Qi Drink

【组成】人参、黄芪、连翘、牛蒡子、酒芩、葛根、蝉退、归身、归梢、木通、甘草。(中医方剂大辞典)

参芪实表汤 shen qi shi biao tang

【英文名】Shen Qi Shi Biao Decoction

【组成】蜜炙黄芪、人参、炙甘草、官桂、防风、白芷、当归、川芎、桔梗、厚朴、广木香。(中医方剂大辞典)

参芪保元汤 shen qi bao yuan tang

【英文名】Shen Qi Bao Yuan Decoction

【组成】人参、黄芪、甘草、官桂。(中医方剂大辞典)

参芪退热汤 shen qi tui re tang

【英文名】Shen Qi Tui Re Decoction

【组成】黄柏、人参、白术、当归、桔皮、川芎、甘草、升麻、柴胡、甘葛、羌活、独活。(中医方剂大辞典)

参芪健中汤 shen qi jian zhong tang

【英文名】Shen Qi Jian Zhong Decoction

【组成】当归身、人参、黄芪、白术、陈皮、白茯苓、白芍药、生干地黄、甘草、五味子。(中医方剂大辞典)

参芪桂麻汤 shen qi gui ma tang

【英文名】Shen Qi Gui Ma Decoction

【组成】人参、甘草、黄芪、桂枝、升麻。(中医方剂大辞典)

参芪益气汤 shen qi yi qi tang

【英文名】Shen Qi Yi Qi Decoction

【组成】人参、黄芪、白术、五味子、麦门冬、陈皮、炙甘草。(中医方剂大辞典)

参芪调卫汤 shen qi tiao wei tang

【英文名】Shen Qi Tiao Wei Decoction

【组成】人参、炙芪、麻黄根、当归、桂枝、防风、元枣。(中医方剂大辞典)

参芪通乳汤 shen qi tong ru tang

【英文名】Shen Qi Tong Ru Decoction

【组成】人参、黄芪、当归、木通、麦冬、桔梗、七孔猪蹄。(中医方剂大辞典)

参芪救元汤 shen qi jiu yuan tang

【英文名】Shen Qi Jiu Yuan Decoction

【组成】黄芪、人参、粉草、麦门冬、五味子。(中医方剂大辞典)

参芪救母汤 shen qi jiu mu tang

【英文名】Shen Qi Jiu Mu Decoction

【组成】人参、黄芪、当归、升麻、龟版、母丁香。(中医方剂大辞典)

参芪救逆汤 shen qi jiu ni tang

【英文名】Shen Qi Jiu Ni Decoction

【组成】党参、黄芪、龙骨、黑附片、炙甘草、浮麦。(中医方剂大辞典)

参芪羚角汤 shen qi ling jiao tang

【英文名】Shen Qi Ling Jiao Decoction

【组成】羚羊角、防风、五味子、赤茯苓、人参、黄芪、茺蔚、知母。(中医方剂大辞典)

参芪萝卜散 shen qi luo bo san

【英文名】Shen Qi Luo Bo Powders

【组成】人参、盐黄芪。(中医方剂大辞典)

参芪银花汤 shen qi yin hua tang

【英文名】Shen Qi Yin Hua Decoction

【组成】人参、黄芪、白术、熟地黄、银花、当归、茯苓、川芎、甘草。(中医方剂大辞典)

参芪鹿茸汤 shen qi lu rong tang

【英文名】Shen Qi Lu Rong Decoction

【组成】鹿茸、黄芪、当归、人参、附子、龙眼肉、生姜、甘草。(中医方剂的辞典)

参芪紫金丹 shen qi zi jin dan

【英文名】Shen Qi Zi Jin Pellet

【组成】上黄芪、党参、丁香、当归、血竭、骨碎补、北五味、五加皮、没药、甘草、茯苓。(中医方剂大辞典)

参芪槐角汤 shen qi huai jiao tang

【英文名】Shen Qi Huai Jiao Decoction

【组成】人参、黄芪、生地黄、川芎、当归、升麻、条芩、枳壳、黄连、槐角。(中医方剂大辞典)

参芪鳖甲散 shen qi bie jia san

【英文名】Shen Qi Bie Jia Powders

【组成】人参、黄芪、鳖甲、白术、当归、白茯苓、白芍药、附子、金钗石斛、干姜、肉桂。(中医方剂大辞典)

参脂四物汤 shen zhi si wu tang

【英文名】Shen Zhi Si Wu Decoction

【组成】四物汤加人参、五灵脂。(中医方剂大辞典)

参胶补血汤 shen jiao bu xue tang

【英文名】Shen Jiao Bu Xue Decoction

【组成】人参、阿胶、云苓、白术、甘草、川芎、当归、白芍、熟地、远志、麦冬、枣仁。(中医方剂大辞典)

参赭虫草汤 shen zhe chong cao tang

【英文名】Shen Zhe Chong Cao Decoction

【组成】党参、白术、茯苓、山楂、旋覆花、代赭石、沉香、冬虫夏草。(现代中医 1991,4(1))

参赭培气汤 shen zhe pei qi tang

【英文名】Shen Zhe Pei Qi Decoction

【组成】潞党参、天门冬、生赭石、清半夏、淡苁蓉、知母、当归身、柿霜饼。(中医方剂的辞典)

参赭镇气汤 shen zhe zhen qi tang

【英文名】Shen Zhe Zhen Qi Decoction

【组成】野台参、生赭石、生芡实、生山药、萸肉、生龙骨、生牡蛎、生杭芍、苏子。(中医方剂大辞典)

参熟桃苏汤 shen shu tao su tang

【英文名】Shen Shu Tao Su Decoction

【组成】人参、熟地、破故纸、茯神、麦冬、胡桃、生姜、苏子、山萸、巴戟天。(中医方剂大辞典)

参鹿强身丸 shen lu qiang shen wan

【英文名】Shen Lu Qiang Shen Pill(药品标准－中药成方制剂标准)

【组成】红参、全鹿干、白术、白芍、肉苁蓉、锁阳、甘草、山药、菟丝子、山茱萸、覆盆子、陈皮、女贞子。(药品标准－中药成方制剂标准 1997 年)

参燕异功煎 shen yan yi gong jian

【英文名】Shen Yan Yi Gong Decoction

【组成】吉林参、光燕条、生于术、云苓、广橘白、清炙草。(中医方剂大辞典)

参燕百补丸 shen yan bai bu wan

【英文名】Shen Yan Bai Bu Pill

【组成】人参须、燕窝、明党参、潞党参、麦门冬、玉竹、茯苓、女贞子、杜仲、象贝母、使君子、桑椹、牡蛎、罂粟壳、甘草、广皮、鹤虱、沉香、红枣、冰糖。(中医方剂大辞典)

参燕麦冬汤 shen yan mai dong tang

【英文名】Shen Yan Mai Dong Decoction

【组成】北沙参、麦冬、光燕条、奎冰糖。(中医方剂大辞典)

参麝活络丸 shen she huo luo wan

【英文名】Shen She Huo Luo Pill

【组成】人参、麝香、安息香、石菖蒲等。(湖北中医杂志 1982,(5))

参三七伤药片 shen san qi shang yao pian

【英文名】Shen San Qi Shang Yao Tablet (药品标准－中药成方制剂标准)

【组成】三七、乳香、没药、白芷、山柰、制川乌、制草乌、木香、冰片、甘松、红花、儿茶、当归、香附、朱砂、自然铜、血竭、积雪草、陈皮、土鳖虫、细辛。(药品标准－中药成方制剂标准 1991 年)

参三七伤药散 shen san qi shang yao san

【英文名】Shen San Qi Shang Yao Powders(药品标准－中药成方制剂标准)

【组成】三七、乳香、没药、白芷、山柰、川乌、草乌、木香、冰片、甘松、红花、儿茶、当归、香附、土鳖虫、细辛、朱砂、自然铜、血竭、积雪草、陈皮。(药品标准－中药成方制剂标准 1998 年)

参三七注射液 shen san qi zhu she ye

【英文名】Shen San Qi Injection

【组成】参三七。(上海中医药杂志 1983,(9))

参术止带糖浆 shen zhu zhi dai tang jiang

【英文名】Shen Zhu Zhi Dai Syrup(药品标准－中药成方制剂标准)

【组成】党参、车前子、苍术、山药、陈皮、白术、白芍、荆芥、柴胡、甘草。(药品标准－中药成方制剂标准 1998 年)

参麦止嗽糖浆 shen mai zhi sou tang jiang

【英文名】Shen Mai Zhi Sou Syrup(药品标准－中药成方制剂标准)

【组成】北沙参、麦冬、买麻藤、枇杷叶、鱼腥草。(药品标准－中药成方制剂标准 1990 年)

参芪力得康片 shen qi li de kang pian

【英文名】Shen Qi Li De Kang Tablet(药品标准－中药成方制剂标准)

【组成】黄芪、党参、甘草、陈皮、白术、柴胡、当归、白芍、升麻、北五味子、葛根、苍术、刺五加、维生素 E。(药品标准－中药成方制剂标准 1998 年)

参芪五味子片 shen qi wu wei zi pian

【英文名】Shen Qi Wu Wei Zi Tablet(药品标准－中药成方制剂标准)

【组成】五味子、党参、黄芪、酸枣仁。(药品标准－中药成方制剂标准 1990 年)

参芪首乌补汁 shen qi shou wu bu zhi

【英文名】Shen Qi Shou Wu Bu Oral Liquid(药品标准－中药成方制剂标准)

【组成】党参、黄芪、制何首乌、黄精。(药品标准－中药成方制剂标准 1991 年)

参芪健胃冲剂 shen qi jian wei chong ji

【英文名】Shen Qi Jian Wei Granule (药品标准－中药成方制剂标准)

【异名】胃炎灵冲剂(药品标准－中药成方制剂标准)

【组成】党参、当归、山楂、黄芪、茯苓、甘草、白术、桂

枝、陈皮、紫苏梗、白芍、海螵蛸、青木香、蒲公英。(药品标准－中药成方制剂标准1995年)

参芪消渴颗粒 shen qi xiao ke ke li

【英文名】Shen Qi Xiao Ke Granule(药品标准－中药成方制剂标准)

【组成】人参、黄芪、山药、白术、五味子、麦冬、玉竹、熟地黄、牛膝、茯苓、泽泻、牛蒡子、僵蚕。(药品标准－中药成方制剂标准1998年)

参芪博力康片 shen qi bo li kang pian

【英文名】Shen Qi Bo Li Kang Tablet(药品标准－中药成方制剂标准)

【组成】人参、淫羊藿、菟丝子、黄芪、灵芝、首乌、黄精、麦冬、当归、知母、黄柏、天花粉、五味子。(药品标准－中药成方制剂标准1998年)

参芪蛤蚧补浆 shen qi ge jie bu jiang

【英文名】Shen Qi Ge Jie Bu Oral Liquid(药品标准－中药成方制剂标准)

【组成】党参、黄芪、蛤蚧。(药品标准－中药成方制剂标准1991年)

参苏理肺糖浆 shen su li fei tang jiang

【英文名】Shen Su Li Fei syrup

【组成】浙贝母、桔梗、北沙参、桔红、厚朴、前胡、黄芩、葛根、天花粉、生半夏、紫苏叶、杏仁。(中医方剂大辞典)

参附大正气散 shen fu da zheng qi san

【英文名】Shen Fu Da Zheng Qi Powders

【组成】附子、人参、木香、藿香叶、缩砂仁、槟榔、白术、白茯苓、益智仁、草果仁、丁香、陈皮、粉草、香附子、肉桂、乌药、枳壳、青皮、黄芪、厚朴、沉香。(中医方剂大辞典)

参苓白术胶囊 shen ling bai zhu jiao nang

【英文名】Shen Ling Bai Zhu Capsule(药品标准－中药成方制剂标准)

【组成】人参、茯苓、白术、山药、白扁豆、莲子、薏苡仁、砂仁、桔梗、甘草。(药品标准－中药成方制剂标准1997年)

参苓白术颗粒 shen ling bai zhu ke li

【英文名】Shen Ling Bai Zhu Granule(药品标准－中药成方制剂标准)

【组成】人参、茯苓、白术、山药、白扁豆、莲子、薏苡仁、砂仁、桔梗、甘草。(药品标准－中药成方制剂标准1998年)

参茸木瓜药酒 shen rong mu gua yao jiu

【英文名】Shen Rong Mu Gua Wine(药品标准－中药成方制剂标准)

【组成】麻黄、当归、槲寄生、续断、人参、木瓜、狗脊、五加皮、独活、苍术、制川乌、制草乌、羌活、威灵仙、桃仁、乌梢蛇、甘草、青风藤、秦艽、赤芍、鹿茸、防风、老鹳草、红花、地龙、海风藤、桂枝、白芷、川牛膝、川芎、细辛。(药品标准－中药成方制剂标准1991年)

参茜固经冲剂 shen qian gu jing chong ji

【英文名】Shen Qian Gu Jing Medicinal Instant Granule

【组成】茜草、生蒲黄、生槐花、大蓟、小蓟、党参、升麻、生地、杭白芍、女贞子、白术、旱莲草、生山楂。((91)卫药准字Z－70号)

参茸三肾胶囊 shen rong san shen jiao nang

【英文名】Shen Rong San Shen Capsule(药品标准－中药成方制剂标准)

【组成】生晒参、黄毛鹿茸、牛肾、驴肾、狗肾。(药品标准－中药成方制剂标准1994年)

参芪麻黄根汤 shen qi ma huang gen tang

【英文名】Shen Qi Ma Huang Gen Decoction

【组成】人参、黄芪、当归、白术、桂枝、粉草、麻黄根、牡蛎、浮麦。(中医方剂大辞典)

参梅养胃冲剂 shen mei yang wei chong ji

【英文名】Shen Mei Yang Wei Granule(药品标准－中药成方制剂标准)

【组成】北沙参、山楂、乌梅、红花、莪术、青木香、蒲公英、丹参、甘草、白芍、当归。(药品标准－中药成方制剂标准1994年)

参蛤补肺胶囊 shen ge bu fei jiao nang

【英文名】Shen Ge Bu Fei Capsule

【组成】生晒参、蛤蚧、黄芪、川贝母、五味子、桑白皮、苦杏仁。((92)卫药准字Z－23号)

参术三地宁宫汤 shen zhu san di ning gong tang

【英文名】Shen Zhu San Di Ning Gong Decoction

【组成】党参、麦冬、炒枣仁、焦白术、生地炭、炒地榆、地骨皮、炒白芍、炒川断、丹皮、当归身、炙甘草。(陕西中医1990,11(12))

参甘归芍瓜蒌汤 shen gan gui shao gua lou tang

【英文名】Shen Gan Gui Shao Gua Lou Decoction

【组成】人参、甘草、当归、芍药、生地、栝蒌根。(中医方剂大辞典)

参甘姜芩半夏汤 shen gan jiang qin ban xia tang

【英文名】Shen Gan Jiang Qin Ban Xia Decoction

【组成】人参、甘草、茯苓、干姜、半夏、生姜。(中医方剂大辞典)

参归荆枣益母汤 shen gui jing zao yi mu tang

【英文名】Shen Gui Jing Zao Yi Mu Decoction

【组成】人参、当归、炒枣仁、荆芥、益母草。(中医方剂大辞典)

参甘桂附红蓝汤 shen gan gui fu hong lan tang

【英文名】Shen Gan Gui Fu Hong Lan Decoction

【组成】人参、甘草、茯苓、桂枝、附子、苏叶、红花。（中医方剂大辞典）

参芪乌鸡养血膏 shen qi wu ji yang xue gao

【英文名】Shen Qi Wu Ji Yang Xue Concentrated Decoction（药品标准－中药成方制剂标准）

【组成】人参、黄芪、大枣、刺五加、当归、乌鸡。（药品标准－中药成方制剂标准 1998 年）

参芪五味子糖浆 shen qi wu wei zi tang jiang

【英文名】Shen Qi Wu Wei Zi Syrup（药品标准－中药成方制剂标准）

【组成】五味子酊、党参流浸膏、黄芪流浸膏、酸枣仁流浸膏。（药品标准－中药成方制剂标准 1993 年）

参附龙牡救逆汤 shen fu long mu jiu ni tang

【英文名】Shen Fu Long Mu Jiu Ni Pill

【组成】人参、附子、龙骨、牡蛎、白芍、炙甘草。（中医方剂大辞典）

参苓大补生化汤 shen ling da bu sheng hua tang

【英文名】Shen Ling Da Bu Sheng Hua Decoction

【组成】人参、白术、川芎、当归、益智仁、白芍、茯苓、干姜、肉果、炙草、莲子。（中医方剂大辞典）

参苓健脾胃颗粒 shen ling jian pi wei ke li

【英文名】Shen Ling Jian Pi Wei Granule（药品标准－中药成方制剂标准）

【组成】北沙参、山药、薏苡仁、茯苓、砂仁、扁豆、甘草、陈皮、白术、莲子。（药品标准－中药成方制剂标准 1998 年）

参茸三七补血片 shen rong san qi bu xue pian

【英文名】Shen Rong San Qi Bu Xue Tablet（药品标准－中药成方制剂标准）

【组成】人参、鹿茸、鹿角胶、龟甲胶、三七、黄芪、党参、熟地黄、枸杞子、五味子、当归、茯苓、白术、山药、白芍、肉桂、砂仁、香附、远志、大枣、陈皮、甘草。（药品标准－中药成方制剂标准 1996 年）

参茸广嗣鱼鳔丸 shen rong guang si yu biao wan

【英文名】Shen Rong Guang Si Yu Biao Pill

【组成】净鱼鳔、鹿角胶、鹿角霜、生沙苑、蒺藜、人参、麦冬、天冬、当归、泽泻、山茱萸、芡实、菖蒲、莲须、赤石脂、五味子、覆盆子、白茯苓、车前、白术、广木香、柏仁、炒枣仁、山药、石斛、巴戟、川牛膝、川椒、生地黄、熟地黄、地骨皮、杜仲、远志、苁蓉、菟丝子、枸杞。（中医方剂大辞典）

参茸田鸡蜂王浆 shen rong Tian ji feng wang jiang

【英文名】Shen Rong Tian Ji Feng Wang Jiang Liquid

【组成】人参、鹿茸、白芍、田鸡油、当归、蜂王浆、椴蜂蜜。（吉卫药准字(85)430154）

参茸固本还少丸 shen rong gu ben huan shao wan

【英文名】Shen Rong Gu Ben Huan Shao Pill（药品标准－中药成方制剂标准）

【组成】人参、鹿茸、附子、肉桂、菟丝子、杜仲、仙茅、淫羊藿、肉苁蓉、巴戟天、补骨脂、川牛膝、海马、牛膝、阳起石、阴起石、黄芪、党参、白术、山药、茯苓、甘草、熟地黄、地黄、龟甲、龟甲胶、阿胶、何首乌、山茱萸、枸杞子、麦冬。（药品标准－中药成方制剂标准 1996 年）

参茸固本还少丹 shen rong gu ben huan shao dan

【英文名】Shen Rong Gu Ben Huan Shao Pellt

【组成】白芥子、砂仁、白芍、莲子、花椒、焦术、黄芩、远志、巴戟天、山药、小茴香、菟丝子、故纸、麦芽、神曲、贡胶、龟版、蒺藜、杜仲、龟胶十封、夏虫、土元、海马、淫羊藿、鹿筋炙草、五味子、当归、川芎、木瓜、川牛膝、仙茅各、黑豆、酒地黄、麦冬、陈皮、木香、大芸、地龙、法夏、附片、生地母丁香、云苓、枸杞。（中医方剂大辞典）

参茸姜附归桂汤 shen rong jiang fu gui gui tang

【英文名】Shen Rong Jiang Fu Gui Gui Decoction

【组成】人参、炮姜、附子、黄芪、熟地、鹿茸、肉桂、当归、炙草。（中医方剂大辞典）

参茸强肾口服液 shen rong qiang shen kou fu ye

【英文名】Shen Rong Qiang Shen Oral Liquid（药品标准－中药成方制剂标准）

【组成】人参、鹿茸、鹿肾、牛肾、海狗肾、黄芪、当归、肉苁蓉、阳起石、枸杞子、杜仲、附片、菟丝子、熟地黄、淫羊藿、韭菜子。（药品标准－中药成方制剂标准 1998 年）

参茸蛤蚧保肾丸 shen rong ge jie bao shen wan

【英文名】Shen Rong Ge Jie Bao Shen Pill（药品标准－中药成方制剂标准）

【组成】红参、鹿茸、蛤蚧、当归、熟地黄、枸杞子、山茱萸、肉苁蓉、巴戟天、杜仲、远志、沉香、山药、茯苓、白术、益智、补骨脂。（药品标准－中药成方制剂标准 1991 年）

参茯五味芍药汤 shen fu wu wei shao yao tang

【英文名】Shen Fu Wu Wei Shao Yao Dercoction

【组成】茯苓、半夏、甘草、人参、桔皮、五味、芍药。（中医方剂大辞典）

参芪丹桂红蓝汤 shen qi dan gui hong lan tang

【英文名】Shen Qi Dan Gui Hong Lan Decoction

【组成】人参、黄芪、桂枝、芍药、甘草、丹皮、红花。（中医方剂大辞典）

参芪乌梅四物汤 shen qi wu mei si wu tang

【英文名】Shen Qi Wu Mei Si Wu Decoction

【组成】白芍、熟地、乌梅、党参、炙芪、当归身。（中医方剂大辞典）

参芪内托十宣散 shen qi nei tuo shi xuan san

【英文名】Shen Qi Nei Tuo Shi Xuan Powders

【组成】人参、黄芪、陈皮、甘草、升麻、茯苓、白术、泽泻、当归、川芎、生地、白芍、黄芩、乌药、前胡、黄柏、知母、天花粉。(中医方剂大辞典)

参芪附子回阳汤 shen qi fu zi hui yang tang

【英文名】Shen Qi Fu Zi Hui Yang Decoction

【组成】人参、黄芪、当归、附子、粉草。(中医方剂大辞典)

参芪苓桂干姜汤 shen qi ling gui gan jiang tang

【英文名】Shen Qi Ling Gui Gan Jiang Decoction

【组成】人参、黄芪、甘草、茯苓、桂枝、干姜、丹皮。(中医方剂大辞典)

参芪姜苏石膏汤 shen qi jiang su shi gao tang

【英文名】Shen Qi Jiang Su Shi Gao Decoction

【组成】人参、甘草、黄芪、石膏、大枣、苏叶三、生姜。(中医方剂大辞典)

参芪麻桂红蓝汤 shen qi ma gui hong lan tang

【英文名】Shen Qi Ma Gui Hong Lan Decoction

【组成】人参、甘草、黄芪、桂皮、丹皮、红花、升麻。(中医方剂大辞典)

参芪蓝苏石膏汤 shen qi lan su shi gao tang

【英文名】Shen Qi Lan Su Shi Gao Decoction

【组成】人参、甘草、黄芪、石膏、苏叶二、红花、丹皮。(中医方剂大辞典)

参燕百科戒烟丸 shen yan bai ke jie yan wan

【英文名】Shen Yan Bai Ke Jie Yan Pill

【组成】参燕百补丸。(中医方剂大辞典)

参术桂附加熟地汤 shen zhu gui fu jia shu di tang

【英文名】Shen Zhu Gui Fu Jia Shu Di Decoction

【组成】人参、白术、附子、肉桂、熟地。(中医方剂大辞典)

参苓附术加生姜汤 shen ling fu zhu jia sheng jiang tang

【英文名】Shen Ling Fu Zhu Jia Sheng Jiang Decoction

【组成】人参、白术、生姜、附子、茯苓。(中医方剂大辞典)

参草扶正抗癌冲剂 shen cao fu zheng kang ai chong ji

【英文名】Shen Cao Fu Zheng Kang Ai Prescription

【组成】人参、黄芪、白术、茯苓、龙葵、白花蛇舌草、半枝莲、女贞子。(中国中西医结合杂志 1992,12(5))

参芪建中合二陈汤 shen qi jian zhong he er chen tang

【英文名】Shen Qi Jian Zhong He Er Chen Decoction

【组成】潞党参、棉芪、川桂枝、生白芍、炙甘草、姜半夏、炒广皮、浙茯苓、饴糖、鲜生姜、大红枣。(中医方剂大辞典)

参甘归芍麦冬瓜蒌汤 shen gan gui shao mai dong gua lou tang

【英文名】Shen Gan Gui Shao Mai Dong Gua Lou Decoction

【组成】人参、甘草、当归、芍药、麦冬、瓜蒌根。(中医方剂大辞典)

孤凤散 gu feng san

【英文名】Gu Feng Powders

【组成】白矾。(中医方剂大辞典)

绀珠膏 gan zhu gao

【英文名】Gan Zhu Plaster

【组成】制麻油、制松香。(中医方剂大辞典)

绀雪丹 gan xue dan

【英文名】Gan Xue Pellet

【组成】六月雪根、冰片。(中医方剂大辞典)

绀珠木香槟榔丸 gan zhu mu xiang bing lang wan

【英文名】Gan Zhu Mu Xiang Bing Lang Pill

【组成】木香、槟榔、当归、黄连、枳壳、青皮、黄柏、黄芩、陈皮、三棱、香附、牵牛末、莪术、大黄。(中医方剂大辞典)

练中丸 lian zhong wan

【英文名】Lian Zhong Pill

【异名】桂心丸(中医方剂大辞典、圣惠)

【组成】(1)大黄、朴消、芍药、桂心。(中医方剂大辞典)(2)大黄、葶苈、杏仁、芒消。(中医方剂大辞典)

练石散 lian shi san

【英文名】Lian Shi Powders

【异名】鹿角散(中医方剂大辞典、附广肘后方)

【组成】鹿角、白蔹、粗理黄色磨石。(中医方剂大辞典)

练阳汤 lian yang tang

【英文名】Lian Yang Decoction

【组成】苦楝根皮、陈皮、半夏、茯苓、甘草。(中医方剂大辞典)

练花粉 lian hua fen

【英文名】Lian Huan Feng Prescription

【组成】川芎、藁本、练花、丁香、英粉。(中医方剂大辞典)

练根散 lian gen san

【英文名】Lian Gen Powders

【组成】木莲、枳实。(中医方剂大辞典)

练香丸散 lian xiang wan san

【英文名】Lian Xiang Wan Powders

【组成】青皮、白僵蚕、甘草、诃子、没药、乳香、巴豆霜。(中医方剂大辞典)

组方原则 zu fang yuan ze

【英文名】Formula composing Principles

【定义】指在辨证立法的基础上,选择合适的中药组成方剂所遵循的原则。(方剂学)

组成分类法 zu cheng fen lei fa

【定义】是按方剂的组成进行分类的方法。(方剂学)

细水滑 xi shui hua

【英文名】Xi Shui Hua Prescription

【组成】白面、羊肉、鸡儿、蘑菇。(中医方剂大辞典)

细辛丸 xi xin wan

【英文名】Xi Xin Pill

【组成】(1)通草、辛夷、细辛、甘遂、桂心、芎䓖、附子。(中医方剂大辞典)(2)细辛、杏仁、泽泻、干姜、白术、茯苓、桂心、甘草、附子、蜀椒、大黄、木防己、芫花、甘遂。(中医方剂大辞典)(3)细辛、黄连、蕤仁、芦荟、桑根、白皮、甜葶苈、龙脑。(中医方剂大辞典)(4)细辛、桂心、甜葶苈、川大黄、黄芩、甘遂、芫花、汉防己、赤茯苓、附子、白术、泽泻、杏仁。(中医方剂大辞典)(5)细辛、天南星、白附子、芎䓖、甘菊花、好墨、由跋。(中医方剂大辞典)(6)细辛、芍药、吴茱萸、人参、白术、桂、干姜、甘草、当归、附子。(中医方剂大辞典)(7)细辛、五味子、熟干地黄、人参、白茯苓、地骨皮、山芋、防风。(中医方剂大辞典)(8)细辛、草乌尖、乳香。(中医方剂大辞典)(9)乌头、藁本、川芎、细辛、甘草。(中医方剂大辞典)(10)细辛、石菖蒲、木通、麝香。(中医方剂大辞典)

细辛汤 xi xin tang

【英文名】Xi Xin Decoction

【组成】(1)升麻、细辛、黄连、蔓荆子、牛蒡子、荜茇、薄荷、黄柏、知母、防己。(中医方剂大辞典)(2)细辛、防风、人参、白茯苓、车前子、五味子、玄参、地骨皮、黄芩、泽泻、甘草。(中医方剂大辞典)(3)细辛、茺蔚子、玄参、黄芩、桔梗、大黄、车前子。(中医方剂大辞典)(4)细辛、吴茱萸、干姜、当归、防风、芍药。(中医方剂大辞典)(5)细辛、恒山、栀子仁、松萝、犀角屑、川升麻、玄参、甘草。(中医方剂大辞典)(6)细辛、防风、白术、附子、桂、石膏、麻黄、枳实、甘草、黄芪、当归。(中医方剂大辞典)(7)细辛、防风、白茯苓、柏子仁、桃仁、山茱萸、甘草、蔓荆实、枳壳。(中医方剂大辞典)(8)细辛、蕤仁、戎盐、决明子。(中医方剂大辞典)(9)细辛、五味子、防风、桔梗、茺蔚子、玄参。(中医方剂大辞典)(10)细辛、广陈皮、川芎、制半夏、独活、白茯苓、白芷、炙甘草。(中医方剂大辞典)(11)细辛、玄参、五味子、人参、白茯苓、防风、车前子。(中医方剂大辞典)(12)细辛、荜茇。(中医方剂大辞典)(13)细辛、苦参。(中医方剂大辞典)(14)细辛、升麻、芎䓖、荆芥穗、木通、莽草、莎草根。(中医方剂大辞典)(15)细辛、附子、芎䓖。(中医方剂大辞典)(16)细辛、白芷、芎䓖、露蜂房。(中医方剂大辞典)(17)细辛、羌活。(中医方剂大辞典)(18)细辛、胡椒。(中医方剂大辞典)(19)细辛、附子、羌活、麻黄、升麻、防风、当归、白芷、白僵蚕。(中医方剂大辞典)(20)细辛、半夏曲、茯苓、桔梗、桂枝、甘草。(中医方剂大辞典)(21)细辛、枳实、白术、瓜蒌、干姜、桂心、赤茯苓、甘草。(中医方剂大辞典)(22)细辛、人参、茯苓、车前子、五味子、黑参、防风、地骨皮。(中医方剂大辞典)(23)木贼、细辛、草乌、龙胆草。(中医方剂大辞典)(24)细辛、甘草、麻黄、桂枝、杏仁。(中医方剂大辞典)(25)细辛、大皂角、川椒、露蜂房、荆芥、独活。(中医方剂大辞典)(26)茺蔚子、黑参、黄芩、桔梗、大黄、车前子、木通、生地黄、甘草。(中医方剂大辞典)

绍兴大补酒 shao xing da bu jiu

【英文名】Shao Xing Da Bu Wine(药品标准－中药成方制剂标准)

【组成】党参、山药、白术、熟地黄、川芎、杜仲叶、茯苓、当归、黄芪、玉竹、白芍、甘草。(药品标准－中药成方制剂标准 1992 年)

经方 jing fang

【定义】指以《伤寒杂病论》、《金匮要略》等经典医籍中所记载的方剂。(中药药剂学)

经验乌须方 jing yan wu xu fang

【英文名】Jing Yan Wu Xu Preseription

【组成】大枸杞。(中医方剂大辞典)

经验正骨丹 jing yan zheng gu dan

【英文名】Jing Yan Zheng Gu Pellet

【组成】自然铜、地鳖虫、水蛭、地龙、龙骨、真降香、苏木、土狗、川乌、明松节、乳香、没药、血竭、木香、白芍、麝香。(中医方剂大辞典)

经验石膏汤 jing yan shi gao tang

【英文名】Jing Yan Shi Gao Decoction

【异名】石膏汤(中医方剂大辞典、赤水玄珠)

【组成】升麻、知母、石膏、大黄、山栀、薄荷、茯苓、连翘、朴消、甘草。(中医方剂大辞典)

经验白术散 jing yan bai zhu san

【英文名】Jing Yan Bai Zhu Decoction

【组成】白术、苦葶苈、川山甲、蛇退、黑牵牛、土牛儿。(中医方剂大辞典)

经验安化汤 jing yan an hua tang

【英文名】Jing Yan An Hua Decoction

【组成】黄连、薄荷、天花粉、木通、甘草、菊花。(中医方剂大辞典)

经验如圣散 jing yan ru sheng san

【英文名】Jing Yan Ru Sheng Powders

【组成】苍术、川芎、细辛、防风、白芷、草乌、川乌、天麻。(中医方剂大辞典)

经验利气丸 jing yan li qi wan

【英文名】Jing Yan Li Qi Pill

【组成】大黄、香附、黑丑、黄柏、枳壳、青皮、桔皮、莪

术、槟榔、木香、黄连。(中医方剂大辞典)

经验固崩汤 jing yan gu beng tang

【英文名】Jing Yan Gu Beng Decoction

【组成】当归、川芎、白芍、熟地、杜仲、川断、山药、升麻、地榆、山栀、荆芥、干姜。(中医方剂大辞典)

经验易产丸 jing yan yi chan wan

【英文名】Jing Yan Yi Chan Pill

【组成】酒炒续断、土炒怀山药、制川芎、酒炒全当归、川杜仲。(中医方剂大辞典)

经验肥儿丸 jing yan fei er wan

【英文名】Jing Yan Fei Er Pill

【组成】神曲、麦芽、山药、山楂、水仙子、陈皮、青皮、枳壳、前胡、苍术、白术、半夏、宣黄连、砂仁、当归身、人参、胡黄连、石莲肉、粉甘草。(中医方剂大辞典)

经验育胎丸 jing yan yu tai wan

【英文名】Jing Yan Yu Tai Pill

【组成】当归、熟地黄、白术、香附、砂仁、芍药、川芎、川续断、陈皮、黄芩。(中医方剂大辞典)

经验养荣丸 jing yan yang rong wan

【英文名】Jing Yan Yang Yong Pill

【组成】白术、黄芪、芍药、远志、当归身、山药、熟地黄、五味子、人参、白茯苓、山茱萸、生地黄、陈皮。(中医方剂大辞典)

经验洗眼散 jing yan xi yan san

【英文名】Jing Yan Xi Yan Powders

【组成】大黄、山栀子、防风、薄荷、川芎、羌活、甘草。(中医方剂大辞典)

经验神芎丸 jing yan shen xiong wan

【英文名】Jing Yan Shen Xiong Pill

【组成】大黄、附子、青皮、陈皮、牵牛头。(中医方剂大辞典)

经验种子丸 jing yan zhong zi wan

【英文名】Jing Yan Zhong Zi Pill

【组成】甘枸杞、白当归、莲蕊、沙苑蒺藜、鱼鳔、牛膝。(中医方剂大辞典)

经验胆槐丹 jing yan dan huai dan

【英文名】Jing Yan Dan Huai Pellet

【组成】槐角子。(中医方剂大辞典)

经验贴癖膏 jing yan tie pi gao

【英文名】Jing Yan Tie Pi Plaster

【组成】阿魏、蜈蚣、全蝎、硼砂、血竭、栀子、大黄、芦荟、雄黄、胡黄连、硇砂。(中医方剂大辞典)

经验健脾丸 jing yan jian pi wan

【英文名】Jing Yan Jian Pi Pill

【组成】党参、青皮、白术、山楂、茯苓、桔皮、香附、神曲、半夏曲、甘草、枳实、麦芽。(中医方剂大辞典)

经验桃奴丸 jing yan tao nu wan

【英文名】Jing Yan Tao Nu Pill

【组成】桃奴、豭鼠粪、玄胡索、香附子、肉桂、五灵脂、桃仁、砂仁。(中医方剂大辞典)

经验涂核散 jing yan tu he san

【英文名】Jing Yan Tu He Powders

【组成】飞朱砂、木鳖、雄黄、大黄、上冰片、真蟾酥、紫花地丁、山慈菇。(中医方剂大辞典)

经验消肿散 jing yan xiao zhong san

【英文名】Jing Yan Xiao Zhong Powders

【组成】干漆、大麦芽。(中医方剂大辞典)

经验烫伤药 jing yan tang shang yao

【英文名】Jing Yan Tang Shang Yao Preseription

【组成】炙龟版、蝉农、生军、荞麦。(中医方剂大辞典)

经验秦艽汤 jing yan qin jiao tang

【英文名】Jing Yan Qin Jiao Decoction

【组成】秦艽、川羌活、红木香、大力子、独活、元胡索、威灵仙、芫荽子、桃仁、乌药、茜草、江枳壳、红花。(中医方剂大辞典)

经验调气方 jing yan tiao qi fang

【英文名】Jing Yan Tiao Qi Preseription

【异名】调气汤(中医方剂大辞典、医方大成)

【组成】人参、赤茯苓、淡木瓜、麦门冬、白术、白芷、半夏、陈皮、厚朴、青皮、甘草、香附子、紫苏、沉香、枳壳、大黄、草果仁、肉桂、蓬术、大腹皮、丁香皮、槟榔、木香、木通。(中医方剂大辞典)

经验调经汤 jing yan tiao jing tang

【英文名】Jing Yan Tiao Jing Decoction

【组成】(1)当归、阿胶、半夏、白芍药、人参、牡丹皮、川芎、麦门冬、甘草、桂心、吴茱萸。(中医方剂大辞典)(2)当归、熟地黄、香附、白芍、吴茱萸、大腹皮、紫荆皮、肉苁蓉、川芎、条芩、粉草。(中医方剂大辞典)

经验理中丸 jing yan li zhong wan

【英文名】Jing Yan Li Zhong Pill

【组成】大戟、木香、牙皂、黑丑、甘遂。(中医方剂大辞典)

经验滑石散 jing yan hua shi san

【英文名】Jing Yan Hua Shi Powders

【组成】滑石、白蜜、香油。(中医方剂大辞典)

经期腹痛丸 jing qi fu tong wan

【英文名】Jing Qi Fu Tong Pill

【组成】熟地、桑寄生、当归、阳春砂、党参、益母草、白芍、香附、川芎、吴茱萸、肉桂。(中医方剂大辞典)

经进龙虎金丹 jing jin long hu jin dan

【英文名】Jing Jin Long Hu Jin Pellet

【组成】黑附子、川乌头、虎骨、古文钱、当归、白胶香、地龙、木鳖子草乌头、黑牵牛、苁蓉、牛膝、乳香、没药、巴戟、自然铜。(中医方剂大辞典)

经进骨碎补丸 jing jin gu sui bu wan

【英文名】Jing Yan Gu Sui Bu Pill

【组成】五灵脂、木鳖子、生姜、地龙、黑牵牛、草乌、白胶香、黑豆、威灵仙、滴乳香、天南星、麝香、防风。(中医方剂大辞典)

经进一捻金散 jing jin yi nian jin san

【英文名】Jing Jin Yi Nian Jin Powders

【组成】丁香、木香、葛花、葛根、雄黄。(中医方剂大辞典)

经验天灵盖散 jing yan tian ling gai san

【英文名】Jing Yan Tian Ling Gai Powders

【组成】天灵盖、槟榔、阿魏、辰砂、麝香、甘遂、安息香。(中医方剂大辞典)

经验何首乌丸 jing yan he shou wu wan

【英文名】Jing Yan He Shou Wu Pill

【组成】何首乌、黄柏、松子仁、柏子仁、菟丝子、肉苁蓉、牛膝、天门冬、白术、麦门冬、白茯苓、小茴香、甘洲枸杞子、当归、白芍药、熟地黄、生地黄、人参、黄芪。(中医方剂大辞典)

经验黄鸡煎丸 jing yan huang ji jian wan

【英文名】Jing Yan Huang Ji Jian Pill

【异名】黄鸡煎丸(中医方剂大辞典、婴童百问)

【组成】柴胡、知母、秦艽、川楝肉、宣黄连、胡黄连、芦荟、鹤虱、芜荑、槟榔、丹参、川芎、神曲、麦蘖、青皮、五灵脂、使君子肉、水银粉、麻子、黑豆。(中医方剂大辞典)

经验催生秘方 jing yan cui sheng mi fang

【英文名】Jing Yan Cui Sheng Mi Fang

【组成】鱼胶。(中医方剂大辞典)

经验截疟神方 jing yan jie nue shen fang

【英文名】Jing Yan jie Nue Shen Prescription

【组成】常山、秦艽、木通、川山甲、辰砂、乌梅、大枣。(中医方剂大辞典)

经进丁香调气汤 jing jin ding xiang tiao qi tang

【英文名】Jing Jin Ding Xiang Tiao Qi Decoction

【异名】丁香调气汤(中医方剂大辞典、魏氏家藏方)

【组成】白豆蔻、丁香、缩砂仁、干姜、木香、白术、粉草、炒盐。(中医大辞典)

经进追异玄元丹 jing jin zhui yi xuan yuan dan

【英文名】Jing Jin Zhui Yi Xuan Yuan Pellet

【组成】地黄花、紫古子花、紫蜀葵花、青椹子、旱莲子、丁香、香墨。(中医方剂大辞典)

经效鼠粘根浸酒 jing xiao shu nian gen jin jiu

【英文名】Jing Xiao Shu Nian Gen Jin Wine

【组成】鼠粘根、防风、附子、独活、汉防己、桂心、天麻、麻黄、生地黄。(中医方剂大辞典)

经验万病无忧散 jing yan wan bing wu you san

【英文名】Jing Yan Wan Bing Wu You Powders

【组成】槟榔、雷丸、贯众、大腹皮、京三棱、蓬莪术、鹤虱、木香、甘草、大黄、粉霜、牵牛。(中医方剂大辞典)

经验化癖千捶膏 jing yan hua pi qian chui gao

【英文名】Jing Yan Hua Pi Qian Chui Plaster

【组成】皮消、川椒、蓖麻仁、黄香、绿豆。(中医方剂大辞典)

经验加味十全汤 jing yan jia wei shi quan tang

【英文名】Jing Yan Jia Wei Shi Quan Decoction

【组成】十全大补汤加益智仁。(中医方剂大辞典)

经验加减四物汤 jing yan jia jian si wu tang

【英文名】Jing Yan Jia Jian Si Wu Decoction

【组成】当归、熟干地黄、白芍药、川芎。(中医方剂大辞典)

经验羌活桃仁汤 jing yan yang huo tao ren tang

【英文名】Jing Yan Yang Huo Tao Ren Decoction

【异名】羌活桃仁汤(中医方剂大辞典、寿世保元)

【组成】玄胡索、桃仁、杜仲、红花、牛膝、破故纸、苍术、归尾、羌活、官桂、小茴香。(中医方剂大辞典)

经验祛湿煮酒方 jing yan qu shi zhu jiu fang

【英文名】Jing Yan Qu Shi Zhu Jiu Prescription

【组成】川芎、威灵仙、荆芥、麻黄、防风、天麻、青木香、金毛狗脊、羌活、独活、枳壳、川乌、草乌、苍术、陈皮、川当归。(中医方剂大辞典)

经验调经种子丸 jing yan tiao jing zhong zi wan

【英文名】Jing Yan Tiao Jing Zhong Zi Pill

【组成】香附、当归、川芎、白芍药、麦门冬、川续断、条芩、牡丹皮、白茯苓、杜仲、白术、牛膝、人参、阿胶、小茴香、艾叶、熟地、黑豆。(中医方剂大辞典)

经验理中消胀丸 jing yan li zhong xiao zhang wan

【英文名】Jing Yan Li Zhong Xiao Zhang Pill

【组成】大戟、制牙皂、广木香、炒黑丑、煨甘遂。(中医方剂大辞典)

经验蟾酥五疳丸 jing yan chan su wu gan wan

【英文名】Jing Yan Chan Su Wu Gan Pill

【组成】南木香、青皮、肉豆蔻、芦荟、麦芽、神曲、山楂、千金子、蟾酥、白术、宣黄连、尖槟榔。(中医方剂大辞典)

经验加麒麟乳香膏 jing yan jia qi lin ru xiang gao

【英文名】Jing Yan Jia Qi Lin Ru Xiang Plaster

【组成】南乳香、没药、松脂、天台乌药、木鳖子、当归、赤芍药、小油、血竭。(中医方剂大辞典)

经验加减解毒活血汤 jing yan jia jian jie du huo xue tang

【英文名】Jinng Yan Jia Jian Jie Du Huo Xue Decoction

【组成】连翘、柴胡、葛根、生地、当归、赤芍、桃仁、红花、川朴、甘草。(中医方剂大辞典)

贯众丸 guan zhong wan

【英文名】Guan Zhong Pill

【组成】(1)贯众、石蚕、狼牙、藿芦、蜀漆、僵蚕、雷丸、芜荑、厚朴、槟榔。(中医方剂大辞典)(2)贯众、藿芦、狼牙子、芜荑、石蚕、雷丸、蜀漆、僵蚕、厚朴。(中医方剂大辞典)(3)贯众、白莲芦、干漆、厚朴、狼牙子、僵蚕、雷丸、雄黄、芜荑子。(中医方剂大辞典)(4)贯众、黄连、板兰根、木香、胡黄连、诃黎勒皮、肉豆蔻。(中医方剂大辞典)

贯众汤 guan zhong tang

【英文名】Guan Zhong Decoction

【组成】(1)贯众、苦楝根皮、土荆芥、紫苏。(中医方剂大辞典)(2)贯众、苏枋木。(中医方剂大辞典)(3)贯众、黄连。(中医方剂大辞典)(4)贯众、乌蛇、连翘、生干地黄、杏仁、桑根白皮、白敛、威灵仙、白及、大腹皮、延胡索、黄芪、木占斯、甘草、黄连。(中医方剂大辞典)(5)贯众、茱萸、朴消。(中医方剂大辞典)(6)贯众、血余、侧柏叶。(中医方剂大辞典)(7)贯众。(中医方剂大辞典)

贯众酒 guan zhong jiu

【英文名】Guan Zhong Wine

【组成】贯众。(中医方剂大辞典)

贯芩汤 guan qin tang

【英文名】Guan Qin Decoction

【组成】贯众、黄芩、鱼腥草、蒲公英、金银花、板蓝根、连翘、生石膏、黄连、牡丹皮、生甘草。(辽宁中医杂志 1989,(8))

贯众合剂 guan zhong he ji

【英文名】Guan Zhong Mixture

【组成】贯众、苦楝根。(浙江中医杂志 1965,8(10))

贯众合剂片 guan zhong he ji pian

【英文名】Guan Zhong He Ji Pill

【组成】贯众、银花藤、路边菊、山芝麻。(中草药 1977,(12))

贯众益母汤 guan zhong yi mu tang

【英文名】Guan Zhong Yi Mu Decoction

【组成】贯众、益母草、马齿苋、茜草、炒蒲黄。(陕西中医 1993,14(6))

贯众紫草汤 guan zhong zi cao tang

【英文名】Guan Zhong Zi Cao Decoction

【组成】贯众、紫草、桔梗、车前草、薄荷、黄芪、双花、菊花、生草、女贞子。(内蒙古中医药 1990,9(2))

贯防感冒片 guan fang gan mao pian

【英文名】Guan Fang Gan Mao Tablet(药品标准－中药成方制剂标准)

【组成】贯众、防风草、对乙酰氨基酚、马来酸氯苯那敏。(药品标准－中药成方制剂标准 1998 年)

贯黄感冒颗粒 guan huang gan mao ke li

【英文名】Guan Huang Gan Mao Granule(药品标准－中药成方制剂标准)

【组成】贯众、黄皮叶、路边青、三叉苦、生姜、马来酸氯苯那敏。(药品标准－中药成方制剂标准 1998 年)

乳剂 ru ji

【英文名】Emulsions

【异名】汁剂(中药药剂学)

【定义】指两种互不相溶的液体经乳化制成的非均匀分散体系的液体药剂。(中药药剂学)

乳浊液 ru zhuo ye

【英文名】Emulsion

【异名】乳剂(中药药剂学)

【定义】指两种互不相溶的液体经乳化制成的非均匀分散体系的药剂。(中药药剂学)

乳浊液型注射剂 ru zhuo ye xing zhu she ji

【英文名】Injection of Emulsion

【定义】指药物制成的供注入体内的乳浊液。(中药药剂学)

剂型 ji xing

【英文名】Dosage Forms

【定义】指多种药剂的不同形式。(中药药剂学)

剂型改进 ji xing gai jin

【英文名】Improve On Dosage Forms

【定义】指以新技术,新制剂方法对原有剂型进行改造。(中药药剂学)

单方散剂 dan fang san ji

【英文名】Simple Recipes Pulvers

【定义】由单味药或单方制成的散剂。(中药药剂学)

油剂 you ji

【英文名】Oil Solution

【异名】油浸剂(中药药剂学)

【定义】指以油为浸出溶液和方法浸提药材中有效成分,直接制成或再经一定的制备工艺过程而制得的一类药剂。(中药药剂学)

注射剂 zhu she ji

【英文名】Injection

【异名】针剂;水针(中药药剂学)

【定义】指药物制成的供注入体内的灭菌溶液、乳浊液和混悬液,以及供临用前配成溶液或混悬液的无菌粉末或浓缩液。(中药药剂学)

软膏 ruan gao

【英文名】Ointments

【定义】指药物、药材细粉、药材提取物与适宜基质混合制成的半固体外用剂型。(中国中医药学主题词表)

降丹 jiang dan

【英文名】Jiang Pellet

【定义】采用降法制备的丹药。(中药药剂学)

非化脓性肋软骨炎方 fei hua nong xing le ruan gu yan fang

【英文名】Fei Hua Nong Xing Le Ruan Gu Yan Prescription

【组成】薤白、桂枝、郁金、桃仁、瓜蒌。(山东中医杂志 1988,7(3))

非处方药 fei chu fang yao

【英文名】Non-priscribed Drugs

【定义】指不需要凭执业医师或执业助理医师处方即可自行判断、购买和使用的药品。(中药药剂学)

驹溺汤 ju ni tang

【英文名】Ju Ni Decoction

【组成】马尿、生甘草。(中医方剂大辞典)

驻马丸 zhu ma wan

【英文名】Zhu Ma Pill

【组成】橡斗子。(中医方剂大辞典)

驻车丸 zhu che wan

【英文名】Zhu Che Pill

【组成】黄连、干姜、当归、阿胶。(药品标准－中药成方制剂标准 1989 年)

驻世金丹 zhu shi jin dan

【英文名】Zhu Shi Jin Pellet

【组成】红铅、人乳、乳香、朱砂、秋石。(中医方剂大辞典)

驻世珍馐 zhu shi zhen xiu

【英文名】Zhu Shi Zhen Xiu Prescription

【组成】当归、南芎、白芍、熟地黄、菟丝子、巴戟、肉苁蓉、益智仁、牛膝、杜仲、山药、青盐、大茴、山茱萸、枸杞子、川椒、干姜、甘草。(中医方剂大辞典)

驻年方 zhu nian fang

【英文名】Zhu Nian Prescription

【组成】鸡头实。(中医方剂大辞典)

驻阳小丹 zhu yang xiao dan

【英文名】Zhu Yang Xiao Pellet

【组成】茯神、赤石脂、辰砂、乳香、川椒。(中医方剂大辞典)

驻春丹 zhu chun dan

【英文名】Zhu Chun Pellet

【组成】好白茯苓、白面、人参、川椒、青盐。(中医方剂大辞典)

驻景丸 zhu jing wan

【英文名】Zhu Jing Pill

【异名】补肾丸(中医方剂大辞典、摄生众妙方)

【组成】(1)车前子、当归、熟地黄、楮实、川椒、五倍子、枸杞、菟丝子。(中医方剂大辞典)(2)车前子、菟丝子。(中医方剂大辞典)(3)菟丝子、车前子、熟干地黄。(中医方剂大辞典)(4)枸杞子、五味子、人参、熟地、乳香、肉苁蓉、川椒、菟丝子。(中医方剂大辞典)

驻景补肾明目丸 zhu jing bu shen ming mu wan

【英文名】Zhu Jing Bu Shen Ming Mu Pill

【组成】五味子、熟地黄、枸杞子、楮实子、肉苁蓉、车前子、石斛、青盐、沉香、磁石、菟丝子。(中医方剂大辞典)

驻精丸 zhu jing wan

【英文名】Zhu Jing Pill

【组成】白龙骨、石莲肉。(中医方剂大辞典)

驻颜小还丹 zhu yan xiao huan dan

【英文名】Zhu Yan Xiao Huan Pellet

【组成】鹿角霜、龟版霜、虎胫骨、天门冬、熟地黄、人参、松子仁、柏子仁、紫河车。(中医方剂大辞典)

驻颜益心神方 zhu yan yi xin shen fang

【英文名】Zhu Yan Yi Xin Shen Prescription

【组成】熟干地黄、牛膝、杏仁、菟丝子。(中医方剂大辞典)

驻颜膏 zhu yan gao

【英文名】Zhu Yan Plaster

【组成】蜡、羊脂、甲煎、紫草、朱砂。(中医方剂大辞典)

驼脂酒 tuo zhi jiu

【英文名】Tuo Zhi Wine

【组成】野驼脂。(中医方剂大辞典)

驼粪熏方 tuo fen xun fang

【英文名】Tuo Fen Xun Prescription

【组成】驼粪。(中医方剂大辞典)

驾轻汤 jia qing tang

【英文名】Jia Qing Decoction

【组成】鲜竹叶、生扁豆、石斛、枇杷叶、橘红、陈木瓜、焦栀。(中医方剂大辞典)

鱼马洗剂 yu ma xi ji

【英文名】Yu Ma Lotion

【组成】鱼腥草、马齿苋、白头翁、贯众。(湖北中医杂志 1987,(2))

鱼杏煎 yu xing jian

【英文名】Yu Xing Decoction

【组成】鱼腥草、炒杏仁、黄芩、重楼、射干、柴胡、板蓝根、桔梗、冬花、紫菀、甘草。(实用中西医结合杂志 1993,6(9))

鱼油烯康丸 yu you xi kang wan

【英文名】Yu You Xi Kang Pill

【组成】鱼油。((93)辽卫药准字(93)2601－254 号)

鱼金注射液 yu jin zhu she ye

【英文名】Yu Jin Injection

【组成】鱼腥草、金银花。(药品标准－中药成方制剂

标准 1998 年)

鱼鹿生精汤 yu lu sheng jing tang

【英文名】Yu Lu Sheng Jing Decoction

【组成】鱼鳔胶、鹿角胶、人参、菟丝子、枸杞子、覆盆子、山药、山萸肉、肉苁蓉、当归、牛膝。(天津中医学院学报 1992,(3))

鱼腥草合剂 yu xing cao he ji

【英文名】Yu Xing Cao Mixture

【组成】鱼腥草、桔梗、甘草。(中国中西医结合杂志 1992,12(9))

鱼腥草汤 yu xing cao tang

【英文名】Yu Xing Cao Decoction

【组成】鱼腥草、蚤休、赤芍、皂刺、僵蚕。(辽宁中医杂志 1982,(6))

鱼腥草注射液 yu xing cao zhu she ye

【英文名】Yu Xing Cao Injection

【组成】鱼腥草挥发油。(《江西省药品标准》1982 年)

鱼鳔丸 yu biao wan

【英文名】Yu Biao Pill

【组成】鱼鳔、熟地黄、泽泻、山药、茯苓、山茱萸、鹿角胶、鹿角霜、巴戟天、肉苁蓉、枸杞子、菟丝子、沙苑子、五味子、覆盆子、车前子、莲须、赤石脂、地黄、地骨皮、石斛、天冬、麦冬、杜仲、牛膝、石菖蒲、远志、柏子仁、酸枣仁、白术、当归。(药品标准－中药成方制剂标准 1989 年)

鱼鳔生精丸 yu biao sheng jing wan

【英文名】Yu Piao Sheng Jing Pill

【组成】鱼鳔胶、沙苑子、菟丝子、枸杞子、淫羊藿、急性子、杜仲。(中国医药学报 1988,3(6))

鱼鳔补肾丸 yu biao bu shen wan

【英文名】Yu Biao Bu Shen Pill

【组成】鱼鳔胶、枸杞子、莲须、肉苁蓉、巴戟天、杜仲、当归、菟丝子、补骨脂、茯苓、淫羊胶、肉桂、沙苑子、牛膝、附片。(药品标准－中药成方制剂标准 1993 年)

鱼鳞病片 yu lin bing pian

【英文名】Yu Lin Bing Tablet

【组成】白鲜皮、威灵仙、地黄、苍术、防风、蝉蜕、火麻仁、红花、桂枝、当归、川芎、甘草、苦参、麻黄、地肤子。(药品标准－中药成方制剂标准 1998 年)

鱼鳞糖浆 yu lin tang jiang

【英文名】Yu Lin Syrup

【组成】当归、生熟地、黄芪、枸杞子、白鲜皮等。(辽宁中医杂志 1984,(5))

鸢都寒痹止痛液 yuan du han bi zhi tong ye

【英文名】Yuan Du Han Bi Zhi Tong Liquid

【组成】当归、川乌、草乌。

鸢都寒痹药酒料 yuan du han bi yao jiu liao

【英文名】Yuan Du Han Bi Yao Jiu Liao

【组成】生草乌、当归、老鹳草、生川乌、川芎、红花、桂枝、牛膝、木瓜、威灵仙、香加皮、茜草、千年健、杜仲、地枫皮。(药品标准－中药成方制剂标准 1993 年)

鸢都寒痹液 yuan du han bi ye

【英文名】Yuan Du Han Bi Liquid

【组成】生草乌、当归、老鹳草、生川乌、川芎、红花、桂枝、牛膝、木瓜、威灵仙、香加皮、茜草、千年健、杜仲、地枫皮。(药品标准－中药成方制剂标准 1992 年)

鸢都感冒冲剂 yuan du gan mao chong ji

【英文名】Yuan Du Gan Mao Granule

【组成】忍冬藤、板蓝根、前胡、葛根、桔梗、甘草、牛蒡子、薄荷脑。(药品标准－中药成方制剂标准 1992 年)

鸢棘合剂 yuan ji he ji

【英文名】Yuan Ji Mixture

【组成】鸢尾、多叶棘豆。(内蒙古中医药 1988,(4))

鸣鼠合剂 ming shu he ji

【英文名】Ming Shu Mixture

【组成】鸡矢藤、鼠曲草、鱼腥草、桔梗、牛蒡子。(陕西中医 1988,9(7))

齿痛宁 chi tong ning

【英文名】Chi Tong Ning Powder

【组成】升麻、川芎、藁本、石膏、白芷、细辛、荜茇、雄黄、乳香、皂角刺、地骨皮、高良姜、冰片。(药品标准－中药成方制剂标准 1990 年)

齿痛冰硼散 chi tong bing peng san

【英文名】Chi Tong Bing Peng Powder

【组成】硼砂、硝石、冰片。(药品标准－中药成方制剂标准 1990 年)

齿痛消炎灵 chi tong xiao yan ling

【英文名】Chi Tong Xiao Yan Ling Medicine

【组成】青黛、荆芥、防风、细辛、白芷、青皮、甘草、丹皮、生地黄、生石膏。(中西医结合杂志 1984,4(10))

齿痛消炎灵冲剂 chi tong xiao yan ling chong ji

【英文名】Chi Tong Xiao Yan Ling Granule

【组成】石膏、荆芥、防风、青皮、牡丹皮、地黄、青黛、细辛、白芷、甘草。(药品标准－中药成方制剂标准 1995 年)